南太行本草图谱

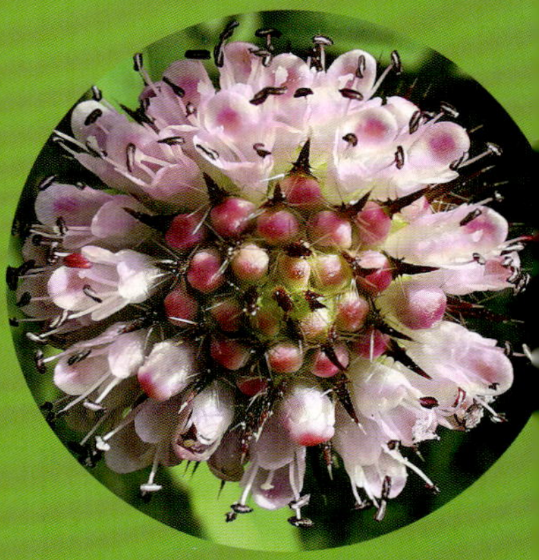

主编　柴天川　李卓达　刘瑞连

中医古籍出版社
Publishing House of Ancient Chinese Medical Books

图书在版编目（CIP）数据

南太行本草图谱 / 柴天川，李卓达，刘瑞连主编 . — 北京：中医古籍出版社，
2023.3
ISBN 978-7-5152-2586-9

Ⅰ . ①南… Ⅱ . ①柴… ②李… ③刘… Ⅲ . ①太行山—中草药—图集
Ⅳ . ① R281.425-64

中国版本图书馆 CIP 数据核字（2022）第 192591 号

南太行本草图谱

主编　柴天川　李卓达　刘瑞连

责任编辑　张　磊
封面设计　宝蕾元
出版发行　中医古籍出版社
社　　址　北京市东城区东直门内南小街 16 号（100700）
电　　话　010-64089446（总编室）　010-64002949（发行部）
网　　址　www.zhongyiguji.com.cn
印　　刷　北京中献拓方科技发展有限公司
开　　本　880mm×1230mm　1/16
印　　张　67.25
字　　数　2100 千字
版　　次　2023 年 3 月第 1 版　2023 年 3 月第 1 次印刷
书　　号　ISBN 978-7-5152-2586-9
定　　价　680.00 元

《南太行本草图谱》
编委会

周　岩（河北省中医院）
侯守霞（河北以岭医院）
段　琼（河北省药品医疗器械检验研究院）
黄际堂（湖南省溆浦县中医医院）

编写说明

太行山脉位于山西省与华北平原之间，呈东北－西南走向，跨河南、山西、河北、北京4省市，北起北京市西山，南至河南省王屋山，西接山西高原，东临华北平原，全长800余里。南太行为太行山的南段。一般认为：南太行是河南省与山西省交界的太行山区域，或称“豫晋太行”；北太行是河北省、北京市与山西省交界的太行山区域，或称“晋冀太行”。

南太行自南向北穿过河南省济源、沁阳、博爱、焦作、修武、辉县、新乡、淇县、鹤壁、汤阴、安阳、林州市县区，自南向北穿过山西省阳城、晋城、陵川、壶关、平顺、长治、潞城、黎城市县区。

南太行地处北暖温带，属大陆性季风气候，四季分明，水热条件适宜。南太行以西为高原、以东为平原，南太行山峰巍峨挺拔、绝壁林立、断崖纵横，形成了众多的高山草甸、峡谷、陡峰、断崖、瀑布、河流，蕴藏着丰富的野生动植物资源。得益于优厚的自然条件，南太行区域拥有较多的旅游风景区。

截至目前，尚未见到对南太行区域药用资源的系统研究与报道，未见本草或药用植物的专著出版。

2018—2021年，我们多次对南太行区域进行了深入的野外调查，通过拍照、采集和压制标本等方法，搜集到大量原始资料，通过查阅资料和文献进行品种鉴定，对南太行区域的药用本草资源进行了系统研究，现整理出版。

本书收载的药用资源品种包括藻类、菌类、地衣类、苔藓类、蕨类、裸子和被子植物，共148科，527属，1003种；其中被2020年版《中华人民共和国药典》（一部）收载的有63科，151种。

本书收载范围包括野生资源品种和部分栽培品种，以野生资源为主。对于常年种植、种植面积大、种植范围广、种植户多的家种品种进行收录；对于零星种植、种植面积小、种植范围小、种植户少、不能预见今后仍会家种的品种以及绿化和盆栽的观赏品种，本书不做收录。

本书文字表述洗炼、图片清晰，全书约46万字（462838字）、图片4600余幅。本书具有较高的学术意义和参考价值，可作为植物学、林学、生态学、中医药学、环境科学、生物多样性、环境保护等专业的院校师生及科研管理人员的参考书籍，也可供植物爱好者和旅游观光客使用。

本书对药用资源的描述包括：[基原][别名][形态特征][生境分布][药用部位（药材名称）及采收加工][临床应用]和[备注]。[基原]介绍药用植物的科属种和拉丁名称。[别名]列举了目前常用的别名，对于当前罕用或不规范名称，不再一一列举；为加强对比和节省篇幅，对相似的别名进行了合并，如毛白杨的别名“（笨）白杨”表示其别名包括笨白杨、白杨，樱桃的别名“莺（荆、楔、英、牛）桃”表示其别名包括莺桃、荆桃、楔桃、英桃、牛桃。[形态特征]描述品种的外观特征。[生境分布]描述生态环境。[药用部位（药材名称）及采收加工]指出入药部位（药材名称）；由于地区差异、采收加工方式和用药习惯等的不同，同一入药部位的药材名称可能有多个；采收加工描述采收加工的时间和方法。[临床应用]收录了中药材的性味归经和功能主治。[备注]阐述了有关注意事项和编者的点滴感悟。同一个拉丁名称，在2020年版《中华人民共和国药典》（一部）和《中国植物志》中的中文名称有时不一致；如唇形科筋骨草属的“*Ajuga decumbens* Thunb.”，药典称作“筋骨草”，《中国植物志》称作“金疮小草”，此种情况在相应品种的[备注]进行了说明。

本书重点展示本草品种的入药部位和鉴别要点的图片，并力求包涵根、茎、叶、花、果实、种子全部位图片。为使读者易于观察，本书大量采用了微距照相技术。本书图片精美，具有较好的观赏性。

书中图片为实地考察拍摄，为保证书中图片的完善和清晰度，极少数图片由植物爱好者提供并得到许可。文字内容的［基原］［别名］［形态特征］和［生境分布］主要参考了《中国植物志》《河南植物志》和《山西植物志》，［药用部位（药材名称）及采收加工］［临床应用］主要参考了2020年版《中华人民共和国药典》（一部）、《中华本草》、《中药大辞典》和《全国中草药汇编》等。

按《中国植物志》，本书的部分品种已经合并；但古今本草典籍为单独描述，且药用部位和临床应用不尽相同，故而本书仍分别收录，如狭叶米口袋 *Gueldenstaedtia stenophylla* Bunge 已合并到少花米口袋 *Gueldenstaedtia verna*（Georgi）Boriss，但仍分开描述两者。

本书收载物种的科属顺序，主要参照《河南植物志》编排。

书中之《药典》，均指2020年版《中华人民共和国药典》简称。

考虑安全，用药应咨询专业医师，切勿自采自用。

本书由以下课题项目资助：河北省中医药管理局科研计划项目（2020009）、河北省中医药管理局科研计划项目（2021007）、河北省中药制剂产业技术研究院项目（SC2021003）。

由于我们野外调查中可能存在遗漏和水平有限，书中难免有错误或疏漏之处，敬请批评指正。

编　者

2022年5月6日

目录

炭角菌科

炭球菌……1

地星科

袋形地星……2
尖顶地星……3

鬼笔科

红鬼笔……4

灰包科

大马勃……5
梨形马勃……6
长柄梨形马勃……7
网纹马勃……8
小马勃……9

硬皮马勃科

网硬皮马勃……10

鸟巢菌科

隆纹黑蛋巢菌……11

银耳科

茶色银耳……12

木耳科

黑木耳……13
毛木耳……14

假丝菌科

粉瘤菌……15

泡头菌科

冬菇……16

白蘑科

紫丁香蘑……17

侧耳科

革耳……18

多孔菌科

鲍姆桑黄……19
云芝栓孔菌……20
毛栓孔菌……21
木蹄层孔菌……22
鲜红密孔菌……23

锈革孔菌科

沙棘嗜蓝孢孔菌……24

鬼伞科

毛头鬼伞……25

灵芝科

平盖灵芝……26

裂褶菌科

裂褶菌……27

念珠藻科

普通念珠藻……28

地钱科

地钱……29

石地钱科

石地钱……30

蛇苔科

蛇苔……31
小蛇苔……32

葫芦藓科

葫芦藓……33

真藓科

真藓……34

卷柏科

旱生卷柏……35
垫状卷柏……36
卷柏……37
蔓出卷柏……38
圆枝卷柏……39
中华卷柏……40

木贼科

草问荆……41
节节草……42
问荆……43

碗蕨科

蕨……44

凤尾蕨科

耳叶金毛裸蕨……45
金毛裸蕨……46

中国蕨科

华北粉背蕨……47
陕西粉背蕨……48
银粉背蕨……49
无银粉背蕨……50

铁线蕨科

白背铁线蕨……51
铁线蕨……52
团羽铁线蕨……53

蹄盖蕨科

日本安蕨……54
中华蹄盖蕨……55

铁角蕨科

北京铁角蕨……56
变异铁角蕨……57
虎尾铁角蕨……58
铁角蕨……59
过山蕨……60

肿足蕨科

肿足蕨……61

球子蕨科

荚果蕨……62

岩蕨科

耳羽岩蕨……63

鳞毛蕨科

对马耳蕨……64
华北耳蕨……65
宽羽贯众……66
山东贯众……67
小羽贯众……68
华北鳞毛蕨……69

水龙骨科

华北石韦……70
有柄石韦……71

蘋科

蘋……72

槐叶蘋科

满江红……73

银杏科

银杏……74

松科

白皮松……75
油松……76

柏科

侧柏……78
刺柏……79
圆柏……80

红豆杉科

红豆杉……81

杨柳科

箭杆杨……82
加杨……83
毛白杨……84
青杨……85
山杨……86
小叶杨……87
钻天杨……88
垂柳……89
旱柳……90

胡桃科

枫杨……91
胡桃……92
胡桃楸……94
野核桃……95

桦木科

白桦……96
毛榛……97
榛……98

壳斗科

栗……99
辽东栎……101
麻栎……102
蒙古栎……103
栓皮栎……104

榆科

大果榆……105
榔榆……106
榆树……107
大果榉……109
黑弹树……110
黄果朴……111
朴树……112
紫弹树……113

桑科

葎草……114
大麻……115
柘……116
构树……117
无花果……118
桑……119
鸡桑……121
龙桑……122
蒙桑……123
山桑……124

荨麻科

麻叶荨麻……125
狭叶荨麻……126
艾麻……127
蝎子草……128
山冷水花……129
透茎冷水花……130
墙草……131
赤麻……132
细野麻……133
小赤麻……134
悬铃叶苎麻……135
苎麻……136

檀香科

百蕊草……137
急折百蕊草……138

桑寄生科

槲寄生…… 139

马兜铃科

北马兜铃…… 140
马兜铃…… 141

蓼科

波叶大黄…… 142
巴天酸模…… 143
长刺酸模…… 144
齿果酸模…… 145
皱叶酸模…… 146
翼蓼…… 148
金线草…… 149
金荞麦…… 150
苦荞麦…… 151
荞麦…… 152
萹蓄…… 153
刺蓼…… 154
长鬃蓼…… 155
杠板归…… 156
红蓼…… 157
箭叶蓼…… 158
尼泊尔蓼…… 159
拳参…… 160
酸模叶蓼…… 161
水蓼…… 162
支柱蓼…… 163
珠芽蓼…… 164
齿翅蓼…… 165
何首乌…… 166
蔓首乌…… 167
虎杖…… 168

苋科

菠菜…… 169
无刺菠菜…… 170
沙蓬…… 171
刺藜…… 172
灰绿藜…… 173
藜…… 174
小藜…… 175
杂配藜…… 176
地肤…… 177
扫帚菜…… 178
猪毛菜…… 179
凹头苋…… 180
刺苋…… 181
繁穗苋…… 182
反枝苋…… 183
皱果苋…… 184
鸡冠花…… 185
青葙…… 186
川牛膝…… 187
牛膝…… 188
喜旱莲子草…… 189

紫茉莉科

紫茉莉…… 190

商陆科

垂序商陆…… 191
商陆…… 192

马齿苋科

马齿苋…… 193

落葵科

落葵…… 194

石竹科

无心菜…… 195
鹅肠菜…… 196
孩儿参…… 197
叉歧繁缕…… 198
中国繁缕…… 199
麦蓝菜…… 200
鹤草…… 201
坚硬女娄菜…… 202
麦瓶草…… 203
女娄菜…… 204
山蚂蚱草…… 205

蔓茎蝇子草……………………………… 206
瞿麦……………………………………… 207
石竹……………………………………… 208
长蕊石头花……………………………… 209

睡莲科

莲………………………………………… 210
睡莲……………………………………… 212

金鱼藻科

金鱼藻…………………………………… 213

毛茛科

草芍药…………………………………… 214
芍药……………………………………… 215
北乌头…………………………………… 216
高乌头…………………………………… 217
牛扁……………………………………… 218
铁棒锤…………………………………… 219
翠雀……………………………………… 220
类叶升麻………………………………… 221
兴安升麻………………………………… 222
金莲花…………………………………… 223
耧斗菜…………………………………… 224
紫花耧斗菜……………………………… 225
粗齿铁线莲……………………………… 226
大叶铁线莲……………………………… 227
钝齿铁线莲……………………………… 228
钝萼铁线莲……………………………… 229
短尾铁线莲……………………………… 230
黄花铁线莲……………………………… 231
棉团铁线莲……………………………… 232
高原毛茛………………………………… 233
茴茴蒜…………………………………… 234
毛茛……………………………………… 235
石龙芮…………………………………… 236
瓣蕊唐松草……………………………… 237
贝加尔唐松草…………………………… 238
长柄唐松草……………………………… 239
东亚唐松草……………………………… 240
唐松草…………………………………… 241
阿尔泰银莲花…………………………… 242
大火草…………………………………… 243
小花草玉梅……………………………… 244
白头翁…………………………………… 245
短柱侧金盏花…………………………… 246

木通科

三叶木通………………………………… 247

小檗科

黄芦木…………………………………… 248
陕西小檗………………………………… 249
细叶小檗………………………………… 250
红毛七…………………………………… 251
淫羊藿…………………………………… 252

防己科

蝙蝠葛…………………………………… 253

木兰科

五味子…………………………………… 254
华中五味子……………………………… 255

罂粟科

博落回…………………………………… 256
小果博落回……………………………… 257
荷青花…………………………………… 258
秃疮花…………………………………… 259
白屈菜…………………………………… 260
野罂粟…………………………………… 261
虞美人…………………………………… 262
细果角茴香……………………………… 263
地丁草…………………………………… 264
黄堇……………………………………… 265
刻叶紫堇………………………………… 266
蛇果黄堇………………………………… 267
小花黄堇………………………………… 268
小药八旦子……………………………… 269
珠果黄堇………………………………… 270
紫堇……………………………………… 271

十字花科

萝卜……………………………………… 272

风花菜…… 274
蔊菜…… 275
沼生蔊菜…… 276
菥蓂…… 277
北美独行菜…… 278
独行菜…… 279
光果宽叶独行菜…… 280
葶苈…… 281
荠…… 282
白菜…… 283
擘蓝…… 284
甘蓝…… 285
花椰菜…… 286
青菜…… 287
芜菁…… 288
芸苔…… 289
垂果大蒜芥…… 290
白花碎米荠…… 291
大叶碎米荠…… 292
裸茎碎米荠…… 293
碎米荠…… 294
豆瓣菜…… 295
垂果南芥…… 296
播娘蒿…… 297
波齿糖芥…… 298
糖芥…… 299
小花糖芥…… 300
涩芥…… 301

景天科

狭叶红景天…… 302
白八宝…… 303
长药八宝…… 304
费菜…… 305
堪察加费菜…… 306
垂盆草…… 307
繁缕景天…… 308
佛甲草…… 309
珠芽景天…… 310
瓦松…… 311
晚红瓦松…… 312

虎耳草科

中华金腰…… 313
独根草…… 314
落新妇…… 315

杜仲科

杜仲…… 316

蔷薇科

三裂绣线菊…… 317
土庄绣线菊…… 318
中华绣线菊…… 319
灰栒子…… 320
甘肃山楂…… 321
山楂…… 322
山里红…… 323
花楸树…… 324
白梨…… 325
杜梨…… 327
沙梨…… 328
湖北海棠…… 329
苹果…… 330
山荆子…… 331
毛山荆子…… 332
西府海棠…… 333
粉团蔷薇…… 334
七姊妹…… 336
美蔷薇…… 337
玫瑰…… 338
山刺玫…… 339
月季花…… 340
龙芽草…… 341
地榆…… 342
长叶地榆…… 343
棣棠花…… 344
重瓣棣棠花…… 345
茅莓…… 346
腺花茅莓…… 348
牛叠肚…… 349
路边青…… 350
蛇莓…… 351

草莓…………………………………………… 352
东方草莓………………………………………… 353
地蔷薇…………………………………………… 354
朝天委陵菜……………………………………… 355
多裂委陵菜……………………………………… 356
多茎委陵菜……………………………………… 357
翻白草…………………………………………… 358
金露梅…………………………………………… 359
蕨麻……………………………………………… 360
绢毛匍匐委陵菜………………………………… 361
莓叶委陵菜……………………………………… 362
三叶委陵菜……………………………………… 363
委陵菜…………………………………………… 364
樱桃……………………………………………… 365
欧李……………………………………………… 367
山桃……………………………………………… 368
桃………………………………………………… 370
蟠桃……………………………………………… 371
西伯利亚杏……………………………………… 372
杏………………………………………………… 374
山杏……………………………………………… 375

豆科

合欢……………………………………………… 376
山槐……………………………………………… 377
紫荆……………………………………………… 378
豆茶决明………………………………………… 379
决明……………………………………………… 380
望江南…………………………………………… 381
山皂荚…………………………………………… 382
皂荚……………………………………………… 383
披针叶野决明…………………………………… 384
白刺花…………………………………………… 385
槐………………………………………………… 387
苦参……………………………………………… 389
刺槐……………………………………………… 390
白车轴草………………………………………… 391
花苜蓿…………………………………………… 392
天蓝苜蓿………………………………………… 393
紫苜蓿…………………………………………… 394
白花草木樨……………………………………… 395
草木樨…………………………………………… 396
黄香草木樨……………………………………… 397
两型豆…………………………………………… 398
大豆……………………………………………… 399
野大豆…………………………………………… 401
野葛……………………………………………… 402
绿豆……………………………………………… 403
扁豆……………………………………………… 405
广布野豌豆……………………………………… 407
救荒野豌豆……………………………………… 408
山野豌豆………………………………………… 409
歪头菜…………………………………………… 410
豌豆……………………………………………… 411
大山黧豆………………………………………… 412
山黧豆…………………………………………… 413
河北木蓝………………………………………… 414
四川木蓝………………………………………… 415
苦马豆…………………………………………… 416
树锦鸡儿………………………………………… 417
红花锦鸡儿……………………………………… 418
扁茎黄芪………………………………………… 419
草木樨状黄耆…………………………………… 420
膜荚黄芪………………………………………… 421
斜茎黄芪………………………………………… 422
刺果甘草………………………………………… 423
蓝花棘豆………………………………………… 424
硬毛棘豆………………………………………… 425
少花米口袋……………………………………… 426
狭叶米口袋……………………………………… 427
落花生…………………………………………… 428
长萼鸡眼草……………………………………… 430
鸡眼草…………………………………………… 431
多花胡枝子……………………………………… 432
胡枝子…………………………………………… 433
尖叶铁扫帚……………………………………… 434
截叶铁扫帚……………………………………… 435
美丽胡枝子……………………………………… 436
绒毛胡枝子……………………………………… 437
兴安胡枝子……………………………………… 438
杭子梢…………………………………………… 439

酢浆草科

酢浆草…………………………………………… 440

直酢浆草…………………………………… 441

牻牛儿苗科

老鹳草…………………………………… 442
毛蕊老鹳草…………………………………… 443
鼠掌老鹳草…………………………………… 444
野老鹳草…………………………………… 445
牻牛儿苗…………………………………… 446

亚麻科

野亚麻…………………………………… 447

蒺藜科

蒺藜…………………………………… 448

芸香科

花椒…………………………………… 449
青椒…………………………………… 451
竹叶花椒…………………………………… 452
臭檀吴萸…………………………………… 453
白鲜…………………………………… 454
黄檗…………………………………… 455

苦木科

臭椿…………………………………… 456

楝科

楝…………………………………… 457
香椿…………………………………… 458

远志科

西伯利亚远志…………………………………… 459
远志…………………………………… 460

叶下珠科

叶下珠…………………………………… 461
雀儿舌头…………………………………… 462

大戟科

地构叶…………………………………… 463
蓖麻…………………………………… 464
铁苋菜…………………………………… 465
乌桕…………………………………… 466
斑地锦…………………………………… 467
地锦草…………………………………… 468
猫眼草…………………………………… 469
乳浆大戟…………………………………… 470
泽漆…………………………………… 471

黄杨科

黄杨…………………………………… 472

漆树科

黄连木…………………………………… 473
盐肤木…………………………………… 474
漆…………………………………… 476
黄栌…………………………………… 478
毛黄栌…………………………………… 479

冬青科

枸骨…………………………………… 480

卫矛科

白杜…………………………………… 481
冬青卫矛…………………………………… 482
栓翅卫矛…………………………………… 483
卫矛…………………………………… 484
苦皮藤…………………………………… 485
南蛇藤…………………………………… 486
多枝梅花草…………………………………… 487

无患子科

茶条槭…………………………………… 489
青榨槭…………………………………… 490
色木槭…………………………………… 491
元宝槭…………………………………… 492
栾树…………………………………… 493
文冠果…………………………………… 494

凤仙花科

凤仙花…………………………………… 495
水金凤…………………………………… 497

鼠李科

酸枣…… 498
枣…… 500
短柄铜钱树…… 502
铜钱树…… 503
冻绿…… 504
小叶鼠李…… 505
圆叶鼠李…… 506
雀梅藤…… 507
猫乳…… 508
多花勾儿茶…… 509
勾儿茶…… 510

葡萄科

毛葡萄…… 511
桑叶葡萄…… 512
葡萄…… 513
山葡萄…… 514
少毛变叶葡萄…… 515
东北蛇葡萄…… 516
灰毛蛇葡萄…… 517
葎叶蛇葡萄…… 518
乌头叶蛇葡萄…… 519
掌裂草葡萄…… 520
地锦…… 521
乌蔹莓…… 522

锦葵科

蒙椴…… 523
扁担杆…… 524
小花扁担杆…… 525
锦葵…… 526
野葵…… 527
圆叶锦葵…… 528
蜀葵…… 529
苘麻…… 530
木槿…… 531
野西瓜苗…… 533
陆地棉…… 534
梧桐…… 535

猕猴桃科

软枣猕猴桃…… 536

藤黄科

黄海棠…… 537
赶山鞭…… 538

柽柳科

柽柳…… 539
宽苞水柏枝…… 540

堇菜科

白花地丁…… 541
斑叶堇菜…… 542
堇菜…… 543
鸡腿堇菜…… 544
戟叶堇菜…… 545
裂叶堇菜…… 546
南山堇菜…… 547
球果堇菜…… 548
双花堇菜…… 549
紫花地丁…… 550

秋海棠科

秋海棠…… 551
中华秋海棠…… 552

瑞香科

河朔荛花…… 553
狼毒…… 554

胡颓子科

牛奶子…… 555
沙枣…… 556
中国沙棘…… 557

千屈菜科

千屈菜…… 558
紫薇…… 559
石榴…… 560

八角枫科

八角枫…… 561

柳叶菜科

露珠草…… 562
曲毛露珠草…… 563
深山露珠草…… 564
月见草…… 565
光滑柳叶菜…… 566
柳叶菜…… 567
柳兰…… 568

小二仙草科

穗状狐尾藻…… 569

五加科

刺五加…… 570
楤木…… 571
黄毛楤木…… 572

伞形科

变豆菜…… 573
峨参…… 574
窃衣…… 575
小窃衣…… 576
芫荽…… 577
北柴胡…… 578
黑柴胡…… 579
狭叶柴胡…… 580
旱芹…… 581
田葛缕子…… 582
羊红膻…… 583
泽芹…… 584
防风…… 585
条叶岩风…… 586
水芹…… 587
茴香…… 588
蛇床…… 589
藁本…… 590
辽藁本…… 591
大齿山芹…… 592
山芹…… 593
白芷…… 594
硬阿魏…… 595
华北前胡…… 596
石防风…… 597
胡萝卜…… 598

山茱萸科

灯台树…… 599
山茱萸…… 600
红瑞木…… 601
椋木…… 602
毛椋…… 603

杜鹃花科

迎红杜鹃…… 604
照山白…… 605

报春花科

胭脂花…… 606
点地梅…… 607
狼尾花…… 608
狭叶珍珠菜…… 609

白花丹科（蓝雪科）

二色补血草…… 610
蓝雪花…… 611

柿树科

君迁子…… 612
柿…… 613

安息香科

野茉莉…… 615

木犀科

白蜡树…… 616
尖叶白蜡树…… 617
小叶梣…… 618
连翘…… 619
毛连翘…… 620
暴马丁香…… 621

巧玲花…… 622
紫丁香…… 623
女贞…… 624
小叶女贞…… 625
迎春花…… 626

龙胆科

红花龙胆…… 627
鳞叶龙胆…… 628
秦艽…… 629
小秦艽…… 630
花锚…… 631
扁蕾…… 632
北方獐牙菜…… 633
红直獐牙菜…… 634

夹竹桃科

罗布麻…… 635
络石…… 636
杠柳…… 637
白首乌…… 638
白薇…… 639
蔓生白薇…… 640
地梢瓜…… 641
雀瓢…… 642
鹅绒藤…… 643
牛皮消…… 644
徐长卿…… 645
竹灵消…… 646
萝藦…… 647

旋花科

金灯藤…… 648
南方菟丝子…… 649
菟丝子…… 650
打碗花…… 651
田旋花…… 652
银灰旋花…… 653
北鱼黄草…… 654
番薯…… 655
裂叶牵牛…… 656
圆叶牵牛…… 657

紫草科

田紫草…… 658
紫草…… 659
紫筒草…… 660
狼紫草…… 661
附地菜…… 662
钝萼附地菜…… 663
斑种草…… 664
多苞斑种草…… 665
狭苞斑种草…… 666
大果琉璃草…… 667
小花琉璃草…… 668
盾果草…… 669

马鞭草科

黄荆…… 670
荆条…… 671
臭牡丹…… 672
海州常山…… 673
单花莸…… 674
三花莸…… 675

唇形科

白苞筋骨草…… 676
筋骨草…… 677
金疮小草…… 678
水棘针…… 679
半枝莲…… 680
并头黄芩…… 681
黄芩…… 682
夏至草…… 683
藿香…… 684
多裂叶荆芥…… 685
裂叶荆芥…… 686
白透骨消…… 687
活血丹…… 688
毛建草…… 689
香青兰…… 690
夏枯草…… 691
串铃草…… 692
糙苏…… 693

大叶糙苏…… 694
野芝麻…… 695
益母草…… 696
细叶益母草…… 697
錾菜…… 698
甘露子…… 699
丹参…… 700
荔枝草…… 701
百里香…… 702
地椒…… 703
薄荷…… 704
皱叶留兰香…… 705
地笋…… 706
毛叶地瓜苗…… 707
紫苏…… 708
回回苏…… 709
海洲香薷…… 710
密花香薷…… 711
木香薷…… 712
香薷…… 713
野香草…… 714
蓝萼香茶菜…… 715
碎米桠…… 716
罗勒…… 717

茄科

假酸浆…… 718
苦蘵…… 719
酸浆…… 720
挂金灯…… 721
小酸浆…… 722
枸杞…… 723
莨菪…… 724
辣椒…… 725
白英…… 726
龙葵…… 727
茄…… 728
青杞…… 729
单叶青杞…… 730
卵果青杞…… 731
阳芋…… 732
番茄…… 733
曼陀罗…… 734
毛曼陀罗…… 735
烟草…… 736

玄参科

毛泡桐…… 737
兰考泡桐…… 738
玄参…… 739
弹刀子菜…… 740
通泉草…… 741
地黄…… 742

紫葳科

灰楸…… 743
梓…… 744
角蒿…… 745

胡麻科

芝麻…… 746

列当科

黄花列当…… 747
列当…… 748
山罗花…… 749
疗齿草…… 750
松蒿…… 751
返顾马先蒿…… 752
红纹马先蒿…… 753
穗花马先蒿…… 754
藓生马先蒿…… 755
阴行草…… 756

苦苣苔科

珊瑚苣苔…… 757
旋蒴苣苔…… 758

透骨草科

透骨草…… 759

车前科

阿拉伯婆婆纳…… 760
婆婆纳…… 761

北水苦荬…… 762
水苦荬…… 763
水蔓菁…… 764
车前…… 765
大车前…… 766
平车前…… 767
柳穿鱼…… 768

茜草科

鸡矢藤…… 769
茜草…… 770
林生茜草…… 771
蓬子菜…… 772
毛果蓬子菜…… 773
四叶葎…… 774
猪殃殃…… 775

忍冬科

接骨木…… 776
六道木…… 777
金花忍冬…… 778
金银忍冬…… 779
忍冬…… 780

五福花科

北方荚蒾…… 782
鸡树条…… 783

败酱科

败酱…… 784
异叶败酱…… 785
岩败酱…… 786
糙叶败酱…… 787
缬草…… 788

川续断科

日本续断…… 789
华北蓝盆花…… 790

葫芦科

盒子草…… 791
土贝母…… 792
赤爮…… 793
马爮儿…… 794
苦瓜…… 795
棱角丝瓜…… 796
丝瓜…… 798
冬瓜…… 799
西瓜…… 800
黄瓜…… 801
马泡瓜…… 803
瓠子…… 804
栝楼…… 805
南瓜…… 806
西葫芦…… 808

桔梗科

党参…… 809
羊乳…… 810
桔梗…… 811
紫斑风铃草…… 812
多歧沙参…… 813
荠苨…… 814
轮叶沙参…… 815
石沙参…… 816
细叶沙参…… 817

菊科

林泽兰…… 818
佩兰…… 819
阿尔泰狗娃花…… 820
狗娃花…… 821
马兰…… 822
全叶马兰…… 823
三脉紫菀…… 824
紫菀…… 825
一年蓬…… 826
小蓬草…… 827
香丝草…… 828
薄雪火绒草…… 829
火绒草…… 830
香青…… 831
珠光香青…… 832
鼠曲草…… 833

蓼子朴…………………………………………… 834
欧亚旋覆花………………………………………… 835
条叶旋覆花………………………………………… 836
旋覆花……………………………………………… 837
大花金挖耳………………………………………… 838
天名精……………………………………………… 839
烟管头草…………………………………………… 840
和尚菜……………………………………………… 841
苍耳………………………………………………… 842
豨莶………………………………………………… 843
鳢肠………………………………………………… 844
菊芋………………………………………………… 845
向日葵……………………………………………… 846
大狼杷草…………………………………………… 848
鬼针草……………………………………………… 849
白花鬼针草………………………………………… 850
金盏银盘…………………………………………… 851
狼杷草……………………………………………… 852
婆婆针……………………………………………… 853
小花鬼针草………………………………………… 854
高山蓍……………………………………………… 855
云南蓍……………………………………………… 856
茼蒿………………………………………………… 857
太行菊……………………………………………… 858
甘菊………………………………………………… 859
甘野菊……………………………………………… 860
菊花………………………………………………… 861
野菊………………………………………………… 862
艾…………………………………………………… 863
矮蒿………………………………………………… 864
白莲蒿……………………………………………… 865
滨蒿………………………………………………… 866
大籽蒿……………………………………………… 867
黄花蒿……………………………………………… 868
红足蒿……………………………………………… 869
魁蒿………………………………………………… 870
蒌蒿………………………………………………… 871
南艾蒿……………………………………………… 872
南牡蒿……………………………………………… 873
牛尾蒿……………………………………………… 874
无毛牛尾蒿………………………………………… 875
歧茎蒿……………………………………………… 876
青蒿………………………………………………… 877
山蒿………………………………………………… 878
野艾蒿……………………………………………… 879
茵陈蒿……………………………………………… 880
菊三七……………………………………………… 881
山尖子……………………………………………… 882
华蟹甲……………………………………………… 883
额河千里光………………………………………… 884
林荫千里光………………………………………… 885
狗舌草……………………………………………… 886
狭苞橐吾…………………………………………… 887
驴欺口……………………………………………… 888
砂蓝刺头…………………………………………… 890
白术………………………………………………… 891
北苍术……………………………………………… 892
茅苍术……………………………………………… 893
牛蒡………………………………………………… 894
山牛蒡……………………………………………… 895
丝毛飞廉…………………………………………… 896
节毛飞廉…………………………………………… 897
刺儿菜……………………………………………… 898
大刺儿菜…………………………………………… 899
烟管蓟……………………………………………… 900
泥胡菜……………………………………………… 901
风毛菊……………………………………………… 902
乌苏里风毛菊……………………………………… 903
麻花头……………………………………………… 904
漏芦………………………………………………… 905
大丁草……………………………………………… 906
菊苣………………………………………………… 907
猫儿菊……………………………………………… 908
华北鸦葱…………………………………………… 909
桃叶鸦葱…………………………………………… 910
鸦葱………………………………………………… 911
毛连菜……………………………………………… 912
蒲公英……………………………………………… 913
花叶滇苦菜………………………………………… 914
苦苣菜……………………………………………… 915
翅果菊……………………………………………… 916
乳苣………………………………………………… 917
莴笋………………………………………………… 918
黄鹌菜……………………………………………… 919

黄瓜假还阳参…… 920
尖裂假还阳参…… 921
中华苦荬菜…… 922
钻叶紫菀…… 923
粗毛牛膝菊…… 924
山柳菊…… 925

香蒲科

达香蒲…… 926
水烛香蒲…… 927
黑三棱…… 928

眼子菜科

穿叶眼子菜…… 929
眼子菜…… 930
竹叶眼子菜…… 931

泽泻科

野慈姑…… 932
东方泽泻…… 933

禾本科

淡竹叶…… 934
芦苇…… 935
臭草…… 936
草地早熟禾…… 937
硬质早熟禾…… 938
雀麦…… 939
柯孟披碱草…… 940
普通小麦…… 941
大麦…… 942
野燕麦…… 943
莜麦…… 944
䅟草…… 945
看麦娘…… 946
䓘草…… 947
茇茇草…… 948
大画眉草…… 949
小画眉草…… 950
牛筋草…… 951
虎尾草…… 952
狗牙根…… 953
稷…… 954
稗…… 955
长芒稗…… 956
无芒稗…… 957
西来稗…… 958
双穗雀稗…… 959
马唐…… 960
狗尾草…… 961
大狗尾草…… 962
金色狗尾草…… 963
粱…… 964
狼尾草…… 966
荻…… 967
芒…… 968
白茅…… 969
大油芒…… 970
荩草…… 971
高粱…… 972
黄背草…… 973
玉蜀黍…… 974

莎草科

三棱水葱…… 976
扁杆荆三棱…… 977
荆三棱…… 978
具芒碎米莎草…… 979
莎草…… 980
头状穗莎草…… 981
旋鳞莎草…… 982
白颖薹草…… 983
宽叶薹草…… 984

天南星科

独角莲…… 985
东北天南星…… 986
天南星…… 987
半夏…… 988
虎掌…… 989

浮萍科

浮萍…… 990
紫萍…… 991

鸭跖草科

竹叶子…………………………………………… 992
饭包草…………………………………………… 993
鸭跖草…………………………………………… 994

雨久花科

雨久花…………………………………………… 995
鸭舌草…………………………………………… 996
凤眼蓝…………………………………………… 997

灯心草科

灯心草…………………………………………… 998
小灯心草………………………………………… 999

百合科

藜芦……………………………………………1000
知母……………………………………………1001
黄花菜…………………………………………1002
萱草……………………………………………1003
老鸦瓣…………………………………………1004
川贝母…………………………………………1005
卷丹……………………………………………1006
细叶百合………………………………………1007
葱………………………………………………1008
茖葱……………………………………………1009
楼子葱…………………………………………1010
韭………………………………………………1011
蒜………………………………………………1012
山韭……………………………………………1013
小根蒜…………………………………………1014
铃兰……………………………………………1015
鹿药……………………………………………1016
舞鹤草…………………………………………1017
黄精……………………………………………1018
轮叶黄精………………………………………1019
热河黄精………………………………………1020
玉竹……………………………………………1021
北重楼…………………………………………1022
七叶一枝花……………………………………1023
龙须菜…………………………………………1024
曲枝天门冬……………………………………1025
天冬……………………………………………1026
羊齿天门冬……………………………………1027
禾叶山麦冬……………………………………1028
短梗菝葜………………………………………1029
华东菝葜………………………………………1030
鞘柄菝葜………………………………………1031

薯蓣科

穿龙薯蓣………………………………………1032
薯蓣……………………………………………1033

鸢尾科

射干……………………………………………1034
马蔺……………………………………………1035
细叶鸢尾………………………………………1037

兰科

大花杓兰………………………………………1038
手参……………………………………………1039
绶草……………………………………………1040
二叶兜被兰……………………………………1041

炭球菌

【基　　原】炭角菌科炭球菌属炭球菌 *Daldinia concentrica*（Bolt.：Fr.）Ces.& de Not.

【别　　名】炭球、黑轮层炭壳、黑轮炭球菌、轮纹层炭球菌。

【形态特征】多年生真菌。**子实体：**子实体较小，扁球形、近球形或不规则马铃薯形，多群生或相互连接，柄无、柄短或长。表面始为土褐色或紫褐色，后变褐黑色至黑色。内部暗褐色至黑色，纤维状，纵切可见黑白相间或全黑色的同心层纹，如年轮一般。子囊壳近棒状，孔口点状至稍明显；子囊圆筒形。**孢子：**孢子近椭圆形或肾形，光滑，暗褐色。

【生境分布】生于阔叶树腐木、树坏死树皮上。分布于全国各地。

【药用部位（药材名称）及采收加工】均未见记载。

【临床应用】古今本草典籍未见记载。现代药理学研究提示，从炭球菌中提取的化合物“炭球菌素”具有一定的预防和治疗艾滋病的作用，从炭球菌中分离出的 3 种化合物具有抗菌作用。

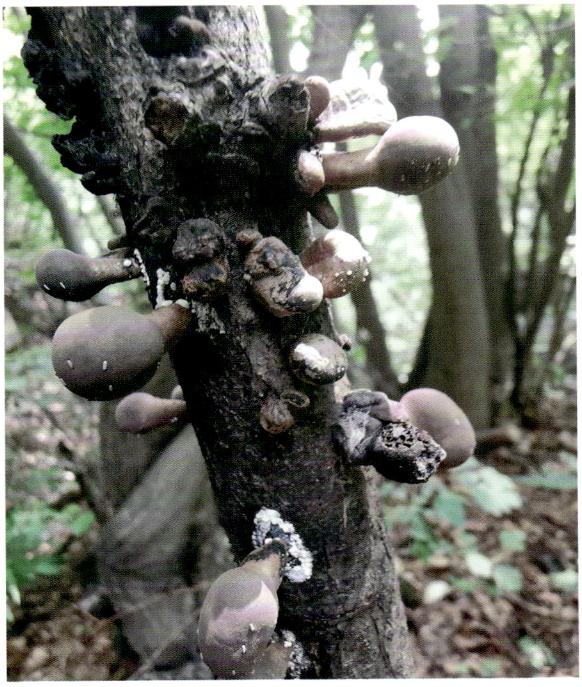

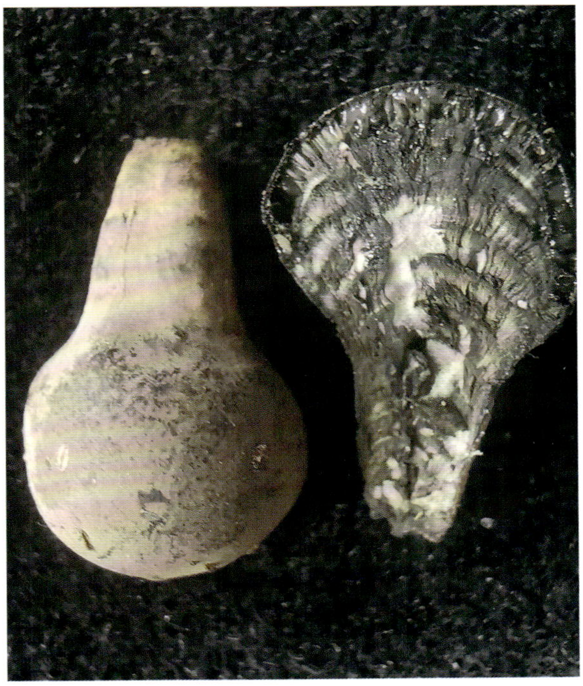

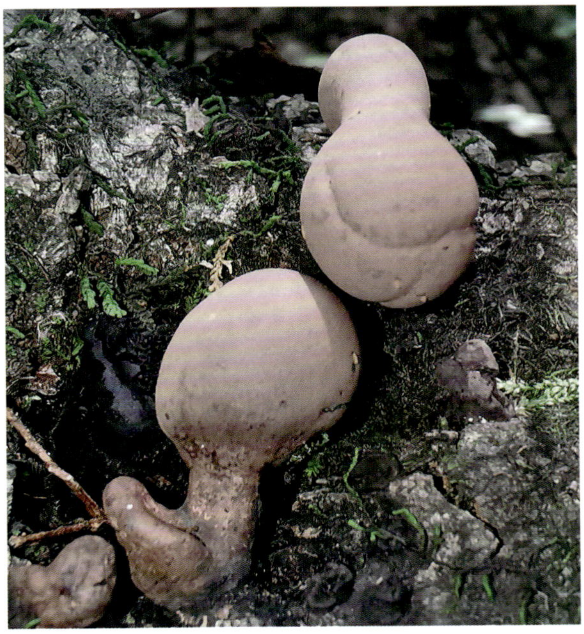

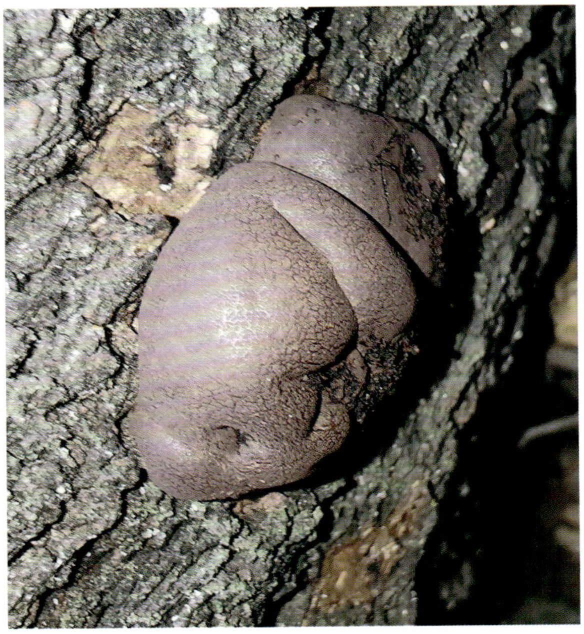

袋形地星

【基　　原】地星科地星属袋形地星 *Geastrum saccatum* Fr.

【别　　名】无。

【形态特征】1 年生真菌。子实体：子实体一般较小。幼时呈扁球形、近球形、卵圆形或梨形，顶部呈尖嘴状，基部具根状菌索，外包被具不规则的皱纹和纵裂纹；成熟后外包被外形像撑开口的粮袋，上半部裂为尖瓣，呈 5 ～ 8 角的星状，下部呈袋形。内包近球形，浅棕灰色，顶部有圆锥状尖嘴，尖嘴基部有一圈环状凹陷。孢子：孢子球形或近球形，褐色，有小疣。

【生境分布】生于针阔混交林、阔叶林的地上。分布于我国大部分地区。

【药用部位（药材名称）及采收加工】孢子（袋形地星孢子）。夏秋季采收，去净杂质，阴干或烘干。

【临床应用】古今本草典籍未见记载。民间经验：用孢子止外伤出血。有报道称孢子可消炎。

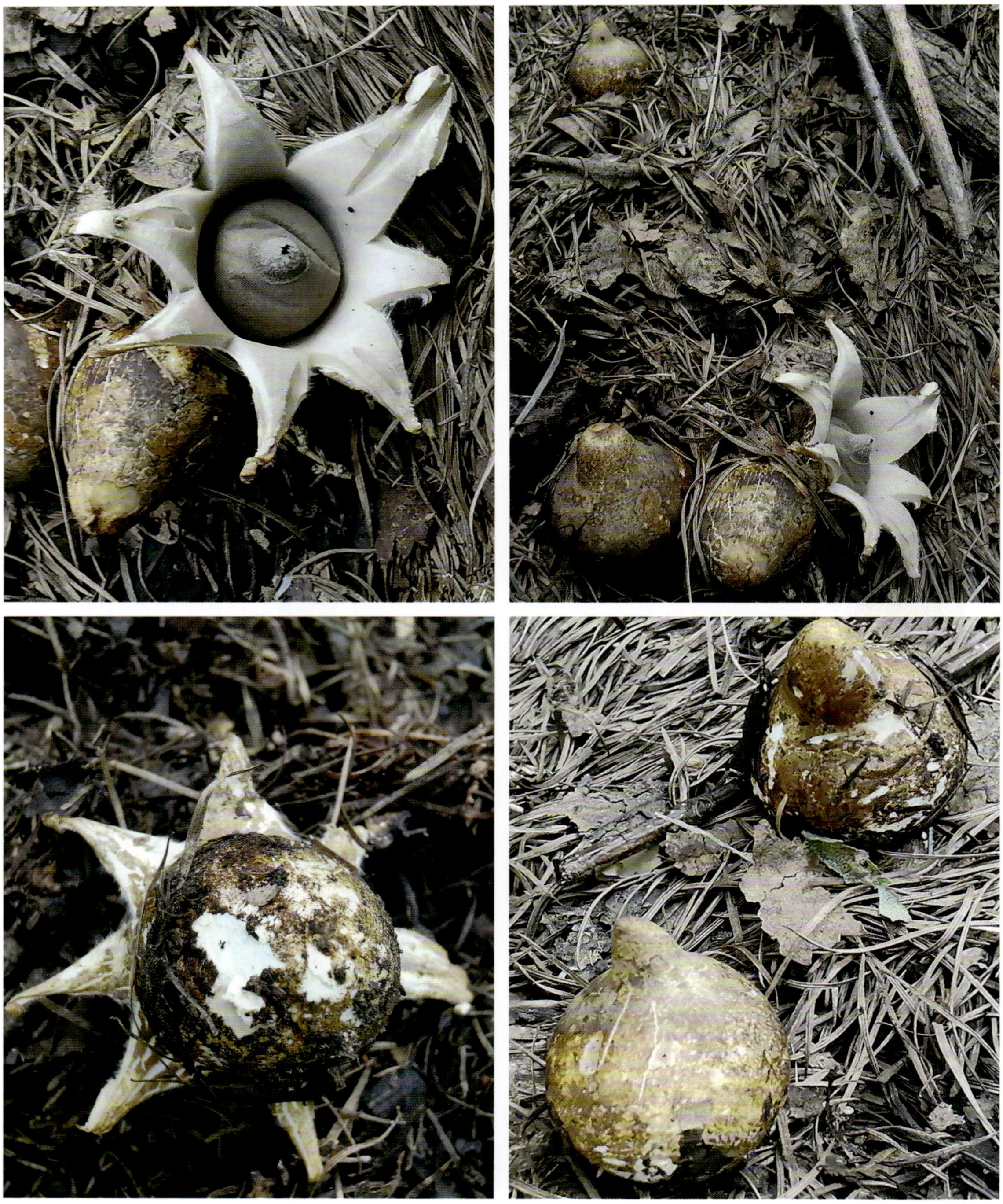

尖顶地星

【基　　原】地星科地星属尖顶地星 *Geastrum triplex* Jungh.

【别　　名】地星、土星菌、马勃。

【形态特征】1 年生真菌。**子实体：**子实体幼时呈球形。后期外包被的顶部形成一尖嘴，外包被直径 3 ～ 8 cm。成熟时外包被上半部分呈 5 ～ 8 瓣的芒状开裂，裂片反卷，裂片外表光滑，背面灰色，腹面肉桂色，有龟裂；内包被无柄，球形，灰色，薄膜状，直径 1.7 ～ 3 cm，尖嘴显著，成熟时顶端开裂。**孢子：**孢子球形，褐色，有疣。

【生境分布】生于草地、林下或灌丛等处的落叶层、腐植质上。分布于我国东北、华北、西北、西南等地。

【药用部位（药材名称）及采收加工】子实体（尖顶地星、地星）。夏秋季采收，去净杂质，晒干。

【临床应用】辛，平。清肺，利咽，解毒，消肿，止血；用于咳嗽，咽喉肿痛，痈肿疮毒，冻疮流水，吐血，衄血，外伤出血。

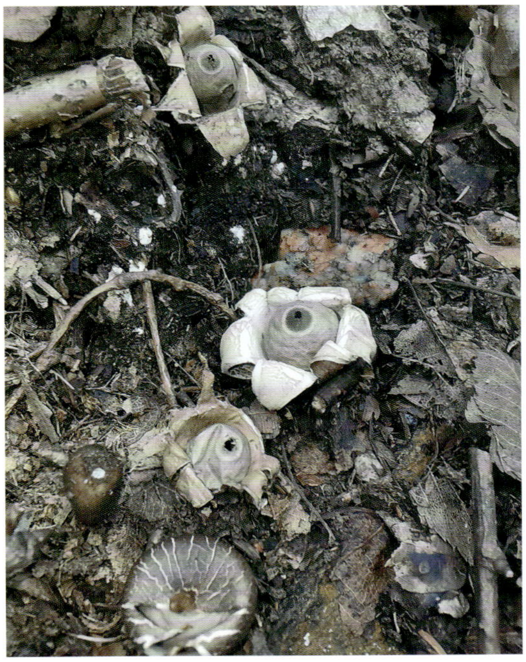
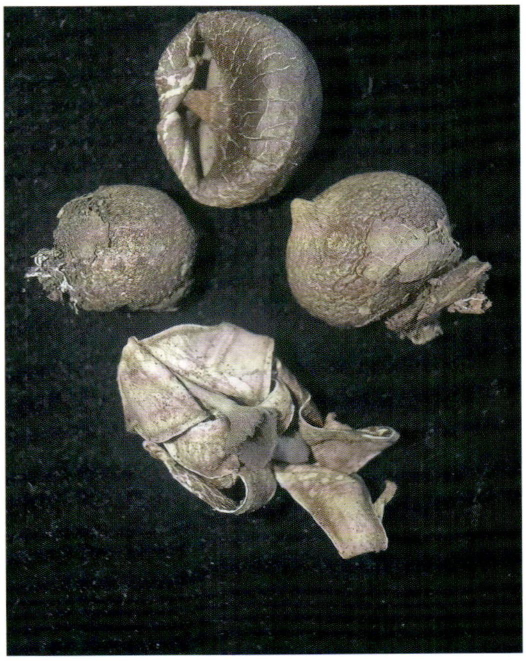
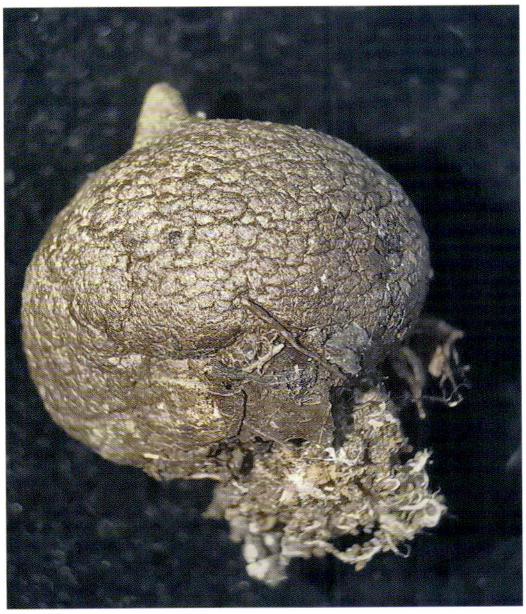
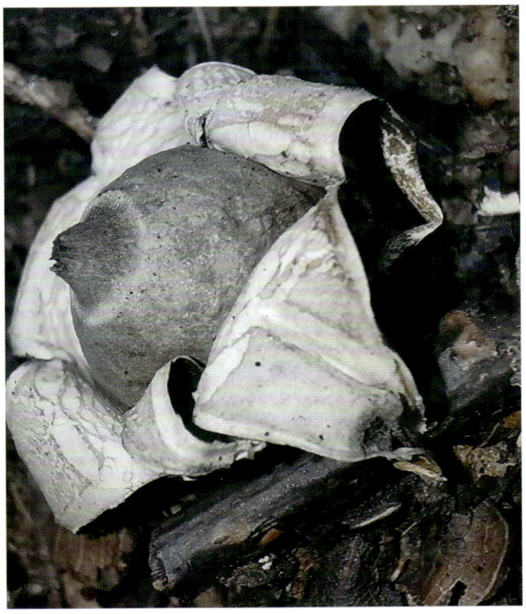

红鬼笔

【基　　原】鬼笔科鬼笔属红鬼笔 *Phallus rubicundus*（Bosc）Fr.

【别　　名】深红鬼笔、朝生暮落花、狗溺台、蛇卵蛋（菇）、狗鞭参、蛇头菌。

【形态特征】1 年生真菌。**子实体：**菌蕾幼时似椭圆形或卵蛋形的小鸟蛋，外包被白色至灰白色，基部有白色至灰白色的须根状菌索。成熟后菌盖和菌柄逐渐从外包被顶端伸出，总高 6 ～ 20 cm，菌盖钟形或圆锥形，红色至橘红色，顶端平截，成熟后中央有一穿孔，外表具网络和凹巢，表面覆盖以青褐色、黏且臭的孢液；菌柄 7 ～ 15 cm，圆柱状，下粗上稍细，橘红色，向下色渐淡，中空，海绵质。**孢子：**孢子椭圆形，透明。

【生境分布】生于田野及草丛中。分布于我国华北、华南及辽宁、河南、江苏、浙江、福建、四川、云南等地。

【药用部位（药材名称）及采收加工】子实体（鬼笔）。夏秋季采收，洗净，晒干。

【临床应用】苦，寒，有毒。清热解毒，消肿生肌；用于恶疮，痈疽，喉痹，刀伤，烫火伤。

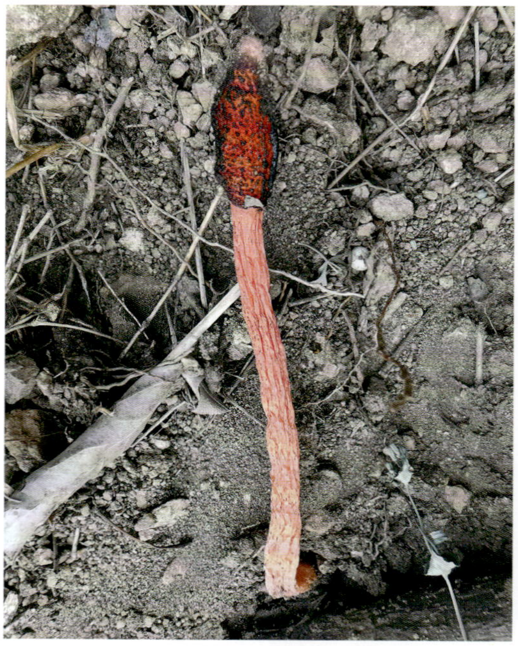

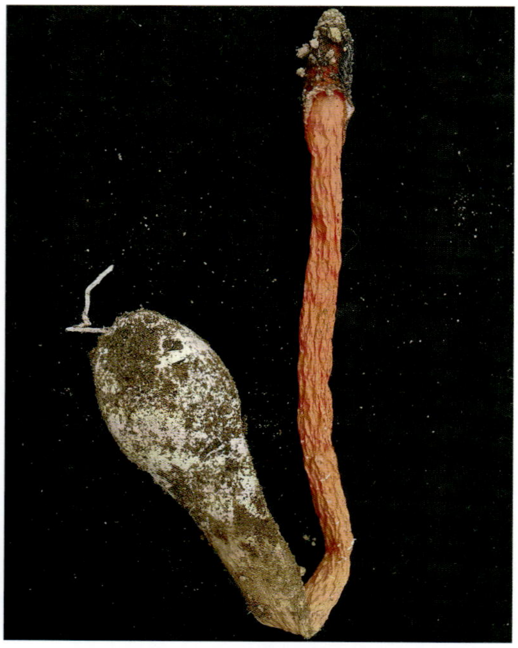

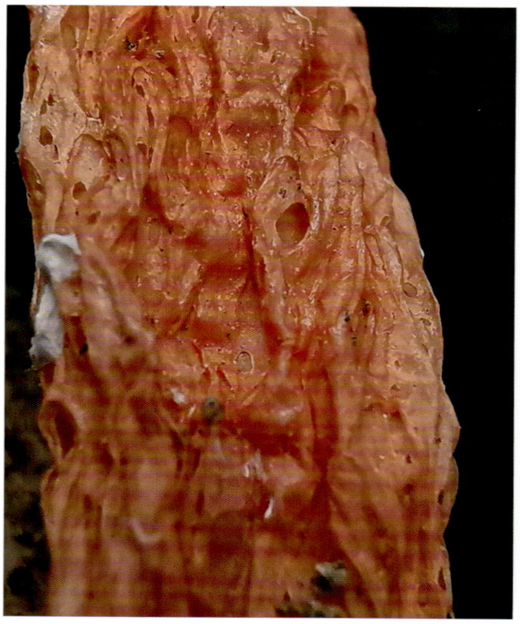

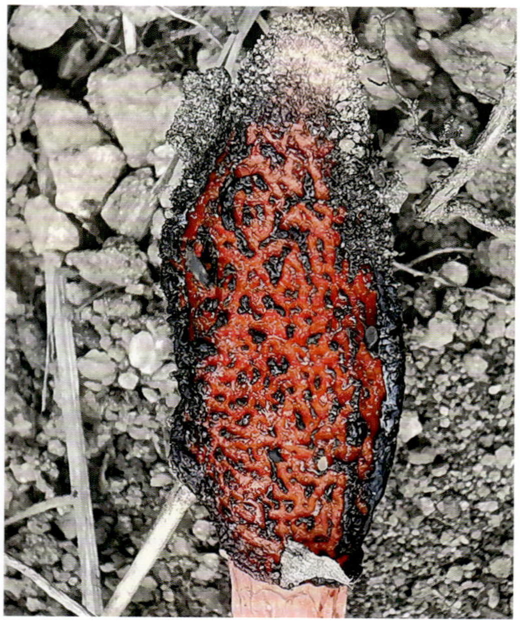

大马勃

【基　　原】灰包科秃马勃属大马勃 *Calvatia gigantea*（Batsch ex Pers.）Lloyd

【别　　名】巨（大秃）马勃、马勃。

【形态特征】1 年生真菌。子实体：子实体常较大，直径 15 ~ 35 cm 或更大，球形、近球形或不规则形状，无柄，不孕基部无或很小，由粗菌索固定于地上。外包被始为白色或污白色，后变浅黄色或淡绿黄色；外包被始具微绒毛，鹿皮状，光滑或粗糙，或具网纹，薄脆，成熟后开裂呈不规则块状。产孢组织始为白色，柔软，后变硫磺色或褐色。孢子：担孢子卵圆形、杏仁形或球形，光滑或有小疣，壁厚，淡青黄色或浅橄榄色。

【生境分布】生于旷野草地上。分布于全国各地。

【药用部位（药材名称）及采收加工】子实体（马勃）。夏秋季子实体成熟时采收，除去泥沙，干燥。

【临床应用】辛，平；归肺经。清肺利咽，止血；用于风热郁肺所致咽痛，音哑，咳嗽；外治鼻衄、创伤出血。

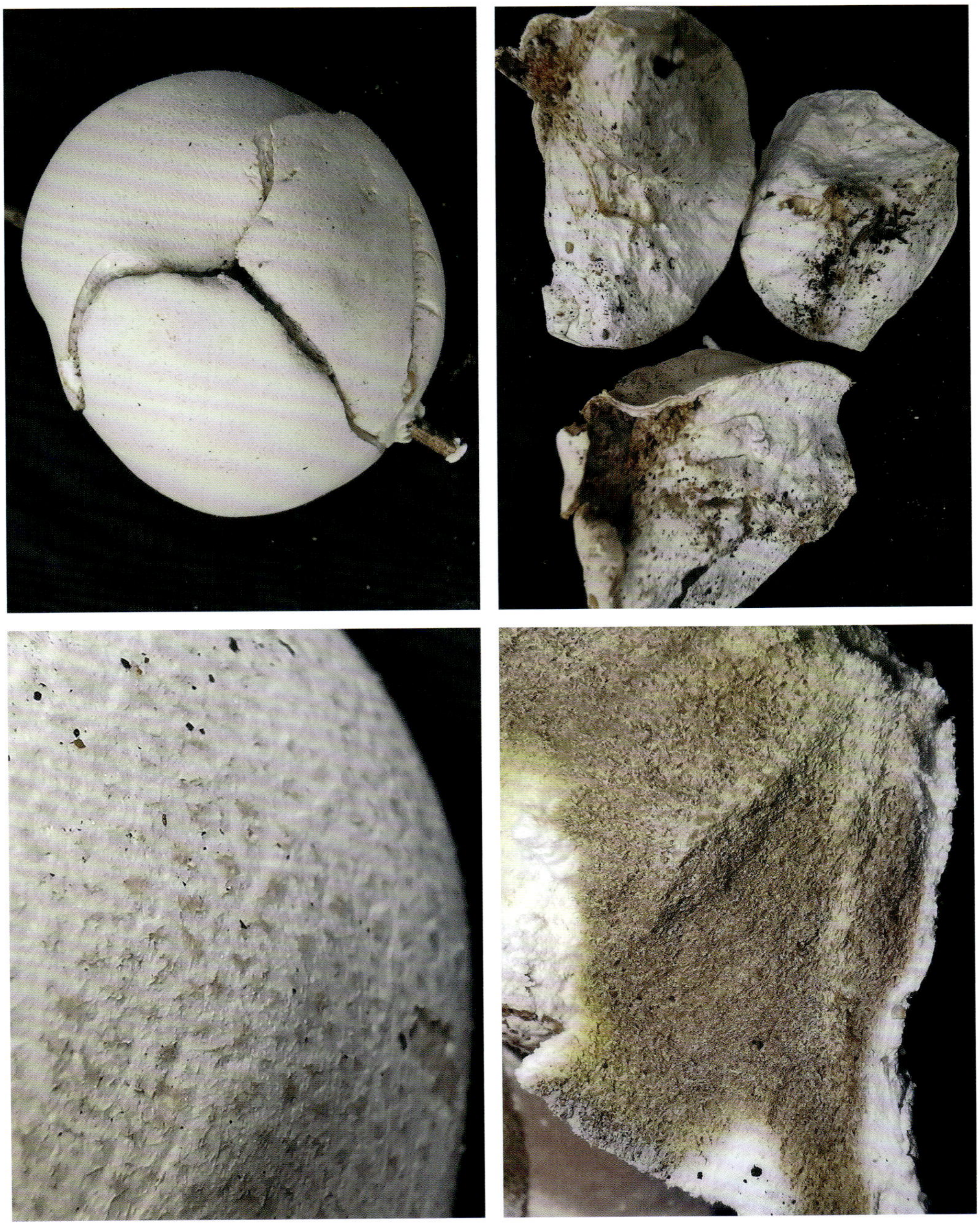

梨形马勃

【基　　原】灰包科马勃属梨形马勃 *Lycoperdon pyriforme* Schaeff.

【别　　名】梨形灰包。

【形态特征】1 年生真菌。子实体：子实体小，高 2 ～ 3.5 cm，直径 1.8 ～ 4.8 cm，梨形至近球形，不孕基部发达，由白色菌丝束固定于基物上。初期外包被色淡，后呈茶褐色至浅烟色，有微细颗粒状小疣；内部始为橄榄色，后变为褐色。孢子：孢子橄榄色，平滑，球形。

【生境分布】生于山地腐植质丰富之处。分布于我国华北、东北、西北、西南、华南及安徽等地。

【药用部位（药材名称）及采收加工】子实体和孢子（马勃）。夏秋季采收，去净杂质，干燥。

【临床应用】辛，平；归肺经。清肺利咽，解毒，止血；用于咽喉肿痛，咳嗽失音，吐血衄血，诸疮不敛。

【备　　注】按《药典》，中药材“马勃”来源于脱皮马勃 *Lasiosphaera fenzlii* Reich.、大马勃 *Calvatia gigantea*（Batsch ex Pers.）Lloyd. 或紫色马勃 *Calvatia lilacina*（Mont.etBerk.）Lloyd 的干燥子实体。本种可入药使用，但并非中药材“马勃”正品。

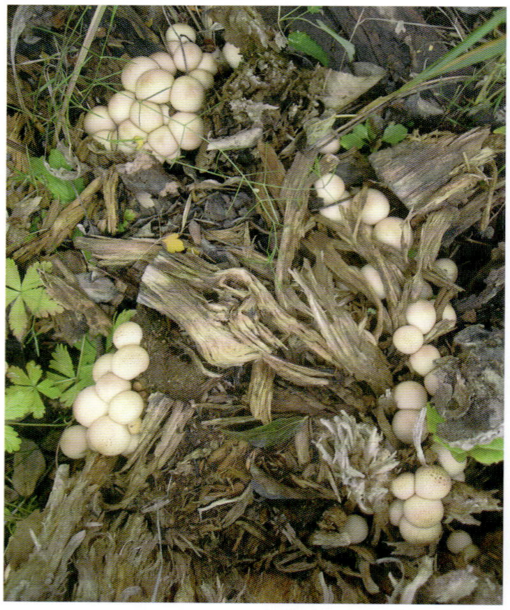

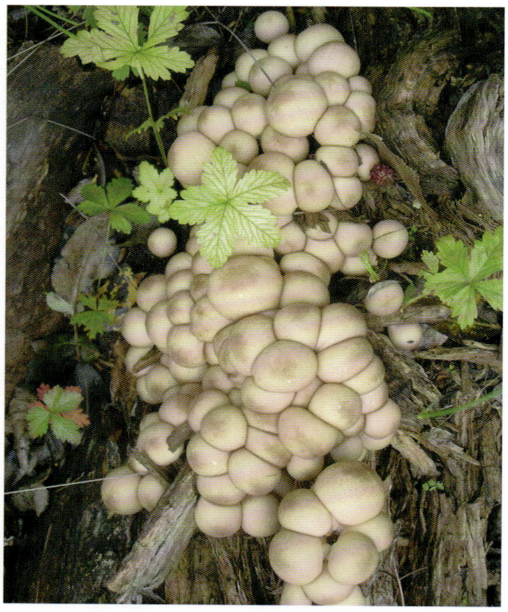

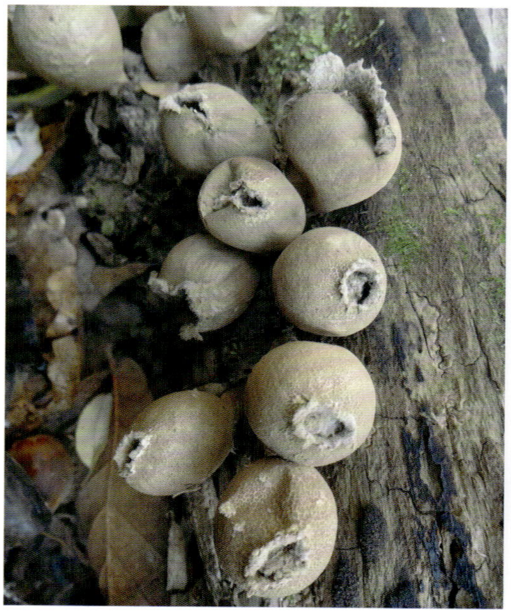

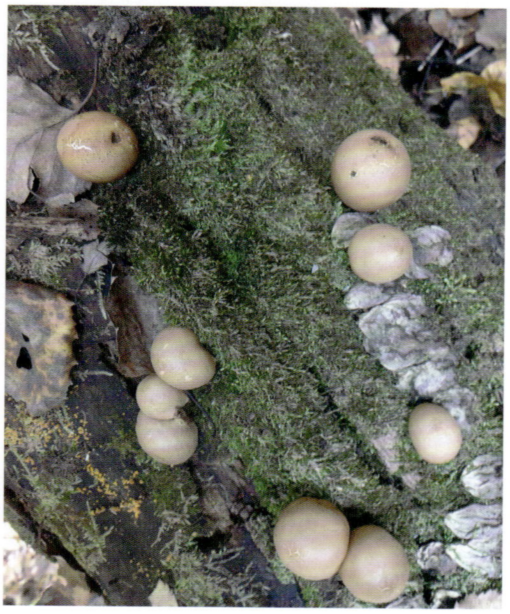

【基　　原】灰包科马勃属长柄梨形马勃 *Lycoperdon pyriforme* Schaeff.var.*excipuliforme*（Scop.）Desm.

【别　　名】梨形灰包长柄变种。

【形态特征】形态特征与真菌“梨形马勃”相似。两者的主要区别：长柄梨形马勃的不孕基部比梨形马勃更发达，不孕基部明显变长。

【生境分布】同“梨形马勃”项下。

【药用部位（药材名称）及采收加工】均同“梨形马勃”项下。

【临床应用】同“梨形马勃”项下。

【备　　注】本种是梨形马勃 *Lycoperdon pyriforme* Schaeff. 的长柄变种。

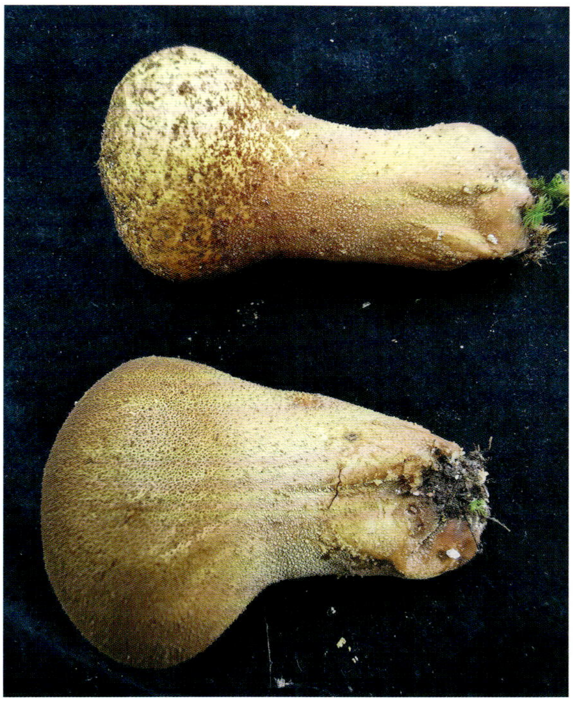
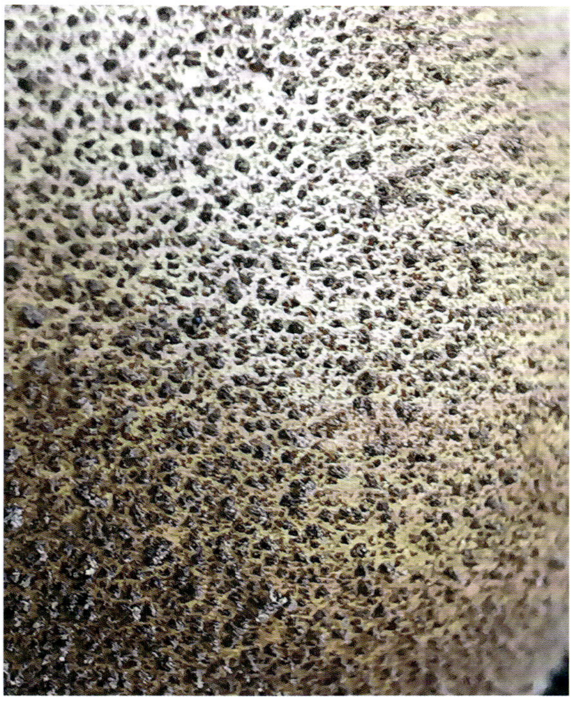
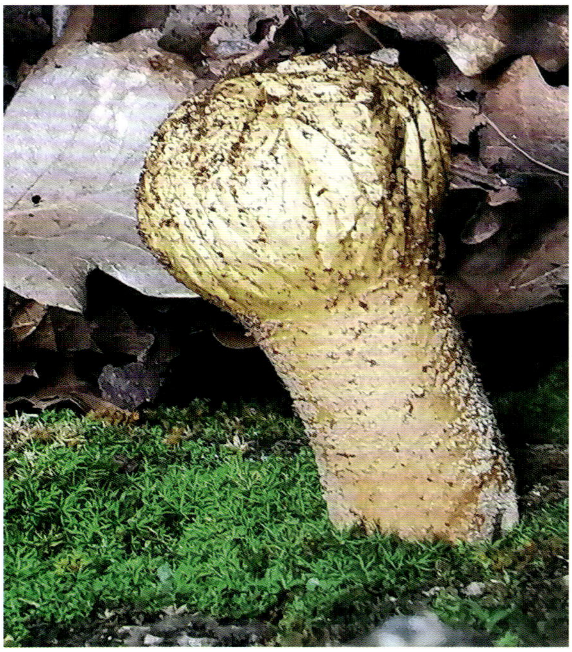
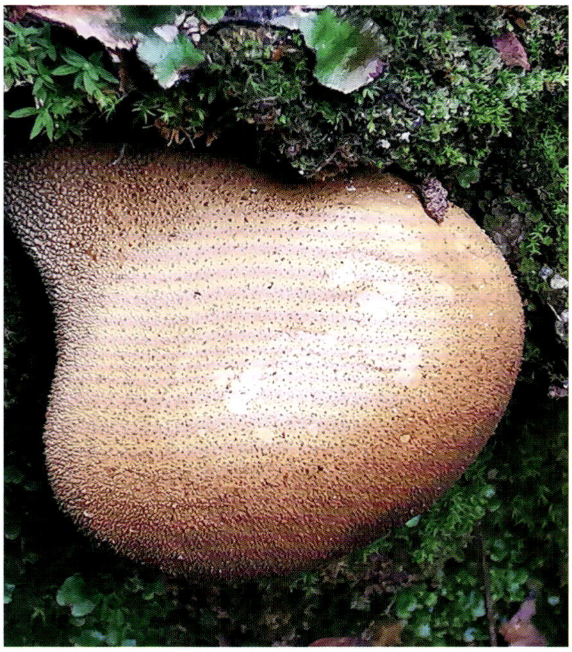

网纹马勃

【基　　原】灰包科马勃属网纹马勃 *Lycoperdon perlatum* Pers.

【别　　名】网纹灰包。

【形态特征】1 年生真菌。子实体：子实体高 3 ～ 8 cm，直径 2 ～ 6 cm，倒卵形至陀螺形；表面有疣状和锥状凸起，易脱落，脱落后在表面形成淡色圆点并相互连接成网纹；子实体始为近白色或奶油色，后变灰黄色至黄色，老后淡褐色。不孕基部发达或伸长成柄。孢子：担孢子球形，具细刺状或疣状凸起，无色或淡黄色。

【生境分布】生于针叶林或阔叶林的地上。分布于我国东北、西北、华东、华南及河北、山西、四川、云南等地。

【药用部位（药材名称）及采收加工】子实体（马勃）。夏秋季采收，去净杂质，干燥。

【临床应用】辛，平。消肿，止血，清肺，利喉，解毒。

【备　　注】本种并非中药材“马勃”正品。

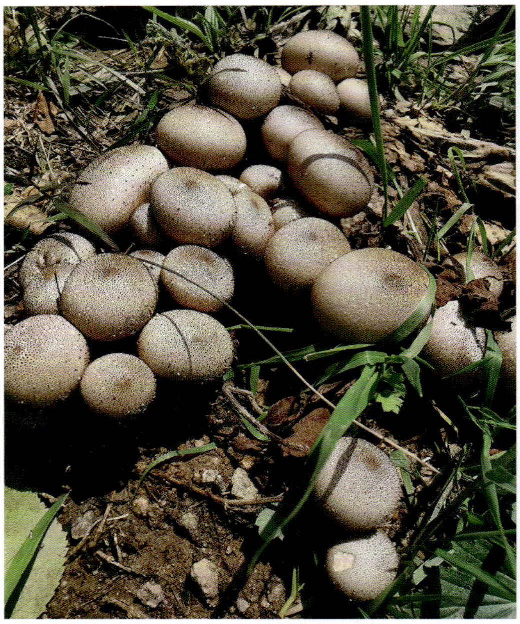

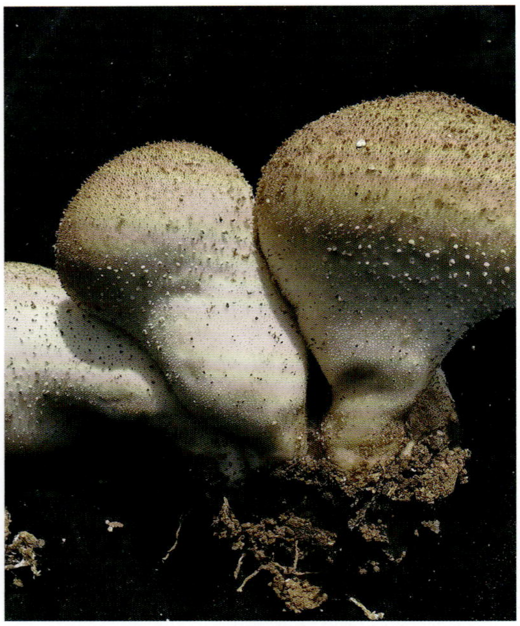

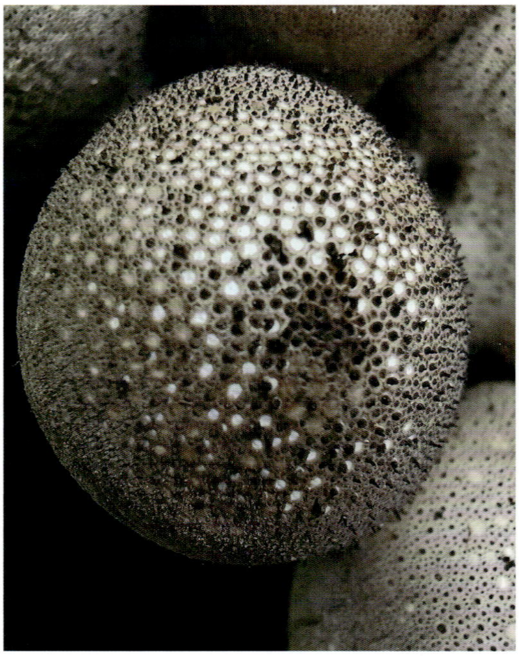

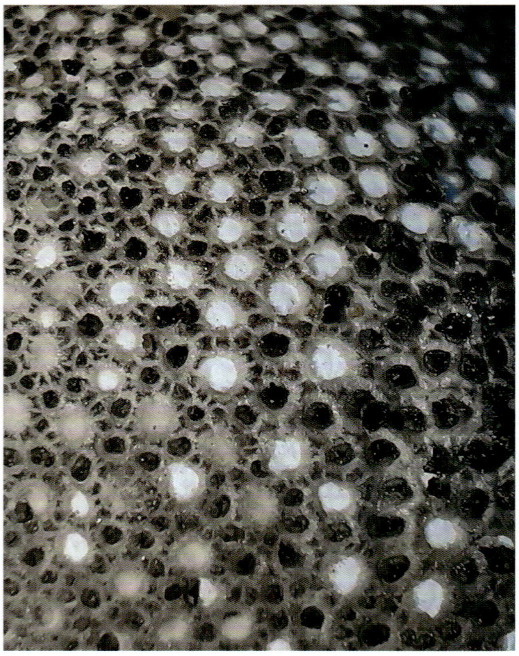

【基　　原】灰包科马勃属小马勃 *Lycoperdon pusillum* Batsch

【别　　名】小灰包、(小静)小灰球菌、小静马勃、小马庇包、小药包。

【形态特征】1年生真菌。**子实体：**子实体小，球形至近球形，直径 1～2 cm，白色、黄色至浅茶褐色，无不孕基部，基部具根状菌索。包被两层，外包被有细小且易脱落的的颗粒；内包被光滑，成熟时顶端开一小口。孢体蜜黄色至浅茶褐色。**孢子：**担孢子球形，浅黄色。

【生境分布】生于林中地上或草地上。分布于我国华北、西北、华南及辽宁、湖南、江西、福建、四川等地。

【药用部位(药材名称)及采收加工】子实体和孢子(小灰包)。夏秋季采收，去净杂质，干燥。

【临床应用】辛，平。消肿，止血，清肺，利喉，解毒。

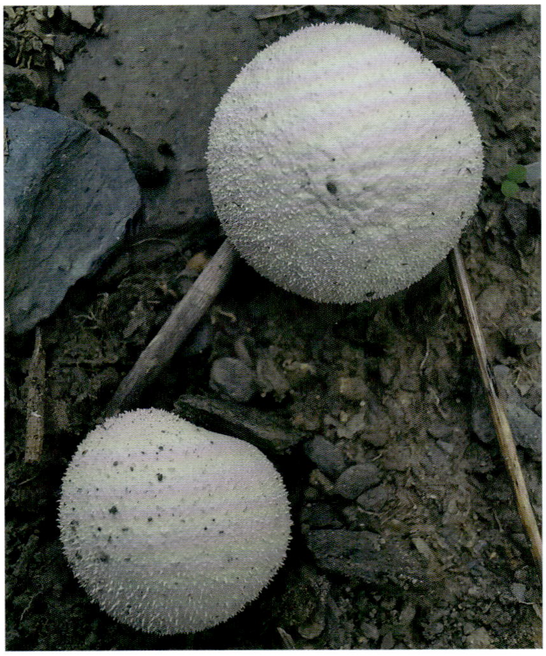

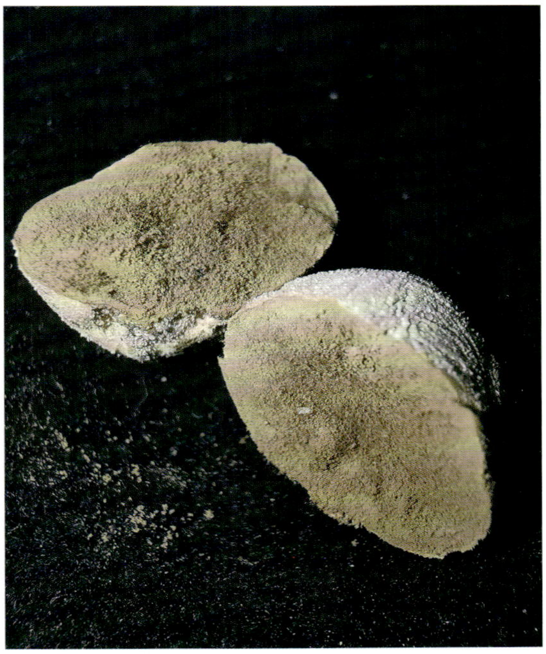

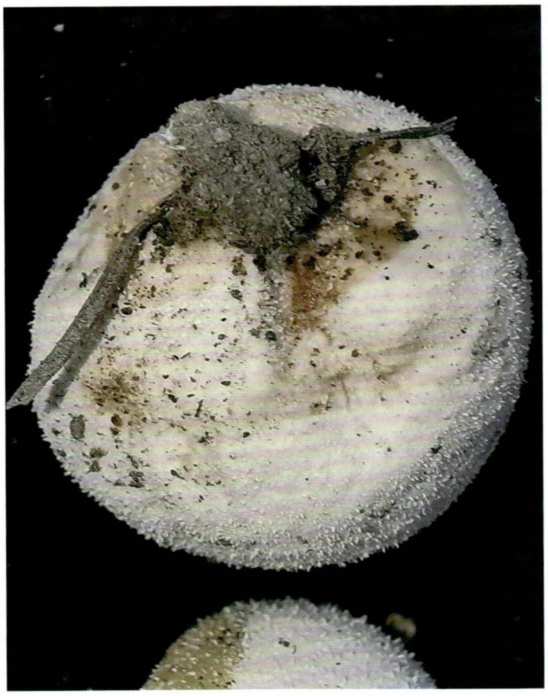

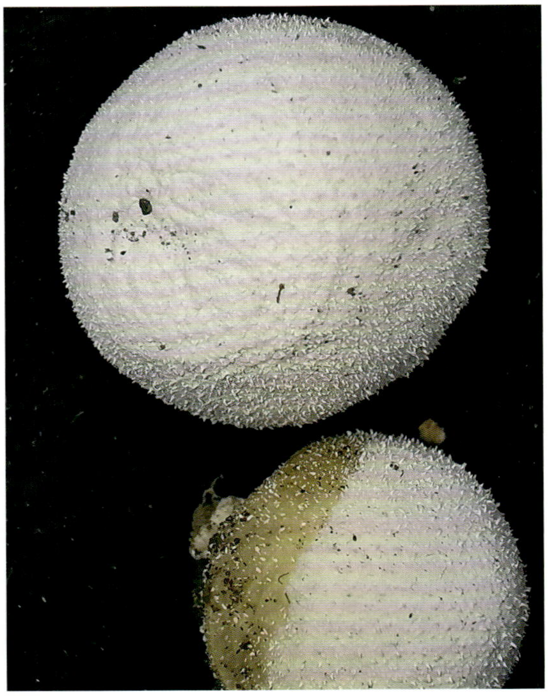

网硬皮马勃

【基　　原】硬皮马勃科硬皮马勃属网硬皮马勃 *Scleroderma areolatum* Ehrenb.

【别　　名】马勃状硬皮马勃。

【形态特征】1 年生真菌。**子实体：**子实体直径 2 ～ 5 cm，球形至扁球形；下部具柄状基部，其下形成许多根状菌索；包皮薄，浅土黄色，被网状龟裂的暗褐色鳞片，顶端不规则开裂。孢体始为灰紫色，后变灰色至暗灰色，成熟后粉末状。**孢子：**担孢子球形至近球形，浅褐色至褐色，密被小刺。

【生境分布】生于林中地上。分布于我国华东、华南及河北、山西、甘肃、四川、云南等地。

【药用部位（药材名称）及采收加工】均同“梨形马勃”项下。

【临床应用】同“梨形马勃”项下。

【备　　注】本种非中药材“马勃”正品。

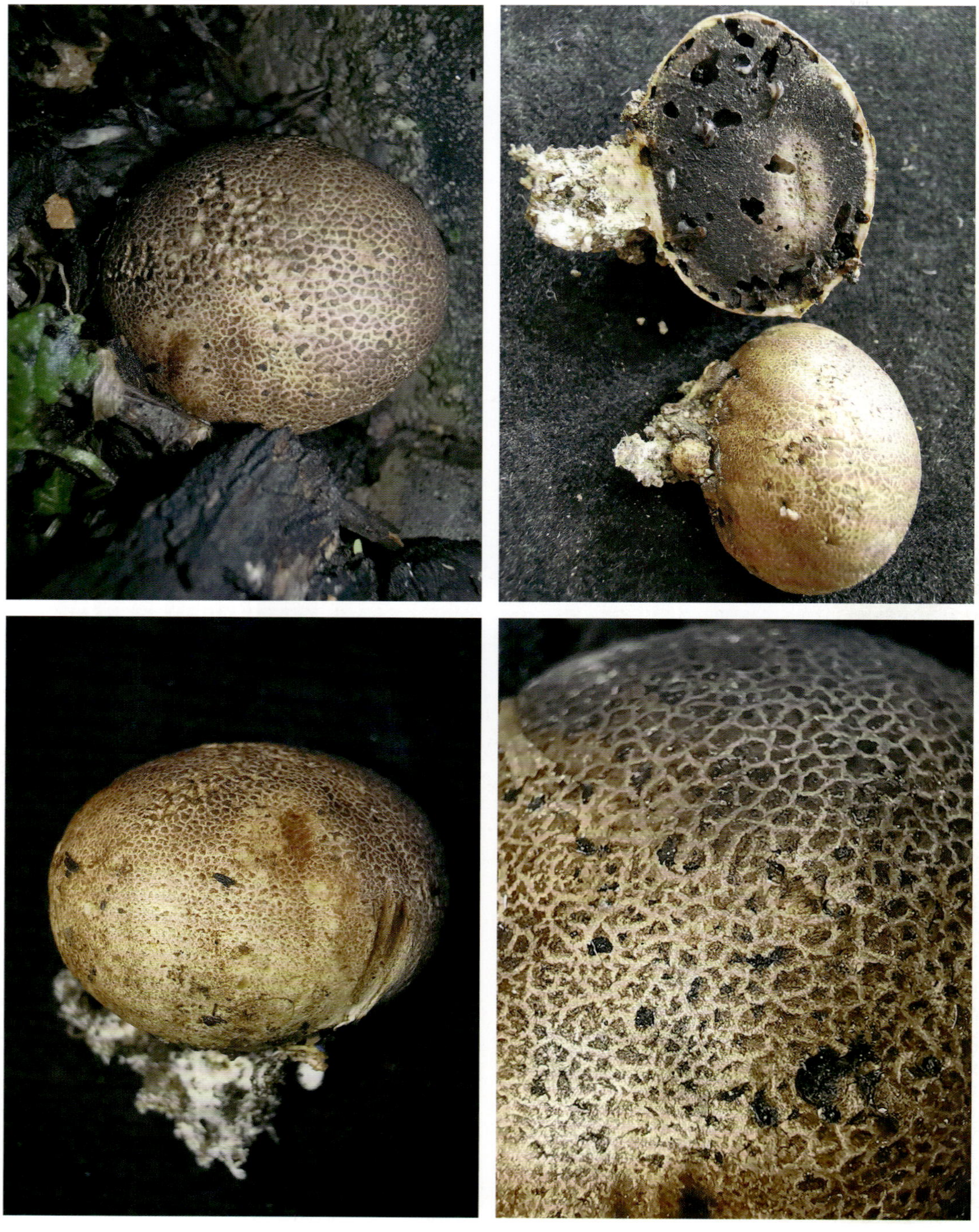

隆纹黑蛋巢菌

【基　　原】鸟巢菌科黑蛋巢菌属隆纹黑蛋巢菌 *Cyathus striatus*（Huds.）Willd.

【别　　名】鸟巢菌。

【形态特征】1 年生真菌。子实体：子实体直径 6 ～ 8 mm，高 7 ～ 12 mm，漏斗形至杯形，基部渐狭成柄。外表面密被棕色、暗褐色或褐色的硬毛，硬毛脱落后可见明显的纵褶；内表面灰白色至灰褐色，具明显的纵条纹。小包呈扁圆形，坚硬，多数相堆叠，淡褐色至黑色，由菌丝索固定于内表面底部，酷似小漏斗里盛着小虫卵。孢子：孢子长椭圆形至卵圆形，透明，无色。壁厚。

【生境分布】生于枯枝、落叶或朽木上。分布于我国华东、华南、华中、西南及河北、山西、陕西、宁夏等地。

【药用部位（药材名称）及采收加工】子实体（鸟巢菌）。夏秋季采收，除去杂质，晒干。

【临床应用】微苦，温。健胃止痛；用于胃气痛，消化不良。

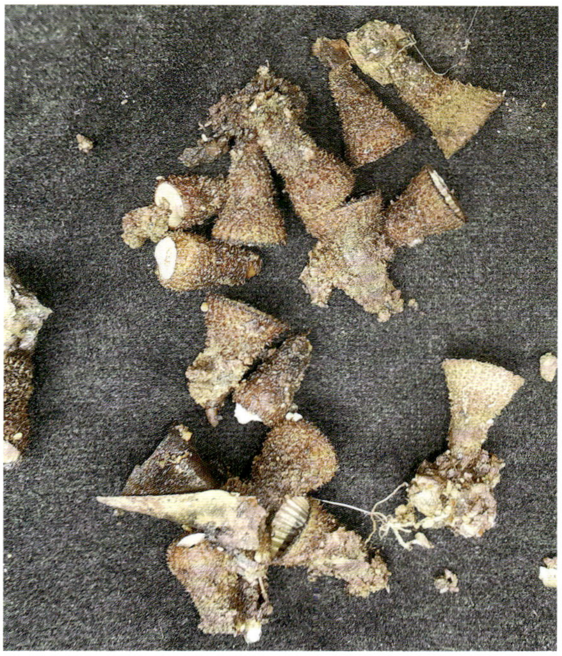

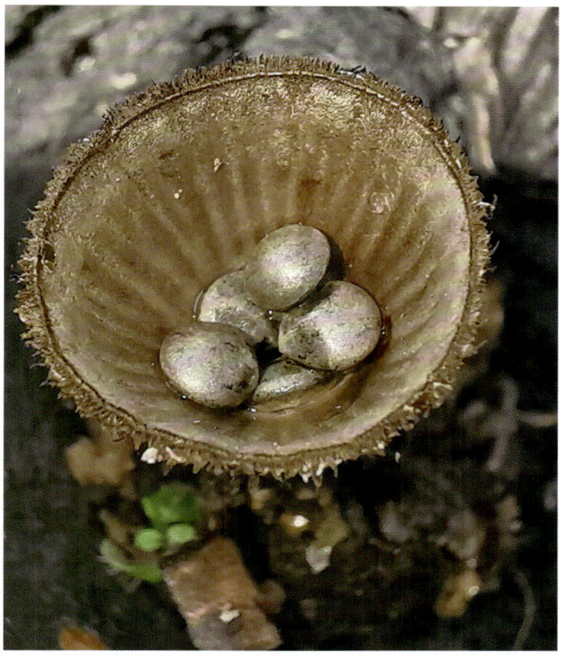

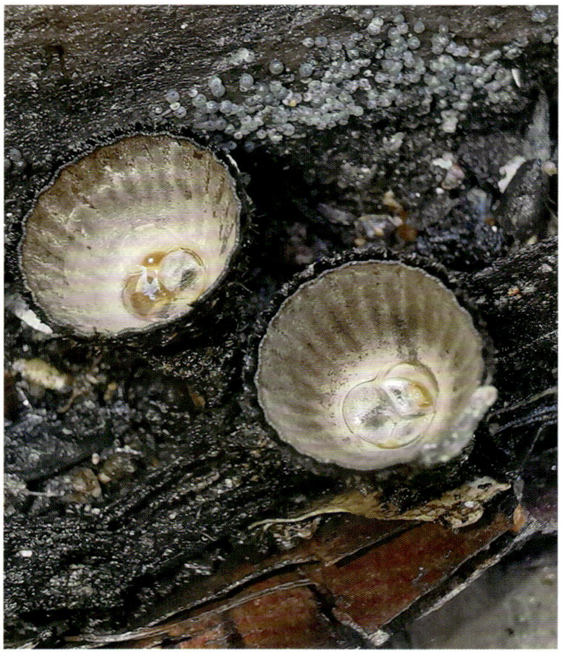

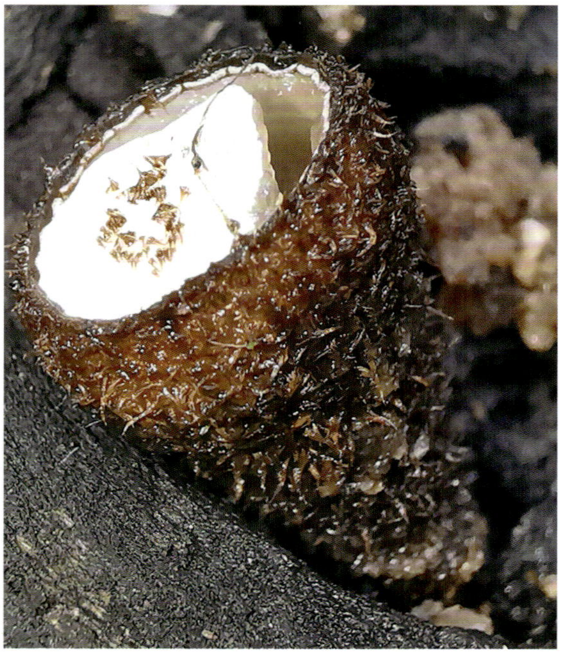

茶色银耳

【基　　原】银耳科银耳属茶色银耳 *Tremella foliacea* Pers.

【别　　名】茶银耳、茶（血）耳。

【形态特征】1 年生真菌。**子实体：**子实体小或中等大，由柔软、稍厚实的多个瓣片组成，瓣片宽，形似叶状或花瓣状，茶褐色至淡肉桂色，顶端平钝或圆钝；菌肉胶质，白色，干后变硬变黑。菌柄短或无。**孢子：**担孢子无色，近球形至卵状椭圆形，光滑。

【生境分布】生于林中阔叶树腐木上。分布于我国华南、西南、华中及吉林、河北、陕西、青海、安徽、江苏等地。

【药用部位（药材名称）及采收加工】均未见收载。

【临床应用】现代研究表明：茶色银耳含多种人体必需的氨基酸。民间用以治妇科病。

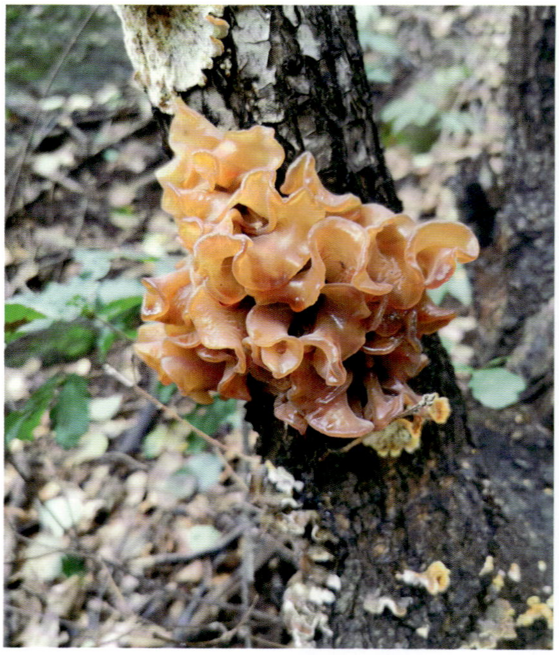

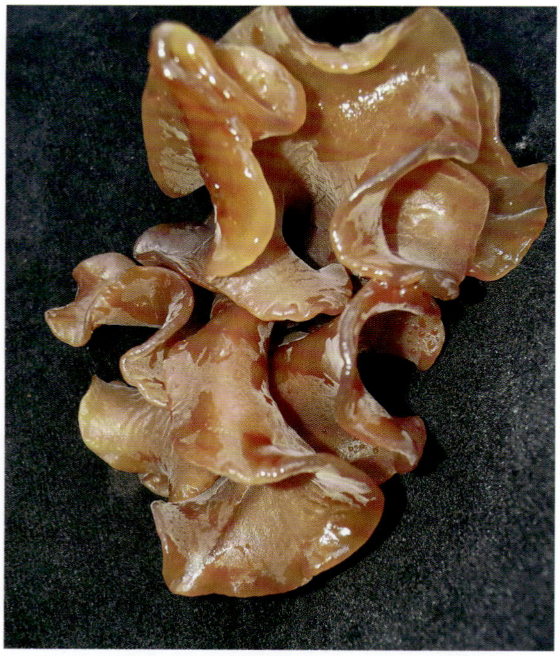

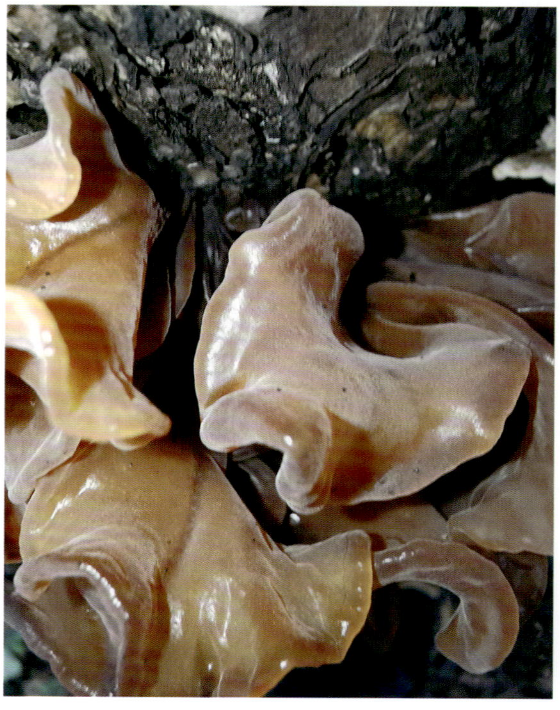

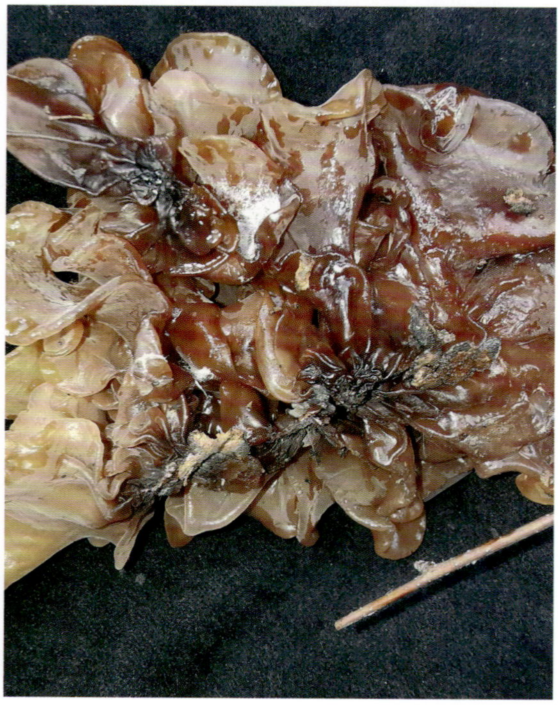

黑木耳

【基　　原】木耳科木耳属黑木耳 *Auricularia heimuer* F.Wu et al.

【别　　名】光木耳、木耳。

【形态特征】1年生真菌。**子实体：**子实体新鲜时呈杯状、耳状、叶状或不规则形状，棕褐色至黑褐色，胶质，有弹性，中部凹陷，边缘锐，无柄或具短柄；背面凸起，并有短绒毛；单生或丛生，常覆瓦状叠生。干后强烈收缩，变硬而脆，遇水可迅速恢复成新鲜时的形态和质地。**孢子：**孢子圆柱形或弯曲成腊肠形，无色，薄壁，平滑。

【生境分布】生于多种阔叶树的腐木上。分布于全国各地；有栽培。

【药用部位（药材名称）及采收加工】子实体（木耳）。夏秋季采收，晒干。

【临床应用】甘，平；归肺、胃、肝、脾、肾、大肠经。补气养血，润肺止咳，止血，降压，抗癌；用于气虚血亏，肺虚久咳，咳血，衄血，血痢，痔疮出血，眼底出血，妇女崩漏，高血压，子宫颈癌，阴道癌，跌打伤痛。

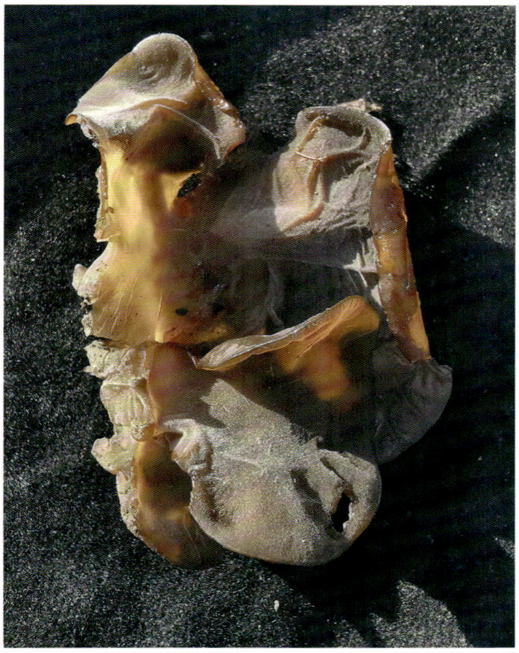
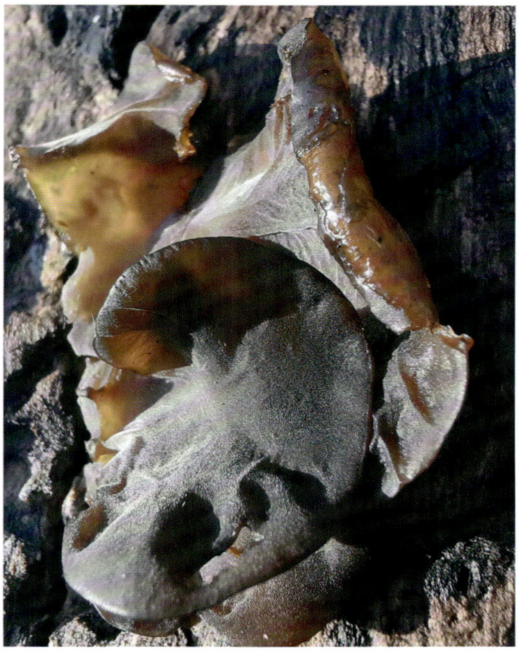
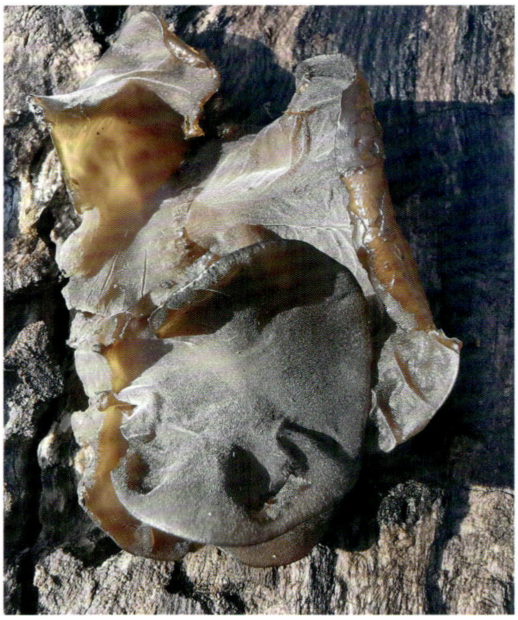
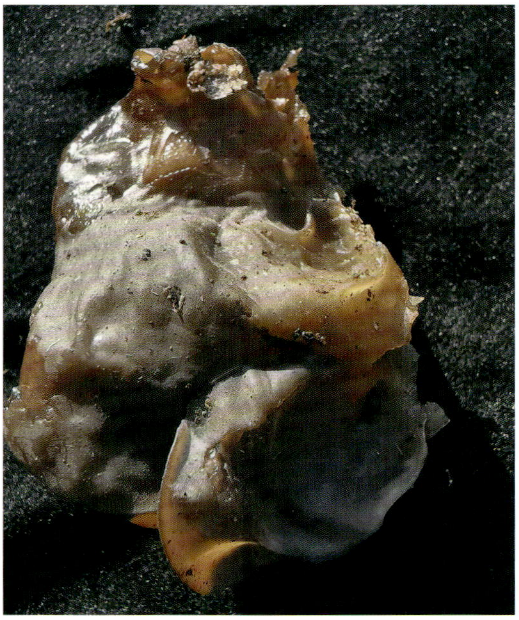

毛木耳

【基　　原】木耳科木耳属毛木耳 *Auricularia cornea* Ehrenb.

【别　　名】无。

【形态特征】形态特征与真菌“黑木耳”相似。两者的主要区别：黑木耳的子实体小，耳片宽 2 ～ 9 cm，耳片薄，厚度 0.5 ～ 1 mm；耳片背面有短绒毛；孢子圆柱形或腊肠形。毛木耳的子实体较大，耳片宽 10 ～ 15 cm，耳片稍厚，厚度约 2 mm；耳片背面有较长的绒毛，新鲜耳片质地稍显硬脆；孢子肾形。

【生境分布】同“黑木耳”项下。

【药用部位（药材名称）及采收加工】子实体（木耳、毛木耳）。采收加工同“黑木耳”项下。

【临床应用】甘，平。补气血，润肺，止血；用于气虚血亏，四肢搐搦，肺虚咳嗽，咯血，吐血，衄血，崩漏，高血压，便秘。

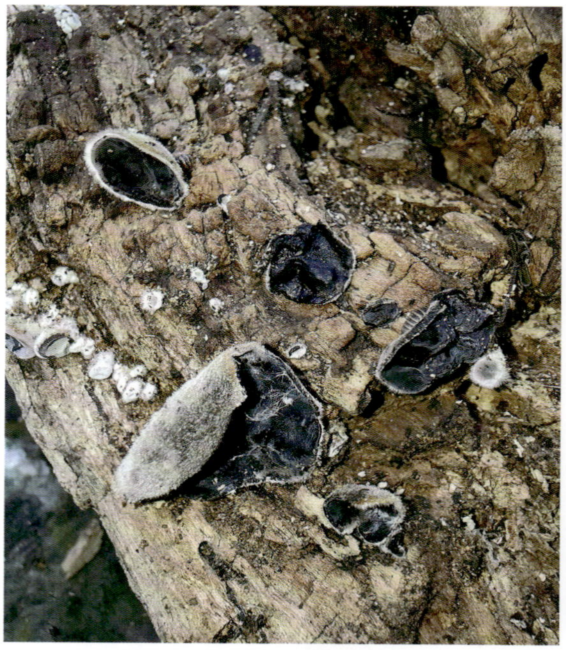

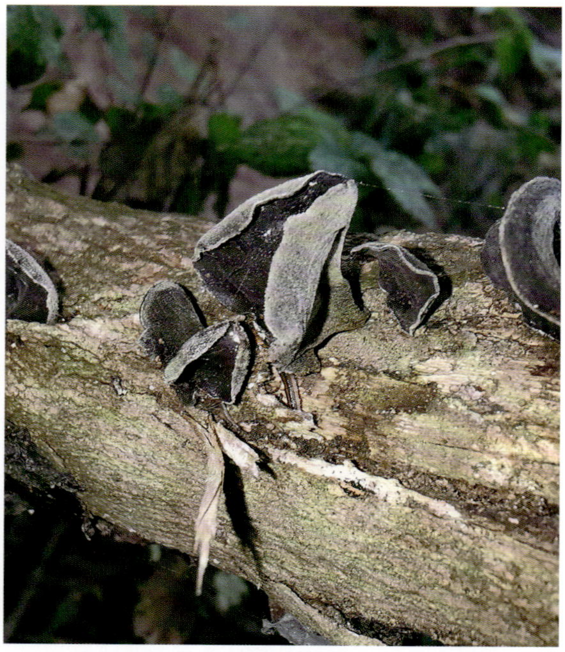

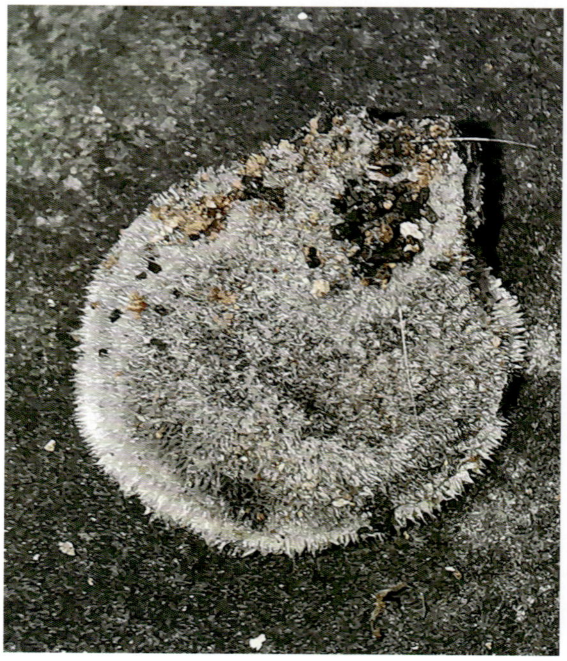

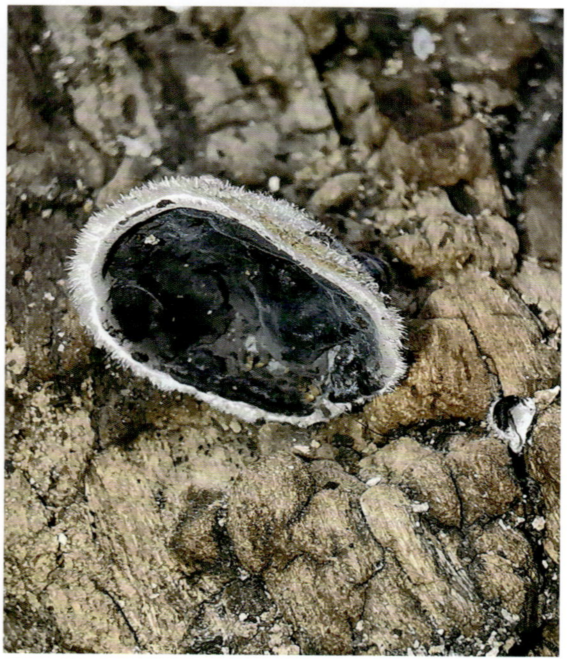

粉瘤菌

【基　　原】假丝菌科粉瘤菌属粉瘤菌 *Lycogala epidendrum*（J.C. Buxb. ex L.）Fr.

【别　　名】无。

【形态特征】1 年生真菌。子实体：子实体呈近球形、扁圆形的复孢囊，无柄，直径 2 ～ 15 mm，密集或散生。子实体幼时为珊瑚红色，犹如橘红色的小小汤圆；老时粉灰色、青褐色、灰褐色或色更深；包被薄，上有疣状颗粒。假孢丝系分枝、薄壁，有横皱褶、半透明至淡黄色的小管，顶端圆钝。孢子：孢子半透明，成堆时肉色，具小疣。

【生境分布】生于阔叶树的腐木上。分布于我国西北、华东、西南及吉林、河北、山西、广西、海南等地。

【药用部位（药材名称）及采收加工】子实体（粉瘤菌）。春夏季采，洗净，鲜用或晒干。

【临床应用】淡，寒。清热消炎，用于黏膜发炎。

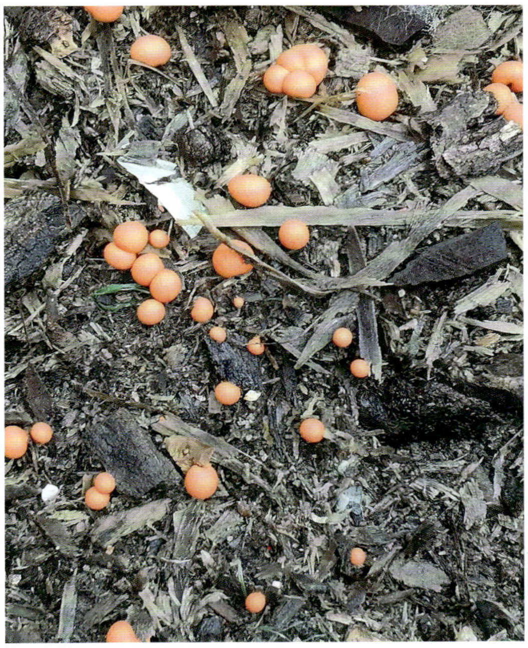

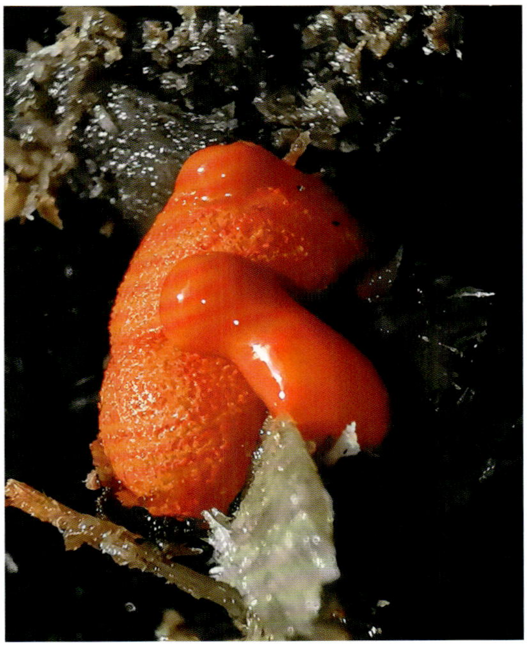

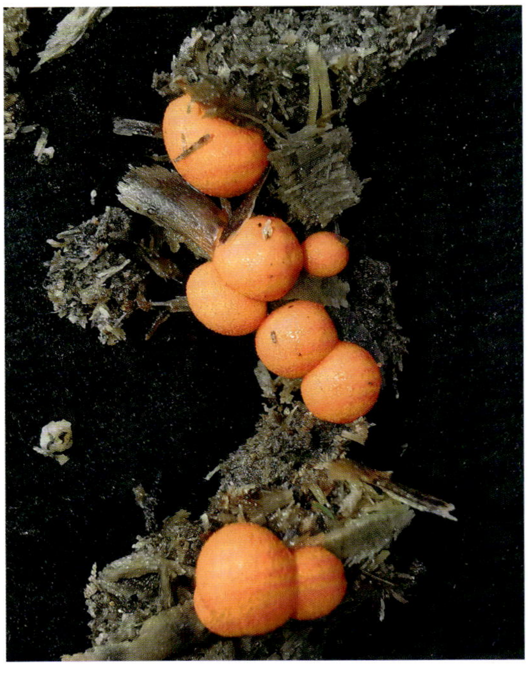

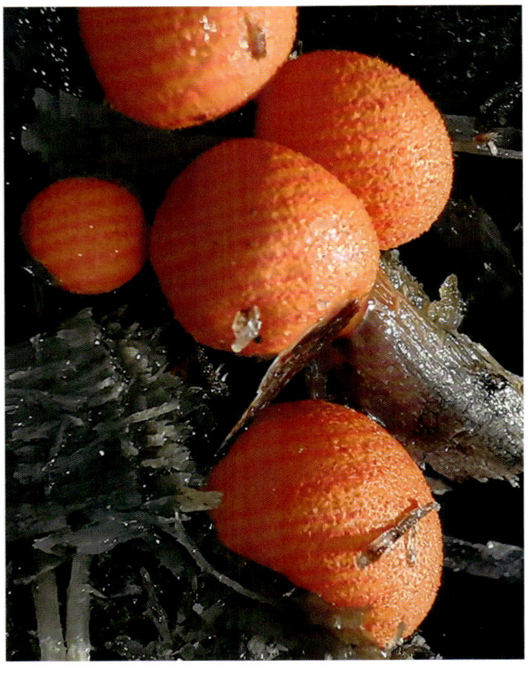

冬菇

【基　　原】泡头菌科冬菇属冬菇 *Flammulina velutipes*（Curtis）Singer.

【别　　名】构（冻）菌、冬蘑、朴菰、朗夏。

【形态特征】1 年生真菌。**子实体：**菌盖肉质，直径 2 ～ 7 cm，盖面初时内卷，扁半球形，后渐展开，波状起伏或盖缘上翘；盖面湿时稍黏，平滑，淡黄褐色至黄褐色，中部色深，边缘乳黄色并有细条纹；菌肉较厚，白色或稍带黄色；菌褶弯生，密或稍稀，幅宽，不等长，白色、乳白色或稍带黄色。菌柄圆柱形，顶部黄色，向下黄褐色至深黑褐色。**孢子：**孢子印白色；担孢子近椭圆形，光滑。

【生境分布】生于阔叶树周围及树桩上。分布于全国各地。

【药用部位（药材名称）及采收加工】子实体（冬菇、构菌）。当菌柄长度达 13 ～ 15 cm、菌盖直径 0.5 ～ 1.5 cm 时即可采收，晒干。

【临床应用】甘、咸，寒。补肝，益肠胃，抗癌；用于肝病，胃肠道炎症，溃疡，癌症。

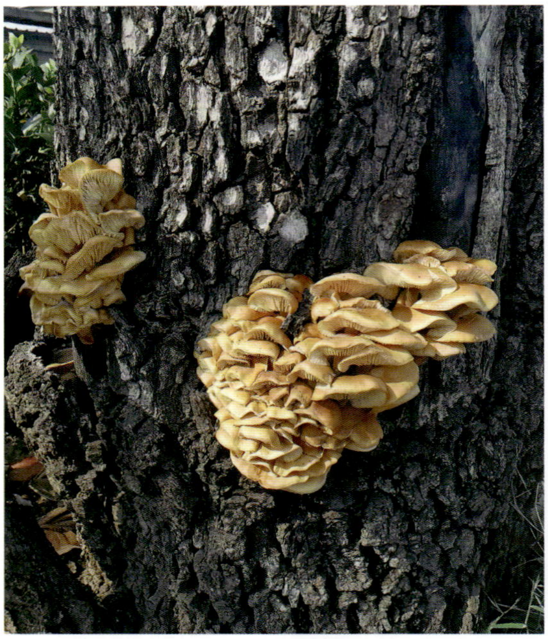

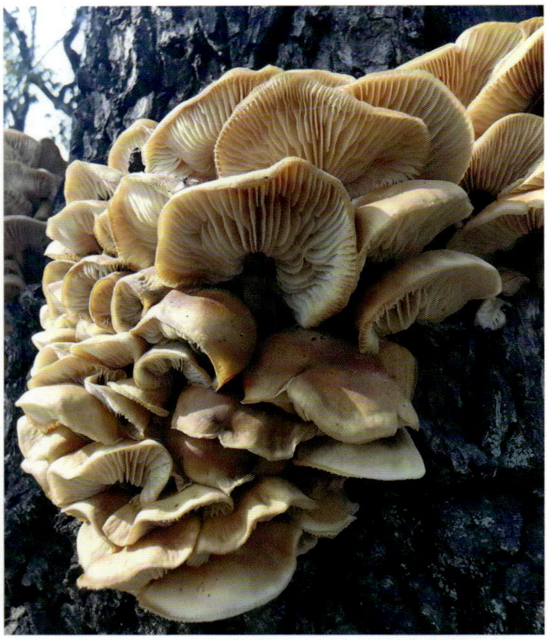

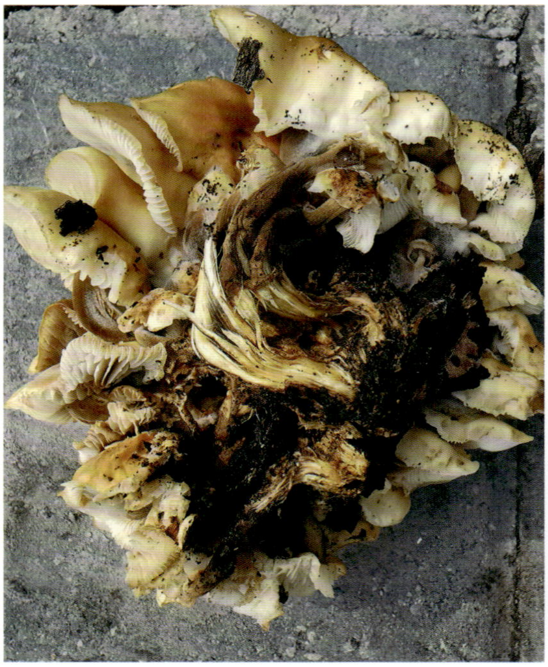

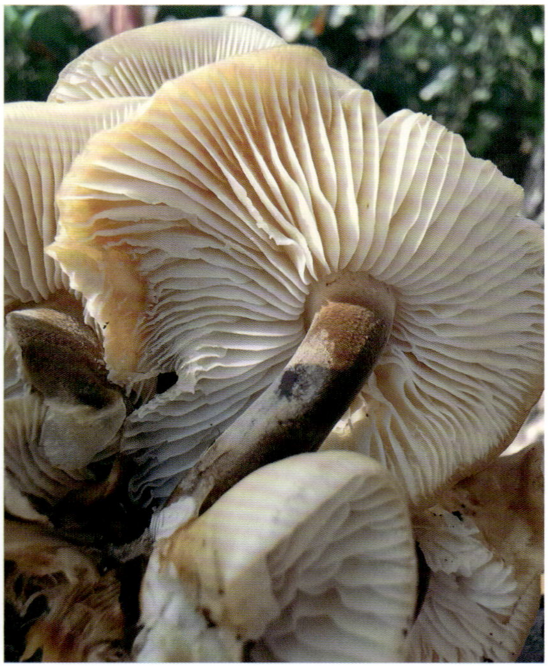

紫丁香蘑

【基　　原】白蘑科香蘑属紫丁香蘑 *Lepista nuda*（Bull.）Cooke

【别　　名】紫晶蘑、裸口蘑。

【形态特征】1年生真菌。**子实体：**子实体常中等大。菌盖肉质，初时类球形，展开后扁平，有时中央下凹；盖面湿润，平滑，初时蓝紫色至紫丁香花色，后变褐紫色；盖缘初时内卷，后稍呈波状。菌肉较厚，带淡紫色，干后白色。菌褶直生至稍延生，密，幅窄，初时与盖面同色，干后色淡。菌柄圆柱形，基部稍膨大，蓝紫色或与盖面同色，干时色淡，外附白色粉末，菌柄下部光滑或具纵条纹。**孢子：**孢子印污肉色；担孢子平滑或具麻点，椭圆形，无色。

【生境分布】生于林中地上。分布于我国东北、西北及河北、山西、福建、四川等地。

【药用部位（药材名称）及采收加工】子实体（紫晶蘑）。秋季采收，除去杂质，晒干。

【临床应用】甘，平；归脾经。健脾祛湿，用于预防脚气病。

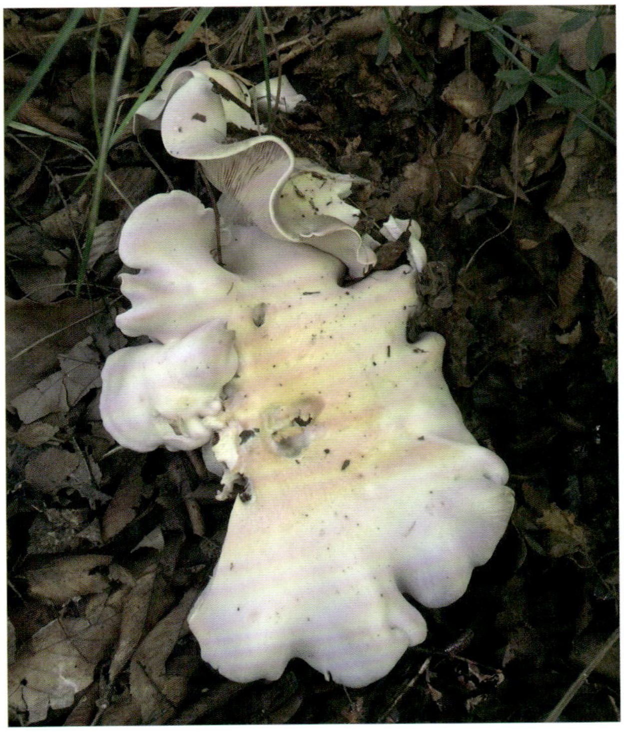
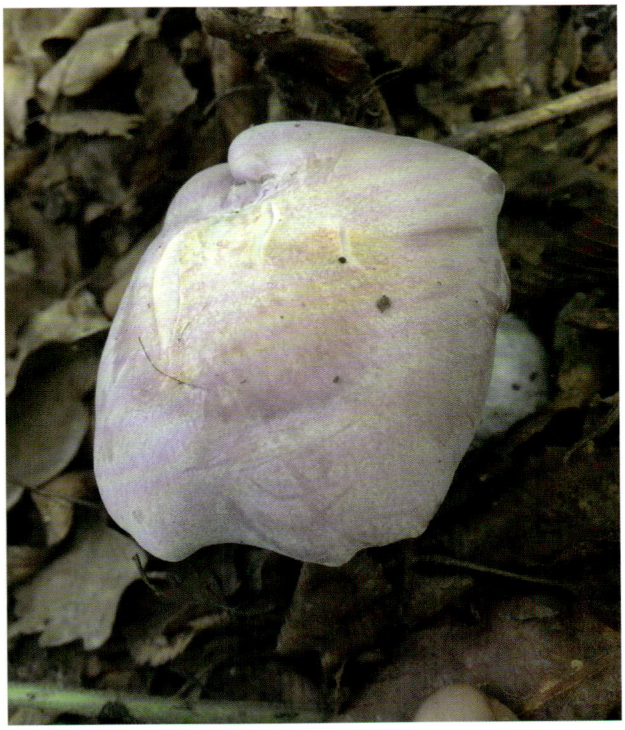
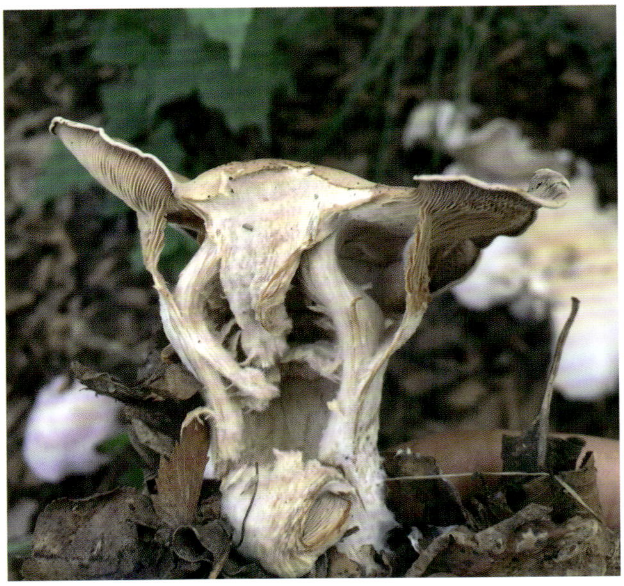
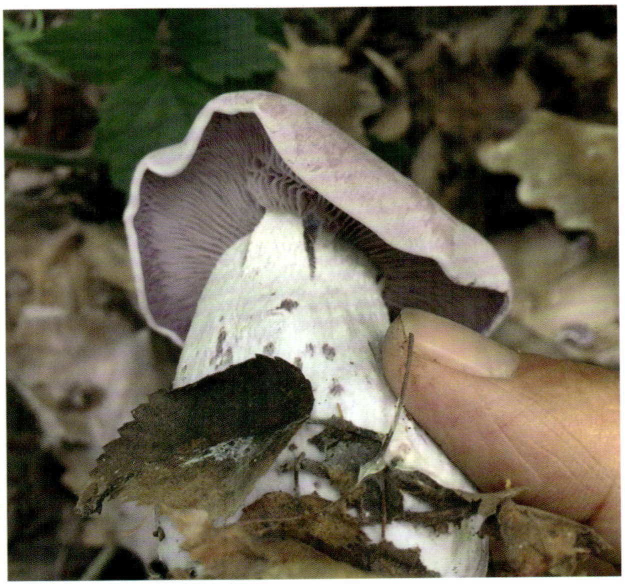

革耳

【基　　原】侧耳科革耳属革耳 *Panus rudis* Fr.

【别　　名】新粗毛革耳、野生革耳。

【形态特征】1 年生真菌。子实体：子实体小或中等大。菌盖平展后中部下凹或呈漏斗形，初为浅土黄色，后为深土黄色、茶色至锈褐色，有粗毛，形似兽耳，革质。菌褶白色至浅土黄色，延生，窄，稠密。菌柄偏生或近侧生，短，内实。孢子：孢子无色，光滑，椭圆形。

【生境分布】生于针阔混交林、阔叶林的腐木上。分布于全国各地。

【药用部位（药材名称）及采收加工】子实体（革耳）。夏秋季采收，除去杂质，烘干。

【临床应用】苦，微辛，寒。清热解毒，消肿，敛疮；用于疮疡肿痛或溃破，癞疮，杨梅毒疮。

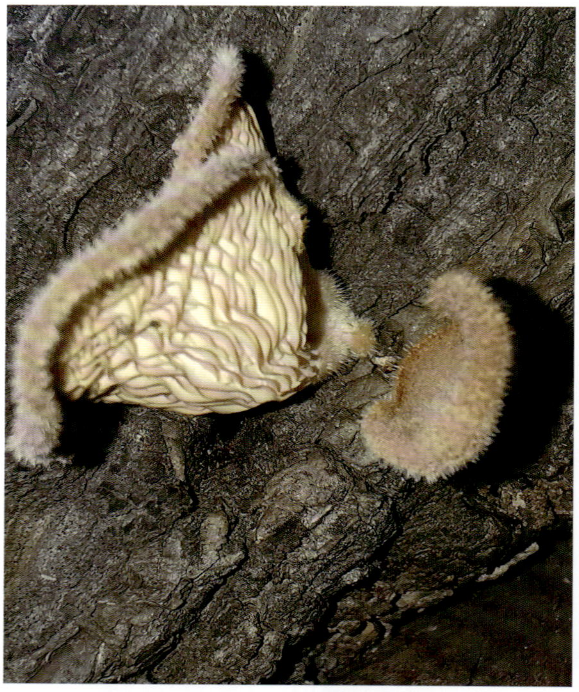

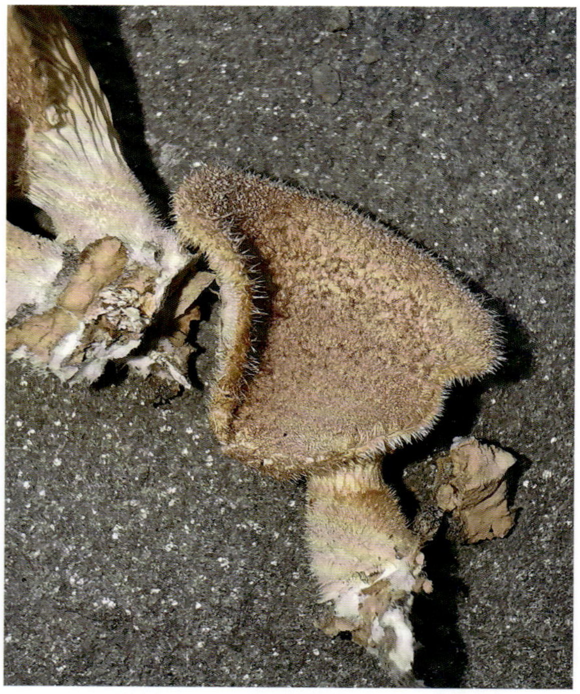

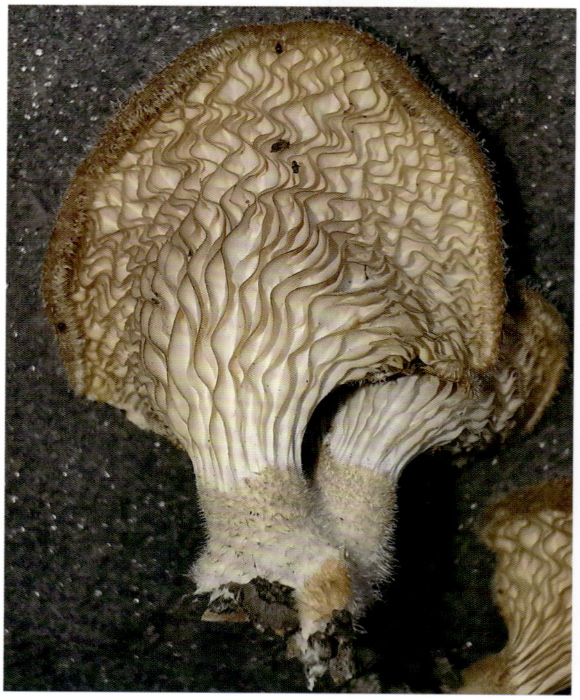

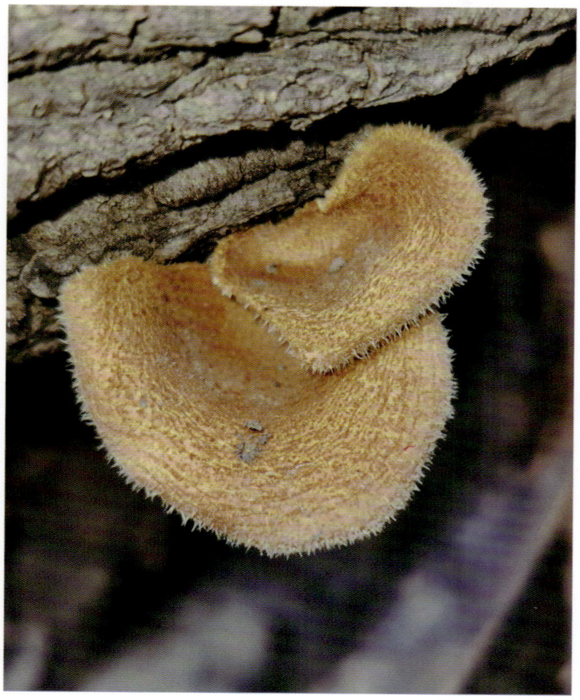

鲍姆桑黄

【基　　原】多孔菌科桑黄属鲍姆桑黄 *Sanghuangporus baumii*（Pilát）L.W. Zhou & Y.C. Dai

【别　　名】鲍姆木层孔菌、鲍氏针层孔菌、鲍氏纤孔菌、丁香层孔菌、绒毛菌。

【形态特征】多年生真菌。子实体：子实体中等大。木栓质，无柄；菌盖半圆形、贝壳状，基部厚达 4 ～ 6 cm，幼时表面有微细绒毛，肉桂色带黑色，老后表面粗糙，黑褐色至黑色，有同心环带及放射状裂沟，无皮壳；盖缘钝，全缘或稍呈波状，下侧无子实层。菌肉锈色。管口面栗褐色或带紫色，管口纤小，圆形，每毫米 8 ～ 11 个。孢子：孢子近球形，淡褐色，平滑。

【生境分布】生于阔叶树、灌木等活立木或枯立木上。分布于我国东北及河北、山西、甘肃等地。

【药用部位（药材名称）及采收加工】子实体（桑黄）。全年可采，除去杂质，晒干。

【临床应用】甘、苦、辛，寒，无毒；归肝、肾经。活血止血，化饮，止泻；用于血崩，血淋，脱肛泻血，带下，经闭，癥瘕积聚，脾虚泄泻。

【备　　注】按《全国中草药汇编》、《中药大辞典》和《中华本草》，中药材“桑黄”为多孔菌科木层孔菌属真菌火木层孔菌 *Phellinus igniarius*（L.ex Fr.）Quel. 的子实体。本种并非中药材“桑黄”正品。

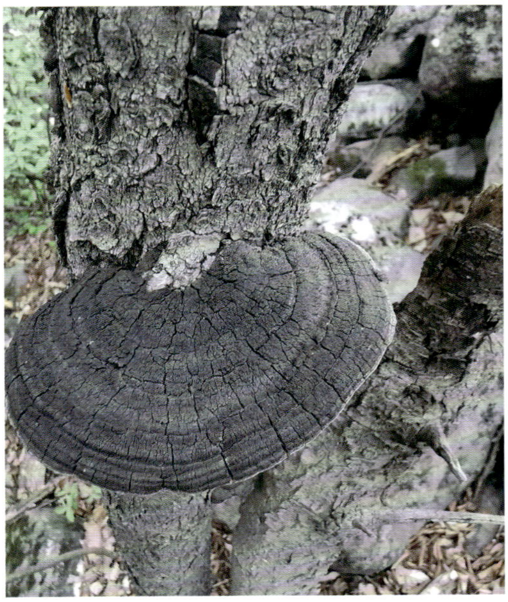
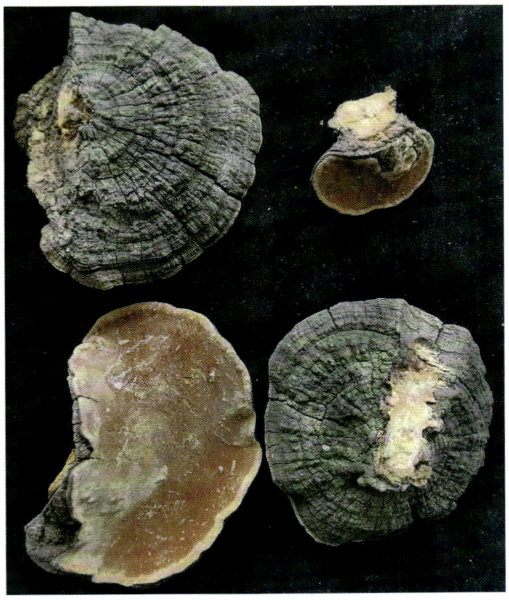
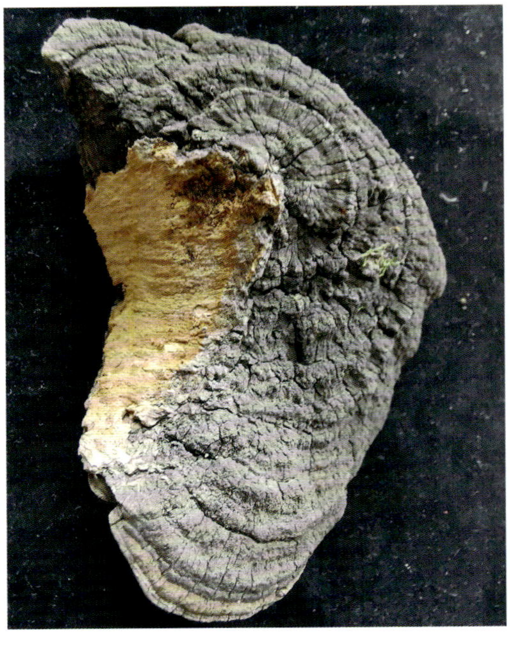
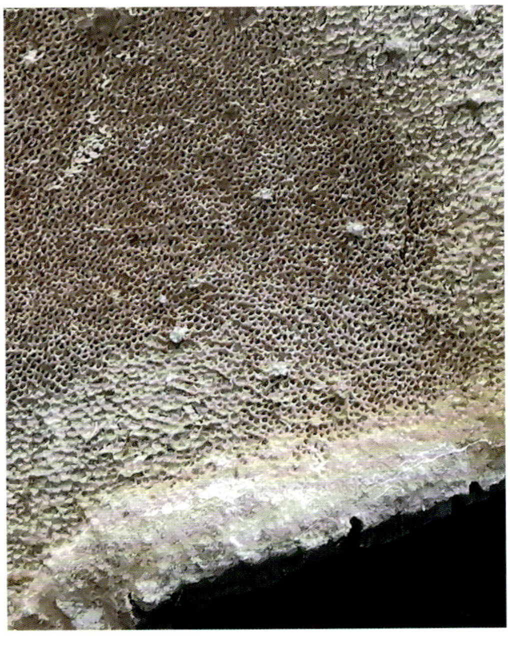

云芝栓孔菌

【基　　原】多孔菌科栓孔菌属云芝栓孔菌 *Trametes versicolor*（L.）Lloyd

【别　　名】云（灰）芝、黄（彩纹、杂色）云芝、瓦菌、彩绒（云）革盖菌、多色牛肝菌、千层蘑。

【形态特征】1年生真菌。**子实体：**子实体常覆瓦状叠生，常围成莲花宝座状，像多层的彩云。革质至半纤维质，侧生，无柄；菌盖半圆至贝壳形，菌盖上面幼时白色，渐变为深色，密生细绒毛，随生态条件不同而呈灰、白、褐、蓝、紫、黑等多色，并构成云龙纹状的同心环纹；菌盖边缘薄，全缘或为波浪起伏状；菌肉白色；管口白色至灰色，近圆形。**孢子：**孢子圆筒状，稍弯曲，平滑，无色。

【生境分布】生于多种阔叶树木的枯木、朽木或活木上。分布于全国各地；有栽培。

【药用部位（药材名称）及采收加工】子实体（云芝）。全年可采，除去杂质，晒干。

【临床应用】甘、淡，微寒；归肝、脾、肺经。健脾利湿，止咳平喘，清热解毒，抗肿瘤；用于慢性活动性肝炎，肝硬化，慢性支气管炎，小儿痉挛性支气管炎，咽喉肿痛，多种肿瘤，类风湿性关节炎，白血病。

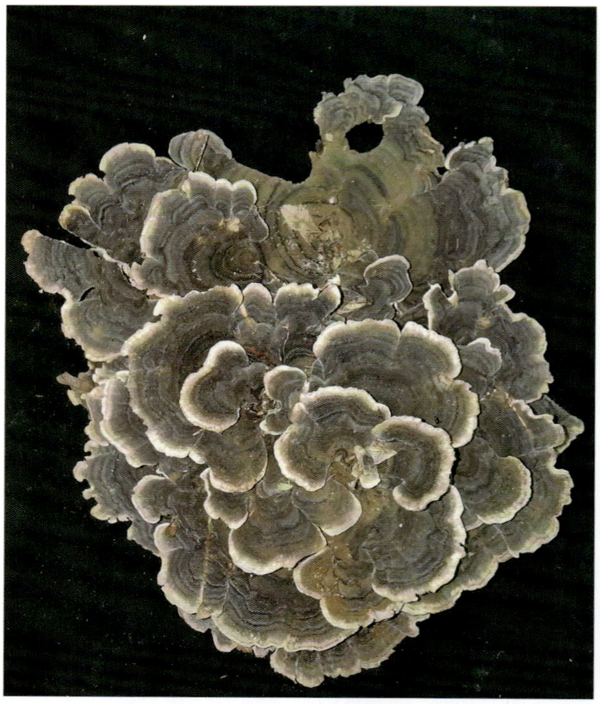

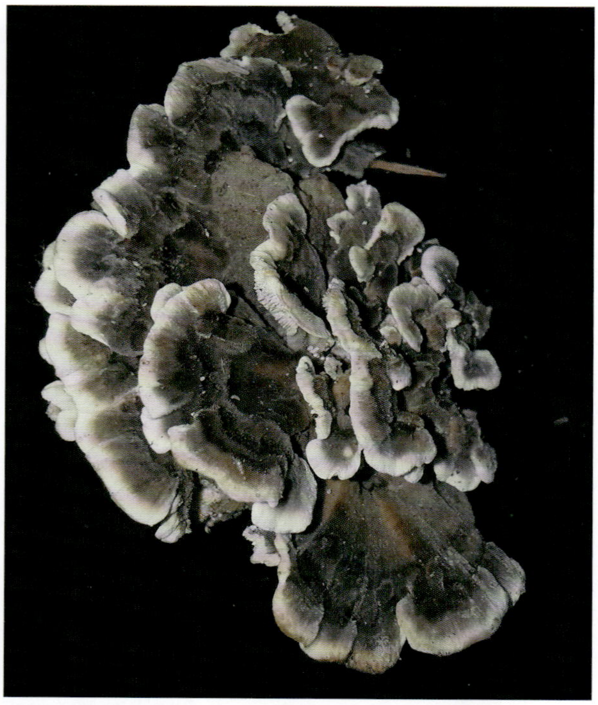

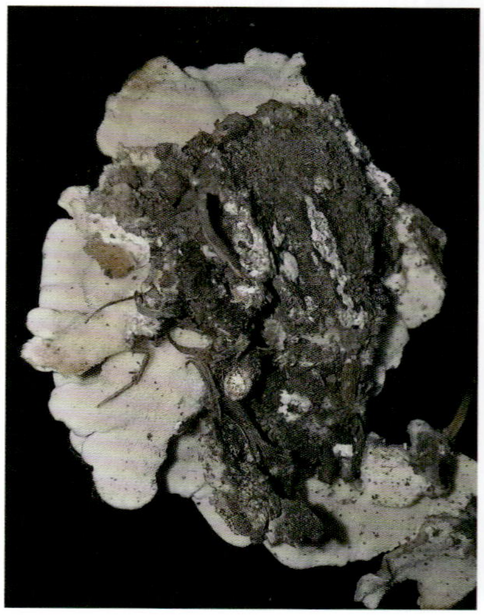

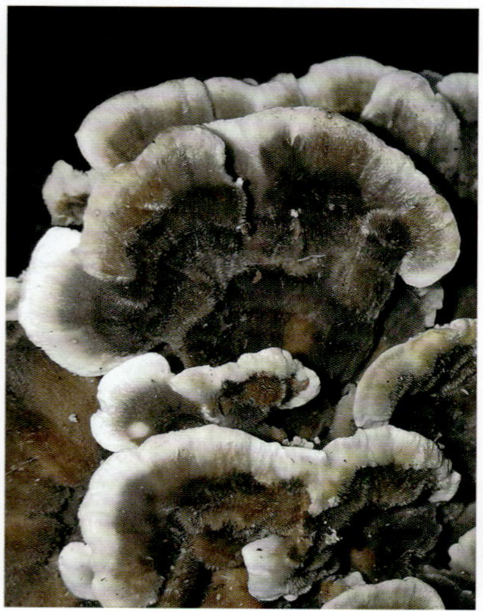

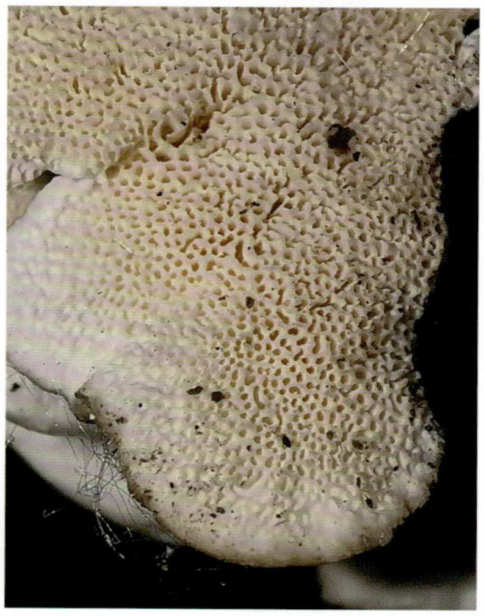

毛栓孔菌

【基　　原】多孔菌科栓孔菌属毛栓孔菌 *Trametes hirsuta*（Wulfen）Lloyd

【别　　名】毛革盖菌、毛云芝、毛栓菌。

【形态特征】1 年生真菌。**子实体：**子实体单生或覆瓦状叠生，侧生或半平伏，无柄；菌盖半圆形、扇形至圆形，盖面灰白色、淡黄色、鼠毛灰色至灰褐色，密生绒毛和粗毛，有同心环纹和环棱；盖缘薄而锐，色深，全缘或呈波状；管口面灰白色、淡黄色至灰褐色，管口圆形、近圆形至多角形，3 ～ 4 个 /mm；菌管白色，单层；菌肉白色或淡黄色，木栓质。**孢子：**孢子长椭圆形至圆筒形，无色，平滑。

【生境分布】生于多种阔叶树木的枯木或活木上，偶见生于针叶树的腐木上。分布于全国各地。

【药用部位（药材名称）及采收加工】子实体（蝶毛菌）。全年可采，除去杂质，晒干。

【临床应用】祛风除湿，清肺止咳，祛腐生肌；用于风湿疼痛，肺热咳嗽，疮疡脓肿。

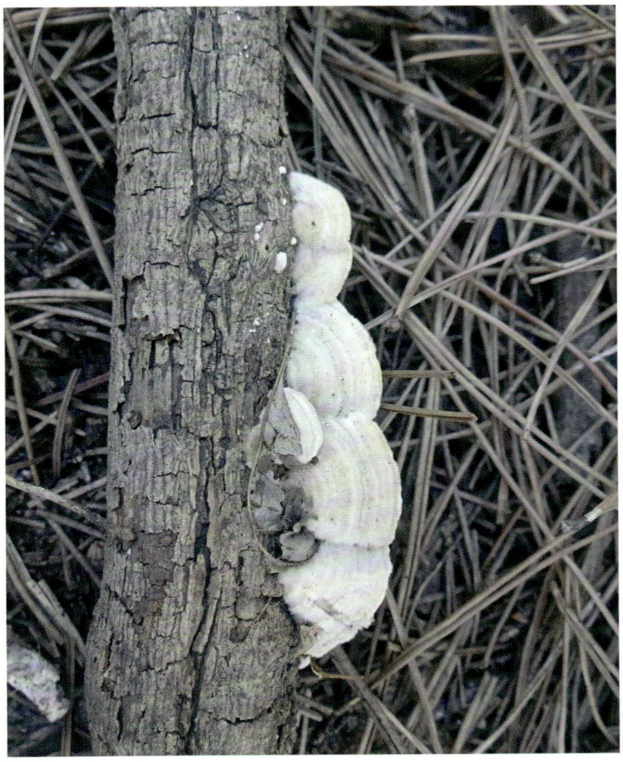

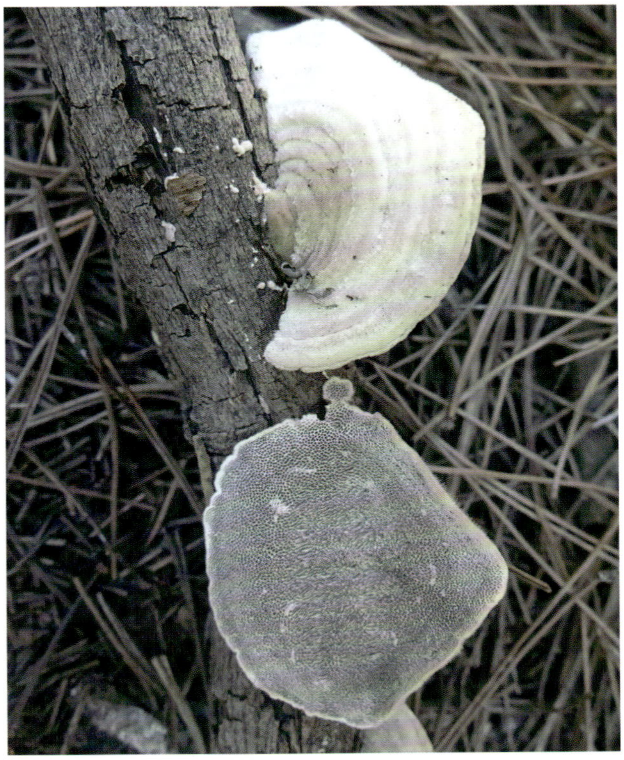

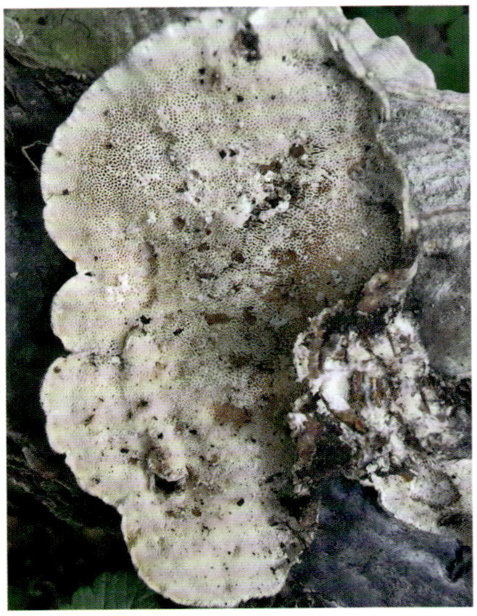

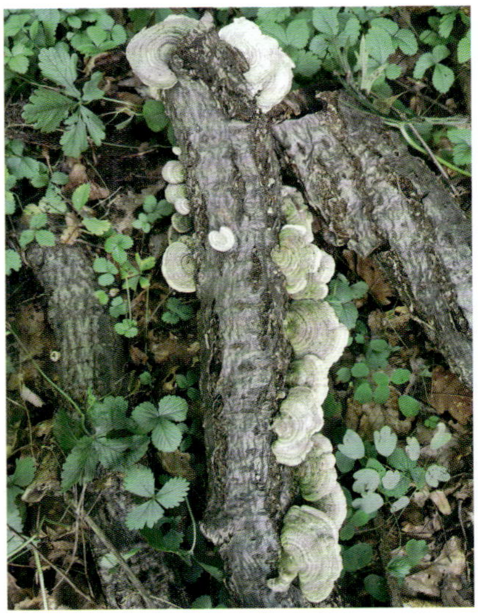

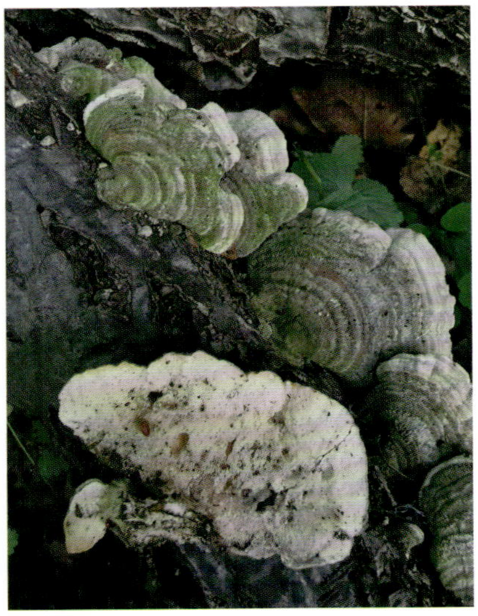

木蹄层孔菌

【基　　原】多孔菌科层孔菌属木蹄层孔菌 *Fomes fomentarius*（L.）J. J. Kickx

【别　　名】桦菌芝。

【形态特征】多年生真菌。子实体：木质，厚实，无柄，侧生，半球形至马蹄形；盖面无毛，有坚硬的皮壳，灰色、灰褐色至黑色，有明显的同心环棱，盖缘钝，黄褐色；菌肉暗黄色至锈色、红褐色，分层，软木栓质；菌管多层，层次明显，管壁较厚，灰褐色，管口圆形，较小，管口面灰色至肉桂色，凹陷。孢子：长椭圆形至棱形，光滑，无色。

【生境分布】生于多种阔叶树的活立木或倒木上。分布于我国东北、华北、西南及陕西、新疆、河南、广西等地。

【药用部位（药材名称）及采收加工】子实体（木蹄）。6—7 月采收，除去杂质，晒干。

【临床应用】微苦，平。消积，化瘀，抗癌；用于食积，食管癌，胃癌，子宫癌。

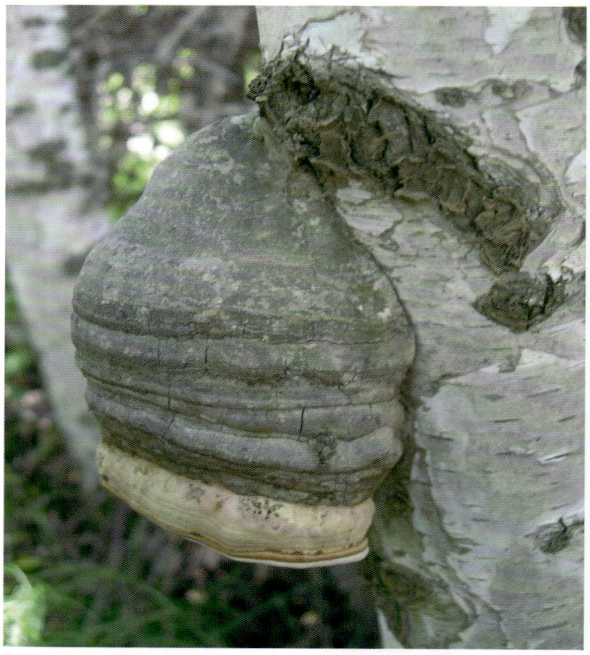

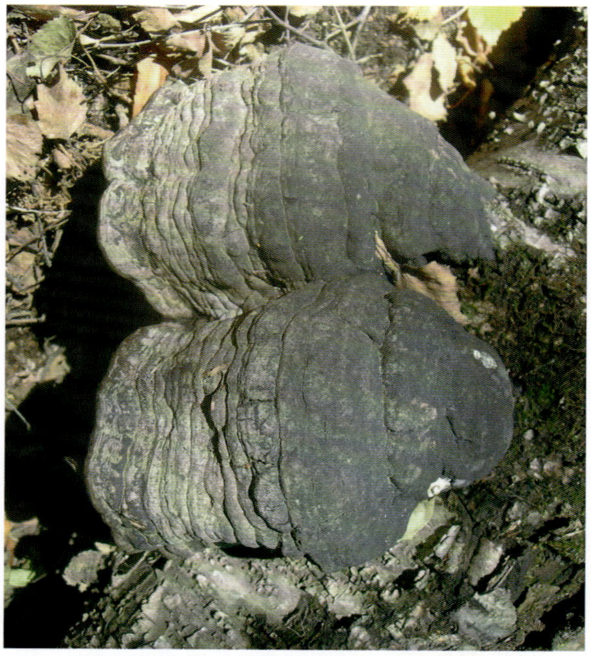

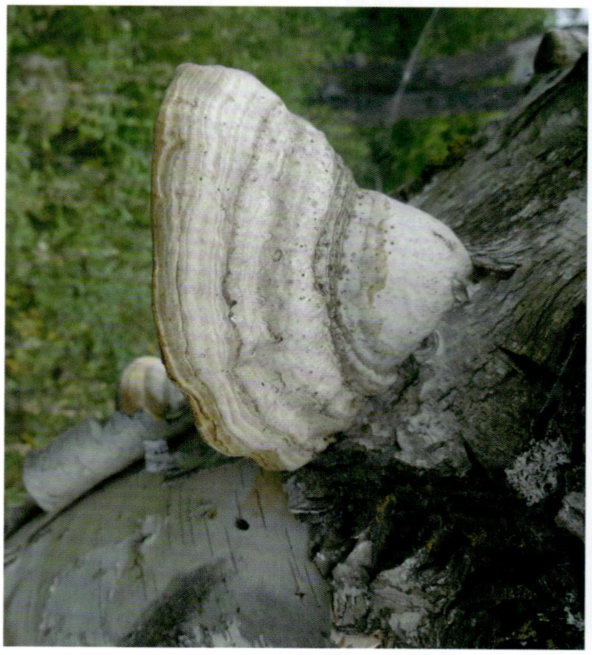

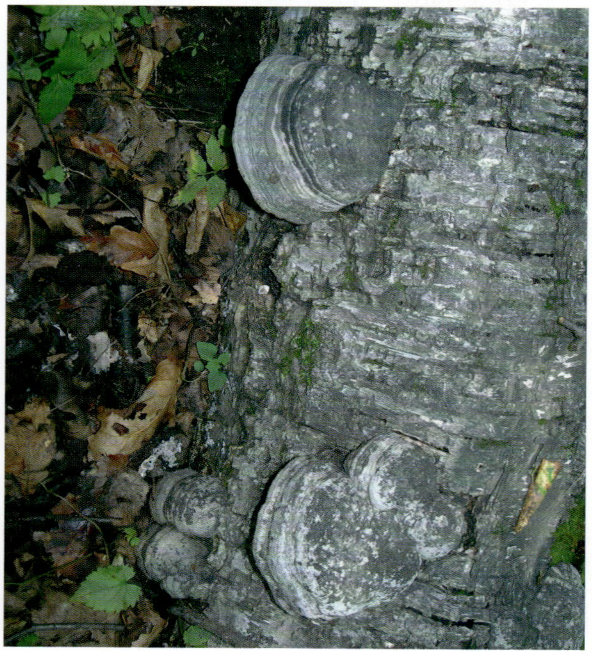

【基　　原】多孔菌科密孔菌属鲜红密孔菌 *Pycnoporus cinnabarinus*（Jacq.）P. Karst.

【别　　名】朱血（砂）菌、（朱）红栓菌、朱红密孔菌、胭脂栓菌、枯皮蕈、胭脂菰、红菌子。

【形态特征】1年生真菌。**子实体：**子实体小或中等大。单生、群生或叠生，新鲜时肉质松软，干后变为木栓质。菌盖扁半球形，扁平，无柄，表面橙色至红色，后期稍褪色，变暗，表面有时有细绒毛，稍有皱纹。菌肉橙色，有明显的环纹。管孔面红色。**孢子：**担孢子无色，椭圆形或逗点形，一端尖且弯曲。

【生境分布】生于多种针叶林、阔叶林的枯木上。分布于我国大部分地区。

【药用部位（药材名称）及采收加工】子实体（朱砂菌）。夏秋季采收，除去杂质，烘干。

【临床应用】微辛、涩，温。解毒除湿，止血；用于痢疾，咽喉肿痛，跌打损伤，痈疽疮疖，痒疹，伤口出血。

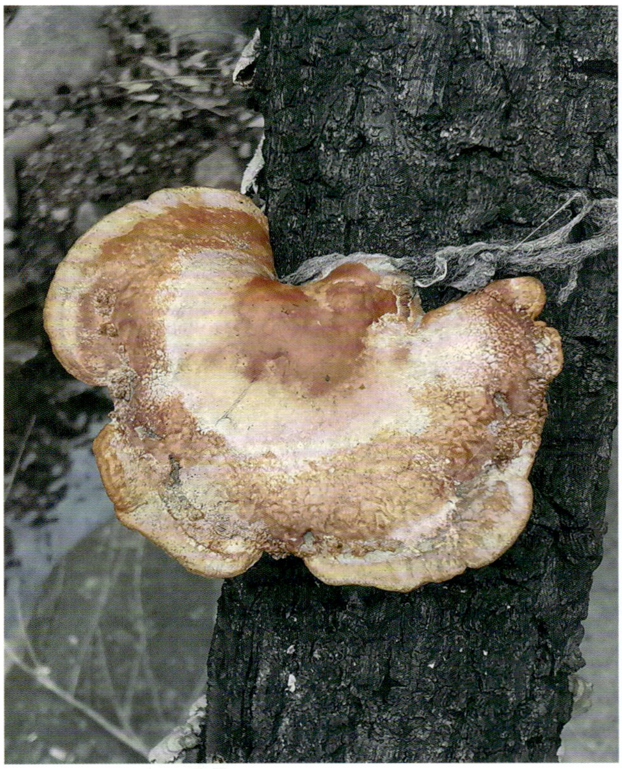

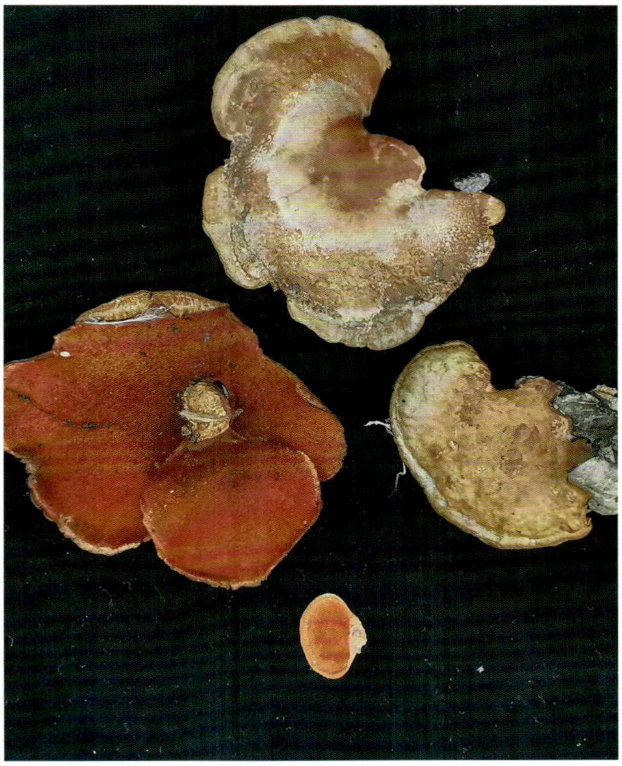

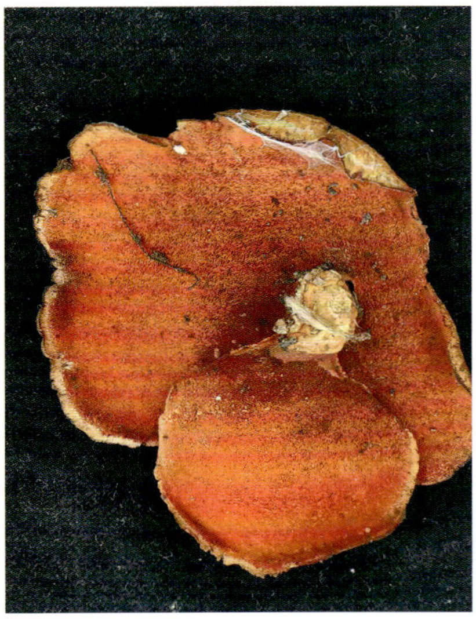

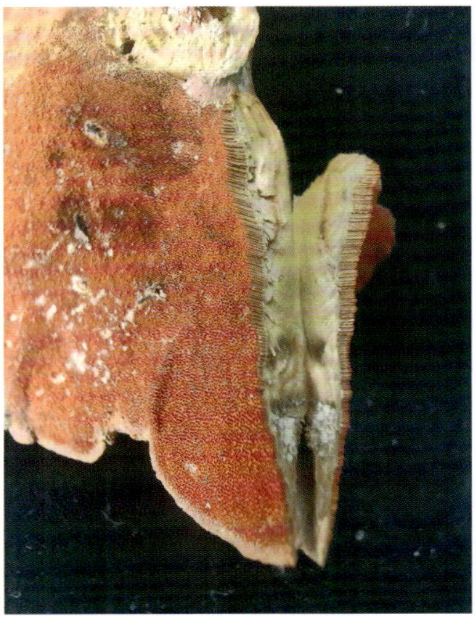

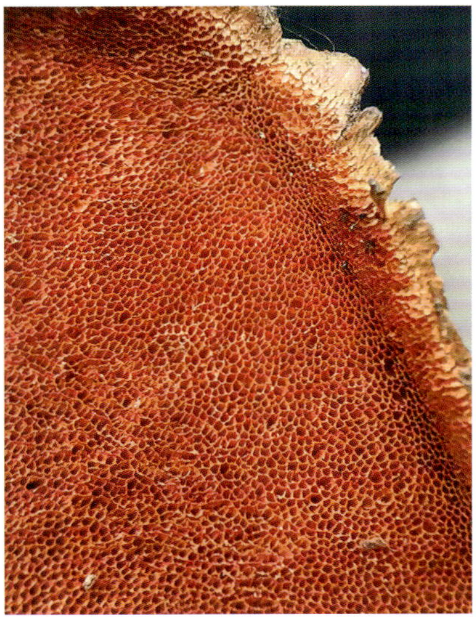

沙棘嗜蓝孢孔菌

【基　　原】锈革孔菌科嗜蓝孢孔菌属沙棘嗜蓝孢孔菌 *Fomitiporia hippophaëicola*（H.Jahn) Fiasson & Niemelä

【别　　名】沙棘桑黄。

【形态特征】多年生真菌。子实体：子实体无柄，新鲜时木栓质，干后硬木质。菌盖马蹄形或半圆形，中等大，表面浅黄褐色至暗褐色，具同心环纹，龟裂，边缘钝圆。孔口表面浅灰褐色至暗褐色，圆形至多角形，边缘薄，全缘。菌肉浅灰褐色，菌管与菌肉同色，菌肉分层不明显。孢子：担孢子近球形，无色，平滑，拟糊精质，嗜蓝。

【生境分布】生于沙棘、胡颓子树的活立木或枯立木上。分布于我国西北、华北及青海、西藏等地。

【药用部位（药材名称）及采收加工】子实体（沙棘桑黄）。四季可采，除去杂质，晒干。

【临床应用】古今本草典籍未见记载。现代医学研究和民间使用经验初步表明：沙棘桑黄可能具有降压、降脂、降血糖、抗衰老、增强机体免疫力等作用。

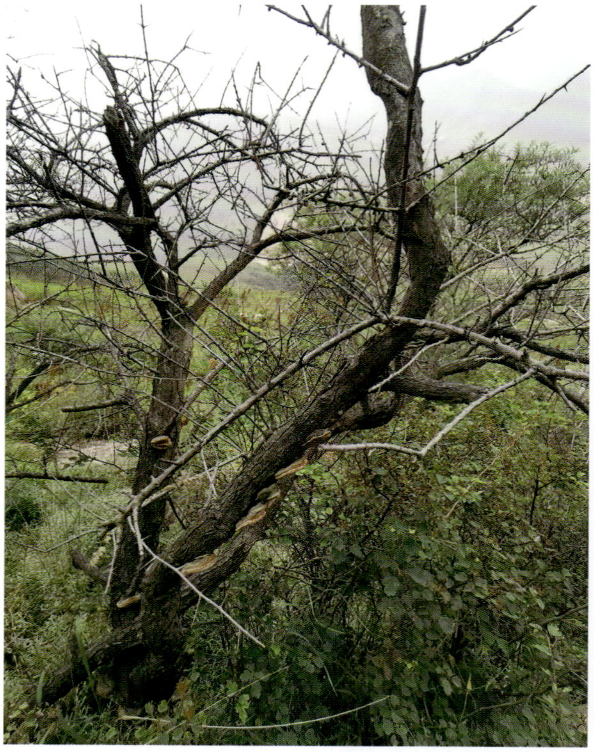
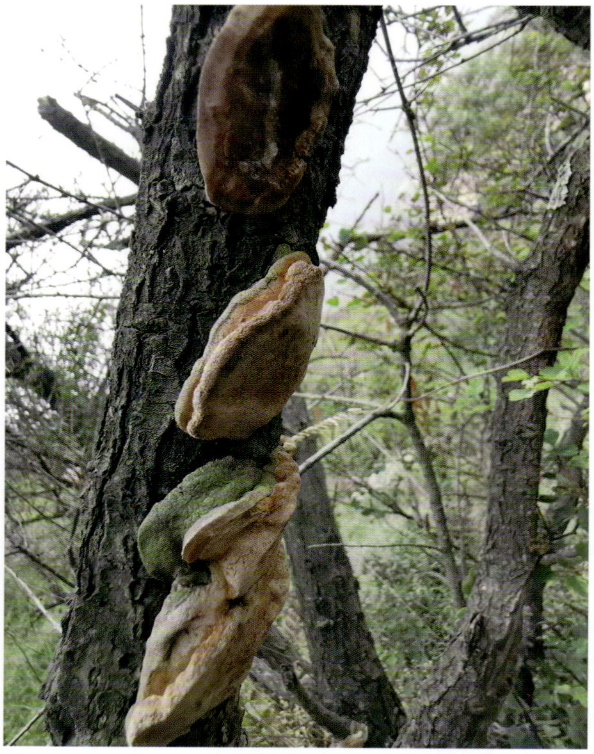
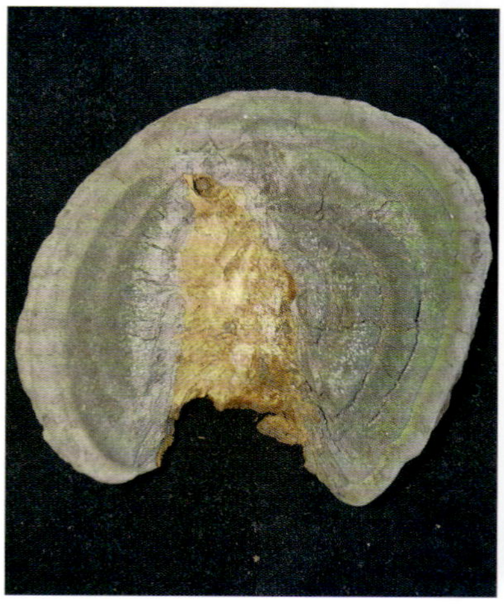
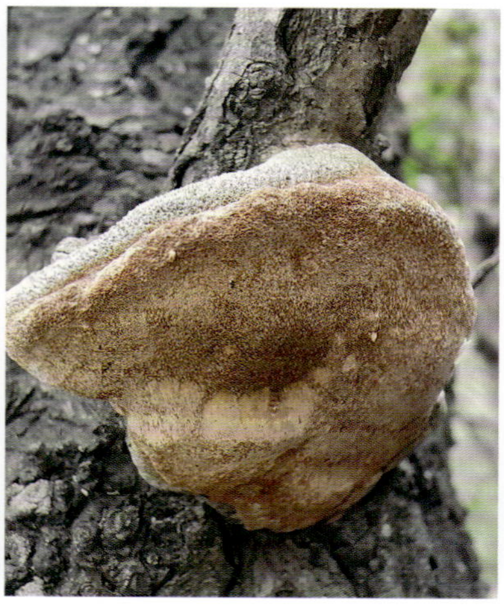
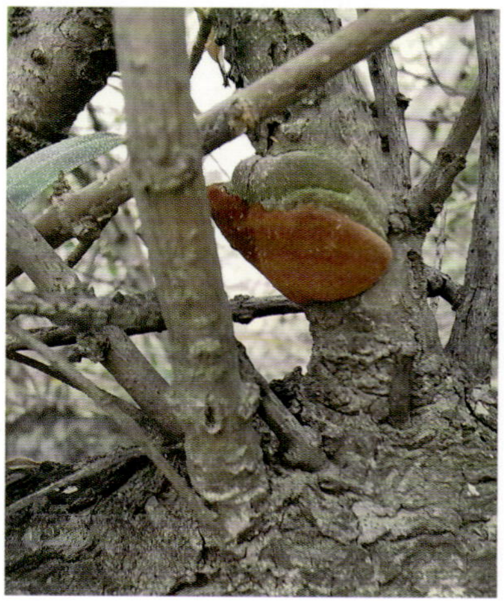

毛头鬼伞

【基　　原】鬼伞科鬼伞属毛头鬼伞 *Coprinus comatus*（O.F.Müll.）Pers.

【别　　名】毛鬼伞、鸡腿蘑（菇）、毛头鬼盖、假鸡。

【形态特征】1年生真菌。子实体：菌盖高6～11 cm，直径3～6 cm，幼时呈圆筒形，后呈钟形，最后平展，始为白色，渐变深色，顶部淡土黄色，表皮开裂呈平伏或翘起的鳞片，盖缘易开裂。菌肉较厚，白色。菌褶密集，离生，初白色，很快变黑，后期与菌盖边缘一同自溶为黑色液汁，似稠墨汁一般。菌柄圆柱形，粗可达4 cm，柄中空，肥厚。孢子：担孢子黑褐色，光滑，椭圆形。

【生境分布】生于草地、林下、路旁或田野等处。分布于我国东北、华北、华中等地。

【药用部位（药材名称）及采收加工】子实体（鸡腿蘑）。夏秋季全体呈白色时采收，立即放入水中煮沸3 min，取出晒干。

【临床应用】甘，平。益胃，清神，消痔；用于食欲不振，神疲，痔疮。

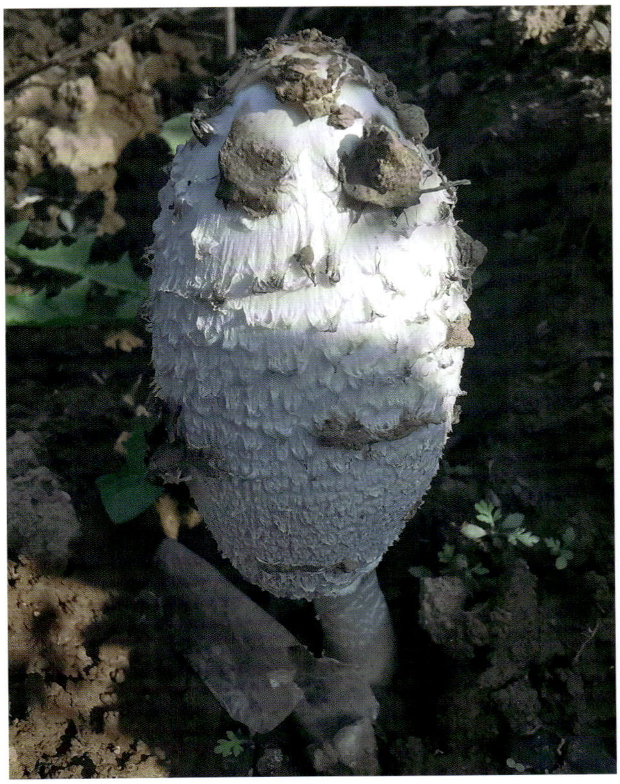
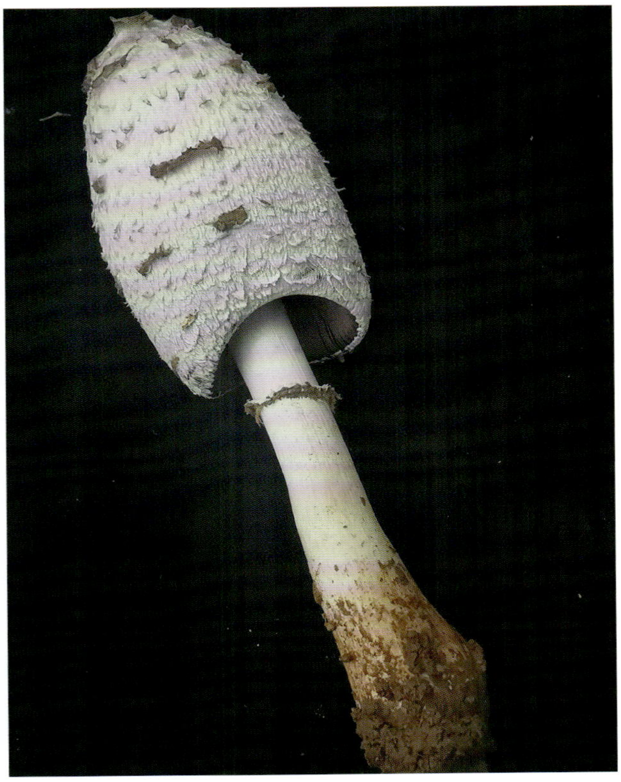
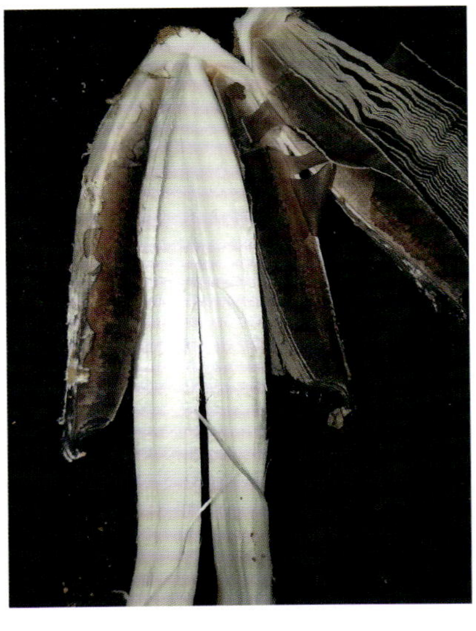
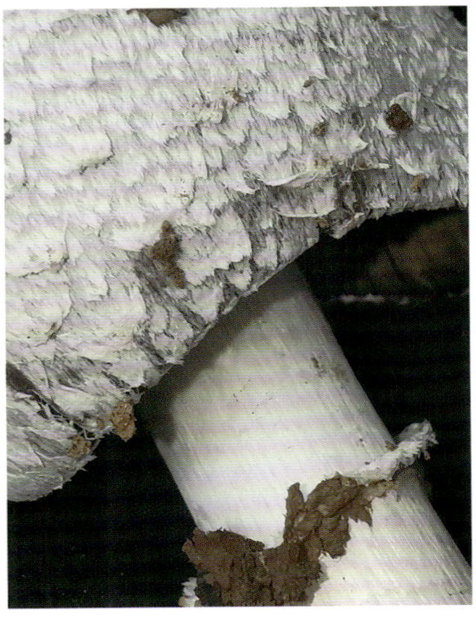
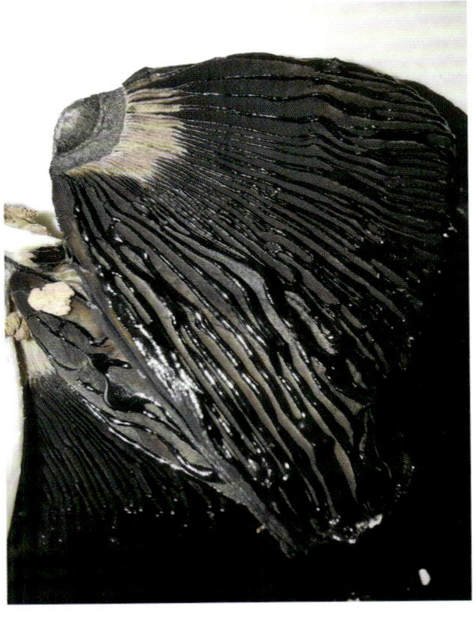

平盖灵芝

【基　　原】灵芝科灵芝属平盖灵芝 *Ganoderma applanatum* (Pers.) Pat.

【别　　名】树舌灵芝、树舌扁灵芝、树舌、扁（木）灵芝、木鸡子、扁蕈、树耳朵、老母菌、老牛肝等。

【形态特征】多年生真菌。**子实体：**子实体大。侧生，单生或覆瓦状叠生，无柄，木质或木栓质。菌盖扁平，半圆形、扇形；盖面具灰白色至灰褐色的皮壳，皮壳上常覆有褐色孢子粉的粉层，有明显的同心环棱，常有不规则的疣突；盖缘薄，锐或钝，全缘或波状；管口始为白色，渐变为黄白色至灰褐色；管口圆形，菌管多层，在各层菌管间夹有一层薄的菌丝层，老的菌管中充塞有白色粉末状的菌丝。**孢子：**孢子卵圆形，一端有截头。

【生境分布】生于多种阔叶树的树干上。分布于全国各地；有栽培。

【药用部位（药材名称）及采收加工】子实体（树舌、皂角菌）。民间常用生于皂角树（皂荚）上者；夏秋季采收，切片，晒干。

【临床应用】微苦，平；归脾、胃经。消炎抗癌；用于咽喉炎，食管癌，鼻咽癌。

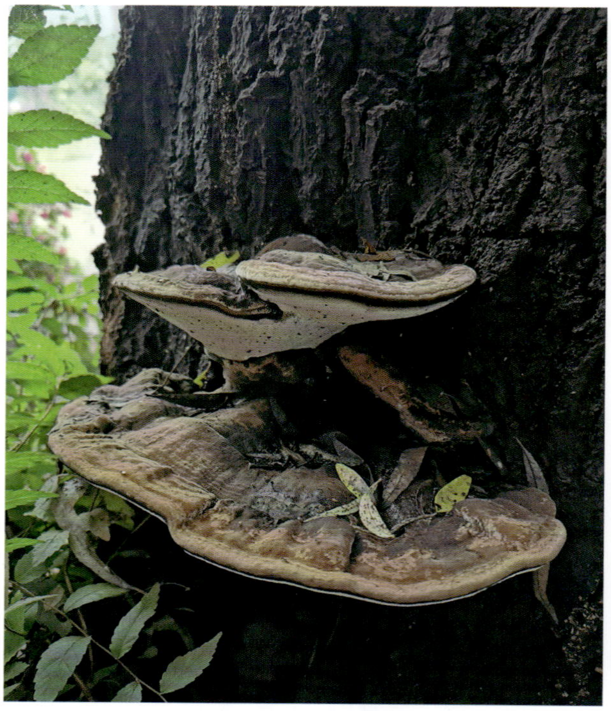
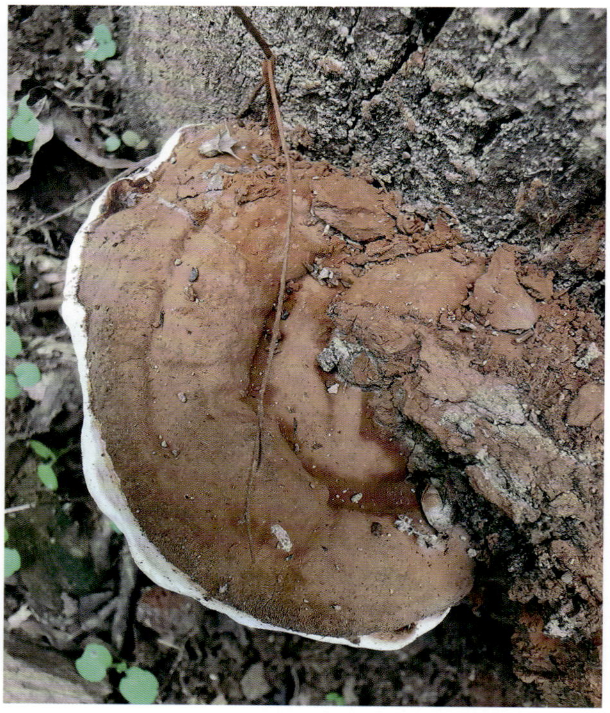
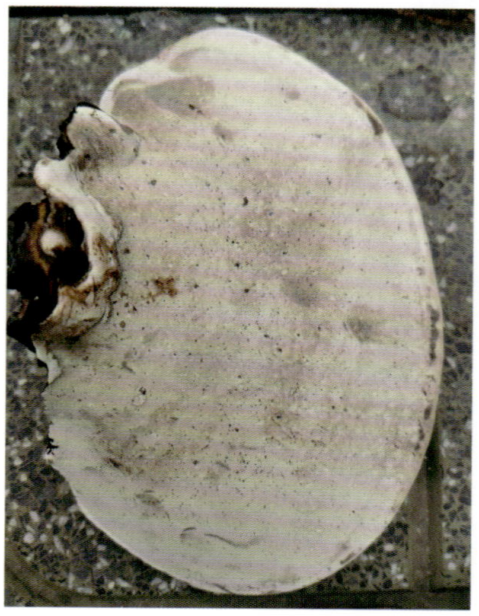
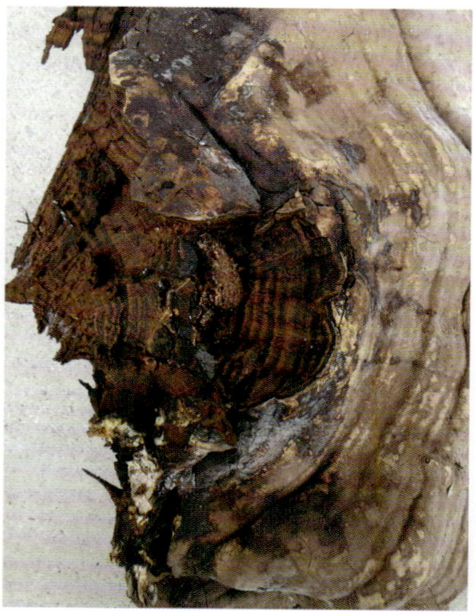
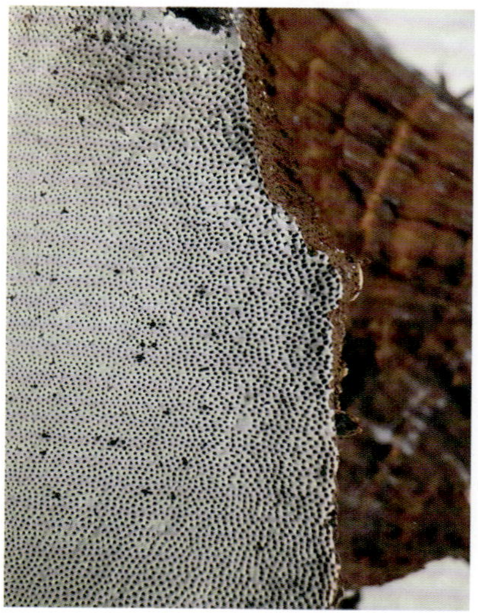

裂褶菌

【基　　原】裂褶菌科裂褶菌属裂褶菌 *Schizophyllum commune* Fr.

【别　　名】白参、白参菌、天花菌、八担柴、树花、白花、鸡毛菌。

【形态特征】1 年生真菌。子实体：子实体簇生、群生或单生；菌盖侧生或平伏，直径 5 ~ 40 mm，扇形或肾形，具多数裂瓣，白色、灰白色至黄棕色，菌面上有绒毛或粗毛，外形似毛茸茸的猫爪；菌肉薄，白色；菌褶窄，自基部呈轮辐放射状，不等长，白色或灰白色，有时淡紫色，沿边缘纵裂而内卷；菌柄短或无。孢子：孢子椭圆形或腊肠形，无色，光滑。

【生境分布】生于多种阔叶树及针叶树的腐木上。分布于全国各地；有栽培。

【药用部位（药材名称）及采收加工】子实体（裂褶菌）。夏秋季采收，除去杂质，晒干。

【临床应用】甘，平；归肾经。补肾益精；用于肾气不足，阳痿早泄，月经量少。

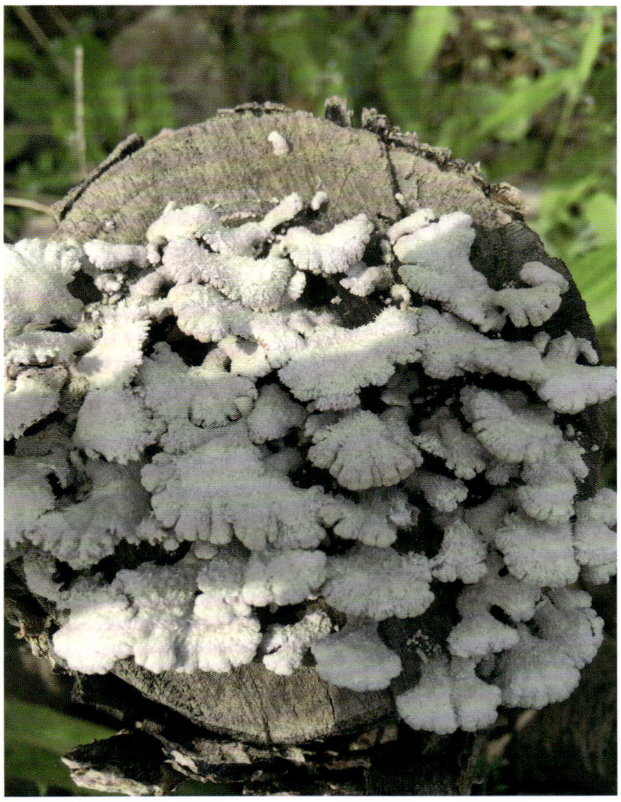

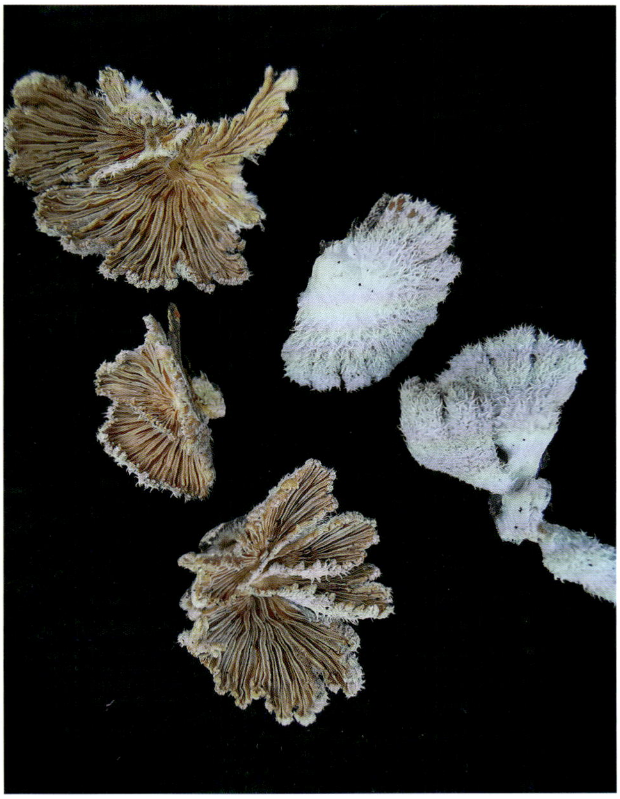

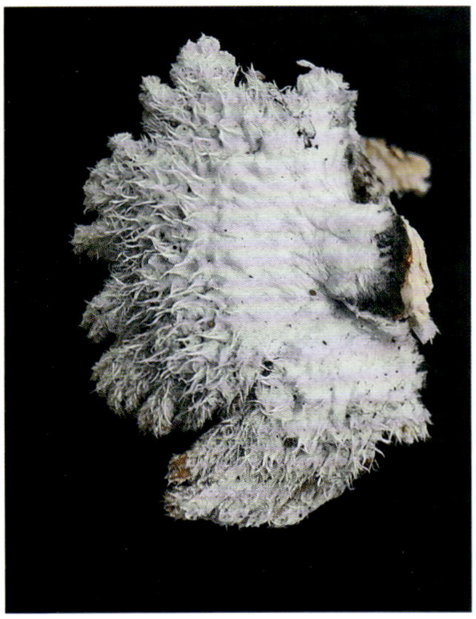

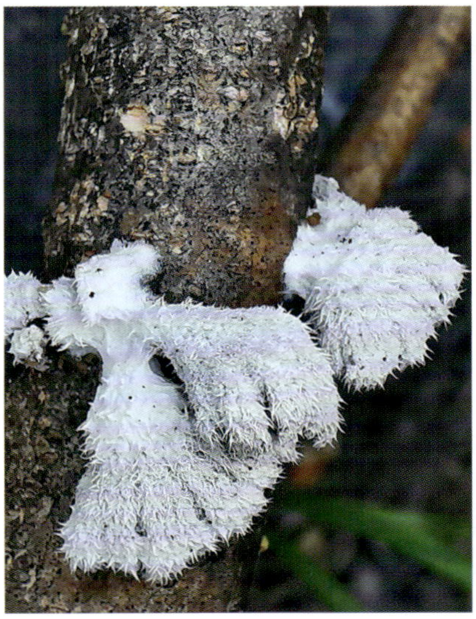

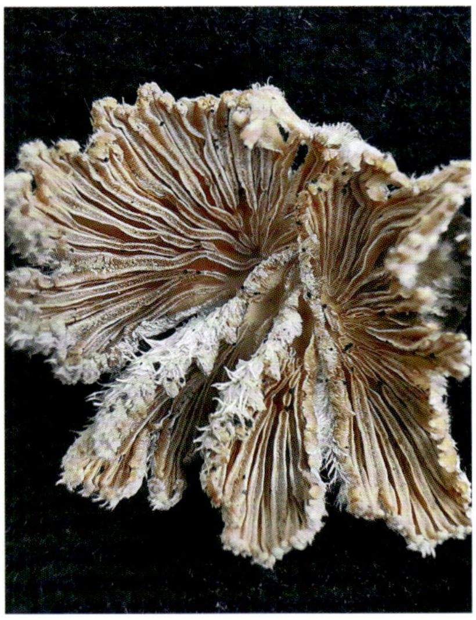

普通念珠藻

【基　　原】念珠藻科念珠藻属普通念珠藻 *Nostoc* commune

【别　　名】地木耳、地耳、地皮（踏）菜、山皮儿、雨菌子、鼻涕肉、葛仙米、天仙菜等。

【形态特征】藻体始为胶质球形，后扩展成片状，可达 10 cm，状如胶质皮膜，暗橄榄色或茶褐色，干后呈黑褐色或黑色。藻丝卷曲，仅在群体周缘的藻丝有明显的胶鞘，黄褐色，厚而有层理，并在横隔处收缢。

【生境分布】生于岩石、砂石、砂土、草地、田埂等处。分布于全国各地。

【药用部位（药材名称）及采收加工】藻体（葛仙米）。夏秋季于雨后采收，洗净，晒干。

【临床应用】甘、淡，凉，寒；归肝经。清热明目，收敛益气；用于目赤红肿，夜盲症，烫火伤，久痢，脱肛。

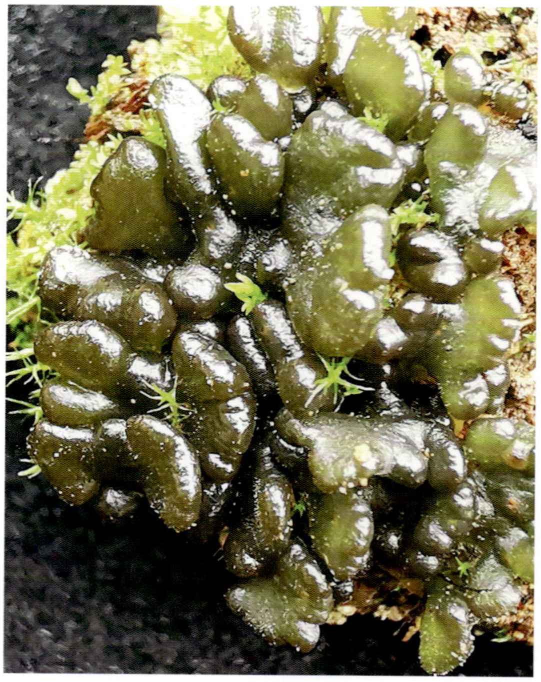

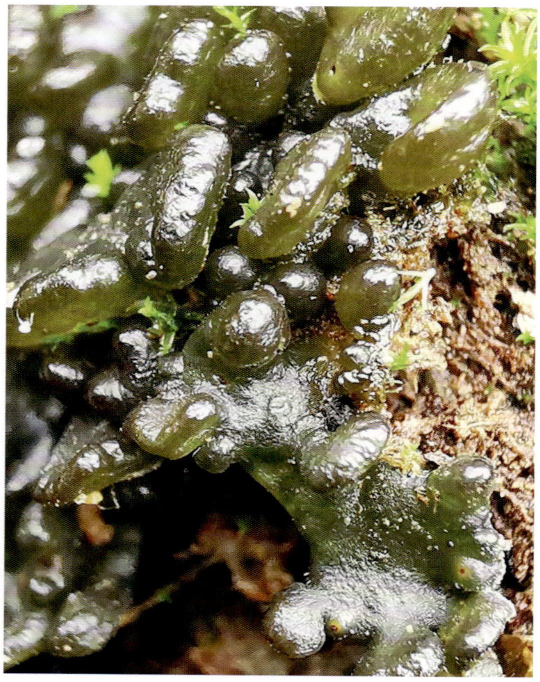

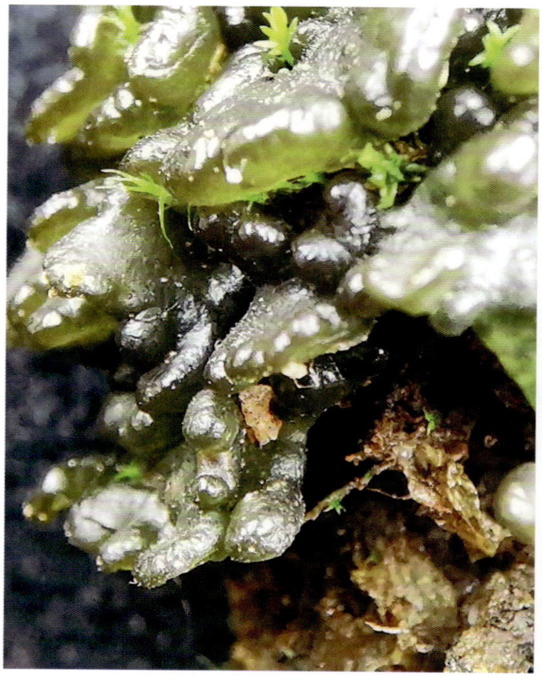

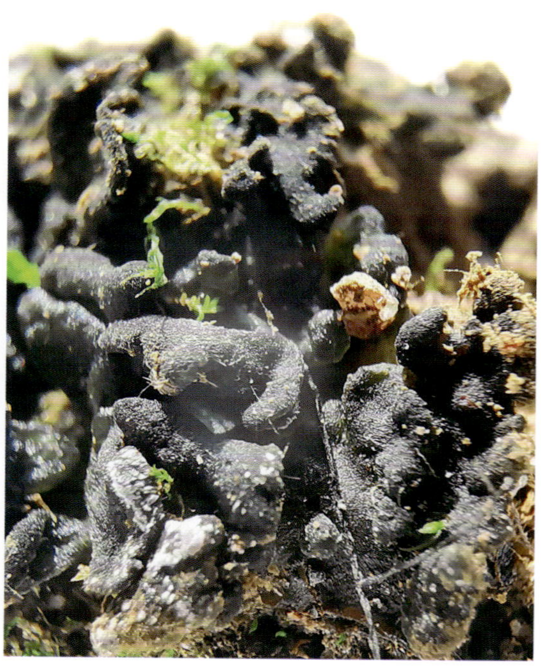

地钱

【基　　原】地钱科地钱属地钱 *Marchantia polymorpha* L.

【别　　名】地浮萍、一团云、巴骨龙、脓痂草、米海苔、地梭罗、龙眼草。

【形态特征】1年生孢子植物。叶状体：叶状体绿色，阔带状，扁平，多回2岐分枝，边缘波状；叶状体上面具六边形气室，室中央有气孔，孔口烟囱状；叶状体下面具紫红色鳞片及假根。雌雄异株；雌托伞状，边缘指状深裂，下面生多数雌器，器内有卵1枚，托柄长；雄托圆盘状，边缘波状浅裂，上面着生雄器，雄器内有精子，托柄短。孢子：孢子体基部着生于雌托，一端长成蒴，内生孢子。

【生境分布】生于阴湿的山坡、墙下、岩石或沼泽地等处。分布于全国各地。

【药用部位（药材名称）及采收加工】全株（地梭罗）。全年可采，洗净，鲜用或晒干。

【临床应用】淡，凉。解毒，祛瘀，生肌；外用治烧烫伤，骨折，毒蛇咬伤，疮痈肿毒，臁疮。

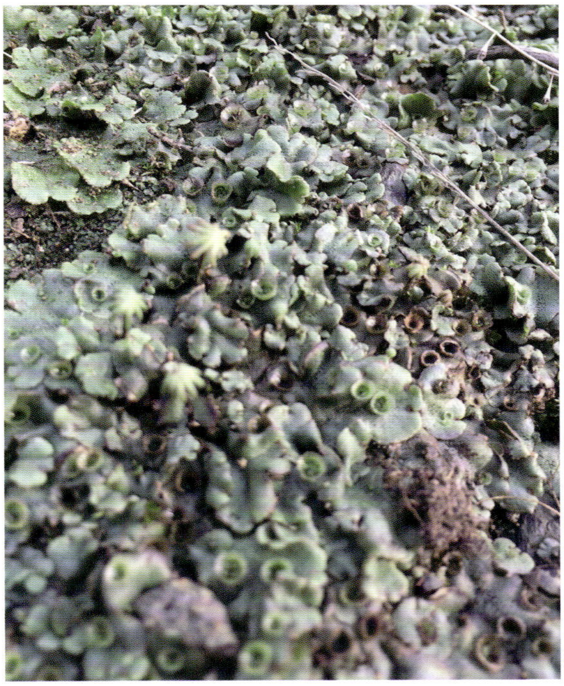

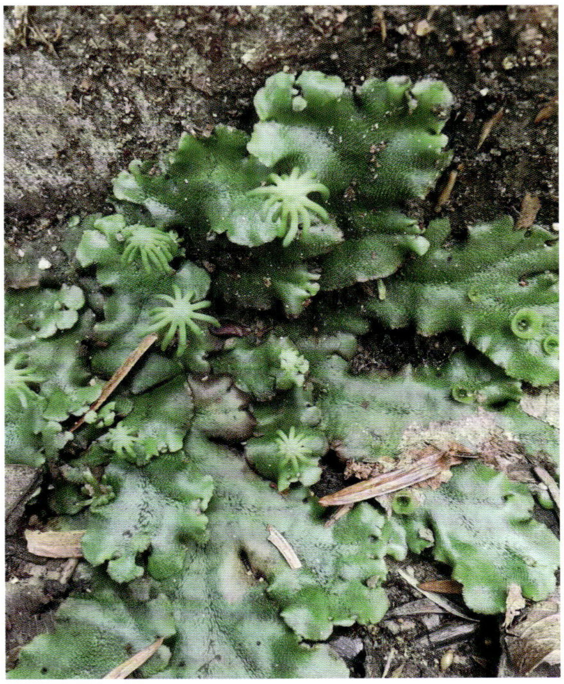

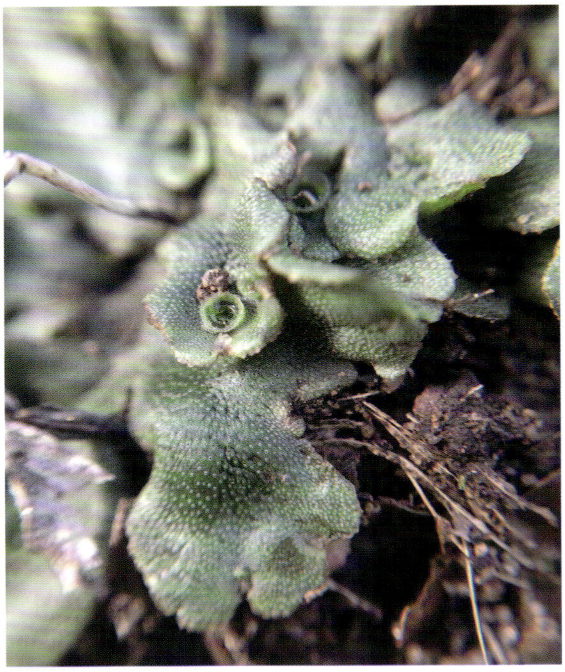

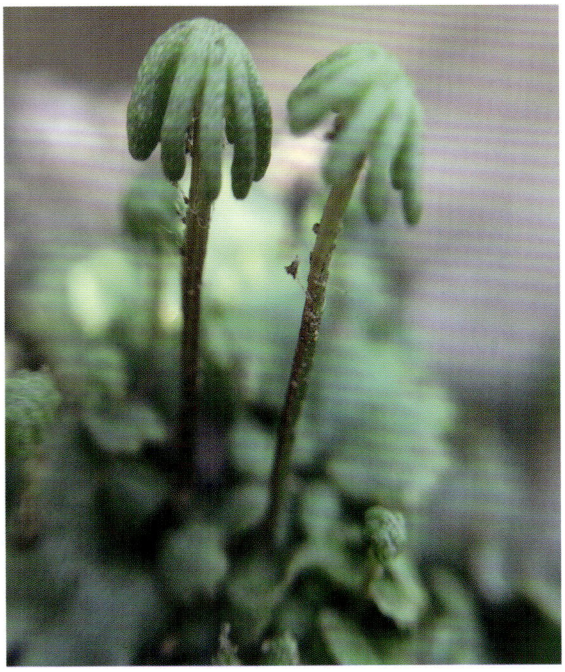

石地钱

【基　　原】石地钱科石地钱属石地钱 *Reboulia hemisphaerica*（L.）Raddi

【别　　名】石蛤蟆。

【形态特征】1 年生孢子植物。叶状体：叶状体扁平，2 歧叉状分枝，片状，先端心形。叶状体上面深绿色，边缘紫红色；气孔单一型，凸出。叶状体下面呈紫红色，沿中轴生多数假根，两侧各有 1 列大型呈覆瓦状排列的半月形鳞片。雌雄同株；雄托圆盘状，无柄，生于叶状体上面的中部；雌托生于叶状体先端，柄长，托顶半球形，绿色，4～6 瓣裂，每瓣腹面有总苞片 2 枚；孢蒴球形，黑色。孢子：孢子黄褐色，表面具网纹。

【生境分布】生于石壁和土坡上。分布于我国东北、华北、西北、华东、中南、西南等地。

【药用部位（药材名称）及采收加工】叶状体（石地钱）。夏秋季采收，洗净，鲜用或晒干。

【临床应用】淡、涩，凉。清热解毒，消肿止血；用于疮疖肿毒，烧烫伤，跌打肿痛，外伤出血。

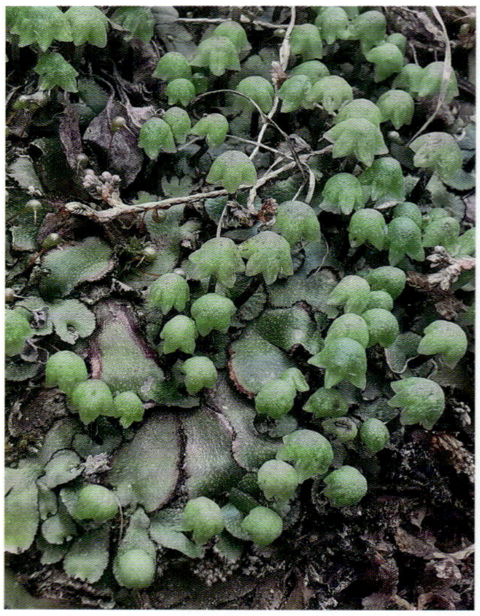
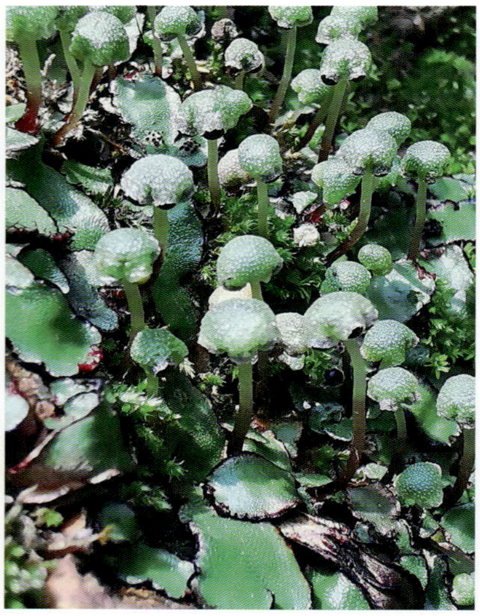
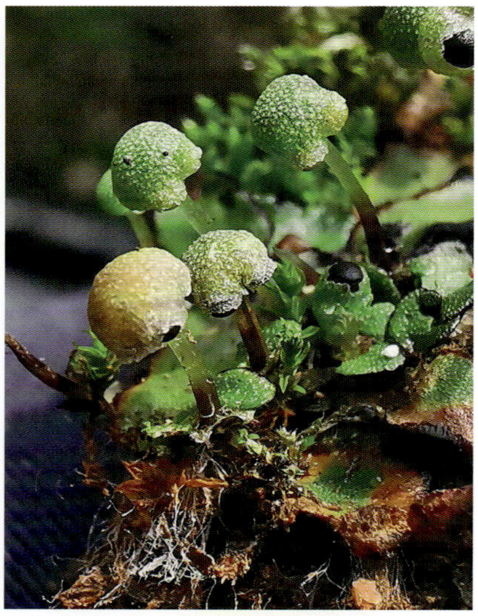
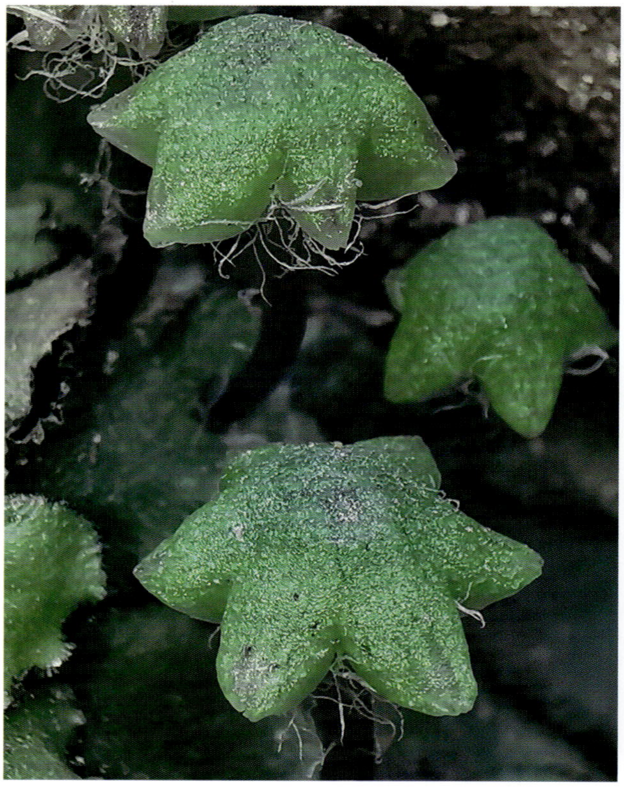
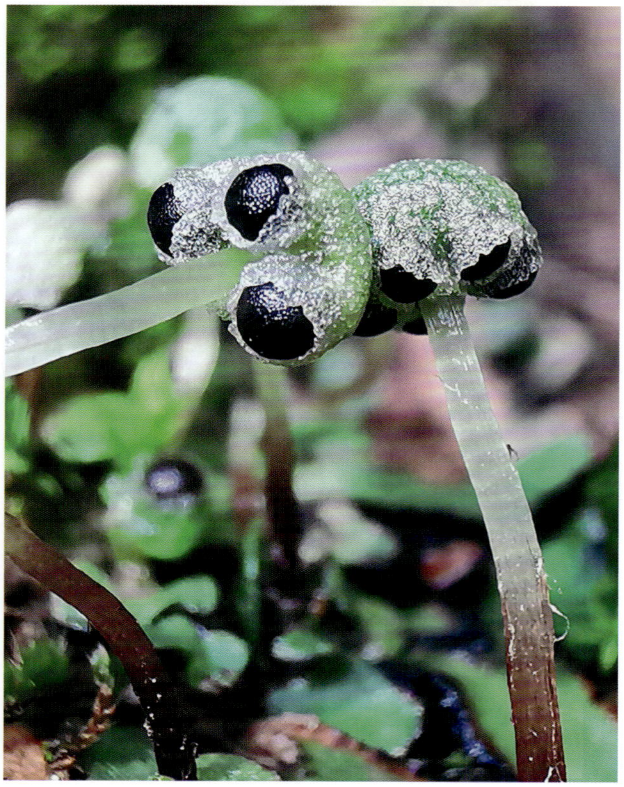

蛇苔

【基　　原】蛇苔科蛇苔属蛇苔 *Conocephalum conicum*（L.）Dum.

【别　　名】蛇地钱、地（石）皮斑、云斑、一团云、蛇皮苔。

【形态特征】1年生孢子植物。**叶状体：**叶状体带状，革质，深绿色，多回2歧叉状分枝；叶状体上面有六角形或菱形气室，好似蛇皮的纹路，室中央有一气孔；下面生假根，两侧各有1列深紫色鳞片。雌雄异株；雄托呈椭圆形盘状，紫色，无柄，贴生于叶状体上面；雌托呈圆锥形，褐黄色，有无色透明的长柄，着生于叶状体上面先端，托下面着生5～8个总苞，每苞内具有1个梨形、有短柄的孢蒴。**孢子：**黑色，球形。

【生境分布】生于林下、石壁、山坡及溪边等处。分布于全国各地。

【药用部位（药材名称）及采收加工】全株（蛇地钱）。全年可采，洗净，鲜用或晒干。

【临床应用】微甘、辛，寒。解热毒，消肿，止痛，生肌；用于痈肿，疔疮，蛇咬伤。

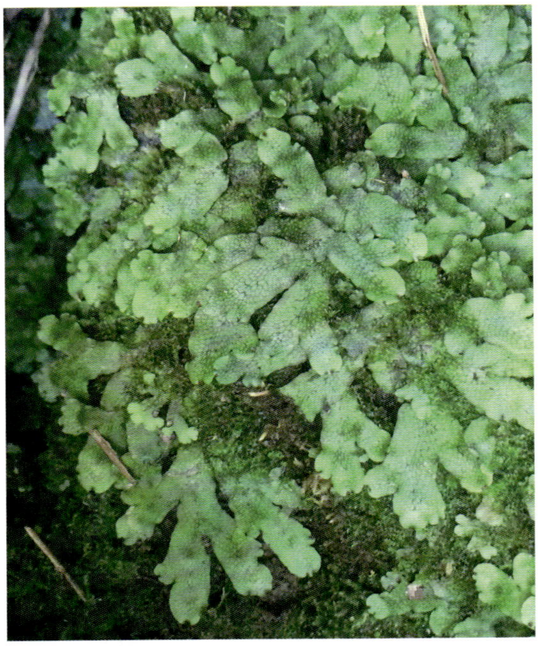

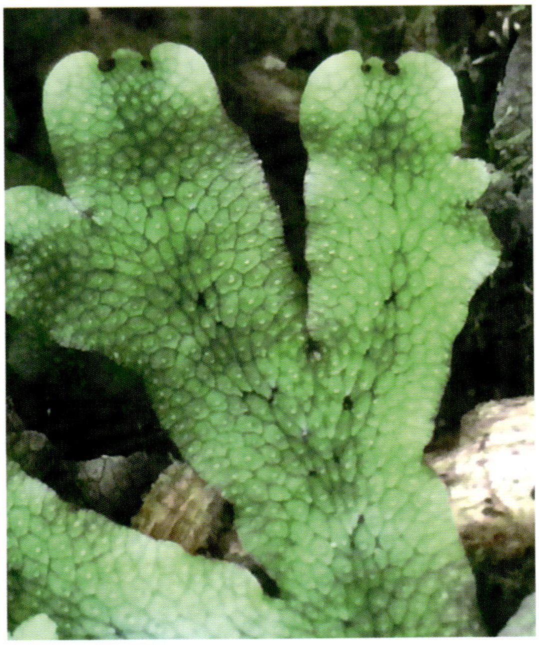

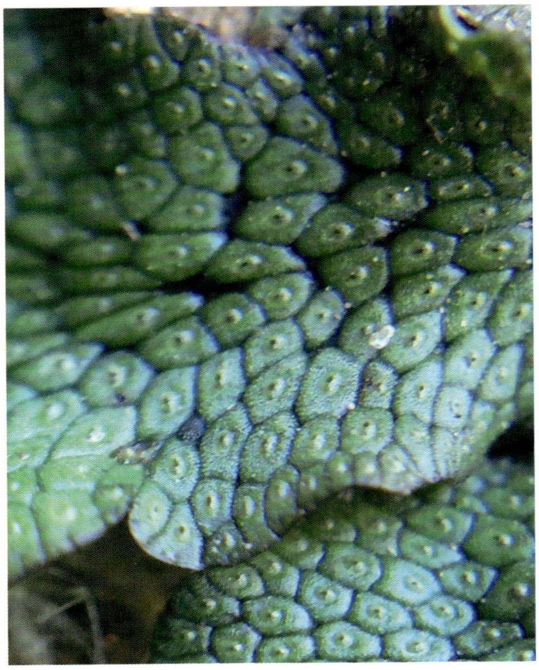

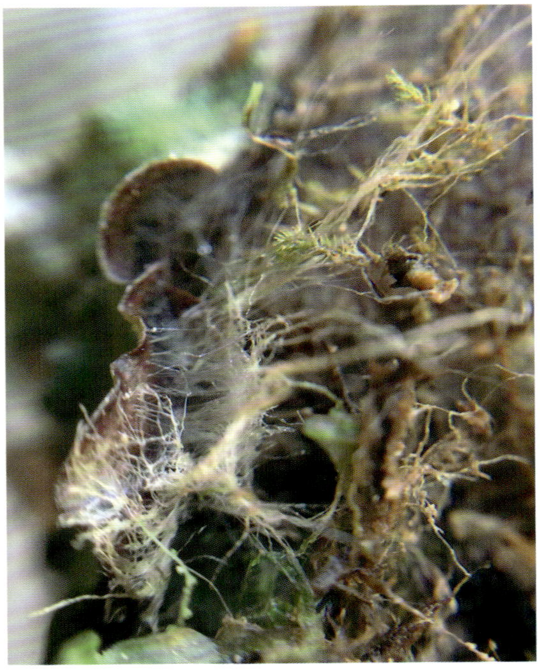

小蛇苔

【基　　原】蛇苔科蛇苔属小蛇苔 *Conocephalum japonicum* (Thunb.) Grolle

【别　　名】小叶蛇地钱。

【形态特征】形态特征与植物“蛇苔”相似。两者的主要区别：蛇苔的叶状体稍宽大，呈宽带或宽片状，显革质，深绿色；气室六角形或菱形的界限明显。小蛇苔的叶状体显窄小，呈窄带或窄条状，显嫩草质，浅绿色；气室六角形或菱形的界限不甚明显。

【生境分布】生于林下、溪边阴湿土上或石表薄土上。分布于我国华中及吉林、辽宁、河北、陕西、浙江、福建、广东、四川、西藏等地。

【药用部位（药材名称）及采收加工】均同植物“蛇苔”项下。

【临床应用】微甘、辛，寒；归心、脾经。消肿止痛，清热解毒；用于痈肿，肿毒，烧烫伤，毒蛇咬伤，骨折。

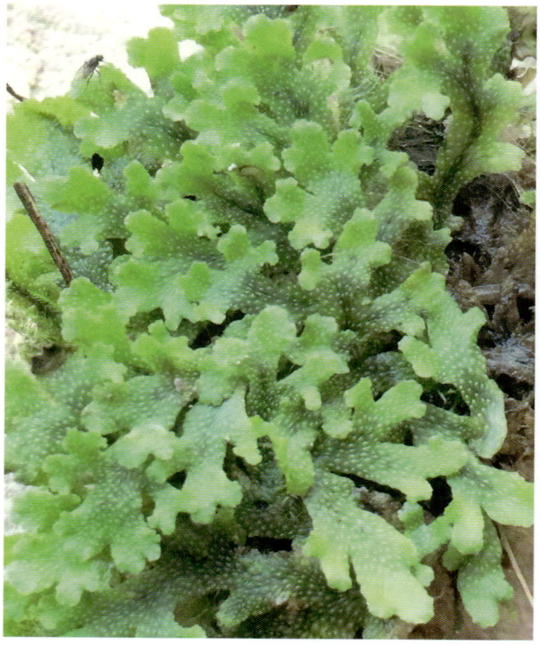

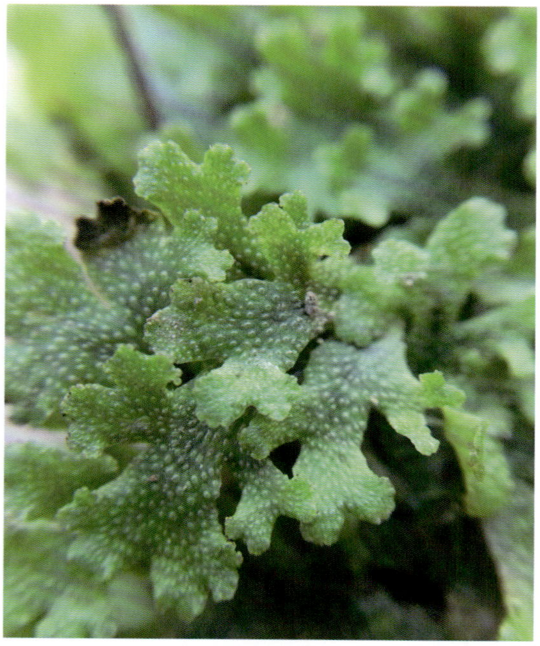

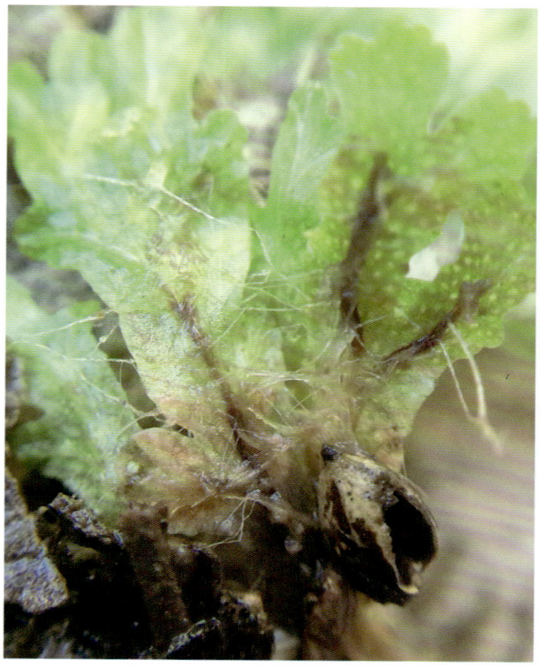

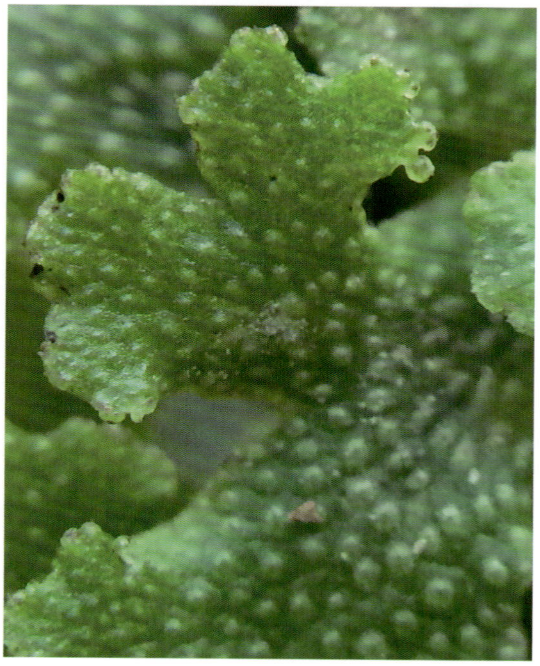

葫芦藓

【基　　原】葫芦藓科葫芦藓属葫芦藓 *Funaria hygrometrica* Hedw.

【别　　名】石松毛、红孩儿、牛毛七、火堂须、地七。

【形态特征】1 年生苔藓类植物。植物体矮小，淡绿色，直立，高 1～3 cm。茎：茎单一或从基部稀疏分枝。叶：叶簇生茎顶，长舌形，叶端渐尖，全缘；中肋粗壮，消失于叶尖之下；叶细胞近于长方形，壁薄。孢蒴：雌雄同株异苞；雄苞顶生，花蕾状；雌苞生于雄苞下的短侧枝上，蒴柄细长，黄褐色，长 2～5 cm，上部弯曲。孢蒴弯梨形，背凸，不对称，具明显台部，干时有纵沟槽；蒴齿两层；蒴帽兜形，具长喙，形似葫芦瓢。

【生境分布】生于阴湿地上。分布于全国各地。

【药用部位（药材名称）及采收加工】全株（葫芦藓）。全年可采，洗净，鲜用或晒干。

【临床应用】淡，平；归肺、肝、肾经。祛风除湿，止痛，止血；用于风湿痹痛，鼻窦炎，跌打损伤，痨伤吐血。

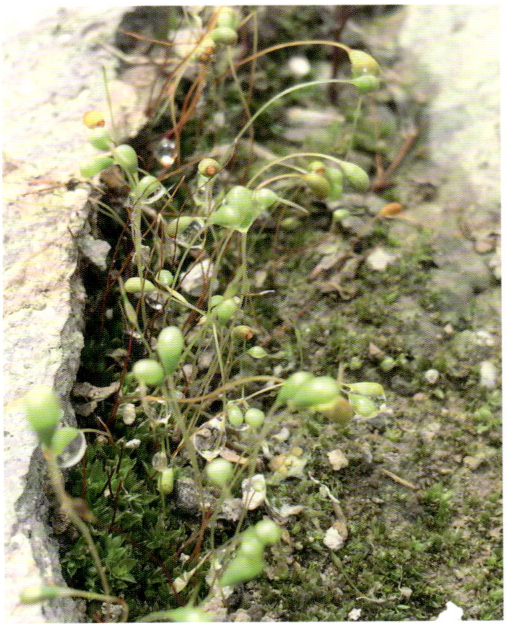
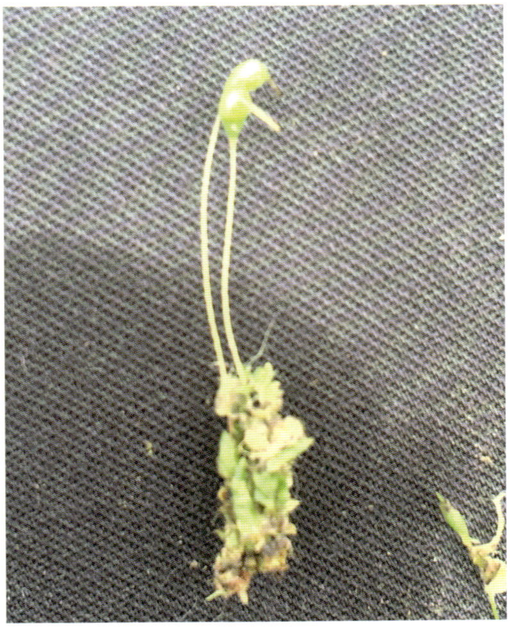
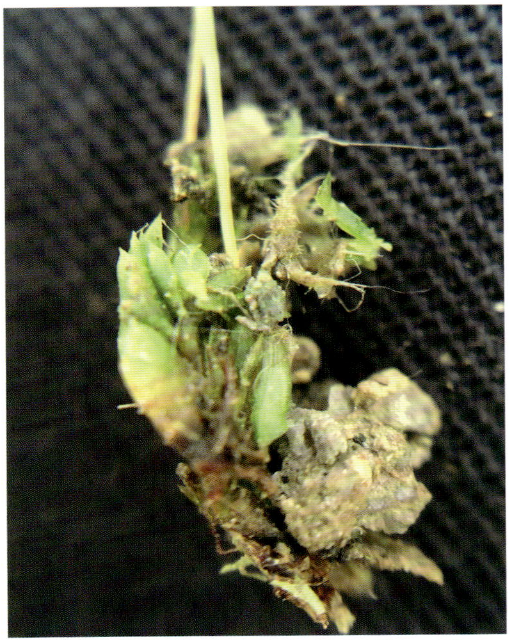
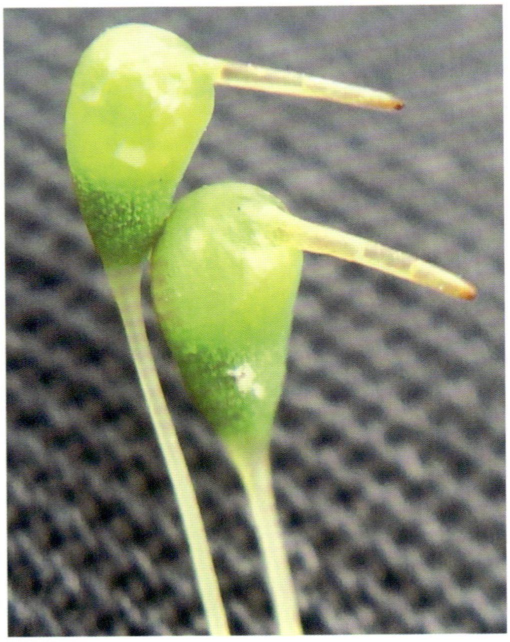

真藓

【基　　原】真藓科真藓属真藓 *Bryum argenteum* Hedw.

【别　　名】垣衣、屋游、古屋瓦苔、银叶真藓。

【形态特征】1 年或多年生苔藓类植物。植物体密集丛生，干时银白色，湿时灰绿色。茎：茎高约 1 ～ 2 cm，单一或基部分枝。叶：叶紧密覆瓦状排列，阔卵形，具细长的毛状尖；叶边全缘，常内曲；中肋粗，突出叶尖；叶细胞薄壁，上部细胞白色透明，近于菱形，基部细胞呈长方形。蒴柄红色，直立；孢蒴长梨形，下垂，褐红色；蒴齿两层。孢子：孢子球形，有疣。

【生境分布】生于住房周围、低山土坡、薄土岩面或火烧后的林地。分布于全国各地。

【药用部位（药材名称）及采收加工】全株（真藓）。全年可采，洗净，晒干。

【临床应用】甘、微涩，凉，无毒。清热解毒，止血；用于细菌性痢疾，黄疸，鼻窦炎，痈疮肿毒，烫火伤，衄血，咳血。

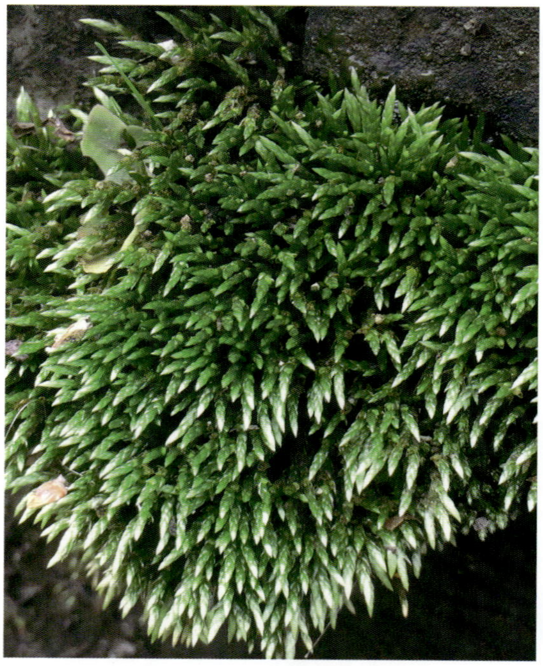

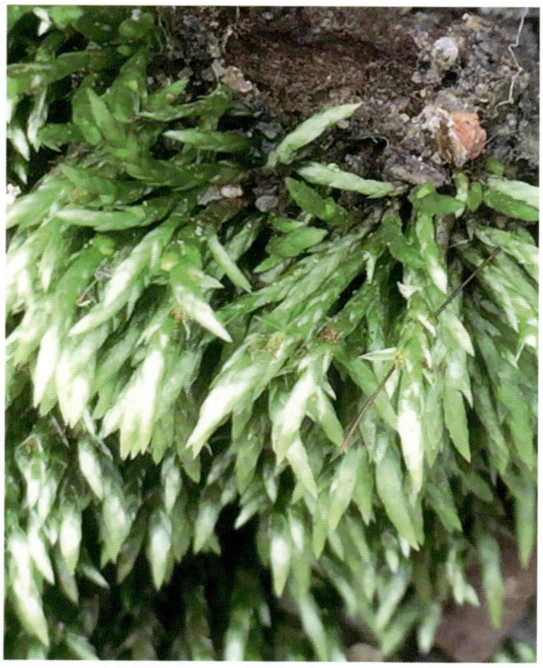

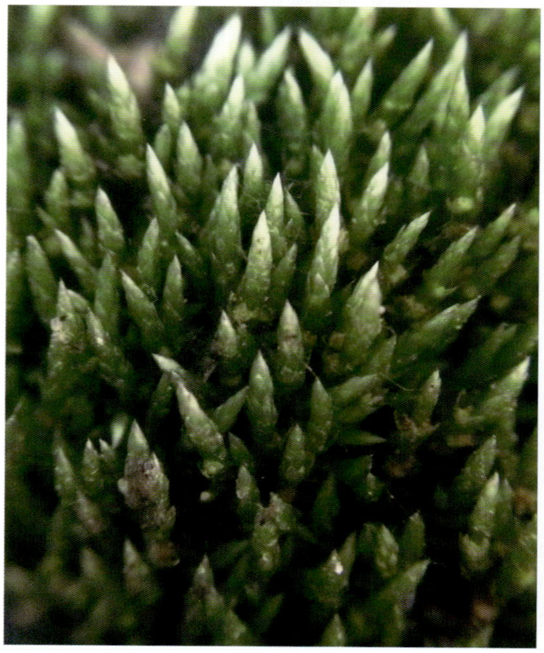

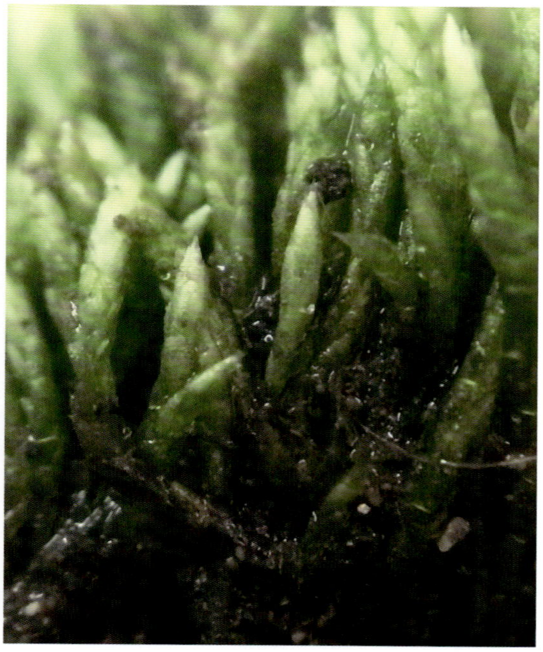

旱生卷柏

【基　　原】卷柏科卷柏属旱生卷柏 *Selaginella stauntoniana* Spring

【别　　名】还魂草、马溜手、蒲扇（史唐）卷柏。

【形态特征】多年生草本。根：根多分叉，密被毛。茎：根状茎横走，密被先端尖锐的棕红色鳞片；茎直立，紫红色，上部棕黄色，羽状分枝，茎扁。叶：叶二型，中叶与侧叶各2列；中叶卵状椭圆形，先端与轴平行，具芒；侧叶斜卵形或斜长圆形，略斜生，先端具芒，边缘具细齿；孢子囊穗四棱柱形，单生于小枝末端，孢子叶卵状三角形，边缘膜质撕裂，先端具芒尖，大小孢子囊各2排纵行排列。孢子：大孢子橘黄色，小孢子橘黄色或橘红色。

【生境分布】生于石灰岩石缝中。分布于我国华北及河南、宁夏、陕西、吉林、辽宁等地。

【药用部位（药材名称）与采收加工】全草（干蕨鸡）。全年可采，晒干。

【临床应用】辛、涩，凉。散瘀止痛，凉血止血；用于跌打损伤，瘀血疼痛，便血，尿血，子宫出血。

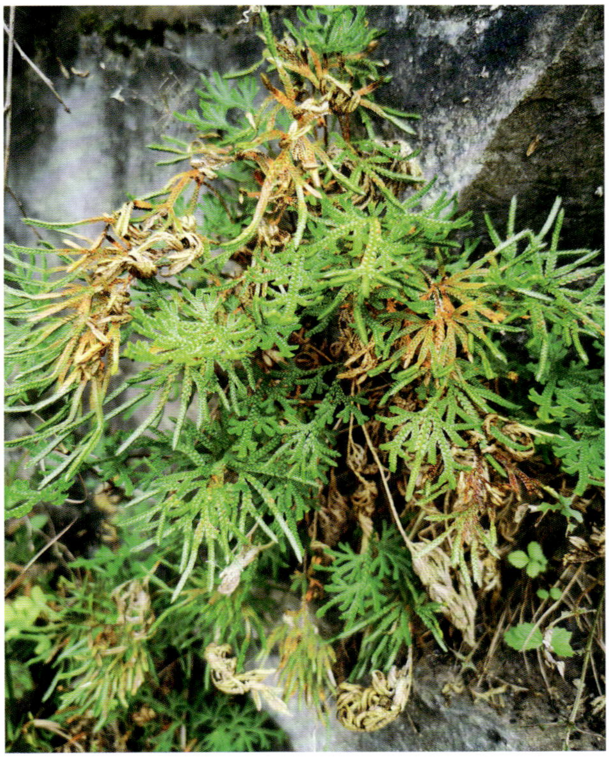

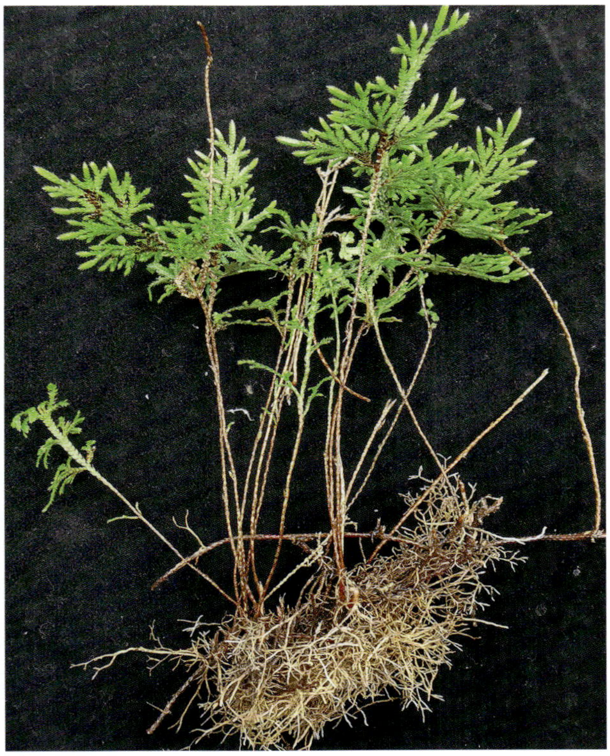

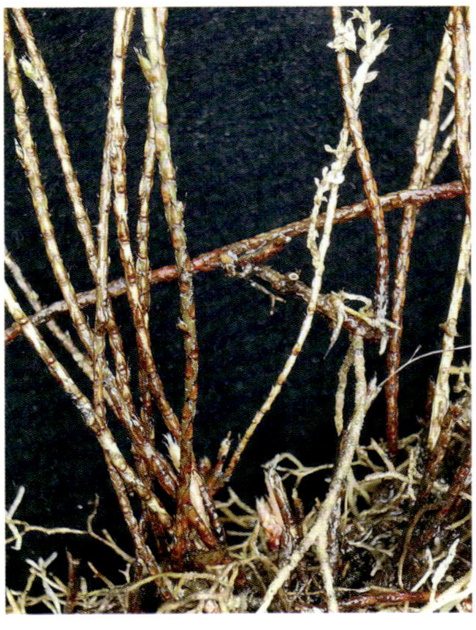

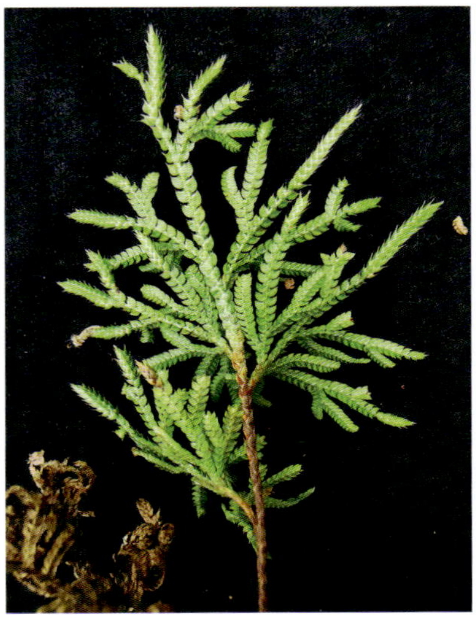

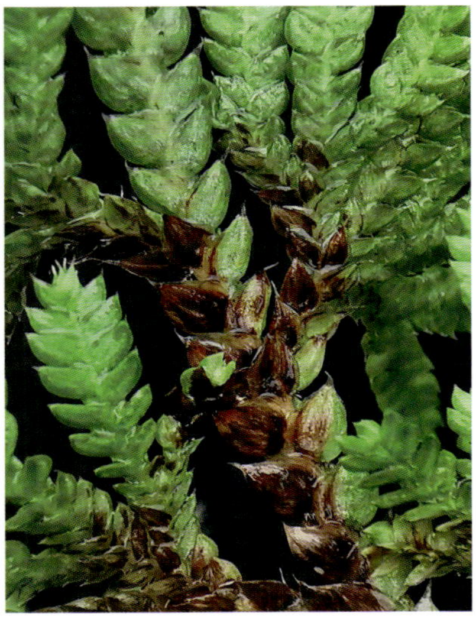

垫状卷柏

【基　　原】卷柏科卷柏属垫状卷柏 *Selaginella pulvinata*（Hook.et Grev.）Maxim.

【别　　名】九死还魂草。

【形态特征】多年生草本。**根：**须根多数，散生。**茎：**主茎短，直立，自近基部羽状分枝，分枝丛生，呈莲座状或放射状铺地，干后拳卷。**叶：**叶小，二型，4 列，交互覆瓦状排列；小枝上的侧叶不对称，距圆形，略斜升，先端具芒，边缘呈撕裂状；小枝上的中叶直向排列，呈两平行线；孢子叶穗紧密，四棱柱形，单生于小枝末端；孢子叶一形，不具白边，边缘撕裂状，具睫毛。孢子囊肾形，大小孢子囊排列不规则。**孢子：**孢子二型，大孢子黄白色或深褐色，小孢子浅黄色。

【生境分布】生于向阳山坡或岩石缝内。分布于全国各地。

【药用部位（药材名称）及采收加工】全草（卷柏）。全年可采，除去须根及泥沙，晒干。

【临床应用】辛，平；归肝、心经。活血通经；用于经闭痛经，癥瘕痞块，跌仆损伤。

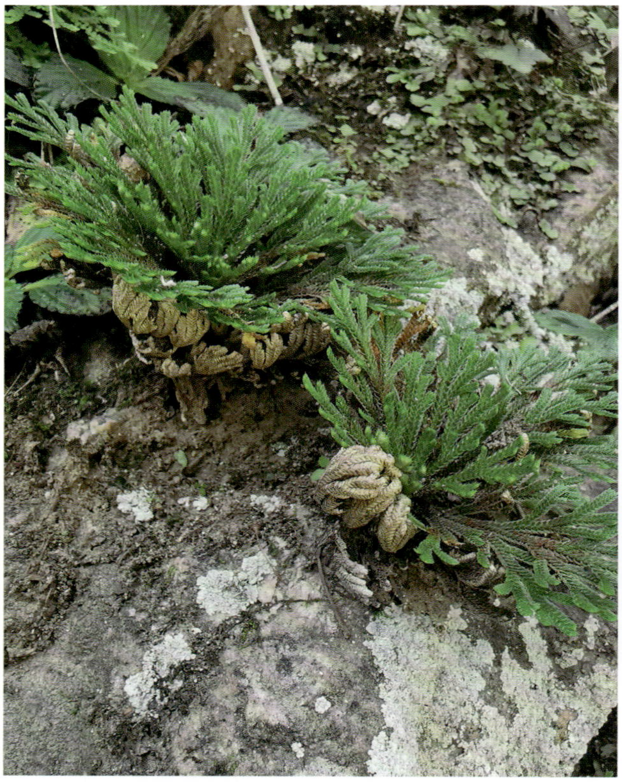
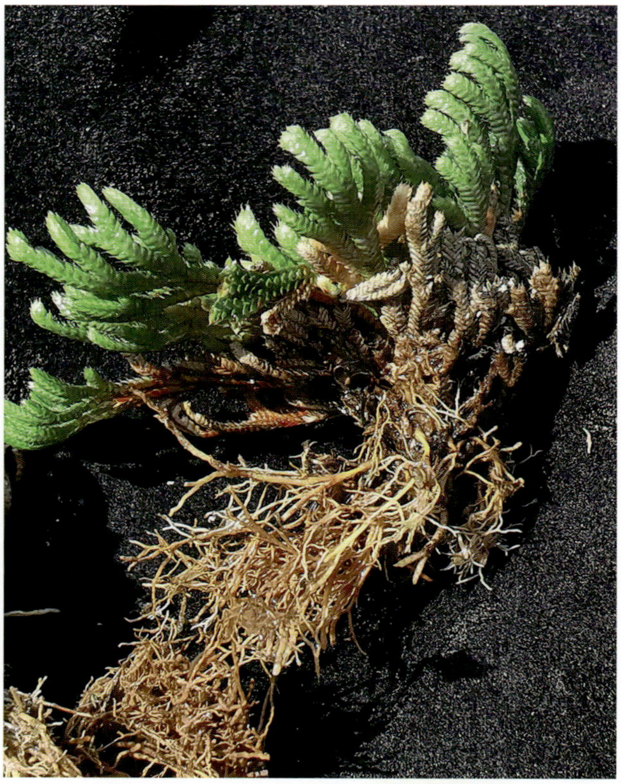
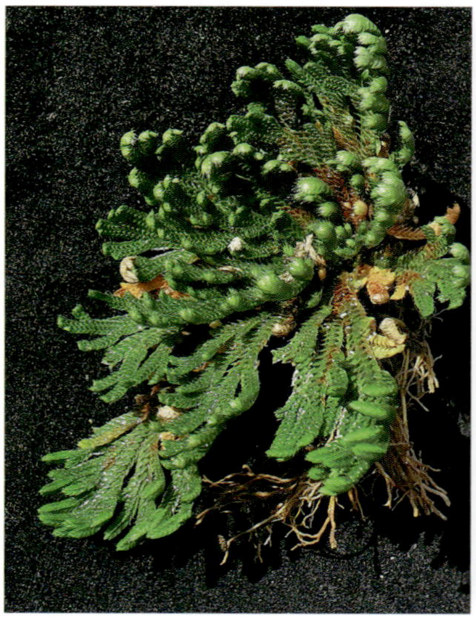
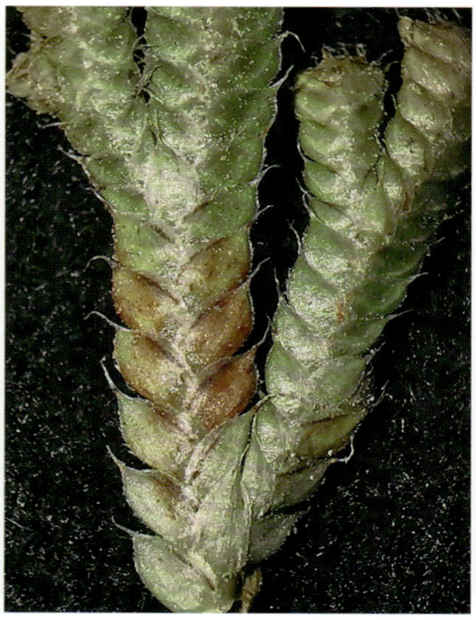
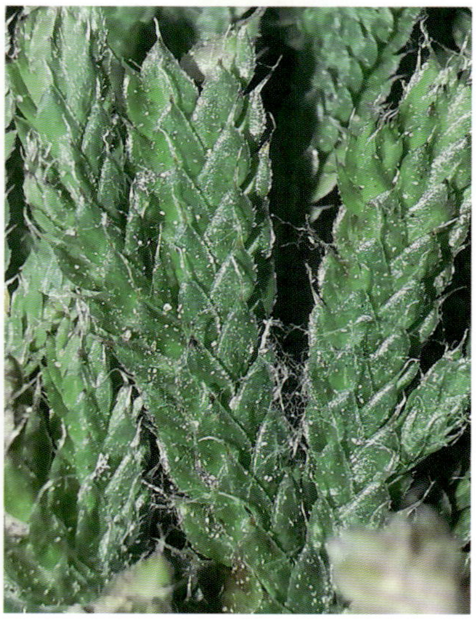

【基　　原】卷柏科卷柏属卷柏 *Selaginella tamariscina*（P.Beauv.）Spring

【别　　名】（九死）还魂草、见水还。

【形态特征】形态特征与植物“垫状卷柏”相似。两者的主要区别：垫状卷柏的根无短干或甚短；中叶和侧叶的叶缘不具细齿，中叶的叶缘向下反卷，侧叶上侧边缘棕褐色，膜质，撕裂状；中叶 2 列平行，指向上方。卷柏根的短干明显，中叶和侧叶的叶缘具细齿。中叶（腹叶）斜上，非并列平行。

【生境分布】生于石灰岩上。分布于全国各地。

【药用部位（药材名称）及采收加工】均同植物“卷柏”项下。

【临床应用】同植物“卷柏”项下。

【备　　注】按《药典》，中药材“卷柏”为卷柏科植物卷柏或垫状卷柏的干燥全草。

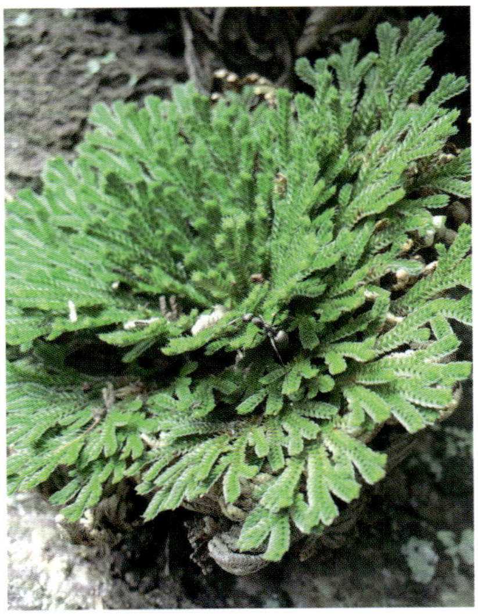
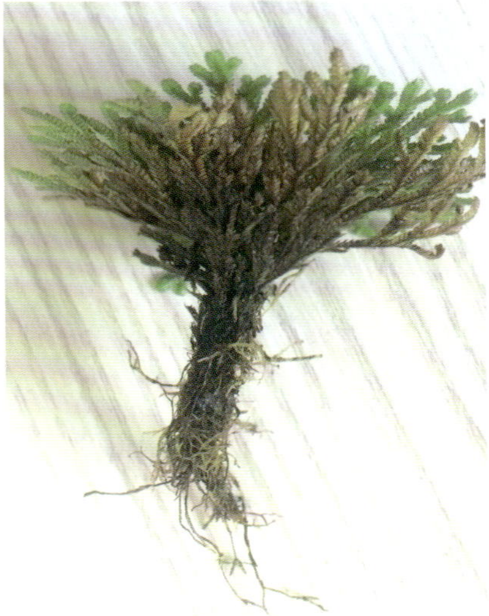
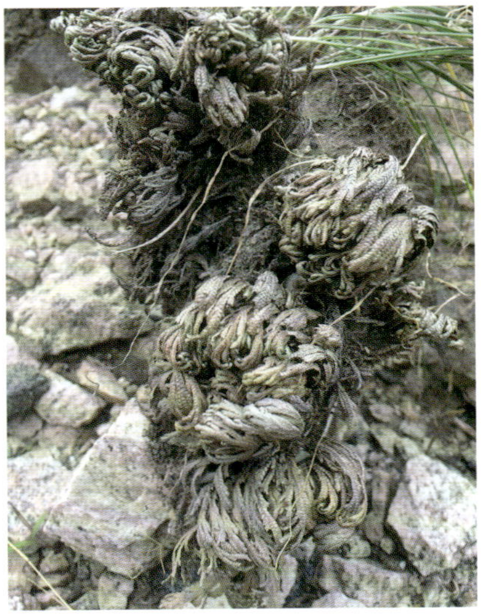
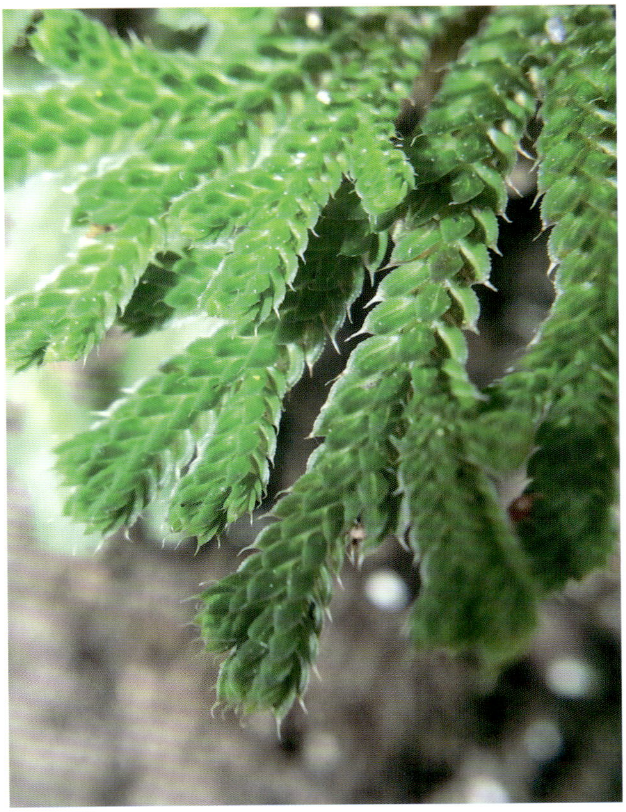
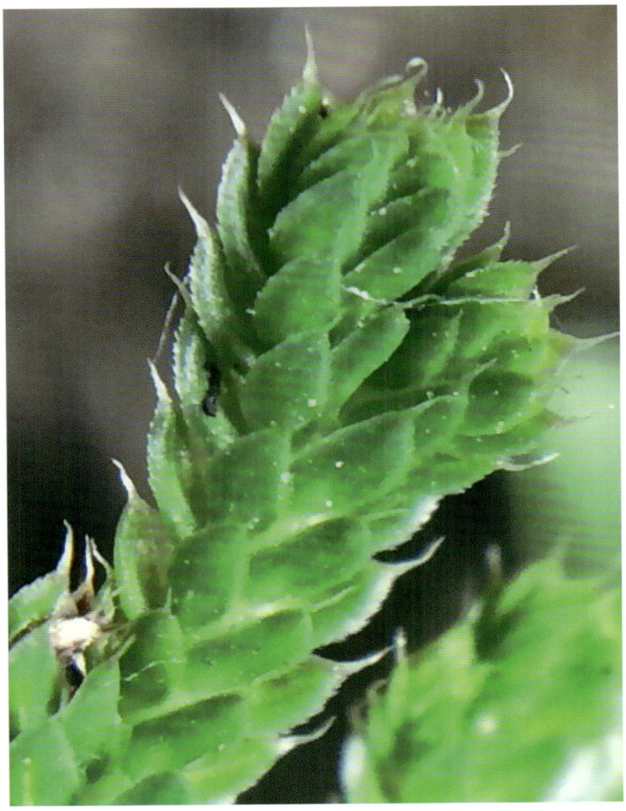

蔓出卷柏

【基　　原】卷柏科卷柏属蔓出卷柏 *Selaginella davidii* Franch.

【别　　名】小过山龙、蔓生（爬地、爬生、大卫）卷柏、卷柏。

【形态特征】多年生草本。茎：植物体柔软，伏地蔓生，随处着地生根；主茎禾杆色，略呈四棱形，多回分枝，分枝背腹扁平。叶：营养叶二型，草质，互生，背腹各2列；中叶与分枝近平行，长卵形，锐尖头或渐尖头；侧叶向两侧平展，与分枝成直角，卵状披针形，钝尖头，基部为不对称的心形，边缘膜质，白色，多少有睫毛状齿。孢子囊穗生于小枝顶端，四棱形；孢子叶卵状三角形，长渐尖头，边缘有微齿；孢子囊圆形。孢子：孢子二型，棕红色。

【生境分布】生于林下、潮湿山坡、岩石缝等处。分布于我国西南、华南、华北及陕西、河南、江苏、江西等地。

【药用部位（药材名称）及采收加工】全草（小过江龙、爬地卷柏）。秋季采收，洗净，晒干。

【临床应用】苦、微辛，温；归肺、肾经。清热利湿，舒筋活络；用于肝炎，腹泻，风湿性关节炎，烫伤，外伤出血，筋骨疼痛。

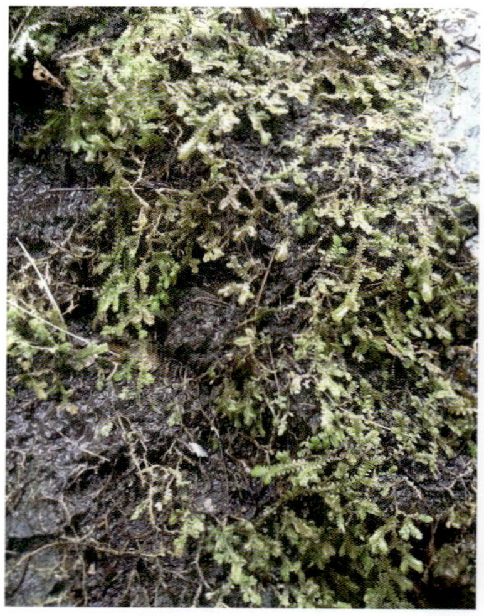

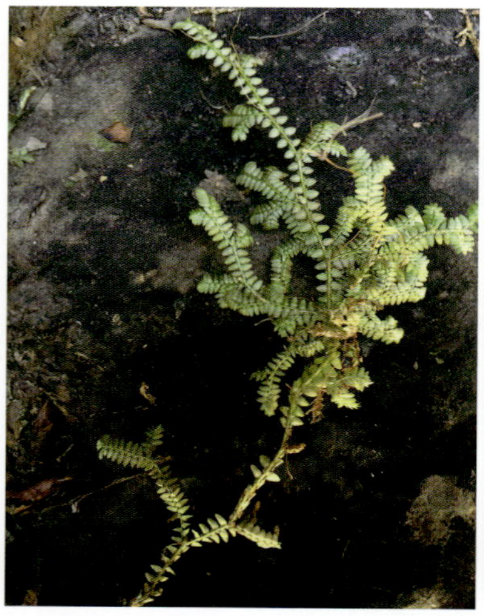

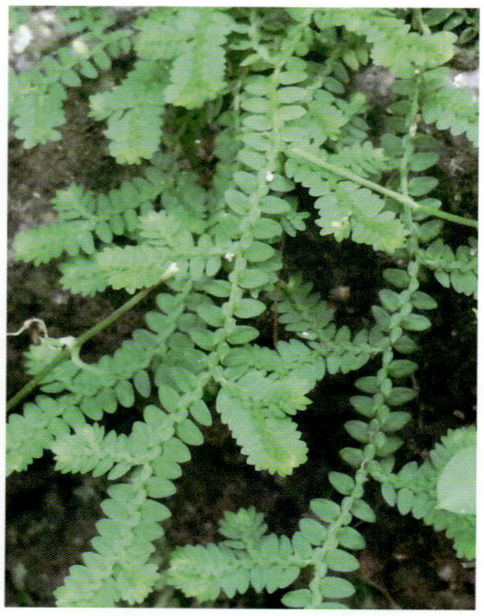

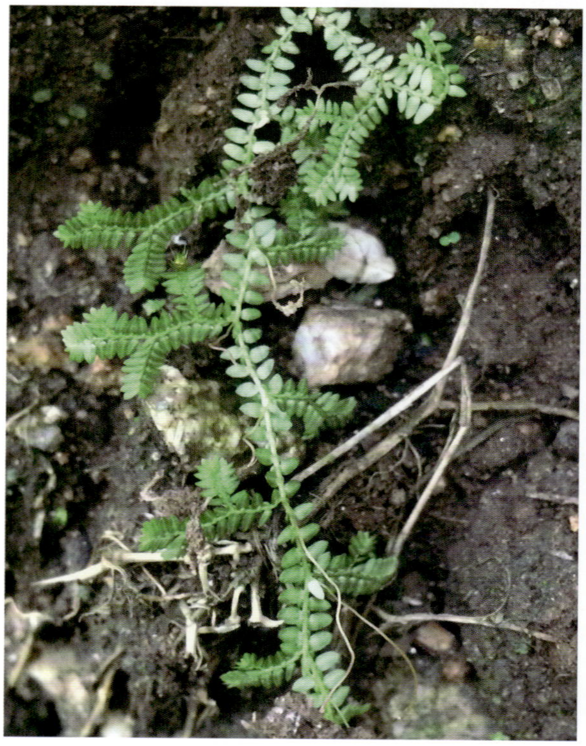

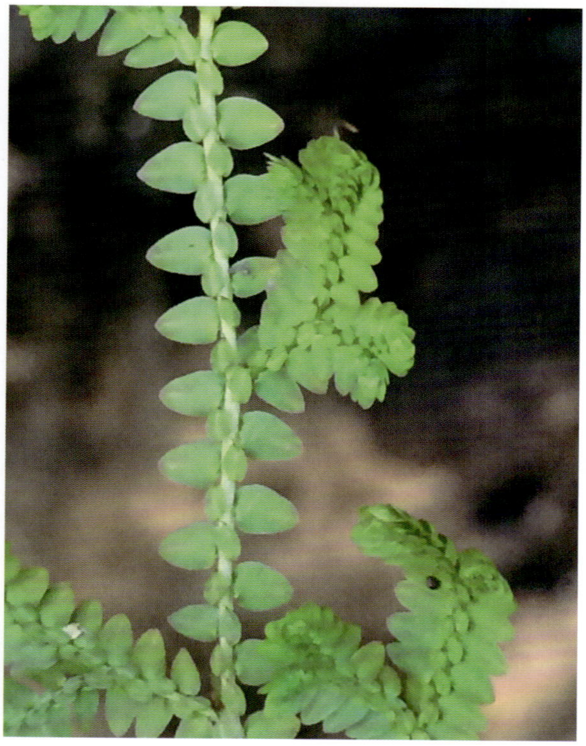

圆枝卷柏

【基　　原】卷柏科卷柏属圆枝卷柏 *Selaginella sanguinolenta*（L.）Spring

【别　　名】红枝卷柏、舒筋草、金鸡尾、地柏树。

【形态特征】多年生草本。**茎：**茎匍匐或基部近直立，纤细，常带红褐色。**叶：**叶近同型，成4行交互覆瓦状排列，紧贴枝上，卵形，质厚呈龙骨状，先端渐尖，边缘全缘或略有小齿；孢子囊穗单生于小枝顶端，有4棱；孢子叶宽卵形，先端渐尖，边缘有极小的尖齿。**孢子囊：**孢子囊圆形。

【生境分布】生于干旱岩石上。分布于我国东北、华北、西北、西南等地。

【药用部位（药材名称）及采收加工】全草（地柏树）。全年可采，鲜用或晒干。

【临床应用】苦，凉。清热利湿，活血舒筋，止血；用于湿热痢疾，跌打损伤，内外伤出血，烫伤。

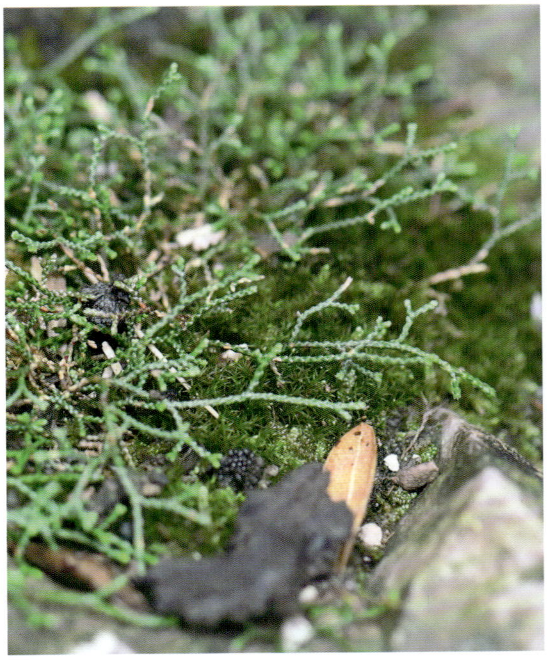
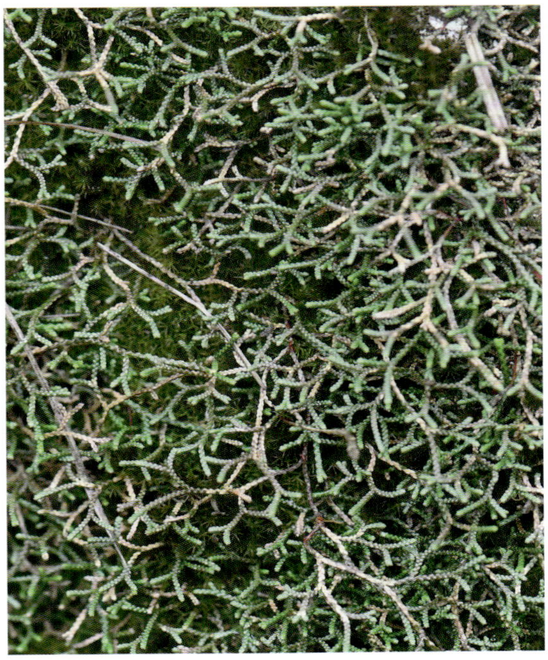
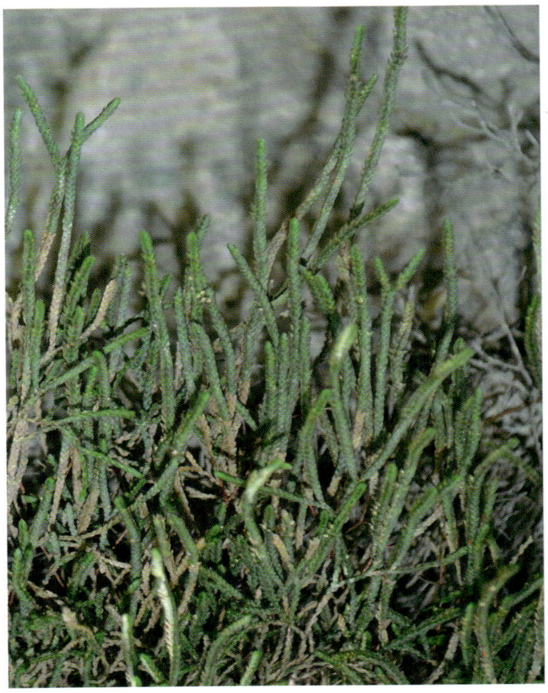
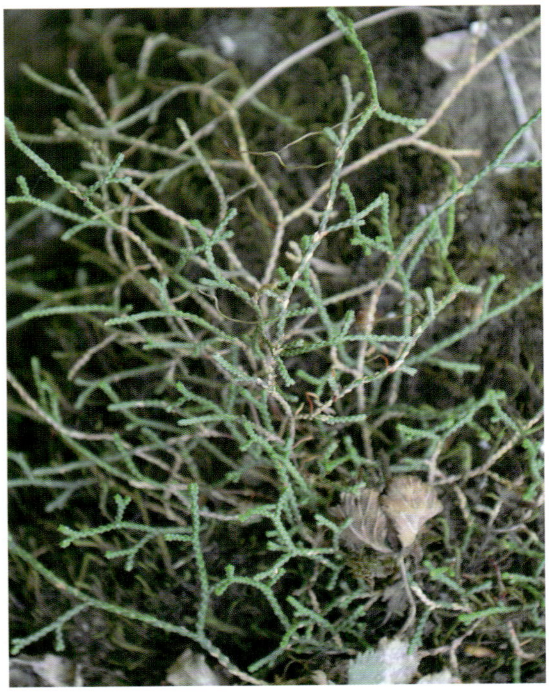

中华卷柏

【基　　原】卷柏科卷柏属中华卷柏 *Selaginella sinensis*（Desv.）Spring

【别　　名】地柏、地柏枝、山松、护山皮、黄牛皮。

【形态特征】形态特征与植物“蔓生卷柏”相似。两者的主要区别：蔓生卷柏的全株嫩绿，主茎略呈四棱形；侧叶向两侧水平开展，与分枝成直角。中华卷柏的的全株深绿，主茎呈圆柱形；侧叶紧贴枝上，与分枝几乎平行（同向）。

【生境分布】生于林缘、山地岩石上。分布于我国华北、东北、华东及河南、陕西等地。

【药用部位（药材名称）及采收加工】全草（中华卷柏）。7—10 月采收，鲜用或晒干。

【临床应用】微苦、淡，凉；归肝、胆、大肠经。清热利湿，止血；用于黄疸型肝炎，胆囊炎，肾炎，痢疾，下肢湿疹，烫火伤，外伤出血等证。

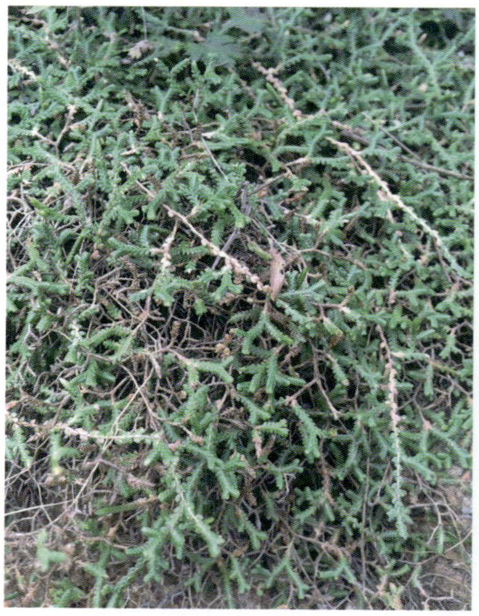

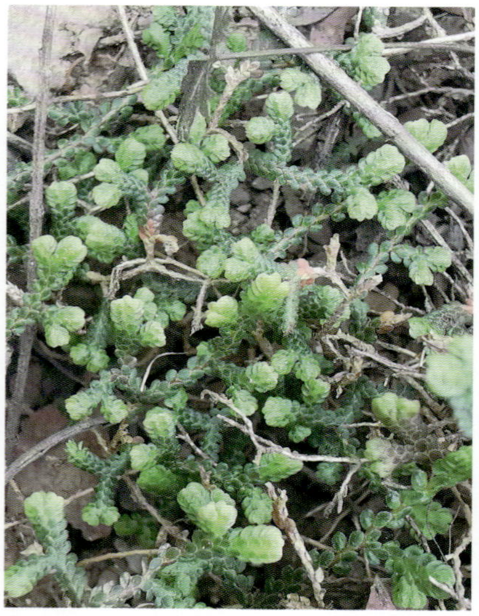

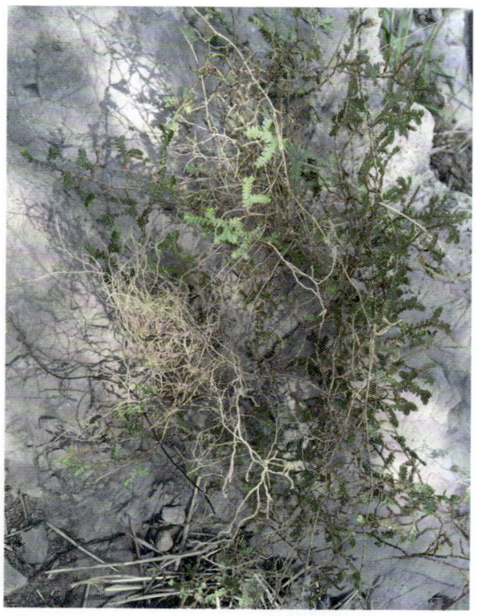

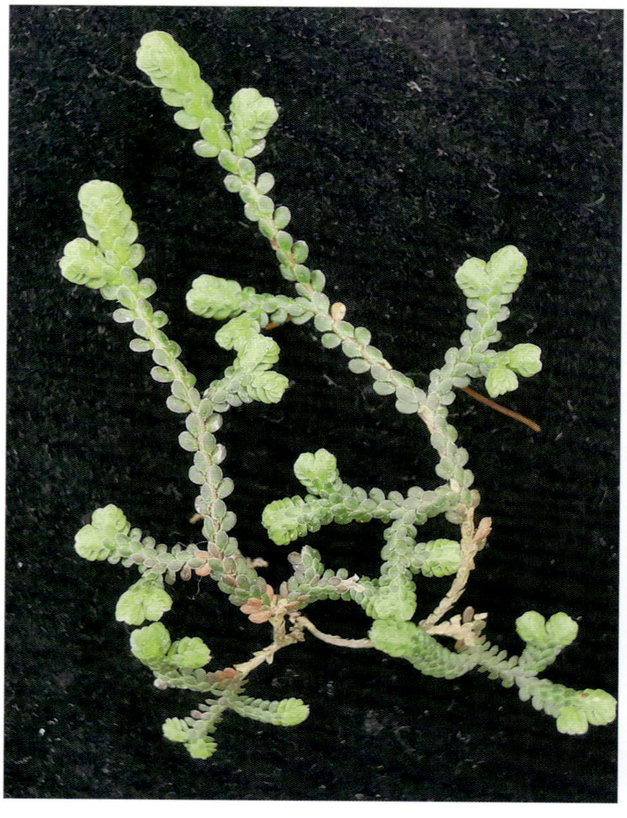

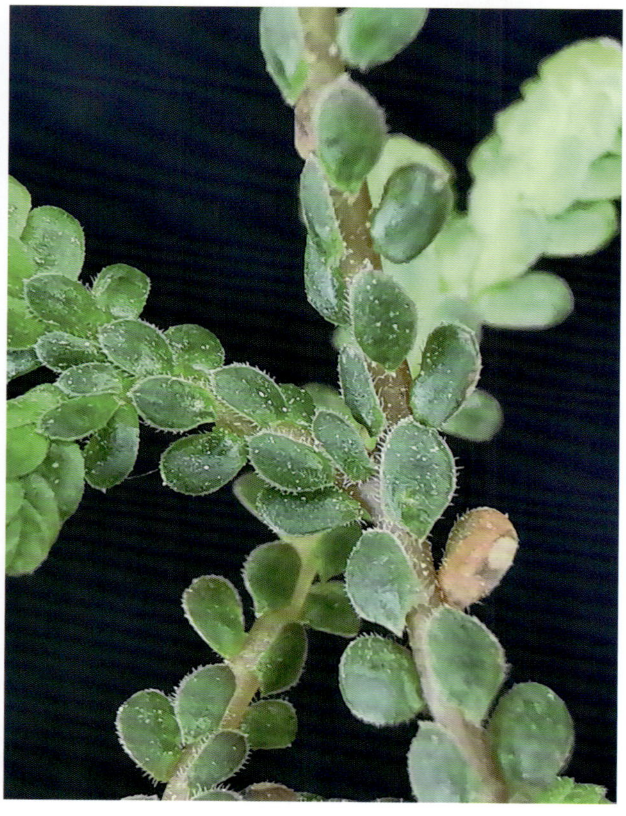

草问荆

【基　　原】木贼科木贼属草问荆 *Equisetum pratense* Ehrh.

【别　　名】马胡须。

【形态特征】多年生草本。茎：根状茎黑色，横走或匍匐。地上茎1年生，二型，茎常单一；主茎有棱脊8～14条，脊上具细密的硅质小刺突；分枝轮生，每节常10个以上，分枝近等长，三棱形，细长，常水平伸展或与主茎成直角开展；主茎下部的分枝较少或无分枝；有时主茎顶端不延长，也不分枝。孢子茎淡褐色，质地稍嫩，不分枝，有明显的棱脊，茎顶生有长椭圆形的孢子囊穗1个，钝头，有柄，孢子囊穗成熟后，茎的先端枯萎，产生出绿色轮生分枝。叶：叶轮生，退化，连接成筒状叶鞘；叶鞘齿为长三角形，长尖，较叶鞘筒短，齿分离，棕褐色，边缘膜质，中央具一棕色狭纵条；分枝叶的鞘齿呈三角形。孢子囊：孢子囊穗椭圆柱状，顶端钝。

【生境分布】生于山沟、林缘、灌丛、草地等处。分布于我国东北、华北、西北及湖北等地。

【药用部位（药材名称）及采收加工】全草（草问荆）。6—8月采挖，鲜用或晒干。

【临床应用】苦，平。活血，利尿，驱虫；用于动脉粥样硬化，小便涩痛不利，肠道寄生虫病。

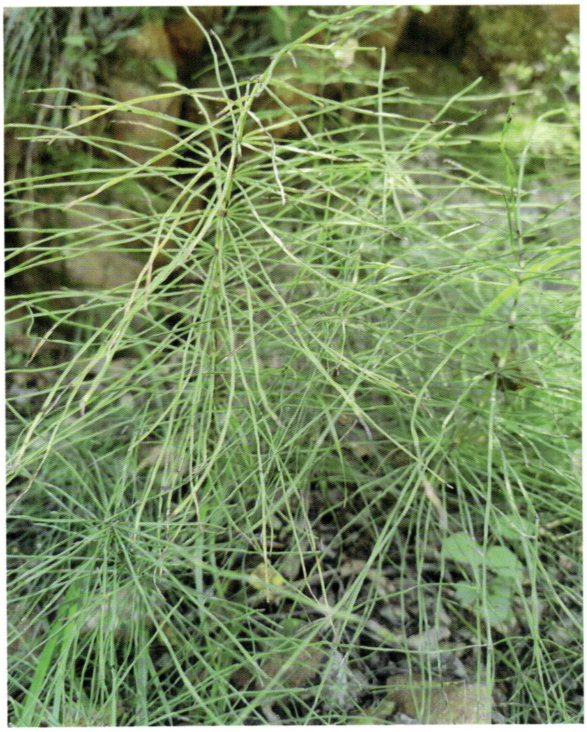

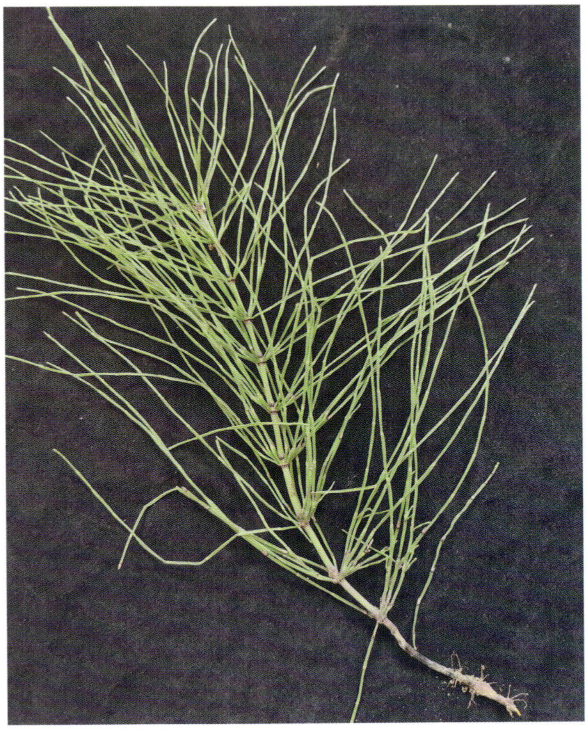

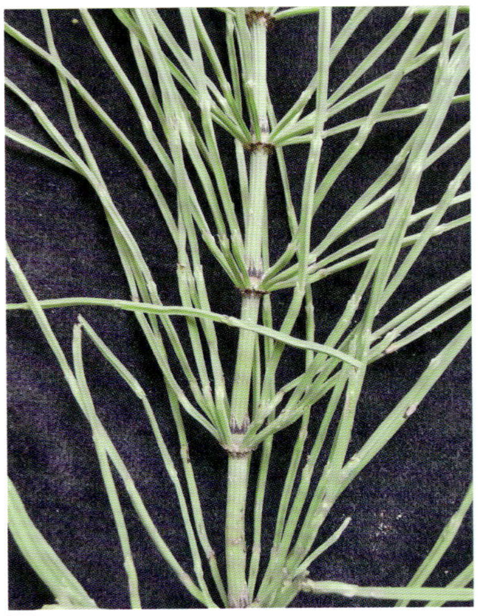

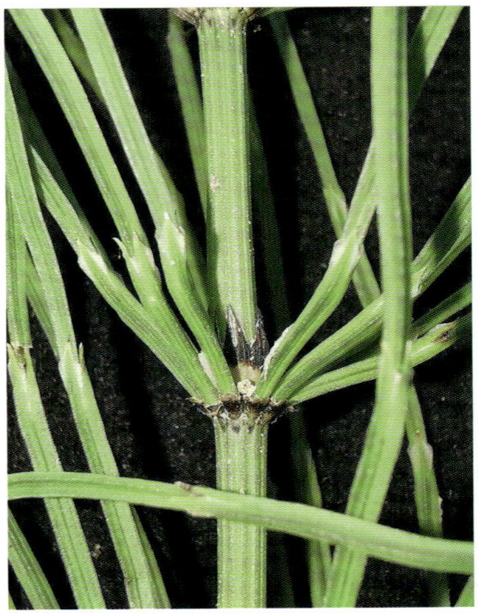

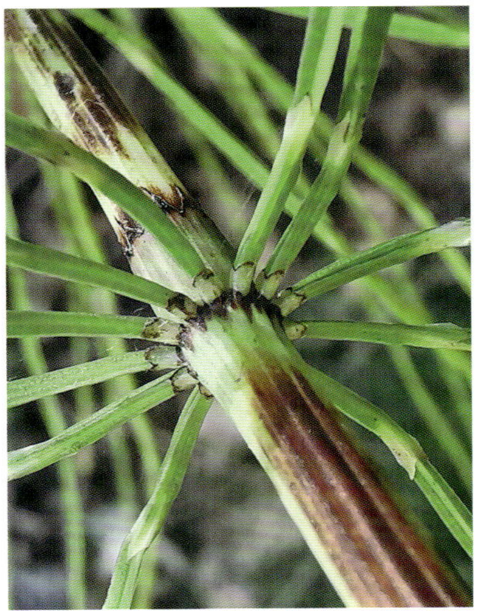

节节草

【基　　原】木贼科木贼属节节草 *Equisetum ramosissimum* Desf.

【别　　名】空心草、通气草、锁眉草、眉毛草、土木贼、节节菜、笔筒草、接骨筒、节骨草等。

【形态特征】多年生草本。根：须根少数，黄色。茎：根状茎横走，黑褐色；地上茎直立，单生或丛生，灰绿色，质地较硬，具节，基部至中部多分枝，分枝数常为 2～5，分枝中空；脊棱 6～20 条，粗糙，有硅质小疣突 1 列。叶：叶轮生，退化连接成筒状叶鞘，具棱；鞘齿呈三角形，齿短，黑褐色，近膜质，鞘齿先端具易脱落的膜质尖尾。孢子囊：孢子囊穗顶生，长圆形，有小尖头；孢子同型，具 2 条丝状弹丝，十字形着生，绕于孢子上。

【生境分布】生于路旁、山坡草丛、溪边等处。分布于全国各地。

【药用部位（药材名称）及采收加工】地上部分（节节草）、全草（笔筒草）。节节草：全年可采，割取地上部分，洗净，晒干。笔筒草：4—5 月或夏秋季采挖，洗净，鲜用或阴干。

【临床应用】节节草：甘、微苦，平。清热，利尿，明目退翳，祛痰止咳；用于目赤肿痛，角膜云翳，肝炎，咳嗽，支气管炎，尿路感染。笔筒草：甘、苦，平，微寒；归心、肝、胃、膀胱经。清肝明目，止血，利尿通淋；用于风热感冒，咳嗽，目赤肿痛，云翳，鼻衄，尿血，肠风下血，淋证，黄疸，带下，骨折。

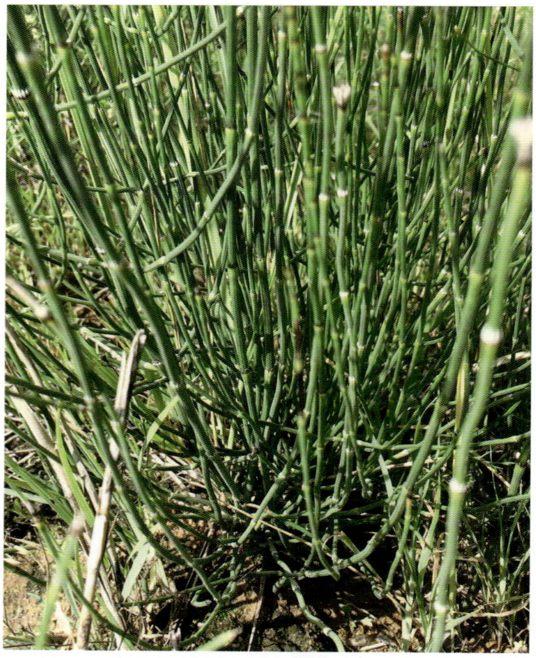
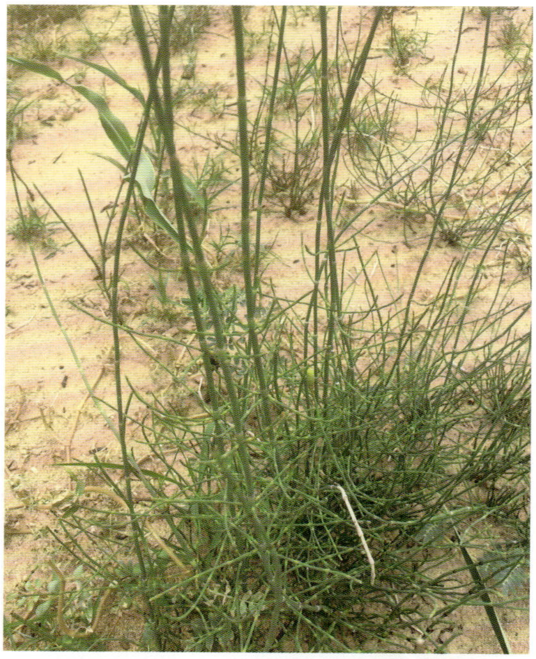
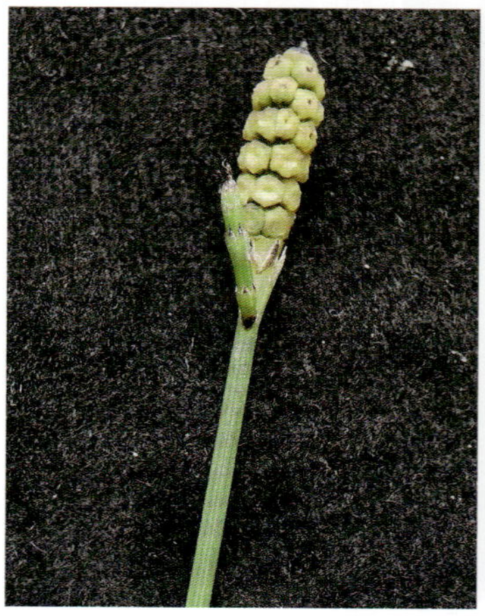
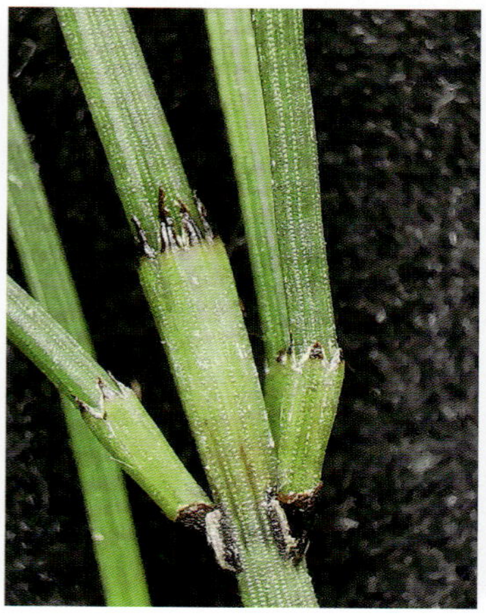
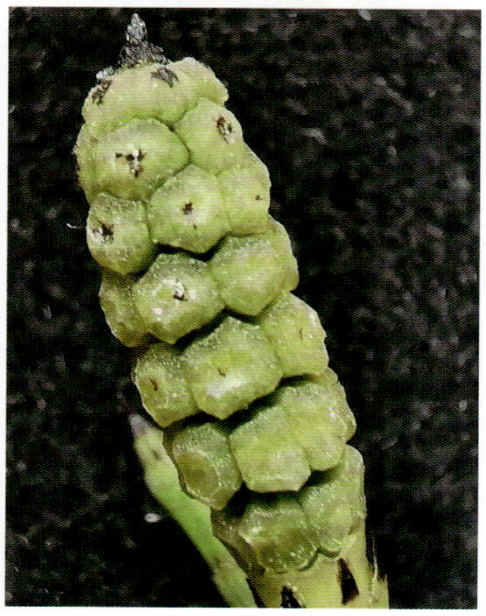

【基　　原】木贼科木贼属问荆 *Equisetum arvense* L.

【别　　名】猪鬃草、骨节草、节节草、接骨草、寸姑草、笔头（壳、筒）草、笔头菜、土木贼。

【形态特征】形态特征与植物“草问荆”相似。两者的主要区别：草问荆的营养茎分枝常水平伸展，与主茎成直角；茎棱脊上具硅质小刺状突起；孢子茎在孢子成熟后先端枯萎，产生出绿色轮生分枝。问荆的营养茎分枝斜向上伸展，与主茎成锐角；茎棱脊上不具硅质小刺；孢子茎在孢子成熟后即枯萎，不再产生轮生分枝。

【生境分布】生于潮湿草地、沟渠旁、沙土地、耕地、山坡及草甸等处。分布于我国东北、华北、华中、西南、西北等地。

【药用部位（药材名称）及采收加工】全草（问荆）。夏秋季采收，鲜用或置通风处阴干。

【临床应用】苦，凉；无毒；归肺、胃、肝经。止血，利尿，明目；用于吐血，咯血，便血，崩漏，鼻衄，外伤出血，目赤翳膜，淋病。

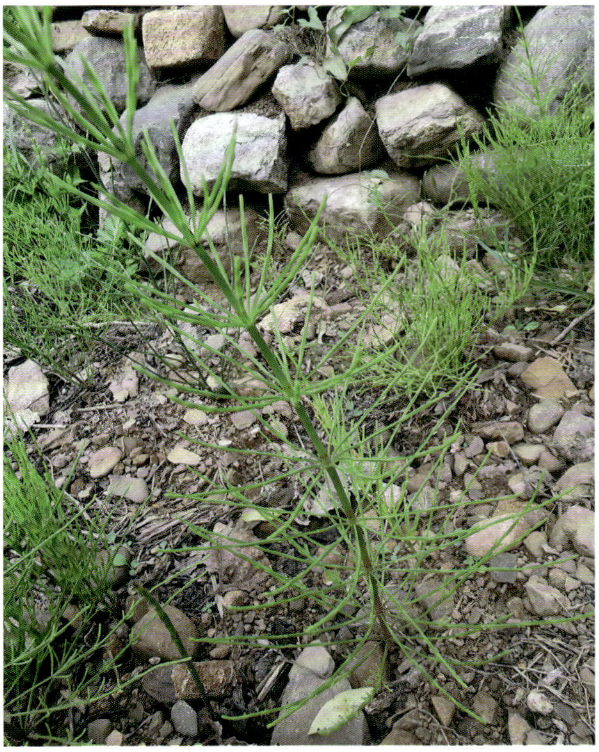

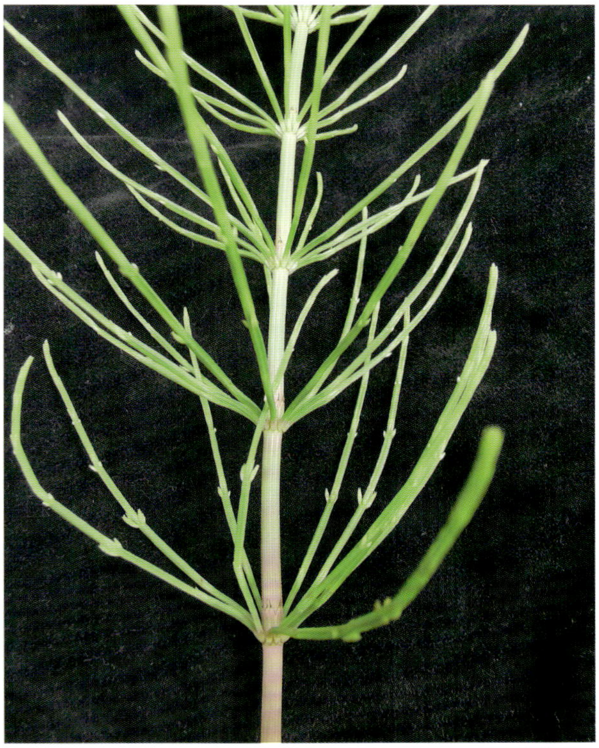

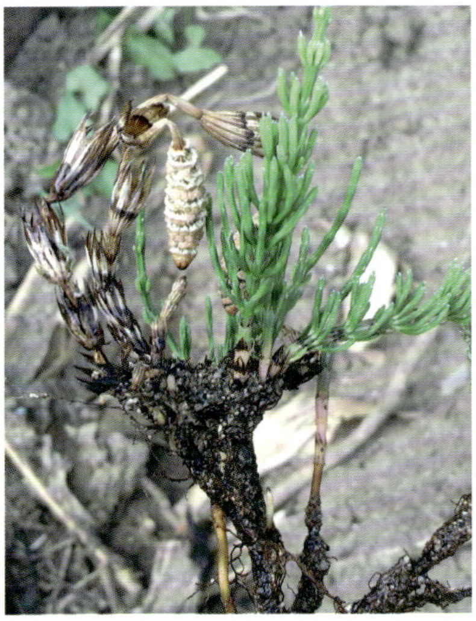

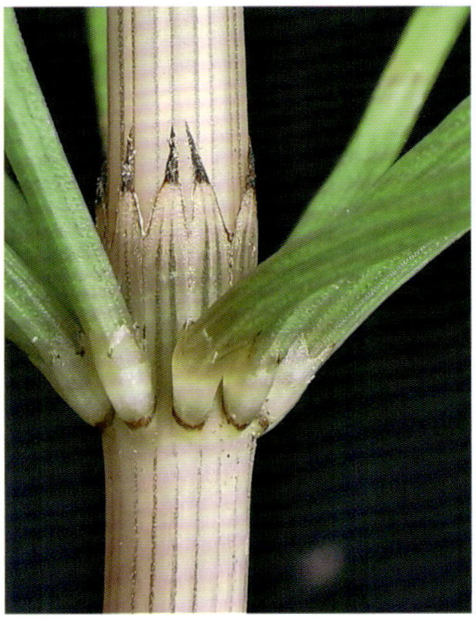

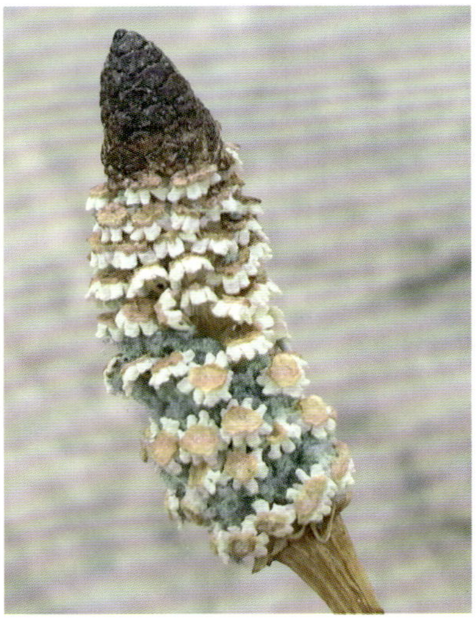

蕨

【基　　原】碗蕨科蕨属蕨 *Pteridium aquilinum* var.*latiusculum*（Desv.）Underw.ex Heller

【别　　名】猴腿、蕨（拳）菜、蕨儿菜、粉（甜）蕨等。

【形态特征】多年生草本。茎：根茎粗壮，长而横走，有黑色毛。叶：叶柄粗壮直立，褐色或秆黄色；叶轮廓三角形、长圆状三角形或阔披针形，革质，3～4 回羽裂，末回羽片长圆形，多数，密集，全缘或有波状圆齿，先端圆钝，无毛或中脉被疏毛。孢子囊：孢子囊群沿叶缘着生，线形，叶缘反折而成假盖。

【生境分布】生于山地林缘、林下草地、向阳山坡等处。分布于全国各地。

【药用部位（药材名称）及采收加工】嫩叶（蕨）、根茎（蕨根）。蕨：秋冬季采收，鲜用或晒干。蕨根：秋冬季采挖，洗净，晒干。

【临床应用】蕨：甘，寒；归肝、胃、脾、大肠经。清热利湿，止血，降气化痰；用于感冒发热，黄疸，痢疾，带下，噎膈，肺结核咳血，肠风便血，风湿痹痛。蕨根：甘，寒，无毒；归肺、肝、脾、大肠经。清热，利湿，平肝安神，解毒消肿；用于发热，咽喉肿痛，腹泻，痢疾，黄疸，白带，高血压病，头昏失眠，风湿痹痛，痔疮，脱肛，湿疹，烫伤，蛇虫咬伤。

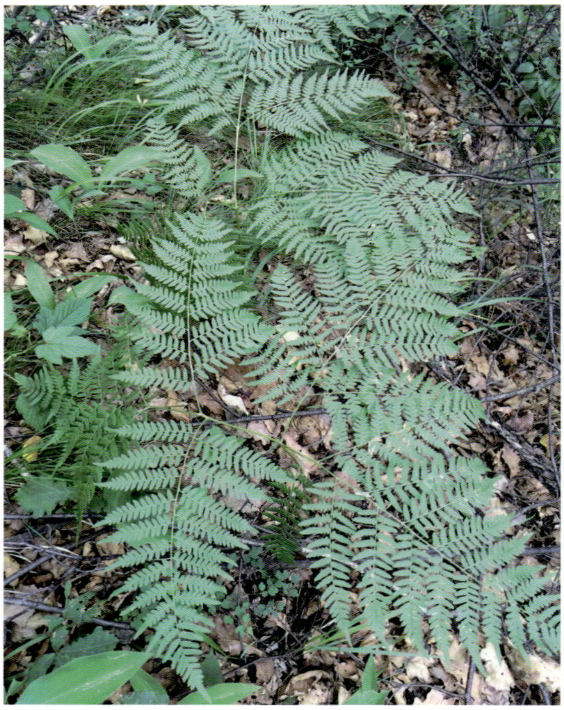

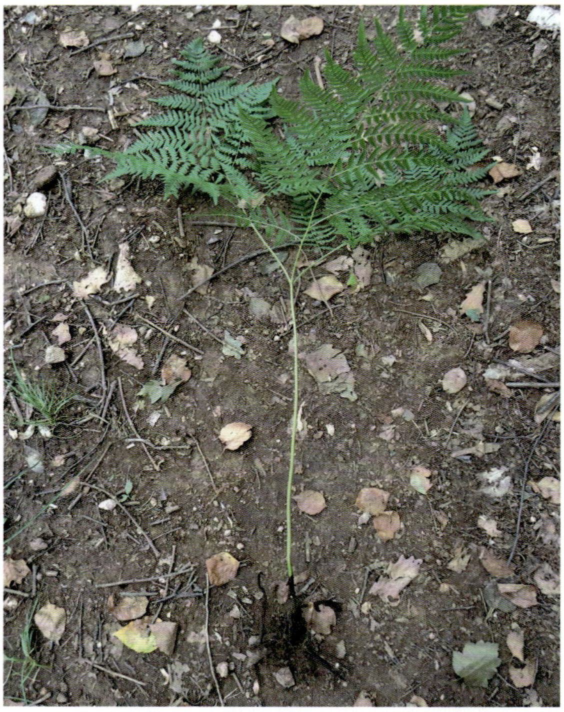

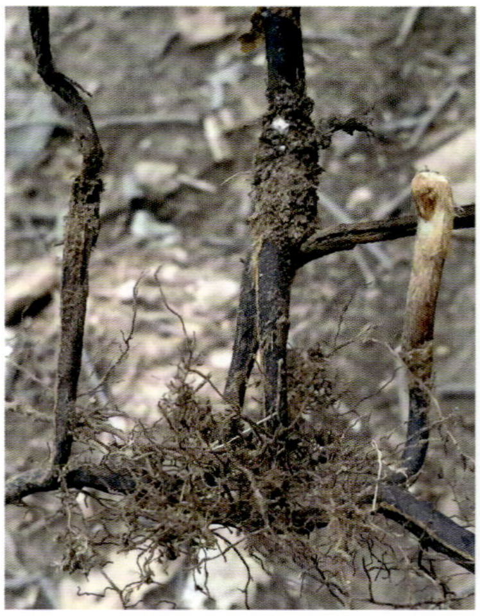

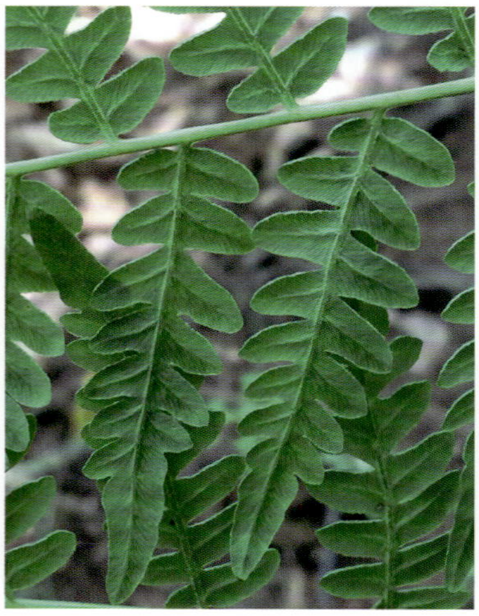

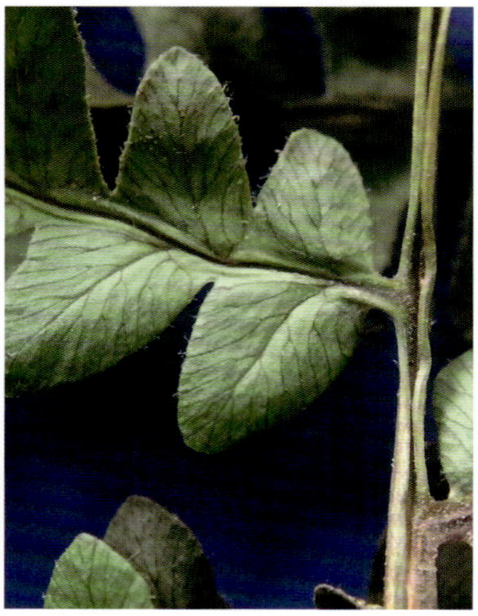

耳叶金毛裸蕨

【基　　原】凤尾蕨科金毛裸蕨属耳叶金毛裸蕨 *Paragymnopteris bipinnata* var.auriculata

【别　　名】耳形金毛裸蕨、石龙草、阴兜药、白带药、白马风。

【形态特征】多年生草本。茎：根状茎横走，密生黄棕色鳞片和白色柔毛。叶：叶丛生，披针形，1 回奇数羽状复叶；小羽片 3 ～ 11 对，互生或近对生，卵形或长卵形，基部心脏形，不对称，有时具小耳状突起，先端钝，全缘，表面深绿色，叶厚纸质，上面疏被柔毛，背面密被锈色柔毛，先端羽片最大；叶柄短，铁丝状，坚硬，栗色，密生浅棕色长柔毛。孢子囊：孢子囊群线形，沿侧脉两侧着生，隐藏于柔毛中，无囊群盖。

【生境分布】生于山坡干旱的岩石上。分布于我国东北、华北、西北、西南及山东、河南、湖北等地。

【药用部位（药用部位）及采收加工】根茎或全草（败毒草）。全年或夏秋季采收，洗净，鲜用或晒干。

【临床应用】苦，寒。解毒，燥湿止痒；用于风毒疮痒，湿疹，带下。

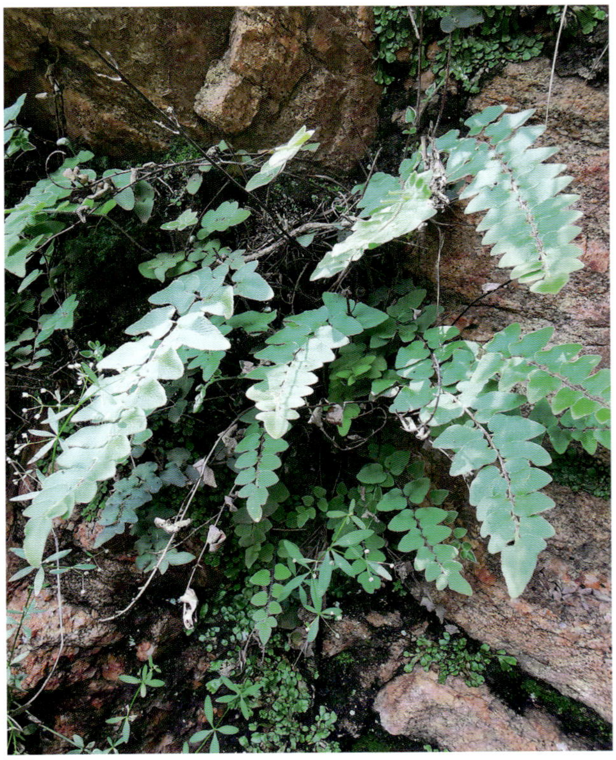
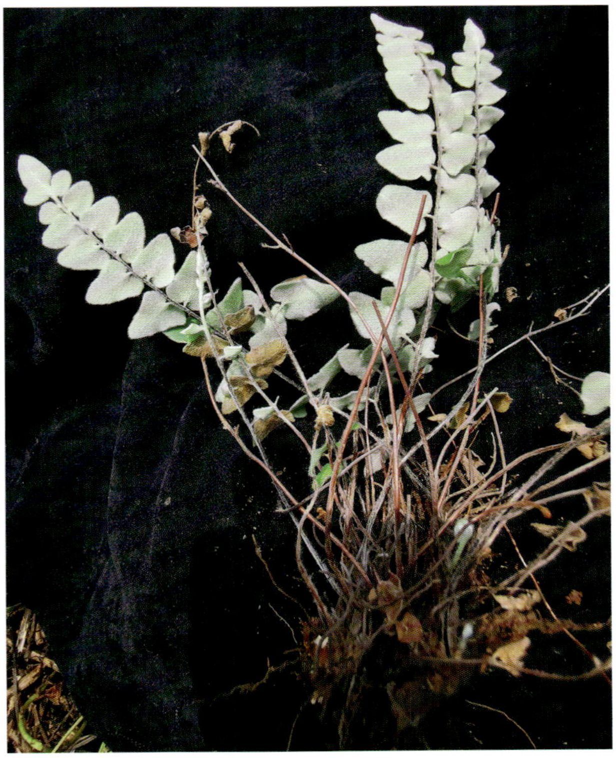
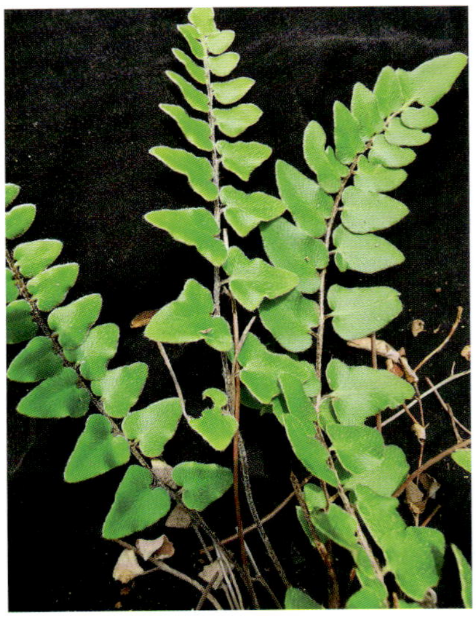
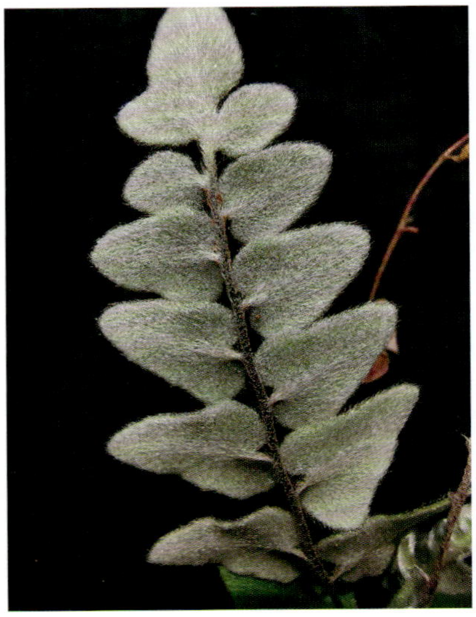
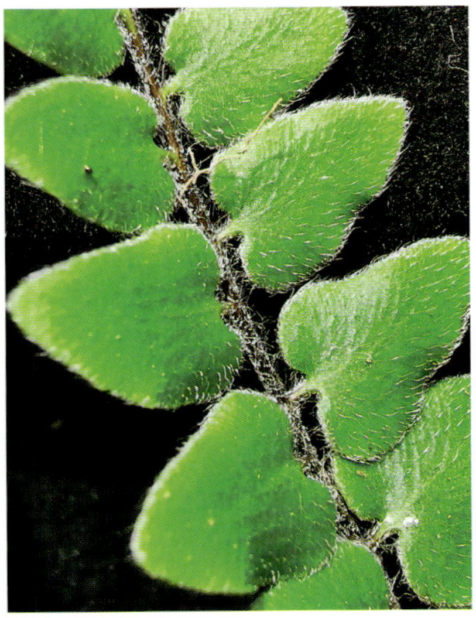

金毛裸蕨

【基　　原】凤尾蕨科金毛裸蕨属金毛裸蕨 *Paragymnopteris vestita*（Hooker）K. H. Shing

【别　　名】草蚱蚂莲、土知母、毛芨蕨、龙头凤尾、象牙七、联公七。

【形态特征】形态特征与植物“耳叶金毛裸蕨”相似。两者的主要区别：金毛裸蕨小羽片的基部常无小耳状突起。

【生境分布】生于岩壁或灌木丛中的岩石上。分布于我国西南及河北、河南、山西等地。

【药用部位（药用部位）及采收加工】根茎或全草（猫耳朵草）。全年或夏秋季采收，洗净，鲜用或晒干。

【临床应用】辛、苦，凉；归肺、胃经。清热解毒，行气止痛；用于伤寒高热，关节疼痛，胃痛。

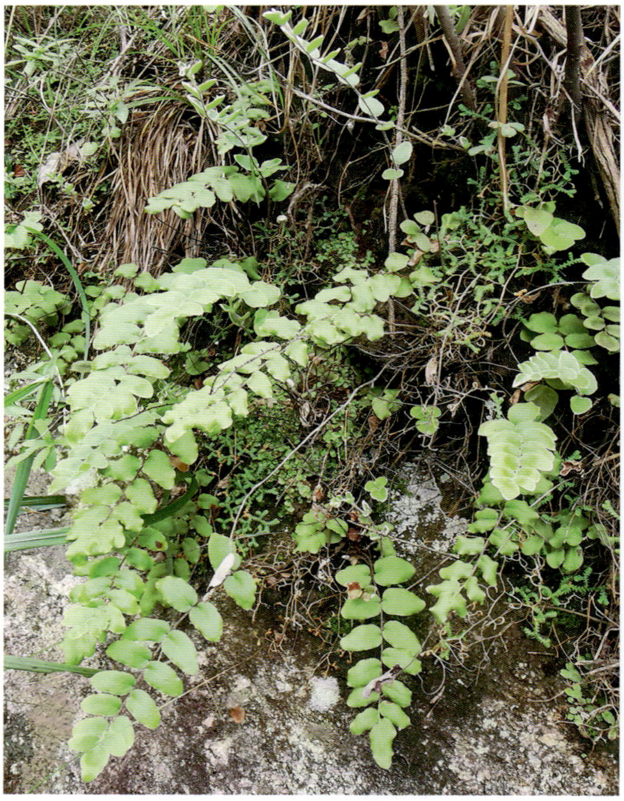

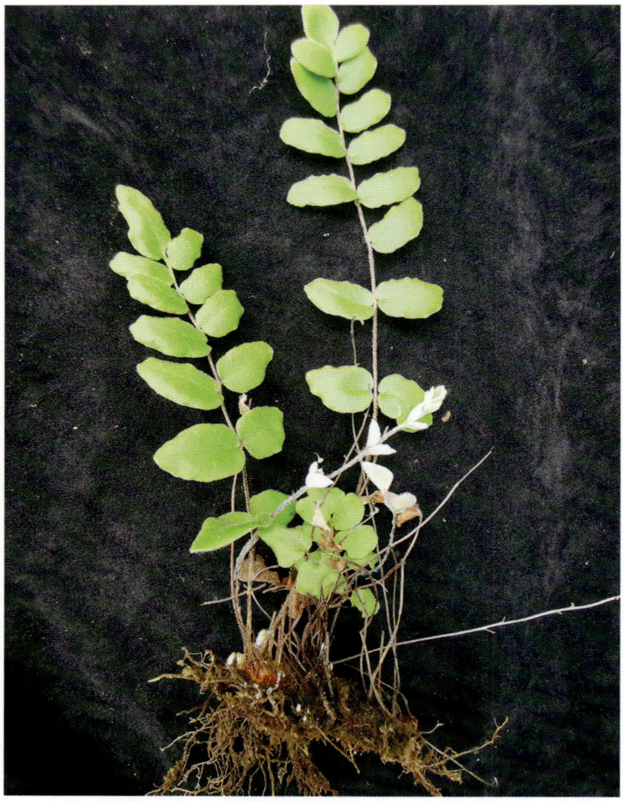

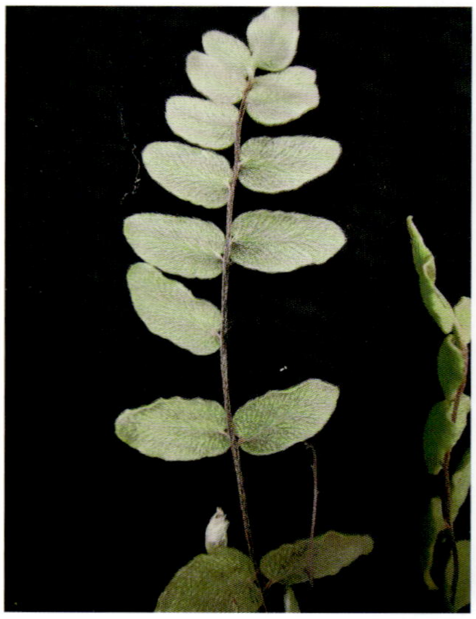

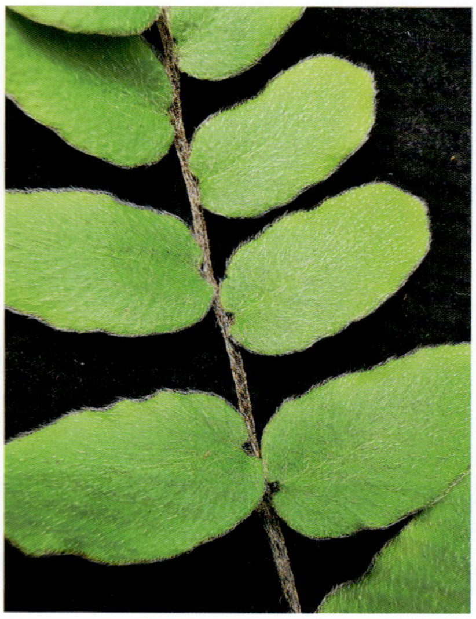

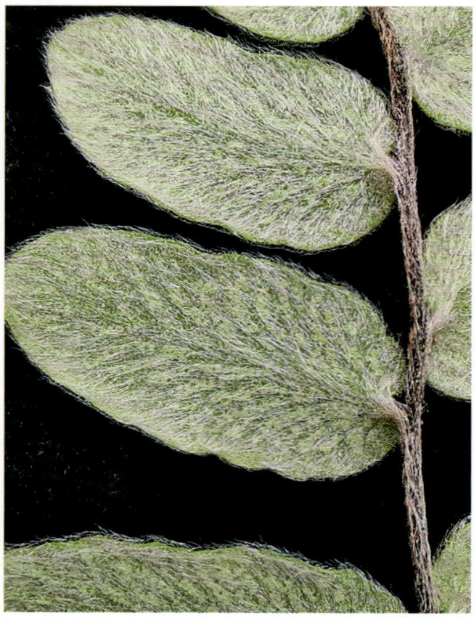

华北粉背蕨

【基　　原】中国蕨科粉背蕨属华北粉背蕨 *Aleuritopteris kuhnii*（Milde）Ching

【别　　名】察隅（华西、华北、宽叶）薄鳞蕨。

【形态特征】多年生草本。茎：根状茎直立，被红棕色阔披针形鳞片。叶：叶簇生；叶柄粗长，栗红色，基部被鳞片，向上稀少；叶片轮廓三角状长圆形至长圆形，2 回羽裂；小羽片 5～6 对，长圆形，与羽轴合生，基部一对较大，长约 2 倍于宽，羽状深裂，裂片全缘或波状；叶背常被灰白色粉末。孢子囊：孢子囊群生于脉先端，近叶缘处，囊群盖深棕色或褐色，质薄，内缘啮齿状。

【生境分布】生于山坡石缝、梯田石缝中。分布于我国东北、华北及河南、陕西、甘肃等地。

【药用部位（药用部位）及采收加工】全草（白粉蕨、小蕨萁）、根茎或叶（小蕨鸡）。白粉蕨和小蕨鸡：秋季采收，晒干。小蕨萁：夏秋季采收，洗净，鲜用或晒干。

【临床应用】白粉蕨和小蕨鸡：苦，寒。润肺止咳，清热凉血；用于咳血，刀伤。小蕨萁：苦，寒。润肺止咳，凉血止血；用于咳血，外伤出血。

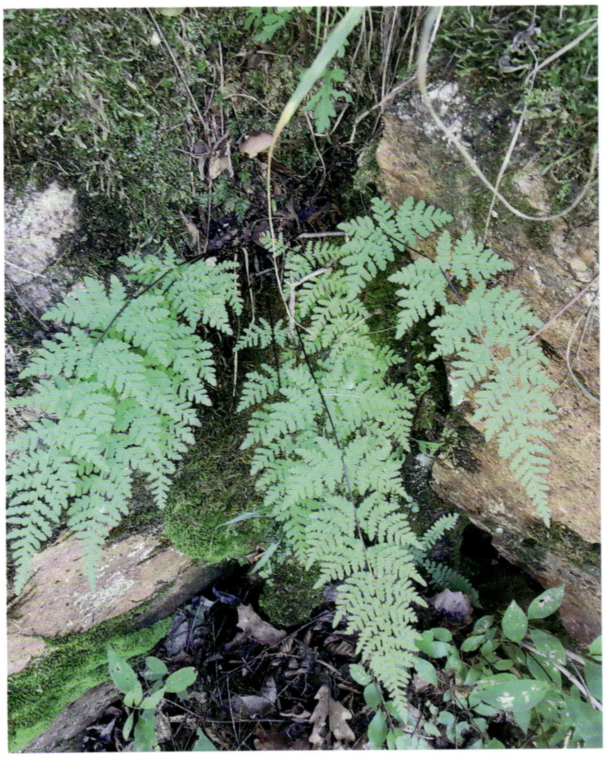
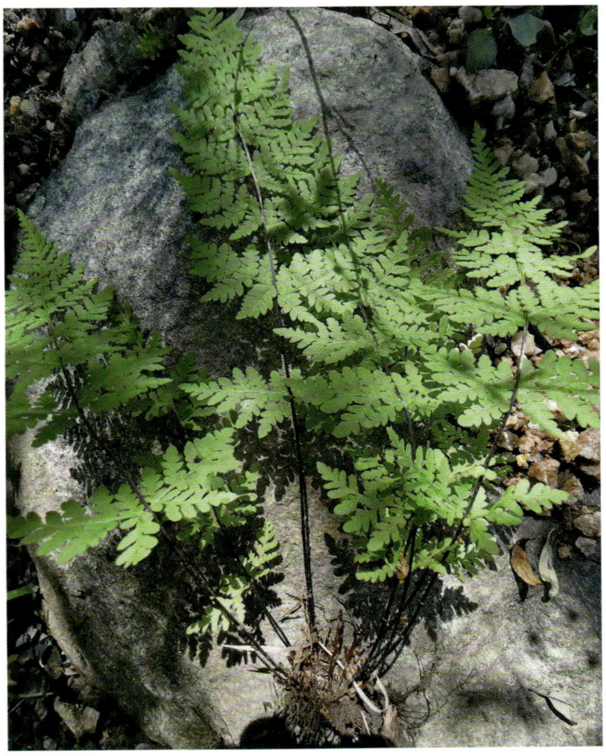
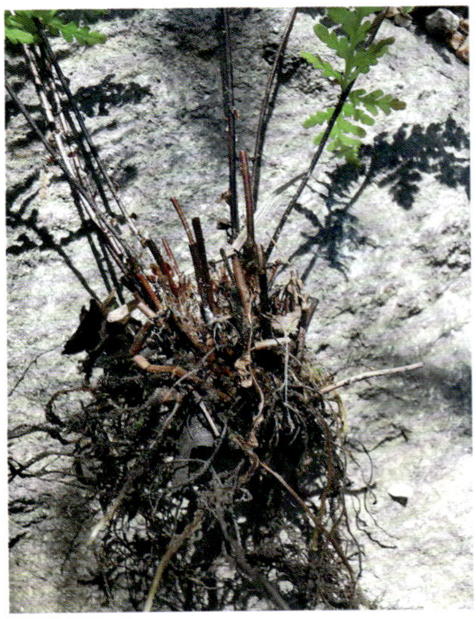
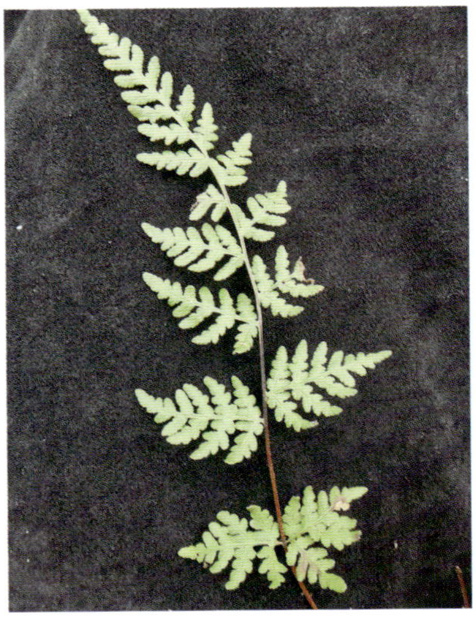
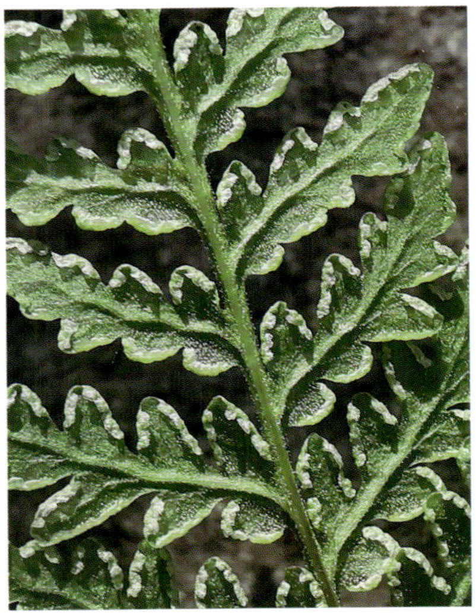

陕西粉背蕨

【基　　原】中国蕨科粉背蕨属陕西粉背蕨 *Aleuritopteris argentea* var.*obscura*（Christ）Ching

【别　　名】多羽裸叶粉背蕨、无银粉背蕨、分经草、金丝草。

【形态特征】多年生草本。**根：**须根多数。**茎：**根状茎短而直立，密被亮褐色披针形鳞片。**叶：**叶簇生，叶柄细长，栗褐色，有光泽，光滑，基部疏生鳞片；叶片轮廓五角形，长宽几相等，基部3回羽裂，中部2回羽裂，顶部1回羽裂，分裂度细；侧生羽片4～6对，对生或近对生，基部一对羽片最大，近三角形，一回羽片4～5对，裂片镰刀形；第二对以上羽片向顶部逐渐缩短，除第二对羽裂外，通常不裂，单一，近全缘；叶背面无粉末。**孢子囊：**孢子囊群线形或圆形，周壁疏具颗粒状纹饰。

【生境分布】生于岩缝、墙缝等处。分布于我国秦岭以北各省区。

【药用部位（药用部位）及采收加工】全草（通经草、分经草）。采收加工同植物“银粉背蕨”项下。

【临床应用】活血调经。

【备　　注】古今本草典籍未见收录。《河南植物志》：民间用全草作活血调经药。

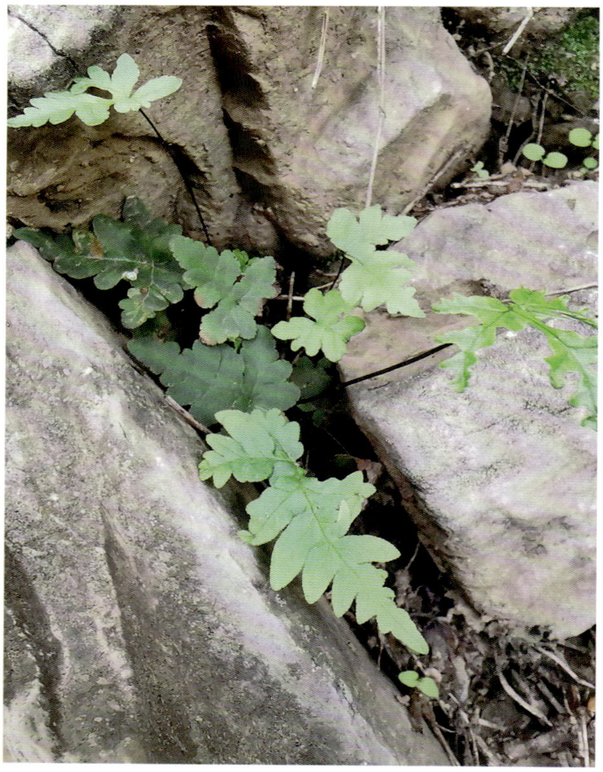

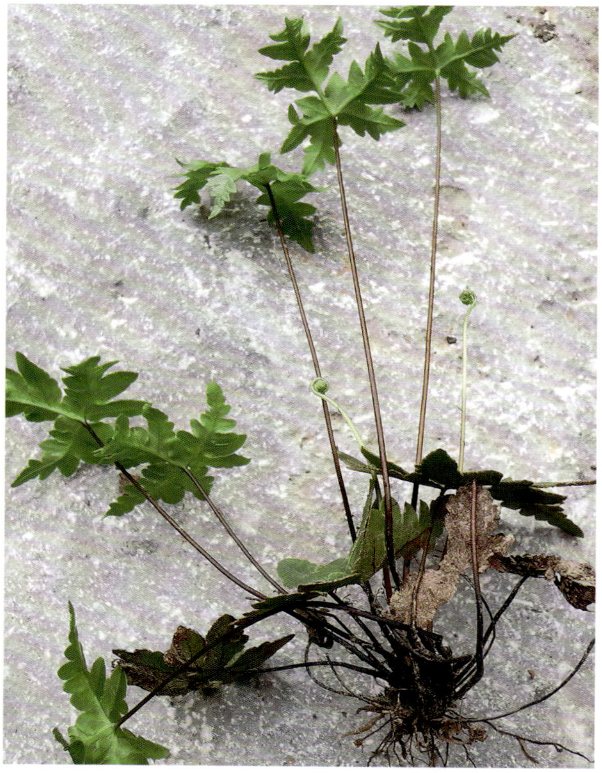

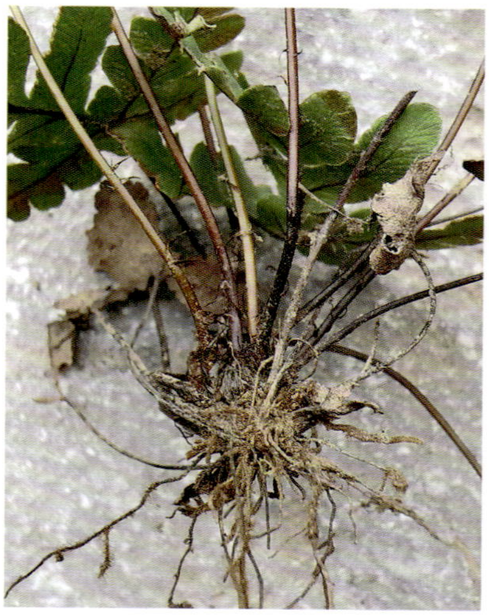

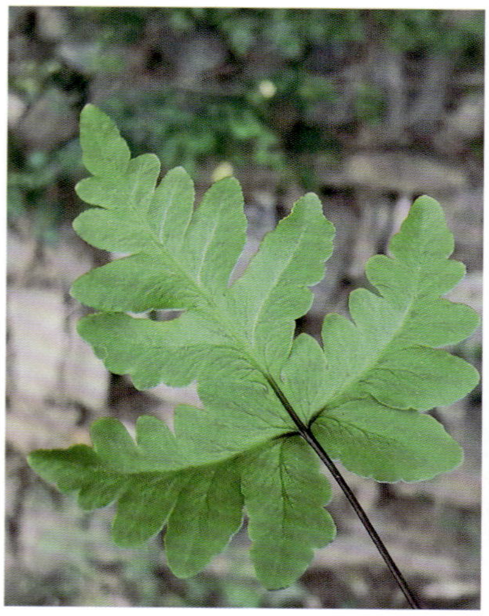

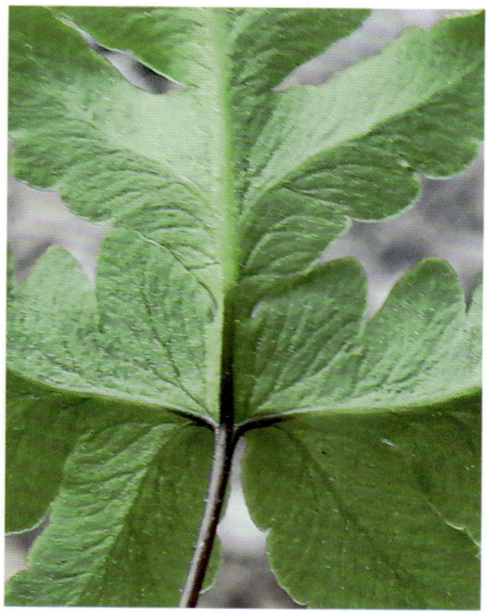

【基　　原】中国蕨科粉背蕨属银粉背蕨 *Aleuritopteris argentea*（Gmel.）Fee.

【别　　名】通（分）经草、金牛（丝）草、紫背金牛、铜丝草（茶）。

【形态特征】多年生草本。**茎：**根状茎直立或斜升，密被黑色或棕黑色披针形鳞片。**叶：**叶簇生；叶柄细长，棕褐色或紫红色，有光泽，上部光滑，基部疏被棕色披针形鳞片；叶轮廓三角状五角形，长宽近相等，先端渐尖，上面绿色，下面被乳白色或淡黄色蜡质粉末，三回羽裂；羽片 3 ～ 5 对，对生，以狭间隔分开，基部一对最大，近三角形，二回羽裂；小羽片 3 ～ 5 对，线状披针形至短线形，羽轴下侧裂片比上侧的大，基部下侧一片特大，羽裂，其余向上各片渐小。**孢子囊：**孢子囊群多数，生于叶缘脉端，囊群盖棕色，膜质，全缘；孢子极面观为钝三角形，周壁表面具颗粒状纹饰。

【生境分布】生于岩缝、墙缝等处。分布于全国各地。

【药用部位（药用部位）及采收加工】全草（银粉背蕨、通经草、分经草、紫背金牛）。春秋季采挖，除去须根和泥土，鲜用或晒干。

【临床应用】淡、微涩，温。活血调经，补虚止咳；用于月经不调，闭经腹痛，肺结核咳嗽，咯血。

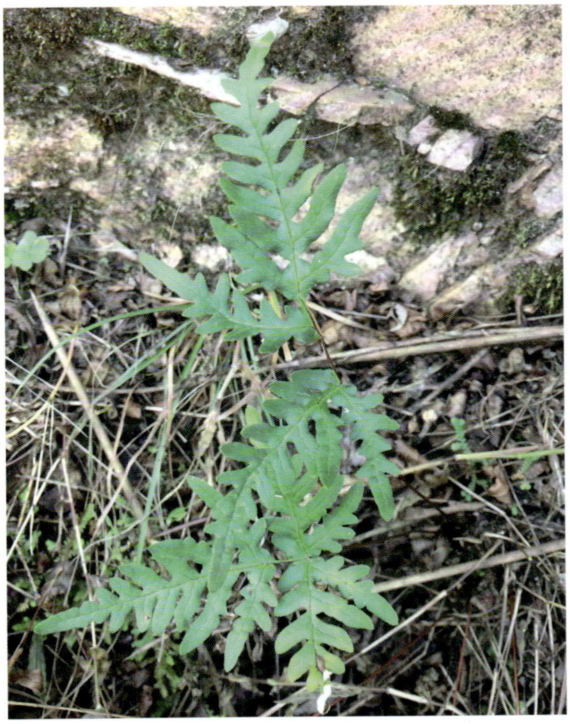
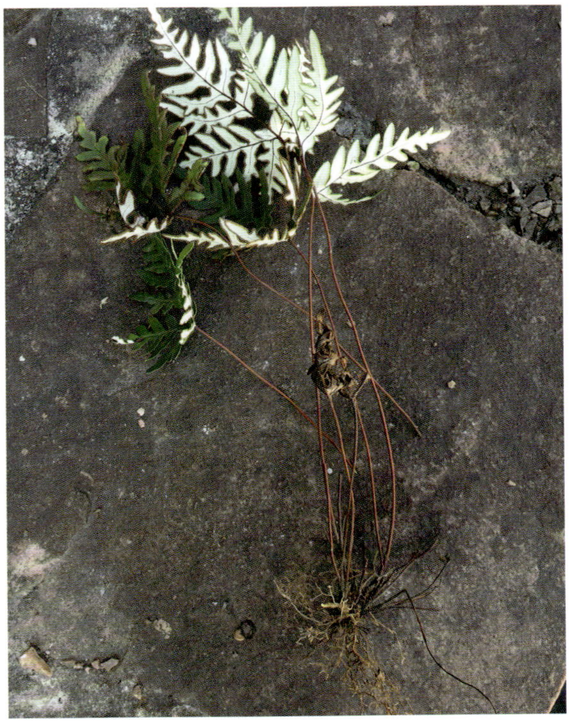
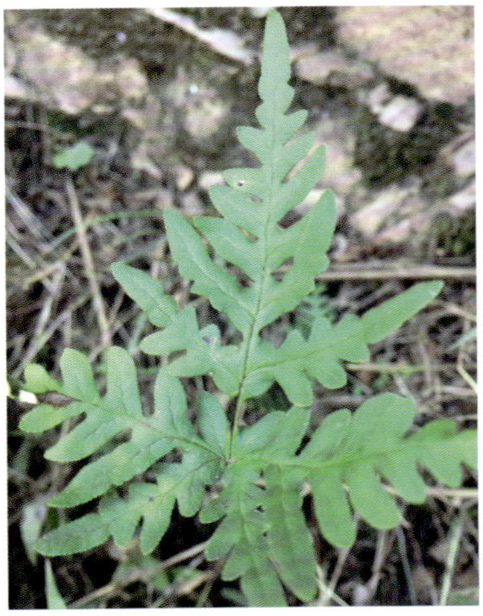
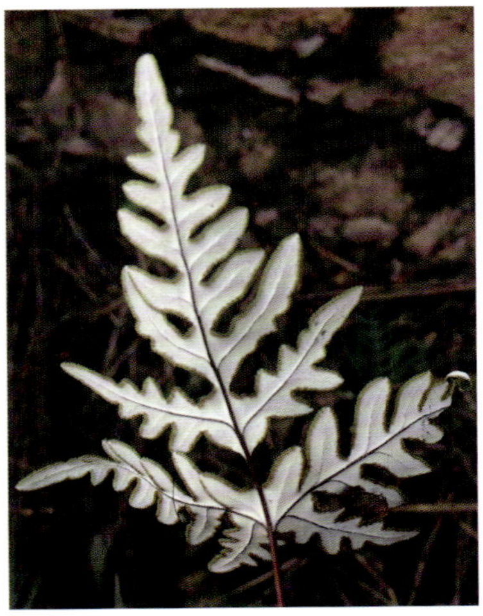
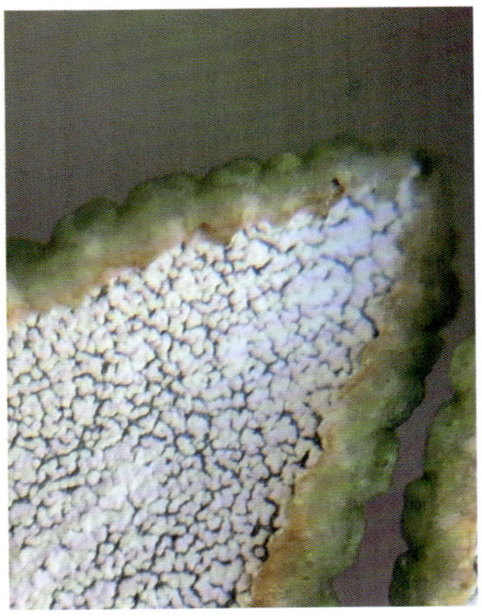

无银粉背蕨

【基　　原】中国蕨科粉背蕨属无银粉背蕨 *Aleuritopteris argentea*（Gmel.）Fee var.*obscura*（Christ）Ching

【别　　名】同植物“银粉背蕨”项下。

【形态特征】多年生草本。形态特征与植物“银粉背蕨”相似，两者的主要区别：无银粉背蕨的叶背面为绿色，无粉末。

【生境分布】同植物“银粉背蕨”项下。

【药用部位（药用部位）及采收加工】均同植物“银粉背蕨”项下。

【临床应用】同植物“银粉背蕨”项下。

【备　　注】本种为银粉背蕨 *Aleuritopteris argentea*（Gmel.）Fee. 的变种。

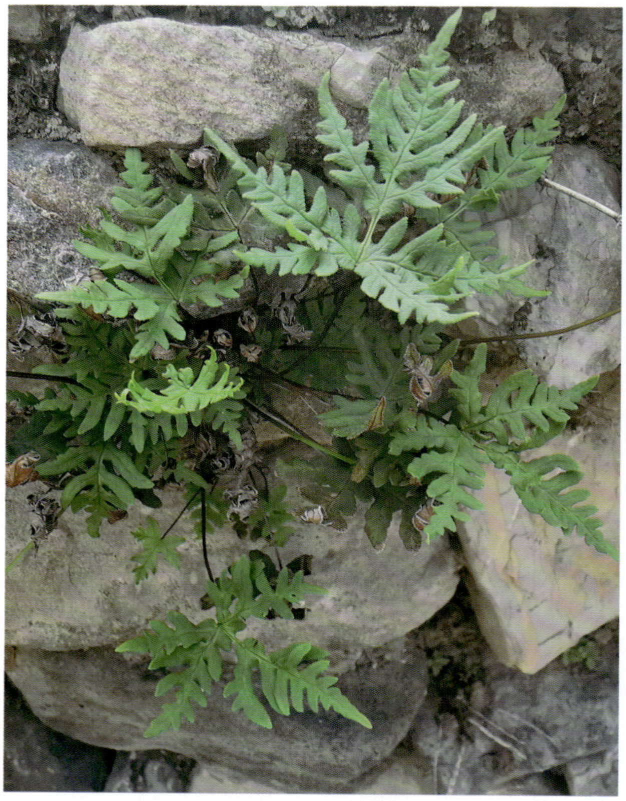

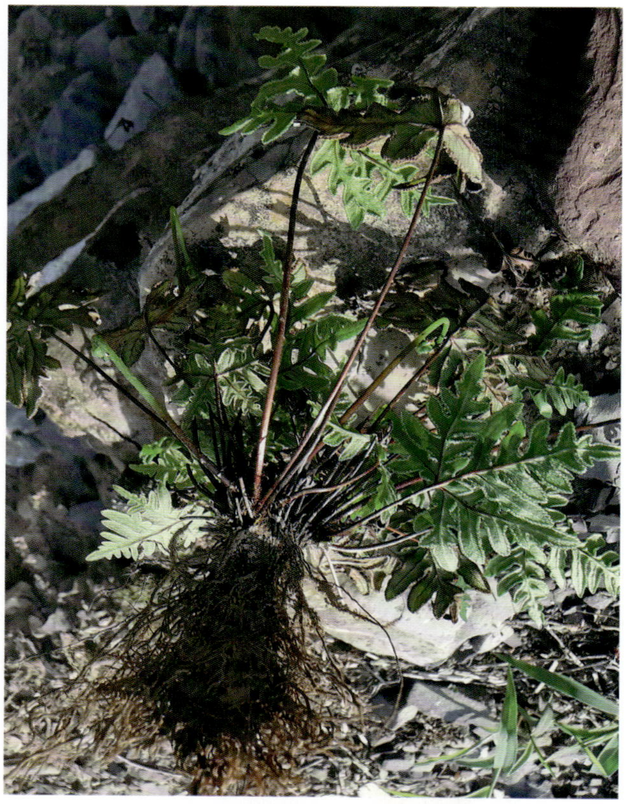

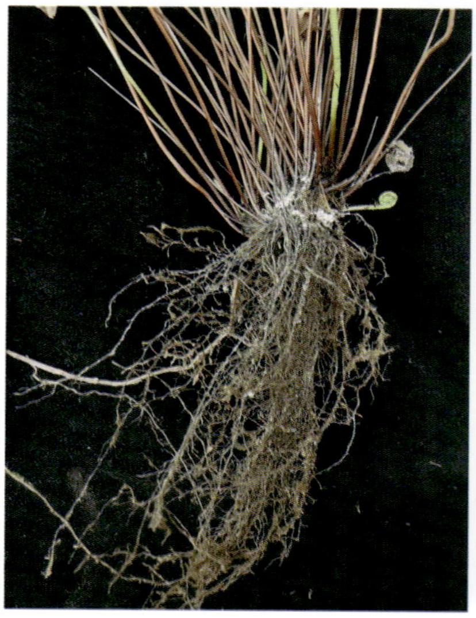

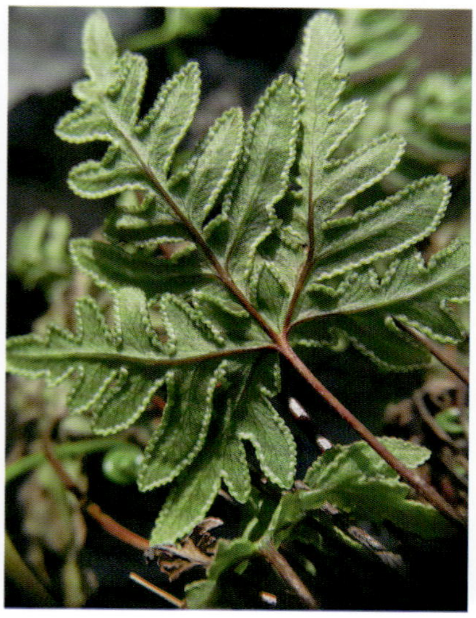

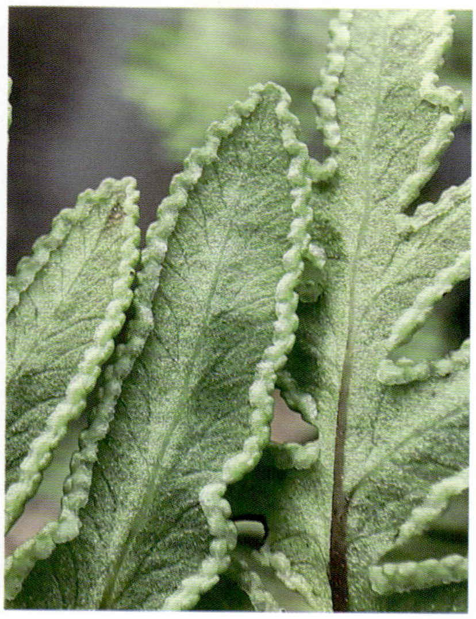

白背铁线蕨

【基　　原】铁线蕨科铁线蕨属白背铁线蕨 *Adiantum davidii* Franch.

【别　　名】(扇叶)铁线蕨、过坛龙。

【形态特征】多年生草本。**茎：**根茎细长，横走，密被卵状披针形鳞片，下面具须状短根。**叶：**叶远生；叶柄圆，细长，有光泽，紫褐色；叶轮廓三角状卵圆形，三回羽状复叶；羽片 3 ～ 5 对，基部羽片最大，三角状披针形；末回小羽片矩圆形，有柄，扇形，圆头边缘为具芒的锯齿状；叶厚革质，上面无毛，下面多少被粉，叶脉扇状分离。**孢子囊：**孢子囊群肾形，着生于末回羽片上缘的凹陷处；囊群盖棕色，圆肾形。

【生境分布】生于山地、溪边、阴湿石缝等处。分布于云南、四川、陕西、甘肃、山西、河北等地。

【药用部位(药材名称)及采收加工】全草(猪鬃草、猪鬃刚)。夏秋季采收，洗净，鲜用或晒干。

【临床应用】苦，凉；归肝、肾经。清热，祛风，利尿，消肿；用于咳嗽吐血，风湿痹痛，淋浊，带下，痢疾，乳肿，风痒湿疹。

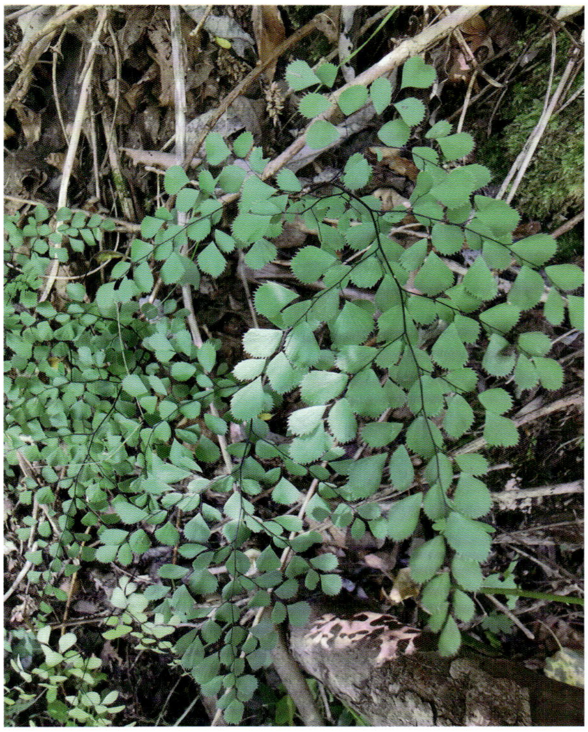

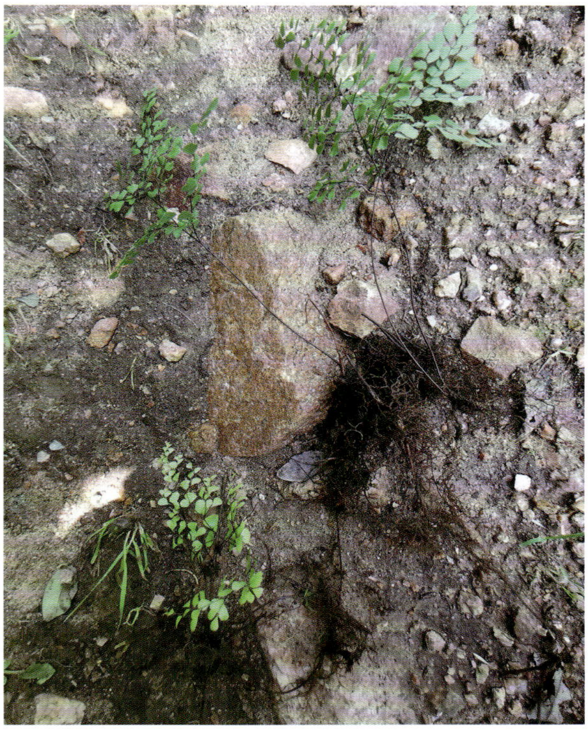

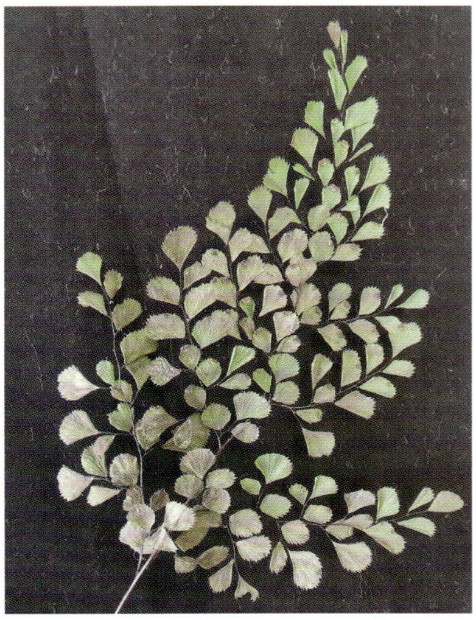

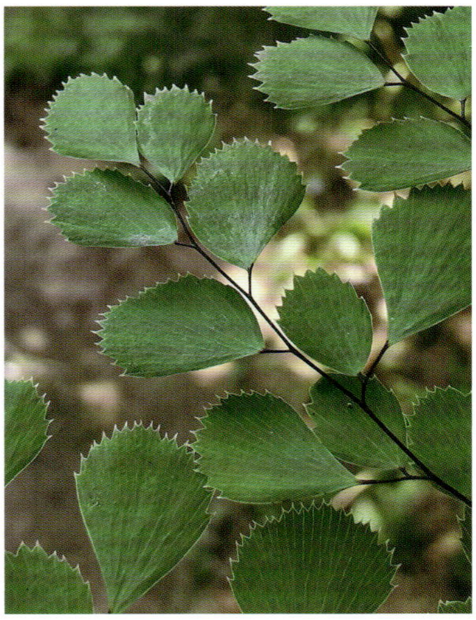

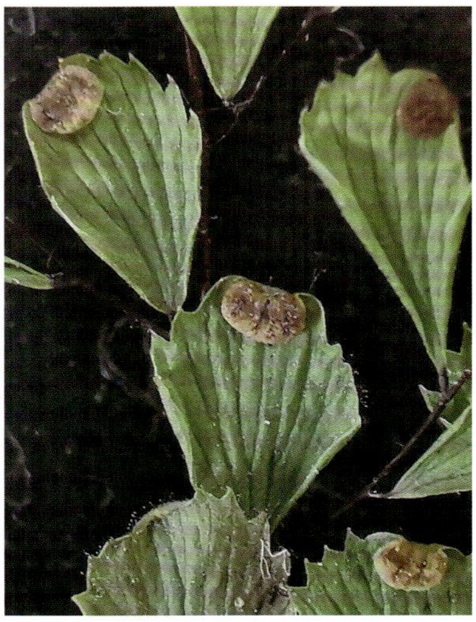

铁线蕨

【基　　原】铁线蕨科铁线蕨属铁线蕨 *Adiantum capillus-veneris* L.

【别　　名】银杏蕨、条裂铁线蕨。

【形态特征】多年生草本。**茎：**根状茎细长，横走，密被棕色披针形鳞片。**叶：**叶柄细长，栗黑色，有光泽，基部被鳞片；叶片轮廓卵状三角形，中部以下多为二回羽状，中部以上为一回奇数羽状；羽片互生，有柄，长圆状卵形，先端圆钝，具细齿。**孢子囊：**孢子囊群横生于能育的末回小羽片的上缘，由裂片顶部反折形成囊群盖，囊群盖长形、长肾形成圆肾形，上缘平直，全缘；孢子周壁具粗颗粒状纹饰。

【生境分布】生于流水溪旁的石灰岩上、石灰岩洞底、滴水岩壁上。分布于我国华南、西南、华中及福建、江西、甘肃、陕西、山西、河北等地。

【药用部位（药材名称）及采收加工】全草（猪鬃草）。采收加工同植物“白背铁线蕨”项下。

【临床应用】同植物“白背铁线蕨”项下。

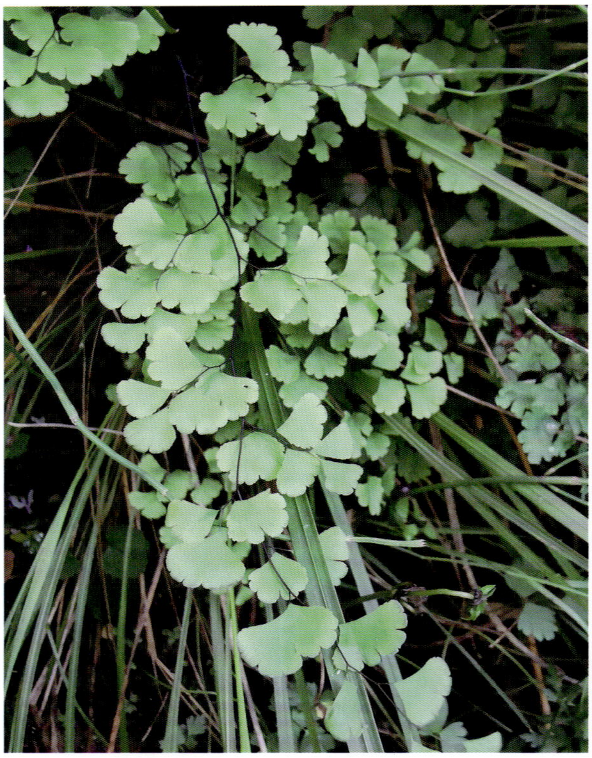

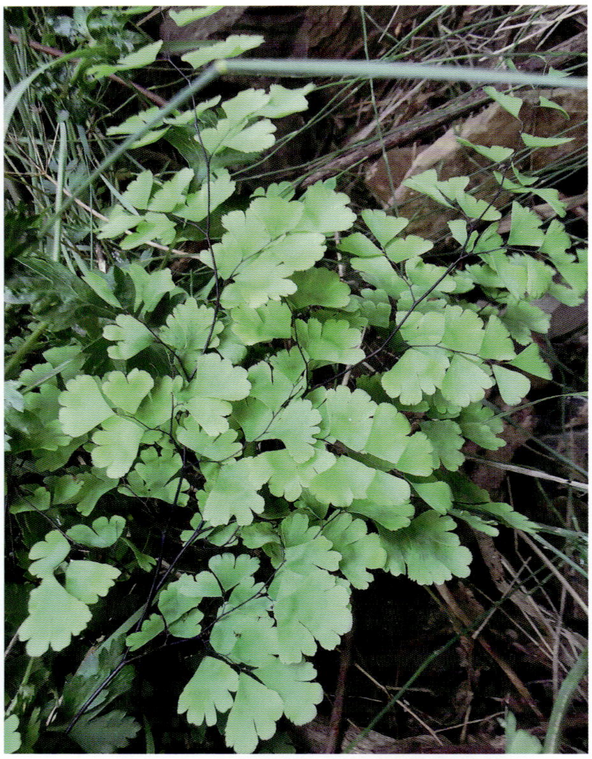

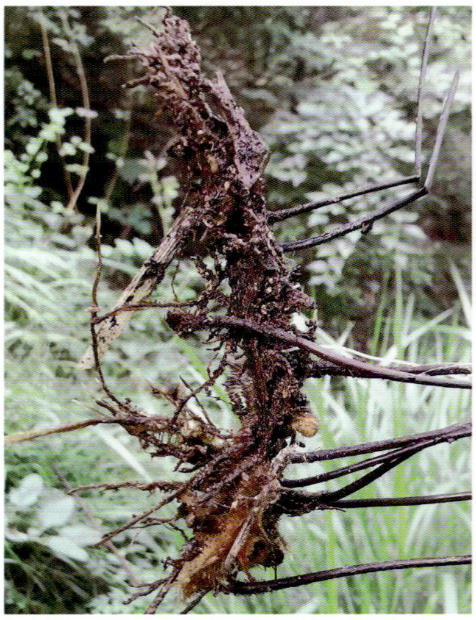

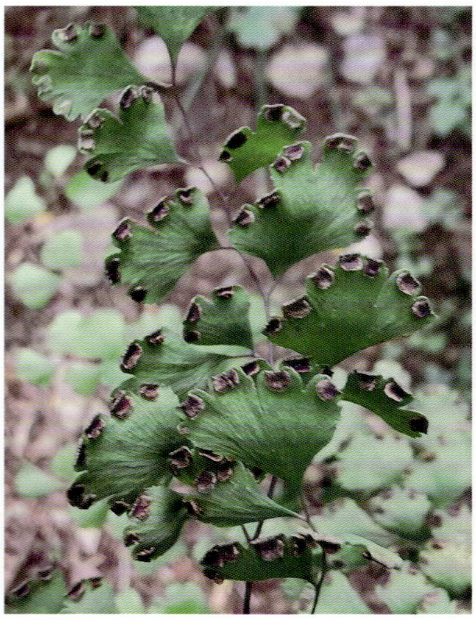

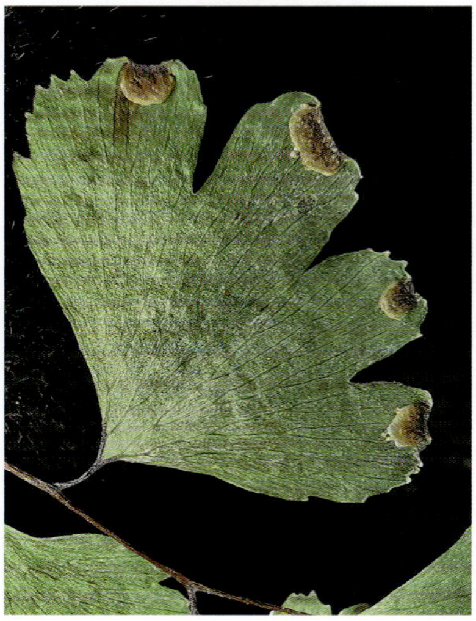

【基　　原】铁线蕨科铁线蕨属团羽铁线蕨 *Adiantum capillus-junonis* Rupr.

【别　　名】翅柄铁线蕨、猪鬃草（七）、猪毛针、乌脚芒、岩浮萍。

【形态特征】多年生草本。**茎：**根状茎短而直立，被褐色披针形鳞片。**叶：**叶簇生；叶柄细长，深栗色，有光泽，柄中下部稍呈四棱形，棱上具窄翅；叶披针形，奇数 1 回羽状；羽片 4 ～ 8 对，具柄，柄端具关节，羽片团扇形，能育羽片具 2 ～ 5 个浅缺刻，不育羽片上缘具细牙齿；叶脉多回 2 歧分叉，直达叶边；叶轴先端常延伸成鞭状，能着地生根。**孢子囊：**孢子囊生裂片边缘的小脉顶端，囊群盖长圆形或肾形。

【生境分布】生于湿润墙基、石缝中或荫蔽湿润的白垩土上。分布于我国西南及甘肃、山东、河南、河北、广东等地。

【药用部位（药材名称）及采收加工】全草或根茎（翅柄铁线蕨、猪毛针）。全年可采；全草晒干或鲜用；根茎采后去须根，洗净，晒干。

【临床应用】微苦，凉；归心、膀胱经。清热解毒，舒筋活络，利尿，补肾，止咳；用于小便不利，血淋，尿闭，遗精，痢疾，咳嗽，瘰疬，乳腺炎，乳痈，毒蛇咬伤，烫火伤。

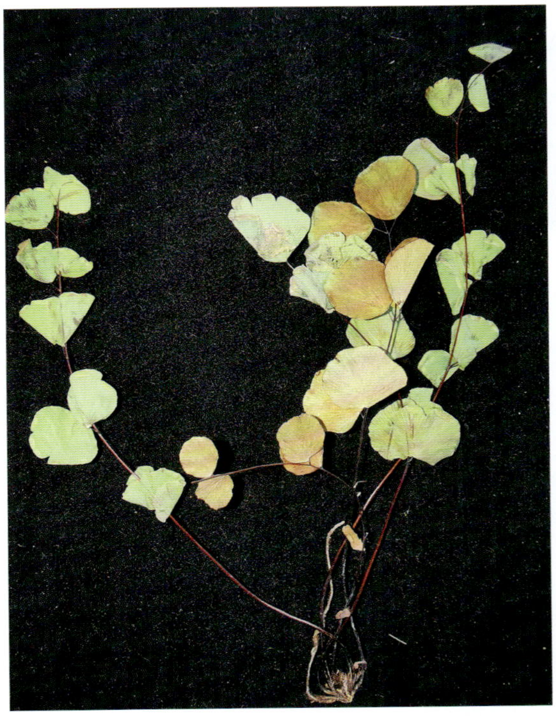

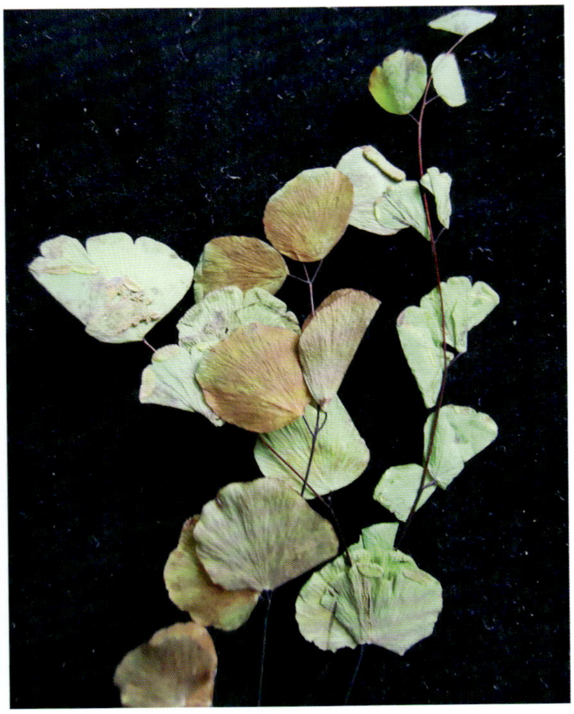

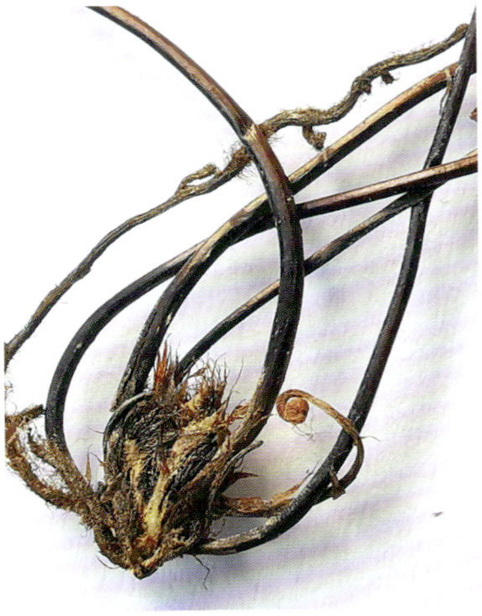

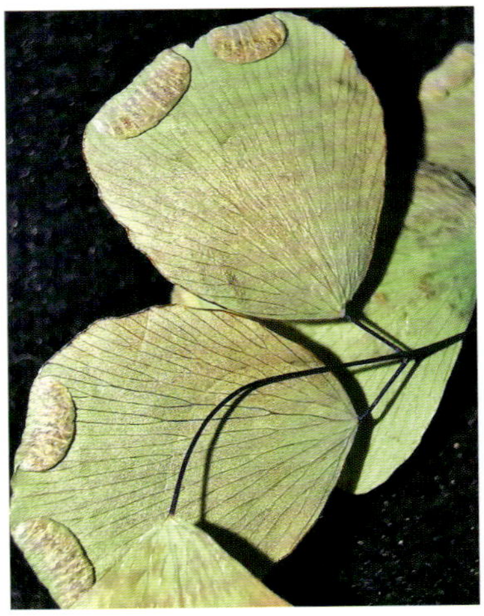

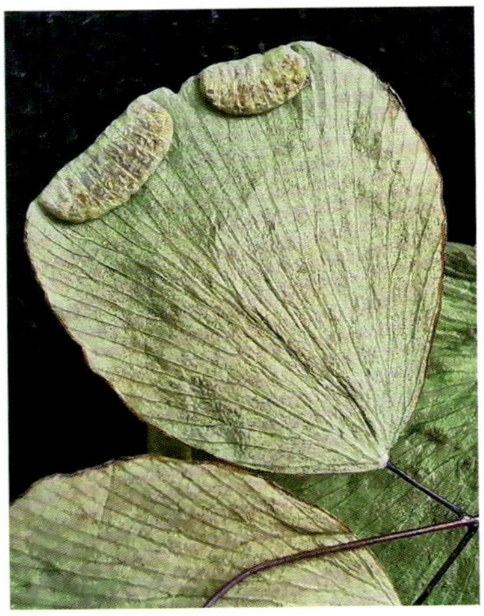

日本安蕨

【基　　原】蹄盖蕨科蹄盖蕨属日本安蕨 *Athyrium niponicum*（Mett.）Hance

【别　　名】日本（华东）蹄盖蕨。

【形态特征】多年生草本。茎：根茎短粗，斜升，被棕色披针形鳞片。叶：叶疏生；叶柄禾秆色，嫩时带紫红色，疏生小鳞片；叶草质，长圆状卵形，顶部渐尖，2～3回羽状裂，裂片斜展；小羽片无柄或有具狭翅的短柄，小羽片10～15对，互生，斜向上，披针形，下部各对较大，基部不对称，羽状深裂，裂片狭长圆形，钝头，边缘有小锯齿或浅裂；叶脉在裂片上为羽状，在下面隆起，侧脉单一，伸达齿端。孢子囊：孢子囊群短线形或钩状，沿侧脉上侧着生，靠近中脉，每裂片有4～5对，成熟时满布叶背；囊群盖同形，浅棕色，膜质，边缘啮蚀状。

【生境分布】生于田边湿地、灌木林下、岩石缝等处。分布于我国华北及辽宁、陕西、山东、四川等地。

【药用部位（药材名称）及采收加工】根茎（马牙贯众）。夏秋季采挖，除去须根，洗净，晒干。

【临床应用】苦，凉。清热解毒，止血，驱虫；用于疮毒疖肿，痢疾，鼻衄，蛔虫病。

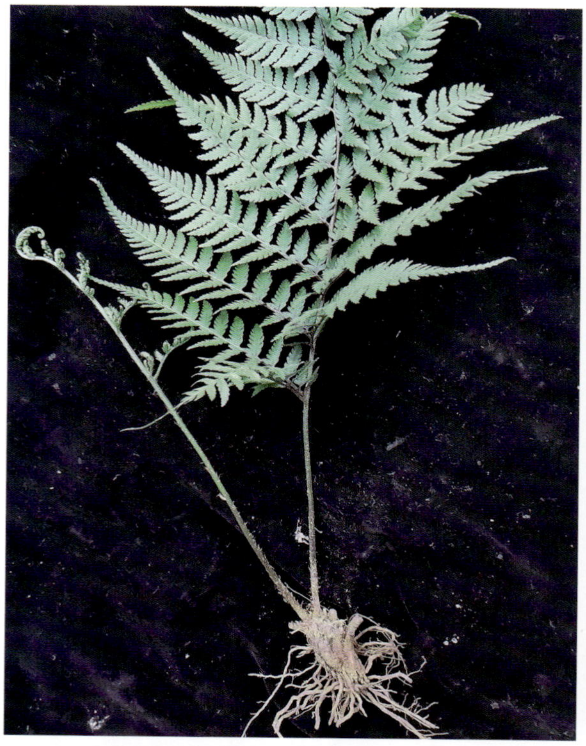

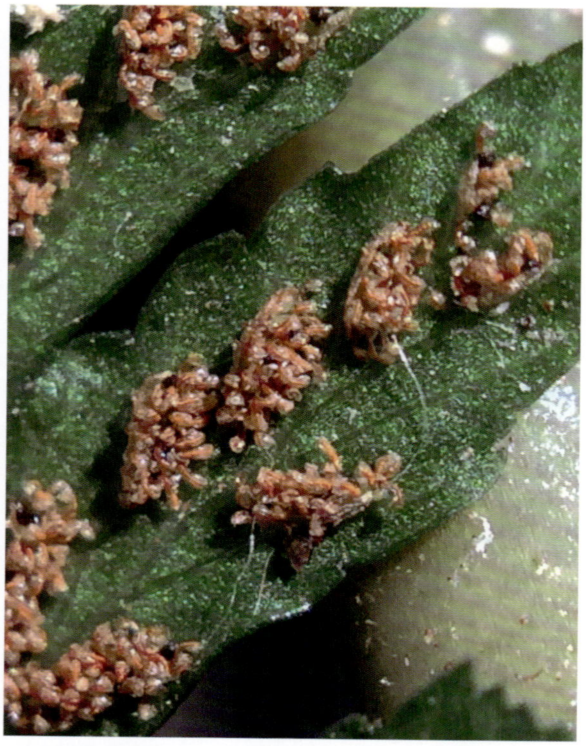

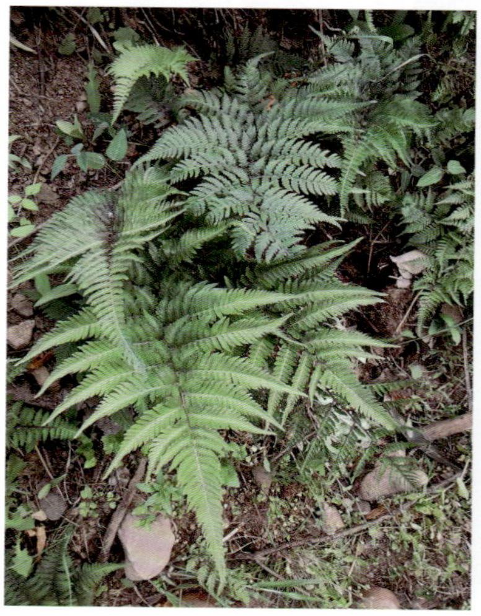

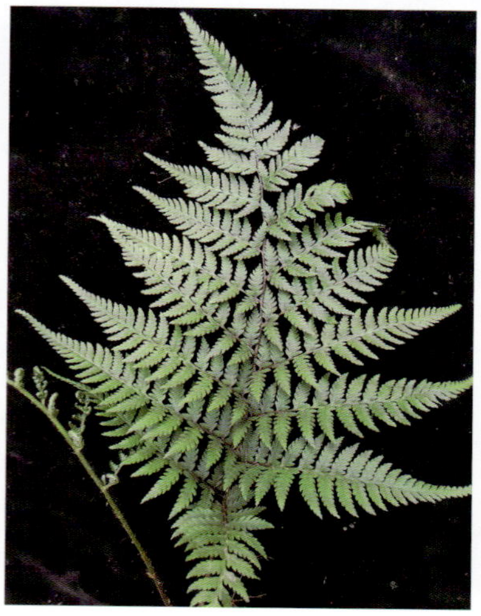

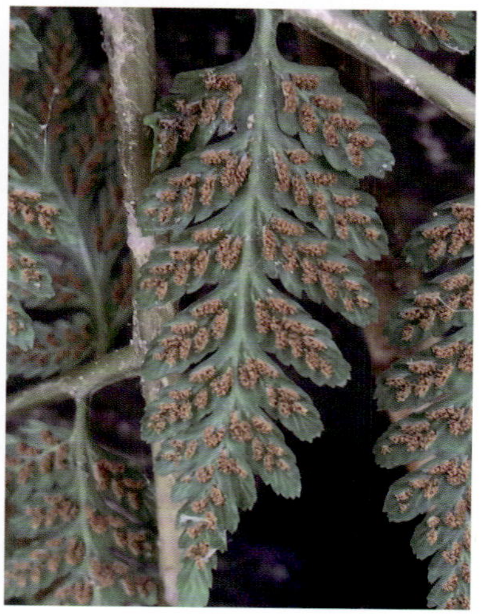

【基　　原】蹄盖蕨科蹄盖蕨属中华蹄盖蕨 *Athyrium sinense* Rupr.

【别　　名】狭叶（户县、老君山、陕西）蹄盖蕨。

【形态特征】形态特征与植物“日本蹄盖蕨”相似。两者的主要区别：日本蹄盖蕨的叶片长圆状披针形，基部羽片不缩短或仅 1 或至多 2 对略缩短；叶柄新鲜时带紫红色。中华蹄盖蕨的叶片长圆状卵形，基部 2 ～ 3 对羽片略缩短，中部的较大；叶柄新鲜时不带紫红色。

【生境分布】生于山谷林下。分布于我国东北、华北及陕西、甘肃、山东等地。

【药用部位（药材名称）及采收加工】根茎（中华蹄盖蕨）。夏秋季采挖，除去须根，洗净，晒干。

【临床应用】微苦，凉；归肺、大肠经。清热解毒，驱虫；用于流感，麻疹，乙脑，流脑，钩虫病，蛔虫病。

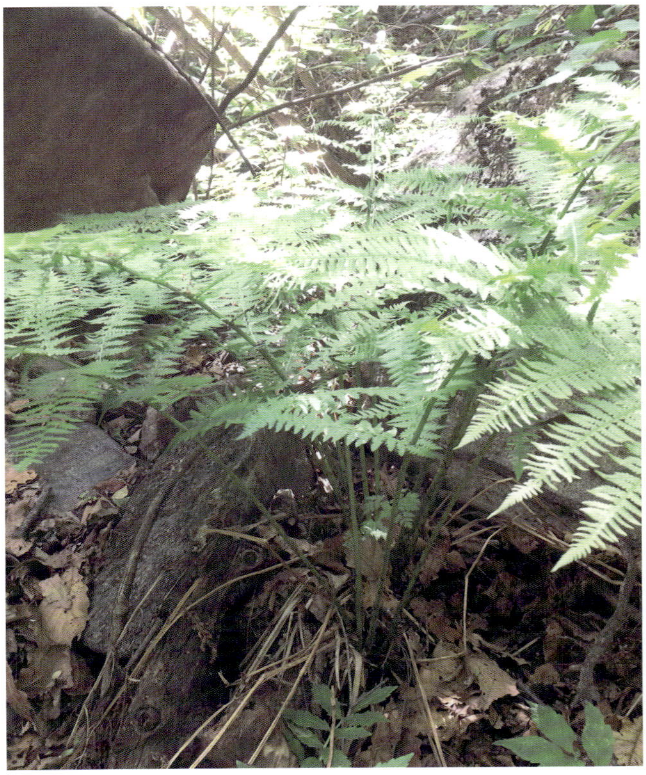
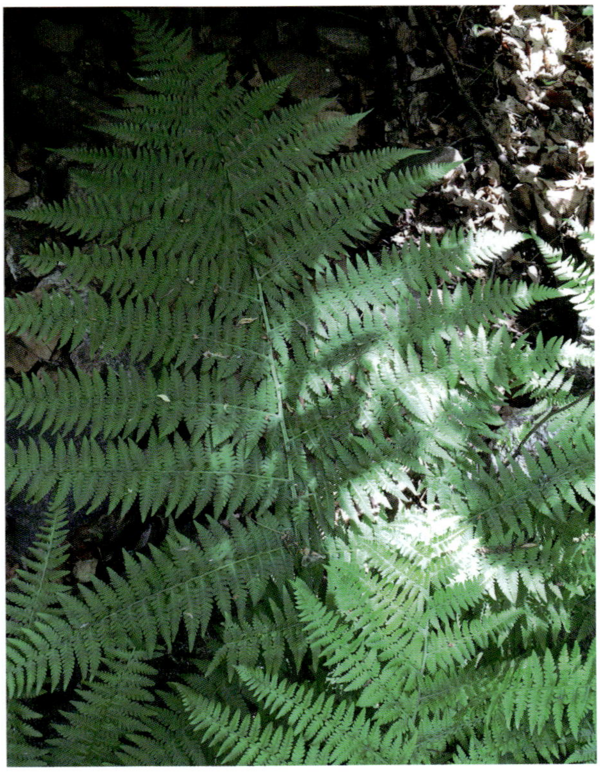
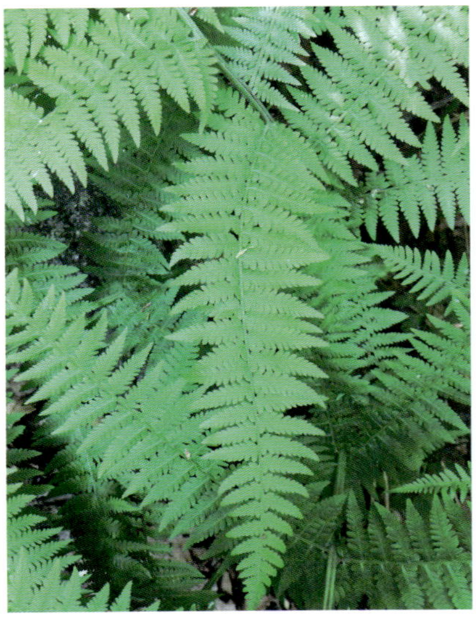
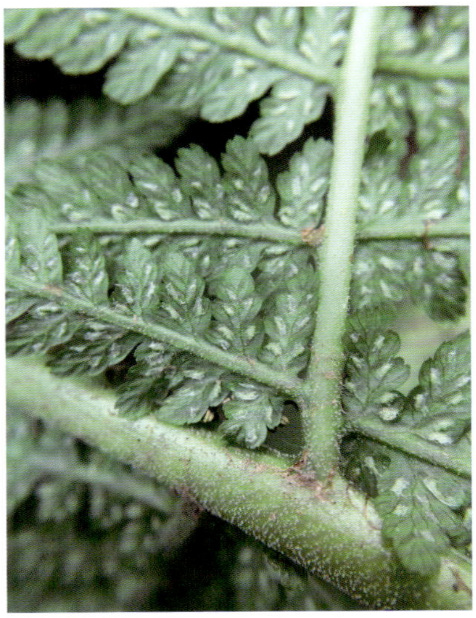
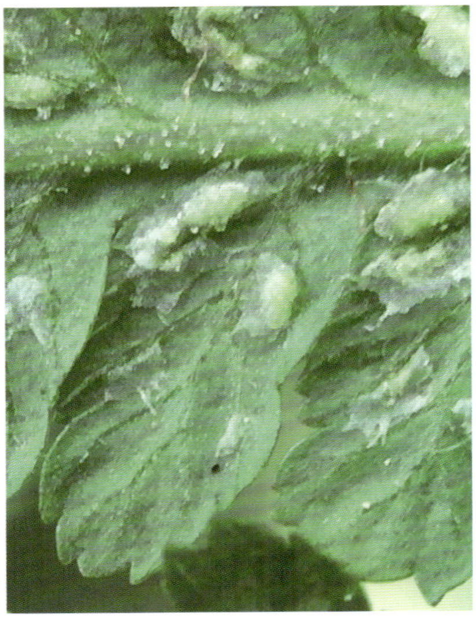

北京铁角蕨

【基　　原】铁角蕨科铁角蕨属北京铁角蕨 *Asplenium pekinense* Hance

【别　　名】地柏叶（枝）、小凤尾草、小叶鸡尾草、大肥草、臁疮药、风水草、山蕨岩等。

【形态特征】多年生草本。茎：根状茎短而直立，顶部密生披针形鳞片。叶：叶簇生，叶柄淡绿色，疏生纤维状小鳞片；叶轮廓长圆状披针形，草质，2～3回羽裂，羽轴和叶轴两侧有狭翅，基部羽片略短，中部羽片长，末回裂片顶端有2～3个尖齿。孢子囊：孢子囊群近椭圆形，斜向上，每小羽片常有1～2枚，位于小羽片中部，排列不甚整齐，成熟后为深棕色，往往满铺小羽片下面；囊群盖同形，灰白色，膜质，全缘，开向羽轴或主脉，宿存。

【生境分布】生于溪边岩石上。分布于我国长江以南及华北、西北等地。

【药用部位（药材名称）及采收加工】带根全草（小凤尾草、铁杆地柏枝）。四月采挖，洗净，晒干。

【临床应用】甘，微辛，平。化痰止咳，清热解毒，止血；用于感冒咳嗽，肺结核，痢疾，腹泻，热痹，肿毒，疮痈，跌打损伤，外伤出血。

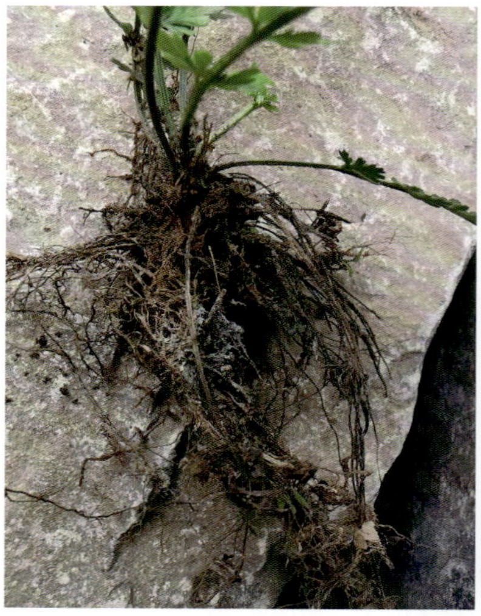

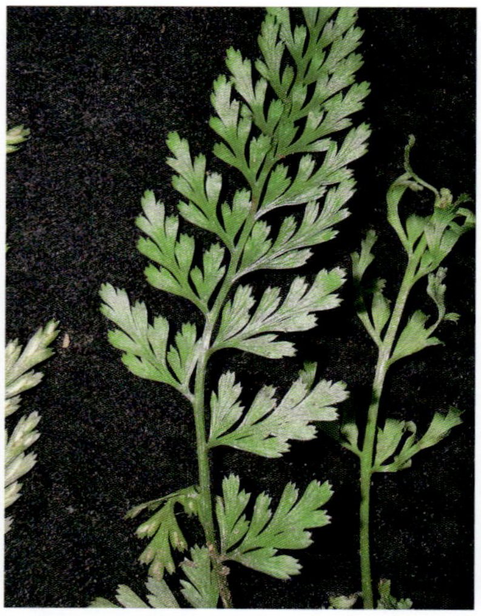

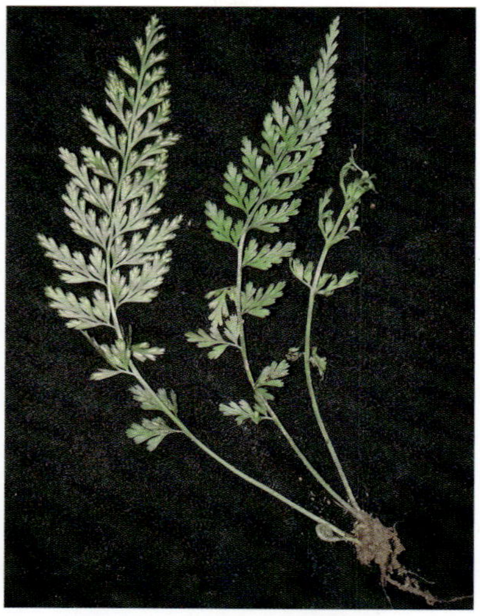

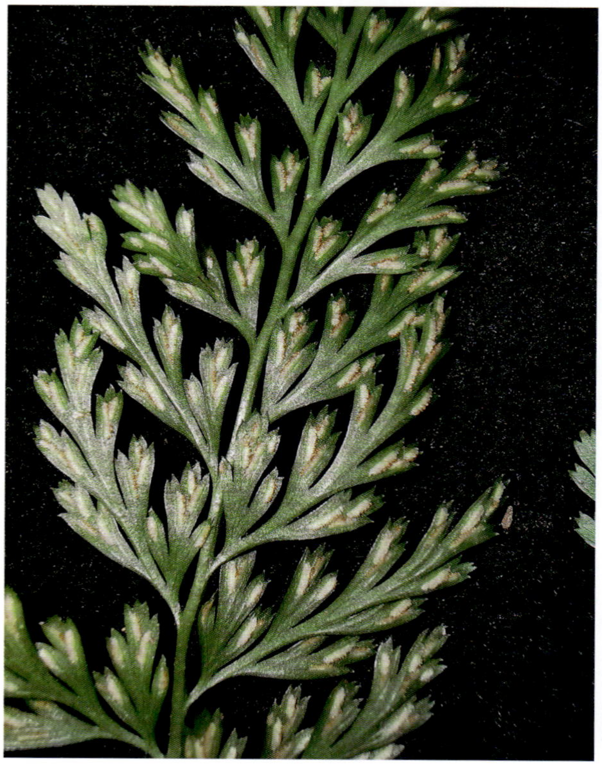

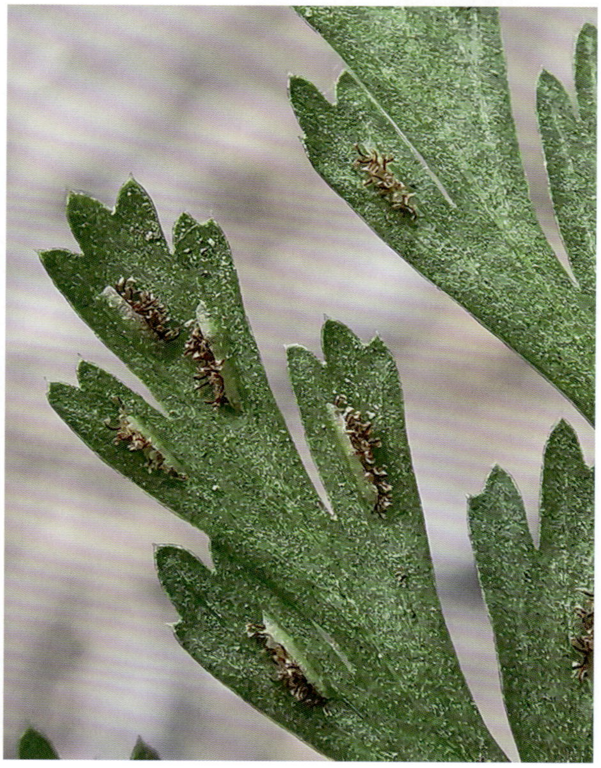

变异铁角蕨

【基　　原】铁角蕨科铁角蕨属变异铁角蕨 *Asplenium varians* Wall.

【别　　名】少羽铁角蕨。

【形态特征】多年生草本。茎：根状茎短而直立，先端密被披针形鳞片。叶：叶簇生，薄草质，披针形，先端渐尖，基部略变狭，2 回羽状分裂；中部羽片略长，三角状卵形，钝头，基部不对称；小羽片 2 ～ 3 对，倒卵形，圆头，基部阔楔形，无柄，多少与羽轴合生，叶脉不达齿端。孢子囊：孢子囊群短线形，每小羽片有 2 ～ 4 个，生于小脉中部以下；囊群盖线形，全缘。

【生境分布】生于林下、潮湿岩石或岩壁上。分布于河南、陕西、四川、云南、西藏等地。

【药用部位（药材名称）及采收加工】全草（九倒生）。秋后采收，晒干。

【临床应用】微涩、凉；归肾经。活血消肿，止血生肌；用于刀伤，骨折，疮疡溃烂，烧烫伤。

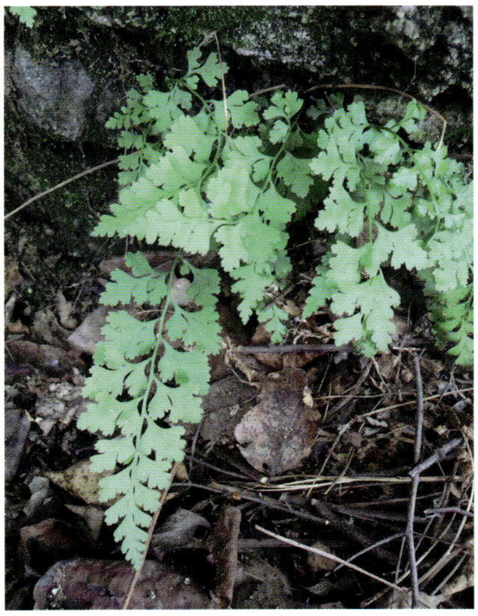

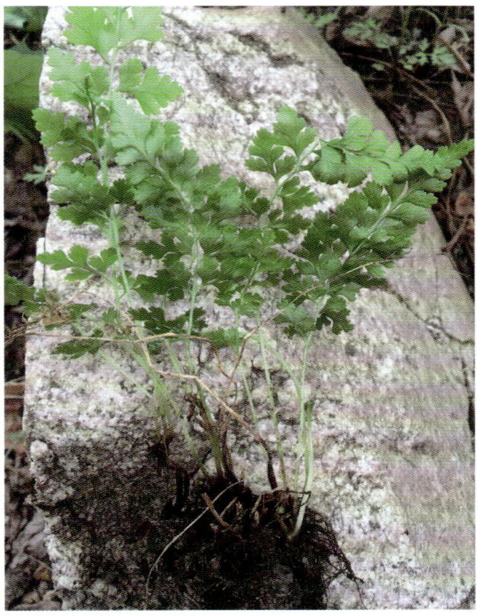

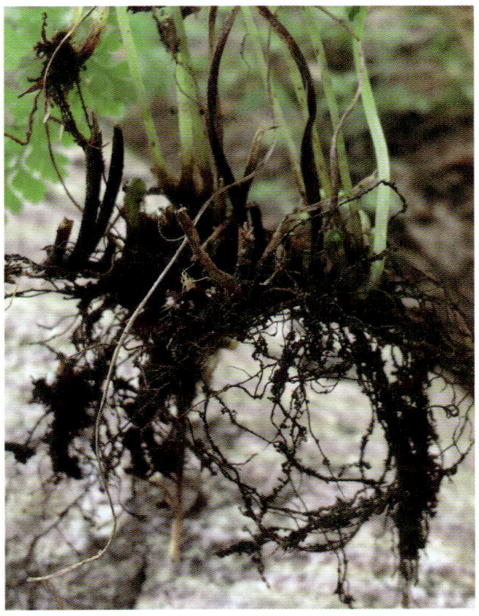

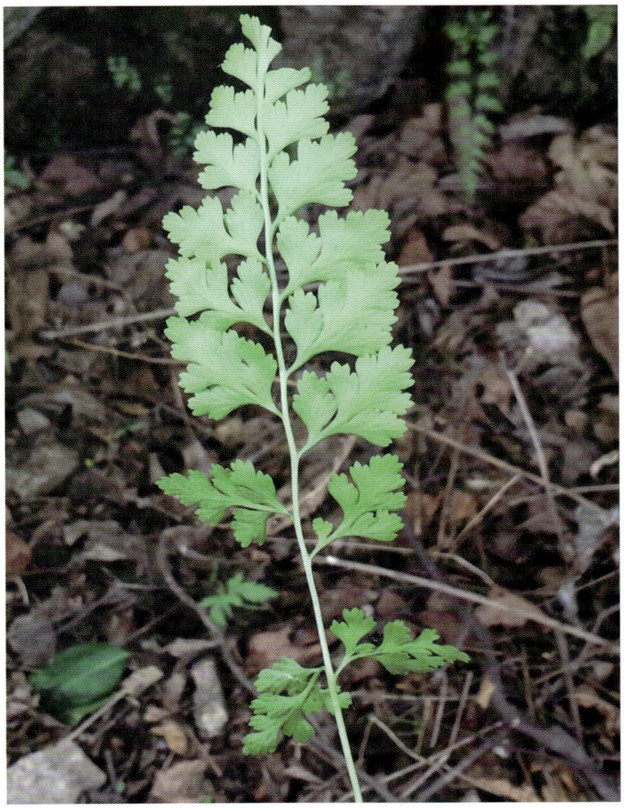

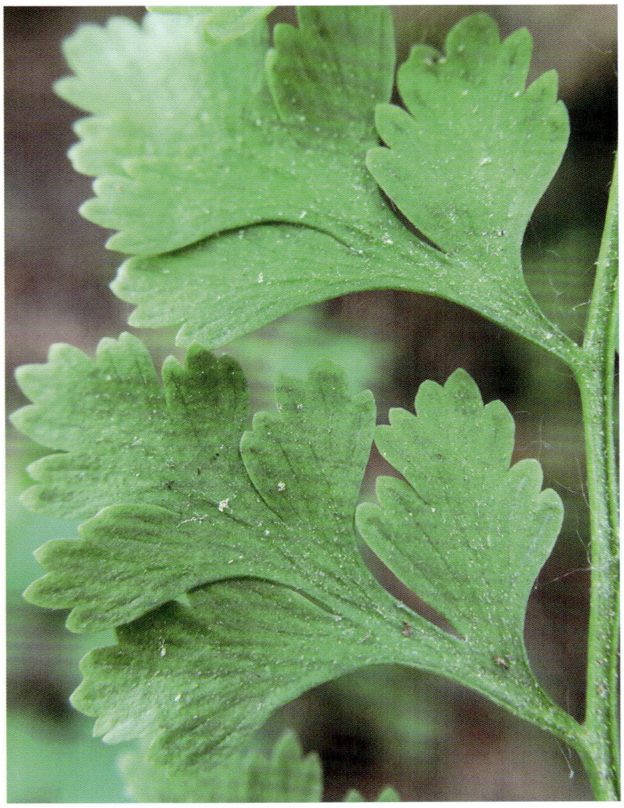

虎尾铁角蕨

【基　　原】铁角蕨科铁角蕨属虎尾铁角蕨 *Asplenium incisum* Thunb.

【别　　名】缩羽（深裂）铁角蕨、虎尾蕨、岩春草、地柏枝、伤寒草、止血草等。

【形态特征】多年生草本。**茎：**根状茎短，先端密被黑色披针形鳞片。**叶：**叶簇生；叶柄淡绿色、栗色或红棕色，上面有纵沟，两侧有狭边，疏被褐色纤维状小鳞片；叶片轮廓阔披针形，两端渐狭，1～2回羽状；羽片有极短柄，下部羽片逐渐缩短成卵形或半圆形，中部羽片三角状披针形或披针形，小羽片以狭翅相连，椭圆形或卵形，先端钝圆并有粗齿。**孢子囊：**孢子囊群椭圆形，生于小脉中下部，近主脉；囊群盖椭圆形，薄膜质，全缘。

【生境分布】生于林下潮湿岩石或岩壁上。分布于我国华东及辽宁、陕西、甘肃、河北、河南、湖南、四川、贵州等地。

【药用部位（药材名称）及采收加工】全草（岩春草、万年柏、地柏叶）。夏秋季采收，洗净，鲜用或晒干。

【临床应用】苦、甘，凉。清热解毒，平肝镇惊，止痛，止血，利湿，利尿；用于肝炎，肺热咳嗽，小儿惊风，小儿疳积，牙痛，吐血，小便不利，指头炎，毒蛇咬伤。

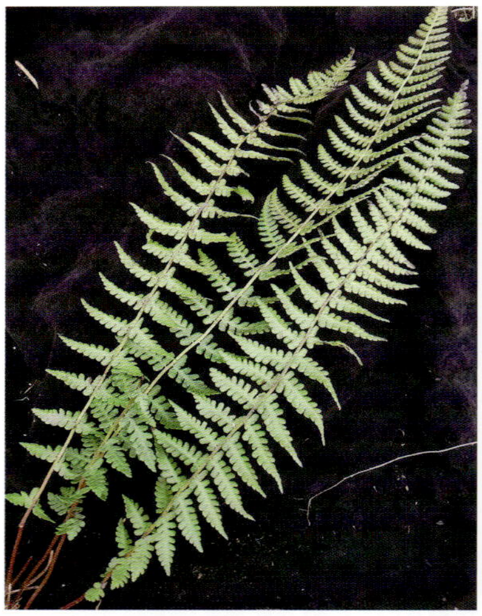

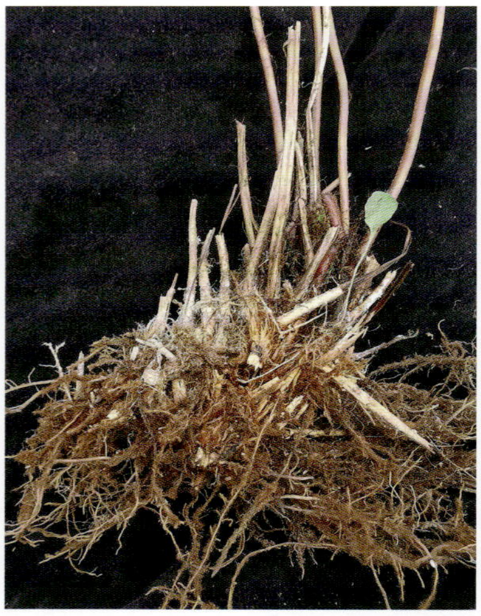

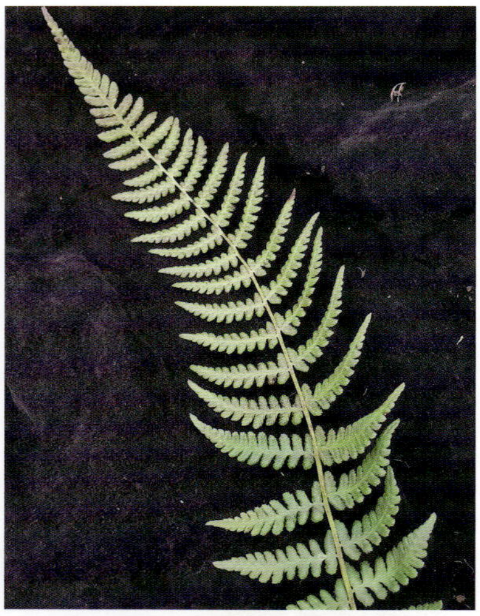

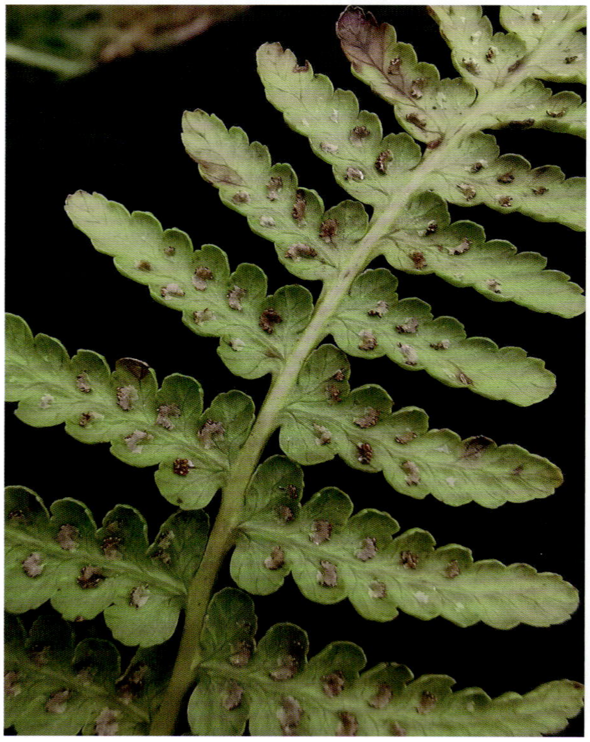

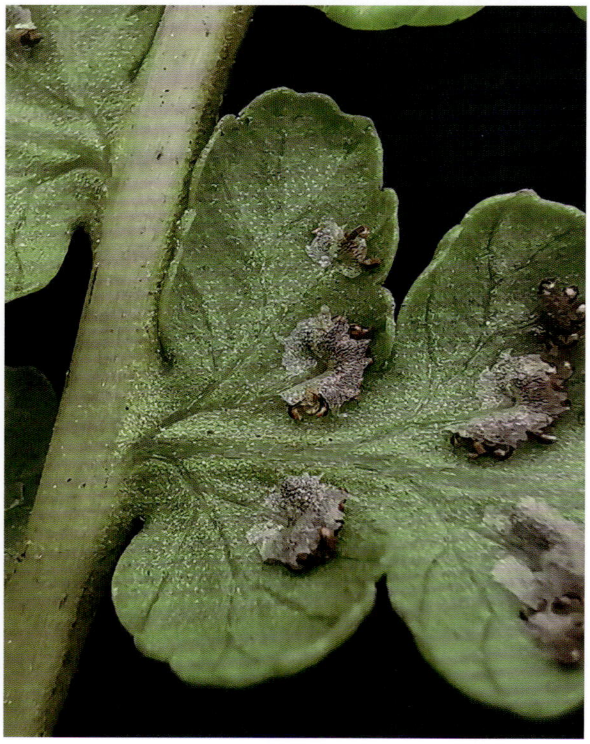

【基　　原】铁角蕨科铁角蕨属铁角蕨 *Asplenium trichomanes* L.Sp.

【别　　名】铁角凤尾草。

【形态特征】多年生草本。茎：根状茎短而直立，密被鳞片。叶：叶多数，簇生；叶片长线形，长 10 ~ 25 cm，中部宽 9 ~ 25 mm，先端渐尖，基部略变狭，一回羽状；羽片约 20 ~ 30 对，平展，近无柄，椭圆形或卵形，圆头，有钝齿；叶轴栗褐色，有光泽，光滑，上面有纵沟，两侧有狭翅。孢子囊：孢子囊群阔线形，黄棕色，斜上，位于主脉与叶边之间；囊群盖阔线形。

【生境分布】生于林下、山谷岩石上、石缝中。分布于我国西北、华东、华中、华南、西南及山西等地。

【药用部位（药材名称）及采收加工】带根全草（铁角凤尾草）。全年均可采收，鲜用或晒干。

【临床应用】淡，平，凉；归心、脾经。清热利湿，解毒消肿，调经止血；用于小儿高热惊风，肾炎水肿，食积腹泻，痢疾，咳嗽，咯血，月经不调，白带，疮疖肿毒，毒蛇咬伤，水火烫伤，外伤出血。

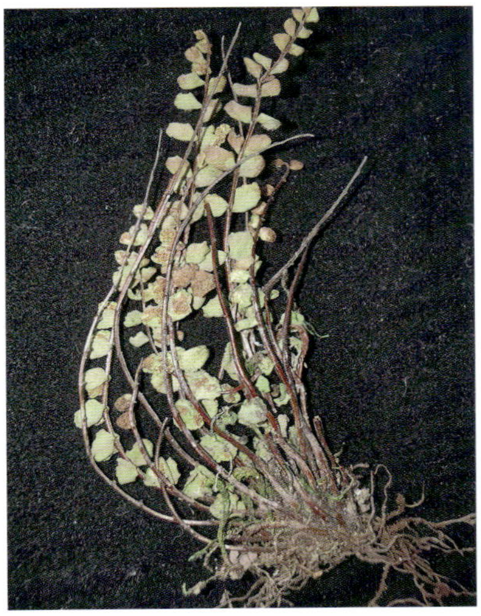

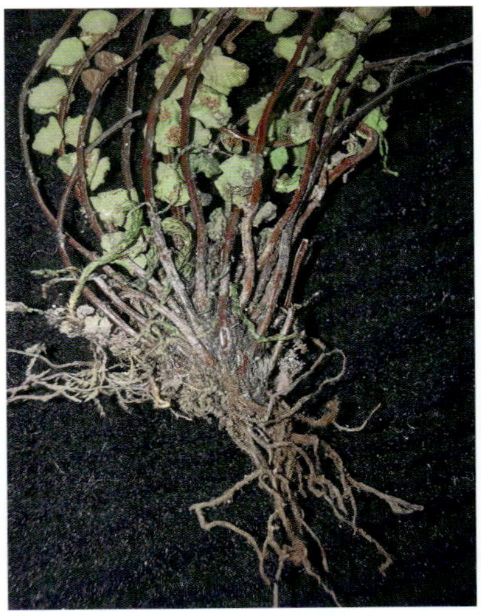

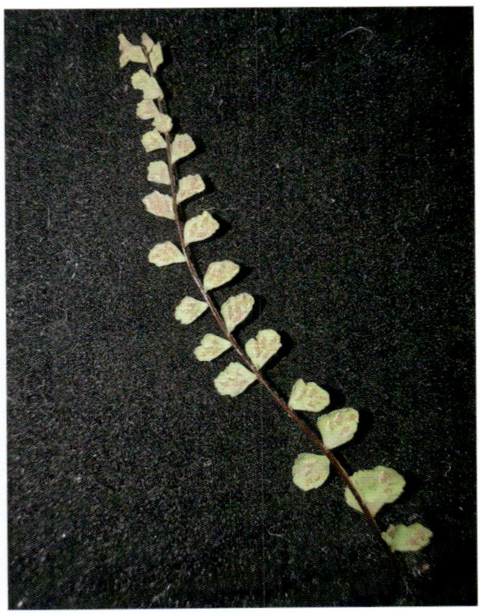

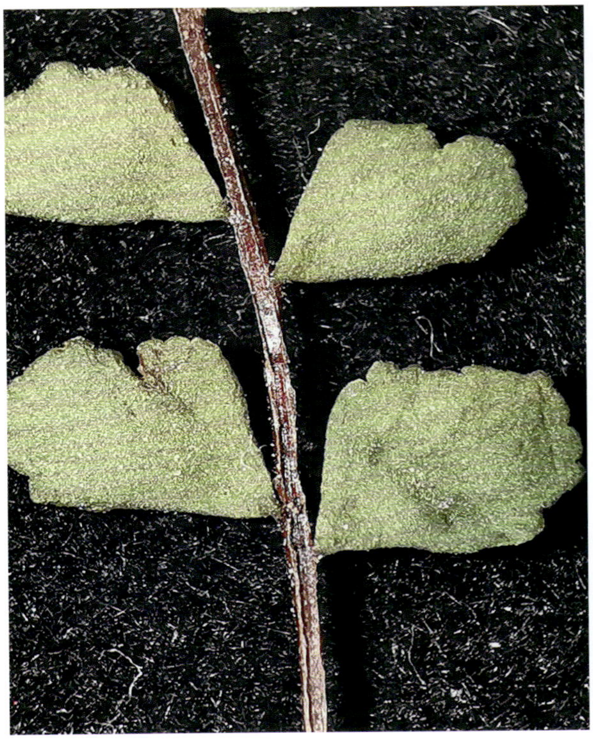

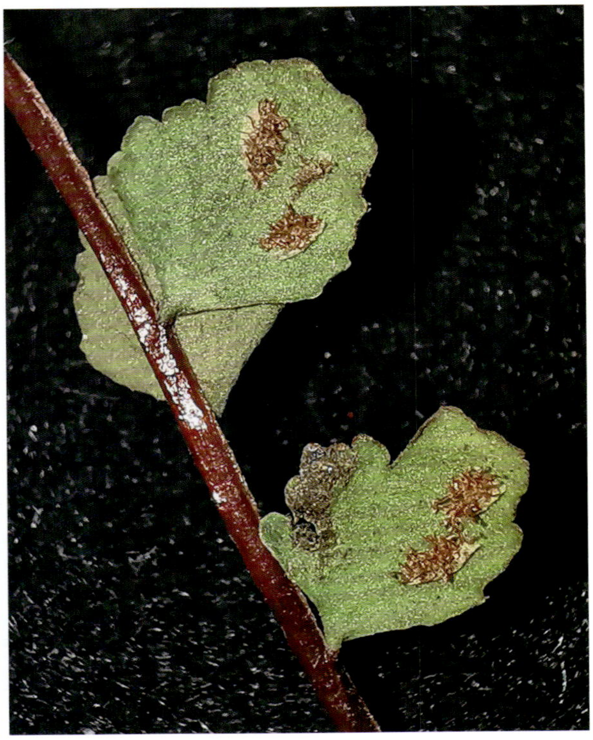

过山蕨

【基　　原】铁角蕨科过山蕨属过山蕨 *Camptosorus sibiricus* Rupr.

【别　　名】过桥草、马蹬（灯）草。

【形态特征】多年生草本。**茎：**根茎短，直立，顶部密生狭披针形的黑褐色鳞片。**叶：**叶簇生，二型，草质；营养叶较短，叶片披针形或矩圆形，钝头或渐尖，基部宽楔形；能育叶有长柄，叶披针形，先端渐尖并延伸，可着地生根而繁殖新株。**孢子囊：**孢子囊群生于网脉的一侧或两侧；囊群盖短条形或矩圆形，膜质，全缘。

【生境分布】生于岩石脚下、林下阴湿处。分布于我国东北、华北及陕西、山东、江苏等地。

【药用部位（药材名称）及采收加工】全草（过山蕨、马蹬草）。夏秋季采收，洗净，晒干。

【临床应用】淡，平；归心经。活血化瘀，止血，解毒；用于血栓闭塞性脉管炎，偏瘫，子宫出血，外伤出血，神经性皮炎，下肢溃疡。

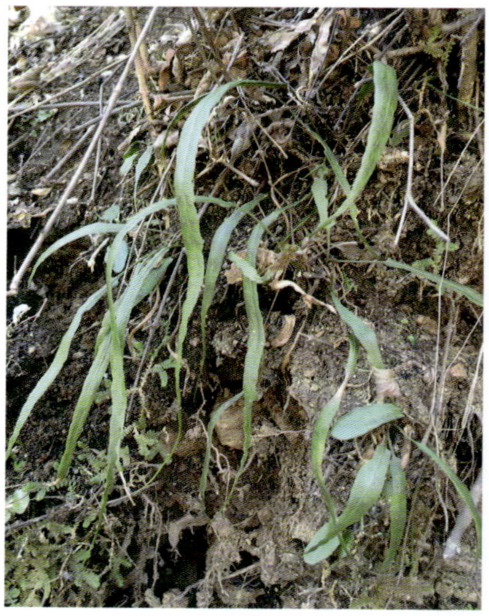

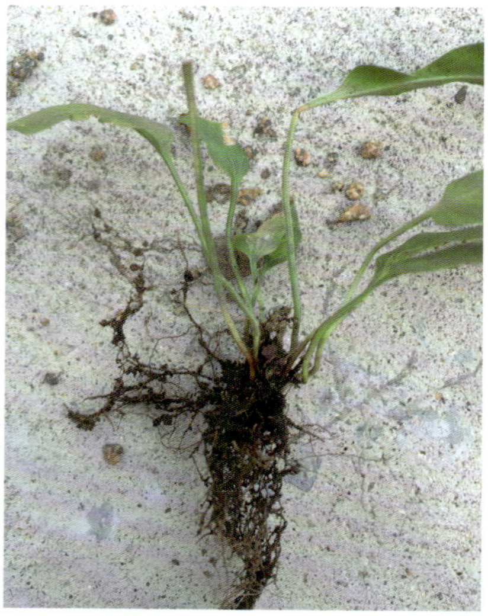

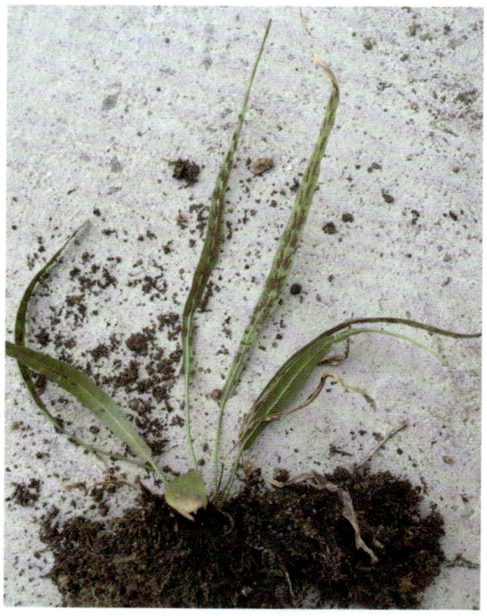

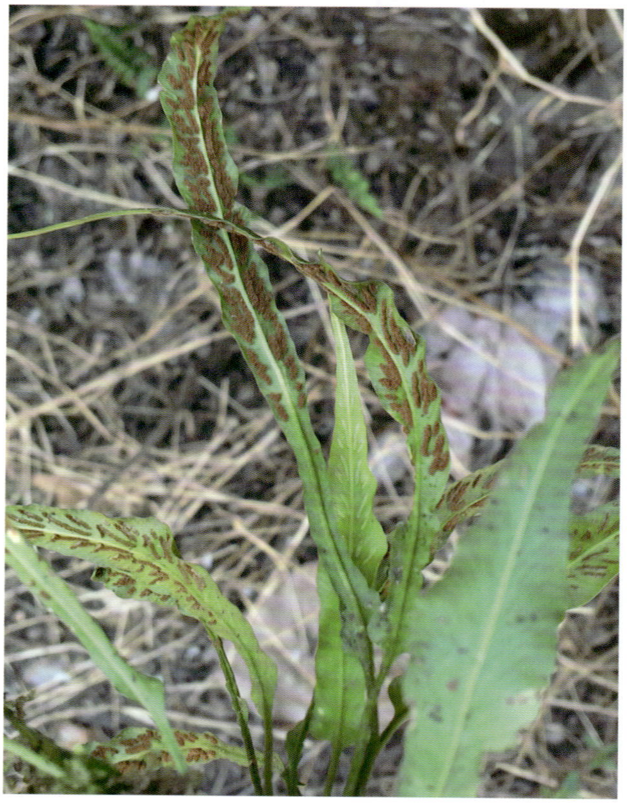

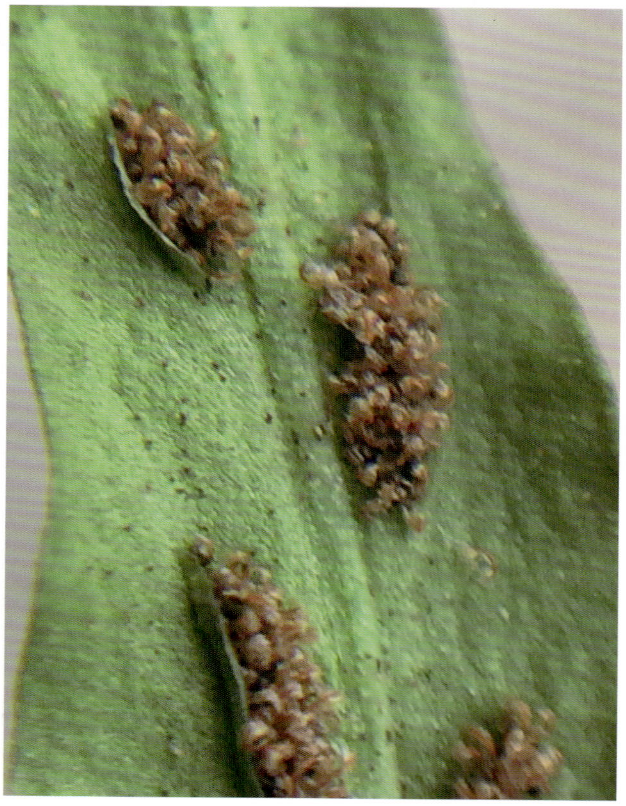

肿足蕨

【基　　原】肿足蕨科肿足蕨属肿足蕨 *Hypodematium crenatum*（Forssk.）Kuhn

【别　　名】金丝矮陀陀、黄鼠狼、金毛狗、活血草、青蕨、金毛狮子草、石猪鬃、小爬岩姜。

【形态特征】多年生草本。**茎**：根状茎粗壮，横走，连同叶柄基部密被亮红棕色、狭披针形、膜质的鳞片。**叶**：叶近生，柄禾秆色，被灰白色柔毛；叶片轮廓卵状五角形，三回羽状；羽片基部一对最大，末回小羽片长圆形，先端钝尖，基部多少与小羽轴合生，羽状深裂，两面连同叶轴和各回羽轴密被灰白色柔毛。**孢子囊**：孢子囊群圆形，生于叶背侧脉中部；囊群盖大，肾形，背面密被柔毛；孢子圆肾形，周壁具较密的褶皱，形成明显的弯曲条纹，表面光滑。

【生境分布】生于干旱的石灰岩缝。分布于我国西南、华南及甘肃、河南、安徽等地。

【药用部位（药材名称）及采收加工】根茎或全草（小金狗、肿足蕨）。全年或夏秋季采收全草，夏秋季采挖根茎；洗净，鲜用或晒干。

【临床应用】微苦，涩，凉；有小毒。清热解毒，祛风利湿，消肿，止血生肌。用于疮毒，乳痈，泄泻，痢疾，风湿痹痛，淋证，水肿；外用治疮毒，外伤出血。

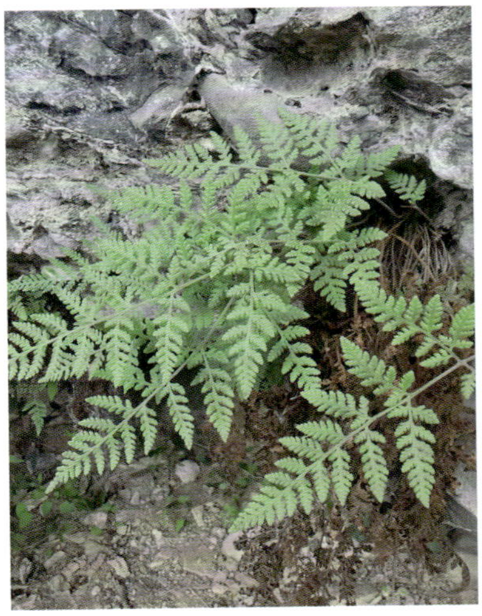
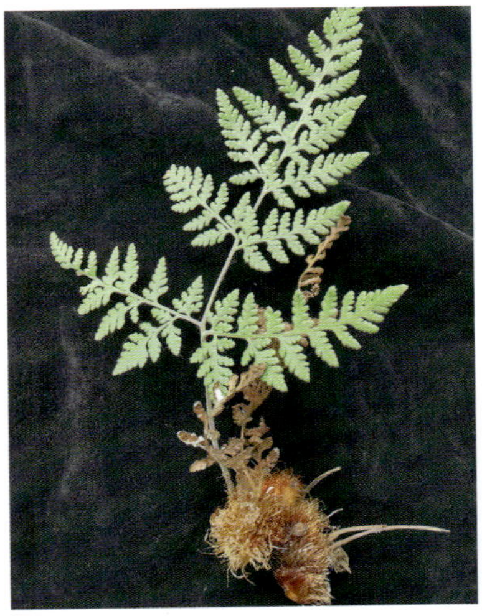
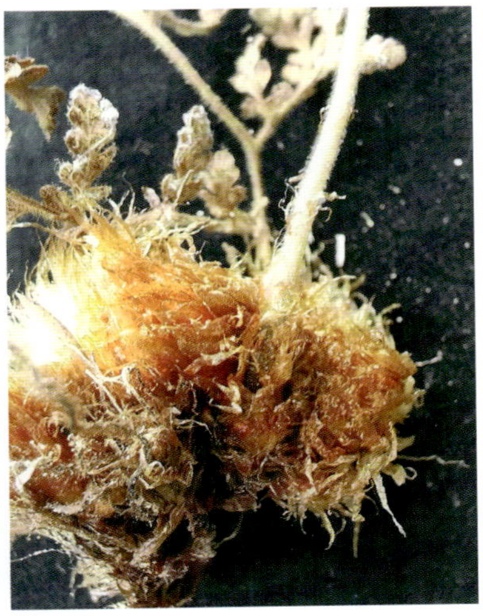
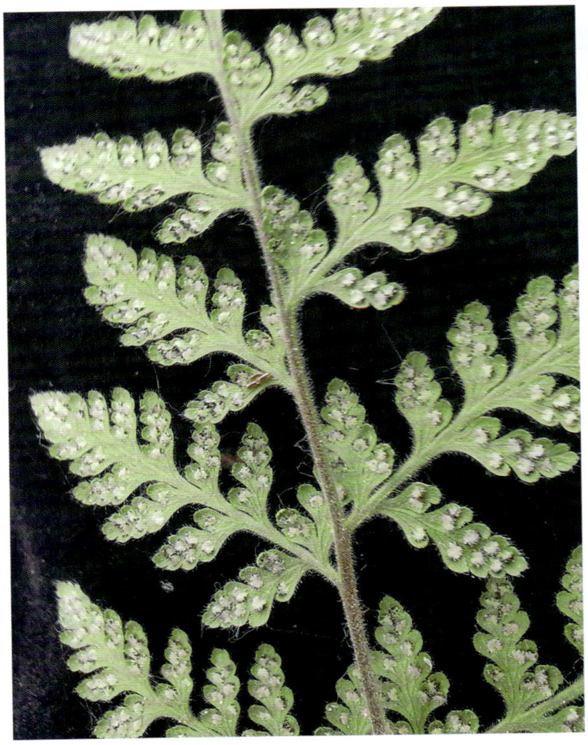
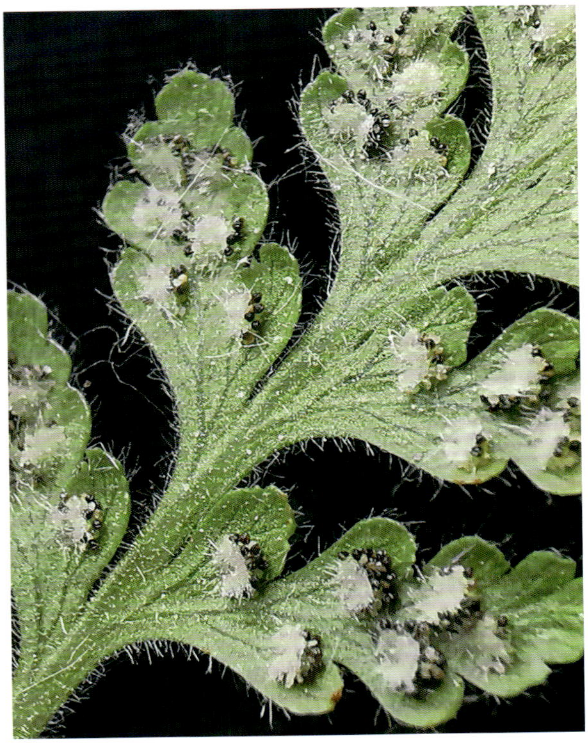

荚果蕨

【基　　原】球子蕨科荚果蕨属荚果蕨 *Matteuccia struthiopteris* (L.) Todaro

【别　　名】野鸡膀子、小叶贯众。

【形态特征】多年生草本。**茎：**根状茎直立，连同叶柄基部密生披针形鳞片。**叶：**叶簇生，二型，有柄。不育叶矩圆状倒披针形，二回羽状深裂，裂片边缘浅波状或顶端具圆齿，侧脉单一，下部羽片向下逐渐缩短成耳状。能育叶较短小，挺立，具粗硬的长柄，一回羽状分裂，纸质，羽片向下反卷成有节的荚果状，包被囊群。**孢子囊：**孢子囊群圆形，生于侧脉分支的中部，成熟时汇合成条形；囊群盖白色膜质，成熟后破裂消失。

【生境分布】生于高山林下。分布于我国东北、华北以及四川、西藏、陕西等地。

【药用部位（药材名称）及采收加工】根茎（贯众、荚果蕨贯众）。春秋季采挖，除去叶柄和须根，鲜用或晒干。

【临床应用】苦，微寒；有小毒。清热解毒，杀虫，止血。用于热病发斑，腮腺炎，湿热疮毒，蛔虫腹痛，蛲虫病，赤痢便血，尿血，吐血，衄血，崩漏。

【备　　注】按《中药大辞典》，中药材“贯众”的基原包括：鳞毛蕨科粗茎鳞毛蕨、蹄盖蕨科蛾眉蕨、球子蕨科荚果蕨、紫萁科紫萁、乌毛蕨科乌毛蕨或苏铁蕨或狗脊蕨等的根茎。按《药典》，中药材“绵马贯众”的基原为鳞毛蕨科粗茎鳞毛蕨，中药材“紫萁贯众”的基原为紫萁科紫萁。

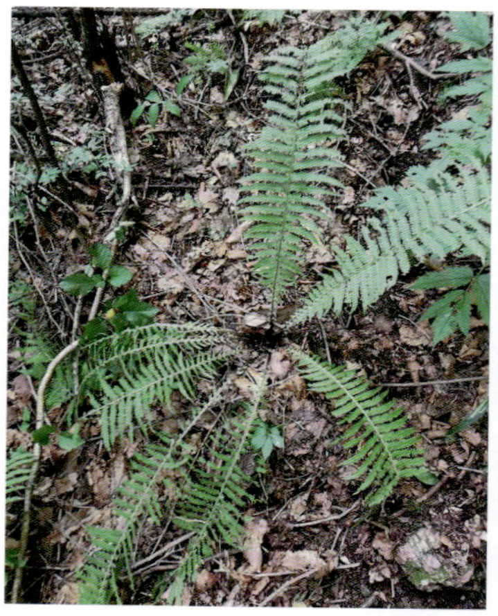
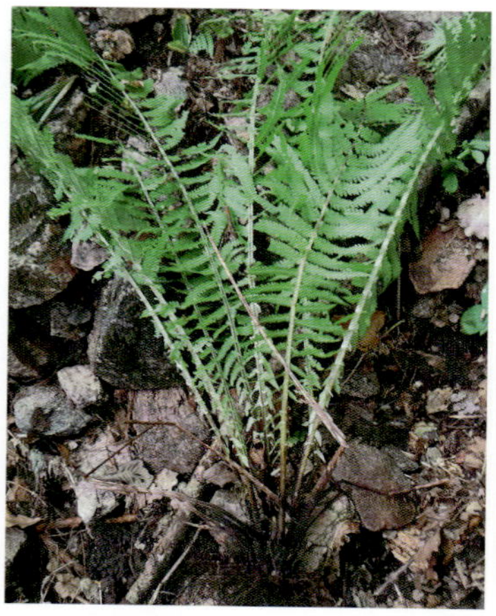
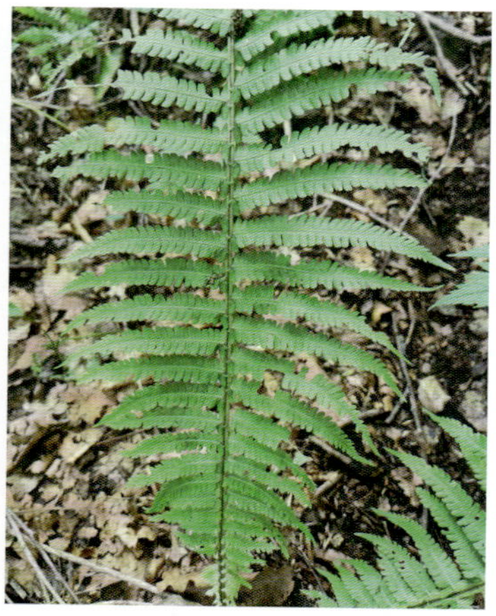
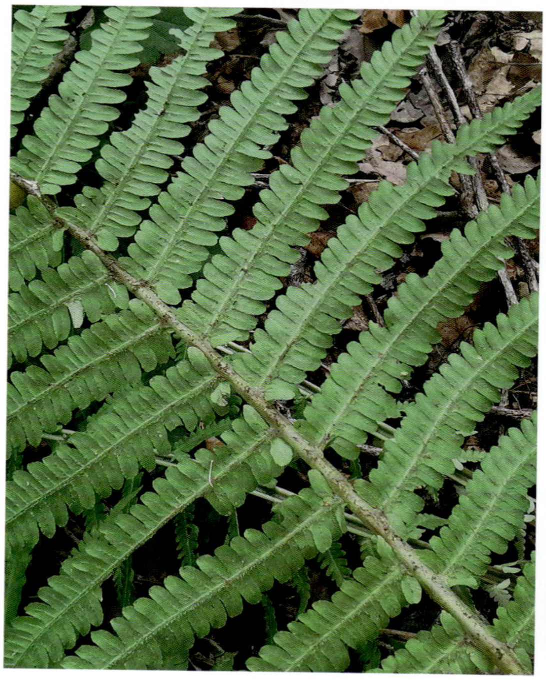
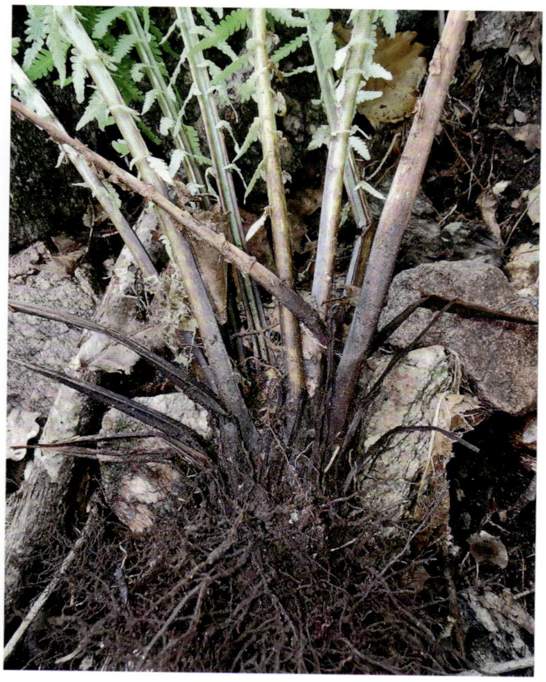

耳羽岩蕨

【基　　原】岩蕨科岩蕨属耳羽岩蕨 *Woodsia polystichoides* Eaton

【别　　名】岩蕨。

【形态特征】多年生草本。茎：根茎短而直立，密被鳞片。叶：叶丛生；叶柄长 5 ～ 10 cm，赤褐色，有关节，叶柄及叶轴被毛及鳞片，鳞片淡褐色，披针形；叶片轮廓狭披针形至线形，羽状分裂，羽片长矩圆状披针形，常呈镰刀状弯曲，先端钝，基部斜楔形，上方耳状，无柄，全缘，波状或有钝齿，两面多少被毛，下面并有狭长鳞片。孢子囊：孢子囊群圆形，近羽片边缘一行着生；囊群盖碗形，不整齐浅裂；孢子囊球形。

【生境分布】生于沟边阴湿的岩石上。分布于我国华东及湖北、河南、河北、山西、辽宁、吉林等地。

【药用部位（药材名称）及采收加工】根茎（蜈蚣旗根）。全年可采，洗净，鲜用。

【临床应用】微苦，平；归肝、脾经。舒筋活络。用于筋伤疼痛，活动不利。

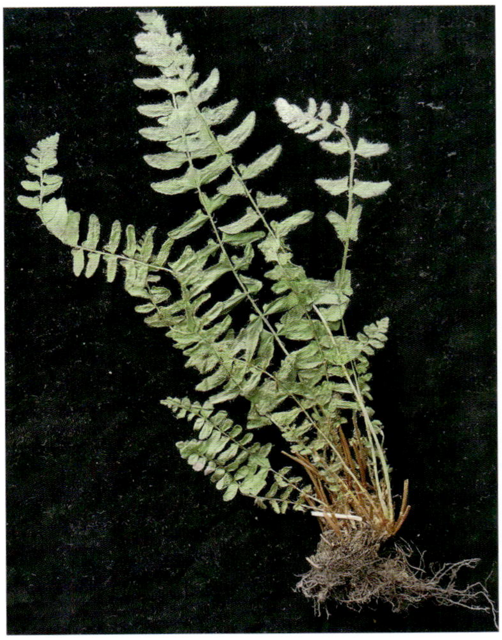
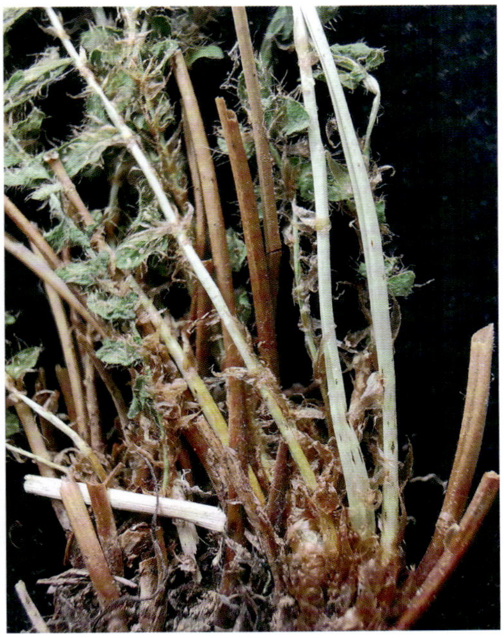
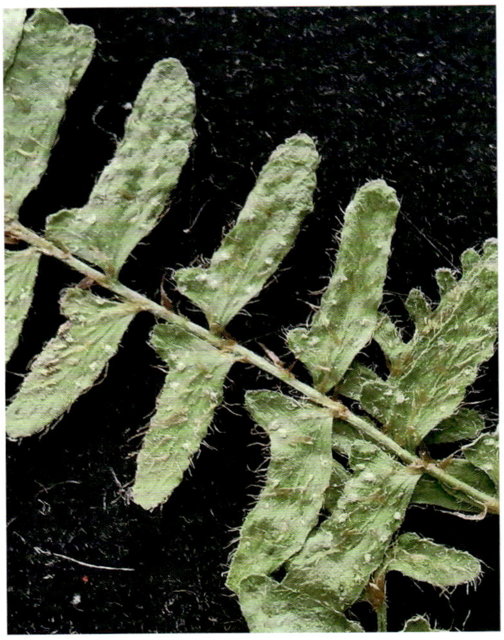
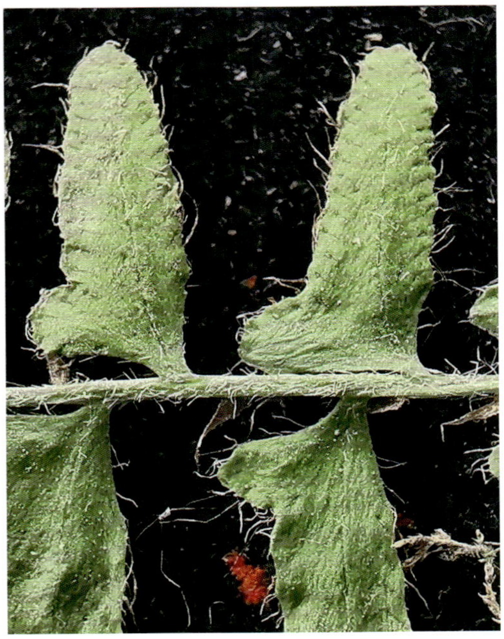

对马耳蕨

【基　　原】鳞毛蕨科耳蕨属对马耳蕨 *Polystichum tsus-simense*（Hook.）

【别　　名】小羽对马耳蕨。

【形态特征】多年生草本。茎：根茎直立，密被狭卵形深棕色鳞片。叶：叶簇生，革质；叶柄禾秆色，腹面有纵沟，下部密生披针形及线形黑棕色鳞片，向上渐成为线形鳞片，鳞片边缘睫毛状；叶片宽披针形或狭卵形，先端长渐尖或尾状，基部圆楔形或截形，二回羽状，羽片 15 ～ 20 对，互生；小羽片略斜向上，柄极短，先端急尖或钝，有小刺头，边缘有齿；基部上侧的羽片增大，有耳状凸起，与叶轴平行。孢子囊：孢子囊群位于小羽片小脉顶端；囊群盖盾状，全缘，中间黑色，边缘浅棕色。

【生境分布】生于林下或灌丛。分布于我国华东、华中、西南及吉林、陕西、甘肃、广西等地。

【药用部位（药材名称）及采收加工】全草、根茎或嫩叶（对马耳蕨）、根茎（对马耳蕨根）。对马耳蕨：根茎全年（以秋季较好）可采，除去叶，洗净，鲜用或晒干；嫩叶春季采，鲜用。对马耳蕨根：全年可采，洗净，鲜用或晒干。

【临床应用】对马耳蕨：苦，寒；归心、脾经。清热解毒，凉血散瘀。用于痢疾，目赤肿痛，乳痈，疮疖肿毒，痔疮出血，烫火伤。对马耳蕨根：用于目赤肿痛。

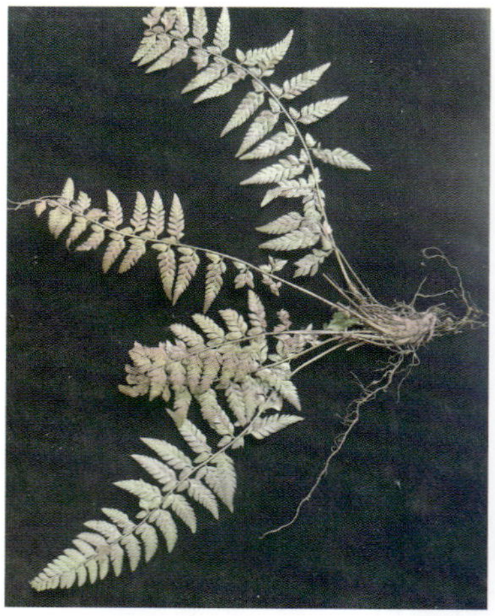
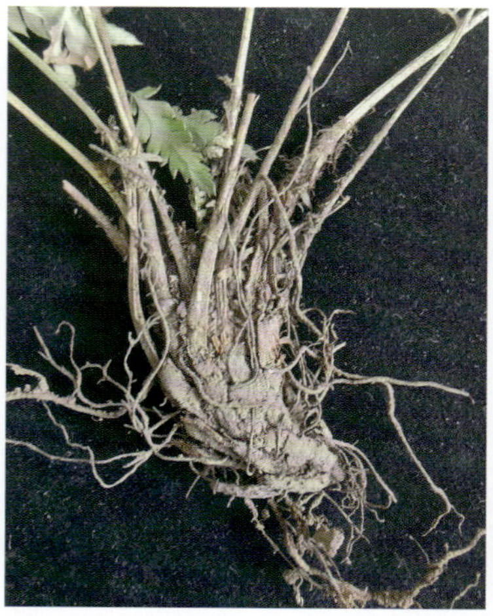
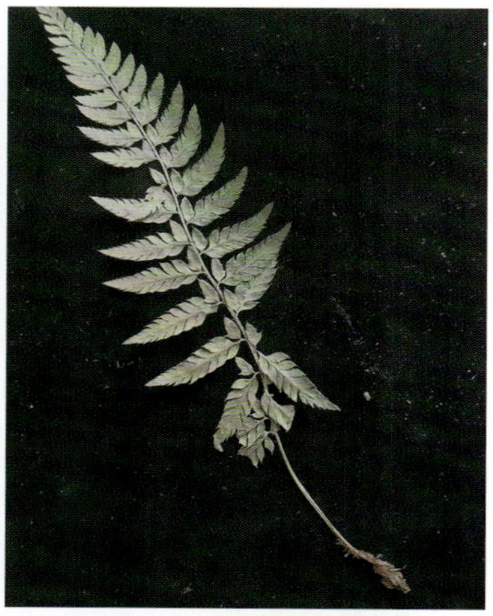
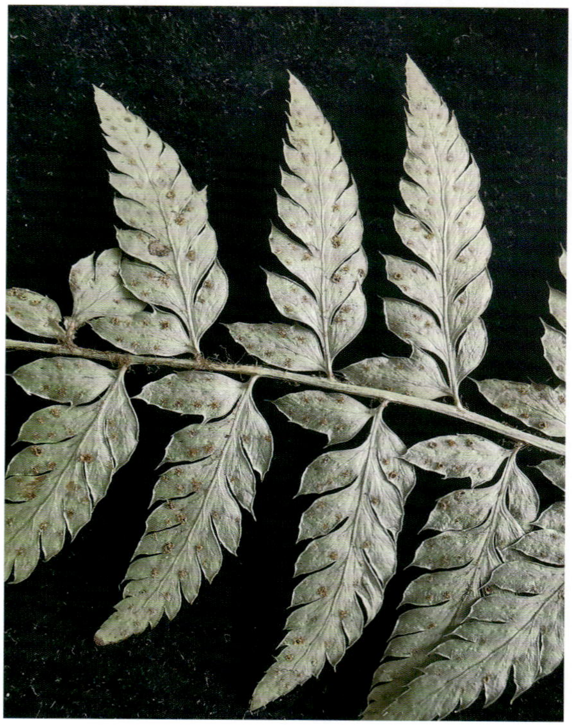
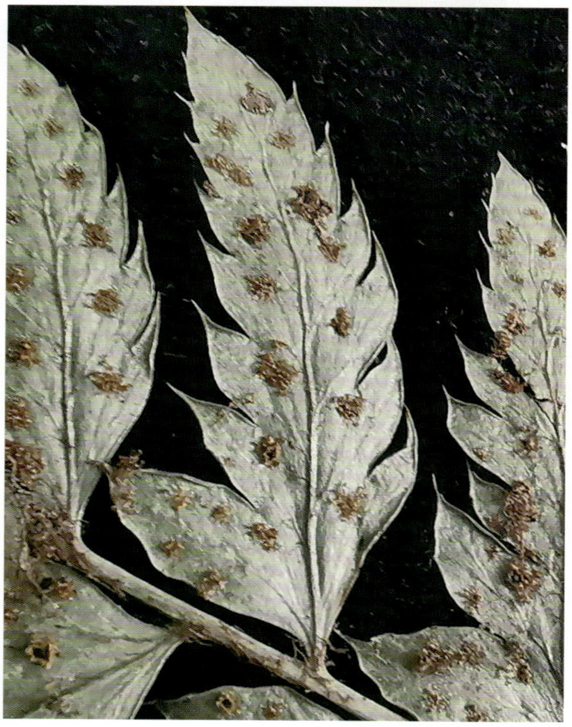

【基　　原】鳞毛蕨科耳蕨属华北耳蕨 *Polystichum craspedosorum*（Maxim.）Diels

【别　　名】鞭叶耳蕨。

【形态特征】多年生草本。**茎：**根茎短而直立，密被棕褐色披针形鳞片。**叶：**叶丛生，叶柄与叶轴被棕褐色披针形鳞片及毛；叶轮廓披针形，一回羽状复叶，先端渐尖，常着地生根再生新株；羽片约20对以上，几无柄，镰刀形，基部楔形，上方的一侧呈耳状，先端钝或微尖，边缘具刺尖且内弯的齿牙。**孢子囊：**孢子囊群生于羽片侧脉顶端，在主脉上侧近叶缘处排成一行；囊群盖大，圆盾形，宿存。

【生境分布】生于林下、阴湿岩石上。分布于我国东北、华北、西北、西南及山东、浙江、湖北、湖南等地。

【药用部位（药材名称）及采收加工】全草（鞭叶耳蕨）。全年可采，除去泥沙，鲜用或晒干。

【临床应用】苦，寒；归心、肝、大肠经。清热解毒。用于乳痈，疖肿，肠炎。

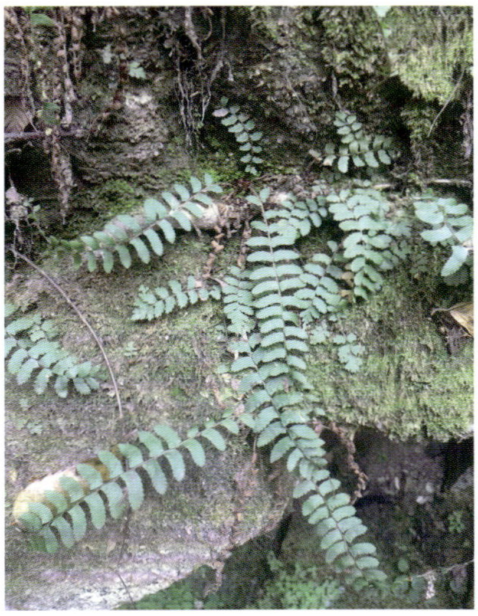

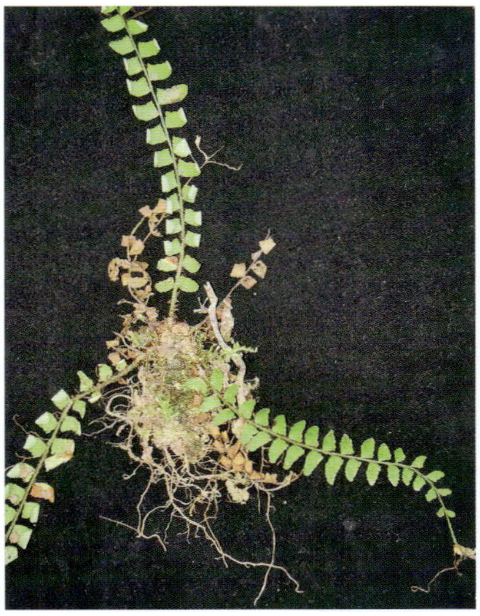

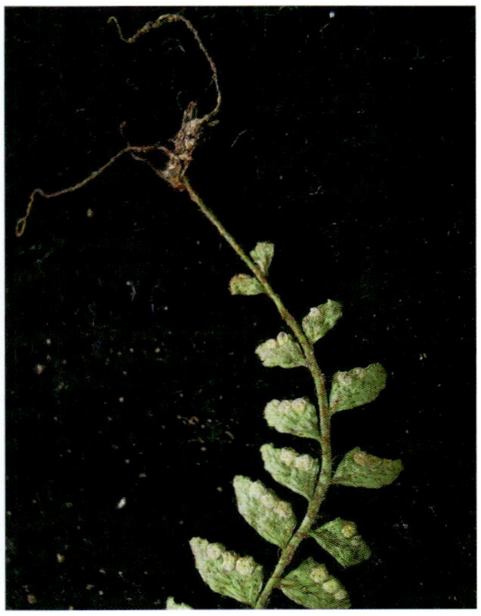

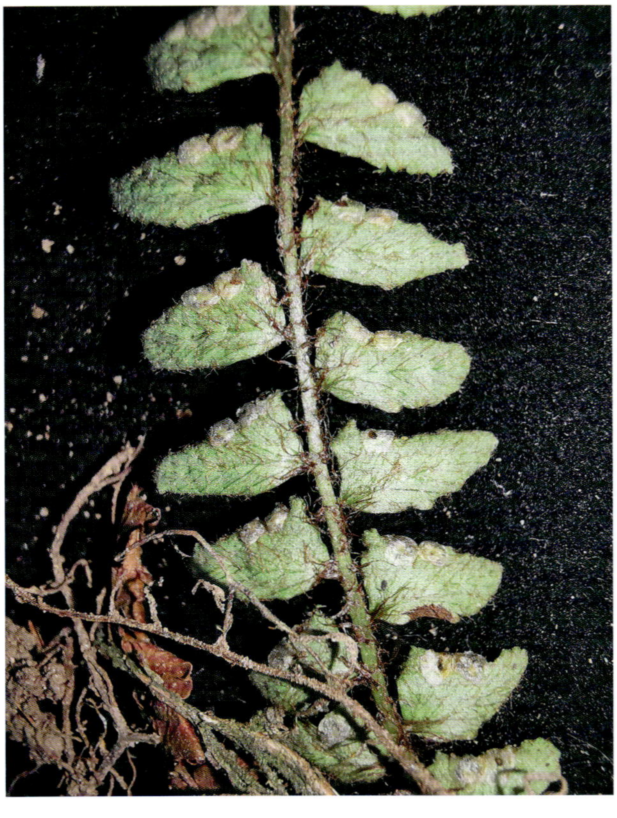

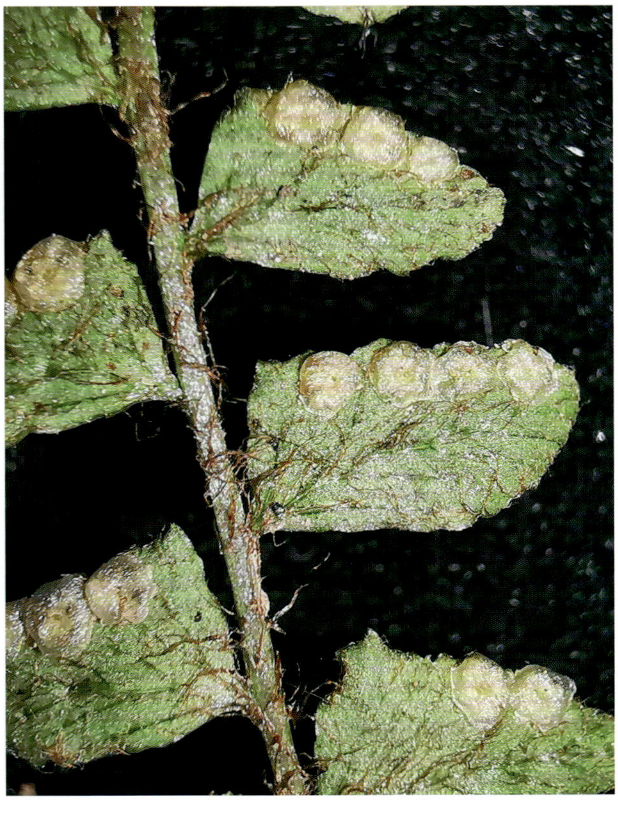

宽羽贯众

【基　　原】鳞毛蕨科贯众属宽羽贯众 *Cyrtomium fortunei* J.Sm.f.latipinna Ching

【别　　名】宽叶贯众。

【形态特征】多年生草本。**茎：**根状茎短，直立或斜升，密被褐色披针形鳞片。**叶：**叶丛生，一回羽状复叶；叶柄禾秆色，基部密被褐色披针形鳞片；叶片轮廓宽披针形或长圆披针形，纸质，沿叶轴和羽柄有少数纤维状鳞片；羽片 10 ～ 20 对，互生；小羽片卵状披针形，长 6 ～ 9 cm，宽 2 ～ 3 cm，具短柄，基部不对称，上侧稍呈耳状突起，边缘具缺刻状细齿，叶脉网状。**孢子囊：**孢子囊群散生于叶背，着生于小脉顶端；囊群盖大，圆盾状，全缘，常宿存。

【生境分布】生于山坡、岩缝、沟边等处。分布于我国华东、中南、西南及河北、山西、陕西、甘肃等地。

【药用部位（药材名称）及采收加工】根状茎和叶柄残基（小贯众）。全年可采，以秋季较好，除去须根和部分叶柄，晒干。

【临床应用】苦、涩，寒；归肝、肺、大肠经。清热解毒，凉血祛瘀，驱虫。用于感冒，热病斑疹，白喉，乳痈，瘰疬，痢疾，黄疸，吐血，便血，崩漏，痔血，带下，跌打损伤，肠道寄生虫。

【备　　注】本种是“贯众 *Cyrtomium* fortunei”的变型之一，入药可作“小贯众”使用；本种与“贯众 *Cyrtomium* fortunei”在形态特征上的主要区别：小羽片宽短，基部的上侧稍突出。

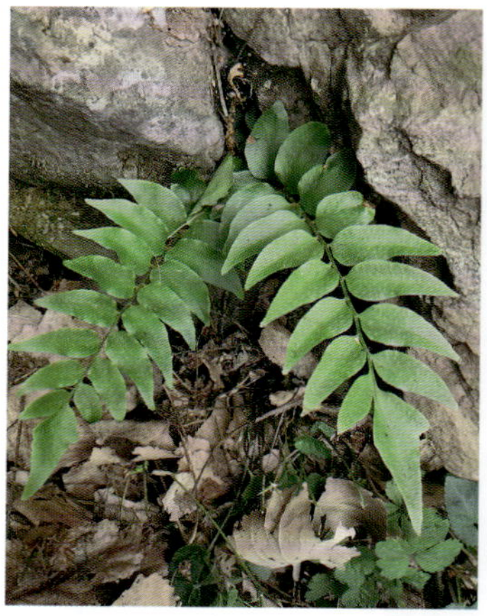
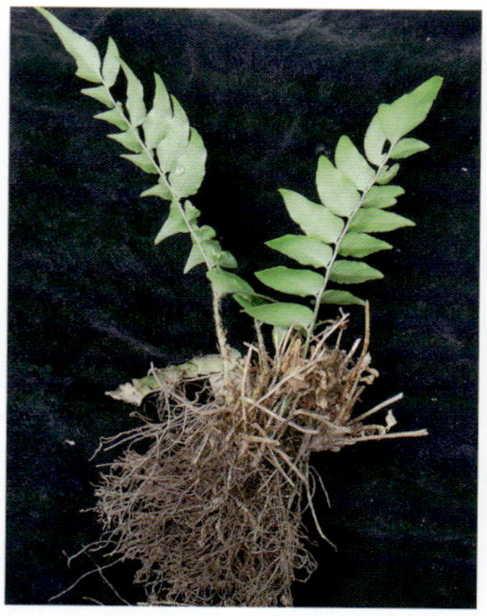
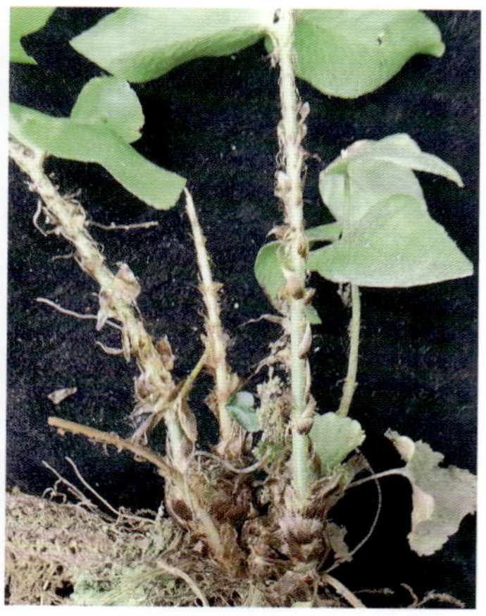
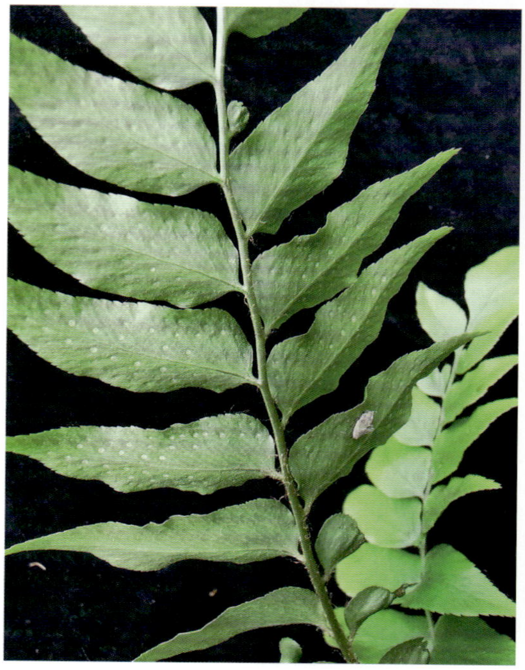
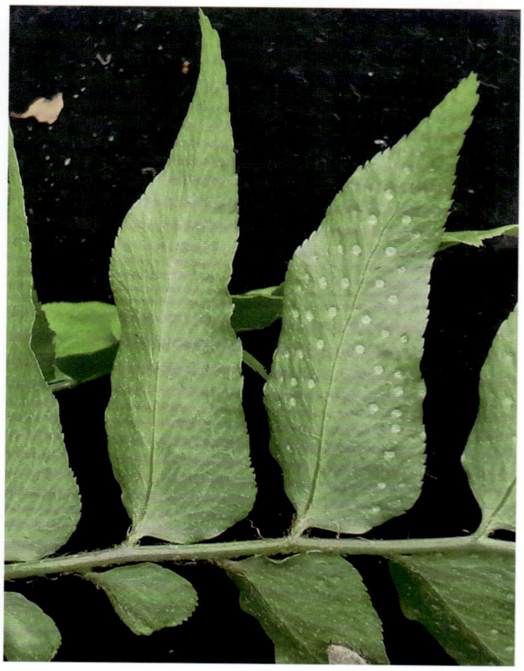

【基　　原】鳞毛蕨科贯众属山东贯众 *Cyrtomium shandongense* J.X.Li

【别　　名】贯众。

【形态特征】多年生草本。**茎：**根茎直立，密被卵状披针形棕色鳞片。**叶：**叶簇生，叶柄禾秆色，腹面有浅纵沟，下部密生卵形及披针形棕色鳞片，鳞片边缘流苏状，向上秃净；叶片轮廓矩圆状披针形，先端渐狭，基部略宽狭，奇数1回羽状复叶；侧生羽片8～15对，互生，略斜向上，柄极短，镰状披针形，先端渐尖，基部偏斜、上侧近截形、下侧楔形，边缘有前倾的小齿；具羽状脉，小脉联结成2行网眼，两面不明显；顶生羽片稍大，狭卵形，有1～2个浅裂片。**孢子囊：**孢子囊群靠近叶边，两侧各有1～2行；囊群盖圆形，盾状，边缘流苏状或有小齿。

【生境分布】生于潮湿的林下、石缝等处。分布于山东、河南、山西等地。

【药用部位（药材名称）及采收加工】根状茎和叶柄残基（小贯众）。全年（以秋季较好）可采，除去须根和部分叶柄，晒干。

【临床应用】苦、涩，寒；归肝、肺、大肠经。清热解毒，凉血祛瘀，驱虫。用于感冒，热病斑疹，白喉，乳痈，瘰疬，痢疾，黄疸，吐血，便血，崩漏，痔血，带下，跌打损伤，肠道寄生虫感染。

【备　　注】本种的形态特征不同于植物“贯众 *Cyrtomium* fortunei”，两者的主要区别：本种的孢子囊群散布于靠近叶缘的位置，两侧各有1～2行；“贯众 *Cyrtomium* fortunei”的孢子囊群遍布羽片整个背面。另，按《中国植物志》，本种已合并到“贯众 *Cyrtomium* fortunei”。

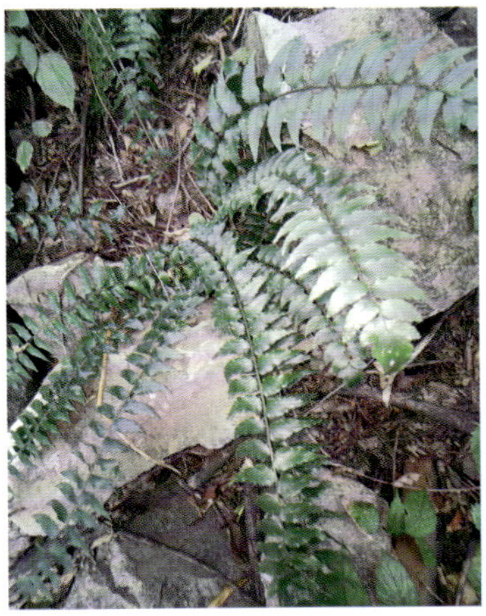

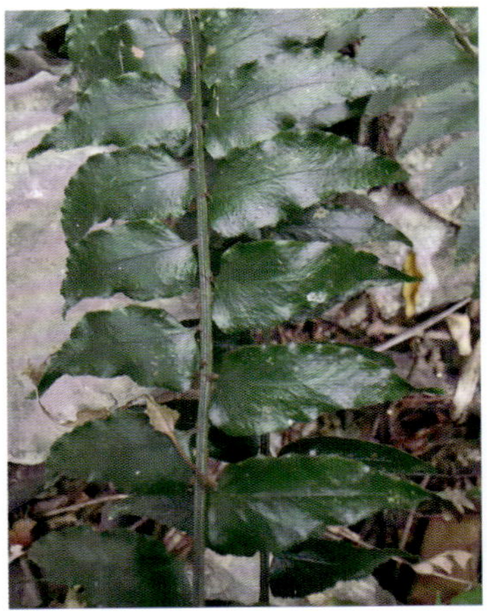

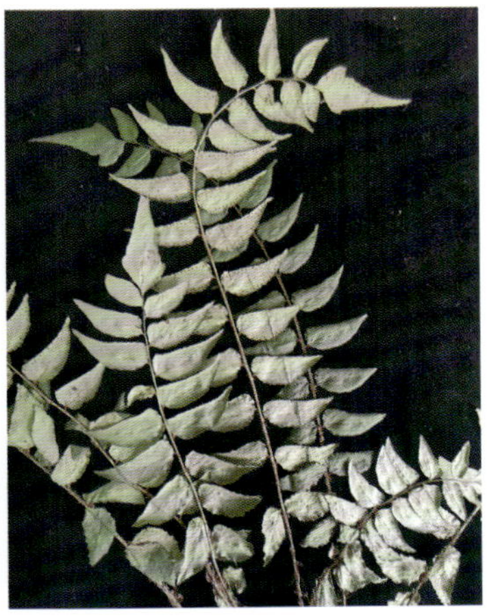

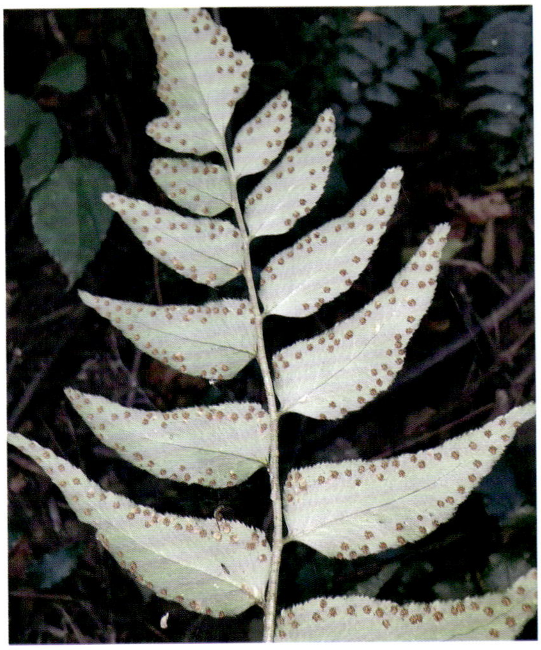

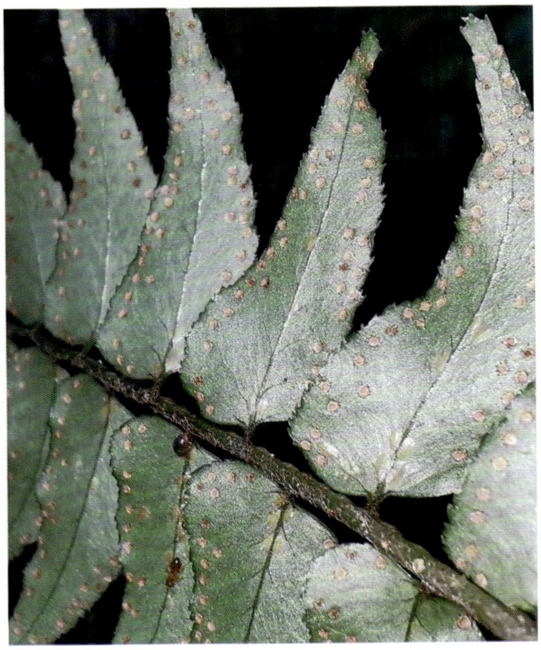

小羽贯众

【基　　原】鳞毛蕨科贯众属小羽贯众 *Cyrtomium fortunei* J.Sm.f.polypterum (Diels) Ching

【别　　名】多羽贯众。

【形态特征】形态特征与植物“宽羽贯众”相似。两者比较：本种的小羽片较小，长 2 ～ 3 cm、宽 0.6 ～ 1 cm；小羽片较多（16 ～ 32 对）；孢子的排列方式也不同。

【生境分布】同植物“宽羽贯众”项下。

【药用部位（药材名称）及采收加工】均同植物“宽羽贯众”项下。

【临床应用】同植物“宽羽贯众”项下。

【备　　注】本种是植物“贯众 *Cyrtomium* fortunei”的变型之一，入药可作“小贯众”使用。

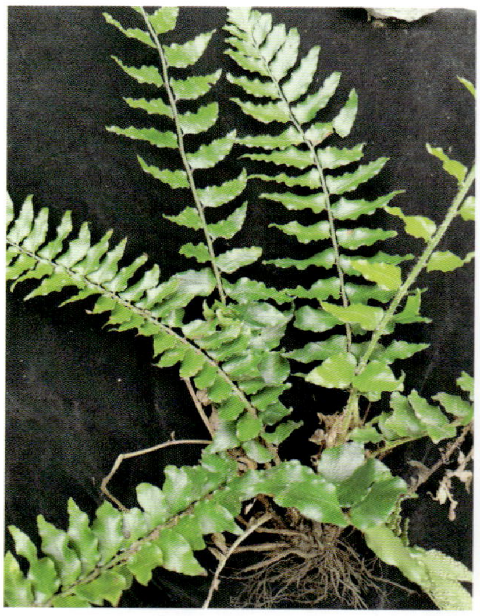

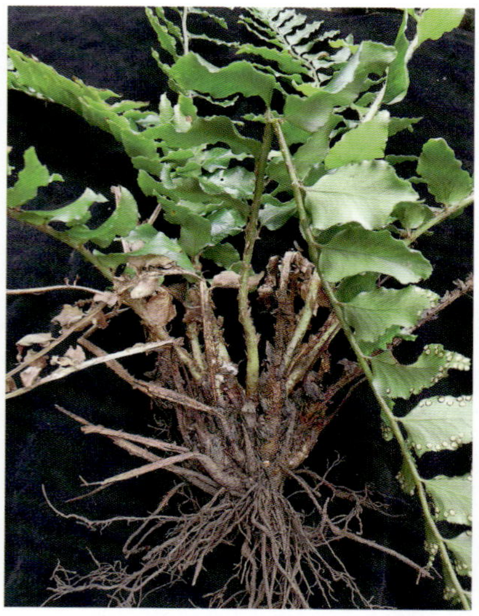

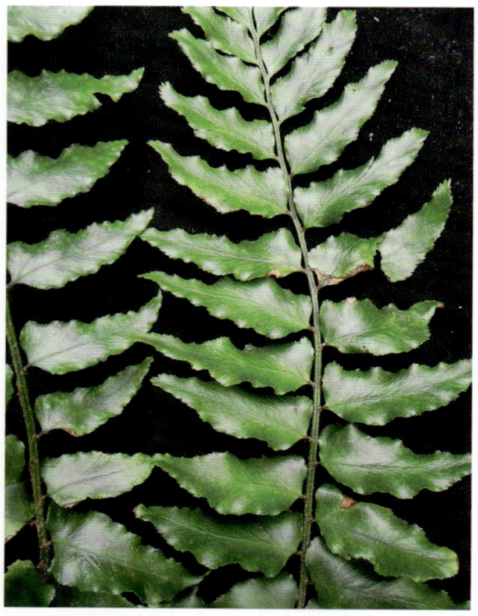

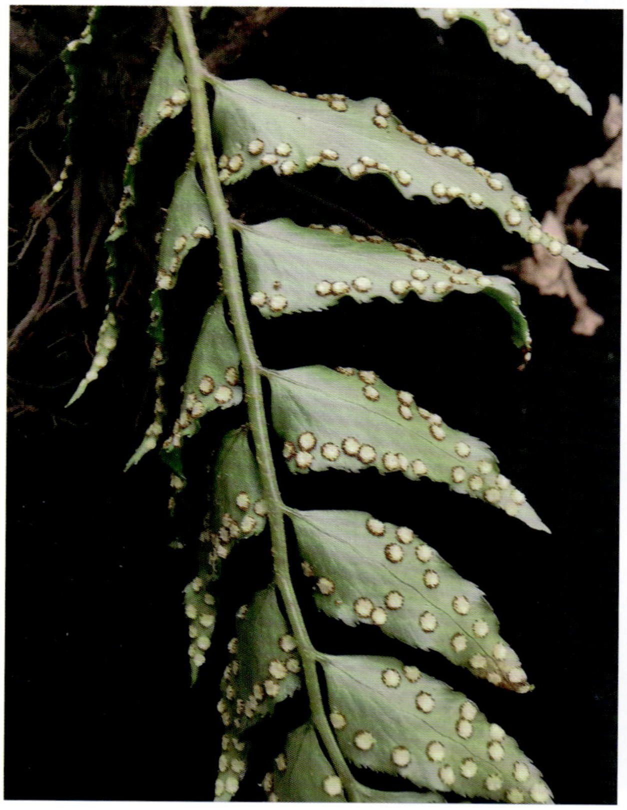

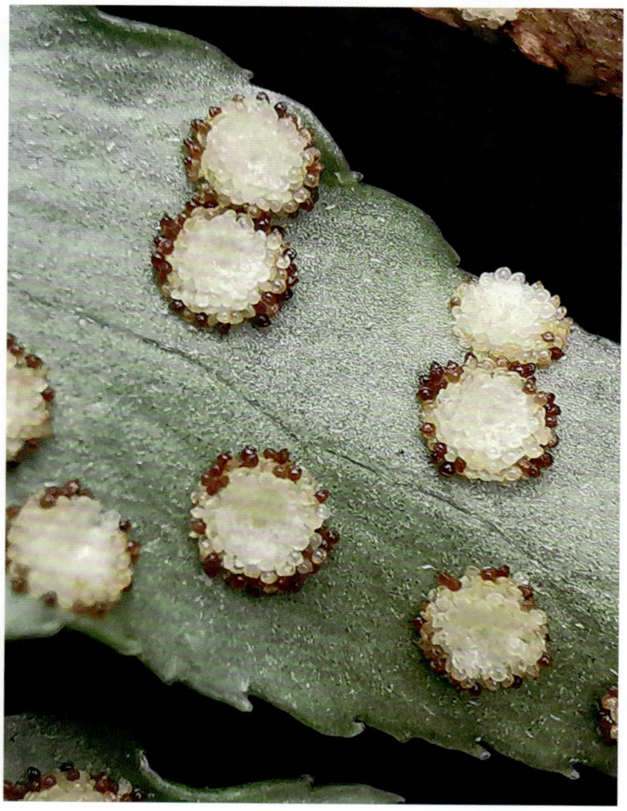

华北鳞毛蕨

【基　　原】鳞毛蕨科鳞毛蕨属华北鳞毛蕨 *Dryopteris laeta*（Kom.）C.Chr.

【别　　名】美丽鳞毛蕨。

【形态特征】多年生草本。茎：根茎横卧，具阔披针形的棕色鳞片。叶：叶簇生，叶片轮廓卵状矩圆形，草质，幼时下端有鳞毛，老时光滑，3回羽裂；羽片卵状长圆形或三角状广卵形，基部变狭，小羽片基部不对称，基部下侧一片缩短，边缘深羽裂，裂片顶端有2～3个尖锯齿；叶柄禾秆色。孢子囊：孢子囊群近圆形，沿侧脉着生，排成两行；孢子囊群盖圆肾形，边缘具齿，一侧弯缺。

【生境分布】生于山谷林下阴湿处。分布于吉林、辽宁、河北、河南、山西、陕西、甘肃、四川等地。

【药用部位（药材名称）及采收加工】根茎（花叶狗牙七、金毛狗脊）。夏秋之间采挖，除去须根，洗净，晒干。

【临床应用】苦、涩，平。除风湿，强腰膝，降血压，清热解毒。用于脊柱疼痛，头晕，高血压。

【备　　注】按《药典》，中药材“狗脊”为蚌壳蕨科植物金毛狗脊 Cibcnium barometz（L.）J.Sm. 的干燥根茎；本种的根茎并不作“狗脊”入药。

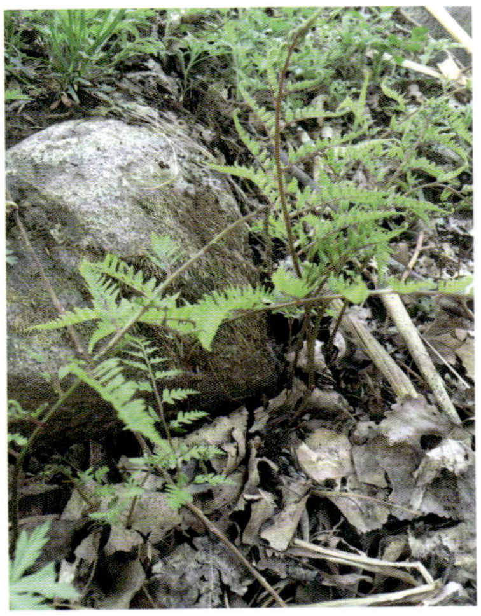
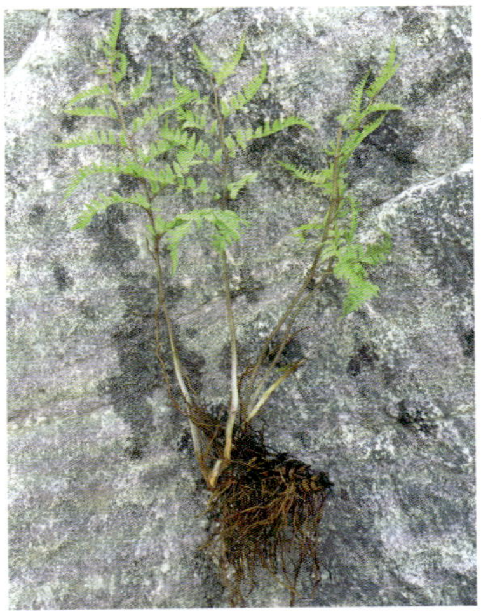
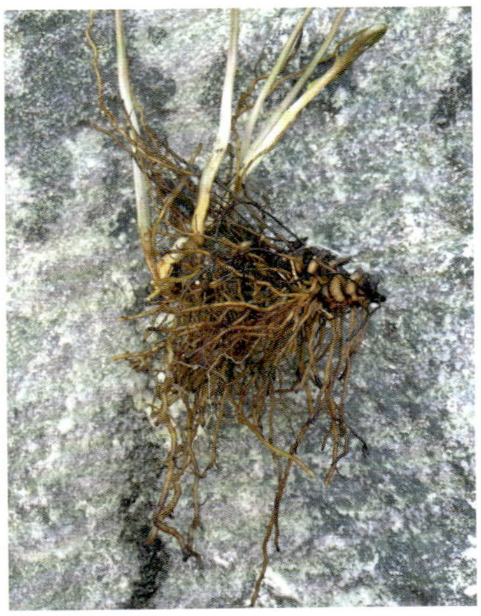
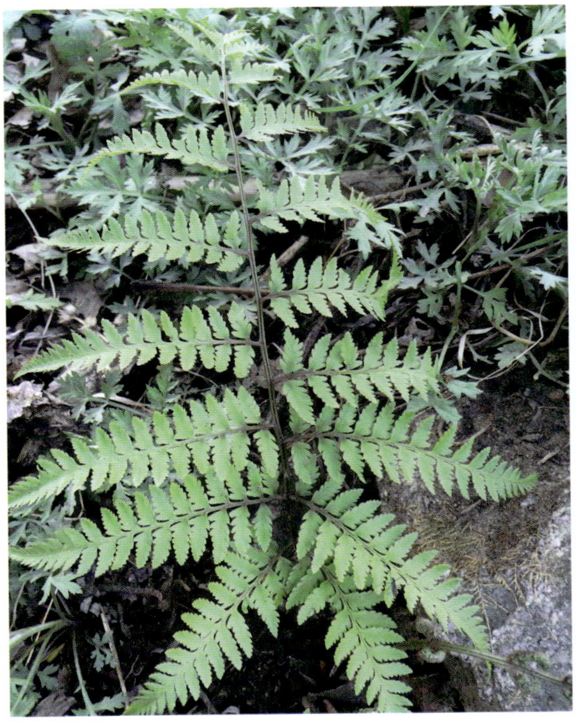
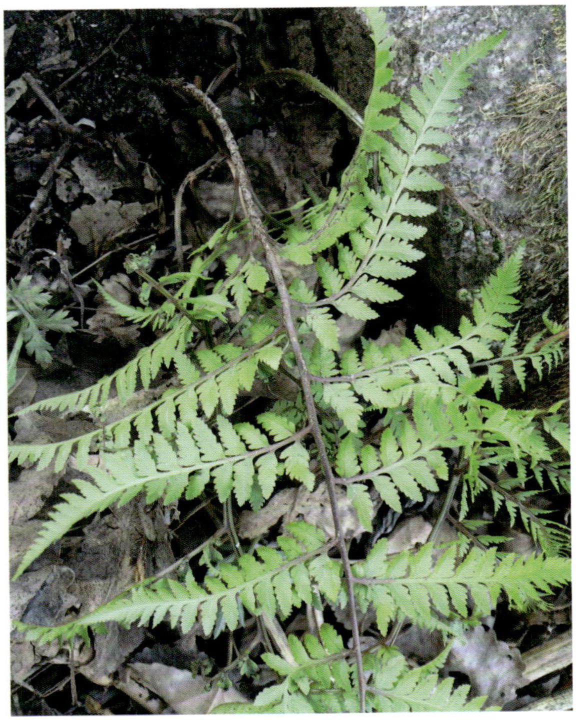

华北石韦

【基　　原】水龙骨科石韦属华北石韦 *Pyrrosia davidii*（Baker）Ching

【别　　名】北京（裸轴、裸茎、西南）石韦。

【形态特征】多年生草本。茎：根状茎细长，横走，密被棕褐色鳞片，鳞片披针形，先端渐尖，边缘有细齿。叶：叶近生或疏生，一型；叶梭状披针形，基部下延，全缘，幼时上面疏生星状毛，老则无毛，具凹点，背面密被黄棕色星状毛，主脉突出，侧脉不明显；叶柄长，淡绿色，基部被鳞片。孢子囊群：孢子囊圆形，生于小脉顶端，着生于叶背面的较上部分，沿主脉两侧排成多行，无囊群盖。

【生境分布】生于荫湿岩石上。分布于我国华北、华中及辽宁、山东、陕西、甘肃等地。

【药用部位（药材名称）及采收加工】叶（石韦）、根茎（石韦根）、叶上的毛茸（石韦毛）。石韦：春夏秋季采收，除去根茎，洗净，晒干。石韦根：春夏秋季采挖根茎，除去泥土，晒干。石韦毛：采收叶片，刷取叶上的毛茸，晒干。

【临床应用】石韦：苦、甘，寒；归肺、肾、膀胱经。利水通淋，清肺泄热，通淋，消胀，除劳热，止血。用于淋痛，尿血，尿路结石，肾炎，崩漏，痢疾，肺热咳嗽，慢性气管炎，金疮，痈疽。石韦根：用于淋病，胸膈气胀，虚劳蒸热，吐血，创伤出血。石韦毛：外敷用于烫火伤。

【备　　注】按《药典》，中药材“石韦”为水龙骨科植物庐山石韦、石韦、有柄石韦的干燥叶；本种的叶并非“石韦”正品。

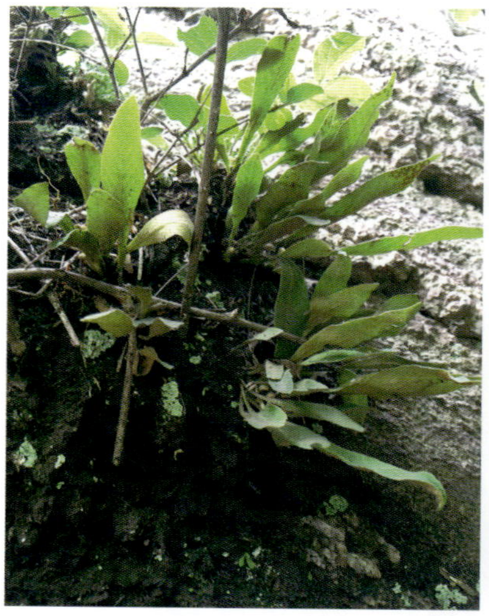
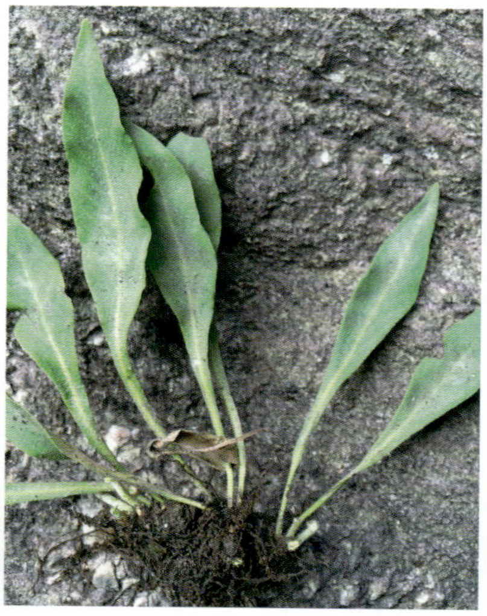
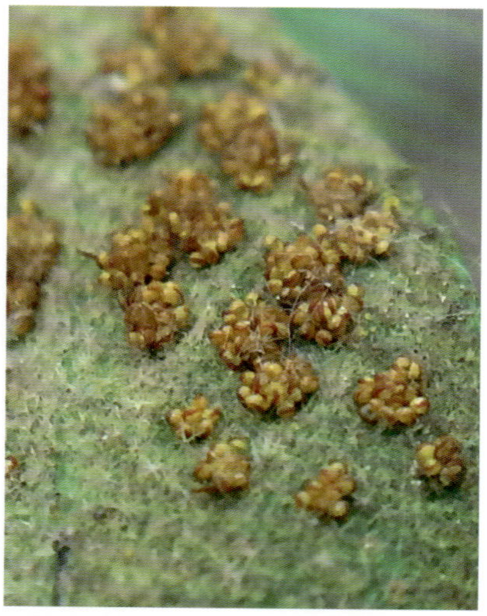
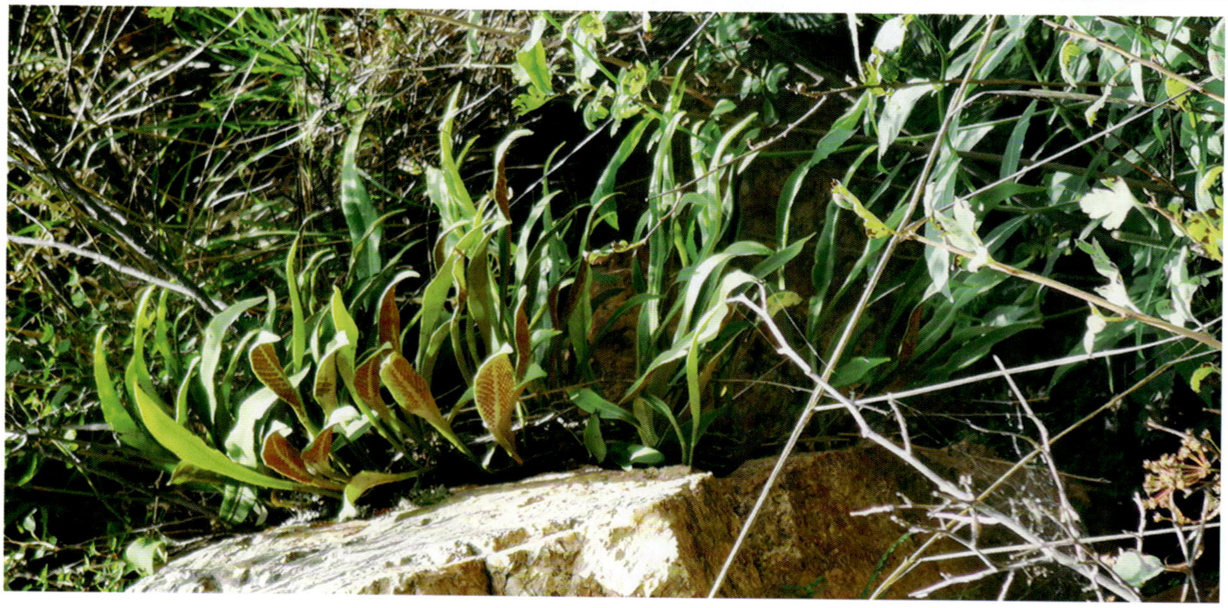

有柄石韦

【基　　原】水龙骨科石韦属有柄石韦 *Pyrrosia petiolosa*（Christ）Ching

【别　　名】石茶叶。

【形态特征】多年生草本。**茎：**根状茎细长，横走，密被棕色鳞片，鳞片卵状披针形，边缘具锯齿。**叶：**叶疏生，2 型，厚革质，上面有排列整齐的小凹点，下面密被灰棕色至砖红色的星状毛；营养叶具短柄；孢子叶的柄长于叶，叶卵形、椭圆形或倒卵形，先端钝或锐尖，基部下延成楔形，主脉下面稍隆起，上面稍凹陷，侧脉和小脉均不明显。**孢子囊：**孢子囊群深棕色，成熟时布满叶背。

【生境分布】生于干旱裸露岩石上。分布于我国东北、华北、西北、西南及长江中下游各省区。

【药用部位（药材名称）及采收加工】全草（有柄石韦）、叶（石韦）、根茎（石韦根）、叶上的毛茸（石韦毛）。有柄石韦：夏秋季采收，去净泥土，阴干或晒干。石韦：全年可采，除去根茎和根，阴干或晒干。石韦根：春夏秋采挖，留取根茎，除去泥土，晒干。石韦毛：采收叶片，刷取叶上的毛茸，晒干。

【临床应用】有柄石韦：苦、甘，寒。消炎利尿，清湿热。用于急慢性肾炎，肾盂肾炎，膀胱炎，尿道炎，泌尿系结石，支气管哮喘，肺热咳嗽。石韦：甘、苦，微寒；归肺、膀胱经。利尿通淋，清肺止咳，凉血止血。用于热淋，血淋，石淋，小便不通，淋沥涩痛，肺热喘咳，吐血，衄血，尿血，崩漏。石韦根：用于淋病，胸膈气胀，虚劳蒸热，吐血，创伤出血。石韦毛：外敷用于烫火伤。

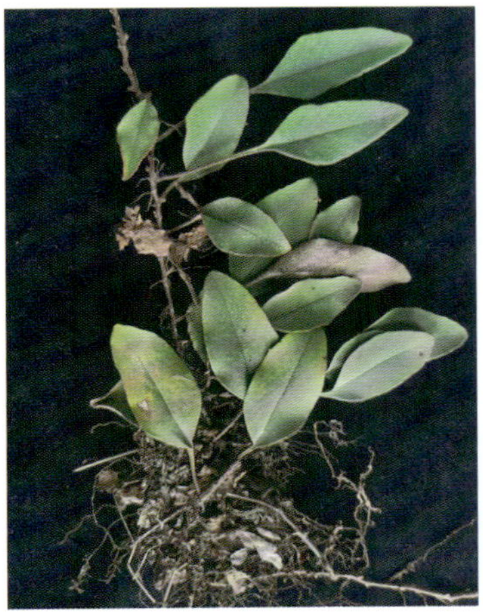
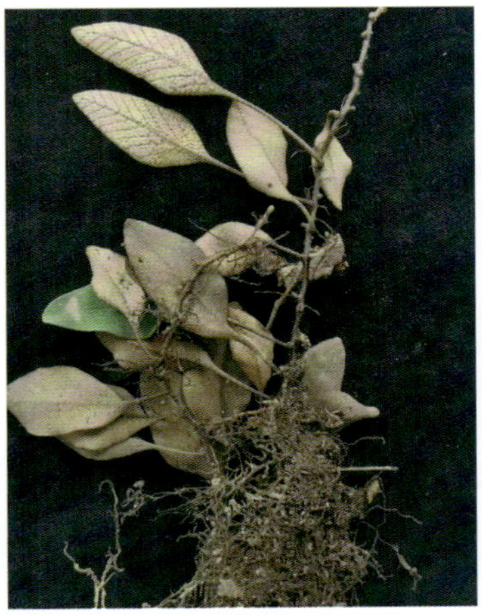
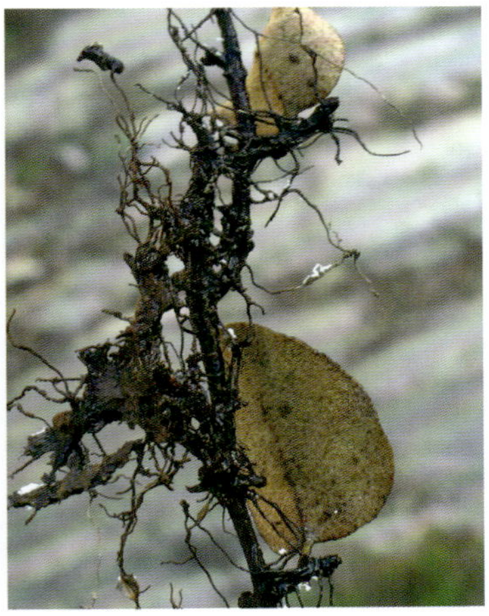
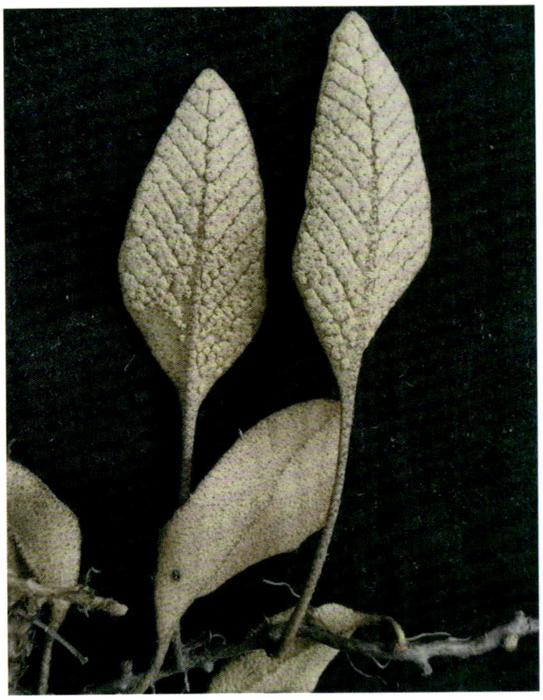
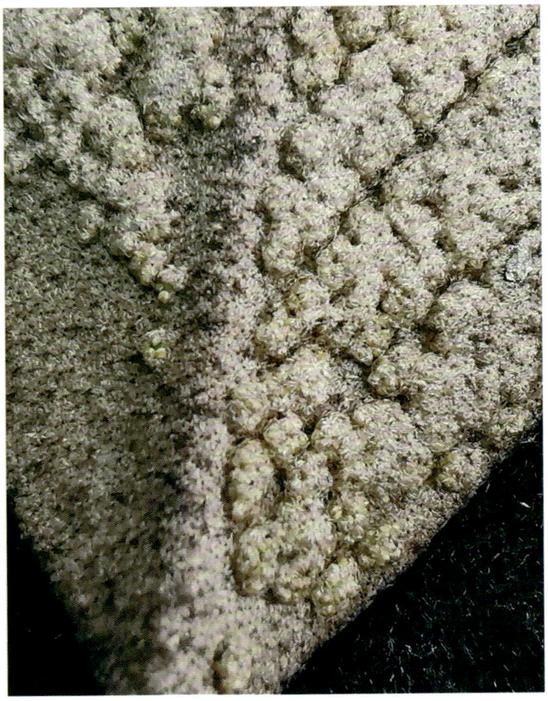

蘋

【基　　原】蘋科蘋属蘋 *Marsilea quadrifolia* L.Sp.

【别　　名】蘋、萍、苹、四叶蘋（苹）、四叶菜、大浮萍、田字萍（苹）、田字草、夜（叶）合草、破铜钱。

【形态特征】多年生草本。**茎：**根状茎细长横走，有分枝。**叶：**叶片由 4 片倒三角形的小叶组成，呈十字形排列，外缘扇形，基部楔形，全缘；叶脉放射状伸向叶边；叶柄长 5 ~ 20 cm。**孢子囊：**孢子果双生或单生，具短柄，生于叶柄基部，孢子果长椭圆形，褐色，木质，坚硬；孢子果内含多数孢子囊。

【生境分布】生水田或池塘中。分布于全国各地。

【药用部位（药材名称）及采收加工】全草（苹）。春夏秋季均可采收，洗净，鲜用或晒干。

【临床应用】甘，寒；归肺、肝、肾经。利水消肿，清热解毒，止血，除烦安神。用于水肿，热淋，小便不利，黄疸，吐血，衄血，尿血，崩漏，白带，月经量多，心烦不眠，消渴，感冒，小儿夏季热，痈肿疮毒，瘰疬，乳腺炎，咽喉肿痛，急性结膜炎，毒蛇咬伤。

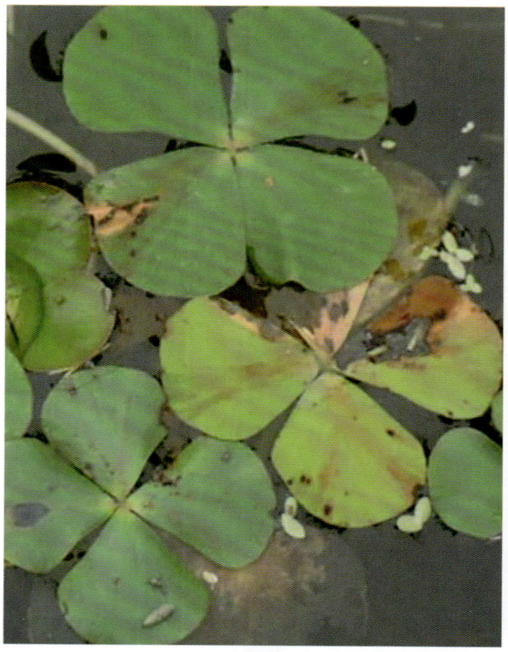
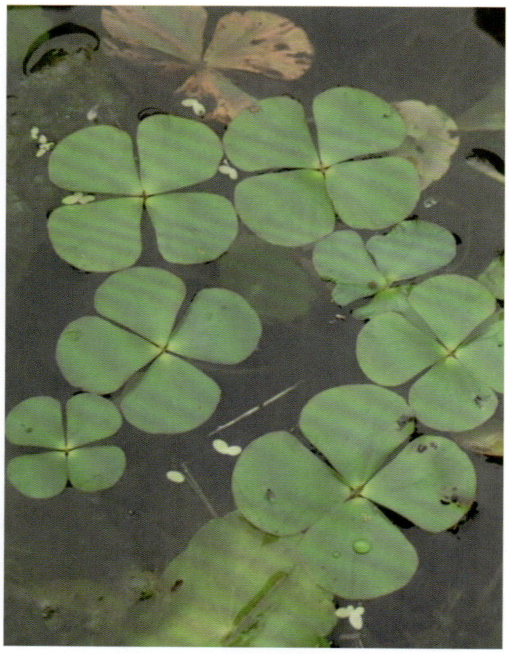
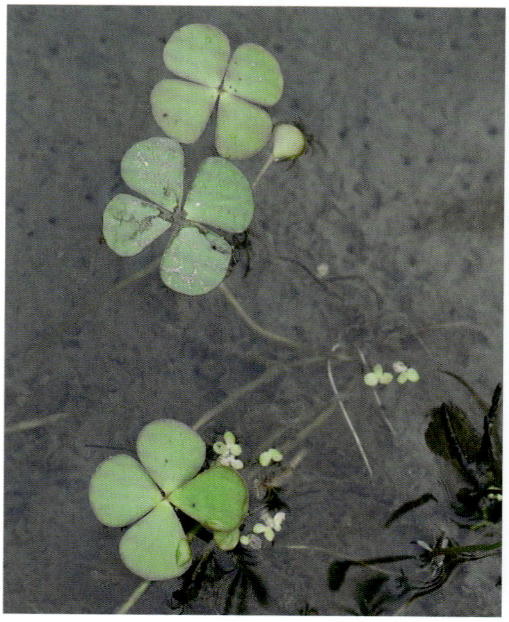
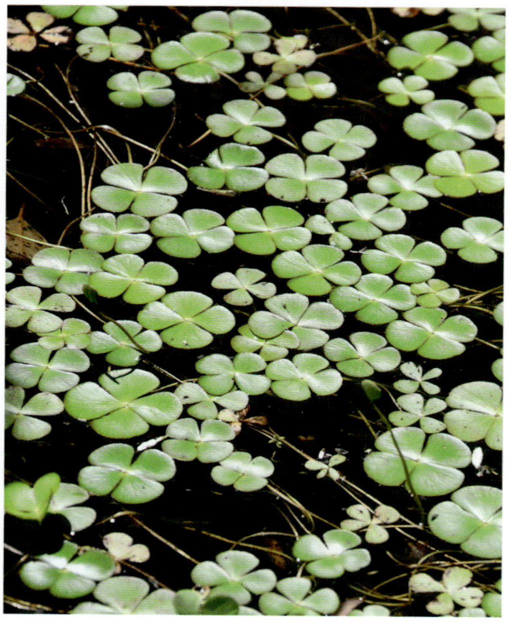

满江红

【基　　原】槐叶蘋科满江红属满江红 *Azolla pinnata* subsp. *asiatica* R. M. K. Saunders & K. Fowler

【别　　名】红苹、紫萍、红浮萍、(水、红)浮漂、草无根、紫(三角)藻、红叶草等。

【形态特征】小型水生植物。**茎：**植物体呈卵形或三角状，根状茎细长横走，侧枝腋生，假2歧分枝，向下生须根。**叶：**叶小，互生，无柄，覆瓦状排列成两行，近长方形，肉质，绿色，表面有乳头状突起，顶端截形或圆形，基部与叶合生，全缘，分裂成上下两裂片，秋后常变为紫红色。**孢子囊：**孢子果双生于分枝处。

【生境分布】生于水田和静水沟塘中。分布于我国长江流域和南北各省。

【药用部位(药材名称)及采收加工】全草(满江红)、根(满江红根)。满江红：夏秋季捞取，晒干。满江红根：夏秋季捞取全草后，剪取须状根，晒干。

【临床应用】满江红：辛，凉；归肺、膀胱经。解表透疹，祛风胜湿，解毒。用于感冒咳嗽，麻疹不透，风湿疼痛，小便不利，水肿，荨麻疹，皮肤瘙痒，疮疡，丹毒，烫火伤。满江红根：辛、微苦，寒；归肺经。润肺止咳。用于肺痨咳嗽。

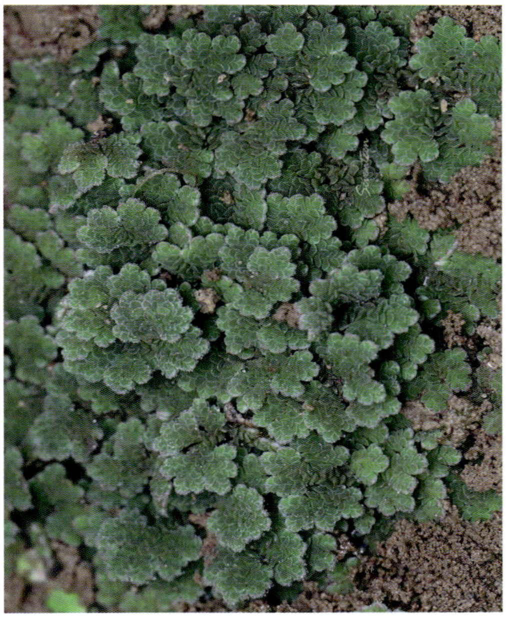
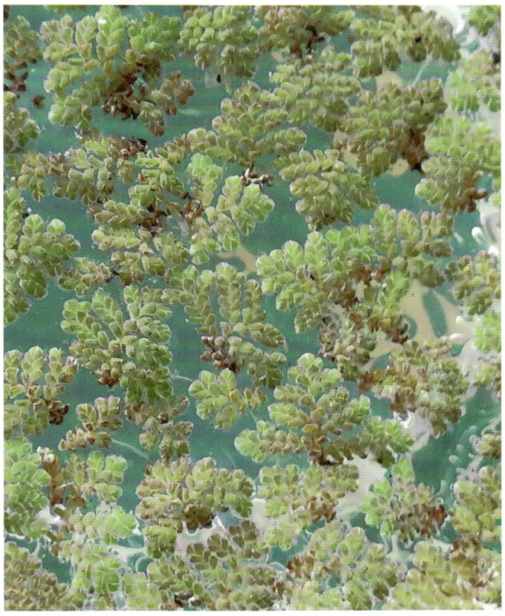
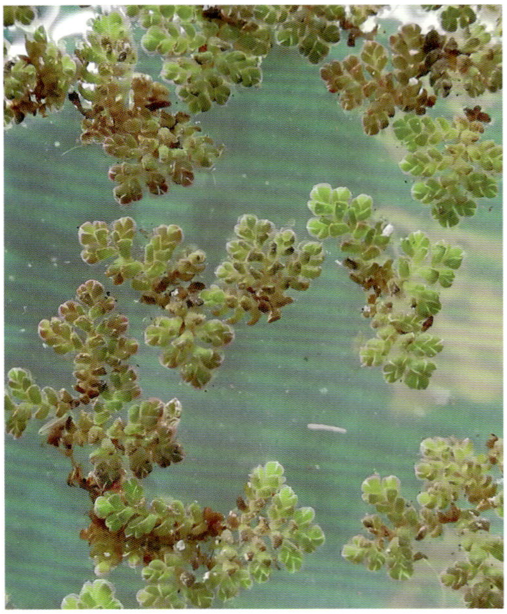
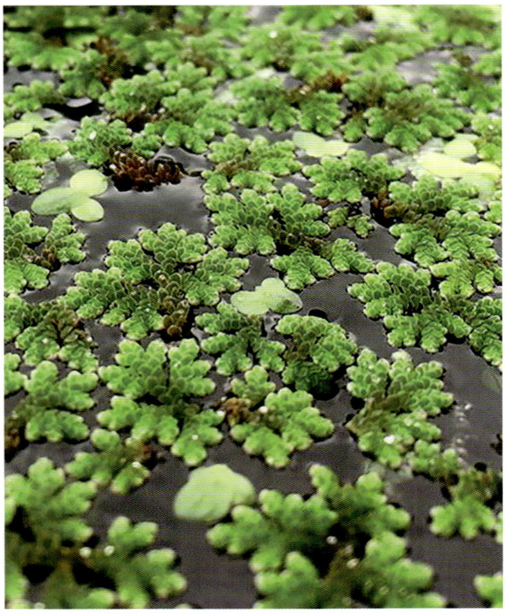

银杏

【基　　原】银杏科银杏属银杏 *Ginkgo biloba* L.

【别　　名】鸭掌树、鸭脚子、公孙树、白果。

【形态特征】落叶乔木。茎：树皮纵裂，粗糙。叶：叶扇形，淡绿色，秋季落叶前变为黄色；叶脉叉状；叶顶端常具波状缺刻或 2 裂，基部宽楔形，有长柄。花：雌雄异株。雌球花呈簇生状，雄球花葇荑花序状，下垂。果：果实具长梗，下垂，常为椭圆形、长倒卵形、卵圆形或近圆球形，外种皮肉质，熟时黄色或橙黄色，外被白粉。种子：种子扁椭圆形，一端稍尖，另端钝，表面黄白色或淡棕黄色，光滑，具棱线；具硬壳。花果期 3—10 月。

【生境分布】分布于浙江；全国各地有栽培。

【药用部位（药材名称）及采收加工】根或根皮（白果根皮）、树皮（白果树皮）、叶（银杏叶）、种仁（白果仁）。白果根皮、白果树皮：四季可采剥，除去杂质，切段，晒干。银杏叶：秋季叶尚绿时采收，干燥。白果仁：10—11 月果实成熟时采收，除去外种皮，洗净，晒干；用时取白果，除去杂质及硬壳，捣碎。

【临床应用】白果根皮：甘，温。益气补虚；用于遗精，遗尿，夜频多，白带，石淋。白果树皮：用于牛皮铜钱癣。银杏叶：甘、苦、涩，平；归心、肺经。敛肺，平喘，活血化瘀，止痛。用于肺虚咳喘，冠心病，心绞痛，高血脂症。白果仁：甘、苦、涩，平，有毒；归肺、肾经。敛肺定喘，止带缩尿。用于痰多喘咳，带下白浊，遗尿尿频。

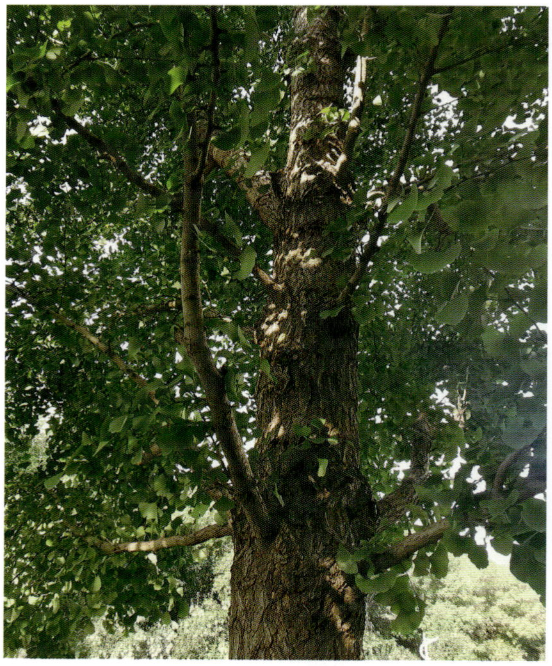

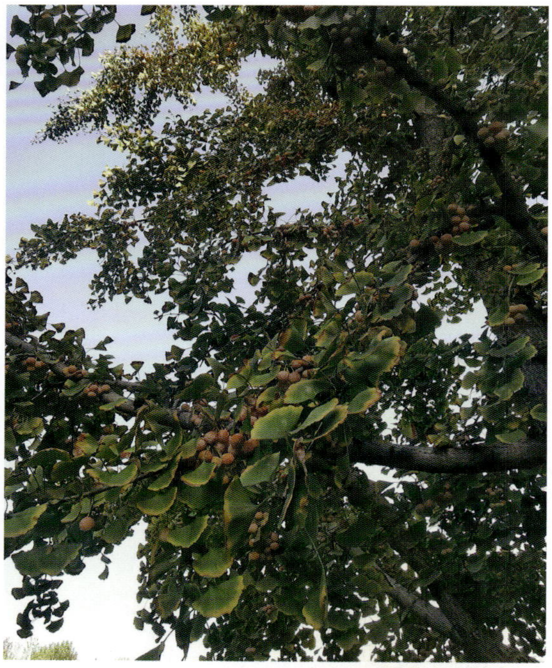

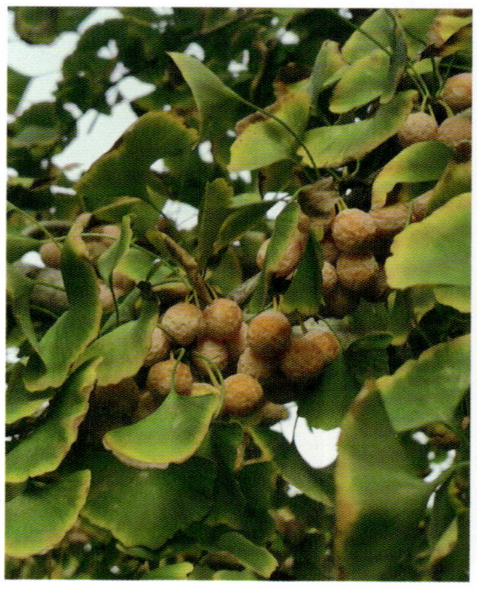

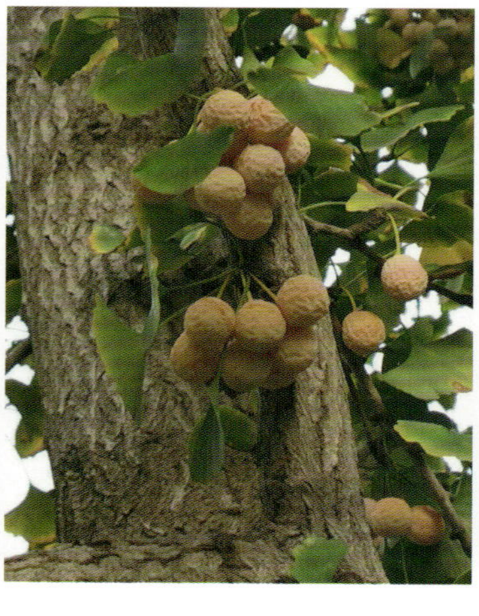

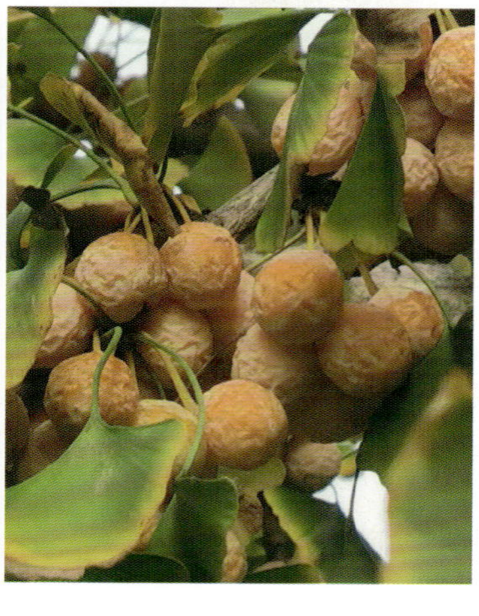

白皮松

【基　　原】松科松属白皮松 *Pinus bungeana* Zucc.ex Endl.

【别　　名】蟠龙松、虎皮松、白果（骨）松、三针松、美人松。

【形态特征】常绿乔木。茎：幼树树皮光滑，灰绿色，长大后树皮成不规则的薄块片脱落，露出淡黄绿色的新皮；老干树皮呈淡褐灰色或灰白色，裂成不规则的鳞状块片脱落，脱落后近光滑，露出粉白色的内皮。叶：针叶 3 针一束，粗硬，长 5 ～ 10 cm，叶背及腹面两侧均有气孔线，先端尖，边缘有细锯齿；叶鞘早落。花：雄球花卵圆形或椭圆形，多数聚生于新枝基部成穗状。果：球果常单生，成熟前淡绿色，熟时淡黄褐色，卵圆形或圆锥状卵圆形。种子：种子灰褐色，近倒卵圆形。花期 4—5 月，球果翌年 10—11 月成熟。

【生境分布】生于山地林区。分布于山西、河南、陕西、甘肃、四川、湖北等地。

【药用部位（药材名称）及采收加工】球果（白塔松）。春秋季或冬季采收球果，晒干。

【临床应用】苦，温。祛痰，止咳，平喘。用于慢性气管炎，咳嗽，气短，吐白沫痰。

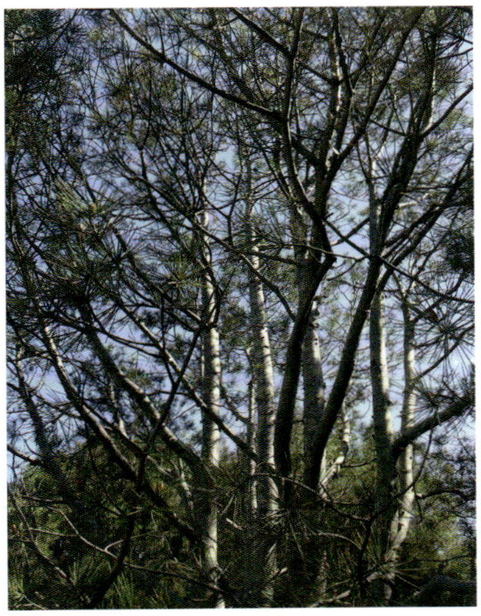
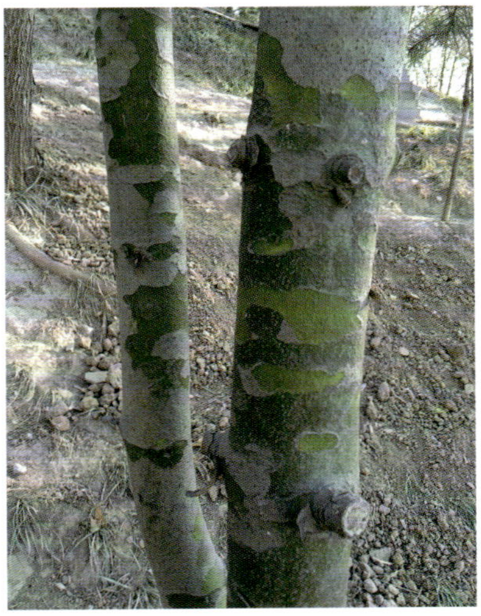
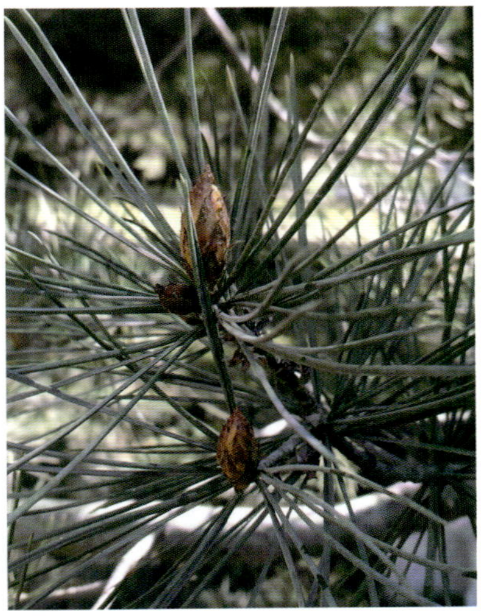
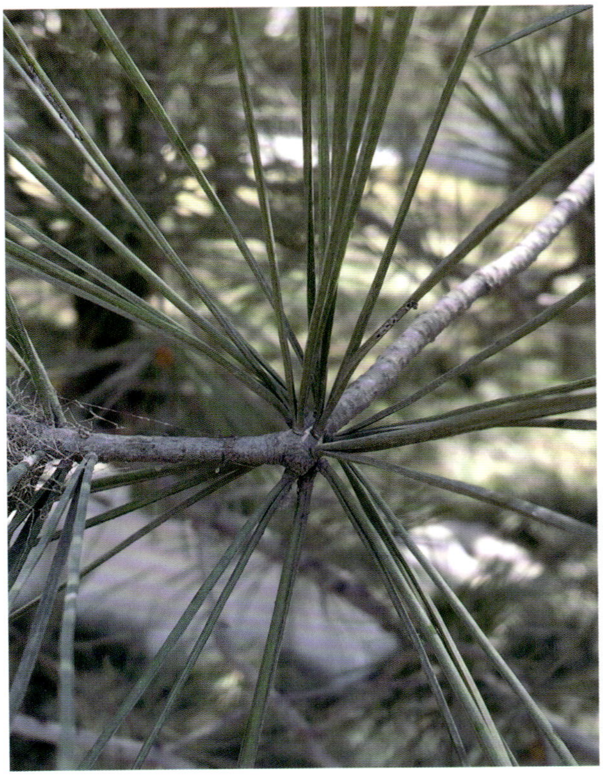
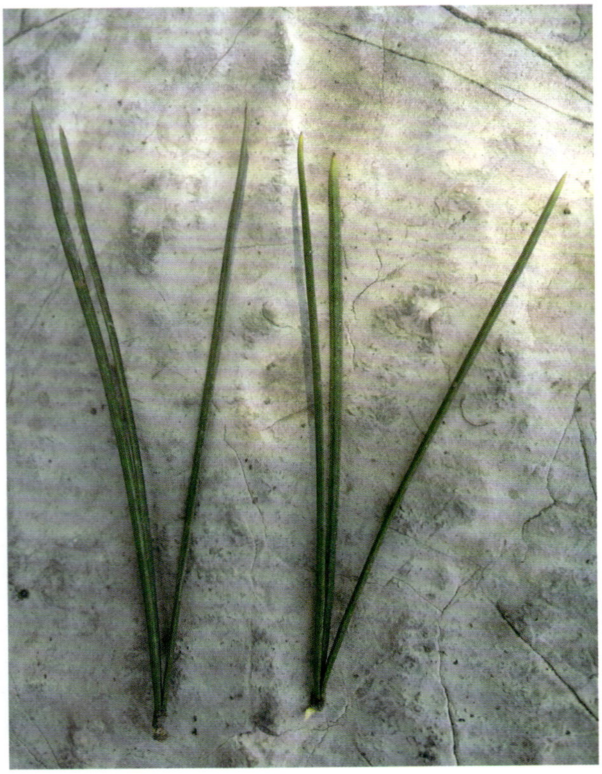

油松

【基　　原】松科松属油松 *Pinus tabuliformis* Carriere

【别　　名】短叶松、红皮松。

【形态特征】常绿乔木。**茎：**树皮灰褐色，呈鳞甲状裂，裂隙红褐色；枝轮生，小枝淡橙黄色或灰黄色。**叶：**叶针形，2～3针1束，边缘有细锯齿，两面有气孔线；叶鞘初时淡褐色，渐变为暗灰色，外表常被薄粉层。**花：**花单性，雌雄同株，均为松球花序；雄球序长卵形，淡黄绿色，簇生于前一年小枝顶端，花开后成葇荑状，雄蕊多数；雌球序阔卵形，紫色，1～2枚着生于当年新枝顶端，多数珠鳞成螺旋状紧密排列，胚珠2枚，珠鳞下面有一小型苞片，与珠鳞分离。**果：**松球果卵形，鳞突较隆起，鳞脐突出，呈钝尖形。**种子：**种子具翅，呈不规则椭圆形，稍扁，紫褐色或褐色。花期4—5月，果期至翌年9月。

【生境分布】生长于山坡。分布于我国东北、华北、西北及山东、河南等地。

【药用部位（药材名称）及采收加工】树脂（松香）、松节或松树所生瘤状物（松节）、针叶（松针）、花粉（松花粉、松花）、油树脂（松油）、树干内皮（松树皮）、球果（松球）。松香：采集树脂，加水蒸馏，使松节油馏出，剩下的残渣冷却凝固后，即为松香。松节：多于采伐时或木器厂加工时锯取之，经过选择修整，晒干或阴干。松针：全年可采。花粉：春季花刚开时，采摘花穗，晒干，收集花粉，除去杂质。松油：火烧有油松枝，取沥出的油。松树皮：全年可采，除去粗皮，切段，晒干。松球：春末夏初采集，鲜用或干燥备用。

【临床应用】松香：苦、甘，温；归肝、脾经。祛风，燥湿，排脓，拔毒，生肌，止痛。用于痈疽，疔毒，痔瘘，恶疮，疥癣，白秃，金疮，扭伤，风湿痹痛，疠风瘙痒。松节：苦，温；归肝、肾经。祛风燥湿，舒筋通络，活血止痛。用于风寒湿痹，历节风痛，脚痹痿软，跌打伤痛。松针：苦、涩，温。祛风活血，明目，安神，解毒，止痒。用于流行性感冒，风湿关节痛，跌打肿痛，夜盲症，高血压，神经衰弱；外用治冻疮。花粉：甘，温；归肝、脾经。燥湿，收敛止血。用于湿疹，黄水疮，皮肤糜烂，脓水淋漓，外伤出血，尿布性皮炎。松油：苦，温。祛风，杀虫。用于疥疮，皮癣。松树皮：苦、涩，温。收敛，生肌。外用治烧烫伤，小儿湿疹。松球：甘、苦，温；归肺、大肠经。祛风除痹，化痰止咳平喘，利尿，通便。用于治风寒湿痹，白癜风，慢性气管炎，淋浊，便秘，痔疮。

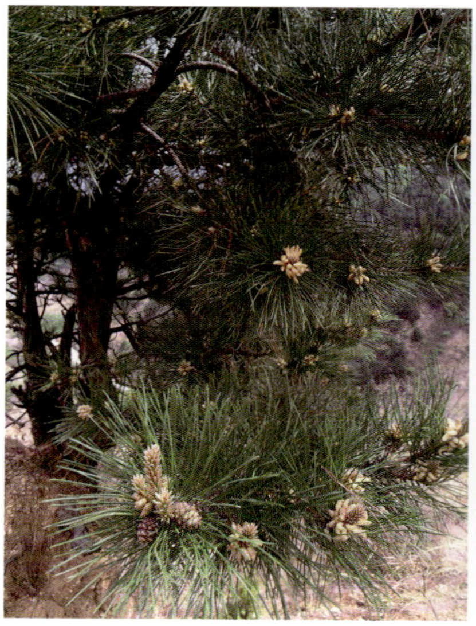

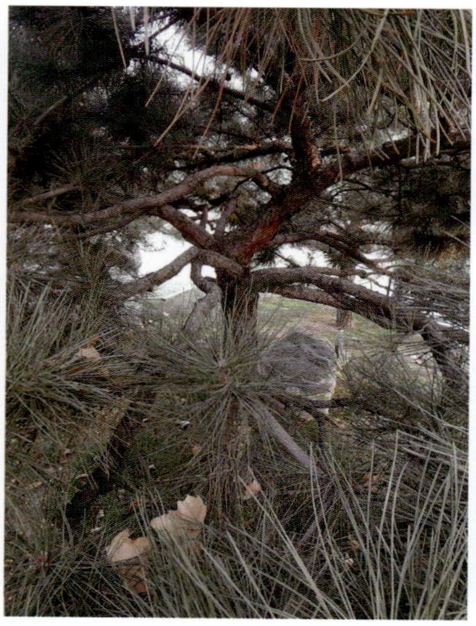

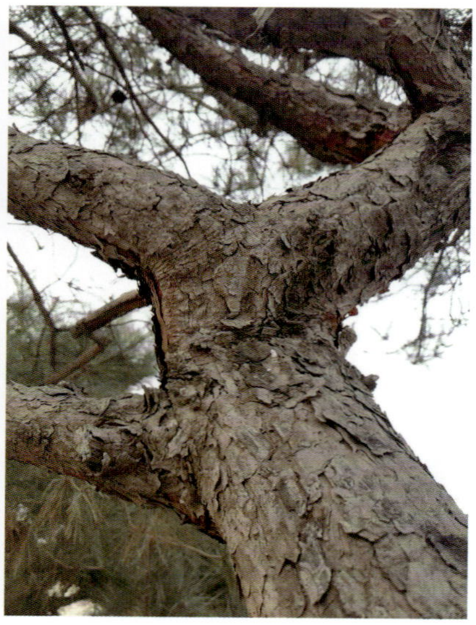

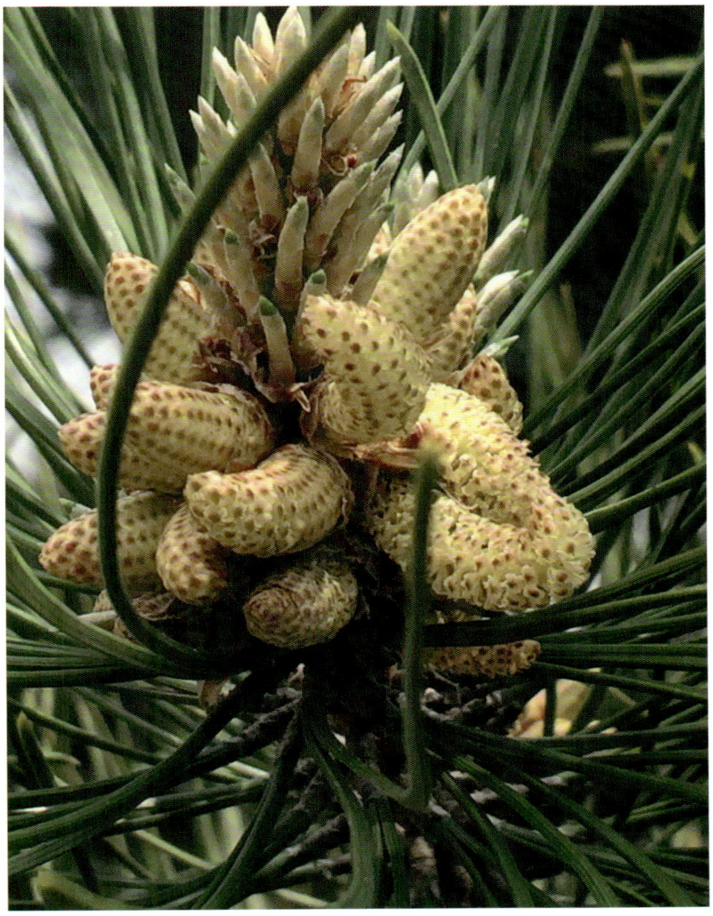

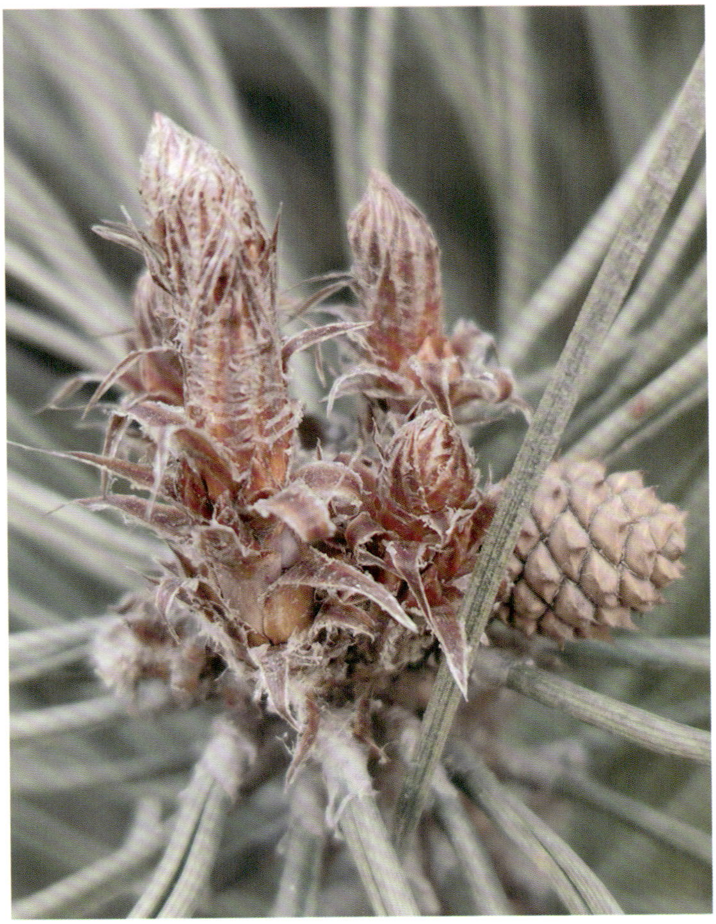

侧柏

【基　　原】柏科侧柏属侧柏 *Platycladus orientalis* (L.) Franco

【别　　名】黄（香、扁）柏、柏树，柏子树。

【形态特征】常绿乔木。**茎：**树皮浅灰褐色，纵裂成条片；小枝细，向上直展或斜展，扁平。**叶：**叶鳞形，交互对生，先端微钝；中央叶呈倒卵状菱形或斜方形，两侧叶呈船形。**花：**雌雄同株，球花单生于枝顶；雄球花黄色，卵圆形；雌球花蓝绿色，被白粉。**果：**球果近卵圆形；成熟前近肉质，蓝绿色，被白粉；成熟后木质，开裂，红褐色。**种子：**种子卵圆形，灰褐色或紫褐色，顶端尖，种脐大而明显。花果期3—10月。

【生境分布】生于平原、山地等处。分布于全国各地。

【药用部位（药材名称）及采收加工】枝梢和叶（侧柏叶）、枝条（柏枝节）、根皮（柏根白皮）、树脂（柏脂）、种仁（柏子仁）。侧柏叶：夏秋季采收，阴干。柏枝节：6—9月采收，剪取枝条，通风处干燥。柏根白皮：10—12月采挖，刮去栓皮，剥取白皮，晒干。柏脂：全年可采。柏子仁：秋冬季采收成熟种子，晒干，除去种皮，收集种仁。

【临床应用】侧柏叶：苦、涩，寒；归肺、肝、脾经。凉血止血，化痰止咳，生发乌发。用于吐血，衄血，咯血，便血，崩漏下血，肺热咳嗽，血热脱发，须发早白。柏枝节：辛，温。祛风除湿，解毒疗疮。用于风寒湿痹，历节风，霍乱转筋，牙齿肿痛，恶疮，疥癣。柏根白皮：苦，平。凉血，解毒，敛疮，生发。用于烫伤，疮疡溃烂，毛发脱落。柏脂：甘，平。清热除湿，解毒杀虫。用于疥癣，癞疮，秃疮，黄水疮，丹毒，赘疣。柏子仁：甘，平；归心、肾、大肠经。养心安神，润肠通便，止汗。用于阴血不足，虚烦失眠，心悸怔忡，肠燥便秘，阴虚盗汗。

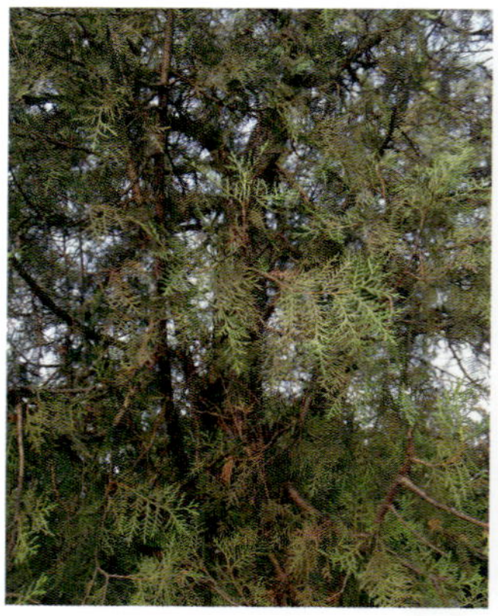
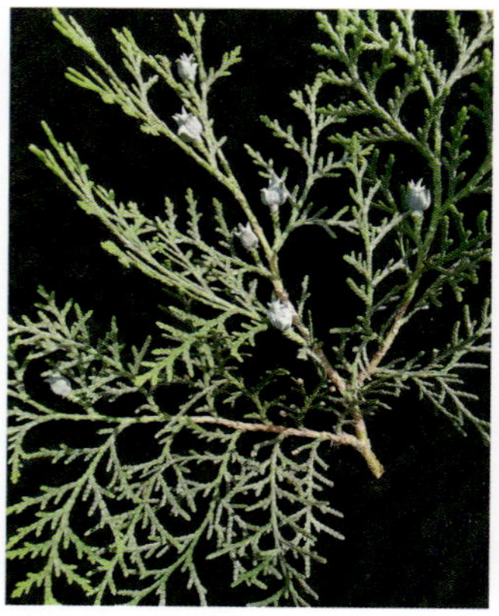
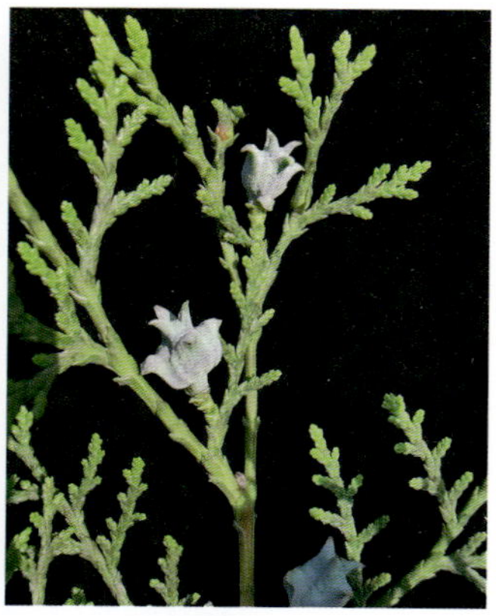
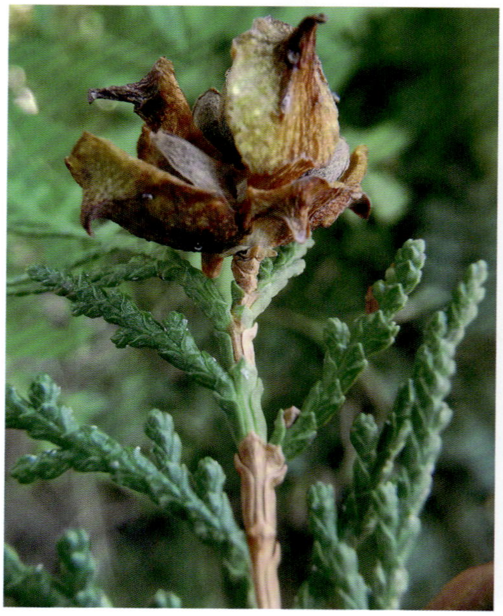
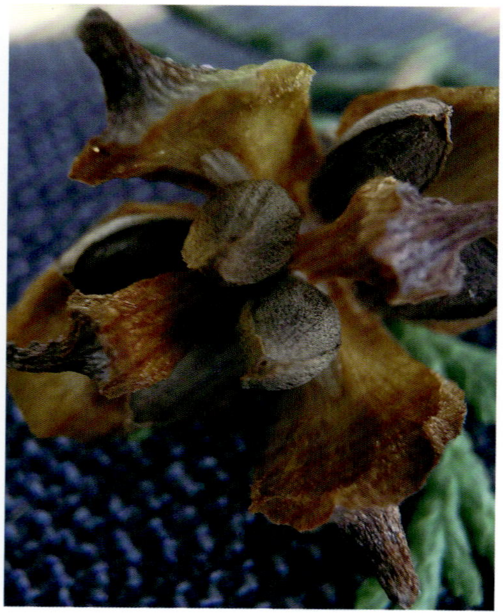

刺柏

【基　　原】柏科刺柏属刺柏 *Juniperus formosana* Hayata

【别　　名】台湾柏、刺松、矮柏木、山杉、台桧、山刺柏。

【形态特征】常绿乔木。**茎：**树皮褐色，长条状纵裂；枝条斜展或直展，小枝下垂，三棱形。**叶：**叶为三叶轮生，条状披针形或条状刺形，先端具锐尖头，上面稍凹，中脉两侧各有 1 条白色的气孔带，在叶的先端汇合，下面绿色，有光泽，具纵钝脊。**花：**雄球花圆球形或椭圆形。**果：**球果近球形或宽卵圆形，熟时淡红褐色，被白粉，间或顶部微张开。**种子：**种子半月圆形，具 3 ～ 4 棱脊，顶端尖。

【生境分布】生于山地林中。分布于我国西南、西北、华东及湖北、湖南；有栽培。

【药用部位（药材名称）及采收加工】根、根皮、枝叶或果实（山刺柏）。秋冬挖根或剥取根皮，枝叶全年可采，果实于成熟时采收；洗净，晒干。

【临床应用】苦，寒。清热解毒，燥湿止痒。用于麻疹高热，湿疹，癣疮。

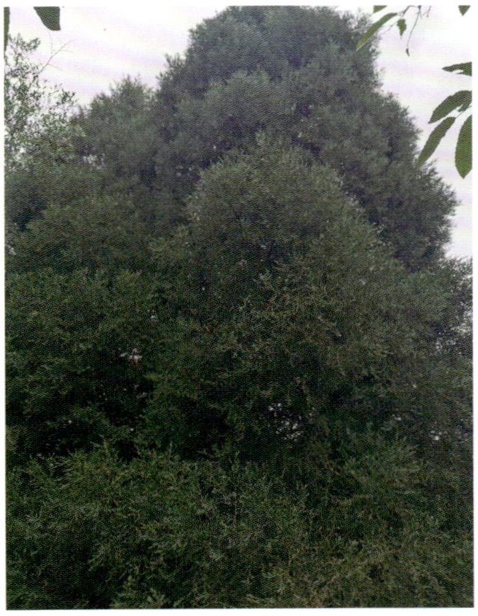
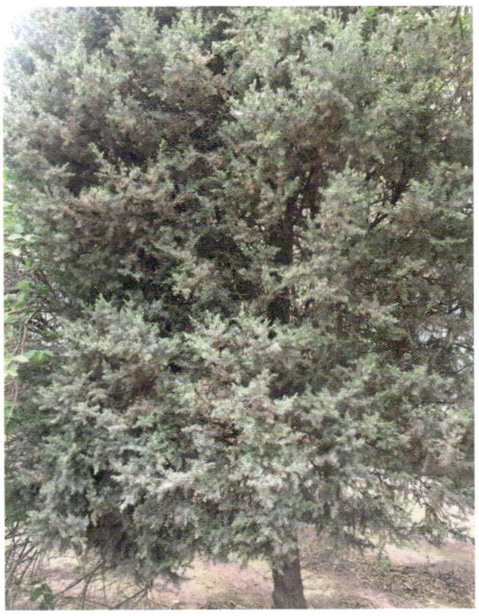
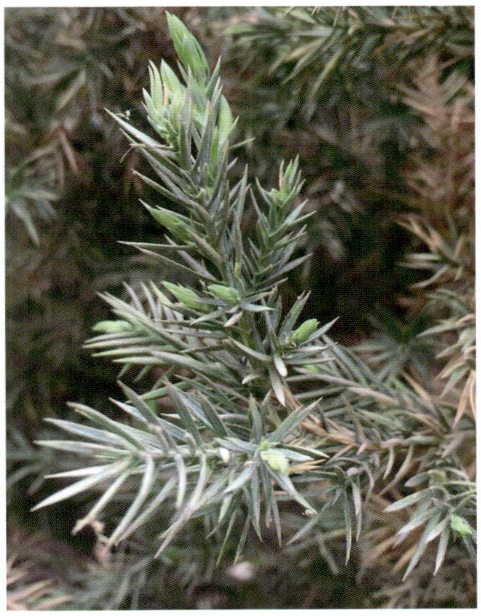
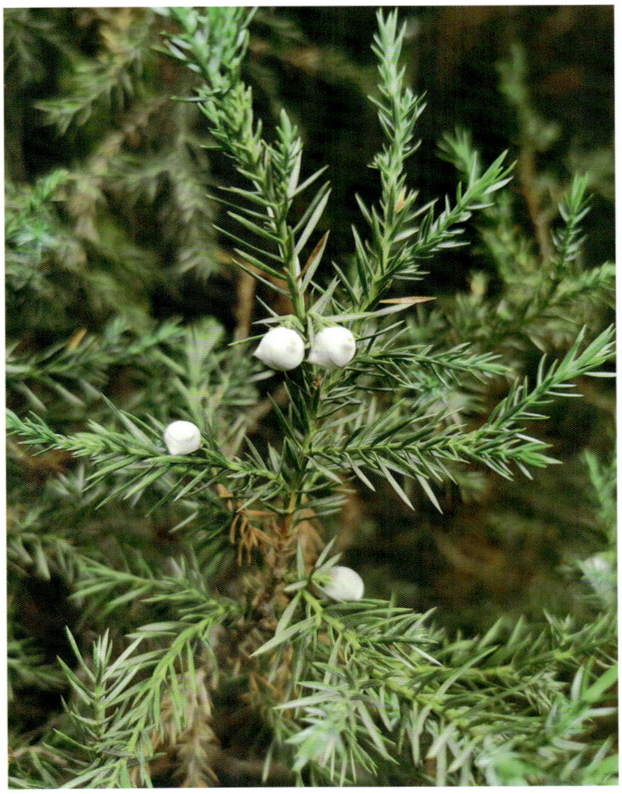
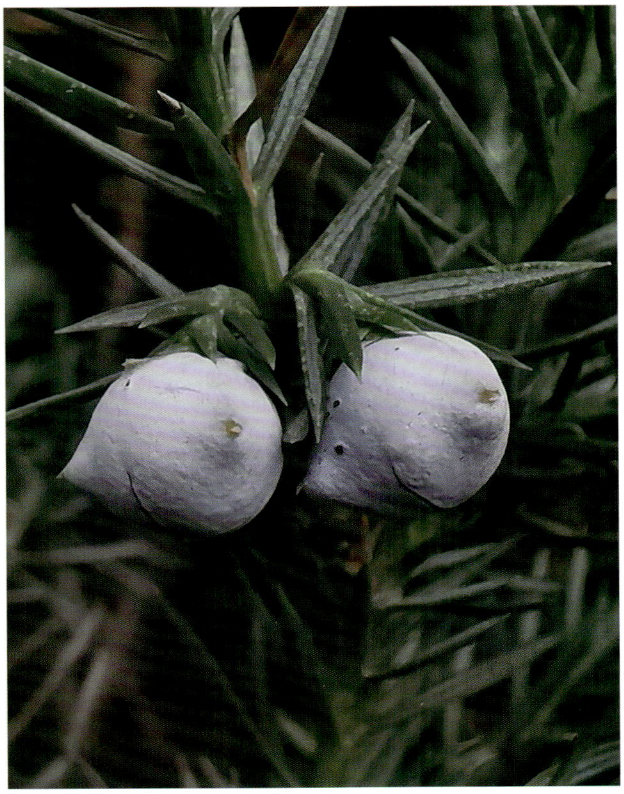

圆柏

【基　源】柏科圆柏属圆柏 *Sabina chinensis*（L.）Ant.

【别　　名】桧、桧（刺、红心、珍珠）柏。

【形态特征】常绿乔木。**茎：**树皮深灰色，常窄条状剥落。**叶：**叶2型，刺叶与鳞叶共存；幼龄树上刺叶多，腹面凹；壮龄树上鳞叶多，生鳞叶的小枝近圆柱形或近四棱形。**花：**雌雄异株，雌球花曲垂，或初期直立随后俯垂。**果：**球果，成熟时褐色、紫蓝色或黑色，有白粉。**种子：**种子褐色，不规则三棱形。花果期3—10月。

【生境分布】生于多石山坡或针叶林、阔叶林中。分布于我国西北及河北、山西、山东等地。

【药用部位（药材名称）及采收加工】球果（圆柏果）、叶（圆柏叶、桧叶）、枝叶及树皮（圆柏）。圆柏果：秋末采球果，晒干。叶：全年可采，生用或炒用。圆柏：全年可采，鲜用或晒干。

【临床应用】圆柏果：辛、苦，微寒。祛风清热，利小便。用于头痛，迎风流泪，视物不清，小便不利。叶：苦、涩，微寒。止血，镇咳。圆柏：辛、苦，温；有小毒。祛风散寒，活血消肿，解毒利尿。用于风寒感冒，肺结核，尿路感染；外用治荨麻疹，风湿关节痛。

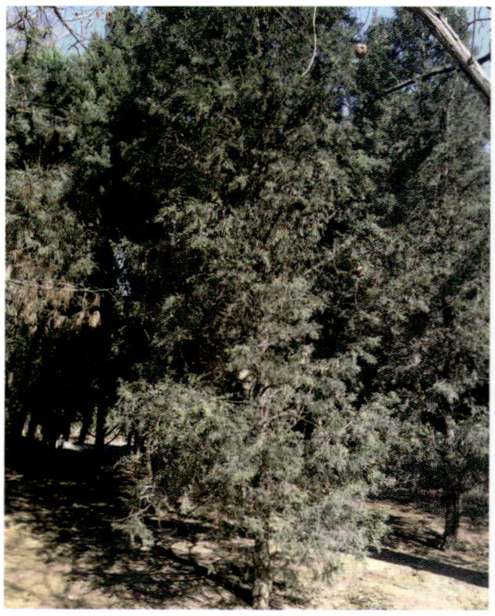
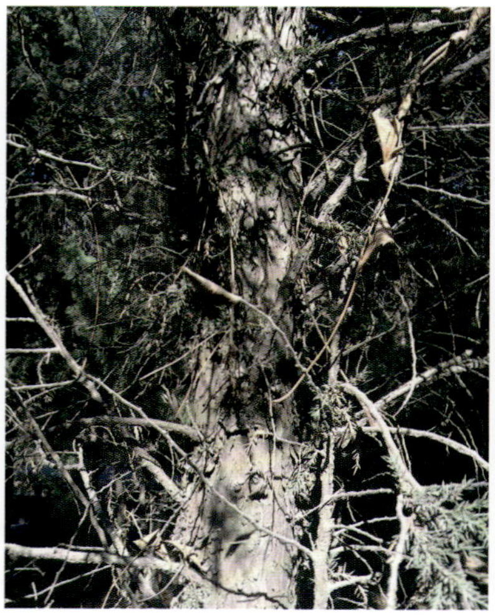
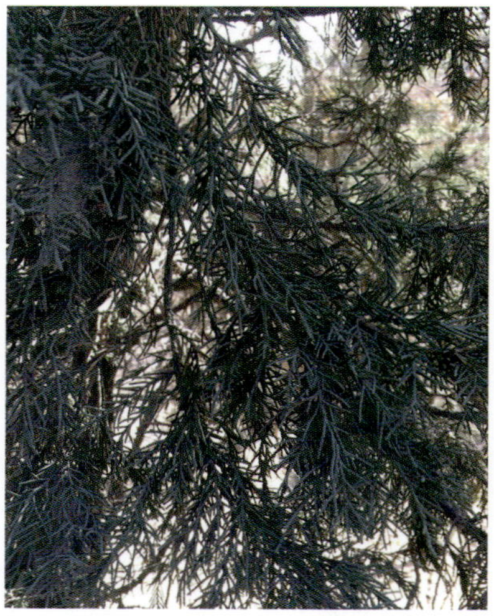
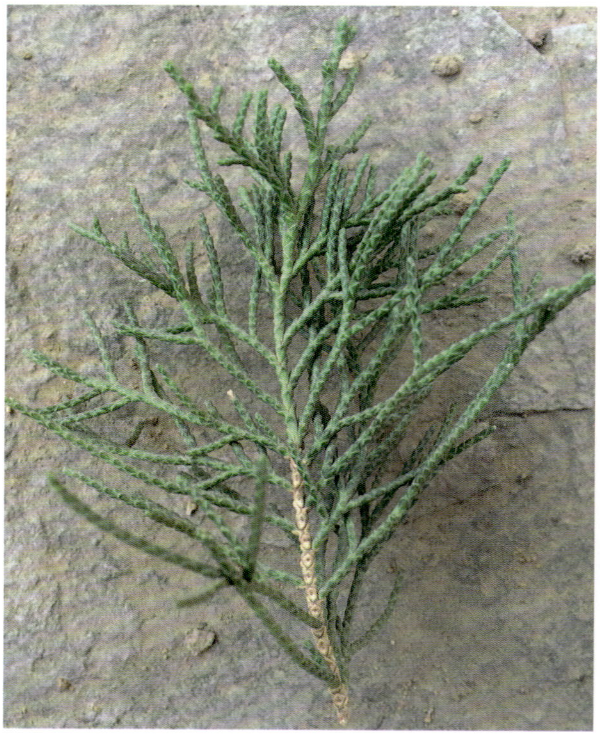
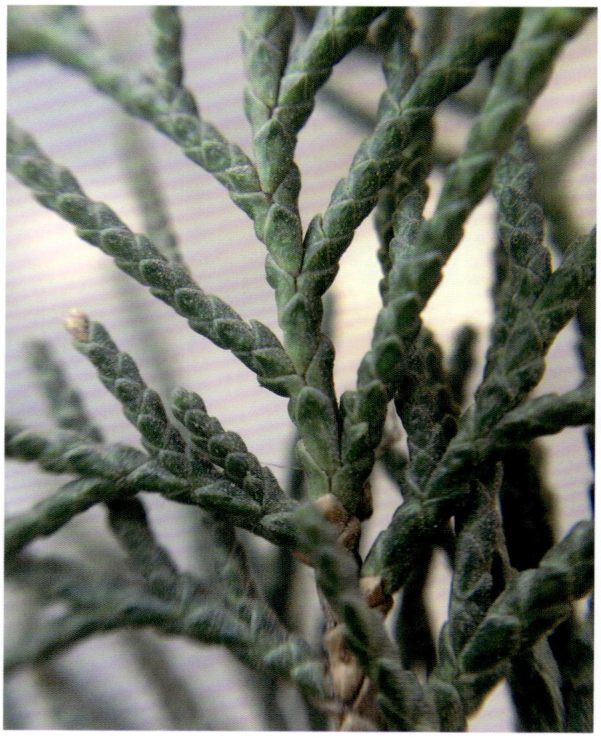

红豆杉

【基　　原】红豆杉科红豆杉属红豆杉 *Taxus wallichiana* var. *chinensis*（Pilger）Florin

【别　　名】观音杉、红豆树、扁（卷）柏。

【形态特征】常绿乔木。茎：树皮灰褐色、红褐色或暗褐色，条片状剥落；大枝开展，一年生枝绿色或淡黄绿色，秋季变成绿黄色或淡红褐色，老枝黄褐色、淡红褐色或灰褐色。叶：叶排列成两列，条形，微弯或较直，上部微渐窄，先端常微急尖，上面深绿色，下面淡黄绿色，有两条气孔带，中脉带上有密生均匀而微小的圆形角质乳头状突起点，常与气孔带同色。花：雄球花淡黄色。种子：种子生于杯状红色肉质的假种皮中，常呈卵圆形，微扁或圆。

【生境分布】生于高山。分布于我国西南、华中及甘肃、陕西、广西、安徽等地；有栽培。

【药用部位（药材名称）及采收加工】种子（南方红豆杉）。秋季种子成熟时采收，晒干。

【临床应用】驱虫；用于食积，蛔虫病。

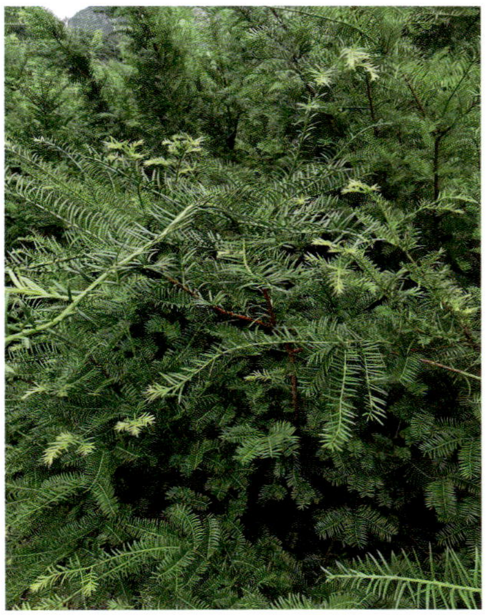
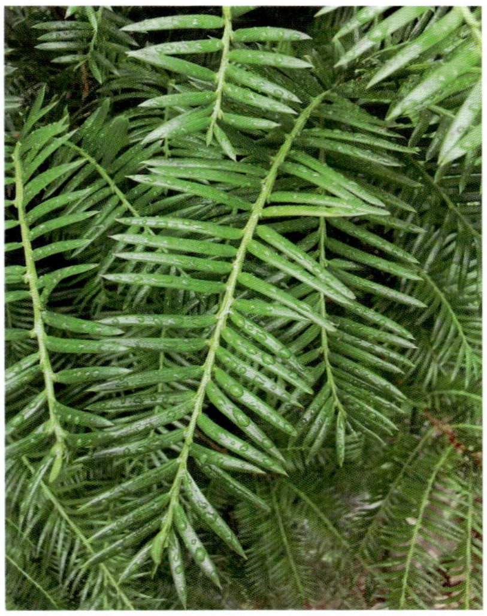
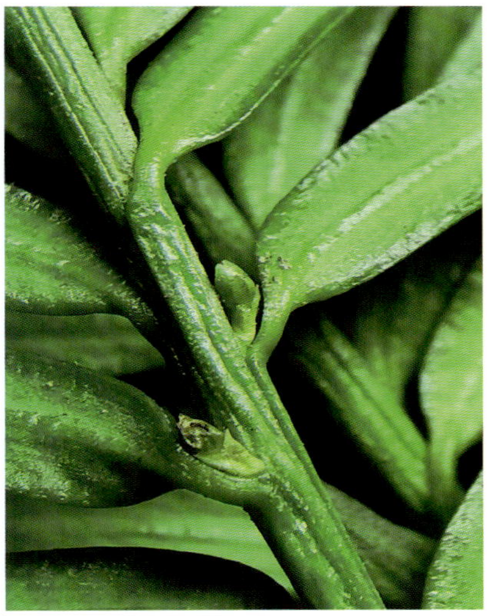
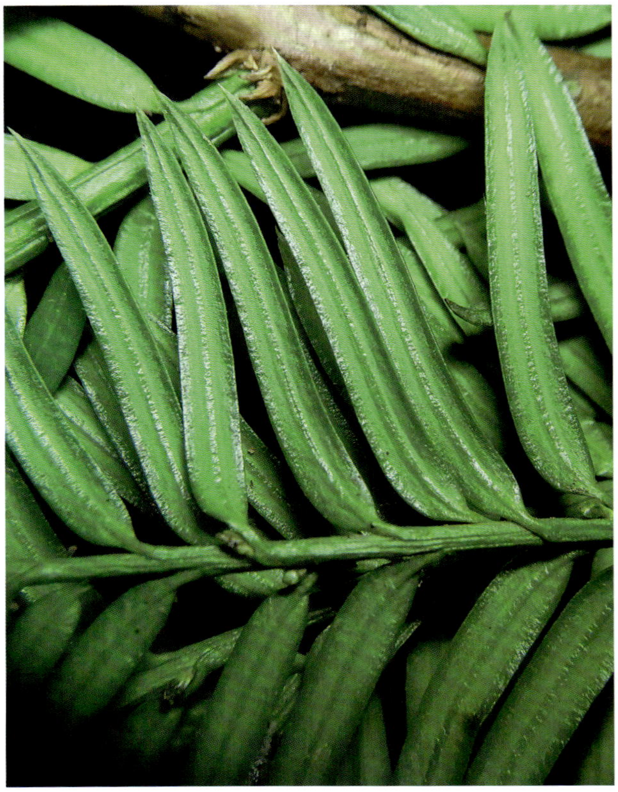
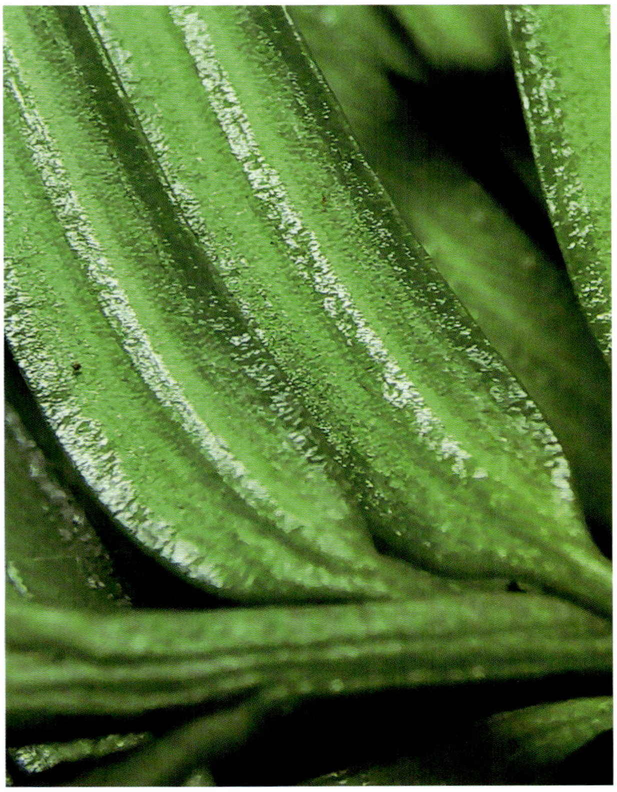

箭杆杨

【基　　原】杨柳科杨属箭杆杨 *Populus nigra* var.*thevestina*（Dode）Bean

【别　　名】钻天杨、白杨树。

【形态特征】落叶乔木。茎：树高 30 m；树干笔直，树冠狭塔型。树皮白色，光滑，老时也很少开裂。小枝细，贴生于主干竖直向上，灰白色，无毛。冬芽尖，有黏性。叶：叶三角形、三角状卵形或菱状卵圆形，先端渐尖，基部截形或宽楔形，边缘具细锯齿；叶柄扁，常为绿色。花：雄花序长 3 ～ 4.5 cm，果序长 3 ～ 8 cm。果：蒴果具短柄，2 瓣裂。花果期 3—5 月。

【生境分布】生于河道、路旁、渠岸。我国华北、西北等地广为种植。

【药用部位（药材名称）及采收加工】树皮或叶（箭杆杨）。秋冬季采剥树皮，晒干；夏季采叶，鲜用。

【临床应用】苦，寒。祛风除湿，凉血解毒；用于风湿痹痛，脚气肿，肝炎，痢疾，烧烫伤，疥癣秃疮。

【备　　注】本种为植物“黑杨 *Populus nigra* L.”的变种之一。

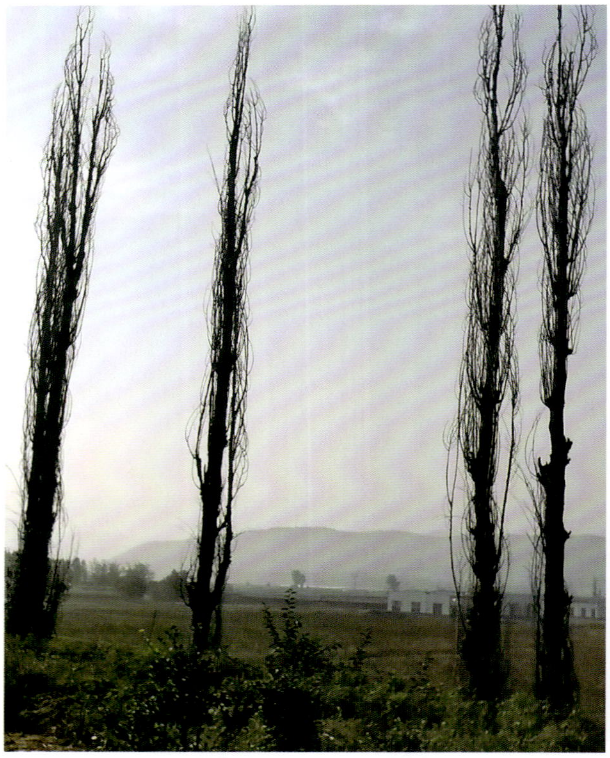

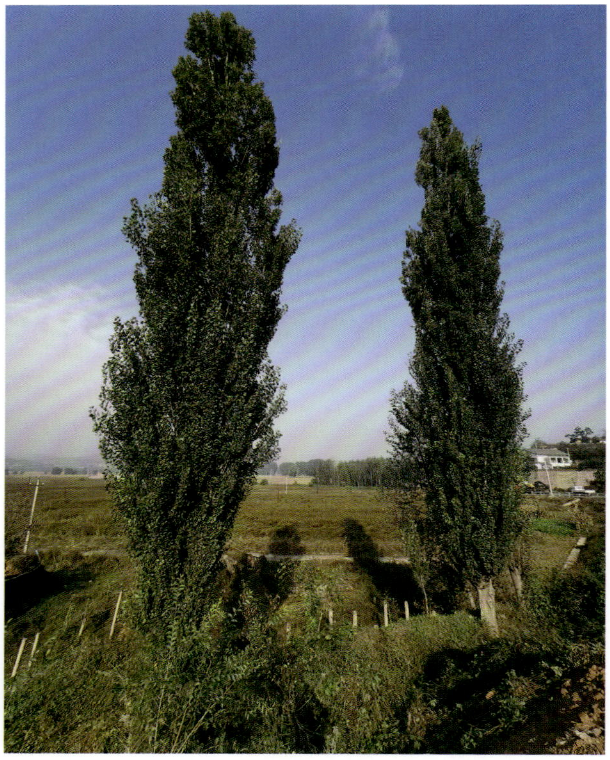

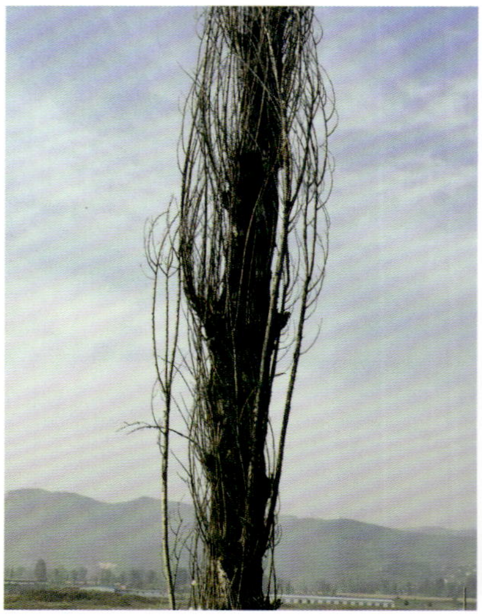

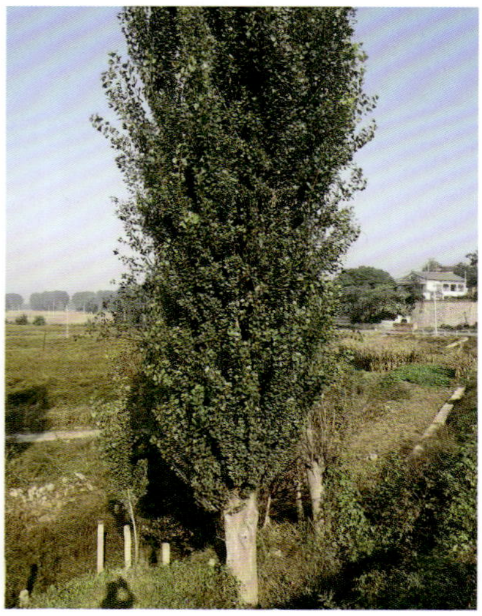

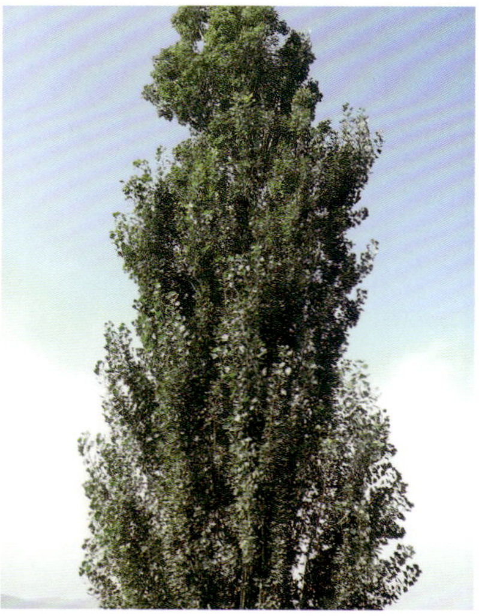

【基　　原】杨柳科杨属加杨 *Populus canadensis* Moench

【别　　名】欧美杨、白（加拿大）杨、美国大叶白杨。

【形态特征】落叶乔木。茎：树干直，树皮灰褐色，具沟裂，树冠卵圆形，小枝圆柱形，萌枝棱角明显；冬芽大，褐色，带黏质。叶：叶三角形或三角状卵形，先端渐尖，基部截形或宽楔形，边缘半透明，具圆锯齿；叶柄侧扁而长，常带红色。花：雄花序长 7 ～ 15 cm，花序轴光滑，每花有雄蕊 15 ～ 25；苞片先端丝状深裂，花盘全缘，花丝细长；雌花序有花 45 ～ 50 朵，柱头 4 裂。果：蒴果卵圆形，2 ～ 3 瓣裂。花果期 4—6 月。

【生境分布】全国各地有栽培。

【药用部位（药材名称）及采收加工】雄花序（杨树花）。春季现蕾开花时，分批摘取雄花序，鲜用或晒干。

【临床应用】苦，寒；归大肠经。清热解毒，化湿止痢；用于细菌性痢疾，肠炎。

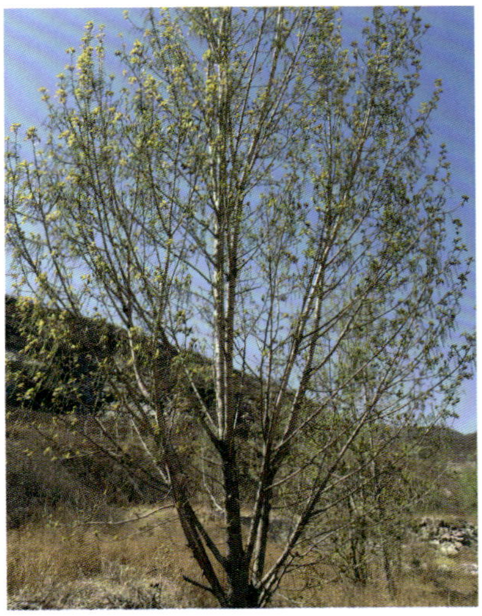

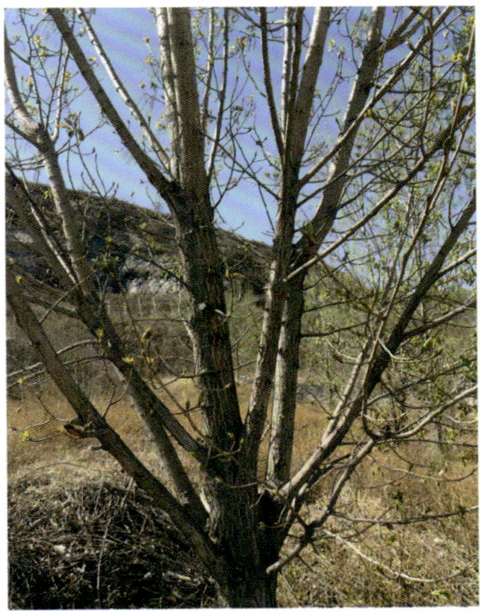

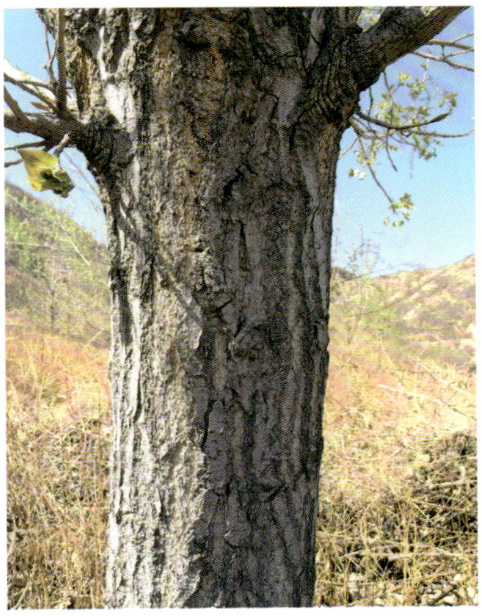

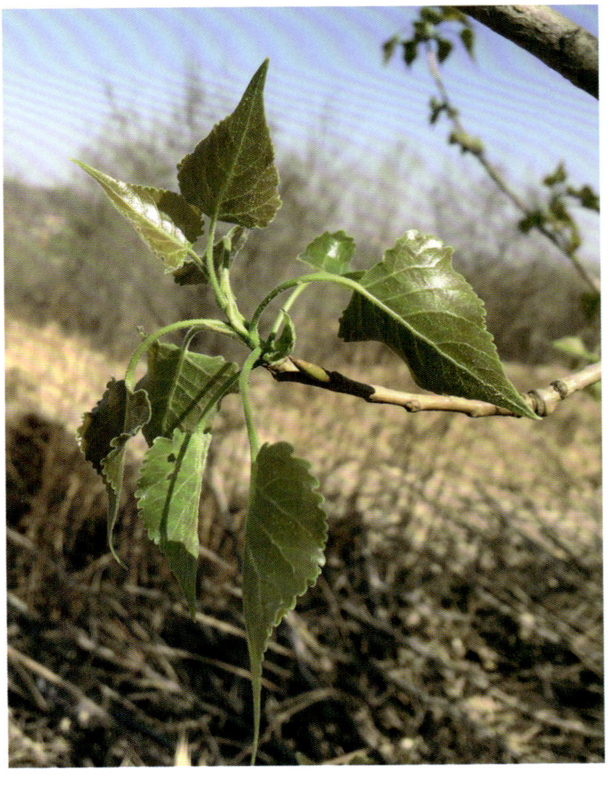

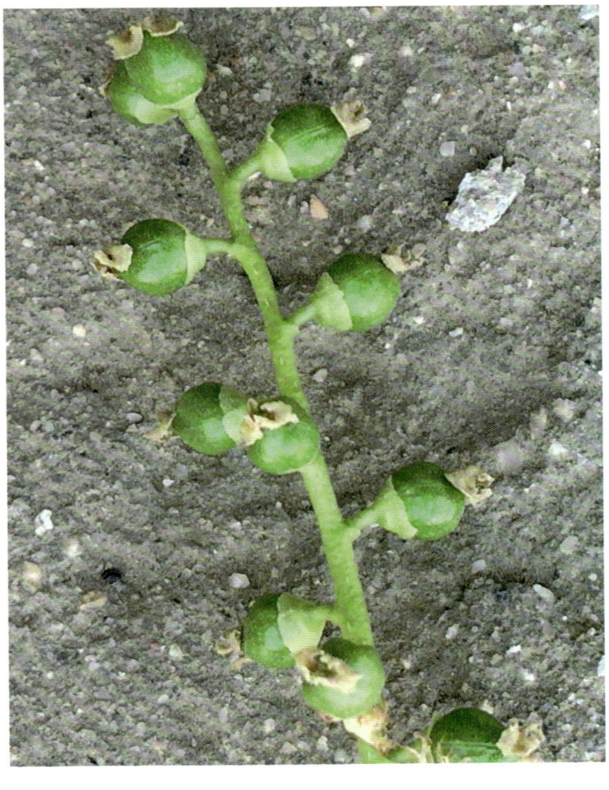

毛白杨

【基　　原】杨柳科杨属毛白杨 *Populus tomentosa* Carr.

【别　　名】（笨）白杨、大叶杨、响杨。

【形态特征】落叶乔木。**茎：**树皮幼时暗灰色、灰绿色或灰白色，老时基部黑灰色，纵裂，粗糙，树干直或微弯，皮孔菱形散生或 2 ～ 4 连生，侧枝开展，老枝下垂，嫩枝初被灰毡毛，后光滑。**叶：**长枝叶阔卵形或三角状卵形，先端短渐尖，基部心形或截形，边缘深齿或波状齿，上面暗绿色，光滑，下面密生毡毛，后渐脱落，叶柄上部侧扁，顶端通常有（2）3 ～ 4 腺点；短枝叶通常较小。**花：**雄花序长，苞片约具 10 个尖头，密生长毛，雄蕊 6 ～ 12，花药红色；雌花序短，苞片褐色，尖裂，沿边缘有长毛，柱头 2 裂，粉红色。**果：**蒴果圆锥形或长卵形，2 瓣裂。花果期 3—5 月。

【生境分布】生于坡地、沟谷、平原。分布于辽宁和内蒙古以南、甘肃和宁夏以东等地；全国多地有栽培。

【药用部位（药材名称）及采收加工】树皮或嫩枝（毛白杨）、雄花序（杨树花）、根或皮或花（杨构花）、叶（毛白杨树叶）。毛白杨：秋冬季或结合伐木时采剥树皮，刮去粗皮，或留取嫩枝，鲜用或晒干。杨树花：春季现蕾开花时，分批摘取雄花序，鲜用或晒干。杨枸花：根或皮全年可采，春季采花；鲜用或晒干。毛白杨树叶：春夏秋季采收，鲜用。

【临床应用】毛白杨：苦、甘，寒。清热利湿，止咳化痰；用于肝炎，痢疾，淋浊，咳嗽痰喘。杨树花：苦，寒；归大肠经。清热解毒，化湿止痢；用于细菌性痢疾，肠炎。杨构花：苦、甘，寒。清热利湿。毛白杨树叶：外用用于控制陈旧性软组织感染及化脓性骨髓炎。

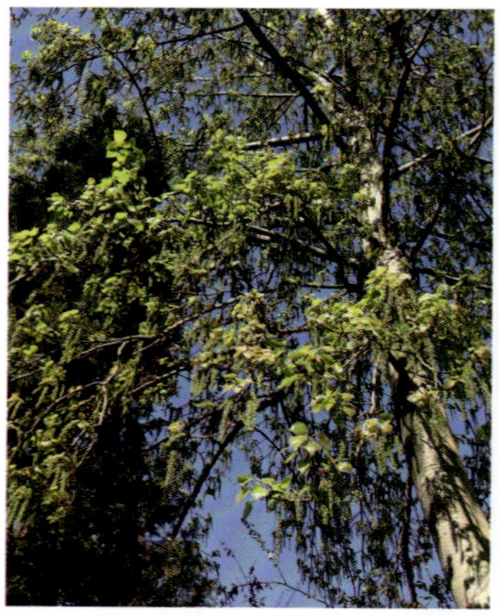

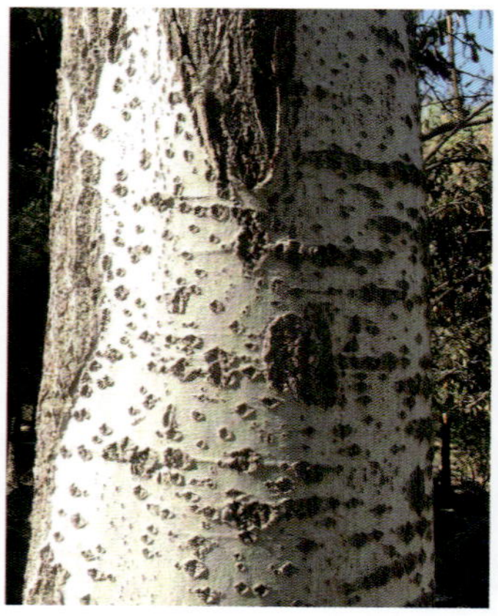

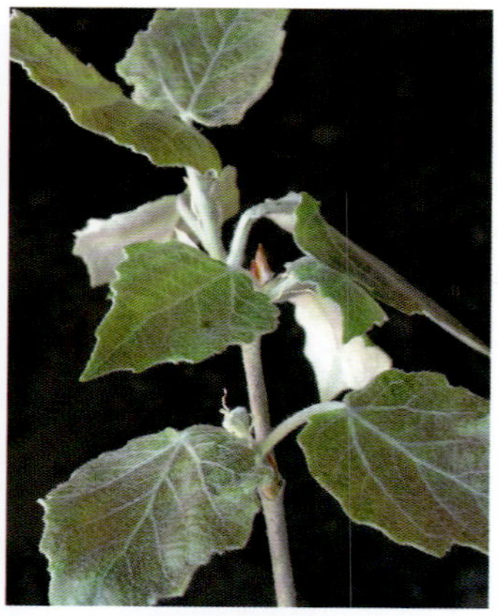

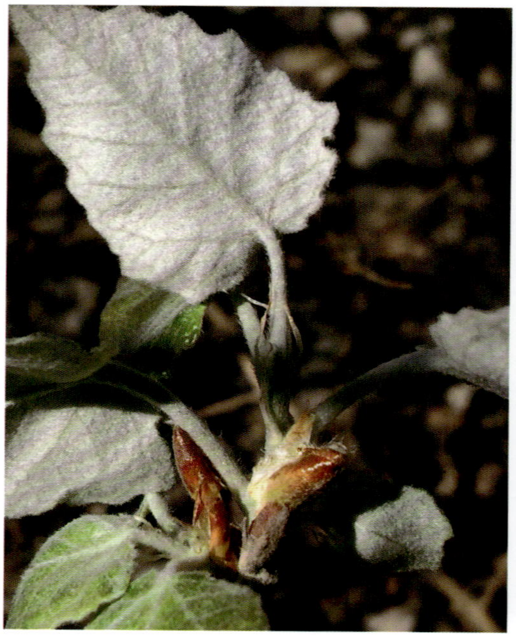

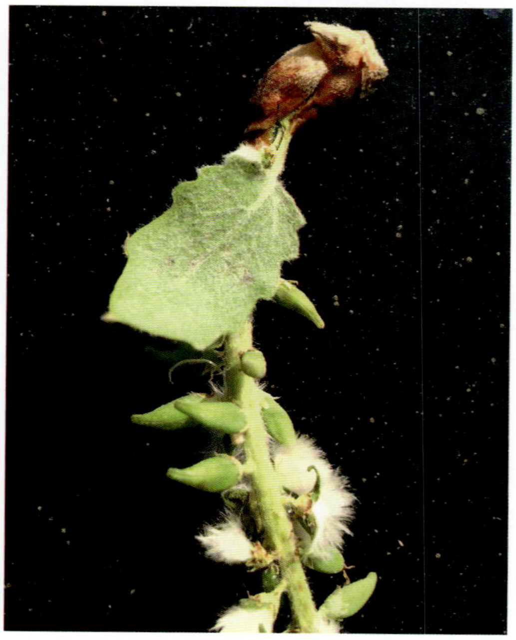

【基　　原】杨柳科杨属青杨 *Populus cathayana Rehd.* var. cathayana

【别　　名】青杨木（树）、清凉木。

【形态特征】落叶乔木。茎：树冠阔卵形。树皮初时光滑、灰绿色，老时暗灰色，沟裂。枝圆柱形或具角棱，幼时橄榄绿色，后变为橙黄色至灰黄色，无毛。芽长圆锥形，无毛，紫褐色或黄褐色，多黏质。叶：短枝叶卵形、椭圆状卵形、椭圆形或狭卵形，最宽处在中部以下，先端渐尖或突渐尖，基部圆形，稀近心形或阔楔形，边缘具腺圆锯齿，上面亮绿色，下面绿白色，脉两面隆起，侧脉 5 ～ 7 条，无毛，叶柄圆柱形；长枝或萌枝叶较大，卵状长圆形，基部常微心形。花：雄花序长 5 ～ 6 cm；雌花序长 4 ～ 5 cm，柱头 2 ～ 4 裂；果序长 10 ～ 20 cm。果：蒴果卵圆形，3 ～ 4 瓣裂，稀 2 瓣裂。花果期 3—7 月。

【生境分布】生于沟谷、河岸、阴坡山麓。分布于我国华北、西北及辽宁、四川等地；全国多地有栽培。

【药用部位（药材名称）及采收加工】树皮（白杨树皮）、嫩枝叶（青杨枝叶）。白杨树皮：秋冬季或结合伐木时采剥树皮，刮去粗皮，鲜用或晒干。青杨枝叶：枝叶嫩时采收，鲜用或晒干。

【临床应用】白杨树皮：苦、辛，无毒。用于金疮乳痈，诸肿痘疮。青杨枝叶：用于久痢赤白。

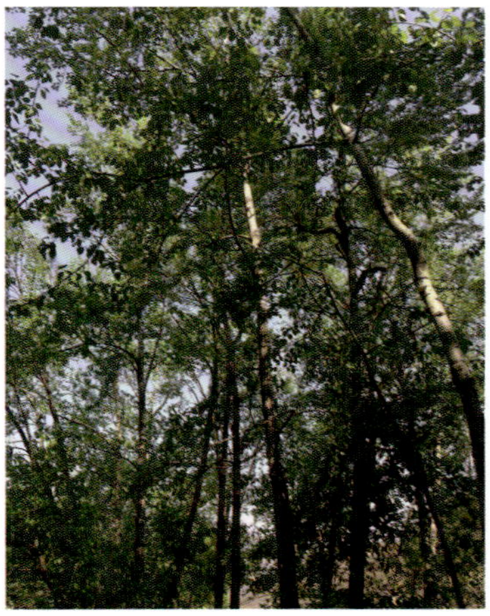
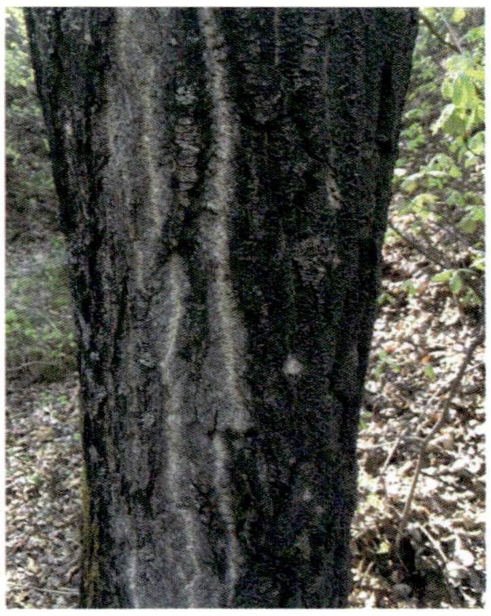
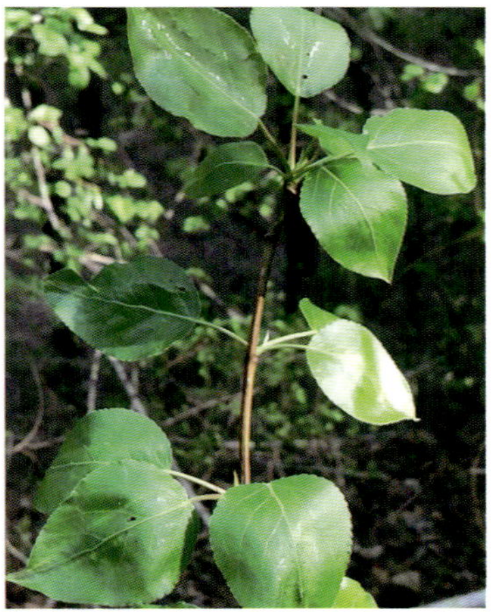
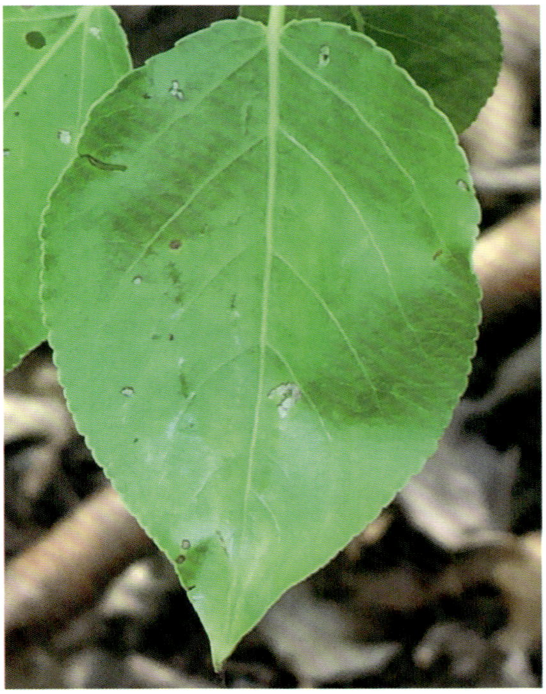
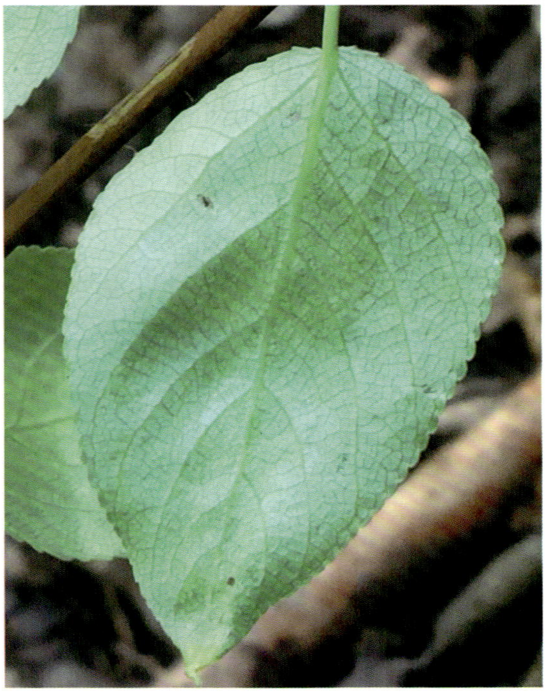

山杨

【基　　原】杨柳科杨属山杨 *Populus davidiana* Dode var. davidiana

【别　　名】火杨、红心杨。

【形态特征】落叶乔木。**茎：**树冠圆形。树皮光滑，灰绿色或灰白色，老树基部黑色粗糙；小枝圆筒形，光滑，赤褐色，萌枝被柔毛；芽卵形或卵圆形，无毛，微有黏质。**叶：**叶三角状卵圆形或近圆形，长宽近等，先端钝尖、急尖或短渐尖，基部圆形、截形或浅心形，边缘有波状浅齿，发叶时显红色，萌枝叶大；叶柄侧扁。**花：**花序轴有疏毛或密毛；苞片棕褐色，掌状条裂，边缘有密长毛；雄蕊 5 ～ 12，花药紫红色；柱头 2 深裂，带红色。**果：**蒴果卵状圆锥形，有短柄，2 瓣裂。花果期 3—5 月。

【生境分布】生于山坡、山脊、沟谷。分布于我国东北、华北、西北、华中、西南等地。

【药用部位（药材名称）及采收加工】树皮（山杨树皮、白杨树皮）、树枝（白杨枝）、叶（白杨叶）、根皮（白杨树根皮）。树皮：全年可采，多在秋冬季结合栽培伐木时采收，趁鲜剥皮，晒干。白杨枝：秋冬季采收枝条，除去粗皮，锯成段，干燥。白杨叶：春季采收嫩叶，鲜用或晒干。白杨树根皮：冬春季采挖，除去泥去，趁鲜剥取根皮，晒干。

【临床应用】树皮：苦、辛，平。凉血解毒，清热止咳，驱虫；用于高血压，肺热咳嗽，蛔虫病，小便淋漓；外用治秃疮疥癣。白杨枝：苦，寒。行气消积，解毒敛疮；用于腹痛，腹胀，癥块，口疮。白杨叶：苦，寒。祛风止痛，解毒敛疮；用于龋齿疼痛，骨疽，臁疮。白杨树根皮：苦，平。清热，止咳，利湿，驱虫；用于肺热咳喘，淋浊，白带，妊娠下痢，蛔虫病。

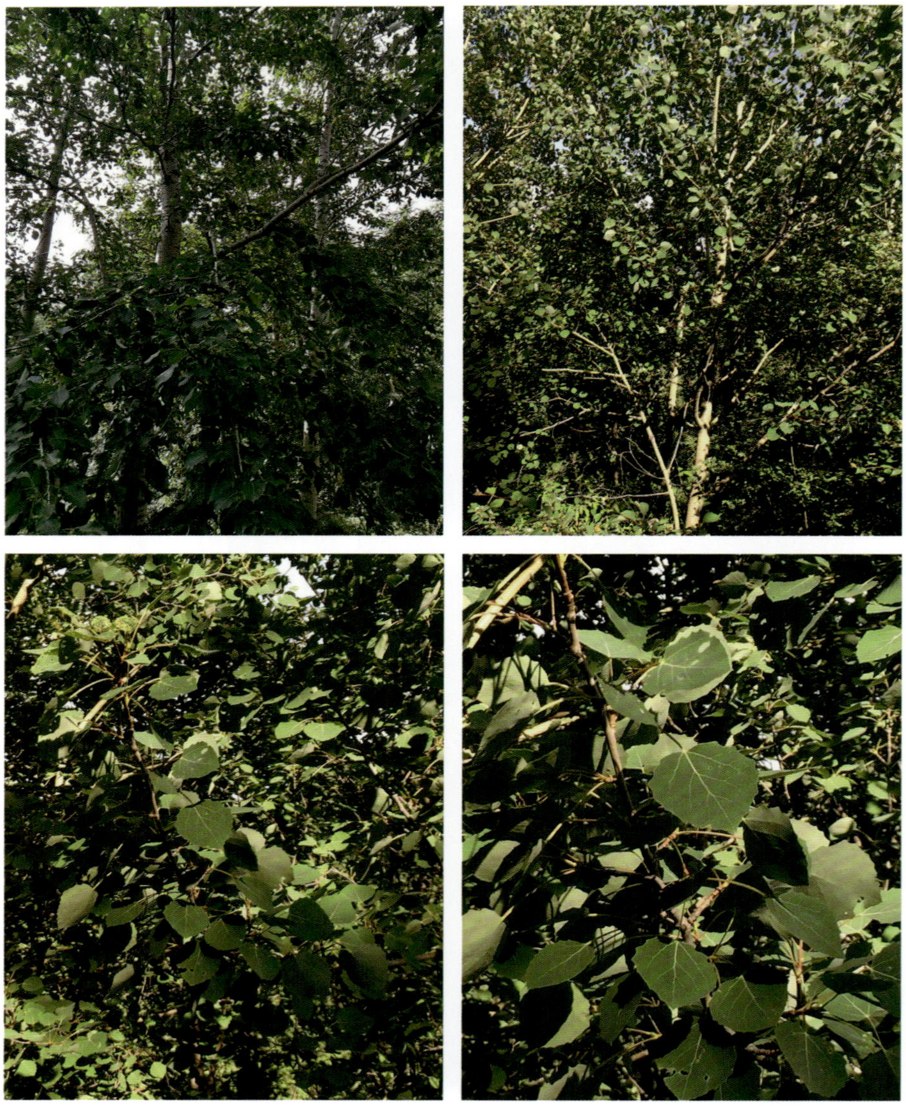

【基　　原】杨柳科杨属小叶杨 *Populus simonii* Carr.

【别　　名】南京白杨、河南杨、明（青）杨。

【形态特征】落叶乔木。茎：树皮灰绿色，老时灰黑色，深纵裂，树冠近圆形；小枝及萌枝有明显棱脊，带红褐色，老枝圆柱形；芽细长，有黏质。叶：叶菱状卵形、菱状椭圆形或菱装倒卵形，先端骤尖或渐尖，基部楔形或宽楔形，边缘具细锯齿，下面绿白色；叶柄圆筒形。花：雄花序长 2 ～ 7 cm，序轴无毛，苞片细条裂，雄蕊 8 ～ 9（25）；雌花序长 2.5 ～ 6 cm，苞片淡绿色，裂片褐色，柱头 2 裂。果：蒴果小，2 ～ 3 瓣裂。花果期 3—6 月。

【生境分布】生于溪沟边、坡地等处。分布于我国东北、华北、西北、华东、华中、西南各地。

【药用部位（药材名称）及采收加工】树皮（小叶杨）。全年可采剥，晒干。

【临床应用】苦，寒。祛风活血，清热利湿；用于风湿痹证，跌打伤痛，肺热咳嗽，小便淋沥，口疮，牙痛，痢疾，脚气，蛔虫病。

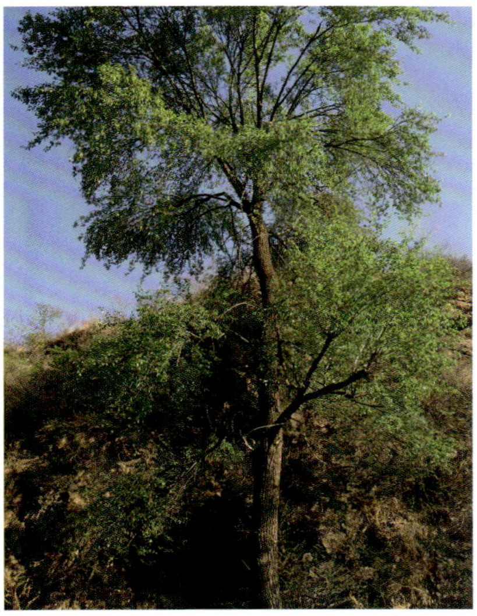
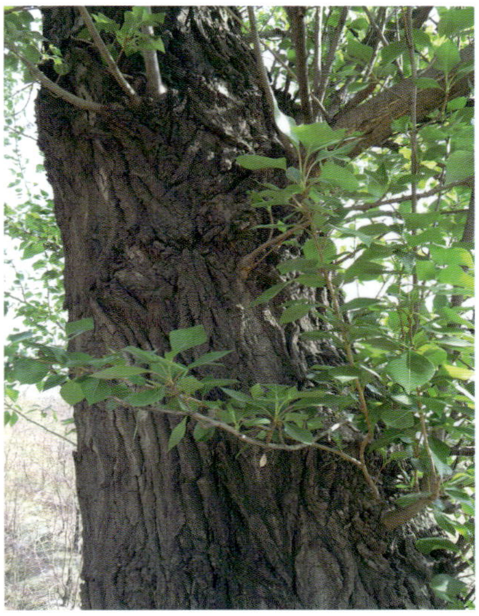
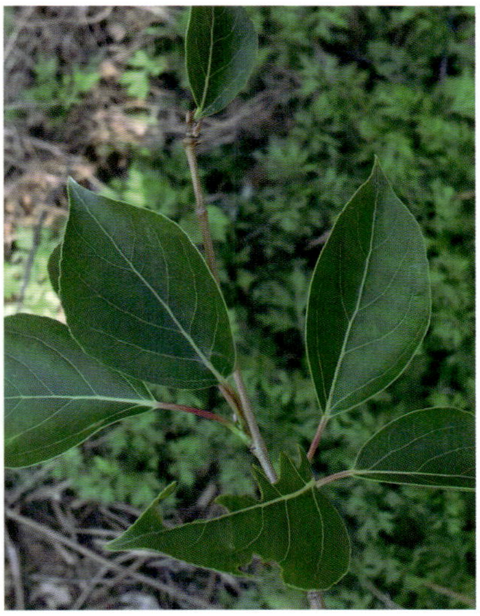
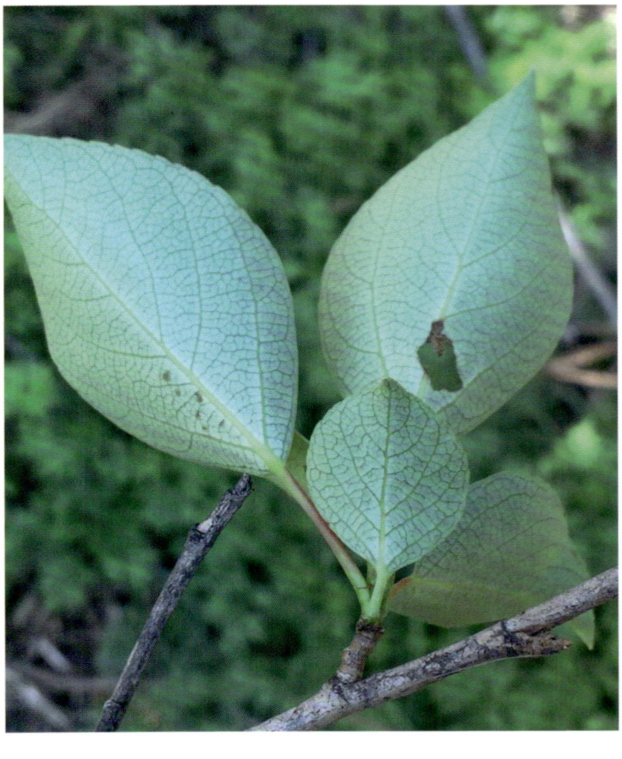
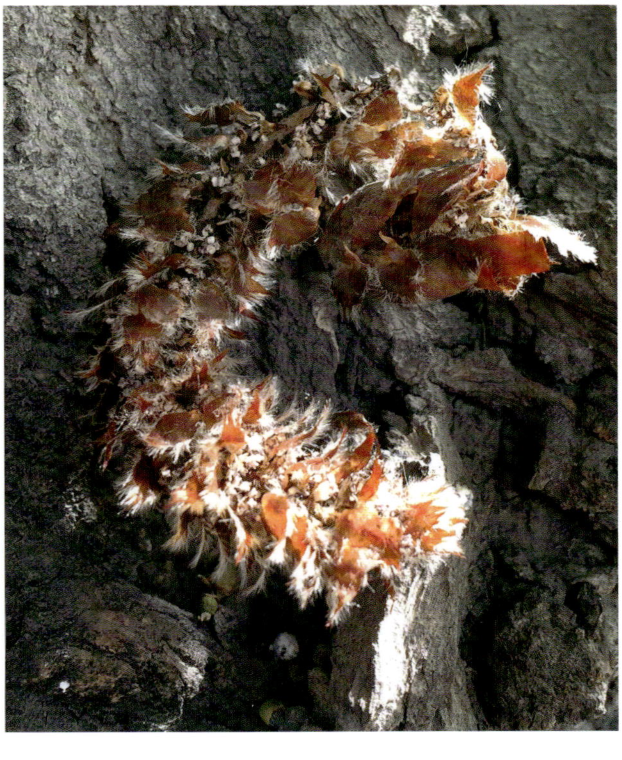

钻天杨

【基　　原】杨柳科杨属钻天杨 *Populus nigra* var.*italica*（Moench）Koehne

【别　　名】美杨、美国白杨。

【形态特征】落叶乔木。茎：树皮暗灰褐色，老时沟裂，黑褐色；树冠圆柱形。侧枝成 20 ～ 30 度角开展，小枝圆，光滑，黄褐色或淡黄褐色，嫩枝有时疏生短柔毛。芽长卵形，先端长渐尖，淡红色，富黏质。叶：长枝叶扁三角形，通常宽大于长，先端短渐尖，基部截形或阔楔形，边缘钝圆锯齿；短枝叶菱状三角形或菱状卵圆形，先端渐尖，基部阔楔形或近圆形；叶柄上部微扁，顶端无腺点。花：雄花序长 4 ～ 8 cm，花序轴光滑，雄蕊 15 ～ 30；雌花序长 10 ～ 15 cm。果：蒴果 2 瓣裂，先端尖，果柄细长。花果期 4—5 月。

【生境分布】我国长江、黄河流域各地广为栽培。

【药用部位（药材名称）及采收加工】叶（钻天杨）、树皮（钻天杨）、枝（钻天杨）。叶：采收加工未见记载。树皮：秋冬季采收或结合栽培伐木时采剥，鲜用或晒干。枝：采收加工未见记载。

【临床应用】叶：苦，寒。凉血解毒，祛风除湿；用于治风湿疼痛，脚气肿。树皮：苦，寒。凉血解毒，祛风除湿；用于感冒，肝炎，痢疾，风湿疼痛，脚气肿，烧烫伤，疥癣秃疮，高血压。枝：用于烧烫伤。

【备　　注】本种为“黑杨 *Populus nigra* L.”的变种之一。

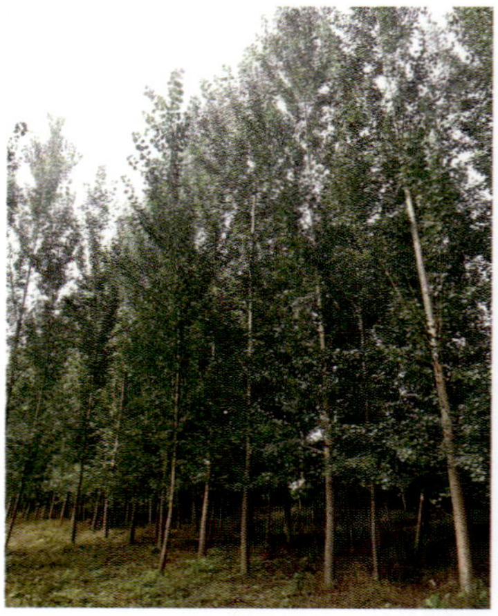
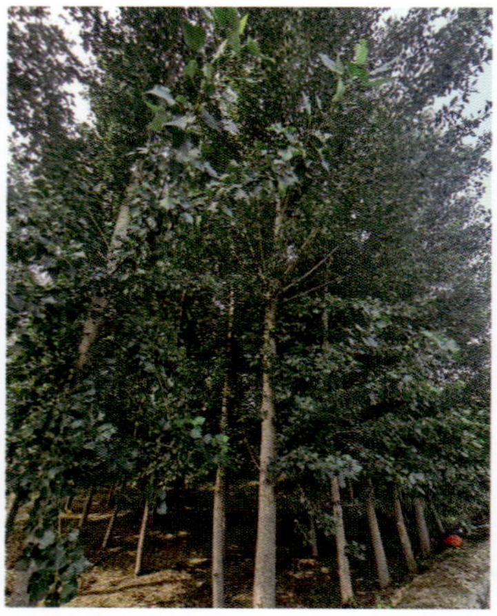
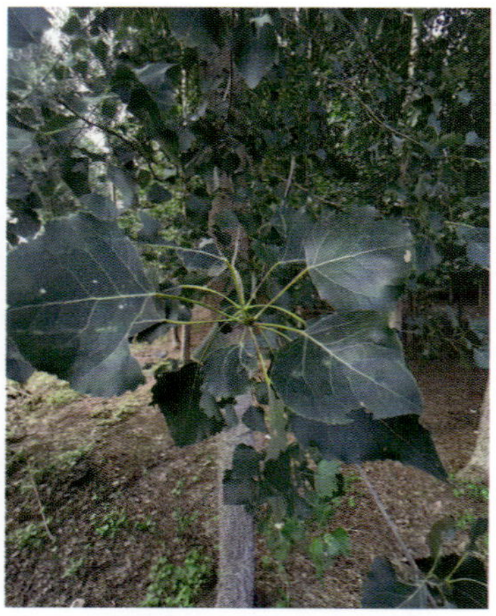
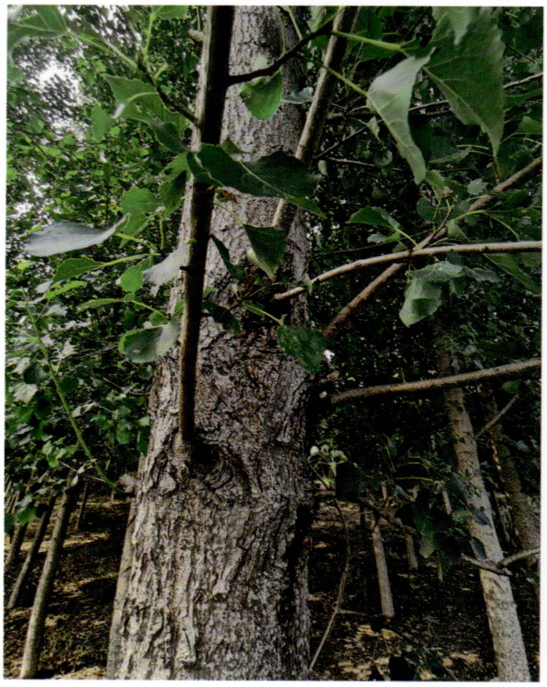
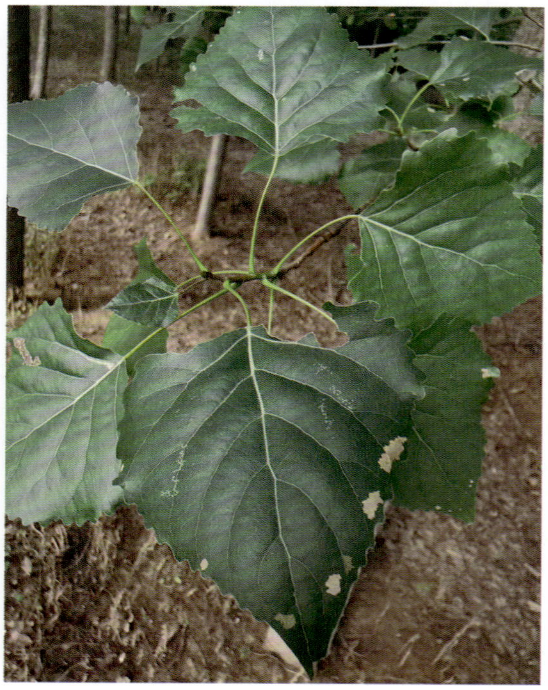

【基　　原】杨柳科柳属垂柳 *Salix babylonica* L.

【别　　名】水（线、垂丝、倒垂、清明）柳、柳树、吊杨柳等。

【形态特征】多年生乔木。茎：树皮灰黑色，不规则开裂；枝细，小枝褐色，下垂。叶：叶狭披针形，先端长渐尖，基部楔形，边缘具细锯齿；叶柄有短柔毛；托叶仅生在萌发枝上。花：花序先叶或与叶同时开放；雄花序有短梗，轴有毛，雄蕊 2，花丝分离，花药红黄色，苞片线状披针形，外面边缘有毛，腺体 2；雌花序有梗，基部有 3 ～ 4 小叶，轴有毛，子房椭圆形，无柄或近无柄，花柱短，柱头 2 ～ 4 深裂，苞片披针形，外面有毛，腺体有 1。果：蒴果。花果期 3—5 月。

【生境分布】生于水边湿地、旱地。分布于长江及黄河流域；全国多地有栽培。

【药用部位（药材名称）及采收加工】枝条（柳枝）、带毛种子（柳絮）、枝干蛀孔中的蛀屑（柳屑）、根及根须（柳根）、树枝或根的韧皮部（柳白皮）、叶（垂柳叶）、花序（柳花）。柳枝：春季摘取嫩树枝条，鲜用或晒干。柳絮：春季果实将成熟时采收，干燥。柳屑：夏秋季采收，除去杂质，晒干。柳根：春夏秋季采收，洗净，鲜用或晒干。柳白皮：多在冬春季采收，趁鲜剥取树皮或根皮，除去粗皮，鲜用或晒干。垂柳叶：夏季采叶，鲜用或晒干。柳花：春季花初开时采收，鲜用或晒干。

【临床应用】柳枝：苦，寒；归胃、肝经。祛风利湿，解毒消肿；用于风湿痹痛，小便淋浊，黄疸，风疹瘙痒，疔疮，丹毒，龋齿，龈肿。柳絮：苦，凉。凉血止血，解毒消痈；用于吐血，创伤出血，痈疽，恶疮。柳屑：苦，寒。祛风，除湿，止痒；用于风疹，筋骨疼痛，湿气腿肿。柳根：苦，寒。利水通淋，祛风除痛，泻火解毒；用于淋证，白浊，水肿，黄疸，痢疾，白带，风湿疼痛，黄水疮，牙痛，烫伤，乳痈。柳白皮：苦，寒。祛风利湿，消肿止痛；用于风湿骨痛，风肿瘙痒，黄疸，淋浊，乳痈，疔疮，牙痛，汤火烫伤。垂柳叶：苦，寒。清热解毒，祛风利湿；用于慢性气管炎，尿道炎，膀胱炎，膀胱结石，高血压；外用治关节肿痛，痈疽肿毒，皮肤搔痒，灭蛆，杀孑孓。柳花：苦，寒。祛风利湿，止血散瘀；用于风水，黄疸，咳血，吐血，便血，血淋，经闭，疮疥，齿痛。

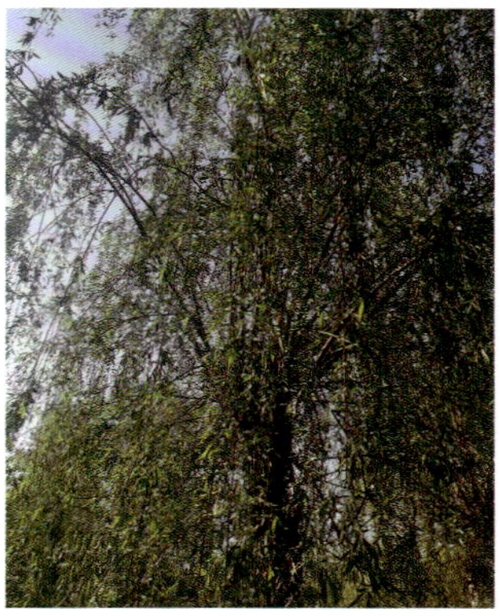
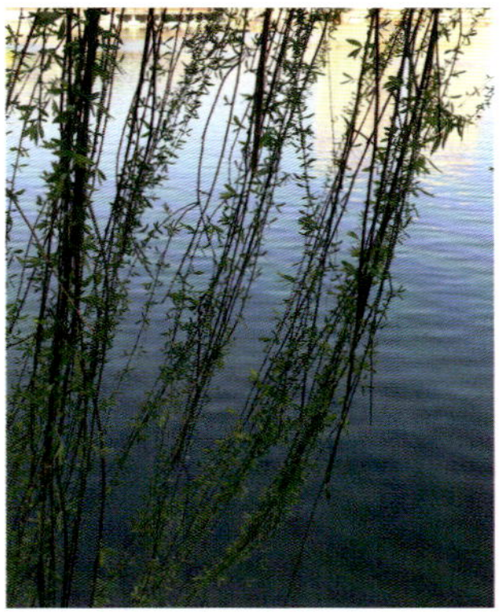
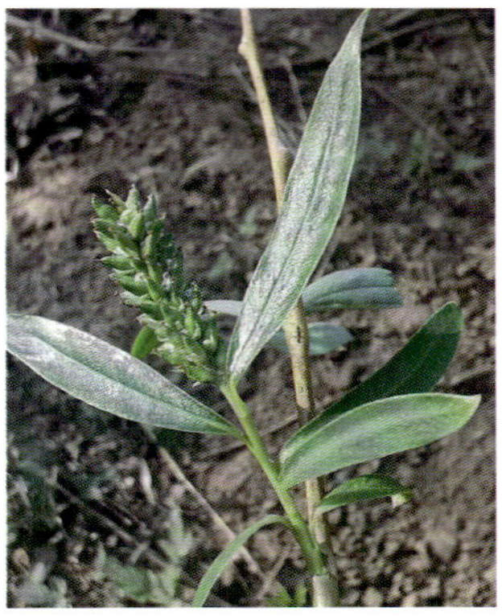
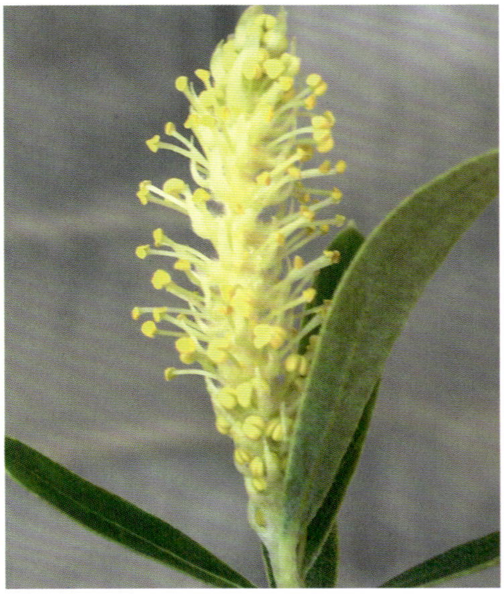
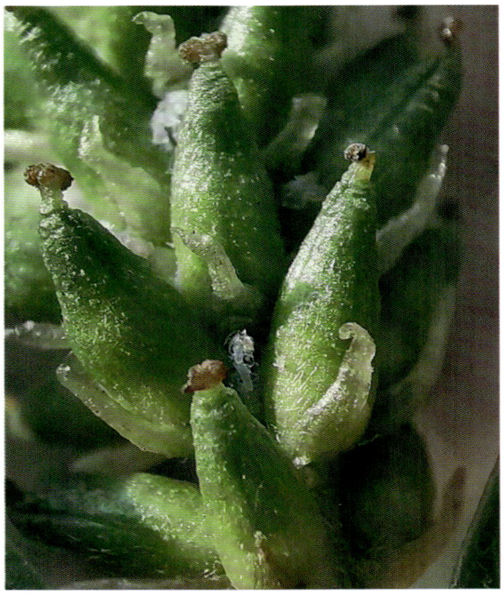

旱柳

【基　　原】杨柳科柳属旱柳 *Salix matsudana* Koidz.

【别　　名】柳树。

【形态特征】形态特征与植物“垂柳”相似。两者的主要区别：旱柳的小枝黄色，光滑或微被丝状毛，叶多为披针形或狭披针形，嫩叶或微被薄毛，雌花有 2 个腺体，雄花苞片卵形，外面有短毛；垂柳的小枝褐色，嫩枝被丝状毛，叶为条状披针形或披针形，嫩叶或微被薄毛，雌花有 1 个腺体，雄花苞片线状披针形，外面边缘有短毛。

【生境分布】生于平原及高原。分布于全国各地；有栽培。

【药用部位（药材名称）及采收加工】根、根须、皮、枝、种子（旱柳），嫩叶或枝叶（旱柳叶）。采收加工参照植物“垂柳”项下。

【临床应用】旱柳：苦，寒。清热除湿，消肿止痛；用于急性膀胱炎，小便不利，关节炎，黄水疮，疮毒，牙痛。旱柳叶：微苦，寒。散风，祛湿，清湿热；用于黄疸型肝炎，风湿性关节炎，湿疹。

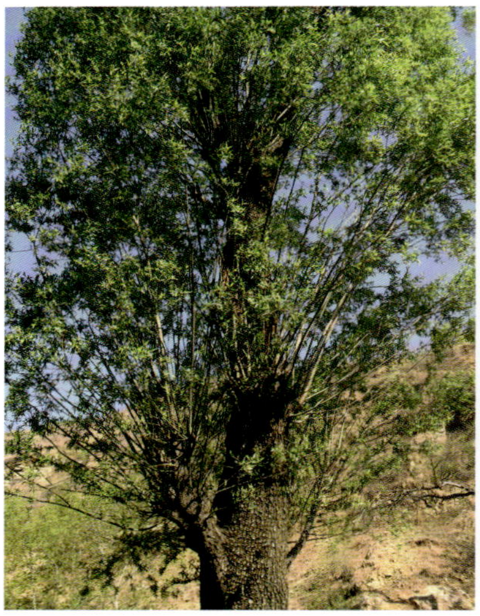
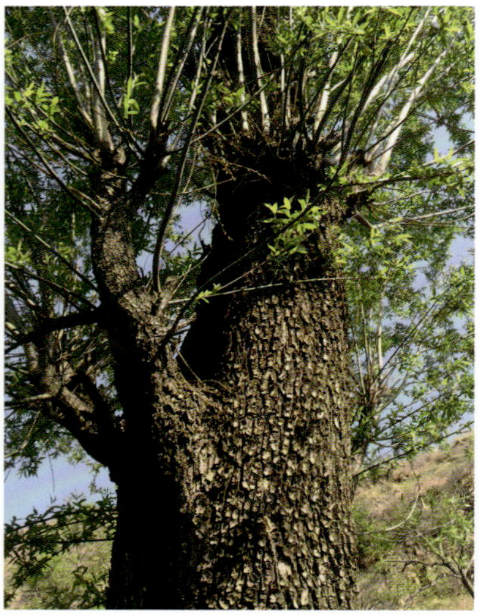
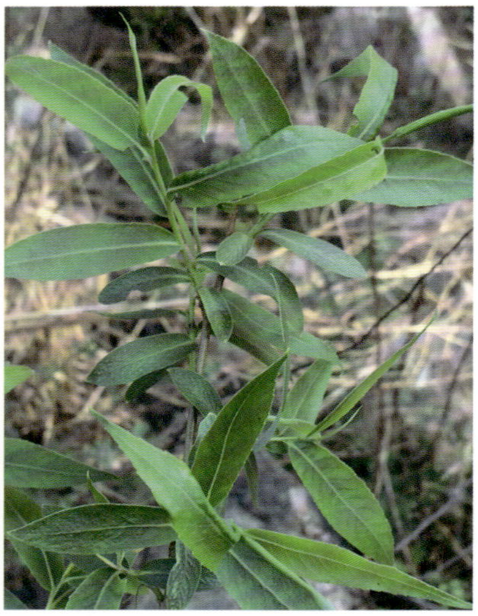
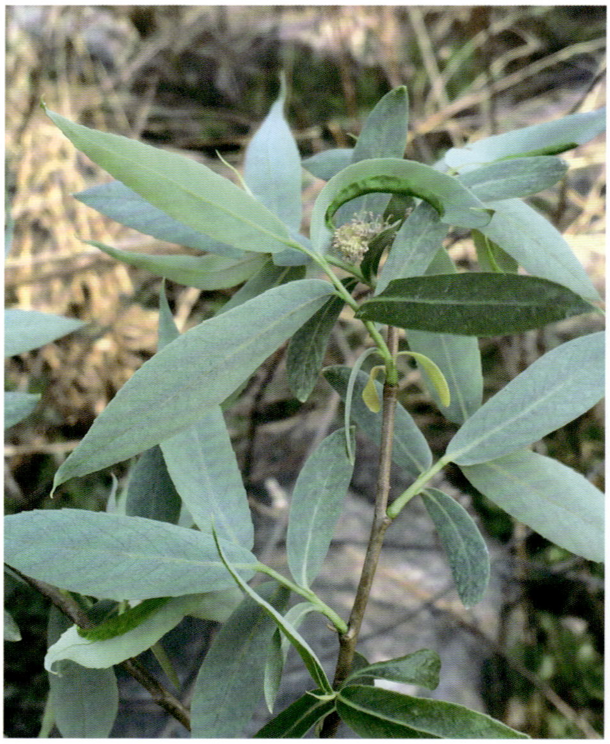
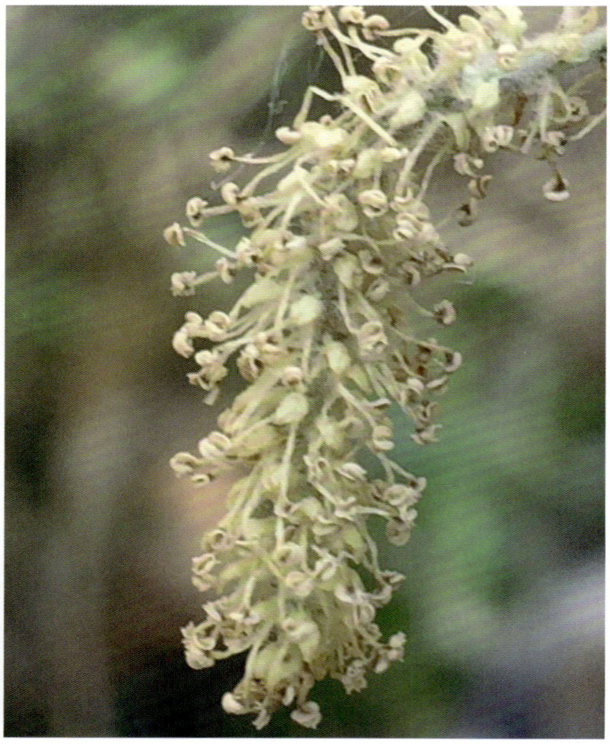

枫杨

【基　　原】胡桃科枫杨属枫杨 *Pterocarya stenoptera* C. DC.

【别　　名】麻（鬼）柳、马尿骚、桶子柳。

【形态特征】落叶乔木。茎：树皮幼时平滑，老时深纵裂；小枝灰色至暗褐色，具灰黄色皮孔。叶：羽状复叶，叶轴具翅，小叶长椭圆形至长椭圆状披针形，顶端钝或急尖，基部歪斜，边缘有细锯齿。花：雄性葇荑花序有星芒状毛，雄花常具 1（稀 2 或 3）枚发育的花被片，雄蕊 5～12；雌性葇荑花序花序轴密被星芒状毛及单毛，具 2 枚不孕性苞片，苞片及小苞片基部常有细小的星芒状毛，并密被腺体。果：果实长椭圆形，果翅狭，具平行脉。花果期 4—9 月。

【生境分布】生于溪涧、河滩、山坡等处。分布于我国华东、华南、西南、华中及陕西等地，有栽培。

【药用部位（药材名称）及采收加工】枝叶（枫杨）、树皮（枫柳皮）、果实（麻柳果）。枫杨：夏秋季采收，鲜用或晒干。枫柳皮：夏秋季剥取树皮，鲜用或晒干。麻柳果：夏季果实近成熟时采收，鲜用或晒干。

【临床应用】枫杨：辛、苦，温；有小毒。杀虫止痒，利尿消肿；用于血吸虫病，外用治黄癣，脚癣。枫柳皮：辛、苦，温，小毒；归肝、大肠经。祛风止痛，杀虫，敛疮；用于风湿麻木，寒湿骨痛，头颅伤痛，齿痛，疥癣，浮肿，痔疮，烫伤，溃疡日久不敛。麻柳果：苦，温；归肺经。温肺止咳，解毒敛疮；用于风寒咳嗽，疮疡肿毒，天疱疮。

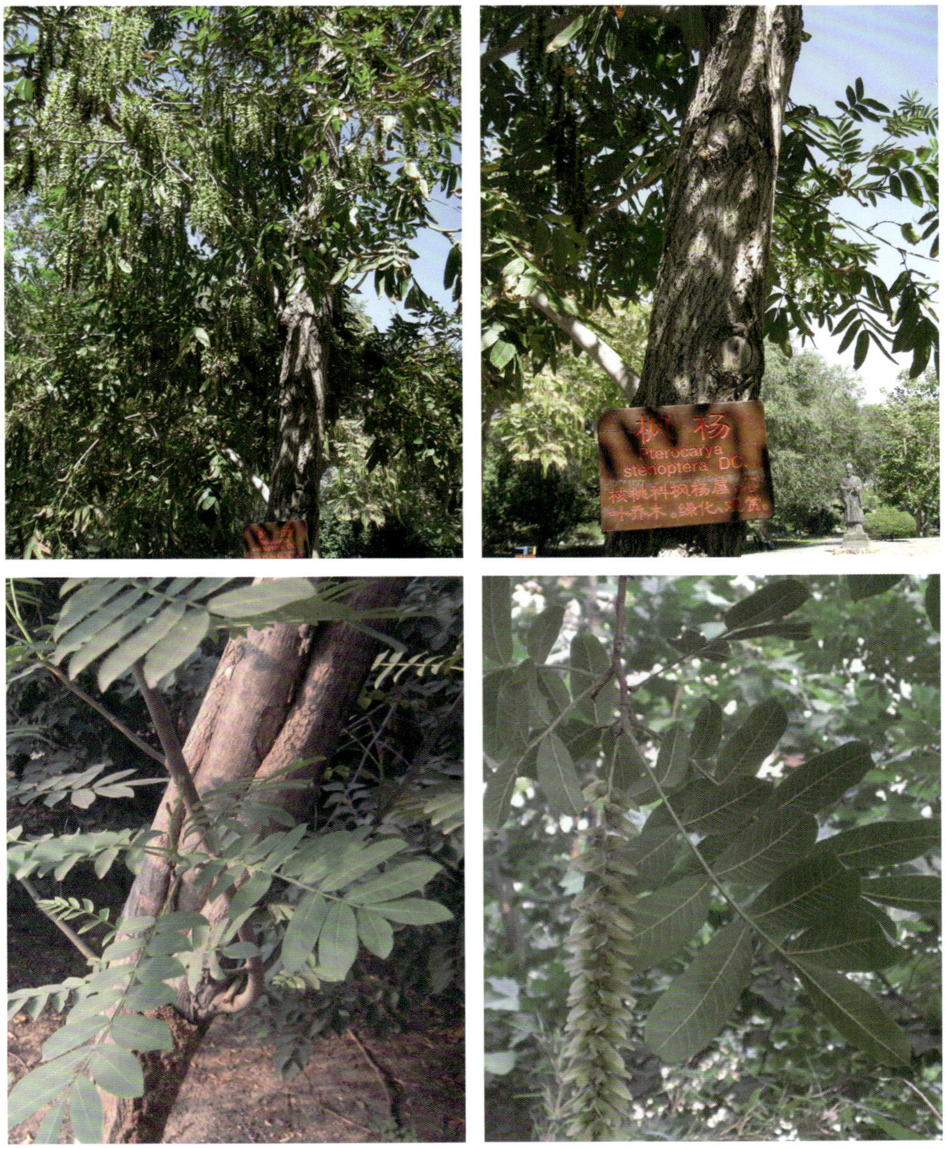

胡桃

【基　　原】胡桃科胡桃属胡桃 *Juglans regia* L.

【别　　名】核桃。

【形态特征】落叶乔木。茎：树皮幼时灰绿色，老时灰白色而纵向浅裂。叶：奇数羽状复叶；小叶5～9，卵形、椭圆形或椭圆状卵形，顶端钝圆或尖，基部歪斜，常全缘。花：花单性，雌雄同株；雄性葇荑花序下垂，花密生，雄蕊6～30；雌性穗状花序簇生，直立，通常有花1～4。果：果实近球形，具不规则浅沟和2条纵棱。花果期5—10月。

【生境分布】生于山坡、丘陵、平原。分布于我国华北、西北、西南、华中、华南、华东；多为栽培。

【药用部位（药材名称）及采收加工】种仁（核桃仁）、叶（核桃叶）、果核内的木质隔膜（分心木）、花（胡桃花）、嫩枝（胡桃枝）、根或根皮（胡桃根）、树皮（胡桃树皮）、成熟果实的内果皮（胡桃壳）、未成熟的果实（青胡桃果）、未成熟果实的外果皮（胡桃青皮）、种仁返油而变黑色者（油胡桃）。核桃仁：秋季果实成熟时采收，除去肉质果皮，晒干，再除去核壳和木质隔膜。核桃叶：5—10月采收，鲜用或晒干。分心木：秋冬季采收成熟核果，击开核壳，采取核仁时，收集果核内的木质隔膜，晒干。胡桃花：5—6月花盛开时采收，除去杂质，鲜用或晒干。胡桃枝：春夏季采摘嫩枝，洗净，鲜用。胡桃根：全年均可采挖，洗净，切片，晒干；或剥取根皮，切片，鲜用。胡桃树皮：全年均可采收，或结合栽培、砍伐、整枝，采剥茎皮和枝皮，鲜用或晒干。胡桃壳：采收胡桃仁时，收集核壳，晒干。青胡桃果：夏季采收未成熟的果实，洗净，鲜用或晒干。胡桃青皮：夏秋季摘下未熟果实，削取绿色的外果皮鲜，鲜用或晒干。油胡桃：种仁储存过程中，拣出返油而变黑色者。

【临床应用】核桃仁：甘，温；归肾、肺、大肠经。补肾，温肺，润肠；用于肾阳不足，腰膝酸软，阳痿遗精，虚寒喘嗽，肠燥便秘。核桃叶：苦、涩，平；有毒。解毒，消肿；用于象皮肿，白带过多，疥癣。分心木：苦、涩，平；归脾、肾经。固肾涩精；用于遗精滑泄，淋病，尿血，遗溺，崩中，带下，泻痢。胡桃花：甘、微苦，温。软坚散结，除疣；用于赘疣。胡桃枝：苦、涩，平。杀虫止痒，解毒散结；用于疥疮，瘰疬，肿块。胡桃根：苦、涩，平。止泻，止痛，乌须发；用于腹泻，牙痛，须发早白。胡桃树皮：苦、涩，凉。涩肠止泻，解毒，止痒；用于痢疾，麻风结节，肾囊风，皮肤瘙痒。胡桃壳：苦、涩，平。止血，止痢，散结消痈，杀虫止痒；用于妇女崩漏，通经，久痢，乳痈，疥癣，鹅掌风。青胡桃果：苦、涩，平。止痛，乌须发；用于胃脘疼痛，须发早白。胡桃青皮：苦、涩，平；归肝、脾、胃经。止痛，止咳，止泻，解毒，杀虫；用于脘腹疼痛，痛经，久咳，泄泻久痢，痈肿疮毒，顽癣，秃疮，白癜风。油胡桃：辛，热，有毒。消痈肿，去疠风，解毒，杀虫；用于痈肿，疠风，霉疮，疥癣，白秃疮，须发早白。

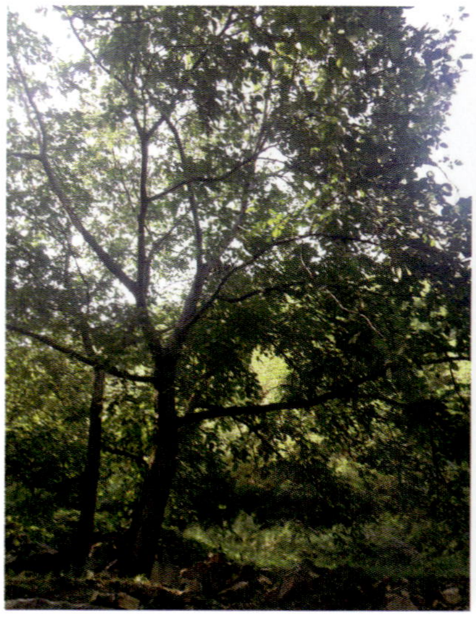
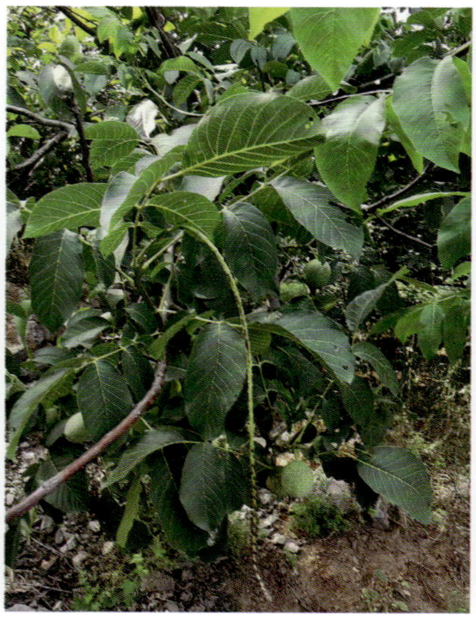
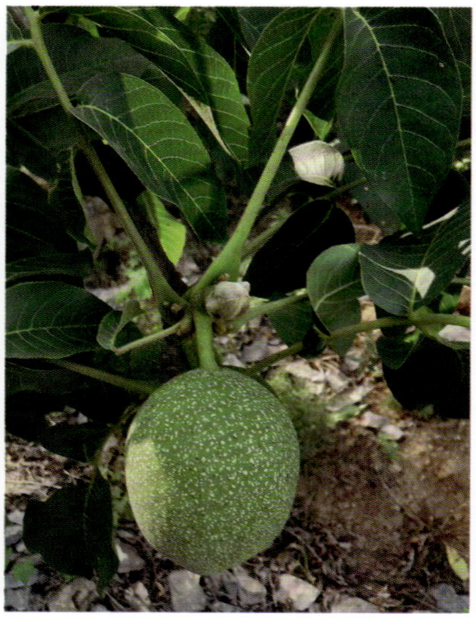

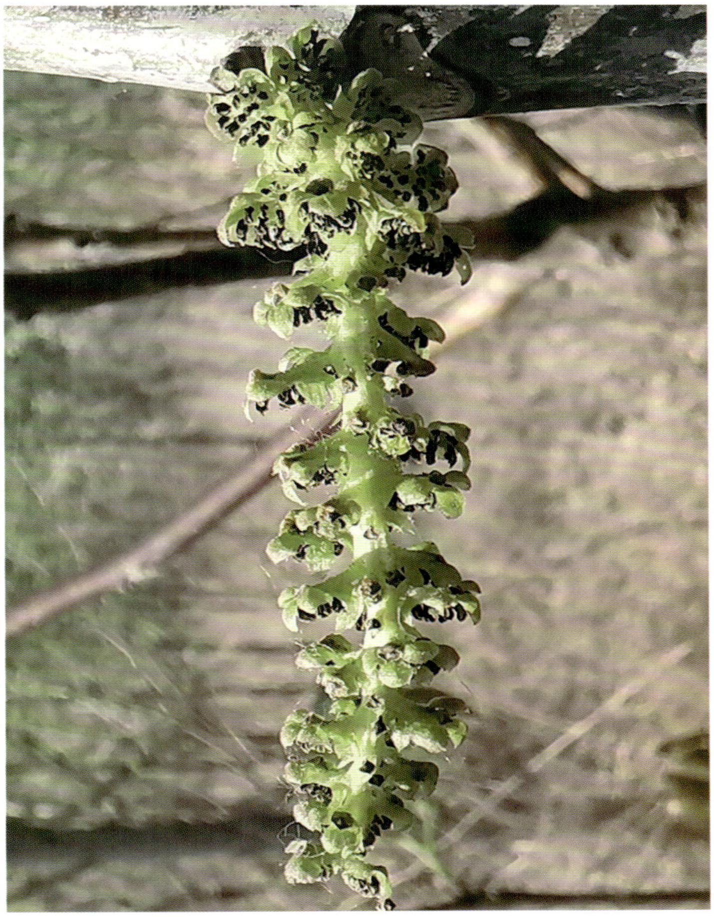

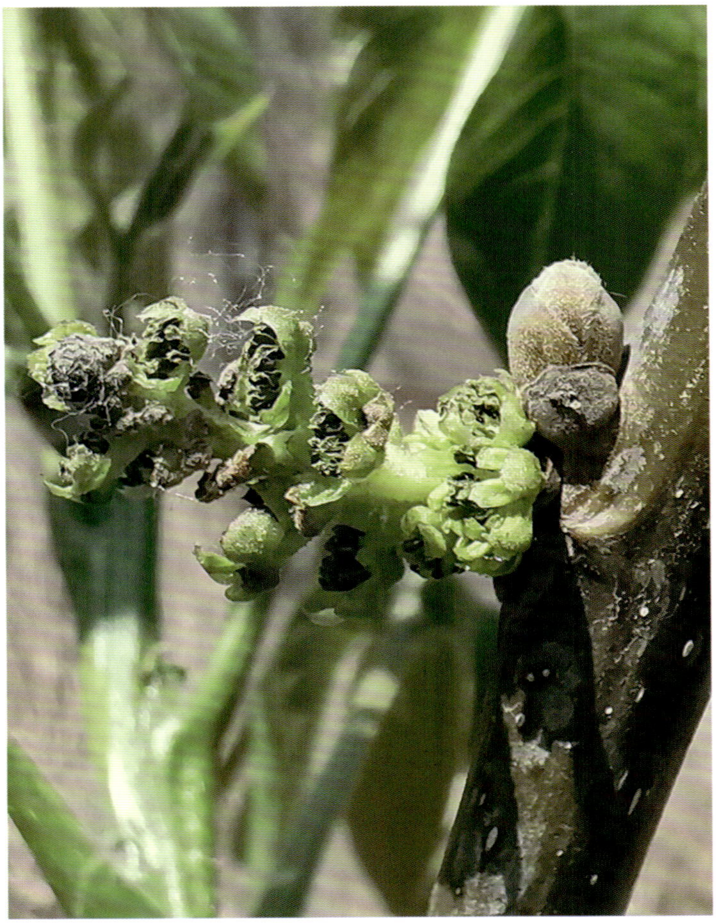

胡桃楸

【基　　原】胡桃科胡桃属胡桃楸 Juglans *Mandshurica* Maxim.

【别　　名】马（麻、山）核桃、（楸）马核果、核桃楸。

【形态特征】落叶乔木。**茎：**树皮暗灰色，浅纵裂；小枝具柔腺毛。**叶：**奇数羽状复叶，小叶9～17；小叶椭圆形至长椭圆形，先端渐尖，基部歪斜或截形，边缘具细锯齿，表面深绿色，背面色淡，脉上被短柔毛。**花：**花单性，雌雄同株；雄葇荑花序腋生，下垂，先叶开放，雄花具短柄，有1枚苞片及1～2枚小苞片，花被片3～4，常有雄蕊12；雌花序穗状，顶生，直立，有雌花4～10朵，花被片4，披针形或线状披针形，被柔毛，苞片及小苞片合绕子房外壁，柱头2裂，鲜红色，果序俯垂，常有5～7个果实。**果：**核果球形或卵形，顶端尖，密被短柔毛；果核坚硬，表面有8条纵棱，各棱之间有不规则的皱曲及凹穴。花果期4—9月。

【生境分布】生于沟谷、山坡、杂木林中。分布于我国东北及河北、山西等地。

【药用部位（药材名称）及采收加工】未成熟果实或果皮（核桃楸果）、种仁（核桃楸仁）、树皮（核桃楸皮）。核桃楸果：夏秋季采收未成熟绿色果实或放熟果皮，鲜用或晒干。核桃楸仁：秋季采摘成熟果实，除去外果皮，洗净晒干或去内果皮（壳）取仁用。核桃楸皮：多于春夏之交采剥，晒干。

【临床应用】核桃楸果：辛、微苦，平，有毒；归胃经。行气止痛；用于脘腹疼痛，牛皮癣。核桃楸仁：甘，温。敛肺定喘，温肾润肠；用于体质虚弱，肺虚咳嗽，肾虚腰痛，便秘，遗精，阳痿，尿路结石，乳汁缺少。核桃楸皮：苦、辛，平。清热解毒；用于细菌性痢疾，骨结核，麦粒肿。

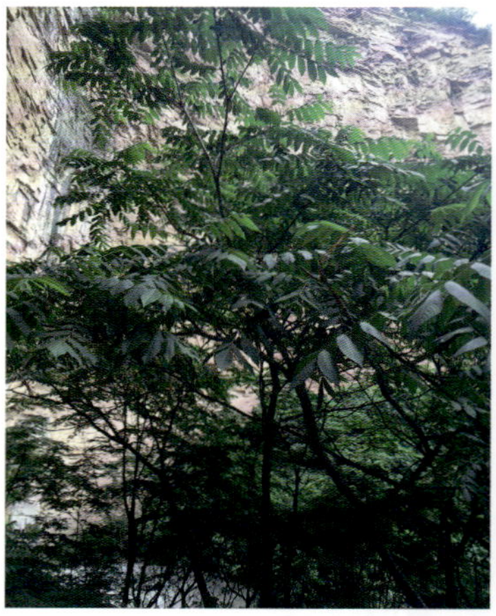
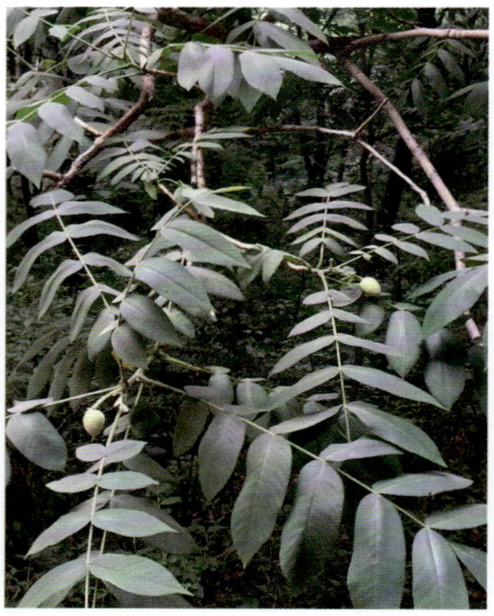
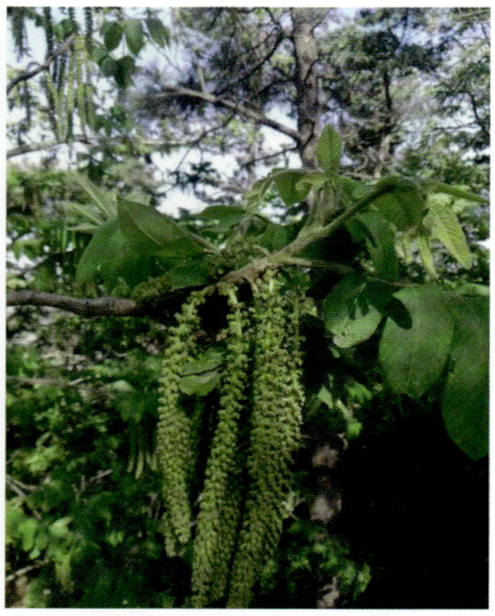
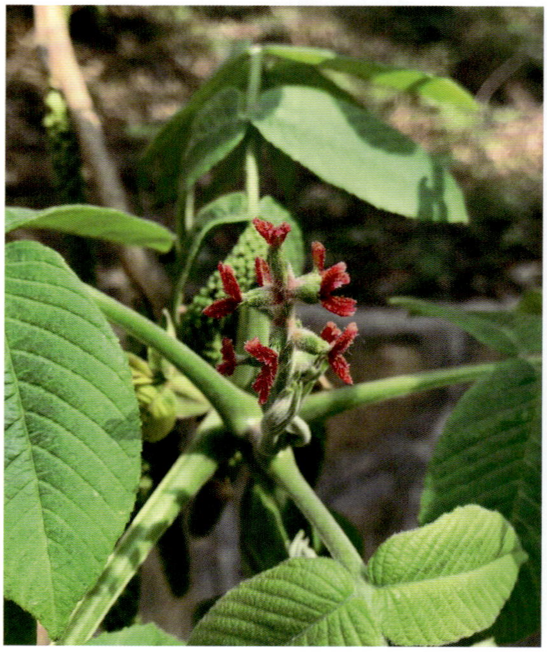
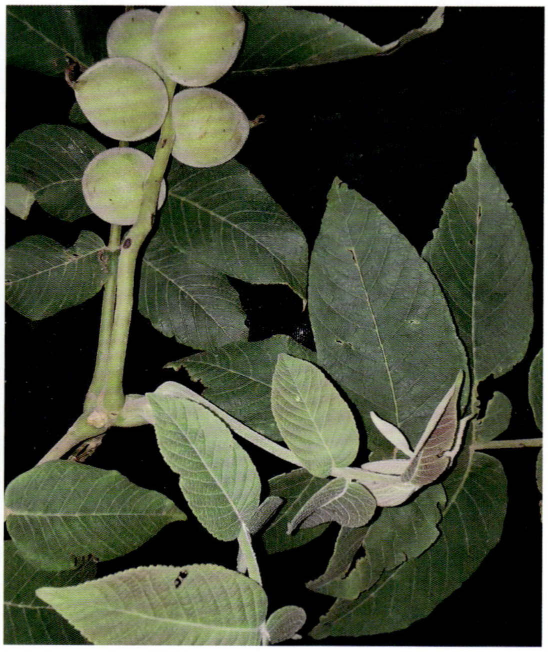

【基　　原】胡桃科胡桃属野核桃 *Juglans cathayensis* Dode

【别　　名】山核桃、野胡桃。

【形态特征】形态特征与植物“胡桃楸”相似。两者的主要区别：野核桃的幼叶密被星状毛，显得毛茸茸的；雄花花序长（20 ～ 30 cm）；果核近球形，圆圆的。胡桃楸的幼叶毛少，雄花花序短（约 10 cm）；果核不是圆圆的球形，为椭圆形，果核核顶的棱显得尖锐而刺手。

【生境分布】生于山坡杂木林、溪谷、山坡。分布于我国华东、西南、华中及山西、河北、陕西、甘肃、广西等地。

【药用部位（药材名称）及采收加工】种仁（野核桃仁）、脂肪油（野核桃油）。野核桃仁：10 月果实成熟时采收，堆积 6 ～ 7 天，待果皮霉烂后，撞去果皮，洗净，晒至半干，再击碎果核，拣取种仁，晒干。野核桃油：除去果壳，取仁榨油。

【临床应用】野核桃仁：甘，温；归肺、肾、大肠经。润肺化痰，温肾助阳，润肤，通便；用于燥咳无痰，虚喘，腰膝酸软，肠燥便秘，皮肤干裂。野核桃油：润肠通便，杀虫，敛疮；用于肠燥便秘，虫积腹痛，疥癣，冻疮，狐臭。

【备　　注】按《中国植物志》，本种已合并到“胡桃楸 Juglans *Mandshurica* Maxim.”，考虑到两者的药用部位和临床应用不尽相同，故仍分开描述。

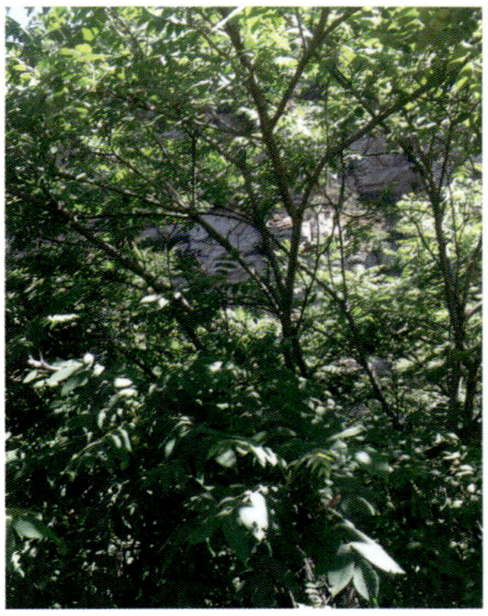
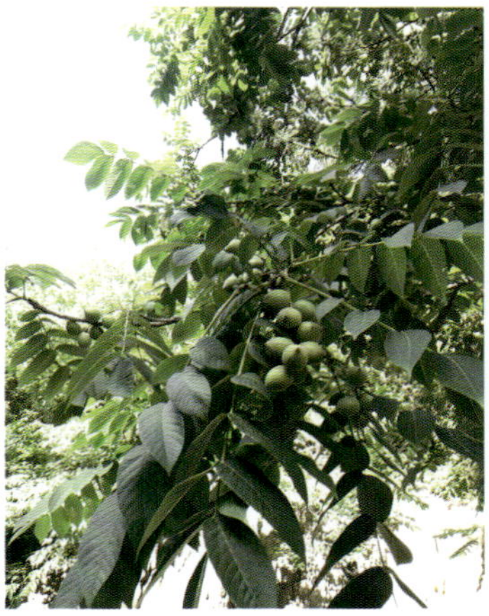
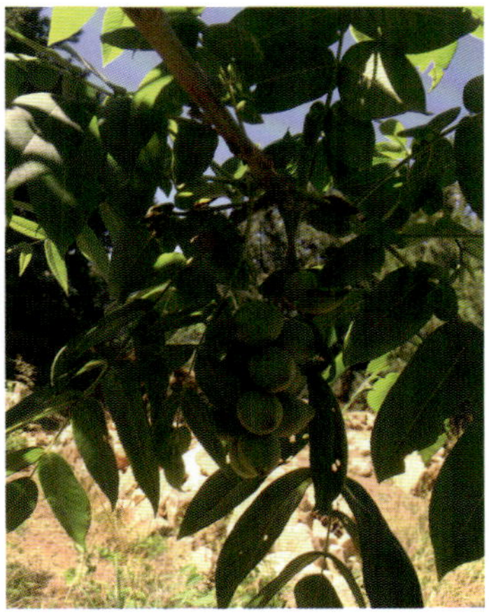
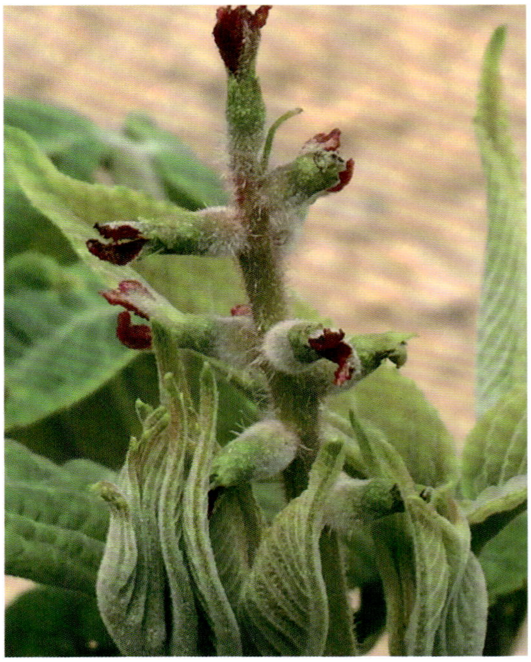
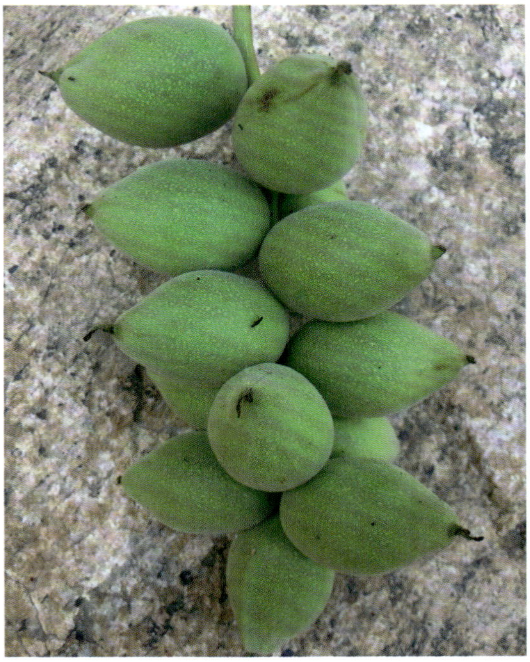

白桦

【基　　原】桦木科桦木属白桦 *Betula platyphylla* Suk.

【别　　名】粉桦、桦树、桦木、桦皮树。

【形态特征】落叶乔木。**茎：**树皮白色，有线形皮孔，易呈纸质分层剥离；嫩枝灰绿色，有圆形皮孔。**叶：**叶三角状卵形或近菱形，先端渐尖，基部楔形、截形或近心形，边缘具不规则的粗齿，上面深绿色，下面绿色；叶有长柄。**花：**雄花序常成对顶生，几无梗；果序单生叶腋，圆柱形，下垂；果苞中裂片三角形，侧裂片半圆形。**果：**小坚果窄长圆形或卵形，具膜质翅。

【生境分布】生于山地林区。分布于我国东北、华北、西北、西南等地。

【药用部位（药材名称）及采收加工】树汁（桦树汁、桦树液）、树皮（白桦皮、桦树皮、桦木皮、桦皮）、桦树提取油（桦树油）。树汁：5月间将树皮划开，盛取液汁，鲜用。树皮：春季趁鲜剥下树皮或在已采伐的树上剥取，切丝，晒干。桦树油：将树皮及嫩枝蒸馏，提取挥发油。

【临床应用】树汁：苦，凉。祛痰止咳，清热解毒；用于咳嗽，气喘，小便赤涩。树皮：苦，寒；归肺、胃、大肠经。清热利湿，祛痰止咳，消肿解毒；用于肺炎，痢疾，腹泻，黄疸，肾炎，尿路感染，慢性气管炎，急性扁桃体炎，牙周炎，急性乳腺炎，疖肿，痒疹，烫伤。桦树油：镇痛、消炎；用于关节炎，肩膀酸痛，腰背酸痛，下肢溃烂。

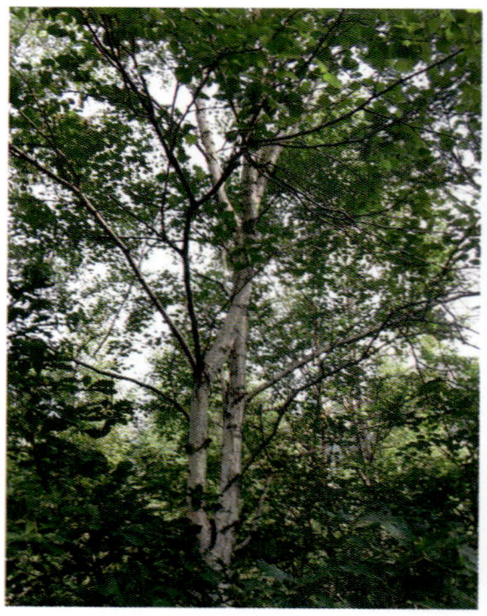

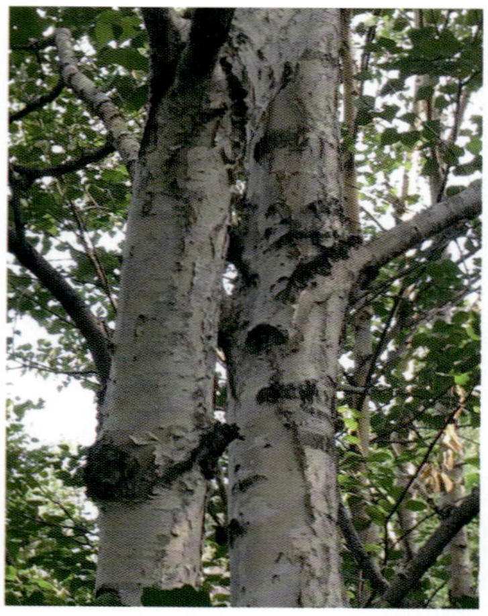

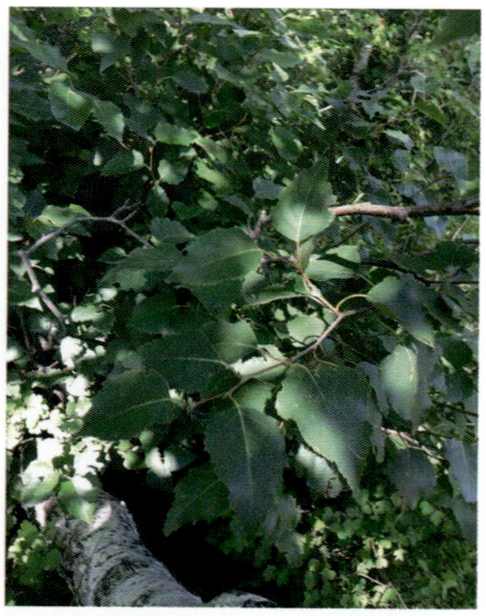

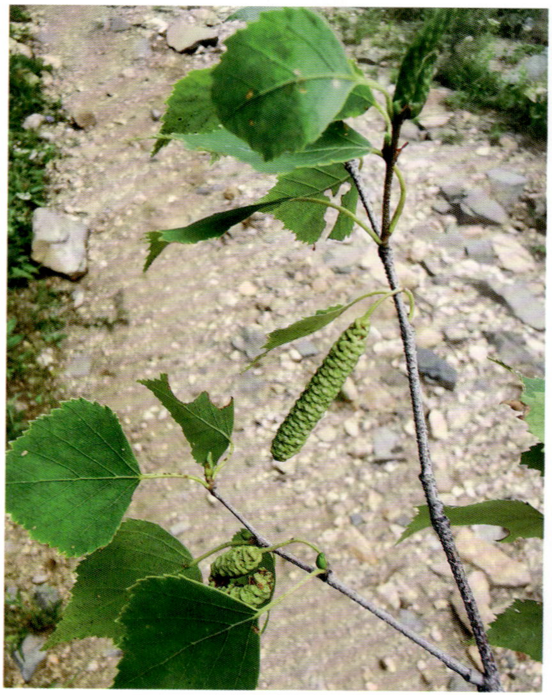

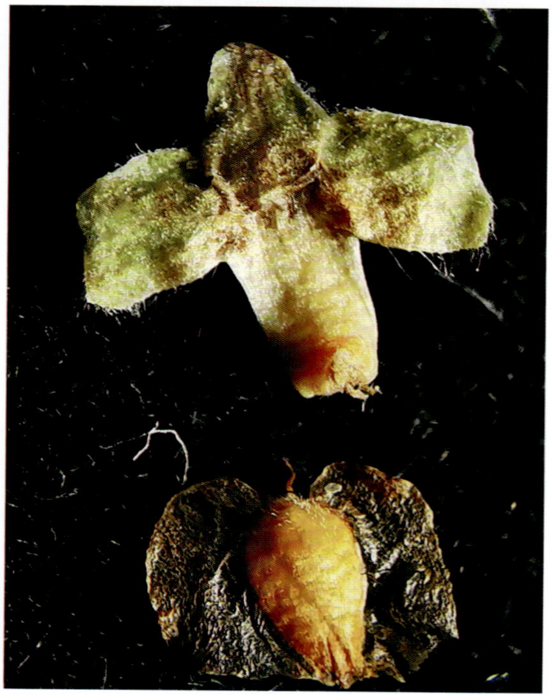

毛榛

【基　　原】桦木科榛属毛榛 *Corylus mandshurica* Maxim.

【别　　名】毛（火）榛子。

【形态特征】落叶灌木或小乔木。**茎：**树皮灰褐色；小枝黄褐色，被长柔毛。**叶：**叶宽卵形、长圆形或倒卵状长圆形，先端急尖，基部斜心形或圆形，边缘有不规则重锯齿或浅裂；上面几无毛，侧脉约 7 对；叶柄密生细毛。**花：**雄花序 2 ～ 4 个，排成总状；苞鳞密被短柔毛，无梗；雌花 2 ～ 4 朵簇生枝端，通常 2 ～ 3 朵发育成果实。**果：**坚果球形，密被白色绒毛，总苞在坚果上部收缩成管状，外面密生黄褐色粗毛及刺毛，先端有不整齐披针形裂片，裂片顶端有小突尖。花果期 4—9 月。

【生境分布】生于山坡灌丛、林中。分布于我国东北及河北、山西、山东、甘肃、四川等地。

【药用部位（药材名称）及采收加工】雄花（榛子花）、种仁（榛子）。榛子花：清明前后五六日采收，晾干或加工成干粉。榛子：秋季果实成熟后采摘，晒干后除去总苞及果壳。

【临床应用】榛子花：止血，消肿，敛疮；用于外伤出血，冻伤，疮疖。榛子：甘，平。健脾和胃，润肺止咳；用于病后体弱，脾虚泄泻，食欲不振，咳嗽。

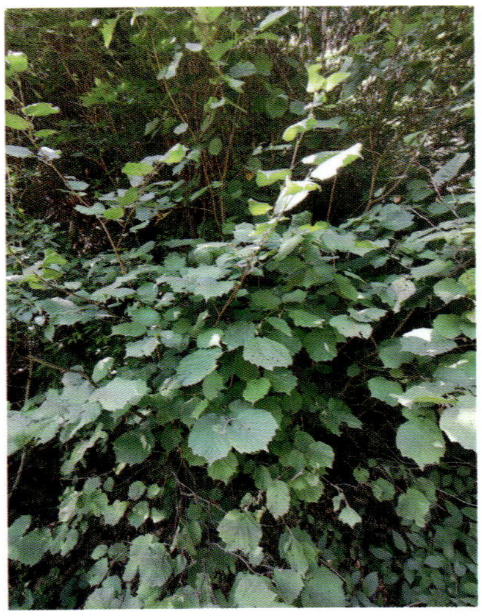

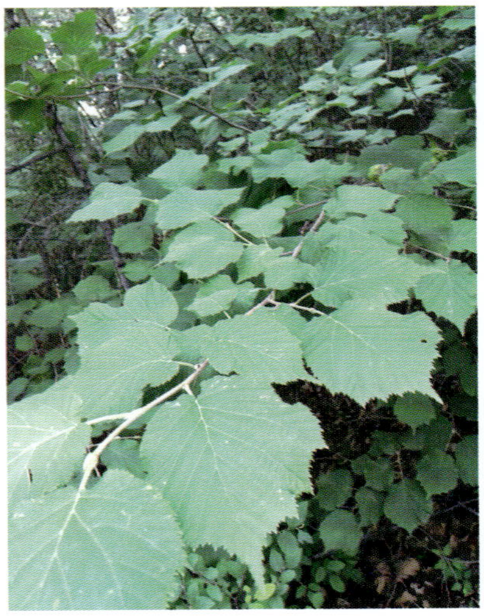

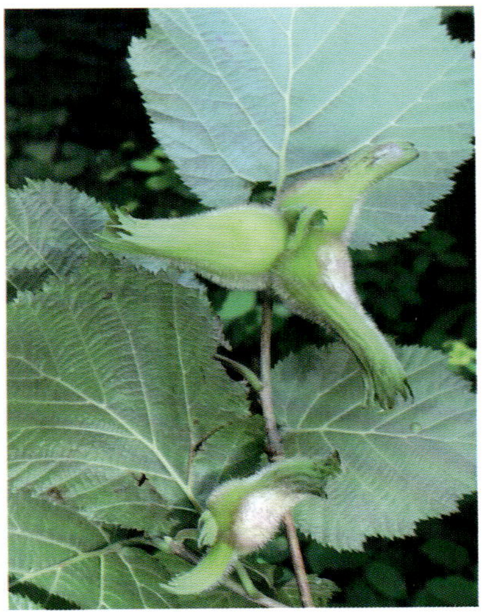

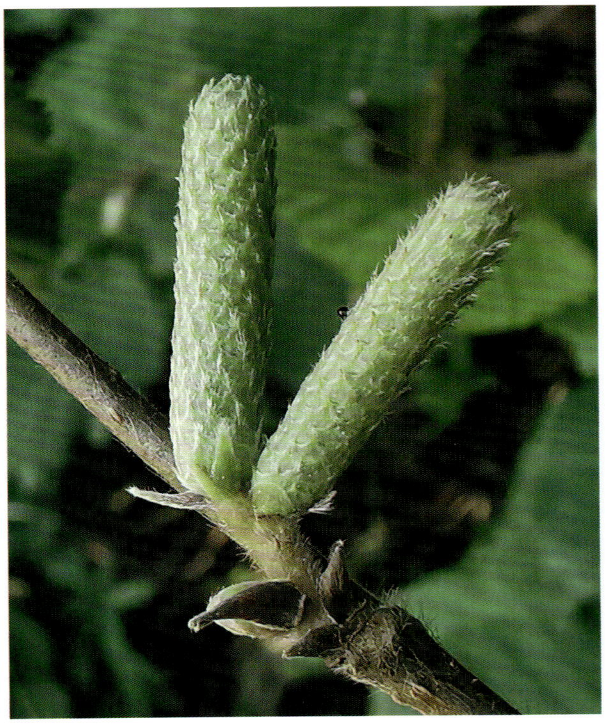

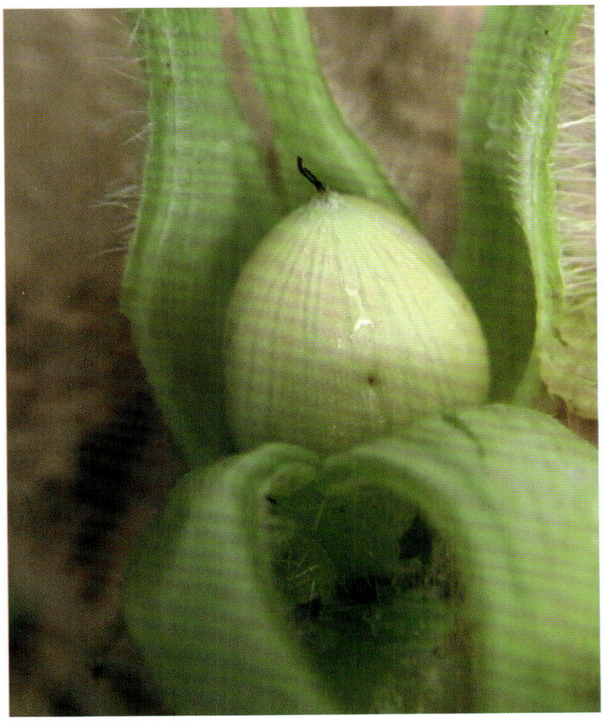

榛

【基　　原】桦木科榛属榛 *Corylus heterophylla* Fisch.

【别　　名】榛子、平榛。

【形态特征】形态特征与植物“毛榛”相似。两者的主要区别：榛的果苞为钟状，总苞长于果体但不超过1倍，边缘有3～9个三角状裂片，雄花序圆柱状；毛榛的果苞为长管状，在坚果上部缢缩，较果长2～3倍，外面密被刺毛，边缘有不整齐的披针形裂片，雄花序2～4枚排成总状。

【生境分布】生于山地阴坡、灌丛。分布于我国东北、华北及陕西等地。

【药用部位（药材名称）及采收加工】均同植物“毛榛”项下。

【临床应用】同植物“毛榛”项下。

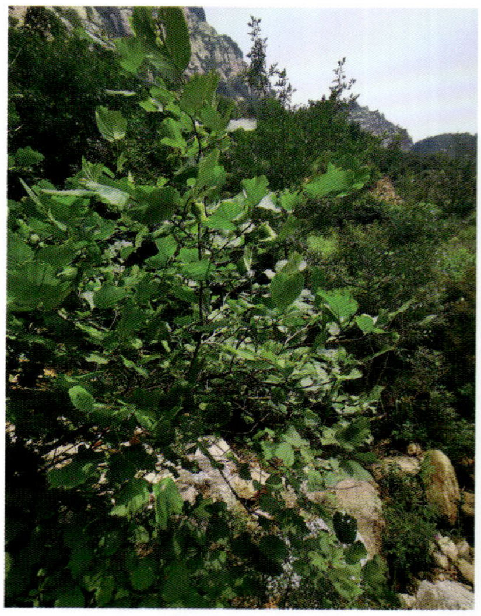

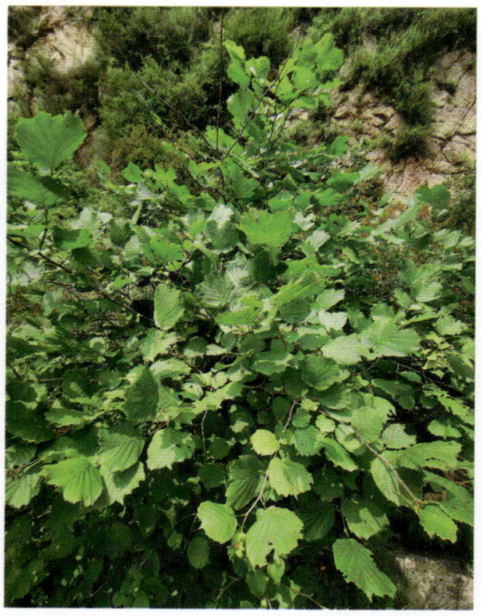

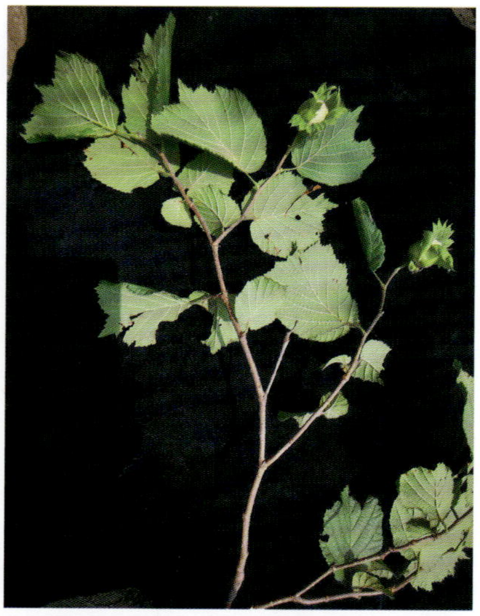

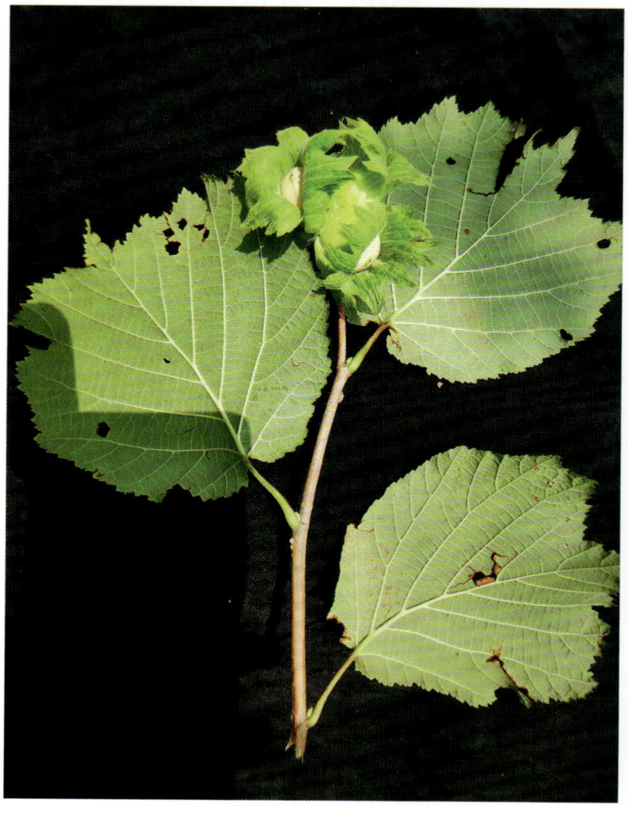

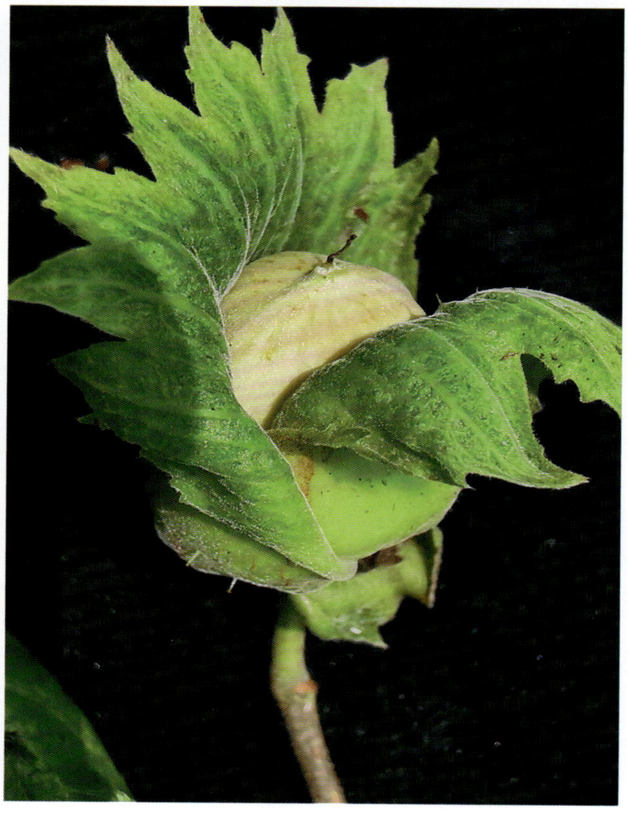

栗

【基　　原】壳斗科栗属栗 *Castanea mollissima* Bl.

【别　　名】板（锥、大、毛、魁、风）栗、栗果、毛栗壳、栗子树。

【形态特征】落叶乔木。茎：树皮暗灰色，不规则深裂；枝条灰褐色，有圆形皮孔。叶：叶互生；叶长椭圆形或长椭圆状披针形，先端尖，基部圆形或宽楔形，两侧不相等，叶缘有锯齿，齿端具芒状尖头；上面深绿色，下面淡绿色。花：雌雄同株，雄花为直立柔荑花序，单独或数朵生于总苞内；总苞密生尖刺，成熟时 4 瓣裂。果：坚果深褐色。花果期 4—10 月。

【生境分布】常见于低山丘陵、缓坡等处。我国除辽宁、青海、新疆地区外，均有栽培。

【药用部位（药材名称）及采收加工】内果皮（栗荴）、外果皮（栗壳）、花或花序（栗花）、总苞（栗毛球）、树皮（栗树皮）、根或根皮（栗树根）、种仁（栗子）、叶（栗叶）。栗荴：剥取栗仁时收集，阴干。栗壳：剥取种仁时收集，晒干。栗花：春季采集，鲜用或阴干。栗毛球：剥取果实时收集，晒干。栗树皮：全年可剥取，鲜用或晒干。栗树根：全年可挖，鲜用或晒干。栗子：果实成熟时采收，剥出种子，晒干。栗叶：夏秋季采收，多鲜用。

【临床应用】栗荴：甘、涩。散结下气，养颜；用于骨鲠，瘰疬，反胃，面有皱纹。栗壳：甘，涩。降逆生津，化痰止咳，清热散结，止血；用于反胃，呕哕，消渴，咳嗽痰多，百日咳，腮腺炎，瘰疬，衄血，便血。栗花：涩、平。清热燥湿，止血，散结；用于泄泻，痢疾，带下，便血，瘰疬，瘿瘤。栗毛球：甘、涩。清热散结，化痰，止血；用于丹毒，瘰疬痰核，百日咳，中风不语，便血，鼻衄。栗树皮：微苦、涩，平。解毒消肿，收敛止血；用于癞疮，丹毒，口疳，漆疮，便血，鼻衄，创伤出血，跌仆伤痛。栗树根：微苦，平。行气止痛，活血调经；用于疝气偏坠，牙痛，风湿关节痛，月经不调。栗子：甘、微咸，平；归脾、肾经。益气健脾，补肾强筋，活血消肿，止血；用于脾虚泄泻，反胃呕吐，脚膝酸软，筋骨折伤肿痛，瘰疬，吐血，衄血，便血。栗叶：微甘，平。清肺止咳，解毒消肿；用于百日咳，肺结核，咽喉肿病，肿毒，漆疮。

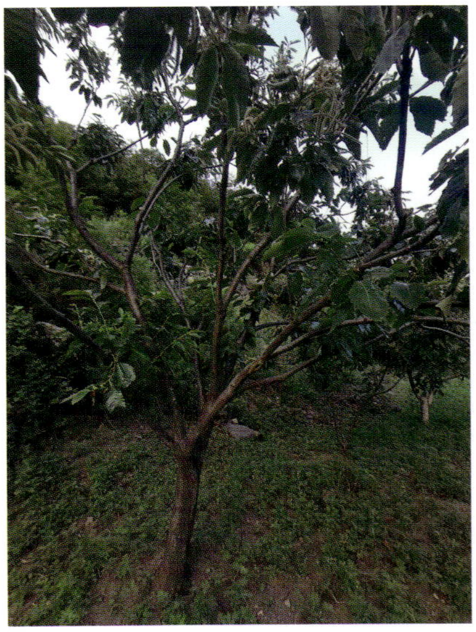
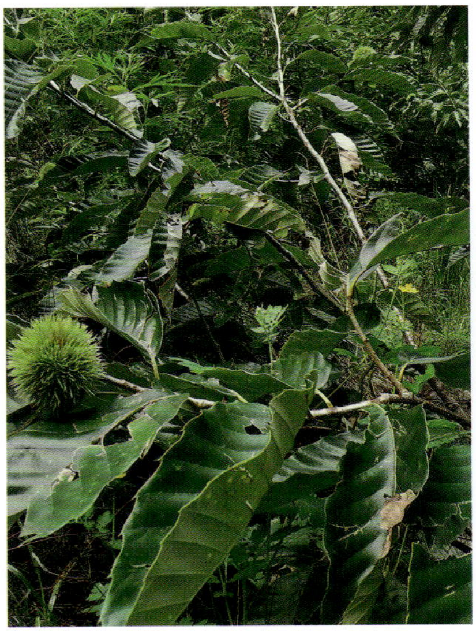
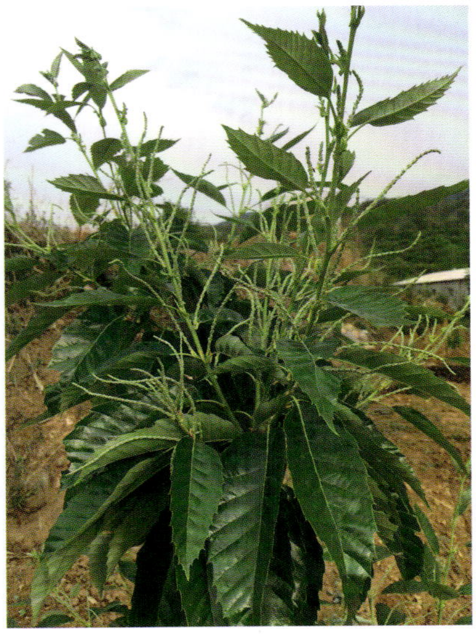

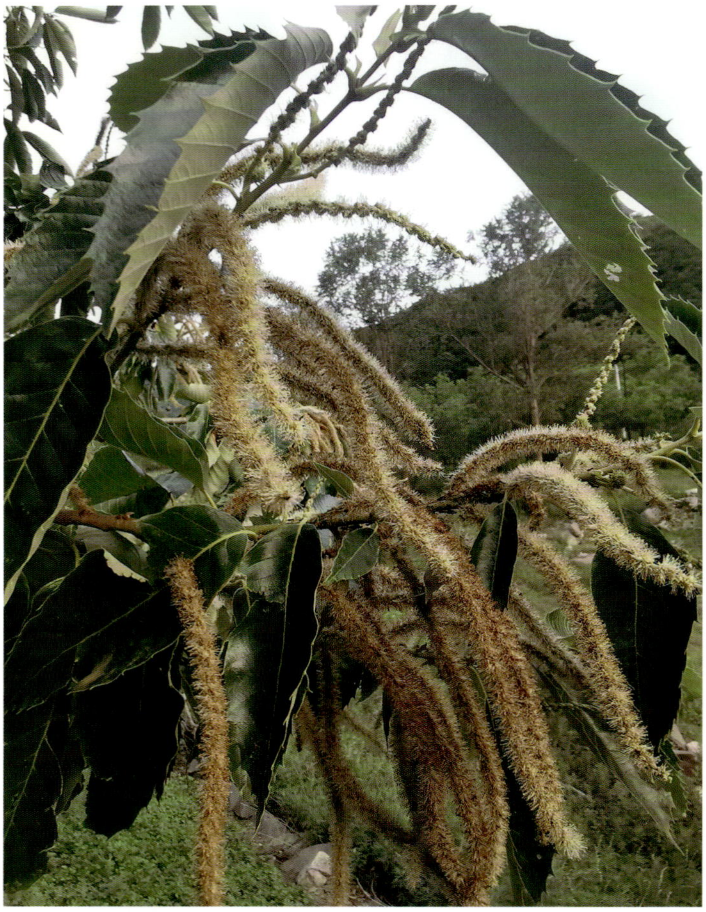

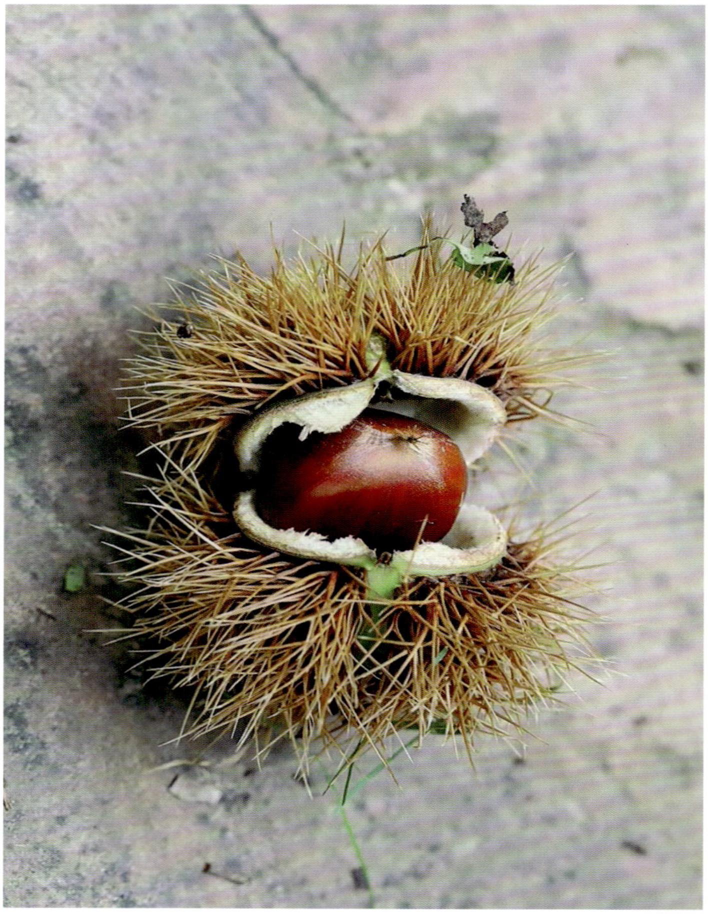

辽东栎

【基　　原】壳斗科栎属辽东栎 *Quercus wutaishanica* Mayr

【别　　名】辽东柞、柴树。

【形态特征】落叶乔木。**茎：**树皮灰褐色，纵裂；幼枝绿色，老时灰绿色，具淡褐色圆形皮孔。**叶：**叶倒卵形至长倒卵形，先端圆钝或短渐尖，基部窄圆形或耳形，叶缘有圆齿，叶上面绿色，背面淡绿色，侧脉每边 5 ～ 7 (10) 条；叶柄短。**花：**雄花序生于新枝基部，花被 6 ～ 7 裂，雄蕊通常 8；雌花序生于新枝上端叶腋，花被通常 6 裂。**果：**壳斗浅杯形，包裹坚果约 1/3，小苞片长三角形，扁平微突起，被稀疏短绒毛；坚果卵形至卵状椭圆形，顶端有短绒毛。花果期 4—9 月。

【生境分布】生于山坡、阔叶林中。分布于我国东北、华北、西北及山东、四川等地。

【药用部位（药材名称）及采收加工】果实（橡实）、壳斗（橡实壳、辽东栎壳斗）、树皮和根皮（辽东栎皮）。橡实：冬季果实成熟后采收，连壳斗摘下，晒干后除去壳斗，再晒至足干。壳斗：采收果实时收集，晒足干。辽东栎皮：春季剥皮，刮去外面粗皮，晒干。

【临床应用】橡实：苦、涩，微温；归脾、大肠、肾经。收敛固脱，止血，解毒；用于泄泻痢疾，便血，痔血，脱肛，小儿疝气，疮痈久溃不敛，乳腺炎，睾丸炎，面黑干。壳斗：涩，温。涩肠止泻，止带，止血，敛疮；用于赤白下痢，肠风下血，脱肛，带下，崩中，牙疳，疮疡。辽东栎皮：苦，平。收敛，止泻；用于久痢，水泻，恶疮，痈肿。

【备　　注】按《中国植物志》，本种已合并到“蒙古栎 *Quercus mongolica* Fisch.ex Ledeb.”，考虑到两者的药用部位不尽相同，故仍分开描述。

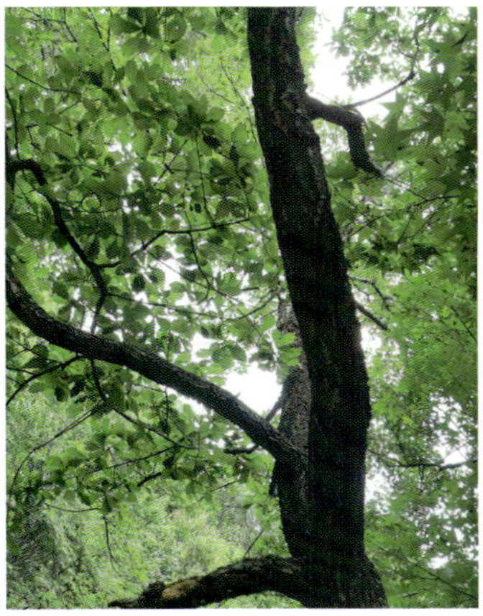
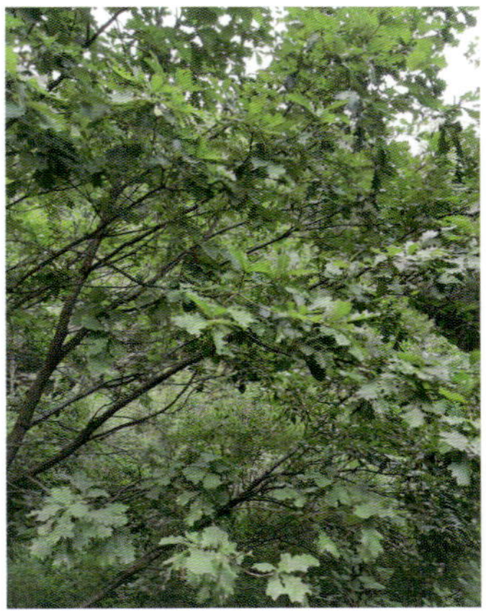
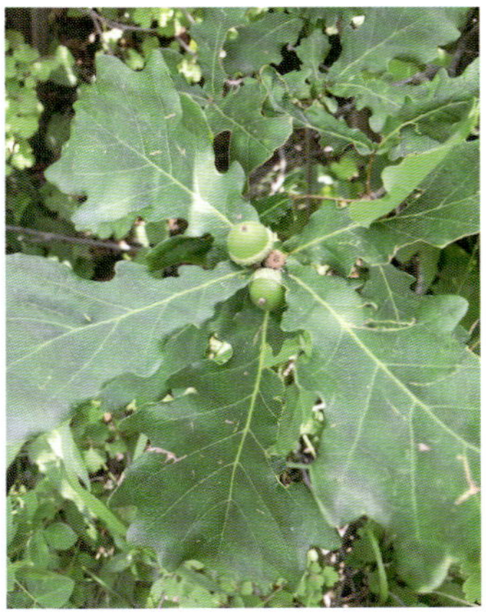
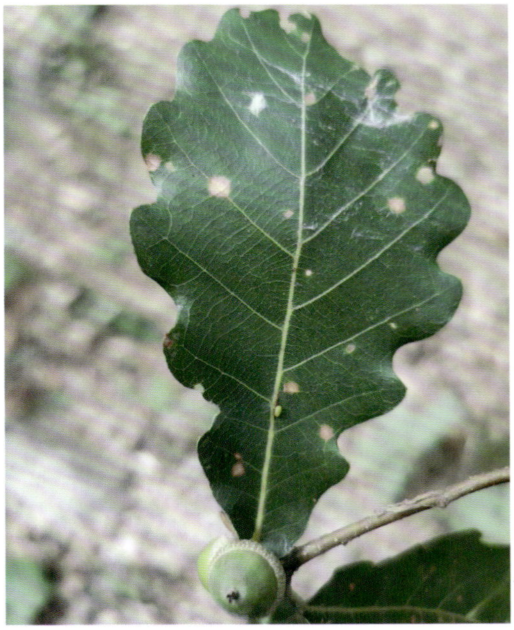
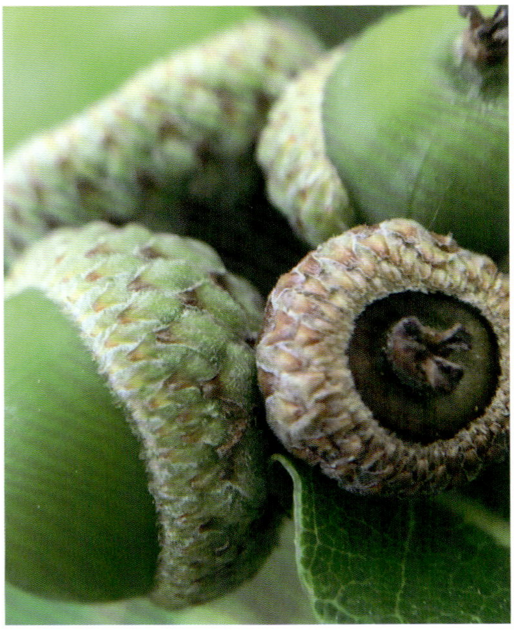

麻栎

【基　　原】壳斗科栎属麻栎 *Quercus acutissima* Carr.

【别　　名】扁果（北方）麻栎、细皮栎。

【形态特征】落叶乔木。**茎：**树皮深灰褐色，纵裂；幼枝被灰黄色柔毛，后渐脱落，老时灰黄色，具淡黄色皮孔；冬芽圆锥形，被柔毛。**叶：**叶片形态多样，常为长椭圆状披针形，顶端长渐尖，基部圆形或宽楔形，叶缘有刺芒状锯齿；叶片两面同色，幼时被柔毛，老时无毛或叶背面脉上有柔毛，侧脉每边 13 ～ 18 条；叶柄长 1 ～ 3 (5) cm，幼时被柔毛，后渐脱落。**花：**雄花序常数个集生于当年生枝下部叶腋，有花 1 ～ 3 朵；壳斗杯形，包着坚果约 1/2；小苞片钻形或扁条形，向外反曲，如一头乱发，被灰白色绒毛。**果：**坚果卵形或椭圆形，顶端圆形，果脐突起。花果期 3 月至翌年 10 月。

【生境分布】生于山坡、阔叶林中。分布于我国华东、华中、华南、西南及辽宁、河北、山西等地。

【药用部位（药材名称）及采收加工】壳斗（橡实壳）、果实（橡实）、树皮和根皮（橡木皮）。采收加工均同植物“辽东栎”项下。

【临床应用】同植物“辽东栎”项下。

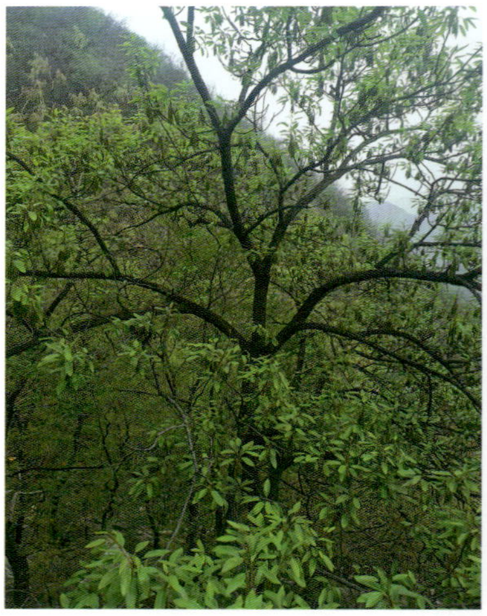

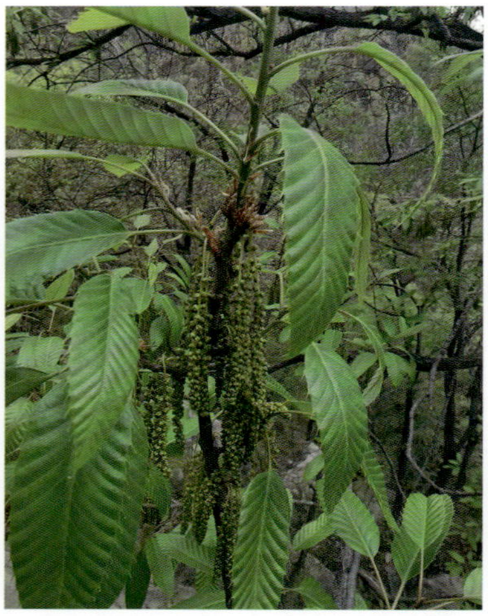

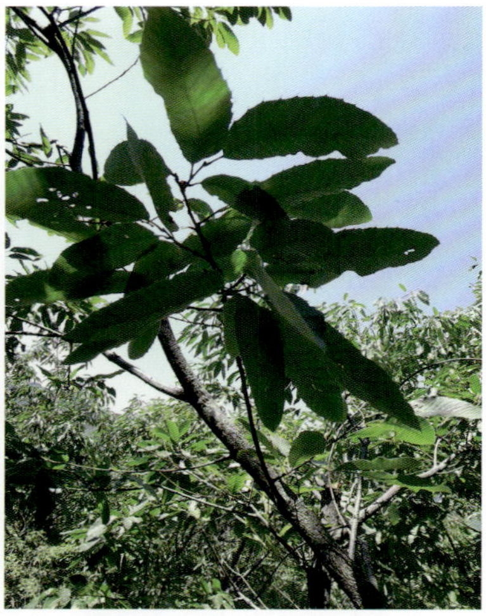

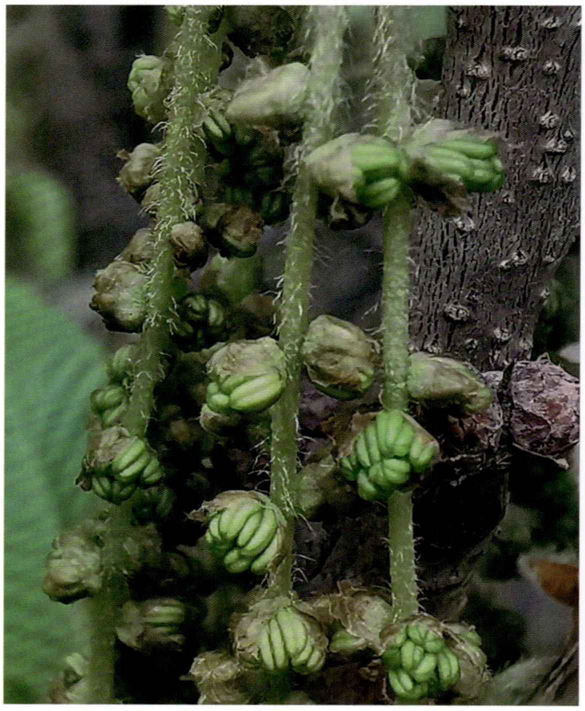

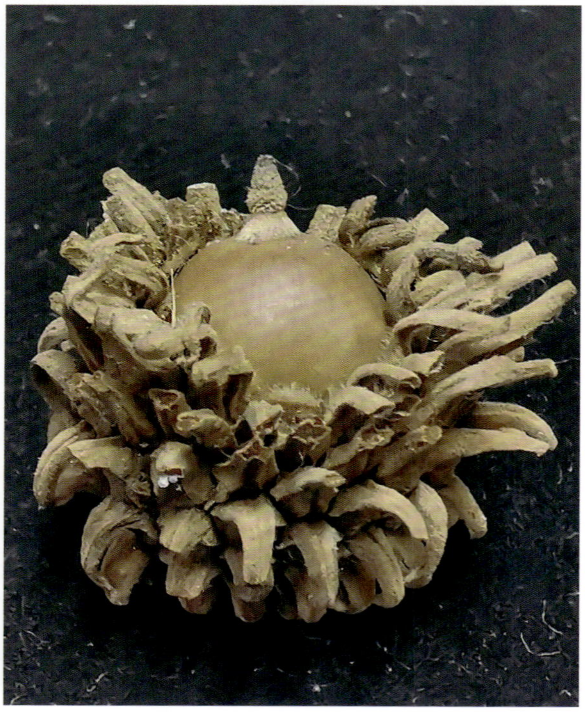

蒙古栎

【基　　原】壳斗科栎属蒙古栎 *Quercus mongolica* Fisch.ex Ledeb.

【别　　名】蒙（柞、青岗）栎、柞树、小叶槲。

【形态特征】形态特征与植物“辽东栎”相似，两者的主要区别：蒙古栎的壳斗苞片具瘤状突起，叶侧脉 7 ～ 11 对；辽东栎的壳斗苞片不具瘤状突起，叶侧脉 5 ～ 8 对。

【生境分布】生于山坡向阳干燥处的疏林中。分布于我国华北、东北及山东等地。

【药用部位（药材名称）及采收加工】果实（橡子）、树皮（柞树皮）、叶（柞树叶）。橡子：冬季果实成熟后采收，连壳斗摘下，晒干后去除壳斗，再晒至足干。柞树皮：春季剥皮，刮去外面粗皮，晒干。柞树叶：夏秋季采摘嫩叶，鲜用或晒干。

【临床应用】橡子：苦，温。涩肠固脱；用于泻痢脱肛，痔血。柞树皮：微苦、涩，平。利湿，清热，解毒；用于肠炎腹泻，痢疾，黄疸，痔疮。柞树叶：微苦、涩，平。清热止痢，止咳，解毒消肿；用于痢疾，肠炎，消化不良，支气管炎，痈肿，痔疮。

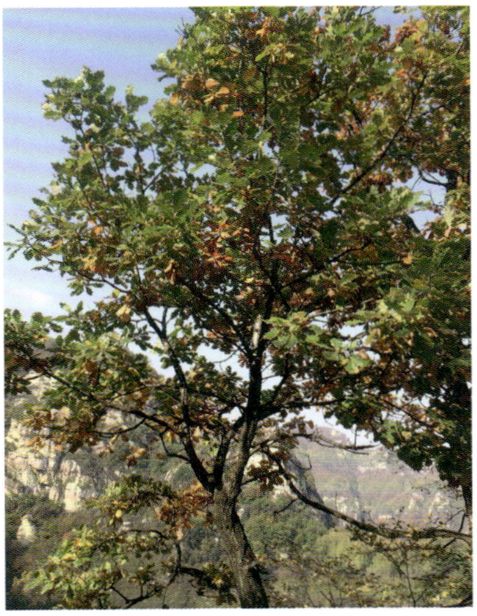

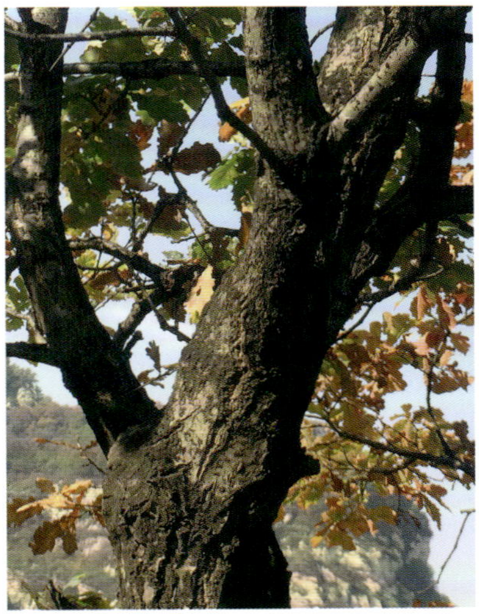

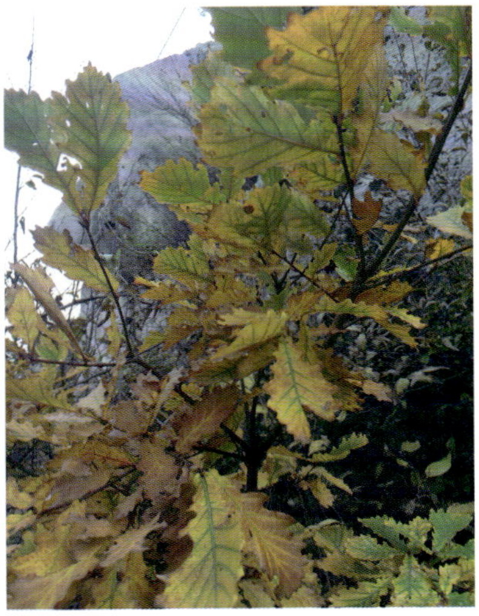

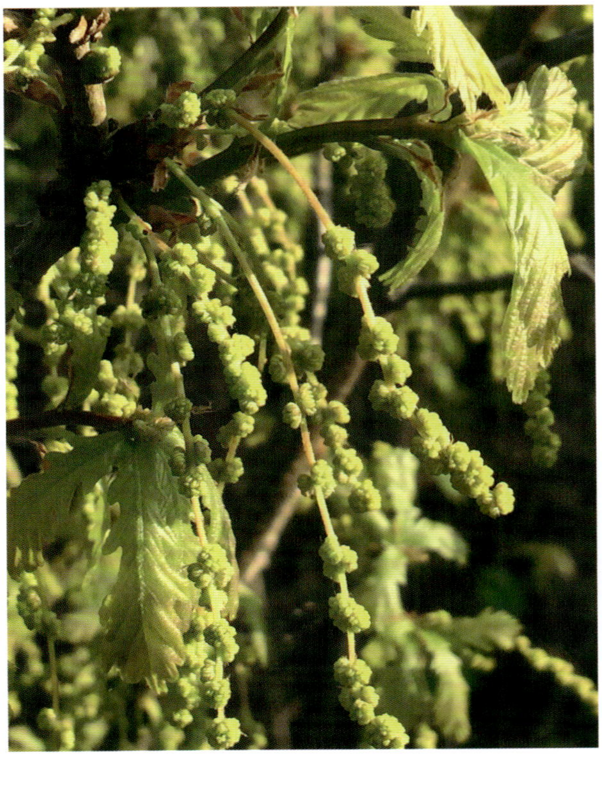

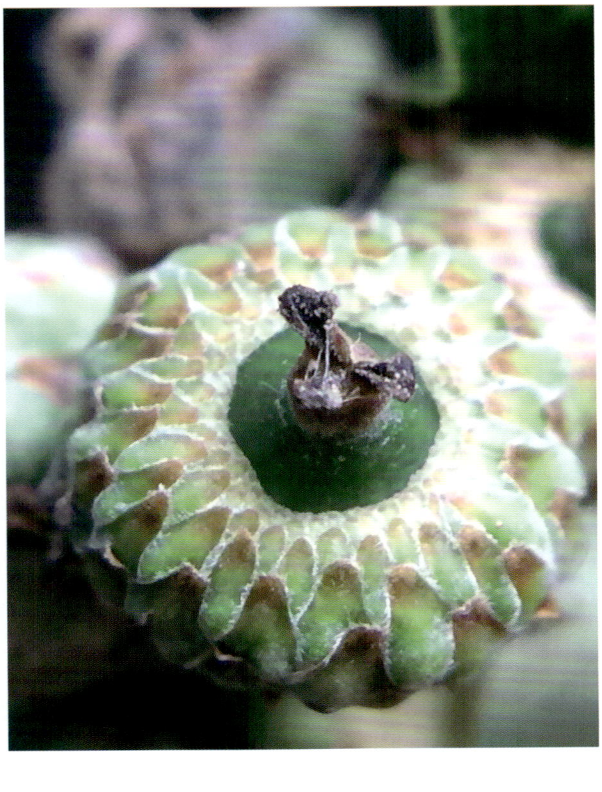

栓皮栎

【基　　原】壳斗科栎属栓皮栎 *Quercus variabilis* Blume

【别　　名】粗皮栎、花栎树、橡树。

【形态特征】形态特征与植物“麻栎”相似。两者的主要区别：栓皮栎树干的木栓层较厚、裂较深，叶背密被灰白色星状毛层，显得灰蒙蒙的，坚果的顶端平截；麻栎主干的木栓层稍薄、裂稍浅，叶背无星状毛层，不是灰蒙蒙的感觉，坚果的顶端为圆形。

【生境分布】同植物“麻栎”项下。

【药用部位（药材名称）及采收加工】果壳或果实（栓皮栎、青杠碗）。秋季采收，晒干。

【临床应用】苦、涩，平。止咳，止泻，止血，解毒；用于咳嗽，久泻，久痢，痔漏出血，头癣。

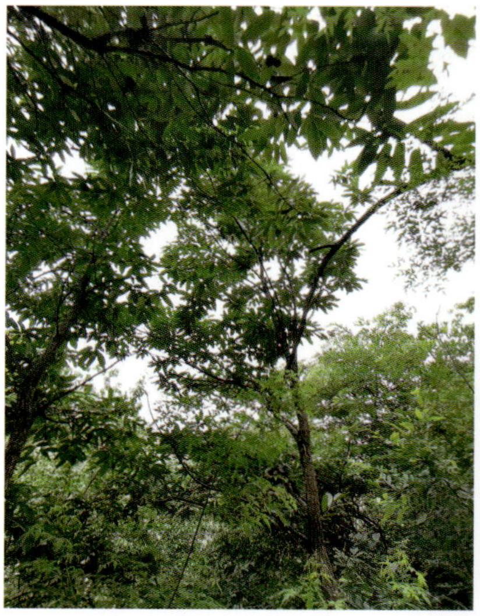
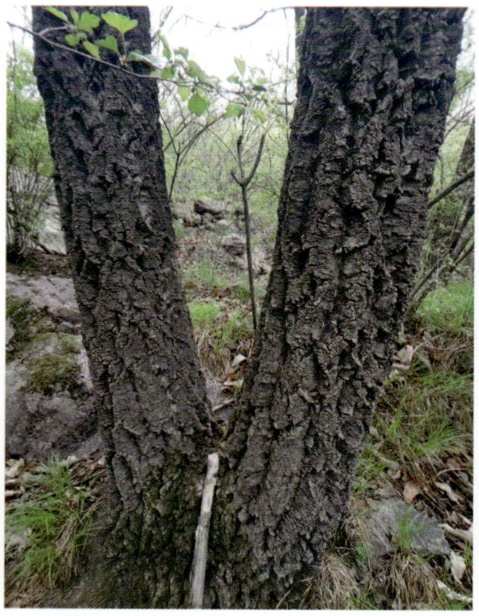
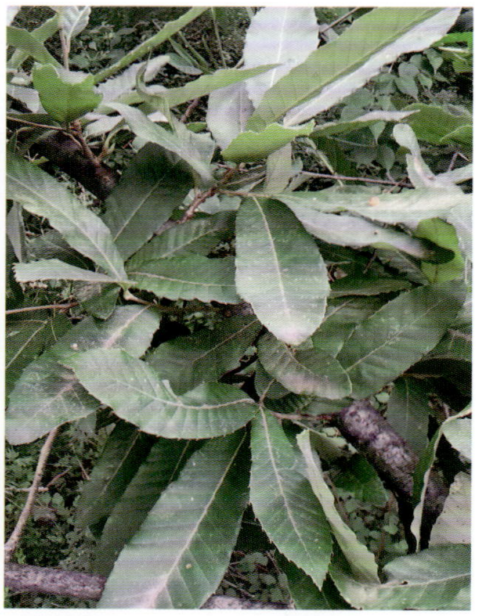
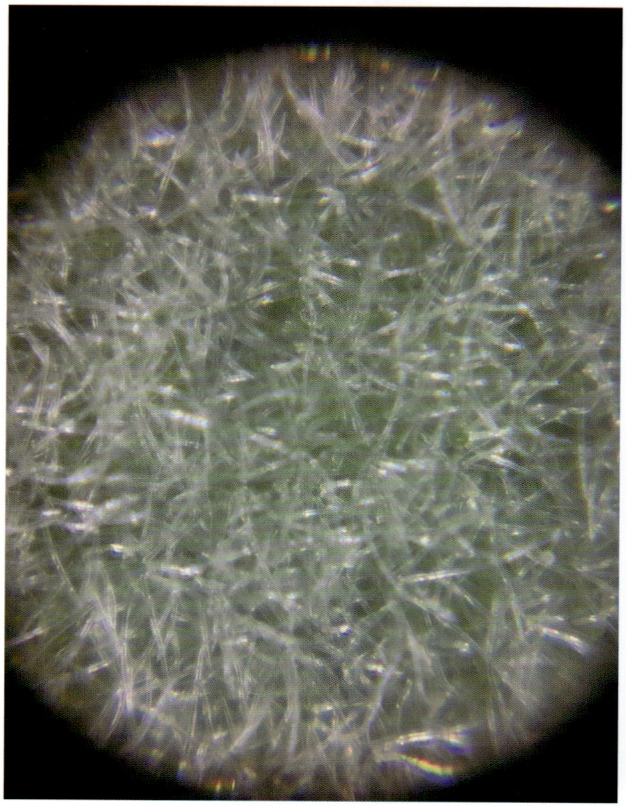
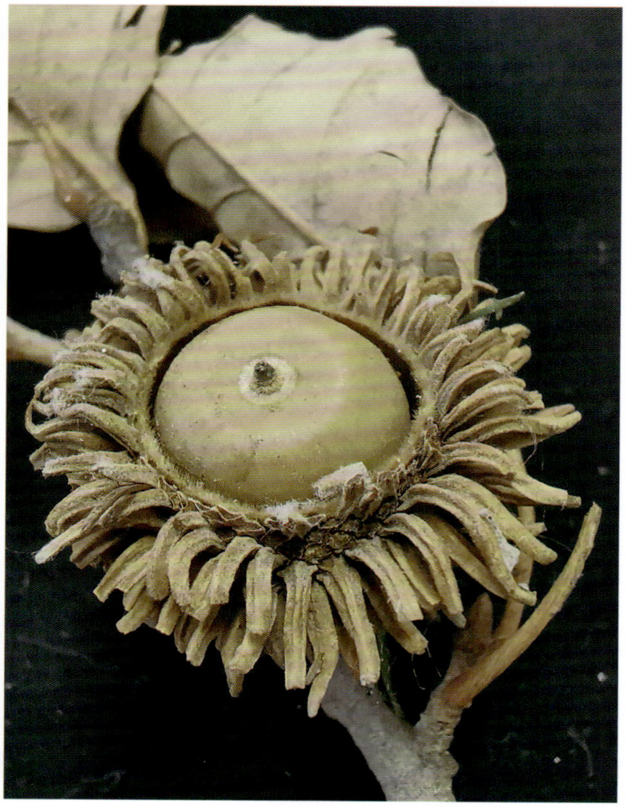

大果榆

【基　　原】榆科榆属大果榆 *Ulmus macrocarpa* Hance

【别　　名】黄（山、毛、柳、）榆、芜荑、（山）扁榆、翅枝（矮形、蒙古）黄榆，等。

【形态特征】落叶小乔木或灌木。茎：枝常有具木栓质翅；当年生枝绿褐色或褐色，有粗毛；老枝褐色，无毛。叶：叶互生；叶柄有短柔毛，托叶早落；叶宽倒卵形或椭圆状倒卵形，中上部最宽，先端突尖，基部狭或浅心形，两边不对称，两面粗糙，有粗毛，边缘具钝单锯齿或重锯齿。花：花先叶开放，数朵簇生于去年枝的叶腋或散生于当年枝的基部；花大，两性，花被4～5裂，绿色，雄蕊与花被片同数，花药大，带黄玫瑰色；雌蕊1，柱头2裂。果：翅果大，被毛，种子位于翅果的中部。花果期4—6月。

【生境分布】生于山坡、台地、丘陵、沙丘、岩缝。分布于我国东北、华北、西北及江苏、安徽、河南等地。

【药用部位（药材名称）及采收加工】果实（大果榆）、种子加工品（芜荑）、果实与面曲等加工制成的酱（芜荑酱）。大果榆：夏季果实成熟时采收，鲜用或晒干，芜荑：夏季采收成熟果实，晒干，搓去膜翅取出种子；取种子浸入温水中，待发酵后，加入榆树皮面、红土、菊花末，加适量温开水混合均匀，如糊状，摊平，切方块，晒干，即为成品。另一用法是在5月间采果，阴干。芜荑酱：取芜荑仁水浸一伏时，袋盛，揉洗去涎，以蓼汁拌晒，如此七次，同发过面曲，如造酱法，下盐晒之。每一升，曲四斤，盐一斤，水五斤。

【临床应用】大果榆：辛、苦，温。祛痰，利尿，杀虫。芜荑：辛、苦，平；归脾、胃经。杀虫消积，除湿止痢；用于虫积腹痛，小儿疳积，久泻久痢，疮疡，疥癣。芜荑酱：辛，温。杀虫；用于虫积腹痛，疮癣。

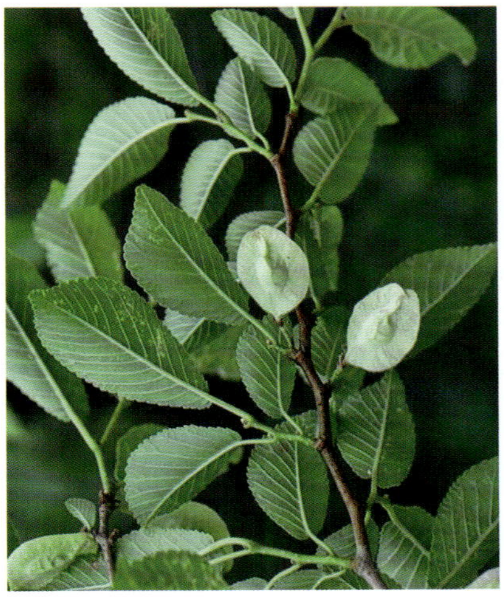
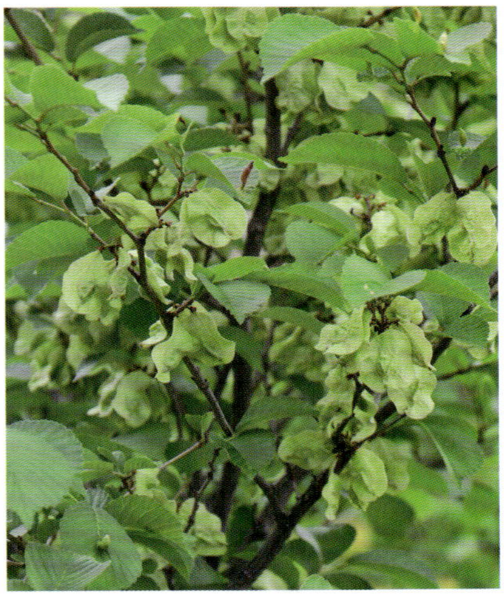
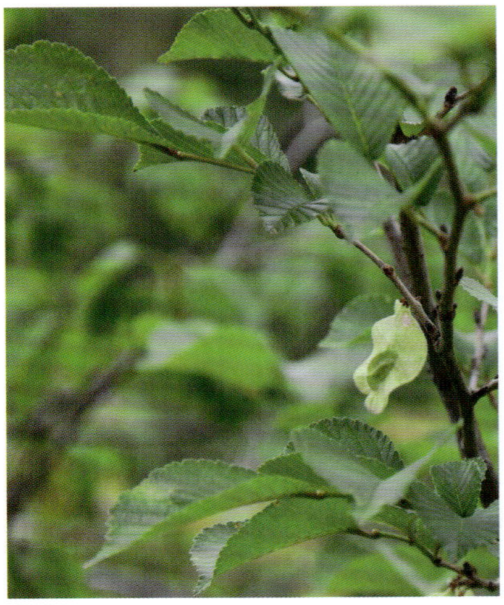
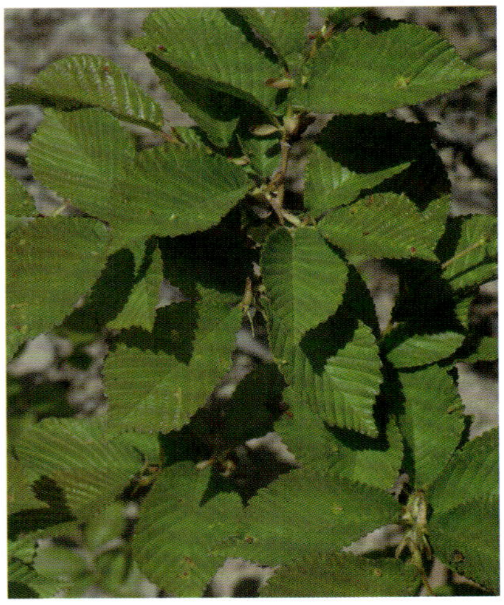

榔榆

【基　　原】榆科榆属榔榆 *Ulmus parvifolia* Jacq.

【别　　名】小叶（掉皮、豺皮、挠皮）榆、秋榆、构树榆。

【形态特征】落叶乔木。茎：树皮灰色或灰褐色，不规则鳞状剥落；当年生枝密被短柔毛，深褐色。叶：叶近革质，披针状卵形、窄椭圆形、卵形或倒卵形，先端尖或钝，基部偏斜，边缘具单锯齿，稀重锯齿侧脉羽状。花：花秋季开放，3～6朵簇生于叶腋，花被片4。果：翅果椭圆形或卵状椭圆形，果翅顶端有缺口。花果期8—10月。

【生境分布】生于平原、丘陵、山坡、谷地。分布于我国华东、华南、华中及河北、四川、贵州、陕西等地。

【药用部位（药材名称）及采收加工】叶（榔榆叶）、茎（榔榆茎）、树皮或根皮（榔榆皮）。榔榆叶：夏秋季采收，鲜用。榔榆茎：夏秋季采收，鲜用。榔榆皮：全年或秋季采剥，鲜用或晒干。

【临床应用】榔榆叶：甘、微苦，寒。清热解毒，消肿止痛；用于热毒疮疡，牙痛。榔榆茎：甘、微苦，寒。通络止痛，用于腰背酸痛。榔榆皮：甘、微苦，寒。清热利水，解毒消肿，凉血止血；用于热淋，小便不利，疮疡肿毒，乳痈，水火烫伤，痢疾，胃肠出血，尿血，痔血，腰背酸痛，外伤出血。

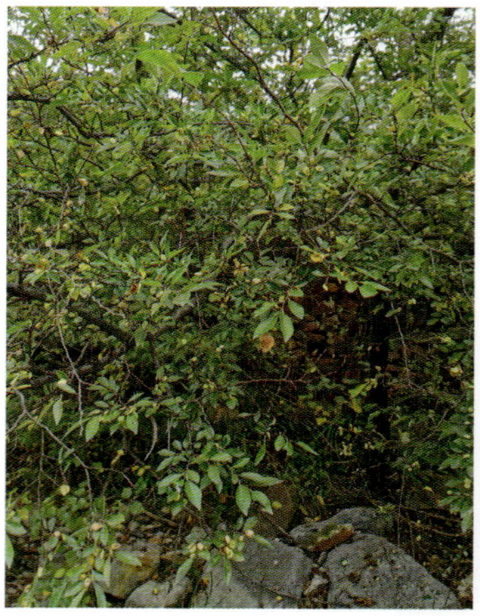
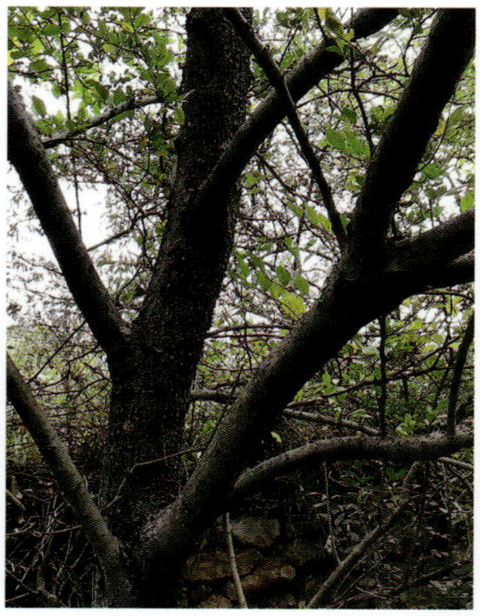
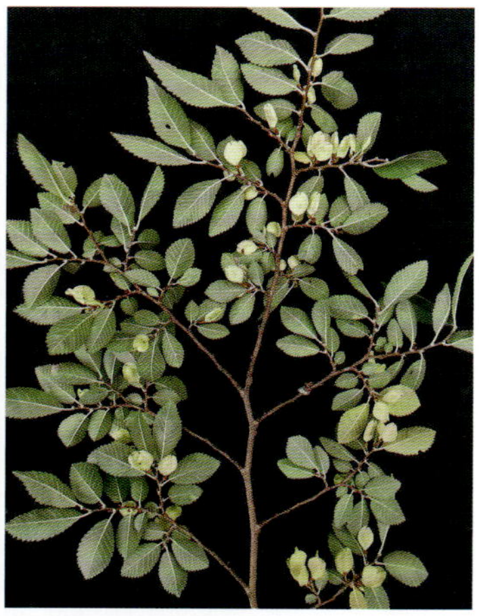
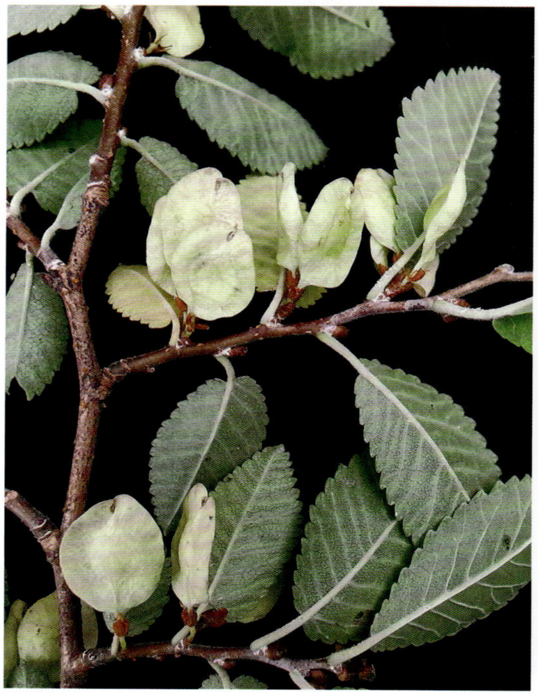
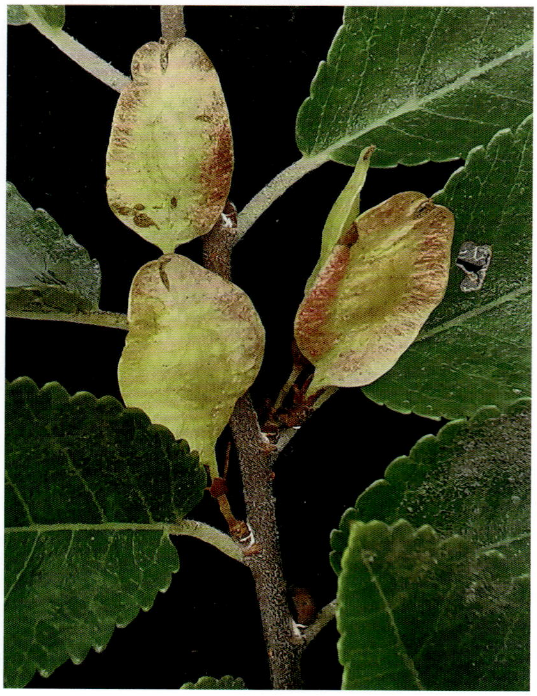

【基　　原】榆科榆属榆树 *Ulmus pumila* L.

【别　　名】(白、家、钱）榆、钻天榆、长叶（黄药）家榆。

【形态特征】落叶乔木。茎：树皮暗灰褐色，粗糙，有纵沟裂；小枝柔软，有毛，浅灰黄色。叶：叶互生，叶柄有毛，托叶早落；叶倒卵形、椭圆状卵形或椭圆状披针形，先端锐尖或渐尖，基部圆形或楔形，上面暗绿色，无毛，下面幼时有短毛，老时仅脉腋有毛，边缘具单锯齿。花：花先叶开放，生于去年枝的叶腋，簇生成聚伞花序；花被针形，4～5裂；雄蕊与花被同数，花药紫色；子房扁平，1室，花柱2。果：翅果近圆形或倒卵形，光滑，先端有缺口，种子位于翅果中央，与缺口相接。花果期3—6月。

【生境分布】生于田埂、路边、山麓等处。分布于我国大部分地区；有栽培。

【药用部位（药材名称）及采收加工】树皮或根皮（榆皮、榆白皮、榆根白皮、榆树皮）、茎皮部的涎汁（榆皮涎）、叶（榆叶）、花（榆花）、果实（榆钱）、种子（榆荚仁）、枝（榆枝）。树皮或根皮：春秋季采收根皮；春季或8—9月间割下老枝条，立即剥取内皮，晒干。榆皮涎：四季可采，割破茎皮，收集流出的涎汁。榆叶：夏秋季采叶，鲜用或晒干。榆花：3—4月采花，鲜用或晒干。榆钱：春季未出叶前，采摘未成熟的翅果，除去杂质，晒干。榆荚仁：4—6月果实成熟时采收，除去果翅，晒干。榆枝：夏秋季采收树枝，鲜用或晒干。

【临床应用】树皮或根皮：微寒；归肺、脾、膀胱经。利水通淋，祛痰，消肿解毒；用于小便不利，淋浊，带下，咳喘痰多，失眠，内外出血，难产胎死不下，痈疬，秃疮，疥癣。榆皮涎：杀虫。用于疥癣，外用适量，涂敷。榆叶：甘，平。清热利尿，安神，祛痰止咳；用于水肿，小便不利，石淋，尿浊，失眠，暑热困闷，痰多咳嗽，酒糟鼻。榆花：甘，平。清热定惊，利尿疗疮；用于小儿惊痫，小便不利，头疮。榆钱：微辛，平。安神健脾；用于神经衰弱，失眠，食欲不振，白带。榆荚仁：苦、微辛，平。健脾安神，清热利水，消肿杀虫；用于失眠，食欲不振，带下，小便不利，水肿，小儿疳热羸瘦，烫火伤，疮癣。榆枝：甘，平。利尿通淋；用于气淋。

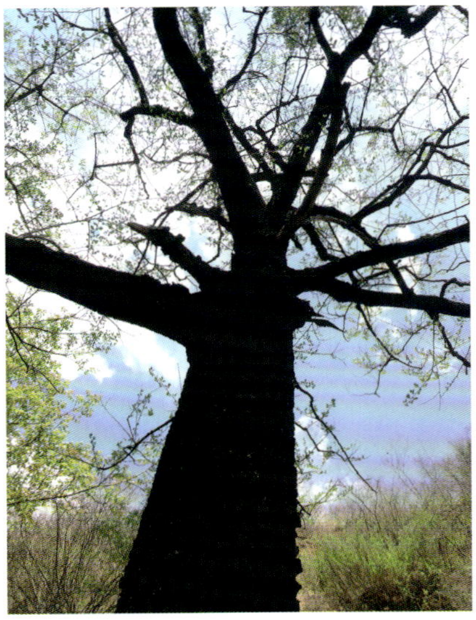 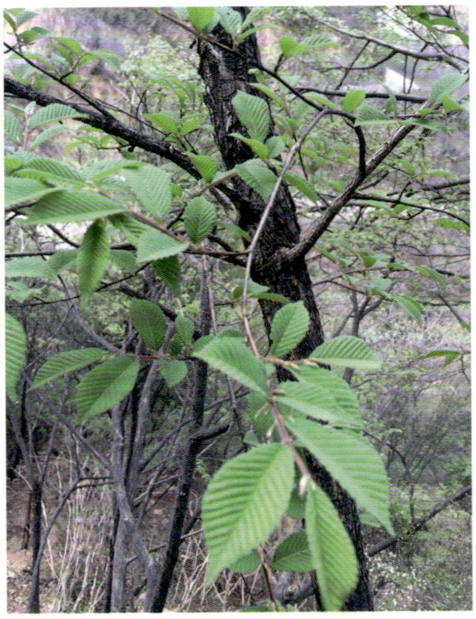 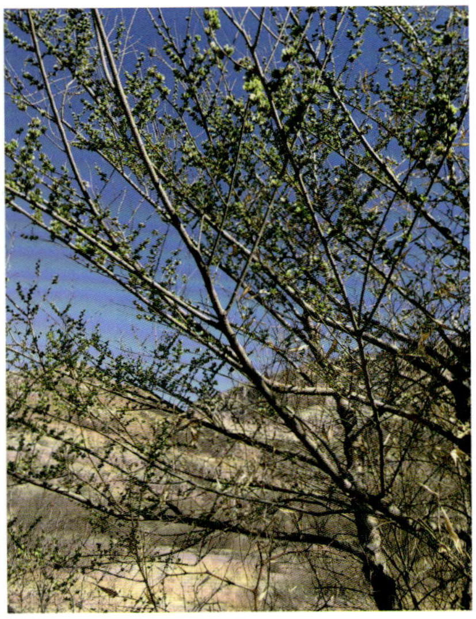

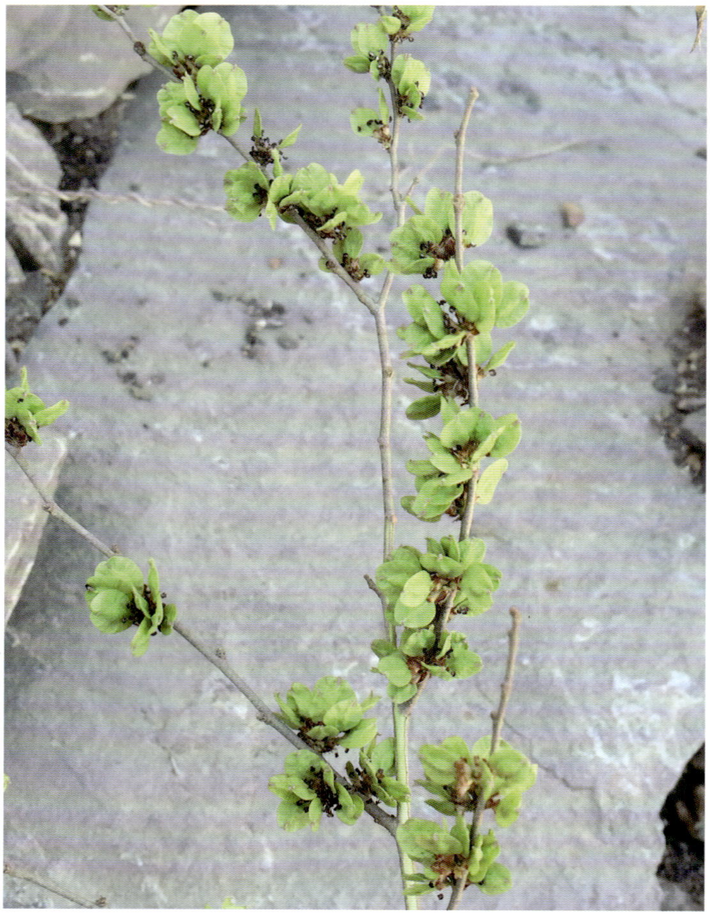

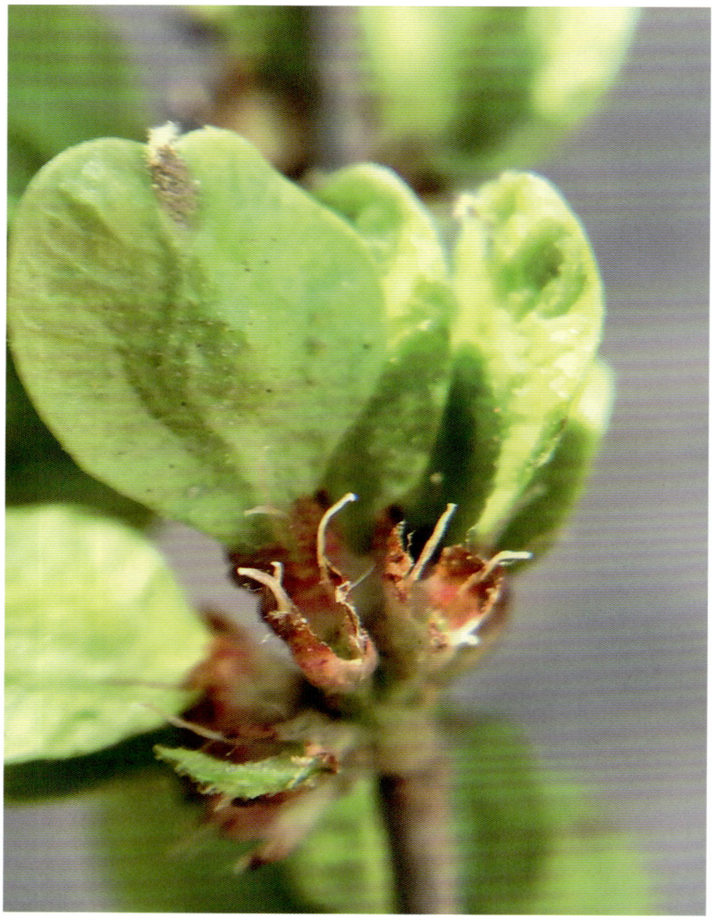

【基　　原】榆科榉属大果榉 *Zelkova sinica* Schneid.

【别　　名】小叶榉树、圆齿鸡油树、抱树、赤肚榆。

【形态特征】落叶乔木。茎：树皮灰白色，块状剥落；一年生枝褐色或灰褐色，被灰白色柔毛，后脱落。叶：叶纸质或厚纸质，卵形或椭圆形，先端渐尖或尾状尖，基部圆或宽楔形，有的稍偏斜，叶上面绿色，叶背浅绿，除在主脉上疏生柔毛和脉腋有簇毛外，其余光滑无毛，边缘具浅圆齿状或圆齿状锯齿，侧脉 6 ～ 10 对；叶柄长 4 ～ 10 mm，被灰色柔毛。花：雄花 1 ～ 3 朵腋生，雌花单生于叶腋毛。果：核果不规则的倒卵状球形，直径 5 ～ 7 mm，顶端微偏斜，表面光滑无毛，果梗被毛。花果期4—9 月。

【生境分布】生于山谷、溪旁、山坡疏林等处。分布于甘肃、陕西、四川、湖北、河南、山西、河北等地。

【药用部位（药材名称）及采收加工】树皮（榉树皮）、叶（榉树叶）。榉树皮：全年均可采剥，去粗皮，鲜用或蒸后焙干用。榉树叶：夏秋季采收，鲜用或晒干。

【临床应用】榉树皮：苦，大寒，无毒。清热，利水；用于时行头痛，热毒下痢，水肿。榉树叶：苦，寒。清热解毒，凉血；用于疮疡肿痛，崩中带下。

【备　　注】按《中药大辞典》，榉树皮、榉树叶分别为榆科植物大叶榉树或其同属植物的树皮、树叶。

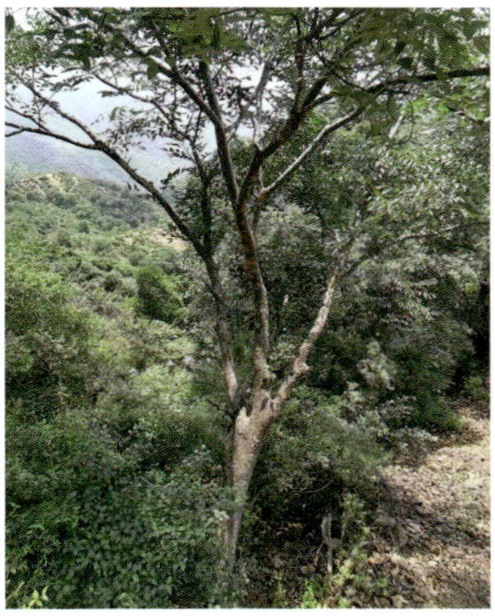
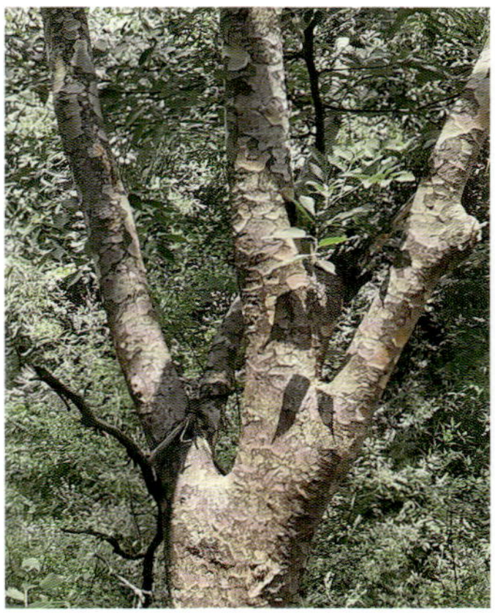
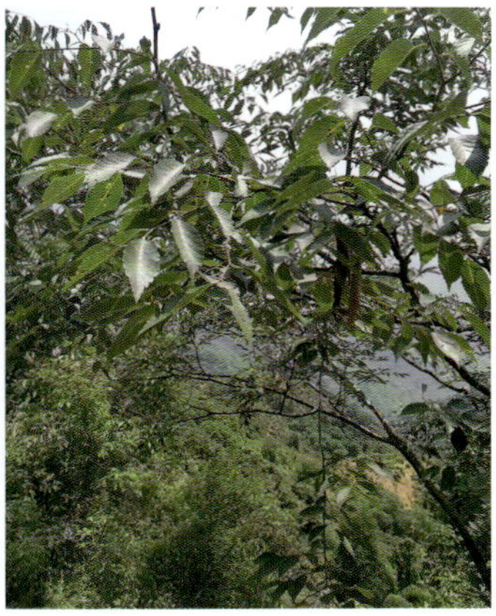
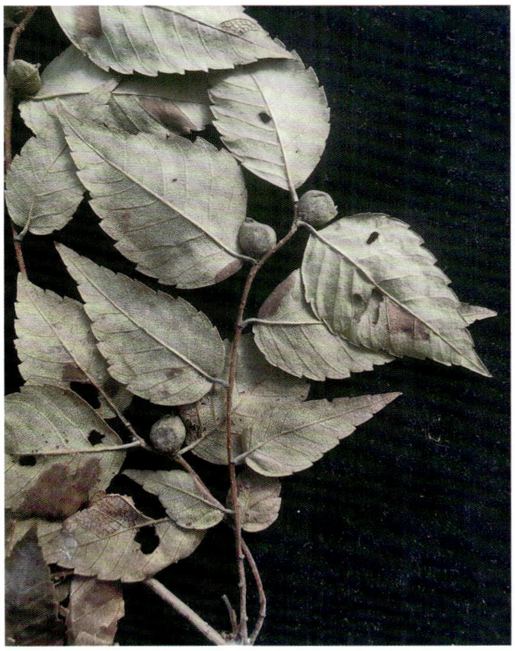
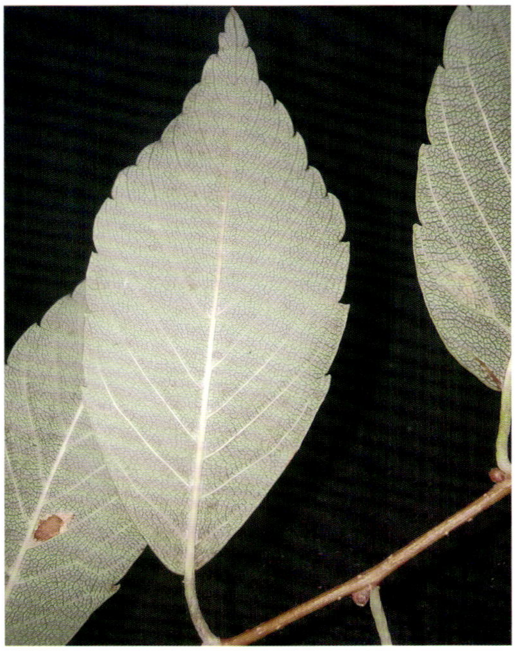

黑弹树

【基　　原】榆科朴属黑弹树 *Celtis bungeana* Blume

【别　　名】小叶朴、朴树、黑弹朴、黑弹树、棒棒树、棒子木、木黄瓜树、白麻子、白麻树，等。

【形态特征】落叶乔木。茎：树皮灰色，光滑；小枝褐色，有光泽。叶：叶互生；叶卵形或卵状长圆形，先端渐尖，基部斜楔形，边缘上部有锯齿，有时近全缘，上面绿色，光滑，下面灰绿色，脉腋常有柔毛。花：花杂性，绿色；雄花簇生于新枝基部叶腋，雌花或两性花单生或簇生于新枝上部的叶腋。果：核果近球形，熟时黑紫色，果柄为叶柄长的2～4倍；果核球形，白色、光滑。花果期4—10月。

【生境分布】生于向阳山坡、山区平地。分布于我国东北、华东、西南、华北及陕西、甘肃等地。

【药用部位（药材名称）及采收加工】树皮、树干或枝条（棒棒木）。夏季砍割枝条，趁鲜剥皮，晒干；或取树干刨片，晒干；或取枝条切段，晒干。

【临床应用】止咳，祛痰；用于慢性支气管炎。

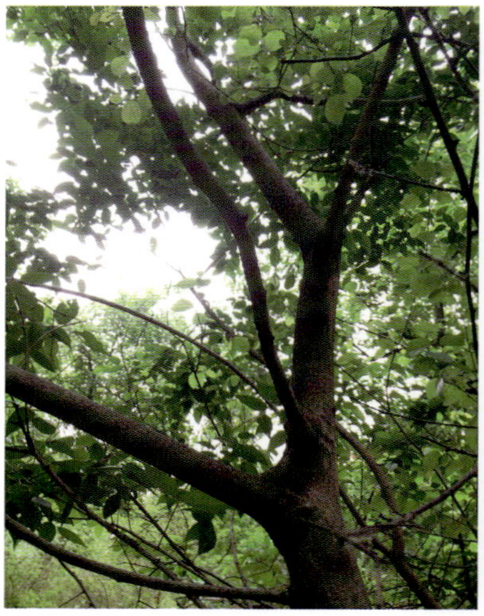

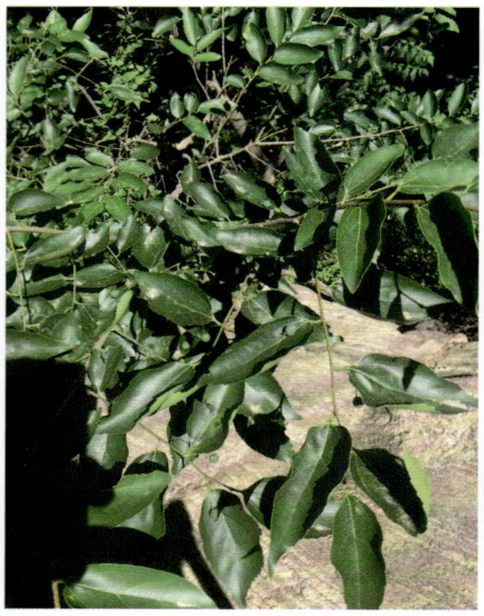

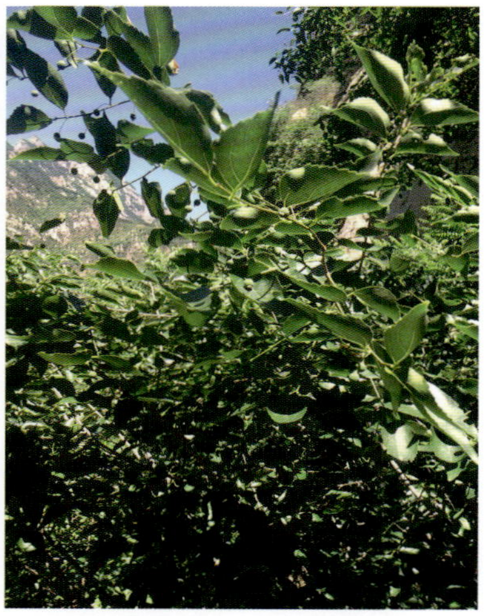

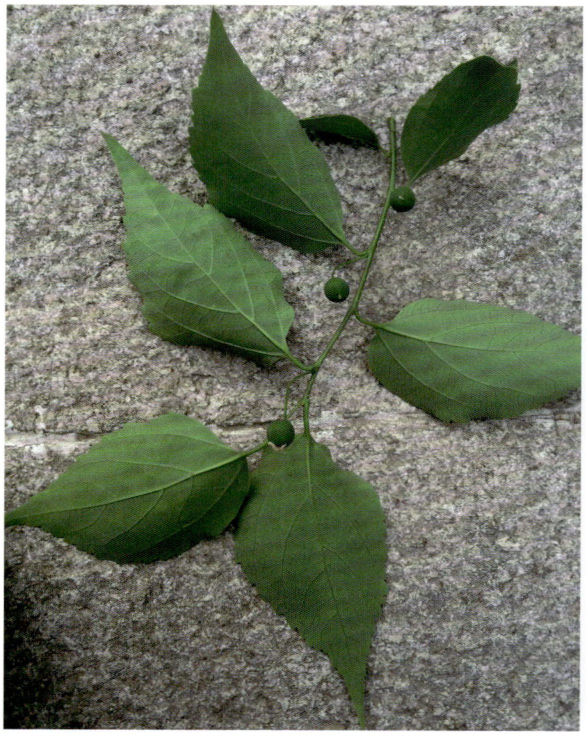

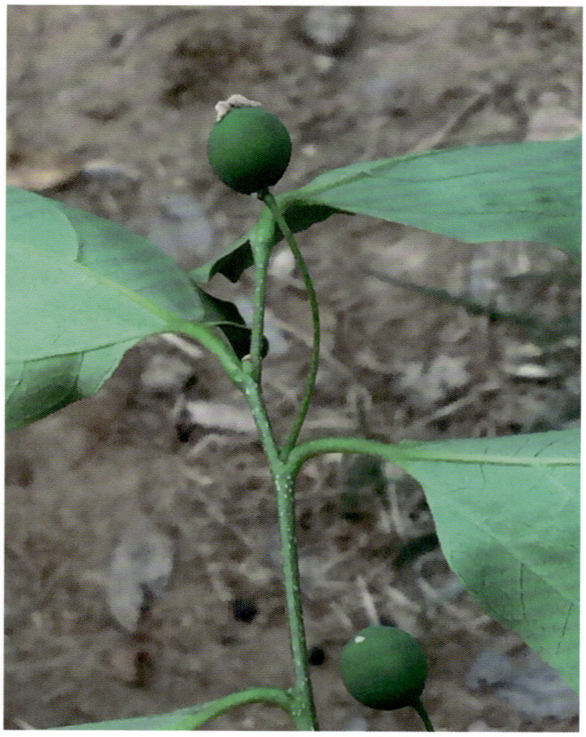

黄果朴

【基　　原】榆科朴属黄果朴 *Celtis labilis* Schneid.

【别　　名】长叶朴。

【形态特征】乔木。茎：小枝幼时被黄色或红褐色短绒毛，后无毛。叶：叶卵状椭圆形至椭圆状长圆形，先端短渐尖，基部斜圆形，边缘中部以上有钝锯齿，表面粗糙，散生平伏硬毛和乳头状凸起，背面有毛，沿脉较密；叶柄有毛。果：核果 2 ～ 3 个簇生于叶腋，近球形，果核微有凹穴和肋纹；果柄与叶柄近等长。花果期 4—10 月。

【生境分布】生于山坡、杂木林中。分布于河北、山西、湖北、河南、陕西、甘肃等地。

【药用部位（药材名称）及采收加工】果实（朴树果）、树皮（朴树皮）、根皮（朴树根皮）、叶（朴树叶）。朴树果：冬季果实成熟时采收，晒干。朴树皮：全年可采，洗净，切片，晒干。朴树根皮：年可采挖，刮去粗皮，洗净，鲜用或晒干。朴树叶：夏季采收，鲜用或晒干。

【临床应用】朴树果：苦、涩，平。清热利咽，用于感冒咳嗽音哑。朴树皮：辛、苦，平。祛风透疹，消食化滞；用于麻疹透发不畅，消化不良。朴树根皮：苦、辛，平。祛风透疹，消食止泻；用于麻疹透发不畅，消化不良，食积泻痢，跌打损伤。朴树叶：微苦，凉。清热，凉血，解毒；用于漆疮，荨麻疹。

【备　　注】按《中国植物志》，本种已合并到“朴树 *Celtis sinensis* Pers.”。

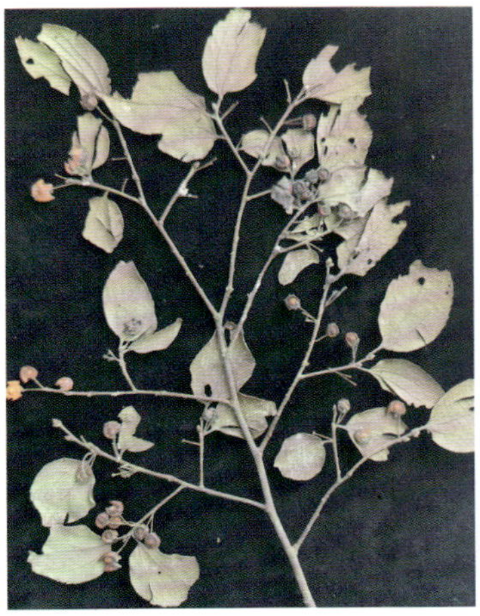
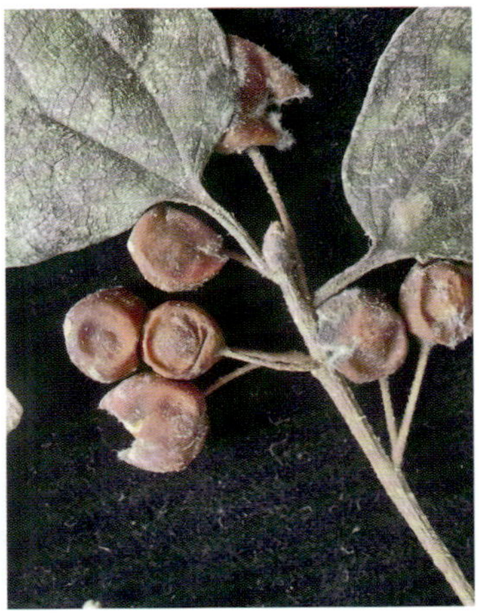
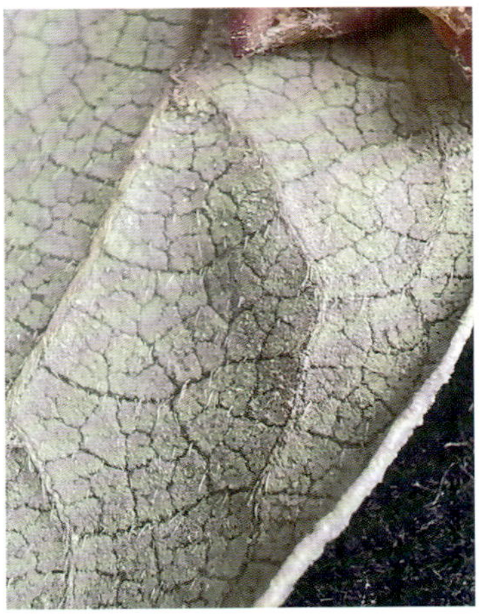
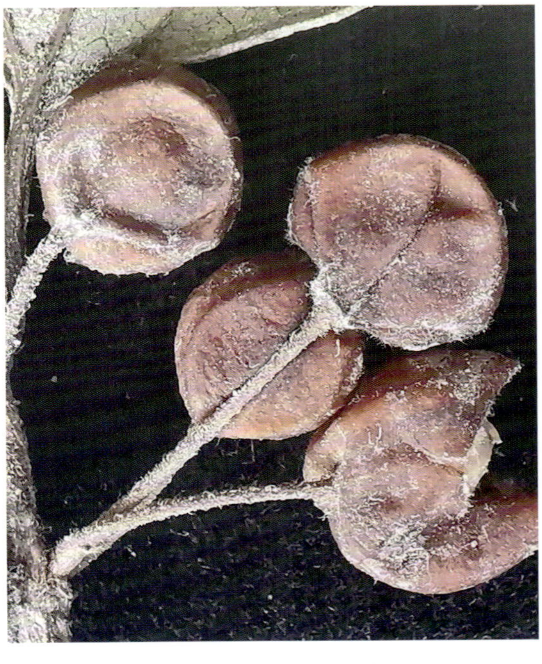
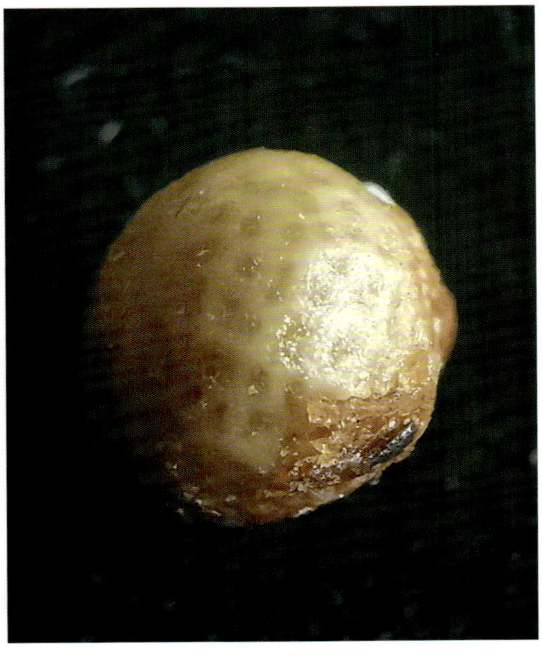

朴树

【基　　原】榆科朴属朴树 *Celtis sinensis* Pers.

【别　　名】紫荆朴、小叶朴、朴、白麻子。

【形态特征】形态特征与植物“黄果朴”相似。两者的主要区别：朴树的叶上面无毛，背面沿脉及脉腋有毛，核果常单个生于叶腋，红褐色；黄果朴的叶上面粗糙，散生平伏硬毛，背面毛较多，核果2～3个簇生于叶腋，橙黄色。

【生境分布】生于山坡、山谷。分布于我国华东及陕西、甘肃、四川、河南等地。

【药用部位（药材名称）及采收加工】均同植物“黄果朴”项下。

【临床应用】同植物“黄果朴”项下。

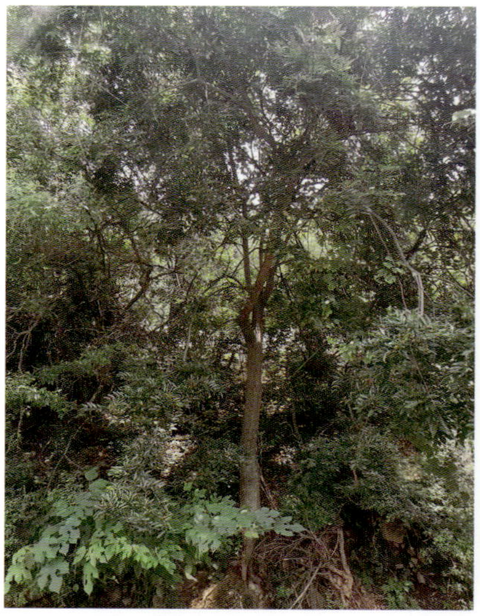
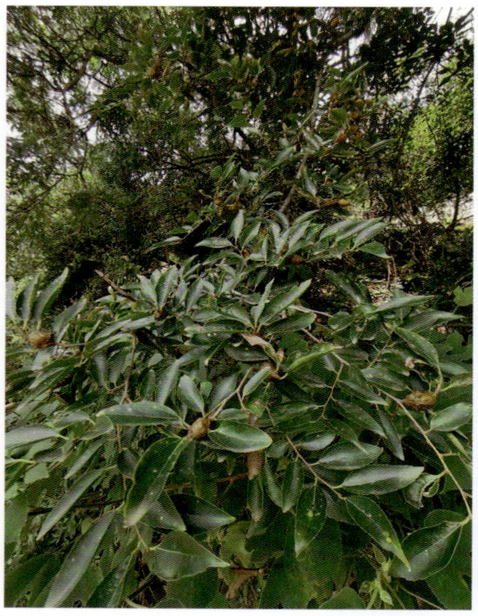
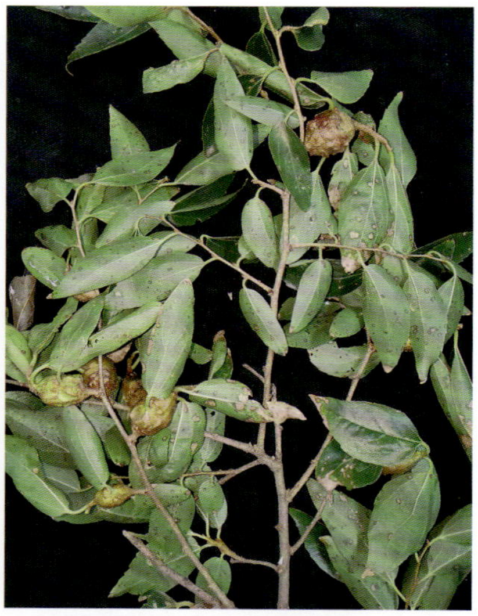
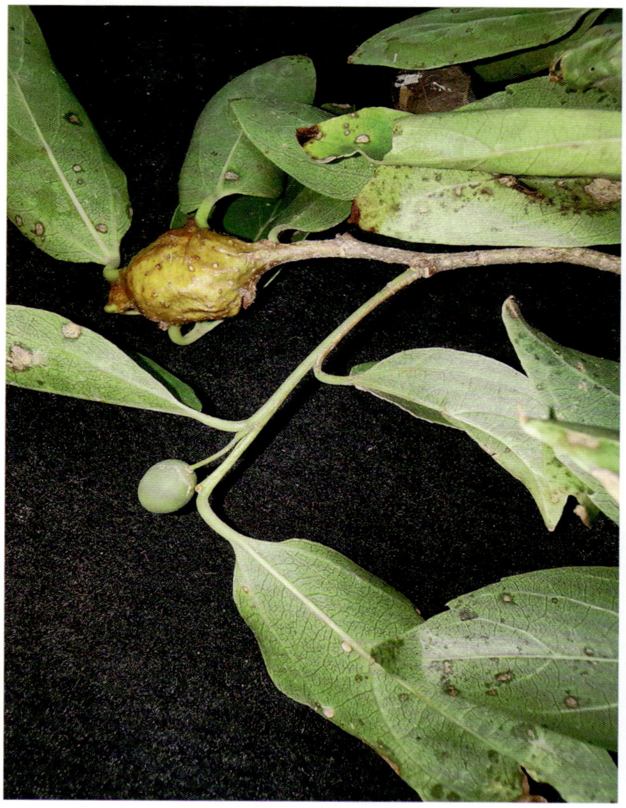
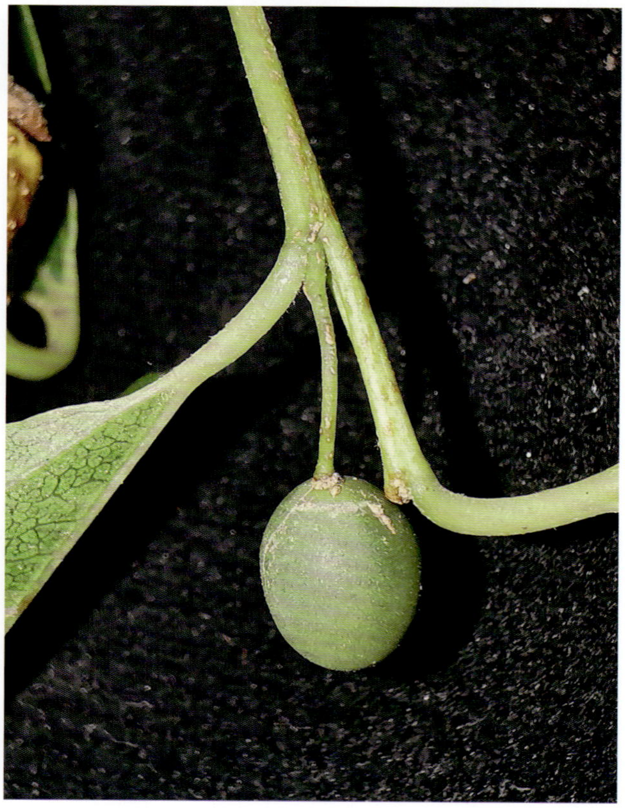

【基　　原】榆科朴属紫弹树 *Celtis biondii* Pamp.

【别　　名】沙楠子树、异叶紫弹、毛果朴、全缘叶紫弹树、黑弹朴。

【形态特征】形态特征与植物“黑弹树”相似。两者的主要区别：黑弹树果实常单生，成熟后为紫黑色；紫弹树果实常 2 ～ 3 个簇生，成熟后为橙红色。

【生境分布】生于山地灌丛、杂木林中。分布于我国华南、西南、华东及甘肃、陕西、河南、湖北等地。

【药用部位（药材名称）及采收加工】茎枝（紫弹树枝）、叶（紫弹树叶）、根皮（紫弹树根皮）。紫弹树枝：全年可采，切片，晒干。紫弹树叶：春夏季采收，鲜用或晒干。紫弹树根皮：春初或秋末挖取根部，除去须根、泥土，剥皮，晒干。

【临床应用】紫弹树枝：甘，寒。通络止痛，用于腰背酸痛。紫弹树叶：甘，寒。清热解毒，用于疮毒溃烂。紫弹树根皮：甘，寒。解毒消肿，祛痰止咳；用于乳痈肿痛，痰多咳喘。

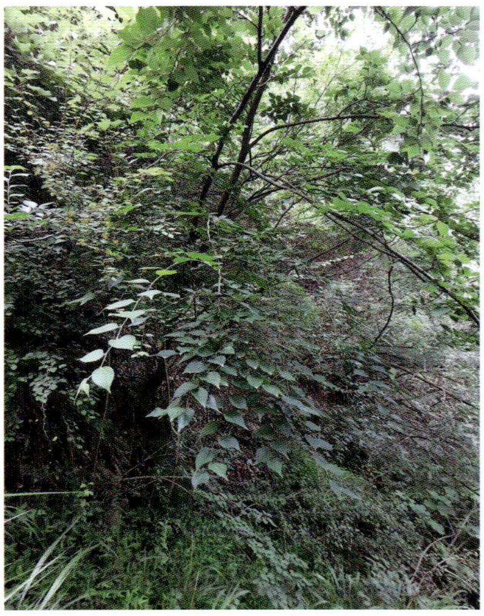
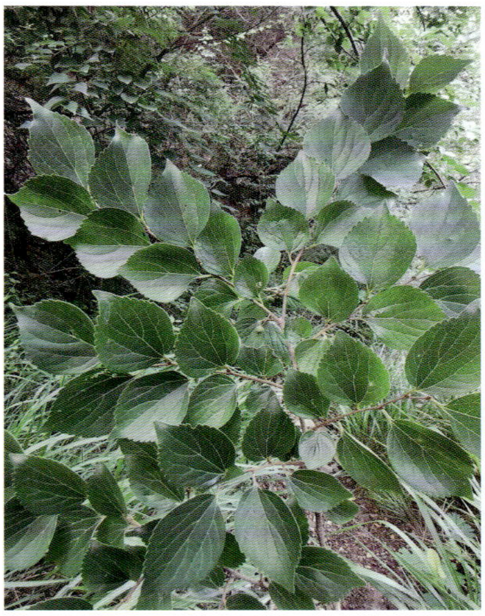
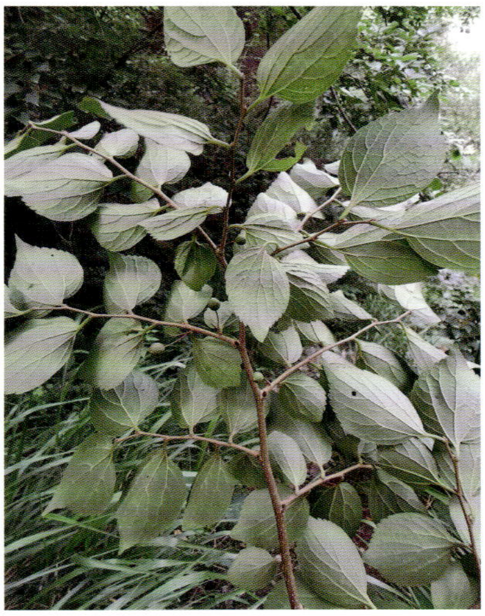
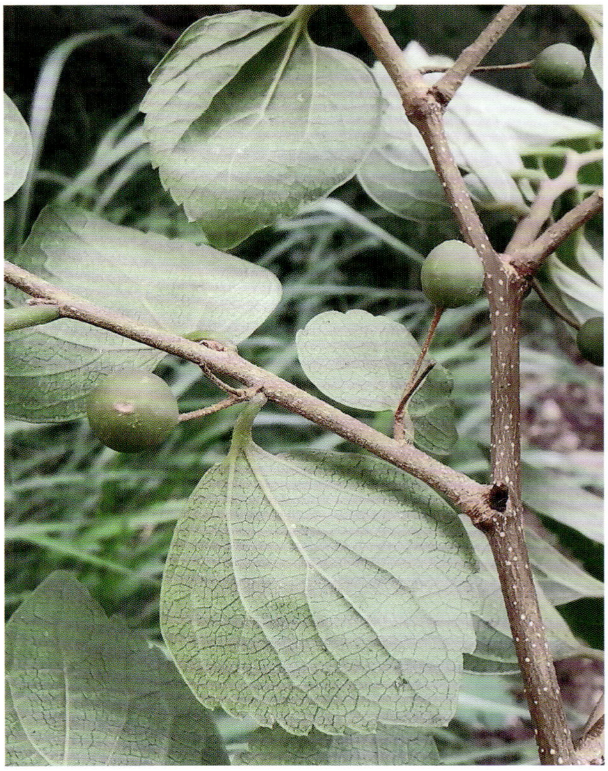
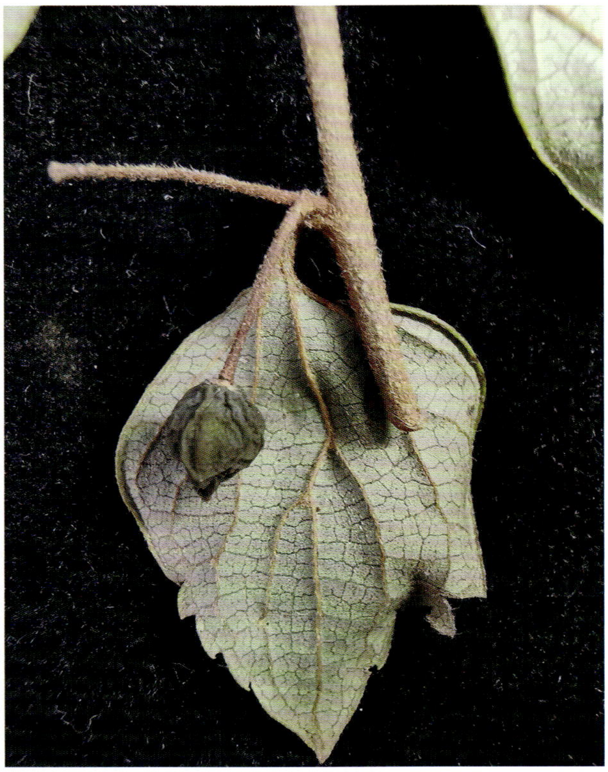

葎草

【基　　原】桑科葎草属葎草 *Humulus scandens*（Lour.）Merr.

【别　　名】苦瓜（锯锯、拉拉、刺刺、老虎）藤、五爪（过沟）龙、穿肠草、涩涩秧，等。

【形态特征】1 年或多年生蔓生草本。茎：茎淡绿色，有纵条棱，具倒刺。叶：叶对生；叶掌状（3）5～7 深裂，裂片卵状三角形，边缘具锯齿，叶基部心形，表面粗糙，疏生糙伏毛，背面有柔毛和黄色腺体；叶柄梢有六棱，具倒刺。花：雌雄异株；雄花为圆锥花序，花小，黄绿色；雌花序为短穗状花序，近球形，苞片卵状披针形，具白色绒毛，柱头 2，伸出苞片外。果：瘦果淡黄色，扁球形。花果期 6—11 月。

【生境分布】生于路旁、沟边湿地、荒地、废墟、林缘灌丛、村寨篱笆上。分布于我国大部分地区。

【药用部位（药材名称）及采收加工】全草（葎草）、根（葎草根）、果穗（葎草果穗）、花序（葎草花）。葎草：夏秋季选择晴天采收全草或割取地上部分，晒干。葎草根：秋季采挖，晒干。葎草果穗：秋季果实成熟时采摘，晒干。葎草花：夏秋季花序初开时采摘，晒干。

【临床应用】葎草：甘、苦，寒；归肺、肾经。清热解毒，利尿消肿。用于肺结核潮热，肠胃炎，痢疾，感冒发热，小便不利，肾盂肾炎，急性肾炎，膀胱炎，泌尿系结石；外用治疗痈疖肿毒，湿疹，毒蛇咬伤。葎草根：用于石淋，疝气，瘰疬。葎草果穗：用于肺结核潮热，盗汗。葎草花：用于肿疖，湿疹，皮肤炎症。

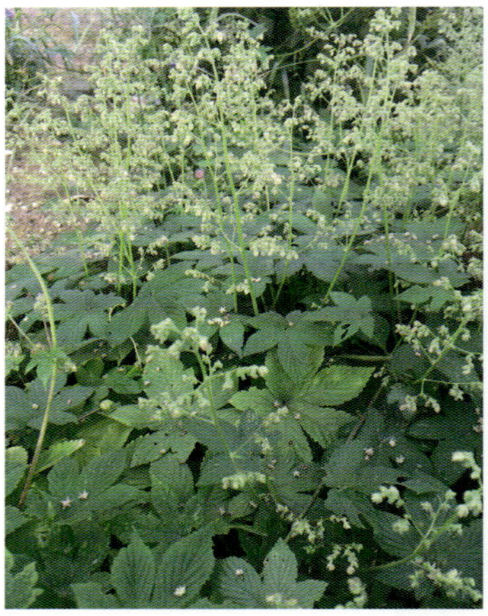

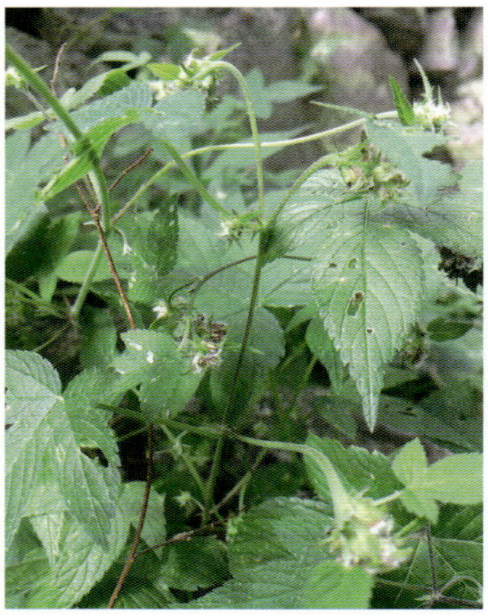

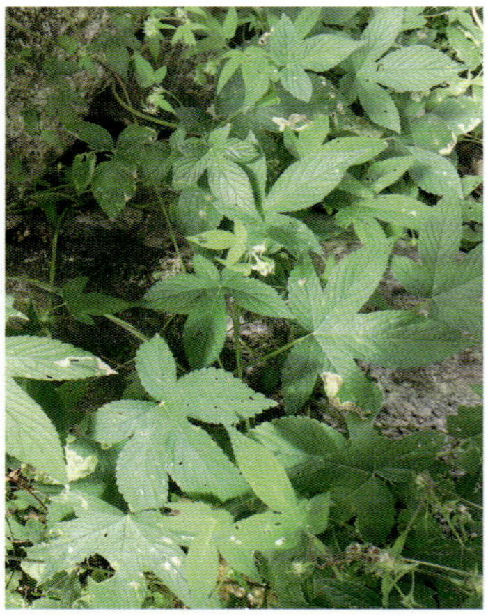

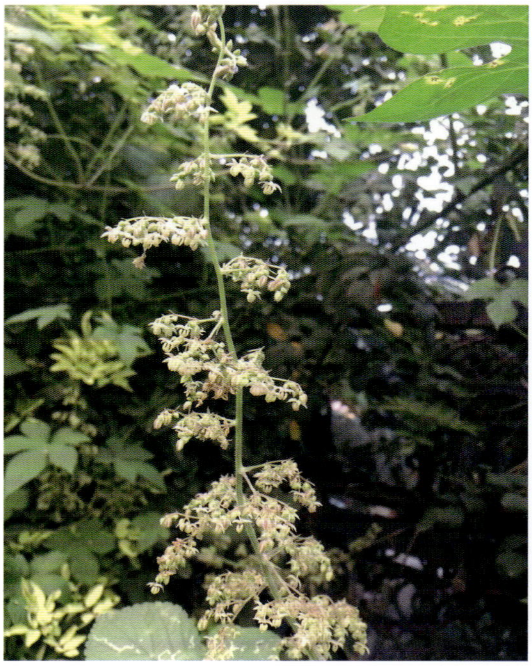

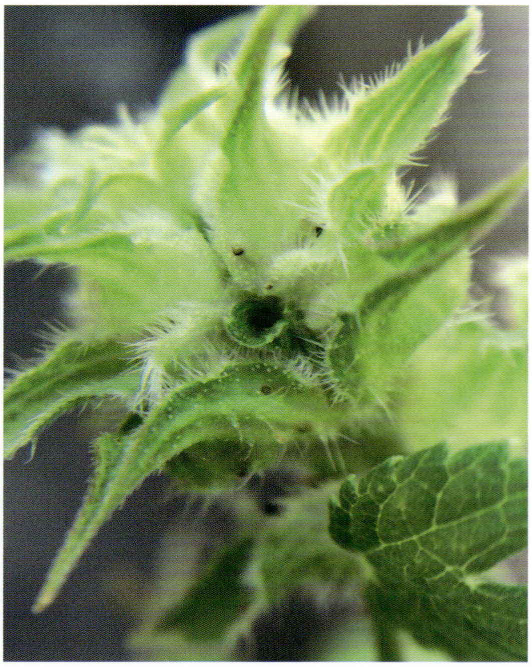

【基　　原】桑科大麻属大麻 *Cannabis sativa* L.

【别　　名】山丝苗、线（胡、野、火）麻、麻。

【形态特征】1 年生草本。茎：茎直立，有纵沟，密被短柔毛，基部木质化。叶：叶互生或下部对生，掌状全裂，裂片披针形至条状披针形，两端渐尖，边缘具粗锯齿；叶柄被短绵毛。花：雌雄异株；雄花序为疏散的圆锥花序，顶生或腋生，花被片 5，雄蕊 5，花丝细长，花药大；雌花簇生于叶腋，绿黄色，雌蕊 1，花柱 2 歧。果：瘦果卵圆形，质硬，灰褐色，有细网状纹。花果期 5—8 月。

【生境分布】全国各地均有栽培，或逸为半野生。

【药用部位（药材名称）及采收加工】果实（火麻仁）、叶（麻叶）、根（麻根）、皮部纤维（麻皮）、雄花（麻花）、雌花序及幼嫩果序（麻蕡）。火麻仁：秋季果实成熟时采收，除去杂质及果皮，晒干。麻叶：夏秋季枝叶茂盛时采收，鲜用或晒干。麻根：全年可采挖，去净泥土，晒干。麻皮：夏秋季取茎，剥取皮部，除去外皮，晒干。麻花：5—6 月花期时采收，鲜用或晒干。麻蕡：夏季采收，鲜用或晒干。

【临床应用】火麻仁：甘，平；归脾、胃、大肠经。润肠通便。用于血虚津亏，肠燥便秘。麻叶：辛，有毒；归肺、膀胱、大肠经。平喘截疟，解毒杀虫。用于疟疾，气喘，蛔虫病。麻根：苦，平。祛瘀，止血，利尿。用于跌打损伤，难产，胞衣不下，血崩，淋证，带上。麻皮：苦、辛，平；有毒。截疟，驱蛔，定喘。用于疟疾，蛔虫症，气喘。麻花：苦、辛，温；有毒。祛风，活血，生发。用于风病肢体麻木，遍身瘙痒，妇女经闭。麻蕡：辛，平；有毒。祛风镇痛，定惊安神。用于痛风，痹证，癫狂，失眠，咳喘。

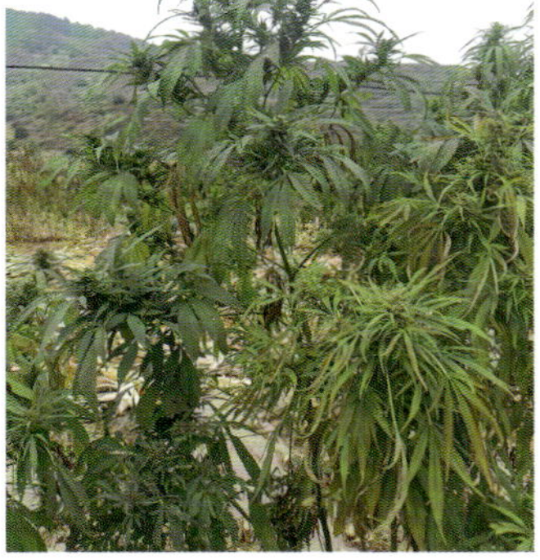
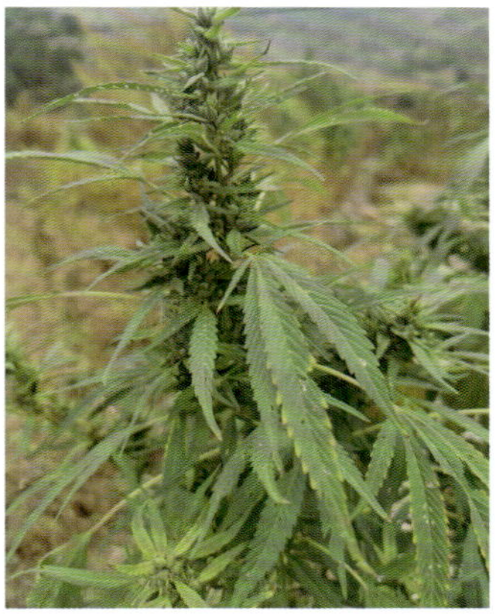
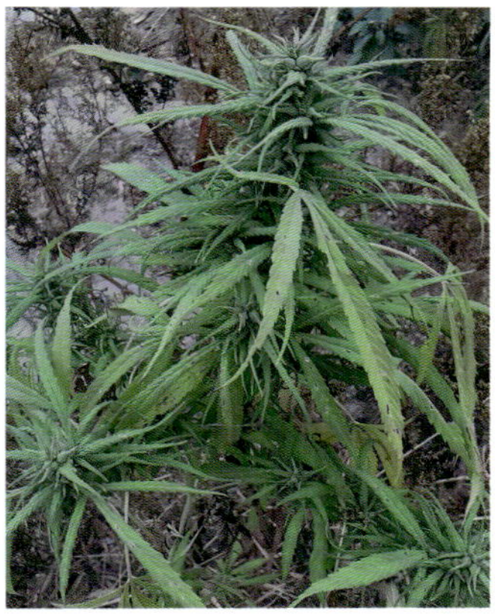
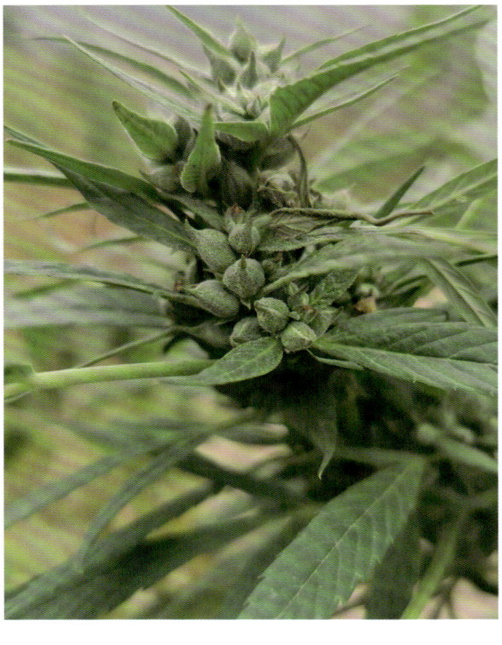
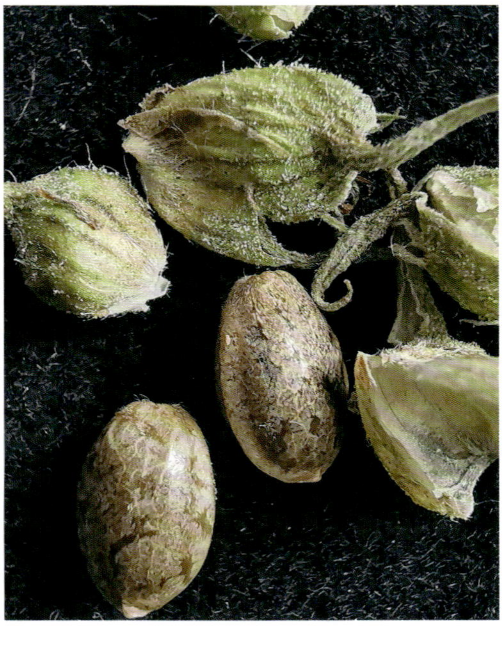

柘

【基　　原】桑科橙桑属柘 *Maclura tricuspidata* Carriere

【别　　名】柘树、棉柘、黄（灰、柘、刺）桑、柘刺，等。

【形态特征】落叶灌木或小乔木。茎：树皮灰褐色，小枝略具棱，具刺。叶：叶卵形或菱状卵形，先端渐尖，基部楔形至圆形，全缘或 3 裂，表面深绿色，背面绿白色。花：雌雄异株；雌雄花序均为球形头状花序，单生或成对腋生，具短总花梗。果：聚花果近球形，直径约 2.5 cm，肉质，成熟时桔红色。花果期 5—9 月。

【生境分布】生于山地或林缘。分布于我国华北、华东、中南、西南等地。

【药用部位（药材名称）及采收加工】木材（柘木）、果实（柘树果实）、树皮或根皮（柘木白皮）、根（穿破石）、棘刺（奴柘刺）、枝及叶（柘树茎叶）。柘木：全年可采，砍取树干及粗枝，趁鲜去除树皮，切段或切片，晒干。柘树果实：秋季果实将成熟时采收，切片，鲜用或晒干。柘木白皮：全年可采，剥取根皮和树皮，刮去栓皮，鲜用或晒干。穿破石：全年可采；挖出根后，削去支根，洗净，截段晒干或切片晒干。奴柘刺：全年可采，鲜用或晒干。柘树茎叶：夏秋季采收，鲜用或晒干。

【临床应用】柘木：甘，温；用于虚损，妇女崩中血结，疟疾。柘树果实：苦，平。清热凉血，舒筋活络；用于跌打损伤。柘木白皮：甘、微苦，平。补肾固精，利湿解毒，止血，化瘀；用于肾虚耳鸣，腰膝冷痛，遗精，带下，黄疸，疮疖，呕血，咯血，崩漏，跌打损伤。穿破石：淡、微苦，凉。祛风利湿，活血通经；用于风湿关节疼痛，黄疸，淋浊，蛊胀，闭经，劳伤咳血，跌打损伤，疔疮痈肿。奴柘刺：苦，微温。化瘀消积；用于腹中积聚，痞块。柘树茎叶：甘、微苦，凉。清热解毒，祛风活络；用于痄腮，痈肿，隐疹，湿疹，跌打损伤，腰腿痛。

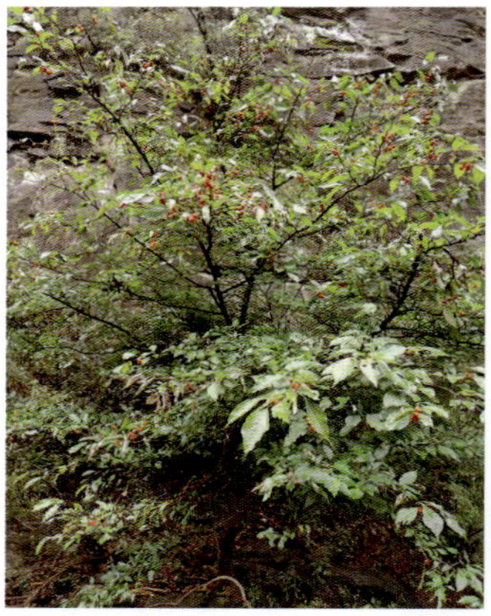
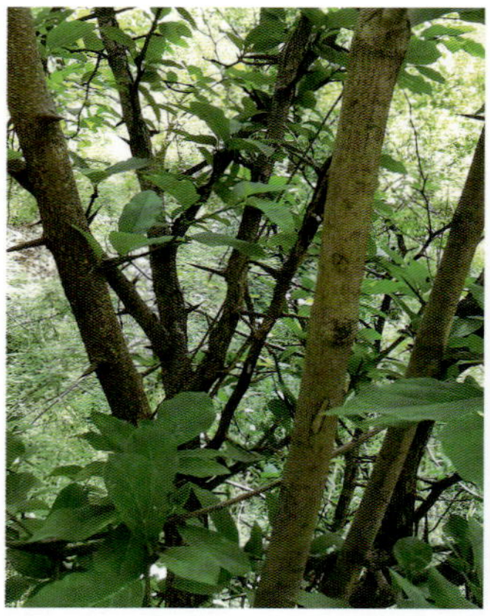
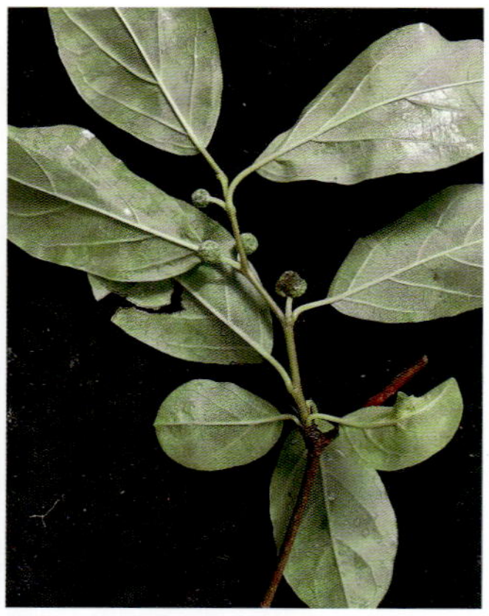
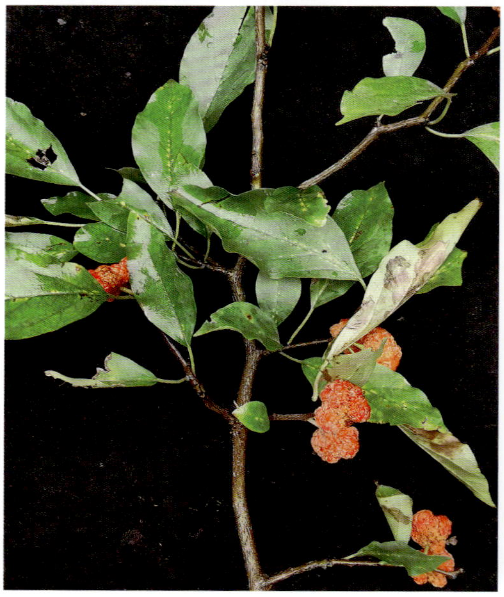
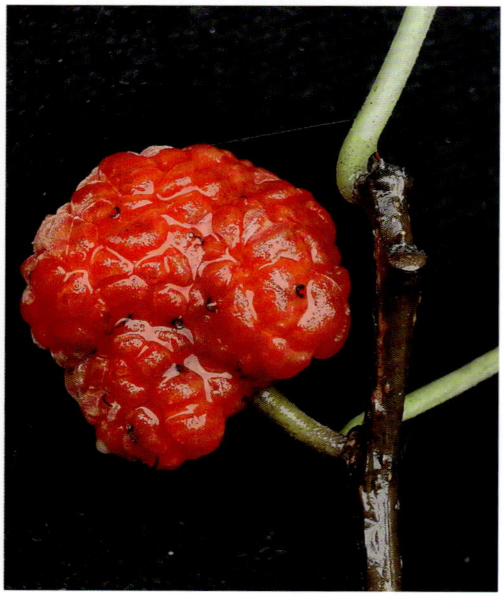

构树

【基　　原】桑科构树属构树 *Bfoussonetia papyrifera*（L.）Vent.

【别　　名】楮树、构桃树、构乳树、沙纸树、谷木、谷浆树、假杨梅。

【形态特征】落叶乔木。茎：树皮淡灰色，小枝密生绒毛。叶：叶互生；叶宽卵形至长圆状卵形，不裂或 3 ~ 5 裂，先端长尖，基部圆形或稍心形，偏斜，边缘有锯齿；上面深绿色，具粗糙伏毛，下面灰绿色，密被柔毛；基出脉 3 条。花：雌雄异株；雄花序为柔荑花序，腋生，下垂，花被 4，雄蕊 4；雌花序球形头状，花被管状，花柱侧生，丝状。果：聚花果球形，肉质，成熟时红色。花果期 4—10 月。

【生境分布】生于山坡灌丛、荒地或村寨附近。分布于我国华东、华南、西南及河北、山西、湖北、湖南、陕西、甘肃等地。

【药用部位（药材名称）及采收加工】果实（楮实子）、嫩根或根皮（楮树根）、树皮（楮树白皮）、枝条（楮茎）、叶（楮叶）、种子（构树子）、树汁液（楮皮间白汁）。楮实子：秋季果实成熟时采收，洗净，晒干，除去灰白色膜状宿萼和杂质。楮树根：春秋季挖根，剥取根皮，鲜用或晒干。楮树白皮：春秋季剥取树皮，除去外皮，晒干。楮茎：4—5 月采收枝条，晒干。楮叶：全年可采，鲜用或晒干。构树子：秋季果实成熟时采收，打下种子，晒干。楮皮间白汁：春秋季割开树皮，流出乳汁，干后取下。

【临床应用】楮实子：甘，寒；归肝、肾经。补肾清肝，明目，利尿；用于肝肾不足，腰膝酸软，虚劳骨蒸，头晕目昏，目生翳膜，水肿胀满。楮树根：甘，微寒。凉血散瘀，清热利湿；用于咳嗽吐血，崩漏，水肿，跌打损伤。楮树白皮：甘，平。利水，止血；用于小便不利，水肿胀满，便血，崩漏，瘾疹。楮茎：祛风，明目，利尿；用于风疹，目赤肿痛，小便不利。楮叶：甘，凉。凉血止血，利尿解毒；用于吐血衄血，崩漏，金创出血，水肿，疝气，痢疾，毒疮。构树子：甘，寒。补肾，强筋骨，明目，利尿；用于腰膝酸软，肾虚目昏，阳痿，水肿。楮皮间白汁：甘，平。利尿，杀虫解毒；用于水肿，疮癣，虫蛇咬伤。

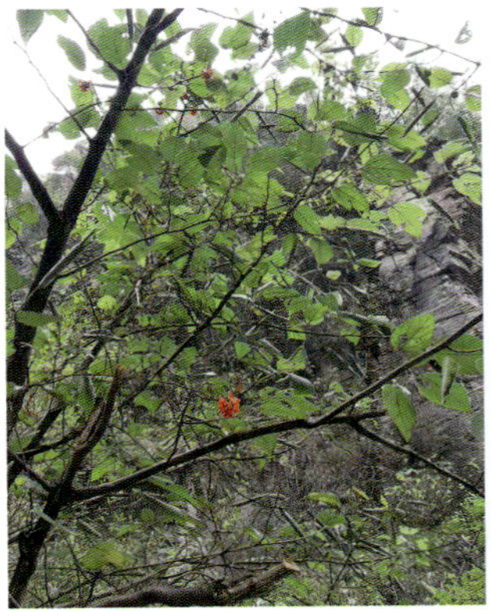

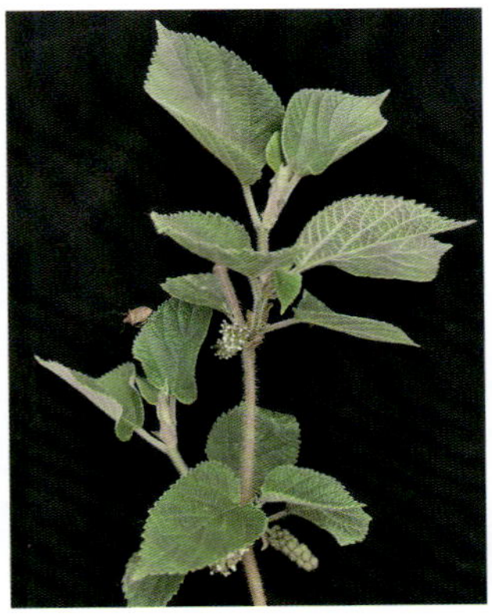

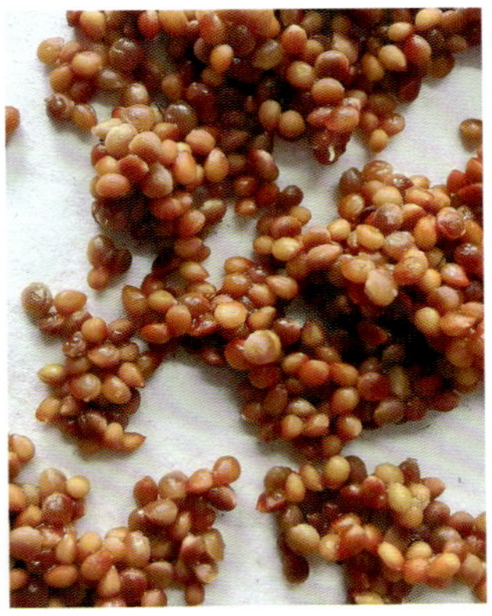

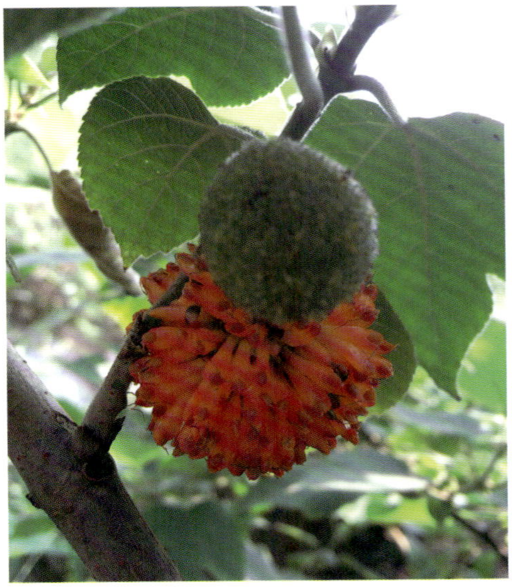

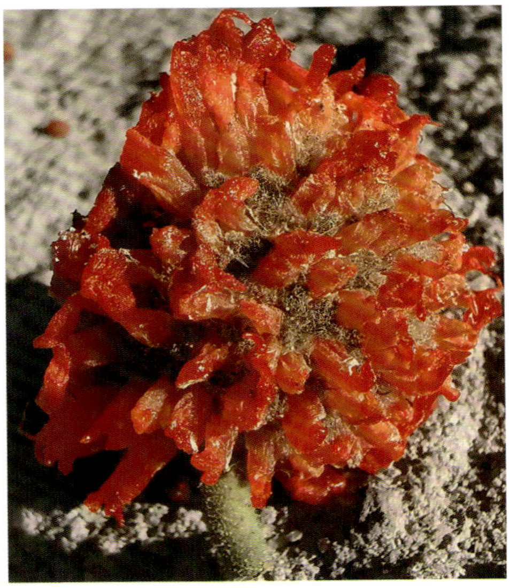

无花果

【基　　原】桑科榕属无花果 *Ficus carica* L.

【别　　名】阿驵、红心果。

【形态特征】落叶灌木。**茎：**树皮灰褐色，皮孔明显；小枝直立，粗壮。**叶：**叶互生，厚纸质，广卵圆形，长宽近相等，通常 3 ～ 5 裂，小裂片卵形，边缘具不规则钝齿，表面粗糙，背面密生细小钟乳体及灰色短柔毛，基部浅心形，基生侧脉 3 ～ 5 条，侧脉 5 ～ 7 对；托叶卵状披针形，红色。**花：**雄花生于隐头花序托内壁的上方，雄蕊 3，有时 1 或 5；雌花生于另一花序托内，柱头 2 裂。**果：**聚花果单生叶腋，梨形，顶部下陷，成熟时紫红色或黄色。花果期 5—7 月。

【生境分布】全国各地有栽培。

【药用部位（药材名称）及采收加工】果实（无花果）、根（无花果根）、叶（无花果叶）。无花果：7—10 月果实呈绿色时，分批采摘或拾取落地的未成熟果实，鲜果用开水烫后，晒干或烘干。无花果根：全年均可采挖，鲜用或晒干。无花果叶：夏秋季采收，鲜用或晒干。

【临床应用】无花果：甘，凉；归肺、胃、大肠经。清热生津，健脾开胃，解毒消肿；用于咽喉肿痛，燥咳声嘶，乳汁稀少，肠热便秘，食欲不振，消化不良，泄泻痢疾，痈肿，癣疾。无花果根：甘，平。清热解毒，散瘀消肿；用于肺热咳嗽，咽喉肿痛，痔疮，痈疽，瘰疬，筋骨疼痛。无花果叶：甘、微辛，平；小毒。清湿热，解疮毒，消肿止痛；用于湿热泄泻，带下，痔疮，痈肿疼痛，瘰疬。

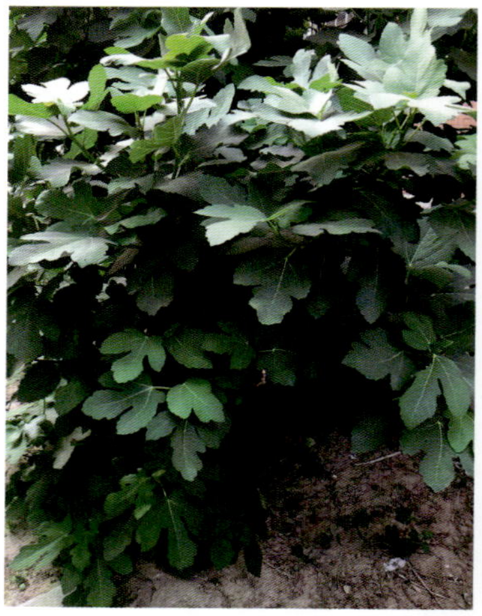

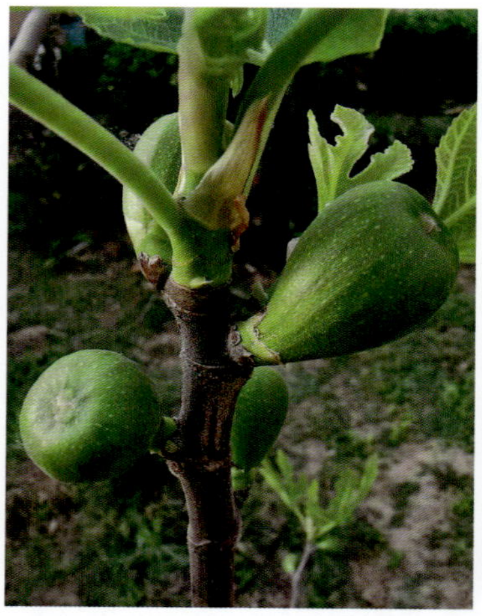

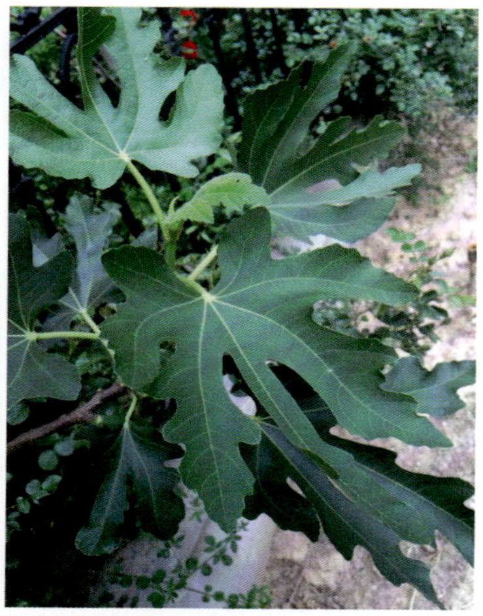

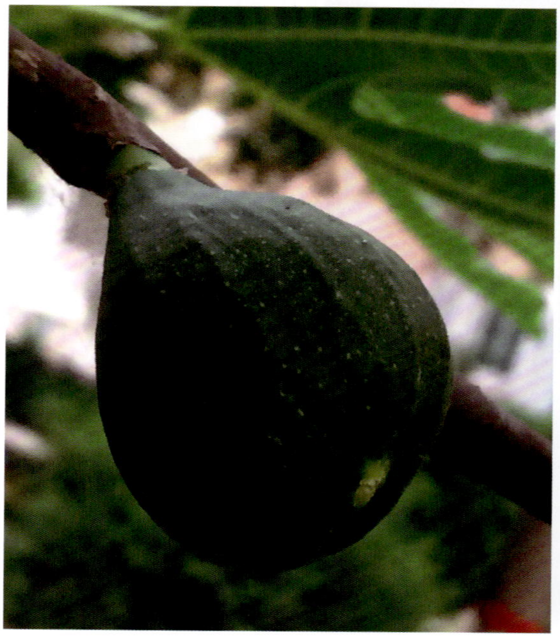

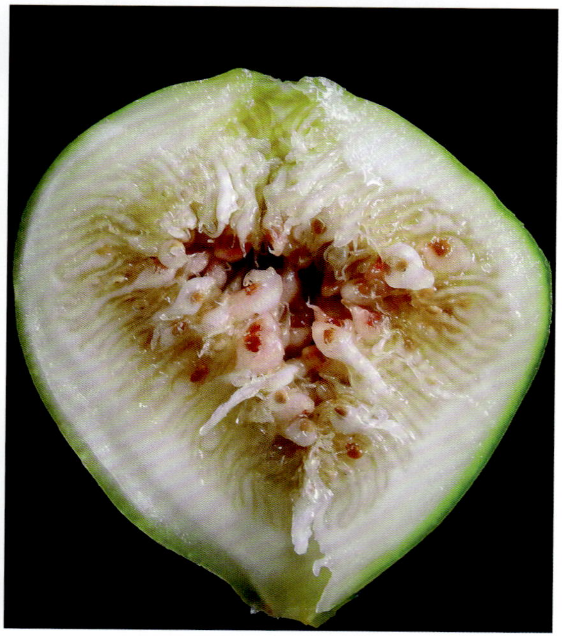

【基　　原】桑科桑属桑 *Morus alba* L.

【别　　名】家（荆、黄）桑、桑椹树。

【形态特征】落叶乔木。**根：**根黄棕色或红黄色。**茎：**树皮灰褐色，有条状浅纵裂。**叶：**叶互生；叶近卵形，先端尖或钝，基部圆形或近心形，边缘有锯齿，有时呈不规则分裂。**花：**花单性，雌雄花均成葇荑花序，腋生，雄花序比雌花序长，总花梗下垂，略被细毛；雄花无梗，花被片4，宽椭圆形，绿色，雄蕊4，中央有不育的雌蕊；雌花无梗，花被片4，倒卵形，结果时变为肉质，无花柱，柱头2裂，宿存。**果：**聚花果初时绿色，成熟后黑紫色、红色或白色。**种子：**种子小。花果期4—7月。

【生境分布】生于丘陵、山坡、村旁、田野等处。分布于全国各地；多为人工栽培。

【药用部位（药材名称）及采收加工】叶（桑叶）、根皮（桑白皮）、嫩枝（桑枝）、果穗（桑椹）、桑树皮液汁（桑皮汁）、结节（桑瘿）、枝条烧灼后沥出的汁液（桑沥）、根（桑根）、桑木灰（桑柴灰）、桑叶蒸馏液（桑叶露）、桑叶液汁（桑叶汁）、花序（桑椹花）。桑叶：初霜后采收，除去杂质，晒干。桑白皮：秋末叶落时至次春发芽前采挖根部，刮去黄棕色粗皮，剥取根皮，晒干。桑枝：春末夏初采收，去叶，晒干或趁鲜切片晒干。桑椹：4—6月果实变红时采收，晒干或略蒸后晒干。桑皮汁：用刀划破桑树枝皮，有白色乳汁流出，用洁净容器收取。桑瘿：冬季桑树修枝时，锯取老桑树上的瘤状结节，趁鲜时劈成不规则小块片，晒干。桑沥：取较粗枝条，将两端架起，中间加火烤，收集两端滴出的液汁。桑根：全年均可采挖，除去泥土和须根，鲜用或晒干。桑柴灰：初夏剪取桑枝，晒干后，烧火取灰。桑叶露：取鲜桑叶和清水置于蒸馏器中，加热蒸馏，收取蒸馏液，分装于玻璃瓶中，封口，灭菌。桑叶汁：摘破叶脉后渗出白色液汁，收集滴出的液汁。桑椹花：花期采收，鲜用或晒干。

【临床应用】桑叶：甘、苦，寒；归肺、肝经。疏散风热，清肺润燥，清肝明目；用于风热感冒，肺热燥咳，头晕头痛，目赤昏花。桑白皮：甘，寒；归肺经。泻肺平喘，利水消肿；用于肺热喘咳，水肿胀满尿少，面目肌肤浮肿。桑枝：微苦，平；归肝经。祛风湿，利关节；用于风湿痹病，肩臂、关节酸痛麻木。桑椹：甘、酸，寒；归心、肝、肾经。滋阴补血，生津润燥；用于肝肾阴虚，眩晕耳鸣，心悸失眠，须发早白，津伤口渴，内热消渴，肠燥便秘。桑皮汁：苦，微寒。清热解毒，止血；用于口舌生疮，外伤出血，蛇虫咬伤。桑瘿：苦，平；归肝、胃经。祛风除温，止痛，消肿；用于风温痹痛，胃痛，鹤膝风。桑沥：甘，凉；归肝经。祛风止痉，清热解毒；用于破伤风，皮肤疮疥。桑根：微苦，寒；归肝经。清热定惊，祛风通络；用于惊痫，目赤，牙痛，筋骨疼痛。桑柴灰：辛，寒。利水，止血，蚀恶肉；用于水肿，金疮出血，面上痣疵。桑叶露：辛，微寒；归肝经。清肝明目；用于目赤肿痛。桑叶汁：苦，寒；归肝经。清肝明目，消肿解毒；用于止赤肿痛，痈疖，瘿瘤，蜈蚣咬伤。桑椹花：甘、酸，寒。生津止渴，促进消化；用于便秘。

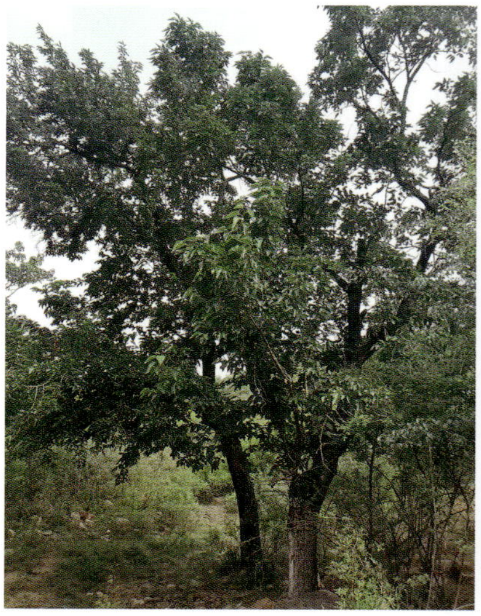
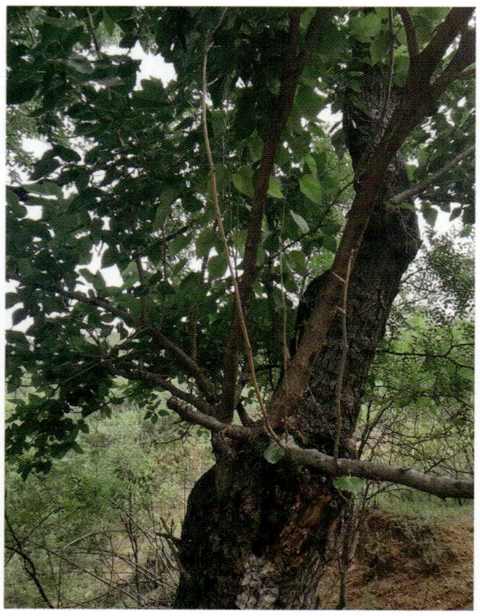
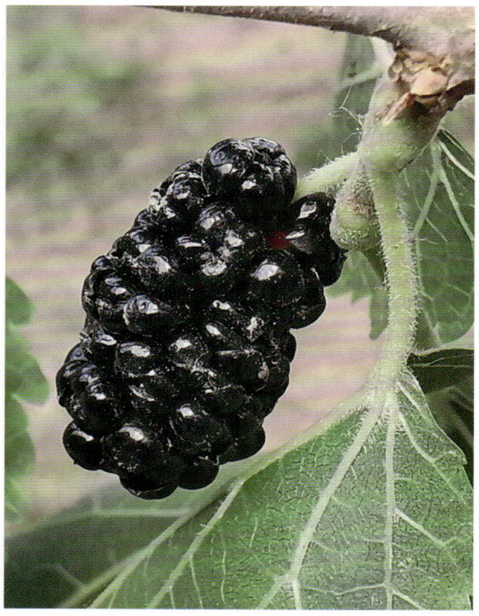
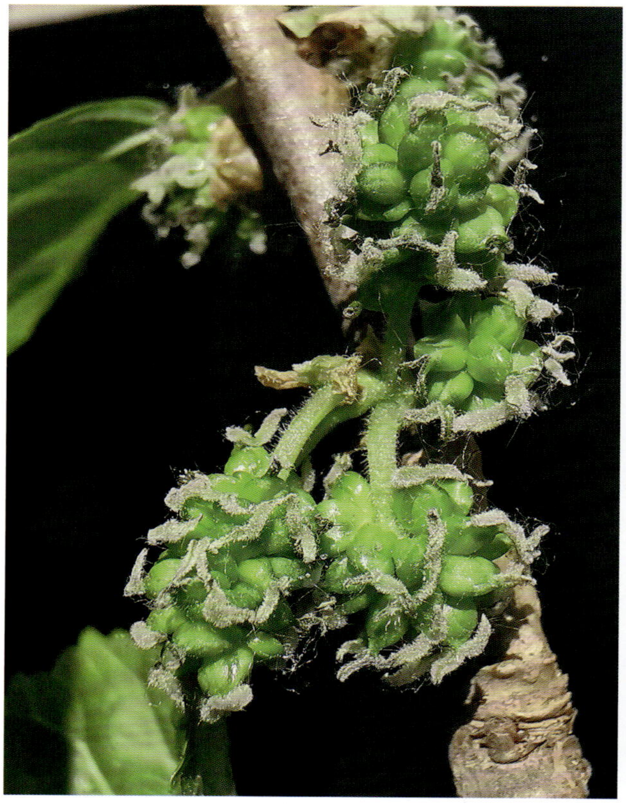
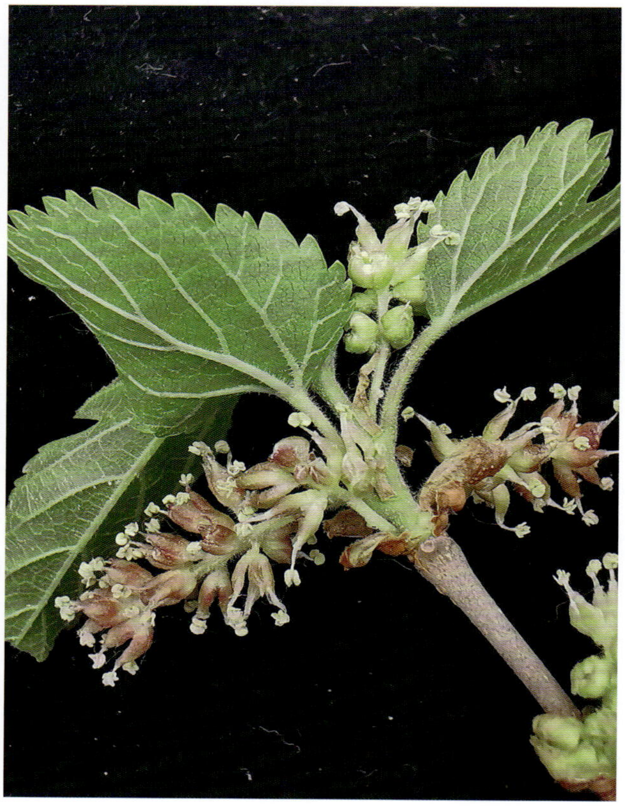

【基　　原】桑科桑属鸡桑 *Morus australis* Poir.

【别　　名】小叶桑、集桑、山桑。

【形态特征】形态特征与植物“桑”相似。两者的主要区别：桑为乔木；桑的叶上面光滑或近光滑，下面脉上有疏毛，脉腋有簇毛；花柱不明显或无花柱；聚花果长 1 ～ 2.5 cm。鸡桑为小乔木或灌木；叶上面有毛或粗糙，叶下面有柔毛，脉腋无簇毛；花柱明显，柱头两裂与花柱等长；聚花果长 1 ～ 1.5 cm。

【生境分布】生于山地、林缘及荒地等处。分布于我国华东、华南、西南、华中及辽宁、河北、陕西、甘肃等地。

【药用部位（药材名称）及采收加工】叶（鸡桑叶）、根或根皮（鸡桑根）。鸡桑叶：夏季采收，鲜用或晒干。鸡桑根：秋冬季采挖，乘鲜刮去栓皮，剥取白皮，晒干。

【临床应用】鸡桑叶：甘、辛，寒；归肺经。清热解表，宣肺止咳；用于风热感冒，肺热咳嗽，头痛，咽痛。鸡桑根：甘、辛，寒。清肺，凉血，利湿；用于肺热咳嗽，鼻衄，水肿，腹泻，黄疸。

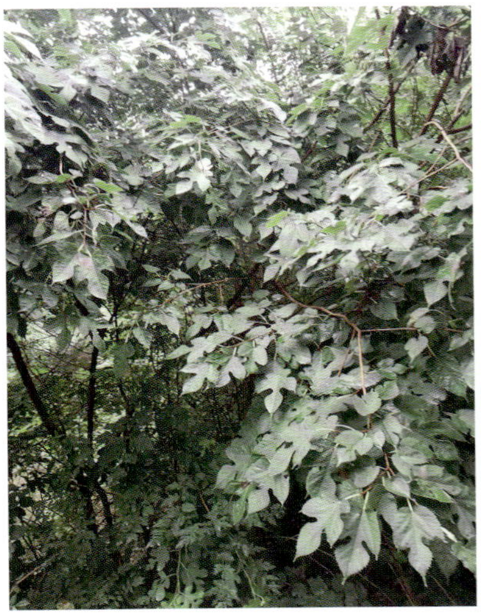
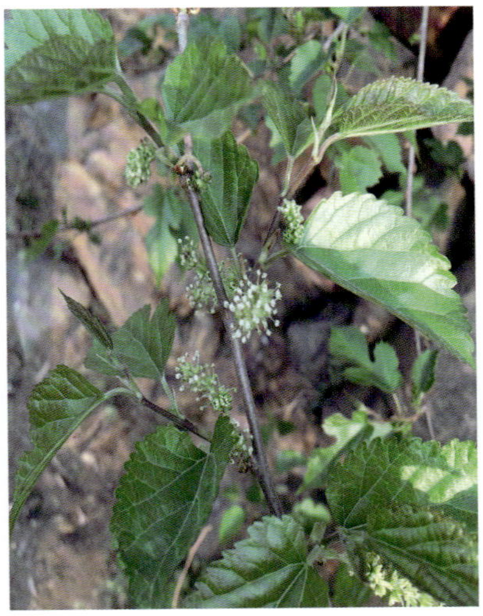
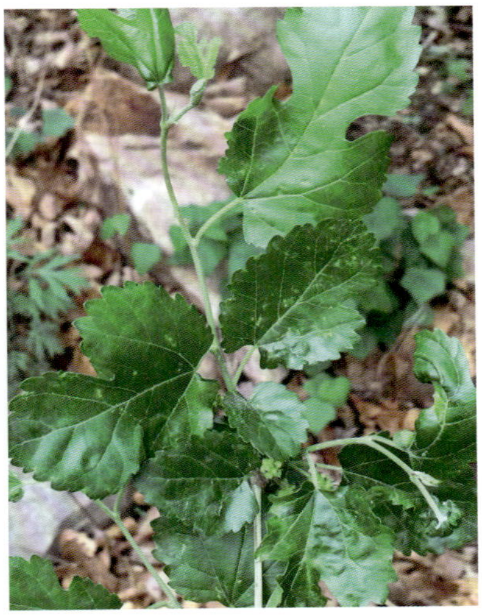
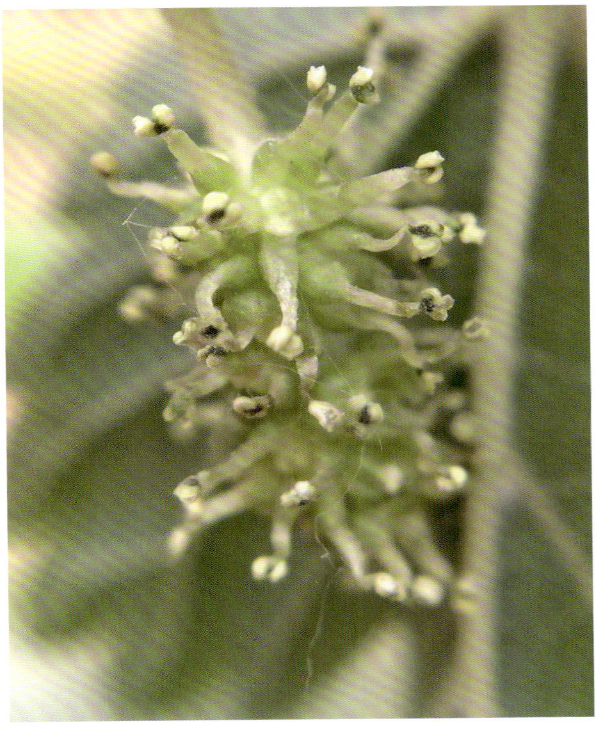
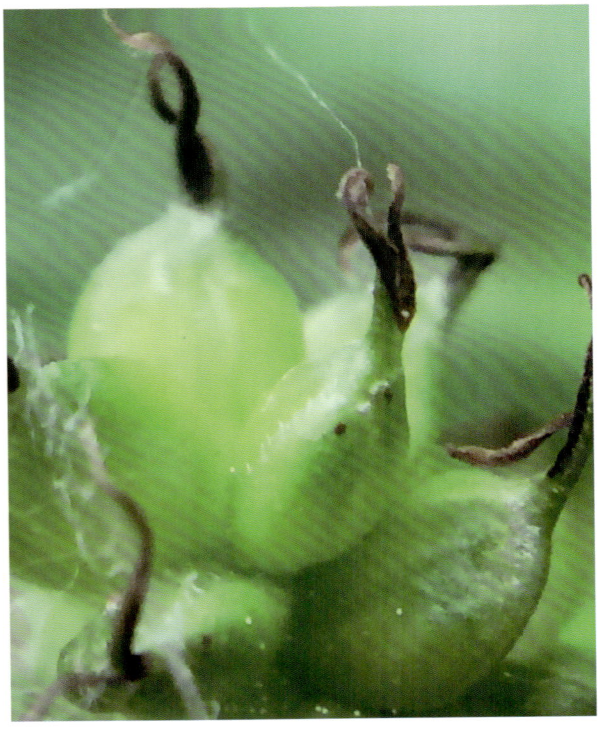

龙桑

【基　　原】桑科桑属龙桑 *Morus alba* cv.Tortuosa

【别　　名】龙桑树。

【形态特征】形态特征与植物“桑”相似。与植物“桑”比较，龙桑的树皮黄褐色、浅裂，枝条均呈连续的龙蛇状扭曲。

【生境分布】我国南方和华北有栽培。

【药用部位（药材名称）及采收加工】均同植物“桑”项下。

【临床应用】同植物“桑”项下。

【备　　注】龙桑是植物“桑 *Morus alba* L.”的栽培品种。

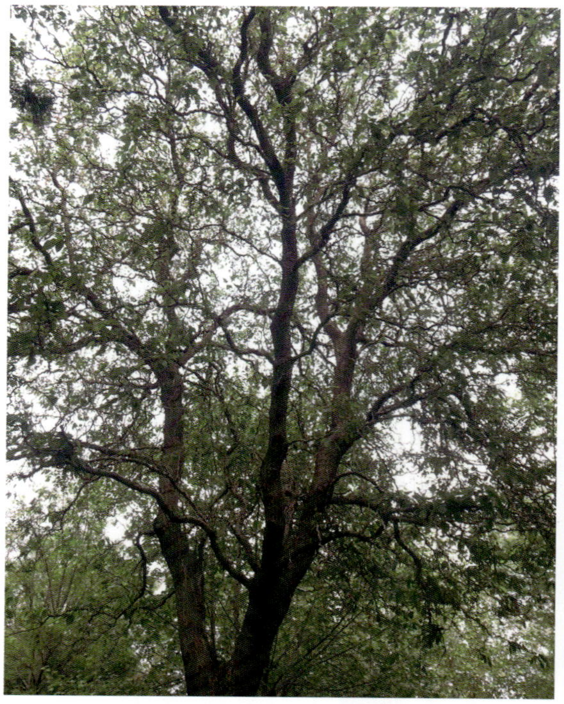

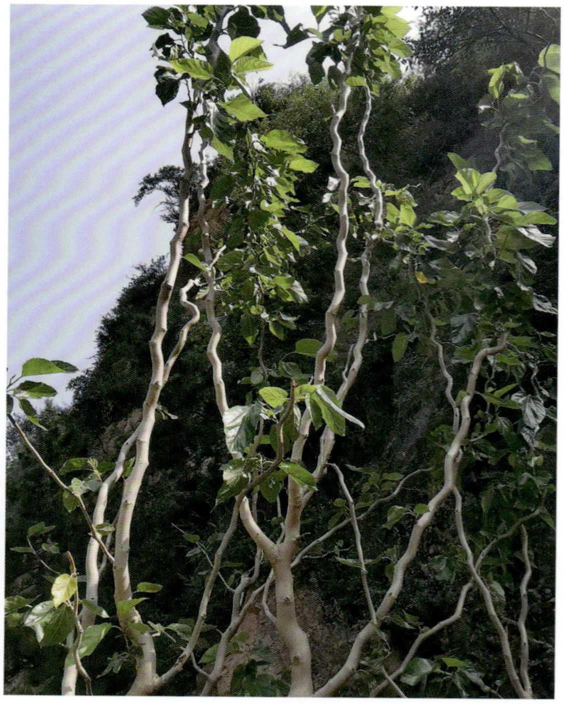

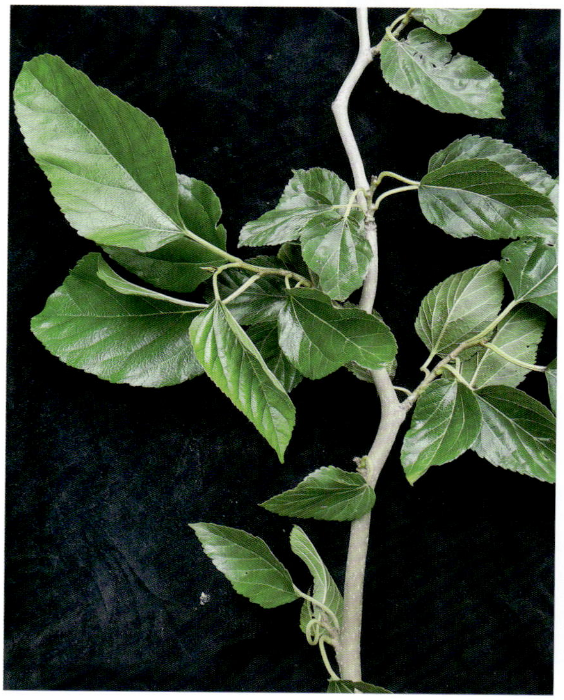

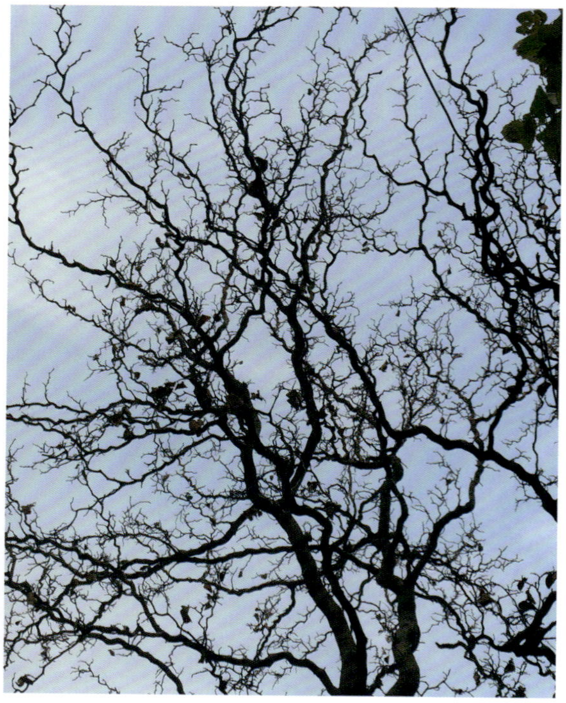

【基　　原】桑科桑属蒙桑 *Morus mongolica*（Bur.）Schneid.

【别　　名】山（岩、刺叶）桑。

【形态特征】形态特征与植物“桑”和“鸡桑”相似。蒙桑的主要特征：叶缘的锯齿先端为刺芒状。

【生境分布】生于山地或林中。分布于我国东北、华北、西南、西北及河南、山东、安徽、江苏、湖北等地。

【药用部位（药材名称）及采收加工】叶（桑叶）。采收加工同植物“桑”项下。

【临床应用】同植物“桑”项下。

【备　　注】蒙桑的叶，仅在我国少数地区作为“桑叶”入药。按《药典》，中药材“桑叶”为桑科植物桑 *Morus alba* L. 的干燥叶；本种的叶并非“桑叶”正品。

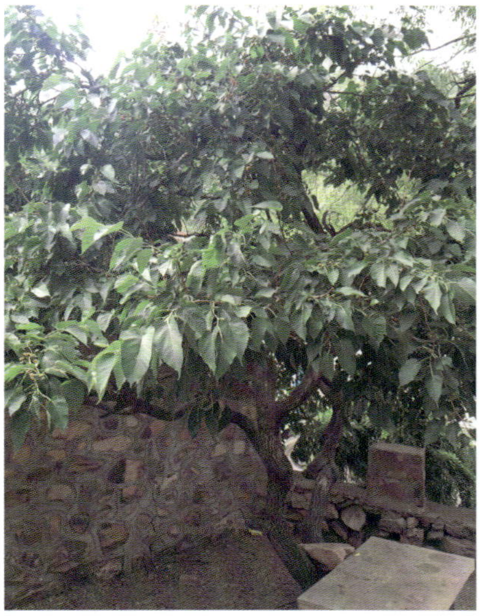

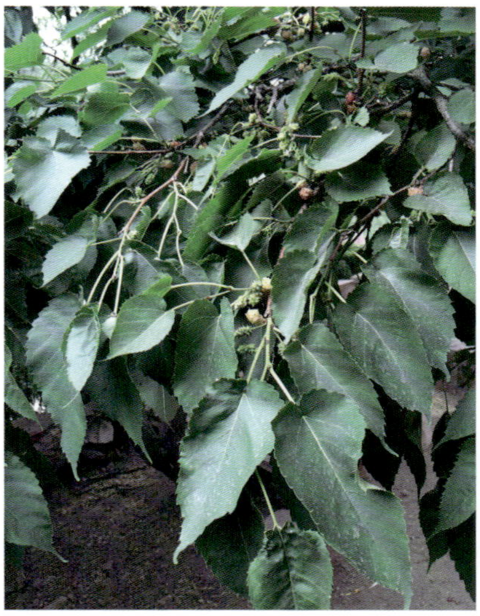

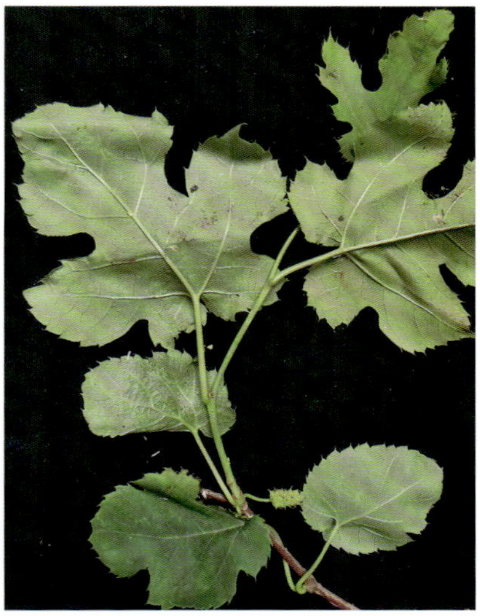

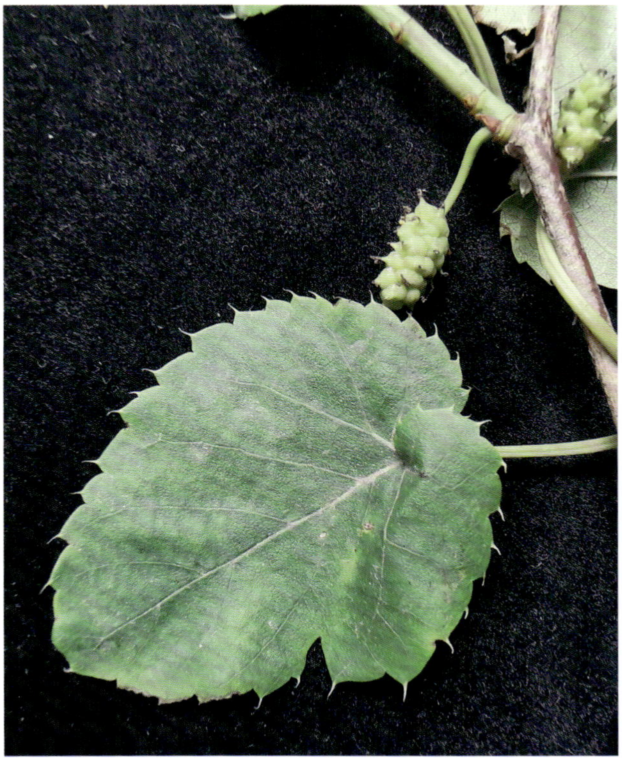

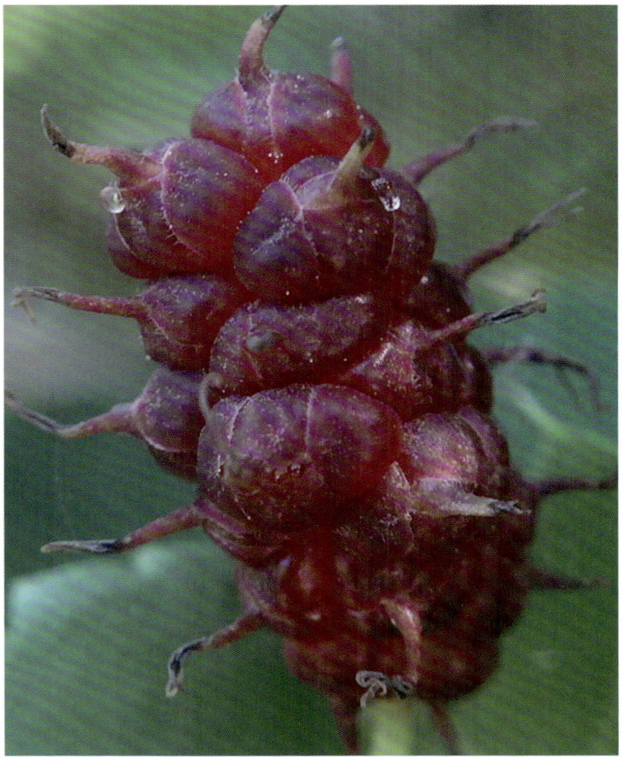

山桑

【基　　原】桑科桑属山桑 *Morus mongolica* Schneid.var.*longicaudata*

【别　　名】革桑、裂叶蒙桑。

【形态特征】形态特征与植物“蒙桑”相似。山桑的主要形态特征：叶全裂；叶上面粗糙，叶背密被白色柔毛。

【生境分布】同植物“蒙桑”项下。

【药用部位（药材名称）及采收加工】均同植物“蒙桑”项下。

【临床应用】同植物“蒙桑”项下。

【备　　注】本种为植物“蒙桑 *Morus mongolica* (Bur.) Schneid.”的变种之一。

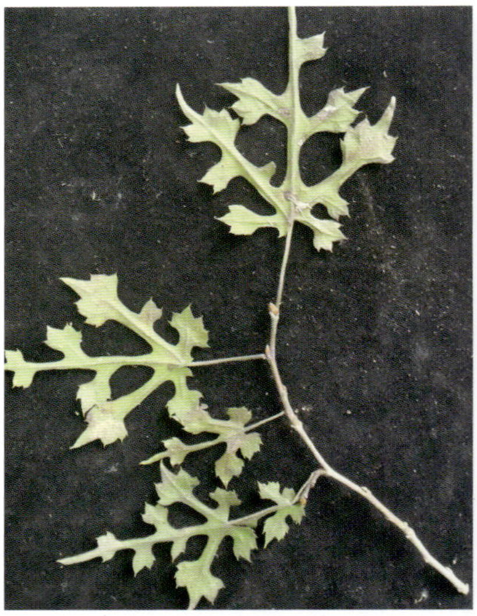

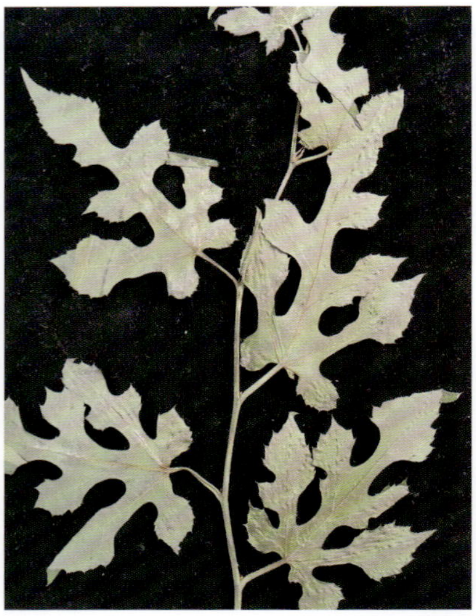

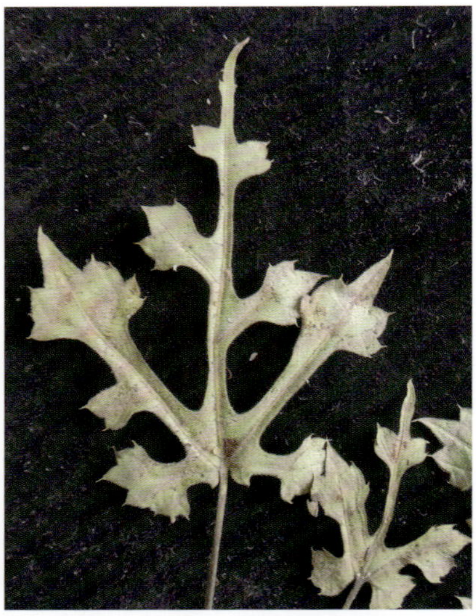

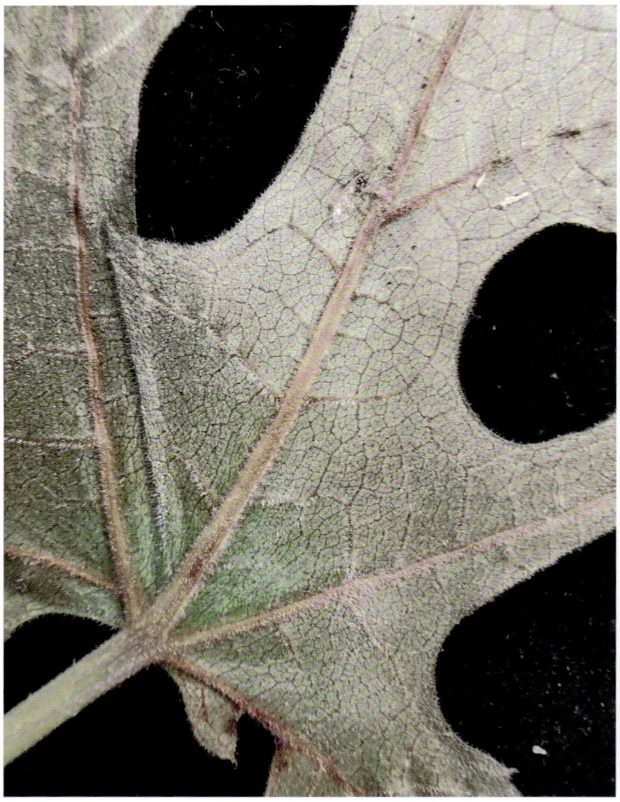

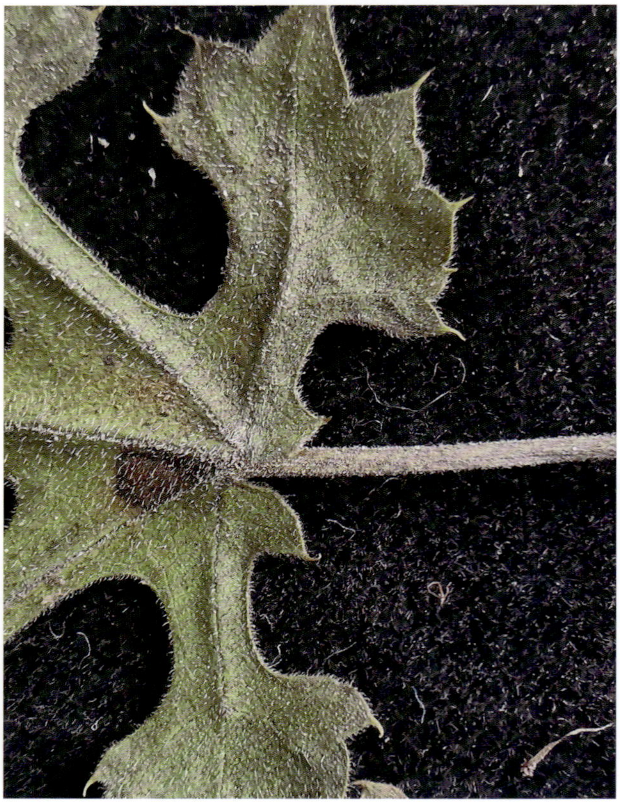

麻叶荨麻

【基　　原】荨麻科荨麻属麻叶荨麻 *Urtica cannabina* L.

【别　　名】焮（火）麻、哈拉海、蝎子草、赤麻子。

【形态特征】多年生草本。茎：根状茎横走，木质化；茎四棱形，无或疏生刺毛。叶：叶片轮廓五角形，掌状3全裂或深裂，上面疏生细糙毛，后渐变无毛，下面有短柔毛，脉上疏生刺毛；叶柄生刺毛或微柔毛；托叶每节4枚，离生，条形，两面被微柔毛。花：花雌雄同株；雄花序圆锥状，生下部叶腋，雄花花被片4，裂片卵形；雌花序生上部叶腋，常穗状。果：瘦果狭卵形，顶端锐尖，稍扁，熟时变灰褐色，表面有明显或不明显的褐红色点。花果期7—10月。

【生境分布】生于草原、坡地、沙丘、河滩、河谷、溪旁等处。分布于我国东北、华北及新疆、甘肃、四川、陕西、河南等地。

【药用部位（药材名称）及采收加工】全草（麻叶荨麻、荨麻）、根（荨麻根）。全草：夏秋季采收，切段，晒干。荨麻根：夏秋季采挖，除去杂质，洗净，鲜用或晒干。

【临床应用】全草：苦、辛，温；有毒。祛风通络，平肝定惊，消积通便，解毒；用于风湿痹痛，产后抽风，小儿惊风，小儿麻痹后遗症，高血压，消化不良，大便不通，荨麻疹，跌打损伤，虫蛇咬伤。荨麻根：苦、辛，温；有小毒。祛风，活血，止痛；用于风湿疼痛，荨麻疹，湿疹，高血压。

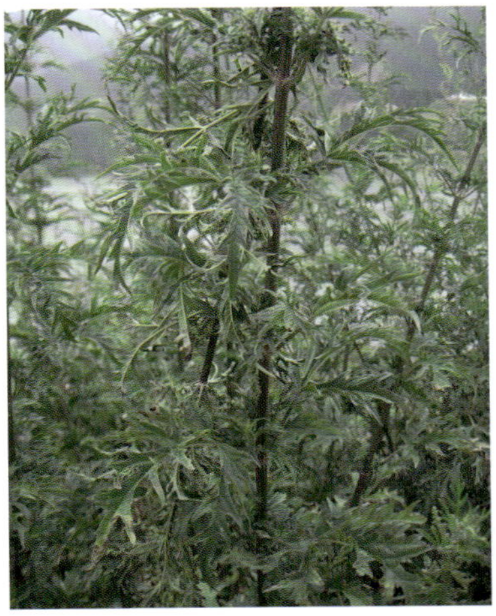
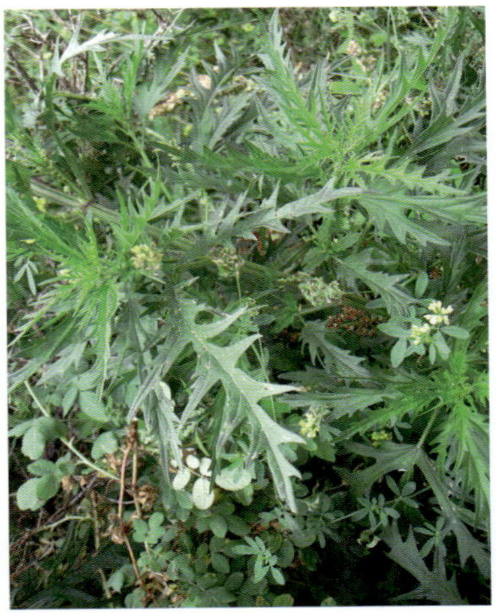
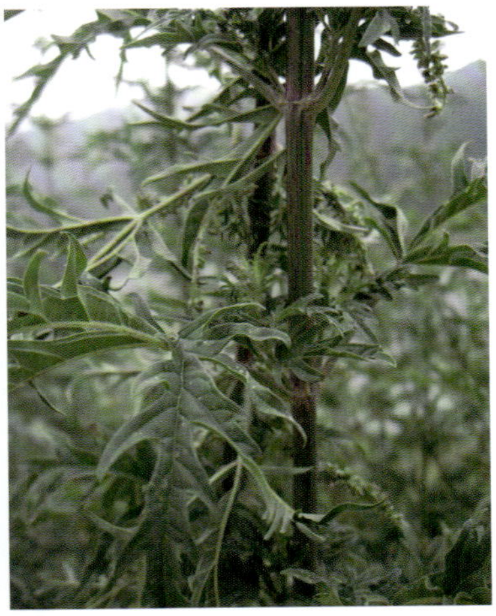
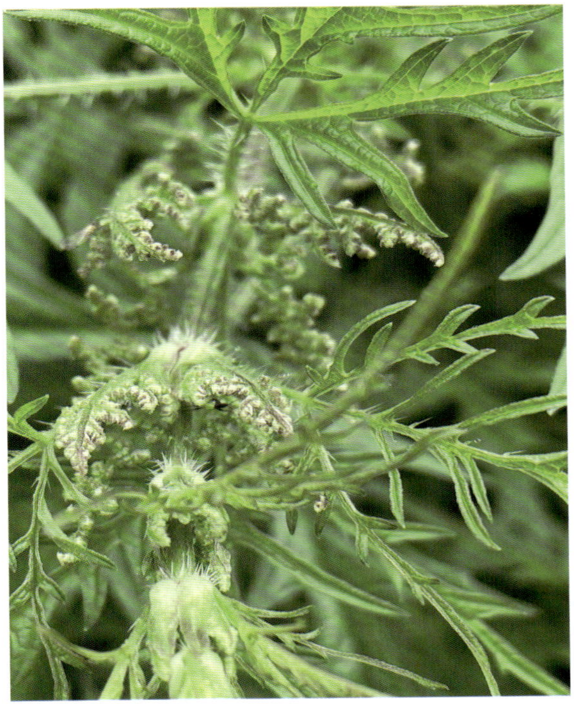
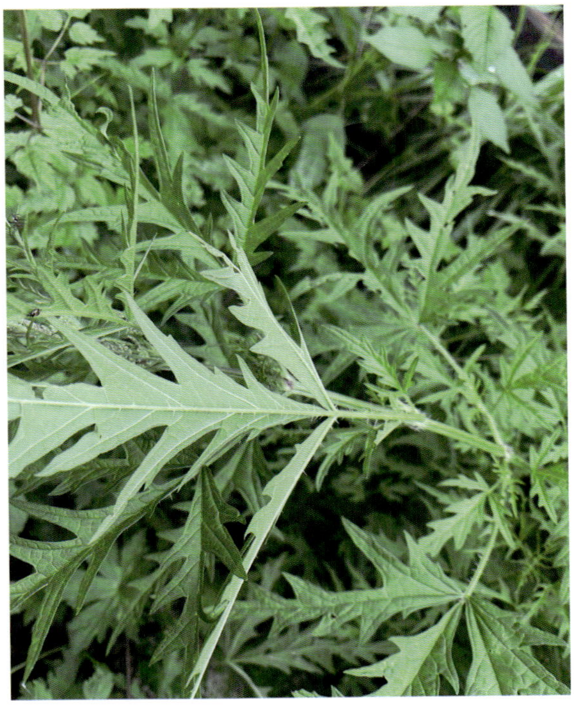

狭叶荨麻

【基　　原】荨麻科荨麻属狭叶荨麻 *Urtica angustifolia* Fisch.ex Hornem

【别　　名】螫麻子、螫麻、哈拉海。

【形态特征】多年生草本。茎：茎直立，四棱形，有螫毛。叶：叶对生，披针形或狭卵形，先端渐尖，基部圆形，边缘有尖齿；上面疏生短毛，下面沿脉上有疏生短毛；托叶分离，条形。花：雌雄异株，花序长达 4 cm，多分枝；雄花被片 4，雄蕊 4；雌花较雄花小，花被片 4，果期增大，柱头笔头状。果：瘦果卵形或宽卵形，双凸透镜状，近光滑或有不明显的细疣点。花果期 6—10 月。

【生境分布】生于山坡、林边、沟边。分布于我国东北、华北及山东等地。

【药用部位（药材名称）及采收加工】全草（荨麻）、根（荨麻根）。采收加工同植物“麻叶荨麻”项下。

【临床应用】同植物“麻叶荨麻”项下。

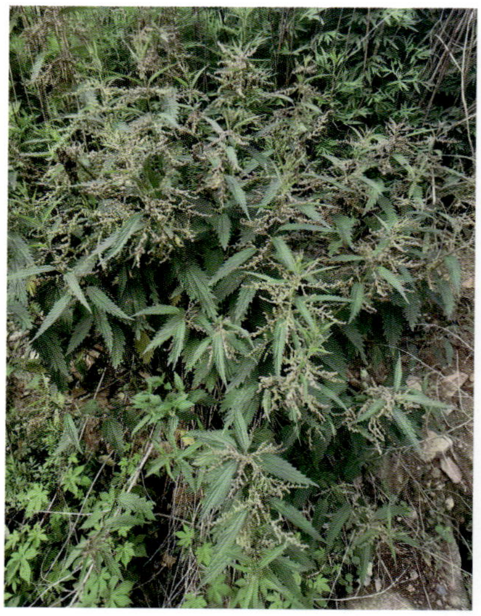

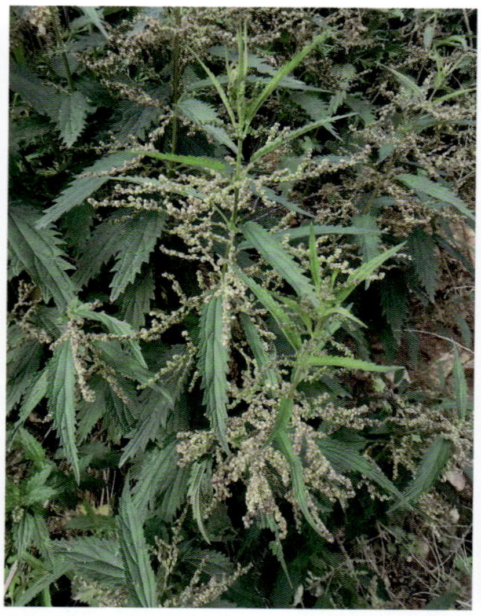

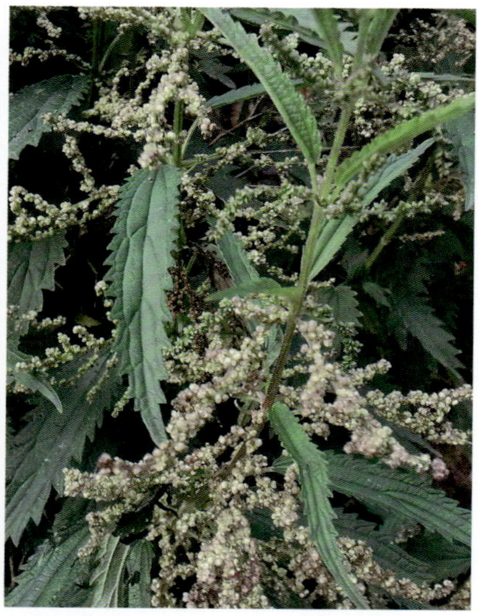

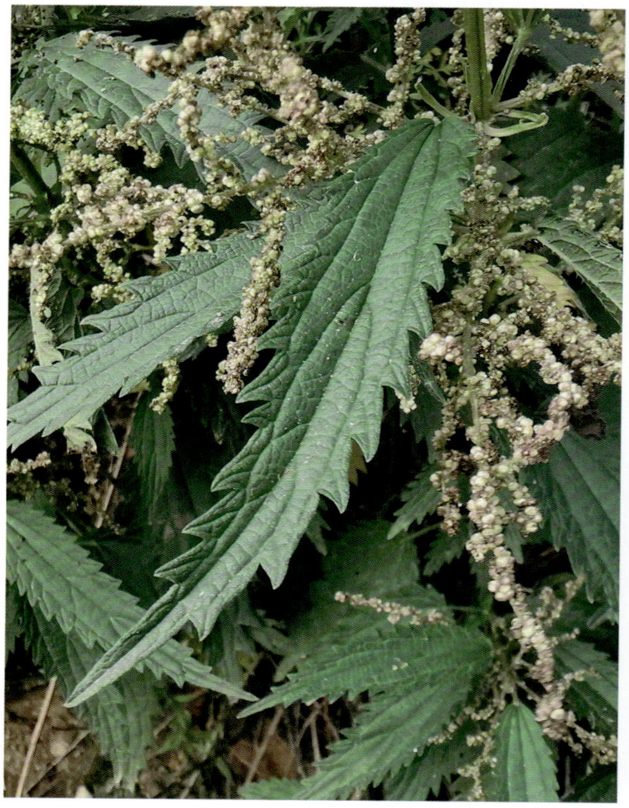

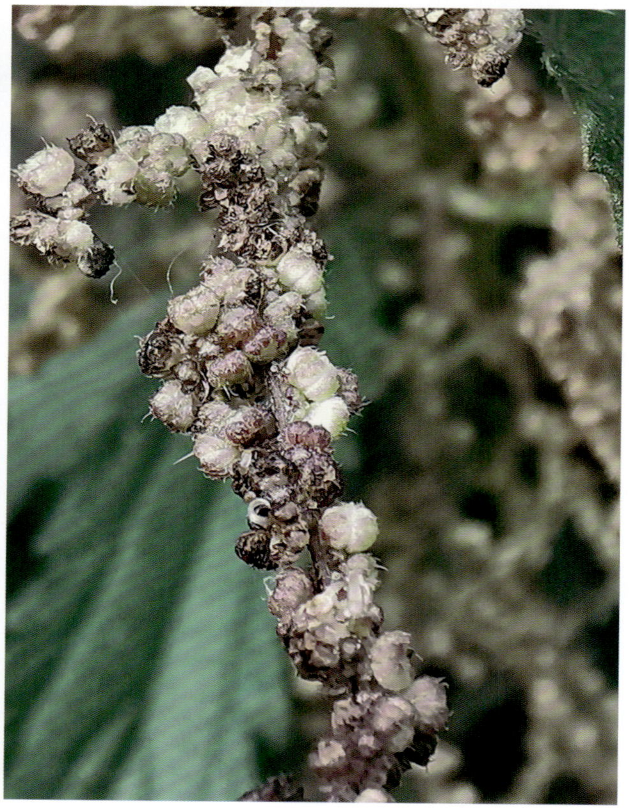

【基　　原】荨麻科艾麻属艾麻 *Laportea cuspidata*（Wedd.）Friis

【别　　名】蝎子草、红火（线）麻、千年老鼠屎、（山）活麻、麻杆七、蛇麻草、山苎麻。

【形态特征】多年生草本。**根：**根丛生，纺锤状，肥厚。**茎：**茎直立，上部呈“之”字形弯曲，具纵棱，有时带紫红色，疏生螫毛和短柔毛。**叶：**叶宽卵形或近圆形，先端中央齿具尾状尖，基部心形或圆形，边缘具粗锯齿，基出脉 3 条，叶柄长 3 ～ 14 cm。**花：**雌雄同株；雄花序圆锥状，生于雌花序之下，雄花被 5 裂，雄蕊 5；雌花序长穗状，生于茎梢叶腋，花被片 4，不等大。**果：**瘦果斜卵形，扁平，绿褐色，光滑。花果期 6—9 月。

【生境分布】生于山坡林下、沟边。分布于我国西北、西南、华中、华北等地。

【药用部位（药材名称）及采收加工】根（艾麻根）。秋季采挖，洗净，晒干，切段。

【临床应用】祛风湿，解毒消肿。

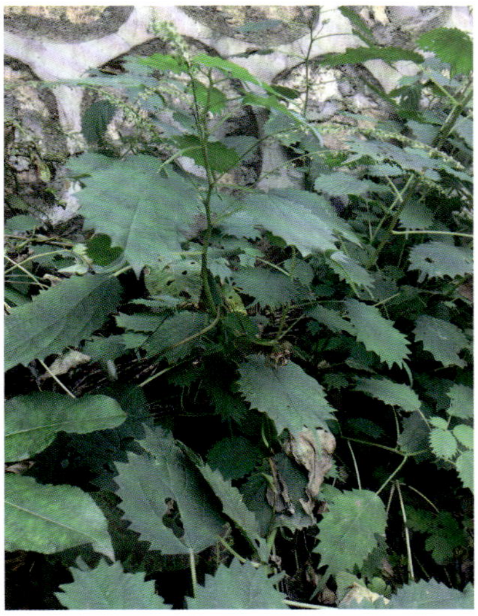
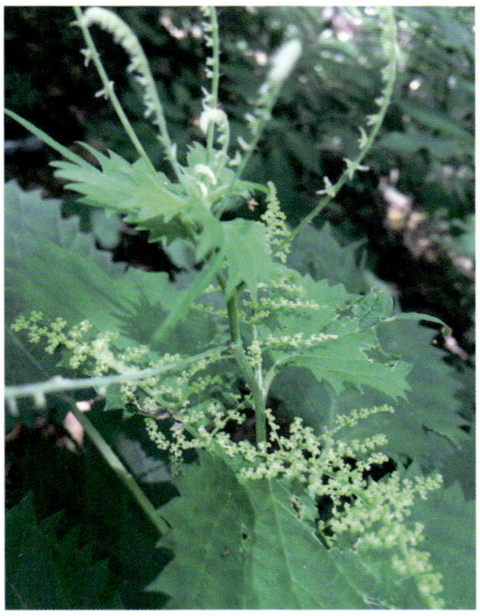
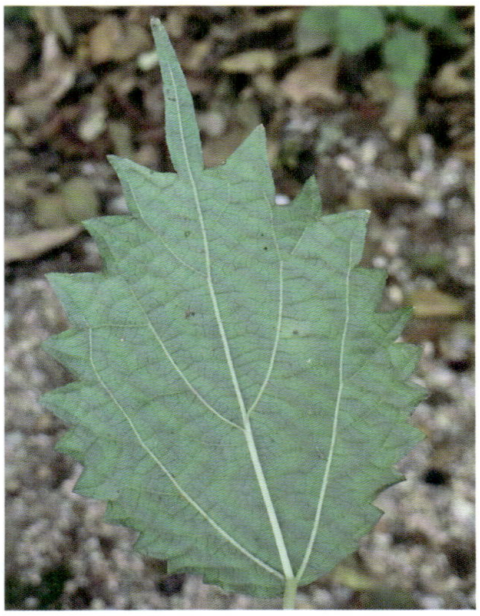
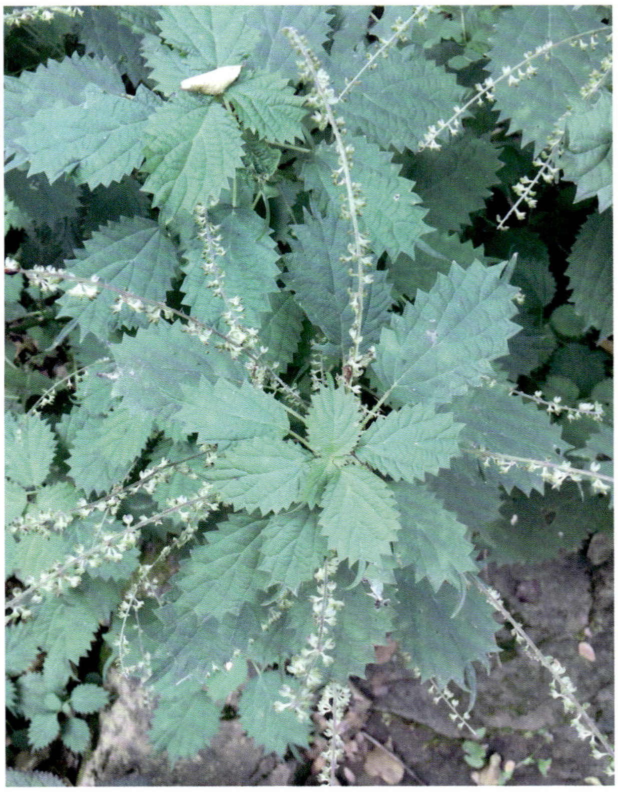
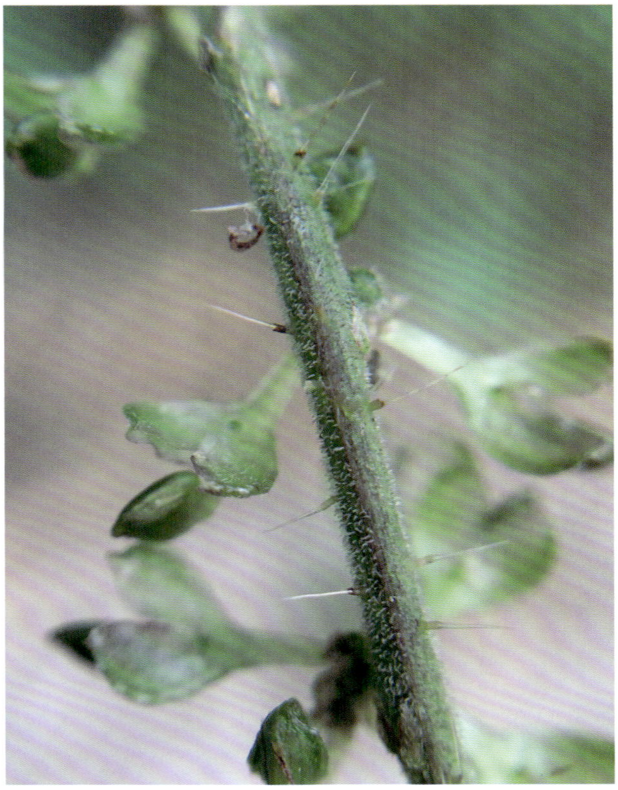

蝎子草

【基　　原】荨麻科蝎子草属蝎子草 *Girardinia suborbiculata* C.J.Chen subsp. suborbiculata

【别　　名】红藿毛草、火麻草。

【形态特征】1 年生草本。**茎：**茎直立，有棱，伏生硬毛，具螫毛；螫毛直立且开展。**叶：**叶互生；托叶三角状锥形，早落；叶圆卵形，先端渐尖或尾状尖，基部圆形或近平截，叶缘有粗锯齿，上面深绿色，下面淡绿色，两面具螫毛和伏生粗硬毛，主脉有时带红色。**花：**花单性同株，花序腋生，单一或分枝；雌花序生于茎上部，花被 2 裂，先端有不明显的 3 齿裂，上方一片椭圆形，下方一片线形而小，花序轴上具长螫毛；雄花被 4 深裂，雄蕊 4。**果：**瘦果宽卵形，表面光滑或有小疣状突起。花果期 7—10 月。

【生境分布】生于林下、沟边阴处。分布于我国东北、华北及陕西、河南等地。

【药用部位（药材名称）及采收加工】全草（蝎子草）。夏秋季采收，多鲜用。

【临床应用】辛，温；有毒。止痛；用于风湿痹痛。

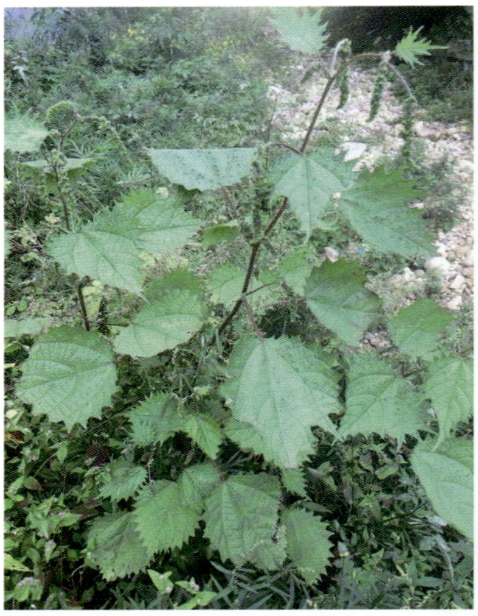
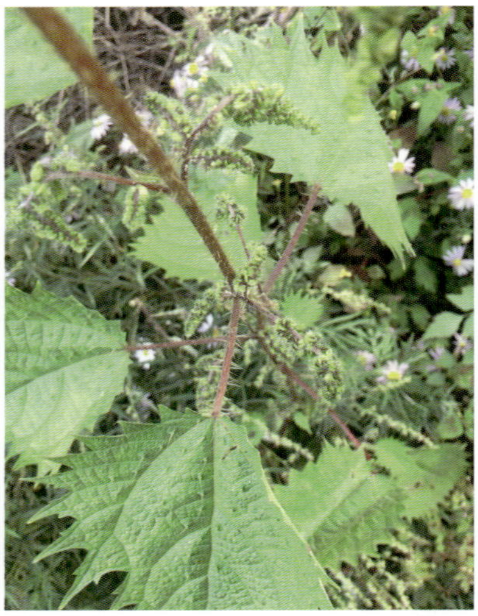
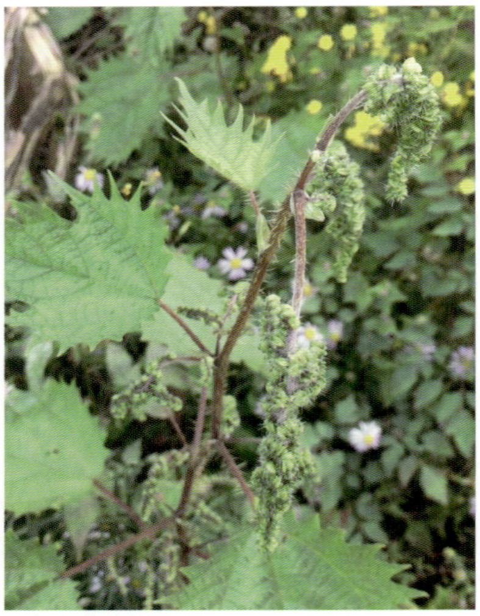
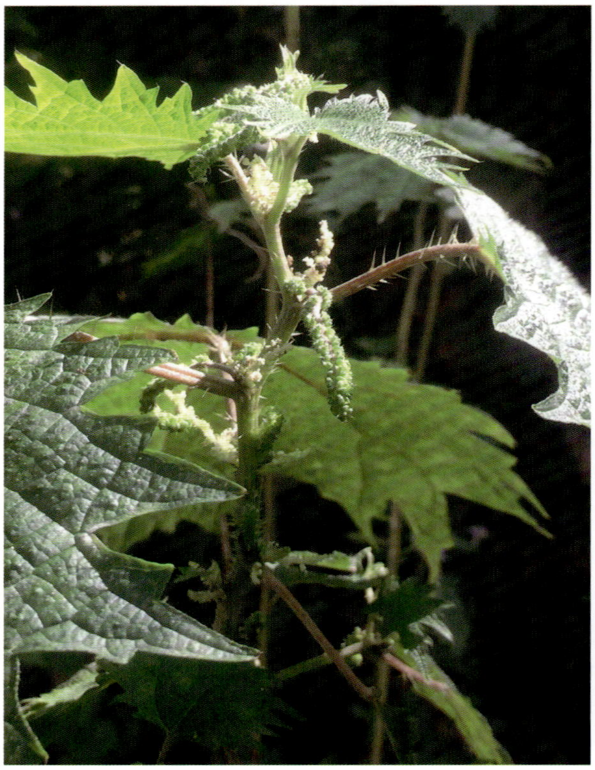
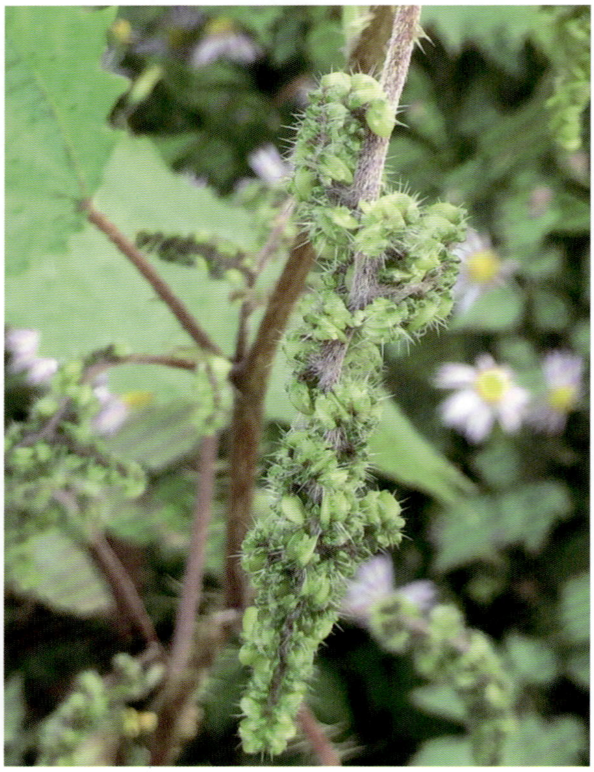

山冷水花

【基　　原】荨麻科冷水花属山冷水花 *Pilea japonica*（Maxim.）Hand.-Mazz.

【别　　名】山美豆、苔水花、华东冷水花。

【形态特征】形态特征与植物“透茎冷水花”相似，两者的主要区别：透茎冷水花雌花的花被片 3，不等长或近等长，叶缘具多数锯齿；山冷水花雌花的花被片 5，稍等长，叶缘两边各具 1 ～ 4 锯齿。

【生境分布】生于山坡林下、山谷溪旁草丛中、石缝、长苔藓的阴湿处。分布于我国华东、华南、华中、西南及吉林、辽宁、河北、陕西、甘肃等地。

【药用部位（药材名称）及采收加工】全草（苔水花）。夏秋季采收，洗净，鲜用或晒干。

【临床应用】甘，凉。清热解毒，利水通淋，止血；用于小便淋痛，尿血，喉痛，乳蛾，小儿胎毒，丹毒，赤白带下，阴痒。

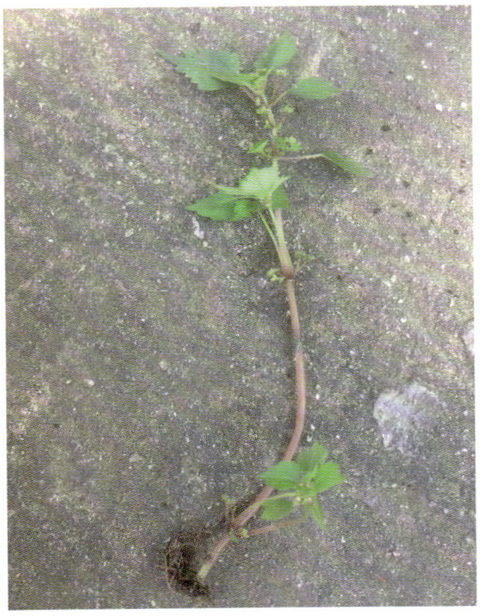

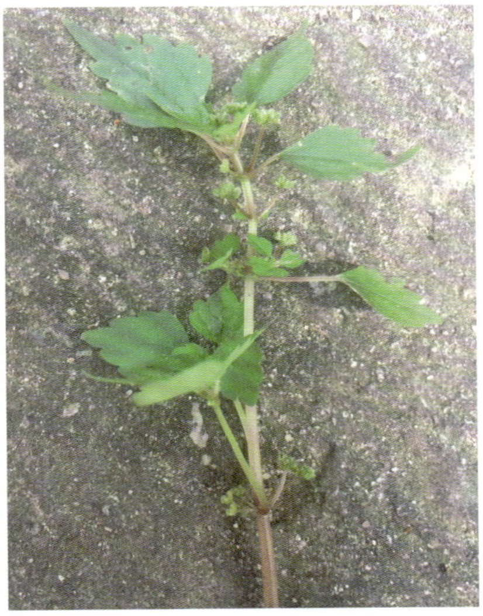

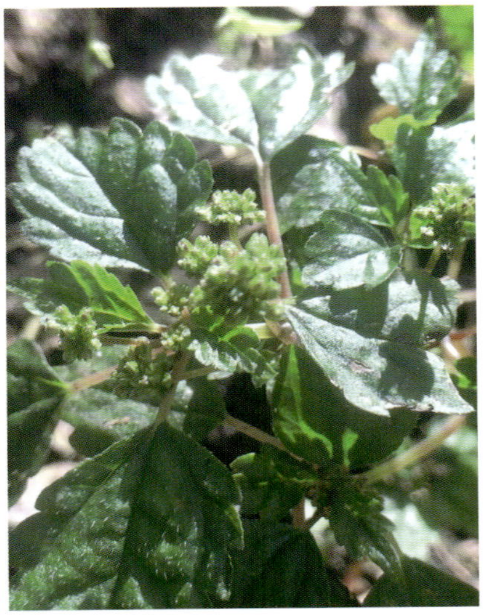

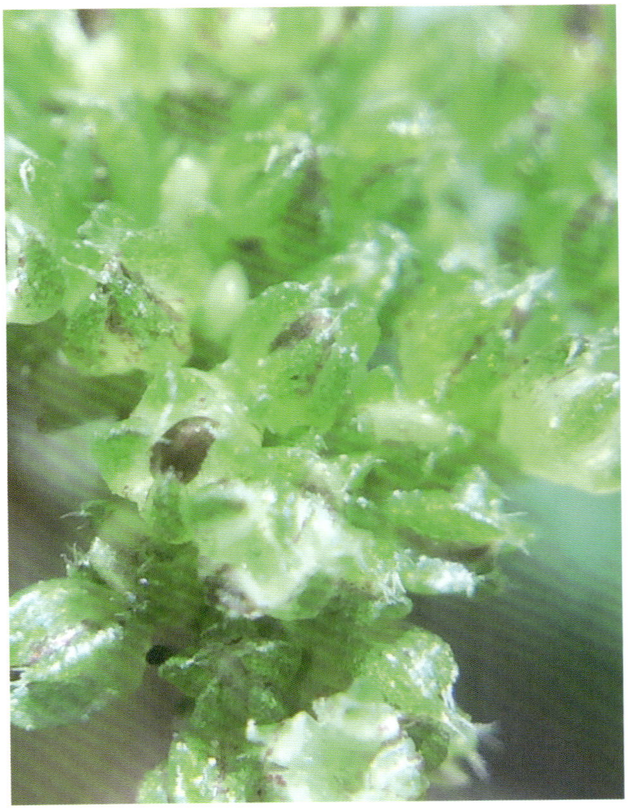

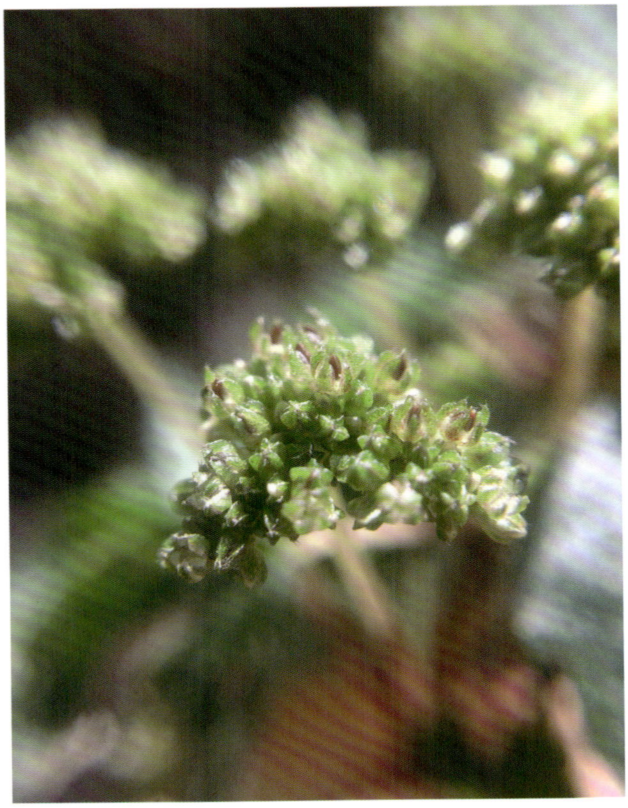

透茎冷水花

【基　　原】荨麻科冷水花属透茎冷水花 *Pilea pumila*（L.）A.Gray

【别　　名】美豆、直苎麻、肥肉草、冰糖草。

【形态特征】1年生草本。**茎：**茎直立，常分枝，淡绿色，无毛，肉质，有时呈透明状。**叶：**叶对生；叶柄不等长；托叶小，早落；叶菱状卵形或宽卵形，先端渐尖，基部宽楔形，两面有线状钟乳体，叶缘于基部以上有粗锯齿，基出脉3条。**花：**雌雄同株同序，有时异株；聚伞花序蝎尾状，有时呈簇生状；雄花被片2，舟形，背面近先端有短角，雄蕊2，与花被对生；雌花被片3，狭披针形，雌蕊1。**果：**瘦果扁卵形，褐色，光滑。花果期8—11月。

【生境分布】生于山坡林下、沟谷旁阴湿处。除黑龙江、青海、新疆、海南、西藏外，全国各地均有分布。

【药用部位（药材名称）及采收加工】全草或根茎（透茎冷水花）。夏秋季采收，洗净，鲜用或晒干。

【临床应用】甘，寒。清热，利尿，解毒；用于尿路感染，急性肾炎，子宫内膜炎，子宫脱垂，赤白带下，跌打损伤，痈肿初起，虫蛇咬伤。

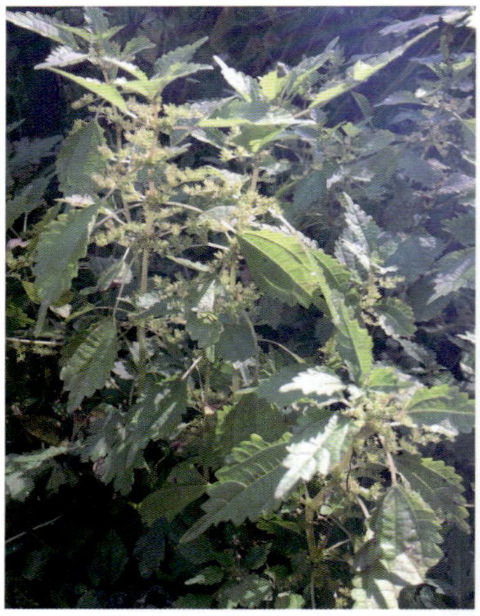
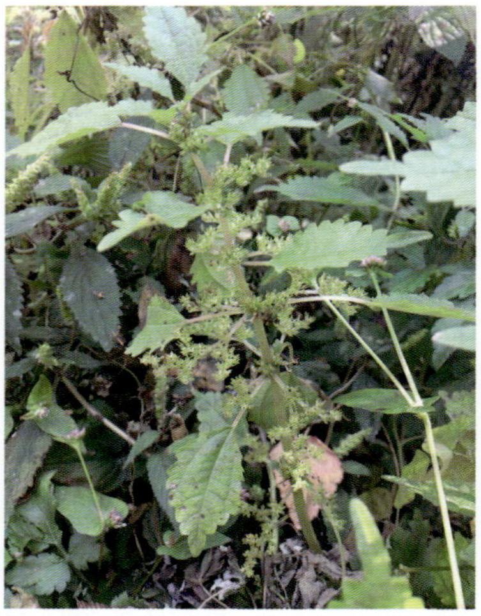
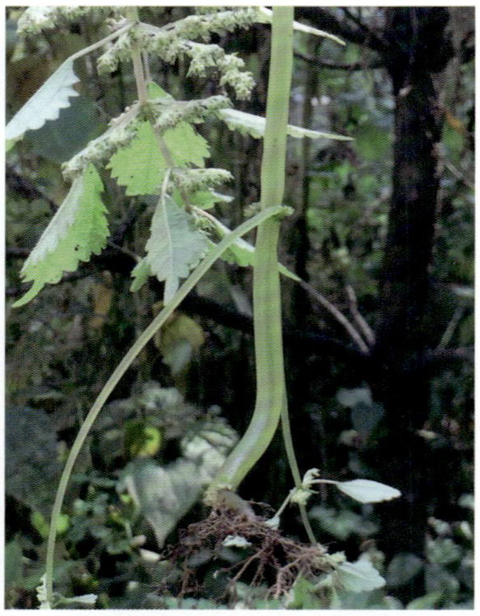
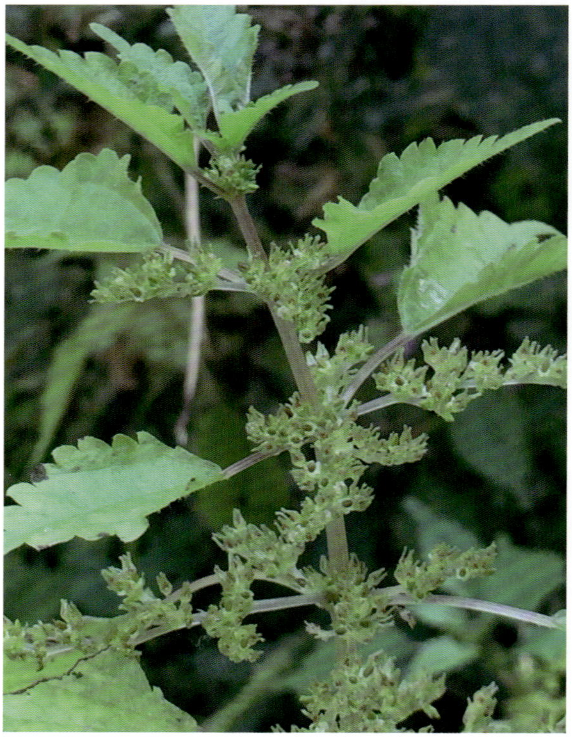
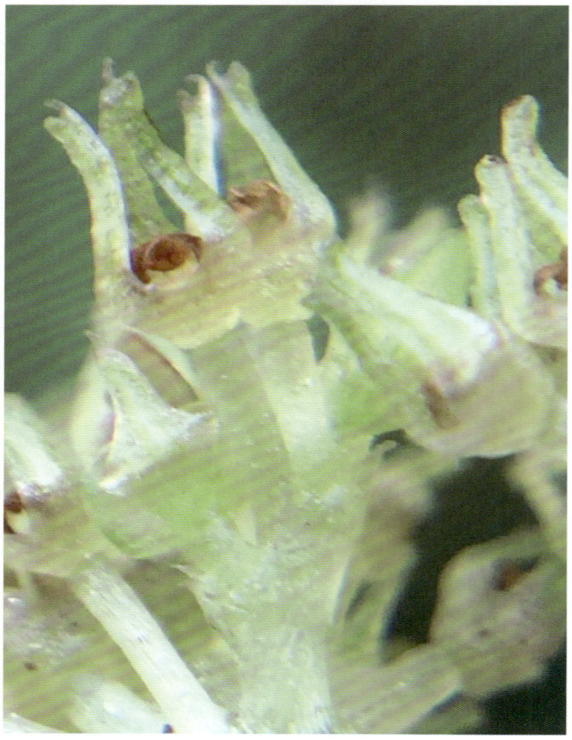

墙草

【基　　原】荨麻科墙草属墙草 *Parietaria micrantha* Ledeb.

【别　　名】白猪仔菜。

【形态特征】1 年生草本。茎：茎上升铺散或直立，肉质，纤细，多分枝，被短柔毛。叶：叶膜质，卵形或卵状心形，先端锐尖或钝尖，基部圆形、浅心形或宽楔形，上面疏生短糙伏毛，下面疏生柔毛，基出脉 3，侧脉常 1 对；叶柄细长，被短柔毛。花：花杂性，聚伞花序数朵，具短梗或近簇生状；苞片条形，绿色，外面被腺毛；两性花花被片 4 深裂，褐绿色，外面有毛，膜质，裂片长圆状卵形，雄蕊 4，柱头画笔头状。雌花花被片合生成钟状，4 浅裂，浅褐色。果：果实坚果状，卵形，黑色，光滑。花果期 6—10 月。

【生境分布】生于山坡、阴湿草地、屋宅墙上、岩缝等阴湿处。分布于我国东北、华北、西北、华中、西南及安徽等地。

【药用部位（药材名称）及采收加工】根（墙草根）、叶（墙草）。墙草根：全年可挖，鲜用。墙草的采收加工未见记载。

【临床应用】墙草根：苦、酸，平；拔脓消肿。墙草：淡，平。拔脓消肿；用于脚底深部脓肿，痈疽，疔疖，多发性脓肿。

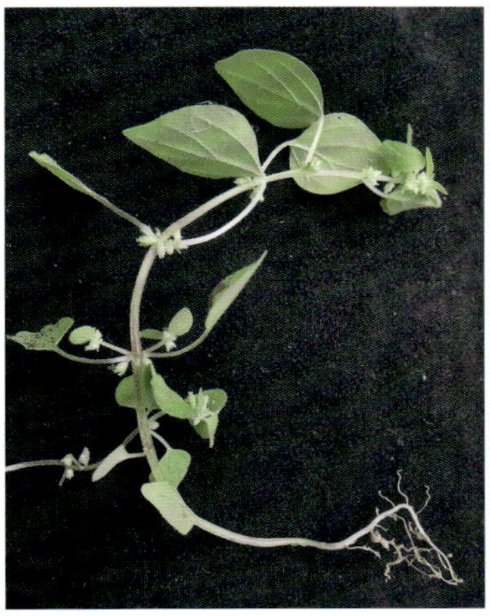

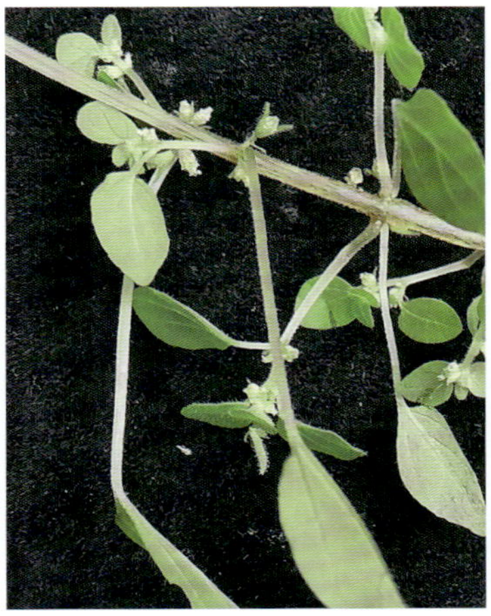

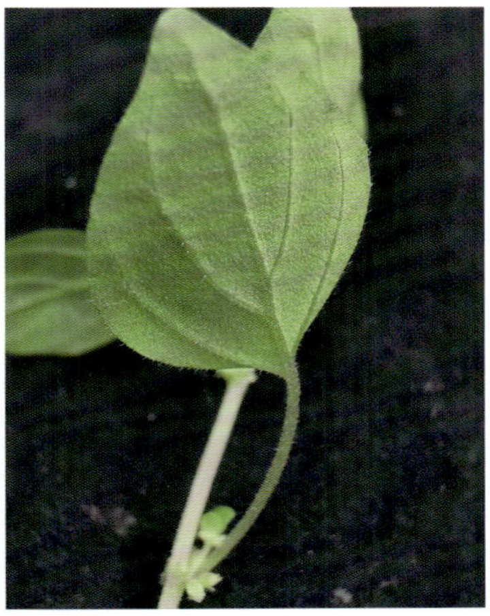

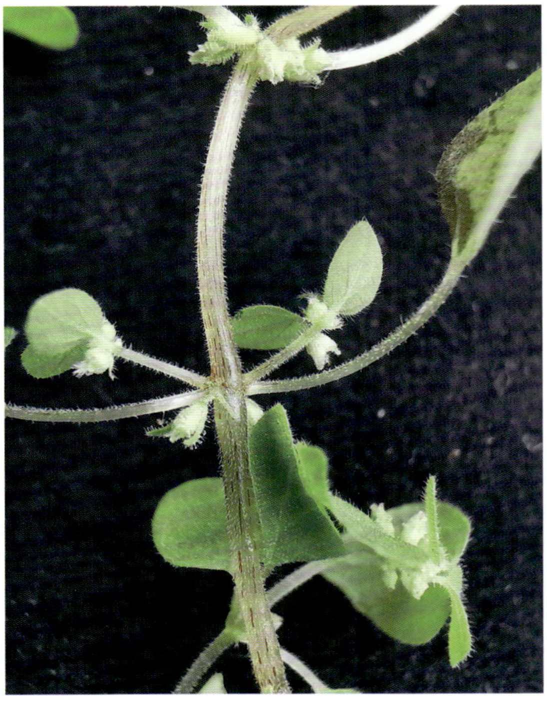

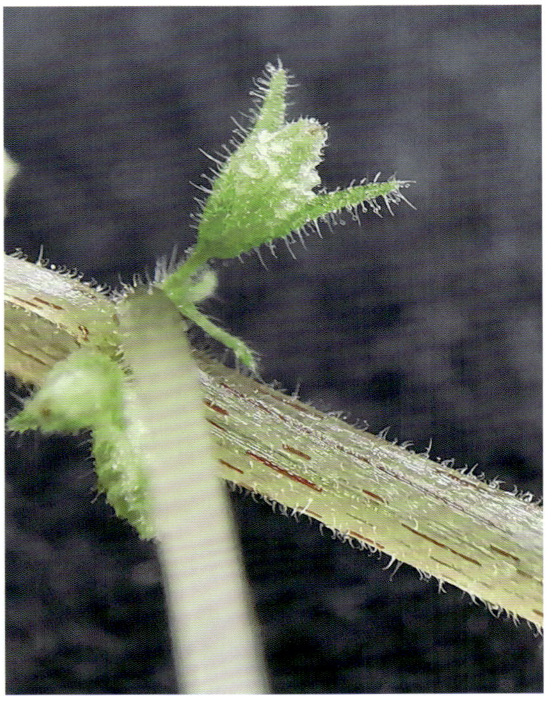

赤麻

【基　　原】荨麻科苎麻属赤麻 *Boehmeria silvestrii*（Pampanini）W.T.Wang

【别　　名】线麻、三裂苎麻。

【形态特征】多年生草本或亚灌木。**茎：**茎上部疏被短伏毛。**叶：**叶对生；叶片近五角形或圆卵形，顶端具 3 或 5 骤尖，基部宽楔形或截状楔形，边缘有齿，两面疏被短伏毛，下面有时近无毛。**花：**穗状花序单生叶腋，雌雄异株或同株；雄花花被片 4，船状椭圆形，雄蕊 4；雌花花被狭椭圆形或椭圆形。**果：**瘦果近卵球形或椭圆球形，光滑。花果期 5—9 月。

【生境分布】生于丘陵、山坡、山谷、沟边等处。分布于四川、湖北、甘肃、陕西、河南、河北、山东、辽宁、吉林等地。

【药用部位（药材名称）及采收加工】根或嫩茎叶（赤麻）。春秋季采根，夏秋季采叶；洗净，鲜用或晒干。

【临床应用】微苦、涩，平。收敛止血，清热解毒；用于咯血，衄血，尿血，便血，崩漏，跌打损伤，无名肿毒，疮疡。

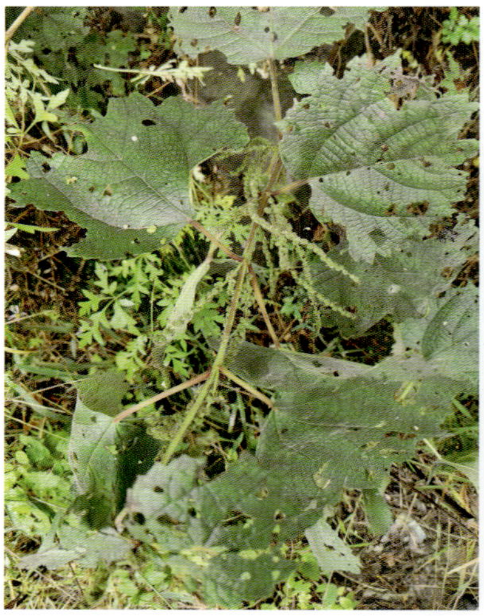
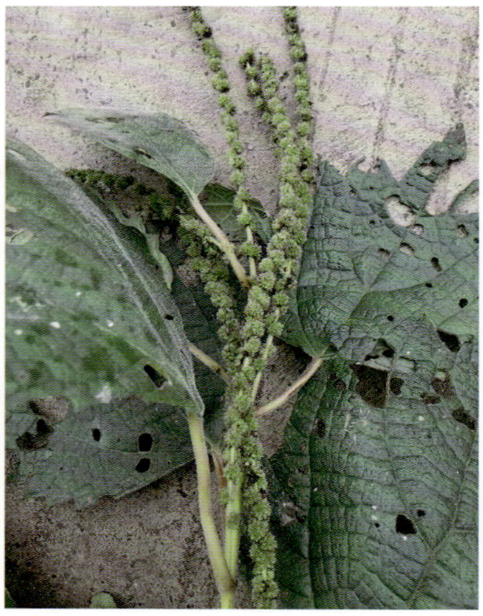
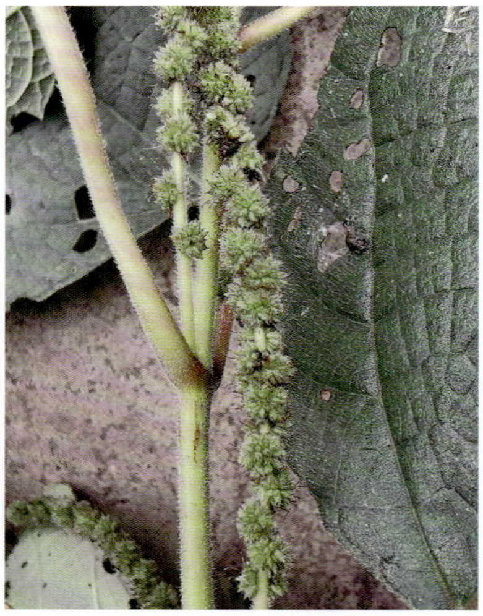
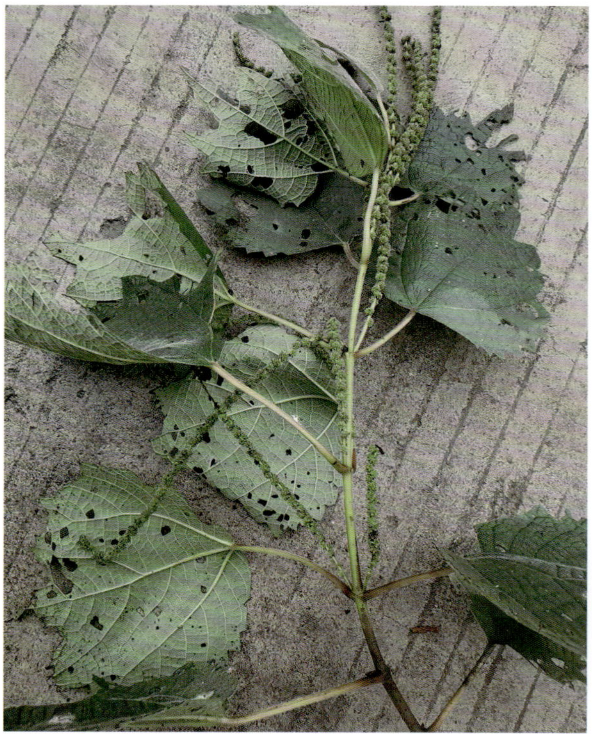
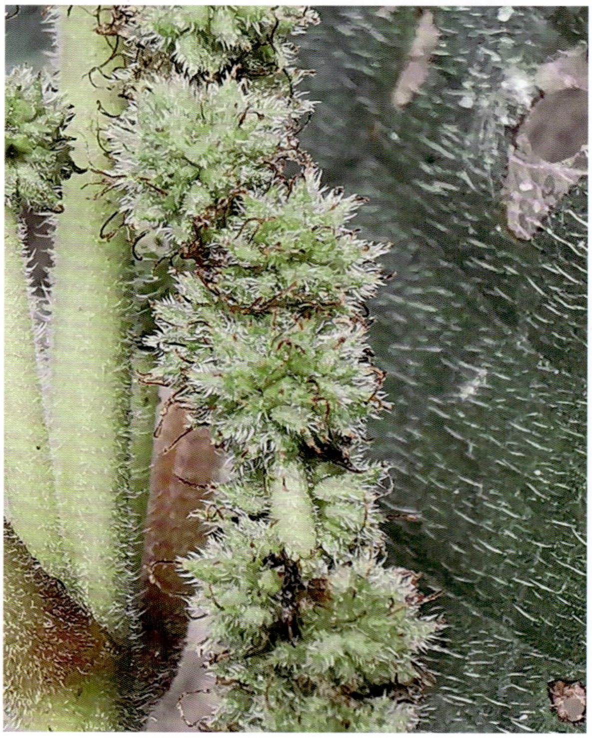

细野麻

【基　　原】荨麻科苎麻属细野麻 *Boehmeria gracilis* C. H. Wright

【别　　名】细穗苎麻、小赤麻、麦麸草、野（红）线麻、红锦麻。

【形态特征】多年生草本或亚灌木。**茎：**茎和分枝疏被短伏毛，常带紫红色。**叶：**叶对生；叶圆卵形、菱状宽卵形或菱状卵形，顶端骤尖，基部圆形、圆截形或宽楔形，边缘在基部之上有粗齿，两面疏被短伏毛。**花：**穗状花序腋生，雌雄异株或同株，不分枝，花序轴疏被短伏毛；雄花被片 4，雄蕊 4；雌花花被纺锤形，顶端有 2 小齿。**果：**瘦果小，卵球形。花果期 6—10 月。

【生境分布】生于山坡草地、灌丛。分布于我国华东及辽宁、河北、山西、陕西、甘肃、河南、湖北、四川、贵州等地。

【药用部位（药材名称）及采收加工】地上部分（细野麻）、根（麦麸草根）。细野麻：秋季采收，晒干。麦麸草根：秋季采收，鲜用或晒干。

【临床应用】细野麻：辛、微苦，平。祛风止痒，解毒利湿；用于皮肤瘙痒，湿毒疮疹。麦麸草根：辛、微苦，平。活血消肿；用于跌打伤肿，痔疮肿痛。

【备　　注】按《中国植物志》，本种已合并到植物“小赤麻 *Boehmeria spicata*（Thunb.）Thunb.”；考虑到两者的药用部位及功效有差异，故仍分开描述。

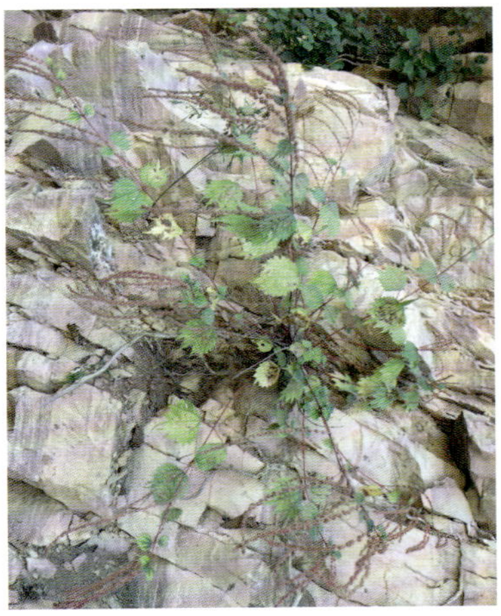

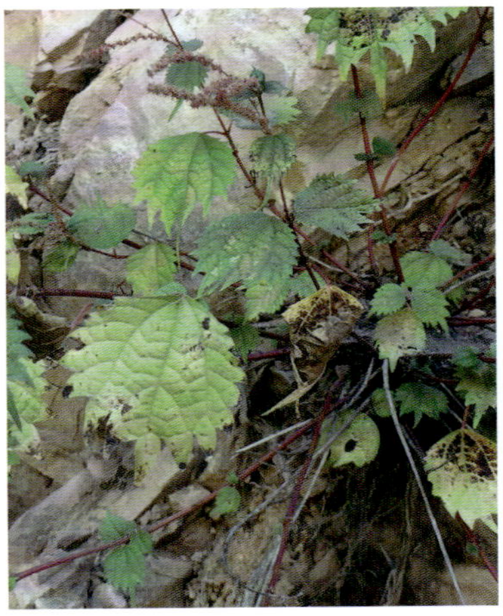

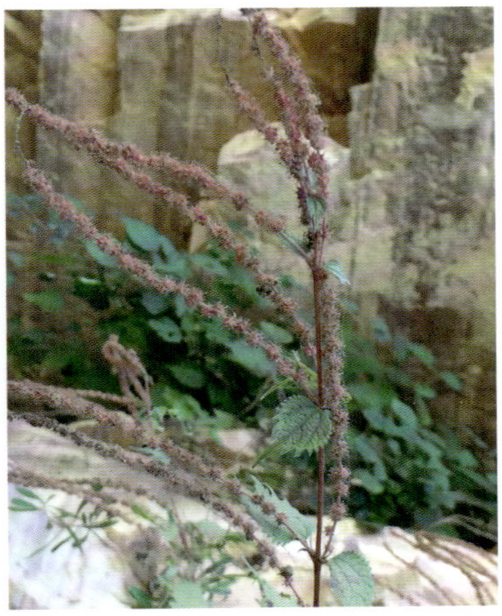

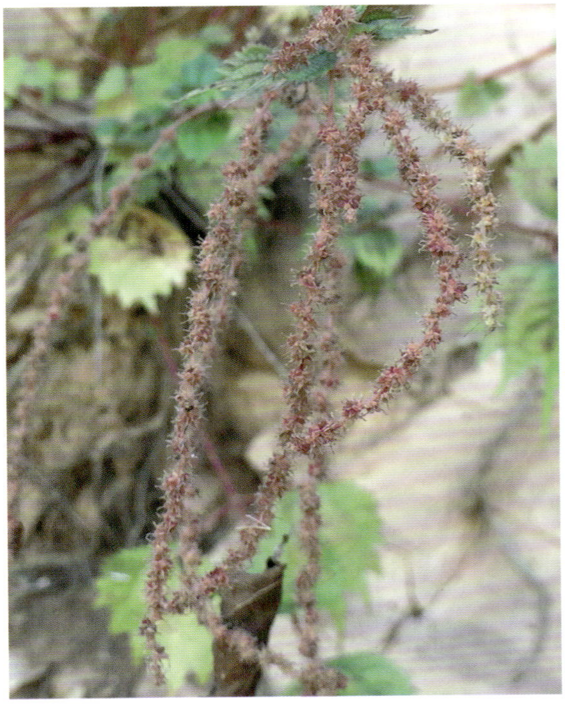

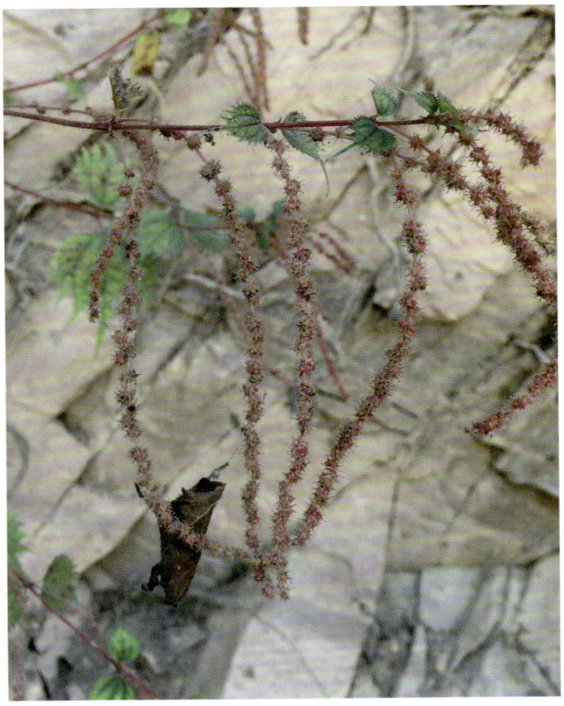

小赤麻

【基　　原】荨麻科苎麻属小赤麻 *Boehmeria spicata*（Thunb.）Thunb.

【别　　名】水麻、小红活麻、赤麻。

【形态特征】多年生草本或亚灌木。茎：茎多分枝，疏被短伏毛或近无毛。叶：叶对生，叶柄长；叶卵状菱形或卵状宽菱形，先端长骤尖，基部宽楔形，边缘有少数齿，两面疏被短伏毛或近无毛；基出脉 3 条。花：穗状花序单生于叶腋，花单性；雄花无梗，花被片 4，椭圆形，下部合生，外面有疏毛；雌花被片近椭圆形，外面具短毛，果期呈菱状倒卵形或宽菱形。果：瘦果长倒卵形，有细毛，具单一的宿存柱头。花果期 7—10 月。

【生境分布】生于丘陵、草坡、沟边。分布于我国东北、华北、华南及四川等地。

【药用部位（药材名称）及采收加工】地上部分或根（小赤麻）。地上部分：夏秋季采收地上部分，鲜用或晒干。根：秋季采挖，洗净，鲜用或晒干。

【临床应用】地上部分：淡、辛，凉。利尿消肿，解毒透疹；用于水肿腹胀，麻疹。根：辛、微苦，凉。活血消肿，止痛；用于跌打损伤，痔疮肿痛。

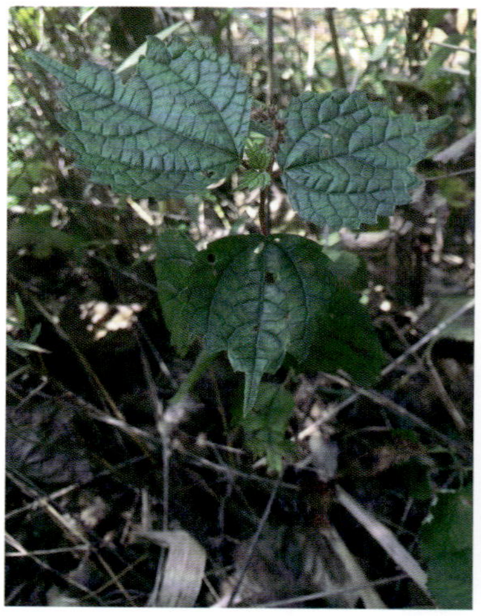
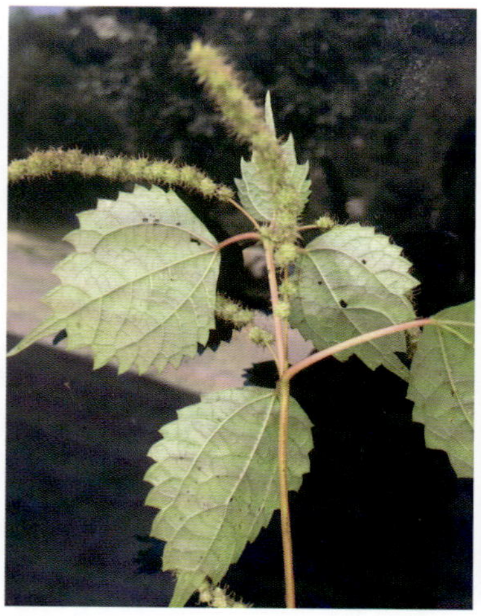
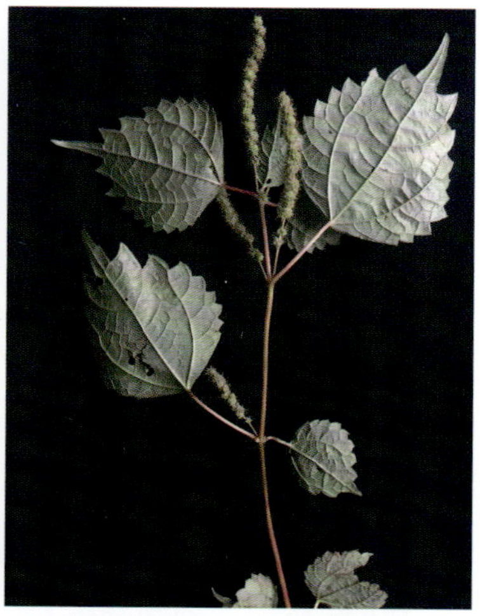
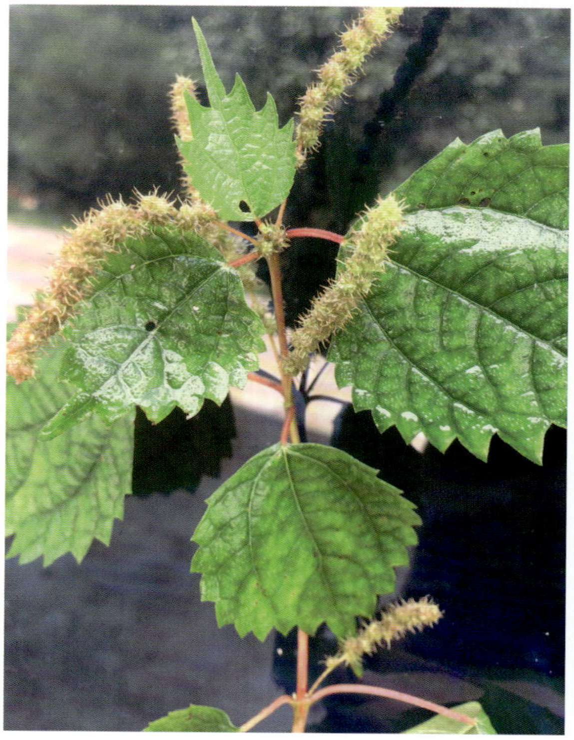
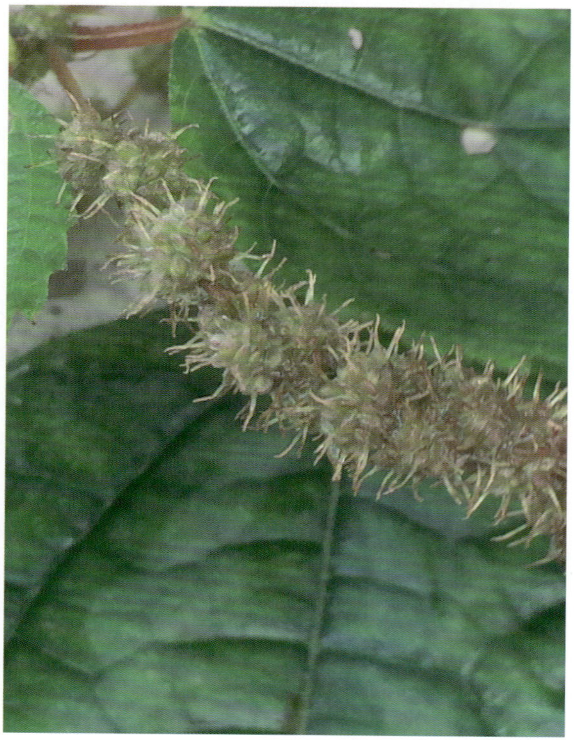

悬铃叶苎麻

【基　　原】荨麻科苎麻属悬铃叶苎麻 *Boehmeria tricuspis*（Hance）Makino

【别　　名】山（方、龟叶、八角）麻、野苎麻、悬铃木叶苎麻。

【形态特征】形态特征与植物“赤麻”相似。两者的主要区别：悬铃叶苎麻的茎常为绿色；叶更显宽圆，叶为近圆形或宽卵形；叶两面密被糙毛。赤麻的茎常带红褐色；叶显窄长，叶为卵形或宽卵形；叶两面疏生糙毛或叶背近无毛。

【生境分布】生于山谷、林下、沟边、田边等处。分布于我国华南、华东、华中及贵州、四川、甘肃、陕西、山西、河北等地。

【药用部位（药材名称）及采收加工】均同植物“赤麻”项下。

【临床应用】同植物“赤麻”项下。

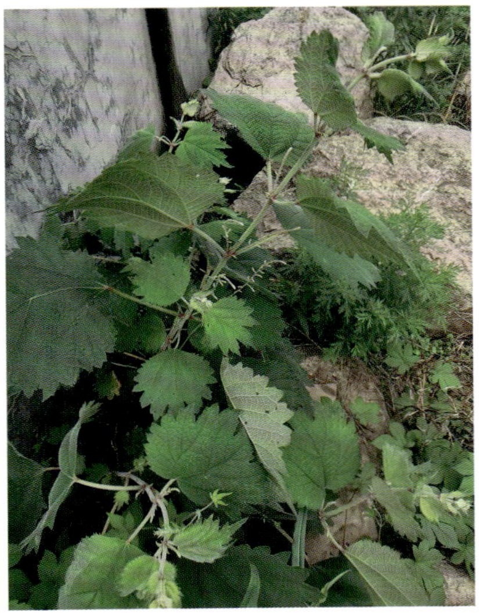

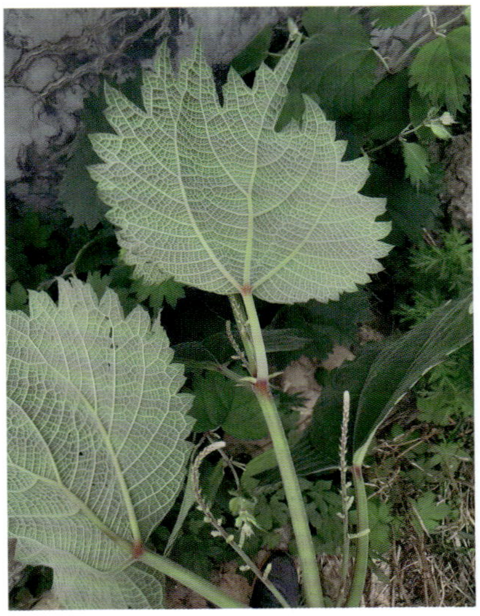

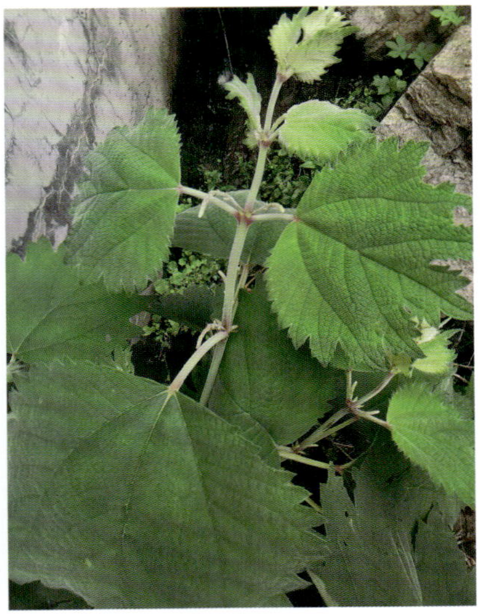

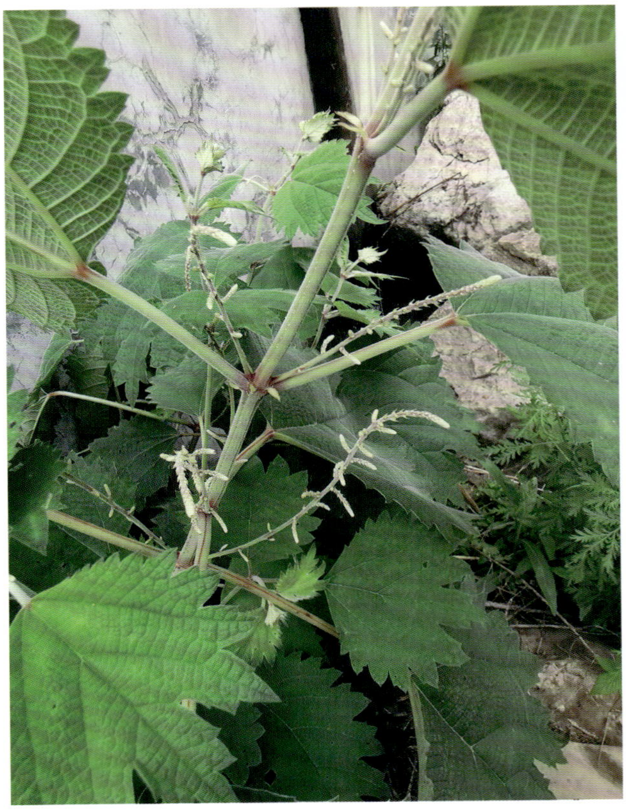

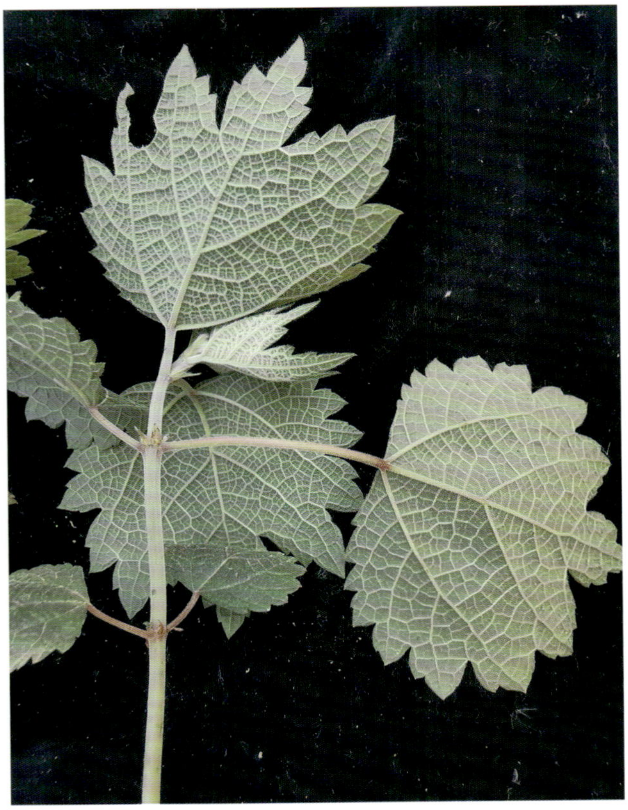

苎麻

【基　　原】荨麻科苎麻属苎麻 *Boehmeria nivea*（L.）Gaudich.

【别　　名】野（家、青、白）麻、野苎麻。

【形态特征】多年生亚灌木或灌木。茎：茎密被长硬毛和糙毛。叶：叶互生；叶片卵形至宽卵形，顶端骤尖，基部近截形或宽楔形，边缘在基部之上有粗钝齿，上面粗糙，下面密被白色毡毛；叶柄长，密生长毛。花：圆锥花序腋生，植株上部为雌性，其下为雄性，或同株全为雌性；雄花花被片和雄蕊均为 4；雌花花被椭圆形，柱头丝形。果：瘦果近球形。花果期 5—10 月。

【生境分布】生于山谷、林边、草坡等处。分布于我国华东、华南、华中、西南及甘肃、陕西等地，有栽培。

【药用部位（药材名称）及采收加工】花（苎花）、叶（苎麻叶）、茎或带叶嫩茎（苎麻梗）、茎皮（苎麻皮）、根（苎麻根）。苎花：夏季花盛开时采收，鲜用或晒干。苎麻叶：春夏秋季采收，鲜用或晒干。苎麻梗：春夏季采收，鲜用或晒干。苎麻皮：夏秋季采剥茎皮，鲜用或晒干。苎麻根：冬春季采挖，洗净，晒干。

【临床应用】苎花：甘，寒。清心除烦，凉血透疹；用于心烦失眠，口舌生疮，麻疹透发不畅，风疹瘙痒。苎麻叶：甘、微苦，寒；归肝、心经。凉血止血，散瘀消肿，解毒；用于咯血，吐血，血淋，尿血，月经过多，外伤出血，跌仆肿痛，脱肛不收，丹毒，疮肿，乳痈，湿疹，蛇虫咬伤。苎麻梗：甘，微寒。散瘀，解毒；用于金疮折损，痘疮，痈肿，丹毒。苎麻皮：甘，寒；归胃、膀胱、肝经。清热凉血，散瘀止血，解毒利尿，安胎回乳；用于瘀热心烦，天行热病，产后血晕，腹痛，跌打损伤，创伤出血，血淋，小便不通，肛门肿痛，胎动不安，乳房胀痛。苎麻根：甘，寒。清热利尿，安胎止血，解毒；用于感冒发热，麻疹高热，尿路感染，肾炎水肿，孕妇腹痛，胎动不安，先兆流产，跌打损伤，骨折，疮疡肿痛，出血性疾病。

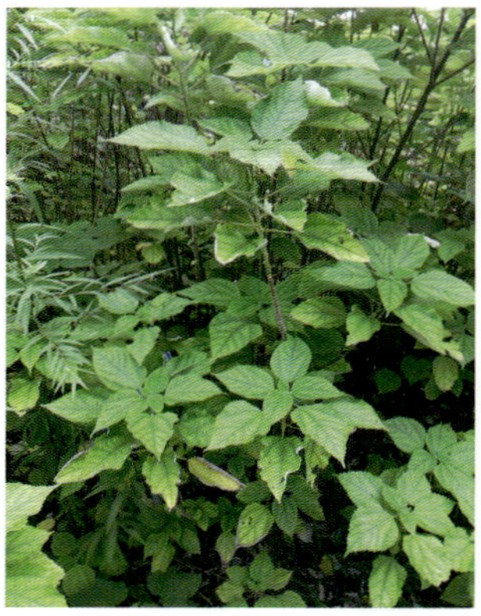
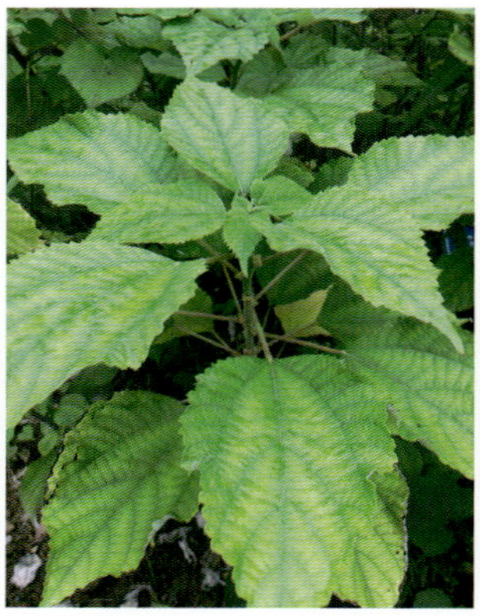
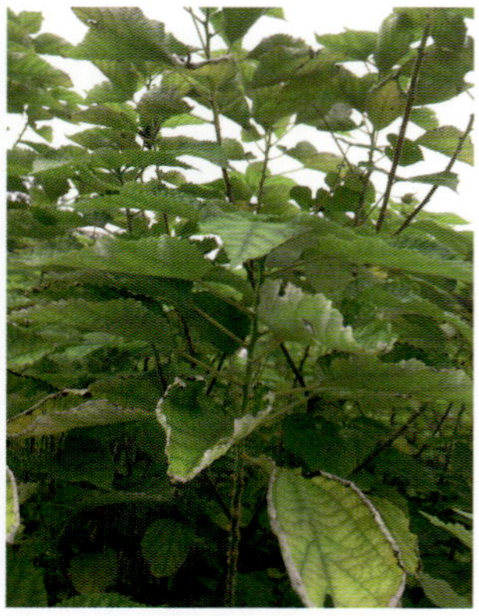
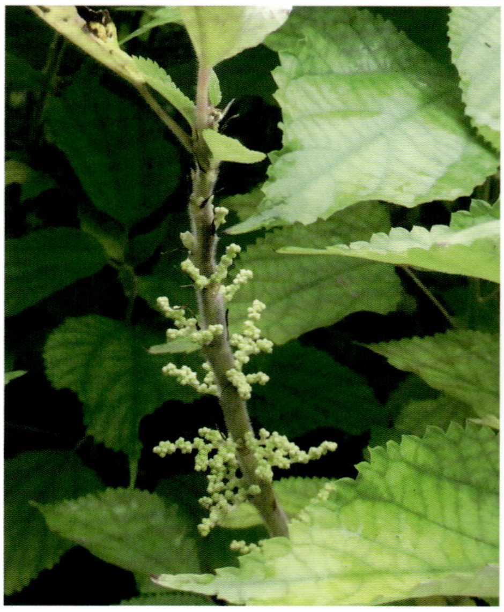
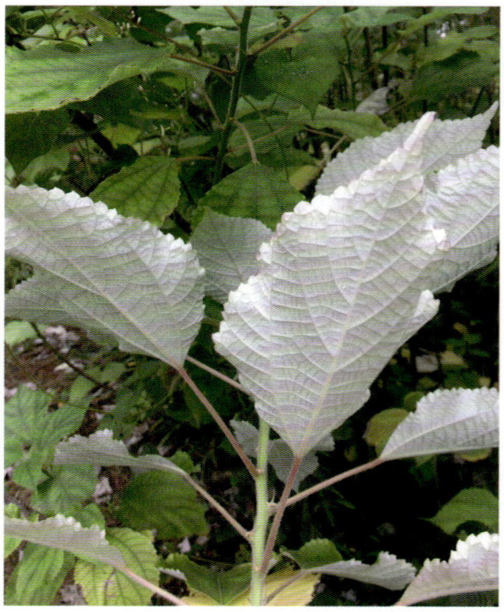

百蕊草

【基　　原】檀香科百蕊草属百蕊草 *Thesium chinense* Turcz.

【别　　名】草檀、积药草、珍珠草。

【形态特征】多年生草本。茎：茎细长，柔弱，簇生，基部以上疏分枝，斜升，有纵沟。叶：叶线形，具单脉。花：花单一，5 数，腋生；花梗甚短，长约 3 ～ 3.5 mm；苞片 1 枚，线状披针形，小苞片 2 枚，线形；花被绿白色，花被管呈管状，花被裂片顶端锐尖，内弯，内面的微毛不明显；子房无柄，花柱很短。果：坚果椭圆状或近球形，淡绿色，表面有网脉，顶端的宿存花被近球形。花果期 4—7 月。

【生境分布】生于溪边、田野、草甸，沙漠边缘、石砾坡地等处。分布于我国大部分地区。

【药用部位（药材名称）及采收加工】全草（百蕊草）、根（百蕊草根）。百蕊草：春夏季拔取全草，去净泥土，晒干。百蕊草根：夏秋季挖根，洗净，晒干。

【临床应用】百蕊草：辛、微苦，寒；归脾、肾经。清热，利湿，解毒；用于风热感冒，中暑，肺痈，乳蛾，淋巴结结核，乳痛，疖肿，淋证，黄疸，腰痛，遗精。百蕊草根：微苦、辛，平。行气活血，通乳；用于月经不调，乳汁不下。

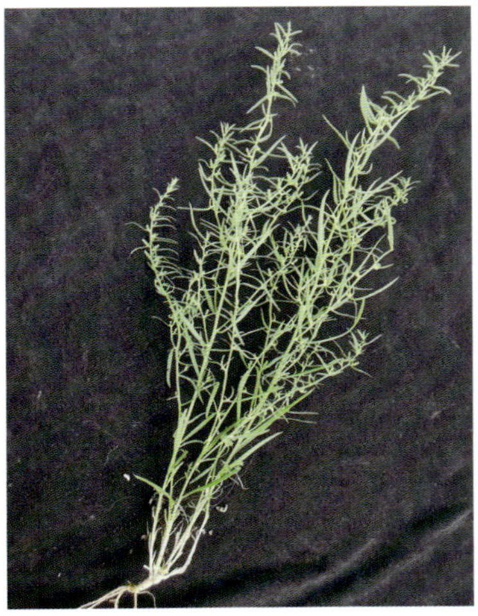
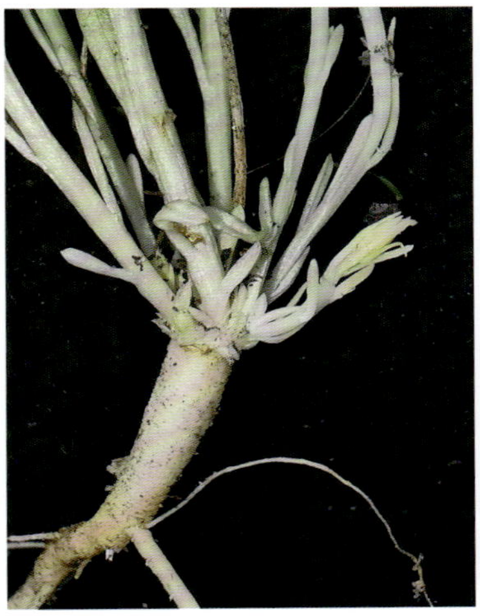
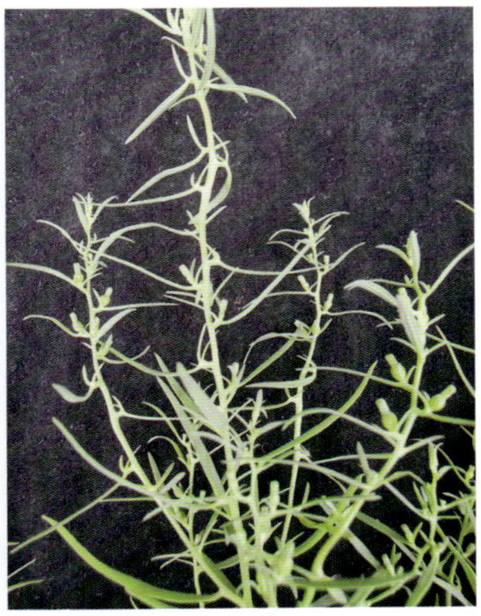
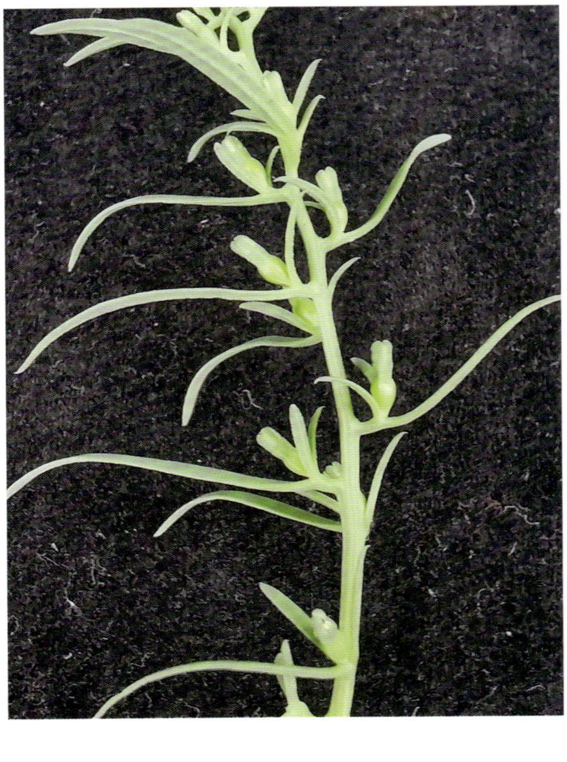
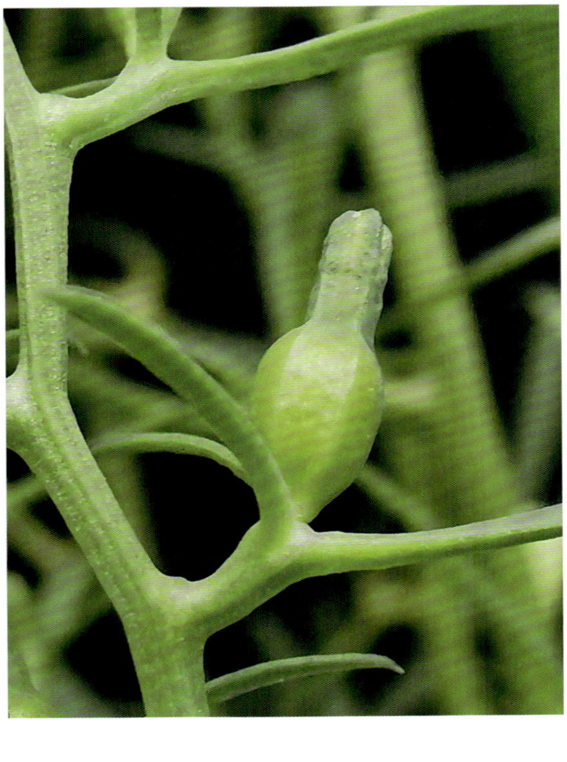

急折百蕊草

【基　　原】檀香科百蕊草属急折百蕊草 *Thesium refractum* C. A. Mey.

【别　　名】反折百蕊草、九龙草、九仙草。

【形态特征】形态特征与植物“百蕊草”相似。两者的主要区别：百蕊草的花梗甚短，长约 3～3.5 mm，果时不反折；坚果表面有网脉。急折百蕊草的花梗细长，长约 5～9 mm，果时反折；坚果表面有纵棱。

【生境分布】生于草甸和多砂砾的坡地。分布于我国西南、西北、华北、东北等地。

【药用部位（药材名称）及采收加工】全草或根（绿珊瑚、九仙草）。夏秋季采收，洗净，晒干。

【临床应用】甘、辛、微苦，凉；归肺、肝、脾经。解表清热，祛风止痉，利湿消疳；用于感冒，中暑，小儿肺炎，小儿惊风，支气管炎，肝炎，腓肠肌痉挛，风湿骨痛，小儿疳积，血小板减少性紫癜。

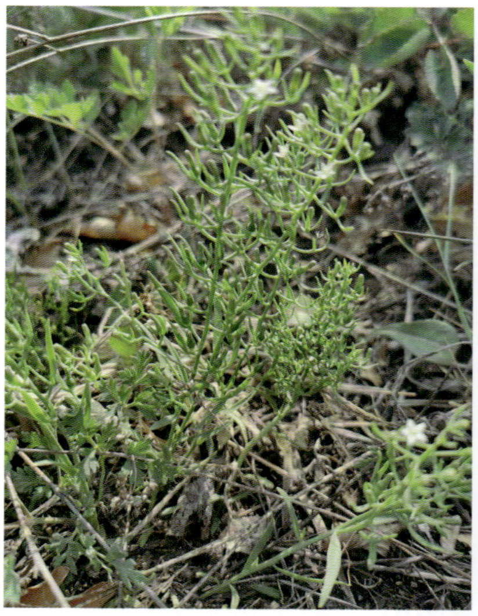
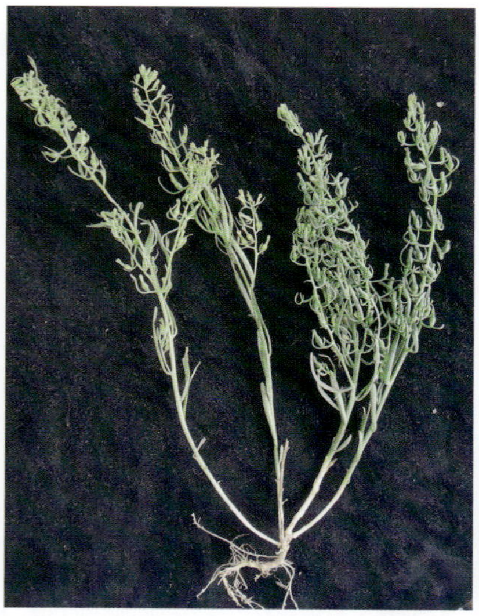
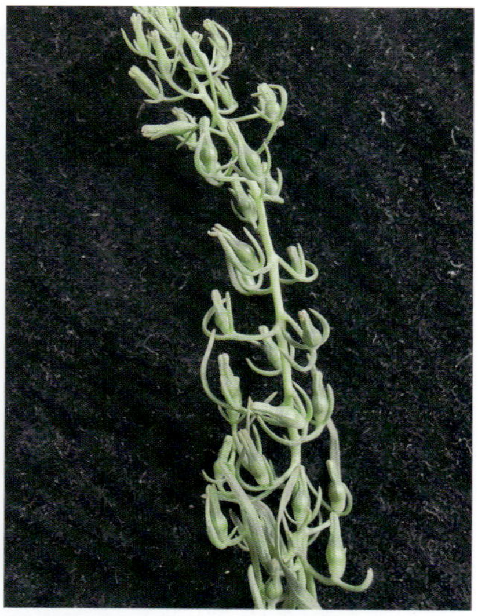
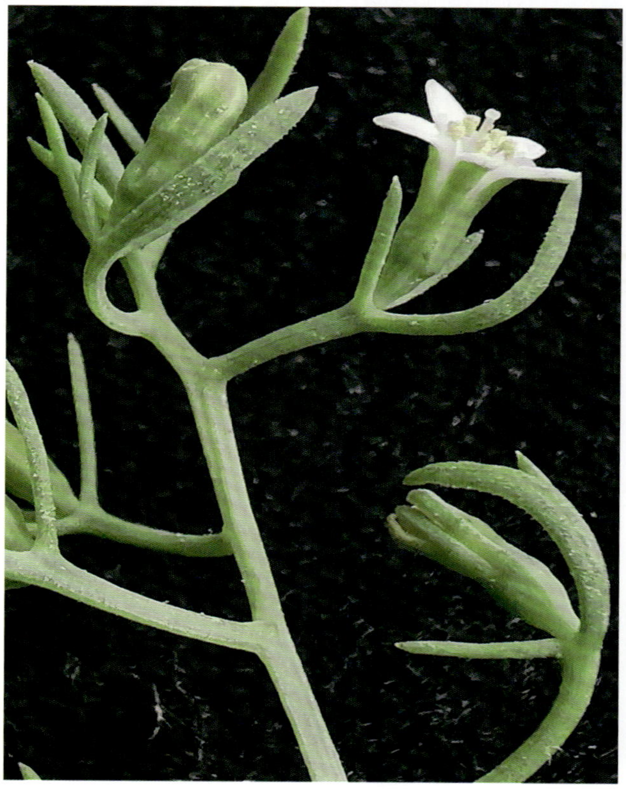
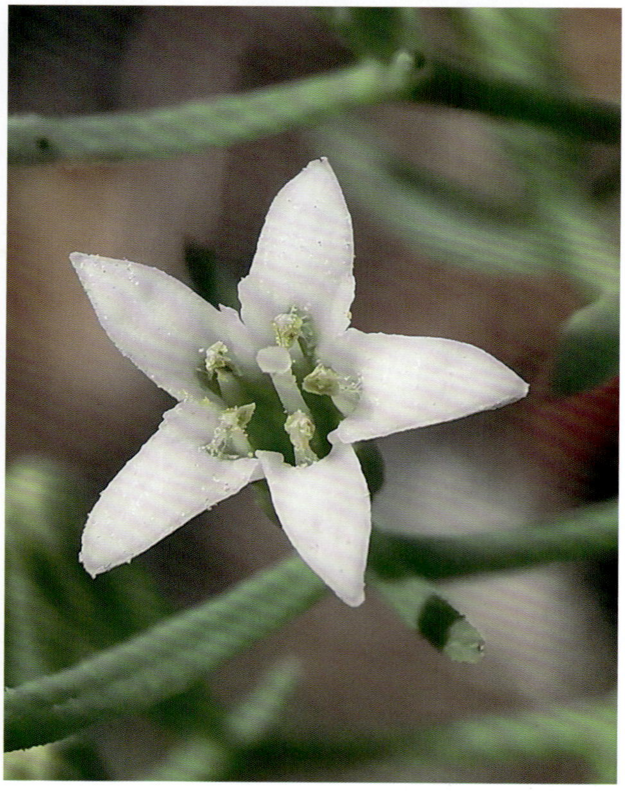

槲寄生

【基　　原】檀香科桑寄生属槲寄生 *Viscum coloratum*（Kom.）Nakai

【别　　名】寄生子、冬（冻）青、北（柳、黄）寄生、倾寄、台湾槲寄生。

【形态特征】多年生常绿小灌木。茎：茎枝均圆柱状，2～3 歧分枝，稀多歧分枝，节稍膨大，小枝节间长 5～10 cm。叶：叶对生，稀 3 枚轮生，革质，长椭圆形至椭圆状披针形，顶端圆或圆钝，基部渐狭；基出脉 3～5 条；叶柄短。花：雌雄异株，花序顶生或腋生于茎分叉处。雄花序聚伞状，总花梗近无或短，总苞舟形，通常具花 3 朵，中央的花具 2 枚苞片或无；萼片 4 枚，卵形；花药椭圆形。雌花序聚伞式穗状，总花梗极短或近无，花 3～5 朵，顶生的花具 2 枚苞片或无，交叉对生的花各具 1 枚苞片；苞片阔三角形，萼片 4 枚，三角形；柱头乳头状。果：果球形，直径 6～8 mm，具宿存花柱，成熟时淡黄色或橙红色，果皮平滑。花果期 4—11 月。

【生境分布】生于阔叶林中，寄生于榆、杨、柳、桦、栎、枫杨、椴属等多种植物上。除新疆、西藏、云南、广东外，分布于我国大部分地区。

【药用部位（药材名称）及采收加工】带叶茎枝（槲寄生）。冬季至次春采割，除去粗茎，切段，干燥或蒸后干燥。

【临床应用】苦，平；归肝、肾经。祛风湿，补肝肾，强筋骨，安胎元；用于风湿痹痛，腰膝酸软，筋骨无力，崩漏经多，妊娠漏血，胎动不安，头晕目眩。

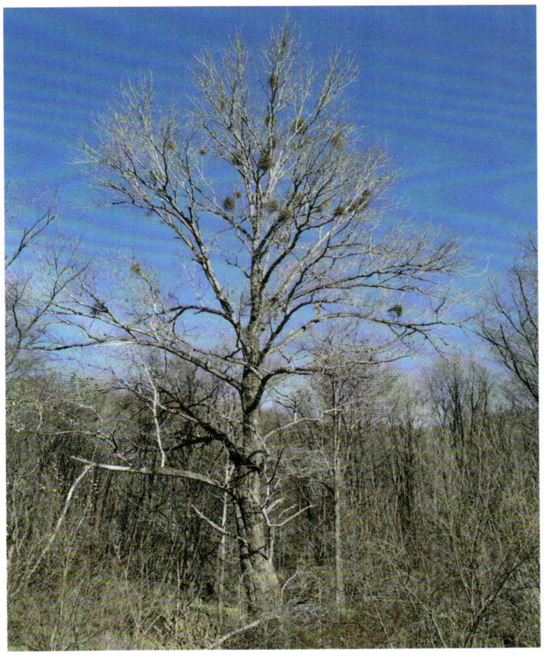
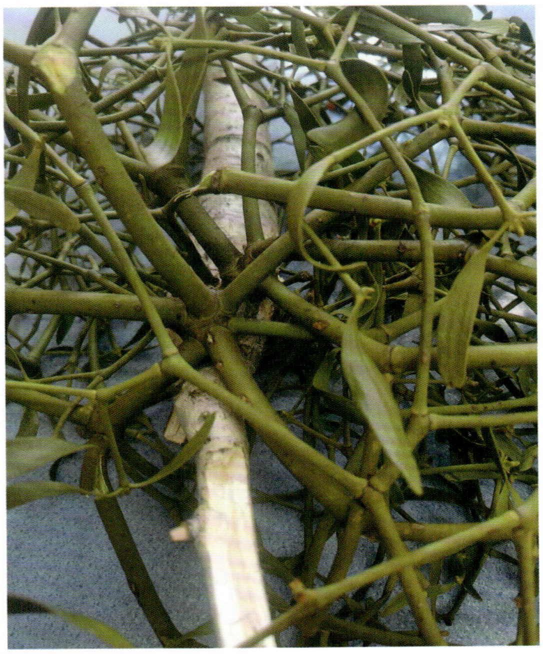
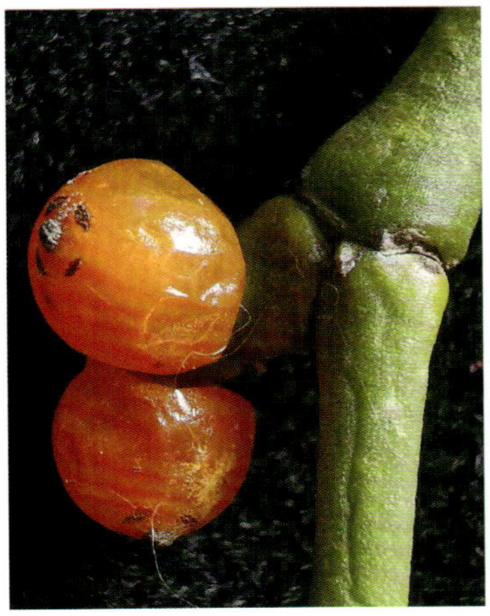
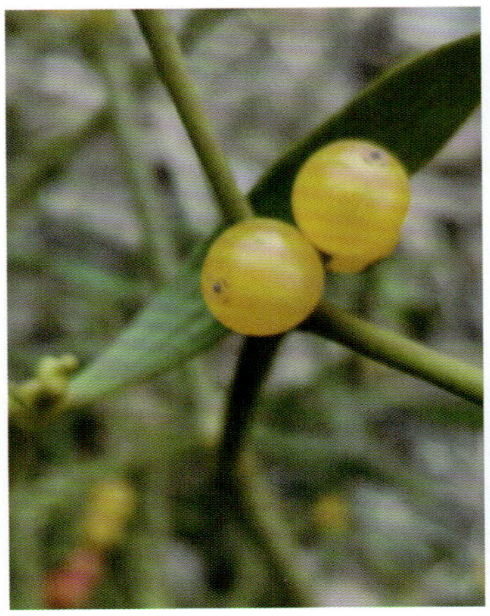
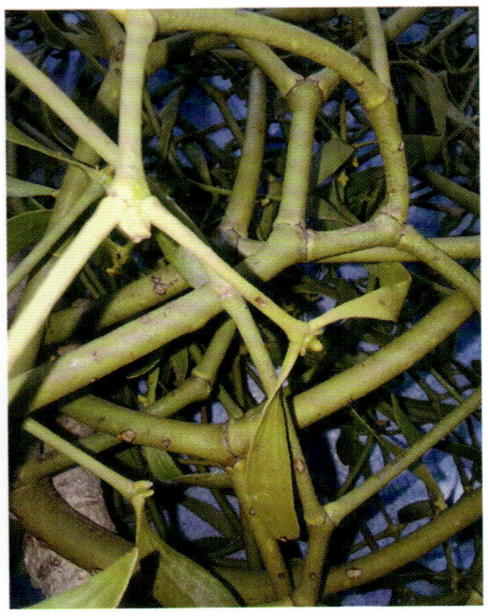

北马兜铃

【基　　原】马兜铃科马兜铃属北马兜铃 *Aristolochia contorta* Bge.

【别　　名】蛇参果、臭铃当、葫芦罐、臭瓜篓、臭罐罐、吊挂篮子、马斗铃、铁扁担、天仙藤。

【形态特征】多年生草质藤本。**茎：**茎细长，有纵槽纹。**叶：**叶卵状心形或三角状心形，顶端短尖或钝，基部心形，全缘；上面绿色，下面浅绿色；基出脉 5 ～ 7 条；叶柄细长。**花：**1 至数朵簇生于叶腋，污绿色带紫；花被弯管状，基部膨大呈球形，向上收狭呈管状，管口扩大呈漏斗状，管口二唇形展开，上唇先端呈尖尾状，下唇小而平，常具紫色纵脉和网纹；雄蕊 6，柱头膨大，6 裂。**果：**蒴果宽倒卵形或椭圆状倒卵形，顶端圆形而微凹，6 棱，光滑无毛；成熟时黄绿色，由中基部向上 6 瓣开裂。**种子：**种子三角状心形，灰褐色，扁平，具小疣点，周边具浅褐色膜质翅。花果期 5—10 月。

【生境分布】生于山坡灌丛、沟谷两旁、林缘等处，分布于我国东北、华北等地。

【药用部位（药材名称）及采收加工】根（青木香）、茎叶（天仙藤）、果实（马兜铃）。青木香：春秋季采挖，除去须根及泥沙，晒干。天仙藤：秋季采收，除去杂质，晒干。马兜铃：秋季果实由绿变黄时采摘，干燥。

【临床应用】青木香：辛、苦，寒；归肺、胃经。平肝止痛，解毒消肿；用于眩晕头痛，胸腹胀痛，痈肿疔疮，蛇虫咬伤。天仙藤：苦，温；归肝、脾、肾经。行气活血，通络止痛；用于脘腹刺痛，风湿痹痛。马兜铃：苦，微寒；归肺、大肠经。清肺降气，止咳平喘，清肠消痔；用于肺热咳喘，痰中带血，肠热痔血，痔疮肿痛。

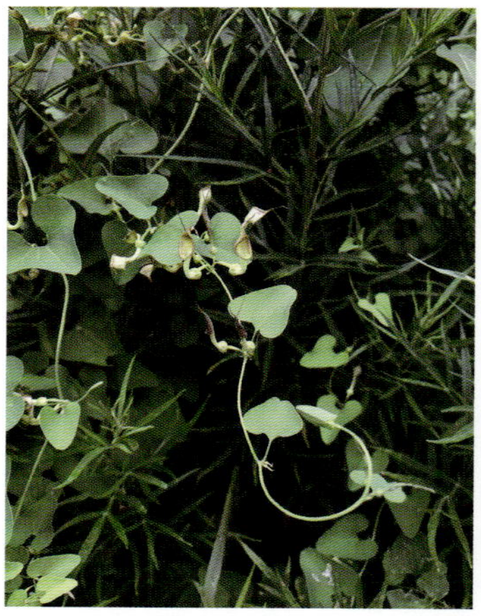

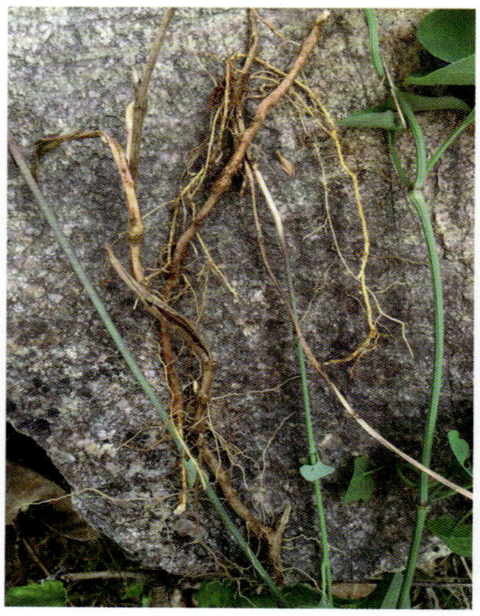

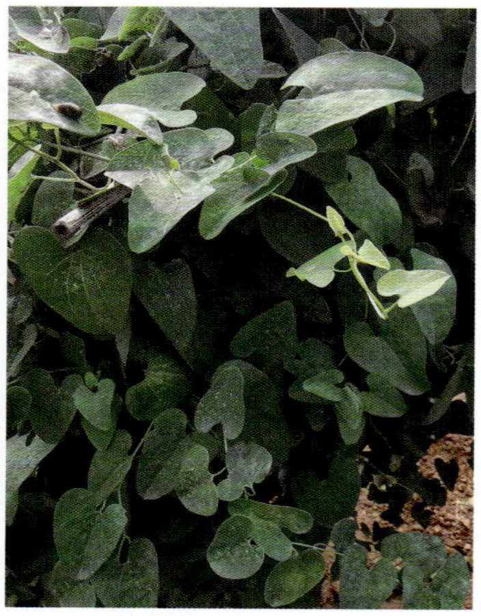

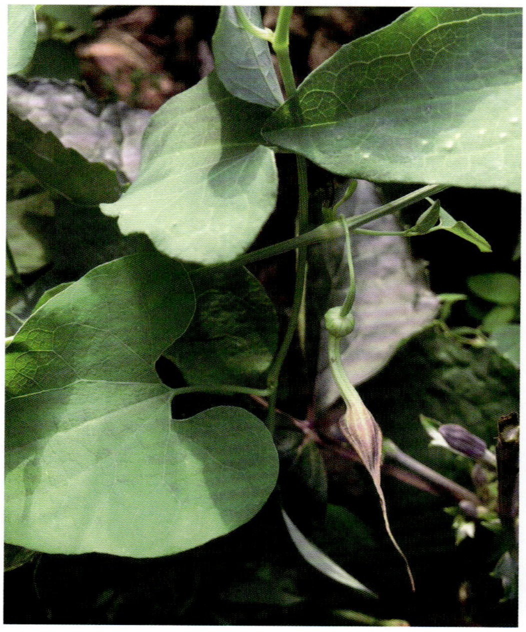

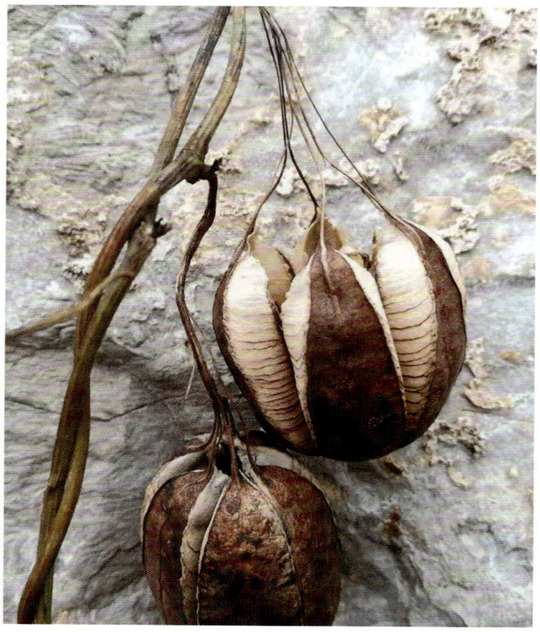

马兜铃

【基　　原】马兜铃科马兜铃属马兜铃 *Aristolochia debilis* Sieb. et Zucc.

【别　　名】同植物“北马兜铃”项下。

【形态特征】多年生草质藤本。形态特征与植物“北马兜铃”相似，两者的主要区别：北马兜铃的叶基部为深心形，叶轮廓宽卵形，花数朵簇生于叶腋，花被先端具细丝状长尾尖；马兜铃的叶基部戟形，叶轮廓长卵状披针形，花单生于叶腋，花被先端渐尖但不呈丝状。

【生境分布】生于山谷、沟边、路旁及山坡灌丛中，分布于长江流域以南各省区以及山东、河南等地。

【药用部位（药材名称）及采收加工】均同植物“北马兜铃”项下。

【临床应用】同植物“北马兜铃”项下。

【备　　注】注意：因植物北马兜铃 *Aristolochia contorta* Bge.、马兜铃 *Aristolochia debilis* Sieb. et Zucc. 的毒性，《药典》已不再收载，两者的茎叶（天仙藤）、果实（马兜铃）已禁用。

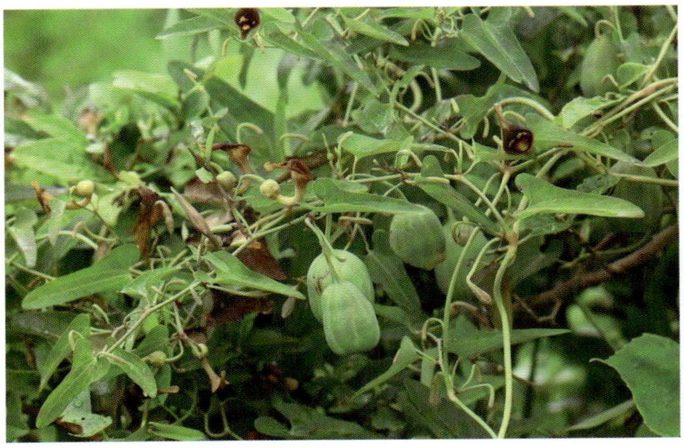

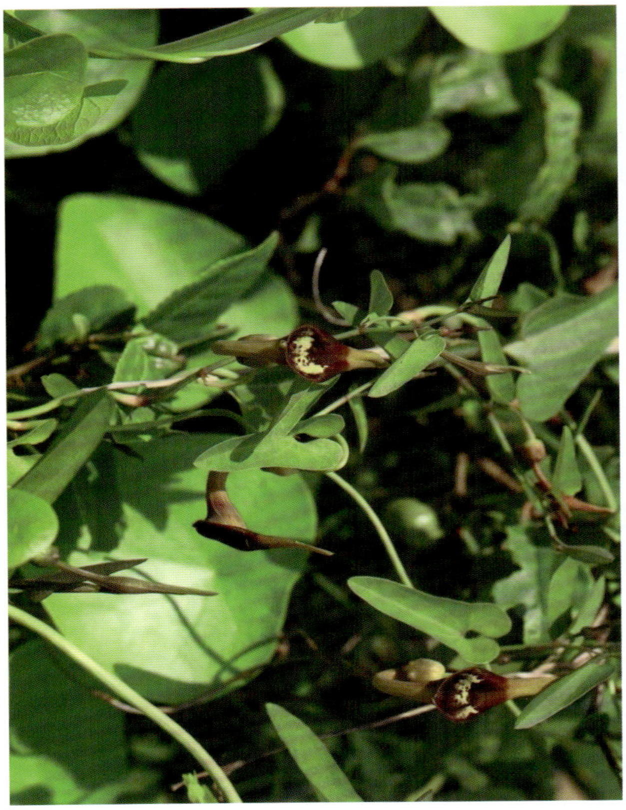

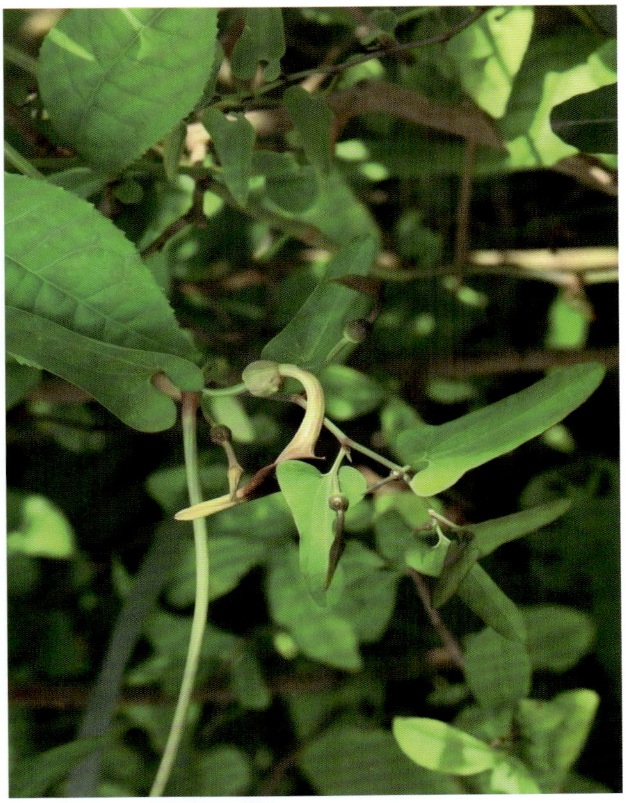

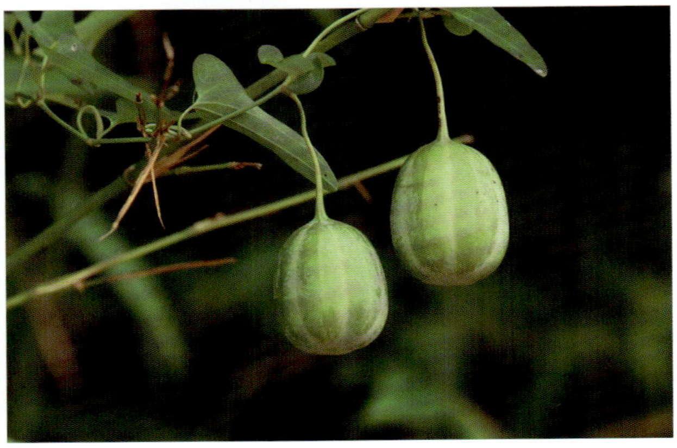

波叶大黄

【基　　原】蓼科大黄属波叶大黄 *Rheum rhabarbarum* Linnaeus

【别　　名】河北（华北）大黄、山大黄。

【形态特征】多年生草本。**根：**根直伸，粗壮，断面土黄色。**茎：**茎直立，粗壮，具纵沟，不分枝或上部分枝，茎髓实心。**叶：**基生叶宽卵形，质厚，先端圆钝，基部心形或近心形，边缘波状，基出脉 5 ～ 7 条，叶上面灰绿色或蓝绿色，下面常带暗紫红色，疏被短毛；茎生叶较小，叶片三角状卵形；叶柄半圆柱状，短于叶片，常带暗紫红色，向上叶柄渐短至近无柄；托叶鞘膜质，抱茎，棕褐色，外面被短硬毛。**花：**大型圆锥花序，具 2 次以上分枝，轴及分枝被短毛；花黄白色，幼时带红色，3 ～ 6 朵簇生；小花梗细，中下部有关节；花被片 6，外轮 3 片稍小，宽椭圆形，内轮 3 片稍大，极宽椭圆形至近圆形；雄蕊 9。**果：**果实宽椭圆形至矩圆状椭圆形，具翅，翅紫红色，下部心形，上端有凹口。**种子：**种子卵状椭圆形。花果期 6—8 月。

【生境分布】生于山坡、石滩、林缘等处。分布于我国华北及河南等地。

【药用部位（药材名称）及采收加工】根及根茎（土大黄、山大黄、华北大黄）。秋季采挖，切片，晒干。

【临床应用】苦，寒；归胃、大肠经。泻热通便，行瘀破滞；用于大便热秘，经闭腹痛，湿热黄疸；外用治口疮糜烂，烫火伤。

【备　　注】《河北植物志》《中国植物志》对本种的描述均有“茎中空”；但笔者从茎基到茎尖，无论新茎与老茎，均未发现中空，而是实心。

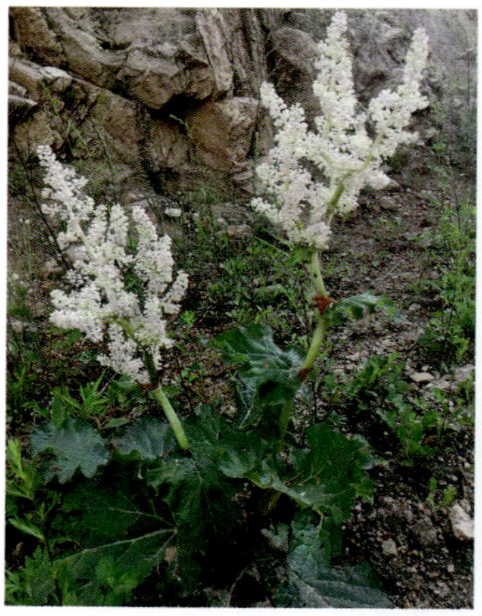
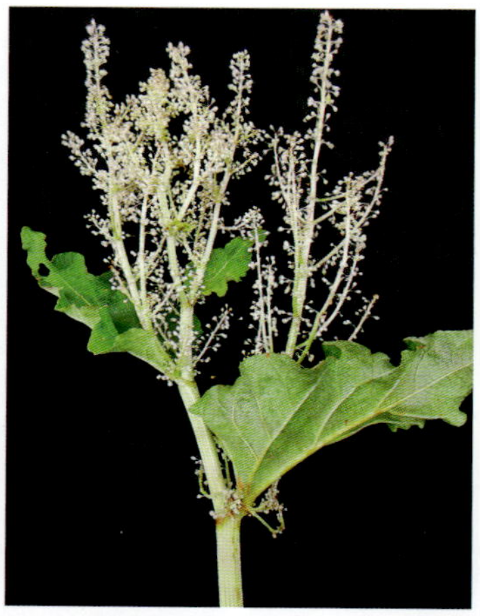
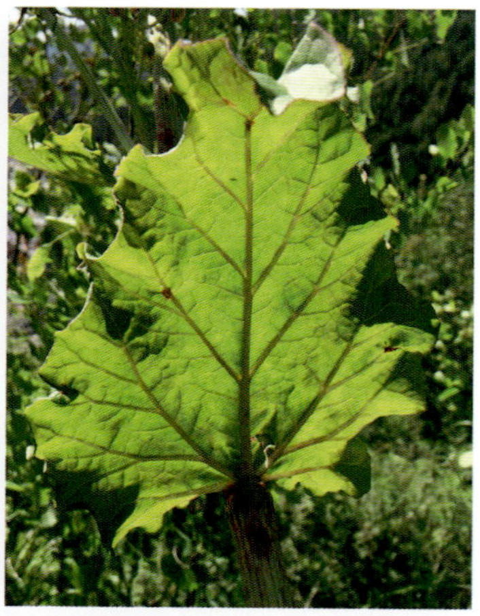
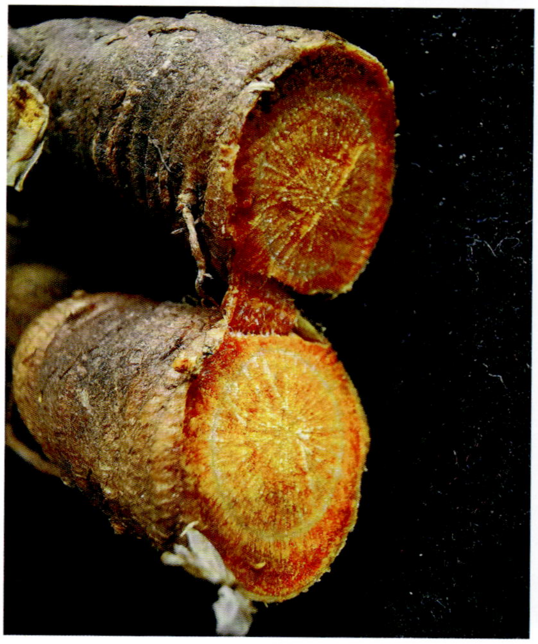
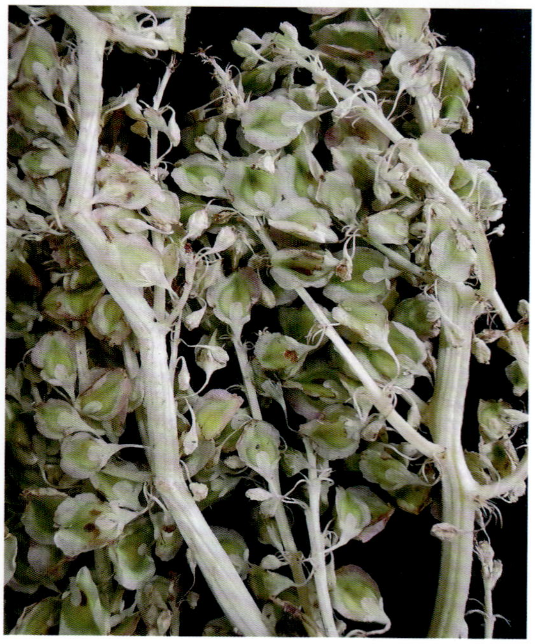

【基　　原】蓼科酸模属巴天酸模 *Rumex patientia* L.

【别　　名】洋铁酸模、牛舌头棵、牛西西。

【形态特征】多年生草本。**根：**根粗壮，黄色。**茎：**茎直立，粗壮，单一或有分枝。**叶：**基生叶具长柄，长椭圆形，基部圆形或心形，全缘，叶缘波状；茎生叶向上渐小，长圆状披针形，柄渐短至近无柄；托叶鞘膜质，管状。**花：**圆锥状花序顶生或腋生，花多数，轮状簇生，花两性，花梗中部以下具关节；花被片 6，淡绿色，2 层，内轮 3 片在果时增大，全缘或有微齿，常仅 1 片有瘤状突起，或 3 片都有瘤状突起但大小不一；雄蕊 6，花柱 3，柱头细裂。**果：**瘦果卵状三棱形，褐色。花果期 5—9 月。

【生境分布】生于低谷、路旁、草地、沟边等处。分布于我国华北、西北及吉林、山东、河南等地。

【药用部位（药材名称）及采收加工】叶（牛西西叶）、根（牛西西）。牛西西叶：夏季枝叶茂盛时采收，鲜用或晒干。牛西西：全年可采挖，切片，鲜用或晒干。

【临床应用】牛西西叶：苦，寒。祛风止痒，敛疮，清热；用于皮肤瘙痒，烫火伤，咽痛。牛西西：苦、酸，寒。清热解毒，止血消肿，通便，杀虫；用于吐血，衄血，便血，崩漏，赤白带下，紫癜，痢疾，肝炎，大便秘结，小便不利，痈疮肿毒，疥癣，跌打损伤，烫火伤。

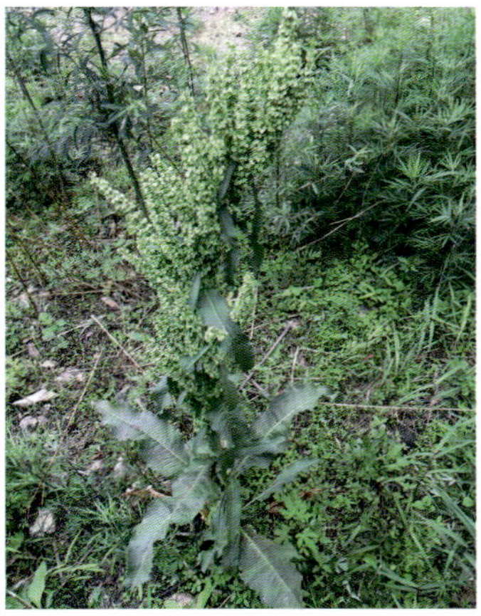
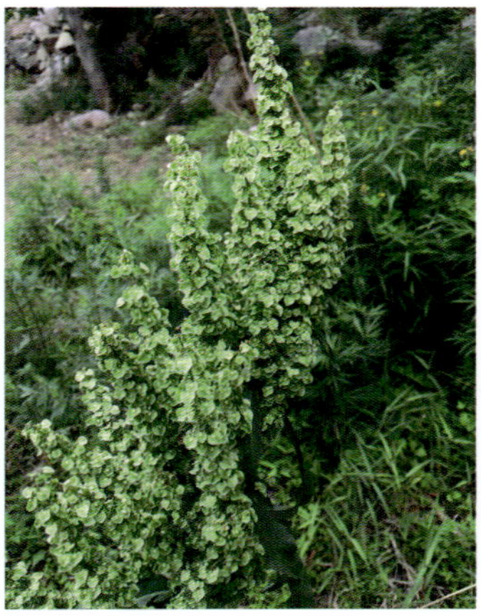
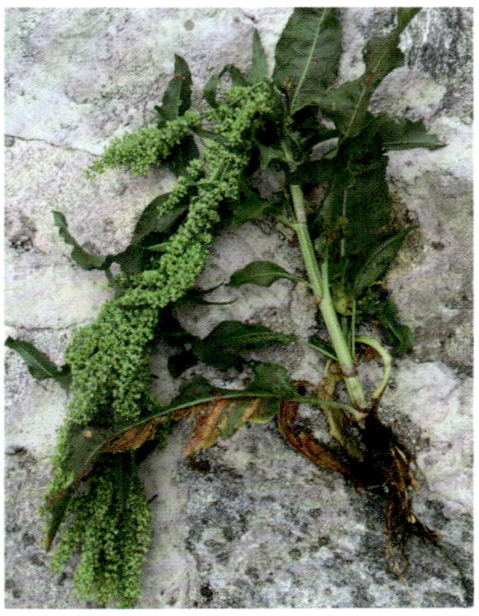
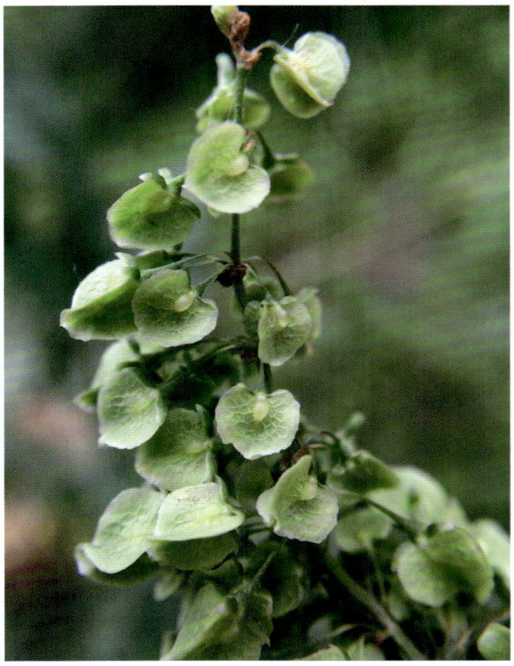
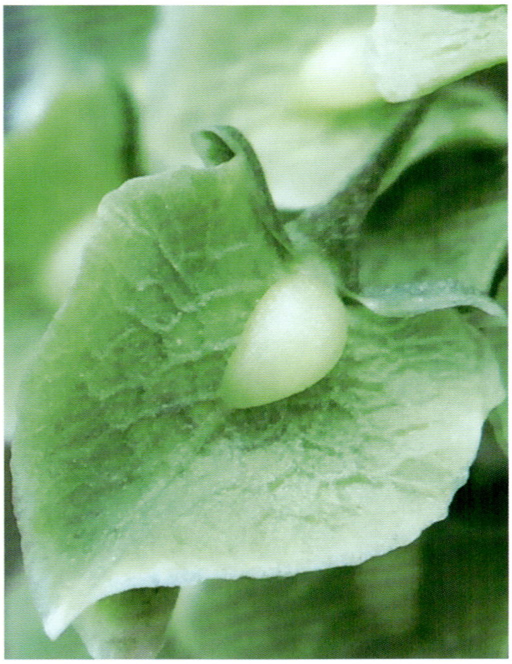

长刺酸模

【基　　原】蓼科酸模属长刺酸模 *Rumex trisetifer* Stokes

【别　　名】牛舌头棵、野菠菜。

【形态特征】1年生草本。**根：**根粗壮，红褐色。**茎：**茎直立，具沟槽。**叶：**茎下部叶长圆形或披针状长圆形，顶端急尖，基部楔形，边缘波状，茎上部的叶较小，狭披针形；托叶鞘膜质，早落。**花：**总状花序，顶生和腋生，具叶，再组成大型圆锥状花序；花两性，多花轮生，上部较紧密，下部稀疏，间断；花梗细长，近基部具关节；花被片6，2轮，黄绿色，外花被片披针形，较小，内花被片果时增大，狭三角状卵形，顶端狭窄，急尖，基部截形，全部具小瘤，边缘每侧具1个针刺，针刺长3～4 mm，直伸或微弯。**果：**瘦果椭圆形，具3锐棱，两端尖，黄褐色。花果期5—7月。

【生境分布】生于田边湿地、水边、山坡草地等处。分布于我国华东、华南、华中、西南及陕西、河北等地。

【药用部位（药材名称）及采收加工】根或全草（野菠菜）。全年均可采收，鲜用或晒干。

【临床应用】苦、酸，寒。凉血，解毒，杀虫；用于肺结核咯血，痔疮出血，痈疮肿毒，疥癣，皮肤瘙痒。

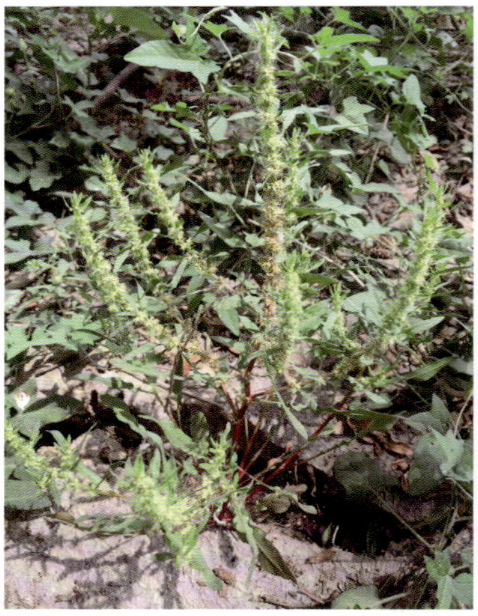
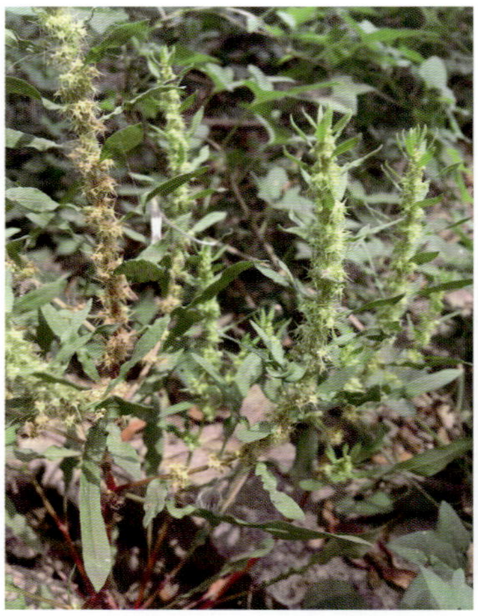
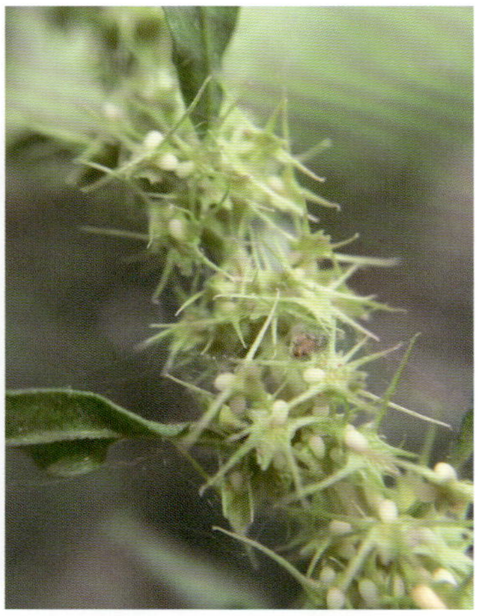
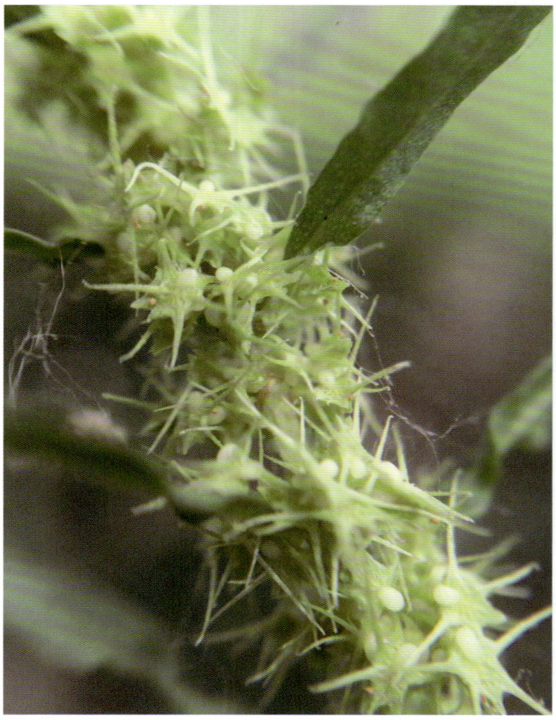
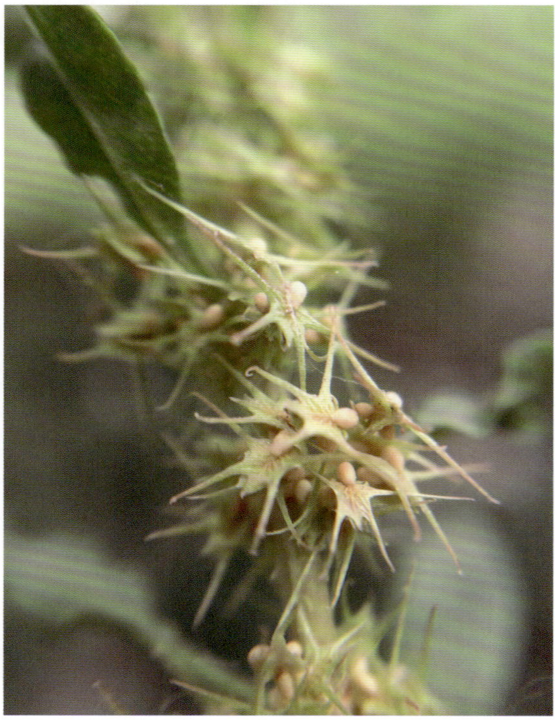

【基　　原】蓼科酸模属齿果酸模 *Rumex dentatus* L.

【别　　名】(齿果)羊蹄、羊蹄大黄、土大黄、牛舌棵子、野甜菜、土王根、牛舌头棵、牛耳大黄。

【形态特征】1年或多年生草本。茎：茎直立，多分枝。叶：叶互生，具柄；叶长圆形，先端钝或尖，基部圆形或心形，边缘略呈波状。花：圆锥花序顶生，花轮状簇生；花被6，黄绿色，2轮，宿存；外花被长圆形，内花被卵形，先端尖，具明显网纹，各具瘤状突起，边缘有2～4（5）对尖针状齿，齿长短不齐；雄蕊6，花丝细弱；花柱3，柱头细裂，毛刷状。果：瘦果三棱形，棱尖锐，褐色，平滑。花果期4—6月。

【生境分布】生于路旁、水边、荒地等处。分布于我国大部分地区。

【药用部位（药材名称）及采收加工】根（牛西西）、叶（牛舌草）。牛西西：春秋季挖根，除去茎叶，洗净，切片晒干。牛舌草：4—5月采叶，鲜用或晒干。

【临床应用】牛西西：苦、酸，寒。凉血止血，清热解毒，杀虫；用于功能性子宫出血，吐血，咯血，鼻衄，牙龈出血，十二指肠出血，便血，紫癜，便秘，水肿；外用治疥癣，疮疖，脂溢性皮炎。牛舌草：捣烂外敷，治乳房红肿。

【备　　注】包括齿果酸模等多种植物的根入药称为“牛西西”，它们功效相近，但临床应用仍有差别。

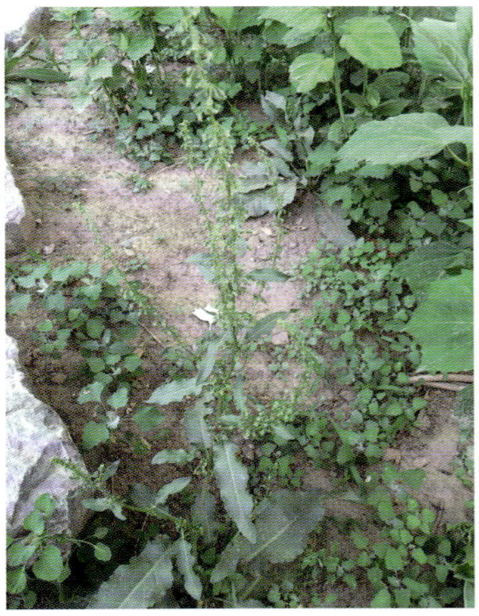

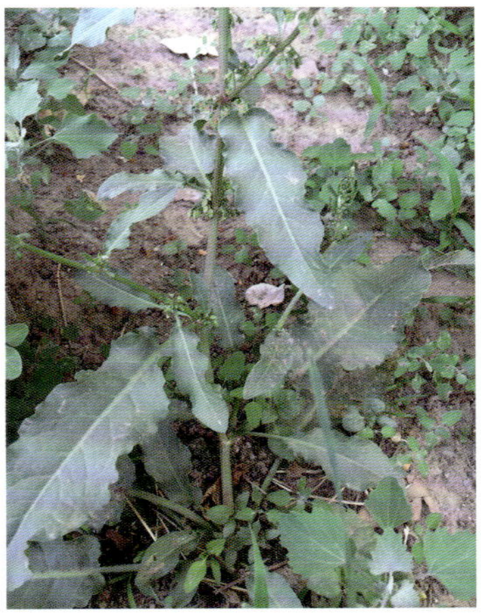

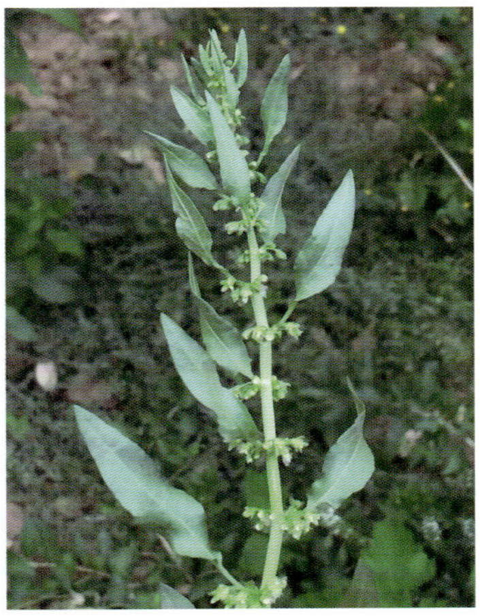

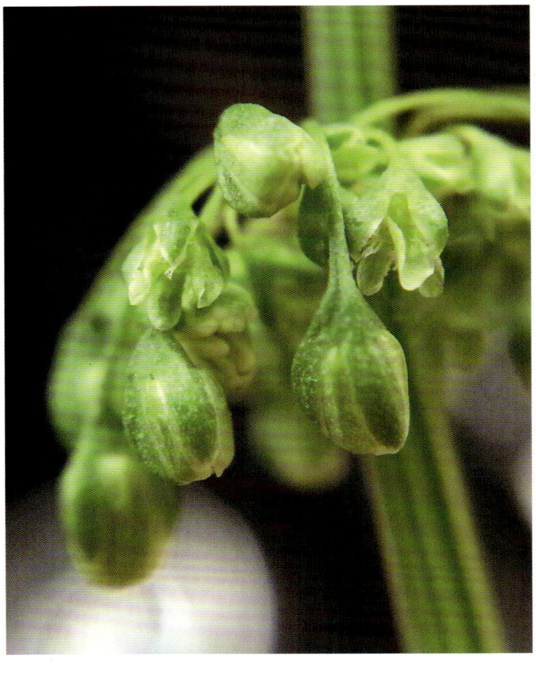

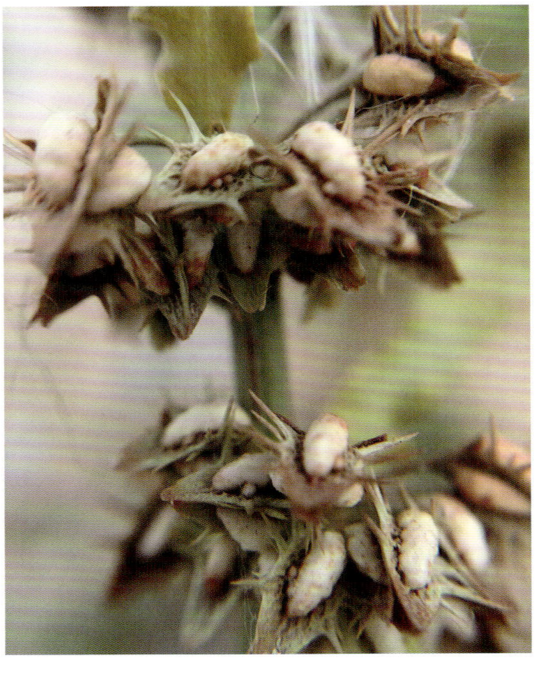

皱叶酸模

【基　　原】蓼科酸模属皱叶酸模 *Rumex crispus* L.

【别　　名】洋铁叶子、四季菜、土（牛耳）大黄、火风棠、羊蹄、牛舌片。

【形态特征】多年生草本。**根：**根肥厚，黄色。**茎：**茎直立，常不分枝，具浅槽。**叶：**叶互生；叶披针形或长圆状披针形，先端短渐尖，基部渐狭，边缘有波状皱褶；托叶鞘膜质，管状，常破裂。**花：**花多数，聚生于叶腋或形成短的总状花序，组成圆锥花序；花被片 6，2 轮，宿存，内花被片全缘或有微齿，常 3 片有瘤状突起；雄蕊 6；柱头 3，画笔状。**果：**瘦果三棱形，有锐棱，褐色，有光泽。花果期 6—8 月。

【生境分布】生于沟边、湿地、河岸等处。分布于我国东北、华北、西北及福建、广西、贵州等地。

【药用部位（药材名称）及采收加工】叶（牛耳大黄叶）、根（土大黄、牛耳大黄、牛西西）、根或全草（羊蹄）。牛耳大黄叶：4—5 月采叶，鲜用或晒干。土大黄：秋季挖根，洗净，切片，鲜用或晒干；牛耳大黄：4—5 月挖根，洗净，鲜用或晒干；牛西西：春秋季挖根，除去茎叶，洗净，切片晒干。羊蹄：春秋季挖根，洗净，切片，晒干；全草全年可采或秋季采割，晒干。

【临床应用】牛耳大黄叶：清热解毒，止咳，利大便；用于热结便秘，咳嗽，痈肿疮毒。土大黄：苦、辛，凉。清热解毒，止血，祛瘀，通便，杀虫；用于肺脓疡，肺结核咯血，衄血，流行性乙脑，急慢性肝炎，便秘；外用治跌打损伤，烧烫伤，痈疖肿毒，流行性腮腺炎，疥疮，湿疹，皮炎。牛耳大黄：苦，寒；归心、肝、大肠经。清热解毒，凉血止血，通便杀虫；用于急慢性肝炎，肠炎，痢疾，慢性气管炎，吐血，衄血，便血，崩漏，热结便秘，痈疽肿毒，疥癣，秃疮。牛西西：苦、酸，寒。凉血止血，清热解毒，杀虫；用于功能性子宫出血，吐血，咯血，鼻衄，牙龈出血，十二指肠出血，便血，紫癜，便秘，水肿；外用治疥癣，疮疖，脂溢性皮炎。羊蹄：苦、酸，寒；有小毒。清热解毒，止血，通便，杀虫；用于鼻出血，功能性子宫出血，血小板减少性紫癜，慢性肝炎，肛周炎，大便秘结；外用治外痔，急性乳腺炎，黄水疮，疖肿，皮癣。

【备　　注】本种的根入药，存在多种药材名称，概因产地、采收时间、加工方式、地区使用习惯等的不同，导致临床应用不尽相同。

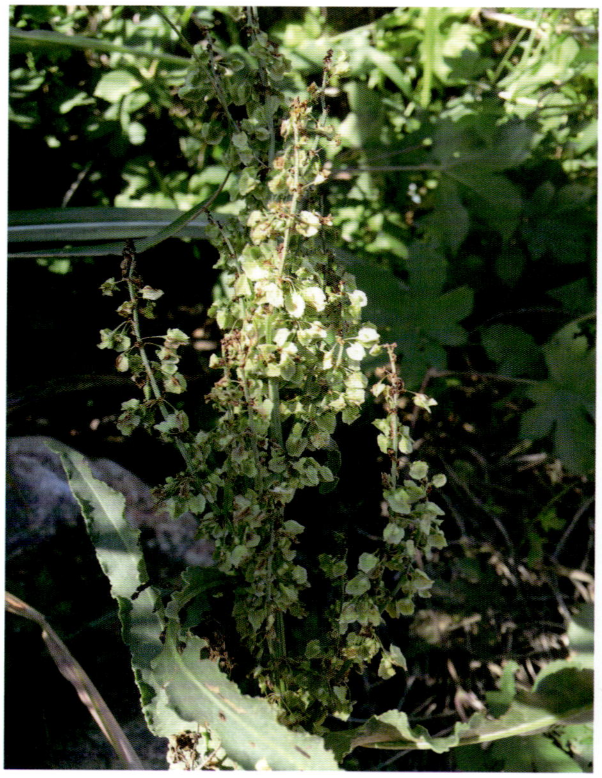

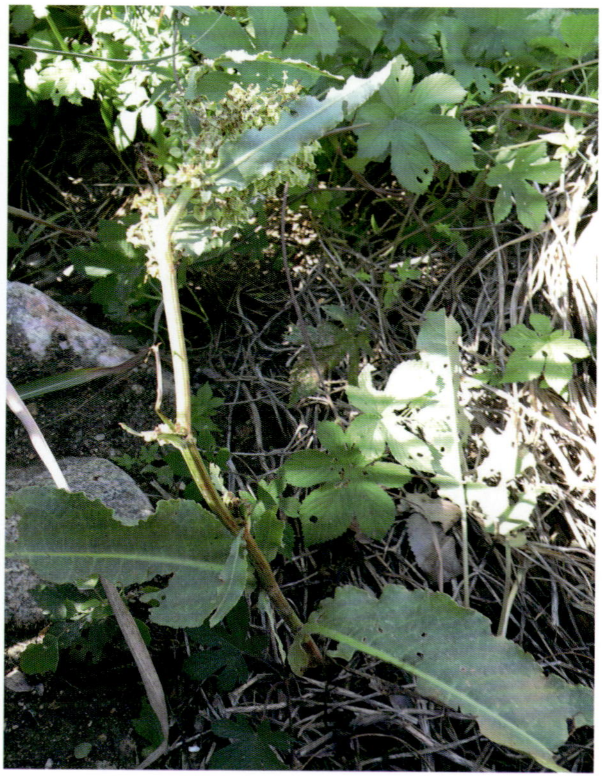

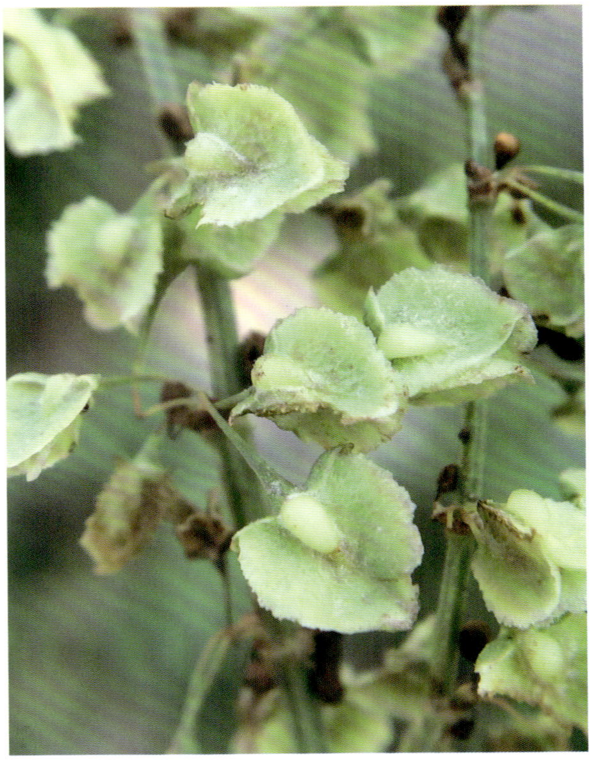

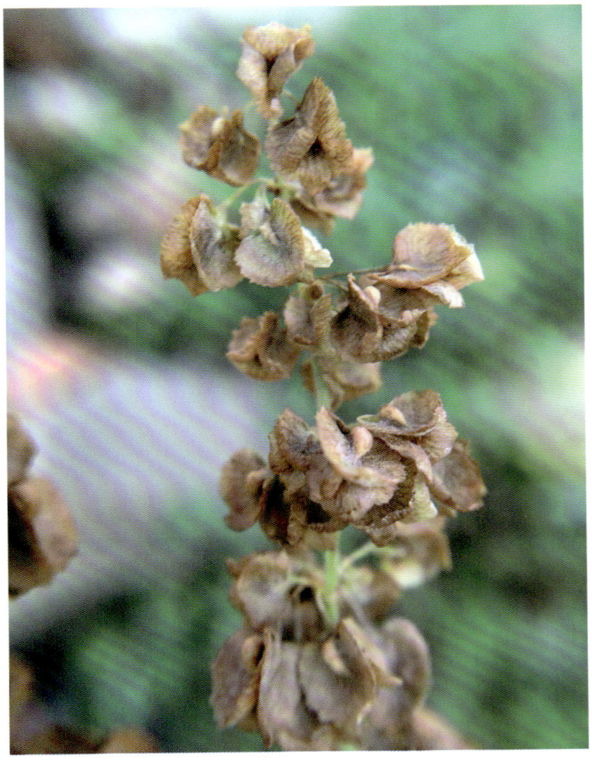

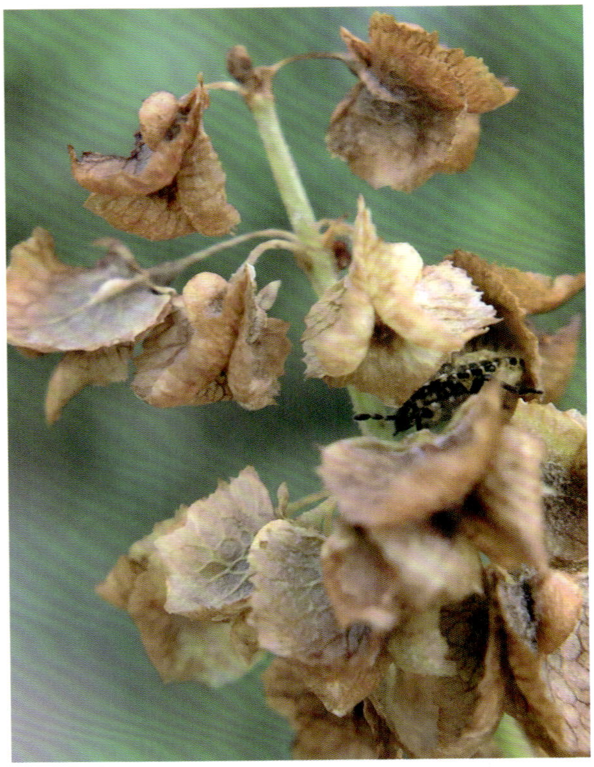

翼蓼

【基　　原】蓼科翼蓼属翼蓼 *Pteroxygonum giraldii* Damm.et Diels

【别　　名】红（白）药子、红要子、山首乌、老驴蛋。

【形态特征】多年生草本。**根：**块根粗壮，近圆形，横断面暗红色。**茎：**茎攀援，圆柱形，中空，具细纵棱，无毛或被疏柔毛。**叶：**叶 2 ～ 4 个簇生，叶片三角状卵形或三角，顶端渐尖，基部宽心形或戟形，下面沿叶脉疏生短柔毛，边缘具短缘毛；叶柄通常基部卷曲；托叶鞘膜质，宽卵形，顶端急尖，基部被短柔毛。**花：**花序总状，腋生，直立，花序梗粗壮；苞片狭卵状披针形，淡绿色；花梗中下部具关节；花被 5 深裂，白色，花被片椭圆形；雄蕊 8，与花被近等长；花柱 3，中下部合生，柱头头状。**果：**瘦果卵形，黑色，具 3 锐棱，沿棱具黄褐色膜质翅，基部具 3 个黑色角状附属物；果梗粗壮，具 3 个下延的狭翅。花果期 6—9 月。

【生境分布】生于山坡石缝、山谷灌丛等处。分布于河北、山西、河南、陕西、甘肃、湖北、四川等地。

【药用部位（药材名称）及采收加工】根茎（白药子、红药子、荞麦七）。秋季采挖，除去茎叶及须根，洗净，切片，晒干。

【临床应用】白药子：苦、辛，凉；归脾、肺、肾经。清热消痰，凉血解毒，止痛；用于咽痛喉痹，咳嗽，吐血，衄血，金创出血，热毒痈肿，瘰疬。红药子：酸、苦、涩，凉。清热，解毒，止血，止痛；用于肠炎，痢疾，腰腿痛，便血，崩漏；外用治烧烫伤，疮疖，狂犬咬伤。荞麦七：辛、苦、涩，凉。清热解毒，凉血止血，除湿止痛；用于咽喉肿痛，疮疖肿毒，烧伤，吐血，衄血，便血，崩漏，痢疾，泄泻，风湿痹痛。

【备　　注】中药材“白药子”的基原较多，还包括防己科植物头花千金藤、千金藤和金线吊乌龟；中药材“红药子”的基原还包括蓼科植物毛脉蓼。有关“中药材同名”但“基原不同种”的情况，应注意甄别。

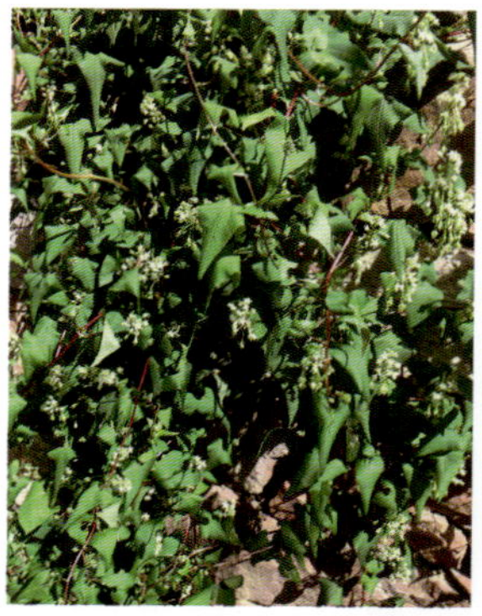
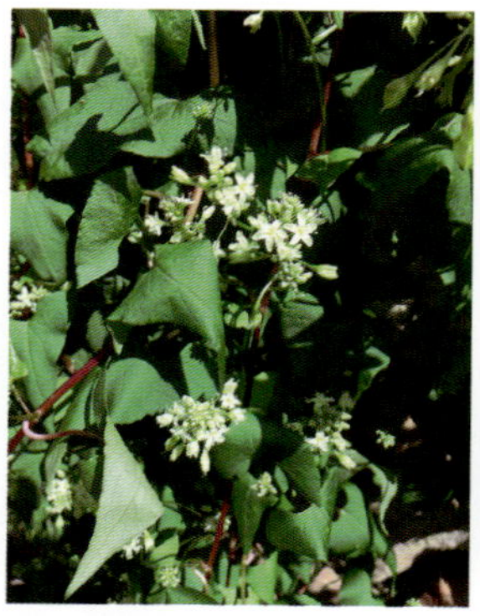
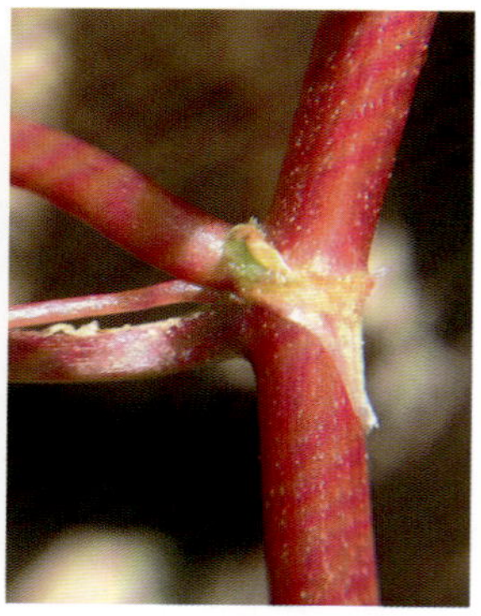
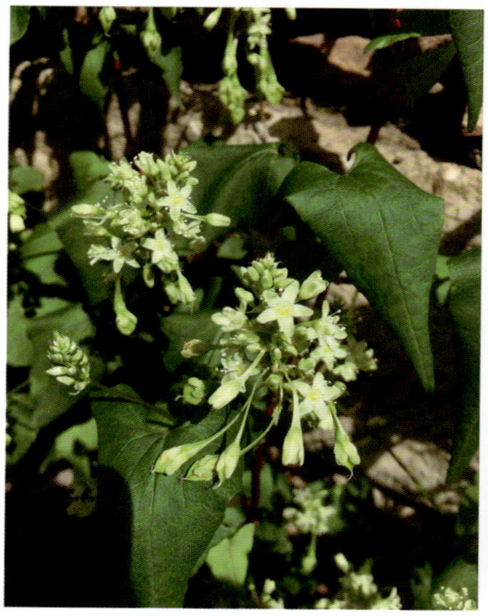
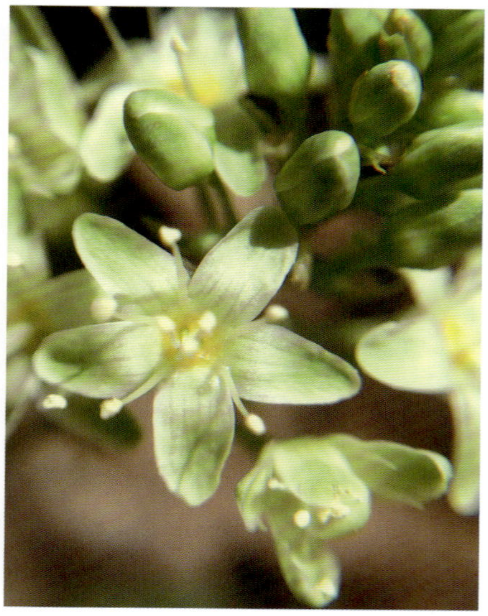

【基　　原】蓼科金线草属金线草 *Antenoron filiforme*（Thunb.）Rob.et Vaut.

【别　　名】九龙盘、鸡心七、蓼子七、红花铁菱角、铁拳头、一串红、山（毛）蓼、水引。

【形态特征】多年生草本。**茎：**根状茎粗壮。茎直立，具糙伏毛，有纵沟，节部膨大。**叶：**叶椭圆形或长椭圆形，顶端短渐尖或急尖，基部楔形，全缘，两面均具糙伏毛；叶柄具糙伏毛；托叶鞘筒状，膜质，褐色，具短缘毛。**花：**穗状花序，通常数个，顶生或腋生，花序轴延伸，花排列稀疏；苞片漏斗状，绿色，边缘膜质，具缘毛；花被 4 深裂，红色，花被片卵形，果时稍增大；雄蕊 5；花柱 2，果时伸长，顶端呈钩状，宿存，伸出花被之外。**果：**瘦果卵形，双凸镜状，褐色，有光泽。花果期 7—10 月。

【生境分布】生于山坡、林缘、山谷、路旁等处。分布于我国华东、华中、华南、西南及陕西、甘肃、河北等地。

【药用部位（药材名称）及采收加工】全草（金线草）、根（金线草根）。金线草：夏秋季采收，鲜用或晒干。金线草根：夏秋季采挖，鲜用或晒干。

【临床应用】金线草：辛、苦，凉；小毒。凉血止血，清热利湿，散瘀止痛；用于咳血，吐血，便血，血崩，泄泻，痢疾，胃痛，经期腹痛，产后血瘀腹痛，跌打损伤，风湿痹痛，瘰疬，痈肿。金线草根：苦、辛，微寒。凉血止血，散瘀止痛，清热解毒；用于咳嗽咯血，吐血，崩漏，月经不调，痛经，脘腹疼痛，泄泻，痢疾，跌打损伤，风湿痹痛，瘰疬，痈疽肿毒，烫火伤，毒蛇咬伤。

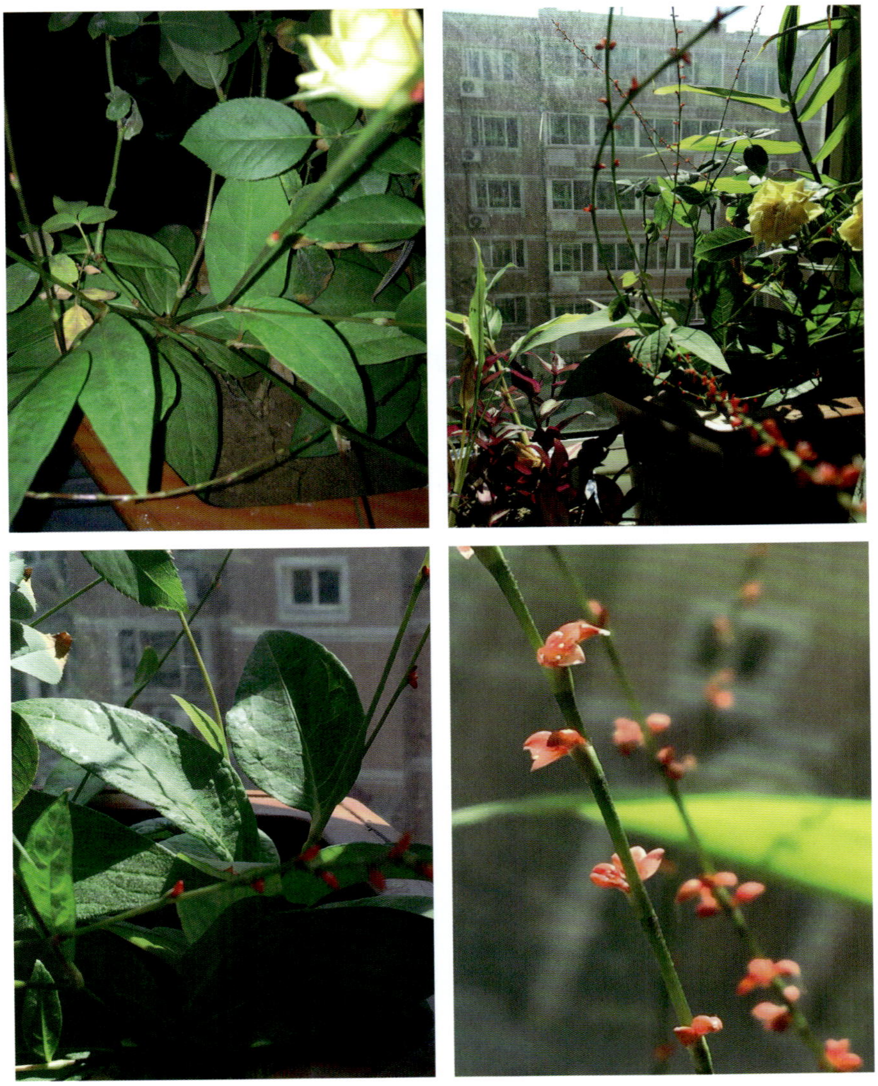

金荞麦

【基　　原】蓼科荞麦属金荞麦 *Fagopyrum dibotrys*（D.Don）Hara

【别　　名】土（野、天）荞麦、苦荞头、透骨消、赤地利、荞麦三七、荞当归。

【形态特征】多年生草本。**茎：**根状茎木质化，红褐色；茎直立，有分枝，具纵棱。**叶：**叶三角形，顶端渐尖，基部近戟形，边缘全缘，两面具乳头状突起或被柔毛；叶柄长，托叶鞘筒状，膜质，褐色，偏斜，顶端截形。**花：**花序伞房状，顶生或腋生；苞片卵状披针形，每苞内具 2～4 花；花梗中部具关节，与苞片近等长；花被 5 深裂，白色或带粉色，花被片长椭圆形，雄蕊 8，比花被短，花药带红色；花柱 3，柱头头状。**果：**瘦果宽卵形，具 3 锐棱，成熟时黑褐色。花果期 7—10 月。

【生境分布】生于山谷、湿地、山坡、灌丛等处。分布于我国华东、华中、华南、西南及陕西等地；亦有栽培。

【药用部位（药材名称）及采收加工】根茎（金荞麦）、茎叶（金荞麦茎叶）。金荞麦：冬季采挖，除去茎及须根，洗净，晒干。金荞麦茎叶：夏季采收，鲜用或晒干。

【临床应用】金荞麦：微辛、涩，凉；归肺经。清热解毒，排脓祛瘀；用于肺脓疡，麻疹肺炎，扁桃体周围脓肿。金荞麦茎叶：辛、苦，凉；归肺、脾、肝经。清热解毒，健脾利湿，祛风通络；用于肺痈，咽喉肿痛，肝炎腹胀，消化不良，痢疾，痈疽肿毒，瘰疬，蛇虫咬伤，风湿痹痛，头风痛。

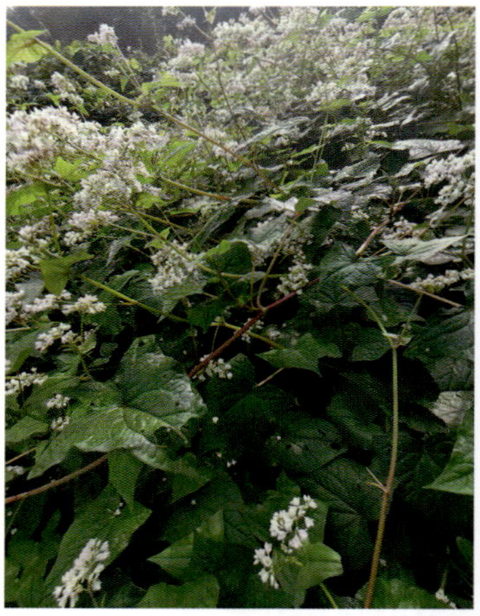
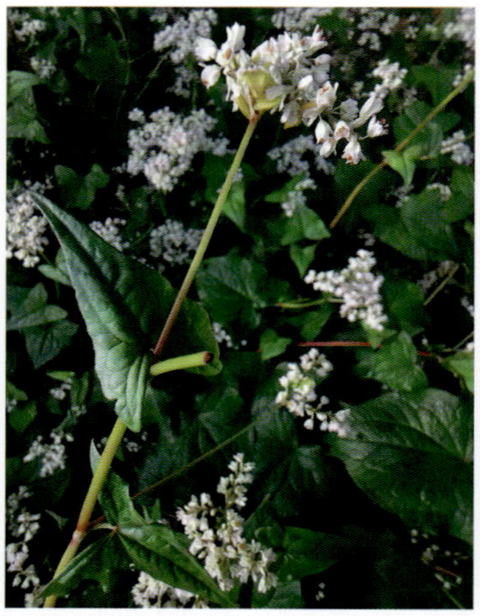
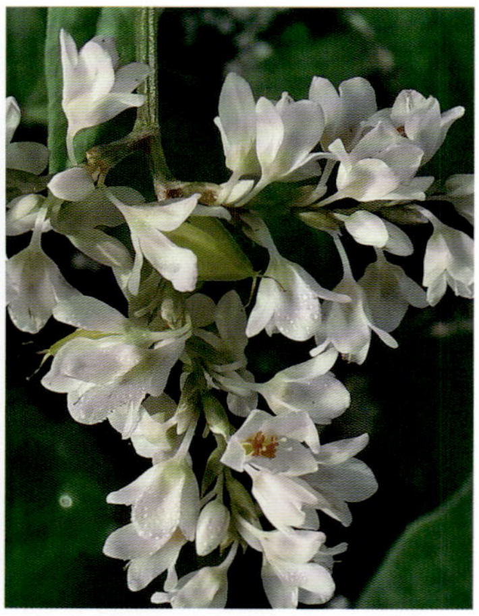
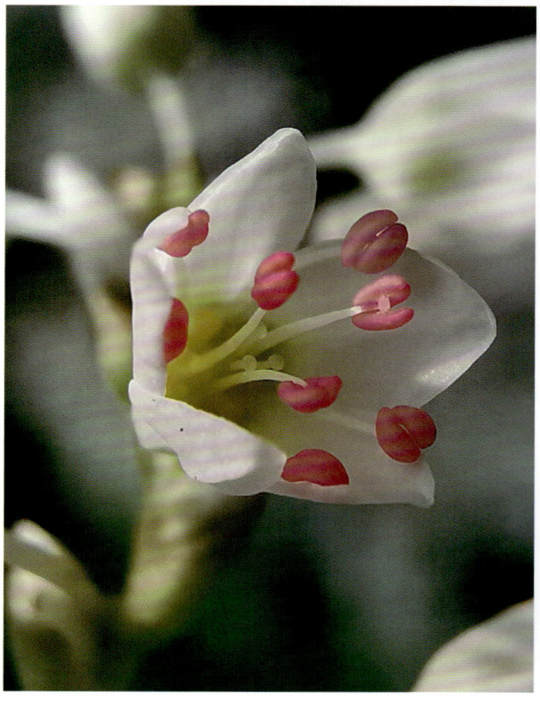
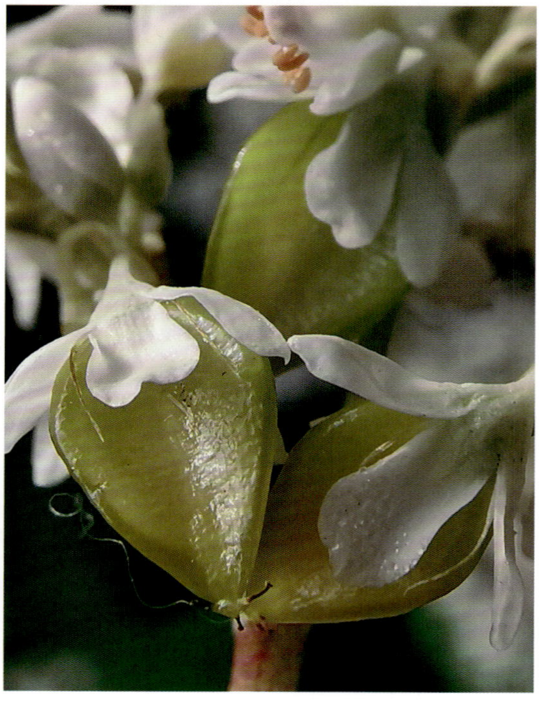

苦荞麦

【基　　原】蓼科荞麦属苦荞麦 *Fagopyrum tataricum*（L.）Gaertn.

【别　　名】苦荞。

【形态特征】1 年生草本。茎：茎直立，有分枝，绿色或带紫色，具纵棱。叶：叶宽三角形或戟形，顶端急尖，基部心形或戟形；基生叶具长柄，上部叶渐小，叶柄渐短至无柄；托叶鞘膜质，棕褐色，顶端偏斜。花：总状花序组成圆锥状，顶生或腋生，花稀疏；苞片卵形，有尖头；花被片白色或淡红色，5 深裂，裂片椭圆形，钝头；雄蕊 8，比花被短，花药淡红色；花柱 3，柱头头状。果：瘦果卵形，具 3 棱，棱上部锐，下部钝，有时有小的瘤状突起，黑褐色，有 3 条纵沟，果实远比宿存花被长。花果期 7—10 月。

【生境分布】生于田边、路旁、山坡、河谷等处。分布于我国东北、华北、西北、西南等地；有栽培。

【药用部位（药材名称）及采收加工】块根（苦荞麦）。秋季采挖，洗净，晒干。

【临床应用】苦，平。理气止痛，健脾利湿；用于胃痛，消化不良，腰腿疼痛，跌打损伤。

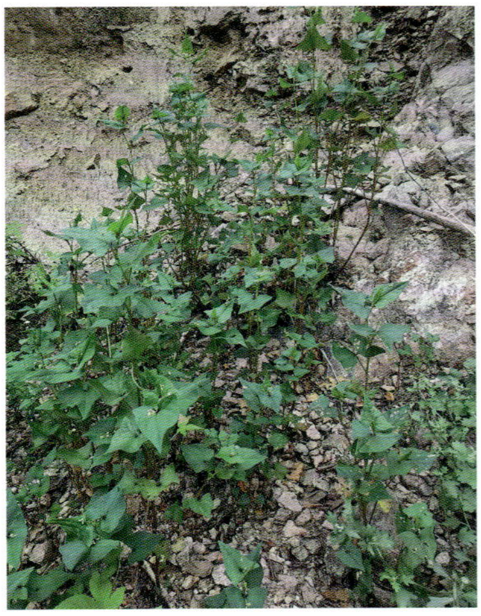
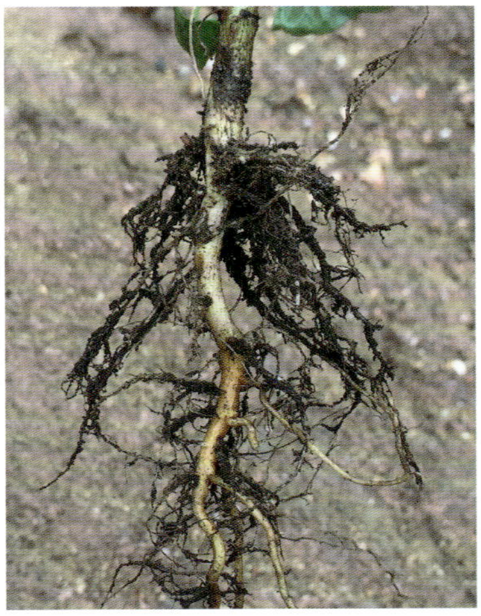
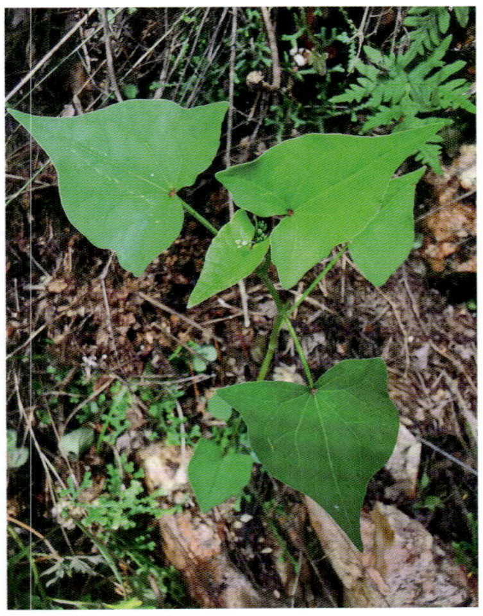
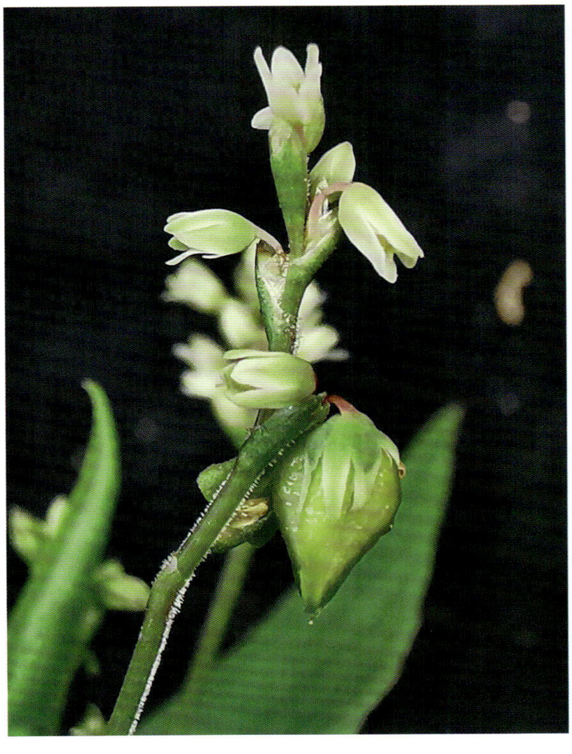
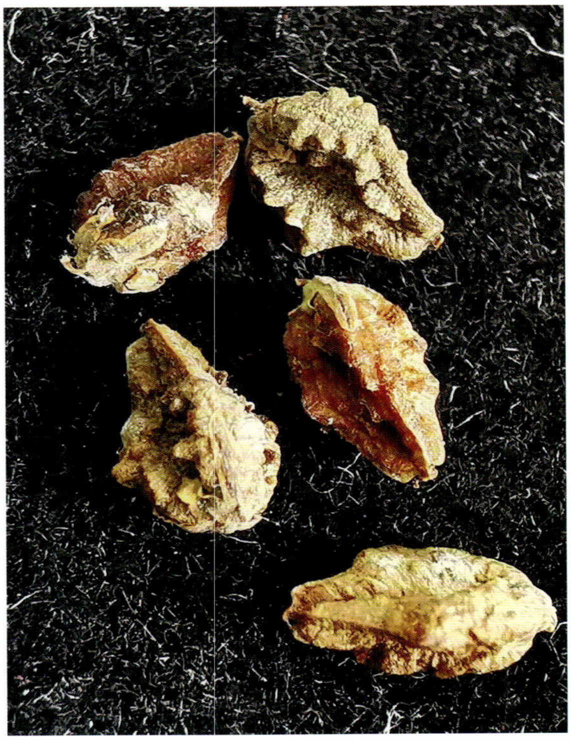

荞麦

【基　　原】蓼科荞麦属荞麦 *Fagopyrum esculentum* Moench

【别　　名】甜荞。

【形态特征】形态特征与植物“苦荞麦”相似。两者的主要区别：苦荞麦瘦果表面有小的突起或瘤状物，通常不平滑，有3棱但棱的下部显钝，有3条窄纵沟；荞麦瘦果的表面平滑，有3棱且棱较锐，3条纵沟略显。

【生境分布】全国各地有栽培；有时逸为野生。

【药用部位（药材名称）及采收加工】种子（荞麦）、叶（荞麦叶）、茎叶（荞麦秸）。荞麦：霜降前后种子成熟后收割，打下种子，除去杂质，晒干。荞麦叶：夏秋季采收，洗净，鲜用或晒干。荞麦秸：夏秋季采收，洗净，鲜用或晒干。

【临床应用】荞麦：甘、微酸，寒；归脾、胃、大肠经。健脾消积，下气宽肠，解毒敛疮；用于肠胃积滞，泄泻，痢疾，结肠癌，带下，自汗盗汗，疱疹，丹毒，痈疽发背，瘰疬，汤火灼伤。荞麦叶：酸，寒。利耳目，下气，止血，降压；用于眼目昏聩，耳鸣重听，嗳气，紫癜，高血压。荞麦秸：酸，寒。下气消积，清热解毒，止血，降压；用于噎食，消化不良，痢疾，白带，痈肿，烫伤，咯血，紫癜，高血压，糖尿病并发网膜炎。

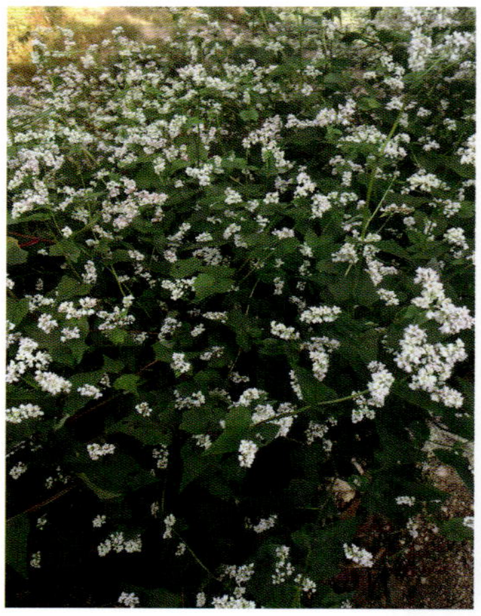
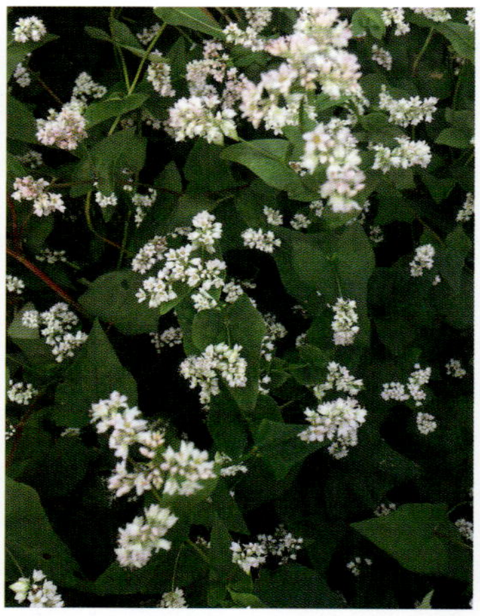
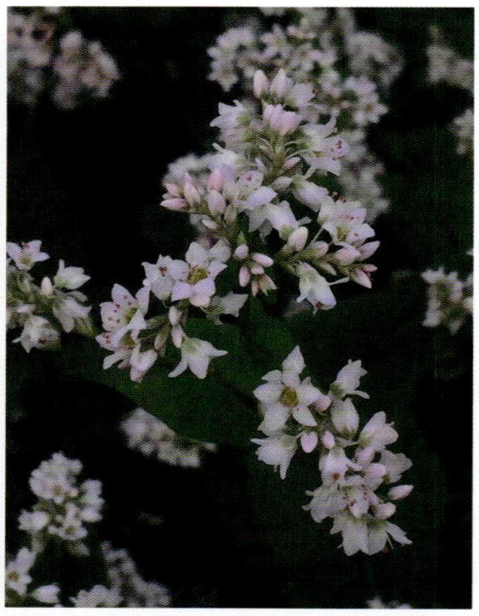
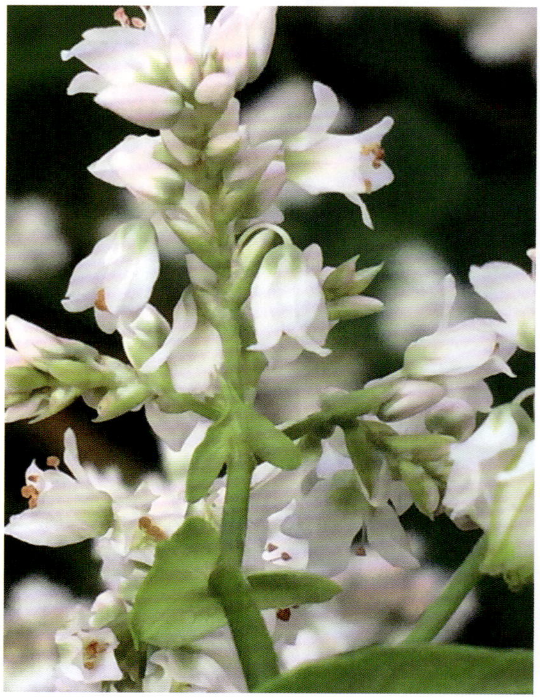
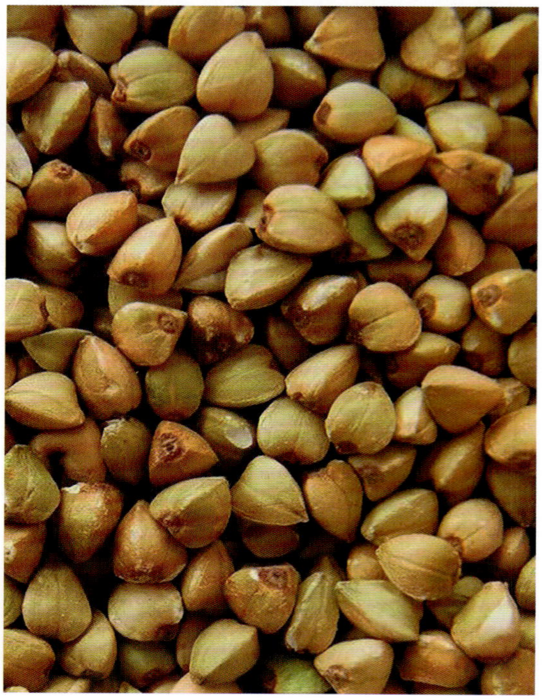

萹蓄

【基　　原】蓼科萹蓄属萹蓄 *Polygonum aviculare* L.

【别　　名】扁竹蓼、乌蓼、大蓄片、疳积药、斑鸠台、蚂蚁草、猪圈草、桌面草、路边草等。

【形态特征】1年或多年生草本。**茎：**茎平卧、斜升或直立，绿色，具纵沟纹，圆柱形，基部多分枝。**叶：**叶互生；叶片椭圆形、狭椭圆形或披针形，顶端钝圆或急尖，基部楔形，边缘全缘，下面侧脉明显；叶柄短或近无柄，基部具关节；托叶鞘膜质，抱茎。**花：**花小，1～5朵簇生于叶腋，遍布植株；苞片薄膜质；花被5深裂，花被片椭圆形，绿色，边缘白色或淡红色；雄蕊8，花丝短；花柱3，柱头头状。**果：**瘦果三角形卵状，具3棱，棕黑褐色至黑色，密被细纹及小点。花果期4—9月。

【生境分布】生于山坡、田野、路旁等处。分布于全国各地。

【药用部位（药材名称）及采收加工】地上部分（萹蓄）。夏季叶茂盛时采收，除去根及杂质，晒干。

【临床应用】苦，微寒；归膀胱经。利水通淋，杀虫，止痒；用于膀胱热淋，小便短赤，淋沥涩痛，皮肤湿疹，阴痒带下。

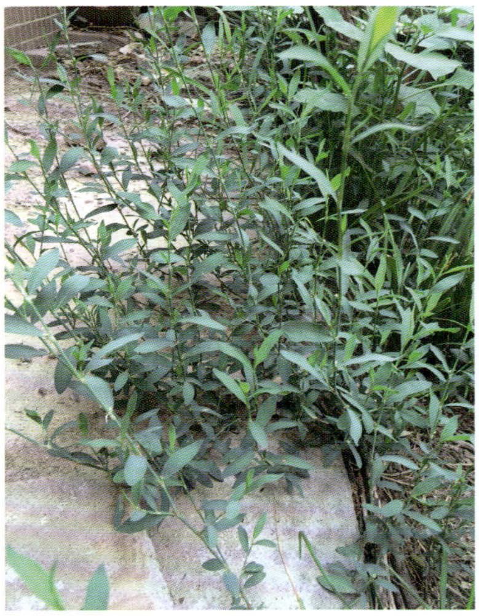
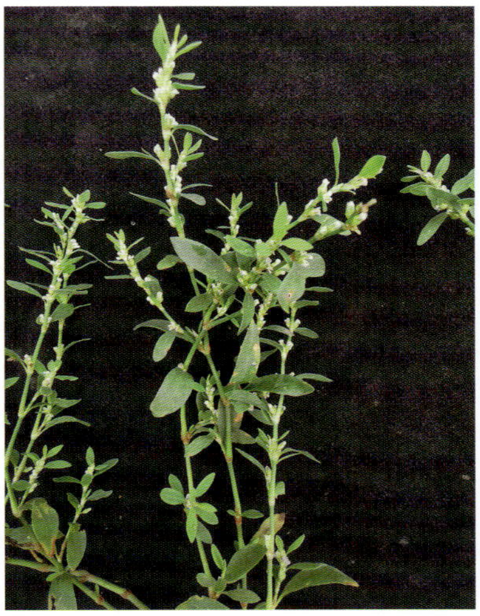
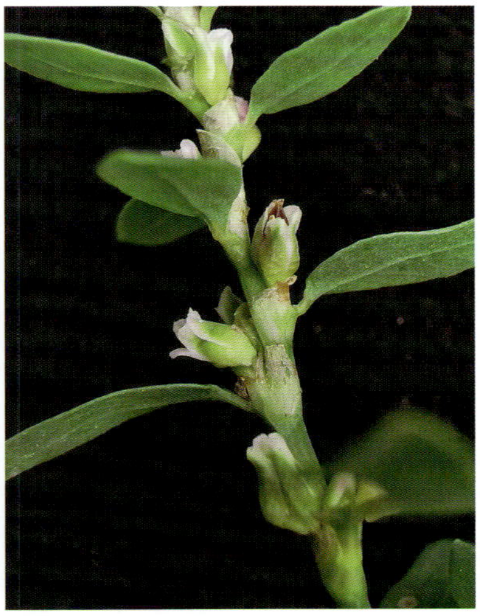
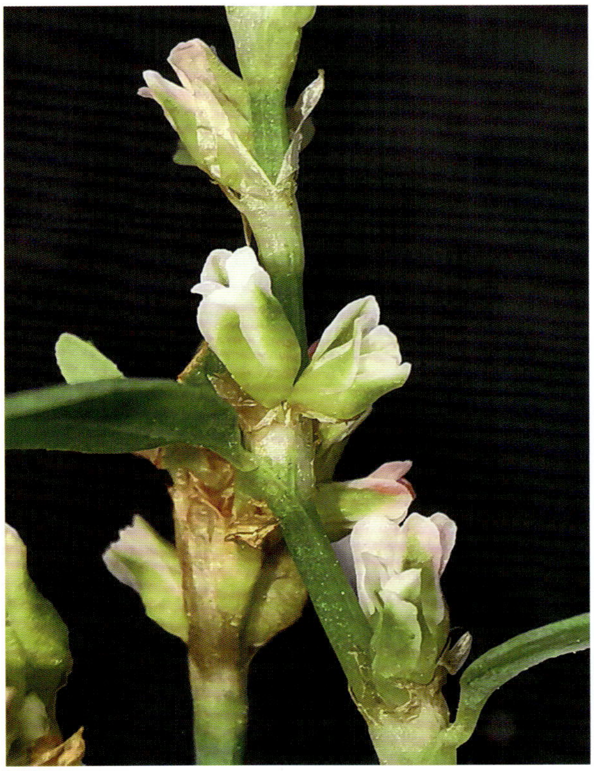
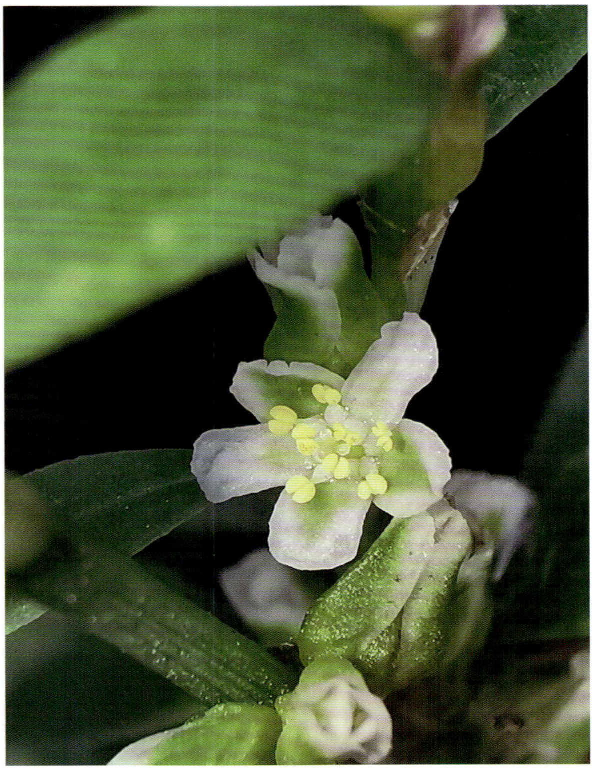

刺蓼

【基　　原】蓼科萹蓄属刺蓼 *Polygonum senticosum*（Meisn.）Franch. et Sav.

【别　　名】廊茵、急解素、蛇不钻、猫舌草、红火老鸦酸草。

【形态特征】多年生草本。茎：茎攀援，多分枝，被短柔毛，四棱形，沿棱具倒生皮刺。叶：叶片三角形或长三角形，顶端急尖或渐尖，基部戟形，两面被短柔毛，下面沿叶脉具稀疏的倒生皮刺，边缘具缘毛；叶柄粗长，具倒生皮刺；托叶鞘筒状，边缘具环翅，草质，绿色。花：花序头状，顶生或腋生，花序梗分枝，密被短腺毛，疏生钩刺；花淡红色，花被 5 深裂，裂片距圆形；雄蕊 8，2 轮，花柱 3，中下部合生，柱头头状。果：瘦果近球形，微具 3 棱，黑褐色。花果期 6—9 月。

【生境分布】生于山坡、山谷、林下等处。分布于我国东北、华东、华中、华南及河北、贵州和云南等地。

【药用部位（药材名称）及采收加工】全草（刺蓼）。夏秋采收，除去泥土，晒干。

【临床应用】酸、微辛，平。解毒消肿，利湿止痒；用于湿疹，黄水疮，疔疮，痈疖，蛇咬伤。

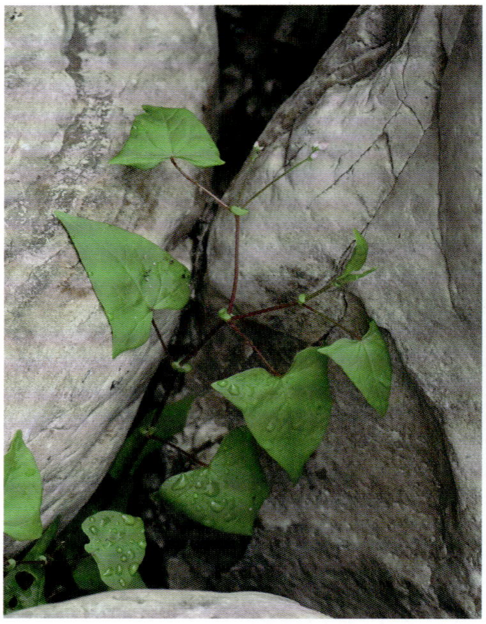

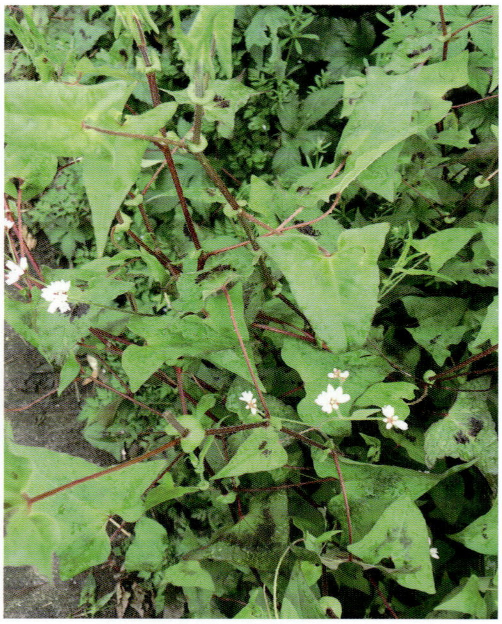

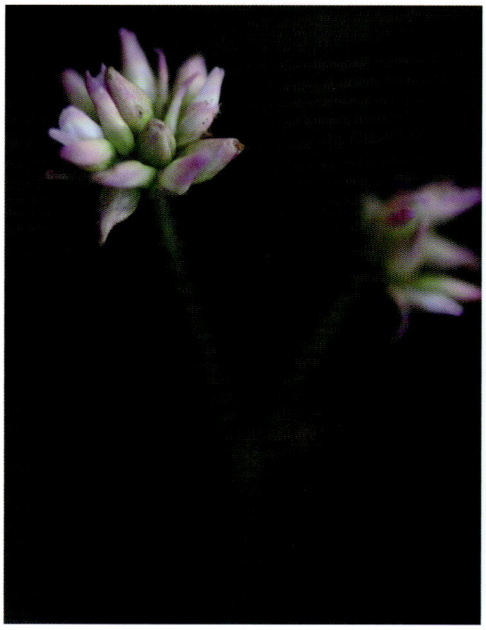

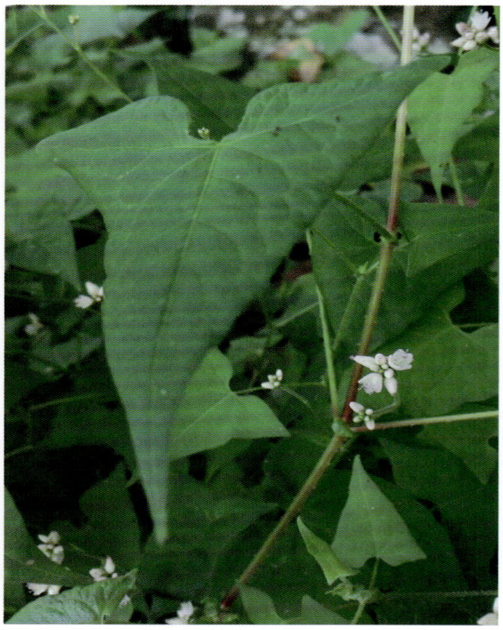

长鬃蓼

【基　　原】蓼科萹蓄属长鬃蓼 *Polygonum longisetum* De Br.

【别　　名】蓼子草、马（山）蓼、假长尾叶蓼、假长尾蓼。

【形态特征】1年生草本。茎：茎直立或基部近平卧，自基部分枝，无毛。叶：叶披针形或宽披针形，顶端渐尖，基部楔形，叶脉和叶缘短毛；叶柄短或近无柄；托叶鞘筒状，先端截形，具长缘毛。花：穗状花序，顶生或腋生，下部花簇间断，直立；苞片漏斗状，边缘具长缘毛，每苞内具3～6花；花梗与苞片近等长；花淡红色或紫红色，花被5深裂，花被片椭圆形；雄蕊6～8；花柱3，中下部合生，柱头头状。果：瘦果宽卵形，具3棱，黑色，有光泽。花果期6—9月。

【生境分布】生于山谷水边、河边草地等处。分布于我国东北、华北、华东、华中、西南及陕西、甘肃等地。

【药用部位（药材名称）及采收加工】全草（白辣蓼）。夏秋间采收，晾干。

【临床应用】辛，温；归肝、胃、大肠经。解毒，除湿；用于叶缘肠炎，菌痢，无名肿毒，阴疳，瘰疬，毒蛇咬伤，风湿痹痛。

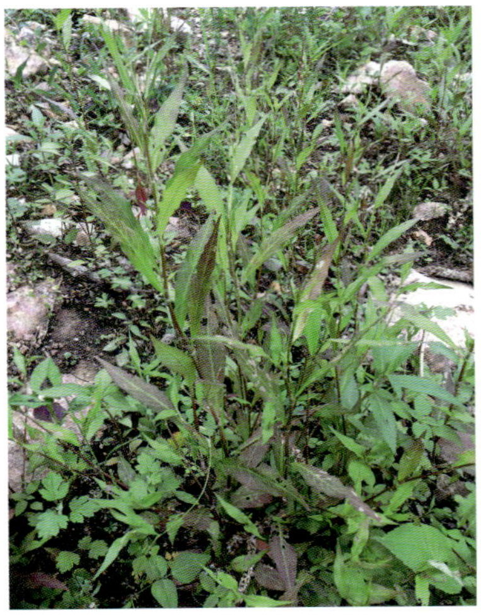
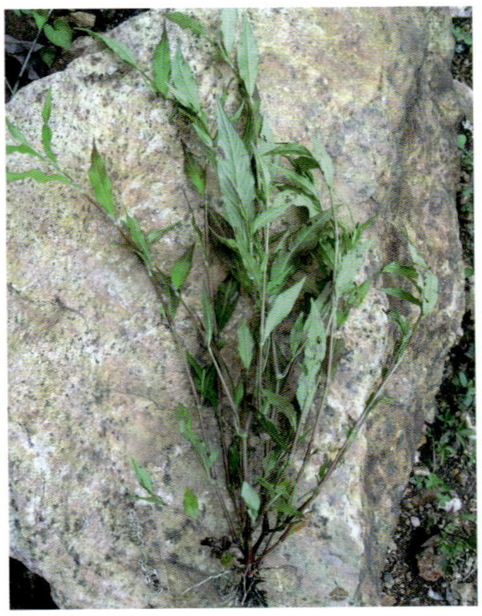
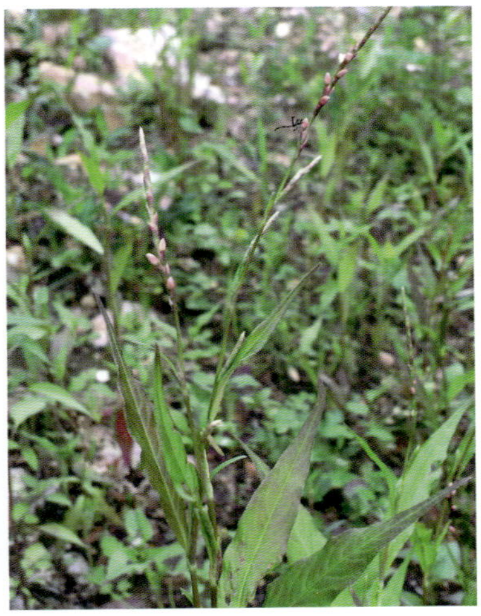
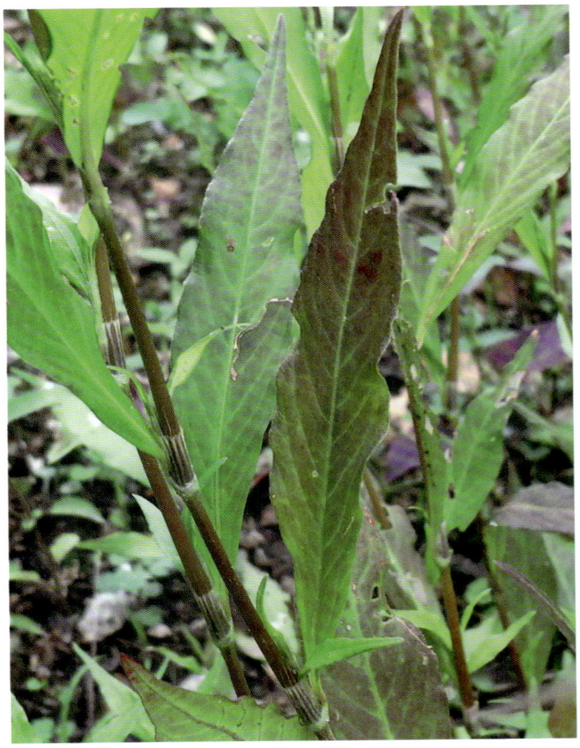
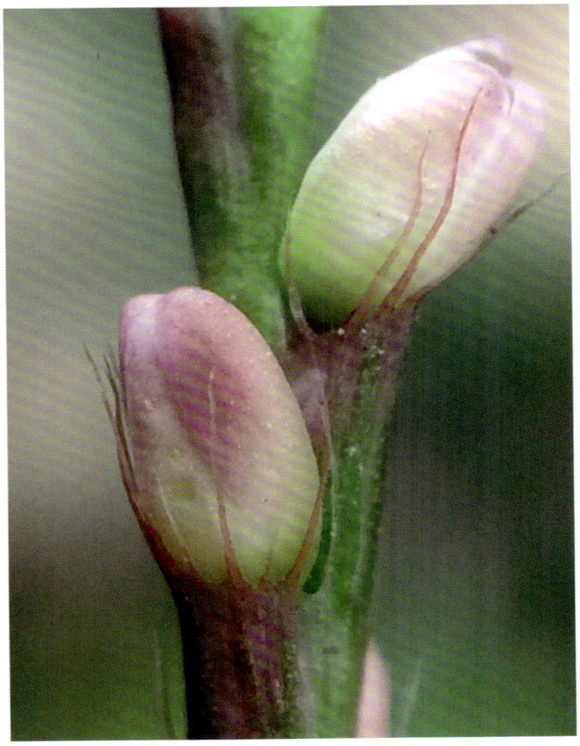

杠板归

【基　　原】蓼科萹蓄属杠板归 *Polygonum perfoliatum* L.

【别　　名】扛板归、刺酸浆、拦蛇风、犁头藤、三角藤、蛇倒退、猫爪刺、老虎刺、穿叶蓼，等。

【形态特征】1年生草本。根：根棕褐色，细圆柱形。茎：茎蔓生，多分枝，略呈方柱形，有棱，棱上倒生钩刺，茎绿色、浅紫色至紫红色，节略膨大。叶：叶互生；叶近等边三角形，全缘，灰绿色至红棕色，叶先端尖或钝，基部近心形或截形，下面叶脉有倒生钩刺；叶柄长，盾状着生，有倒生钩刺；托叶鞘呈叶状，近圆形，绿色，抱茎。花：短穗状花序顶生或腋生；花多数，白色或淡红色，花小；苞片圆形；花被5深裂，果期增大，肉质，后变为淡紫色至深蓝色；雄蕊8，花柱3。果：瘦果球形，黑色，有光泽。花果期6—10月。

【生境分布】生于山谷、灌木丛、水沟旁等处。分布于我国东北、华北、华东、华南、西南等地。

【药用部位（药材名称）及采收加工】地上部分（杠板归）、根（杠板归根）。杠板归：夏季花开时采收，晒干。杠板归根：6—7月采挖，鲜用或晒干。

【临床应用】杠板归：酸，微寒；归肺、膀胱经。清热解毒，利水消肿，止咳；用于咽喉肿痛，肺热咳嗽，小儿顿咳，水肿尿少，湿热泻痢，湿疹，疖肿，蛇虫咬伤。杠板归根：酸、苦，平。解毒消肿；用于口疮，痔疮，肛瘘。

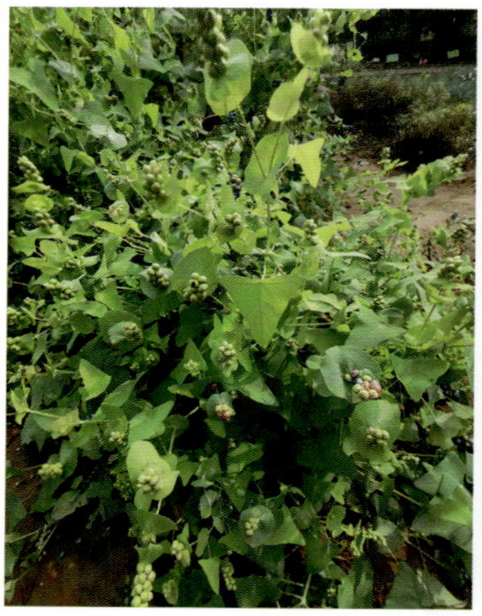
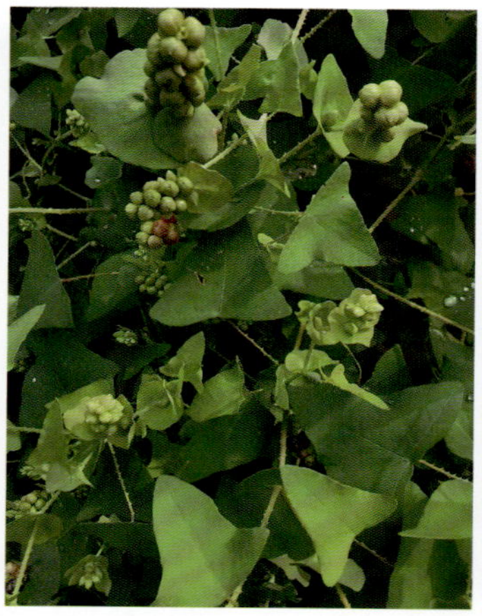
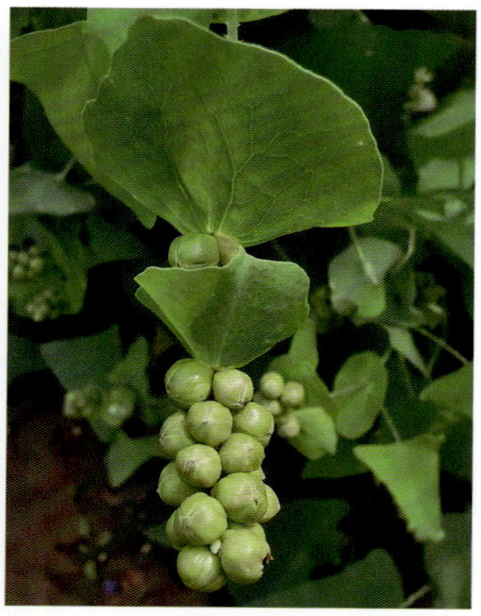
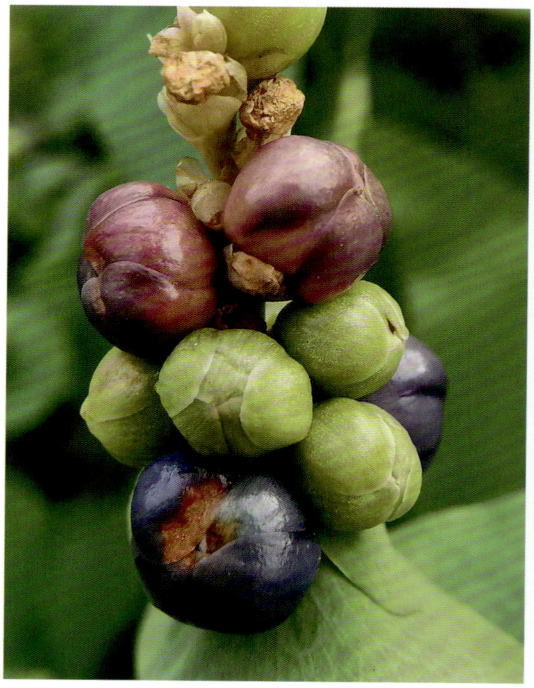
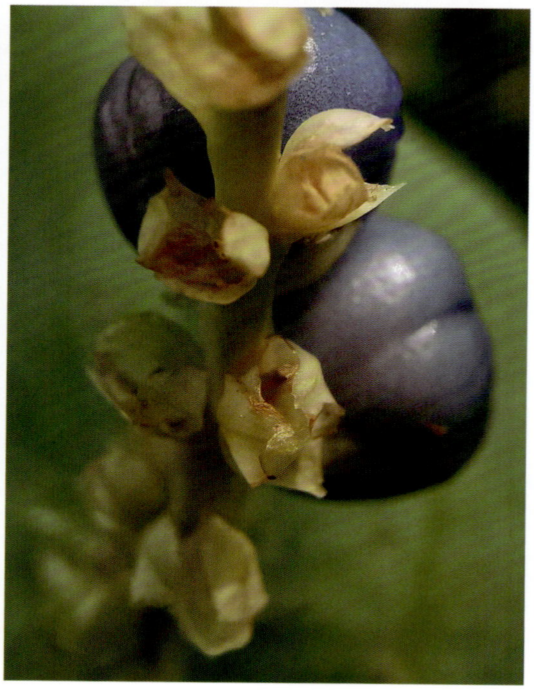

【基　　原】蓼科萹蓄属红蓼 *Polygonum orientale* L.

【别　　名】大毛蓼、八字蓼、大红蓼、东方蓼、家蓼、大接骨、水红花草、荭草狗尾巴花，等。

【形态特征】1年生草本。茎：茎直立，粗壮，中空，有节，上部多分枝，密被粗长柔毛。叶：叶互生；叶宽卵形、宽椭圆形或卵状披针形，先端渐尖，基部圆形或近心形，全缘；托叶鞘圆筒状，膜质，被毛，顶端通常具平展的环翅。花：总状花序呈穗状，顶生或腋生，下垂，花紧密；苞片鞘状，被长毛，每苞内具3～5花；花被5裂，白色或粉红色，椭圆形；雄蕊7～8，稍伸出花外；花柱2，柱头头状。果：瘦果扁平，近圆形，两面中部微凹，黑褐色，有光泽。花果期4—10月。

【生境分布】生于沟边、湿地、村边、路旁等处。除西藏外，分布于全国各地；有栽培。

【药用部位（药材名称）及采收加工】果实（水红花子）、茎叶（荭草）、花序（荭草花）、根茎（荭草根）。水红花子：秋季果实成熟时割取果穗，晒干，打下果实，除去杂质。荭草：晚秋霜后采割茎叶，茎切成小段晒干，叶置通风处阴干。荭草花：夏季开花时采收，鲜用或晒干。荭草根：夏秋季采挖，洗净，鲜用或晒干。

【临床应用】水红花子：咸，微寒；归肝、胃经。散血消癥，消积止痛，利水消肿；用于癥瘕痞块，瘿瘤，食积不消，胃脘胀痛，水肿腹水。荭草：辛，平，有小毒；归肝、脾经。祛风除湿，清热解毒，活血，截疟；用于风湿痹痛，痢疾，腹泻，吐泻转筋，水肿，脚气，痈疮疔疖，蛇虫咬伤，小儿疳积，疝气，跌打损伤，疟疾。荭草花：辛，温。行气活血，消积，止痛；用于头痛，心胃气痛，腹中痞积，痢疾，小儿疳积。荭草根：辛，凉；有毒。清热解毒，除湿通络，生肌敛疮；用于痢疾，肠炎，水肿，脚气，风湿痹痛，跌打损伤，荨麻疹，疮痈肿痛或久溃不敛。

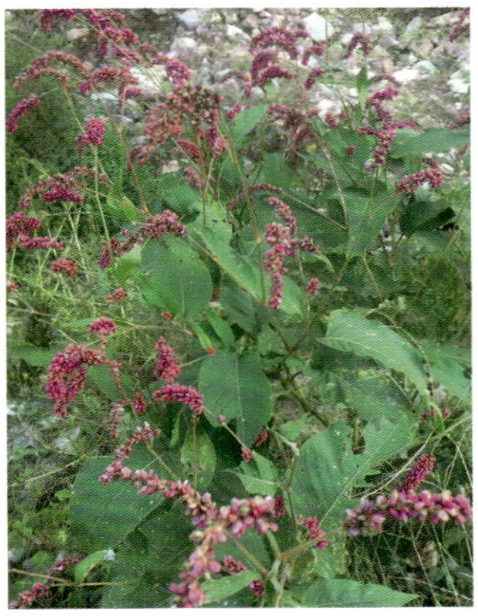
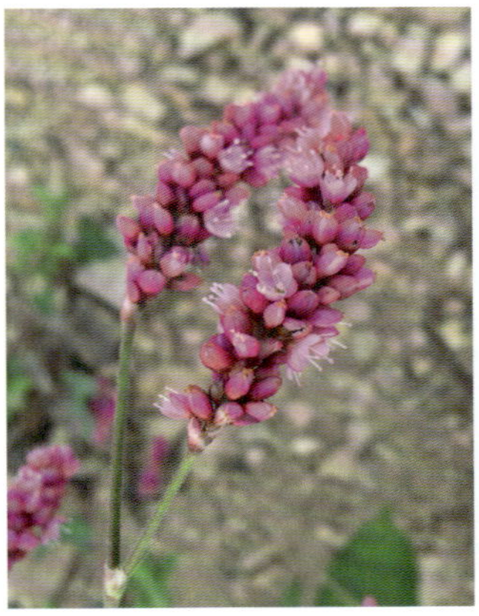
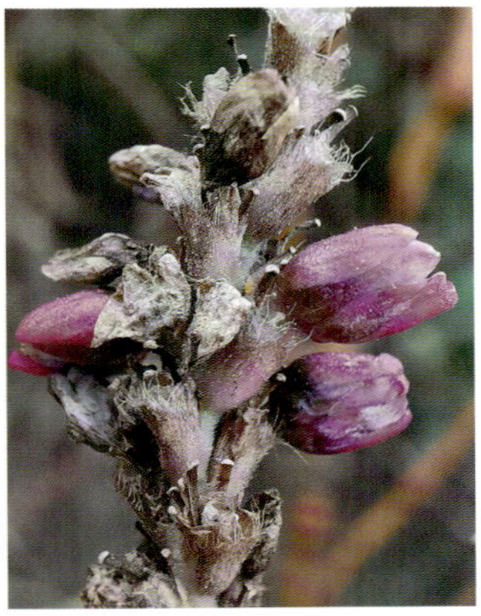
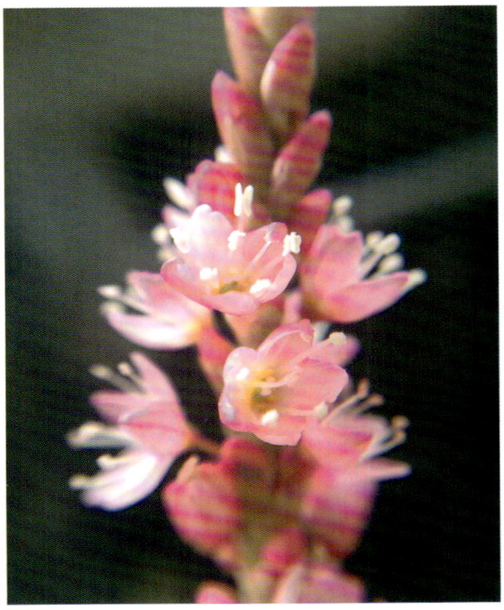
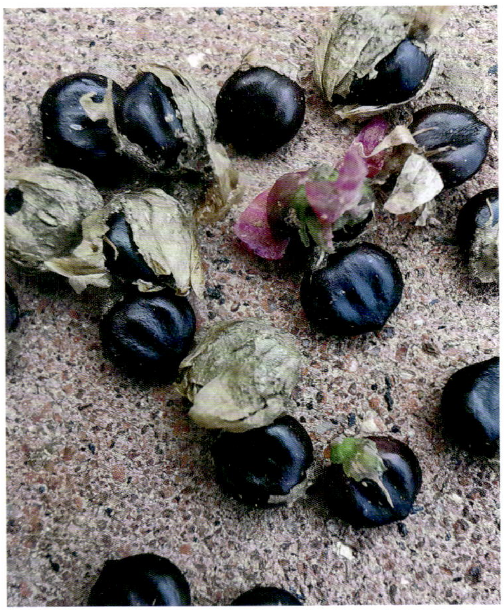

箭叶蓼

【基　　原】蓼科萹蓄属箭叶蓼 *Polygonum sieboldii* Meisn

【别　　名】小箭叶蓼、雀翘、刺蓼。

【形态特征】1年生草本。**茎：**茎细长，蔓生或半直立，四棱形，沿棱具倒生钩刺。**叶：**叶长卵状披针形，先端锐尖或稍钝，基部箭形，叶下面沿中脉疏生钩刺，叶下面有时带紫色；叶柄从下到上渐短至近无，疏生倒刺；托叶鞘膜质，有纵脉，先端具不整齐的锐齿。**花：**头状花序顶生或腋生，常成对，花少但密集；苞片长卵形，锐尖；花被5裂，白色或粉红色；雄蕊8，花柱3。**果：**瘦果三棱形，黑色。花果期6—10月。

【生境分布】生于山脚、路旁、水边等处。分布于我国东北、华北、西南、华东、华中及陕西、甘肃、广西等地。

【药用部位（药材名称）及采收加工】全草（箭叶蓼、雀翘）、果实（雀翘）。全草：夏秋季采收，鲜用或阴干、晒干。果实：夏秋季采收，晒干，打下种子。

【临床应用】全草：酸、涩，平。祛风除湿，清热解毒；用于风湿关节痛，毒蛇咬伤。果实：辛、苦，平。祛风除湿，清热解毒；用于风湿关节疼痛，疮痈疖肿，泄泻，痢疾，毒蛇咬伤。

【备　　注】《河南植物志》收载了“箭叶蓼 *Polygonum sagittifolium* Levl.et Vant.”、“雀翘 *Polygonum sieboldii* Meisn”，《河北植物志》收载了“小箭叶蓼 *Polygonum sieboldii* Meisn”，《山西植物志》收载了“箭叶蓼 *Polygonum sieboldii* Meisn”；《中国植物志》已合并为箭头蓼 *Polygonum sagittatum* Linnaeus。本种描述的是 *Polygonum sieboldii* Meisn。

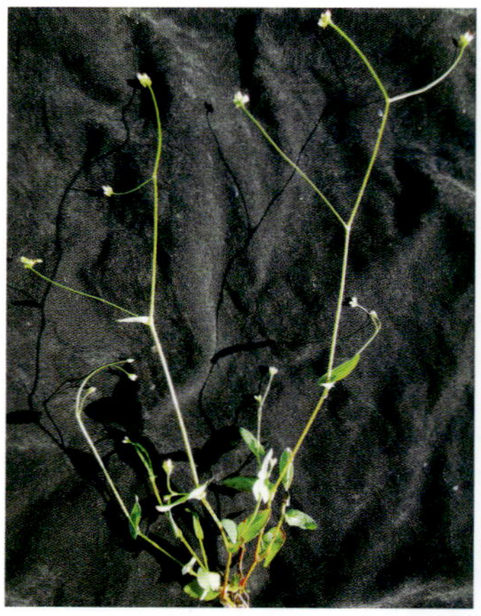

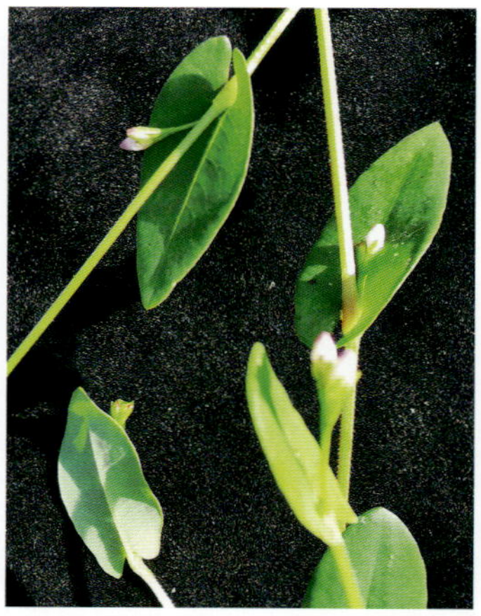

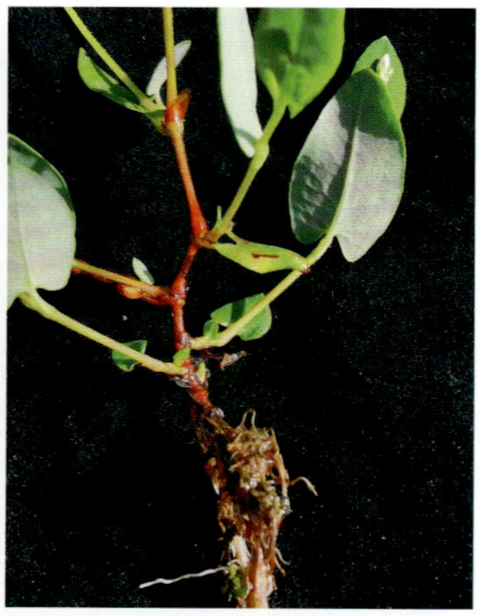

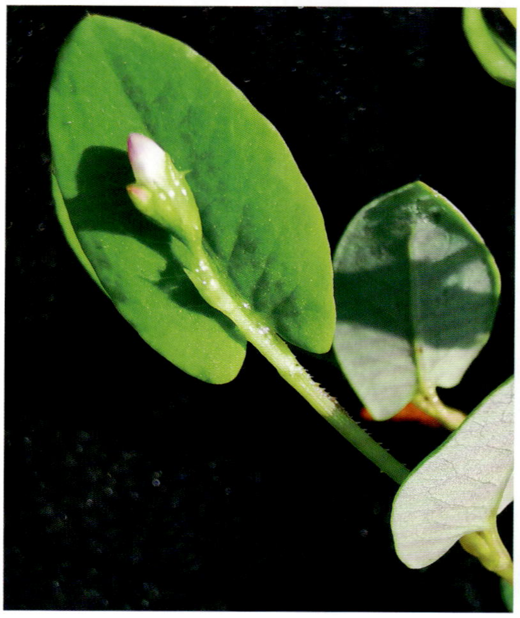

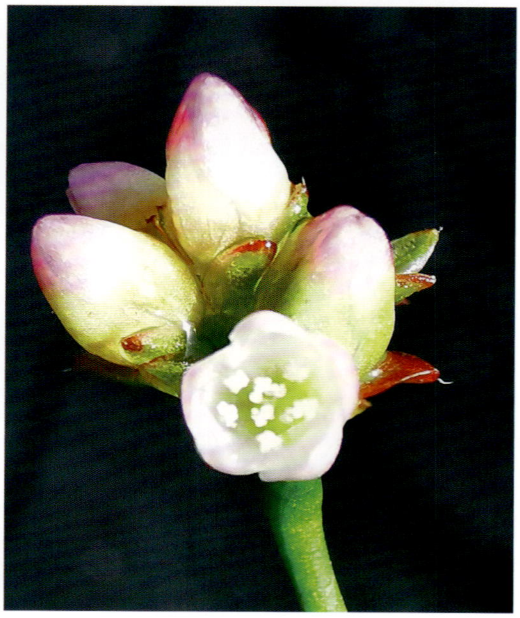

【基　　原】蓼科萹蓄属尼泊尔蓼 *Polygonum nepalense* Meissn.

【别　　名】头花蓼、头状蓼、小猫眼、野荞子、野荞菜、（野）荞麦草、水荞麦、马蓼草、山谷蓼，等。

【形态特征】1年生草本。茎：茎自基部分枝，细弱，直立或平卧，有纵棱槽，节处略膨大。叶：叶互生；叶卵形或三角状卵形，先端渐尖，基部截形或圆形，全缘，沿叶柄下延呈翅状或耳垂状，叶下面密生黄色腺点；下部叶有柄，上部叶近无柄或抱茎；托叶鞘筒状，先端偏斜；花：头状花序呈球形，顶生或腋生，花序梗上部有腺毛；总苞卵状披针形；花白色或淡红色，密集，花被常4裂；雄蕊5～6；花柱2，下部合生，柱头头状。果：瘦果扁卵圆形，两面凸出，黑褐色，密生小点。花果期5—11月。

【生境分布】生于坡地、沟边、路旁等处。分布于我国东北、华北、西北、华东、中南、西南等地。

【药用部位（药材名称）及采收加工】全草（猫儿眼睛）。夏秋间采收，晾干。

【临床应用】苦、酸，寒。清热解毒，除湿通络；用于咽喉和牙龈肿痛，目赤，赤白痢疾，风湿痹痛。

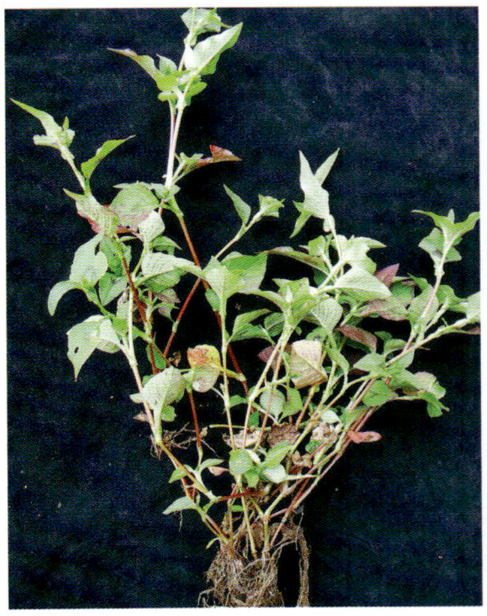

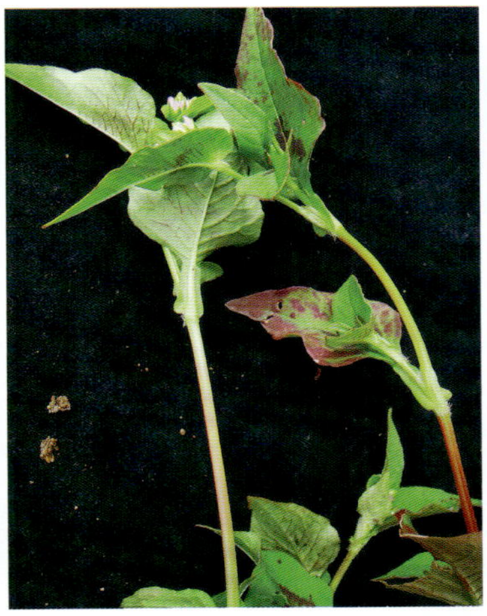

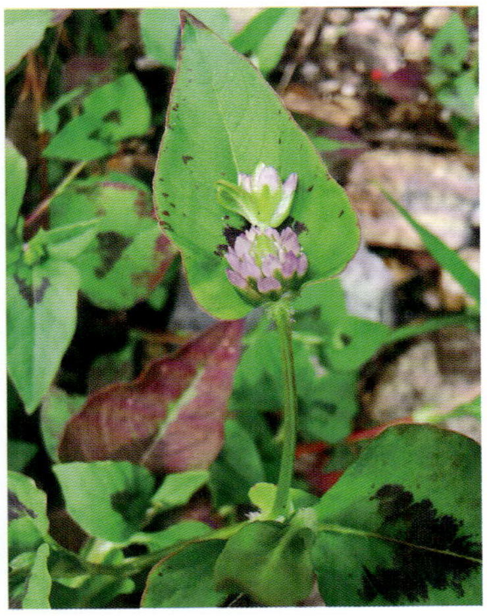

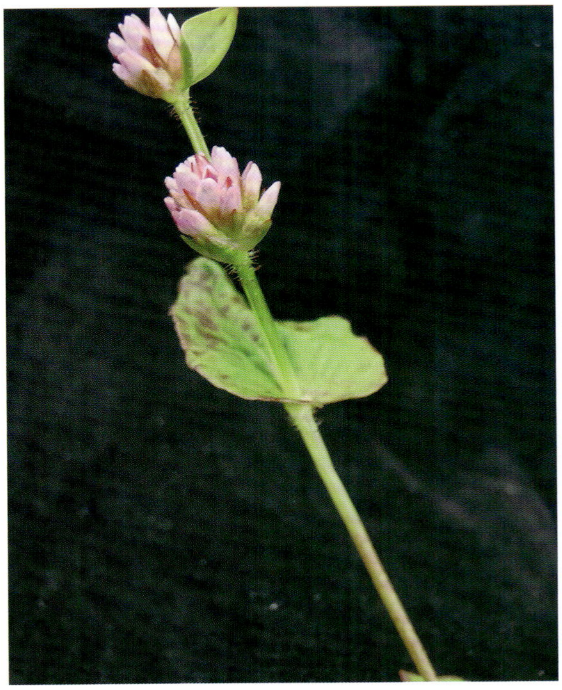

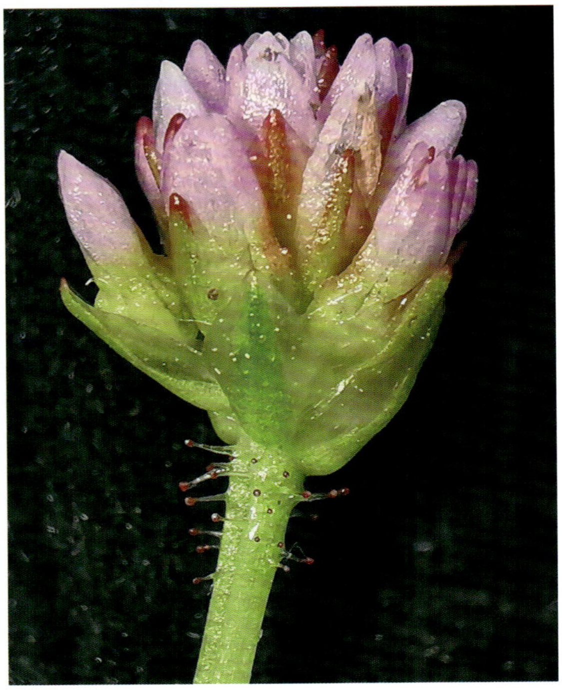

拳参

【基　　原】蓼科萹蓄属拳参 *Polygonum bistorta* L.

【别　　名】拳蓼。

【形态特征】多年生草本。茎：根状茎肥厚，弯曲，黑褐色。茎直立，不分枝，通常数条自根状茎发出。叶：基生叶宽披针形或狭卵形，纸质，顶端渐尖或急尖，基部截形或近心形，沿叶柄下延成翅，两面无毛或下面被短柔毛，边缘外卷，微呈波状，叶柄长；茎生叶披针形或线形，渐无柄；托叶筒状，膜质，下部绿色，上部褐色，顶端偏斜，开裂至中部，无缘毛。花：穗状花序，顶生，紧密；苞片卵形，顶端渐尖，膜质，淡褐色，中脉明显；花梗细弱，开展，比苞片长；花被 5 深裂，白色或淡红色，花被片椭圆形；雄蕊 8，花柱 3，柱头头状。果：瘦果椭圆形，两端尖，褐色，有光泽。花果期 6—9 月。

【生境分布】生于山坡草地、山顶草甸等处。分布于我国东北、华北、华东、西北、华中及山东等地。

【药用部位（药材名称）及采收加工】根茎（拳参）。春初发芽时或秋季茎叶将枯萎时采挖，除去泥沙，晒干，去除须根。

【临床应用】苦、涩，微寒；归肺、肝、大肠经。清热解毒，消肿，止血；用于赤痢，热泻，肺热咳嗽，痈肿，瘰疬，口舌生疮，吐血，衄血，痔疮出血，毒蛇咬伤。

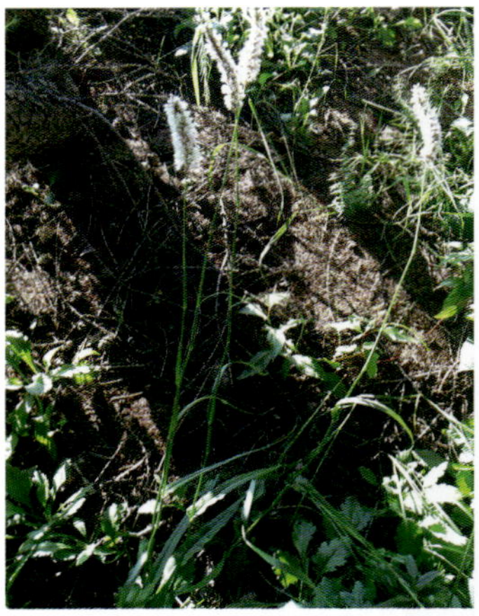

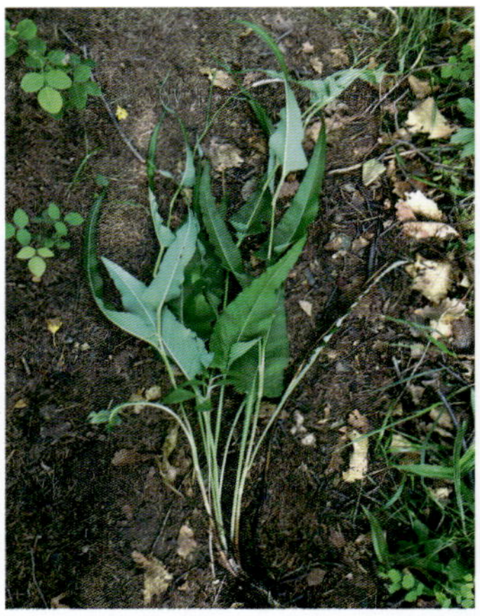

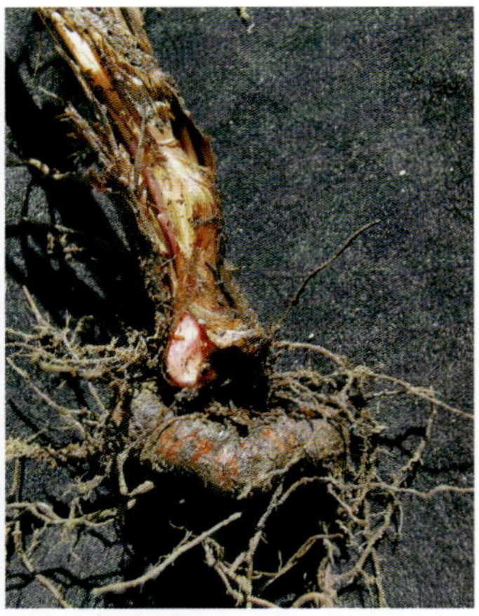

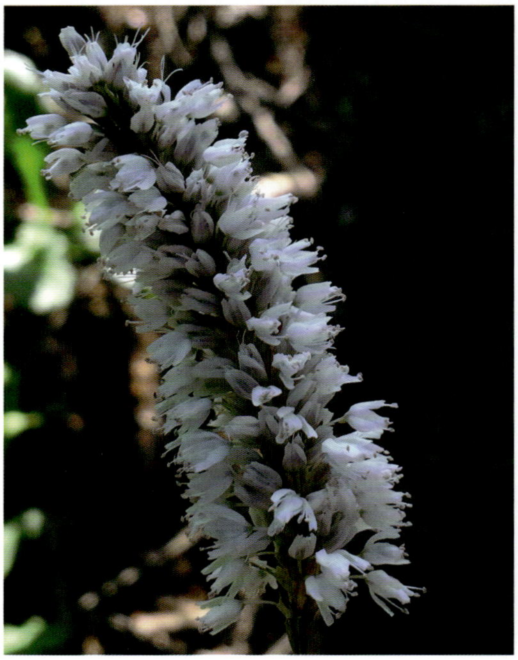

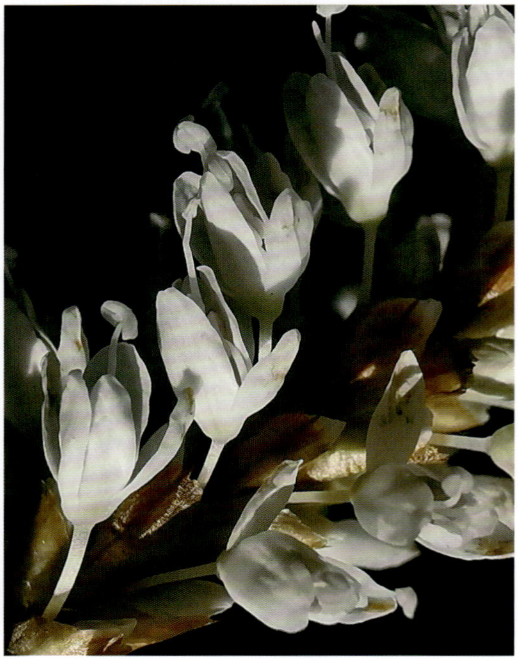

酸模叶蓼

【基　　原】蓼科萹蓄属酸模叶蓼 *Polygonum lapathifolium* L.

【别　　名】大马蓼、旱苗蓼、斑蓼、柳叶蓼。

【形态特征】1年生草本。茎：茎直立，绿色或红色，上部有分枝，节微膨大。叶：叶互生；叶披针形或长圆状披针形，先端渐尖，基部楔形，叶上面有新月形黑色斑点，下面有腺点，主脉及叶缘具粗硬刺毛；叶柄较短，生粗硬刺毛；托叶鞘筒状，先端截形，具多数脉。花：圆锥花序，花穗顶生或腋生，花序轴有腺点或腺毛；苞片漏斗状，边缘斜生，并有稀疏缘毛，内具数花；花被淡绿色或粉红色，常4裂；雄蕊6，花柱2。果：瘦果卵圆形，扁平，微有棱，黑褐色。花果期6—10月。

【生境分布】生于田边、路旁、荒地、沟边、湿地等处。分布于全国各地。

【药用部位（药材名称）及采收加工】全草及根（假辣蓼、大马蓼、鱼蓼、蓼子草）、果实（水红花子）。全草及根：夏秋季采收，鲜用或晒干。水红花子：8—10月间割取果穗，晒干，打下果实。

【临床应用】全草及根：辛、苦；归肺经。清热解毒，祛风解表，除湿止痒，消肿止痛，活血；用于肠炎腹泻，痢疾，疮疡肿痛，瘰疬，湿疹，疳积，风湿痹痛，跌打损伤，月经不调，感冒发热。水红花子：咸，寒。消瘀破积，健脾利湿；用于胁腹癥积，水臌，胃疼，食少腹胀，火眼，疮肿，瘰疬。

【备　　注】按《药典》，中药材“水红花子”为蓼科植物红蓼 *Polygonum orientale* L. 的干燥成熟果实；酸模叶蓼的果实并非中药材“水红花子”正品。

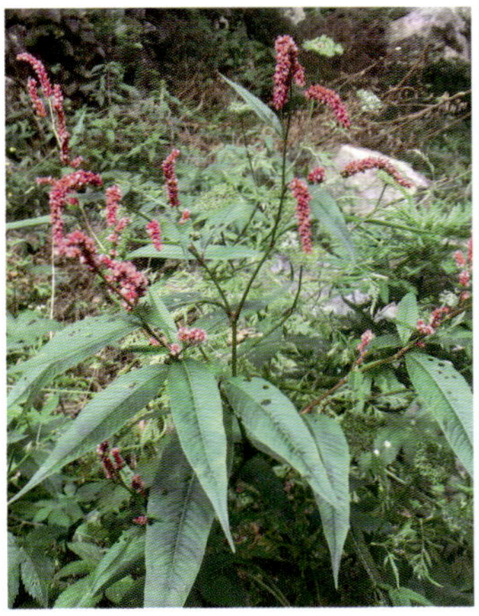

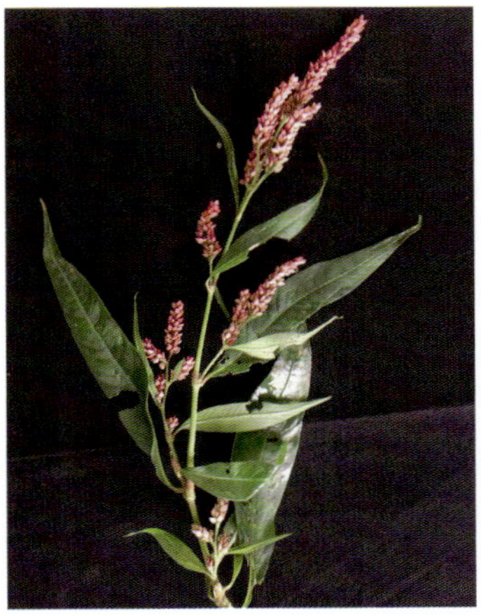

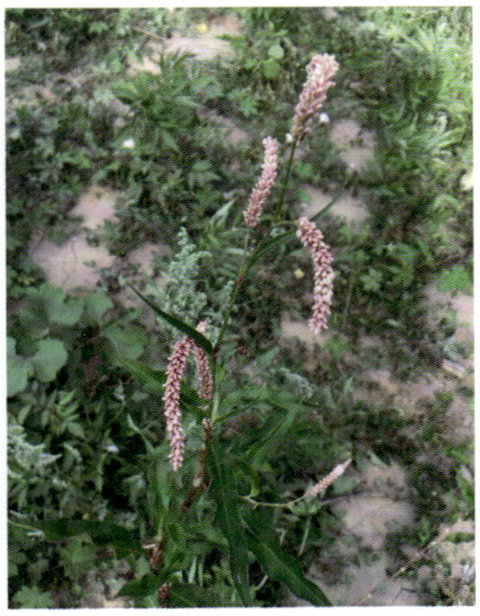

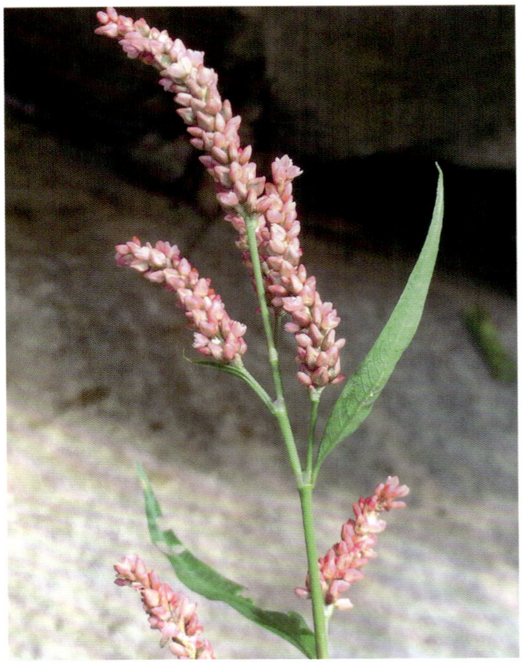

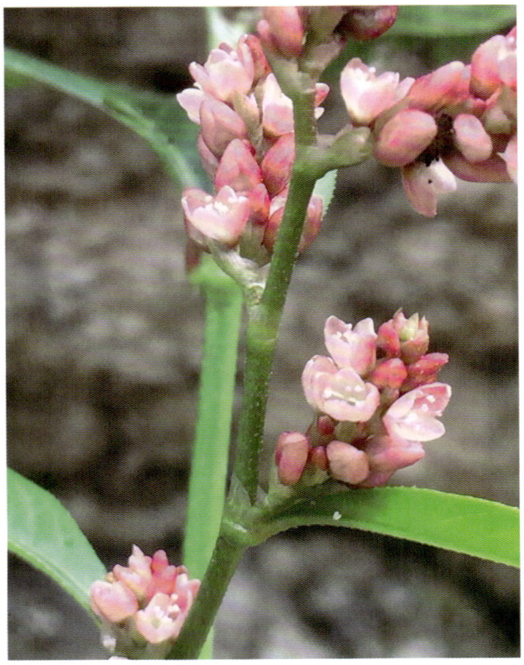

水蓼

【基　　原】蓼科萹蓄属水蓼 *Polygonum hydropiper* L.

【别　　名】柳蓼、辣蓼、辣柳草、辣子草、药蓼子草、水红花、痛骨消、红辣蓼、假辣蓼，等。

【形态特征】1 年生草本。**茎：**茎直立或下部匍匐，绿色或带红紫色，节部膨大。**叶：**叶互生；叶披针形或椭圆状披针形，先端渐尖，基部楔形，全缘，两面密生腺点，叶柄短；托叶鞘圆筒状，膜质，褐色，有短缘毛。**花：**穗状花序腋生或顶生，常下垂，花排列稀疏，下部的花常间断；苞片钟状，浅绿色，口部紫红色，苞片内疏生花 3～4 朵，花梗细而伸出苞外；花被 5 裂，裂片卵形或长圆形，淡绿色或粉红色，有腺点；雄蕊 5～8，雌蕊 1，花柱 2～3。**果：**瘦果扁卵形，一面平一面凸，暗褐色。花果期 7—10 月。

【生境分布】生于湿地、河滩、水边、浅水中等处。分布于全国大部分地区。

【药用部位（药材名称）及采收加工】全草（辣蓼）、根（水蓼根）、果实（蓼实）。辣蓼：7—8 月花期时采收地上部分，晒干。水蓼根：7—9 月开花时采挖，洗净，鲜用或晒干。蓼实：秋季果实成熟时采收，除去杂质，阴干。

【临床应用】辣蓼：辛、苦，平；归脾、胃、大肠经。行滞化湿，散瘀止血，祛风止痒，解毒；用于湿滞内阻，脘闷腹痛，泄泻，痢疾，小儿疳积，崩漏，血滞经闭，痛经，跌打损伤，风湿痹痛，便血，外伤出血，皮肤瘙痒，湿疹，风疹，足癣，痈肿，毒蛇咬伤。水蓼根：辛，温。活血调经，健脾利湿，解毒消肿；用于月经不调，小儿疳积，痢疾，肠炎，疟疾，跌打肿痛，虫蛇咬伤。蓼实：辛，温。化湿利水，解毒散结；用于吐泻腹痛，水肿，小便不利，癥积痞胀，痈肿疮疡，瘰疬。

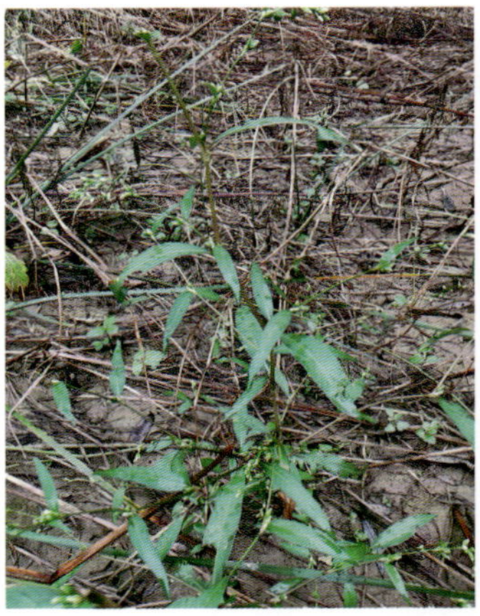
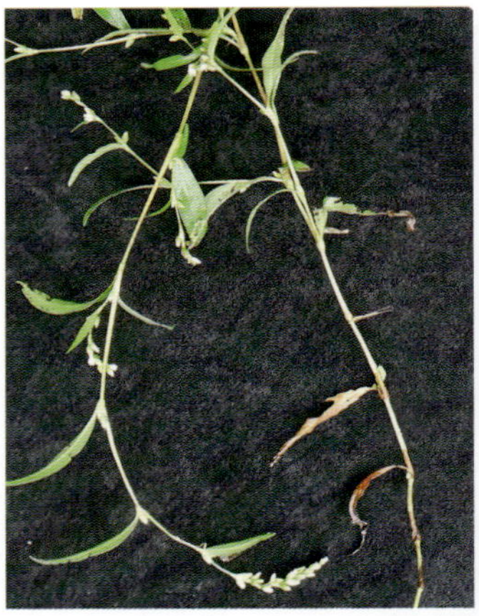
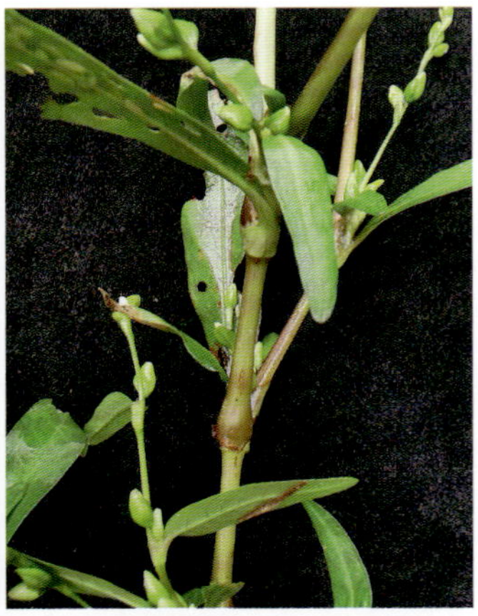
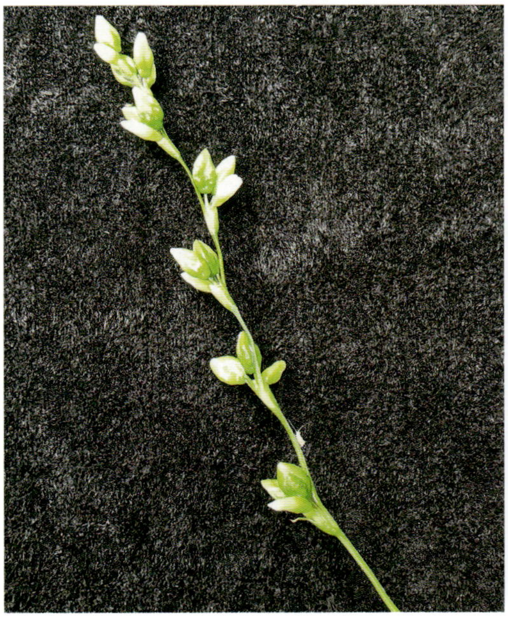
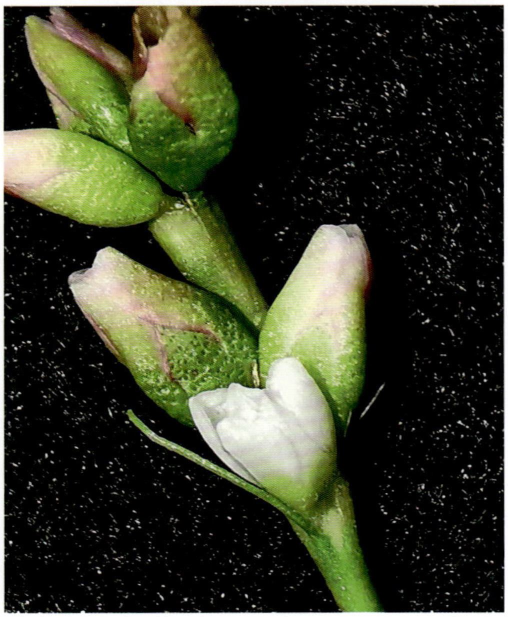

支柱蓼

【基　　原】蓼科萹蓄属支柱蓼 *Polygonum suffultum* Maxim.

【别　　名】（算盘、鸡血、蓼子、鸡心）七、九龙盘、（红、螺丝）三七、赶山鞭、红蜈蚣七，等。

【形态特征】多年生草本。**根：**根多数，细长，须状，黑褐色，着生于根状茎的结节处。**茎：**根状茎粗壮，常呈念珠状，黑褐色；地上茎直立或斜升，常丛生。**叶：**基生叶卵形或长卵形，先端渐尖或急尖，基部心形，全缘，叶缘微具波状，两面无毛或疏生短柔毛，具长柄；茎中部的叶卵形，较小，具短柄；茎上部叶无柄，抱茎；托叶鞘膜质，筒状，褐色，顶端偏斜。**花：**总状花序顶生或腋生，短穗状，紧密；苞片膜质，长卵形，每苞内具 2 ～ 4 花，花梗细弱，比苞片短；花被 5 深裂，白色或淡红色，裂片倒卵形或椭圆形；雄蕊 8，比花被长；花柱 3，基部合生，柱头头状。**果：**瘦果宽椭圆形，具 3 锐棱，黄褐色。花果期 6—10 月。

【生境分布】生于山坡、路旁、林下、湿地、沟边等处。分布于我国华北、华中、西北及贵州、四川等地。

【药用部位（药材名称）及采收加工】根茎（支柱蓼、红三七）。秋季采挖，洗净，切片，晒干。

【临床应用】苦、涩，凉；归肝、脾经。止血止痛，活血调经，除湿清热；用于跌打伤痛，外伤出血，吐血，便血，崩漏，月经不调，赤白带下，湿热下痢，痈疮疮。

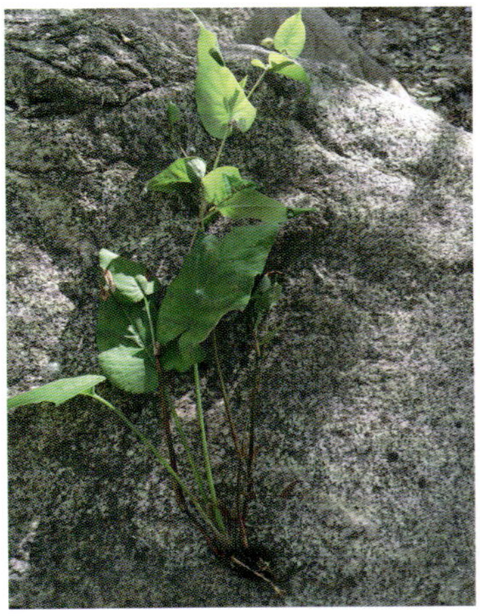
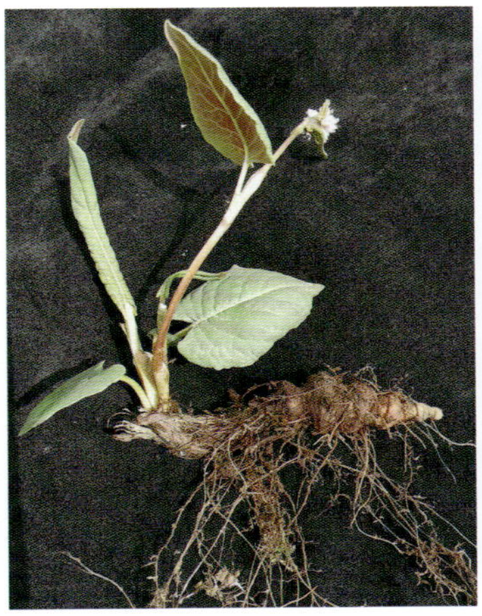
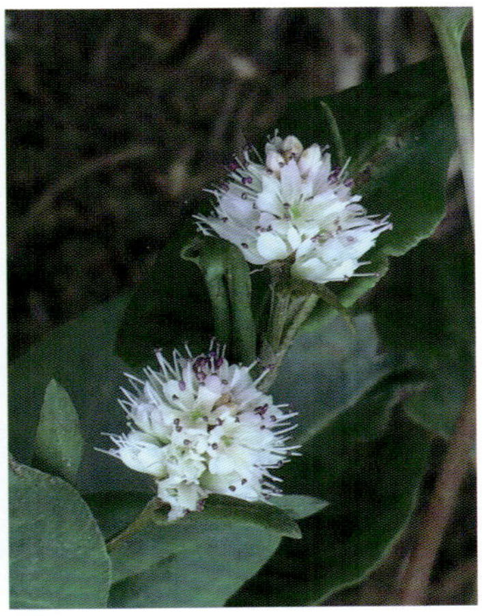
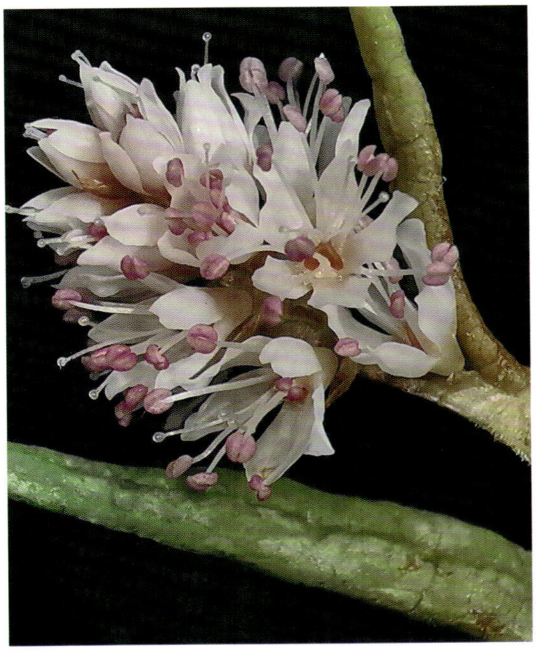
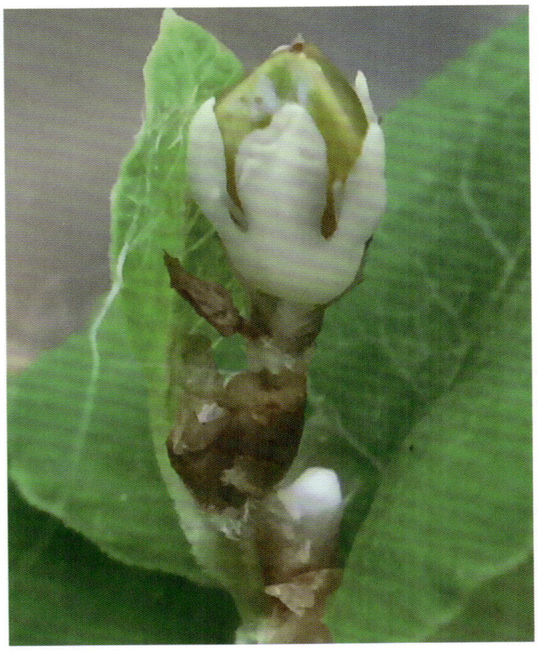

珠芽蓼

【基　　原】蓼科萹蓄属珠芽蓼 *Polygonum viviparum* L.

【别　　名】山谷子、(猴娃、蝎子、剪刀)七、山高粱、染布子。

【形态特征】多年生草本。根：根状茎粗壮，弯曲，黑褐色。茎：茎直立，不分枝，通常数条自根状茎发出。叶：基生叶和茎下部叶长圆形或卵状披针形，顶端尖或渐尖，基部圆形、近心形或楔形，两面无毛，边缘脉端增厚，外卷，具长叶柄；上部茎生叶较小，披针形，近无柄；托叶鞘筒状，膜质，下部绿色，上部褐色，偏斜，开裂，无缘毛。花：穗状花序，顶生，紧密，下部生珠芽；苞片卵形，膜质；花梗细弱；花白色或淡红色，花被 5 深裂；雄蕊 8，花丝不等长；花柱 3，下部合生，柱头头状。果：瘦果卵形，具 3 棱，深褐色，有光泽。花果期 5—9 月。

【生境分布】生于山坡林下、高山或亚高山草甸。分布于我国东北、华北、西北、西南及河南等地。

【药用部位(药材名称)及采收加工】根茎(珠芽蓼)。秋季采挖，除去茎叶、细根和泥沙，晒干。

【临床应用】苦、微甘、涩，温。止泻，健胃，调经；用于胃病，消化不良，腹泻，月经不调，崩漏等。

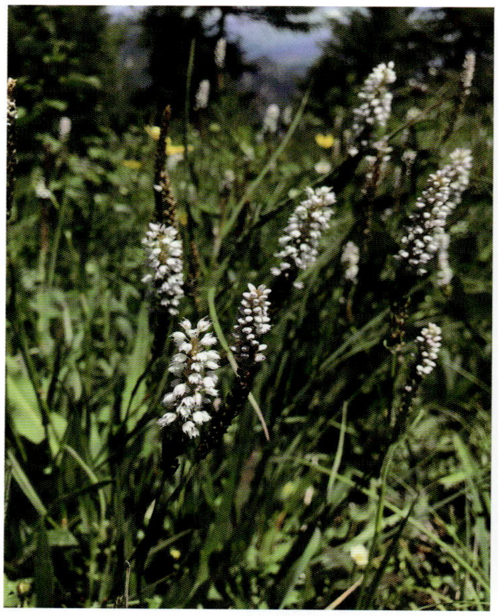

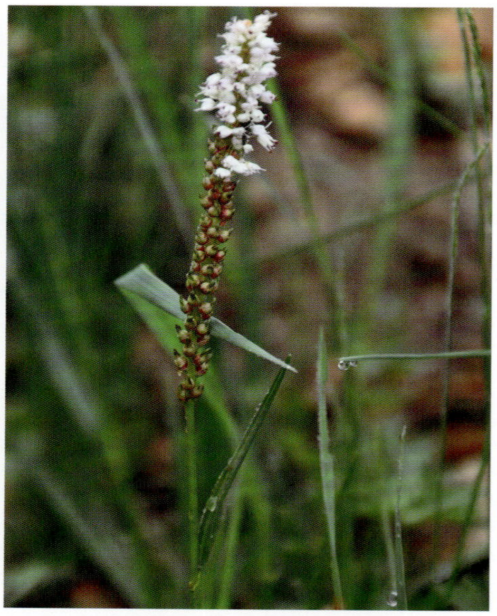

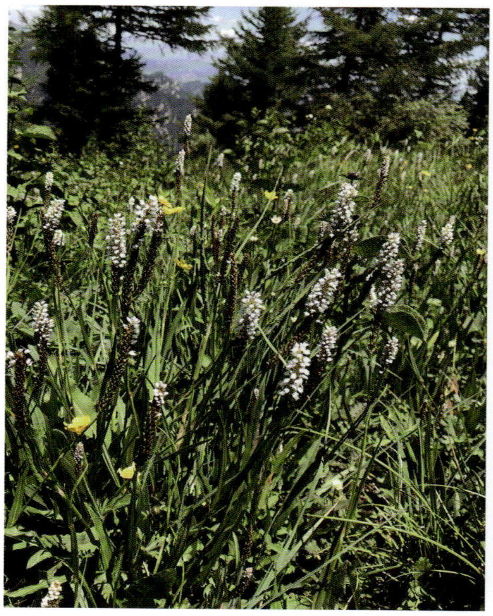

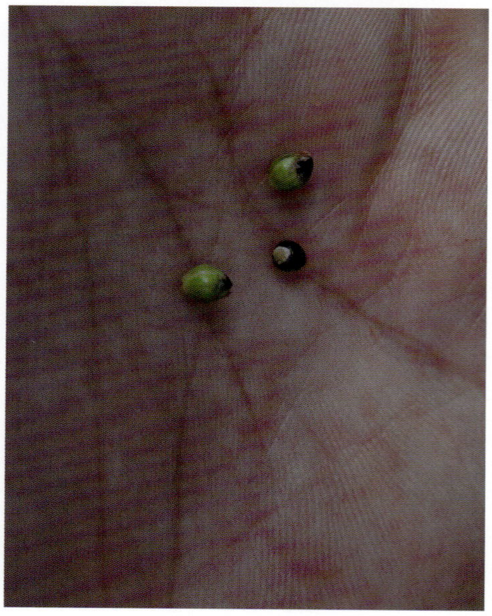

【基　　原】蓼科何首乌属齿翅蓼 *Polygonum dentato-alatum* F. Schmidt ex Maixm.

【别　　名】齿翅首乌、野荞麦。

【形态特征】1 年生草本。茎：茎缠绕，分枝，具纵棱，沿棱密生小突起。叶：叶卵形或心形，顶端渐尖，基部心形，两面无毛，沿叶脉具小突起，边缘全缘，具小突起；叶柄具纵棱及小突起；托叶鞘短，先端偏斜。花：总状花序腋生或顶生，花排列稀疏，间断；苞片漏斗状，每苞内具 4 ～ 5 花；花被 5 深裂，红色；花被片外面 3 片背部具翅，果时增大，翅通常具齿，基部沿花梗明显下延；花被果时外形呈倒卵形；花梗细弱，果后延长，长可达 6 mm，中下部具关节；雄蕊 8，比花被短；花柱 3，极短，柱头头状。果：瘦果椭圆形，具 3 棱，黑色，密被小颗粒。花果期 7—10 月。

【生境分布】生于山坡草丛、山谷湿地等处。分布于我国东北、华北、西北、西南及河南、江苏、安徽、湖北等地。

【药用部位（药材名称）及采收加工】均未见记载。

【临床应用】古今本草典籍未见记载。《河南植物志》：民间用全草治疗结膜炎。

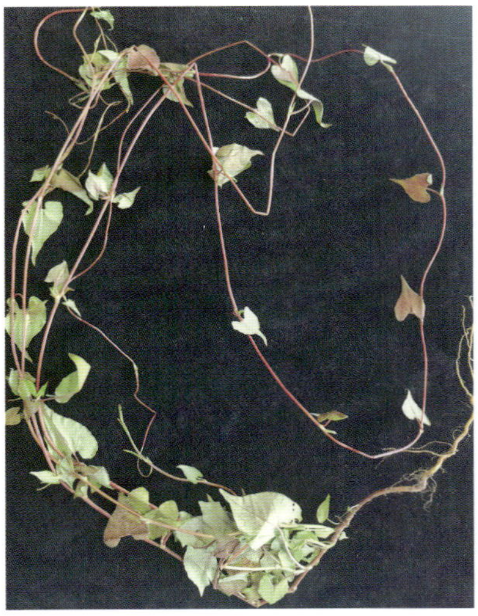

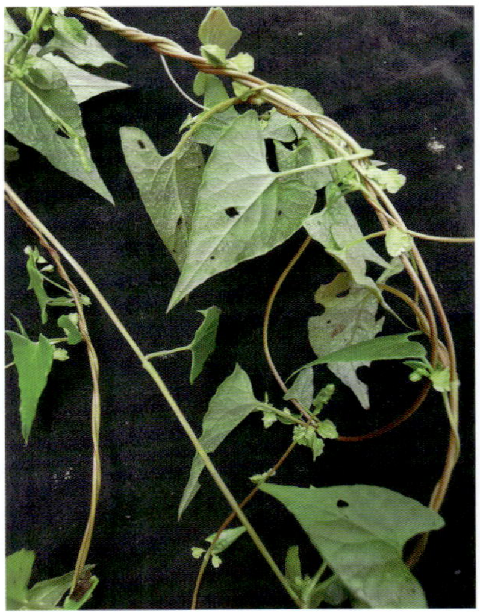

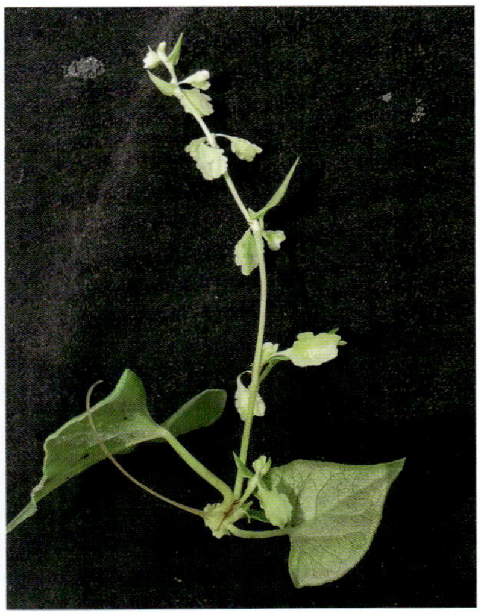

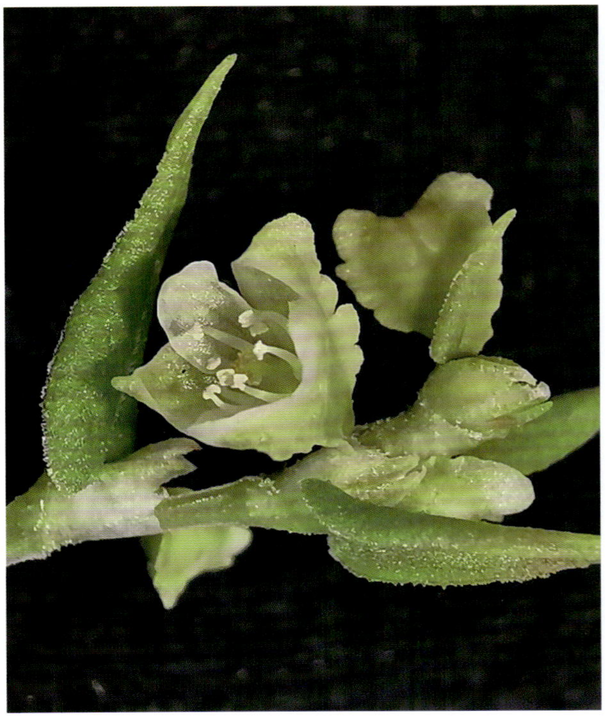

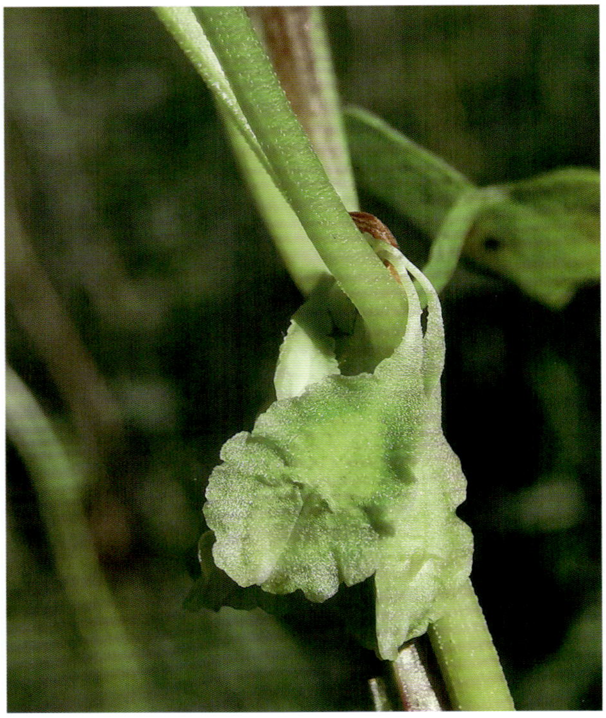

何首乌

【基　　原】蓼科何首乌属何首乌 *Polygonum multiflorum* Thunb.

【别　　名】夜交藤、紫乌藤、多花蓼、桃柳藤，九真藤。

【形态特征】多年生草本。**根：**块根肥厚，长椭圆形，黑褐色。**茎：**茎缠绕，长 2 ～ 4 m，中空，多分枝，具纵棱，无毛，微粗糙，基部木质化。**叶：**叶卵形或长卵形，顶端渐尖，基部心形或近心形，两面粗糙，边缘全缘；叶柄长 1.5 ～ 3 cm；托叶鞘膜质，偏斜。**花：**圆锥花序，顶生或腋生，分枝开展，具细纵棱，沿棱密被小突起；苞片三角状卵形，具小突起，顶端尖；花梗细弱，下部具关节，果时延长；花被 5 深裂，白色或淡绿色，椭圆形，大小不相等，外面 3 片较大，背部具翅，果时增大；雄蕊 8，花柱 3，柱头头状。**果：**瘦果卵形，具 3 棱，黑褐色，有光泽。花果期 8—10 月。

【生境分布】生于山谷灌丛、山坡林下、沟边石隙等处。分布于我国华东、华中、华南、西南及陕西、甘肃、河南、河北等地。

【药用部位（药材名称）及采收加工】块根（何首乌）、带叶藤茎（夜交藤）。何首乌：秋冬季叶枯萎时采挖，削去两端，洗净，个大的切成块，干燥。夜交藤：夏秋季采割带叶藤茎，或秋冬季采割藤茎，除支残叶，捆成把，晒干或烘干。

【临床应用】何首乌：苦、甘、涩，温；归肝、心、肾经。解毒，消痈，润肠通便。用于瘰疬疮痈，风疹瘙痒，肠燥便秘；高血脂。夜交藤：甘、微苦，平；归心、肝经。养心安神，祛风，通络。用于失眠，多梦，血虚身痛，肌肤麻木，风湿痹痛，风疹瘙痒。

【备　　注】何首乌的拉丁名称按《药典》为 *Polygonum multiflorum* Thunb.；Polygonum 为蓼属，后修订为萹蓄属。何首乌的拉丁名称按《中国植物志》为 *Fallopia multiflora* (Thunb.) Harald.，何首乌属。本书参考《药典》。

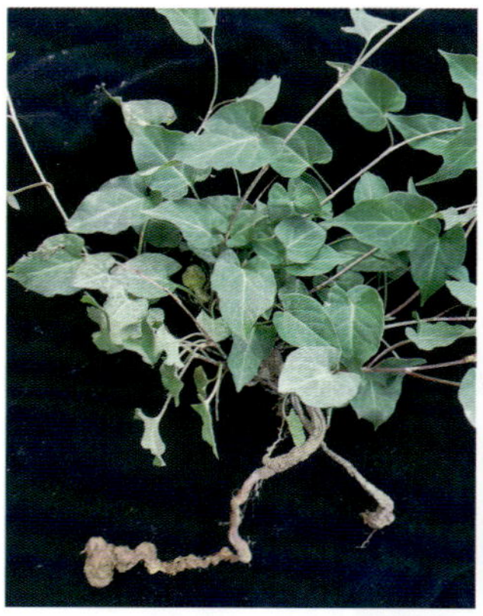

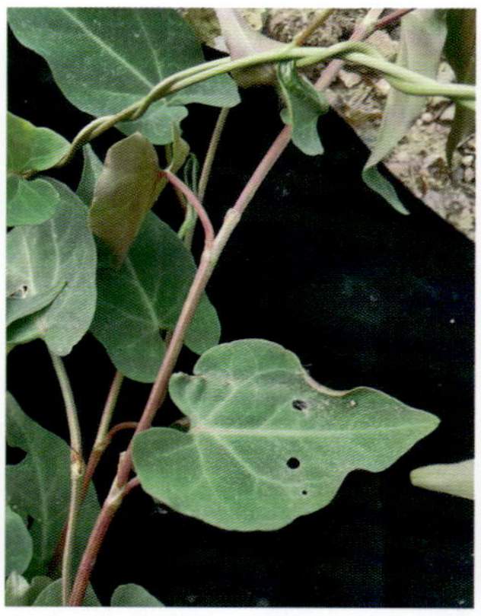

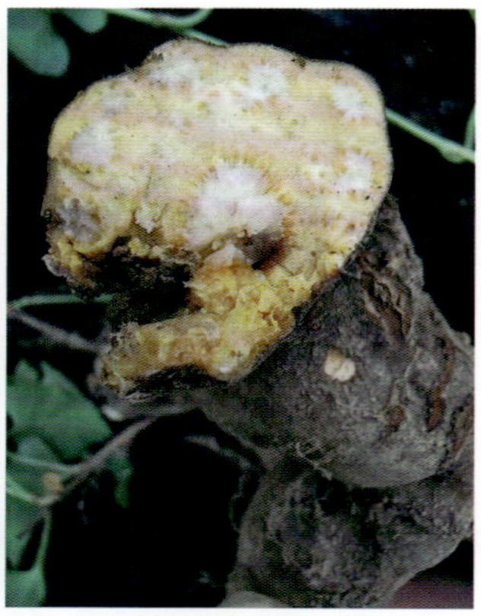

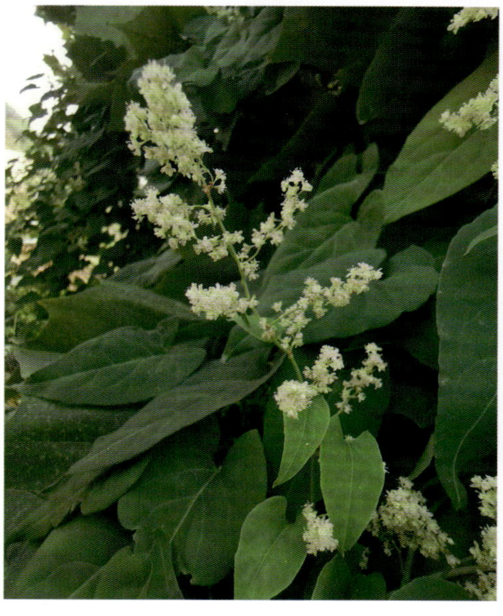

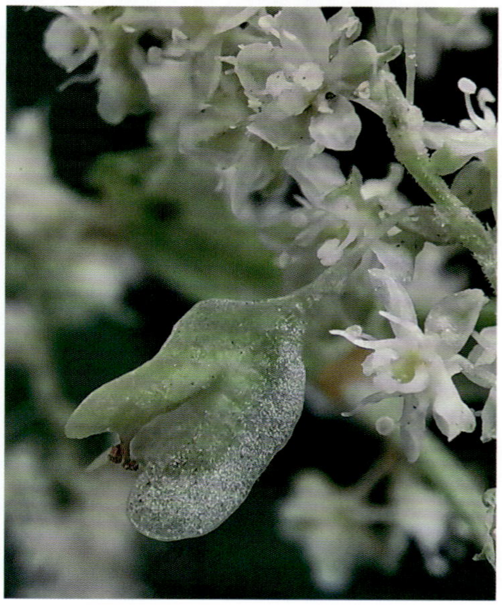

【基　　原】蓼科何首乌属蔓首乌 *Fallopia convolvulus*（Linnaeus）A. Love

【别　　名】卷茎蓼、卷旋蓼。

【形态特征】1年生草本。**茎：**茎缠绕，具纵棱，自基部分枝，具小突起。**叶：**叶卵形或心形，顶端渐尖，基部心形，两面无毛，下面沿叶脉具小突起，边缘全缘，具小突起；叶柄长 1.5～5 cm，沿棱具小突起；托叶鞘膜质，先端偏斜。**花：**总状花序腋生或顶生，花稀疏，下部间断，有时成花簇；苞片长卵形，顶端尖；花梗细弱，中上部具关节；花被5深裂，淡绿色，边缘白色，花被片长椭圆形，外面3片背部具龙骨状突起或狭翅，被小突起；果时稍增大，雄蕊8，比花被短；花柱3，极短，柱头头状。**果：**瘦果椭圆形，具3棱，黑色，密被小颗粒。花果期5—9月。

【生境分布】生于山坡草地、山谷灌丛、沟边湿地等处。分布于我国东北、华北、西北、西南、华东及湖北、河南等地。

【药用部位（药材名称）及采收加工】全草（卷茎蓼）。夏秋季采收，洗净，晒干。

【临床应用】辛，温。健脾消食。用于消化不良，腹泻。

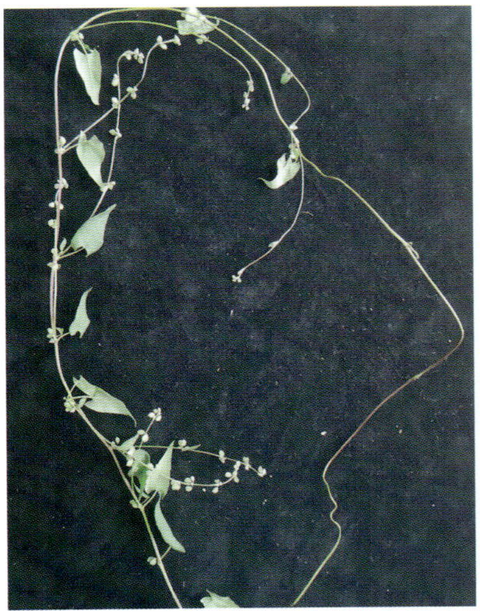

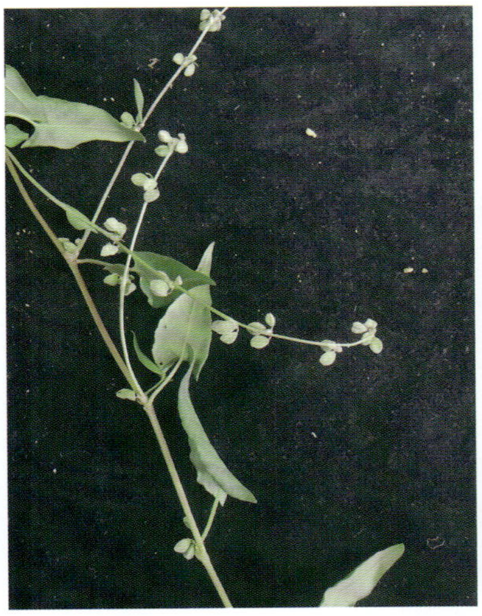

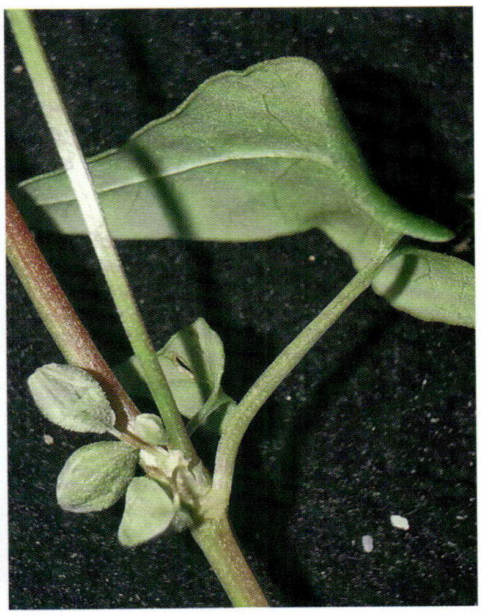

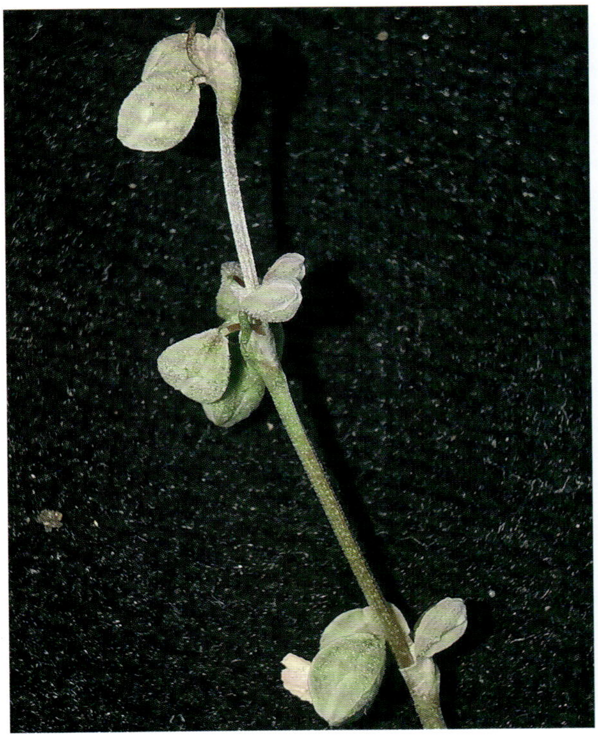

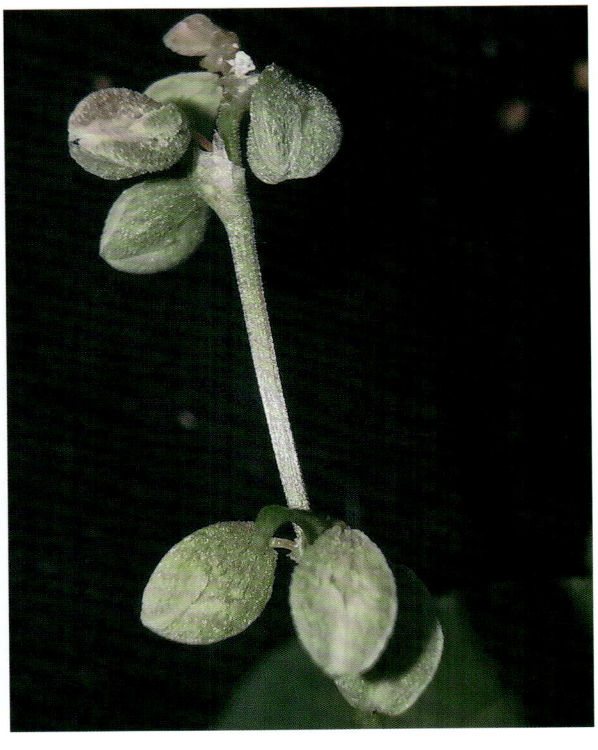

虎杖

【基　　原】蓼科虎杖属虎杖 *Reynoutria japonica* Houtt.

【别　　名】斑庄根、大接骨、酸桶芦、酸筒杆。

【形态特征】多年生草本。**茎：**根状茎粗壮，横走。茎直立，高大，粗壮，空心，具明显的纵棱，具小突起，散生红色或紫红色斑点。**叶：**叶宽卵形或卵状椭圆形，近革质，顶端渐尖，基部宽楔形、截形或近圆形，边缘全缘，疏生小突起，沿叶脉具小突起；叶柄长 1～2 cm，具小突起；托叶鞘膜质，偏斜，褐色，具纵脉，顶端截形，常破裂，早落。**花：**花单性，雌雄异株，圆锥花序，腋生；苞片漏斗状，顶端渐尖；花梗中下部具关节；花被 5 深裂，淡绿色，雄花花被片具绿色中脉，雄蕊 8，比花被长；雌花花被片外面 3 片背部具翅，果时增大，翅扩展下延，花柱 3，柱头流苏状。**果：**瘦果卵形，具 3 棱，黑褐色。花果期 8—10 月。

【生境分布】生于山坡灌丛、山谷、路旁、田边湿地等处。分布于我国华东、华中、华南、西南及陕西、甘肃、河南等地。

【药用部位（药材名称）及采收加工】根茎和根（虎杖）、叶（虎杖叶）。虎杖：春秋季采挖，除去须根，洗净，趁鲜切短段或厚片，晒干。虎杖叶：春夏秋季均可采收，洗净，鲜用或晒干。

【临床应用】虎杖：微苦，微寒；归肝、胆、肺经。祛风利湿，散瘀定痛，止咳化痰。用于关节痹痛，湿热黄疸，经闭，癥瘕，水火烫伤，跌仆损伤，痈肿疮毒，咳嗽痰多。虎杖叶：苦，平。祛风湿，解热毒。用于风湿关节疼痛，蛇咬伤，漆疮。

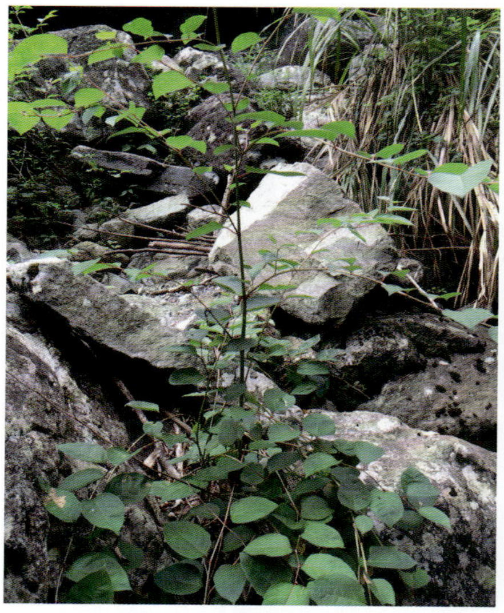
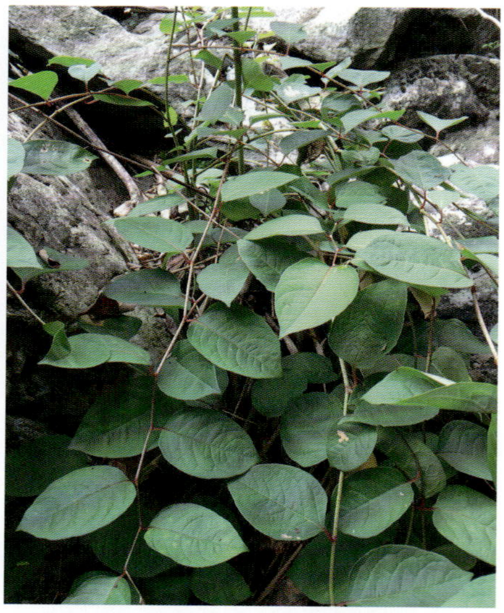
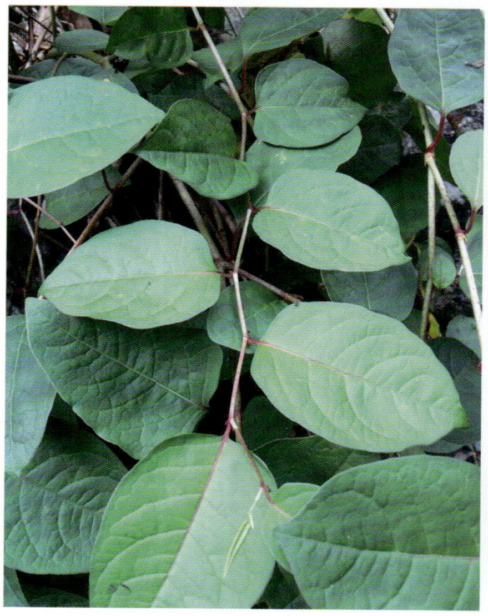
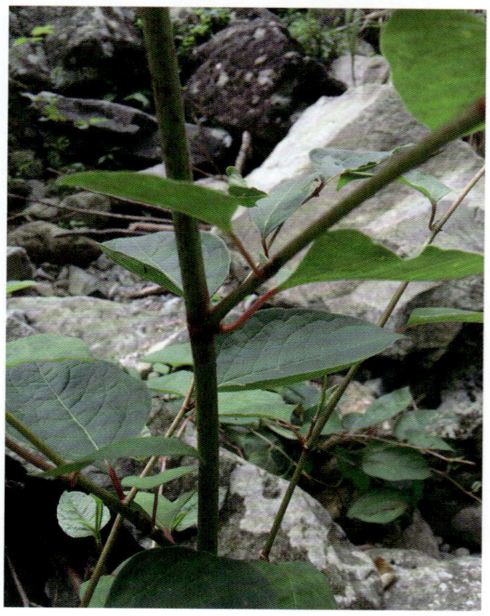

菠菜

【基　　原】苋科菠菜属菠菜 *Spinacia oleracea* L.

【别　　名】角菜、菠薐、菠薐菜。

【形态特征】1年生草本。**根：**根直伸，圆锥状；幼根带红色。**茎：**茎直立，中空。**叶：**叶互生，具长柄；基部叶和茎下部叶较大，茎上部叶渐变小，叶戟形或三角状卵形，全缘或有缺刻，花序上的叶变为披针形。**花：**花单性，雌雄异株；雄花排列成间断的穗状圆锥花序，顶生或腋生，花被片通常4，黄绿色，雄蕊4，伸出，花药不具附属物；雌花簇生于叶腋，无花被，苞片纵折，彼此合生成扁筒，小苞片先端有2齿，背面通常各具1棘状附属物，花柱4，线形，细长，下部结合。**果：**胞果硬，通常有2个角刺，果皮与种皮贴生。**种子：**种子扁圆。花果期4—6月。

【生境分布】全国各地有栽培。

【药用部位（药材名称）及采收加工】全草（菠菜）、种子（菠菜子）。菠菜：冬春季采收，鲜用。菠菜子：6—7月种子成熟时，割取地上部分，打下果实，除去杂质，鲜用或晒干。

【临床应用】菠菜：甘，平；归肝、胃、大肠、小肠经。养血，止血，平肝，润燥。用于衄血，便血，头痛，目眩，目赤，夜盲症，消渴引饮，便闭，痔疮。菠菜子：微辛、微甜，微温；归脾、肺经。清肝明目，止咳平喘。用于风火目赤肿痛，咳喘。

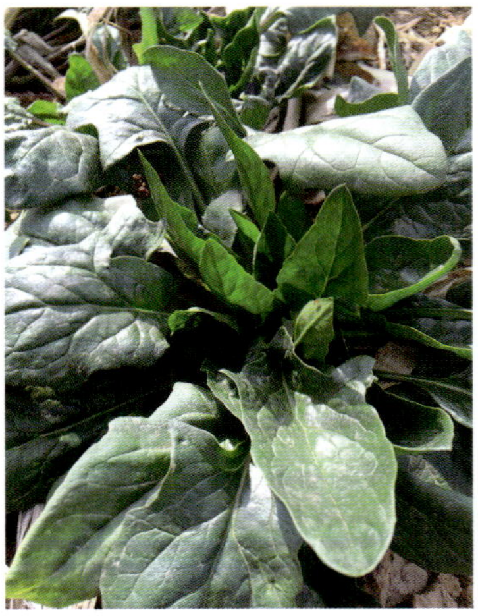

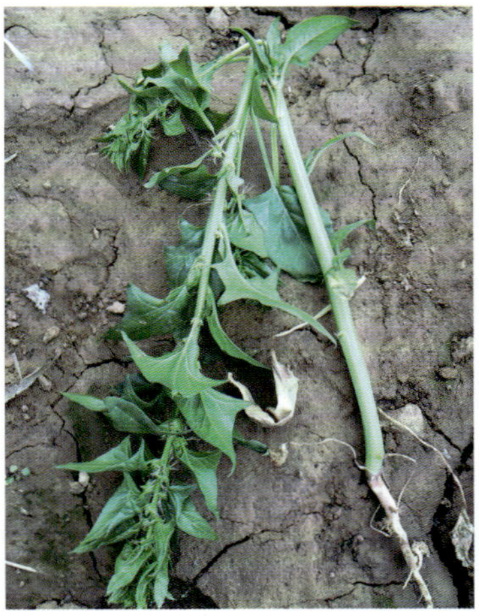

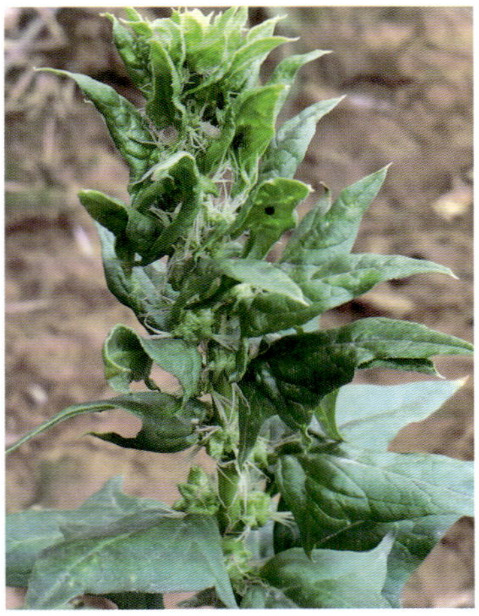

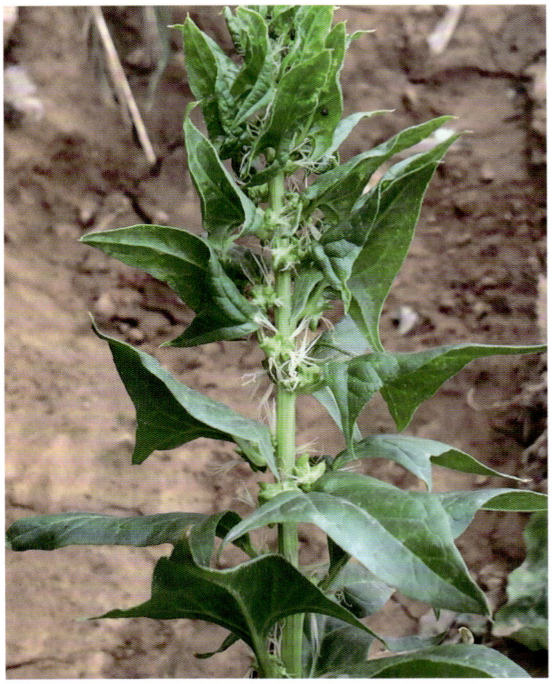

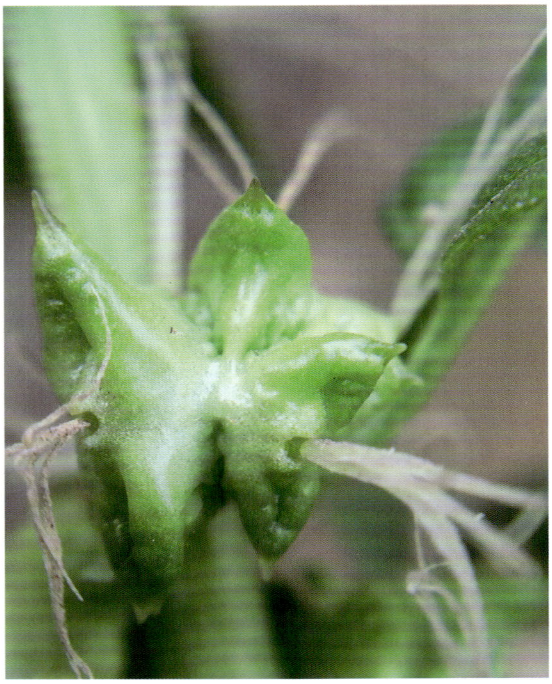

无刺菠菜

【基　　原】苋科菠菜属无刺菠菜 *Spinacia oleracea* L.var.inermis Peterm

【别　　名】菠棱、菠棱菜。

【形态特征】形态特征与植物“菠菜”相似。两者的主要区别：菠菜的胞果外通常有2个角刺；无刺菠菜的胞果球形，胞果外无角刺。

【生境分布】同植物“菠菜”项下。

【药用部位（药材名称）及采收加工】均同植物“菠菜”项下。

【临床应用】同植物“菠菜”项下。

【备　　注】本种是菠菜 *Spinacia oleracea* L. 的变种。

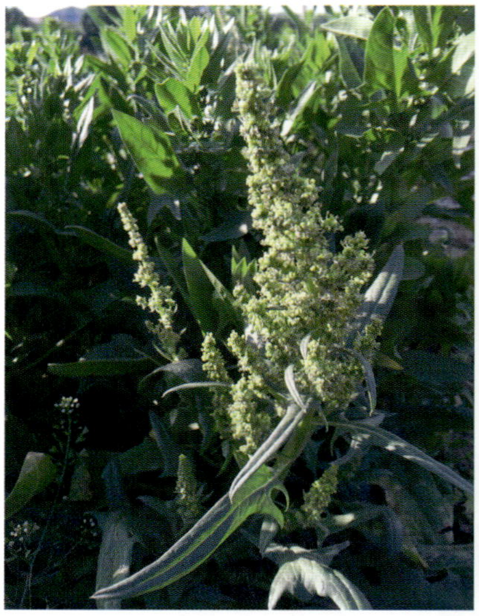
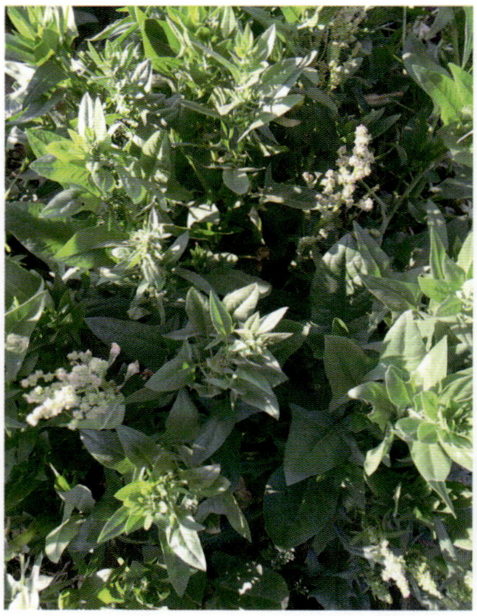
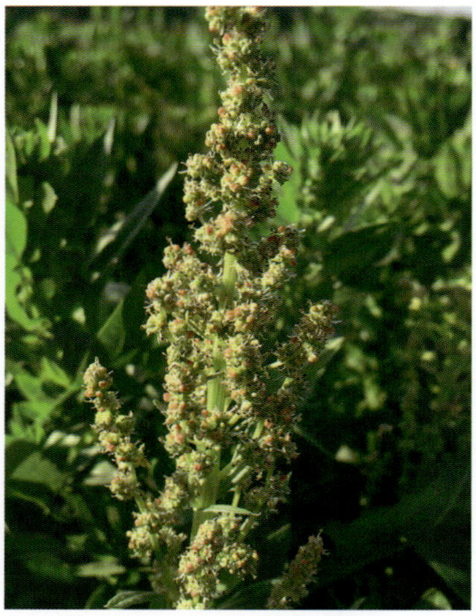
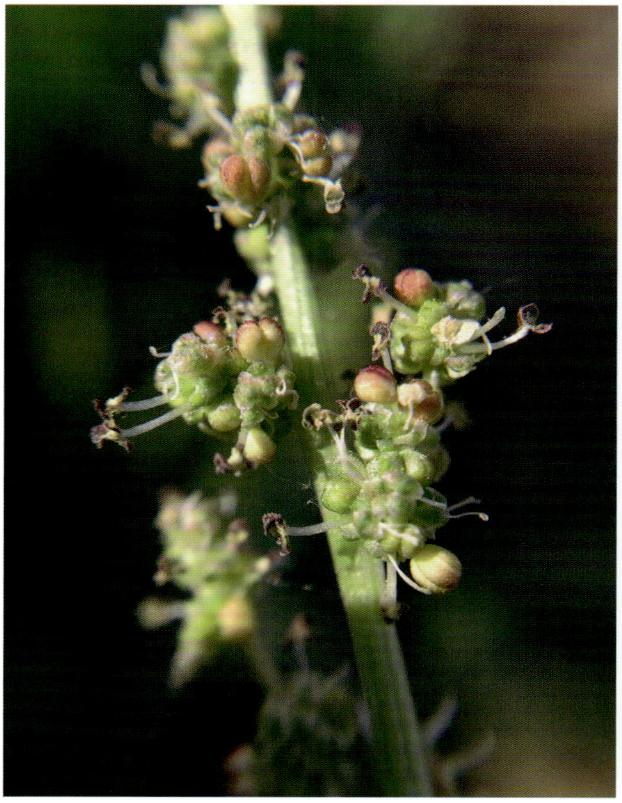
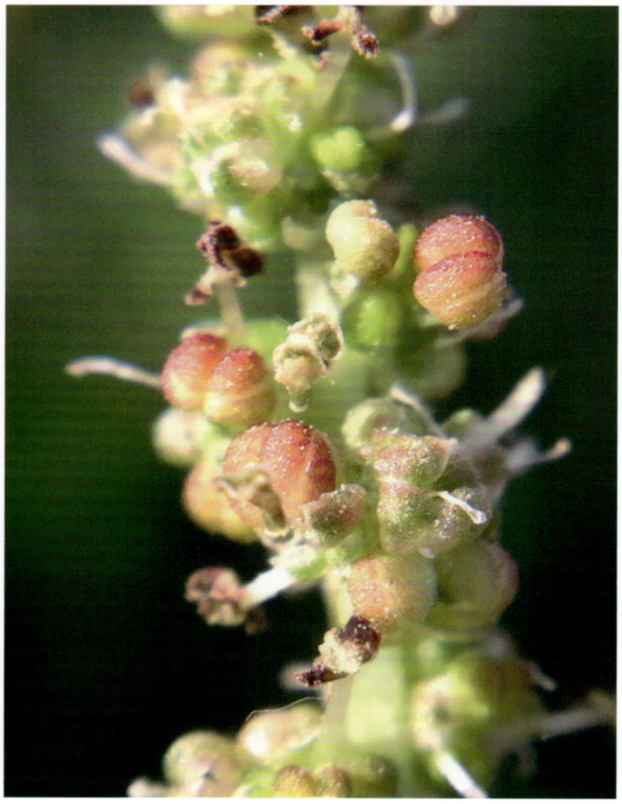

沙蓬

【基　　原】苋科沙蓬属沙蓬 *Agriophyllum squarrosum*（L.）Moq.

【别　　名】角菜、蒺藜、蒺藜菜。

【形态特征】1年生草本。茎：茎直立，坚硬，具不明显的条棱，幼时被毛，后脱落；基部分枝，下部平卧，上部斜升。叶：叶无柄，披针形、披针状条形或条形，先端渐尖，具小尖头，基部渐狭，叶脉纵行3～9条。花：穗状花序紧密，卵圆状或椭圆状，无梗，1～3朵腋生；苞片宽卵形，先端急缩，具小尖头，后期反折，背部密被分枝毛；花被片1～3，膜质；雄蕊2～3，花丝锥形，膜质，花药卵圆形。果：果实卵圆形或椭圆形，两面扁平或背部稍凸，幼时在背部被毛，后期秃净，上部边缘略具翅缘；果喙深裂成两个扁平的条状小喙，微向外弯，小喙先端外侧各具一小齿突。种子：种子近圆形，光滑，有时具浅褐色的斑点。花果期8—10月。

【生境分布】生于沙丘或流动沙丘之背风坡上。分布于我国东北、西北、华北及河南、西藏等地。

【药用部位（药材名称）及采收加工】种子（东廧子、沙蓬）。秋季果实成熟后打下种子，去掉杂质，晒干。

【临床应用】甘，平；归肺、脾、胃经。健脾消食，发表解热，利水。用于饮食积滞，噎膈反胃，感冒发热，肾炎。

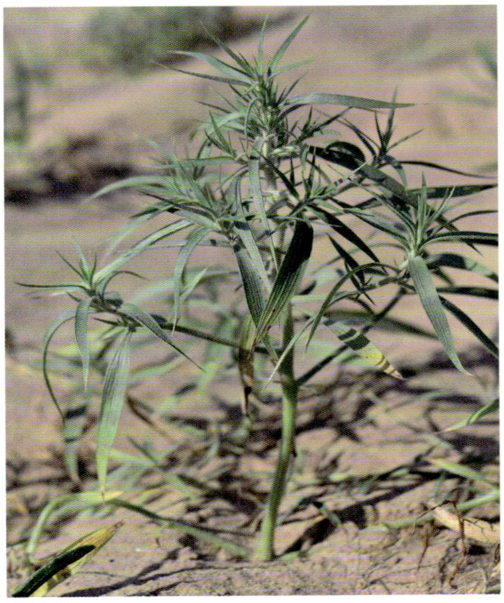

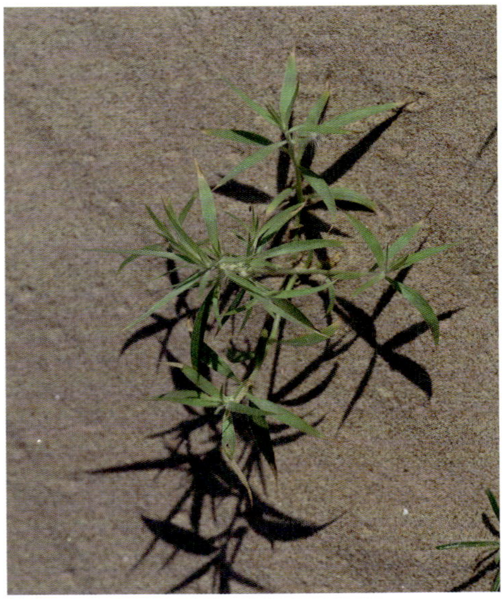

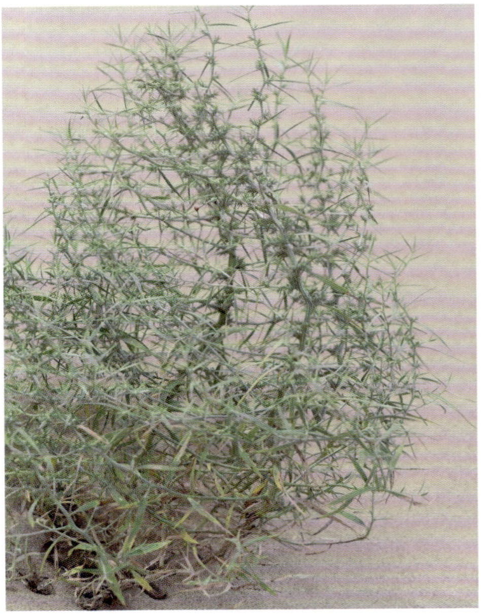

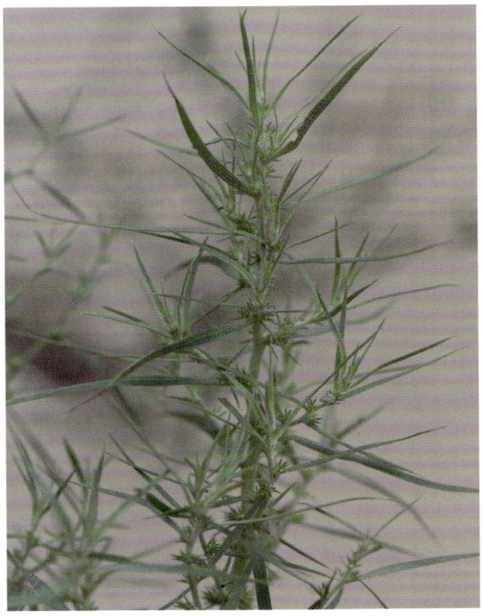

刺藜

【基　　原】苋科藜属刺藜 *Chenopodium aristatum* L.

【别　　名】红小扫帚苗、铁扫帚苗、野鸡冠子草。

【形态特征】1年生草本。**茎：**茎直立，多分枝，有条纹，老时带红色。**叶：**叶互生，有短柄；叶狭披针形至线形，先端渐尖，基部狭窄，主脉明显，黄白色。**花：**复2歧聚伞花序生于枝端和叶腋，最末端的分枝针刺状；花小，两性，近无柄；花被片5，长圆形，先端钝圆或骤尖，背部稍肥厚，绿色，边缘膜质；雄蕊5，不外露。**果：**胞果圆形，先端压扁。**种子：**种子圆形，边缘具棱，黑褐色，具光泽。花果期8—10月。

【生境分布】生于沙质地、田边、路旁。分布于我国东北、华北、西北及山东、河南等地。

【药用部位（药材名称）及采收加工】全草（刺藜）。夏秋季采收，除去杂质，晒干。

【临床应用】淡，平。活血，调经，祛风止痒。用于月经过多，痛经，闭经，过敏性皮炎，荨麻疹。

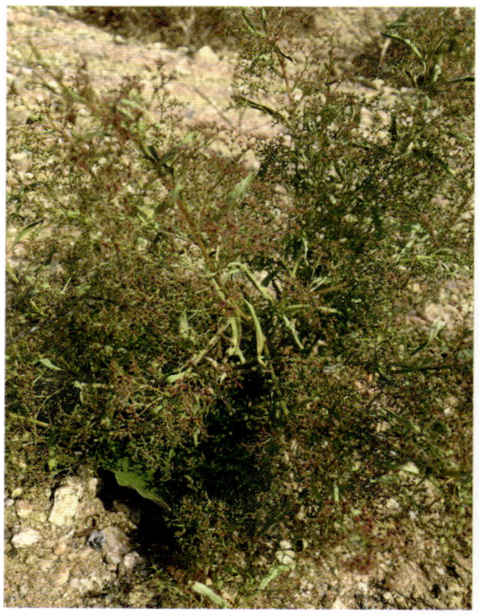
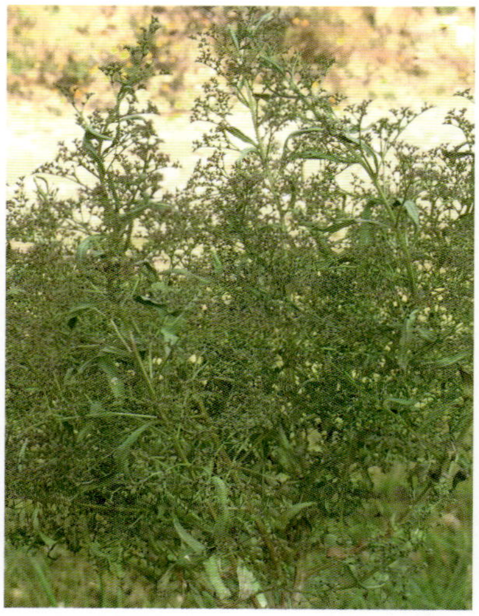
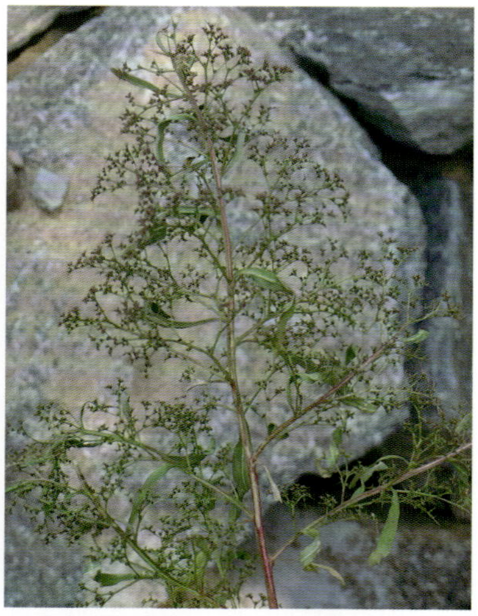
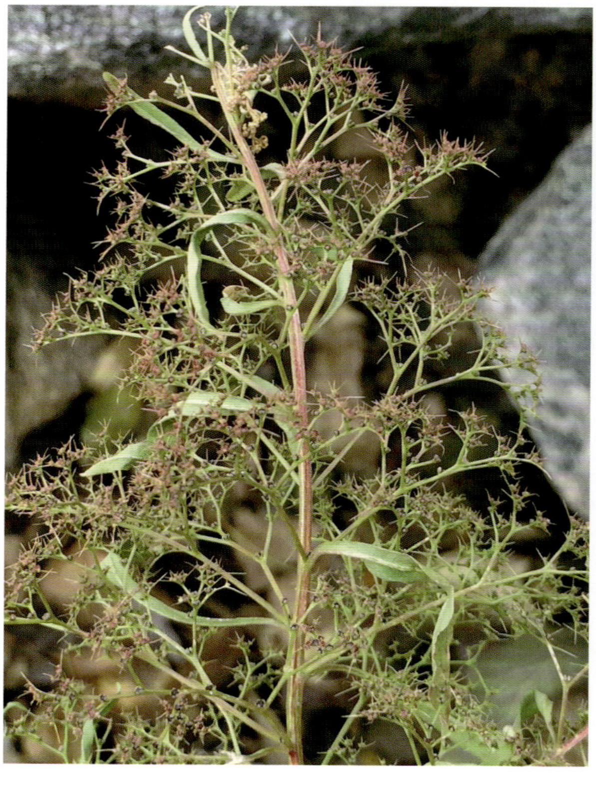
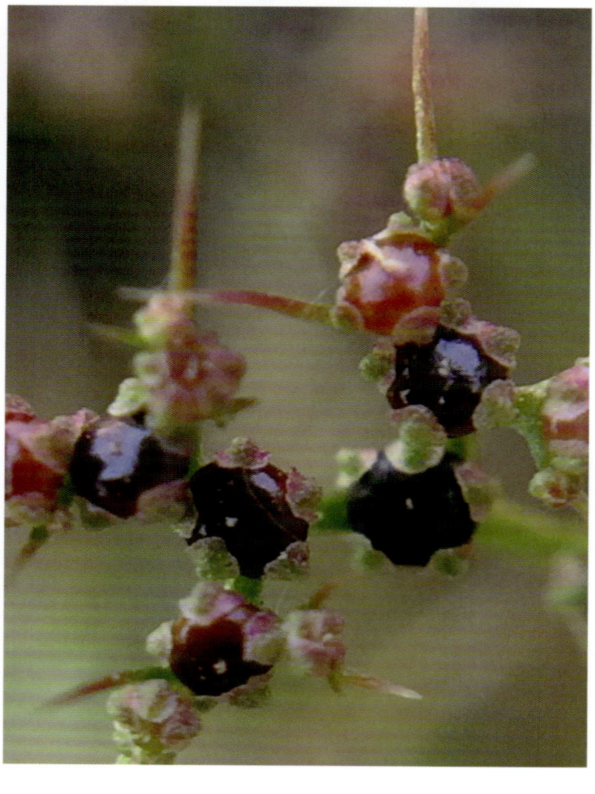

灰绿藜

【基　　原】苋科藜属灰绿藜 *Chenopodium glaucum* L.

【别　　名】灰灰菜。

【形态特征】1 年生草本。茎：茎平卧或斜升，具绿色或紫红色条棱。叶：叶片矩圆状卵形至披针形，肥厚，先端急尖或钝，基部渐狭，边缘具缺刻状牙齿，上面无粉且平滑，下面密被粉粒而呈灰白色，或稍带紫红色；中脉明显，黄绿色；叶柄长 5 ～ 10 cm。花：花两性兼有雌性，穗状或圆锥状花序；花被裂片 3 ～ 4，浅绿色，稍肥厚，狭矩圆形或倒卵状披针形，先端通常钝；雄蕊 1 ～ 2，花丝不伸出花被，花药球形；柱头 2。果：胞果黄白色，果皮膜质。种子：种子扁球形，暗褐色或红褐色，边缘钝，表面有细点纹。花果期 5—10 月。

【生境分布】生于农田、菜园、村旁、水边。分布于我国北部各省。

【药用部位（药材名称）及采收加工】幼嫩全草（藜）、果实或种子（藜实）。藜：春夏季采收，去杂质，鲜用或晒干。藜实：秋季果实成熟时，割取全草，打下果实和种子，除去杂质，鲜用或晒干。

【临床应用】藜：甘，平；小毒。清热祛湿，解毒消肿，杀虫止痒。用于发热，咳嗽，痢疾，腹泻，腹痛，疝气，龋齿痛，湿疹，疥癣，白癜风，疮疡肿痛，毒虫咬伤。藜实：苦、微甘，寒；小毒。清热祛湿，杀虫止痒。用于小便不利，水肿，皮肤湿疮，头疮，耳聋。

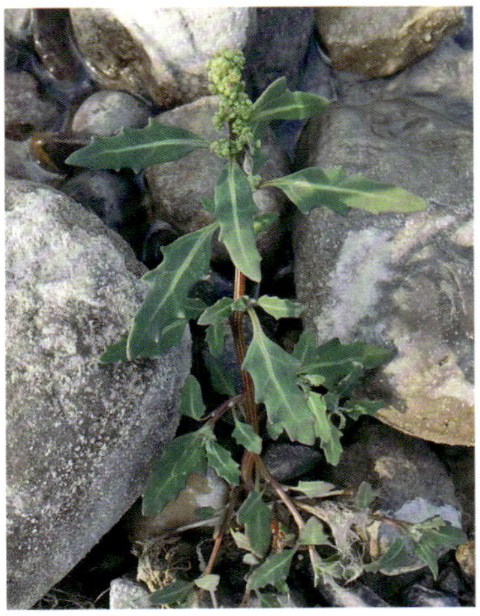

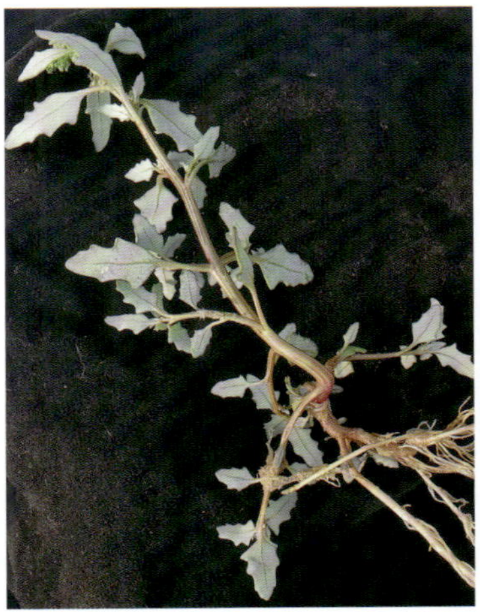

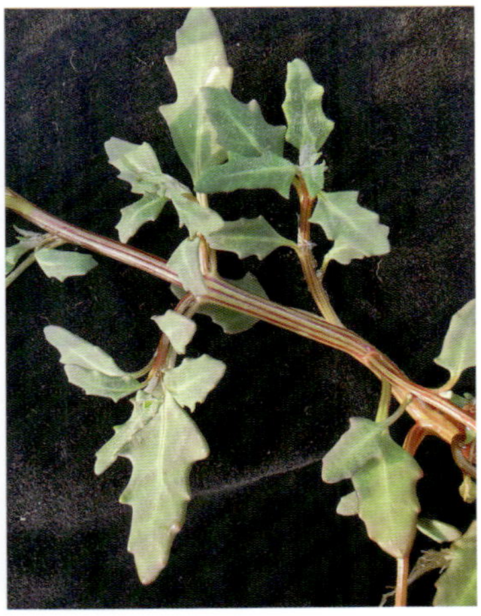

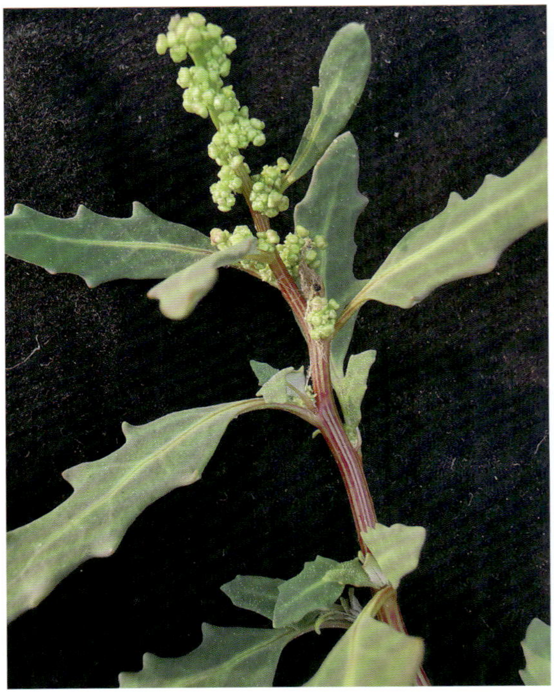

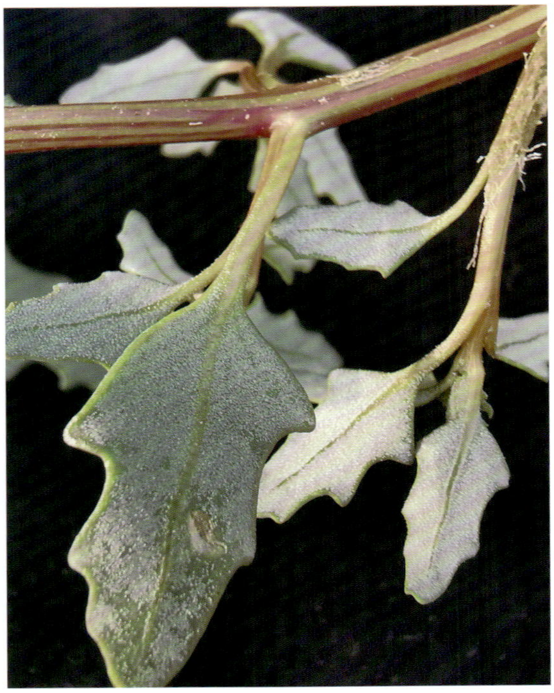

藜

【基　　原】苋科藜属藜 *Chenopodium album* L.

【别　　名】飞扬草、灰苋菜、灰蓼头草、灰藜（菜、条）、灰灰菜。

【形态特征】1 年生草本。**茎：**茎直立，粗壮，具棱，具绿色或紫红色的条纹，多分枝。**叶：**叶互生，叶柄与叶片近等长；下部叶菱状卵形或卵状三角形，先端急尖或微钝，边缘有齿或作不规则浅裂，基部楔形，上面通常无粉，有时嫩叶的上面有紫红色粉；上部叶披针形，下面常被白粉。**花：**花小，两性，黄绿色，每 8 ～ 15 朵聚生成一花簇，许多花簇集成圆锥花序，生于叶腋和枝顶；花被片 5，卵形，背部中央具纵隆脊，有粉粒，先端微凹，边缘膜质；雄蕊 5，伸出花被外；子房扁球形，花柱短，柱头 2。**果：**胞果稍扁，近圆形。**种子：**种子横生，双凸镜状，黑色，有光泽，表面有浅沟纹。花果期 8—10 月。

【生境分布】生于荒地、路旁、山坡。分布于全国各地。

【药用部位（药材名称）及采收加工】全草（藜）、果实或种子（藜实、苏地肤子）、老茎（藜茎）。藜：春夏季采收，鲜用或晒干。果实或种子：秋季果实成熟时，割取全草，打下果实和种子，除去杂质，鲜用或晒干。藜茎：秋季果实成熟后采收，除去叶，留取老茎，切段，晒干。

【临床应用】藜：甘、平；有小毒。清热祛湿，解毒消肿，杀虫止痒。用于发热，咳嗽，痢疾，腹泻，腹痛，疝气，龋齿痛，湿疹，疥癣，白癜风，疮疡肿痛，毒虫咬伤。果实或种子：苦、微甘，寒；有小毒。清热祛湿，杀虫止痒。用于小便不利，水肿，皮肤湿疮，头疮，耳聋。藜茎：藜茎烧灰，和荻灰、蒿灰等分，水和蒸取汁，煎膏，点疣赘黑子，蚀恶肉。

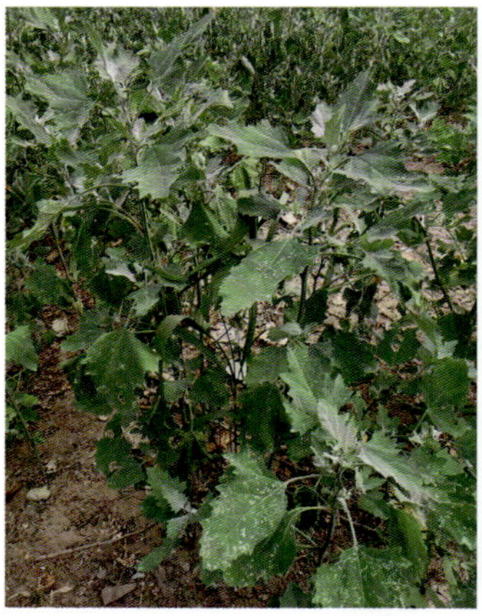

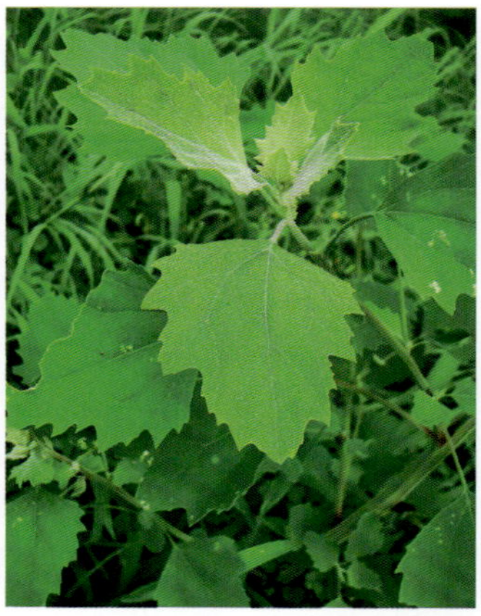

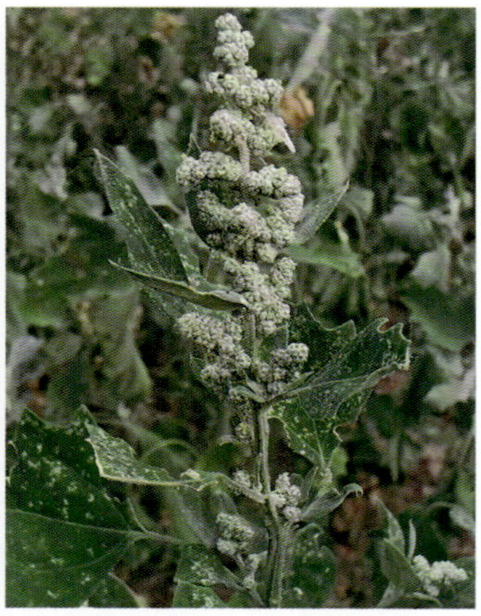

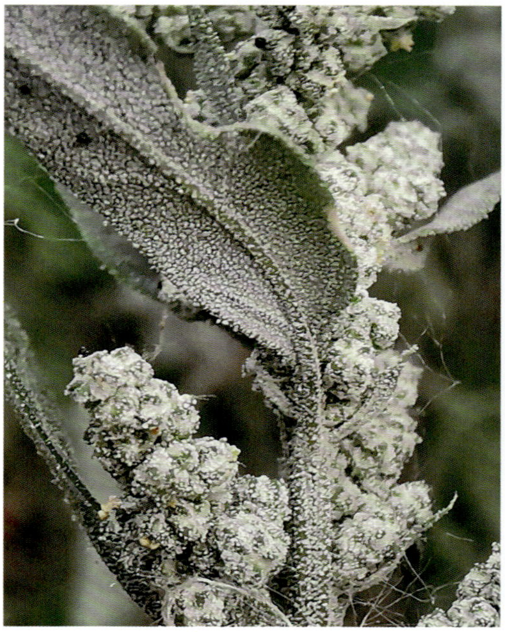

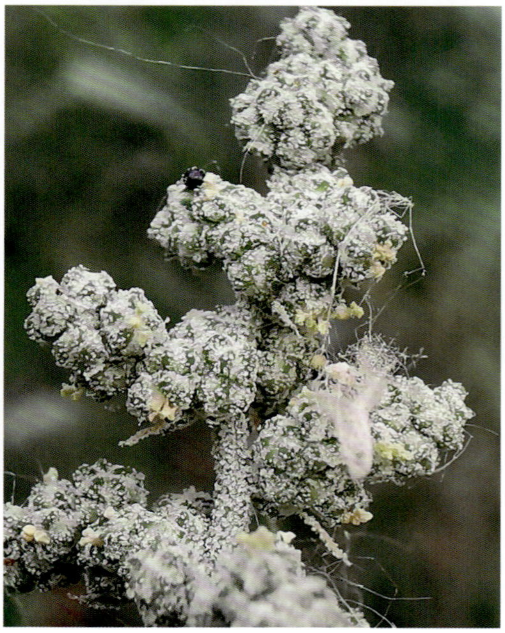

【基　　原】苋科藜属小藜 *Chenopodium serotinum* L.

【别　　名】灰菜、灰灰菜。

【形态特征】形态特征与植物“藜”相似。两者的主要区别：小藜植株矮小，高 20 ～ 50 cm；果皮上面具蜂窝状的四至六角形网纹；叶长圆状卵形，3 浅裂，中裂片较长，两侧的边缘近平行。藜植株高大，高 60 ～ 120 cm；果皮上面不具蜂窝状网纹，果皮初期具小泡状突起，后期大部分或部分小泡脱落而变成皱纹；叶卵状三角形、长圆状三角形或菱状卵形，边缘具不规则的牙齿。

【生境分布】生于荒地、田间。除西藏外，分布于全国各地。

【药用部位（药材名称）及采收加工】全草（灰藋）。3—4 月采收，洗净，除去杂质，鲜用或晒干。

【临床应用】苦、甘，平。疏风清热，解毒去湿，杀虫。用于风热感冒，腹泻，痢疾，荨麻疹，疮疡肿毒，疥癣，湿疮，痈疮，白癜风，虫咬伤。

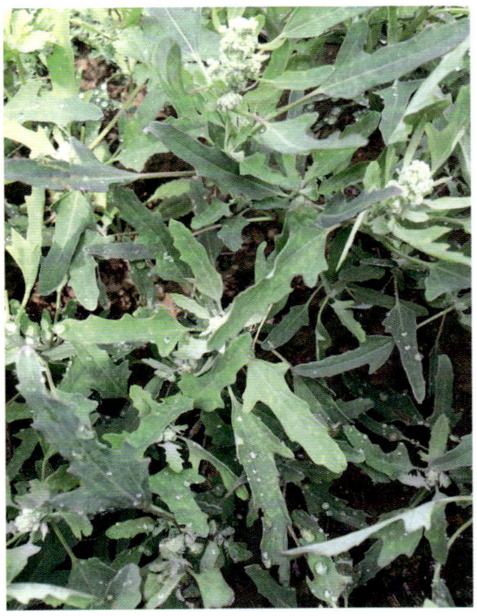
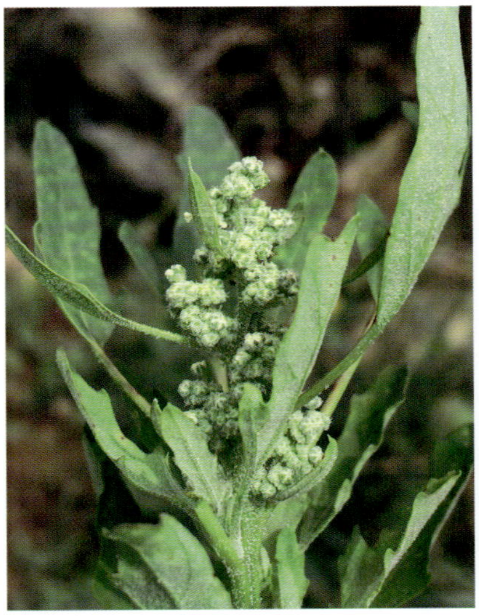
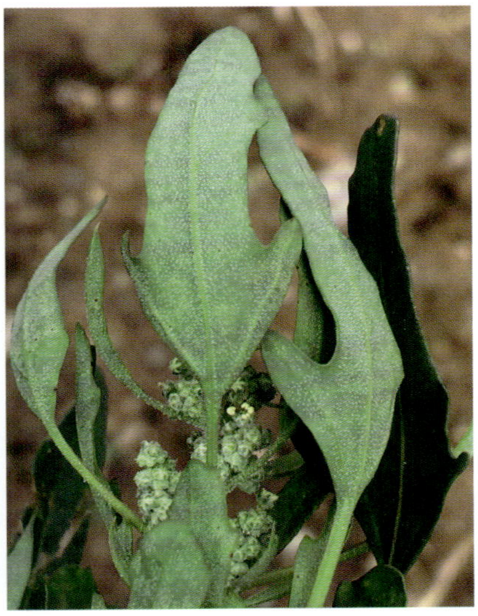
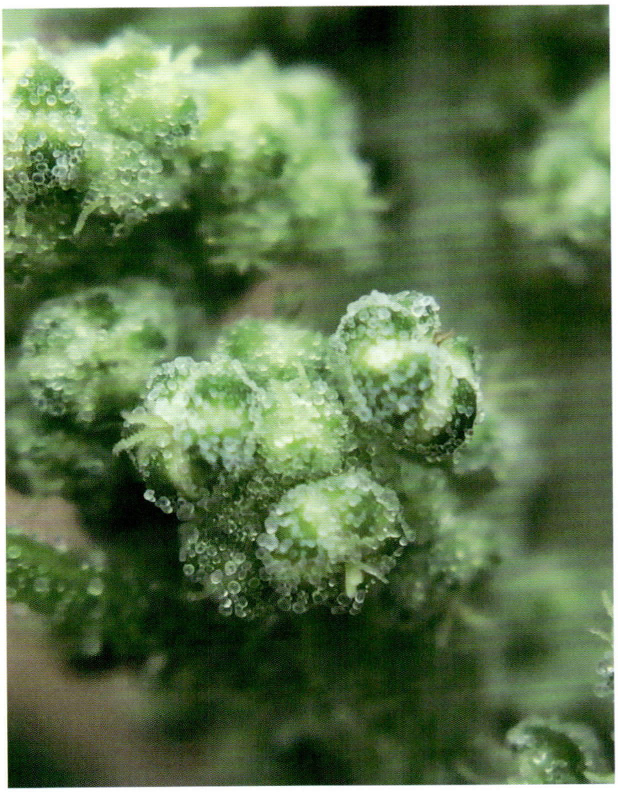
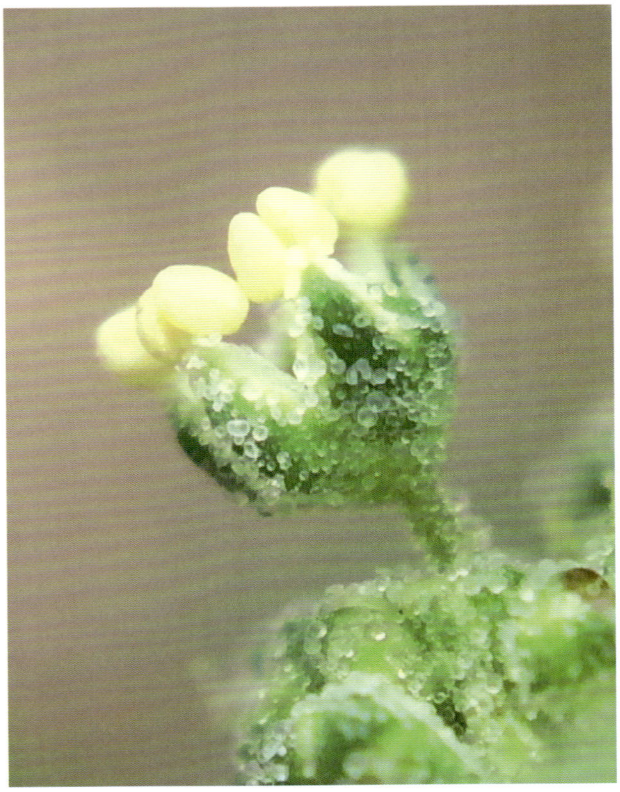

杂配藜

【基　　原】苋科藜属杂配藜 *Chenopodium hybridum* L.

【别　　名】血见愁、大叶藜。

【形态特征】1 年生草本。**茎：**茎直立，粗壮，具淡黄色或紫色条棱，上部有疏分枝，无粉或枝上稍有粉。**叶：**叶片宽卵形至卵状三角形，两面均呈亮绿色，无粉或稍有粉，先端急尖或渐尖，基部圆形、截形或略呈心形，边缘掌状浅裂；上部叶较小，叶片多呈三角状戟形，边缘具较少数的裂片状锯齿或全缘；叶柄长 2 ～ 7 cm。**花：**花两性兼有雌性，通常数个团集，在分枝上排列成开散的圆锥状花序；花被裂片 5，雄蕊 5。**果：**胞果双凸镜状；果皮膜质，有白色斑点，与种子贴生。**种子：**种子横生，黑色，表面具明显的圆形深洼点或凹凸不平。花果期 7—9 月。

【生境分布】生于林缘、山坡灌丛、沟沿等处。分布于我国东北、华北、西北、西南及浙江等地。

【药用部位（药材名称）及采收加工】全草（大叶藜）。6—8 月割取带花果的全草，鲜用或晒干。

【临床应用】甘，平。调经止血，解毒消肿。用于月经不调，崩漏，吐血，衄血，咯血，尿血，血痢，便血，疮疡肿毒。

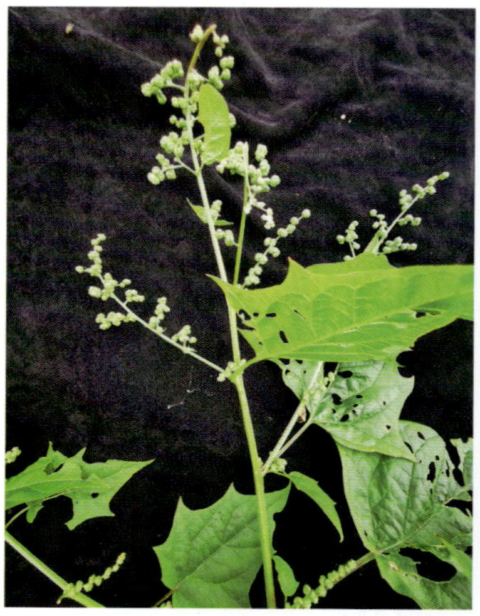
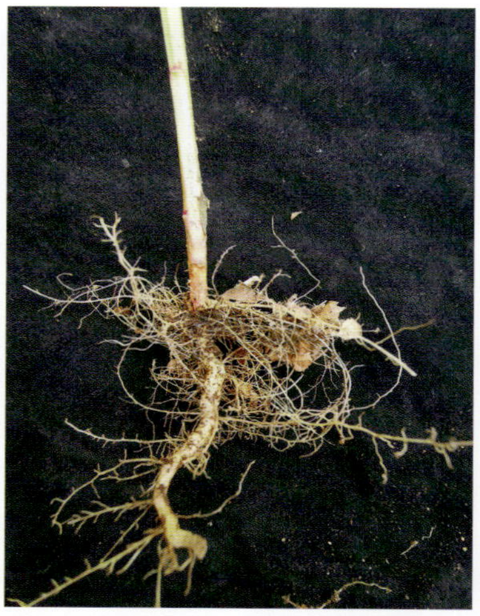
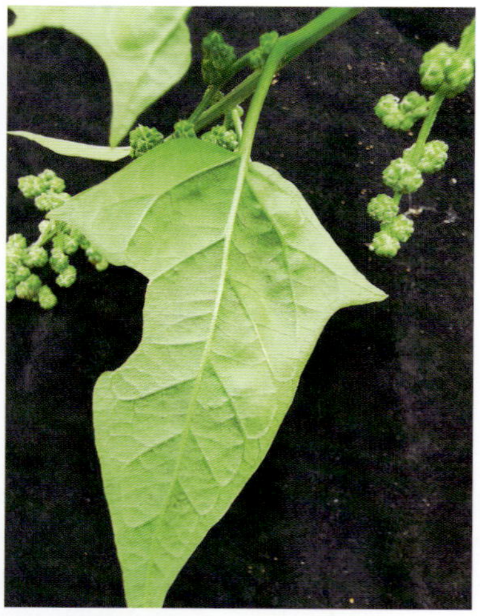
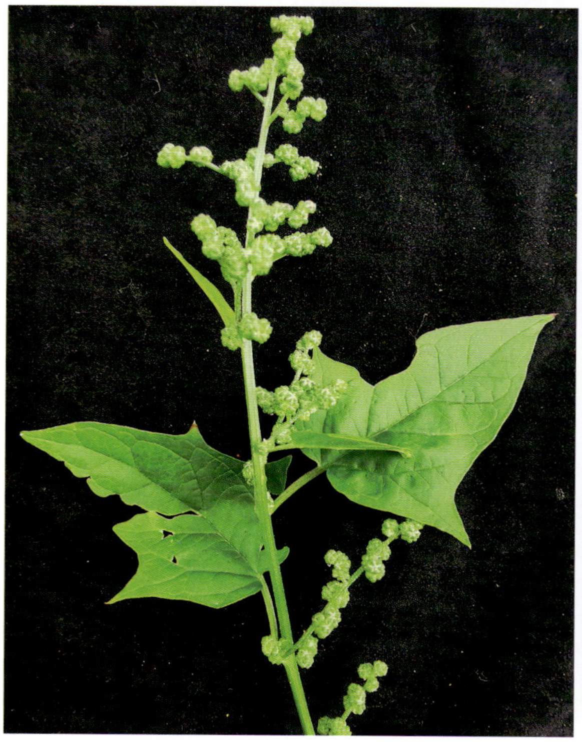
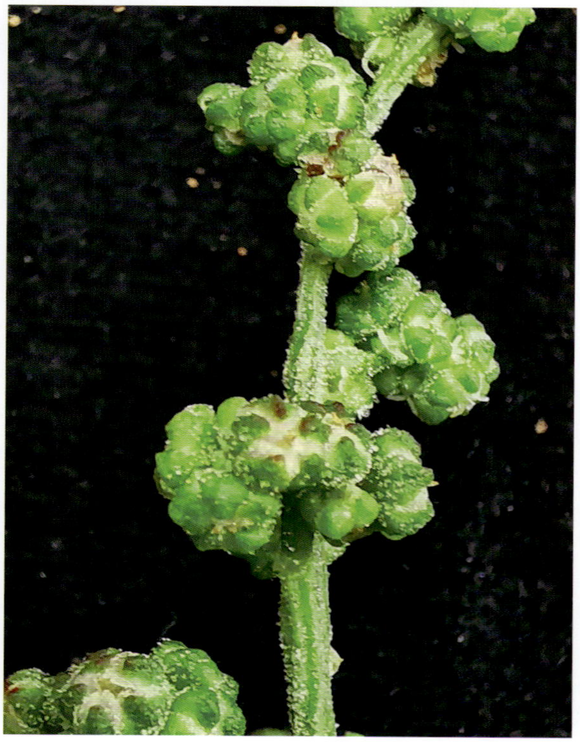

【基　　原】苋科地肤属地肤 *Kochia scoparia*（L.）Schrad. var. *scoparia*

【别　　名】地麦、落帚、扫帚苗、孔雀松。

【形态特征】1 年生草本。茎：茎直立，多分枝，淡绿色或浅红色，具短柔毛。叶：叶互生，无柄；叶狭披针形或线状披针形，先端短渐尖，基部楔形，全缘，上面绿色无毛，下面淡绿色，通常有 3 条主脉；茎上部叶较小。花：花 1 ～ 2 朵生于叶腋，集成稀疏的穗状花序；花小，两性或雌性，黄绿色，花被片 5，近球形，基部合生，果期背部生三角状横突起或翅，有时近扇形；雄蕊 5，花丝丝状，花柱极短，柱头 2，丝状。果：胞果扁球形。种子：种子扁球形，黑褐色。花果期 6—10 月。

【生境分布】生于荒野、田边、路旁。分布于全国各地，有栽培。

【药用部位（药材名称）及采收加工】果实（地肤子）、嫩茎叶（地肤苗）。地肤子：秋季果实成熟时采收植株，晒干，打下果实，除去杂质。地肤苗：春夏季割取嫩茎叶，洗净，鲜用或晒干。

【临床应用】地肤子：辛、苦，寒；归肾、膀胱经。清热利湿，祛风止痒。用于小便涩痛，阴痒带下，风疹，湿疹，皮肤瘙痒。地肤苗：苦，寒；归肝、脾、大肠经。清热解毒，利尿通淋。用于赤白痢，泄泻，小便淋痛，目赤涩痛，雀盲，皮肤风热赤肿，恶疮疥癣。

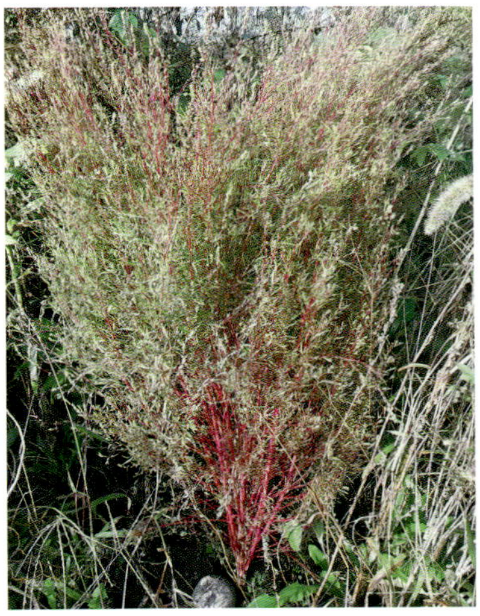

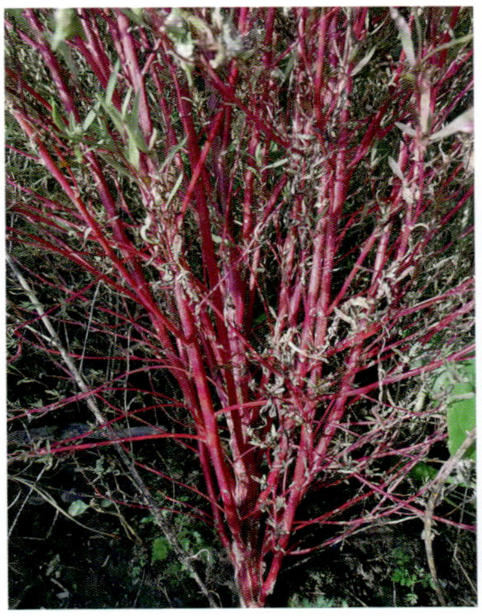

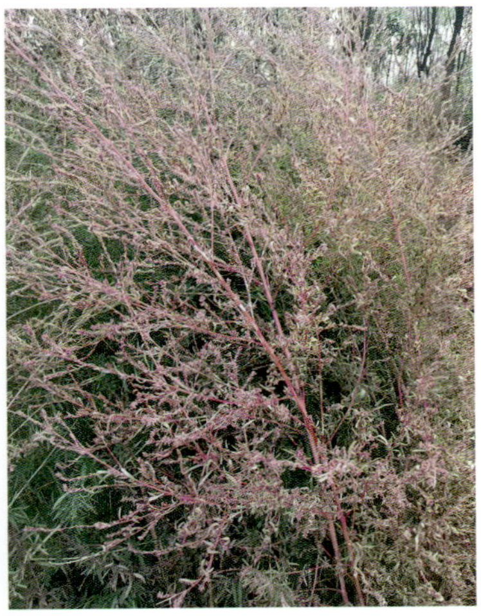

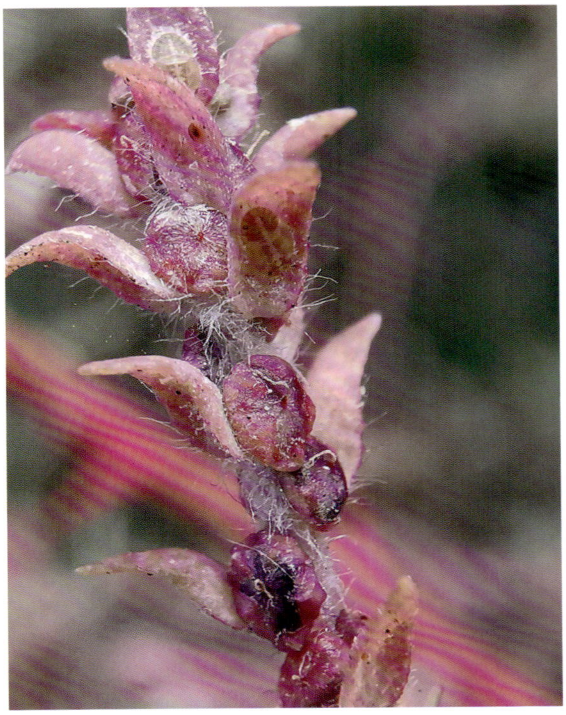

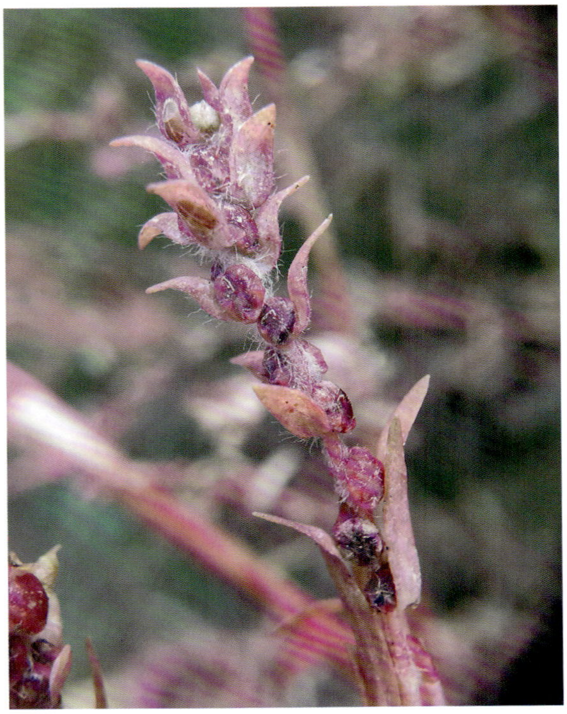

扫帚菜

【基　　原】苋科地肤属扫帚菜 *Kochia scoparia* f.*trichophylla*（Hort.）Schinz. et Thell.

【别　　名】扫帚苗、孔雀松。

【形态特征】形态特征与植物“地肤”相似。两者的主要区别：扫帚菜的分枝明显多且密，植株外形轮廓呈卵形或倒卵形，叶稍狭窄。

【生境分布】全国各地有栽培，常作扫帚用。

【药用部位（药材名称）及采收加工】均同植物“地肤”项下。

【临床应用】同植物“地肤”项下。

【备　　注】本种是植物“地肤 *Kochia scoparia*（L.）Schrad. var. *scoparia*”的变种。

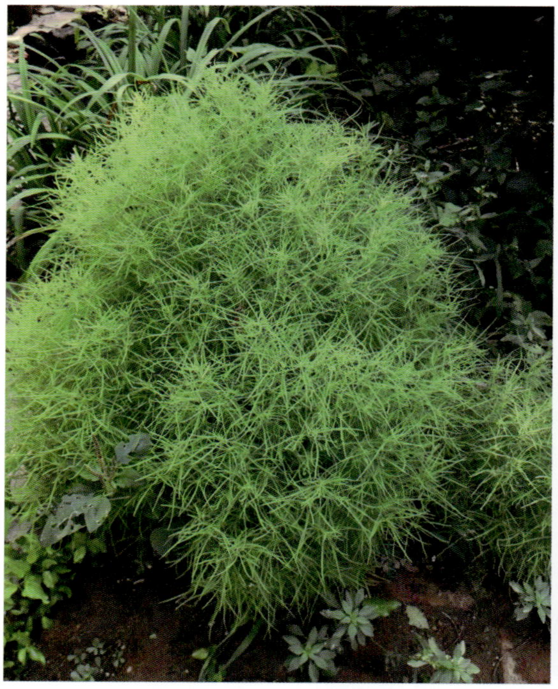

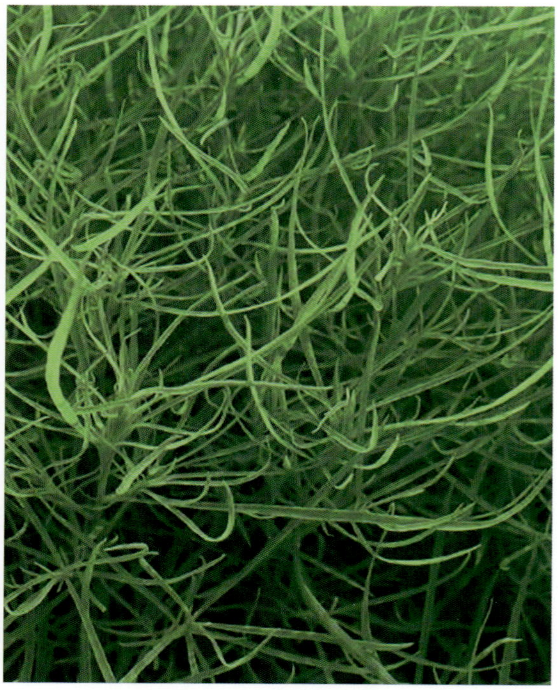

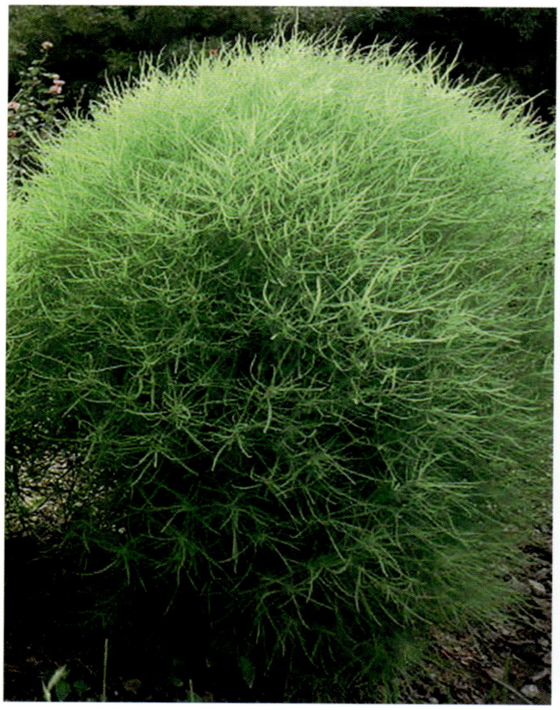

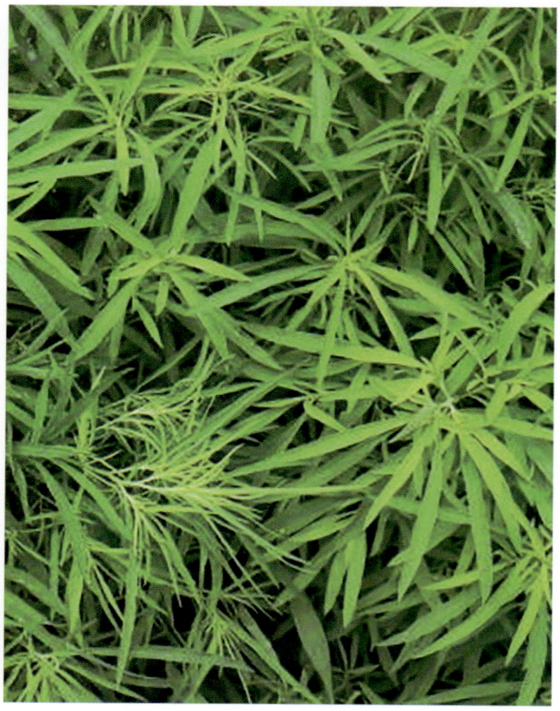

【基　　原】苋科猪毛菜属猪毛菜 *Salsola collina* Pall.

【别　　名】刺蓬、（三）叉明棵、猪毛缨、猴子毛、扎蓬棵、乍蓬棵子等。

【形态特征】1 年生草本。**茎：**茎自基部分枝，枝互生，伸展，茎枝绿色，有白色或紫红色条纹，生短硬毛或近无毛。**叶：**叶丝状圆柱形，伸展或微弯曲，具短硬毛，顶端有刺状尖，基部边缘膜质。**花：**穗状花序生于枝上部；苞片卵形，顶部延伸，有刺状尖，边缘膜质，背部有白色隆脊；小苞片狭披针形，顶端有刺状尖，苞片及小苞片与花序轴紧贴；花被片卵状披针形，膜质，顶端尖，自背面中上部具鸡冠状突起；花药长 1 ～ 1.5 mm；柱头丝状，长为花柱的 1.5 ～ 2 倍。**种子：**种子横生或斜生，顶端平。花果期 7—10 月。

【生境分布】生于村边、路旁、荒地、戈壁滩、沙土地等处。分布于我国东北、华北、西北、西南、华东及河南等地。

【药用部位（药材名称）及采收加工】全草（猪毛菜）。夏秋季花开时采收，切段，晒干。

【临床应用】淡，凉；归肝经。平肝潜阳，润肠通便。用于高血压病，头痛，眩晕，肠燥便秘。

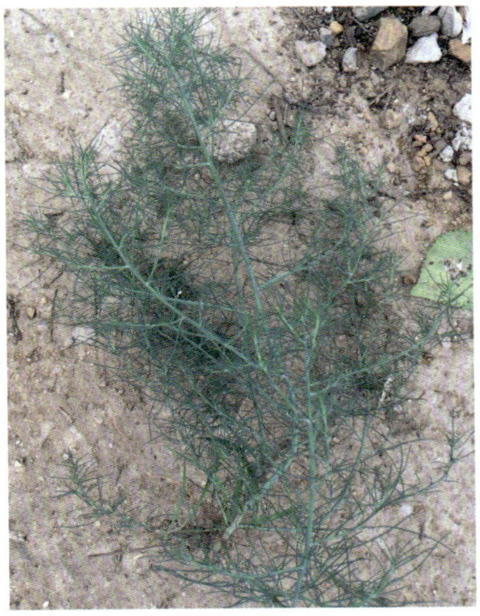

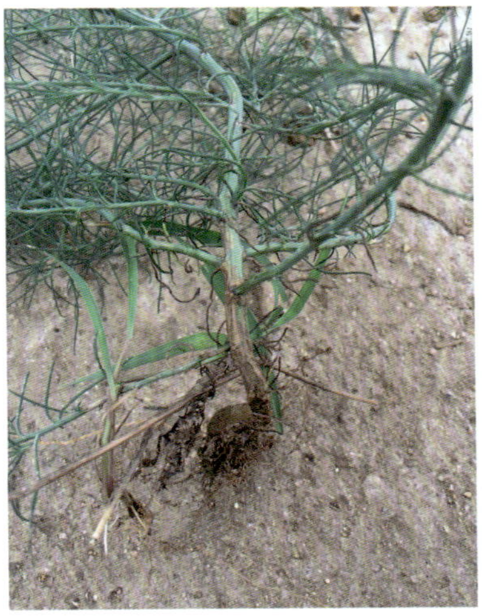

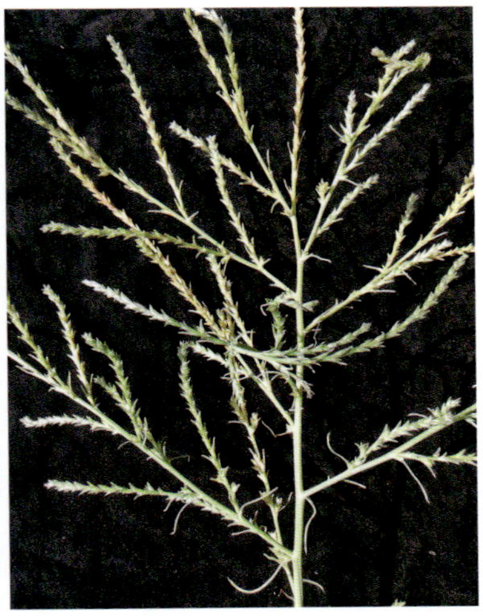

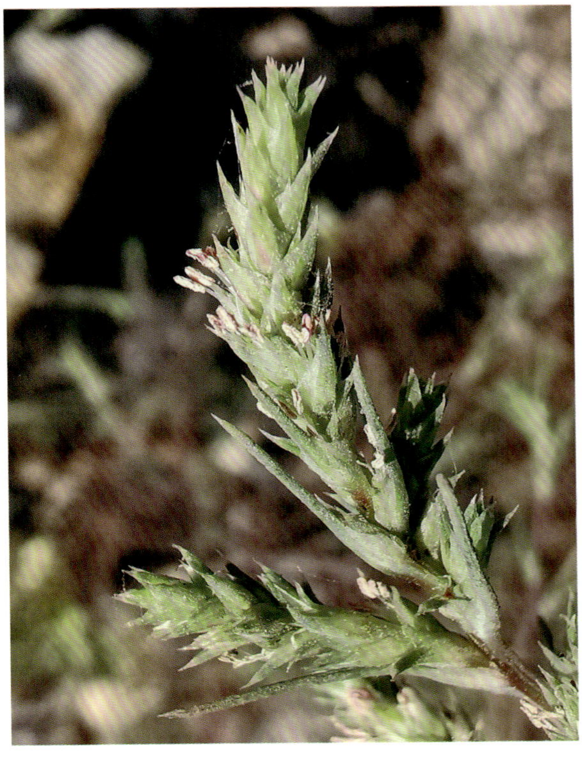

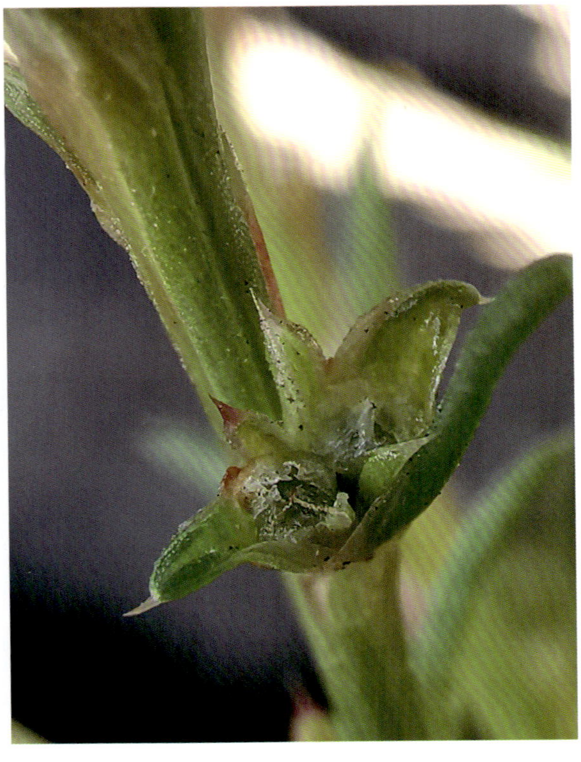

凹头苋

【基　　原】苋科苋属凹头苋 *Amaranthus blitum* Linnaeus

【别　　名】野苋、银丁菜。

【形态特征】1年生草本。**茎：**茎伏卧而后上升，自基部分枝，淡绿色或紫红色。**叶：**叶片卵形或菱状卵形，顶端凹缺，有1芒尖或微小不甚明显，基部宽楔形，全缘或稍呈波状。**花：**花成腋生花簇，直至下部叶的腋部，生在茎端和枝端者呈直立的穗状花序或圆锥花序；苞片及小苞片矩圆形；花被片矩圆形或披针形，淡绿色，顶端急尖，边缘内曲，背部有1隆起中脉；雄蕊比花被片稍短；柱头2～3。**果：**胞果扁卵形，不裂，微皱缩而近平滑，超出宿存花被片。**种子：**种子环形，黑色至黑褐色，边缘具环状边。花果期7—9月。

【生境分布】生于田野、路旁、村边荒地等处。分布于我国大部分地区。

【药用部位（药材名称）及采收加工】全草或根（凹头苋、野苋菜）、种子（野苋子）。全草或根：夏秋季采收全草或根，鲜用或晒干。野苋子：秋季采收果实，日晒，搓揉取种子，晒干。

【临床应用】全草或根：甘、淡，凉。清热解毒，利湿。用于肠炎，痢疾，咽炎，目赤，乳痈，痔疮，毒蛇咬伤。野苋子：甘，凉；归肝、膀胱经。清肝明目，利尿。用于肝热目赤，翳障，小便不利。

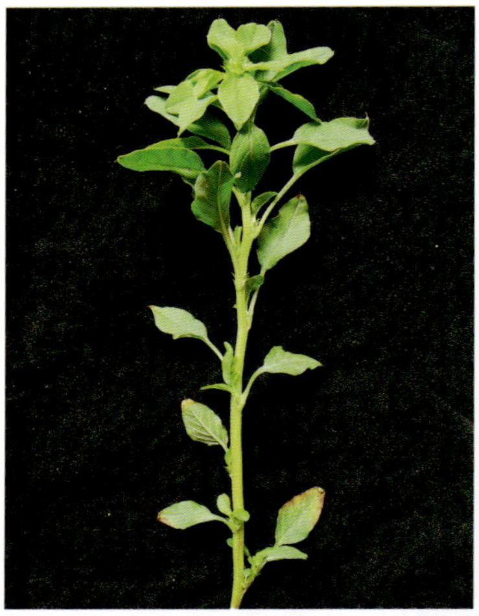
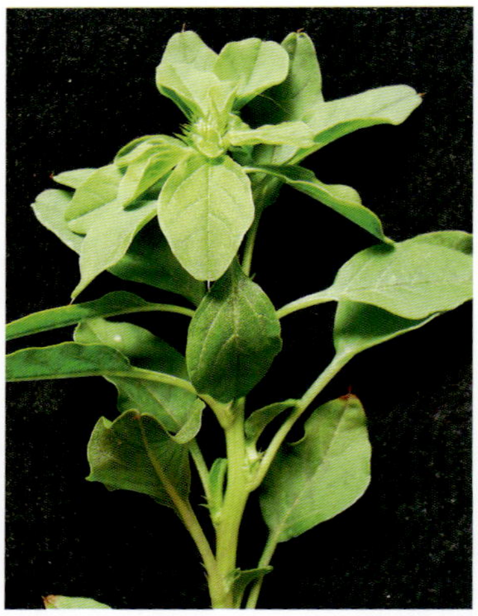
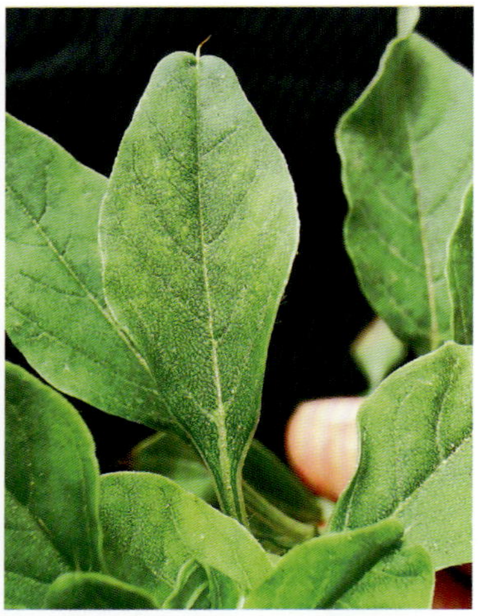
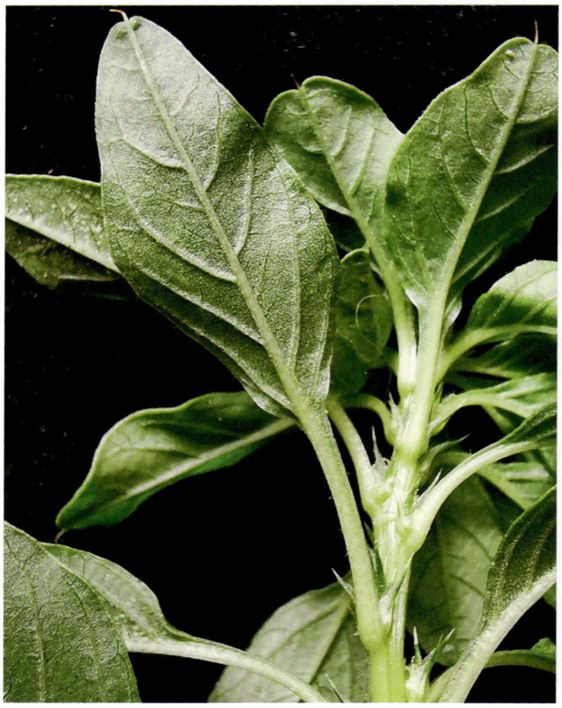
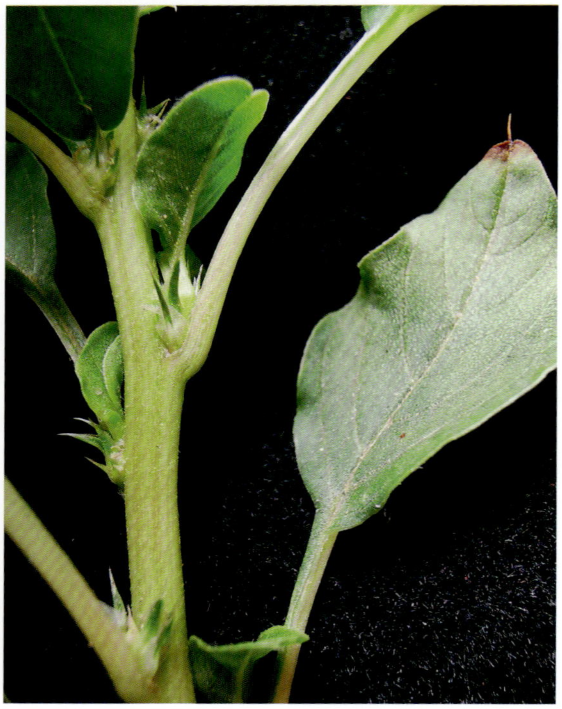

【基　　原】苋科苋属刺苋 *Amaranthus spinosus* L.

【别　　名】勒（竻）苋菜。

【形态特征】1 年生草本。**茎：**茎直立，圆柱形或钝棱形，多分枝，有纵条纹，绿色或带紫色。**叶：**叶片菱状卵形或卵状披针形，顶端圆钝，微凸，有细刺，基部楔形，全缘；叶柄基部两侧各有 1 刺，刺长 5 ~ 10 mm。**花：**圆锥花序，腋生及顶生；苞片狭披针形或刺状；花被片 5，绿色，顶端急尖，具凸尖，边缘透明，中脉绿色或带紫色；雄花雄蕊 5，雌花柱头 3(2)。**果：**胞果矩圆形，盖裂。**种子：**种子近球形，黑色或带棕黑色。花果期 7—11 月。

【生境分布】生于荒地或圃地。分布于我国大部分地区。

【药用部位（药材名称）及采收加工】全草或根、茎、叶（刺苋、竻苋菜、簕苋菜）。春夏秋季均可采收，洗净，鲜用或晒干。

【临床应用】甘、淡，凉，归心、肾经。清热利湿，解毒消肿，凉血止血。用于痢疾，肠炎，胃、十二指肠溃疡出血，痔疮便血，浮肿，白带，胆结石，瘰疬，疔疮，喉痛；外用治毒蛇咬伤，皮肤湿疹，疖肿脓疡。

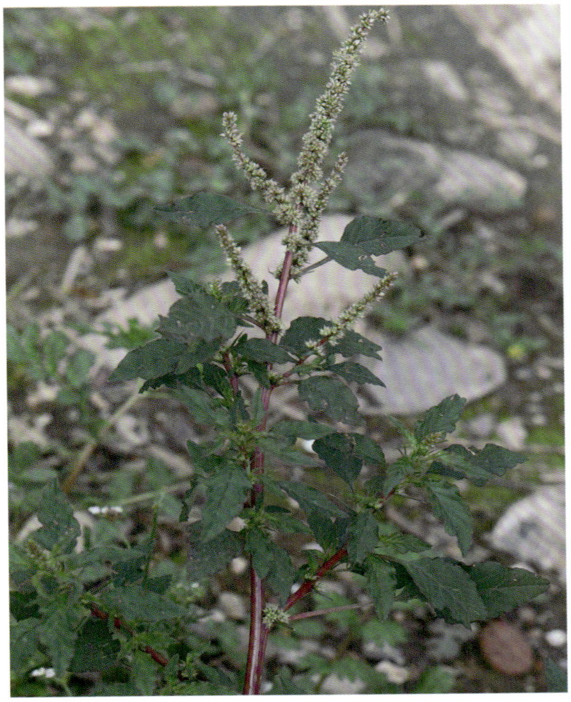

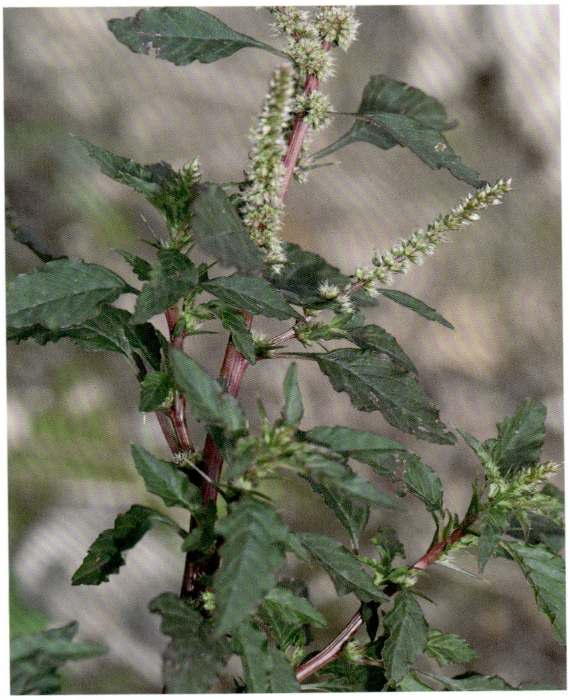

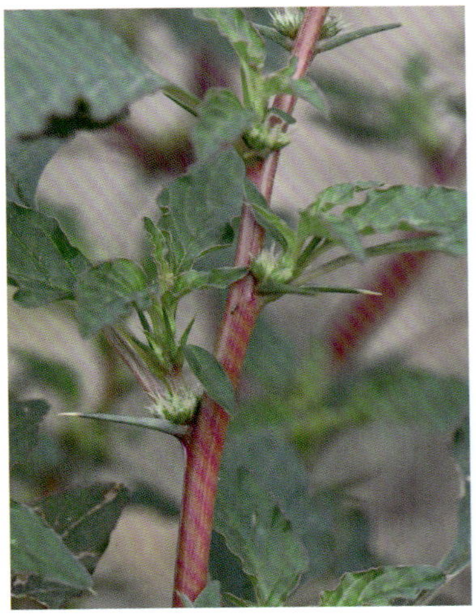

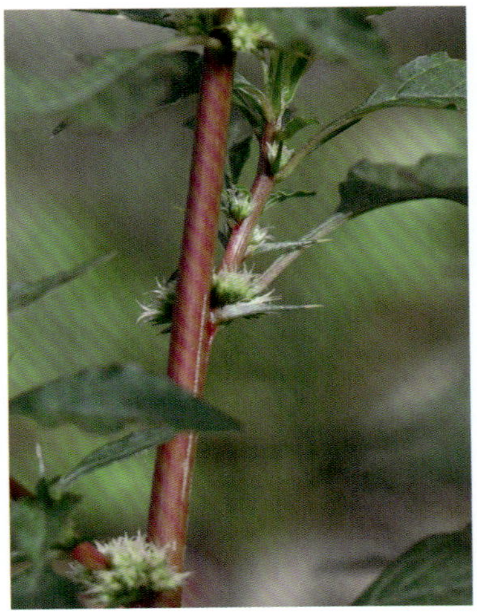

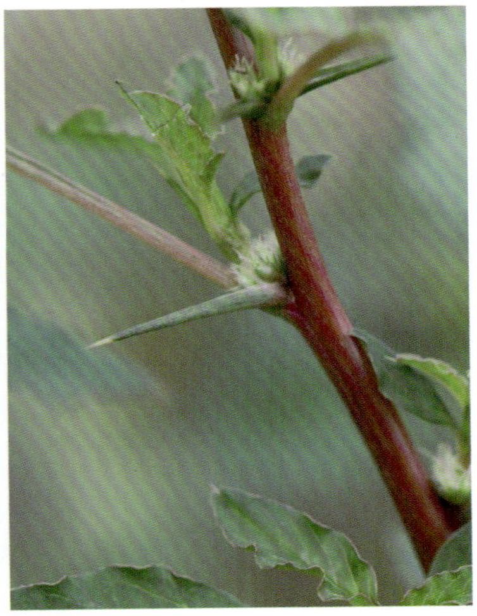

繁穗苋

【基　　原】苋科苋属繁穗苋 *Amaranthus paniculatus* L.

【别　　名】天雪米、鸦谷。

【形态特征】1年生草本。**茎：**茎直立。**叶：**叶卵状长圆形或卵状披针形，先端尖或圆钝，具凸尖，基部楔形，全缘或略成波状，无毛，绿色或紫色。**花：**圆锥花序大型，由多数直立或果时下垂的小穗集合而成，多毛刺，红色或黄绿色；苞片锥形，具针芒，略长于花被片；花被片5，柱头3。**果：**胞果椭圆形，环状横裂。**种子：**种子棕褐色。花果期6—10月。

【生境分布】生于旷野、田间等处。分布于全国各地；有栽培。

【药用部位（药材名称）及采收加工】全草（红粘谷）、种子（红粘谷子）。红粘谷：春夏季开花前采收，洗净，鲜用。红粘谷子：夏秋季种子成熟时采收，日晒，搓下种子，干燥。

【临床应用】红粘谷：甘，凉。清热解毒，利湿。用于痢疾，黄疸。红粘谷子：甘、苦，微寒；归肝、大肠经。清热解毒，活血消肿。用于痢疾，胁痛，跌打损伤，痈疮肿毒。

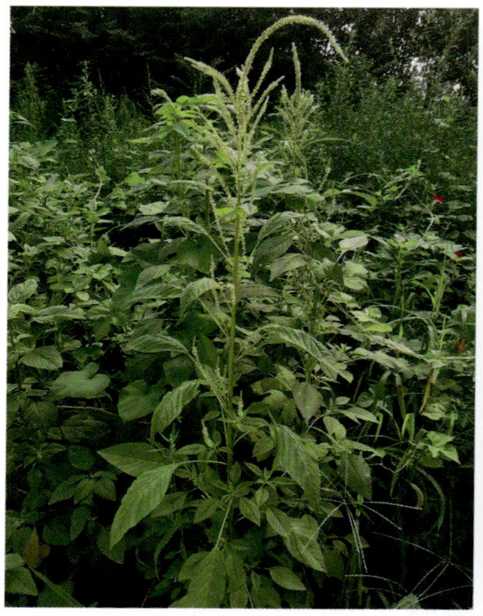
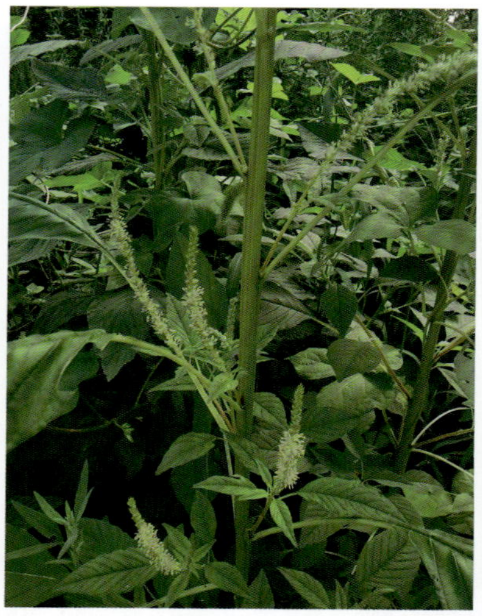
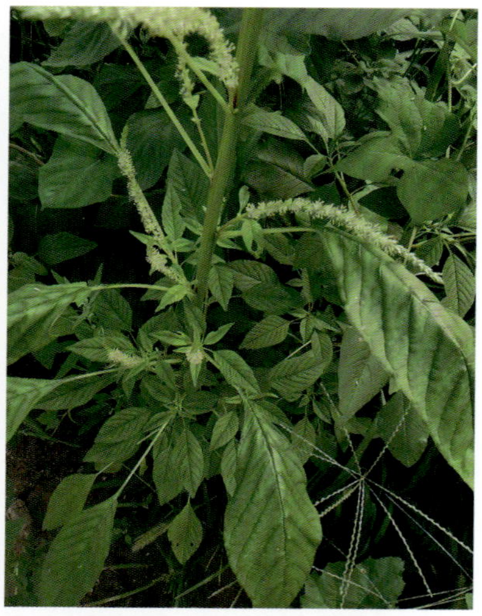
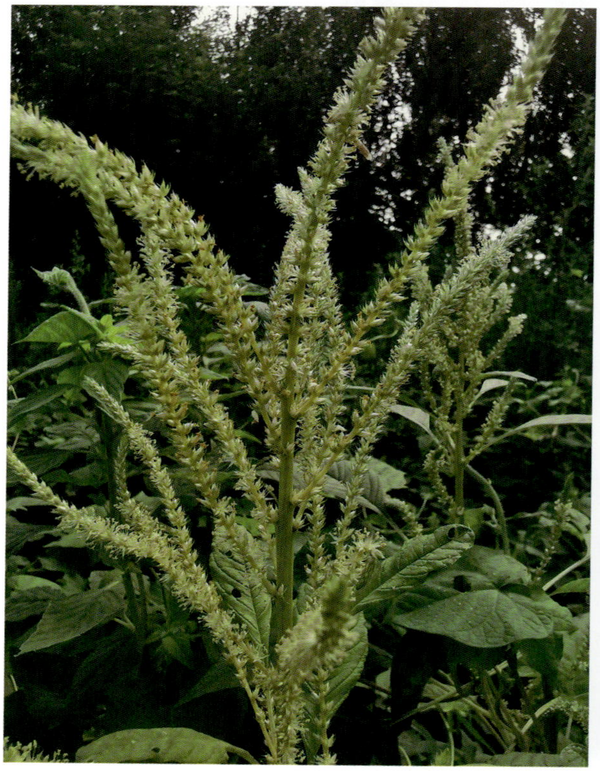
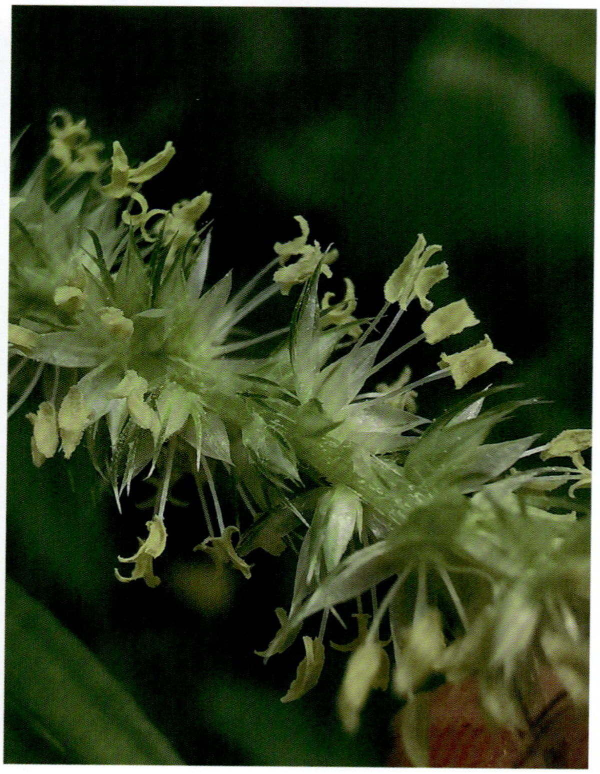

反枝苋

【基　　原】苋科苋属反枝苋 *Amaranthus retroflexus* L.

【别　　名】野（红）苋菜、苋菜、西风谷。

【形态特征】1 年生草本。**茎：**茎粗壮，直立，单一或分枝，淡绿色或带紫色条纹，稍具钝棱，密生短柔毛。**叶：**叶菱状卵形或椭圆状卵形，先端尖或微凹，具小芒尖，叶基部楔形，全缘或略成波状，两面和边缘有柔毛，下面叶脉隆起；叶柄有柔毛。**花：**花单性，雌雄同株，集成多毛刺的花簇，再集成稠密的圆锥花序，顶生和腋生，直立，顶生花序较侧生者长；苞片披针状锥形，具针芒，远长于花被片，边缘无色透明，背部具绿色隆起的中肋；花被片 5，白色，具一淡绿色中脉，顶端具凸尖；柱头 3（2）。**果：**胞果倒卵状扁球形，淡绿色。**种子：**种子倒卵圆形，成熟时黑色或黑褐色。花果期 7—9 月。

【生境分布】生于旷野、田间、道旁或村舍附近。分布于我国东北、华北、西北及山东、河南等地。

【药用部位（药材名称）及采收加工】全草或根（野苋菜）、种子（野苋子）。野苋菜：春夏秋季采收，洗净，鲜用或晒干。野苋子：9—10 月采果穗，搓下种子，晒干。

【临床应用】野苋菜：甘，微寒；归大肠、小肠经。清热解毒，利尿。用于痢疾，腹泻，疔疮肿毒，毒蛇咬伤，蜂螫伤，小便不利，水肿。野苋子：甘，微寒；归肝、膀胱经。清肝明目，利尿。用于肝热目赤，翳障，小便不利。

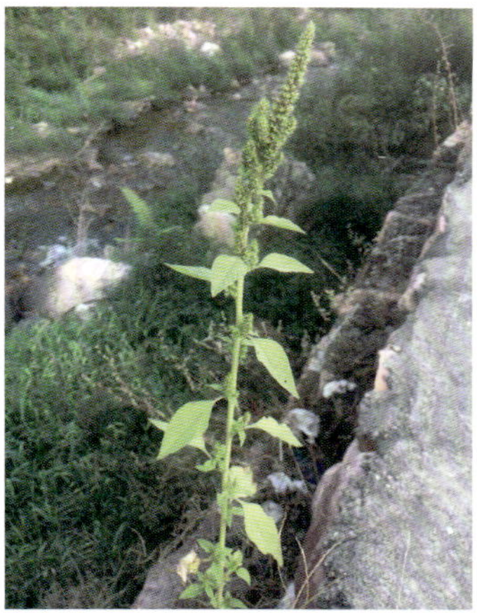
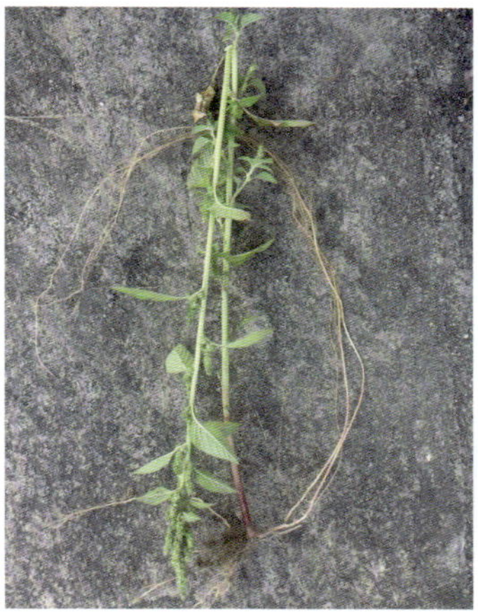
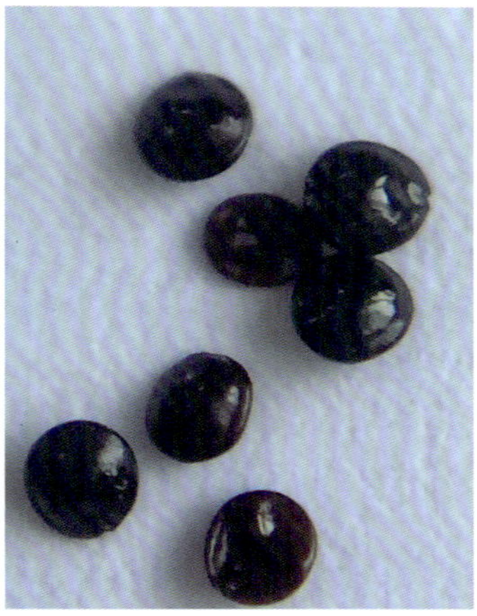
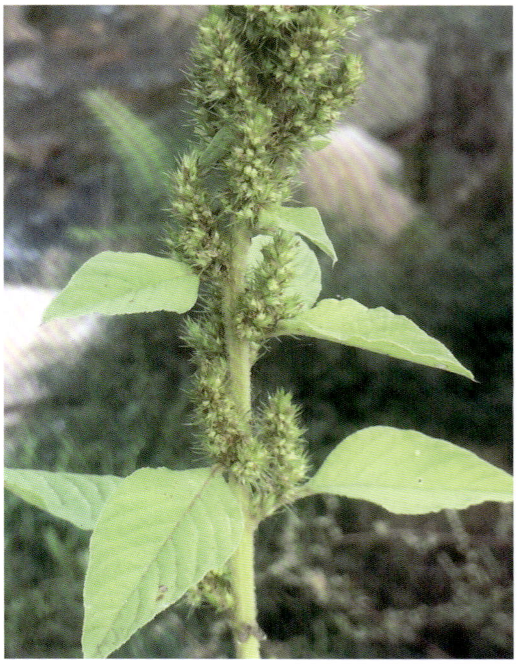
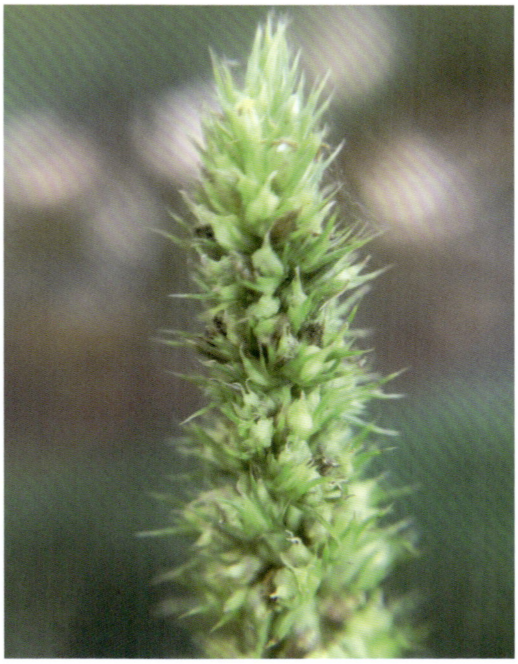

皱果苋

【基　　原】苋科苋属皱果苋 *Amaranthus viridis* L.

【别　　名】野（绿）苋。

【形态特征】1年生草本。**茎：**茎直立，稍有棱，稍有分枝，绿色或带紫色。**叶：**叶片卵形、卵状矩圆形或卵状椭圆形，顶端尖凹或凹缺，少数圆钝，有1芒尖，基部宽楔形或近截形，全缘或微呈波状缘；叶柄绿色或带紫红色。**花：**圆锥花序顶生，有分枝，由穗状花序形成，圆柱形，细长，直立，顶生花穗比侧生者长；苞片及小苞片披针形，顶端具凸尖；花被片矩圆形或宽倒披针形，内曲，顶端急尖，背部有1绿色隆起中脉；雄蕊比花被片短；柱头3（2）。**果：**胞果扁球形，绿色，不裂，极皱缩。**种子：**种子近球形，黑色或黑褐色，具薄且锐的环状边缘。花果期6—10月。

【生境分布】生于田野等处。分布于我国大部分地区。

【药用部位（药材名称）及采收加工】全草或根（白苋、野苋菜）。春夏秋季均可采收全株或根，洗净，鲜用或晒干。

【临床应用】甘、淡，寒；归大肠、小肠经。清热利湿，解毒。用于痢疾，肠炎，泄泻，小便赤涩，疮肿，乳腺炎，痔疮肿痛，蛇虫螫伤，牙疳。

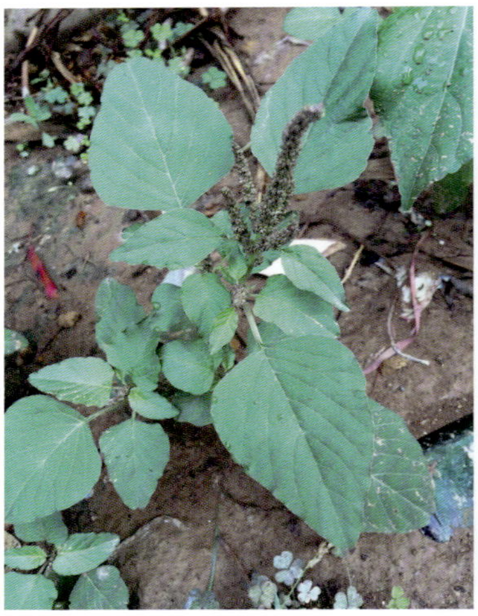
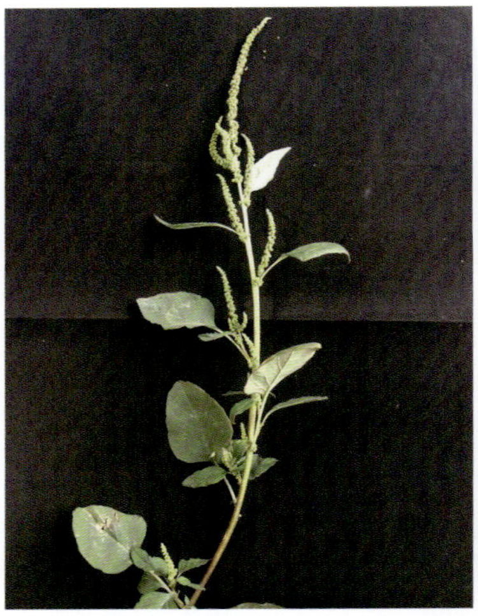
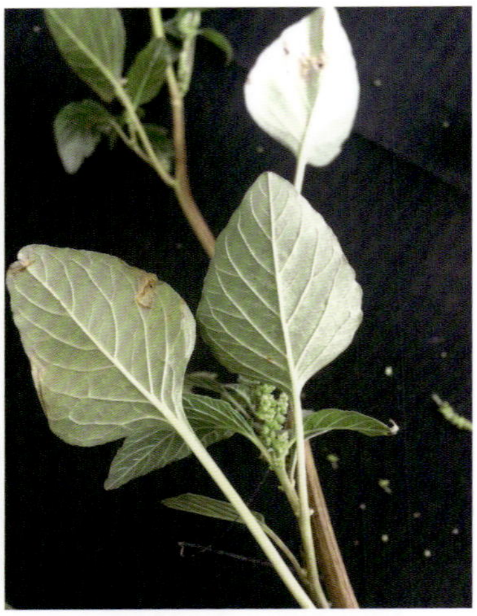
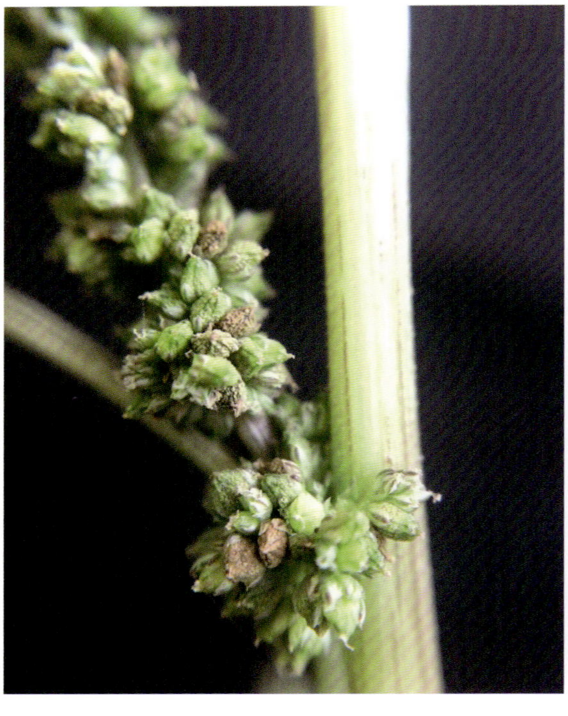
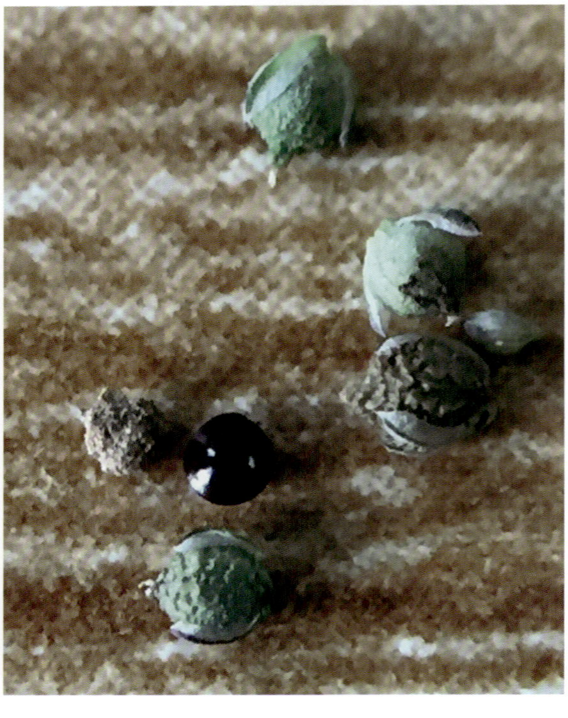

【基　　原】苋科青葙属鸡冠花 *Celosia cristata* L.

【别　　名】鸡公花、鸡髻花、鸡冠头、红鸡冠。

【形态特征】1 年生草本。**茎：**茎粗壮，分枝少，近上部扁平，绿色或带红色，有棱纹。**叶：**叶互生，具柄；叶长椭圆形至卵状披针形，先端渐尖或长尖，基部渐窄成柄，全缘。**花：**穗状花序顶生，成扁平的肉质鸡冠状、卷冠状或羽毛状，中部以下多花；花被片淡红色至紫红色、黄白色或黄色；苞片、小苞片和花被片干膜质，宿存；花被片 5，椭圆状卵形，先端尖；雄蕊 5，花丝下部合生成杯状。**果：**胞果卵形，熟时盖裂。**种子：**种子肾形，黑色，具光泽。花果期 5—11 月。

【生境分布】全国各地有栽培。

【药用部位（药材名称）及采收加工】花序（鸡冠花）、茎叶或全草（鸡冠苗）、种子（鸡冠子）。鸡冠花：秋季花盛开时采收，晒干。鸡冠苗：夏季采收，鲜用或晒干。鸡冠子：夏秋季种子成熟时割取果序，晒干，打下种子。

【临床应用】鸡冠花：甘、涩，凉；归肝、大肠经。收敛止血，止带，止痢。用于吐血，崩漏，便血，痔血，赤白带下，久痢不止。鸡冠苗：甘，凉。清热凉血，解毒。用于吐血，衄血，崩漏，痔疮，痢疾，荨麻疹。鸡冠子：甘，凉；归肝、大肠经。凉血止血，清肝明目。用于便血，崩漏，赤白痢，目赤肿痛。

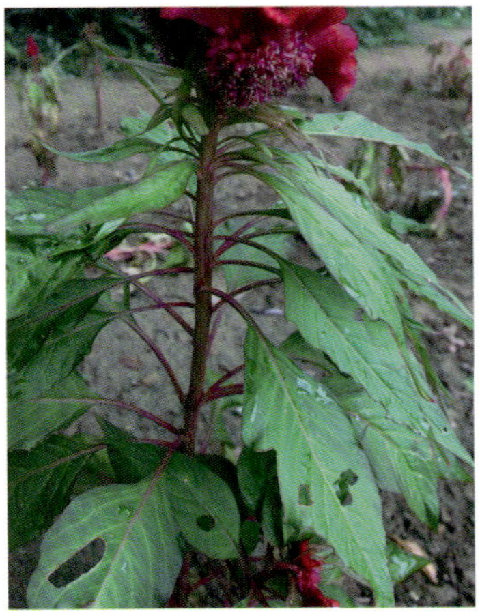
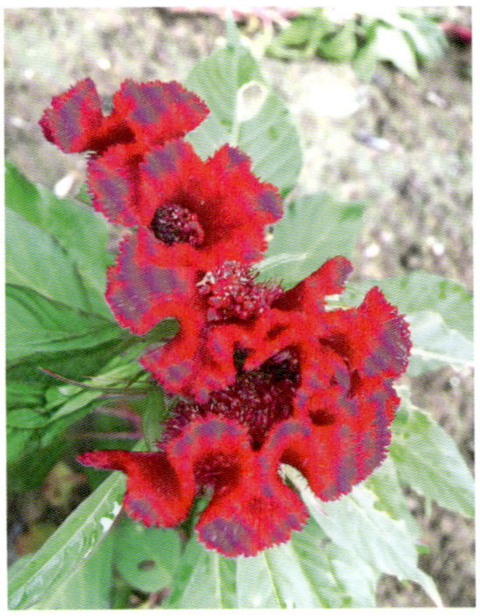
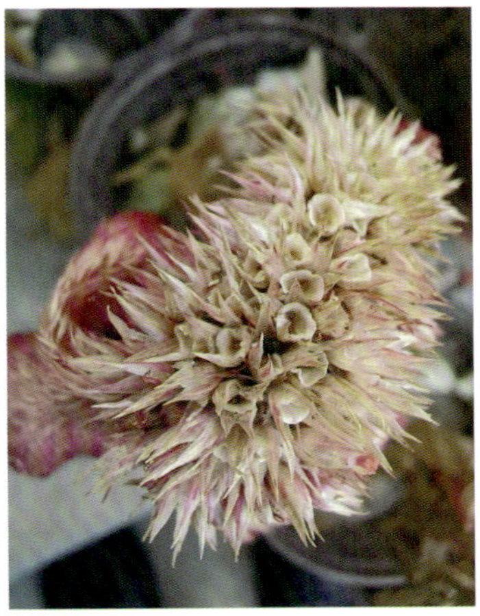
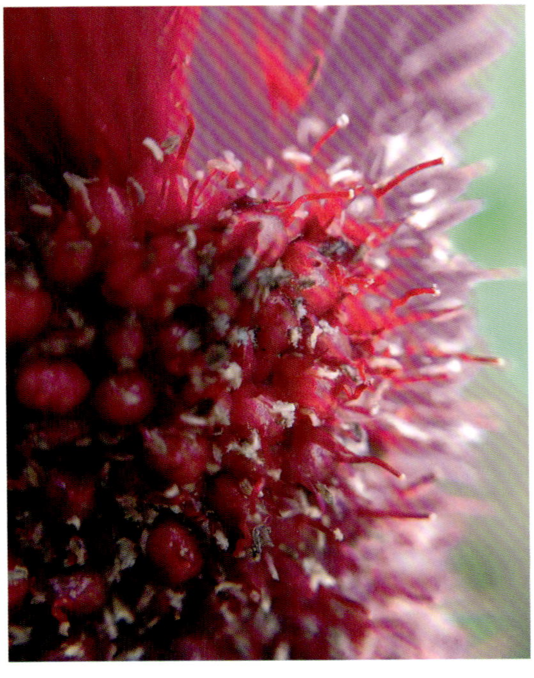
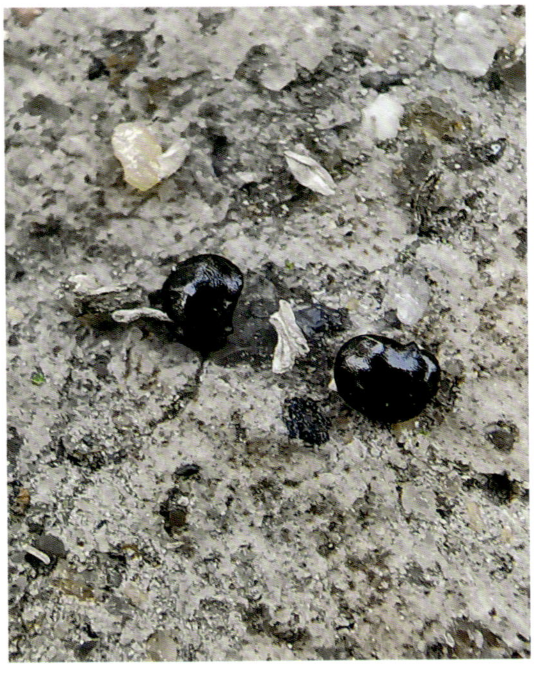

青葙

【基　　原】苋科青葙属青葙 *Celosia argentea* L.

【别　　名】野鸡冠花、狗尾花（苋）、狼尾巴果、鸡冠菜、土鸡冠、牛尾巴花、犬尾鸡冠花等。

【形态特征】1 年生草本。茎：茎直立，绿色或红紫色，有分枝。叶：叶互生；叶披针形或椭圆状披针形，先端渐尖，基部下延成叶柄，全缘。花：穗状花序单生于茎顶或分枝末端，圆柱状或圆锥状；花稠密，初为淡红色，后变为银白色；每花具干膜质苞片 3；花被 5，干膜质，长圆状披针形；雄蕊 5，花药粉红色，丁字状着生；花柱线形，红色，柱头 2 裂。果：胞果凸透镜状肾形，盖裂。种子：种子扁圆形，质坚硬，黑色，有光泽。花果期 6—10 月。

【生境分布】生于坡地、路边、平原等处。分布于我国大部分地区；有栽培。

【药用部位（药材名称）及采收加工】茎叶或根（青葙）、种子（青箱子）、花序（青葙花）。青葙：夏季采收，鲜用或晒干。青箱子：秋季果实成熟时采割植株或摘取果穗，晒干，打下种子，除去杂质。青葙花：花期采收，晒干。

【临床应用】青葙：苦，寒；归肝、膀胱经。燥湿清热，杀虫止痒，凉血止血。用于湿热带下，小便不利，尿浊，泄泻，阴痒，疮疥，风瘙身痒，痔疮，衄血，创伤出血。青箱子：苦，微寒；归肝经。清肝，明目，退翳。用于肝热目赤，眼生翳膜，视物昏花，肝火眩晕。青葙花：凉。凉血止血，清肝除湿，明目。用于吐血，衄血，崩漏，赤痢，血淋，白带，目赤肿痛，目生翳障。

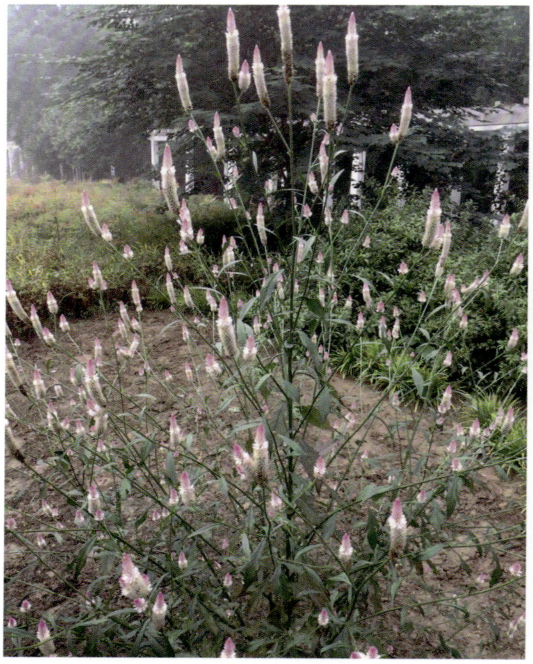

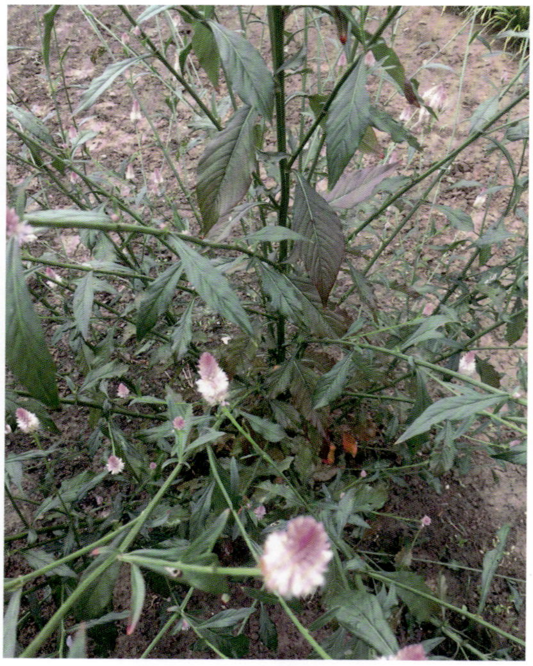

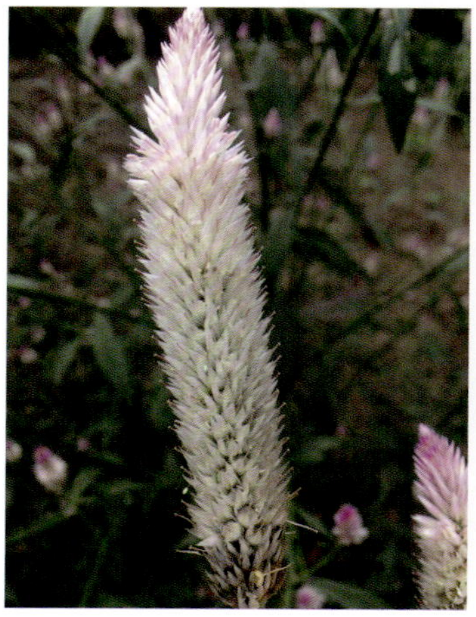

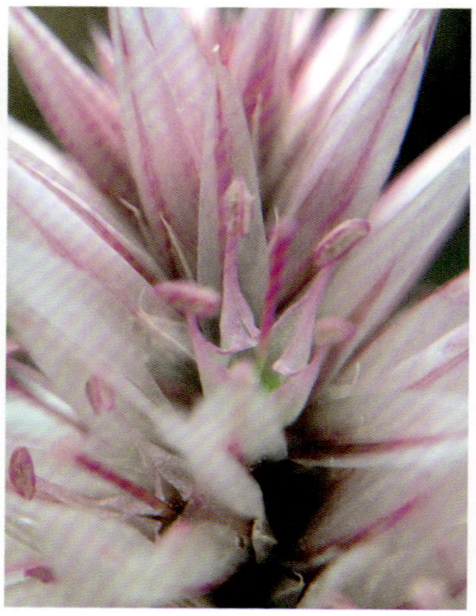

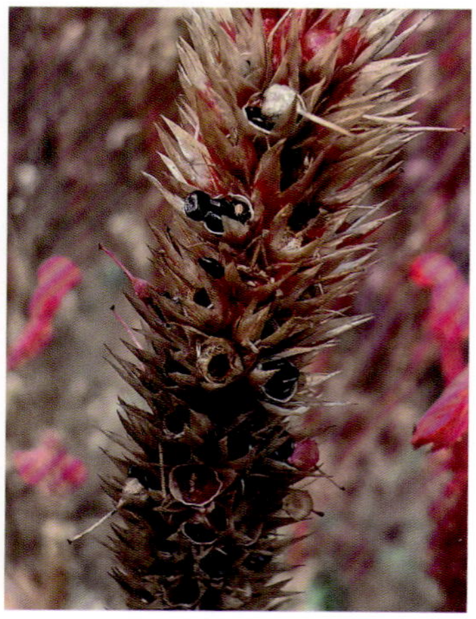

川牛膝

【基　　原】苋科杯苋属川牛膝 *Cyathula officinalis* Kuan

【别　　名】无。

【形态特征】多年生草本。**根：**根圆柱形，鲜时近白色，干后灰褐色或棕黄色。**茎：**茎直立，稍四棱形，多分枝，疏生长糙毛。**叶：**叶椭圆形、窄椭圆形或倒卵形，顶端渐尖或尾尖，基部楔形或宽楔形，全缘，上面有贴生长糙毛，下面毛较密；叶柄密生长糙毛。**花：**2 歧聚伞花序，密集成花球团，淡绿色，在枝顶端成穗状排列；苞片顶端刺芒状或钩状；不育花的花被片常为 4，变成具钩的坚硬芒刺；两性花花被片披针形，顶端刺尖头；雄蕊花丝基部密生节状束毛，退化雄蕊长方形，顶端齿状浅裂；子房圆筒形或倒卵形。**果：**胞果椭圆形或倒卵形，淡黄色。**种子：**种子椭圆形，透镜状，带红色，光亮。花果期 6—9 月。

【生境分布】生于林缘、草丛。分布于四川、云南、贵州；有栽培。

【药用部位（药材名称）及采收加工】根（牛膝）。秋冬采挖，除去芦头、须根及泥沙，烘或晒至半干，堆放回润，再烘干或晒干。

【临床应用】甘、微苦，平；归肝、肾经。逐瘀通经，通利关节，利尿通淋。用于经闭癥瘕，胞衣不下，跌仆损伤，风湿痹痛，足痿筋挛，尿血血淋。

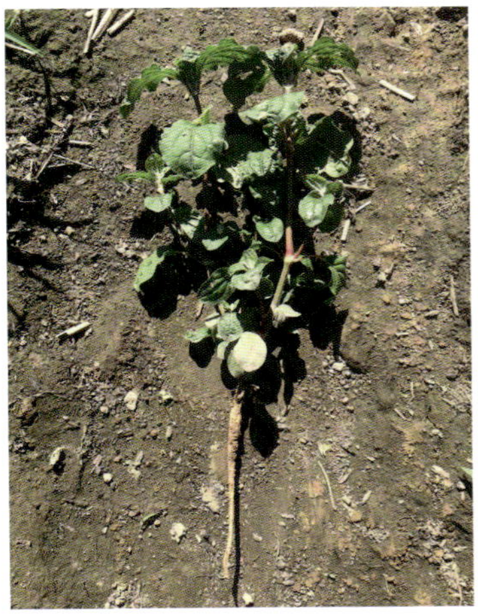

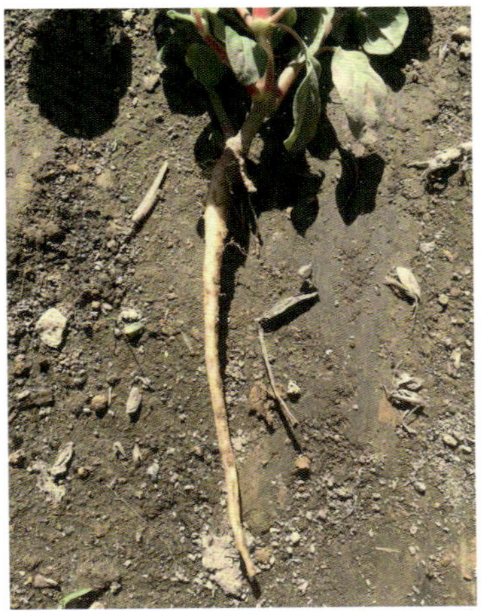

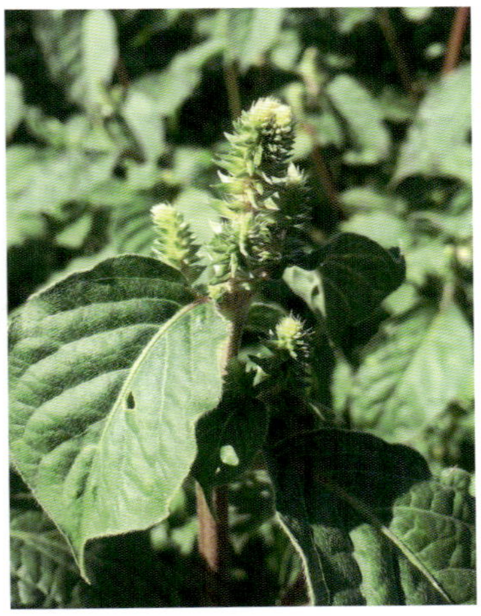

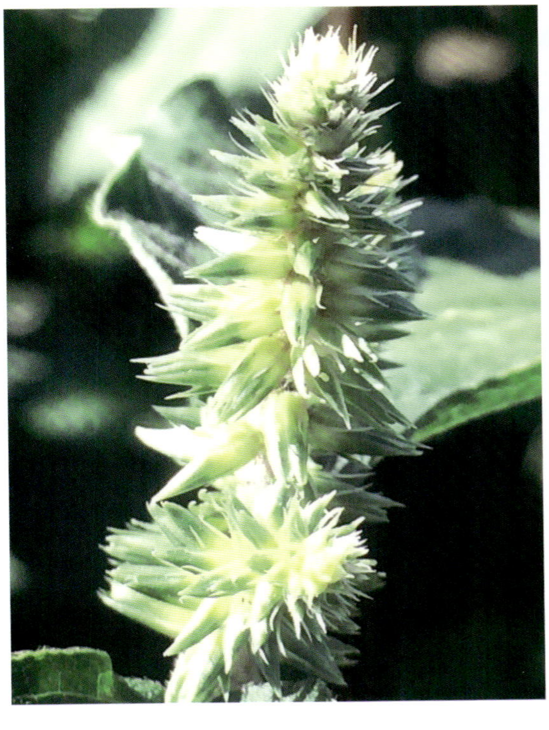

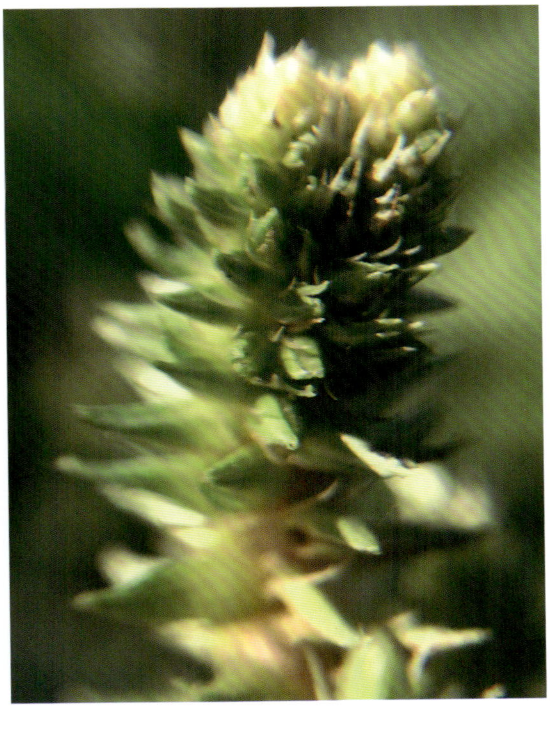

牛膝

【基　　原】苋科牛膝属牛膝 *Achyranthes bidentata* Blume.

【别　　名】(铁、杜、淮、怀)牛膝、牛磕(盖)膝、山苋菜等。

【形态特征】多年生草本。**根：**根细长圆柱形，外皮土黄色。**茎：**茎直立，四棱形，绿色或带紫色，节上对生分枝，节略膨大。**叶：**叶对生；叶椭圆形或椭圆状披针形，先端渐尖，基部楔形，全缘，两面被柔毛。**花：**穗状花序腋生或顶生，花序于花期后反折，有白色柔毛，初时花序短、花紧密，其后伸长；花多数，密生，下折贴近花梗；苞片 1，膜质，宽卵形，先端长渐尖，另有 2 枚针状小苞片，先端略向外弯曲，基部两侧各具 1 卵状膜质小裂片；花被片 5，绿色，直立，披针形，有光泽，具 1 中脉，边缘膜质；雄蕊 5，花丝细，基部合生，花药卵形；花柱线状，柱头头状。**果：**胞果长圆形，黄褐色，光滑。**种子：**种子长圆形，黄褐色。花果期 7—10 月。

【生境分布】生于屋旁、林缘、山坡草丛、山野、路旁。分布于东北以外的我国大部分地区；有栽培。

【药用部位(药材名称)及采收加工】根(牛膝)、茎叶(牛膝茎叶)。牛膝：冬季茎叶枯萎时采挖，除去须根和泥沙，捆成小把，晒至干皱后，将顶端切齐，晒干。牛膝茎叶：春夏秋季均可采收，洗净，鲜用。

【临床应用】牛膝：苦、甘、酸，平；归肝、肾经。逐瘀通经，补肝肾，强筋骨，利尿通淋，引血下行。用于经闭，痛经，腰膝酸痛，筋骨无力，淋证，水肿，头痛，眩晕，牙痛，口疮，吐血，衄血。牛膝茎叶：苦、酸，平；归肝、膀胱经。祛寒湿，强筋骨，活血，利尿。用于寒湿痿痹，腰膝疼痛，淋闭，久疟。

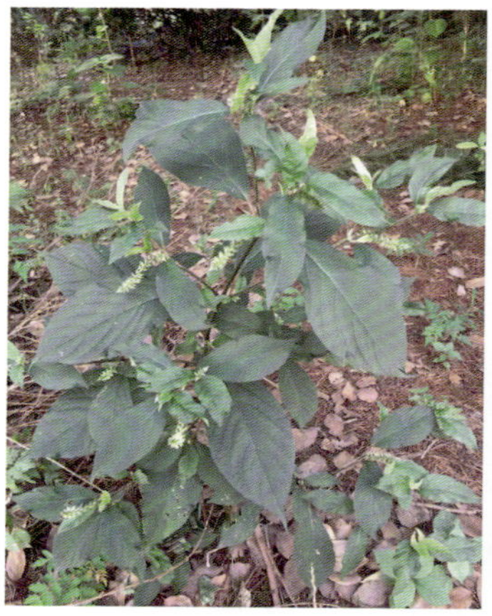
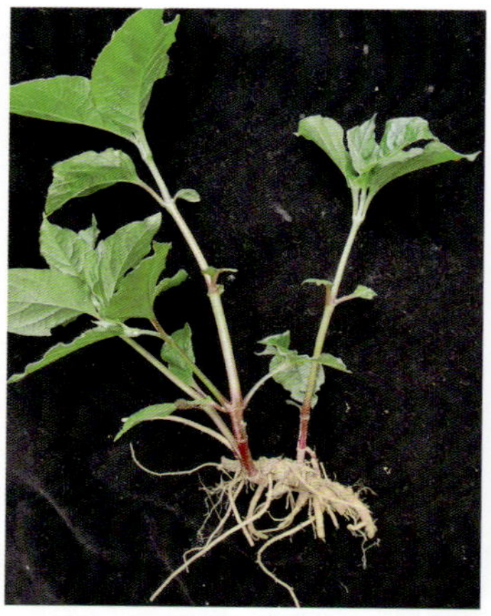
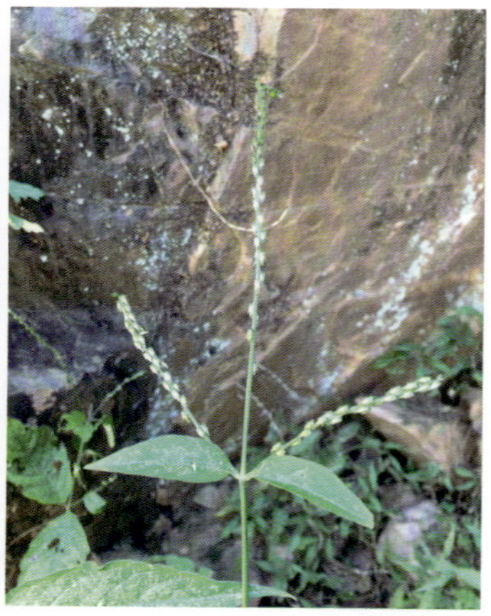
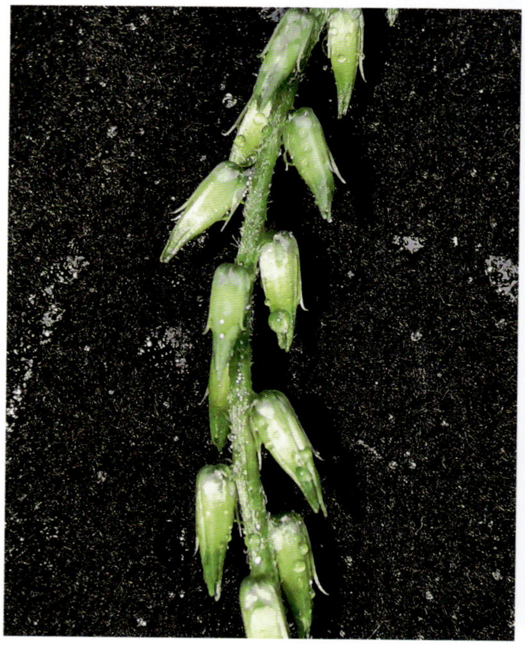
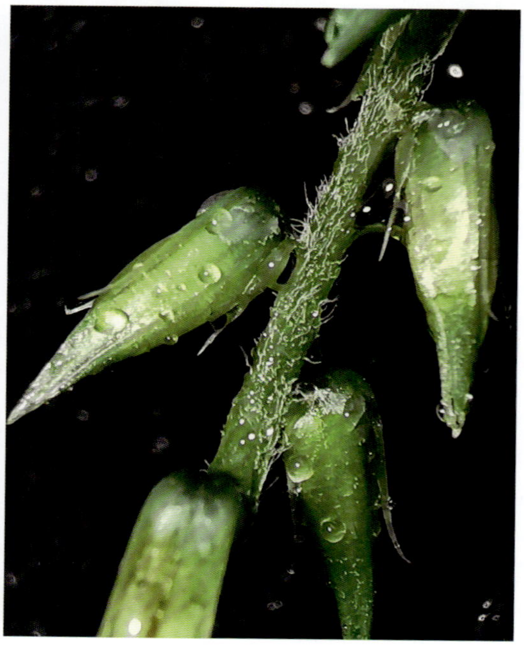

喜旱莲子草

【基　　原】苋科莲子草属喜旱莲子草 *Alternanthera philoxeroides*（Mart.）Griseb.

【别　　名】空心莲子草（菜）、水花生、革命草、水蕹菜、空心苋、长梗满天星。

【形态特征】多年生草本。茎：茎匍匐上升，管状中空，具不明显 4 棱，具分枝。叶：叶片矩圆形、矩圆状倒卵形或倒卵状披针形，顶端急尖或圆钝，具短尖，基部渐狭，全缘，下面有颗粒状突起。花：头状花序球形，腋生，具总花梗；苞片及小苞片白色，顶端渐尖，具 1 脉；苞片卵形，小苞片披针形；花被片矩圆形，白色，光亮，顶端急尖，背部侧扁；雄蕊花丝基部连合成杯状，退化雄蕊矩圆状条形，顶端裂成窄条。果：胞果，不开裂。花果期 7—11 月。

【生境分布】生于水沟、池塘及田野荒地等处。原产巴西，我国多地引种；或逸为野生。

【药用部位（药材名称）及采收加工】带根全草或地上部分（空心苋、空心莲子草）。春夏秋季采收，除去杂草，洗净，鲜用或晒干。

【临床应用】苦、甘，寒；归肺、心、肝、膀胱经。清热凉血，解毒，利尿。用于咳血，尿血，感冒发热，麻疹，乙型脑炎，黄疸，淋浊，痄腮，湿疹，痈肿疖疮，毒蛇咬伤。

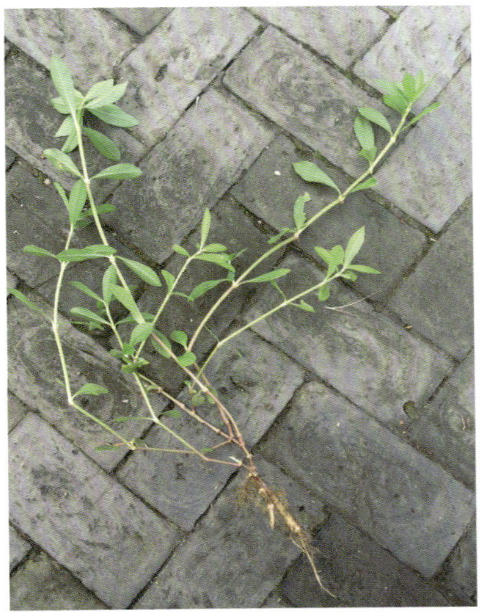
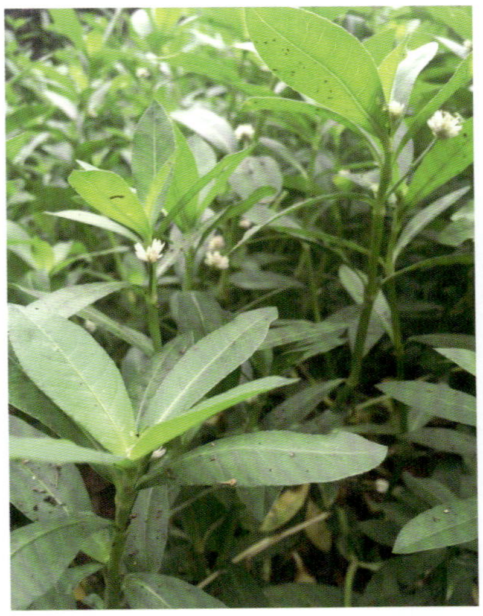
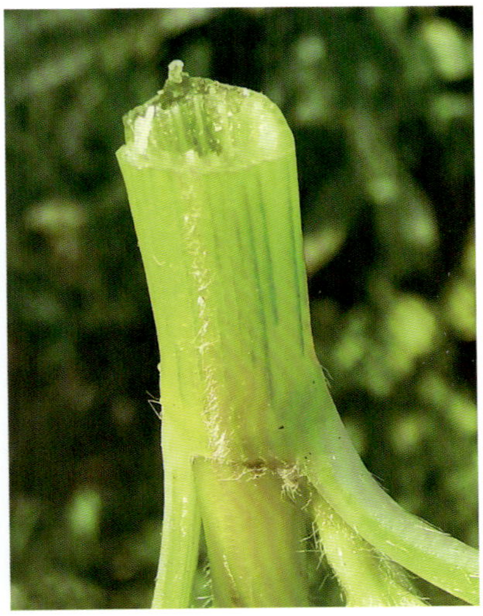
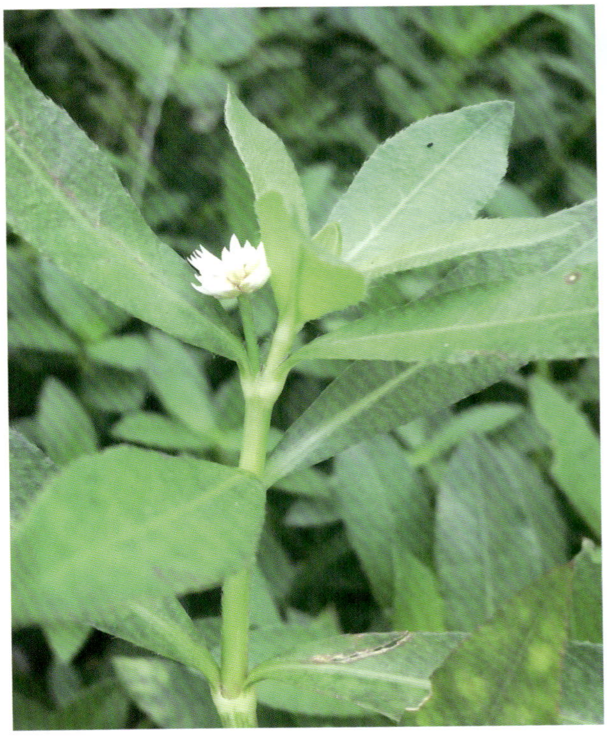
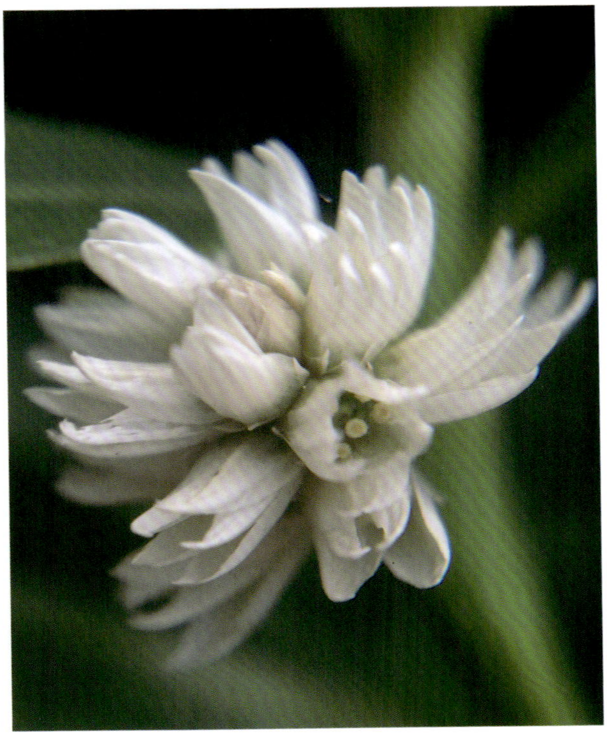

紫茉莉

【基　　原】紫茉莉科紫茉莉属紫茉莉 *Mirabilis jalapa* L.

【别　　名】胭脂花、粉豆花、夜饭花、状元花、丁香叶、苦（野）丁香。

【形态特征】多年生草本。**根：**根粗壮，倒圆锥形，黑色或黑褐色。**茎：**茎直立，圆柱形，多分枝，无毛或疏生细柔毛；节稍膨大。**叶：**叶卵形或卵状三角形，全缘，两面无毛，脉隆起。**花：**花常数朵簇生枝端，总苞钟形，裂片三角状卵形；花被紫红色、黄色、白色或杂色，高脚碟状，5浅裂；花于午后开放，有香气，次日午前凋萎。**果：**瘦果球形，黑色，表面具皱纹。花果期6—11月。

【生境分布】生于水沟边、房前屋后、墙脚下、庭园。全国各地有栽培，或逸为野生。

【药用部位（药材名称）及采收加工】果实或胚乳（紫茉莉子）、根及全草（紫茉莉）、叶（紫茉莉叶）、块根（紫茉莉根）。紫茉莉子：9—10月果实成熟时采收，除去杂质，晒干。紫茉莉：秋后挖根，洗净，切片晒干，一般以开白花者供药用；茎叶多鲜用，随用随采。紫茉莉叶：叶生长茂盛且花未开时采摘，洗净，鲜用。紫茉莉根：秋冬季挖取块根，洗净泥沙，晒干。

【临床应用】紫茉莉子：甘，微寒。清热化斑，利湿解毒。用于斑痣粉刺，脓疱疮。紫茉莉：甘、淡，凉。清热利湿，活血调经，解毒消肿；根用于扁桃体炎，月经不调，白带，子宫颈糜烂，前列腺炎，尿路感染，风湿关节酸痛；全草外用治乳腺炎，跌打损伤，痈疖疔疮，湿疹。紫茉莉叶：甘、淡，微寒。清热解毒，祛风渗湿，活血。用于痈肿疮毒，疥癣，跌打损伤。紫茉莉根：甘、苦，平。利尿，泻热，活血散瘀。用于淋浊，带下，肺痨吐血，痈疽发背，急性关节炎。

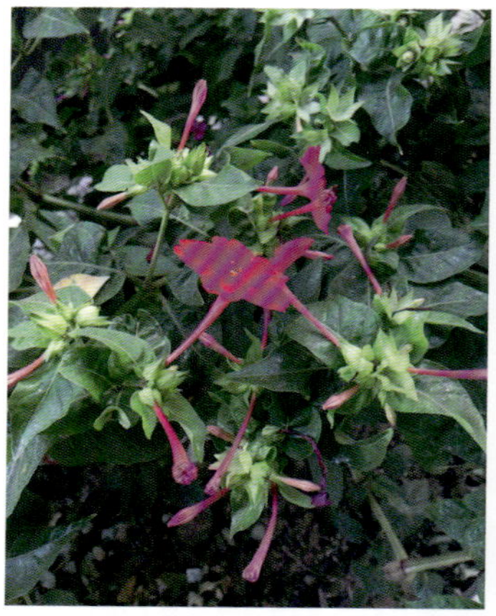
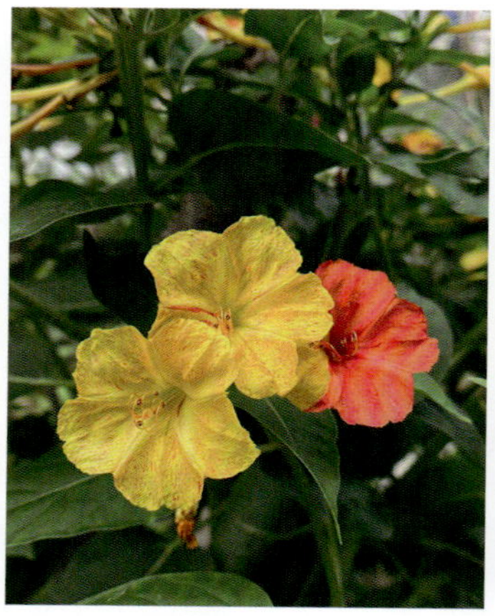
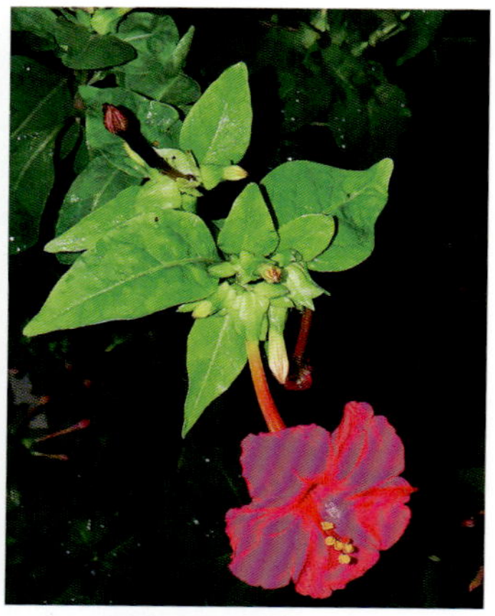
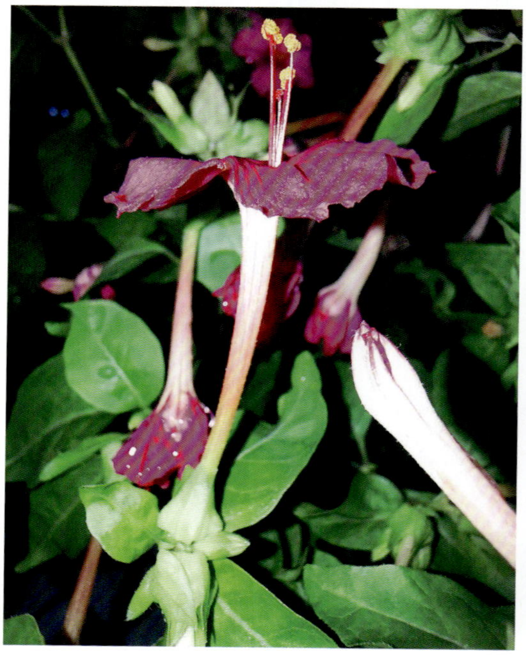
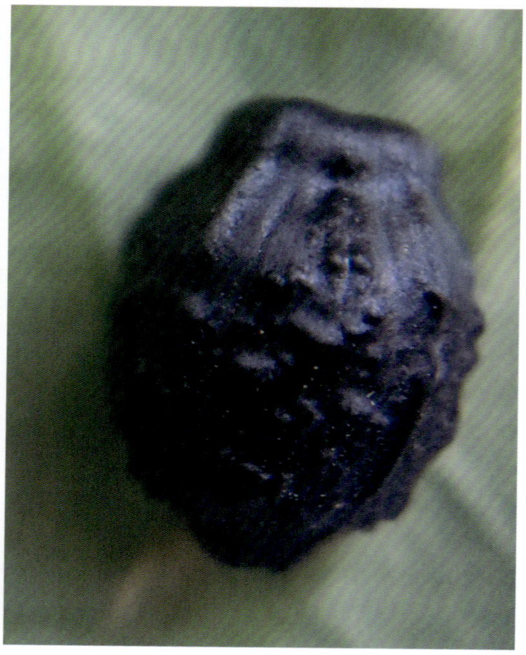

垂序商陆

【基　　原】商陆科商路属垂序商陆 *Phytolacca americana* L.

【别　　名】洋（美国、美洲、美）商陆。

【形态特征】多年生草本。根：根粗壮，肥大，倒圆锥形。茎：茎直立，圆柱形，有时带紫红色。叶：叶椭圆状卵形或卵状披针形，顶端急尖，基部楔形；叶柄长 1 ~ 4 cm。花：总状花序顶生或侧生；花白色，微带红晕，花被片 5，雄蕊、心皮及花柱通常均为 10，心皮合生；果序下垂。果：浆果扁球形，熟时紫黑色。种子：种子肾圆形。花果期 6—10 月。

【生境分布】生于林下、路边、宅旁阴湿处。分布于我国华东及陕西、河北、湖北、广西、四川等地。

【药用部位（药材名称）及采收加工】花（商陆花）、根（商陆）、种子（美商陆子）。商陆：秋季至次春采挖，除去须根及泥沙，切成块或片，阴干或晒干。商陆花：7—8 月花期时采集，去杂质，阴干或晒干。美商陆子：9—10 月采收，晒干。

【临床应用】商陆：苦，寒，有毒；归肺、脾、肾、大肠经。逐水消肿，通利二便，解毒散结。用于水肿胀满，二便不通；外治痈肿疮毒。商陆花：微苦、甘，平；归心、肾经。化痰开窍。用于痰湿上蒙，健忘，嗜睡，耳目不聪。美商陆子：苦，寒，有毒。利水消肿。用于水肿，小便不利。

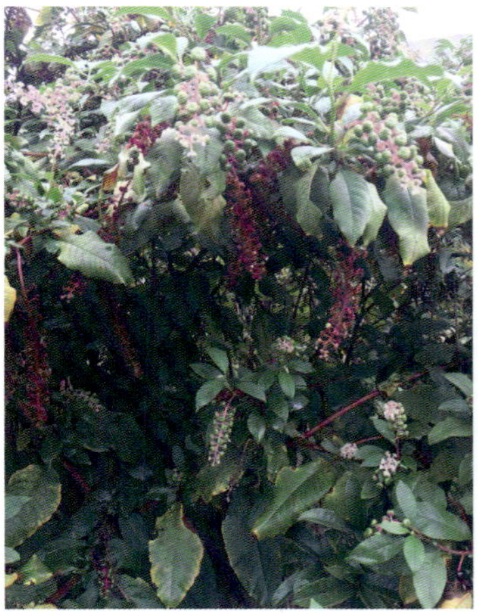
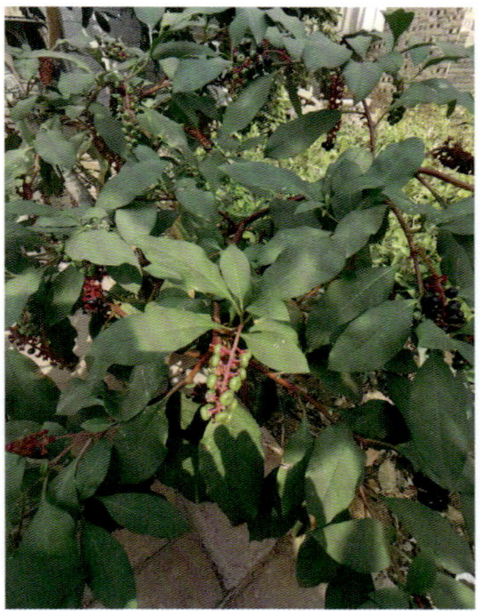
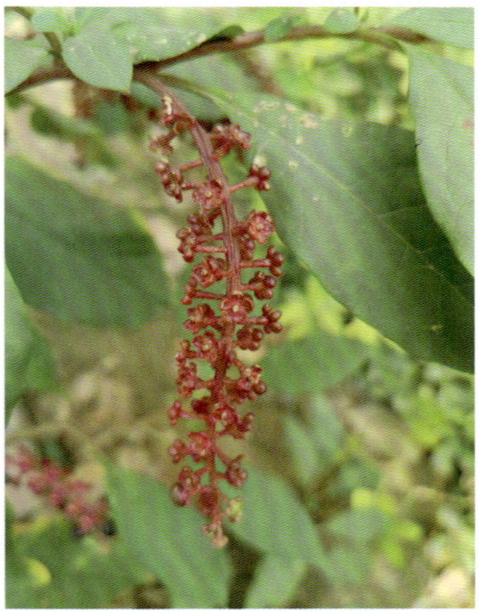
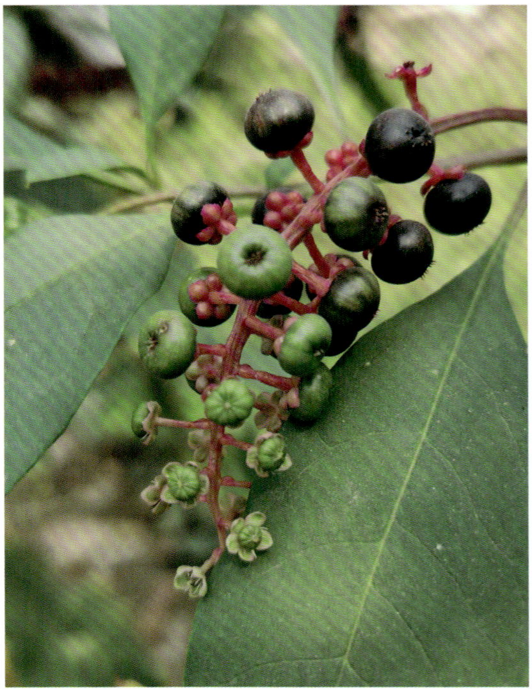
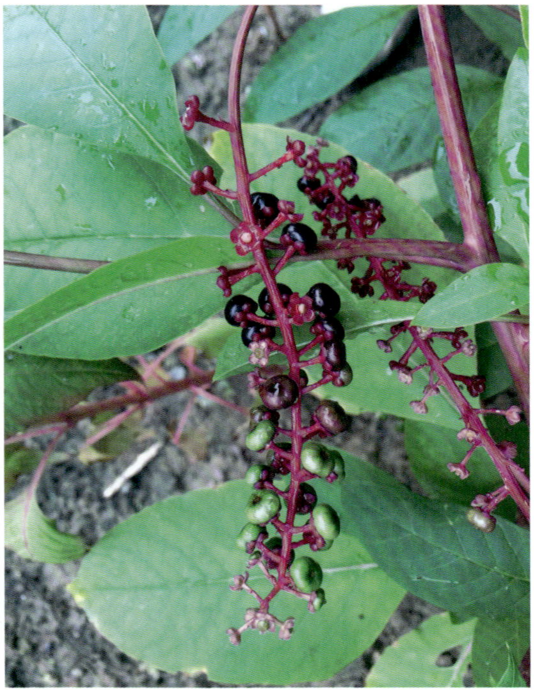

商陆

【基　　原】商陆科商路属商陆 *Phytolacca acinosa* Roxb.

【别　　名】湿（山）萝卜、狗头三七、抓消肿、金七娘、花商陆、见肿消、金鸡母、土母鸡等。

【形态特征】形态特征与植物“垂序商陆”相似，两者的主要区别：垂序商陆的花序较纤细，花较少而稀疏；果序下垂；种子较小；心皮合生，雄蕊和心皮通常均为10。商陆的花序粗壮，花多而密集；果序直立；种子较大；心皮分离，雄蕊和心皮通常均为8。

【生境分布】生于疏林下、林缘、路旁、山沟等处。除东北、内蒙古、青海、新疆外，分布于全国各地。

【药用部位（药材名称）及采收加工】根（商路）、花（商陆花）、叶（商陆叶）。商路和商陆花的采收加工同植物“垂序商陆”项下。商陆叶：春夏季采收，鲜用或晒干。

【临床应用】商路和商陆花同植物“垂序商陆”项下。商陆叶：清热解毒，用于痈肿疮毒。

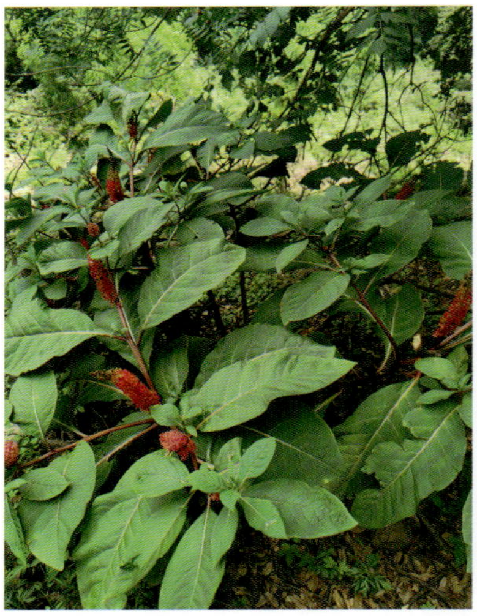

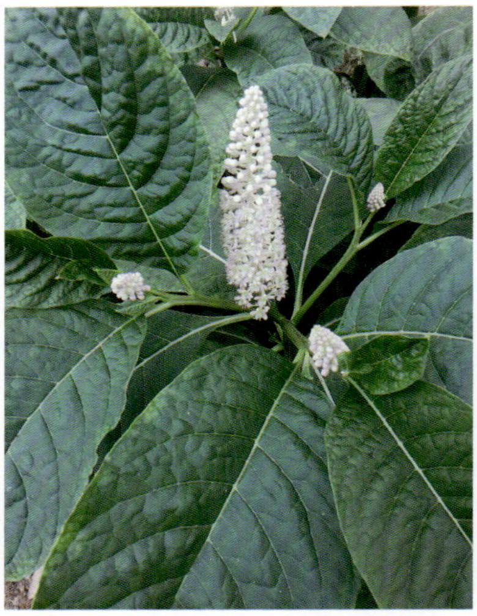

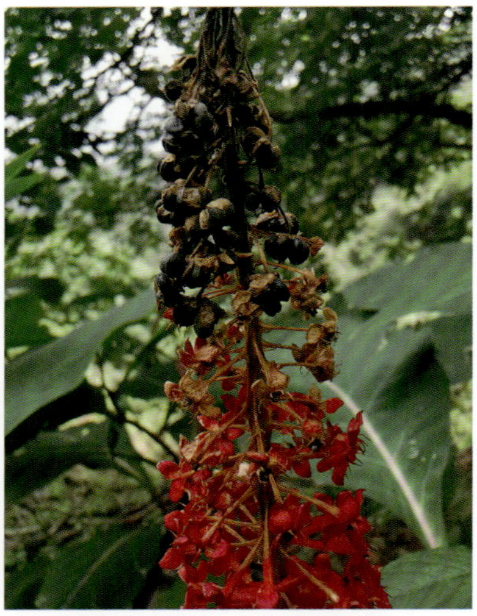

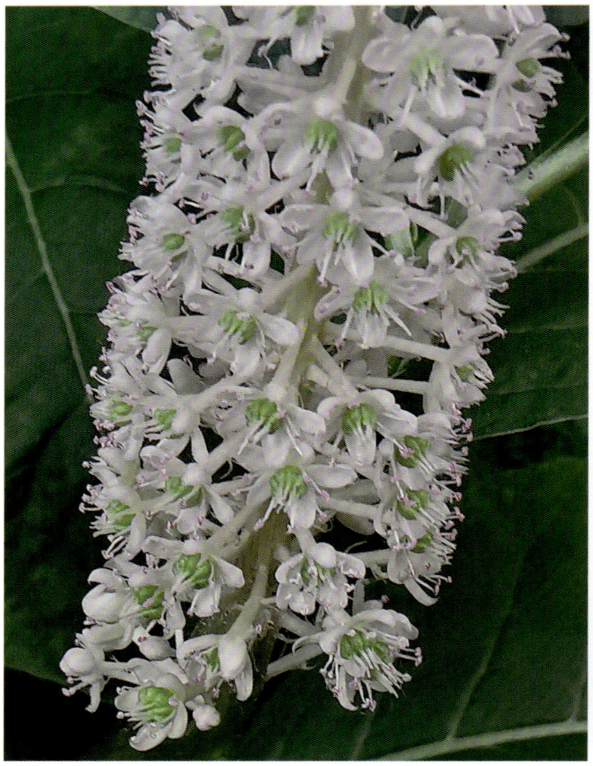

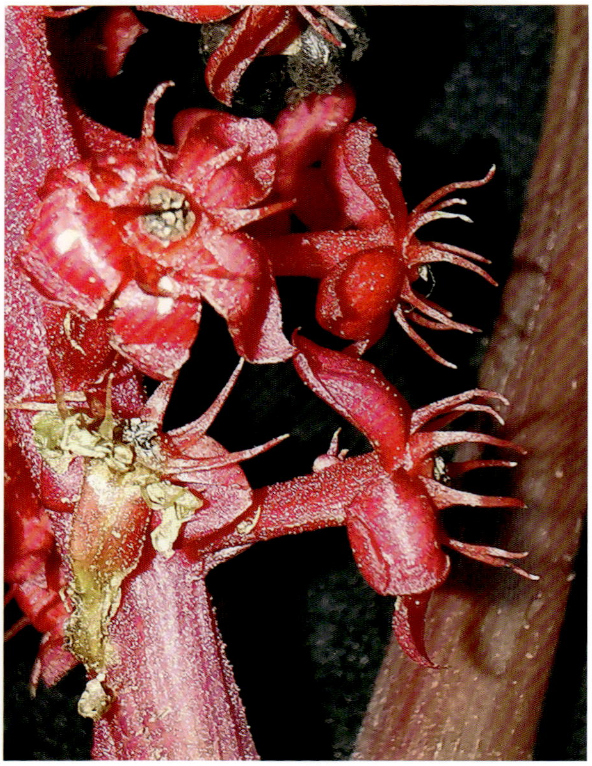

马齿苋

【基　　原】马齿苋科马齿苋属齿苋 *Portulaca oleracea* L.

【别　　名】麻绳菜、马齿草（菜）、马苋菜、蚂蚱菜、瓜米菜、马蛇子菜、蚂蚁菜、长寿菜等。

【形态特征】1年生草本。**茎：**茎平卧或斜倚，多分枝，圆柱形，淡绿色或带暗红色。**叶：**叶互生或近对生；叶扁平，肥厚，倒卵形，顶端圆钝、平截或微凹，基部楔形，全缘，上面暗绿色，下面淡绿色或带暗红色，中脉微隆起；叶柄粗短。**花：**花无梗，常3～5朵簇生枝端；苞片2～6，叶状，膜质，近轮生；萼片2，对生，绿色，盔形，左右压扁，顶端急尖，背部具龙骨状凸起，基部合生；花瓣5，稀4，黄色，倒卵形，顶端微凹，基部合生；雄蕊常8或更多，花药黄色；花柱比雄蕊稍长，柱头4～6裂。**果：**蒴果卵球形，盖裂。**种子：**种子细小，偏斜球形，黑褐色，有光泽，具小疣状凸起。花果期5—9月。

【生境分布】生于菜园、农田、路旁等处。分布于全国各地。

【药用部位（药材名称）及采收加工】全草（马齿苋）、种子（马齿苋子）。马齿苋：8—9月割取全草，洗净泥土，拣去杂质，再用开水稍烫（煮、蒸）一下，取出晒干或炕干；亦可鲜用。马齿苋子：夏秋季果实成熟时，割取地上部分，收集种子，除去泥沙杂质，干燥。

【临床应用】马齿苋：酸，寒；归大肠、肝经。清热解毒，凉血止痢，除湿通淋。用于热毒泻痢，热淋，尿闭，赤白带下，崩漏，痔血，疮疡痈疖，丹毒，瘰疬，湿癣，白秃。马齿苋子：甘，寒；归肝、大肠经。清肝，化湿明目。用于青盲白翳，泪囊炎。

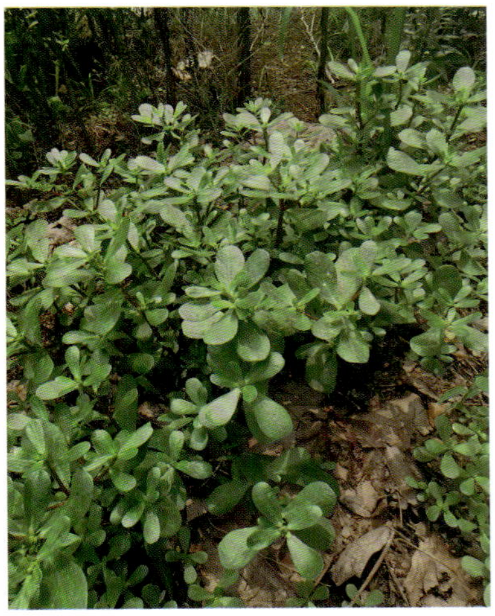

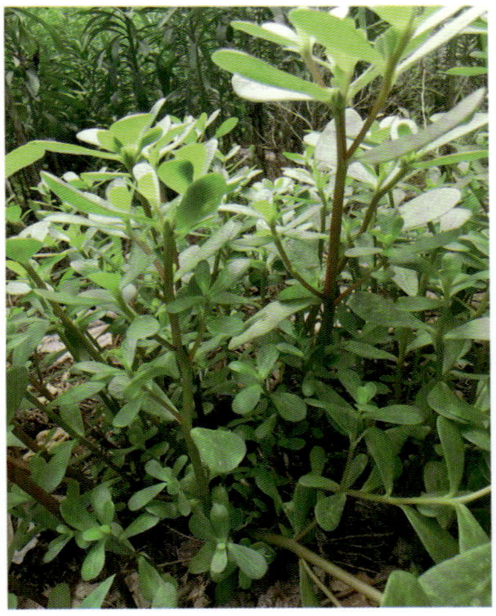

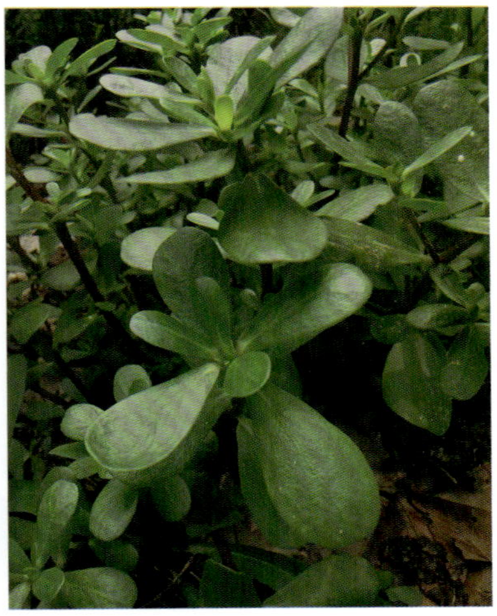

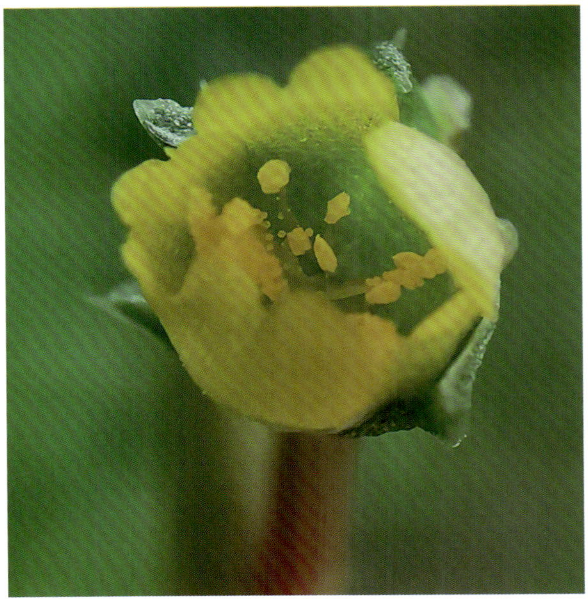

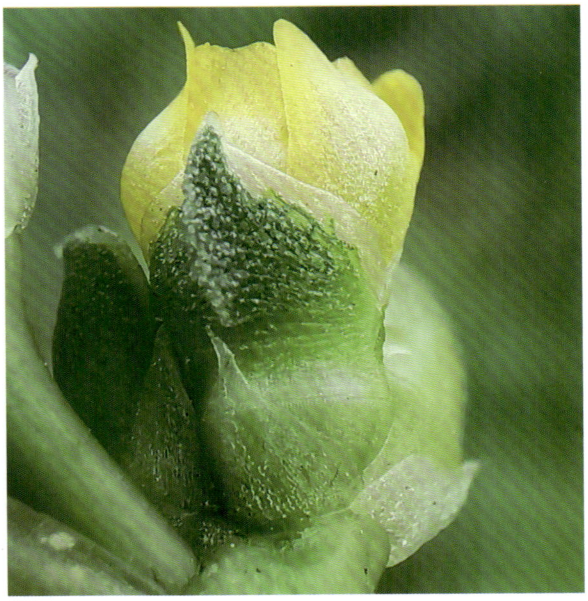

落葵

【基　　原】落葵科落葵属落葵 *Basella alba* L.

【别　　名】藤芭菜、胭脂菜、紫葵、豆腐菜、木耳菜、藤菜等。

【形态特征】1年生缠绕草本。茎：茎长可达数米，无毛，肉质，绿色或略带紫红色。叶：叶片卵形或近圆形，顶端渐尖，基部微心形或圆形，下延成柄，全缘，背面叶脉微凸起；叶柄长1～3 cm，上有凹槽。花：穗状花序腋生；苞片极小，早落；小苞片2，萼状，长圆形；花被片淡红色或淡紫色，卵状长圆形，全缘，顶端钝圆，下部白色，连合成筒；雄蕊着生花被筒口，花丝短，基部扁宽，白色，花药淡黄色；柱头椭圆形。果：果实球形，红色至深红色或黑色。花果期5—10月。

【生境分布】全国各地有栽培。

【药用部位（药材名称）及采收加工】叶或全草（落葵）、花（落葵花）、果实（落葵子）。落葵：四季可采，鲜用或晒干。落葵花：春夏季花开时采摘，鲜用。落葵子：7—10月果实成熟后采收，晒干。

【临床应用】落葵：甘、酸，寒。滑肠通便，清热利湿，凉血解毒，活血。用于大便秘结，小便短涩，痢疾，热毒疮疡，跌打损伤。落葵花：辛、苦，寒。凉血解毒。用于痘毒，乳头破裂。落葵子：润泽肌肤，用于美容。

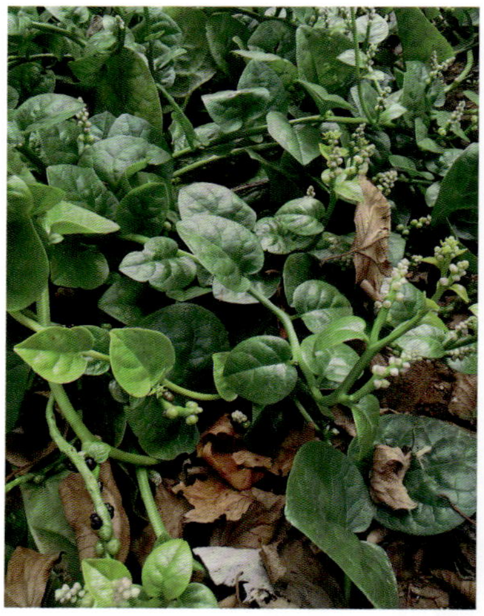

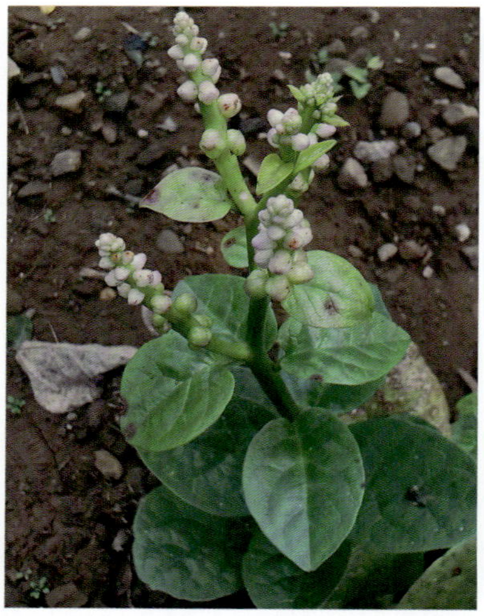

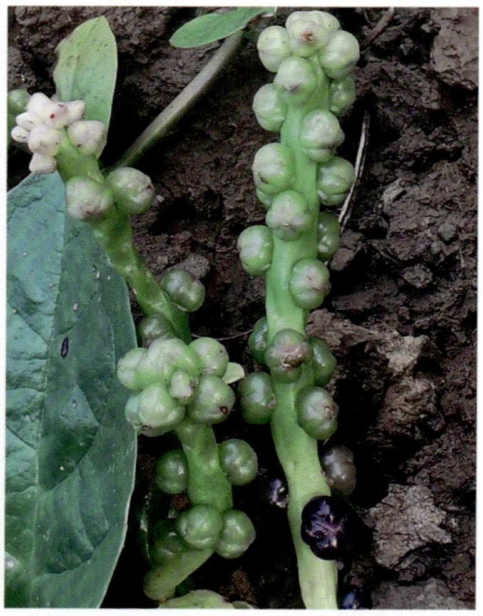

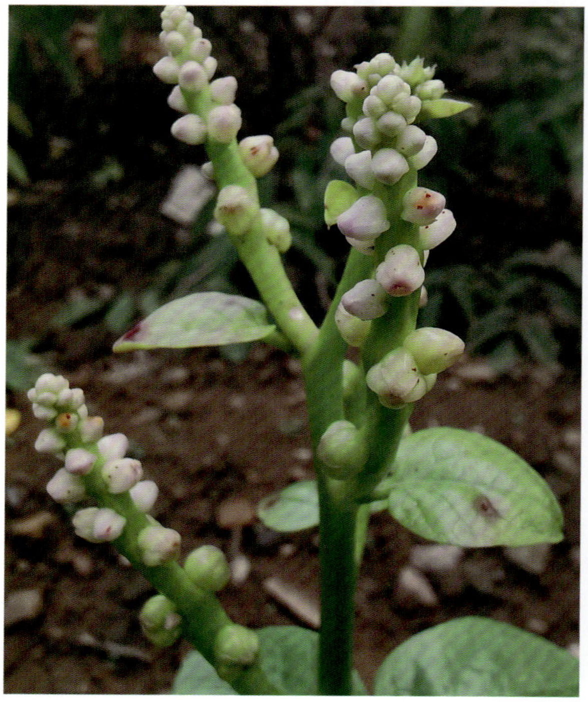

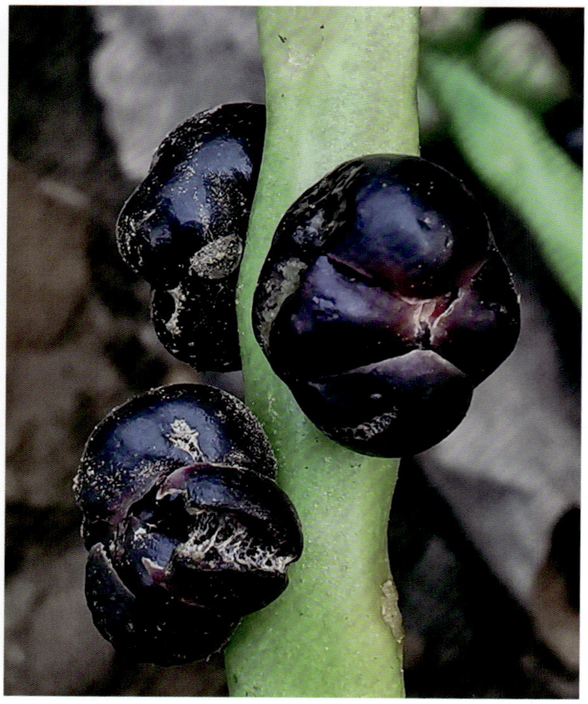

无心菜

【基　　原】石竹科无心菜属无心菜 *Arenaria serpyllifolia* Linn.

【别　　名】（卵叶）蚤缀、鹅不食草、小无心菜。

【形态特征】1或2年生草本。**根：**主根细长，支根较多而纤细。**茎：**茎丛生，直立或铺散，密生白色短柔毛，具茎节。**叶：**叶片卵形，基部狭，无柄，边缘具缘毛，顶端急尖，两面近无毛或疏生柔毛，具3脉；茎下部叶大，茎上部叶小。**花：**聚伞花序具多花；苞片草质，卵形，常密生柔毛；花梗纤细，密生柔毛或腺毛；萼片5，披针形，边缘膜质，顶端尖，外面被柔毛，具3脉；花瓣5，白色，倒卵形，长为萼片的1/3～1/2，顶端钝圆；雄蕊10，短于萼片；花柱3，线形。**果：**蒴果卵圆形，与宿存萼等长，顶端6裂。**种子：**种子肾形，表面粗糙，淡褐色。花果期6—9月。

【生境分布】生于荒地、田野、园圃、山坡草地等处。分布于全国各地。

【药用部位（药材名称）及采收加工】全草（铃铃草）。夏秋季采收，晒干。

【临床应用】辛，平。止咳，清热明目。用于肺结核，急性结膜炎，麦粒肿，咽喉痛。

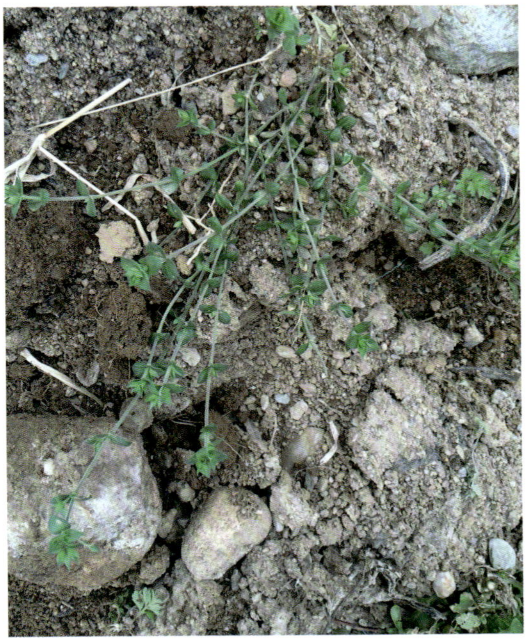
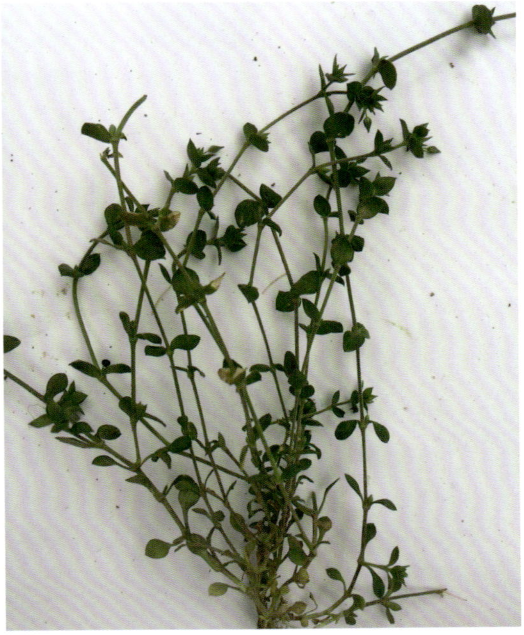
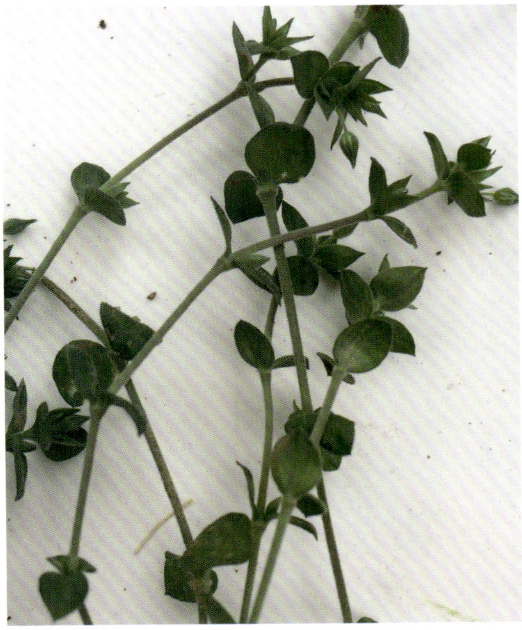
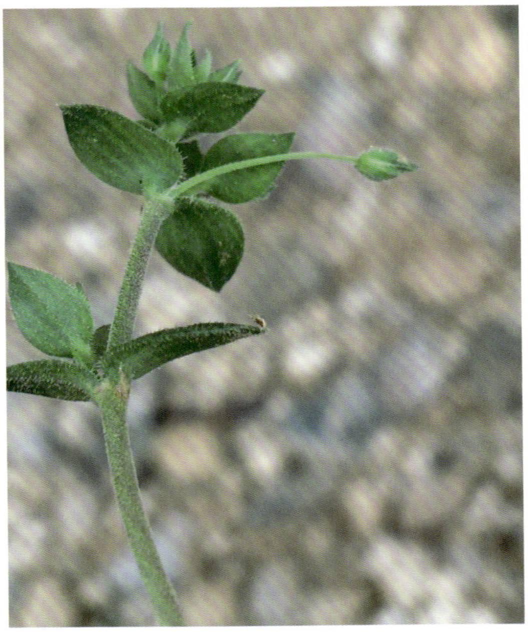

鹅肠菜

【基　　原】石竹科鹅肠菜属鹅肠菜 *Malachium aquaticum*（L.）Fries

【别　　名】牛繁缕、鹅肠草、石灰菜、（大）鹅儿肠。

【形态特征】2年或多年生草本。根：须根。茎：茎2叉分枝；下部无毛，伏卧；上部直立，被腺毛。叶：叶对生，卵形或长圆状卵形，先端急尖，基部稍心形，全缘，有时边缘具毛；下部叶有短柄，具狭翅，两侧疏生睫毛；中上部叶无柄。花：2歧聚伞花序顶生；花梗花后伸长并下弯，密被腺毛或一侧毛较密；苞片小，叶状，边缘具腺毛；萼片5，离生，卵状披针形或长卵形，先端钝，边缘狭膜质，背部被腺毛，脉不明显；花瓣5，白色，短于萼片，先端2深裂几达基部，裂片长圆形；雄蕊10，稍短于花瓣；子房长圆形，花柱短线形，先端弯曲。果：蒴果卵圆形，稍长于宿存萼，先端5瓣裂，每瓣顶端再2裂，具多数种子。种子：种子肾圆形，暗棕色，具刺状突起。花果期5—9月。

【生境分布】生于荒地、路旁、湿地、灌丛、林缘及水沟旁等处。分布于全国各地。

【药用部位（药材名称）及采收加工】全草（鹅肠菜）。春冬季采收，晒干。

【临床应用】咸，寒；归肝、肺经。清热通淋，凉血活血，消肿止痛，消积通乳。用于于小儿疳积，牙痛，痢疾，痔疮肿痛，小便不利，尿路感染，急慢性阑尾炎，乳腺炎，乳汁不通等。

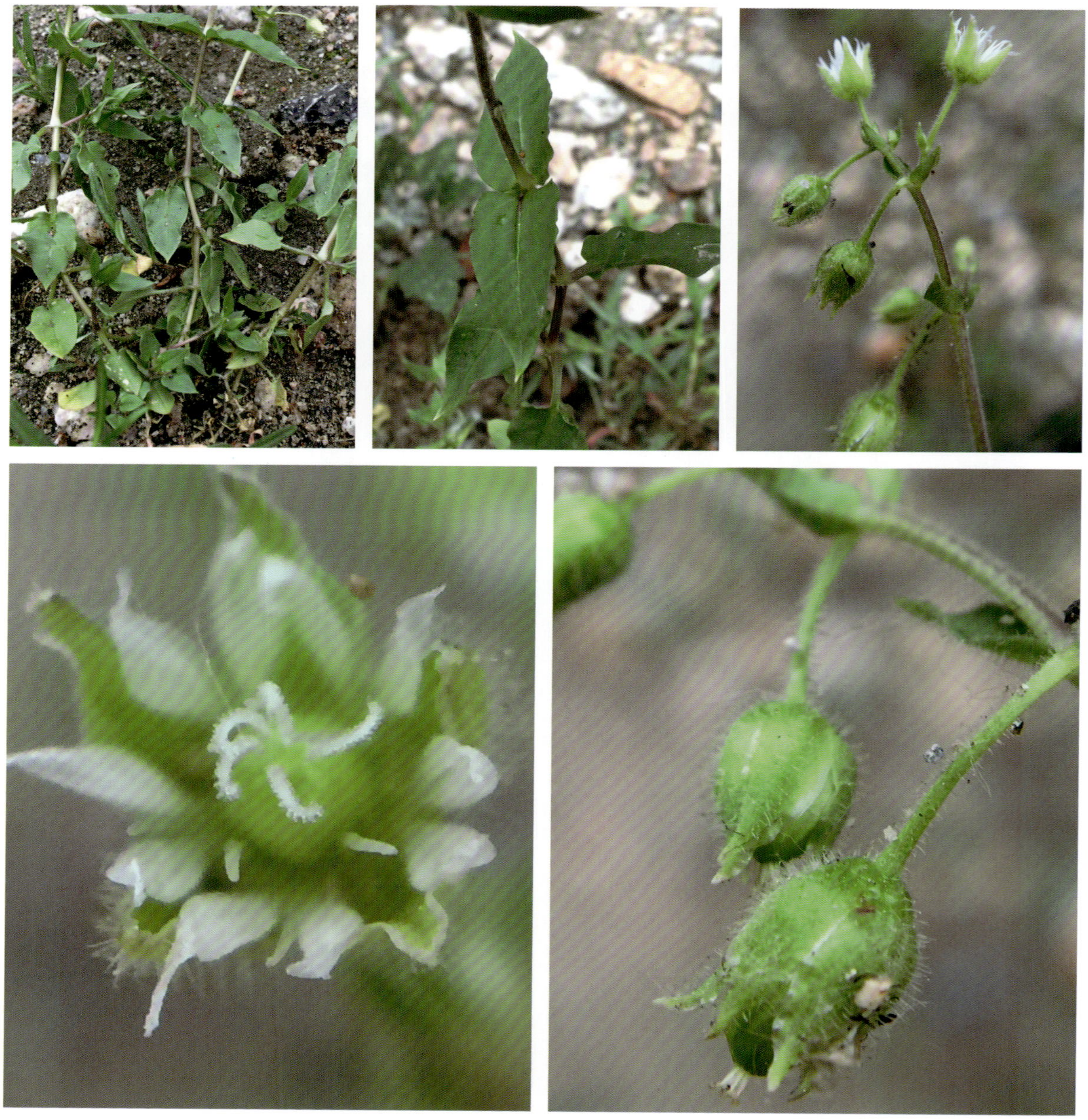

【基　　原】石竹科孩儿参属孩儿参 *Pseudostellaria heterophylla*（Miq.）Pax

【别　　名】异叶假繁缕、太子参。

【形态特征】多年生草本。根：块根长纺锤形，白色，稍带灰黄。茎：茎直立，单生，被 2 列短毛。叶：叶 2 型，上面无毛，下面沿脉疏生柔毛；茎下部叶常 1 ~ 2 对，倒披针形，顶端钝尖，基部渐狭呈长柄状；上部叶 2 ~ 3 对，宽卵形或菱状卵形，顶端渐尖，基部渐狭。花：花腋生或呈聚伞花序；花梗长 1 ~ 2（4）cm，被短柔毛；萼片 5，狭披针形，顶端渐尖，外面及边缘疏生柔毛；花瓣 5，白色，长圆形或倒卵形，顶端 2 浅裂；雄蕊 10，短于花瓣；子房卵形，花柱 3，微长于雄蕊；柱头头状。果：蒴果宽卵形，顶端不裂或 3 瓣裂。种子：种子褐色，扁圆形，具疣状凸起。花果期 4—8 月。

【生境分布】生于山谷林下阴湿处。分布于我国东北、华北、西北、华东、华中等地。

【药用部位（药材名称）及采收加工】根（孩儿参）。夏季茎叶大部分枯萎时采挖，洗净，除去须根，置沸水中略烫后晒干或直接晒干。

【临床应用】甘、微苦，平；归脾、肺经。益气健脾，生津润肺。用于脾虚体倦，食欲不振，病后虚弱，气阴不足，自汗口渴，肺燥干咳。

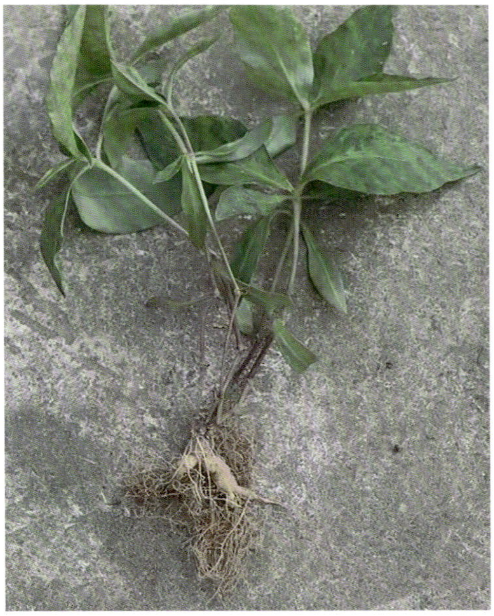
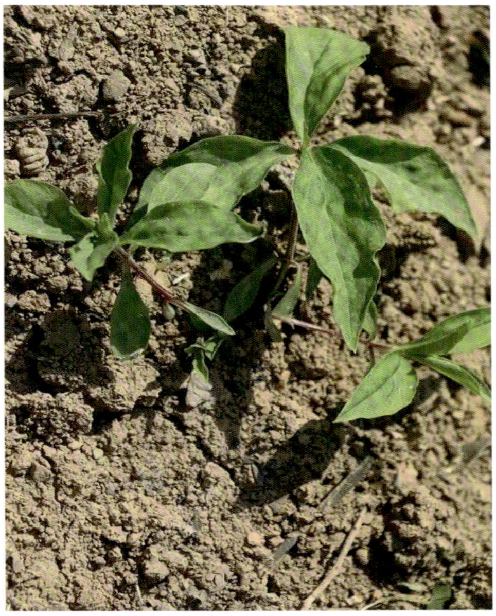
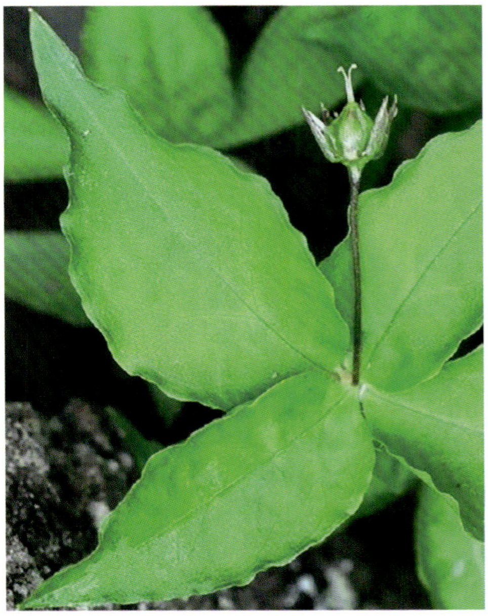
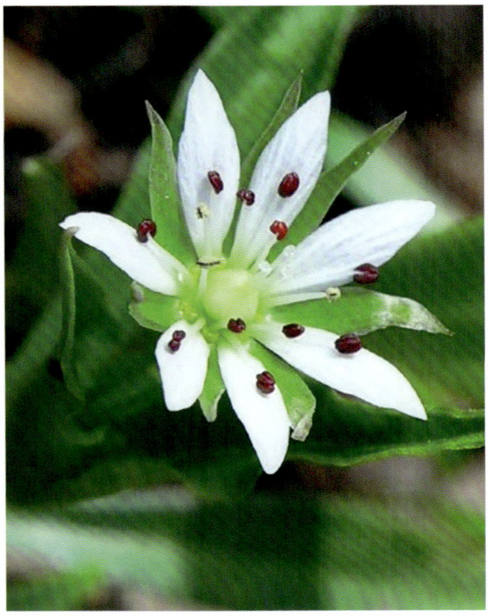

叉歧繁缕

【基　　原】石竹科繁缕属叉歧繁缕 *Stellaria dichotoma* L.

【别　　名】叉繁缕、双歧繁缕、歧枝繁缕。

【形态特征】多年生草本，全株被腺毛。根：主根粗壮，圆柱形。茎：茎丛生，圆柱形，多次2歧分枝，被腺毛或短柔毛。叶：叶片卵形或卵状披针形，顶端急尖或渐尖，基部圆形或近心形，微抱茎，全缘，两面被腺毛或柔毛，稀无毛。花：聚伞花序顶生，具多数花；花梗细，被柔毛；萼片5，披针形，顶端渐尖，边缘膜质，外面多少被腺毛或短柔毛，稀近无毛，中脉明显；花瓣5，白色，轮廓倒披针形，2裂至1/3处或中部，裂片近线形；雄蕊10，花柱3，线形。果：蒴果宽卵形，6齿裂。种子：种子卵圆形，褐黑色，微扁，脊具疣状凸起。花果期5—8月。

【生境分布】生于向阳石质山坡、石缝、固定沙丘等处。分布于我国东北、华北、西北及河南、四川等地。

【药用部位（药材名称）及采收加工】根或全草（叉歧繁缕）。夏秋季采挖根部或采收全草，除去泥土，晒干。

【临床应用】甘，微寒；归肝、肾经。清热凉血，通虚热。用于阴虚潮热，骨蒸，结核潮热，久疟发热。

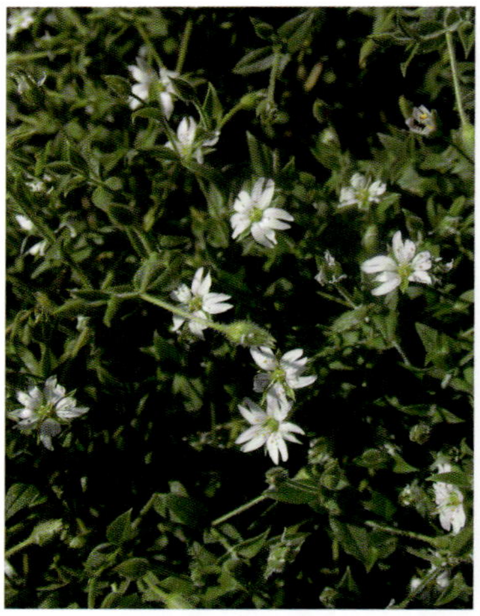
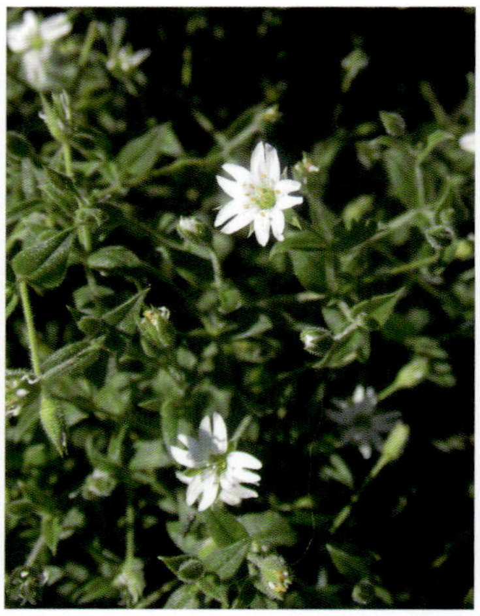
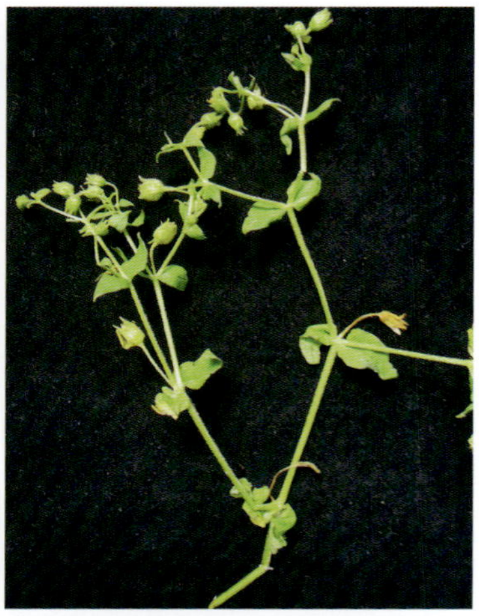
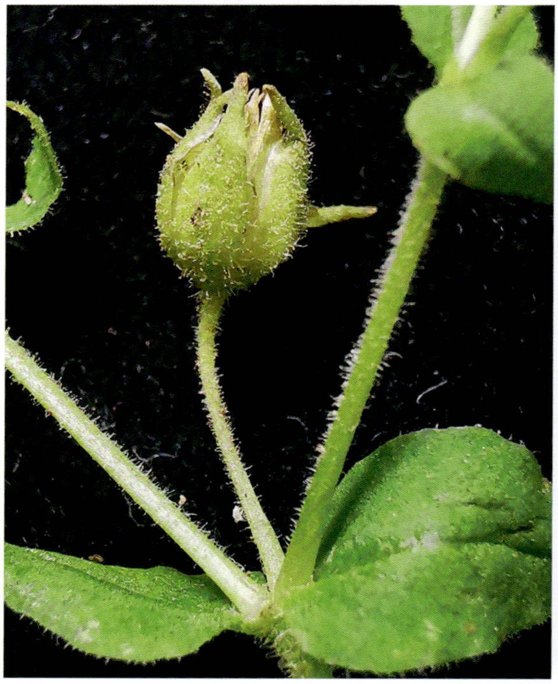
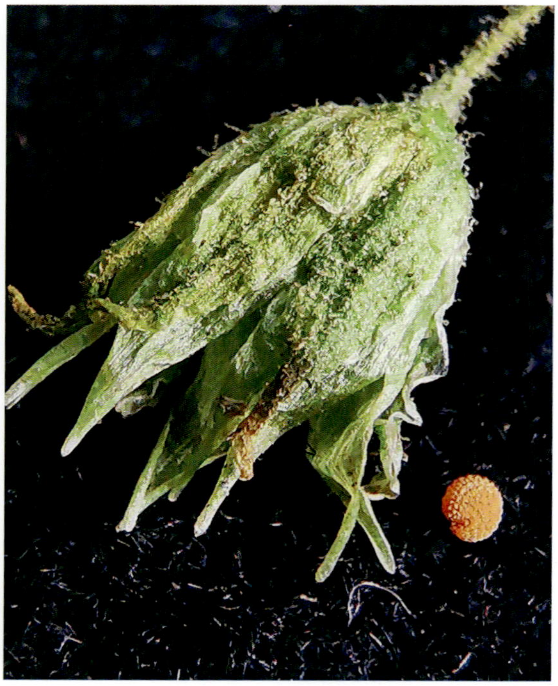

【基　　原】石竹科繁缕属中国繁缕 *Stellaria chinensis* Regel

【别　　名】雅雀子窝。

【形态特征】多年生草本。根：须状。茎：茎细弱，铺散或上升，具四棱，无毛，节间长，节部着地生不定根。叶：叶片卵形至卵状披针形，顶端渐尖，基部宽楔形或近圆形，全缘，两面无毛，有时带粉绿色，下面中脉明显凸起；下部叶具长柄，上部叶柄短或近无，被长柔毛。花：聚伞花序疏散，具细长花序梗；苞片膜质；花梗细；萼片 5，披针形，顶端渐尖，边缘膜质；花瓣 5，白色，2 深裂，与萼片近等长；雄蕊 10，稍短于花瓣；花柱 3。果：蒴果卵萼形，比宿存萼稍长或等长，6 齿裂。种子：种子卵圆形，稍扁，褐色，具乳头状凸起。花果期 5—8 月。

【生境分布】生于灌丛、林下、石缝、湿地等处。分布于我国华东、华中及河北、陕西、甘肃、广西、四川等地。

【药用部位（药材名称）及采收加工】全草（中国繁缕）。春夏秋季采收，去尽泥土，鲜用或晒干。

【临床应用】苦、辛，平。清热解毒，活血止痛。用于乳痈，肠痈，疖肿，跌打损伤，产后瘀痛，风湿骨痛，牙痛。

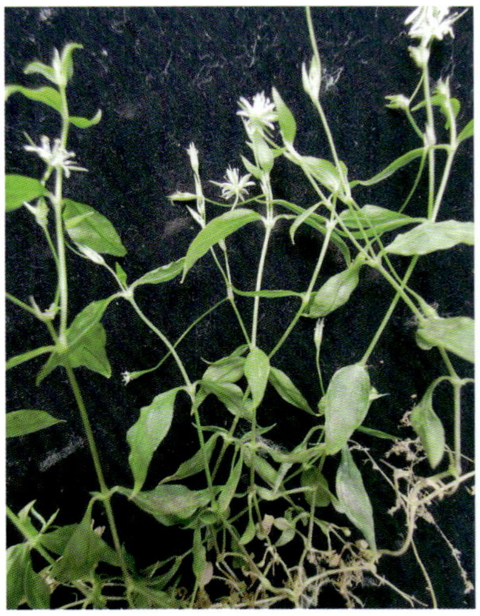
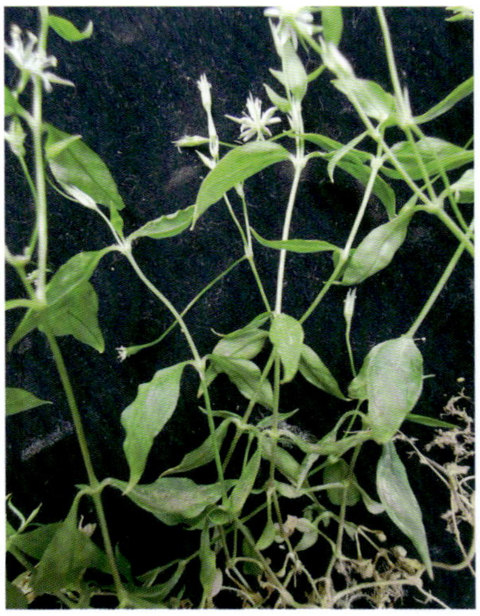
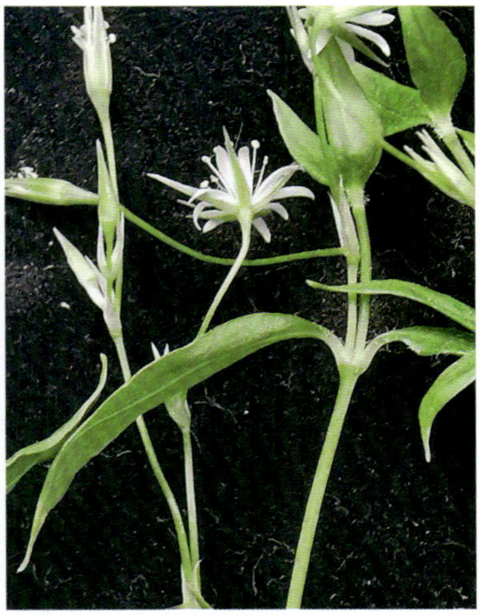
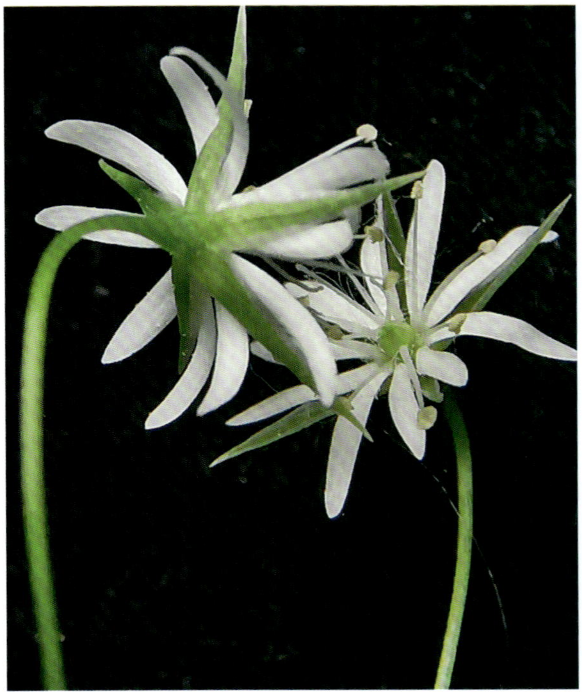
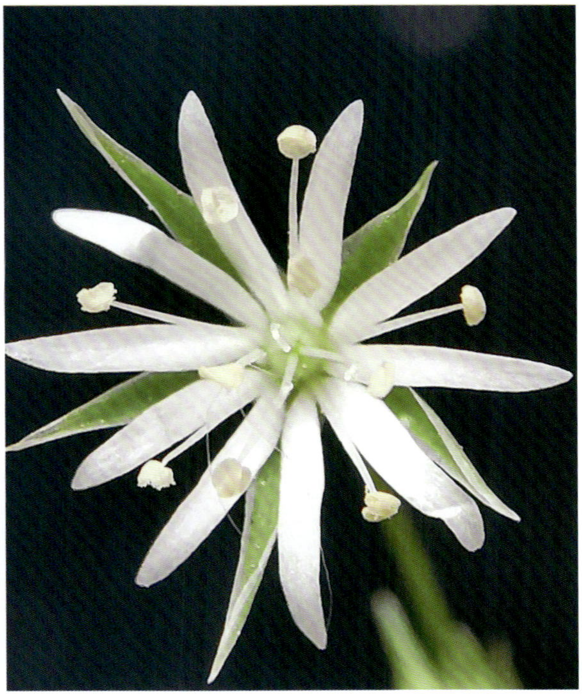

麦蓝菜

【基　　原】石竹科麦蓝菜属麦蓝菜 *Vaccaria segetalis*（Neck.）Garcke

【别　　名】麦蓝子、王不留行。

【形态特征】1～2 年生草本。**根：**根具主根。**茎：**茎单生，直立，上部可分枝。全株无毛，微被白粉，呈灰绿色。**叶：**叶片卵状披针形或披针形，基部圆形或近心形，微抱茎，顶端急尖，具 3 基出脉。**花：**伞房花序稀疏；苞片披针形，着生花梗中上部；花萼卵状圆锥形，后期微膨大呈球形，棱绿色，棱间绿白色，近膜质，萼齿小，三角形，顶端急尖，边缘膜质；花瓣淡红色，爪狭楔形，淡绿色，瓣片狭倒卵形，斜展或平展，微凹缺，有时具不明显的缺刻。**果：**蒴果宽卵形或近圆球形。**种子：**种子近圆球形，红褐色至黑色。花果期 5—8 月。

【生境分布】生于草坡、撂荒地、麦田等处。分布于全国各地。

【药用部位（药材名称）及采收加工】种子（王不留行）。夏季果实成熟、果皮尚未开裂时采割植株，晒干，打下种子，除去杂质，再晒干。

【临床应用】苦，平；归肝、胃经。活血通经，下乳消肿，利尿通淋。用于经闭，痛经，乳汁不下，乳痈肿痛，淋证涩痛。

【备　　注】《药典》麦蓝菜的拉丁名称为 *Vaccaria segetalis*（Neck.）Garcke，《中国植物志》麦蓝菜的拉丁名称为 *Vaccaria hispanica*（Miller）Rauschert；本书参考《药典》。另据《日华子本草》，麦蓝菜的根、苗、花、子通用。

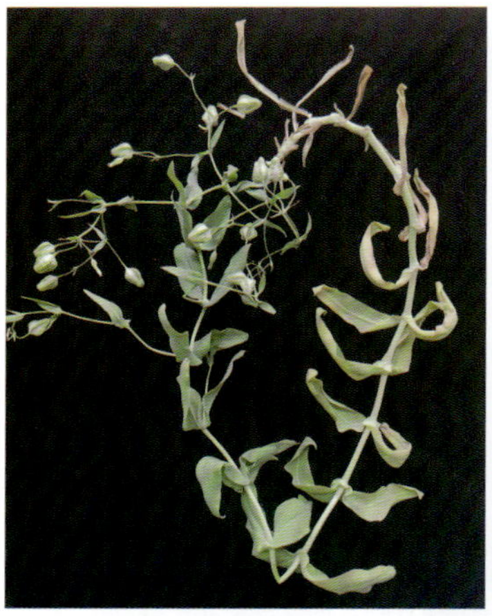

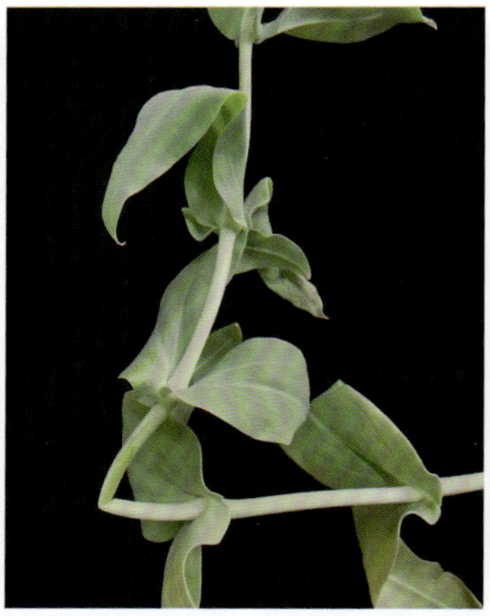

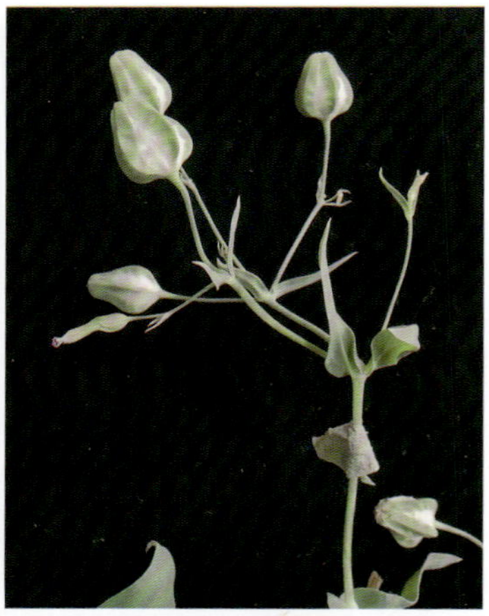

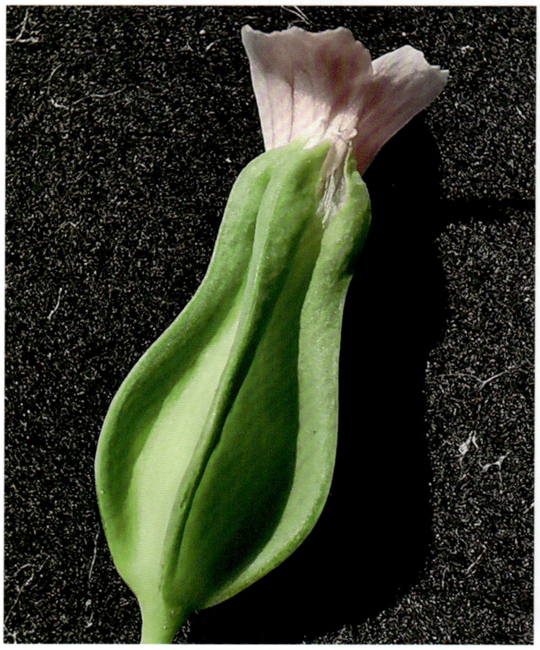

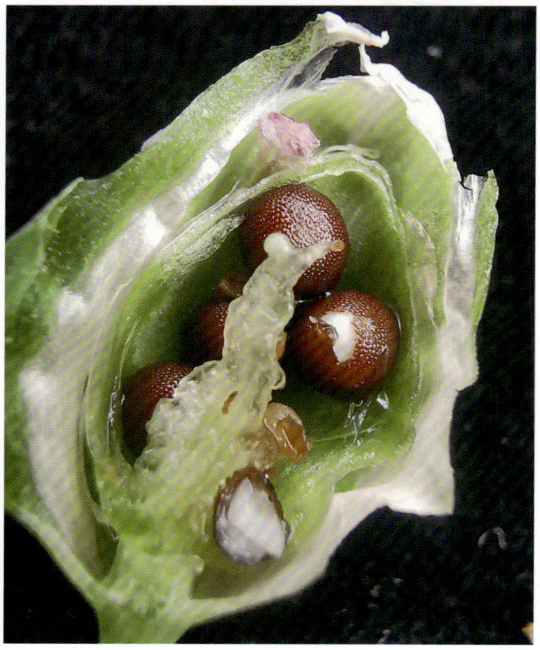

鹤草

【基　　原】石竹科蝇子草属鹤草 *Silene fortunei* Vis.

【别　　名】蝇子草、（野）蚊子草、洒线花、脱力草、苍蝇花、粘蝇草、土桔梗、本瞿麦，等。

【形态特征】多年生草本。**根：**根圆柱形，粗长，具侧根。**茎：**根状茎短；地上茎直立，单生或簇生，基部稍带本质，中部以上多分枝，具柔毛或近于无毛，节膨大。**叶：**叶对生；基生叶匙状披针形，茎生叶披针形，先端渐尖，基部渐狭成短柄。**花：**聚伞花序；花梗长，上部有黏液；萼筒膜质，无毛，细长管形，具 10 脉，常带紫红色，先端 5 裂；花瓣 5，粉红色或白色，基部成爪，瓣片 2 裂，每裂片再细裂成窄条，喉部有 2 小鳞片；雄蕊 10，花柱 3。**果：**蒴果长圆形，上部略膨大而下部狭小，棒状，成熟时先端 6 齿裂。**种子：**种子有瘤状突起。花果期 7—10 月。

【生境分布】生于山坡、林下及杂草丛中。分布于我国华北、西北及长江流域以南各地。

【药用部位（药材名称）及采收加工】带根全草（蝇子草、脱力草）。夏秋季采收，洗净，鲜用或晒干。

【临床应用】辛、涩，凉；归大肠、膀胱经。清热利湿，活血解毒。用于痢疾，肠炎，热淋，带下，咽喉肿痛，劳伤发热，跌打损伤，毒蛇咬伤。

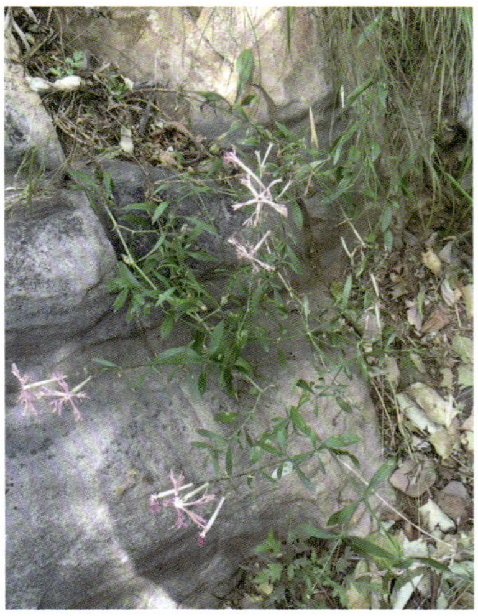
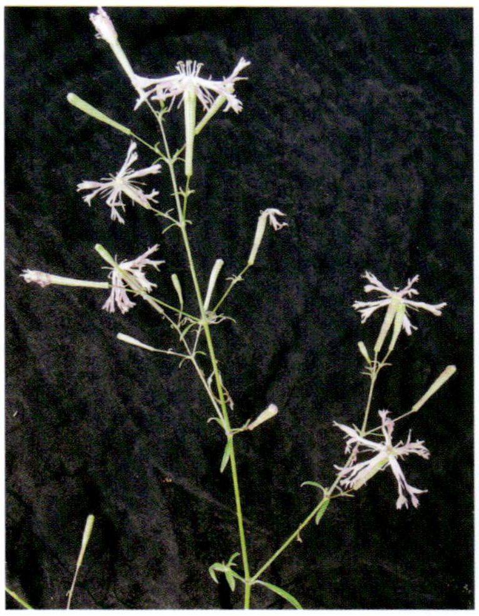
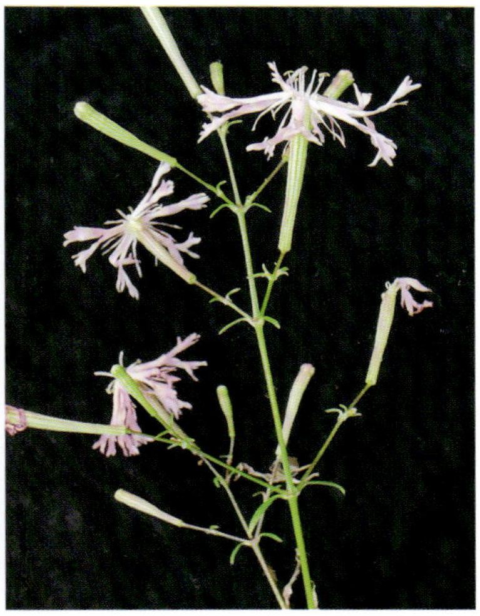
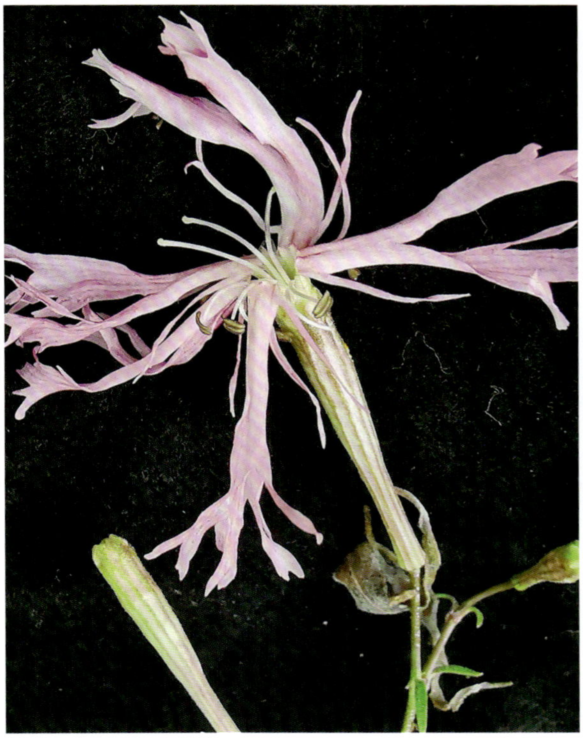
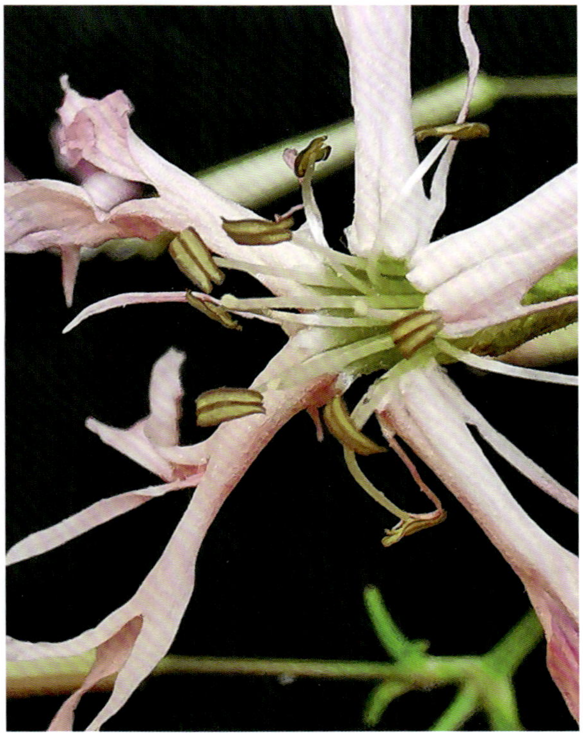

坚硬女娄菜

【基　　原】石竹科蝇子草属坚硬女娄菜 *Silene firma* Sieb.et Zucc.

【别　　名】(粗壮、光萼、无毛)女娄菜、女娄菜、大叶金石榴、剪金花。

【形态特征】1～2年生草本。茎：茎单生或疏散丛生，粗壮，直立，不分枝或稀分枝，有时下部带暗紫色；全株无毛或仅基部被短毛。叶：叶椭圆状披针形或卵状倒披针形，基部渐狭成短柄，顶端急尖，仅边缘具缘毛。花：聚伞花序顶生或腋生；花梗直立，长短不一；苞片狭披针形；花萼卵状钟形，无毛，果期微膨大，脉绿色，萼齿狭三角形，顶端长渐尖，边缘膜质；花瓣5，白色或带粉红色，微露出花萼，喉部具2鳞片状附属物，全部具爪，瓣片轮廓倒卵形，顶端2裂；雄蕊10，短于花瓣；花柱3，不外露。果：蒴果长卵形，比宿存萼短。种子：种子圆肾形，灰褐色，具多数棘凸。花果期6—8月。

【生境分布】生于草坡、灌丛、林缘、草地。分布于我国北部和长江流域。

【药用部位(药材名称)及采收加工】全草(硬叶女娄菜)。7—8月采收，切段，晒干。

【临床应用】甘、淡，凉；归小肠、肝经。清热解毒，利尿，调经。用于咽喉肿痛，耳出脓，小便不利。

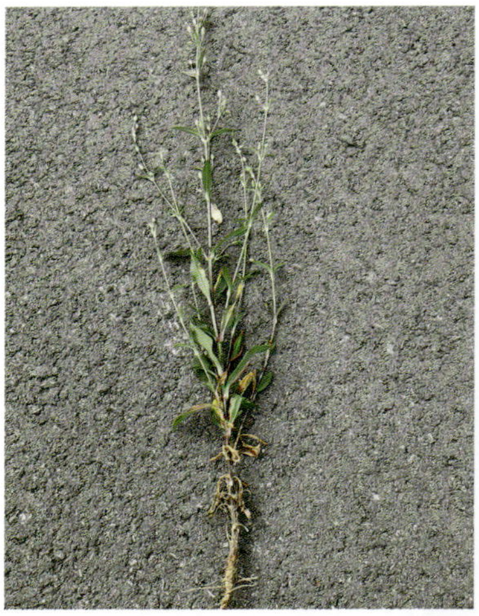

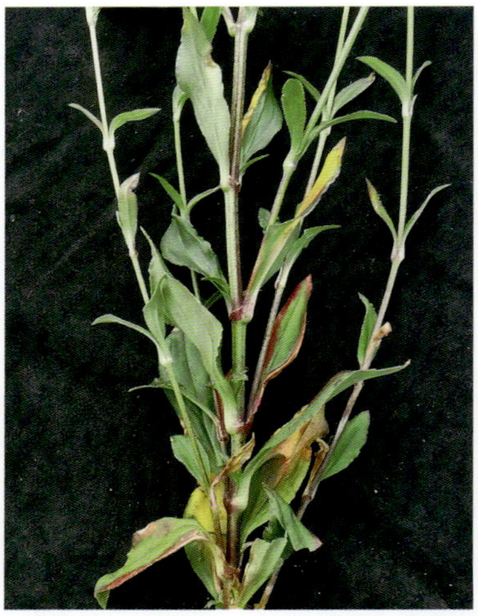

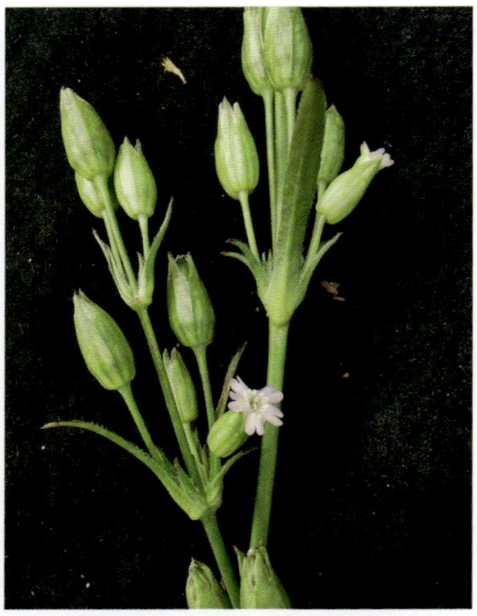

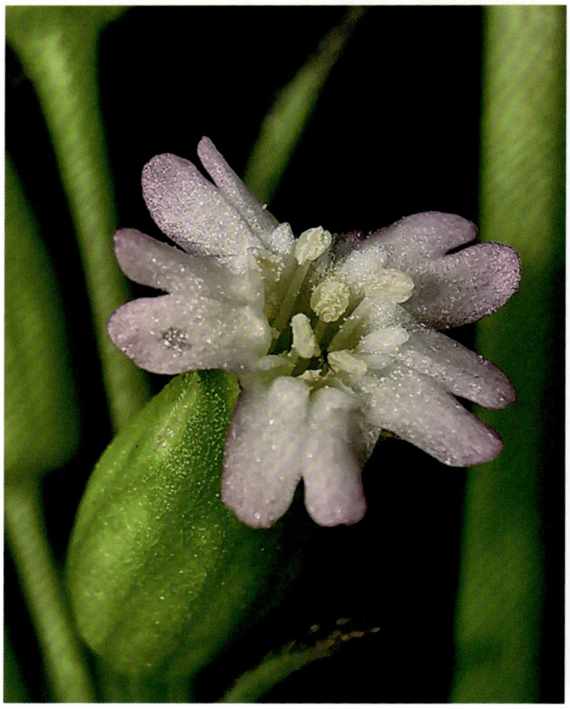

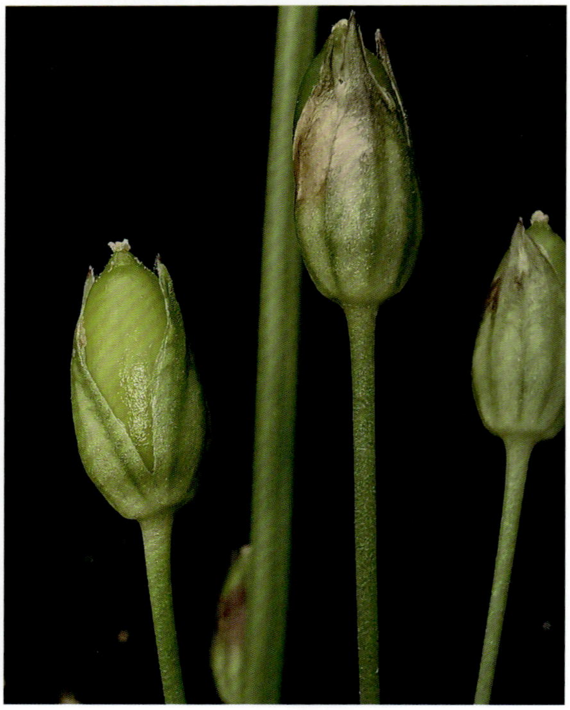

【基　　原】石竹科蝇子草属麦瓶草 *Silene conoidea* L.

【别　　名】米瓦罐（瓮）、净瓶、面条棵（菜）。

【形态特征】1年生草本。根：根具主根，稍木质。茎：茎单生，不分枝，直立。全株被短腺毛。叶：基生叶片匙形，茎生叶长圆形或披针形，基部楔形，顶端渐尖，两面被短柔毛，边缘具缘毛，中脉明显。花：2歧聚伞花序具数花；花直立，花萼圆锥形，绿色，基部脐形，果期膨大，下部宽卵状，纵棱30条，沿脉被短腺毛，萼齿狭披针形；花瓣淡红色，倒卵形，顶端全缘或微有细齿；雄蕊10，花柱3。果：蒴果梨状。种子：种子多数，肾形，暗褐色。花果期5—7月。

【生境分布】生于麦田中或荒地草坡等处。分布于我国华北、西北、西南及长江流域。

【药用部位（药材名称）及采收加工】全草（麦瓶草）、种子（麦瓶草种子）。全草：春夏季采收全草，洗净，晒干。麦瓶草种子：5—6月采收，晒干。

【临床应用】全草：甘、微苦，凉；归心、肝经。养阴，清热，止血调经。用于吐血，衄血，虚痨咳嗽，咯血，尿血，月经不调。麦瓶草种子：甘，平。止血，催乳。用于鼻衄，尿血，乳汁不下。

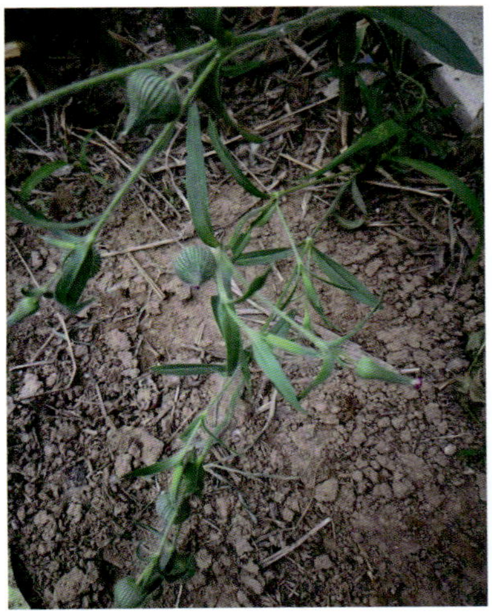

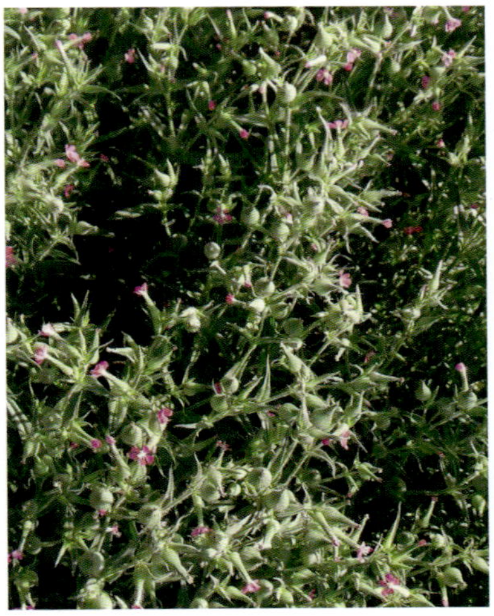

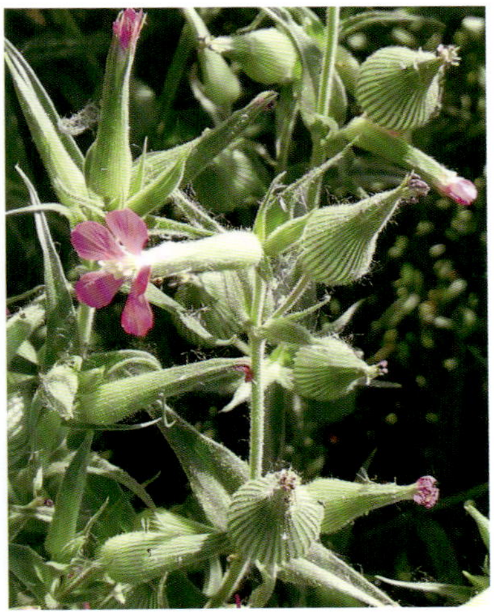

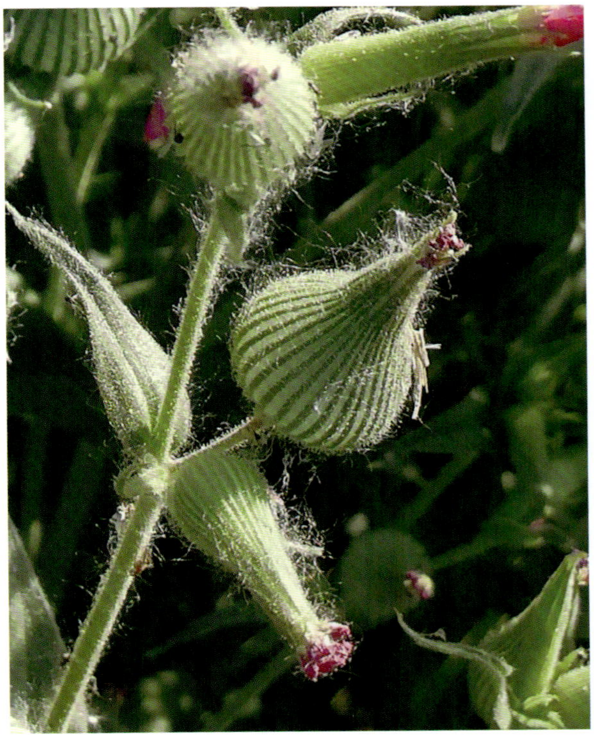

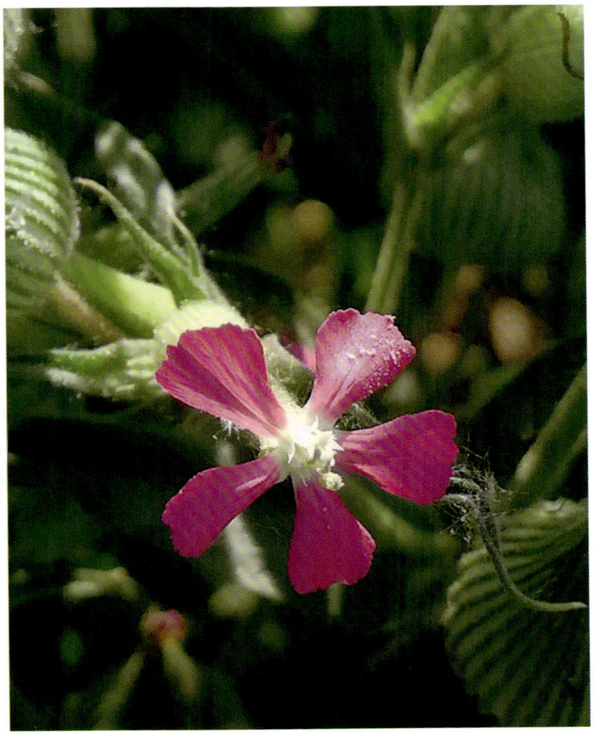

女娄菜

【基　　原】石竹科蝇子草属女娄菜 *Melandrium apricum*（Turcz.）Rohrb.

【别　　名】罐罐花、对叶草（菜）、大叶金石榴、土地榆、金打蛇。

【形态特征】1～2年生草本。**茎：**茎直立，基部分枝，具节。全株密被短柔毛。**叶：**叶对生；上部叶无柄，下部叶具短柄；叶线状披针形至披针形，先端急尖，基部渐狭成柄；两面密生短柔毛，全缘。**花：**聚伞花序顶生或腋生；苞片披针形，具缘毛，紧贴花梗基部；花梗长短不一；萼筒长卵形，先端5齿裂，具10脉，中脉紫色，缘部白色，外面具细柔毛；花瓣5，淡红色或白色，倒披针形，先端2裂，基部有爪，喉部有2鳞片；雄蕊10，略短于花瓣，花丝细长；花柱3。**果：**蒴果椭圆形，先端常6齿裂，外围萼与果近等长。**种子：**种子细小，黑褐色，有瘤状突起。花果期5—8月。

【生境分布】生于山坡草地、旷野、路旁草丛等处。分布于全国各地。

【药用部位（药材名称）及采收加工】全草（女娄菜）、根（女娄菜根）。女娄菜：夏秋季采收，除去泥沙，鲜用或晒干。女娄菜根：夏秋季采挖，晒干。

【临床应用】女娄菜：辛、苦，平；归肝、脾经。活血调经，健脾行水。用于月经不调，乳少，小儿疳积，虚浮。女娄菜根：苦、甘，平。利尿，催乳。用于小便短赤，乳少。

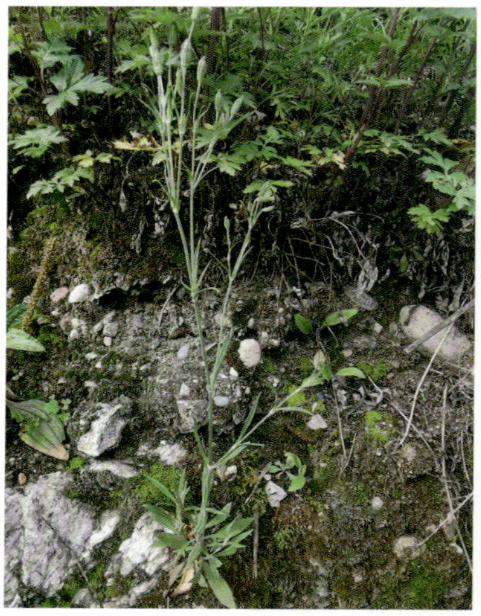
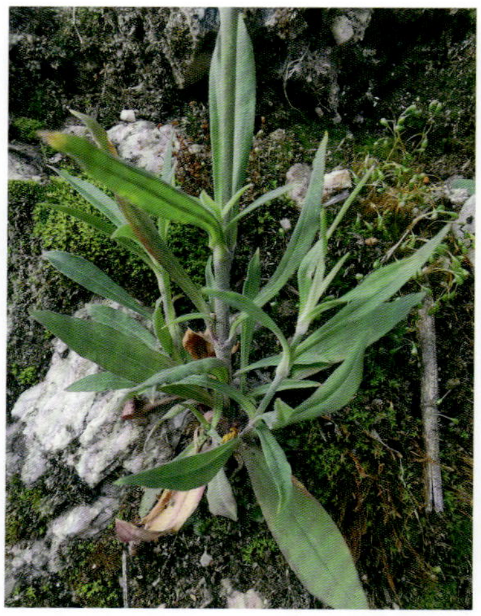
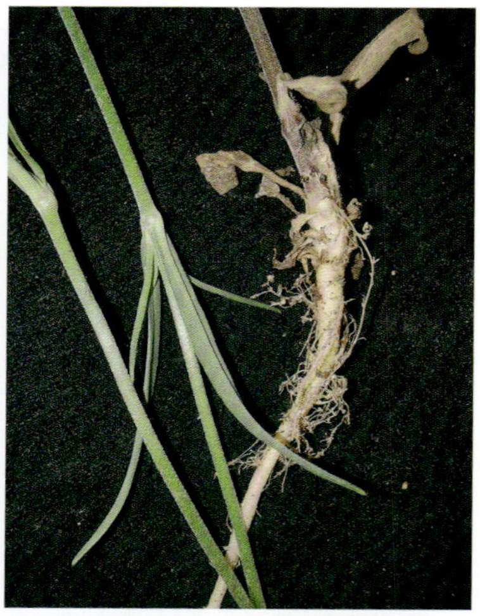
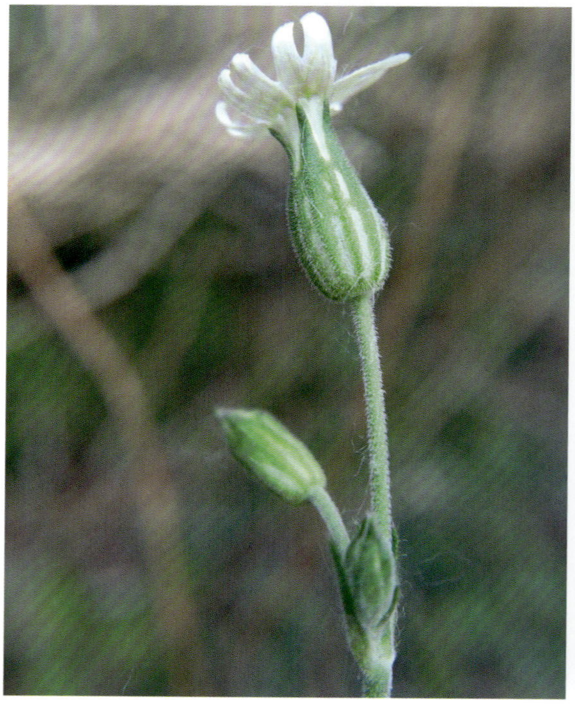
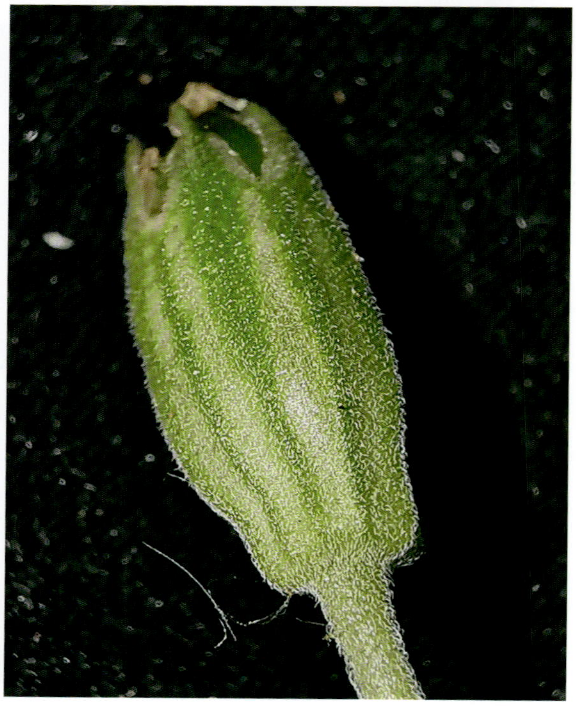

【基　　原】石竹科蝇子草属山蚂蚱草 *Silene jenisseensis* Willd.

【别　　名】旱麦瓶草、叶尼塞蝇子草。

【形态特征】多年生草本。根：根粗壮。茎：茎丛生，直立，不分枝，无毛，节膨大。叶：基生叶簇生，匙形；茎生叶对生，椭圆披针形或披针形，先端钝尖，基部渐窄，全缘。花：聚伞花序顶生或腋生，花梗细长；花萼长锥形，上端窄缩，下部膨大，有 10 条纵脉，先端 5 齿裂；花瓣 5，粉红色，三角倒卵形，长于萼，喉部有 2 鳞片；雄蕊 10；花柱 3，微伸出花冠。果：蒴果卵形，3 ～ 6 齿裂或瓣裂，包于宿萼内。种子：种子肾形，有瘤状突起。花果期 7—9 月。

【生境分布】生于草原、草坡、林缘、沙丘等处。分布于我国东北、华北等地。

【药用部位（药材名称）及采收加工】根（黄柴胡、铁柴胡、银柴胡、山银柴胡）。秋季采挖，除去茎叶及须根，洗净，晒干。

【临床应用】甘、苦，凉；归肝、胃经。清热凉血。用于虚劳骨蒸，阴虚久疟，小儿疳热羸瘦。

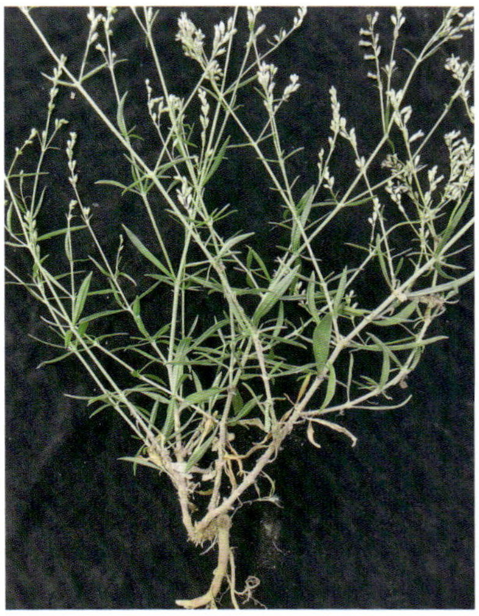

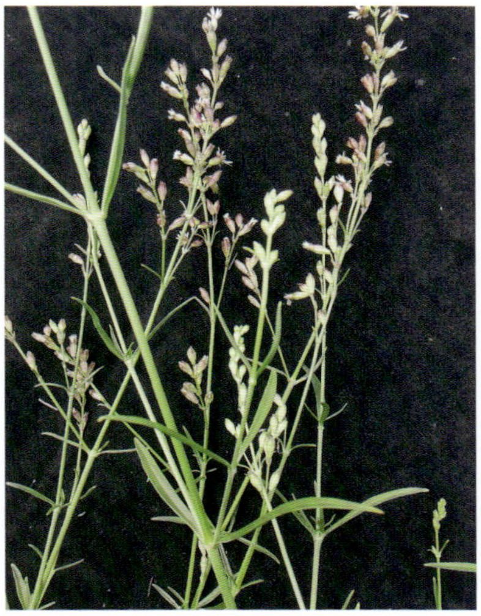

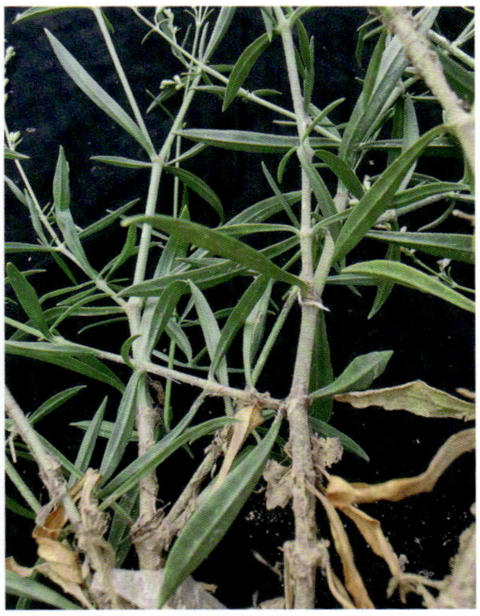

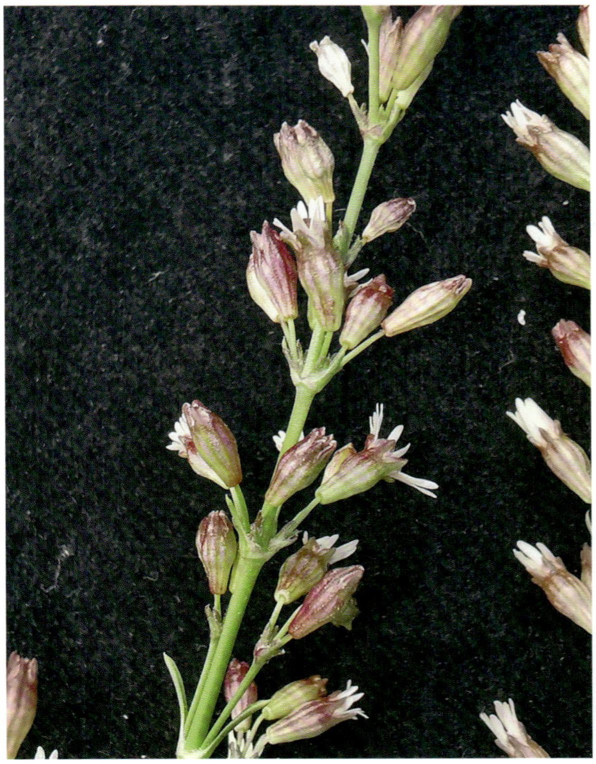

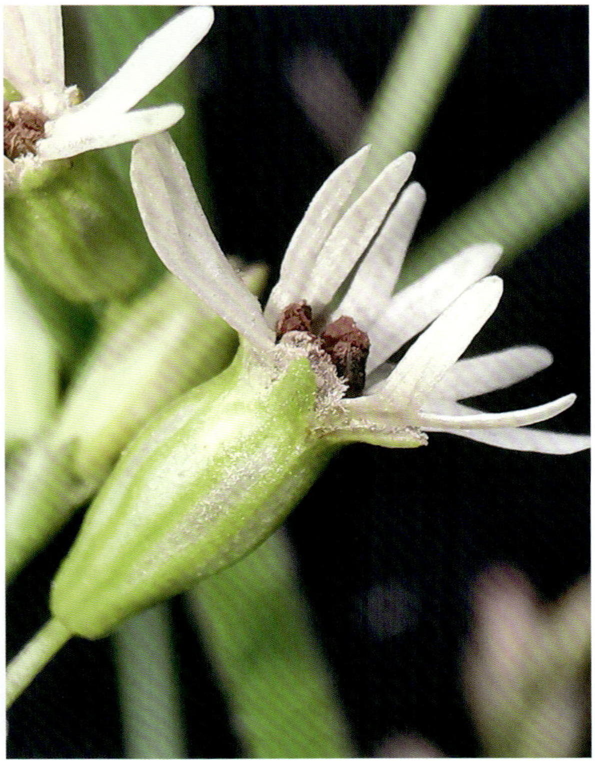

蔓茎蝇子草

【基　　原】石竹科蝇子草属蔓茎蝇子草 *Silene repens* Patr.

【别　　名】（蔓、毛萼）麦瓶草、匍生蝇子草、匍生鹤草。

【形态特征】多年生草本，全株被短柔毛。**茎：**根状茎细长；地上茎簇生或单生，基部匍匐，上部直立。**叶：**叶线状披针形或长圆状披针形，基部楔形，顶端渐尖，两面被柔毛，中脉明显。**花：**聚伞花序顶生或腋生；花白色，花瓣 5，顶端 2 浅裂或深裂；萼筒棍棒形，具 10 脉，外面密生柔毛，萼齿宽卵形，先端钝，边缘宽膜质；雄蕊 10，花柱 3。**果：**蒴果卵状长圆形，6 齿裂。**种子：**种子肾形，黑褐色。花果期 6—9 月。

【生境分布】生于河岸、山坡草地、草甸、草原、山坡林下。分布于黑龙江、辽宁、内蒙古、河北、河南等地。

【药用部位（药材名称）及采收加工】根（山银柴胡）。春秋季采收，去净泥土，切片，晒干。

【临床应用】甘，微寒；归肺、肝、胆、肾、胃经。凉血，清虚热。用于阴虚肺劳，骨蒸潮热，盗汗，小儿疳热，久疟。

【备　　注】中药材“山银柴胡”，按《中华本草》为石竹科植物长蕊石头花、圆锥石头花、大叶石头花、灯心草蚤缀、旱麦瓶草、长白旱麦瓶草、毛萼麦瓶草的根；按《全国中草药汇编》为霞草、灯心蚤缀、旱麦瓶草的根。

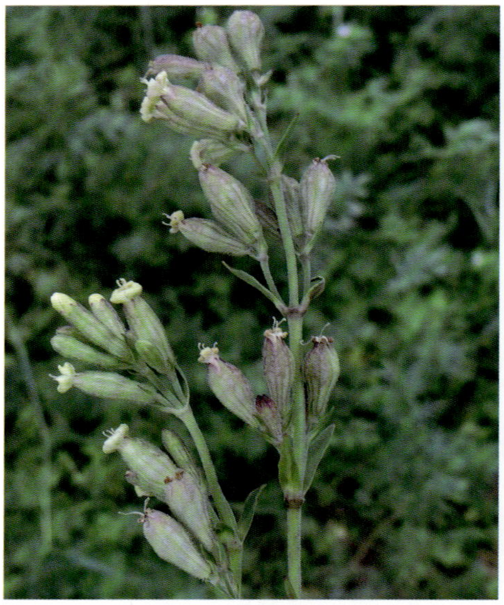

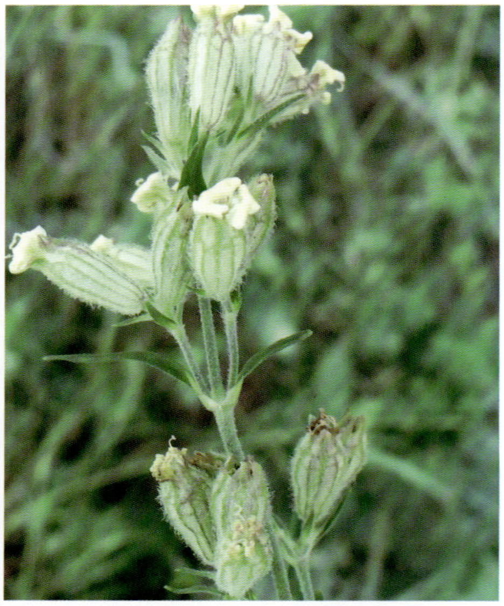

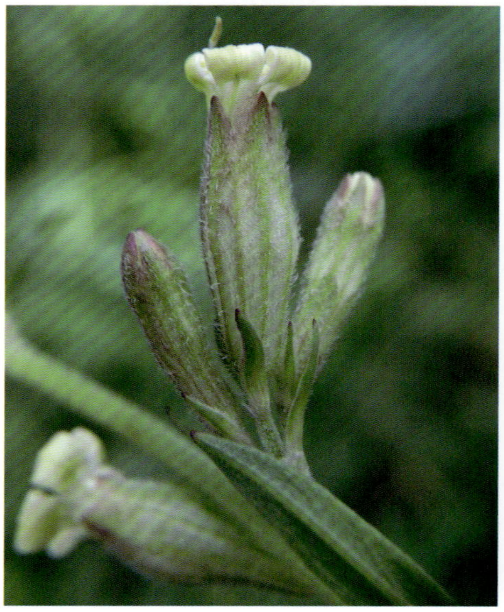

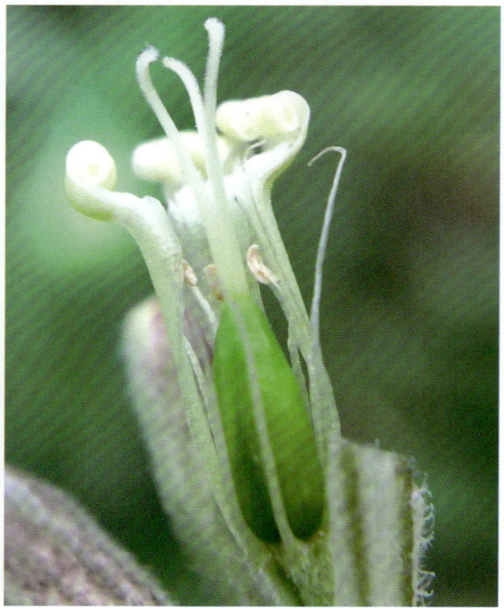

瞿麦

【基　　原】石竹科石竹属瞿麦 *Dianthus superbus* L.

【别　　名】竹节草、红花瞿麦、野麦、木碟花、剪刀花、十样景、十样景花、巨麦。

【形态特征】多年生草本。茎：茎丛生，直立，上部2歧分枝，节明显。叶：叶线形或线状披针形，先端渐尖，基部成短鞘状抱茎，全缘，两面均无毛。花：花两性；花单生或数朵集成稀疏的圆锥花序；小苞片4～6，排成2～3轮；花萼圆筒形，带淡紫红色，先端5裂，裂片披针形，边缘膜质，有细毛；花瓣5，淡红色、白色或淡紫红色，先端深裂成细线条，基部有长爪；雄蕊10；花柱2，细长。果：蒴果长圆形，包于宿萼内。种子：种子黑色。花果期8—11月。

【生境分布】生于山坡、草地、路旁或林下。分布于我国大部分地区；有栽培。

【药用部位（药材名称）及采收加工】地上部分（瞿麦）。夏秋季采收，除去杂质，干燥。

【临床应用】苦，寒；归心、小肠经。利尿通淋，活血通经。用于热淋，血淋，石淋，小便不通，淋沥涩痛，经闭瘀阻。

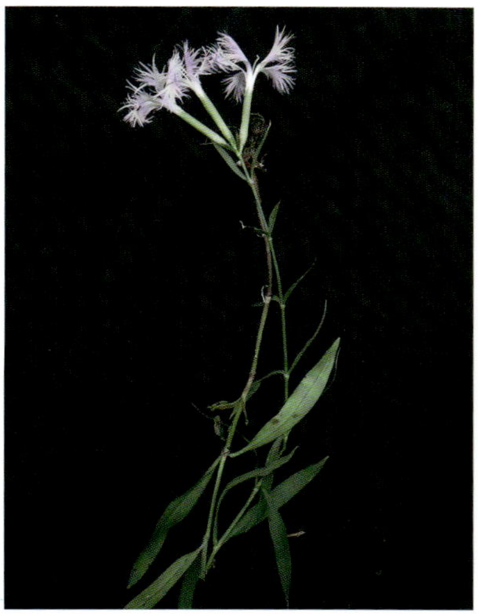

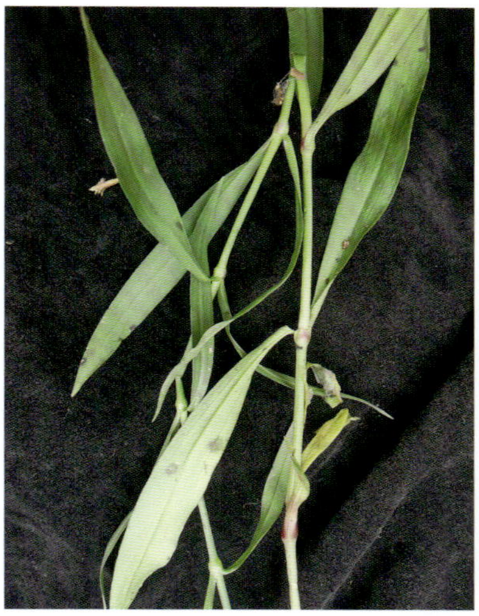

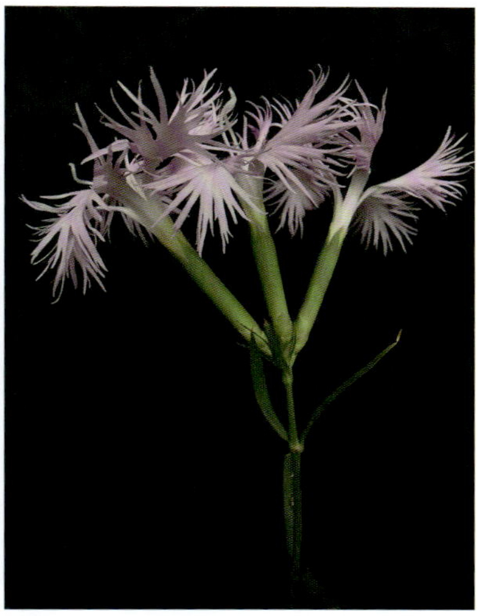

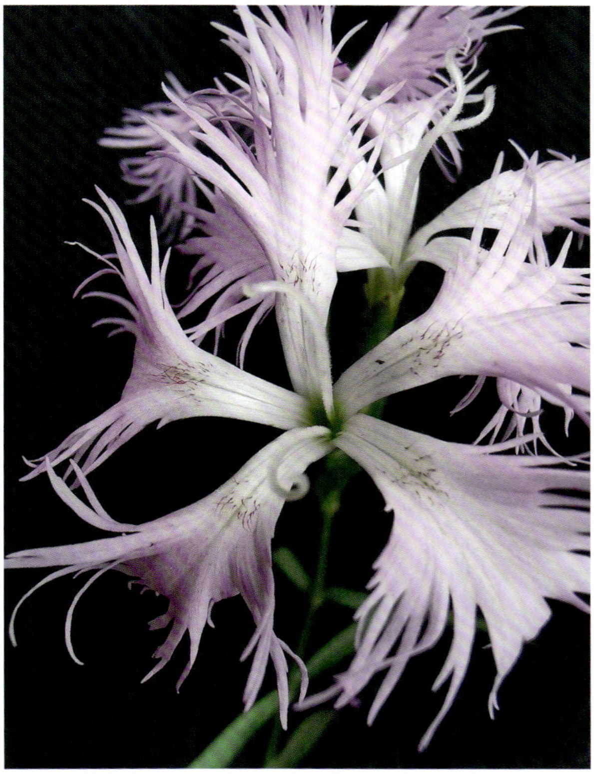

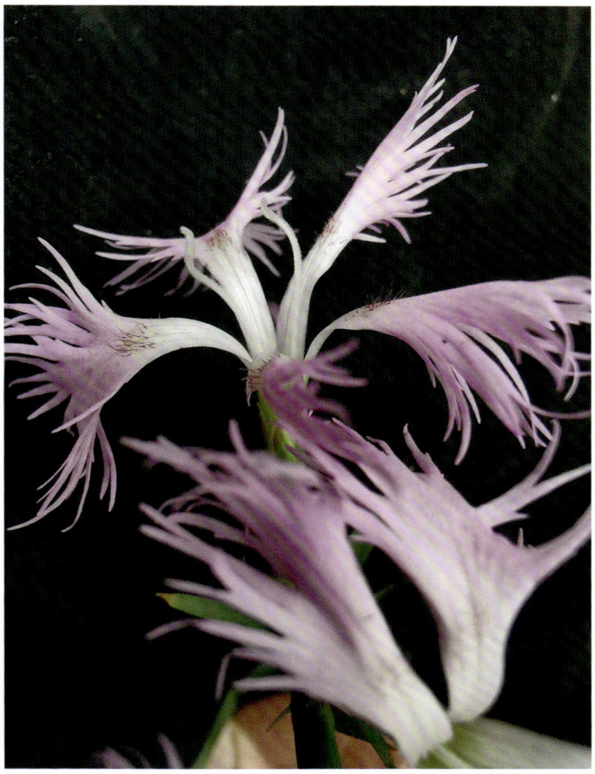

石竹

【基　　原】石竹科石竹属石竹 *Dianthus chinensis* L.

【别　　名】洛阳花、石柱花、中国石竹、中国沼竹、石竹子花等。

【形态特征】形态特征与植物“瞿麦”相似。两者的主要区别：石竹花的苞片卵形，叶状，开张，长为萼筒的 1/2，先端尾状渐尖；萼筒长 2 ～ 2.5 cm，裂片阔披针形；花瓣通常紫红色，先端浅裂成锯齿状，花瓣不丝裂。瞿麦花的苞片宽倒卵形，不开张，长约为萼筒的 1/3 或更短，先端突尖；萼筒长 2.5 ～ 3.1 cm，裂片披针形；花瓣通常淡红色，先端细裂成流苏状。

【生境分布】生于草原和山坡草地。分布于全国各地；有栽培。

【药用部位（药材名称）及采收加工】地上部分（瞿麦）。采收加工同植物“瞿麦”项下。

【临床应用】同植物“瞿麦”项下。

【备　　注】按《药典》，中药材“瞿麦”为石竹科植物瞿麦 *Dianthus superbus* L. 或石竹 *Dianthus chinensis* L. 的干燥地上部分。石竹栽培广泛，其变种较多，如兴安石竹、钻叶石竹、高山石竹、辽东石竹、长苞石竹、林生石竹、北石竹、蒙古石竹、丝叶石竹、长萼石竹、三脉石竹等，多作为庭院和环境绿化品种；石竹各变种入药的问题有待探讨。

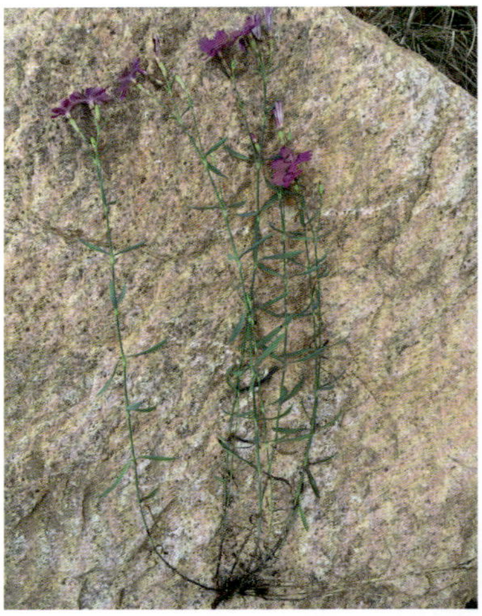

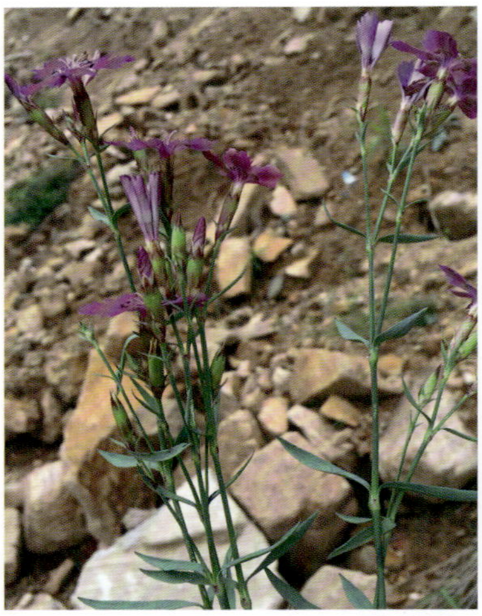

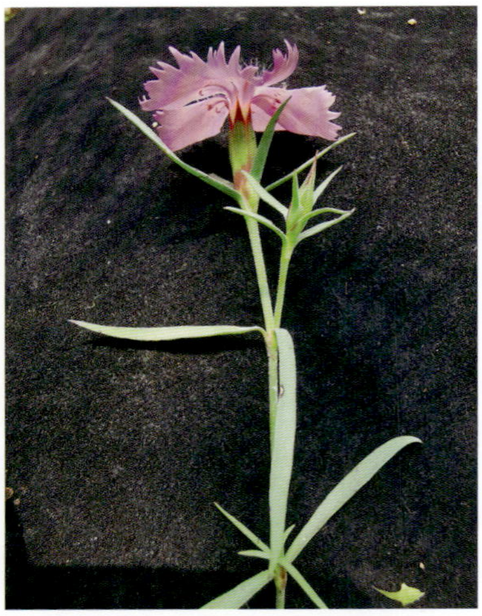

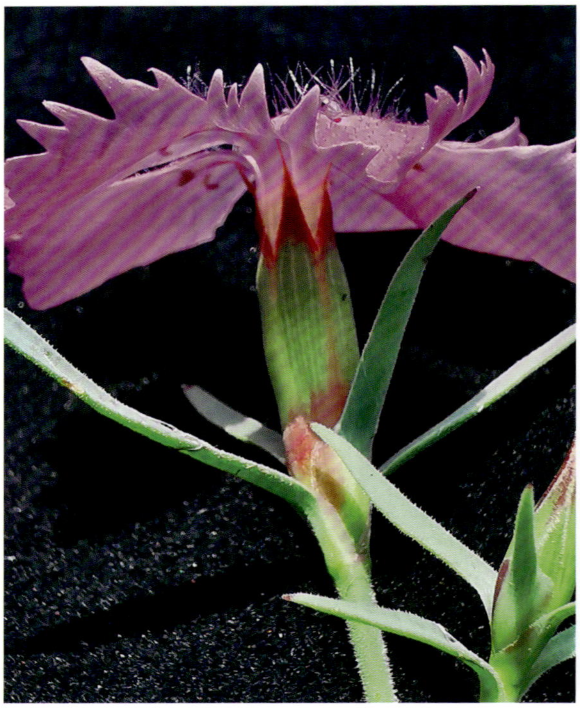

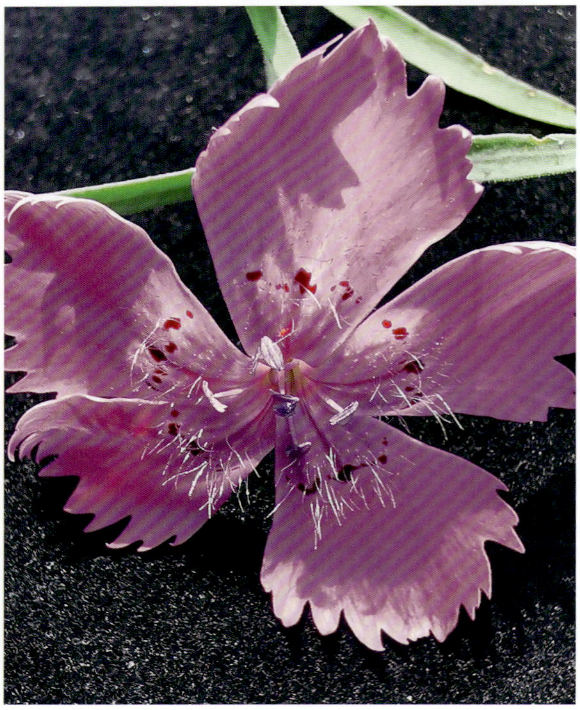

【基　　原】石竹科石头花属长蕊石头花 *Gypsophila oldhamiana* Miq.

【别　　名】长蕊丝石竹、霞草、山蚂蚱菜、银柴胡、银胡。

【形态特征】多年生草本。根：根粗壮，木质化，淡褐色至灰褐色。茎：茎簇生，具分枝，开展，老茎常带红紫色。叶：叶片近革质，稍厚，长圆形，顶端短凸尖，基部稍狭，两叶基相连成短鞘状，微抱茎，脉 3～5 条，仅中脉明显，上部叶较狭，近线形。花：伞房状聚伞花序较密集，顶生或腋生；花梗与萼等长或稍长；苞片卵状披针形，长渐尖尾状，膜质，大多具缘毛；花萼钟形或漏斗状，5 裂，萼齿卵状三角形，边缘白色，膜质；花瓣粉红色或白色，倒卵状长圆形，顶端截形或微凹，长于花萼 1 倍；雄蕊长于花瓣；子房倒卵球形，花柱长线形，伸出。果：蒴果卵球形，稍长于宿存萼，顶端 4 裂。种子：种子近肾形，灰褐色，两侧压扁，具条状凸起，脊部具短尖的小疣状凸起。花果期 6—10 月。

【生境分布】生于山坡草地、灌丛、沙滩乱石间或海滨沙地。分布于辽宁、河北、山西、陕西、山东、江苏、河南等地。

【药用部位（药材名称）及采收加工】根（山银柴胡）。春秋季采挖，去净泥土，切片，晒干。

【临床应用】甘，微寒；归肺、肝、胆、肾、胃经。凉血，清虚热。用于阴虚肺劳，骨蒸潮热，盗汗，小儿疳热，久疟。

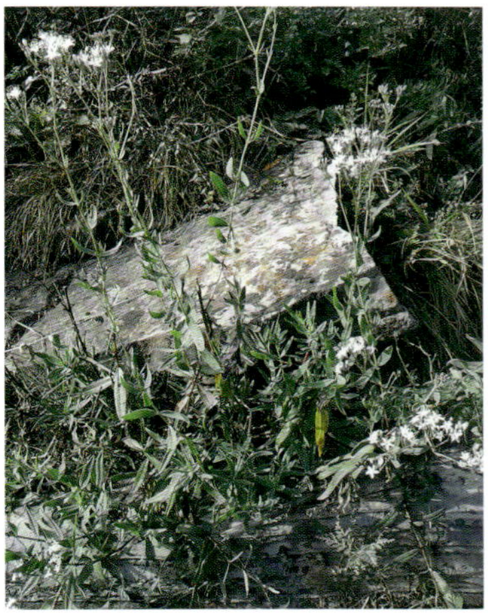

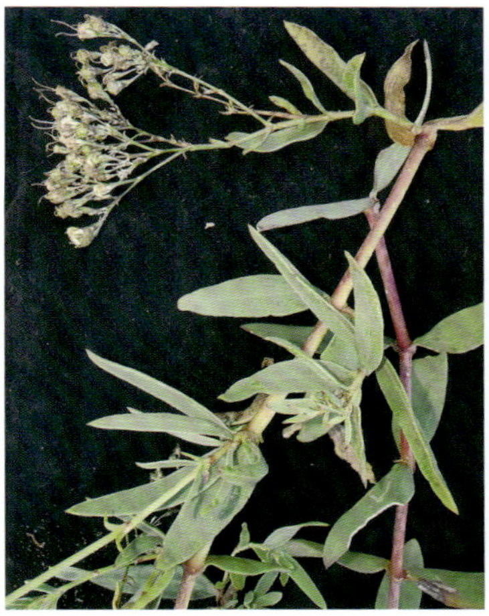

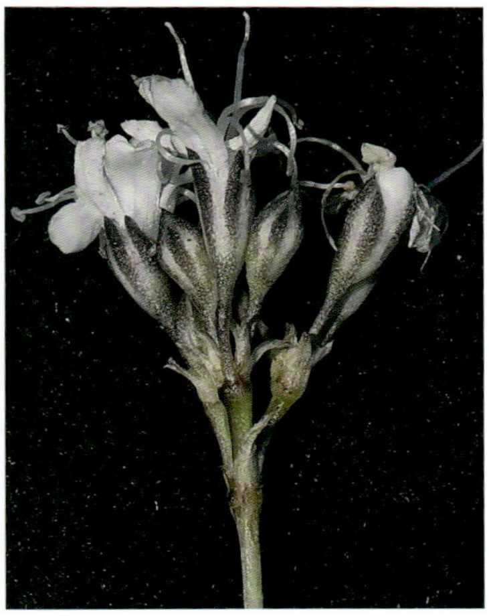

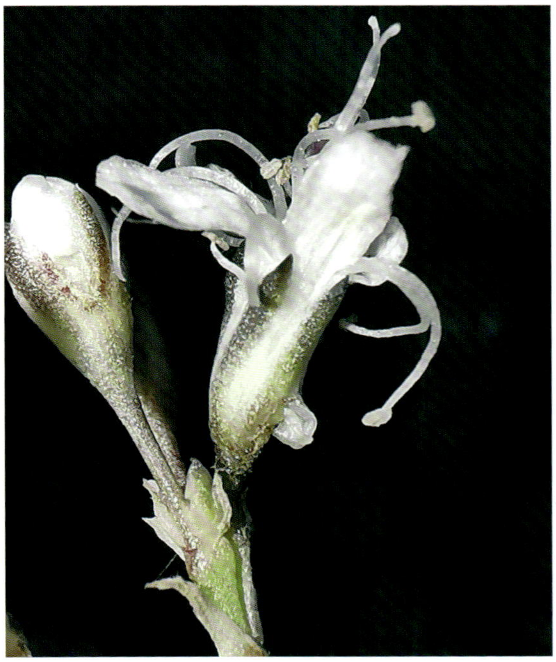

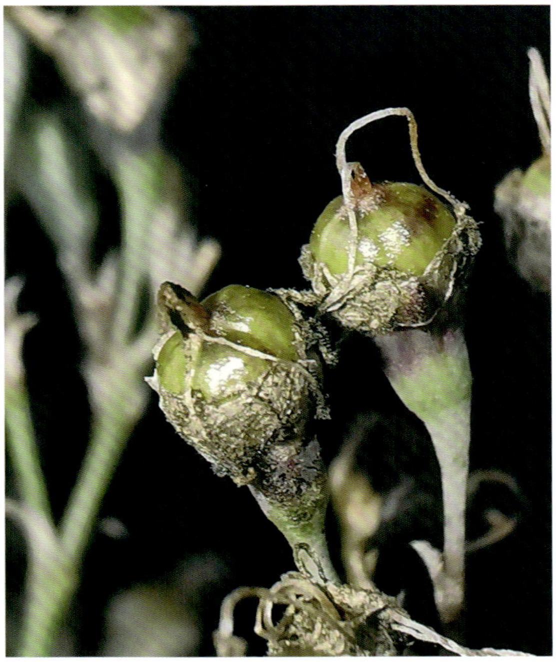

莲

【基　　原】睡莲科莲属莲 *Nelumbo nucifera* Gaertn.

【别　　名】荷花、藕、芙蓉、莲花。

【形态特征】多年生水生草本。茎：根状茎横生，肥厚，节间膨大，内有多数纵行通气孔道，节部缢缩，上生黑色鳞叶，下生须状不定根。叶：叶圆形，盾状，全缘稍呈波状，上面光滑，具白粉，下面叶脉从中央射出，有 1 ～ 2 次叉状分枝；叶柄粗壮，圆柱形，中空，外面散生小刺。花：花梗和叶柄等长或稍长，散生小刺；花大型，花瓣红色、粉红色或白色，矩圆状椭圆形至倒卵形，由外向内渐小，有时变成雄蕊，先端圆钝或微尖；花药条形，花丝细长，着生在花托之下；花柱极短，柱头顶生；花托（莲房）直径 5 ～ 10 cm。果：坚果椭圆形或卵形，果皮革质，坚硬，熟时黑褐色。种子：种子（莲子）卵形或椭圆形，种皮红色或白色。花果期 6—10 月。

【生境分布】全国各地有栽培。

【药用部位（药材名称）及采收加工】种子（莲子）、种皮（莲衣）、老熟的果实（石莲子）、花托（莲房）、幼叶及胚根（莲子心）、雄蕊（莲须）、花蕾（荷花、莲花）、叶（荷叶）、叶基部（荷叶蒂）、叶柄或花柄（荷梗）、根茎（藕）、根茎节部（藕节）。莲子：秋季果实成熟时采割莲房，取出果实，除去果皮，干燥，或除去莲子心后干燥。莲衣：果实成熟后剥取种子，打下种皮，晒干。石莲子：10 月间当莲子成熟时，割下莲蓬，取出果实晒干。莲房：秋季果实成熟时采收，除去果实，晒干。莲子心：种子成熟后，剥取幼叶及胚根，晒干。莲须：夏季花开时选晴天采收，盖纸晒干或阴干。花蕾：6—7 月采含苞未放的大花蕾或将开放的花，阴干。荷叶：夏秋季采收，晒至七八成干时，除去叶柄，折成半圆形或折扇形，干燥。荷叶蒂：7—9 月采取荷叶，将叶基部连同叶柄周围的部分叶片剪下，鲜用或晒干。荷梗：夏秋季采收，去叶及莲蓬，晒干或鲜用。藕：秋冬季或春初采挖，鲜用。藕节：秋冬季挖藕，切取节部，洗净，晒干，除去须根。

【临床应用】莲子：甘、涩，平；归脾、肾、心经。补脾止泻，止带，益肾涩精，养心安神。用于脾虚泄泻，带下，遗精，心悸失眠。莲衣：微苦、涩，平；归心、脾经。收涩止血。用于吐血，衄血，下血。石莲子：甘、微苦、涩，寒；归脾、胃、心、肺经。清湿热，开胃进食，清心宁神，涩精止泄。用于食欲不振，呕吐不食，心烦失眠，遗精，尿浊，带下。莲房：苦、涩，温；归肝经。化瘀止血。用于崩漏，尿血，痔疮出血，产后瘀阻，恶露不尽。莲子心：苦，寒；归心、肾经。清心安神，交通心肾，涩精止血。用于热入心包，神昏谵语，心肾不交，失眠遗精，血热吐血。莲须：甘、涩，平；归心、肾经。固肾涩精。用于遗精滑精，带下，尿频。花蕾：苦、甘，温。祛湿，止血；用于跌损呕血，天疱疮。荷叶：苦，平；归肝、脾、胃经。清暑化湿，升发清阳，凉血止血；用于暑热烦渴，暑湿泄泻，脾虚泄泻，血热吐衄，便血崩漏。荷叶蒂：苦、涩，平；归脾、肝、大肠经。解暑去湿，祛瘀止血，安胎。用于暑湿泄泻，血痢，崩漏下血，妊娠胎动不安。荷梗：苦，平；归脾、膀胱经。解暑清热，理气化湿。用于暑湿胸闷不舒，泄泻，痢疾，淋病，带下。藕：甘，寒；归心、脾、胃、肝、肺经。清热生津，凉血，散瘀，止血。用于热病烦渴，吐衄，下血。藕节：甘、涩，平；归肝、肺、胃经。收敛止血，化瘀。用于吐血，咯血，衄血，尿血，崩漏。

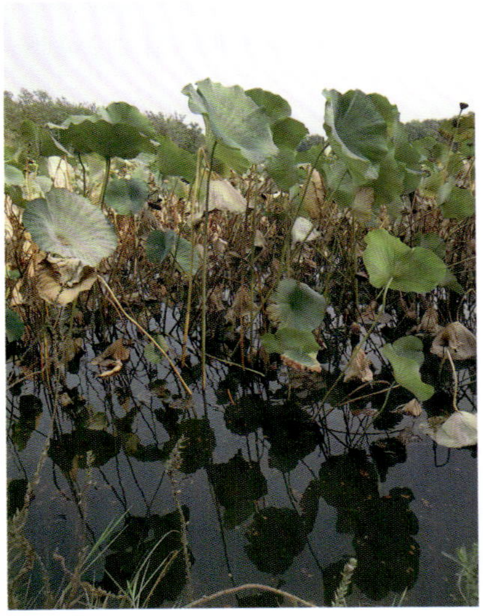
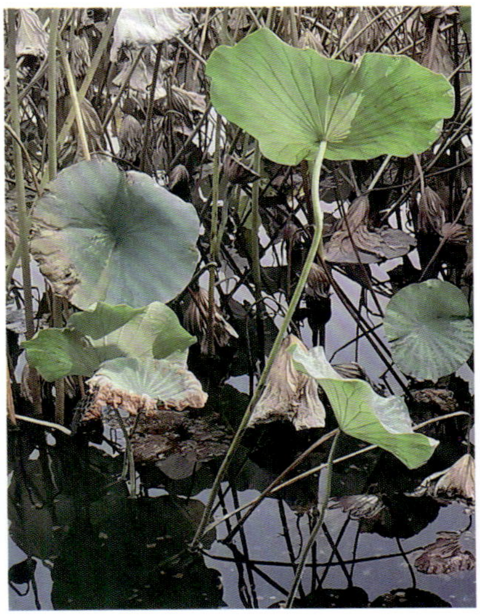
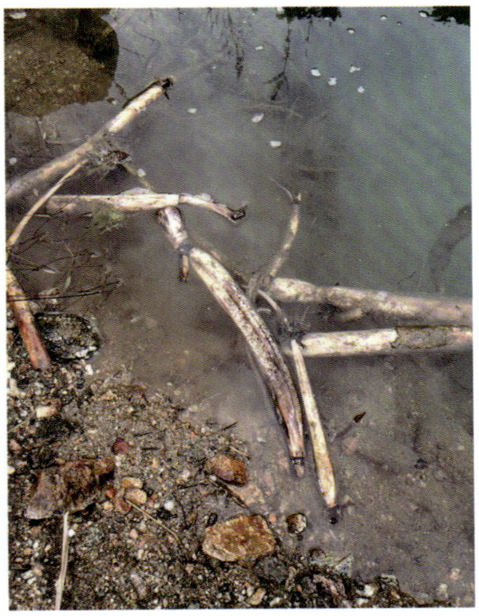
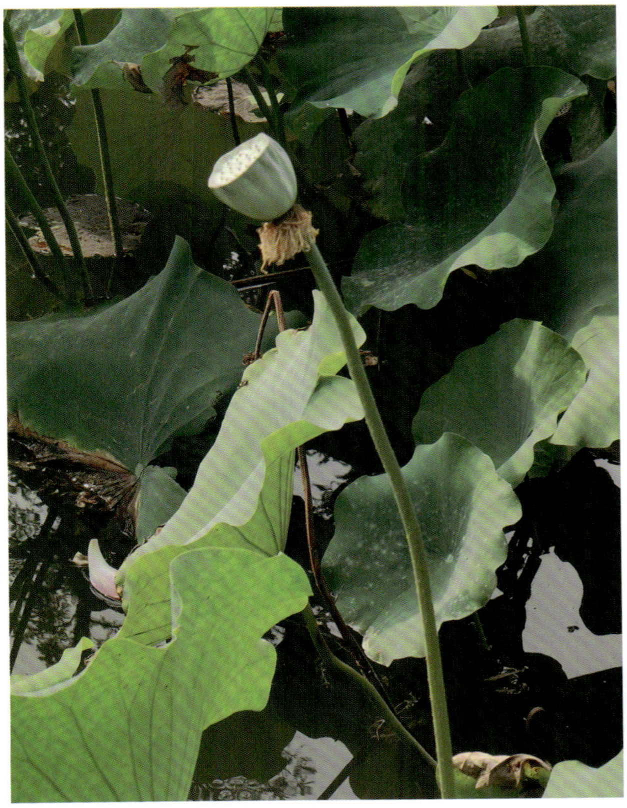
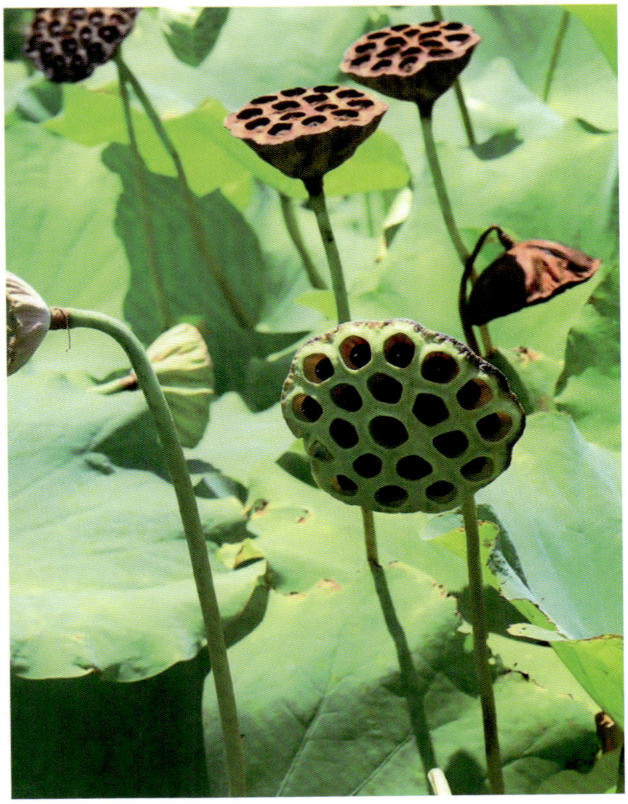

睡莲

【基　　原】睡莲科睡莲属睡莲 *Nymphaea tetragona* Georgi

【别　　名】睡莲菜、瑞莲、子午莲、茈碧花。

【形态特征】多年生水生草本。茎：根状茎短粗。叶：叶纸质，心状卵形或卵状椭圆形，基部具深弯缺，裂片急尖，稍开展或几重合，全缘，叶上面光亮，下面带红色或紫色，两面具小点；叶柄长。花：花瓣白色，宽披针形、长圆形或倒卵形，内轮不变成雄蕊；雄蕊比花瓣短，花药条形；柱头具5～8辐射线；花萼基部四棱形，萼片革质，宽披针形或窄卵形；花梗细长。果：浆果球形，为宿存萼片包裹。种子：种子椭圆形，黑色。花果期6—10月。

【生境分布】生于池沼中。分布于全国各地。

【药用部位（药材名称）及采收加工】花（睡莲）。夏季采收，洗净，去杂质，晒干。

【临床应用】甘、苦，平；归肝、脾经。消暑，解酒，定惊。用于中暑，醉酒烦渴，小儿惊风。

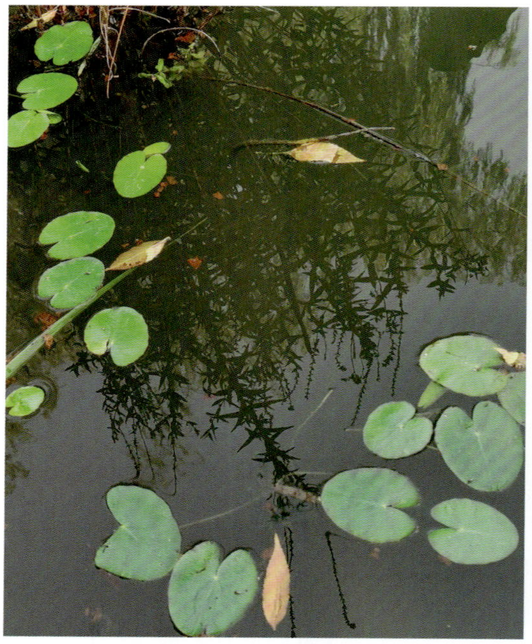

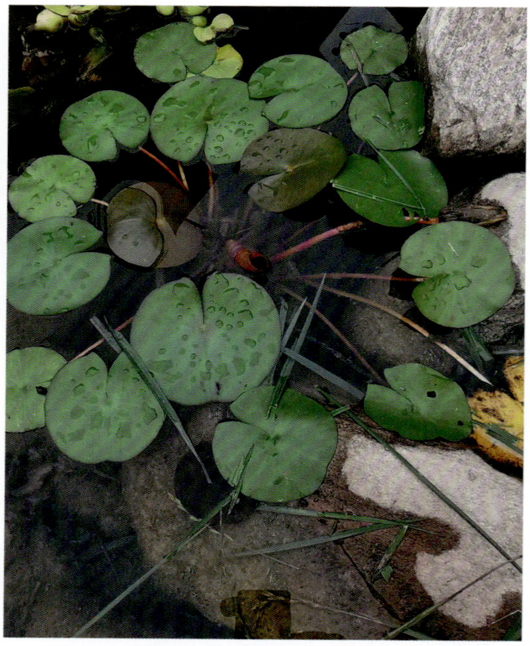

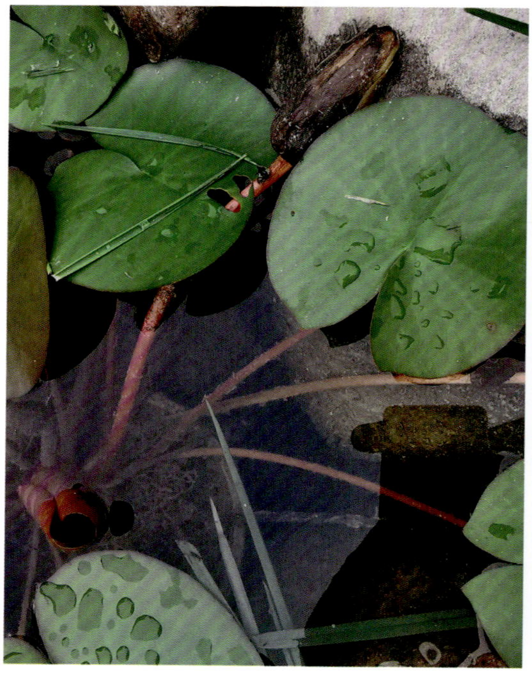

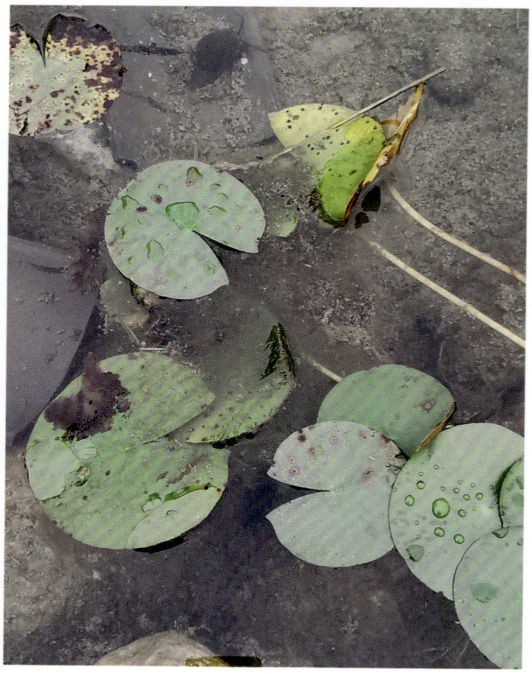

金鱼藻

【基　　原】金鱼藻科金鱼藻属金鱼藻 *Ceratophyllum demersum* L.

【别　　名】细草、软草、灯笼丝。

【形态特征】多年生沉水草本。**茎：**茎平滑，具分枝。**叶：**叶 4 ～ 12 枚轮生，1 ～ 2 次 2 歧分枝，裂片丝状或丝状条形，先端带白色软骨质，边缘仅一侧有细齿。**花：**花直径约 2 mm；苞片 9 ～ 12，条形，浅绿色，透明，先端有 3 齿，带紫色毛；雄蕊 10 ～ 16，微密集，花柱钻状。**果：**坚果宽椭圆形，黑色，平滑，有 3 刺，顶生刺先端具钩，基部 2 刺向下斜伸。花果期 6—10 月。

【生境分布】生于池塘、河沟等处。分布于全国各地。

【药用部位（药材名称）及采收加工】全草（金鱼藻）。四季可采，洗净，晒干。

【临床应用】甘、淡，凉。凉血止血，清热利水。用于血热吐血，咳血，热淋涩痛。

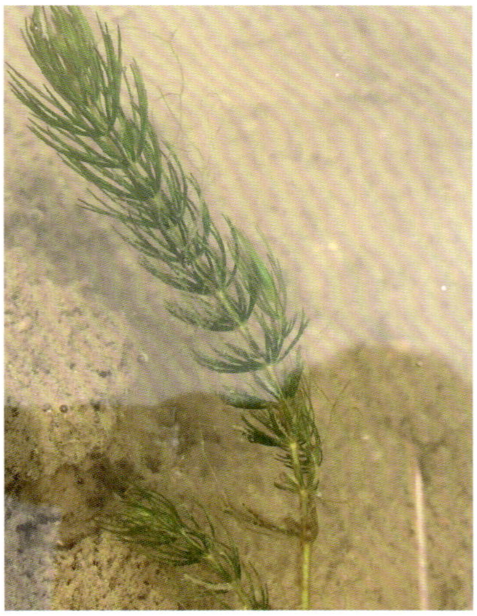

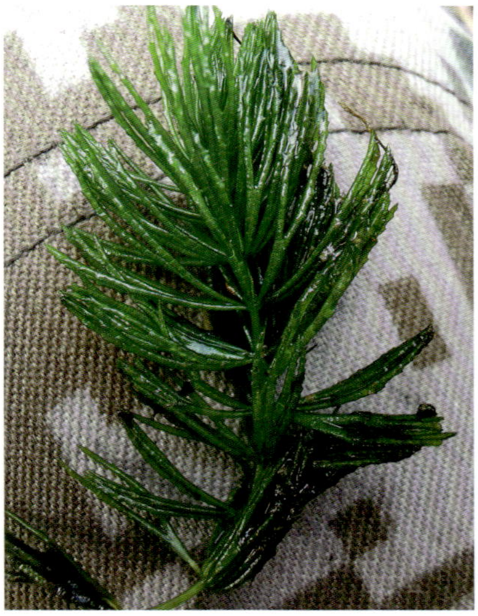

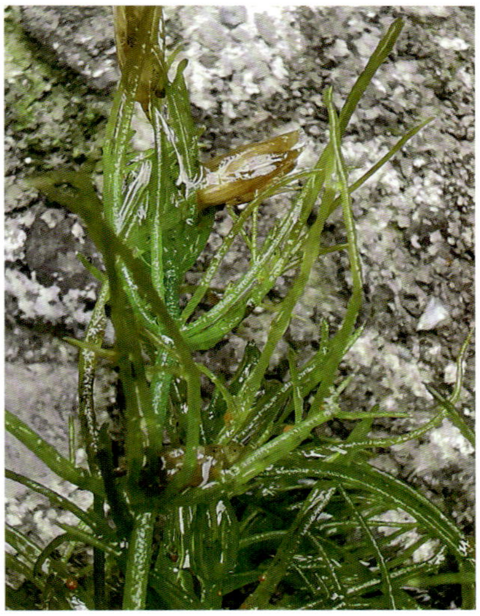

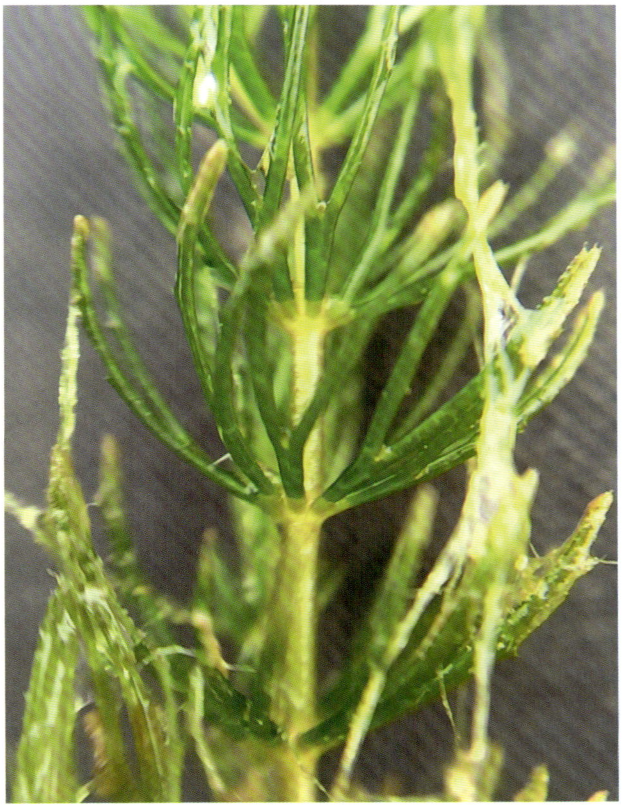

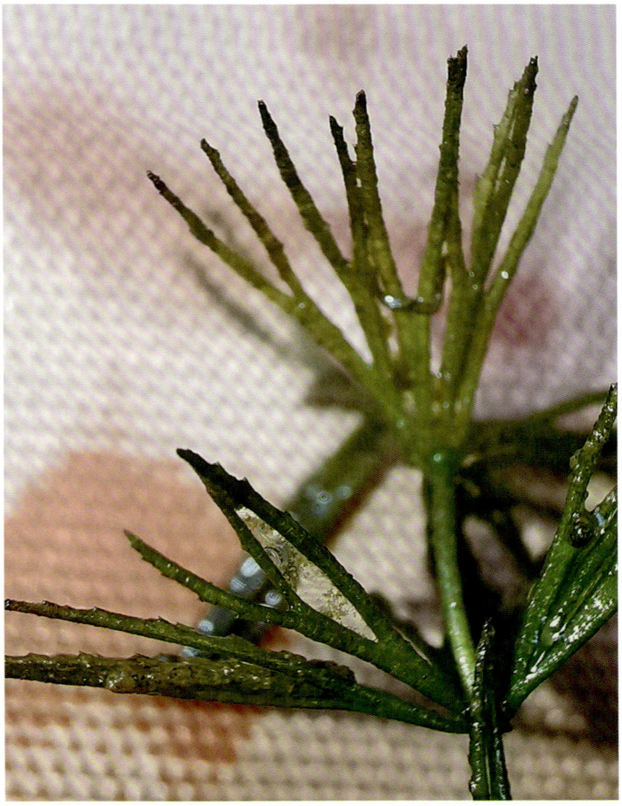

草芍药

【基　　原】毛茛科芍药属草芍药 *Paeonia obovata* Maxim.

【别　　名】野（山）芍药。

【形态特征】多年生草本。**根：**根粗壮，长圆柱形。**茎：**茎高 30 ~ 70 cm，基部生数枚鞘状鳞片。**叶：**茎下部叶为二回三出复叶；顶生小叶倒卵形或宽椭圆形，顶端短尖，基部楔形，全缘，表面深绿色，背面淡绿色，无毛或沿叶脉疏生柔毛，小叶柄长 1 ~ 2 cm；侧生小叶比顶生小叶小，同形，具短柄或近无柄；茎上部叶为三出复叶或单叶，具叶柄。**花：**单花顶生，直径 7 ~ 10 cm；萼片 3 ~ 5，宽卵形，淡绿色；花瓣 6，白色、红色、紫红色，倒卵形；花丝淡红色，花药长圆形。**果：**蓇葖卵圆形，成熟时果皮反卷呈红色。花果期 5—9 月。

【生境分布】生于山坡草地及林下等处。分布于我国东北、华中、华东及四川、贵州、陕西、宁夏、山西、河北等地。

【药用部位（药材名称）及采收加工】根（赤芍）。8—9 月采挖，去除地上部分及泥土，晾晒至半干时，捆成小捆，晒至足干。

【临床应用】苦，微寒；归肝、脾经。清热凉血，活血祛瘀。用于温毒发斑，吐血衄血，肠风下血，目赤肿痛，痈肿疮疡，闭经，痛经，崩带淋浊，瘀滞胁痛，疝瘕积聚，跌仆损伤。

【备　　注】按《药典》，中药材“赤芍”为毛茛科芍药 *Paeonia ladiflora* Pall. 或川赤芍 *Paeonia veitchii* Lynch 的干燥根。

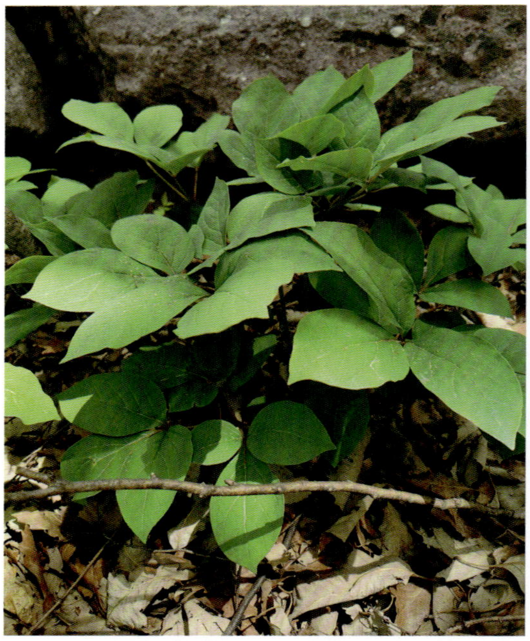

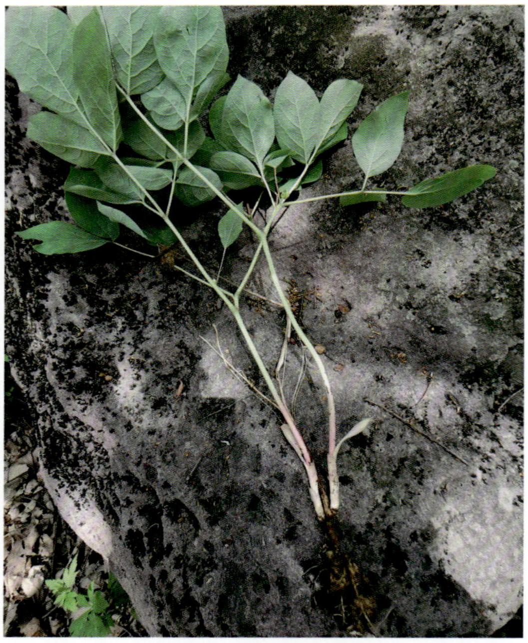

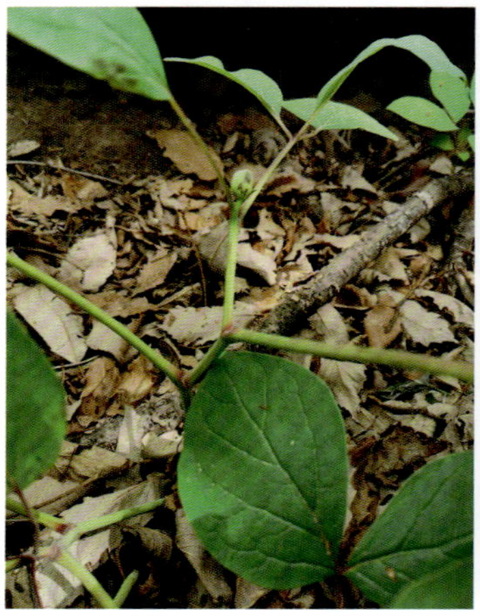

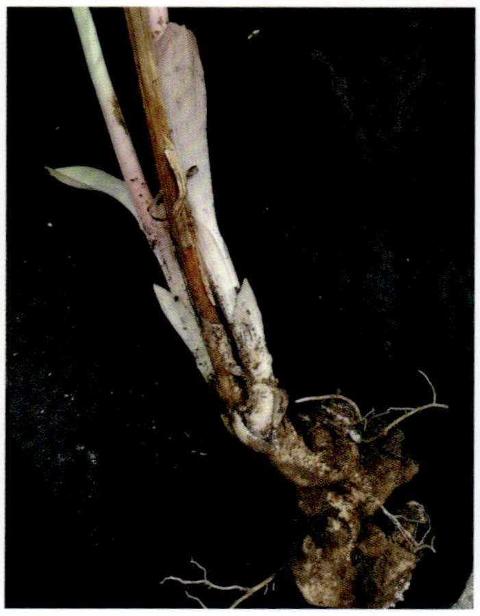

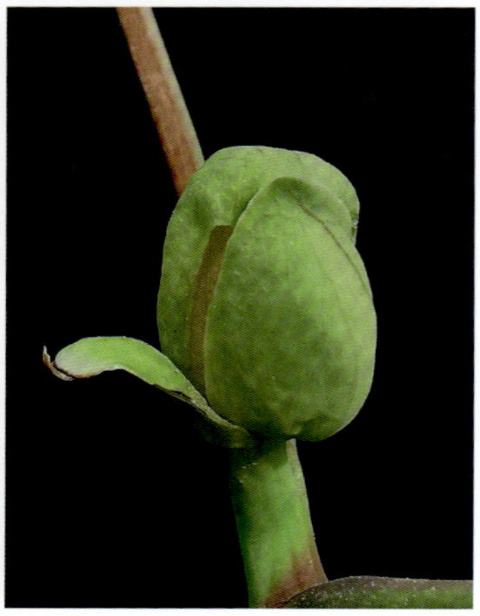

芍药

【基　　原】毛茛科芍药属芍药 *Paeonia lactiflora* Pall.

【别　　名】野（红、白）芍药、土（川）白芍、芍药花、（川）白药、白芍（苕），等。

【形态特征】多年生草本。根：根粗壮，分枝黑褐色。茎：茎无毛。叶：茎下部叶为2回3出复叶，茎上部叶为3出复叶；小叶狭卵形、椭圆形或披针形，顶端渐尖，基部楔形或偏斜，边缘具白色骨质细齿，两面无毛，背面沿叶脉疏生短柔毛。花：花数朵，生茎顶和叶腋，有时仅顶端一朵开放，而近顶端叶腋处有发育不良的花芽；苞片4～5，披针形，大小不等；萼片4，宽卵形或近圆形；花瓣9～13，倒卵形，白色或粉红色，有时基部具深紫色斑块；花丝黄色，花盘浅杯状，包裹心皮基部，顶端裂片钝圆；心皮4～5，无毛。果：蓇葖果，顶端具喙。花果期5—8月。

【生境分布】生于山坡草地、林下等处。分布于我国东北、华北及陕西、甘肃等地；全国各地有栽培。

【药用部位（药材名称）及采收加工】根（白芍、赤芍）、花蕾（芍药花）。白芍：夏秋季采挖，洗净，除去头尾和细根，置沸水中煮后除去外皮或去皮后再煮，晒干。赤芍：春秋季采挖，除去根茎、须根及泥沙，晒干。芍药花：花蕾期采收。

【临床应用】白芍：苦、酸，微寒；归肝、脾经。养血调经，敛阴止汗，柔肝止痛，平抑肝阳。用于血虚萎黄，月经不调，自汗，盗汗，胁痛，腹痛，四肢挛痛，头痛眩晕。赤芍：苦，微寒；归肝经。清热凉血，散瘀止痛。用于热入营血，温毒发斑，吐血衄血，目赤肿痛，肝郁胁痛，经闭痛经，癥瘕腹痛，跌仆损伤，痈肿疮疡。芍药花：通经活血，用于妇女闭经，干血痨症，赤白带下。

【备　　注】芍药的根，经水煮后去外皮处理的称为白芍，未水煮且带外皮的称为赤芍。

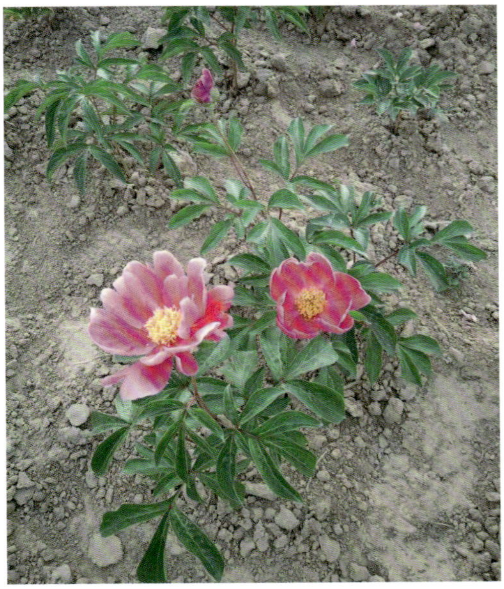
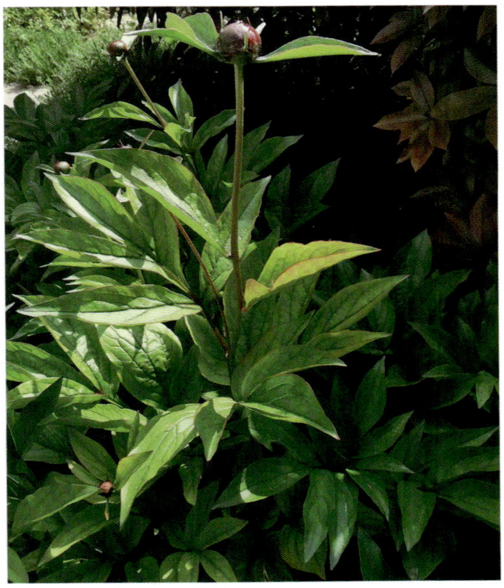
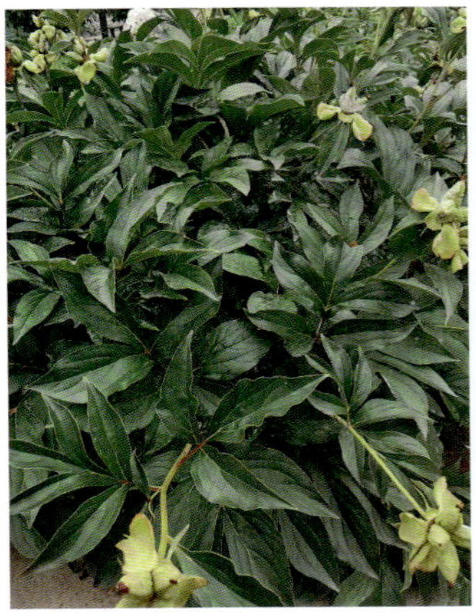
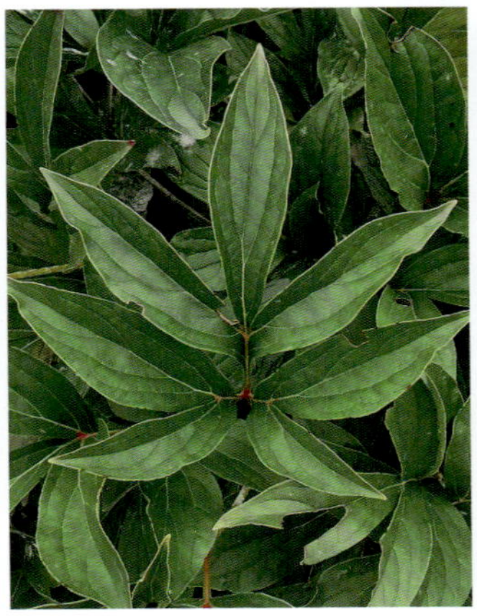
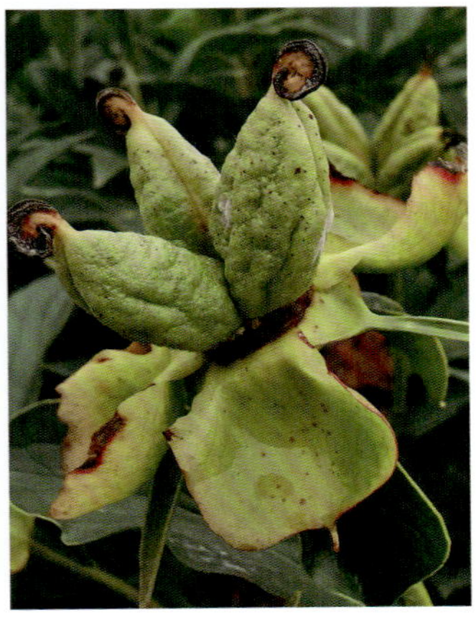

北乌头

【基　　原】毛茛科乌头属北乌头 *Aconitum kusnezoffii* Reichb.

【别　　名】草乌、蓝乌拉花、蓝花草、鸦头、鸡头草、五毒根、小叶鸦儿芦、小叶芦、百步草。

【形态特征】多年生草本。**根：**块根，常2～5块连生，倒圆锥形，外皮黑褐色。**茎：**茎直立，无毛。**叶：**叶互生；叶轮廓卵圆形，掌状3全裂，裂片菱形，再作深浅不等的羽状缺刻状分裂，最终裂片线状披针形或披针形，先端尖，两面光滑或微被毛；茎下部叶有长柄，茎上部叶柄渐短。**花：**总状花序顶生；花萼5，蓝紫色，上萼片盔形，2侧瓣倒卵圆形，2下瓣长圆形；雄蕊多数。**果：**蓇葖果。**种子：**种子长圆形，一侧有膜质翅。花果期6—9月。

【生境分布】生于山地、丘陵、草坡、疏林、草甸等处。分布于我国东北、华北等地。

【药用部位（药材名称）及采收加工】块根（草乌）、叶（草乌叶）、细长根（天雄）。草乌：秋季茎叶枯萎时采挖，除去须根及泥沙，干燥。叶：夏季叶茂盛且花未开放时采收，除去杂质，干燥。天雄：6月底至7月初采挖，拣根之形长而细者，洗净泥土，晒干。

【临床应用】草乌：辛、苦，热；有大毒；归心、肝、肾、脾经。祛风除湿，温经止痛。用于风寒湿痹，关节疼痛，心腹冷痛，寒疝作痛，麻醉止痛。草乌叶：辛、涩，平；有小毒。清热，解毒，止痛。用于热病发热，泄泻腹痛，头痛，牙痛。天雄：辛，热；有毒。祛风，散寒，燥湿，益火助阳。用于风寒湿痹，历节风痛，四肢拘挛，心腹冷痛，痃癖癥瘕。

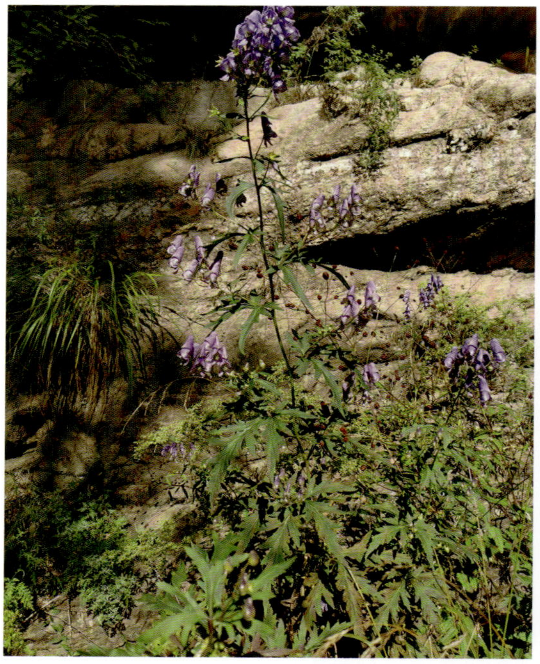
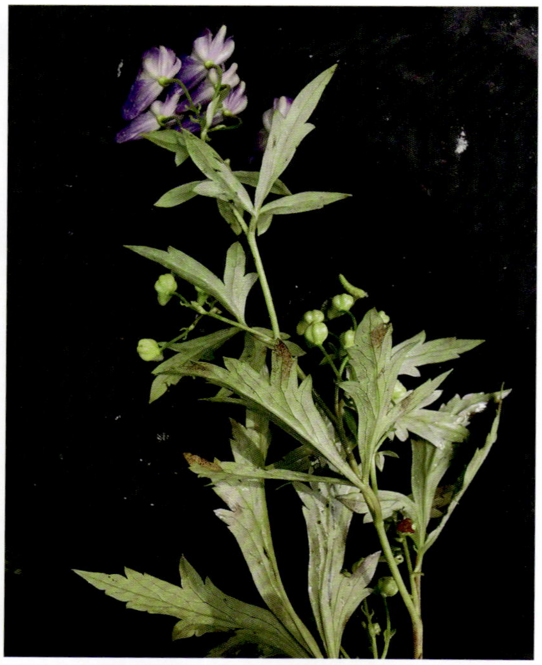
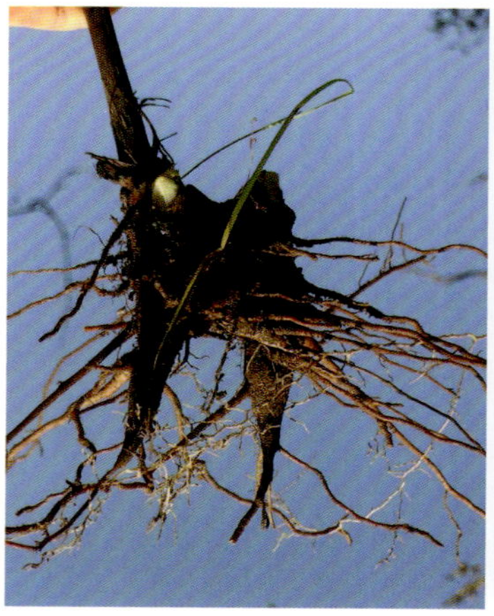
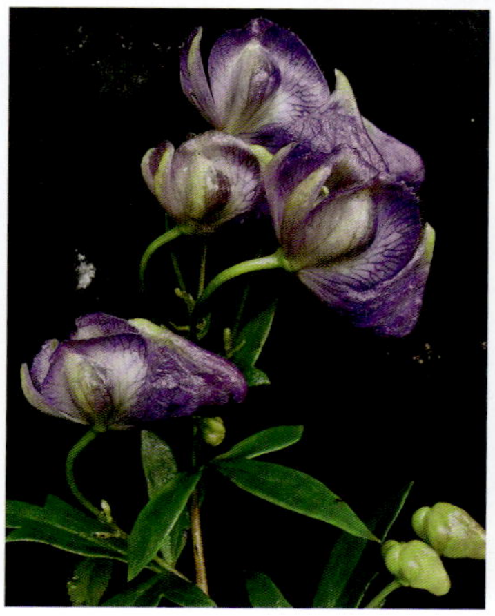
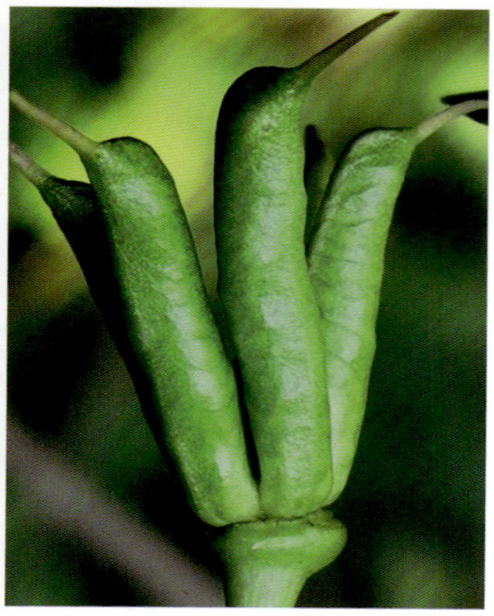

【基　　原】毛茛科乌头属高乌头 *Aconitum sinomontanum* Nakai

【别　　名】穿心莲乌头、（麻布、口袋、破骨）七、曲芍、统天袋、九连环、龙蹄叶等。

【形态特征】多年生草本。根：根直伸，粗壮，圆柱形。茎：茎直立，略有棱，中空，茎上部被反曲的短柔毛。叶：基生叶有长柄，叶柄基部呈鞘状，叶轮廓肾圆形，5～7掌状深裂，裂片倒楔形，再2浅裂，边缘有锐头缺刻，下面叶脉被金黄色短毛，边缘较密，上面除边缘外，无毛；茎生叶较小，叶柄短。花：总状花序顶生和腋生，疏生；花紫色；萼5片，呈冠状，上萼片圆筒形，侧萼片扁圆，内面顶端密生硬毛，下萼片卵圆形；花瓣2，具长爪；雄蕊多数，花丝基部扩大成长椭圆形之翼。果：蓇葖果。种子：种子倒卵形，具3条棱，褐色，密生横狭翅。花果期6—10月。

【生境分布】生于山坡草地或林中。分布于我国西北及四川、贵州、湖北、山西、河北等地。

【药用部位（药材名称）及采收加工】根（麻布七）。夏秋季采挖，鲜用或晒干。

【临床应用】苦、辛，温，有毒；归心、肝、肺、脾经。祛风除湿，理气止痛，活血散瘀。用于风湿腰腿痛，关节肿痛，跌打损伤，胃痛，胸腹胀满，急慢性菌痢，急慢性肠炎，瘰疬，疮疖。

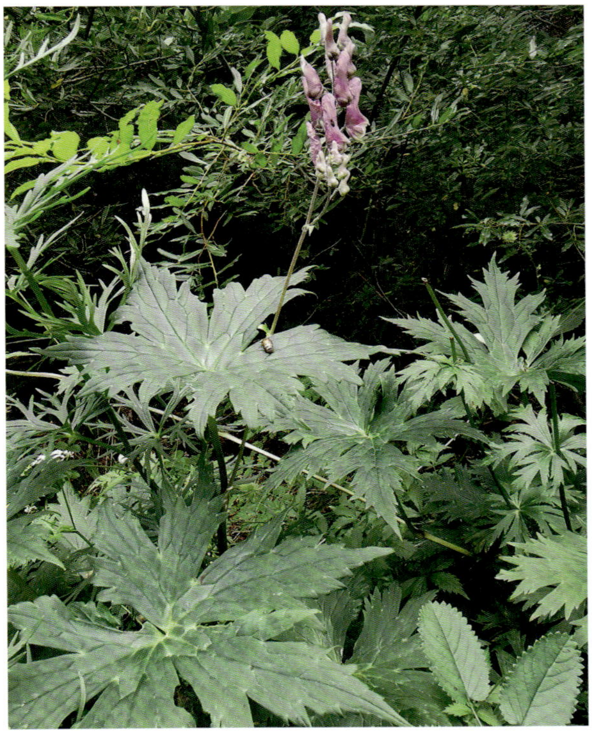
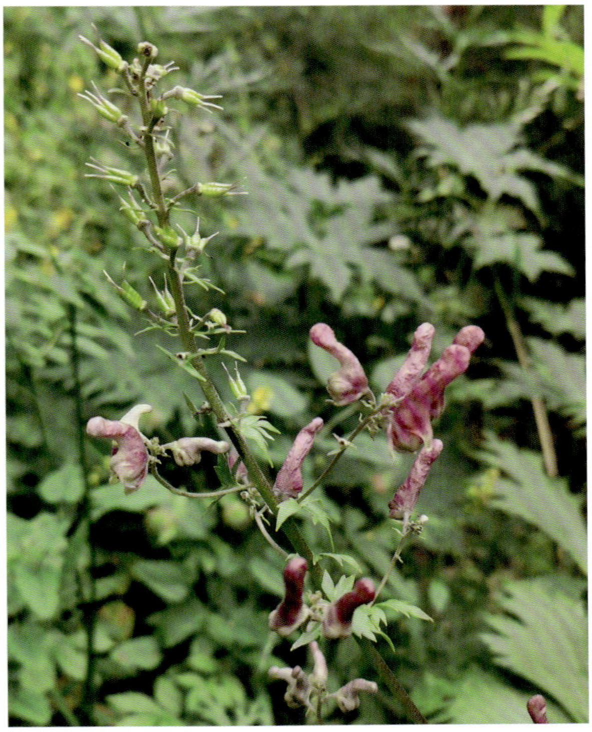
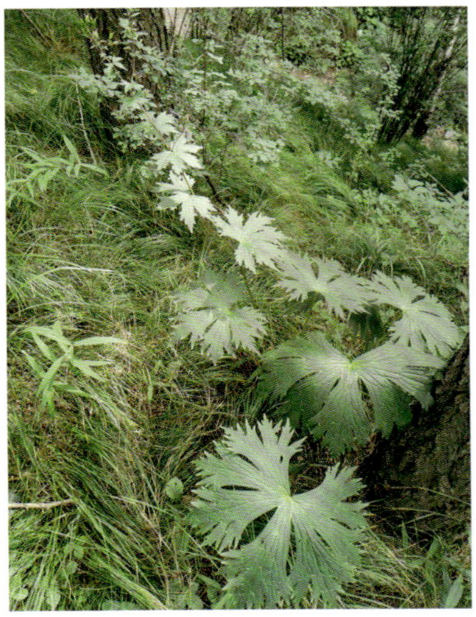
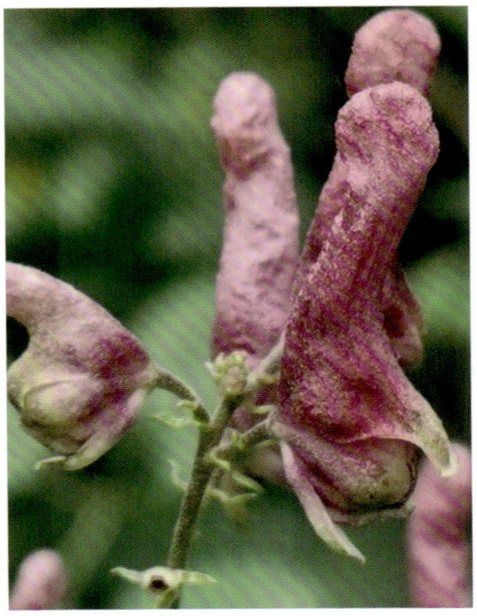
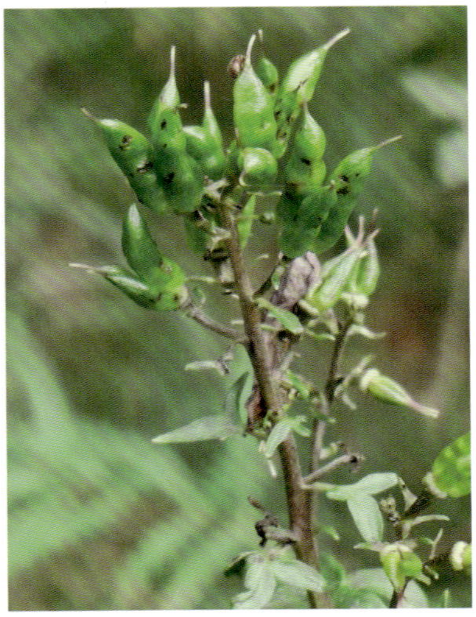

牛扁

【基　　原】毛茛科乌头属牛扁 *Aconitum barbatum* var.*puberulum* Ledeb.

【别　　名】扁桃叶根。

【形态特征】多年生草本。**根：**根直伸。**茎：**茎高大，被反曲的微柔毛。**叶：**基生叶与茎生叶具长柄；叶轮廓圆肾形，两面被短毛，常 3 全裂，中裂片菱形，再羽状深裂，最终裂片线形或披针形，侧裂片 2 深裂，再作羽状深裂。**花：**总状花序顶生或腋生；小苞片生花梗中部，线形；萼片 5，黄色，上萼片圆筒形，2 侧瓣倒卵圆形，2 下瓣长圆形；蜜叶 2，具长爪，距与瓣片近等长；雄蕊多数。**果：**蓇葖果。花果期 6—9 月。

【生境分布】生于山地疏林下或较阴湿处。分布于我国华北及陕西、新疆等地。

【药用部位（药材名称）及采收加工】根、茎或叶（牛扁）。春秋季采收，洗净，晒干。

【临床应用】苦，温，有毒；归肝、肺经。祛风止痛，止咳化痰，平喘。用于风湿关节肿痛，腰腿痛，喘咳，瘰疬，疥癣。

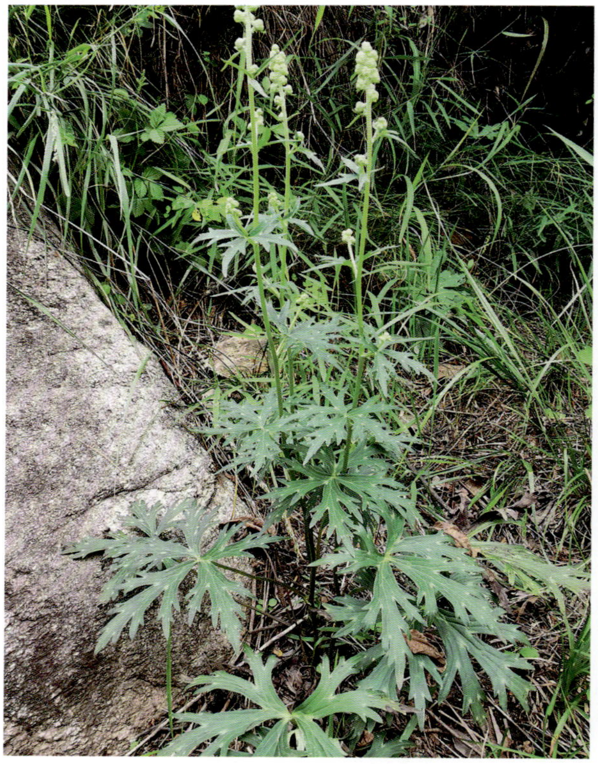
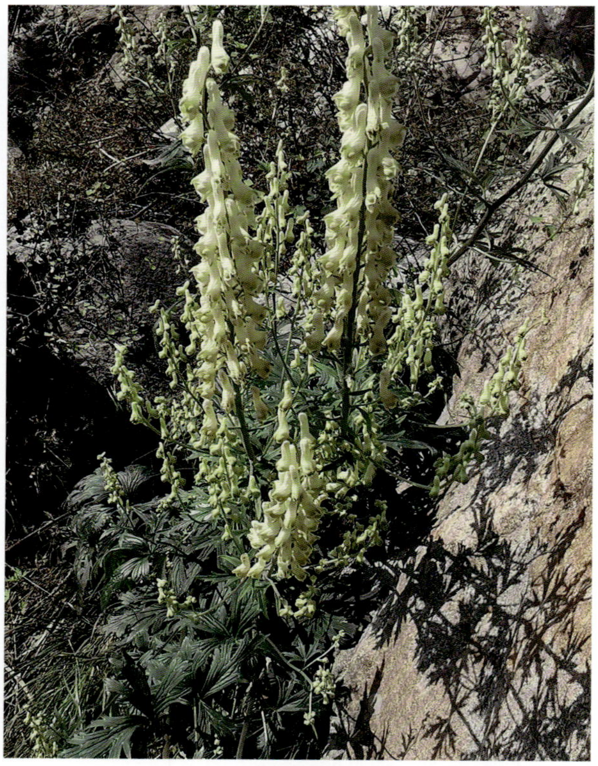
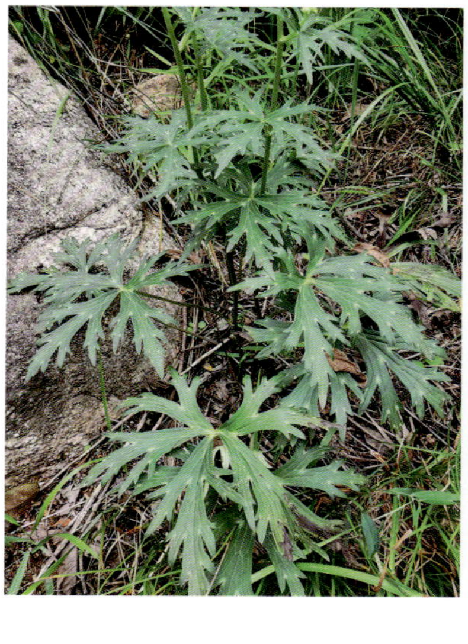
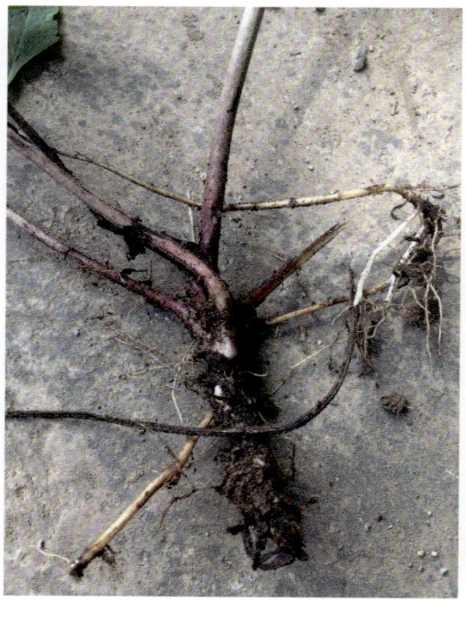
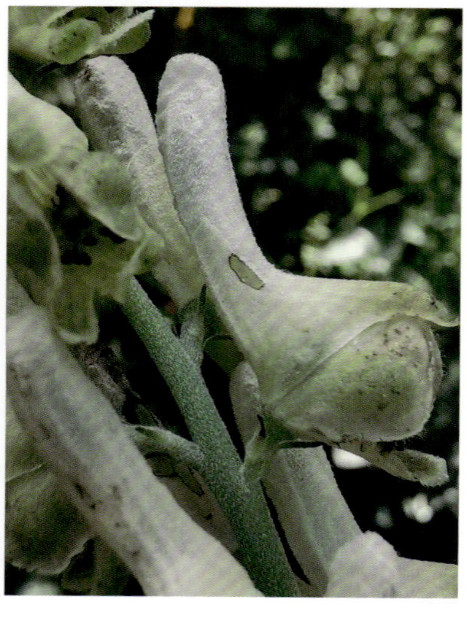

铁棒锤

【基　　原】毛茛科乌头属铁棒锤 *Aconitum pendulum* Busch

【别　　名】铁牛七、雪上一支蒿、一枝箭、三转半。

【形态特征】多年生草本。**根：**块根，倒圆锥形。**茎：**茎中部以上的叶稠密，远看轮廓像一圆柱。**叶：**叶轮廓宽卵形，末回裂片线形。**花：**总状花序顶生，花 8 ～ 35 朵；花序轴和花梗密被伸展的黄色短柔毛；下部苞片叶状或三裂，上部苞片线形；小苞片生花梗上部，披针状线形，疏被短柔毛；萼片黄色，常带绿色，有时蓝色，外面被近伸展的短柔毛，上萼片舟状或镰刀形，侧萼片圆倒卵形。**果：**蓇葖果。**种子：**种子倒卵状三棱形，光滑，沿棱具不明显的狭翅。花果期 6—10 月。

【生境分布】生于山坡草地、林边。分布于我国西南、西北及河南、山西、河北等地。

【药用部位（药材名称）及采收加工】茎叶（铁棒锤茎叶）、块根（铁棒锤）。铁棒锤茎叶：7—8 月采收，洗净，鲜用或晒干。铁棒锤：7—8 月间采集。除去茎苗，洗净晒干。

【临床应用】铁棒锤茎叶：苦、辛，温，有毒；归心、肺经。解毒，消肿止痛。用于跌打损伤，刀伤，痈肿，疮疖。铁棒锤：苦、辛，温，有毒；归肺、心经。活血祛瘀，祛风除湿，消肿止痛。用于跌打损伤，骨折瘀肿疼痛，风湿腰痛，痈肿恶疮，无名肿毒，瘰疬未溃，毒蛇咬伤，冻疮。

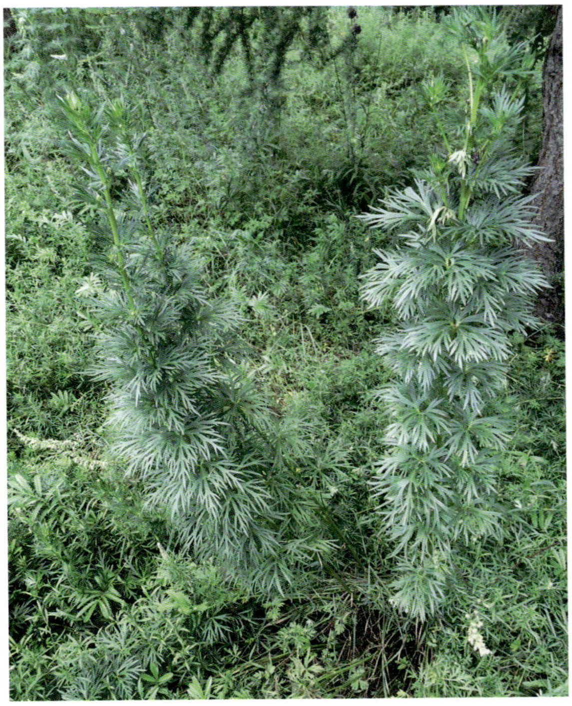

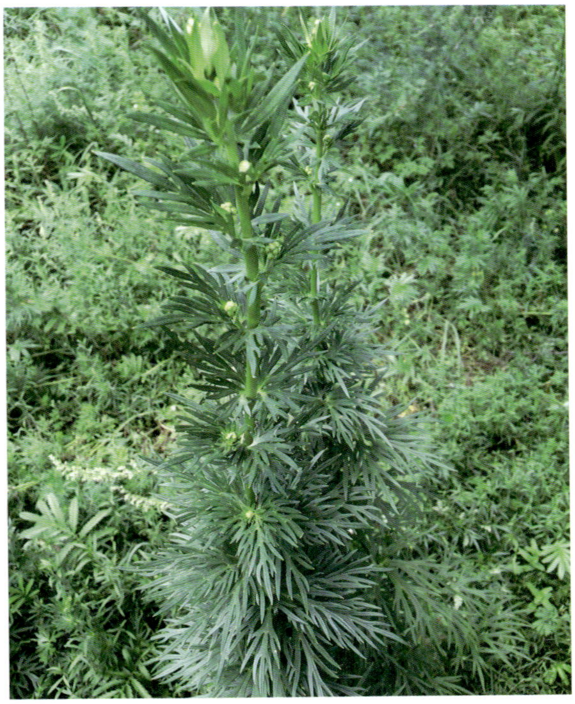

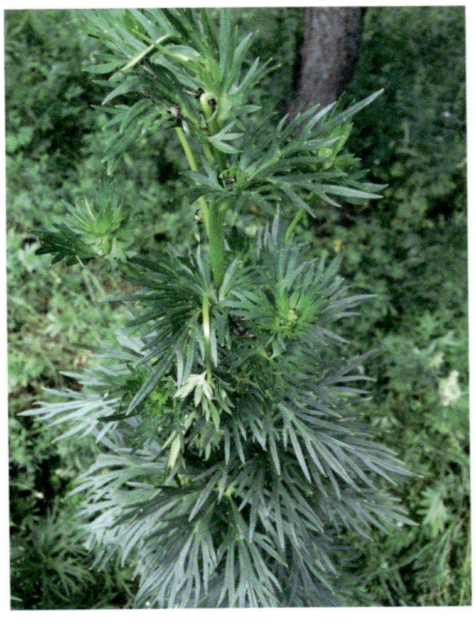

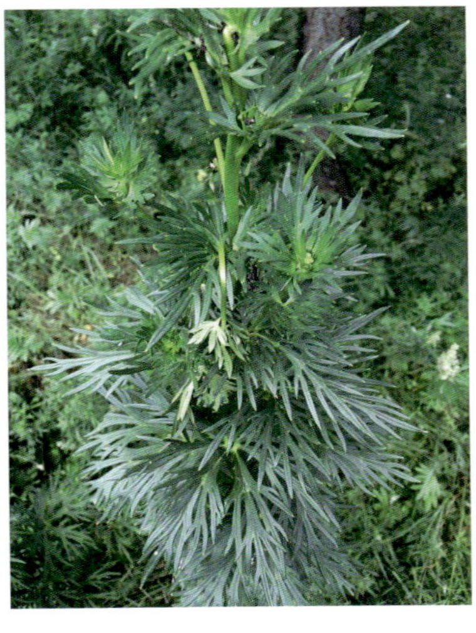

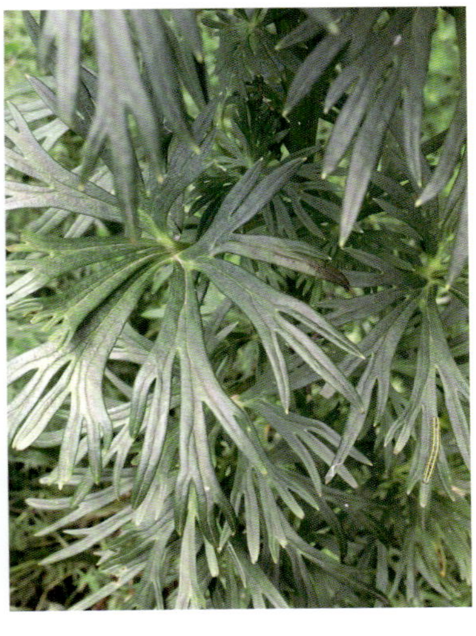

翠雀

【基　　原】毛茛科翠雀属翠雀 *Delphinium grandiflorum* L.

【别　　名】大花翠雀、大花飞燕草。

【形态特征】多年生草本。**茎：**茎直立，分枝疏散，具反曲柔毛。**叶：**叶轮廓圆肾形，3全裂，裂片窄细，小裂片线形；基生叶和茎下部叶具长柄，中部叶具短柄或近无柄。**花：**总状花序，花序轴和花梗密生反曲柔毛；小苞片线形；萼片5，花瓣状，深蓝色或蓝紫色，上萼片有距，距钻形，直伸或末端稍下弯，萼片先端常微凹、圆形或具短尖；2侧瓣和2下瓣椭圆形，顶端钝或有短尖；花瓣2，较小，顶端圆，距突伸于萼距内；退化雄蕊2，花瓣状，瓣片蓝色或蓝紫色，宽倒卵形，顶端圆或微凹，基部有黄色髯毛；雄蕊多数，花药深蓝色至蓝黑色。**果：**蓇葖果3个聚生，密被短毛，有宿存花柱。**种子：**种子四面体形，具膜质翅。花果期8—10月。

【生境分布】生于山坡、草地、沙丘等处。分布于我国西北、东北及云南、山西、河北、四川、西藏等地；有栽培。

【药用部位（药材名称）及采收加工】全草（翠雀花、飞燕草）。夏季采收全草，除去泥土，切段，晒干；秋季采根和种子，晒干。

【临床应用】苦，寒，有毒。泻火止痛，杀虫。用于抗菌，除湿，杀虫，治癣。

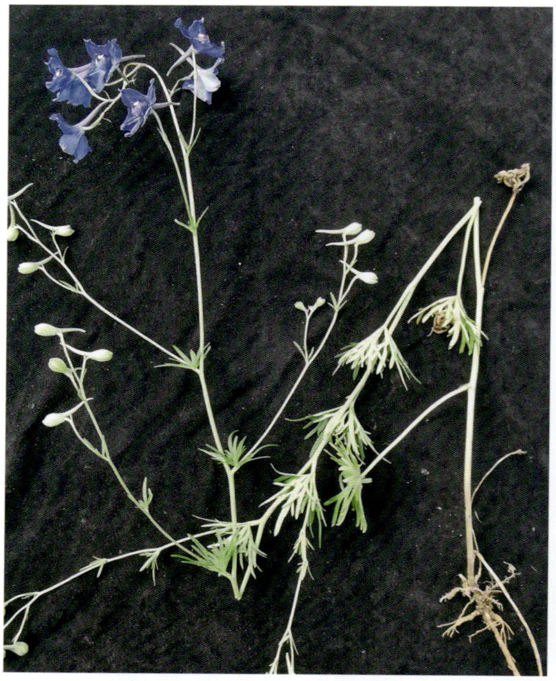

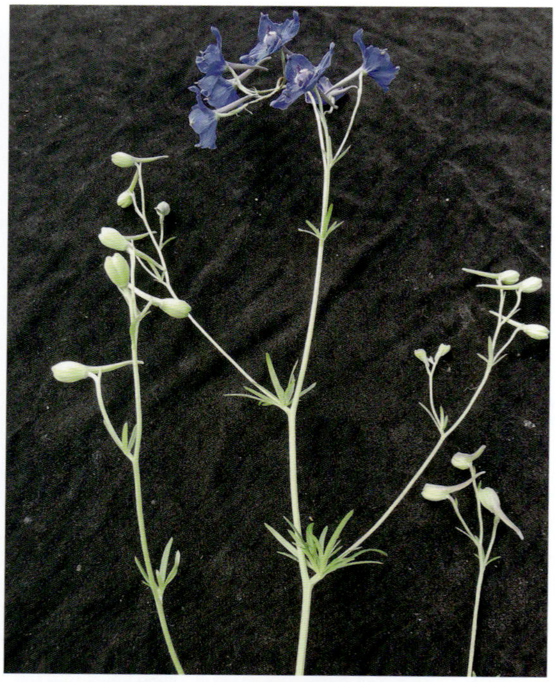

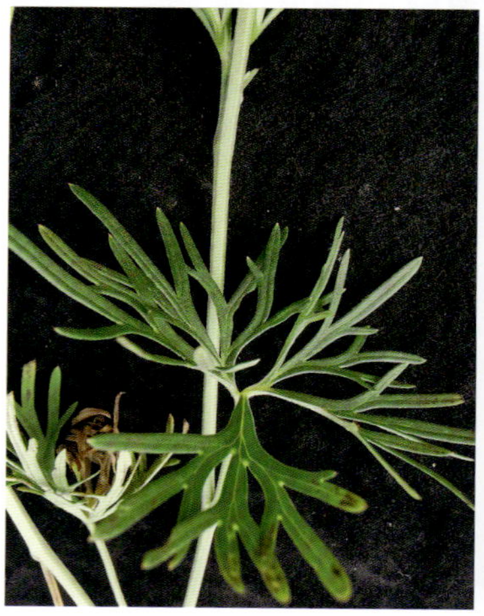

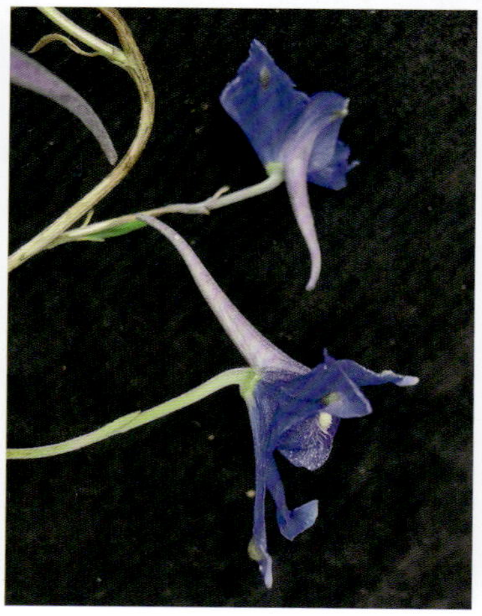

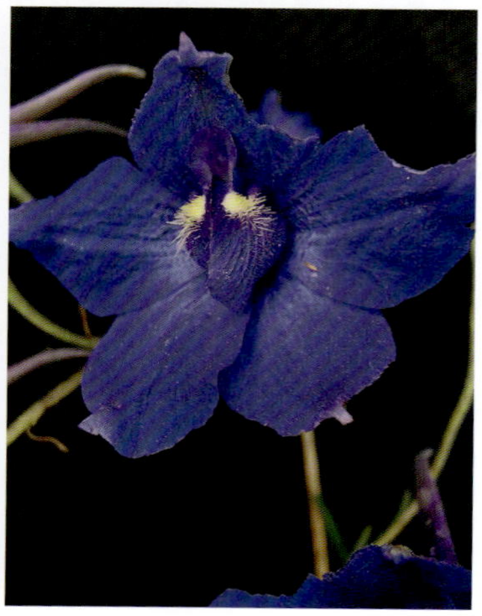

类叶升麻

【基　　原】毛茛科类叶升麻属类叶升麻 *Actaea asiatica* Hara

【别　　名】升麻、马尾升麻。

【形态特征】多年生草本。**根：**根多数，细长。**茎：**根茎粗壮，横生，外皮黑褐色；地上茎直立，红褐色，中上部被白色短柔毛。**叶：**茎下部叶为3回3出近羽状复叶，叶柄长，叶轮廓三角形，顶生小叶卵形或宽卵状菱形，3裂，边缘有锐锯齿，侧生小叶卵形或斜卵形，上面近无毛，下面脉上被毛；茎上部叶与茎下部叶相似，较小，柄短。**花：**总状花序，有花多数，花序轴和花梗被短柔毛；花两性；萼片4，花瓣状，白色，早落，倒卵形；花瓣6，匙形，下部渐狭成爪；雄蕊多数，心皮1。**果：**浆果近球形，紫黑色。**种子：**种子卵形，有3纵棱。花果期5—9月。

【生境分布】生于山地林下、草地、沟边。分布于我国东北、华北、西北及湖北、四川、云南、西藏等地。

【药用部位（药材名称）及采收加工】根茎或全草（绿豆升麻）。根茎：春秋季采挖，洗净泥土，切片，晒干。全草：秋季采收，晒干。

【临床应用】辛、微苦，平；归肺经。散风热，祛风湿，透疹，解毒。用于风热头痛，咽喉肿痛，风湿疼痛，风疹块，麻疹不透，百日咳，子宫脱垂，犬咬伤。

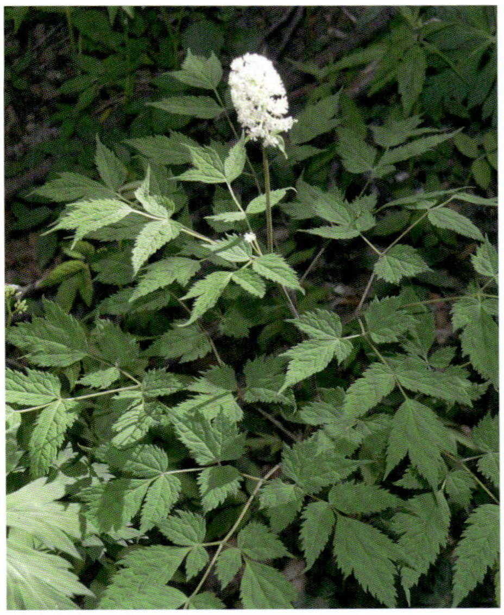
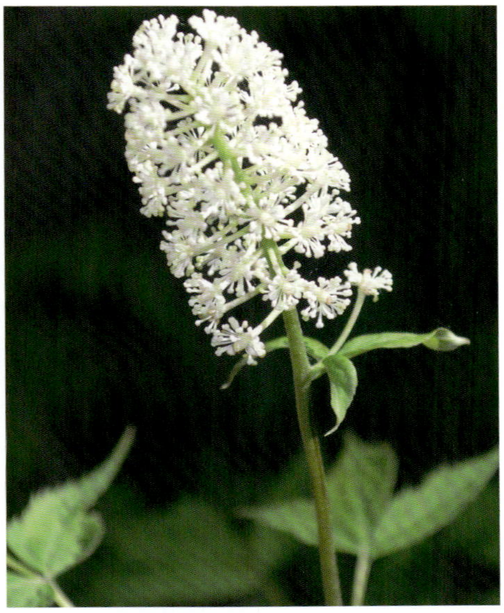
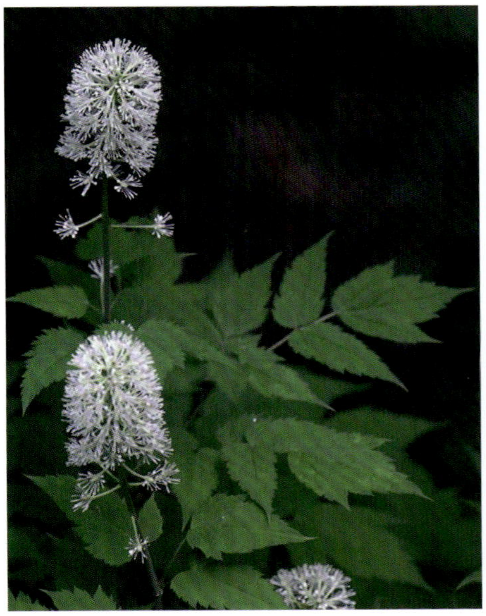
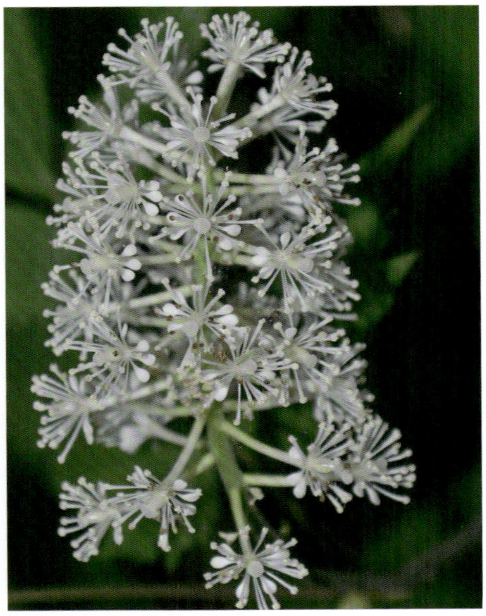

兴安升麻

【基　　原】毛茛科升麻属兴安升麻 *Cimicifuga dahurica*（Turcz.）Maxim.

【别　　名】升麻、苦菜根。

【形态特征】多年生草本。**茎：**根状茎粗壮，多弯曲，表面黑褐色，老茎残基宿存，老茎残基空洞状；地上茎单一，直立，高大，粗壮，圆柱形，微有纵槽。**叶：**茎下部叶为 2～3 回 3 出复叶，叶轮廓三角形；顶生小叶宽菱形，3 深裂，基部微心形、圆形或宽楔形，先端渐尖，边缘有锯齿；侧生小叶长椭圆状卵形，稍偏斜；茎上部叶似下部叶，较小，柄短。**花：**复总状花序，分枝多，雌雄异株；雄株花序长、分枝多，雌株花序稍小、分枝少；花序轴和花梗被灰色腺毛和短毛；苞片钻形，渐尖；萼片 5，花瓣状，白色，宽椭圆形至宽倒卵形；退化雄蕊叉状 2 深裂，花丝丝状。**果：**蓇葖果倒卵状椭圆形或长圆形。**种子：**种子椭圆形，褐色，四周具膜质鳞翅，中央具横鳞翅。花果期 7—9 月。

【生境分布】生于山地林缘、灌丛、山坡疏林、草地。分布于我国东北、华北等地。

【药用部位（药材名称）及采收加工】根状茎（升麻、兴安升麻）。秋季采挖，除去泥沙，晒至须根干时，燎去或除去须根，晒干。

【临床应用】辛、微甘，微寒；归肺、脾、胃、大肠经。发表透疹，清热解毒，升举阳气。用于风热头痛，齿痛，口疮，咽喉肿痛，麻疹不透，阳毒发斑，脱肛，子宫脱垂。

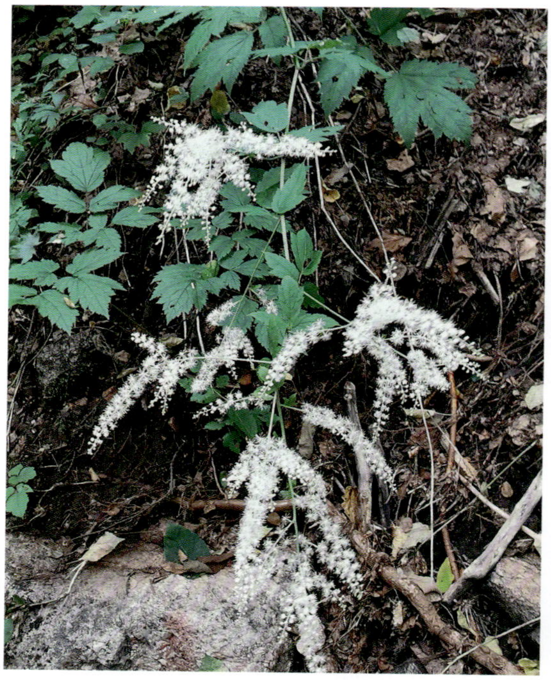
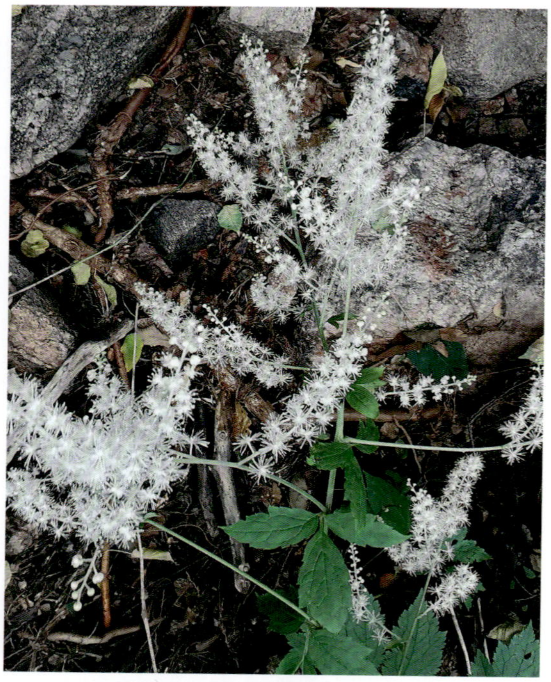
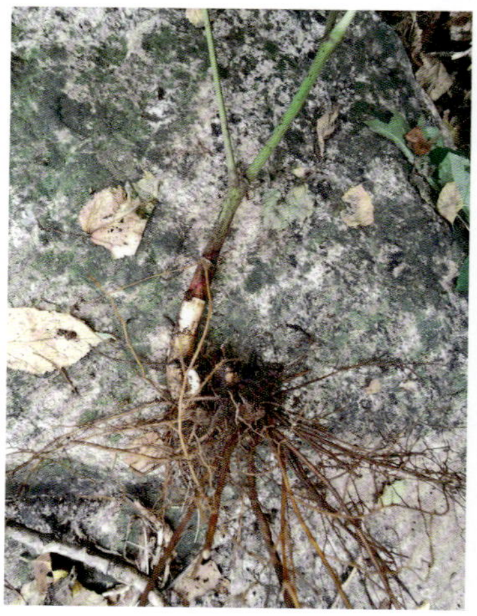
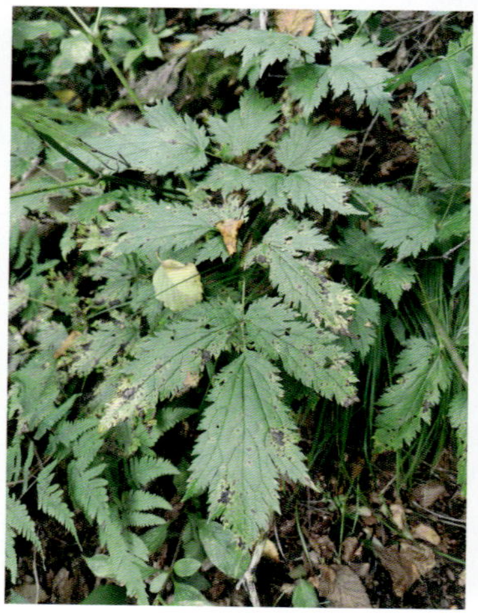
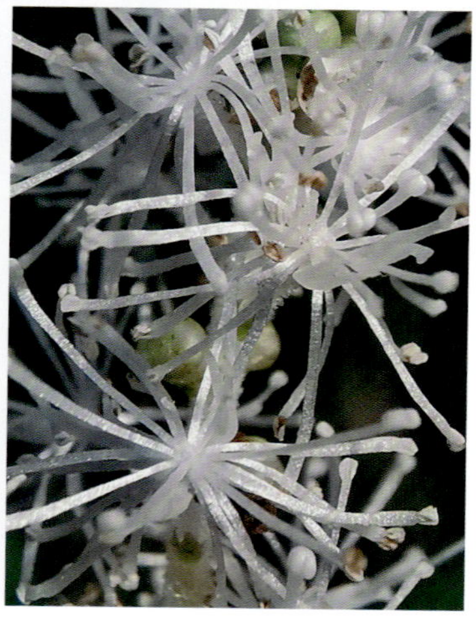

【基　　原】毛茛科金莲花属金莲花 *Trollius chinensis* Bunge

【别　　名】旱地莲、陆地莲、旱金莲、旱莲花、金芙蓉、金疙瘩、旱荷、金梅草。

【形态特征】多年生草本。茎：茎直立，不分枝。叶：基生叶 1 ～ 4，有长柄，基部具狭鞘，叶轮廓五角形，3 全裂，中央裂片菱形，先端急尖，3 裂达中部或稍超过中部，边缘具不等大的三角形锐齿；侧裂片斜扇形，2 深裂近基部；茎生叶互生，叶形与基生叶相似；生于茎下部的叶具长柄，茎上部叶较小，柄短或近无。花：花两性，单朵顶生或 2 ～ 3 朵排列成稀疏的聚伞花序；苞片 3 裂；萼片金黄色，椭圆状卵形或倒卵形，先端疏生三角形牙齿、小裂片或小齿；花瓣（蜜叶）狭线形，稍长于萼片或近等长，先端渐狭，近基部有蜜槽；雄蕊多数，螺旋状排列，花丝线形，花药在侧面开裂。果：蓇葖果，具脉网。花果期 6—9 月。

【生境分布】生于山地草坡、疏林下、湿草甸。分布于我国东北、华北及河南等地。

【药用部位（药材名称）及采收加工】花（金莲花）。夏季花盛开时采收，晾干。

【临床应用】苦，微寒；归肺、胃经。清热解毒，消肿，明目。用于感冒发热，咽喉肿痛，口疮，牙龈肿痛，牙龈出血，目赤肿痛，疔疮肿毒，急性鼓膜炎，急性淋巴管炎。

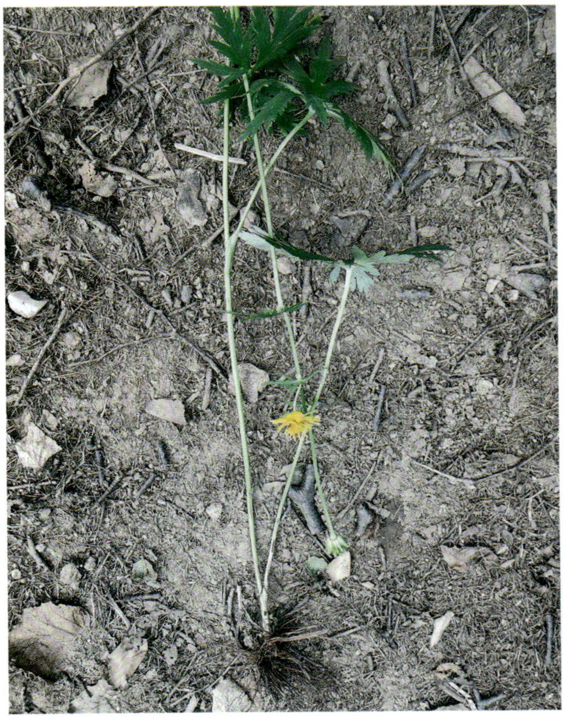

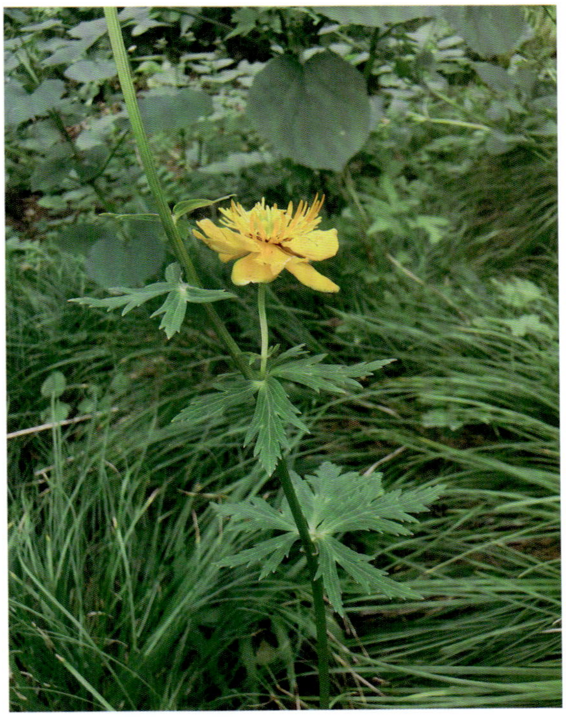

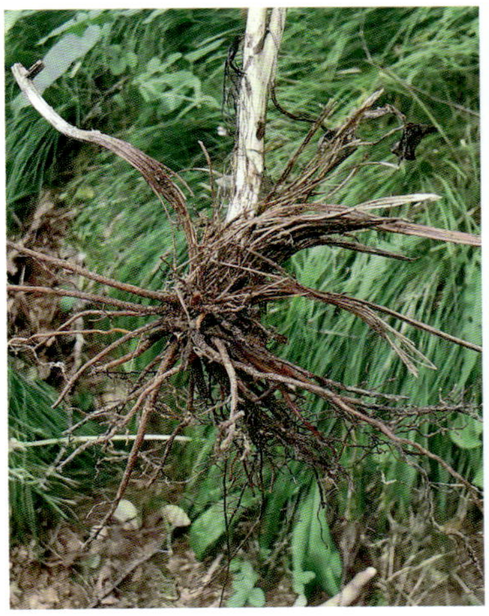

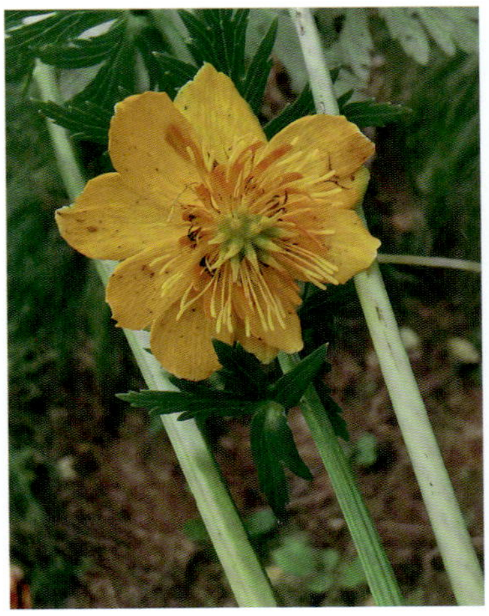

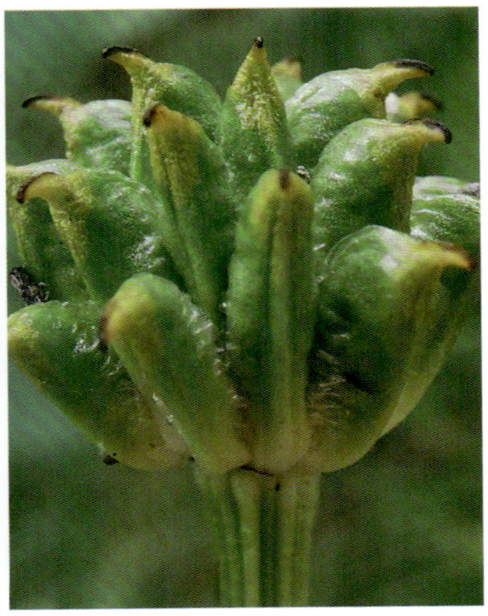

耧斗菜

【基　　原】毛茛科耧斗菜属耧斗菜 *Aquilegia viridiflora* Pall.

【别　　名】野耧斗菜、漏斗菜、绿花耧斗菜、血见愁。

【形态特征】多年生草本。**根：**根肥大，圆柱形，暗褐色。**茎：**茎直立，稍有纵棱，基部稍带紫色，有稀疏短柔毛和腺毛；茎上部分枝。**叶：**基生叶簇生，有长柄，总叶柄基部成鞘状；中间小叶有短柄或无柄，倒卵状菱形，先端3裂；侧生小叶菱状卵形至歪卵形，2浅裂，最终裂片边缘具圆齿；叶表面绿色，背面灰白色，疏被短柔毛。茎生叶与基生叶相似，下部叶有长柄，上部叶近无柄，为3出复叶或单叶3裂。**花：**单歧聚伞花序，花梗有腺毛；花黄绿色，稍带紫色；萼片5，黄绿色，长椭圆状卵形，顶端微钝，疏被柔毛；花瓣与萼片同色，直立，倒卵形，顶端近截形，距直或微弯；雄蕊伸出花外，花药长椭圆形，黄色；花柱比花冠长。**果：**蓇葖果，花柱细长，弯曲。**种子：**种子黑色，狭倒卵形，具稍凸起的纵棱。花果期5—8月。

【生境分布】生于山坡石质地、疏林中。分布于我国西北、华北、东北、华东等地。

【药用部位（药材名称）及采收加工】带根全草（耧斗菜）。6—7月采收，晒干。

【临床应用】辛、微苦、甘，平。活血调经，凉血止血，清热解毒。用于痛经，崩漏，痢疾。

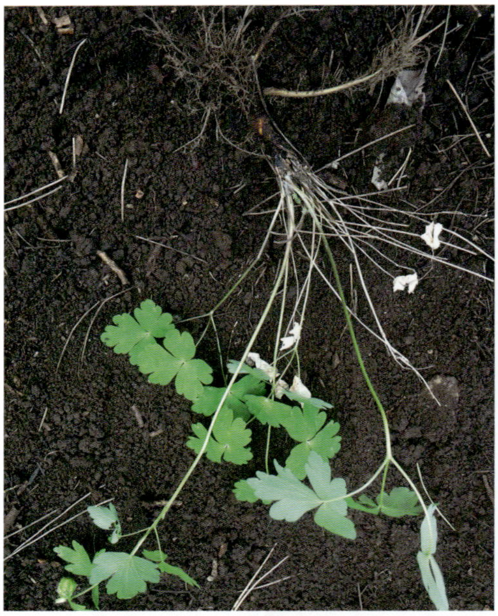

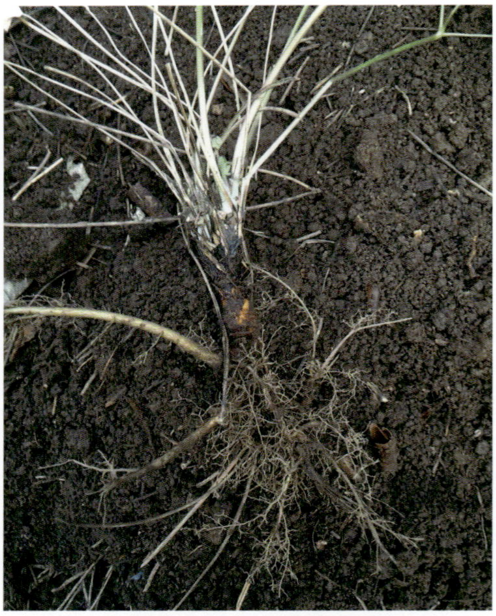

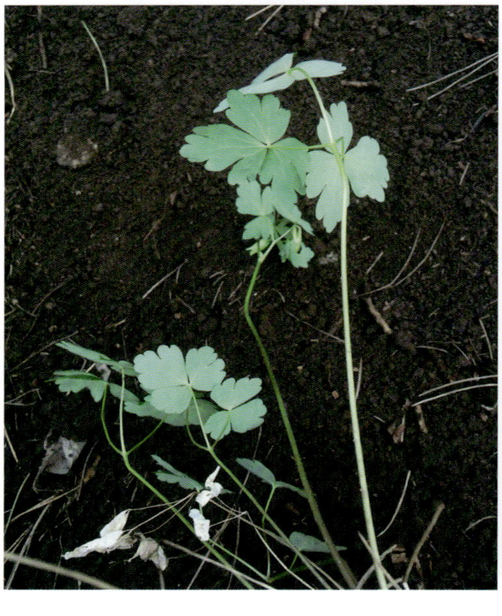

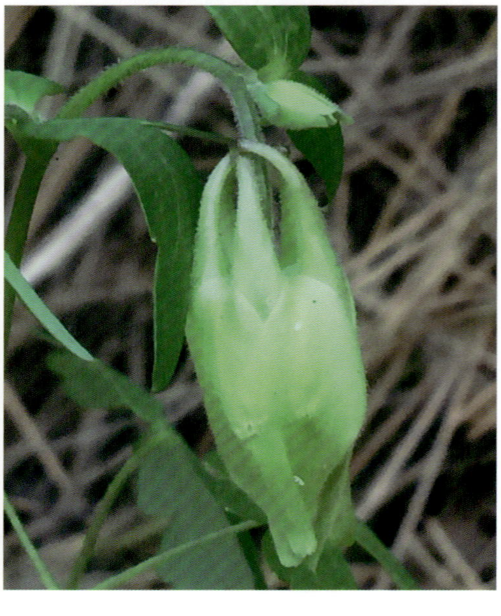

紫花耧斗菜

【基　　原】毛茛科耧斗菜属植物紫花耧斗菜 *Aquilegia viridiflora* f.*atropurpurea*（Willd.）Kitag.

【别　　名】石头花、紫花菜。

【形态特征】形态特征与植物“耧斗菜”相似。两者主要的区别：两者花色不同，耧斗菜的花为绿黄色或多少带紫色，紫花耧斗菜的花为暗紫色或紫色。

【生境分布】生于山谷林中、沟边多石处。分布于我国华北及青海、山东、辽宁等地。

【药用部位（药材名称）及采收加工】均同植物“耧斗菜”项下。

【临床应用】同植物“耧斗菜”项下。

【备　　注】紫花耧斗菜是植物“耧斗菜 *Aquilegia viridiflora* Pall.”的变种。

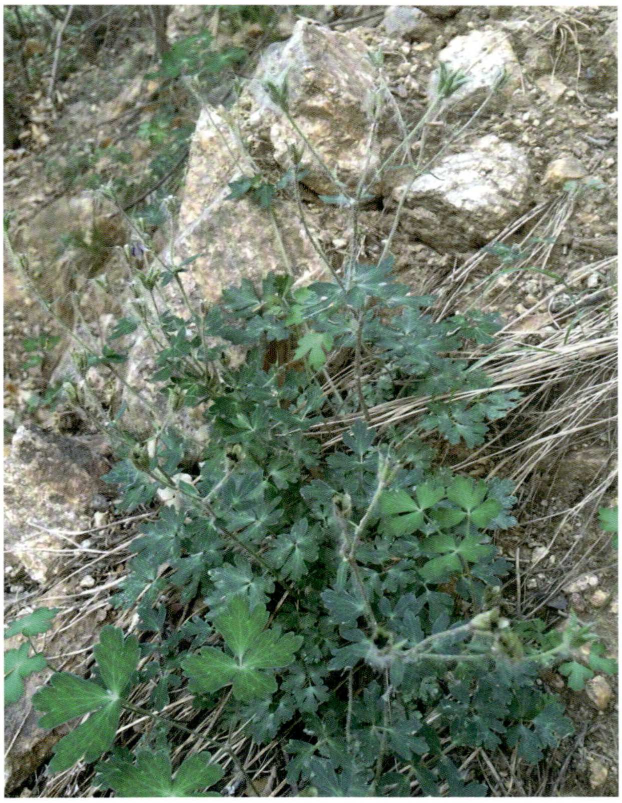
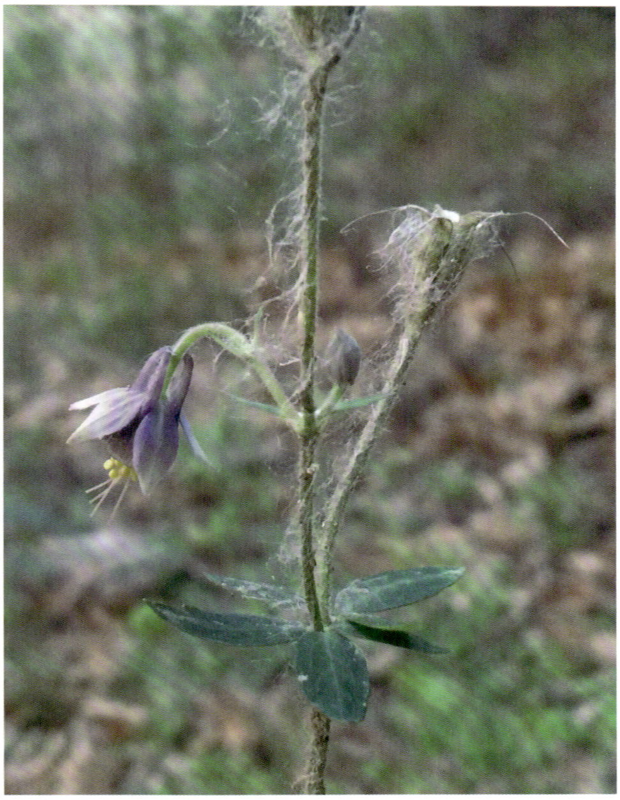
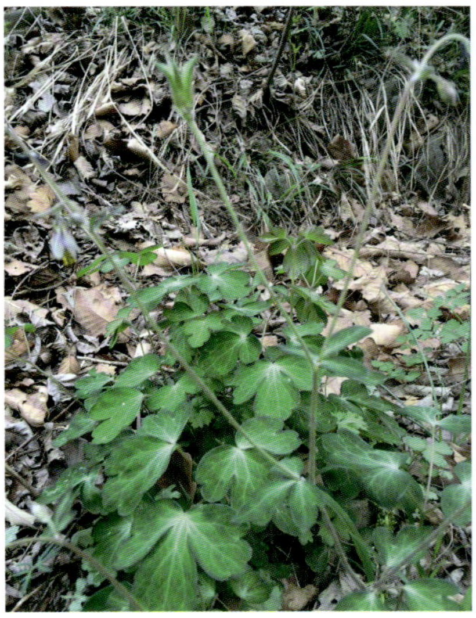
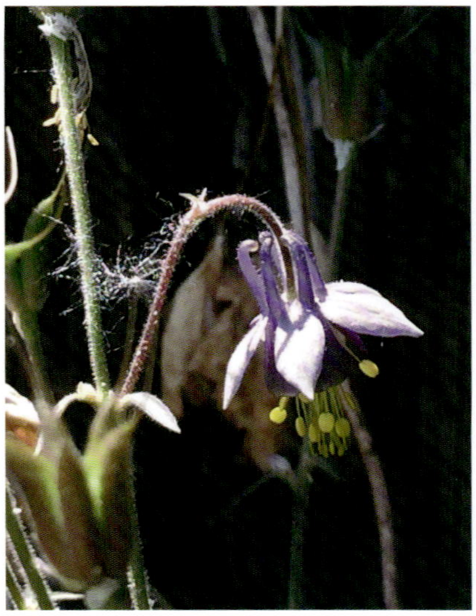
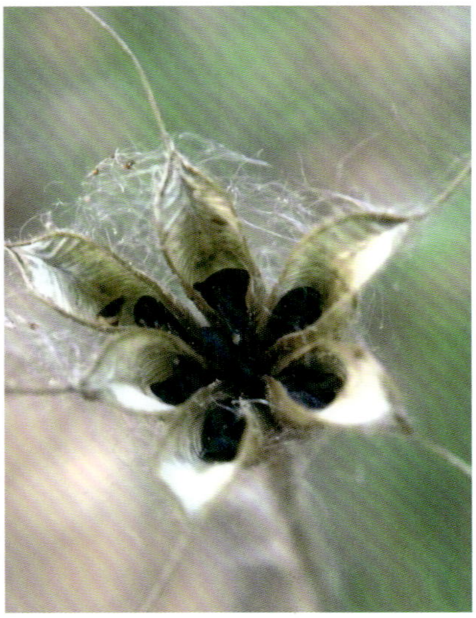

粗齿铁线莲

【基　　原】毛茛科铁线莲属粗齿铁线莲 *Clematis argentilucida*（Levl.et Vant.）W.T.Wang

【别　　名】银色铁线莲、木通、线（大）木通。

【形态特征】多年生藤本。**茎：**老茎表面有 6 条粗大的纵向棱槽，小枝密生白色短柔毛，有纵条纹，老时外皮剥落。**叶：**叶对生，1 回羽状复叶，小叶常 5 枚，小叶片卵形或椭圆状卵形，先端渐尖，基部圆形、宽楔形或微呈心形，边缘有粗大锯齿，两面被短柔毛，有时较疏或近无毛；叶柄短，被白绢毛。**花：**聚伞花序顶生或腋生，常有花 3 ～ 7 朵；总花梗密被白色绢毛，有线形苞片 1 对；萼片 4，白色，近长圆形，先端钝，外面有短柔毛，内面有时近无毛；花瓣无；雄蕊多数，无毛，花丝线形；心皮多数，被柔毛。**果：**瘦果扁卵圆形，有短硬柔毛，宿存花柱细长。花果期 5—10 月。

【生境分布】生于山坡、山沟、灌丛等处。分布于我国西南及河北、山西、陕西、甘肃、安徽、浙江、河南、湖北等地。

【药用部位（药材名称）及采收加工】茎藤（大木通）、茎叶（毛木通）。大木通：全年可采，除去枝叶及粗皮，切成小段，晒干。毛木通：全年可采。

【临床应用】大木通：微苦，平。利尿，解毒，祛风湿。用于小便不利，淋病，乳汁不通，疮疖肿毒，风湿关节疼痛，肢体麻木。毛木通：平，涩，无毒。杀虫解毒。用于失音声嘶，杨梅疮毒，虫疮久烂，难产横生。

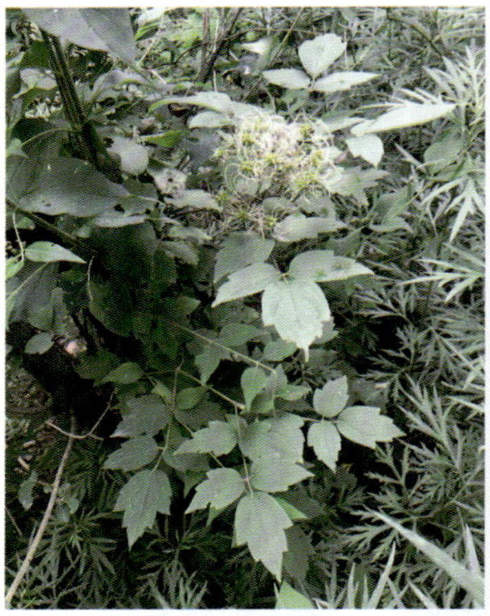
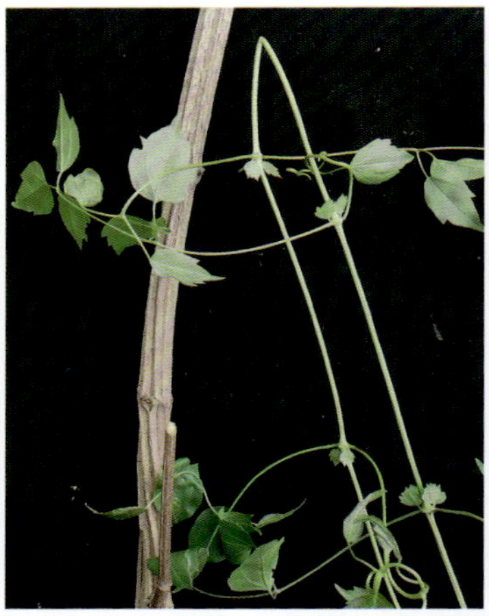
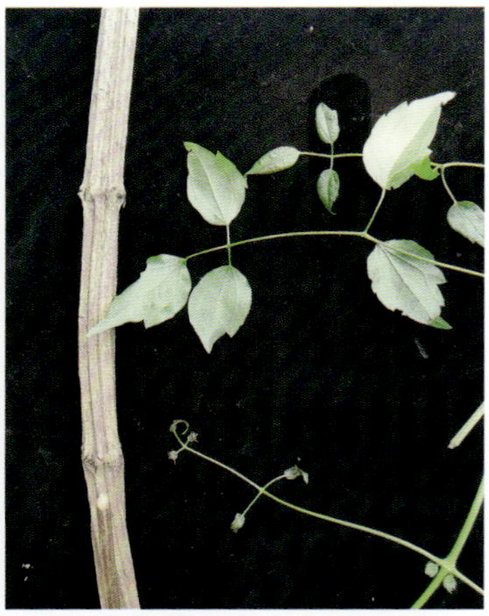
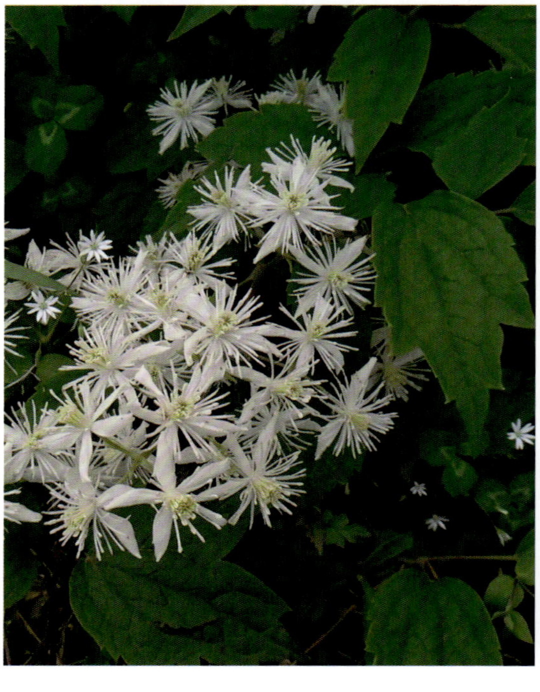
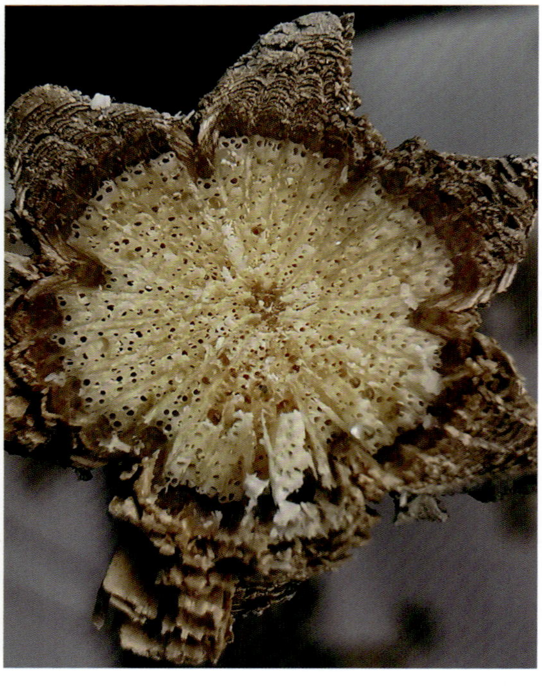

大叶铁线莲

【基　　原】毛茛科铁线莲属大叶铁线莲 *Clematis heracleifolia* DC.

【别　　名】木通花、草牡丹、草本女萎、气死大夫、卷萼铁线莲。

【形态特征】多年生草本或亚灌木。根：根粗长，淡黄褐色。茎：茎直立或横卧，具纵棱，被白色短毛，老茎渐无毛。叶：叶对生；3 出复叶，顶生小叶宽卵形，侧生小叶斜卵形且较小，2～3 浅裂，先端锐尖，基部阔楔形，边缘具不规则粗齿，齿有尖头，两面被白色短柔毛。花：圆锥花序顶生或腋生，花杂性或雌雄异株；花萼管状，萼片 4，先端向外反折，蓝色，外被白色绢毛；无花瓣；雄蕊多数，花丝被短细毛。果：瘦果卵形，具宿存的短羽状花柱。花果期 8—10 月。

【生境分布】生于山坡杂林中。分布于我国华东、华北、东北等地。

【药用部位（药材名称）及采收加工】根或茎（牡丹藤）、全株（草牡丹）。均为夏秋季采收，切段，晒干。

【临床应用】牡丹藤：治手足关节痛风。草牡丹：辛、甘、苦，微温；归肝、大肠经。祛风除湿，止泻痢，消痈肿。用于风湿性关节痛，腹泻，痢疾，结核性溃疡。

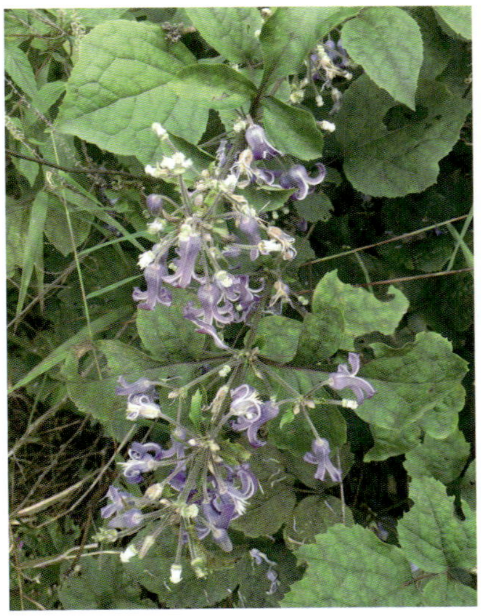

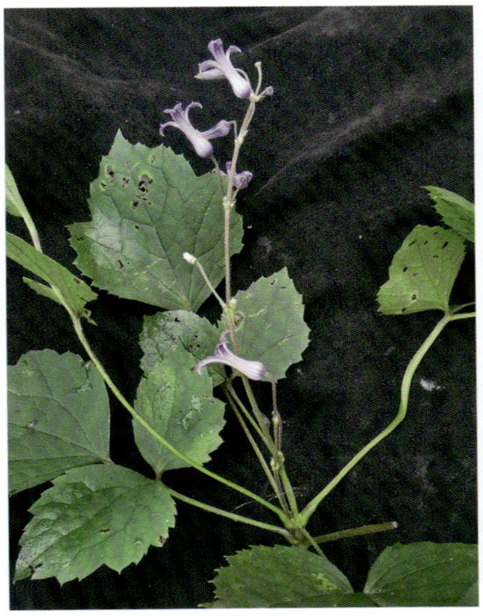

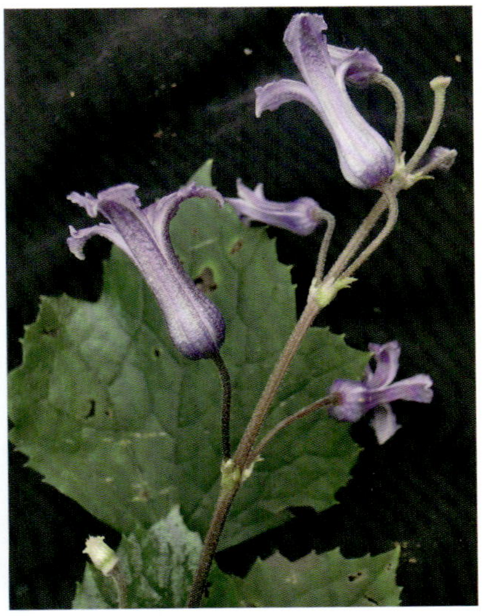

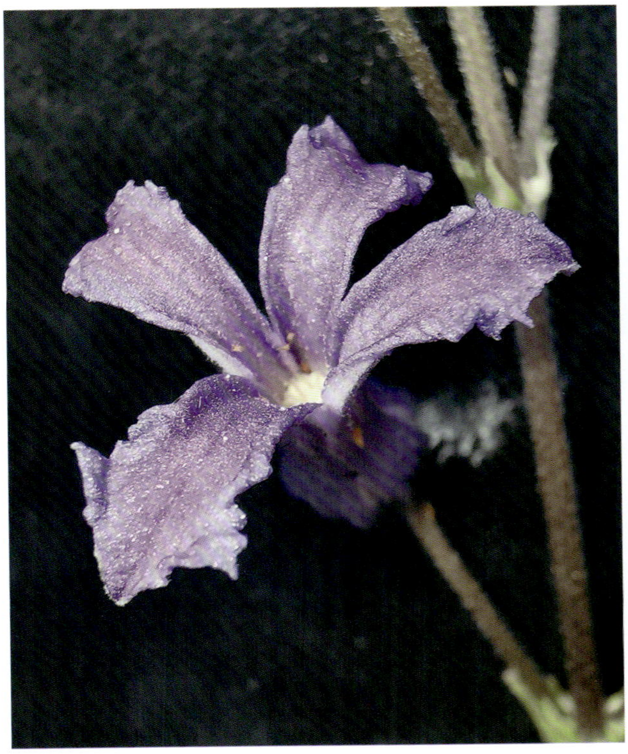

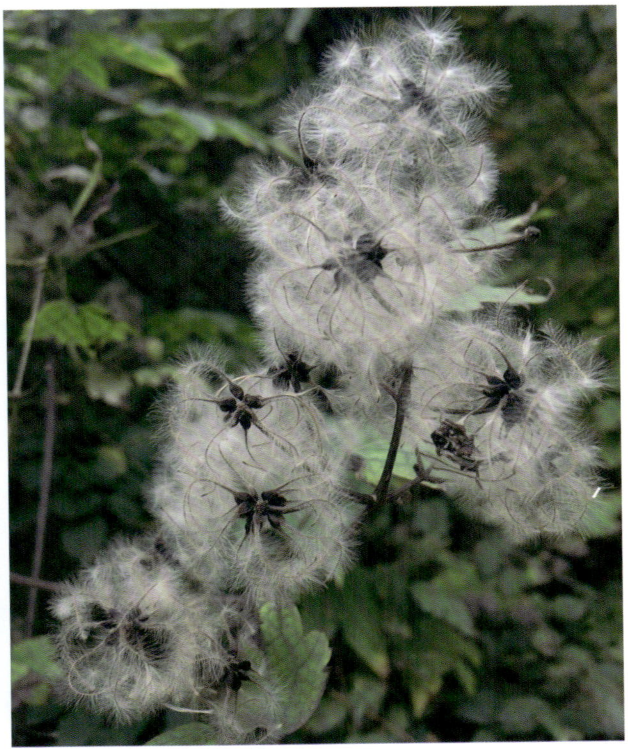

钝齿铁线莲

【基　　原】毛茛科铁线莲属钝齿铁线莲 *Clematis apiifolia* var.*argentilucida*（H.Léveillé & Vaniot）W.T.Wang

【别　　名】川（山）木通、木通、（钝齿）女萎。

【形态特征】多年生藤本。茎：茎长 3～4 m，新枝密被短柔毛。叶：3 出复叶；中央小叶片宽卵形，常不明显 3 裂，先端渐尖，基部多截形或近心形，边缘有少数钝齿，表面疏生伏贴短柔毛，背面密被白色短柔毛；叶柄被短柔毛。花：圆锥花序具多花，腋生，比叶短，花序梗均被伏短柔毛；萼片 4，白色，开展，倒卵形，两面被短柔毛；雄蕊多数，花丝比花药长 5 倍，无毛；心皮多数，被毛。果：瘦果纺锤形或狭卵形，干后黑色，宿存花柱被白色羽状毛。花果期 7—10 月。

【生境分布】生于山坡林中、沟边等处。分布于我国西南、华中、华南、华东及甘肃、陕西等地。

【药用部位（药材名称）及采收加工】藤茎（棉花藤）。秋季采割，刮去外皮，切片晒干。

【临床应用】苦，凉，小毒；归肝、膀胱经。消食止痢，利尿消肿，通经下乳。用于食滞腹胀，泄泻痢疾，湿热淋证，水肿，妇女闭经及乳汁不通。

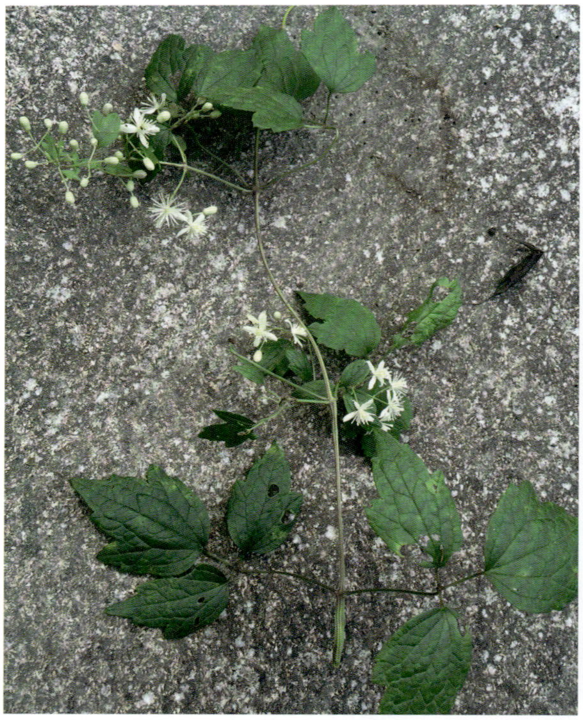

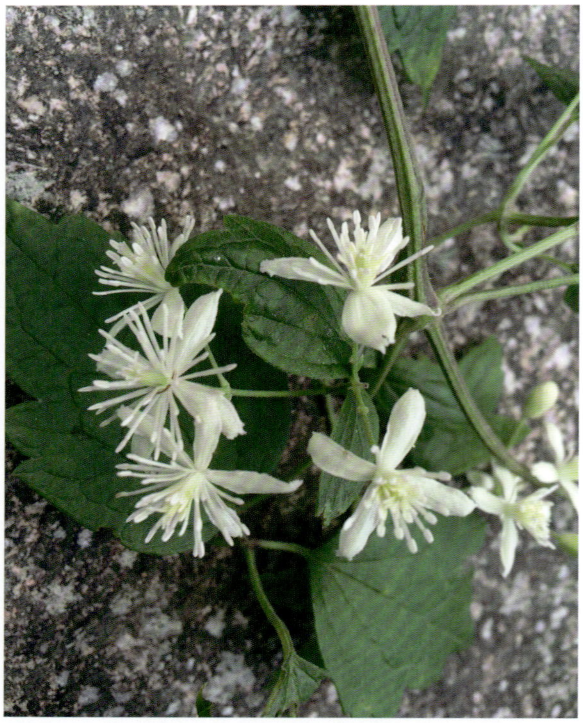

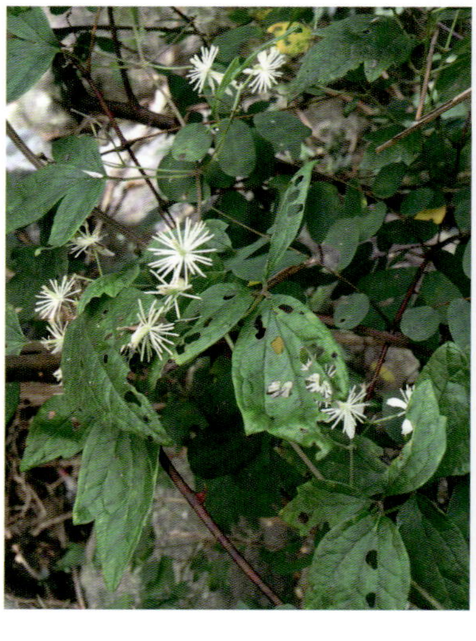

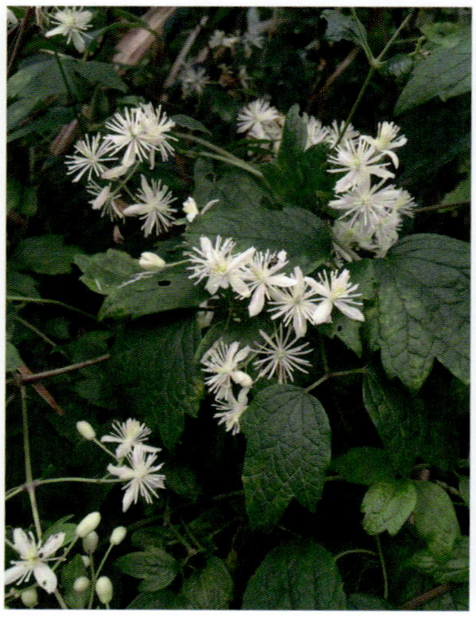

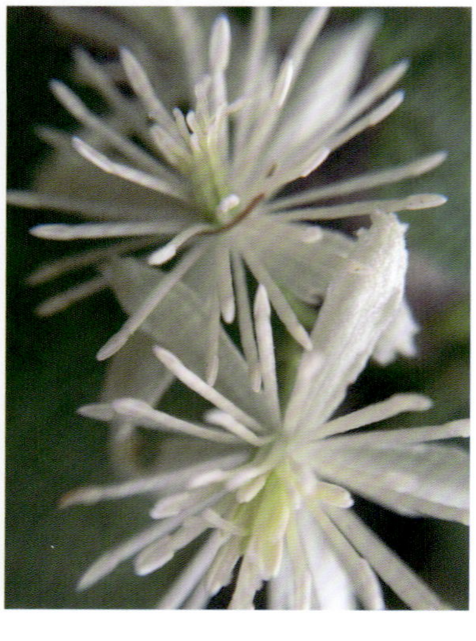

钝萼铁线莲

【基　　原】毛茛科铁线莲属钝萼铁线莲 *Clematis peterae* Hand.-Mazz.

【别　　名】柴（线、细、小）木通、风藤草、山棉花、木通藤、疏齿铁线莲、毛叶钝萼铁线莲。

【形态特征】多年生藤本。**茎：**茎有纵条纹，小枝灰褐色。**叶：**1回羽状复叶，小叶5个，偶尔基部一对为3小叶；小叶片卵形、长卵形、卵状披针形，顶端锐尖或渐尖，基部圆形或浅心形，边缘全缘或疏生1至数个锯齿状牙齿，两面疏生短柔毛或近无毛。**花：**圆锥状聚伞花序具多花；花序梗和花梗密生短柔毛，花序梗基部常有1对叶状苞片；萼片4，开展，白色，倒卵形至椭圆形，顶端钝或平截，两面有短柔毛，外面边缘密生短绒毛；雄蕊无毛；子房无毛。**果：**瘦果卵形，稍扁平，无毛或近花柱处稍有柔毛，宿存花柱长达3 cm。花果期6—10月。

【生境分布】生于山坡、沟边、杂木林中。分布于我国西南及甘肃、陕西、湖北、河南、山西、河北等地。

【药用部位（药材名称）及采收加工】根（风藤草根）、藤茎和叶（风藤草）。风藤草根：秋季采挖，洗净泥土，晒干。风藤草：秋季采收，洗净，鲜用或晒干。

【临床应用】风藤草根：淡，平。祛风湿，利小便，活血止痛。用于风湿痹痛，小便不利，水肿，淋浊癃闭，闭经，跌打损伤。风藤草：苦，凉；归肺、脾经。祛风清热，和络止痛。用于风湿关节痛，风疹瘙痒，疮疥，肿毒，火眼疼痛，小便不利。

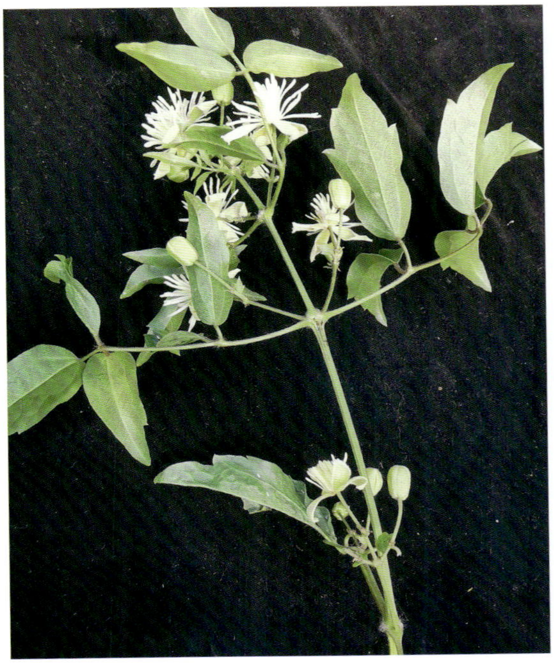
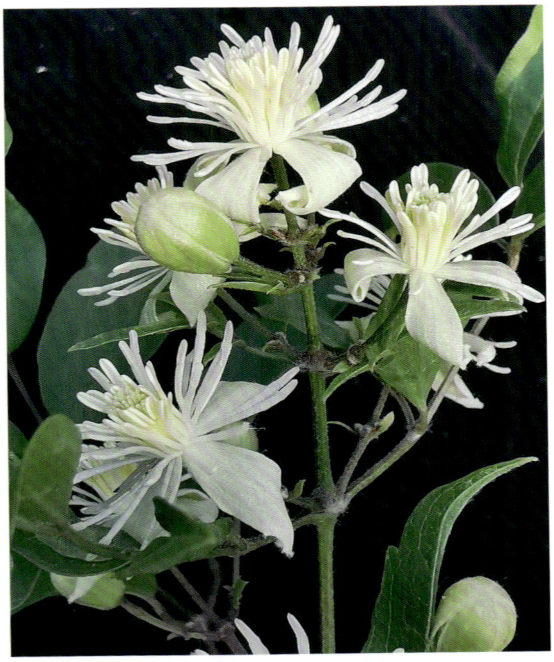
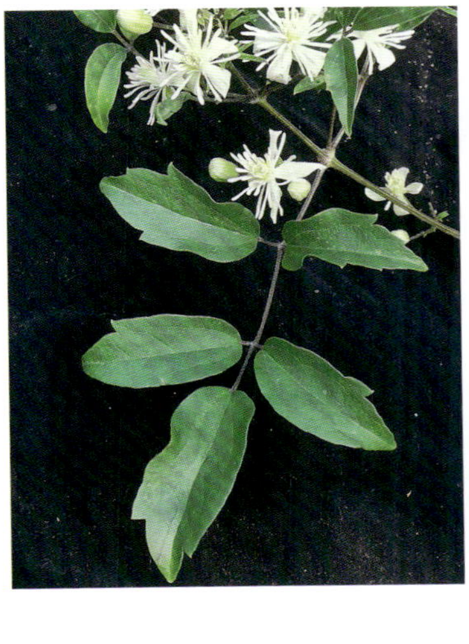
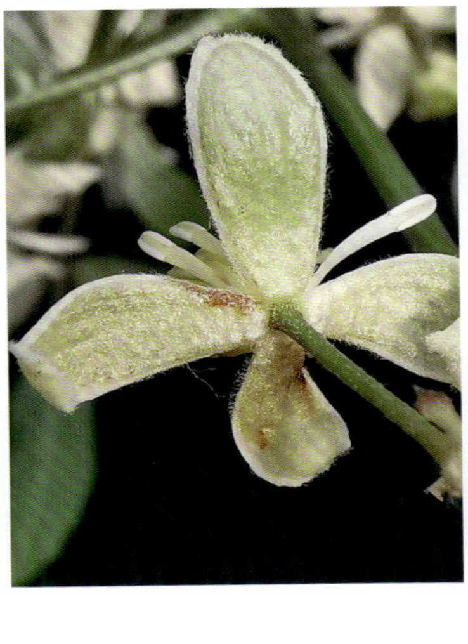
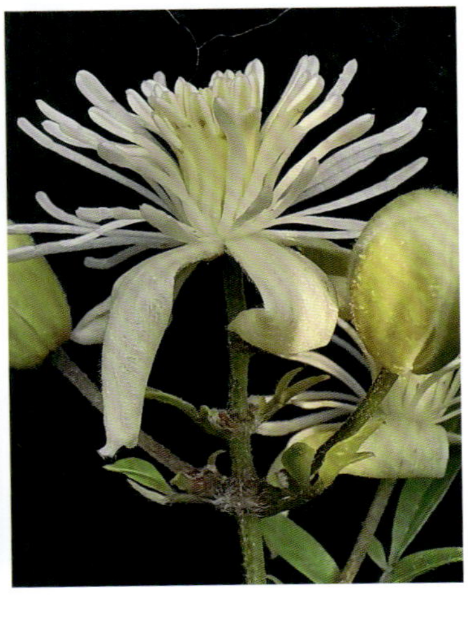

短尾铁线莲

【基　　原】毛茛科铁线莲属短尾铁线莲 *Clematis brevicaudata* DC.

【别　　名】林地铁线莲、石通、连架拐。

【形态特征】多年生藤本。**茎：**枝具棱，小枝疏生短柔毛或近无毛。**叶：**1～2 回羽状复叶或 2 回 3 出复叶；小叶片长卵形、卵形、宽卵状披针形或披针形，顶端渐尖或长渐尖，基部圆形、截形、浅心形或楔形，边缘疏生粗锯齿或 3 裂，两面近无毛或疏生短柔毛。**花：**圆锥状聚伞花序顶生或腋生，常比叶短；花梗有短柔毛；萼片 4，开展，白色，狭倒卵形，两面均有短柔毛。**果：**瘦果卵形，密生柔毛，宿存花柱长。花果期 7—10 月。

【生境分布】生于山地灌丛、疏林下。分布于我国东北、西北、华北、西南及河南、湖南、浙江、江苏等地。

【药用部位（药材名称）及采收加工】茎叶或根（红钉耙藤）、藤茎（石通、红钉耙藤）。茎叶和藤茎全年可采；根于夏秋季采挖，除去泥土及须根，晒干。

【临床应用】苦，凉；归肝、膀胱经。清热利水，祛风湿，通经下乳。用于湿热淋证，风湿痹痛，产妇乳汁不通。

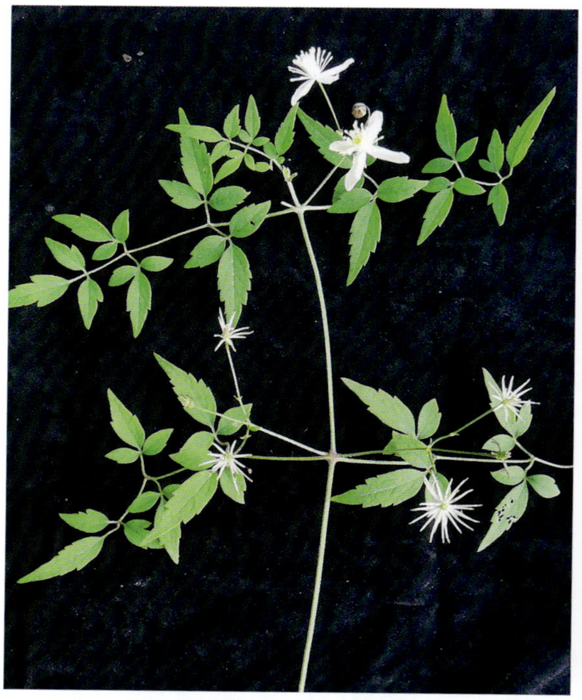

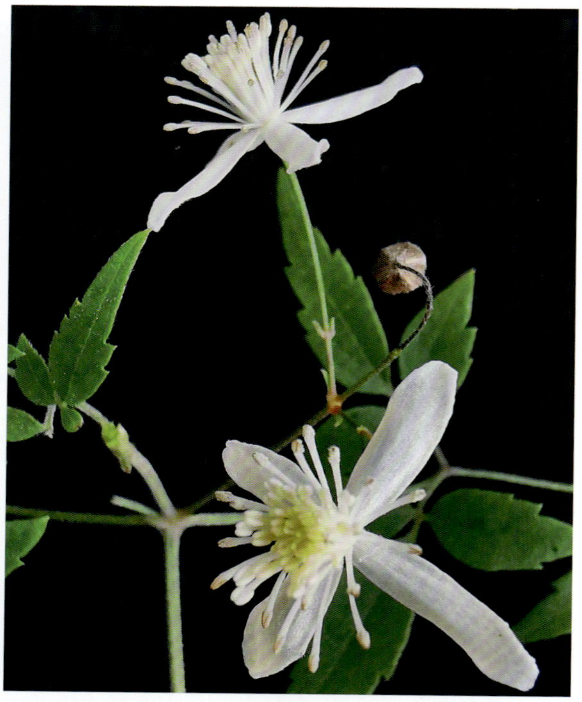

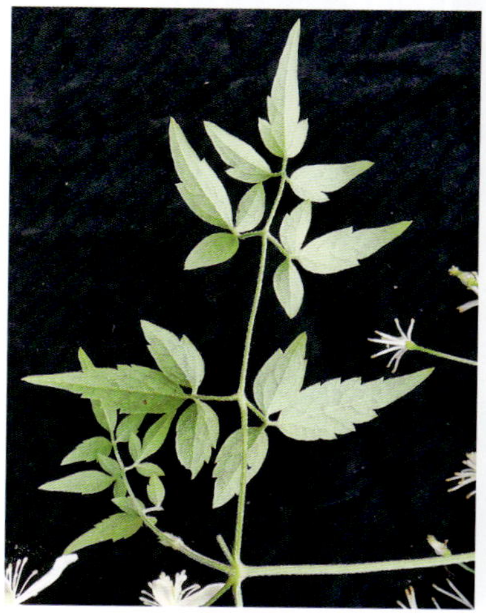

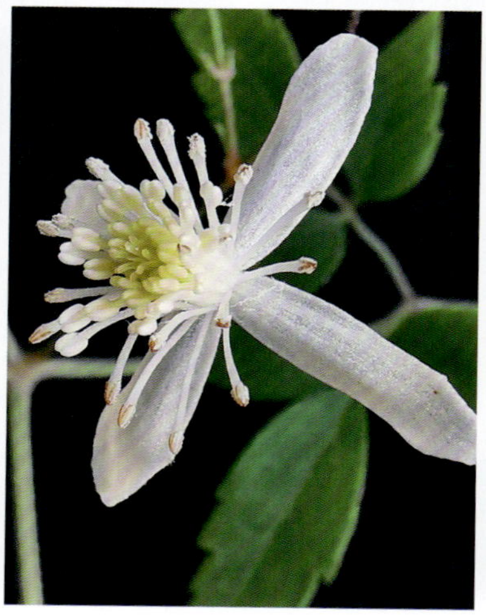

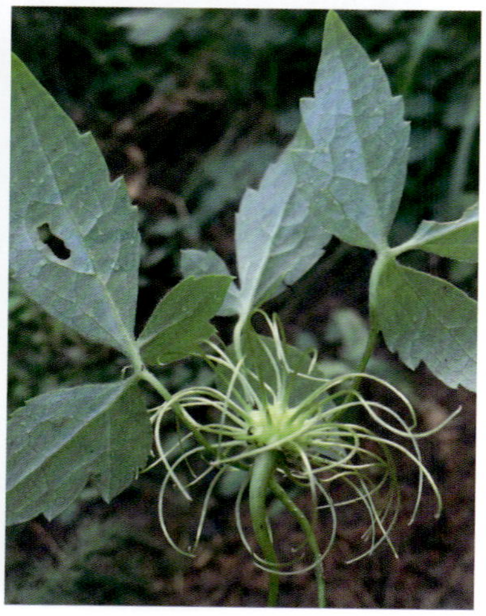

黄花铁线莲

【基　　原】毛茛科铁线莲属黄花铁线莲 *Clematis intricata* Bunge

【别　　名】萝吊秧、(铁线)透骨草、狗肠草、狭叶灰绿铁线莲。

【形态特征】多年生藤本。茎：茎纤细，多分枝，有细棱。叶：1～2回羽状复叶；小叶有柄，2～3全裂、深裂或浅裂，中间裂片线状披针形、披针形或狭卵形，顶端渐尖，基部楔形，全缘或有少数牙齿，两侧裂片较短，下部常2～3浅裂。花：聚伞花序腋生，通常为3花，有时单花；花序梗较粗，疏被柔毛；中间花梗无小苞片，侧生花梗下部有2片对生的小苞片，苞片叶状，较大，全缘或2～3浅裂至全裂；萼片4，黄色，狭卵形或长圆形，顶端尖，两面无毛，偶尔内面有极稀柔毛，外面边缘有短绒毛；花丝线形，有短柔毛。果：瘦果卵形至椭圆状卵形，扁，边缘增厚，被柔毛，宿存花柱长3.5～5 cm，被长柔毛。花果期6—9月。

【生境分布】生于山坡、路旁、灌丛。分布于我国西北、华北及河南、辽宁等地。

【药用部位(药材名称)及采收加工】全草(黄花铁线莲、铁线透骨草)。夏秋间采割，去净杂草，晒干。

【临床应用】辛，温；归肺、脾经。祛风除湿，解毒，止痛。用于风湿性关节炎，痒疹，疥癞。

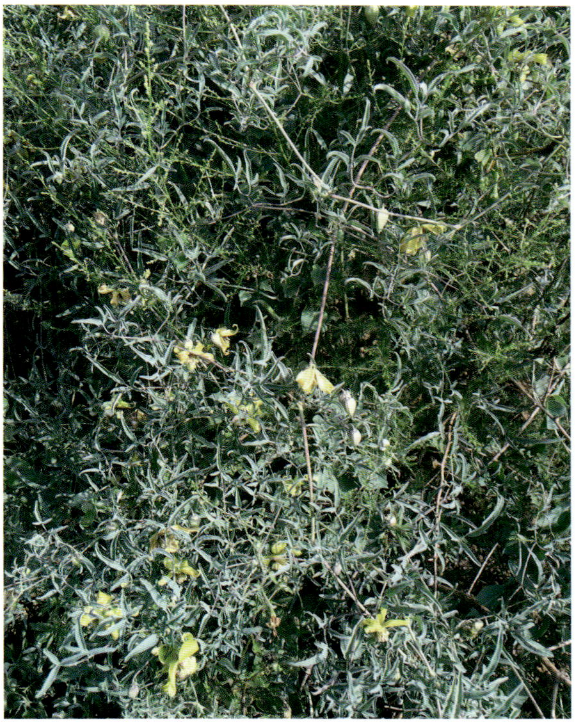

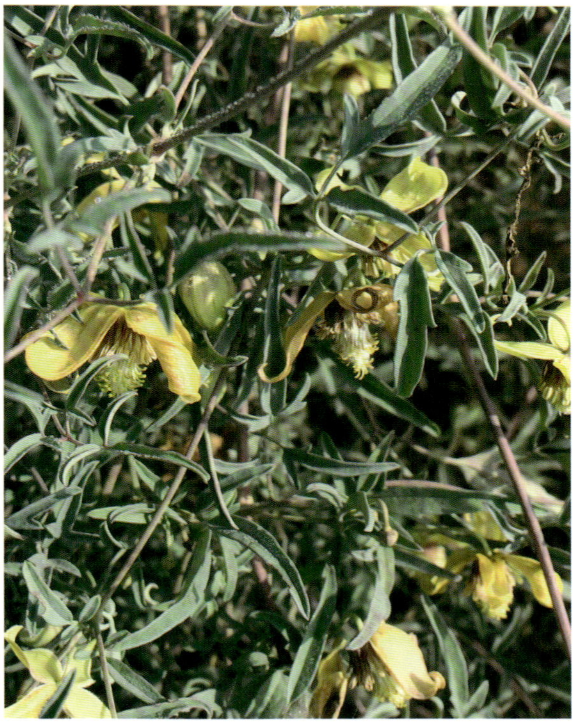

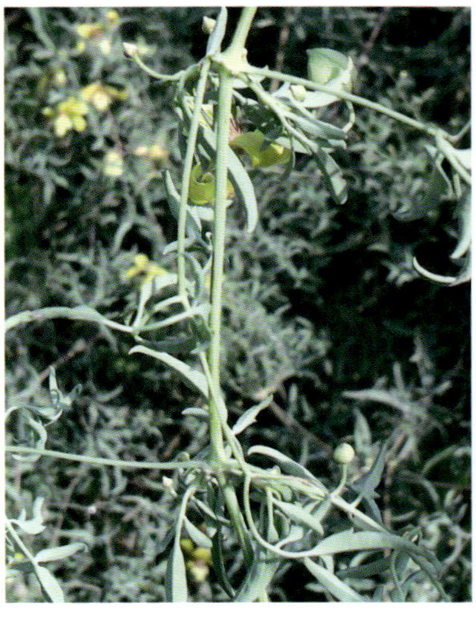

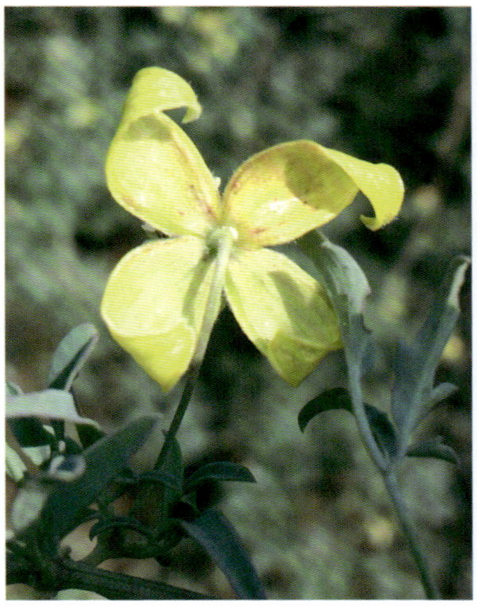

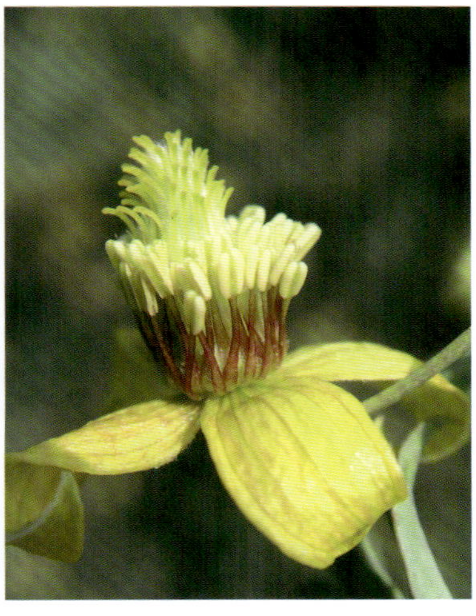

棉团铁线莲

【基　　原】毛茛科铁线莲属棉团铁线莲 *Clematis hexapetala* Pall.

【别　　名】山蓼、棉花花、棉花子花、野棉花。

【形态特征】多年生草本。茎：茎直立，圆柱形，有纵沟，疏生柔毛，后脱落无毛。叶：叶对生；叶 1 ～ 2 回羽状深裂，裂片线状披针形、长椭圆状披针形、椭圆形或线形，先端锐尖、凸尖或钝，全缘，两面或沿叶脉疏被长柔毛或近无毛，网脉突起。花：聚伞花序顶生或腋生，常具花 3 朵，有时为单花，花梗有柔毛；苞片线形；花两性；萼片 4 ～ 8，常 6，长椭圆形或狭倒卵形，白色，开展，外面密生白色细毛，花蕾期像棉花球，内面无毛；花瓣无；雄蕊多数，花丝细长，无毛，花药线形。果：瘦果倒卵形，扁平，密生柔毛，宿存花柱羽毛状。花果期 6—10 月。

【生境分布】生于干旱山坡、草地、沙丘。分布于我国华北、东北、中南及陕西、甘肃、山东等地。

【药用部位（药材名称）及采收加工】叶（威灵仙叶）、根及根茎（威灵仙）。威灵仙叶：夏秋季采收，鲜用或晒干。威灵仙：秋季采挖，除去泥沙，晒干。

【临床应用】威灵仙叶：辛、苦，平。利咽，解毒，活血消肿。用于咽喉肿痛，喉痹，喉蛾，鹤膝风，麦粒肿，结膜炎等。威灵仙：辛、咸，温；归膀胱经。祛风除湿，通络止痛。用于风湿痹痛，肢体麻木，筋脉拘挛，屈伸不利，骨哽咽喉。

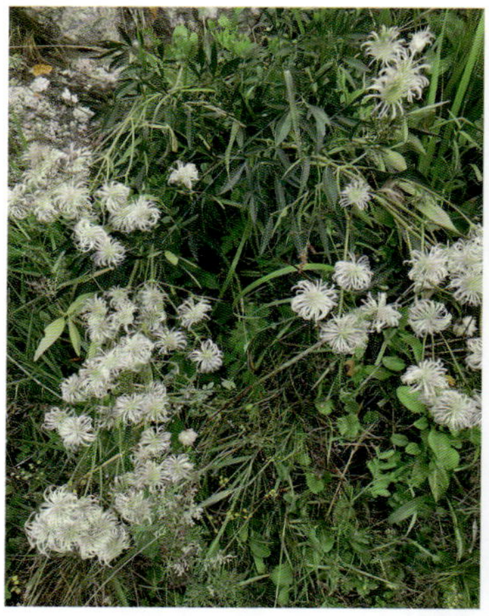

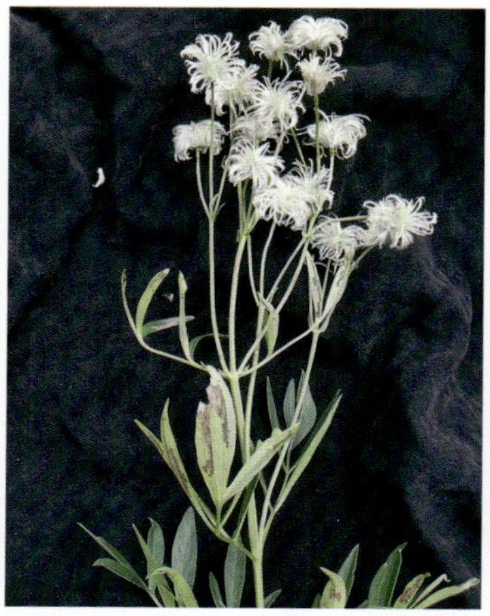

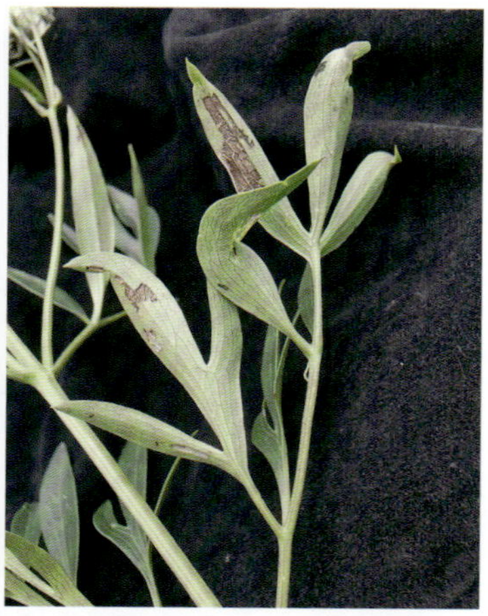

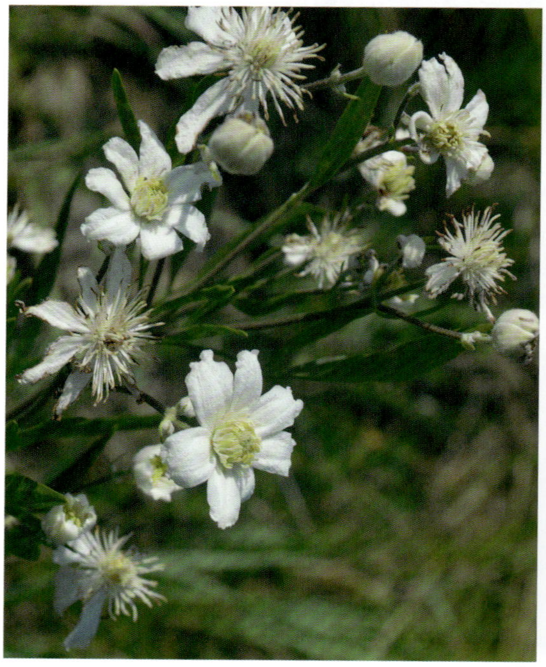

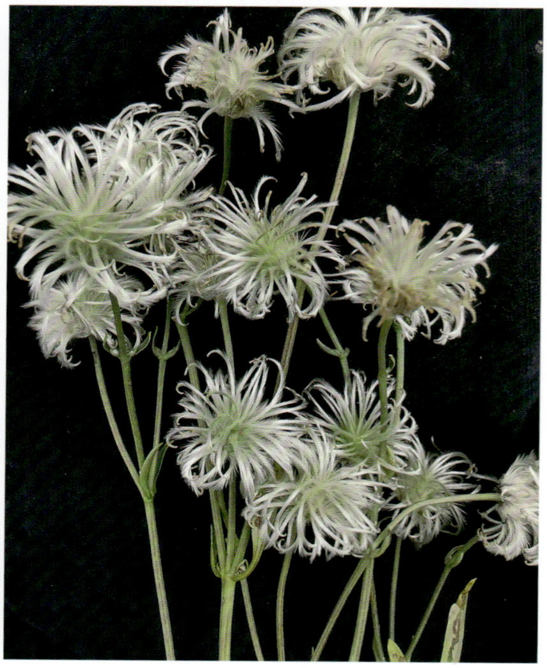

【基　　原】毛茛科毛茛属高原毛茛 *Ranunculus tanguticus*（Maxim.）Ovcz.

【别　　名】结察。

【形态特征】多年生草本。**根：**须根，基部稍增厚呈纺锤形。**茎：**茎直立或斜升，多分枝，具白柔毛。**叶：**基生叶多数，具长柄，叶轮廓圆肾形或倒卵形，3 出复叶，小叶片 2 ～ 3 回 3 全裂、深裂或中裂，末回裂片披针形至线形，顶端稍尖，两面或下面贴生白柔毛，小叶柄短或近无；上部叶渐小，3 ～ 5 全裂，裂片线形，有短柄至无柄，基部膜质鞘。**花：**花多数，单生于茎顶或分枝顶端；花梗被白柔毛，在果期伸长；萼片椭圆形，具生柔毛；花瓣 5，倒卵圆形，黄色。**果：**聚合果长圆形；瘦果卵球形，较扁，具直伸或稍弯的短喙。花果期 6—8 月。

【生境分布】生于山坡、沟边、沼泽湿地。分布于我国西南、西北及山西、河北等地。

【药用部位（药材名称）及采收加工】全草（高原毛茛）。采收加工未见记载。

【临床应用】《山西植物志》记载：全草作药用，有清热解毒之效，治淋巴结核等症。《月王药诊》记载："五味西日堪札丸"以"西日堪札"、高原毛茛、短尾铁线莲、草玉梅、白硇砂、藏糖制成丸剂，泻治一切痞瘤。《四部医典》记载：高原毛茛、白"坎巴"、迷果芹子、雀粪、酒糟、山柰、荜茇研末水煮成糊状，缚于腹部、膀胱处，主治膀胱结石、胆结石等。《中华本草》记载：高原毛茛与多味药组成复方，共研细末，绢丝过筛，童便调和，加温发酵，涂于舌体，并摊于纱布，然后贴在舌上，待发生刺痛时，在舌脉放血，可治重舌、口吃、舌肿等舌病。

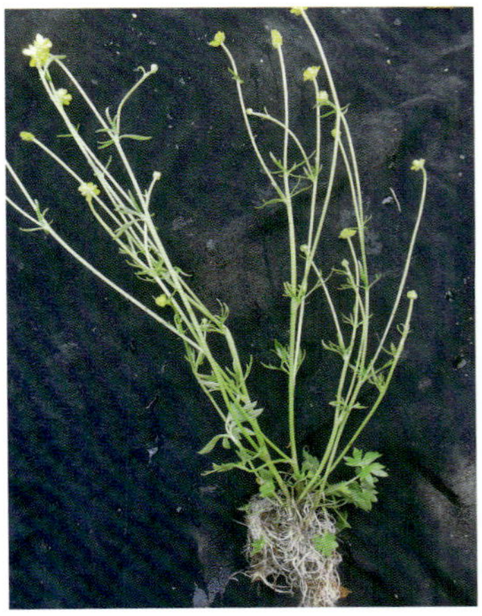
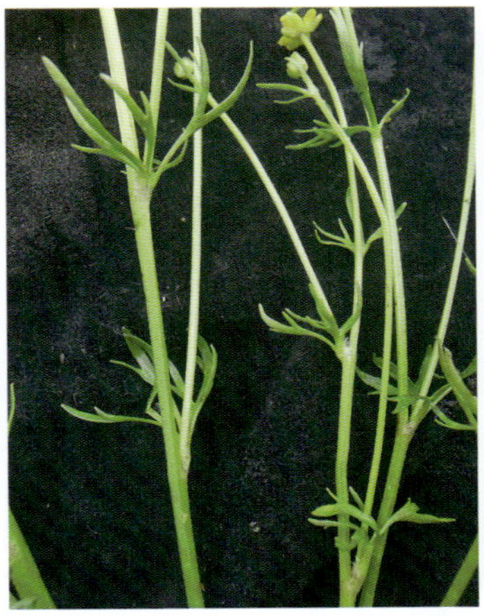
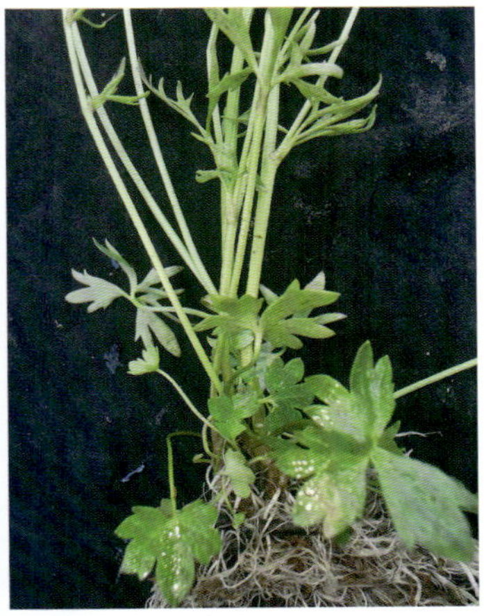
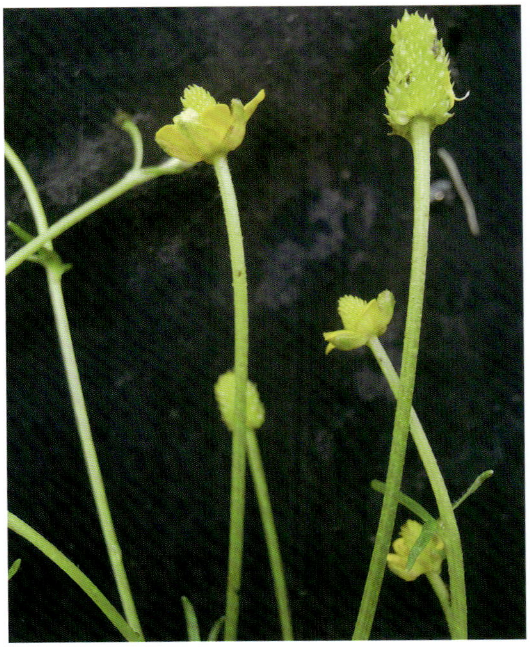
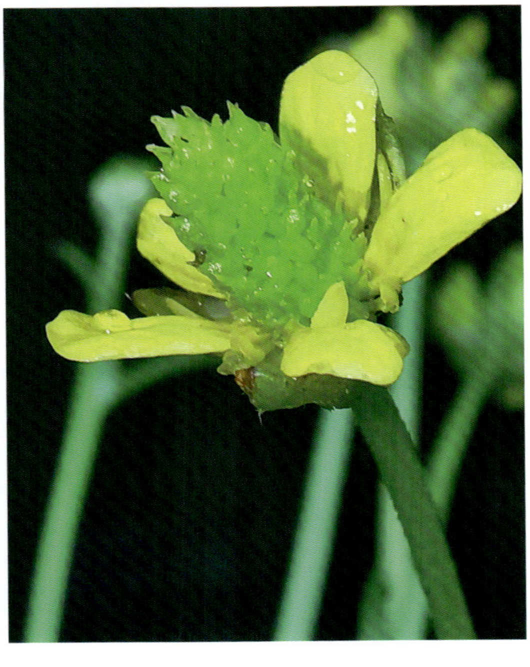

茴茴蒜

【基　　原】毛茛科毛茛属茴茴蒜 *Ranunculus chinensis* Bunge

【别　　名】回回蒜、黄花草、小桑子、鹅巴掌、糯虎掌、小虎掌草、野桑椹、鸭脚板、水辣椒。

【形态特征】1年生草本。**根：**须根多数，细长。**茎：**茎直立，中空，被糙毛。**叶：**3出复叶，叶轮廓宽卵形；中间小叶3深裂或3全裂，裂片基部楔形，裂片再2～3深裂，边缘具齿；侧生小叶斜扇形，不等3深裂或2全裂，裂片边缘具浅齿；叶两面被糙伏毛；基生叶和茎下部叶具长柄，茎上部叶柄渐短至无柄，叶片渐小。**花：**花序顶生或腋生，花3至数朵；花梗疏被长硬毛；萼片5，窄卵形，黄绿色，外面被粗毛；花瓣5，黄色，倒卵形；雄蕊多数。**果：**聚合果近椭圆形；瘦果卵状椭圆形，两面扁平，边缘有棱线。花果期4—9月。

【生境分布】生于平原、丘陵、溪边、田旁、水湿草地。分布于我国东北、华北、西南、西北及江苏、湖北、广西等地。

【药用部位（药材名称）及采收加工】全草（回回蒜）、果实（回回蒜果）。回回蒜：夏季采收，鲜用或晒干。回回蒜果：夏季采摘，鲜用或晒干。

【临床应用】回回蒜：辛、苦，温；有毒。消炎退肿，截疟，杀虫。用于肝炎，肝硬化腹水，疟疾，疮癞，牛皮癣。回回蒜果：苦，微温。明目，截疟。用于夜盲，疟疾。

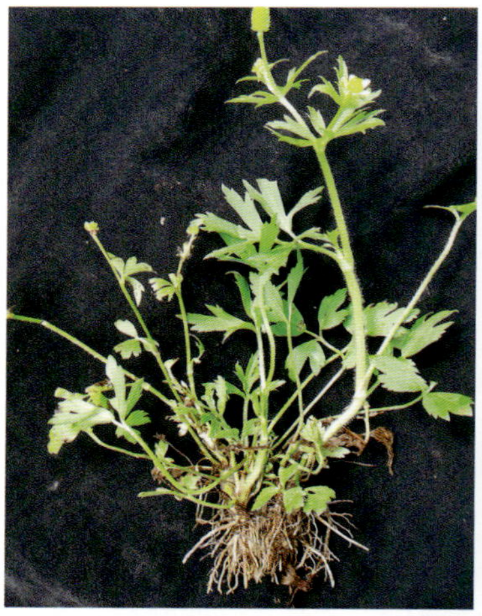

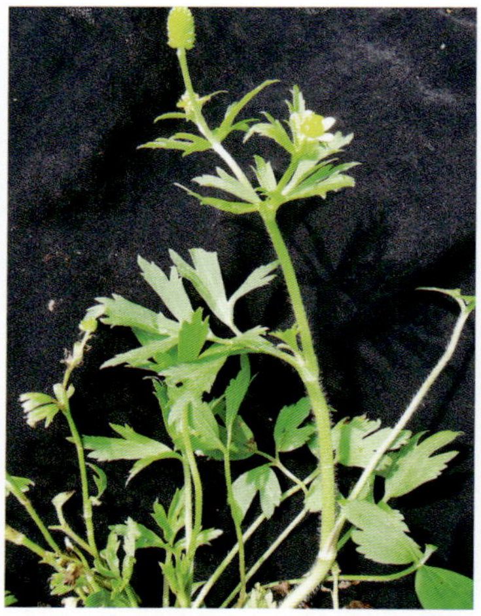

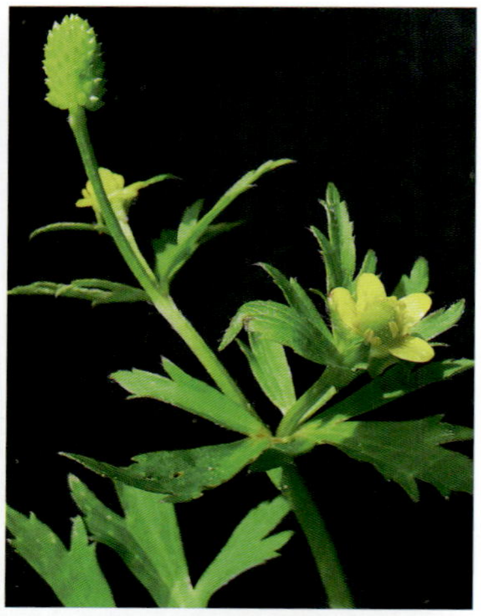

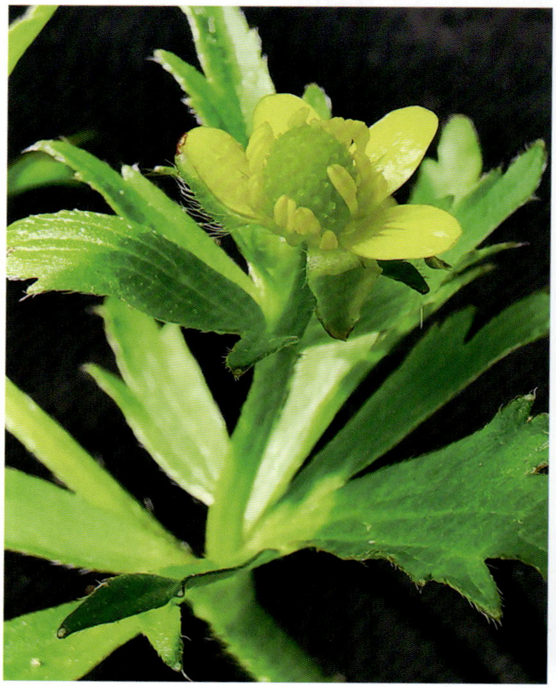

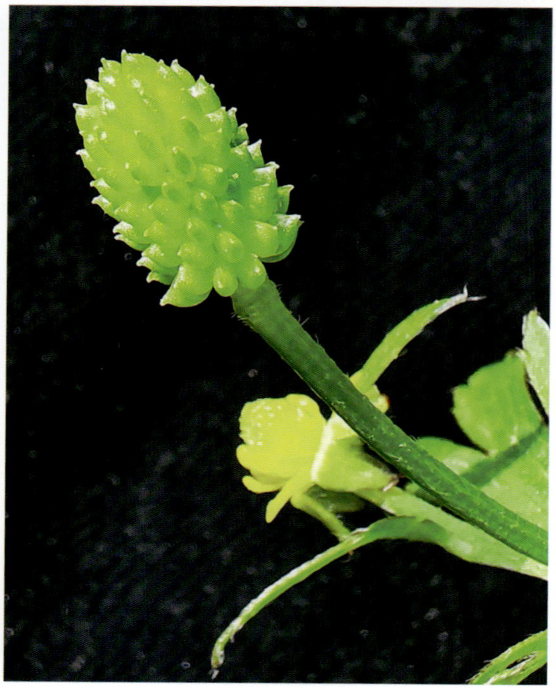

【基　　原】毛茛科毛茛属毛茛 *Ranunculus japonicus* Thunb.

【别　　名】鱼疔草、鸭脚板、野（毛）芹菜、山辣椒、起泡菜、烂肺草。

【形态特征】多年生草本。**根：**须根多数。**茎：**根状茎短；地上茎直立，茎和叶柄具伸展的淡黄色柔毛。**叶：**叶轮廓宽卵形，基部心形或截形，3深裂；中裂片倒卵状楔形、宽卵圆形或菱形，3浅裂，边缘疏生锯齿；侧裂片歪卵形，不等2浅裂，边缘有尖齿；叶两面贴生柔毛；基生叶和茎下部叶具长柄，叶柄基部成鞘状；茎上部叶少数，形似基生叶，柄短或近无，3全裂。**花：**聚伞花序具多花，疏散；花梗贴生柔毛；萼片椭圆形，生白柔毛；花瓣5，鲜黄色，倒卵状圆形，花托短小，无毛。**果：**聚合果近球形；瘦果倒卵形，两侧扁平或微凸。花果期4—9月。

【生境分布】生于田野、路边、沟边、山坡湿草地。除西藏外，分布于全国各地。

【药用部位（药材名称）及采收加工】全草及根（毛茛）。夏秋季采收，切段，鲜用或晒干。

【临床应用】辛，温，有毒；归肝、胆、心、胃经。退黄，定喘，截疟，镇痛，消翳。用于黄疸，哮喘，疟疾，偏头痛，牙痛，鹤膝风，风湿关节痛，目生翳膜，瘰疬，痈疮肿毒。

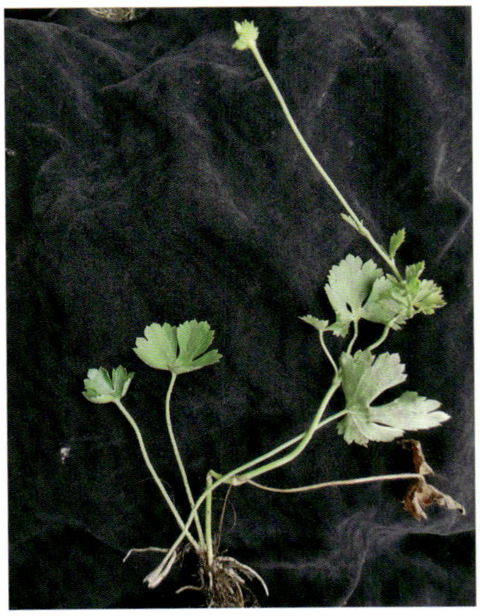

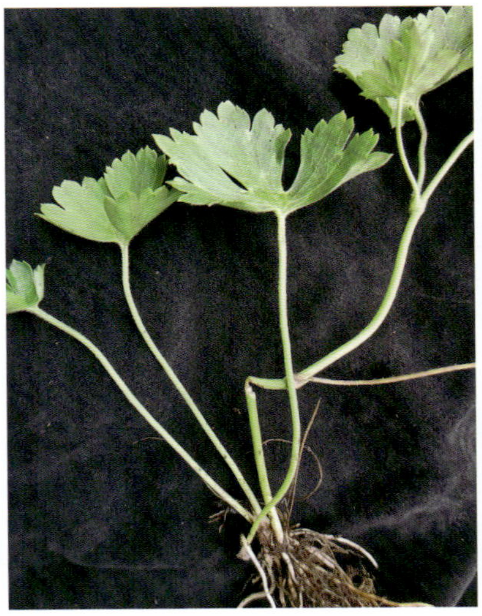

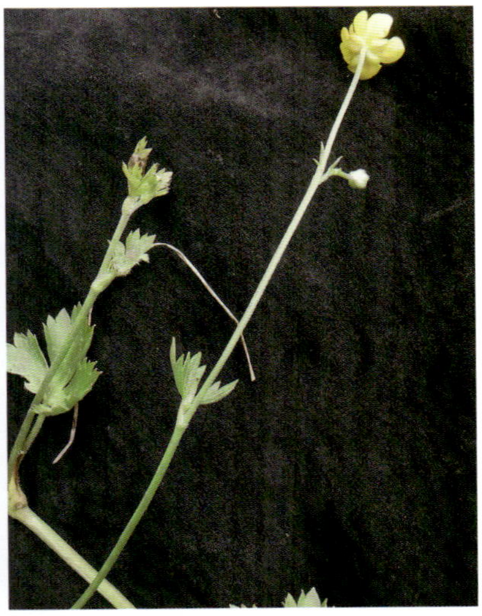

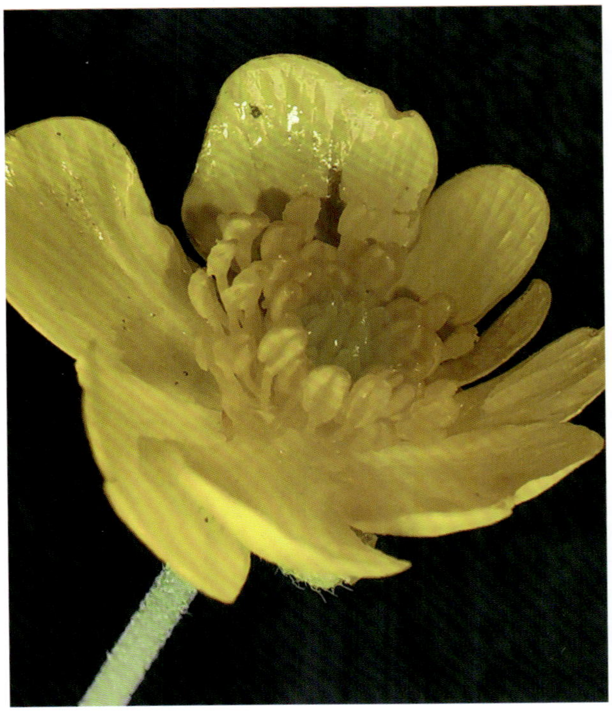

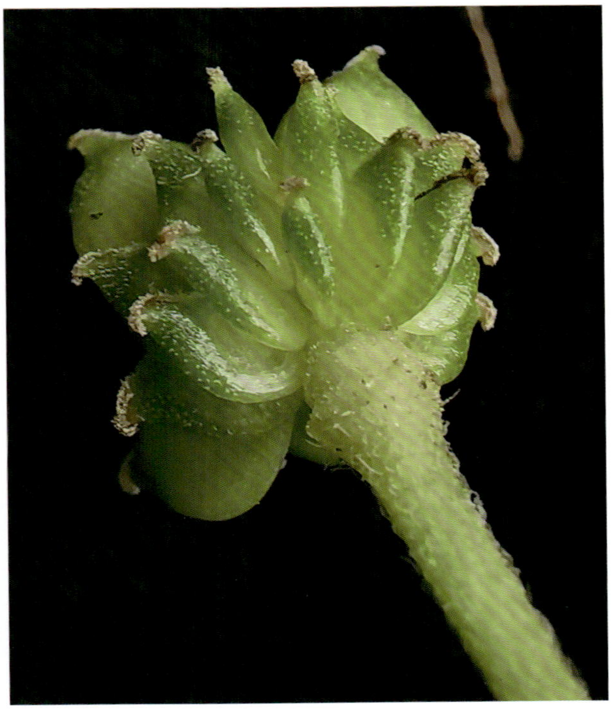

石龙芮

【基　　原】毛茛科毛茛属石龙芮 *Ranunculus sceleratus* L.

【别　　名】鬼见愁、野堇菜、黄花菜、鸡脚爬草、小水杨梅、清香草等。

【形态特征】1年生草本。根：须根多数。茎：茎直立，上部多分枝，具节，下部节上有时生根，光滑无毛或疏生柔毛。叶：基生叶多数，叶片肾状圆形，基部心形，先端3深裂；叶柄长，近无毛；茎生叶多数，下部叶与基生叶相似，上部叶较小，基部扩大成膜质宽鞘抱茎，裂片披针形至线形。花：聚伞花序多花；萼片椭圆形，外面有短柔毛；花瓣5，倒卵形，基部有短爪；雄蕊10多枚，花药卵形。果：聚合果长圆形；瘦果极多数，紧密排列，倒卵球形，稍扁。花果期5—8月。

【生境分布】生于沟边、湿草、水塘等处。分布于全国各地。

【药用部位（药材名称）及采收加工】全草（石龙芮）、果实（石龙芮子）。石龙芮：夏季采收，洗净，鲜用或晒干。石龙芮子：夏季采收，除去杂质，晒干。

【临床应用】石龙芮：苦、辛，寒，有毒；归心、肺经。清热解毒，消肿散结，止痛，截疟。用于痈疖肿毒，毒蛇咬伤，痰核瘰疬，风湿关节肿痛，牙痛，疟疾。石龙芮子：苦，平；归心经。和胃，益肾，明目，祛风湿。用于心腹烦满，肾虚遗精，阳痿阴冷，不育无子，风寒湿痹。

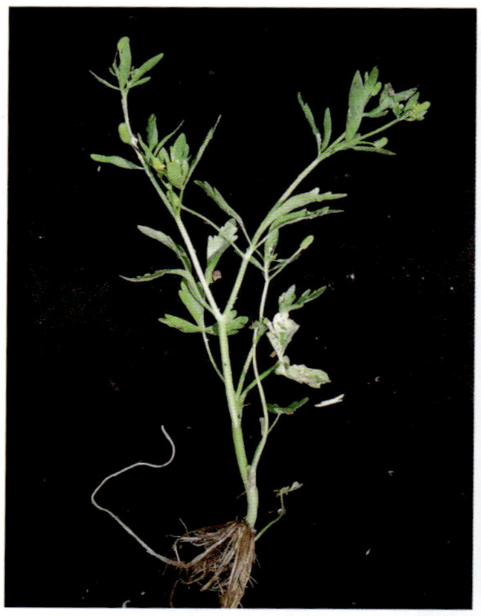
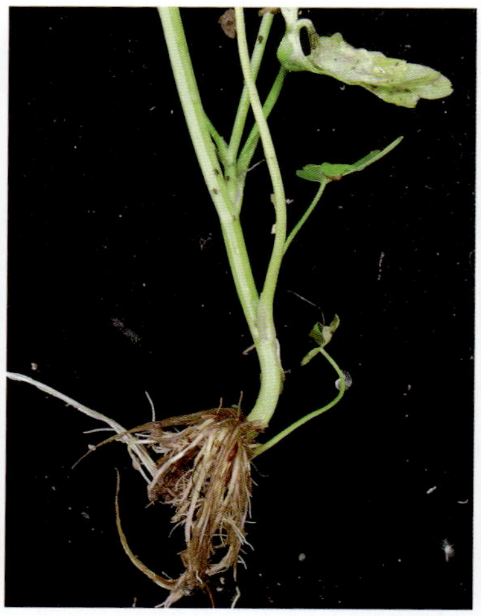
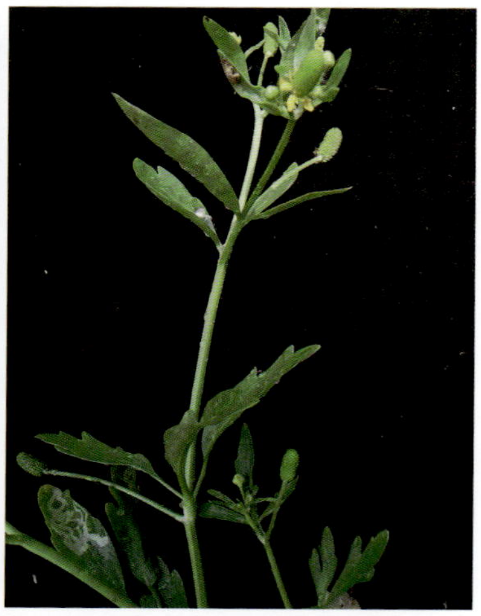
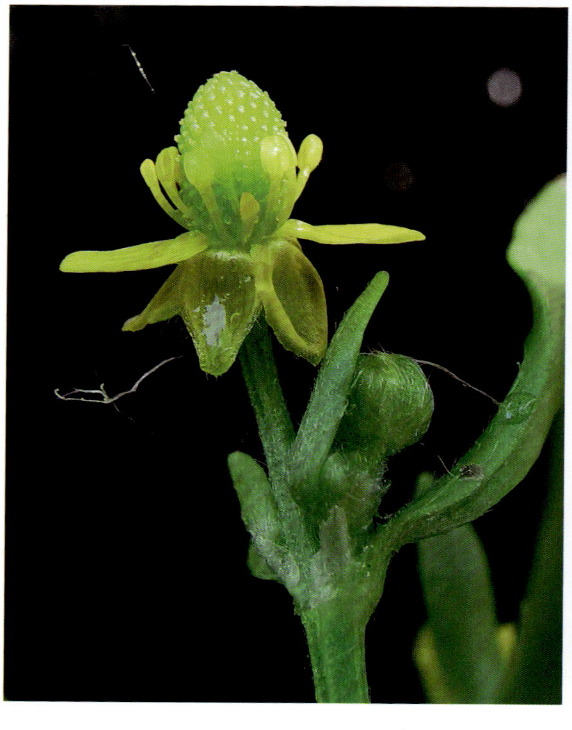
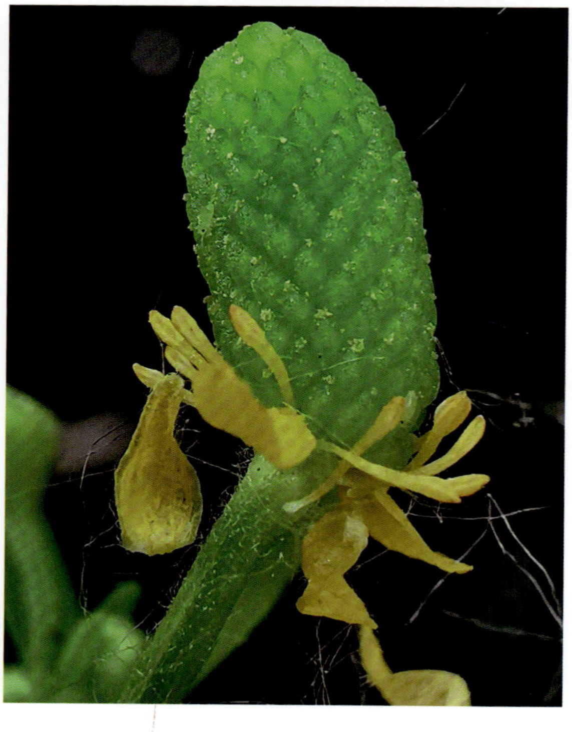

瓣蕊唐松草

【基　　原】毛茛科唐松草属瓣蕊唐松草 *Thalictrum petaloideum* L.

【别　　名】（花、肾叶）唐松草、马尾黄连。

【形态特征】多年生草本。**根：**须根多数，细长，暗褐色。**茎：**根茎白色，细长；地上茎直立，上部分枝。**叶：**叶互生；叶为3～4回3出复叶或羽状复叶，叶柄基部有鞘。**花：**聚伞花序伞房状，花两性；萼片4，白色，卵形；雄蕊多数，花丝上部比花药宽，基部变狭窄；花药狭长圆形；花柱短，柱头椭圆形。**果：**瘦果卵状椭圆形，有纵棱，宿存花柱呈嘴状。花果期6—9月。

【生境分布】生于山坡草地。分布于我国华北、西北及四川等地。

【药用部位（药材名称）及采收加工】根及根茎（瓣蕊唐松草、花唐松草）。夏秋季采挖，除去茎叶和泥沙，切段，晒干。

【临床应用】苦，寒。清热解毒，健胃消食，清肝明目，燥湿。用于胃痛，湿热泻痢，消化不良，黄疸，肺热咳嗽，目赤肿痛，结膜炎，小儿热症及痘疹不出，痈肿疮疖。

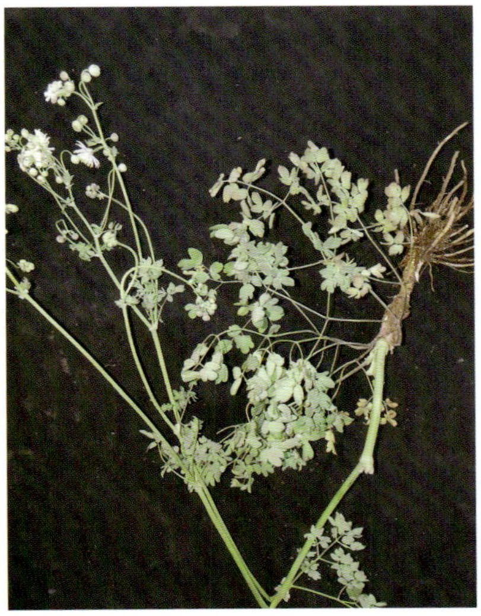
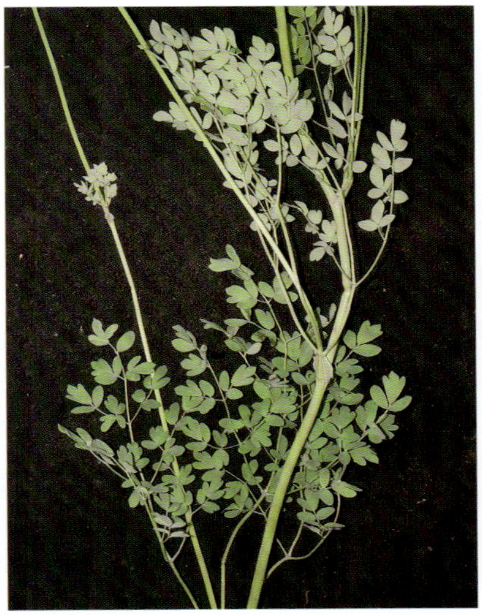
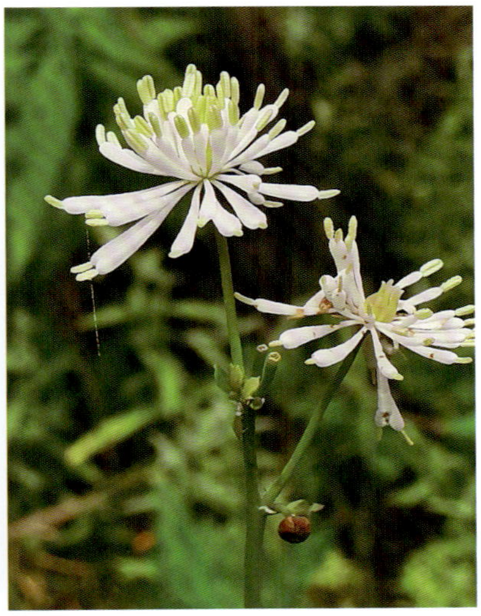
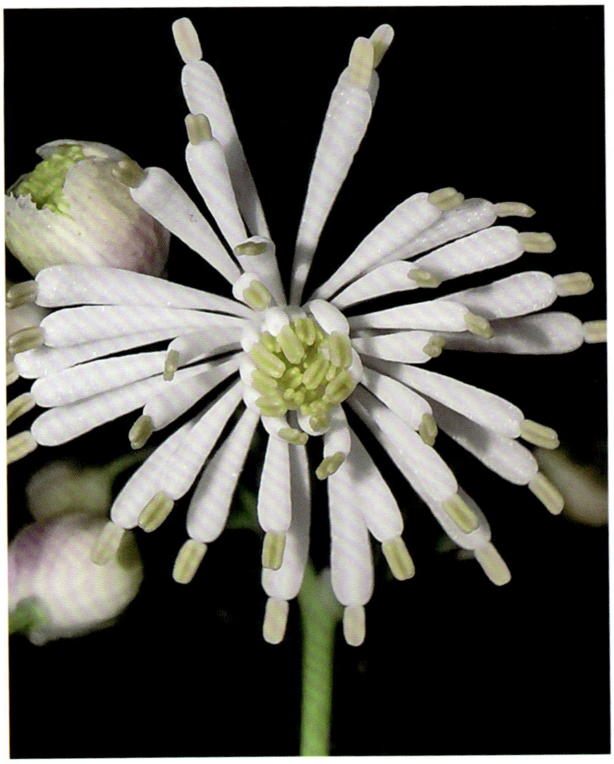
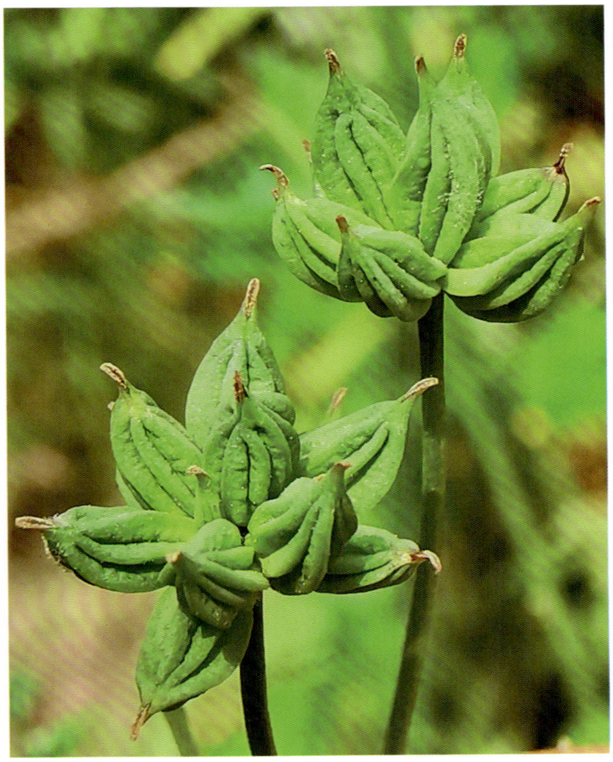

贝加尔唐松草

【基　　原】毛茛科唐松草属贝加尔唐松草 *Thalictrum baicalense* Turcz.

【别　　名】球果白蓬草。

【形态特征】多年生草本。**根：**根细长，纤维状。**茎：**茎直立，有条纹，上部分枝。**叶：**叶互生；叶柄基都有狭鞘，托叶狭；叶为 3 回 3 出复叶，顶生小叶宽菱形、扁菱形或菱状宽倒卵形，基部宽楔形或近圆形，3 浅裂，裂片有圆齿。**花：**聚伞花序近圆锥状；萼片 4，花瓣状，椭圆形或卵形，绿白色，早落；花瓣无；雄蕊 10 ～ 20，花丝细长，上部粗，下部渐成丝状，花药黄色，长圆形；花柱短，柱头椭圆形。**果：**瘦果卵球形或倒卵形，有纵棱。花果期 5—7 月。

【生境分布】生于山坡、山地林下。分布于我国东北、西北及河北、山西、河南、西藏等地。

【药用部位（药材名称）及采收加工】根及根茎（马尾连）。9—11 月或次年 1—2 月采挖，除去泥沙，剪去苗茎，晒至八成干，搓去外层棕色栓皮，再晒干。

【临床应用】苦，寒；归心、肝、大肠经。清热燥湿，泻火解毒。用于湿热泻痢，黄疸，疮疡肿毒，目赤肿痛，感冒发热，癌肿。

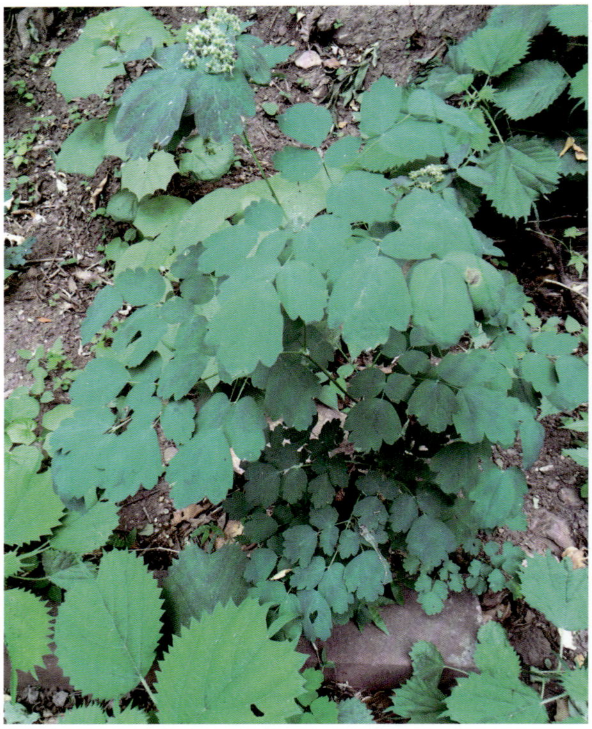

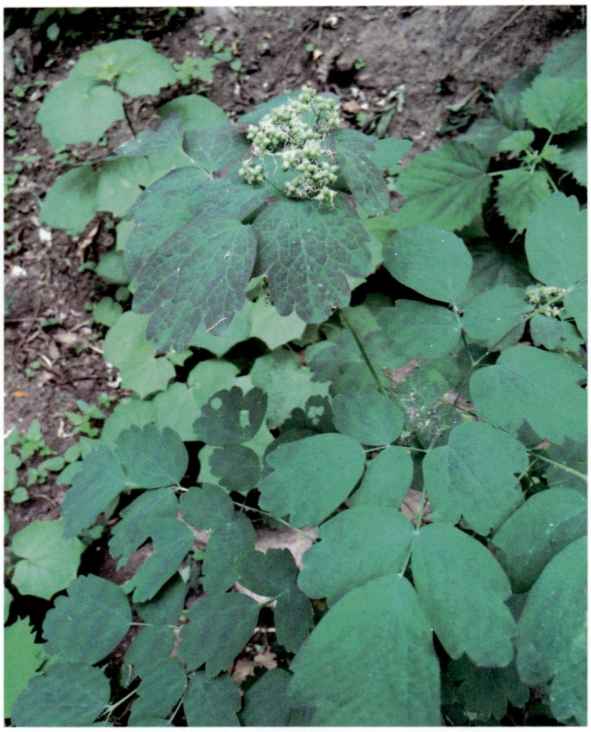

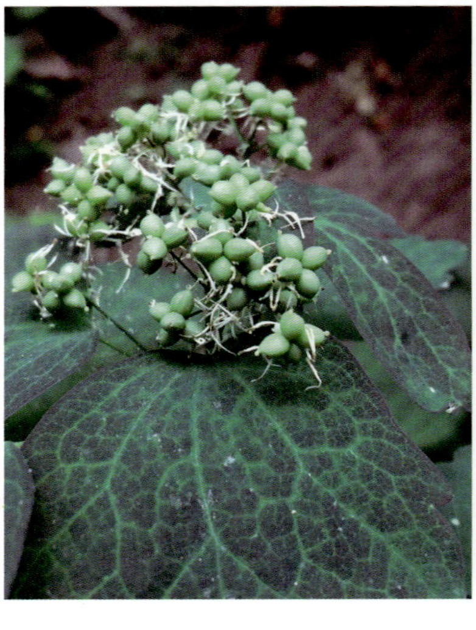

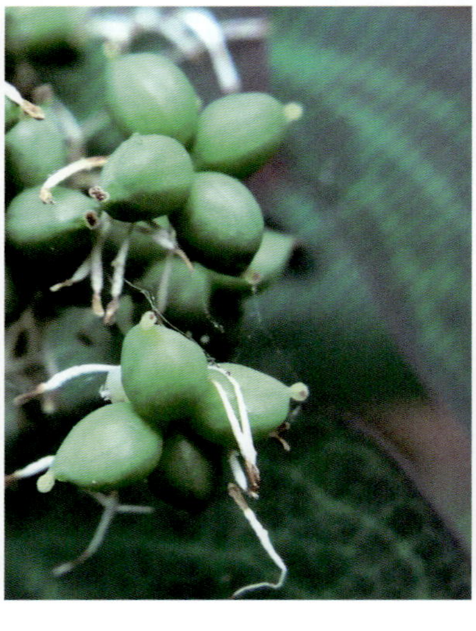

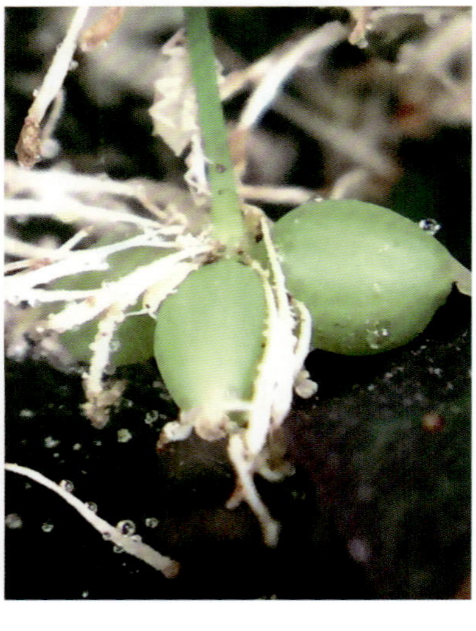

长柄唐松草

【基　　原】毛茛科唐松草属长柄唐松草 *Thalictrum przewalskii* Maxim.

【别　　名】拟散花唐松草。

【形态特征】多年生草本。茎：茎常具分枝。叶：茎基部叶花期枯萎；茎下部叶为 4 回 3 出复叶，小叶薄草质，顶生小叶卵形、菱状椭圆形、倒卵形或近圆形，顶端钝或圆形，基部圆形、浅心形或宽楔形，3 裂常达中部，有粗齿，背面脉稍隆起，有短毛；叶柄基部具鞘。花：圆锥花序多分枝，花梗长 3 ～ 5 mm；萼片白色或稍带黄绿色，狭卵形；雄蕊多数，花药长卵形，长约 0.8 mm，比花丝宽，花丝白色，上部线状倒披针形，下部丝形；心皮 4 ～ 9，有子房柄，花柱与子房等长。果：瘦果扁平，斜倒卵形，两端尖狭，先端具长喙，基部具长柄，有 4 条纵肋。花果期 6—9 月。

【生境分布】生于山地灌丛、林下、草坡等处。分布于我国西北、华北及西藏、四川、湖北、河南等地。

【药用部位（药材名称）及采收加工】根及根茎（青海马尾连）。全年可采，洗净泥土，晒干。

【临床应用】苦，寒；归肝、大肠经。清热燥湿，泻炎解毒。用于痢疾，肠炎，黄疸，肝炎，目赤肿痛。

【备　　注】《青海高原植物图鉴》：花和果可治肝炎、肝肿大等症。《秦岭植物志》：根有祛风之效。

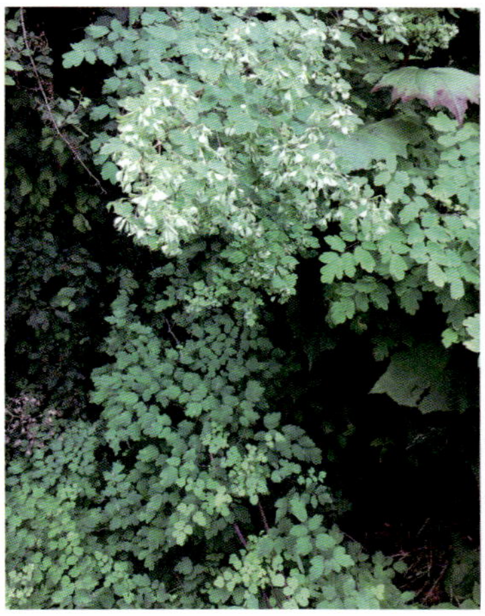

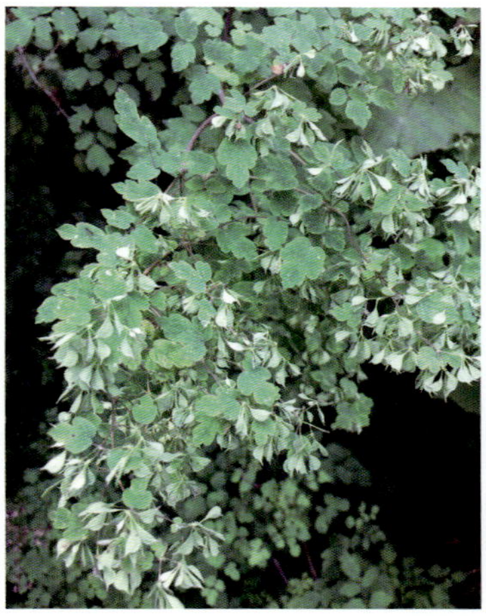

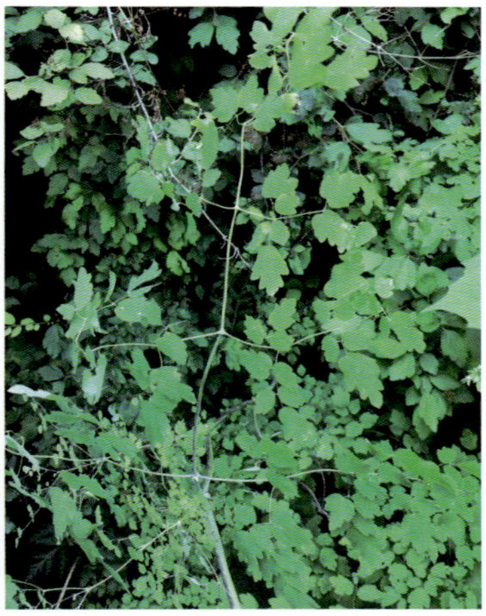

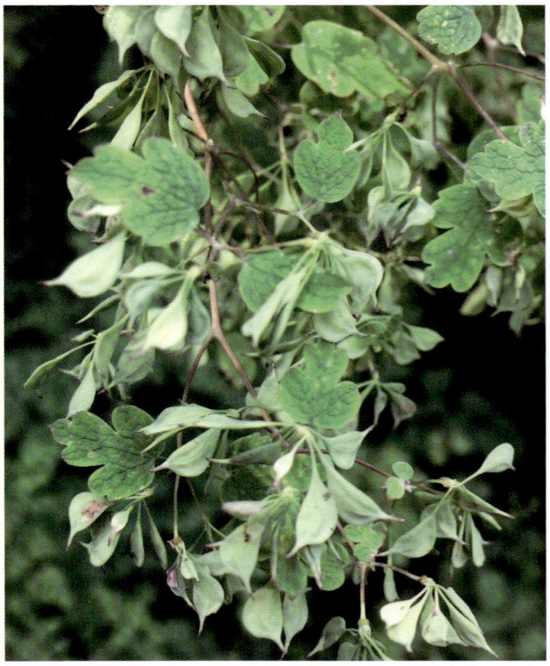

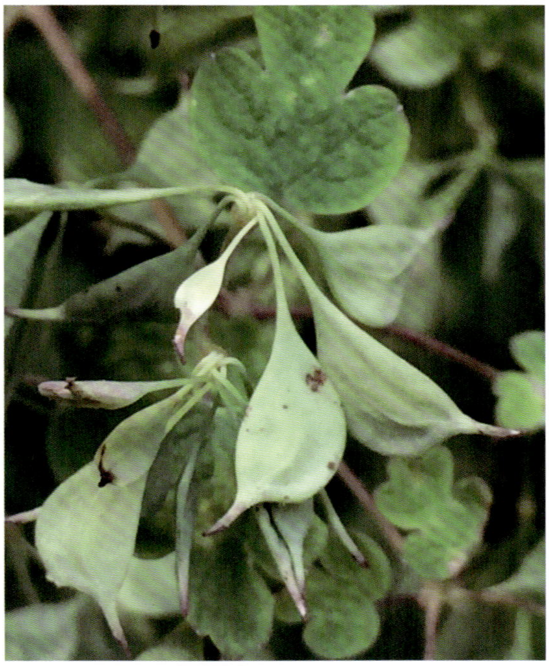

东亚唐松草

【基　　原】毛茛科唐松草属东亚唐松草 *Thalictrum minus* L.var.*hypoleucum* (sieb.et Zucc.)Miq.

【别　　名】秋唐松草、童氏唐松草。

【形态特征】多年生草本。**根：**须根多数，灰褐色。**茎：**根状茎粗壮；地上茎直立，有纵沟，有分枝。**叶：**叶互生；叶柄长，基部有狭鞘；茎中部叶为 3 ～ 4 回 3 出羽状复叶，小叶倒卵形、宽倒卵形或近圆形，先端 3 浅裂或 5 裂齿，上面暗绿色，下面苍白绿色。**花：**圆锥花序；花小黄色，萼片 4 狭卵形，黄绿色，早落，花瓣无；雄蕊多数，花丝丝状，花药先端有短尖头。**果：**瘦果纺锤形，略弯曲，表面有肋纹，果喙先端弯曲。花果期 6—9 月。

【生境分布】生于丘陵、山地林边、山谷沟边。分布于我国东北、华北、华中、华东及陕西、广东、四川、贵州等地。

【药用部位（药材名称）及采收加工】根及根茎（烟锅草）。夏秋间采挖，洗净，晒干。

【临床应用】苦，寒；有小毒。清热解毒，燥湿。用于百日咳，痈疮肿毒，牙痛，湿疹。

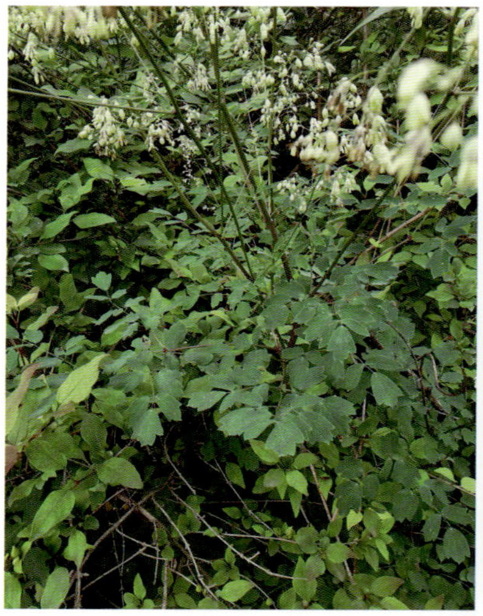
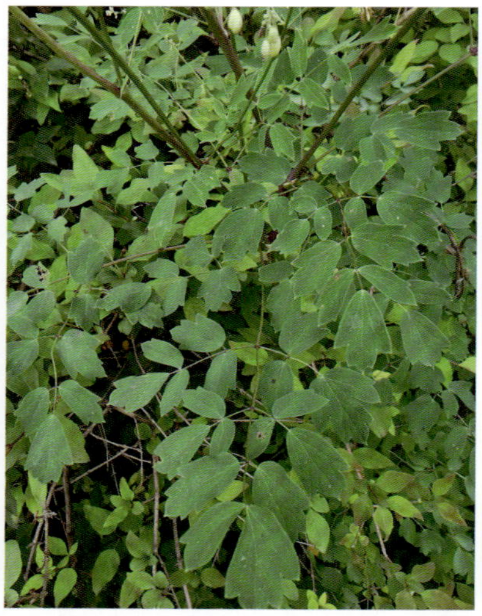
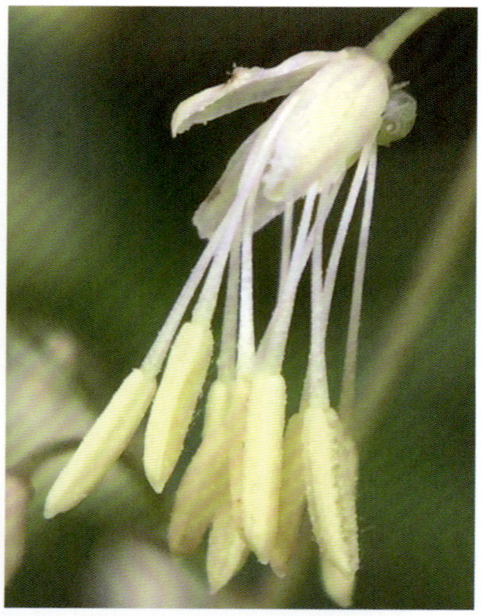
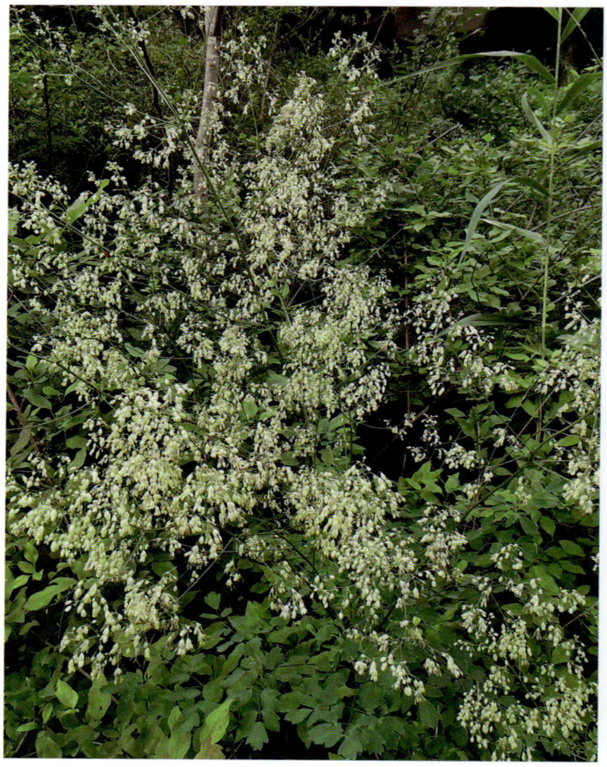
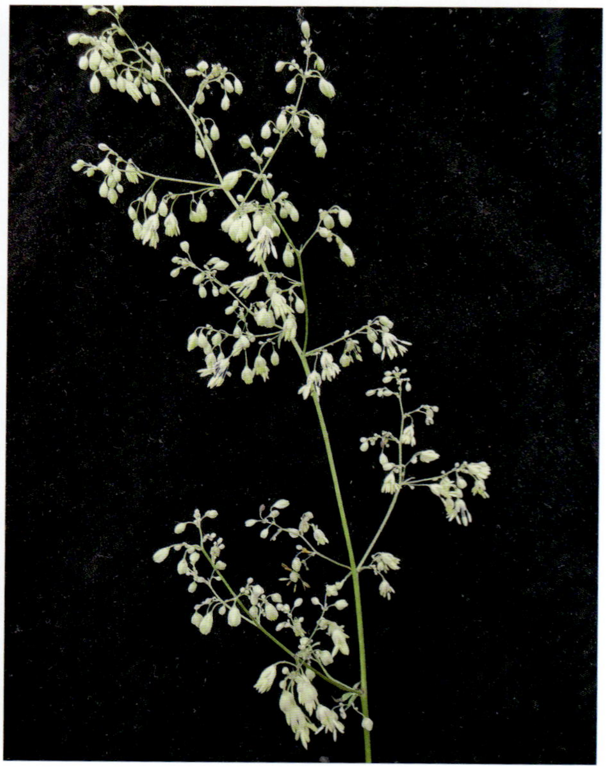

唐松草

【基　　原】毛茛科唐松草属唐松草 *Thalictrum aquilegifolium* L.var.*sibiricum Regel* et Tiling

【别　　名】草（土）黄连、马尾连、(翼果)白蓬草。

【形态特征】多年生草本。根：须根多数，棕褐色，束状。茎：茎粗壮，有条纹，具分枝。叶：基生叶花期枯萎；茎生叶为 3 ～ 4 回 3 出复叶，顶生小叶倒卵形或扁圆形，顶端圆或微钝，基部圆楔形或不明显心形，3 浅裂，裂片全缘或有齿；叶柄鞘状，托叶膜质。花：聚伞花序伞房状，有多数密集的花；萼片 4，白色或外面带紫色，宽椭圆形，早落；雄蕊多数，花药长圆形，顶端钝，上部倒披针形，比花药宽或稍窄，下部丝形；花柱短，柱头侧生。果：瘦果倒卵形，有 4 条纵翅，基部渐狭，顶端有斜生的喙。花果期 6—9 月。

【生境分布】生于草原、山地林边、林中。分布于我国东北、华北及山东、浙江等地。

【药用部位(药材名称)及采收加工】根及根茎(唐松草)。春秋季采挖，除去地上茎叶和泥土，晒干。

【临床应用】苦，寒；归心、肝、大肠经。清热泻火，燥湿解毒。用于热病心烦，湿热泻痢，肺热咳嗽，目赤肿痛，痈肿疮疖。

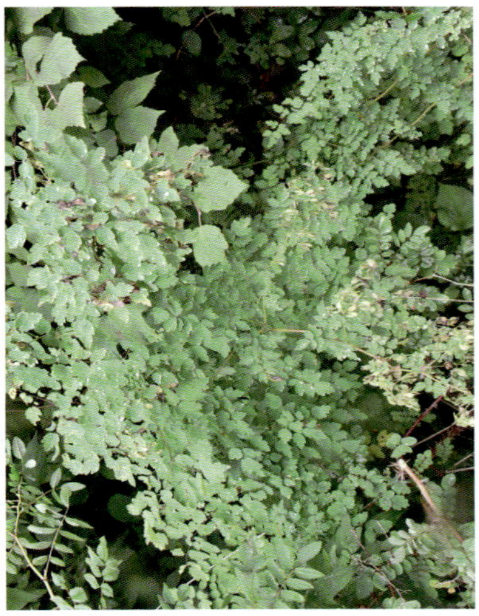
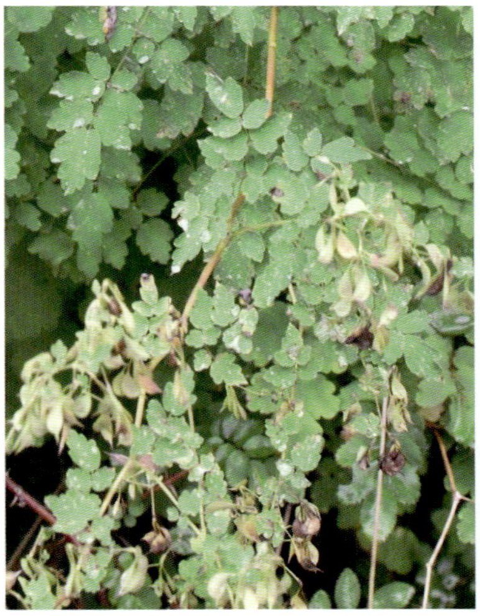
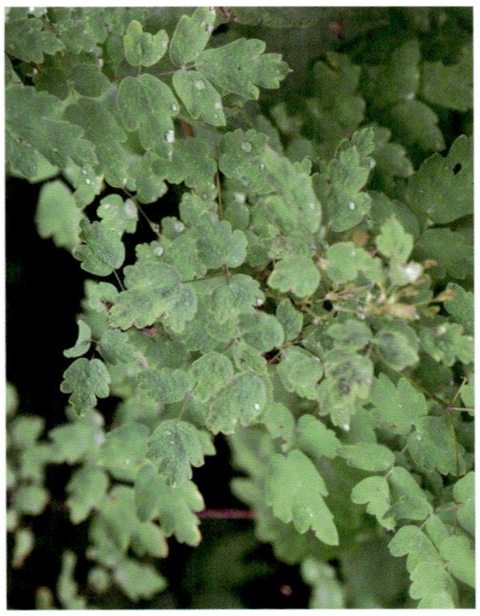
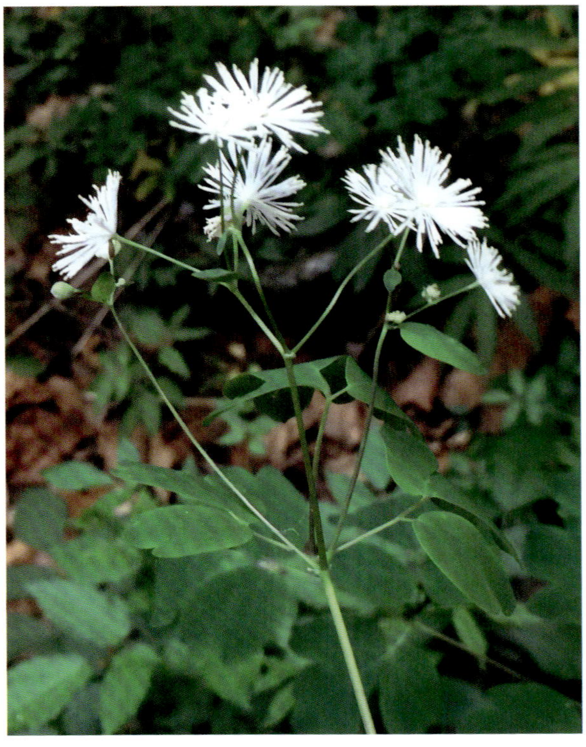
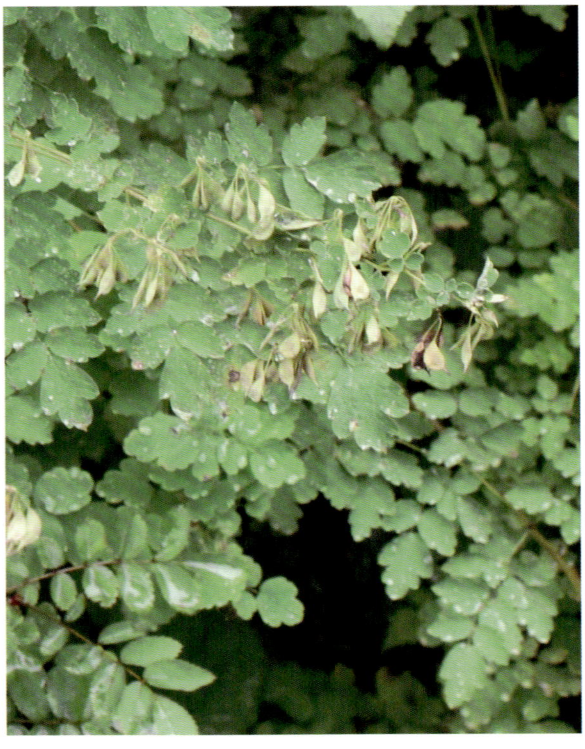

阿尔泰银莲花

【基　　原】毛茛科银莲花属阿尔泰银莲花 *Anemone altaica* Fisch.

【别　　名】穿骨七、玄参、九节菖蒲。

【形态特征】多年生草本。**茎：**根状茎横走，粗约 4 mm，节间长 3 ～ 5 mm。**叶：**基生叶 1 或无，叶柄长；叶片轮廓宽卵形，3 全裂，均具柄；中裂片具柄，再 3 裂，裂片边缘有缺刻状齿；侧裂片不等 2 全裂，两面近无毛。**花：**苞片 3，具柄，苞片宽菱形或宽卵形，基部浅心形，3 全裂，中裂片狭菱形，3 浅裂，中部以上边缘具不整齐锯齿，侧裂片 2 浅裂；花梗 1，长 2.5 ～ 4 cm，具近贴伏的柔毛；萼片 8 ～ 9，白色，倒卵状长圆形或长圆形，顶端圆形，无毛；花丝丝状；子房密被柔毛，花柱短，柱头小。**果：**瘦果卵球形，有柔毛。花果期 3—6 月。

【生境分布】生于山谷林下，灌丛、沟边等处。分布于湖北、河南、陕西、山西等地。

【药用部位（药材名称）及采收加工】根茎（九节菖蒲）。5—6 月采挖，除去泥沙，晒干后搓去须根。

【临床应用】辛，温；归心、肝、脾经。化痰开窍，安神，宣湿醒脾，解毒；用于热病神昏，癫痫，气闭耳聋，多梦健忘，胸闷腹胀，食欲不振，风湿痹痛，痈疽，疥癣。

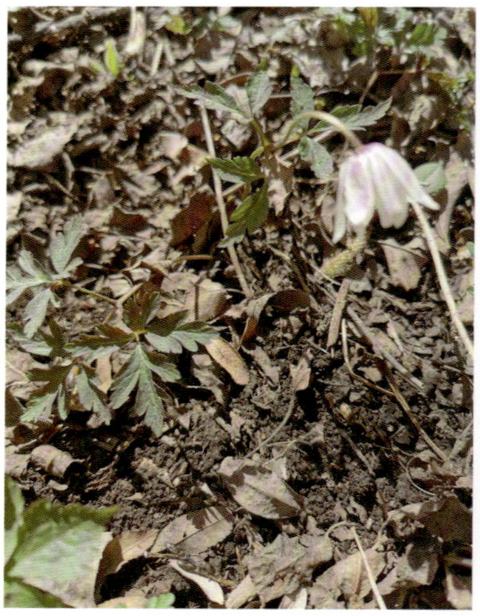

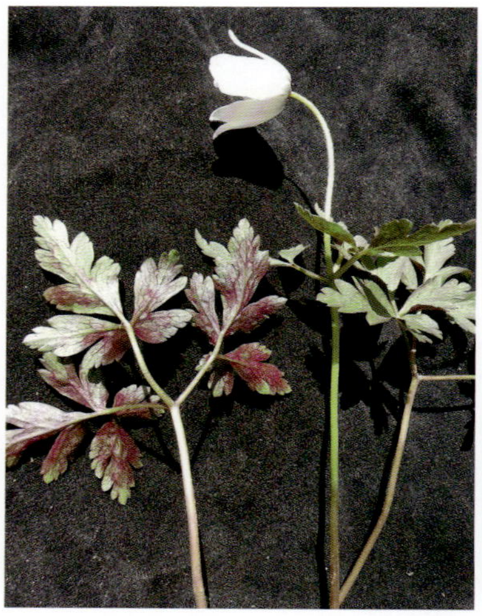

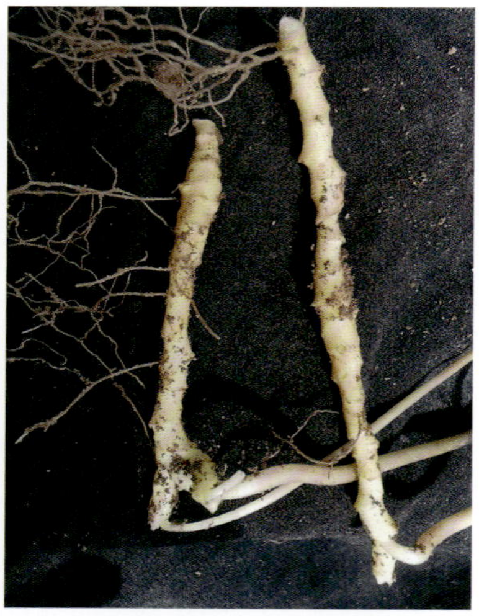

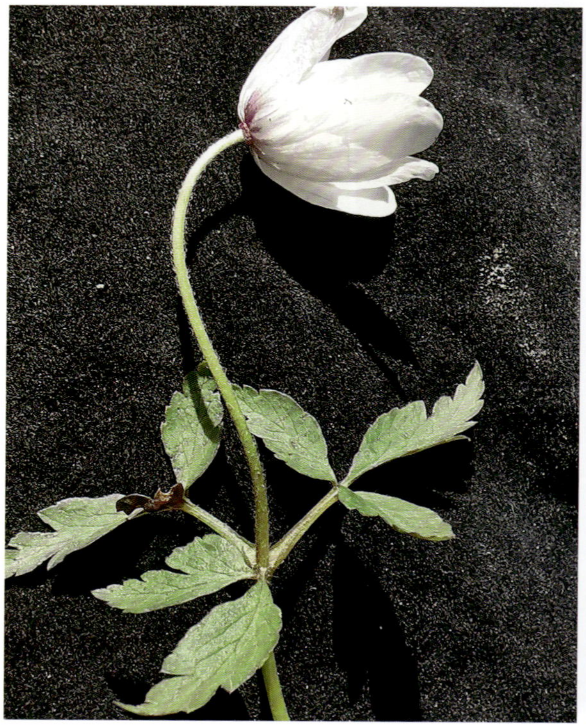

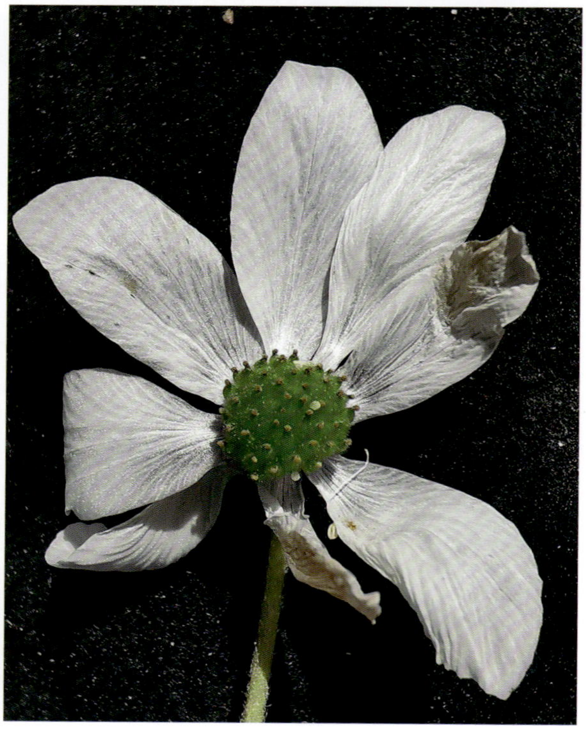

【基　　原】毛茛科银莲花属大火草 *Anemone tomentosa*（Maxim.）Pei

【别　　名】野棉花、大头翁、土白头翁。

【形态特征】多年生草本。**茎：**根状茎粗；全株被白色茸毛。**叶：**3 出复叶；基生叶具长柄，中央小叶卵圆形或不规则卵圆形，2 裂，各裂片又具浅裂，先端钝，基部楔形，边缘有锯齿，上面疏生硬白毛，下面密生白色茸毛；两侧小叶较小，基部斜；茎生叶每节 2 ～ 3，对生或轮生，形态似基生叶。**花：**花梗细长，被白色茸毛；花被片 5，倒卵形，先端圆、凹或凸，白色或带粉红色，背面被白色茸毛；雄蕊多数，无毛；雌蕊多数，头状，柱头倾斜，有毛。**果：**瘦果，密生长绵毛。花果期 7—11 月。

【生境分布】生于山地草坡、路边。分布于我国西北及四川、湖北、河南、山西、河北等地。

【药用部位（药材名称）及采收加工】根（大火草根）。春秋季采挖，去净茎叶，晒干。

【临床应用】苦，温，有小毒；归肺、大肠经。化痰，散瘀，消食化积，截疟，解毒，杀虫；用于劳伤咳喘，跌打损伤，小儿疳积，疟疾，疮疖痈疖，顽癣。

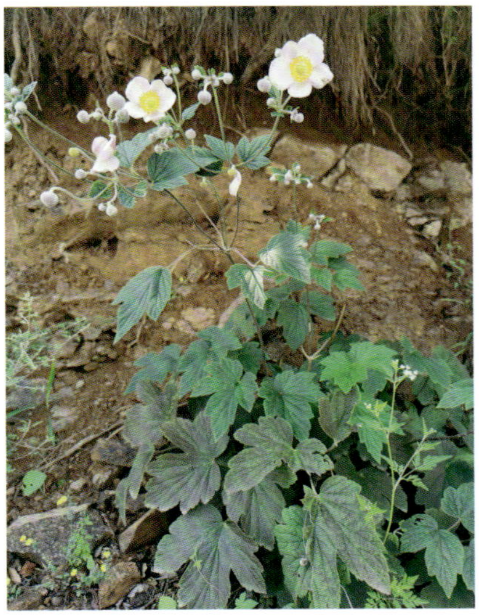
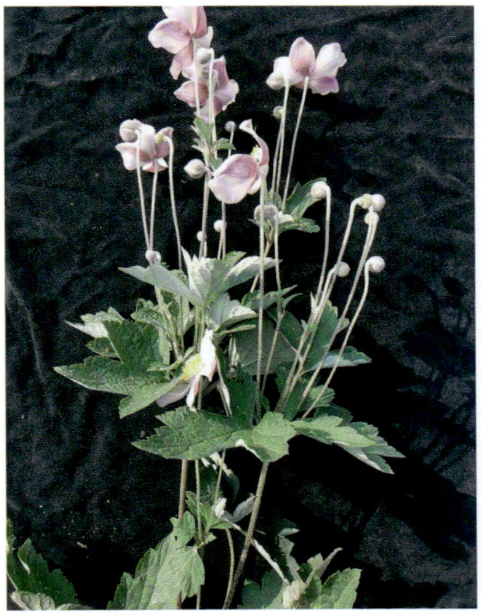
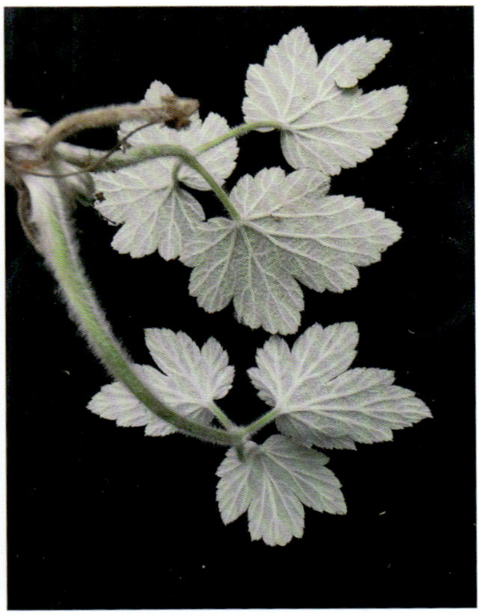
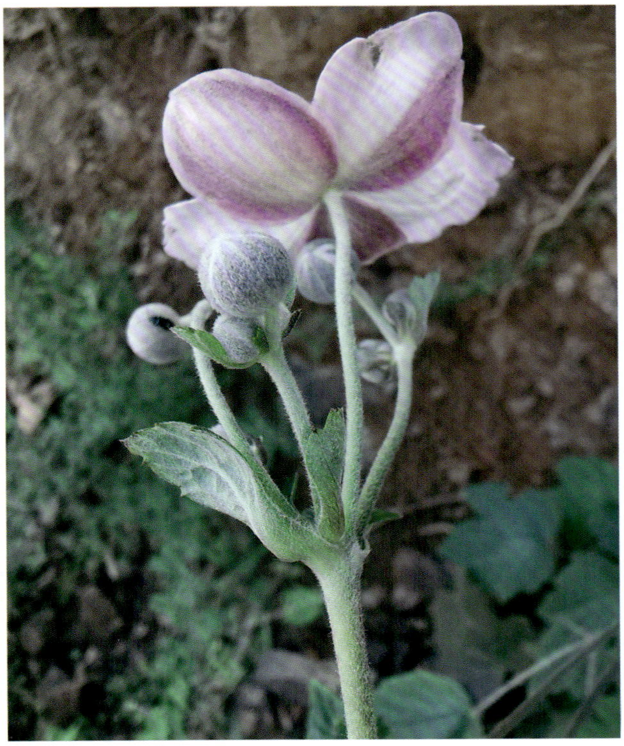
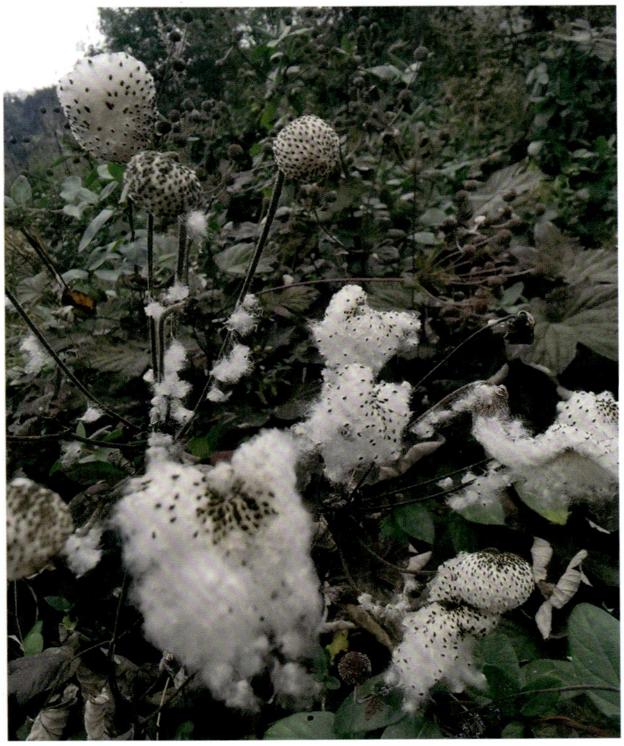

小花草玉梅

【基　　原】毛茛科银莲花属小花草玉梅 *Anemone rivularis* Buch.–Ham.var.*barbulata* Turcz.

【别　　名】河岸银莲花。

【形态特征】多年生草本。**根：** 根直伸，粗壮，圆锥形，棕褐色。**茎：** 茎直立，粗壮。**叶：** 基生叶有长柄，叶轮廓肾状五角形，基部心形，3 全裂，中裂片再 3 裂，两侧裂片再 2 裂，小裂片边缘有锐齿。**花：** 花葶粗壮；总苞 3 个，轮生，有柄，3～5 深裂或再裂，边缘有疏或密的锯齿；花较小，两性，白色，排列为聚伞花序；每一花梗上有苞片 2 个，披针状线形；萼片 5，狭椭圆形或倒卵状狭椭圆形；花柱外弯或拳卷。**果：** 瘦果，有长尾。花果期 5—9 月。

【生境分布】生于沟旁、湿润草地。分布于我国西北、华北及四川等地。

【药用部位（药材名称）及采收加工】根或全草（小花草玉梅）。夏秋季采收，洗净，晒干。

【临床应用】辛、微苦，有毒；消食截疟，消炎散肿。

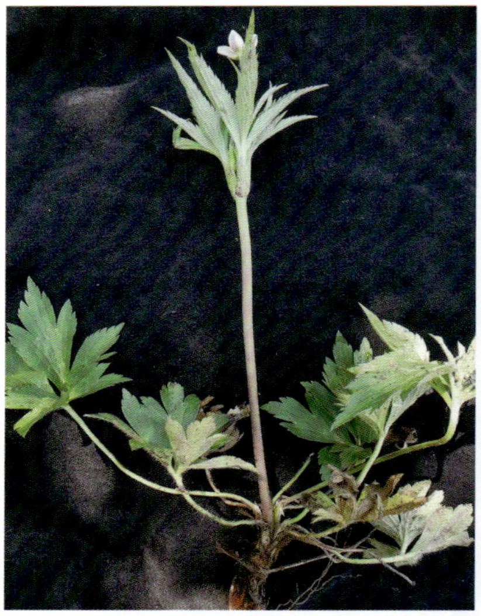

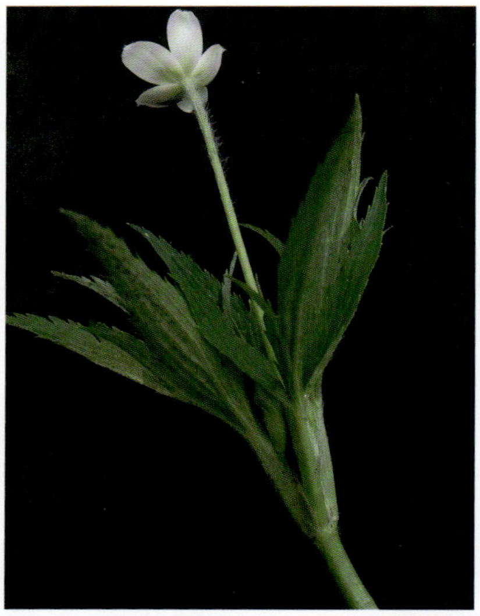

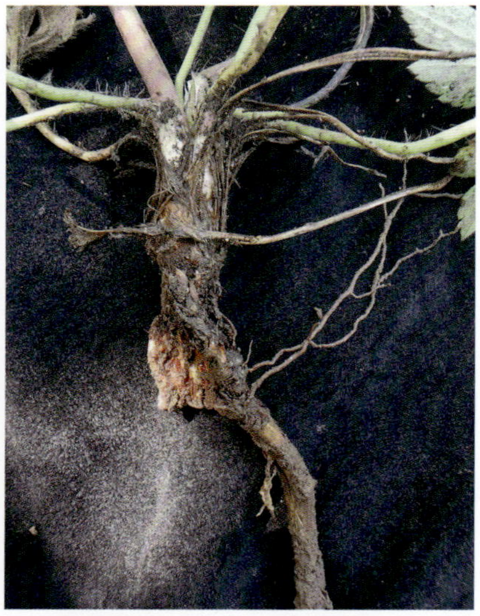

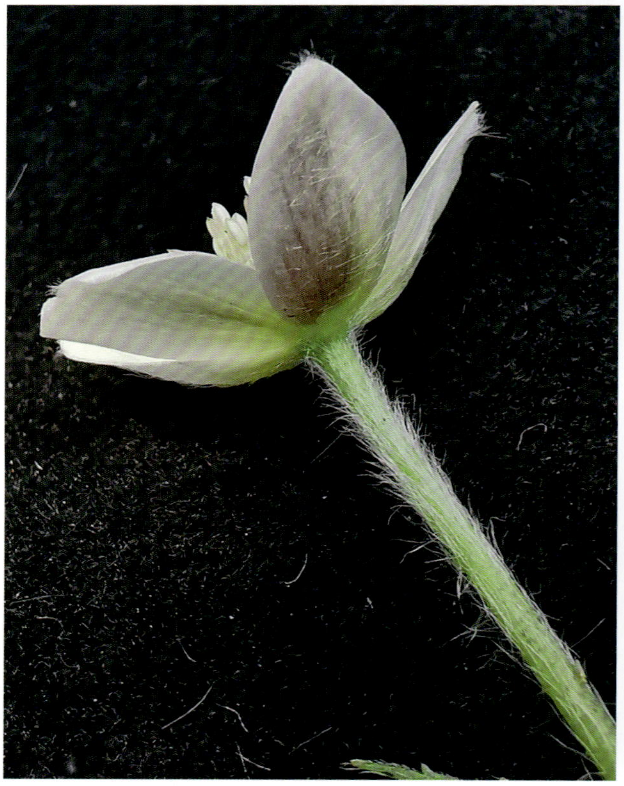

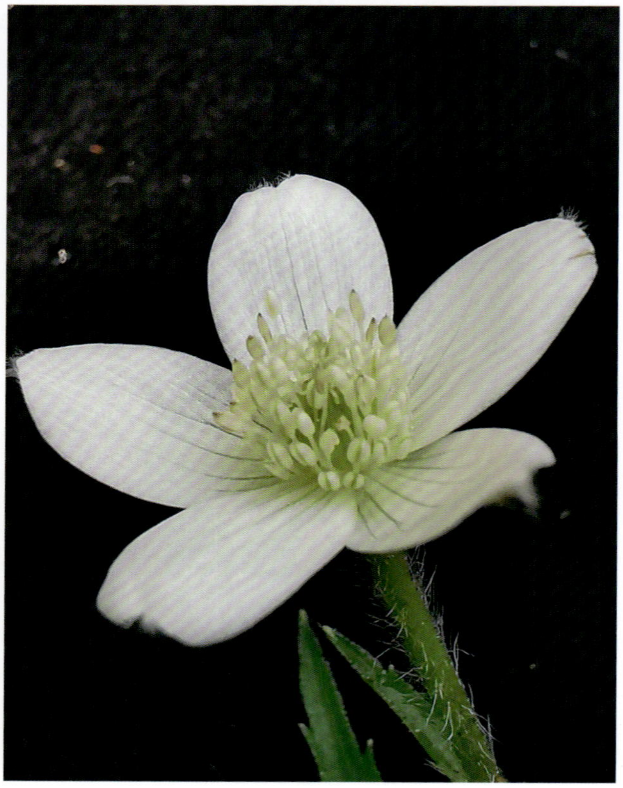

白头翁

【基　　原】毛茛科白头翁属白头翁 *Pulsatilla chinensis*（Bge.）Regel

【别　　名】毛姑朵花、老姑草、老翁花、白头公（草）、老冠（观）花、猫爪子花、头痛棵等。

【形态特征】多年生草本。根：主根粗壮，圆锥形。叶：叶基生，叶柄密被长柔毛，叶轮廓宽卵形，3 深裂，叶背面具长柔毛。花：花葶 1 ～ 2，具柔毛；苞片 3，密被长柔毛；花两性，单生，直立；萼片 6，排成 2 轮，紫红色至蓝紫色，长圆状卵形，背面具密柔毛；花瓣无，雄蕊多数。果：瘦果，扁纺锤形，被长柔毛，顶部有羽毛状宿存花柱。花果期 4—7 月。

【生境分布】生于山坡、平地、干旱草地、林边等处。分布于我国华北、东北、西北及江苏、安徽、山东、河南、湖北、四川等地。

【药用部位（药材名称）及采收加工】根（白头翁）、花（白头翁花）、地上部分（白头翁茎叶）。白头翁：春秋季采挖，除去泥沙，晒干。白头翁花：4 月中旬花开时采摘，晒干。白头翁茎叶：7—10 月采收，切段，晒干。

【临床应用】白头翁：苦，寒；归胃、大肠经。清热解毒，凉血止痢；用于热毒血痢，阴痒带下。白头翁花：苦，寒；用于疟疾寒热，白秃头疮。白头翁茎叶：苦，寒。泻火解毒，止痛，利尿消肿；用于风火牙痛，四肢关节疼痛，秃疮，浮肿。

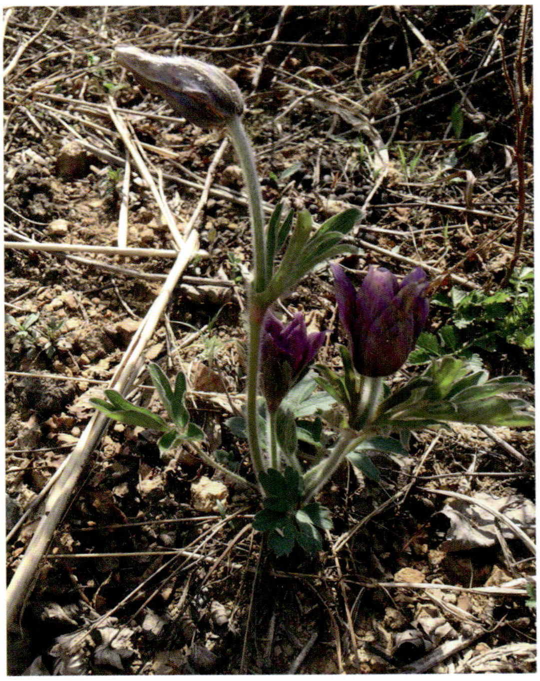
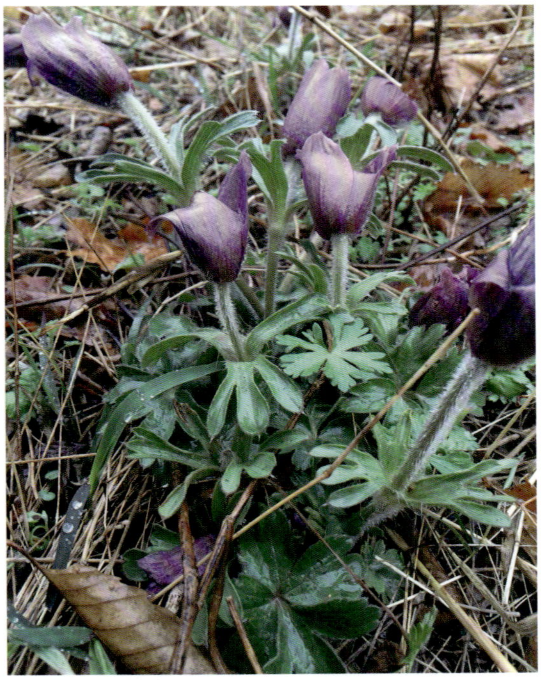
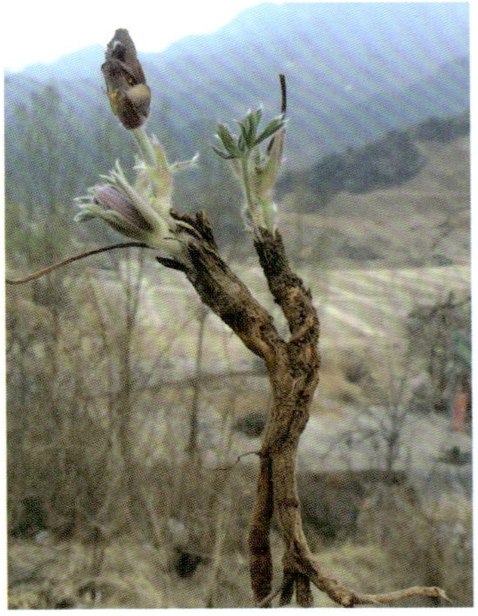
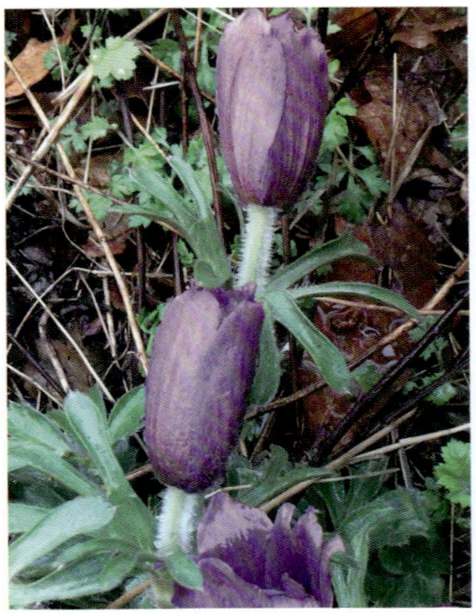
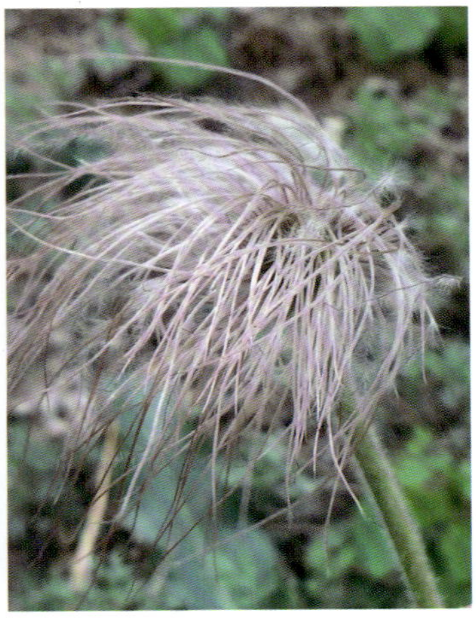

短柱侧金盏花

【基　　原】毛茛科侧金盏花属短柱侧金盏花 *Adonis davidii* Franchet

【别　　名】无。

【形态特征】多年生草本。**茎：**根状茎粗；茎常从下部分枝，基部有膜质鳞片。**叶：**茎下部叶有长柄，上部叶柄短或无；叶轮廓五角形或三角状卵形，3 全裂，裂片有或长或短的柄，2 回羽状全裂或深裂，末回裂片狭卵形，有锐齿。**花：**萼片 5 ～ 7，椭圆形，偶有缘毛；花瓣 7 ～ 10(14)，白色，偶带淡紫色，倒卵状长圆形或长圆形，顶端圆形或微尖；雄蕊与萼片近等长；心皮多数，子房卵形，有疏柔毛，花柱极短，柱头球形。**果：**瘦果倒卵形，疏被短柔毛，有短宿存花柱。花果期 4—10 月。

【生境分布】生于山地草坡、沟边、林边、林中。分布于我国西南及甘肃、陕西、山西等地。

【药用部位（药材名称）及采收加工】全草（短柱侧金盏花）。4 月间挖取带根全草，切段，晒干。

【临床应用】古今本草典籍未见记载。现代药理实验证明，全草具有强心作用。

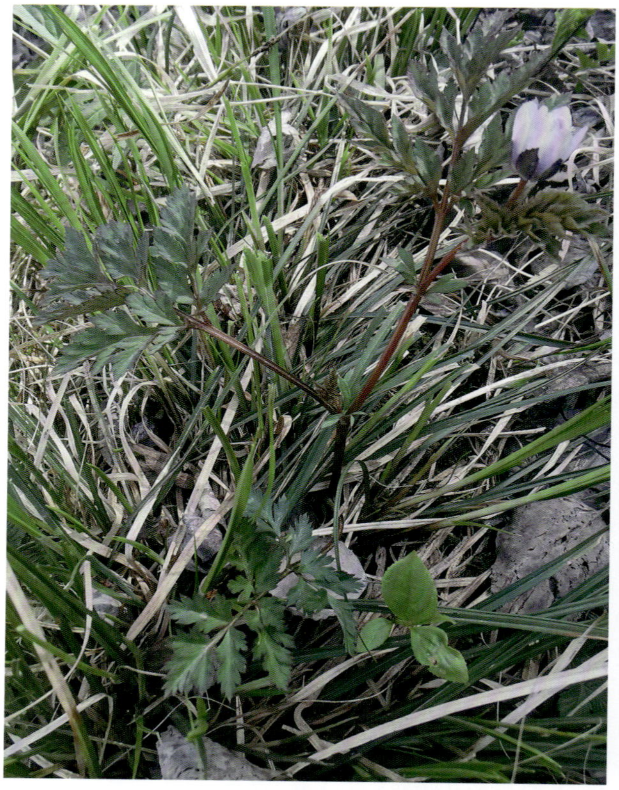

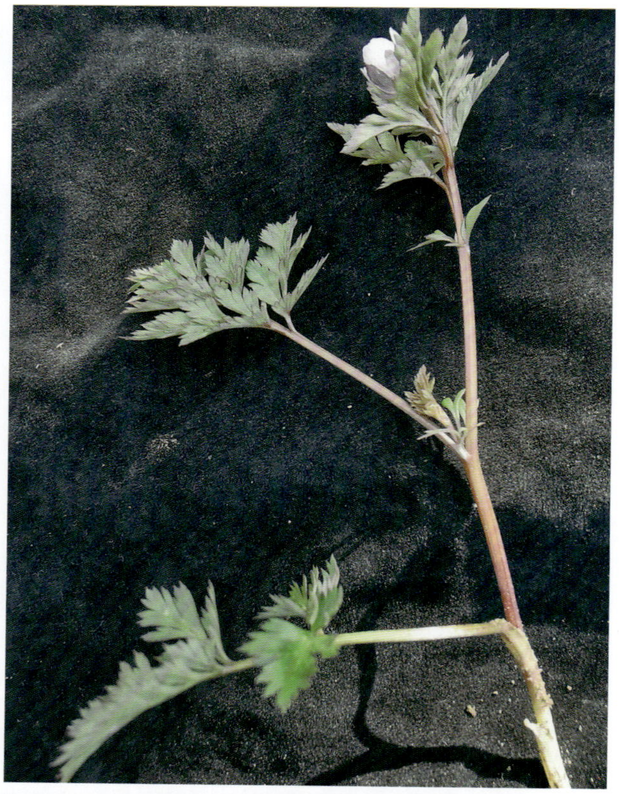

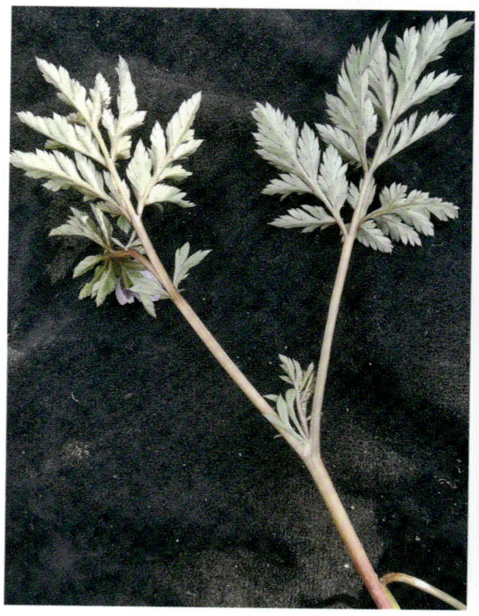

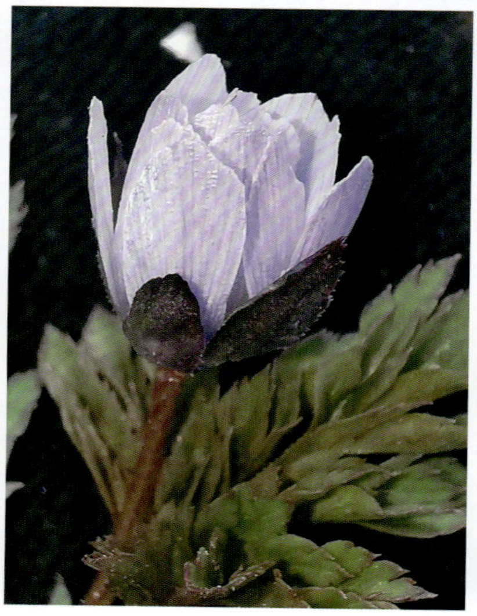

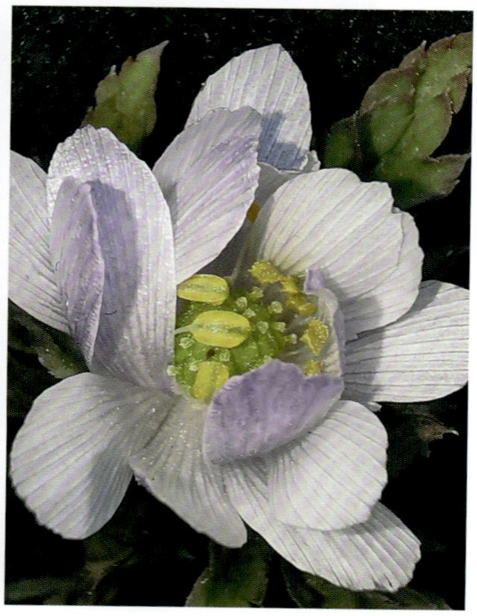

三叶木通

【基　　原】木通科木通属三叶木通 *Akebia trifoliata* subsp.trifoliata

【别　　名】香蜜果、中华圣（肾）果、阴阳果、猪腰子、八月炸（瓜、楂）、甜果木通、活血藤、八月瓜藤等。

【形态特征】落叶木质藤本。茎：藤茎灰褐色，有稀疏的皮孔及小疣点。叶：掌状复叶互生或在短枝上簇生；叶柄长 7 ～ 11 cm；小叶 3 片，卵形至阔卵形，先端通常钝或略凹入，具小凸尖，基部平截或圆形，边缘具波状齿或浅裂，上面深绿色，下面浅绿色；中央小叶柄长于侧生小叶柄。花：总状花序从短枝上簇生叶中抽出，下部有 1 ～ 2 朵雌花，以上约有 15 ～ 30 朵雄花；总花梗纤细；雄花花梗丝状，萼片 3，淡紫色，阔椭圆形或椭圆形，雄蕊 6；雌花花梗稍较雄花的粗，萼片 3，紫褐色，近圆形。果：果长圆形，长 6 ～ 8 cm，直径 2 ～ 4 cm，直或稍弯，成熟时灰白略带淡紫色。种子：种子极多数，扁卵形，种皮红褐色或黑褐色，稍有光泽。花果期 4—8 月。

【生境分布】生于山地沟谷边疏林、丘陵灌丛中。分布于我国华东、华中及河北、陕西、甘肃、广东、四川、云南等地。

【药用部位（药材名称）及采收加工】根（木通根）、果实（八月炸、八月扎、八月札）、藤茎（木通）。木通根：秋冬季采挖，晒干或烘干。果实：秋季采收，晒干。木通：秋季采收，截取茎部，除去细枝，阴干。

【临床应用】木通根：苦，平；归膀胱、肾、肝经。祛风通络，利水消肿，行气，活血，补肝肾，强筋骨；用于风湿痹痛，跌打损伤，经闭，疝气，睾丸肿痛，脘腹胀闷，小便不利，带下，虫蛇咬伤。果实：甘，温。疏肝，补肾，止痛；用于胃痛，疝痛，睾丸肿痛，腰痛，遗精，月经不调，白带，子宫脱垂。木通：苦，寒；归心、小肠、膀胱经。利尿通淋，清心除烦，通经下乳；用于淋证，水肿，心烦尿赤，口舌生疮，经闭乳少，湿热痹痛。

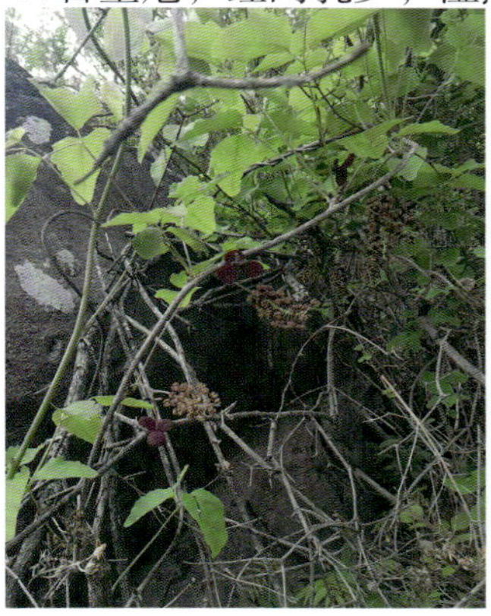
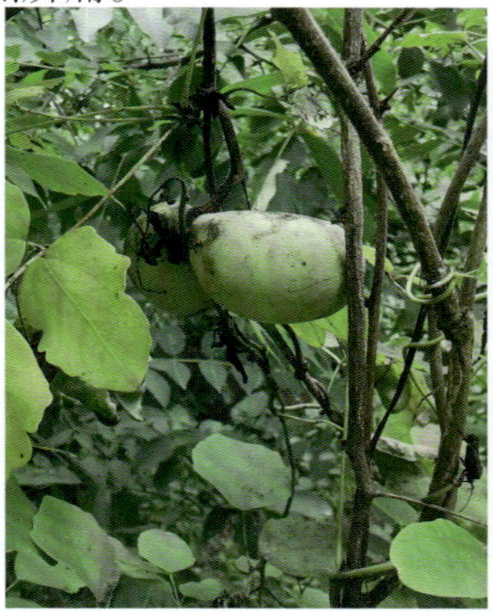
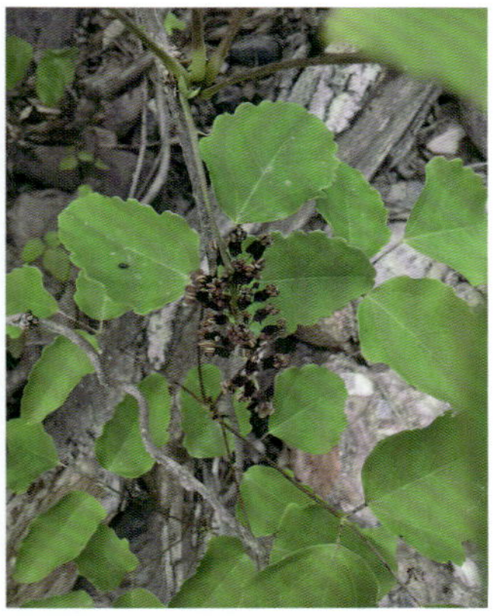
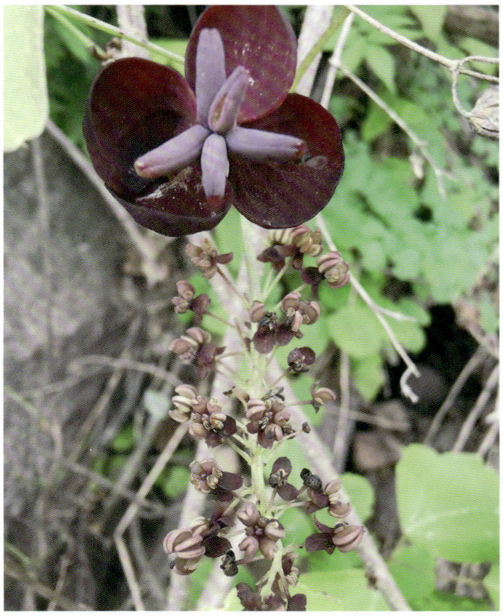
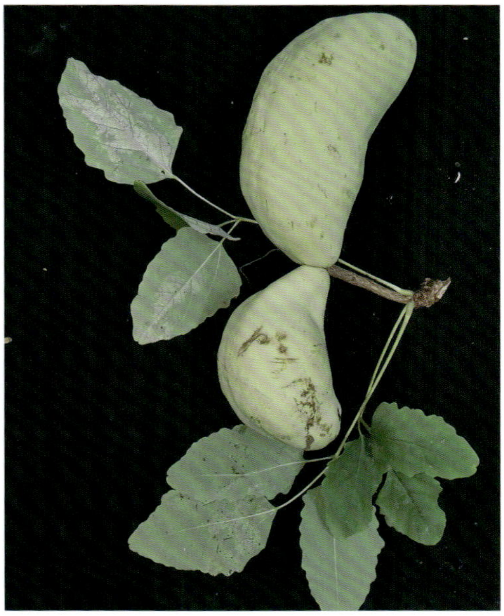

黄芦木

【基　　原】小檗科小檗属黄芦木 *Berberis amurensis* Rupr.

【别　　名】(大叶)小檗、黄檗。

【形态特征】落叶灌木。茎：老枝淡黄色或灰色，稍具棱槽；茎刺 3 分叉，稀单一。叶：叶倒卵状椭圆形、椭圆形或卵形，先端急尖或圆形，基部楔形，叶缘具 30 ～ 60 细刺齿。花：总状花序具多花，花黄色；萼片 2 轮，萼片倒卵形；花瓣椭圆形，先端浅缺裂，基部稍呈爪，具 2 枚分离腺体。果：浆果长圆形，熟时红色。花果期 4—9 月。

【生境分布】生于山地灌丛、沟谷、林缘、疏林中、溪旁、岩石旁等处。分布于我国东北、华北及山东、河南、陕西、甘肃等地。

【药用部位(药材名称)及采收加工】根和茎、枝(黄芦木)。春秋季采挖根及茎，洗净，晒干。

【临床应用】苦，寒。清热燥湿，解毒；用于肠炎，痢疾，慢性胆囊炎，急慢性肝炎，无名肿毒，丹毒湿疹，烫伤，目赤，口疮。

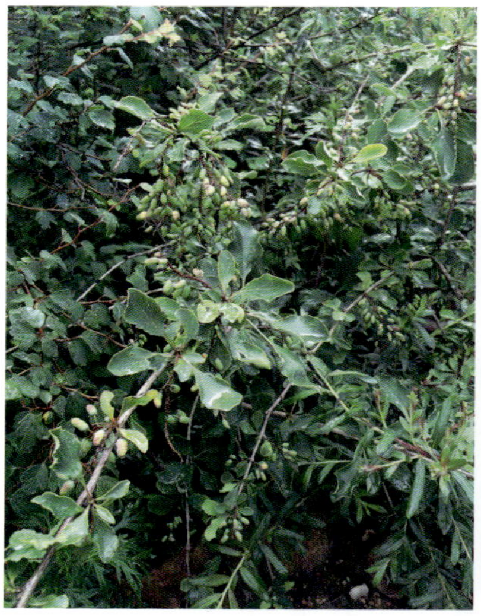

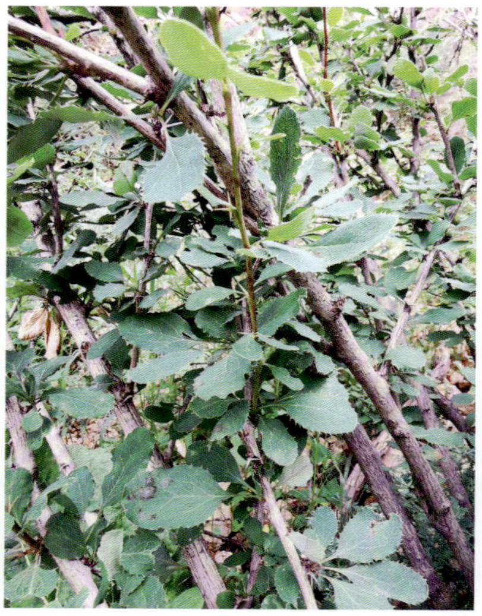

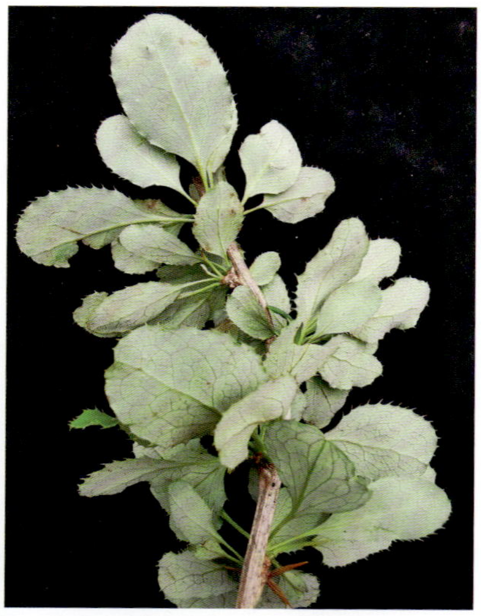

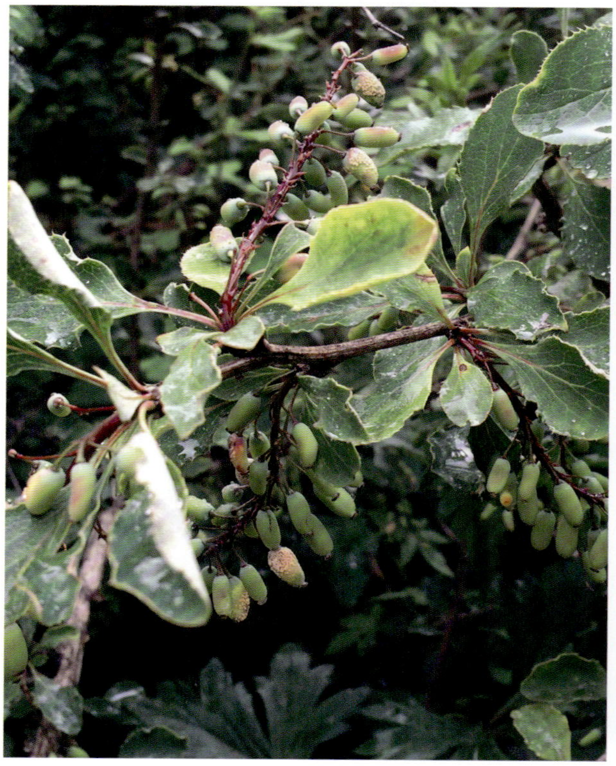

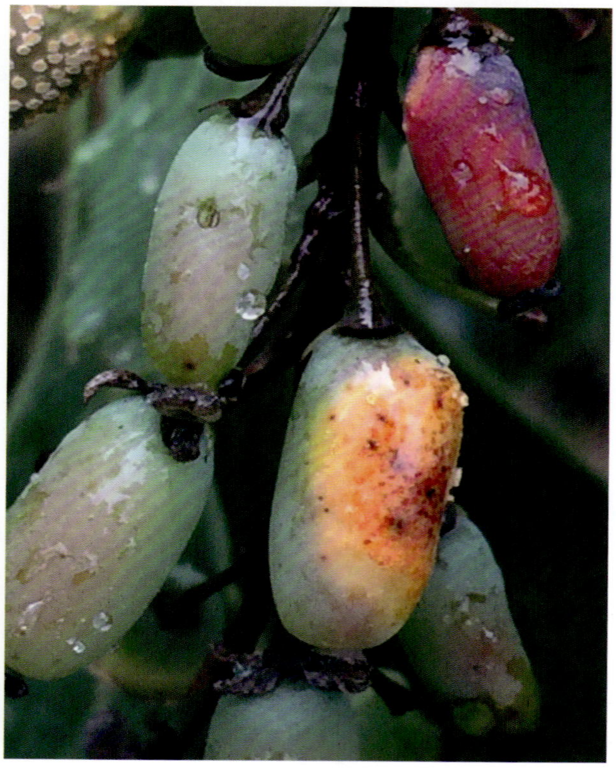

陕西小檗

【基　　原】小檗科小檗属陕西小檗 *Berberis shensiana* Ahrendt

【别　　名】无。

【形态特征】落叶灌木。茎：老枝暗灰色，具条棱，幼枝禾秆色或淡紫红色，散生黑色疣点；茎刺 3 分叉或单生。叶：叶椭圆形或倒卵形，先端急尖或圆钝，基部楔形，叶缘每边具 10 ～ 20 细刺齿。花：总状花序具花 4 ～ 8 朵，有时基部具 1 ～ 2 花簇生；苞片卵形，花黄色，小苞片披针形；萼片 2 轮，外萼片椭圆形，内萼片长圆状椭圆形；花瓣倒卵状椭圆形，先端全缘，基部部缩呈爪。果：浆果长圆形，红色。花果期 5—9 月。

【生境分布】生于山坡、路边、林地、灌丛等处。分布于河南、陕西、甘肃等地。

【药用部位（药材名称）及采收加工】均未见古今本草典籍记载。

【临床应用】古今本草典籍未见记载。《河南植物志》：根及树皮含小檗碱，入药。

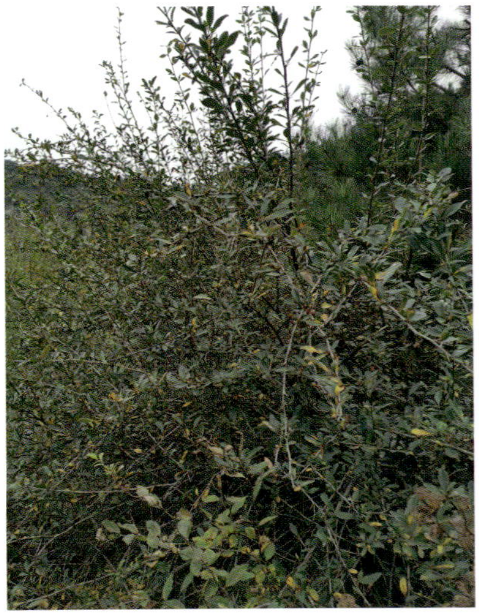
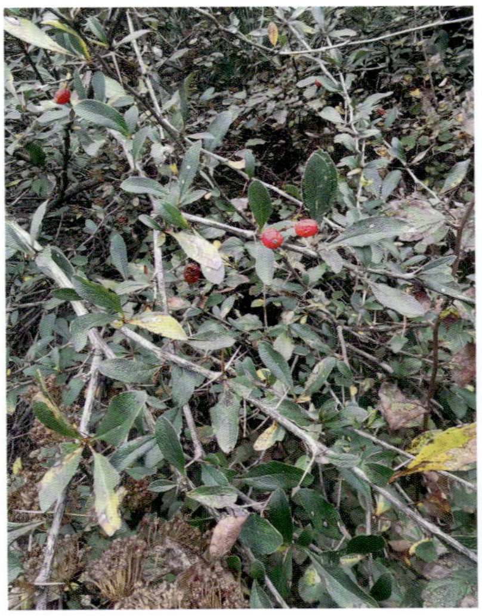
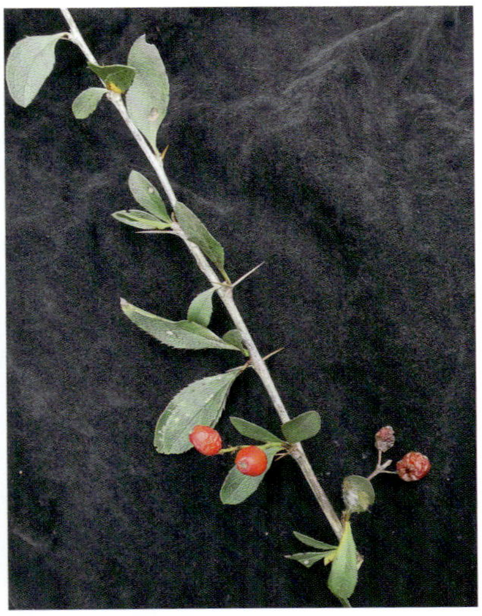
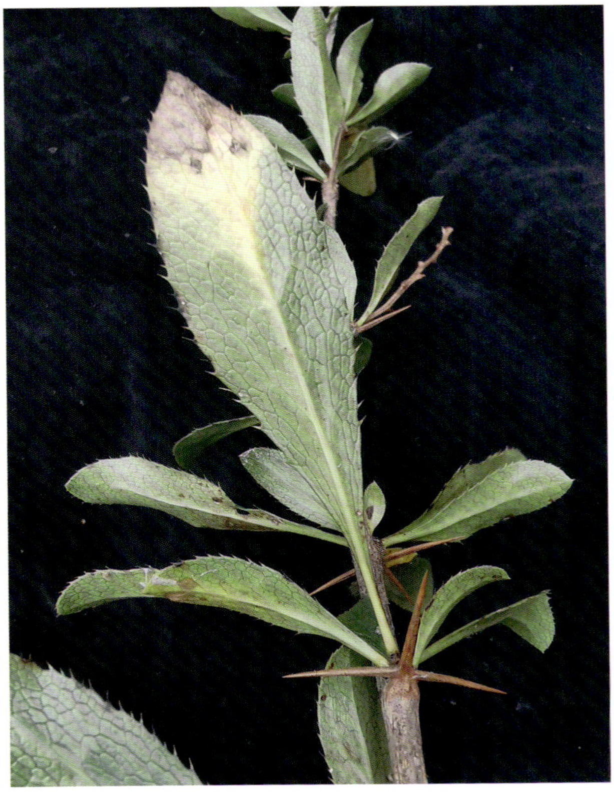
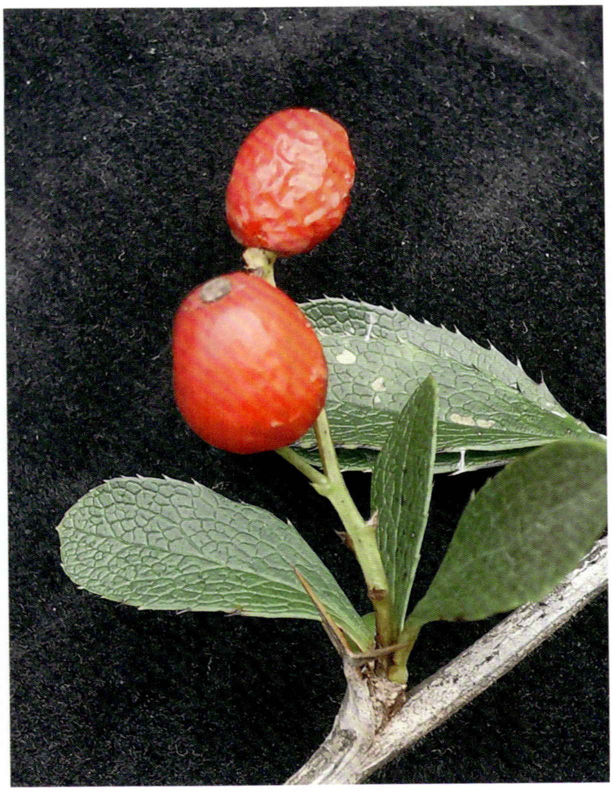

细叶小檗

【基　　原】小檗科小檗属细叶小檗 *Berberis poiretii* Schneid.

【别　　名】三颗针、针雀、酸狗奶子。

【形态特征】落叶灌木。茎：老枝灰褐色，具光泽；幼枝紫褐色，密生黑色疣状突起；刺短小，常单一，有时 3 分叉。叶：叶簇生，无柄；叶狭倒披针形或披针状匙形，先端急尖，基部楔形，全缘，上面鲜绿色，下面淡绿或灰绿色，具羽状脉。花：总状花序下垂，有花 6 ～ 20 朵；萼片 6，花瓣状，排成 2 轮，长圆形或倒卵形；花黄色，外面带红色，花瓣 6，倒卵形，较萼片稍短；雄蕊 6，子房圆柱形，内含胚珠 2 粒，无花柱，柱头头状扁平。果：浆果长圆形，熟时红色。种子：种子倒卵形，表面光滑，紫黑色。花果期 5—8 月。

【生境分布】生于砂质丘陵、山坡、路旁、溪边。分布于我国东北、华北及狭西、山东、河南等地。

【药用部位（药材名称）及采收加工】根皮或茎枝皮（三颗针）、根或茎枝（小檗）。三颗针：根皮于春秋季采挖，除去须根，剥取根皮，洗净，切片，烤干或在弱太阳下晒干，不宜曝晒；茎枝皮全年可采，刮去茎枝外皮，剥取深黄色的内皮，阴干。小檗：春秋季采收，洗净，切段，晒干。

【临床应用】三颗针：苦，寒；归肝、胃、大肠经。清热，燥湿，泻火解毒；用于湿热痢疾，腹泻，黄疸，湿疹，疮疡，口疮，目赤，咽痛。小檗：苦，寒；归肺、肝、脾经。清热燥湿，泻火解毒；用于湿热泄泻，痢疾，口舌生疮，咽痛喉痹，目赤肿痛，痈肿疮疖。

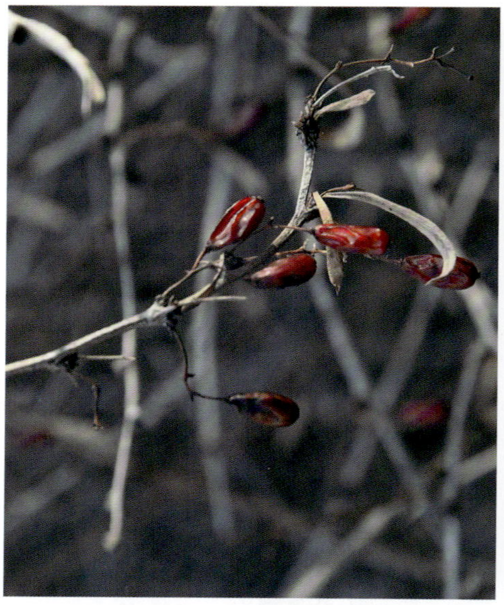

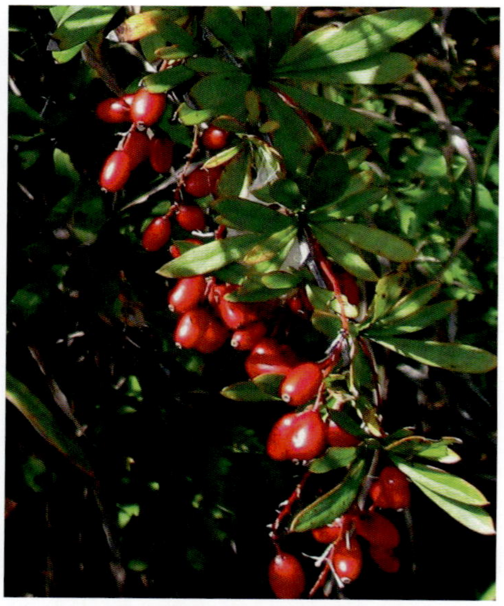

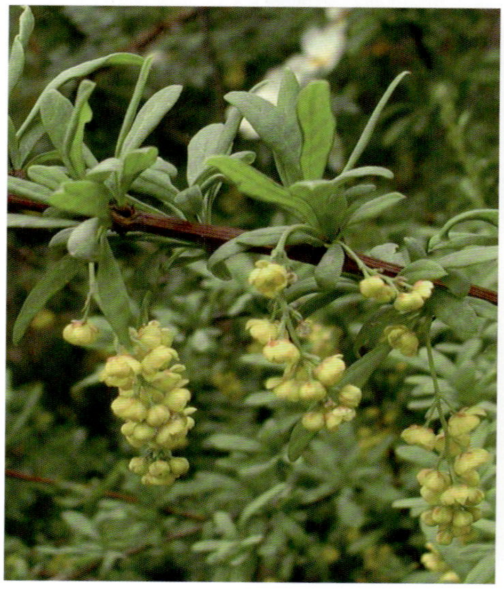

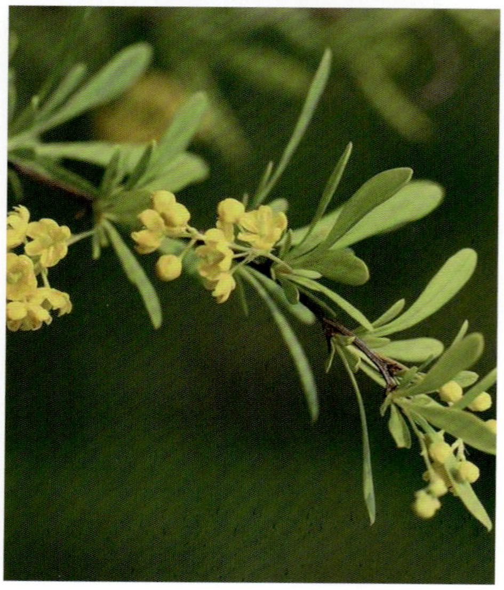

红毛七

【基　　原】小檗科红毛七属红毛七 *Caulophyllum robustum* Maxim.

【别　　名】类叶牡丹、牡丹草、葳严仙、海椒七、鸡骨升麻、红毛漆、搜山猫、红毛细辛等。

【形态特征】多年生草本。根：须根多数，密生，红褐色。茎：根茎粗短，地上茎直立。叶：叶互生，着生于茎顶端，为 2 ～ 3 回羽状复叶；小叶片卵形或椭圆状披针形，先端渐尖，基部宽楔形，全缘或 2 ～ 3 裂，两侧通常不对称，上面绿色，下面灰白色。花：短圆锥花序顶生；萼片 3 ～ 6，花瓣状；花黄绿色，小形，花瓣 6，退化或线形；雄蕊 6，花药先端 2 瓣裂；雌蕊 1，花柱短，柱头侧生。果：蒴果呈果实状，极易开裂。种子：种子球形，成熟时蓝黑色，种皮肉质，外面微被白粉。花果期 6—8 月。

【生境分布】生于山坡林下、山沟阴湿处。分布于我国东北、西北及河北、山西、浙江、湖北、河南、四川、贵州、西藏等地。

【药用部位（药材名称）及采收加工】根和根茎（红毛七）。夏秋季采挖，除去茎叶和泥土，洗净，晒干。

【临床应用】辛、苦，温；归肝、胃经。活血散瘀，祛风除湿，行气止痛；用于月经不调，痛经，产后血瘀腹痛，脘腹寒痛，跌打损伤，风湿痹痛。

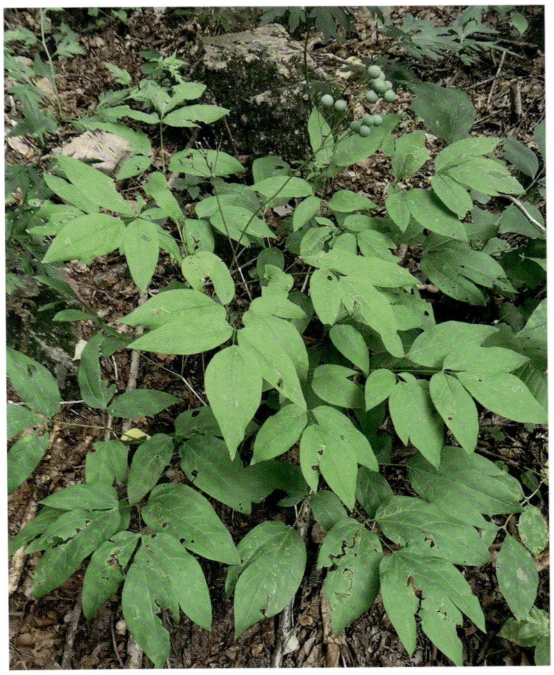

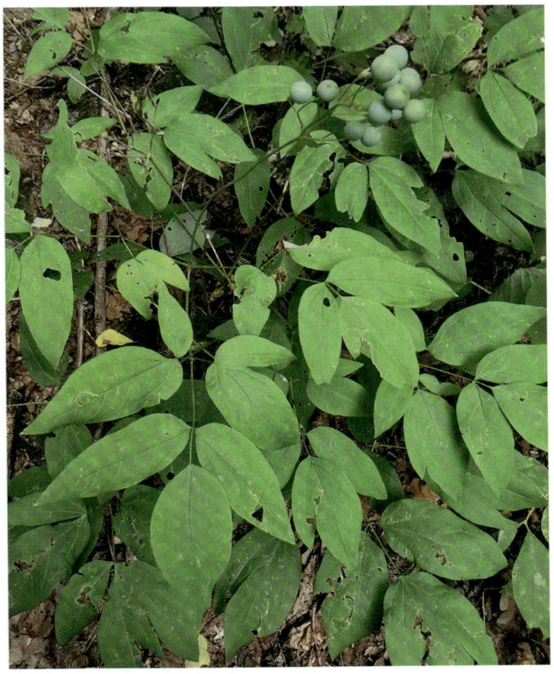

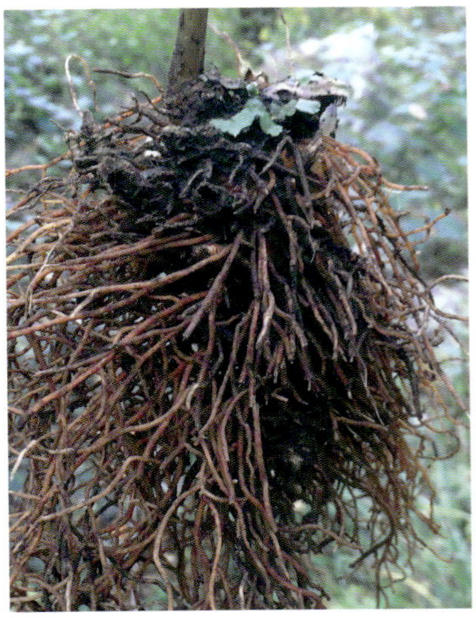

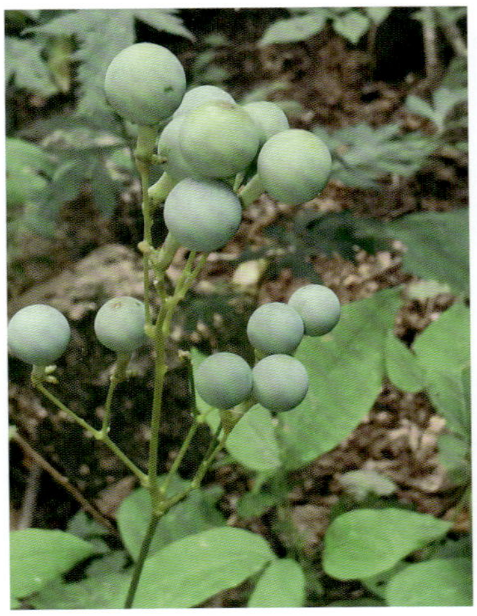

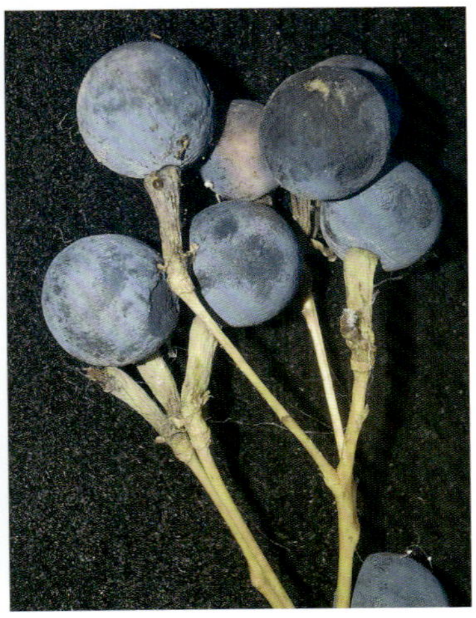

淫羊藿

【基　　原】小檗科淫羊藿属淫羊藿 *Epimedium brevicornu* Maxim.

【别　　名】短角淫羊藿。

【形态特征】多年生草本。**根：**须根细长，多数。**茎：**根状茎粗短，木质化。**叶：**2 回 3 出复叶，具 9 枚小叶；基生叶 1 ～ 3 枚丛生，具长柄，茎生叶 2 枚，对生；小叶纸质或厚纸质，卵形或阔卵形，先端急尖或短渐尖，基部深心形，顶生小叶基部裂片圆形，近等大，侧生小叶基部裂片稍偏斜，急尖或圆形，上面常有光泽，网脉显著，背面苍白色，光滑或疏生少数柔毛，基出 7 脉，叶缘具刺齿；花葶具 2 枚对生叶。**花：**圆锥花序具花 20 ～ 50 朵，序轴及花梗被腺毛；花白色或淡黄色；萼片 2 轮，外萼片卵状三角形，内萼片披针形；花瓣远较内萼片短，距呈圆锥状；雄蕊伸出，花药瓣裂。**果：**蒴果长约 1 cm，宿存花柱喙状。花果期 5—8 月。

【生境分布】生于林下、灌丛、山坡阴湿处。分布于陕西、甘肃、青海、山西、河南、湖北、四川等地。

【药用部位（药材名称）及采收加工】叶（淫羊藿）、根及根茎（淫羊藿根）。淫羊藿：夏秋季茎叶茂盛时采收，晒干或阴干。淫羊藿根：夏秋季采挖，洗净晒干。

【临床应用】淫羊藿：辛、甘，温；归肝、肾经。补肾阳，强筋骨，祛风湿；用于肾阳虚衰，阳痿遗精，筋骨痿软，风湿痹痛，麻木拘挛。淫羊藿根：辛、甘，温；归肝、肾经。补肾壮阳，祛风除湿；用于肾虚阳痿，小便淋沥，喘咳，风湿痹痛。

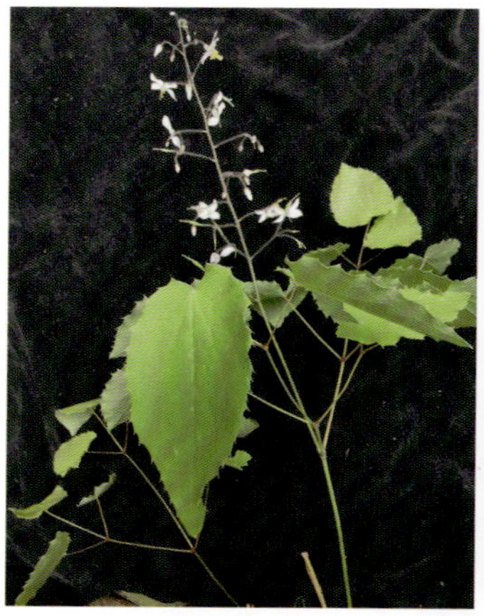

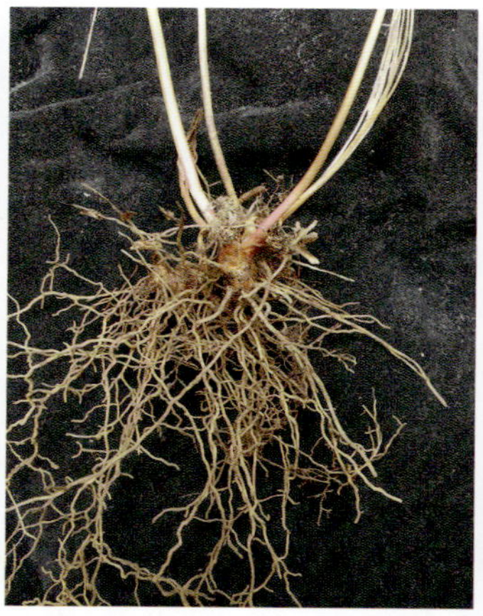

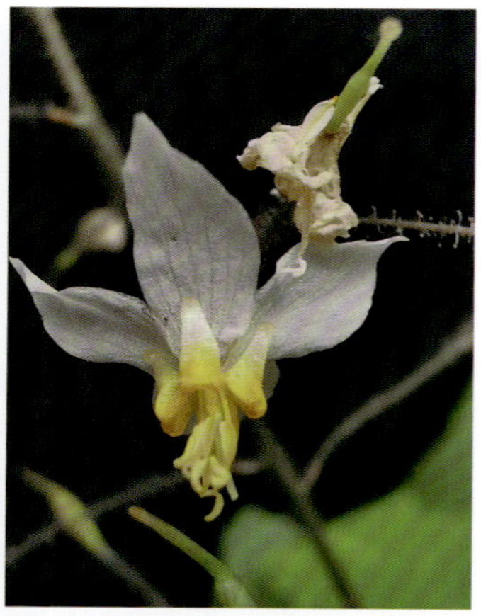

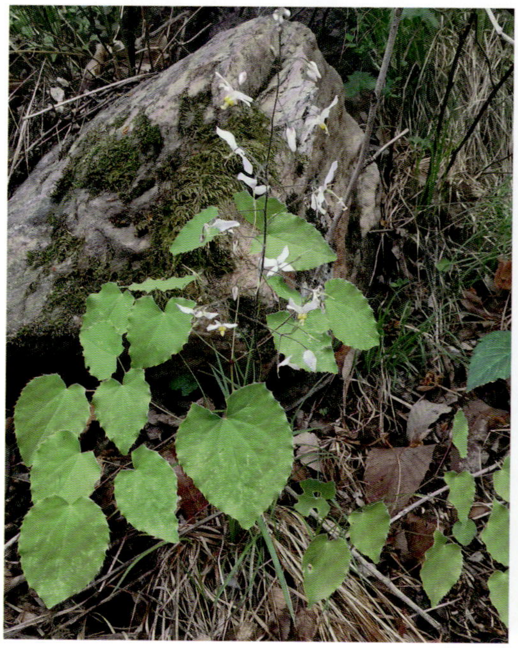

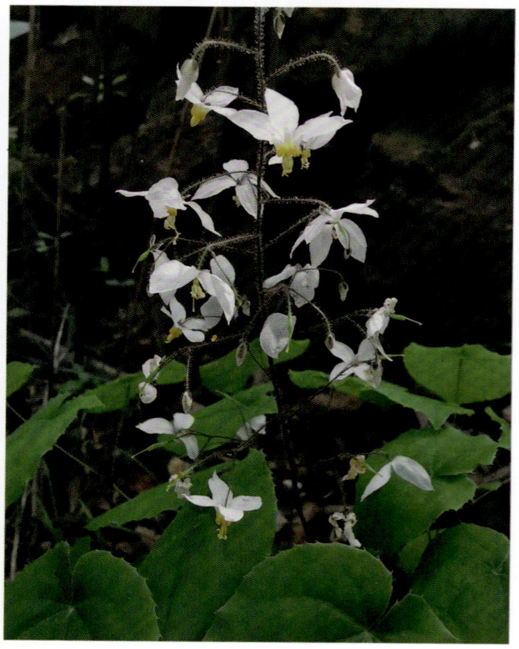

蝙蝠葛

【基　　原】防己科蝙蝠葛属蝙蝠葛 *Menispermum dauricum* DC.

【别　　名】（北）山豆根、黄条香、土常山、防己葛。

【形态特征】多年生草质藤本。根：须根多数。茎：根茎细长，横走，黄棕色或褐色，木质化；地上茎缠绕，细长圆柱形，弯曲，有分枝，稍木质。叶：叶互生；叶片盾状，边缘 3～9 裂，裂片近三角形，稀全缘，先端尖，基部心形至近平截；叶两面无毛，上面绿色，下面灰白色，掌状脉 5～9 条。花：短圆锥花序腋生，单生或双生；花小，雌雄异株，黄绿色。果：核果扁球形，成熟时紫黑色。花果期 5—9 月。

【生境分布】生于山坡林缘、灌丛、田边、路旁或攀援于岩石上。分布于我国华北、东北、华东、西北等地。

【药用部位（药材名称）及采收加工】根茎（北豆根）、藤茎（蝙蝠藤）、叶（蝙蝠葛叶）。北豆根：秋冬季采挖，除去须根和泥沙，干燥。蝙蝠藤：秋季采收，去枝叶，切段，晒干。蝙蝠葛叶：夏秋季采收，鲜用或晒干。

【临床应用】北豆根：苦，寒，有小毒；归肺、胃、大肠经。清热解毒，祛风止痛；用于咽喉肿痛，热毒泻痢，风湿痹痛。蝙蝠藤：苦，寒；归肝、肺、大肠经。清热解毒，消肿止痛；用于腰痛，瘰疬，咽喉肿痛，腹泻痢疾，痔疮肿痛。蝙蝠葛叶：散结消肿，祛风止痛；用于瘰疬，风湿痹痛。

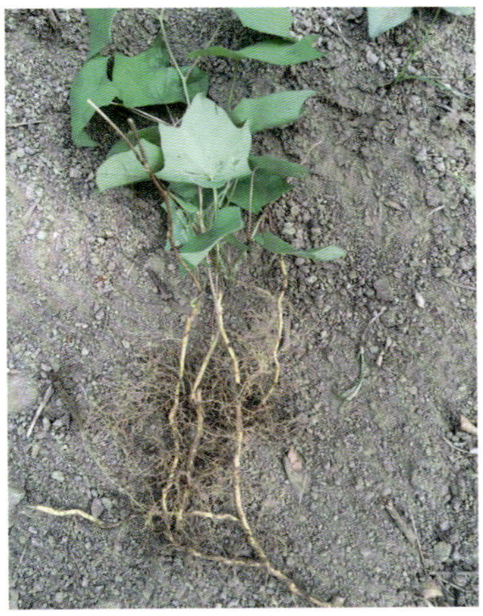
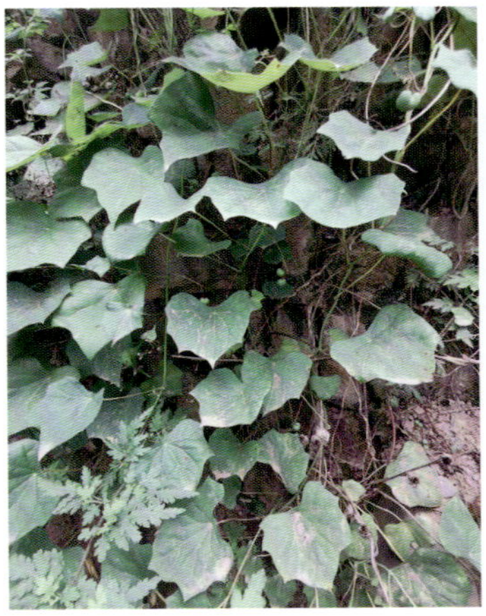
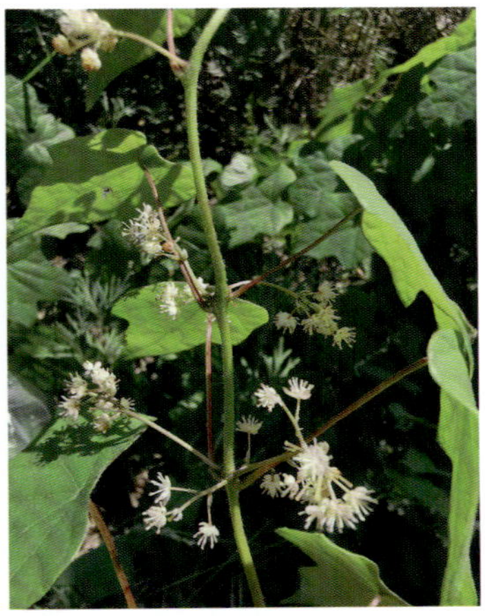
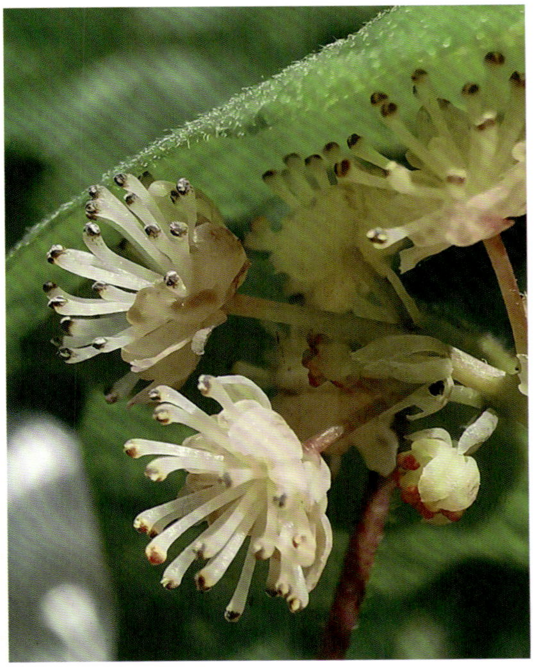
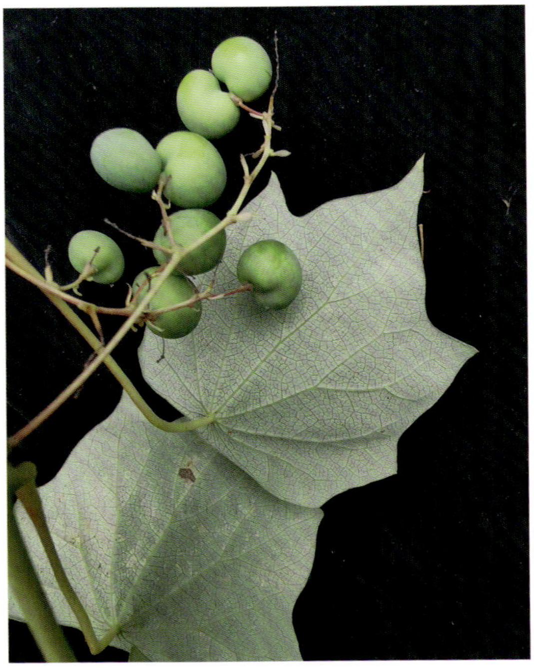

五味子

【基　　原】木兰科五味子属五味子 *Schisandra chinensis*（Turcz.）Baill.

【别　　名】北（辽）五味子、山花椒、乌梅子。

【形态特征】落叶木质藤本。**茎：**茎皮灰褐色，皮孔明显；小枝褐色，稍具棱角。**叶**：叶互生，叶柄长；叶卵形、阔倒卵形至阔椭圆形，先端尖，基部楔形、阔楔形至圆形，边缘有细齿。**花：**花单性，雌雄异株；雄花具长梗，花被 6～9，椭圆形，雄蕊 5，基部合生；雌花被 6～9，雌蕊多数，螺旋状排列在花托上，子房倒梨形，无花柱，受粉后花托逐渐延长成穗状。**果：**浆果球形，成熟时深红色，内含种子 1～2 枚。**种子：**肾形，淡桔黄色。花果期 5—9 月。

【生境分布】生于山坡杂林中、林缘、灌丛中。分布于我国东北、华北及湖北、湖南、江西、四川等地。

【药用部位（药材名称）及采收加工】果实（五味子、北五味子）。秋季果实成熟时采摘，晒干或蒸后晒干，除去果梗及杂质。

【临床应用】酸、甘，温；归肺、心、肾经。收敛固涩，益气生津，补肾宁心；用于久嗽虚喘，梦遗滑精，遗尿尿频，久泻不止，自汗，盗汗，津伤口渴，短气脉虚，内热消渴，心悸失眠。

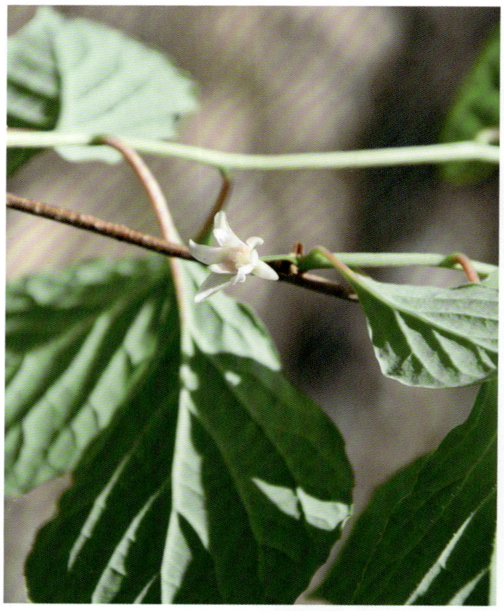

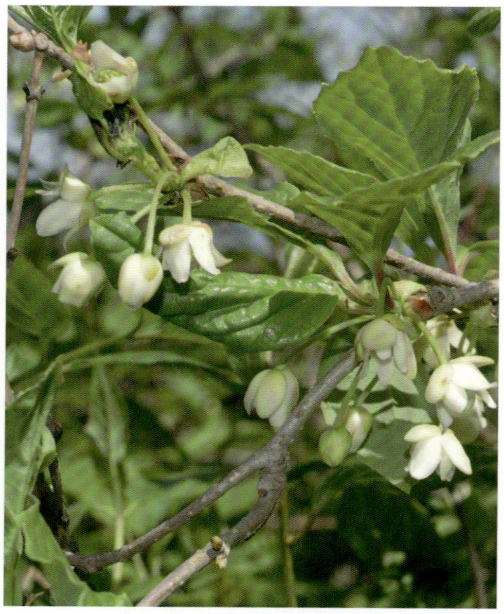

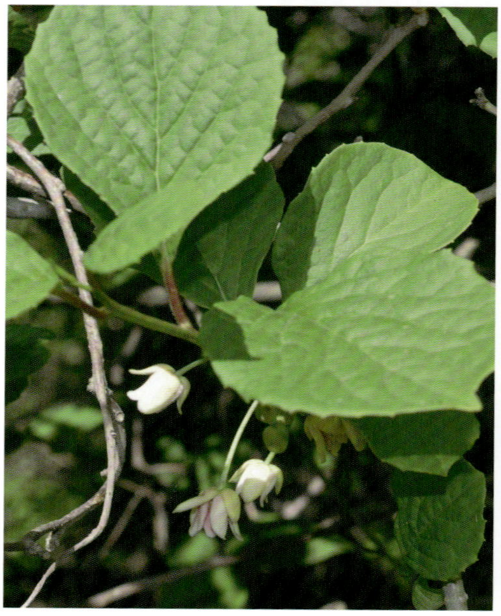

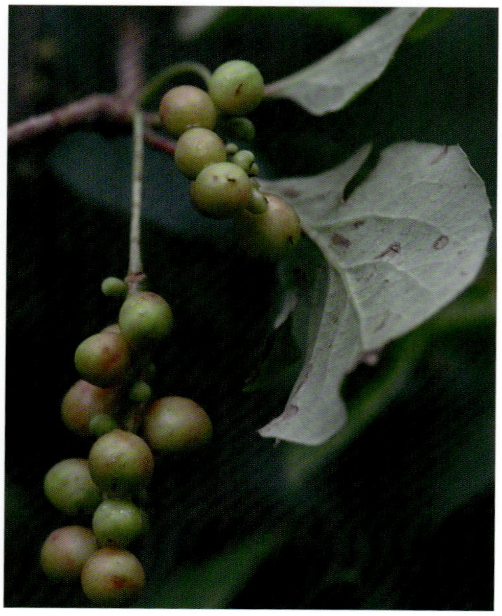

华中五味子

【基　　原】木兰科五味子属华中五味子 *Schisandra sphenanthera* Rehd. et Wils.

【别　　名】南五味子。

【形态特征】形态特征与植物“五味子”相似。两者的主要区别：五味子的花色为乳白色或粉红色，雄花的雄蕊5个，聚合果在花序轴上稠密。华中五味子的花色为橙红色，雄花的雄蕊5～15个，聚合果在花序轴上稀疏、断断续续着生。

【生境分布】生于山坡、灌丛等处。分布于我国华中、华东、华南及山西、陕西、甘肃等地。

【药用部位（药材名称）及采收加工】果实（南五味子）。秋季果实成熟时采摘，晒干，除去果梗和杂质。

【临床应用】酸、甘，温；归肺、心、肾经。收敛固涩，益气生津，补肾宁心；用于久嗽虚喘，梦遗滑精，遗尿尿频，久泻不止，自汗盗汗，津伤口渴，内热消渴，心悸失眠。

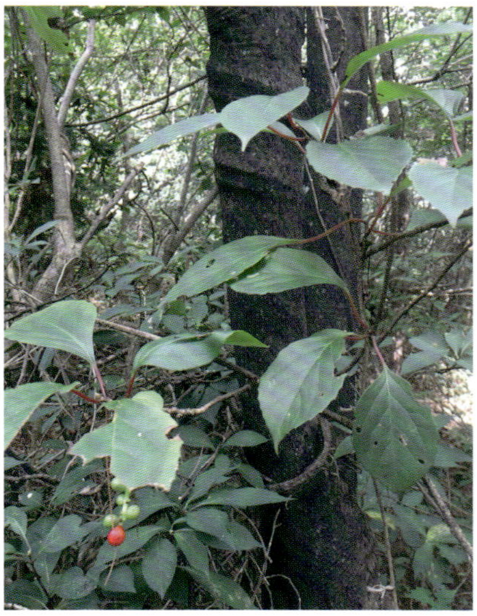

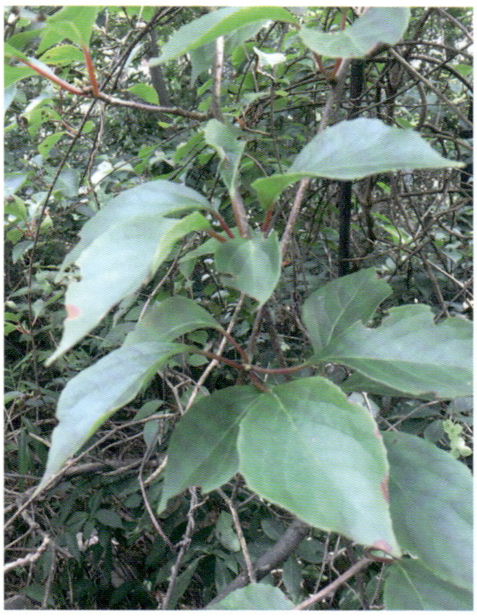

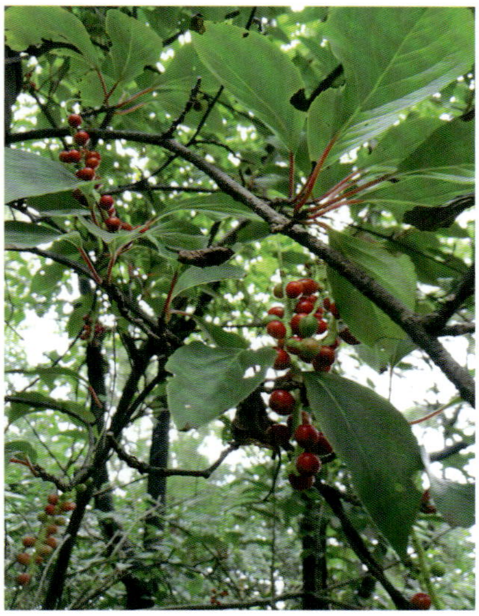

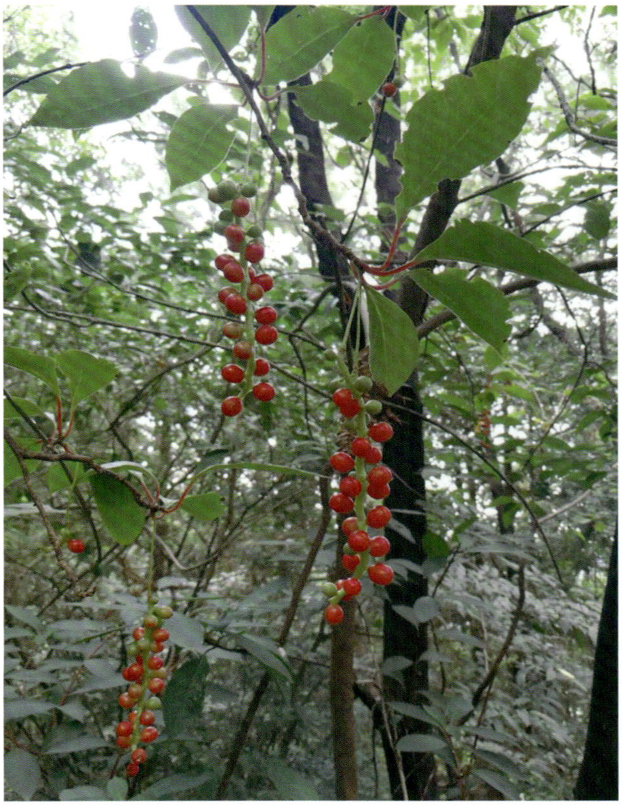

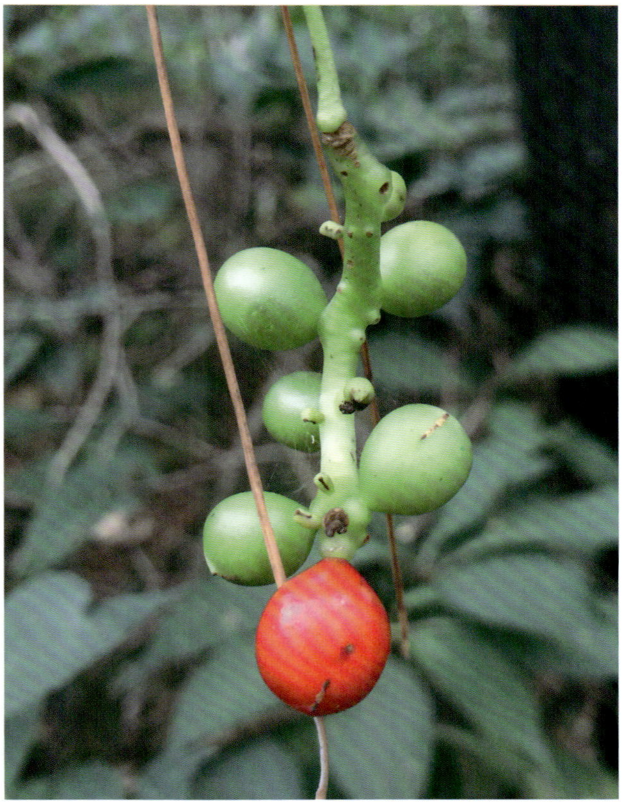

博落回

【基　　原】罂粟科博落回属博落回 *Macleaya cordata*（Willd.）R. Br.

【别　　名】勃逻回、勃勒回、落回、喇叭筒、空洞草、号筒杆、大叶莲、野麻杆、三钱三等。

【形态特征】多年生草本。茎：茎直立，基部木质化，茎上部绿色，光滑，多白粉，中空，上部多分枝；全株具橘黄色浆汁。叶：叶片宽卵形或近圆形，先端急尖、渐尖、钝或圆形，通常 7 ～ 9 深裂或浅裂，边缘波状、缺刻状、粗齿或多细齿；表面绿色，无毛，背面多白粉；基出脉通常 5，细脉网状，常呈淡红色。花：大型圆锥花序具多花，顶生和腋生；苞片狭披针形；萼片倒卵状长圆形，舟状，黄白色；花瓣无；雄蕊 24 ～ 30，花丝丝状，花药条形；柱头 2 裂。果：蒴果狭倒卵形或倒披针形，先端圆或钝，基部渐狭。种子：种子 4 ～ 6（8）枚，卵圆形。花果期 6—11 月。

【生境分布】生于丘陵、林中、灌丛、草丛。分布于我国大部分地区。

【药用部位（药材名称）及采收加工】根或全草（博落回）。秋冬季采收，根茎与茎叶分开，鲜用或晒干。

【临床应用】辛、苦，寒，有大毒；归心、肝、胃经。散瘀，祛风，解毒，止痛，杀虫；用于痈疮疔肿，臁疮，痔疮，湿疹，蛇虫咬伤，跌打肿痛，风湿关节痛，龋齿痛，顽癣，滴虫性阴道炎，酒渣鼻。

【备　　注】《本草纲目拾遗》：博落回，茎中空，吹作声如博落回。乐器博落回，即北魏乐器“簸逻回”，又称“大角”。

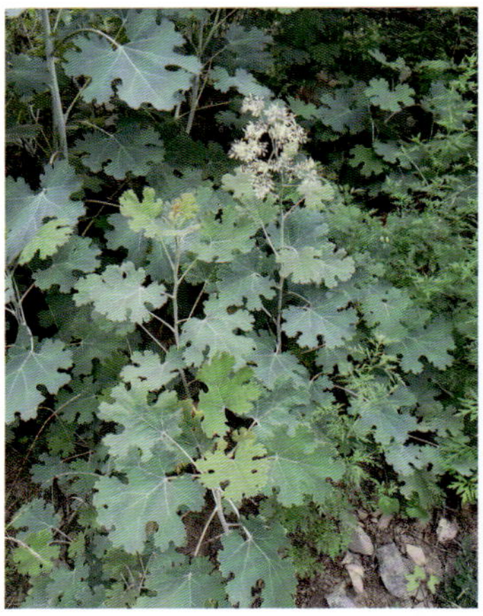
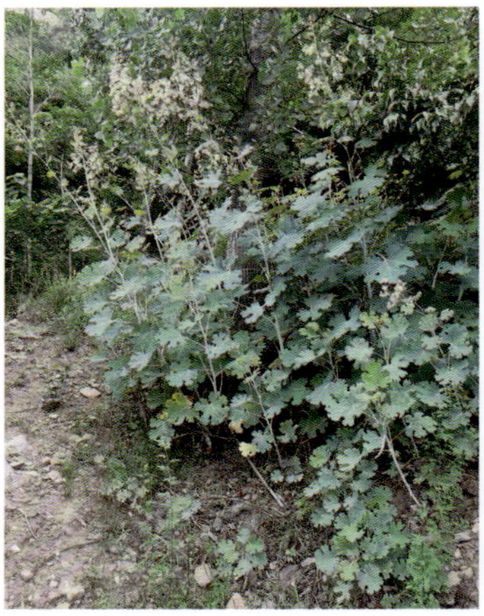
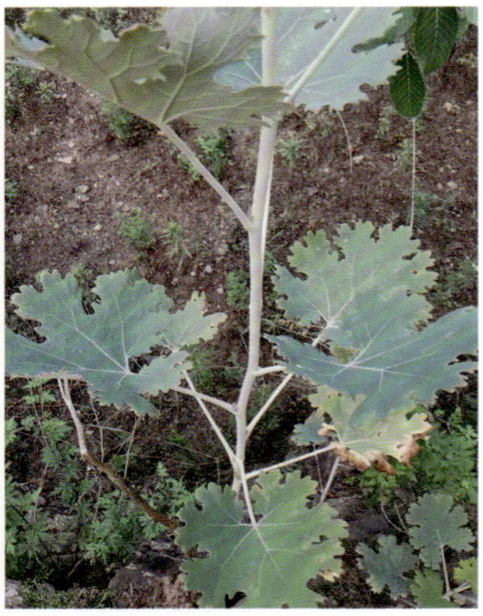
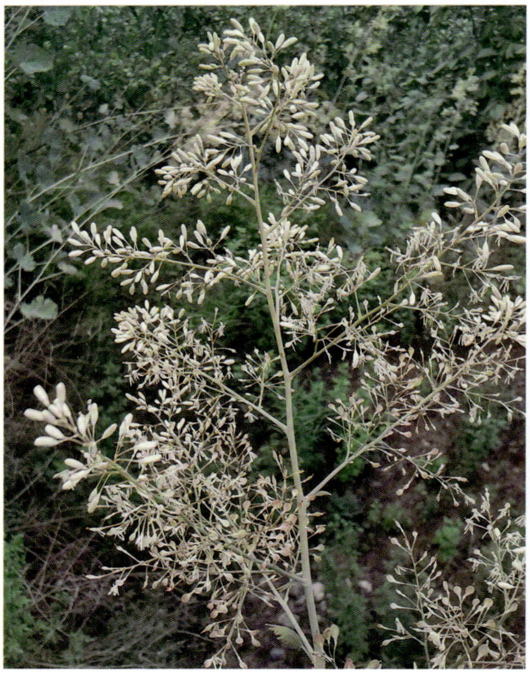
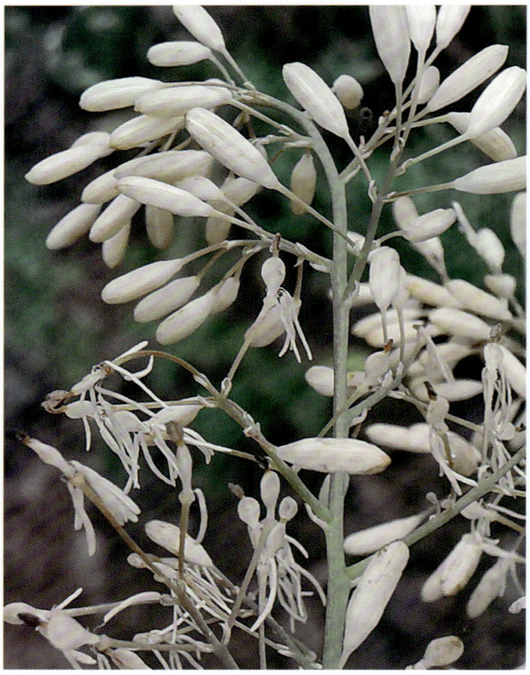

【基　　原】罂粟科博落回属小果博落回 *Macleaya microcarpa*（Maxim.）Fedde

【别　　名】泡桐杆、黄婆娘、野麻子、吹火筒、野狐杆等。

【形态特征】形态特征与植物“博落回”相似。两者的主要区别：博落回的花芽棒状；雄蕊 24 ～ 30，花丝与花药近等长；蒴果狭倒卵形或倒披针形；种子 4 ～ 6 枚，生于缝线两侧。小果博落回的花芽圆柱形；雄蕊 8 ～ 12，花丝远短于花药；蒴果近圆形；种子 1 枚，基着。

【生境分布】生于山坡、灌丛、草地。分布于江苏、江西、山西、河南、湖北、陕西、甘肃、四川等地。

【药用部位（药材名称）及采收加工】均同植物“博落回”项下。

【临床应用】同植物“博落回”项下。

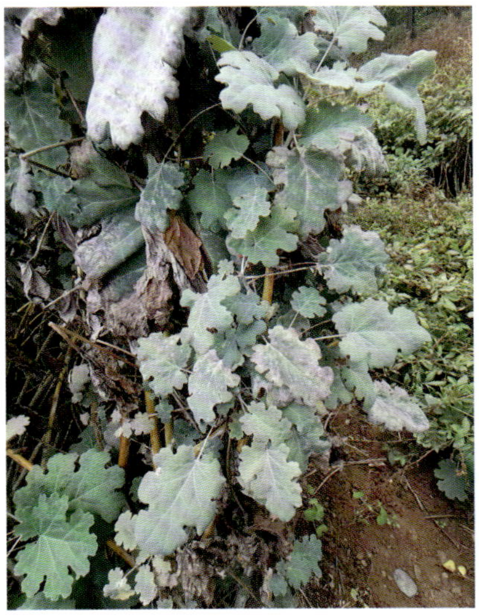

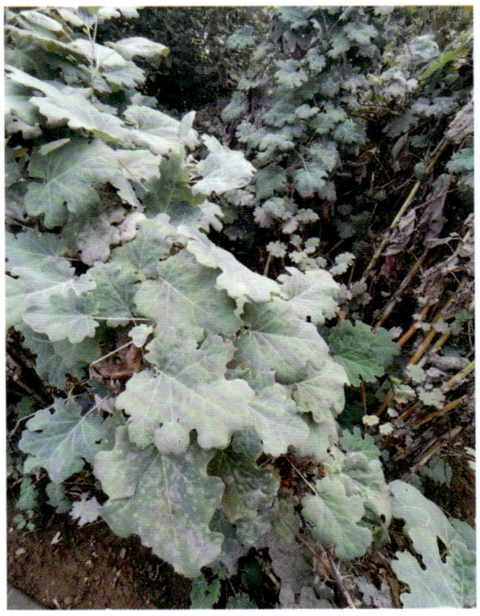

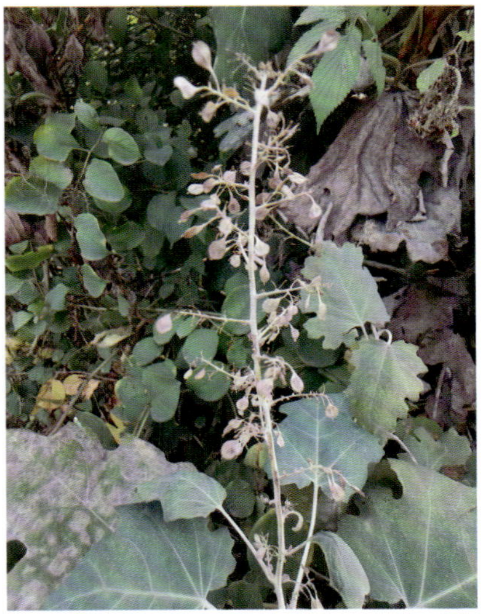

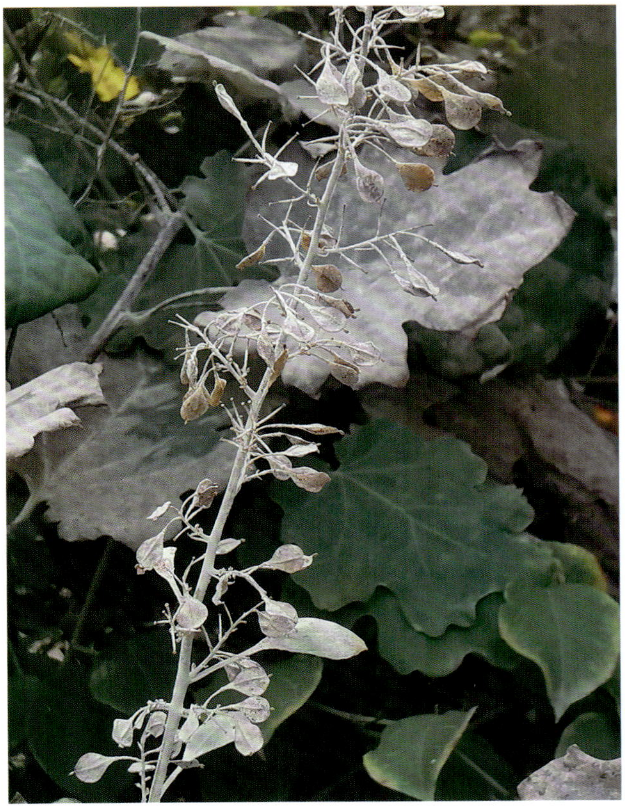

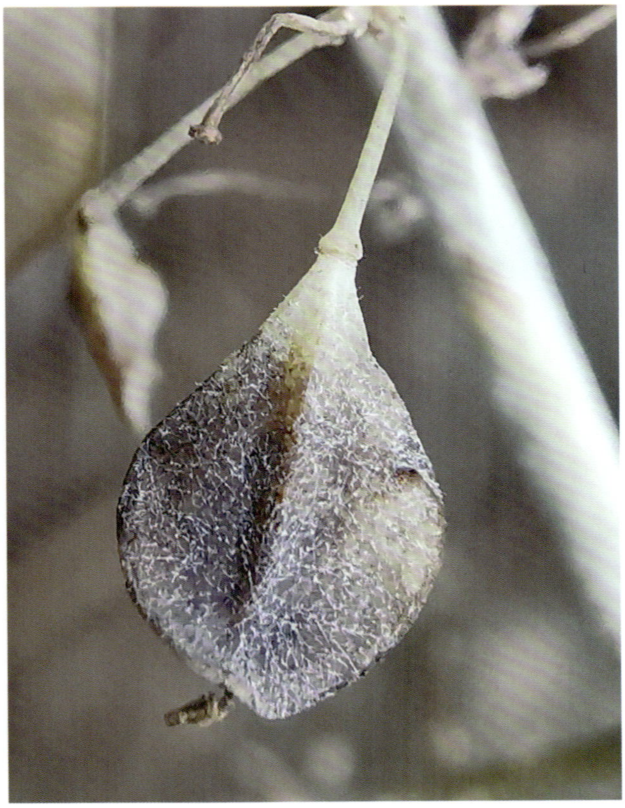

荷青花

【基　　原】罂粟科荷青花属荷青花 *Hylomecon japonica*（Thunb.）Prantl et Kundig

【别　　名】鸡蛋黄花、补血草、刀豆三七、水菖兰七、拐枣七、大叶老鼠七、乌筋七、小菜子七。

【形态特征】多年生草本。**茎：**根茎斜生，白色，果时橙黄色，肉质，具褐色膜质的圆形鳞片；茎直立，具条纹，绿色转红色至紫色。全株具黄色液汁，疏生柔毛，老时无毛。**叶：**基生叶少数，叶羽状全裂，裂片 2 ～ 3 对，宽披针状菱形、倒卵状菱形或近椭圆形，先端渐尖，基部楔形，边缘具不规则的圆齿状锯齿或重锯齿，表面深绿色，背面淡绿色；具长柄。茎生叶通常 2，稀 3，叶片同基生叶，具短柄。**花：**花 1 ～ 2(3) 朵排列成伞房状，顶生或腋生；花梗直立，纤细；萼片卵形，外面散生卷毛或无毛，花期脱落；花瓣倒卵圆形或近圆形，基部具短爪；雄蕊黄色，花丝丝状，花药圆形或长圆形；花柱极短，柱头 2 裂。**果：**蒴果长 5 ～ 8 cm，2 瓣裂，具长达 1 cm 的宿存花柱。**种子：**种子卵形。花果期 4—8 月。

【生境分布】生于林下、林缘、沟边。分布于我国东北、华中、华东等地。

【药用部位（药材名称）及采收加工】根和根茎（荷青花、拐枣七）。全年可采，除去须根，晒干或阴干。

【临床应用】苦，平。祛风通络，散瘀消肿；用于风湿痹痛，跌打损伤。

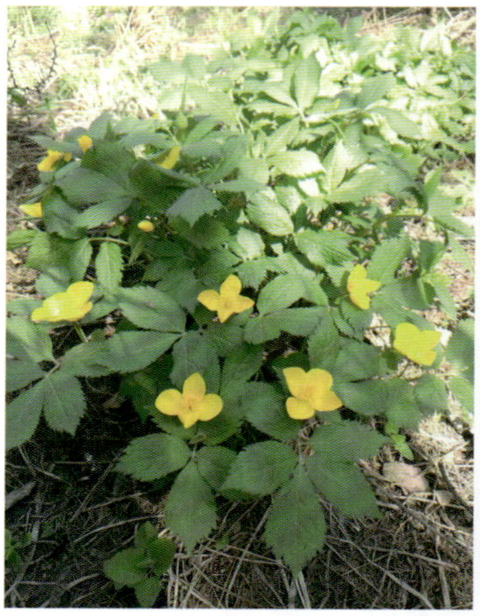
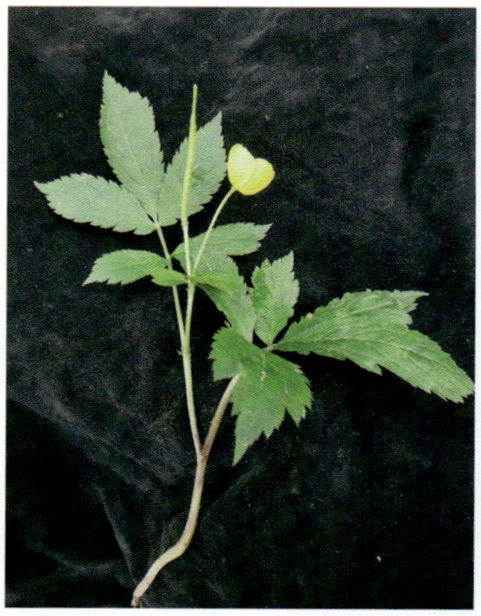
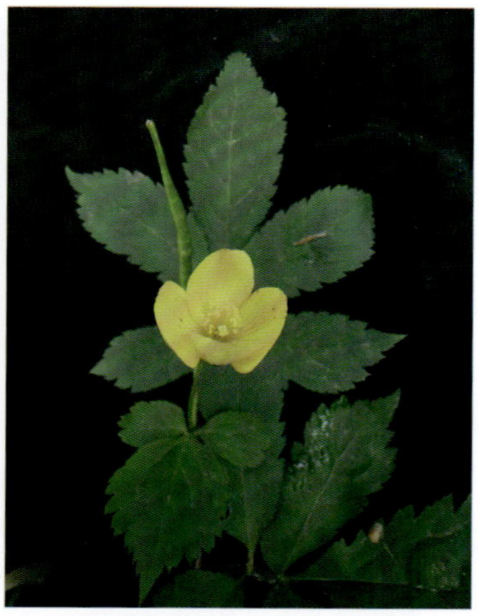
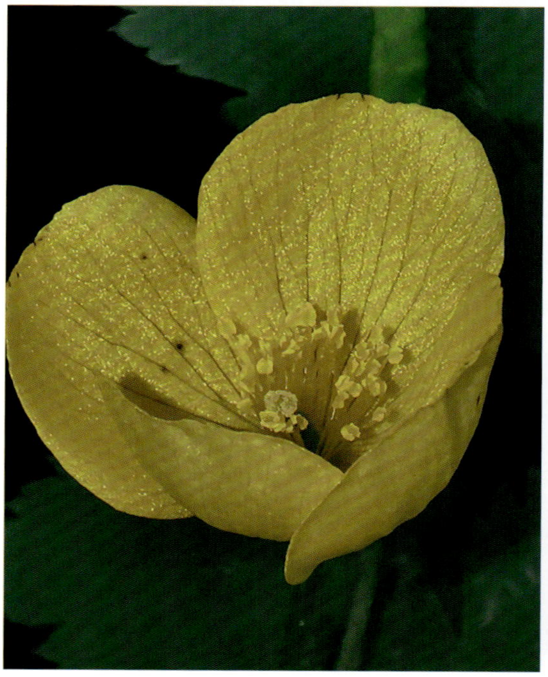
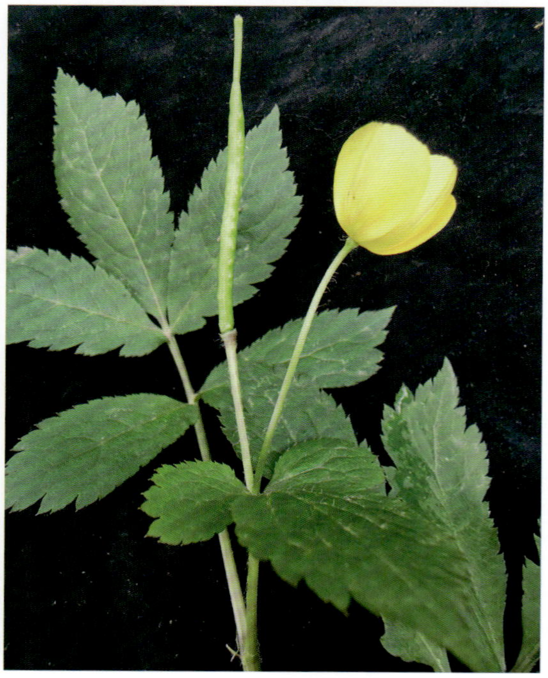

【基　　原】罂粟科秃疮花属秃疮花 *Dicranostigma leptopodum*（Maxim.）Fedde

【别　　名】秃（兔）子花、勒马回。

【形态特征】2 年生草本。**根：**根圆柱形。**茎：**茎多数，丛生，直立，上部分枝，疏生白色长柔毛；全株含淡黄色汁液。**叶：**基生叶蔟生，呈莲座状，具柄，叶轮廓倒卵状披针形，不规则羽状浅裂或深裂，2 回裂片疏具粗齿，表面绿色，下面灰绿色，疏生白色长柔毛；茎生叶小，无柄，苞片状，羽状中裂。**花：**伞房花序；花梗长 2 ～ 7 cm，疏生毛；萼片 2，绿色，卵形，先端有尖，表面具长柔毛，花开时即脱落；花瓣 4，倒卵形，淡黄色；雄蕊多数，花丝扁平；子房圆柱形，柱头 2，胚珠多数。**果：**蒴果长圆柱形，成熟时自顶向下裂为 2 瓣。**种子：**种子多数，棕褐色，卵形，表面具网纹。花果期 3—7 月。

【生境分布】生于丘陵、山坡、路边。分布于陕西、甘肃、河北、河南、山西等地。

【药用部位（药材名称）及采收加工】带根全草（秃疮花）。春夏季采挖带根全草，鲜用或阴干。

【临床应用】苦、涩，凉，有毒；归肺、心、胃经。清热解毒，消肿止痛，杀虫；用于扁桃体炎，牙痛，淋巴结结核；外用治头癣、体癣。

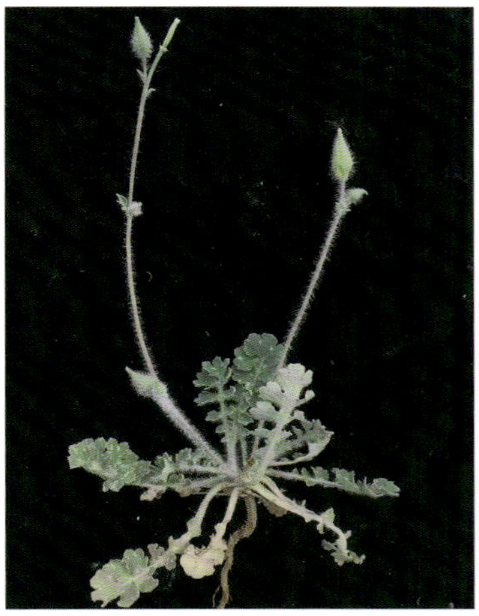

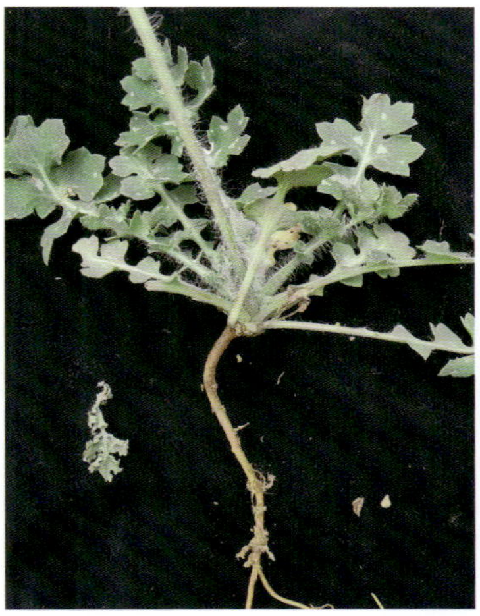

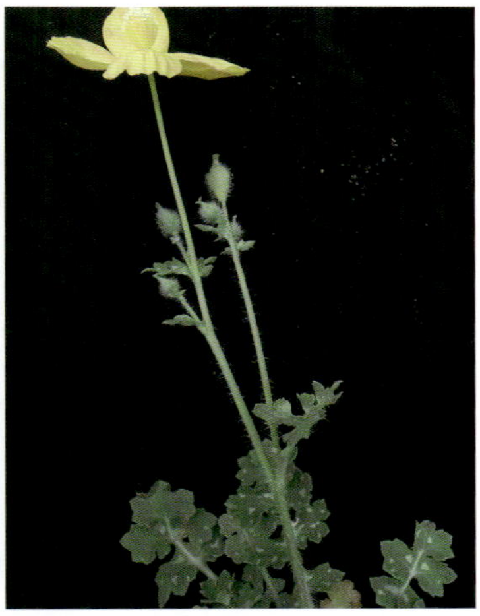

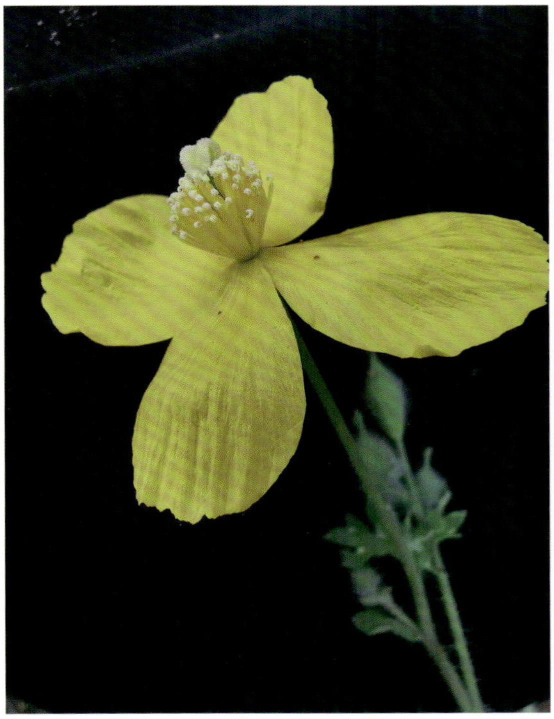

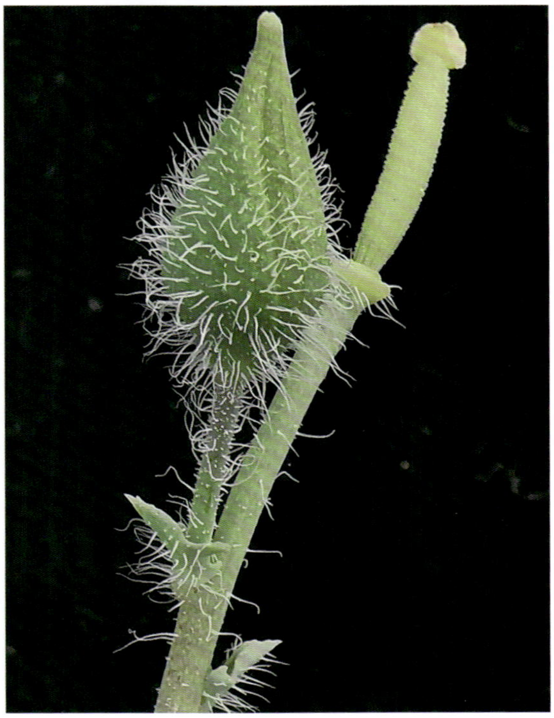

白屈菜

【基　　原】罂粟科白屈菜属白屈菜 *Chelidonium majus* L.

【别　　名】地（土、山、胡）黄连、小野人血草、黄汤子、雄黄草、断肠草、八步紧等。

【形态特征】多年生草本。**根：**主根粗壮，土黄色或暗褐色。**茎：**茎直立，被白粉，分枝常具白色长柔毛；全株含橘黄色汁液。**叶：**叶互生，1～2回奇数羽状全裂；基生叶少数，裂片5～8对，裂片先端钝，边缘具圆齿，上面绿色，下面具白粉，疏被柔毛或无毛；茎生叶裂片2～4对，其他同基生叶。**花：**聚伞花序；花梗幼时被长柔毛，后变无毛；苞片卵形，萼片2；花瓣多为4，倒卵形，全缘，亮黄色；雄蕊多数，分离，花丝丝状，黄色。**果：**蒴果长圆柱形，灰绿色。**种子：**种子卵圆形，褐色，有光泽，具蜂窝状小格。花果期4—9月。

【生境分布】生于山地、湿地、林缘草地、路旁、宅旁。分布于全国大部分地区。

【药用部位（药材名称）及采收加工】地上部分（白屈菜）、根（小人血七）。白屈菜：夏秋季采收，除去泥沙，鲜用或阴干、晒干。小人血七：5—7月采挖，阴干。

【临床应用】白屈菜：苦，凉，有毒；归肺、心、肾经。镇痛止咳，利尿解毒；用于胃痛腹痛，肠炎痢疾，久咳，黄疸，水肿腹水，疥癣疮肿，蛇虫咬伤。小人血七：苦、涩，温。破瘀消肿，止血止痛；用于劳伤瘀血，月经不调，痛经，消化道溃疡，蛇咬伤。

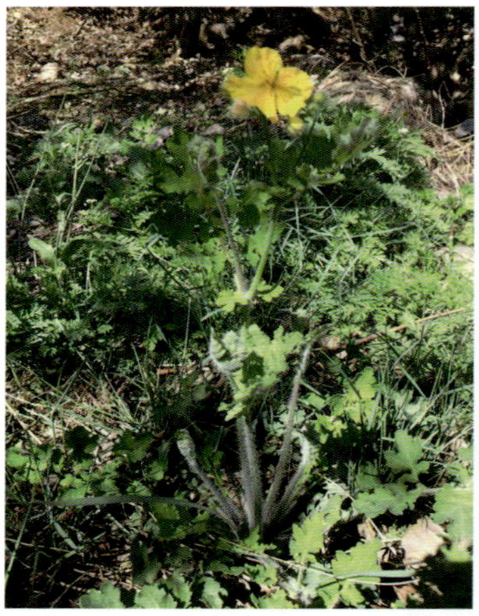
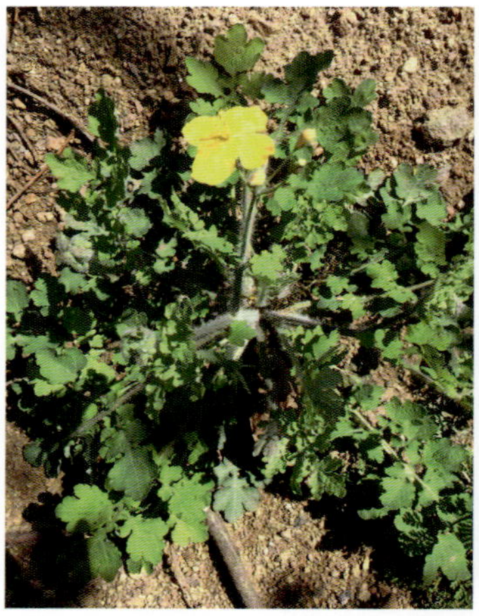
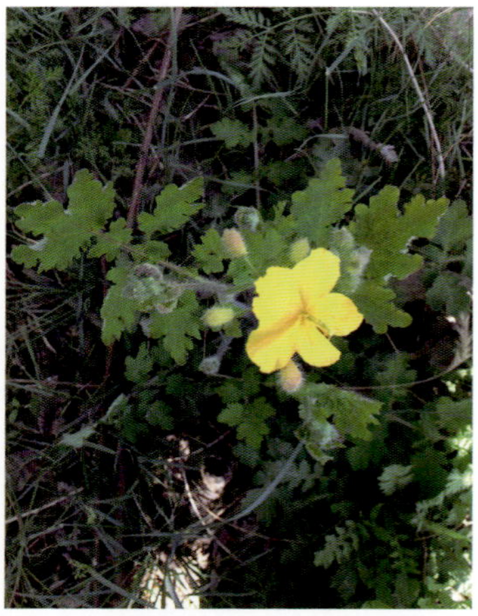
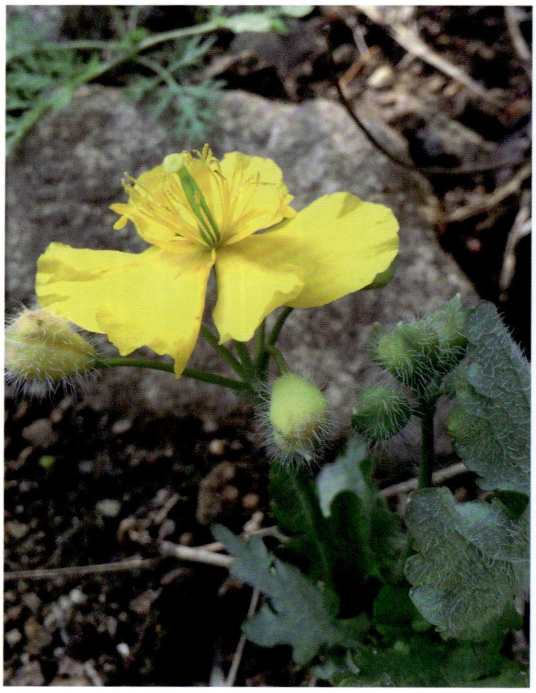
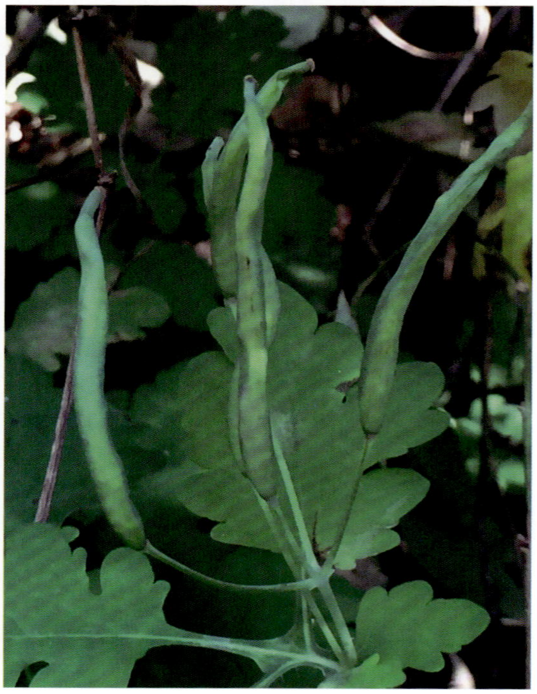

野罂粟

【基　　原】罂粟科罂粟属野罂粟 *Papaver nudicaule* L.

【别　　名】山罂粟、冰岛罂粟、冰岛虞美人。

【形态特征】多年生草本。根：主根圆柱形或纺锤状。茎：根茎短粗，地上茎极缩短。叶：叶全部基生，叶轮廓卵形至披针形，羽状浅裂、深裂或全裂，裂片 2 ～ 4 对，裂片全缘或再裂，叶两面稍具白粉，密被或疏被刚毛，极稀近无毛；叶柄基部扩大成鞘，被斜展的刚毛。花葶 1 至数个，圆柱形，直立，密被或疏被斜展的刚毛。花：花单生于花葶顶端；萼片 2，舟状椭圆形，早落；花瓣 4，宽楔形或倒卵形，边缘具浅波状圆齿，基部具短爪，淡黄色、黄色或橙黄色，稀红色；雄蕊多数，花丝钻形，黄色或黄绿色，花药长圆形；子房倒卵形至狭倒卵形，密被紧贴的刚毛，柱头 4 ～ 8，辐射状。果：蒴果狭倒卵形、倒卵形或倒卵状长圆形，密被紧贴的刚毛，具 4 ～ 8 条宽肋；柱头盘扁平，具疏离、缺刻状的圆齿。种子：种子多数，近肾形，小，褐色，表面具条纹和蜂窝小孔穴。花果期 5—9 月。

【生境分布】生于林下、林缘、山坡草地等处。分布于我国华北及黑龙江、陕西、宁夏、新疆等地。

【药用部位（药材名称）及采收加工】果壳（野罂粟壳）、全草（野罂粟）。野罂粟壳：秋季果实成熟时采收，晒干。野罂粟：夏秋季采收，晒干。

【临床应用】野罂粟壳：酸、微苦，微寒；有毒。敛肺，固涩，镇痛；用于慢性肠炎，慢性痢疾，久咳，喘息，胃痛，神经性头痛，偏头痛，痛经，白带，遗精，脱肛。野罂粟：酸、微苦、涩，凉，有毒；归肺、肾、胃、大肠经。敛肺止咳，涩肠止泻，镇痛；用于久咳喘息，泻痢，便血，脱肛，遗精，带下，头痛，胃痛，痛经。

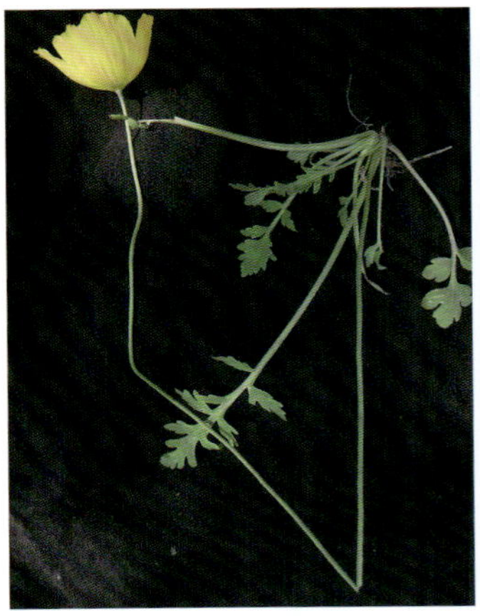

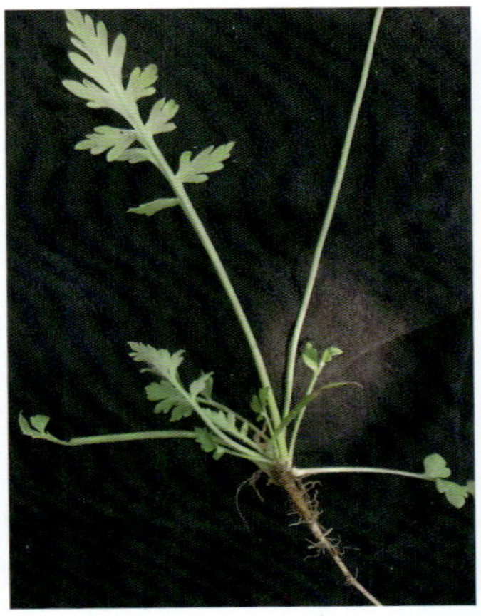

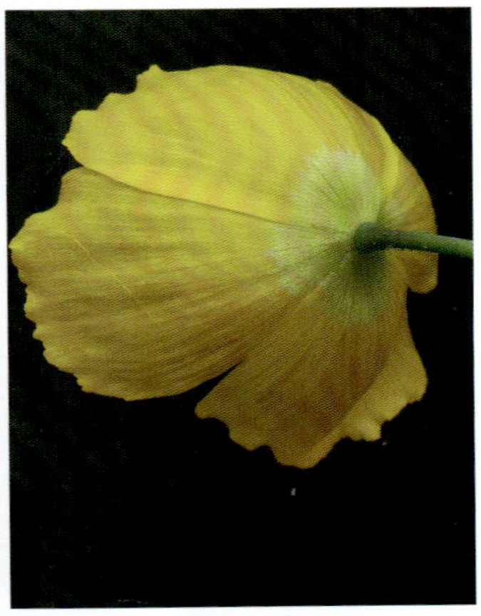

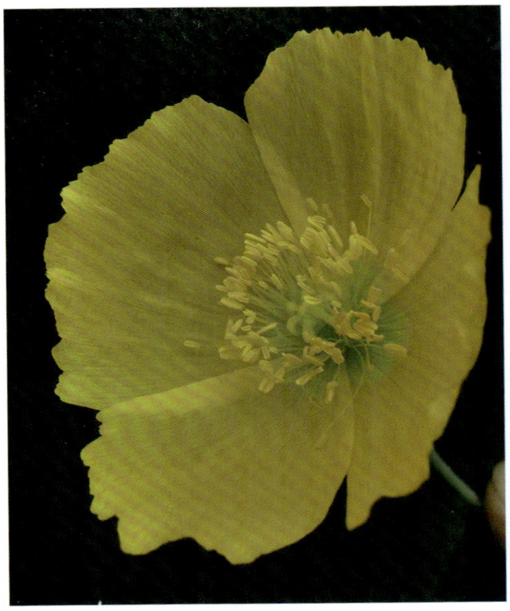

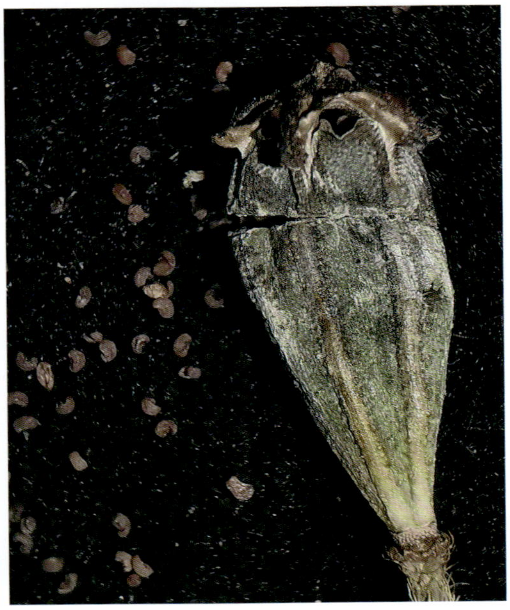

虞美人

【基　　原】罂粟科罂粟属虞美人 *Papaver rhoeas* L.

【别　　名】丽春花、赛牡丹、锦被花、百般娇、虞美人花。

【形态特征】1 年生草本。**茎：**茎直立，具分枝；全体被伸展的刚毛，稀无毛。**叶：**叶互生，叶轮廓披针形或狭卵形，茎下部叶全裂，上部叶深裂或浅裂，裂片披针形，顶生裂片通常较大，叶两面被淡黄色刚毛，叶脉在背面突起，在表面略凹；下部叶具柄，上部叶无柄。**花：**花单生于茎和分枝顶端，花梗被淡黄色平展的刚毛；花蕾长圆状倒卵形，下垂；萼片 2，宽椭圆形，外面被刚毛；花瓣 4，圆形、横向宽椭圆形或宽倒卵形，全缘，稀圆齿状或顶端缺刻状，紫红色，基部通常具深紫色斑点；雄蕊多数，花丝丝状，深紫红色，花药长圆形，黄色；子房倒卵形，柱头 5～18，辐射状，连合成扁平、边缘圆齿状的盘状体。**果：**蒴果宽倒卵形，具不明显的肋。**种子：**种子多数，肾状长圆形。花果期 3—8 月。

【生境分布】全国各地有栽培。

【药用部位（药材名称）及采收加工】全草或花、果实（丽春花）。全草于夏秋季采集，晒干；花于开放时采收，晒干；果实于蒴果干枯、种子成褐色时采摘，晒干。

【临床应用】苦、涩，微寒，有毒；归大肠经。镇咳，镇痛，止泻；用于咳嗽，偏头痛，腹痛，痢疾。

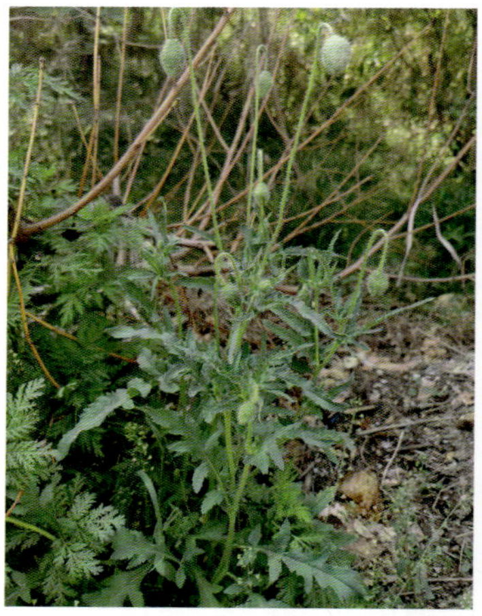
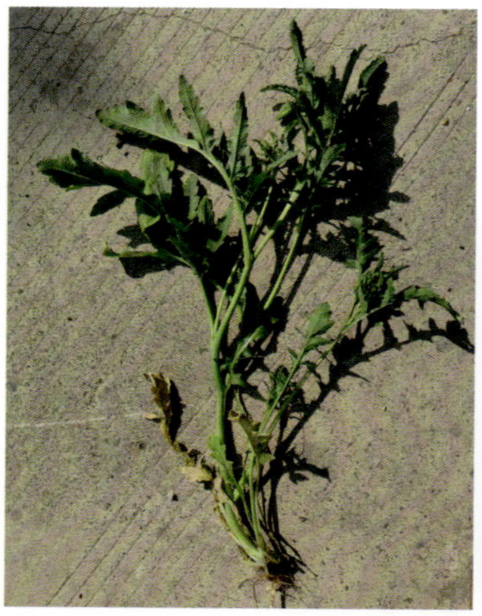
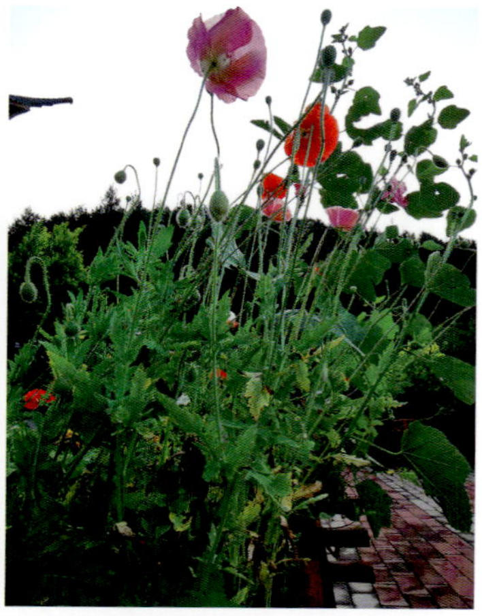
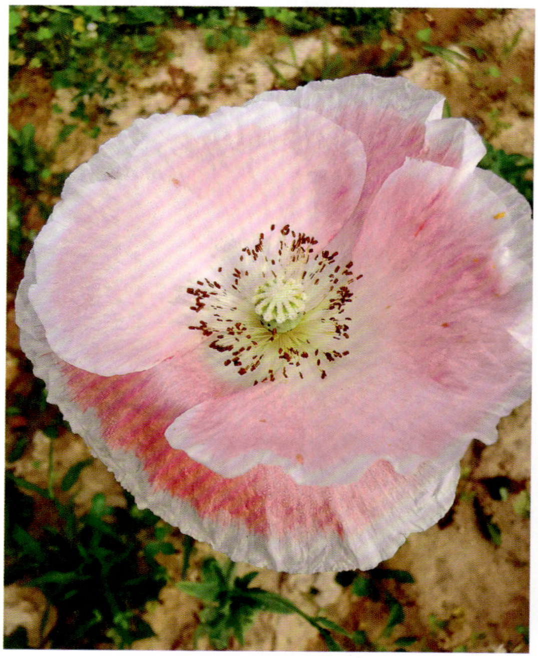
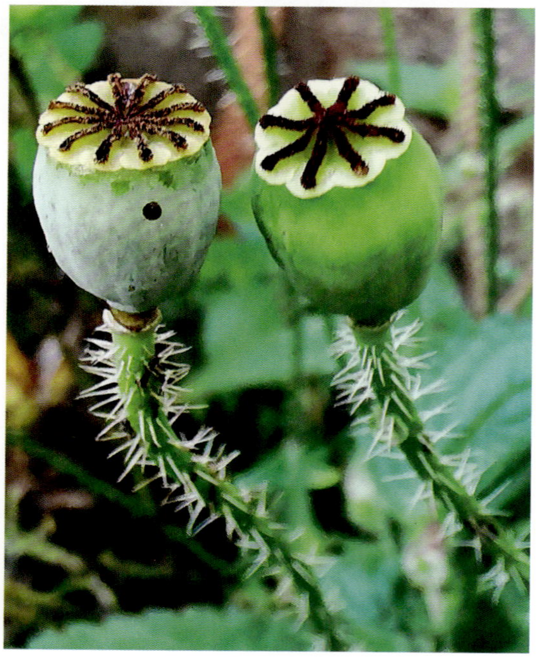

细果角茴香

【基　　原】罂粟科角茴香属细果角茴香 *Hypecoum leptocarpum* Hook.f.et Thoms.

【别　　名】节裂角茴香、中国角茴香，等。

【形态特征】1年生草本。茎：茎丛生，长短不一，铺散而后斜升，多分枝；全株略被白粉。叶：基生叶多数，蓝绿色，叶片狭倒披针形,2回羽状全裂，裂片4～9对，宽卵形或卵形，疏离，近无柄，羽状深裂，小裂片披针形、卵形、狭椭圆形至倒卵形，先端锐尖；茎生叶同基生叶，但较小，柄短或近无。花茎多数，常2歧分枝。花：花小，排列成2歧聚伞花序；花梗细长，每花具数枚刚毛状小苞片；萼片卵形或卵状披针形，绿色，边缘膜质，全缘，稀具小齿；花瓣淡紫色或后变白色、绿白色，外面2枚宽倒卵形，先端绿色，里面2枚较小，3裂几达基部；雄蕊4，与花瓣对生，花丝丝状，花药黄色；子房圆柱形，花柱短，柱头2裂。果：蒴果直立，圆柱形，两侧压扁，成熟时在关节处分离成数小节，每节具1种子。种子：种子扁平，宽倒卵形。花果期6—9月。

【生境分布】生于山坡、草地、山谷、河滩、砾石坡、砂质地。分布于我国华北、西北及四川、云南、西藏、河南等地。

【药用部位（药材名称）及采收加工】全草（细果角茴香）。夏秋季采收，晒干。

【临床应用】苦，寒，有小毒；归肺、肝、胆经。清热解毒，凉血；用于感冒发热，头痛，咽喉疼痛，目赤肿痛，关节疼痛，肺炎，肝炎，胆囊炎，痢疾，吐血，衄血，便血。

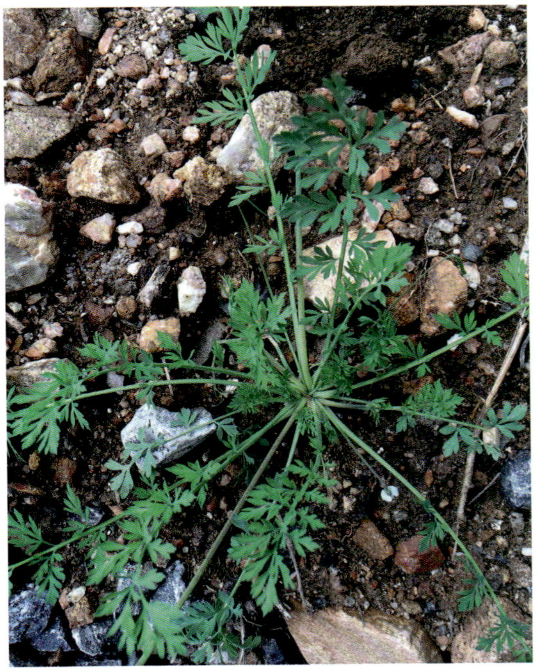

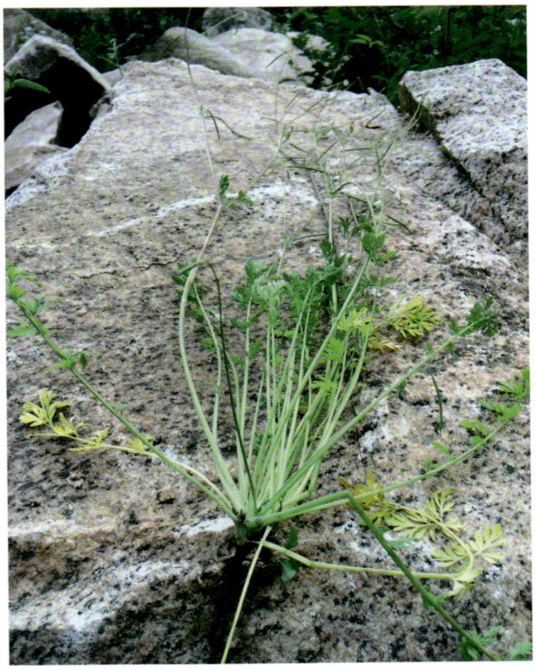

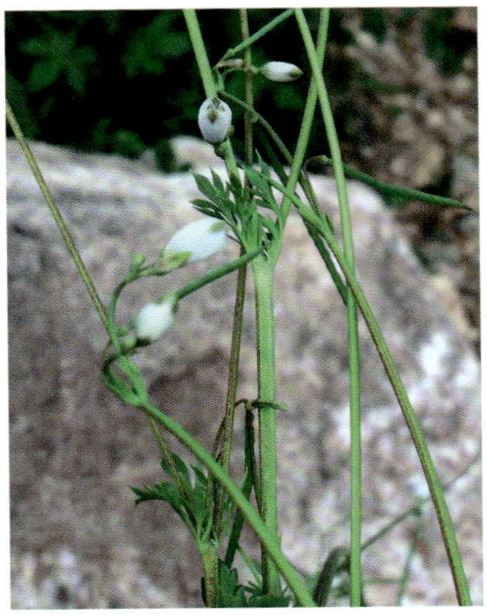

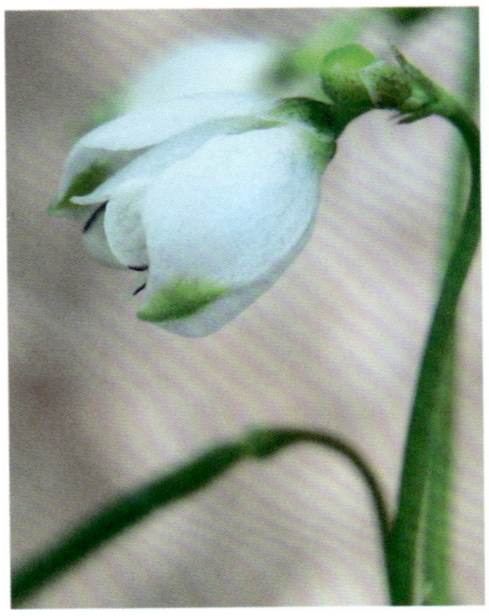

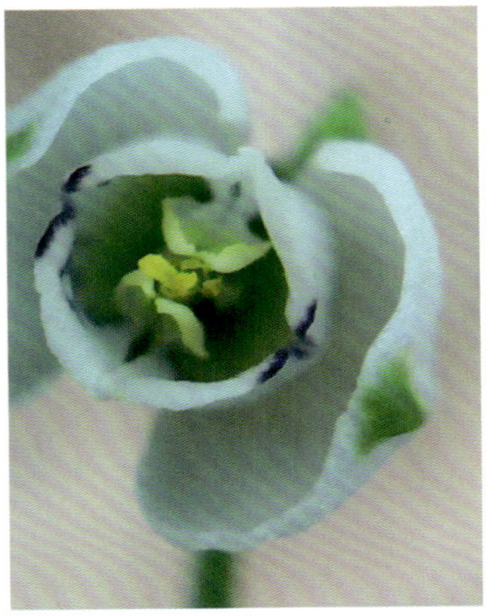

地丁草

【基　　原】罂粟科紫堇属地丁草 *Corydalis bungeana* Turcz.

【别　　名】(彭氏、布氏、地丁)紫堇、布氏(紫花)地丁、(苦)地丁、苦丁、紫花草等。

【形态特征】2年或多年生草本。根：主根细长圆柱形，黄棕色，具支根。茎：茎基部分枝，基部匍匐，茎斜升，灰绿色，具棱。叶：叶轮廓卵形，2～3回羽状全裂，1回裂片3～5对，具短柄或近无柄，2回羽片2～3对，顶端分裂成短小的裂片，裂片顶端圆钝；茎生叶与基生叶同形。花：总状花序有花数朵；苞片叶状，羽状深裂；萼片小，2片，近三角形；花冠粉红色、淡紫色，有时带蓝色，内花瓣顶端深紫色；柱头小，圆肾形。果：蒴果扁椭圆形，下垂，具2列种子。种子：种子光滑，亮黑色。花果期4—7月。

【生境分布】生于多石坡地、河水泛滥地段。分布于我国东北、华北、西北及河南、湖南、江苏，山东、四川等地。

【药用部位(药材名称)及采收加工】全草(苦地丁)。夏季花果期采收，除去杂质，晒干。

【临床应用】苦，寒；归心、肝、大肠经。清热解毒，散结消肿；用于时疫感冒，咽喉肿痛，疔疮肿痛，痈疽发背，痄腮丹毒。

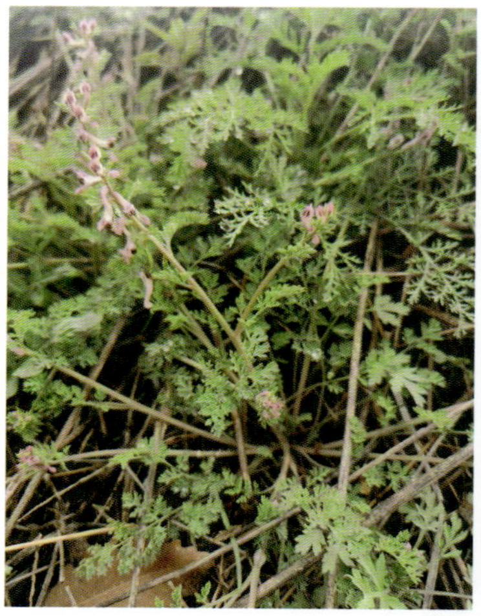
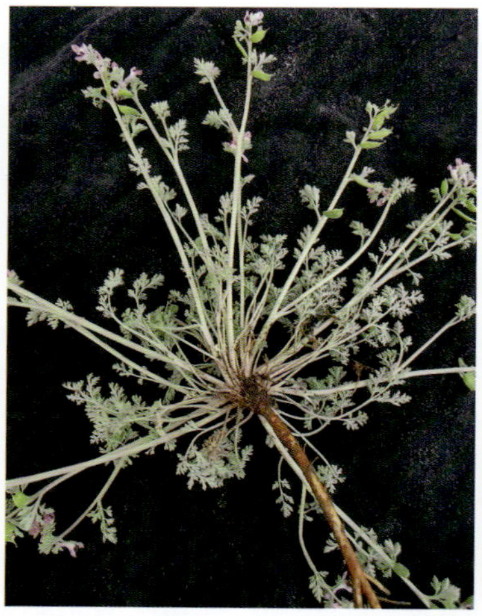
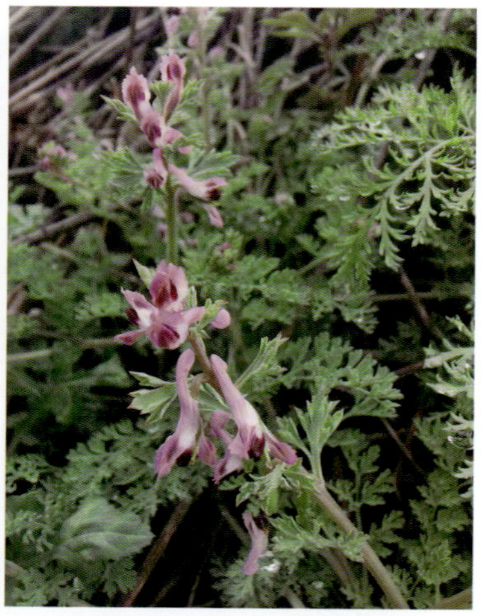
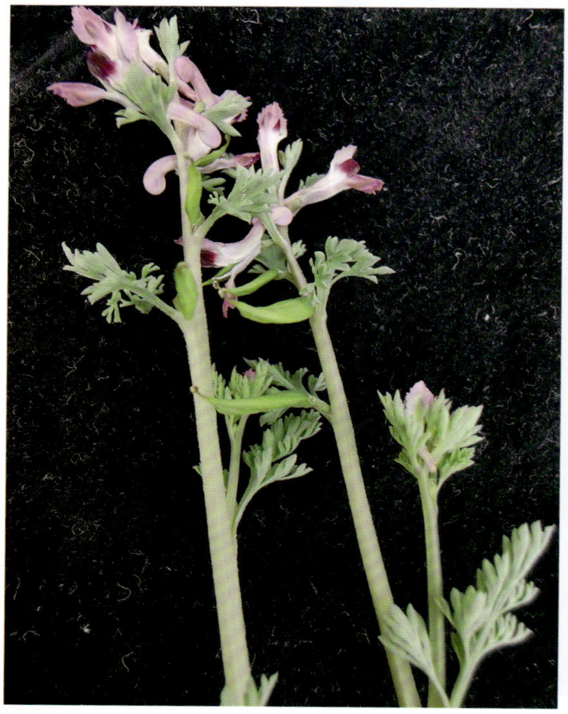
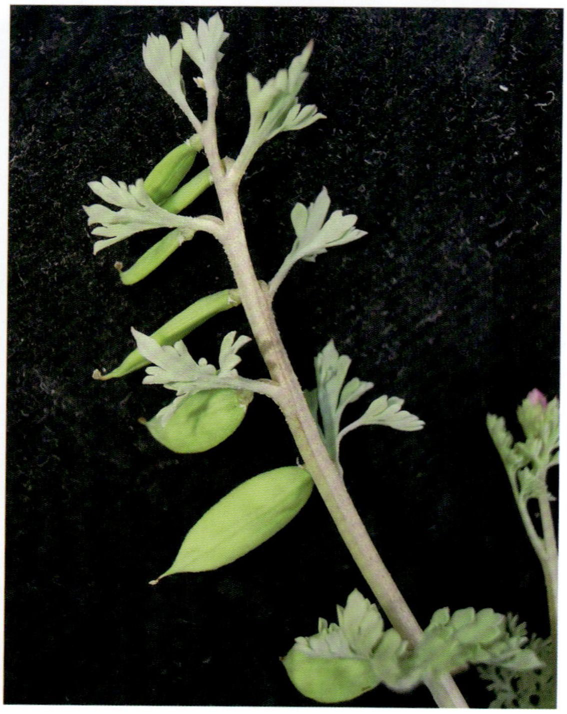

【基　　原】罂粟科紫堇属黄堇 *Corydalis pallida*（Thunb.）Pers.var.*pallida*

【别　　名】山（深山、珠果）黄堇、黄花地丁。

【形态特征】2 年生草本。**根：**具主根，侧根须状。**茎：**茎单一或多条，具棱，上部常具分枝。**叶：**基生叶多数，莲座状，花期枯萎；茎下部叶具柄，上部叶近无柄；叶上面绿色，下面苍白色；叶 2 回羽状全裂，末回羽片无柄，卵圆形至长圆形，顶生的较大，3 深裂，裂片边缘具圆齿状裂片，裂片顶端圆钝，具短尖，侧生的较小，常具圆齿。**花：**总状花序顶生和腋生，疏具多花；苞片披针形至长圆形，具短尖，约与花梗等长；萼片近圆形，边缘具齿；花黄色至淡黄色；雄蕊束披针形；子房线形，柱头具横向伸出的 2 臂，各枝顶端具 3 乳突。**果：**蒴果线形，念珠状，斜伸至下垂。**种子：**种子黑亮，表面密具圆锥状突起，中部凹；种阜帽状，约包裹种子的 1/2。花果期 5—7 月。

【生境分布】生于林间、林缘、河岸、多石坡地。分布于我国东北、华北、华东及山东、河南、陕西、湖北等地。

【药用部位（药材名称）及采收加工】全草（深山黄堇）。春夏季采收，鲜用或晒干。

【临床应用】微苦，凉，有毒；归肝、肺、大肠经。清热利湿，解毒；用于湿热泄泻，赤白痢疾，带下，痈疮热疖，丹毒，风火赤眼。

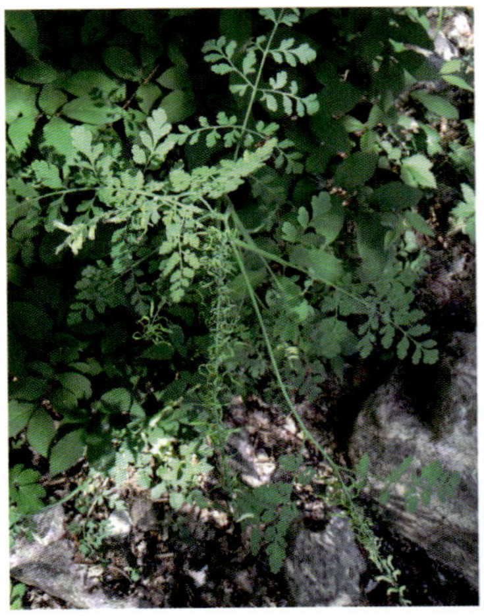

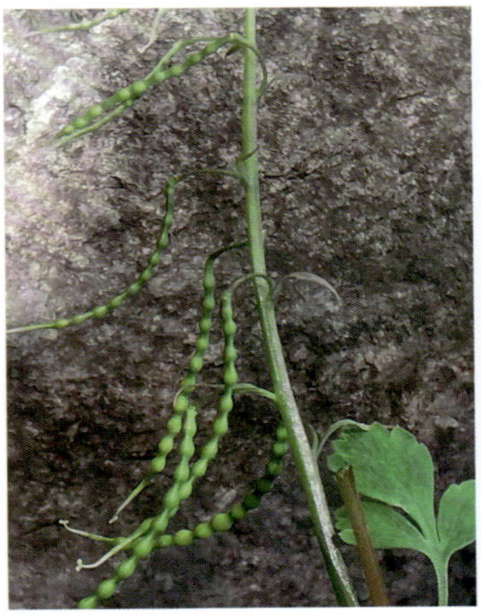

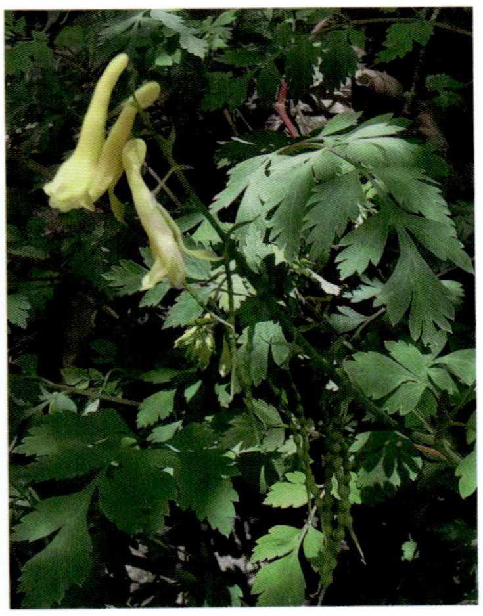

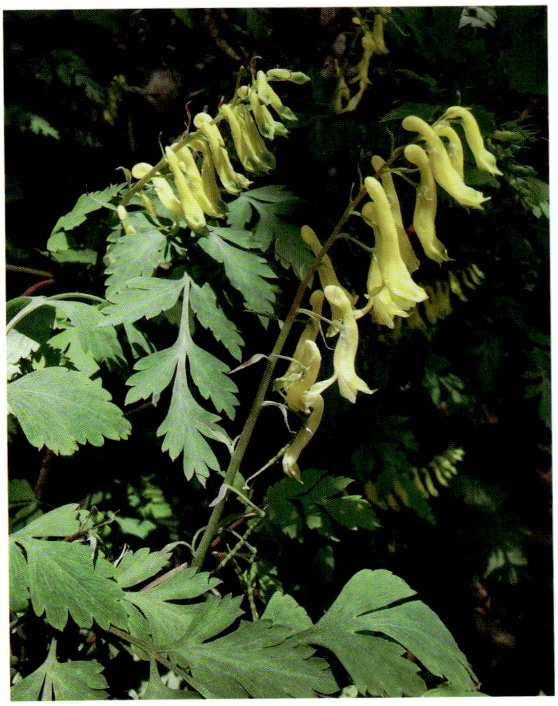

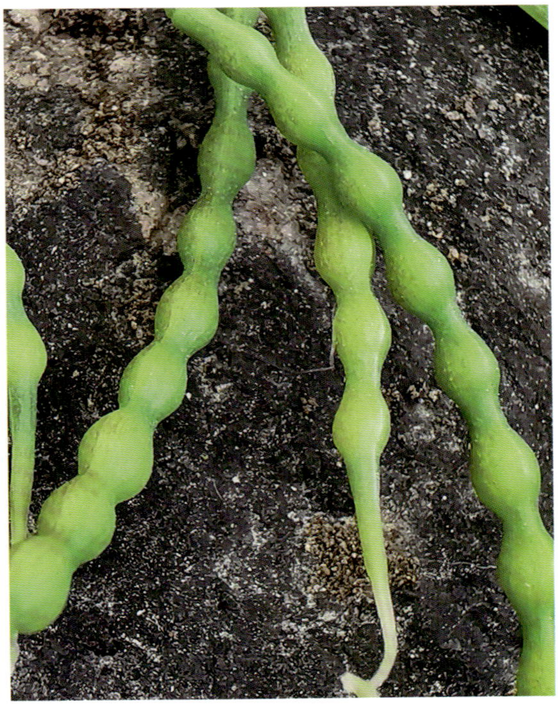

刻叶紫堇

【基　　原】罂粟科紫堇属刻叶紫堇 *Corydalis incisa*（Thunb.）Pers.

【别　　名】刻裂（裂苞）紫堇、紫花鱼灯草、地锦苗、断肠草、羊不吃、烫伤草。

【形态特征】2 年生草本。**根：**须根多数。**茎：**根茎短而肥厚，椭圆形。茎不分枝或少分枝。**叶：**叶具长柄，基部具鞘，2 回 3 出复叶，末回裂片具缺刻状齿。**花：**总状花序具多花，先密集，后疏离；苞片菱形或楔形，具缺刻状齿；萼片小，丝状深裂；花紫红色、淡蓝色或苍白色；柱头近扁四方形。**果：**蒴果线形至长圆形，扁平，具 1 列种子。**种子：**种子黑色，光滑。花果期 4—7 月。

【生境分布】生于林缘、路边、疏林下。分布于我国华中、华东及河北、山西、陕西、甘肃、四川、广西等地。

【药用部位（药材名称）及采收加工】根或全草（刻裂紫堇、紫花鱼灯草）。花期采收全草，夏季地上部分枯萎后挖根；鲜用或晒干。

【临床应用】苦、辛，寒，有毒；归肺、胃经。解毒，杀虫；用于疮疡肿毒，疥癞顽癣，湿疹，毒蛇咬伤。

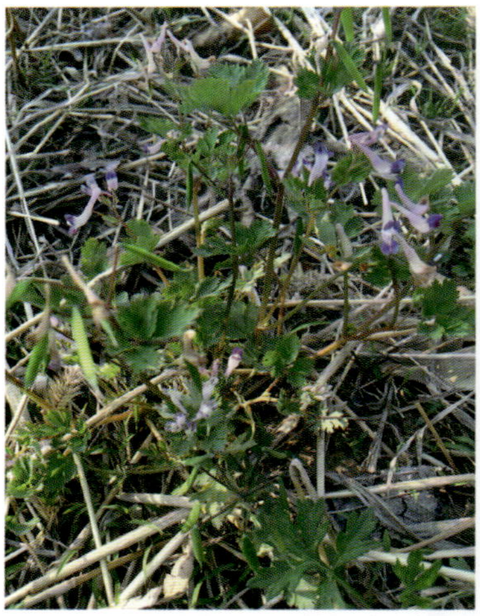
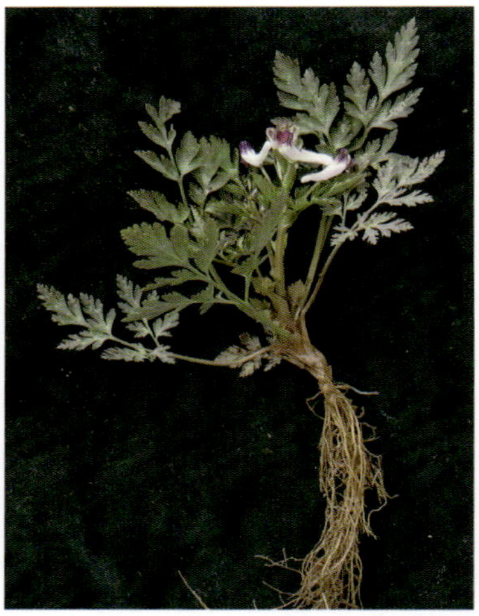
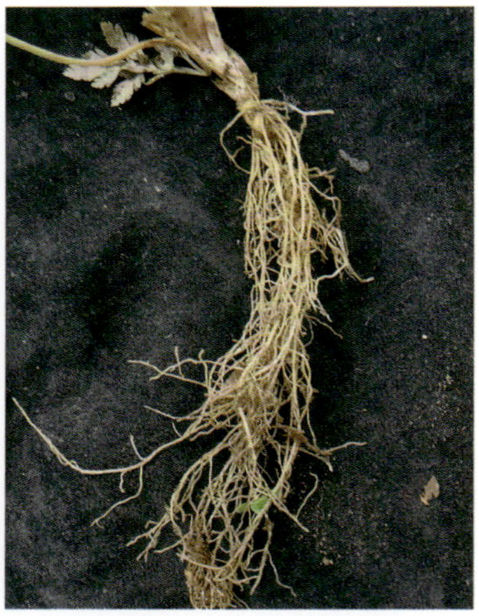
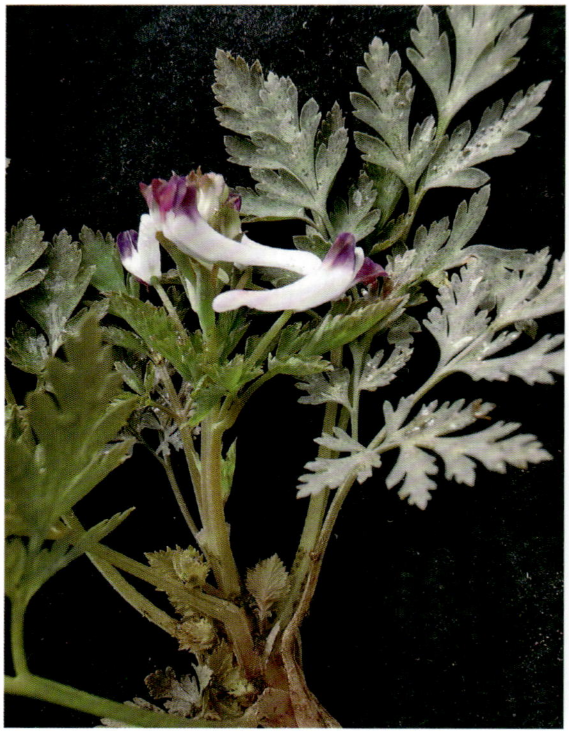
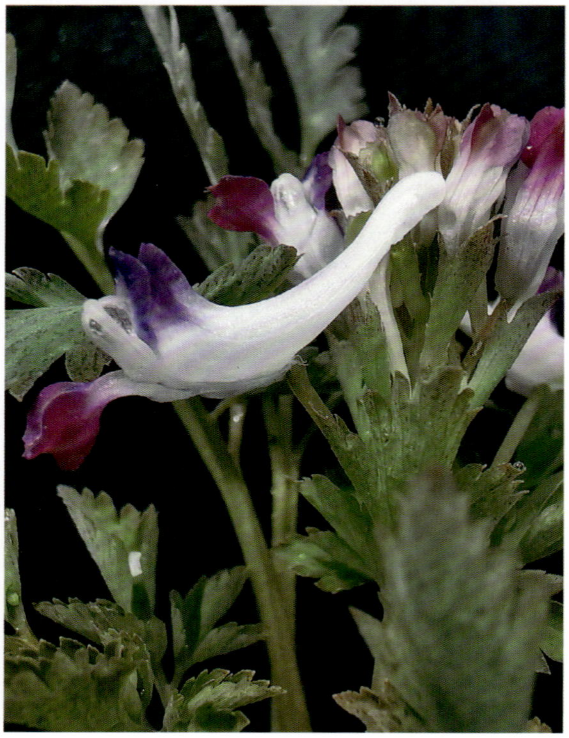

蛇果黄堇

【基　　原】罂粟科紫堇属蛇果黄堇 *Corydalis ophiocarpa* Hook.f.et Thoms.

【别　　名】弯果黄、断肠草、小前胡、扭果黄堇。

【形态特征】多年生草本。根：主根粗壮，黄色。茎：茎直立，有分枝，具棱。叶：基生叶较小，花期枯萎；茎生叶轮廓长圆形，1～2 回羽状全裂，茎生叶较大，与基生叶同形，茎下部叶具长柄，叶柄约与叶片等长，叶柄在茎上下延成翅，向上叶柄渐短。花：总状花序密集，具多花；苞片线状披针形；花淡黄色，先端微带紫色；花萼小，膜质，三角形；雄蕊束披针形，上部缢缩成丝状；柱头 2，每裂具 2 乳突。果：蒴果线形，成熟时呈蛇形扭曲。种子：种子小，亮黑色，表面具波状浅凹点。花果期 5—9 月。

【生境分布】生于山地林下、沟边草地。分布于我国西南、西北、华中及河北、山西等地。

【药用部位（药材名称）及采收加工】全草（蛇果黄堇）。春夏季采收，洗净，鲜用或晒干。

【临床应用】苦、辛，温；有毒。活血止痛，祛风止痒；用于跌打损伤，皮肤瘙痒症。

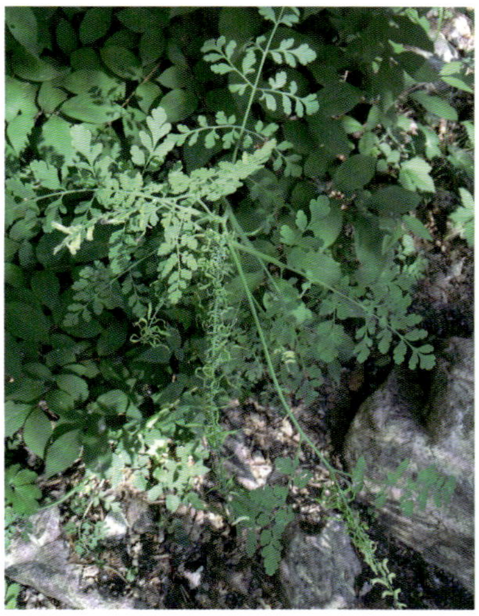

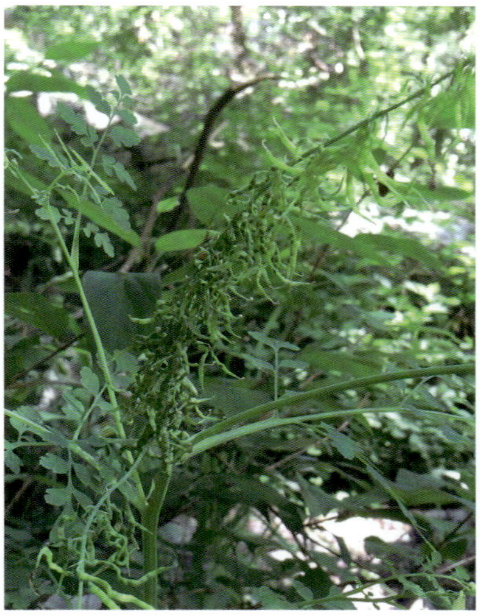

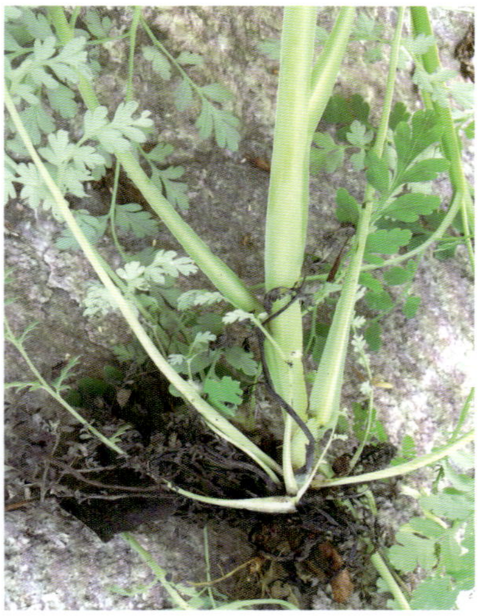

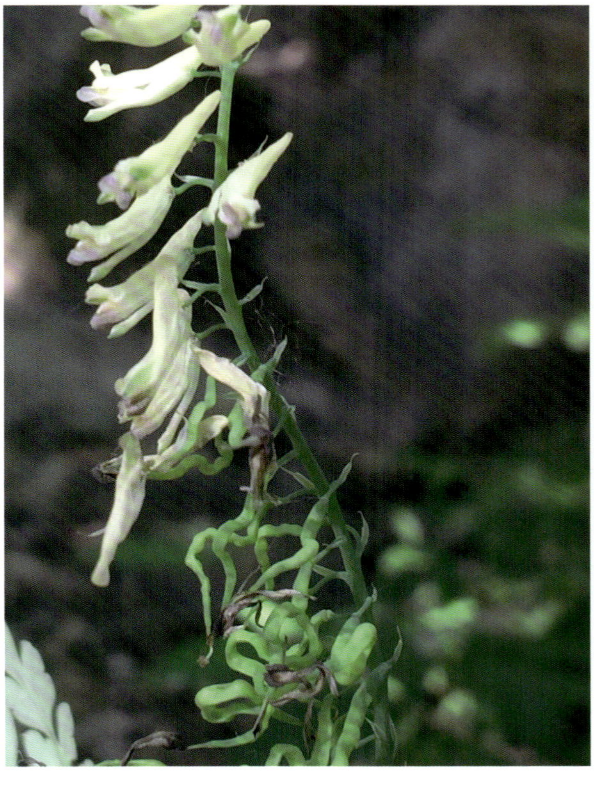

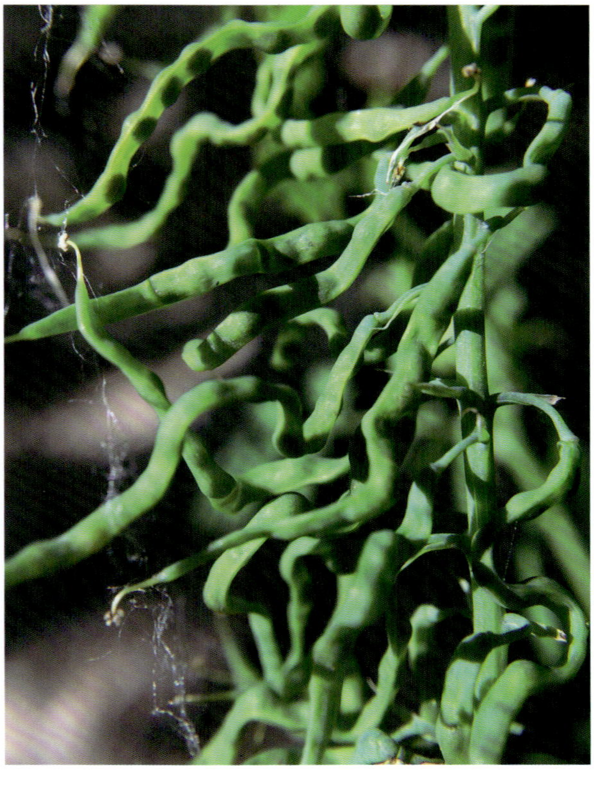

小花黄堇

【基　　原】罂粟科紫堇属小花黄堇 *Corydalis racemosa*（Thunb.）Pers.

【别　　名】黄花地锦苗、（白）断肠草、黄堇、黄荷包牡丹、鱼子草、黄花鱼灯草。

【形态特征】1年生草本。**根：**主根细长，黄色。**茎：**茎具棱，有分枝；全株灰绿色。**叶：**基生叶具长柄，常早枯萎；茎生叶具短柄，叶片三角形，上面绿色，下面灰白色，2回羽状全裂，末回裂片圆钝，具短尖。**花：**总状花序，具多花，密集，后渐疏离；苞片披针形至钻形，渐尖至具短尖；花黄色至淡黄色；萼片卵圆形，早落。**果：**蒴果线形，具1列种子。**种子：**种子黑亮，近肾形，具短刺状突起，种阜三角形。花果期4—6月。

【生境分布】生于林缘阴湿地、多石溪边。分布于我国华东、华南、西南、华中及甘肃、陕西、河北等地。

【药用部位（药材名称）及采收加工】全草或根（小花黄堇、黄堇）。夏季采收，洗净，晒干。

【临床应用】苦、涩，寒，有毒；归肺、肝、膀胱经。清热利湿，利尿，止痢，止血，解毒杀虫；用于湿热泄泻，痢疾，黄疸，肺结核咯血，高热惊风，目赤肿痛，流火，疮毒肿痛，疥癣，毒蛇咬伤。

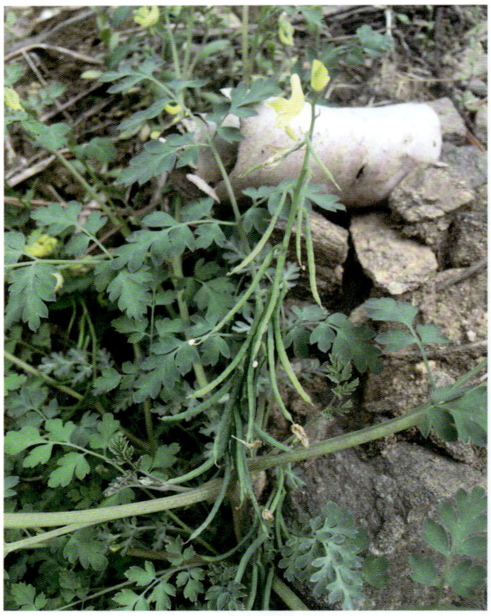

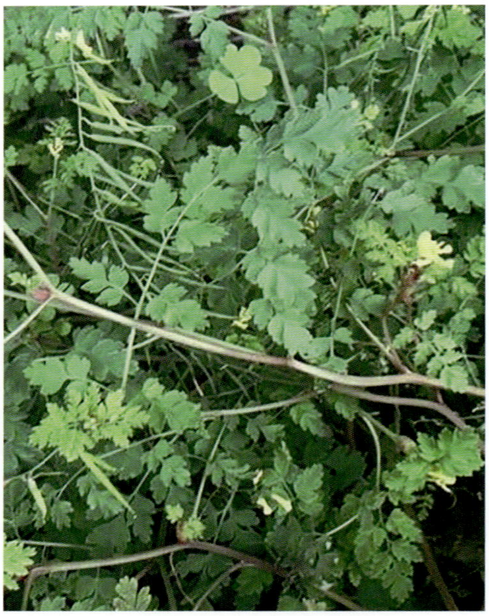

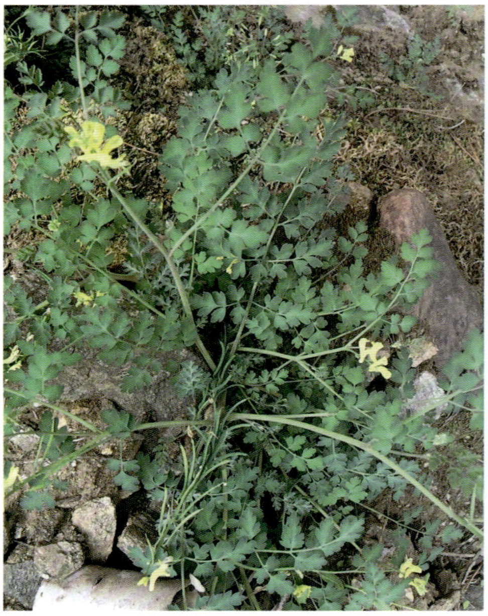

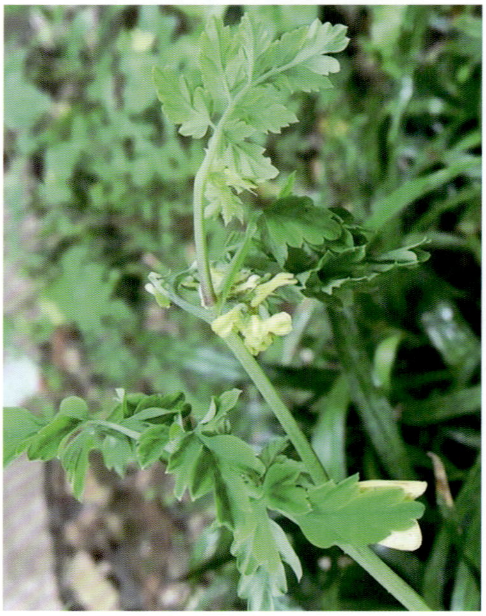

小药八旦子

【基　　原】罂粟科紫堇属小药八旦子 *Corydalis caudata* (Lam.) Pers.

【别　　名】(土、北京)元胡。

【形态特征】多年生草本。**根：**根数条，黄棕色。**茎：**块茎圆球形或长圆形；茎基以上具1～2鳞片，枝条多发自叶腋，少数发自鳞片腋内。**叶：**叶2～3回3出复叶；叶柄细长，基部常具叶鞘；小叶圆形至椭圆形，有时浅裂，下部苍白色。**花：**总状花序具3～8花；苞片卵圆形或倒卵形，下部的较大；花梗长于苞片；萼片小，早落；花蓝色或紫蓝色，上花瓣较宽展，顶端微凹，距圆筒形，弧形上弯，下花瓣宽展，微凹，基部具宽大的浅囊；柱头四方形，上端具4乳突，下部具2尾状的乳突。**果：**蒴果卵圆形至椭圆形。**种子：**种子亮黑色，光滑，具狭长的种阜。花果期4—6月。

【生境分布】生于山坡、林缘、林下等处。分布于河北、山西、山东、江苏、安徽、湖北、陕西、甘肃等地。

【药用部位(药材名称)及采收加工】块茎(土元胡)。5—6月挖取块茎，去外皮，用开水煮至内部变黄，晒干。

【临床应用】辛、苦，温；归肝、胃经。活血，散瘀，理气，止痛；用于心腹腰膝诸痛，痛经，月经不调，产后瘀滞腹痛，崩漏，跌打损伤。

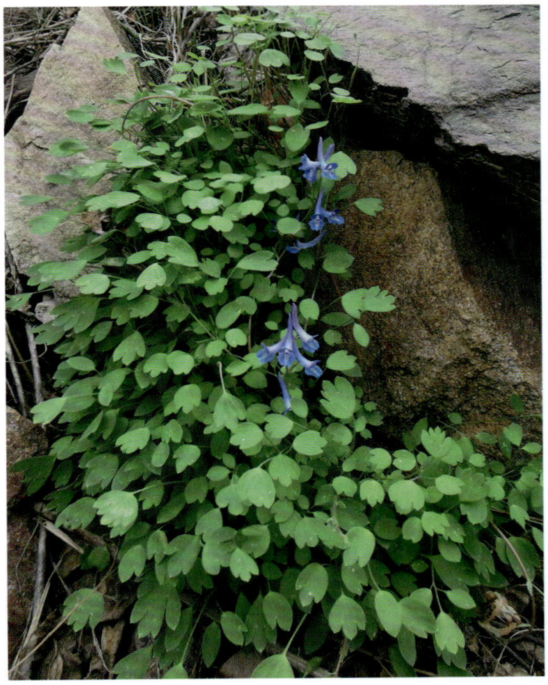
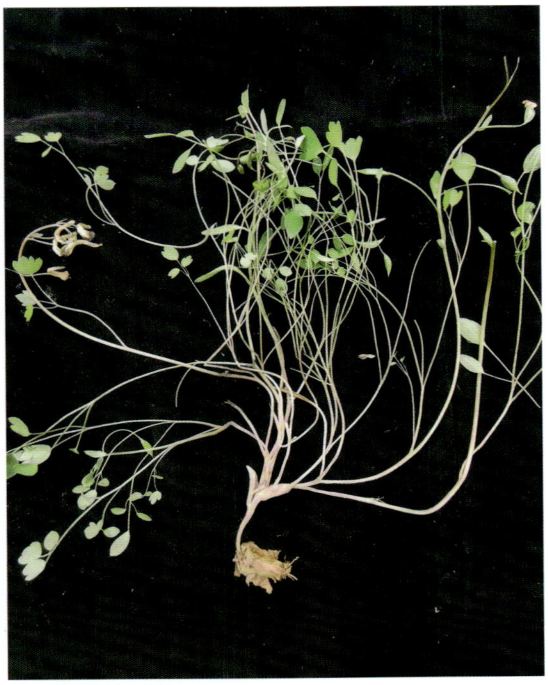
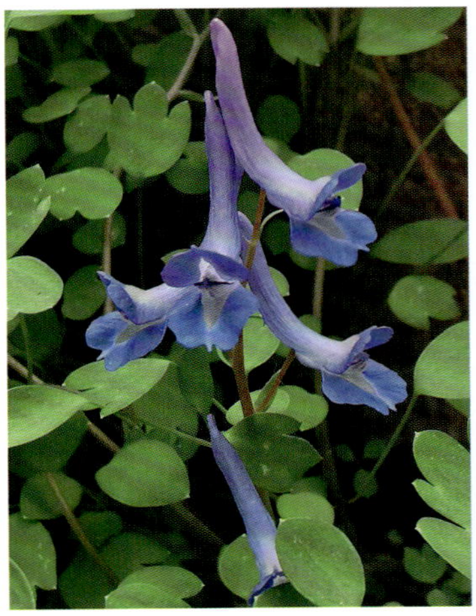
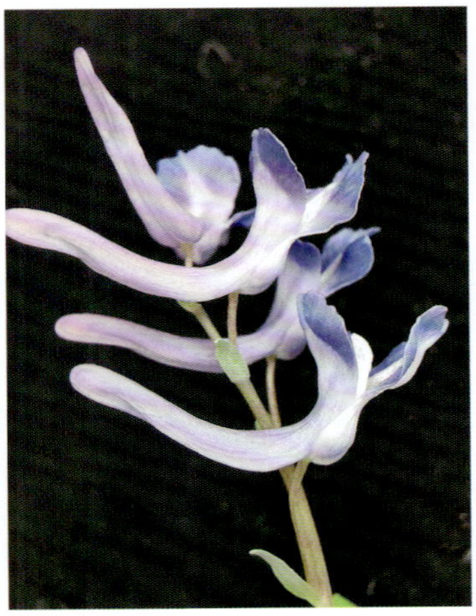
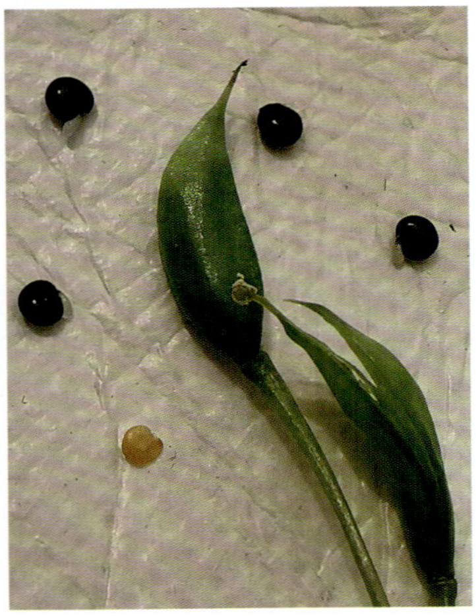

珠果黄堇

【基　　原】罂粟科紫堇属珠果黄堇 *Corydalis speciosa* Maxim.

【别　　名】狭裂珠果黄堇。

【形态特征】形态特征与植物“黄堇”相似。两者的主要区别：珠果黄堇的叶末回裂片较窄小，总状花序的各花之间比较稠密、花与花之间的间隔小，花色金黄。黄堇的叶末回裂片较宽；总状花序的各花之间稀疏、花与花之间的间隔宽；花色黄或淡黄色。

【生境分布】生于林缘、路边、水边等处。分布于我国东北、华东及河北、河南、湖南等地。

【药用部位（药材名称）及采收加工】全草（珠果黄紫堇）。春季采挖，晒干。

【临床应用】苦、涩，寒。清热解毒，消肿止痛；用于痈疮热疖，无名肿毒，角膜充血。

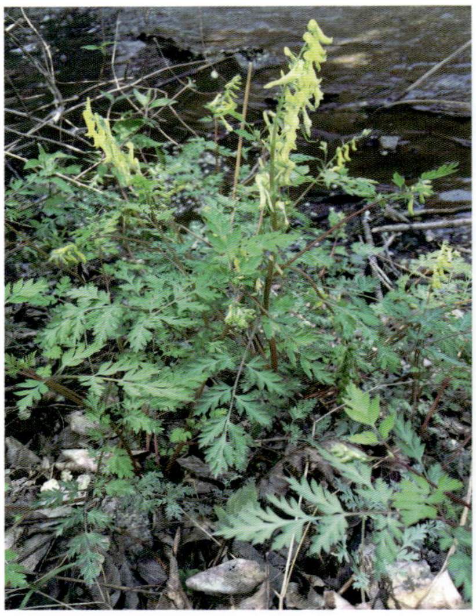
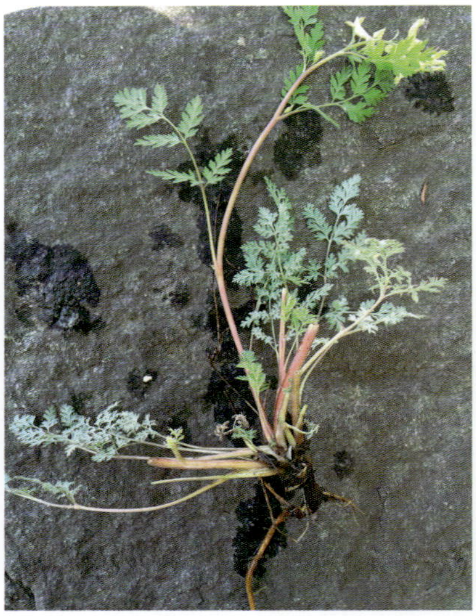
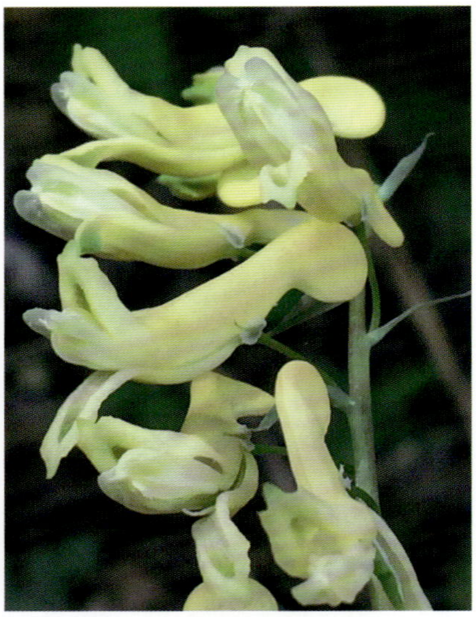
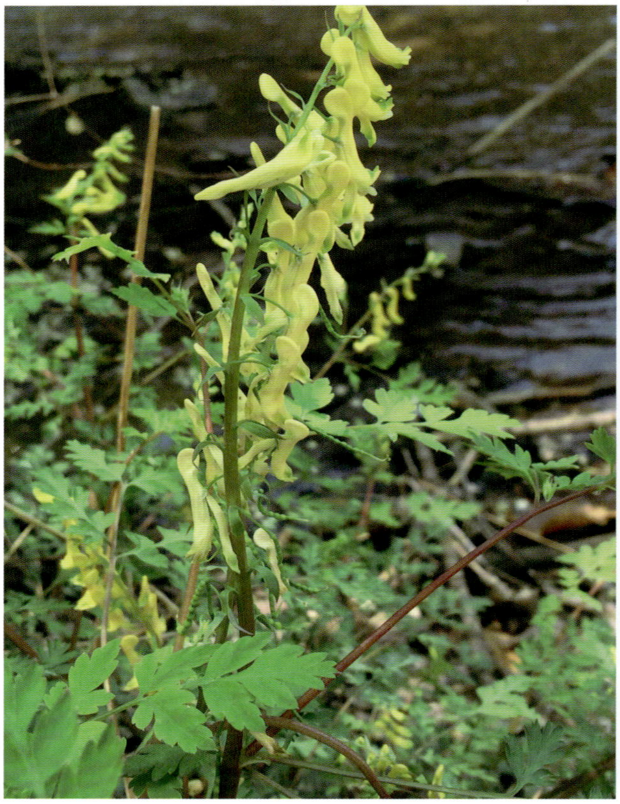
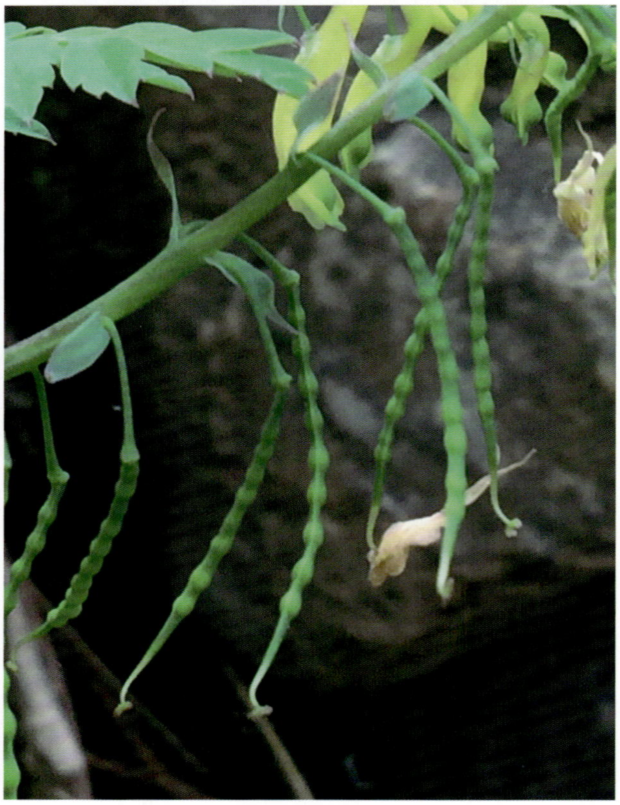

紫堇

【基　　原】罂粟科紫堇属紫堇 *Corydalis edulis* Maxim.

【别　　名】蝎子花、麦黄草、断肠草、闷头花。

【形态特征】形态特征与植物“地丁草 *Corydalis bungeana* Turcz.”相似。两者的主要区别：地丁草 *Corydalis bungeana* Turcz. 的苞片羽状裂，蒴果扁椭圆形，种子光滑；紫堇 *Corydalis edulis* Maxim. 的苞片狭卵形或披针形，蒴果线形，种子表面密生小凹点。

【生境分布】生于丘陵林下、沟边或多石处。分布于我国华东及河北、山西、陕西、甘肃、河南、湖北、四川、贵州等地。

【药用部位（药材名称）及采收加工】根或全草（紫堇）、花（紫堇花）。紫堇：春夏季采挖，除去杂质，洗净，鲜用或阴干。紫堇花：花期采收，鲜用或阴干。

【临床应用】紫堇：苦、涩，凉，有毒；归肺、肾、脾经。清热解毒，杀虫止痒；用于疮疡肿毒，聤耳流脓，咽喉疼痛，顽癣，秃疮，毒蛇咬伤。紫堇花：酸，微温，无毒。治脱肛。

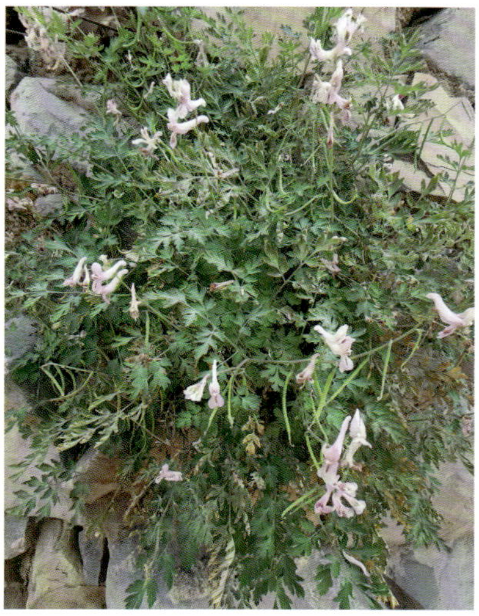
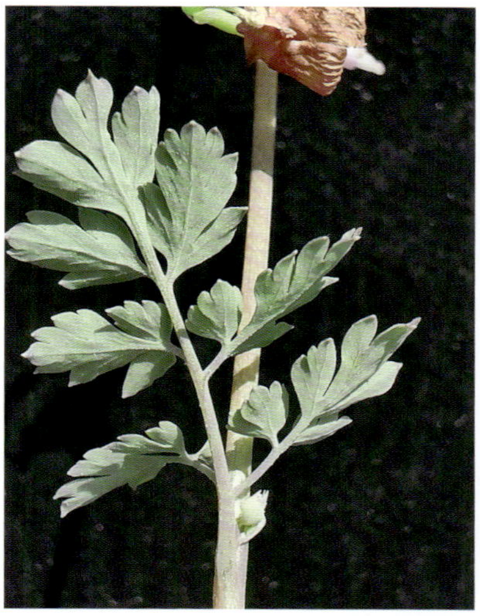
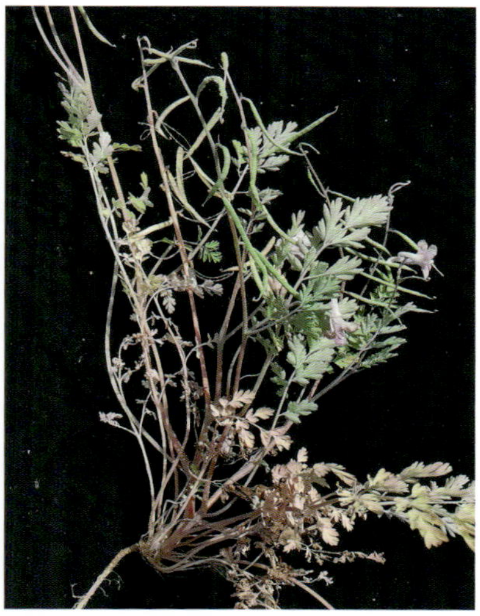
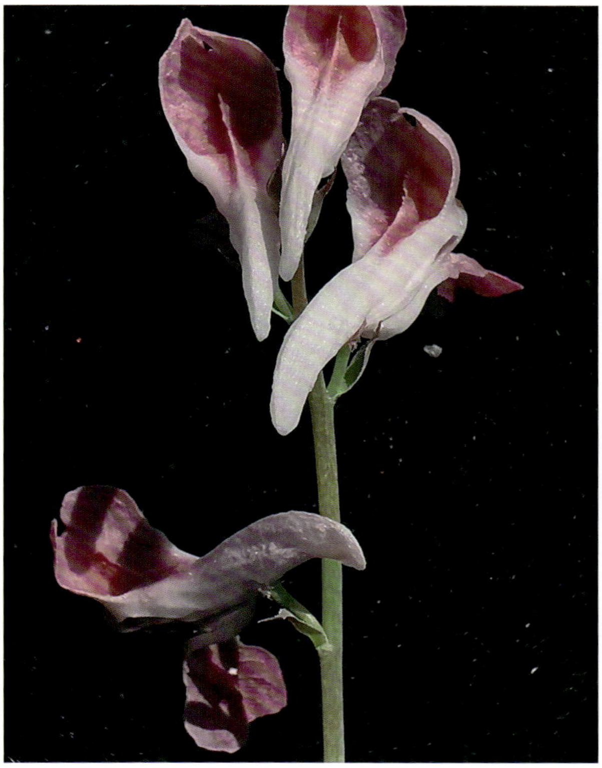
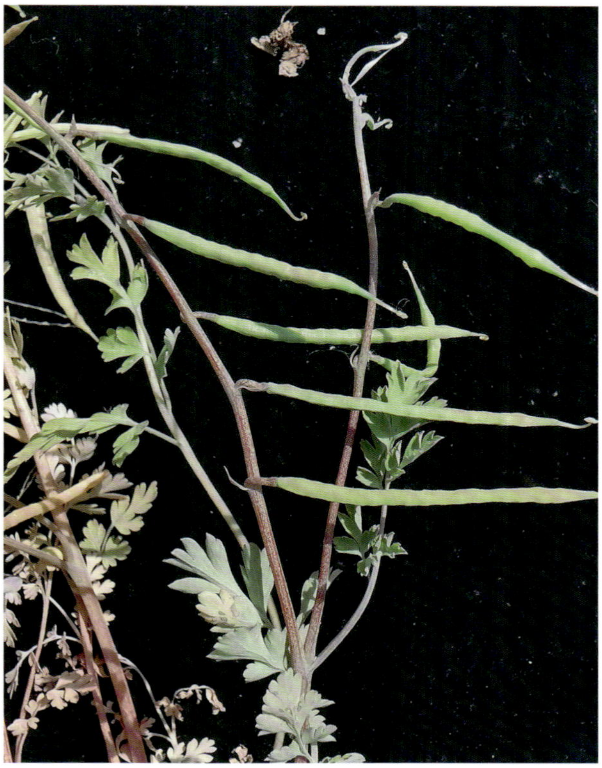

萝卜

【基　　原】十字花科萝卜属萝卜 *Raphanus sativus* L.

【别　　名】莱菔、白萝卜。

【形态特征】1～2年生草本。**根：**根直深，肉质，长圆形、球形或圆锥形，外皮绿色、白色或红色。**茎：**茎直立，有分枝，稍具粉霜。**叶：**基生叶和茎下部叶大头羽状半裂，顶裂片卵形，侧裂片4～6对，长圆形，有钝齿，疏生粗毛；上部叶长圆形，有锯齿或近全缘。**花：**总状花序顶生及腋生；花白色或粉红色，花瓣倒卵形，具紫纹，下部具爪；萼片长圆形。**果：**长角果圆柱形，种子间处缢缩，顶端具长喙。**种子：**种子卵形，微扁，红棕色，有细网纹。花果期4—6月。

【生境分布】全国各地普遍栽培，栽培品种较多。

【药用部位（药材名称）及采收加工】种子（莱菔子）、鲜根（莱菔、萝卜）、开花结实后的老根（地骷髅、枯萝卜）、基生叶（莱菔叶）、地上全草（莱菔缨）。莱菔子：夏季果实成熟时采割植株，晒干，搓出种子，除去杂质，再晒干。鲜根：秋冬季采挖鲜根，除去茎叶，洗净，鲜用。老根：待种子成熟后，采挖根部，除去地上部分，洗净，晒干。莱菔叶：冬季或早春采收，洗净，风干或晒干。莱菔缨：春夏季采收地上部分，鲜用或晒干。

【临床应用】莱菔子：辛、甘，平；归肺、脾、胃经。消食除胀，降气化痰；用于饮食停滞，脘腹胀痛，大便秘结，积滞泻痢，痰壅喘咳。鲜根：辛、甘，凉；归脾、胃、肺、大肠经。消食，下气，化痰，止血，解渴，利尿；用于消化不良，食积胀满，吞酸，腹泻，痢疾，痰热咳嗽，咽喉不利，咳血，吐血衄血，便血，消渴，淋浊，疮疡，损伤瘀肿，烫伤及冻疮。老根：甘、辛，平；归肺、肾经。行气消积，化痰，解渴，利水消肿；用于咳嗽痰多，食积气滞，腹胀痞满，痢疾，消渴，脚气，水肿。莱菔叶：辛、苦，平；归脾、胃、肺经。消食理气，清肺利咽，散瘀消肿；用于食积气滞，脘腹痞满，呃逆，吐酸，泄泻，痢疾，咳痰，音哑，咽喉肿痛，妇女乳房肿痛，乳汁不通；外用治损伤瘀肿。莱菔缨：消食止渴，祛热解毒；用于治胸中满闷，两胁作胀，化积滞，解酒毒。

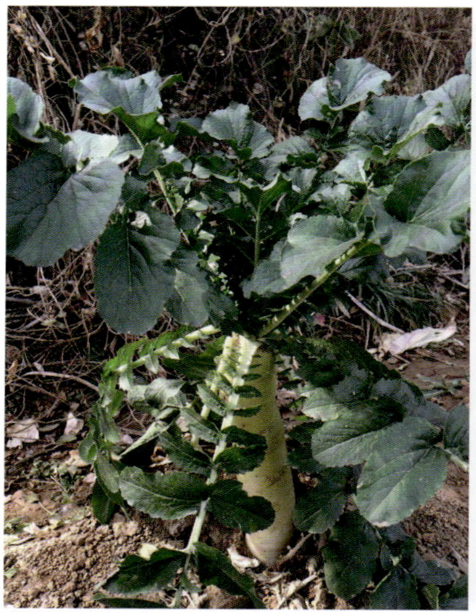

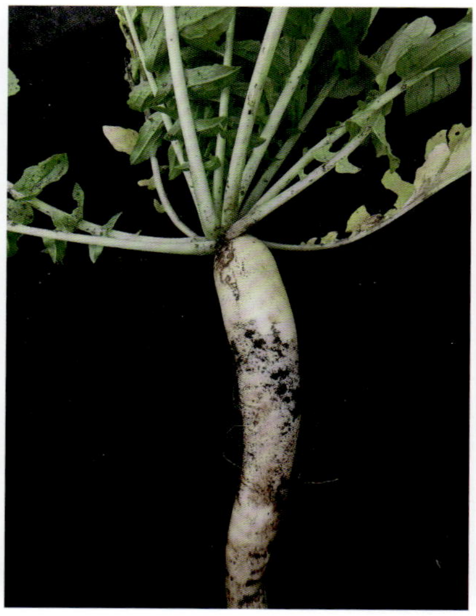

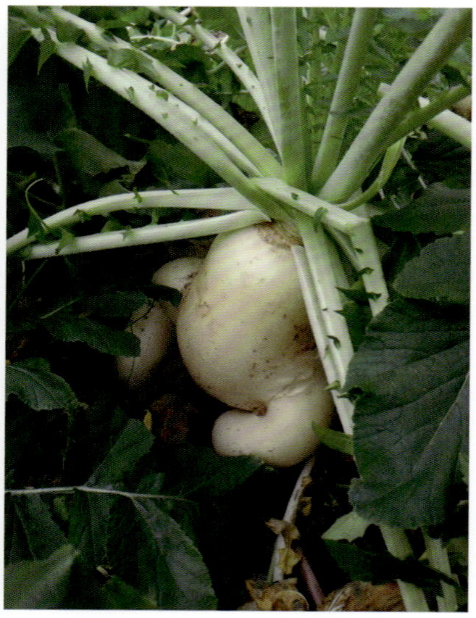

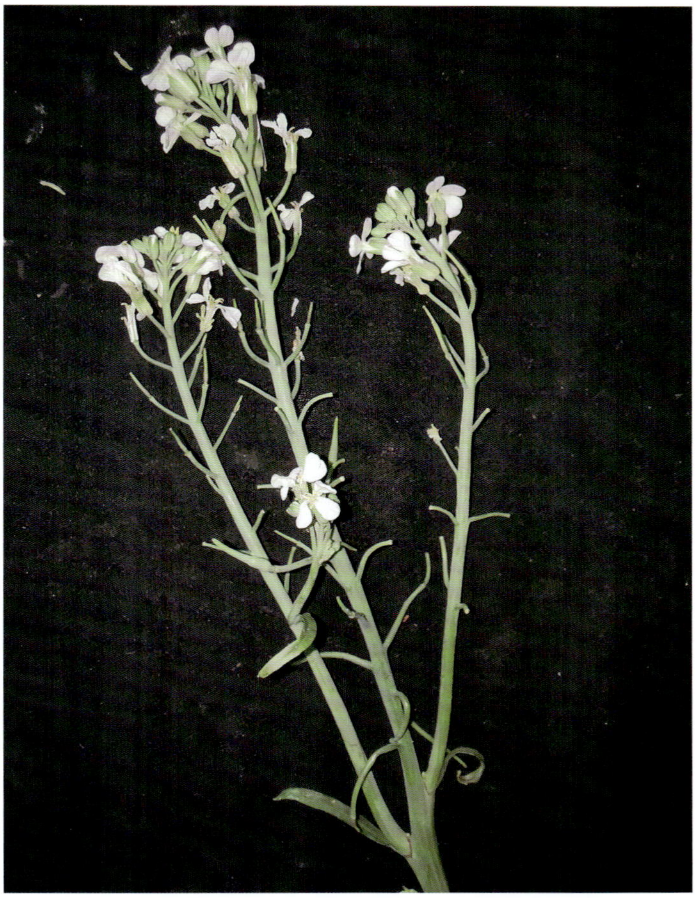

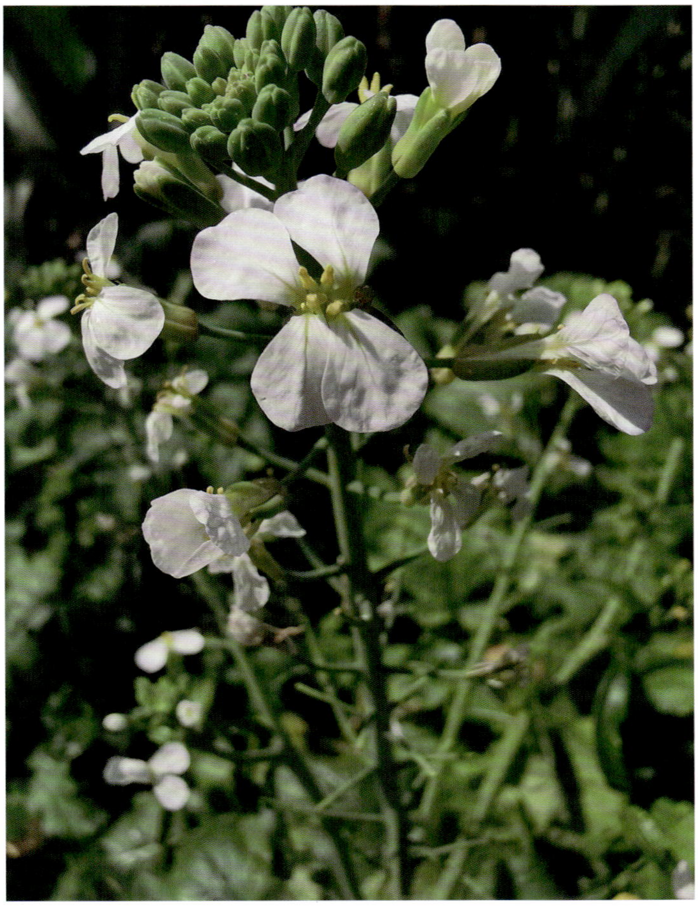

风花菜

【基　　原】十字花科蔊菜属风花菜 *Rorippa globosa*（Turcz.）Hayek

【别　　名】球果（圆果）蔊菜、银条菜。

【形态特征】1～2年生草本。**茎：**茎单一，基部木质化，分枝或不分枝。**叶：**茎下部叶具柄，上部叶渐无柄；叶长圆形至倒卵状披针形，基部渐狭，下延成短耳状而半抱茎，边缘具不整齐粗齿。**花：**总状花序有花多数；花小，黄色，具细梗；萼片4，长卵形，开展，边缘膜质；花瓣4，倒卵形，基部渐狭成短爪；雄蕊6。**果：**短角果实近球形，顶端具宿存短花柱。**种子：**种子多数，淡褐色，极细小，扁卵形，一端微凹。花果期4—9月。

【生境分布】生于河岸、湿地、路旁、沟边、草丛中、干旱处。分布于我国东北、华东、华南及河北、山西、湖北、湖南、云南等地。

【药用部位（药材名称）及采收加工】全草（风花菜）。7—8月采收，切段，晒干。

【临床应用】苦、辛，凉；归心、肝、肺经。清热利尿，解毒，消肿；用于黄疸，水肿，淋病，咽痛，痈肿，烫火伤。

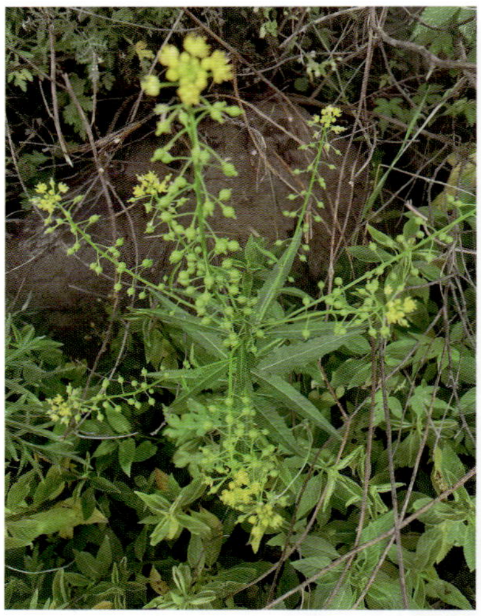
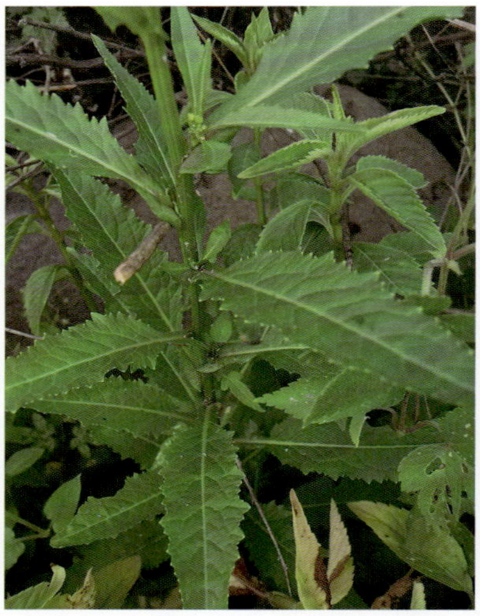
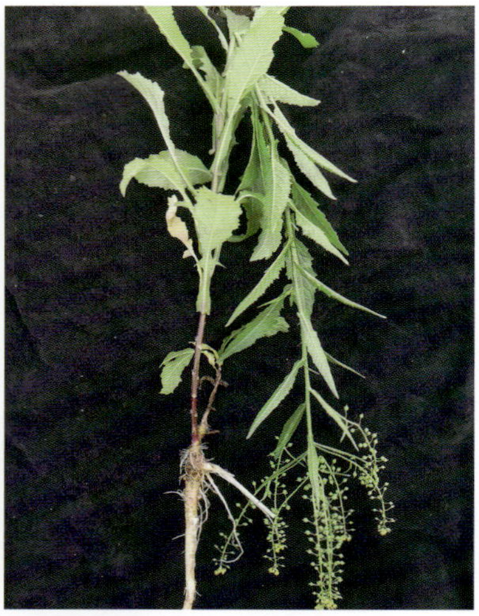
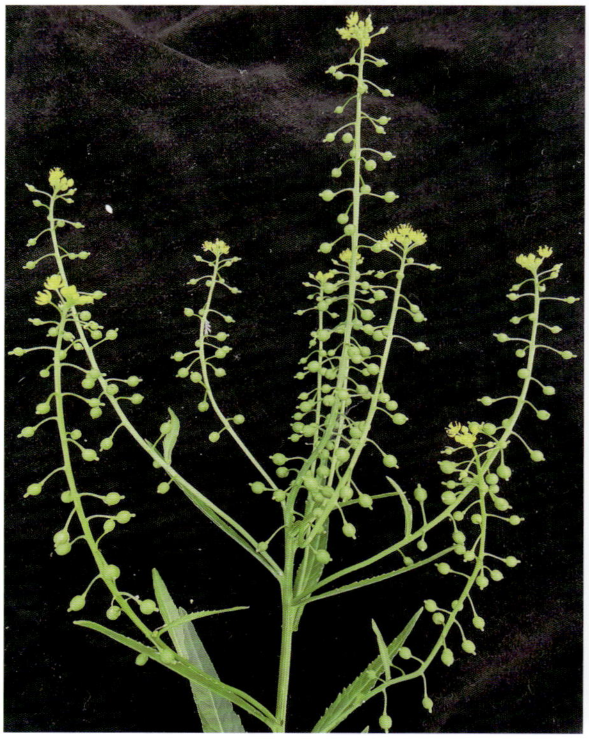
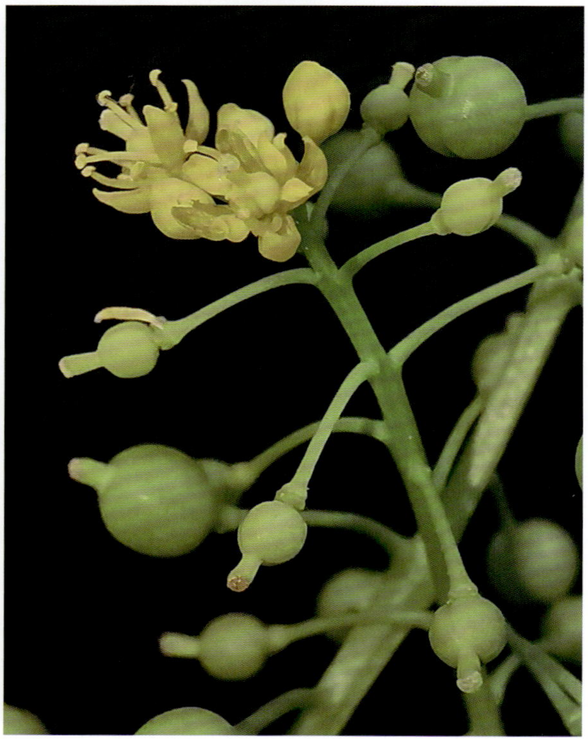

【基　　原】十字花科蔊菜属蔊菜 *Rorippa indica*（L.）Hiern

【别　　名】田（塘）葛菜、野菜花、山芥菜、独根菜、山萝卜、香荠菜、野油菜、辣米菜等。

【形态特征】1～2年生草本。**根：**主根短，圆锥形，黄白色，具支根。**茎：**茎直立，粗壮，具纵沟。**叶：**叶互生；基生叶及茎下部叶具长柄，叶形多变，常大头羽状分裂，顶端裂片大，卵形或长圆形，边缘具不整齐锯齿，侧裂片2～5对，向下渐小；茎上部叶片长圆形或匙形，边缘具疏齿，具短柄或基部耳状抱茎。**花：**总状花序顶生或侧生，花小，多数，花梗细；萼片4，卵状长圆形；花瓣4，黄色，匙形，基部渐狭成短爪，与萼片近等长；雄蕊6，2枚稍短。**果：**长角果圆柱形，直或稍内弯，成熟时果瓣隆起。**种子：**种子细小，卵圆形而扁，一端微凹，棕褐色，具细网纹。花果期4—9月。

【生境分布】生于荒地、路旁、田园等处。分布于全国各地。

【药用部位（药材名称）及采收加工】全草或花（蔊菜、野油菜）。5—7月采收，鲜用或晒干。

【临床应用】辛、苦，微温；归肺、肝经。祛痰止咳，解表散寒，解毒利湿；用于咳嗽痰喘，感冒发热，麻疹透发不畅，风湿痹痛，咽喉肿痛，疔疮痈肿，漆疮，经闭，跌打损伤，黄疸，水肿。

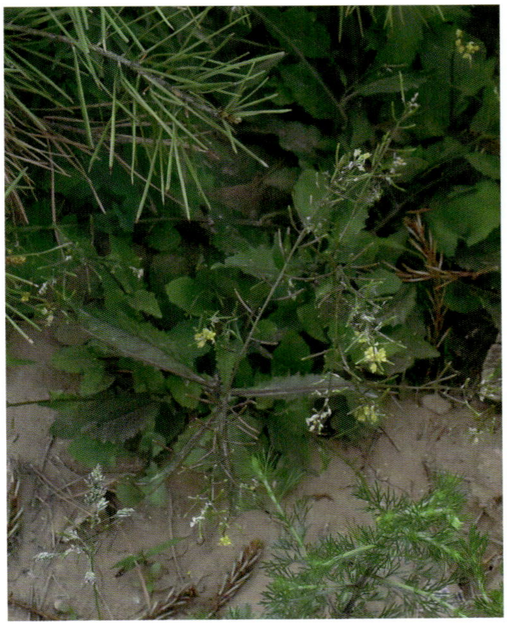

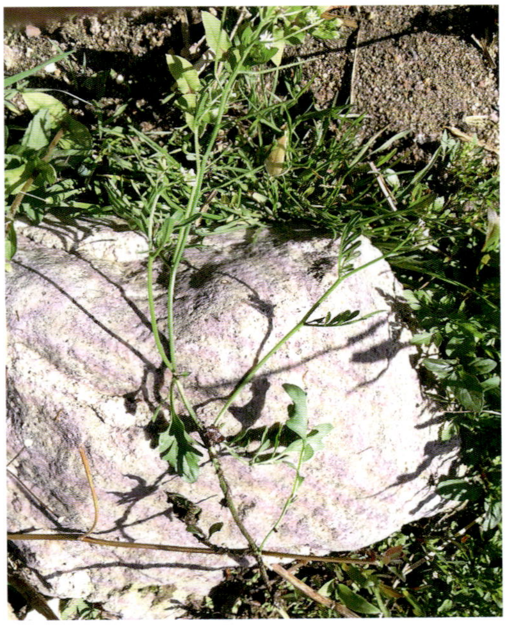

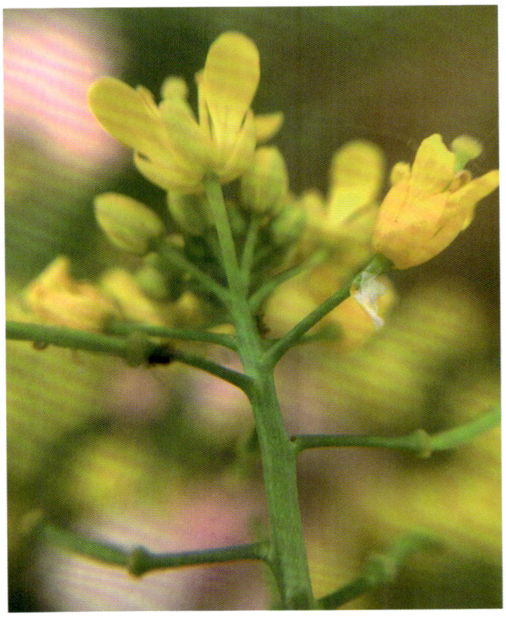

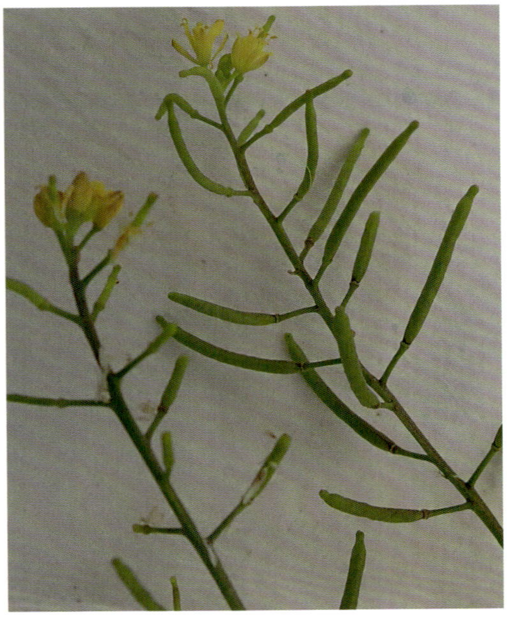

沼生蔊菜

【基　　原】十字花科蔊菜属沼生蔊菜 *Rorippa islandica*（oed.）Borb.

【别　　名】水萝卜、蔊菜、叶香。

【形态特征】形态特征与植物“蔊菜”相似。两者的主要区别：沼生蔊菜的长角果为圆柱状长椭圆形，长 4～6 mm，宽约 2 mm，长角果显粗短；基生叶及茎下部叶呈羽状深裂。蔊菜的长角果圆柱形，长 1～2 cm，宽约 1～1.5 mm，长角果显细长；基生叶及下部叶呈大头羽状分裂。

【生境分布】生于溪岸、田边、河旁、洼地、草地。分布于我国东北、华北、西北、华东及河南、湖南、贵州、云南等地。

【药用部位（药材名称）及采收加工】全草（水前草）。7—8 月采收，洗净，切段，晒干。

【临床应用】辛、苦，凉；归肝、膀胱经。清热解毒，利水消肿；用于风热感冒，咽喉肿痛，黄疸，淋病，水肿，关节炎，痈肿，汤火伤。

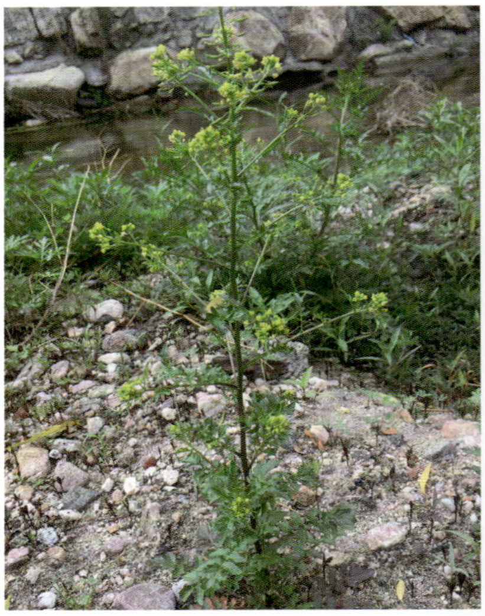
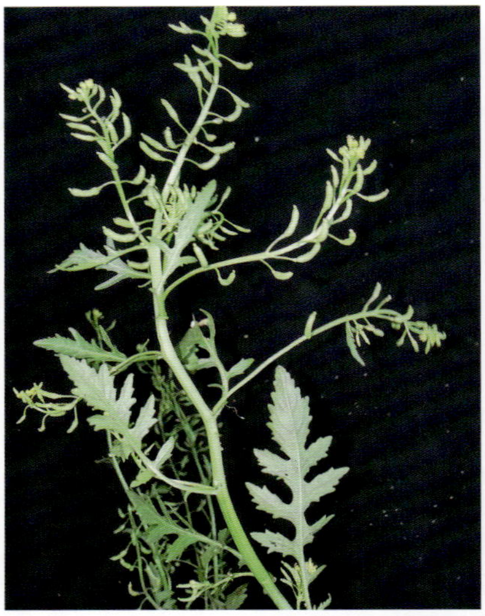
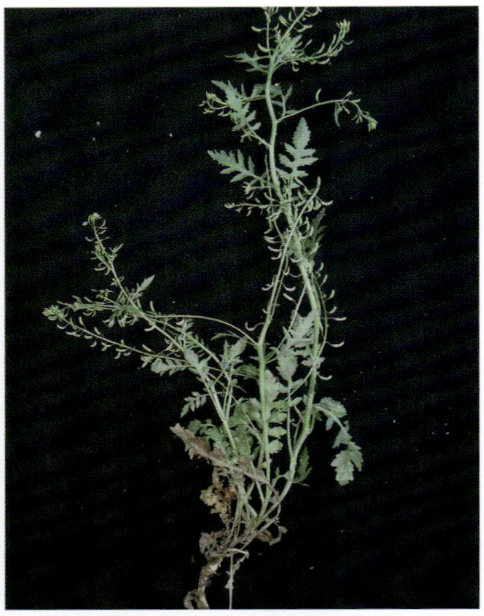
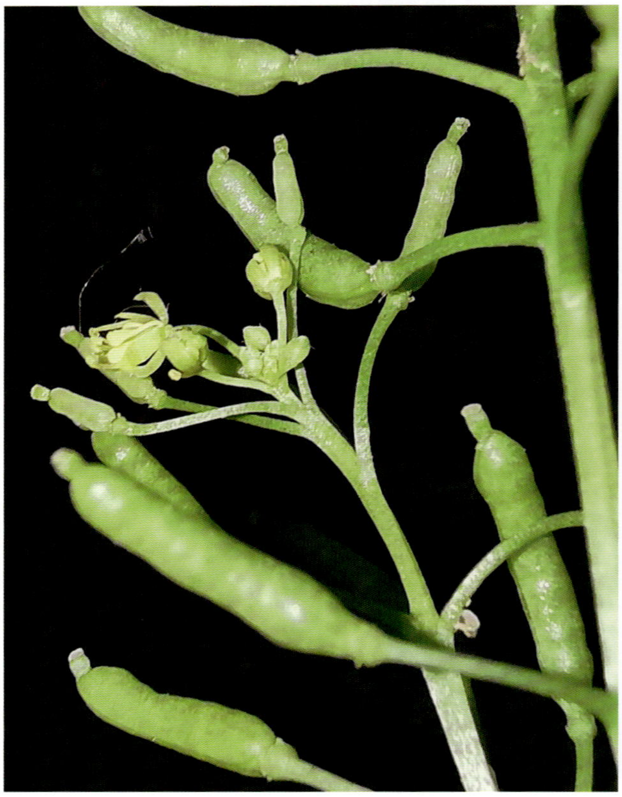
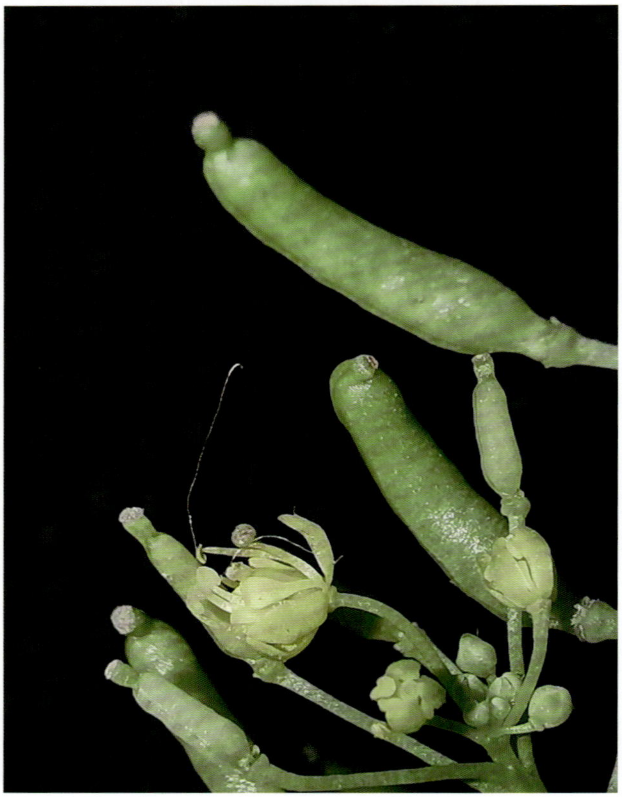

菥蓂

【基　　原】十字花科菥蓂属菥蓂 *Thlaspi arvense* L.

【别　　名】遏蓝菜、败酱草、犁头草。

【形态特征】1年生草本。**茎：**茎直立，具棱。**叶：**基生叶倒卵状长圆形，全缘；茎生叶长圆状披针形或倒披针形，基部抱茎，两侧箭形，边缘具疏齿。**花：**总状花序顶生；萼片直立，卵形，顶端圆钝；花白色，花瓣长圆状倒卵形，顶端圆钝或微凹。**果：**短角果倒卵形或近圆形，扁平，顶端凹入，边缘有翅。**种子：**种子倒卵形，稍扁平，黄褐色，有同心环状条纹。花果期3—6月。

【生境分布】生于坡地、路旁，沟边、村旁等处。分布于全国各地。

【药用部位（药材名称）及采收加工】种子（菥蓂子）、全草（菥蓂）、带果全草（败酱、败酱草）。菥蓂子：5—6月果实成熟时采割全株，打下种子，晒干，扬净。菥蓂：5—6月果实成熟时采收，晒干。带果全草：夏秋季采割，洗净，晒干。

【临床应用】菥蓂子：辛，微温；归肝、脾、肾经。明目，祛风湿；用于目赤肿痛，障翳胬肉，迎风流泪，风湿痹痛。菥蓂：甘，平；用于肾炎，子宫内膜炎。带果全草：辛、苦，凉；归胃、大肠、肝经。清热解毒，消痈排脓，活血行瘀；用于肠痈，肺痈，疮痈肿毒，实热瘀滞所致的胸腹疼痛，产后瘀滞腹痛等。

【备　　注】中药材“败酱”、“败酱草”为败酱草科植物黄花败酱或白花败酱的干燥全草，南方习惯将菥蓂的带果全草用作“败酱”“败酱草”。有关中药材“败酱”“败酱草”的来源较复杂，值得注意。

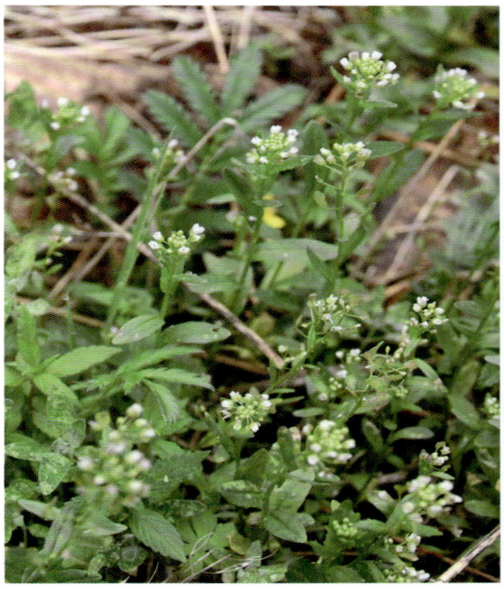
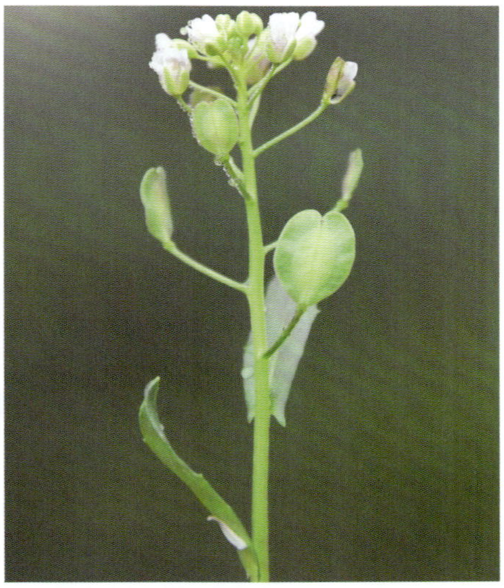
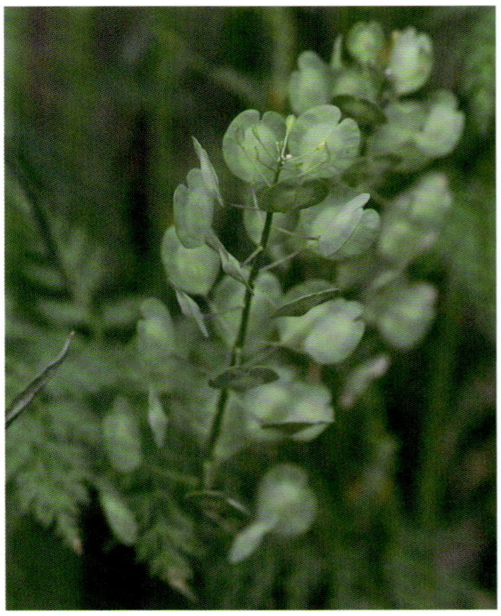
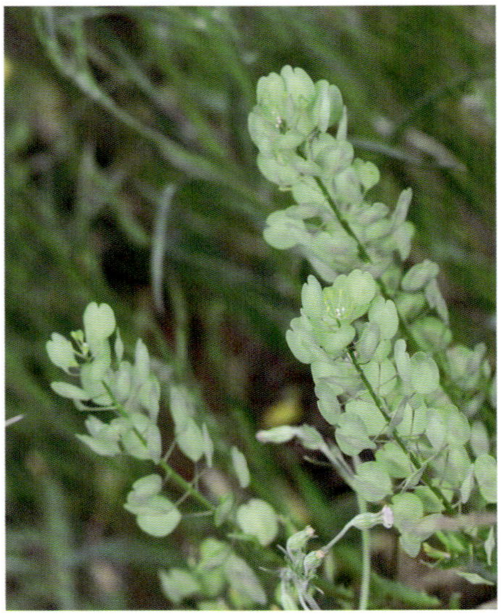

北美独行菜

【基　　原】十字花科独行菜属北美独行菜 *Lepidium virginicum* Linnaeus

【别　　名】美洲独行菜。

【形态特征】1～2年生草本。**茎：**茎单一，直立，上部分枝，具柱状腺毛。**叶：**基生叶倒披针形，羽状分裂或大头羽裂，裂片大小不等，卵形或长圆形，边缘有锯齿，两面有短伏毛；茎生叶有短柄，倒披针形或线形，顶端急尖，基部渐狭，边缘有尖锯齿或全缘。**花：**总状花序顶生；萼片椭圆形；花瓣白色，倒卵形，和萼片等长或稍长；雄蕊2或4。**果：**短角果近圆形，扁平，有窄翅，顶端微缺，花柱极短。**种子：**种子卵形，光滑，红棕色，边缘有窄翅。花果期4—7月。

【生境分布】生于田边、荒地。分布于我国华东及山东、河南、湖北、江西、广西等地。

【药用部位（药材名称）及采收加工】种子（葶苈子）、全草（辣辣菜）。夏季果实成熟时割取全草，晒干，打下种子，筛净杂质。

【临床应用】辛、苦，寒；归肺、膀胱经。下气行水；用于肺壅喘急，痰坎咳嗽，水肿胀满。

【备　　注】按《药典》，中药材“葶苈子”为十字花科植物播娘蒿 *Descurainia sophia*（L.）Webb. ex Prantl. 或独行菜 *Lepidium apetalum* Willd. 的干燥成熟种子；前者习称“南葶苈子”，后者习称“北葶苈子”。北美独行菜的种子并非“葶苈子”正品。

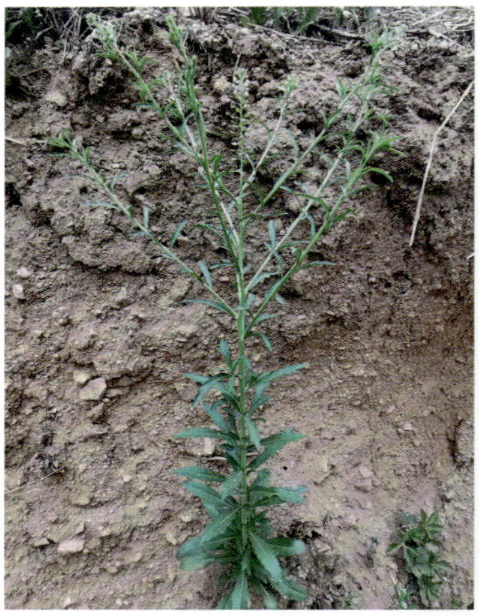
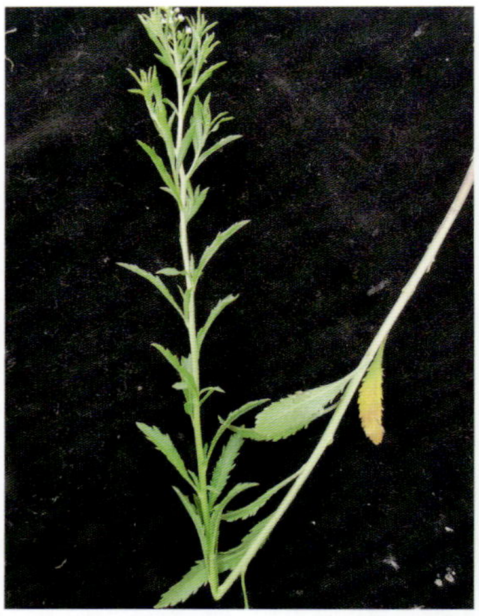
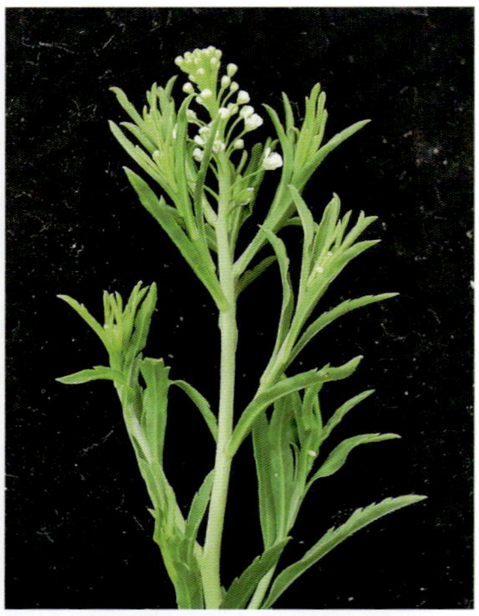
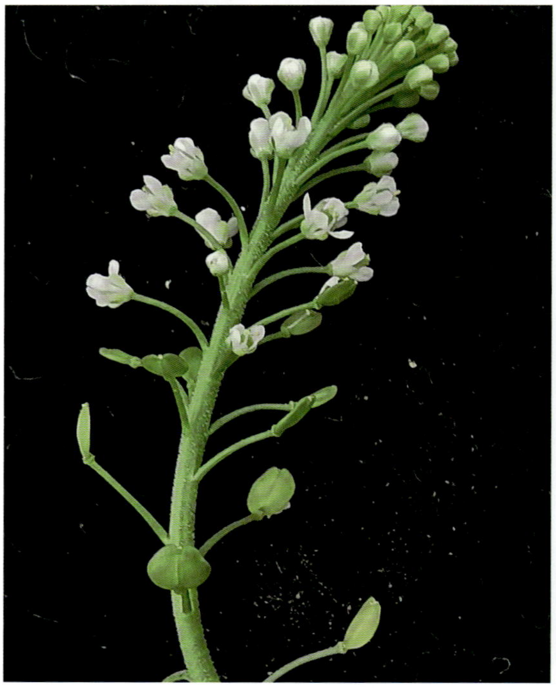
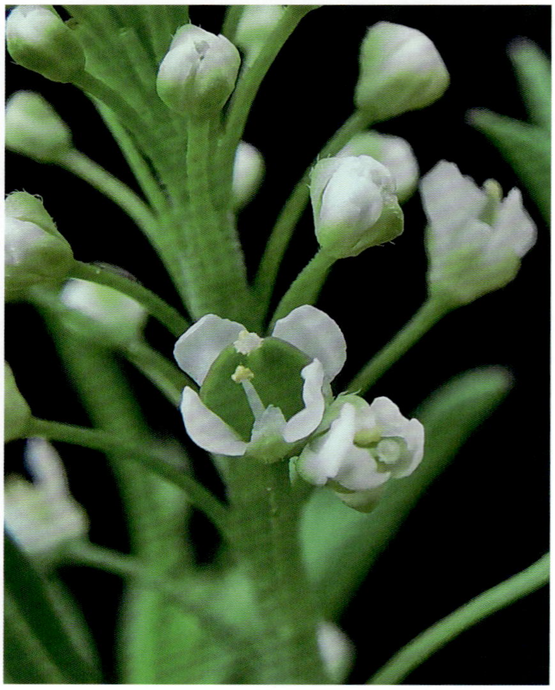

独行菜

【基　　原】十字花科独行菜属独行菜 *Lepidium apetalum* Willd.

【别　　名】腺茎独行菜、辣辣根、羊辣罐、拉拉罐、白花草。

【形态特征】形态特征与植物“北美独行菜”相似。两者的主要区别：独行菜的茎自近基部开始分枝，花瓣退化成丝状且比萼片小；北美独行菜的茎自近上部开始分枝，花瓣明显且与萼片等长或稍长。

【生境分布】生于田野、荒地、路旁等处。分布于我国东北、华北及山东、河南、甘肃、青海、云南、四川等地。

【药用部位（药材名称）及采收加工】种子（葶苈子、北葶苈子）、全草（辣辣菜）。北葶苈子：夏季果实成熟时采割，晒干，搓出种子，除去杂质。辣辣菜：春季采挖，洗净，晒干。

【临床应用】种子：辛、苦，大寒；归肺、膀胱经。泻肺平喘，行水消肿；用于痰涎壅肺，喘咳痰多，胸胁胀满，不得平卧，胸腹水肿，小便不利。辣辣菜：辛，平；归肾、膀胱经。清热解毒，利尿，通淋；用于痢疾，腹泻，小便不利，淋证，浮肿。

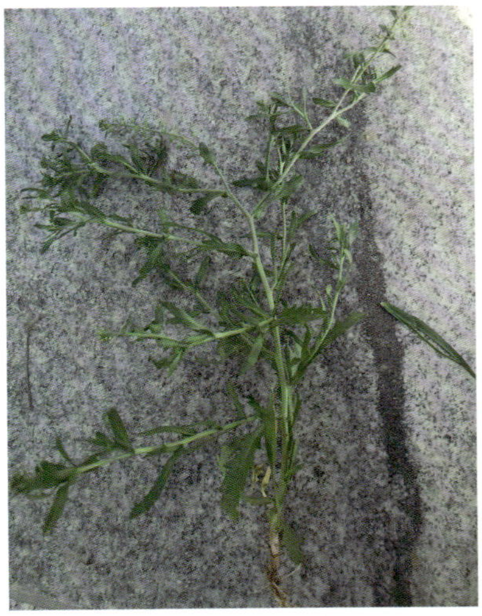

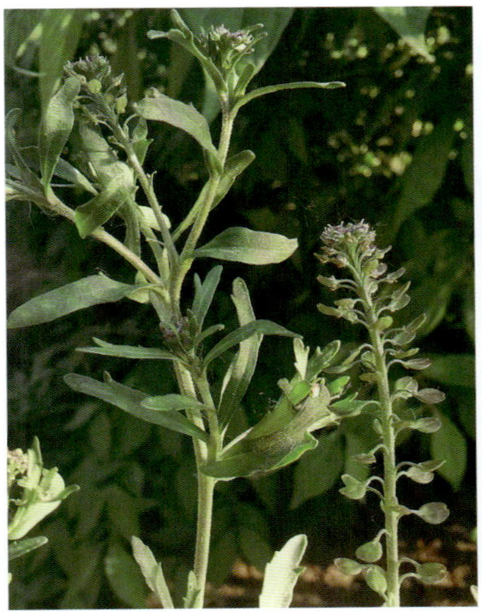

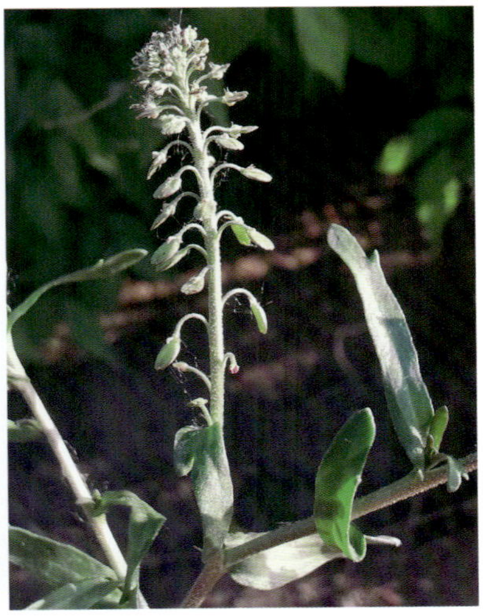

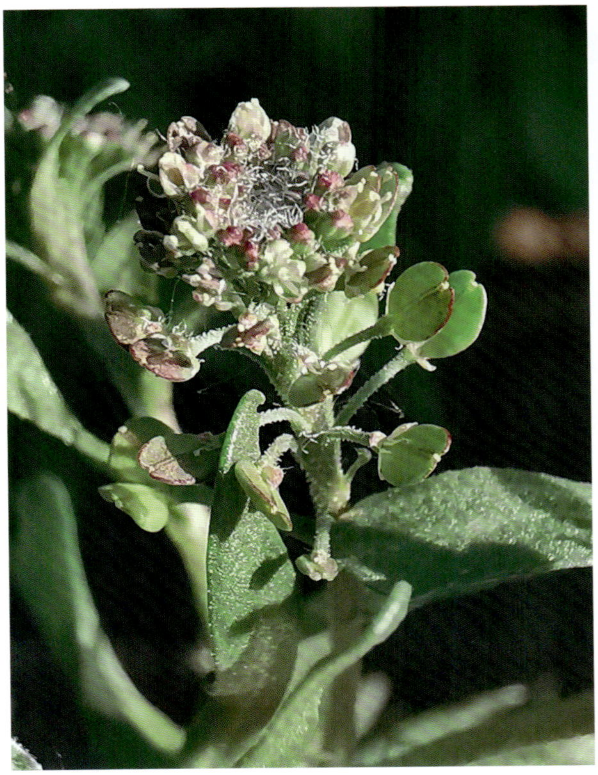

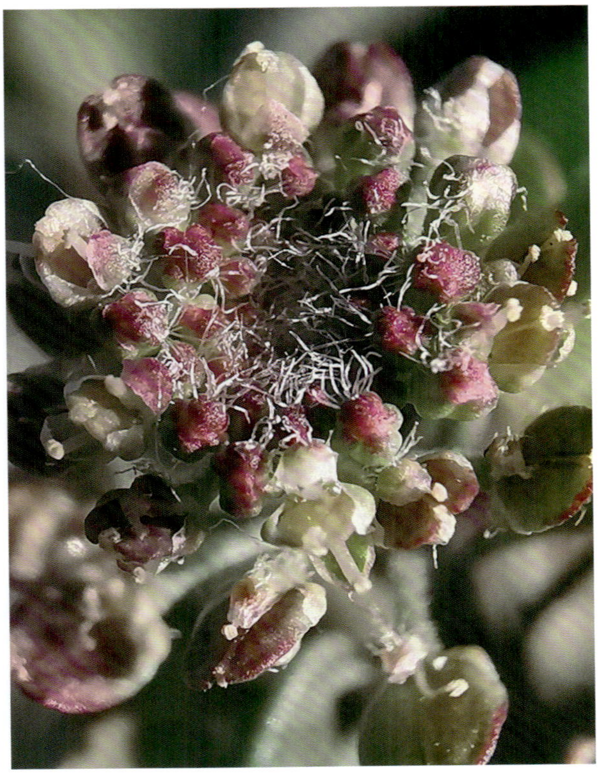

光果宽叶独行菜

【基　　原】十字花科独行菜属光果宽叶独行菜 *Lepidium latifolium* L. var. affine

【别　　名】北独行菜。

【形态特征】多年生草本。茎：茎直立，无毛或疏生单毛，上部多分枝，基部稍木质化。叶：基生叶及茎下部叶革质，长圆披针形或卵形，顶端急尖或圆钝，基部楔形，全缘或有牙齿，两面有柔毛；茎上部叶披针形或长圆状椭圆形，无柄。花：总状花序圆锥状；萼片脱落，卵状长圆形或近圆形，顶端圆形；花瓣白色，倒卵形，顶端圆形，爪明显或不明显；雄蕊 6。果：短角果宽卵形或近圆形，顶端全缘，基部圆钝，无毛或近无毛。种子：种子宽椭圆形，压扁，浅棕色。花果期 5—9 月。

【生境分布】生于含盐质的沙摊、田边、路旁。分布于我国东北、华北、西北及河南等地。

【药用部位（药材名称）及采收加工】全草（宽叶独行菜）、种子（葶苈子）。宽叶独行菜：夏季采收，洗净，鲜用或晒干。葶苈子：夏季果实成熟时割取全草，晒干，打下种子。

【临床应用】宽叶独行菜：微苦、涩，凉。清热燥湿；用于菌痢，肠炎。葶苈子：辛、苦，寒；归肺、膀胱经。下气行水；用于肺壅喘急，痰坎咳嗽，水肿胀满。

【备　　注】本种为宽叶独行菜 *Lepidium latifolium* var. *latifolium* 的变种。宽叶独行菜的种子在青海、甘肃作葶苈子入药使用，但非葶苈子正品。

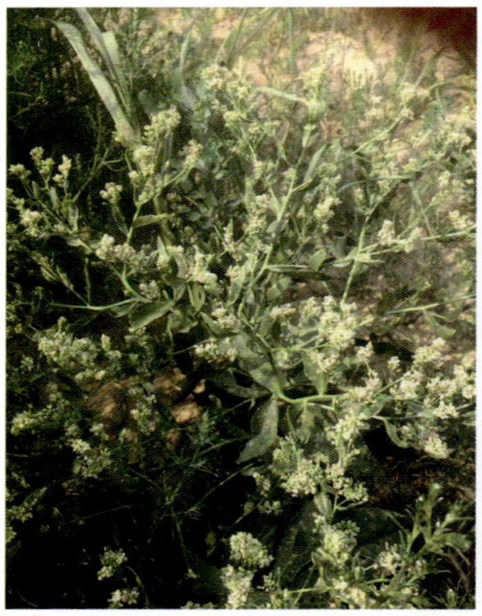

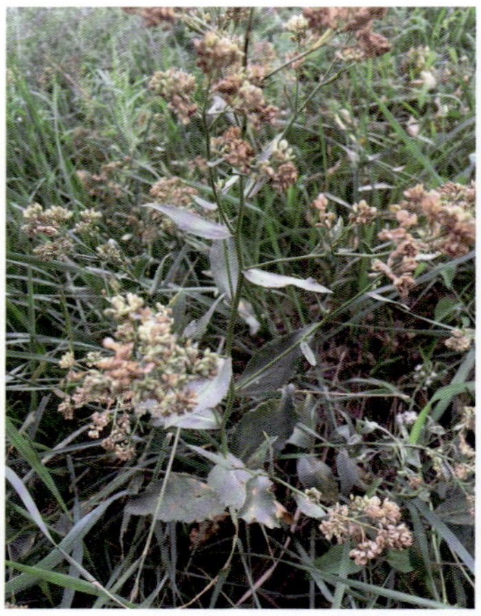

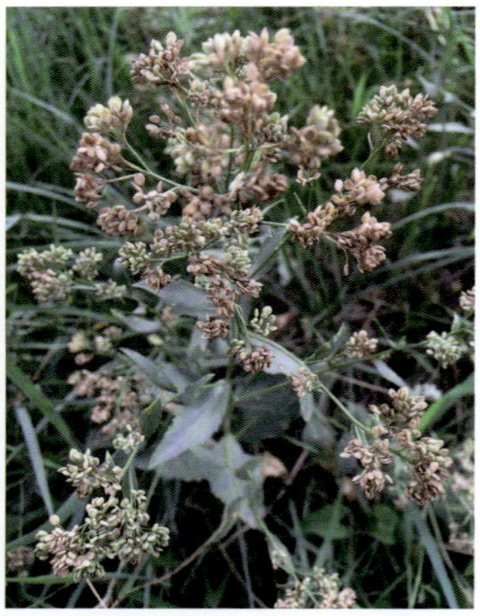

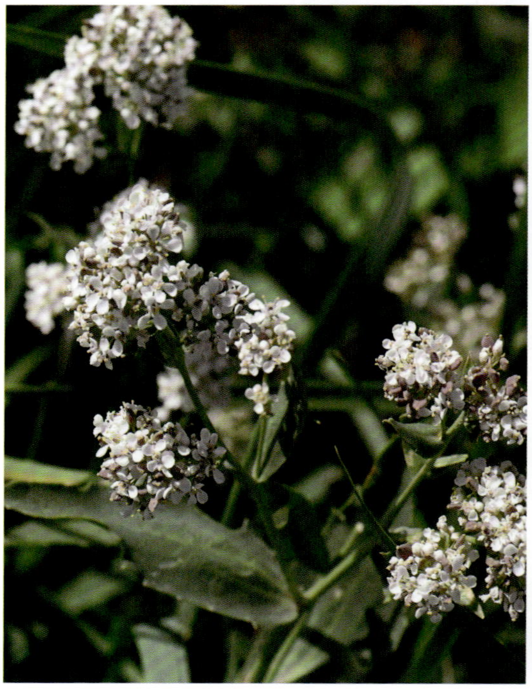

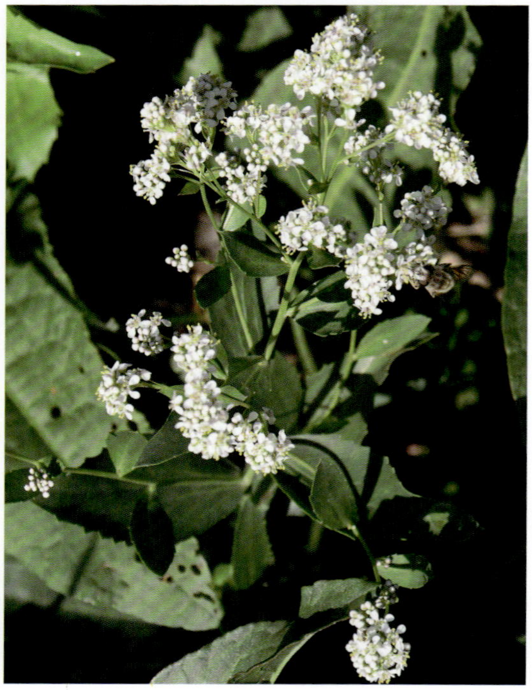

【基　　原】十字花科葶苈属葶苈 *Draba nemorosa* L.

【别　　名】无。

【形态特征】1～2 年生草本。茎：茎直立，单一，从基部分枝；全株具单毛或星状毛。叶：基生叶呈莲座状，长倒卵形，顶端稍钝，边缘有疏细齿或近全缘；茎生叶长卵形或卵形，顶端尖，基部楔形或渐圆，边缘有细齿，无柄。花：总状花序，花后伸长；小花多数，疏松，花瓣黄色，花期后成白色，倒圆楔形，顶端凹；小花梗细长，萼片椭圆形。果：短角果长圆形或长椭圆形，具单毛或星状毛，果梗与果序轴成近于直角向上开展。种子：种子卵形，褐色，种皮有小疣。花果期 3—6 月。

【生境分布】生于田边、路旁、山坡草地、河谷湿地等处。分布于我国东北、华北、华东、西北、西南等地。

【药用部位（药材名称）及采收加工】种子（葶苈）。果实呈黄绿色时收割，晒干，搓出种子，除去杂质。

【临床应用】辛、苦，寒。泻肺平喘，行水消肿；用于痰涎壅肺，喘咳痰多，胸胁胀满，不得平卧，胸腹水肿，小便不利，肺源性心脏病水肿。

【备　　注】本种的种子入药称作“葶苈”，而非“葶苈子”。

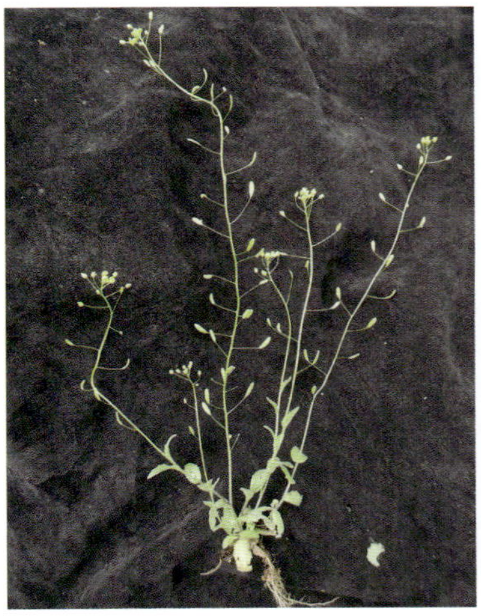

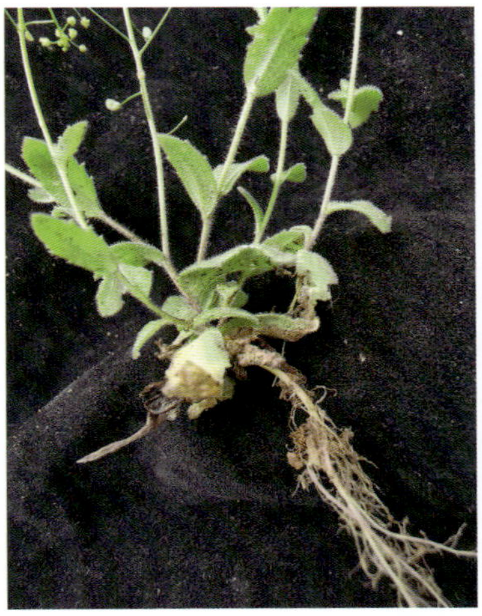

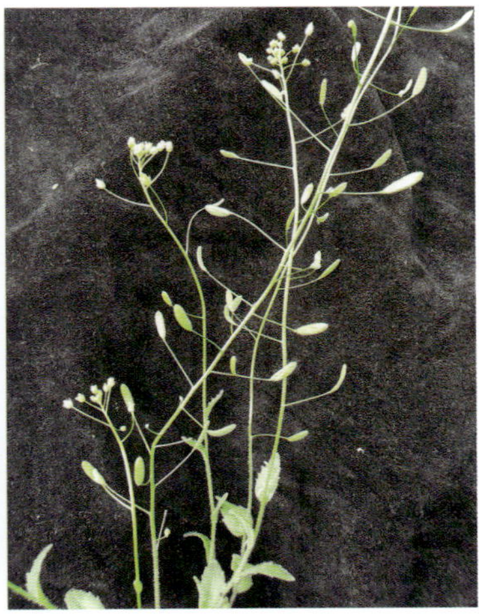

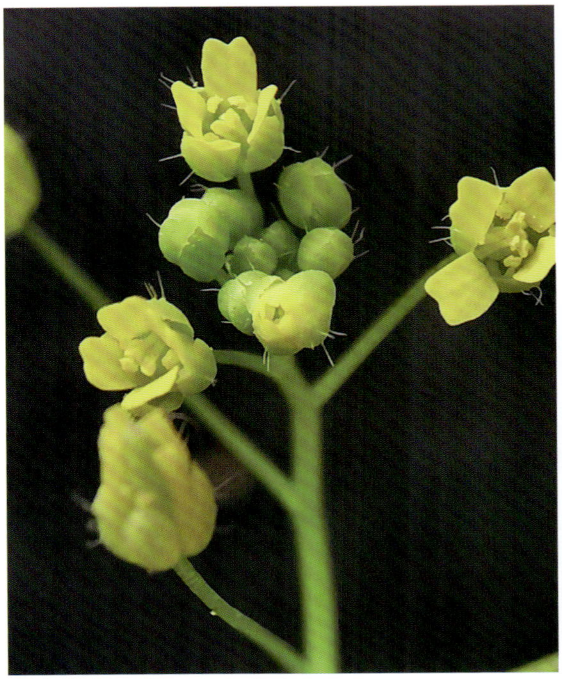

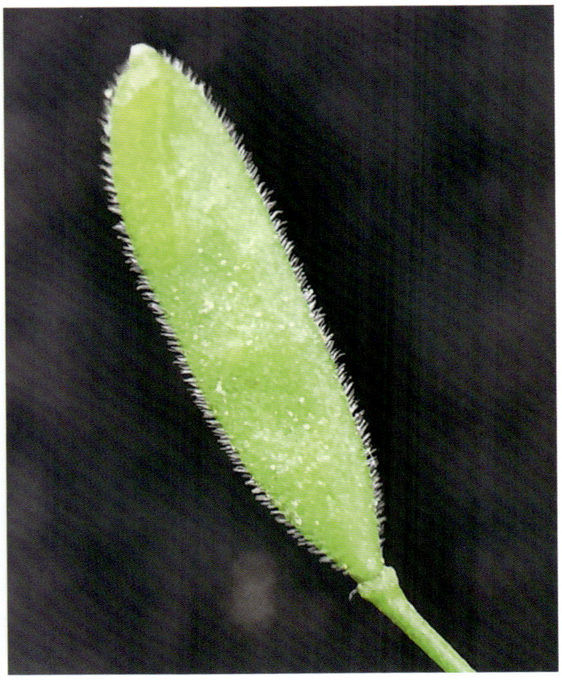

荠

【基　　原】十字花科荠菜属荠 *Capsella bursa-pastoris*（L.）Medic.

【别　　名】荠菜、荠荠菜、荠只菜、菱角菜、地米菜、鸡脚菜、地地菜、上已菜、三角草等。

【形态特征】1～2年生草本。**根：**主根细长圆柱形，白色，支根多数。**茎：**茎直立，常单一或茎中上部分枝。**叶：**基生叶丛生，呈莲座状，羽状分裂，稀全缘，具长柄；茎生叶长圆形或狭披针形，基部箭形抱茎，边缘有缺刻或锯齿。**花：**总状花序顶生或腋生，花多数；萼4片，绿色或带紫色，开展，卵形，基部平截，具白色边缘；花小，花瓣4，白色，匙形或倒卵形，有短爪；雄蕊6，4强，基部有绿色腺体；雌蕊1，花柱极短。**果：**短角果倒心状三角形，扁平，先端微凹。**种子：**种子细小，倒心形。花果期3—6月。

【生境分布】生于田野、路边、庭园等处。分布于全国大部分地区；有栽培。

【药用部位（药材名称）及采收加工】全草（荠菜）、花序（荠菜花）、种子（荠菜子）。荠菜：春季采收，洗净，晒干。荠菜花：花期采收，晒干。荠菜子：果实成熟时采摘果枝，晒干，揉出种子。

【临床应用】荠菜：甘、淡，凉；归心、肝、肺经。凉肝止血，平肝明目，清热利湿；用于吐血，衄血，咯血，尿血，崩漏，目赤疼痛，眼底出血，高血压病，赤白痢疾，肾炎水肿，乳糜尿。荠菜花：甘，凉；归大肠经。凉血止血，清热利湿；用于痢疾，崩漏，尿血，咯血，衄血，小儿乳积，赤白带下。荠菜子：甘，平；归肝经。祛风明目；用于目痛，青盲翳障。

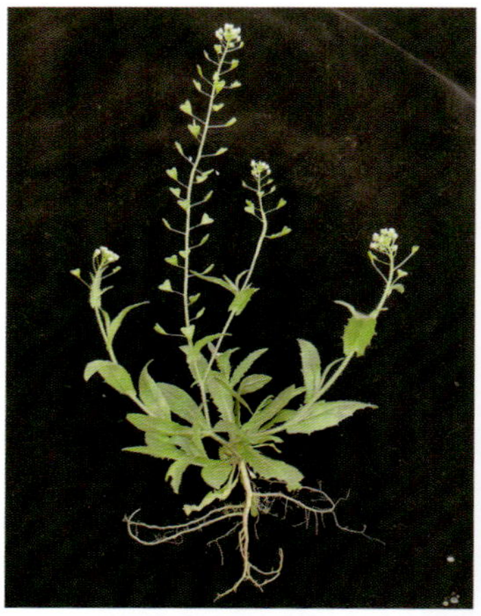
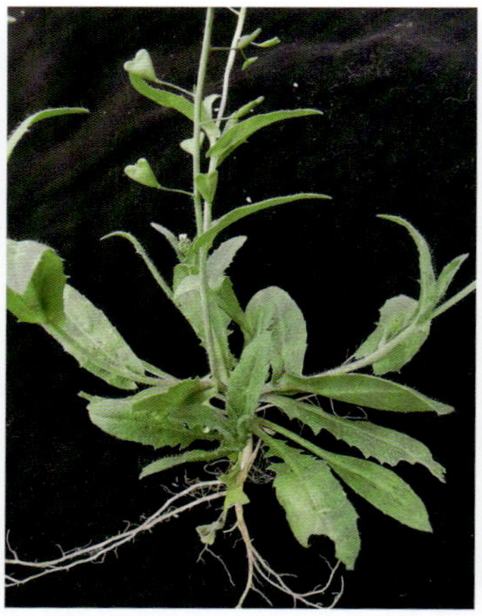
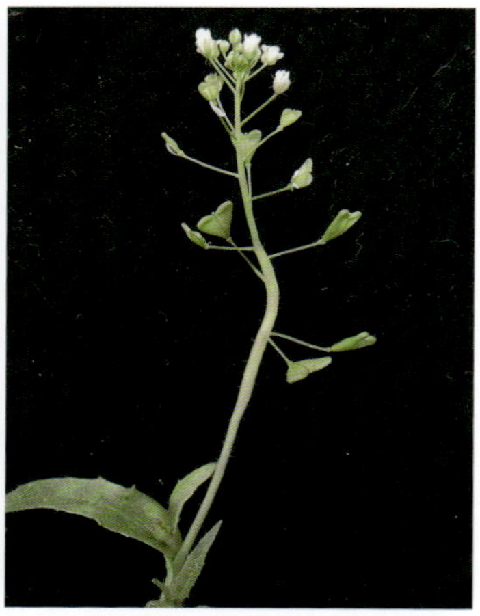
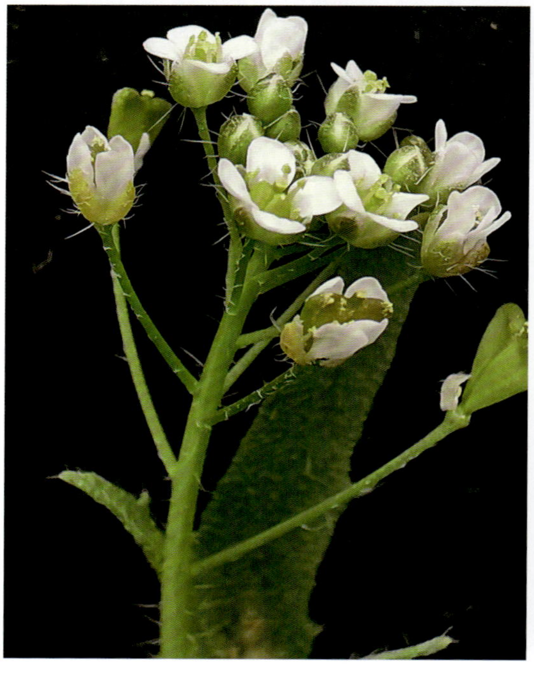
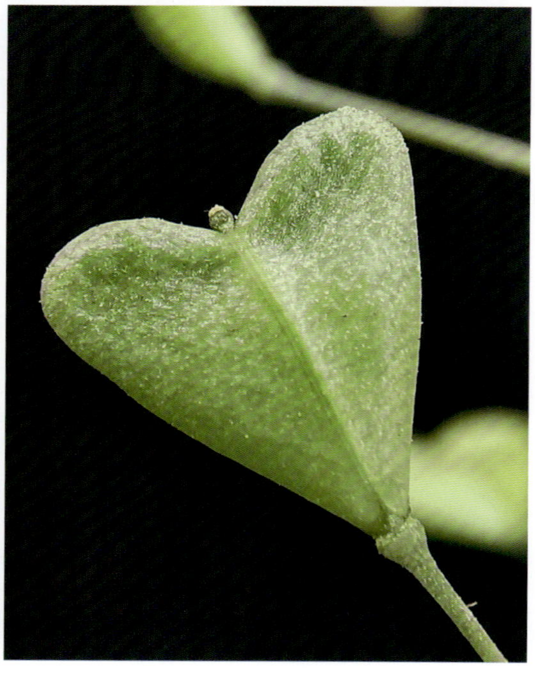

白菜

【基　　原】十字花科芸薹属白菜 *Brassica rapa* var. *glabra* Regel

【别　　名】小（大）白菜、（夏）菘、青菜、黄芽白、黄芽菜、绍菜等。

【形态特征】2年生草本。**叶：**基生叶多数，大形，倒卵状长圆形至宽倒卵形，宽不及长的一半，顶端圆钝，边缘波状皱缩，有时具不显明牙齿；叶柄白色，扁平，边缘有具缺刻的宽翅；茎上部叶长圆状卵形、长圆披针形至长披针形，顶端圆钝至短急尖，全缘或有裂齿，有柄或抱茎，有粉霜。**花：**花鲜黄色，花瓣倒卵形，基部渐窄成爪；萼片长圆形或卵状披针形，淡绿色至黄色。**果：**长角果粗短，两侧压扁，直立，具喙。**种子：**种子球形，棕色。花果期5—6月。

【生境分布】全国各地有栽培。

【药用部位（药材名称）及采收加工】幼株、叶或叶球（菘菜、黄芽白菜）、种子（菘子）。菘菜（黄芽白菜）：秋冬季采收，鲜用。菘子：秋冬季采收，晒干。

【临床应用】菘菜（黄芽白菜）：甘，凉；归胃、膀胱经。解热除烦，生津止渴，清肺消痰，通利肠胃，利小便；用于肺热咳嗽，胃炎，便秘，消渴，食积，丹毒，漆疮，水肿。菘子：甘，平，无毒。清肺气，化痰；用于痰喘。

【备　　注】白菜的栽培变种甚多，主要有山东大白菜、浙江黄芽菜等。

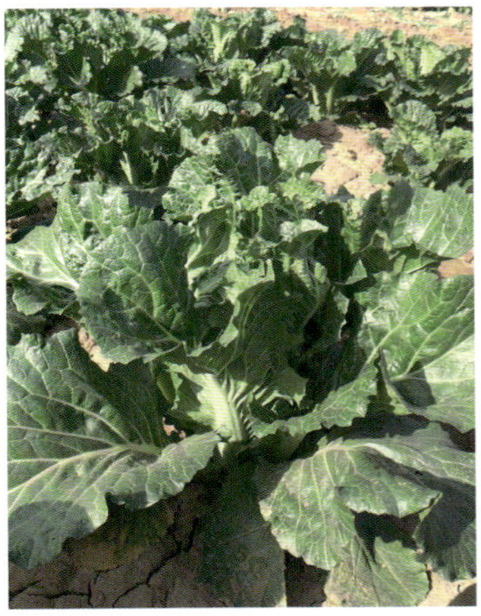

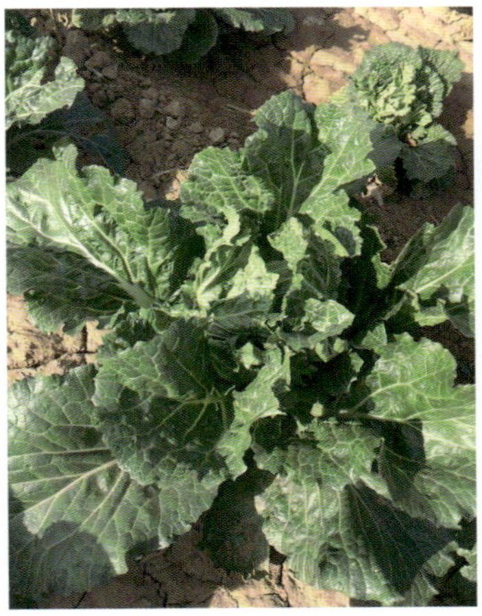

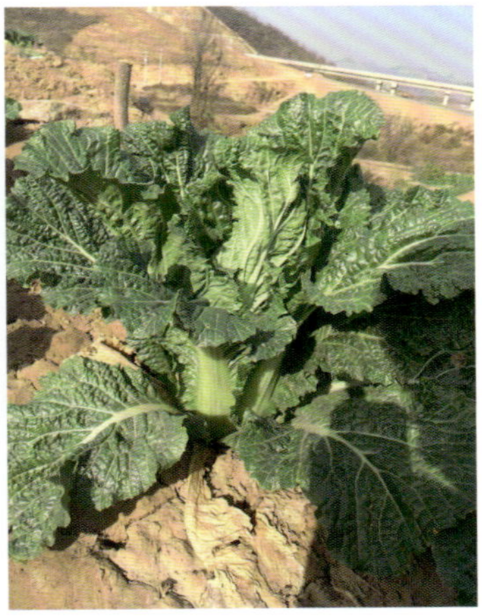

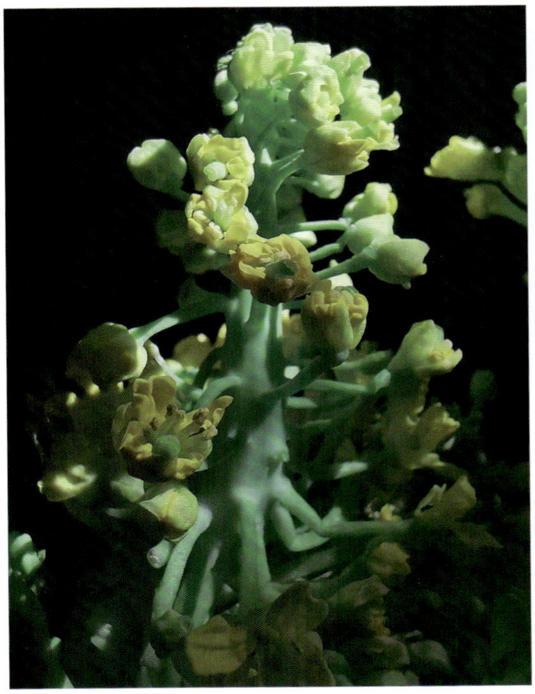

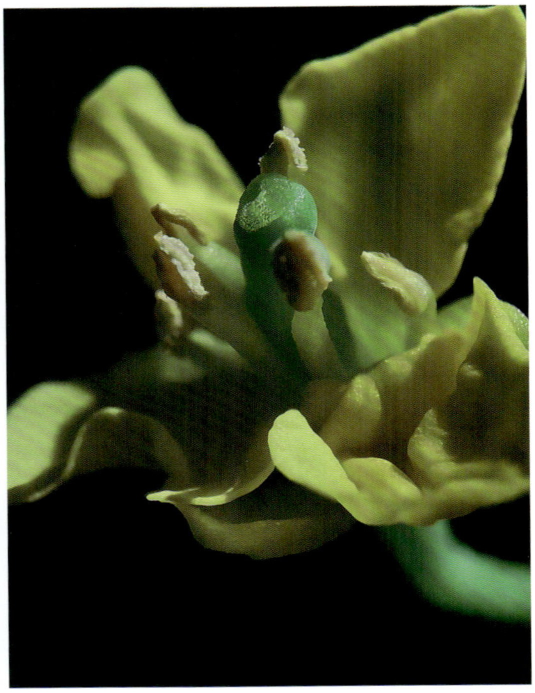

擘蓝

【基　　原】十字花科芸薹属擘蓝 *Brassica oleracea* var. *gongylodes* Linnaeus

【别　　名】苤蓝、球茎甘蓝、芥兰头。

【形态特征】2 年生草本。**茎：** 茎短，在离地面 2 ～ 4 cm 处膨大成 1 个实心长圆球体或扁球体，绿色，其上生叶；全体带粉霜。**叶：** 叶略厚，宽卵形至长圆形，基部在两侧各有 1 裂片或仅在一侧有 1 裂片，边缘有不规则裂齿；叶柄常有少数小裂片；茎生叶长圆形至线状长圆形，边缘具浅波状齿。**花：** 总状花序顶生。**种子：** 种子有棱角。花果期 4—6 月。

【生境分布】全国大多数地区有栽培。

【药用部位（药材名称）及采收加工】球茎、叶片和种子（擘蓝、苤蓝）。4—7 月播种者夏秋季采收，9 月播种者冬春季采收，鲜用。

【临床应用】甘、辛，凉。健脾利湿，解毒；用于脾虚水肿，小便淋浊，大肠下血，肿毒，湿热疮毒。

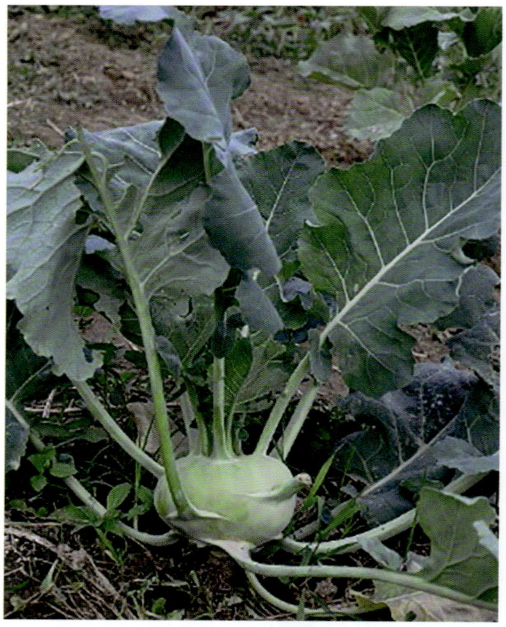

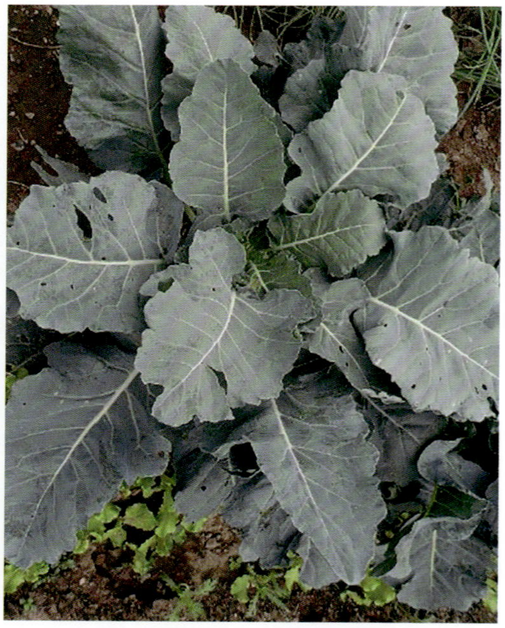

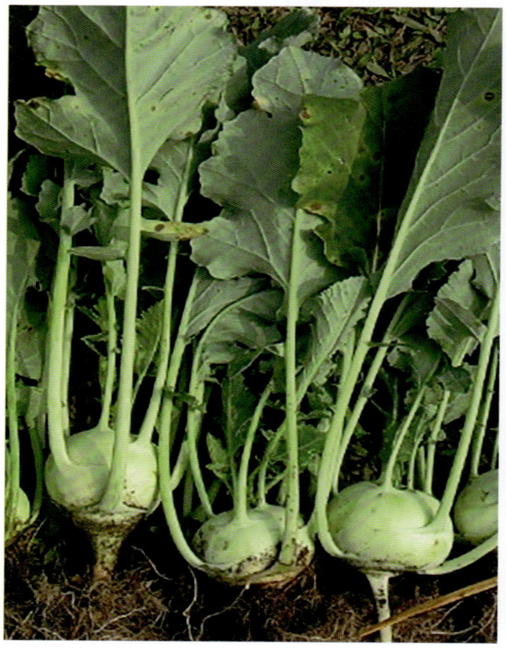

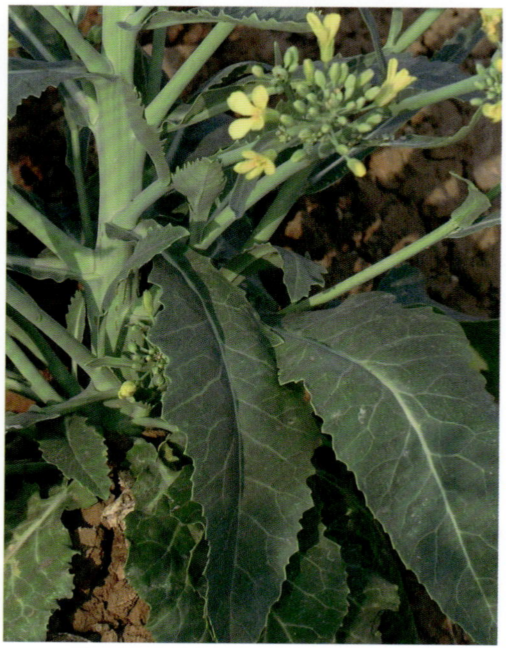

【基　　原】十字花科芸薹属甘蓝 *Brassica oleracea* var. *capitata* Linnaeus

【别　　名】椰菜、洋（圆）白菜、高丽菜、包菜、包心菜、莲花菜、皱叶甘蓝。

【形态特征】2 年生草本。茎：1 年生茎肉质，2 年生茎有分枝。叶：基生叶多数，绿色或灰绿色，质厚，层层包裹成球状体，扁球形，直径 10 ～ 30 cm 或更大。基生叶及茎下部叶长圆状倒卵形至圆形，顶端圆形，基部骤窄成极短有宽翅的叶柄，边缘有波状不显明锯齿；茎上部叶卵形或长圆形。花：总状花序顶生及腋生；花淡黄色，萼片直立，线状长圆形；花瓣宽椭圆状倒卵形或近圆形，顶端微缺，基部骤变窄成爪。果：长角果圆柱形，两侧稍压扁。种子：种子球形，棕色。花果期 4—5 月。

【生境分布】全国各地有栽培。

【药用部位（药材名称）及采收加工】茎叶（甘蓝、卷心菜）。夏秋季采收，鲜用。

【临床应用】甘，平；归胃、肾经。清利湿热，散结止痛，益肾补虚；用于湿热黄疸，消化道溃疡疼痛，关节不利，虚损。

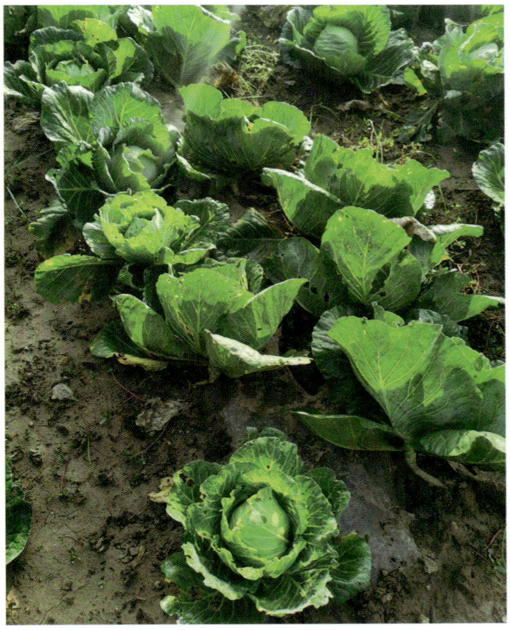
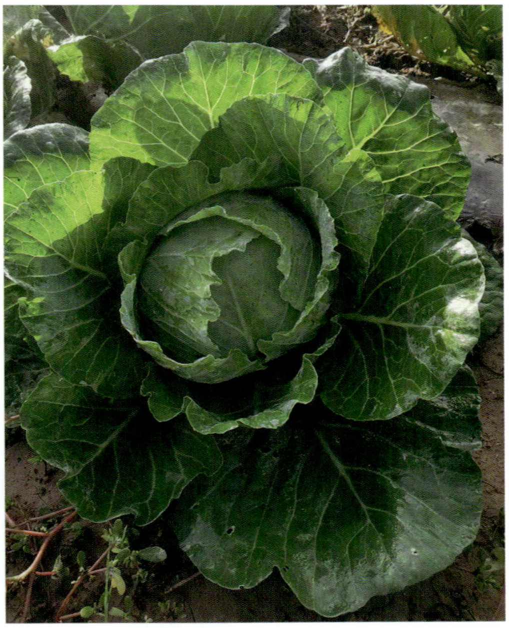
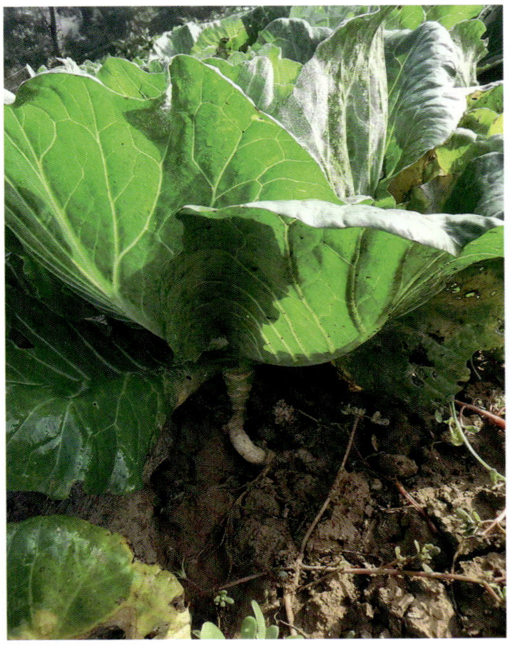
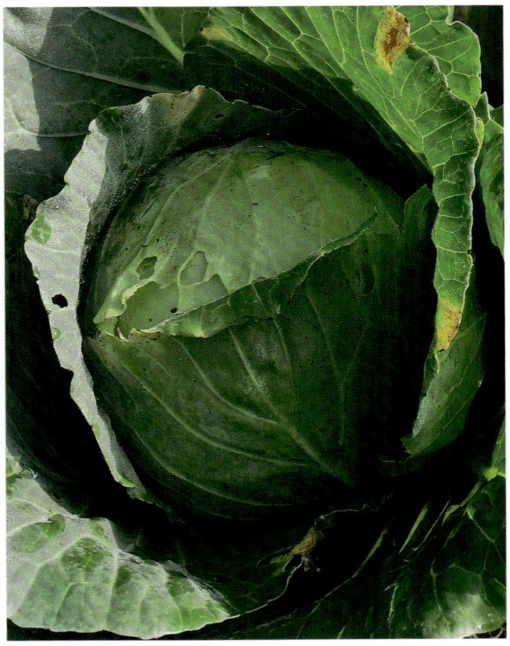

花椰菜

【基　　原】十字花科芸薹属花椰菜 *Brassica oleracea* var. *botrytis* Linnaeus

【别　　名】花菜、菜花。

【形态特征】2 年生草本。**茎：** 茎直立，粗壮，有分枝；全株被粉霜。**叶：** 基生叶及下部叶长圆形至椭圆形，灰绿色，顶端圆形，开展，不卷心，全缘或具细牙齿，有时叶片下延，具数个小裂片，并成翅状；茎中上部叶较小且无柄，长圆形至披针形，抱茎。茎顶端有 1 个由总花梗、花梗和未发育的花芽密集成的乳白色肉质头状体。**花：** 总状花序顶生及腋生；花淡黄色，后变成白色。**果：** 长角果圆柱形。**种子：** 种子宽椭圆形，棕色。花果期 4—5 月。

【生境分布】全国各地有栽培。

【药用部位（药材名称）及采收加工】菜花球（花菜、菜花）。夏秋季采收，鲜用。

【临床应用】近年研究发现，本种含有吲哚类物质（主要成分是芳香异硫氰酸和二硫酚酸酮），具有抗癌作用；动物实验显示可减少胃肠和呼吸道肿瘤的发病率。

【备　　注】本种的花球是由短茎上长出的极多数密集的肉质花茎和未发育的花蕾群组成。

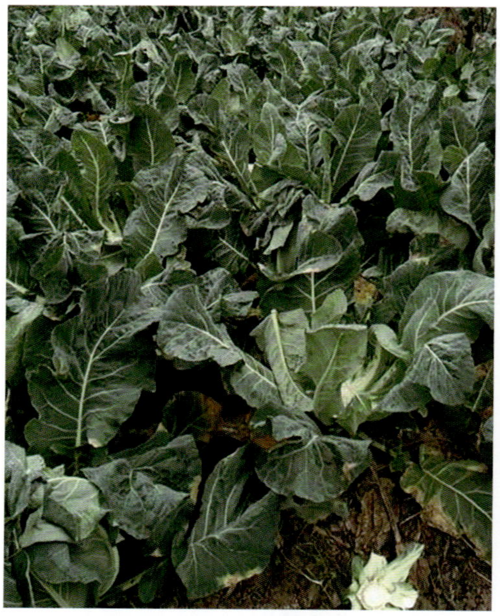

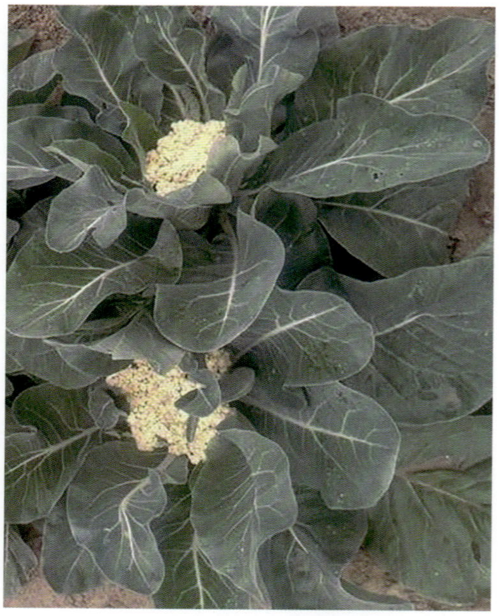

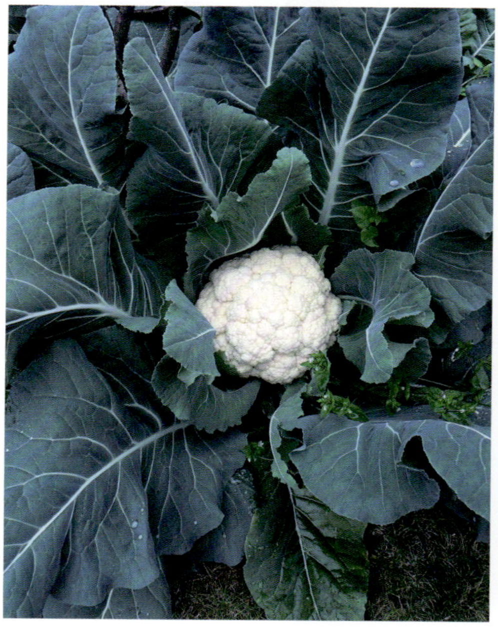

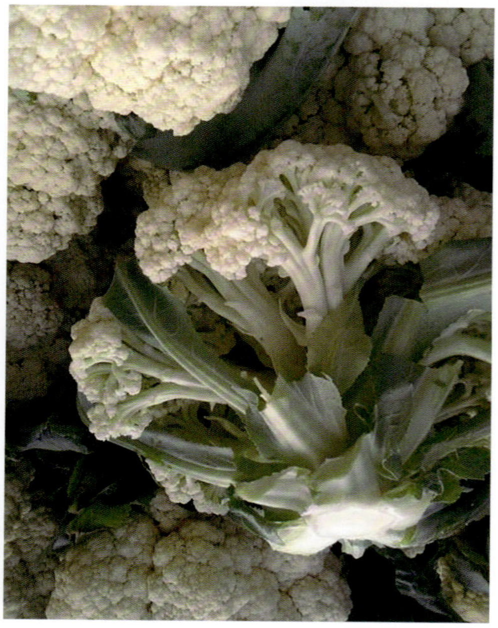

【基　　原】十字花科芸薹属青菜 Brassica rapa var. chinensis (Linnaeus) Kitamura

【别　　名】小白菜、(小)油菜、塔(塌)菜、塌棵(地)菜、乌塌菜、黑菜、菜薹。

【形态特征】1～2年生草本。根：根圆锥形。茎：茎直立，有分枝。叶：基生叶倒卵形，基部渐狭成宽柄，全缘或有圆齿或波状齿；茎生叶宽卵形或披针形，微有粉霜，基部抱茎，宽展，两侧有耳，全缘。花：总状花序顶生，呈圆锥状；花淡黄色。果：长角果线形，具细喙。种子：种子球形，紫褐色。花果期4—6月。

【生境分布】全国各地有栽培。

【药用部位(药材名称)及采收加工】种子(菘菜子)、幼株或叶(菘菜)。菘菜子：种子成熟时割取地上部分，干燥，打出种子。菘菜：茎未抽出且基生叶幼嫩时采挖，鲜用或晒干。

【临床应用】菘菜子：甘，平；归肺、胃经。清肺化痰，消食醒酒；用于痰热咳嗽，食积，醉酒。菘菜：甘，凉；归肠、胃经。解热除烦，生津止渴，清肺消痰，通利肠胃；用于肺热咳嗽，便秘，消渴，食积，丹毒，漆疮。

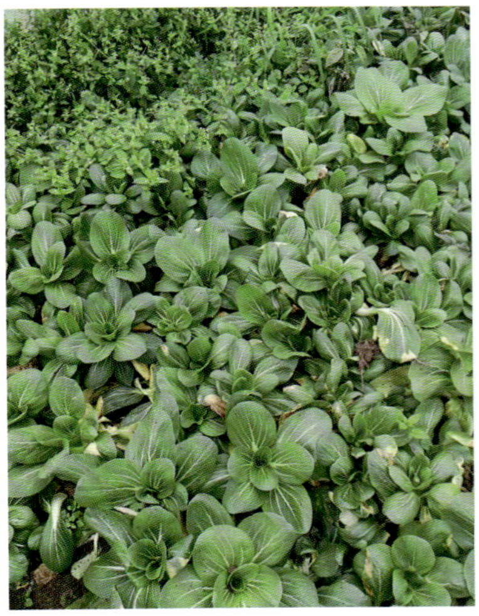
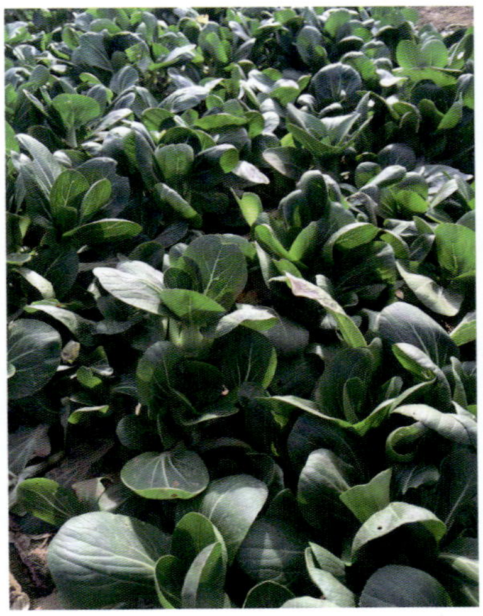
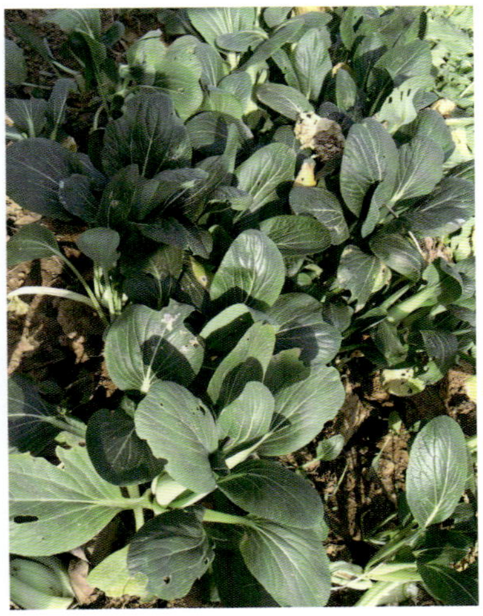
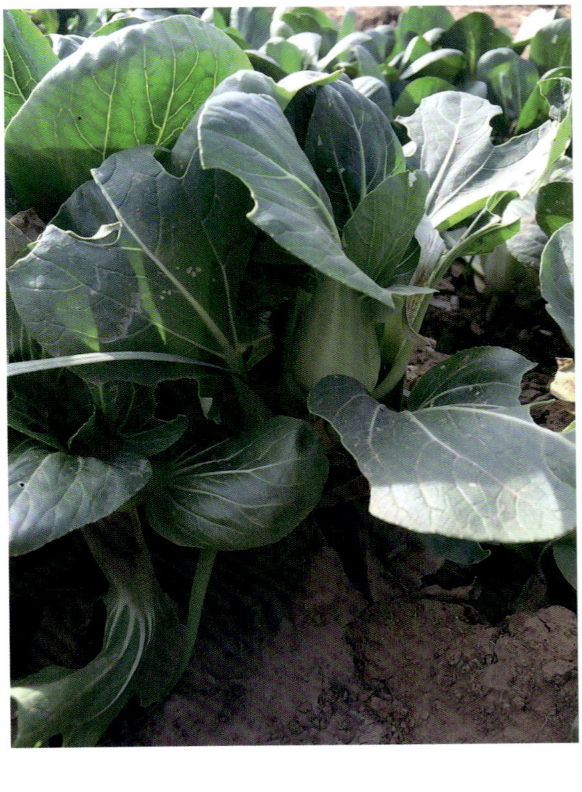
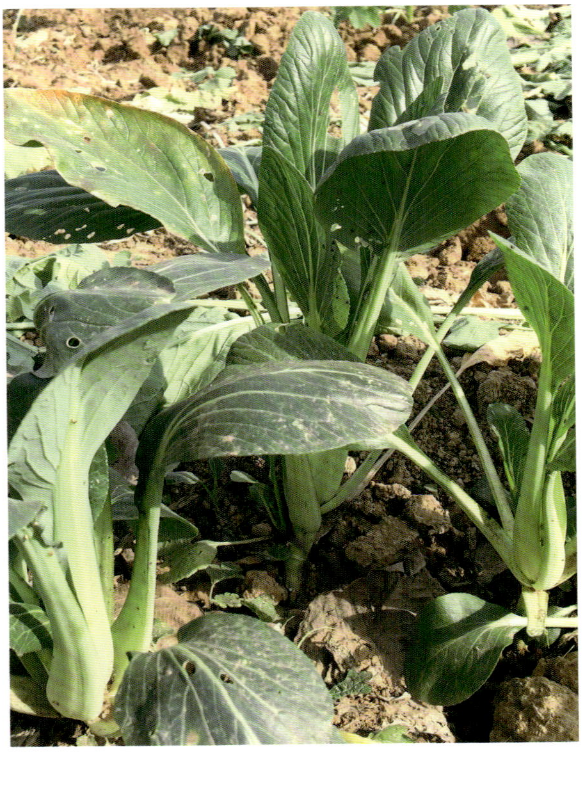

芜菁

【基　　原】十字花科芸薹属芜菁 *Brassica rapa* L.

【别　　名】芜青、蔓（曼）青（菁）、扁萝卜、圆根。

【形态特征】2年生草本。根：块根肉质，球形、扁圆形或长圆形，外皮白色、黄色或红色，内面白色或浅黄色，无辣味。茎：茎直立，有分枝，下部稍有毛。叶：基生叶大头羽裂或为复叶，边缘波状或浅裂，侧裂片或小叶约5对，向下渐变小，两面有刺毛；茎生叶长圆状披针形，带粉霜，基部宽心形，抱茎。花：总状花序顶生；萼片4，稍开展，长圆形；花瓣4，鲜黄色，花瓣倒披针形；雄蕊6，雌蕊1，柱头头状。果：长角果细圆柱形，具喙。种子：种子球形，褐色或浅棕黄色，表面有网状窠穴。花果期3—7月。

【生境分布】全国各地有栽培。

【药用部位（药材名称）及采收加工】种子（芜菁子）、块根及叶（芜菁）、花蕾或花（芜菁花）。芜菁子：6—7月果实成熟时，割取全株，晒干，打下种子。芜菁：冬季及翌年3月间采收，鲜用或晒干。芜菁花：3—4月花开时采摘，鲜用或晒干。

【临床应用】芜菁子：辛、苦，寒；归肝、脾、肺、大肠经。养肝明目，行气利水，清热解毒；用于青盲，目暗，黄疸便结，小便不利，症积，疮疽。芜菁：苦、辛、甘，温；归心、肺、脾、胃经。消食下气，解毒消肿；用于宿食不化，心腹冷痛，咳嗽，疔疮痈肿。芜菁花：辛，平；归肝经。补肝明目，敛疮；用于虚劳目暗，久疮不愈。

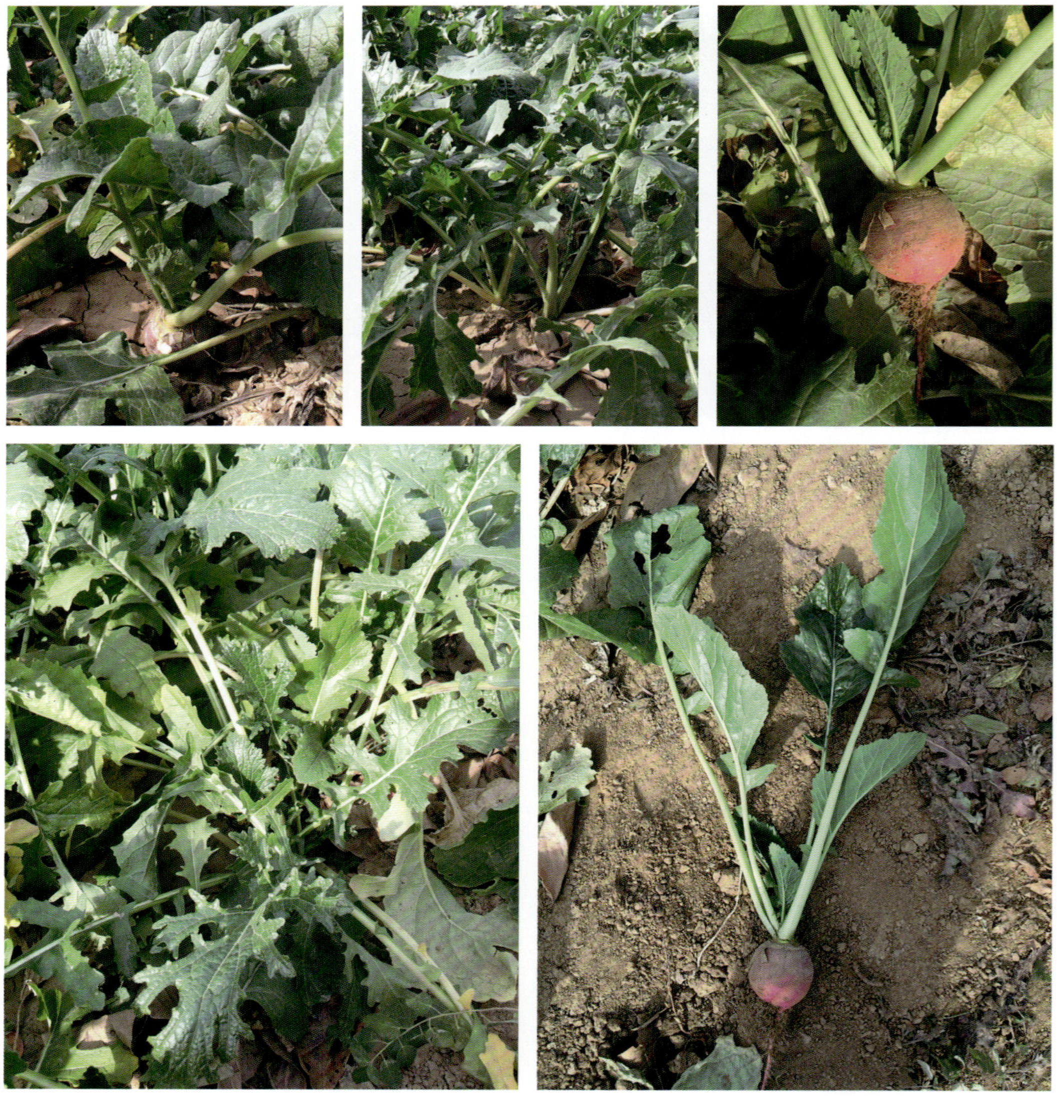

【基　　原】十字花科芸薹属芸苔 *Brassica campestris* L.

【别　　名】油（青、胡、寒）菜、薹菜（芥）、芸薹、芸薹菜。

【形态特征】2 年生草本。茎：茎粗壮，直立，稍带粉霜。叶：基生叶大头羽裂，顶裂片圆形或卵形，边缘具不整齐弯缺齿，侧裂片 1 至数对，卵形，叶柄宽，基部抱茎；茎下部叶羽状半裂，基部扩展且抱茎，两面有硬毛及缘毛；茎上部叶长圆状倒卵形、长圆形或长圆状披针形，基部心形，抱茎，两侧有垂耳，全缘或有波状细齿。花：总状花序，花期成伞房状，花后伸长；萼片长圆形，直立开展，顶端圆形，边缘透明，稍有毛；花鲜黄色，花瓣倒卵形，顶端近微缺，基部有爪。果：长角果线形。种子：种子球形，紫褐色。花果期 3—5 月。

【生境分布】全国各地有栽培。

【药用部位（药材名称）及采收加工】根和嫩茎叶（芸苔、芸薹）、种子（芸苔子）、脂肪油（油菜子油）。芸苔（芸薹）：2—3 月采收，多鲜用。芸苔子：4—6 月种子成熟时，采割地上部分，晒干，打下种子，除去杂质。油菜子油：油菜籽榨油。

【临床应用】芸苔（芸薹）：辛，凉；归肺、肝、脾经。凉血散血，解毒消肿；用于血痢，丹毒，热毒疮肿，乳痈，风疹，吐血。芸苔子：甘、辛，温。行血，破气，消肿，散结；用于产后血滞腹痛，血痢，肿毒，痔漏。油菜子油：用于肠梗阻，汤火灼伤，湿疹。

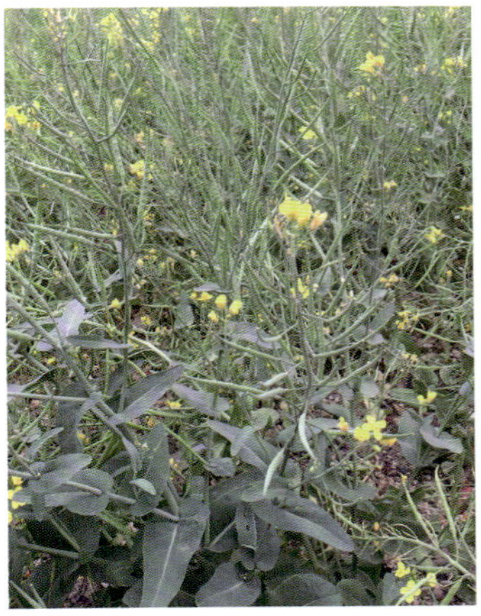
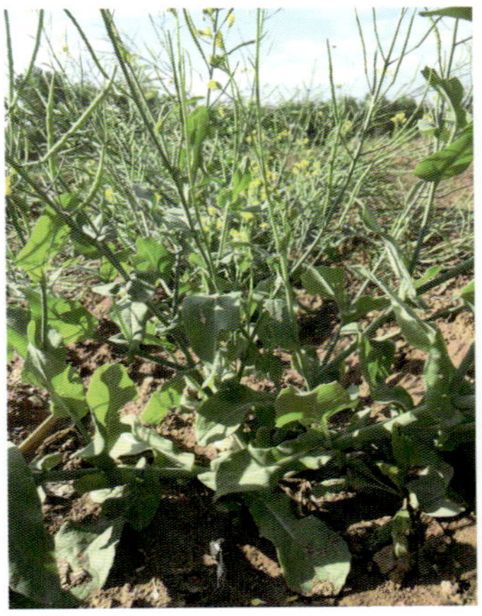
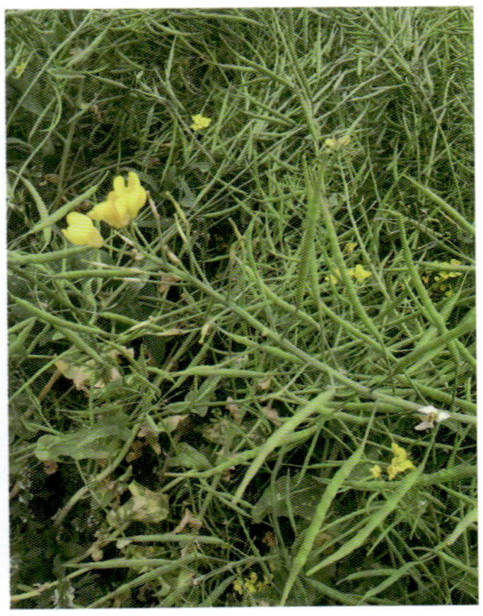
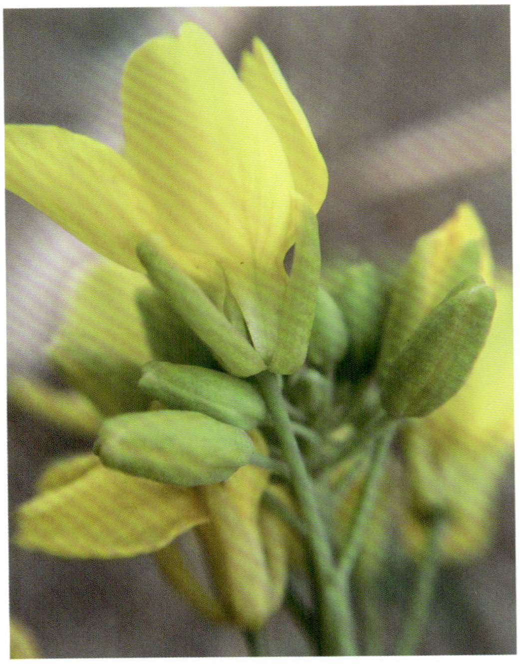
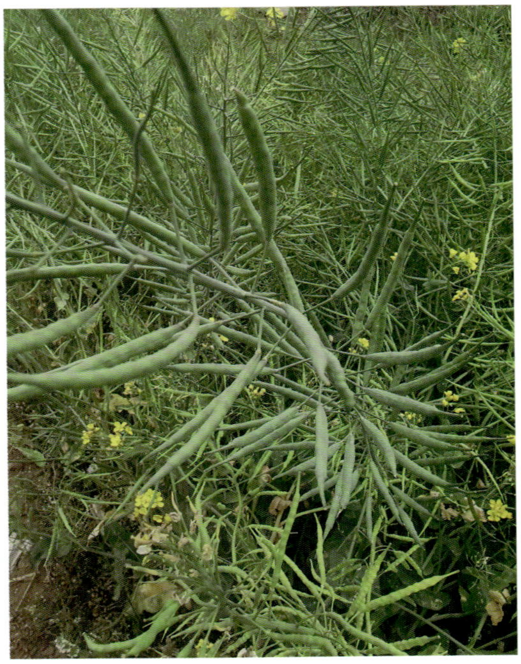

垂果大蒜芥

【基　　原】十字花科大蒜芥属垂果大蒜芥 *Sisymbrium heteromallum* C. A. Mey.

【别　　名】弯果蒜芥、垂果蒜芥。

【形态特征】1～2年生草本。**茎：**茎直立，具疏毛或无毛。**叶：**基生叶羽状深裂或全裂，顶端裂片大，长圆状三角形或长圆状披针形，渐尖，基部常与侧裂片汇合，全缘或具齿，侧裂片2～6对，长圆状椭圆形或卵圆状披针形，下面中脉有微毛；茎上部叶无柄，叶片羽状浅裂，裂片披针形或宽条形。**花：**总状花序密集成伞房状，果期伸长；萼片淡黄色，长圆形，内轮的基部略成囊状；花瓣黄色，长圆形，顶端钝圆，具爪。**果：**长角果线形，细长，常稍下垂。**种子：**种子长圆形，黄棕色。花果期4—7月。

【生境分布】生于林下、阴坡、河边。分布于我国西北及山西、河北、四川、云南等地。

【药用部位（药材名称）及采收加工】全草和种子（垂果大蒜芥）。5—6月果实成熟时采收，晒干。

【临床应用】甘、辛，凉；归肺经。止咳化痰，清热，解毒；用于急慢性气管炎，百日咳，淋巴结核；外敷可治肉瘤。

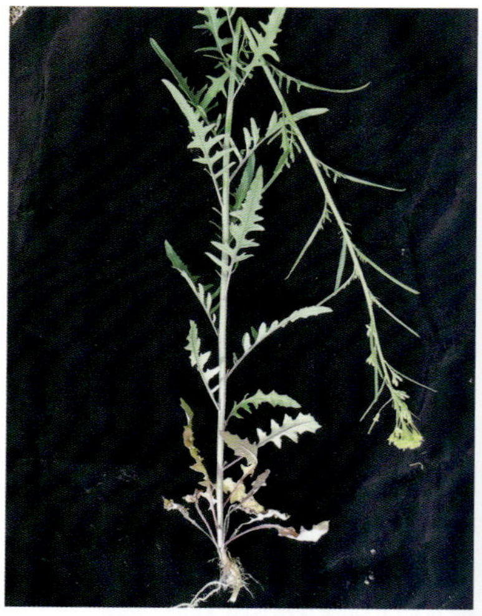

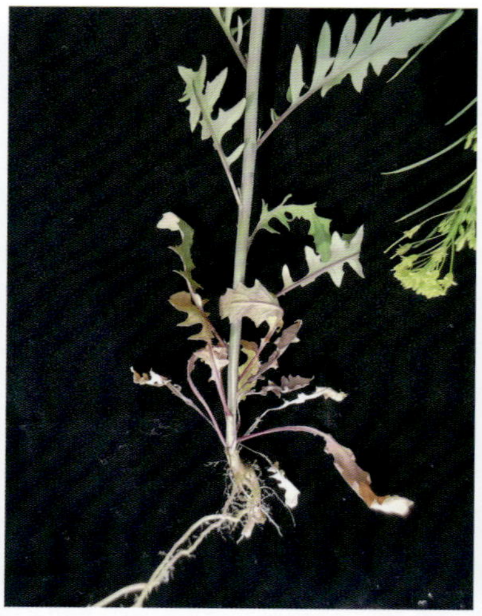

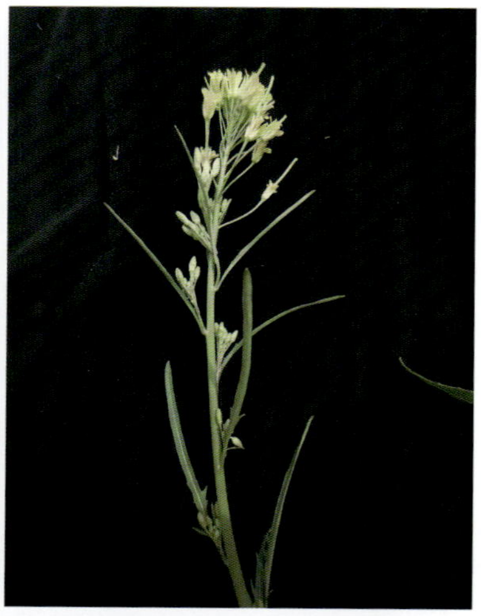

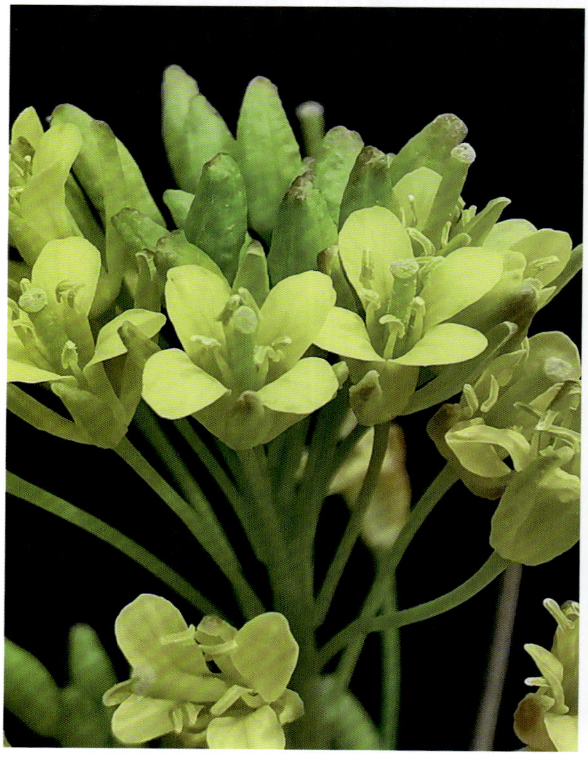

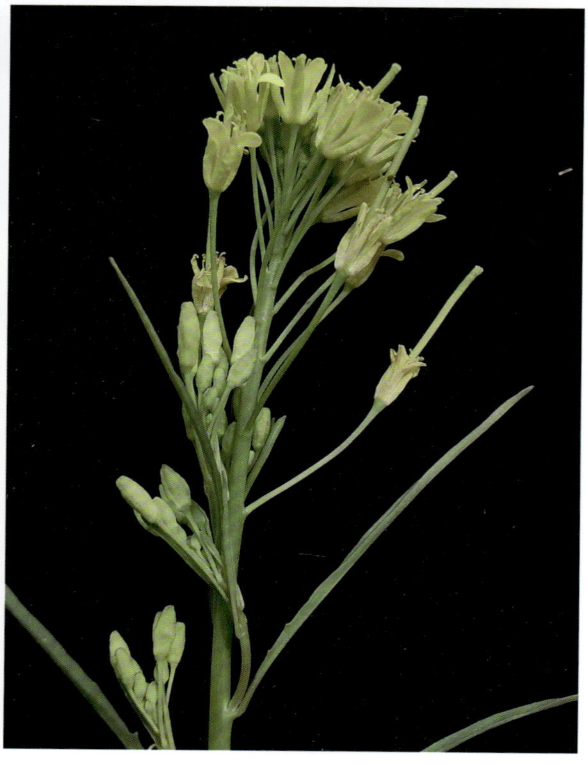

白花碎米荠

【基　　原】十字花科碎米荠属白花碎米荠 *Cardamine leucantha*（Tausch）O.E.Schulz

【别　　名】白花石芥菜、假芹菜、角蒿、山芥菜。

【形态特征】多年生草本。茎：茎直立，单一，不分枝，有沟棱和短柔毛。叶：奇数羽状复叶，小叶 2 ～ 3 对；顶生小叶长卵状披针形，先端渐尖，基部楔形，边缘具不整齐的钝齿，两面和边缘均有少数短柔毛；侧生小叶与顶生小叶的大小和形状相似，但基部偏斜，叶柄短或近无。花：总状花序顶生；萼片 4，卵形，边缘白色膜质，疏被柔毛；花瓣 4，白色，长圆状楔形，有爪。果：长角果线形。种子：种子长圆形，棕色。花果期 5—8 月。

【生境分布】生于路边、山坡湿草地、杂木林下、山谷沟边阴湿处。分布于我国东北、华东及河北、山西、河南、湖北、陕西、甘肃等地。

【药用部位（药材名称）及采收加工】根状茎或全草（菜子七）。秋季采挖，去除泥土杂质及须根，晒干。

【临床应用】辛、甘，平；归肺、肝经。化痰止咳，活血止痛；用于百日咳，慢性支气管炎，月经不调，跌打损伤。

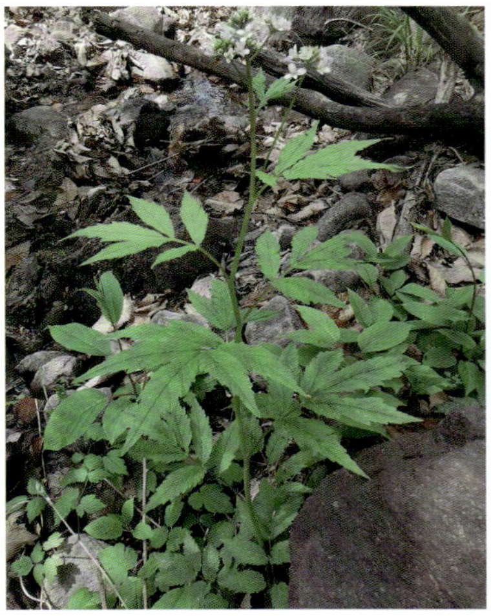
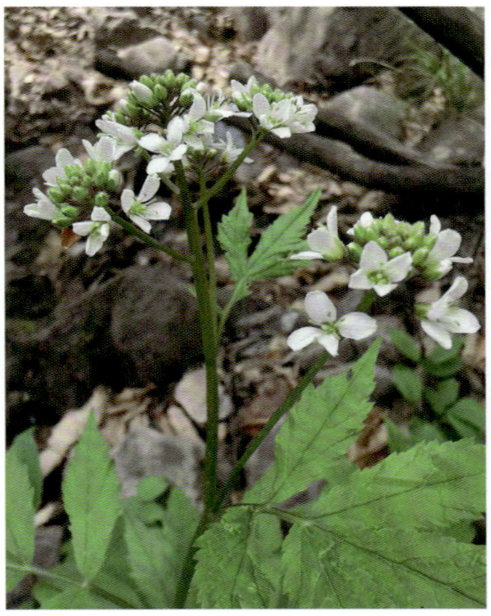
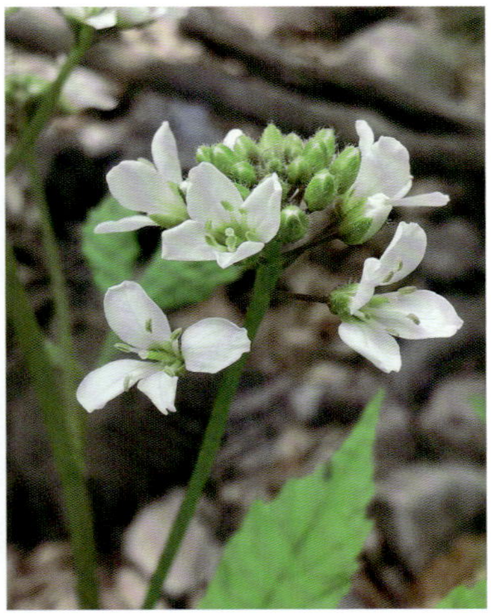
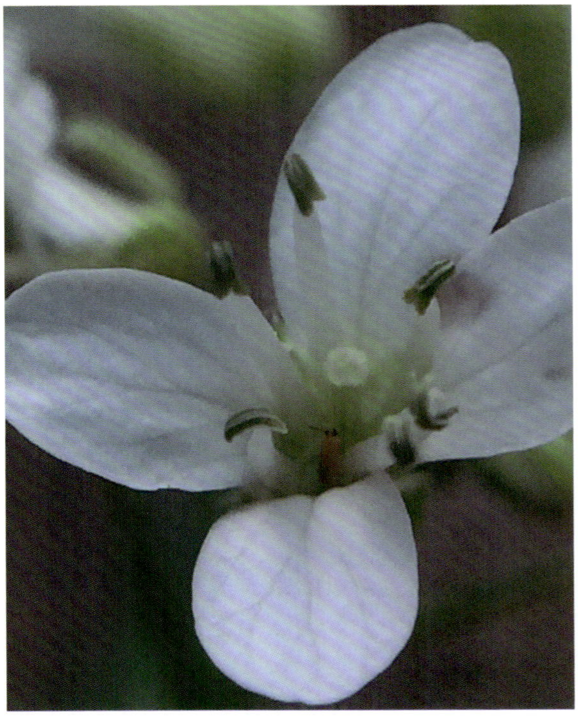
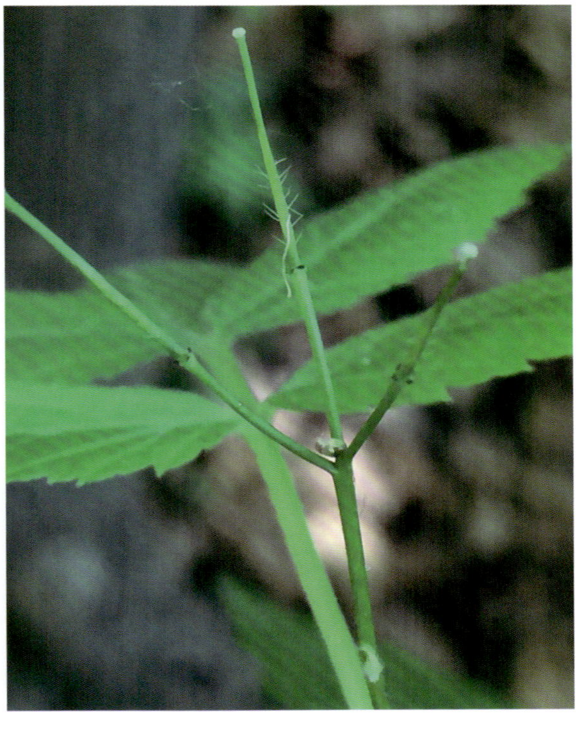

大叶碎米荠

【基　　原】十字花科碎米荠属大叶碎米荠 *Cardamine macrophylla* Willd.

【别　　名】华中（钝圆、重齿、多叶、紫花）碎米荠、山（石）芥菜。

【形态特征】多年生草本。**茎：**根状茎匍匐延伸，密被纤维状须根；茎高 30 ～ 100 cm，较粗壮，圆柱形，直立或基部倾卧，不分枝或上部分枝，表面有沟棱。**叶：**茎生叶通常 4 ～ 5 枚，有叶柄；小叶 4 ～ 5 对，顶生小叶与侧生小叶的形状及大小相似，小叶椭圆形或卵状披针形，顶端钝或短渐尖，边缘具比较整齐的锐锯齿或钝锯齿，顶生小叶基部楔形，无小叶柄，侧生小叶基部稍不等，生于最上部的 1 对小叶基部常下延，生于最下部的 1 对有时有极短的柄；小叶上面毛少、下面散生短柔毛，有时两面均无毛。**花：**总状花序多花；外轮萼片淡红色，长椭圆形，边缘膜质，外面有毛或无毛，内轮萼片基部囊状；花瓣淡紫色、紫红色，少有白色，倒卵形，顶端圆或微凹，向基部渐狭成爪；花丝扁平；子房柱状，花柱短。**果：**长角果扁平。**种子：**种子椭圆形，褐色。花果期 5—8 月。

【生境分布】生于灌丛、林下、沟边、石隙、高山草坡水湿处。分布于我国华北、西北、西南及湖北等地。

【药用部位（药材名称）及采收加工】全草（普贤菜）。春夏季采收，洗净，鲜用或晒干。

【临床应用】甘、淡，平。健脾利水消肿，凉血止血；用于脾虚，水肿，小便不利，白带崩漏，尿血。

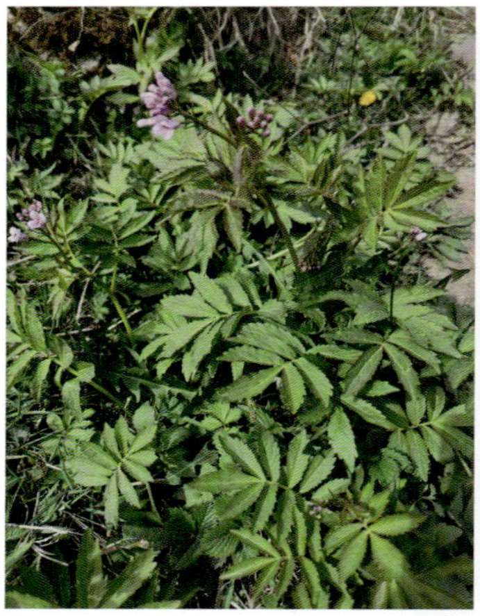
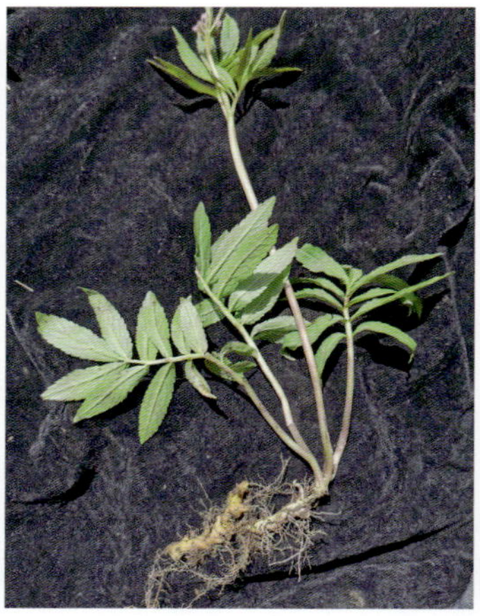
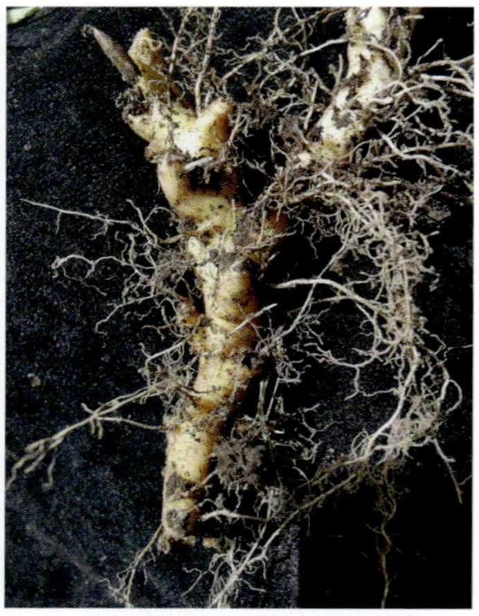
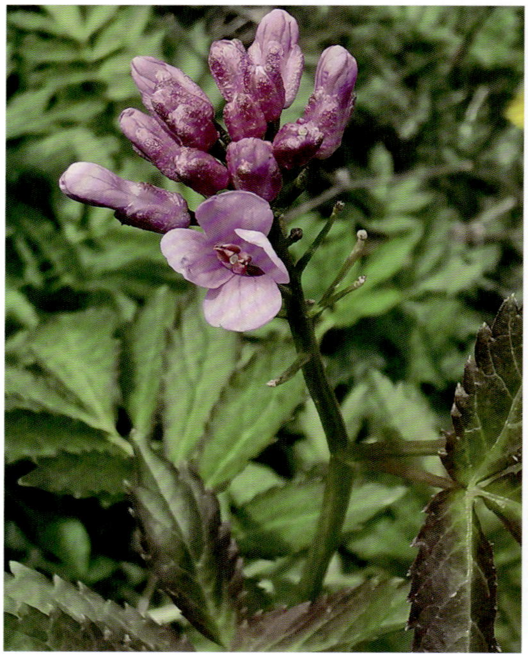
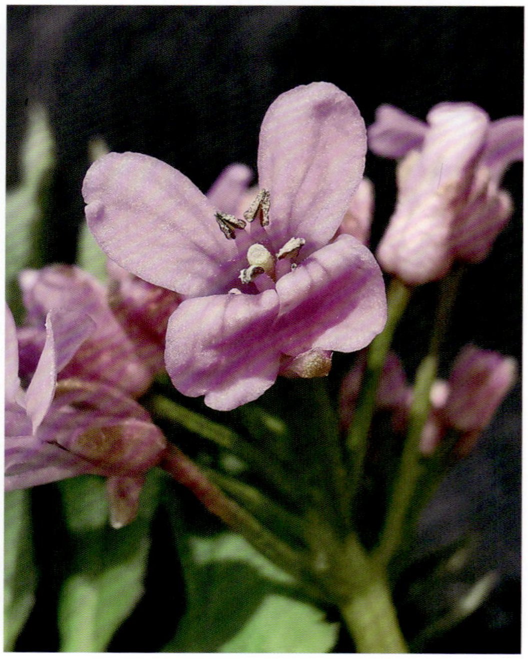

裸茎碎米荠

【基　　原】十字花科碎米荠属裸茎碎米荠 *Cardamine scaposa* Franch.

【别　　名】落叶梅。

【形态特征】多年生草本。根：须根，细短。茎：根状茎短，匍匐，其上有小的淡黄白色瘤状突起和枯萎的叶柄残基；茎高 6 ～ 15 cm，不分枝，基部略俯卧，上部直立。叶：基生叶为单叶，近圆形或肾状圆形，边缘波状，基部肾形；叶柄成线条状，波状弯曲；无茎生叶。花：总状花序顶生，有 3 ～ 8 花；花梗长 1 ～ 2 cm，顶端稍膨大；萼片卵圆形或椭圆形，边缘膜质，白色透明；花瓣白色，倒卵形，顶端圆或微凹，基部渐狭呈短爪；花丝扁平，下部稍扩大，花药狭长卵形；雌蕊柱状，花柱细长，柱头扁球形。果：长角果扁平，光滑。种子：种子长圆形，淡褐色。花果期 5—7 月。

【生境分布】生于山坡灌丛、林下潮湿处。分布于河北、山西、陕西等地。

【药用部位（药材名称）及采收加工】全草（落叶梅）。春季采挖，洗净，鲜用。

【临床应用】苦，寒。清热解毒；用于肿毒，疔疮等。

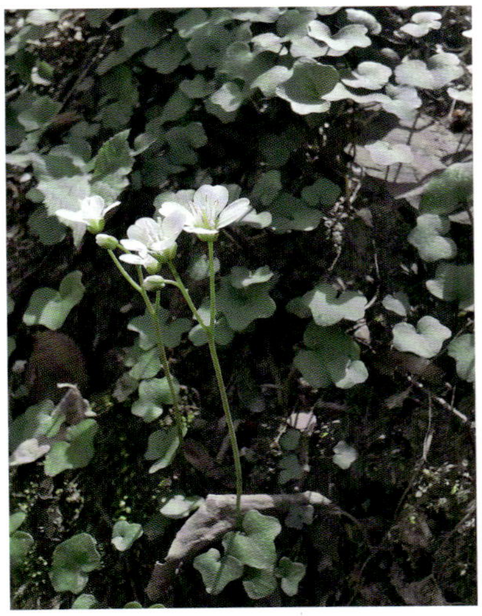
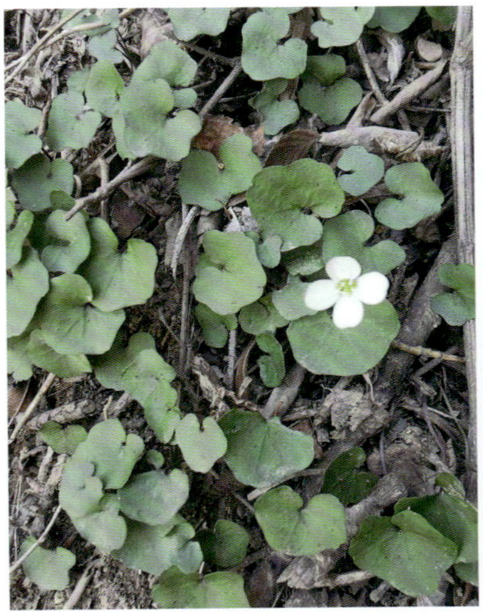
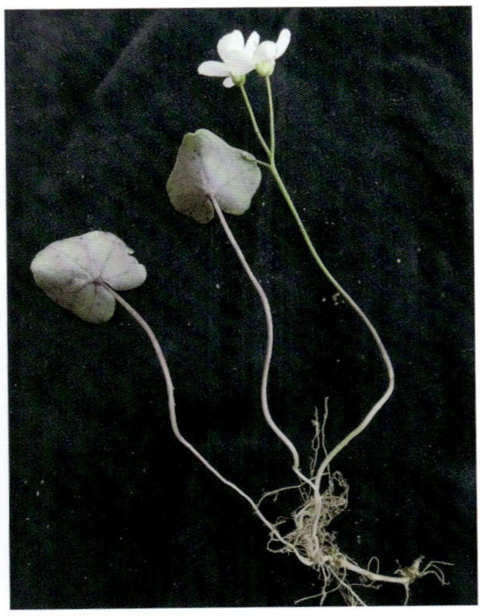
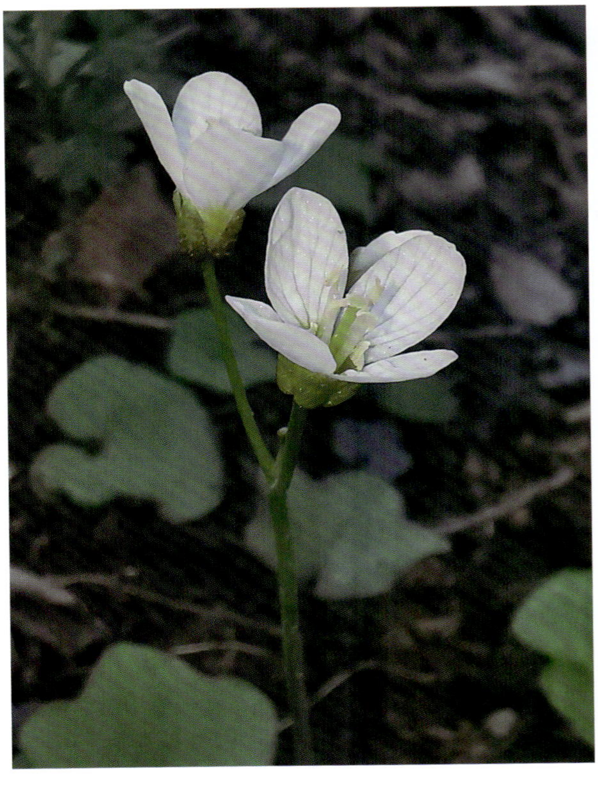
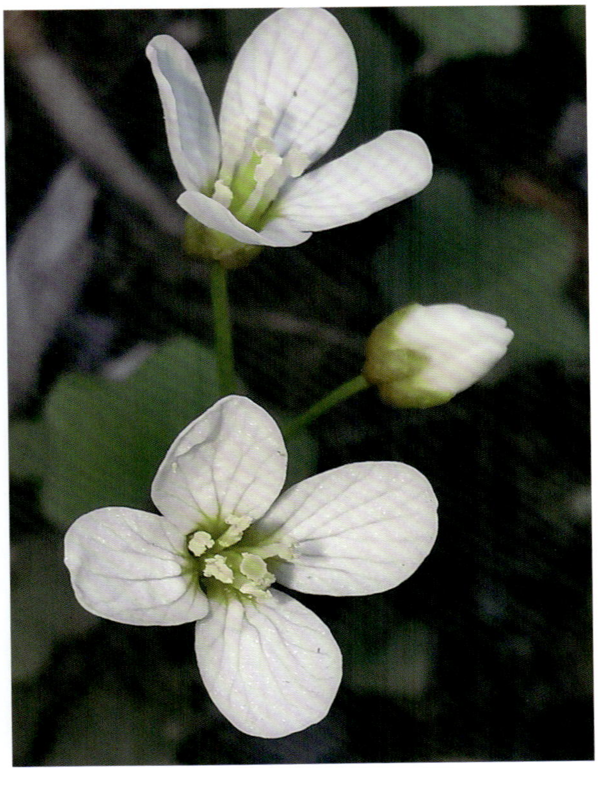

碎米荠

【基　　原】十字花科碎米荠属碎米荠 *Cardamine hirsuta* L.

【别　　名】宝岛碎米荠。

【形态特征】1 年生草本。**茎：**茎直立或斜升，分枝或不分枝，下部有时淡紫色，被较密柔毛，上部毛渐少。**叶：**基生叶具叶柄，有小叶 9 ～ 15 个，顶生小叶肾形或肾圆形，边缘有 3 ～ 5 圆齿，小叶柄明显，侧生小叶卵形或圆形，较顶生的形小，基部楔形而两侧稍歪斜，边缘有 2 ～ 3 圆齿，有或无小叶柄；茎生叶具短柄，有小叶 3 ～ 6 对，生于茎下部的与基生叶相似，生于茎上部的顶生小叶菱状长卵形，顶端 3 齿裂，侧生小叶长卵形至线形，多数全缘；全部小叶两面稍有毛。**花：**总状花序生于枝顶，花小，花梗纤细；萼片绿色或淡紫色，长椭圆形，边缘膜质，外面有疏毛；花瓣白色，倒卵形，顶端钝，向基部渐狭；雌蕊柱状，花柱极短，柱头扁球形。**果：**长角果线形，稍扁；果梗纤细，直立开展。**种子：**种子椭圆形，顶端有的具明显的翅。花果期 4—6 月。

【生境分布】生于山坡、路旁、荒地、草丛等处。分布于全国各地。

【药用部位（药材名称）及采收加工】全草（白带草）。2—5 月采收，鲜用或晒干。

【临床应用】甘、淡，凉。清热利湿，安神，止血；用于湿热泻痢，热淋，白带，心悸，失眠，虚火牙痛，小儿疳积，吐血，便血，疔疮。

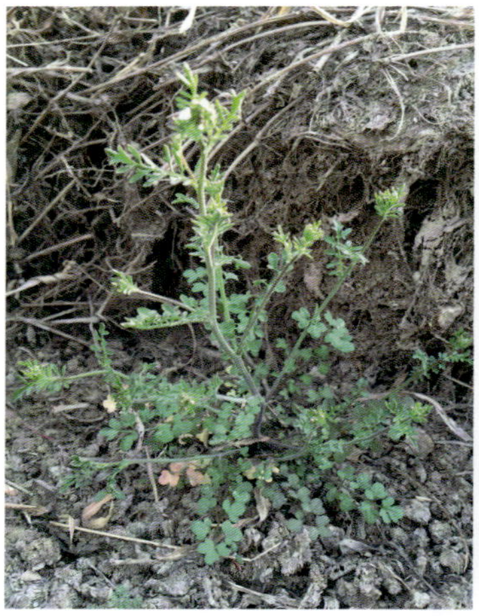
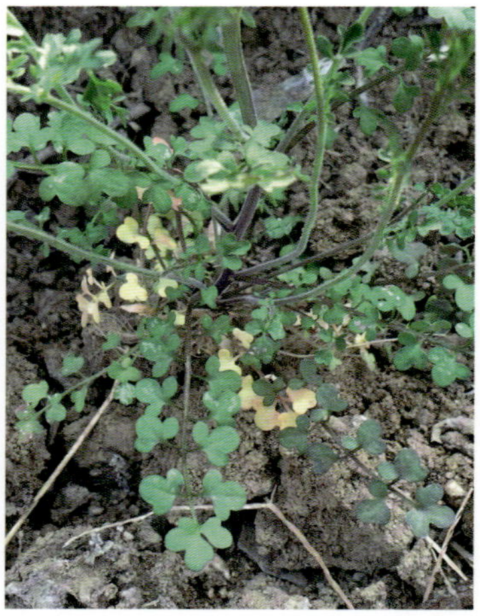
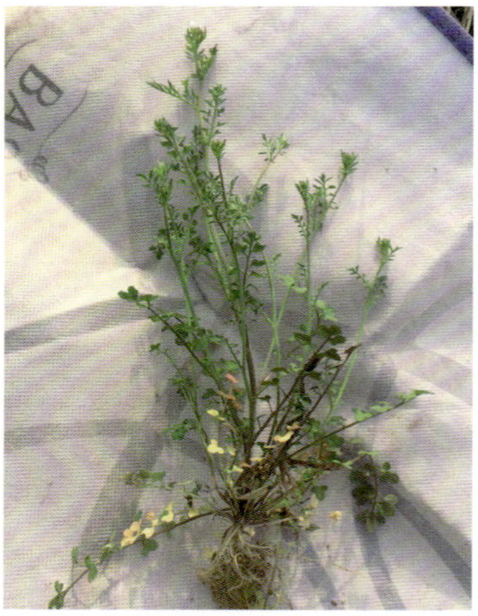
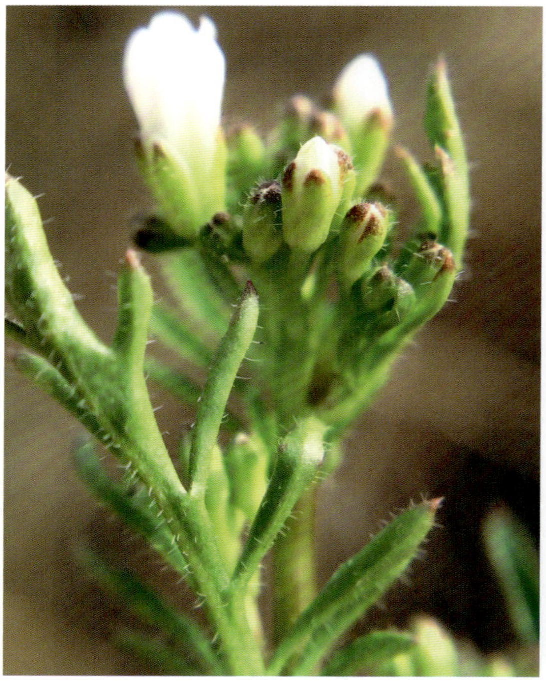
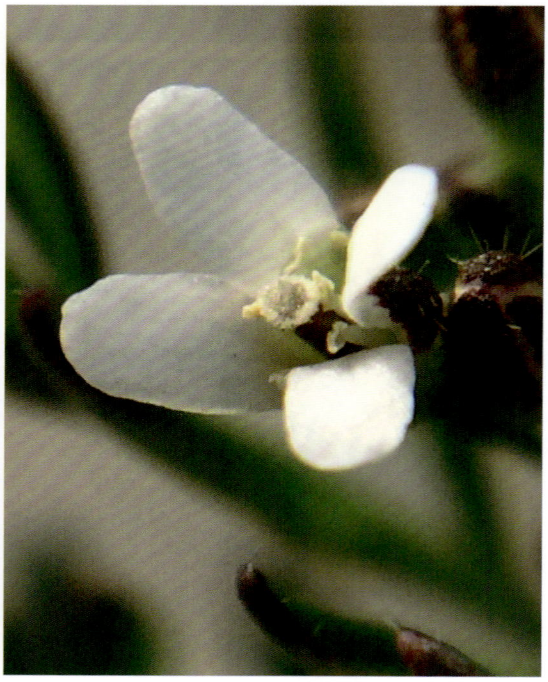

【基　　原】十字花科豆瓣菜属豆瓣菜 *Nasturtium officinale* R.Br.

【别　　名】水芥菜、水焯菜、水排菜、水生菜、水田芥、无心菜、西洋菜。

【形态特征】多年生水生草本。茎：茎匍匐或浮水生，多分枝，节上生不定根。叶：奇数羽状复叶，小叶片 3 ～ 9 枚；顶生小叶较大，形似豆瓣，宽卵形、长圆形或近圆形，先端钝或微凹，近全缘或呈波状浅裂，基部截平，小叶柄细扁；侧生小叶与顶生叶形态相似，基部不对称，叶柄基部成耳状，略抱茎。花：总状花序顶生，花多数；萼片 4，边缘膜质；花瓣白色，倒卵形或宽匙形，具脉纹，先端圆，基部渐狭成细爪；雄蕊 6，雌蕊 1，子房近圆柱形。果：长角果扁圆柱形，果梗开展或向上微弯。种子：种子扁圆形或近椭圆形，红褐色，表面具稀疏而大的凹陷网纹。花果期 4—7 月。

【生境分布】生于水中、山涧、水沟、河边、沼泽地、水田中。分布于我国西南、华东、华南及黑龙江、河北、山西、陕西、河南等地；亦有栽培。

【药用部位（药材名称）及采收加工】全草（西洋菜干）。春冬季采收，晒干。

【临床应用】甘、淡，凉；归肺经。清肺，凉血解毒，利尿；用于肺热燥咳，坏血病，尿路感染，疔毒痛肿，皮肤瘙痒。

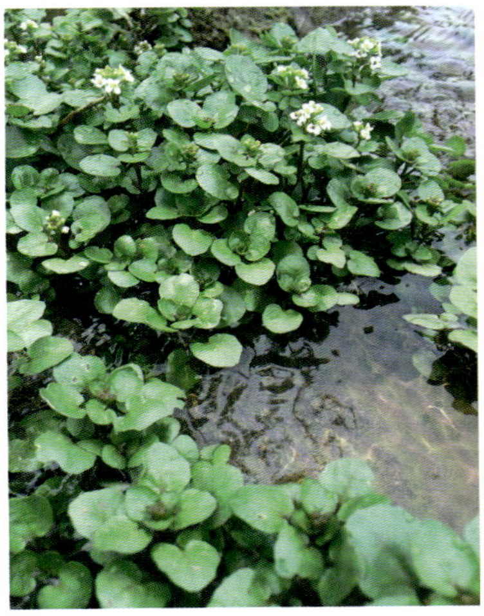
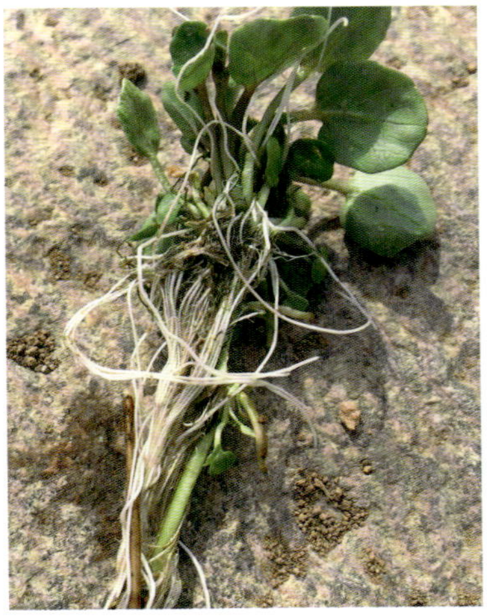
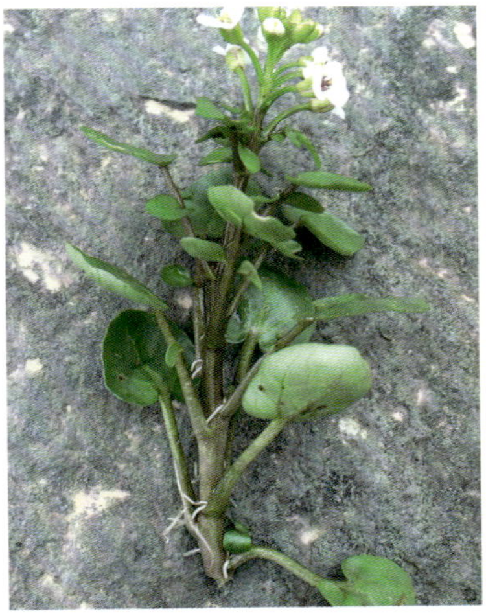
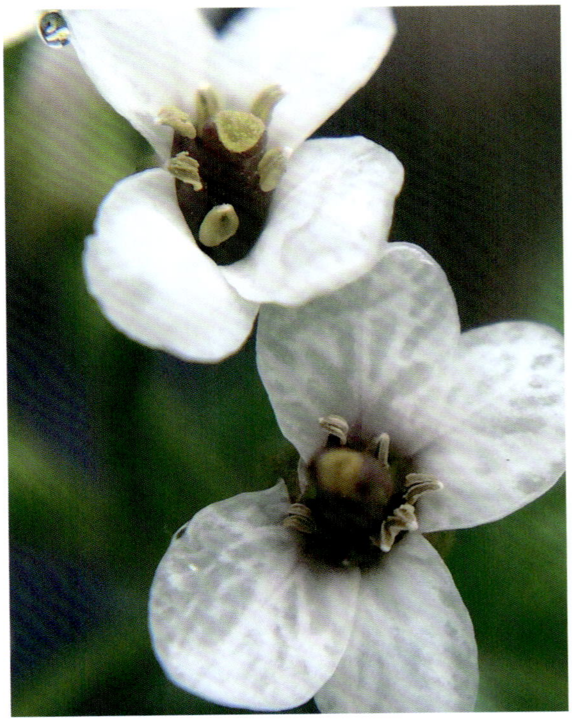
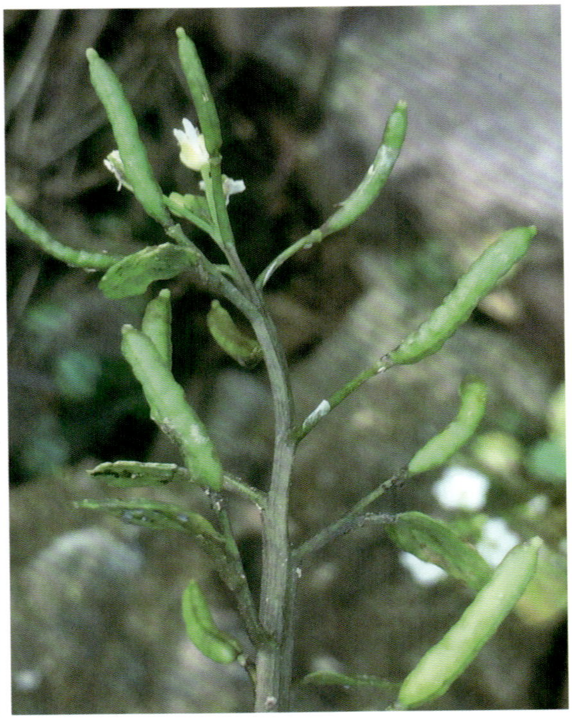

垂果南芥

【基　　原】十字花科南芥属垂果南芥 *Arabis pendula* L.

【别　　名】唐芥、扁担蒿、野白菜、大蒜芥。

【形态特征】2年生草本。**根：**主根圆锥状，黄白色。**茎：**茎直立，上部有分枝；全株被单硬毛或分叉毛。**叶：**茎下部叶长椭圆形至倒卵形，顶端渐尖，边缘有浅锯齿，基部渐狭而成叶柄；茎上部叶狭长椭圆形至披针形，较下部叶略小，基部心形或箭形，抱茎。**花：**总状花序顶生或腋生；萼片椭圆形，背面被有单毛、分叉毛及星状毛；花瓣白色，匙形。**果：**长角果线形，弧曲，下垂。**种子：**种子椭圆形，褐色，边缘有环状翅。花果期6—10月。

【生境分布】生于山坡、沟谷、草地、林缘、灌丛、河岸、路旁杂草地。分布于我国西北、华北、东北等地。

【药用部位（药材名称）及采收加工】果实（垂果南芥）。秋季采收，晒干。

【临床应用】辛，平。清热，解毒，消肿；用于疮痈肿毒。

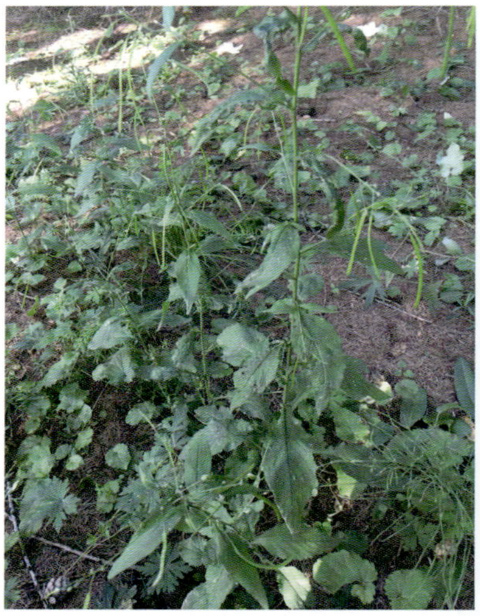

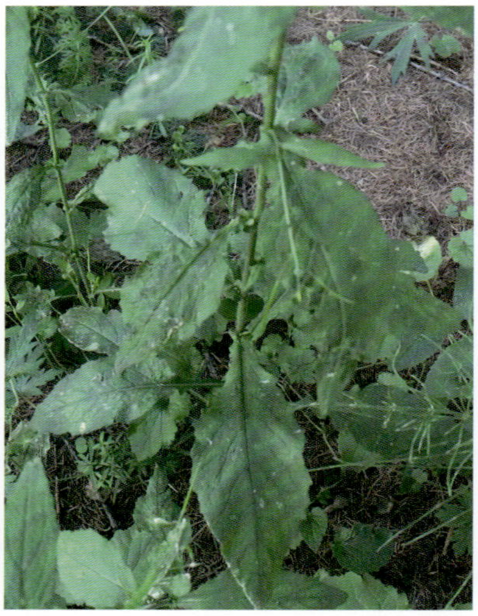

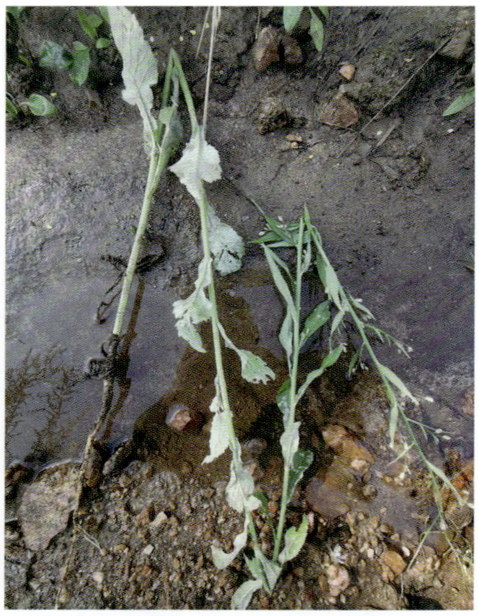

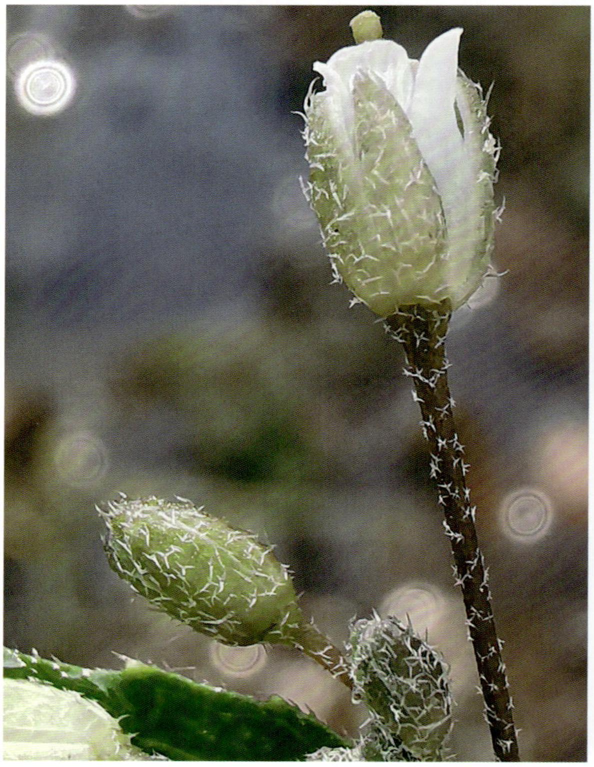

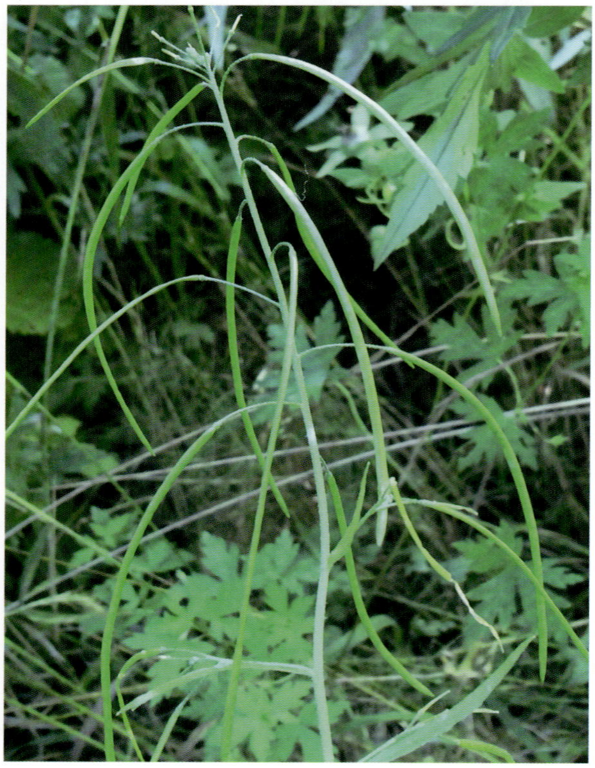

播娘蒿

【基　　原】十字花科播娘蒿属播娘蒿 *Descurainia Sophia*（L.）Webb. ex Prantl

【别　　名】眉毛蒿、眉眉蒿、米蒿、米米（密密、婆婆）蒿、线香子、麦蒿、大蒜芥、黄蒿。

【形态特征】1年生草本。**根：**主根粗壮，圆锥形，棕黄色。**茎：**茎直立，上部分枝，具纵棱槽，密被分叉状短柔毛。**叶：**叶轮廓矩圆形或矩圆状披针形，2～3回羽状全裂或深裂，末回裂片窄线形或线状长圆形；茎下部叶有叶柄，向上叶柄渐短或近无。**花：**总状花序顶生，花多数；萼片4，线形，被分叉短柔毛；花瓣4，黄色，匙形；雄蕊比花瓣长，伸出花外。**果：**长角果狭线形，淡黄绿色，向内弧度弯曲。**种子：**种子长圆形至卵形，棕色，稍扁，有细网纹。花果期4—9月。

【生境分布】生于山坡、沟谷、村旁、田边等处。分布于我国东北、华北、华东、西北、西南等地。

【药用部位（药材名称）及采收加工】种子（南葶苈子）、全草（播娘蒿）。南葶苈子：夏季果实成熟时采割地上部分，晒干，搓出种子，晒干。播娘蒿：春夏季采收，鲜用或晒干。

【临床应用】南葶苈子：辛、苦，大寒；归肺、膀胱经。泻肺平喘，行水消肿；用于痰涎壅肺，喘咳痰多，胸胁胀满，不得平卧，胸腹水肿，小便不利。播娘蒿：辛，平。利湿通淋；用于气淋，劳淋，疥癣。

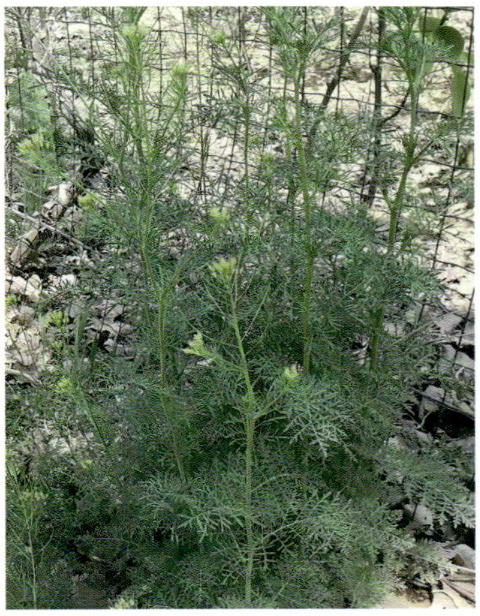
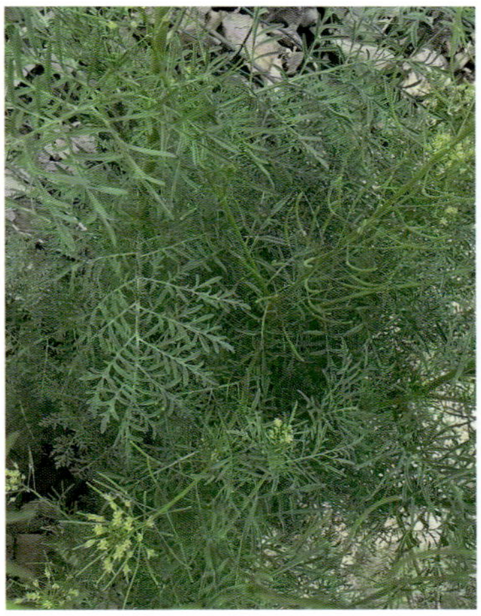
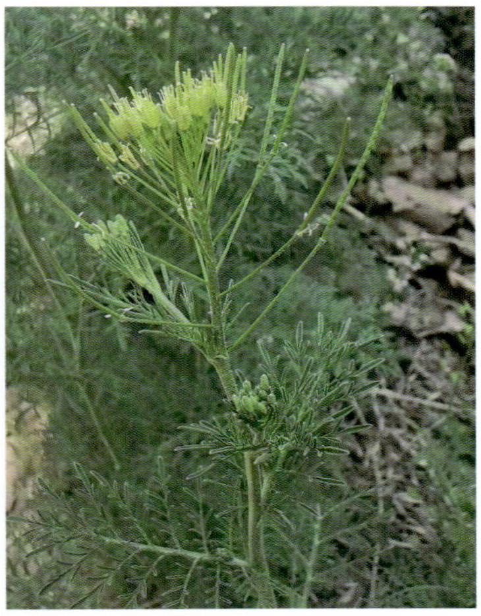
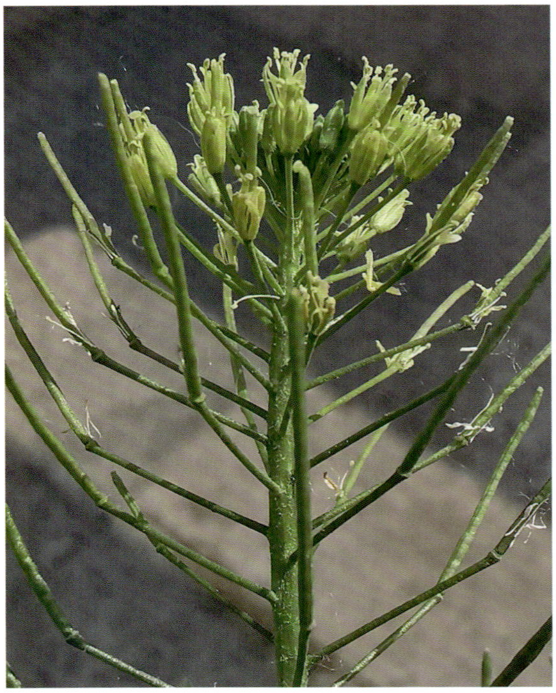
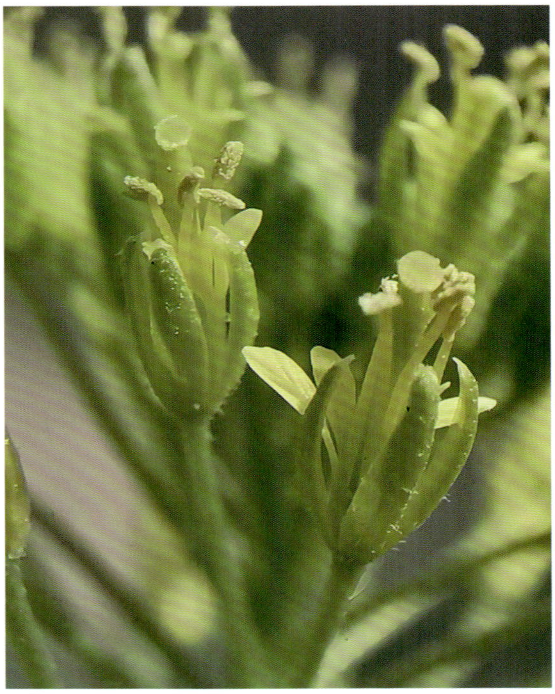

波齿糖芥

【基　　原】十字花科糖芥属波齿糖芥 *Erysimum macilentum* Bunge

【别　　名】云南（华北）糖芥、波齿叶糖芥。

【形态特征】1 年生草本。**茎：**茎直立，高 30 ～ 60 cm，有分枝，具 2 叉毛。**叶：**茎生叶密生，叶片线形或线状狭披针形，顶端钝尖头，边缘近全缘或具波状齿。**花：**总状花序顶生或腋生；萼片长椭圆形；花瓣深黄色，长距圆形；雄蕊 6，花丝伸长；雌蕊线形，花柱短，柱头头状，深裂；果梗短。**果：**长角果圆柱形。花果期 5—6 月。

【生境分布】生于山坡、路旁等处。分布于辽宁、河北、山东、山西、云南等地。

【药用部位（药材名称）及采收加工】种子（葶苈子）。果实近成熟时割下全草，晒干，打下种子。

【临床应用】古今本草典籍未见记载。《河北植物志》：种子也作“葶苈子”供药用。

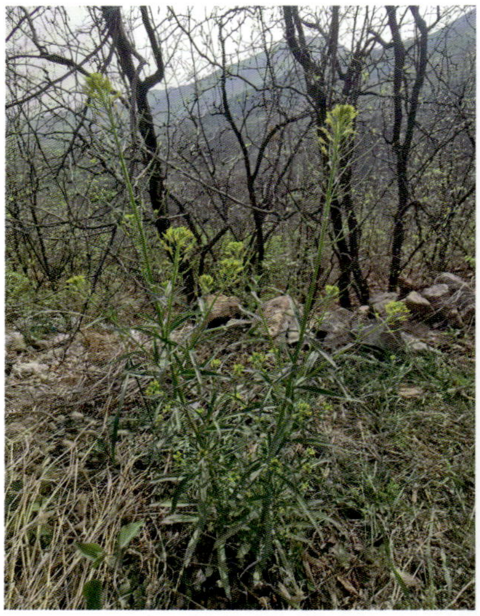

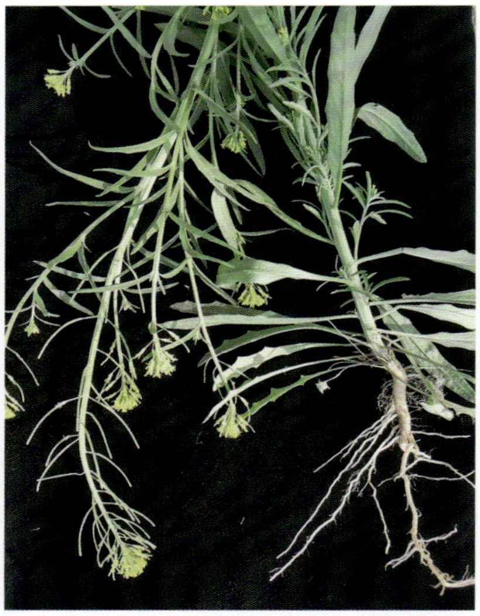

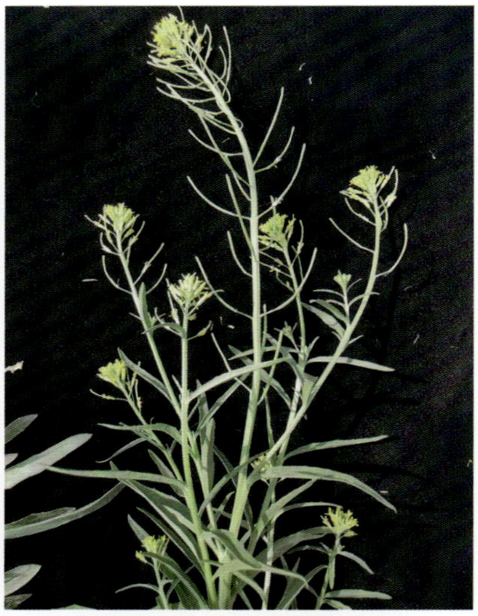

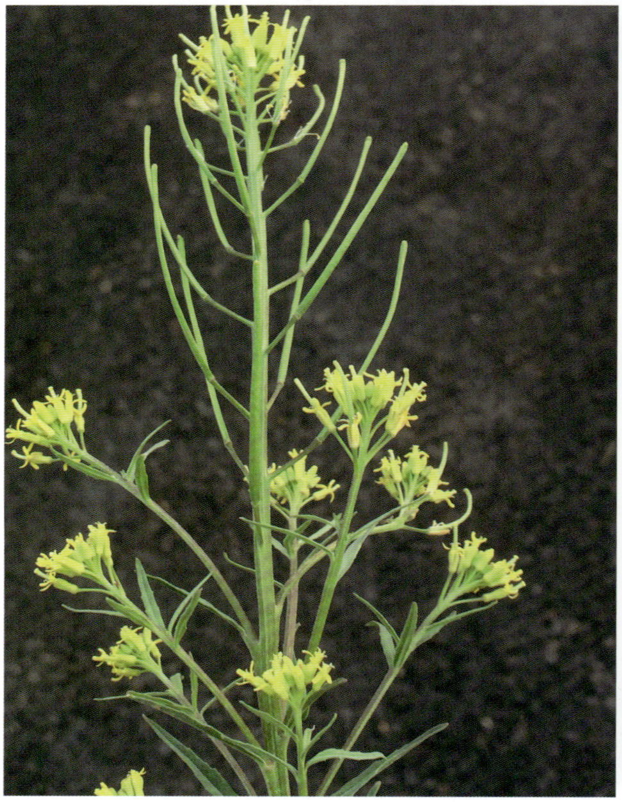

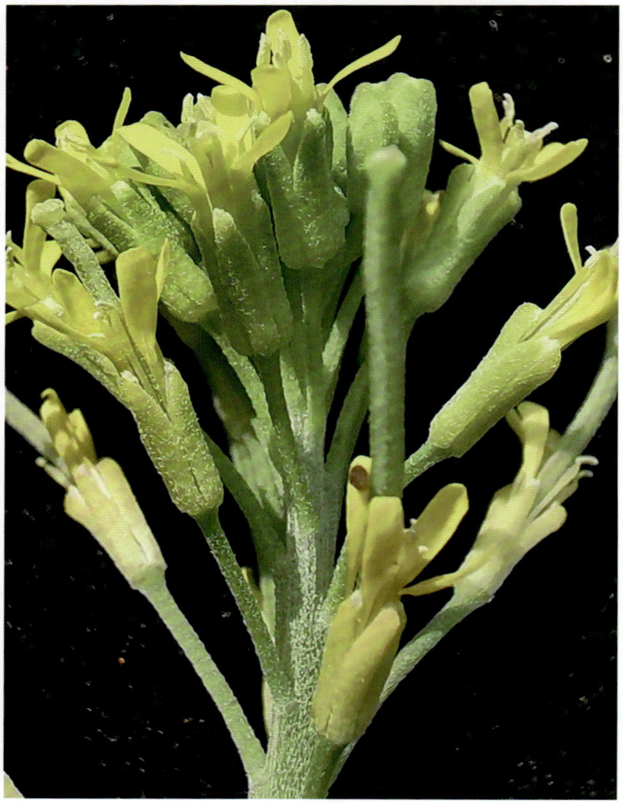

糖芥

【基　　原】十字花科糖芥属糖芥 *Erysimum bungei*（Kitag.）Kitag.

【别　　名】冈托巴。

【形态特征】1～2年生草本。根：根圆柱状，支根少数。茎：茎直立，具棱角；全株密生2歧分叉毛。叶：基生叶莲座状，无柄，平铺地面，具叶柄；茎生叶披针形或线形，顶端急尖，基部楔形，边缘具深波状疏齿或近全缘，向上叶柄渐短至无柄。花：总状花序顶生；花瓣橘黄色，直径约1 cm，倒披针形，有细纹，具长爪；萼片长圆形，边缘白色膜质；柱头2裂。果：长角果细圆柱形，侧扁，稍具4棱。种子：种子长圆形，深红棕色。花果期6—9月。

【生境分布】生于田边、荒地等处。分布于我国东北、华北及陕西、江苏、四川等地。

【药用部位（药材名称）及采收加工】全草和种子（糖芥）。全草：春夏季采收，晒干；种子：7—9月果实成熟时割取全株，晒干，打下种子，扬净。

【临床应用】苦、辛，寒；归肺、胃经。健脾和胃，利尿强心；用于脾胃不和，食积不化，心力衰竭所致浮肿。

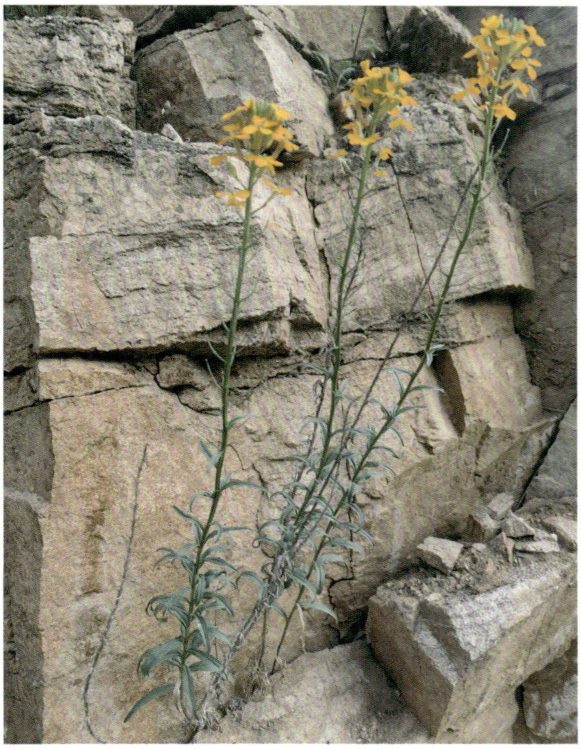
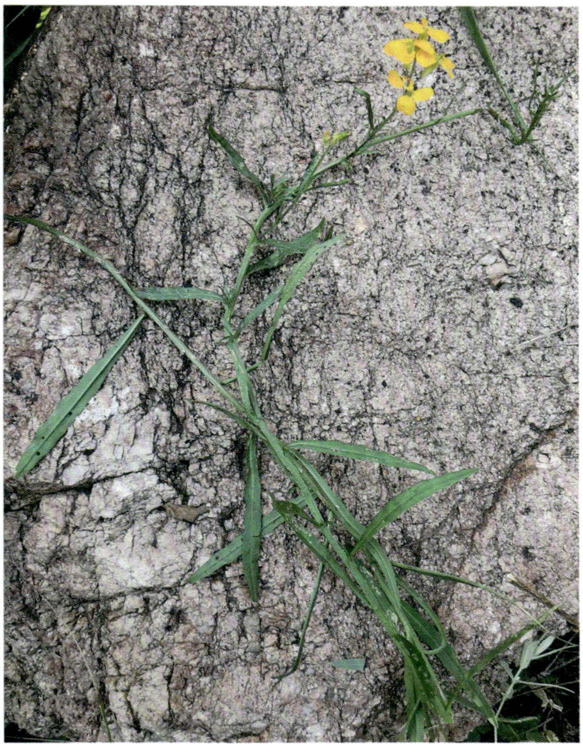
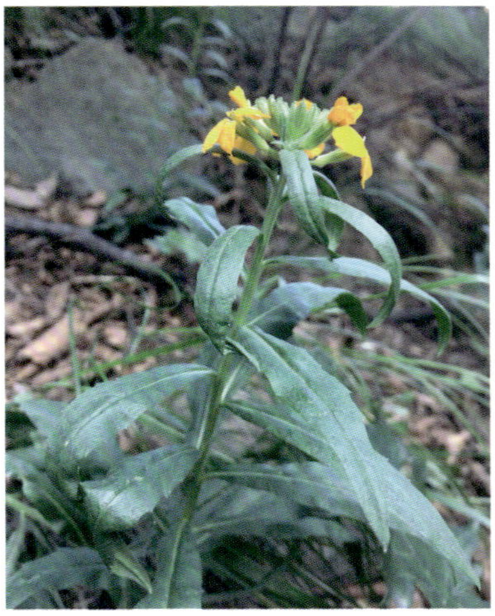
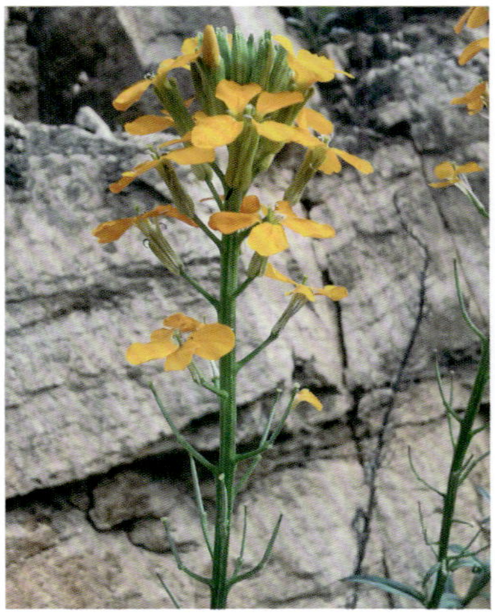
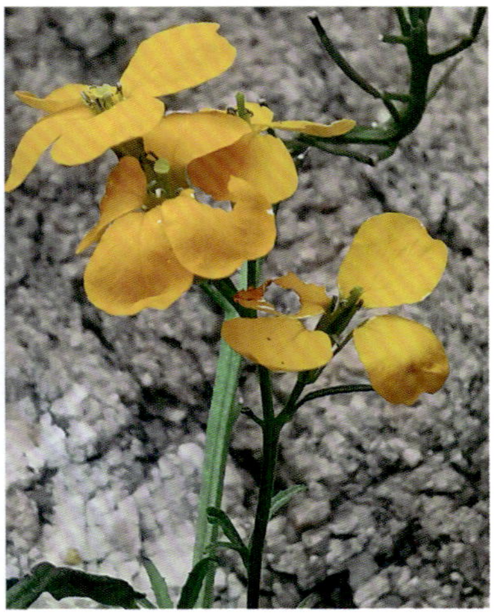

小花糖芥

【基　　原】十字花科糖芥属小花糖芥 *Erysimum cheiranthoides* L.

【别　　名】桂竹糖芥、野菜子。

【形态特征】形态特征与植物“波齿糖芥”相似。两者的主要区别：小花糖芥的茎下部叶近全缘或稍有齿，茎生叶稀疏；花瓣为倒卵形、顶端宽圆。波齿糖芥的茎下部叶近有波状齿，茎生叶密集；花瓣为长矩圆状条形、花瓣上下近等宽。

【生境分布】生于山坡、山谷、路旁、荒地。分布于我国华北、华东、华中、西北及吉林、辽宁、四川、云南等地。

【药用部位（药材名称）及采收加工】全草及种子（桂竹糖芥）。全草于4—5月花盛期割取，晒干；种子于果实近成熟时割下全草，晒干，将种子打落，簸去杂质。

【临床应用】辛、苦，寒，有小毒；归心、脾、胃经。强心利尿，和胃消食；医院心力衰竭，心悸，浮肿，脾胃不和，食积不化。

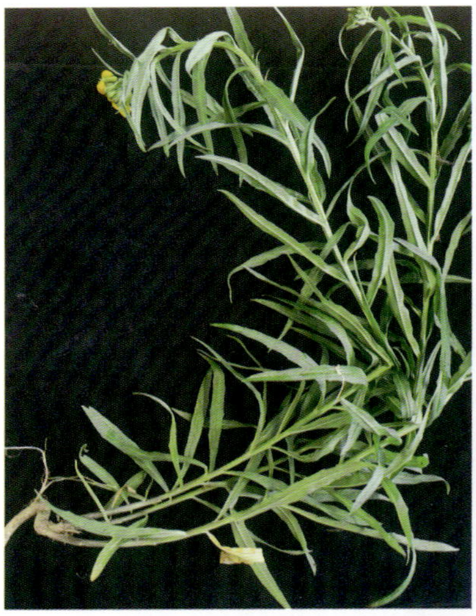
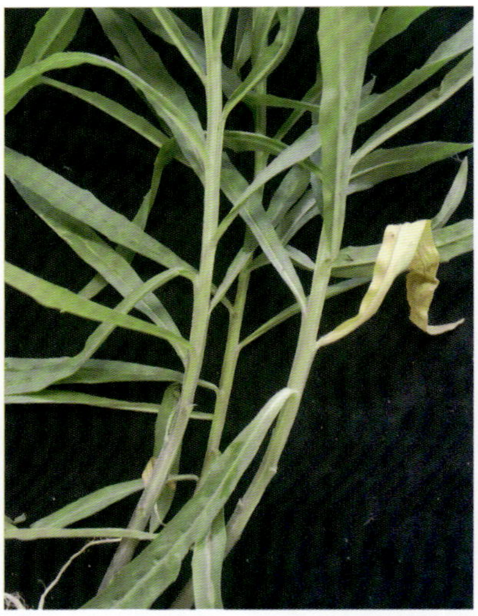
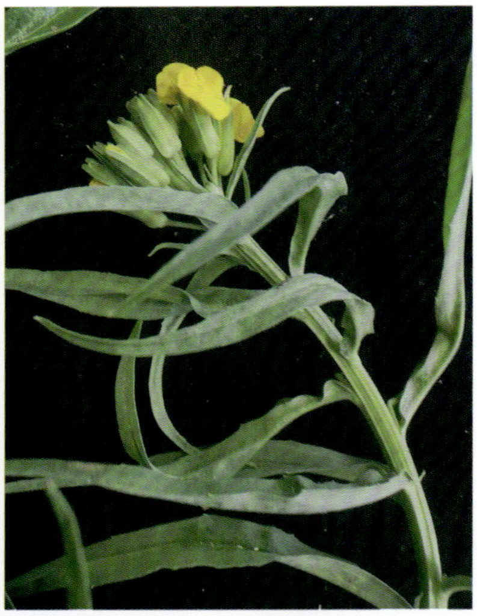
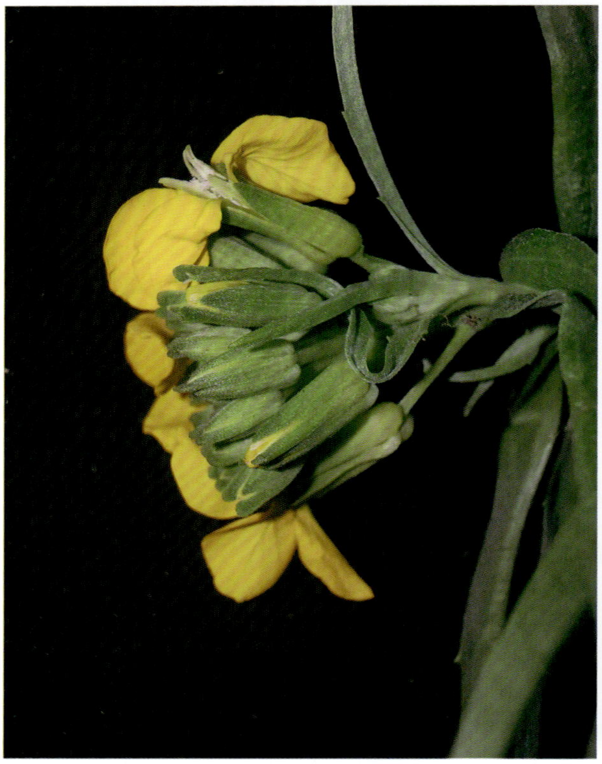
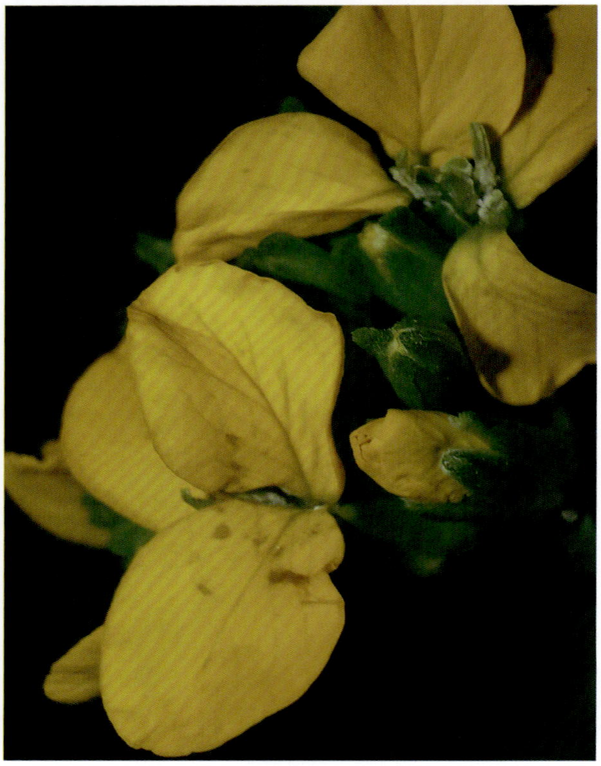

【基　　原】十字花科涩芥属涩芥 *Malcolmia africana*（L.）R. Br.

【别　　名】离蕊芥、涩荠、马康草、千果草、麦拉拉、紫花芥。

【形态特征】2 年生草本。**茎：**茎直立或近直立，多分枝，有棱角；全株密生单毛或叉状硬毛。**叶：**叶长圆形、倒披针形或近椭圆形，顶端圆形，有小短尖，基部楔形，边缘有波状齿或全缘；叶柄长 5～10 mm 或近无柄。**花：**总状花序具花 10～30 朵，疏松排列，果期花序延长；萼片长圆形；花瓣紫色或粉红色。**果：**长角果圆柱形或近圆柱形，近 4 棱，倾斜、直立或稍弯曲，密生分叉毛或具刚毛，少数几无毛或无毛；柱头圆锥状。**种子：**种子长圆形，浅棕色。花果期 6—8 月。

【生境分布】生于路边、荒地、田间。分布于我国西北及河北、山西、河南、安徽、江苏、四川等地。

【药用部位（药材名称）及采收加工】全草或种子（紫花芥）。全草：夏季采收，洗净，鲜用或晒干。种子：7—9 月果实成熟时采收，晒干，打下种子，除去杂质。

【临床应用】全草：辛、苦，寒。祛痰定喘，泄肺行水；用于咳逆痰多，脾虚肿满，胸腹积水，胸胁胀满，肺痈，解肉毒。种子：辛、苦，寒。祛痰定喘，泻肺行水；用于咳逆痰多，脾虚肿满，胸腹积水，胸胁胀满，肺痈。

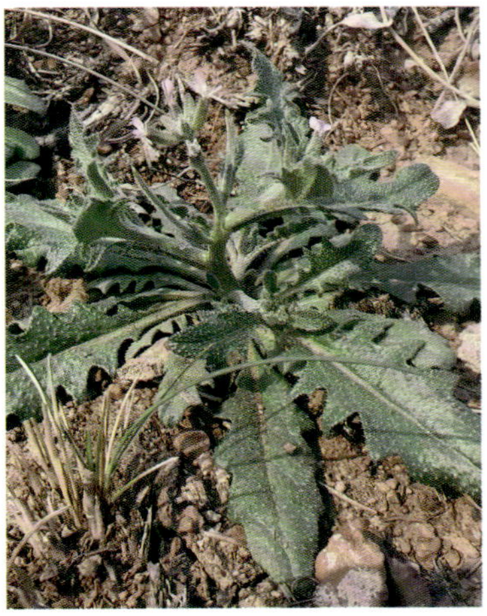

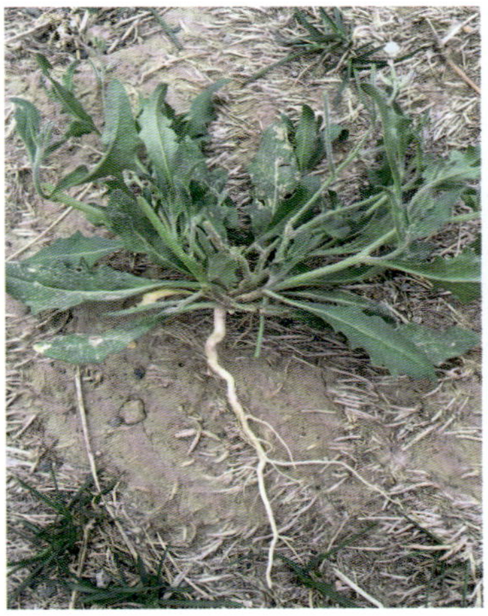

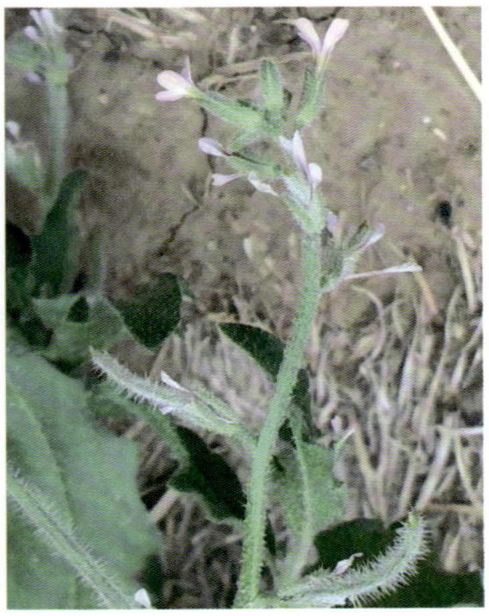

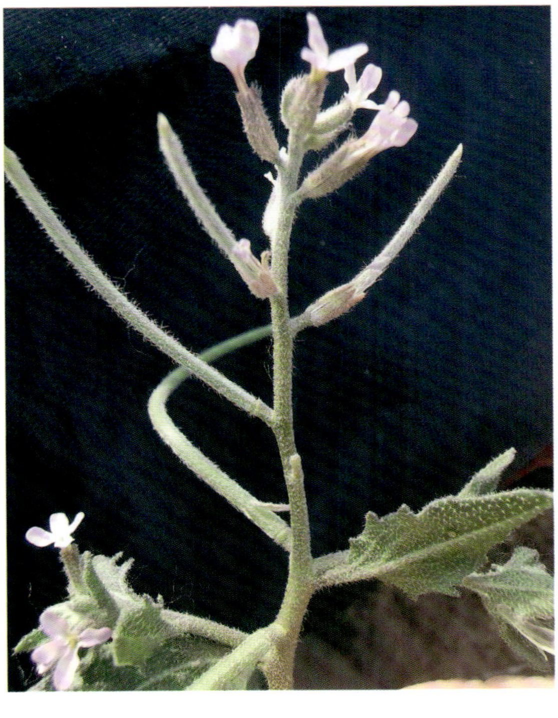

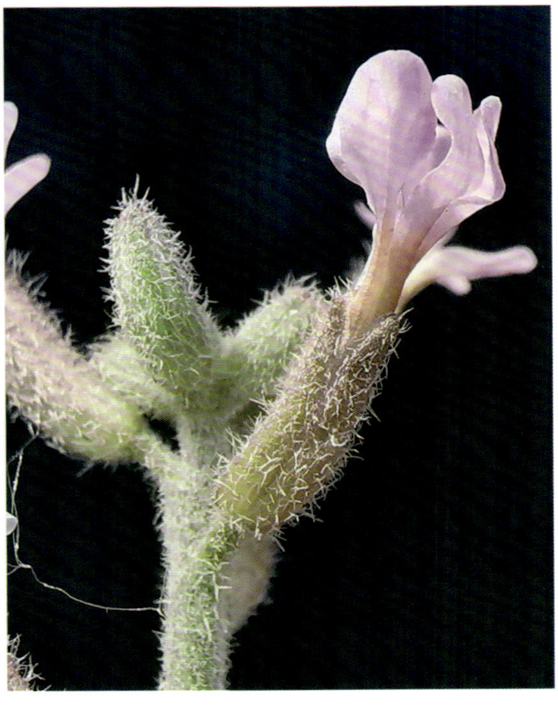

狭叶红景天

【基　　原】景天科红景天属狭叶红景天 *Rhodiola kirilowii*（Regel）Maxim.

【别　　名】窄叶（长茎）红景天、狮子草、（九头）狮子七、涩疙疸、高壮景天。

【形态特征】多年生草本。根：根粗壮，直伸。茎：根茎肥厚，块状多歧，直立，褐色，先端被三角形鳞片；地上茎数枝成丛，直立，不分枝，淡绿白色。叶：叶互生；叶条形至条状披针形，先端急尖，边缘有疏锯齿或近全缘，近无柄。花：聚伞花序伞房状，顶生，雌雄异株；花萼 5 或 4，三角状卵形，具棕色斑纹，先端急尖；花多数，密集，花瓣 5 或 4，绿黄色，条状披针形至倒披针形；雄蕊 10 或 8，与花瓣同长或稍长，花药黄色；雌花心皮 5 或 4，长圆形，直立，近基部合生。果：蓇葖果披针形，上部开展，有短而向外弯曲的喙。种子：种子长圆状披针形，褐色，具翅。花果期 6—10 月。

【生境分布】生于高山灌丛、山坡草地。分布于我国西北及河北、山西、四川、云南、西藏等地。

【药用部位（药材名称）及采收加工】根茎及根（狮子七）。秋季采挖，除去残叶和须根，洗净，晒干。

【临床应用】苦、涩，温；归肝、肾经。养心安神，活血化瘀，止血，清热解毒；用于气虚体弱，短气乏力，心悸失眠，头昏眩晕，胸闷疼痛，跌打损伤，月经不调，崩漏，吐血，痢疾，腹泻。

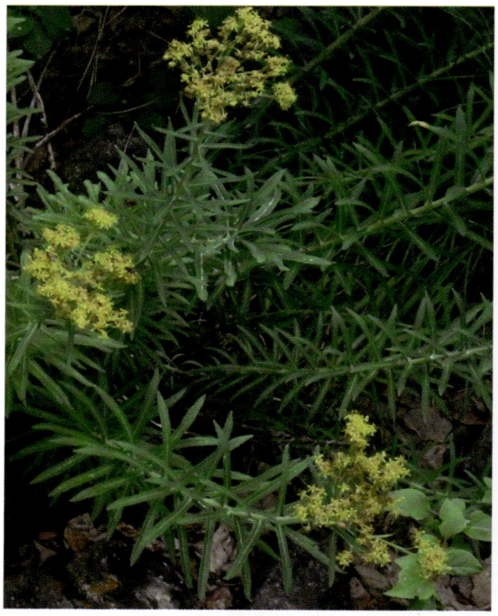

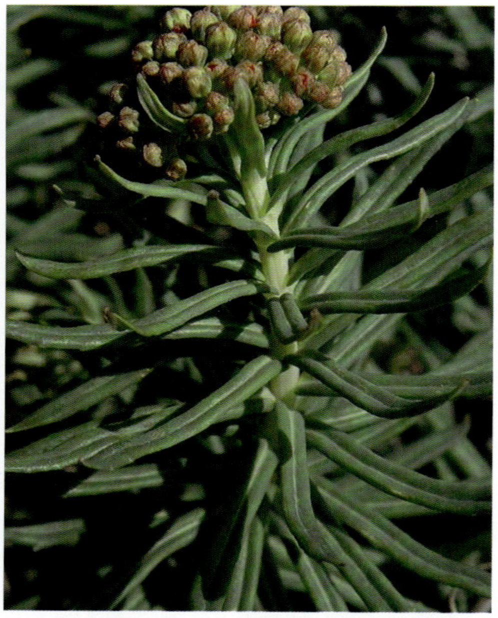

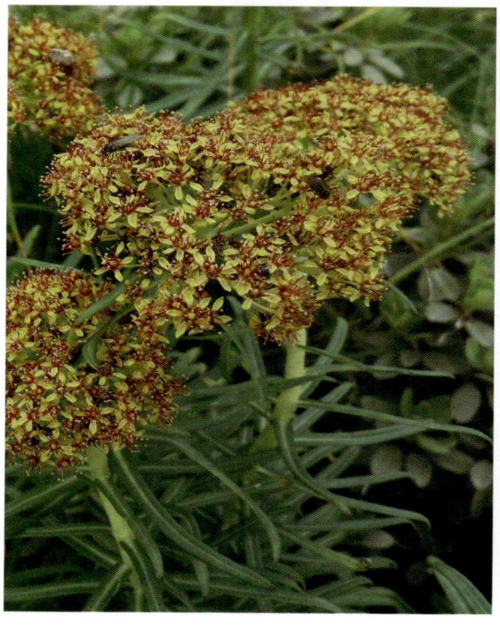

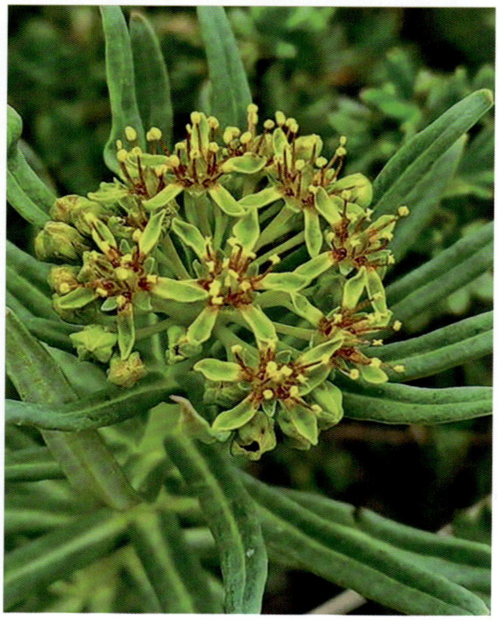

白八宝

【基　　原】景天科八宝属白八宝 *Hylotelephium pallescens*（Freyn）H.ohba

【别　　名】白景天、白花景天、长茎景天。

【形态特征】多年生草本。**根：**根多条，细长。**茎：**根状茎短，直立；茎直立，高 20 ~ 60（100）cm。**叶：**叶互生，有时对生，长圆状卵形或椭圆状披针形，先端圆，基部楔形，几无柄，全缘或上部疏具不整齐的波状齿，叶面有多数红褐色斑点。**花：**复伞房花序，顶生；萼片 5，披针状三角形，先端急尖；花瓣 5，白色至浅红色，直立，披针状椭圆形，先端急尖；雄蕊 10。**果：**蓇葖果直立，披针状椭圆形，基部渐狭，分离，喙短。**种子：**种子狭长圆形，褐色。花果期 7—9 月。

【生境分布】生于石砾滩、林下、草地。分布于我国华北、东北等地。

【药用部位（药材名称）及采收加工】全草（白景天）。夏秋季采挖，晒干。

【临床应用】古今本草典籍未见记载。《河南植物志》：全草入药，有凉血止血、解毒消肿之效。

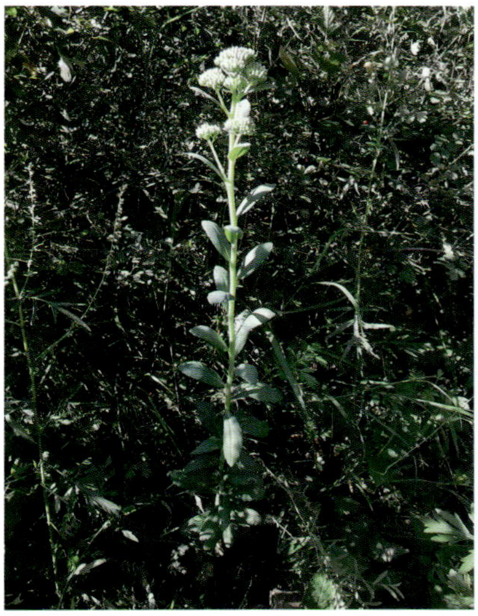
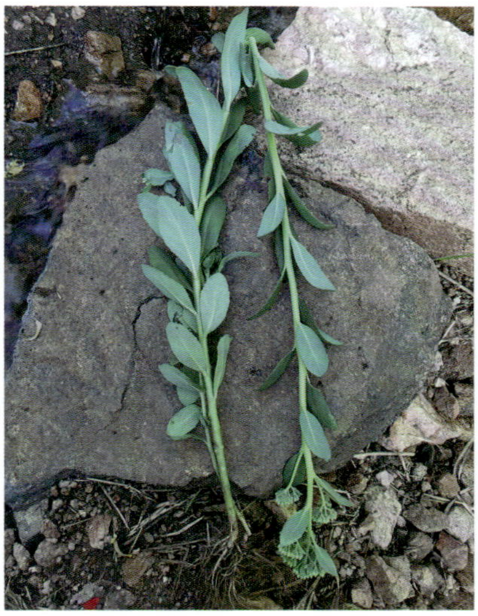
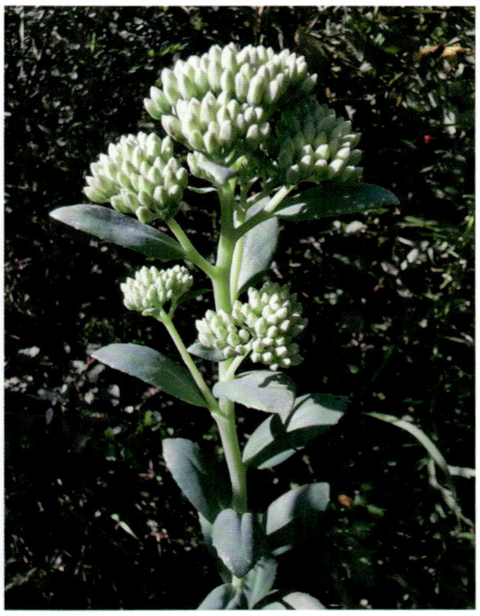
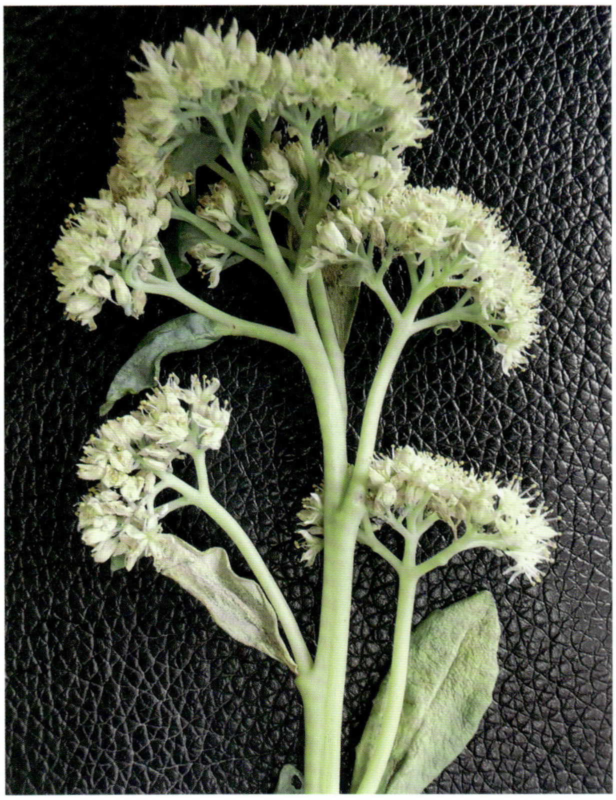
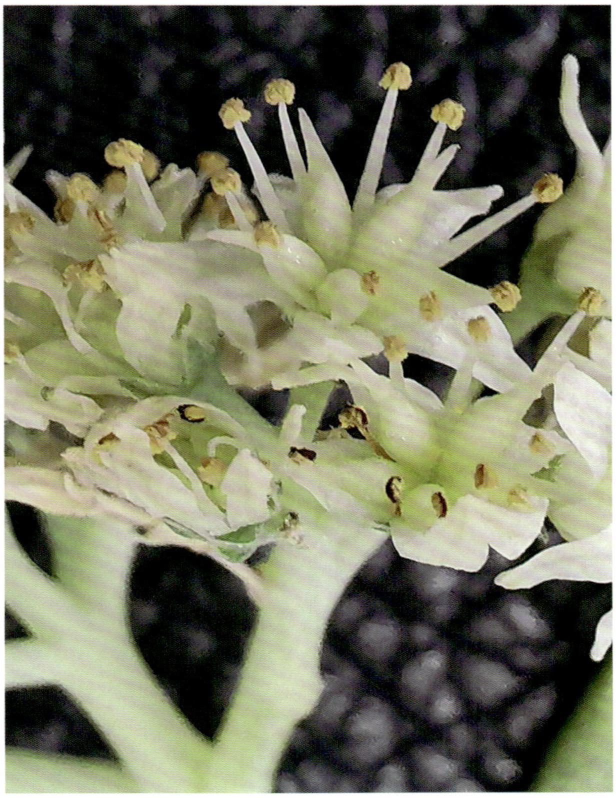

长药八宝

【基　　原】景天科八宝属长药八宝 *Hylotelephium spectabile*（Bor.）H. ohba

【别　　名】长药景天、八宝景天、石头菜。

【形态特征】多年生草本。茎：茎直立，高 30 ～ 70 cm。叶：叶对生或 3 叶轮生，卵形、宽卵形或长圆状卵形，先端钝，基部渐狭，全缘或多少有波状牙齿。花：花序大形，伞房状，顶生，花密生；萼片 5，线状披针形至宽披针形，渐尖；花瓣 5，淡紫红色至紫红色，披针形至宽披针形；雄蕊 10，比花冠长，花药紫色；心皮 5，狭椭圆形。果：蓇葖果，直立。花果期 8—10 月。

【生境分布】生于低山多石山坡。分布于我国东北及安徽、陕西、河南、山东、河北等地。

【药用部位（药材名称）及采收加工】全草（景天）、叶（石头菜）。景天：夏秋季采挖全草，除去泥土，置沸水中稍烫，晒干。石头菜：春夏季采收，鲜用或晒干。

【临床应用】景天：苦、酸，寒；归心、肝、肾、大肠经。清热解毒，止血；用于赤游丹毒，疔疮痈疖，火眼目翳，烦热惊狂，风疹，漆疮，烧烫伤，蛇虫咬伤，吐血，咯血，月经量多，外伤出血。石头菜：苦，凉。清热解毒，消肿止痛；用于疔疮，痈肿，烫火伤，蜂螫。

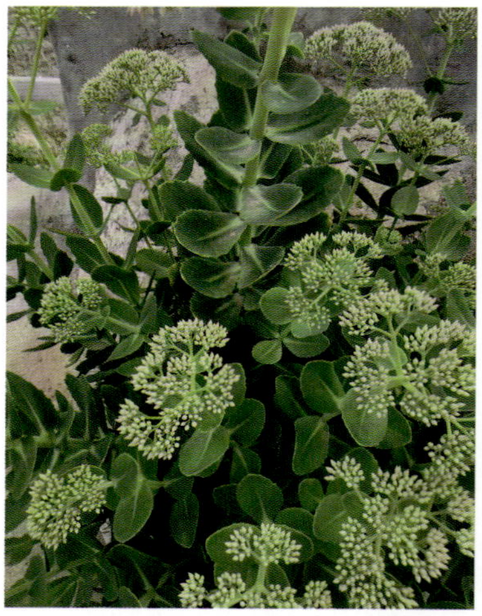
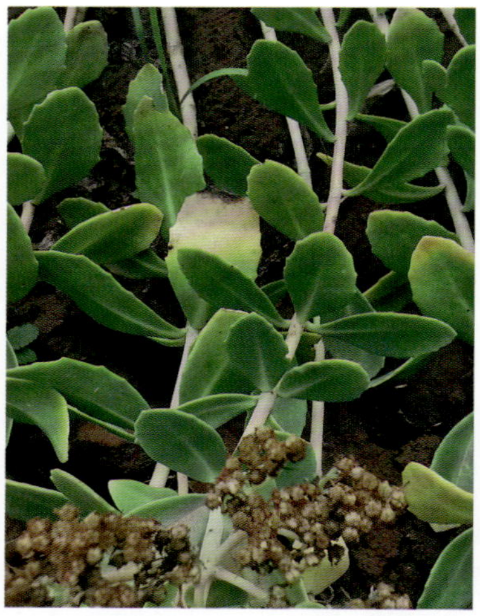
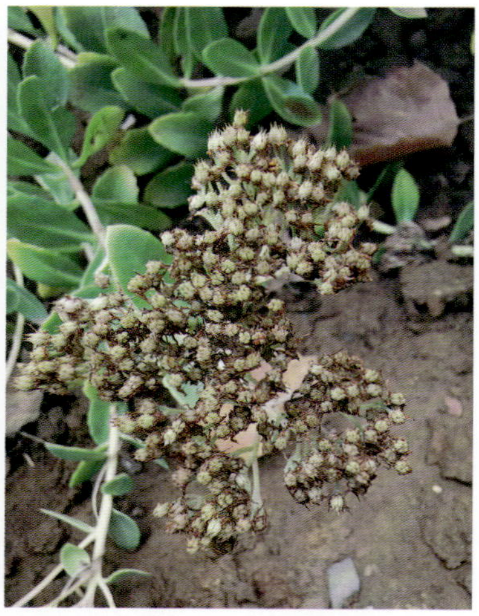
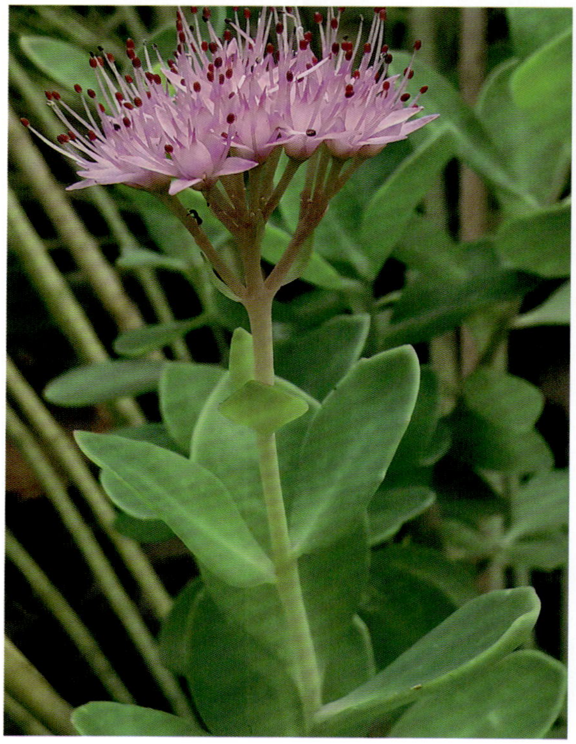
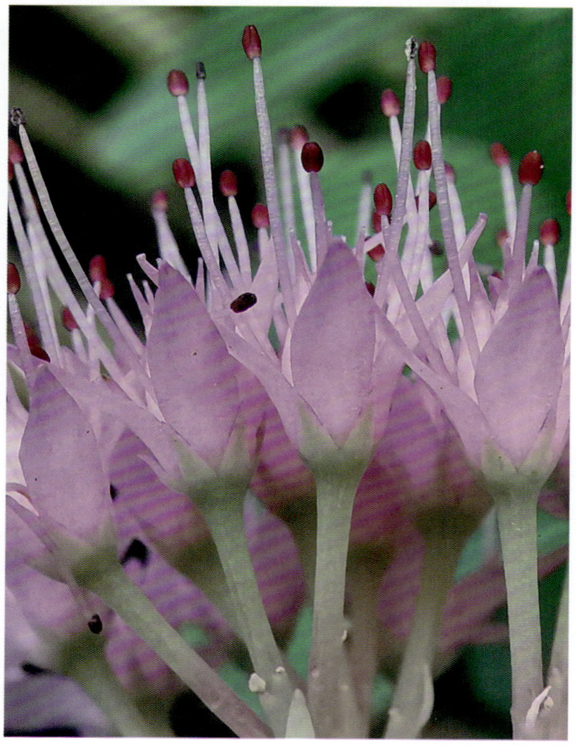

【基　　原】景天科费菜属费菜 *Sedum aizoon* L. f. aizoon

【别　　名】景天（墙头、九头、土）三七、三七景天、养心草、细叶费菜、八仙草、血山草、见血散等。

【形态特征】多年生草本。茎：根茎粗厚，近木质化；地上茎直立，不分枝或上部分枝。叶：叶互生或近对生；叶广卵形至倒披针形，先端钝或稍尖，边缘具细齿或近全缘，基部渐狭，几无柄。花：伞房状聚伞花序顶生，第 1 次分枝常 2 歧，以后单歧；无柄或近无柄；萼片 5，长短不一，长约为花瓣的 1/2，线形至披针形，先端钝；花多数，密集，花黄色，花瓣 5，长圆状披针形，先端具短尖；雄蕊 10，较花瓣短，花药黄色。果：蓇葖果 5，略成星芒状排列。种子：种子平滑，边缘具窄翼，顶端宽。花果期 6—9 月。

【生境分布】生于山坡、岩石、草地。分布于我国华北及吉林等地。

【药用部位（药材名称）及采收加工】带根全草（景天三七）、根（景天三七根）。景天三七：全年可采，晒干。景天三七根：全年可采，以秋末至次年春初采挖者为佳。

【临床应用】景天三七：甘、微酸，平；归心、肝、脾经。散瘀，止血，宁心安神，解毒；用于吐血，衄血，便血，尿血，崩漏，紫斑，外伤出血，跌打损伤，心悸，失眠，疮疖痈肿，烫火伤，毒虫螫伤。景天三七根：止血，消肿，定痛；用于吐血，衄血，外伤出血，筋骨伤痛。

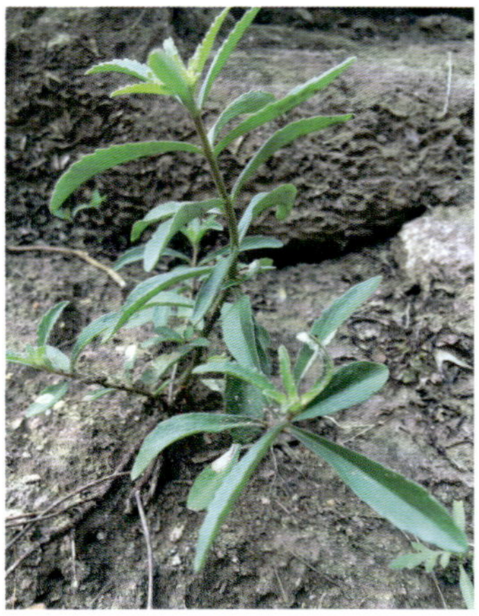

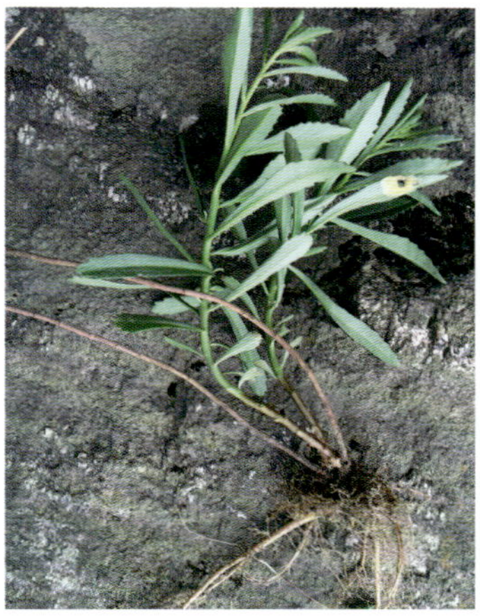

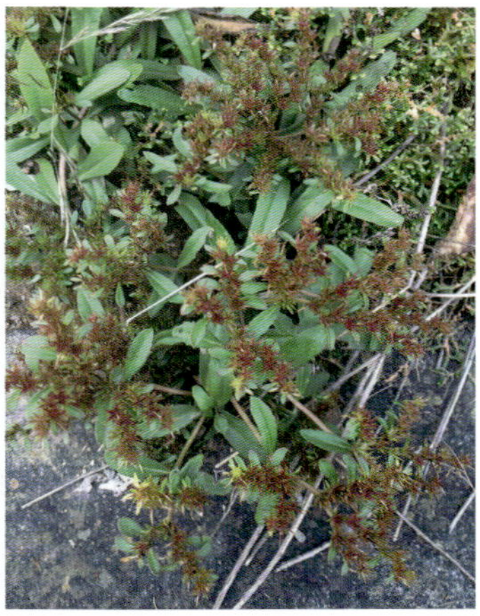

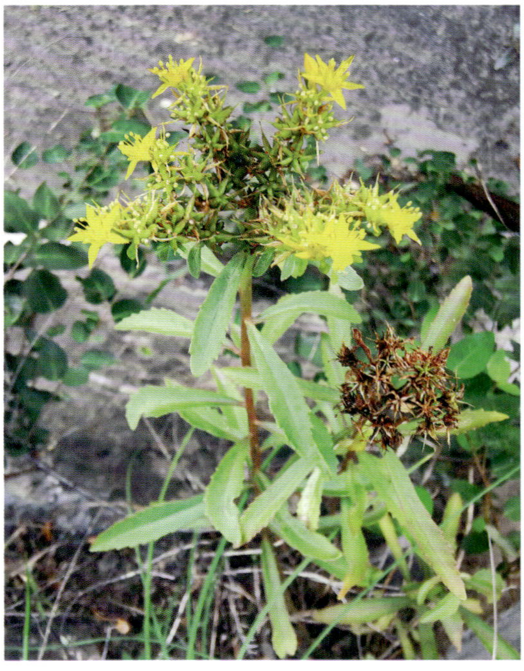

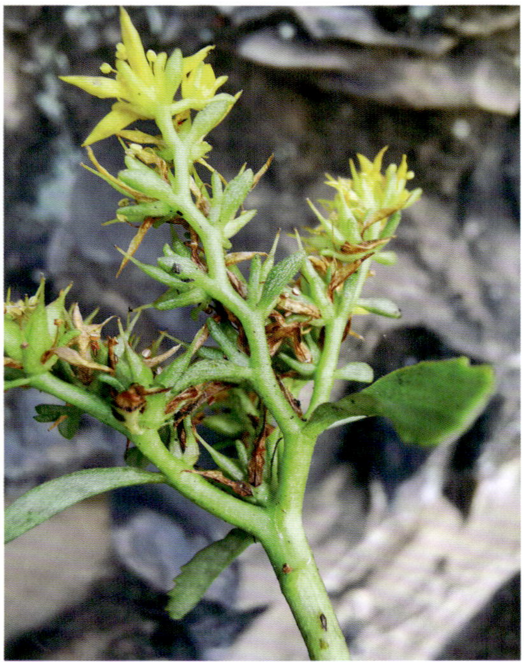

堪察加费菜

【基　　原】景天科费菜属堪察加费菜 *Phedimus kamtschaticus*（Fischer & C. A. Meyer）'t Hart

【别　　名】堪察加景天、北景天、石板菜、黄菜子、（横根）费菜、金不换。

【形态特征】形态特征与植物“费菜”相似。两者的主要区别：堪察加费菜的小花或至少下部的小花有短梗，雄蕊与花瓣近等长；叶为匙形，先端钝圆，叶的最宽处在叶前端位置。费菜的小花全部无短梗，雄蕊比花瓣短；叶为披针形或倒披针形，先端钝尖，叶的最宽处在叶的近中间位置。

【生境分布】生于山坡、岩石等处。分布于我国华北及吉林等地。

【药用部位（药材名称）及采收加工】根或全草（景天三七）。春秋季采挖根部，洗净晒干。全草随用随采；或秋季采集，晒干。

【临床应用】甘、微酸，平；归心、肝、脾经。散瘀，止血，宁心安神，解毒；用于吐血，衄血，便血，尿血，崩漏，紫斑，外伤出血，跌打损伤，心悸，失眠，疮疖痈肿，烫火伤，毒虫螫伤。

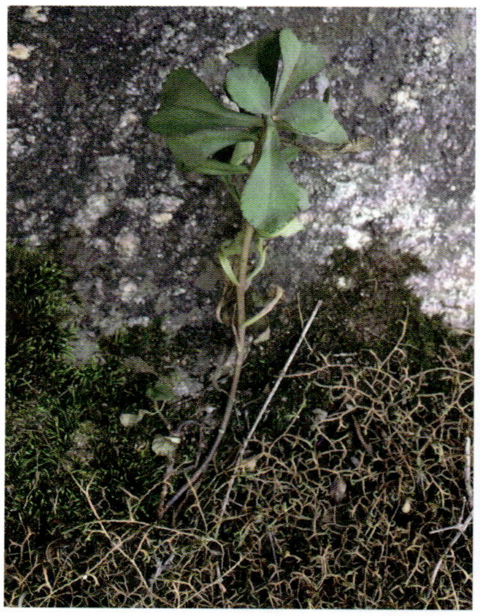

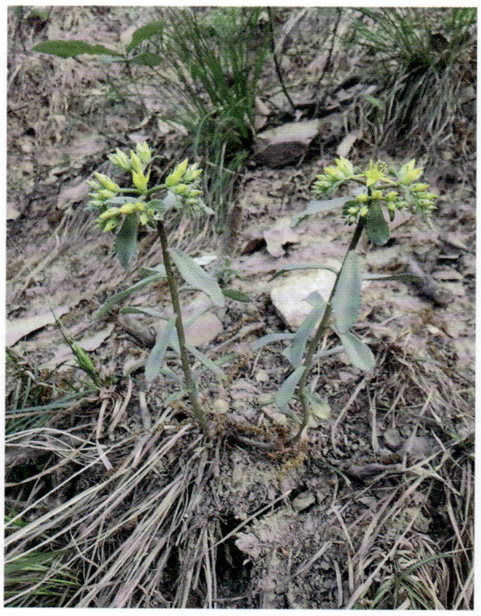

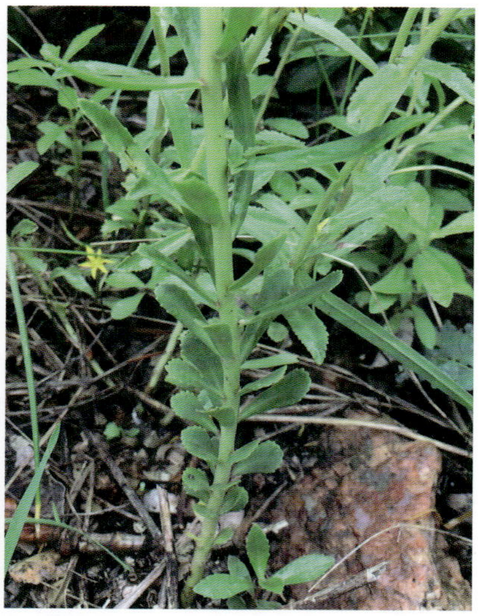

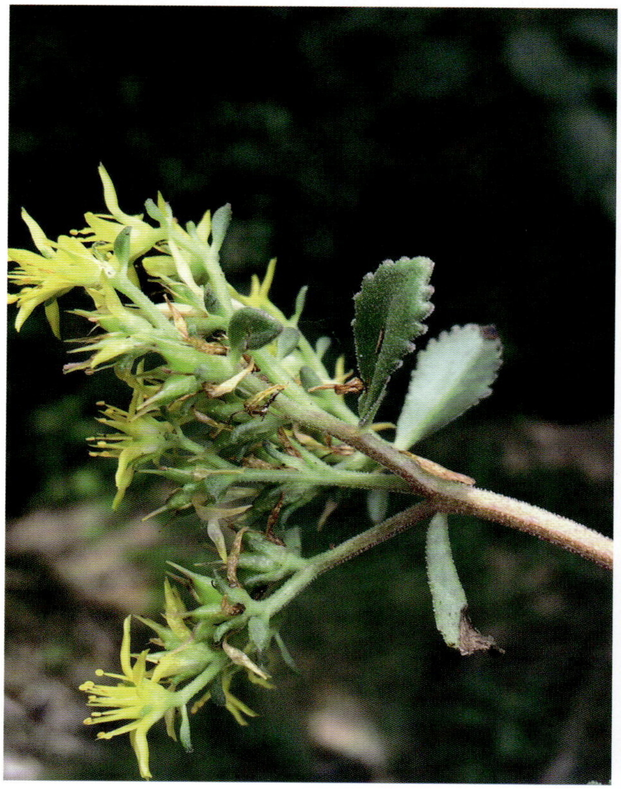

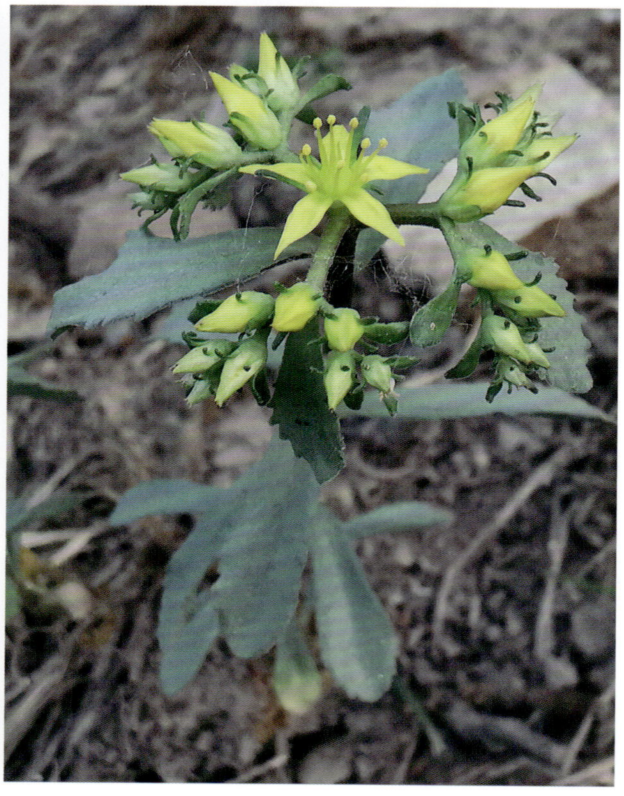

垂盆草

【基　　原】景天科景天属垂盆草 *Sedum sarmentosum* Bung

【别　　名】狗牙半枝莲、狗牙瓣、石指甲、佛甲草、爬景天、火连草、水马齿苋、打不死等。

【形态特征】多年生肉质草本。茎：茎平卧或上部直立，细弱，淡红色，节处生不定根。叶：叶3枚轮生，倒披针形至长圆形，先端尖，基部楔形，无柄，全缘。花：花呈平展的2歧聚伞花序；萼片5，绿色，宽披针形至长圆形，几与花瓣等长；花瓣5，黄色，披针形至长圆形，先端渐尖；雄蕊10，花药狭卵形或长椭圆形，花柱细长。果：蓇葖果。种子：种子细小，卵圆形。花果期5—8月。

【生境分布】生于山坡、岩石等处。分布于我国华中、西南、华东及辽宁、河北、山西、陕西、广西等地。

【药用部位（药材名称）及采收加工】全草（垂盆草、石指甲）。夏秋季采收，除去杂质，鲜用或干燥。

【临床应用】甘、淡，凉；归肝、胆、小肠经。清利湿热，解毒；用于湿热黄疸，小便不利，痈肿疮疡，急慢性肝炎。

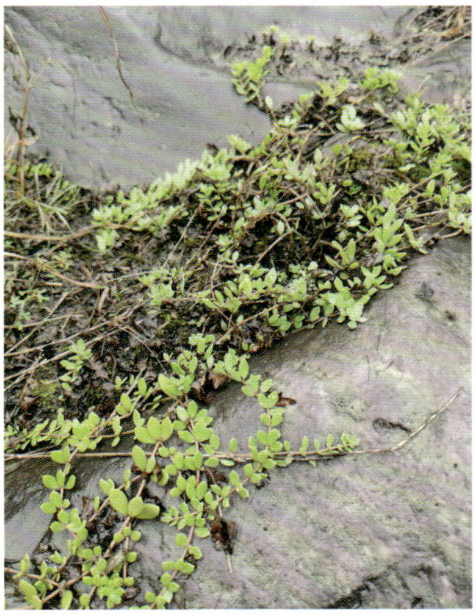

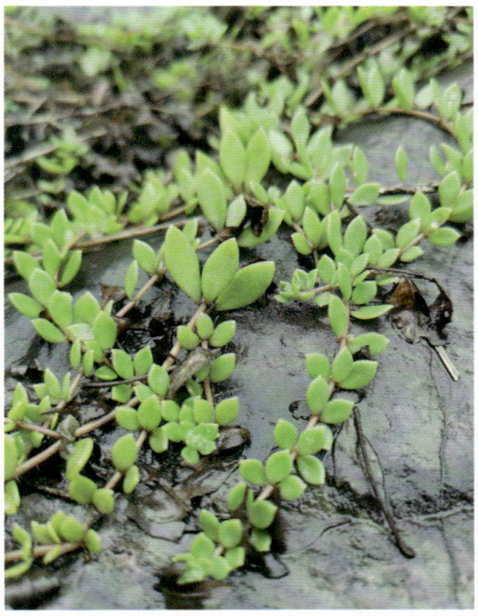

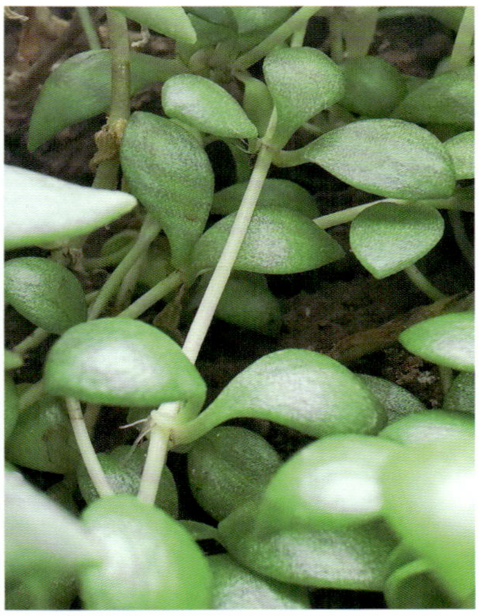

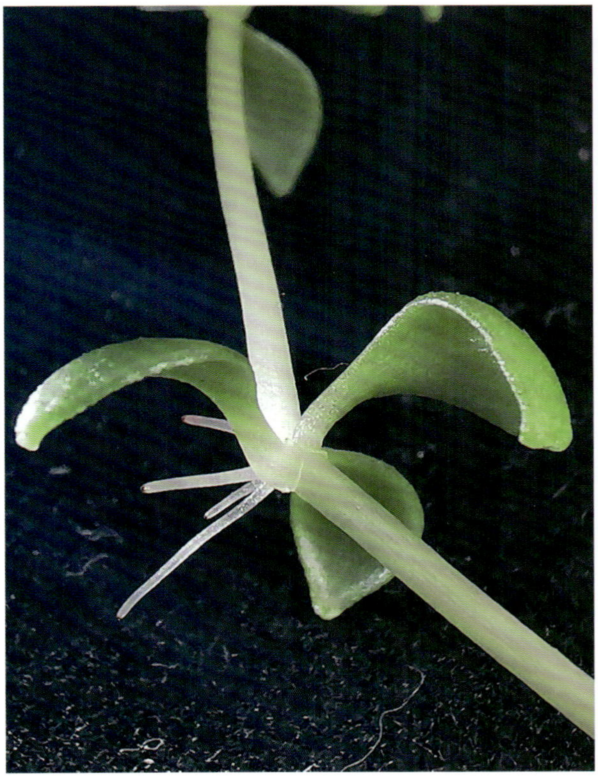

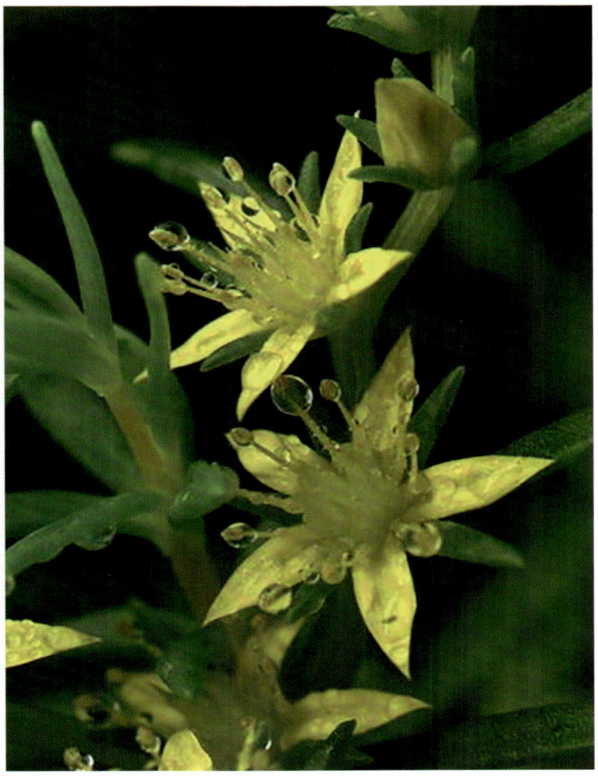

繁缕景天

【基　　原】景天科景天属繁缕景天 *Sedum stellariifolium* Franch.

【别　　名】火焰草、繁缕叶景天、卧儿菜。

【形态特征】1～2年生草本。**茎：** 茎直立，基部稍呈木质，褐色，有分枝；全株被腺毛。**叶：** 叶互生，宽椭圆形或菱状宽卵形，先端急尖，基部宽楔形至截形，全缘。**花：** 总状聚伞花序顶生；萼片5，披针形至长圆形，先端渐尖；花黄色，花瓣5，披针状长圆形，先端渐尖；雄蕊10，较花瓣短；心皮5，近直立，长圆形，花柱短。**果：** 蓇葖果，先端细尖。**种子：** 种子长圆状卵形，种皮有纵纹，褐色。花果期6—9月。

【生境分布】生于山坡、山谷、石缝。分布于我国西南、华中及甘肃、陕西、山东、山西、河北、辽宁等地。

【药用部位（药材名称）及采收加工】全草（火焰草）。夏季采收，晒干。

【临床应用】微苦，凉。清热解毒，凉血止血；用于热毒疮疡，乳痈，丹毒，无名肿毒，水火烫伤，咽喉肿痛，牙龈炎，血热吐血，咯血，鼻衄，外伤出血。

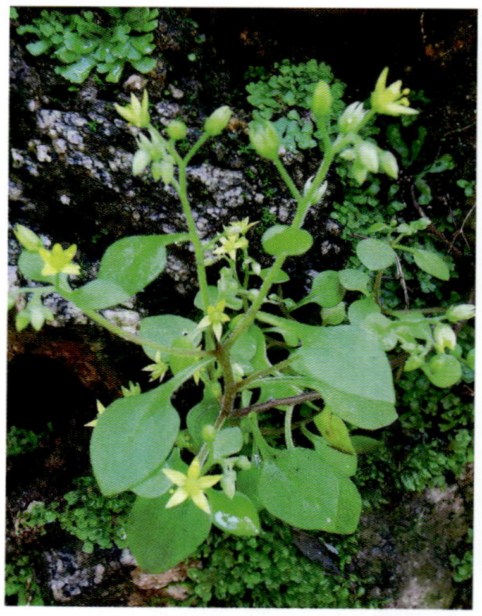

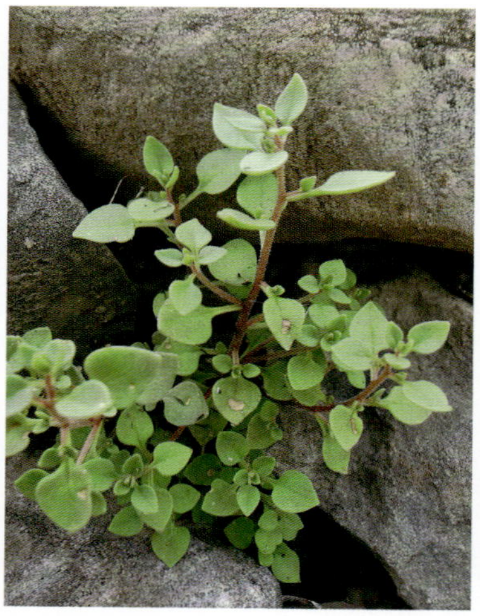

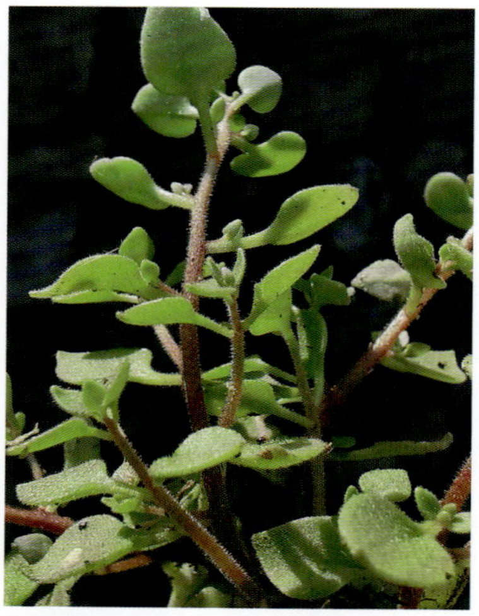

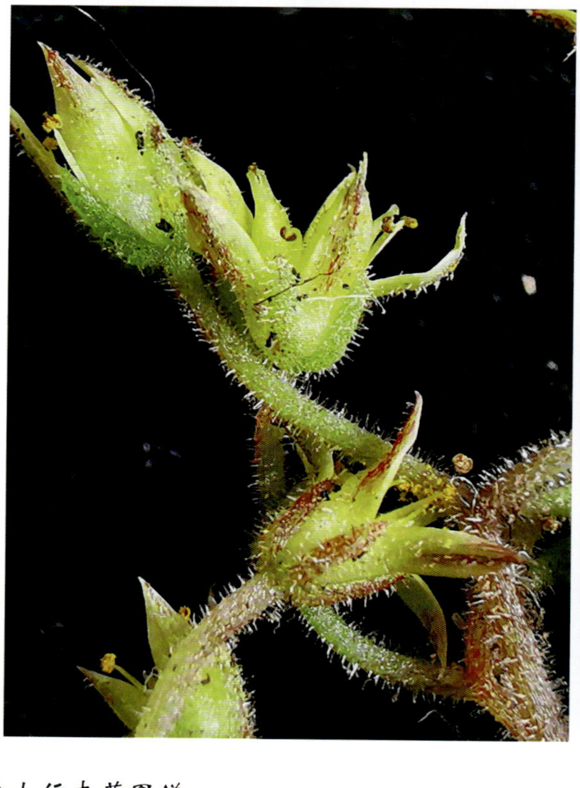

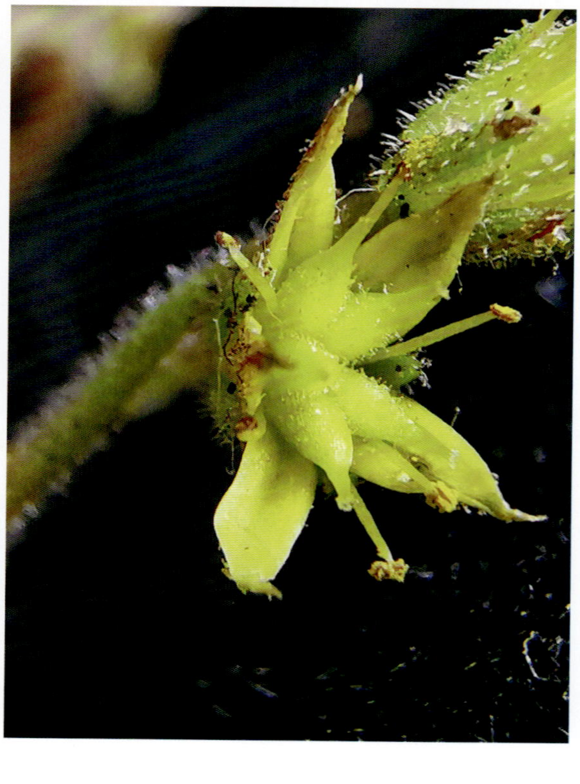

佛甲草

【基　　原】景天科景天属佛甲草 *Sedum lineare* Thunb.

【别　　名】狗豆芽、珠芽佛甲草、指甲草。

【形态特征】多年生肉质草本。茎：茎肉质，斜升。叶：叶 3 枚或 4 叶轮生、对生，叶线形，先端钝尖，无柄。花：花序聚伞状，顶生，花疏生，中央有一朵有短梗的花，另有 2～3 分枝，分枝常再 2 分枝，着生花无梗；萼片 5，线状披针形，不等长，无距或有短距，先端钝；花瓣 5，黄色，披针形，先端急尖，基部稍狭；雄蕊 10，较花瓣短；鳞片 5，宽楔形至近四方形。果：蓇葖果，略叉开。种子：种子小。花果期 4—7 月。

【生境分布】生于低山、平地草坡等处。分布于我国西南、华东、华中及广东、甘肃、陕西等地。

【药用部位（药材名称）及采收加工】全草（佛甲草）。鲜用随采；或夏秋季采收，炕干或开水略烫后晒干。

【临床应用】甘、淡，寒；归心、肺、肝、脾经。清热解毒，利湿，止血；用于咽喉肿痛，目赤肿毒，热毒痈肿，疔疮，丹毒，缠腰火丹，烫火伤，毒蛇咬伤，黄疸，湿热泻痢，便血，崩漏，外伤出血，扁平疣。

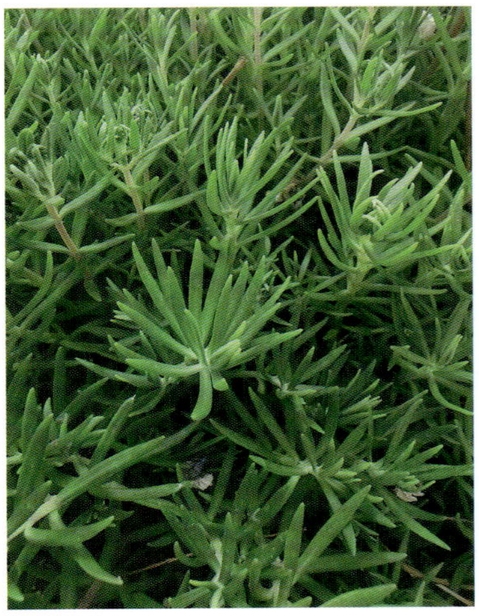
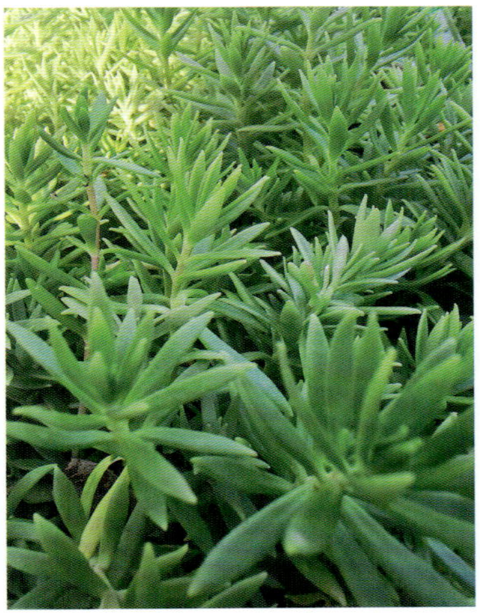
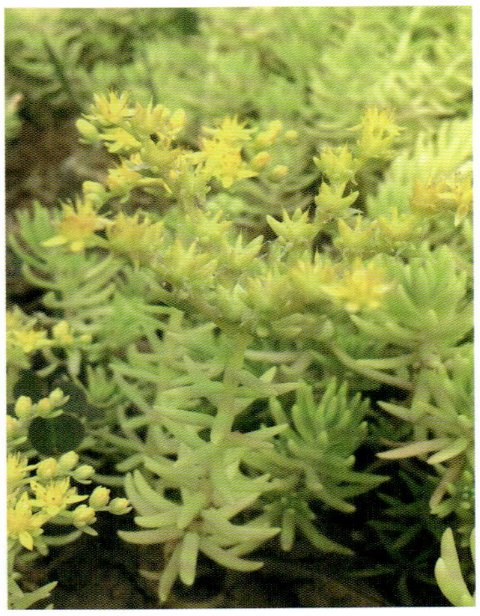
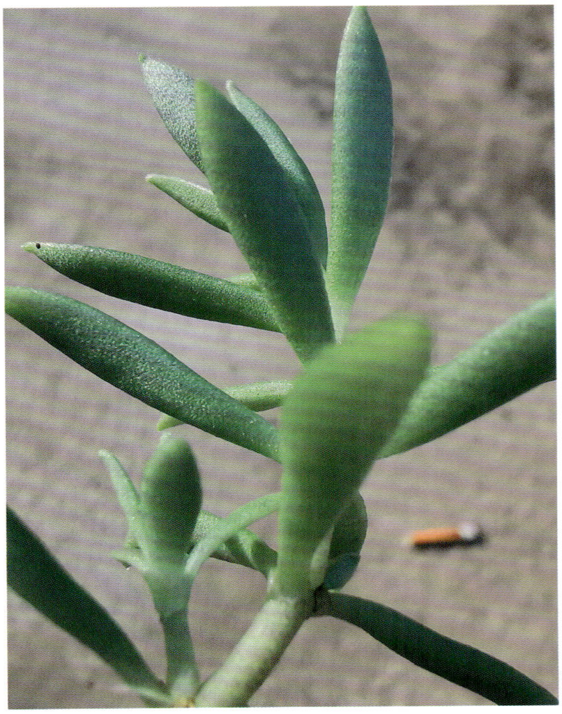
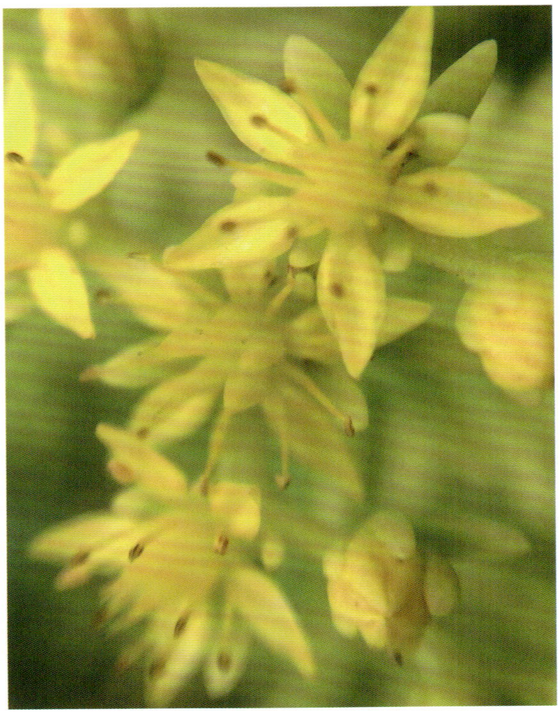

珠芽景天

【基　　原】景天科景天属珠芽景天 *Sedum bulbiferum* Makino

【别　　名】马尿花、零余子景天、零余子佛甲草、珠芽佛甲草、珠芽石板菜。

【形态特征】多年生草本。**根：**根须状。**茎：**茎下部常横卧，叶腋常有圆球形、肉质的小珠芽。**叶：**茎基部叶常对生，茎上部叶互生；茎下部叶卵状匙形，茎上部叶匙状倒披针形，先端钝，基部渐狭。**花：**聚伞花序，分枝 3，常再 2 歧分枝；萼片 5，披针形至倒披针形，有短距，先端钝；花瓣 5，黄色，披针形，先端有短尖；雄蕊 10。**果：**蓇葖果呈星芒状。花果期 4—8 月。

【生境分布】生于山坡阴湿处、岩石上。分布于我国华南、华东、华中及四川、山西、河北等地。

【药用部位（药材名称）及采收加工】全草（珠芽半枝、小箭草）。夏季采收，鲜用或晒干。

【临床应用】辛、涩，温。散寒，理气，止痛，截疟；用于食积腹痛，风湿瘫痪，疟疾。

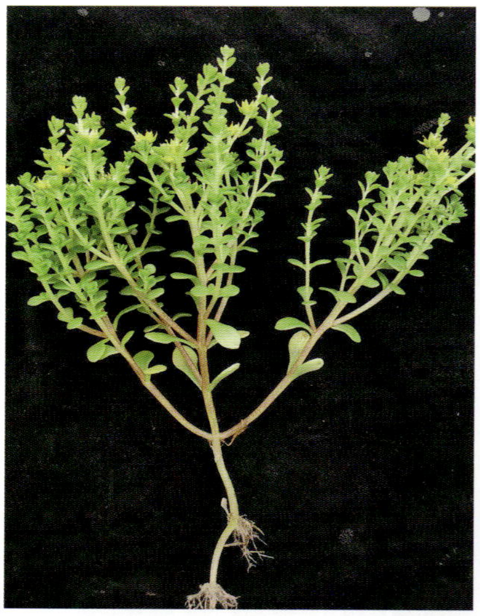

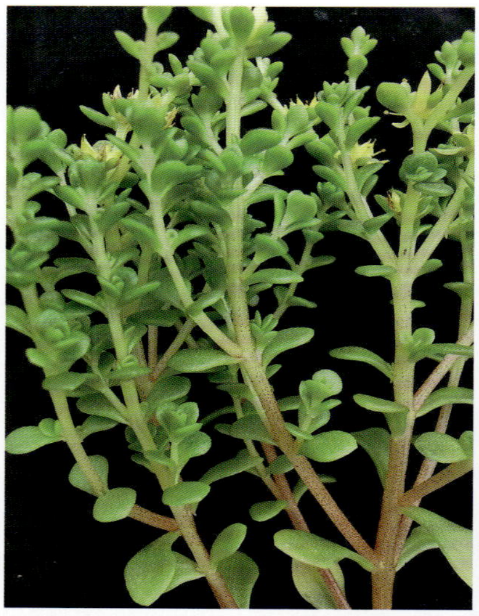

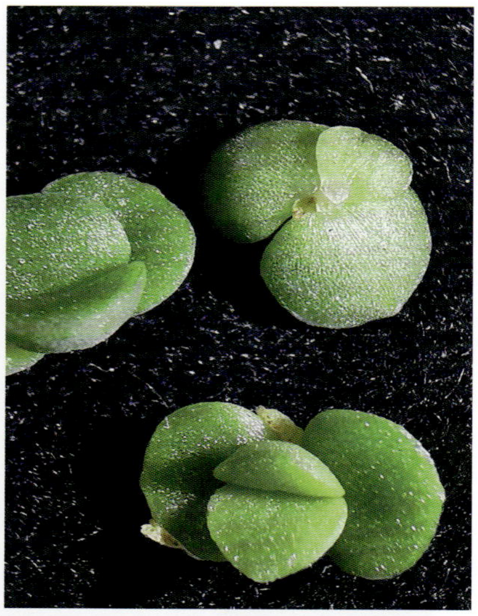

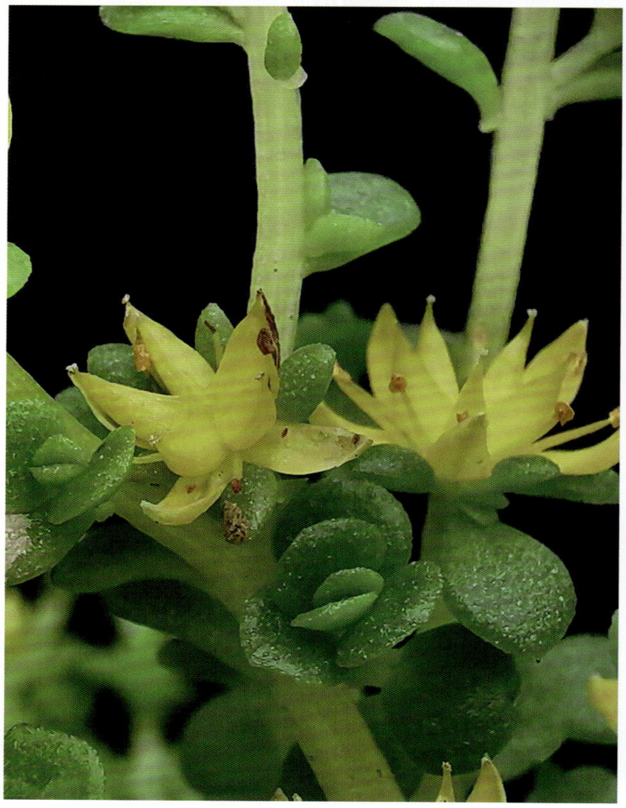

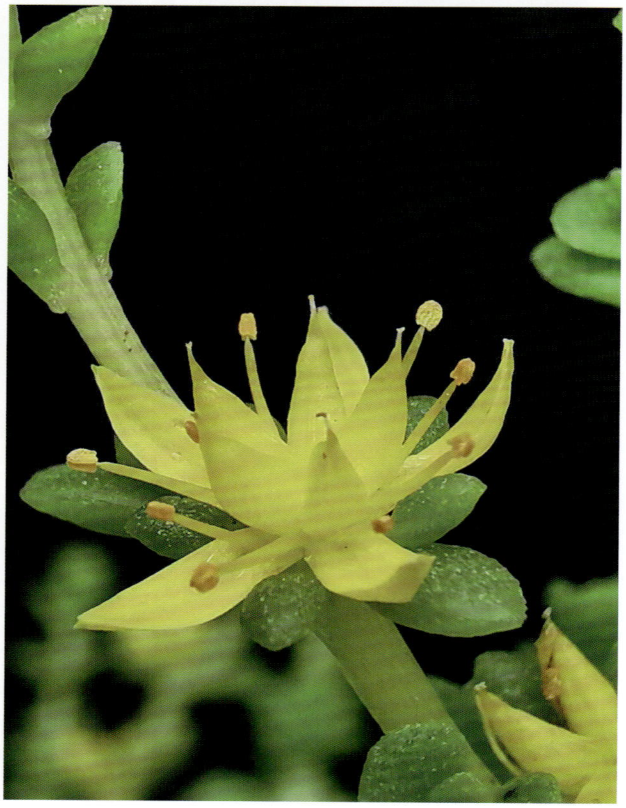

【基　　原】景天科瓦松属瓦松 *Orostachys fimbriata*（Turcz.）Berg.

【别　　名】石莲（塔）花、瓦塔（霜、葱）、天蓬草、酸塔、塔（岩、屋）松、瓦莲花等。

【形态特征】2年或多年生草本。根：根多分枝，须根状。茎：茎直立或略斜伸，单一；全株肉质，密生紫红色斑点。叶：茎基部叶莲座状，肥厚肉质，宽线形至披针形，在近先端处稍扩展成一近圆形白色软骨质薄片，先端有流苏状齿，每齿中央有一针状尖头；茎生叶互生，线形，先端有细长尖，无软骨质部分，基部稍圆，无柄。花：圆锥花序顶生，肥厚，圆柱形、圆锥形或分枝略长呈塔形；花瓣常为5，膜质，长卵状披针形或长椭圆形，先端有凸尖，基部稍连合，花淡红色，花后变浅或秋后变红；苞片叶状，较小；花萼5，稀为4，淡绿色，窄卵形；雄蕊10，2轮排列，几与花瓣等长，花药暗紫色。果：蓇葖果5，先端细尖。花果期6—10月。

【生境分布】生于干燥坡地、屋瓦、墙头、岩石等处。分布于全国各地。

【药用部位（药材名称）及采收加工】地上部分（瓦松）。夏秋季花开时采收，除去根及杂质，晒干。

【临床应用】酸、苦，凉；归肝、肺、脾经。凉血止血，解毒，敛疮；用于血痢，便血，痔血，疮口久不愈合。

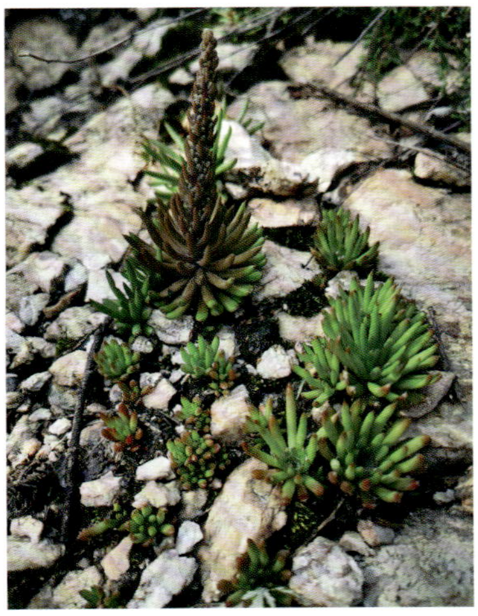
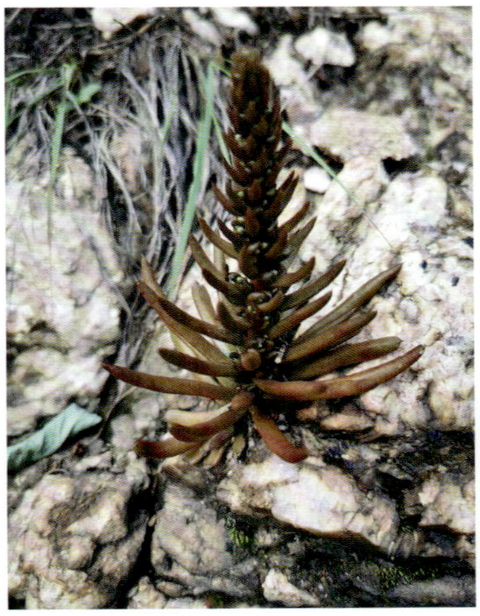
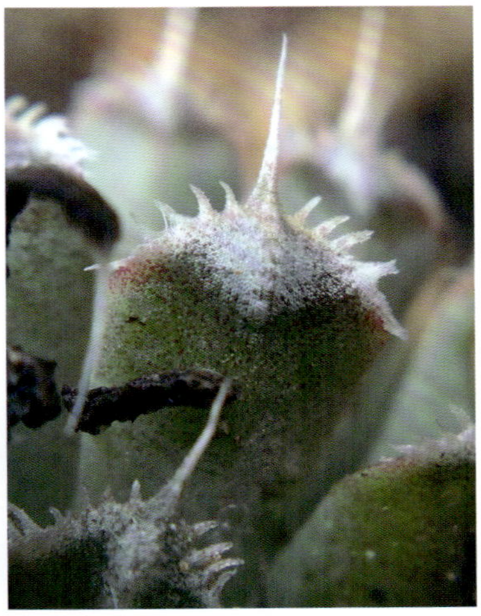
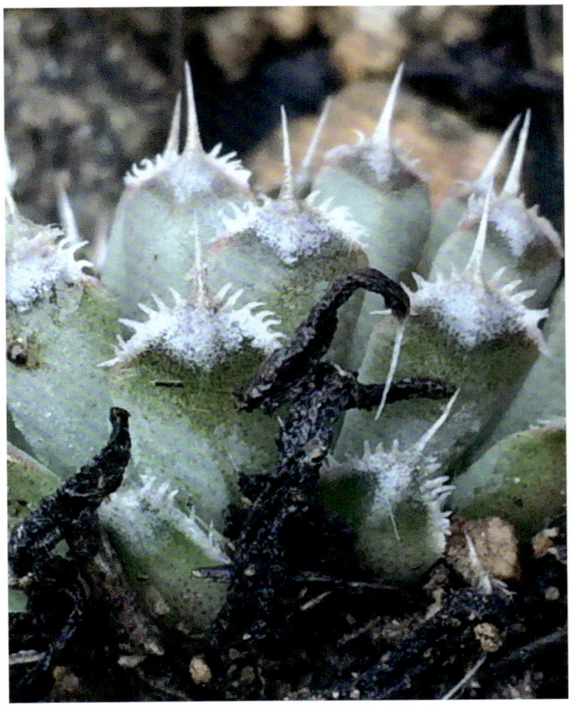
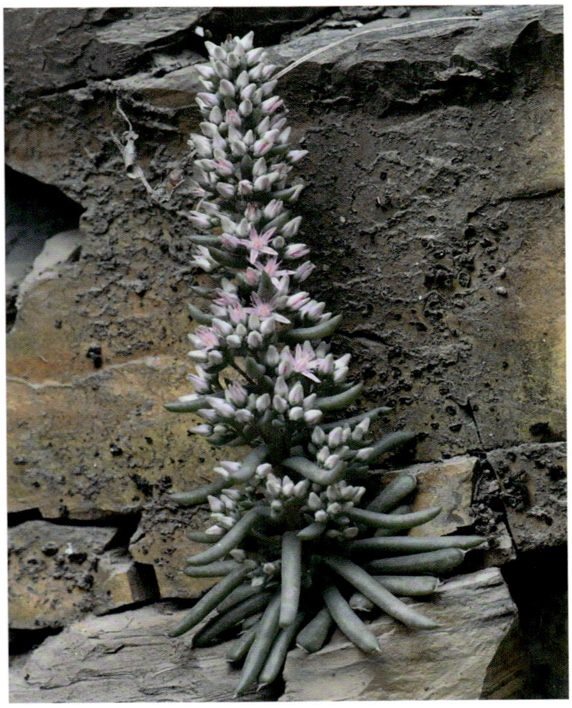

晚红瓦松

【基　　原】景天科瓦松属晚红瓦松 *Orostachys japonica* A. Berger

【别　　名】瓦松。

【形态特征】形态特征与植物“瓦松”相似。两者的主要区别：晚红瓦松的莲座叶先端有刺尖，但刺尖不为软骨质，莲座叶和茎下部叶不早落；瓦松的莲座叶先端具白色半圆形的软骨质附属物，附属物中间具刺尖，刺尖两侧具流苏状齿，莲座叶和茎下部叶干枯并早落。

【生境分布】生于屋瓦、墙头、山坡、岩石等处。分布于安徽、浙江、江苏、河南、河北、辽宁等地。

【药用部位（药材名称）及采收加工】均同植物“瓦松”项下。

【临床应用】同植物“瓦松”项下。

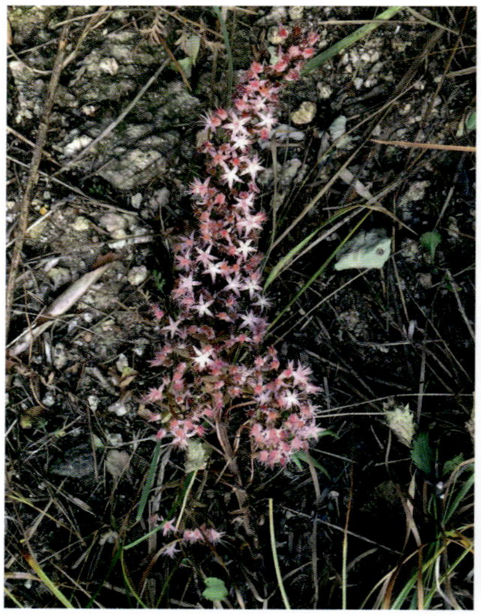
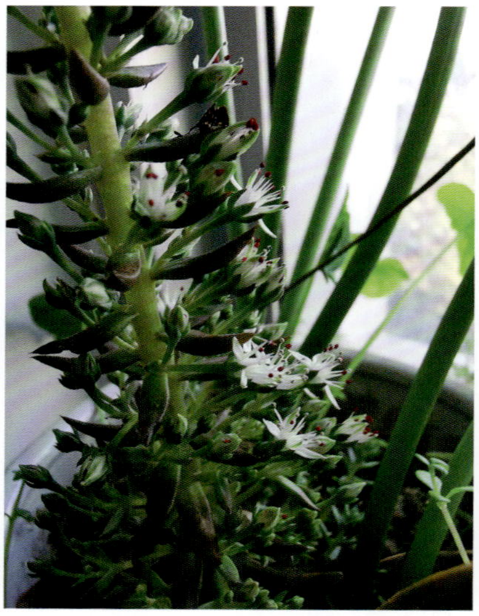
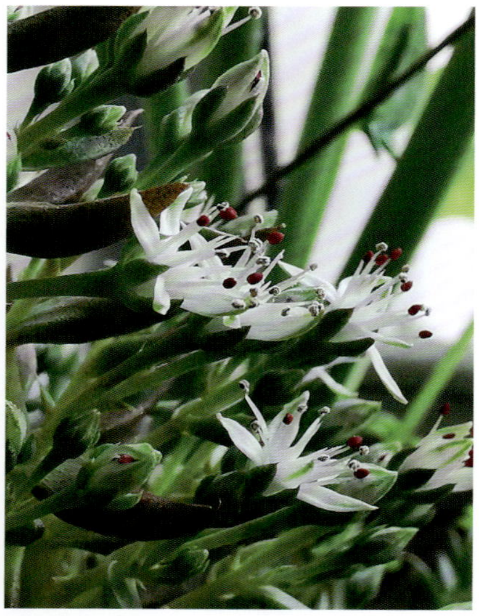
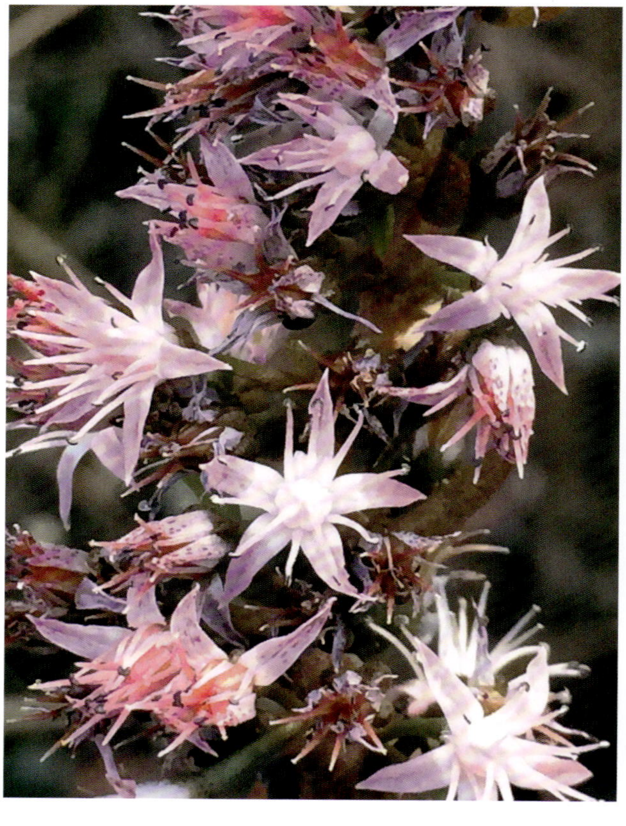
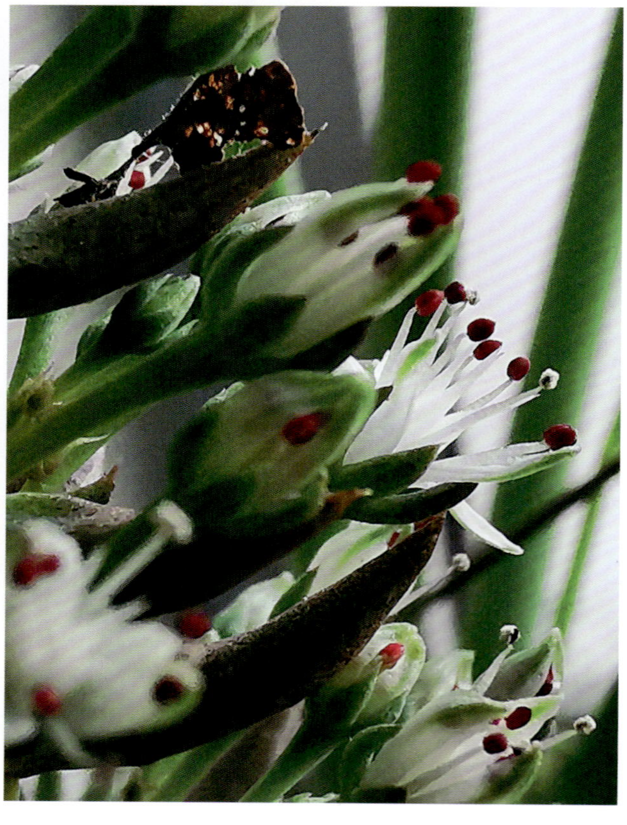

中华金腰

【基　　原】虎耳草科金腰属中华金腰 *Chrysosplenium sinicum* Maxim.

【别　　名】华金腰子、中华金腰子。

【形态特征】多年生草本。茎：不育枝发达，出自茎基部叶腋，无毛。叶：叶常对生；叶常阔卵形或近圆形，先端钝，基部宽楔形至近圆形，边缘具钝齿，无毛；顶生叶的叶腋具褐色卷曲髯毛。花：聚伞花序具花 4 ～ 10 朵，花序分枝无毛；苞叶阔卵形、卵形至近狭卵形，边缘具钝齿，基部宽楔形至偏斜形，无毛；花黄绿色；萼片 4，花期直立，阔卵形至近阔椭圆形，先端钝；雄蕊 8，无花盘。果：蒴果，2 果瓣明显不等大，叉开。种子：种子黑褐色，椭球形至阔卵球形，被微乳头突起，有光泽。花果期 4—8 月。

【生境分布】生于林下、山沟阴湿处。分布于我国东北、西北及河北、山西、安徽、江西、河南、湖北、四川等地。

【药用部位（药材名称）及采收加工】全草（金腰子）。8—9 月采收，晒干。

【临床应用】苦，寒。清热，利尿，退黄，排石；用于黄疸型肝炎，膀胱炎，胆道结石。

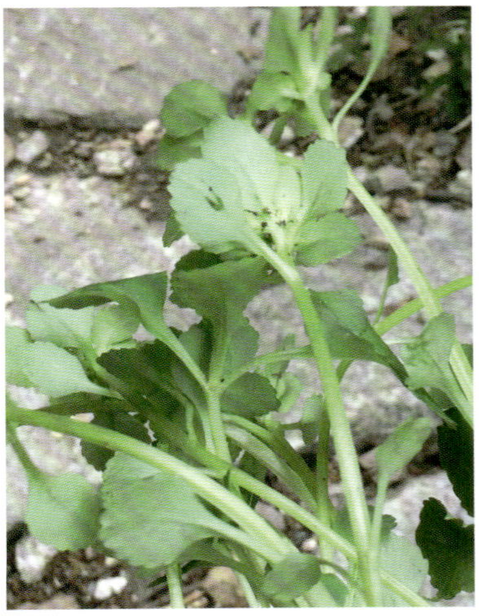

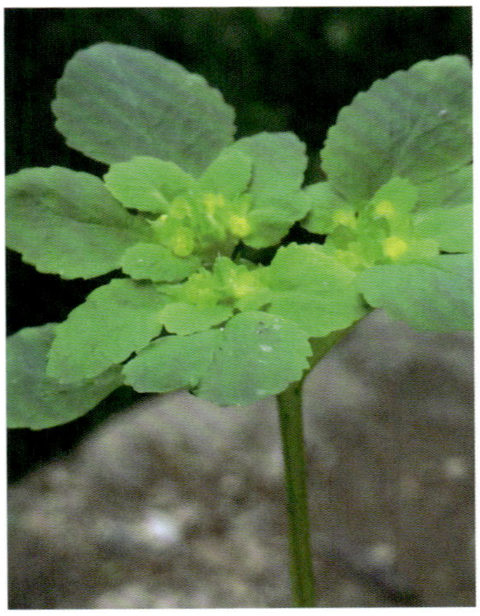

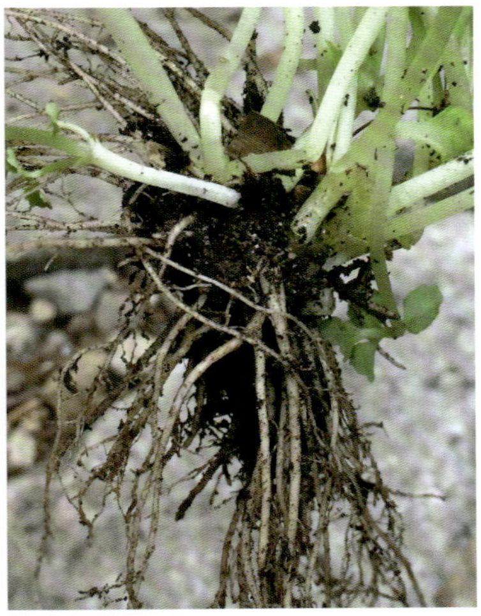

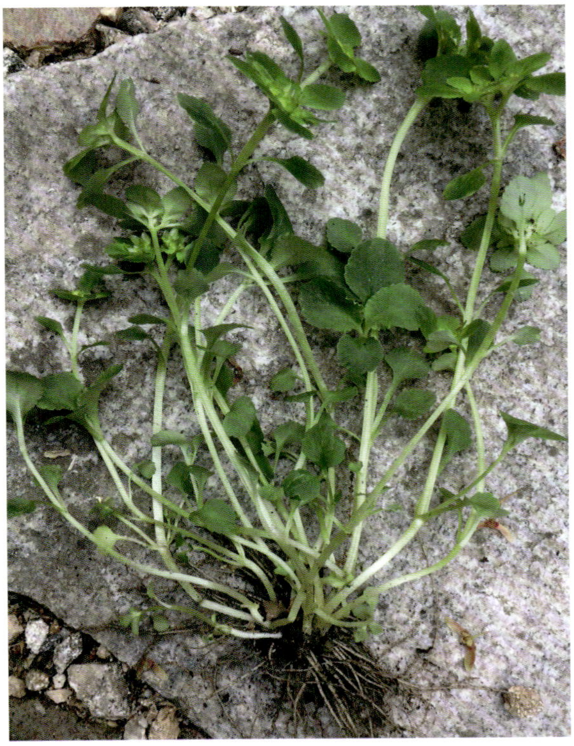

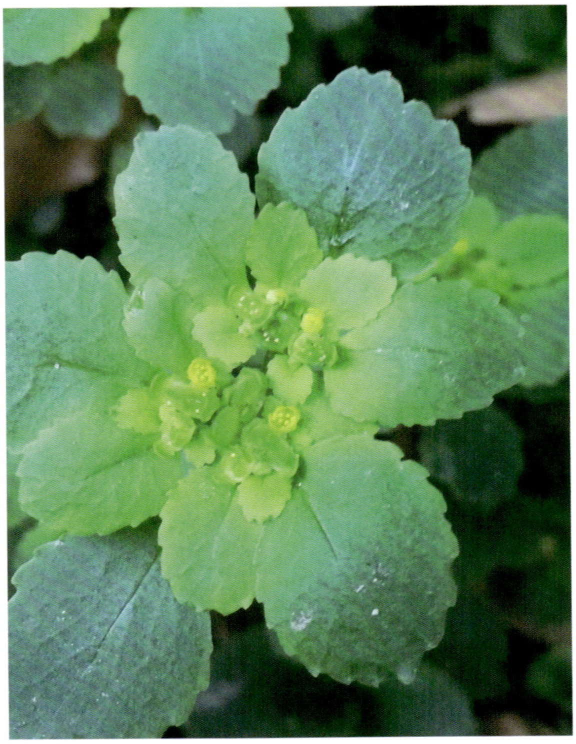

独根草

【基　　原】虎耳草科独根草属独根草 *Oresitrophe rupifraga* Bunge

【别　　名】爬山虎、山苞草、小岩花、岩花。

【形态特征】多年生草本。茎：根状茎粗壮，具芽，芽鳞棕褐色。叶：叶均基生，2 ～ 3 枚；叶片心形至卵形，先端短渐尖，边缘具不规则齿牙，基部心形，上面近无毛，背面和边缘具腺毛，叶柄被腺毛。花莛密被腺毛。花：多歧聚伞花序，具多花；无苞片；花梗与花序梗均密被腺毛，有时毛极疏；萼片 5 ～ 7，不等大，卵形至狭卵形，先端急尖或短渐尖，全缘，具多脉，无毛；雄蕊 10 ～ 13。果：蒴果。花果期 5—9 月。

【生境分布】生于山谷、悬崖的阴湿石缝中。分布于辽宁、河北、河南、山西等地。

【药用部位（药材名称）及采收加工】全草（独根草）。采收加工未见记载。

【临床应用】古今本草典籍未见记载。《山西植物志》：全草入药，治肠炎、腹泻。

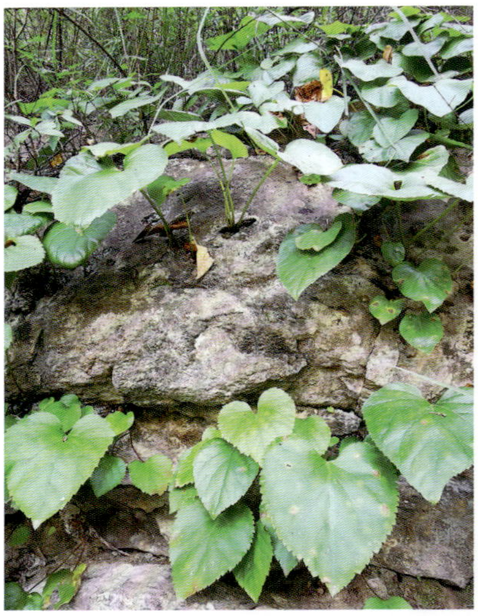

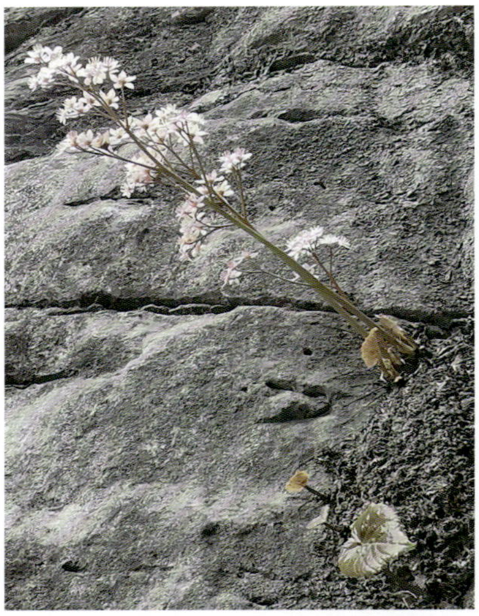

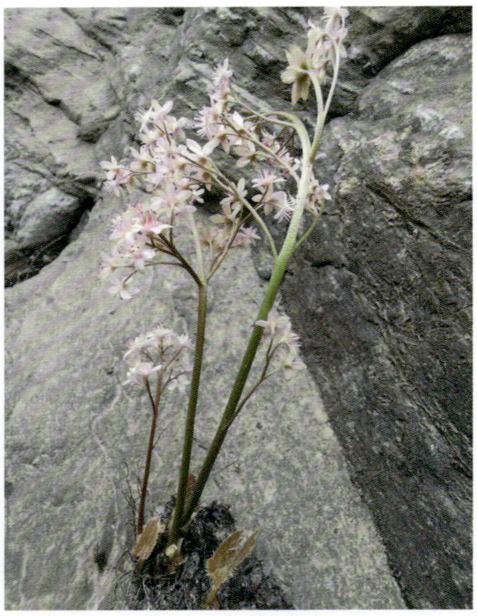

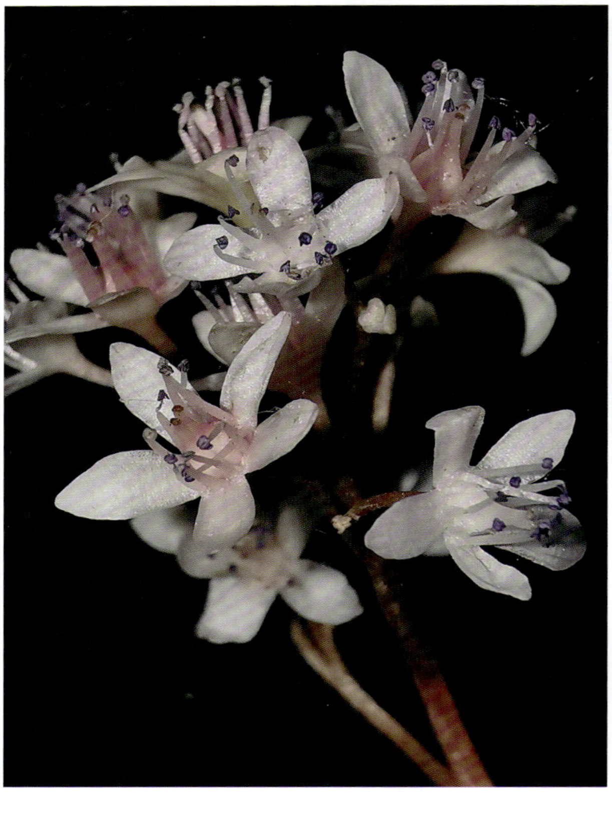

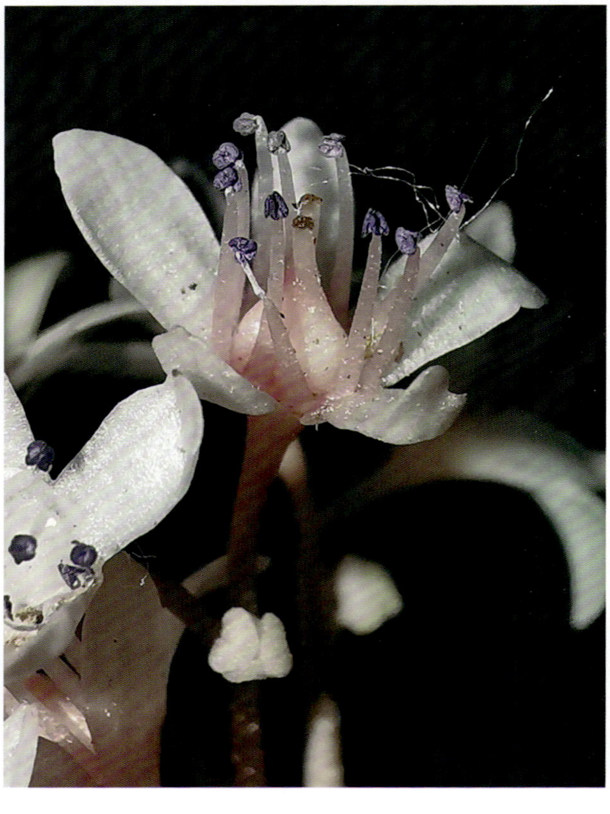

落新妇

【基　　原】虎耳草科落新妇属落新妇 *Astilbe chinensis*（Maxim.）Franch.et Savat.

【别　　名】小（红）升麻、术活、马尾参、山花七、阿根八、铁火钳、金毛三七、阴阳虎、金毛狗。

【形态特征】多年生草本。根：须根多数。茎：根状茎暗褐色，粗壮；地上茎无毛。叶：基生叶为2～3回3出羽状复叶，顶生小叶菱状椭圆形，侧生小叶片卵形至椭圆形，先端短渐尖至急尖，基部楔形、浅心形至圆形，边缘有重锯齿；茎生叶2～3枚，较小。花：圆锥花序，下部第1回分枝常与花序轴成斜角，花序轴密被褐色卷曲长柔毛，苞片卵形，几无花梗；萼片5，卵形；花密集，花瓣5，淡紫色至紫红色，线形，单脉；雄蕊10。果：蒴果。种子：种子褐色。花果期6—9月。

【生境分布】生于山谷、溪边、林下、林缘、草甸。分布于我国东北、西北、华中及河北、山西、山东、浙江、四川、云南等地。

【药用部位（药材名称）及采收加工】全草（落新妇）、根茎（落新妇根）。落新妇：秋季采收。落新妇根：夏秋季采，除去须根、鳞片和绒毛，鲜用或晒干。

【临床应用】落新妇：苦，凉，无毒；归肺经。祛风，清热，止咳；用于风热感冒，头身疼痛，咳嗽。落新妇根：涩，温。活血祛瘀，止痛，解毒；用于跌打损伤，关节筋骨疼痛，胃痛，手术后疼痛。

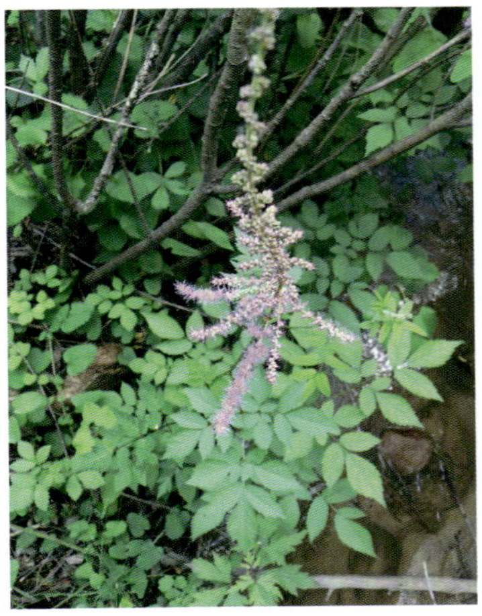
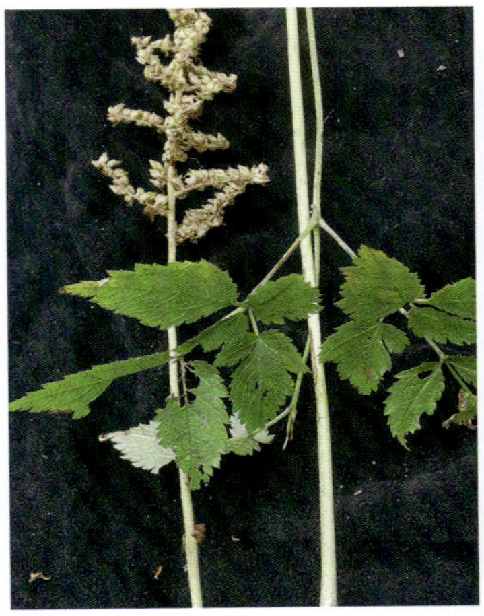
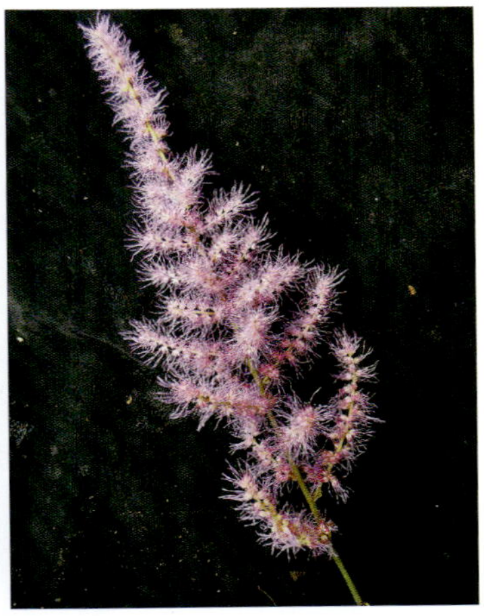
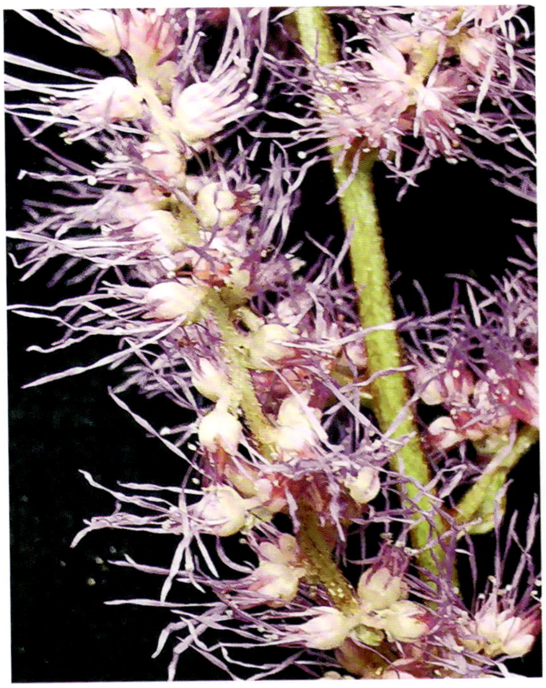
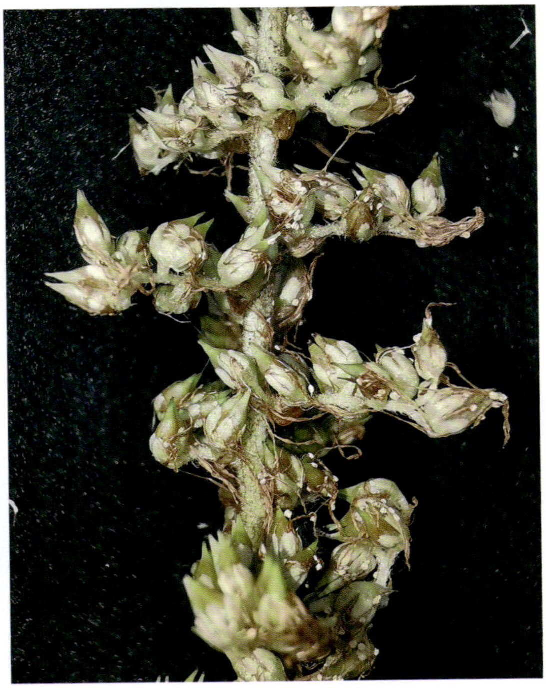

杜仲

【基　　原】杜仲科杜仲属杜仲 *Eucommia ulmoides* Oliver

【别　　名】棉树。

【形态特征】落叶乔木。茎：树皮灰褐色，粗糙，折断有拉丝。叶：叶椭圆形、卵形或矩圆形，基部圆形或阔楔形，先端渐尖；上面暗绿色，下面淡绿，脉上有毛，边缘有锯齿。花：花生于当年枝基部；雄花无花被，苞片倒卵状匙形，顶端圆形，边缘有睫毛，早落；雌花单生，苞片倒卵形。果：翅果扁平，长椭圆形，先端2裂，基部楔形，周围具薄翅；坚果位于中央，稍突起。种子：种子扁平，线形，两端圆形。花果期4—10月。

【生境分布】生于低山、谷地、疏林中。分布于我国华中、西南及陕西、甘肃、浙江等地；全国各地有栽培。

【药用部位（药材名称）及采收加工】初生嫩叶（棉芽）、叶（杜仲叶）、树皮（杜仲）。棉芽：春季嫩叶初生时采摘，鲜用或晒干。杜仲叶：夏秋季枝叶茂盛时采收，晒干或低温烘干。杜仲：4—6月剥取，刮去粗皮，堆置“发汗”至内皮呈紫褐色，晒干。

【临床应用】棉芽：甘，平。补虚生津，解毒，止血；用于身体虚弱，口渴，脚气，痔疮肿痛，便血。杜仲叶：微辛，温；归肝、肾经。补肝肾，强筋骨；用于肝肾不足，头晕目眩，腰膝酸痛，筋骨痿软。杜仲：甘，温；归肝、肾经。补肝肾，强筋骨，安胎；用于肝肾不足，腰膝酸痛，筋骨无力，头晕目眩，妊娠漏血，胎动不安。

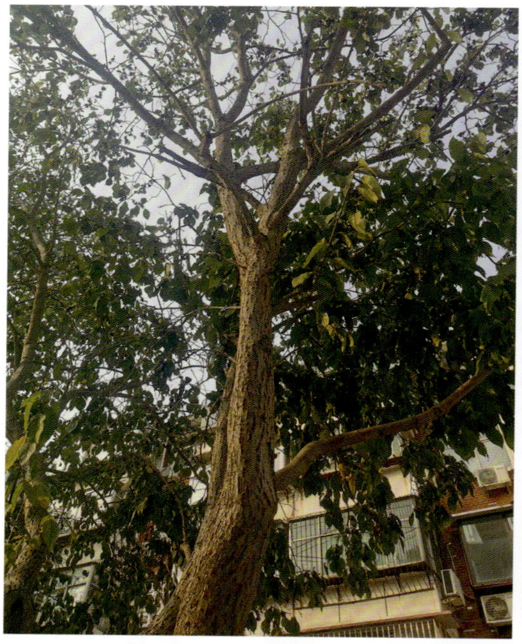
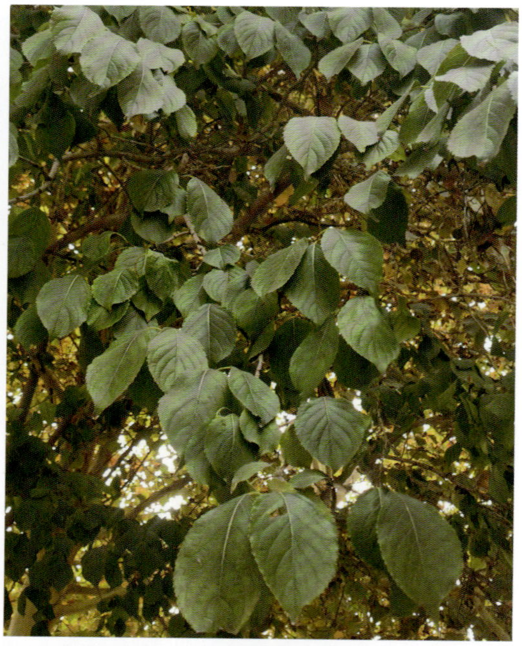
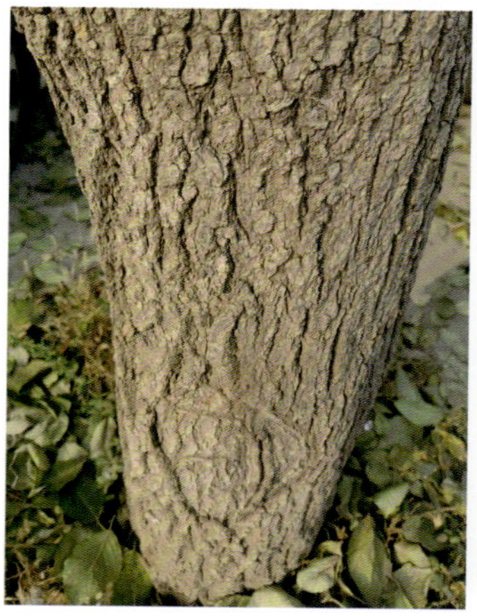
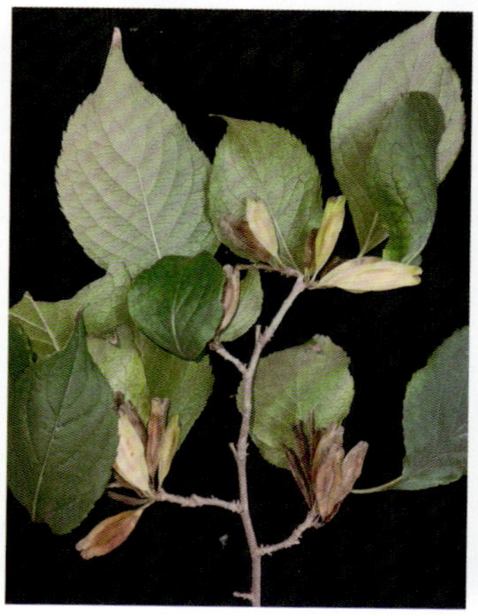
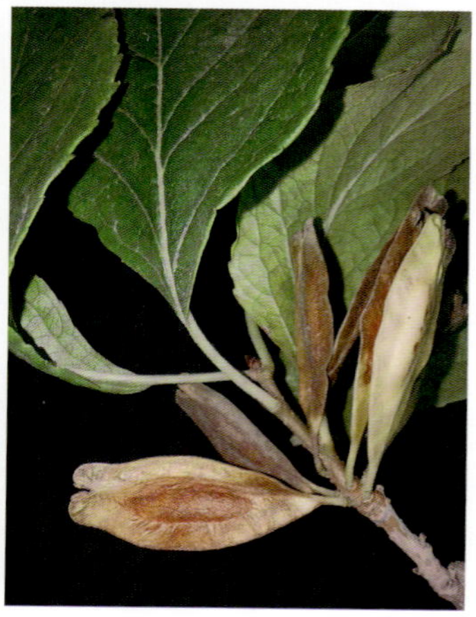

三裂绣线菊

【基　　原】蔷薇科绣线菊属三裂绣线菊 *Spiraea trilobata* L.

【别　　名】石棒子、硼子、团叶绣球、三裂叶绣线菊、三桠绣线菊、三桠绣球。

【形态特征】落叶灌木。根：根木质，表皮棕褐色。茎：小枝细瘦，开展，稍呈之字形弯曲，嫩时褐黄色，老时暗灰褐色；冬芽小，外被数个鳞片。叶：叶近圆形，先端钝，常 3 裂，基部圆形、楔形或近心形，边缘自中部以上有少数圆钝锯齿；两面无毛，下面色较浅。花：伞形花序，具总梗，有花 15 ～ 30 朵；苞片线形或倒披针形，上部深裂成细裂片；萼片三角形，先端急尖，内面具疏柔毛；花瓣宽倒卵形，先端常微凹，花瓣白色；雄蕊多数，比花瓣短，花盘环形，10 深裂，子房被短柔毛，花柱顶生，比雄蕊短。果：蓇葖果，沿腹缝微具短柔毛或无毛。花果期 5—8 月。

【生境分布】生于岩缝、向阳坡地、灌丛中。分布于我国东北、华北及山东、河南、安徽、陕西、甘肃等地。

【药用部位（药材名称）及采收加工】叶或果实（三裂绣线菊）。夏季采叶，秋季采果；晒干。

【临床应用】活血祛瘀，消肿止痛。

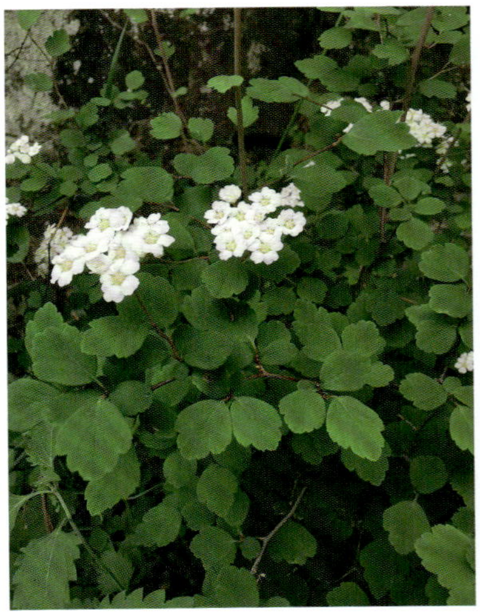
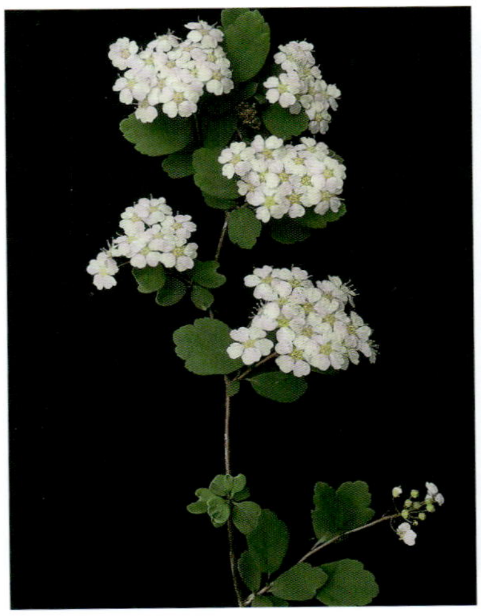
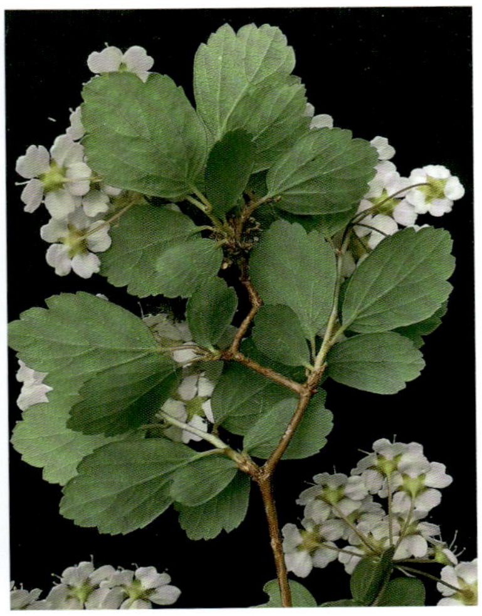
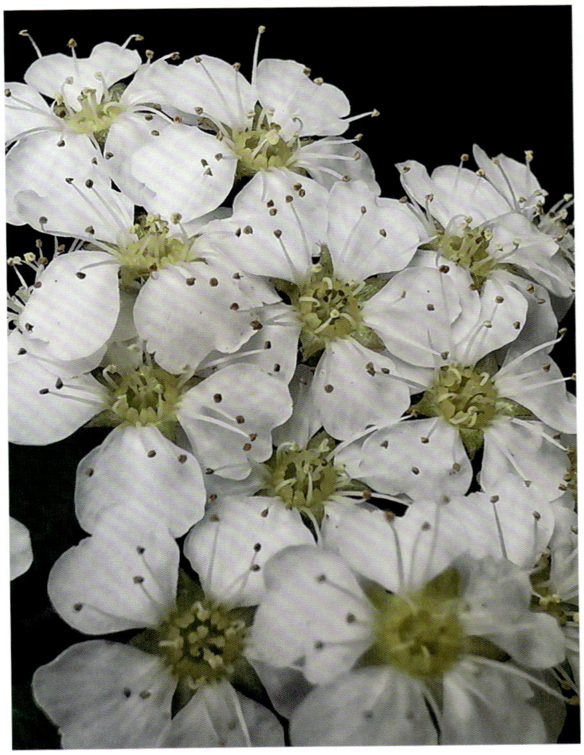
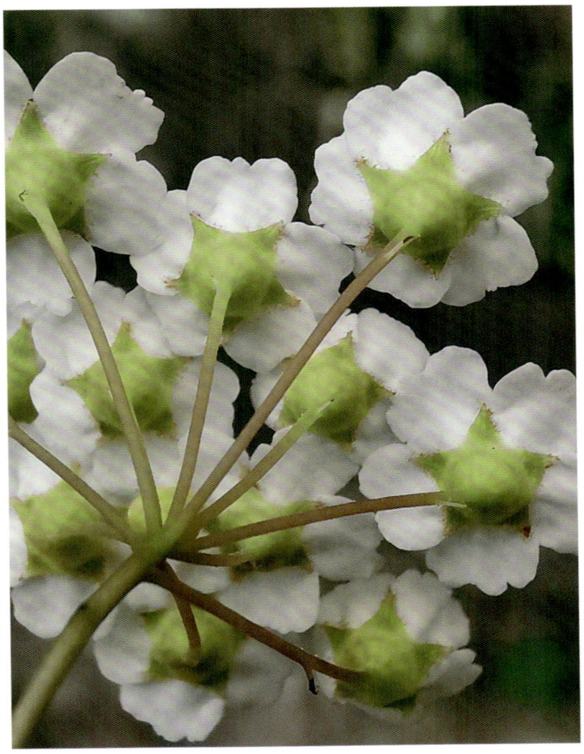

土庄绣线菊

【基　　原】蔷薇科绣线菊属土庄绣线菊 *Spiraea pubescens* Turcz.

【别　　名】柔毛绣线菊、蚂蚱腿、小叶石棒子、石蒡子、土庄花。

【形态特征】落叶灌木。茎：小枝开展，稍弯曲，嫩时被短柔毛、褐黄色，老时无毛、灰褐色。叶：叶片菱状卵形至椭圆形，先端急尖，基部宽楔形，边缘自中部以上有深刻锯齿或 3 裂；上面有稀疏柔毛，下面被灰色短柔毛；叶柄被短柔毛。花：伞形花序，具总梗，有花 15 ～ 20 朵；花梗无毛；苞片线形，被短柔毛；萼筒钟状，外面无毛，内面有灰白色短柔毛；萼片卵状三角形，先端急尖，内面疏生短柔毛；花瓣卵形、宽倒卵形或近圆形，先端圆钝或微凹，白色；雄蕊 25 ～ 30，约与花瓣等长。果：蓇葖果开张，花柱顶生，萼片直立。花果期 5—8 月。

【生境分布】生于干燥岩石坡地、杂木林内。分布于我国东北、华北及河南、陕西、甘肃、山东、湖北、安徽等地。

【药用部位（药材名称）及采收加工】枝叶（柔毛绣线菊）。采收加工未见记载。

【临床应用】古今本草典籍未见记载。《河南植物志》：枝叶煎水服可治腹泻。

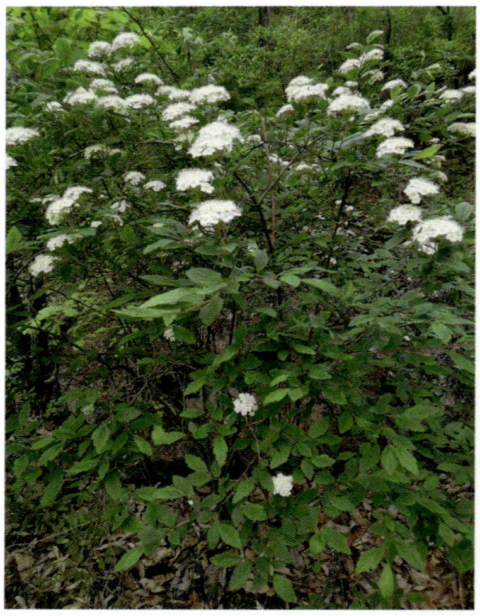

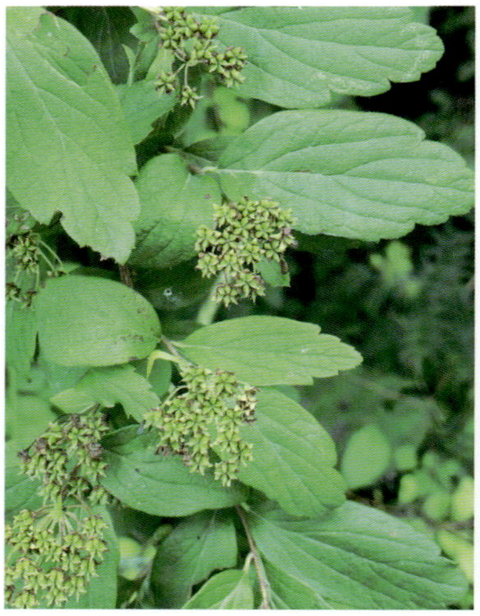

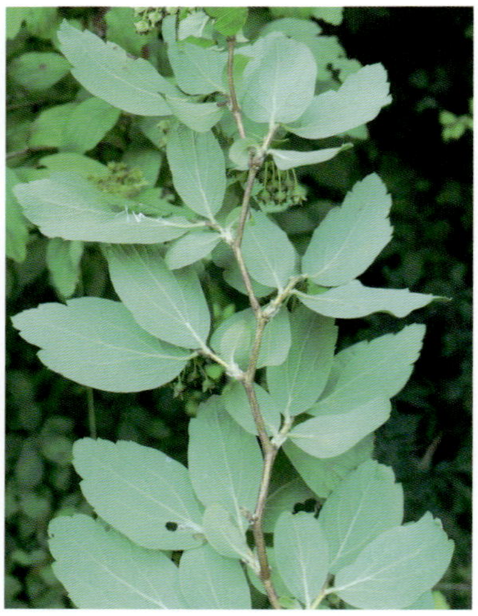

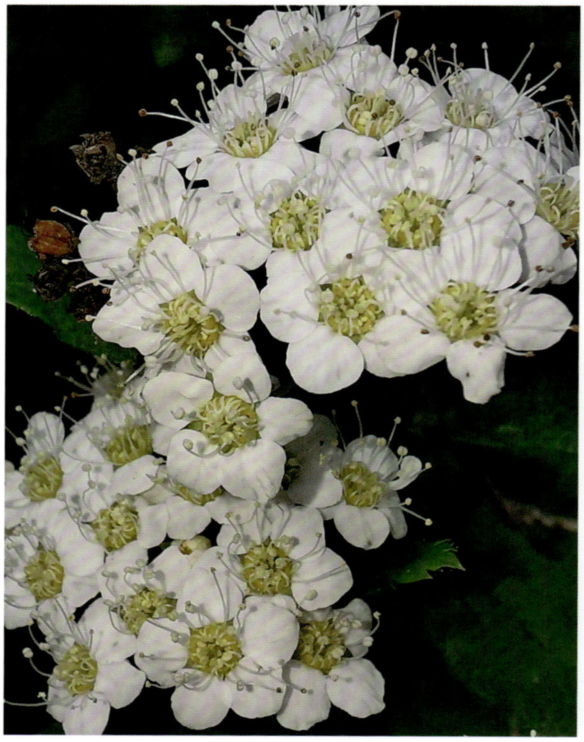

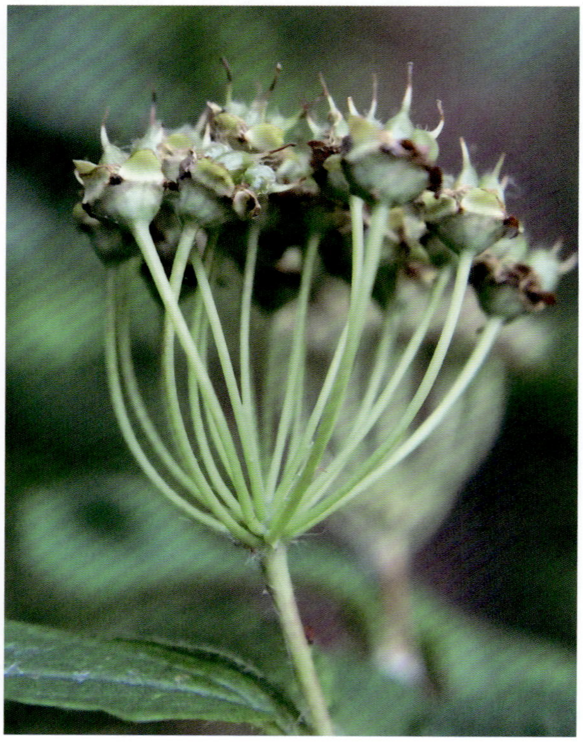

中华绣线菊

【基　　原】蔷薇科绣线菊属中华绣线菊 *Spiraea chinensis* Maxim.

【别　　名】华绣线菊、铁黑汉条。

【形态特征】落叶灌木。茎：小枝呈拱形弯曲，红褐色，幼时被黄色绒毛或无毛；冬芽卵形，先端急尖，有数枚鳞片，外被柔毛。叶：叶片菱状卵形至倒卵形，先端急尖或圆钝，基部宽楔形或圆形，边缘有缺刻状粗锯齿或具不显明 3 裂；上面暗绿色，被短柔毛，脉纹深陷，下面密被黄色绒毛，脉纹突起；叶柄被短绒毛。花：伞形花序，具花 16 ～ 25 朵；花梗具短绒毛；苞片线形，被短柔毛；萼筒钟状，外面有稀疏柔毛，内面密被柔毛，萼片卵状披针形，先端长渐尖，内面有短柔毛；花瓣近圆形，先端微凹或圆钝，白色；雄蕊 22 ～ 25，短于花瓣或与花瓣等长；花盘波状圆环形或具不整齐的裂片；子房具短柔毛，花柱短于雄蕊。果：蓇葖果开张，全体被短柔毛，花柱顶生，直立或稍倾斜，具直立、稀反折的萼片。花果期 3—10 月。

【生境分布】生于山坡灌丛、山谷溪边、田野路旁。分布于我国华中、华东、华南、西南及内蒙古、河北、陕西等地。

【药用部位（药材名称）及采收加工】根（笑靥花）。秋冬季采挖，除去泥土和须根，晒干。

【临床应用】苦，凉；归肺经。利咽消肿，祛风止痛；用于咽喉肿痛，风湿痹痛。

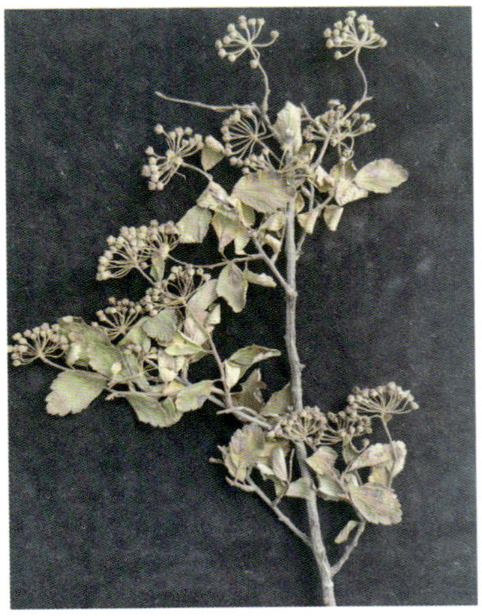

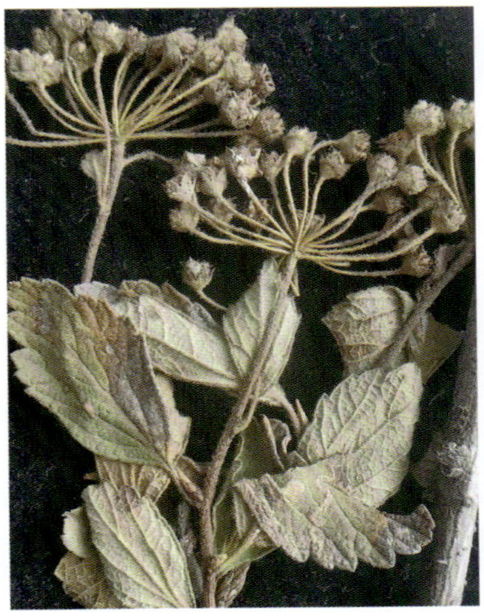

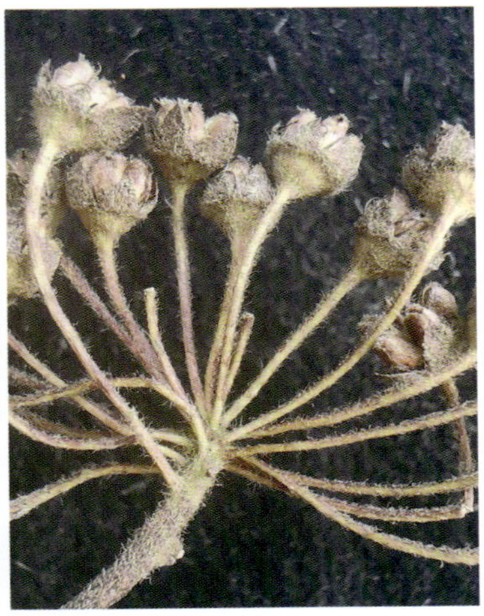

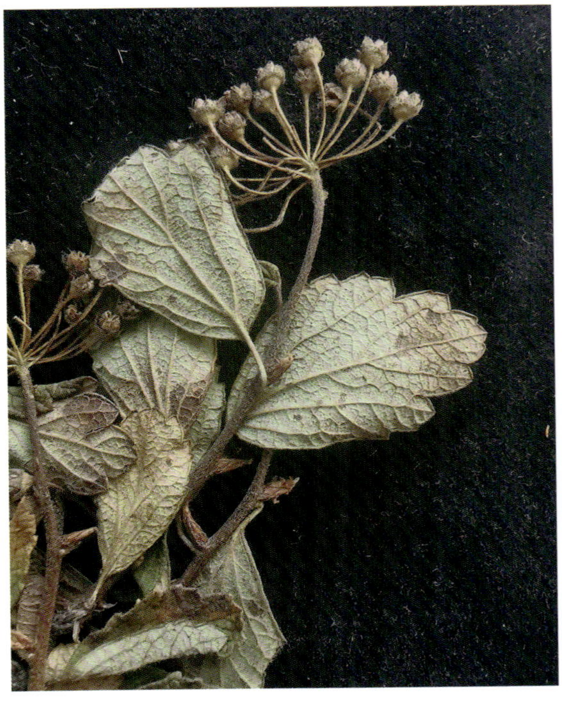

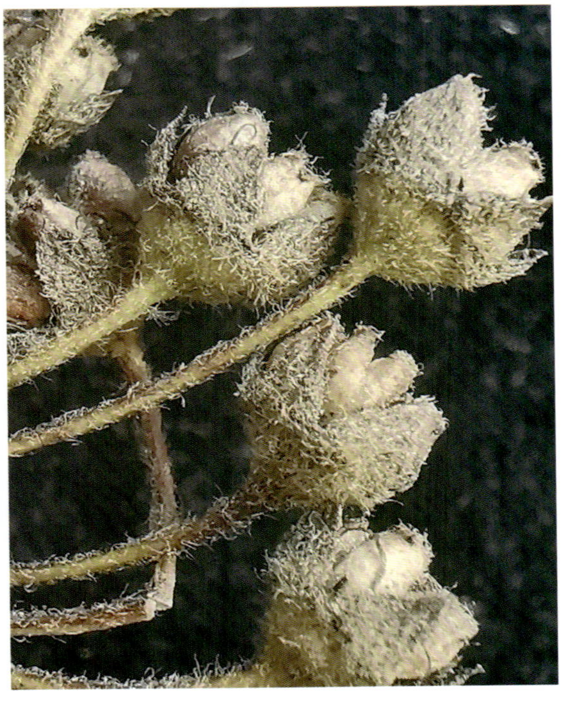

灰栒子

【基　　原】蔷薇科栒子属灰栒子 *Cotoneaster acutifolius* Turcz.

【别　　名】栒子、尖叶（北京、河北）栒子。

【形态特征】落叶灌木。**茎：**枝条开展，圆柱形，棕褐色或红褐色，幼时被长柔毛。**叶：**叶互生，叶柄具短柔毛；托叶线状披针形，脱落；叶椭圆卵形至长圆卵形，先端急尖，基部宽楔形，全缘，幼时两面均被长柔毛，下面较密，老时渐脱落。**花：**聚伞花序，有花 2 ～ 5 朵，总花梗和花梗被长柔毛；苞片线状披针形；萼筒钟状或短钟状，外面被短柔毛，萼片 5，三角形；花瓣 5，直立，先端圆钝，白色带红晕；雄蕊 10 ～ 15，比花瓣短；花柱通常 2，离生，短于雄蕊，子房下位。**果：**果实椭圆形，稀倒卵形，成熟时黑色。花果期 5—10 月。

【生境分布】生于山坡、山沟、丛林中。分布于我国华北、西北及河南、湖北等地。

【药用部位（药材名称）及采收加工】枝叶及果实（灰栒子）。6—8 月采收，晒干。

【临床应用】苦、涩，凉；归肝经。凉血止血，解毒敛疮；用于鼻衄，牙龈出血，月经过多。

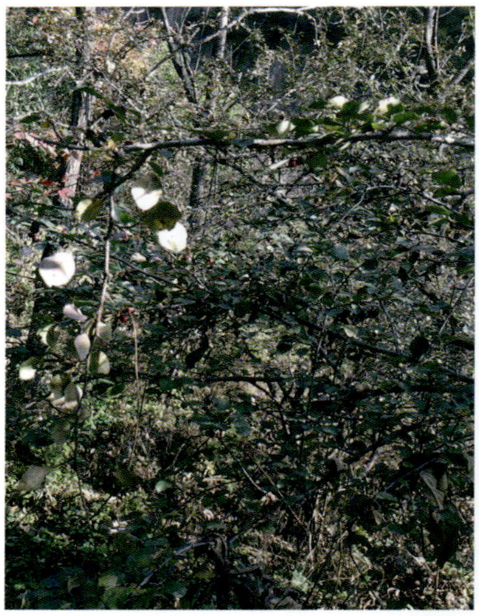
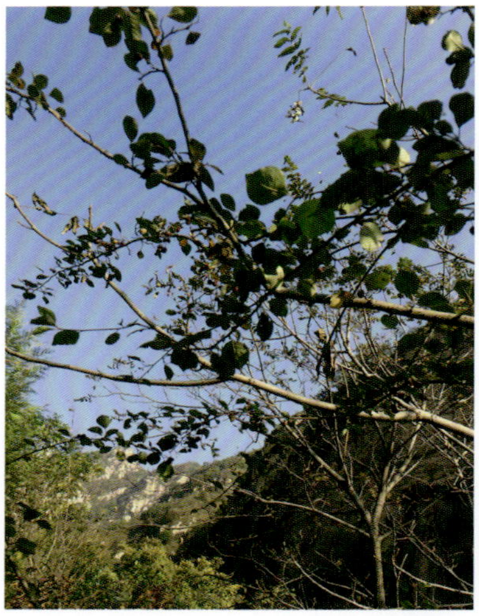
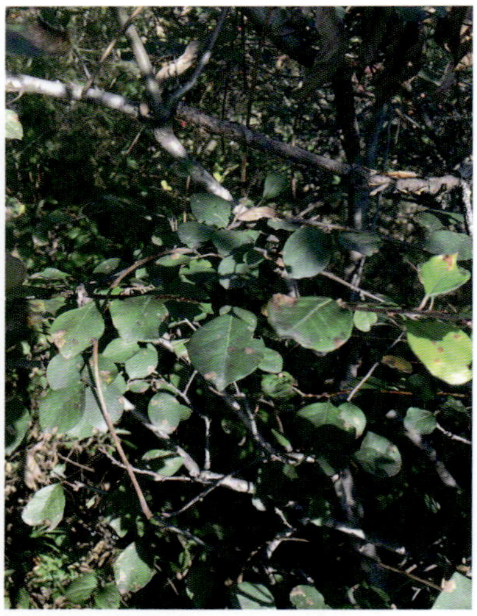
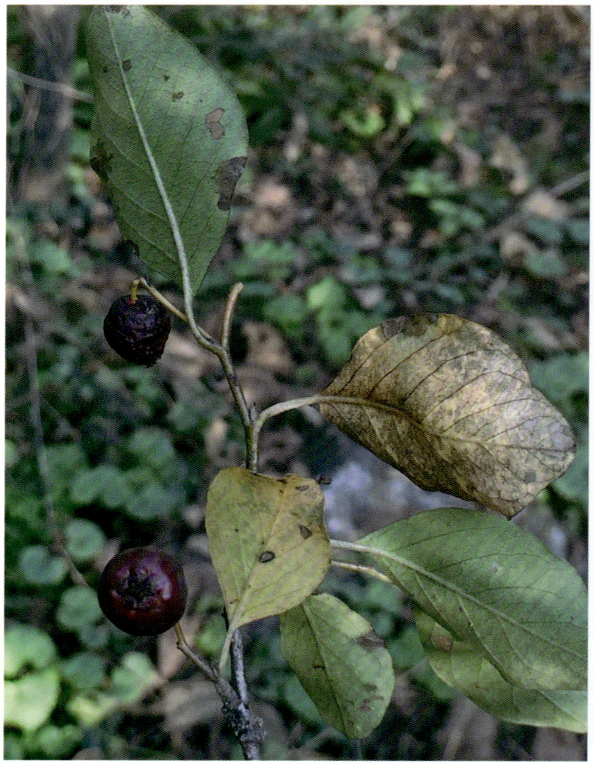
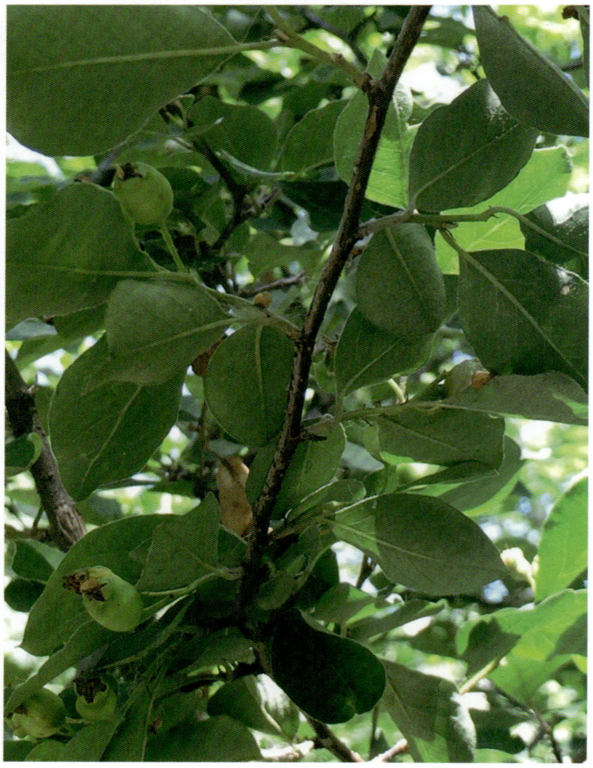

甘肃山楂

【基　　原】蔷薇科山楂属甘肃山楂 *Crataegus kansuensis* Wils.

【别　　名】面旦子。

【形态特征】落叶灌木或乔木。茎：枝具多刺，刺锥形；小枝细，圆柱形，嫩枝带红色至紫褐色。叶：叶宽卵形，先端急尖，基部截形或宽楔形，边缘有尖锐重锯齿和 5 ～ 7 对不规则羽状浅裂片，裂片三角卵形；叶柄细，无毛；托叶半圆形或披针形，边缘有粗腺齿。花：伞房花序，有花 8 ～ 18 朵；总花梗和花梗均无毛；苞片与小苞片膜质，披针形，边缘有腺齿；萼筒钟状，外面无毛，萼片三角卵形，约为萼筒之半，先端渐尖，全缘；花瓣近圆形，白色；雄蕊 15～20，花柱 2～3，柱头头状。果：果实近球形，直径 8 ～ 10 mm，成熟时红色或桔黄色，萼片宿存。花果期 5—9 月。

【生境分布】生于山坡、杂木林中。分布于河北、山西、陕西、甘肃、四川和贵州等地。

【药用部位（药材名称）及采收加工】果实（山楂）、叶（山楂叶）、根（山楂根）。山楂：10 月采摘，切片晒干或纵切两瓣晒干。山楂根：春秋季采挖，晒干。山楂叶：夏秋季采收，晒干。

【临床应用】山楂：甘、酸，温。消食化滞，散瘀止痛；用于肉食积滞，消化不良，小儿疳积，细菌性痢疾，肠炎，产后腹痛，高血压病，绦虫病，冻疮。山楂叶：煎水当茶饮，可降血压。山楂根：用于风湿关节痛，痢疾，水肿。

【备　　注】按《药典》，甘肃山楂的果实并非中药材“山楂”正品。

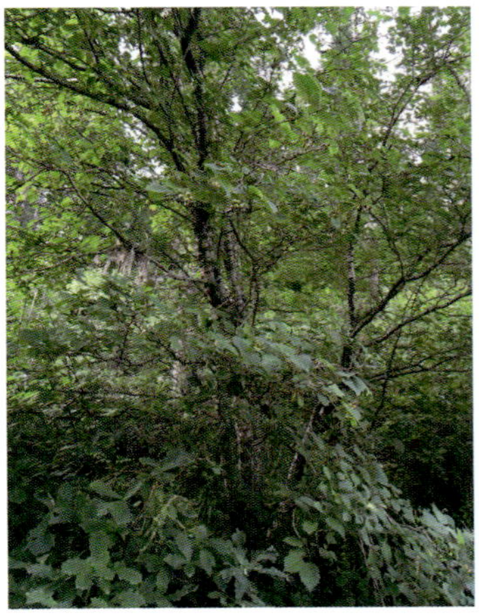
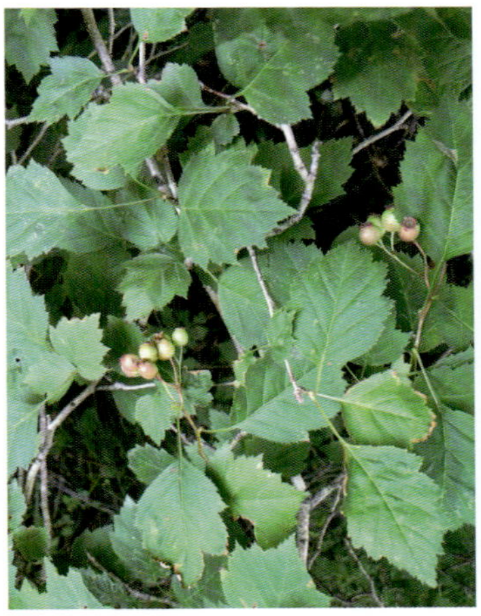
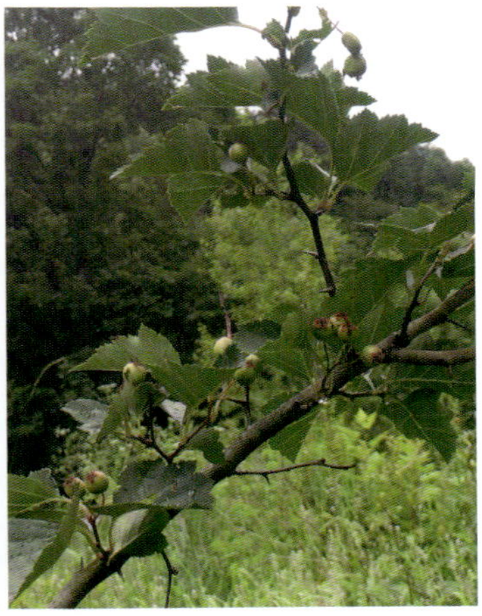
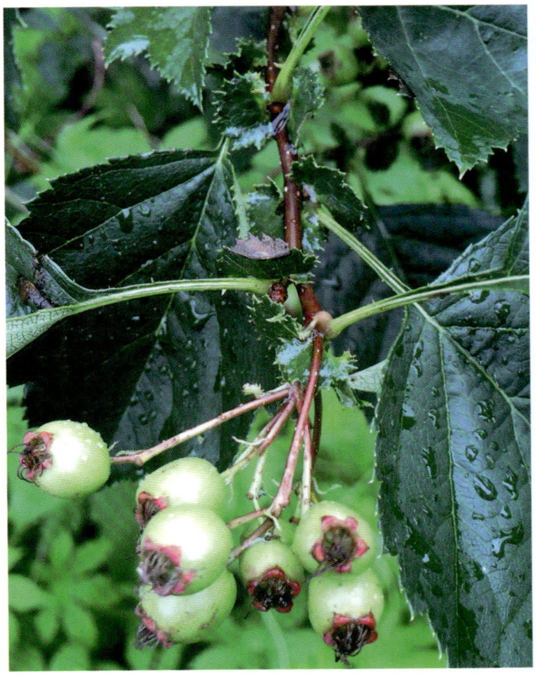
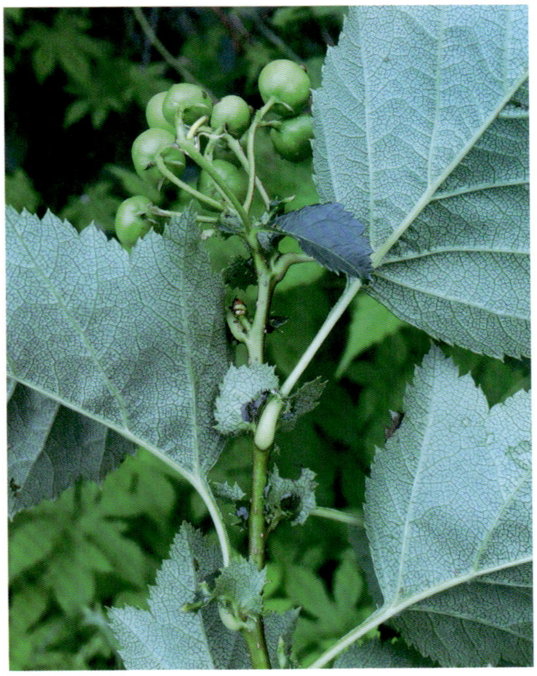

山楂

【基　　原】蔷薇科山楂属山楂 *Crataegus pinnatifida* Bge.

【别　　名】山马林果、野婆婆头、托盘、老虎燎子、山里红、红果、棠棣、绿梨、酸楂等。

【形态特征】落叶乔木。**茎：**树皮粗糙，暗灰色或灰褐色；刺长约 1 ～ 2 cm，有时无刺；小枝圆柱形，当年生枝紫褐色，疏生皮孔，老枝灰褐色。**叶：**叶片宽卵形或三角状卵形，稀菱状卵形，先端短渐尖，基部截形至宽楔形，通常两侧各有 3 ～ 5 羽状深裂，裂片卵状披针形或带形，先端短渐尖，边缘有尖锐稀疏不规则重锯齿；上面暗绿色有光泽，下面沿叶脉有疏生短柔毛或在脉腋有髯毛，侧脉 6 ～ 10 对，有的达到裂片先端，有的达到裂片分裂处；托叶草质，镰形，边缘有锯齿。**花：**伞房花序具多花；苞片膜质，线状披针形早落；萼筒钟状，外面密被灰白色柔毛，萼片三角卵形至披针形，约与萼筒等长；花瓣倒卵形或近圆形，白色；雄蕊 20，短于花瓣，花药粉红色。**果：**果实近球形或梨形，直径 1 ～ 1.5 cm，深红色，有浅色斑点。**种子：**小核 3 ～ 5，外面稍具棱，内面两侧平滑。花果期 5—10 月。

【生境分布】生于山坡林边、灌丛。分布于我国东北、华北及河南、山东、陕西、江苏等地。

【药用部位（药材名称）及采收加工】果实（山楂）、种子（山楂核）、叶（山楂叶）、根（山楂根）。果实：秋季果实成熟时采收，切片，干燥。山楂核：加工山楂或山楂糕时，收集种子，晒干。山楂叶：夏秋季采收。山楂根：春秋季采挖，切片，晒干。

【临床应用】山楂：酸、甘，微温；归脾、胃、肝经。消食健胃，行气散瘀；用于肉食积滞，胃脘胀满，泻痢腹痛，瘀血经闭，产后瘀阻，心腹刺痛，疝气疼痛，高脂血症。山楂核：苦，平；归胃、肝经。消食，散结，催生；用于食积不化，疝气，睾丸偏坠，难产。山楂叶：酸，平；归肺经。止痒，敛疮，降血压；用于漆疮，溃疡不敛，高血压病。山楂根：甘，平，无毒；归胃、肝经。消积和胃，止血，祛风，消肿；用于食积，痢疾，反胃，风湿痹痛，咯血，痔漏，水肿。

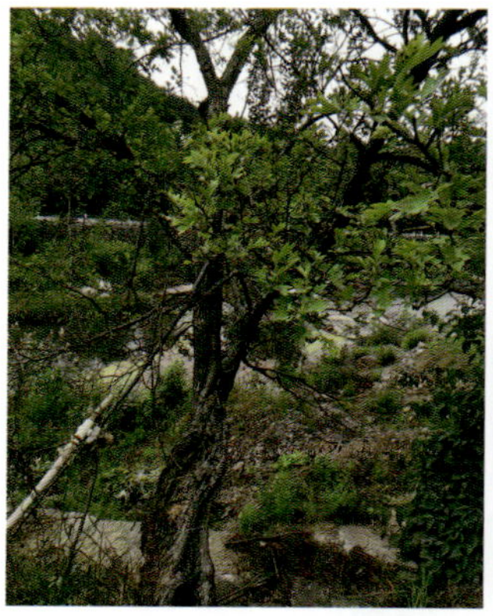
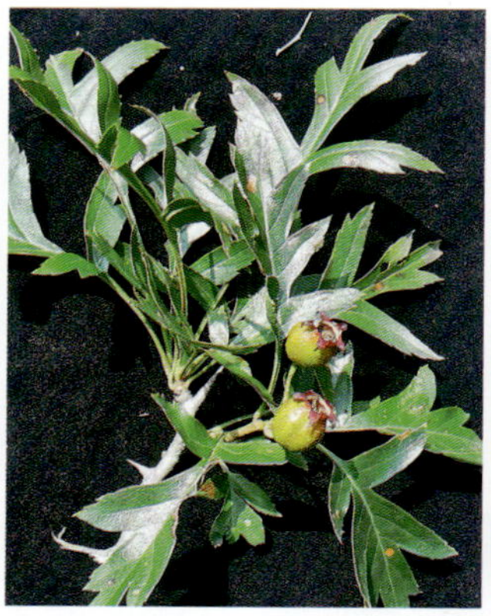
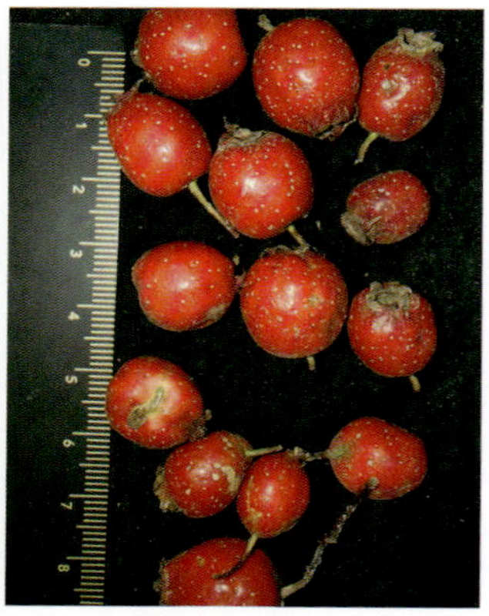
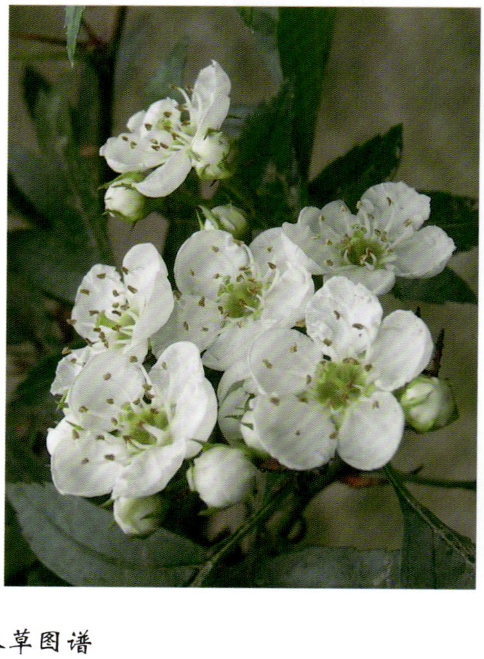
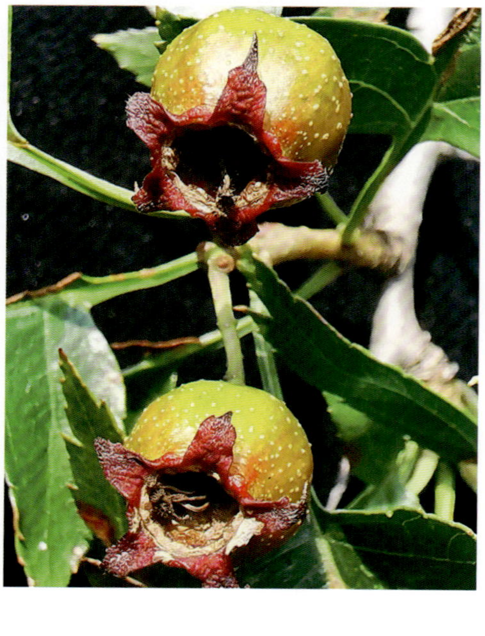

山里红

【基　　原】蔷薇科山楂属山里红 *Crataegus pinnatifida* Bge.var.*major* N.E.Br.

【别　　名】红果、棠棣、大山楂。

【形态特征】形态特征与植物“山楂”相似。两者的主要区别：山里红的果形个大，直径可达 2.5 cm，颜色深亮红或大红；叶片分裂较浅；成熟后的果肉不脆硬和瓷实，质地显沙软，口感甜头儿多而酸头儿少。山楂的果形个小，直径 1 ～ 1.5 cm，颜色深红；叶片分裂较深；成熟后的果肉质地脆硬和瓷实、口感酸头多而甜头少。

【生境分布】生于山坡林边、灌丛。分布于我国华北及山东、江苏、安徽、河南等地。

【药用部位（药材名称）及采收加工】均同植物“山楂”项下。

【临床应用】同植物“山楂”项下。

【备　　注】按《药典》，中药材“山楂”为蔷薇科植物山里红或山楂的干燥成熟果实。

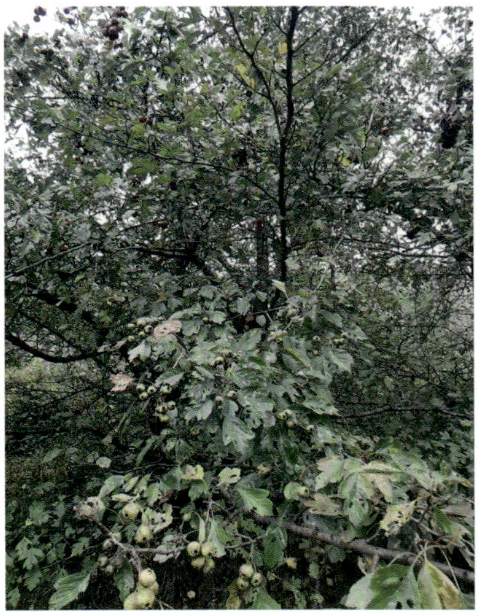

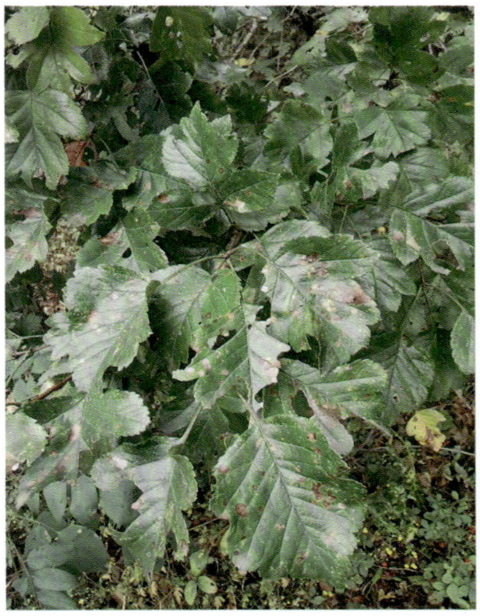

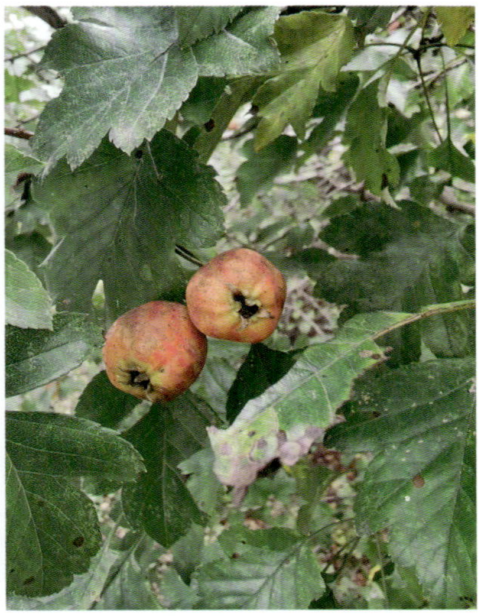

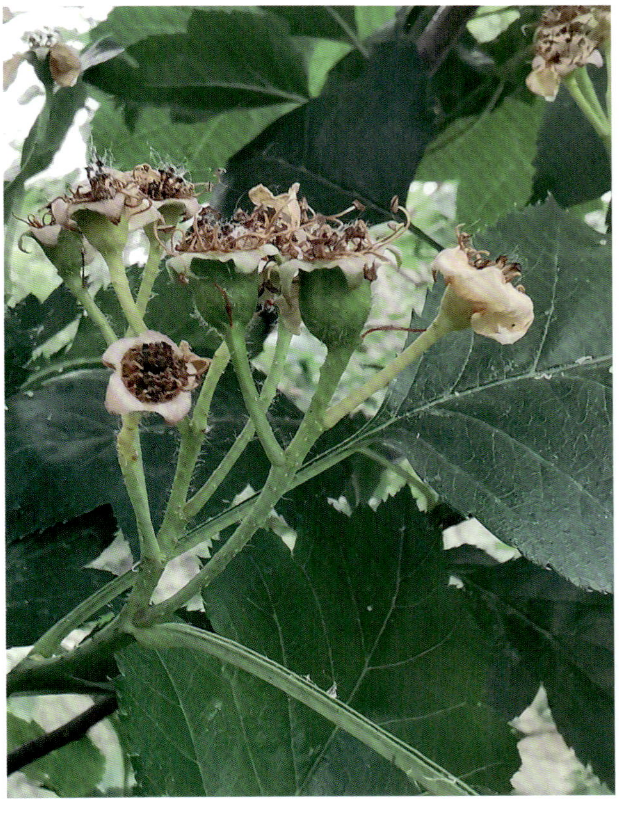

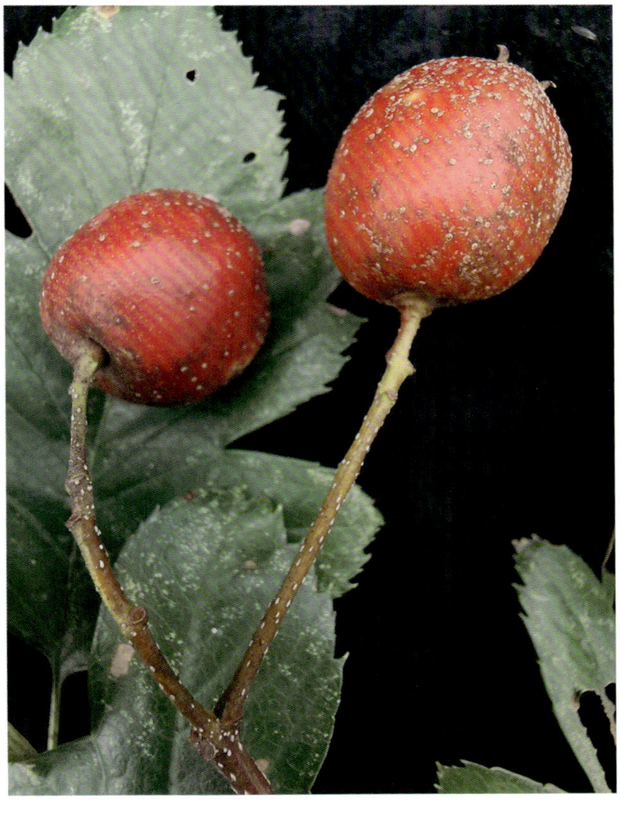

花楸树

【基　　原】蔷薇科花楸属花楸树 *Sorbus pohuashanensis*（Hance）Hedl.

【别　　名】花楸、红果臭山槐、山槐子、百华花楸、绒花树、马加（家）木。

【形态特征】落叶乔木。**茎：**树皮灰色，小枝灰褐色；冬芽大，长卵圆形，密生灰白色绒毛。**叶：**奇数羽状复叶，小叶 11 ～ 15；小叶长圆形至长圆状披针形，基部圆楔形，先端急尖，边缘 1/3 以上有细锯齿或重锯齿，上面暗绿色，下面带苍白色，有稀疏或沿中脉有密集的白色柔毛；托叶半圆形，有粗大锯齿。**花：**复伞房花序，有花多数，花密集，花梗具白色柔毛或无毛；花白色，花瓣 5，圆形或卵形；萼片 5，三角形。**果：**果实近球形，橘红色或红色。花果期 6—10 月。

【生境分布】生于山坡或山谷的杂木林中。分布于我国东北、华北及甘肃等地。

【药用部位（药材名称）及采收加工】茎、茎皮和果实（花楸）。夏秋季采收或采剥，晒干。

【临床应用】茎和茎皮：苦，寒；果实：甘、苦，平。镇咳祛痰，健脾利水；用于慢性气管炎，肺结核，水肿。

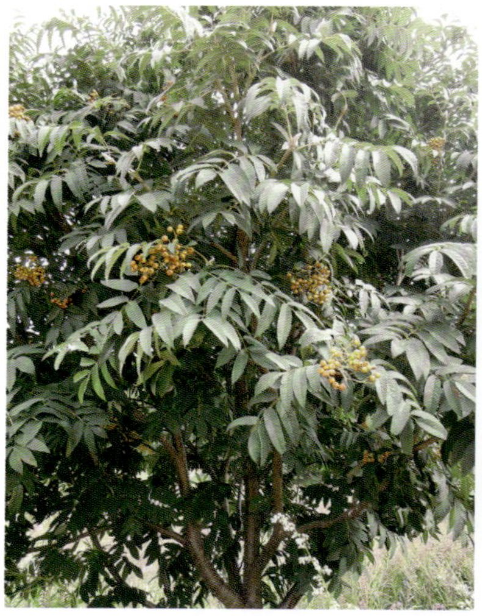

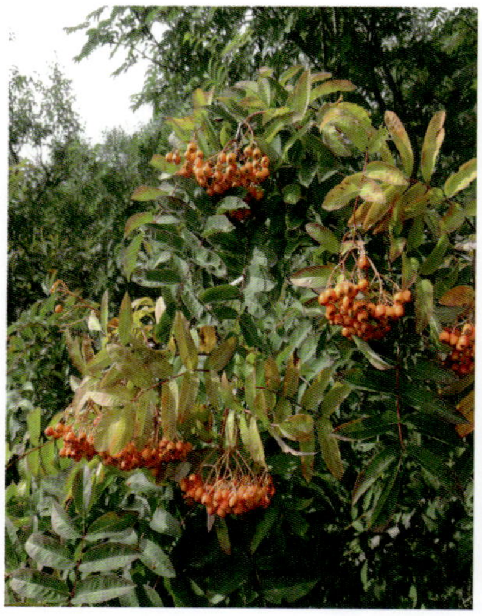

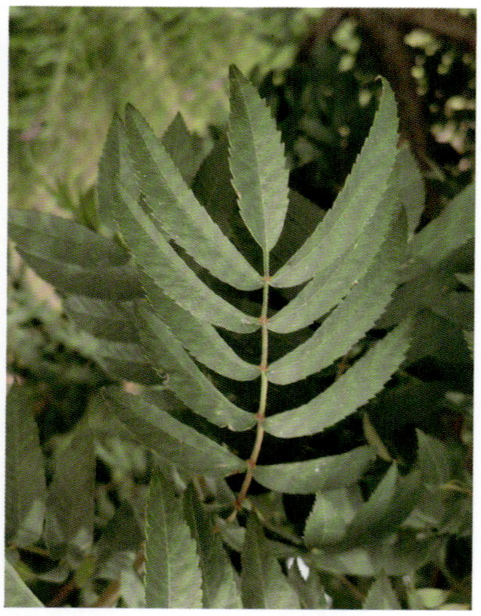

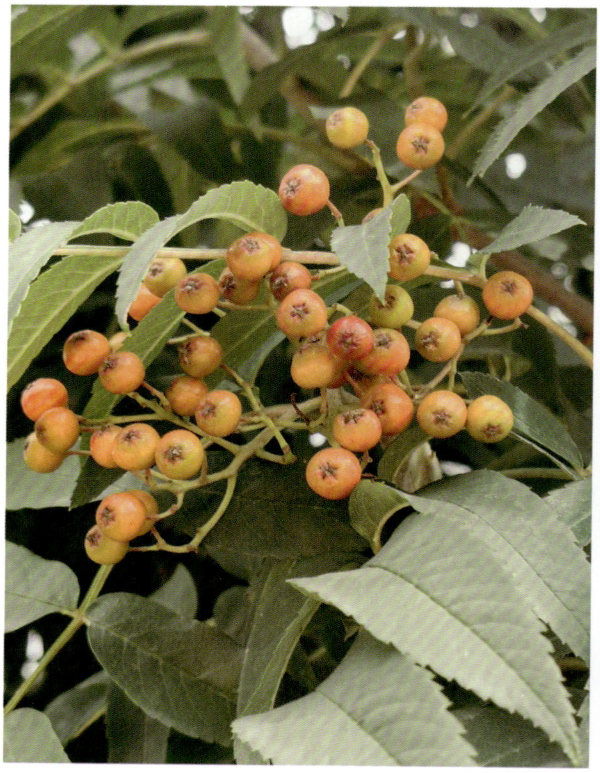

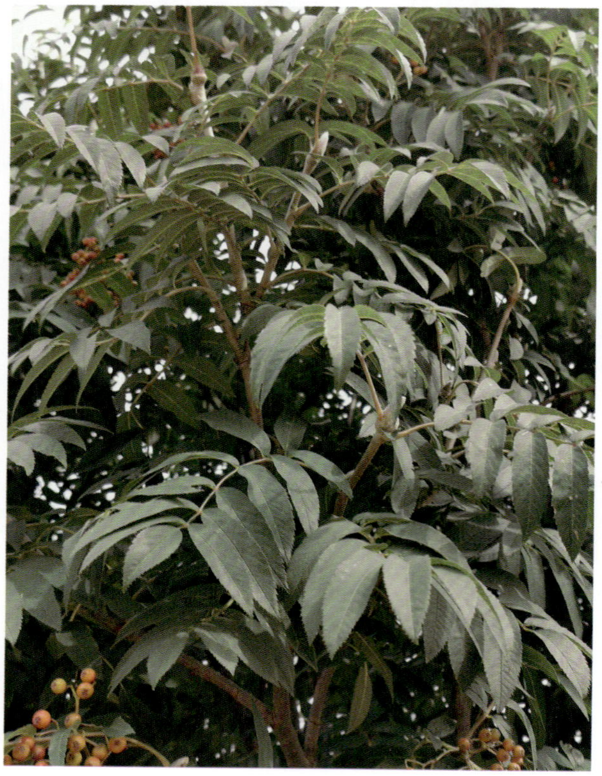

白梨

【基　　原】蔷薇科梨属白梨 *Pyrus bretschneideri* Rehd.

【别　　名】白挂梨、罐梨。

【形态特征】落叶乔木。**茎：**小枝粗壮，圆柱形，微屈曲，2 年生枝紫褐色，具稀疏皮孔。**叶：**叶片卵形或椭圆卵形，先端渐尖稀急尖，基部宽楔形，稀近圆形，边缘有尖锐锯齿，齿尖有刺芒，微向内合拢；托叶膜质，线形至线状披针形，先端渐尖，边缘具有腺齿。**花：**伞形总状花序，有花 7～10 朵，总花梗和花梗嫩时有绒毛，不久脱落，苞片膜质，线形；萼片三角形，先端渐尖，边缘有腺齿，内面密被褐色绒毛；花瓣卵形，先端常呈啮齿状，基部具有短爪；雄蕊 20，长约等于花瓣之半；花柱 5 或 4，与雄蕊近等长。**果：**果实卵形或近球形，先端萼片脱落，基部具肥厚果梗，黄色，有细密斑点。**种子：**种子倒卵形，微扁，褐色。花果期 4—9 月。

【药用部位（药材名称）及采收加工】果实（梨）、果皮（梨皮）、叶（梨叶）、根（梨树根）、木材灰（梨木灰）、树枝（梨枝）。梨：9—10 月果实成熟时采收，鲜用或切片晒干。梨皮：9—10 月果实成熟时采摘，削取果皮，鲜用或晒干。梨叶：夏秋季采叶，鲜用或晒干。梨树根：全年可采，挖取侧根，洗净，切段，晒干。梨木灰：全年可采，将木材晒干，烧成炭灰。梨枝：全年可采，剪取枝条，切成小段，晒干。

【临床应用】梨：甘、微酸，凉；归肺、胃、心、肝经。清肺化痰，生津止渴；用于肺燥咳嗽，热病烦燥，津少口干，消渴，目赤，疮疡，烫火伤。梨皮：甘、涩，凉；归肺、心、肾、大肠经。清心润肺，降火生津，解疮毒；用于暑热烦渴，肺燥咳嗽，吐血，痢疾，疥癣，发背，疔疮。梨叶：辛、苦、涩，凉；归肺、脾、膀胱经。舒肝和胃，利水解毒；用于霍乱吐泻腹痛，水肿，小便不利，小儿疝气，菌菇中毒。梨树根：甘、淡，平；归肺、大肠经。清肺止咳，理气止痛；用于肺虚咳嗽，疝气腹痛。梨木灰：微咸，平；归脾、肺经。降逆下气；用于气积郁滞，胸满气促，结气咳逆。梨枝：辛、涩，凉；归大肠，肺经。行气和中，止痛；用于霍乱吐泻，腹痛。

【备　　注】本种的栽培品种很多，常见有鸭梨、鹅梨、雪花梨、窝梨、黄梨、油梨等。

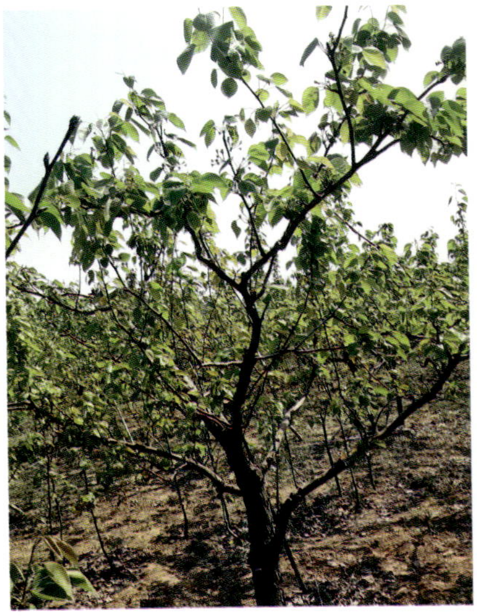
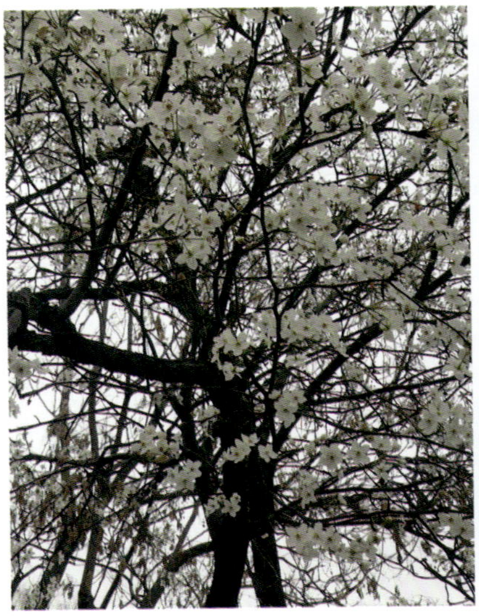
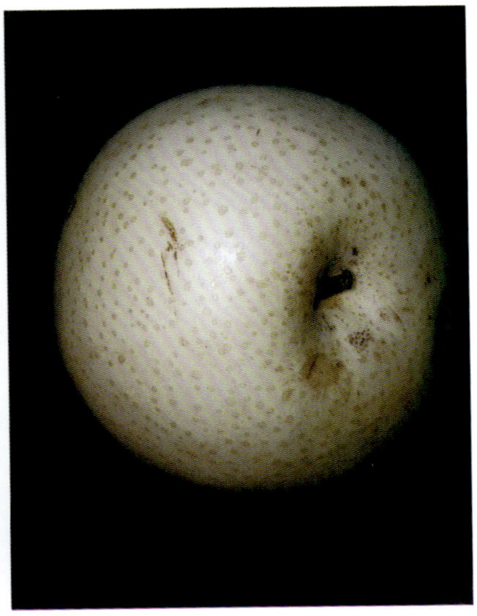

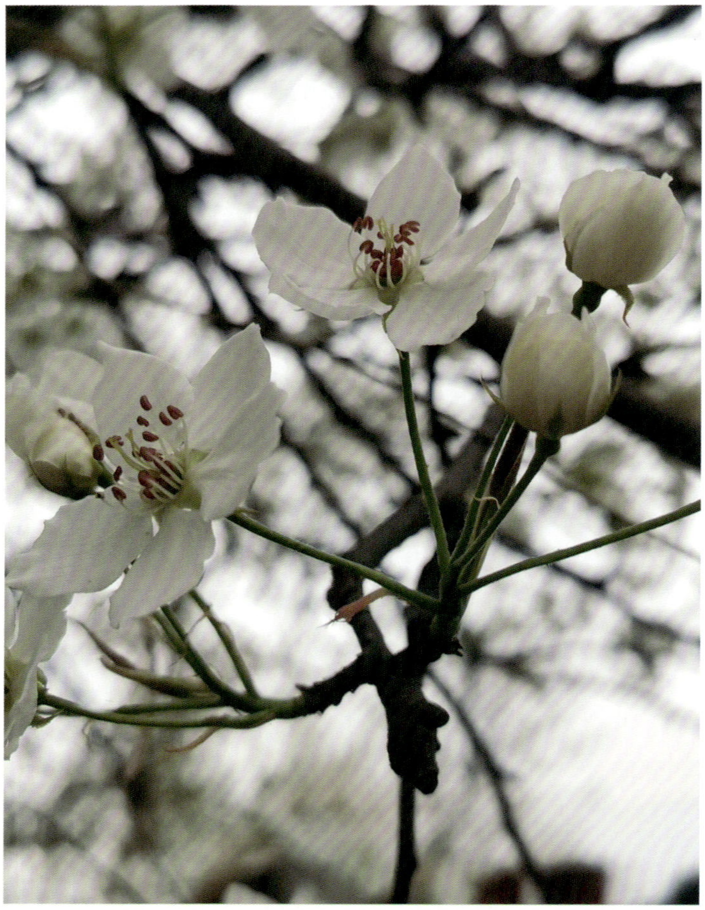

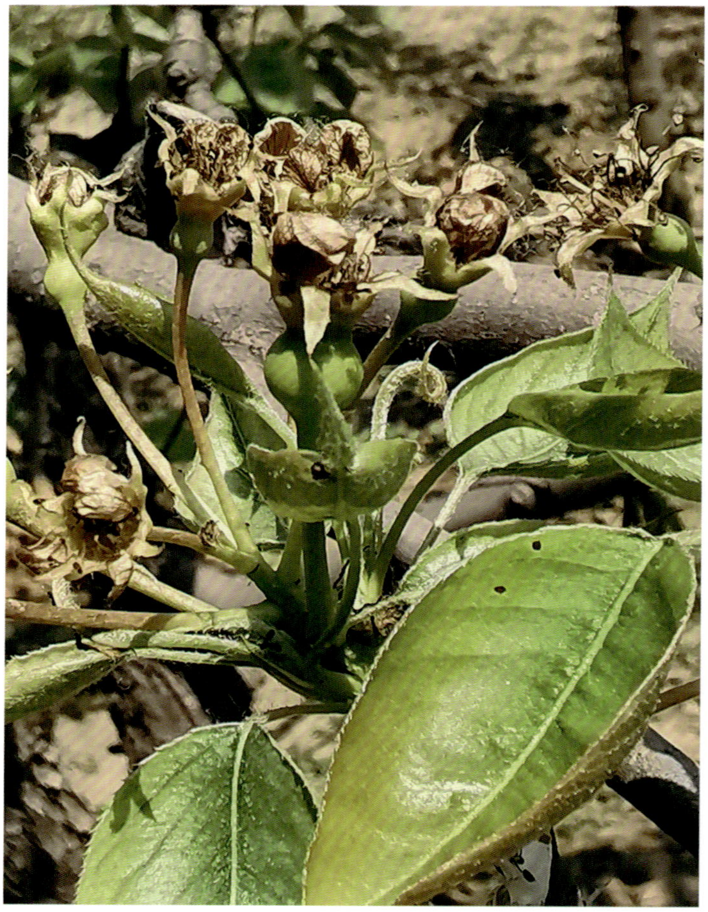

【基　　原】蔷薇科梨属杜梨 *Pyrus betulaefolia* Bunge

【别　　名】棠（野、土）梨、甘（白、杜）棠、海棠梨、野梨子。

【形态特征】落叶乔木。**茎：**枝常具刺；小枝嫩时有毛，老时近无毛或具稀疏毛，紫褐色。**叶：**叶互生，短枝上簇生；叶柄被灰白色绒毛；托叶膜质，线状披针形；叶棱状卵形至长卵形，先端渐尖，基部宽楔形，稀近圆形，边缘有粗锐锯齿，幼时两面均密被灰白色绒毛，老叶上面无毛而下面微被绒毛。**花：**伞形总状花序，有花 10 ～ 15 朵；苞片膜质，线形，两面均被绒毛；萼片 5，三角状卵形，内外均被灰白色绒毛；花瓣 5，宽卵形，白色；雄蕊 20，长约花瓣之半，花药紫色；花柱 2 ～ 3，基部微具毛。**果：**果实近球形，小型，褐色，有淡色斑点。花果期 4—9 月。

【生境分布】生于平原、山坡向阳处。分布于我国华中及辽宁、河北、山西、陕西、甘肃、江苏、安徽等地。

【药用部位（药材名称）及采收加工】果实（棠梨）、枝叶（棠梨枝叶）、树皮（杜梨树皮）。棠梨：8—9 月果实成熟时采摘，鲜用或晒干。棠梨枝叶：夏季采收枝叶，切段，晒干。杜梨树皮：全年可采，刮去粗皮，切段，晒干。

【临床应用】棠梨：酸、甘、涩，寒；归肺、肝经。敛肺，涩肠，消食；用于咳嗽，泻痢，食积。棠梨枝叶：酸、甘、涩，寒；归大肠经。舒肝和胃，缓急止泻；用于反胃吐食，霍乱吐泻，转筋腹痛。杜梨树皮：煎水洗，治皮肤溃疡。

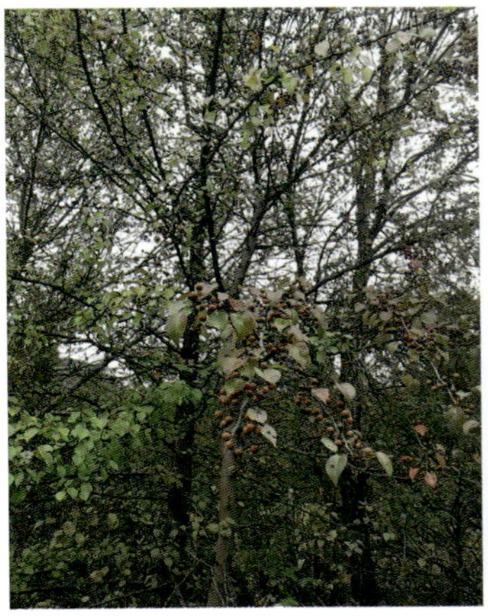
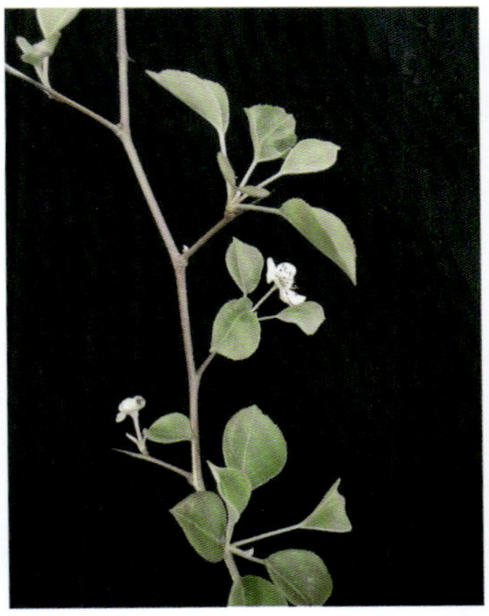
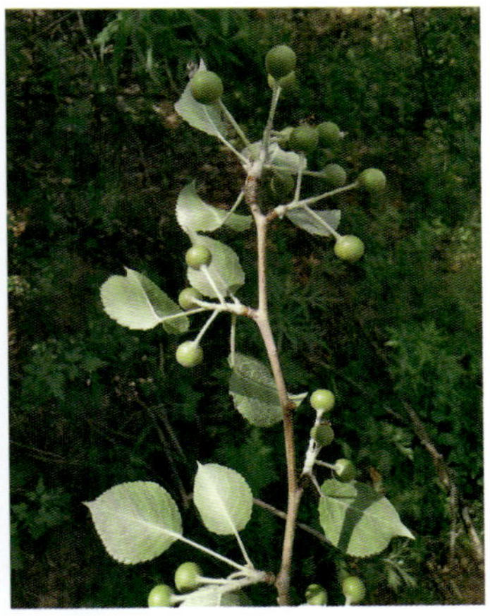
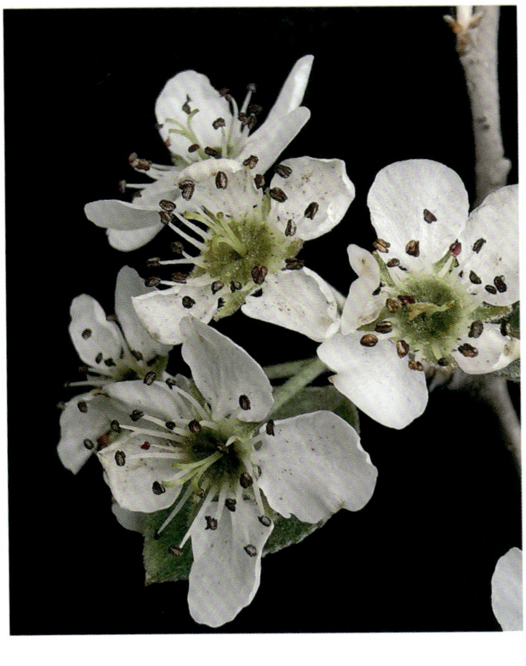
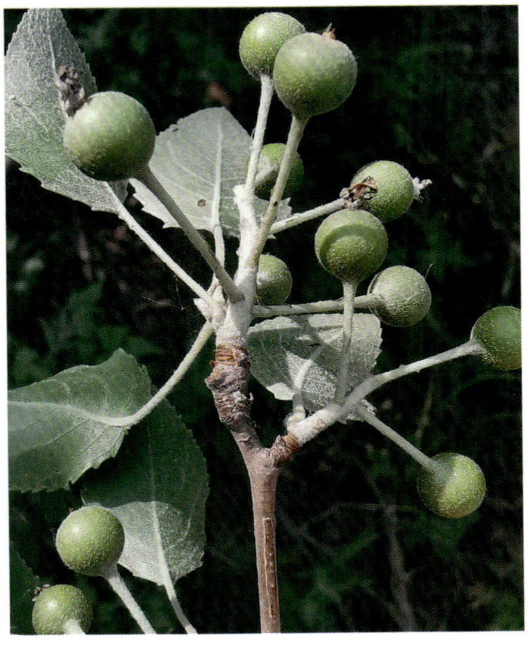

沙梨

【基　　原】蔷薇科梨属沙梨 *Pyrus pyrifolia*（Burm.F.）Nakai

【别　　名】麻安梨、黄金梨。

【形态特征】落叶乔木。**茎：**小枝嫩时具黄褐色长柔毛或绒毛，2 年生枝紫褐色或暗褐色，具稀疏皮孔。**叶：**叶片卵状椭圆形或卵形，先端长尖，基部圆形或近心形，稀宽楔形，边缘有刺芒状锐齿，微向内合拢，上下两面无毛或嫩时有褐色绵毛；托叶膜质，线状披针形。**花：**伞形总状花序，具花 6～9 朵；总花梗和花梗幼时微具柔毛；苞片膜质，线形，边缘有长柔毛；萼片三角卵形，先端渐尖，边缘有腺齿，外面无毛，内面密被褐色绒毛；花瓣卵形，先端啮齿状，基部具短爪，白色；雄蕊 20，长约等于花瓣之半；花柱 5，稀 4，约与雄蕊等长。**果：**果实近球形，浅褐色，有浅色斑点，先端微向下陷，萼片脱落。**种子：**种子卵形，微扁，深褐色。花果期 4—8 月。

【生境分布】全国各地均有栽培。

【药用部位（药材名称）及采收加工】均同植物“白梨”项下。

【临床应用】同植物“白梨”项下。

【备　　注】本种的栽培品种很多，常见有雪梨、酥梨、鹅蛋梨、黄章梨等。

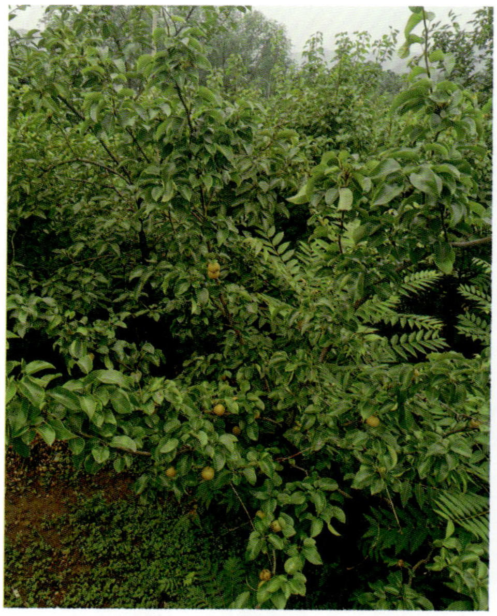
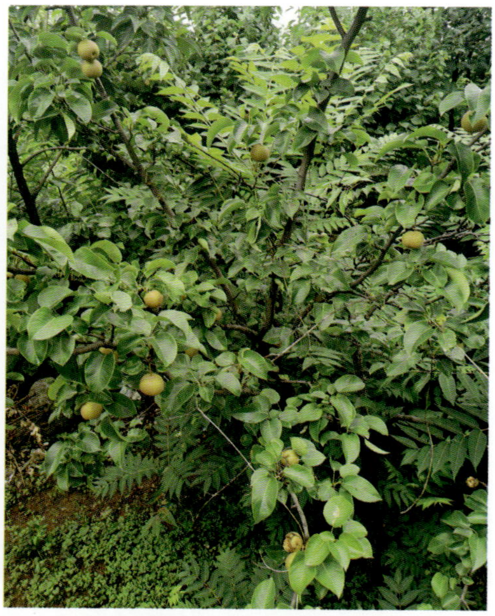
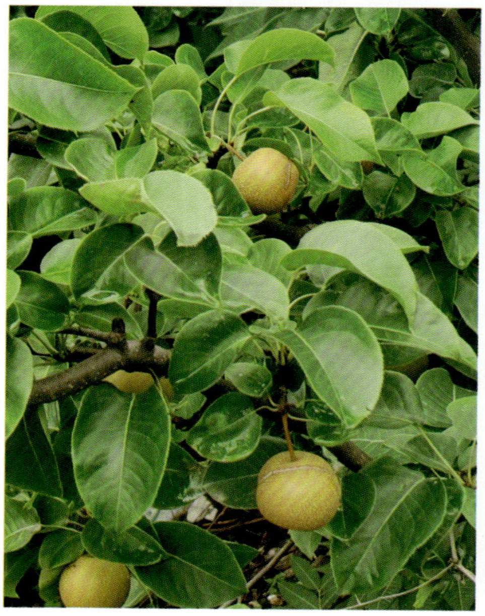
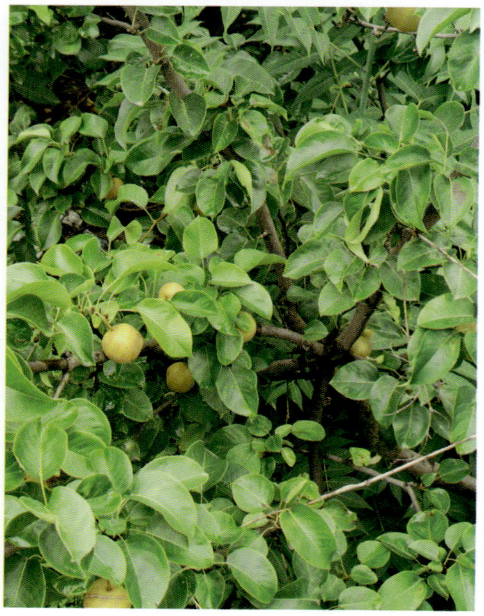

湖北海棠

【基　　原】蔷薇科苹果属湖北海棠 *Malus hupehensis*（Pamp.）Rehd.

【别　　名】小石枣、茶（野）海棠、秋子、花红茶、野花红。

【形态特征】落叶乔木。茎：小枝初有短柔毛，不久脱落，老枝紫色至紫褐色；冬芽卵形，先端急尖，鳞片边缘有疏生短柔毛，暗紫色。叶：叶片卵形至卵状椭圆形，先端渐尖，基部宽楔形稀近圆形，边缘有细锐锯齿，嫩时具稀疏短柔毛，不久脱落无毛，常呈紫红色；叶柄长 1 ～ 3 cm，嫩时有稀疏短柔毛，逐渐脱落；托叶线状披针形，先端渐尖，有疏生柔毛，早落。花：伞房花序，具花 4 ～ 6 朵，花梗长 3 ～ 6 cm，无毛或稍有长柔毛；苞片膜质，披针形，早落；萼筒外面无毛或稍有长柔毛，萼片三角卵形，先端渐尖或急尖，外面无毛，内面有柔毛，略带紫色，与萼筒等长或稍短；花瓣倒卵形，基部有短爪，粉白色或近白色；雄蕊 20，花丝长短不齐，约等于花瓣之半；花柱 3，稀 4，基部有长绒毛，较雄蕊稍长。果：果实椭圆形或近球形，直径约 1 cm，黄绿色稍带红晕。花果期 4—9 月。

【生境分布】生于山坡、山林中。分布于我国华中、华东、西南及广东、甘肃、陕西、山西等地。

【药用部位（药材名称）及采收加工】嫩叶及果实（湖北海棠）、根（湖北海棠根）。湖北海棠：夏秋季采叶，鲜用；8—9 月采摘果实，鲜用。湖北海棠根：夏秋季采挖，洗净，切片，鲜用或晒干。

【临床应用】湖北海棠：酸，平。消积化滞，和胃健脾；用于食积停滞，消化不良，痢疾，疳积。湖北海棠根：活血通络，用于跌打损伤。

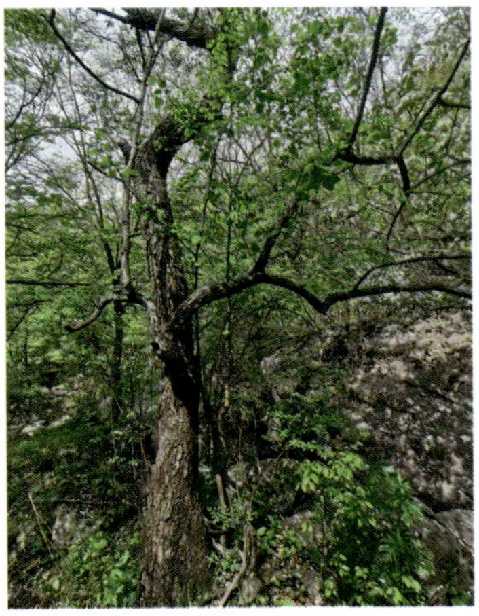
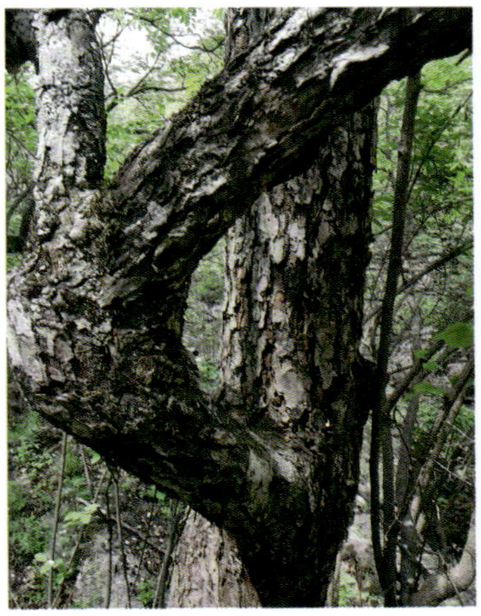
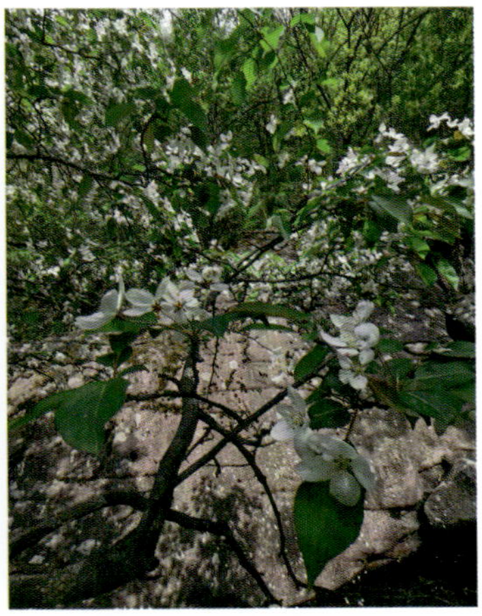
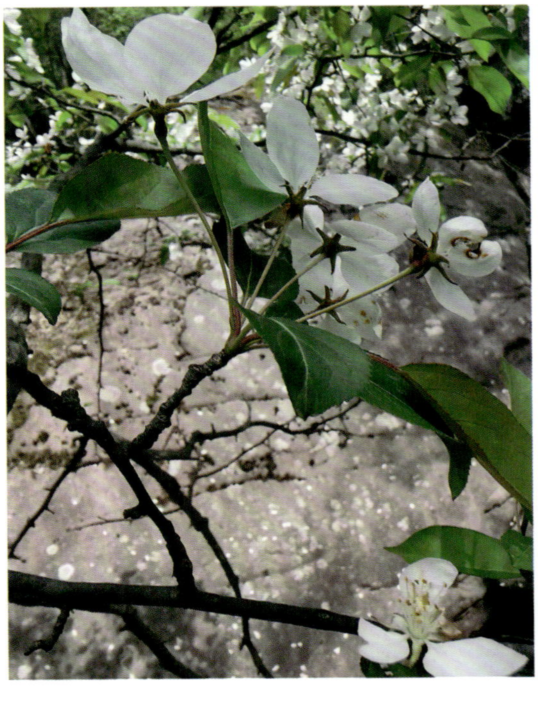
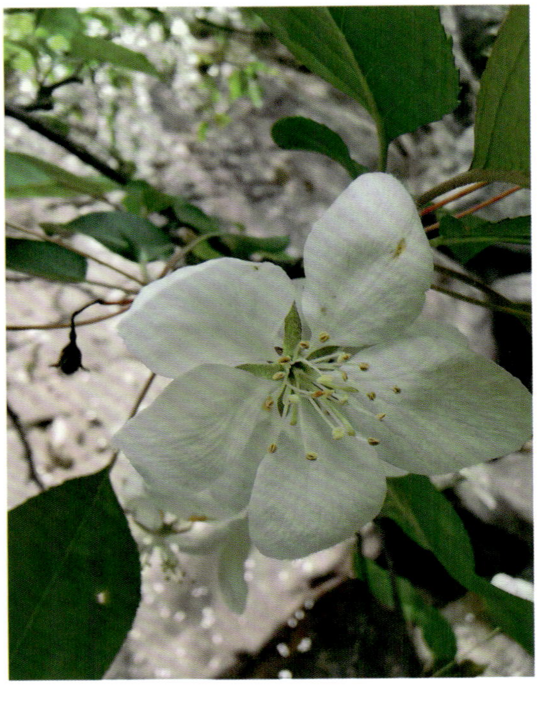

苹果

【基　　原】蔷薇科苹果属苹果 *Malus pumila* Mill.

【别　　名】西洋苹果。

【形态特征】落叶乔木。**茎：**小枝短而粗，圆柱形，幼嫩时密被绒毛，老枝紫褐色，无毛；冬芽卵形，先端钝，密被短柔毛。**叶：**叶片椭圆形、卵形至宽椭圆形，先端急尖，基部宽楔形或圆形，边缘具有圆钝锯齿，幼嫩时两面具短柔毛，长成后上面无毛；叶柄粗壮，被短柔毛；托叶草质，披针形，先端渐尖，全缘，密被短柔毛，早落。**花：**伞房花序，具花 3～7 朵，集生于小枝顶端，花梗密被绒毛；苞片膜质，线状披针形，先端渐尖，全缘，被绒毛；萼筒外面密被绒毛，萼片三角披针形或三角卵形，先端渐尖，全缘，内外两面均密被绒毛，萼片比萼筒长；花瓣倒卵形，基部具短爪，白色，含苞未放时带粉红色；雄蕊 20，花丝长短不齐，约等于花瓣之半；花柱 5，下半部密被灰白色绒毛，较雄蕊稍长。**果：**果实扁球形，先端常有隆起，萼洼下陷，萼片宿存，果梗短粗。花果期 5—10 月。

【生境分布】我国各地常见栽培。

【药用部位（药材名称）及采收加工】果实（苹果）、叶（苹果叶）、果皮（苹果皮）。苹果：果熟时采摘。苹果叶：夏秋季采叶。苹果皮：无记载。

【临床应用】苹果：甘、酸，凉。益胃，生津，除烦，醒酒；用于津少口渴，脾虚泄泻，食后腹胀，饮酒过度。苹果叶：苦，寒；归肝、肾经。凉血解毒；用于产后血晕，月经不调，发热，热毒疮瓣，烫伤。苹果皮：甘，凉；归胃经。降逆和胃；用于反胃，吐痰。

【备　　注】本种是著名果树，全世界栽培品种总数达千种。我国有早熟、中熟、晚熟品种多种。

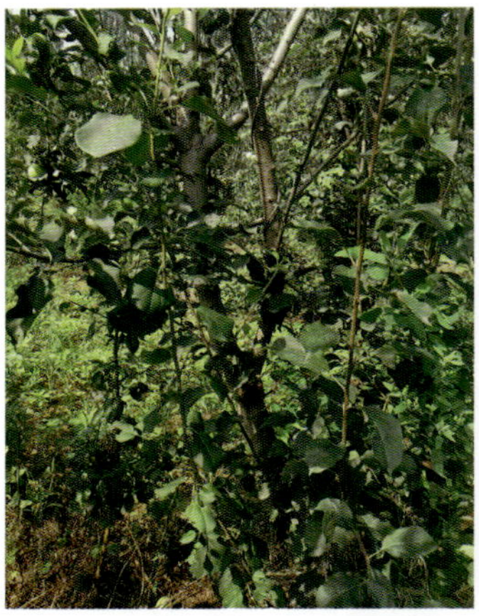
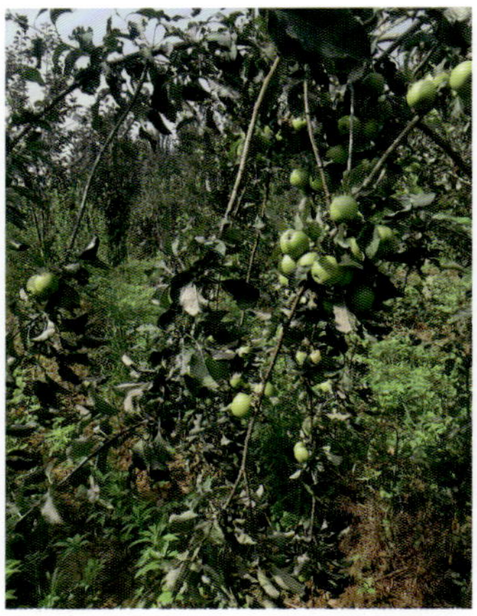
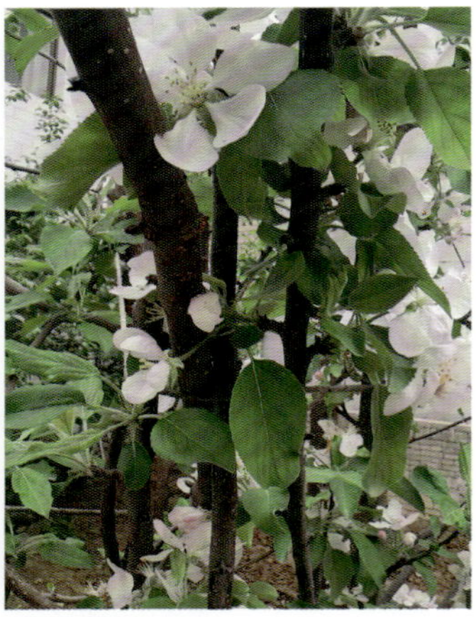
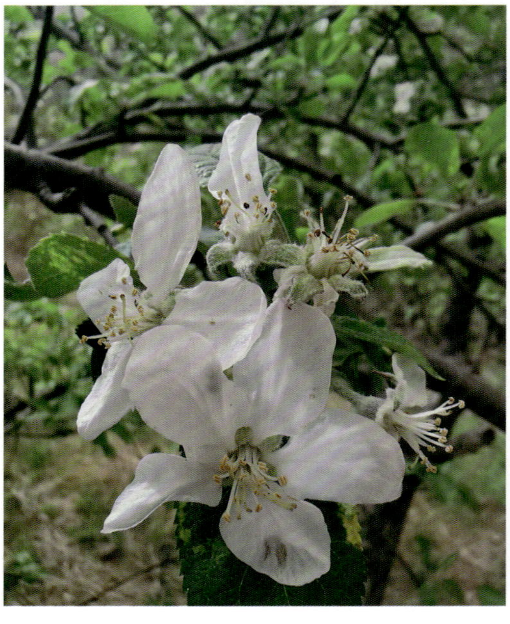
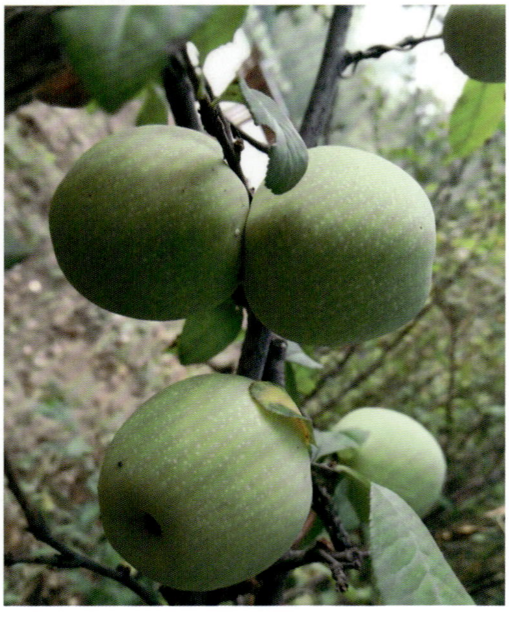

山荆子

【基　　原】蔷薇科苹果属山荆子 *Malus baccata*（L.）Borkh.

【别　　名】林荆子、山定子。

【形态特征】落叶乔木。茎：小枝无毛，红褐色。叶：叶互生；叶柄幼时有短柔毛及少数腺体，后即脱落；叶椭圆形或卵形，先端渐尖，基部楔形或近圆形，边缘有细锯齿。花：伞形花序，具花 4～6 朵，无总梗，集生在小枝顶端，花梗细长，无毛；萼片披针形；花白色，花柱 5 或 4，基部有柔毛，较雄蕊长。果：果实近球形，红色或黄色，柄洼及萼洼稍凹，萼片脱落。花果期 4—10 月。

【生境分布】生于山坡杂木林、灌木丛中。分布于我国东北、华北及陕西、甘肃、山东等地。

【药用部位（药材名称）及采收加工】果实（山荆子）。秋季果熟时采摘，切片，晾干。

【临床应用】止泻痢；用于痢疾，吐泻。

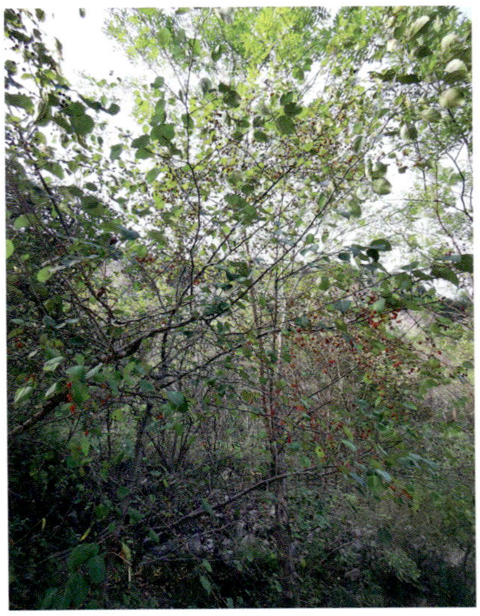
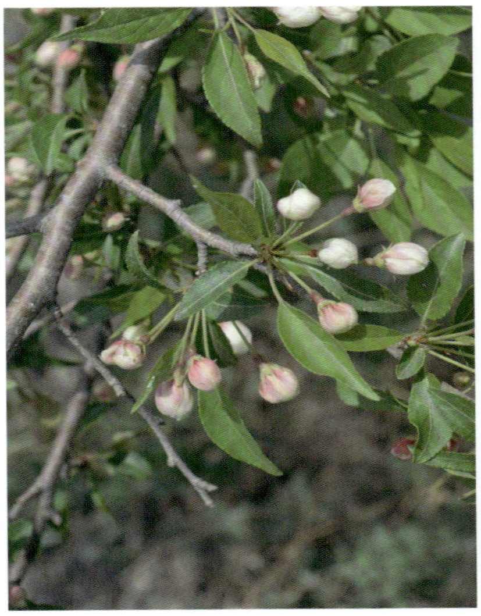
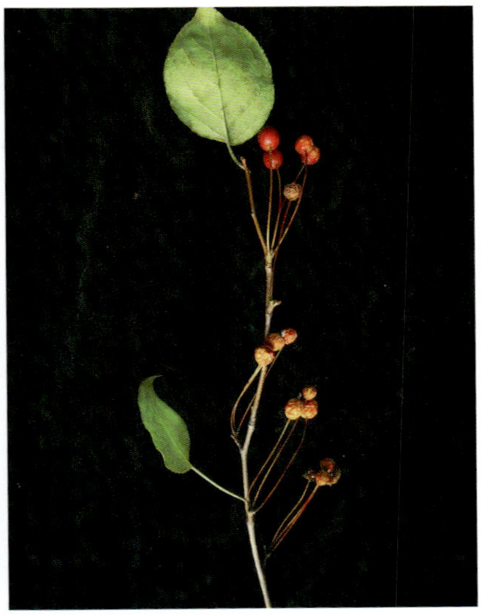
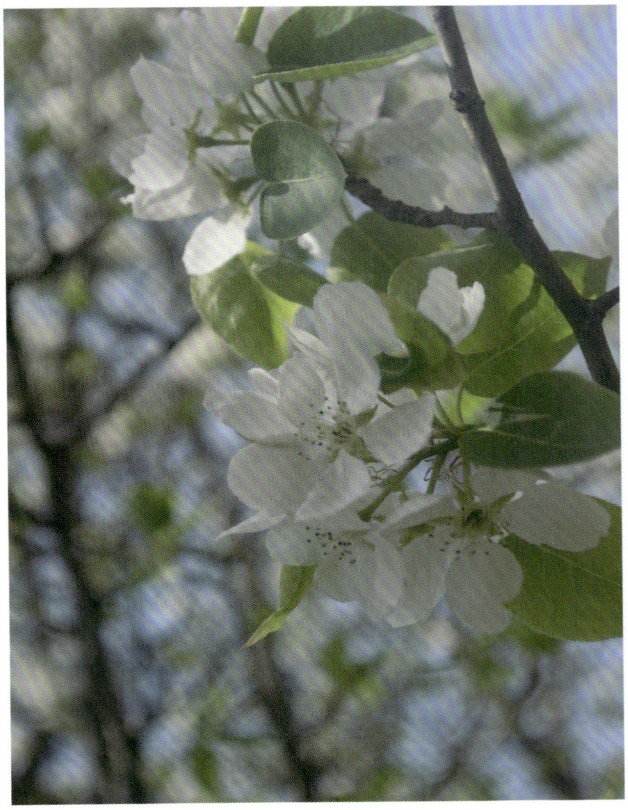
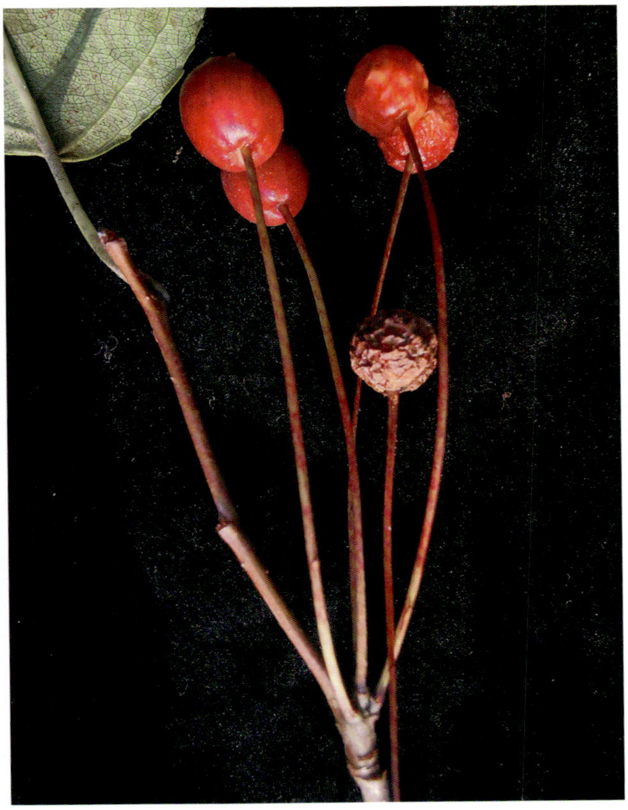

毛山荆子

【基　　原】蔷薇科苹果属毛山荆子 *Malus baccata*（L.）Borkh var.*manshurica*（Maxim.）

【别　　名】林荆子、山定子、山丁子。

【形态特征】形态特征与植物“山荆子”相似。两者的主要区别：毛山荆子的叶柄、叶脉、花梗和萼筒外面均具短柔毛，果实为椭圆形。山荆子的叶柄、叶脉、花梗和萼筒外面均无毛，果实为近球形。

【生境分布】生于山坡杂木林、灌木丛中。分布于东北、华北及陕西、甘肃等地。

【药用部位（药材名称）及采收加工】均同植物“山荆子”项下。

【临床应用】同植物“山荆子”项下。

【备　　注】本种为山荆子 *Malus baccata* (L.) Borkh. 的变种。

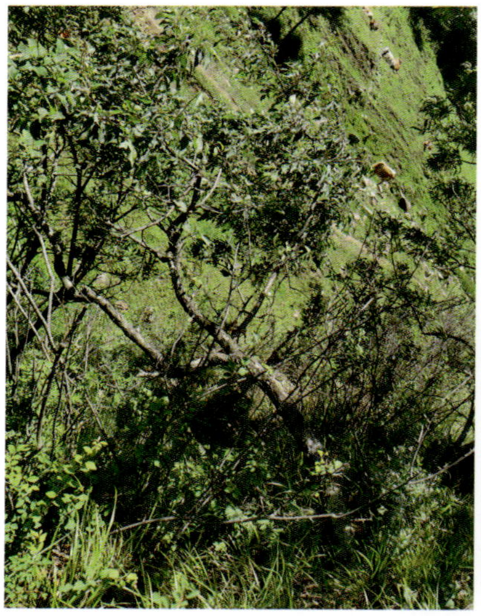

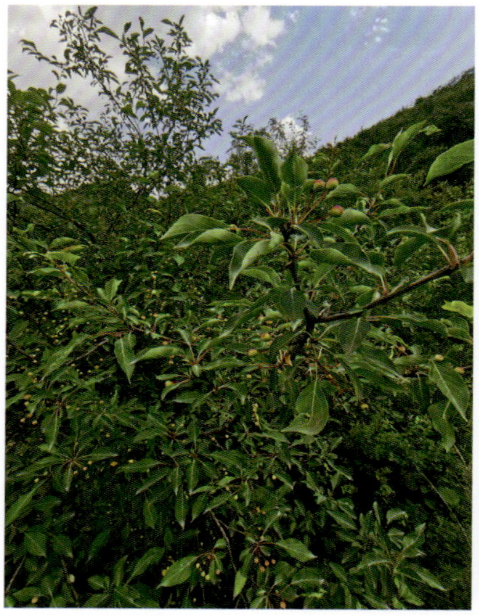

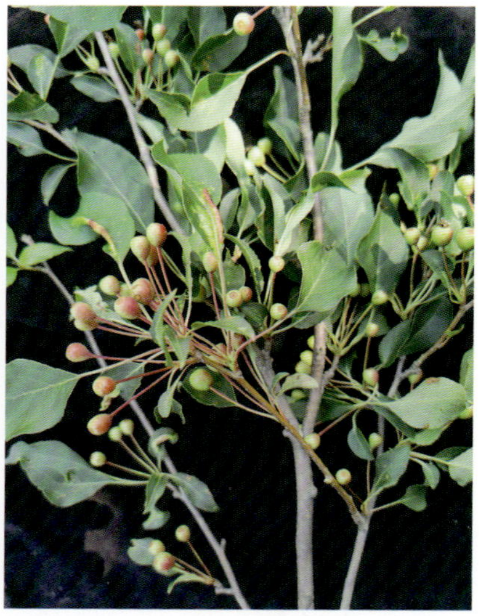

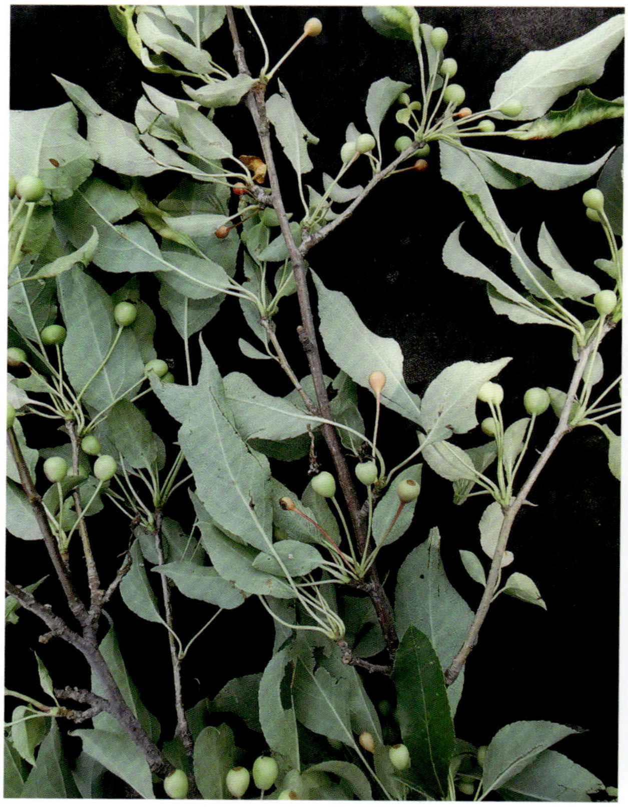

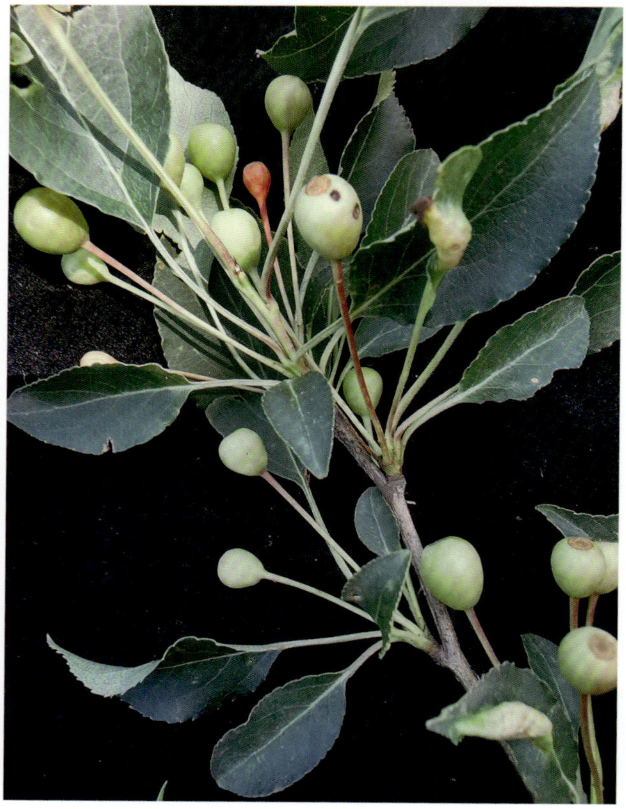

【基　　原】蔷薇科苹果属西府海棠 *Malus micromalus* Makino

【别　　名】子母（小果）海棠、海红。

【形态特征】落叶小乔木。茎：小枝紫红色或暗褐色。叶：叶长椭圆形或椭圆形，先端急尖或渐尖，基部楔形或近圆形，边缘有尖锐锯齿，嫩叶被短柔毛，下面较密，老时脱落；叶柄长 2 ～ 3.5 cm。花：伞形总状花序，有花 4 ～ 7 朵，集生于小枝顶端，花梗长 2 ～ 3 cm，嫩时被长柔毛，后脱落；萼筒外面密被白色长绒毛，萼片三角状卵形、三角状披针形至长卵形，内面被白色绒毛，外面较稀疏，萼片与萼筒等长或稍长；花瓣近圆形或长椭圆形，基部有短爪，粉红色；雄蕊约 20，花丝长短不等，比花瓣稍短；花柱 5，基部具绒毛，约与雄蕊等长。果：果实近球形，红色，顶部和基部凹陷。花果期 4—9 月。

【生境分布】生于山坡、山林中。分布于辽宁、河北、山西、山东、陕西、甘肃、云南等地，有栽培。

【药用部位（药材名称）及采收加工】果实（海红）。8—9 月果实成熟时采摘，鲜用或切片晒干。

【临床应用】酸、甘，平；归大肠经。涩肠止痢；用于泄泻，痢疾。

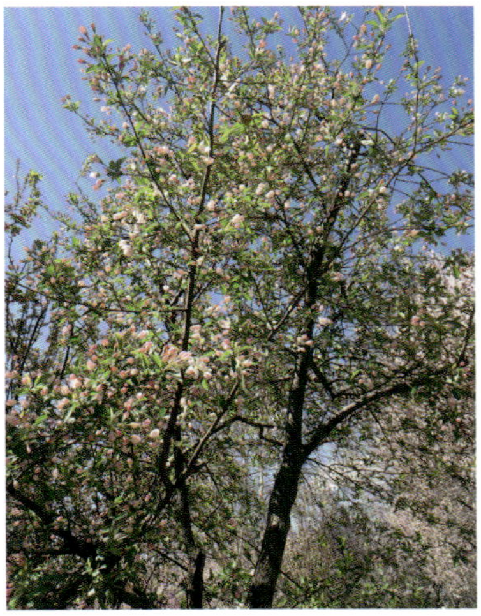
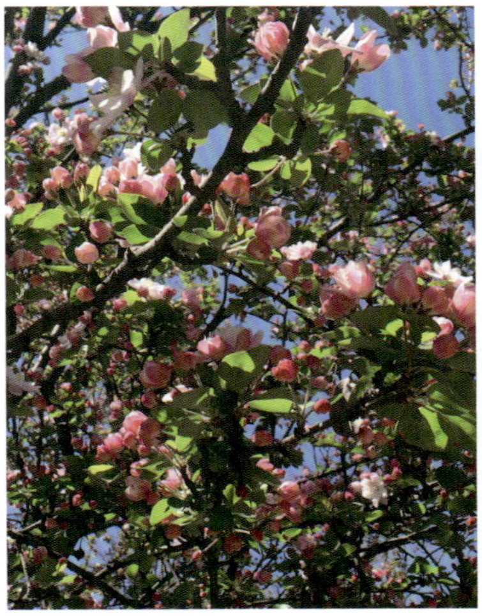
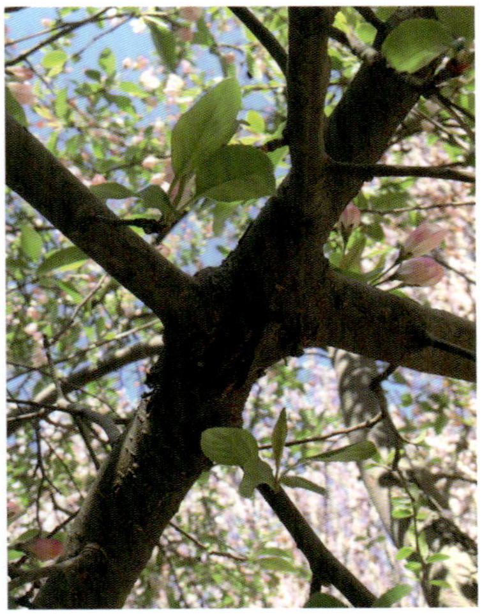
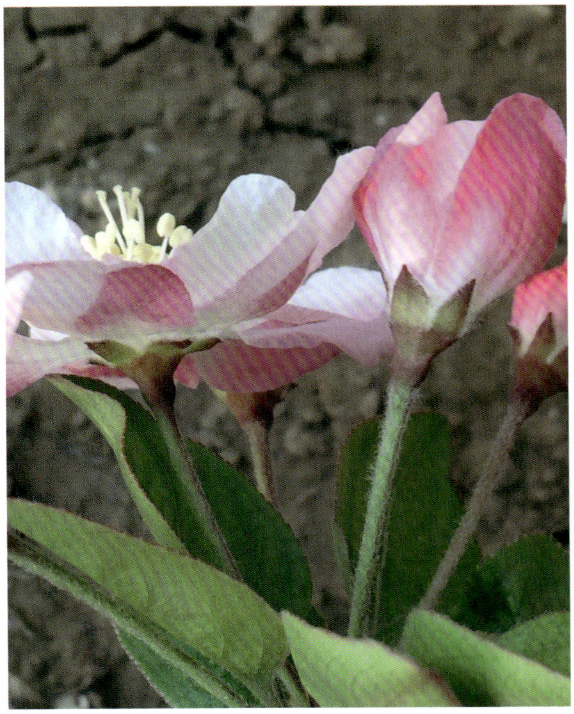
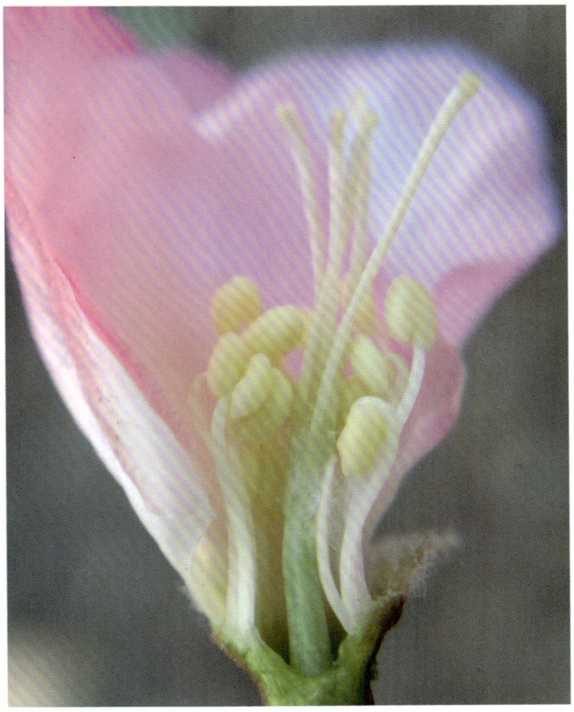

粉团蔷薇

【基　　原】蔷薇科蔷薇属粉团蔷薇 *Rosa multiflora* var.*cathayensis* Rehd.et Wils.

【别　　名】红刺玫、白残花。

【形态特征】落叶灌木。**茎：**茎细长，无毛，有刺。**叶：**小叶 5 ～ 9，近花序的小叶有时 3；小叶片倒卵形、长圆形或卵形，先端急尖或圆钝，基部近圆形或楔形，边缘有尖锐单锯齿或重锯齿，上面无毛，下面有柔毛；小叶柄和叶轴有柔毛或无毛，有散生腺毛；托叶篦齿状，大部分贴生于叶柄，边缘有或无腺毛。**花：**花多朵，排成圆锥状花序；萼片披针形，有时中部具 2 个线形裂片，外面无毛，内面有柔毛；花瓣粉红色，单瓣，宽倒卵形，先端微凹，基部楔形；花柱结合成束，无毛，比雄蕊稍长。**果：**果近球形，红褐色或紫褐色。花果期 5—9 月。

【生境分布】生于山坡、灌丛、河边等处。分布于我国华东及河北、河南、甘肃、陕西、广东等地。

【药用部位（药材名称）及采收加工】叶（蔷薇叶）、根（蔷薇根）、枝（蔷薇枝）、花（蔷薇花）、花的蒸馏液（蔷薇露）、果实（营实）、花或根（白残花）。蔷薇叶：夏秋季采叶，晒干。蔷薇根：秋季挖根，洗净，切片晒干。蔷薇枝：全年均可采，剪枝，切段晒干。蔷薇花：5—6 月花盛开时，择晴天采收，晒干。蔷薇露：取花瓣，拣净，用蒸馏法蒸取，收集备用。营实：秋季采收，以半青半红未成熟时为佳，鲜用或晒干。白残花：采收加工未见记载。

【临床应用】蔷薇叶：甘，凉；归脾经。解毒消肿；用于疮痈肿毒。蔷薇根：苦、涩，凉；归脾、胃、肾经。清热解毒，祛风除湿，活血调经，固精缩尿，消骨鲠；用于疮痈肿痛，烫伤，口疮，痔血，鼻衄，关节疼痛，月经不调，痛经，久痢不愈，遗尿，尿频，白带过多，子宫脱垂，骨鲠。蔷薇枝：甘，凉；归肾经。清热消肿，生发；用于疮疖，秃发。蔷薇花：苦、涩，凉；归胃、大肠经。清暑，和胃，活血止血，解毒；用于暑热烦渴，胃脘胀闷，吐血，衄血，口疮，痈疖，月经不调。蔷薇露：甘，平；归心、脾经。温中行气；用于胃脘不舒，胸膈郁气，口疮，消渴。营实：酸，凉；归肺、脾、肝、膀胱经。清热解毒，祛风活血，利水消肿；用于疮痈肿毒，风湿痹痛，关节不利，月经不调，水肿，小便不利。白残花：苦、涩，寒；花可清暑热，化湿浊，顺气和胃；用于治暑热胸闷，口渴，呕吐，不思饮食，口疮口糜。根可活血通络；用于治关节炎，面神经瘫痪。

【备　　注】本种为蔷薇属植物“野蔷薇 Rosa multiflora Thunb.”的变种之一。

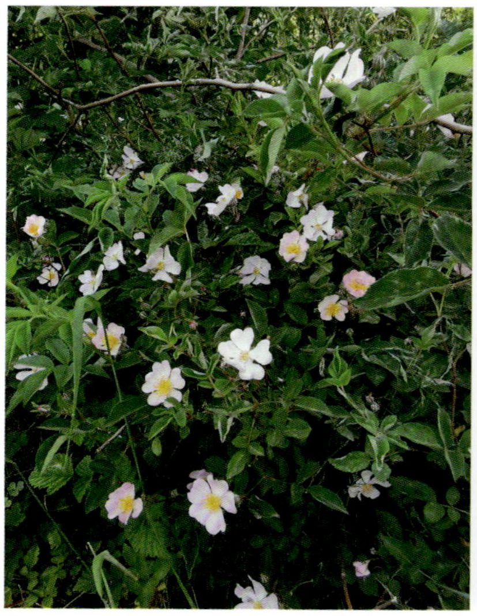

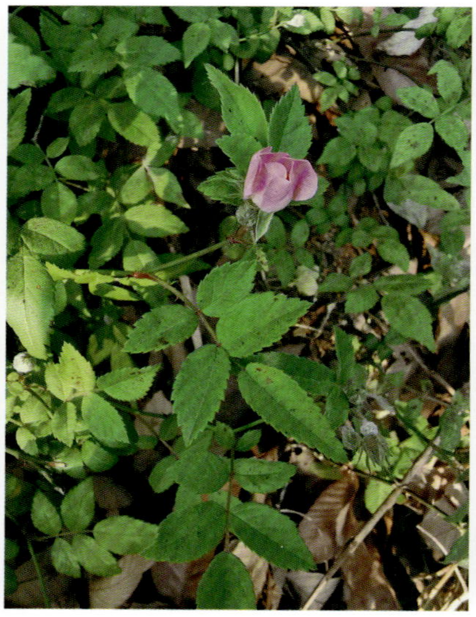

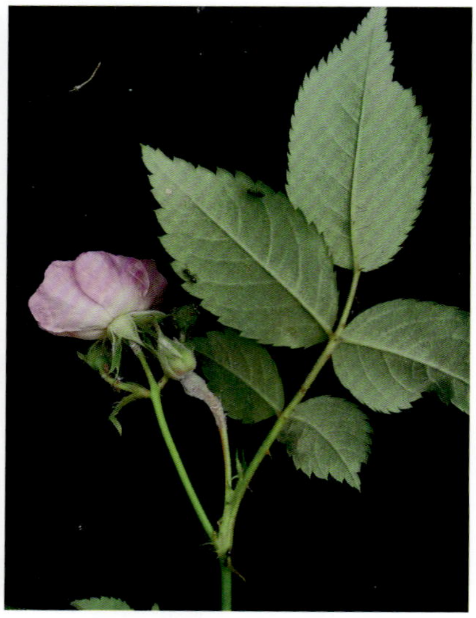

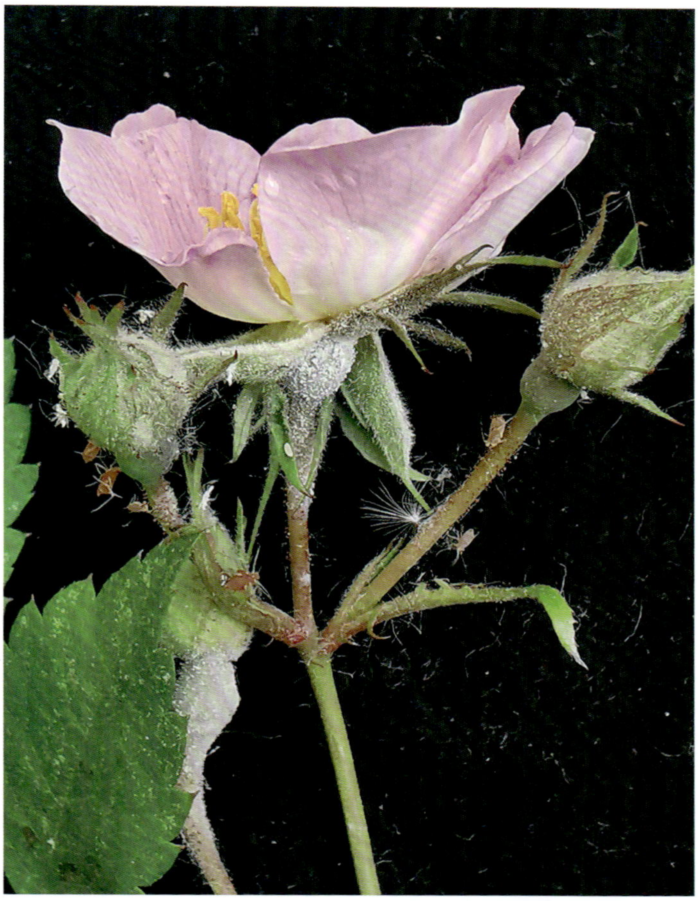

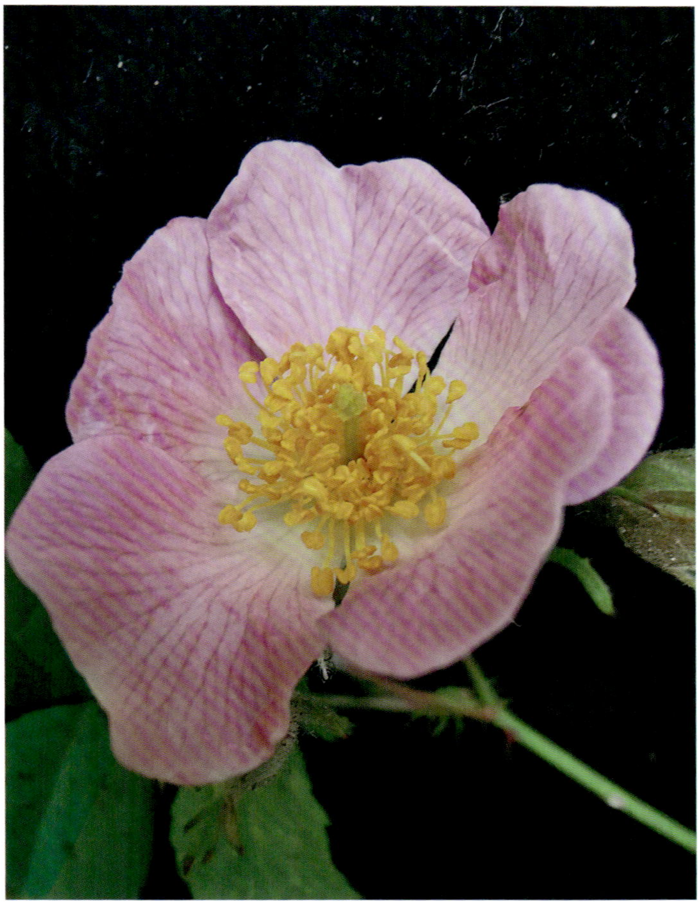

七姊妹

【基　　原】蔷薇科蔷薇属七姊妹 *Rosa multiflora* var. *carnea* Thory

【别　　名】十姊妹、七姐妹。

【形态特征】形态特征与植物“粉团蔷薇”相似。两者的主要区别：本种的花为重瓣，花瓣颜色深粉红色。

【生境分布】我国多地有栽培。

【药用部位（药材名称）及采收加工】根及叶（十姊妹）。根：全年可采，洗净，切片晒干；叶：夏秋季采收，鲜用或晒干。

【临床应用】苦、涩，平；归肝胆经。清热化湿，疏肝利胆；用于黄疸，痞积，妇女白带。

【备　　注】本种为蔷薇属植物“野蔷薇 Rosa multiflora Thunb.”的变种之一，常作庭院观赏。

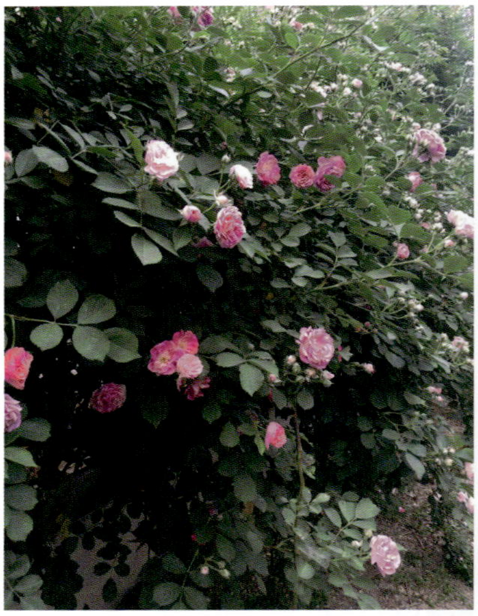
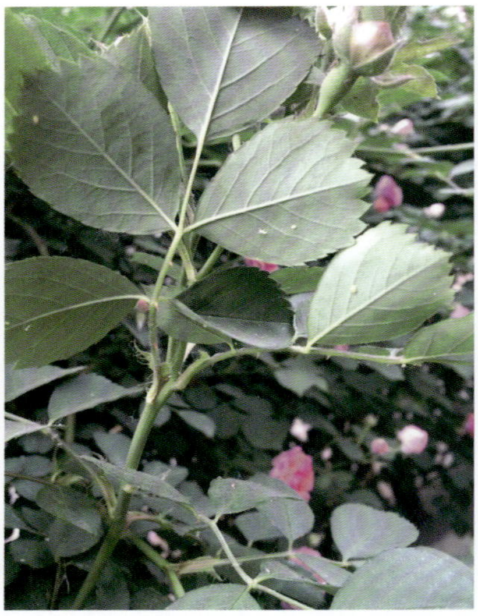
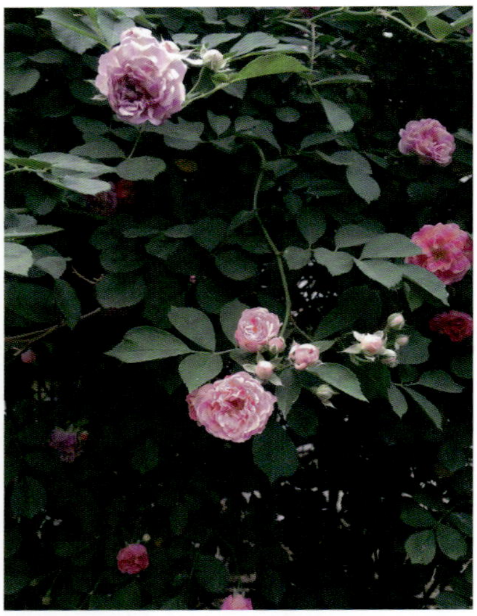
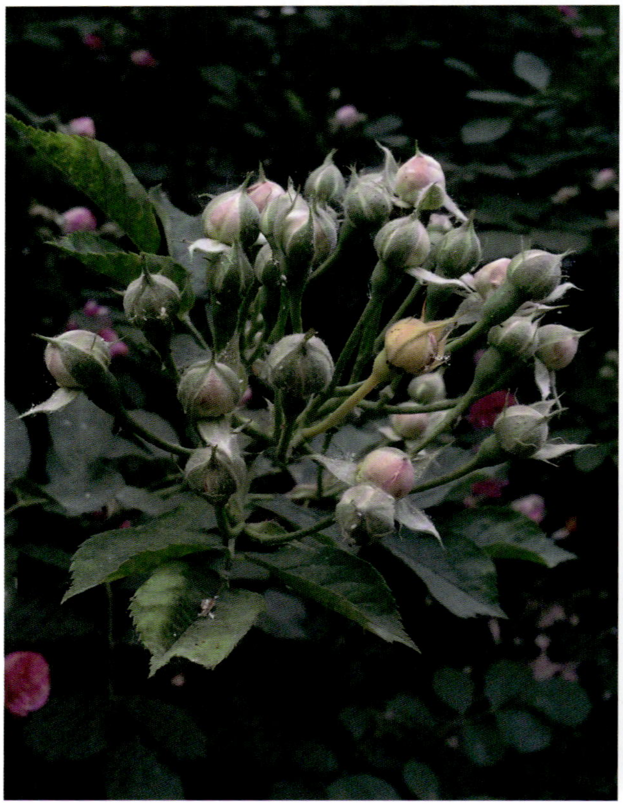
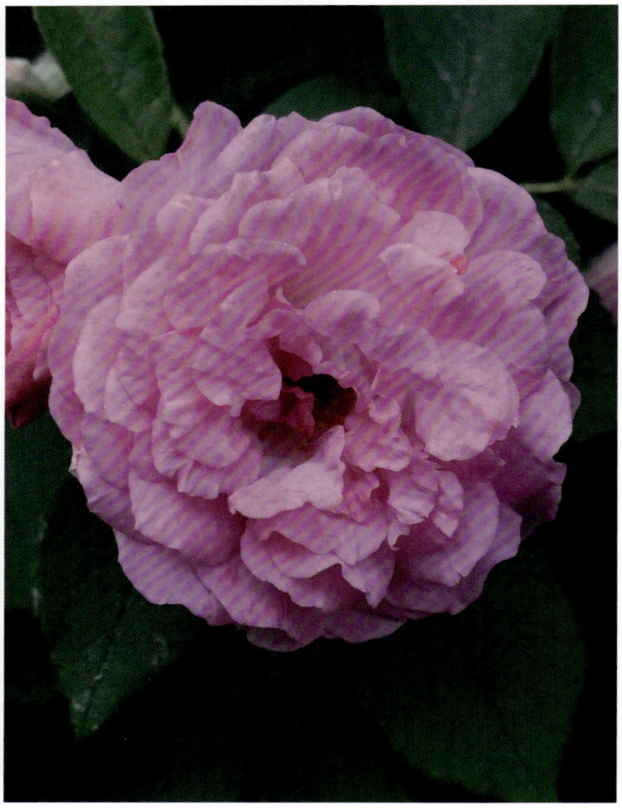

美蔷薇

【基　　原】蔷薇科蔷薇属美蔷薇 *Rosa bella* Rehd.et Wils.

【别　　名】油瓶子。

【形态特征】落叶灌木。茎：小枝圆柱形，散生基部稍膨大的皮刺；老枝常密被针刺。叶：奇数羽状复叶；小叶常 7 ～ 9，长椭圆形或卵形，先端急尖或圆钝，基部楔形或近圆形，边缘有尖锐锯齿，两面无毛或下面沿脉有散生柔毛和腺毛；叶柄和叶轴无毛或有稀疏柔毛，有散生腺毛和小皮刺；托叶宽平，大部贴生于叶柄，离生部分卵形，先端急尖，边缘有腺毛齿。花：花单生或 2 ～ 3 朵聚生；苞片 1 ～ 3，卵状披针形；花梗和萼筒被腺毛，萼片卵状披针形，全缘，先端延长成长尾状，外面有腺毛，内面密被柔毛；花瓣粉红色，宽倒卵形，先端微凹，基部楔形；花柱不伸出花托口外。果：果实椭圆形，顶端有短颈，深红色，有腺毛。花果期 5—10 月。

【生境分布】生于山坡灌丛、山脚、河沟旁等处。分布于我国华北及吉林、河南等地。

【药用部位（药材名称）及采收加工】果实（金樱子）。果实红熟时采摘，晒干，除去毛刺。

【临床应用】酸、涩，平；归肾、膀胱、大肠经。固精涩肠，缩尿止泻；用于滑精，遗尿，小便频数，脾虚泻痢，肺虚喘咳，自汗盗汗，崩漏带下。

【备　　注】按《药典》，中药材“金樱子”仅为蔷薇科金樱子 *Rosa laevigata* Michx. 的干燥成熟果实。《中药大辞典》记载美蔷薇的果实在河北和山西等省为中药材“金樱子”的代用品。

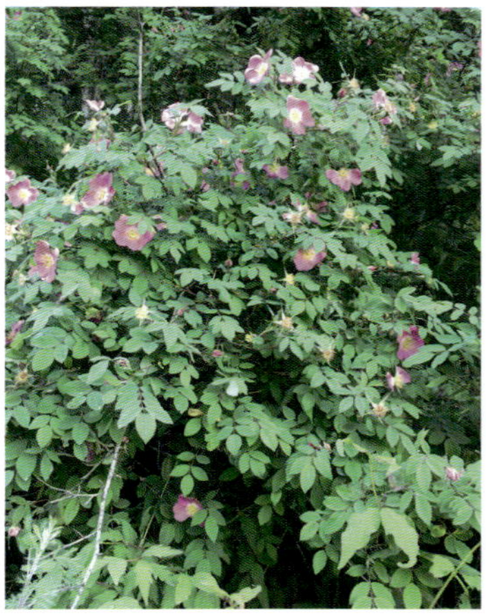
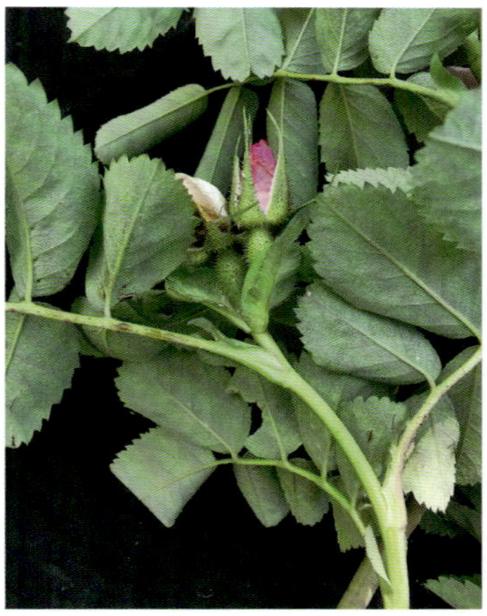
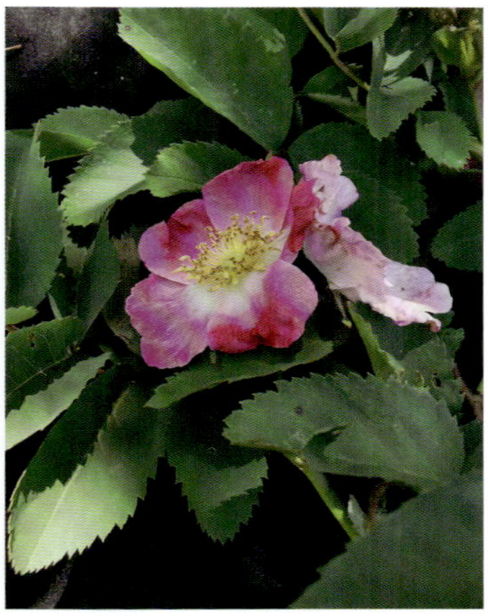
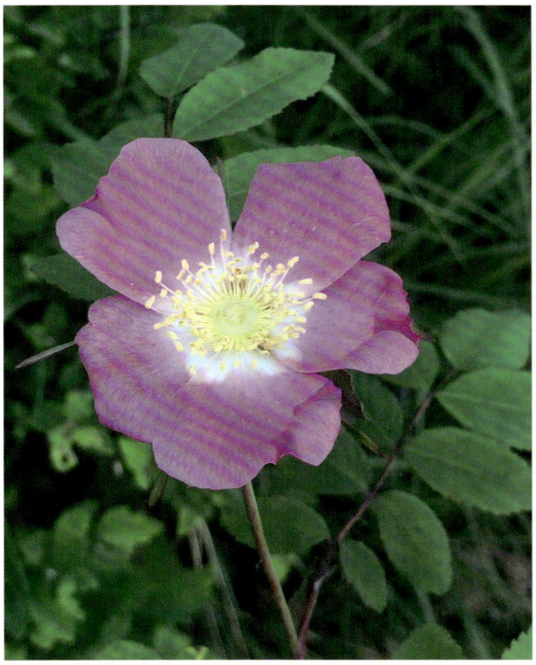
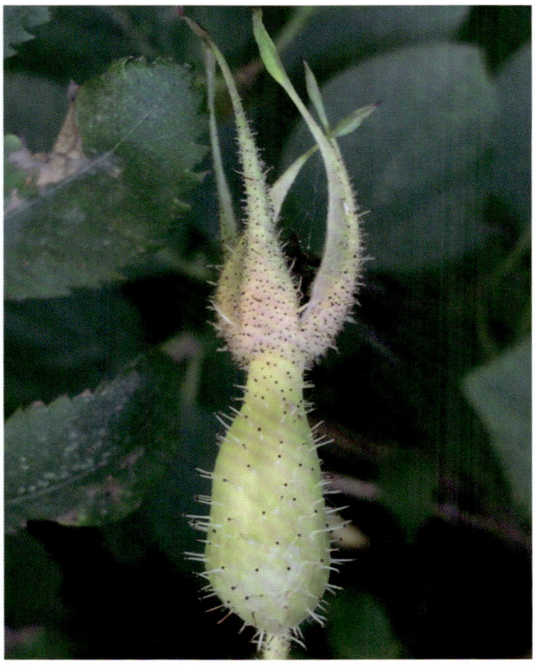

玫瑰

【基　　原】蔷薇科蔷薇属玫瑰 *Rosa rugosa* Thunb.

【别　　名】滨茄子、滨梨、海棠花、刺玫。

【形态特征】落叶灌木。茎：茎粗壮，丛生；小枝密被绒毛，并有针刺和腺毛，有皮刺。叶：奇数羽状复叶；小叶 5 ～ 9，小叶椭圆形或椭圆状倒卵形，先端急尖或圆钝，基部圆形或宽楔形，边缘有尖锐锯齿，上面深绿色，无毛，下面灰绿色，中脉突起，网脉明显，密被绒毛和腺毛或不明显；叶柄和叶轴密被绒毛和腺毛；托叶大部贴生于叶柄，离生部分卵形，边缘有带腺锯齿，下面被绒毛。花：花单生于叶腋或数朵簇生，苞片卵形，边缘有腺毛，外被绒毛；花梗密被绒毛和腺毛；萼片卵状披针形，先端尾状渐尖，常有羽状裂片而扩展成叶状，上面有稀疏柔毛，下面密被柔毛和腺毛；花瓣倒卵形，重瓣、半重瓣或单瓣，芳香，紫红色至白色；花柱离生，被毛，形成头状，稍伸出花托口外或塞于花托口，比雄蕊短很多。果：果扁球形，砖红色，肉质，平滑，萼片宿存。花果期 5—9 月。

【生境分布】全国各地均有栽培。

【药用部位（药材名称）及采收加工】花蕾（玫瑰花）、玫瑰花的蒸馏液（玫瑰露）。玫瑰花：春末夏初花将开放时分批采摘，及时低温干燥。玫瑰露：玫瑰花经蒸馏法制得。

【临床应用】玫瑰花：甘、微苦，温；归肝、脾经。行气解郁，和血，止痛；用于肝胃气痛，食少呕恶，月经不调，跌仆伤痛。玫瑰露：淡，平；归肝、脾、胃经。和中，养颜泽发；用于肝气犯胃，脘腹胀满疼痛，肤发枯槁。

【备　　注】本种的园艺品种很多，花色有白色、粉红色、紫色等，花瓣有单瓣、半重瓣、重瓣，供观赏用，但不入药使用。

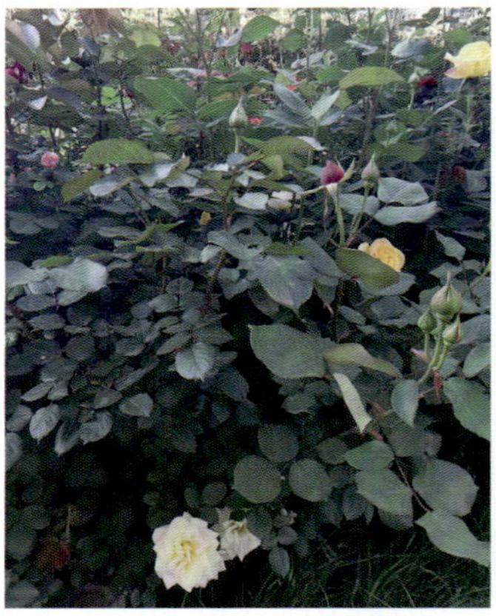
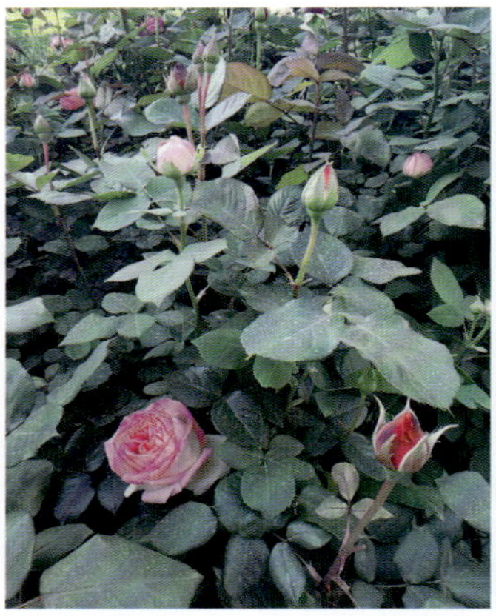
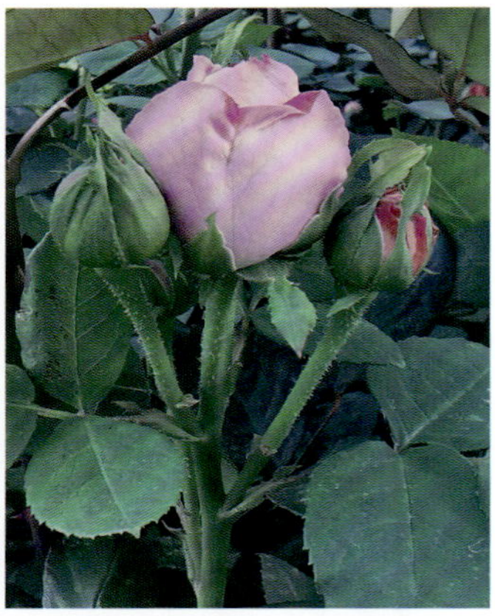
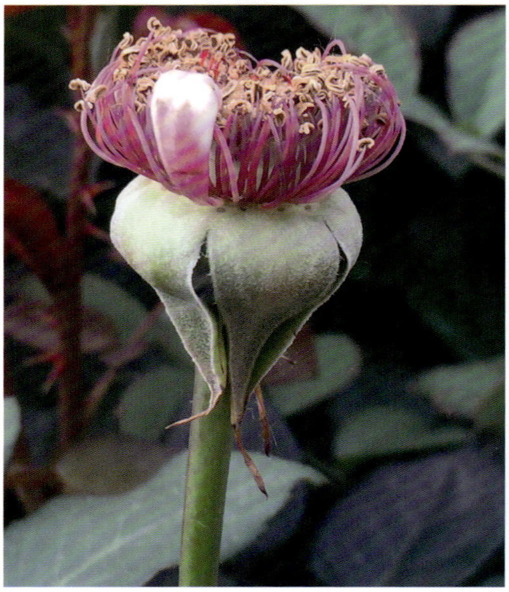
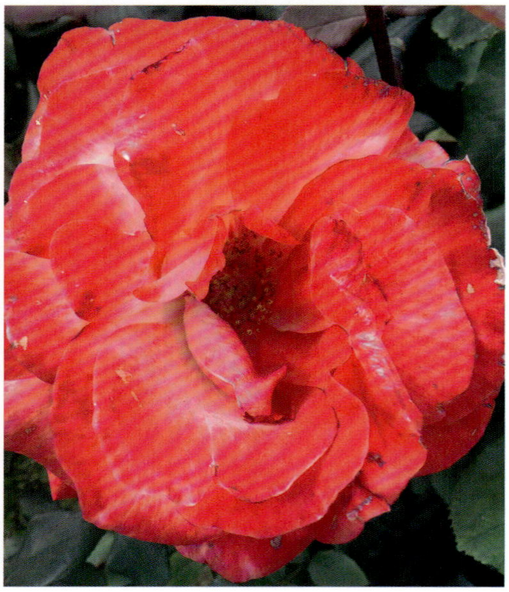

山刺玫

【基　　原】蔷薇科蔷薇属山刺玫 *Rosa davurica* Pall.

【别　　名】刺玫蔷薇、野玫瑰。

【形态特征】落叶灌木。**茎：**枝无毛，小枝及叶柄基部有成对的微弯皮刺，刺基部膨大。**叶：**奇数羽状复叶；小叶 7 ～ 9，长圆形或宽披针形，先端急尖或圆钝，基部宽楔形，边缘近中部以上有锐锯齿，上面无毛，下面灰绿色，有白霜、柔毛或腺点。叶柄和叶轴有柔毛、腺毛和稀疏皮刺；托叶大部贴生于叶柄，边缘有带腺锯齿，下面被柔毛。**花：**花单生或数朵簇生于叶腋；花瓣粉红色，花柱离生，柱头稍伸出花托口。**果：**果球形或卵球形，红色，无毛。花果期 6—9 月。

【生境分布】生于山坡、杂木林边、丘陵草地。分布于我国东北、华北等地。

【药用部位（药材名称）及采收加工】花（刺玫花）、果（刺莓果）、根（刺莓果根）。刺玫花：6—7 月花即将开放时采摘，晾干或晒干。刺莓果：果实即将成熟时采摘，晒干，除去花萼；或把新鲜果实切成两半，除去果核，再行干燥。刺莓果根：秋季挖根，晒干。

【临床应用】刺玫花：酸、甘，平；归肝、脾经。理气和胃，止咳；用于月经不调，痛经，崩漏，吐血，肋间神经痛，肺痨咳嗽。刺莓果：酸，温。健脾胃，助消化；用于消化不良，食欲不振，胃腹胀满，小儿食积。刺莓果根：苦、涩，平。止咳祛痰，止痢，止血；用于慢性支气管炎，肠炎，细菌性痢疾，功能性子宫出血，跌打损伤。

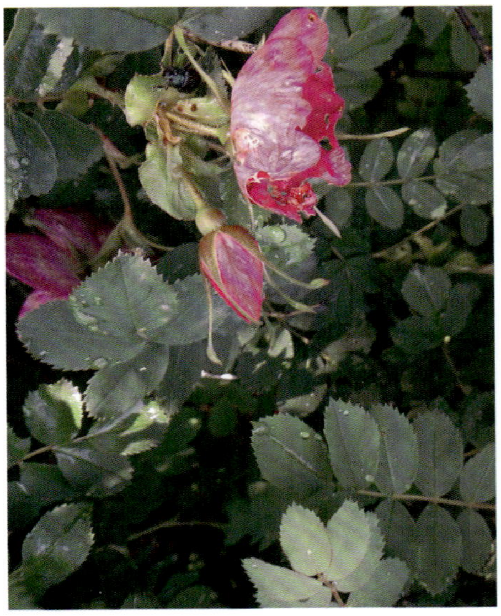

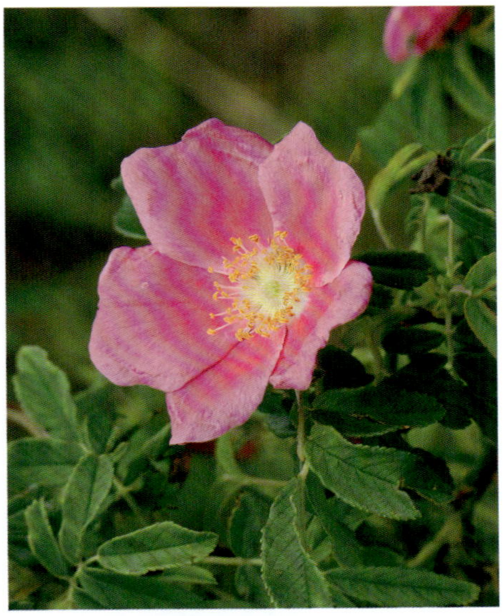

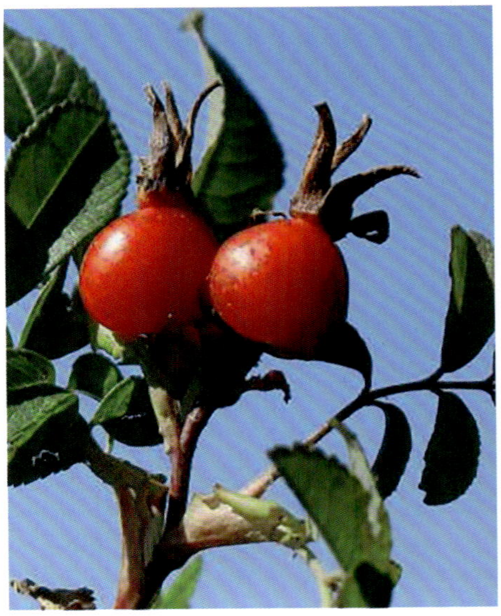

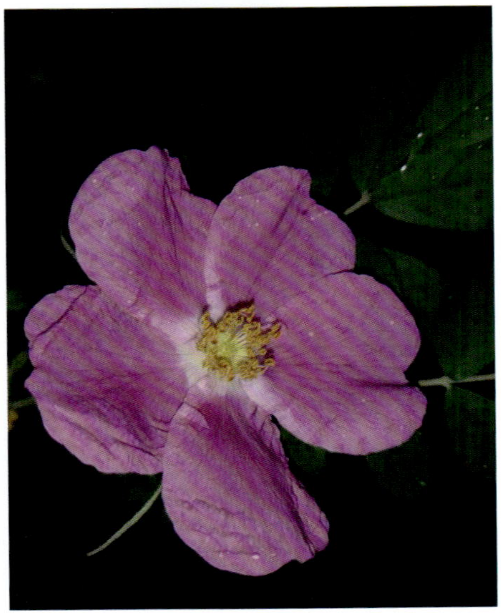

月季花

【基　　原】蔷薇科蔷薇属月季花 *Rosa chinensis* Jacq.

【别　　名】月月花（红、开）、月季、玫瑰。

【形态特征】形态特征与植物“玫瑰”相似。两者的主要区别：玫瑰的花柱形成头状，微伸出花托口外或塞于花托口，比雄蕊短很多。月季花的花柱明显伸出萼筒口外，约与雄蕊等长。

【生境分布】全国各地普遍栽培。

【药用部位（药材名称）及采收加工】半开放花（月季花）、叶（月季花叶）、根（月季花根）。月季花：夏秋季选晴天采收半开放的花朵，及时摊开晾干或用微火烘干。月季花叶：春至秋季，枝叶茂盛时采叶，鲜用或晒干。月季花根：全年可采，挖根，洗净，切段晒干。

【临床应用】月季花：甘，温，无毒；归肝、肾经。活血调经，解毒消肿；用于月经不调，痛经，闭经，跌打损伤，瘀血肿痛，瘰疬，痈肿，烫伤。月季花叶：微苦，归肝经。活血消肿，解毒，止血；用于疮疡肿毒，瘰疬，跌打损伤，腰膝肿痛，外伤出血。月季花根：甘，温；归肝经。活血调经，消肿散结，涩精止带；用于月经不调，痛经，闭经，血崩，跌打损伤，瘰疬，遗精，带下。

【备　　注】本种的园艺品种较多。编者认为：若某种药用植物为野生品种，其变种亦为自然繁殖生长的野生品种，此变种应当可以入药；若其变种是受到人为多因素干预的人工培育或改良品种，则不应当入药。若某种药用植物已经是人工培育或改良品种，其变种为人工再培育或再改良品种，其变种则不应当入药。月季花在我国广泛栽培，其变种较多，多为园艺观赏品种；园艺观赏品种在形态特征、气味等诸多方面存在较大差异，且受人为干预较大，不应当做为药用植物基原。

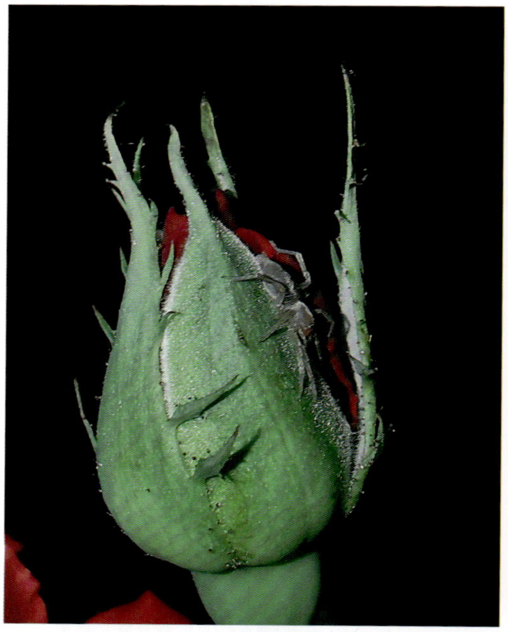

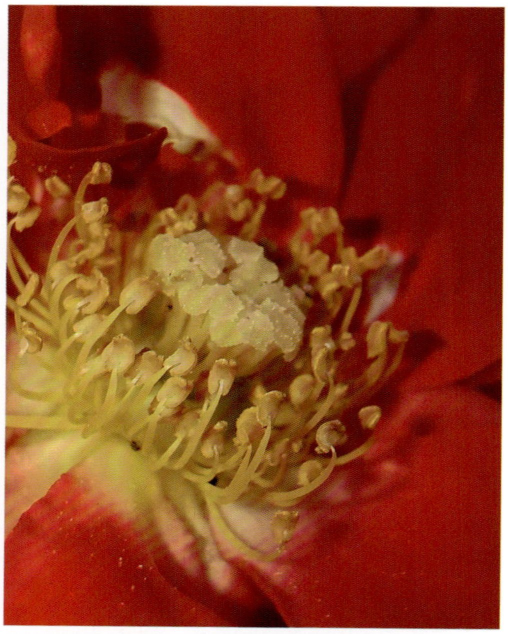

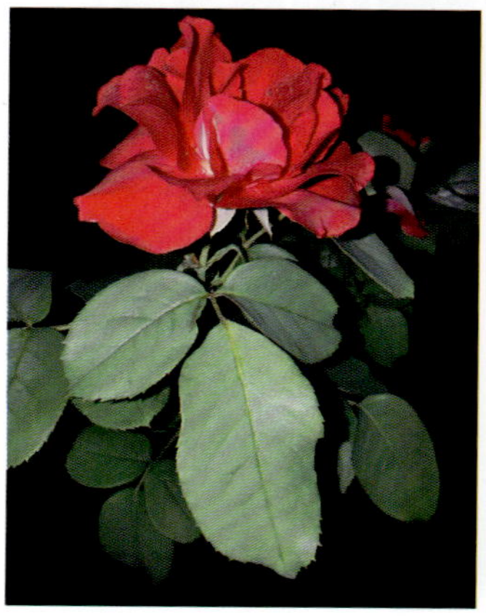

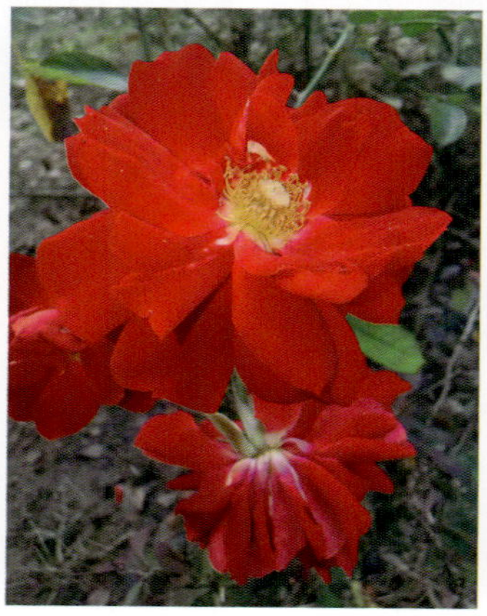

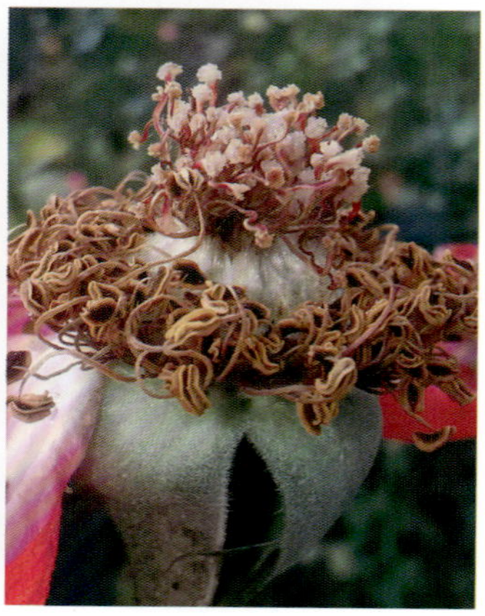

龙芽草

【基　　原】蔷薇科龙牙草属龙牙草 *Agrimonia pilosa* Ledeb.

【别　　名】仙鹤草、脱力草、刀口药、地仙草、蛇倒退、路边鸡（黄）、鸡爪沙、牛头草等。

【形态特征】多年生草木。茎：根茎短，基部常有 1 或数个地下芽；茎直立，被白色长柔毛，有时散生短柔毛，上部具分枝。叶：奇数羽状复叶互生，有柄；托叶镰形，稀卵形，先端尖，基部楔形，边缘有齿或全缘，两面均被柔毛；小叶 3 ～ 9，长椭圆形或椭圆形，顶端及中部的叶较大，其间夹杂数对小形叶片，小叶几无柄。花：总状花序顶生或腋生，单一或 2 ～ 3 个簇生，花序轴和花梗被柔毛；花萼筒状，先端 5 裂，裂片倒卵形，密被钩刺；花瓣 5，黄色，倒卵形，先端微凹；雄蕊 5 ～ 15 枚，花柱 2，丝状，柱头头状。果：瘦果倒卵圆锥形，外面有 10 条肋，被疏柔毛，先端有数层钩刺。花果期 7—11 月。

【生境分布】生于荒地、山坡、路旁、草地等处。分布于我国大部分地区。

【药用部位（药材名称）及采收加工】根（龙牙草根、仙鹤草根）、带有不定芽的根茎（仙鹤草根芽）、地上部分（仙鹤草）。根：秋后采挖，洗净，除去芦头，晒干。仙鹤草根芽：冬春季新株萌发前采挖根茎，去老根，留幼芽，洗净，晒干。仙鹤草：夏秋季茎叶茂盛时采割，除去杂质，干燥。

【临床应用】根：辛、涩，温；无毒。用于赤白痢疾，妇女经闭，肿毒，驱绦虫。仙鹤草根芽：微甘、苦、涩；用于绦虫病，滴虫性肠炎。仙鹤草：苦、涩，平；归心、肝经。收敛止血，截疟，止痢，解毒，补虚；用于咯血，吐血，崩漏下血，疟疾，血痢，痈肿疮毒，阴痒带下，脱力劳伤。

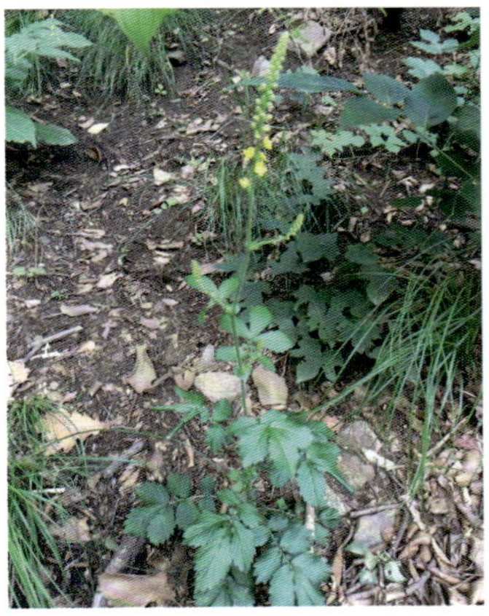

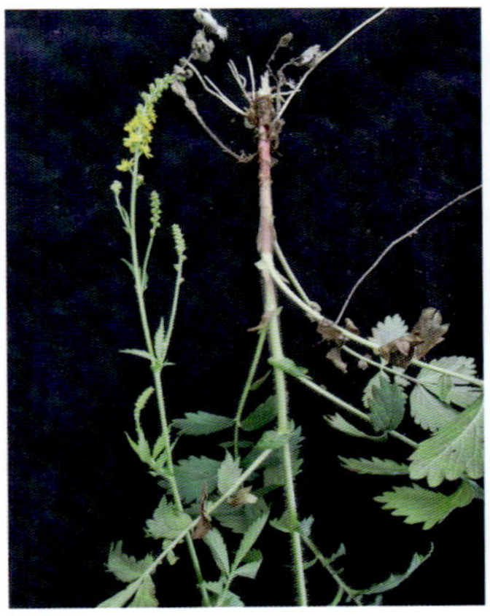

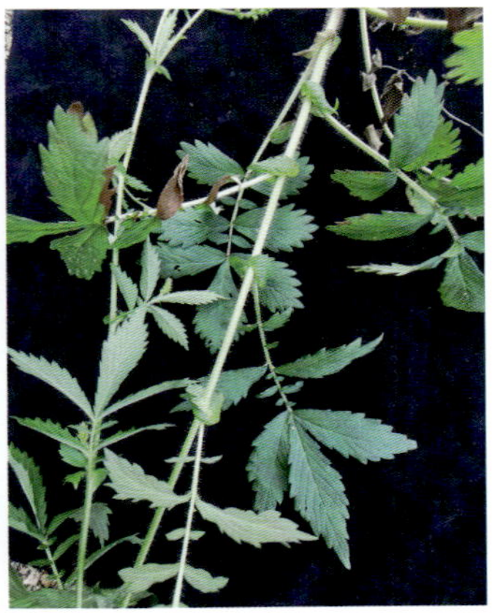

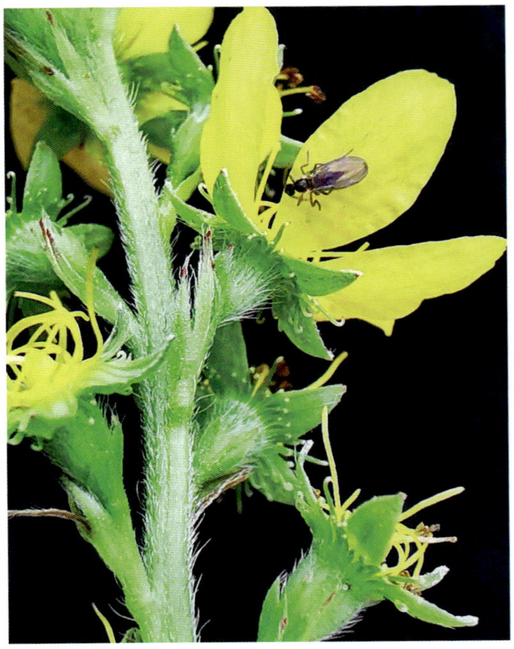

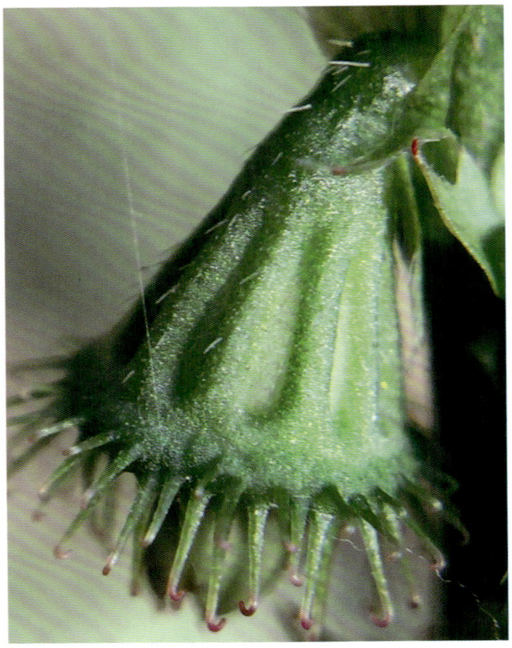

地榆

【基　　原】蔷薇科地榆属地榆 *Sanguisorba officinalis* L.

【别　　名】西（涩、红、紫）地榆、地芽、野升麻、黄根子、蕨苗参、血箭草等。

【形态特征】多年生草本。**根：**根纺锤形，肥厚，表面暗棕色。**茎：**根状茎粗壮，有纵皱及横裂纹；茎直立，有棱，上部分枝。**叶：**奇数羽状复叶；基生叶具长柄，小叶 9 ～ 13，具短柄，小叶柄具小托叶，叶卵形或长圆状卵形，先端尖或钝圆，基部心形至浅心形，边缘有多数粗齿，上面绿色，下面浅绿色；茎生叶较少。**花：**穗状花序数个疏生于茎顶，密集成近球形或短圆柱形；花小，花暗紫色、紫红色或红色，小花有 2 膜质苞片，披针形，顶端渐尖至尾尖，花瓣缺；萼片 4，紫红色，花瓣状；雄蕊 4，花丝丝状，与萼片近等长；柱头顶端扩大，盘形，边缘具流苏状乳头。**果：**瘦果暗棕色，有 4 纵棱呈狭翅状。花果期 6—10 月。

【生境分布】生于山坡草地、灌丛、草原、田边等处。分布于我国大部分地区。

【药用部位（药材名称）及采收加工】根（地榆）、叶（地榆叶）。地榆：春季植株将发芽时或秋季地上部分枯萎后采挖，除去须根，洗净，干燥或趁鲜切片后干燥。地榆叶：6—8 月采收，鲜用或晒干。

【临床应用】地榆：苦、酸、涩，微寒；归肝、大肠经。凉血止血，解毒敛疮；用于便血，痔血，血痢，崩漏，水火烫伤，痈肿疮毒。地榆叶：苦，微寒；归胃经。清热解毒；用于热病发热，疮疡肿毒。

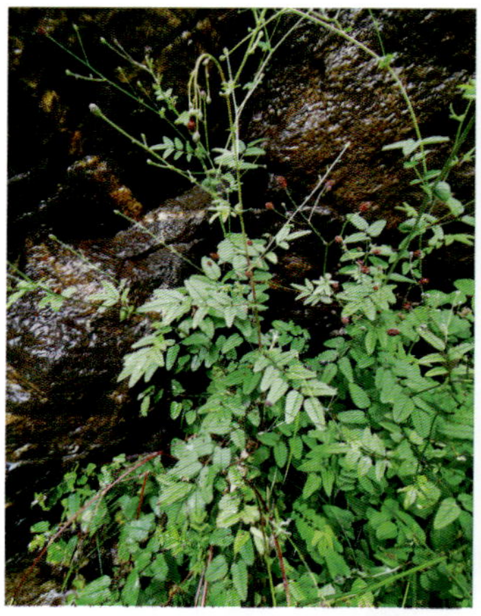

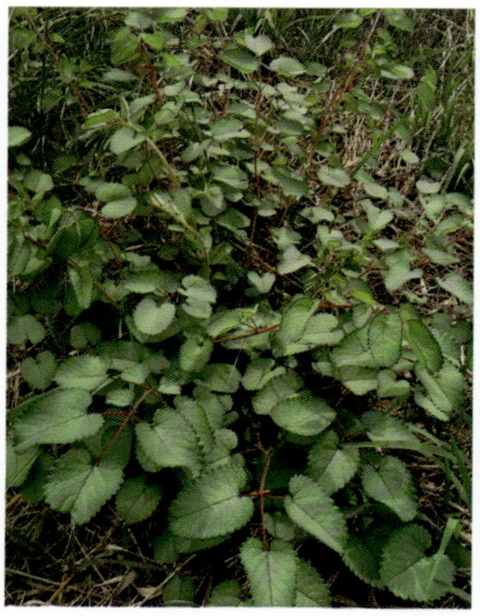

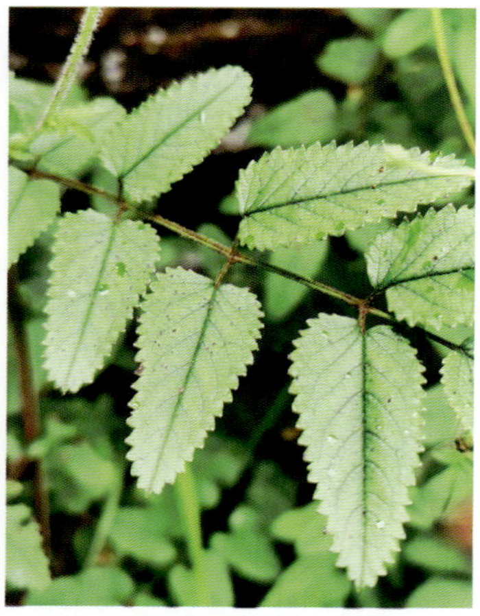

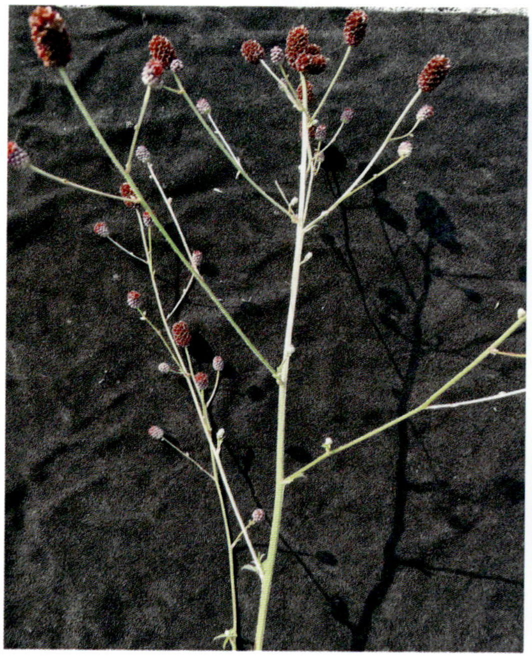

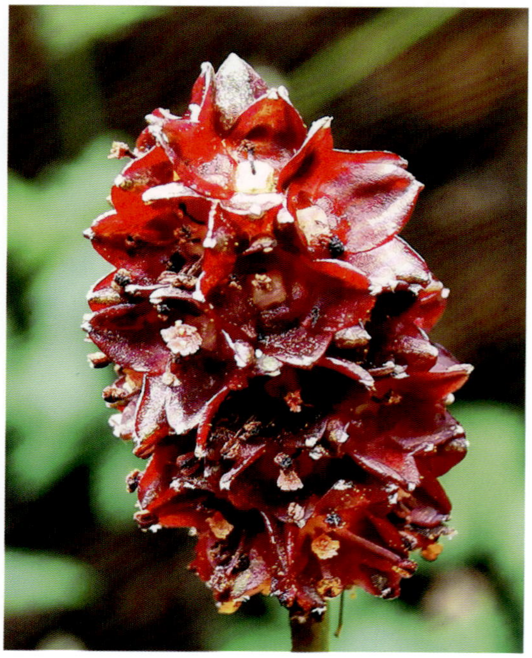

长叶地榆

【基　　原】蔷薇科地榆属长叶地榆 *Sanguisorba officinalis* var. *longifolia*（Bertol.）Yü et Li

【别　　名】绵地榆。

【形态特征】形态特征与植物“地榆”相似。与“地榆”比较：长叶地榆基生叶的小叶片显窄长，呈带状长圆形至带状披针形，长宽比约为 5 倍及以上；茎生叶更多且更窄长；花穗为长圆柱形，更为瘦长，长约 2 ～ 6 cm，直径约 0.5 ～ 1 cm，长宽比约为 1∶4 ～ 6 倍。

【生境分布】生于山坡草地、溪边、灌丛、疏林中。分布于我国东北、华东、华南、西南、华中及河北、山西、甘肃等地。

【药用部位（药材名称）及采收加工】均同植物“地榆”项下。

【临床应用】同植物“地榆”项下。

【备　　注】本种为地榆 *Sanguisorba officinalis* L. 的变种。据《药典》，中药材“地榆”为蔷薇科植物地榆 *Sanguisorba officinalis* L. 或长叶地榆 *Sanguisorba officinalis* L.var.*longifolia*（Bert.）Yti et Li 的干燥根；后者习称“绵地榆”。《中国植物志》和《山西植物志》：根据《本草纲目》记载，从产地及形态特征来比较，本种（长叶地榆）应为中药“地榆”的正品；言外之意就是说植物“地榆 *Sanguisorba officinalis* L.”并非《本草纲目》记载的中药材“地榆”的基原。本种（长叶地榆）较地榆的根更富含纤维，更加绵软，不易折断，断面不整齐，故而俗称“绵地榆”。

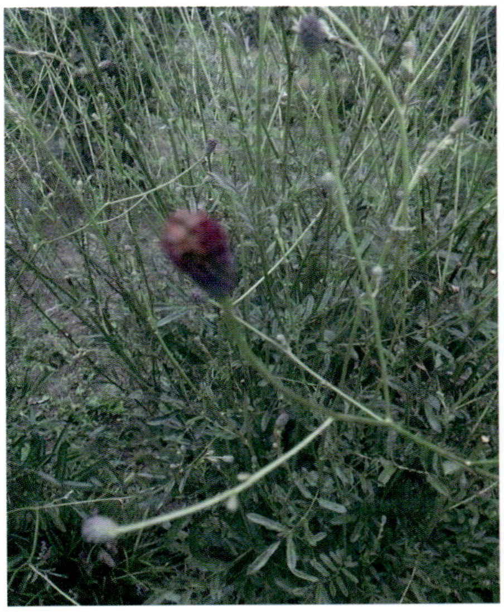
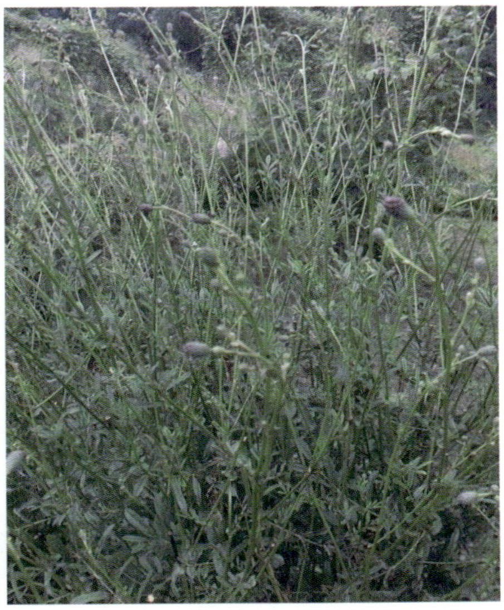
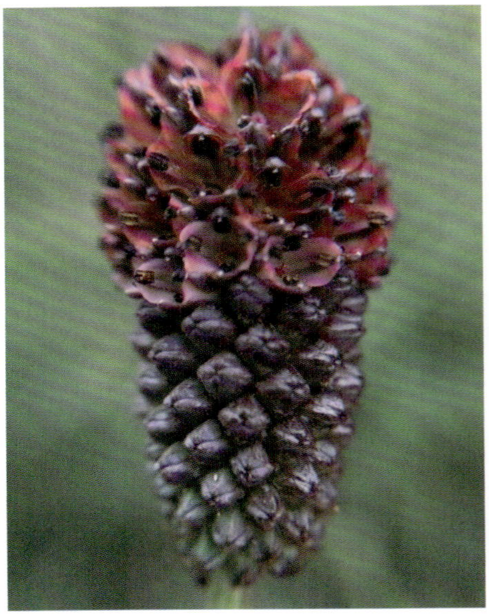
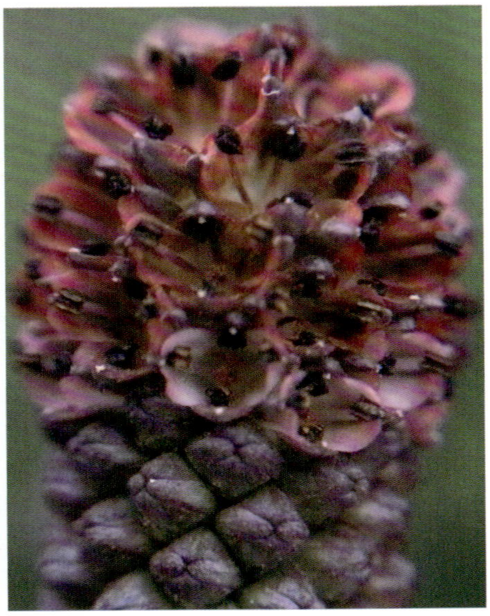

棣棠花

【基　　原】蔷薇科棣棠花属棣棠花 *Kerria japonica*（L.）DC.

【别　　名】土黄条、鸡蛋黄花、棣棠、山吹、黄榆叶梅。

【形态特征】落叶灌木。茎：小枝绿色，圆柱形，无毛，常拱垂，嫩枝有棱角。叶：叶互生，三角状卵形或卵圆形，顶端长渐尖，基部圆形、截形或微心形，边缘有尖锐重锯齿，两面绿色，上面无毛或有稀疏柔毛，下面沿脉或脉腋有柔毛；托叶膜质，带状披针形，早落。花：花单生，着生在当年生侧枝的顶端，花梗无毛；萼片卵状椭圆形，顶端急尖，有小尖头，全缘，无毛，果时宿存；花瓣黄色，宽椭圆形，顶端下凹，比萼片长 1 ～ 4 倍。果：瘦果倒卵形至半球形，褐色或黑褐色，表面无毛，有皱褶。花果期 4—8 月。

【生境分布】生于山坡灌丛。分布于我国华东、华中、西南及甘肃、陕西等地，全国各地有栽培。

【药用部位（药材名称）及采收加工】嫩枝叶及花（棣棠花）、茎髓（通草）。棣棠花：4—5 月采花，7—8 月采枝叶，鲜用或晒干。通草：秋季割取茎，趁鲜捅出髓部，晒干。

【临床应用】棣棠花：苦、涩，平；归肺、胃、脾经。化痰止咳，利尿消肿，解毒；用于咳嗽，风湿痹痛，产后劳伤痛，水肿，小便不利，消化不良，痈疽肿毒，湿疹，荨麻疹。通草：据《河北植物志》《河南植物志》《中国植物志》记载，茎髓作为“通草”的代用品，有清热、利尿、下乳之效。

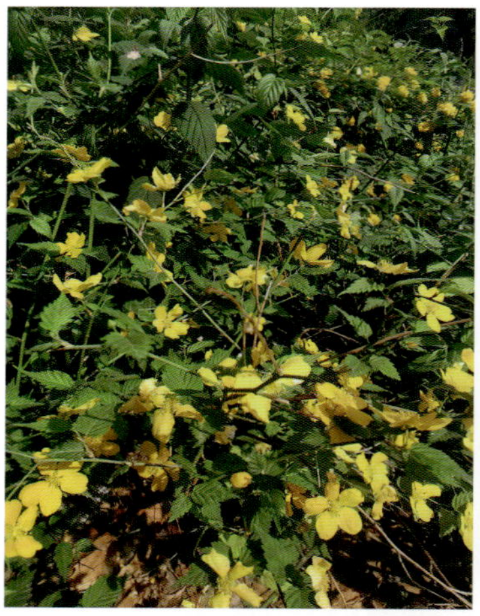
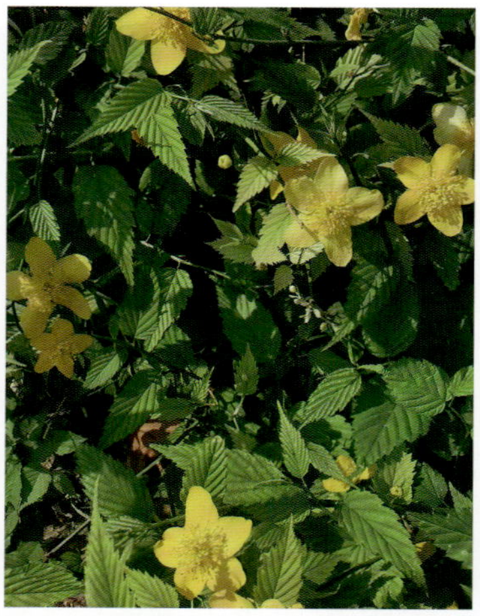
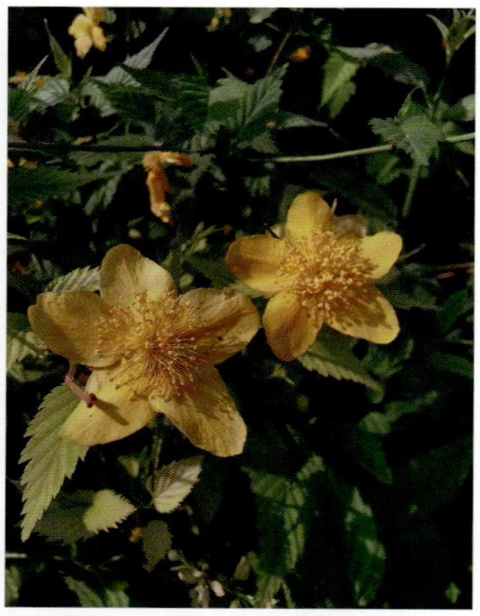
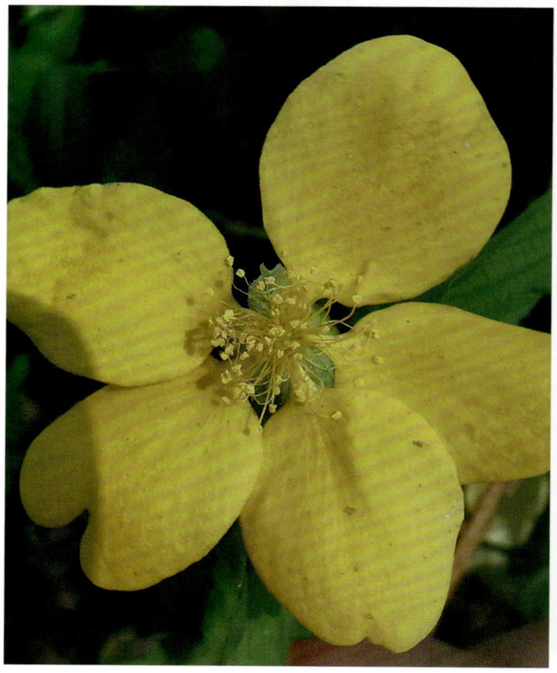
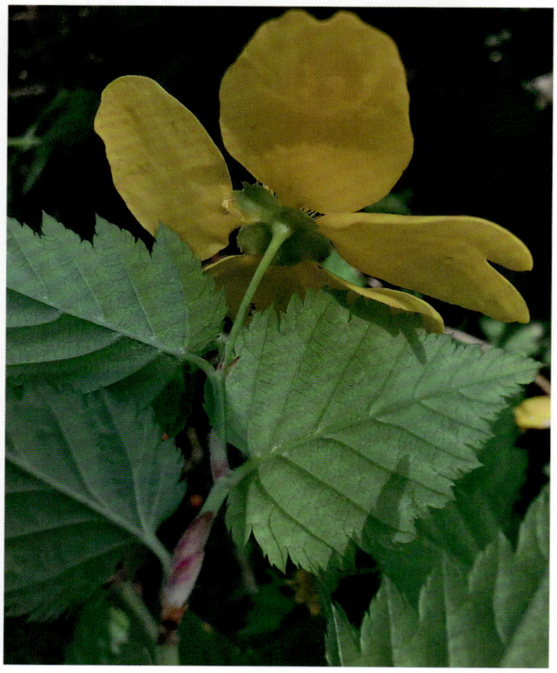

重瓣棣棠花

【基　　原】蔷薇科棣棠花属重瓣棣棠花 *Kerria japonica*（L.）DC. f. *pleniflora*（Witte）Rehd.

【别　　名】同植物“棣棠花”项下。

【形态特征】形态特征与植物“棣棠花”相似。两者的主要区别：重瓣棣棠花的花为重瓣。

【生境分布】生于山坡灌丛。分布于我国华东、华中、西南及甘肃、陕西等地；全国各地有栽培。

【药用部位（药材名称）及采收加工】均同植物“棣棠花”项下。

【临床应用】同植物“棣棠花”项下。

【备　　注】本种为植物“棣棠花 Kerria japonica (L.) DC.”的变型。

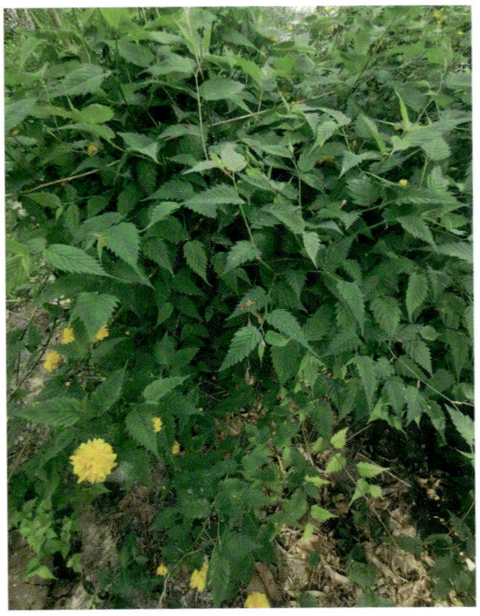

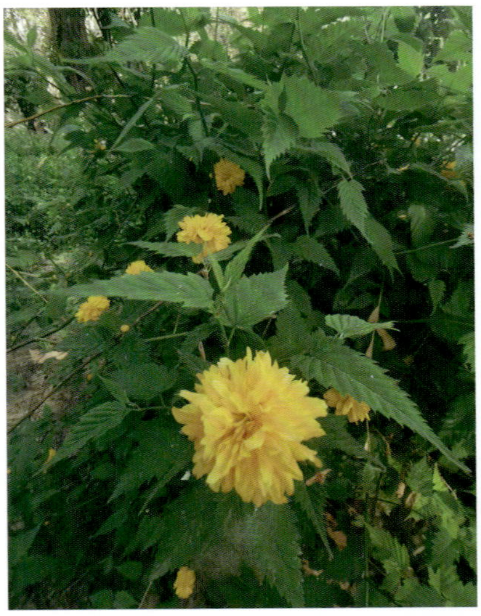

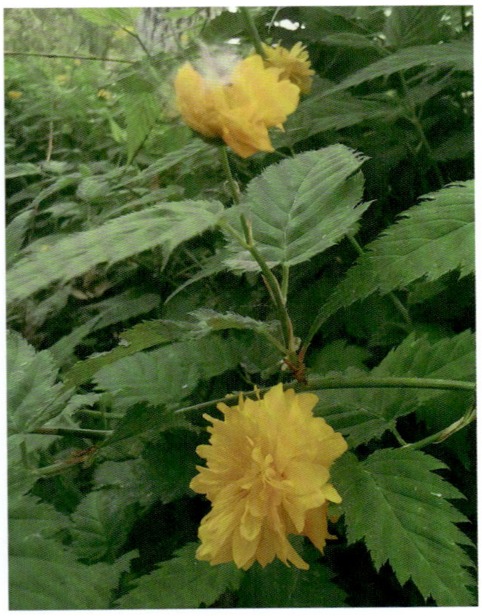

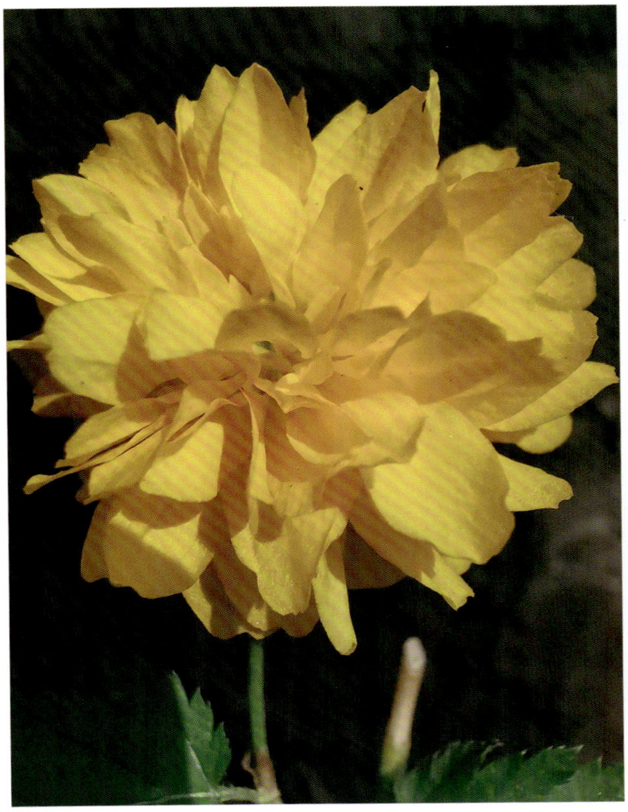

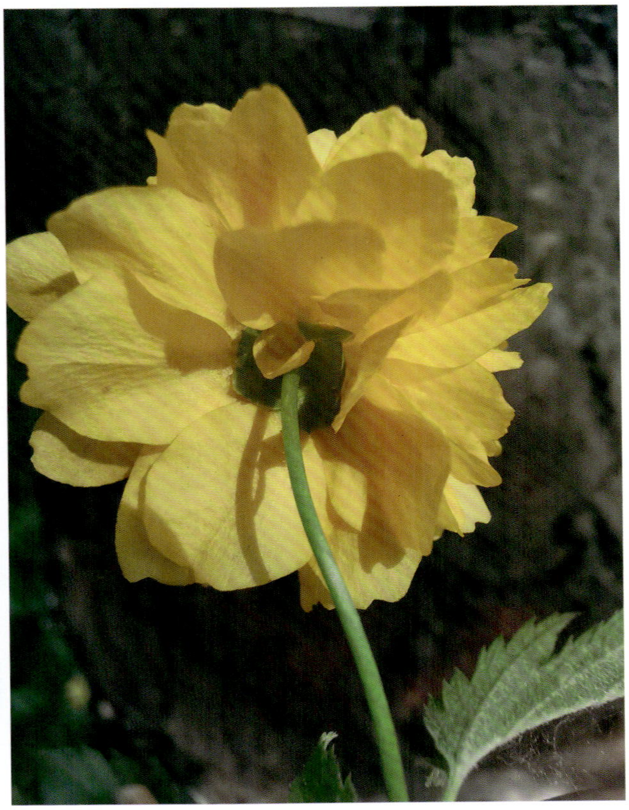

茅莓

【基　　原】蔷薇科悬钩子属茅莓 *Rubus parvifolius* L.

【别　　名】婆婆头、牙鹰勒、蛇泡勒、草杨梅子、茅莓悬钩子、小叶悬钩子、红梅消、三月泡。

【形态特征】落叶灌木。**茎：**枝呈弓形弯曲，被柔毛和稀疏钩刺。**叶：**小叶3，在新枝上偶有5，菱状圆形或倒卵形，顶端圆钝或急尖，基部圆形或宽楔形，上面伏生疏柔毛，下面密被灰白色绒毛，边缘有不整齐粗锯齿或缺刻状粗重锯齿，常具浅裂片；叶柄被柔毛和稀疏小皮刺；托叶线形，具柔毛。**花：**伞房花序顶生或腋生，成短总状，具花数朵至多朵，被柔毛和细刺；花梗具柔毛和稀疏小皮刺；苞片线形，有柔毛；花萼外面密被柔毛和疏密不等的针刺；萼片卵状披针形或披针形，顶端渐尖，有时条裂，在花果时均直立开展；花瓣卵圆形或长圆形，粉红至紫红色，基部具爪；雄蕊花丝白色，稍短于花瓣；子房具柔毛。**果：**果实卵球形，红色，无毛或具稀疏柔毛。**种子：**核有浅皱纹。花果期5—8月。

【生境分布】生于山坡、山谷、路旁、荒野。分布于我国东北、华东、华中、华南及河北、山西、陕西、甘肃、四川等地。

【药用部位（药材名称）及采收加工】茎叶（茅莓）、地上部分（薅田藨）、根（薅田藨根）。茅莓：夏季采收茎叶，鲜用或晒干。薅田藨：7—8月采收，割取全草，捆成小把，晒干。薅田藨根：秋冬季挖根，洗净，鲜用或切片晒干。

【临床应用】茅莓：甘、酸。散瘀，止痛，解毒，杀虫；用于吐血，跌打刀伤，产后瘀滞腹痛，痢疾，痔疮，疥疮。薅田藨：苦、涩，凉；归肝、肺、肾经。清热解毒，散瘀止血，杀虫疗疮；用于感冒发热，咳嗽痰血，痢疾，跌打损伤，产后腹痛，疥疮，疖肿，外伤出血。薅田藨根：甘、苦，凉；归肝、肺、肾经。清热解毒，祛风利湿，活血凉血；用于感冒发热，咽喉肿痛，风湿痹痛，肝炎，肠炎，痢疾，肾炎水肿，尿路感染，结石，跌打损伤，咳血，吐血，崩漏，疔疮肿毒，腮腺炎。

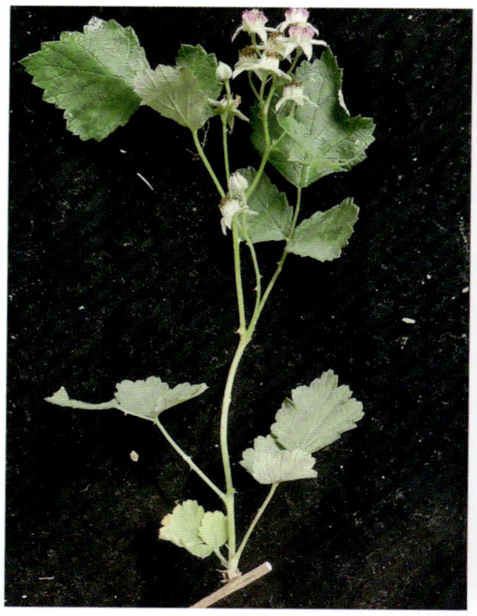
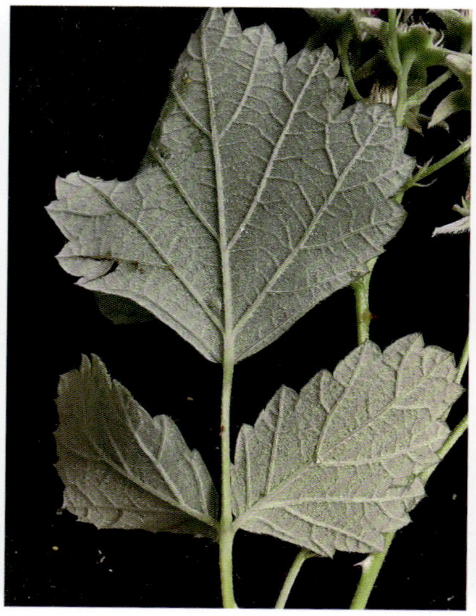
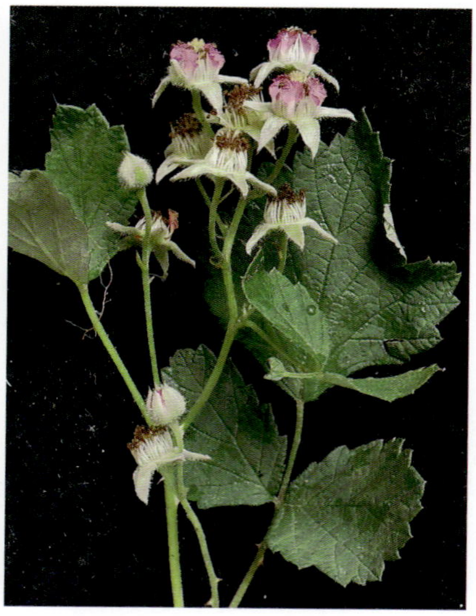

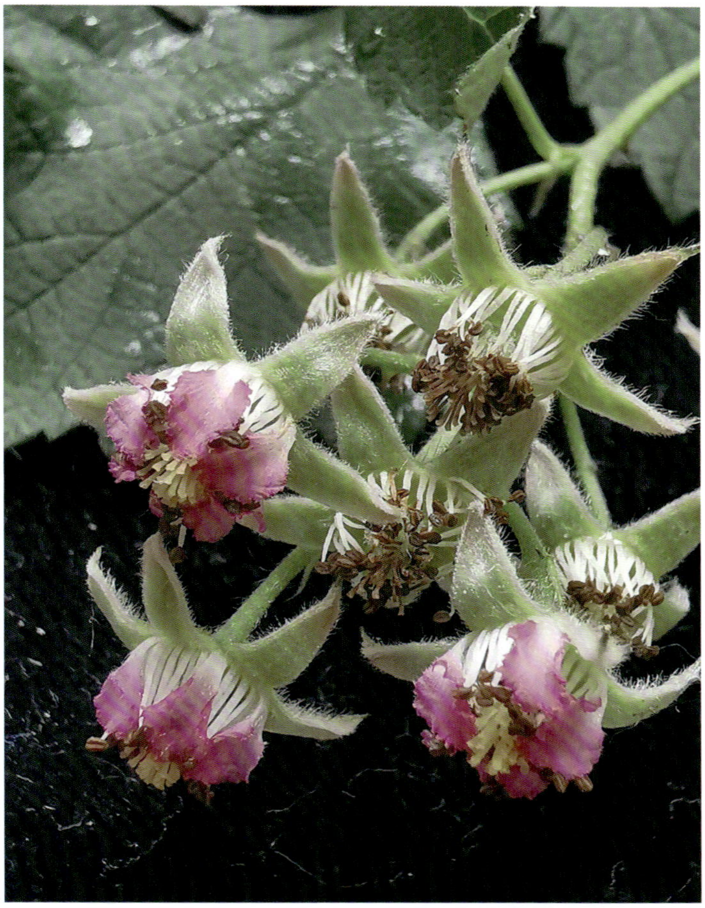

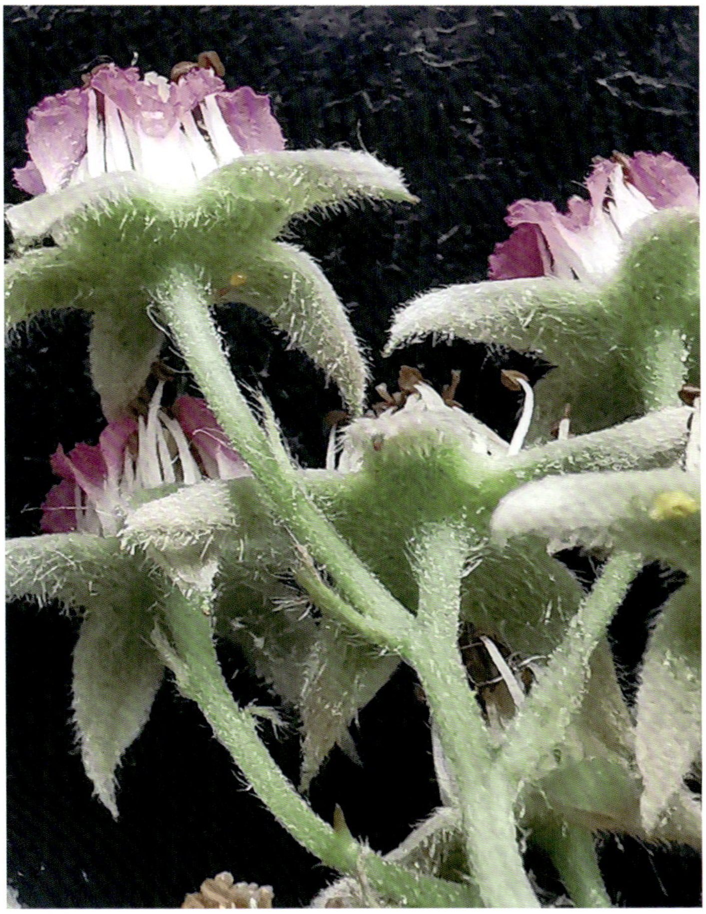

腺花茅莓

【基　　原】蔷薇科悬钩子属腺花茅莓 *Rubus parvifolius* var. *adenochlamys*（Focke）Migo

【别　　名】倒莓子、托盘。

【形态特征】形态特征与植物“茅莓”相似。两者的主要区别：本种的花萼或花梗具红色腺毛。

【生境分布】生于山坡、林下。分布于陕西、甘肃、河北、河南、山西、湖南、江苏、四川等地。

【药用部位（药材名称）及采收加工】均同植物“茅莓”项下。

【临床应用】同植物“茅莓”项下。

【备　　注】本种为植物“茅莓 Rubus parvifolius L.”的变种。

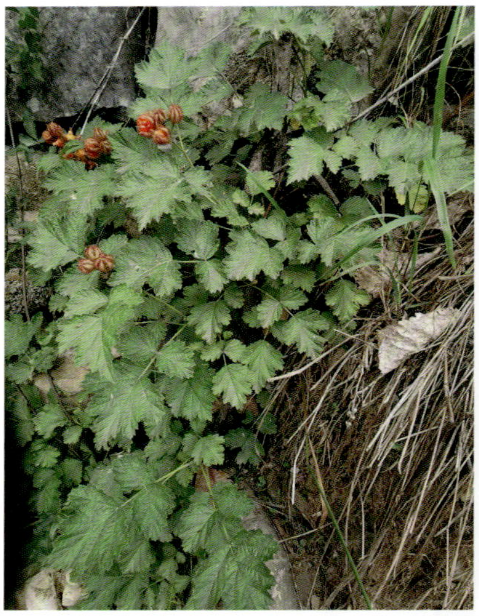
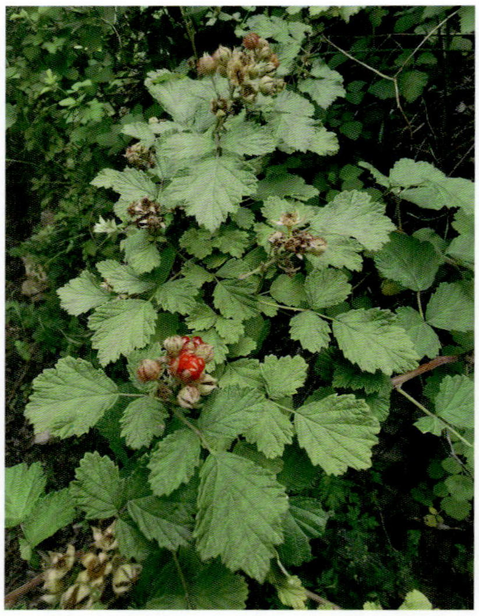
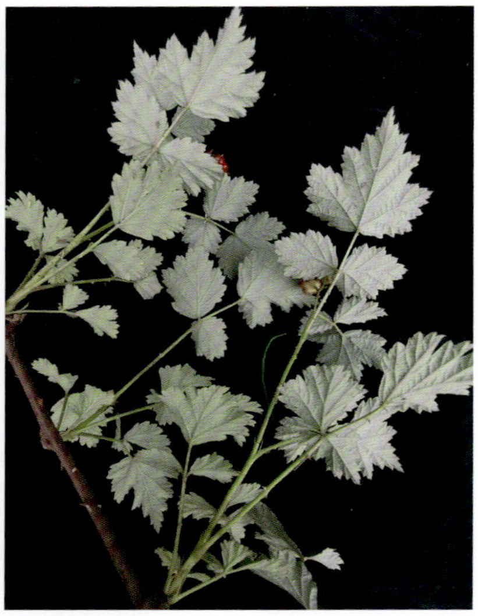
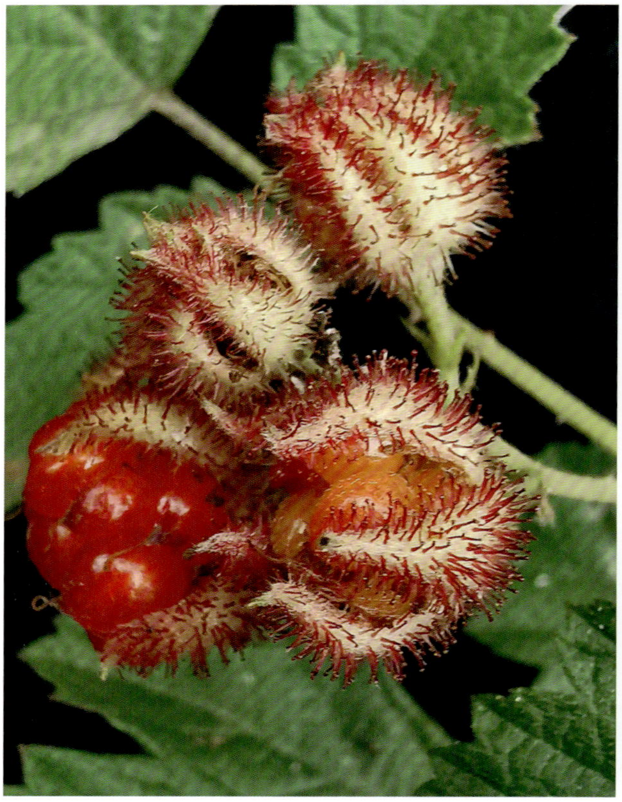
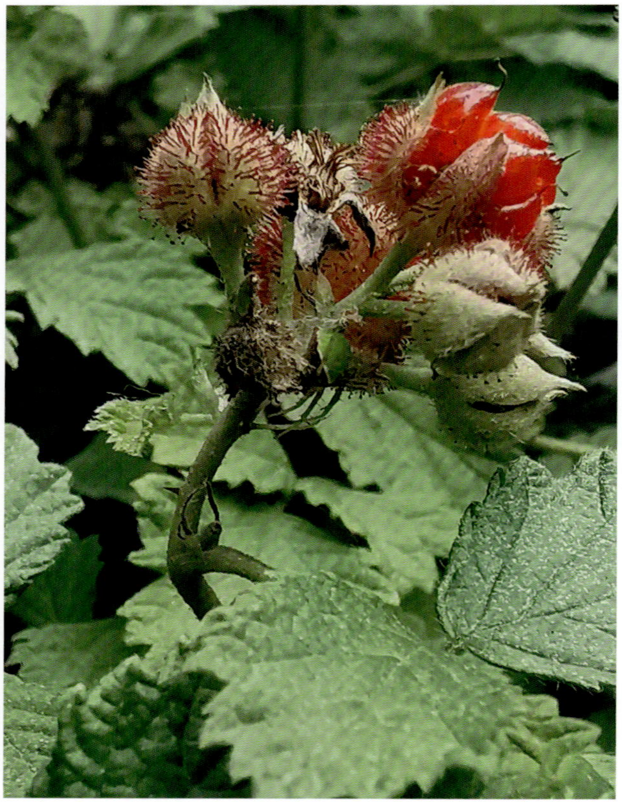

牛叠肚

【基　　原】蔷薇科悬钩子属牛叠肚 *Rubus crataegifolius* Bge.

【别　　名】牛迭肚、(山)托盘、山楂叶悬钩子、蓬虆、马林果。

【形态特征】落叶灌木。茎：茎直立，在近顶部分枝，小枝红褐色，具棱，幼时被细柔毛，有钩状皮刺。叶：叶互生，叶卵形、宽卵形至长卵形，顶端渐尖，基部心形或近截形，上面近无毛，下面脉上有柔毛和小皮刺，边缘 3～5 掌状分裂，裂片卵形或长圆状卵形，有不规则缺刻状锯齿，基部具掌状 5 脉；叶柄疏生柔毛和小皮刺；托叶线形，几无毛。花：花数朵簇生，常顶生，花梗有柔毛；萼片卵状三角形或卵圆形，顶端渐尖，反折；花瓣椭圆形或长圆形，白色，先端圆钝；雄蕊直立，花丝宽扁；雌蕊多数，子房无毛。果：聚合果近球形，暗红色。花果期 5—9 月。

【生境分布】生于向阳山坡、灌木丛、林缘、山沟、路边。分布于我国东北及河北、河南、山西、山东等地。

【药用部位(药材名称)及采收加工】果实和根(托盘)。夏秋季采摘成熟果实，晒干或先在沸水中浸一下再晒干；秋季挖根，洗净，切片，晒干。

【临床应用】果实：酸、甘，温。补肝肾，缩小便；用于阳痿，遗精，尿频，遗尿。根：苦、涩，平。祛风利湿；用于肝炎，风湿性关节炎，痛风。

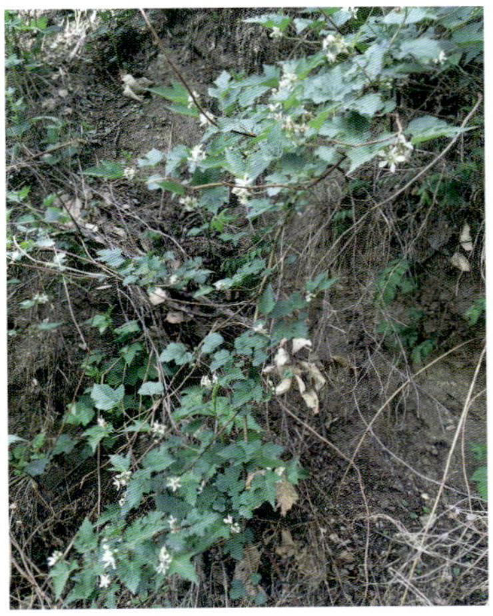

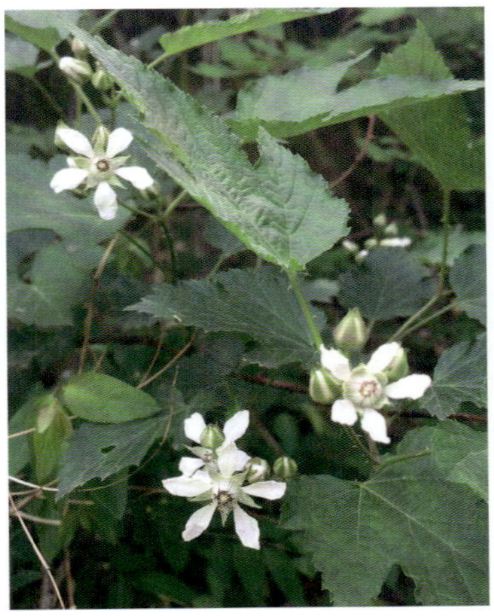

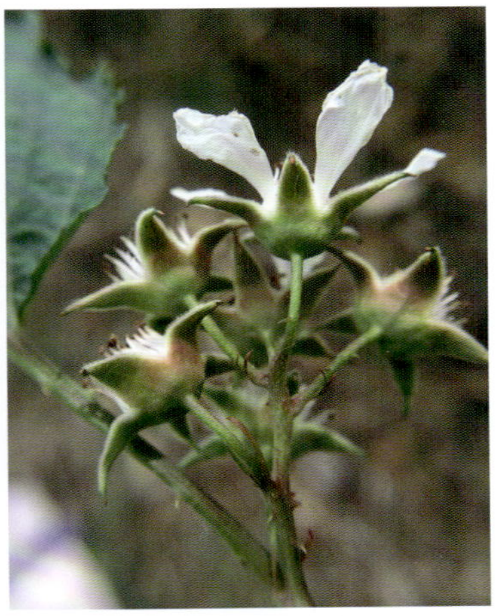

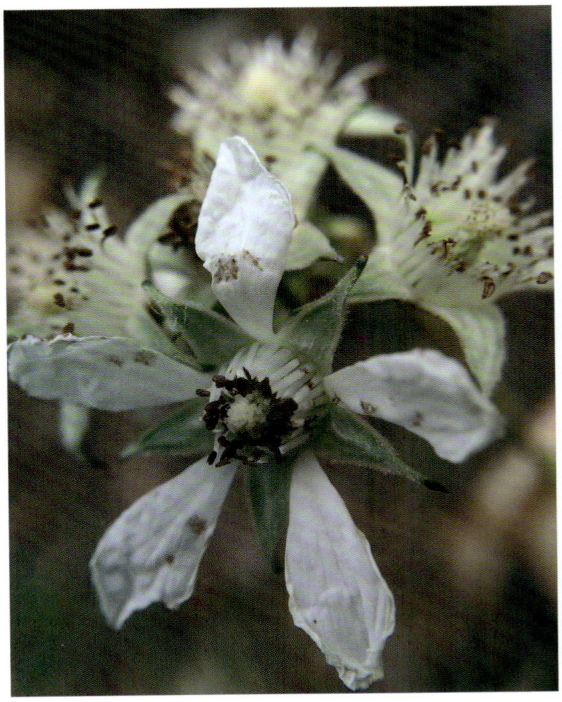

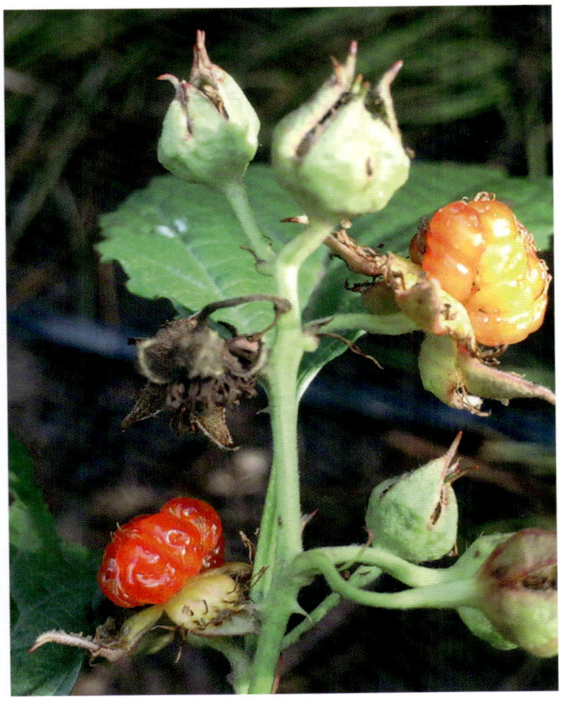

路边青

【基　　原】蔷薇科路边青属路边青 *Geum aleppicum* Jacq.

【别　　名】(草本) 水杨梅、兰(蓝)布正(政)。

【形态特征】多年生草本。**根：**须根多数，黄白色。**茎：**茎直立，上部分枝；全株被开展长柔毛。**叶：**基生叶丛生，为不整齐的奇数羽状复叶，小叶 7～13，叶柄长，顶生小叶最大，菱状卵形或宽扁圆形，顶端急尖，基部心形至宽楔形，边缘常浅裂或有不规则粗大锯齿，上面绿色，下面色淡，两面被柔毛，侧生小叶较小，无柄，不等大，小叶间常夹生小裂片；茎生叶互生，小叶 3～5，卵形，3 浅裂或羽状分裂，基部有 1 对托叶，叶柄短。**花：**花单生于茎顶或数朵聚成伞房状，花梗粗壮，被柔毛；花瓣 5，黄色，宽卵形或类圆形，先端圆；萼片两轮，各 5，卵状三角形，外面被柔毛；雄蕊和雌蕊多数。**果：**聚合果倒卵球形；瘦果被长硬毛，长椭圆形，稍扁，棕褐色，顶端有钩状喙。花果期 5—9 月。

【生境分布】生于山坡草地、沟边、河滩、林地、林缘等处。分布于我国东北、西北、华中及山东等地。

【药用部位(药材名称)及采收加工】全草(蓝布正、水杨梅)。夏秋季采收，洗净，晒干。

【临床应用】甘、微苦，凉；归肝、脾、肺经。益气健脾，补血养阴，润肺化痰；用于气血不足，虚痨咳嗽，脾虚带下。

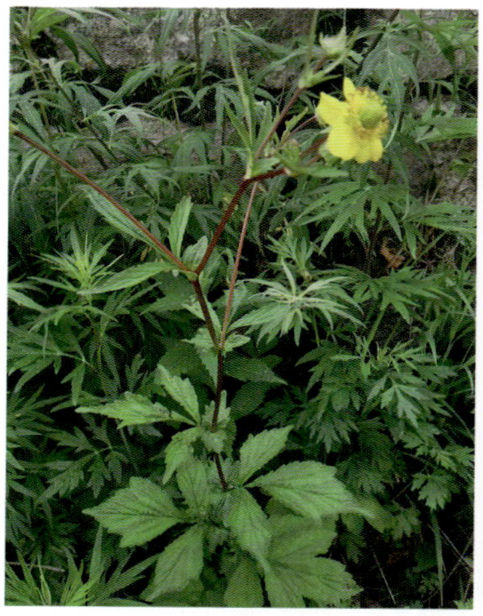

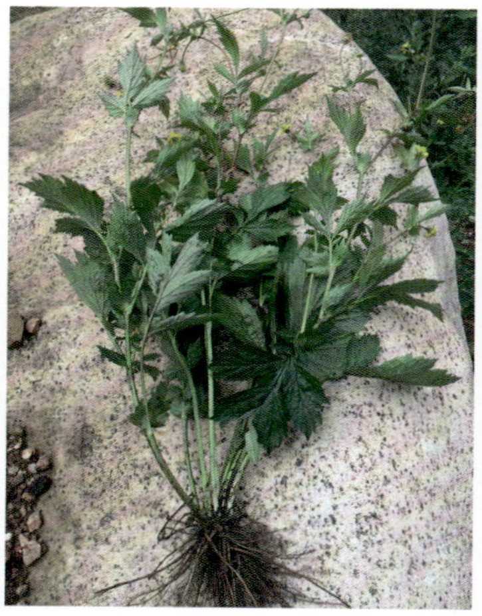

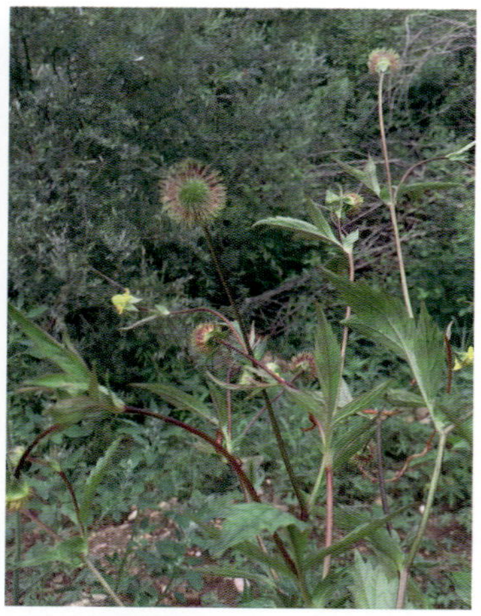

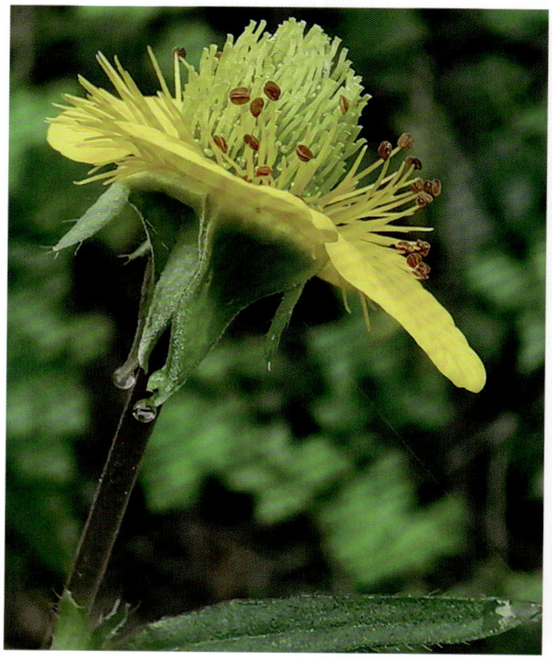

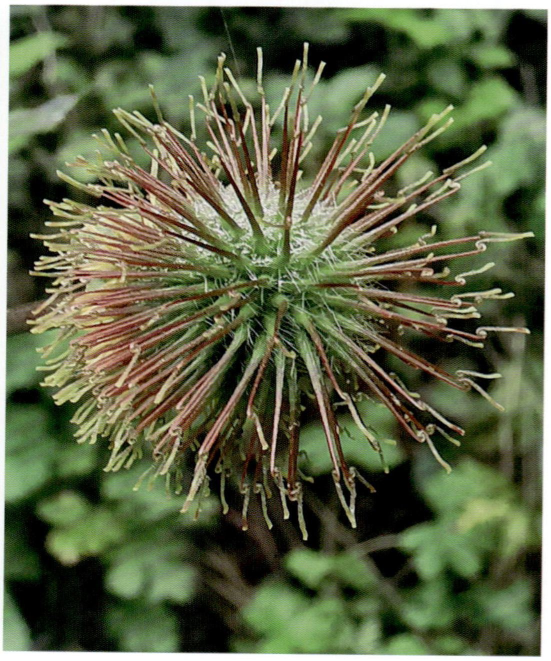

蛇莓

【基　　原】蔷薇科蛇莓属植物蛇莓 *Duchesnea indica*（Andr.）Focke

【别　　名】老蛇泡、蛇不见、蛇波藤、蛇八瓣、龙衔珠、小草莓、地杨梅、金蝉草、三脚虎、三叶蔗。

【形态特征】多年生草本。**茎：**根茎短，粗壮；地上茎多数，细长，匍匐，有柔毛，节处生不定根。**叶：**基生叶数个；茎生叶互生，具小叶柄，掌状三出复叶，中间小叶倒卵形至棱状长圆形，先端钝，基部宽楔形，边缘有钝锯齿，两面有柔毛或上面无毛，两侧小叶较小而基部偏斜；托叶窄卵形至宽披针形。**花：**花单生于叶腋；萼片 5，卵形，先端锐尖，外面有散生柔毛；副萼片 5，倒卵形，比萼片长，先端常具 3 ～ 5 锯齿；花瓣 5，倒卵形，黄色，先端圆钝；雄蕊 20 ～ 30，比花瓣短；花托球形或长椭圆形，鲜红色。**果：**瘦果卵形，多数，暗红色，光滑或具不明显突起，鲜时有光泽。花果期 4—10 月。

【生境分布】生于山坡、河岸、草地、潮湿等处。分布于我国辽宁以南各地。

【药用部位（药材名称）及采收加工】全草（蛇莓）、根（蛇莓根）。蛇莓：夏秋季采收，鲜用或晒干。蛇莓根：夏秋季采挖，晒干。

【临床应用】蛇莓：甘、苦，寒，有毒；归肺、肝、大肠经。清热，凉血，消肿，解毒；用于热病，惊痫，咳嗽，吐血，咽喉肿痛，痢疾，痈肿，疔疮，蛇虫咬伤，烫火伤。蛇莓根：苦、甘，寒；归肺、肝、胃经。清热泻火，解毒消肿；用于热病，小儿惊风，目赤红肿，痄腮，牙龈肿痛，咽喉肿痛，热毒疮疡。

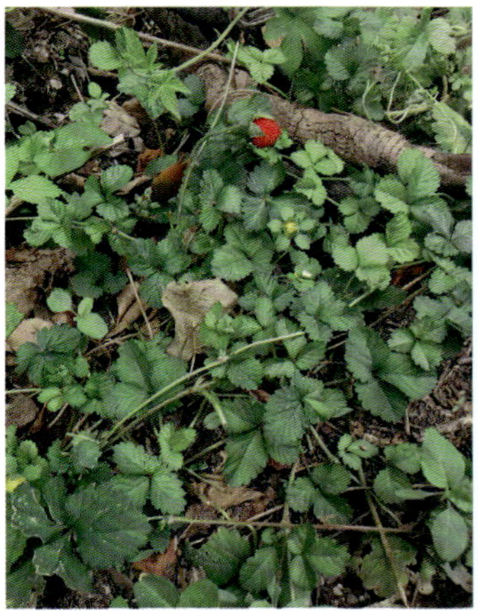
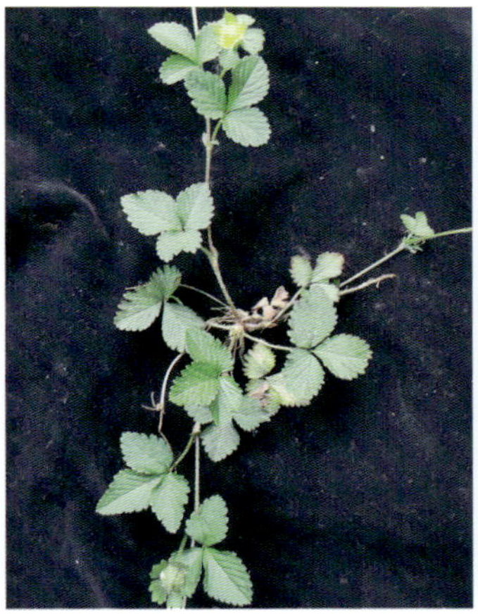
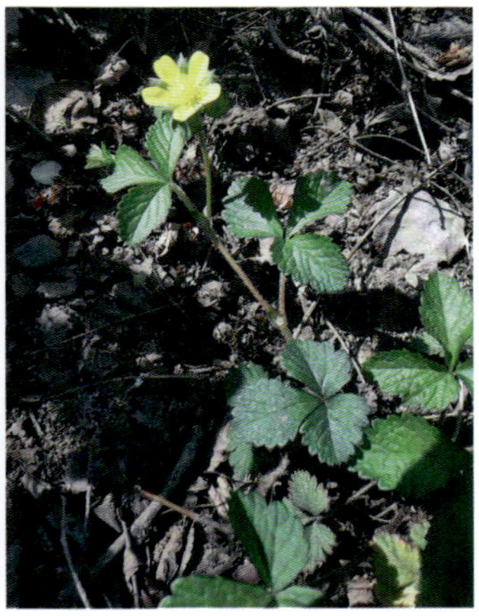
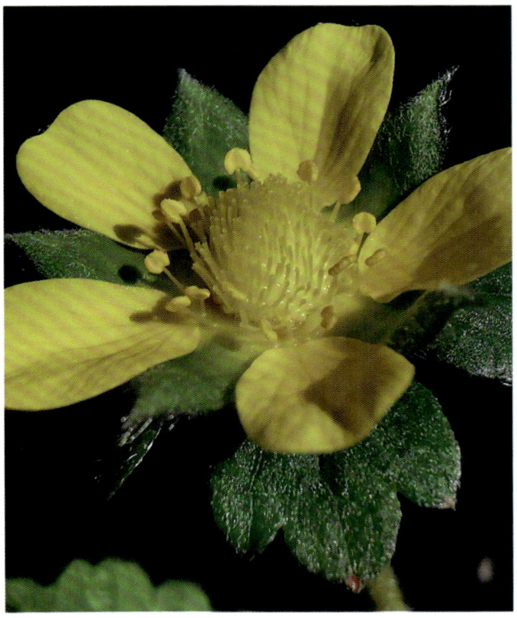
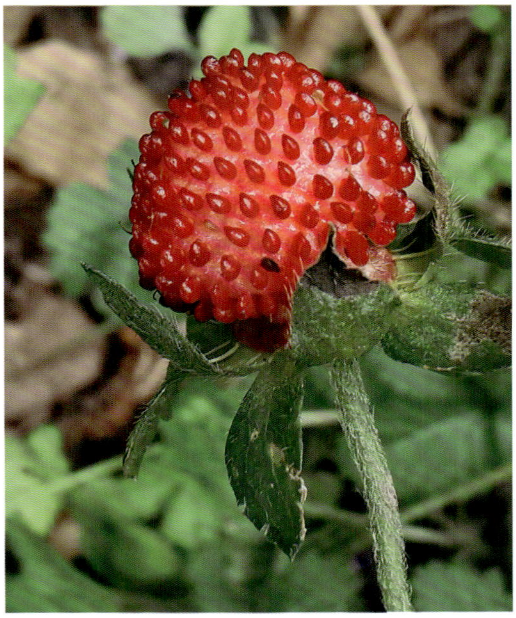

草莓

【基　　原】蔷薇科草莓属草莓 *Fragaria ananassa* Duch.

【别　　名】凤梨草莓。

【形态特征】多年生草本。茎：茎低于叶或近相等，密被开展的黄色柔毛。叶：三出复叶，小叶具短柄，质地较厚，倒卵形或菱形，稀近圆形，顶端圆钝，基部阔楔形，侧生小叶基部偏斜，边缘具缺刻状锯齿，锯齿急尖，上面深绿色，几无毛，下面淡绿色，疏生毛，沿脉较密；叶柄密被开展黄色柔毛。花：聚伞花序，有花 5 ～ 15 朵，花序下面具一短柄的小叶；萼片卵形，比副萼片稍长，副萼片椭圆披针形，全缘，稀 2 裂，果时扩大；花瓣白色，近圆形或倒卵椭圆形，基部具不显的爪；雄蕊 20 枚，不等长；雌蕊极多。果：聚花果大，直径 1.5 ～ 3 cm，肉质，球形或卵形，鲜红色。花果期 4—7 月。

【生境分布】全国各地有栽培。

【药用部位（药材名称）及采收加工】聚合果（草莓）。果实成熟时采收，鲜用。

【临床应用】甘、酸，凉；归肺、脾、膀胱经。润肺生津，健脾和胃，利尿消肿，解热祛暑；用于肺热咳嗽，食欲不振，小便短少，暑热烦渴。

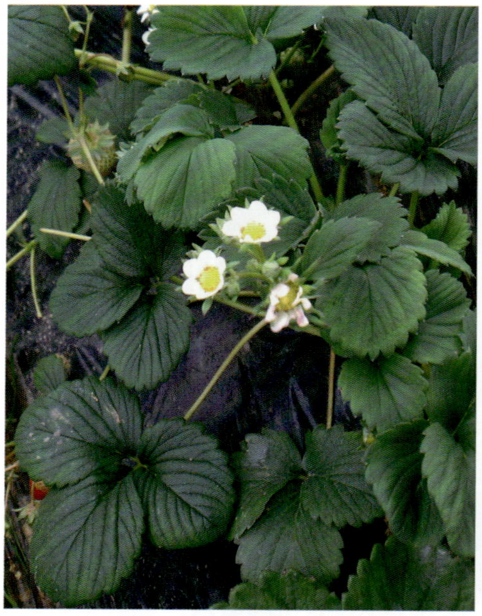

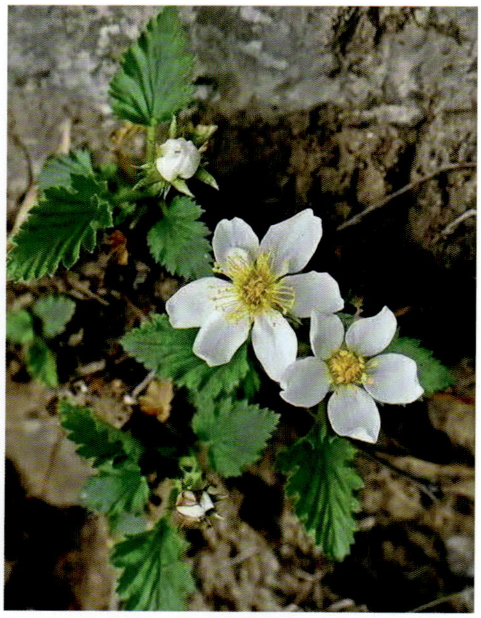

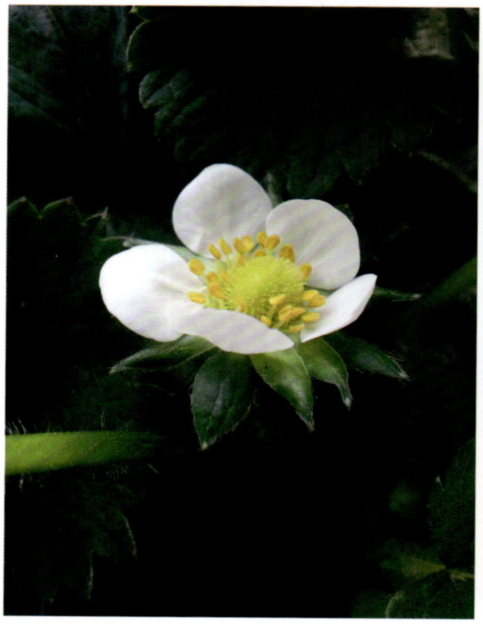

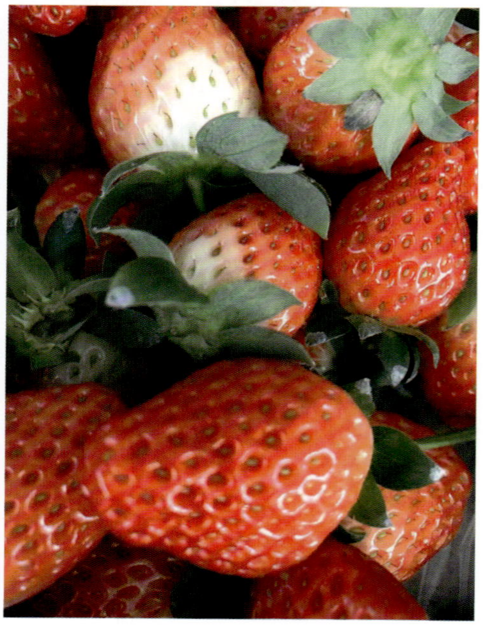

东方草莓

【基　　原】蔷薇科草莓属东方草莓 *Fragaria orientalis* Lozinsk.

【别　　名】红颜草莓。

【形态特征】多年生草本。茎：茎被开展柔毛，上部较密，下部有时脱落。叶：三出复叶，小叶几无柄，倒卵形或菱状卵形，顶端圆钝或急尖，顶生小叶基部楔形，侧生小叶基部偏斜，边缘有缺刻状锯齿，上面绿色，散生疏柔毛，下面淡绿色，有疏柔毛，沿叶脉较密；叶柄被开展柔毛。花：花序聚伞状，有花 2～5 朵，基部苞片淡绿色或具一有柄之小叶，花梗被开展柔毛。花两性，稀单性；萼片卵圆披针形，顶端尾尖，副萼片线状披针形，偶有 2 裂；花瓣白色，近圆形，基部具短爪；雌蕊多数。果：聚合果半圆形，成熟后紫红色，宿存萼片开展或微反折；瘦果卵形，表面脉纹明显或仅基部具皱纹。花果期 5—9 月。

【生境分布】山坡草地、林下。分布于我国东北、华北及陕西、甘肃、青海等地。

【药用部位（药材名称）及采收加工】聚合果（东方草莓）。采收加工同植物“草莓”项下。

【临床应用】同植物“草莓”项下。

【备　　注】本种野生。与草莓比较，本种花序的花较少（2～5 朵），叶的质地较薄、叶稍小，副萼片先端有时齿裂，聚合果小（直径约 1 cm）。

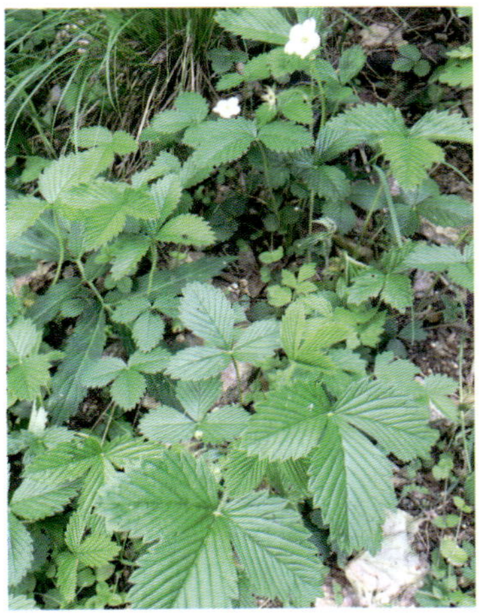

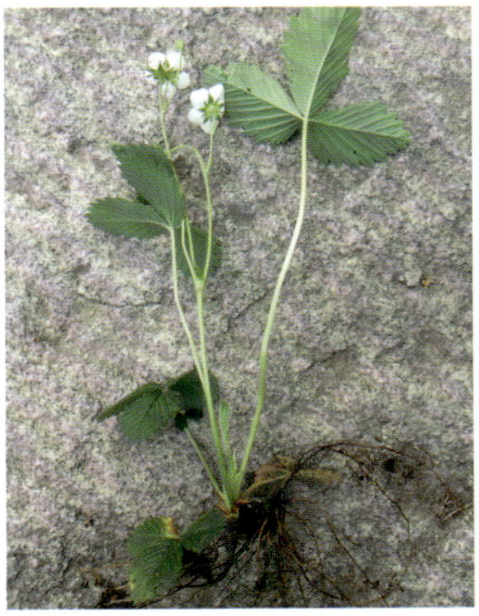

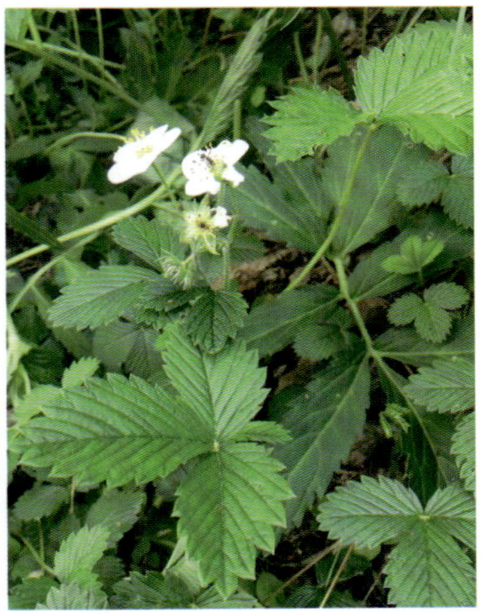

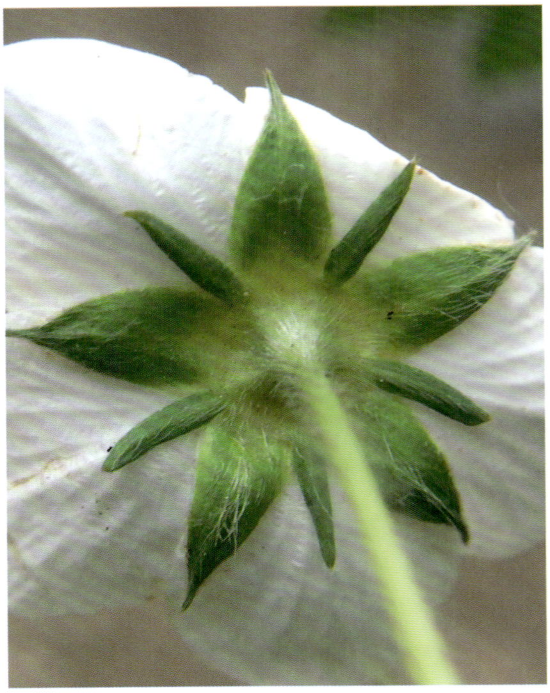

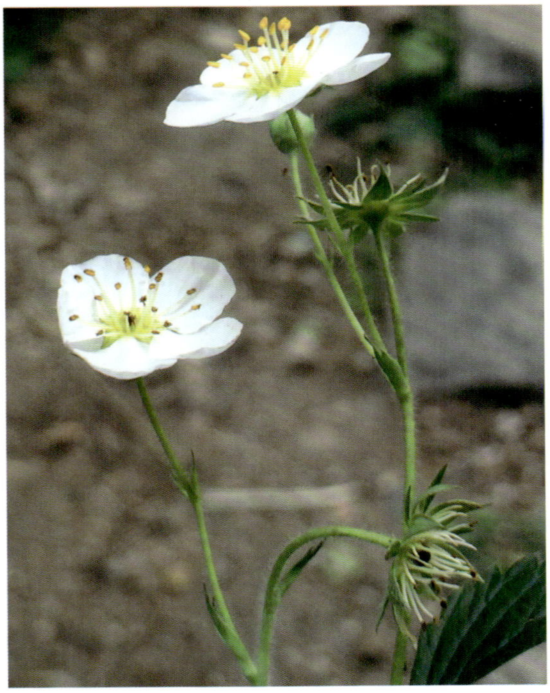

地蔷薇

【基　　原】蔷薇科地蔷薇属地蔷薇 *Chamaerhodos erecta*（L.）Bge.

【别　　名】追风蒿、直立地蔷薇、茵陈狼牙。

【形态特征】1～2 年生草本。**根：**根木质。**茎：**茎单一，直立，基部稍木质化，常在上部分枝；全株具长柔毛及腺毛。**叶：**基生叶密生，莲座状，2 回羽状 3 深裂，侧裂片 2 深裂，中央裂片常 3 深裂，2 回裂片具缺刻或 3 浅裂，小裂片条形，先端圆钝，基部楔形，全缘，果期枯萎；托叶形状似叶，三至多深裂；茎生叶似基生叶，3 深裂，近无柄。**花：**聚伞花序顶生，具多花，2 歧分枝形成圆锥花序；苞片及小苞片 2～3 裂，裂片条形；萼筒倒圆锥形或钟形，萼片卵状披针形，先端渐尖；花瓣倒卵形，白色或粉红色，先端圆钝，基部有短爪；花丝比花瓣短。**果：**瘦果卵形或长圆形，深褐色，平滑，先端具尖头。花果期 6—8 月。

【生境分布】生于山坡、丘陵、干旱河滩等处。分布于我国东北、华北、西北及河南等地。

【药用部位（药材名称）及采收加工】全草（地蔷薇）。夏秋季采收，晒干。

【临床应用】苦、微辛，温。祛风湿；用于风湿性关节炎。

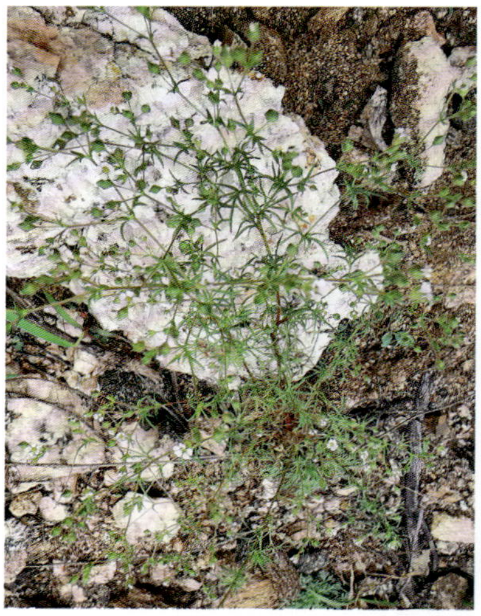
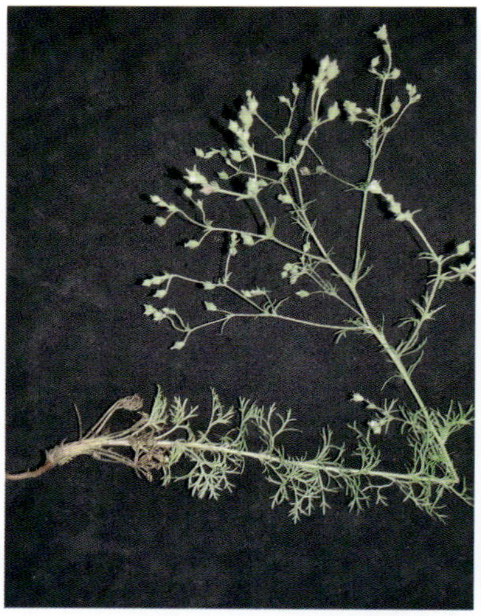
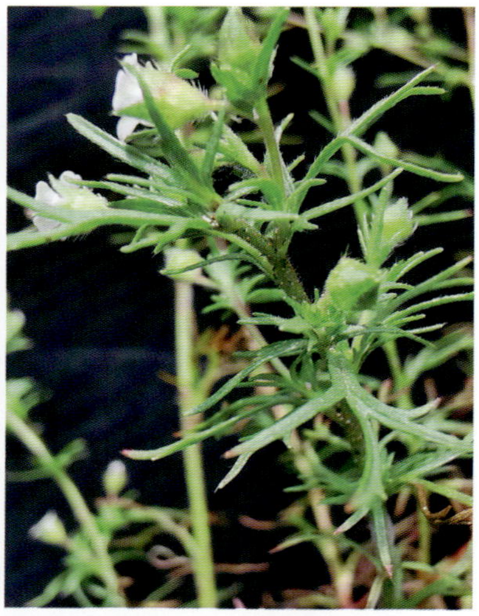
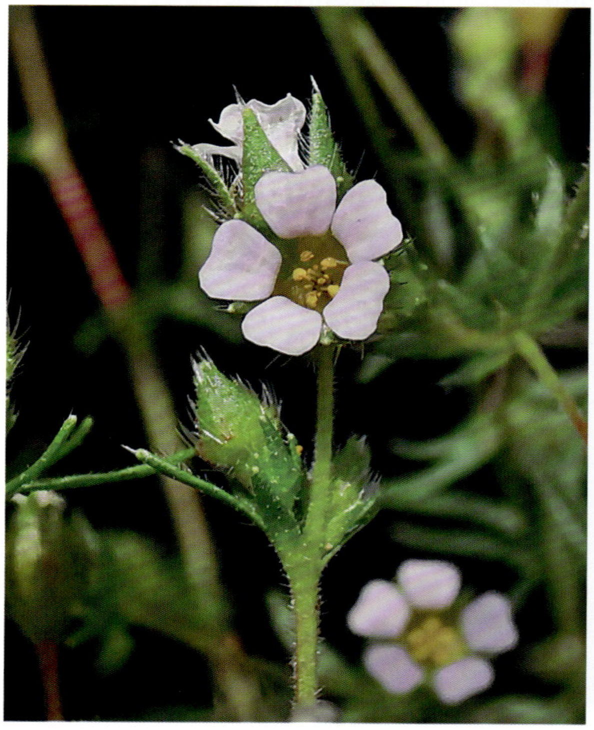
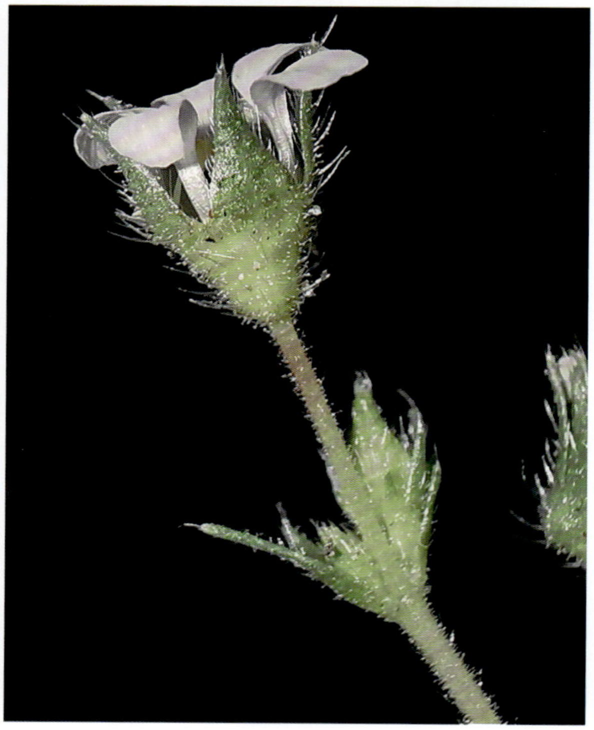

朝天委陵菜

【基　　原】蔷薇科委陵菜属朝天委陵菜 *Potentilla supina* L.

【别　　名】伏（仰卧、铺地）委陵菜、老鹤筋、老鸹金（筋）、野芫荽、鸡毛菜。

【形态特征】1～2 年生草本。**根：**主根细长，侧根稀疏。**茎：**茎先铺地平展而后朝天直立，自基部起有多数分枝；茎叶和花梗疏具长柔毛。**叶：**基生叶和茎下部叶具长柄，向上柄渐短至无；基生叶为羽状复叶，小叶无柄，最上面 1～2 对小叶基部下延与叶轴合生，小叶长圆形或倒卵形，顶端圆钝或急尖，基部楔形，边缘有圆钝或缺刻状锯齿，两面绿色；茎上部叶与基生叶相似，向上小叶对数渐少；托叶草质，宽卵圆形，全缘或有齿。**花：**花单生于叶腋；花萼有疏毛，萼片卵圆形，副萼片披针形；花瓣黄色，倒卵形，顶端微凹，与萼片近等长。**果：**瘦果长圆形，黄褐色，表面具纵纹。花果期 3—10 月。

【生境分布】生于田边、荒地、河岸沙地、草甸、山坡湿地等处。分布于我国东北、西北、西南、东南及河北、山西、山东、河南等地。

【药用部位（药材名称）及采收加工】全草（朝天委陵菜）。6—9 月枝叶繁茂时采收，晒干。

【临床应用】苦，寒；归肝、大肠经。清热解毒，凉血，止痢；用于感冒发热，肠炎，热毒泻痢，痢疾，血热，各种出血；鲜品外用于疮毒痈肿及蛇虫咬伤。

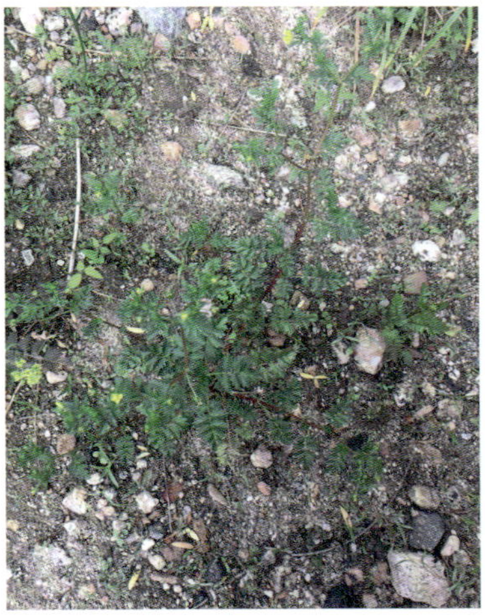

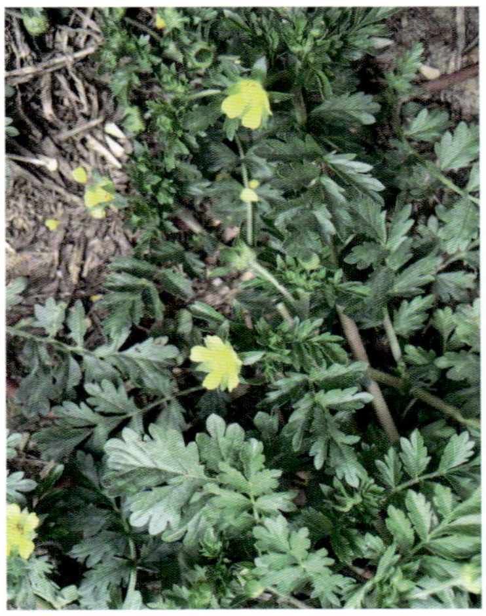

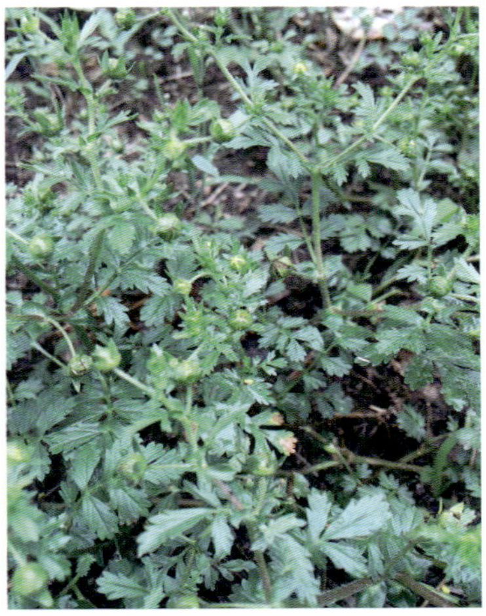

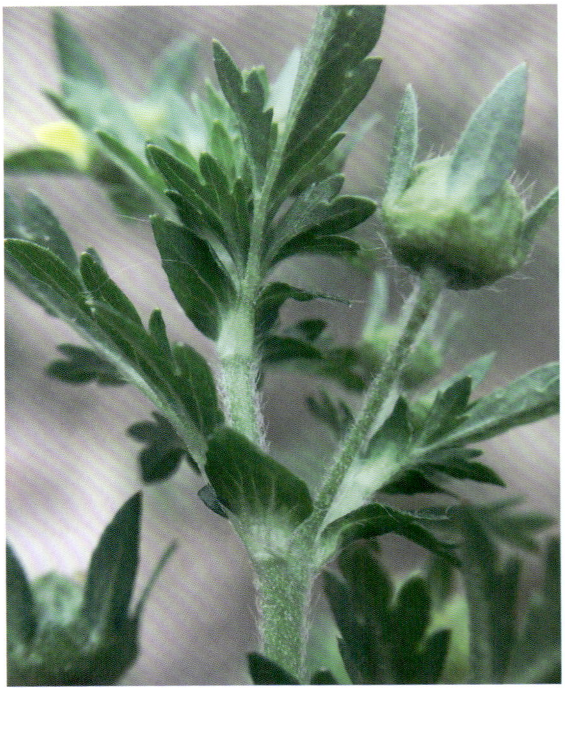

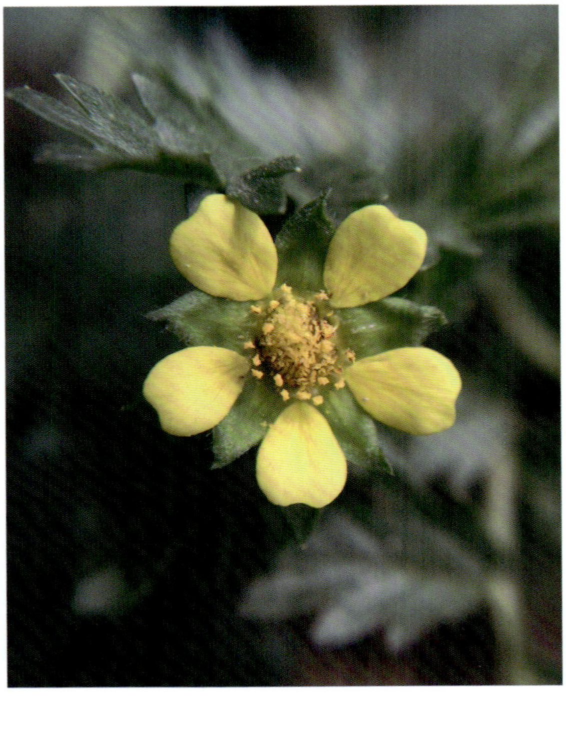

多裂委陵菜

【基　　原】蔷薇科委陵菜属多裂委陵菜 *Potentilla multifida* L.

【别　　名】白马肉、细叶（细裂）委陵菜。

【形态特征】多年生草本。**根：**根圆柱形，稍木质化。**茎：**花茎斜升，被短柔毛或绢状柔毛。**叶：**基生叶为羽状复叶，小叶 3 ～ 5（6）对，间隔 0.5 ～ 2 cm，叶柄被短柔毛；小叶片羽状深裂，裂片线形；茎生叶 2 ～ 3 枚，与基生叶形状相似，小叶对数向上渐少。**花：**伞房状聚伞花序，花梗被短柔毛；萼片三角状卵形，副萼片披针形或椭圆披针形，比萼片略短或近等长；花瓣黄色，倒卵形，顶端微凹，长不超过萼片 1 倍。**果：**瘦果平滑或具皱纹。花果期 5—9 月。

【生境分布】生于田边、荒地、河岸沙地、草甸、山坡湿地等处。分布于我国东北、西北、西南及内蒙古、河北、河南等地。

【药用部位（药材名称）及采收加工】全草（多裂委陵菜）。秋季采挖，洗净，晒干。

【临床应用】甘、微苦，寒。清热利湿，止血，杀虫；用于肝炎，蛲虫病，功能性子宫出血，外伤出血。

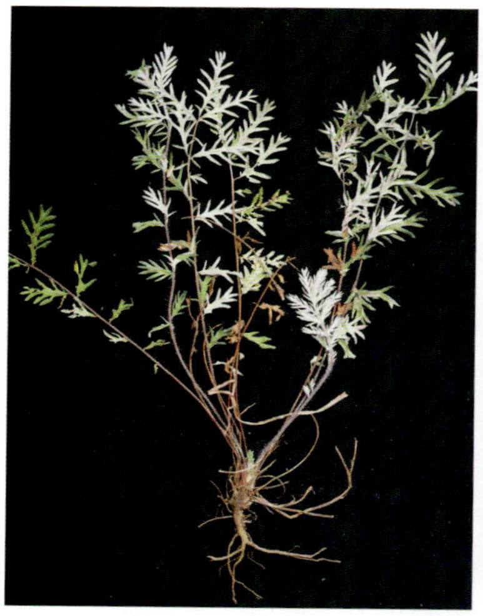
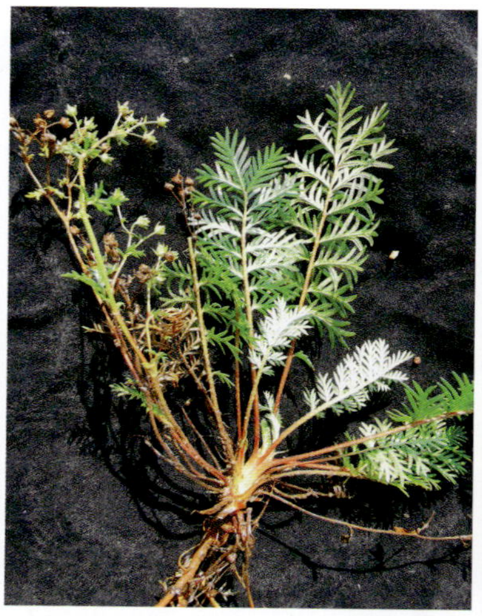
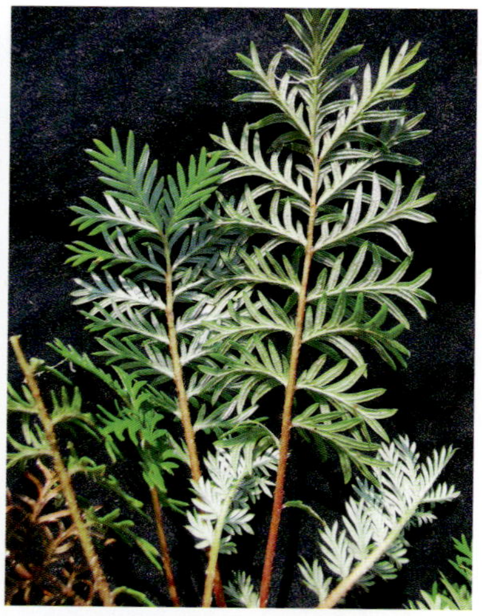
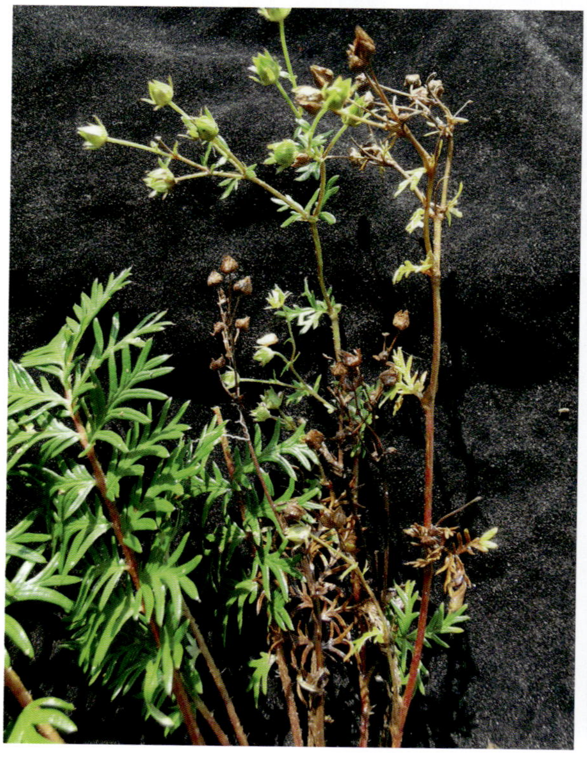
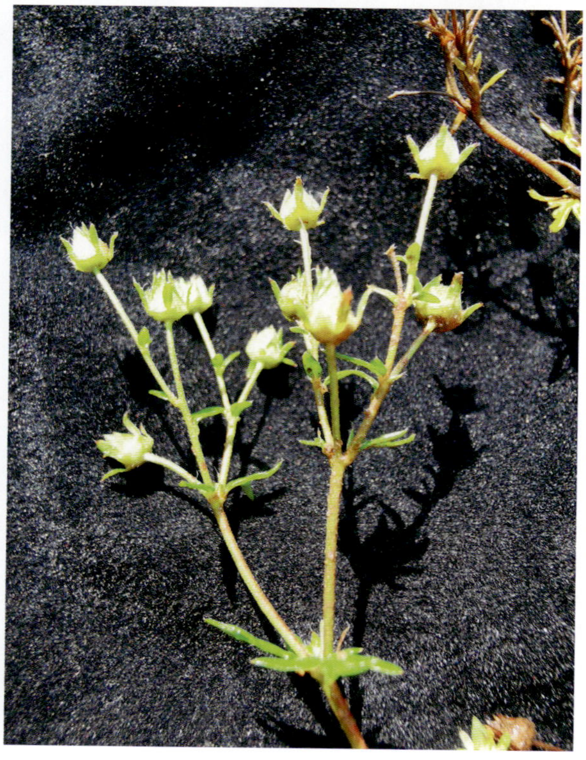

多茎委陵菜

【基　　原】蔷薇科委陵菜属多茎委陵菜 *Potentilla multicaulis* Bge.

【别　　名】猫爪子、多枝委陵菜。

【形态特征】形态特征与植物“多裂委陵菜”相似。两者的主要区别：多茎委陵菜的茎、叶、叶柄、花梗、花萼均密被长柔毛和短柔毛，小叶边缘深裂且裂片为长圆形，副萼片比萼片明显短。多裂委陵菜的被毛明显稀疏或脱落，小叶边缘全裂至中脉且裂片为线形，副萼片与萼片近等长。

【生境分布】生于田边、沟谷阴处、砾石山坡、草地、疏林下等处。分布于我国华北、西北及辽宁、河南、四川等地。

【药用部位（药材名称）及采收加工】根及全草（多茎委陵菜）。采收加工未见记载。

【临床应用】古今本草典籍未见记载。《河南植物志》：根及全草入药，有清热解毒之效。

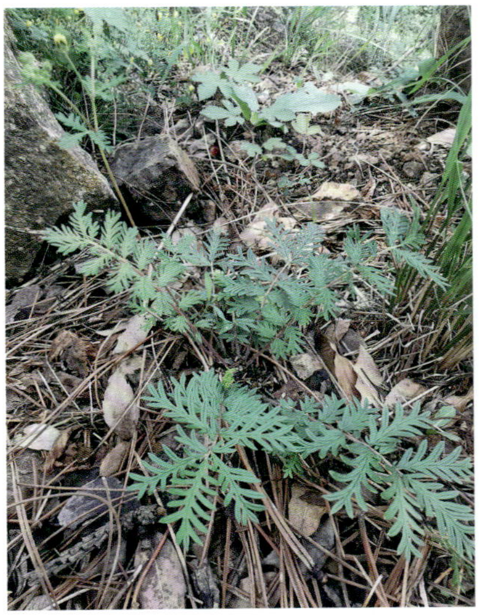
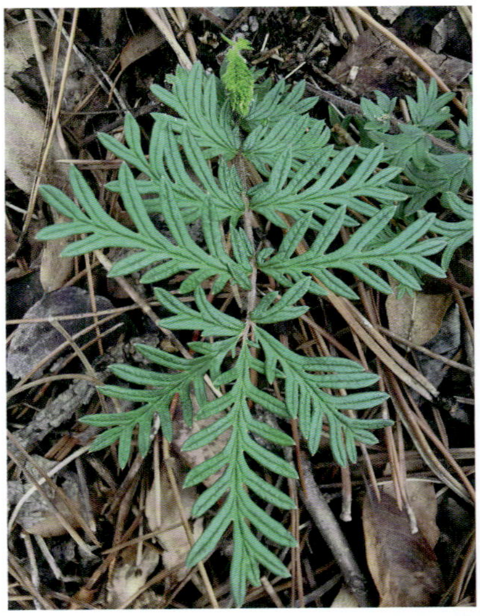
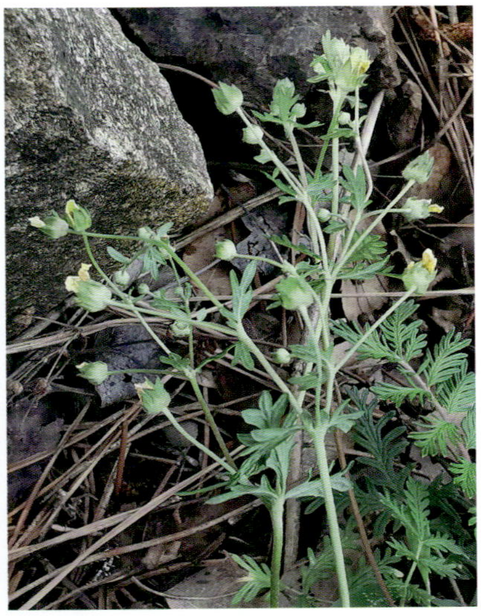
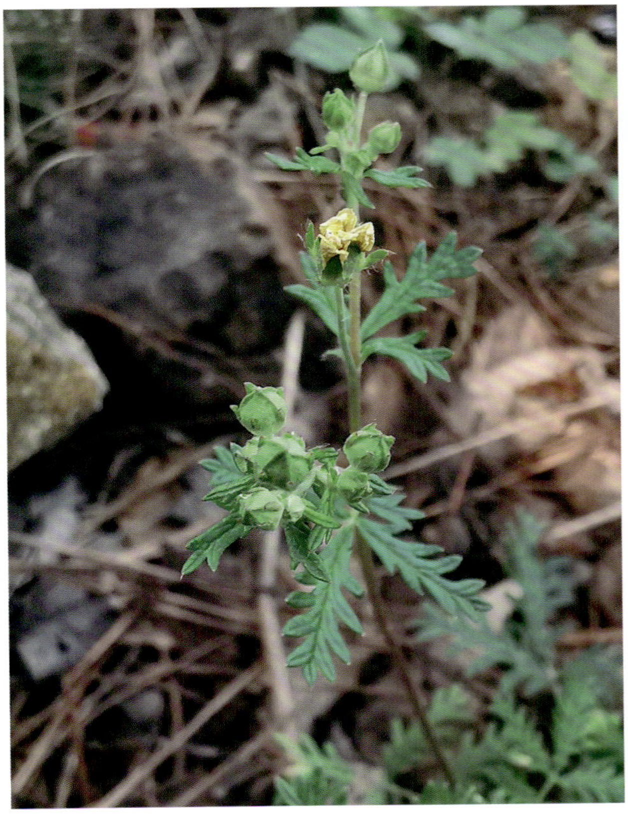
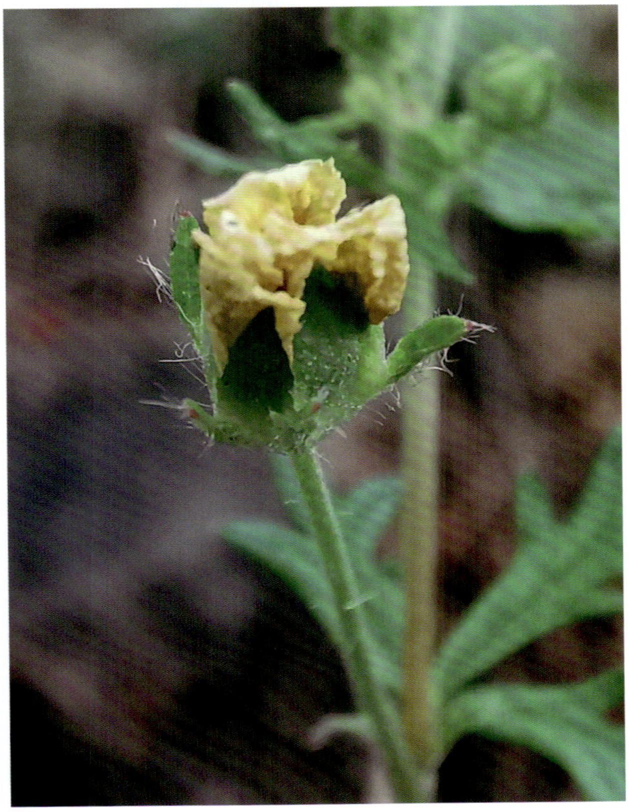

翻白草

【基　　原】蔷薇科委陵菜属翻白草 *Potentilla discolor* Bge.

【别　　名】鸡爪参、叶下白、翻白萎陵菜、天藕、鸡腿根。

【形态特征】多年生草本。**根：**根粗壮，下部常肥厚呈纺锤形。**茎：**花茎直立，上升或微铺散，密被白色绵毛。**叶：**基生叶有小叶 2 ～ 4 对，叶柄密被白色绵毛或长柔毛，小叶无柄，长圆形或长圆披针形，顶端圆钝，稀急尖，基部楔形、宽楔形或偏斜圆形，边缘具圆钝锯齿，稀急尖，上面暗绿色，疏被白色绵毛或无毛，下面密被白色或灰白色绵毛；茎生叶常有叶 1 ～ 2 个，小叶片 3 ～ 5，呈掌状；基生叶托叶膜质，褐色，外面被白色长柔毛，茎生叶托叶草质，绿色，卵形或宽卵形，边缘常有缺刻状牙齿，稀全缘，下面密被白色绵毛。**花：**聚伞花序有花数朵至多朵，疏散，花梗外被绵毛；花直径 1 ～ 2 cm；萼片三角状卵形，副萼片披针形，比萼片短，外面被白色绵毛；花瓣黄色，倒卵形，顶端微凹或圆钝，比萼片长；花柱近顶生，基部具乳头状膨大，柱头稍微扩大。**果：**瘦果近肾形，光滑。花果期 5—9 月。

【生境分布】生于荒地、山谷、沟边、山坡草地、疏林下。分布于我国东北、华北、华东、华中及陕西、四川、广东等地。

【药用部位（药材名称）及采收加工】全草（翻白草）。夏秋季开花前采挖，除去泥沙和杂质，干燥。

【临床应用】甘、微苦，平；归肝、胃、大肠经。清热解毒，止痢，止血；用于湿热泻痢，痈肿疮毒，血热吐衄，便血，崩漏。

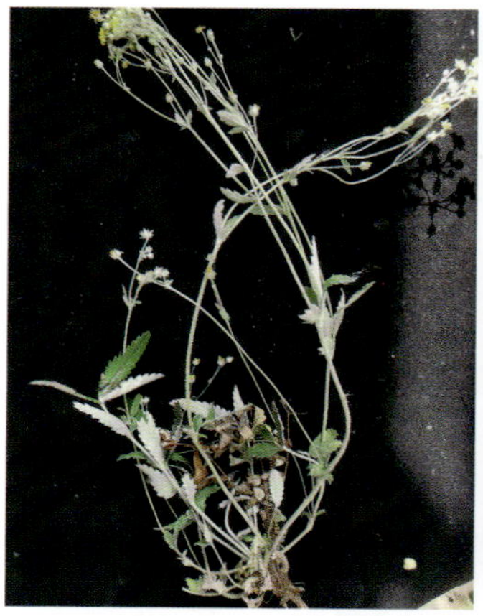
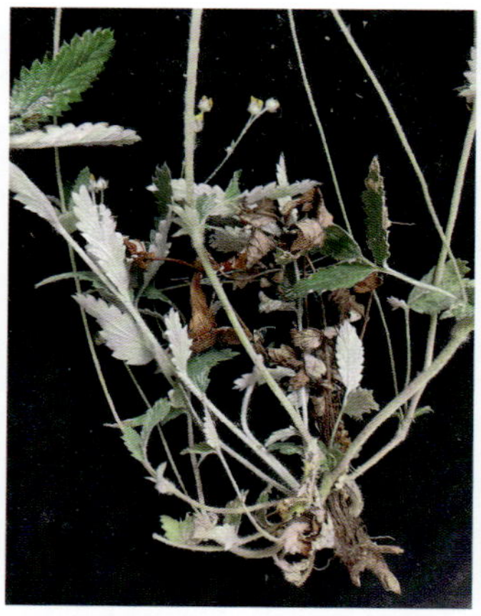
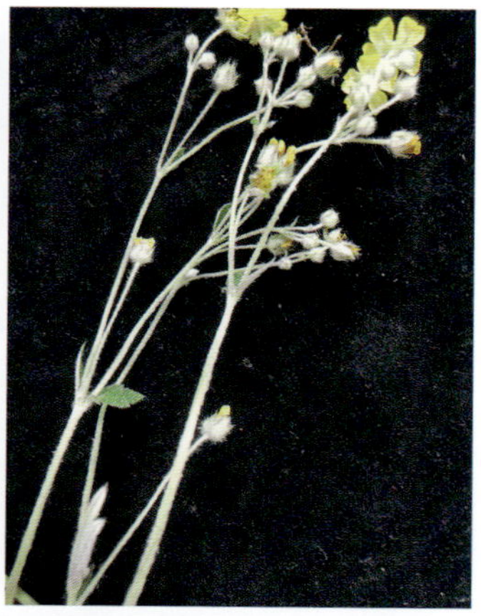
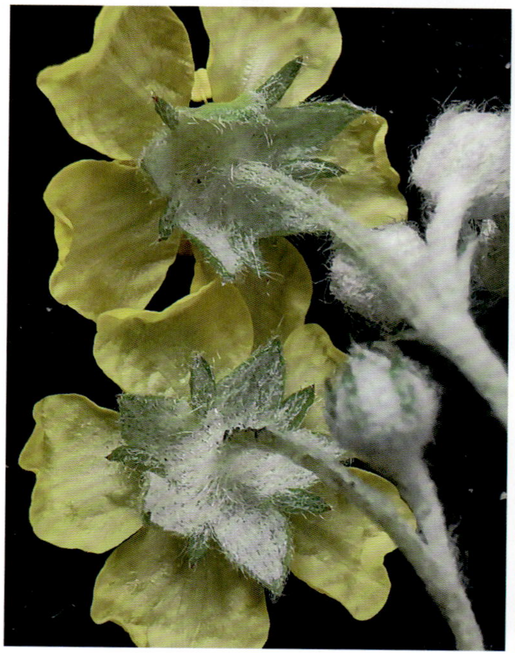
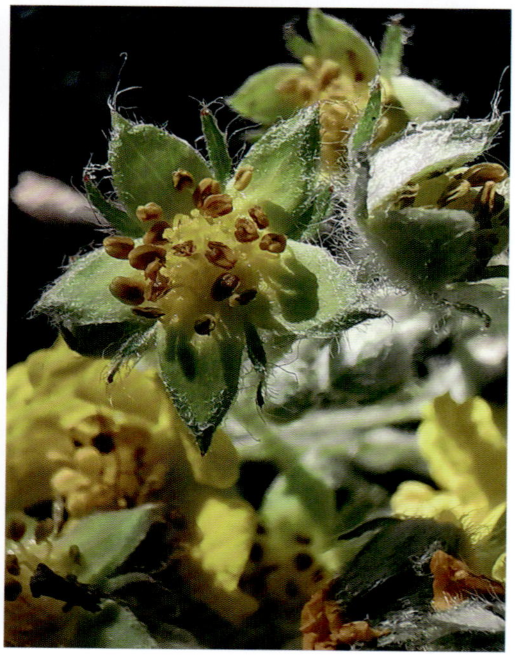

金露梅

【基　　原】蔷薇科委陵菜属金露梅 *Potentilla fruticosa* L.

【别　　名】金腊（老）梅、药王（棍儿）茶、扁麻、木本委陵菜。

【形态特征】落叶灌木。茎：茎皮纵向剥落；茎多分枝，小枝红褐色，幼时被长柔毛。叶：羽状复叶；小叶2对，稀3小叶，上面1对小叶基部下延与叶轴汇合，叶柄被绢毛或疏柔毛；小叶长圆形、倒卵长圆形或卵状披针形，全缘，顶端急尖或圆钝，基部楔形，两面绿色，疏被绢毛或柔毛或脱落；托叶薄膜质，宽大，外面被长柔毛或脱落。花：花1或数朵生于枝顶，花梗密被长柔毛或绢毛；萼片卵圆形，顶端急尖至短渐尖，副萼片披针形至倒卵状披针形，顶端渐尖至急尖，与萼片近等长，外面疏被绢毛；花瓣黄色，宽倒卵形，顶端圆钝，比萼片长；花柱近基生，棒形，基部稍细，顶部缢缩，柱头扩大。果：瘦果近卵形，褐棕色，外被长柔毛。花果期6—9月。

【生境分布】生于山坡草地、砾石坡、灌丛、林缘。分布于我国东北、华北、西北、西南等地。

【药用部位（药材名称）及采收加工】叶和花（金露梅、药王茶）、叶（金老梅叶）、枝条（金老梅枝）。叶：夏季采叶，洗净，晒干。花：6—7月采花，阴干。金老梅枝：夏季采收，切段，晒干。

【临床应用】叶：微甘，平。清暑热，益脑清心，调经，健胃；用于暑热眩晕，两目不清，胃气不和，滞食，月经不调。花：用于赤白带下。金老梅枝：微甘、涩，平。涩肠止泻；用于腹泻，痢疾。

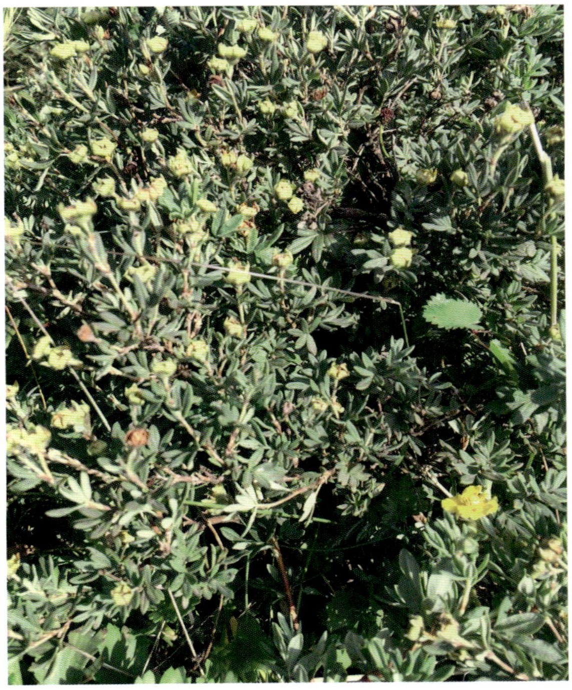

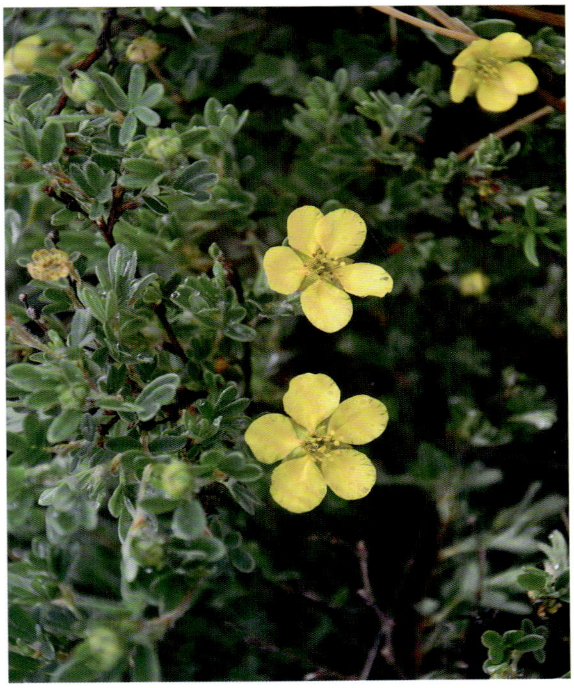

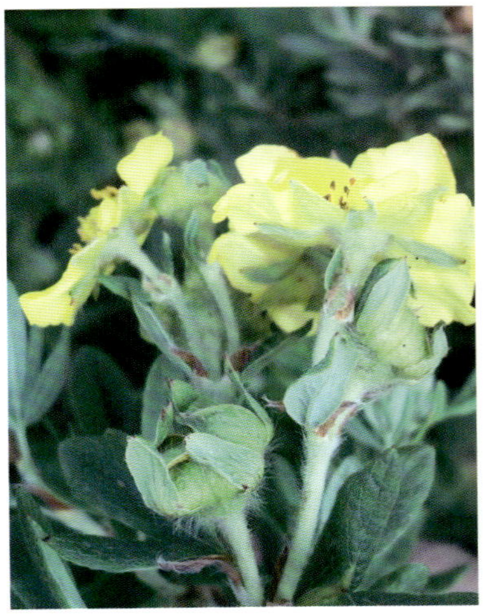

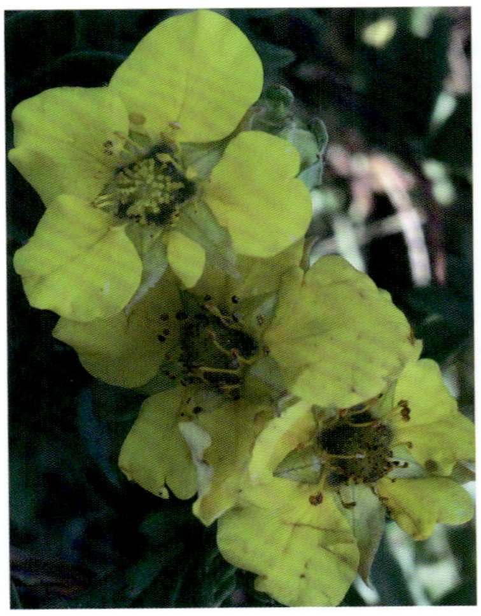

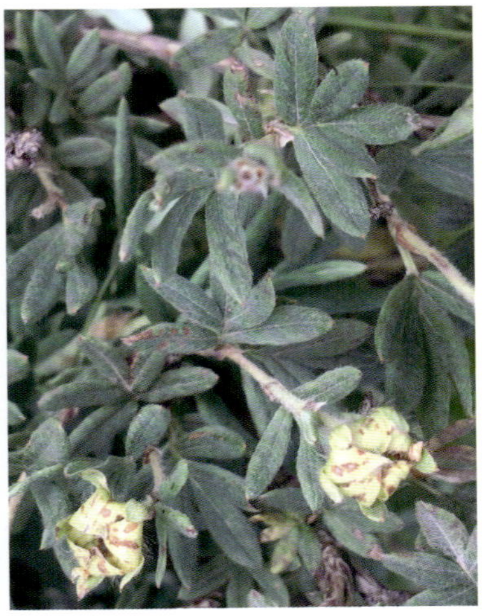

蕨麻

【基　　原】蔷薇科委陵菜属蕨麻 *Potentilla anserina* L.

【别　　名】蕨麻（鹅绒、绢毛）委陵菜、人参果、延寿果、鹿跑草、莲菜花。

【形态特征】多年生草本。根：根向下延长，有时成纺锤形或椭圆形块根。茎：茎匍匐，节处着地生根而长出新植株。叶：基生叶为羽状复叶，小叶 6 ～ 11 对，小叶椭圆形、倒卵椭圆形或长椭圆形，顶端圆钝，基部楔形或阔楔形，边缘有多数尖锐锯齿或呈裂片状，上面绿色，被疏柔毛或脱落几无毛，下面密被紧贴银白色绢毛；茎生叶与基生叶相似，小叶对数较少。花：单花腋生；花梗细长，被疏柔毛；萼片三角卵形，顶端急尖或渐尖，副萼片椭圆形或椭圆披针形，常 2 ～ 3 裂，稀不裂，与副萼片近等长或稍短；花瓣黄色，倒卵形，顶端圆形，比萼片长 1 倍。果：瘦果近肾形，褐色，背面微具皱纹。花果期 5—9 月。

【生境分布】生于路旁、沟边、田野、水边湿地、林缘等处。分布于我国东北、华北、西北、西南等地。

【药用部位（药材名称）及采收加工】根（蕨麻）、全草（蕨麻草）。蕨麻：6—9 月采挖，除去杂质，晒干。蕨麻草：夏秋季采挖全草，扎成把，晒干。

【临床应用】蕨麻：甘、苦，寒；归脾、胃经。补气血，健脾胃，生津止渴；用于脾虚泄泻，病后贫血，营养不良，水肿，风湿痹痛。蕨麻草：甘、苦，凉。凉血上血，解毒利湿；用于痢疾，泄泻，疮疡疖肿。

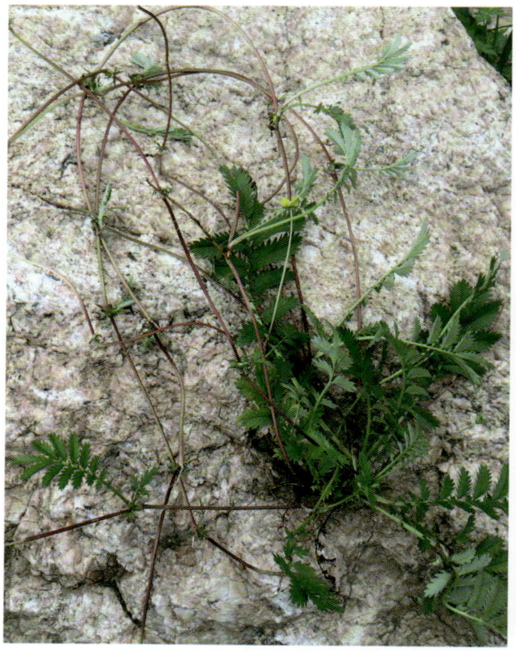

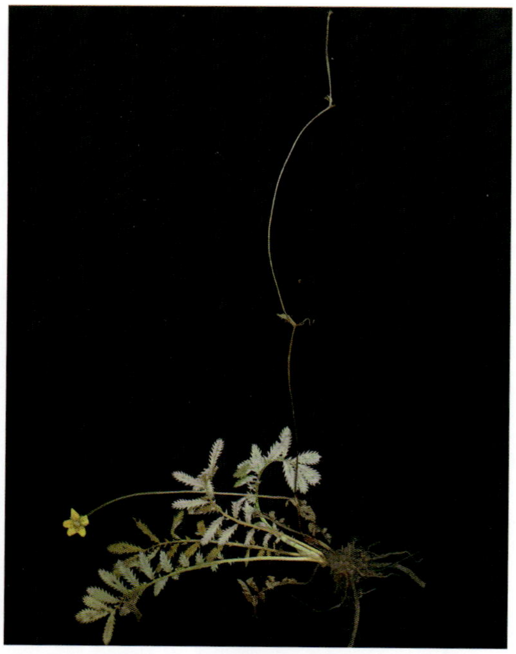

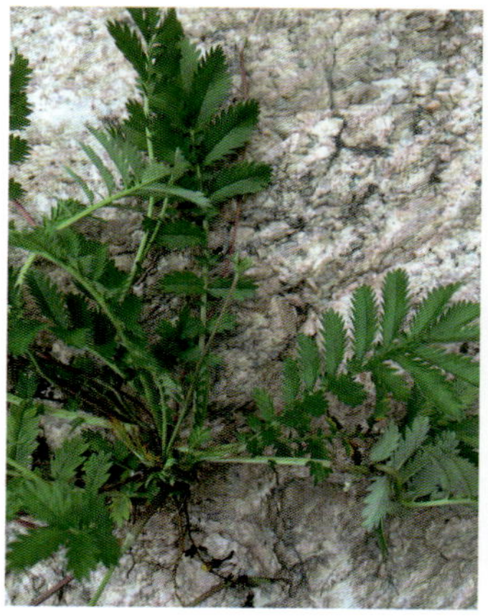

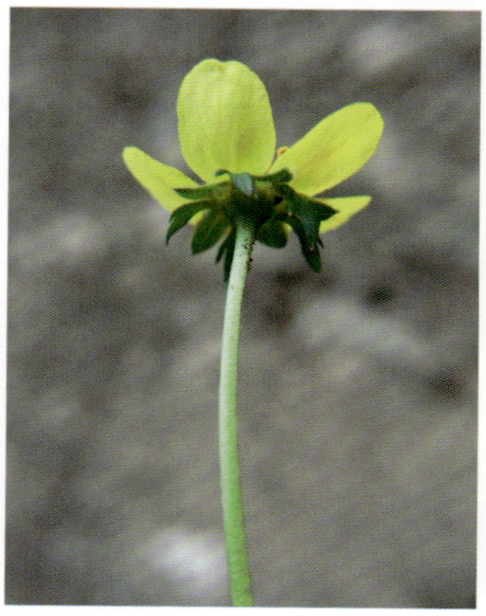

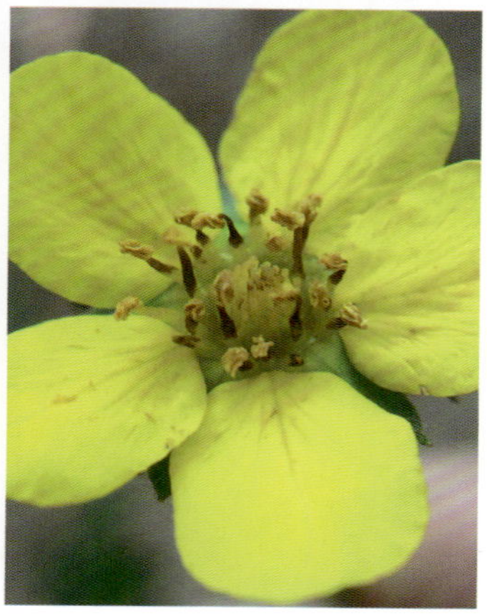

绢毛匍匐委陵菜

【基　　原】蔷薇科委陵菜属绢毛匍匐委陵菜 *Potentilla reptans* var. *sericophylla* Franch.

【别　　名】五爪龙、金棒锤、金金棒、绢毛细蔓萎陵菜。

【形态特征】多年生草本。**根：**根为须根，常具纺锤状块根。**茎：**茎纤细，匍匐丛生，被伏柔毛；节间较长，节上或生不定根。**叶：**基生叶具长柄，具小叶 3 ～ 5 个，呈鸟足状，叶柄长；小叶无柄或近无柄，倒卵形或菱状倒卵形，先端圆钝，基部楔形，边缘的中部具圆钝粗齿，表面被疏毛，背面被绢毛；边缘两个小叶浅裂至深裂，有时混生有不裂者；托叶披针形，全缘，被柔毛。**花：**花单生，花梗细长，被伏柔毛；萼裂片与副萼片同形或稍宽，等长，外面被长伏毛；花瓣黄色，倒心形，先端微凹，基部具短爪；雄蕊 20 个，黄色。**果：**瘦果长圆状卵形，具皱纹。花果期 4—9 月。

【生境分布】生于山坡、草地、渠旁、溪边、灌丛、林缘等处。分布于我国华北、华东及陕西、甘肃、河南、四川、云南等地。

【药用部位（药材名称）及采收加工】块根（金金棒）、全草（绢毛细蔓委陵菜）。金金棒：秋季采挖，晒干。绢毛细蔓委陵菜：采收加工未见记载。

【临床应用】金金棒：甘，平；归肺、脾、胃经。滋阴除热，生津止渴；用于虚劳发热，虚喘，热病伤津，口渴咽干，妇女带浊。绢毛细蔓委陵菜：《河北植物志》记载全草入药，能解毒止咳；《河南植物志》记载全草有发表、止咳作用，鲜品捣烂外敷可治疮疖。

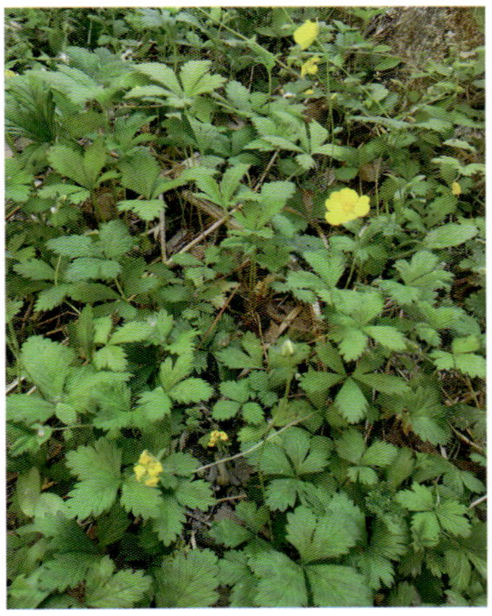

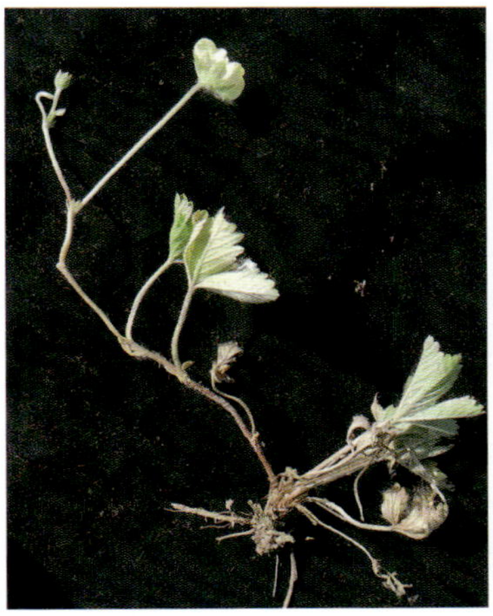

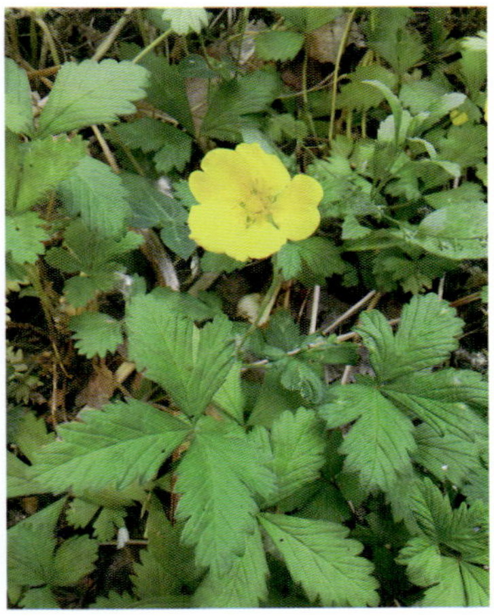

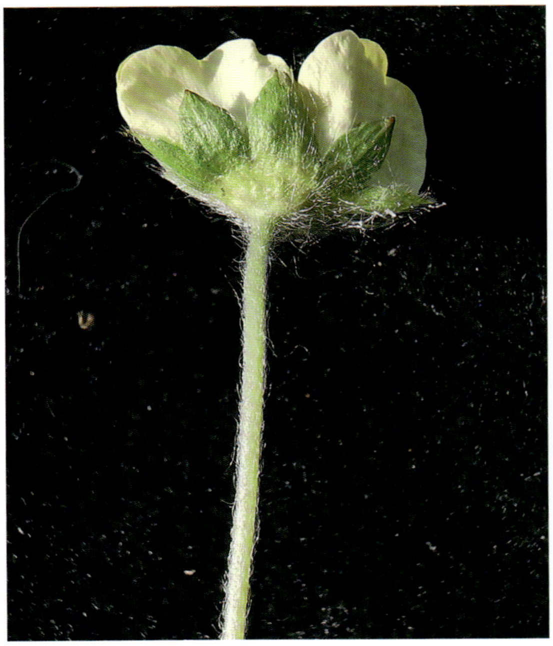

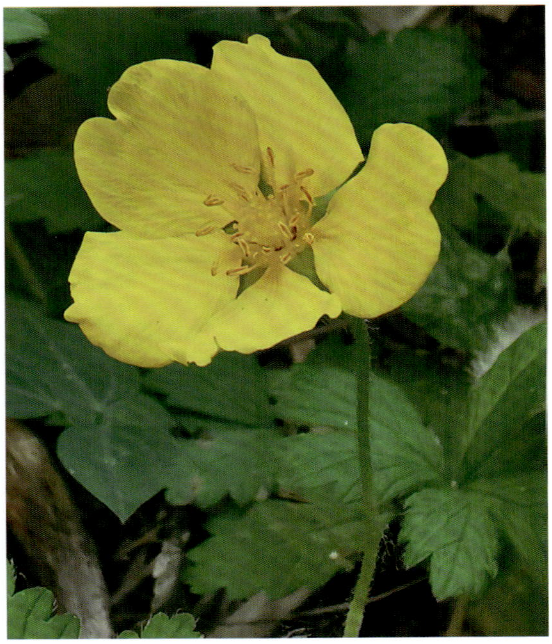

莓叶委陵菜

【基　　原】蔷薇科委陵菜属莓叶委陵菜 *Potentilla fragarioides* L.

【别　　名】雉子筵、满山红、毛猴子、菜飘子。

【形态特征】多年生草本。根：根多数，簇生。茎：根状茎分枝多；地上茎直立或倾斜，茎、叶柄及花序有开展的长柔毛。叶：奇数羽状复叶；基生叶有小叶 5～9，上部较下部大，小叶椭圆形至倒卵形；茎生叶小，常有 3 小叶，叶柄短或无。花：伞房状聚伞花序顶生，花多，松散；萼片三角卵形，副萼片长圆状披针形；花黄色，花瓣宽倒卵形，顶端圆钝或微凹。果：瘦果近肾形，黄白色，表面有脉纹。花果期 4—9 月。

【生境分布】生于沟边、草地、灌丛、疏林下。分布于我国东北、华北、华东、西北及河南、湖南、广西、四川、云南等地。

【药用部位（药材名称）及采收加工】根茎及根（雉子筵根、莓叶委陵菜）、全草或地上部分（雉子筵）。根茎及根：多在秋季采挖，除去根茎以上部分，洗净，晒干。雉子筵：夏季采收，洗净，晒干。

【临床应用】根茎及根：甘、微苦，温，平；归肺、肝经。补阴虚，止血；用于疝气，月经过多，功能性子宫出血，产后出血。雉子筵：甘，温；归肺、脾经。活血化瘀，养阴清热；用于疝气，干血痨。

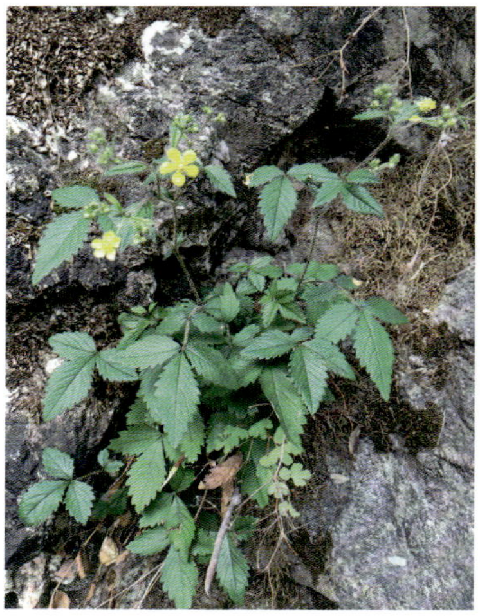
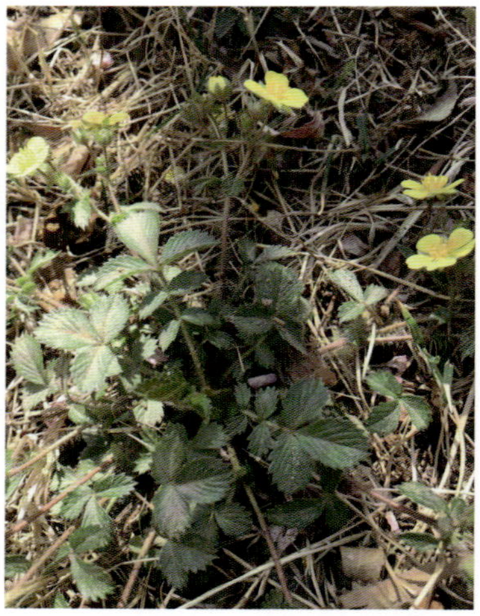
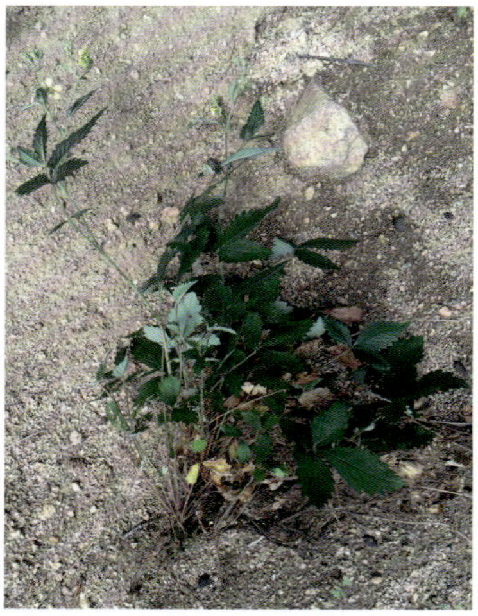
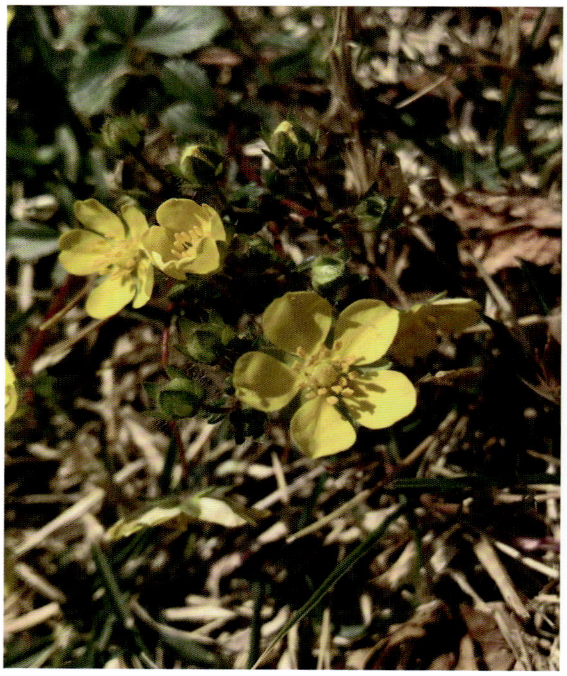
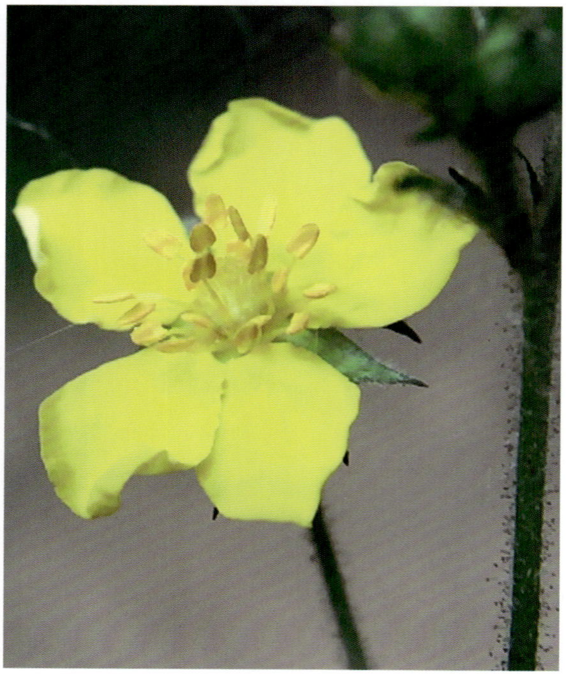

【基　　原】蔷薇科委陵菜属三叶委陵菜 *Potentilla freyniana* Bornm.

【别　　名】三张叶。

【形态特征】多年生草本。根：根分枝多，簇生。茎：有纤匍枝或不明显；花茎纤细，直立或上升，被平铺或开展疏柔毛。叶：基生叶为掌状3出复叶，小叶片长圆形、卵形或椭圆形，顶端急尖或圆钝，基部楔形或宽楔形，边缘有多数急尖锯齿，两面绿色，疏生平铺柔毛，下面沿脉较密；茎生叶1～2个，小叶与基生叶小叶相似，叶柄短，叶边锯齿少；基生叶托叶膜质，褐色，外面被稀疏长柔毛，茎生叶托叶草质，绿色，呈缺刻状锐裂，有稀疏长柔毛。花：伞房状聚伞花序顶生，多花，松散，花梗纤细，外被疏柔毛；萼片三角卵形，顶端渐尖，副萼片披针形，顶端渐尖，与萼片近等长，外面被平铺柔毛；花瓣淡黄色，长圆倒卵形，顶端微凹或圆钝；花柱近顶生，上部粗，基部细。果：瘦果卵球形，表面有显著脉纹。花果期3—6月。

【生境分布】生于山坡草地、溪边、疏林下。分布于我国西南及河北、山西、山东、陕西、甘肃、湖北、湖南、浙江、江西、福建等地。

【药用部位（药材名称）及采收加工】全草（三叶委陵菜）、根（三叶委陵菜根）。三叶委陵菜：夏季采收开花的全草，晒干。三叶委陵菜根：4—10月采挖，晒干。

【临床应用】三叶委陵菜：苦，微寒。清热解毒，散瘀止血；用于骨结核，口腔炎，瘰疬，跌打损伤，外伤出血。三叶委陵菜根：苦，微寒。清热解毒，敛疮止血；用于骨髓炎，外伤出血，蝮蛇咬伤。

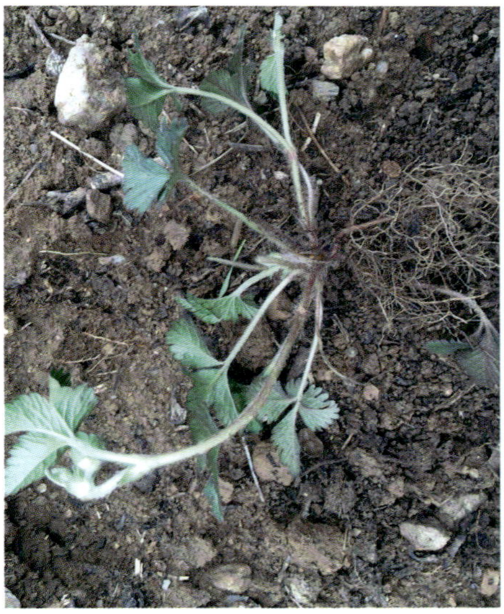

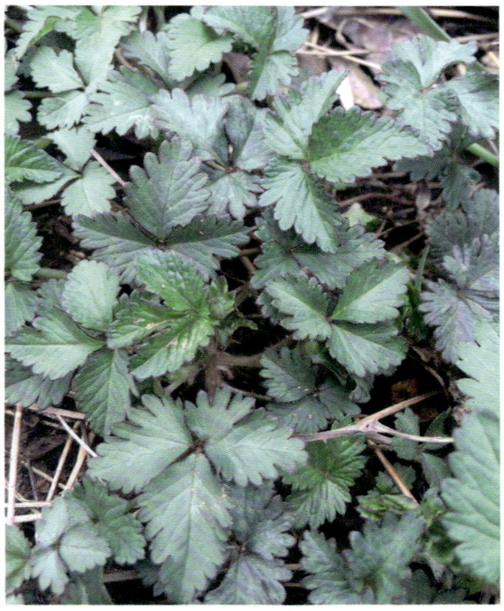

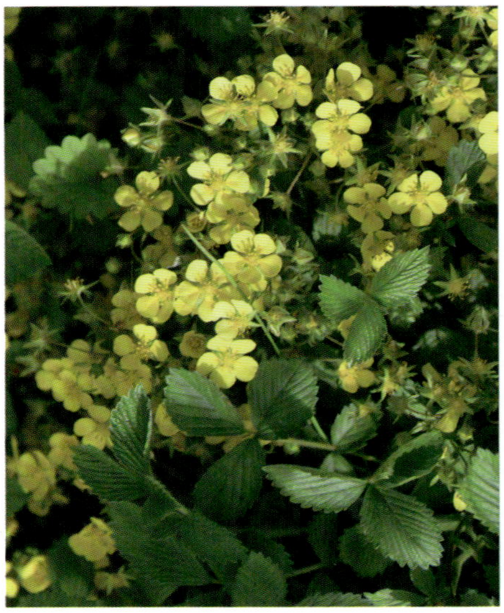

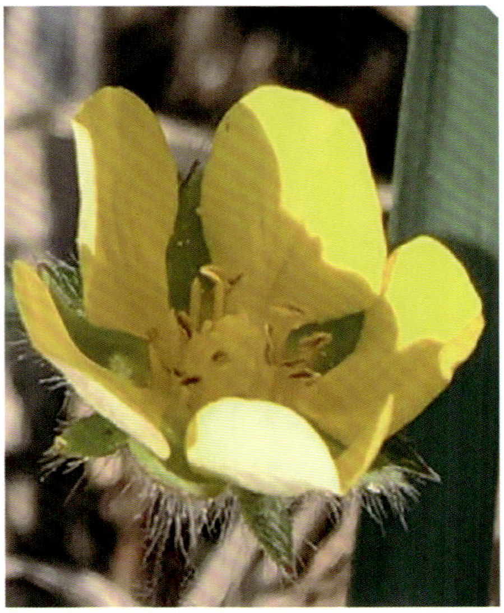

委陵菜

【基　　原】蔷薇科委陵菜属委陵菜 *Potentilla chinensis* Ser.

【别　　名】翻白草、生血丹、扑地虎、五虎噙血、天青地白、萎陵菜，等。

【形态特征】多年生草本。**根：**根粗壮，圆柱形。**茎：**根状茎粗短，木质化；茎粗壮，直立或斜升，茎、叶柄和花序轴具白色柔毛。**叶：**奇数羽状复叶；基生叶有小叶 13 ～ 31，茎生叶有小叶 7 ～ 15；托叶披针形至椭圆状披针形，基部与叶柄连生；小叶对生或互生，上部小叶较长，向下渐小，无柄，长圆形、倒卵形或长圆披针形，边缘羽状深裂，裂片长圆状三角形，顶端急尖或圆钝，边缘向下反卷，上面绿色，下面被白色绒毛，沿脉被白色绢状长柔毛。**花：**伞房状聚伞花序；萼片 5，三角卵形，顶端急尖，副萼片 5；花瓣 5，黄色，宽倒卵形，顶端微凹，比萼片稍长；花柱近顶生，柱头扩大。**果：**瘦果卵球形，深褐色，有明显皱纹。花果期 4—10 月。

【生境分布】生于山坡、草地、沟谷、林缘、灌丛、疏林下。分布于我国东北、华北、西南、华东及江西等地。

【药用部位（药材名称）及采收加工】全草或带根全草（委陵菜）、根（委陵菜根）。委陵菜：春季未抽茎时采挖，除去泥沙，晒干。委陵菜根：夏秋季采挖，除去泥沙，晒干。

【临床应用】委陵菜：苦，寒；归肝、大肠经。清热解毒，凉血止痢；用于赤痢腹痛，久痢不止，痔疮出血，痈肿疮毒。委陵菜根：祛风湿，解毒；用于痢疾，风湿筋骨疼痛，瘫痪，癫痫，疮疥。

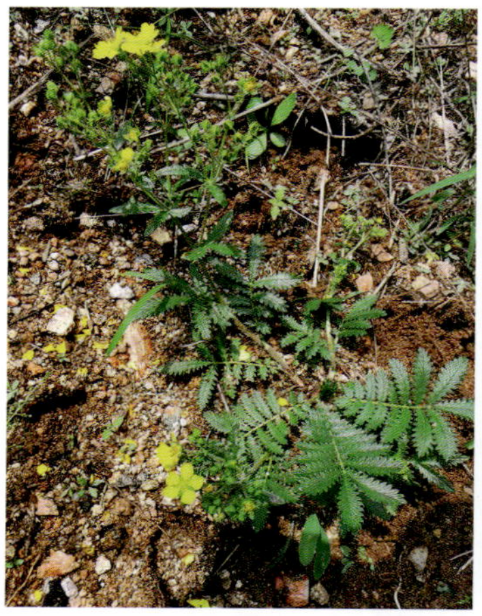
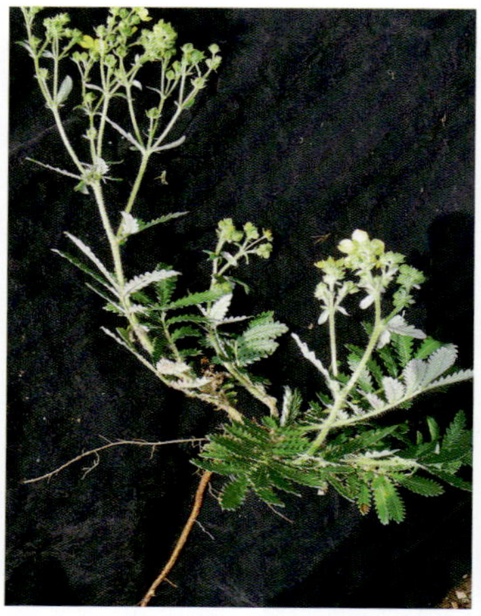
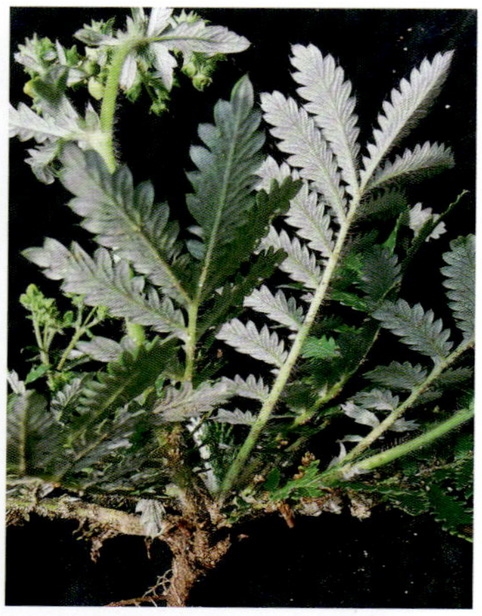
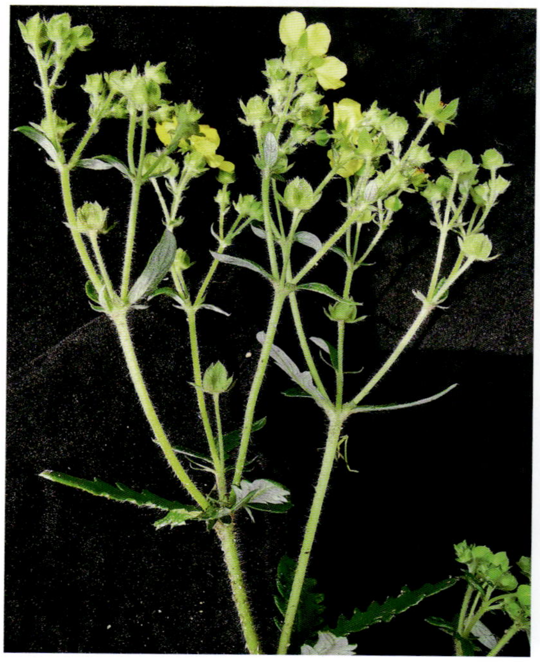
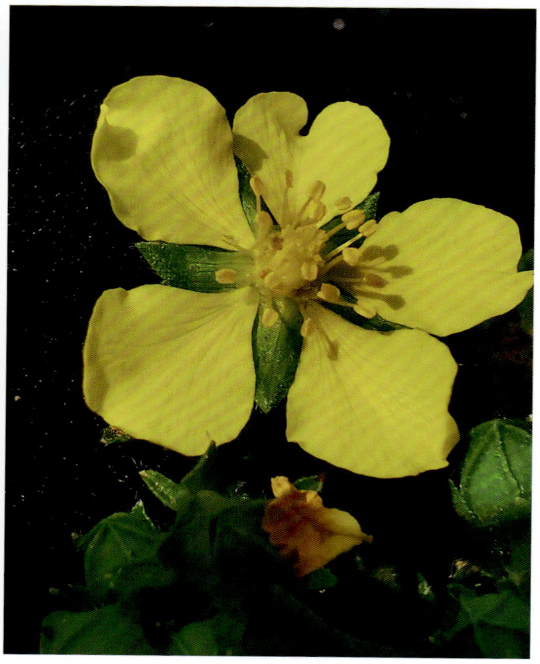

樱桃

【基　　原】蔷薇科樱属樱桃 *Cerasus pseudocerasus*（Lindl.）G. Don

【别　　名】莺（荆、楔、英、牛）桃、樱珠等。

【形态特征】落叶乔木。**茎：**树皮灰白色；小枝灰褐色，嫩枝绿色，无毛或被疏柔毛；冬芽卵形，无毛。**叶：**叶片卵形或长圆状卵形，先端渐尖或尾状渐尖，基部圆形，边缘有尖锐重锯齿，齿端有小腺体，上面暗绿色，近无毛，下面淡绿色，沿脉或脉间有稀疏柔毛，侧脉 9 ～ 11 对；叶柄长被疏柔毛，先端有 1 或 2 个大腺体；托叶早落，披针形，有羽裂腺齿。**花：**花序伞房状或近伞形，有花 3 ～ 6 朵，先叶开放；总苞倒卵状椭圆形，褐色，边有腺齿；花梗被疏柔毛；萼筒钟状，外面被疏柔毛，萼片三角卵圆形或卵状长圆形，先端急尖或钝，边缘全缘，长为萼筒的一半或过半；花瓣白色，卵圆形，先端下凹或 2 裂；雄蕊 30 ～ 35 枚，栽培者可达 50 枚；花柱与雄蕊近等长，无毛。**果：**核果近球形，红色，直径约 1 cm。花果期 3—6 月。

【生境分布】我国多地有栽培。

【药用部位（药材名称）及采收加工】果实（樱桃）、果核（樱桃核）、叶（樱桃叶）、根（樱桃根）、枝（樱桃枝）。樱桃：果实成熟时采收，鲜用或晒干。樱桃核：取成熟果实揉搓，取核，晒干。樱桃叶：夏秋季采叶。樱桃根：全年可采挖。樱桃枝：全年可采。

【临床应用】樱桃：甘、酸，温；归脾、胃、肾经。补血益肾；用于脾虚泄泻，肾虚遗精，腰腿疼痛，四肢不仁，瘫痪。樱桃核：辛，温；归肺经。发表透疹，消瘤去瘢，行气止痛；用于痘疹初期透发不畅，皮肤瘢痕，瘿瘤，疝气疼痛。樱桃叶：甘、苦，温；归肝、脾、肺经。温中健脾，止咳止血，解毒杀虫；用于胃寒食积，腹泻，咳嗽，吐血，疮疡肿痛，蛇虫咬伤，阴道滴虫。樱桃根：甘，平；归肝、胃、大肠经。杀虫，调经，益气阴；用于绦虫、蛔虫、蛲虫病，经闭，劳倦内伤。樱桃枝：辛、甘，温；归脾、胃经。温中行气，止咳，去斑；用于胃寒脘痛，咳嗽，雀斑。

【备　　注】本种在我国久经栽培，品种颇多。

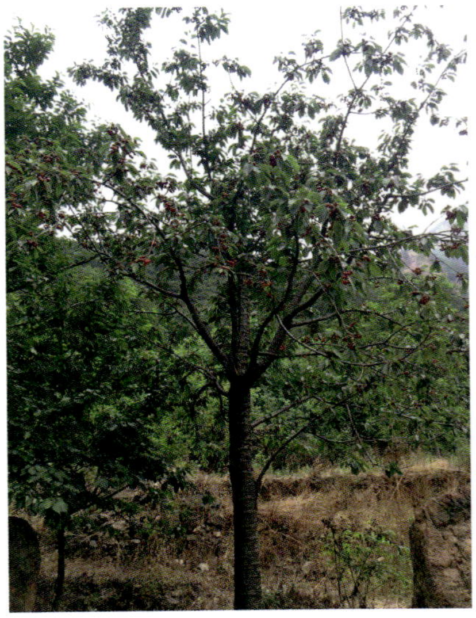

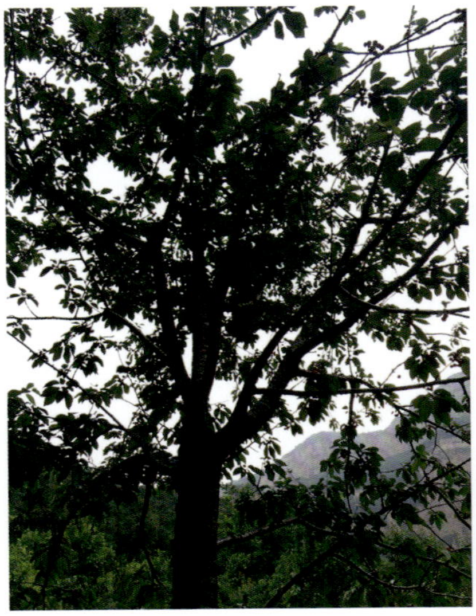

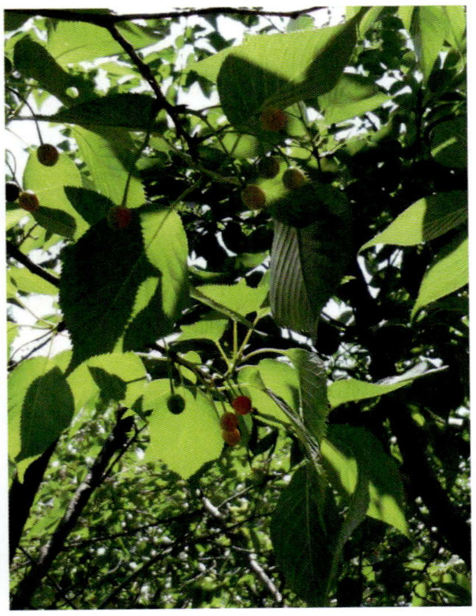

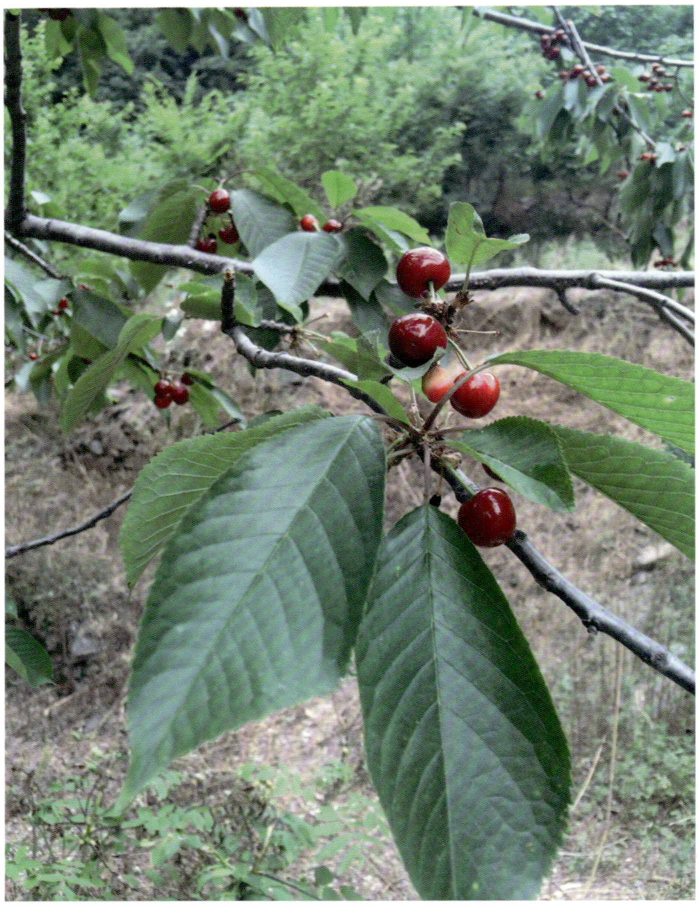

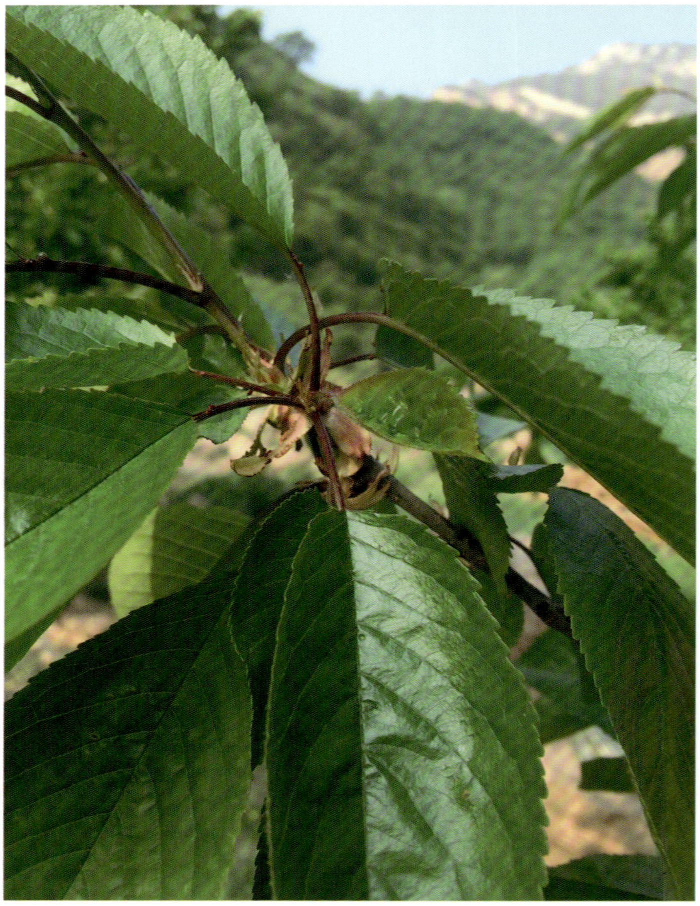

【基　　原】蔷薇科李属欧李 *Prunus humilis* Bge.

【别　　名】乌拉奈、酸丁、小李红。

【形态特征】落叶灌木。**茎：**树皮灰褐色，分枝多，嫩枝被柔毛。**叶：**叶互生，长圆形或椭圆状披针形，先端尖，基部楔形，边缘有浅细锯齿，下面沿主脉散生短柔毛；托叶线形，早落；叶柄极短。**花：**花与叶同时开放，单生或 2 朵并生，花梗有稀疏短柔毛；萼片 5，花后反折；花瓣 5，白色或淡红色。**果：**核果近球形，熟时鲜红色，有光泽。花果期 5—8 月。

【生境分布】生于干燥山坡、砂丘、灌丛中。分布于我国东北及内蒙古、河北、河南、山东等地。

【药用部位（药材名称）及采收加工】种子（郁李仁、小李仁、欧李）。夏秋季采收成熟果实，除去果肉及核壳，取出种子，干燥。

【临床应用】辛、苦、甘，平；归脾、大肠、小肠经。润肠通便，下气利水；用于津枯肠燥，食积气滞，腹胀便秘，水肿，脚气，小便不利。

【备　　注】按《药典》，中药材“郁李仁”为蔷薇科李属植物欧李、郁李 *Prunus japonica* Thunb. 或长柄扁桃 *Prunus pedunculata* Maxim. 的干燥成熟种子；前两种习称“小李仁”，后一种习称“大李仁”。按《中国植物志》，欧李为樱属植物，拉丁名称 *Cerasus humilis* Bge.。本书参考《药典》。

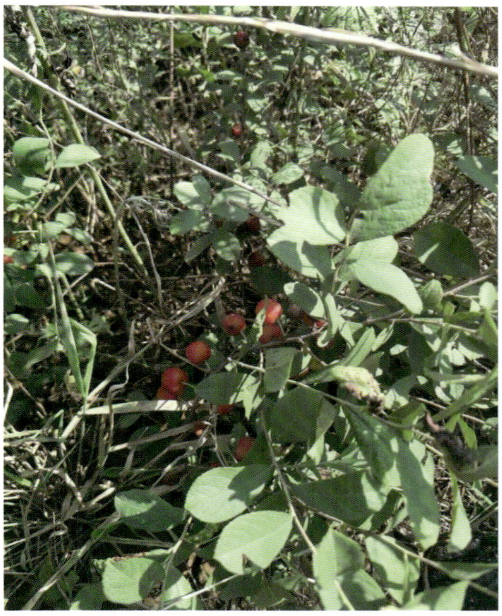
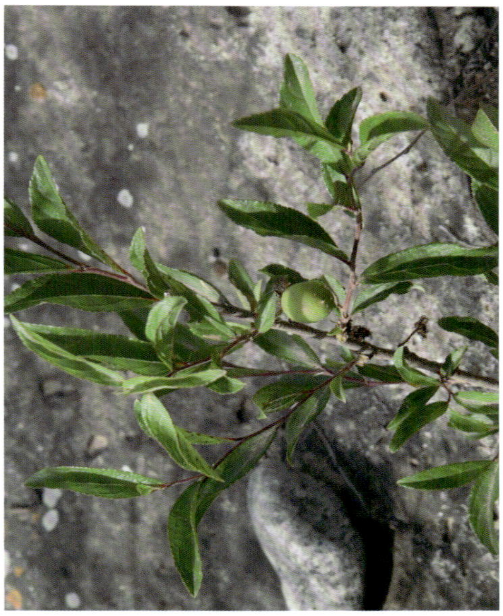
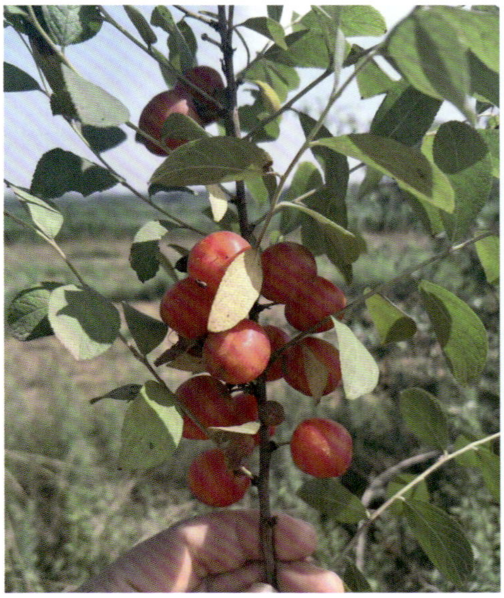
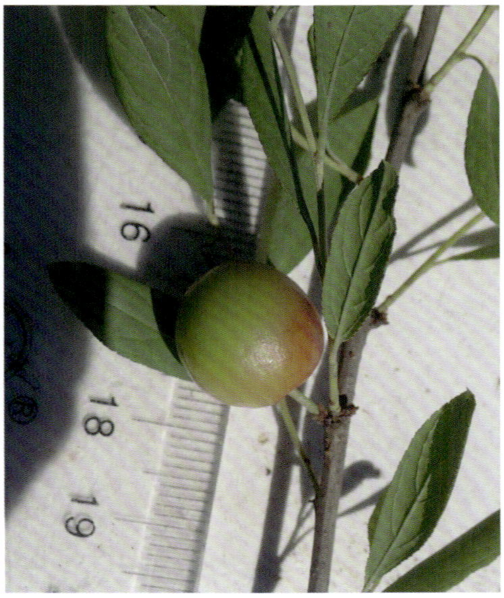

山桃

【基　　原】蔷薇科李属山桃 *Prunus davidiana*（Carr.）Franch.

【别　　名】山毛桃，野桃。

【形态特征】落叶小乔木。茎：树皮暗紫色，光滑；小枝老时褐色。叶：叶卵状披针形，先端渐尖，基部楔形，两面无毛，边缘具细锐锯齿。花：花单生，先于叶开放；花梗极短或近无；花萼无毛，萼筒钟形，萼片卵形至卵状长圆形，紫色，先端圆钝；花瓣倒卵形或近圆形，粉红色，先端圆钝，稀微凹；雄蕊多数，几与花瓣等长或稍短；子房被柔毛，花柱长于雄蕊或近等长。果：果实近球形，淡黄色，外面密被短柔毛；果肉薄而干，离核。种子：种子棕红色。花果期3—8月。

【生境分布】生于山坡、山谷沟底、荒野疏林等处。分布于河北、山西、陕西、甘肃、山东、河南、四川、云南等地。

【药用部位（药材名称）及采收加工】果实（桃子）、根或根皮（桃根）、花（桃花）、去掉栓皮的树皮（桃茎白皮）、幼枝（桃枝）、叶（桃叶）、未成熟果实（碧桃干）、种子（桃仁）。桃子：果实成熟时采摘。桃根：全年可采。桃花：3月间桃花将开放时采收，阴干。桃茎白皮：夏秋季剥皮，除去栓皮，切碎，鲜用或晒干。桃枝：夏季采收。桃叶：夏季采叶，鲜用或晒干。碧桃干：4—6月摘取未成熟的果实，晒干。桃仁：果实成熟后采收，除去果肉及核壳，取出种子，晒干。

【临床应用】桃子：甘、酸，温；归肺、大肠经。生津，润肠，活血，消积；用于津少口渴，肠燥便秘，闭经，积聚。桃根：苦，平，无毒；归肝经。清热利湿，活血止痛，消痈肿；用于黄疸，吐血，衄血，经闭，痈肿，痔疮，风湿痹痛，跌打劳伤疼痛，腰痛，痧气腹痛。桃花：苦，平；归心、肝、大肠经。利水，活血化瘀；用于水肿，脚气，痰饮，利水通便，砂石淋，便秘，闭经，癫狂，疮疹。桃茎白皮：苦，平；归肺、脾经。清热利水，解毒，杀虫；用于水肿，痧气腹痛，肺热喘闷，痈疽，瘰疬，湿疮，风湿关节痛，牙痛，疮痈肿毒，湿癣。桃枝：苦，平；归心、胃经。活血通络，解毒，杀虫；用于心腹痛，风湿关节痛，腰痛，跌打损伤，疮癣。桃叶：苦、辛，平；归脾、肾经。祛风清热，杀虫；用于头风，头痛，风痹，疟疾，湿疹，疮疡，癣疮。碧桃干：酸、苦，平；归肺、肝经。敛汗涩精，活血止血，止痛；用于盗汗，遗精，吐血，疟疾，心腹痛，妊娠下血。桃仁：苦、甘，平；归心、肝、大肠经。活血祛瘀，润肠通便；用于经闭，痛经，癥瘕痞块，跌仆损伤，肠燥便秘。

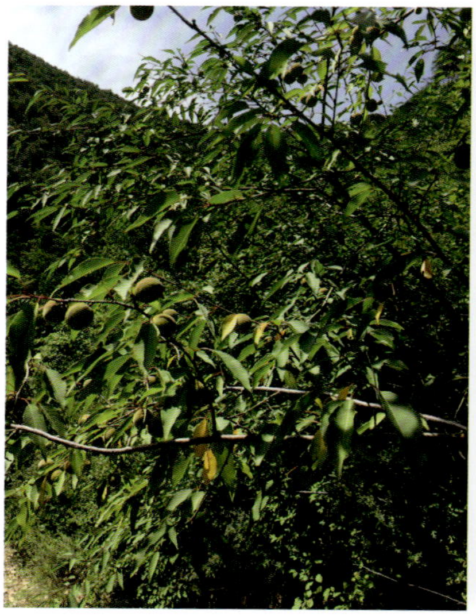

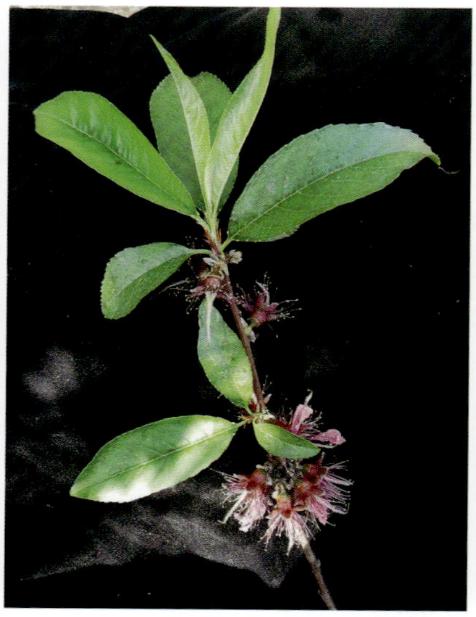

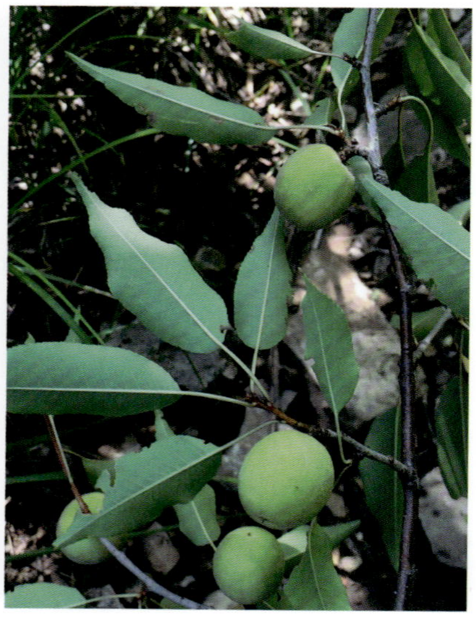

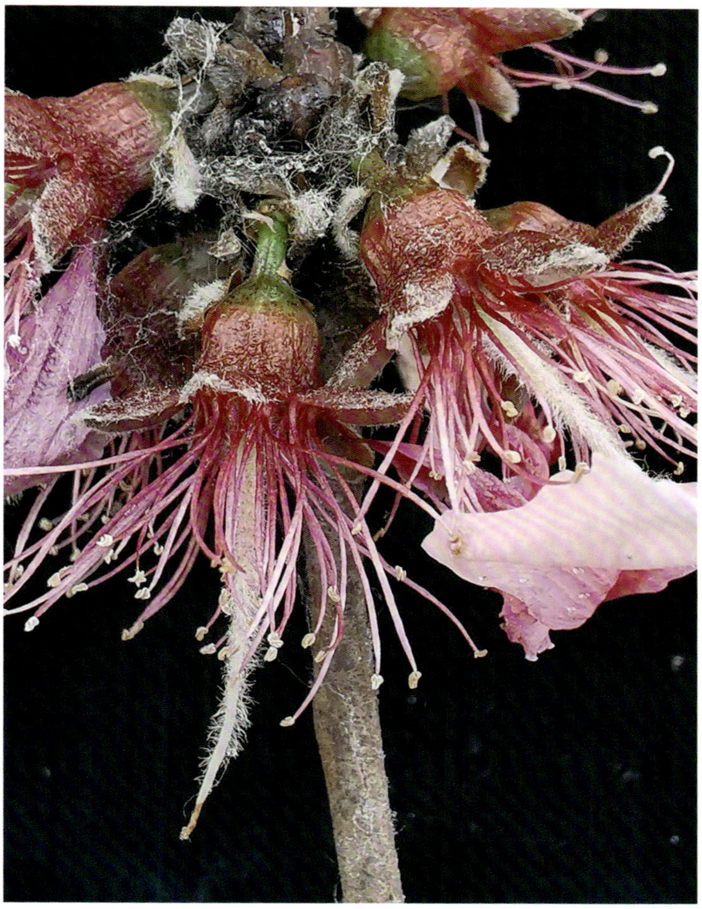

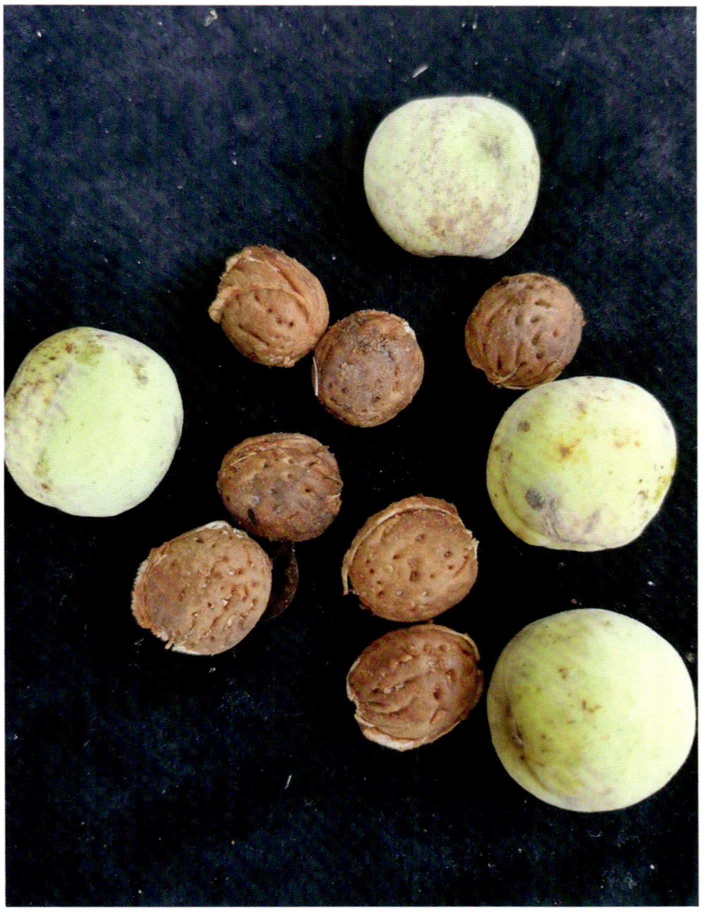

桃

【基　　原】蔷薇科李属桃 *Prunus Persica*（L.）Batsch

【别　　名】毛桃、光桃、油桃，等。

【形态特征】形态特征与植物“山桃”相似，但山桃个小，萼筒光滑无毛，果肉干燥。桃个大，萼筒被短柔毛，果肉多汁。

【生境分布】全国各地广泛栽培。

【药用部位（药材名称）及采收加工】幼果（桃奴）。桃奴：夏初拣落地的幼果，晒干。其他药用部位及采收加工均同植物“山桃”项下。

【临床应用】桃奴：苦，平。止痛，止汗；用于胃痛，疝痛，盗汗。其他均同植物“山桃”项下。

【备　　注】① 按《药典》，中药材“桃仁”为蔷薇科植物桃或山桃的干燥成熟种子，中药材“桃枝”为桃的干燥枝条，因此，山桃的幼枝并非中药材“桃枝”正品。② 按《中国植物志》，山桃为桃属植物，拉丁名称 *Amygdalus davidiana* (Carriere) de Vos ex Henry；按《药典》，山桃为李属植物，拉丁名称 *Prunus davidiana*（Carr.）Franch.。本书中的山桃和桃的归属与拉丁名称参考《药典》。③ 桃久经培育和栽培，现有多个优良的食用品种和观赏树种。关于桃的培育品种或变种是否可以入药，值得深入研究。

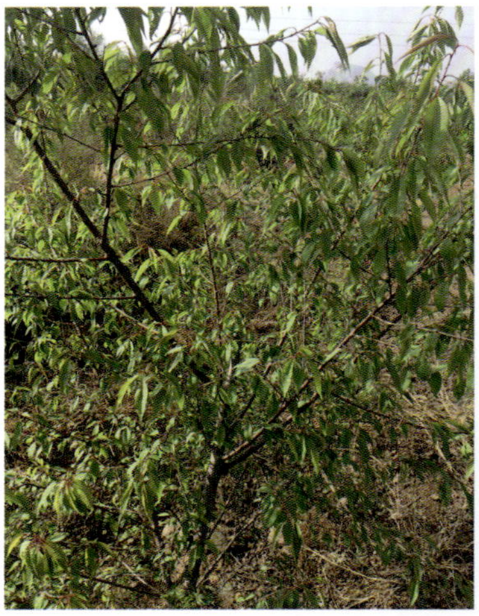
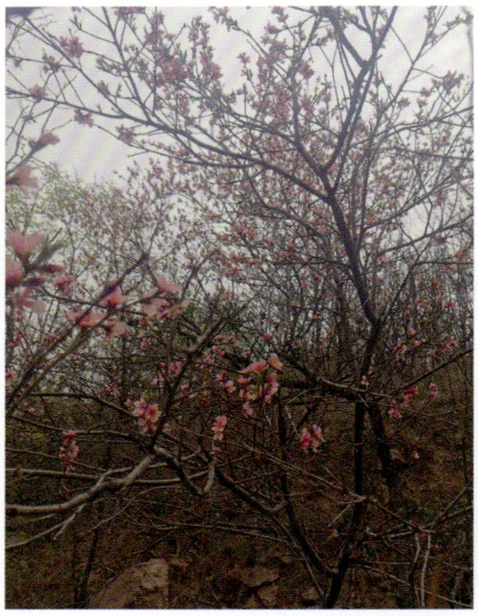
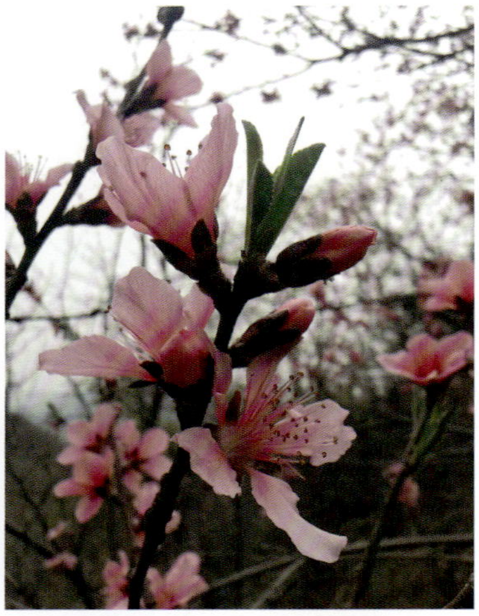
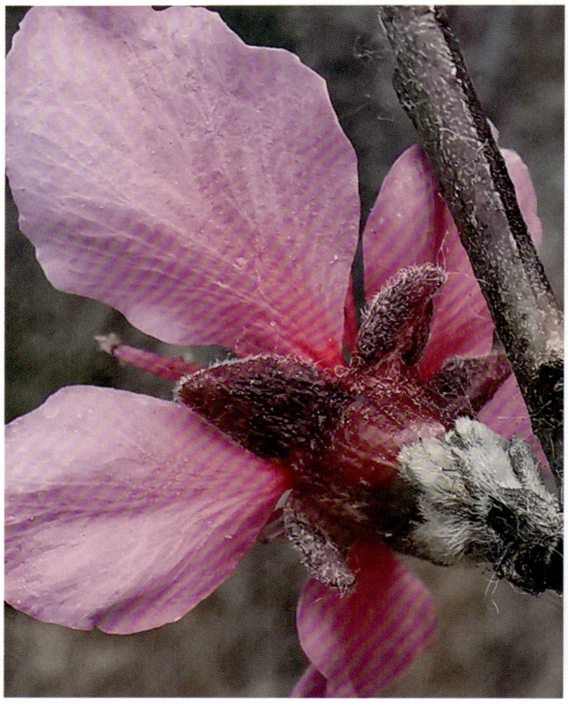
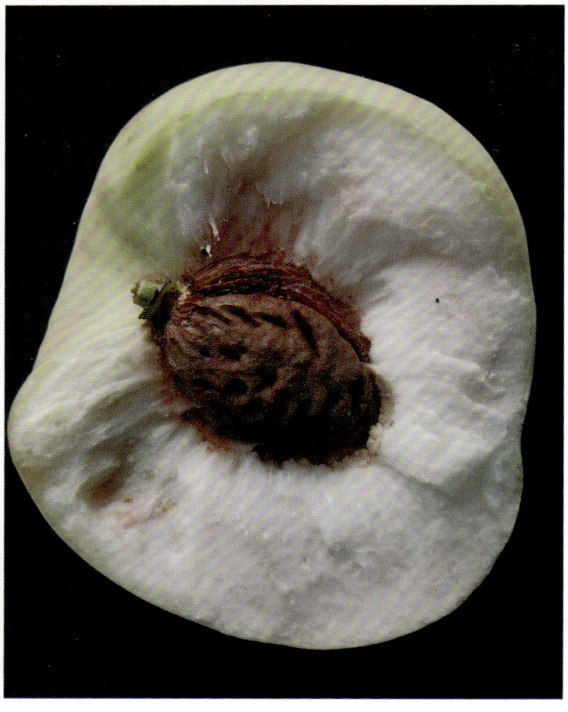

【基　　原】蔷薇科李属蟠桃 *Amygdalus persica* L.var. *compressa*（Loud.）

【别　　名】扁桃。

【形态特征】形态特征与植物“桃”相似。蟠桃的主要特征：果实扁平，呈厚饼状，两面的中间下凹；核小，圆形，有深沟纹。

【生境分布】江苏、浙江、河北、河南、山西等地有栽培。

【药用部位（药材名称）及采收加工】药用部位为种仁，药材名称和采收加工未见记载。

【临床应用】古今本草典籍未见记载。《河南植物志》：蟠桃的种仁入药。

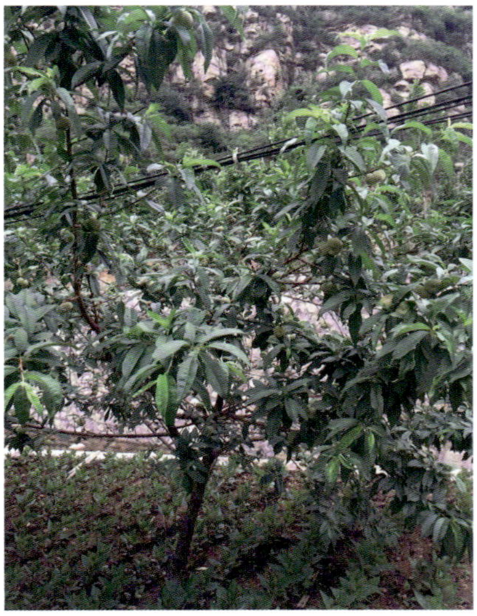

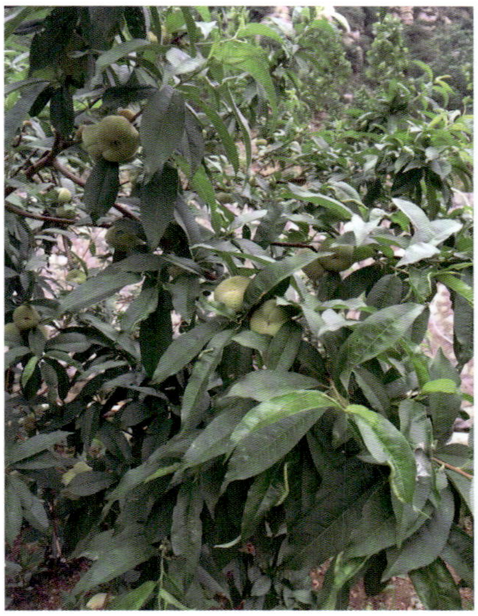

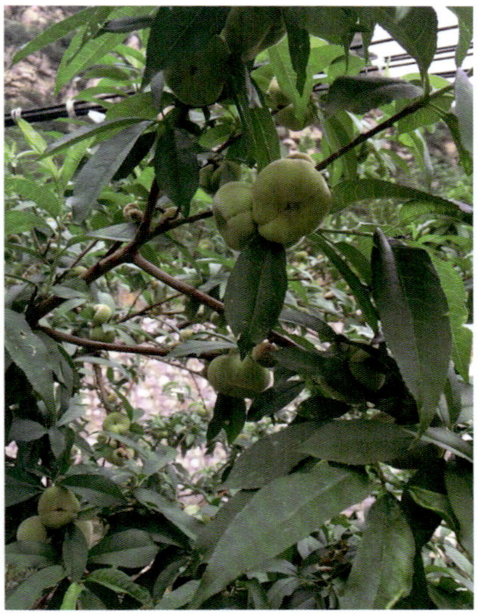

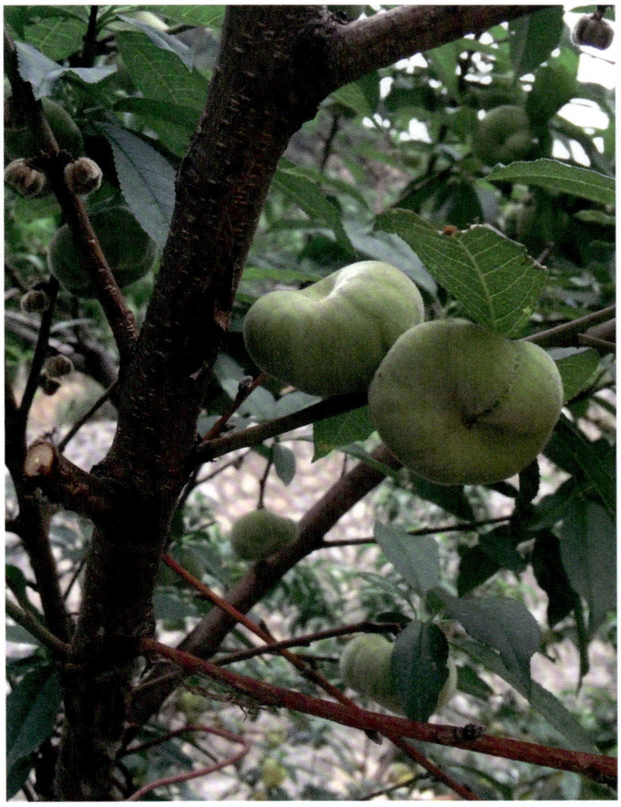

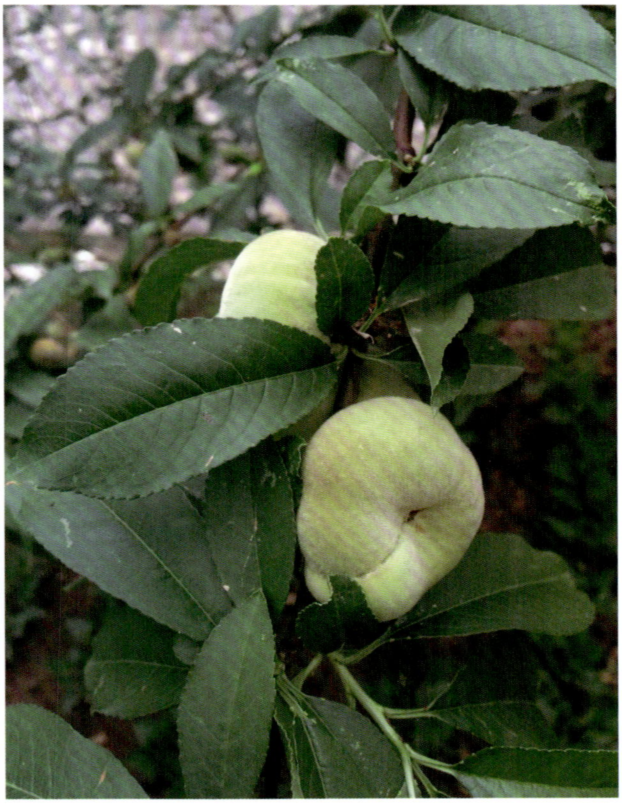

西伯利亚杏

【基　　原】蔷薇科李属西伯利亚杏 *Prunus sibirica* L.

【别　　名】山杏。

【形态特征】落叶灌木或小乔木。茎：树皮暗灰色；小枝无毛，稀幼时疏生短柔毛，灰褐色或淡红褐色。叶：叶片卵形或近圆形，先端长渐尖至尾尖，基部圆形至近心形，边缘有细钝锯齿，两面无毛，稀下面脉腋间具短柔毛。花：花单生，先于叶开放；花萼紫红色，萼筒钟形，基部微被短柔毛或无毛，萼片长圆状椭圆形，先端尖，花后反折；花瓣近圆形或倒卵形，白色或粉红色；雄蕊几与花瓣近等长；子房被短柔毛。果：果实扁球形，直径 1.5 ～ 2.5 cm，黄色或橘红色，有时具红晕，被短柔毛；果肉较薄而干燥，成熟时开裂，味酸涩不可食，成熟时沿腹缝线开裂。种子：核扁球形，易与果肉分离，两侧扁，顶端圆形，基部一侧偏斜，不对称，表面较平滑，腹面宽而锐利。花果期 3—7 月。

【生境分布】生于山坡、丘陵草原、山林中。分布于我国东北、华北及甘肃等地。

【药用部位（药材名称）及采收加工】果实（杏子）、叶（杏叶）、种仁（苦杏仁、甜杏仁）、树枝（杏枝）、花（杏花）、树皮（杏树皮）、根（杏树根）。杏子：果熟时采收。杏叶：夏秋季枝叶茂盛时采收。种仁：夏季果实成熟时采摘，除去果肉及核壳，取种仁，晾干。杏枝：夏秋季采收。杏花：3—4 月采花。杏树皮：春秋季采收。杏树根：四季均可采挖。

【临床应用】杏子：酸、甘，温，有毒；归肺、心经。润肺定喘，生津止渴；用于肺燥咳嗽，津伤口渴。杏叶：辛、苦，微凉；归肝、脾经。祛风利湿，明目；用于水肿，皮肤瘙痒，目疾多泪，痈疮瘰疬。苦杏仁（味苦者）：苦、温，有毒；归肺、脾、大肠经。祛痰止咳，平喘，润肠，下气开痹；用于外感咳嗽，喘满，伤燥咳嗽，寒气奔豚，惊痫，胸痹，食滞脘痛，血崩，耳聋，疳肿胀，湿热淋证，疥疮，喉痹，肠燥便秘。甜杏仁（味甜者）：甘、平，无毒；归肺、大肠经。润肺，平喘；用于虚劳咳喘，肠燥便秘。杏枝：辛，平；归肝经。活血散瘀；用于跌打损伤，瘀血阻络。杏花：苦，温，无毒；归脾、肾经。活血补虚；用于不孕，肢体痹痛，手足逆冷。杏树皮：甘，寒；归心、肺经。解毒；用于苦杏仁中毒。杏树根：苦，温；归肝、肾经。解毒；用于杏仁中毒。

【备　　注】按《药典》：中药材"苦杏仁"为蔷薇科李属 Prunus 植物山杏 *Prunus armeniaca* L.var. *ansu* Maxim.（此拉丁名称为《中国植物志》杏属 Armeniaca 的"野杏"）、西伯利亚杏 *Prunus sibirica* L.（此拉丁名称为《中国植物志》杏属 Armeniaca 的"山杏"）、东北杏 *Prunus mandshurica*（Maxim.）Koehne 或杏 *Primus armeniaca* L. 的干燥成熟种子。本书参考《药典》的分属和名称。

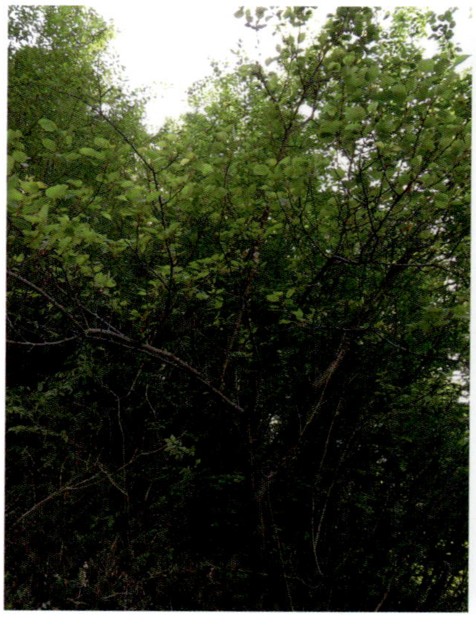

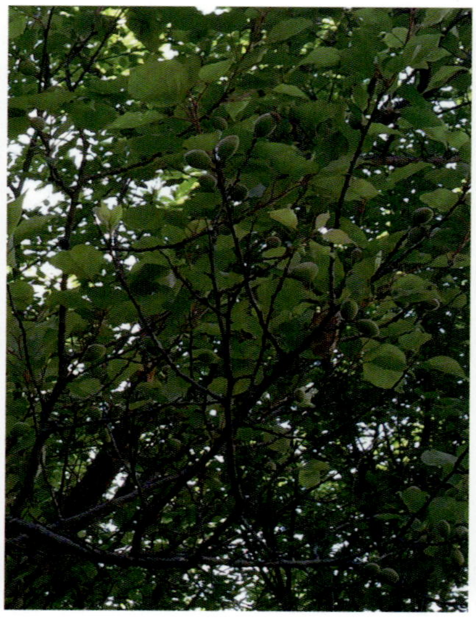

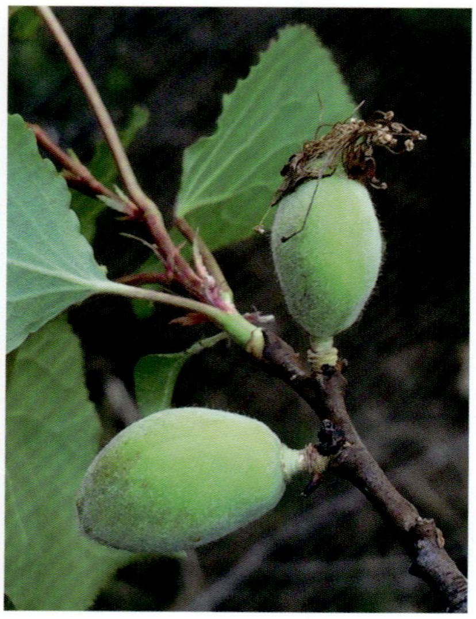

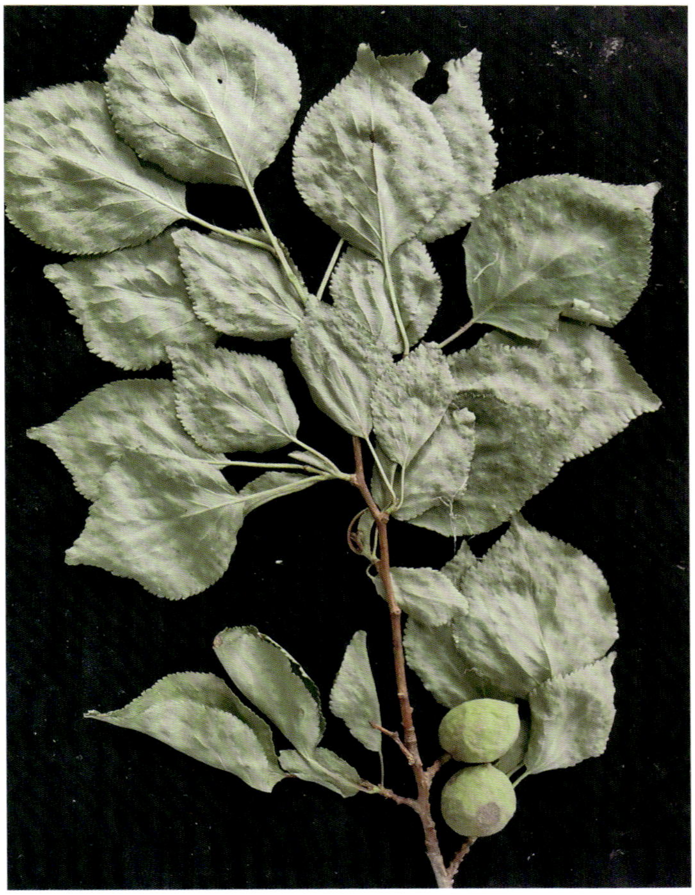

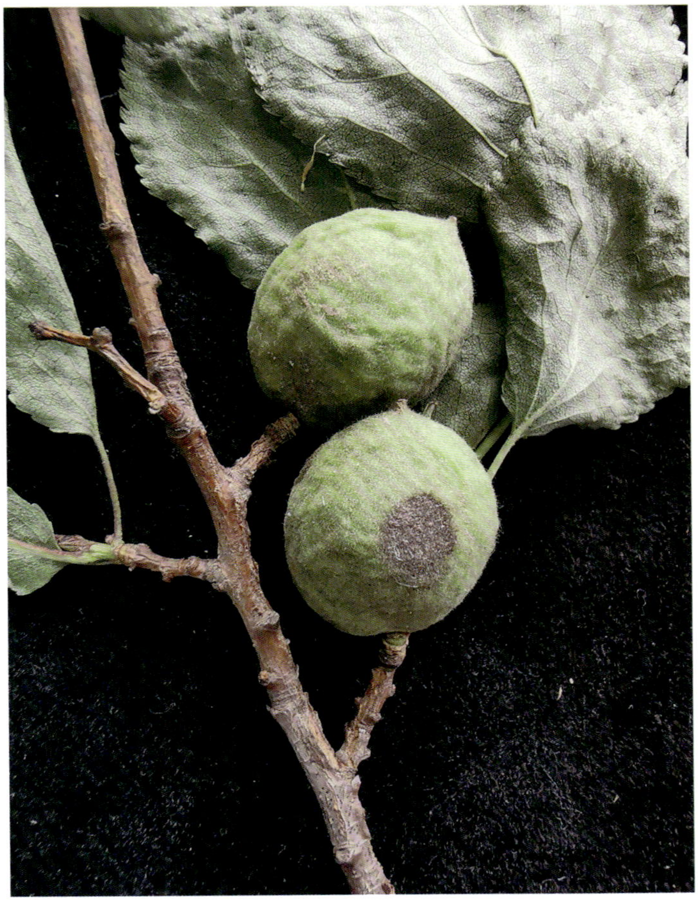

杏

【基　　原】蔷薇科李属杏 *Prunus armeniaca* L.

【别　　名】杏树。

【形态特征】形态特征与植物"西伯利亚杏 *Prunus sibirica* L."相似。两者的主要区别：西伯利亚杏 *Prunus sibirica* L. 为灌木或小乔木，高 2～5 m；叶片卵形或近圆形，先端长渐尖至尾尖；果实干燥，成熟时开裂；核基部常不对称。杏为乔木，高 5～8（12）m；叶片宽卵形或圆卵形，先端急尖至短渐尖；果实多汁，成熟时不开裂；核基部常对称。

【生境分布】生于山坡、丘陵、草原。分布于全国各地；多系栽培。

【药用部位（药材名称）及采收加工】均同植物"西伯利亚杏（山杏）*Prunus sibirica* L."项下。

【临床应用】同植物"西伯利亚杏（山杏）*Prunus sibirica* L."项下。

【备　　注】杏久经栽培，培育品种较多。我国的主要栽培品种按用途可分为食用杏类、仁用杏类、加工用杏类、观赏类；杏培育品种的药用价值有待研究。《中国植物志》《药典》对"杏"的分属分别为杏属、李属，本书参考《药典》的分属和名称。

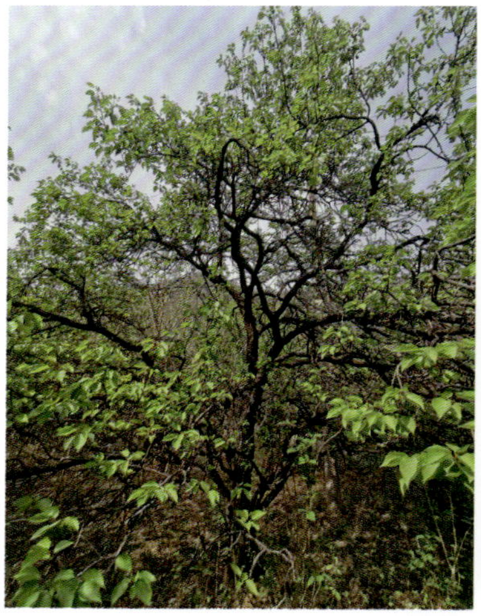

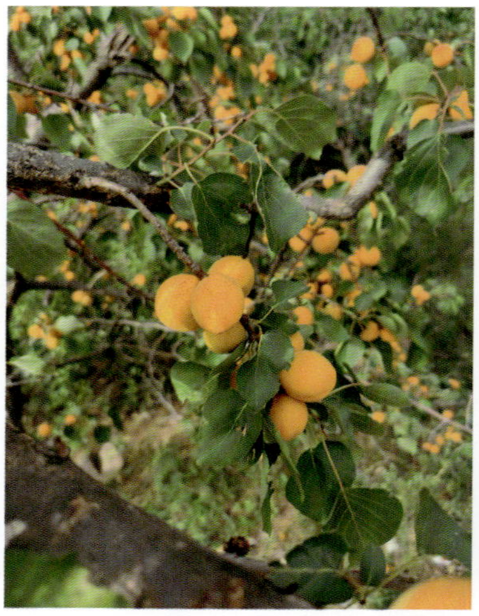

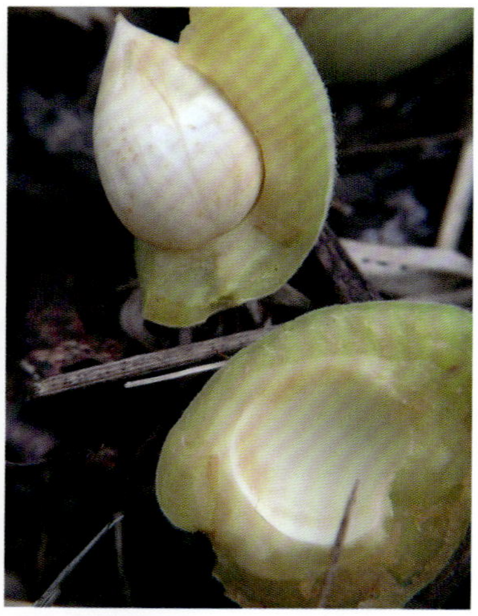

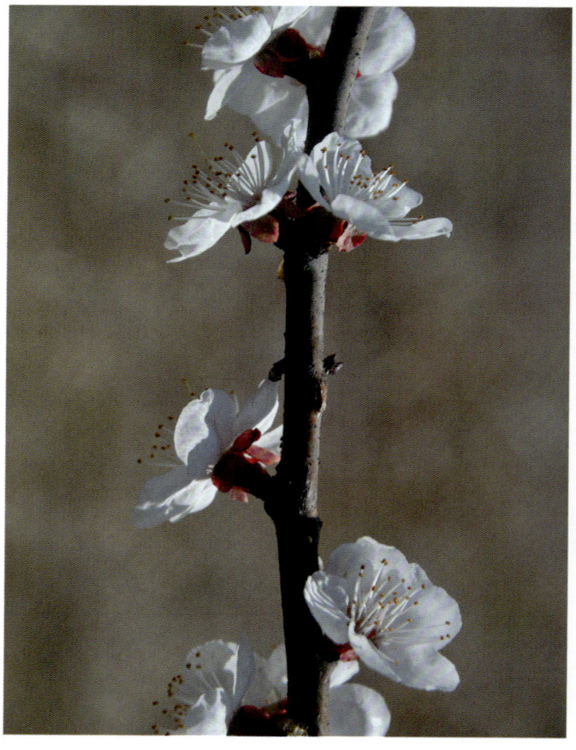

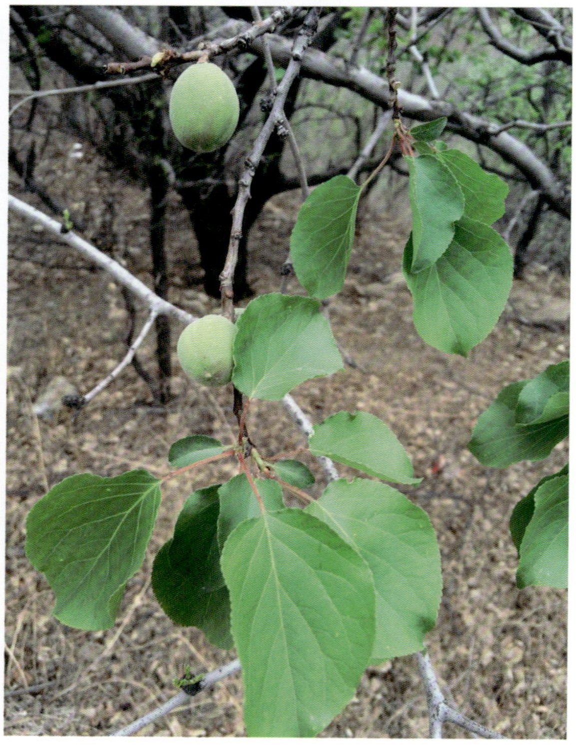

【基　　原】蔷薇科李属山杏 *Prunus armeniaca* L. var. *ansu* Maxim.

【别　　名】野杏、安杏。

【形态特征】形态特征与植物“杏”相似。两者的主要区别：本种的叶片基部楔形或宽楔形；花常2朵并生，偶见3朵簇生，花瓣淡红色；果实近球形，较小，密被短柔毛，果肉薄；核卵球形，离肉，表面粗糙而有网纹，腹棱常锐利。杏的叶片基部圆形至近心形；花单生，花瓣白色或带红色；果实球形，稍大，微被短柔毛，果肉厚；核卵形或椭圆形，表面稍粗糙或平滑，腹棱圆钝。

【生境分布】生于山坡、灌丛、疏林中。分布于我国华北、西北及辽宁、山东、江苏等地。

【药用部位（药材名称）及采收加工】均同植物“西伯利亚杏（山杏）*Prunus sibirica* L.”项下。

【临床应用】同植物“西伯利亚杏（山杏）*Prunus sibirica* L.”项下。

【备　　注】本种为植物“杏”的变种，《中国植物志》收录为杏属野杏 *Armeniaca vulgaris* var. *ansu*（Maxim.）Yü et Lu，《河北植物志》收录为李属安杏 *Prunus vulgaris* var. *ansu*（Maxim.），《药典》收录为李属山杏 *Prunus armeniaca* L. var.*ansu* Maxim.；本书参考《药典》归属和命名。本种的花常2朵并生或有3朵簇生，西伯利亚杏 *Prunus sibirica* L. 的花单生，以此区别两者。

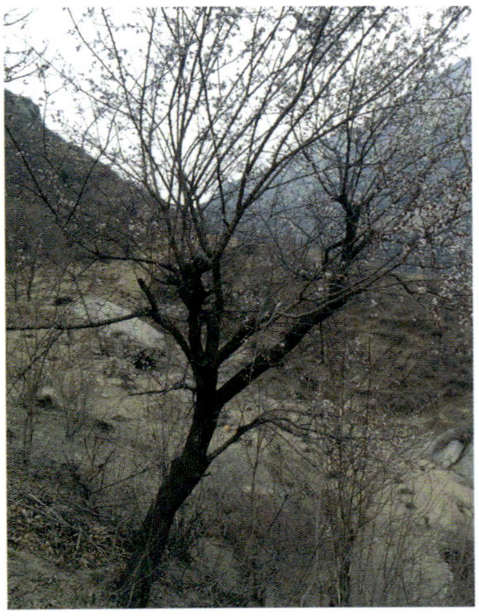
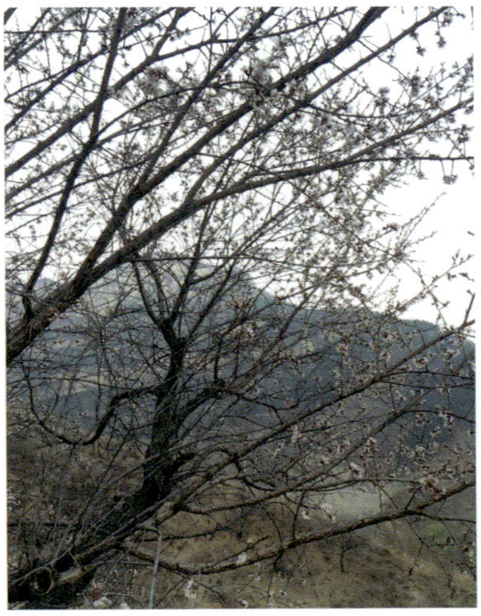
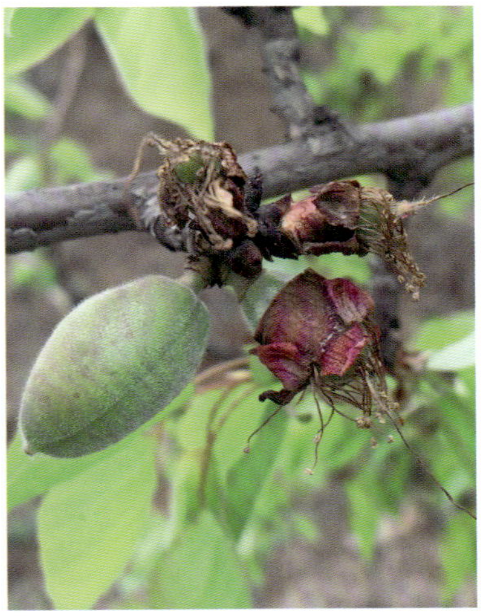
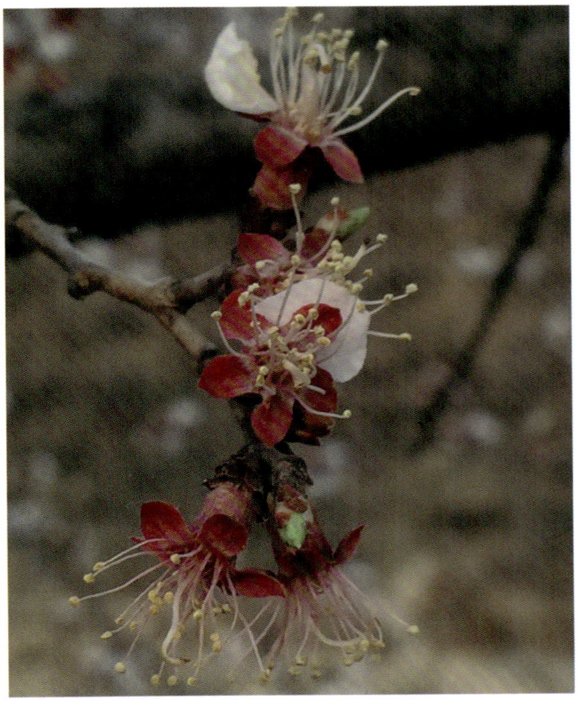
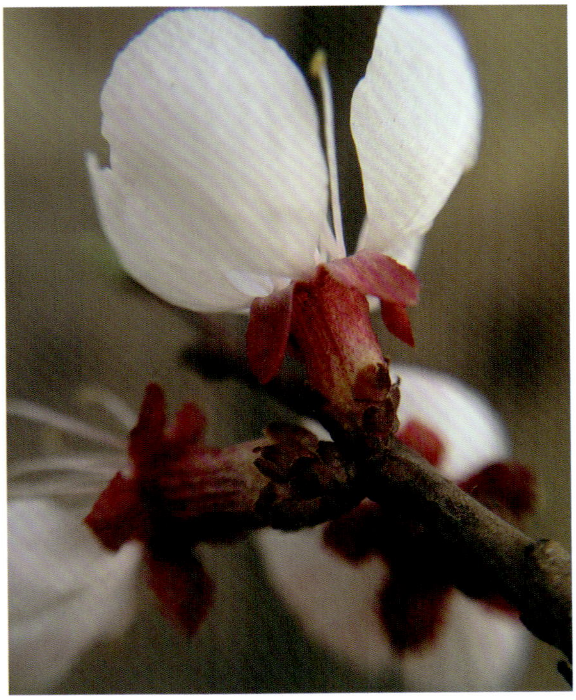

合欢

【基　　原】豆科合欢属合欢 *Albizia julibrissin* Durazz.

【别　　名】马缨花、绒花树、夜合合、合昏、乌绒树、拂绒（缨）。

【形态特征】落叶乔木。茎：小枝有棱角，嫩枝、花序和叶轴被绒毛或短柔毛。叶：2 回羽状复叶，总叶柄近基部及最顶一对羽片着生处各有 1 枚腺体；羽片 4 ～ 12 对，栽培的有时达 20 对；小叶 10 ～ 30 对，线形至长圆形，向上偏斜，先端有小尖头，有缘毛，有时在下面或仅中脉上有短柔毛，中脉紧靠上边缘；托叶线状披针形，较小叶小，早落。花：头状花序于枝顶排成圆锥花序；花粉红色，花冠裂片三角形，花萼、花冠外均被短柔毛；花萼管状，花丝长。果：荚果带状，嫩荚有柔毛，老荚无毛。花果期 6—10 月。

【生境分布】生于山坡。分布于我国东北、华南、西南及河北、河南等地；有栽培。

【药用部位（药材名称）及采收加工】树皮（合欢皮）、花序或花蕾（合欢花）。合欢皮：夏秋季剥取，晒干。合欢花：夏季花开放时择晴天采收或花蕾形成时采收，及时晒干；前者习称“合欢花”，后者习称“合欢米”。

【临床应用】甘，平；归心、肝、肺经。解郁安神，活血消肿；用于心神不安，忧郁失眠，肺痈，疮肿，跌仆伤痛。合欢花：甘，平；归心、肝经。解郁安神；用于心神不安，忧郁失眠。

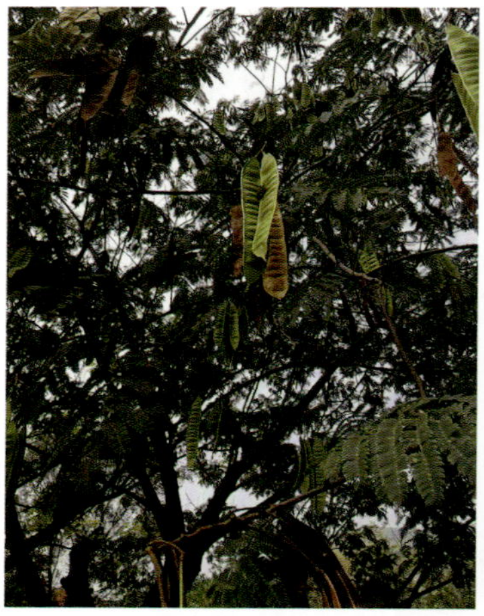
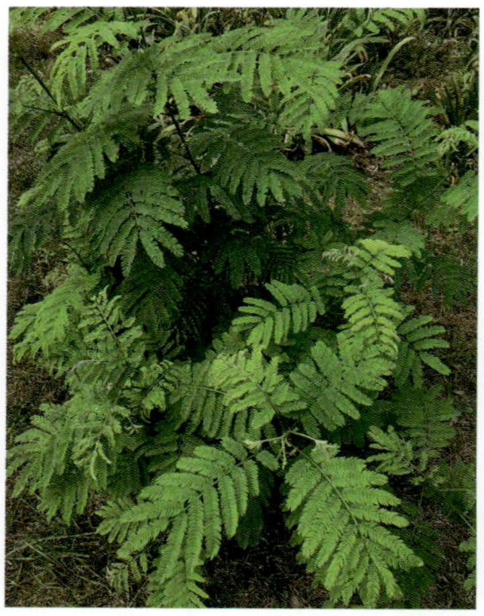
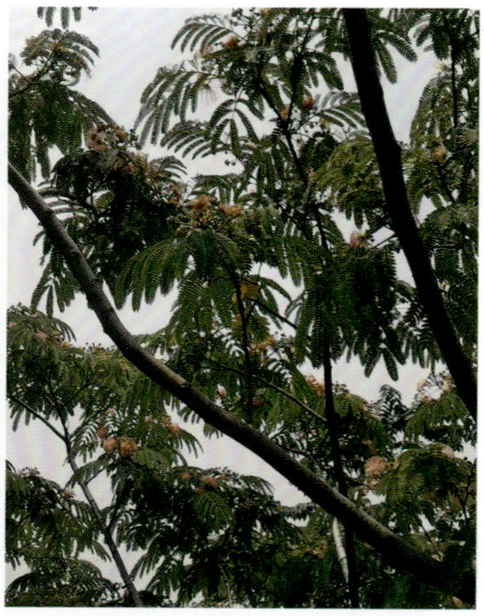
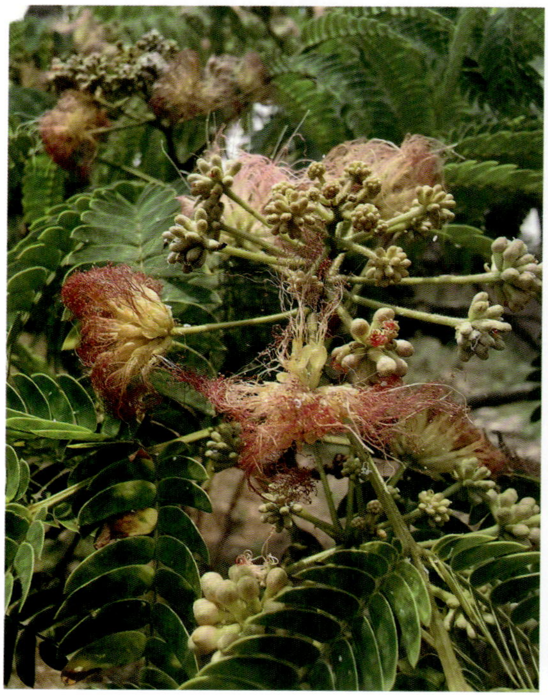
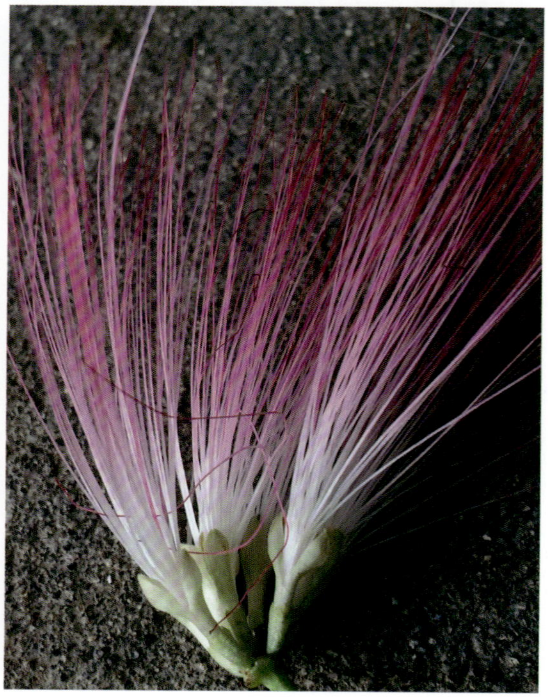

山槐

【基　　原】豆科合欢属山槐 *Albizia kalkora*（Roxb.）Prain

【别　　名】马缨花、白夜合、山（滇）合欢。

【形态特征】形态特征与植物“合欢”相似。两者的主要区别：山槐的小枝褐色；羽片 2 ～ 3 对，小叶 5 ～ 14 对，近长方形；花白色。合欢的小枝黄绿色；羽片 4 ～ 12 对，小叶 10 ～ 30 对，镰刀形或近长方形；花粉红色。

【生境分布】生于山坡、灌丛、疏林中。分布于我国华北、西北、华东、华南至西南部各省区。

【药用部位（药材名称）及采收加工】花序或花蕾（合欢花）。夏季花开放时择晴天采收或花蕾形成时采收，及时晒干。

【临床应用】按《药典》，中药材“合欢花”为豆科植物合欢 *Albizia julibrissin* Durazz. 的干燥花序或花蕾；山槐的花序或花蕾并非“合欢花”正品。四川省部分地区以山槐的花和花蕾做为“合欢花”的代用品。另据《河北植物志》和《山西植物志》：根及茎皮入药，有补血活血、消肿止痛之效。

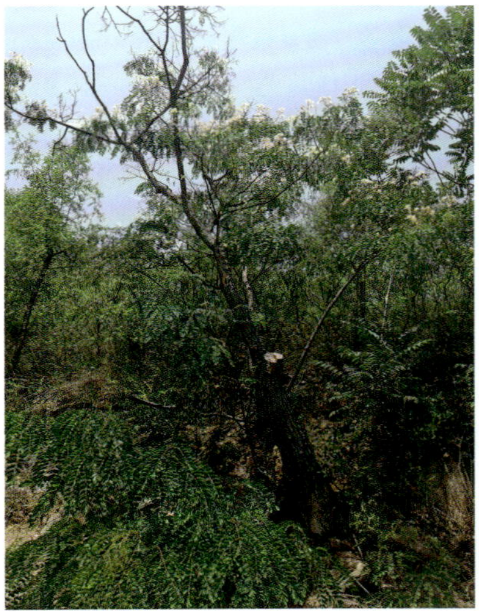
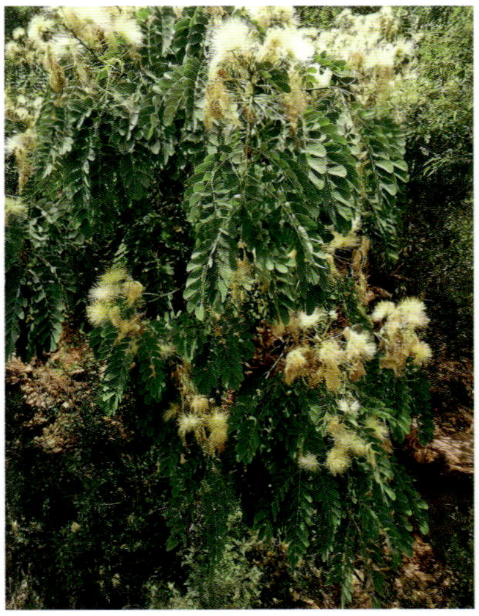
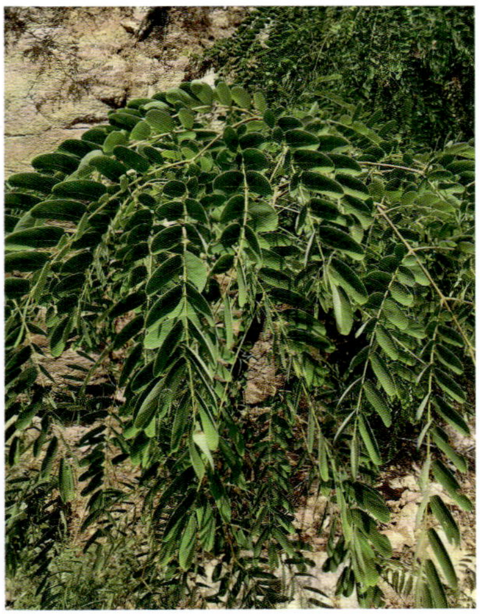
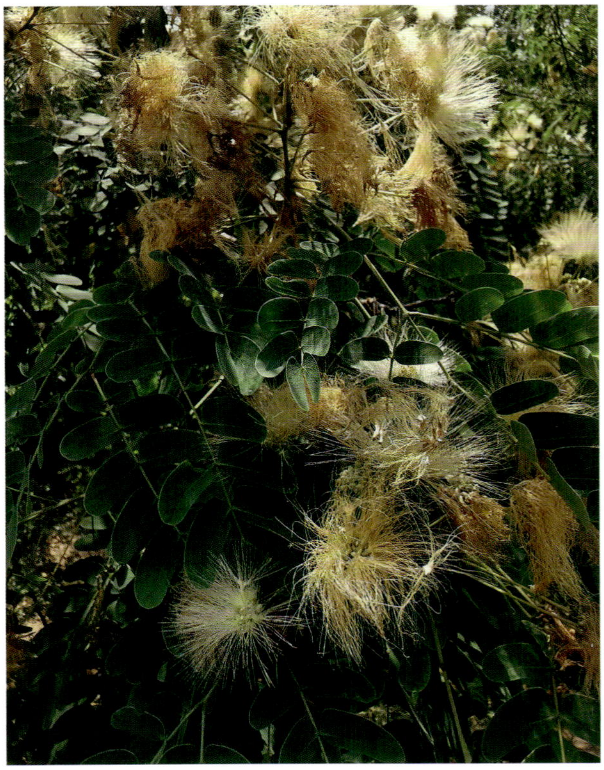
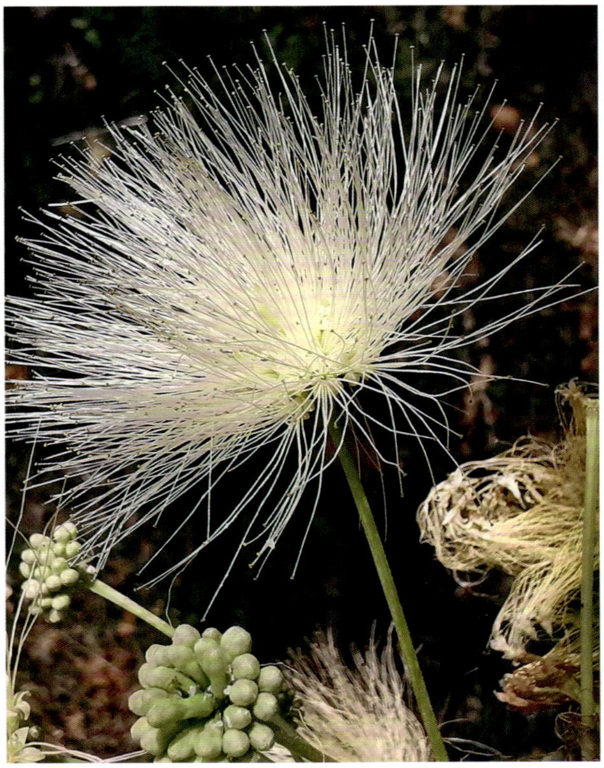

紫荆

【基　　原】豆科紫荆属紫荆 *Cercis chinensis* Bunge

【别　　名】老茎生花、紫珠、裸枝树、满条红、短毛紫荆。

【形态特征】落叶灌木。茎：树皮和小枝灰白色。叶：叶纸质，近圆形或三角状圆形，先端急尖，基部浅至深心形，两面通常无毛。花：花紫红色或粉红色，2 ～ 10 余朵成束，簇生于老枝和主干上，尤以主干上花束较多，越到上部幼嫩枝条则花越少，通常先于叶开放，但嫩枝或幼株上的花则与叶同时开放，龙骨瓣基部具深紫色斑纹。果：荚果扁狭长形，绿色，先端急尖或短渐尖，喙细而弯曲，基部长渐尖，两侧缝线对称或近对称。种子：种子阔长圆形，黑褐色，光亮。花果期 3—10 月。

【生境分布】生于山坡、溪旁、疏林中。分布于我国华北、华东、西南、中南及陕西、甘肃、辽宁等地；全国各地有栽培。

【药用部位（药材名称）及采收加工】花（紫荆花）、根皮（紫荆根皮）、树皮（紫荆皮）、果实（紫荆果）、枝干木部（紫荆木）。紫荆花：4—5 月采花，晒干。紫荆根皮：全年可挖，晒干。紫荆皮：7—8 月采剥树皮，晒干。紫荆果：5—7 月采收，晒干。紫荆木：全年均可采伐，趁鲜切片晒干。

【临床应用】紫荆花：苦，平；归肝、脾、小肠经。清热凉血，通淋解毒；用于热淋，血淋，疮疡，风湿筋骨痛。紫荆根皮：苦，平，无毒；破瘀活血，消痈解毒。紫荆皮：苦，平；归肝、脾经。活血通经，消肿解毒；用于风寒湿痹，妇女经闭、血气疼痛，喉痹，淋疾，痈肿，癣疥，跌打损伤，蛇虫咬伤。紫荆果：甘、微苦，平；归心、肺经。止咳平喘，行气止痛；用于咳嗽多痰，哮喘，心口痛。紫荆木：苦，平，无毒；归肝、肾经。活血，通淋；用于妇女月经不调，瘀滞腹痛，小便淋沥涩痛。

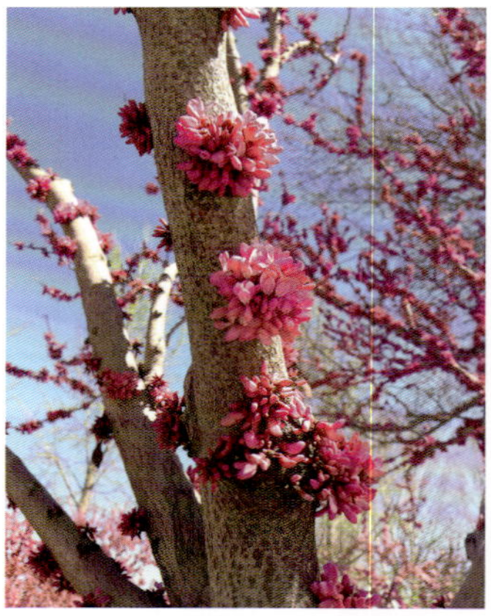
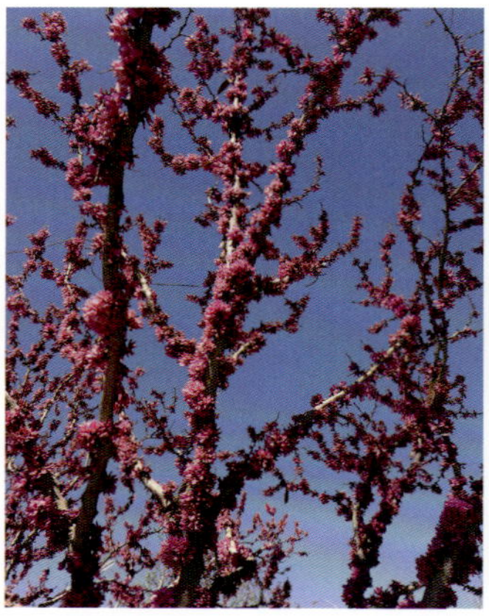
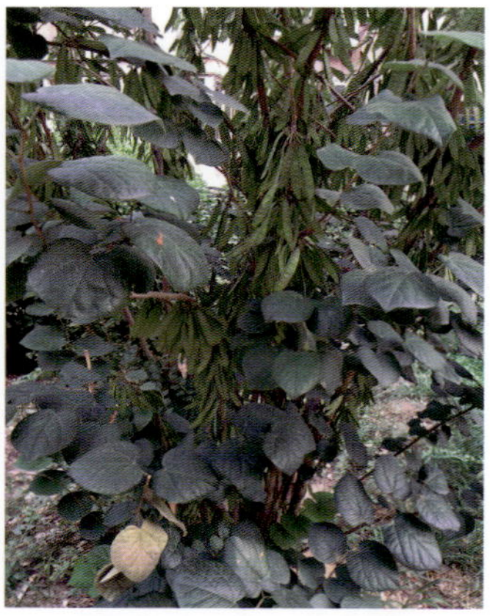
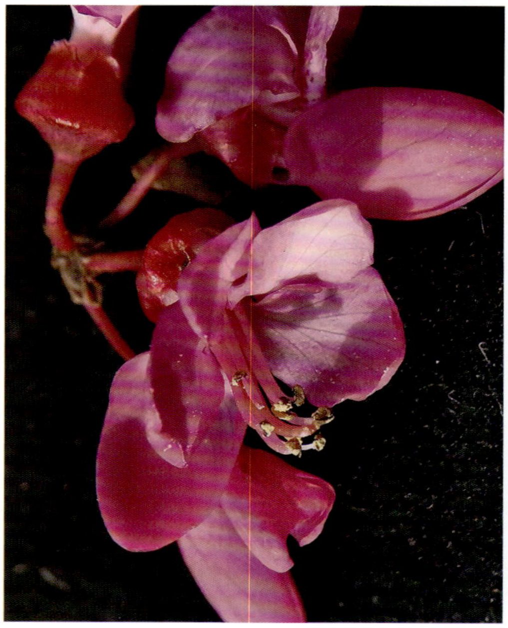
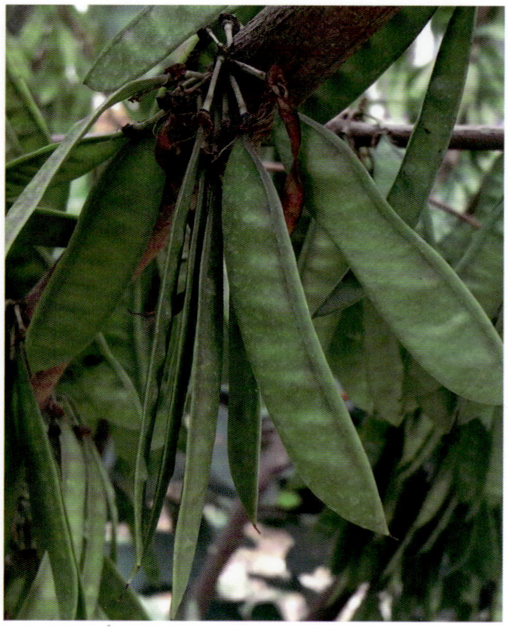

豆茶决明

【基　　原】豆科决明属豆茶决明 *Senna nomame*（Makino）T. C. Chen

【别　　名】山梅豆、金豆子、水通、山扁豆、山茶叶。

【形态特征】1年生草本。茎：茎高 30 ～ 60 cm，稍有毛，分枝或不分枝。叶：羽状复叶；小叶 8 ～ 28 对，叶柄的上端有黑褐色、盘状、无柄腺体 1 枚；小叶带状披针形，稍不对称。花：花生于叶腋，有柄，单生或 2 至数朵组成短的总状花序；萼片 5，分离，外面疏被柔毛；花瓣 5，黄色；雄蕊 4 枚，有时 5 枚；子房密被短柔毛。果：荚果扁平，有毛，开裂，有种子 6 ～ 12 粒。种子：种子扁，近菱形，平滑。花果期 7—10 月。

【生境分布】生于山坡、草丛。分布于我国东北、华东、华中及河北、山东、云南、四川等地。

【药用部位（药材名称）及采收加工】种子（水皂角子）、全草（水皂角）。水皂角子：果实成熟时采收，打下种子，晒干。水皂角：夏季采收，晒干。

【临床应用】水皂角子：用于小儿疳疾，夜盲，目翳。水皂角：甘、苦，平。清肝明目，和脾利水；用于目花，夜盲，偏头痛，水肿，脚气，黄疸。

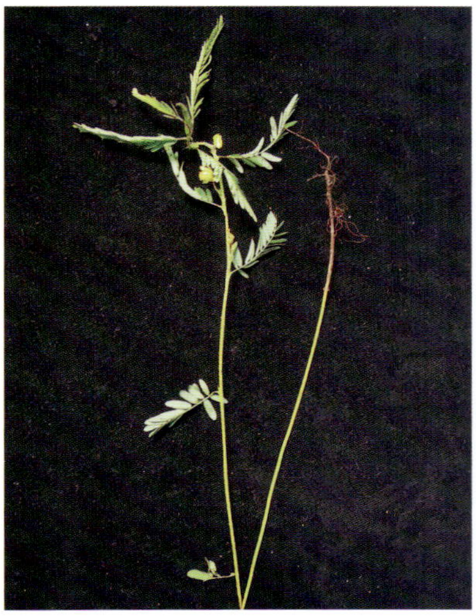
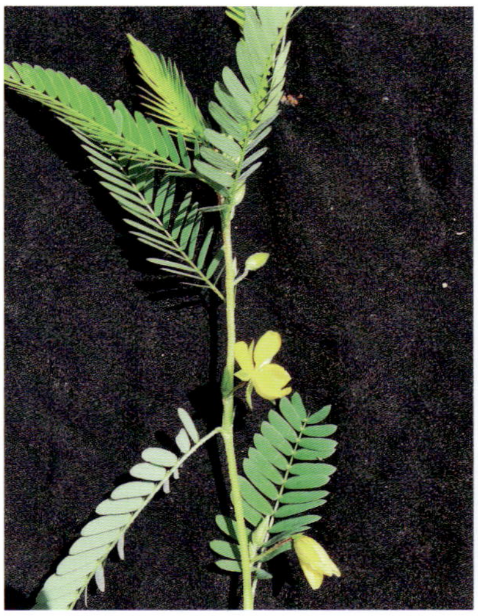
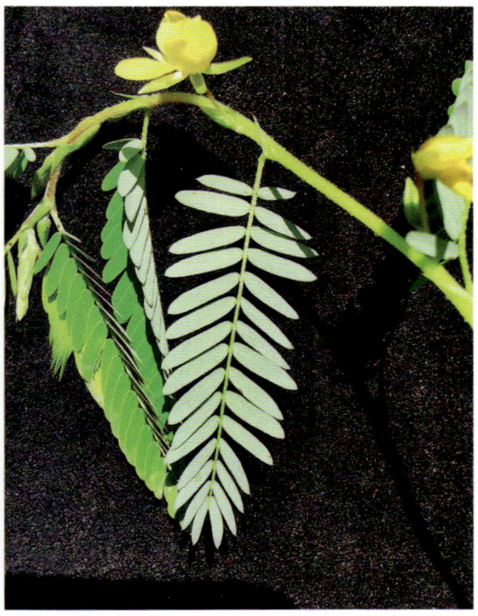
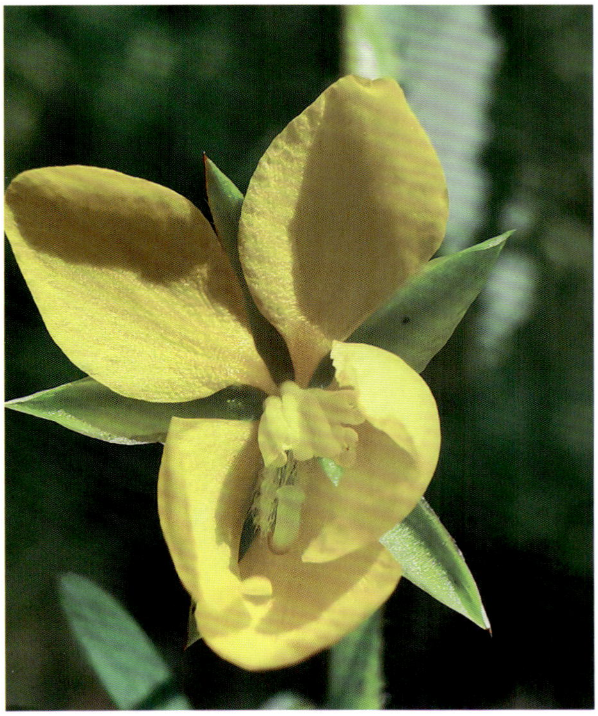
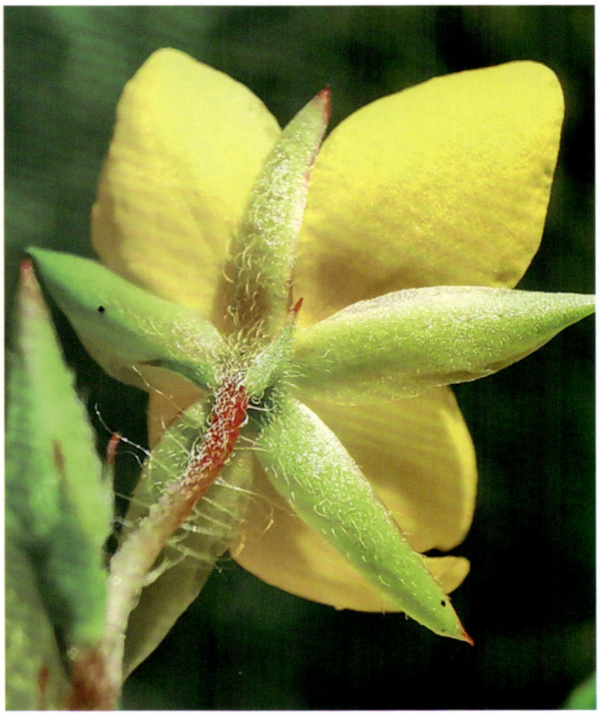

决明

【基　　原】豆科决明属决明 *Cassia obtusifolia* L.

【别　　名】假绿豆、马蹄子、羊角（羊尾）豆、野青豆、猪屎蓝豆、细叶猪屎豆、钝叶决明等。

【形态特征】1年生草本。**茎：**茎直立，粗壮，具纵棱；全体被短柔毛。**叶：**羽状复叶互生；小叶3对，倒卵形或倒卵状长椭圆形，幼时两面被柔毛，小叶顶端圆钝而有小尖头，基部渐狭，偏斜。**花：**花腋生，通常2朵聚生，总花梗极短，小花花梗细丝状；萼片5，分离，卵形或卵状长圆形，外面被柔毛；花瓣5，倒卵形或椭圆形，下面2片略长，具短爪，深黄色；雄蕊10，花药四方形；子房细长，花柱极短，柱头头状。**果：**荚果细条状，略扁，弓形弯曲，两端渐尖。**种子：**种子近菱形，绿褐色，有光泽。花果期6—10月。

【生境分布】生于山坡、旷野、河滩沙地。分布于全国大部分地区；有栽培。

【药用部位（药材名称）及采收加工】种子（决明子）、全草或叶（野花生）。决明子：秋季成熟果实时采收，晒干，打下种子，除去杂质。野花生：7—10月采收，晒干。

【临床应用】决明子：甘、苦、咸，微寒；归肝、大肠经。清热明目，润肠通便；用于目赤涩痛，羞明多泪，头痛眩晕，目暗不明，大便秘结。野花生：咸、微苦，平。清热明目，解毒利湿；用于急性结膜炎，流感，湿热黄疸，急慢性肾炎，带下，瘰疬。

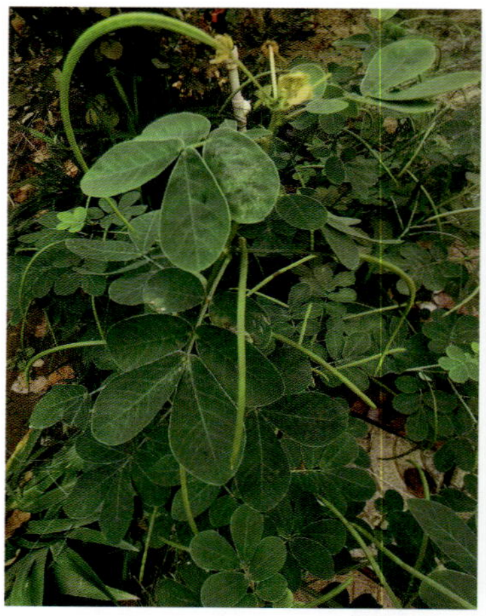
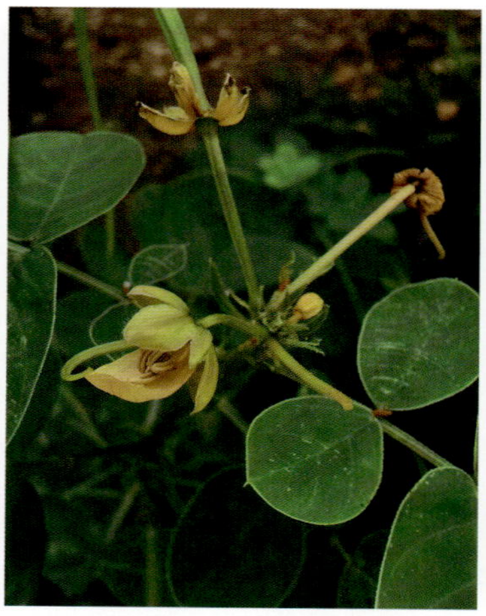
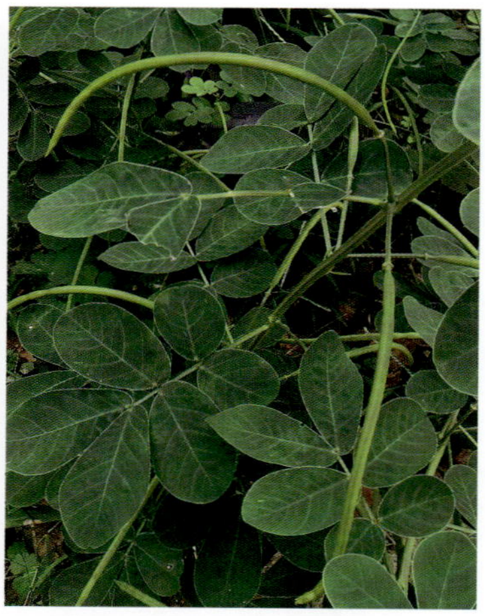
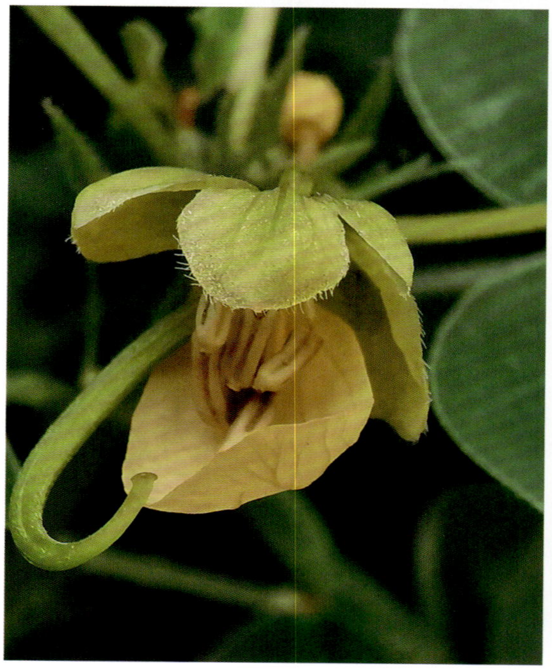
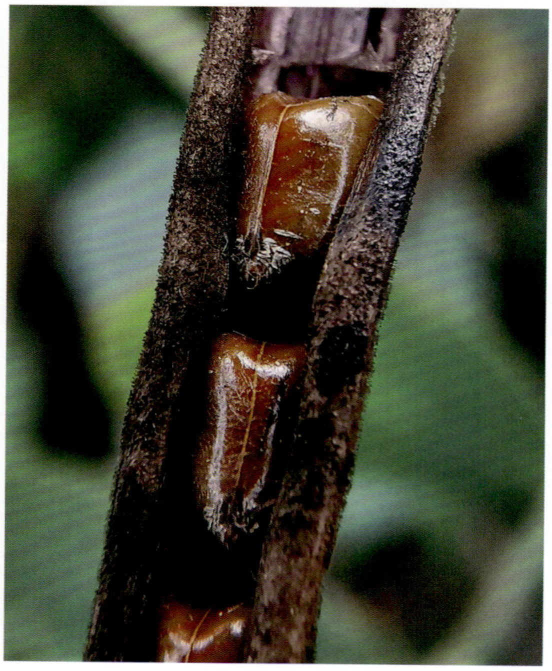

【基　　原】豆科决明属望江南 *Senna occidentalis*（Linnaeus）Link

【别　　名】黎茶、羊角豆、狗屎豆、野扁豆。

【形态特征】1 年生亚灌木状草本。**茎：**枝带草质或稍木质化，有棱。**叶：**叶柄近基部有大而带褐色、圆锥形的腺体 1 枚；小叶 4 ～ 5 对，膜质，卵形至卵状披针形，顶端渐尖，有小缘毛；托叶膜质，卵状披针形，早落。**花：**花数朵组成伞房状总状花序，腋生和顶生；苞片线状披针形或长卵形，长渐尖，早脱；萼片不等大，外生的近圆形，内生的卵形；花瓣黄色，顶端圆形，均有短狭的瓣柄；雄蕊 7 枚发育，3 枚不育，无花药。**果：**荚果带状镰形，褐色，压扁，稍弯曲，边较淡色，加厚，有尖头。**种子：**种子 30 ～ 40 颗，近圆形，扁平。花果期 4—10 月。

【生境分布】生于河边滩地、灌木林、疏林中。分布于我国东南部、南部及西南部各省区。

【药用部位（药材名称）及采收加工】种子（望江南子）、茎叶（望江南）。望江南子：10 月果实成熟变黄时，割取全株，晒干后脱粒，取种子再晒干。望江南：夏季植株生长旺盛时采收，鲜用或阴干。

【临床应用】望江南子：甘、苦，凉，有毒；归肝、胃、大肠经。清肝，健胃，通便，解毒；用于目赤肿痛，头晕头胀，消化不良，胃痛，痢疾，便秘，痈肿疔毒。望江南：苦，寒；归肺、肝、胃经。肃肺，清肝，利尿，通便，解毒消肿；用于咳嗽气喘，头痛目赤，小便血淋，大便秘结，痈肿疮毒，蛇虫咬伤。

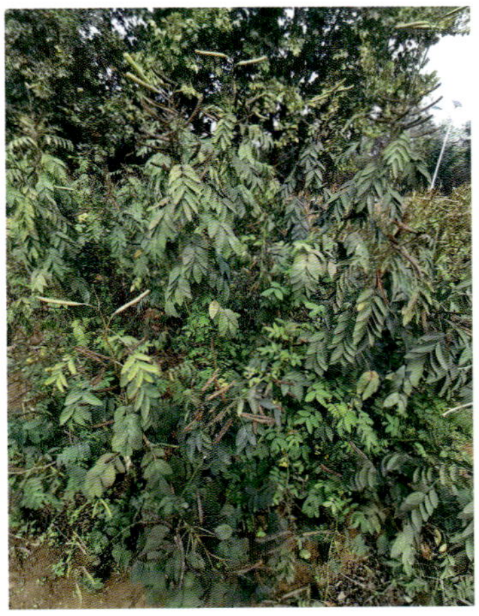
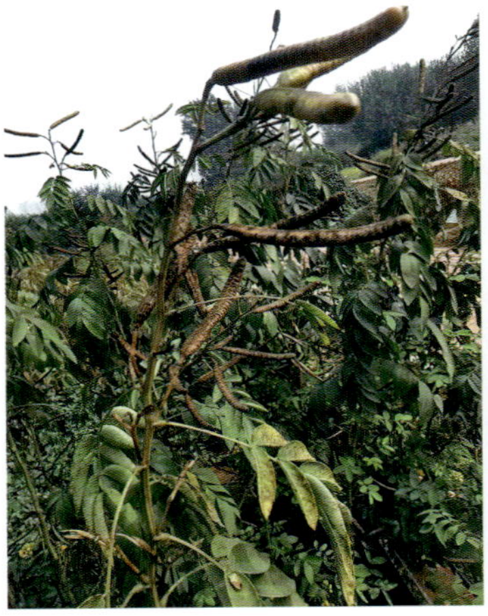
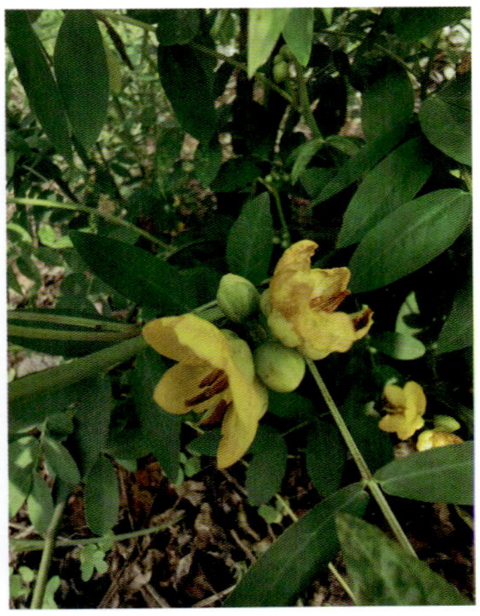
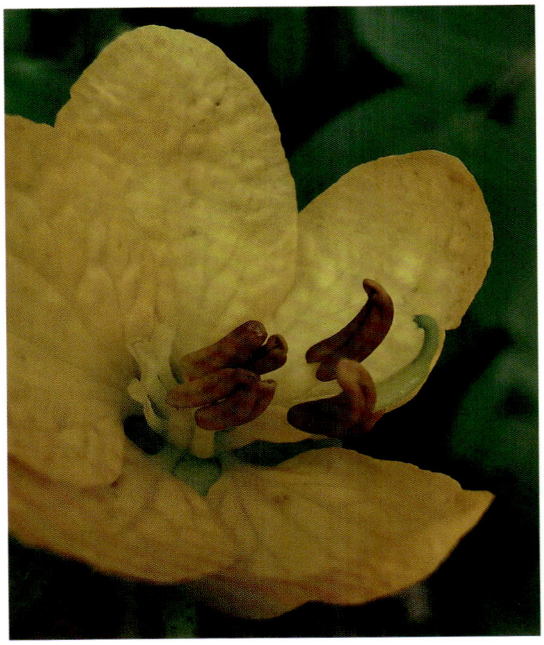
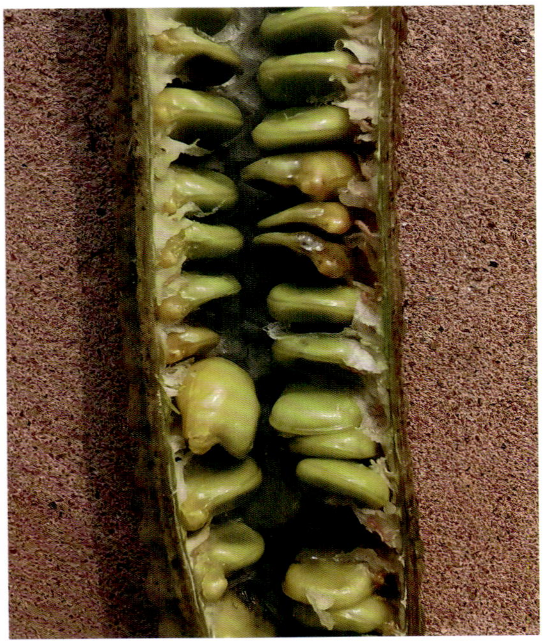

山皂荚

【基　　原】豆科皂荚属山皂荚 *Gleditsia japonica* Miq.

【别　　名】日本皂荚、鸡栖子、乌犀树、荚果树、悬刀树、皂角（荚）树、山皂角。

【形态特征】落叶乔木或小乔木。茎：小枝紫褐色或脱皮后呈灰绿色，微有棱，具分散的白色皮孔；刺略扁，粗壮，紫褐色至棕黑色，常具分枝。叶：叶为1～2回羽状复叶，羽片2～6对；小叶3～10对，纸质至厚纸质，卵状长圆形、卵状披针形至长圆形，先端圆钝，有时微凹，基部阔楔形或圆形，微偏斜，全缘或具波状疏圆齿，上面被短柔毛或无毛；网脉不明显；小叶柄极短。花：穗状花序，花序腋生或顶生，被短柔毛；花黄绿色；雄花萼片3～4，三角状披针形，两面均被柔毛，花瓣4，椭圆形，被柔毛，雄蕊6～8（9）；雌花萼片和花瓣均为4～5，形状与雄花相似，两面密被柔毛，不育雄蕊4～8；子房无毛，花柱短，下弯，柱头膨大，2裂；胚珠多数。果：荚果带形，扁平，长20～35 cm，宽2～4 cm，不规则旋扭或弯曲，镰刀状，先端具喙，果瓣革质，棕色或棕黑色，常具泡状隆起，有光泽。种子：种子椭圆形，深棕色，光滑。花果期4—11月。

【生境分布】生于山坡、谷地、溪边、路旁。分布于我国华东及辽宁、河北、河南、湖南等地。

【药用部位（药材名称）及采收加工】果实（山皂角）、棘刺（皂角刺）。山皂角：秋季果实成热时采摘，晒干。皂角刺：全年可采，但以9月至翌年3月间为宜，切片晒干。

【临床应用】山皂角：辛，温，有小毒。祛痰开窍；用于中风或癫痫，痰涎涌盛，痰多咳嗽。皂角刺：辛，温；归肝、肺经。消毒透脓，搜风，杀虫；用于痈疽肿毒，瘰疬，疮疹顽癣，产后缺乳，胎衣不下，疠风。

【备　　注】按《药典》，中药材“皂角刺”为皂荚 *Gleditsia sinensis* Lam. 的干燥棘刺；山皂荚的棘刺并非正品。

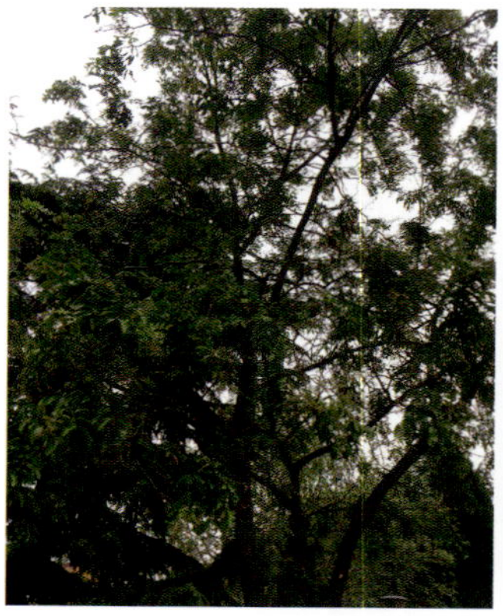

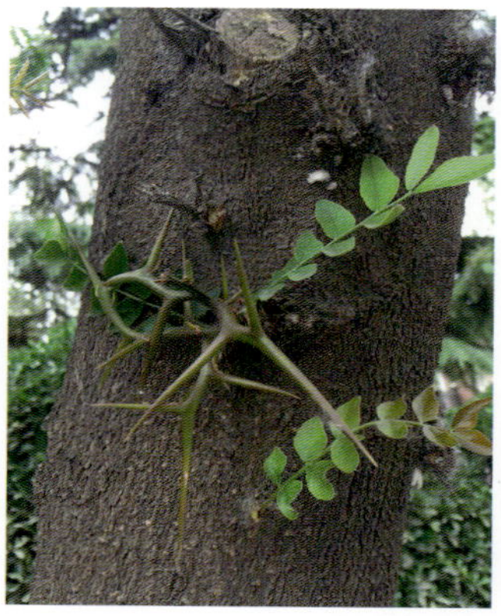

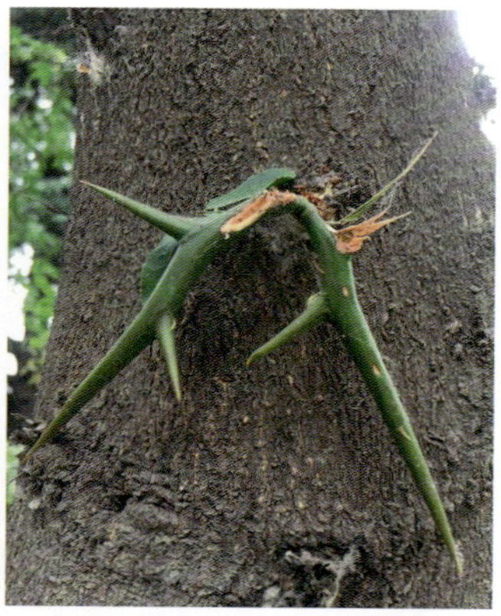

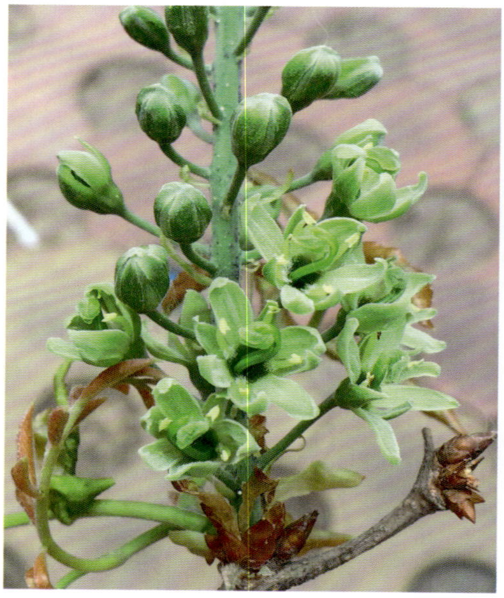

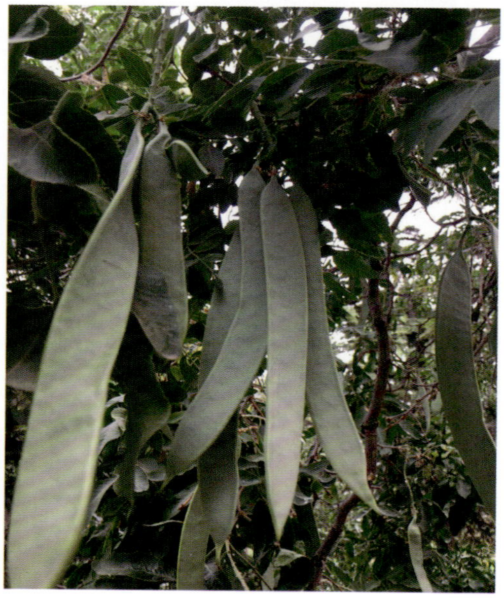

【基　　原】豆科皂荚属皂荚 *Gleditsia sinensis* Lam.

【别　　名】刀（牙、猪牙）皂、皂荚树、（三刺）皂角。

【形态特征】形态特征与植物“山皂荚”相似。两者的主要区别：本种的棘刺圆柱形；小叶上面网脉明显凸起，边缘具细密锯齿，荚果肥厚，近圆柱状，不扭转，劲直或指状稍弯呈猪牙状；山皂荚的棘刺略扁，至少基部稍扁，小叶上面网脉不明显，全缘或具疏浅钝齿；荚果扁，带状，不规则扭转或弯曲呈镰刀状。

【生境分布】生于山坡、林中、谷地、路旁。分布于我国华中、华东、华南、西南及河北、山西、陕西、甘肃等地。

【药用部位（药材名称）及采收加工】棘刺（皂角刺）、不育果实（猪牙皂）、成熟果实（大皂角）、种子（皂荚子）、叶（皂荚叶）、根皮（皂荚根皮）。皂角刺：全年均可采收，干燥，或趁鲜切片后干燥。猪牙皂：秋季采收，除去杂质，干燥。大皂角：秋季果实成熟时采摘，晒干。皂荚子：果实成熟时采收，剥取种子，晒干。皂荚叶：夏秋季采收，晒干。皂荚根皮：秋冬季采挖，晒干。

【临床应用】皂角刺：辛，温；归肝、胃经。消肿托毒，排脓，杀虫；用于痈疽初起或脓成不溃；外治疥癣麻风。猪牙皂：辛、咸，温，有小毒；归肺、大肠经。祛痰开窍，散结消肿；用于中风口噤，昏迷不醒，癫痫痰盛，关窍不通，喉痹痰阻，顽痰喘咳，咯痰不爽，大便燥结；外治痈肿。大皂角：同猪牙皂。皂荚子：辛，温，有毒；归肺、大肠经。润肠通便，祛风散热，化痰散结；用于大便燥结，肠风下血，痢疾里急后重，痰喘肿满，疝气疼痛，瘰疬，肿毒，疮癣。皂荚叶：辛，温；归肺经。祛风解毒，生发；用于风热疮癣，毛发不生。皂荚根皮：辛，温，无毒。用于风热，杀虫。

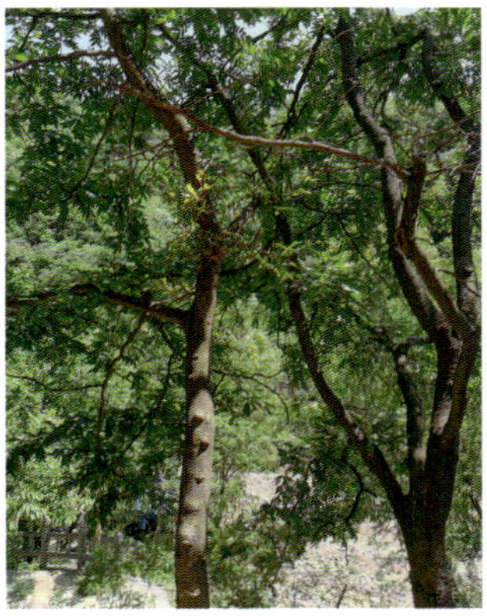

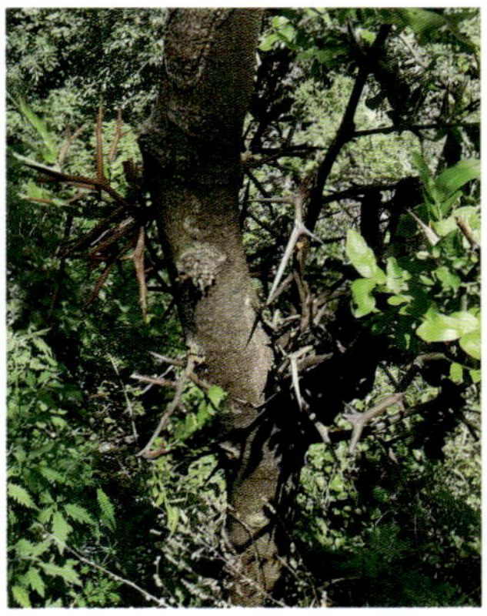

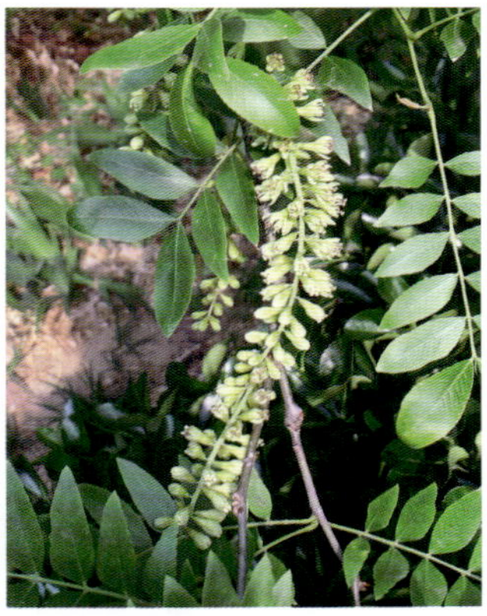

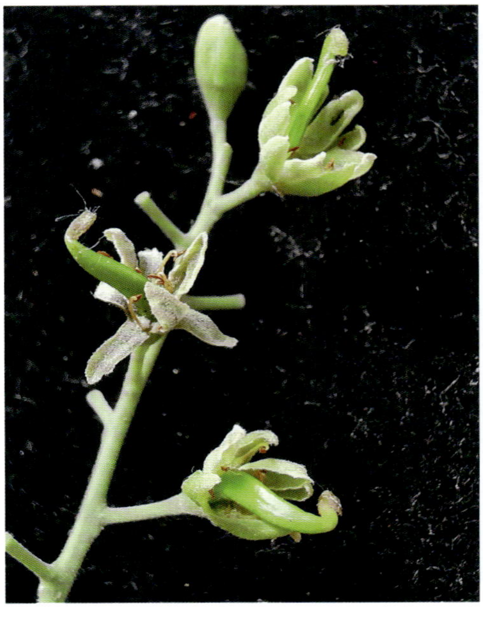

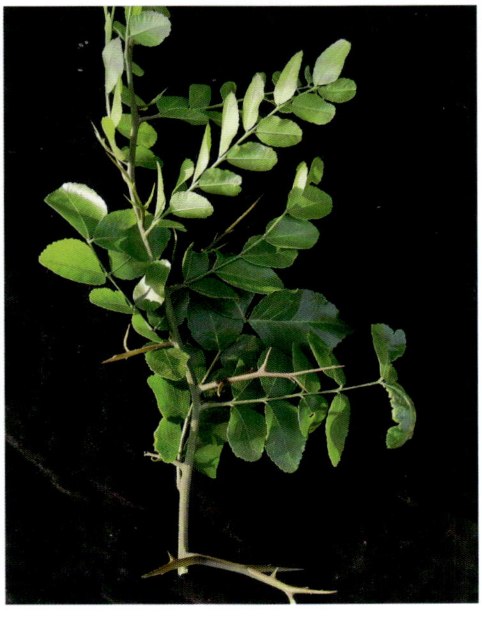

披针叶野决明

【基　　原】豆科黄华属披针叶野决明 *Thermopsis lanceolata* R. Br.

【别　　名】披针叶黄华、牧马豆、东方野决明。

【形态特征】多年生草本。**茎：**茎直立，具沟棱，被黄白色贴伏或伸展的柔毛。**叶：**叶有 3 小叶，小叶狭长圆形、倒披针形，上面通常无毛，下面多少被贴伏柔毛；叶柄短；托叶叶状，卵状披针形。**花：**总状花序顶生，排列疏松；苞片线状卵形或卵形，先端渐尖，宿存；萼钟形，密被毛。花冠黄色，旗瓣近圆形，先端微凹，基部渐狭成瓣柄；子房密被柔毛，具柄。**果：**荚果线形，先端具尖喙，被细柔毛，黄褐色，种子 6 ～ 14 粒。**种子：**种子圆肾形，黑褐色，具灰色蜡层，有光泽。花果期 5—10 月。

【生境分布】生于草原、沙丘、河岸、砾滩。分布于我国华北及陕西、宁夏、甘肃等地。

【药用部位（药材名称）及采收加工】全草、茎叶及种子（牧马豆、野决明）、全草（野决明）。全草、茎叶及种子：夏秋季采收全草及种子，晒干。全草（野决明）：夏季茎叶茂盛时采割，切段，晒干。

【临床应用】全草、茎叶及种子：苦，寒，有毒；归肺、胃经。解毒消肿；祛痰止咳，催吐，润肠通便；用于咳嗽痰喘，大便干结，恶疮，疥癣。全草（野决明）：甘，微温，有毒。祛痰，镇咳；用于痰喘咳嗽。

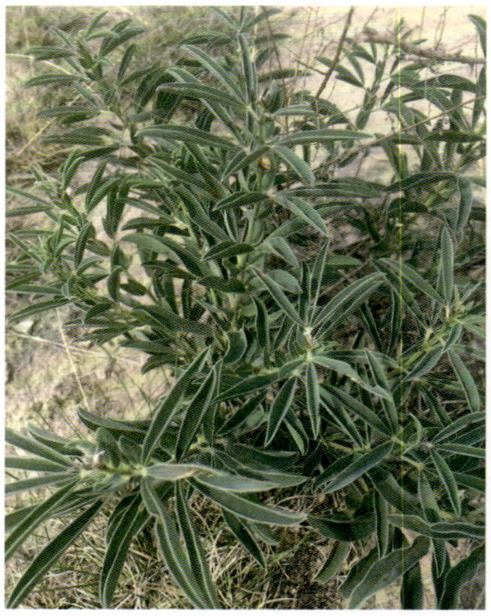
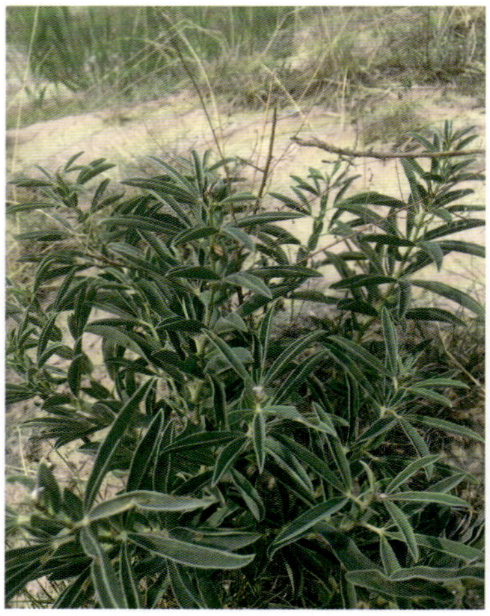
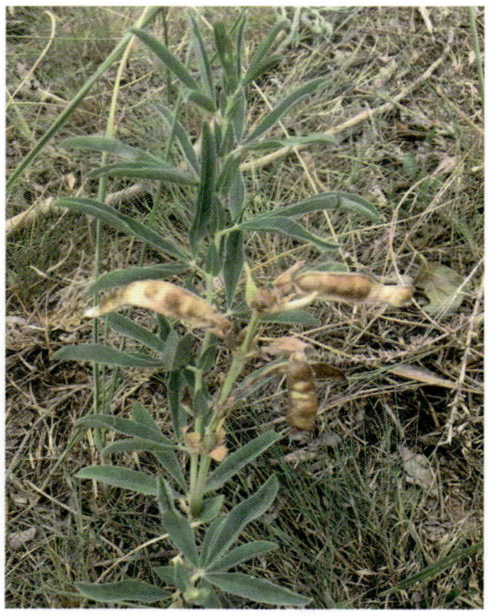
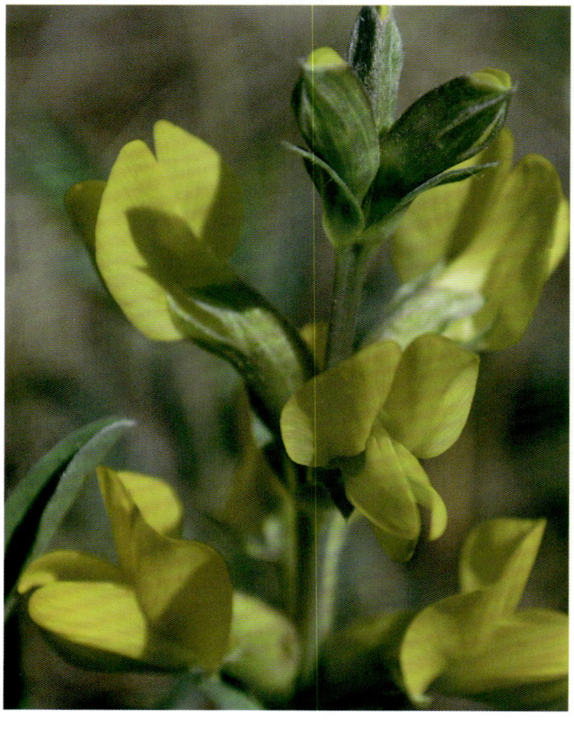
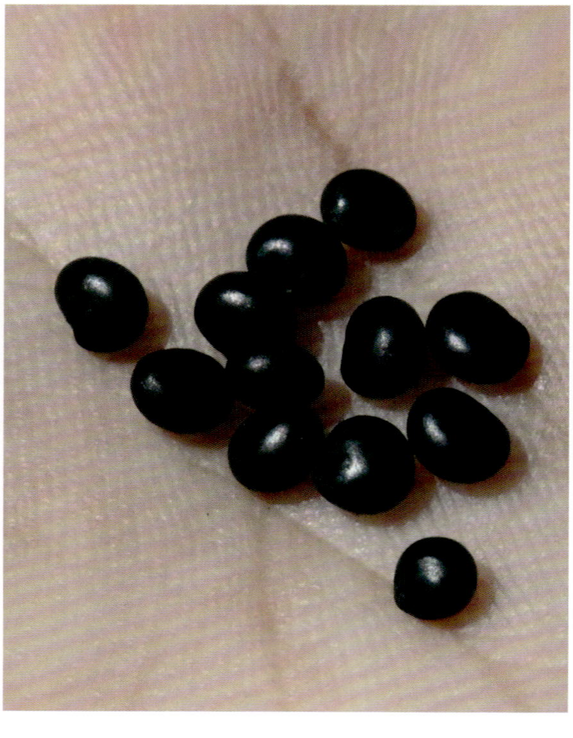

白刺花

【基　　原】豆科槐属白刺花 *Sophora davidii*（Franch.）

【别　　名】白花（刻）刺、苦刺枝（花）、铁马胡梢、苦刺、狼牙刺、马蹄针。

【形态特征】落叶灌木。茎：树皮灰褐色，多疣状突起；枝条棕色，多开展，不育枝末端具锐刺，有时分叉。叶：奇数羽状复叶互生；托叶钻状，部分变成刺，疏被短柔毛；小叶 11 ～ 21 枚，椭圆形或长卵形，先端圆或微凹，常具芒尖，基部钝圆形，全缘，上面几近无毛，背面中脉隆起，疏被长柔毛或近无毛。花：总状花序着生于小枝顶端，花疏生而下弯，约 6 ～ 12 朵；花梗短；花萼钟状，蓝紫色，萼齿 5；花冠白色、淡黄色或浅蓝白色，有时旗瓣稍带淡紫色，花冠蝶形，旗瓣匙形，先端圆形，基部具细长柄，柄与瓣片近等长，反折；翼瓣与旗瓣等长，单侧生，倒卵状长圆形，具海棉状皱褶；龙骨瓣 2 瓣分离，比翼瓣稍短，镰状倒卵形；雄蕊 10，等长；子房比花丝长，密被黄褐色柔毛；花柱变曲，无毛，胚珠多数。果：荚果细长，类串珠状，稍扁，表面密生白色柔毛或近无毛，种子 1 ～ 7 粒。种子：种子椭圆形，深褐色。花果期 3—10 月。

【生境分布】生于河谷沙丘、山坡路旁、灌丛、草坡。分布于我国西南及河北、河南、江苏、浙江、湖北、广西、陕西、甘肃等地。

【药用部位（药材名称）及采收加工】根（白刺花根）、果实（白刺花果）、花（白刺花）、叶（白刺花叶）。白刺花根：7—10 月采挖，切片，晒干。白刺花果：6—8 月果实成熟时采收，晒干。白刺花：3—5 月花未盛开时采收，鲜用或晒干。白刺花叶：6—10 月采收嫩叶，鲜用或晒干。

【临床应用】白刺花根：苦，凉。清热解毒，利湿消肿，凉血止血；用于喉炎，肺炎，痢疾，膀胱炎，水肿，衄血，血尿，便血。白刺花果：苦，凉。理气消积；用于消化不良，胃痛，腹痛。白刺花：苦，寒；归肝、膀胱经。清热解暑；用于暑热烦渴。白刺花叶：苦，凉；归心、肾经。凉血，解毒，杀虫；用于衄血，便血，疔疮肿毒，疥癣，烫伤。

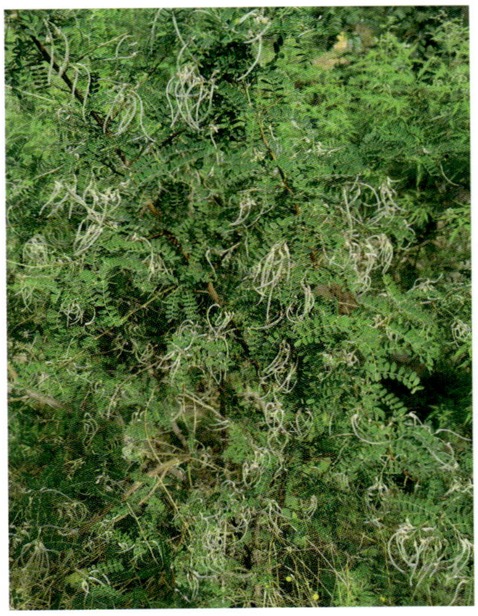

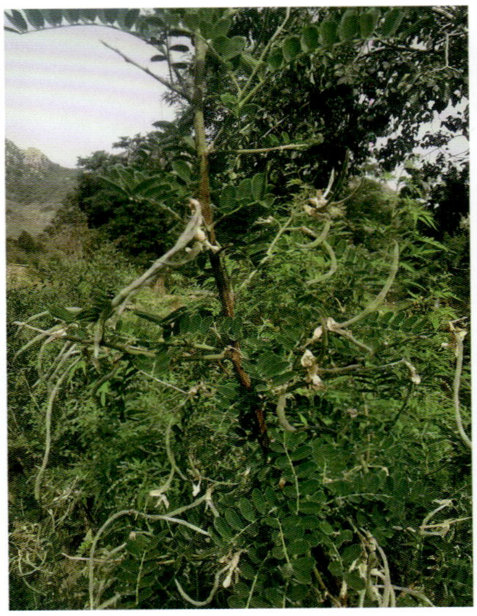

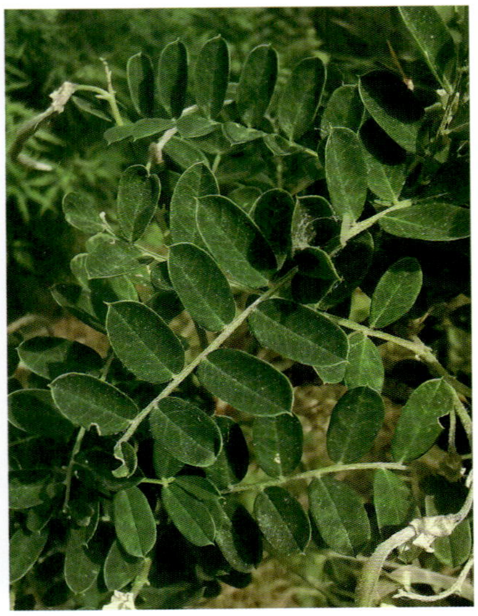

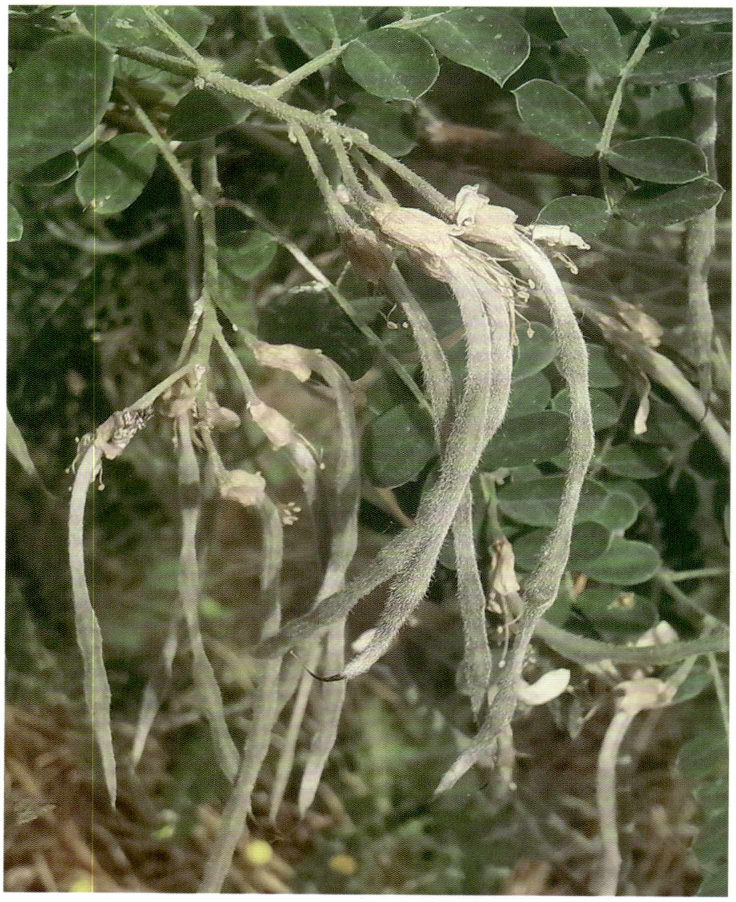

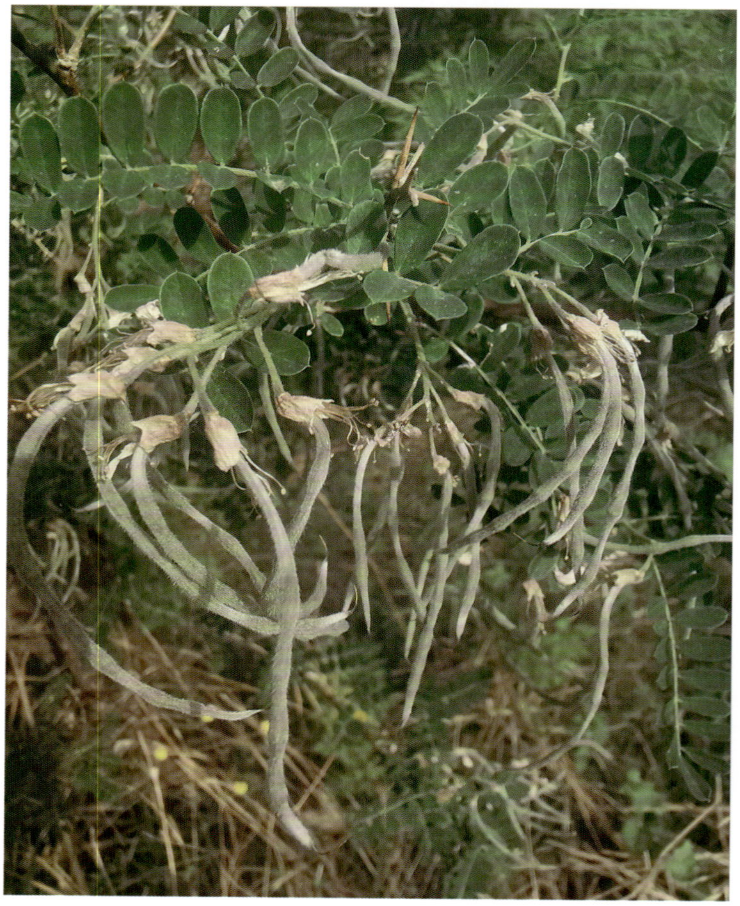

槐

【基　　原】豆科槐属槐 *Sophora japonica* L.

【别　　名】豆（白、国、家）槐、细叶槐、槐树、槐蕊、金药材、护房树。

【形态特征】落叶乔木。茎：树皮灰褐色，具不规则纵裂；嫩枝暗绿色，皮孔明显。叶：奇数羽状复叶，互生或近对生；叶轴有毛，基部膨大；小叶 7～15，卵状披针形或卵状长圆形，先端渐尖，具小尖头，基部宽楔形或近圆形，稍偏斜，下面灰白色。花：圆锥花序顶生；花萼浅钟状，萼齿 5，近等大，圆形或钝三角形；花梗比花萼短；小苞片 2；花冠蝶形，乳白色或淡黄绿色，旗瓣近圆形，先端微缺，有紫色脉纹，翼瓣和龙骨瓣卵状长圆形，两者等长；雄蕊 10，子房筒状，花柱弯曲。果：荚果肉质，串珠状，黄绿色，无毛，种子间缢缩。种子：种子卵球形，淡黄绿色，干后黑褐色。花果期 6—11 月。

【生境分布】生于山坡、平原、路旁、村边等处。全国各地均有栽培。

【药用部位（药材名称）及采收加工】花（槐花）、花蕾（槐米）、果实（槐角）、嫩枝（槐枝）、槐叶（槐叶）、根（槐根）、树皮和根皮（槐白皮）。槐花和槐米：夏季花开放或花蕾形成时采收，及时干燥，除去杂质；前者习称“槐花”，后者习称“槐米”。槐角：冬季采收，除去杂质，干燥。槐枝：4—5 月采收，鲜用或晒干。槐叶：5—8 月采收，鲜用或晒干。槐根：全年均可采挖，切片晒干。槐白皮：全年均可采剥；一般秋冬季挖根，剥取根皮，除去外层栓皮，切段，鲜用或晒干。

【临床应用】槐花和槐米：苦，微寒；归肝、大肠经。凉血止血，清肝泻火；用于便血，痔血，血痢，崩漏，吐血，衄血，肝热目赤，头痛眩晕。槐角：苦，寒；归肝、大肠经。清热泻火，凉血止血；用于肠热便血，痔肿出血，肝热头痛，眩晕目赤。槐枝：苦，平。止血，祛风，燥湿；用于崩漏，赤白带下，痔疮，心痛，皮肤瘙痒，疥癣。槐叶：苦，平；归肝、胃经。清热泻火，燥湿杀虫；用于小儿惊痫，肠风，血淋，痔疮，湿疹，皮肤瘙痒，疥癣，痈疮疔肿。槐根：苦，平。散瘀消肿，杀虫；用于痔疮，喉痹，蛔虫病。槐白皮：苦，无毒。祛风除湿，消肿，生肌；用于中风，口疮，痔疮，阴疽湿疹，水火烫伤。

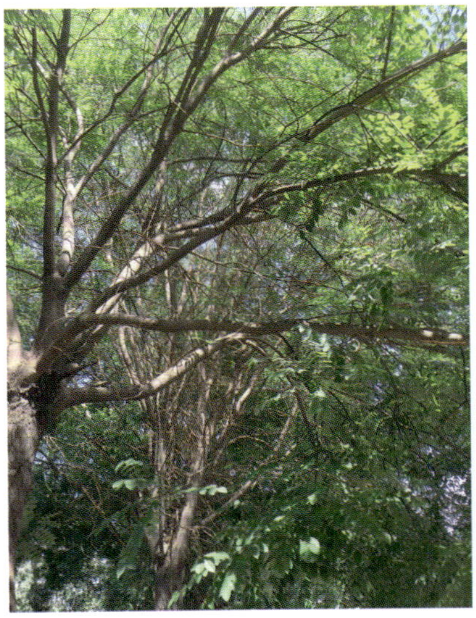

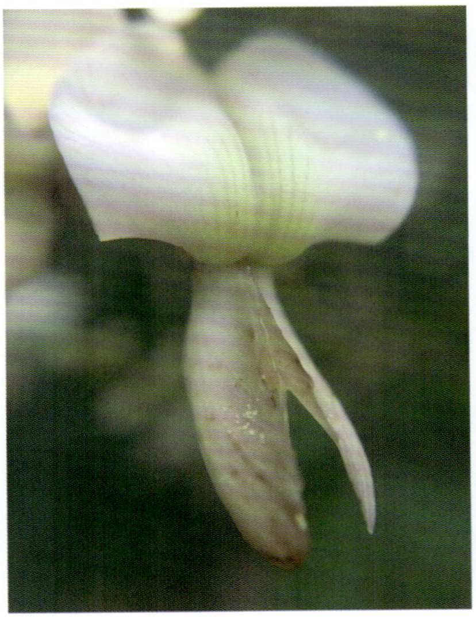

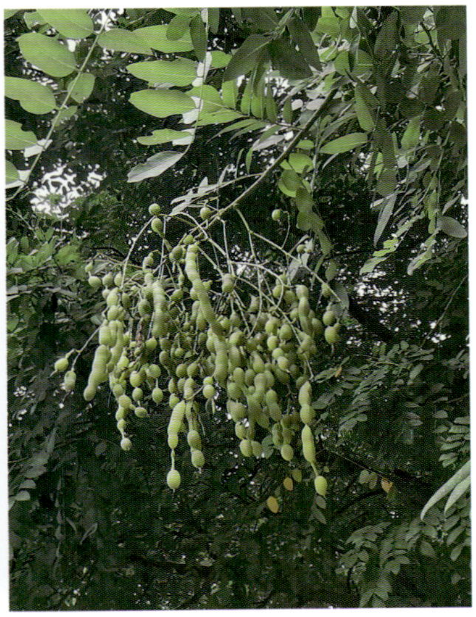

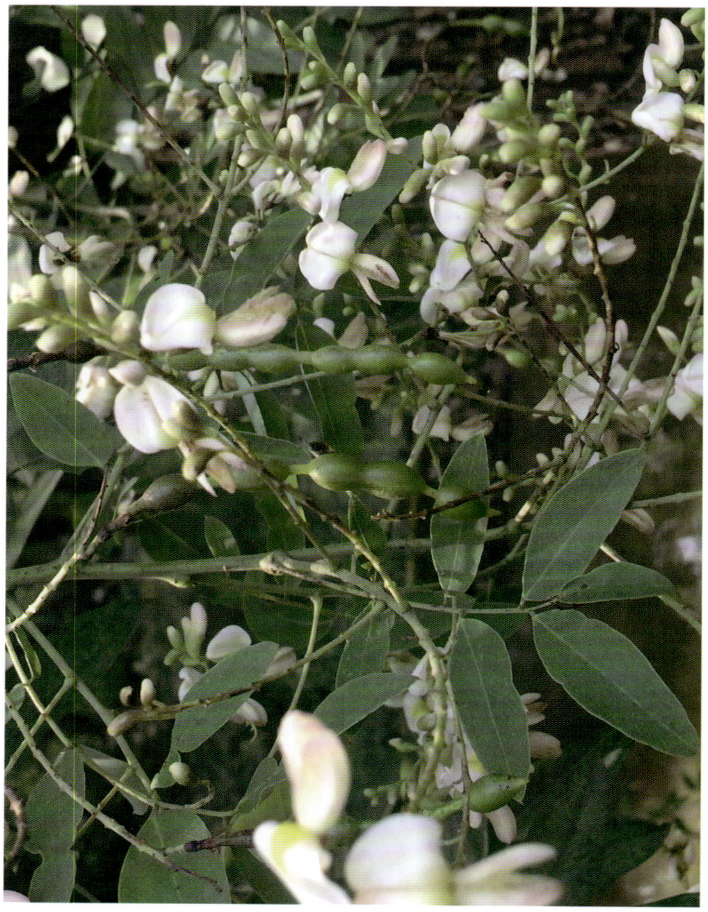

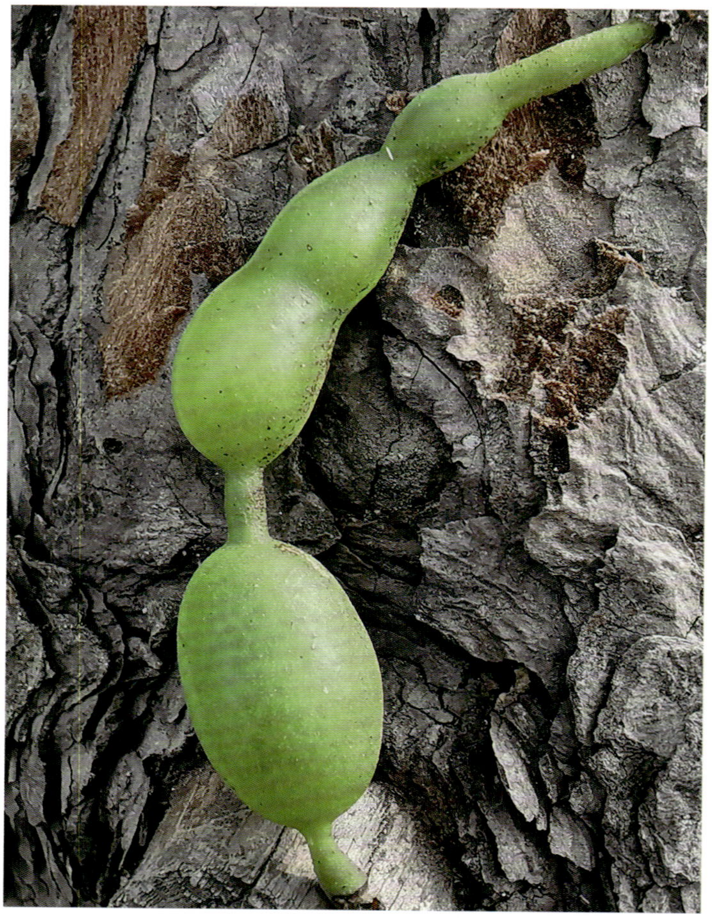

【基　　原】豆科槐属苦参 *Sophora flavescens* Ait.

【别　　名】川（牛）参、凤凰爪、地骨、野（山）槐。

【形态特征】落叶半灌木。根：根圆柱状，外皮黄色。茎：茎直立，草本状，绿色，多分枝，具纵沟；幼枝被疏毛，后变无毛。叶：奇数羽状复叶，互生，叶轴上被细毛；小叶 15 ～ 21，卵状椭圆形至长椭圆状披针形，先端渐尖，基部圆，有短柄，全缘，背面密生平贴柔毛，托叶线形。花：总状花序顶生，被短毛；苞片线形；萼钟状，扁平，稍偏斜，先端 5 浅裂；花冠蝶形，淡黄白色，旗瓣匙形，翼瓣无耳，与龙骨瓣等长；雄蕊 10，雌蕊 1，花柱纤细，柱头圆形。果：荚果线形，先端具长喙，成熟时不开裂，种子间微缢缩，呈不明显的串珠状，疏生短柔毛。种子：种子近球形，黑色。花果期 5—9 月。

【生境分布】生于沙地、向阳山坡、草丛、溪沟边等处。分布于全国各地；有栽培。

【药用部位（药材名称）及采收加工】根（苦参）、种子（苦参实、苦参子）、全草（苦参草）。苦参：春秋季采挖，除去根头和小支根，洗净，干燥，或趁鲜切片后干燥。种子：7—8 月果实成熟时采收，去除荚壳，晒干。苦参草：春秋季采收，晒干。

【临床应用】苦参：苦，寒；归心、肝、胃、大肠、膀胱经。清热燥湿，杀虫，利尿；用于热痢，便血，黄疸尿闭，赤白带下，阴肿阴痒，湿疹，湿疮，皮肤瘙痒，疥癣麻风；外治滴虫性阴道炎。种子：苦，寒；归肝、脾、大肠经。清热解毒，通便，杀虫；用于急性菌痢，大便秘结，蛔虫症。苦参草：苦，寒。清热燥湿，杀虫。

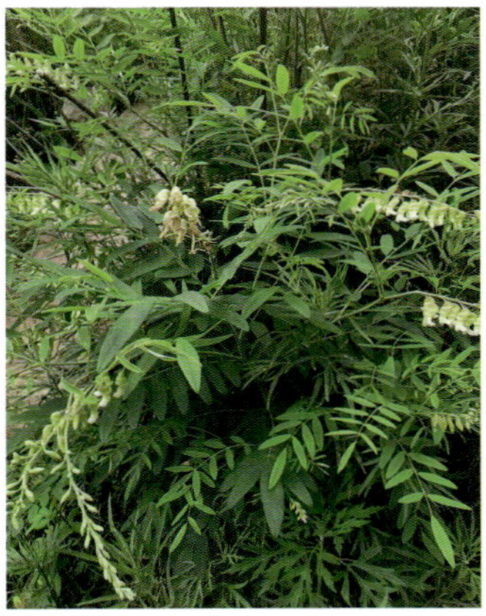

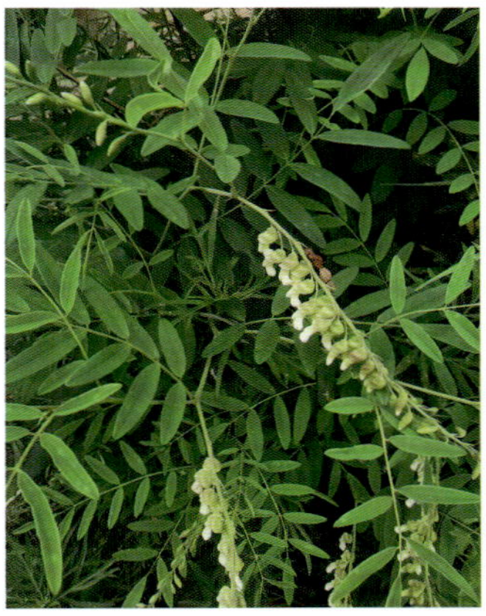

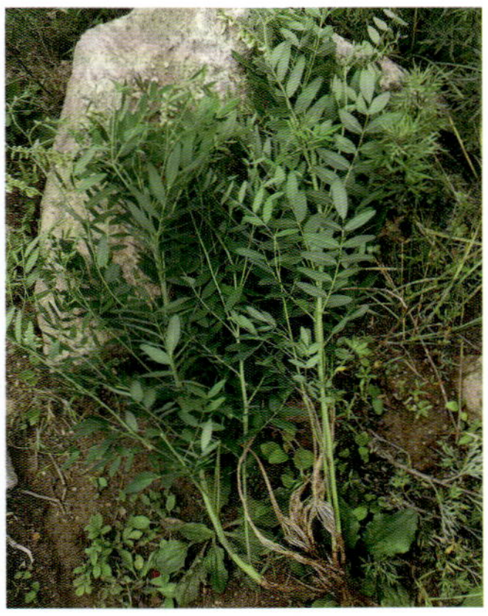

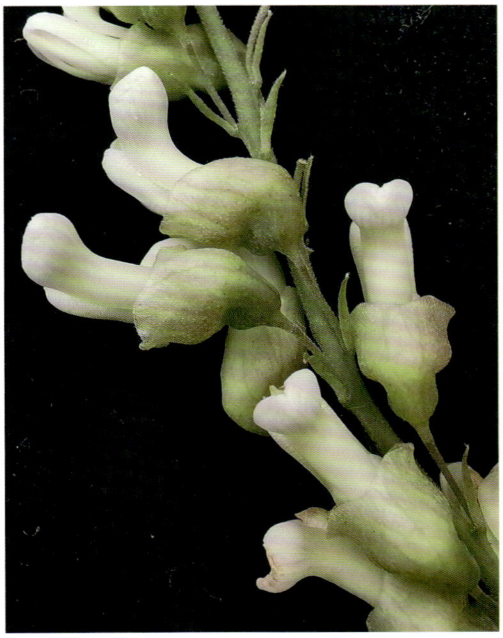

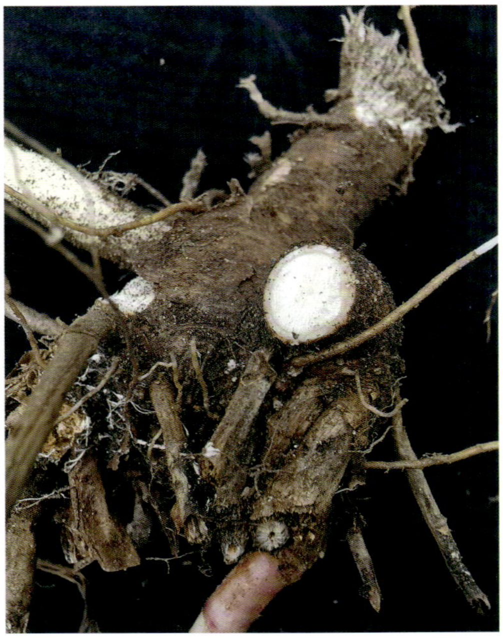

刺槐

【基　　原】豆科刺槐属刺槐 *Robinia pseudoacacia* L.

【别　　名】洋槐、胡藤。

【形态特征】落叶乔木。**茎：**树皮灰褐色，深纵裂；小枝暗褐色，具针刺。**叶：**奇数羽状复叶；叶轴具浅沟，基部膨大；小叶 7～19，椭圆形、长圆形或卵圆形，先端圆形或微凹，或有小尖刺，基部圆形或宽楔形，全缘；小叶柄具刺状小托叶。**花：**总状花序腋生，下垂，花序轴和花梗有毛；花萼钟状，先端 5 浅裂，微呈 2 唇形，具柔毛；花冠白色，旗瓣近圆形，有爪，基部有两个黄色斑点，翼瓣弯曲，龙骨瓣向内弯，下部连合；雄蕊 10，花柱头状，先端具柔毛。**果：**荚果条状长椭圆形，扁平，赤褐色。**种子：**种子肾形，黑褐色，有微小黑斑。花果期 4—8 月。

【生境分布】生于路旁、村舍附近、荒山。全国各地有栽培。

【药用部位（药材名称）及采收加工】花（刺槐花）。6—7 月花盛开时，采收花序，摘下花，晾干。

【临床应用】甘，平；归肝经。止血；用于咯血，大肠下血，吐血，崩漏。

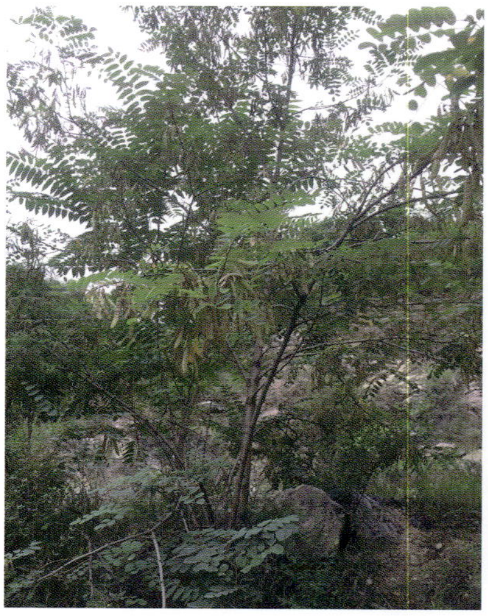

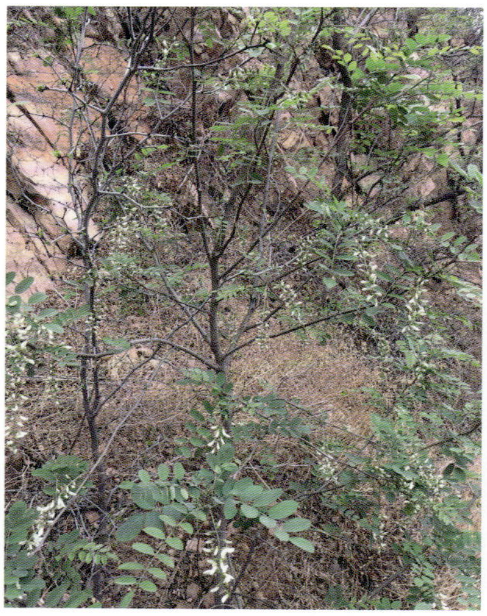

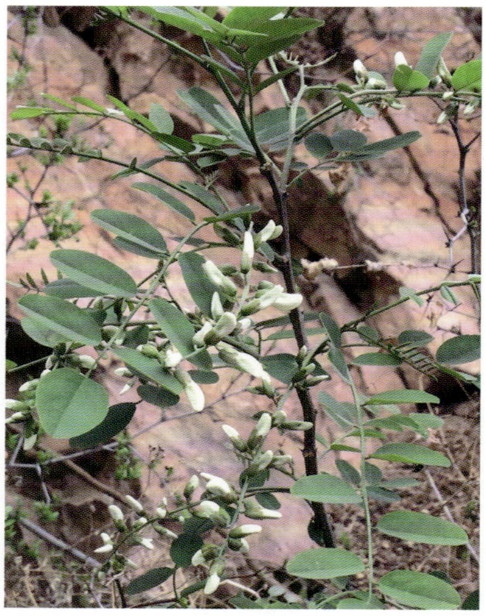

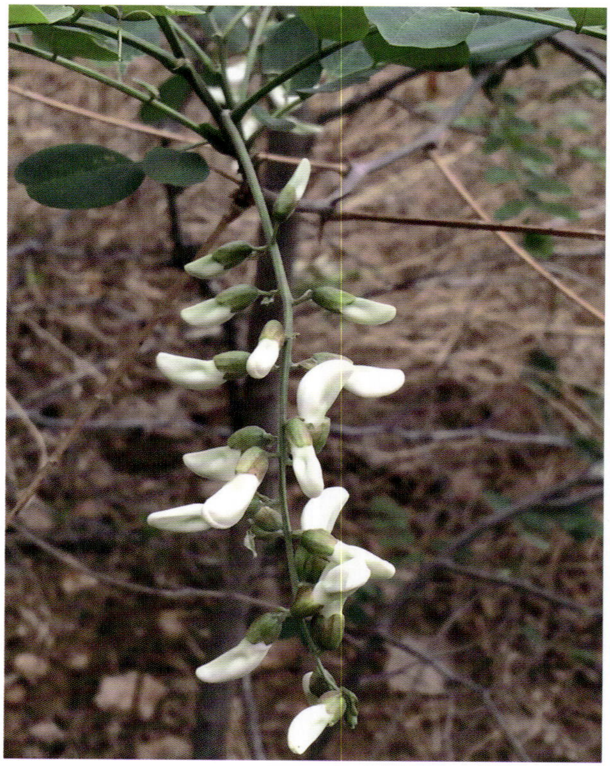

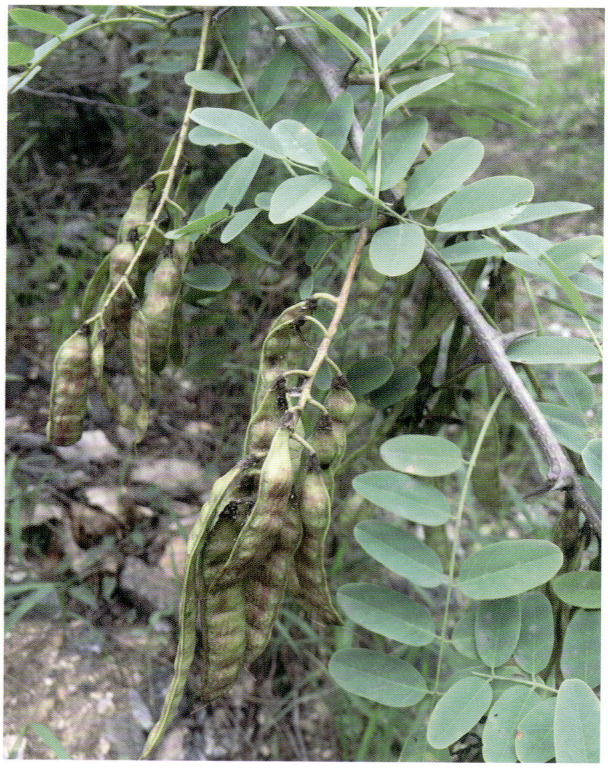

白车轴草

【基　　原】豆科车轴草属白车轴草 *Trifolium repens* L.

【别　　名】荷兰翘摇、白三叶、三叶草。

【形态特征】多年生草本。**根：**主根短，具侧根和须根。**茎：**茎匍匐蔓生，上部稍上升，节上生根。**叶：**掌状三出复叶；托叶卵状披针形，膜质，基部抱茎成鞘状，离生部分锐尖；小叶倒卵形至近圆形，先端凹至钝圆，基部楔形渐窄，中脉在下面隆起，侧脉约 13 对，两面均隆起，近叶边分叉并伸达锯齿齿尖；小叶柄微被柔毛。**花：**花序球形，顶生；总花梗甚长，比叶柄长近 1 倍，具花 20 ～ 50 (80) 朵，密集；无总苞；苞片披针形，膜质，锥尖；花梗比花萼稍长或等长，开花立即下垂；萼钟形，具脉纹 10 条，萼齿 5，披针形，稍不等长，短于萼筒，萼喉开张，无毛；花冠白色、乳黄色或淡红色，旗瓣椭圆形，比翼瓣和龙骨瓣长近 1 倍，龙骨瓣比翼瓣稍短；子房线状长圆形。**果：**荚果长圆形；种子通常 3 粒。**种子：**种子阔卵形。花果期 5—10 月。

【生境分布】全国各地有栽培。

【药用部位（药材名称）及采收加工】全草（白车轴草、三消草）。全年可采。

【临床应用】微甘，平。清热，凉血，宁心；用于癫病。

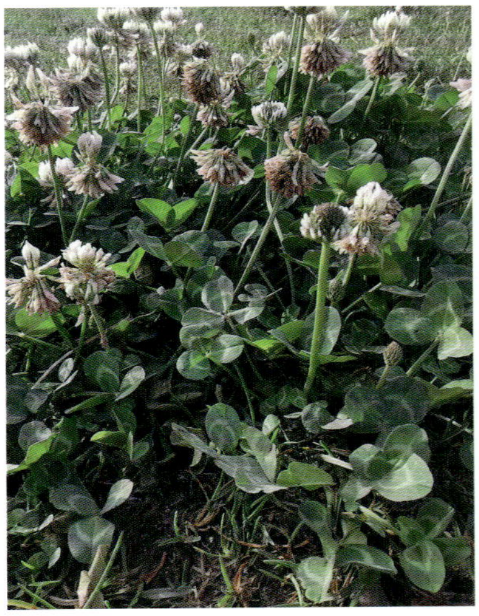
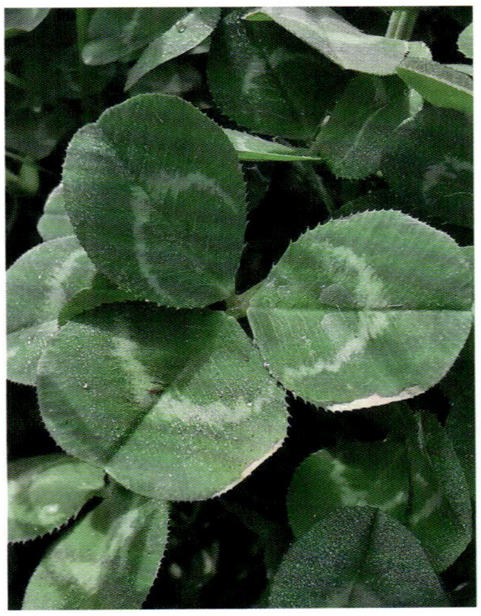
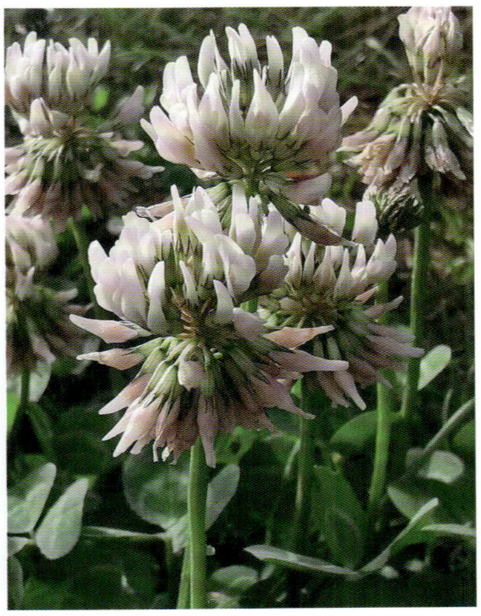
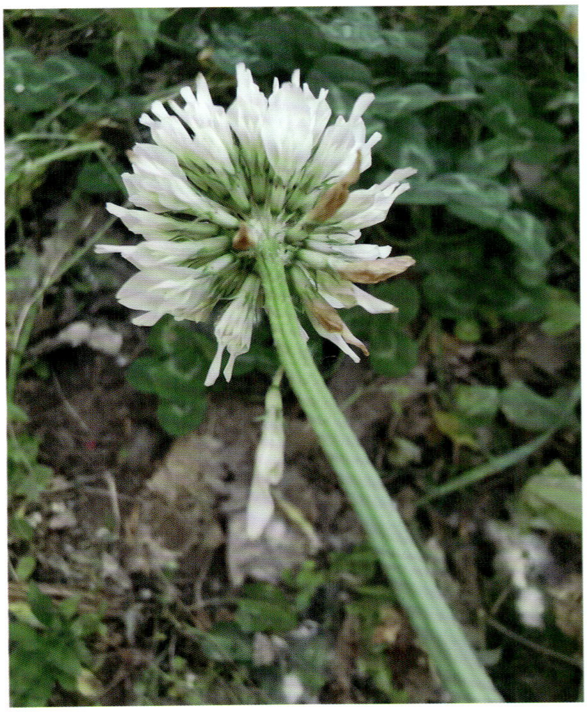
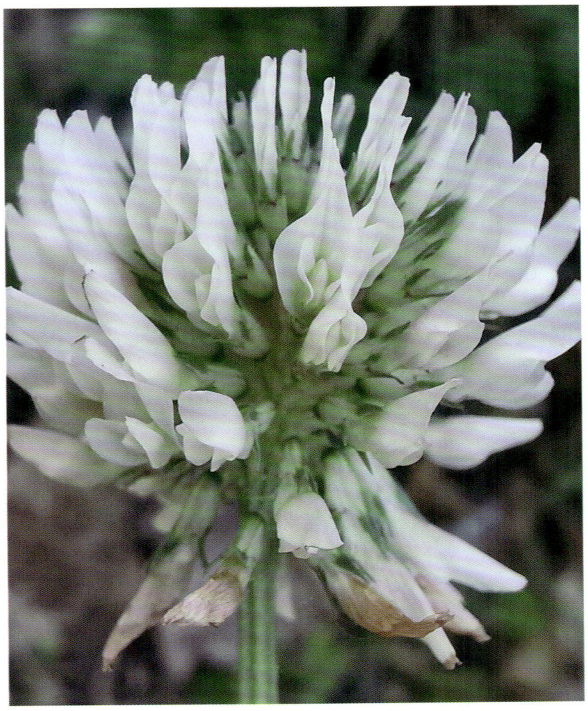

花苜蓿

【基　　原】豆科苜蓿属花苜蓿 *Medicago ruthenica*（L.）Trautv.

【别　　名】扁豆子、苜蓿草、野苜蓿。

【形态特征】多年生草本。**根：**主根粗壮。**茎：**茎上升或直立，四棱形，有白色柔毛。**叶：**3 出复叶；顶生小叶卵形、狭卵形或倒卵形，先端圆形或截形，微凹或有小尖头，边缘有锯齿；侧生小叶较小，有白色柔毛；托叶披针形，基部具牙齿或裂片，有伏毛。**花：**总状花序腋生，有花 3 ～ 8 朵，花梗短；花萼钟状，萼齿三角形，被白柔毛；花小，花冠蝶形，黄色，具紫纹，旗瓣长圆状倒卵形，先端微缺，翼瓣近长圆形，朱端圆而宽，基部具长爪和耳，龙骨瓣较短；雄蕊 2 体。**果：**荚果扁平，长圆形，表面有网纹，顶部有弯曲的短喙；种子 2 ～ 6 颗。**种子：**种子黄褐色。花果期 7—10 月。

【生境分布】生于沙地、渠边、路旁、田埂、山坡。分布于我国东北、华北及陕西、甘肃、四川等地。

【药用部位（药材名称）及采收加工】全草（花苜蓿）。6—7 月采收全草，洗净，晾干。

【临床应用】苦，寒；归肝、肺、胃、大肠经。清热解毒，止咳，止血；用于发热，咳嗽，痢疾，外伤出血。

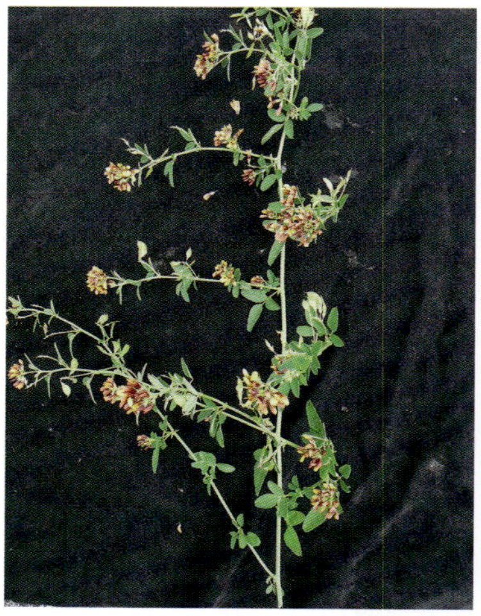

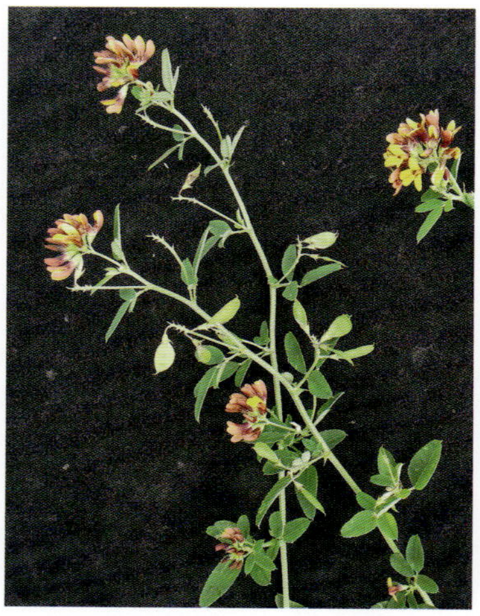

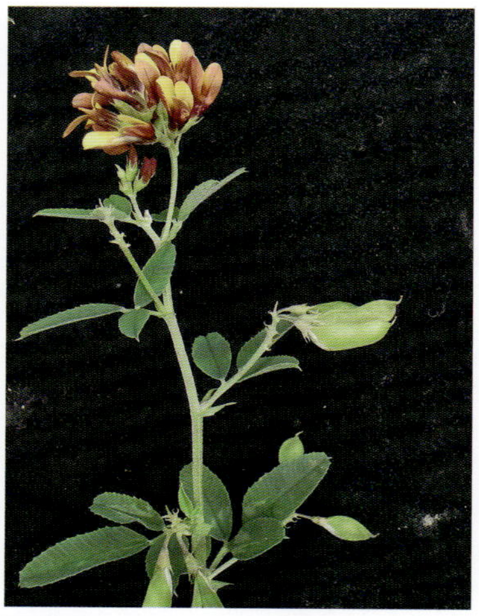

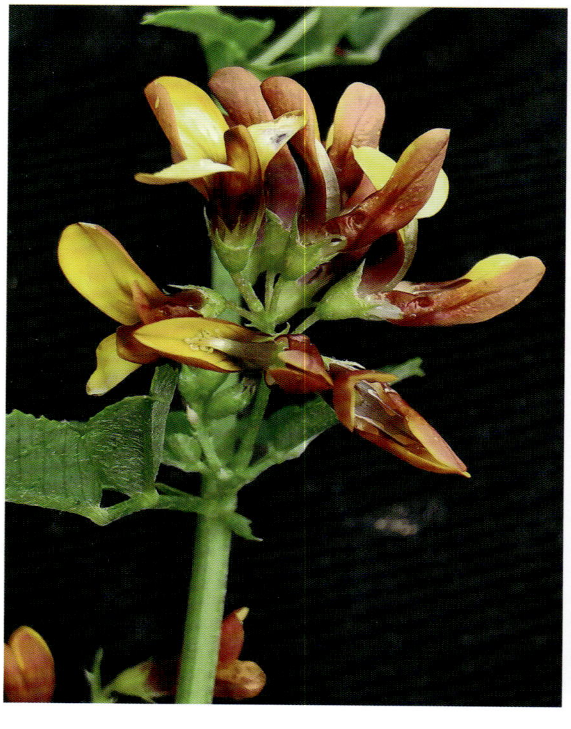

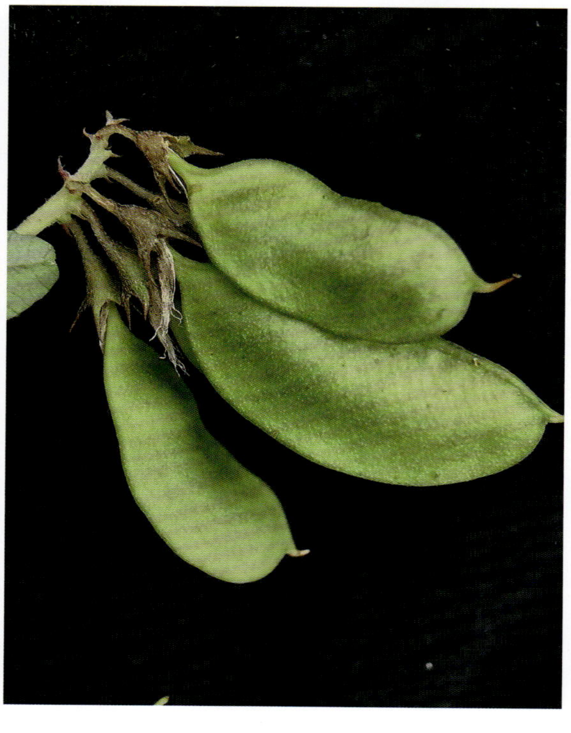

【基　　原】豆科苜蓿属天蓝苜蓿 *Medicago lupulina* L.

【别　　名】天蓝。

【形态特征】1～2年或多年生草本。根：主根浅，须根发达。茎：茎平卧或上升，多分枝；全株被柔毛或有腺毛。叶：羽状3出复叶；托叶卵状披针形，先端渐尖，基部圆或戟状，常齿裂；小叶倒卵形、阔倒卵形或倒心形，纸质，先端多少平截或微凹，具细尖，基部楔形，边缘在上半部具不明显尖齿，两面均被毛，侧脉近10对；顶生小叶较大。花：头状花序具花10～20朵；苞片刺毛状，甚小；萼钟形，密被毛，萼齿线状披针形，稍不等长；花冠黄色，旗瓣近圆形，顶端微凹，翼瓣和龙骨瓣近等长，均比旗瓣短。果：荚果肾形，表面具同心弧形脉纹，被稀疏毛，熟时变黑；有种子1粒。种子：种子卵形，褐色，平滑。花果期7—10月。

【生境分布】生于河岸、路边、田野、林缘等处。分布于全国各地。

【药用部位（药材名称）及采收加工】全草（天蓝苜蓿、老蜗生）。夏季采挖，鲜用或切碎晒干。

【临床应用】甘、苦、微涩，凉，小毒；归肺、肝、胆、肾经。清热利湿，舒筋活络，止咳平喘，凉血解毒；用于湿热黄疸，热淋，石淋，风湿痹痛，咳喘，痔血，指头疔，毒蛇咬伤。

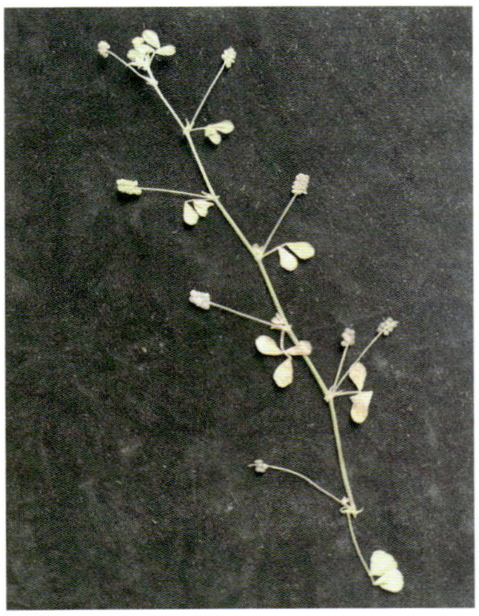
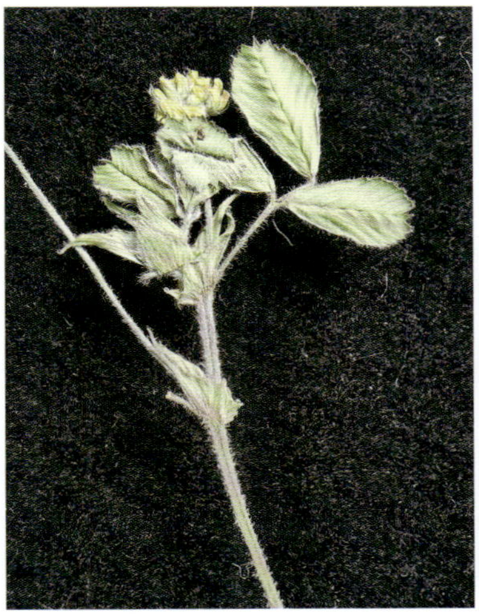
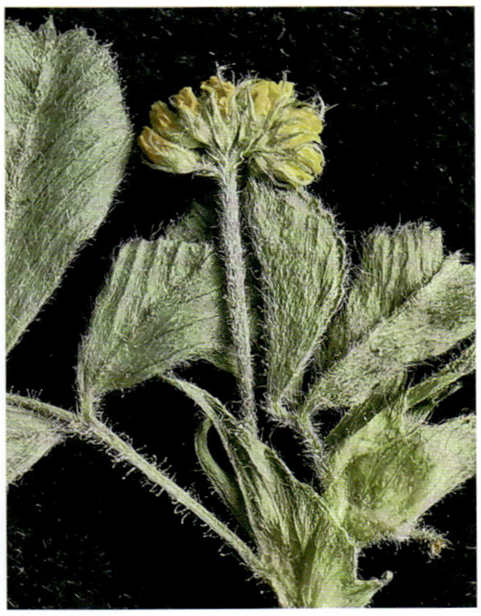
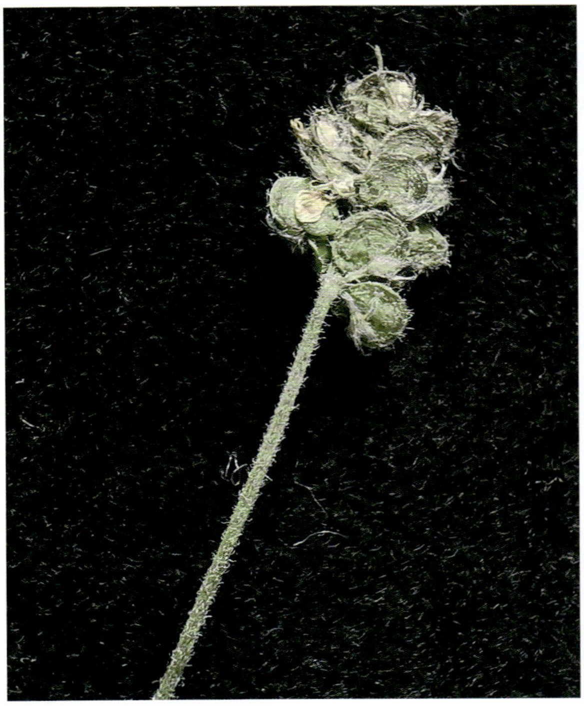
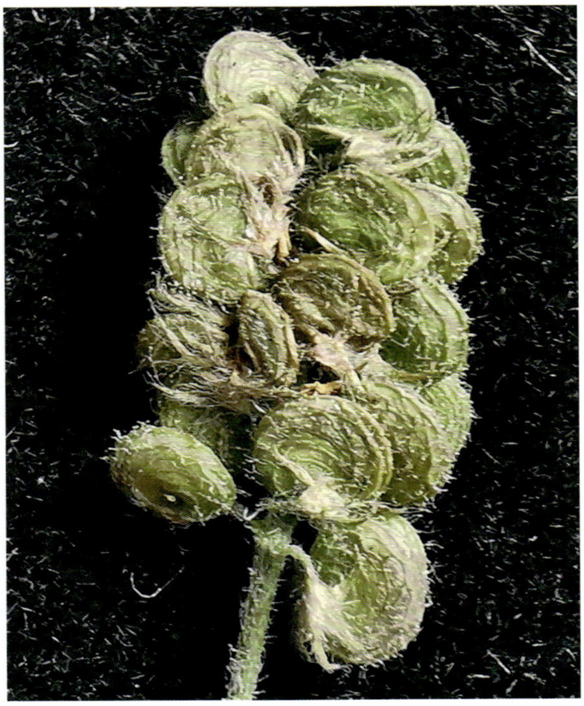

紫苜蓿

【基　　原】豆科苜蓿属紫苜蓿 *Medicago sativa* L.

【别　　名】苜蓿、蓿草。

【形态特征】多年生草本。**根：**根粗壮，根茎发达。**茎：**茎直立或匍匐，光滑，多分枝。**叶：**3出复叶；小叶倒卵状长圆形，仅上部尖端有锯齿，小叶顶端有中肋突出；叶柄长而平滑，托叶大。**花：**花梗自叶腋抽出，花有短柄，花8～25朵形成簇状的总状花序；萼钟状，5齿；花冠紫色。**果：**荚果螺旋形，稍有毛，黑褐色。**种子：**种子肾形，黄褐色。花果期6—8月。

【生境分布】生于田边、路旁、旷野、草原、河岸、沟谷等处。全国各地有栽培，或呈半野生状态。

【药用部位（药材名称）及采收加工】根（苜蓿根）。夏季采挖，洗净，鲜用或晒干。

【临床应用】苦，寒；归肝、肾经。清热利湿，通淋排石；用于热病烦满，黄疸，尿路结石。

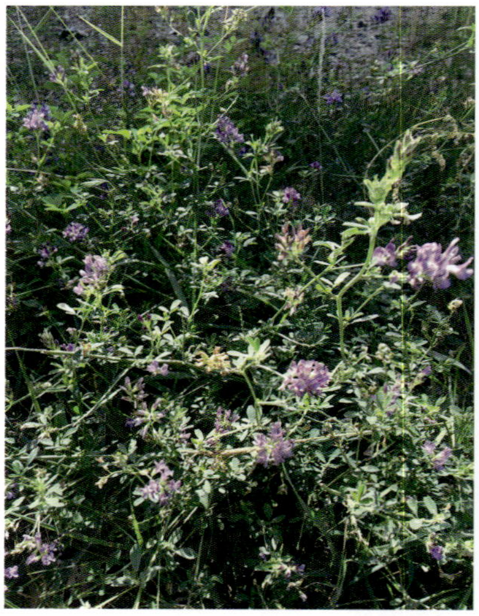
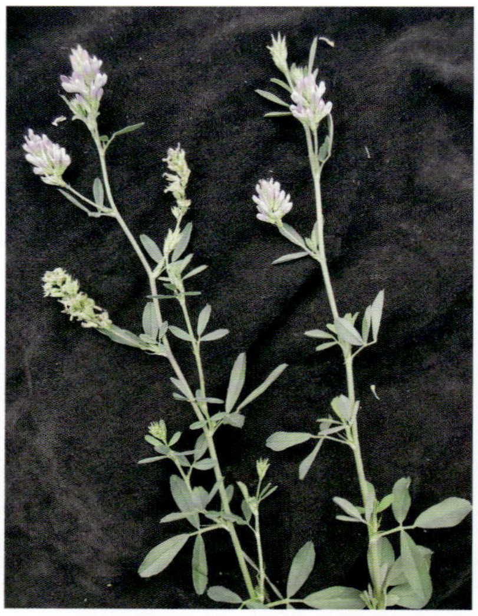
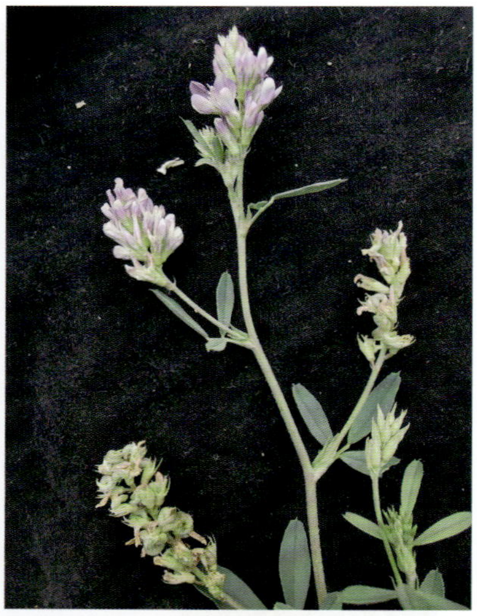
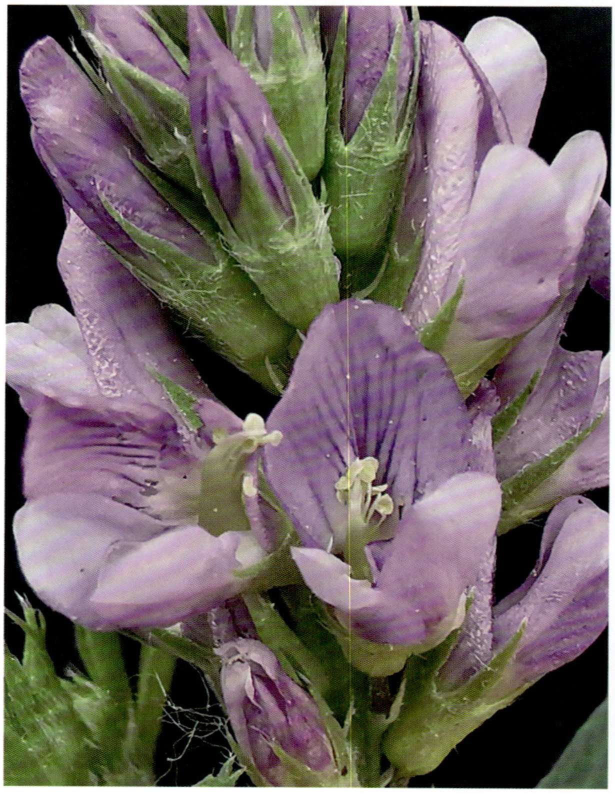
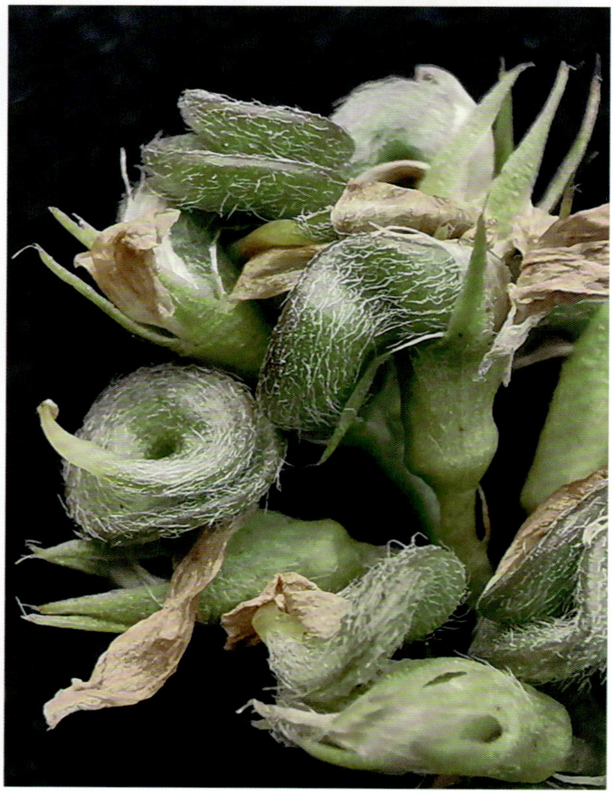

白花草木樨

【基　　原】豆科草木樨属白花草木樨 *Melilotus albus* Desr.

【别　　名】白香（花）草木樨（犀）、白甜车轴草、辟汗草。

【形态特征】1～2 年生草本。**茎：**茎直立，圆柱形，中空，有分枝，几无毛；全株揉搓有香气。**叶：**羽状 3 出复叶；小叶长圆形或倒披针状长圆形，先端钝圆、截形或微凹，基部楔形，边缘疏生浅锯齿；托叶尖刺状锥形。**花：**总状花序腋生，花小，多数，排列疏松；苞片线形，花梗短；萼钟形，微被柔毛，萼齿三角形；花冠白色，旗瓣椭圆形，稍长于翼瓣，龙骨瓣与冀瓣近等长或稍短；子房卵状披针形，无毛。**果：**荚果椭圆形至长圆形，具尖喙，表面具凸起的网纹，棕褐色，老熟后变黑褐色。**种子：**种子卵形，棕色，表面具细瘤点。花果期 5—9 月。

【生境分布】生于田边、路旁、荒地、山沟草丛等处。分布于我国东北、华北、西北、西南等地。

【药用部位（药材名称）及采收加工】全草（辟汗草）。花期采割全草，阴干。

【临床应用】辛、苦，凉。清热，解毒，化湿，杀虫；用于暑热胸闷，疟疾，痢疾，淋病，皮肤疮疡。

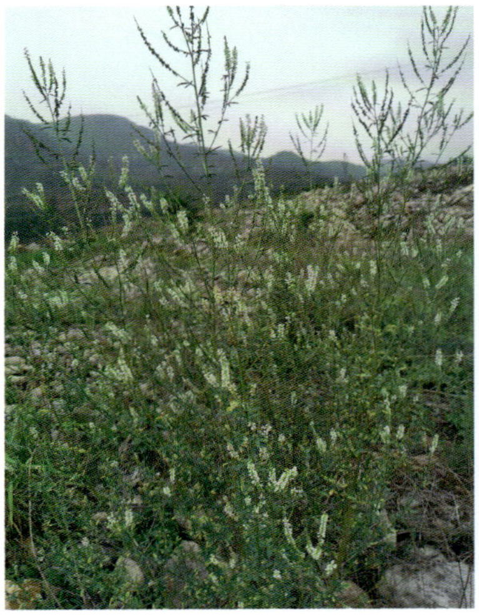

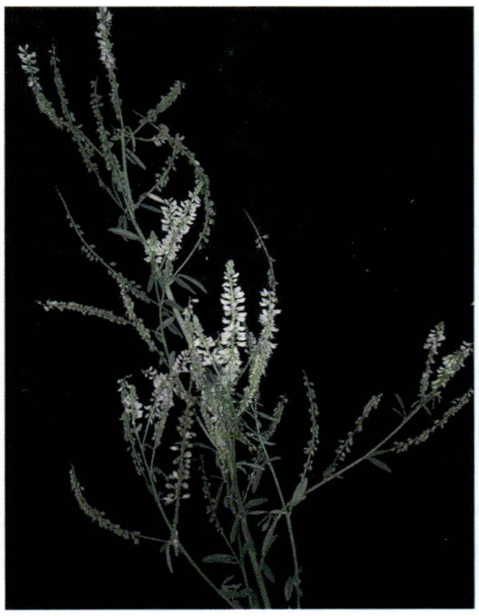

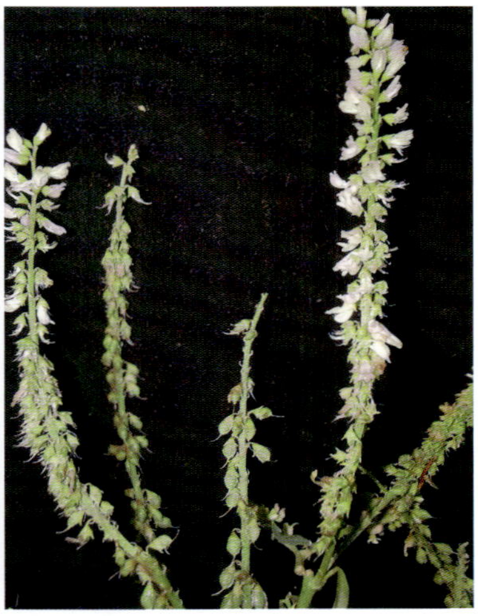

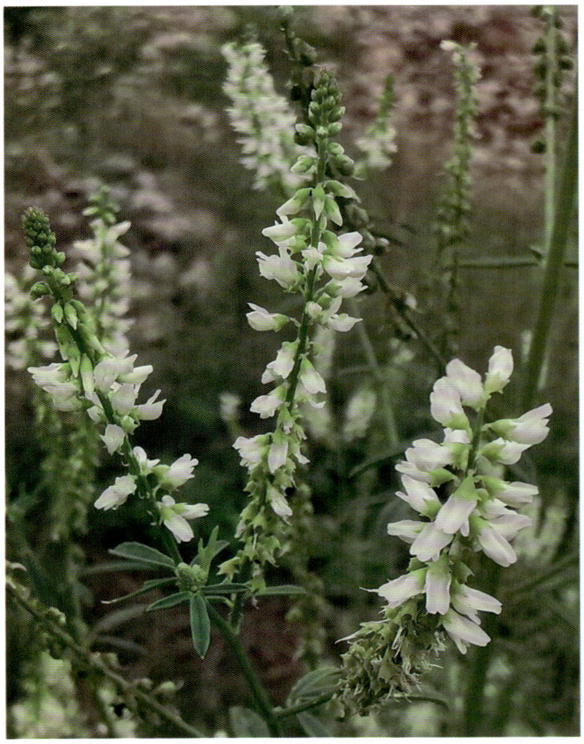

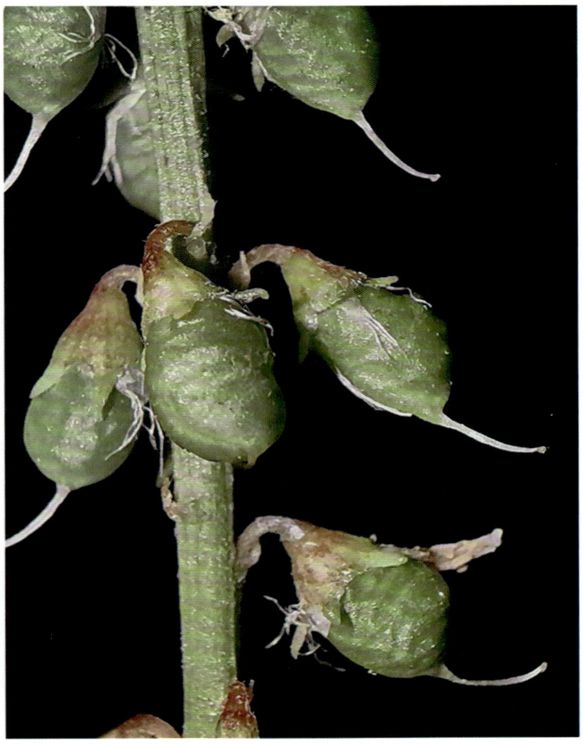

草木樨

【基　　原】豆科草木樨属草木樨 *Melilotus suaveolens* Ledeb.

【别　　名】草木犀、铁扫把、省头草、辟汗草、野苜蓿，等。

【形态特征】1～2年生草本。茎：茎直立，有分枝，无毛。叶：羽状3出复叶，叶柄细长；小叶倒卵形长圆形至倒披针形，先端截形或钝圆，基部楔形或近圆形，中脉突出成短尖，边缘有疏锯齿；托叶线形或线状披针形，两侧不齿裂。花：总状花序腋生；花萼钟形，5齿裂；花冠黄色，旗瓣宽椭圆形至宽卵形，先端微凹，比翼瓣长；子房长圆形，无毛。果：荚果卵球形，表面具网纹，无毛。种子：种子卵形，黄褐色。花果期5—10月。

【生境分布】生于荒野、低湿草地、路旁等处。分布于我国东北、华北、西北、华东、西南等地。

【药用部位（药材名称）及采收加工】全草（草木樨、辟汗草、黄花草木樨）。8—9月果实大部分成熟时采收，晒干。

【临床应用】辛，平。和中健胃，清热化湿，芳香化浊，利尿，截疟；用于暑湿胸闷，口腻，口臭，头胀，头痛，疟疾，痢疾，淋病，疥疮。

【备　　注】《河北植物志》《河南植物志》和《山西植物志》均收载了黄香草木樨 *Melilotus officinalis*（L.）Desr.、草木樨 *Melilotus suaveolens* Ledeb.，《中国植物志》将“黄香草木樨”合并到了“草木樨”。笔者认为，揉搓黄香草木樨可嗅到浓烈的类似肉桂的香气，而草木樨没有香气，且两者形态特征也有明显区别，故本书参考三地的植物志，仍将黄香草木樨 *Melilotus officinalis*（L.）Desr.、草木樨 *Melilotus suaveolens* Ledeb. 分开描述。

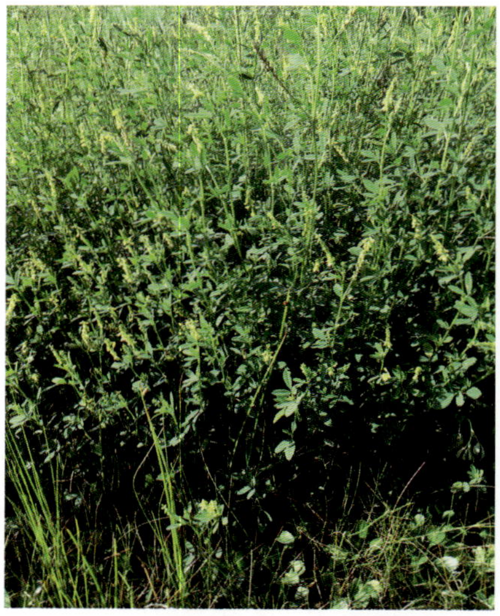

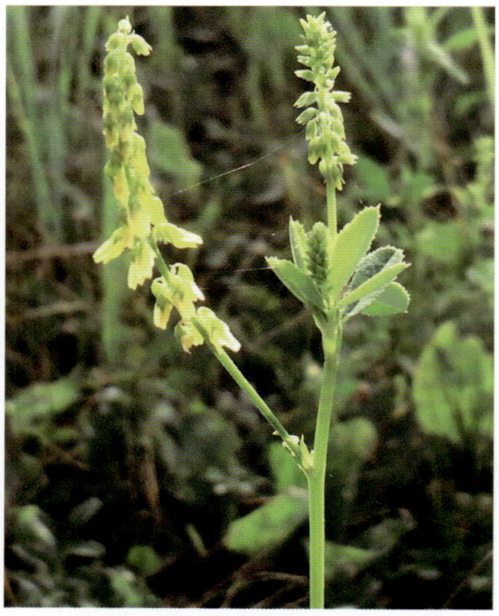

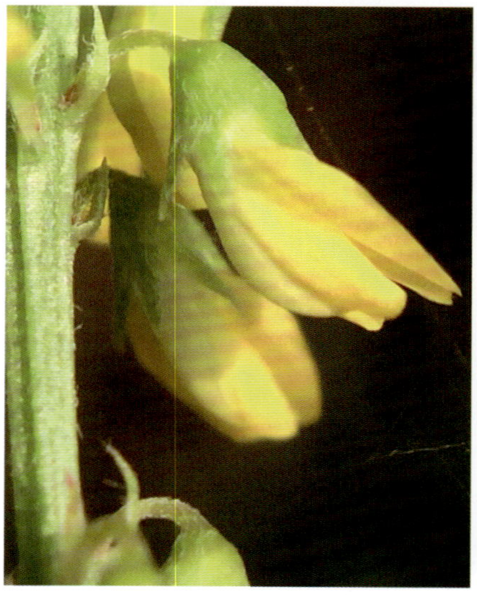

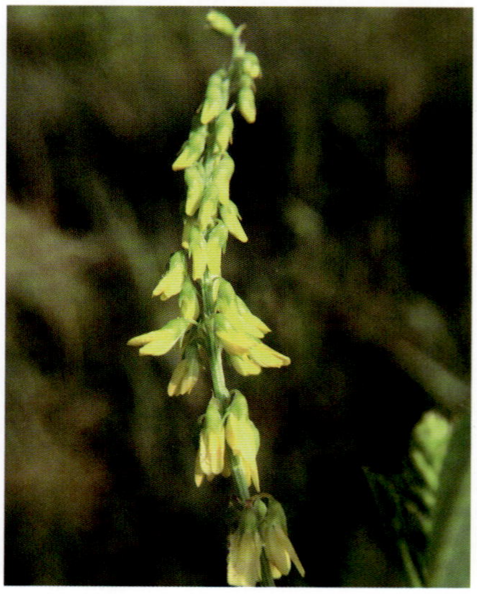

黄香草木樨

【基　　原】豆科草木樨属黄香草木樨 *Melilotus officinalis*（L.）Pall.

【别　　名】黄陵零香、辟汗草、黄花（香）草木樨（犀）。

【形态特征】形态特征与植物“草木樨”相似。两者的主要区别：黄香草木樨的旗瓣与翼瓣近等长，荚果稍具细毛，全株揉搓后有类似于肉桂的香气；草木樨的旗瓣长于翼瓣，荚果无毛，全株揉搓后没有香气。

【生境分布】生于路边、宅旁、山坡荒地等处。分布于我国东北、华北、西北及四川、西藏、长江以南地区。

【药用部位（药材名称）及采收加工】全草（辟汗草）。采收加工同植物“草木樨”项下。

【临床应用】同植物“草木樨”项下。

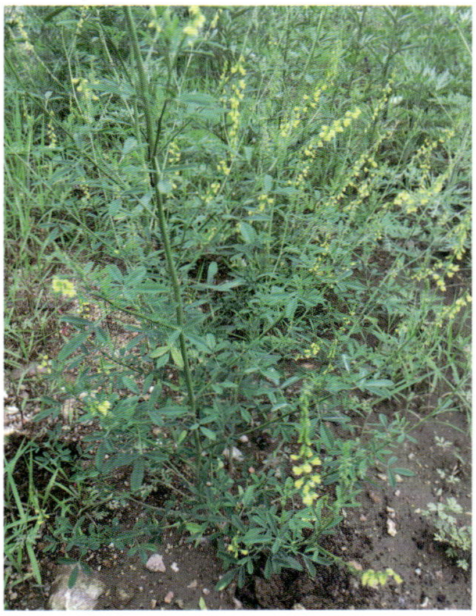

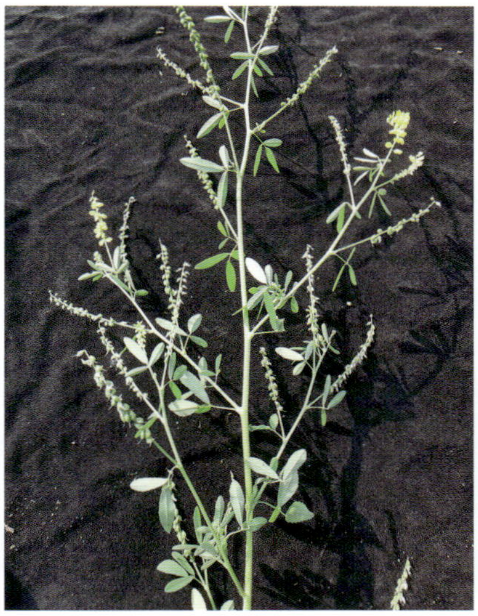

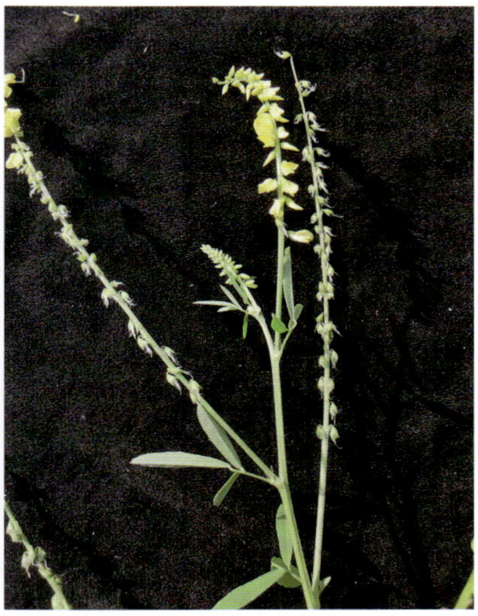

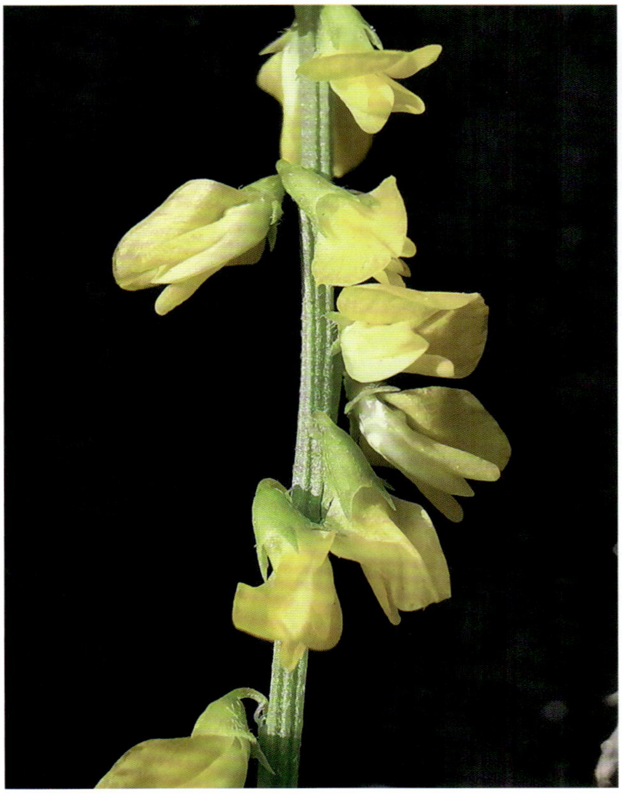

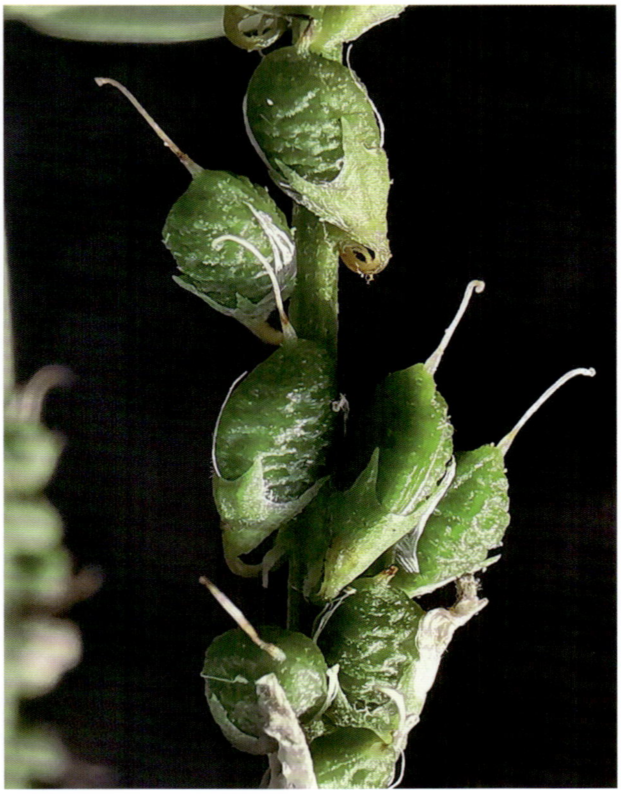

两型豆

【基　　原】豆科两型豆属两型豆 *Amphicarpaea edgeworthii* Benth.

【别　　名】阴阳豆、三籽两型豆、山巴豆、野毛扁豆。

【形态特征】1年生草本。**茎：**茎纤细，缠绕。**叶：**3出羽状复叶；小叶两面疏被贴生伏毛；顶生小叶菱状卵形或卵形，先端钝或锐，基部圆形或宽楔形，全缘，疏生短毛；侧生小叶偏卵形，比顶生小叶稍小；托叶狭卵形，叶柄具硬毛。**花：**花有两型。由地上茎生出的腋生总状花序，具花2～6朵；苞片小，椭圆形，具长柔毛；萼钟状，萼齿5，具长柔毛；花冠淡紫色或白色，旗瓣倒卵形，先端圆，基部有耳；翼瓣比旗瓣稍短，比龙骨瓣稍长；龙骨瓣椭圆形，侧稍凹，有爪。另一型花生于下部叶腋或分枝基部，无花冠或仅有花冠的遗留，有少数分离的雄蕊，受精后在地下结实。**果：**果实有两型。由地上部分完全花形成的荚果为线状长圆形或长圆形，扁平，镰刀状，先端有短尖，表面有黑褐色网状，沿腹缝线有长硬毛，常含种子3粒，种子肾状球形，棕褐色，有黑色斑纹。由地下不完全花形成的荚果为椭圆形，含种子1粒。花果期7—10月。

【生境分布】生于林缘、疏林下、山坡、湿草地、灌丛中。分布于我国东北、华北及陕西、甘肃等地。

【药用部位（药材名称）及采收加工】块根（三籽两型豆）、地下果实（两型豆）。三籽两型豆：夏秋季采挖，除去泥沙，晒干。两型豆：果实成熟时采挖，晒干。

【临床应用】三籽两型豆：苦，凉；归心经。消肿止痛；用于痈肿疮毒疼痛，头痛，骨痛，咽喉肿痛，外伤疼痛，关节红肿疼痛，脘腹疼痛。两型豆：清热利湿；用于妇女湿热带下，白带黄臭，阴部瘙痒。

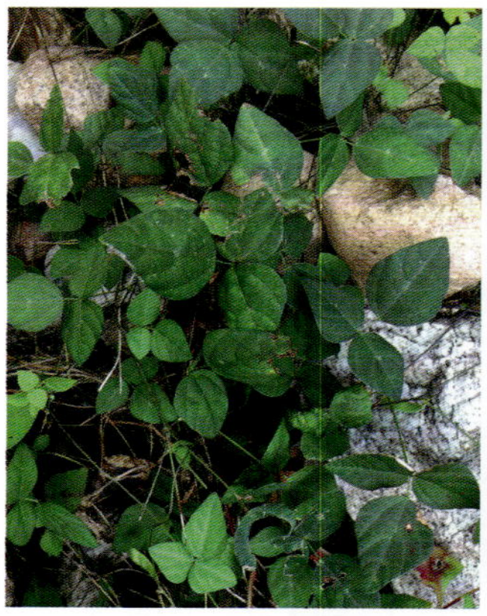
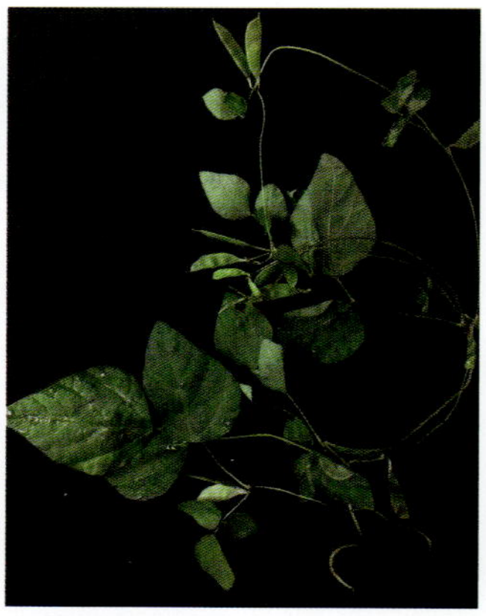
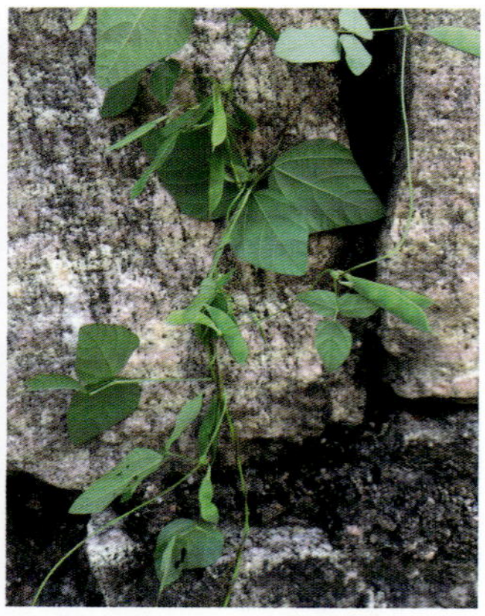
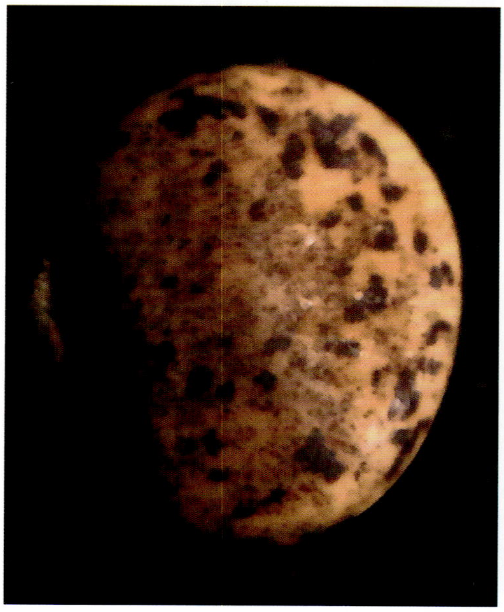
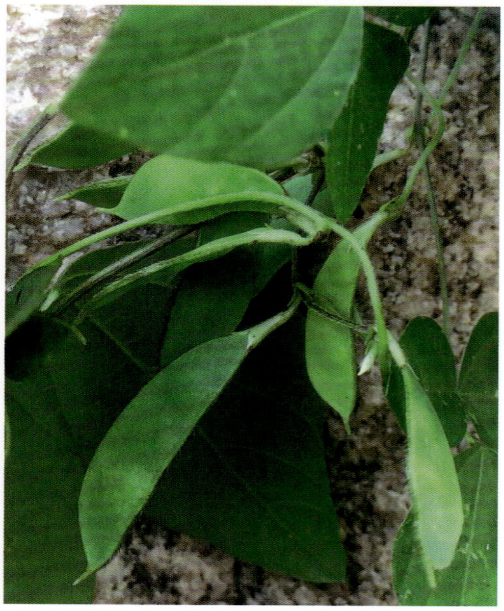

【基　　原】豆科大豆属大豆 *Glycine max*（L.）Merr.

【别　　名】（毛、黄、青、黑）豆。

【形态特征】1 年生草本。**茎：**茎粗壮，直立，密被褐色长硬毛。**叶：**叶通常为 3 出复叶；托叶宽卵形，渐尖，被黄色柔毛；叶柄幼嫩时散生疏柔毛，或具棱并被长硬毛；小叶宽卵形、近圆形或椭圆状披针形，顶生小叶较大，侧生小叶较小。**花：**总状花序；苞片披针形，被糙伏毛；小苞片披针形，被伏贴的刚毛；花萼密被长硬毛或糙伏毛，常深裂成 2 唇形，裂片 5，披针形；花紫色、淡紫色或白色，旗瓣倒卵状近圆形，先端微凹并常外反，基部具瓣柄，翼瓣蓖状，基部狭，具瓣柄和耳，龙骨瓣斜倒卵形，具短瓣柄；雄蕊二体。**果：**荚果肥大，长圆形，稍弯，下垂，黄绿色，密被褐黄色长毛；有种子 2 ～ 5 颗。**种子：**种子椭圆形、近球形，卵圆形至长圆形，种皮光滑，颜色淡绿、黄、褐、黑色等，因品种而异，种脐椭圆形。花果期 6—9 月。

【生境分布】全国各地均有栽培。

【药用部位（药材名称）及采收加工】黑色种子（黑豆）、黑色种皮（黑大豆皮、黑豆衣）、黄色种子（黄大豆、黄豆）、叶（黑大豆叶）。黑豆：秋季采收成熟果实，晒干，打下种子，除去杂质。黑色种皮：将黑大豆用清水浸泡，待发芽后，搓下种皮晒干；或取做豆腐时剥下的种皮晒干。黄色种子：8—10 月粉果实成熟后采收，取其种子，晒干。黑大豆叶：春季采叶，鲜用或晒干。

【临床应用】黑豆：甘，平；归脾、肾经。益精明目，养血祛风，利水，解毒；用于阴虚烦渴，头晕目昏，体虚多汗，肾虚腰痛，水肿尿少，痹痛拘挛，手足麻木，药食中毒。黑色种皮：微甘，凉；归脾、肺、肾经。养血平肝，祛风解毒；用于头痛，阴虚烦热，盗汗，风痹，湿毒，痈疮，眩晕。黄色种子：甘，平；归脾、心、大肠经。健脾利水，宽中导滞，解毒消肿；用于食积泻痢，腹胀食呆，疮痈肿毒，脾虚水肿，外伤出血。黑大豆叶：甘，平；归膀胱经。利尿通淋，凉血解毒；用于热淋，血淋，蛇咬伤。

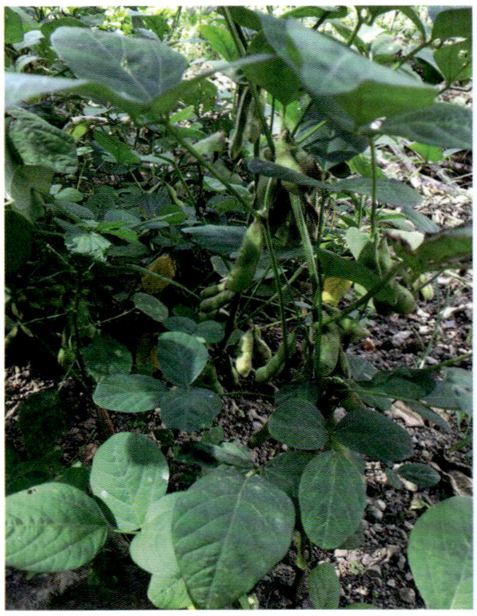

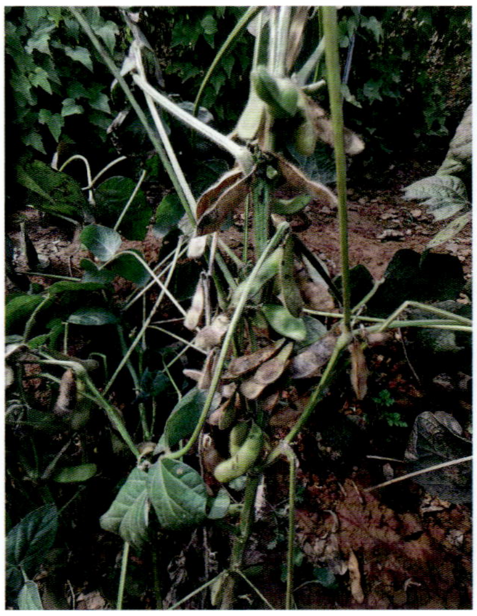

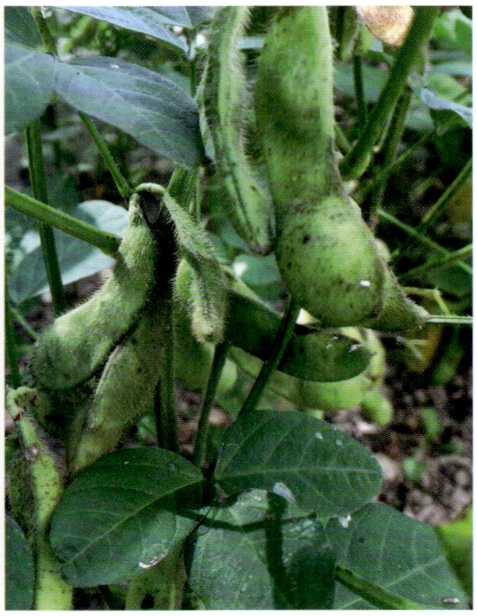

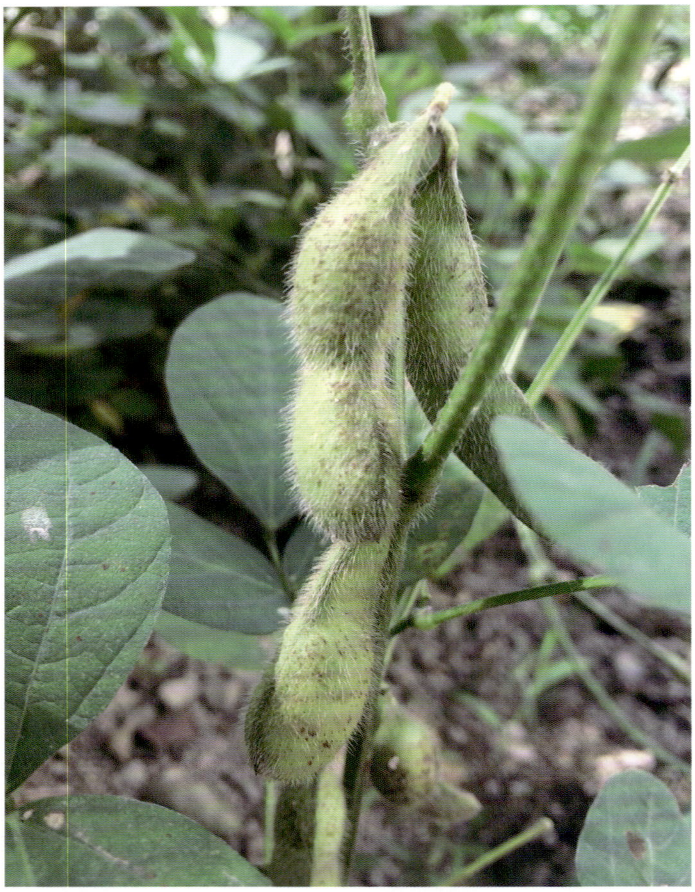

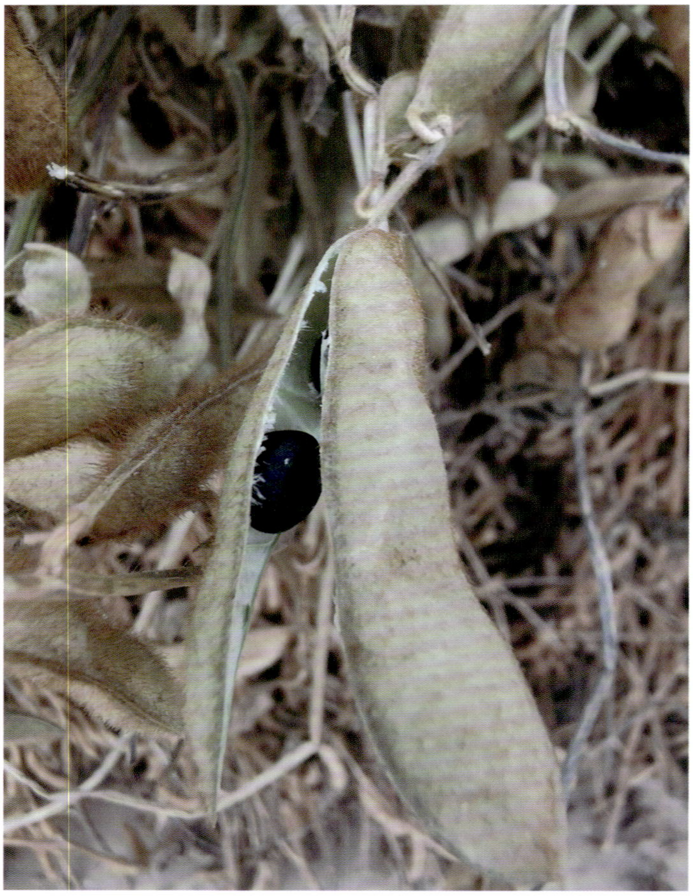

野大豆

【基　　原】豆科大豆属野大豆 *Glycine soja* Sieb.et Zucc.

【别　　名】马料豆、乌豆、小落豆、(小)落豆秧、山(野)黄豆。

【形态特征】1年生缠绕草本。茎：茎细瘦，有褐色硬毛。叶：3出复叶；顶生小叶卵状披针形，先端急尖，基部圆形，两面有白色短柔毛，侧生小叶斜卵状披针形；托叶卵状披针形，急尖，有黄色柔毛；小托叶，狭披针形，有毛。花：总状花序腋生；花梗密生黄色长硬毛；花萼钟状，萼齿5，上面2齿连合，披针形，有黄色硬毛；花冠紫红色。果：荚果长椭圆形，密生褐色长硬毛。种子：种子黑色。花果期8—9月。

【生境分布】生于山野、路旁、灌木丛中。除新疆、青海和海南外，分布于全国各地。

【药用部位(药材名称)及采收加工】种子(野大豆)、茎叶及根(野大豆藤)。野大豆：果实成熟时采割全株，打下种子，晒干。野大豆藤：秋季采收，晒干。

【临床应用】野大豆：甘，温。益肾，止汗；用于治头晕，目昏，风痹汗多。野大豆藤：甘，凉；归肝、脾经。清热敛汗，舒筋止痛；用于盗汗，劳伤筋痛，胃脘痛，小儿食积。

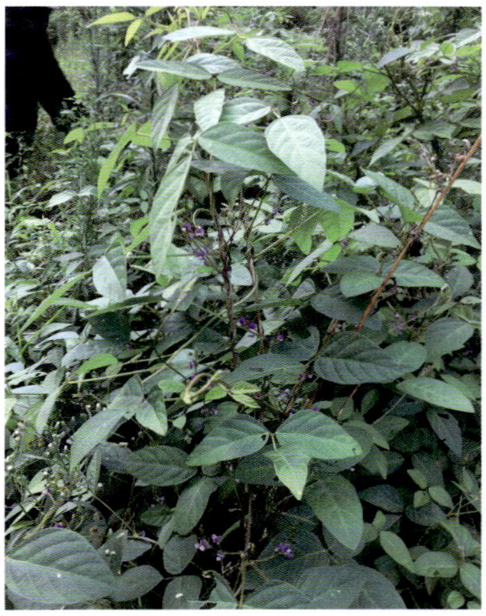

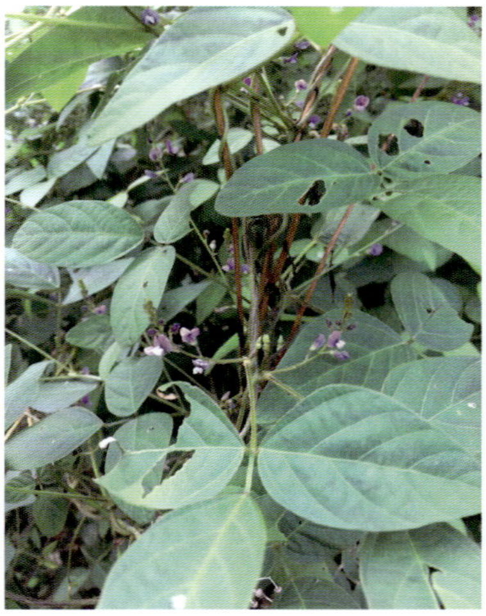

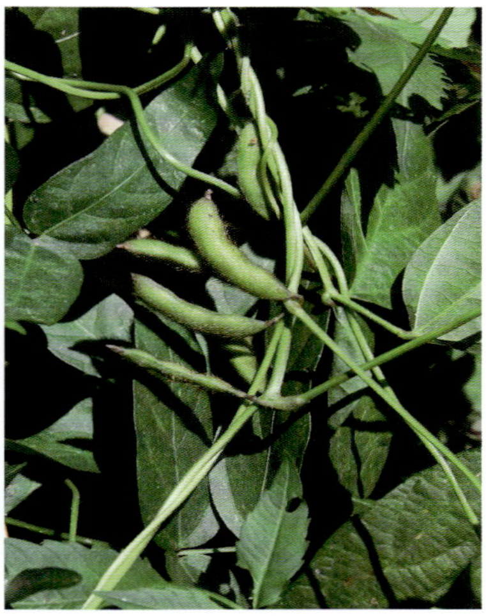

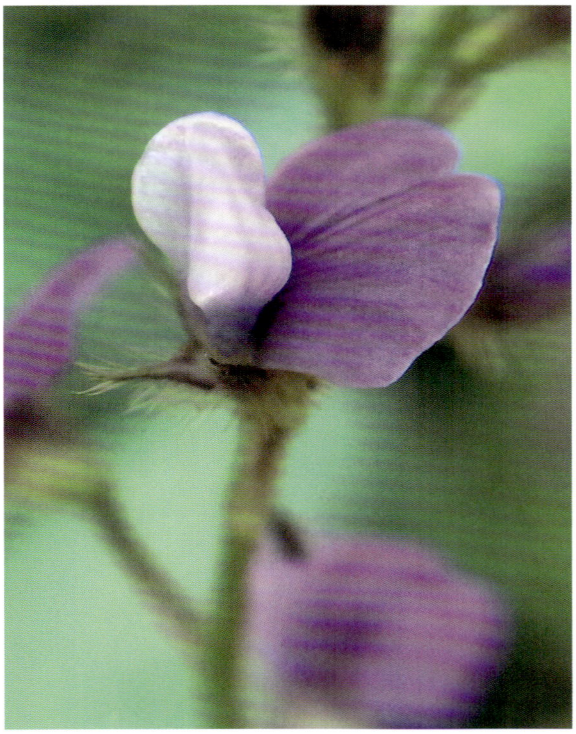

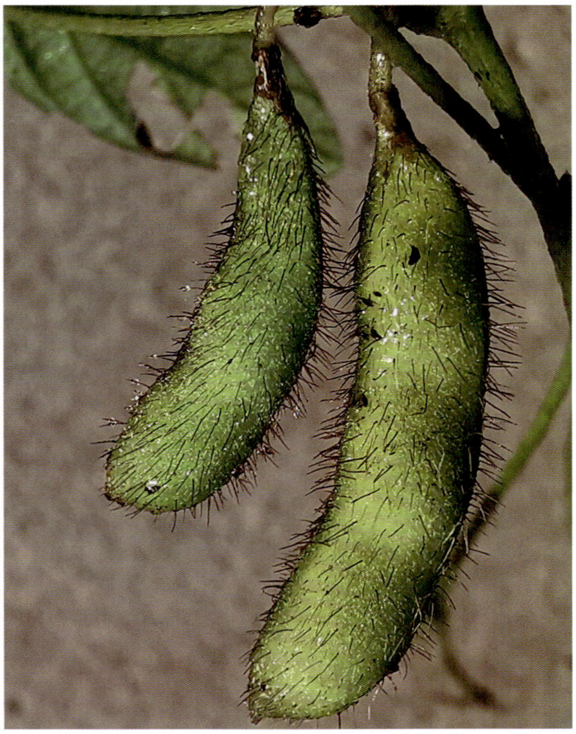

野葛

【基　　原】豆科葛属野葛 *Pueraria lobata*（Willd.）Ohwi.

【别　　名】葛、葛藤（条、麻）。

【形态特征】多年生藤本。根：块根，肥厚。茎：茎基部木质，粗壮，茎上部多分枝；全株被黄褐色短毛或杂有长硬毛。叶：3 出复叶；中间小叶菱状宽卵形或斜卵形，常 3 浅裂，稀全缘，先端渐尖，基部圆形；侧生小叶斜卵形，稍小。花：总状花序腋生，有花多朵，小花 1 ～ 3 朵聚生于花序轴的节上；花梗短，苞片线状披针形至线形，小苞片卵形；花萼钟状；花冠紫红色，旗瓣近圆形，翼瓣狭窄，龙骨瓣长圆形倒长圆形。果：荚果长椭圆形，扁平，密生硬毛。花果期 6—11 月。

【生境分布】生于山地疏林或密林中。除新疆、青海及西藏外，分布于全国各地。

【药用部位（药材名称）及采收加工】根（葛根）、花（葛花）、藤茎（葛蔓）、叶（葛叶）。葛根：秋冬季采挖，除去外皮，稍干，截段或再纵切两半或斜切成厚片，干燥。葛花：立秋后花未全开放时采摘，晒干。葛蔓：全年可采，鲜用或晒干。葛叶：全年可采，鲜用或晒干。

【临床应用】葛根：甘、辛，凉；归脾、胃经。解肌退热，生津止渴，透疹，升阳止泻，通经活络，解酒毒；用于外感发热头痛，项背强痛，口渴，消渴，麻疹不透，热痢，泄泻，眩晕头痛，中风偏瘫，胸痹心痛，酒毒伤中。葛花：甘，凉；归脾、胃经。解酒醒脾，止血；用于烦热口渴，头痛头晕，脘腹胀满，呕逆吐酸，伤酒吐血，肠风下血。葛蔓：甘，寒。清热解毒，消肿；用于喉痹，疮痈疖肿。葛叶：甘、微涩，凉。止血；用于外伤出血。

【备　　注】*Pueraria lobata*（Willd.）Ohwi. 在《中国植物志》的名称为“葛”，在《药典》为“野葛”。本书参考《药典》名称。

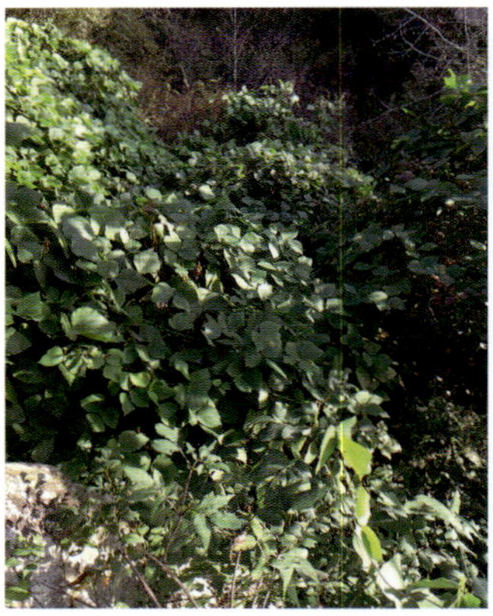

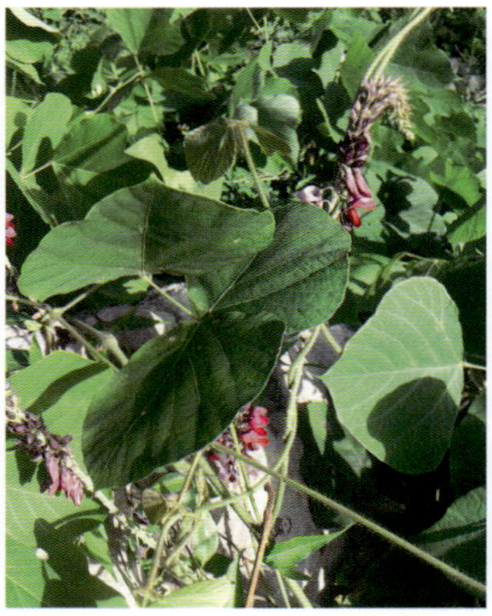

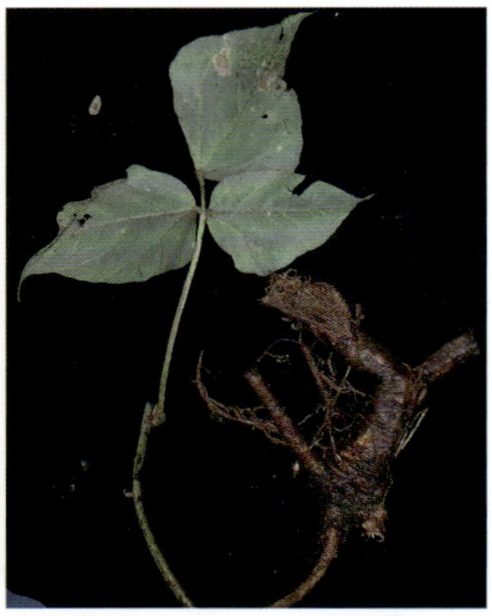

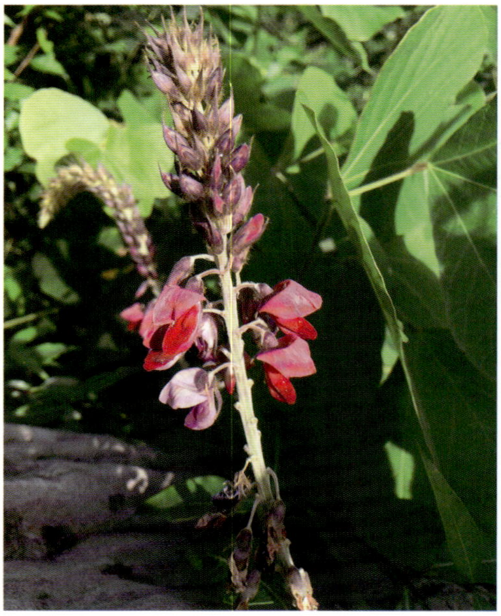

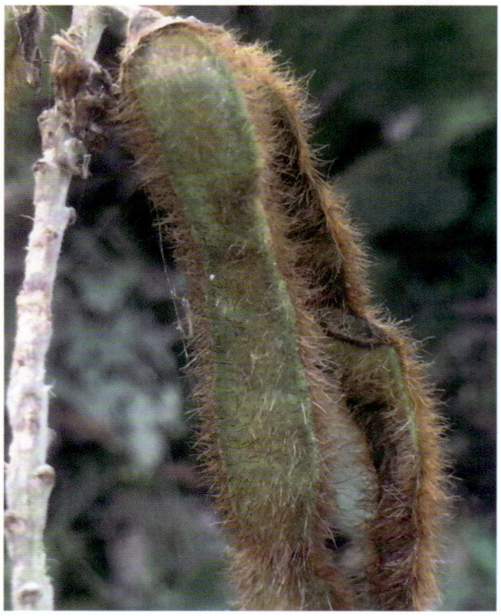

【基　　原】豆科豇豆属绿豆 *Vigna radiata*（L.）Wilczek

【别　　名】无。

【形态特征】1年生草本。茎：茎直立，被褐色长硬毛。叶：羽状复叶，具3小叶；托叶盾状着生，卵形，具缘毛；小托叶显著，披针形；小叶卵形，侧生叶多少偏斜，全缘，先端渐尖，基部阔楔形或浑圆，两面多少被疏长毛，基部三脉明显。花：总状花序腋生，有花4至多朵；小苞片线状披针形或长圆形；萼管无毛，裂片狭三角形，具缘毛，上方的一对合生成一先端2裂的裂片；旗瓣近方形，外面黄绿色，里面有时粉红，顶端微凹，内弯，无毛；翼瓣卵形，黄色；龙骨瓣镰刀状，绿色而染粉红，右侧有显著的囊。果：荚果线状圆柱形，平展，被淡褐色、散生的长硬毛，种子间多少收缩；种子8～14颗。种子：种子淡绿色或黄褐色，短圆柱形，种脐白色而不凹陷。花果期6—9月。

【生境分布】全国各地广泛栽培。

【药用部位（药材名称）及采收加工】种子（绿豆）、种皮（绿豆衣）、叶（绿豆叶）、嫩芽（绿豆芽）、花（绿豆花）、种子淀粉（绿豆粉）。绿豆：立秋后种子成熟时采收，拔取全株，晒干，打下种子，簸净杂质。绿豆衣：将绿豆用水浸胀，揉搓取下种皮；一般取绿豆发芽后残留的皮壳晒干而得。绿豆叶：夏秋采收，随采随用。绿豆芽：种子经浸罨后发出嫩芽。绿豆花：6—7月摘取花朵，晒干。绿豆粉：绿豆的种子经水磨加工而得的淀粉。

【临床应用】绿豆：甘，寒；归心、胃经。清热，消暑，利水，解毒；用于暑热烦渴，感冒发热，霍乱吐泻，痰热哮喘，头痛目赤，口舌生疮，水肿尿少，疮疡痈肿，风疹丹毒，药物及食物中毒。绿豆衣：甘，寒；归肺、肝经。清暑止渴，利尿解毒，退目翳；用于暑热烦渴，泄泻，痢疾，水肿，丹毒，目翳。绿豆叶：苦，寒；归肝、大肠经。和胃，解毒；用于霍乱吐泻，斑疹，疔疮，疥癣，药毒，火毒。绿豆芽：甘，凉；归胃、三焦经。清热消暑，解毒利尿；用于暑热烦渴，酒毒，小便不利，目翳。绿豆花：甘，寒；归脾、胃经。解酒毒，用于急慢性酒精中毒。绿豆粉：甘，寒；归胃、肠、肝经。清热消暑，凉血解毒；用于暑热烦渴，痈肿疮疡，丹毒，烧烫伤，跌打损伤，肠风下血，酒毒。

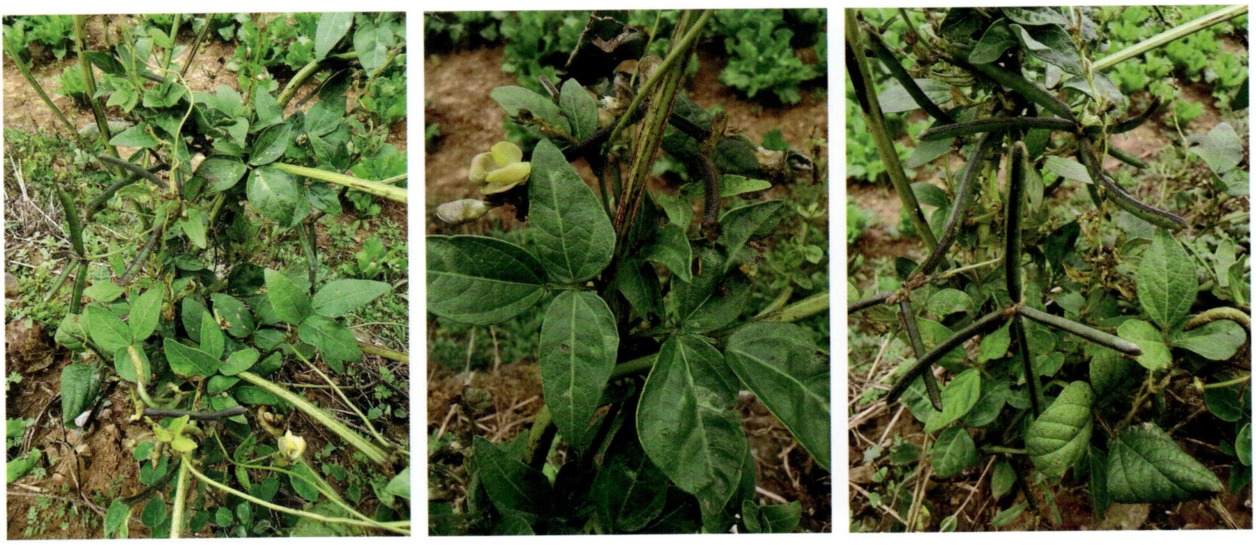

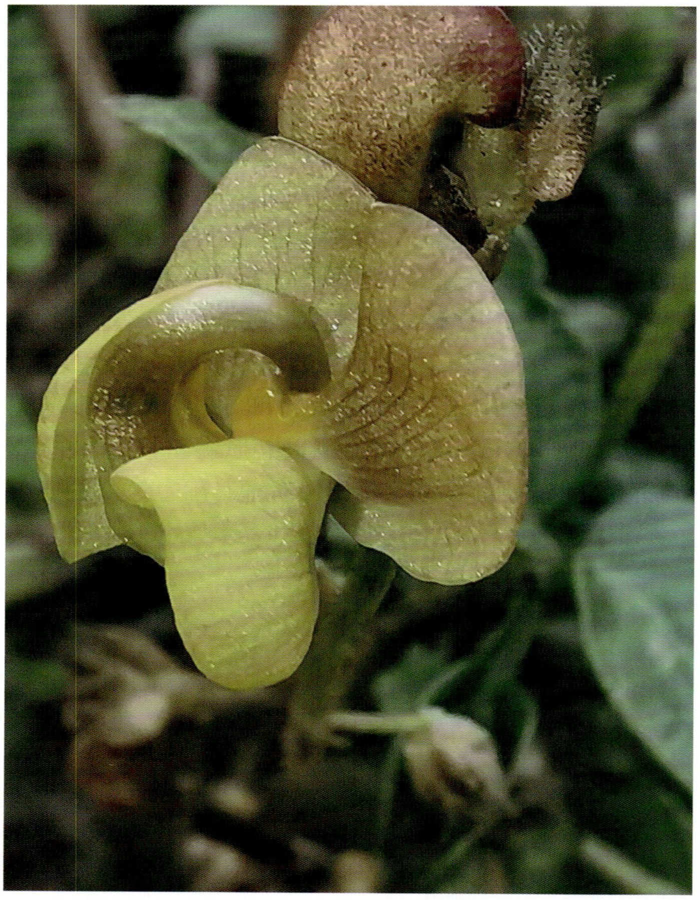

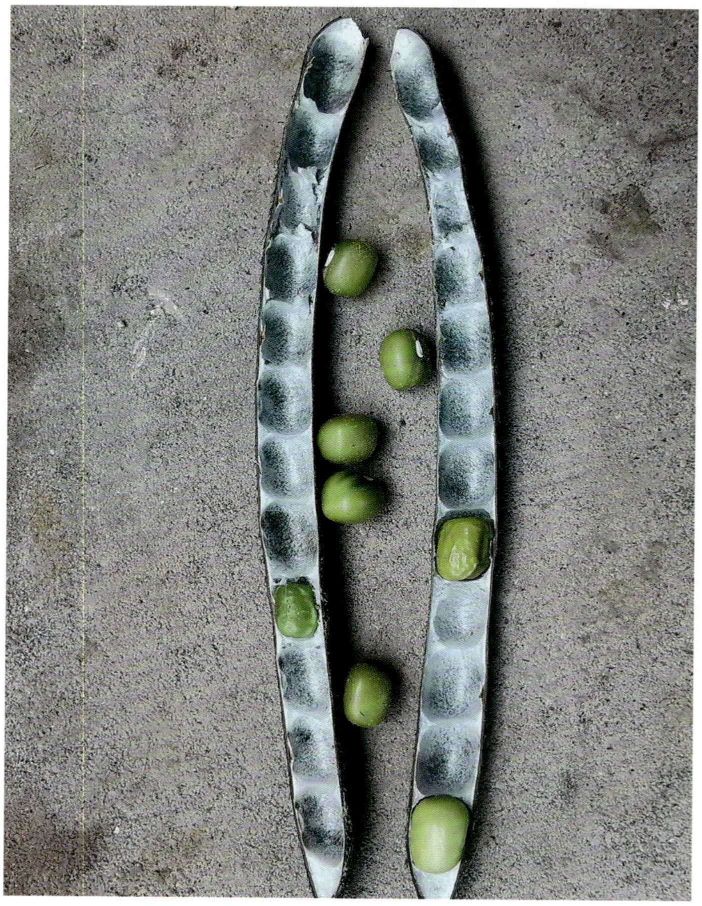

【基　　原】豆科扁豆属扁豆 *Dolichos lablab* L.

【别　　名】白花扁豆、鹊豆、沿篱豆、藤豆、膨皮豆、火镰扁豆、片豆、梅豆等。

【形态特征】多年生缠绕藤本。茎：茎长，常呈淡紫色。叶：羽状复叶具3小叶；托叶披针形，小托叶线形；小叶宽三角状卵形，侧生小叶两边不等大，偏斜，先端急尖或渐尖，基部近截平。花：总状花序直立，花序轴粗壮；小苞片2，近圆形，脱落；花2至多朵簇生于每一节上；花萼钟状；花冠白色或紫色，旗瓣圆形，翼瓣宽倒卵形，龙骨瓣呈直角弯曲，基部渐狭成瓣柄。果：荚果长圆状镰形，近顶端最阔，扁平，直或稍向背弯曲，顶端有弯曲的尖喙，基部渐狭；种子3～5颗。种子：种子扁平，长椭圆形，在白花品种中为灰白色，在紫花品种中为紫褐色；种脐线形。花果期7—10月。

【生境分布】全国各地广泛栽培。

【药用部位（药材名称）及采收加工】种子（白扁豆）、种皮（扁豆衣）、白扁豆的种皮（白扁豆皮）、茎藤（扁豆藤）、根（扁豆根）、花（扁豆花）。白扁豆：秋冬季采收成熟果实，晒干，取出种子，再晒干。扁豆衣：秋季采收种子，剥取种皮，晒干。白扁豆皮：秋季采收种子，剥取种皮，晒干。扁豆藤：秋季采收，晒干。扁豆根：秋季采收，洗净，晒干。扁豆花：7—8月间采收未完全开放的花，晒干或阴干。

【临床应用】白扁豆：甘，微温；归脾、胃经。健脾化湿，和中消暑；用于脾胃虚弱，食欲不振，大便溏泻，白带过多，暑湿吐泻，胸闷腹胀。扁豆衣：甘、苦，温；归脾、大肠经。消暑化湿，健脾和胃；用于暑湿内蕴，呕吐泄泻，胸闷纳呆，脚气浮肿，妇女带下。白扁豆皮：健脾利水。扁豆藤：甘，微温，平；归心、大肠经。化湿和中；用于暑湿吐泻不止。扁豆根：苦、涩，平；归大肠、膀胱经。消暑，化湿，止血；用于暑湿泄泻，痢疾，淋浊，带下，便血，痔疮，漏管。扁豆花：甘、淡，平，无毒；归脾、胃、大肠经。解暑化湿，和中健脾；用于夏伤暑湿，发热，泄泻，痢疾，赤白带下，跌打伤肿。

【备　　注】按《中国植物志》，扁豆的拉丁名称为 *Lablab purpureus*（L.）Sweet；按《药典》，扁豆的拉丁名称为 *Dolichos lablab* L.；本书参考《药典》。扁豆花有红白两种，豆荚有绿白、浅绿、粉红、紫红等色，成熟种子有紫褐色、灰白色。本书图片为梅豆（扁豆变种之一）。

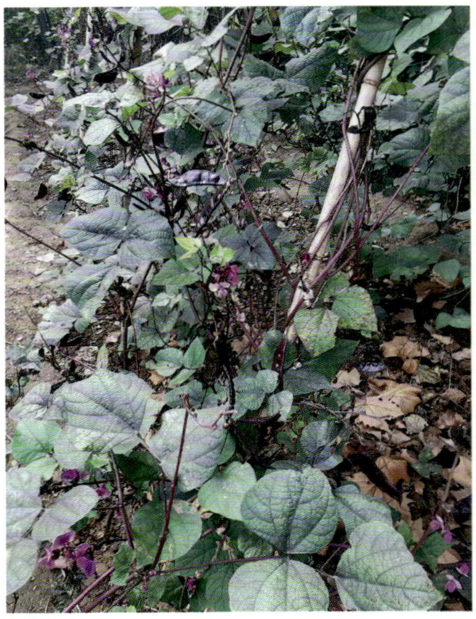

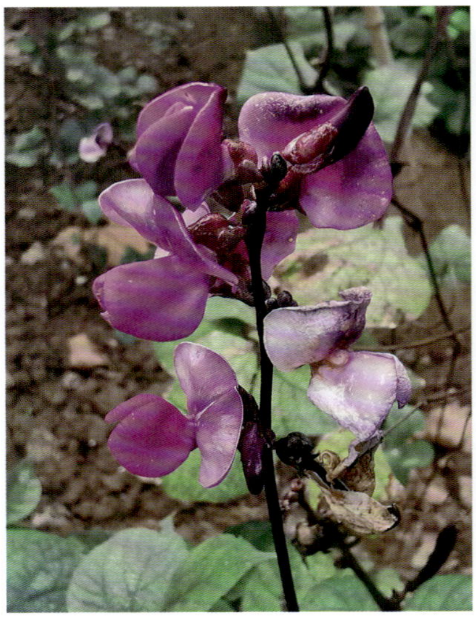

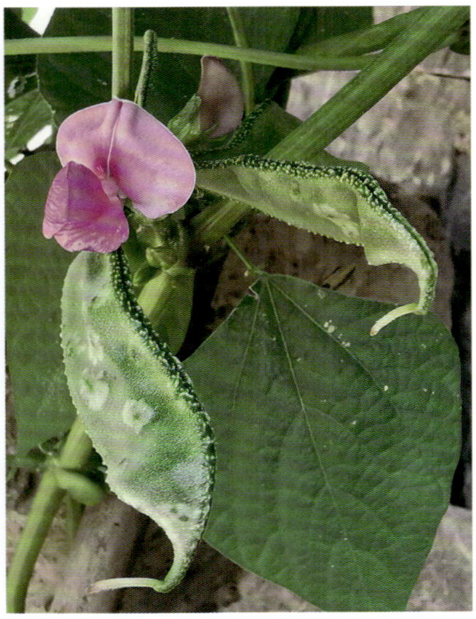

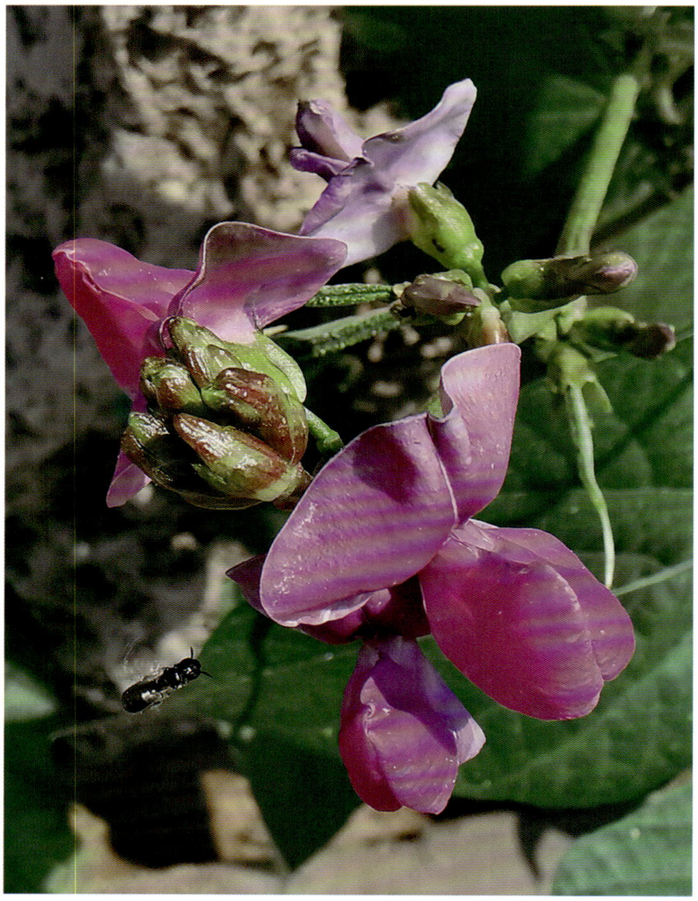

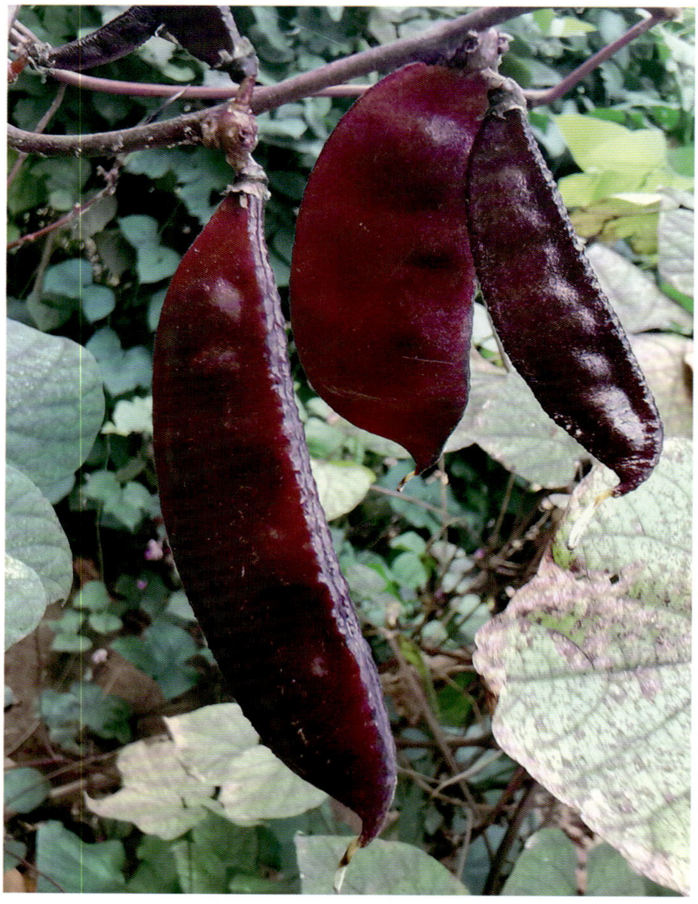

广布野豌豆

【基　　原】豆科野豌豆属广布野豌豆 *Vicia cracca* L.

【别　　名】鬼豆角、落豆秧、草藤、灰野豌豆。

【形态特征】多年生草本。根：根细长，多分支。茎：茎攀援或蔓生，有棱，被柔毛。叶：偶数羽状复叶，叶轴顶端卷须有 2～3 分支；托叶半箭头形或戟形，上部 2 深裂；小叶 5～12 对，互生，线形、长圆形或披针状线形，先端锐尖或圆形，具短尖头，基部近圆或近楔形，全缘；叶脉稀疏，呈三出脉状，不甚清晰。花：总状花序腋生，与叶轴近等长，花 10～40 朵，密集，着生于总花序轴上部；花萼钟状，萼齿 5，近三角状披针形；花冠紫色、蓝紫色或紫红色；旗瓣长圆形，中部缢缩呈提琴形，先端微缺，瓣柄与瓣片近等长；翼瓣与旗瓣近等长，明显长于龙骨瓣先端钝；子房有柄，花柱上部四周被毛。果：荚果长圆形或长圆菱形，先端有喙。种子：种子扁圆球形，种皮黑褐色，种脐长相当于种子周长 1/3。花果期 5—9 月。

【生境分布】生于草甸、林缘、山坡、河滩草地、灌丛。分布于全国各地。

【药用部位（药材名称）及采收加工】全草（透骨草）。夏秋季采收，晒干。

【临床应用】辛、苦，温，有小毒；归肝、肾经。祛风除湿，解毒止痛；用于风湿关节痛；外用治疮疡肿毒。

【备　　注】中药材“透骨草”的基原较复杂。东北大部分地区用豆科野豌豆属植物山野豌豆、广布野豌豆、假香野豌豆的全草作透骨草。

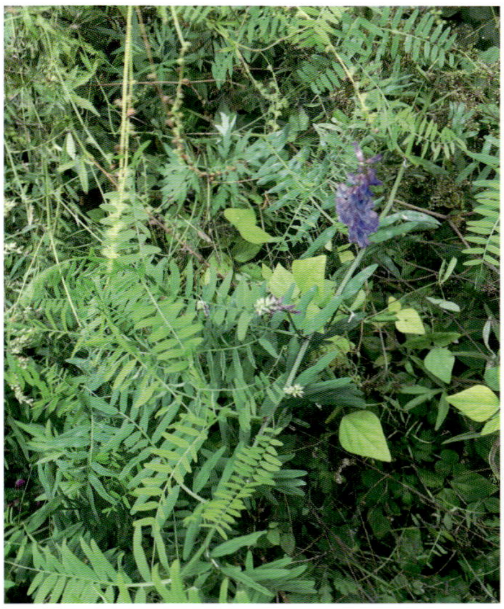
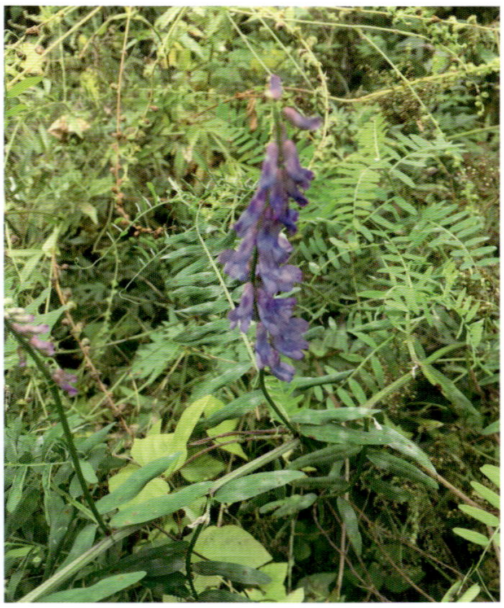
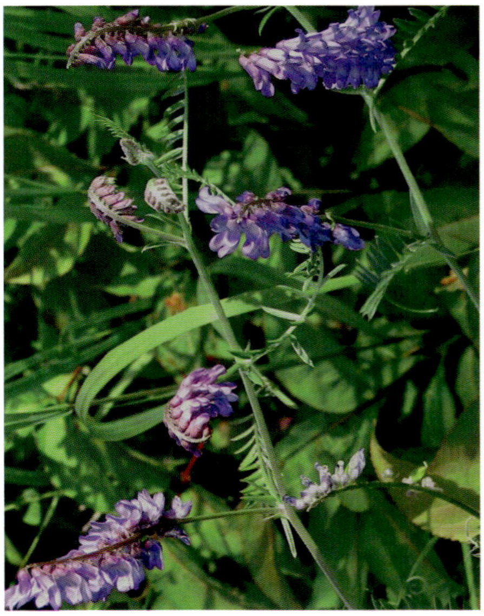
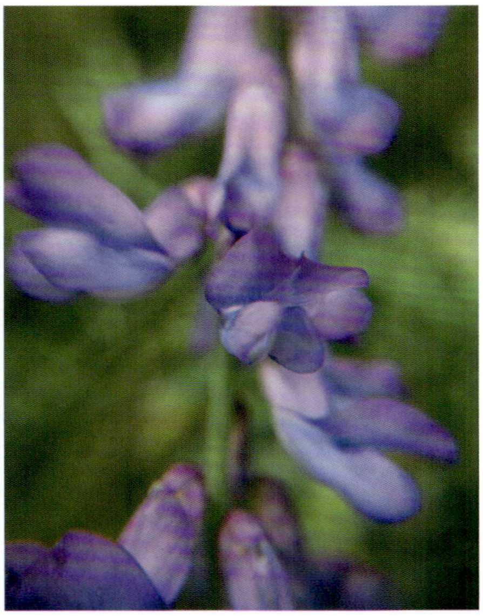

救荒野豌豆

【基　　原】豆科野豌豆属救荒野豌豆 *Vicia sativa* L.

【别　　名】苕子、马豆、野毛豆、雀雀豆、山扁豆、草藤、野豌豆、大巢菜等。

【形态特征】1～2年生草本。**茎：**茎斜升或攀援，具棱，被微柔毛。**叶：**偶数羽状复叶，叶轴顶端卷须有2～3分支；托叶戟形，通常2～4裂齿；小叶2～7对，长椭圆形或近心形，先端圆或平截有凹，具短尖头，基部楔形，侧脉不甚明显，两面被贴伏黄柔毛。**花：**花1～2(4)腋生，近无梗；萼钟形，外面被柔毛，萼齿披针形或锥形；花冠紫红色或红色，旗瓣长倒卵圆形，先端圆，微凹，中部缢缩，翼瓣短于旗瓣，长于龙骨瓣；子房具短柄，花柱上部被淡黄白色髯毛。**果：**荚果线长圆形，表皮土黄色种间缢缩，有毛，成熟时背腹开裂，果瓣扭曲；种子4～8颗。**种子：**种子圆球形，棕色或黑褐色，种脐长相当于种子圆周1/5。花果期4—9月。

【生境分布】生于荒山、田边草丛、林中。分布于全国各地。

【药用部位（药材名称）及采收加工】全草（野豌豆）、全草（大巢菜）。野豌豆：夏季采收，鲜用或晒干。大巢菜：4—5月采收，鲜用或晒干。

【临床应用】野豌豆：甘、辛，温。补肾调经，祛痰止咳；用于肾虚腰痛，遗精，月经不调，咳嗽痰多；外用治疗疮。大巢菜：甘、辛，寒；归心、肝、脾经。益肾，利水，止血，止咳；用于肾虚腰痛，遗精，黄疸，水肿，疟疾，鼻衄，心悸，咳嗽痰多，有经不调，疮疡肿毒。

【备　　注】由于采收时间（春季、夏季）不同，救荒野豌豆 *Vicia sativa* L. 全草的中药材名称及功效也不同。

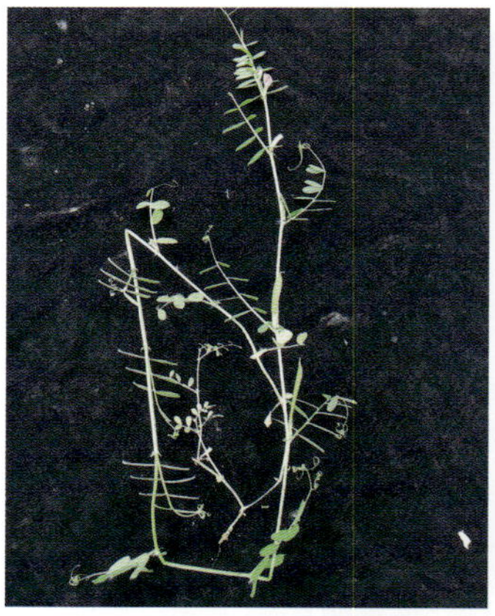
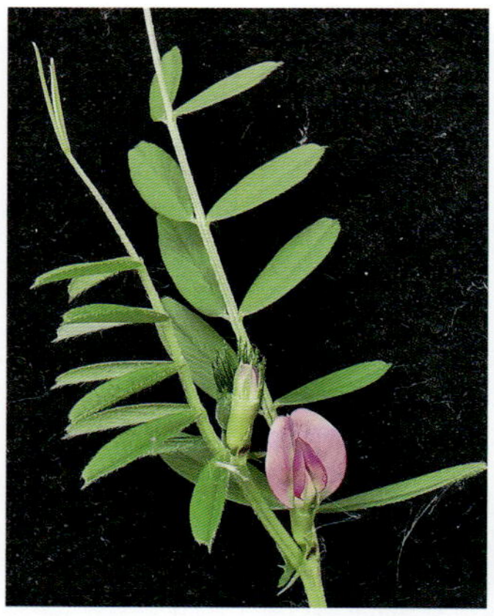
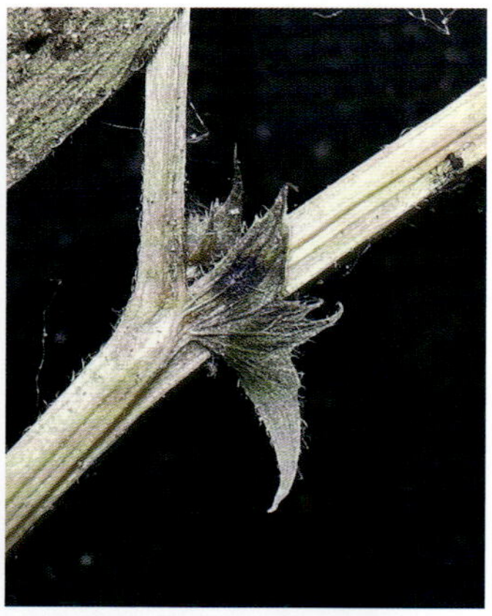
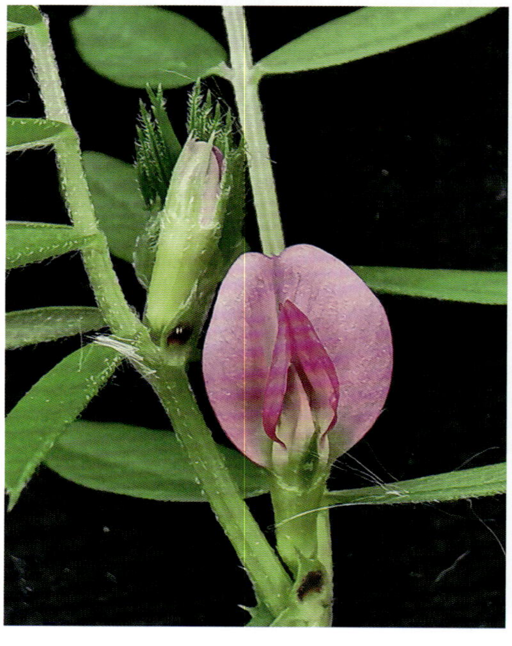
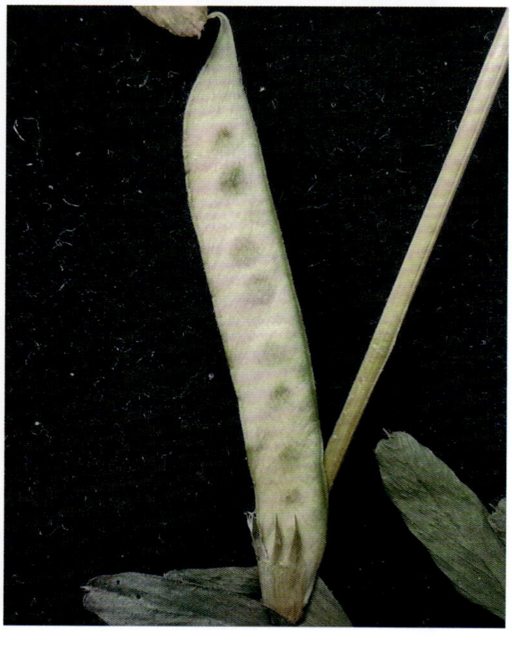

山野豌豆

【基　　原】豆科野豌豆属山野豌豆 *Vicia amoena* Fisch. ex DC.

【别　　名】落豆秧、豆豌豌。

【形态特征】多年生草本。根：主根粗壮，须根发达。茎：茎具棱，多分枝，斜升或攀援。叶：偶数羽状复叶，几无柄，卷须有 2 ～ 3 分支；托叶半箭头形，边缘有 3 ～ 4 裂齿；小叶 4 ～ 7 对，互生或近对生，椭圆形至卵披针形，先端圆，微凹，基部近圆形，上面被贴伏长柔毛，下面粉白色，沿中脉毛被较密，侧脉扇状展开直达叶缘。花：总状花序通常长于叶；花 10 ～ 20 (30) 密集着生于花序轴上部，花冠红紫色、蓝紫色或蓝色；花萼斜钟状，萼齿近三角形，上萼齿明显短于下萼齿；旗瓣倒卵圆形，先端微凹，翼瓣斜倒卵形，龙骨瓣短于翼瓣，花柱上部四周被毛。果：荚果长圆形，两端渐尖，无毛。种子：种子圆形。花果期 4—10 月。

【生境分布】生于草甸、山坡、灌丛、杂木林中。分布于我国东北、华北、西北、华东及河南、湖北等地。

【药用部位（药材名称）及采收加工】全草（透骨草）、嫩茎叶（山野豌豆）。透骨草：夏秋季采收，洗净，晒干。山野豌豆：7—9 月间采收植株上部的嫩茎叶，晒干。

【临床应用】透骨草：辛、苦，温，有小毒。归肝、肾经。祛风除湿，解毒止痛；用于风湿关节痛，外用治疮疡肿毒。山野豌豆：甘，平，无毒。祛风湿，活血，舒筋，止痛；用于风湿痛，闪挫伤，无名肿毒，阴囊湿疹。

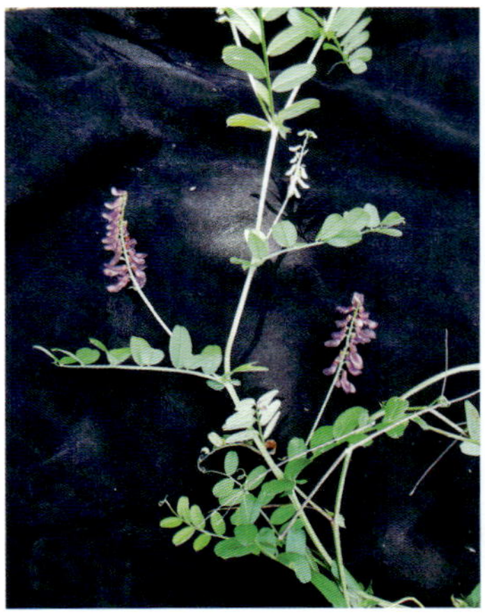
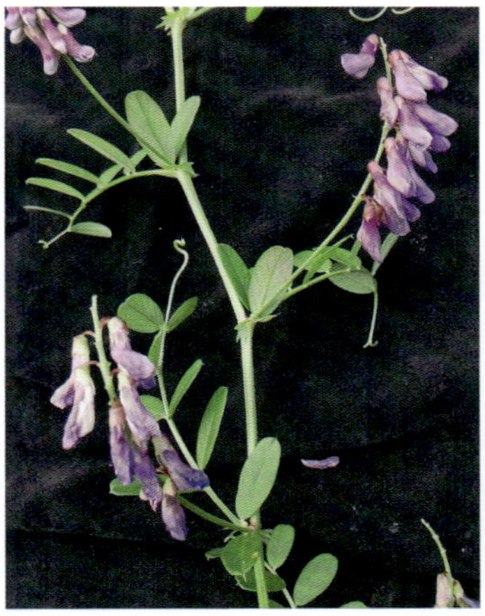
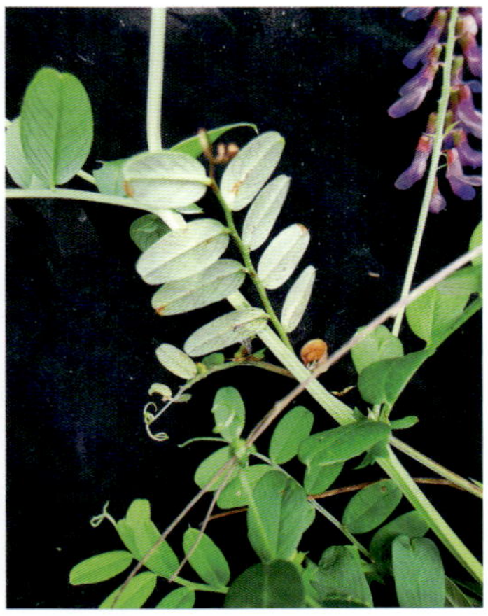
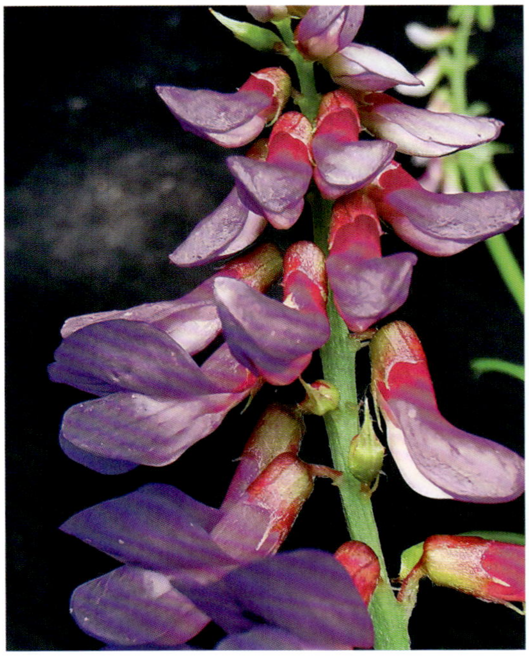
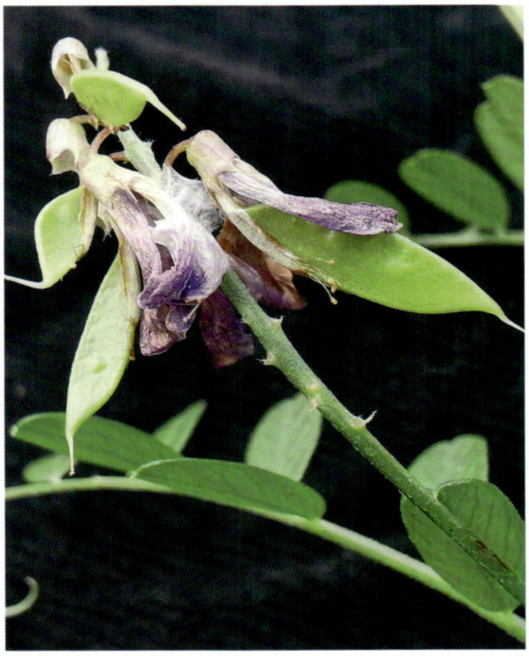

歪头菜

【基　　原】豆科野豌豆属歪头菜 *Vicia unijuga.* A. Brown.

【别　　名】豆菜、山野豌豆、两叶豆苗、豆苗（叶）菜、偏头草、歪头（脖）草、草豆等。

【形态特征】多年生草本。**根：**主根粗，表皮黑褐色，须根发达。**茎：**根茎粗壮，近木质；茎常直立，数茎丛生，具细棱，茎基部红褐色或紫褐红色；卷须不发达而变为针刺。**叶：**小叶 2，卵状披针形或近菱形，先端渐尖，基部斜楔形，边缘具小齿；托叶戟形或近披针形，边缘有不规则齿；叶轴末端为细刺尖头，偶见卷须。**花：**总状花序单一，稀有分支，呈圆锥状复总状花序，长于叶；花 8 ～ 20 朵，密集于花序轴上部的一侧；花萼紫色，钟状，萼齿 5，萼齿明显短于萼筒；花冠蓝紫色、紫红色或蓝色，旗瓣倒提琴形，中部缢缩，先端圆有凹，翼瓣先端钝圆，龙骨瓣短于翼瓣。**果：**荚果扁长圆形，棕黄色，两端渐尖，先端具喙，成熟时腹背开裂，果瓣扭曲。**种子：**种子扁圆球形，种皮黑褐色。花果期 6—10 月。

【生境分布】生于山地、林缘、草地、沟边、灌丛。分布于我国东北、华北、华东、西南等地。

【药用部位（药材名称）及采收加工】全草（歪头菜）。8—10 月采挖，切段，晒干。

【临床应用】甘，平；归肝、脾、肾经。补虚，调肝，理气止痛，清热，利尿；用于虚劳，胃痛，头痛，浮肿，疔毒。

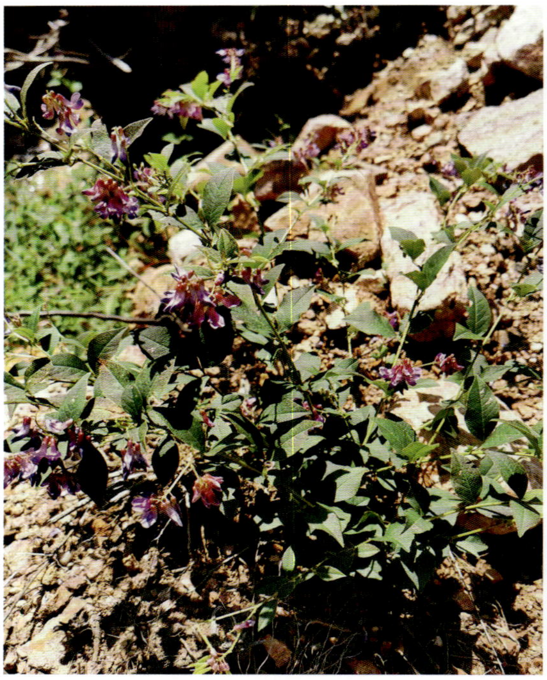

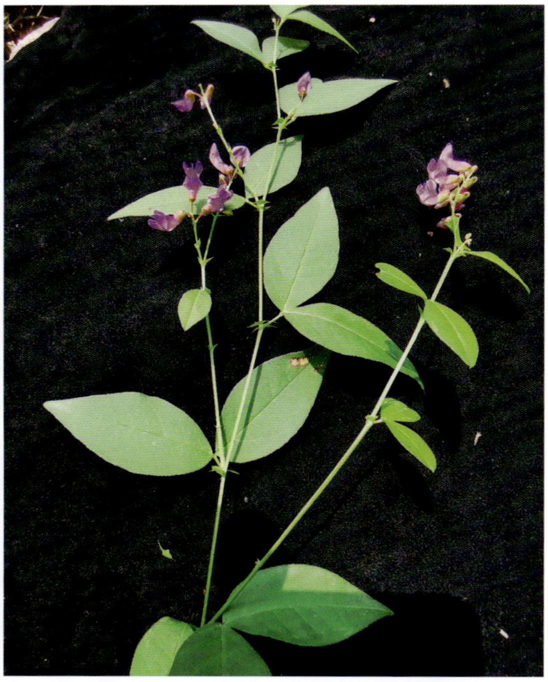

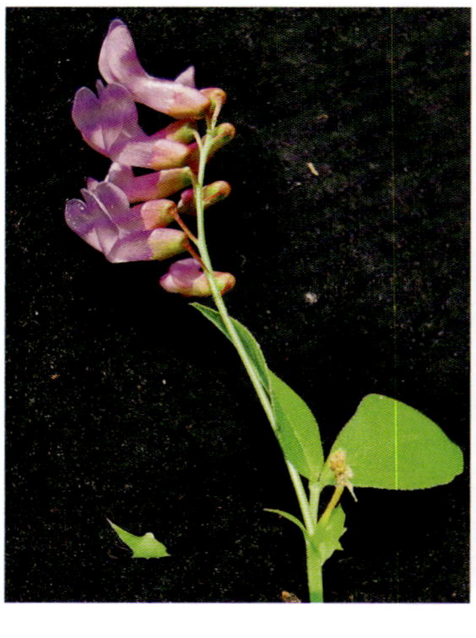

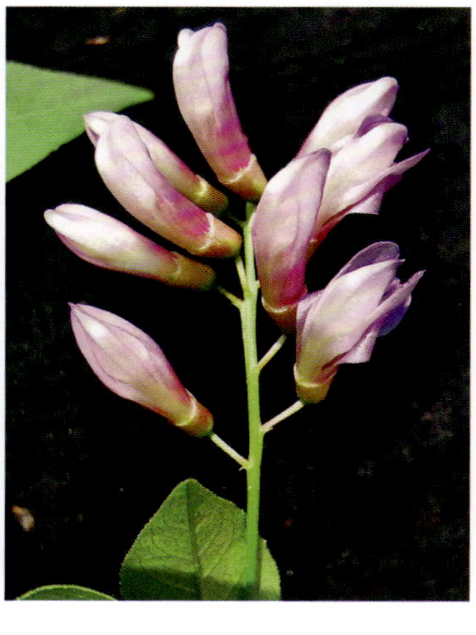

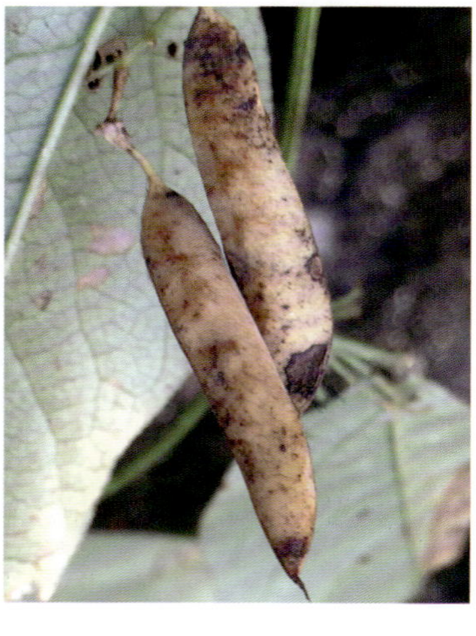

【基　　原】豆科豌豆属豌豆 *Pisum sativum* L.

【别　　名】荷兰豆、雪（麦、毕）豆、回鹘豆、耳朵豆。

【形态特征】1 年生草本。茎：茎攀援；全株绿色，光滑无毛，被粉霜。叶：偶数羽状复叶，小叶 4 ～ 6；托叶较小叶大，叶状，心形，下缘具细牙齿；小叶卵圆形。花：花单生于叶腋或数朵排列为总状花序；花萼钟状，深 5 裂，裂片披针形；花冠颜色多样，随品种而异，但多为白色和紫色，雄蕊 2 体。子房无毛，花柱扁，内面有髯毛。果：荚果肿胀，长椭圆形，顶端斜急尖，背部近于伸直，内侧有坚硬纸质的内皮；种子 2 ～ 10 颗。种子：种子圆形，青绿色，有皱纹或无，干后变为黄色。花果期 6—9 月。

【生境分布】全国各地有栽培。

【药用部位（药材名称）及采收加工】种子（豌豆）。果实成熟时采收，晒干。

【临床应用】甘，平；归脾、胃经。和中下气，利小便，解疮毒；用于霍乱转筋，脚气，痈肿。

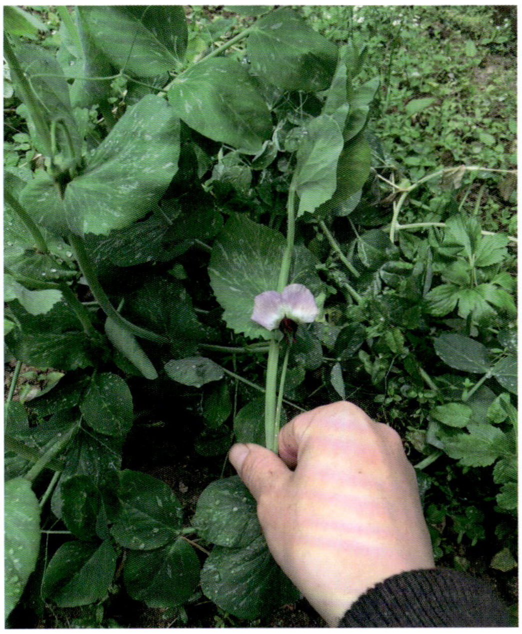

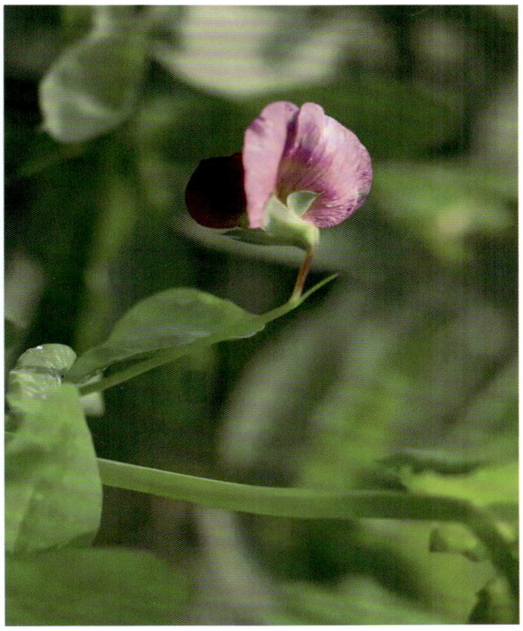

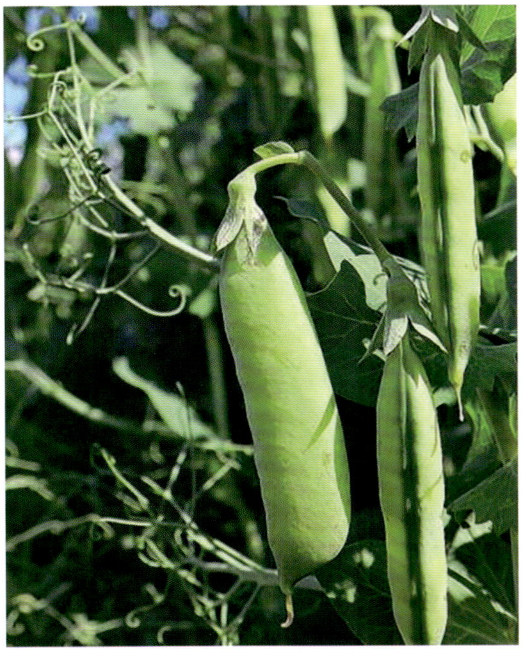

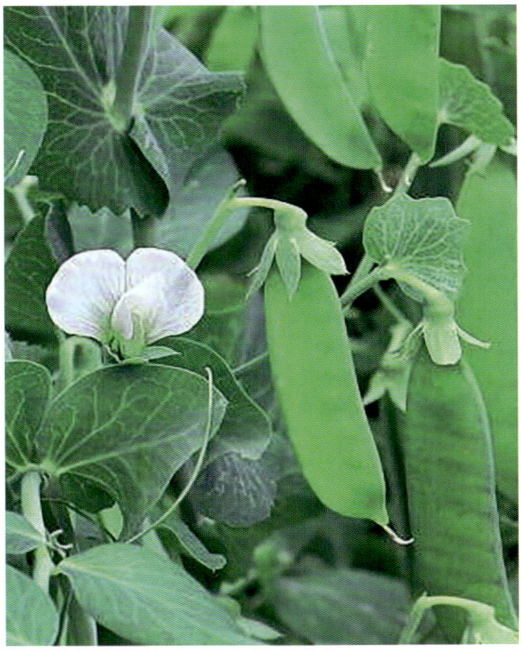

大山黧豆

【基　　原】豆科山黧豆属大山黧豆 *Lathyrus davidii* Hance

【别　　名】山黧豆、野豌豆、豌豆花、大豌豆、大豆花、茳芒香豌豆、茳芒决明香豌豆。

【形态特征】多年生草本。根：根块状。茎：茎粗壮，圆柱状，具纵沟，直立或上升。叶：托叶大，半箭头形，全缘或下面稍有锯齿；叶轴末端具分枝的卷须；小叶（2）3～4（5）对，通常为卵形，具细尖，基部宽楔形或楔形，全缘，上面绿色，下面苍白色，具羽状脉。花：总状花序腋生，约与叶等长，有花10余朵；萼钟状，萼齿短小；花深黄色，旗瓣扁圆形，翼瓣与旗瓣瓣片等长。果：荚果线形，具长网纹。种子：种子紫褐色，宽长圆形，光滑。花果期5—9月。

【生境分布】生于山坡、林缘、灌丛等处。分布于我国东北及内蒙古、河北、陕西、甘肃、山东、安徽、河南、湖北等地。

【药用部位（药材名称）及采收加工】种子（大山黧豆）。秋季果实成熟后采收，晒干。

【临床应用】辛，温；归肝经。疏肝理气，调经止痛；用于痛经，月经不调。

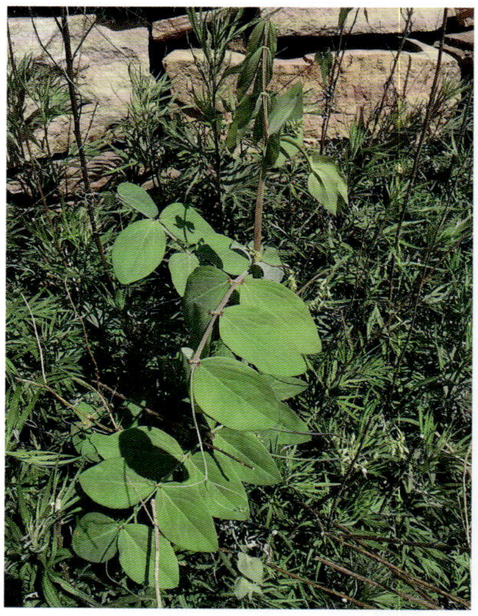
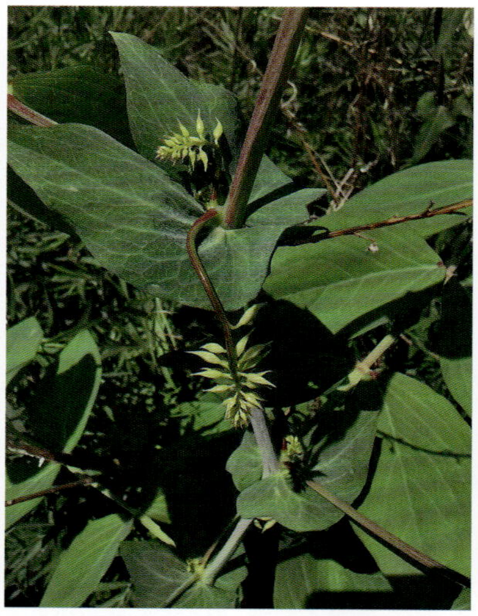
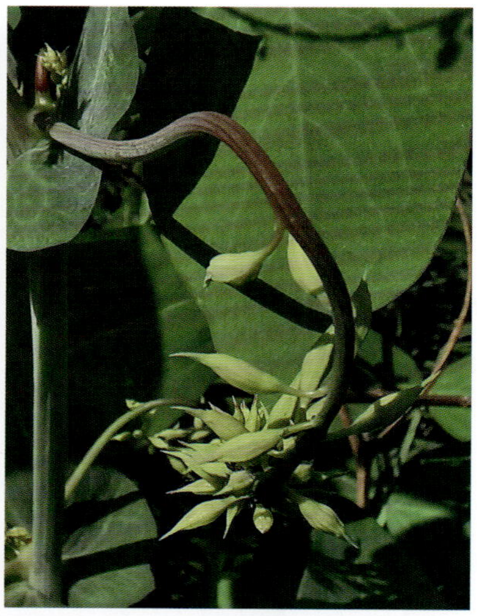
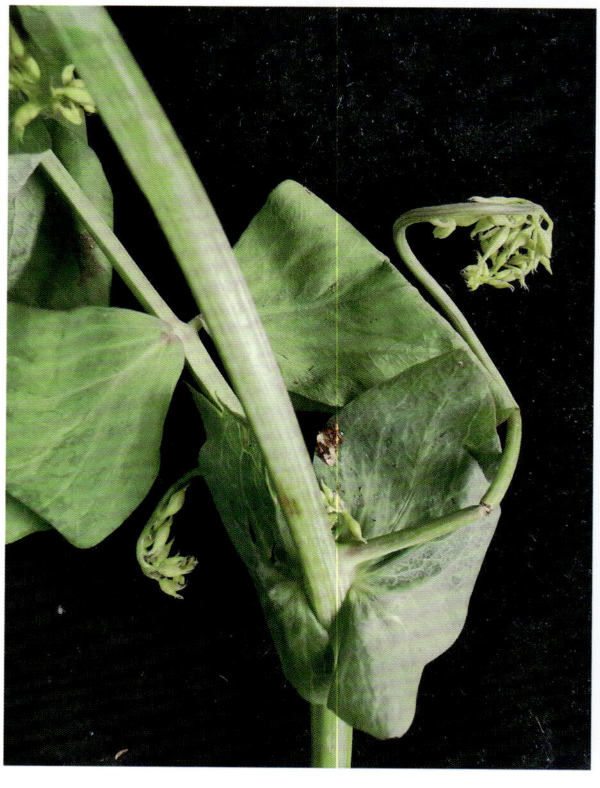
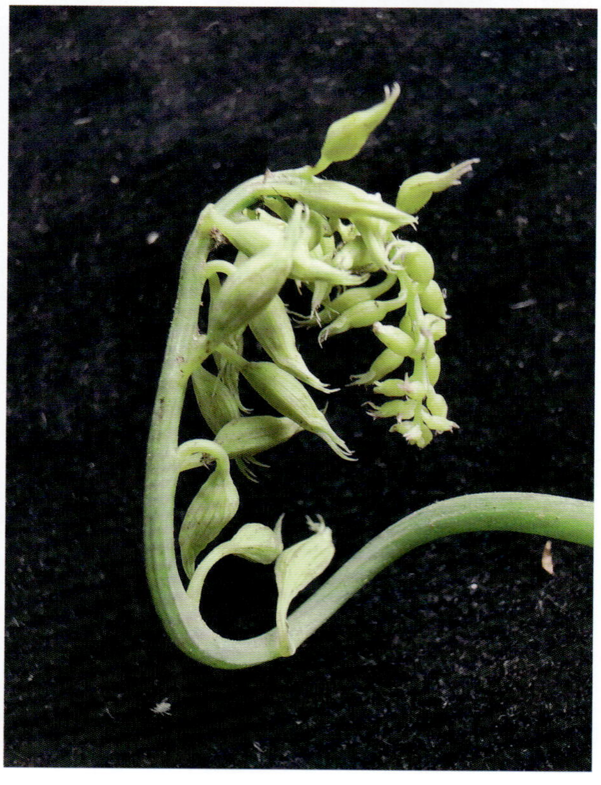

【基　　原】豆科山黧豆属山黧豆 *Lathyrus quinquenervius*（Miq.）Litv.

【别　　名】五脉（叶）香豌豆、五脉山黧豆。

【形态特征】多年生草本。茎：根状茎横走；茎常直立，具棱及翅。叶：偶数羽状复叶，叶轴末端具不分枝的卷须，下部叶的卷须短且成针刺状；托叶半箭头状，明显小于叶；叶具小叶 1 ～ 2（3）对，小叶质地坚硬，椭圆状披针形或线状披针形，先端具细尖，基部楔形，两面被短柔毛，具 5 条平行脉，两面明显凸出。花：总状花序腋生，长为叶的 2 倍以上，具 3 ～ 8 朵花；萼钟状，被短柔毛，最下一萼齿约与萼筒等长；花紫蓝色或紫色，旗瓣近圆形，翼瓣狭倒卵形，龙骨瓣卵形；子房密被柔毛。果：荚果线形。种子：种子近圆柱形。花果期 5—9 月。

【生境分布】生于山坡、林缘、路旁、草甸等处。分布于我国东北、华北、西北等地。

【药用部位（药材名称）及采收加工】全草（五脉山黧豆）。春夏季采收，鲜用或晒干。

【临床应用】苦、涩，温；祛风除湿，止痛。

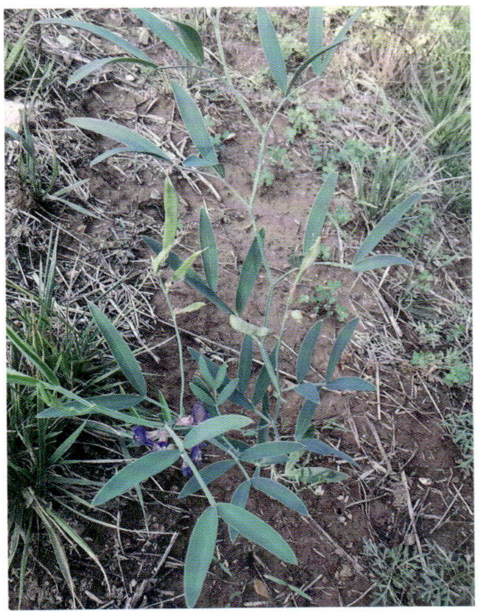
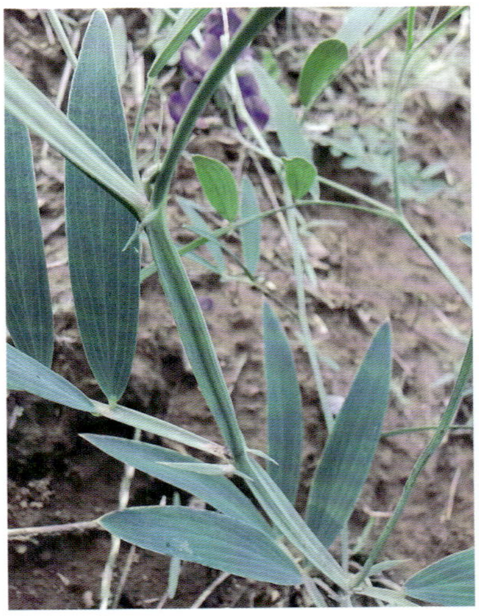
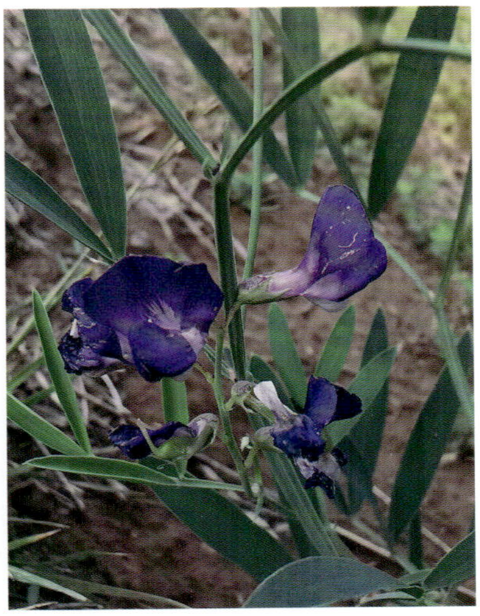
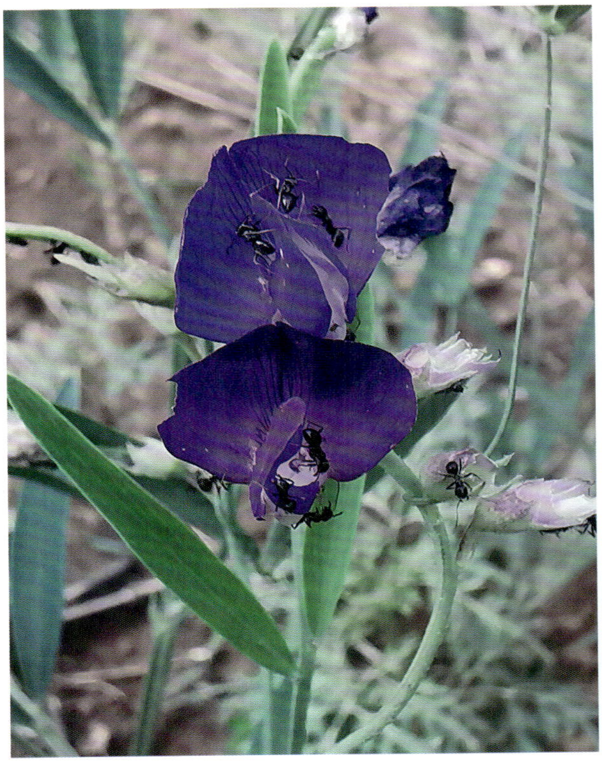
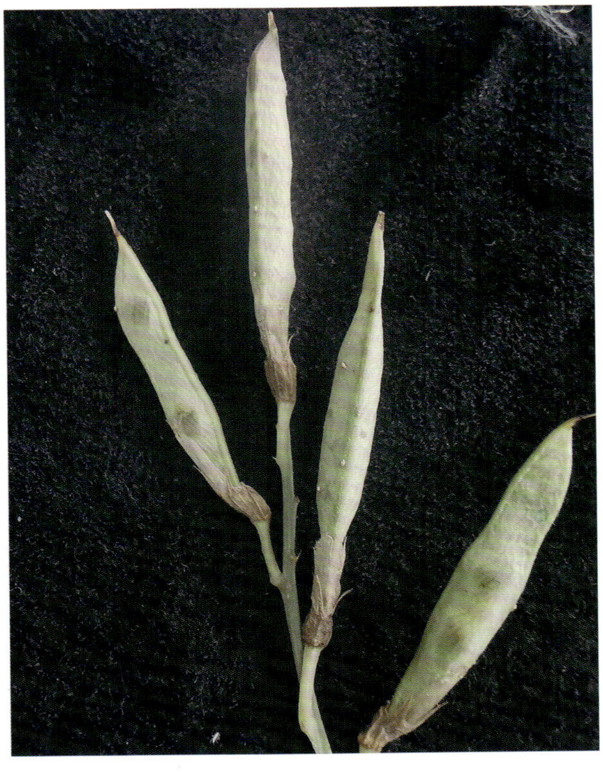

河北木蓝

【基　　原】豆科木蓝属河北木蓝 *Indigofera bungeana* Walp.

【别　　名】野蓝枝子、狼牙草、本氏（陕甘）木蓝、马棘、铁扫帚。

【形态特征】落叶小灌木。茎：茎褐色，圆柱形，有皮孔；枝银灰色，被灰白色丁字毛。叶：奇数羽状复叶；小叶 2～4 对，对生，椭圆形，先端钝圆，基部圆形，上面绿色，下面苍绿色；叶轴上面有槽，叶轴、叶柄、小叶柄与小叶两面均被灰色丁字毛；托叶三角形，早落。花：总状花序腋生，比复叶长；苞片线形；萼钟状，萼齿 5，下面 3 齿裂片较长，萼外被白色丁字毛；花冠紫色或紫红色，旗瓣阔倒卵形，外面被丁字毛，翼瓣与龙骨瓣等长，龙骨瓣有距；花药圆球形，先端具小凸尖；子房线形，被疏毛。果：荚果褐色，细圆柱形，被丁字毛。种子：种子椭圆形。花果期 5—10 月。

【生境分布】生于山坡、草地、河滩地。分布于我国华北及辽宁、陕西等地。

【药用部位（药材名称）及采收加工】根及全株（铁扫竹）。春秋季采收，洗净，鲜用或切段晒干。

【临床应用】苦、涩，凉；归心、脾经。止血敛疮，清热利湿；用于吐血，创伤，无名肿毒，口疮，臁疮，痔疮，泄泻腹痛。

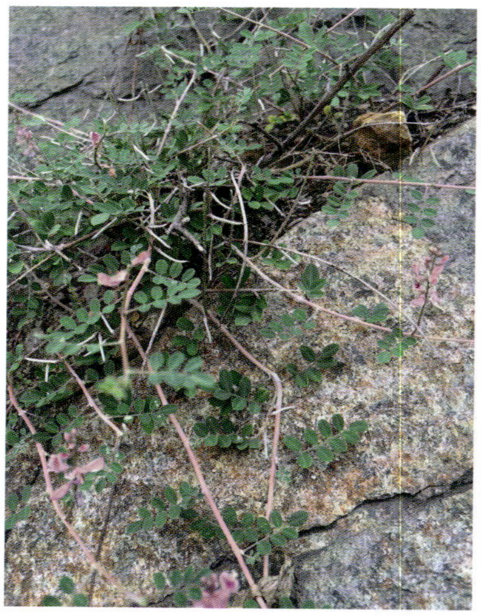
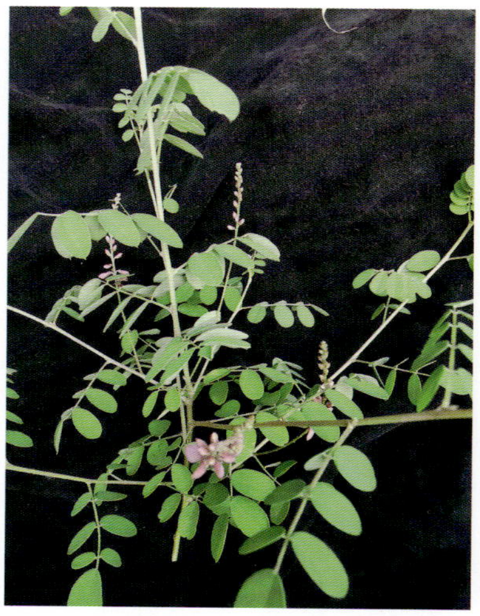
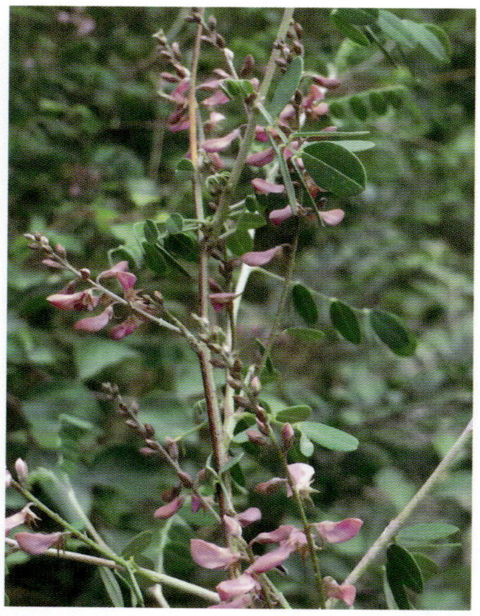
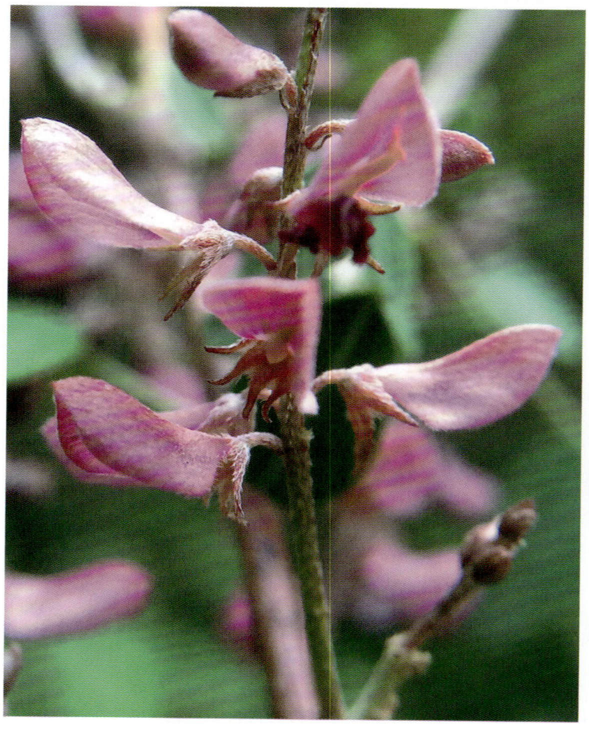
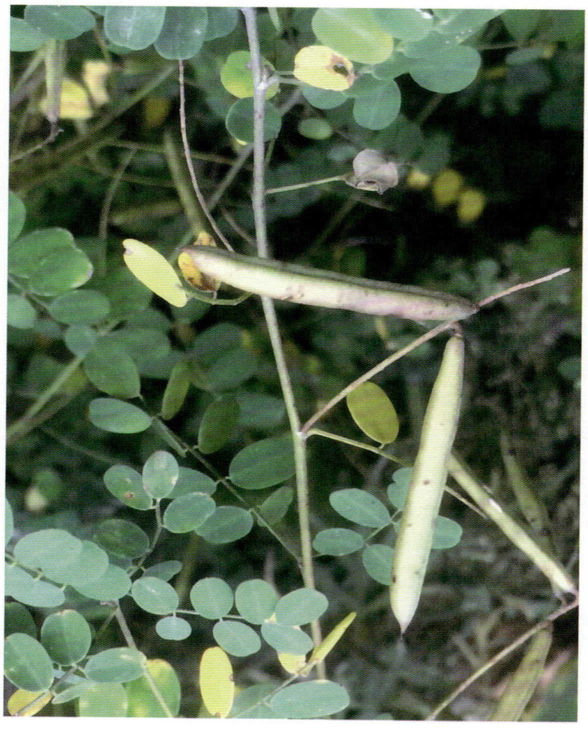

【基　　原】豆科木蓝属四川木蓝 *Indigofera szechuensis* Craib

【别　　名】波氏木蓝、甘肃木蓝。

【形态特征】落叶小灌木。**茎：**茎黑褐色，圆柱形，疏生淡黄色皮孔；幼枝有棱，被平贴的丁字毛，后变无毛。**叶：**羽状复叶；托叶披针形；小叶 3 ～ 5（6）对，对生，椭圆形至倒卵形，先端圆钝或截形，微凹，基部圆形或楔形，上面绿色，下面淡绿色，两面被白色丁字毛。**花：**总状花序，长于叶；总花梗有毛；苞片卵形，花梗有粗丁字毛；花萼杯状，外面有棕褐色并间生白色绢丝状丁字毛，萼齿披针形，最下萼齿与萼筒等长；花冠红色或紫红色，旗瓣倒卵状椭圆形，外面有丁字毛，翼瓣边缘有毛，基部具瓣柄，龙骨瓣与翼瓣近等长，先端及边缘有毛，有瓣柄。**果：**荚果栗褐色，圆柱形，疏生短丁字毛，成熟后近无毛，有种子 8 ～ 9 颗。**种子：**种子栗色。花果期 5—10 月。

【生境分布】生于山坡、路旁、沟边、灌丛中。分布于四川、河南、山西、陕西、甘肃等地。

【药用部位（药材名称）及采收加工】根或全株（四川木蓝、山皮条）。全年均可采收，洗净，鲜用或切段晒干。

【临床应用】辛、苦，微温；归肝、胃、肺经。理气宽中，清热解毒；用于胃脘痛，肚腹冷痛，胸膈胀满，肺痨发热，疮疡肿毒。

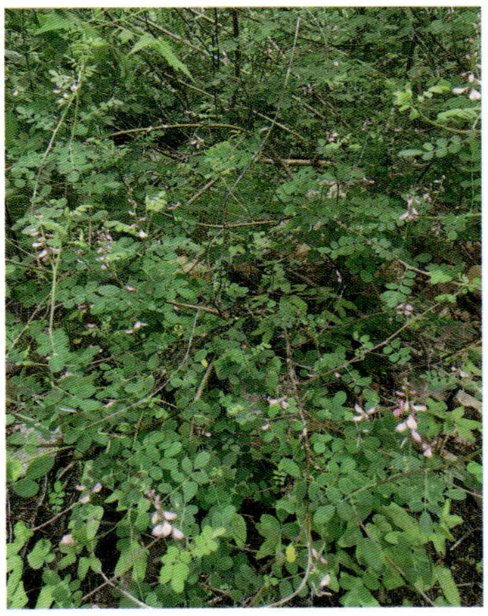

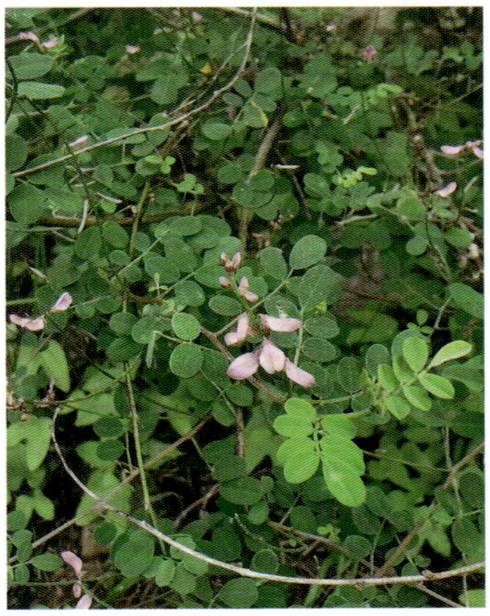

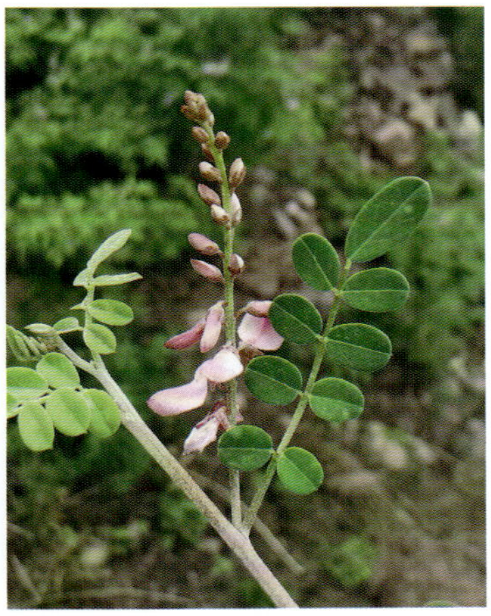

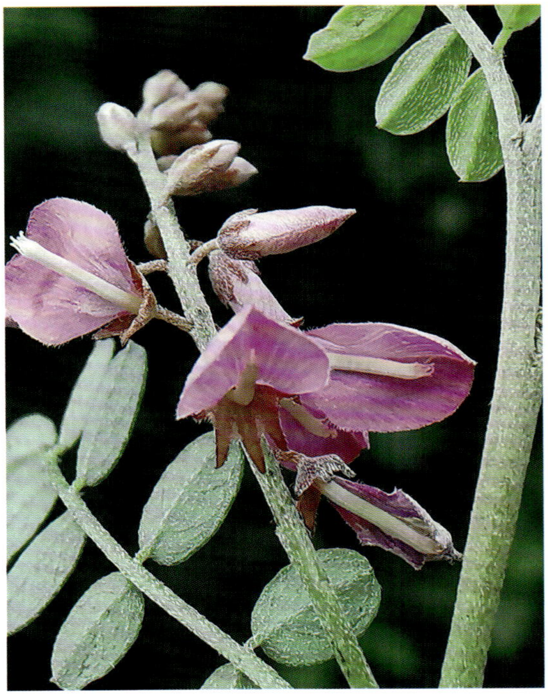

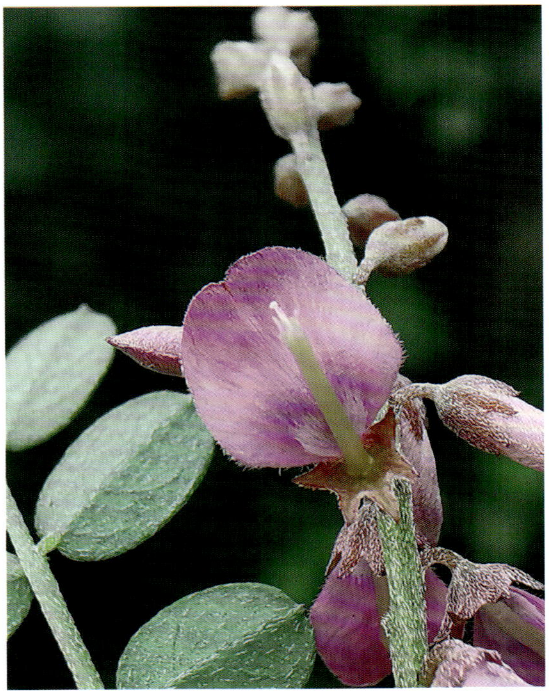

苦马豆

【基　　原】豆科苦马豆属苦马豆 *Sphaerophysa salsula*（Pall.）DC.

【别　　名】羊吹泡、红花苦豆子、红苦豆、爆竹花、红花土豆子、羊尿泡、泡泡豆等。

【形态特征】半灌木或多年生草本。**茎：**茎直立或下部匍匐，枝开展，具纵棱脊，被灰白色丁字毛；**叶：**托叶线状披针形、三角形至钻形；叶轴上面具沟槽；小叶 11 ～ 21，倒卵形至倒卵状长圆形，先端微凹至圆，具短尖头，基部圆至宽楔形，上面疏被毛至无毛，下面被白色丁字毛；小叶柄短，被白色细柔毛。**花：**总状花序常较叶长，有花 6 ～ 16 朵；苞片卵状披针形；花梗密被白色柔毛，小苞片线形至钻形；花萼钟状，萼齿三角形，上边 2 齿较宽短，其余较窄长，外面被白色柔毛；花冠初呈鲜红色，后变紫红色，旗瓣近圆形，向外反折，先端微凹，基部具短柄，翼瓣较龙骨瓣短，先端圆；花柱弯曲，仅内侧疏被纵列髯毛，柱头近球形。**果：**荚果椭圆形至卵圆形，膨胀，先端圆，果瓣膜质，外面疏被白色柔毛，缝线上较密。**种子：**种子肾形至近半圆形，褐色，种脐圆形凹陷。花果期 5—9 月。

【生境分布】生于山坡、草原、荒地、沙滩、戈壁绿洲、沟渠旁、盐池周围。分布于我国华北、西北及吉林、辽宁等地。

【药用部位（药材名称）及采收加工】果实（尿泡草）、带根全株（苦马豆）。尿泡草：秋季采收，晾干。苦马豆：秋季果实成熟后采果并挖取带根全草，切段晒干。

【临床应用】尿泡草：微苦，平。利尿；用于肝硬化腹水，血管神经性水肿，慢性肝炎浮肿。苦马豆：微苦，平；有小毒。利尿，消肿；用于肾炎水肿，慢性肝炎，肝硬化腹水，血管神经性水肿。

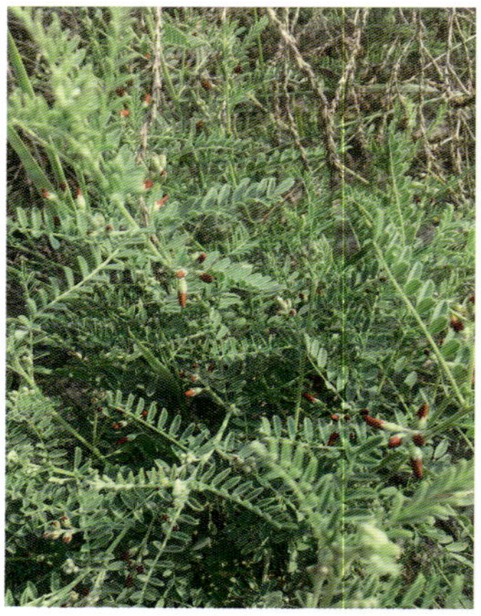

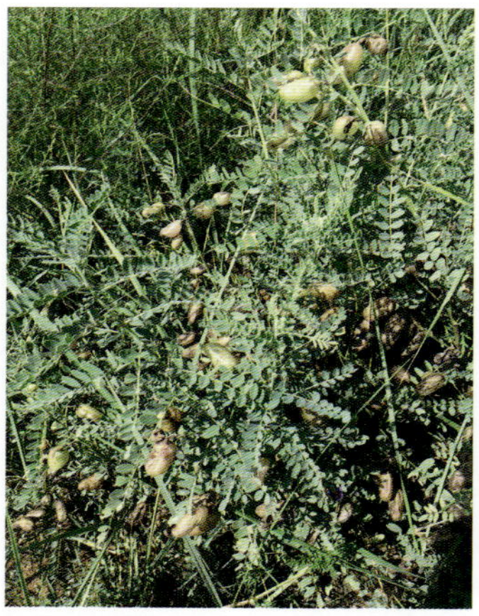

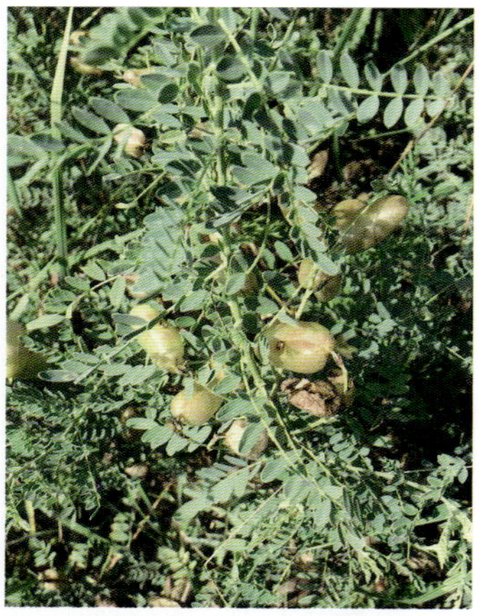

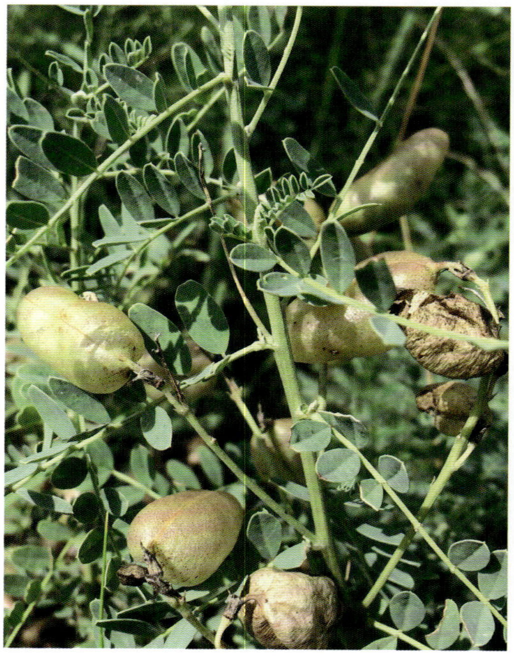

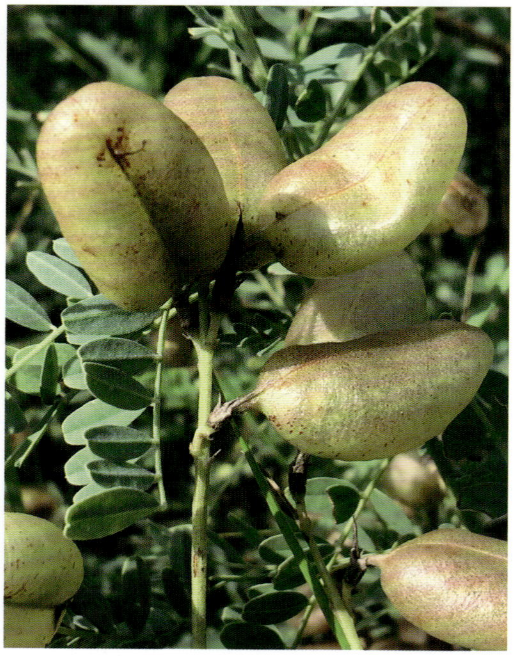

树锦鸡儿

【基　　原】豆科锦鸡儿属树锦鸡儿 *Caragana arborescens* lam.

【别　　名】蒙古锦鸡儿。

【形态特征】小乔木或大灌木。茎：老枝深灰色，平滑，稍有光泽；小枝有棱，幼时被柔毛，绿色或黄褐色。叶：羽状复叶，小叶 4 ～ 8 对；托叶针刺状，长枝者脱落，极少宿存；叶轴幼时被柔毛；小叶长圆状倒卵形、狭倒卵形或椭圆形，先端圆钝，具刺尖，基部宽楔形，幼时被柔毛或仅下面被柔毛。花：花梗 2 ～ 5 簇生，每梗 1 花，长 2 ～ 5 cm，关节在上部，苞片小，刚毛状；花萼钟状，萼齿短宽；花冠黄色，旗瓣菱状宽卵形，翼瓣长圆形，较旗瓣稍长，龙骨瓣较旗瓣稍短。果：荚果圆筒形，先端渐尖，无毛。花果期 5—9 月。

【生境分布】生于山坡、林间、林缘。分布于我国华北及黑龙江、陕西、甘肃、新疆等地。

【药用部位（药材名称）及采收加工】根皮（树锦鸡儿）、全株（柠条）。树锦鸡儿：秋季采剥，洗净，切丝晒干。柠条：夏秋季采收，洗净，切碎，鲜用或晒干。

【临床应用】树锦鸡儿：甘、微辛，平。通乳，利湿；用于乳汁不通，白带，脚气，麻木浮肿。柠条：甘，温；滋阴养血。

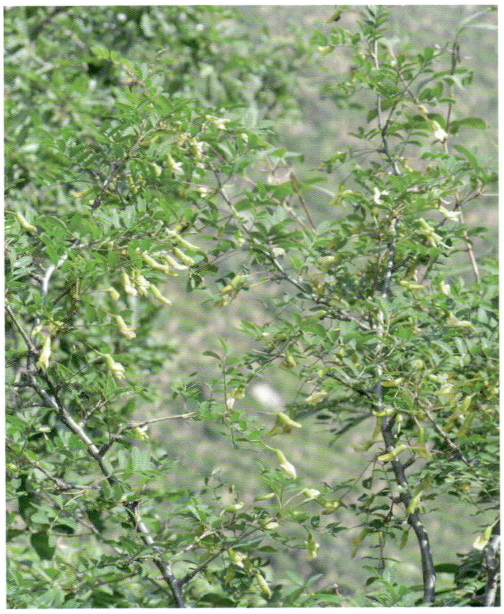

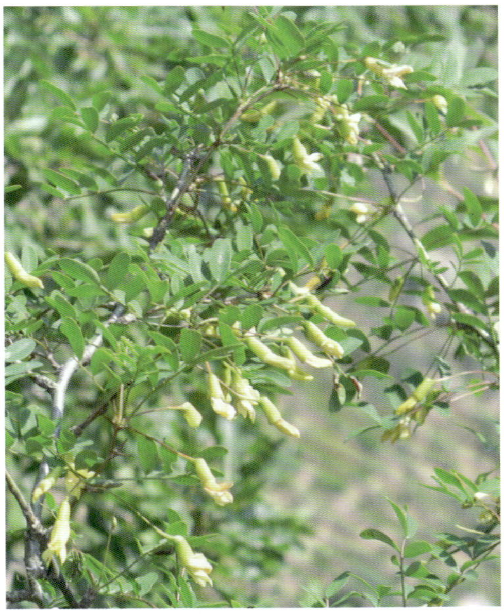

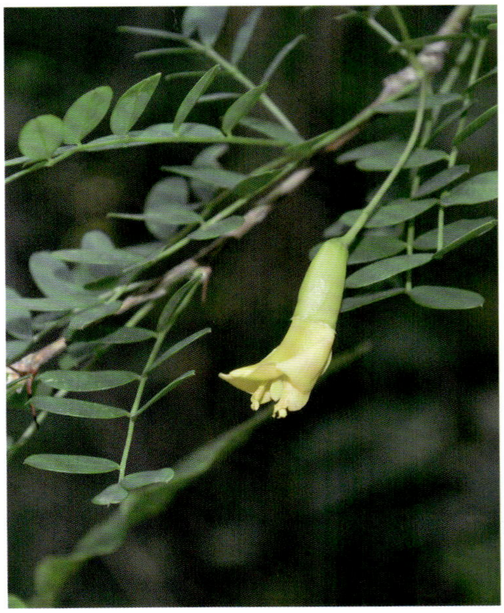

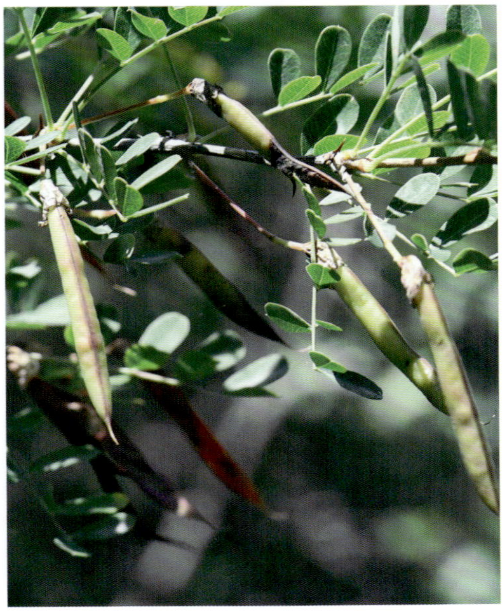

红花锦鸡儿

【基　　原】豆科锦鸡儿属红花锦鸡儿 *Caragana rosea* Turcz. ex Maxim.

【别　　名】黄枝条、金雀儿。

【形态特征】落叶灌木。茎：树皮绿褐色或灰褐色，小枝细长，具条棱。叶：托叶在长枝者成细针刺，短枝者脱落；叶假掌状；小叶 4，楔状倒卵形，先端圆钝或微凹，具刺尖，基部楔形，上面深绿色，下面淡绿色。花：花梗单生，关节在中部以上，无毛；花萼管状，不扩大或仅下部稍扩大，常紫红色，萼齿三角形，渐尖，内侧密被短柔毛；花冠黄色，常紫红色或全部淡红色，凋时变为红色，旗瓣长圆状倒卵形，先端凹入，基部渐狭成宽瓣柄，翼瓣长圆状线形，瓣柄较瓣片稍短，耳短齿状，龙骨瓣的瓣柄与瓣片近等长，耳不明显；子房无毛。果：荚果圆筒形，具渐尖头。花果期 4—7 月。

【生境分布】生于山坡、沟谷。分布于我国东北、华北、华东及河南、甘肃等地。

【药用部位（药材名称）及采收加工】根（红花锦鸡儿）。秋季采挖，洗净，切片，晒干。

【临床应用】甘、微辛，平；归肝、脾经。健脾，益肾，通经，利尿；用于虚损劳热，咳嗽，淋浊，阳痿，妇女血崩，白带，乳少，子宫脱垂。

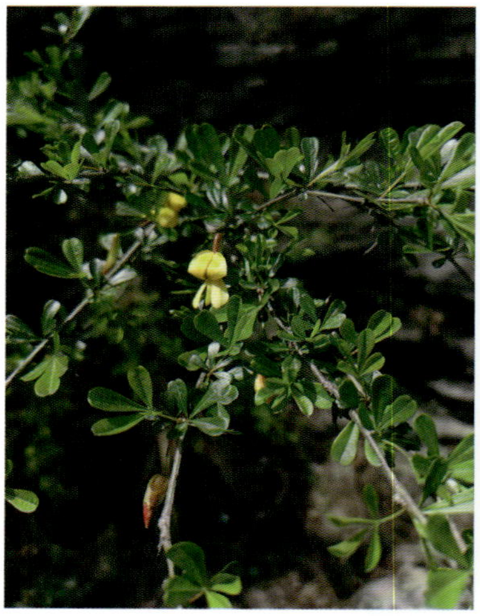

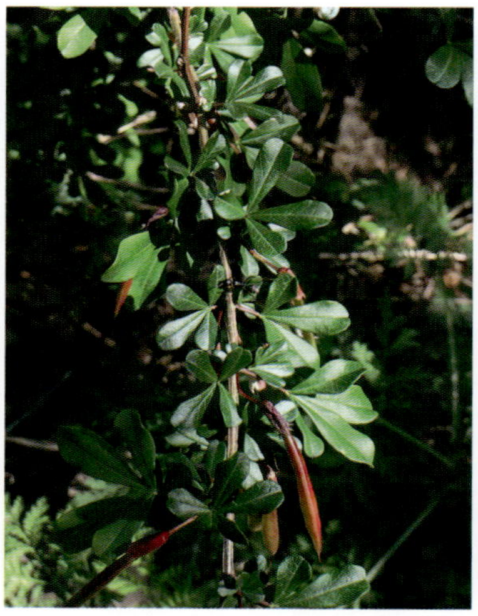

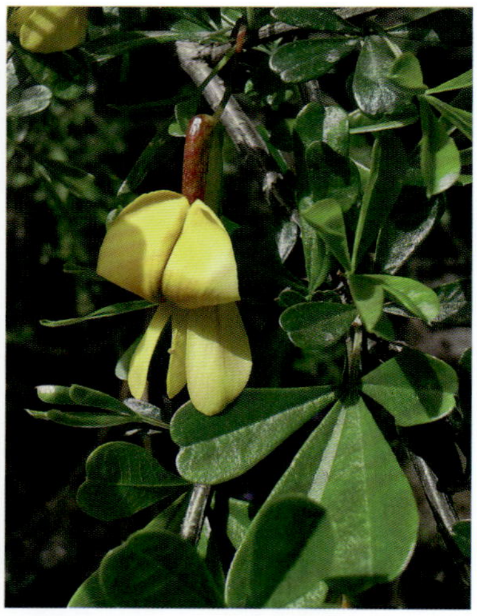

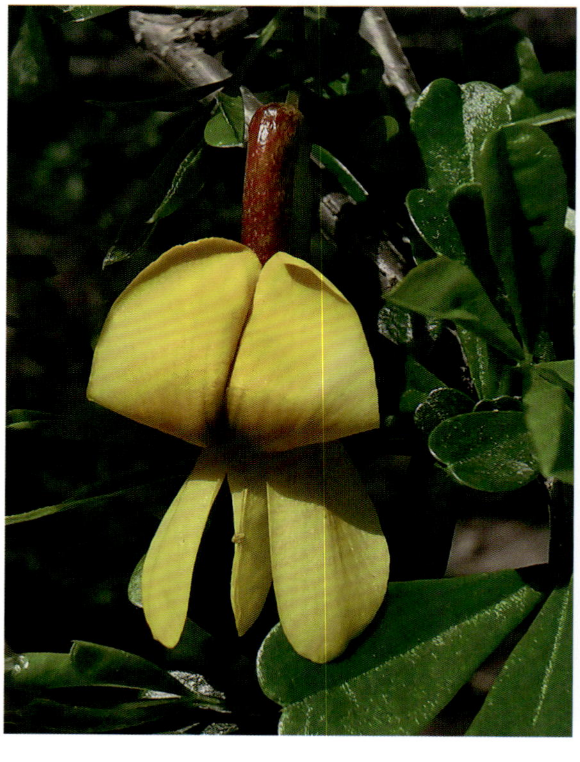

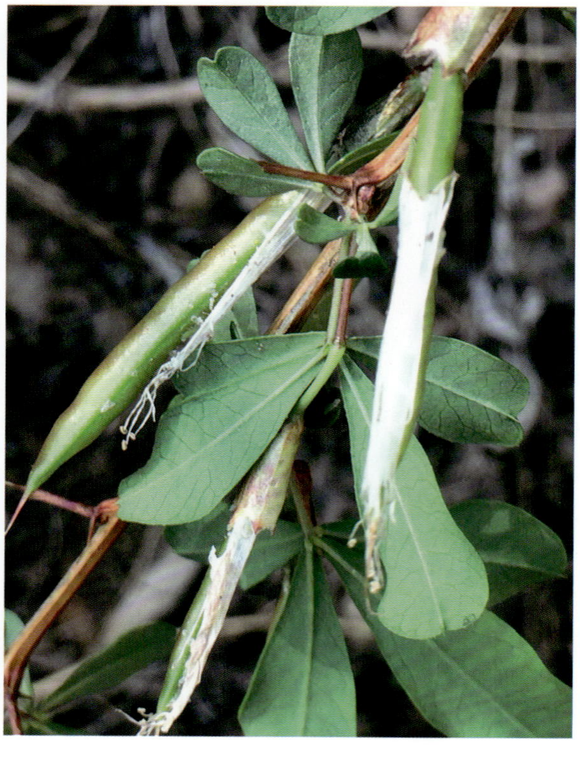

扁茎黄芪

【基　　原】豆科黄芪属扁茎黄芪 *Astragalus complanatus* R.Br.

【别　　名】背扁黄耆（芪）、扁茎黄耆、背扁膨果豆、沙苑子、潼蒺藜、夏黄耆（芪）、蔓黄耆（芪）、沙苑蒺藜。

【形态特征】多年生草本。根：主根圆柱状，粗长。茎：茎平卧，单1至多数，有棱，无毛或疏被粗短硬毛，有分枝。叶：羽状复叶，小叶9～25；托叶离生，披针形；小叶椭圆形或倒卵状长圆形，先端钝或微缺，基部圆形，上面无毛，下面疏被粗伏毛，小叶柄短。花：总状花序，具3～7花，较叶长；总花梗疏被粗伏毛；苞片钻形；花梗短；花萼钟状，被灰白色或白色短毛，萼齿披针形，与萼筒近等长；花冠乳白色或带紫红色，旗瓣瓣片近圆形，先端微缺，基部突然收狭，翼瓣瓣片长圆形，先端圆形，龙骨瓣瓣片近倒卵形。果：荚果略膨胀，狭长圆形，两端尖，背腹压扁，微被褐色短粗伏毛，有网纹，果颈不露出宿萼外。种子：种子淡棕色，肾形，平滑。花果期7—10月。

【生境分布】生于山坡、沙滩、路边、沟岸、草坡。分布于我国东北、华北及河南、陕西、宁夏、甘肃、江苏、四川等地。

【药用部位（药材名称）及采收加工】种子（沙苑子）。秋末冬初果实成熟尚未开裂时采割植株，晒干，打下种子，除去杂质，晒干。

【临床应用】甘，温；归肝、肾经。补肾助阳，固精缩尿，养肝明目；用于肾虚腰痛，遗精早泄，遗尿尿频，白浊带下，眩晕，目暗昏花。

【备　　注】按《药典》，中药材“沙苑子”为扁茎黄芪 *Astragalus complanatus* R.Br. 的干燥成熟种子。按《中国植物志》，*Astragalus complanatus* R.Br. 已归入豆科蔓黄芪属，名称已修订为背扁黄耆 *Astragalus complanatus* var.*complanatus*。本书参考《药典》。

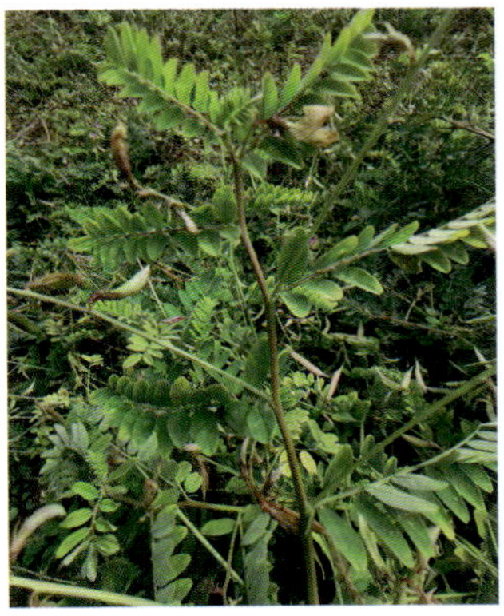
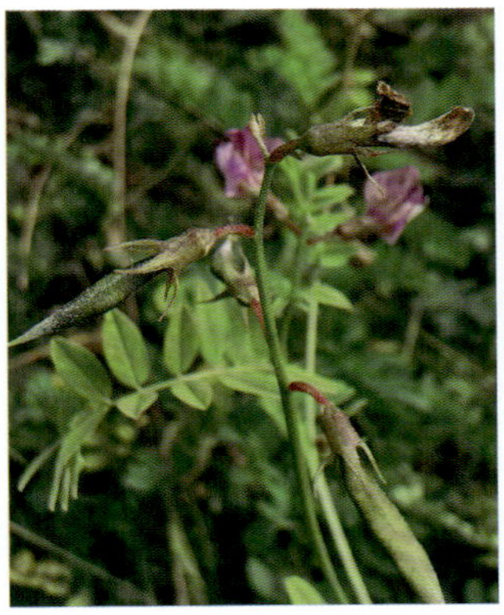
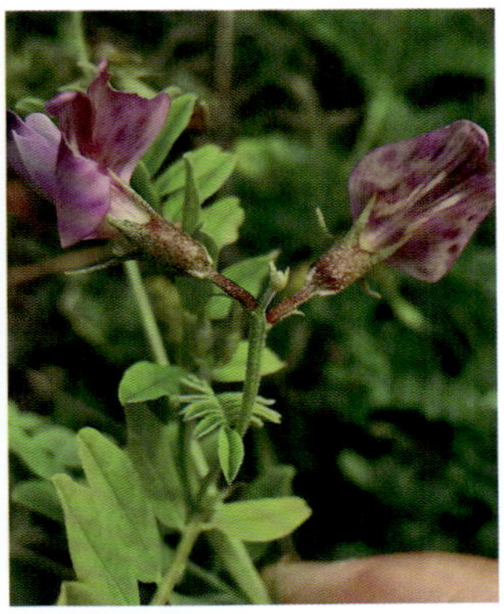
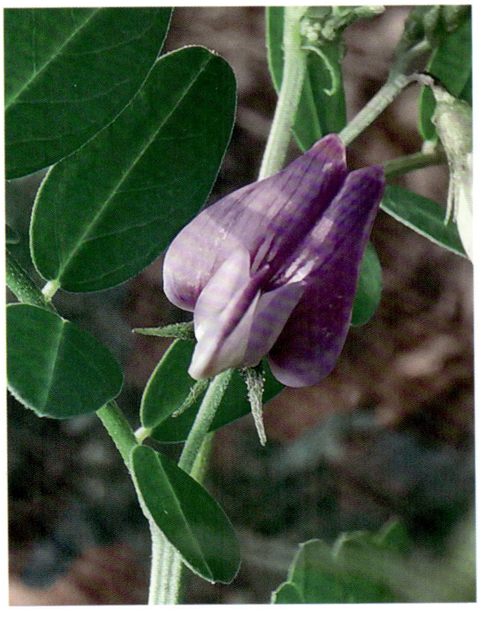
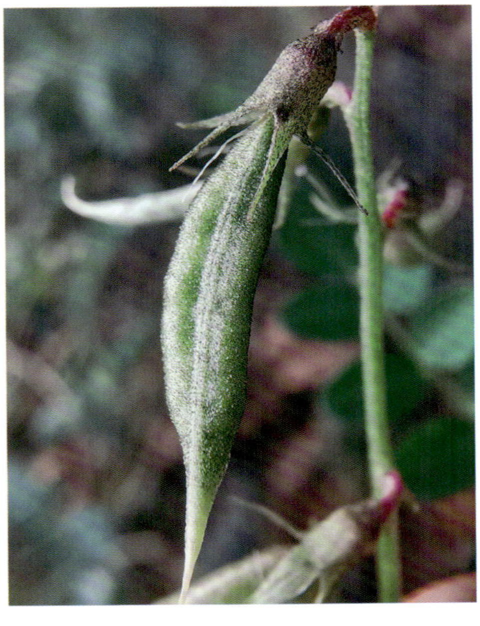

草木樨状黄耆

【基　　原】豆科黄芪属草木樨状黄耆 *Astragalus melilotoides* Pall.

【别　　名】草木犀状黄耆、草木犀（樨）状黄芪。

【形态特征】多年生草本。**根：**主根粗壮。**茎：**茎直立或斜生，多分枝，具条棱，被白色短柔毛或近无毛。**叶：**羽状复叶，小叶 3～7；小叶长圆状楔形或线状长圆形，先端截形或微凹，基部渐狭，具极短的柄，两面均被白色细伏贴柔毛。**花：**总状花序生多数花，稀疏；总花梗远较叶长；花小；苞片小，披针形；花梗连同花序轴均被白色短伏贴柔毛；花萼短钟状，被白色短伏贴柔毛，萼齿三角形，较萼筒短；花冠白色或带粉红色，旗瓣近圆形或宽椭圆形，先端微凹，基部具短瓣柄，翼瓣较旗瓣稍短，先端有不等的 2 裂或微凹，基部具短耳，龙骨瓣较翼瓣短，瓣片半月形，先端带紫色，瓣柄长为瓣片的 1/2。**果：**荚果宽倒卵状球形或椭圆形，先端微凹，具短喙，背部具稍深的沟，有横纹；种子 4～5 颗。**种子：**种子肾形，暗褐色。花果期 7—9 月。

【生境分布】生于山坡、路旁、草甸。分布于我国华北及山东、河南、陕西、甘肃等地。

【药用部位（药材名称）及采收加工】全草（苦豆根）。夏秋季采收，切段，晒干。

【临床应用】苦，微寒。祛风湿；用于风湿性关节疼痛，四肢麻木。

【备　　注】另有豆科苦参属苦豆子 *Sophora alopecuroides* L. 的根入药作“苦豆根”。

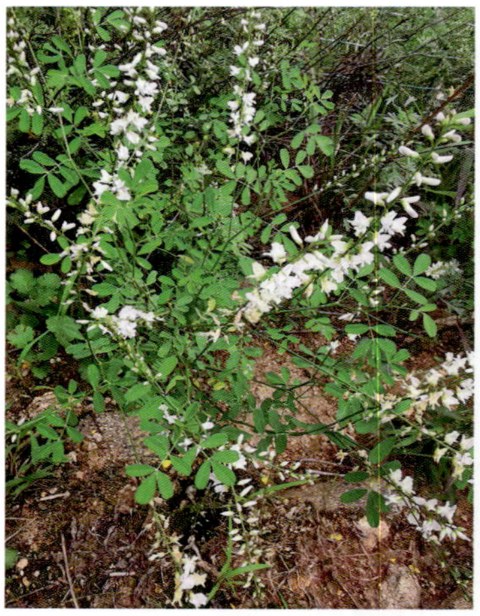

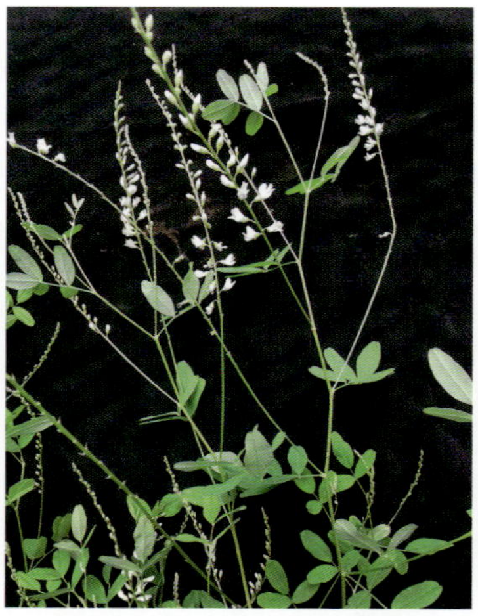

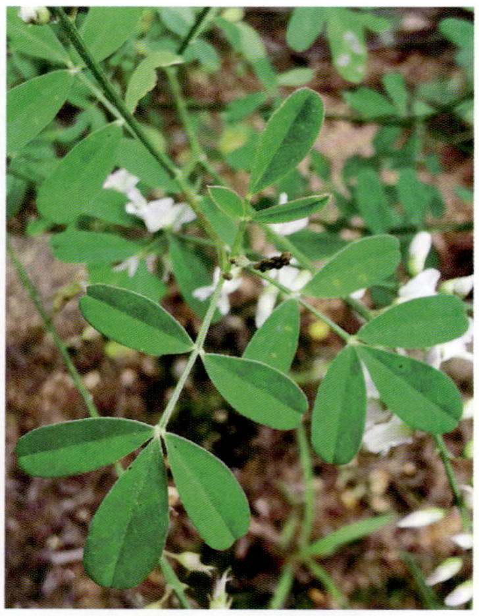

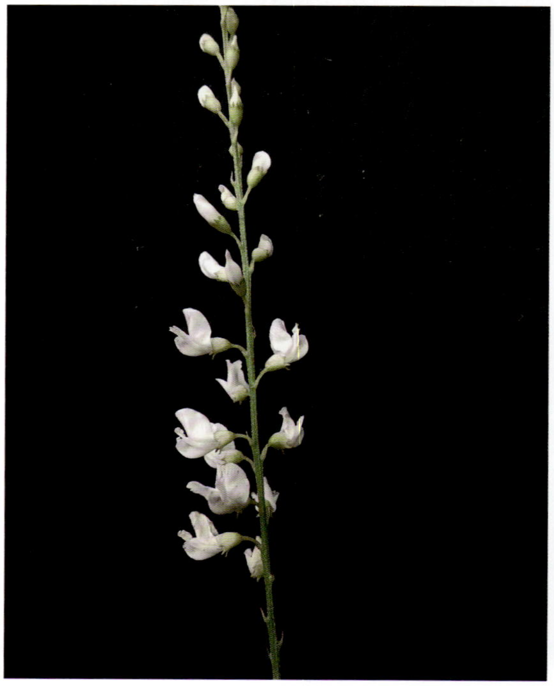

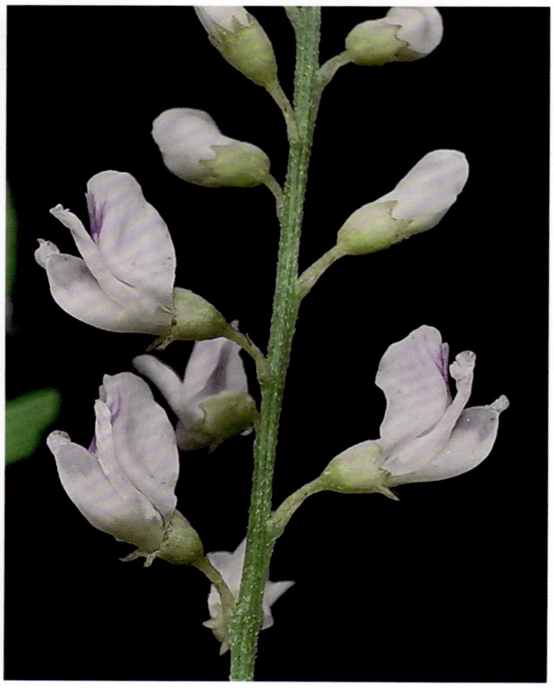

膜荚黄芪

【基　　原】豆科黄芪属膜荚黄芪 *Astragalus membranaceus*（Fisch.）Bunge.

【别　　名】黄耆（芪）、口芪、膜荚黄耆等。

【形态特征】多年生草本。根：主根深长，棒状，稍带木质。茎：茎直立，上部多分枝，光滑或多少被毛。叶：奇数羽状复叶互生，小叶 6 ～ 13 对；小叶椭圆形、长椭圆形或长卵圆形，先端钝尖、截形或具短尖头，全缘，上面光滑或疏被毛，下面多少被白色长柔毛；托叶披针形或三角形。花：总状花序腋生，具花 5 ～ 22 朵，排列疏松；苞片线状披针形，小花梗被黑色硬毛；花萼钟形，萼齿 5，甚短，被黑色短毛或仅在萼齿边缘有黑色柔毛；花冠淡黄色，蝶形，旗瓣长圆状倒卵形，先端微凹，翼瓣和龙骨瓣均有长爪，基部长柄状；雄蕊 10，花柱无毛。果：荚果膜质，膨胀，半卵圆形，先端具尖刺，被黑色短毛。种子：种子黑色、肾形。花果期 6—9 月。

【生境分布】生于山坡、灌丛边缘、河边砂质地、平地、草原。分布于我国东北、华北、西北等地。

【药用部位（药材名称）及采收加工】根（黄芪）。春秋季采挖，除去须根及根头，晒干。

【临床应用】甘，温；归肺、脾经。补气固表，利尿托毒，排脓，敛疮生肌；用于气虚乏力，食少便溏，中气下陷，久泻脱肛，便血崩漏，表虚自汗，气虚水肿，痈疽难溃，久溃不敛，血虚萎黄，内热消渴；慢性肾炎蛋白尿，糖尿病。

【备　　注】按《药典》，中药材“黄芪”为豆科植物蒙古黄芪 *Astragalus membranaceus*（Fisch.）Bge. var. *mongholicus*（Bge.）Hsiao 或膜荚黄芪 *Astragalus membranaceus*（Fisch.）Bge. 的干燥根。按《中国植物志》，Astragalus membranaceus（Fisch.）Bge. 的中文名称为“黄耆”。本书参考《药典》。

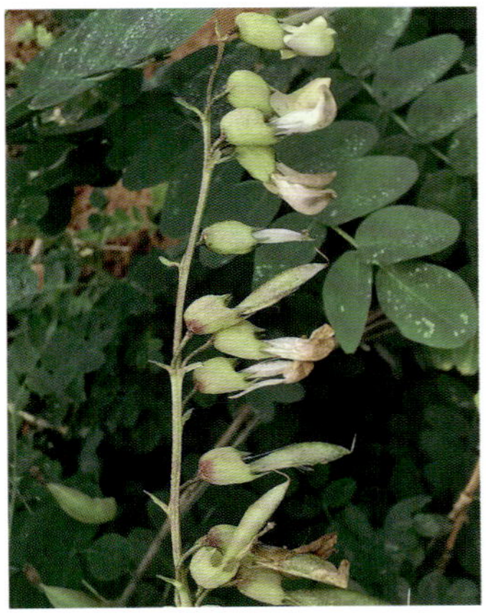

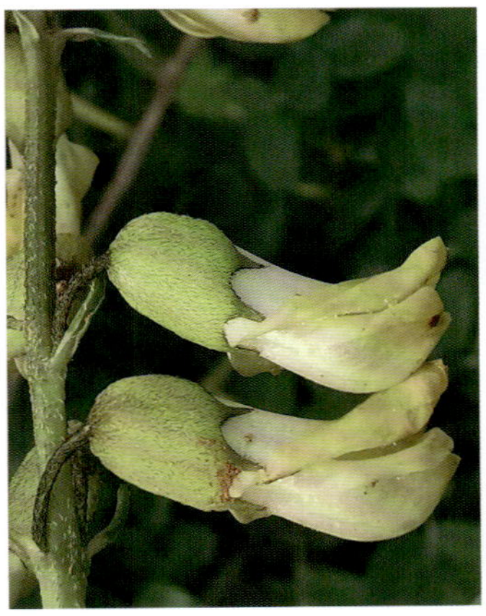

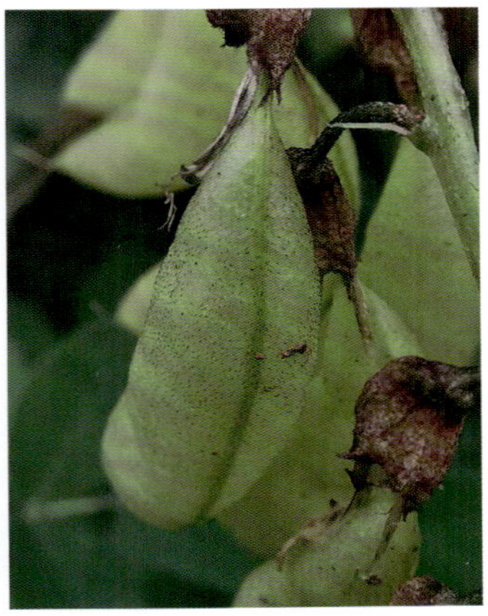

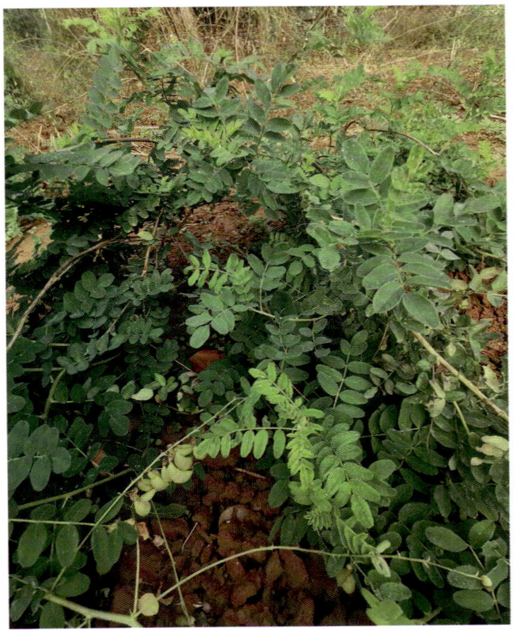

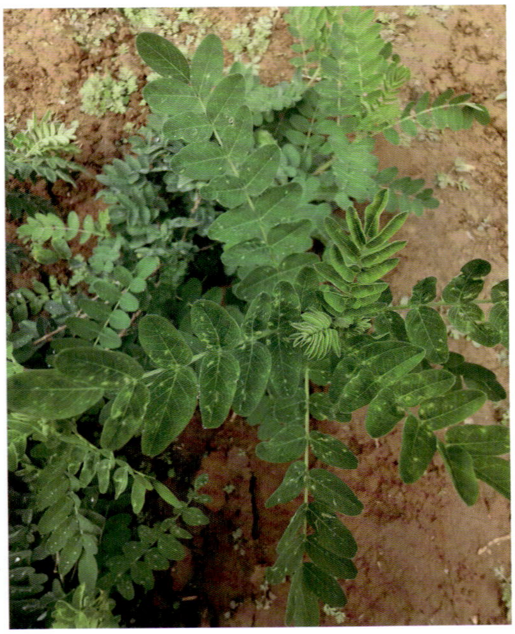

斜茎黄芪

【基　　原】豆科黄芪属斜茎黄芪 *Astragalus laxmannii* Jacquin

【别　　名】直立（斜茎）黄芪、直立黄芪、沙打旺、地丁、青扫条、紫木黄芪。

【形态特征】多年生草本。**根：**根较粗壮，暗褐色。**茎：**茎多数，丛生，直立或斜上。**叶：**奇数羽状复叶，小叶 9 ～ 25；小叶长圆形、近椭圆形或狭长圆形，基部圆形或近圆形，上面疏被伏贴毛，下面较密；托叶三角形。**花：**总状花序长圆柱状、穗状或近头状，花多数，密集或稀疏；总花梗生于茎的上部，较叶长或与其等长，小花梗极短；苞片狭披针形至三角形，花萼管状钟形，被黑褐色和白色毛，萼齿狭披针形，长为萼筒的 1/3；花冠蓝紫色或红紫色，旗瓣倒卵圆形，先端微凹，基部渐狭，翼瓣较旗瓣短。**果：**荚果长圆形，两侧稍扁，背缝凹入成沟槽，顶端具下弯的短喙，被黑色、褐色或和白色混生毛。花果期 6—10 月。

【生境分布】生于山坡、灌丛、林缘。分布于我国东北、华北、西北、西南等地。

【药用部位（药材名称）及采收加工】种子（沙苑子）。秋末冬初果实成熟而尚未开裂时连茎割下，晒干，打下种子，除去杂质。

【临床应用】甘，温；归肝、肾经。补肝，益肾，明目，固精；用于肝肾不足，腰膝酸痛，目昏，遗精早泄，小便频数，遗尿，尿血，白带。

【备　　注】按《药典》，中药材“沙苑子”的基原仅为豆科植物扁茎黄芪 *Astragalus complanatus* R.Brown.；斜茎黄芪的种子非“沙苑子”正品。

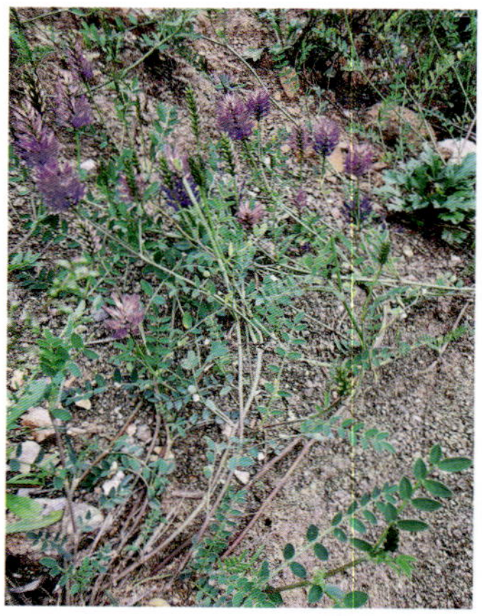
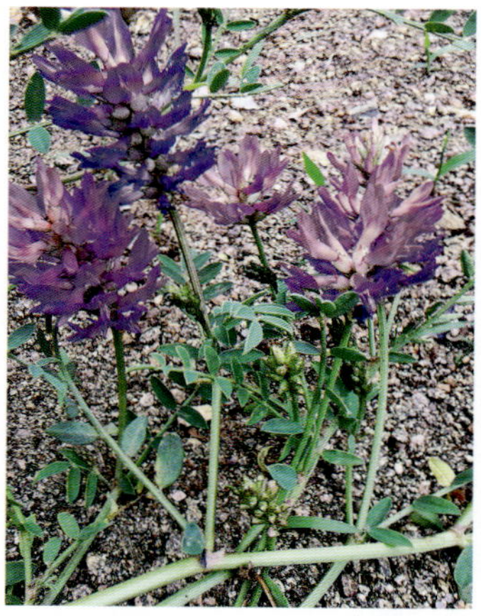
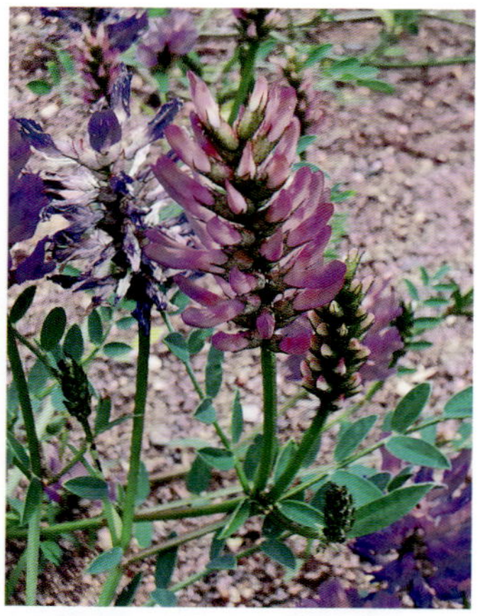
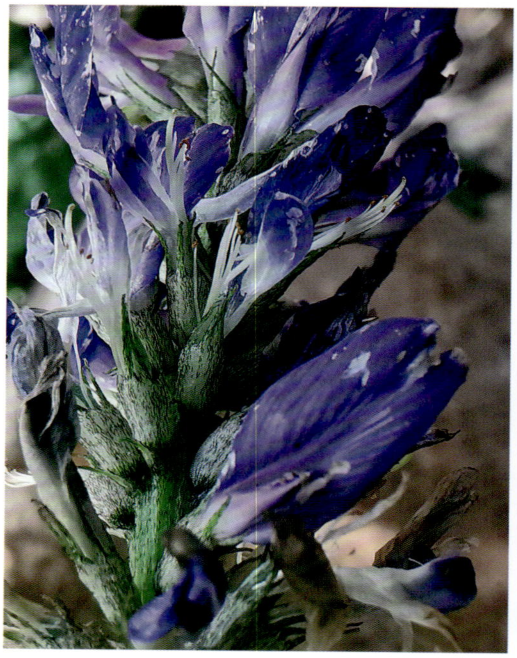
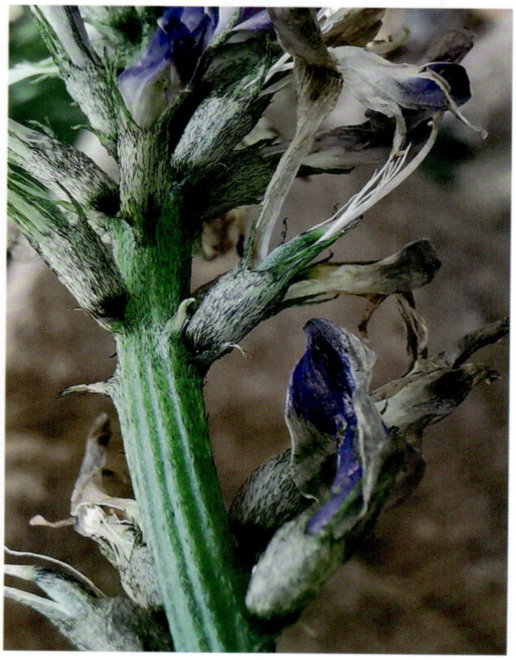

刺果甘草

【基　　原】豆科甘草属刺果甘草 *Glycyrrhiza pallidiflora* Maxim.

【别　　名】无。

【形态特征】多年生草本。**茎：**茎直立，多分枝，具条棱，密被黄褐色鳞片状腺点。**叶：**托叶披针形；叶柄密生腺点；小叶 9 ～ 15 枚，披针形或卵状披针形，上面深绿色，下面淡绿色，两面均密被鳞片状腺体，顶端渐尖，具短尖，基部楔形，边缘具微小的钩状细齿。**花：**总状花序腋生，花密集成球状；总花梗短于叶，密生短柔毛及黄色鳞片状腺点；苞片卵状披针形；花萼钟状，密被腺点，基部常疏被短柔毛，萼齿 5，披针形，与萼筒近等长；花冠淡紫色、紫色或淡紫红色，旗瓣卵圆形，顶端圆，基部具短瓣柄，龙骨瓣稍短于翼瓣。**果：**果序呈椭圆状，荚果卵圆形，顶端具突尖，外面被长约 5 mm 的尖刺；种子 2 颗。**种子：**种子黑色，圆肾形。花果期 6—9 月。

【生境分布】生于河滩、岸边、田野、路旁等处。分布于我国东北、华北及陕西、山东、江苏等地。

【药用部位（药材名称）及采收加工】根及果实（甜地丁）。根全年可采，果于秋冬季果实成熟后采收；均晒干。

【临床应用】甘、辛，温。果序催乳，用于乳汁缺少；根杀虫，外用治阴道滴虫病。

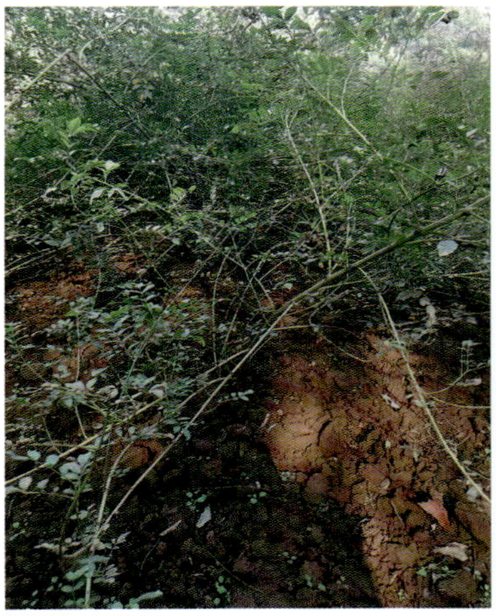
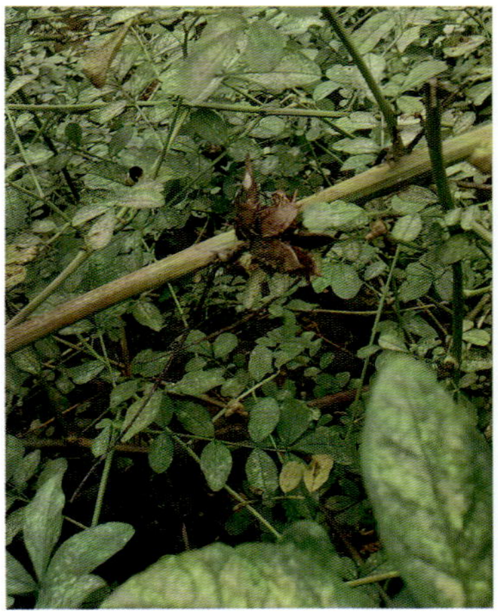
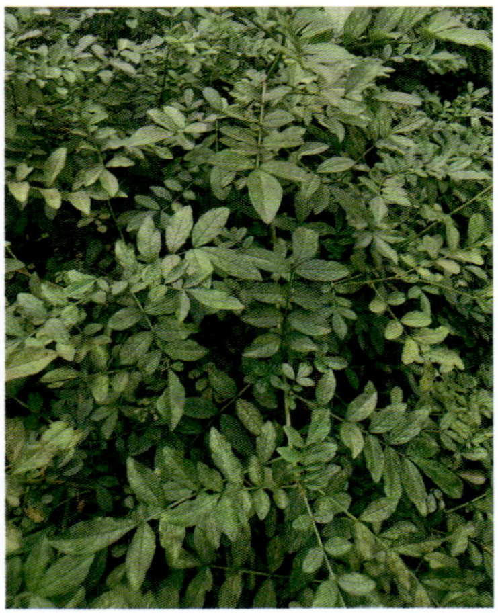
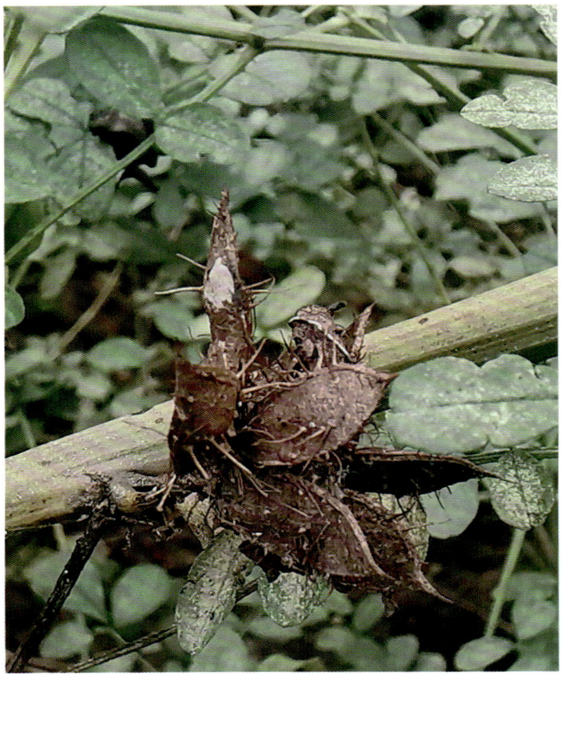
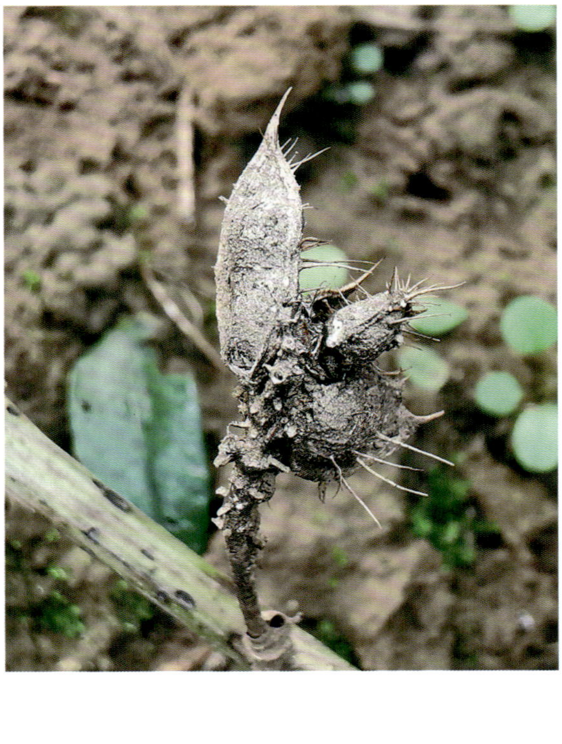

蓝花棘豆

【基　　原】豆科棘豆属蓝花棘豆 *Oxytropis coerulea*（pall.）DC.

【别　　名】兰麻团、八头把子、鸡窝子草、小黄芪、米口袋、紫花棘豆、毛地丁。

【形态特征】多年生草本。根：主根粗壮，直伸。茎：茎极短缩，常基部分枝呈密丛状。叶：奇数羽状复叶；小叶 17 ~ 41，卵形或长圆状披针形，先端尖或钝，基部圆形，下面疏被贴伏长柔毛；托叶线状披针形，被绢状毛；叶柄与叶轴疏被贴伏柔毛。花：花多数，组成稀疏的总状花序，总花梗比叶长或近等长，无毛或疏被短柔毛；苞片较花梗长，线形；花萼钟状，疏被短柔毛，萼齿三角状披针形；花冠天蓝色、蓝紫色或紫色，旗瓣长椭圆状圆形，先端微凹或钝圆。果：荚果长圆状卵形，膨胀，比花萼长，先端有喙，疏被白或黑色短柔毛，果梗极短。花期 6—8 月。

【生境分布】生于河谷、山坡、路旁或山地林下。分布于我国华北及黑龙江等地。

【药用部位（药材名称）及采收加工】根（蓝花棘豆）、全草（蓝花棘豆）。根：秋季采挖，洗净，晒干。全草：夏秋季采收带花全草，除去杂质，切段，晒干。

【临床应用】根：甘、苦，凉；归脾、肺经。补气固表、托毒生肌、利水退肿；用于气短心悸，乏力，自汗盗汗，体虚，久泻，脱肛，子宫脱垂，痈疽不溃或溃久不敛，面目浮肿、小便不利。全草：苦，凉。清热，治伤，消肿；用于创伤，浮肿，全身水肿。

【备　　注】西藏地区以蓝花棘豆的全草入药，药材名称为“蓝花棘豆”；我国华北及黑龙江等地则以蓝花棘豆的根入药，药材名称也为“蓝花棘豆”；所以应注意使用地区和用药习惯，以免误用。

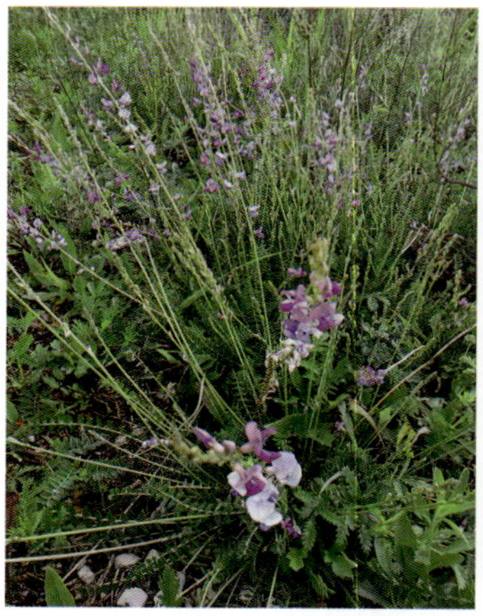
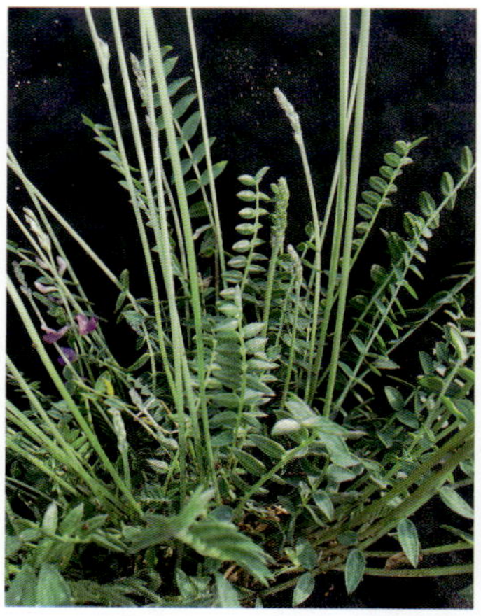
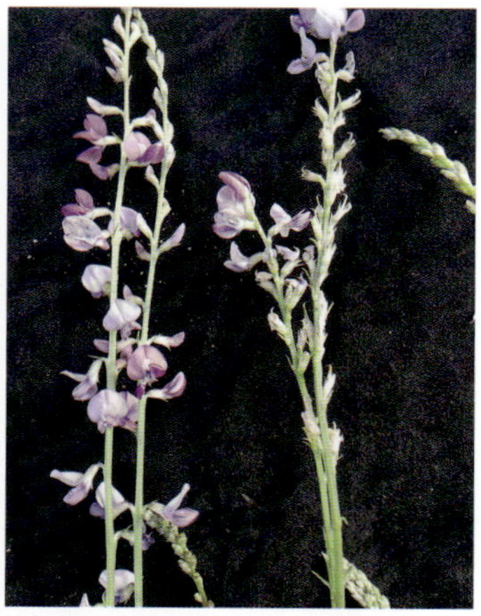
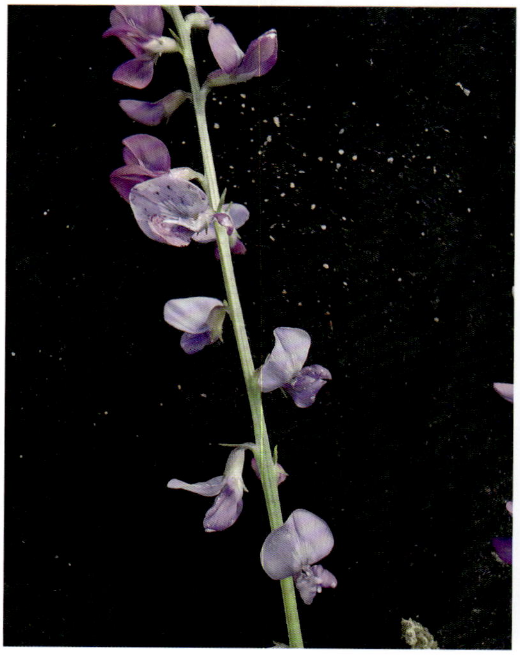
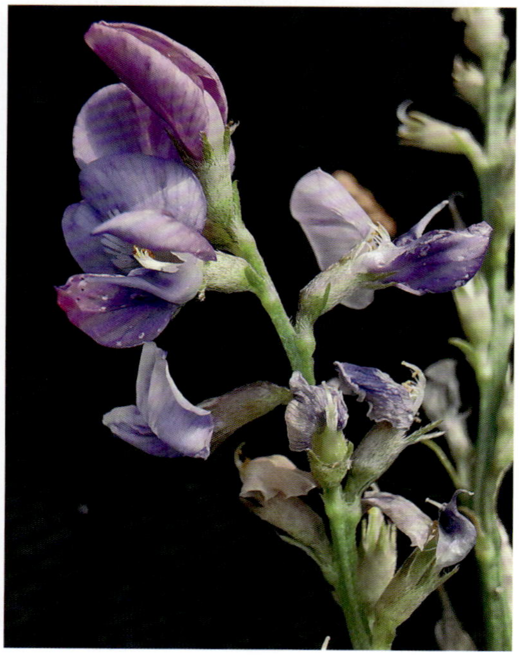

【基　　原】豆科棘豆属硬毛棘豆 *Oxytropis fetissovii* Bunge

【别　　名】毛棘豆、西如恩－奥日图哲、哈日－达格沙。

【形态特征】多年生草本。根：根直伸。茎：茎极短，密被枯萎叶柄；全株被长硬毛。叶：叶基生，奇数羽状复叶；小叶 4 ～ 9 对，对生或近对生，长圆状披针形，先端尖，基部圆形，下面和叶缘疏被白色长硬毛；托叶披针形，与叶柄基部合生，密生长硬毛。花：总状花序呈长穗状，花多而密；总花梗粗壮，被开展的长硬毛；苞片披针形；花萼筒状，被长硬毛，萼齿披针形；花冠红紫色，旗瓣卵形，先端圆，翼瓣先端斜截形，微凹，背部突起。果：荚果长圆形，腹面具深沟，密被长毛。花果期 5—8 月。

【生境分布】生于石质山坡。分布于我国东北、华北及陕西、甘肃、山东、河南、湖北等地。

【药用部位（药材名称）及采收加工】地上部分（西如恩－奥日图哲、哈日－达格沙）。夏秋季采收，除去杂质，洗净泥土，切段，晒干。

【临床应用】苦、甘，凉；用于瘟疫，丹毒，麻疹，创伤，抽筋，鼻出血，月经过多，吐血，咯血等。

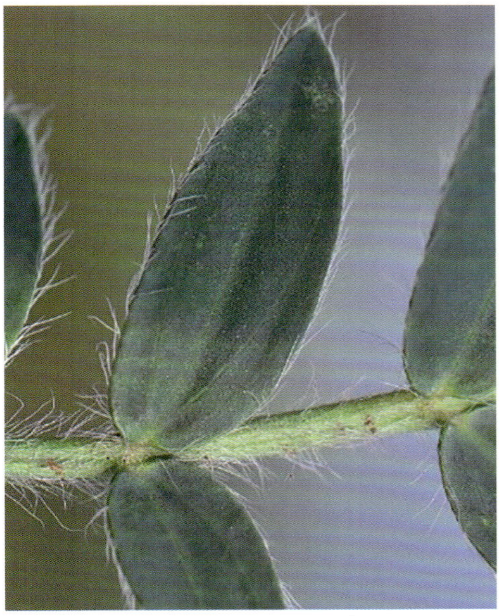
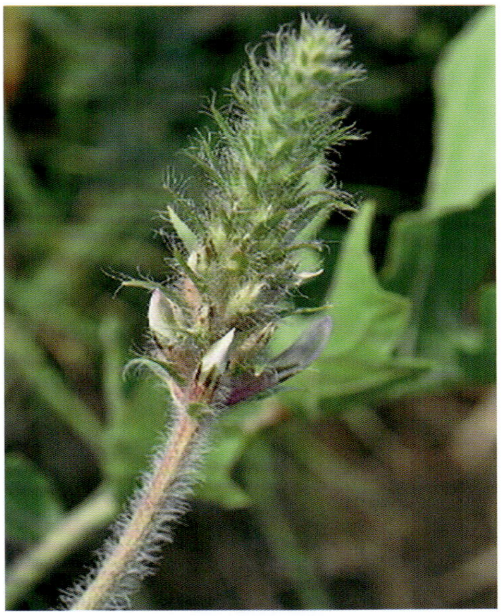
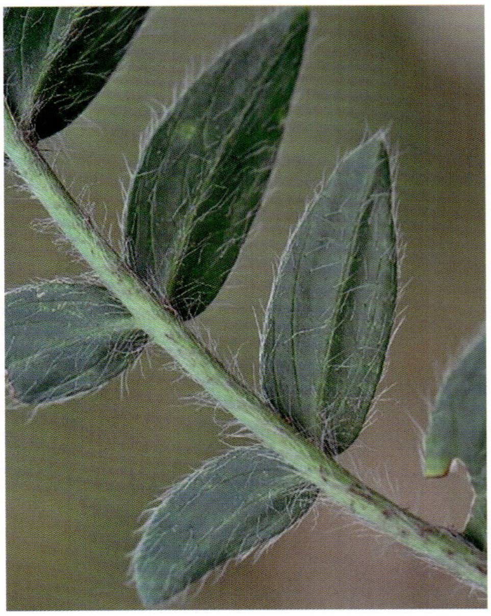
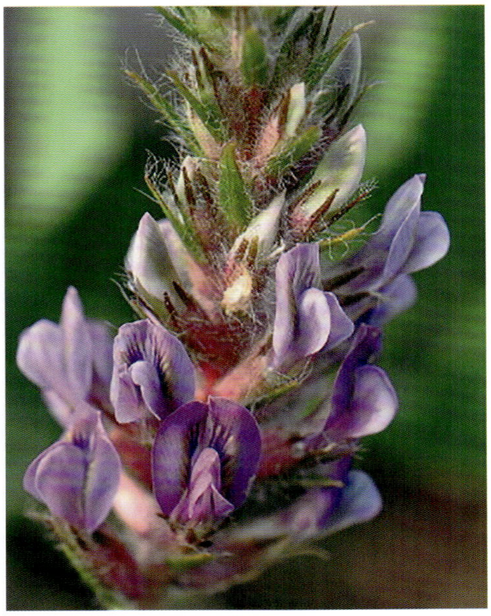

少花米口袋

【基　　原】豆科米口袋属少花米口袋 *Gueldenstaedtia verna*（Georgi）Boriss

【别　　名】米口（布）袋、（小、多花、洱源、长柄、川滇、甘肃、光滑、细瘦）米口袋、（紫花）地丁等。

【形态特征】多年生草本。**根：**主根直伸。**茎：**茎缩短，在根茎上丛生。**叶：**叶长 2 ～ 20 cm；托叶三角形，基部合生；叶柄具沟，被白色疏柔毛；小叶 7 ～ 19 片，长椭圆形至披针形，先端钝或急尖，具细尖，两面被疏柔毛，有时上面无毛。**花：**伞形花序有花数朵，总花梗约与叶等长；苞片长三角形，小苞片线形，长约为萼筒的 1/2；花萼钟状，被白色疏柔毛，萼齿披针形，上 2 萼齿约与萼筒等长，下 3 萼齿较短小，最下一片最小；花冠红紫色，旗瓣卵形，先端微缺，基部渐狭成瓣柄，翼瓣瓣片倒卵形具斜截头，具短耳，龙骨瓣瓣片倒卵形；子房椭圆状，密被疏柔毛，花柱无毛，内卷。**果：**荚果长圆筒状，被长柔毛，成熟时毛稀疏，开裂。**种子：**种子圆肾形，直径 1.5 mm，具不深凹点。花果期 5—7 月。

【生境分布】生于山坡、路旁、田边等处。分布于我国华北及黑龙江等地。

【药用部位（药材名称）及采收加工】全草（小米口袋、地丁）。秋季采挖，洗净，晒干。

【临床应用】辛、苦，寒。清热解毒，消痈肿；用于化脓性炎症，痈疖疔疮，高热烦躁，黄疸，肠炎，痢疾，瘰疬。

【备　　注】按《中国植物志》，包括米口袋 *Gueldenstaedtia multiflora* Bge 在内的米口袋属多种植物合并到了本种。

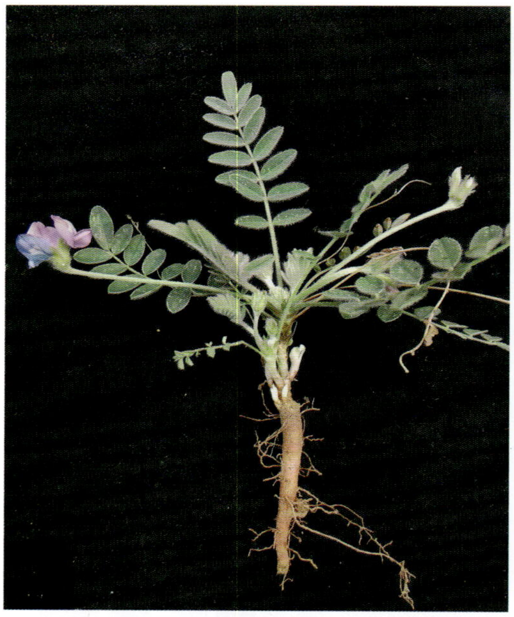

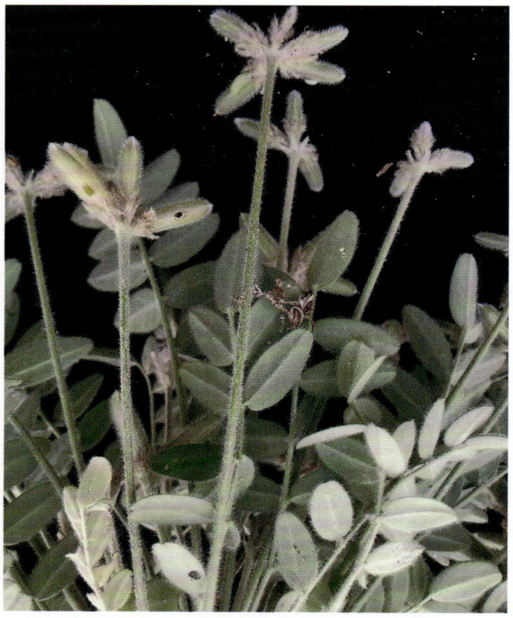

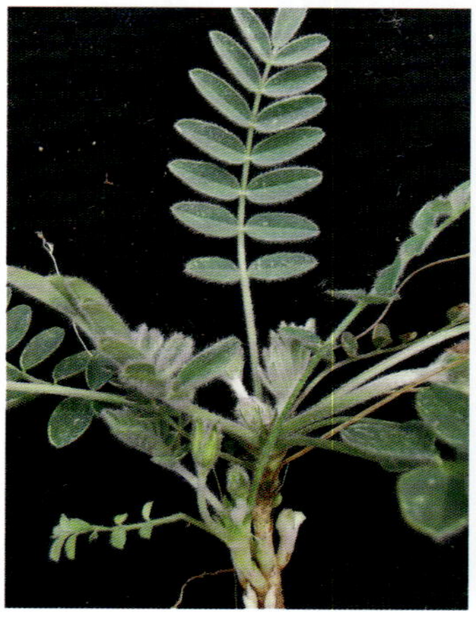

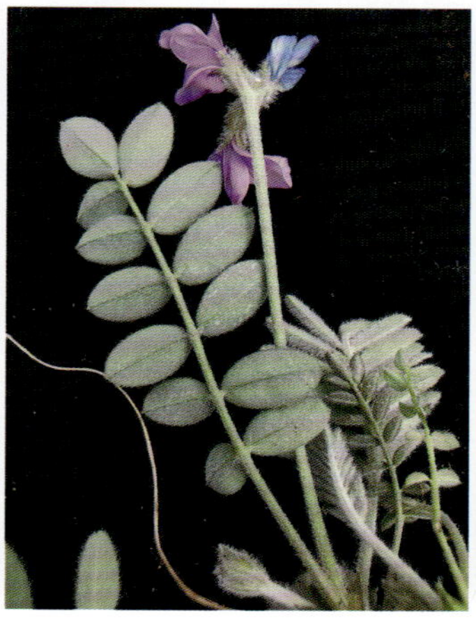

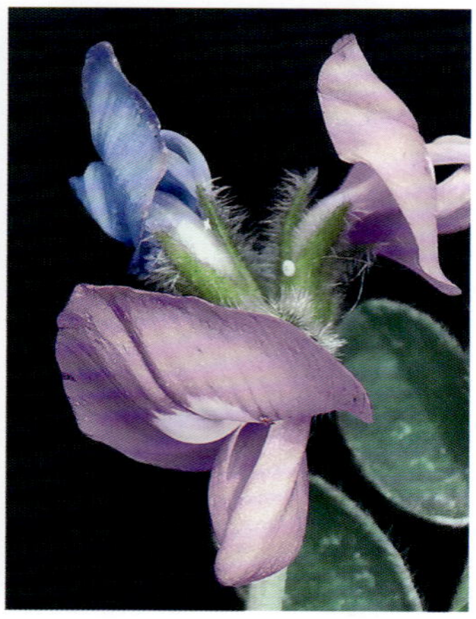

狭叶米口袋

【基　　原】豆科米口袋属狭叶米口袋 *Gueldenstaedtia stenophylla* Bunge

【别　　名】无。

【形态特征】多年生草本。根：根圆锥状。茎：茎缩短，在根茎上丛生。叶：奇数羽状复叶，丛生于茎的顶端；小叶 9 ～ 19（21），长椭圆形至线形，无柄，基部圆形或宽楔形，先端锐尖或截形，全缘，两面密生柔毛；托叶宽三角形至三角形。花：伞形花序有花 2 ～ 3 朵；萼钟状，密生柔毛，萼齿 5，上 2 萼齿最长；花冠粉红色至淡紫色，旗瓣先端圆形，微凹。果：荚果圆筒状。种子：种子肾形，具凹点，有光泽。花果期 4—6 月。

【生境分布】生于山坡、荒丘、沙地、田埂、路旁等处。分布于我国东北、华北及陕西、甘肃、江苏、江西等地。

【药用部位（药材名称）及采收加工】带根全草（狭叶米口袋）。采收加工未见记载。

【临床应用】古今本草典籍未见记载。《河南植物志》与《河北植物志》：根及全草入药，有清热解毒之效，可治咽喉肿痛、疮疖肿痛等症。

【备　　注】按《中国植物志》，本种已合并到“少花米口袋 *Gueldenstaedtia verna*（Georgi）Boriss”。

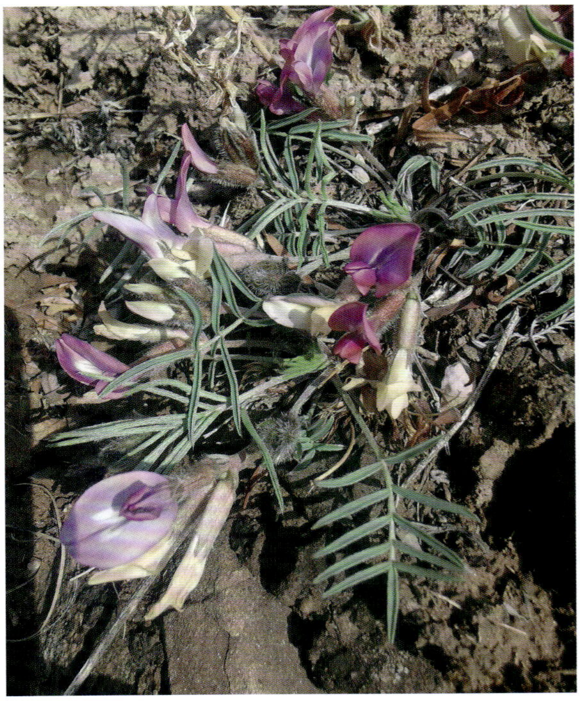
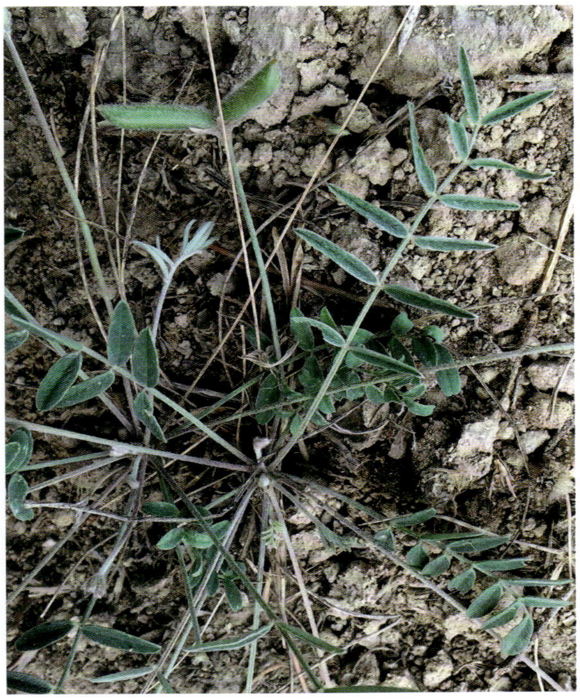
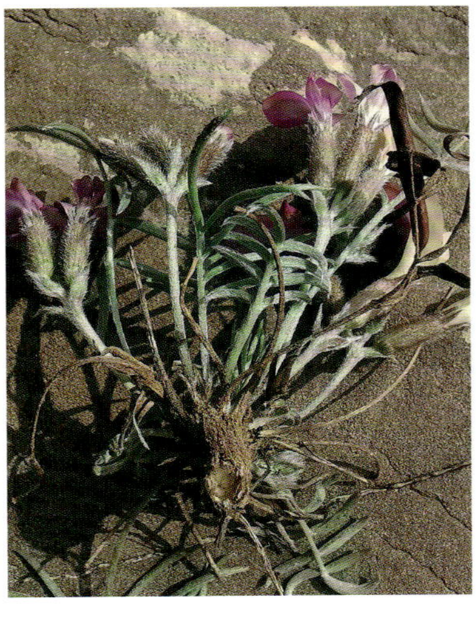
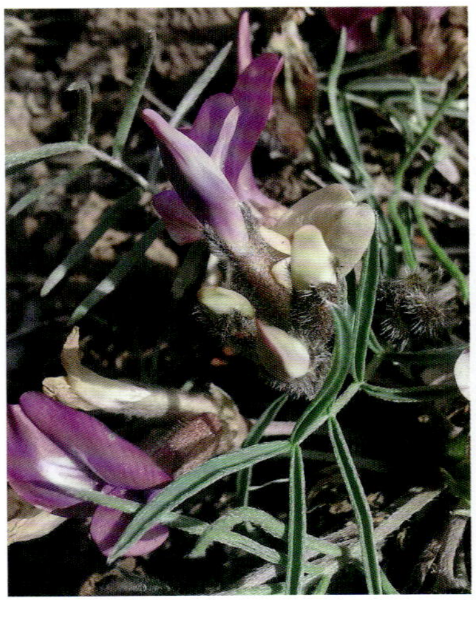
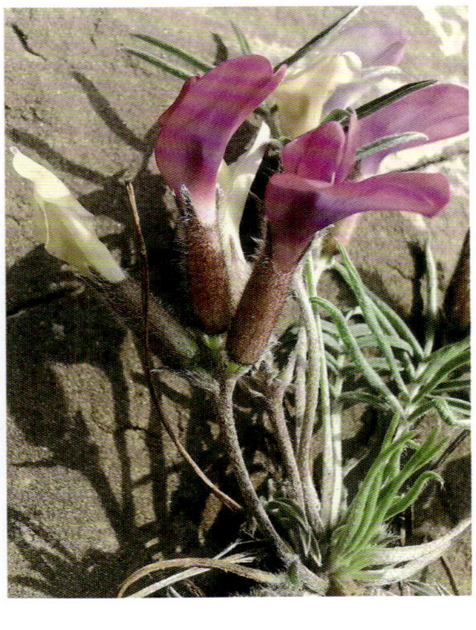

落花生

【基　　原】豆科落花生属落花生 *Arachis hypogaea* L.

【别　　名】长生果、番豆、地豆、花生、长果。

【形态特征】1 年生草本。**根：**根直伸，常具根瘤。**茎：**茎直立或匍匐，有棱，初被黄色长柔毛，后变无毛。**叶：**羽状复叶，常具小叶 2 对；托叶具纵脉，被毛；叶柄基部抱茎，被毛；小叶纸质，卵状长圆形至倒卵形，先端钝圆形，有时微凹，具小刺尖头，基部近圆形，全缘，两面被毛，边缘具睫毛；小叶柄被黄棕色长毛。**花：**花单生或簇生于叶腋；苞片披针形，小苞片披针形；萼管细长；花冠黄色或金黄色，旗瓣先端凹；翼瓣与龙骨瓣分离，翼瓣长圆形或斜卵形，细长；龙骨瓣长卵圆形，内弯，先端渐狭成喙状，较翼瓣短。**果：**荚果，膨胀，荚厚，有网纹。**种子：**种子椭圆形，种皮棕红色。花果期 6—8 月。

【生境分布】全国各地有栽培。

【药用部位（药材名称）及采收加工】种子（落花生）、茎枝叶（落花生枝叶）、荚壳（花生壳）、种皮（花生衣）、种子榨出的脂肪油（落花生油）。落花生：秋末挖取果实，剥去果壳，取种子，晒干。落花生枝叶：夏秋季采收茎枝叶，洗净，鲜用或切碎晒干。花生壳：洗净晒干。花生衣：收集红色种皮，晒干。落花生油：成熟种子榨油。

【临床应用】落花生：甘，平，无毒；归脾、肺经。健脾养胃，润肺化痰；用于脾虚不运，反胃不舒，乳妇奶少，脚气，肺燥咳嗽，大便燥结。落花生枝叶：甘、淡，平；归肝经。清热解毒，宁神降压；用于跌打损伤，痈肿疮毒，失眠，高血压。花生壳：淡、涩，平。敛肺止咳；用于久咳气喘，咳痰带血。花生衣：甘、微苦、涩，平。止血，散瘀，消肿；用于血友病，类血友病，原发性及继发性血小板减少性紫癜，肝病出血症，术后出血，癌肿出血，胃、肠、肺、子宫等出血。落花生油：甘，平。滑肠下积；用于急慢性菌痢，蛔虫性肠梗阻，急性黄疸型传染性肝炎，传染性急性结膜炎，麻醉。

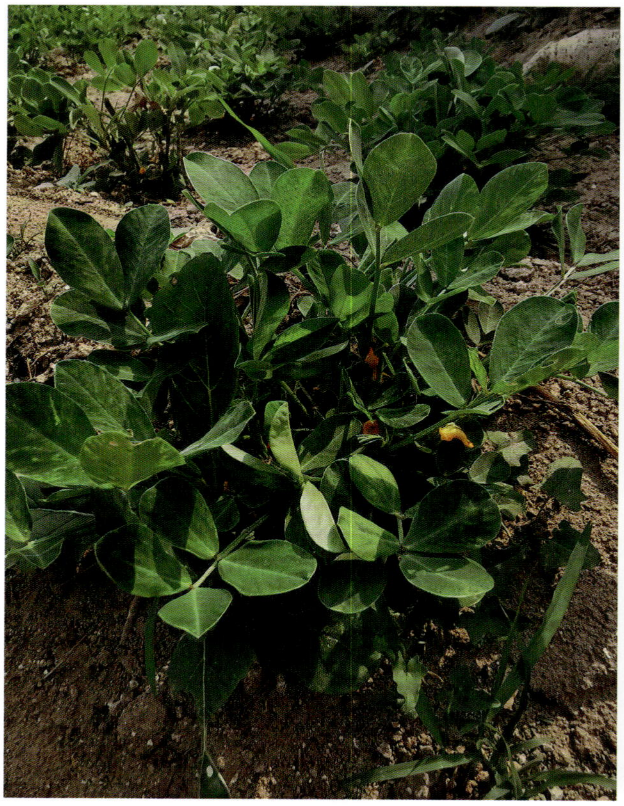

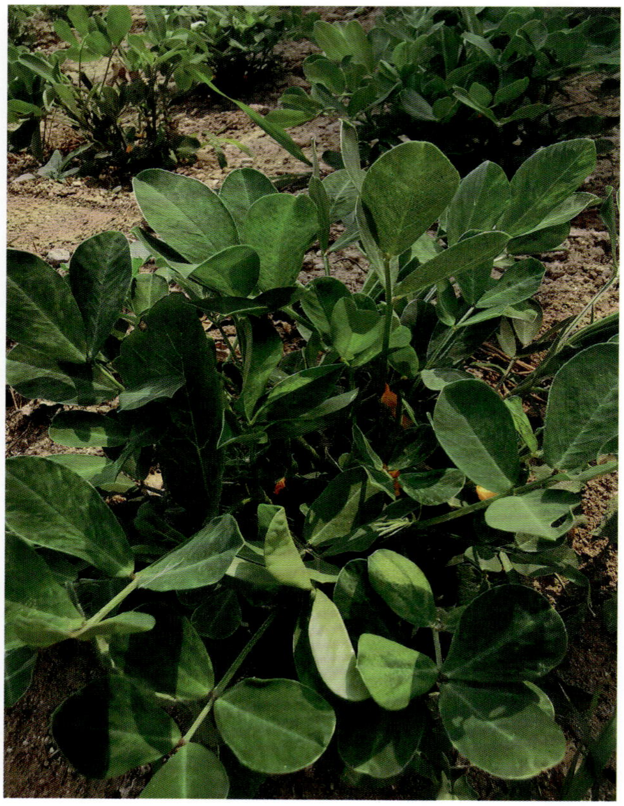

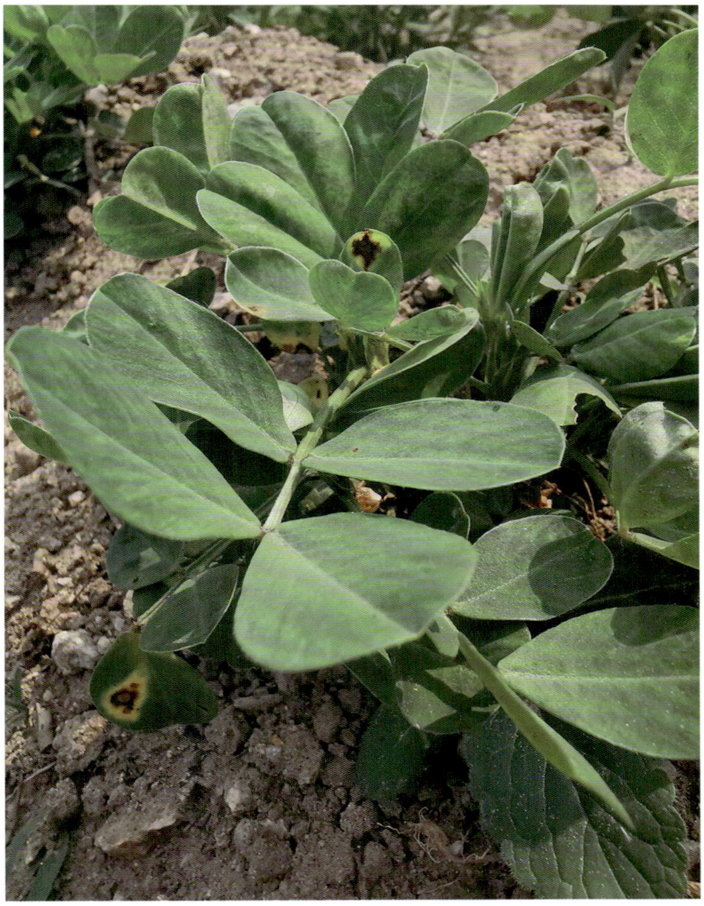

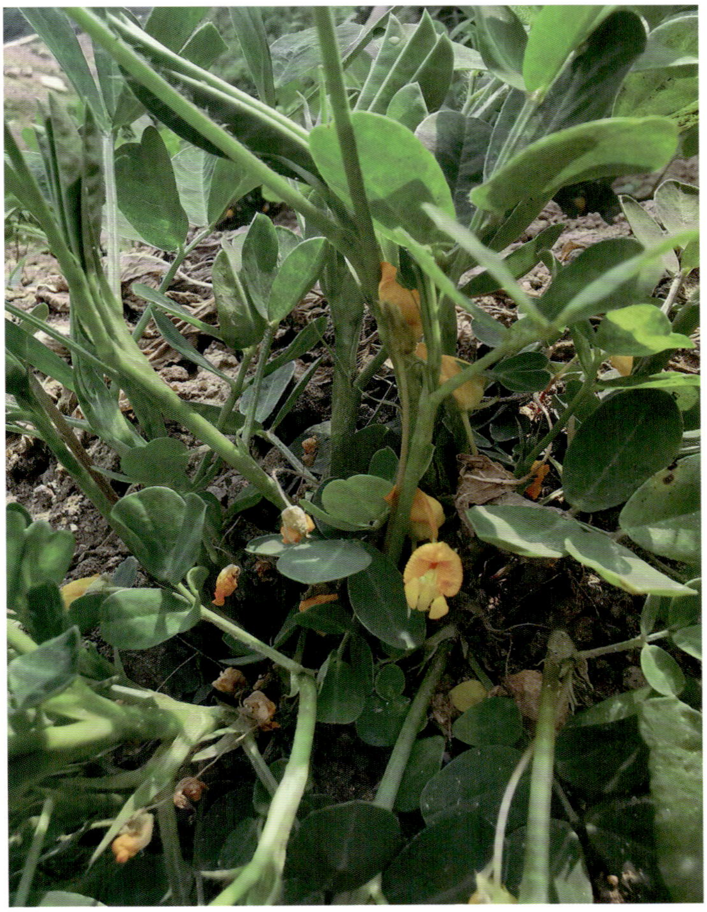

长萼鸡眼草

【基　　原】豆科鸡眼草属长萼鸡眼草 *Kummerowia stipulacea*（Maxim.）Makino

【别　　名】圆叶（短萼、竖毛）鸡眼草、野苜蓿草、掐不齐。

【形态特征】1 年生草本。**根：**主根直，具支根多数。**茎：**茎先平伏而后上升或直立，多分枝，茎和枝疏被向上的白毛，有时仅节处有毛。**叶：**叶为三出羽状复叶；托叶卵形，边缘通常无毛；叶柄短；小叶纸质，倒卵形、宽倒卵形或倒卵状楔形，先端微凹或近截形，基部楔形，全缘；下面中脉及边缘有长毛，侧脉多而密。**花：**花常 1 ～ 2 朵腋生；小苞片 4；花梗有毛；花萼膜质，阔钟形，5 裂，裂片宽卵形，有缘毛；花冠上部暗紫色，旗瓣椭圆形，先端微凹，下部渐狭成瓣柄，较龙骨瓣短，翼瓣狭披针形，与旗瓣近等长，龙骨瓣钝，上面有暗紫色斑点。**果：**荚果椭圆形或卵形，稍侧偏，常较萼长 1.5 ～ 3 倍。花果期 7—10 月。

【生境分布】生于路旁、草地、山坡、沙丘等处。分布于我国东北、华北、华东、中南、西北等地。

【药用部位（药材名称）及采收加工】全草（鸡眼草）。夏秋季采收，鲜用或晒干。

【临床应用】甘、淡，微寒。清热解毒，活血，利湿止泻；用于胃肠炎，痢疾，肝炎，夜盲症，尿路感染，跌打损伤，疔疮疖肿。

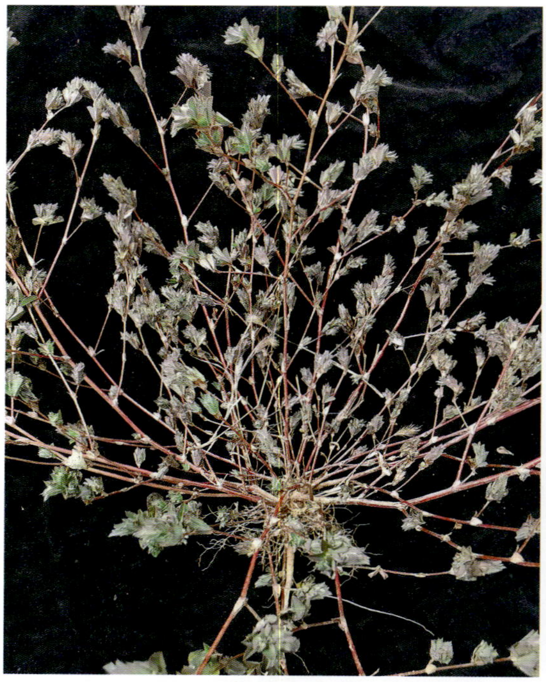

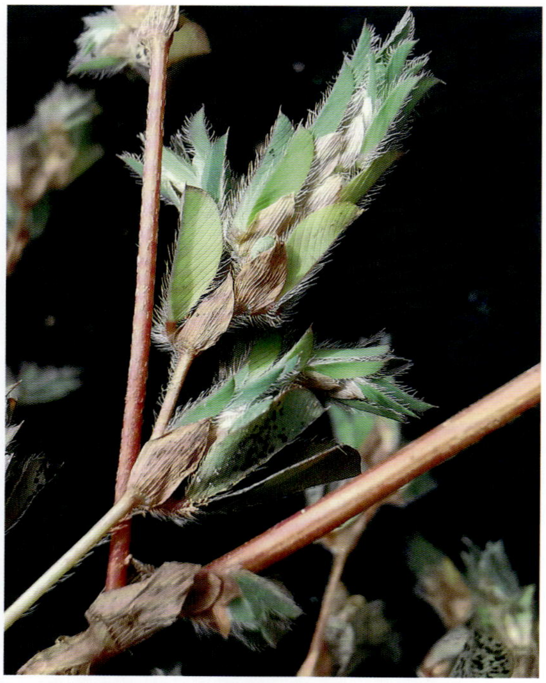

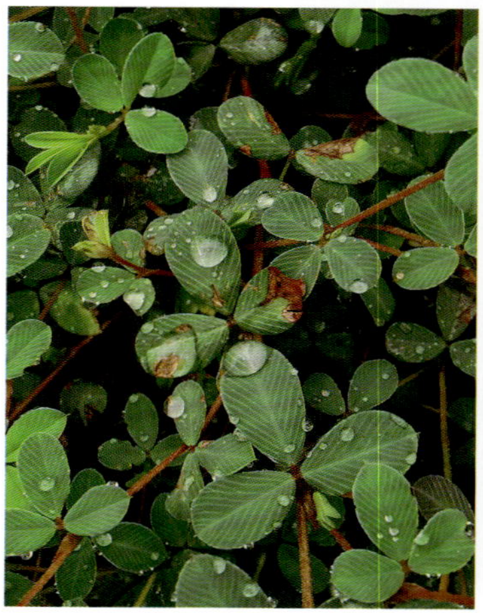

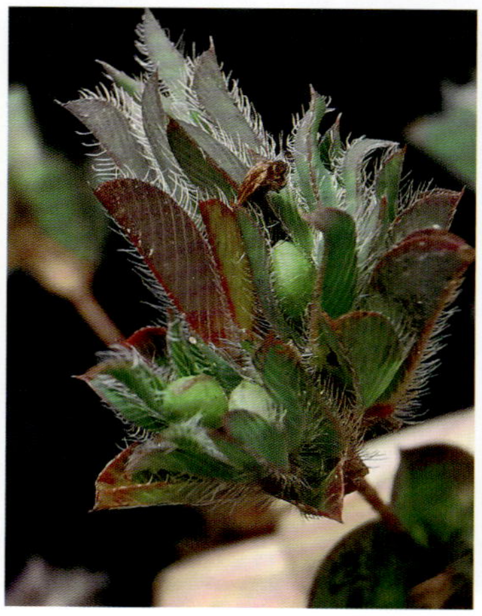

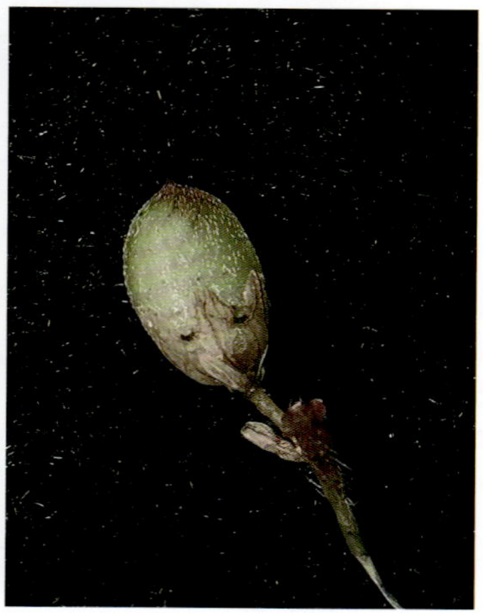

鸡眼草

【基　　原】豆科鸡眼草属鸡眼草 *Kummerowia striata*（Thunb.）Schindl.

【别　　名】公母草、牛黄黄、掐不齐、三叶人字草、鸡眼豆。

【形态特征】形态特征与植物“长萼鸡眼草”相似。两者的主要区别：长萼鸡眼草小枝上的毛向上竖直；小叶常为倒卵形，先端微凹；托叶被短缘毛；花梗有毛；荚果较萼长 1.5 ～ 3 倍。鸡眼草小枝上的毛向下倒竖；小叶长圆形或倒卵形，先端通常圆形而不凹；托叶被长缘毛；花梗无毛；荚果略长于萼或仅长达 1 倍。

【生境分布】生于路旁、田边、溪旁、砂地、山坡等处。分布于我国东北、华北、华东、中南、西南等地。

【药用部位（药材名称）及采收加工】均同植物“长萼鸡眼草”项下。

【临床应用】同植物“长萼鸡眼草”项下。

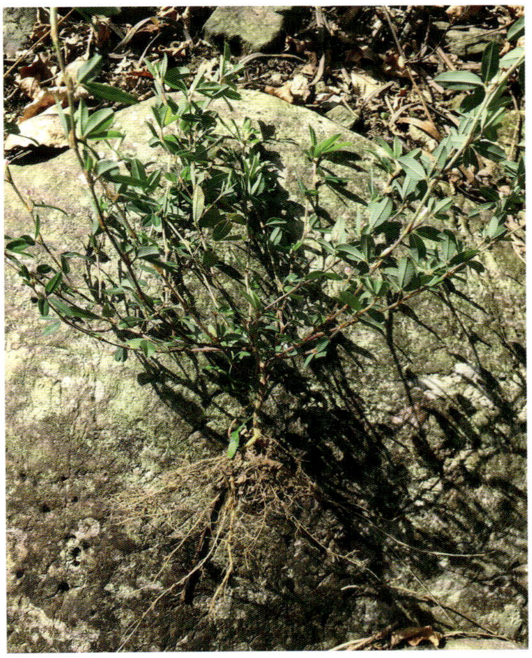

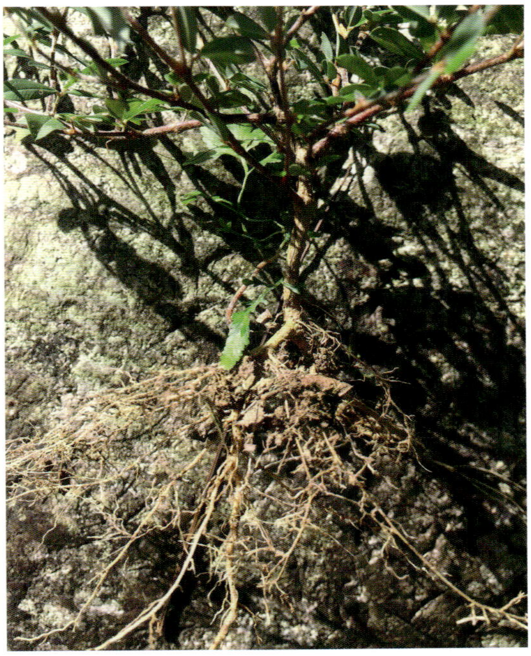

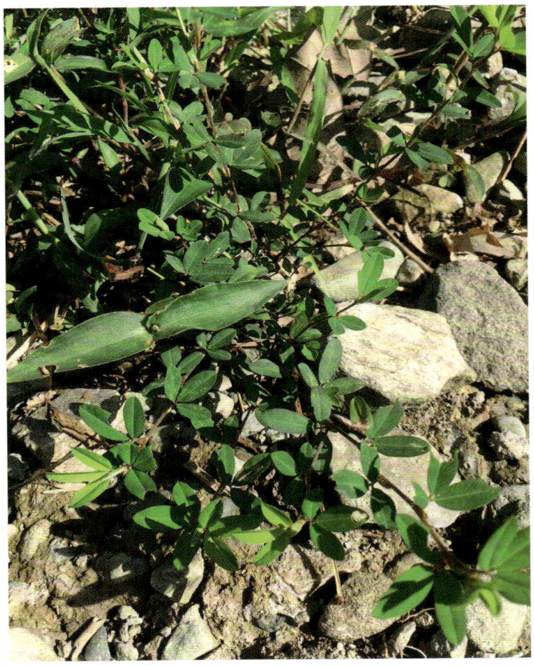

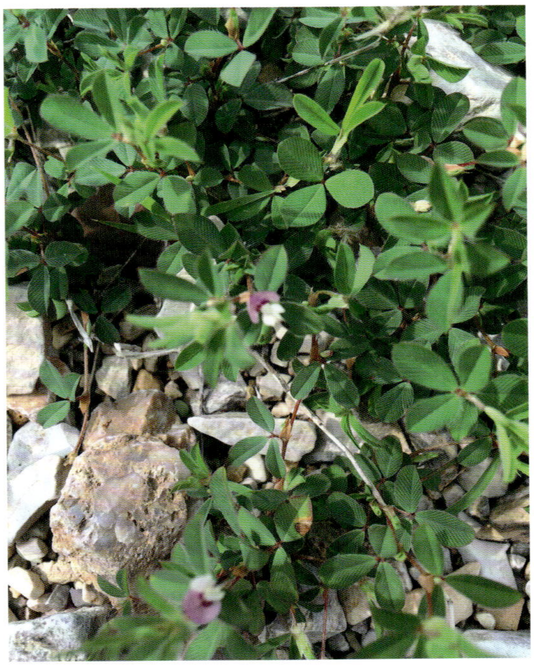

多花胡枝子

【基　　原】豆科胡枝子属多花胡枝子 *Lespedeza floribunda* Bunge

【别　　名】铁鞭草、米汤草。

【形态特征】落叶半灌木。茎：枝条细长，具白色柔毛。叶：三出复叶，互生；托叶条形，先端刺芒状，有毛；顶生小叶较大，倒卵形或倒卵状长圆形，先端微凹，有短尖，基都楔形，上面无毛，下面密被白色长柔毛；侧生小叶稍小。花：总状花序腋生；小苞片卵形，与萼筒贴生；花萼杯状，密生绢毛，萼齿5，披针形，疏生白色柔毛；花冠蝶形，紫红色；雄蕊10，雌蕊1，花往细长。果：荚果卵状菱形，先端尖，有网状腺纹，密被柔毛。花果期6—10月。

【生境分布】生于干旱山坡。分布于我国东北、华北、华东、西北及四川、云南等地。

【药用部位（药材名称）及采收加工】根（多花胡枝子）、全株和根（铁鞭草）。多花胡枝子：秋季采挖，切段，晒干。铁鞭草：6—10月采收，根洗净，切片晒干，茎叶切段晒干。

【临床应用】多花胡枝子：涩，凉。消积散瘀；用于疳积。铁鞭草：涩，凉；归脾经。消积，截疟；用于疳积，疟疾。

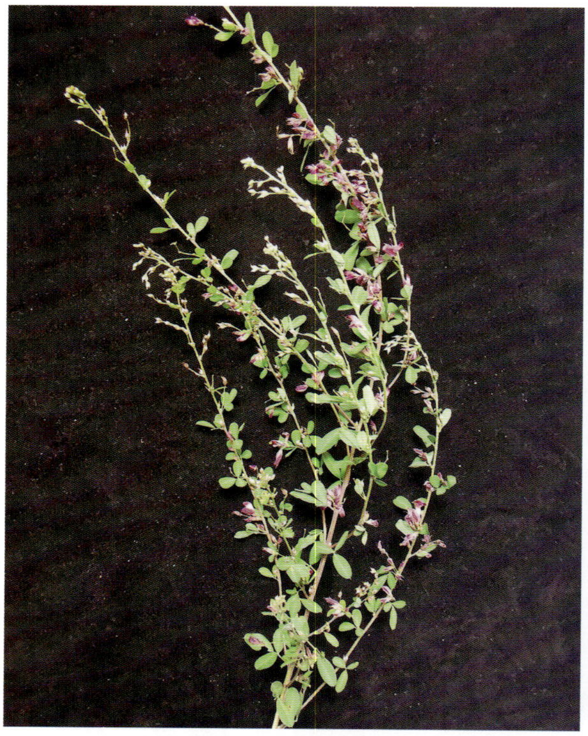

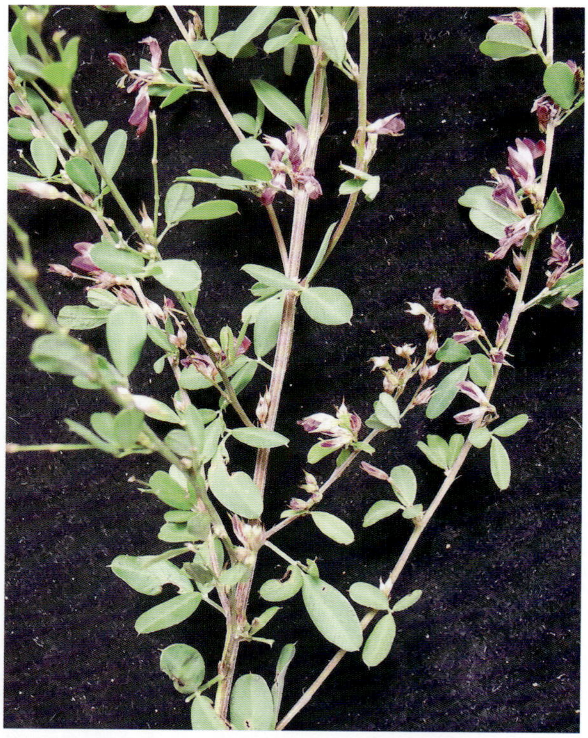

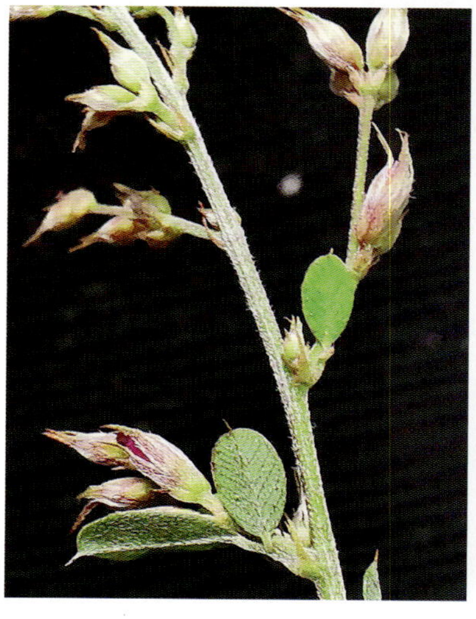

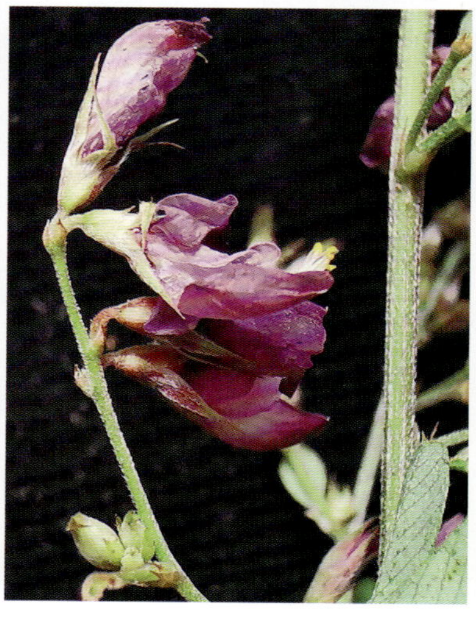

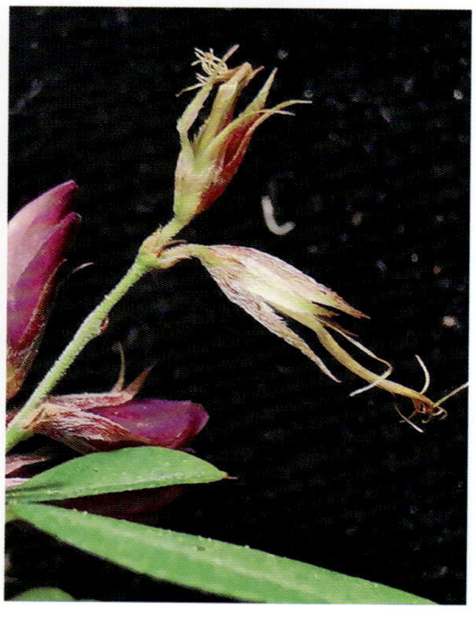

胡枝子

【基　　原】豆科胡枝子属胡枝子 *Lespedeza bicolor* Turcz.

【别　　名】扫皮、扫条、胡枝条（花）、鹿鸡花、野花生、羊角梢、豆叶柴、夜合草、随军茶等。

【形态特征】落叶灌木。**茎：**茎多分枝；小枝黄褐色或暗绿褐色，老枝灰褐色，有条棱，疏被短毛。**叶：**三出复叶，互生；小叶狭卵形、倒卵形或椭圆形，先端钝圆或微凹，稀稍尖，具短刺尖，基部近圆形或宽楔形，全缘，上面绿色，无毛，下面色淡，被疏柔毛，老时渐无毛；托叶 2 枚，线状披针形。**花：**总状花序腋生，总花梗较叶长；花萼杯状，紫褐色，4 浅裂，裂不及萼的 1/2，其上再 2 裂；花冠紫色，旗瓣倒卵形，先端微凹或圆形，翼瓣较短，矩圆形，基部具耳和瓣柄，旗瓣比龙骨瓣稍长或近等长；小苞片 2，狭卵形，被短柔毛。**果：**荚果斜倒卵形，稍扁，表面具网纹，密被短柔毛。花果期 6—10 月。

【生境分布】生于山地灌木林下。分布于我国华北、东北、华中及浙江、福建、四川等地。

【药用部位（药材名称）及采收加工】根（胡枝子根）、枝叶（胡枝子）、花（胡枝子花）。胡枝子根：7—10 月采挖，切片，晒干。胡枝子：6—9 月采收，鲜用或切段晒干。胡枝子花：7—8 月花开时采收，阴干。

【临床应用】胡枝子根：辛、微苦，凉。祛风除湿，活血止痛，止带止血，清热解毒；用于感冒发热，风湿痹痛，跌打损伤，鼻衄，赤白带下，流注肿毒。胡枝子：甘、微苦，平；归心、肝经。润肺清热，利水通淋，止血；用于肺热咳嗽，百日咳，鼻衄，淋病。胡枝子花：甘，平。清热止血，润肺止咳；用于便血，肺热咳嗽。

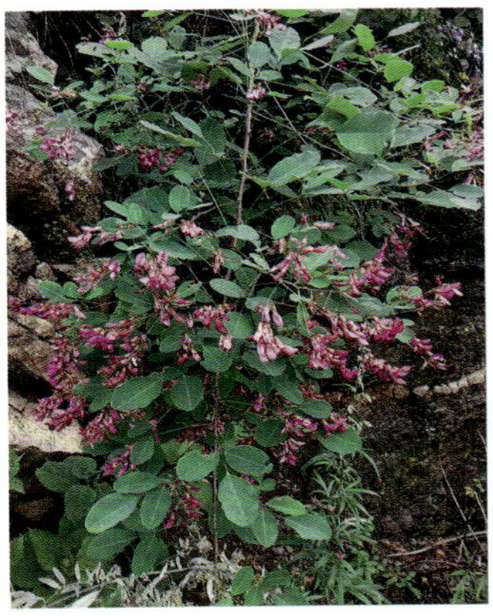
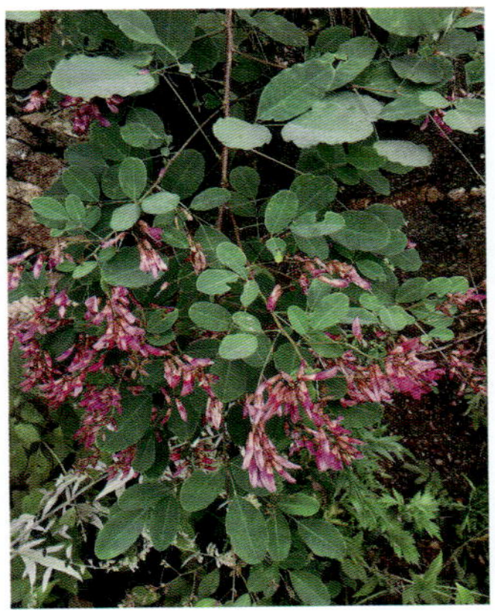
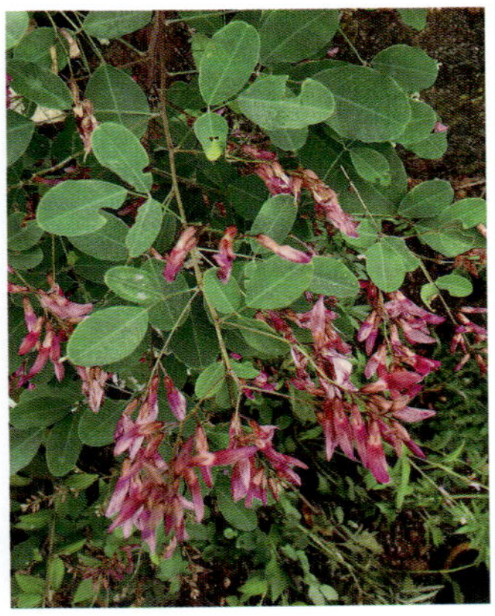
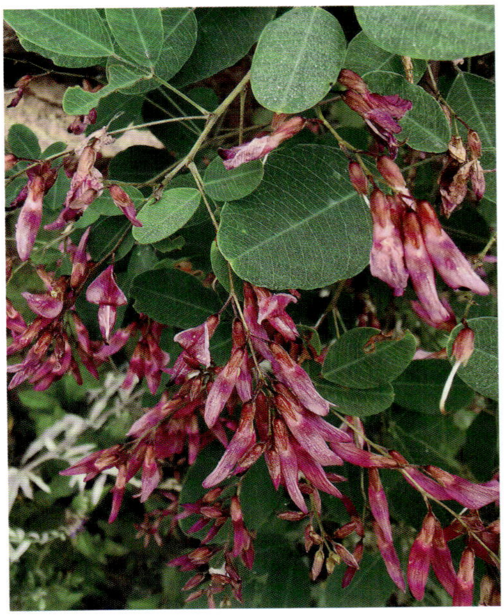
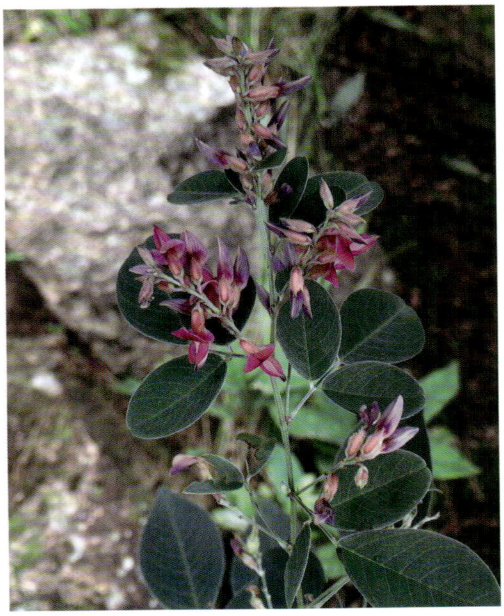

尖叶铁扫帚

【基　　原】豆科胡枝子属尖叶铁扫帚 *Lespedeza juncea*（L.f.）Pers.

【别　　名】尖叶胡枝子、小叶牛子棵。

【形态特征】落叶小灌木。茎：全株被伏毛，分枝或上部分枝呈扫帚状。叶：羽状复叶，小叶 3；小叶倒披针形、线状长圆形或狭长圆形，先端稍尖或钝圆，有小刺尖，基部渐狭，边缘稍反卷，上面近无毛，下面密被伏毛；托叶线形。花：总状花序腋生，有花数朵；苞片及小苞片卵状披针形或狭披针形；花萼狭钟状，5 深裂，裂片披针形，先端锐尖，外面被白色状毛；花冠白色或淡黄色，带紫斑，旗瓣、翼瓣与龙骨瓣近等长，有时翼瓣稍短。果：荚果宽卵形，两面被毛。花果期 6—10 月。

【生境分布】生于山地灌木林下。分布于我国华北、东北、华中及浙江、福建、四川等地。

【药用部位（药材名称）及采收加工】全草或根（尖叶铁扫帚、夜关门）。9—10 月采收，鲜用或晒干。

【临床应用】苦、涩，凉；归肺、肝、肾经。补肾涩精，健脾利湿，祛痰止咳，清热解毒；用于肾虚，遗精，遗尿，尿频，白浊，带下，泄泻，痢疾，水肿，小儿疳积，咳嗽气喘，跌打损伤，目赤肿痛，痈疮肿毒，毒虫咬伤。

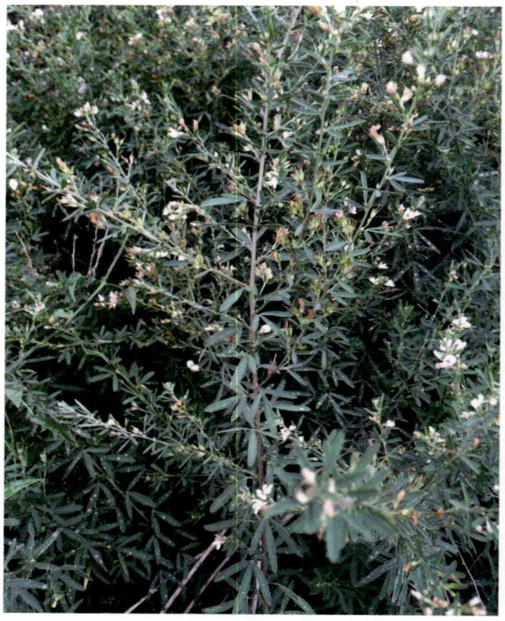

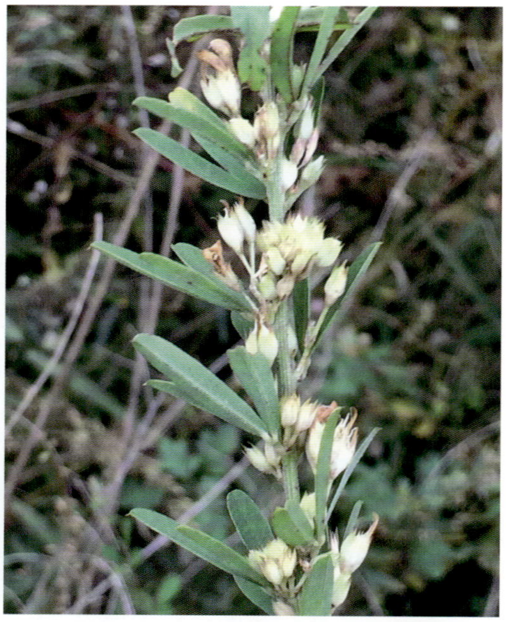

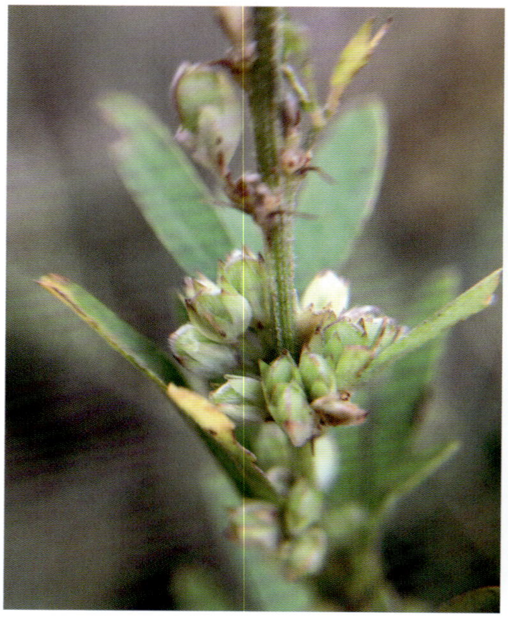

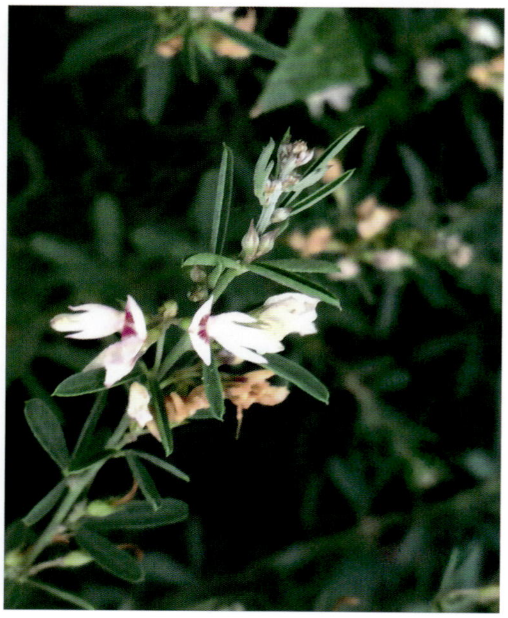

【基　　原】豆科胡枝子属截叶铁扫帚 *Lespedeza cuneata*（Dum.–Cours.）G. Don

【别　　名】夜关门。

【形态特征】形态特征与植物“尖叶铁扫帚”相似。两者的主要区别：截叶铁扫帚的总花梗极短，花序短于叶，叶先端截形，微凹；尖叶铁扫帚的花序长于叶，叶先端急尖，不凹。

【生境分布】生于山坡、路旁等处。分布于我国华中及河北、陕西、甘肃、山东、广东、四川、云南、西藏等地。

【药用部位（药材名称）及采收加工】根和全株（铁扫帚、夜关门）。夏秋季挖根及全株，洗净切碎，鲜用或晒干。

【临床应用】苦、涩，凉；归肺、肝、肾经。补肾涩精，健脾利湿，祛痰止咳，清热解毒；用于肾虚，遗精，遗尿，尿频，白浊，带下，泄泻，痢疾，水肿，小儿疳积，咳嗽气喘，跌打损伤，目赤肿痛，痈疮肿毒，毒虫咬伤。

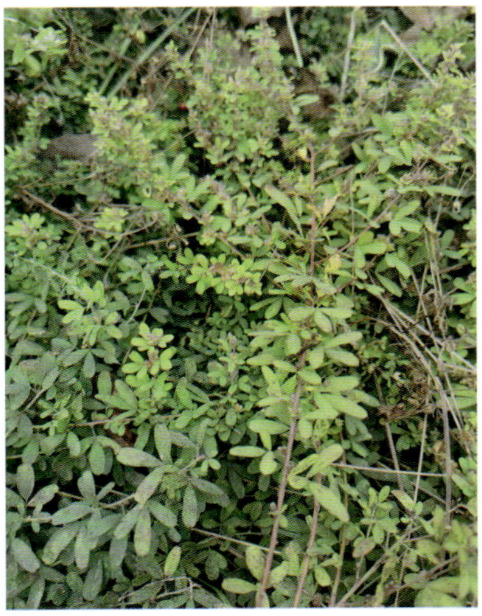

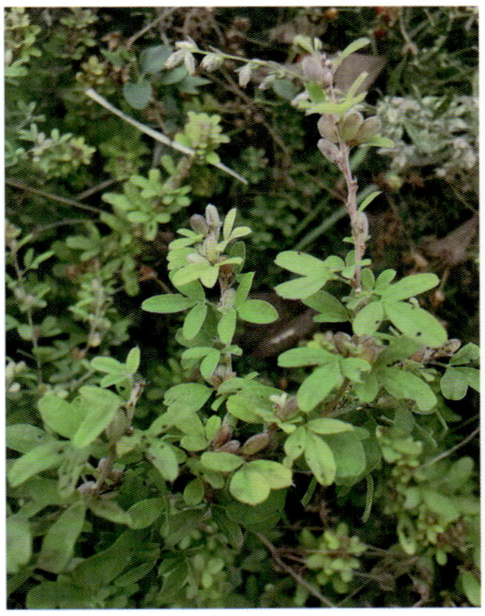

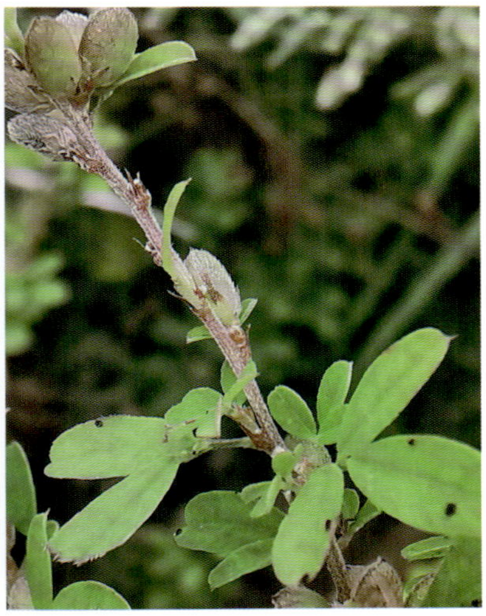

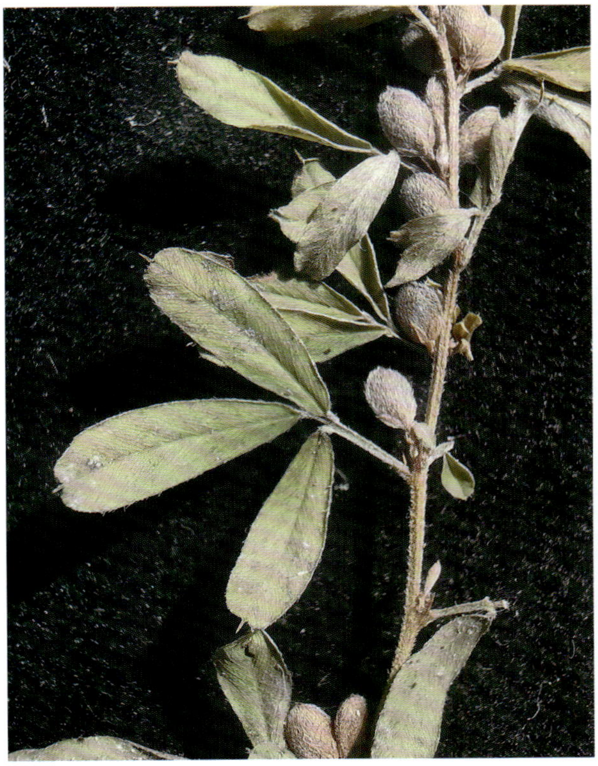

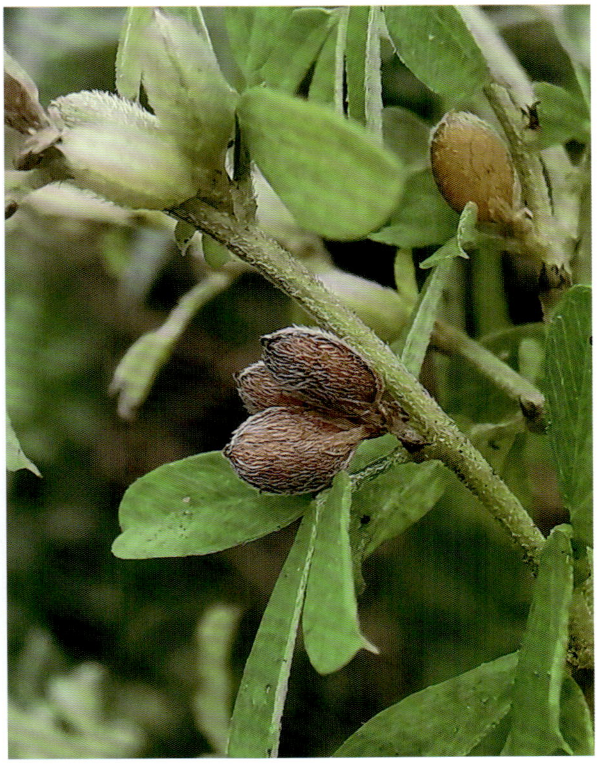

美丽胡枝子

【基　　原】豆科胡枝子属美丽胡枝子 *Lespedeza Formosa*（Vog.）Koehne

【别　　名】马扫（拂）帚、毛胡枝子。

【形态特征】形态特征与植物“胡枝子”相似。两者的主要区别：胡枝子的萼裂不过半，旗瓣长超过龙骨瓣；美丽胡枝子的萼裂过半、裂片长，旗瓣短于龙骨瓣（犹如地包天的样子）。

【生境分布】生于山坡林下、杂草丛中。分布于我国华北、华东、西南、华南等地。

【药用部位（药材名称）及采收加工】茎叶（美丽胡枝子）、根（美丽胡枝子根）、花（美丽胡枝子花）。美丽胡枝子：春至秋季采收。美丽胡枝子根：全年可采。美丽胡枝子花：秋季采收。

【临床应用】美丽胡枝子：苦，平；用于小便不利。美丽胡枝子根：苦，平。清肺热，祛风湿，散瘀血；用于肺痈，风湿疼痛，跌打损伤。美丽胡枝子花：苦，平。清热凉血；用于肺热咳血，便血。

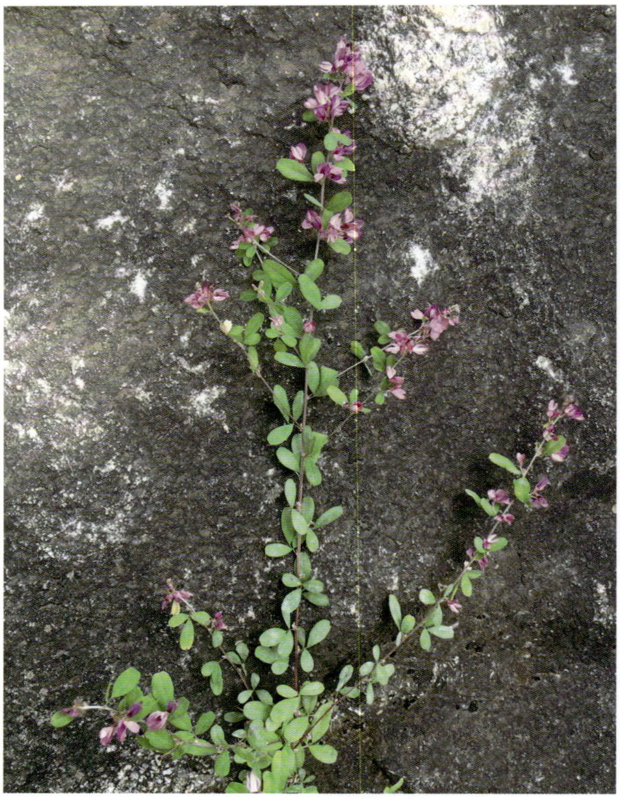

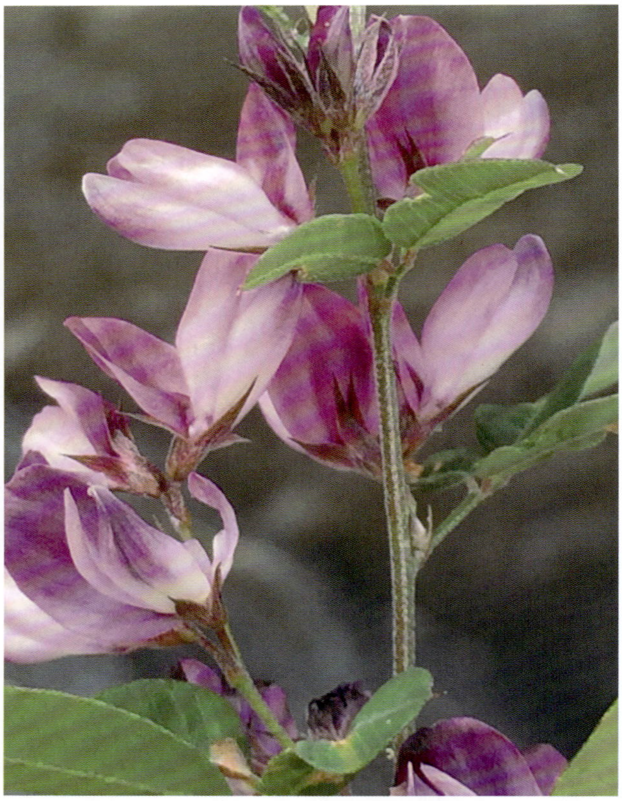

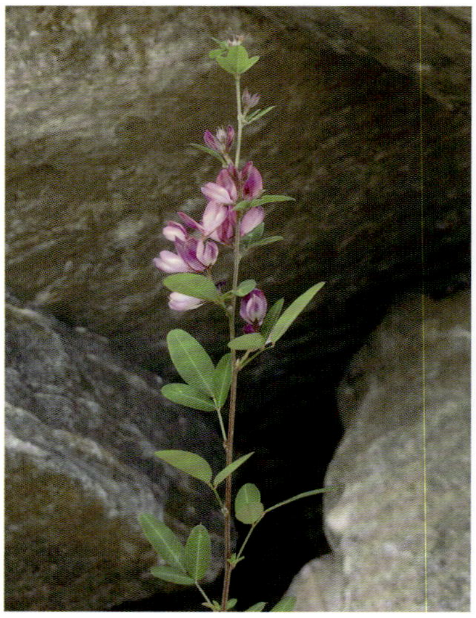

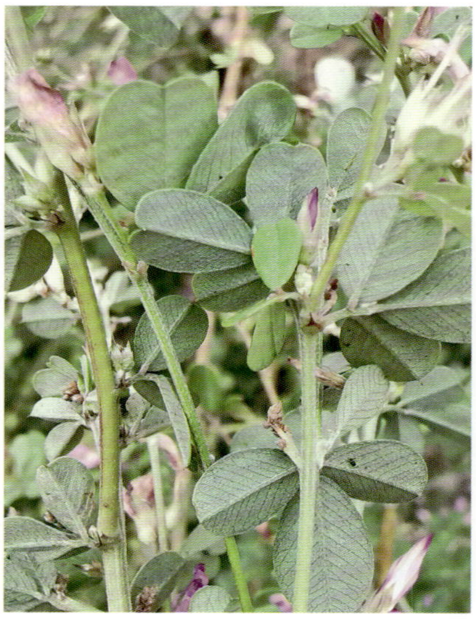

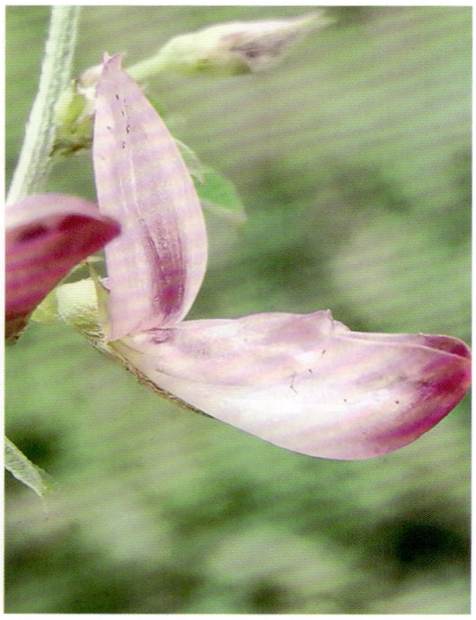

绒毛胡枝子

【基　　原】豆科胡枝子属绒毛胡枝子 *Lespedeza tomentosa*（Thunb.）Sieb. ex Maxim.

【别　　名】山豆花。

【形态特征】多年生草本状灌木。茎：全株有白色柔毛，枝有细棱。叶：羽状复叶；小叶 3，卵圆形或卵状椭圆形，先端圆形，有短刺尖，基部钝圆；托叶 2，线形。花：总状花序顶生或腋生，总状花序比叶长；萼 5 深裂，裂片披针形，裂片长超过花冠一半；小苞片条状披针形；花冠淡黄色，旗瓣椭圆形，比翼瓣短或等长，中央稍带紫斑纹，翼瓣长圆形，龙骨瓣比翼瓣等长。果：荚果倒卵形，先端有短喙。花果期 6—10 月。

【生境分布】生于荒山、荒地、草原、灌丛。分布于我国华北、东北、华中、华东、西南等地。

【药用部位（药材名称）及采收加工】根（小雪人参、山豆花）。秋季采收，洗净，切片，晒干。

【临床应用】甘、微淡，平；归脾经。健脾补虚，清热利湿，活血调经；用于虚劳，血虚头晕，水肿，腹水，痢疾，经闭，痛经。

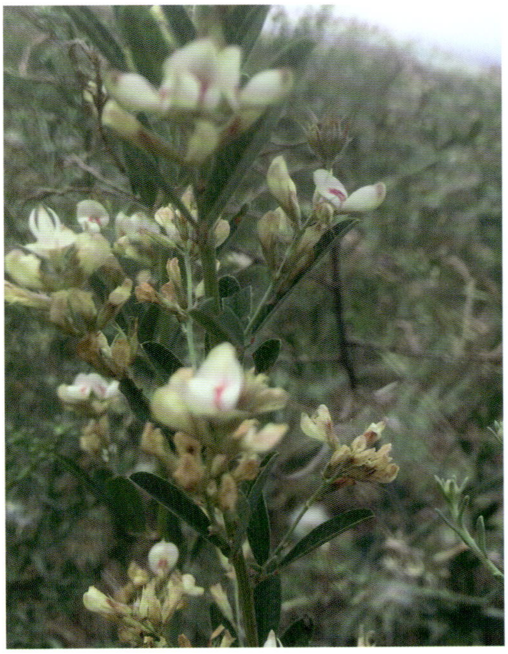
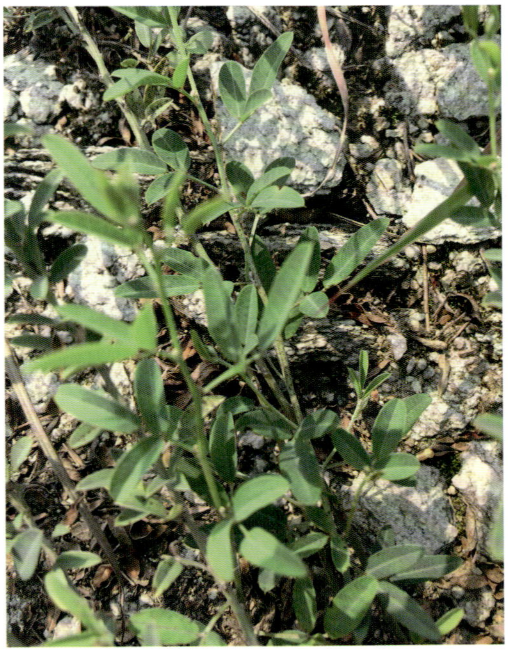
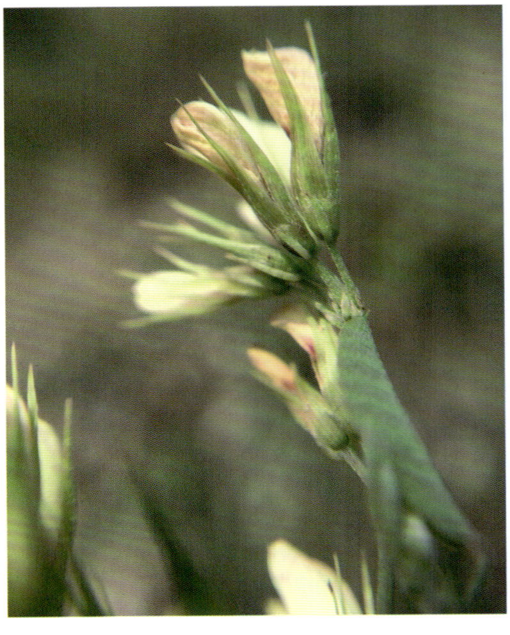
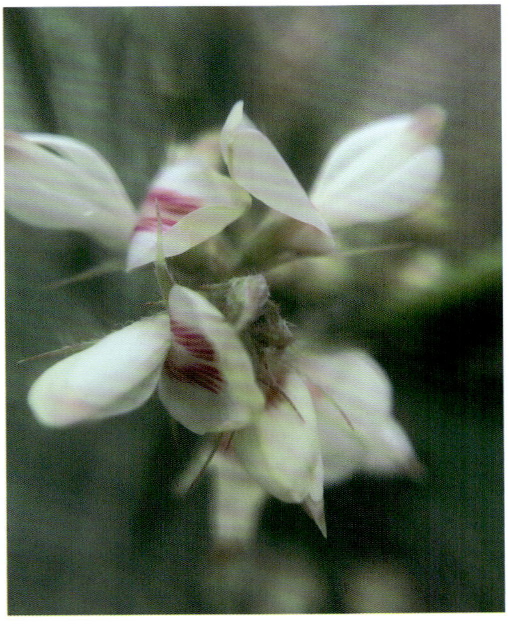

兴安胡枝子

【基　　原】豆科胡枝子属兴安胡枝子 *Lespedeza daurica*（Laxm.）Schindl.

【别　　名】达呼尔（达乌里、毛果）胡枝子。

【形态特征】形态特征与植物“绒毛胡枝子”相似。两者的主要区别：绒毛胡枝子的总状花序比叶长，全株被白色柔毛；兴安胡枝子的总状花序比叶短，全株稍被柔毛。

【生境分布】生于山坡、草地、路旁、沙质地等处。分布于我国华北及吉林、辽宁、陕西、宁夏、甘肃、云南等地。

【药用部位（药材名称）及采收加工】全草或根（枝儿条）。夏秋季采挖，切段，晒干。

【临床应用】辛，温；归肺经。解表散寒；用于感冒发烧，咳嗽。

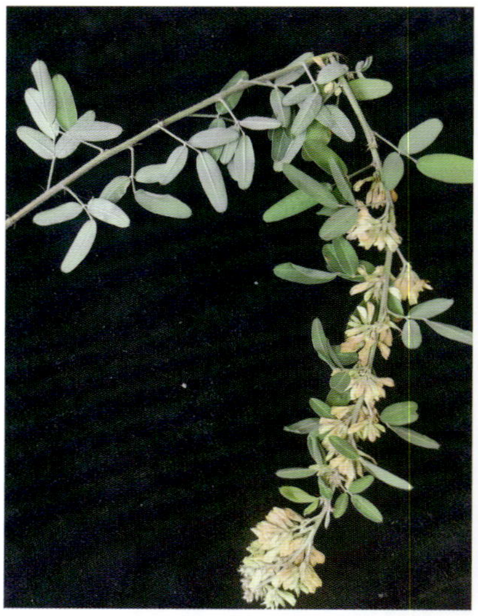

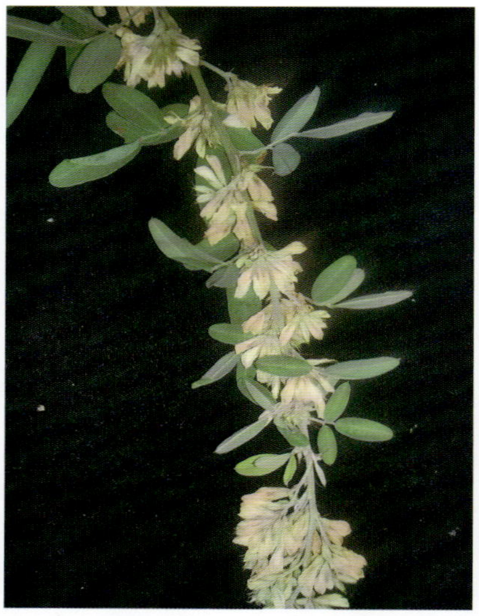

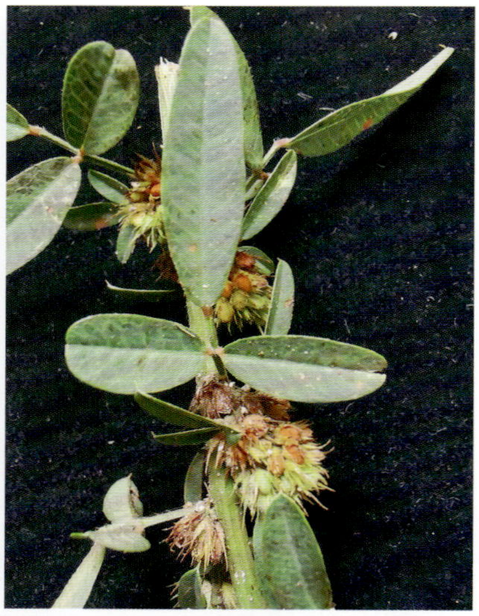

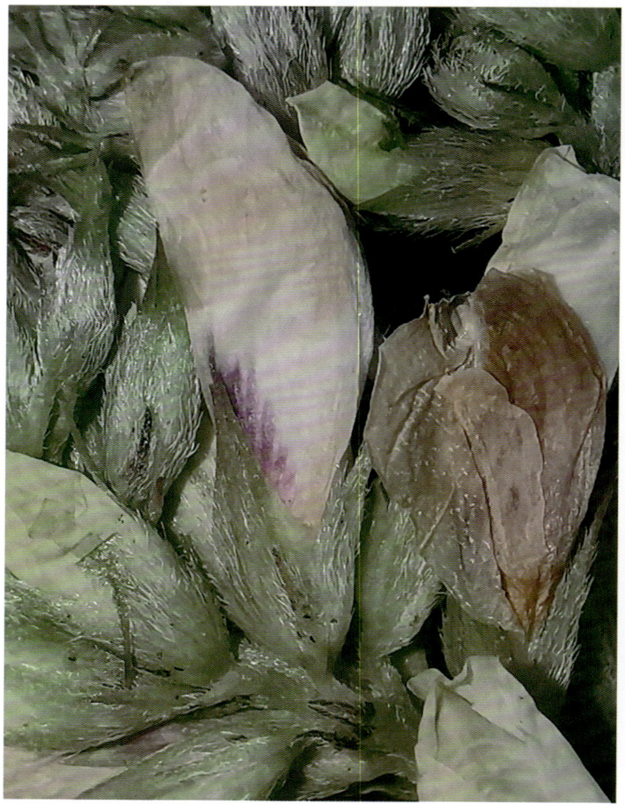

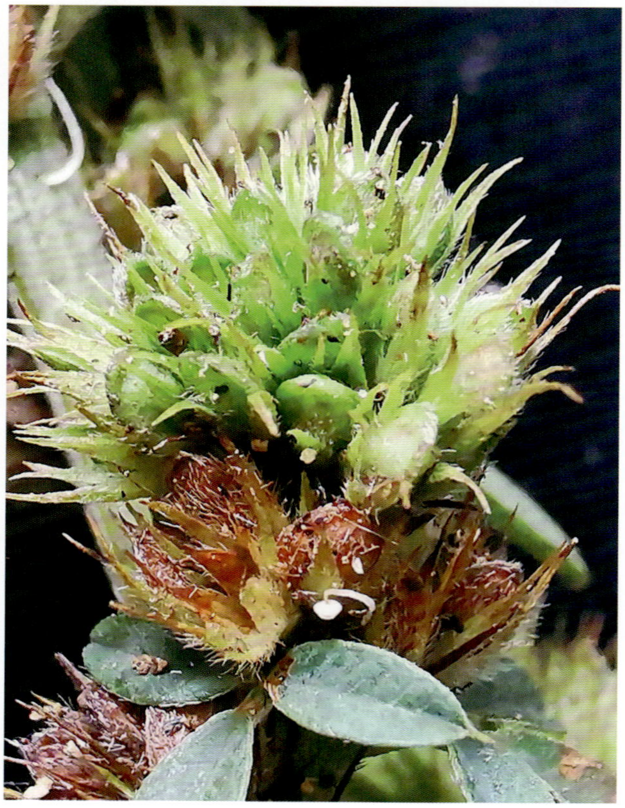

杭子梢

【基　　原】豆科杭子梢属杭子梢 *Campylotropis macrocarpa*（Bge.）Rehd.

【别　　名】杭（芫）子梢。

【形态特征】落叶灌木。茎：嫩枝和幼枝密被白色短柔毛，老枝无毛。叶：三出复叶，互生；顶端小叶矩圆形或椭圆形，先端圆或微凹，有短尖，基部圆形，上面无毛，网脉明显，下面有淡黄色柔毛；侧生小叶较小；托叶披针形。花：总状或圆锥花序，顶生或腋生；苞片卵状披针形，早落或花后逐渐脱落，每苞片内有花1朵；花冠蝶形，紫红色或近粉红色；花梗细长，近花萼处有关节；花萼宽钟形，萼齿4。果：荚果斜椭圆形，具网纹。花果期4—9月。

【生境分布】生于山坡、灌丛、林缘、山谷沟边、林中。分布于我国西南、华东、华中及河北、山西、陕西、甘肃、福建、广西等地。

【药用部位（药材名称）及采收加工】根或枝叶（壮筋草）。夏秋季采挖根部或采收枝叶，洗净，切片或切段，晒干。

【临床应用】苦、微辛，平；归肝、脾经。疏风解表，舒筋活血；用于风寒感冒，痧症，肾炎水肿，肢体麻木，半身不遂。

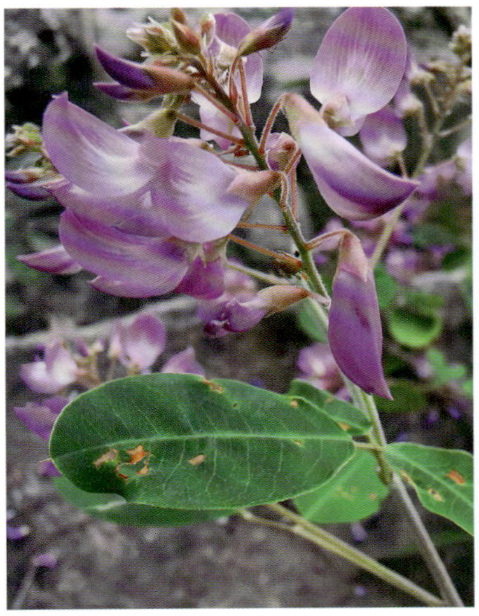

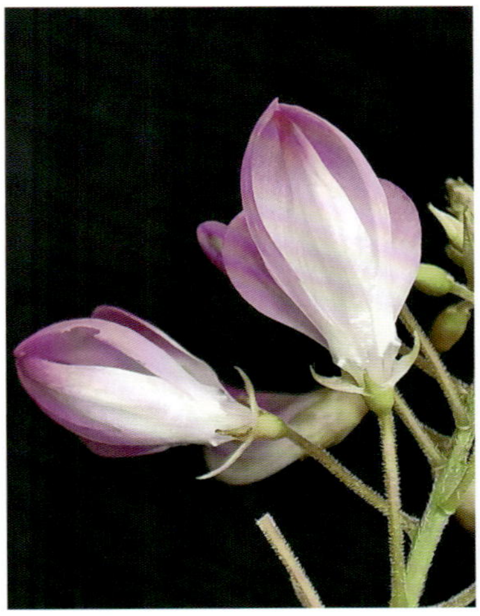

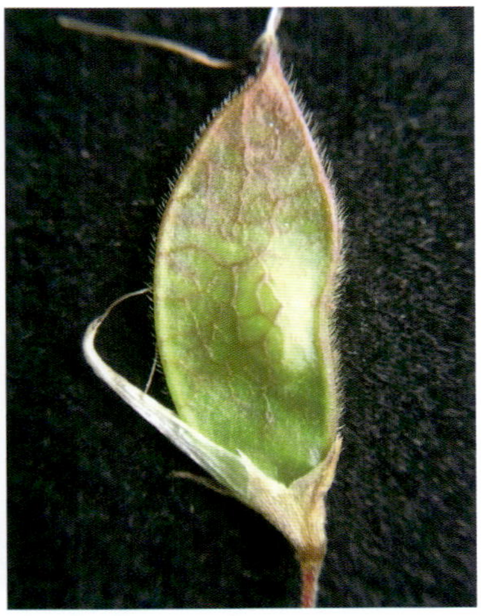

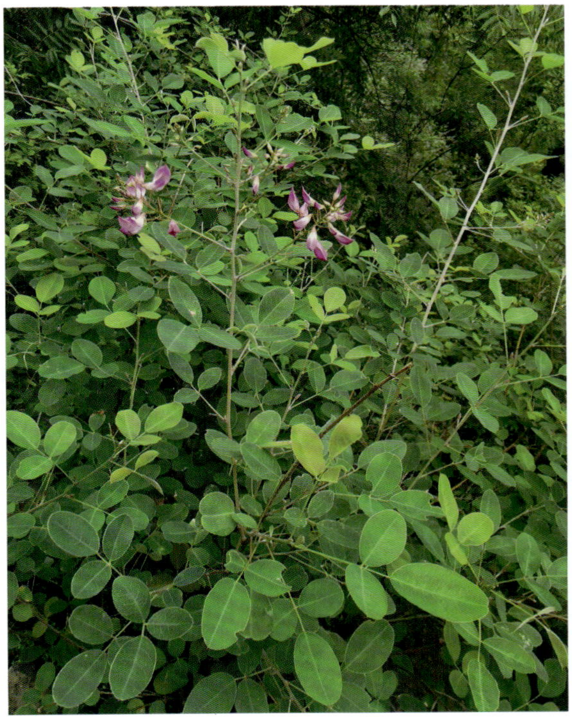

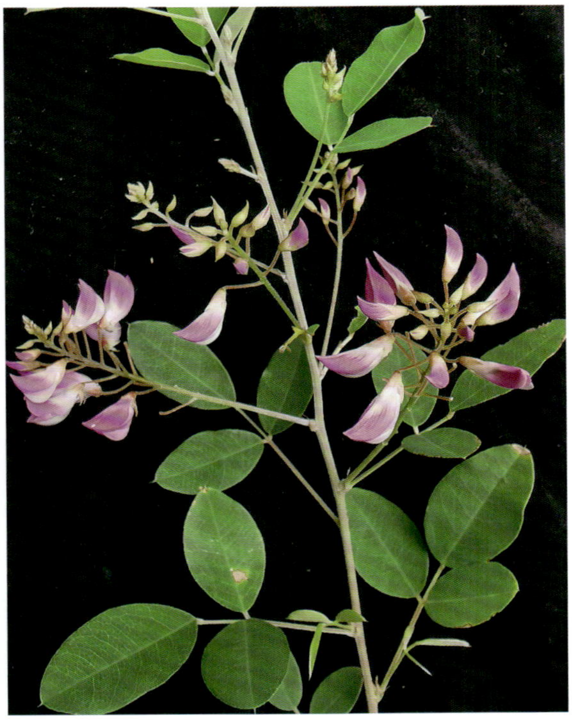

酢浆草

【基　　原】酢浆草科酢浆草属酢浆草 *Oxalis corniculata* L.

【别　　名】酸浆草、酸酸草、斑鸠酸、三叶酸、酸咪咪。

【形态特征】多年生草本。茎：茎细长柔弱，多分枝，褐色或淡紫色，匍匐或斜生，匍匐茎节上生根；全株被柔毛。叶：叶基生或在茎上互生，掌状3小叶，叶柄红紫色；托叶小，长圆形或卵形，边缘密被长柔毛；小叶倒心形，先端凹入，基部宽楔形，两面被柔毛或表面无毛，沿脉被毛较密，边缘具贴伏缘毛，近无柄。花：花单生或数朵集为伞形花序，腋生，总花梗紫红色，与叶柄近等长；萼片5，披针形或长圆状披针形，背面和边缘被柔毛；花瓣5，黄色，长圆状倒卵形，先端圆；雄蕊10，柱头5裂。果：蒴果长圆柱形，具5棱，疏具柔毛。种子：扁平，长卵形，黑褐色或红棕色，具横向网纹。花果期6—9月。

【生境分布】生于山坡林下、山沟、田边、路边、草地、河谷沿岸、荒地等处。分布于全国各地。

【药用部位（药材名称）及采收加工】全草（酢浆草）。7—9月采收，鲜用或晒干。

【临床应用】酸，寒；归肝、肺、膀胱经。清热利湿，凉血散瘀，解毒消肿；用于湿热泄泻，痢疾，黄疸，淋证，赤白带下，麻疹，吐血，衄血，月经不调，咽喉肿痛，疔疮痈肿，疥癣，痔疾，跌打损伤，烫火伤，蛇虫咬伤。

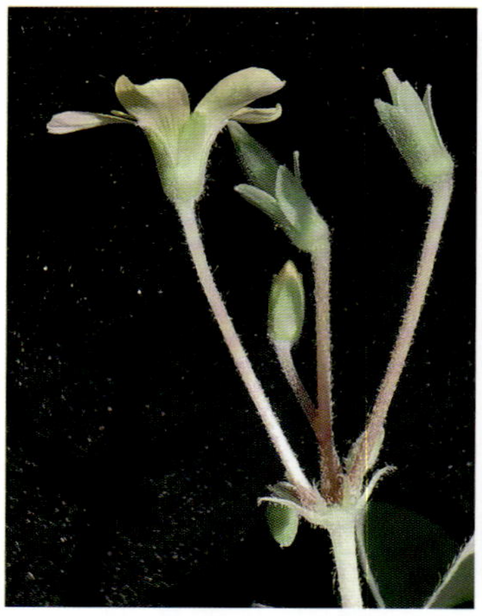
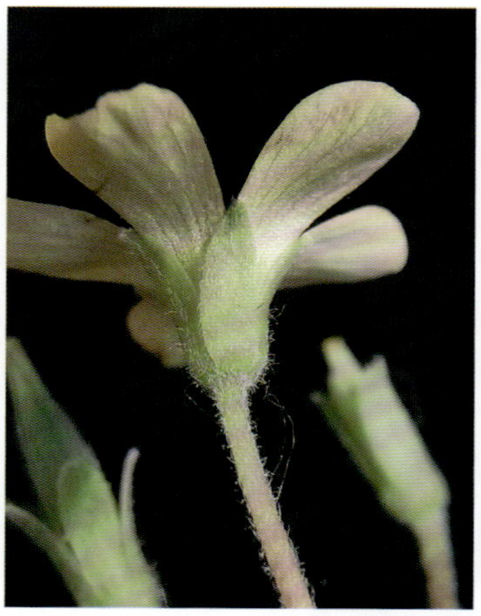
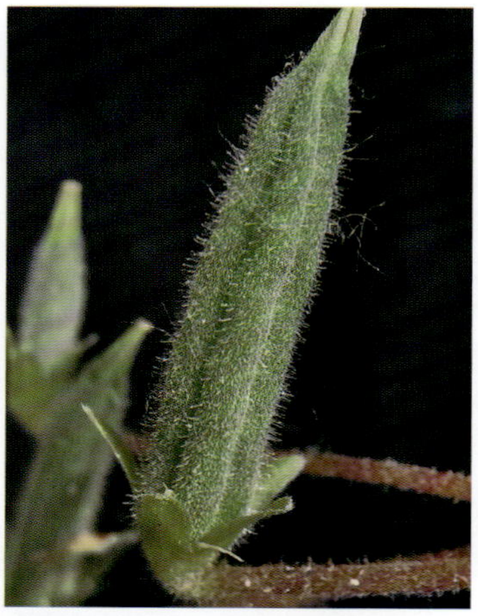
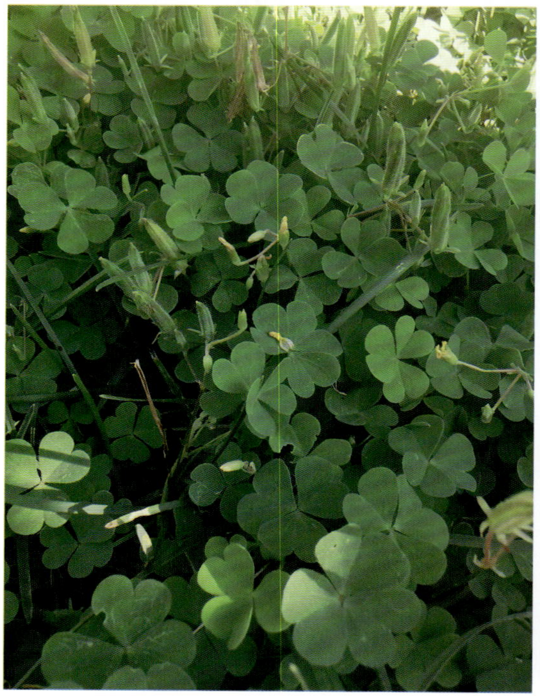
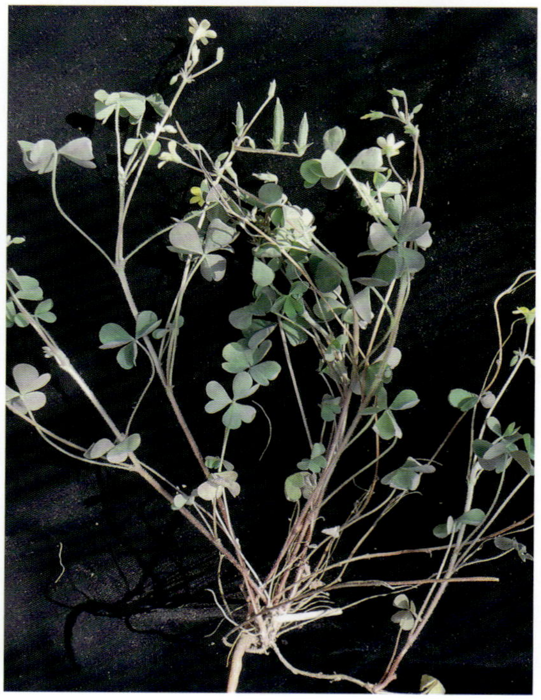

直酢浆草

【基　　原】酢浆草科酢浆草属直酢浆草 *Oxalis corniculata* L.var.*stricta*（L.）Huang et L.R.Xu

【别　　名】酸溜溜、直立酢浆草。

【形态特征】形态特征与植物“酢浆草”相似。两者的主要区别：直酢浆草的茎直立，不分枝或少分枝，无托叶或托叶不明显；酢浆草的茎柔弱，常平卧，着地的节上生不定根，茎分枝多，托叶长圆形，与叶柄贴生。

【生境分布】生于林下、沟谷潮湿处等处。分布于我国东北、华北及河南等地。

【药用部位（药材名称）及采收加工】均同植物“酢浆草”项下。

【临床应用】同植物“酢浆草”项下。

【备　　注】直酢浆草为植物“酢浆草 *Oxalis corniculata* L.”的变种。

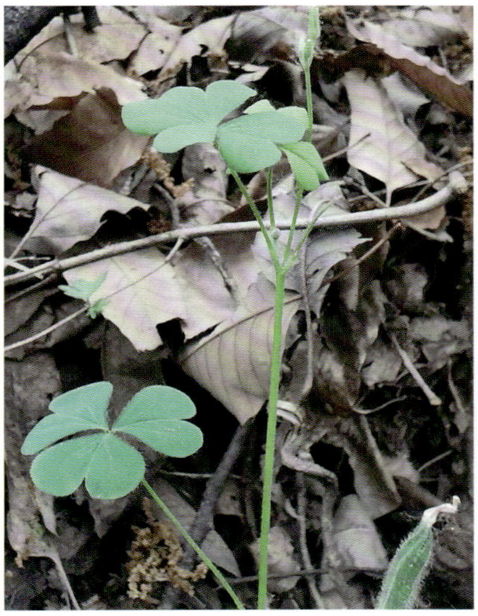
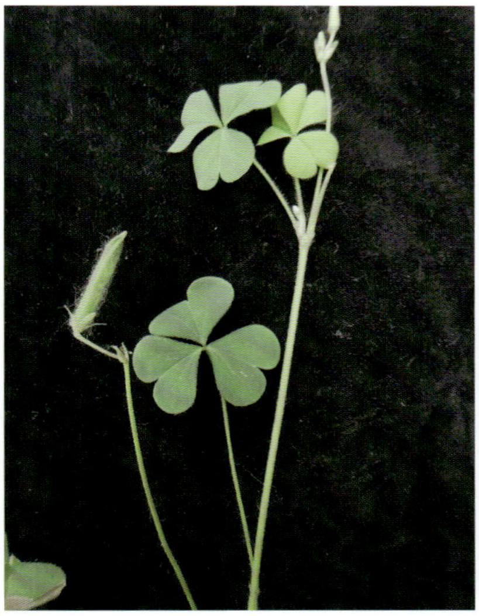
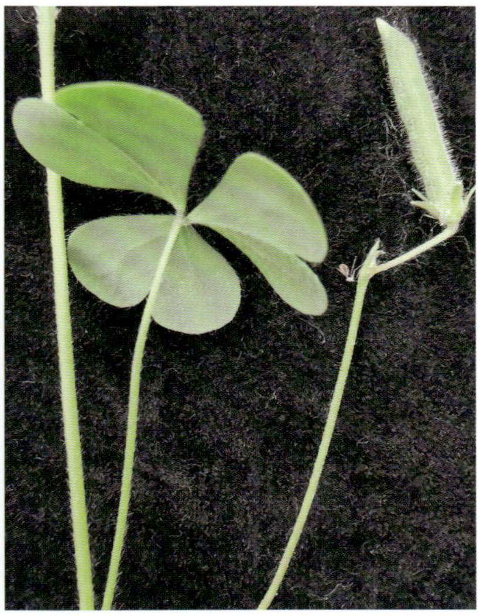
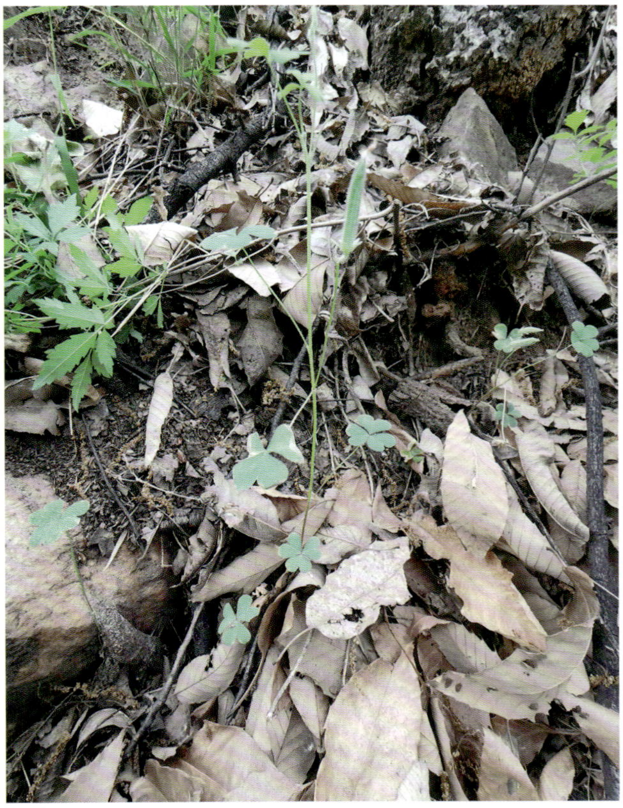
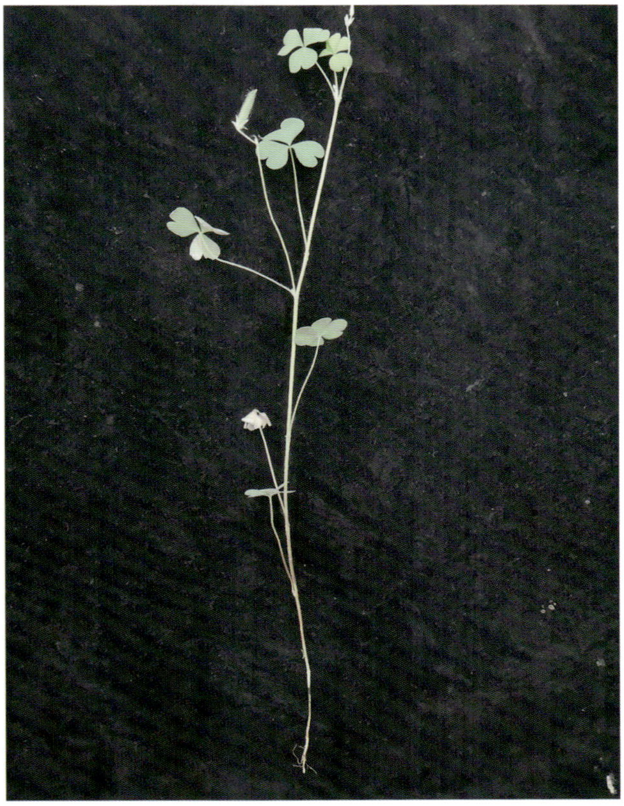

老鹳草

【基　　原】牻牛儿苗科老鹳草属老鹳草 *Geranium wilfordii* Maxim.

【别　　名】短嘴老鹳草、鸭脚草、老官（贯）草、五瓣花、五齿耙、老鸹（鹳、鸦）嘴、老鸹筋等。

【形态特征】多年生草本。**根：**须根。**茎：**根状茎直伸，粗壮；茎直立，下部稍匍匐，单一，具棱槽，被倒向短柔毛。**叶：**茎生叶对生；基生叶和茎下部叶常3深裂，中央裂片稍大，卵状菱形，边缘有缺刻或浅裂，顶端尖，两面有毛；茎顶部叶宽三角形，3深裂；托叶卵状三角形。**花：**花成对生于叶腋，花梗细；萼片5，倒卵形或卵状椭圆形，先端具芒，3脉，背面沿脉和边缘被短柔毛；花瓣5，白色或淡红色，倒卵形，具深红色纵脉；雄蕊10，花丝淡棕色，基部扩展部分被缘毛；花柱5，联合成喙状，极短或不明显。**果：**蒴果，成熟时自下向上开裂。**种子：**黑褐色，长圆形，具细网状隆起。花果期6—10月。

【生境分布】生于山坡草丛、路边、林下。分布于我国东北、华北、华东、华中及陕西、甘肃、四川等地。

【药用部位（药材名称）及采收加工】地上部分（老鹳草、短嘴老鹳草）。夏秋季果实近成熟时采割地上部分，晒干。

【临床应用】辛、苦，平；归肝、肾、脾经。祛风湿，通经络，止泻痢；用于风湿痹痛，麻木拘挛，筋骨酸痛，泄泻痢疾。

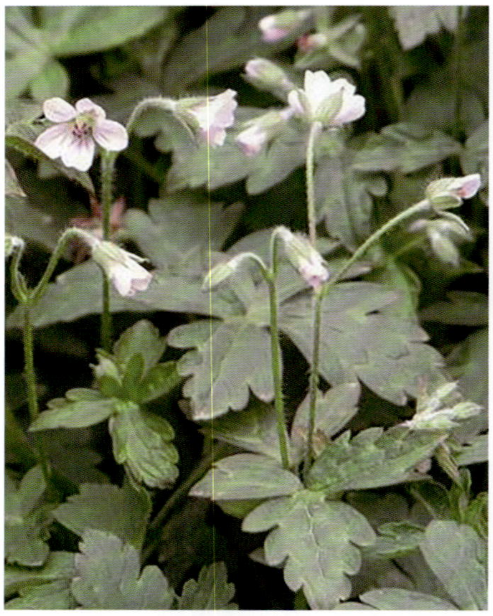
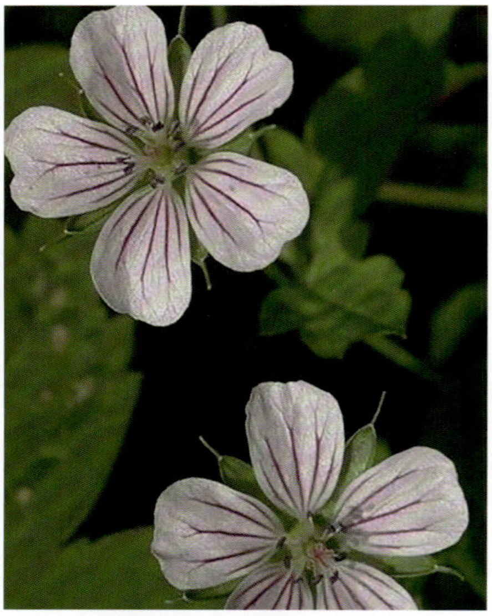
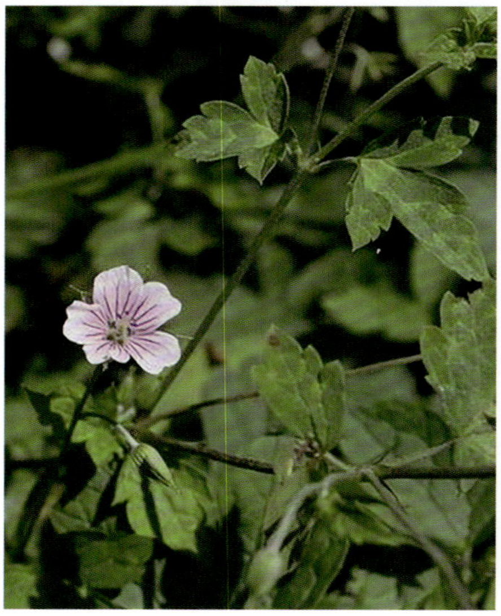
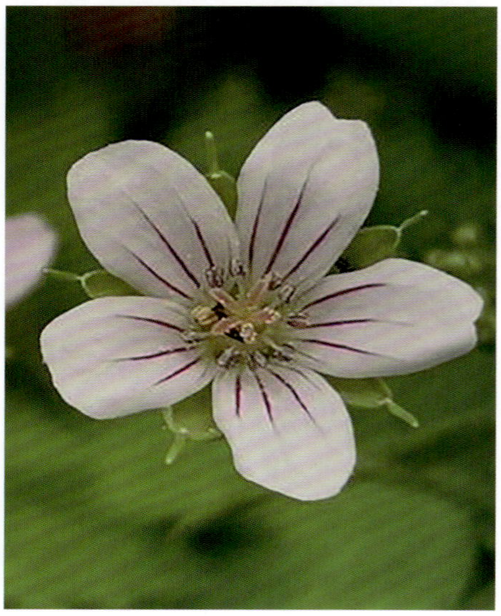

【基　　原】牻牛儿苗科老鹳草属毛蕊老鹳草 *Geranium platyanthum* Duthie

【别　　名】无。

【形态特征】多年生草本。**茎：**根状茎粗短；茎直立，单一，向上分枝或不分枝，有倒生白毛。**叶：**茎生叶互生，肾状五角形，掌状5中裂或略深，裂片菱状卵形，边缘有缺刻或粗齿，上面有长伏毛，下面脉上疏生长柔毛；基生叶有长柄，长2～3倍于叶片，密生长硬毛；茎生叶柄向上渐短，茎顶部叶无柄。**花：**聚伞花序顶生或腋生，总花梗具2～4花；萼片5，卵状椭圆形，有密腺毛；花瓣5，淡蓝紫色；雄蕊10；花柱有毛，先端5裂。**果：**蒴果，有微毛。**种子：**种子肾圆形，灰褐色，具微凹小点。花果期7—9月。

【生境分布】生于林缘湿地、灌丛、山坡草地等处。分布于我国东北、西北及河北、山西、河南、湖北、四川等地。

【药用部位（药材名称）及采收加工】全草（毛蕊老鹳草）。8—9月采收，除去泥沙，晒干。

【临床应用】辛，微温；归肝、脾经。疏风通络，强筋健骨；用于风寒湿痹，关节疼痛，肌肤麻木，肠炎，痢疾。

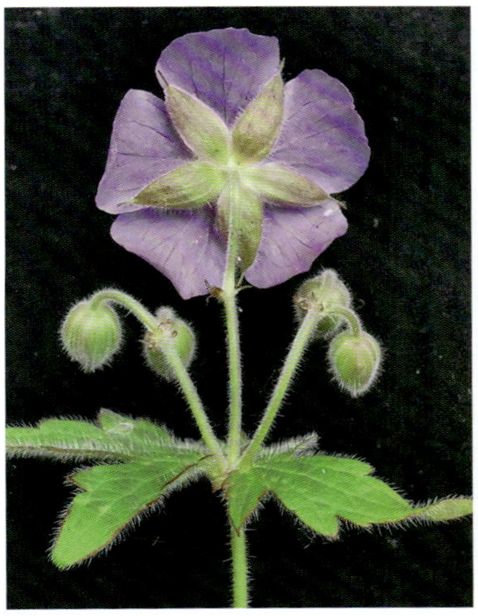
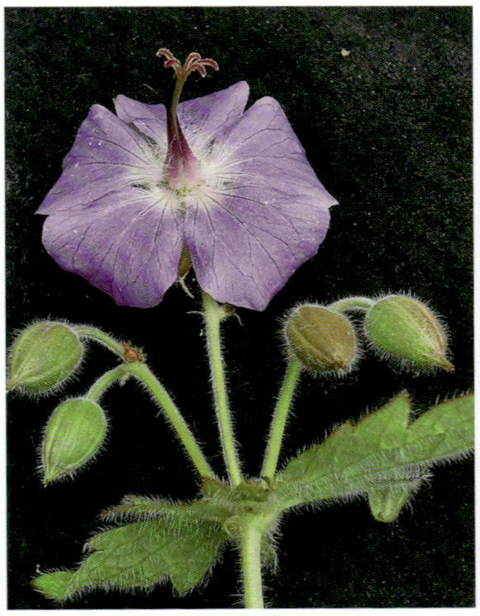
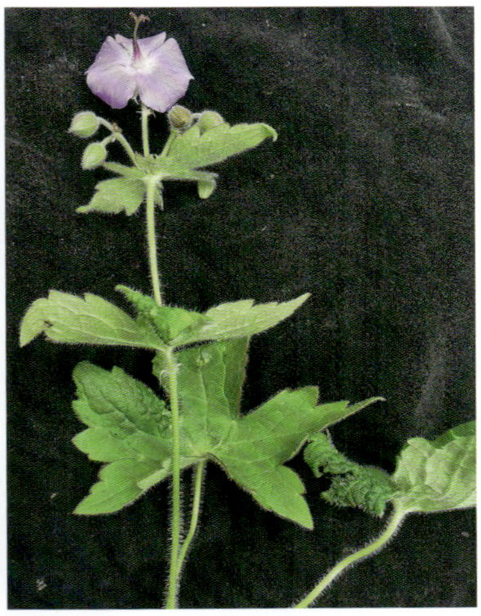
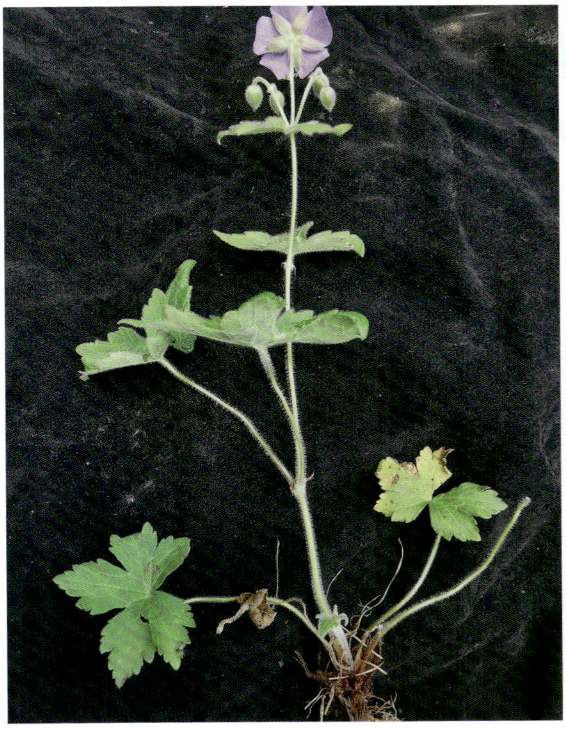
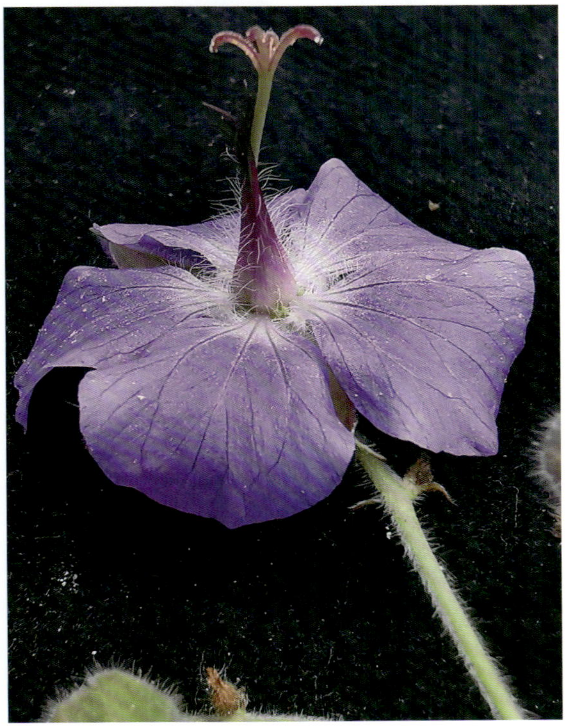

鼠掌老鹳草

【基　　原】牻牛儿苗科老鹳草属鼠掌老鹳草 *Geranium sibiricum* L.

【别　　名】鼠掌草、西伯利亚老鹳草、白毫花、风露草。

【形态特征】多年生草本。根：根直伸，侧根细长。茎：茎细长，伏卧或斜升，多分枝，疏被倒生短毛。叶：叶对生；基生叶和茎下部叶有长柄，柄具倒生柔毛或伏毛；托叶披针形；基生叶早枯萎，与茎生叶同形，肾状五角形，基部宽心形，掌状5深裂，裂片倒卵形或狭倒卵形，基部楔形，上部羽状分裂或具齿状深缺刻；茎上部叶3深裂，两面疏被伏毛，下面沿脉毛较密。花：花常单个腋生；花柄丝状，具倒生柔毛或伏毛，近中部具2披针形苞片，有倒生微柔毛，果期向一侧弯曲；萼片长圆状披针形，边缘膜质；花瓣淡红色或白色带紫色脉纹。果：蒴果，具微柔毛。种子：种子具细网状隆起。花果期6—10月。

【生境分布】生于河岸、湿地、山林下、林旁、路边、山地。分布于我国东北、华北、西北及湖北、四川、西藏等地。

【药用部位（药材名称）及采收加工】地上部分或全草（老鹳草）。夏秋季果实将成熟时，割取地上部分或将全株拔起，去净泥土和杂质，晒干。

【临床应用】苦、微辛，平；归脾、膀胱经。祛风通络，活血，清热利湿；用于主风湿痹痛，肌肤麻木，筋骨酸楚，跌打损伤，泄泻痢疾，疮毒。

【编者之见】按《药典》，中药材“老鹳草”的基原包括牻牛儿苗、老鹳草和野老鹳草。鼠掌老鹳草的地上部分或全草并非“老鹳草”正品。

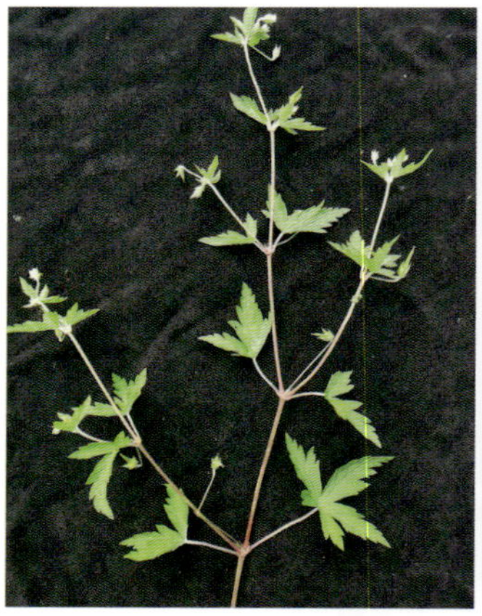
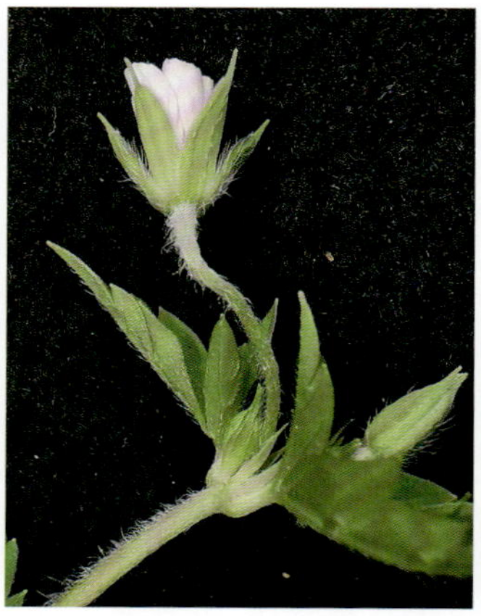
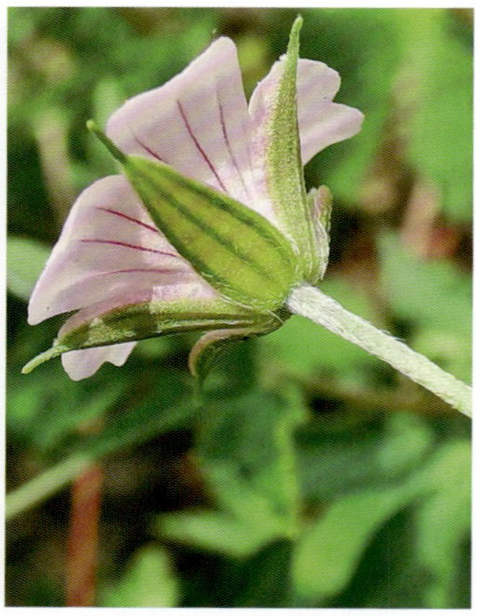
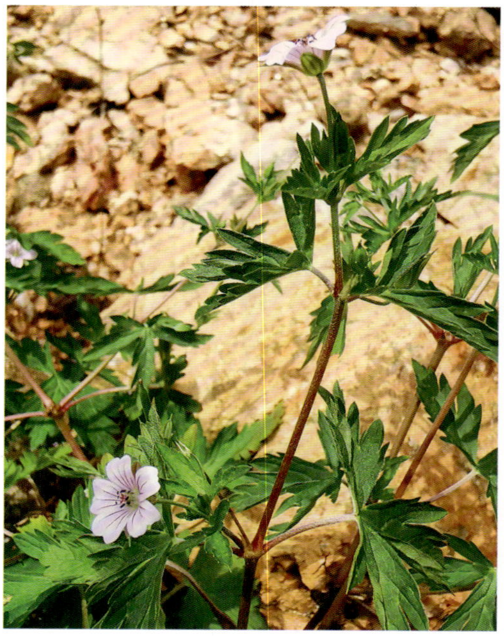
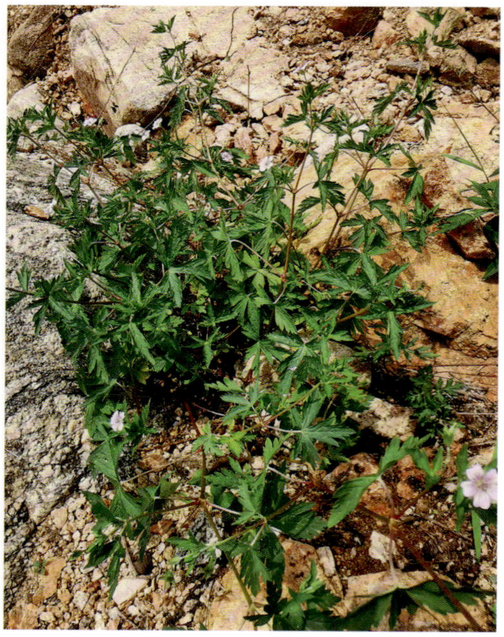

野老鹳草

【基　　原】牻牛儿苗科老鹳草属野老鹳草 *Geranium carolinianum* L.

【别　　名】短嘴老鹳草。

【形态特征】多年生草本。**根：**根纤细。**茎：**茎直立或仰卧，单一或多数，具棱角，密被倒向短柔毛。**叶：**基生叶早枯，茎下部叶互生，上部叶对生；茎下部叶具长柄，被倒向短柔毛，上部叶柄渐短；叶片圆肾形，基部心形，掌状 5 ～ 7 裂近基部，裂片楔状倒卵形或菱形，下部楔形、全缘，上部羽状深裂，小裂片条状矩圆形，先端急尖，表面被短伏毛，背面主要沿脉被短伏毛。**花：**花序腋生或顶生，长于叶，被倒生短柔毛和开展的长腺毛，每总花梗具 2 花，顶生总花梗常数个集生，总花梗短或几无梗；苞片钻状，被短柔毛；萼片长卵形或近椭圆形，先端急尖，具尖头，外被短柔毛或沿脉被开展的糙柔毛和腺毛；花瓣淡紫红色，倒卵形，稍长于萼，先端圆形，基部宽楔形；雄蕊稍短于萼片，中部以下被长糙柔毛；雌蕊稍长于雄蕊，密被糙柔毛。**果：**蒴果被短糙毛，果瓣由喙上部先裂向下卷曲。花果期 4—9 月。

【生境分布】生于平原、低山荒坡杂草丛中。分布于我国华东、华中及四川、云南等地。

【药用部位（药材名称）及采收加工】地上部分（老鹳草）。夏秋季果实近成熟时采割，捆成把，晒干。

【临床应用】辛、苦，平；归肝、肾、脾经。祛风湿，通经络，止泻痢；用于风湿痹痛，麻木拘挛，筋骨酸痛，泄泻痢疾。

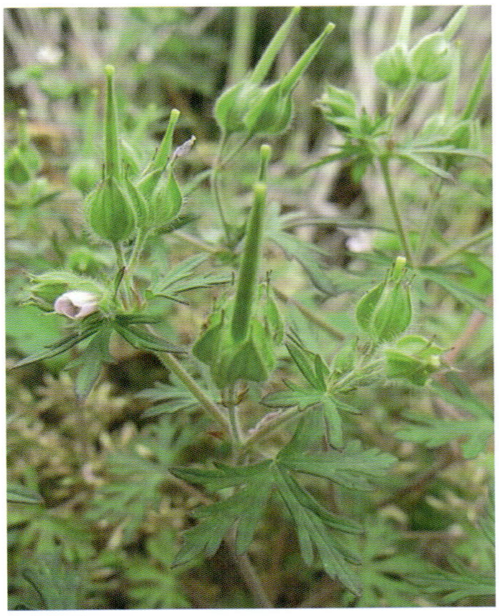
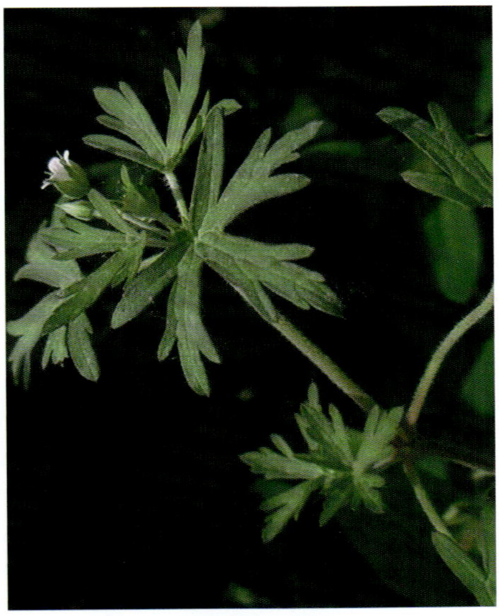
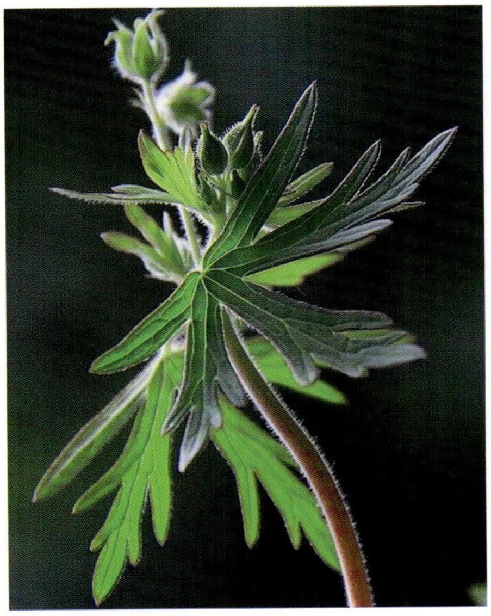
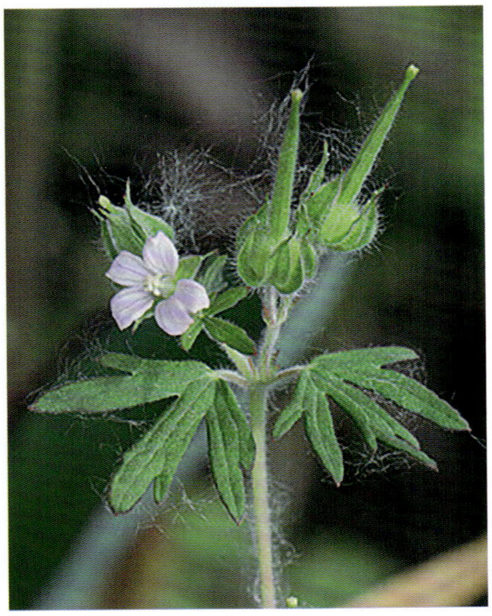

牻牛儿苗

【基　　原】牻牛儿苗科牻牛儿苗属牻牛儿苗 *Enniium stephanianum* Willd.

【别　　名】长嘴老鹳草、太阳花。

【形态特征】1～2年生草本。**根：**根直伸，细圆柱状，棕红色。**茎：**茎下部平铺，上部稍斜升，多分枝，具节，具柔毛。**叶：**叶对生；叶长卵形或长圆状三角形，2回羽状分裂，羽片3～9对，基部下延，小羽片线形，小叶有1～3粗齿，两面具疏柔毛；托叶线状披针形，渐尖，边缘膜质，两面具柔毛。**花：**疏伞花序腋生，常具2～5花；总花梗被毛或无毛；萼片5，长圆形、倒卵形或卵状椭圆形，先端具芒，背面被短柔毛；花瓣5，蓝紫色，倒卵形，具深红色纵脉，基部具白毛，先端钝圆或微凹；雄蕊花丝较短，花丝上部紫红色，花药亮黄色；子房密被银色长硬毛，花柱5，联合成喙状。**果：**蒴果，顶端有长喙，具密而极短的伏毛，成熟时5个果瓣与中轴分离，喙部呈螺旋状卷曲。**种子：**长圆形。花果期4—9月。

【生境分布】生于山坡、河岸沙地、草地、沟边等处。分布于我国东北、华东、西北、华北及河南、山东、湖南、四川等地。

【药用部位（药材名称）及采收加工】地上部分（老鹳草）。夏秋季果实将成熟时采收，晒干。

【性味归经】辛、苦，平；归肝、肾、脾经。祛风湿，通经络，止泻痢；用于风湿痹痛，麻木拘挛，筋骨酸痛，泄泻痢疾。

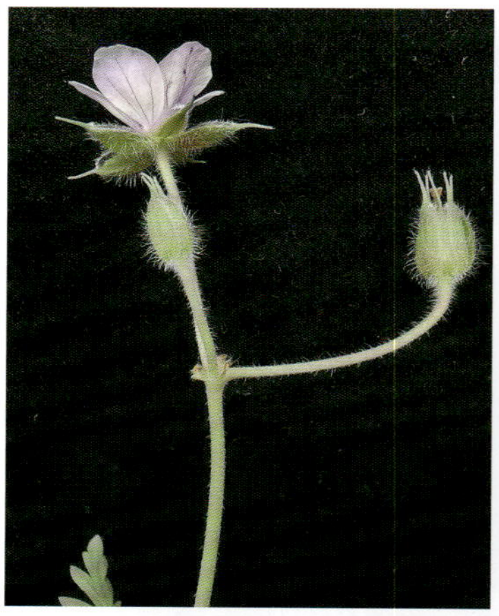
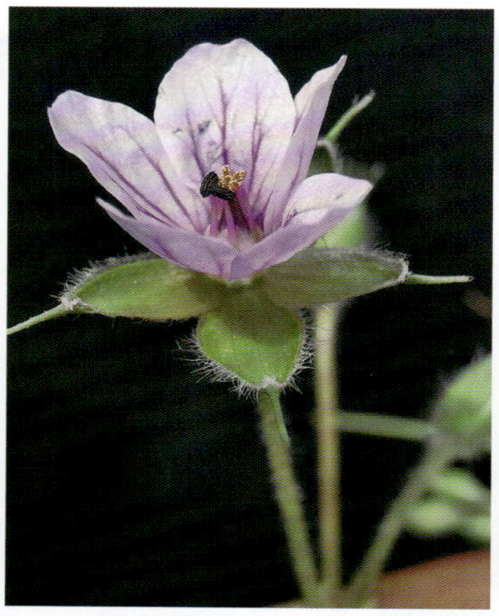
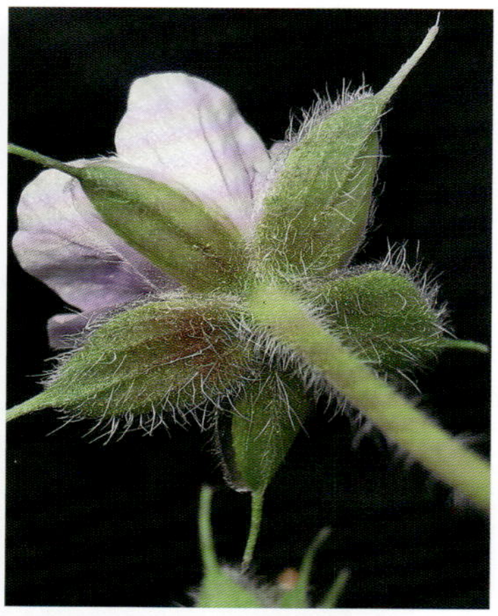
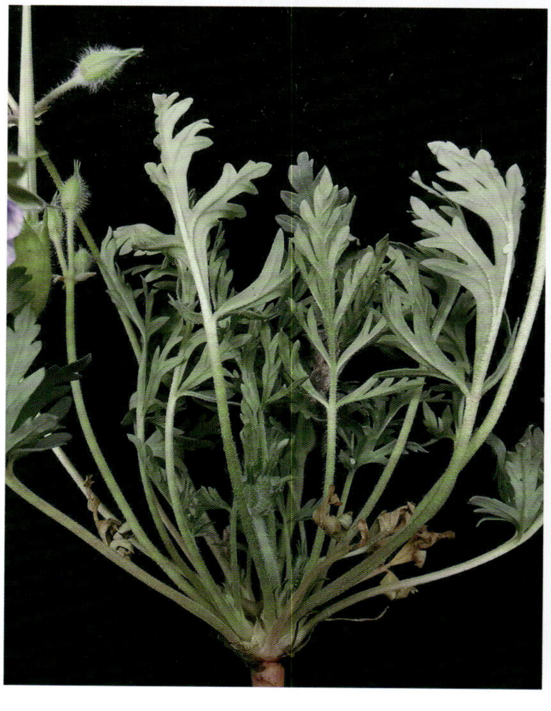
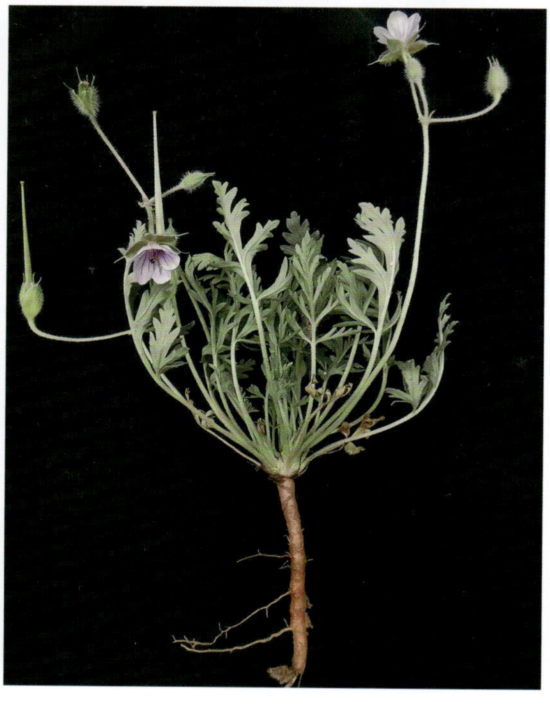

野亚麻

【基　　原】亚麻科亚麻属野亚麻 *Linum stellarioides* Planch.

【别　　名】(繁缕)亚麻、疔毒草、野(山)胡麻、丁竹草。

【形态特征】1～2年生草本。茎：茎直立，圆柱形，基部木质化，中部以上分枝，无毛。叶：叶互生；叶线形或线状披针形，顶部尖，基部渐狭，无叶柄，全缘，两面无毛。花：单花或多花组成聚伞花序；萼片卵状披针形，萼片5，绿色，宿存，顶部锐尖，边缘稍膜质，并有易脱落的黑色球形腺点，有不明显的1～3脉；花瓣5，倒卵形，淡紫色或蓝紫色；雄蕊5，与花柱等长，基部合生，通常有退化雄蕊5；子房卵球形；花柱5枚，中下部结合或分离，上部分离，柱头头状。果：蒴果球形或扁球形，有突尖，有纵沟5条，室间开裂。种子：种子长圆形。花果期6—10月。

【生境分布】生于沙地、山坡、草原。分布于我国东北、西北及河北、河南、江苏、广西等地。

【药用部位(药材名称)及采收加工】地上部分(野亚麻)、种子(野亚麻子)。秋季果实成熟时，割取地上部分，晒干，打下种子，分别处理。

【临床应用】野亚麻和野亚麻子：甘，平。养血润燥，祛风解毒；用于血虚便秘，皮肤瘙痒，荨麻疹，疮疡肿毒。

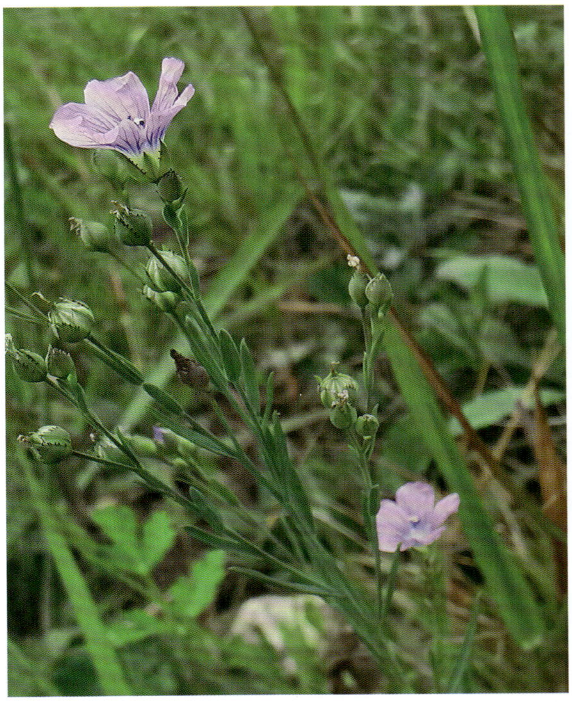

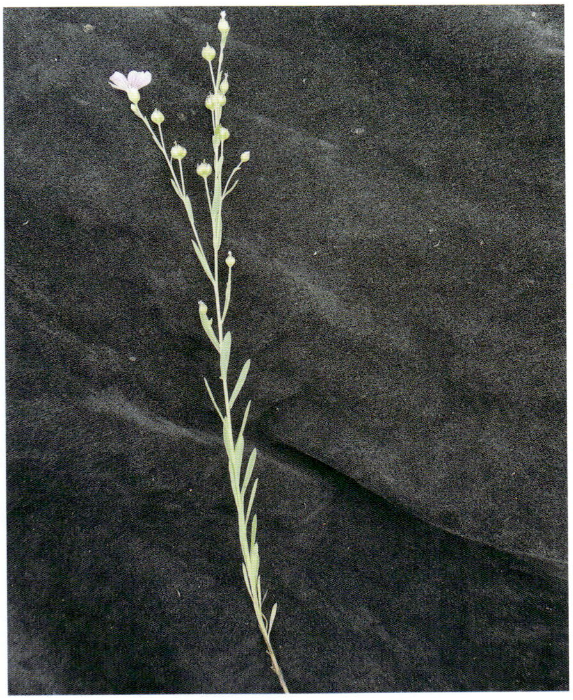

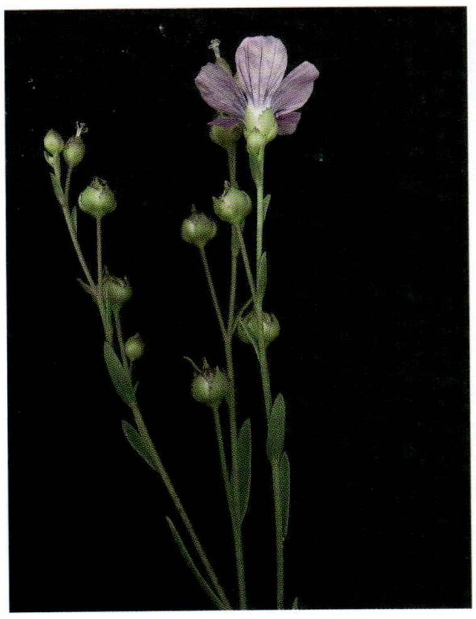

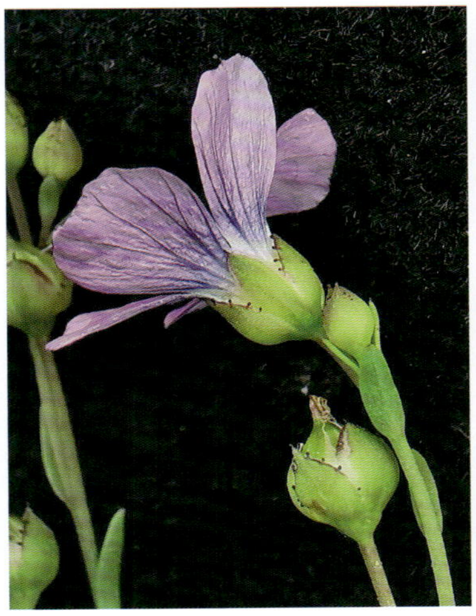

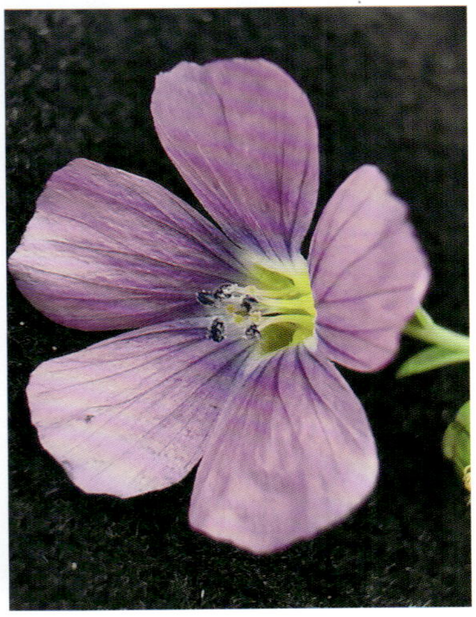

蒺藜

【基　　原】蒺藜科蒺藜属蒺藜 *Tribulus terrestris* L.

【别　　名】刺（白、硬）蒺藜。

【形态特征】1年生草本。**茎：**茎常自基部分枝，平卧地面，具棱。**叶：**偶数羽状复叶，一长一短；小叶3～7对，对生，长椭圆形，先端尖或钝，基部常偏斜，全缘，有白色丝状毛，灰绿色，托叶披针形。**花：**花黄色，小型，单生于叶腋；萼片5，卵状披针形，背面有毛；花瓣5，倒卵形，先端略呈截形，与萼片互生；雄蕊10，着生于花盘基部，基部有鳞片状腺体，花药以背面中央点状着生于花丝上。**果：**离果为五角形或球形，由5个星状果瓣组成，成熟时分离，果瓣具长短棘刺各1对，背面有短硬毛及瘤状突起。花果期5—10月。

【生境分布】生于荒丘、田边、田间。分布于全国各地。

【药用部位（药用部位）及采收加工】果实（蒺藜）、茎叶（蒺藜苗、蒺藜草）、花（蒺藜花）、根（蒺藜根）。蒺藜：秋季果实成熟时采割植株，晒干，打下果实，除去杂质。蒺藜苗、蒺藜草：夏季采收，鲜用或晒干。蒺藜花：5—8月采收，阴干或烘干。蒺藜根：秋季采挖，洗净泥土，晒干。

【临床应用】蒺藜：辛、苦，微温；有小毒；归肝经。平肝解郁，活血祛风，明目，止痒；用于头痛眩晕，胸胁胀痛，乳闭乳痈，目赤翳障，风疹瘙痒。蒺藜苗、蒺藜草：辛，平；归肝经。祛风，除湿，止痒，消痈；用于暑湿伤中，呕吐泄泻，鼻塞流涕，皮肤风痒，疥癣，痈肿。蒺藜花：辛，温；归肝经。祛风和血；用于白癜风。蒺藜根：苦，平；归肝经。行气破血；用于牙齿外伤动摇。

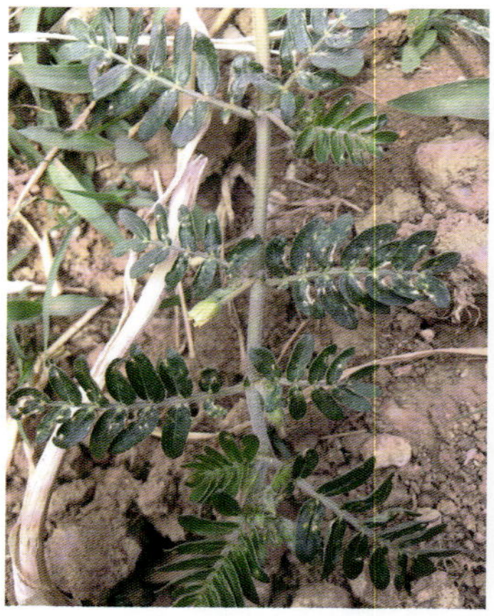
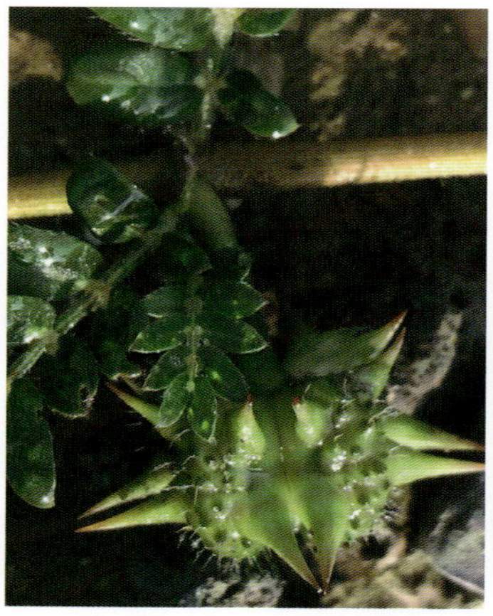
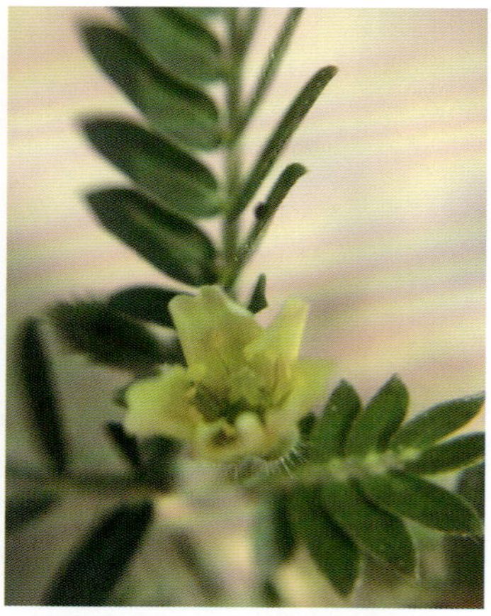
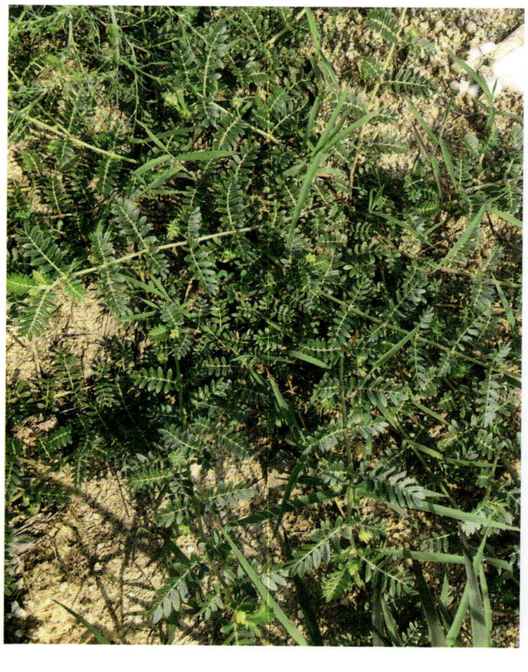
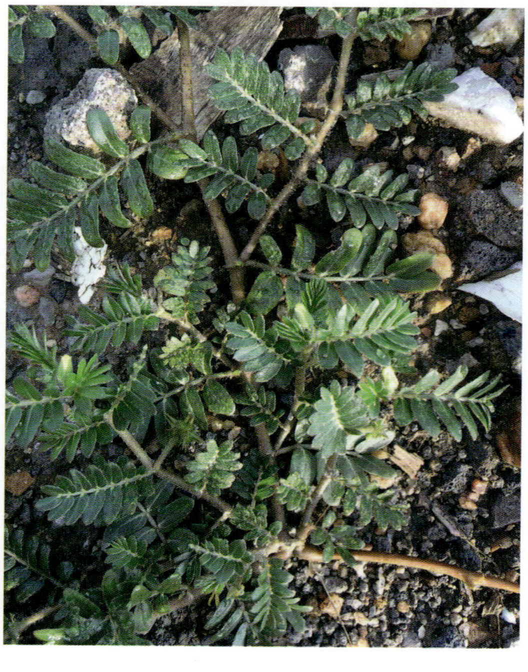

花椒

【基　　原】芸香科花椒属花椒 *Zanthoxylum bungeanum* Maxim.

【别　　名】川（红、秦、蜀）椒、大红袍。

【形态特征】落叶灌木或小乔木。茎：枝干常有皮刺，皮刺基部宽扁，嫩枝具短柔毛；全株幼嫩部位具香气。叶：奇数羽状复叶互生，叶轴边缘有狭翅和小皮刺；叶片（3）5～9（11），对生，卵形或卵状长圆形，先端急尖或短渐尖，常微凹，基部圆形或钝，有时两侧略不对称，边缘具钝锯齿，齿缝处有腺点，小叶无柄或近无柄。花：聚伞状圆锥花序顶生，花轴密被短毛，花枝扩展；苞片细小，早落；花单性，花被片 4～8，1 轮；雄蕊 4～8，花丝线形；雌花心皮 3～6，无子房柄，花柱外弯，柱头头状。果：蓇葖果球形，红色或紫红色，果瓣半球形，表面密生粗大而凸出的腺点。种子：种子卵圆形，亮黑色。花果期 4—9 月。

【生境分布】生于林缘、灌丛、坡地。分布于我国华东及辽宁、河北、陕西、甘肃、江西等地；栽培广泛。

【药用部位（药用部位）及采收加工】果皮（花椒）、根（花椒根）、叶（花椒叶）、种子（椒目）。花椒：秋季果实成熟时采收，晒干，除去种子和杂质，留取果皮。花椒根：全年可挖，洗净，切片，晒干。花椒叶：全年可采，鲜用或晒干。椒目：秋季果实成熟时采摘，待果实开裂，果皮与种子分开时，拣出种子。

【临床应用】花椒：辛，温；归脾、胃、肾经。温中止痛，杀虫止痒；用于脘腹冷痛，呕吐泄泻，虫积腹痛；外治湿疹，阴痒。花椒根：辛，热；有小毒；归肾、膀胱经。散寒，除湿，止痛，杀虫；用于虚寒血淋，风湿痹痛，胃痛，牙痛，痔疮，湿疮，脚气，蛔虫病。花椒叶：辛，热；归心、脾、胃经。温中散寒，燥湿健脾，杀虫解毒；用于寒积，霍乱转筋，脱肛，脚气，风弦烂眼，漆疮，疥疮，毒蛇咬伤。椒目：辛、苦，温；有小毒；归脾、膀胱经。利水消肿，祛痰平喘；用于水肿胀满，哮喘。

【备　　注】花椒随产地不同而在叶、果梗、雄蕊、果色等形态上有所差异，并在花期、果期、油分含量、口感等方面有所不同；采摘时间对口感等亦有影响。花椒的商品名称常见有：川椒、大红袍、秋椒、伏椒等。

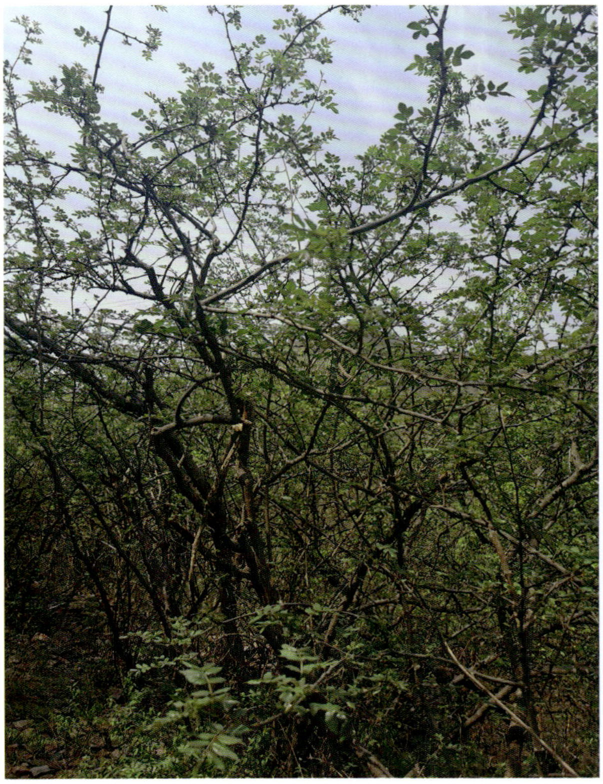

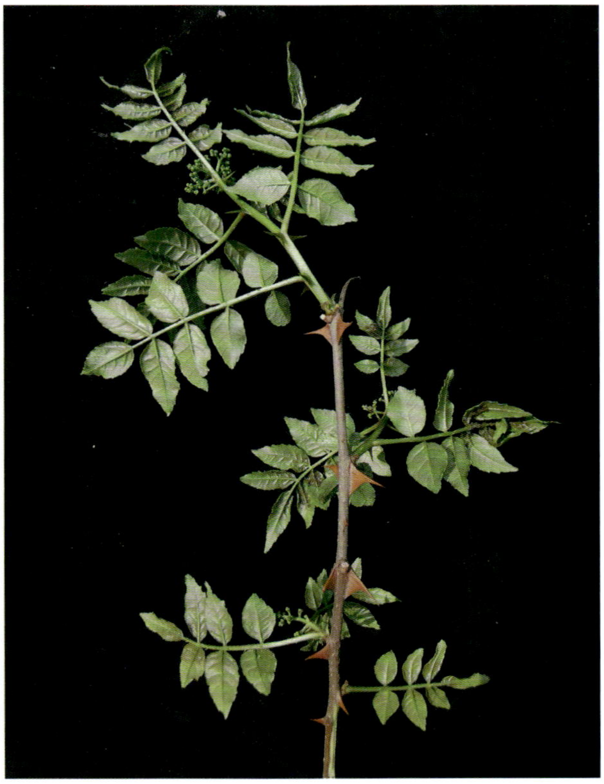

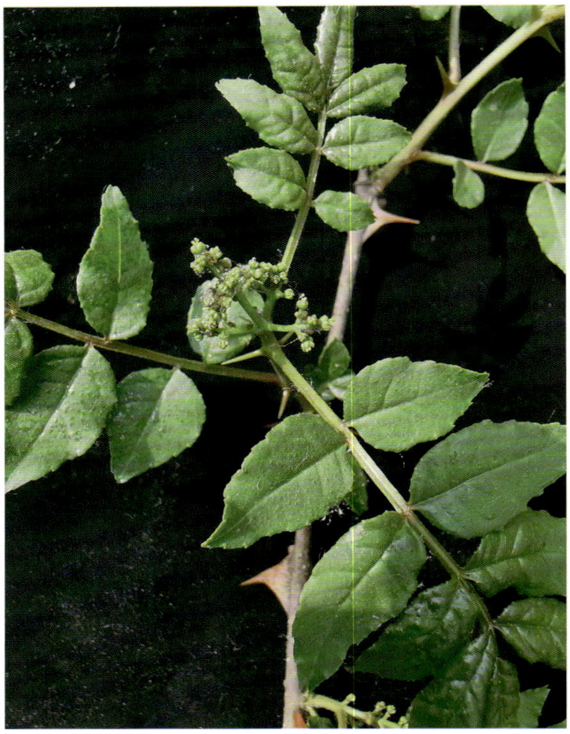

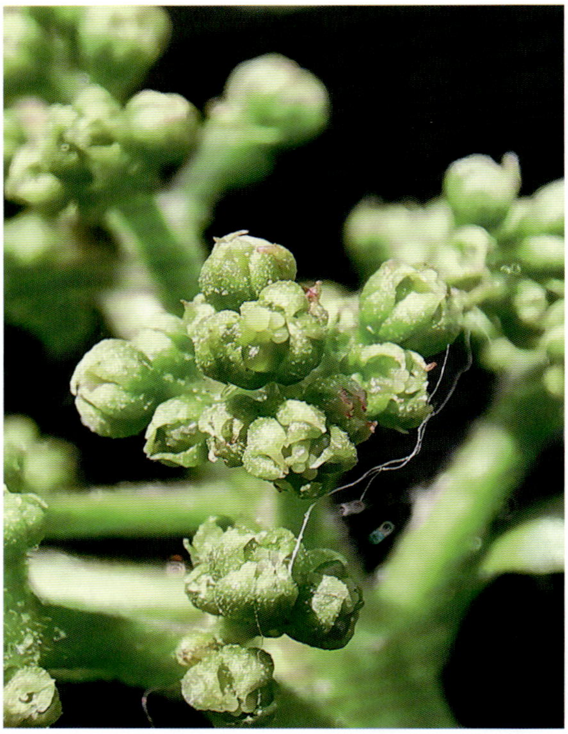

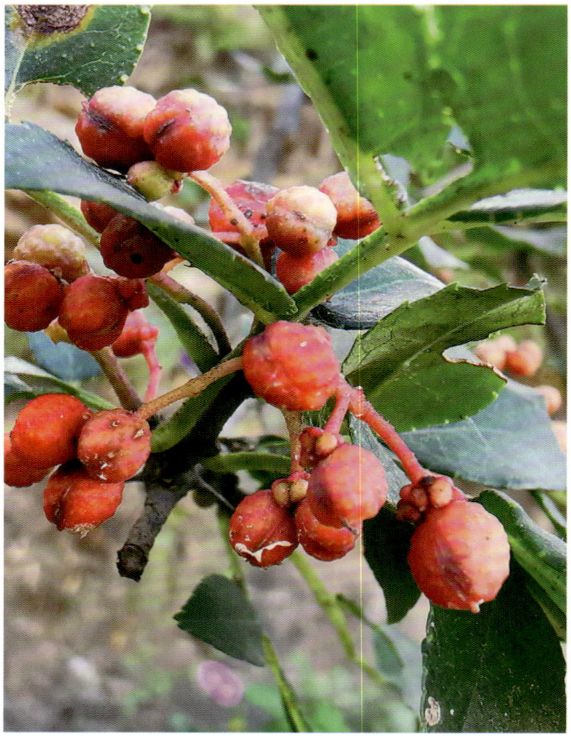

青椒

【基　　原】芸香科花椒属青椒 *Zanthoxylum schinifolium* Sieb. et Zucc.

【别　　名】青（山、小）花椒、野（天、崖、狗、王）椒、香椒子等。

【形态特征】落叶灌木。茎：茎高 1 ～ 2 m；茎枝有短刺，刺基部两侧压扁，嫩枝暗紫红色。叶：奇数羽状复叶；小叶 7 ～ 19 片，小叶纸质，对生，几无柄，位于叶轴基部的常互生，宽卵形、披针形或阔卵状菱形，顶部短至渐尖，基部圆或宽楔形，两侧对称或一侧偏斜，油点多或不明显，叶缘有细裂齿或近全缘，中脉至少中段以下凹陷。花：花序顶生，花或多或少；萼片及花瓣均 5 片；花瓣淡黄白色；雄花的退化雌蕊甚短，2 ～ 3 浅裂；雌花有心皮 3 个，稀 4 或 5。果：分果瓣红褐色，干后变暗苍绿色或褐黑色，顶端几无芒尖，油点小。花果期 7—12 月。

【生境分布】生于山地、疏林、灌丛、岩石旁等处。分布于我国华东、华南及辽宁、河北、河南、湖南等地。

【药用部位（药用部位）及采收加工】均同植物“花椒”项下。

【临床应用】同植物“花椒”项下。

【备　　注】按《药典》，中药材“花椒”为芸香科植物青椒 *Zanthoxylum schinifolium* Sieb. et Zucc. 或花椒 *Zanthoxylum bungeanum* Maxim. 的干燥成熟果皮。*Zanthoxylum schinifolium* Sieb. et Zucc. 在《中国植物志》的中文名称为“青花椒”。本书参考《药典》。

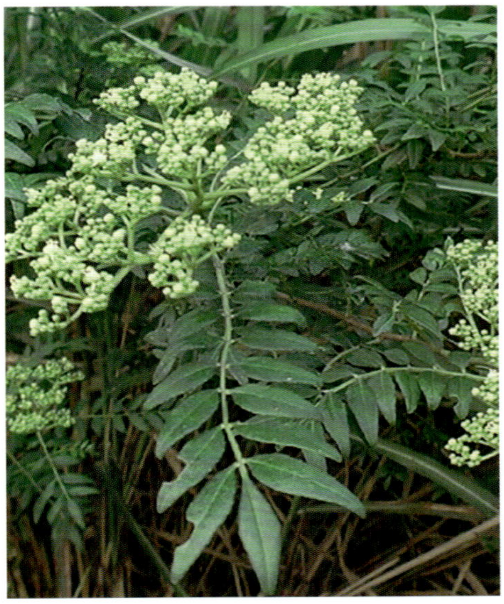

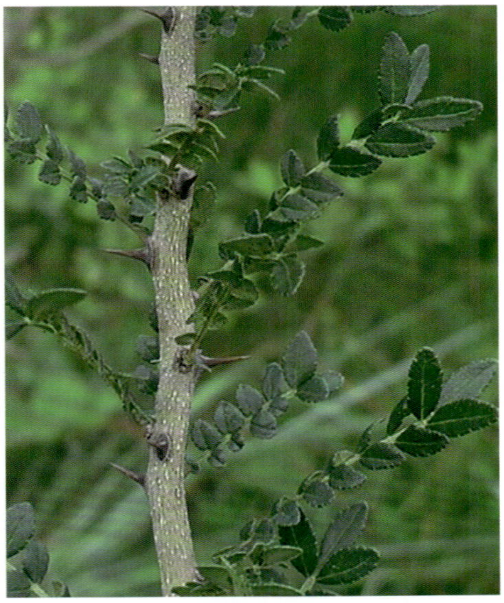

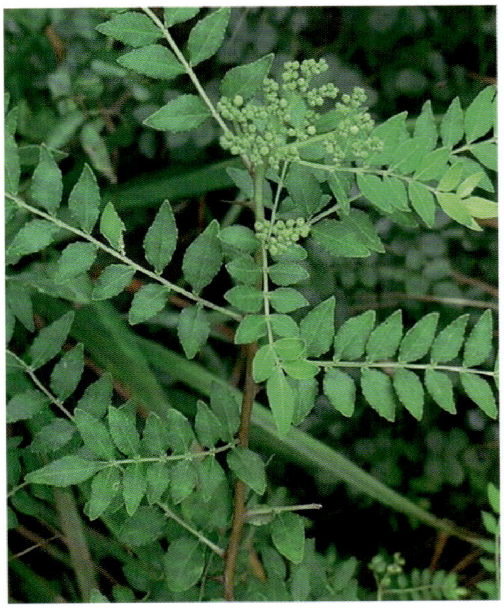

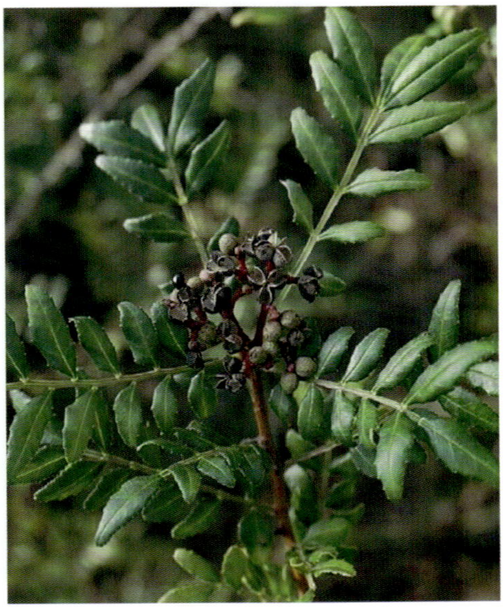

竹叶花椒

【基　　原】芸香科花椒属竹叶花椒 *Zanthoxylum armatum* DC.

【别　　名】蜀（秦、崖、狗）椒、野（山、土、狗）花椒、竹叶椒、竹叶总管、白总管、万花针。

【形态特征】落叶小乔木。茎：茎枝多锐刺，刺基部宽而扁，红褐色。叶：奇数羽状复叶；小叶3～9（11）片，小叶对生，通常披针形，两端尖，有时基部宽楔形，顶端中央一片最大，叶缘疏有小齿或近全缘，小叶背面中脉上常有小刺；叶轴具明显的狭翅；小叶柄甚短或无柄。花：聚伞花序，腋生或侧枝顶生；花被片6～8片，雄花的雄蕊5～6枚，雌花有心皮2～3个。果：果紫红色，有微凸起的油点。种子：种子褐黑色。花果期4—10月。

【生境分布】生于丘陵、山地、林下等处。分布于我国华东、中南、西南及陕西、甘肃等地。

【药用部位（药用部位）及采收加工】果实（竹叶椒）、根皮或根（竹叶椒根）、叶（竹叶椒叶）。竹叶椒：6—8月果实成熟时采收，晒干。竹叶椒根：全年均可采挖，鲜用或切片晒干。竹叶椒叶：夏秋季采收，晒干。

【临床应用】竹叶椒：辛、微苦，温，小毒；归肺、大肠经。温中燥温，散寒止痛，驱虫止痒；用于脘腹冷痛，寒湿吐泻，蛔厥腹痛，龋齿牙痛，湿疹，疥癣痒疮。竹叶椒根：辛、苦，温，小毒；归肺经。祛风散寒，温中理气，活血止痛；用于风湿痹痛，胃脘冷痛，泄泻，痢疾，感冒头痛，牙痛，跌打损伤，痛经，刀伤出血，顽癣，毒蛇咬伤。竹叶椒叶：用于腹胀痛，肿毒，乳痈，皮肤瘙痒。

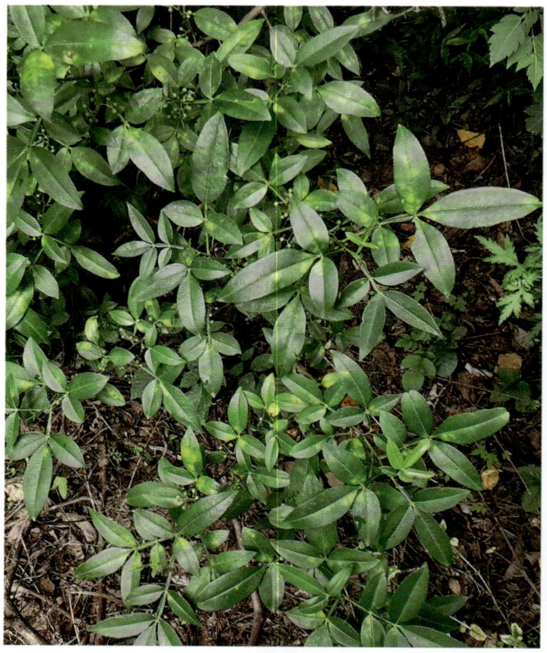

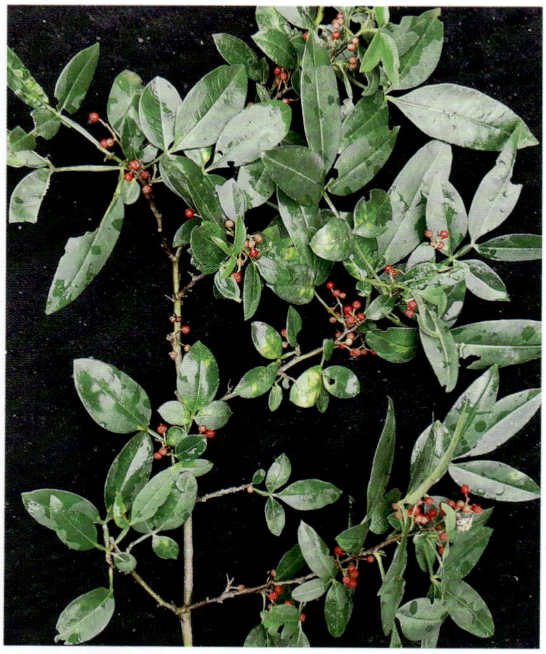

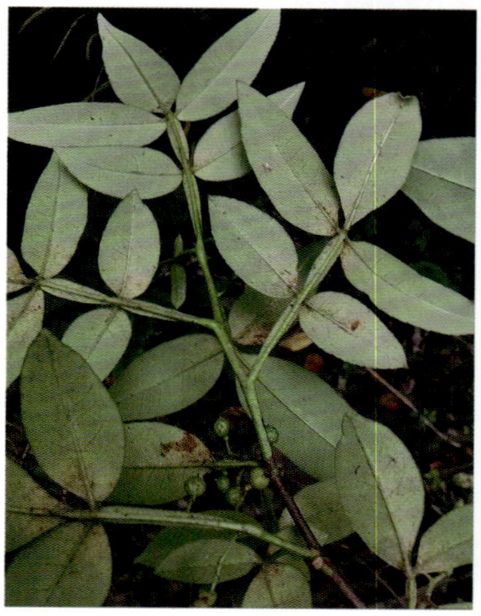

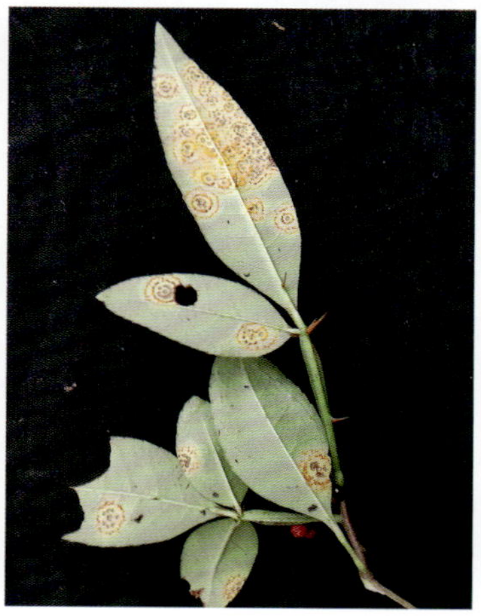

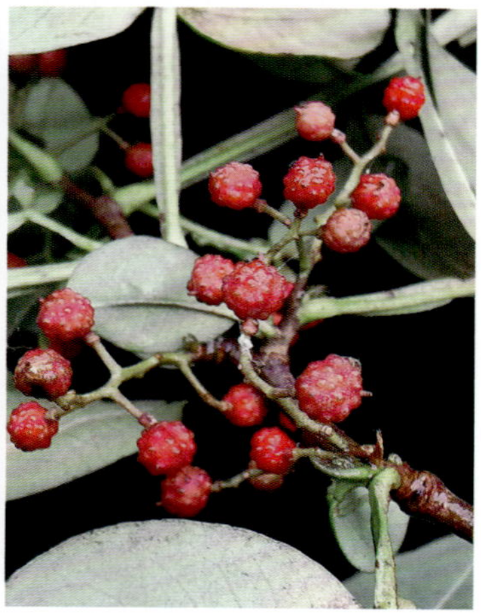

臭檀吴萸

【基　　原】芸香科吴茱萸属臭檀吴萸 *Tetradium daniellii*（Bennett）T.G.Hartley

【别　　名】臭檀。

【形态特征】落叶乔木。茎：树皮暗灰色，枝灰色或灰褐色，嫩枝暗紫红色。叶：羽状复叶；小叶5～9，小叶薄纸质，披针形或卵状椭圆形，顶部长渐尖，基部阔楔形或近圆形，通常一侧略偏斜，散生油点，叶缘有明显的圆或钝裂齿，叶面仅中脉有甚短的疏毛，叶背沿中脉两侧有疏长毛或仅在脉腋上有略卷曲的丛毛。花：雄花序短小，圆锥状聚伞花序，雄蕊花丝下半部被白色长柔毛，退化雌蕊近圆球形，顶部5深裂；雌花序略较大，花序轴密被灰白色短毛。果：果序圆锥形，分果瓣紫红色，顶端有长芒尖，内果皮软骨质，蜡黄色，每分果瓣有2种子。种子：种子褐黑色，有光泽，种脐线状，纵贯种子的腹面。花果期6—10月。

【生境分布】生于山坡、林地、灌丛、岩石旁等处。分布于山西、河南、河北、湖北、陕西、四川等地。

【药用部位（药用部位）及采收加工】果实（臭檀吴萸）。果实成熟时采收，晒干。

【临床应用】温中散寒，下气止痛。

【备　　注】古今本草典籍未见记载。据《河南植物志》和《山西植物志》，果实入药。

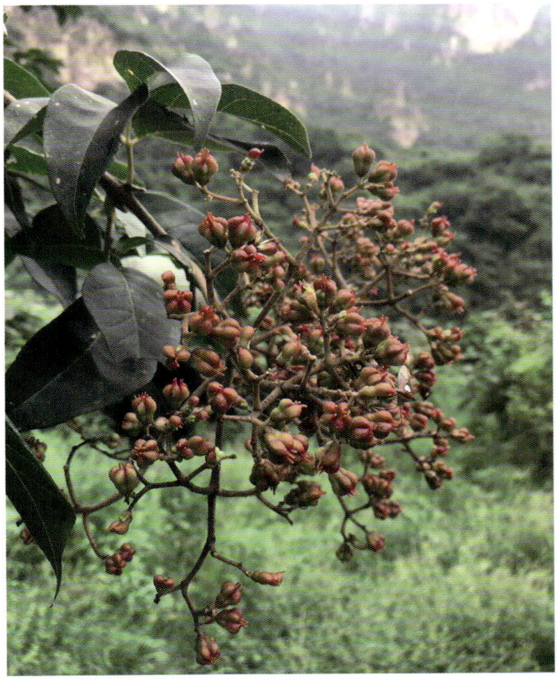

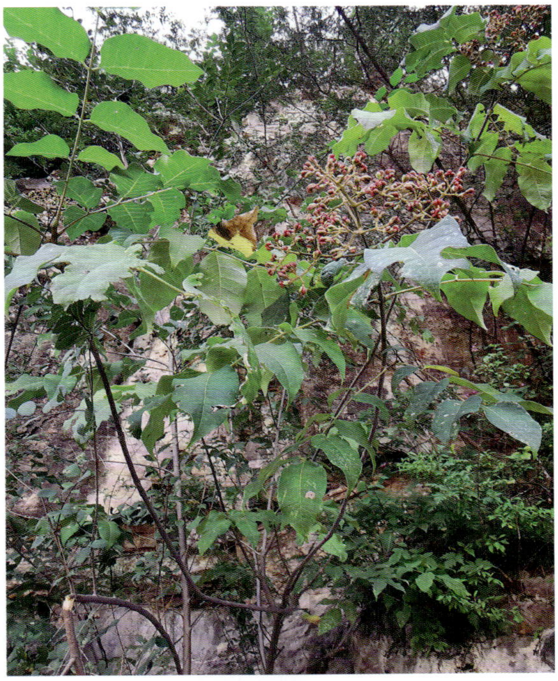

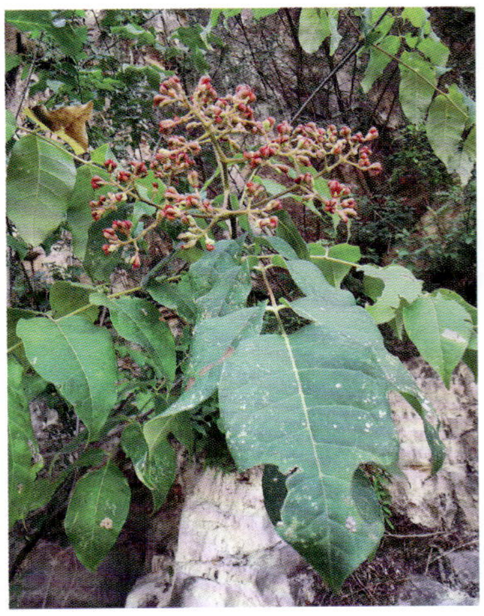

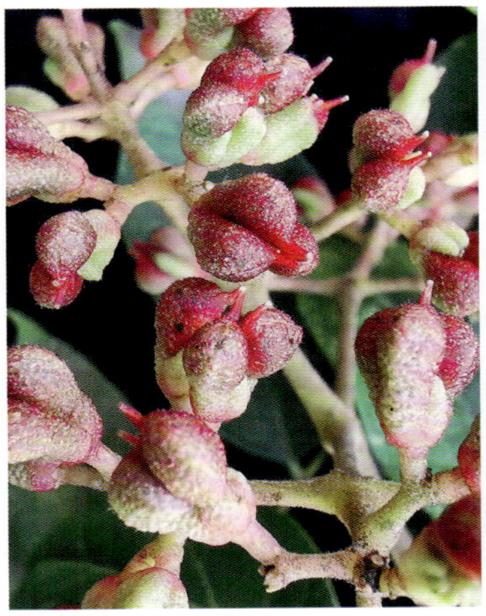

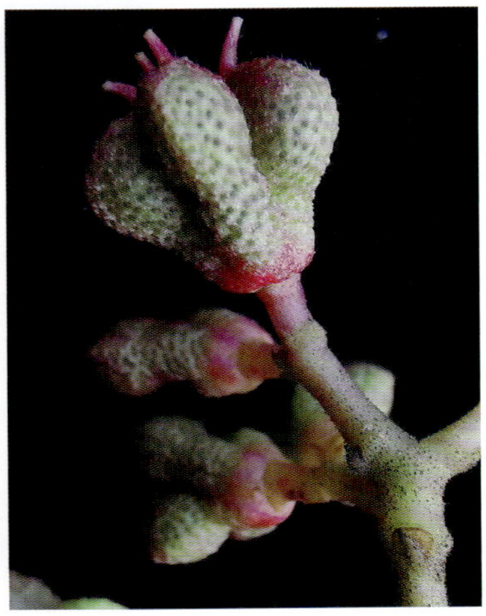

白鲜

【基　　原】芸香科白鲜属白鲜 *Dictamnus dasycarpus* Turcz.

【别　　名】臭骨头、臭哄哄、大茴香、好汉拔、地羊鲜、白藓皮、白羊鲜、白膻、山牡丹等。

【形态特征】多年生草本。**根：**根斜生，肉质，粗长，淡黄白色。**茎：**茎直立，幼嫩部分密被长毛及水泡状凸起的油点。**叶：**羽状复叶；小叶 9～13，小叶对生，无柄，位于顶端的一片具长柄，小叶椭圆至长圆形，生于叶轴上部的较大，叶缘有细锯齿，叶脉不甚明显，中脉被毛，后渐脱落；叶轴有狭翼。**花：**总状花序；苞片狭披针形；花瓣白色或粉色，带紫红色脉纹，倒披针形；雄蕊伸出于花瓣外；萼片及花瓣均密生透明油点。**果：**成熟的蓇葖果沿腹缝线开裂为 5 个分果瓣，每分果瓣又深裂为 2 小瓣，瓣的顶角短尖，内果皮蜡黄色，有光泽，每分果瓣有种子 2～3 颗。**种子：**种子阔卵形或近圆球形，光滑。花果期 5—9 月。

【生境分布】生于丘陵、土坡、平地、灌丛、草地、疏林下等处。分布于我国东北、华北、西北、华东及河南、四川等地。

【药用部位（药用部位）及采收加工】根皮（白鲜皮）。春秋季采挖根部，除去泥沙和粗皮，剥取根皮，干燥。

【临床应用】苦，寒；归脾、胃、膀胱经。清热燥湿，祛风解毒；用于湿热疮毒，黄水淋漓，湿疹，风疹，疥癣疮癞，风湿热痹，黄疸尿赤。

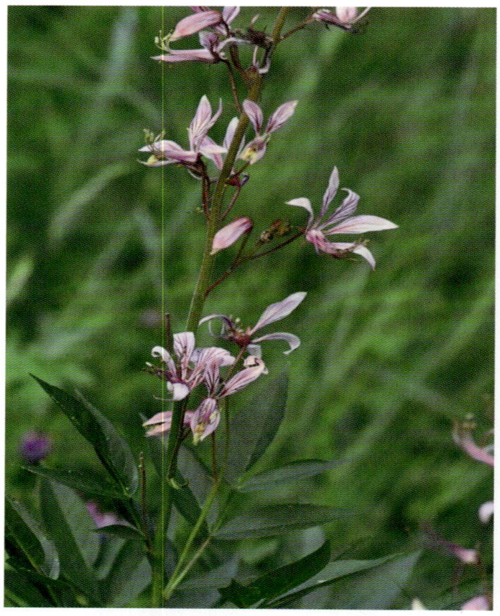

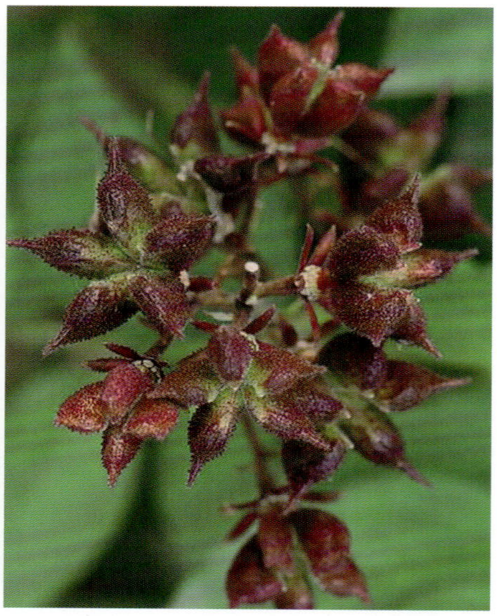

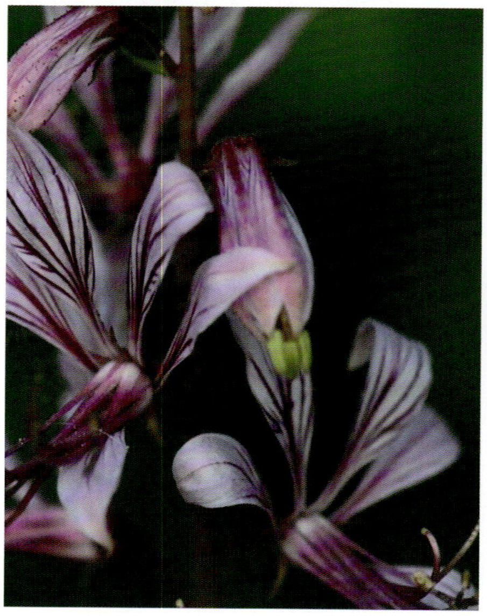

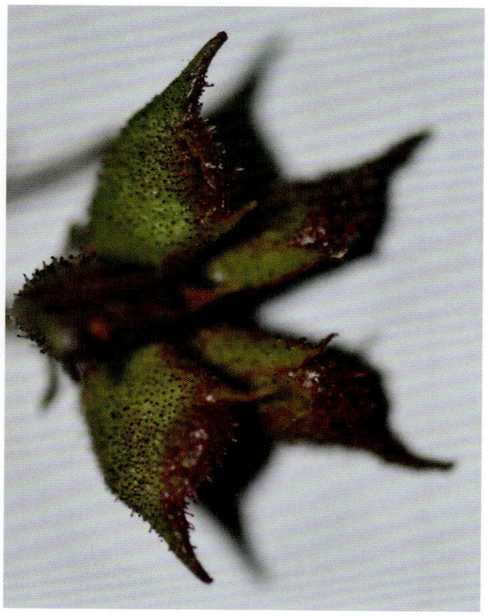

黄檗

【基　　原】芸香科黄檗属黄檗 *Phellodendron amurense* Rupr.

【别　　名】黄（元）柏、关黄柏、黄伯栗、（黄）檗木、黄波椤树、黄菠梨（栎、萝）。

【形态特征】落叶乔木。茎：树皮有厚木栓层，浅灰色或灰褐色，深沟状或呈不规则网状开裂，内皮薄，鲜黄色，味苦，黏质；小枝暗紫红色。叶：叶轴及叶柄均纤细，有小叶 5 ～ 13 片，小叶薄纸质或纸质，卵状披针形或卵形，顶部长渐尖，基部阔楔形，偏斜或为圆形，叶缘有细钝齿和缘毛，叶面无毛或中脉有疏短毛，叶背仅基部中脉两侧密被长柔毛。花：花序顶生；萼片细小，阔卵形；花瓣紫绿色；雄花的雄蕊比花瓣长，退化雌蕊短小。果：果圆球形，蓝黑色；种子通常 5 粒。花果期 5—10 月。

【生境分布】生于山地杂木林中、山区河谷沿岸等处。分布于我国东北、华北及河南、安徽、宁夏、内蒙古等地。

【药用部位（药用部位）及采收加工】树皮（关黄柏）。3—6 月间剥取树皮，除去粗皮，晒干。

【临床应用】苦，寒；归肾、膀胱经。清热燥湿，泻火除蒸，解毒疗疮；用于湿热泻痢，黄疸尿赤，带下阴痒，热淋涩痛，骨蒸劳热，盗汗，遗精，疮疡肿毒，湿疹湿疮。

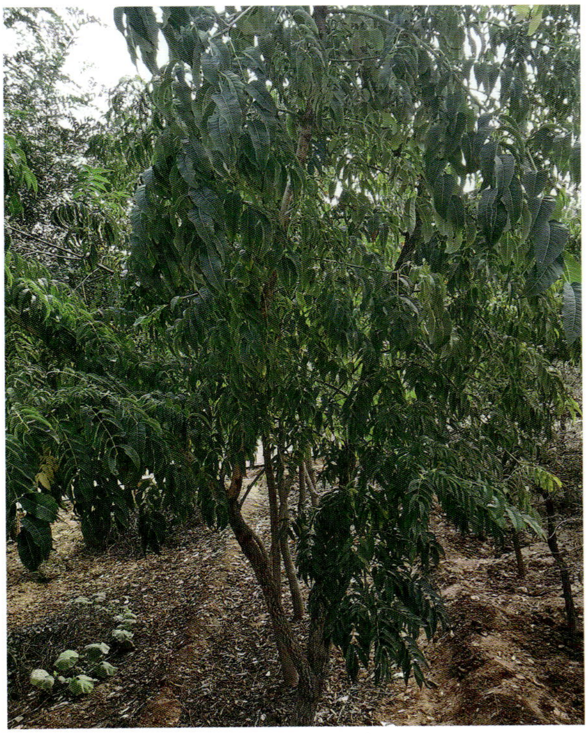

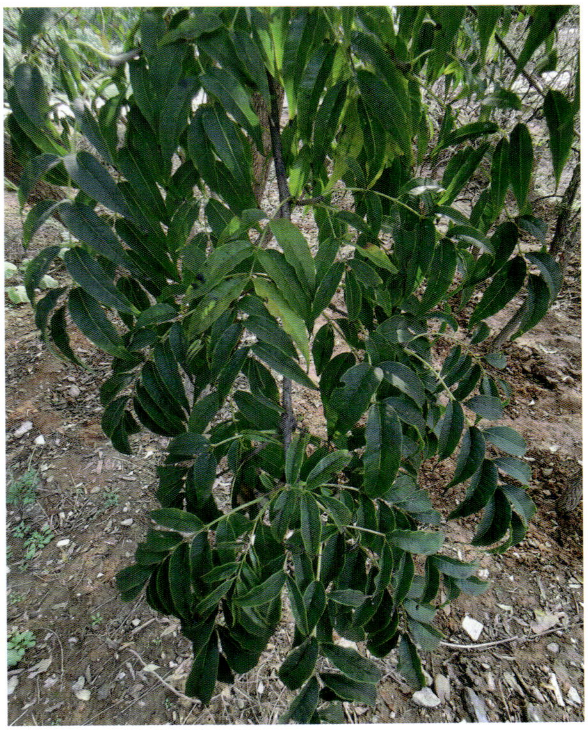

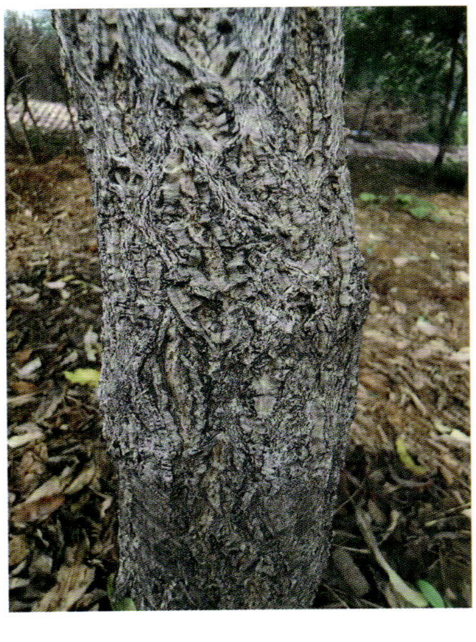

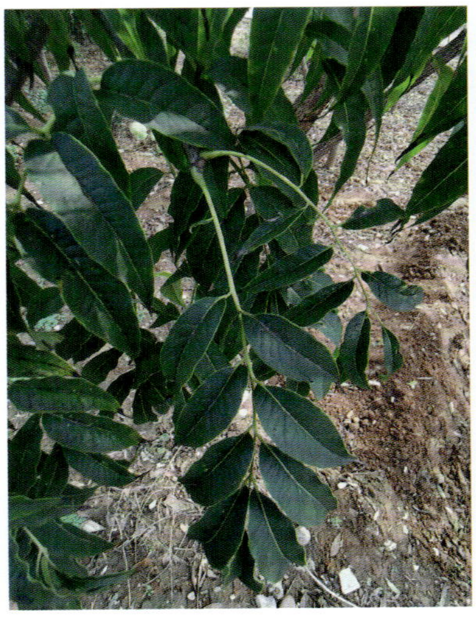

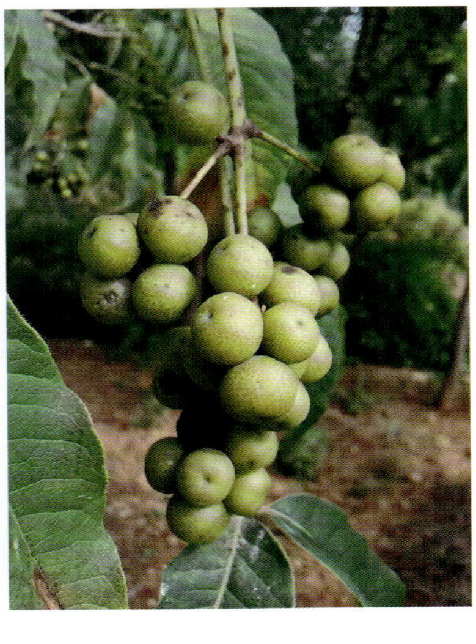

臭椿

【基　　原】苦木科臭椿属臭椿 *Ailanthus altissima*（Mill.）Swingle

【别　　名】樗（椿）树、苦（山）椿。

【形态特征】落叶乔木。**茎：**树皮平滑，有灰色斑纹；嫩枝有髓，幼时被细柔毛，后脱落。**叶：**奇数羽状复叶；小叶 13 ～ 25 或更多；小叶对生或近对生，卵状披针形，先端长渐尖，基部偏斜，截形或稍圆；叶面深绿色，背面灰绿色，揉搓后具特异气味。**花：**圆锥花序顶生；花白色带淡绿色；萼片 5，卵形；花瓣 5，基部两侧被硬粗毛；雄蕊 10，花药长圆形；心皮 5，花柱合生，柱头 5 裂。**果：**翅果淡黄褐色，长圆状纺锤形。**种子：**种子扁圆形。花果期 4—10 月。

【生境分布】生于山坡阔叶林、林缘、村边等处。分布于全国各地。

【药用部位（药用部位）及采收加工】根皮或干皮（椿皮、樗白皮）、叶（樗叶）、果实（凤眼草）。椿皮（樗白皮）：全年可剥取，晒干或刮去粗皮后晒干。樗叶：5—7 月采收，鲜用或晒干。凤眼草：8—9 月果实成熟时采收，除去果柄，晒干。

【临床应用】椿皮（樗白皮）：苦、涩，寒；归大肠、胃、肝经。清热燥湿，收涩止带，止泻，止血；用于赤白带下，湿热泻痢，久泻久痢，便血，崩漏。樗叶：苦，凉。清热燥湿，杀虫；用于湿热带下，泄泻，痢疾，湿疹，疮疖，疖肿。凤眼草：苦、涩，凉。清热燥湿，止痢，止血；用于痢疾，白浊，带下，便血，尿血，崩漏。

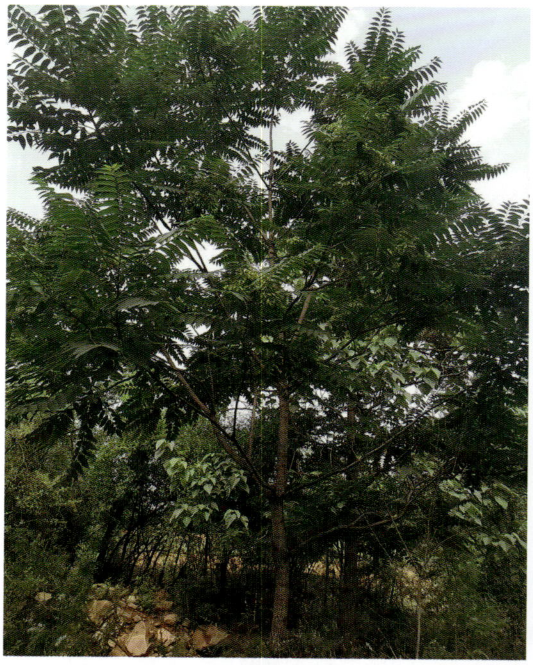

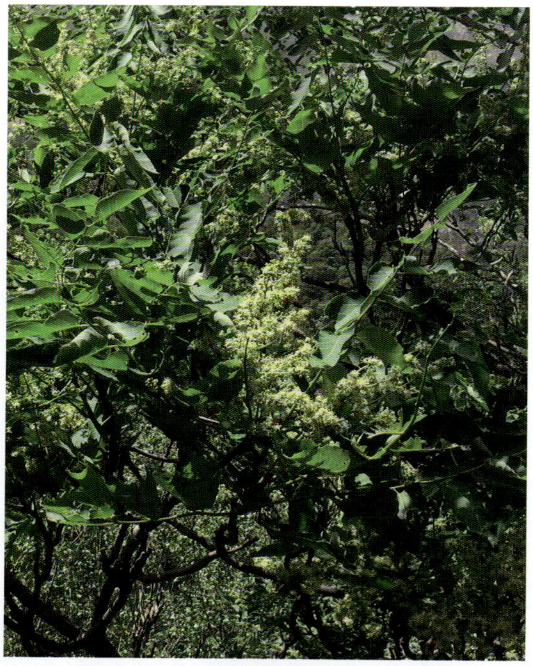

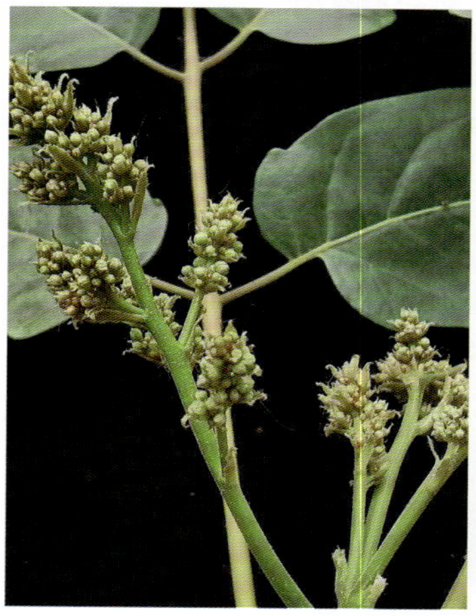

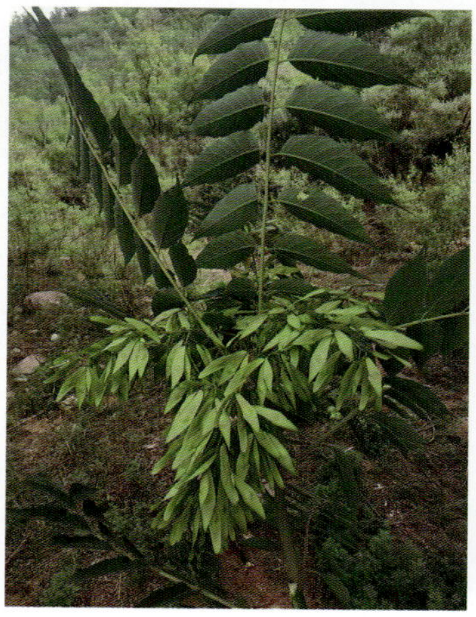

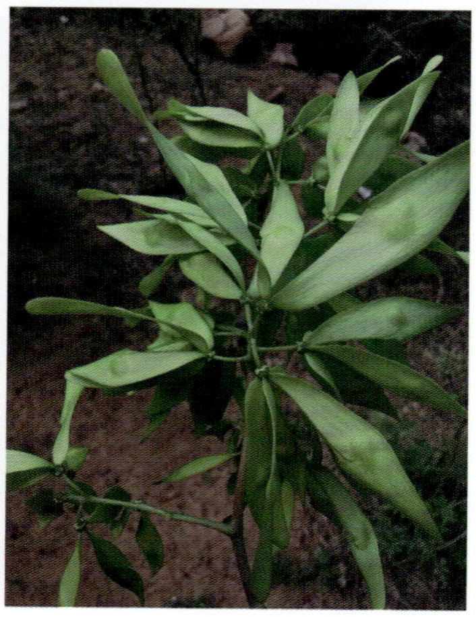

楝科

楝

【基　　原】楝科楝属楝 *Melia azedarach* L.

【别　　名】苦楝、楝（森）树、紫花树。

【形态特征】落叶乔木。**茎：**树皮暗褐色，纵裂，老枝紫色，有多数细小皮孔。**叶：**2～3 回奇数羽状复叶，互生；小叶卵形至椭圆形，先端长尖，基部宽楔形或圆形，边缘有钝尖齿，上面深绿色，下面淡绿色，幼时有星状毛。**花：**圆锥花序腋生或顶生；萼 5 裂，裂片披针形，两面有毛；花淡紫色，花瓣 5，平展或反曲，倒披针形；雄蕊管通常暗紫色。**果：**核果圆卵形或近球形，淡黄色。花果期 4—11 月。

【生境分布】生于旷野、路旁、疏林、山坡等处。分布于我国黄河以南各省区；有栽培。

【药用部位（药用部位）及采收加工】花（苦楝花）、果实（苦楝子）、叶（苦楝叶）、树皮及根皮（苦楝皮）。苦楝花：4—5 月采收，晒干、阴干或烘干。苦楝子：秋冬季果实成熟呈黄色时采收，或收集落下的果实，晒干、阴干或烘干。苦楝叶：全年可采，鲜用或晒干。苦楝皮：全年或春秋季剥取树皮或根皮，除去泥沙，晒干。

【临床应用】苦楝花：苦，寒。清热祛湿，杀虫，止痒；用于热痱，头癣。苦楝子：苦，寒，有小毒；归肝、胃经。行气止痛，杀虫；用于脘腹胁肋疼痛，疝痛，虫积腹痛，头癣，冻疮。苦楝叶：苦，寒，有毒。清热燥湿，杀虫止痒，行气止痛；用于湿疹瘙痒，疮癣疥癞，蛇虫咬伤，滴虫性阴道炎，疝气疼痛，跌打肿痛。苦楝皮：苦，寒，有毒；归肝、脾、胃经。驱虫，疗癣；用于蛔蛲虫病，虫积腹痛，外用治疥癣瘙痒。

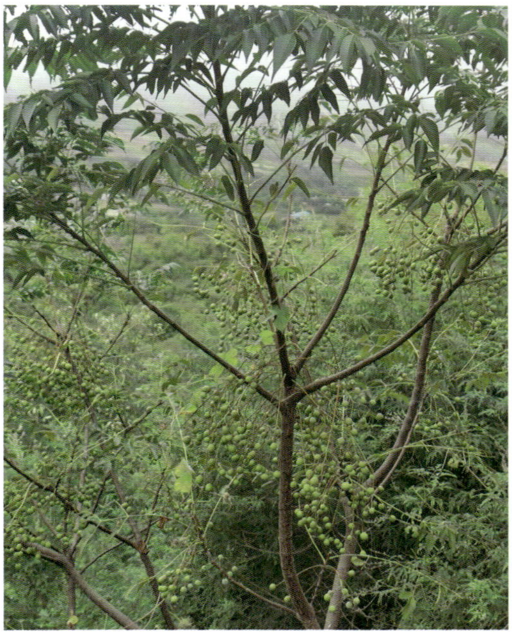
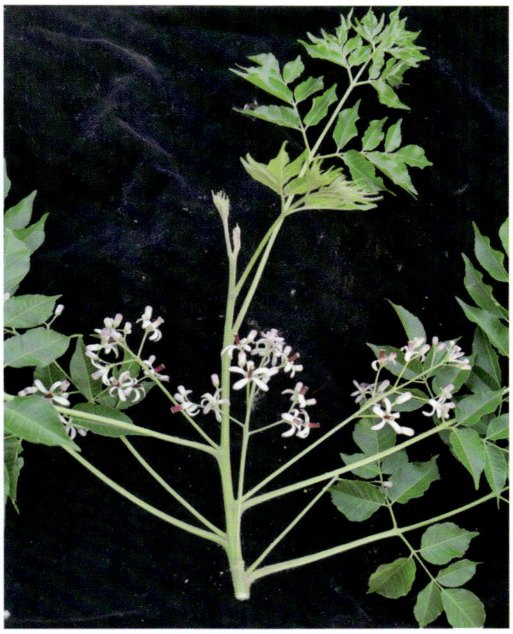
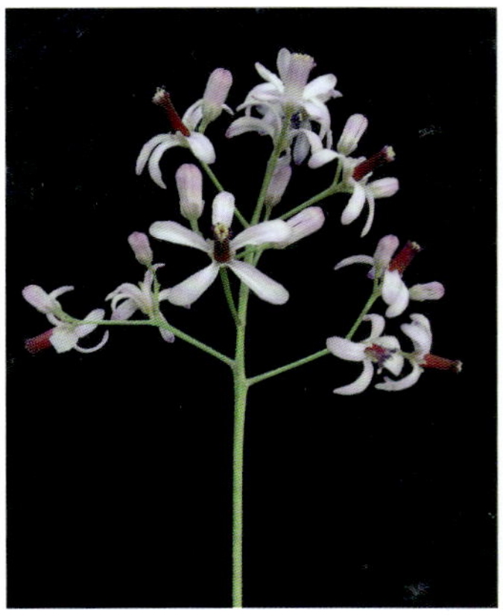
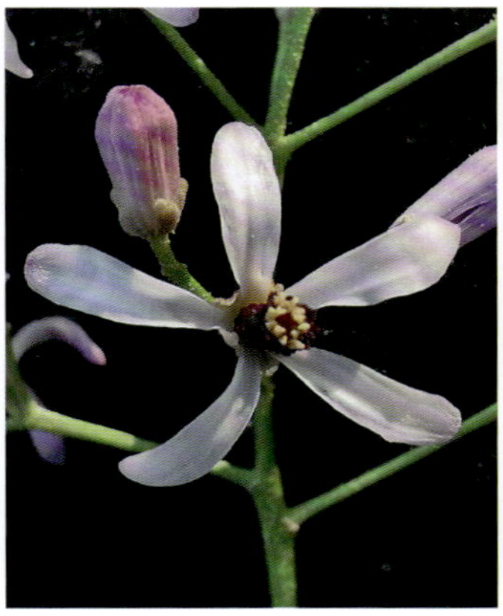
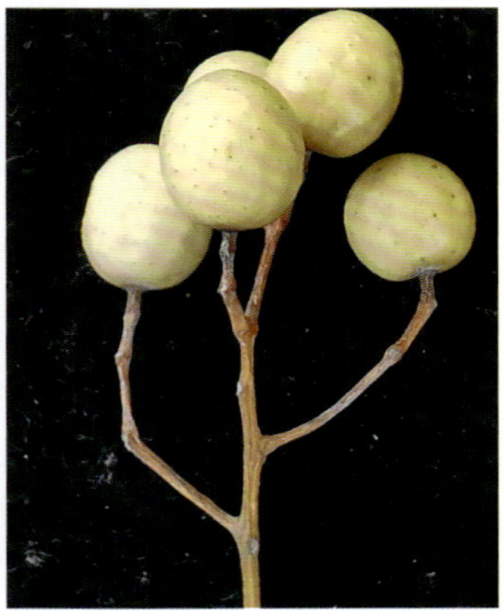

香椿

【基　　原】楝科香椿属香椿 *Toona sinensis*（A.Juss.）Roem.

【别　　名】红（白、猪）椿、春阳（菜）树、椿芽树、香树。

【形态特征】落叶乔木。茎：树皮暗褐色，成片状剥落，小枝有时具柔毛；全株有特殊气味。叶：偶数羽状复叶互生，叶柄红色，基部肥大；小叶 8 ～ 10 对，叶长圆形至披针状长圆形，先端尖，基部偏斜、圆或阔楔形，全缘或有疏锯齿，上面深绿色，下面色淡，叶脉或脉间有长束毛。花：圆锥花序顶生；花萼短小，5 裂；花小，两性，花瓣 5，白色，卵状椭圆形；退化雄蕊 5，与 5 枚发育雄蕊互生。果：蒴果椭圆形或卵圆形，先端 5 瓣裂。种子：种子椭圆形，一端有翅。花果期 5—9 月。

【生境分布】常见于房前屋后、村边、路旁。全国各地均有栽培。

【药用部位（药用部位）及采收加工】树皮或根皮的韧皮部（椿白皮）、树叶（椿叶）、花（椿树花）、果实（香椿子）、嫩叶及嫩枝（香椿）、树干流出的液汁（春尖油）。椿白皮：全年可采剥，刮去树根或树干的粗皮，鲜用或切段晒干。椿叶：春季采收，鲜用或晒干。椿树花：5—6 月采花，晒干。香椿子：秋季采收，晒干。香椿：春夏秋季采摘嫩叶及嫩枝。春尖油：春夏季切割树干，收集流出的液汁，晒干。

【临床应用】椿白皮：苦、涩，凉；归大肠、胃经。清热燥湿，涩肠，止血，止带，杀虫；用于泄泻，痢疾，肠风便血，崩漏，带下，蛔虫病，丝虫病，疮癣。椿叶：辛、苦，平；归心、脾、大肠经。祛暑化湿，解毒，杀虫；用于暑湿伤中，恶心呕吐，食欲不振，泄泻，痢疾，痈疽肿毒，疥疮，白秃疮。椿树花：辛、苦，温；归肝、肺经。祛风除湿，行气止痛；用于风湿痹痛，久咳，痔疮。香椿子：辛、苦，温；归肝、肺经。祛风，散寒，止痛；用于外感风寒，风湿痹痛，胃痛，疝气痛，痢疾。香椿：苦、涩，温；用于痢疾。春尖油：辛、苦，温；归肺经。润澡解毒，通窍；用于齁病，手足皲裂，疔疮。

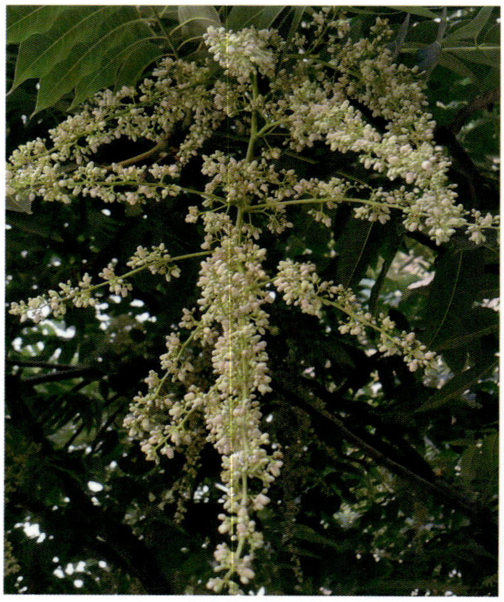
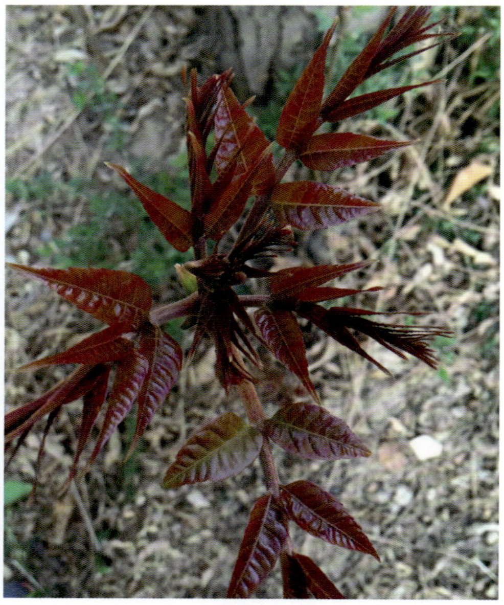
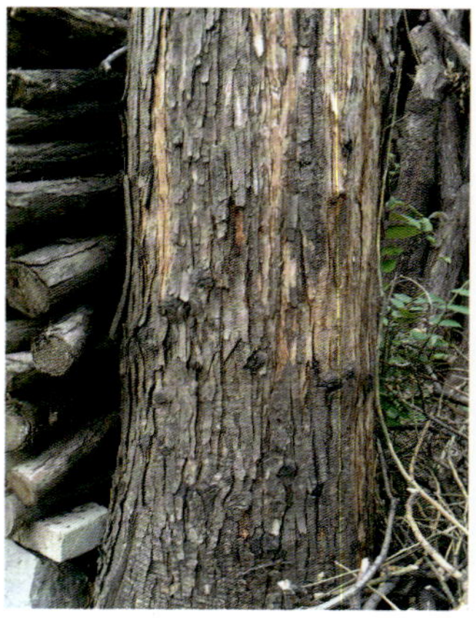
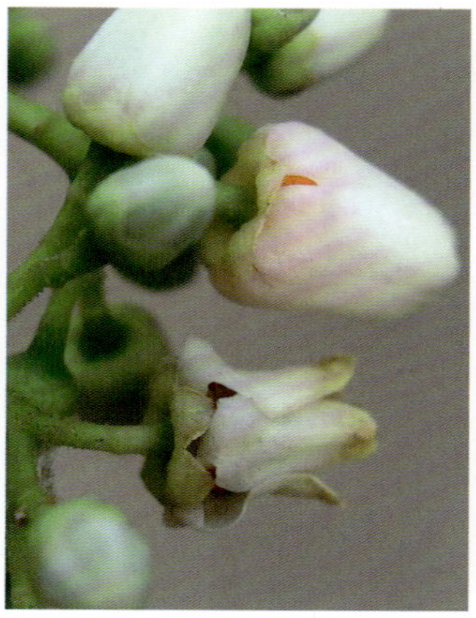
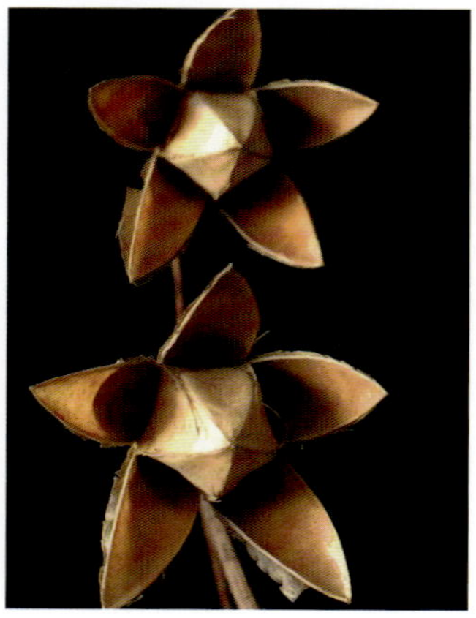

西伯利亚远志

【基　　原】远志科远志属西伯利亚远志 *Polygala sibirica* L.

【别　　名】卵叶（阔叶）远志、（大）远志、瓜子金、瓜子草、小丁香、地丁、万年青等。

【形态特征】多年生草本。**根：**根直立或斜生，木质。**茎：**茎丛生，常直立，被短柔毛。**叶：**叶互生；上部叶大，长圆形或椭圆状披针形，先端钝，具短尖头，基部楔形，全缘，略反卷，两面被短柔毛，主脉上面凹陷，背面隆起，侧脉不明显，具短柄；下部叶小，卵形。**花：**总状花序腋生或假顶生，花少数，稀疏；小苞片3枚，钻状披针形，被短柔毛；萼片5，宿存，背面被短柔毛，具缘毛；花瓣3，蓝紫色，侧瓣倒卵形，2/5以下与龙骨瓣合生，先端圆形，微凹，基部内侧被柔毛，龙骨瓣较侧瓣长，背面被柔毛，具流苏状鸡冠状附属物；雄蕊8，花药卵形；花柱肥厚，顶端弯曲，柱头2。**果：**蒴果近倒心形，顶端微缺，具狭翅及短缘毛。**种子：**种子长圆形，扁，黑色，密被白色柔毛，具白色种阜。花果期4—8月。

【生境分布】生于砂质土、山地灌丛、林缘、草地。分布于全国各地。

【药用部位（药用部位）及采收加工】地上部分（小草）、根（远志）、根皮（远志肉、远志筒、远志棍）。小草：5—7月采收，鲜用或晒干。远志：春秋季采挖，除去须根和泥沙，晒干。根皮：春秋季采挖，趁新鲜时，较粗的根抽去木心即为“远志筒”，较细的根除去木心即为“远志肉”，最细小的根不去木心即为“远志棍”。

【临床应用】小草：辛、苦，平；归肺、心经。祛痰，安神，消痈；用于咳嗽痰多，虚烦，惊恐，梦遗失精，胸痹心痛，痈肿疮疡。根、根皮：辛、苦，温；归心、肾、肺经。安神益智，交通心肾，祛痰，消肿；用于心肾不交引起的失眠多梦、健忘惊悸、神志恍惚，咳痰不爽，疮疡肿毒，乳房肿痛。

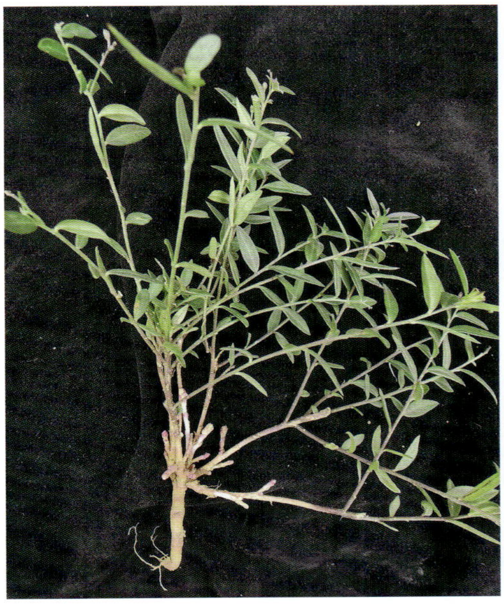

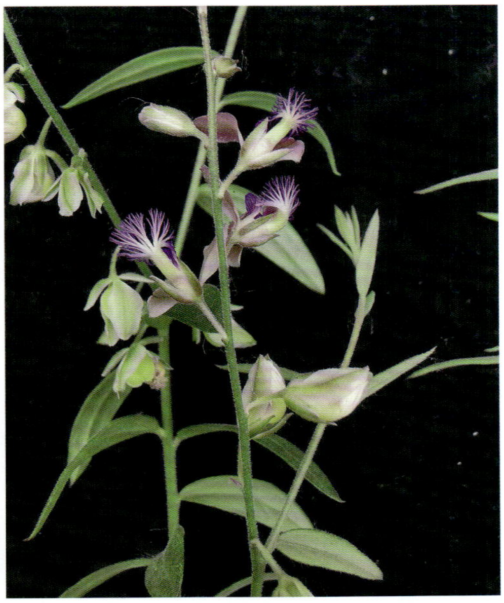

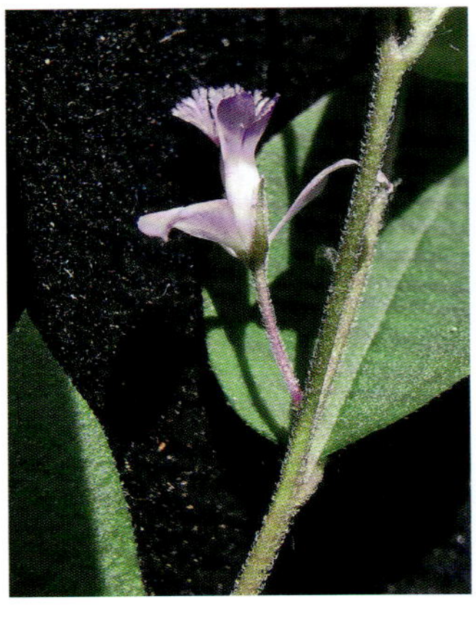

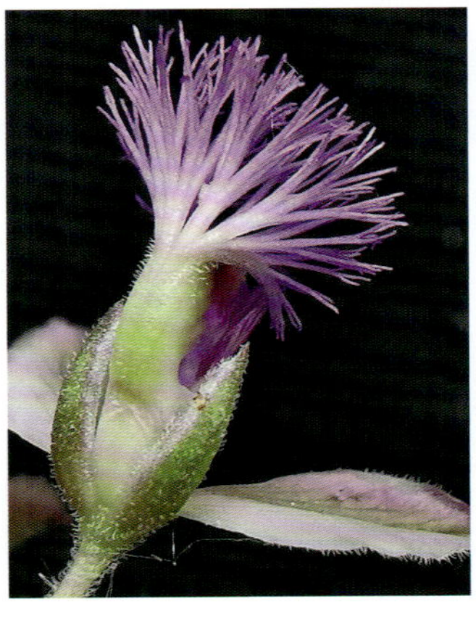

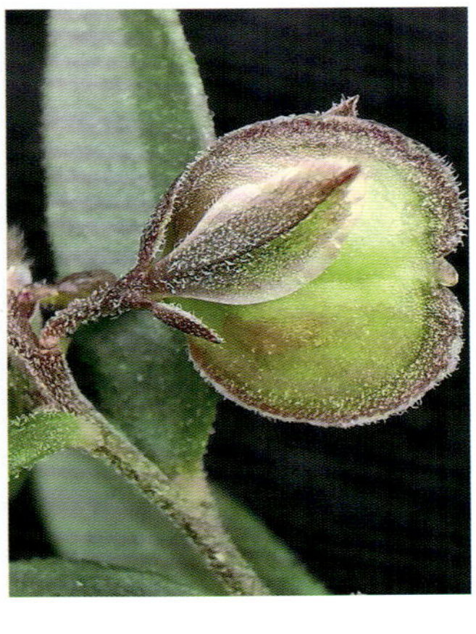

远志

【基　　原】远志科远志属远志 *Polygala tenuifolia* Willd.

【别　　名】细叶远志、小鸡米（棵）、小（细）草、燕子草、线茶、光棍茶、米儿茶、山胡麻等。

【形态特征】形态特征与植物“西伯利亚远志”相似。两者的主要区别：西伯利亚远志的叶长圆形或椭圆状披针形，宽 0.3 ～ 1.1 cm，叶片显宽圆；蒴果翅上有睫毛。远志的叶窄线形至线状披针形，宽 0.1 ～ 0.3 cm，叶片显窄长；蒴果翅上无睫毛。

【生境分布】生于草原、向阳山地、山坡草地、灌丛、杂木林下。分布于我国东北、华北、西北、华东等地。

【药用部位（药用部位）及采收加工】同均植物“西伯利亚远志”项下。

【临床应用】同植物“西伯利亚远志”项下。

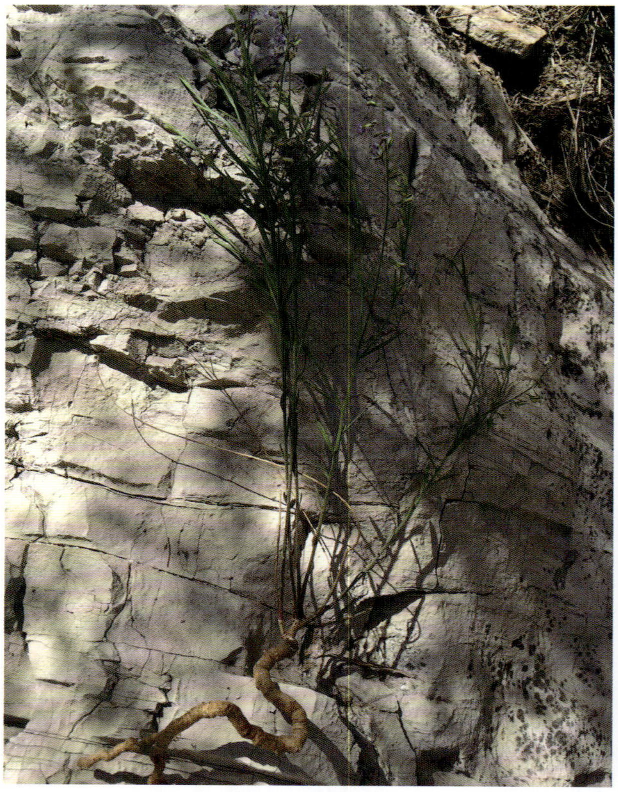

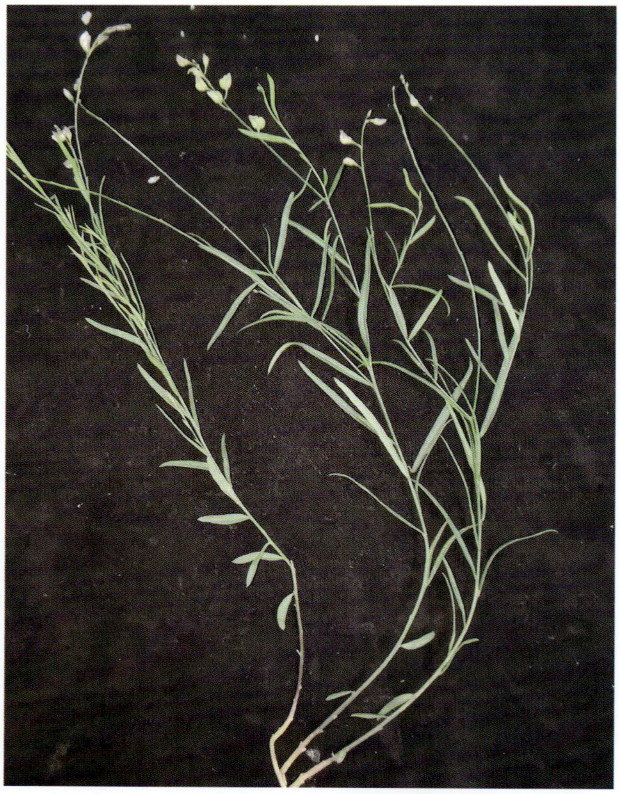

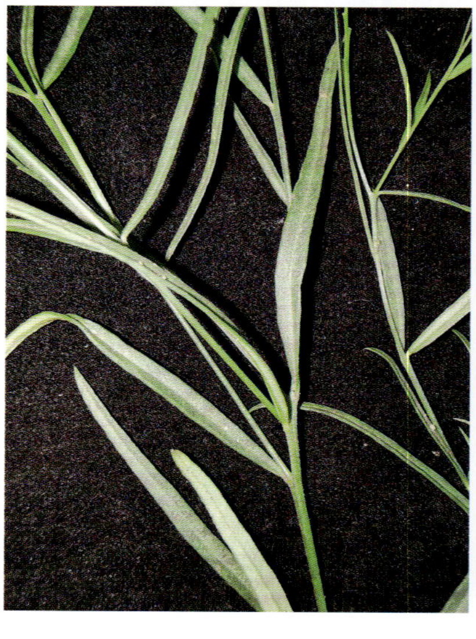

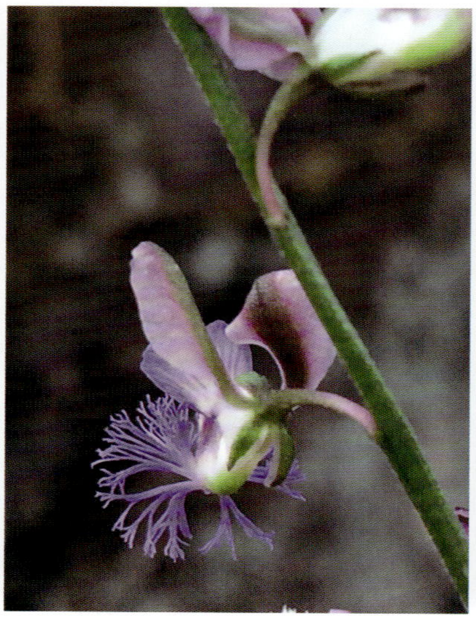

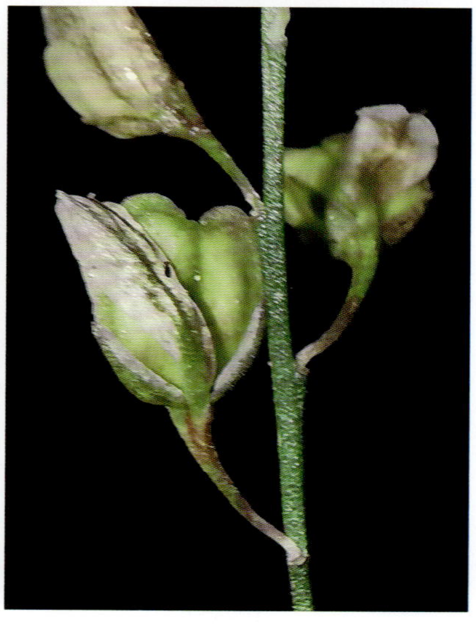

叶下珠

【基　　原】叶下珠科叶下珠属叶下珠 *Phyllanthus urinaria* L.

【别　　名】珍珠草、珠仔草、蓖其草。

【形态特征】1年生草本。茎：茎通常直立，基部多分枝，枝俯卧而后上升；枝具翅状纵棱，上部疏被一纵列短柔毛。叶：小叶羽状排列，纸质，长圆形或倒卵形，顶端圆、钝或急尖而有小尖头，下面灰绿色，近边缘或边缘有1～3列短粗毛；侧脉每边4～5条，明显；叶柄极短；托叶卵状披针形。花：花雌雄同株；雄花2～4朵簇生于叶腋，通常仅上面1朵开花，下面的很小，萼片6，倒卵形，顶端钝，雄蕊3，花丝全部合生成柱状。雌花单生于小枝中下部的叶腋内，萼片6，近相等，卵状披针形，边缘膜质，黄白色，花盘圆盘状，边全缘，子房卵状，有鳞片状凸起，花柱分离，顶端2裂，裂片弯卷。果：蒴果圆球状，红色，表面具小凸刺，有宿存的花柱和萼片，开裂后轴柱宿存。种子：种子橙黄色。花果期4—11月。

【生境分布】生于旷野平地、旱田、山地、山坡、草地、路旁、林缘等处。分布于我国华东、华中、华南、西南及河北、山西、陕西等地。

【药用部位（药用部位）及采收加工】全草或带根全草（叶下珠、珍珠草）。夏秋季采收，晒干。

【临床应用】微苦、甘，凉；归肝、肺经。清热利尿，明目，消积；用于肾炎水肿，尿路感染、结石，肠炎，痢疾，小儿疳积，角膜炎，黄疸型肝炎；外用治青竹蛇咬伤。

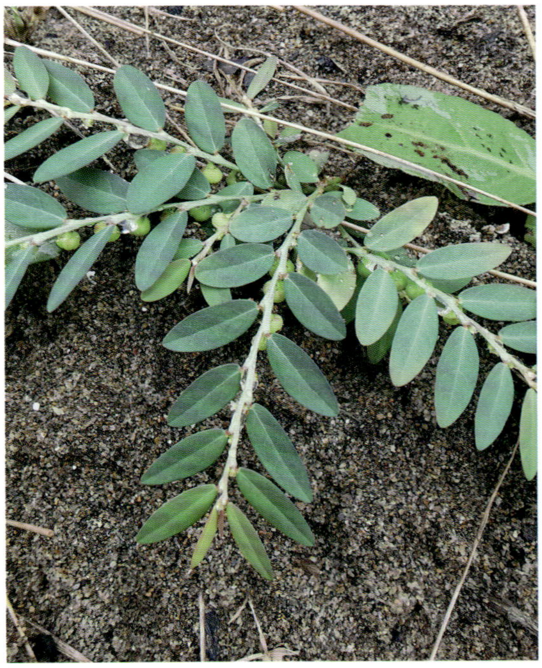
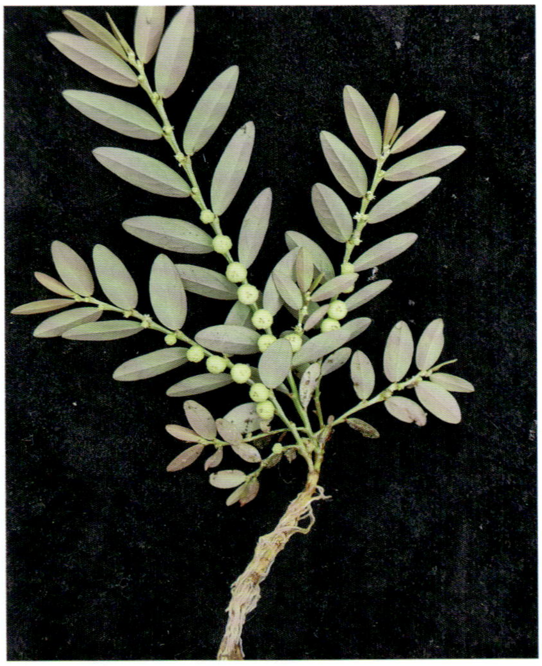
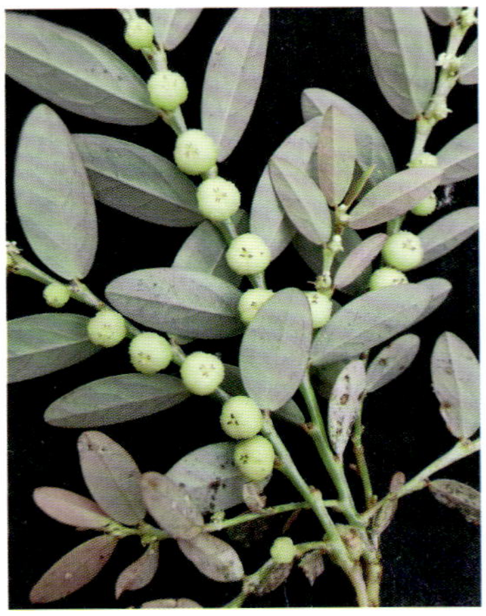
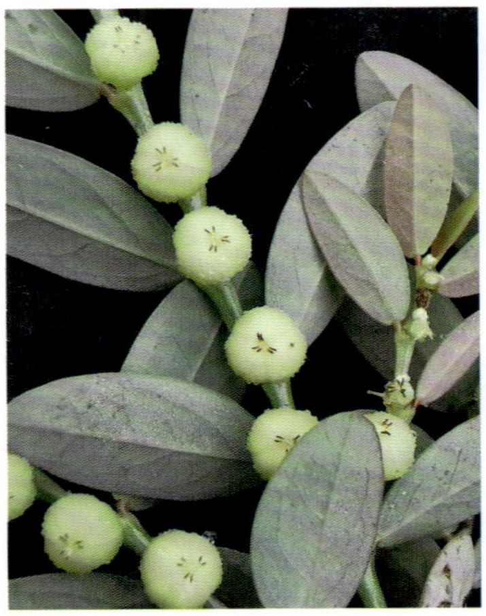
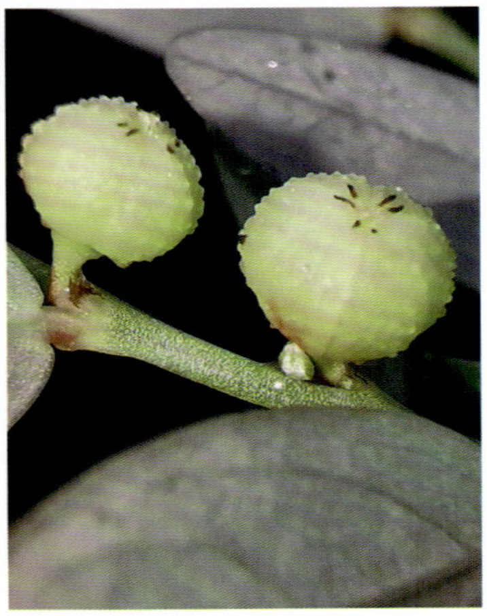

雀儿舌头

【基　　原】叶下珠科雀舌木属雀儿舌头 *Leptopus chinensis*（Bunge）Pojark.

【别　　名】黑钩叶、草桂花。

【形态特征】落叶小灌木。**茎：**茎多分枝；老枝浅褐紫色，小枝绿色或浅褐色，被毛或后变无毛，茎上部嫩枝和小枝具棱。**叶：**叶互生；叶卵形、近圆形、椭圆形或披针形，顶端钝或具短尖，基部圆或宽楔形；叶上面深绿色，叶下面浅绿色；托叶极小，褐色。**花：**花小，雌雄同株，单生或2～4朵簇生于叶腋；雄花萼片5，卵形或宽卵形，先端钝，浅绿色，具有脉纹，花瓣5，白色，倒卵状匙形，花盘腺体5，分离，顶端2深裂，雄蕊5，花丝离生，花丝丝状，花药卵圆形；雌花萼片较大，先端尖，花瓣小，倒卵形，萼片与雄花的相同，花盘环状，10裂至中部，裂片长圆形，花柱3，2深裂。**果：**蒴果圆球形或扁球形，基部有宿存的萼片。花果期3—10月。

【生境分布】生于山坡、田埂、山地灌丛、林缘、路旁、岩崖、石缝中。分布于全国各地。

【药用部位（药用部位）及采收加工】根（雀儿舌头）。秋冬季采挖，洗净，晒干。

【临床应用】辛，温；归胃、大肠经。理气止痛；用于脾胃气滞所致的脘腹胀痛，食欲不振，寒疝腹痛，下痢腹痛。

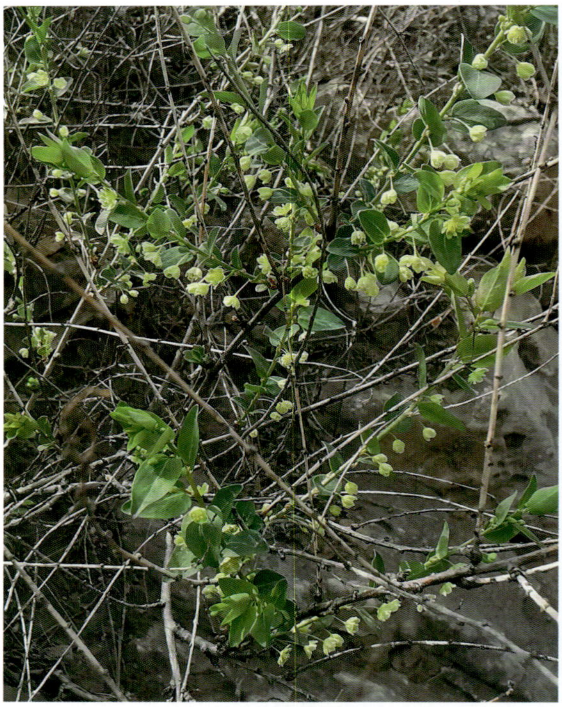
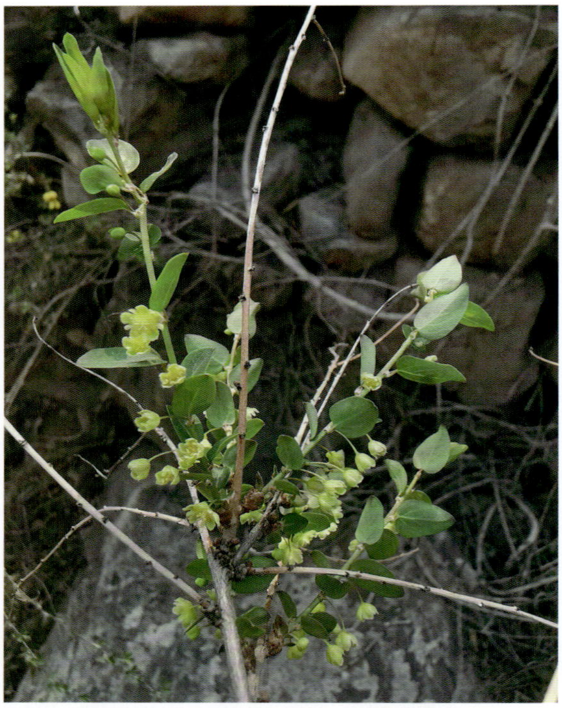
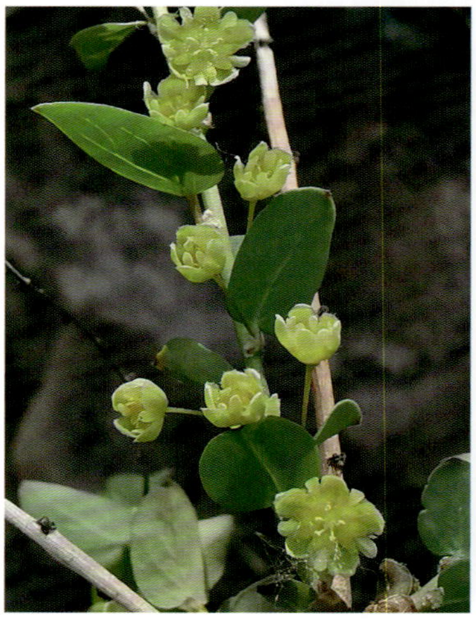
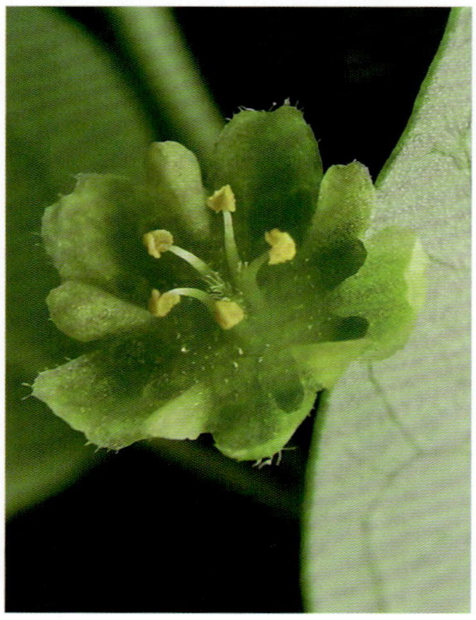
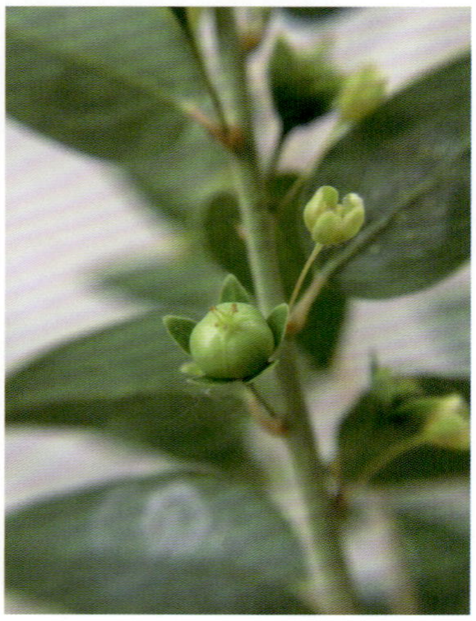

地构叶

【基　　原】大戟科地构叶属地构叶 *Speranskia tuberculata*（Bunge）Baill.

【别　　名】（珍珠）透骨草、瘤果地构叶、地沟菜。

【形态特征】多年生草本或亚灌木。**根：**根直伸，淡黄褐色。**茎：**根茎横走；茎直立，分枝多，被灰白色柔毛。**叶：**叶互生或在茎基部近对生，披针形或卵状披针形，顶端尖，基部阔楔形或圆形，边缘具疏离圆齿或深裂；叶上面疏被短柔毛，下面被柔毛或仅叶脉被毛；叶具短柄或近无柄；托叶卵状披针形。**花：**总状花序顶生，花单性，雌雄同株；雄花位于花序上部，具叶状苞片 2 枚，苞片内有花 1～3 朵，萼片 5，花瓣 5，雄蕊 10～15；花序下部花略大，中间一朵为雌花，两侧为雄花，苞片 2，花柱 3，2 裂。**果：**蒴果三棱状扁球形，被柔毛和瘤状突起。**种子：**种子三角状倒卵形，顶端急尖，绿褐色。花果期 4—9 月。

【生境分布】生于山坡草地、灌丛。分布于我国华北、东北、华东及河南、陕西、甘肃等地。

【药用部位（药用部位）及采收加工】全草（珍珠透骨草、透骨草）。5—6 月开花或结实时采收，鲜用或晒干。

【临床应用】辛，温；归肝、肾经。祛风除湿，舒筋活血，散瘀消肿，解毒止痛；用于风湿痹痛，筋骨痉挛，寒湿脚气，腰部扭伤，瘫痪，闭经，阴囊湿疹，疮疖肿毒。

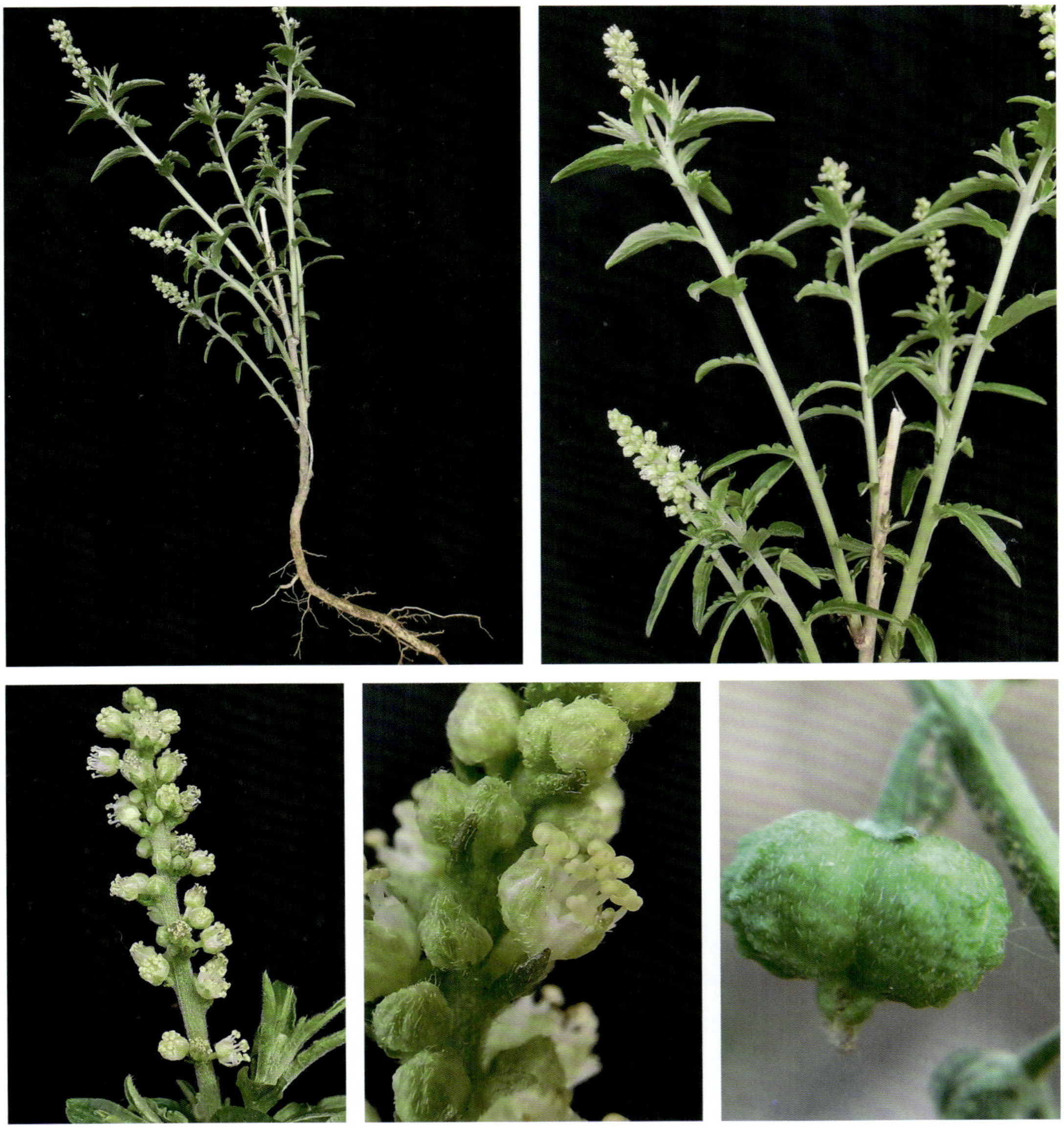

蓖麻

【基　　原】大戟科蓖麻属蓖麻 *Ricinus communis* L.

【别　　名】大麻子。

【形态特征】1 年生草本或草质灌木。**茎：**小枝、叶和花序通常被白霜。**叶：**叶轮廓近圆形，掌状 7 ～ 11 裂，裂缺几达中部，裂片卵状长圆形或披针形，顶端急尖或渐尖，边缘具锯齿；掌状脉 7 ～ 11 条；叶柄粗长，中空。**花：**总状花序或圆锥花序；苞片阔三角形，膜质，早落；雄花花萼裂片卵状三角形，雄蕊束多数；雌花萼片卵状披针形，子房卵状，密生软刺或无刺，花柱红色，顶部 2 裂，密生乳头状突起。**果：**蒴果卵球形或近球形，果皮具软刺或平滑。**种子：**种子椭圆形，微扁平，平滑，具淡褐色或灰白色斑纹；种阜大。花果 7—11 月。

【生境分布】我国多地有栽培。

【药用部位（药用部位）及采收加工】根（蓖麻根）、种子（蓖麻子）、叶（蓖麻叶）。蓖麻根：春秋季采挖，鲜用或晒干。蓖麻子：秋季采摘成熟果实，晒干，除去果壳，收集种子。蓖麻叶：夏秋季采，鲜用或晒干。

【临床应用】蓖麻根：辛，平，小毒；归心、肝经。祛风解痉，活血消肿；用于破伤风，癫痫，风湿痹痛，痈肿瘰疬，跌打损伤，脱肛，子宫脱垂。蓖麻子：甘、辛，平，有毒；归大肠、肺经。泻下通滞，消肿拔毒；用于大便燥结，痈疽肿毒，喉痹，瘰疬。蓖麻叶：辛、苦，平；小毒。祛风除湿，拔毒消肿；用于脚气，风湿痹痛，痈疮肿毒，疥癣瘙痒，子宫下垂，脱肛，咳嗽痰喘。

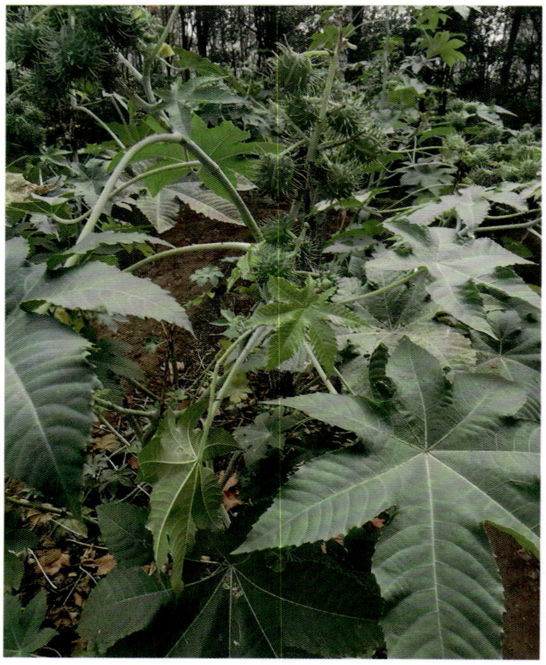
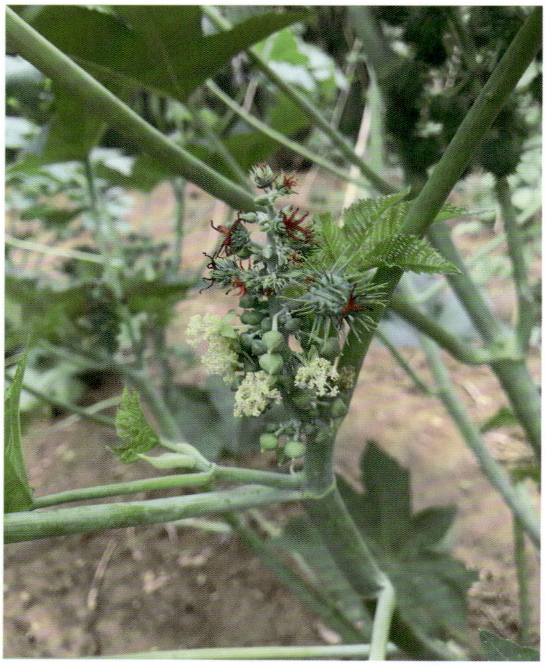
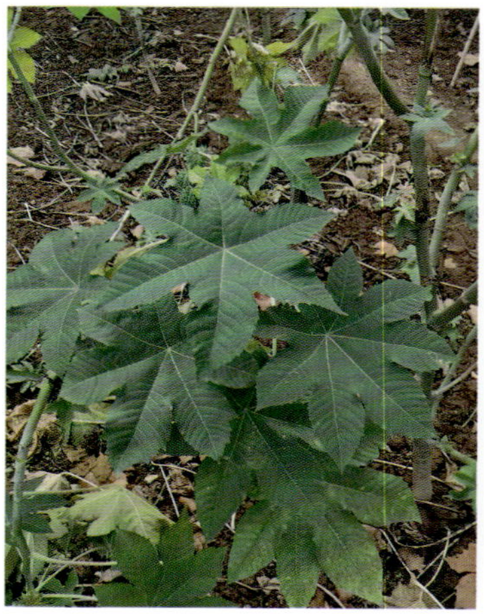
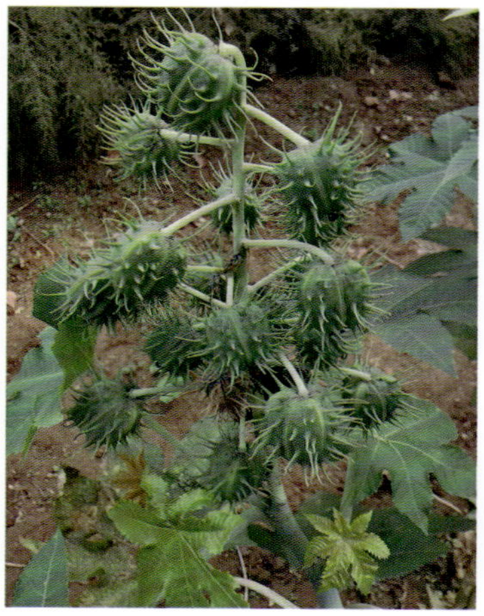
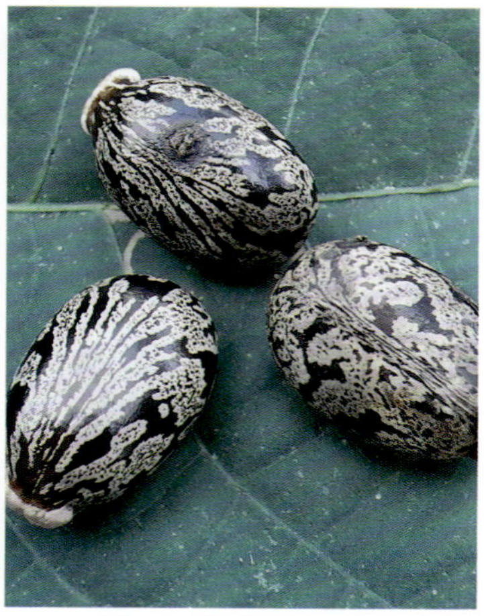

铁苋菜

【基　　原】大戟科铁苋菜属铁苋菜 *Acalypha australis* L.

【别　　名】玉碗捧真珠、叶里含珠、寒热草、痢疾草、蚌壳草、血布袋、布袋口、猫眼菜等。

【形态特征】1 年生草本。茎：茎直立，多分枝。叶：叶互生；叶椭圆状披针形、近菱状卵形或阔披针形，顶端渐尖，基部楔形，边缘具圆齿，上面无毛，下面沿中脉具柔毛；基出脉 3 条，侧脉 3 对；叶柄具短柔毛；托叶披针形，具短柔毛。花：雌雄花同序，花序腋生，稀顶生，花序轴具短毛；雌花苞片 1 ~ 4，卵状心形，花后增大，边缘具三角形齿，外面沿掌状脉具疏柔毛，苞腋具雌花 1 ~ 3 朵，花梗无，萼片 3，长卵形，具疏毛，子房具疏毛，花柱 3 枚，5 ~ 7 条裂；雄花生于花序上部，排列呈穗状或头状，雄花苞片卵形，苞腋具雄花 5 ~ 7 朵，簇生，雄花花蕾时近球形，无毛，花萼裂片 4 枚，卵形，雄蕊 7 ~ 8。果：蒴果近球形，果皮被粗毛和小瘤体，3 瓣裂。种子：种子近卵形，种皮平滑，淡褐色。花果期 7—10 月。

【生境分布】生于荒地、田间、路旁、山沟、山坡草地、林下。分布于我国大部分地区。

【药用部位（药用部位）及采收加工】全草或地上部分（铁苋菜、血见愁）。7—10 月采收，除去杂质，晒干。

【临床应用】苦、涩，凉；归心、肺、大肠、小肠经。清热解毒，利湿，凉血止血，消积；用于肠炎，痢疾，泄泻，吐血，衄血，便血，尿血，崩漏，小儿疳积，痈疖疮疡，皮炎湿疹。

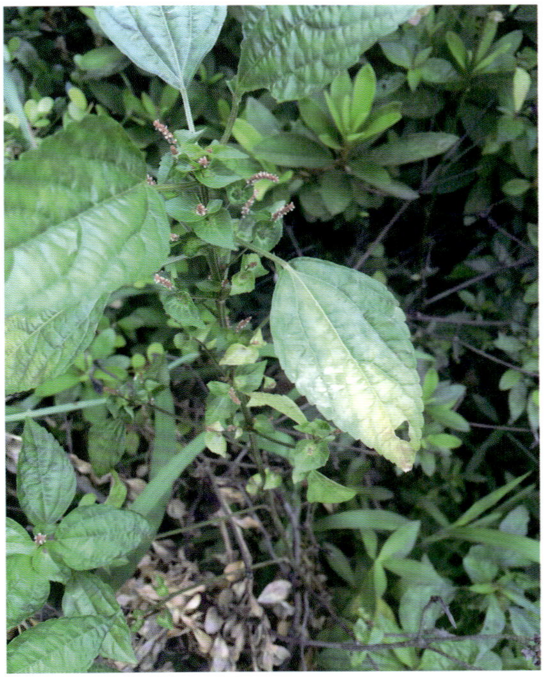
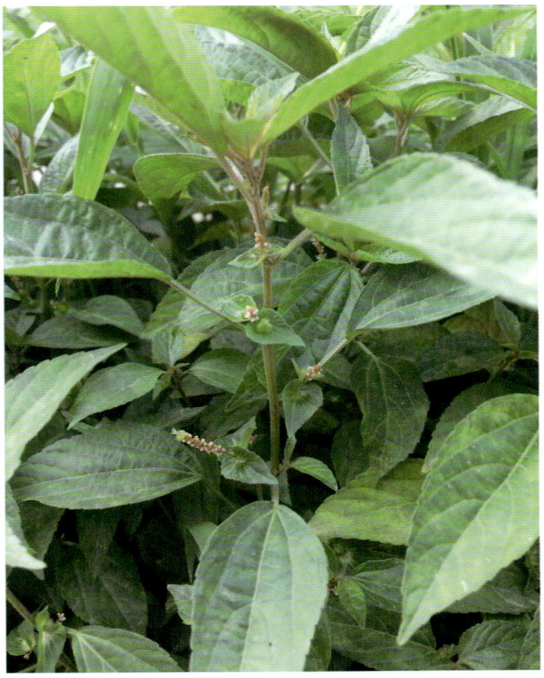
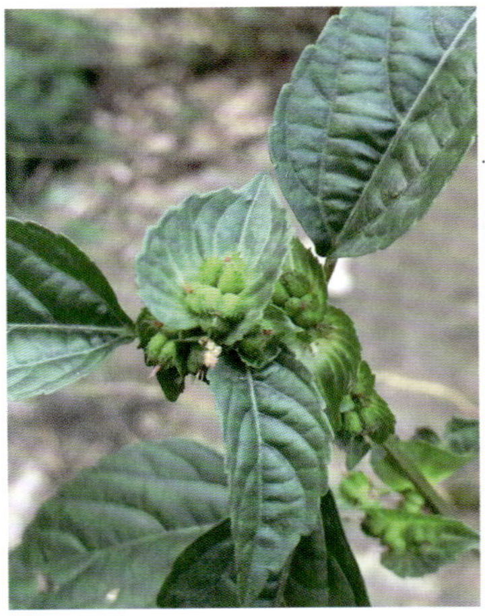
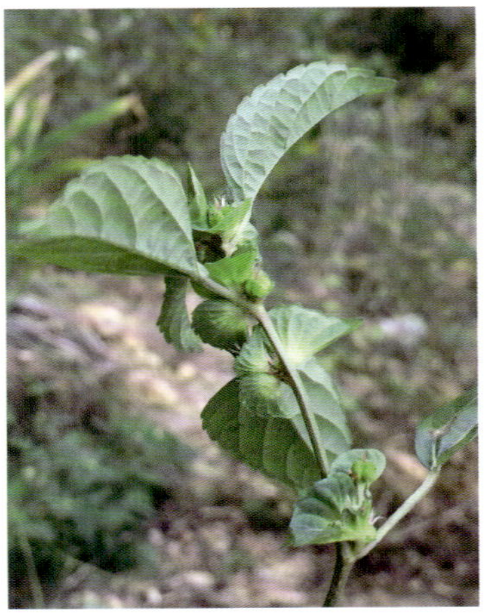
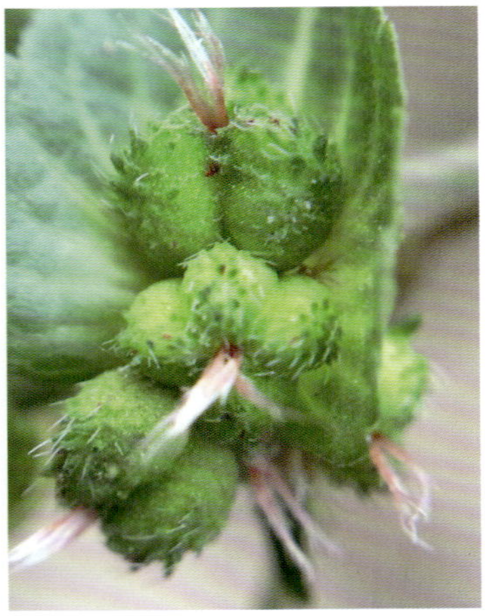

乌桕

【基　　原】大戟科乌桕属乌桕 *Triadica sebifera*（Linnaeus）Small

【别　　名】木（桕、腊）子树、米（糠）桕、木油树、血血木等。

【形态特征】乔木。**茎：**枝带灰褐色，具细纵棱，有皮孔。**叶：**叶互生，纸质，阔卵形，顶端短渐尖或尾状尖，基部阔而圆、截平或微凹，全缘；叶柄长 2 ～ 6 cm，顶端具 2 腺体；托叶三角形。**花：**花单性，雌雄同株，总状花序，雌花生于花序轴下部，雄花生于花序轴上部或有时整个花序全为雄花；雄花苞片卵形或阔卵形，小苞片长圆形，花萼杯状；雌花苞片和小苞片与雄花的相似，花萼 3 深裂几达基部，裂片三角形，柱头 3，外卷。**果：**蒴果近球形，成熟时黑色，外被假种皮。花果期 5—11 月。

【生境分布】生于山坡、山顶疏林中。分布于甘肃、四川、湖北、贵州、云南、广西等地；我国多地有栽培。

【药用部位（药用部位）及采收加工】根皮（乌桕根皮、乌桕）、树皮（乌桕）、种子（乌桕子）、叶（乌桕叶、乌桕）。根皮：10 月至次年 2 月挖根，剥取根皮，洗净，晒干。树皮：四季可采，切片晒干。乌桕子：果熟时采摘，取出种子，鲜用或晒干。叶：全年可采，鲜用或晒干。

【临床应用】根皮：苦，有小毒。清热利湿，拔毒消肿；用于水肿，臌胀，癥瘕积聚，二便不通，湿疮，疥癣，疔毒。树皮：苦，微温，有小毒；归肺、脾、肾、大肠经。杀虫，解毒，利尿，通便；用于血吸虫病，肝硬化腹水，大小便不利，毒蛇咬伤，外用治疔疮、鸡眼、乳腺炎、跌打损伤、湿疹、皮炎。乌桕子：甘，凉，有毒；归肾、肺经。拔毒消肿，杀虫止痒；用于湿疹，癣疮，皮肤皲裂，水肿，便秘。叶：苦，微温，有毒；归心经。泻下逐水，消肿散瘀，解毒杀虫；用于水肿，二便不利，腹水，湿疹，疥癣，痈疮肿毒，跌打损伤，毒蛇咬伤。

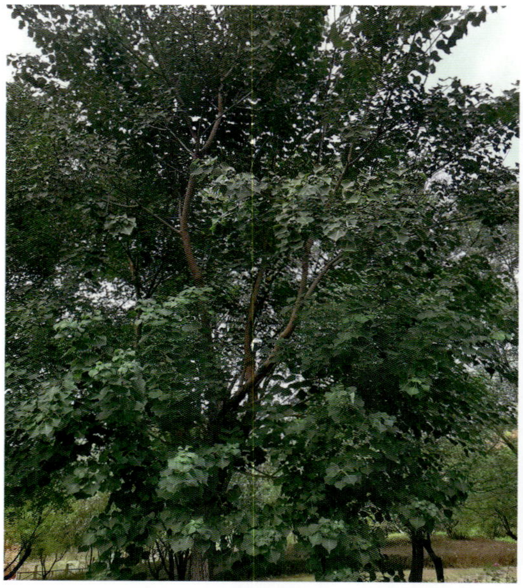
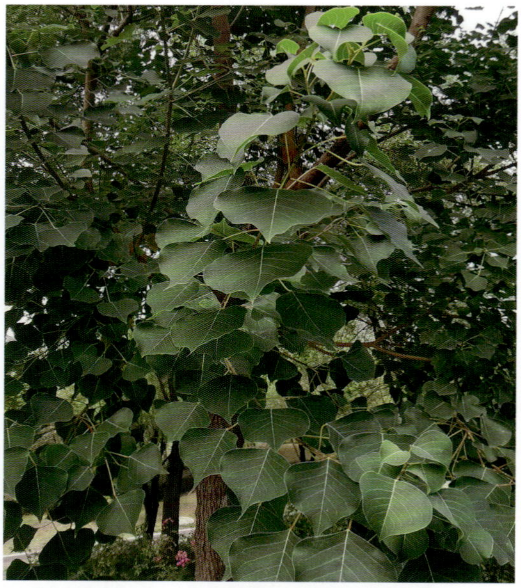
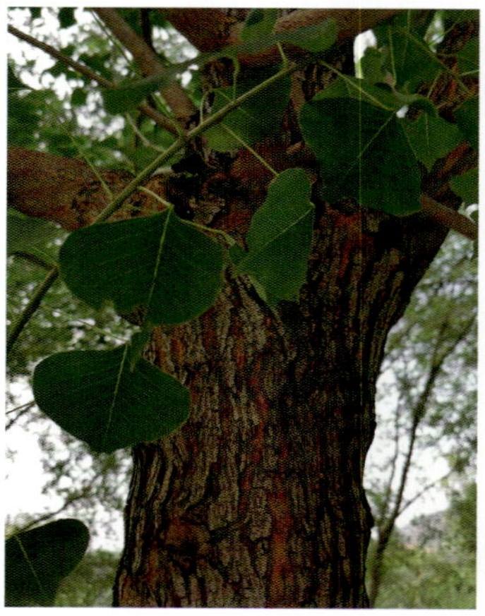
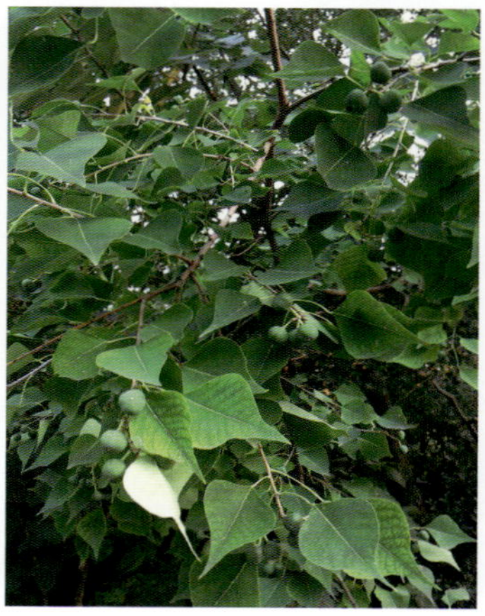
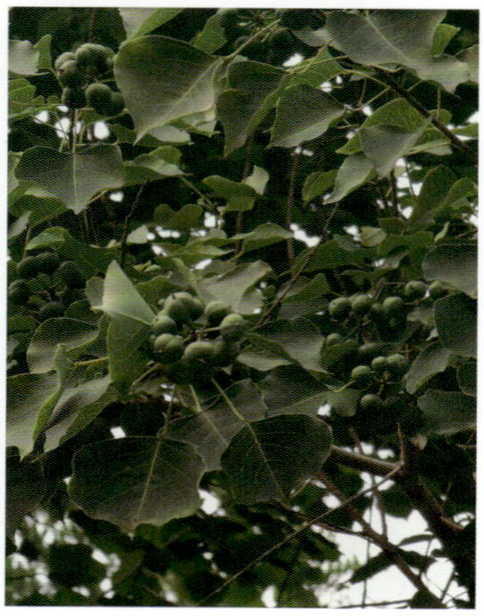

斑地锦

【基　　原】大戟科大戟属斑地锦 *Euphorbia maculata* L.

【别　　名】斑叶地锦。

【形态特征】1 年生草本。**根：**根纤细。**茎：**茎匍匐，被白色疏柔毛。**叶：**叶对生，长椭圆形至肾状长圆形，先端钝，基部偏斜不对称，略呈渐圆形，边缘中部以上常具细小疏齿；叶上面绿色，中部常具有一个长圆形的紫褐色斑块，叶柄极短；托叶钻状，边缘具睫毛。**花：**花序单生于叶腋，基部具短柄；总苞狭杯状，外部具白色疏柔毛，边缘 5 裂，裂片三角状圆形；腺体 4，黄绿色，横椭圆形，边缘具白色附属物；雄花 4 ～ 5，微伸出总苞外；雌花 1，花柱短，近基部合生，柱头 2 裂。**果：**蒴果三角状卵形，被稀疏柔毛，成熟时易裂为 3 个分果爿。**种子：**种子卵状四棱形，灰色或灰棕色，每个棱面具 5 个横沟。花果期 4—9 月。

【生境分布】生于平原、山坡、路旁。分布于我国华东及湖北、河南、河北等地；有栽培。

【药用部位（药用部位）及采收加工】全草（地锦草）。夏秋季采收，除去杂质，晒干。

【临床应用】辛，平；归肝、大肠经。清热解毒，凉血止血，利湿退黄；用于痢疾，泄泻，咯血，尿血，便血，崩漏，疮疖痈肿，湿热黄疸。

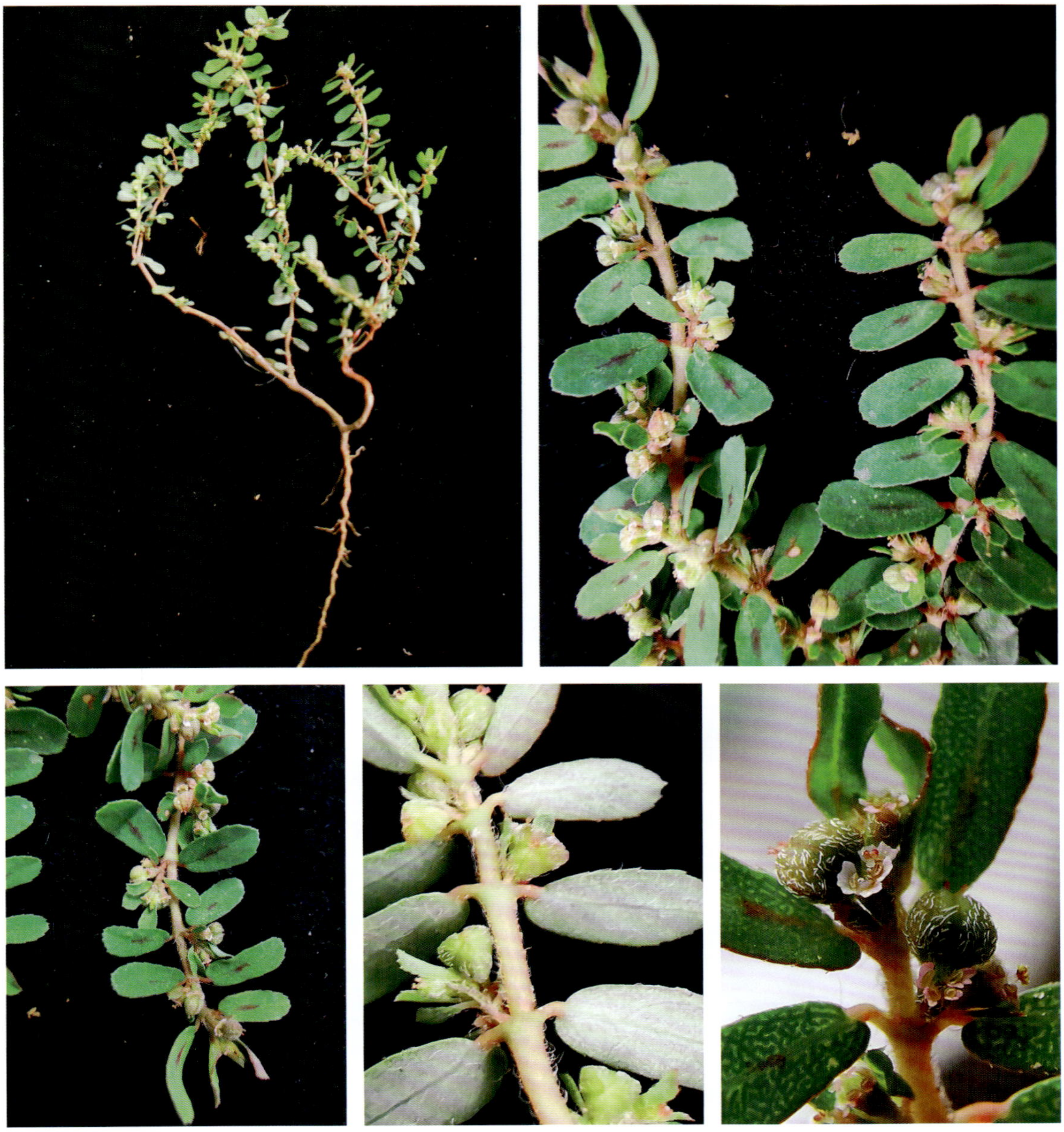

地锦草

【基　　原】大戟科大戟属地锦 *Euphorbia humifusa* Willd.

【别　　名】地锦、地蓬草、奶花（汁）草、铺地红、红莲草、斑鸠窝、三月黄花、蜈蚣草等。

【形态特征】形态特征与植物“斑地锦”相似。两者主要区别：斑地锦的叶上表面的中央有深色斑；蒴果表面密生白色细柔毛；种子四棱状卵形，每个棱面具5个横沟；地锦草的叶上表面无深色斑；蒴果无毛；种子三棱状卵球形，每个棱面无横沟。

【生境分布】生于山坡、海滩、平原、荒地、路旁、田间等处。分布于全国各地。

【药用部位（药用部位）及采收加工】均同植物“斑地锦”项下。

【临床应用】同植物“斑地锦”项下。

【备　　注】*Euphorbia humifusa* Willd. 在《中国植物志》中称为“地锦草”，在《药典》中称为“地锦”；因另有葡萄科地锦属植物地锦（爬墙虎）*Parthenocissus tricuspidata*（Siebold & Zucc.）Planch.，为避免混淆，本书参考《中国植物志》名称。按《药典》，本种和斑地锦均为中药材“地锦草”的基原。

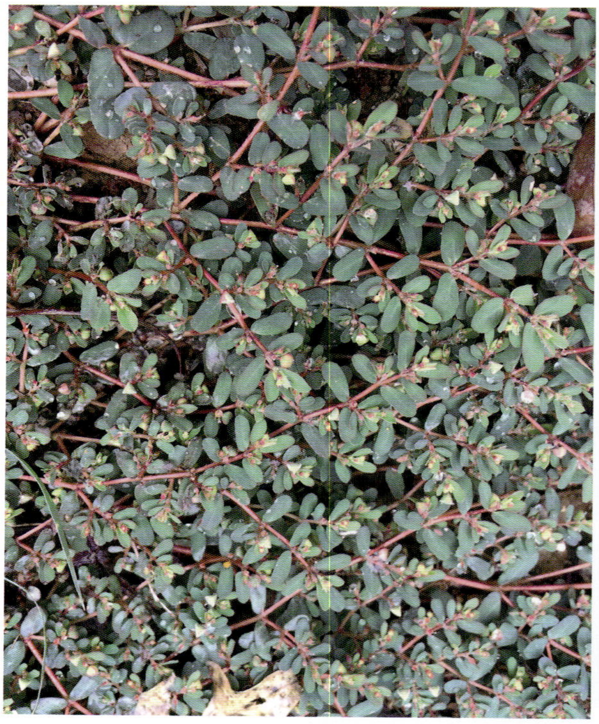

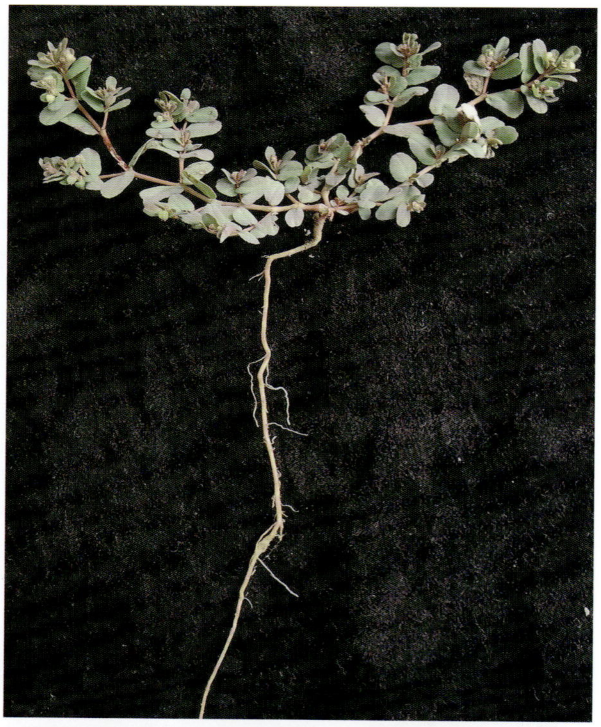

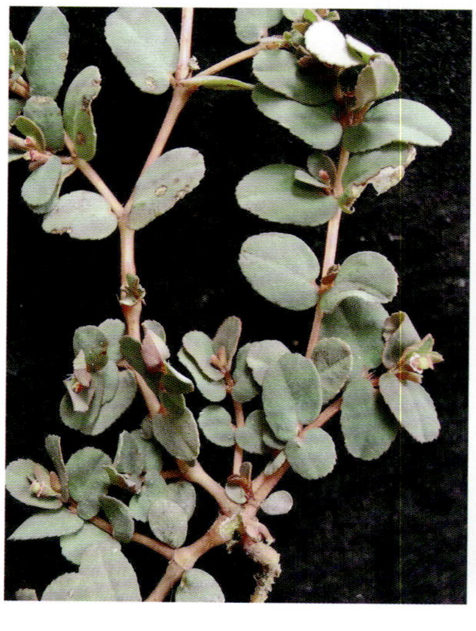

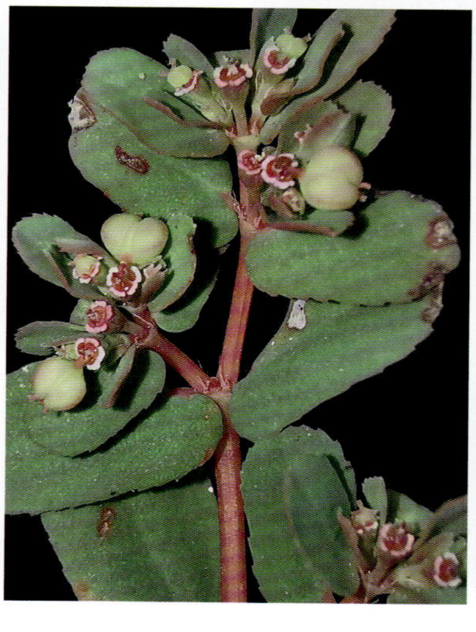

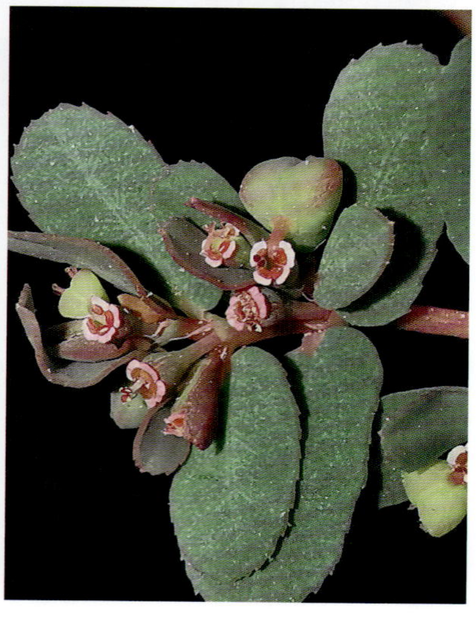

猫眼草

【基　　原】大戟科大戟属猫眼草 *Euphorbia lunulata* Bunge

【别　　名】打盆打碗、打碗棵、肿手棵、猫眼棵、猫儿眼、猫眼睛。

【形态特征】多年生草本。**茎：**茎单一或丛生，无毛，茎基部常坚硬。**叶：**叶线形或披针形，先端渐尖或圆钝，全缘，无叶柄。**花：**总状花序顶生，花序基部具扇状半月形或三角状肾形的轮生苞叶；伞幅通常 5 ～ 6 个，每伞梗又常有 2 回分叉，分叉 2 ～ 3 个，也常有单梗生于叶腋，伞梗基部具轮生的苞叶；总苞顶端 4 ～ 5 裂，裂片间有 4 个新月形腺体，腺体两端具短角；子房 3 室，花柱 3，分离，柱头 2 裂。**果：**蒴果三棱状扁球形。**种子：**种子光滑。花果期 5—7 月。

【生境分布】生于路旁、山坡草地、山沟河岸等处。分布于我国东北、华北及山东、河南、陕西、甘肃等地。

【药用部位（药用部位）及采收加工】全草（猫眼草）。夏季采收地上部分，除去杂质，晒干。

【临床应用】苦，微寒，有毒；归肺、肝经。镇咳，祛痰，散结，逐水，拔毒，杀虫；用于痰饮咳喘，水肿，瘰疬，疥癣，无名肿毒。

【备　　注】按《中国植物志》，本种已合并到植物“乳浆大戟 *Euphorbia Esula* Linn.”，考虑到两者入药部位的功效不尽相同，故仍分开描述。

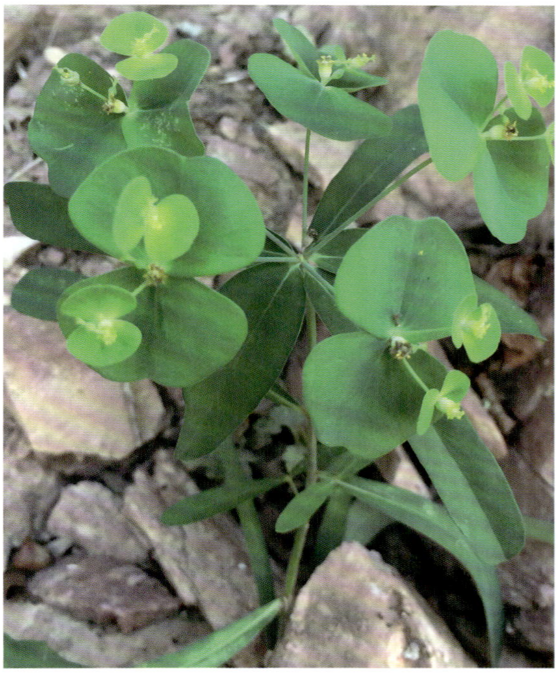

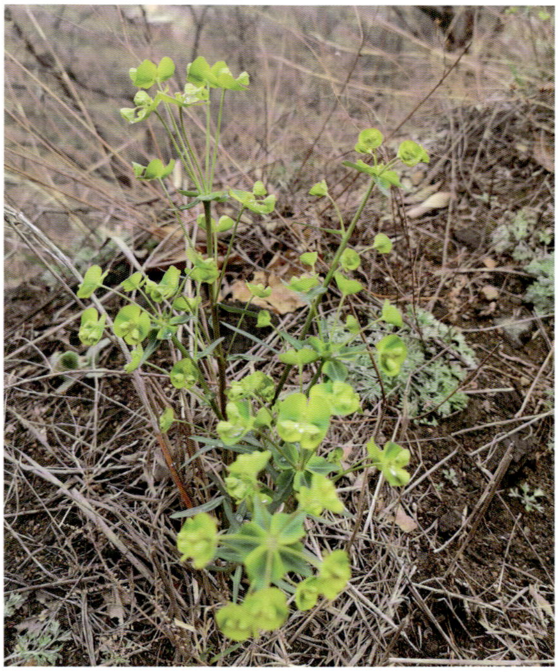

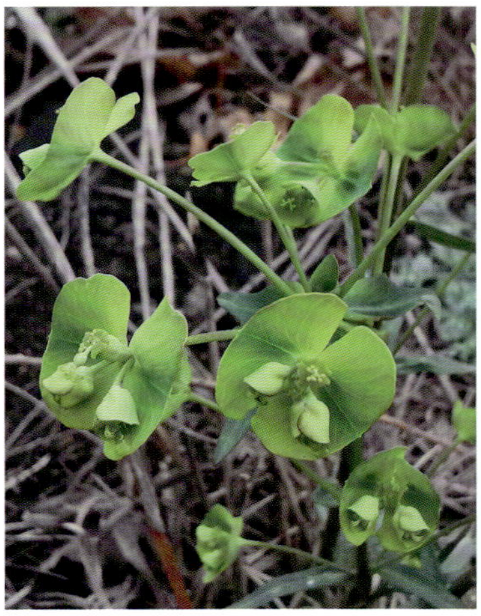

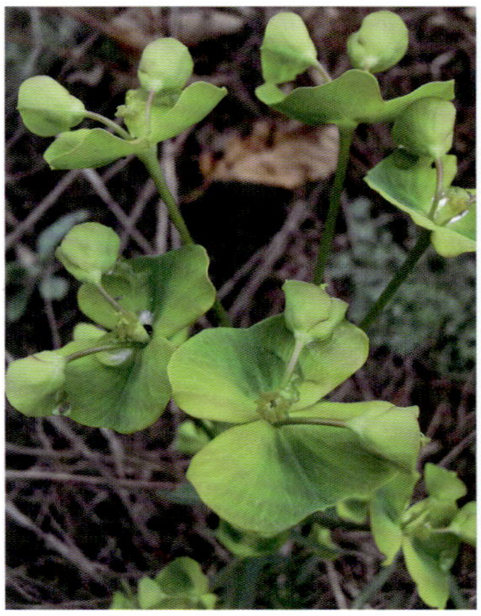

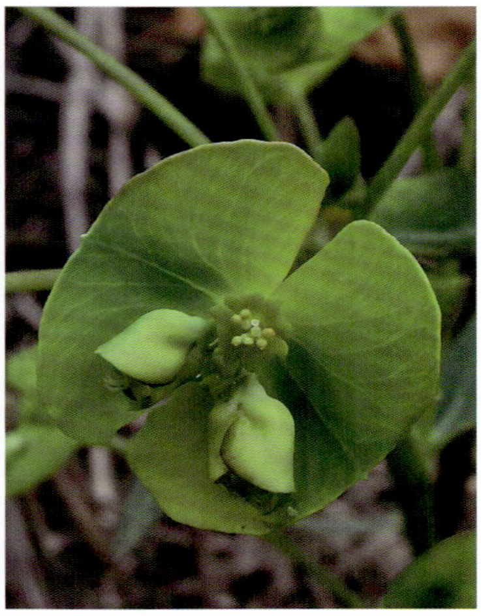

乳浆大戟

【基　　原】大戟科大戟属乳浆大戟 *Euphorbia Esula* Linn.

【别　　名】打盆打碗、猫眼草、烂疤眼、华北（新疆、东北）大戟、乳浆草等。

【形态特征】形态特征与植物“猫眼草”相似。两者的主要区别：乳浆大戟的茎常数茎丛生；顶生总状花序常 2 ～ 4 回分叉，第 1 回分叉的伞辐数为 5 ～ 9 个；总状花序各回分叉处的苞片大小不一样，下部的苞片大，上部的苞片小。猫眼草的茎常单一或有丛生；顶生总状花序常 2 回分叉，第 1 回分叉的伞辐数为 5 ～ 6 个；总状花序各回分叉处的苞片大小近等大。

【生境分布】生于路旁、山坡、林下、沟边、荒山、沙丘、草地。分布于我国大部分地区。

【药用部位（药用部位）及采收加工】全草（猫眼草、乳浆草）。夏季采收地上部分，除去杂质，晒干。

【临床应用】苦，凉；有毒。利尿消肿，拔毒止痒；用于四肢浮肿，小便淋痛不利，疟疾；外用治疗瘰疬，疮癣瘙痒。

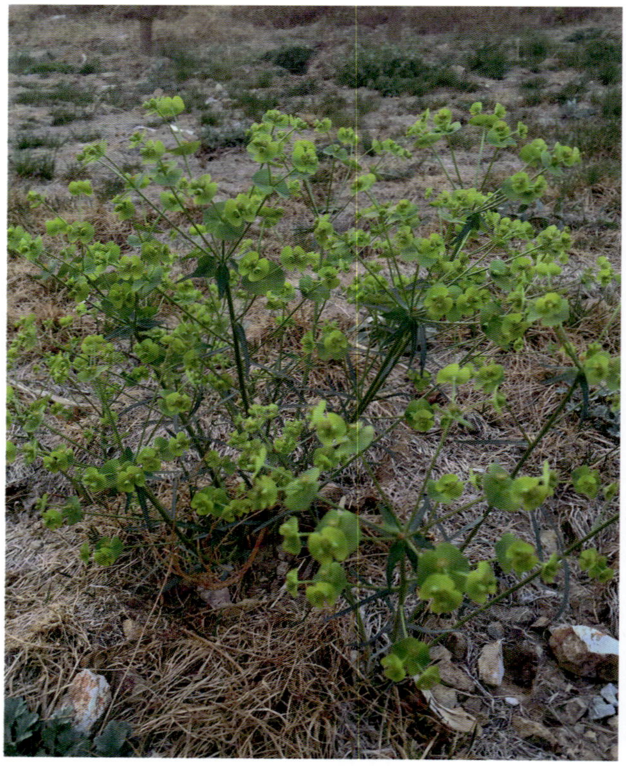
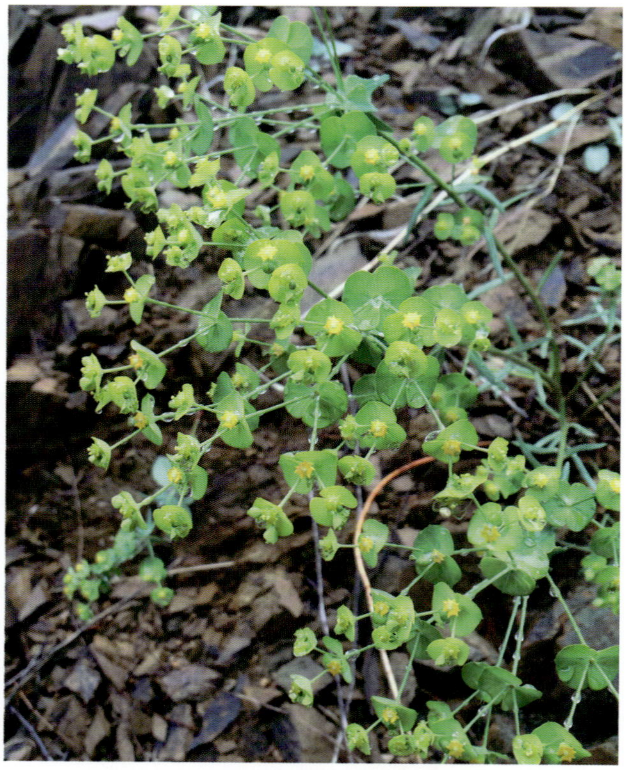
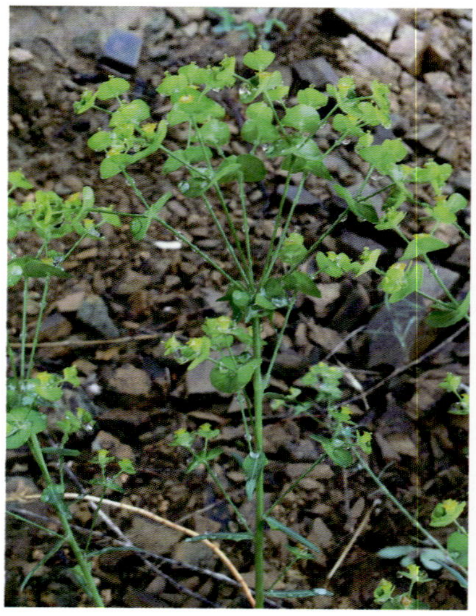
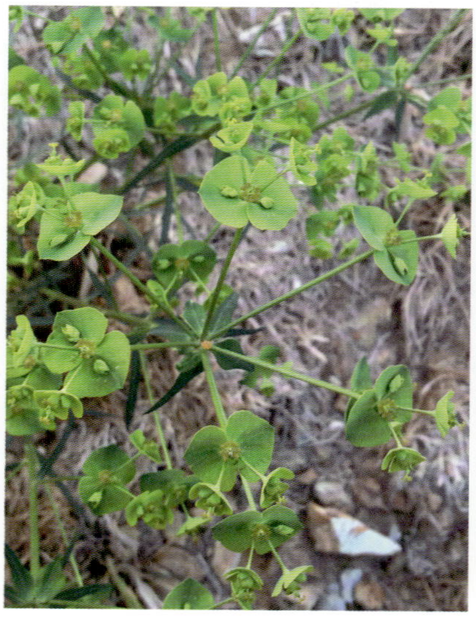
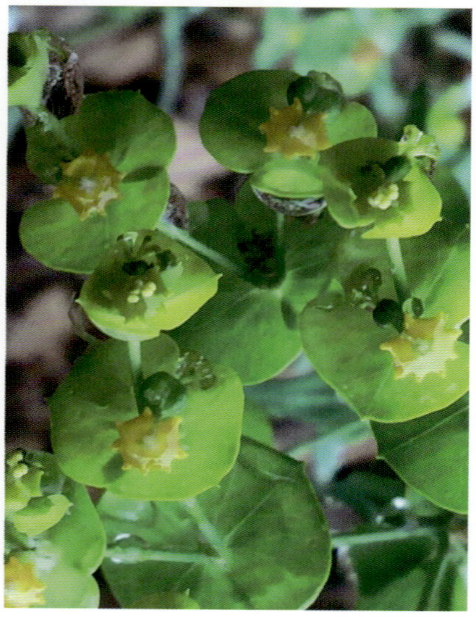

泽漆

【基　　原】大戟科大戟属泽漆 *Euphorbia helioscopia* L.

【别　　名】五风草、五灯草、五朵云、猫儿眼草、眼疼花等。

【形态特征】1 年生草本。**根**：根纤细，下部分枝。**茎**：茎直立，单一或自基部多分枝，分枝斜展向上，光滑无毛。**叶**：叶互生，倒卵形或匙形，先端具齿，中部以下渐狭或呈楔形；总苞叶 5 枚，倒卵状长圆形，先端具齿，基部略渐狭，无柄；总伞幅 5 枚；苞叶 2 枚，卵圆形，先端具齿，基部圆形。**花**：花序单生，有柄或近无柄；总苞钟状，光滑无毛，边缘 5 裂，裂片半圆形，边缘和内侧具柔毛；腺体 4，盘状，中部内凹，基部具短柄，淡褐色。雄花数枚，明显伸出总苞外；雌花 1 枚，子房柄略伸出总苞边缘。**果**：蒴果三棱状阔圆形，光滑，无毛，具明显的三纵沟，成熟时分裂为 3 个分果爿。**种子**：种子卵状，暗褐色，具明显的脊网；种阜扁平状，无柄。花果期 4—10 月。

【生境分布】生于山沟、路旁、荒野、山坡。除黑龙江、吉林、内蒙古、广东、海南、新疆、西藏外，分布于我国大部分地区。

【药用部位（药用部位）及采收加工】全草（泽漆）。4—5 月花开时采收，除去根及泥沙，晒干。

【临床应用】辛、苦，微寒，有毒；归大肠、小肠、脾、肺经。行水消肿，化痰止咳，解毒杀虫；用于治水气肿满，痰饮喘咳，疟疾，菌痢，瘰疬，结核性瘘管，骨髓炎。

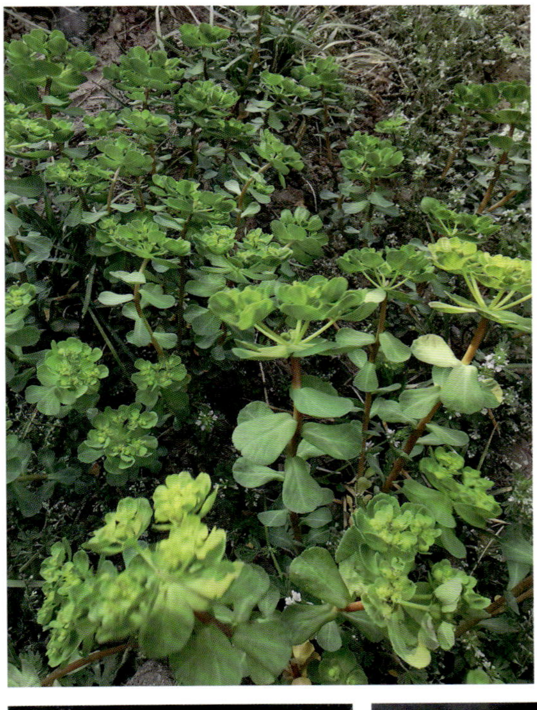
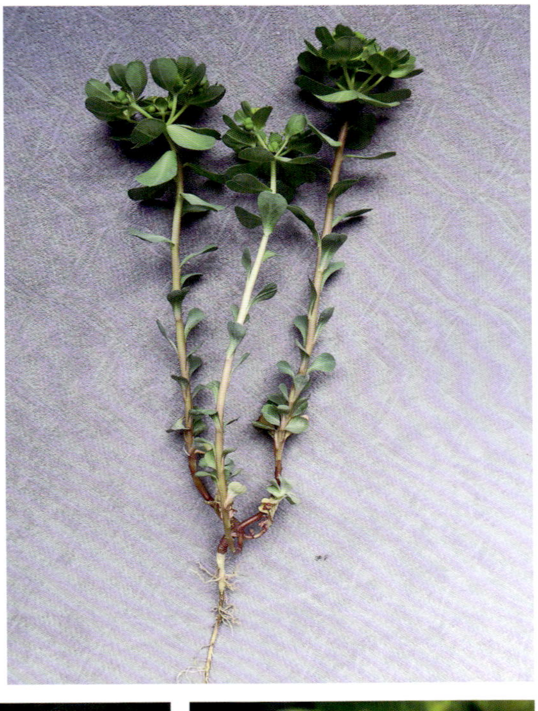
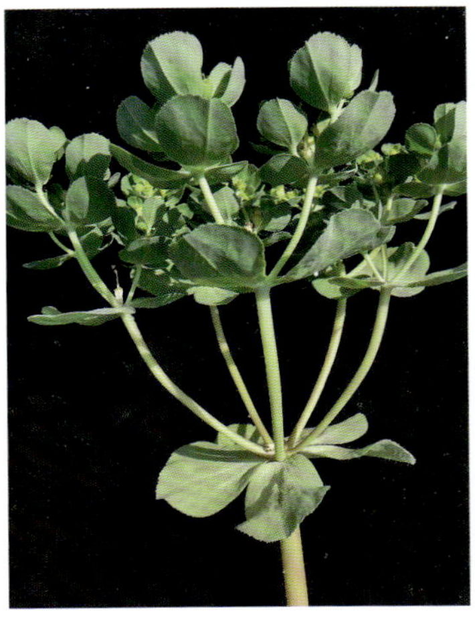
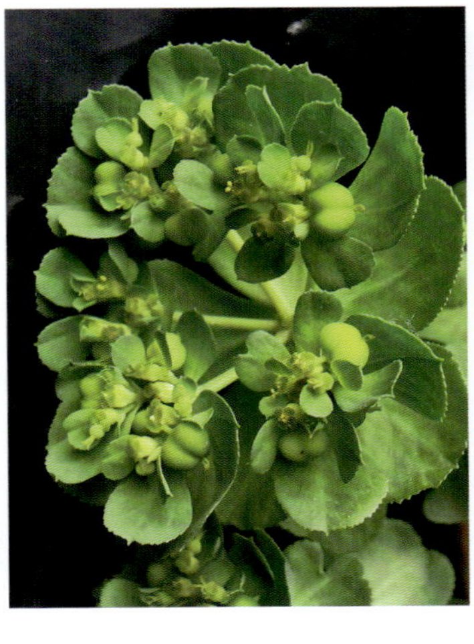
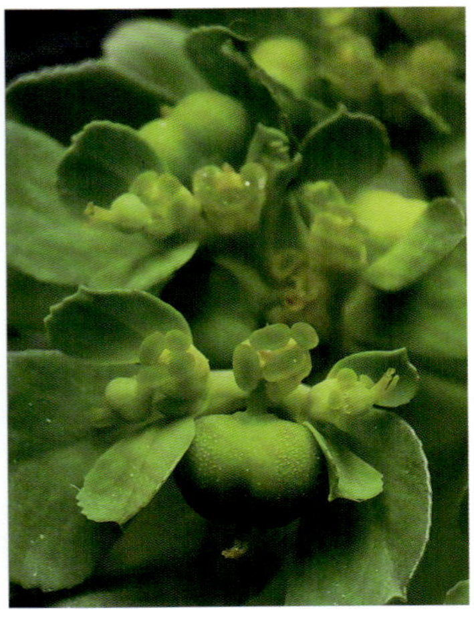

黄杨

【基　　原】黄杨科黄杨属黄杨 *Buxus sinica*（Rehd. et Wils.）Cheng

【别　　名】黄杨木、瓜子黄杨。

【形态特征】灌木或小乔木。茎：枝圆柱形，有纵棱，灰白色；小枝四棱形，被短柔毛。叶：叶革质，阔椭圆形、阔倒卵形、卵状椭圆形或长圆形，先端圆或钝，常微凹，基部圆或楔形。花：头状花序腋生，花密集；雄花约 10 朵，无花梗，外萼片卵状椭圆形，内萼片近圆形；雌花柱头倒心形，下延达花柱中部。果：蒴果近球形。花果期 3—6 月。

【生境分布】生于山谷、溪边、林下。分布于我国华东、华南及陕西、甘肃、湖北、四川、贵州、河南等地。

【药用部位（药用部位）及采收加工】根（黄杨根）、茎枝（黄杨木）、叶（黄杨叶）。黄杨根：全年均可采挖，洗净，鲜用或切片晒干。黄杨木：全年均可采，鲜用或晒干。黄杨叶：全年可采，鲜用或晒干。

【临床应用】黄杨根：辛、苦，平；归肝经。祛风止咳，清热除湿；用于风湿痹痛，伤风咳嗽，湿热黄疸。黄杨木：苦，平；归心、肝、肾经。祛风除湿，理气，止痛；用于风湿痹痛，胸腹气胀，疝气疼痛，牙痛，跌打伤痛。黄杨叶：苦，平。清热解毒，消肿散结；用于疮疖肿毒，风火牙痛，跌打伤痛。

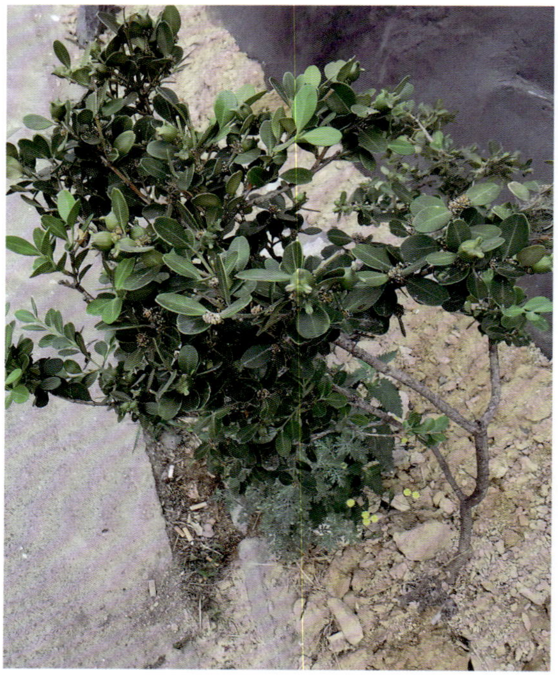
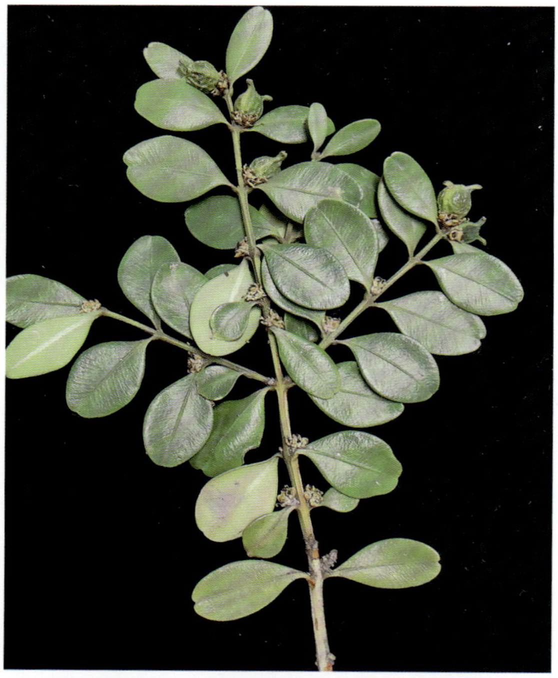
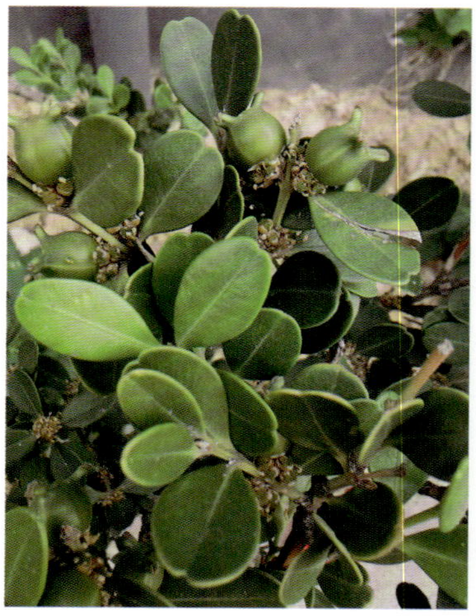
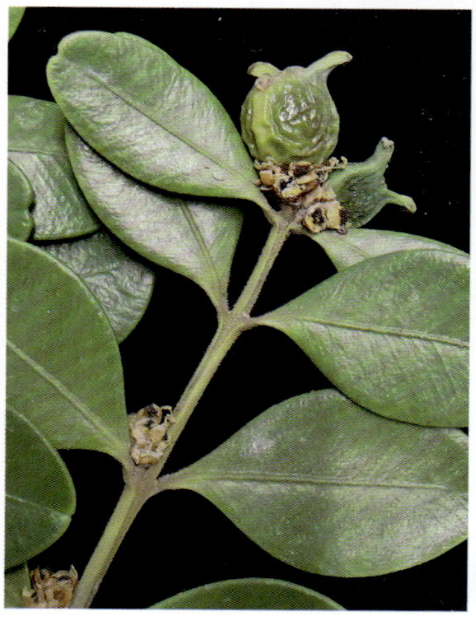
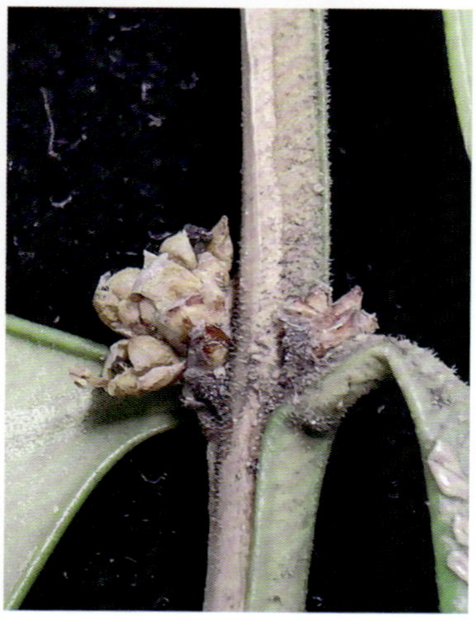

黄连木

【基　　原】漆树科黄连木属黄连木 *Pistacia chinensis* Bunge

【别　　名】黄连（楝）树、黄连茶、鸡冠木、楷木、岩拐角、凉茶树、黄儿茶、茶树、药树、药木、药子树等。

【形态特征】落叶乔木。茎：树皮暗褐色，呈鳞片状剥落；幼枝灰棕色。叶：奇数羽状复叶互生，有小叶 5 ～ 6 对；小叶对生或近对生，纸质，披针形、卵状披针形或线状披针形，先端渐尖或长渐尖，基部偏斜，全缘。花：花单性异株，先花后叶，圆锥花序腋生，雄花序排列紧密，雌花序排列疏松，均被微柔毛；花小，花梗被微柔毛；苞片披针形或狭披针形，内凹，外面被微柔毛，边缘具睫毛；雄花花被片 2 ～ 4，披针形或线状披针形，大小不等，边缘具睫毛，雄蕊 3 ～ 5，花丝极短，花药长圆形；雌花花被片 7 ～ 9，大小不等，外面 2 ～ 4 片远较狭，披针形或线状披针形，外面被柔毛，边缘具睫毛，里面 5 片卵形或长圆形，外面无毛，边缘具睫毛，子房球形，无毛，花柱极短，柱头 3，厚，肉质，红色。果：核果倒卵状球形，略压扁，成熟时紫红色，干后具纵向细条纹，先端细尖。花果期 3—11 月。

【生境分布】生于山区、丘陵、平原。除西部高原或干燥地区外，分布于我国长江以南各省区及华北、西北等地。

【药用部位（药用部位）及采收加工】叶芽（黄楝芽）、叶芽、叶、根、树皮（黄楝树）。黄楝芽：初春枝条发芽时，采收嫩叶芽，鲜用。黄楝树：春季采集叶芽，鲜用；夏秋季采叶，鲜用或晒干；根及树皮全年可采，洗净，切片，晒干。

【临床应用】黄楝芽：苦、涩，寒。清热，解毒，止渴；用于暑热口渴，痧症，痢疾，咽喉肿痛，口舌糜烂，风湿疮、漆疮。黄楝树：苦、涩；寒。清暑，生津，解毒，利湿；用于暑热口渴，咽喉肿痛，口舌糜烂，吐泻，痢疾，淋证，无名肿毒，疮疹。

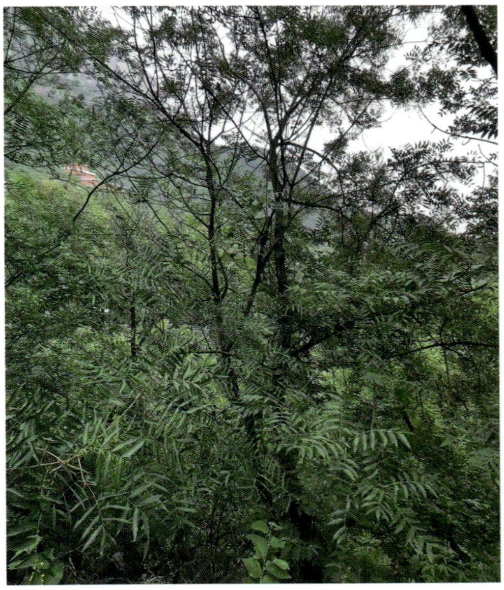
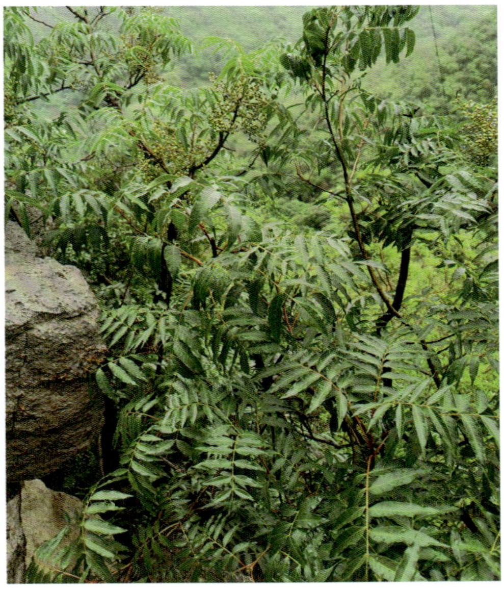
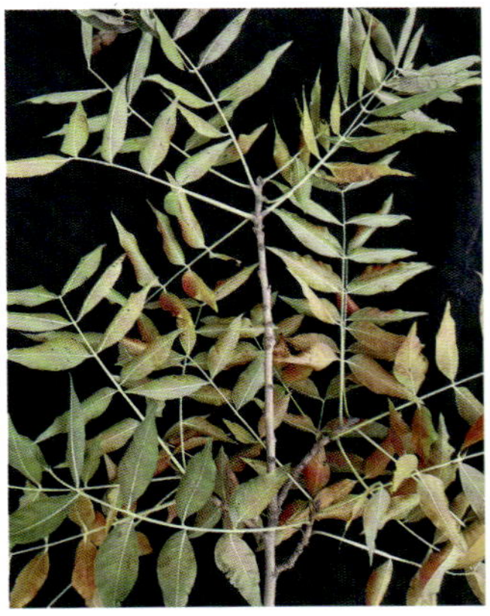
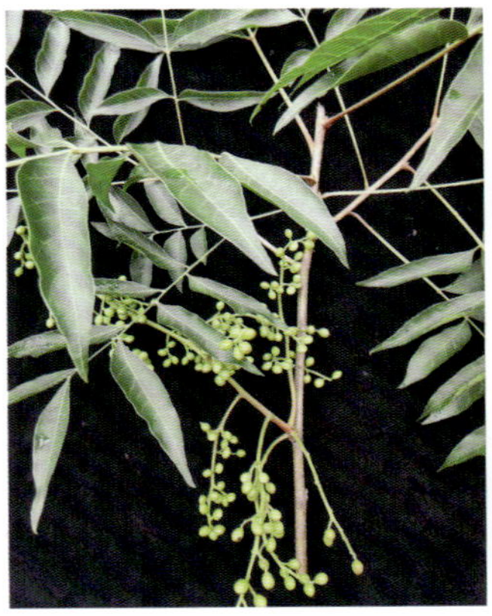
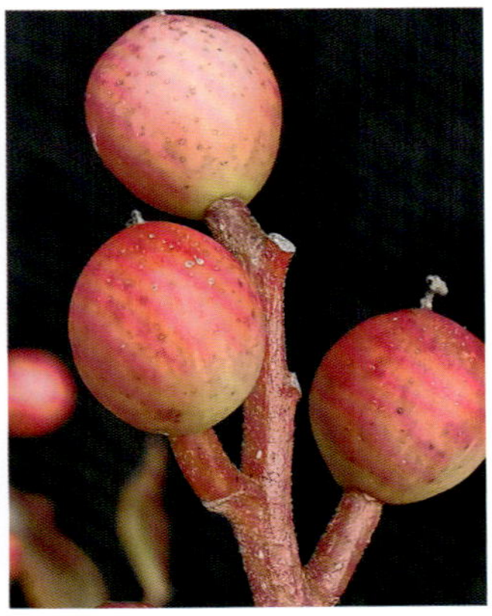

盐肤木

【基　　原】漆树科盐肤木属盐肤木 *Rhus chinensis* Mill.

【别　　名】肤连泡、盐酸白、盐肤子、肤杨树、山梧桐、角倍、倍子柴、木五倍子、五倍柴、五倍子、五倍子树等。

【形态特征】落叶小乔木或灌木。茎：小枝棕褐色，被锈色柔毛，具圆形小皮孔。叶：奇数羽状复叶，小叶 (2)3 ～ 6 对，叶轴具宽翅，小叶自下而上逐渐增大，叶轴和叶柄密被锈色柔毛；小叶卵形、椭圆状卵形或长圆形，先端急尖，基部圆形，顶生小叶基部楔形，边缘具粗锯齿或圆齿；叶上面暗绿色，沿中脉疏被柔毛或近无毛，叶背粉绿色，被白粉，被锈色柔毛，脉上较密，侧脉和细脉在叶面凹陷，在叶背突起；小叶无柄。花：圆锥花序宽大，多分枝；苞片披针形，被微柔毛，小苞片极小；花白色，雄花花萼外面被微柔毛，裂片长卵形，边缘具细睫毛，花瓣倒卵状长圆形，开花时外卷，雄蕊伸出，花丝线形，无毛，花药卵形；雌花花萼裂片较短，外面被微柔毛，边缘具细睫毛，花瓣椭圆状卵形，边缘具细睫毛，里面下部被柔毛，雄蕊极短，花盘无毛，花柱 3，柱头头状。果：核果球形，略压扁，被具节柔毛和腺毛，成熟时红色。花果期 7—11 月。

【生境分布】生于山坡、沟谷、溪边疏林、灌丛中。除东北、内蒙古和新疆外，我国其余省区均有分布。

【药用部位（药用部位）及采收加工】根（盐肤木根）、根皮（盐肤木根皮、盐肤木皮、盐麸根白皮、盐麸树白皮）、花（盐麸木花）、果实（盐肤子）、幼嫩枝苗（五倍子苗）、叶（盐麸叶）、虫瘿（五倍子）。盐肤木根：全年可采，鲜用或切片晒干。根皮：全年可采，挖根，洗净，剥取根皮，鲜用或晒干。盐麸木花：8—9 月采花，鲜用或晒干。盐肤子：10 月采收成熟果实，鲜用或晒干。五倍子苗：春季采收，鲜用或晒干。盐麸叶：夏秋季采收，随采随用。五倍子：秋季采摘，置沸水中略煮或蒸至表面呈灰色，杀死蚜虫，取出，干燥；按外形不同，分为“肚倍”和“角倍”。

【临床应用】盐肤木根：酸、咸，平。祛风湿，利水消肿，活血散毒；用于风湿痹痛，水肿，咳嗽，跌打肿痛，乳痈，癣疮。根皮：酸、咸，凉。清热利湿，解毒散瘀；用于黄疸，水肿，风湿痹痛，小儿疳积，疮疡肿毒，跌打损伤，毒蛇咬伤。盐麸木花：酸、咸，微寒。清热解毒，敛疮；用于疮疡久不收口，小儿鼻下两旁生疮。盐肤子：酸、咸，凉。生津润肺，降火化痰，敛汗止痢；用于痰嗽，喉痹，黄疸，盗汗，痢疾，顽癣，痈毒，头风白屑。五倍子苗：酸，微温；归肺经。解毒利咽，用于咽痛喉痹。盐麸叶：酸、微苦，凉。止咳，止血，收敛，解毒；用于痰嗽，便血，血痢，盗汗，痈疽，疮疡，湿疹，蛇虫咬伤。五倍子：酸、涩，寒；归肺、大肠、肾经。敛肺降火，涩肠止泻，敛汗，止血，收湿敛疮；用于肺虚久咳，肺热痰嗽，久泻久痢，自汗盗汗，消渴，便血痔血，外伤出血，痈肿疮毒，皮肤湿烂。

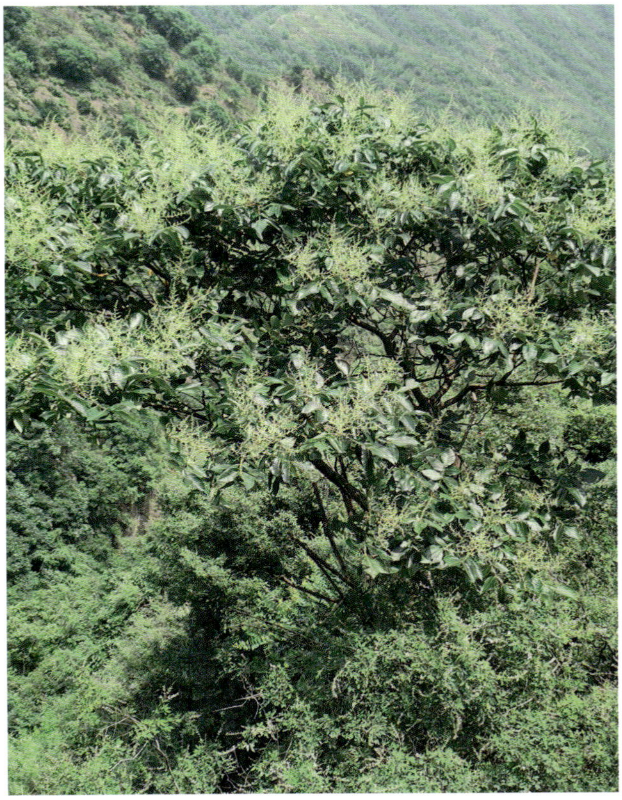
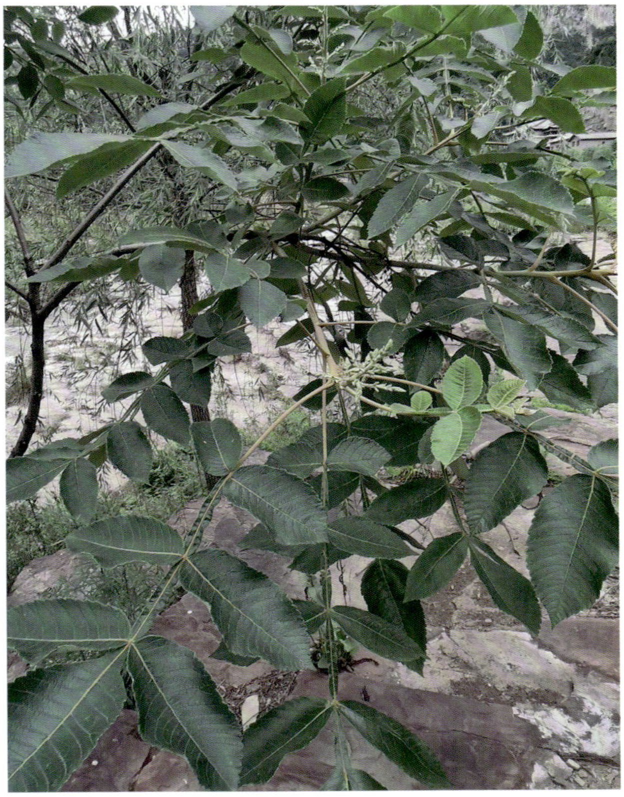
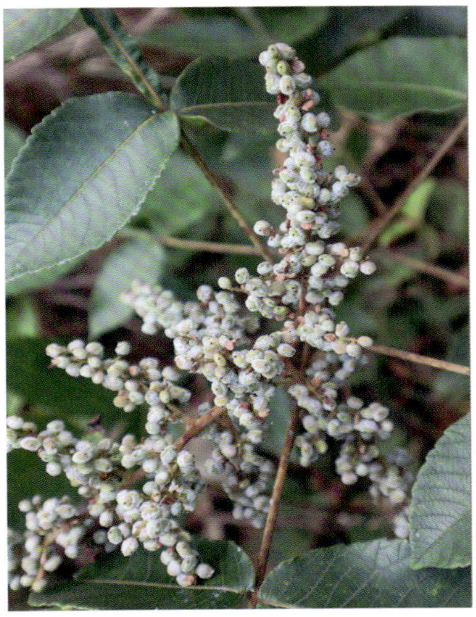
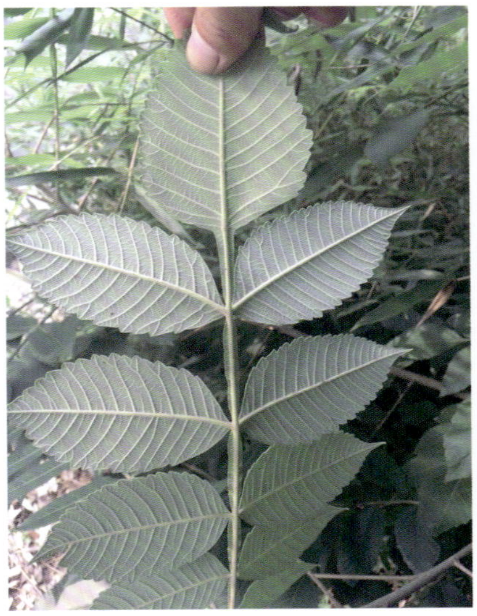
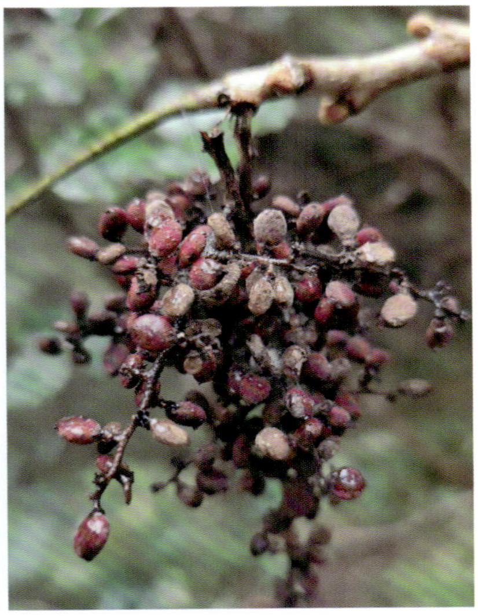

漆

【基　　原】漆树科漆属漆 *Toxicodendron vernicifluum*（Stokes）F.A.Barkl.

【别　　名】漆树、家（干、山）漆、大（小）木漆、植苜、瞎妮子。

【形态特征】落叶乔木。**茎：**树皮灰白色，粗糙，呈不规则纵裂；小枝粗壮，被棕色柔毛。**叶：**奇数羽状复叶互生，常呈螺旋状排列；叶柄被微柔毛，近基部膨大，半圆形，上面平；小叶 4～6 对，卵形、卵状椭圆形或长圆形，先端渐尖或急尖，基部偏斜，圆形或阔楔形，全缘，上面无毛或中脉被微毛，下面初有细毛，老时沿脉密被淡褐色柔毛；侧脉 10～15 对，两面略凸，膜质至薄纸质。**花：**圆锥花序短于叶或与叶近等长，被灰黄色微柔毛；花杂性或雌雄异株，花黄绿色；雄花花萼 5，卵形，花瓣 5，长圆形，开花外卷，雄蕊 5，着生于花盘边缘，花丝线形，花药长圆形；子房球形，1 室，花柱 3。**果：**核果肾形或椭圆形，略压扁，外果皮黄色，具光泽，中果皮蜡质，具树脂条纹。**种子：**果核肾形或椭圆形，棕色，坚硬。花果期 5—10 月。

【生境分布】生于向阳山坡林内。除黑龙江、吉林、内蒙古、新疆外，全国各地均有分布；有栽培。

【药用部位（药用部位）及采收加工】种子（漆子）、芯材（漆树木心）、叶（漆叶）、树皮或根皮（漆树皮）、根（漆树根）、树脂（生漆）。漆子：9—10 月果实成熟时，剥取种子，晒干。漆树木心：全年可采，取芯材，砍碎，晒干。漆叶：夏秋季采叶，鲜用。漆树皮：全年可采，剥取树皮或根皮，鲜用。漆树根：全年可采挖，洗净，切片，鲜用或晒干。生漆：4—5 月割破树皮，盛取溢出的脂液。

【临床应用】漆子：辛，温，有毒；归肝、脾经。活血止血，温经止痛；用于便血，尿血，崩漏及瘀滞腹痛、闭经。漆树木心：辛，温，有小毒；归肝、胃经。行气活血止痛；用于气滞血瘀所致胸胁胀痛，脘腹气痛。漆叶：辛，温，有小毒；归肝、脾经。活血解毒，杀虫敛疮；用于面部紫肿，外伤瘀肿出血，疮疡溃烂，疥癣，漆中毒。漆树皮：辛，温，有小毒；归肾经。接骨；用于跌打骨折。漆树根：辛，温，有毒；归肝经。活血散瘀，通经止痛；用于跌打瘀肿疼痛，经闭腹痛。生漆：辛，温，大毒；归肝、脾经。杀虫；用于虫积，水蛊。

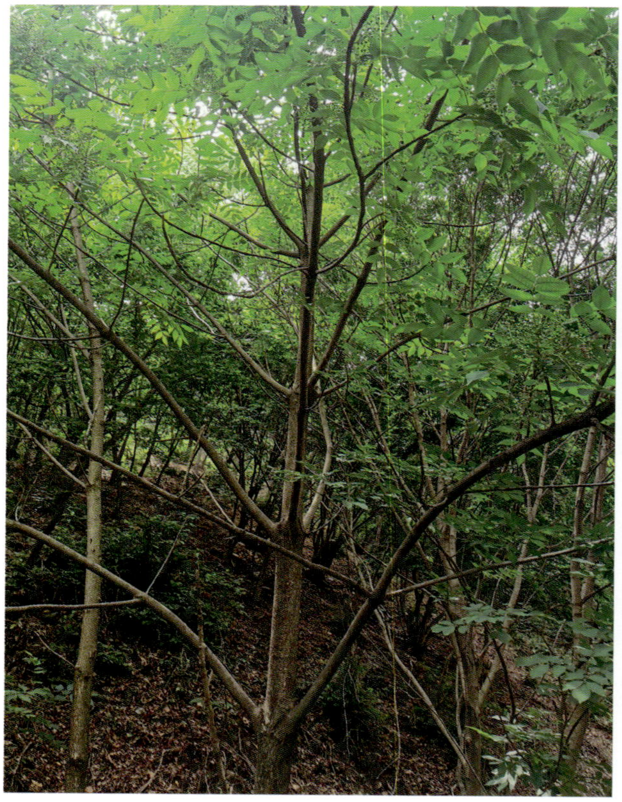

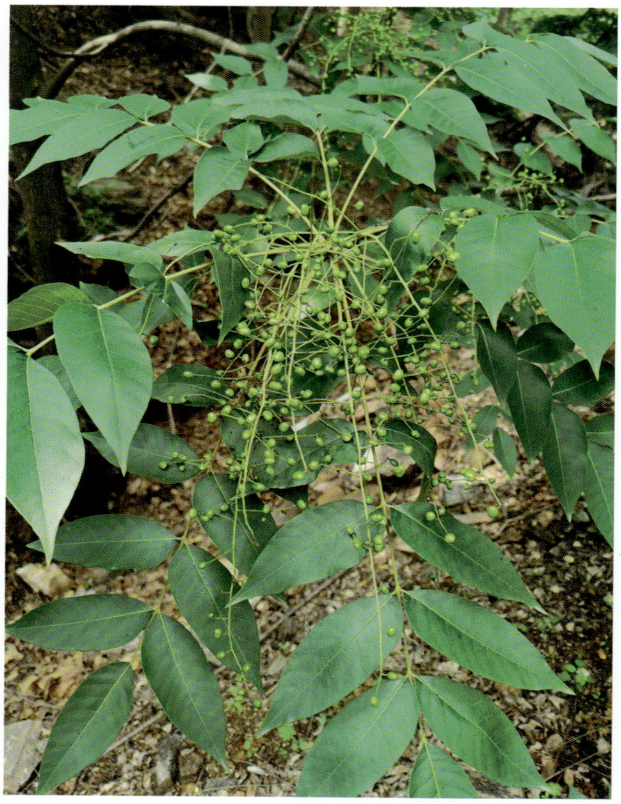

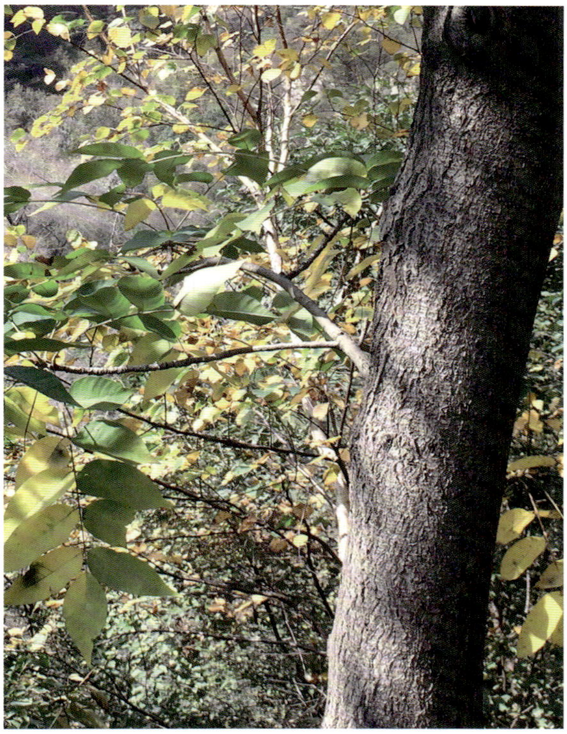

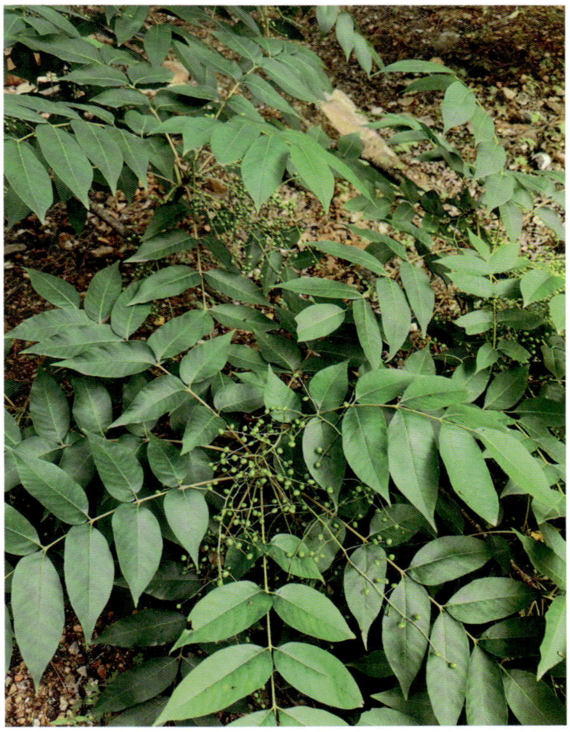

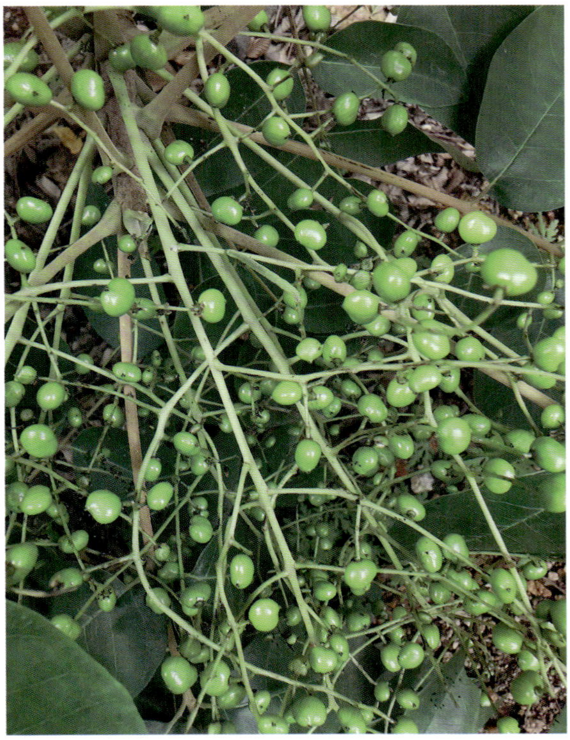

黄栌

【基　　原】漆树科黄栌属黄栌 *Cotinus coggygria* Scop.

【别　　名】红叶、路木炸、浓茂树。

【形态特征】落叶灌木或小乔木。茎：小枝通常无毛。叶：叶卵圆形或倒卵形，两面无毛或仅沿叶背中脉有短柔毛，先端圆或凹，基部圆或阔楔形，全缘；侧脉 6 ~ 11 对，先端常分叉；叶柄细长。花：圆锥花序顶生；萼片、花瓣、雄蕊各 5；子房 1 室，具 2 ~ 3 短偏生花柱；果序长 5 ~ 20 cm，有多数不育花的紫绿色羽毛状的宿存花梗。果：核果小，扁肾形，熟时红色。种子：种子肾形。花果期 5—7 月。

【生境分布】生于向阳山坡、灌丛、疏林。分于我国华北、西南等地。

【药用部位（药用部位）及采收加工】根皮（黄栌根皮）、根（黄栌根、黄栌）、枝叶（黄栌枝叶、黄栌）、木材（黄栌木）。黄栌根皮：全年可采，剥取根皮，晒干。根：全年可采，去净泥土，晒干。枝叶：夏秋季采收，晒干。黄栌木：四季可采，切段，晒干。

【临床应用】根皮：用于妇女产后劳损。根：辛、苦，凉。清热解毒，散瘀止痛；用于急性黄疸型肝炎，慢性肝炎，无黄疸肝炎，麻疹不出。枝叶：辛、苦，寒；归肾、肝经。清热解毒，活血止痛；用于黄疸型肝炎，丹毒，漆疮，水火烫伤，结膜炎，跌打瘀痛。黄栌木：《河南植物志》记载民间用其治疗高血压。

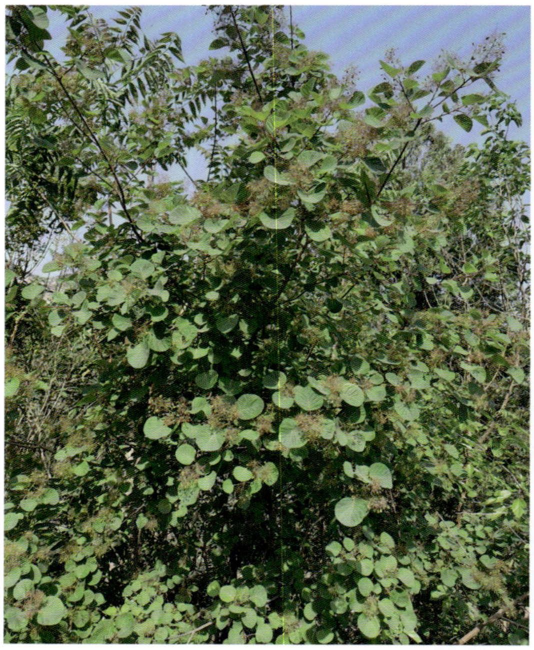
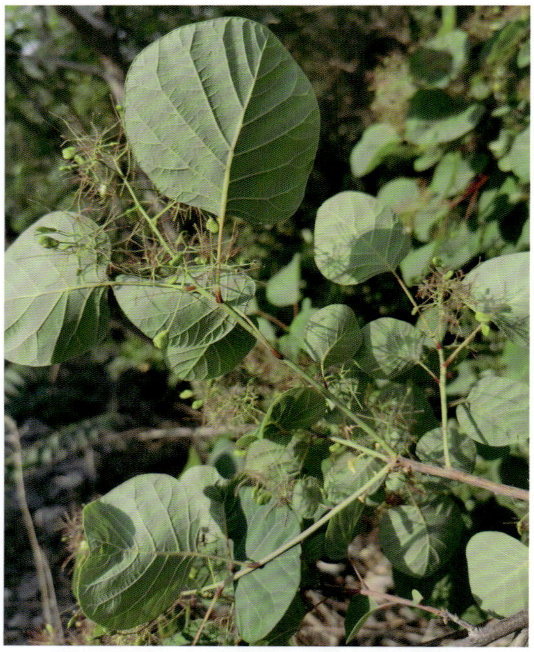
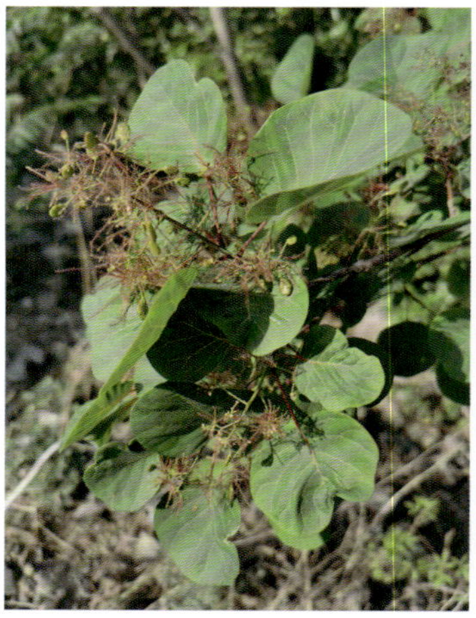
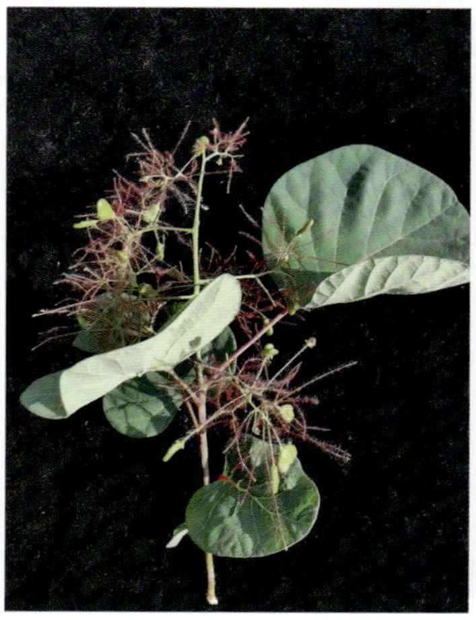
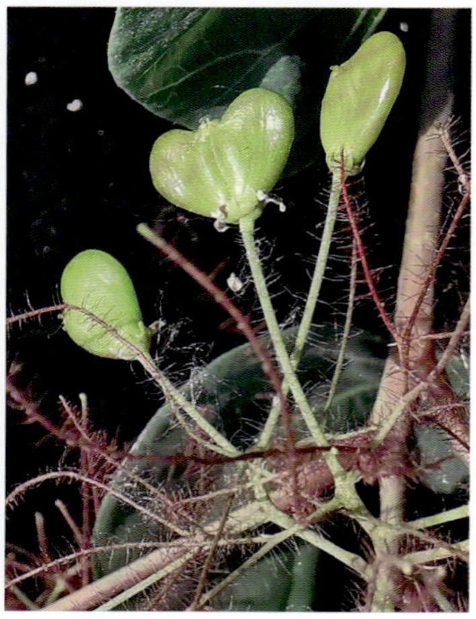

【基　　原】漆树科黄栌属毛黄栌 *Cotinus coggygria* var. *pubescens* Engl.

【别　　名】黄道栌、黄栌材（木、柴）、栌木、月亮柴、红叶。

【形态特征】本种为植物“黄栌”的变种之一。与植物“黄栌”比较：毛黄栌的小枝有短毛，叶背面有短毛，尤其以脉上较密。

【生境分布】生于向阳山坡。分于我国华北、西南及浙江、陕西等地。

【药用部位（药用部位）及采收加工】均同植物“黄栌”项下。

【临床应用】同植物“黄栌”项下。

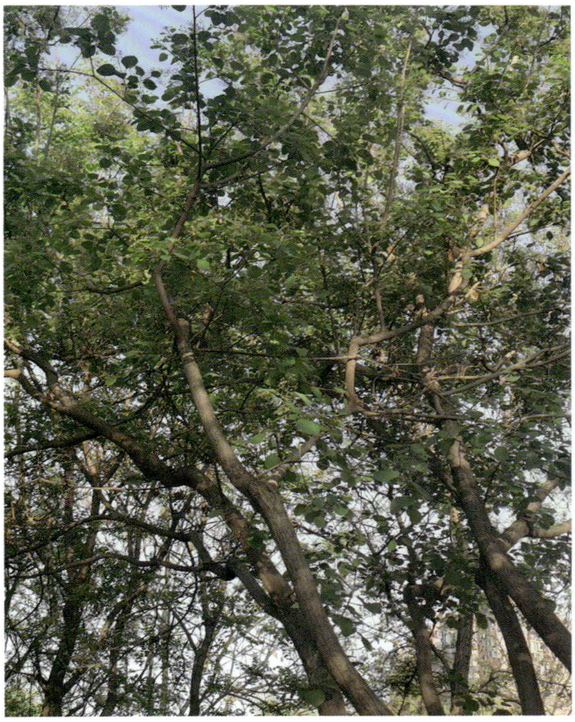

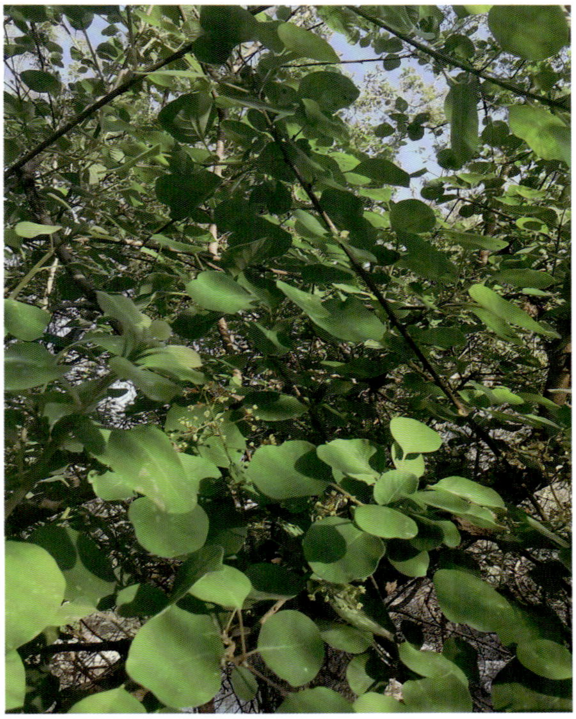

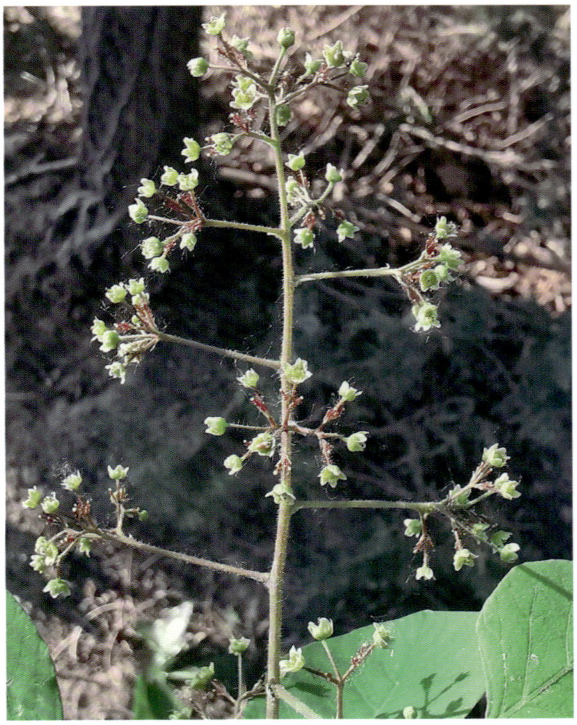

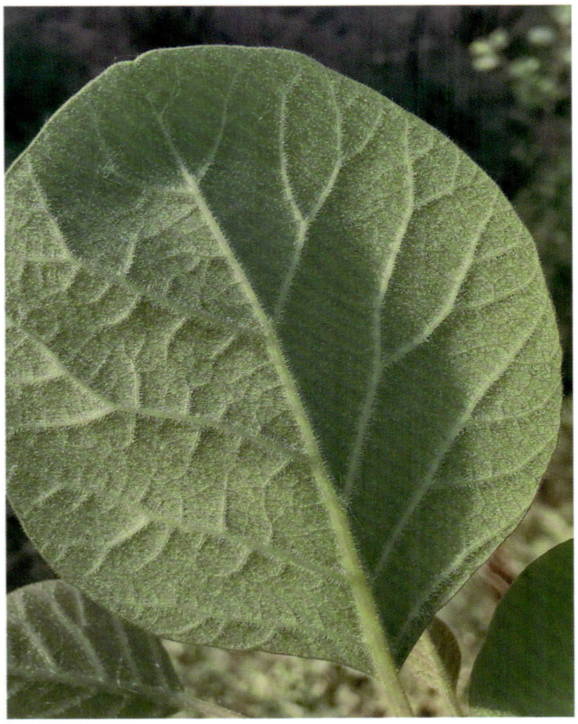

枸骨

【基　　原】冬青科冬青属枸骨 *Ilex cornuta* Lindl.et Paxt.

【别　　名】枸骨冬青、鸟不落（宿）、无刺枸骨。

【形态特征】常绿灌木或小乔木。茎：枝灰白色。叶：叶片厚革质，2 型，四角状长圆形或卵形，先端具 3 枚尖硬刺齿，中央刺齿常反曲，基部圆形或近截形，两侧各具 1 ～ 2 刺齿，有时全缘；叶上面深绿色，背面淡绿色。花：花序簇生于 2 年生枝的叶腋内；花淡黄色，杂性；花萼、花瓣、雄蕊各 4。果：果球形，成熟时鲜红色，分核 4。花果期 4—12 月。

【生境分布】生于山坡、丘陵、路边、溪旁、疏林中等处。分布于我国华中、华东等地。

【药用部位（药用部位）及采收加工】叶（功劳叶、十大功劳、枸骨叶）、嫩叶（苦丁茶）、树皮（枸骨树皮）、果实（枸骨子）、根（枸骨根、十大功劳）、茎（十大功劳）。叶：8—10 月采叶，晒干。苦丁茶：清明前后摘取嫩叶，通风，晾干或晒干。枸骨树皮：全年均可采剥，晒干。枸骨子：冬季采摘成熟的果实，晒干。根：全年可采，切片晒干。茎：秋冬季砍茎杆，晒干或炕干。

【临床应用】叶：苦，凉；归肝、肾经。清虚热，益肝肾，祛风湿；用于阴虚劳热，咳嗽咯血，头晕目眩，腰膝酸软，风湿痹痛，白癜风。苦丁茶：甘、苦，寒；归肝、肺、胃经。疏风清热，明目生津；用于风热头痛，齿痛，目赤，聤耳，口疮，热病烦渴，泄泻，痢疾。枸骨树皮：微苦，凉；归肝、肾经。治补肝肾，强腰膝；用于肝血不足，腰脚痿弱。枸骨子：苦、涩，微温；归肝、肾经。补肝肾，强筋活络，固涩下焦；用于休虚低热，筋骨疼痛，崩漏，带下，泄泻。根：苦，微寒。补肝肾，清风热；用于腰膝痿弱，关节疼痛，头风，赤眼，牙痛。茎：清热解毒，用于细菌性痢疾，急性肠胃炎，传染性肝炎，肺炎，肺结核，支气管炎，咽喉肿痛；外用治眼结膜炎，痈疖肿毒，烧烫伤。

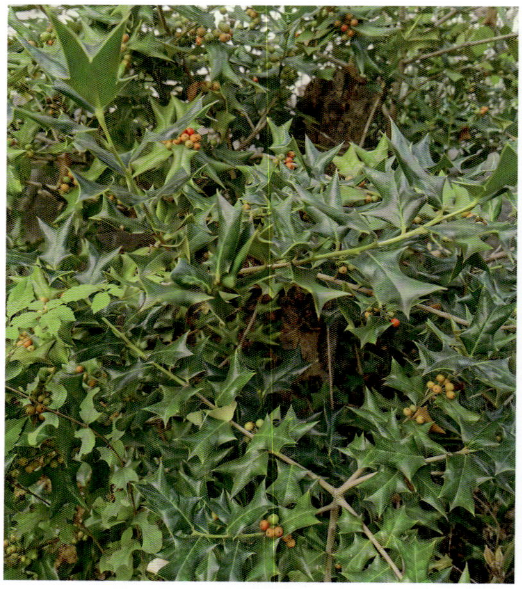
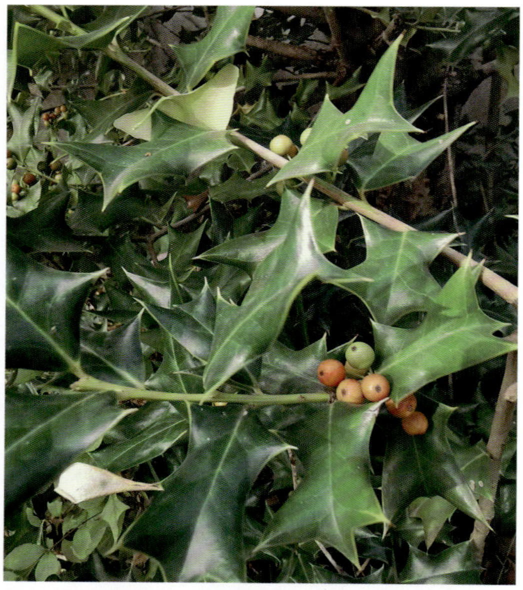
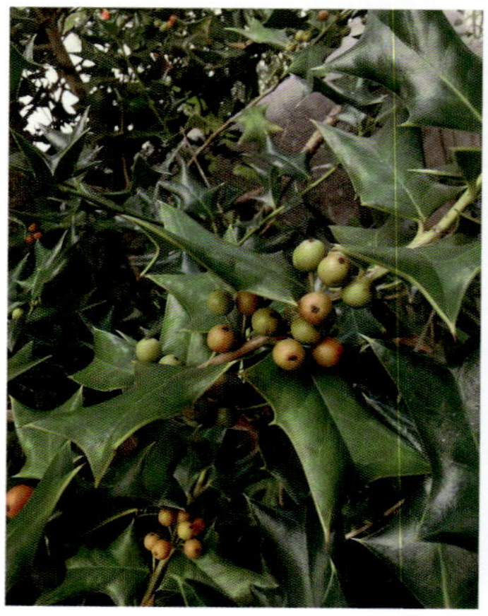
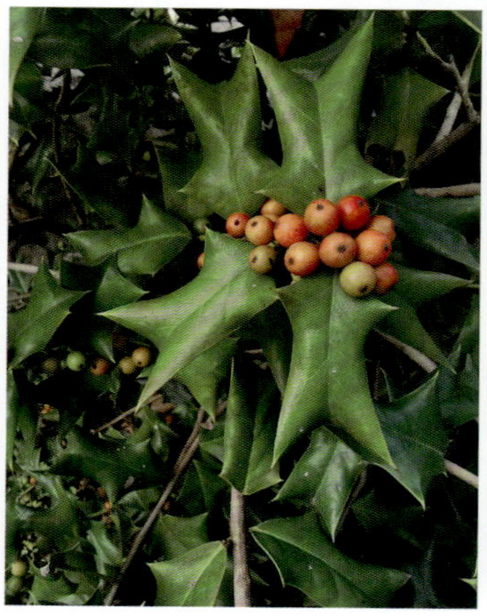
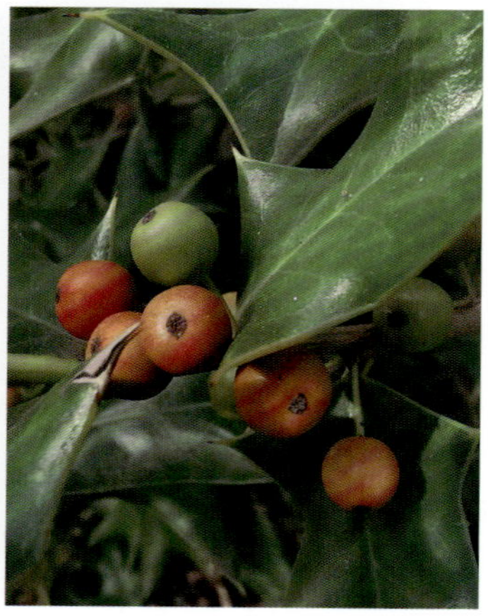

白杜

【基　　原】卫矛科卫矛属白杜 *Euonymus maackii* Rupr

【别　　名】丝绵木（树）、桃叶（华北）卫矛、明开夜合。

【形态特征】落叶小乔木。茎：树皮灰色，纵裂；小枝绿色，四棱。叶：叶卵状椭圆形、卵圆形或窄椭圆形，先端长渐尖，基部阔楔形或近圆形，边缘具细锯齿；叶柄通常为叶片长的 1/4 ～ 1/3，但有时较短。花：聚伞花序 3 至多花，花序梗略扁；花 4 数，淡白绿色或黄绿色；雄蕊花药紫红色，花丝细长。果：蒴果倒圆心状，4 浅裂，成熟后果皮粉红色。种子：种子长椭圆状，种皮棕黄色，假种皮橙红色，全包裹种子，成熟后顶端常有小口。花果期 5—9 月。

【生境分布】生于山坡、林缘、路边等处。分布于我国华东及辽宁、河北、山西、陕西、甘肃、湖北、河南、四川等地。

【药用部位（药用部位）及采收加工】根或茎皮或枝（丝绵木）、叶（丝棉木叶）。丝绵木：春秋季采根，春季采剥树皮切段晒干，夏秋季采枝；鲜用。丝棉木叶：春季采收，晒干。

【临床应用】丝绵木：苦、涩，寒；有小毒。根、茎皮：止痛，用于膝关节痛；枝：解毒，外用治漆疮。丝棉木叶：苦，寒。清热解毒；用于漆疮，痈肿。

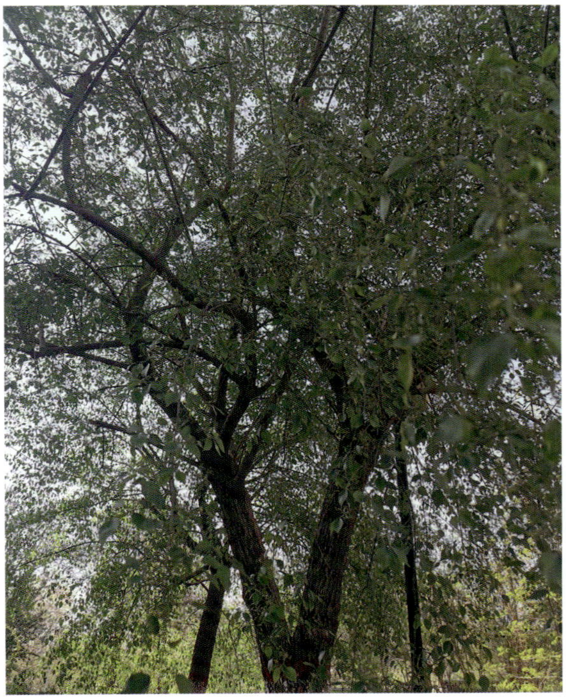

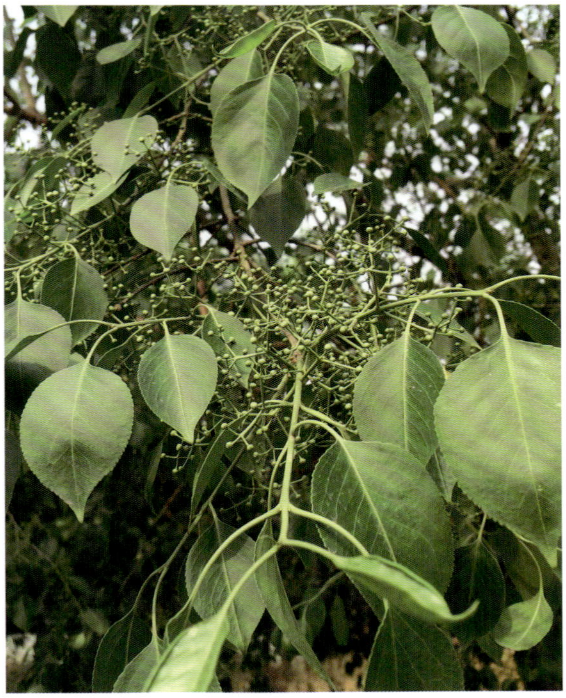

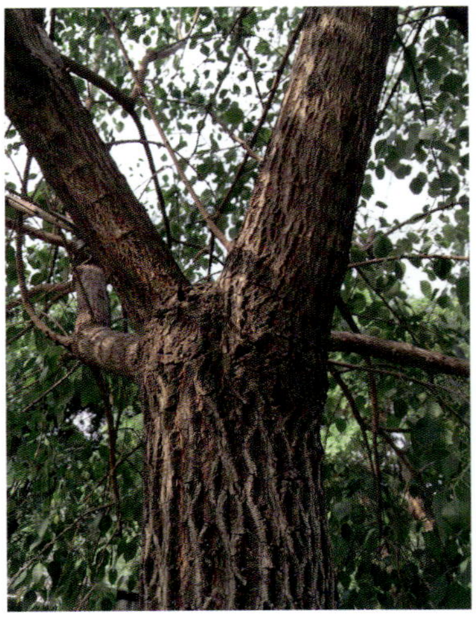

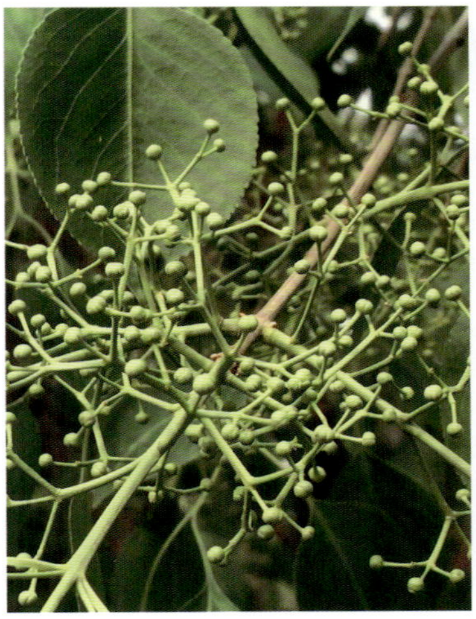

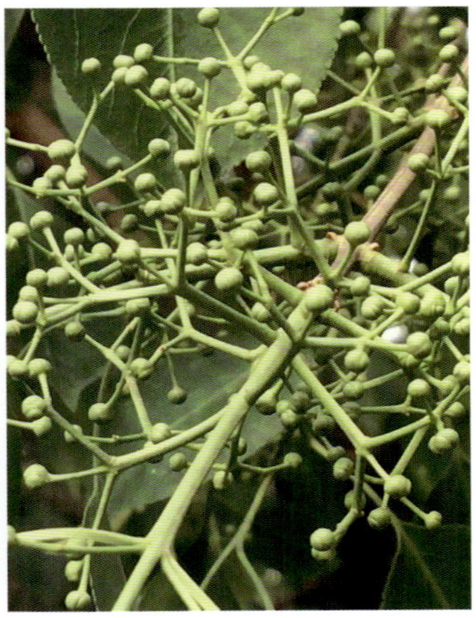

冬青卫矛

【基　　原】卫矛科卫矛属冬青卫矛 *Euonymus japonicus* Thunb.

【别　　名】冬青、扶芳树、正（八）木、大叶黄杨。

【形态特征】常绿灌木。茎：小枝四棱，具细微皱突。叶：叶革质，有光泽，倒卵形或椭圆形，先端圆阔或急尖，基部楔形，边缘具有浅细钝齿。花：聚伞花序 5 ～ 12 花，花序梗 2 ～ 3 次分枝；花白绿色，花瓣近卵圆形，雄蕊花药长圆状。果：蒴果近球状，淡红色；假种皮桔红色，全包种子。花果期 6—10 月。

【生境分布】我国各地均有栽培。

【药用部位（药用部位）及采收加工】根（调经草、大叶黄杨根）。全年或冬季采挖根部，切片晒干。

【临床应用】辛、苦，温；归肝经。活血调经，祛风湿；用于月经不调，痛经，风湿痹痛。

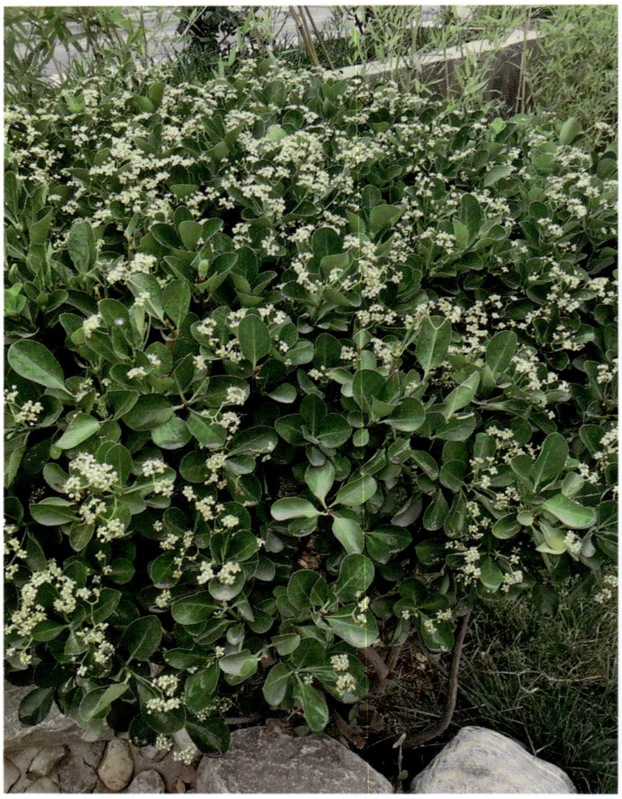
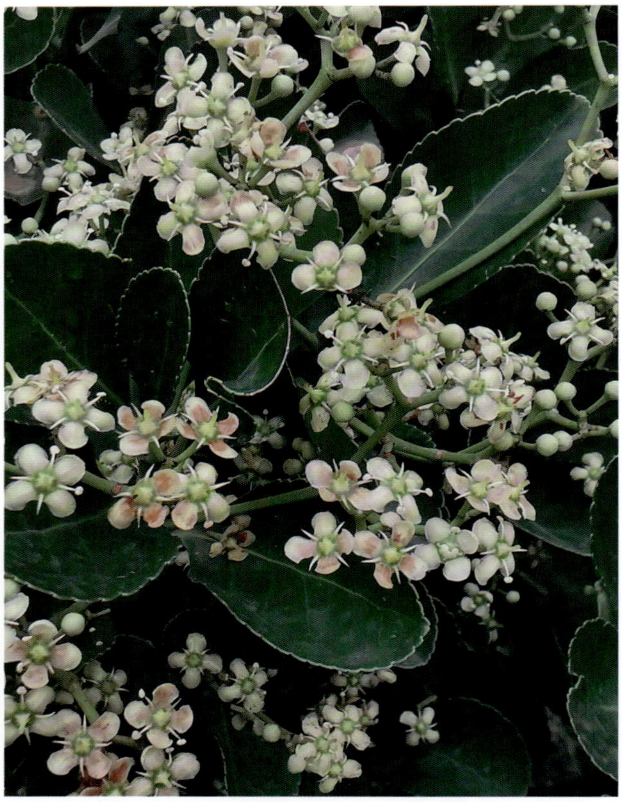
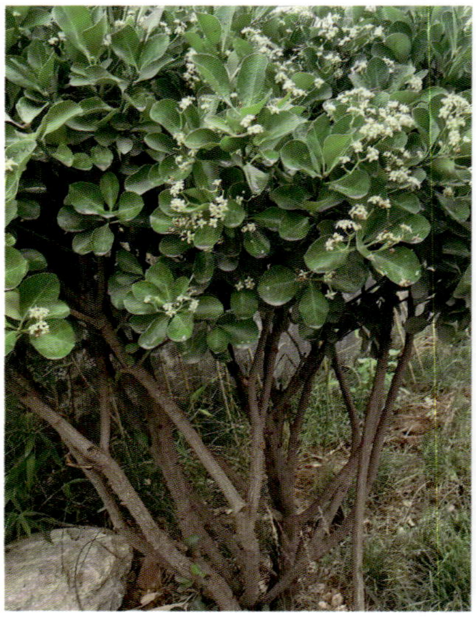
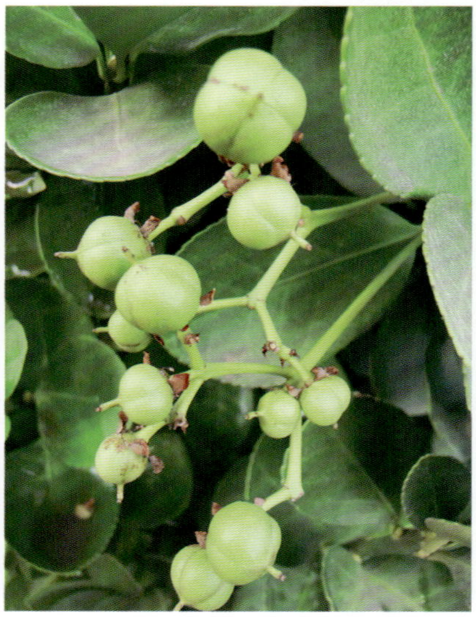
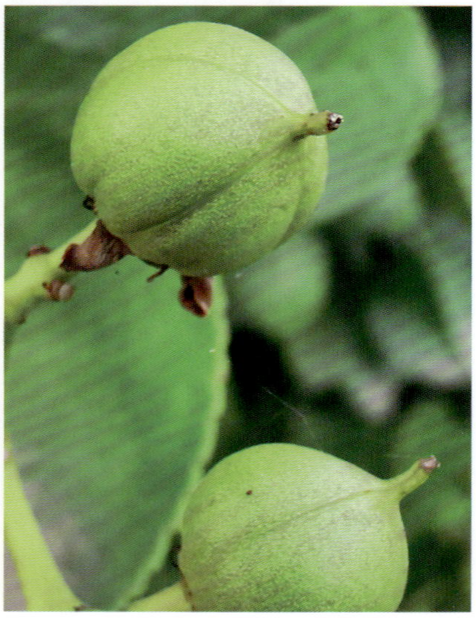

栓翅卫矛

【基　　原】卫矛科卫矛属栓翅卫矛 *Euonymus phellomanus* Loesener

【别　　名】鬼箭羽、木栓翅、水银木。

【形态特征】落叶灌木或小乔木。茎：枝条硬直，常具4纵列木质栓翅，栓翅在老枝上宽可达5～6 mm。叶：叶长椭圆形、椭圆倒披针形，先端渐尖，基部楔形，边缘具细密锯齿；叶柄长7～15 mm。花：聚伞花序2～3次分枝，有花7～15朵；花白绿色，4数；雄蕊花丝短；花柱短，柱头圆钝不膨大。果：蒴果4棱，倒圆心状，粉红色。种子：种子椭圆状，种脐、种皮棕色；假种皮橘红色，包被种子全部。花果期7—10月。

【生境分布】生于山坡、山谷杂林中。分布于甘肃、陕西、河南、河北、四川等地。

【药用部位（药用部位）及采收加工】枝皮（翅卫矛）。7—8月采枝，刮取外皮，洗净，切段，晒干。

【临床应用】苦，寒；归肝、肺经。活血调经，散瘀止痛；用于月经不调，产后腹痛，跌打损伤，风湿痹痛。

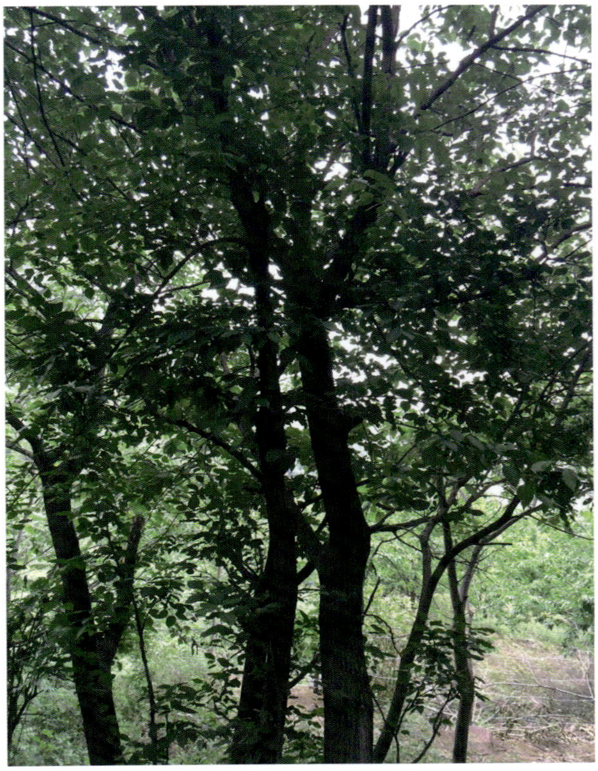

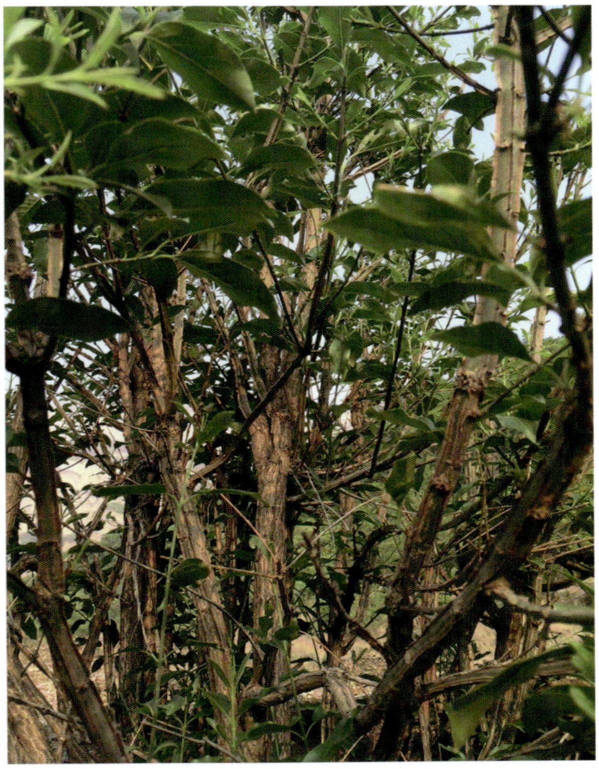

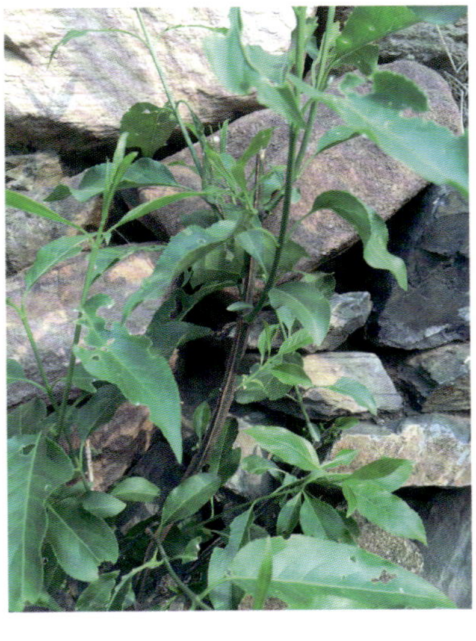

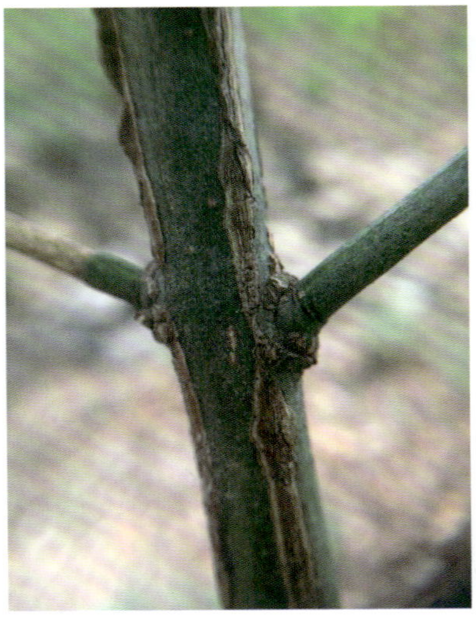

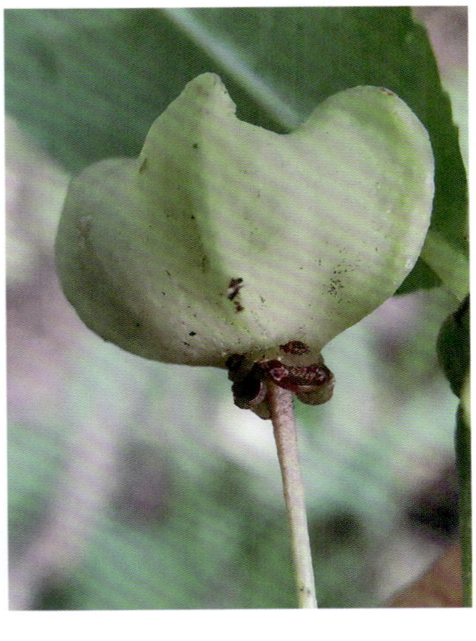

卫矛

【基　　原】卫矛科卫矛属卫矛 *Euonymus alatus*（Thunb.）Sieb.

【别　　名】鬼见（箭）羽、艳龄茶、雁翎茶、四棱锋（戟、茶）、鬼见愁等。

【形态特征】落叶灌木。**茎：**小枝常具2～4列宽阔木栓翅。**叶：**叶卵状椭圆形、窄长椭圆形，偶为倒卵形，边缘具细锯齿，两面光滑无毛；叶柄极短或近无。**花：**聚伞花序1～3花；花绿白色，4数；萼片半圆形；花瓣近圆形；雄蕊着生花盘边缘处，花丝极短，开花后稍增长，花药宽阔长方形，2室顶裂。**果：**蒴果1～4深裂，裂瓣椭圆状。**种子：**种子椭圆状或阔椭圆状，种皮褐色或浅棕色，假种皮橙红色，全包种子。花果期5—10月。

【生境分布】生于山坡、灌丛、疏林、沟地等处。除东北、新疆、青海、西藏、广东、海南外，全国名省区均产。

【药用部位（药用部位）及采收加工】嫩枝或栓翅（鬼箭羽）、根或带翅的枝及叶（卫矛）。鬼箭羽：全年均可采，割取嫩枝或收集栓翅，晒干。卫矛：全年可采根，夏秋季采带翅的枝及叶，晒干。

【临床应用】鬼箭羽：辛、苦，寒；归肝经。破血通经，解毒消肿，杀虫；用于癥瘕结块，心腹疼痛，闭经，痛经，崩中漏下，产后瘀滞腹痛，恶露不下，疝气，历节痹痛，疮肿，跌打伤痛，虫积腹痛，烫火伤，毒蛇咬伤。卫矛：苦，寒。行血通经，散瘀止痛；用于月经不调，产后瘀血腹痛，跌打损伤肿痛。

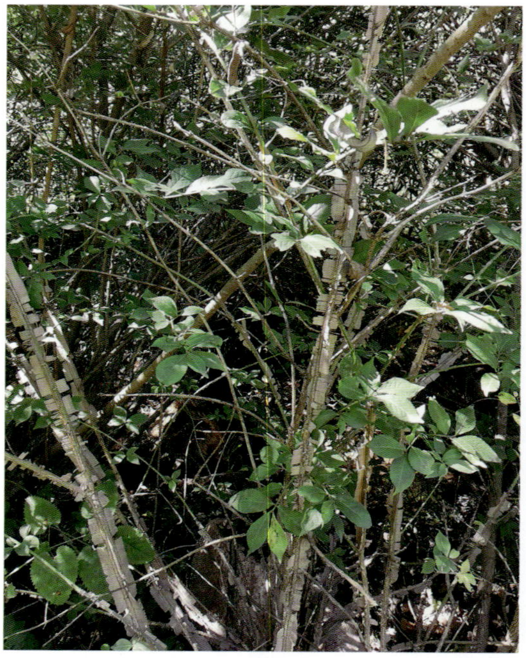

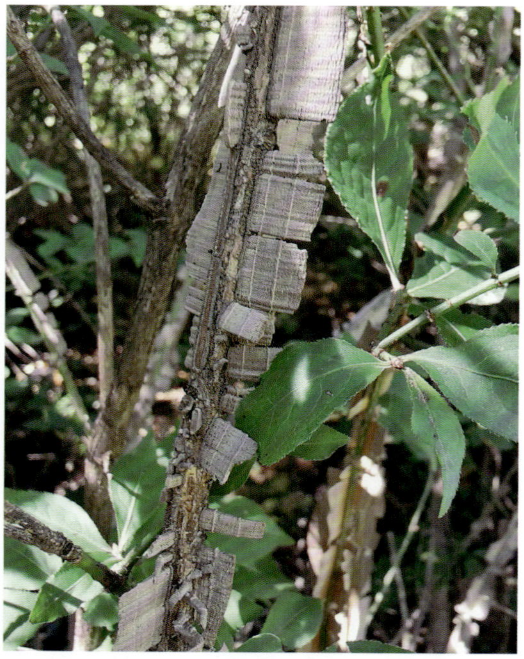

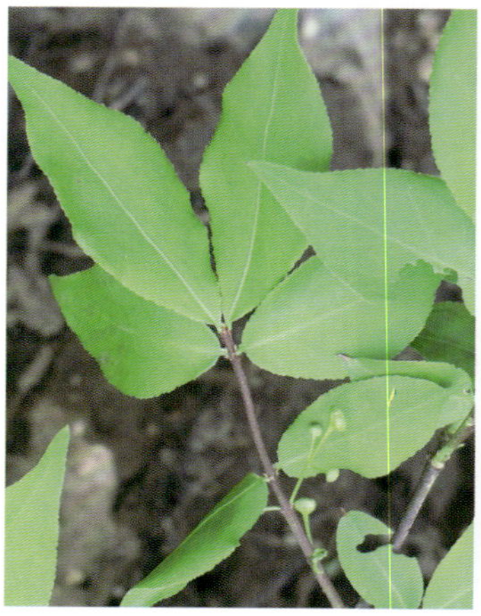

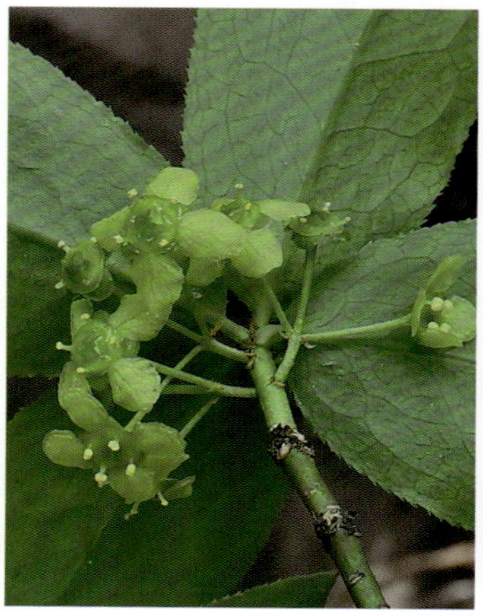

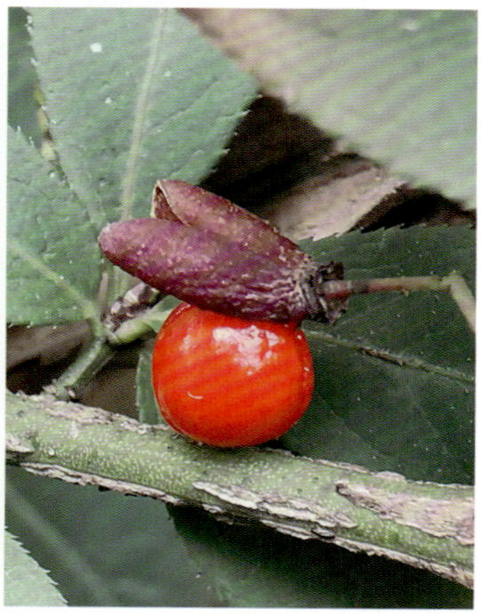

苦皮藤

【基　　原】卫矛科南蛇藤属苦皮藤 *Celastrus angulatus* Maxim.

【别　　名】苦树皮、苦皮树、马断肠、老虎麻、棱枝南蛇藤、老麻藤、萝卜药。

【形态特征】落叶藤状灌木。茎：小枝常具 4 ～ 6 纵棱，皮孔密生，髓心片状。叶：叶近革质，长圆状宽卵形、近卵形或圆形，先端常短尾尖，基部阔楔形，侧脉 5 ～ 7 对。花：聚伞圆锥花序顶生，下部分枝长于上部分枝，略呈塔锥形，长 10 ～ 20 cm；小花梗较短，关节在顶部；花萼镊合状排列，三角形至卵形，近全缘；花瓣长方形，边缘不整齐；花盘肉质，浅盘状或盘状，5 浅裂。果：蒴果黄色，近球状，具红色假种皮。种子：种子椭圆状。花果期 5—9 月。

【生境分布】生于山地丛林、山坡、灌丛、沟边等处。分布于我国华南、西南、华中、华东及河北、陕西、甘肃等地。

【药用部位（药用部位）及采收加工】根或根皮（苦树皮、吊干麻）。全年可采，挖根或剥取根皮，晒干。

【临床应用】苦，凉；有小毒。清热解毒，利湿消肿，杀虫；用于秃疮，黄水疮，骨折肿痛，头癣，阴痒。

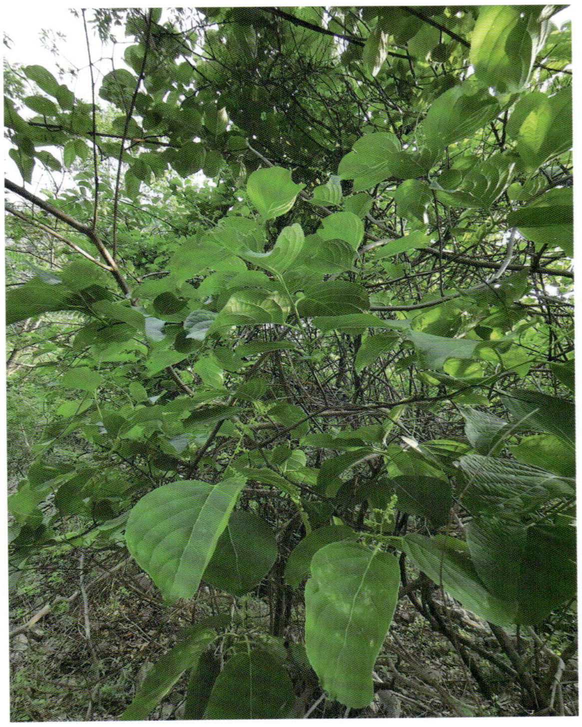

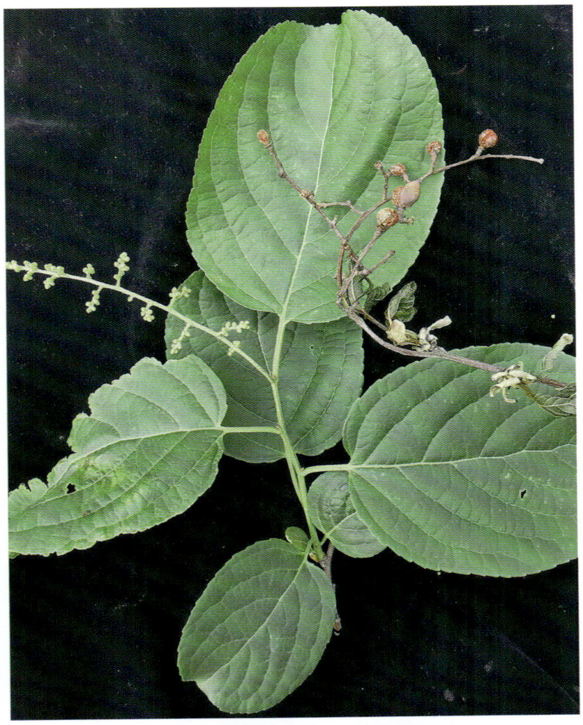

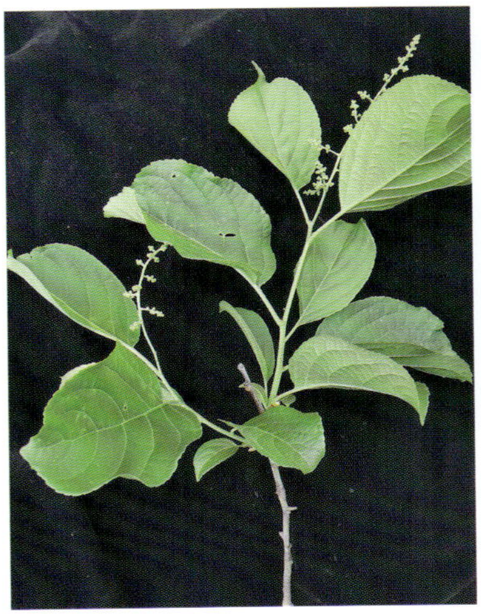

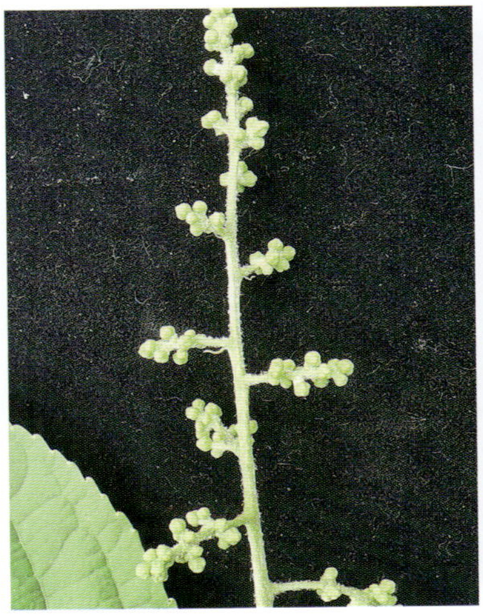

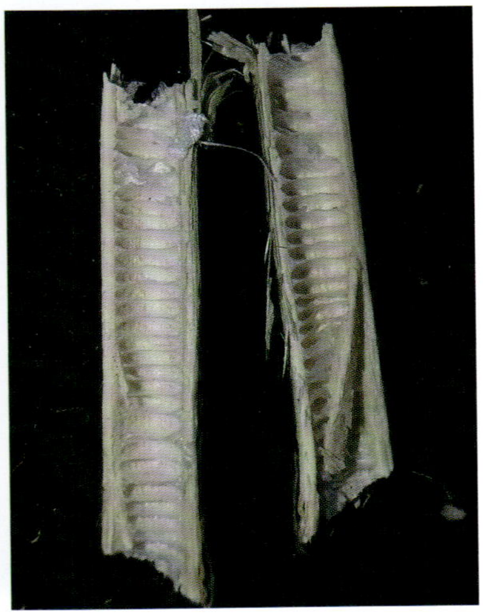

南蛇藤

【基　　原】卫矛科南蛇藤属南蛇藤 *Celastrus orbiculatus* Thunb.

【别　　名】过山枫、挂廓鞭、香龙草、过（穿）山龙、大南蛇、老龙皮、老牛筋、黄果藤。

【形态特征】落叶攀援灌木。茎：小枝圆柱形，实心，灰褐色或暗褐色，有多数皮孔。叶：叶互生；叶近圆形、宽倒卵形或长椭圆状倒卵形，先端渐尖或短尖，基部楔形或截形，边缘具钝锯齿。花：聚伞花序腋生，有花 5～7 朵，雌雄异株；花萼裂片 5，卵形；花淡黄绿色，花瓣 5，卵状长椭圆形；雄花的雄蕊稍长，雌蕊退化；雌花花冠较雄花窄小，花盘稍深厚，肉质，退化雄蕊极短小。果：蒴果球形。种子：种子卵形至椭圆形，有红色肉质假种皮。花果期 4—10 月。

【生境分布】生于丘陵、山沟、山坡灌丛中。分布于我国东北、华北、西北、华东、西北及湖北、湖南等地。

【药用部位（药用部位）及采收加工】藤茎（南蛇藤）、叶（南蛇藤叶）、果（南蛇藤果）、根（南蛇藤根）。南蛇藤：春秋季采收，鲜用或切段晒干。南蛇藤叶：春季采收，晒干。南蛇藤果：果实成熟后采摘，晒干。南蛇藤根：8—10 月采挖，洗净，鲜用或晒干。

【临床应用】南蛇藤：辛、苦，微温；归肝、膀胱经。祛风除湿，通经止痛，活血解毒；用于风湿关节痛，四肢麻木，瘫痪，头痛，牙痛，疝气，痛经，闭经，小儿惊风，跌打扭伤，痢疾，带状疱疹。南蛇藤叶：辛、苦，平；归肝经。祛风除湿，解毒消肿，活血止痛；用于风湿痹痛，疮疡疖肿，疱疹，湿疹，跌打损伤，蛇虫咬伤。南蛇藤果：甘、微苦，平。养心安神，和血止痛；用于心悸失眠，健忘多梦，牙痛，筋骨痛，腰腿麻木，跌打伤痛。南蛇藤根：辛、苦，平；归肾、膀胱、肝经。祛风除湿，活血通经，消肿解毒；用于风湿痹痛，跌打肿痛，闭经，头痛，腰痛，疝气痛，痢疾，肠风下血，痈疽肿毒，水火烫伤，毒蛇咬伤。

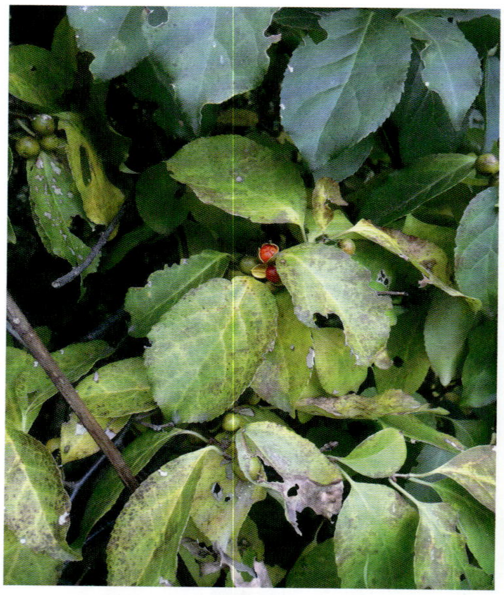
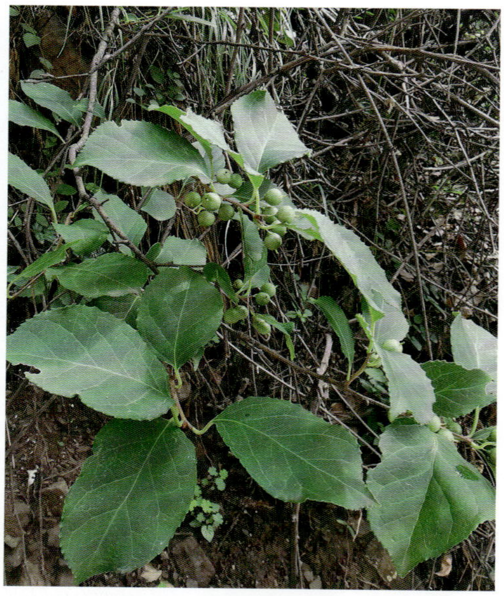
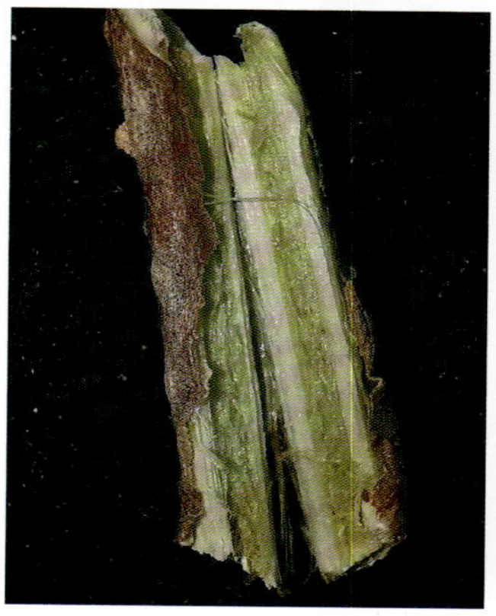
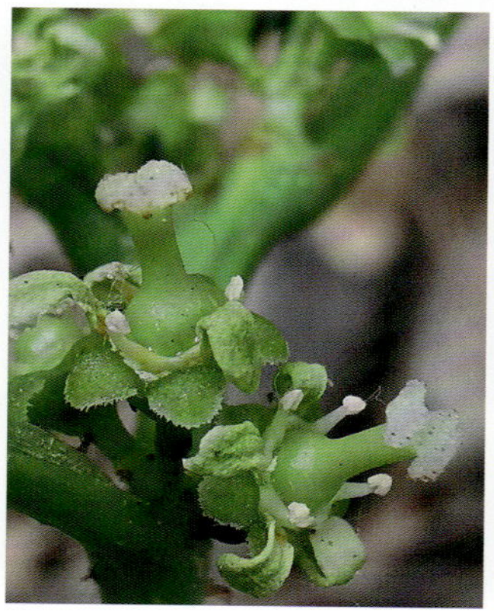
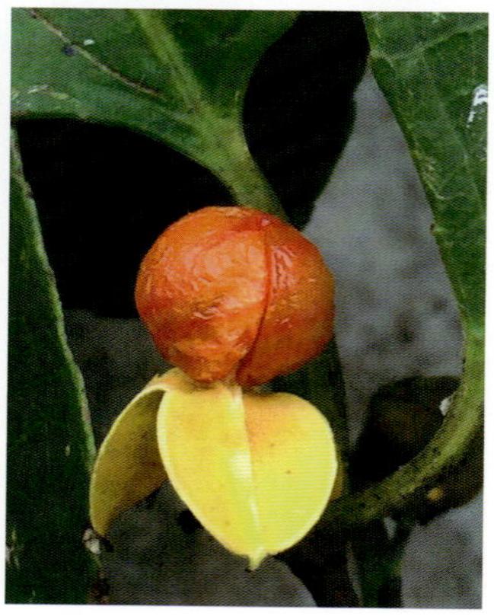

多枝梅花草

【基　　原】卫矛科梅花草属多枝梅花草 Parnassia palustris var. *multiseta* Ledebour

【别　　名】苍耳七。

【形态特征】多年生草本。根：须根。茎：根茎短粗，地上茎 2 ～ 4 条。叶：基生叶 3 至多数，具柄；叶片卵形至长卵形，先端圆钝或渐尖，基部近心形，全缘，基出脉 5 ～ 7 条，弧形，叶柄长，两侧有窄翼；托叶膜质。茎生叶常 1 枚，与基生叶同形，无柄，半抱茎。花：花单生于茎顶；萼片椭圆形或长圆形，先端钝，全缘，具 7 ～ 9 条脉，密被紫褐色小斑点；花瓣白色，宽卵形或倒卵形，先端圆钝或短渐尖，基部有宽而短爪，全缘，有基出脉 7 ～ 13 条，常有紫色斑点；雄蕊 5，花丝扁平，长短不等；退化雄蕊 5，上部分枝，分枝长短不等，常具 11 ～ 23 条分枝，分枝顶端有球形腺体。果：蒴果卵球形，4 瓣开裂。种子：种子多数，长圆形，褐色，有光泽。花果期 6—9 月。

【生境分布】生于山坡和山沟阴处、河边、草原、路边等处。分布于东北、华北及河南、陕西、甘肃等地。

【药用部位（药用部位）及采收加工】全草（梅花草）。夏季开花时采收，晒干。

【临床应用】苦，凉；归肺、肝、胆经。清热凉血，解毒消肿，止咳化痰；用于黄疸型肝炎，细菌性痢疾，咽喉肿痛，脉管炎，疮痈肿毒，咳嗽多痰。

【备　　注】1. 按《河南植物志》和《山西植物志》，均将本种（退化雄蕊具 11 ～ 23 条分枝、生于东北、华北地区）称为虎耳草科的“梅花草 *Parnassia palustris* L”；按《全国中草药汇编》、《中药大辞典》和《中华本草》，入药使用的即为本种，且均将本种称作虎耳草科的“梅花草 *Parnassia palustris* L”。2.《中国植物志》对梅花草属植物有修订：将退化雄蕊具 (7)9 ～ 11(13) 枝条分枝的、生于新疆的称作卫矛科的“梅花草 *Parnassia palustris* L”，将本种（退化雄蕊具 11 ～ 23 条分枝、生于东北、华北地区）称作卫矛科的“多枝梅花草 *Parnassia palustris* var. *multiseta* Ledebour”。因此，根据以上情况，中医药典籍中的中药材“梅花草”实际为目前《中国植物志》卫矛科的“多枝梅花草 *Parnassia palustris* var. *multiseta* Ledebour”，而非《中国植物志》卫矛科的“梅花草 *Parnassia palustris* L”。

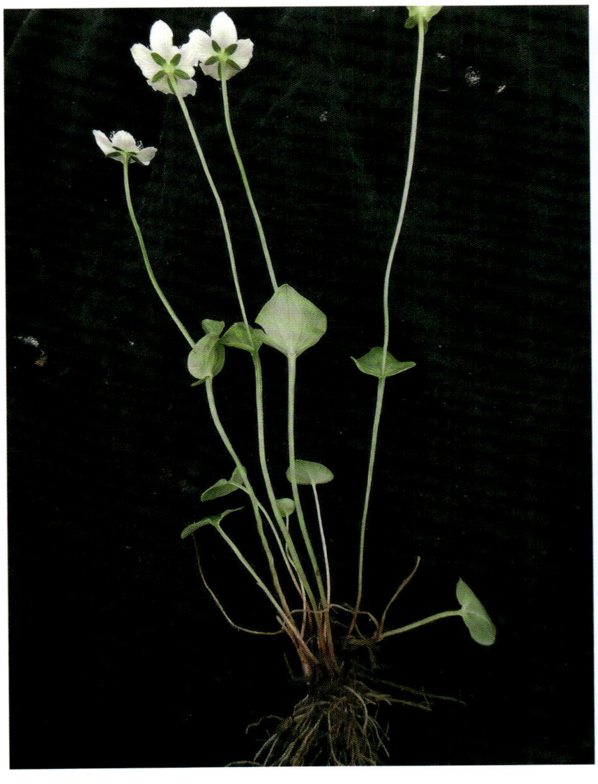

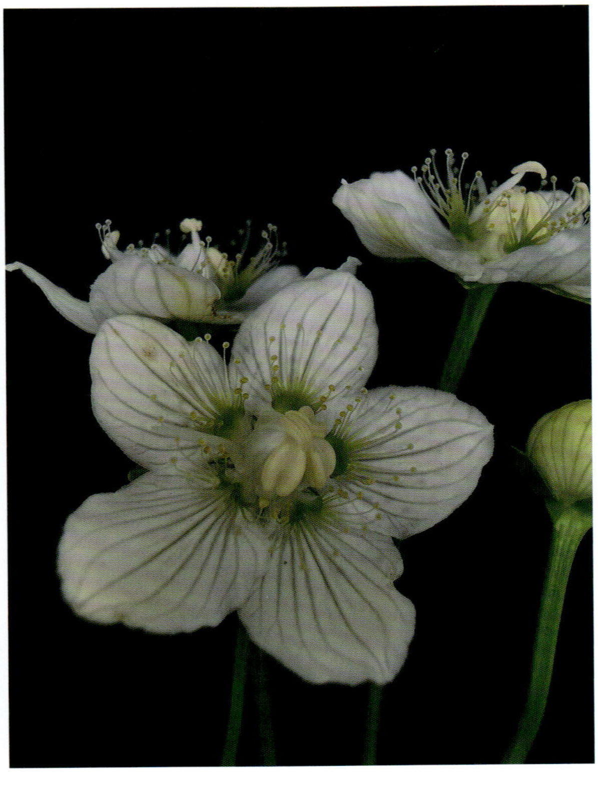

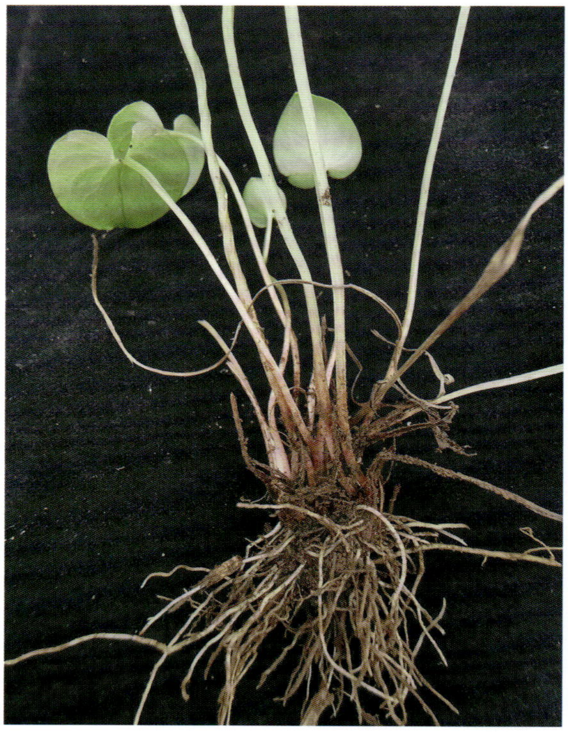

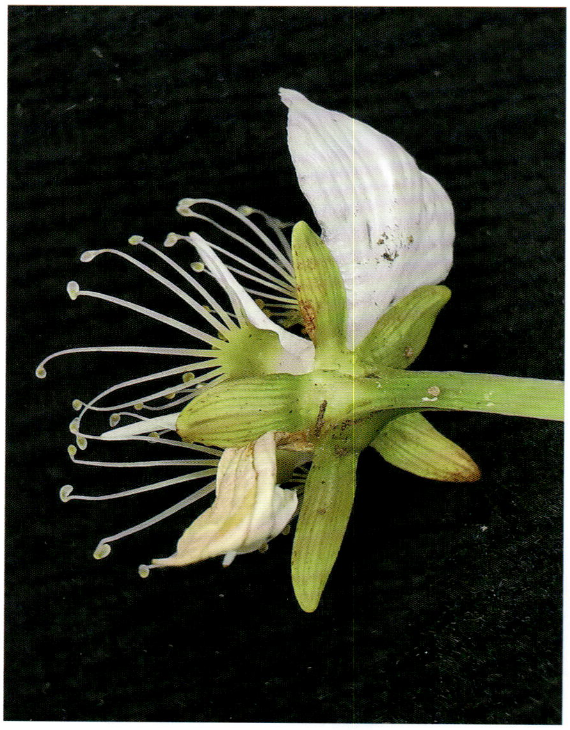

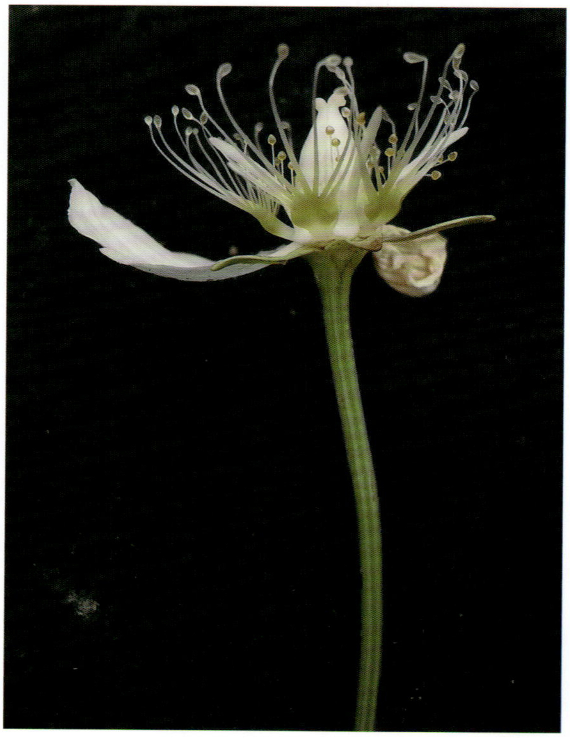

茶条槭

【基　　原】无患子科槭属茶条槭 *Acer ginnala* Maxim. subsp. ginnala

【别　　名】茶条、茶条枫、华北茶条槭、稀撒叶。

【形态特征】落叶灌木或小乔木。茎：树皮粗糙、微纵裂，灰色至灰褐色；小枝近圆柱形，当年生枝绿色或紫绿色，多年生枝淡黄色或黄褐色。叶：叶片长圆卵形或长圆椭圆形，基部圆形、截形或近心形，3～5 深裂或不裂，裂片边缘具不整齐重锯齿；叶上面深绿色，背面淡绿色，在主脉和脉腋有柔毛；叶柄长 4～5 cm。花：伞房花序具多花；花杂性，雄花与两性花同株；萼片 5，卵形，黄绿色，外侧近边缘被长柔毛；花瓣 5，长圆卵形白色，较长于萼片；雄蕊 8，花药黄色；花柱顶端 2 裂。果：果实黄绿色或黄褐色，中段较宽或两侧近于平行，张开近于直立或成锐角。花果期 5—10 月。

【生境分布】生于山坡、山沟疏林中。分布于我国东北、华北及河南、陕西、甘肃等地。

【药用部位（药用部位）及采收加工】幼芽及嫩叶（桑芽）。3 月采收，置锅中用微火炒焙数分钟，取出揉搓至均匀，晒干。

【临床应用】微苦、微甘，寒；归肝经。清肝明目；用于风热头痛，肝热止赤，视物昏花。

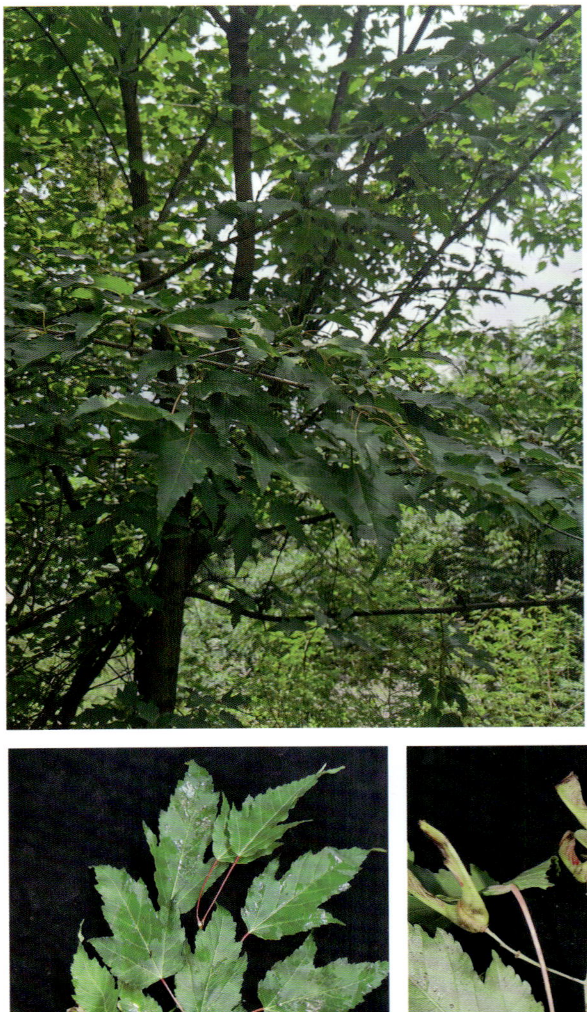
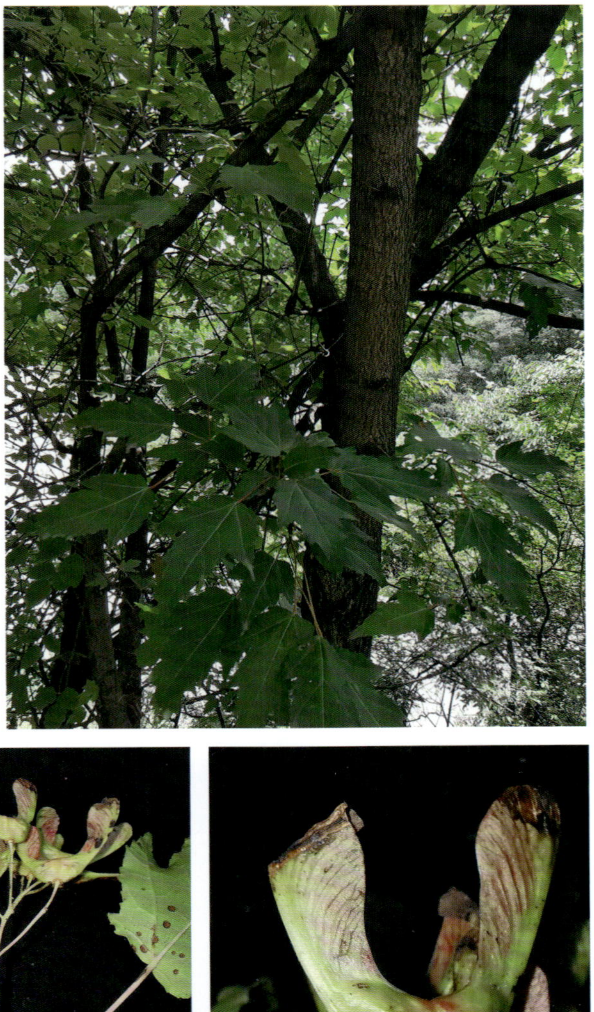
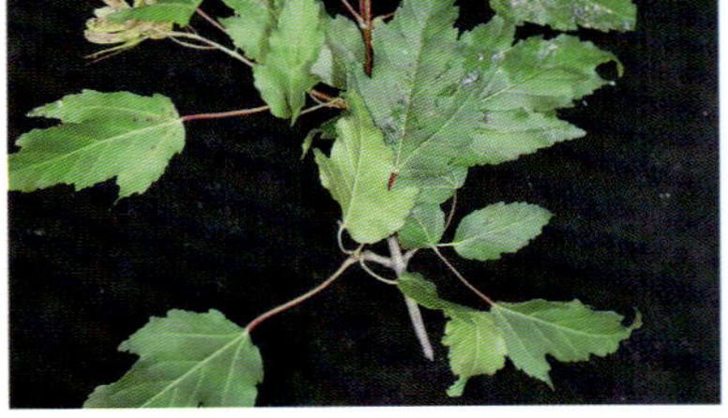
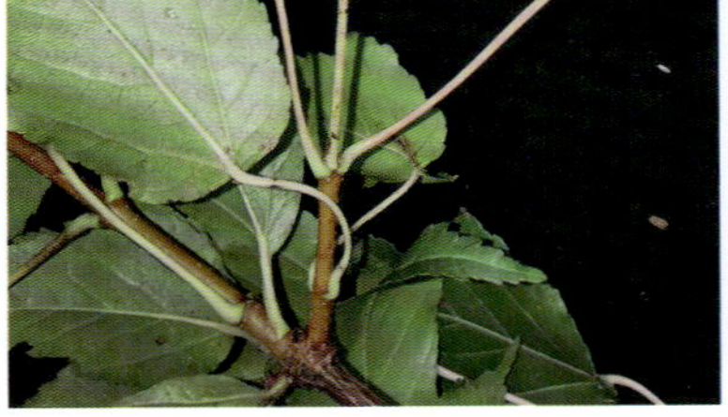
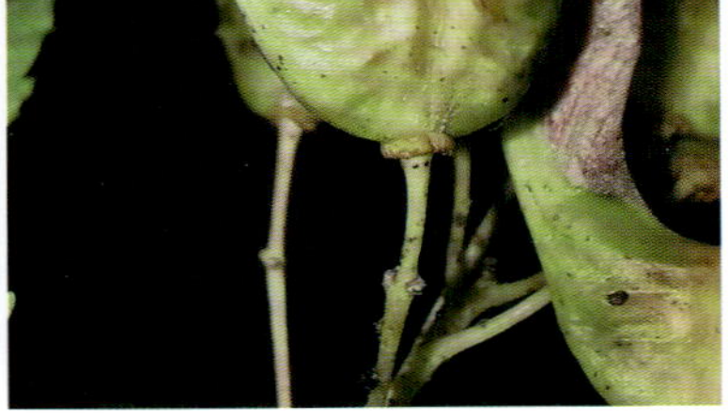

青榨槭

【基　　原】无患子科槭属青榨槭 *Acer davidii* Franch.

【别　　名】青皮槭、青虾蟆、大卫槭、青蛙腿。

【形态特征】落叶乔木。茎：树皮暗绿色或灰褐色，常纵裂；老枝灰褐色，小枝细瘦，圆柱形；当年生枝绿色，有稀疏皮孔。叶：叶对生，叶柄细瘦；叶卵形或长圆状卵形，先端渐尖或锐尖，常有尖尾，基部近心形或圆形，边缘具不整齐钝圆齿或有 3 浅裂，上面深绿色，下面淡绿色，嫩时沿叶脉有褐色短柔毛，后渐无毛。花：花黄绿色，杂性，雄花与两性花同株，呈下垂的总状花序；雄花 9～12 朵，花身及花梗均较短，两性花 15～30 朵；萼片 5，椭圆形；花瓣 5，倒卵形，与萼片等长，雄蕊 8。果：翅果嫩时淡绿色，老时黄褐色，翅裂张开成钝角或近水平。花果期 4—9 月。

【生境分布】生于疏林、山脚林中。分布于我国华东、华北、中南、西南等地。

【药用部位（药用部位）及采收加工】根或树皮（青榨槭）。夏秋季采收根和树皮，洗净，切片，晒干。

【临床应用】甘、苦，平；归脾、胃经。祛风除湿，散瘀止痛，消食健脾；用于风湿痹痛，肢体麻木，关节不利，跌打瘀痛，泄泻，痢疾，小儿消化不良。

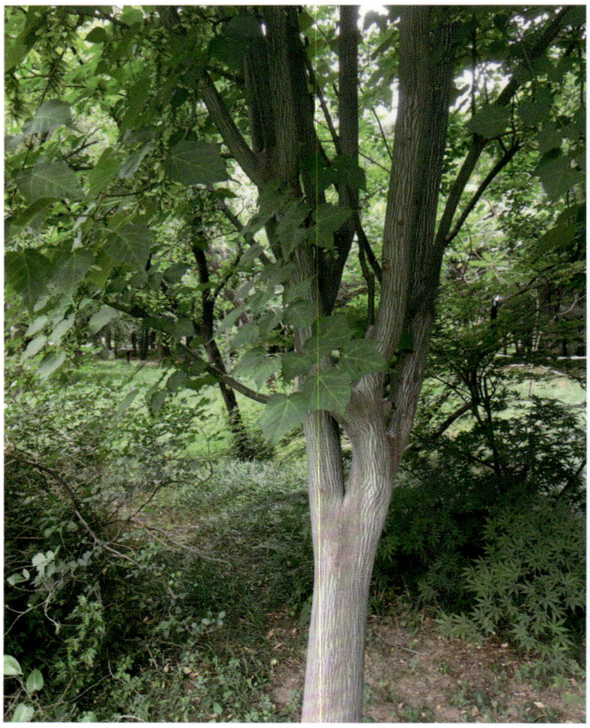
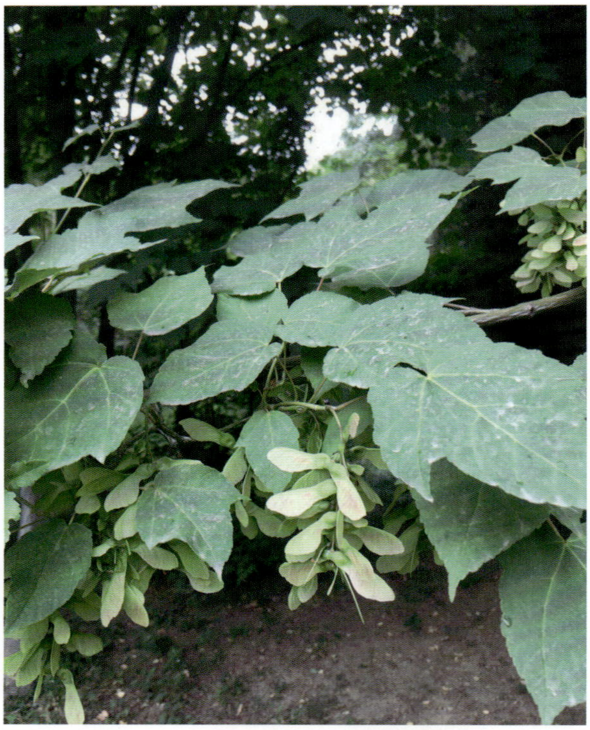
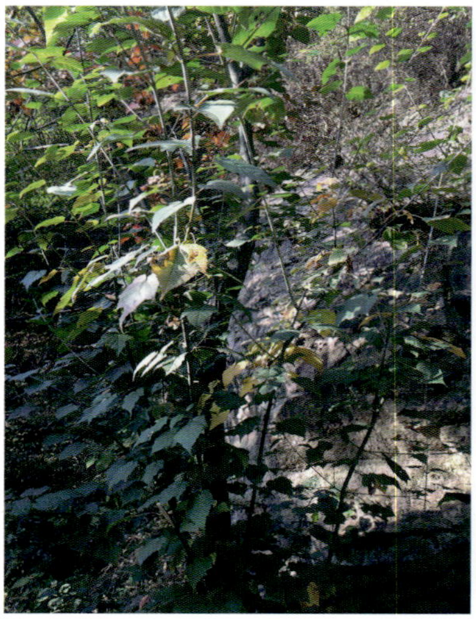
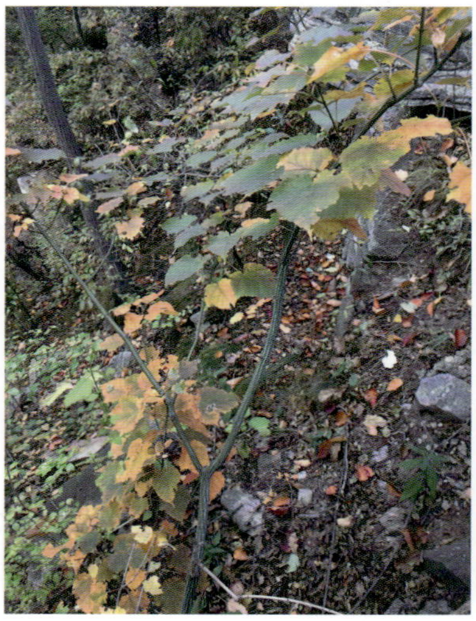
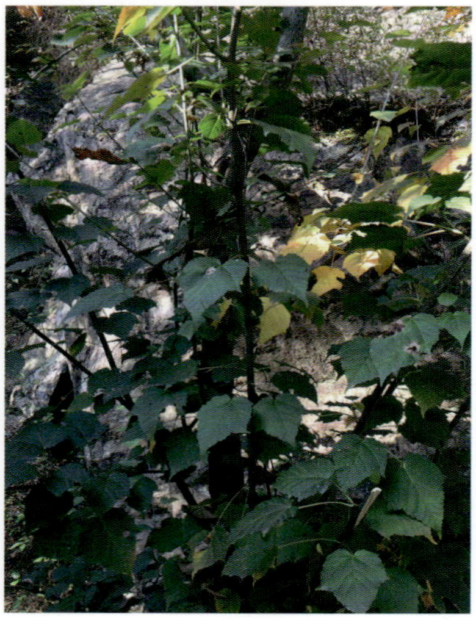

色木槭

【基　　原】无患子科槭属色木槭 *Acer mono* Maxim.

【别　　名】水色树、地锦槭、五角枫（槭）。

【形态特征】落叶乔木。茎：树皮粗糙，常纵裂，灰褐色；当年生嫩枝绿色或紫绿色；多年生枝灰色或淡灰色，具圆形皮孔。叶：叶对生；叶柄细瘦，无毛；叶近椭圆形，常5裂，有时3裂或7裂，裂片卵形或宽三角形，长渐尖，全缘，仅主脉腋间有簇毛；叶上面光绿色，下面淡绿色。花：花多数，杂性，雄花与两性花同株，常呈圆锥状伞房花序顶生，无毛；萼片5，长圆形，黄绿色；花瓣5，椭圆形，淡白色；雄蕊8，花药黄色；柱头2裂，反卷。果：翅果嫩时紫绿色，成熟时淡黄色，小坚果压扁状；翅长圆形，张开成锐角，稀成钝角。花果期4—9月。

【生境分布】生于山坡、山谷疏林中。分布于我国东北、华北、华中、华东、西南等地。

【药用部位（药用部位）及采收加工】枝叶（地锦槭、五龙皮）。夏季采收，鲜用或晒干。

【临床应用】辛、苦，温。祛风除湿，活血止痛；用于偏头痛，风寒湿痹，跌打瘀痛，湿疹，疥癣。

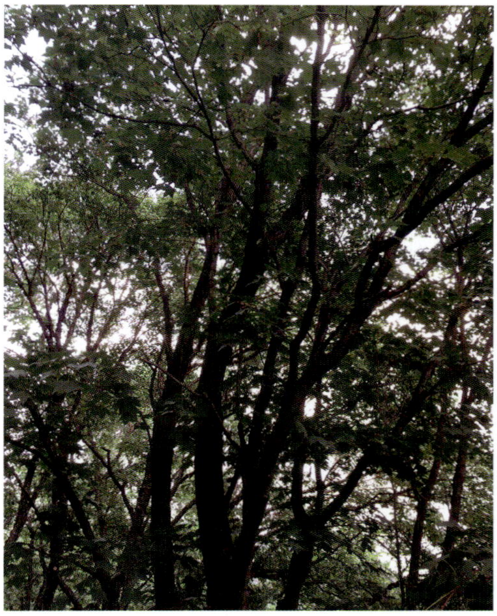

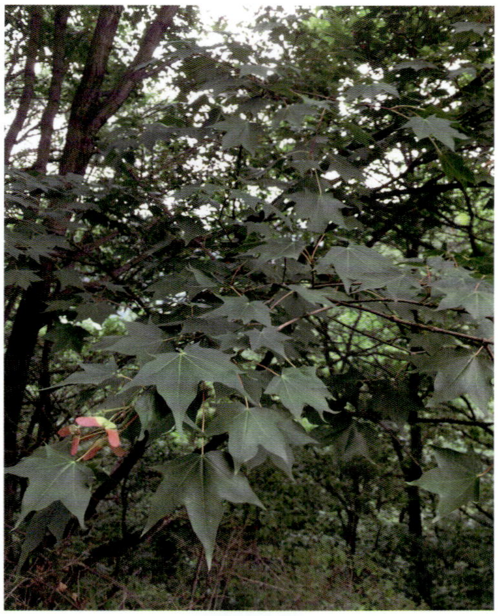

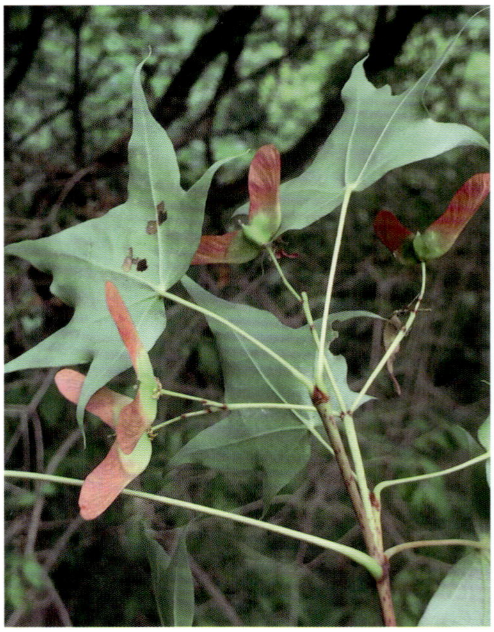

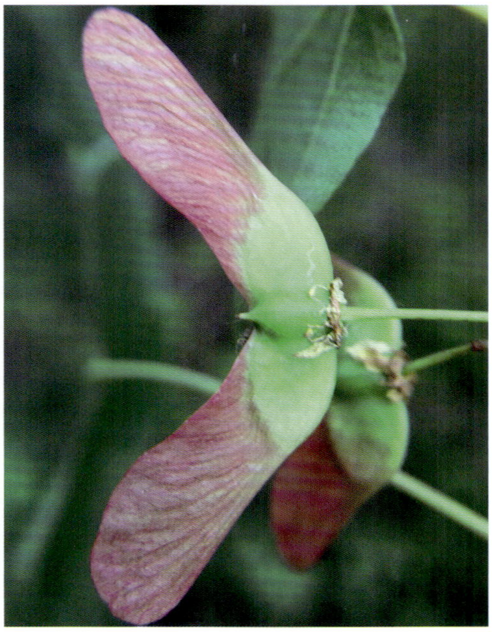

元宝槭

【基　　原】无患子科槭属元宝槭 *Acer truncatum* Bunge

【别　　名】槭、五角枫、元宝树。

【形态特征】形态特征与植物“色木槭”相似。两者的主要区别：元宝槭的叶基常截形，果嫩时淡绿色，果翅的长度与坚果近等长，果翅张开角度为直角或钝角；色木槭的叶基常心形，果嫩时紫绿色，果翅的长度是坚果长的近 2 倍，果翅张开角度为锐角，稀成钝角。

【生境分布】生于疏林中。分布于华北及吉林、辽宁、陕西、甘肃、山东、江苏、河南等地。

【药用部位（药用部位）及采收加工】根皮（元宝槭）。夏季采挖，洗净，切片，晒干。

【临床应用】辛、微苦，微温。祛风除湿，舒筋活络；用于腰背疼痛。

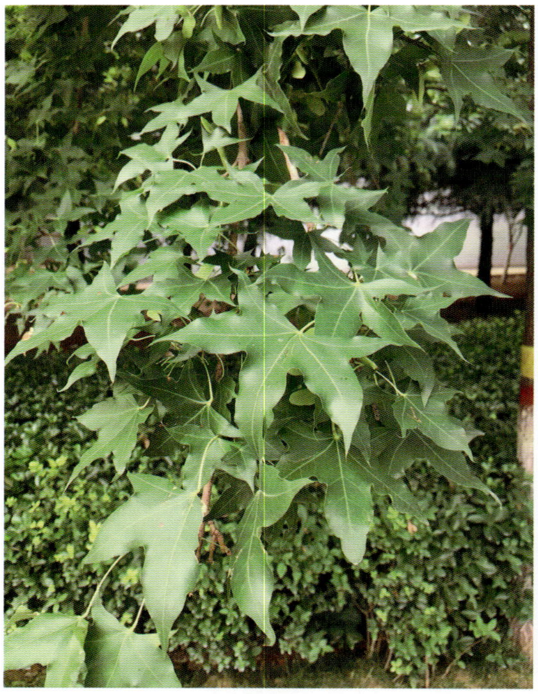

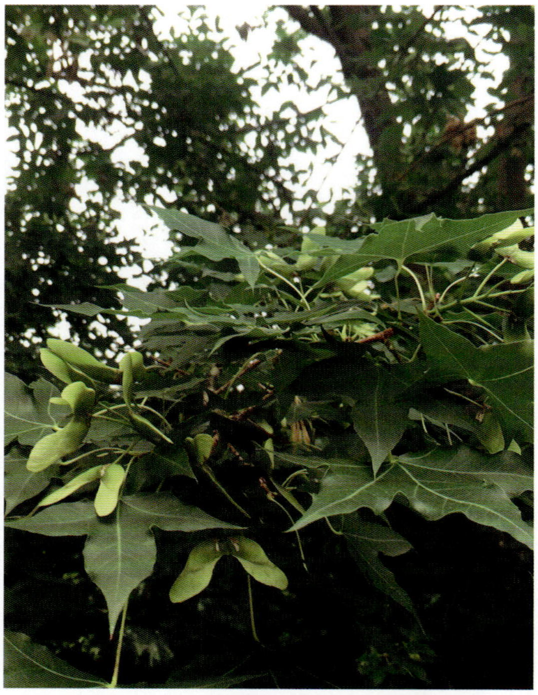

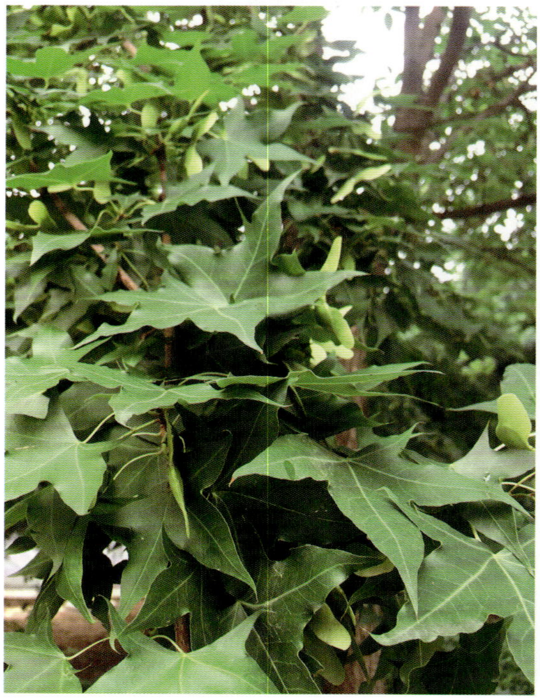

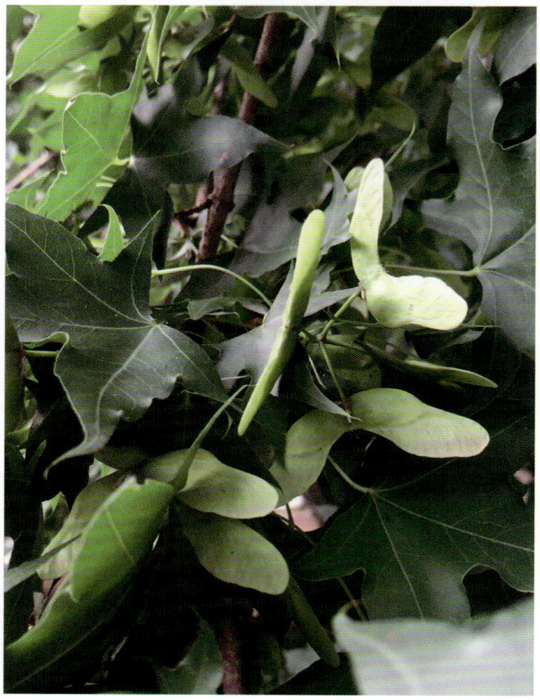

栾树

【基　　原】无患子科栾属栾树 *Koelreuteria paniculata* Laxm.

【别　　名】石栾树、黑（乌）叶树、木栏牙、五乌拉叶、乌拉（胶）。

【形态特征】落叶灌木或乔木。茎：主干树皮灰褐色至灰黑色；小枝暗黑色，具疣点，被柔毛。叶：叶互生，1～2回奇数羽状复叶，叶轴、叶柄均被皱曲的短柔毛或无毛；小叶7～18，无柄或具极短的柄，卵形或卵状披针形，先端短尖或短渐尖，基部钝形或截形，边缘锯齿状或分裂，齿端具小尖头。花：聚伞圆锥花序顶生，密被微柔毛，分枝长而扩展；苞片狭披针形，被小粗毛；萼片5，裂片卵形，边缘具腺状缘毛；花瓣4，花淡黄色，中心紫色，开花时向外反折，线状长圆形，被长柔毛，瓣片基部的鳞片初时黄色，开花时橙红色，具参差不齐的深裂，被疣状皱曲的毛；雄蕊8，雌蕊1。果：蒴果肿胀，长卵形，先端渐尖，具三棱，边缘有膜质薄翅3片，后期变为红色。种子：种子近球形，黑色。花果期6—10月。

【生境分布】生于杂木林、灌木林中。分布于我国大部分地区；有栽培。

【药用部位（药用部位）及采收加工】花（栾华）。6—7月采摘，阴干或晒干。

【临床应用】苦，寒，无毒；归肝经。清肝明目；用于目赤肿痛，多泪。

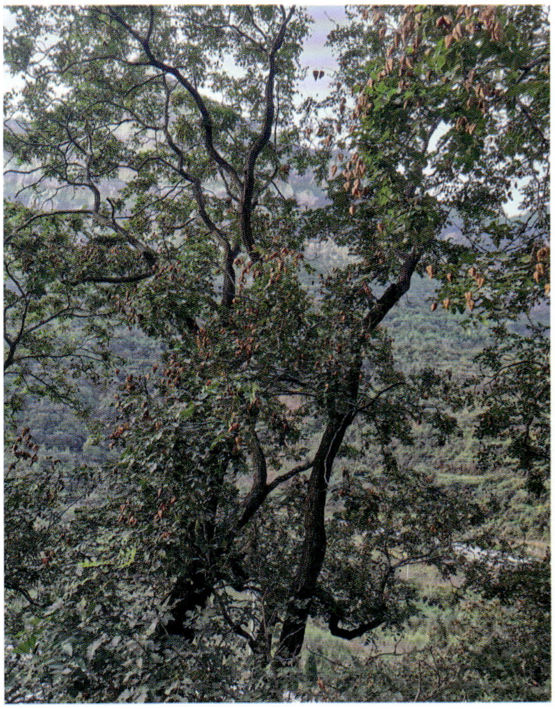
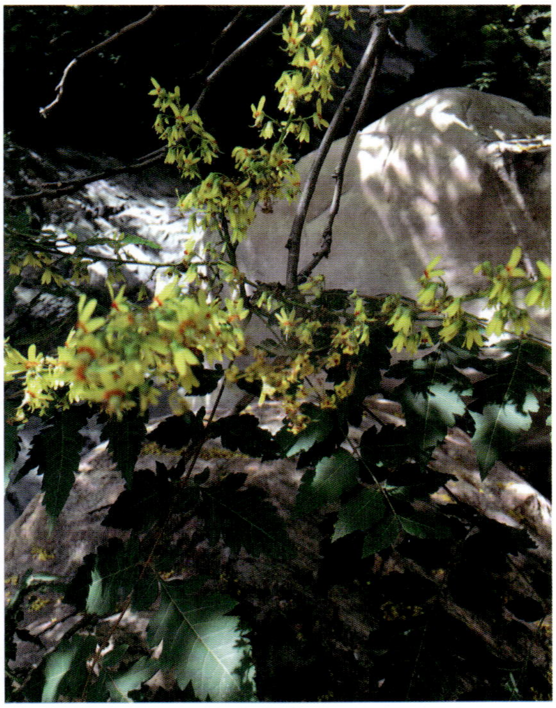
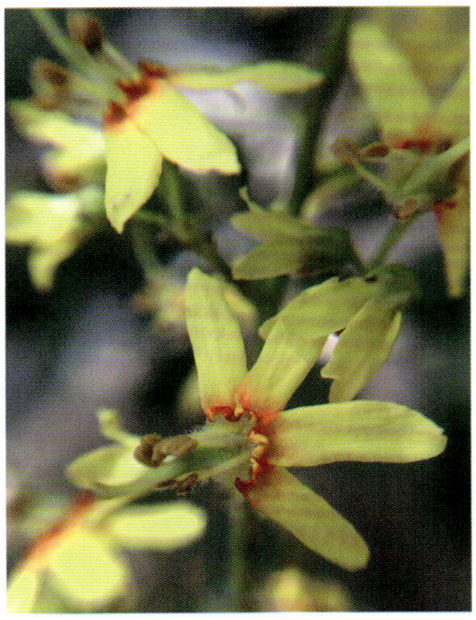
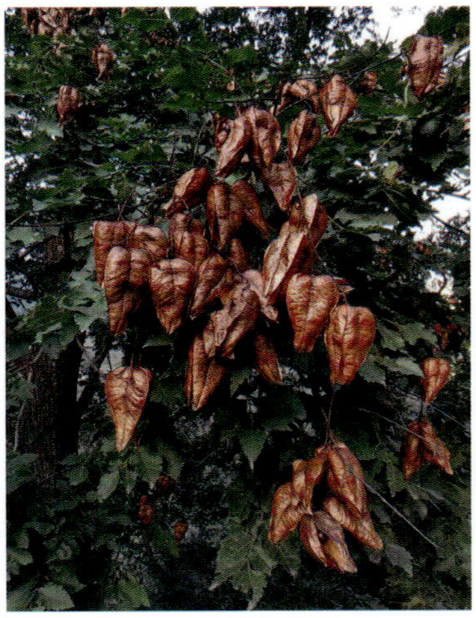
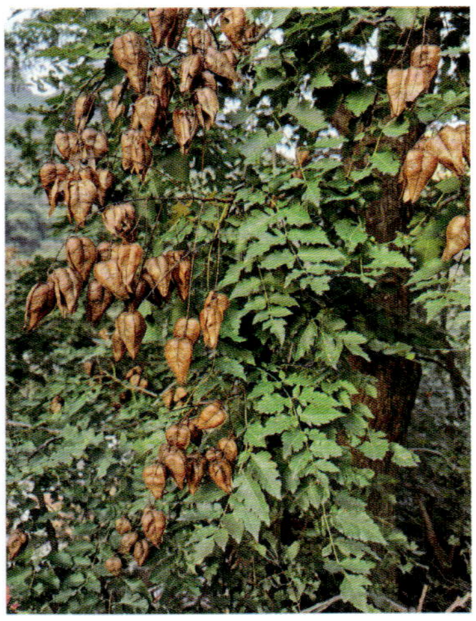

文冠果

【基　　原】无患子科文冠果属文冠果 *Xanthoceras sorbifolium* Bunge

【别　　名】文冠树（花）、木瓜、崖木瓜、文光（登、官）果。

【形态特征】落叶灌木或小乔木。**茎：**树皮红褐色，纵裂；小枝粗壮，褐红色。**叶：**叶互生，奇数羽状复叶；小叶披针形或近卵形，顶端渐尖，基部楔形，边缘有锐利锯齿。**花：**花序先于叶或与叶同时抽出，两性花的花序顶生，雄花序腋生；萼片两面被灰色绒毛；花瓣白色，基部紫红色或黄色，有清晰的脉纹，爪之两侧有须毛；花盘的角状附属体橙黄色。**果：**蒴果木栓质，球形，直径 4 ～ 6 cm，熟后 3 瓣裂。**种子：**种子球形，黑色或暗褐色，有光泽。花果期 4—9 月。

【生境分布】生于丘陵、山坡、杂木林中。分布于我国东北、华北、西北及安徽、河南等地；有栽培。

【药用部位（药用部位）及采收加工】茎或枝叶（文冠果）。春夏季采茎干，剥去外皮取木材，晒干；或取鲜枝叶，切碎熬膏。

【临床应用】甘、微苦，平；归肝经。祛风除湿，消肿止痛；用于风湿热痹，筋骨疼痛。

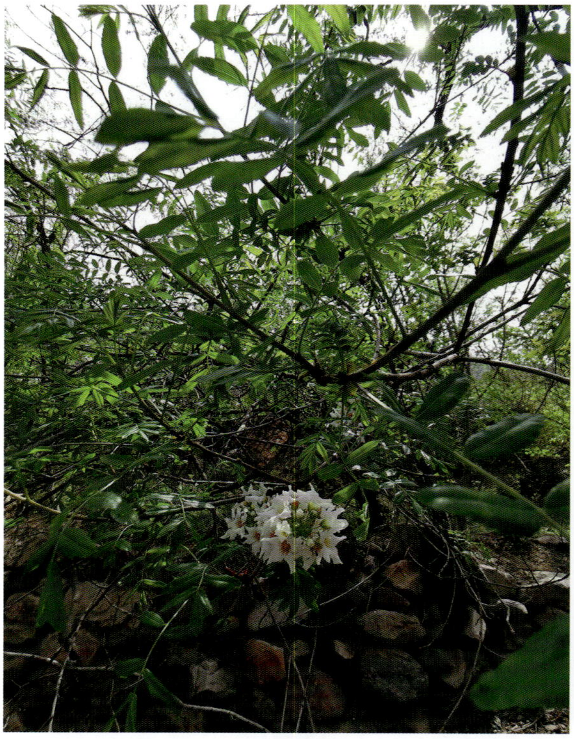

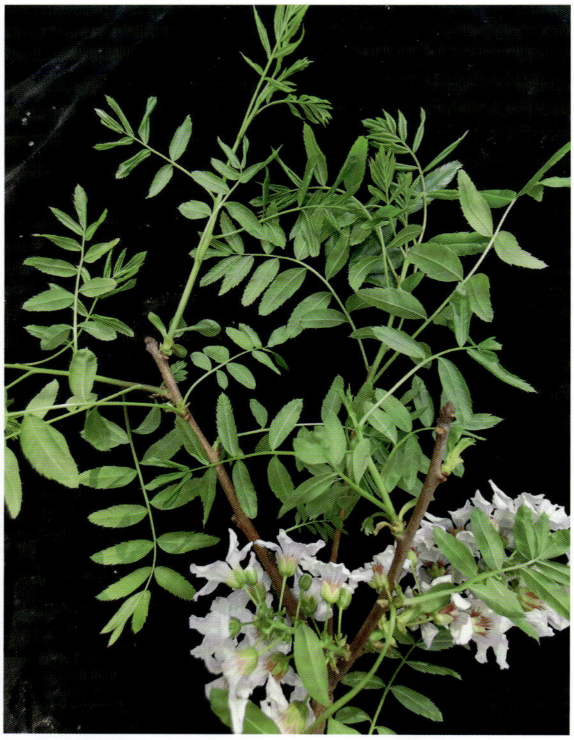

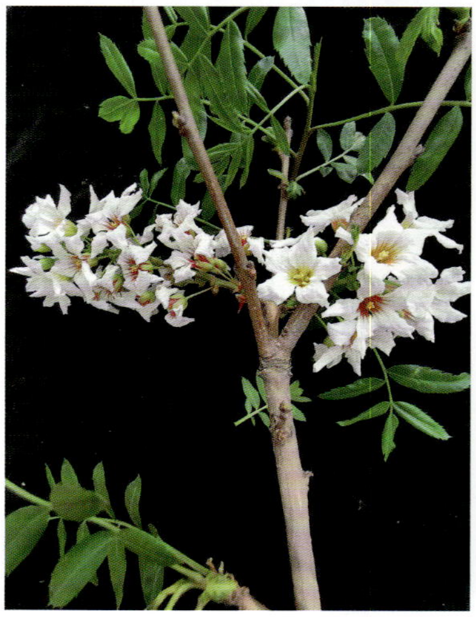

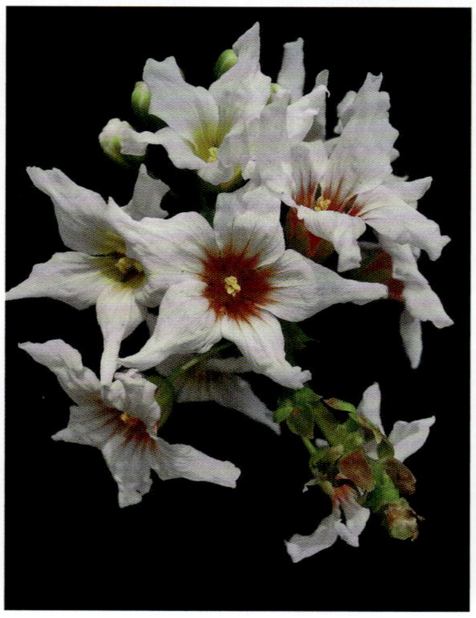

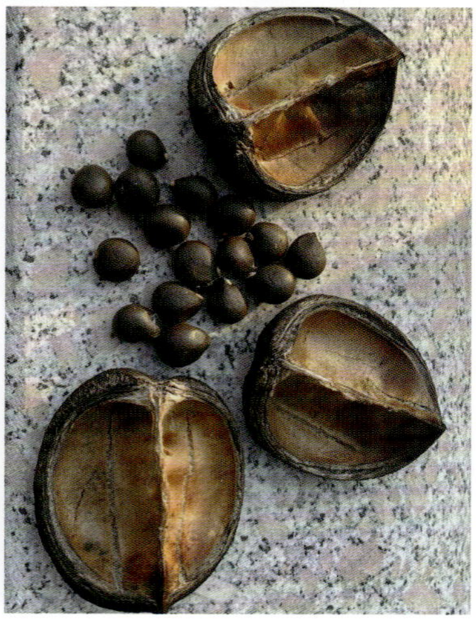

凤仙花

【基　　原】凤仙花科凤仙花属凤仙花 *Impatiens balsamina* L.

【别　　名】指甲花、指甲桃花、急性子、金凤花、海莲花、好女儿花、金童花、灯盏花、竹盏花。

【形态特征】1年生草本。茎：茎肉质，直立，粗壮。叶：叶互生；叶披针形，先端长渐尖，基部渐狭，边缘有锐锯齿。花：花单生或数枚簇生于叶腋，花梗短，密生短柔毛；萼片2，宽卵形，有疏短柔毛；花大，通常粉红色或杂色，单瓣或重瓣，旗瓣圆，先端凹，翼瓣宽大，2裂；唇瓣舟形，基部具细长而内弯的距。果：蒴果纺锤形，密生茸毛。种子：种子球形，棕褐色，密生小突点。花期7—10月。

【生境分布】全国各地有栽培。

【药用部位（药用部位）及采收加工】花（凤仙花）、茎（凤仙透骨草）、全草（凤仙）、根（凤仙根）、全株（透骨草）、种子（急性子）。凤仙花：夏秋季花开时采收，鲜用或阴干、烘干。凤仙透骨草：夏秋间植株生长茂盛时割取地上部分，除去叶及花果，洗净，晒干。凤仙：夏秋季采收。凤仙根：秋季采挖根部，洗净，鲜用或晒干。透骨草：夏秋季采收。急性子：夏秋季果实即将成熟时采收，晒干，除去果皮及杂质。

【临床应用】凤仙花：甘、苦，微温。祛风除湿，活血止痛，解毒杀虫；用于风湿肢体痿废，腰胁疼痛，经闭腹痛，产后瘀血未尽，跌打损伤，骨折，痈疽疮毒，毒蛇咬伤，白带，鹅掌风，灰指甲。凤仙透骨草：辛、苦，温；小毒。祛风湿，活血，解毒；用于风湿痹痛，跌打肿痛，闭经，痛经，痈肿，丹毒，鹅掌风，蛇虫咬伤。凤仙：辛、苦，温。祛风，活血，消肿，止痛；用于关节风湿痛，跌打损伤，瘰疬痈疽，疔疮。凤仙根：辛、苦，平。活血止痛，利湿消肿；用于跌扑肿痛，风湿骨痛，白带，水肿。透骨草：辛、苦，温；有小毒；归肝、肾经。祛风除湿，解毒止痛；用于风湿关节痛，外用治疮疡肿毒。急性子：微苦、辛，温；有小毒；归肺、肝经。破血软坚，消积；用于癥瘕痞块，经闭，噎膈。

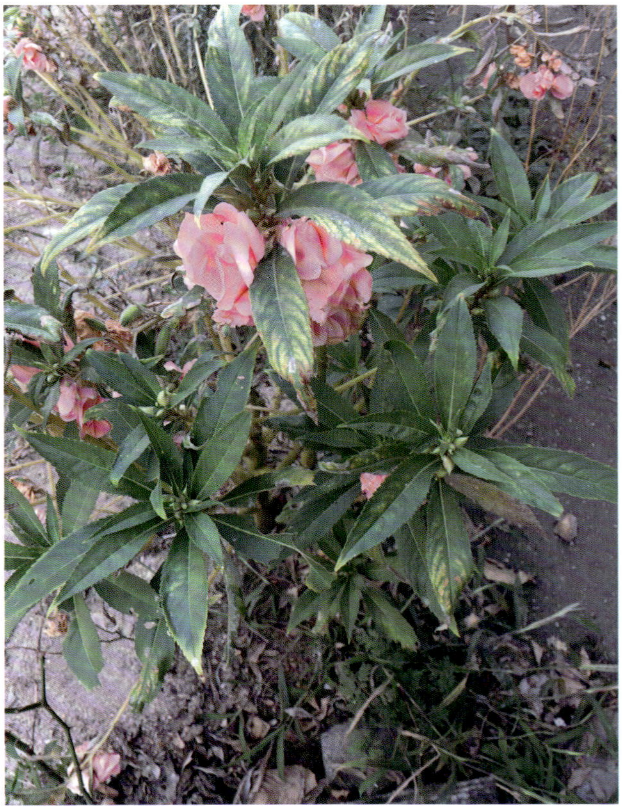

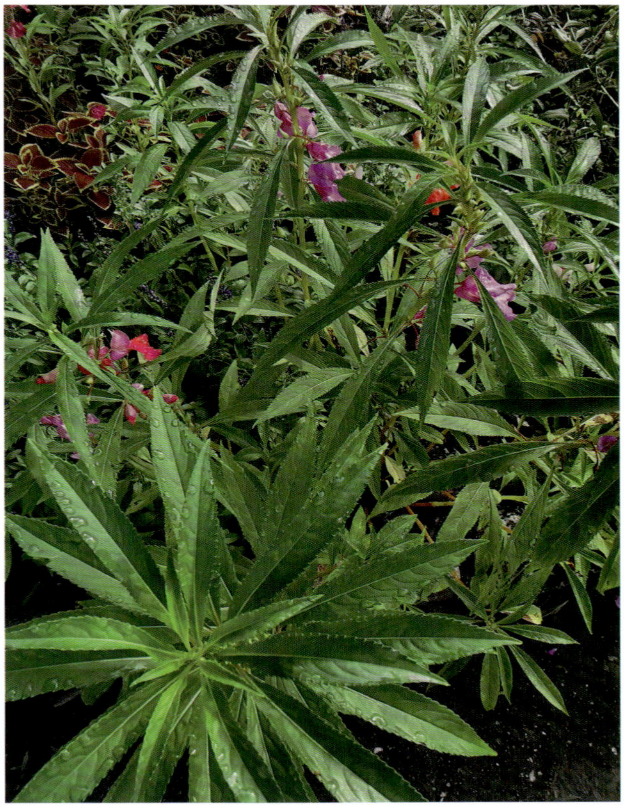

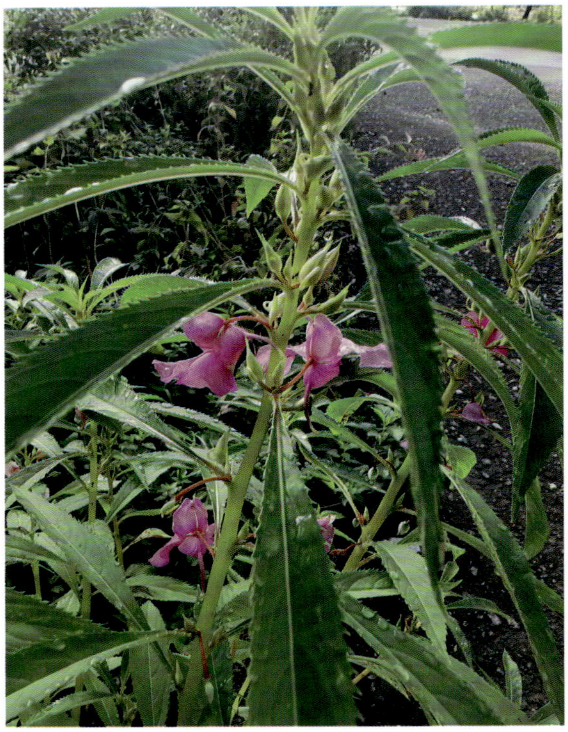

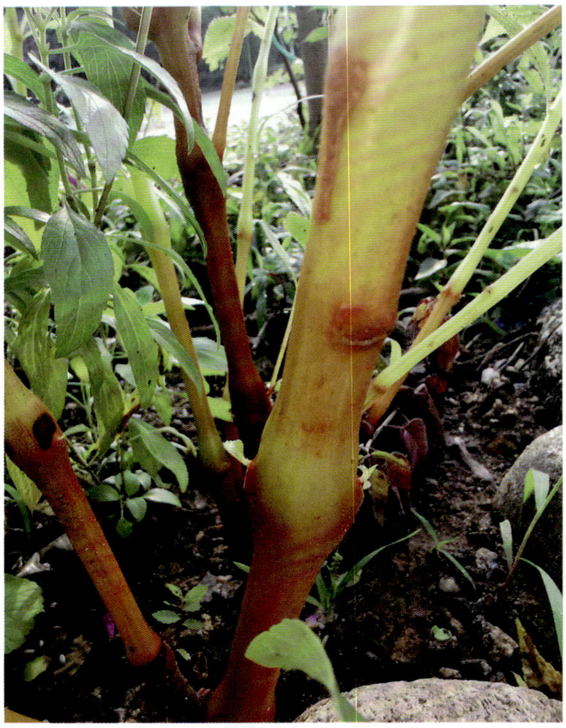

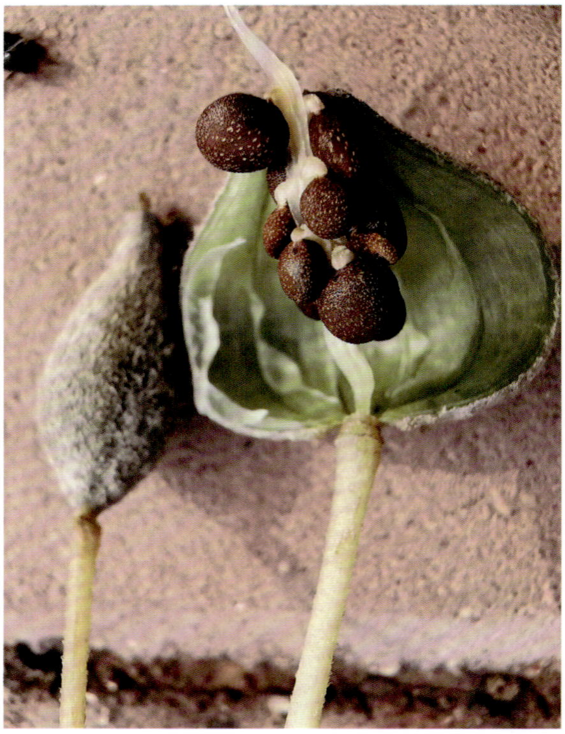

水金凤

【基　　原】凤仙花科凤仙花属水金凤 *Impatiens noli-tangere* Linn.

【别　　名】辉菜花。

【形态特征】1年生草本。茎：茎粗壮，直立，有分枝。叶：叶互生；叶卵形或椭圆形，先端钝或短渐尖，下部叶基部楔形，上部叶基部近圆形；近无柄。花：花2～3朵组成聚伞花序状，花梗纤细，下垂，中部有披针形苞片；萼片2，宽卵形，先端急尖；花大，黄色，喉部常有红色斑点，旗瓣圆形，背须中肋有龙骨状突起，先端有小喙，翼瓣无柄，2裂，基部裂片长圆形，上部裂片大，宽斧形，带红色斑点，唇瓣宽漏斗状，具橙红色斑点，基部延长成内弯的长距；雄蕊5，花药尖。果：蒴果线状长圆形，两端尖。花期7—9月。

【生境分布】生于山坡林下、林缘、草地、水沟边。分布于我国东北、华北、华东、华中及陕西、江西等地。

【药用部位（药用部位）及采收加工】花、根或全草（水金凤）、茎叶（水金凤茎叶）。均在夏秋季采收，洗净，鲜用或晒干。

【临床应用】水金凤：甘，温。活血调经，祛风除湿；用于月经不调，痛经，经闭，跌打损伤，风湿痹痛，脚气肿痛，阴囊湿疹，癣疮，癞疮。水金凤茎叶：辛，寒，有毒。祛瘀消肿，止痛渗湿；用于风湿筋骨疼痛，跌打瘀肿，毒蛇咬伤，阴囊湿疹，疥癞疮癣。

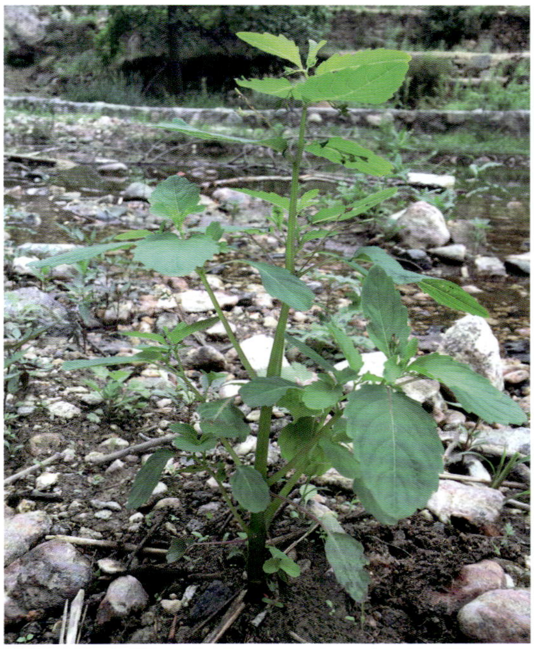

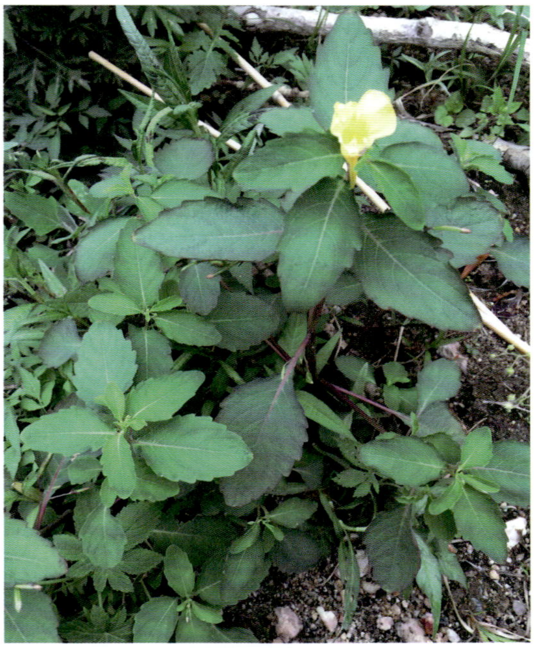

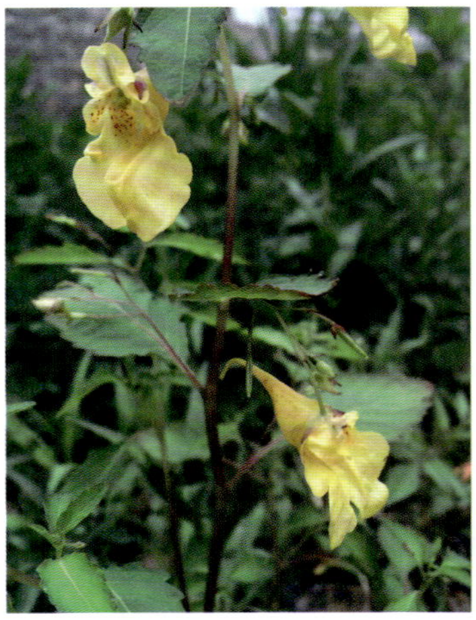

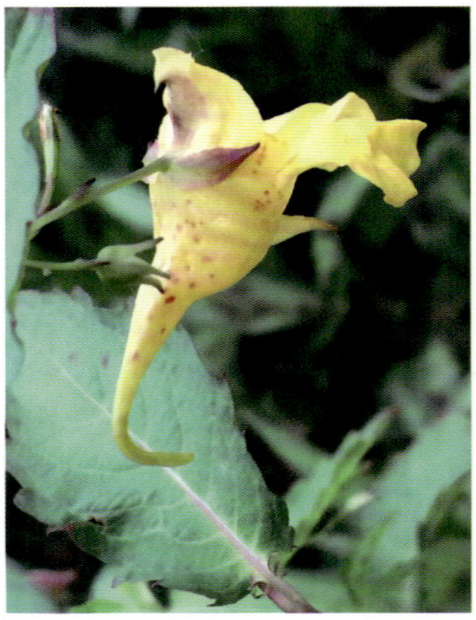

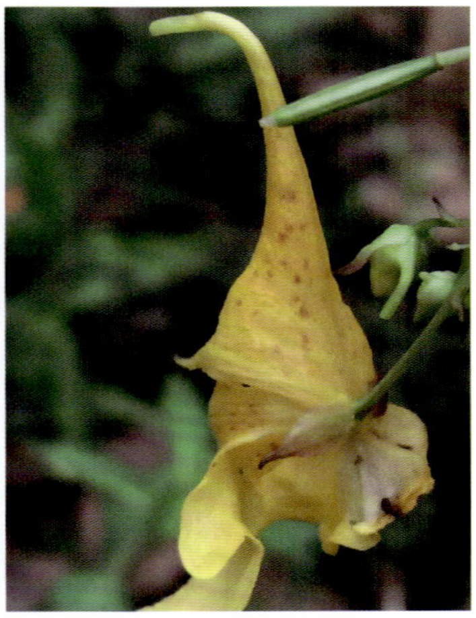

酸枣

【基　　原】鼠李科枣属酸枣 *Ziziphus jujuba* Mill.var.*spinosa*（Bunge）Hu ex H.F.Chow

【别　　名】棘、棘子、野（山）枣、葛针。

【形态特征】落叶灌木或小乔木。**茎：**老枝灰褐色，幼枝绿色，小枝呈之字形；分枝基部具刺 1 对，1 枚为直针刺，1 枚为反曲刺。**叶：**叶互生；叶椭圆形至卵状披针形，先端短尖，边缘有细齿，基出脉 3；叶柄短；托叶细长，针状。**花：**花 2～3 朵簇生于叶腋，小形；花萼 5 裂，裂片卵状三角形；花瓣 5，黄绿色，与萼片互生；雄蕊 5，与花瓣对生；花盘明显，10 浅裂，花柱 2 裂。**果：**核果肉质，近球形或长圆形，成熟时暗红色。花果期 6—10 月。

【生境分布】生于山坡、山谷、丘陵、平原、路旁、荒地。分布于我国华北、西北、华东及河南、湖北、四川等地。

【药用部位（药用部位）及采收加工】种子（酸枣仁）、果肉（酸枣肉）、根皮（酸枣根皮）、根（酸枣根）、树皮（酸枣树皮）、棘刺（棘针）、叶（棘叶）、花（棘刺花）。酸枣仁：秋末冬初采收成熟果实，除去果肉和核壳，收集种子，晒干。酸枣肉：秋后果实成熟时采收，去除果核，晒干。酸枣根皮：全年可挖，剥取根皮，晒干。酸枣根：全年可挖，鲜用或晒干。酸枣树皮：全年可采剥，洗净，晒干。棘针：全年可采，晒干。棘叶：春夏季采摘，鲜用或晒干。棘刺花：花初开时采收，阴干或烘干。

【临床应用】酸枣仁：甘、酸，平；归肝、胆、心经。养心补肝，宁心安神，敛汗，生津；用于虚烦不眠，惊悸多梦，体虚多汗，津伤口渴。酸枣肉：酸、甘，平。止血止泻；用于出血，腹泻。酸枣根皮：涩，温；归肾经。止血，涩精，收湿敛疮；用于便血，崩漏，滑精，带下，烧烫伤。酸枣根：涩，温。安神；用于失眠，神经衰弱。酸枣树皮：涩，平。敛疮生肌，解毒止血；用于烧烫伤，外伤出血，崩漏。棘针：辛，寒；归心、肝经。清热解毒，消肿止痛；用于痈肿，喉痹，尿血，腹痛，腰痛。棘叶：苦，平；归肝经。敛疮解毒；用于臁疮。棘刺花：苦，平；归心、肝经。敛疮，明目；用于金刃创伤，瘘管，目昏不明。

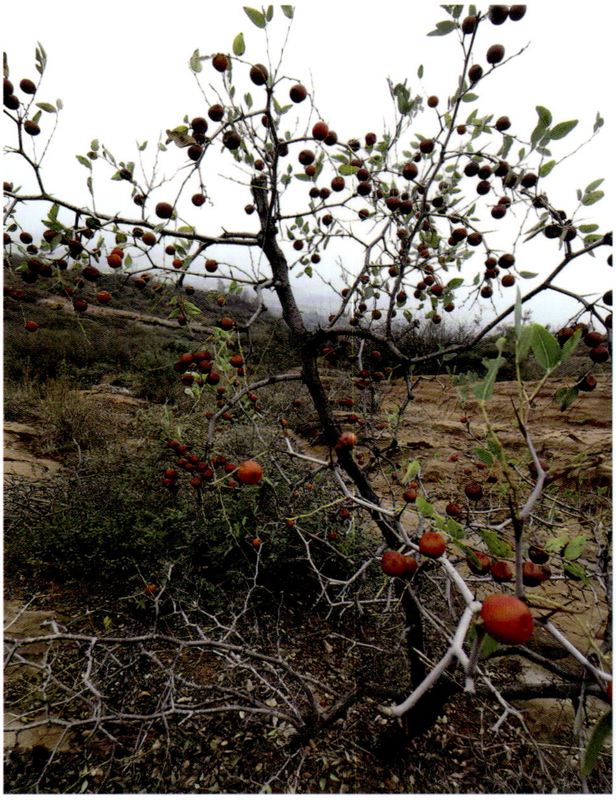

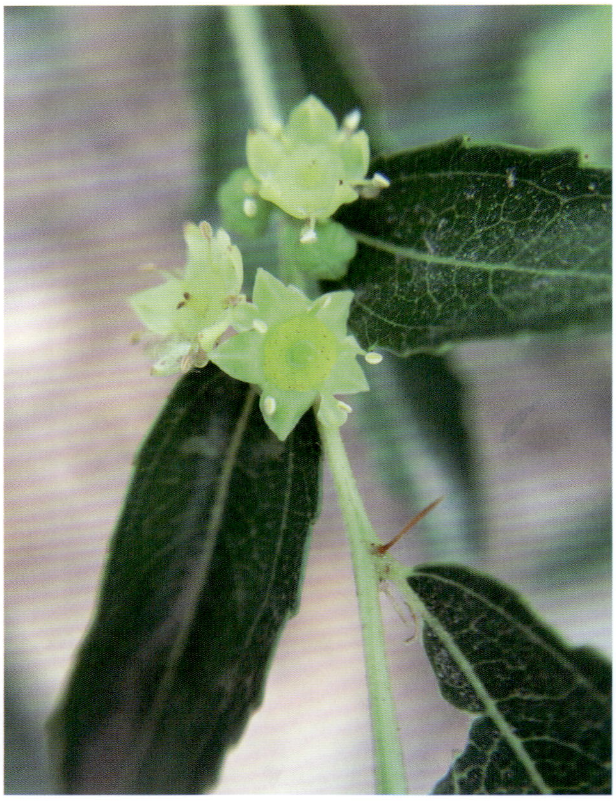

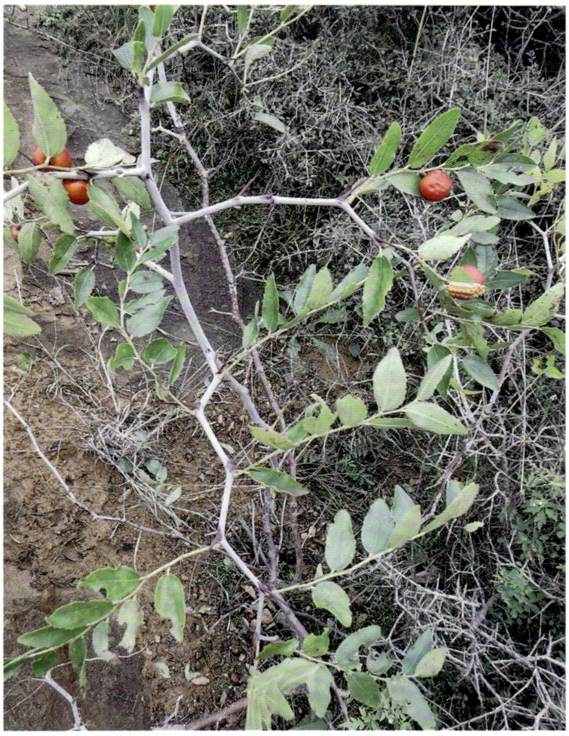

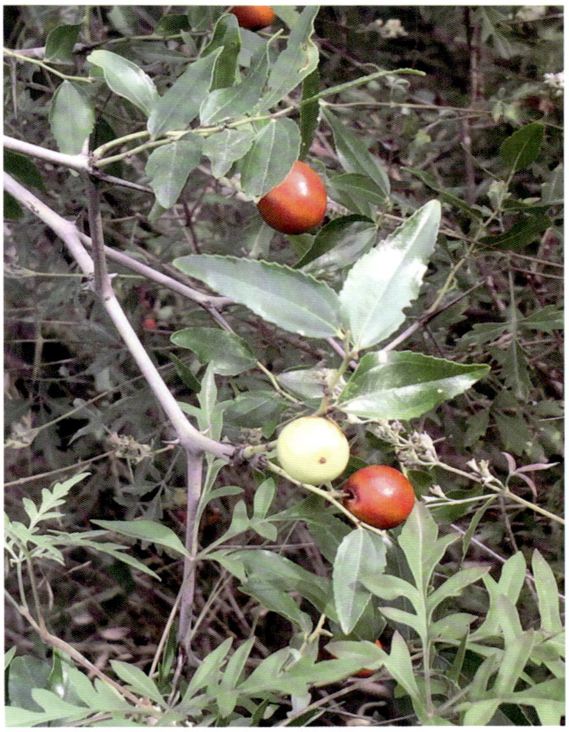

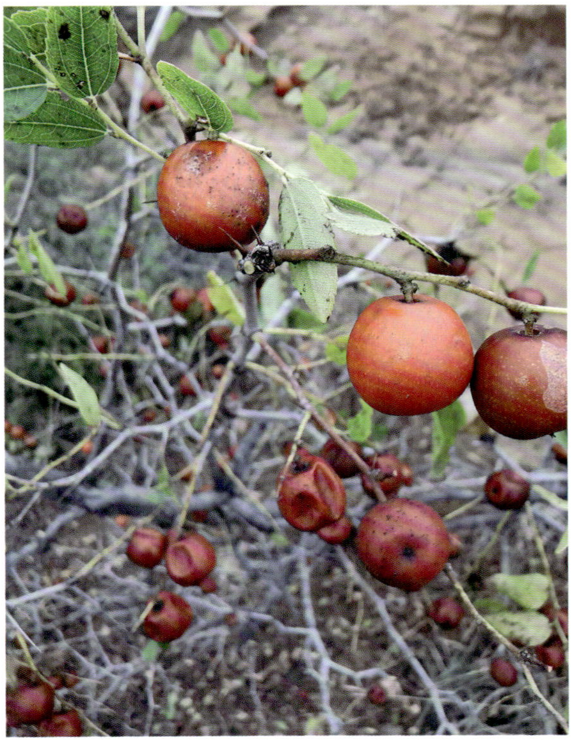

枣

【基　　原】鼠李科枣属枣 *Ziziphus jujuba* Mill.

【别　　名】枣树、枣子、红（大）枣、大甜枣。

【形态特征】落叶乔木。茎：树皮褐色或灰褐色，新枝紫红色或灰褐色，呈之字形曲折，具2个托叶刺，长刺粗直，短刺下弯；当年生小枝绿色。叶：叶卵形、卵状椭圆形或卵状矩圆形，顶端钝或圆形，稀锐尖，具小尖头，基部稍不对称，边缘具圆齿状锯齿，基出脉3；叶柄无毛或有疏微毛，托叶刺纤细，后脱落。花：花黄绿色，两性，5基数，具短总花梗，单生或2～8个密集成腋生聚伞花序；萼片卵状三角形；花瓣倒卵圆形，基部有爪，与雄蕊等长；花盘厚，肉质，圆形，5裂，花柱2裂。果：核果矩圆形或长卵圆形，成熟时红色或红紫色。种子：种子扁椭圆形。花果期5—9月。

【生境分布】生于山区、丘陵、平原。分布于我国大部分有栽培；栽培品种甚多。

【药用部位（药用部位）及采收加工】果实（大枣）、叶（枣叶）、树皮（枣树皮）、果核（枣核）、根（枣树根）。大枣：秋季果实成熟时采收，晒干。枣叶：春夏季采收，鲜用或晒干。枣树皮：全年可采剥，春季最佳，刮下老皮，晒干。枣核：加工枣肉食品时，收集枣核。枣树根：秋后采挖，鲜用或切片晒干。

【临床应用】大枣：甘，温；归脾、胃经。补脾胃，益气血，安心神，调营卫，和药性；用于脾胃虚弱，气血不足，食少便溏，倦怠乏力，心悸失眠，营卫不和。枣叶：甘，温。清热解毒；用于小儿发热，疮疖，热痱，烂脚，烫火伤。枣树皮：苦、涩，温；归肺、大肠经。涩肠止泻，镇咳止血；用于泄泻，痢疾，咳嗽，崩漏，外伤出血，烧烫伤。枣核：苦，平；归肝、肾经。解毒，敛疮；用于臁疮，牙疳。枣树根：甘，温；归肝、脾、肾经。调经止血，祛风止痛，补脾止泻；用于月经不调，不孕，崩漏，吐血，胃痛，痹痛，脾虚泄泻，风疹，丹毒。

【备　　注】按《药典》，中药材“大枣”为鼠李科枣 *Ziziphus jujuba* Mill. var.*inermis*（Bunge）Rehd. 的干燥成熟果实。《药典》中的枣也称“无刺枣”，是枣 *Ziziphus jujuba* Mill. 的变种，其形态特点是：长枝无皮刺、幼枝无托叶刺。

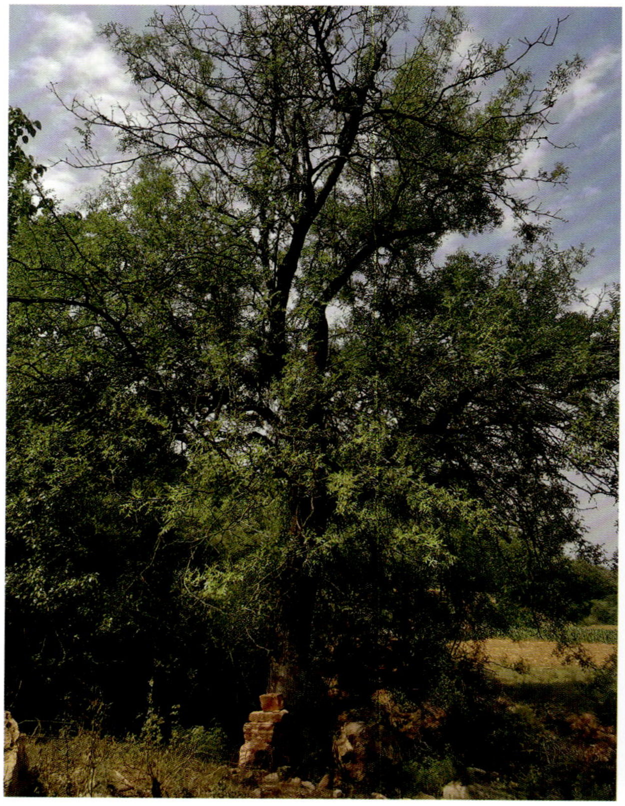

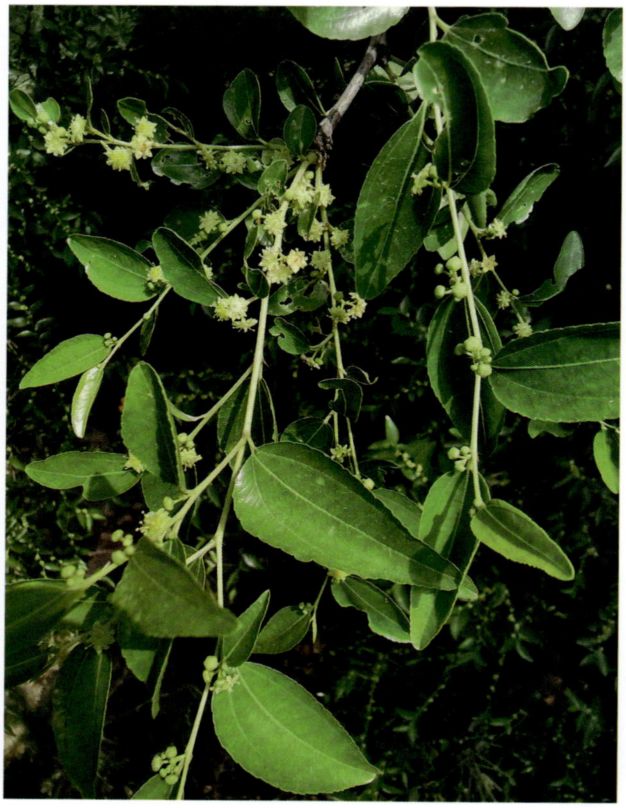

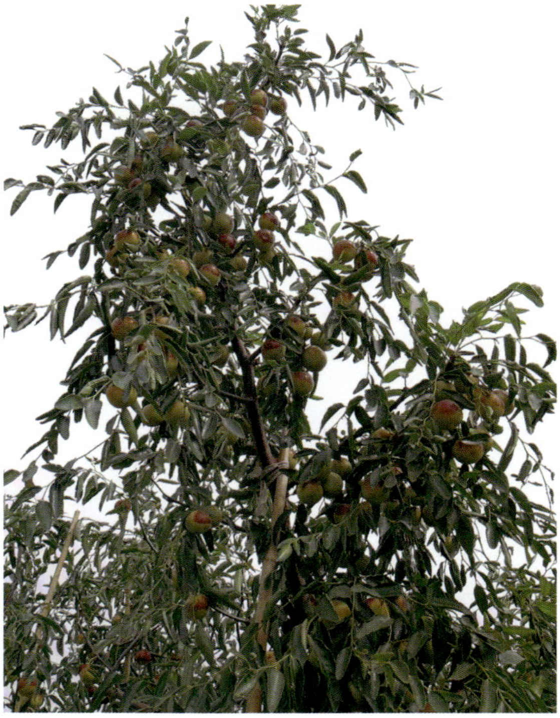

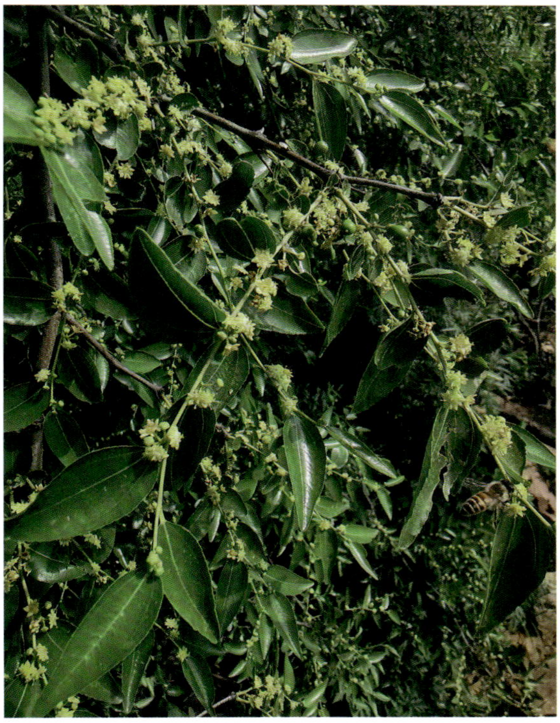

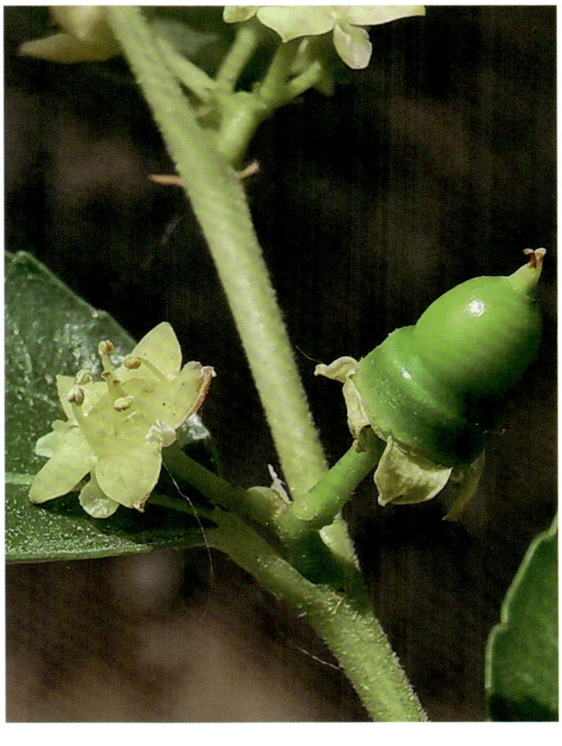

短柄铜钱树

【基　　原】鼠李科马甲子属短柄铜钱树 *Paliurus orientalis*（Franch.）Hemsl.

【别　　名】刺楸树、蒙子刺、蒙自铜钱树。

【形态特征】半常绿灌木或乔木。茎：小枝褐色或黑褐色，被毛，幼枝基部两侧具斜向直立的皮刺。叶：叶互生，纸质，宽椭圆形、宽卵形或卵状椭圆形，顶端渐尖或圆钝，基部稍偏斜，近圆形或宽楔形，边缘具细钝锯齿，上面无毛，下面初时被灰白色密柔毛，后渐脱落，仅沿脉被黄色短柔毛或无毛，叶除基生三脉外，中脉两侧各有 1 ～ 3 条明显的侧脉；叶柄短，被短柔毛。花：腋生聚伞花序，仅总花梗被短柔毛；萼片三角形；花瓣椭圆状匙形；雄蕊略短于花瓣；花盘五边形或圆形，5 齿裂。果：核果草帽状，具革质宽翅，红色或紫红色，果梗长 1 ～ 1.7 cm。花果期 4—10 月。

【生境分布】生于山坡、山地林中。分布于云南、四川、山西等地。

【药用部位（药用部位）及采收加工】根（金钱木根）。秋后挖根，洗净，切片晒干。

【临床应用】甘，平；归肝、脾经。补气，用于劳伤乏力。

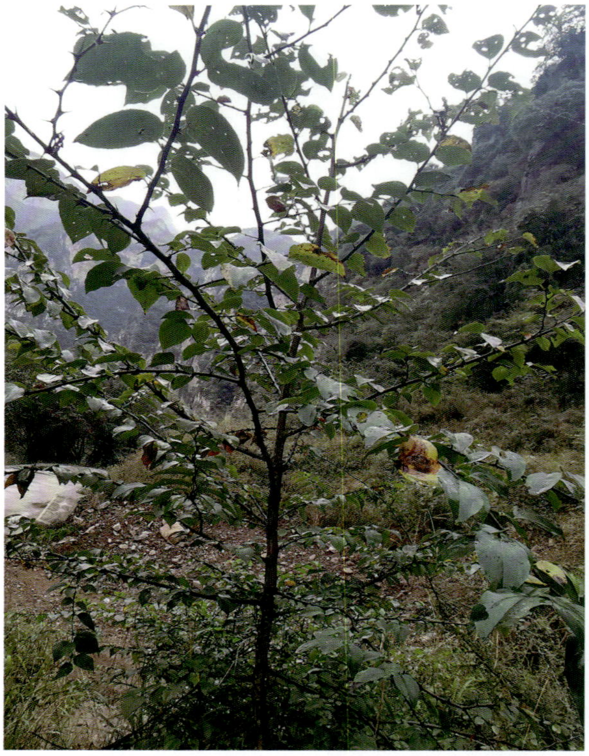

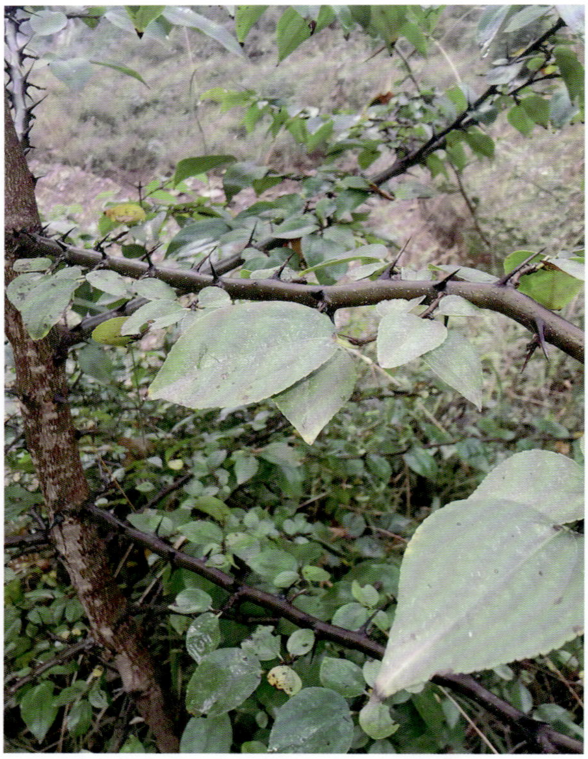

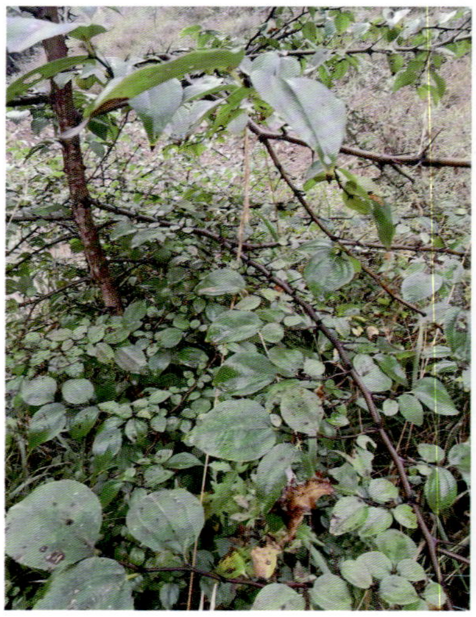

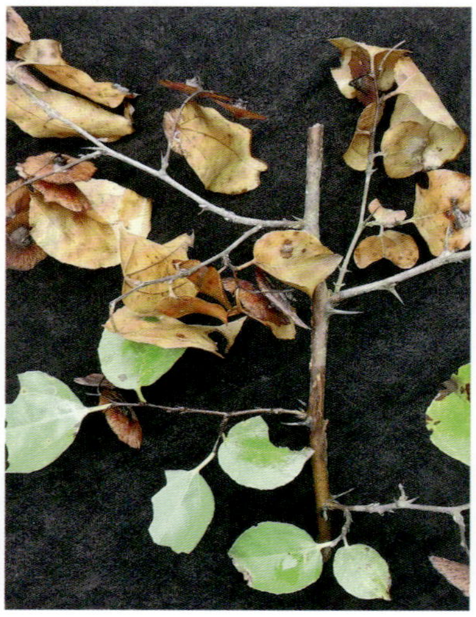

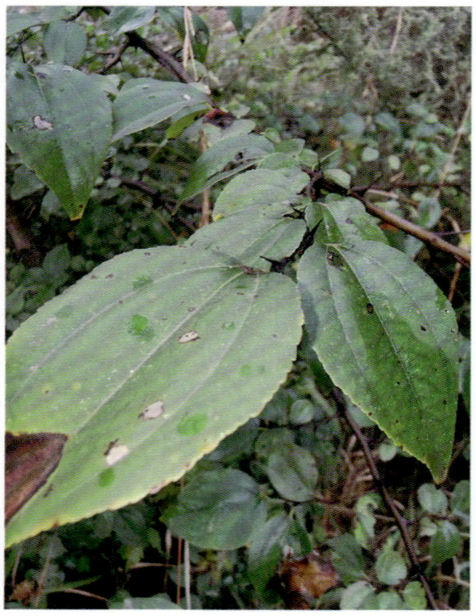

铜钱树

【基　　原】鼠李科马甲子属铜钱树 *Paliurus hemsleyanus* Rehd.

【别　　名】刺凉子、摇钱树、金钱树、钱串树、鸟不宿。

【形态特征】形态特征与植物“短柄铜钱树”。两者的主要区别：短柄铜钱树的枝基部两侧各具 1 个硬皮刺；叶柄长 3 ～ 5（8）mm；腋生聚伞花序；果直径 1.8 ～ 2.6 cm。铜钱树无刺；叶柄长（6）8 ～ 20 mm；顶生聚伞花序或聚伞圆锥花序；果直径 2 ～ 3.8 cm。

【生境分布】生于山坡、山地林中。分布于我国华中、华南、西南、华东及甘肃、陕西、山西等地。

【药用部位（药用部位）及采收加工】均同植物“短柄铜钱树”项下。

【临床应用】同植物“短柄铜钱树”项下。

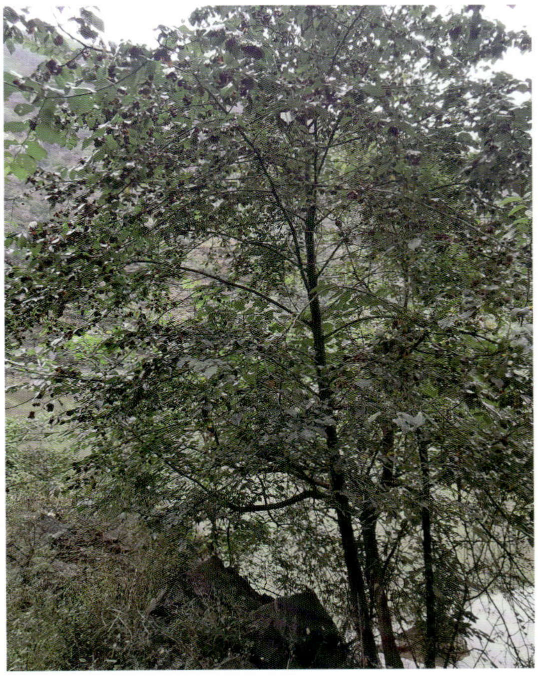

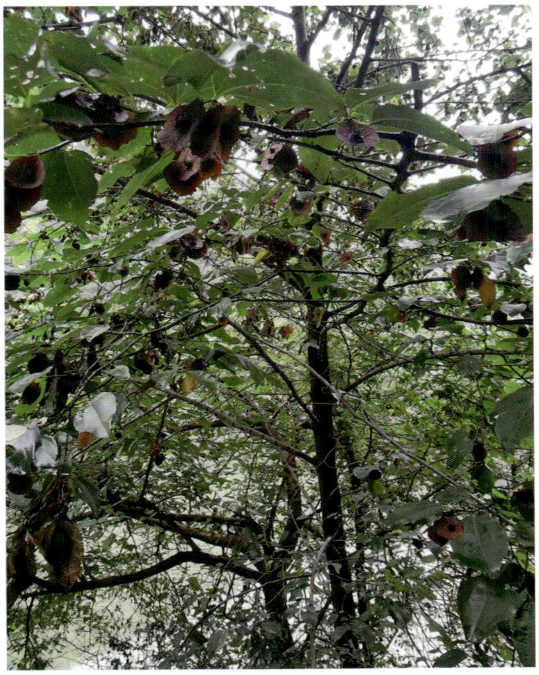

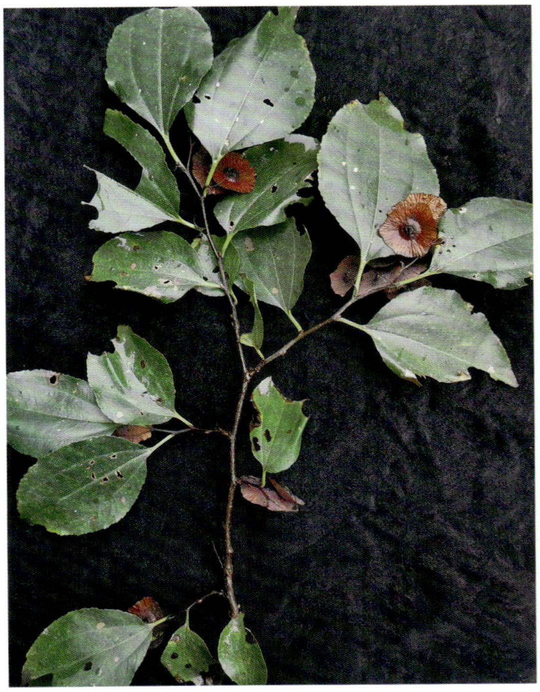

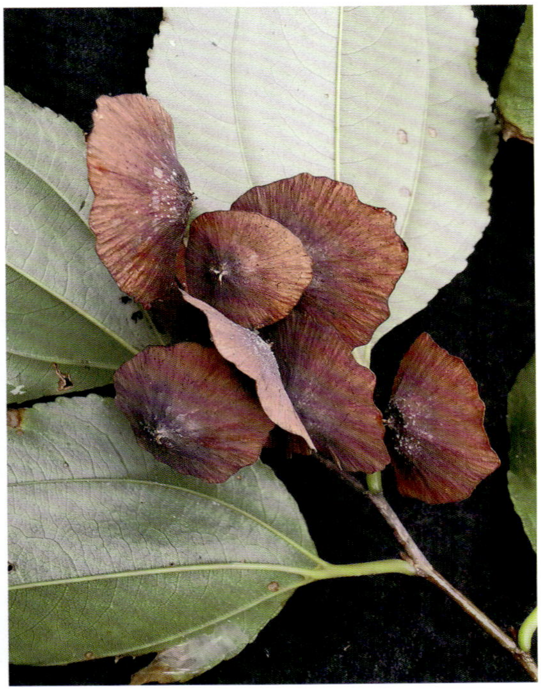

冻绿

【基　　原】鼠李科鼠李属冻绿 *Rhamnus utilis* Decne.

【别　　名】鼠李、大脑头、冻绿柴（树）、冻木树、绿皮刺、黑狗丹、狗李、油葫芦子、红冻。

【形态特征】落叶灌木或小乔木。茎：幼枝无毛，小枝褐色或紫红色，对生或近对生，枝端常具针刺。叶：叶对生、近对生或在短枝上簇生，椭圆形、矩圆形或倒卵状椭圆形，长 4 ～ 15 cm，宽 2 ～ 6.5 cm，顶端突尖或锐尖，基部楔形或稀圆形，边缘具细锯齿或圆齿状锯齿，上面无毛或仅中脉具疏柔毛，侧脉每边通常 5 ～ 6 条，叶柄长 0.5 ～ 1.5 cm。花：花单性，雌雄异株，4 基数，具花瓣；雄花数个簇生于叶腋或 10 ～ 30 余个聚生于小枝下部；雌花 2 ～ 6 个簇生于叶腋或小枝下部。果：核果圆球形或近球形，成熟时黑色，具 2 分核。种子：种子背侧基部有短沟。花果期 4—8 月。

【生境分布】生于山地、丘陵、山坡草丛、灌丛、疏林下。分布于我国华中、华东、华南及甘肃、陕西、河北、山西、四川、贵州等地。

【药用部位（药用部位）及采收加工】果实（臭李子、鼠李）、树皮或根皮（鼠李皮）、叶（冻绿叶）。果实：8—9 月果实成熟时采收，鲜用或微火烘干。鼠李皮：根皮于秋冬季采剥，树皮于春夏季采剥，鲜用或切片晒干。冻绿叶：夏末采收，鲜用。

【临床应用】果实：苦、甘，凉，小毒；归肝、肾经。清热解毒，消积通便，杀虫，止咳祛痰；用于疮痈，瘰疬，疥癣，龋齿，口疮，牙痛，腹胀便秘，咳嗽痰喘，水肿胀满，支气管炎，肺气肿。鼠李皮：苦，寒；归肺经。清热解毒，凉血，杀虫；用于风热瘙痒，疥疮，湿疹，腹痛，跌打损伤。冻绿叶：苦，凉。止痛，消食；用于跌打内伤，消化不良。

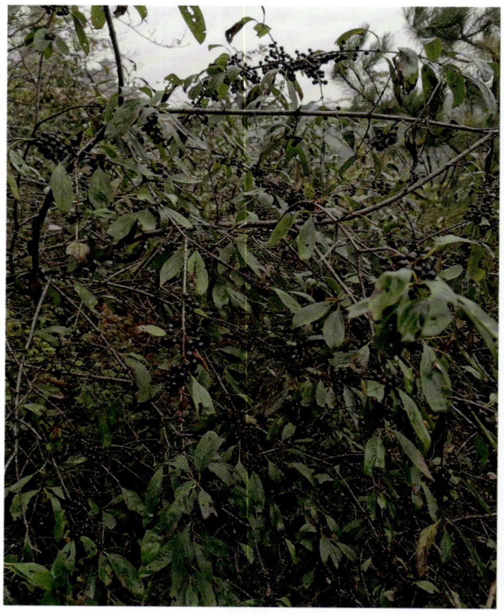
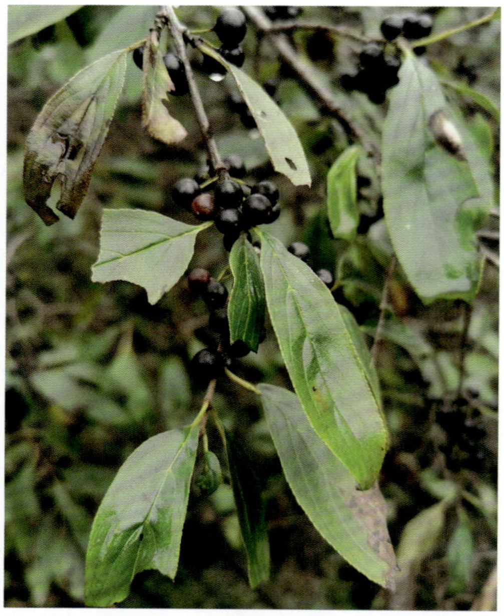
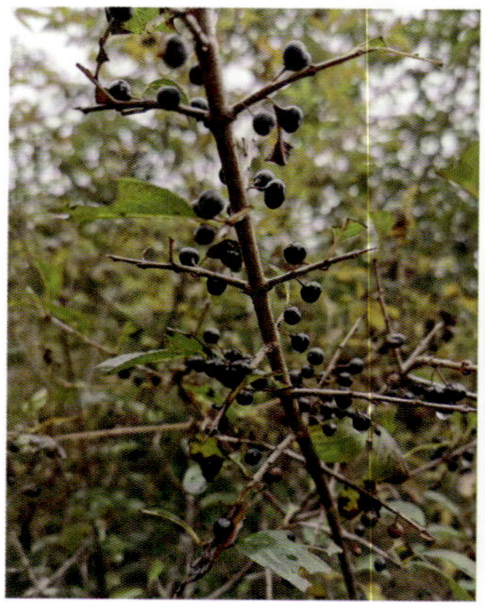
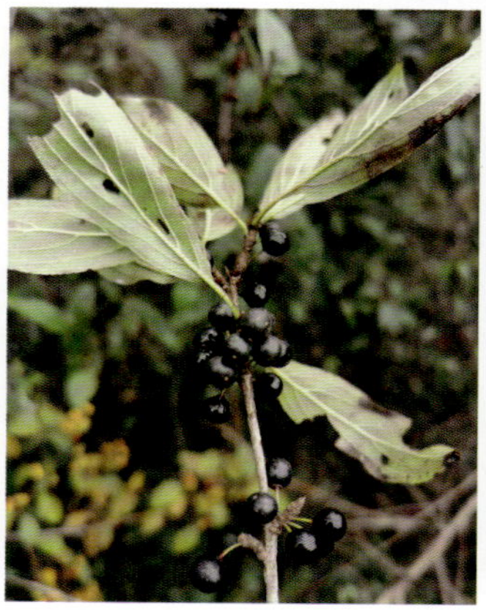
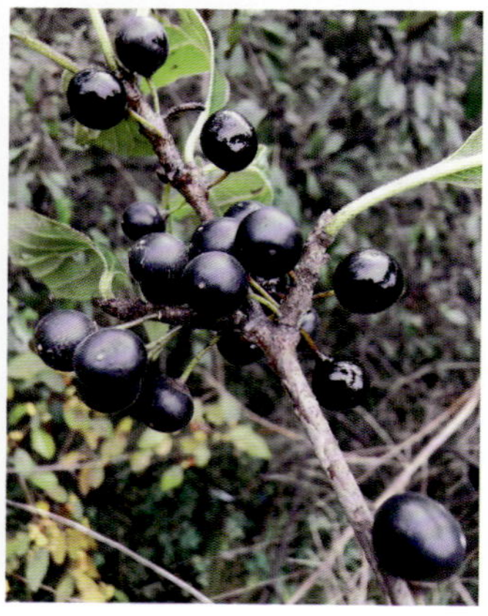

【基　　原】鼠李科鼠李属小叶鼠李 *Rhamnus parvifolia* Bunge

【别　　名】黑格铃、琉璃枝、大绿、麻绿、刺、叫驴子、驴子刺。

【形态特征】落叶灌木。**茎：**小枝对生或近对生，紫褐色，初时被短柔毛，后变无毛，枝端及分叉处有针刺。**叶：**叶对生、近对生或在短枝上簇生，菱状倒卵形或菱状椭圆形，稀倒卵状圆形或近圆形，长 1.2 ～ 4 cm，宽 0.8 ～ 2(3)cm，顶端钝尖或近圆形，稀突尖，基部楔形或近圆形，边缘具圆齿状细锯齿，上面深绿色，下面浅绿色，无毛或脉腋窝孔内有疏微毛，侧脉每边 2 ～ 4 条。**花：**花单性，雌雄异株，黄绿色，4 基数，有花瓣，通常数个簇生于短枝上。**果：**核果倒卵状球形，成熟时黑色，具 2 分核。**种子：**种子矩圆状倒卵圆形，褐色，背侧有长为种子 4/5 的纵沟。花果期 4—9 月。

【生境分布】生于山坡、草丛、灌丛中。分布于我国东北、华北及山东、河南、陕西等地。

【药用部位（药用部位）及采收加工】果实（小叶鼠李、琉璃枝）。果熟后采收，鲜用或晒干。

【临床应用】苦，凉；有小毒。清热泻下，解毒消瘰；用于热结便秘，瘰疬，疥癣，疮毒。

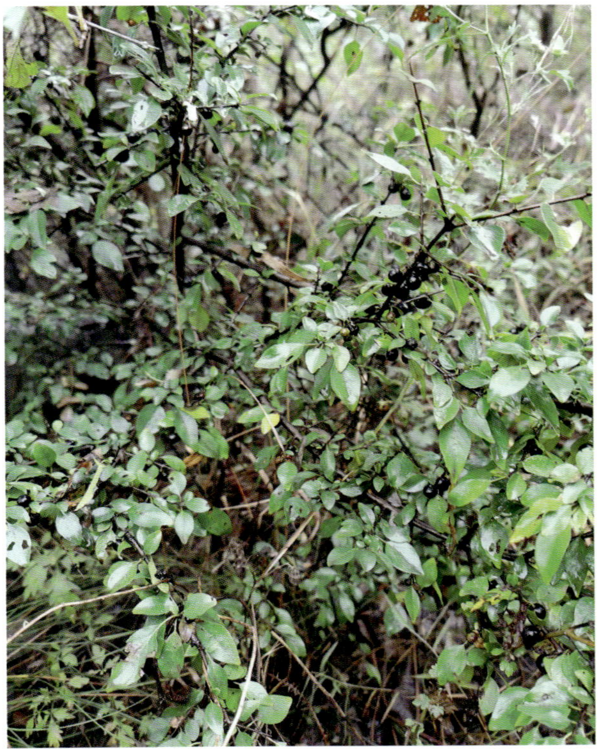

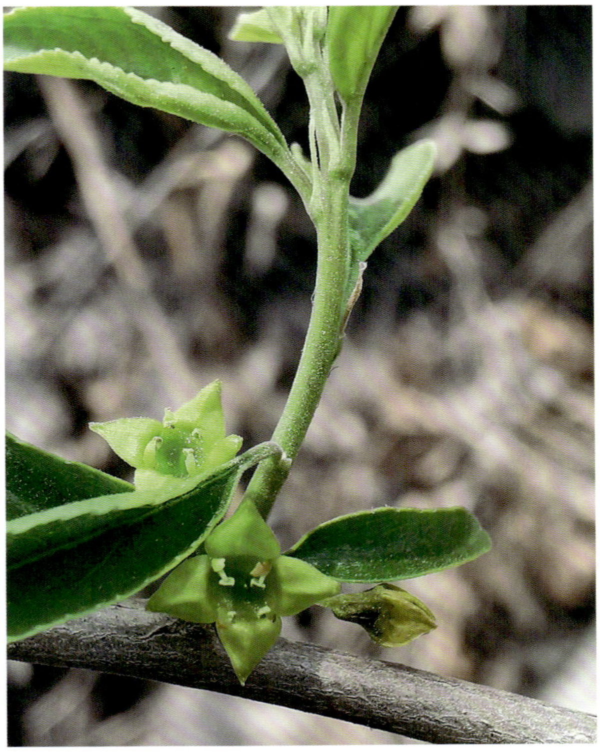

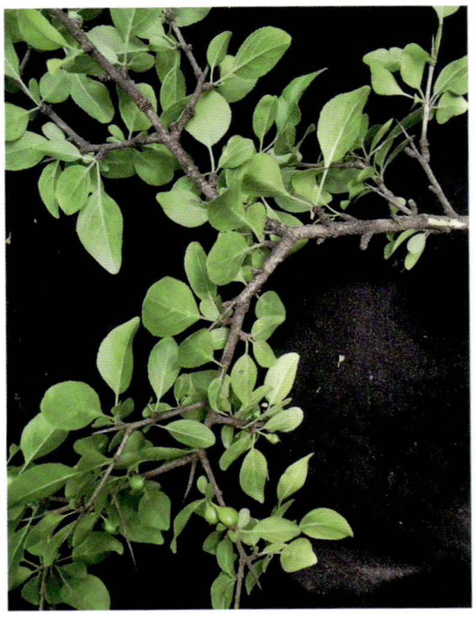

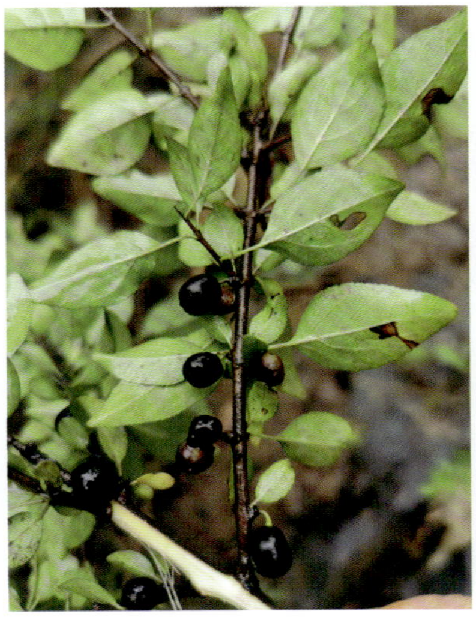

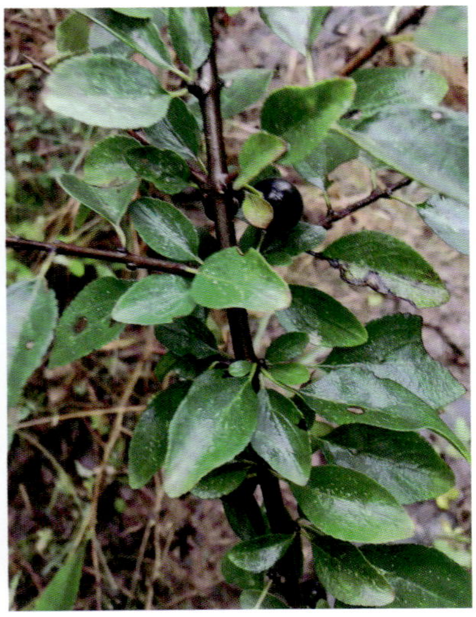

圆叶鼠李

【基　　原】鼠李科鼠李属圆叶鼠李 *Rhamnus globosa* Bunge

【别　　名】偶栗子、黑旦子、冻绿、冻绿树、山绿柴、迈氏鼠李。

【形态特征】形态特征与植物“小叶鼠李”相似。两者的主要区别：圆叶鼠李的小枝和叶两面明显有柔毛，叶倒卵形或近圆形，叶柄长 3 ～ 6 mm。小叶鼠李的小枝和叶两面无柔毛或仅叶腋有毛，叶菱状卵圆形、倒卵形或卵圆形，叶柄长 3 ～ 10 mm。

【生境分布】生于山坡、林下、灌丛中。分布于我国华东及辽宁、河北、山西、河南、陕西、湖南、甘肃等地。

【药用部位(药用部位)及采收加工】茎、叶、根、根皮(鸭屎树、冻绿刺)。夏秋季采收。晒干。

【临床应用】苦、涩，寒；归肺、脾、胃、大肠经。杀虫消食，下气祛痰；用于寸白虫，食积，瘰疬，哮喘。

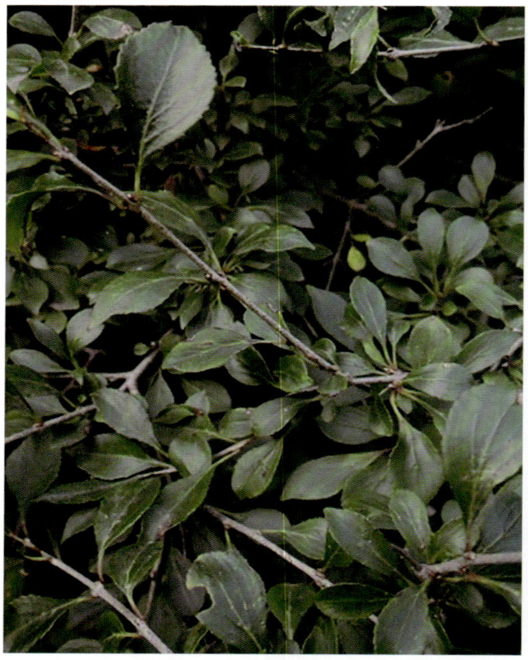

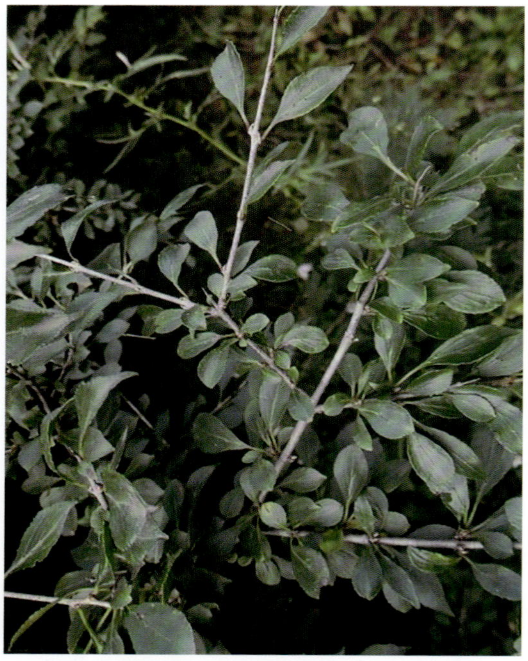

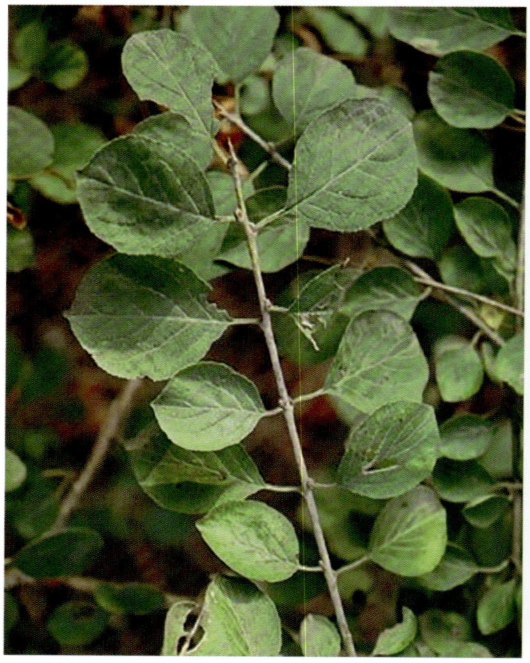

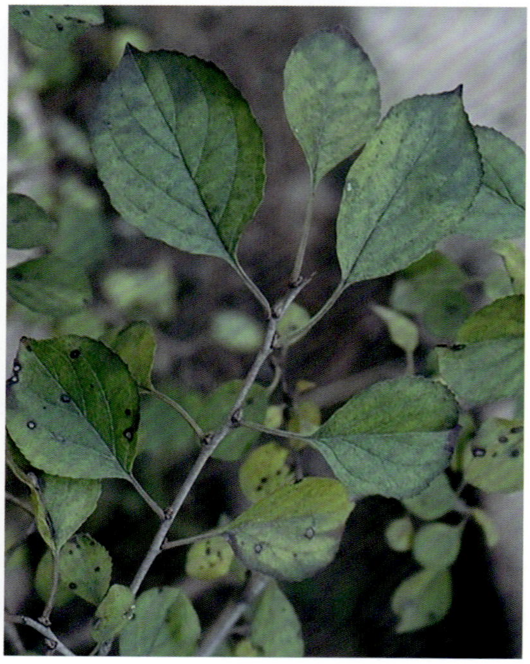

【基　　原】鼠李科雀梅藤属雀梅藤 *Sageretia thea*（Osbeck）Johnst.

【别　　名】刺冻绿、对节刺（木）、碎米子、对角刺、酸味、酸铜子、酸色子。

【形态特征】落叶灌木。茎：小枝具刺，互生或近对生，褐色，被短柔毛。叶：叶近对生或互生，椭圆形、矩圆形或卵状椭圆形，稀卵形或近圆形，顶端锐尖、钝或圆形，基部圆形或近心形，边缘具细锯齿；侧脉每边 3 ～ 4(5)，下面明显凸起；叶柄长 2 ～ 7 mm，被短柔毛。花：花无梗，黄绿色，单生或 2 ～ 3 个簇生，排成顶生或腋生的疏散的穗状花序；花序轴被绒毛；花萼外面疏被柔毛，萼片三角形或三角状卵形；花瓣匙形，顶端 2 浅裂，常内卷，短于萼片；花柱极短，柱头 3 浅裂。果：核果近圆球形，成熟时黑色或紫黑色。种子：种子扁平，两端微凹。花果期 5—8 月。

【生境分布】生于丘陵、山地林下、灌丛等处。分布于我国华东、华南、华中及四川、云南、河北等地。

【药用部位（药用部位）及采收加工】根（雀梅藤、雀梅藤根）、嫩枝叶（雀梅藤）。根：秋后挖根，洗净，鲜用或切片晒干。嫩枝叶：春夏季采摘嫩枝叶。

【临床应用】根：甘、淡，平；归肺、肾经。降气，化痰，祛风利湿；用于咳嗽，哮喘，胃痛，鹤膝风，水肿。嫩枝叶：用于疥疮，漆疮，水肿。

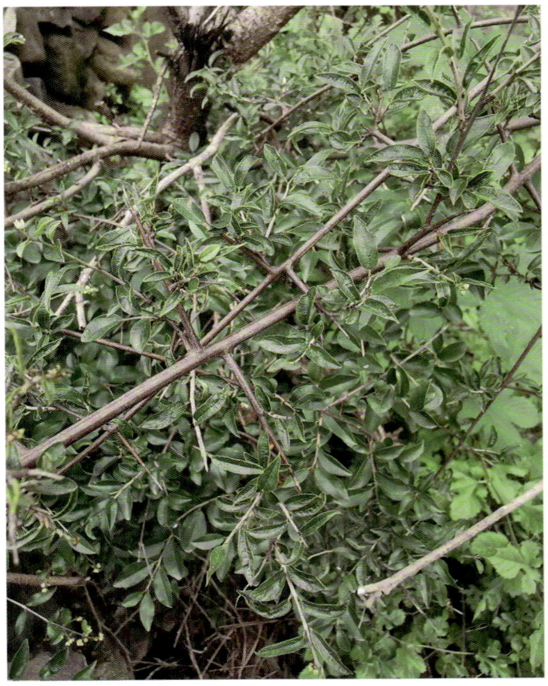

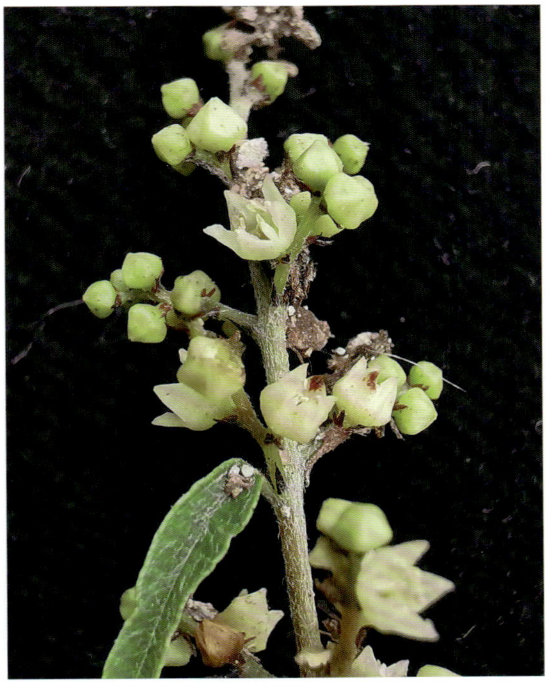

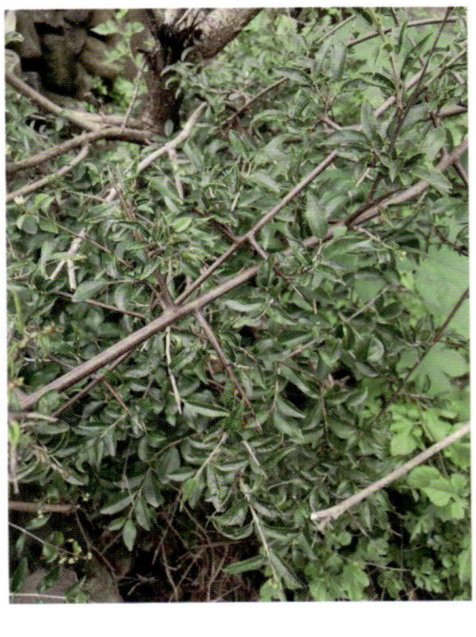

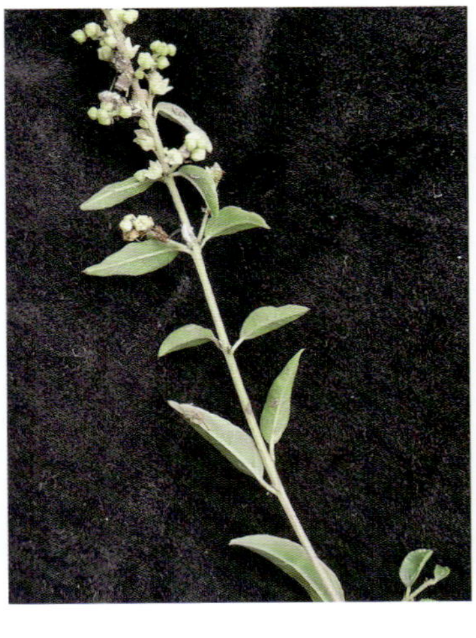

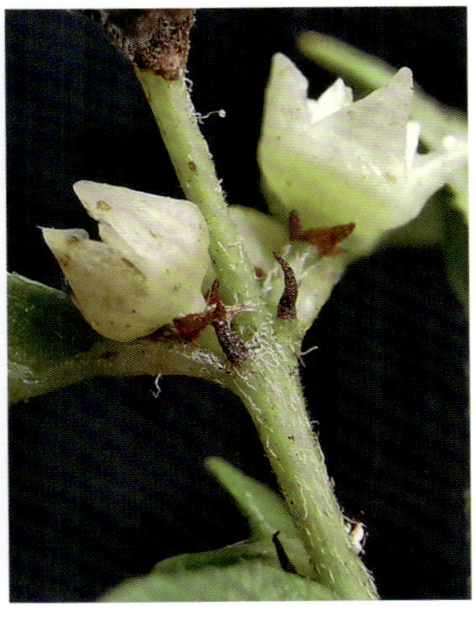

猫乳

【基　　原】鼠李科猫乳属猫乳 *Rhamnella franguloides*（Maxim.）Weberb.

【别　　名】鼠矢枣、山黄、长叶绿柴。

【形态特征】落叶灌木或小乔木。茎：幼枝绿色，被短柔毛或密柔毛。叶：叶倒卵状矩圆形、倒卵状椭圆形、矩圆形、长椭圆形，稀倒卵形，顶端尾状渐尖、渐尖或短渐尖，基部圆形，稀楔形，稍偏斜，边缘具细锯齿，上面绿色，无毛，下面黄绿色，被柔毛或仅沿脉被柔毛，侧脉每边 5 ～ 11(13) 条；叶柄被密柔毛；托叶披针形，基部与茎离生，宿存。花：花黄绿色，两性，6 ～ 18 个排成腋生的聚伞花序；总花梗被疏柔毛或无毛；萼片三角状卵形，边缘被疏短毛；花瓣宽 倒卵形，顶端微凹；花梗被疏毛或无毛。果：核果圆柱形，成熟时红色或桔红色，干后变黑色或紫黑色。花果期 5—10 月。

【生境分布】生于山坡、路旁、林中。分布于我国华东、华中及陕西、山西、河北等地。

【药用部位（药用部位）及采收加工】成熟果实或根（鼠矢枣）。果实成熟后采收，晒干；秋后采根，洗净，切片晒干。

【临床应用】苦，平。补脾益肾，疗疮；用于体质虚弱，劳伤乏力，疥疮。

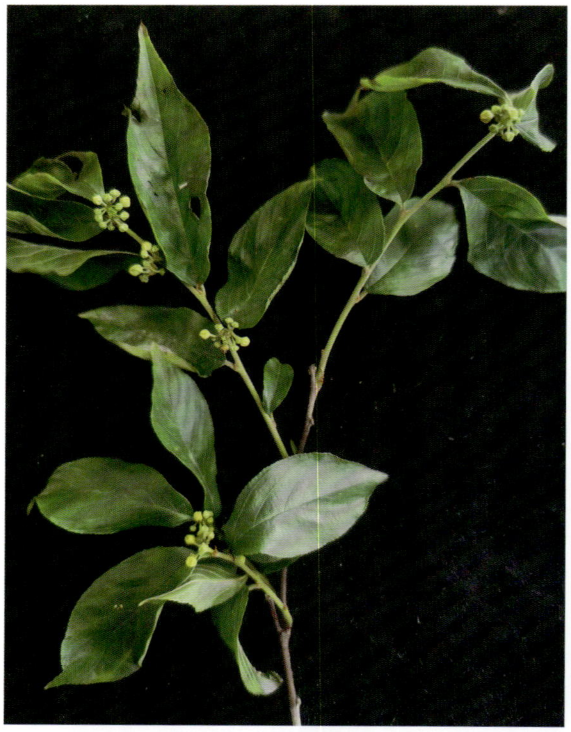

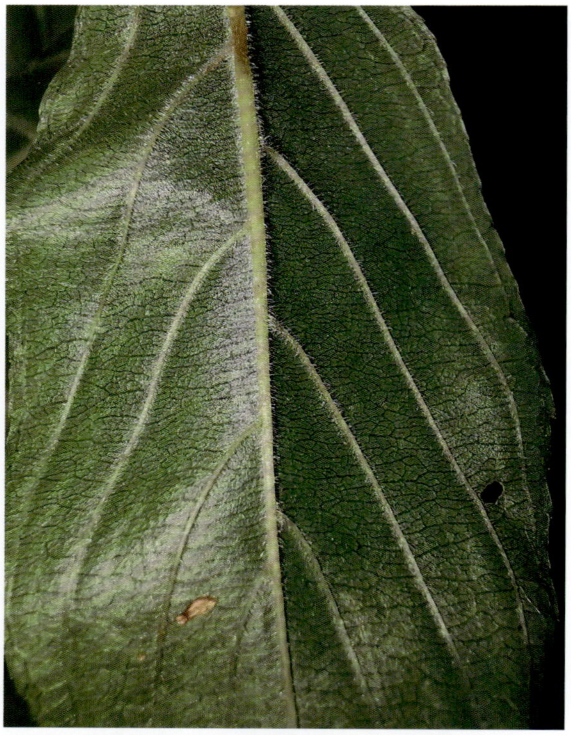

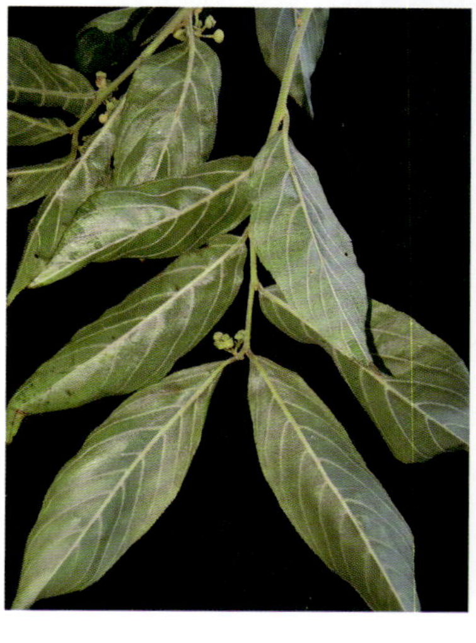

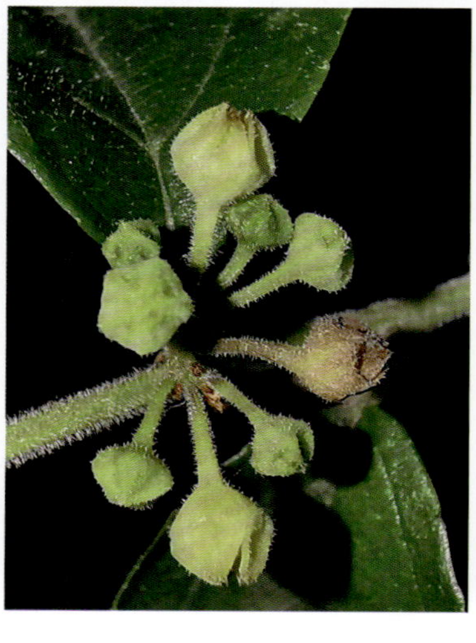

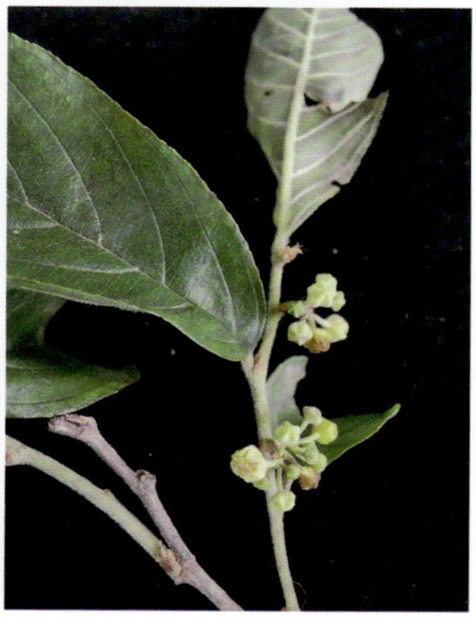

多花勾儿茶

【基　　原】鼠李科勾儿茶属多花勾儿茶 *Berchemia floribunda* (Wall.) Brongn.

【别　　名】牛鼻角秧、牛鼻拳（圈）、扁担果（藤）、金刚藤、牛儿藤、勾儿茶。

【形态特征】落叶藤状或直立灌木。茎：幼枝黄绿色，光滑无毛。叶：茎上部叶较小，卵形、卵状椭圆形至卵状披针形，顶端锐尖；茎往下的叶渐大，近同型；所有叶的基部圆形，稀心形，叶背面无毛或沿脉疏被短柔毛，侧脉 9 ～ 12 对，叶柄长 1 ～ 2 cm，托叶狭披针形。花：顶生圆锥花序或兼腋生聚伞总状花序，花多数，常数个簇生，花序轴无毛或被疏微毛；萼三角形，顶端尖；花瓣倒卵形，雄蕊与花瓣等长。果：核果圆柱状椭圆形，有时顶端稍宽，基部有盘状的宿存花盘。花期 7—10 月，果期翌年 4—7 月。

【生境分布】生于山坡、沟谷、林缘、林下、灌丛中。分布于我国华中、华东、华南、西南及山西、陕西、甘肃等地。

【药用部位（药用部位）及采收加工】茎、叶或根（黄鳝藤）。夏秋季采收茎叶，鲜用或切段晒干；秋后挖根，鲜用或切片晒干。

【临床应用】甘、涩，微温；归肝、胆经。祛风除湿，活血止痛；用于风湿痹痛，胃痛，痛经，产后腹痛，跌打损伤，骨关节结核，骨髓炎，小儿疳积，肝炎，肝硬化。

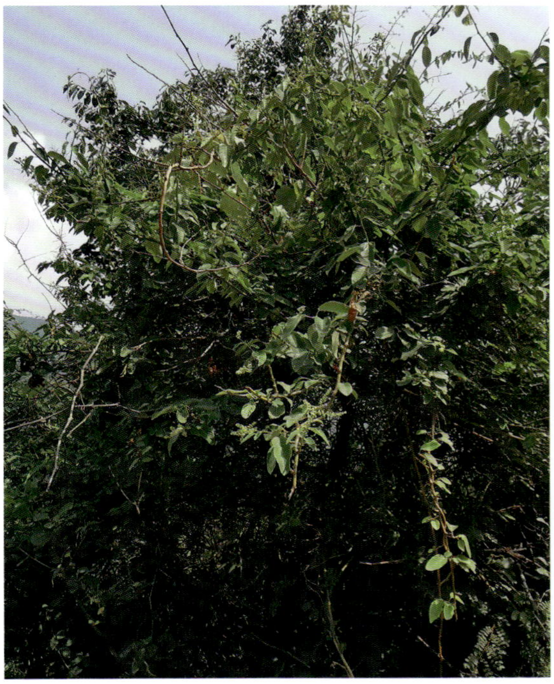
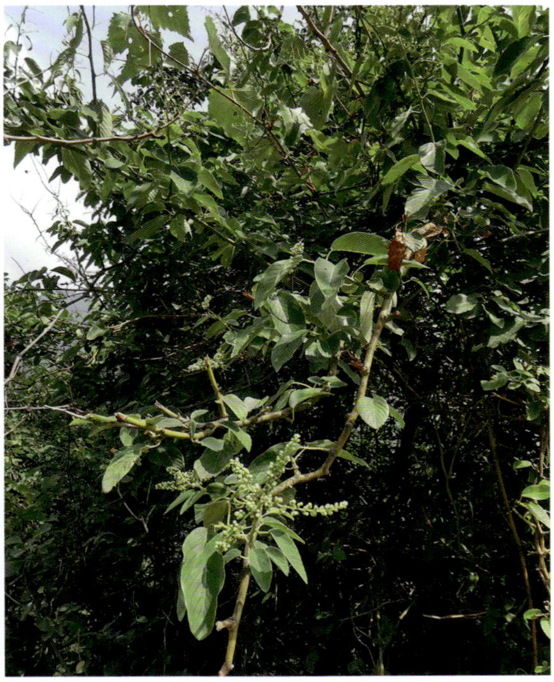
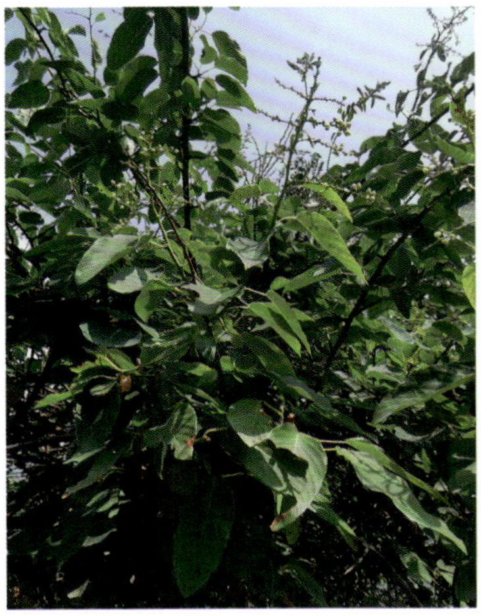
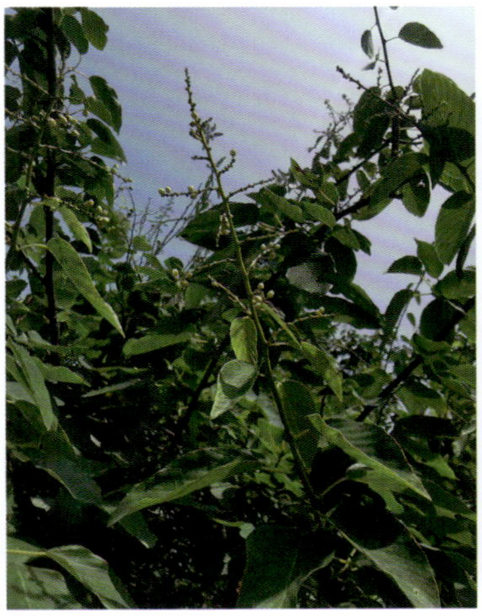
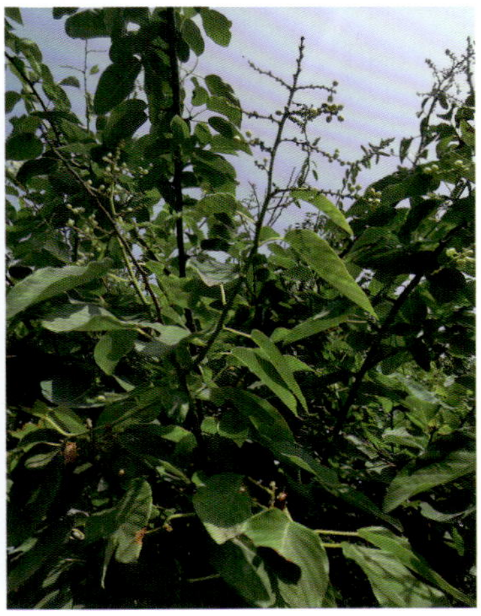

勾儿茶

【基　　原】鼠李科勾儿茶属勾儿茶 *Berchemia sinica* Schneid.

【别　　名】牛鼻圈、牛鼻足秧。

【形态特征】形态特征与植物“多花勾儿茶”相似。两者的主要区别：勾儿茶的圆锥花序窄，花序分枝短；花数少。多花勾儿茶的圆锥花序宽，花序分枝较长；花数较多。

【生境分布】生于山坡、沟谷、灌丛、杂木林中。分布于我国西南及河南、山西、陕西、甘肃、湖北等地。

【药用部位（药用部位）及采收加工】根、根皮和叶（勾儿茶）。夏秋季采收，鲜用或晒干。

【临床应用】甘、微涩，微温。补脾利湿，舒筋活络，调经止痛；用于风湿性关节炎，黄疸型肝炎，胃脘痛，脾胃虚弱，食欲不振，小儿疳积，痛经；外用治跌打损伤，急性结膜炎，多发性疖肿。

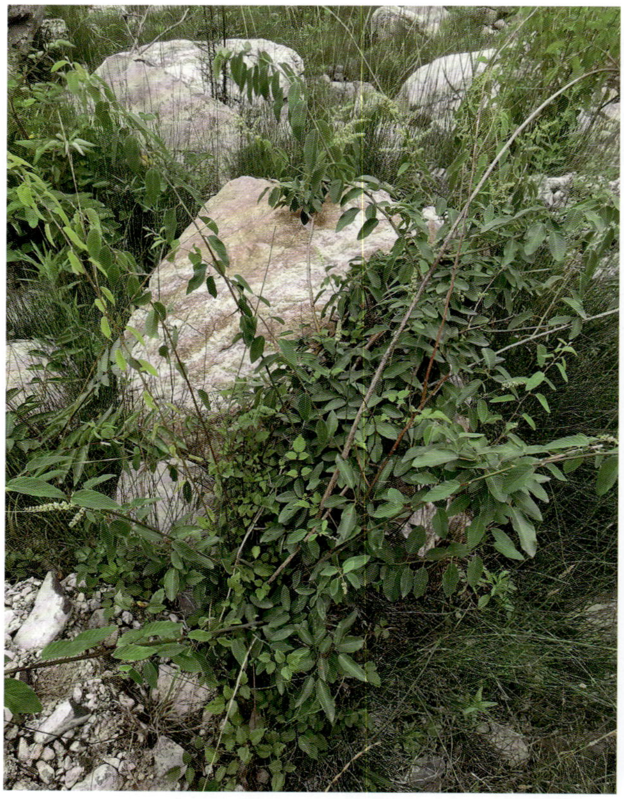

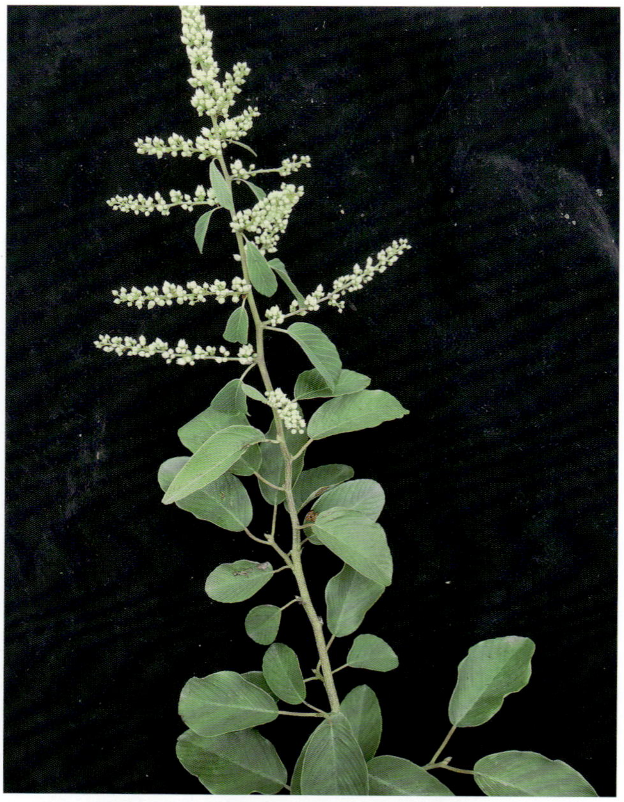

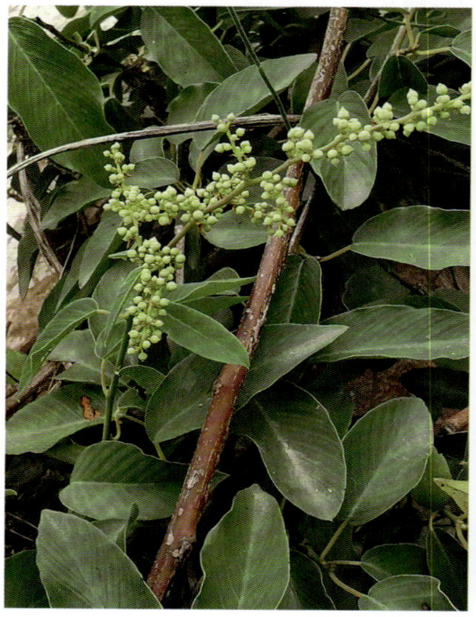

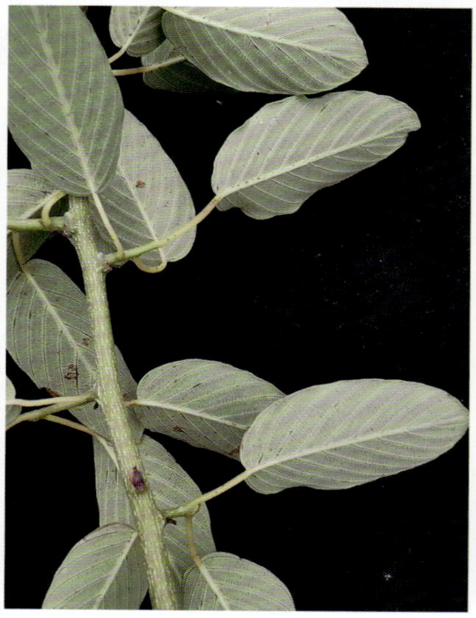

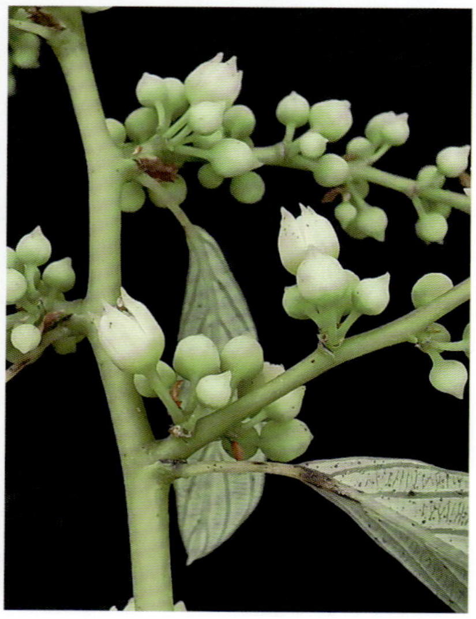

毛葡萄

【基　　原】葡萄科葡萄属毛葡萄 *Vitis heyneana* Roem. et Schult

【别　　名】绒毛葡萄、五角叶葡萄、野葡萄。

【形态特征】多年生木质藤本。茎：小枝圆柱形，有纵棱，被灰色或褐色蛛丝状绒毛；卷须2叉分枝，密被绒毛，与叶对生。叶：叶卵圆形、长卵椭圆形或卵状五角形，顶端急尖或渐尖，基部截形或微心形，边缘有锐齿，上面绿色，下面密被灰色或褐色绒毛。花：圆锥花序，花序梗被灰色或褐色蛛丝状毛；花瓣5，呈帽状粘合脱落；雄蕊5，花丝丝状，花药黄色；花柱短，柱头微扩大。果：果实圆球形，成熟时紫黑色。种子：种子倒卵形。花果期4—10月。

【生境分布】生于山坡、沟谷、灌丛、林缘、林中。分布于我国华东、华中、西南、华南及山西、陕西、甘肃等地。

【药用部位（药用部位）及采收加工】叶（毛葡萄、毛葡萄叶）、根皮（毛葡萄根皮、毛葡萄、五角叶葡萄）、藤茎及叶（野葡萄藤）。叶：夏秋季采收，晒干或搓为绒絮备用。根皮：秋冬季挖根，洗净，剥取根皮，鲜用或晒干。野葡萄藤：夏秋季采收，洗净，晒干。

【临床应用】叶：微酸、苦，平；止血，用于外伤出血。根皮：酸、微苦，平。活血舒筋；用于月经不调，带下，风湿骨痛，跌打损伤。野葡萄藤：止血，祛风湿，安胎，解热；用于麻疹。

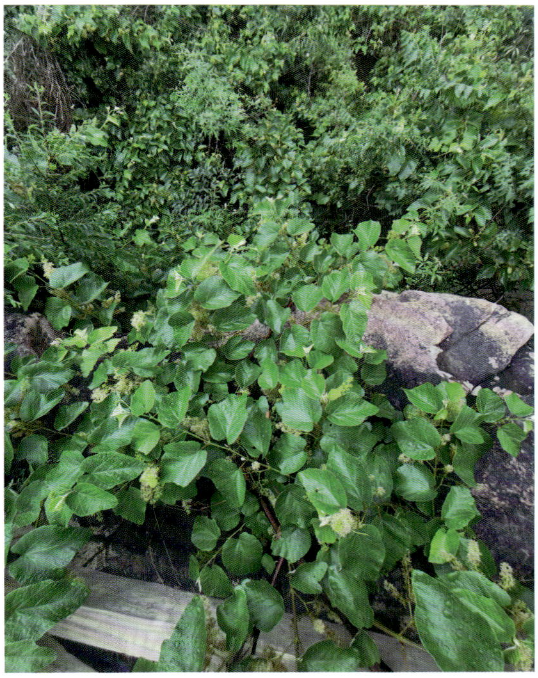
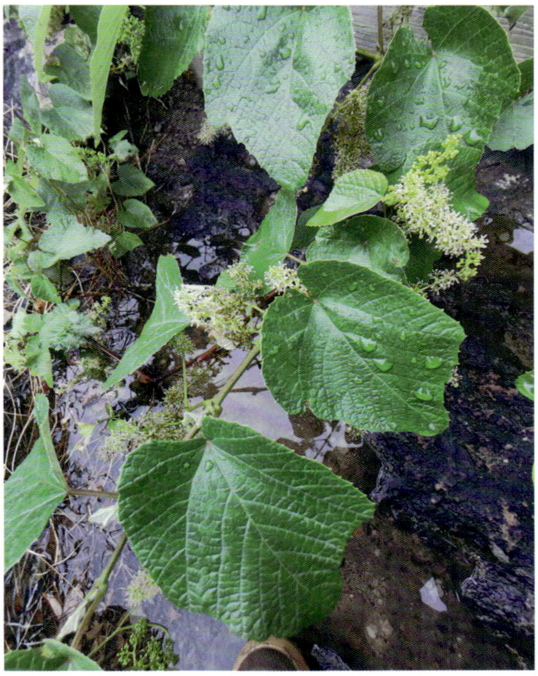
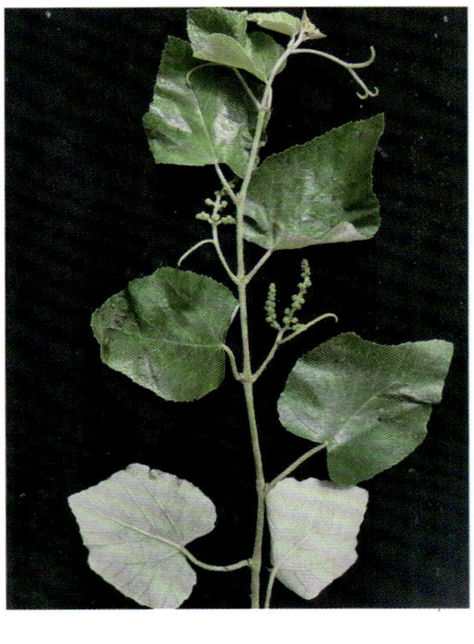
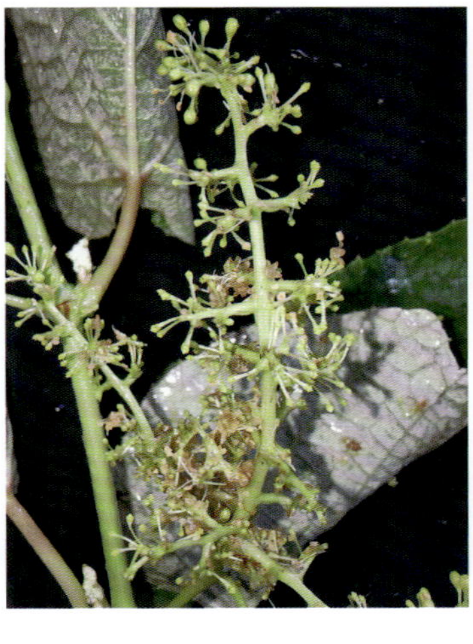
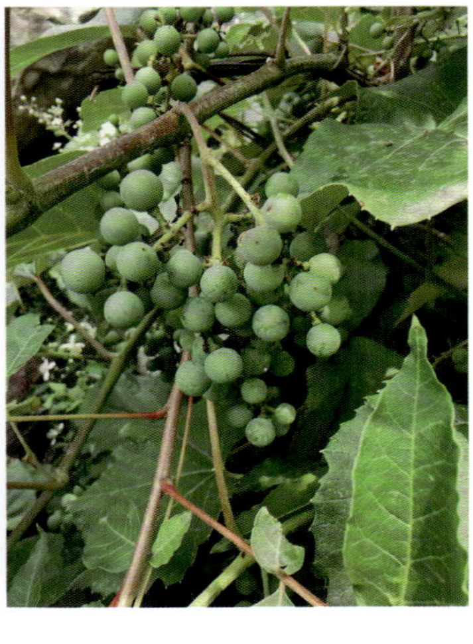

桑叶葡萄

【基　　原】葡萄科葡萄属桑叶葡萄 *Vitis heyneana* subsp. *ficifolia*（Bge.）C.L.Li

【别　　名】毛（野）葡萄、河南毛葡萄。

【形态特征】形态特征与植物“毛葡萄”相似。两者的主要区别：桑叶葡萄的叶常 3 浅裂、中裂、深裂或偶见不分裂，毛葡萄的叶常不分裂或稍微（不甚明显）分裂。

【生境分布】生于山坡、沟谷灌丛、林中。分布于陕西、河北、山西、河南、山东、江苏等地。

【药用部位（药用部位）及采收加工】均同植物“毛葡萄”项下。

【临床应用】同植物“毛葡萄”项下。

【备　　注】本种为植物“毛葡萄 *Vitis heyneana* Roem. et Schult”的亚种。

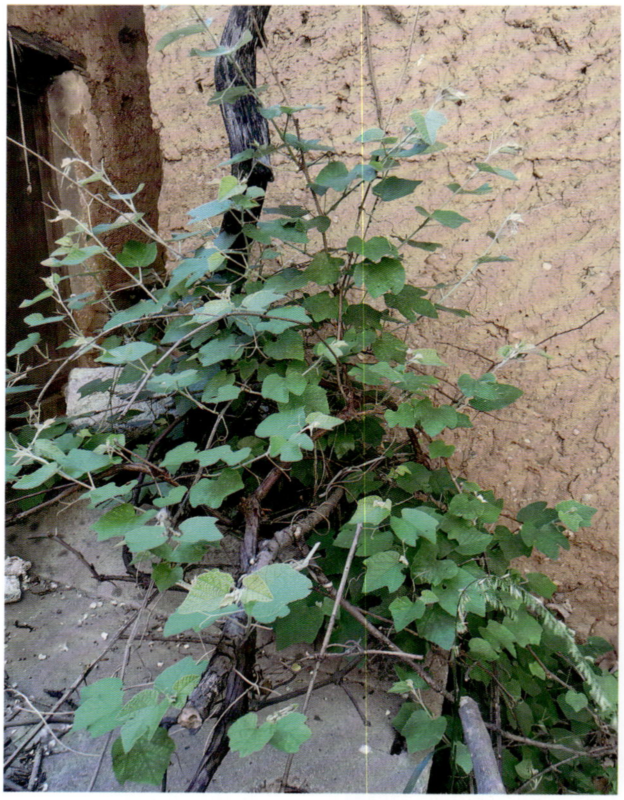

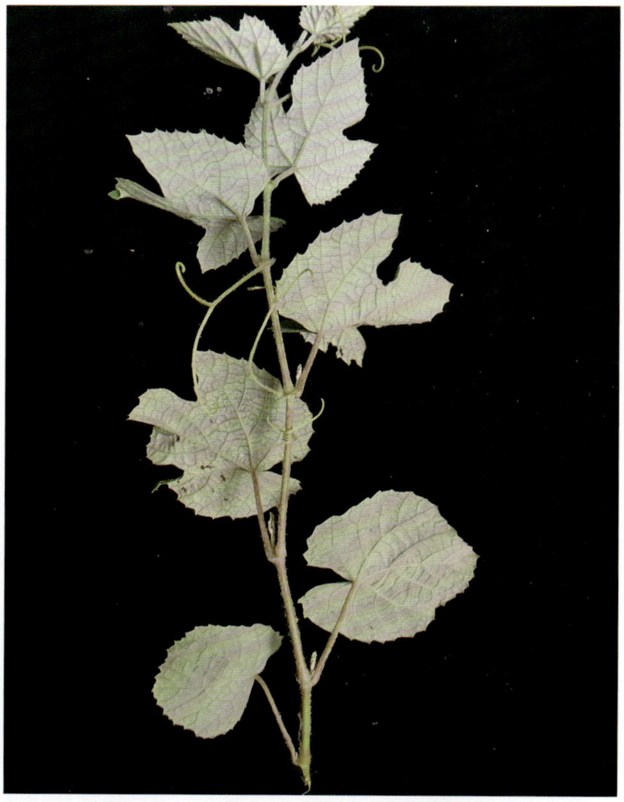

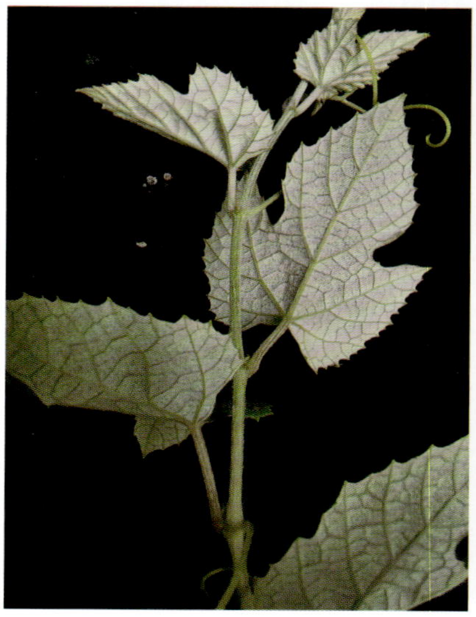

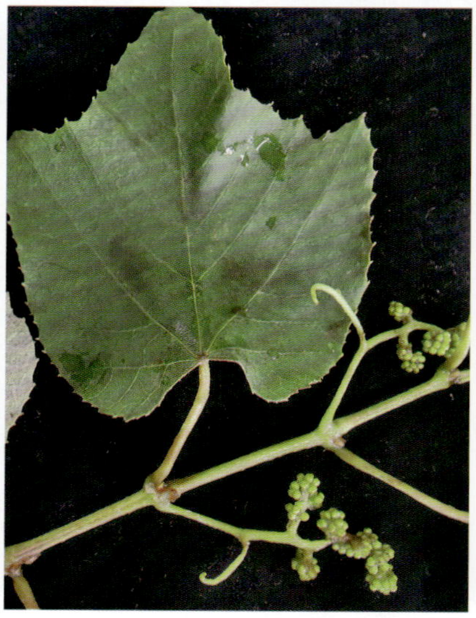

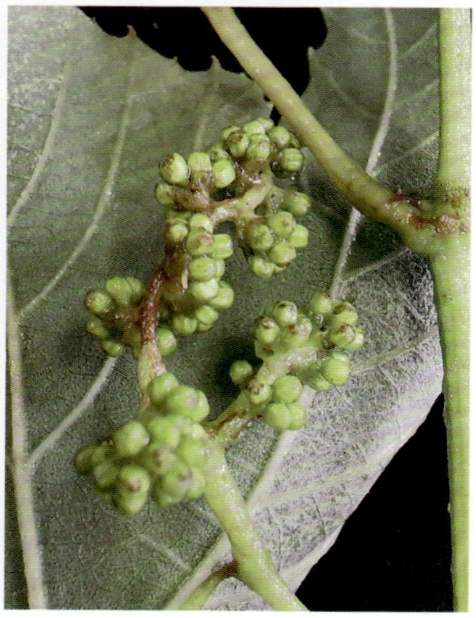

【基　　原】葡萄科葡萄属葡萄 *Vitis vinifera* L.

【别　　名】全球红、山葫芦等。

【形态特征】多年生木质藤本。茎：小枝圆柱形，有纵棱，无毛或被稀疏柔毛；卷须2叉分歧。叶：叶卵圆形，3～5浅裂或中裂，基部深心形，凹缺常靠合，边缘具粗齿；上面绿色，下面浅绿色，无毛或被疏柔毛；基生脉5。花：圆锥花序，多花，花序梗无毛或疏生蛛丝状绒毛；花瓣5，呈帽状粘合；雄蕊5，花丝丝状，花药黄色；雌蕊1，子房卵圆形，花柱短，柱头扩大。果：果实球形或椭圆形，直径1.5～2 cm。种子：种子倒卵椭圆形。花果期4—9月。

【生境分布】全国各地有栽培。

【药用部位（药用部位）及采收加工】果实（葡萄）、根（葡萄根）、藤茎及叶（葡萄藤叶）。葡萄：夏秋季果实成熟时采收，鲜用或风干。葡萄根：夏秋季采挖，洗净，切片，鲜用或晒干。葡萄藤叶：夏秋季采收，茎切片，叶切碎，晒干；或春夏季采收嫩茎叶，鲜用。

【临床应用】葡萄：甘、酸，平；归肺、脾、肾经。补气血，强筋骨，利小便；用于气血虚弱，肺虚咳嗽，心悸盗汗，烦渴，风湿痹痛，淋病，水肿，痘疹不透。葡萄根：甘，平；归肺、肾、膀胱经。祛风通络，利湿消肿，解毒；用于风湿痹痛，肢体麻木，跌打损伤，水肿，小便不利，痈肿疔毒。葡萄藤叶：甘，平；归肾、肝、膀胱经。祛风除湿，利水消肿，解毒；用于风湿痹痛，水肿，腹泻，风热目赤，痈肿疔疮。

【备　　注】葡萄的栽培品种较多。《本草纲目》记载：其圆者名草龙珠，长者名马乳葡萄，白者名水晶葡萄，黑者名紫葡萄。

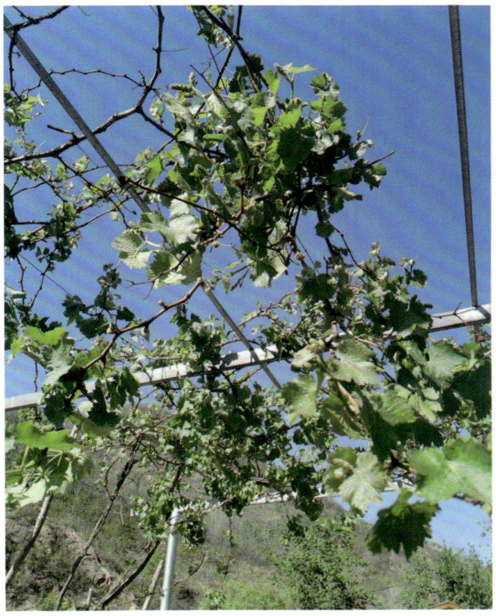
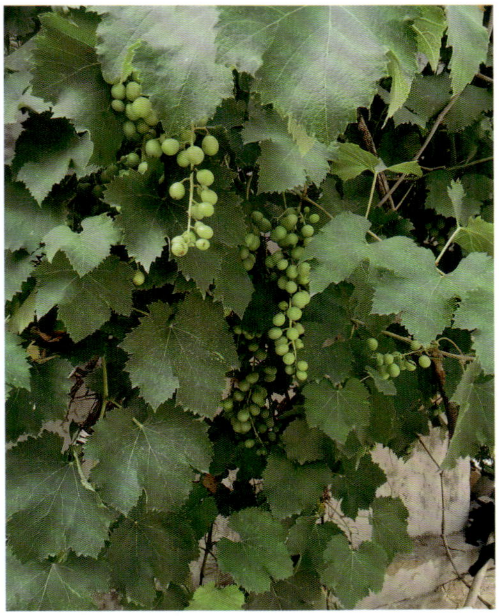
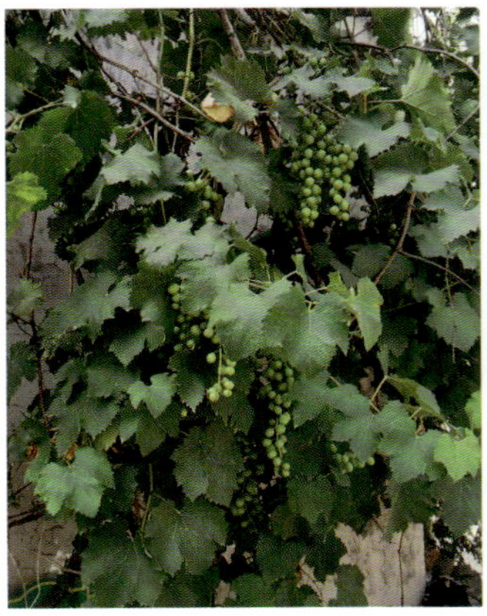
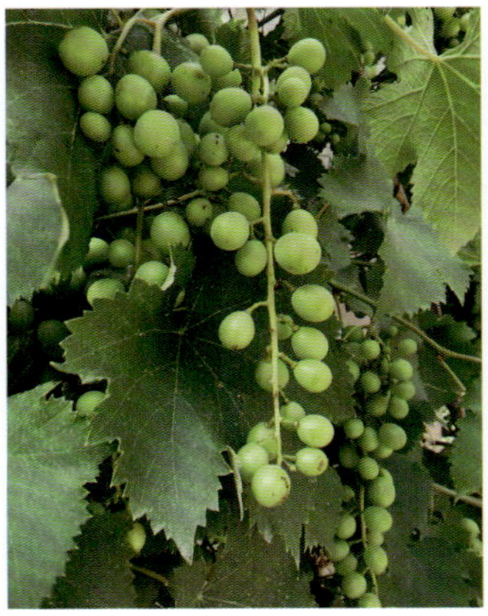
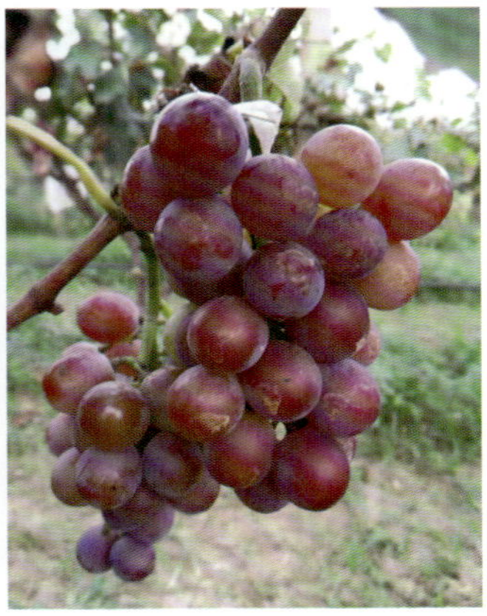

山葡萄

【基　　原】葡萄科葡萄属山葡萄 *Vitis amurensis* Rupr.

【别　　名】阿穆尔葡萄。

【形态特征】形态特征与植物“葡萄”相似。两者的主要区别：山葡萄的叶基部为心形，弯缺打开，叶缘牙齿较小；浆果小，直径约 1 ～ 1.5 cm；野生，偶有家种。葡萄的叶基部为深心形，弯缺常闭合，叶缘牙齿较粗大；浆果直径约 1.5 ～ 2 cm；家种或逸为野生。

【生境分布】生于山坡、沟谷林中、灌丛。分布于我国东北、华北、华东及山东等地。

【药用部位（药用部位）及采收加工】果实（山藤藤果）、根或藤茎（山藤藤秧）。山藤藤果：8—9 月果实成熟时采收，鲜用或晒干。山藤藤秧：秋冬季采收，洗净，切片或段，晒干。

【临床应用】山藤藤果：酸，凉。清热利尿；用于烦热口渴，尿路感染，小便不利。山藤藤秧：辛，凉；归胃、肝经。祛风止痛；用于风湿骨痛，胃痛，腹痛，神经性头痛，术后疼痛，外伤痛。

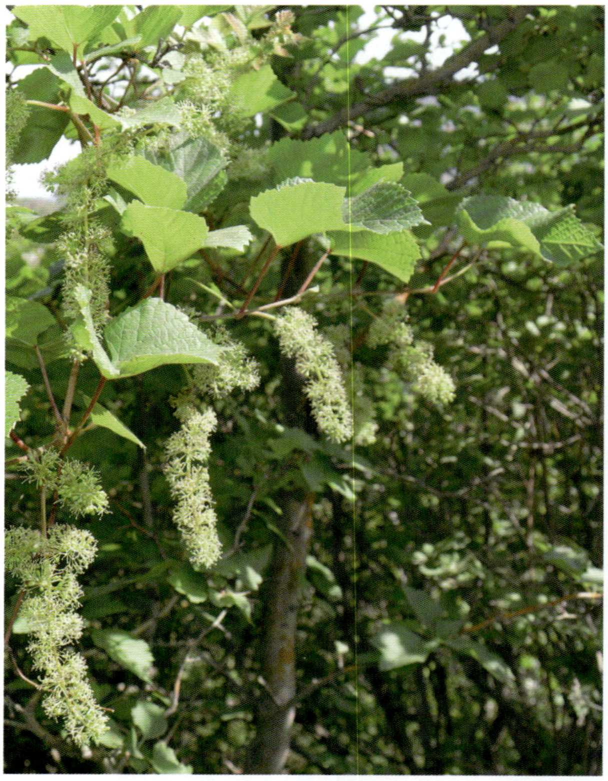

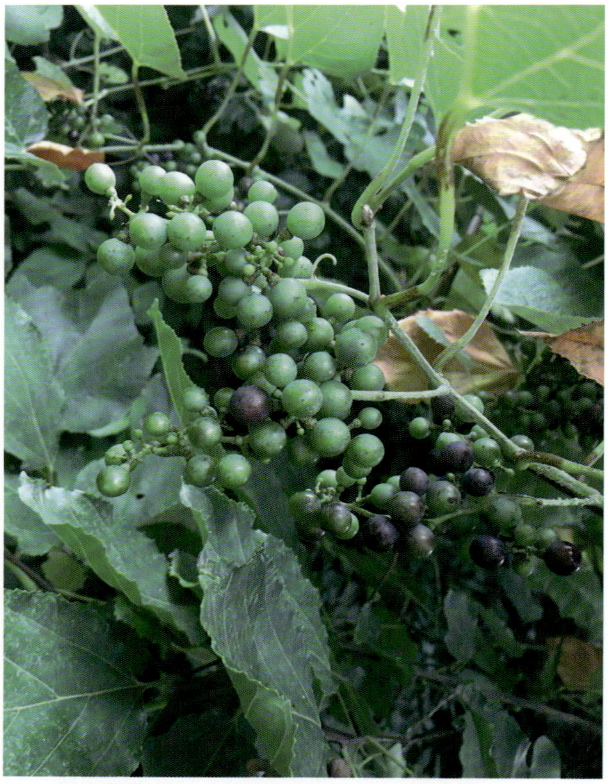

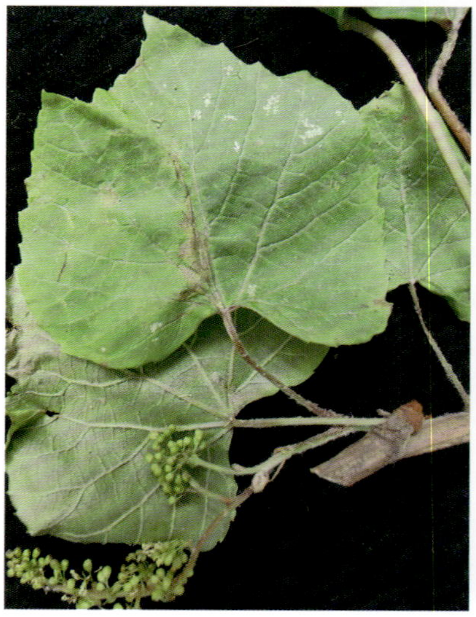

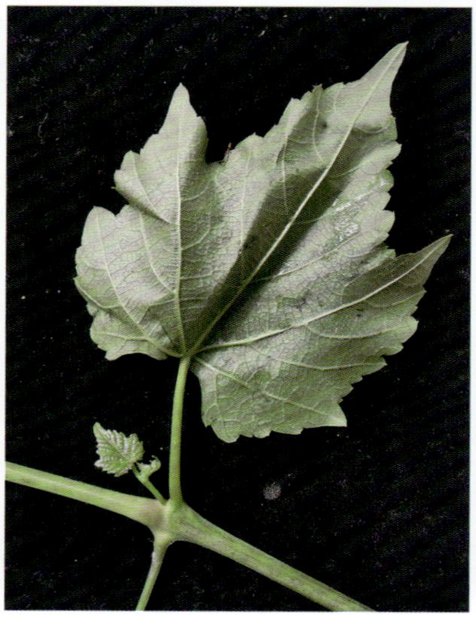

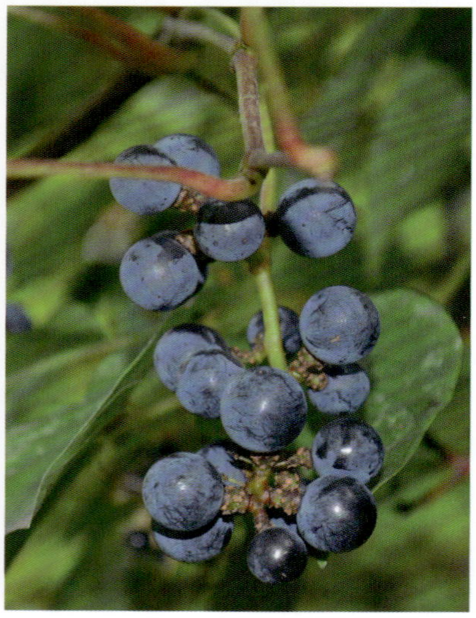

少毛变叶葡萄

【基　　原】葡萄科葡萄属少毛变叶葡萄 *Vitis piasezkii* var. *pagnucii*

【别　　名】少毛复叶葡萄、无毛变叶葡萄、少毛葡萄。

【形态特征】多年生木质藤本。茎：小枝圆柱形，有纵棱纹；卷须 2 叉分枝，与叶对生。叶：叶形态变化较大，常为 3 ～ 5 全裂的掌状复叶，中央小叶菱形，两侧小叶斜卵形，主脉两边不对称，全部叶边缘有尖齿，两面无毛或毛极少。花：圆锥花序，与叶对生；花瓣 5，雄蕊 5，花丝丝状，花盘 5 裂，雌蕊 1。果：果实球形，直径 0.8 ～ 1.3 cm，熟时黑褐色。种子：种子倒卵圆形。花果期 6—9 月。

【生境分布】生于山坡、林中、灌丛等处。分布于河北、山西、陕西、甘肃、河南等地。

【药用部位（药材名称）及采收加工】叶（复叶葡萄叶）、幼枝所流出之液汁（黑葡萄液汁、麻羊藤）。叶：夏秋季采收，洗净，鲜用或晒干。幼枝液汁：夏秋季植株生长旺盛时，砍断茎藤，收集液汁，鲜用。

【临床应用】叶：甘、微涩，凉。止血，清热解暑；用于外伤出血，预防中暑。幼枝液汁：微苦、涩，凉；归胃、肝经。消食，清热，凉血；用于胃肠实热，头痛发热，骨蒸痨热，目赤肿痛，鼻衄。

【备　　注】本种为植物“变叶葡萄 *Vitis piasezkii* Maxim.”的变种。

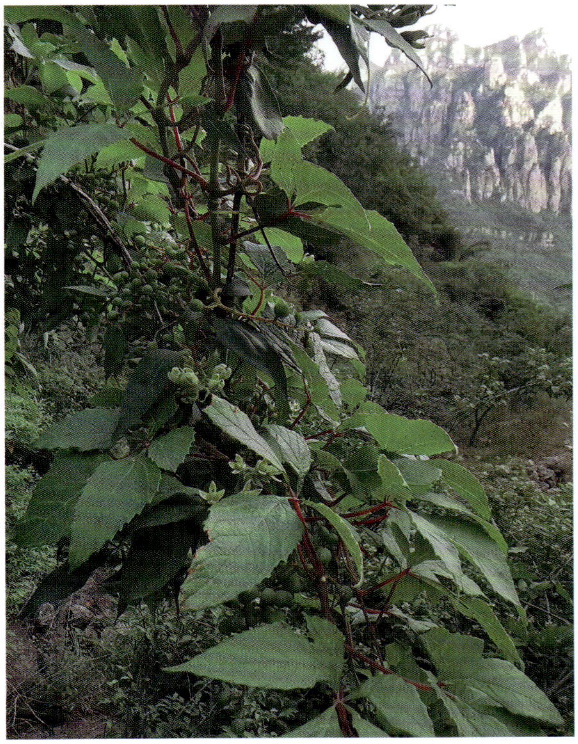

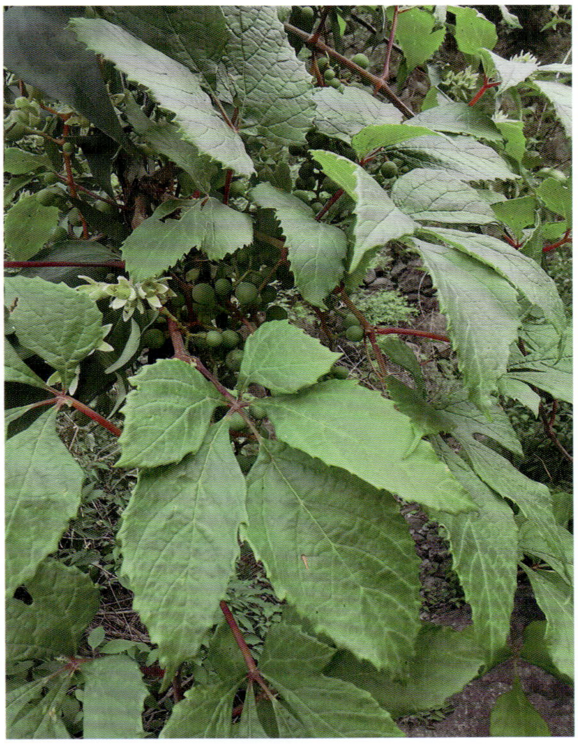

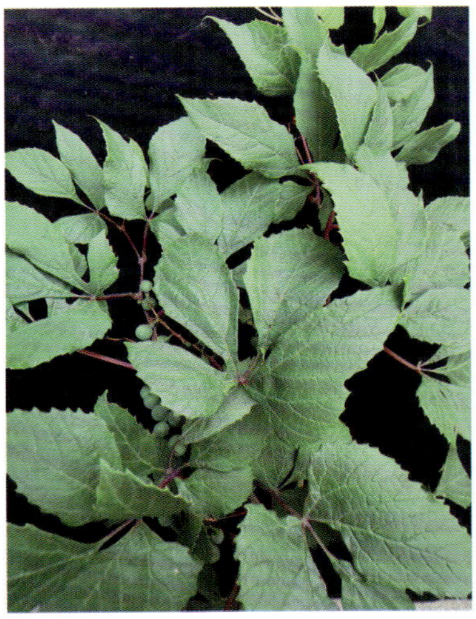

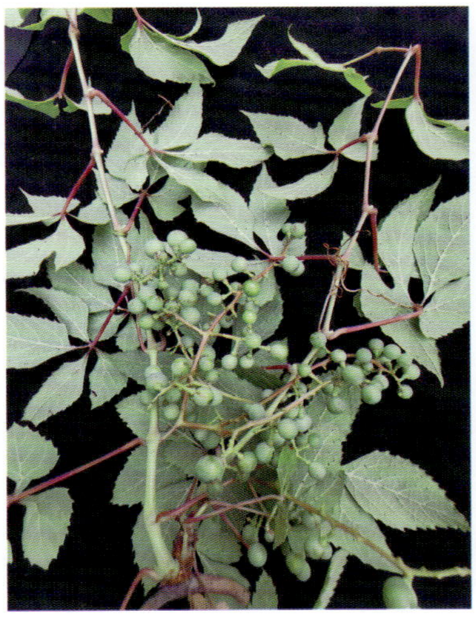

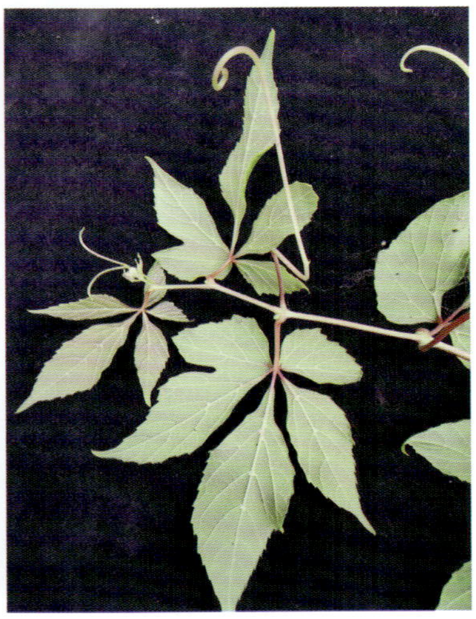

东北蛇葡萄

【基　　原】葡萄科蛇葡萄属东北蛇葡萄 *Ampelopsis brevipedunculata*（Maxim.）Trautv

【别　　名】蛇白蔹、假（野、山、绿）葡萄、见毒消。

【形态特征】落叶木质藤本。**根：**根粗长，外皮黄白色。**茎：**枝条粗壮，具皮孔；幼枝有毛；卷须分叉。**叶：**单叶互生；叶柄长 3 ～ 7 cm，有柔毛；叶片纸质，宽卵形，先端渐尖，常 3 浅裂，稀不裂，基部心形，边缘有较粗大的圆钝锯齿，上面深绿色，无毛或有细毛，下面淡绿色，疏生短柔毛或变无毛。**花：**花两性，聚伞花序与叶对生或顶生；花黄绿色；萼片 5，花瓣 5，雄蕊 5。**果：**浆果近圆球形，直径 6 ～ 8 mm，成熟时蓝黑色。花果期 6—9 月。

【生境分布】生于山坡、路旁、沟边灌木丛中。分布于我国东北及河南等地。

【药用部位（药材名称）及采收加工】根皮（蛇白蔹）。秋季挖根，剥取根皮，晒干或趁鲜切片后晒干。

【临床应用】辛、苦、涩，凉。祛风除湿，解毒，敛疮；用于风湿性关节炎，胃溃疡，跌打损伤，烫伤，疮疡，丹毒。

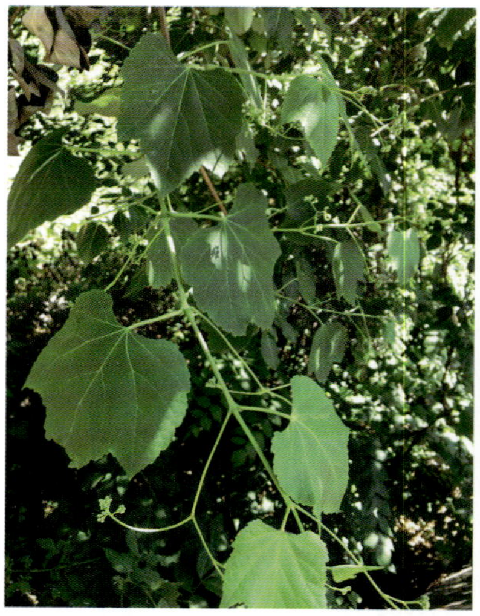

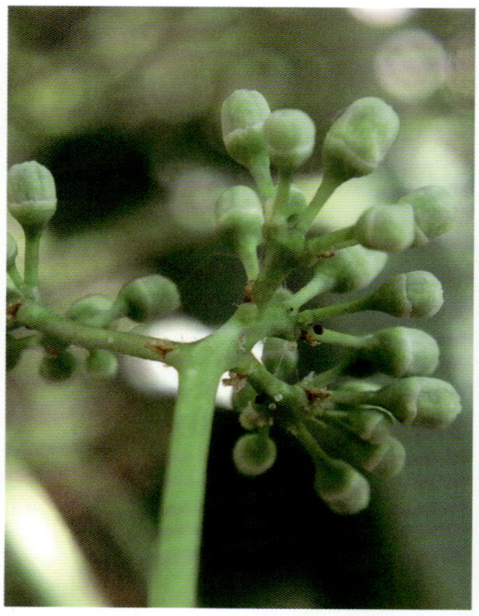

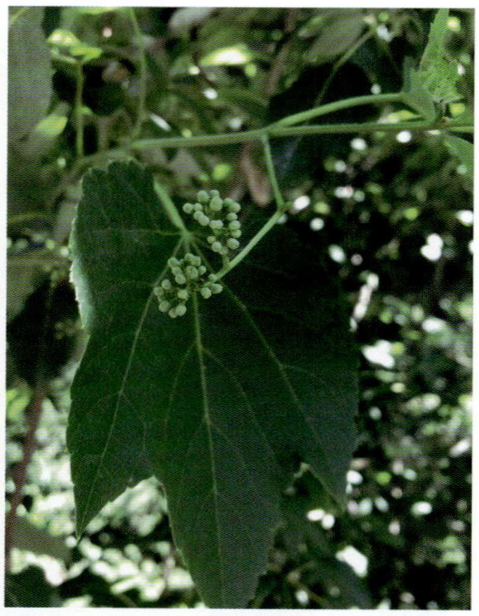

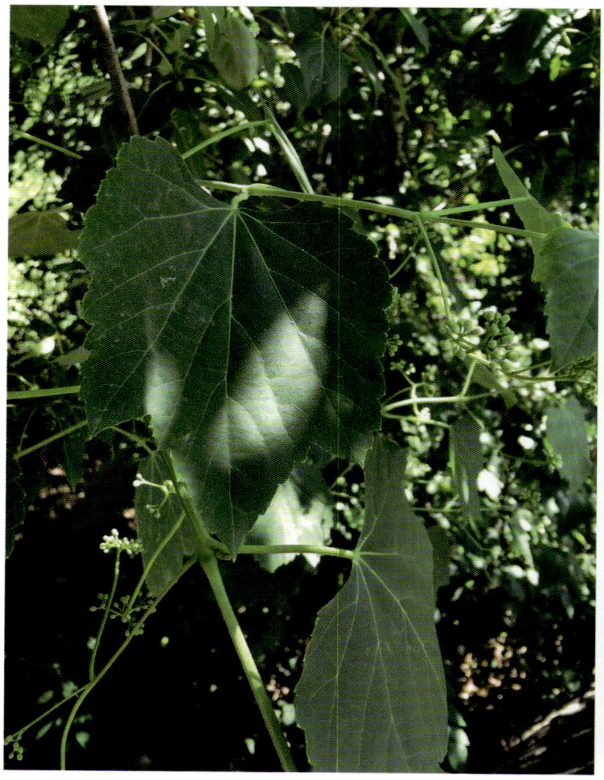

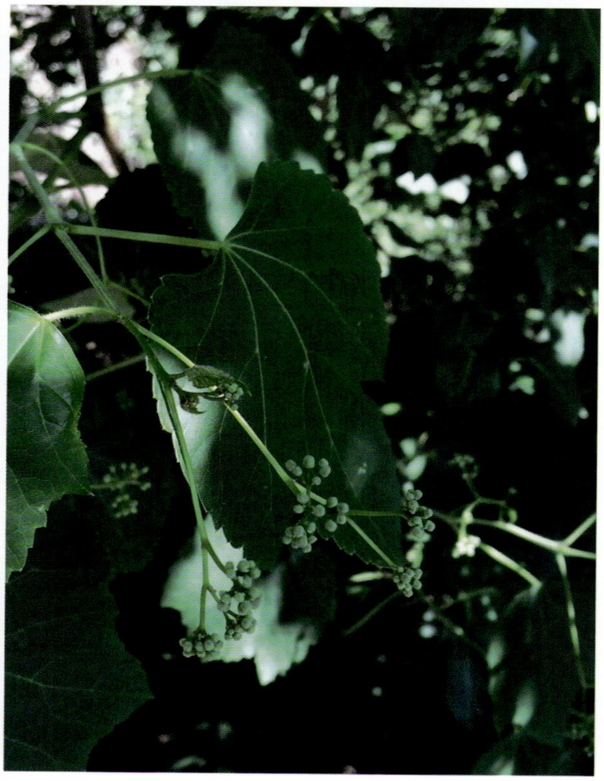

灰毛蛇葡萄

【基　　原】葡萄科蛇葡萄属灰毛蛇葡萄 *Ampelopsis bodinieri* var. *cinerea*

【别　　名】毛叶蛇葡萄、灰白山葡萄。

【形态特征】多年生木质藤本。茎：小枝圆柱形，有纵棱纹，有短柔毛；卷须2叉分枝。叶：叶片卵圆形或卵椭圆形，不分裂或上部微3浅裂，顶端急尖或渐尖，基部心形或微心形，边缘有急尖锯齿，上面绿色，无毛，下面灰白色，具短柔毛；基出脉5。花：复2歧聚伞花序，疏散；花瓣5，长椭圆形；雄蕊5，花丝丝状，花药黄色。果：浆果近球圆形，暗蓝色。种子：种子倒卵椭圆形。花果期4—8月。

【生境分布】生于山地、灌丛、林中。分布于陕西、湖南、四川、河南等地。

【药用部位（药材名称）及采收加工】根皮（上山龙）。全年可采，挖出根部，刮去粗皮，剥取皮部，鲜用或阴干。

【临床应用】酸、涩、微辛，平；归肝、肾经。祛风除湿，散瘀止血；用于风湿痹痛，血瘀崩漏，跌打损伤。

【备　　注】本种为植物“蓝果蛇葡萄 *Ampelopsis bodinieri* var. *bodinieri*”的变种，与原变种不同之处在于叶片下面被短柔毛。

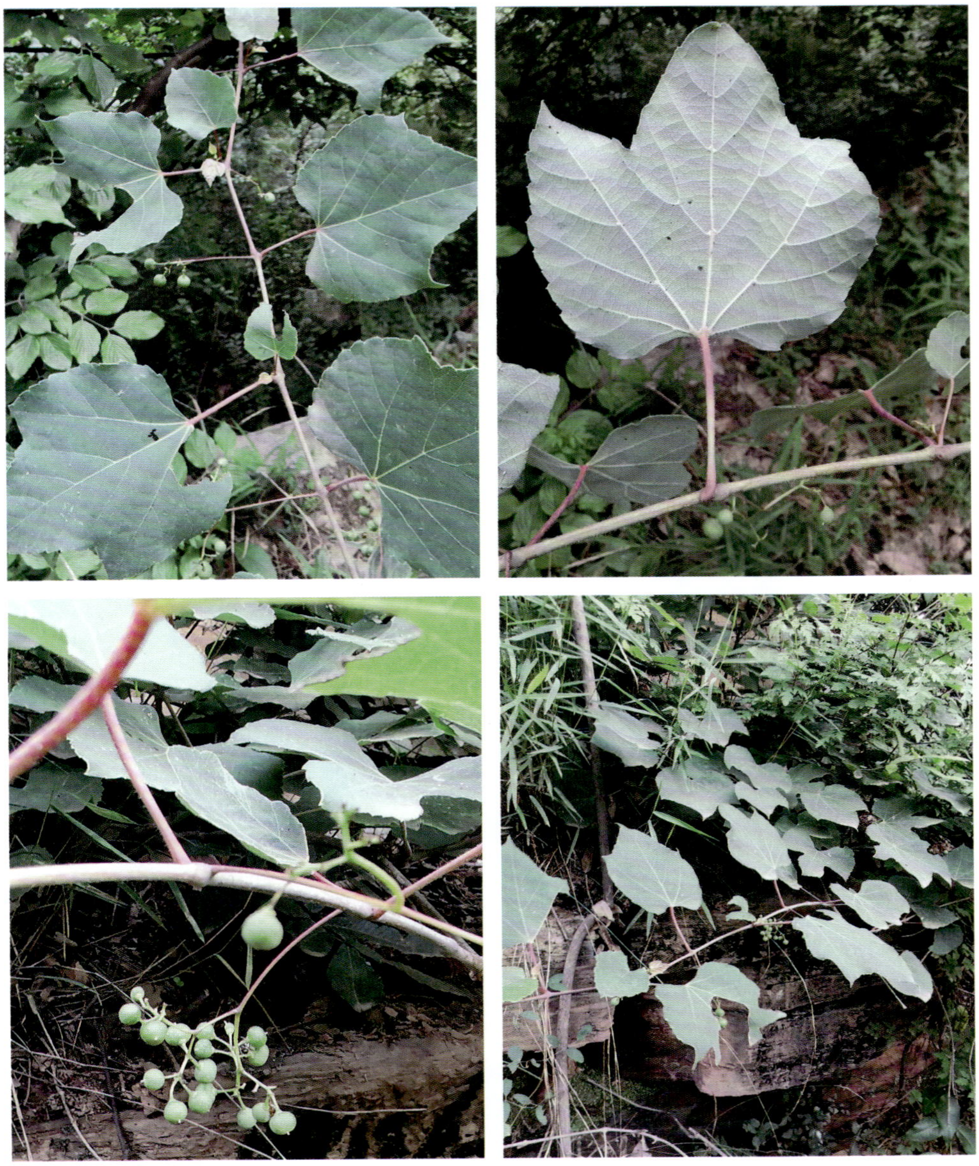

葎叶蛇葡萄

【基　　原】葡萄科蛇葡萄属葎叶蛇葡萄 *Ampelopsis humulifolia* Bge.

【别　　名】葎叶白蔹、小接骨丹。

【形态特征】形态特征与植物“东北蛇葡萄”相似。两者的主要区别：东北蛇葡萄的叶背淡绿色，且小枝和叶柄有毛；葎叶蛇葡萄的叶背为苍白色，但小枝和叶柄几无毛。

【生境分布】生于山地、灌丛、林缘、林中。分布于我国华北及辽宁、青海、陕西、河南、山东等地。

【药用部位（药材名称）及采收加工】根皮（七角白蔹、小接骨丹）。秋季挖取根部，剥取根皮，鲜用或晒干。

【临床应用】辛，温。祛风湿，散瘀肿，解毒；用于风湿痹痛，跌打瘀肿，痈疽肿痛。

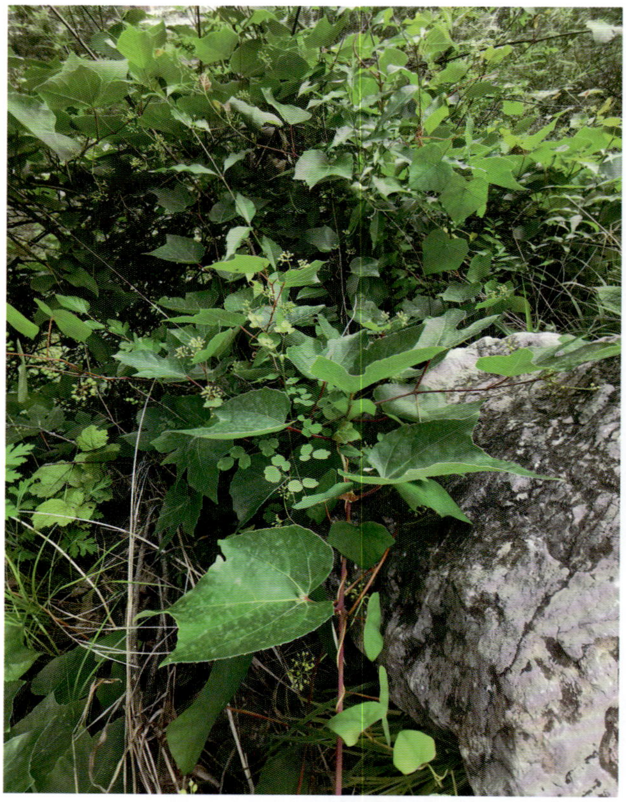

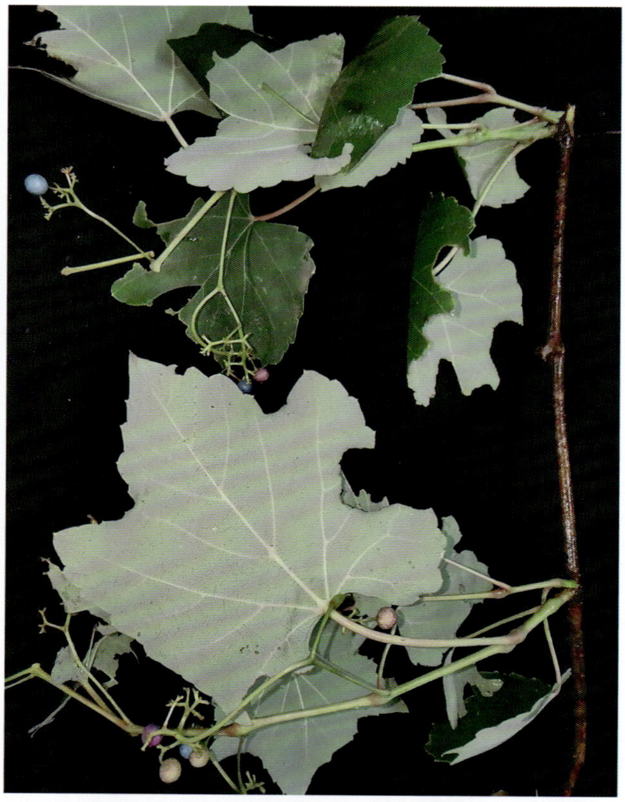

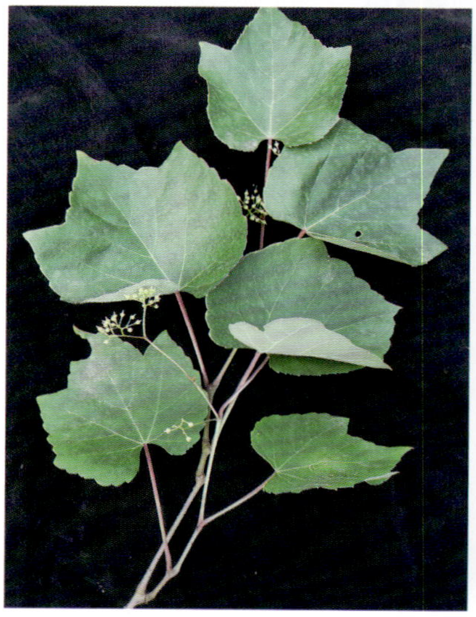

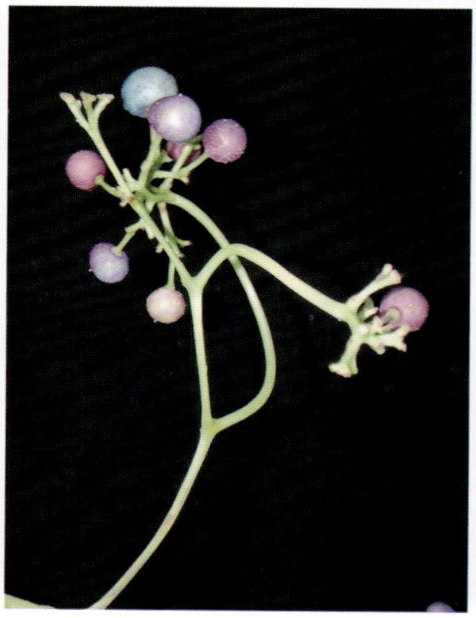

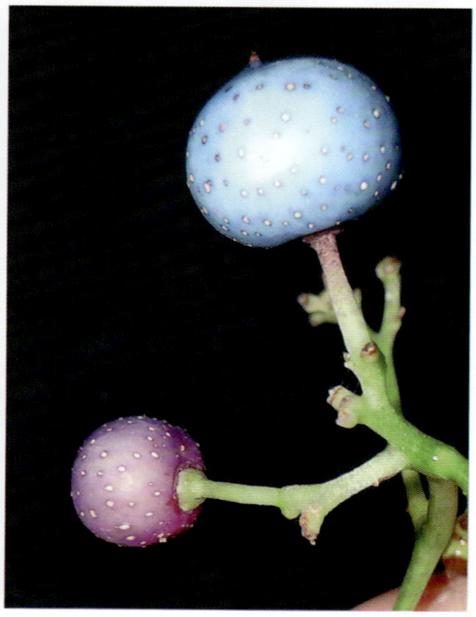

乌头叶蛇葡萄

【基　　原】葡萄科蛇葡萄属乌头叶蛇葡萄 *Ampelopsis aconitilolia* Bunge.

【别　　名】附子蛇葡萄、掌叶草葡萄、乌头叶白蔹、过山龙、草葡萄、洋葡萄蔓、野母猪藤等。

【形态特征】多年生木质藤本。根：根外皮紫褐色，内皮淡粉红色，具粘性。茎：茎圆柱形，具皮孔，有纵棱纹，髓白色，幼枝疏被黄绒毛，卷须 2 ～ 3 叉分枝，相隔 2 节间断与叶对生。叶：叶互生，广卵形，3 ～ 5 掌状复叶；小叶片全部羽裂，裂片披针形或菱状披针形，顶端渐尖，边缘有大圆钝锯齿，无毛或幼叶下面脉上稍有毛：叶柄较叶短，无毛或被疏柔毛，小叶几无柄；托叶膜质，褐色，卵状披针形。花：伞房状复聚伞花序，疏散，通常与叶对生或假顶生；花小，黄绿色，花萼不分裂，花瓣 5，卵圆形，花盘边平截，花瓣分离，开花时伸展；雄蕊 5，花药卵圆形，长宽近相等，花柱细。果：浆果近球形，成熟时橙黄色。种子：种子倒卵圆形，顶端圆形，基部有短喙。花果期 4—10 月。

【生境分布】生于路边、沟边、山坡林下、灌丛、山坡石砾地。分布于我国华北及甘肃、陕西、河南等地。

【药用部位（药材名称）及采收加工】根或根皮（乌头叶蛇葡萄、过山龙）。春秋季采挖，切片晒干，或剥取根皮晒干。

【临床应用】微辛、涩，平。根用于跌打损伤，骨折，软组织损伤，外伤出血。根皮散瘀消肿，祛腐生肌，接骨止痛；用于骨折，跌打损伤，痈肿，风湿关节痛。

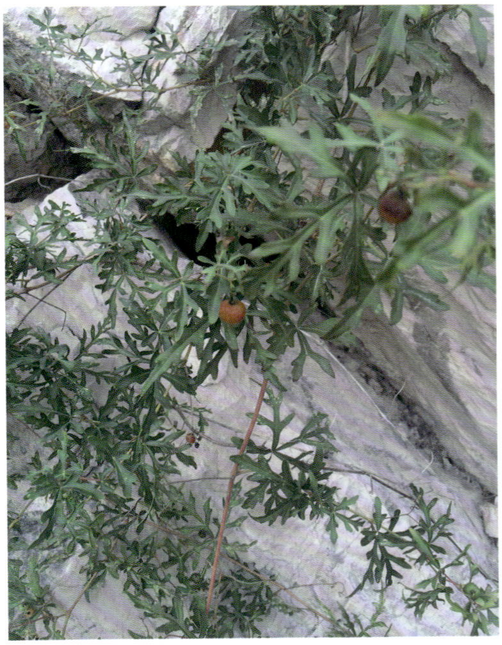

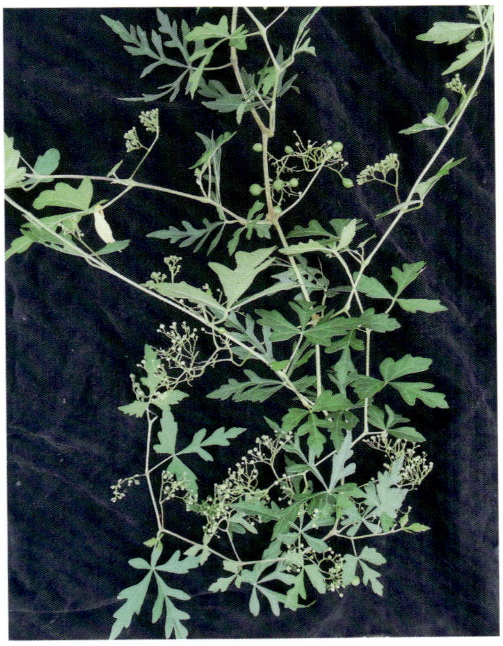

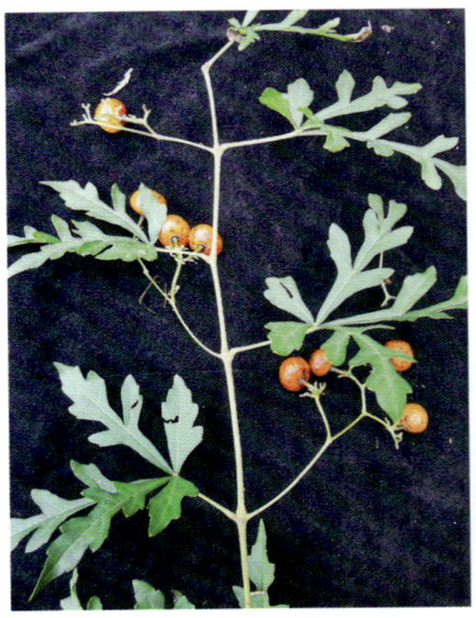

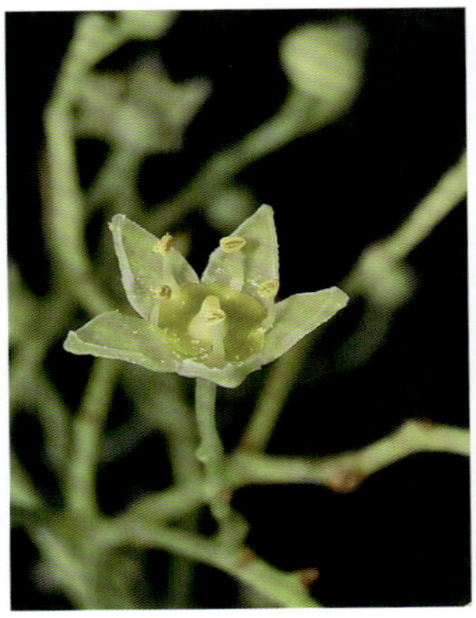

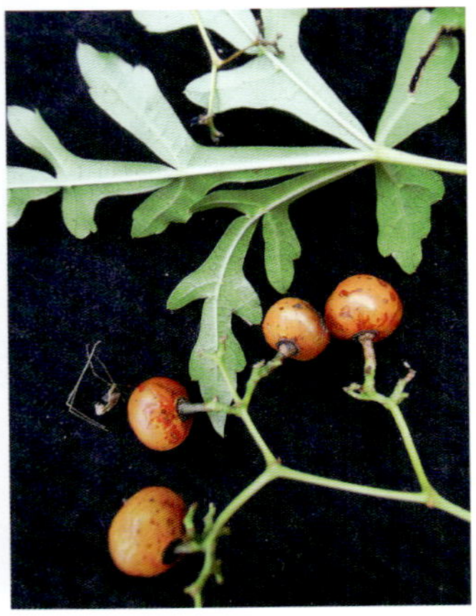

掌裂草葡萄

【基　　原】葡萄科蛇葡萄属掌裂草葡萄 *Ampelopsis aconitifolia* var. palmiloba

【别　　名】光叶草葡萄。

【形态特征】形态特征与植物“乌头叶蛇葡萄”相似，主要区别在于：本种的小叶大多不分裂，中央裂片常不为羽状全裂或深裂，叶缘的锯齿通常较深而粗。

【生境分布】生于沟谷、水边、山坡灌丛。分布于我国东北、华北及宁夏、山东、甘肃、陕西、四川等地。

【药用部位（药材名称）及采收加工】均同植物“乌头叶蛇葡萄”项下。

【临床应用】同植物“乌头叶蛇葡萄”项下。

【备　　注】本种为植物“乌头叶蛇葡萄 *Ampelopsis aconitilolia* Bunge.”的变种。

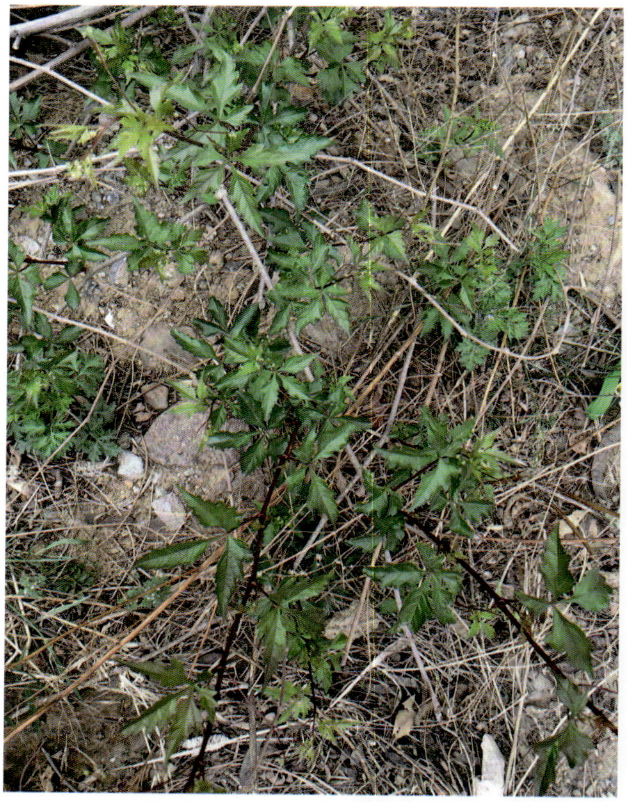

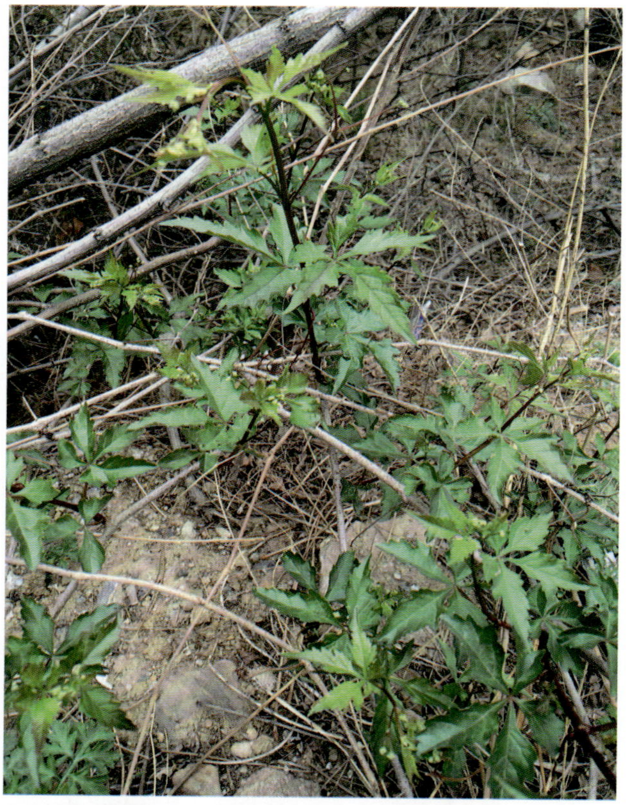

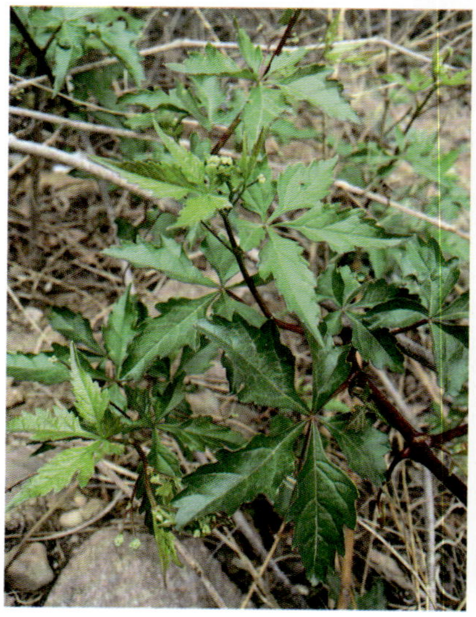

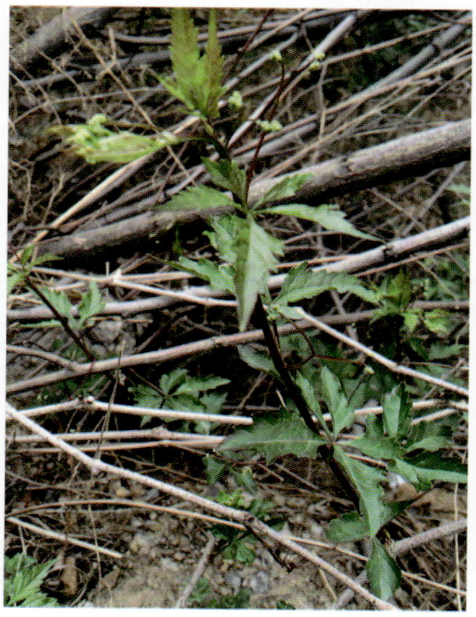

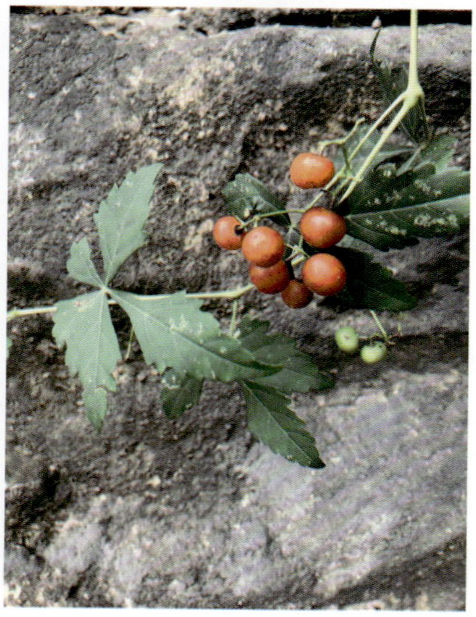

地锦

【基　　原】葡萄科地锦属地锦 *Parthenocissus tricuspidata*（Sieb.et Zucc.）Planch.

【别　　名】爬墙（山）虎、田代氏大戟、铺地锦、地锦草。

【形态特征】多年生木质藤本。茎：小枝圆柱形，几无毛或微被疏柔毛；卷须5～9分枝，相隔2节间断与叶对生，卷须顶端扩大成吸盘。叶：叶3浅裂或不裂，倒卵圆形，顶端急尖，基部心形，边缘有粗锯齿，上面绿色，下面浅绿色，基出脉5。花：多歧聚伞花序；萼碟形，边缘全缘或呈波状；花瓣5，长椭圆形；雄蕊5，花药长椭圆卵形。果：果实球形，有种子1～3颗。种子：种子倒卵圆形，顶端圆形，基部急尖成短喙。花果期5—10月。

【生境分布】生于山坡崖石壁、灌丛。分布于我国华东及吉林、辽宁、河北、河南等地。

【药用部位（药材名称）及采收加工】藤茎或根（地锦、爬山虎）。藤茎于秋季采收，去掉叶片，切段；根部于冬季挖取，洗净，切片。鲜用或晒干。

【临床应用】辛、微涩，温；归肝经。祛风止痛，活血通络；用于风湿痹痛，中风半身不遂，偏正头痛，产后血瘀，腹生结块，跌打损伤，痈肿疮毒，溃疡不敛。

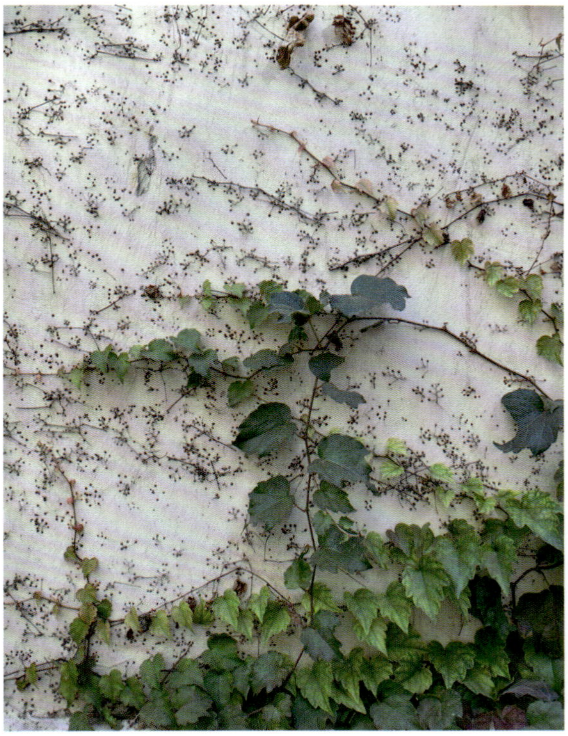
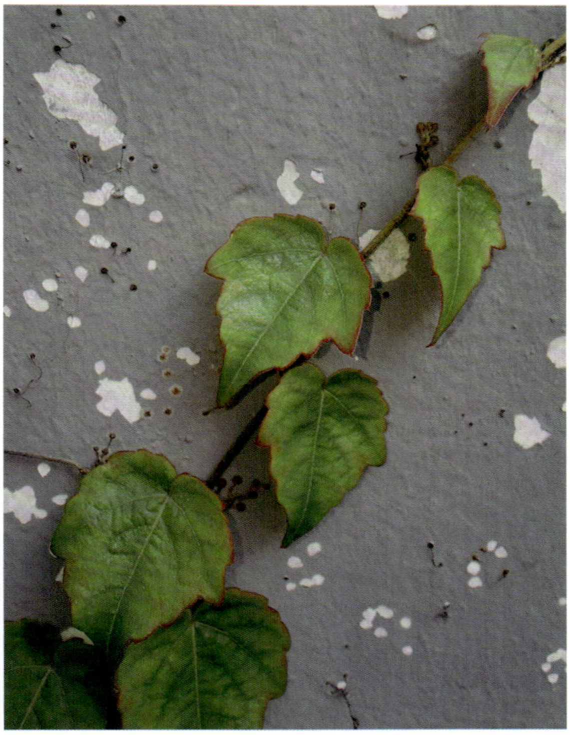
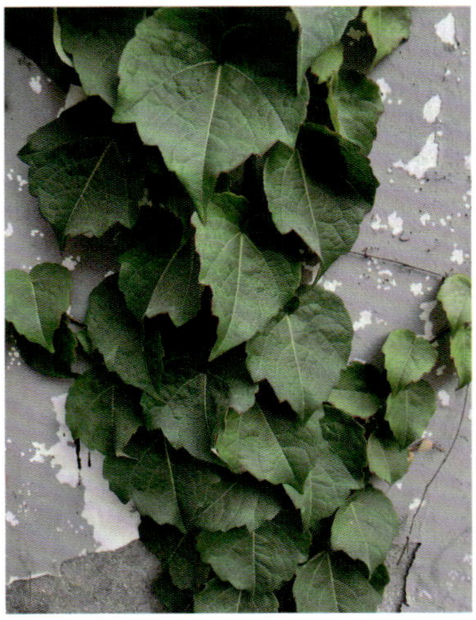
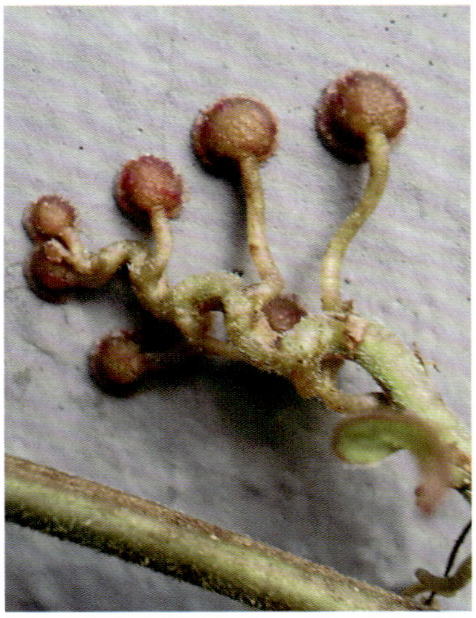
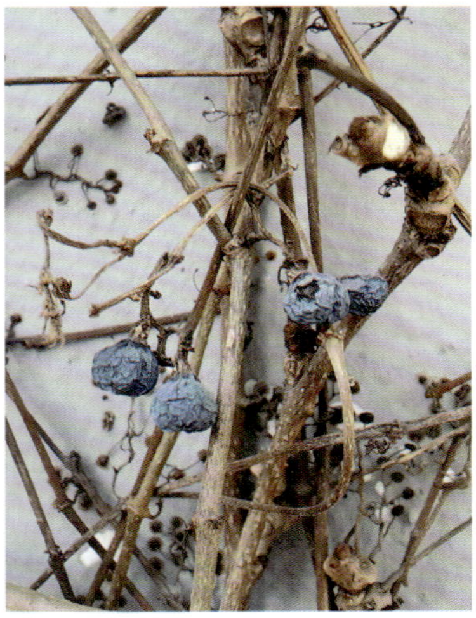

乌蔹莓

【基　　原】葡萄科乌蔹莓属乌蔹莓 *Cayratia japonica*（Thunb.）Gagnep.

【别　　名】乌蔹草、五叶藤、五爪龙、母猪藤。

【形态特征】多年生草质藤本。**茎：**茎带紫红色，有纵棱；卷须2叉分歧，与叶对生。**叶：**鸟趾状复叶互生；小叶5，椭圆形、椭圆状卵形至狭卵形，先端急尖至短渐尖，基部楔形至宽楔形，边缘具疏锯齿，两面脉上有短柔毛或近无毛，中间小叶较大而具较长的小叶柄，侧生小叶较小。**花：**聚伞花序疏散，腋生或假腋生；花萼不明显；花小，花瓣4，黄绿色；雄蕊4，与花瓣对生；花盘肉质，浅杯状。**果：**浆果卵圆形，成熟时黑色。花果期5—10月。

【生境分布】生山谷林中、山坡灌丛等处，分布我国华东、中南、西南及河北等地。

【药用部位（药材名称）及采收加工】全草或根（乌蔹莓）。夏秋季割取藤茎或挖根，除去杂质，洗净，切段，鲜用或晒干。

【临床应用】苦、酸，寒；归心、肝、胃经。清热利湿，解毒消肿；用于热毒痈肿，疔疮，丹毒，咽喉肿痛，蛇虫咬伤，水火烫伤，风湿痹痛，黄疸，泻痢，白浊，尿血。

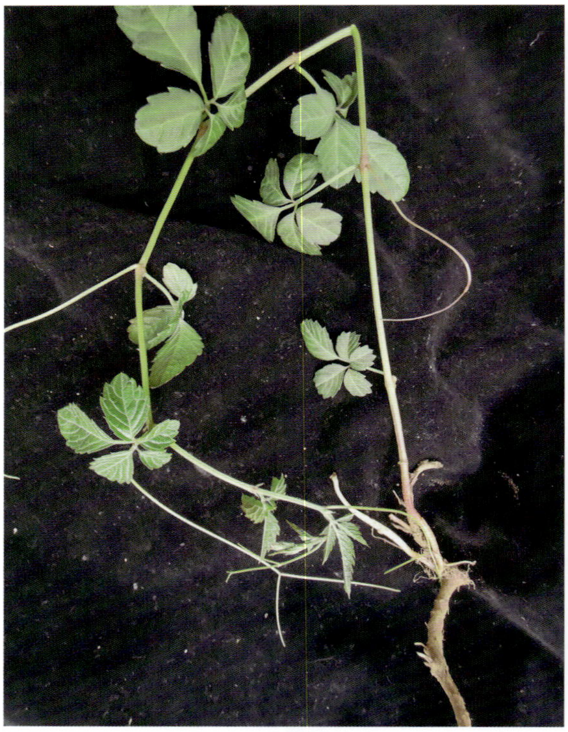
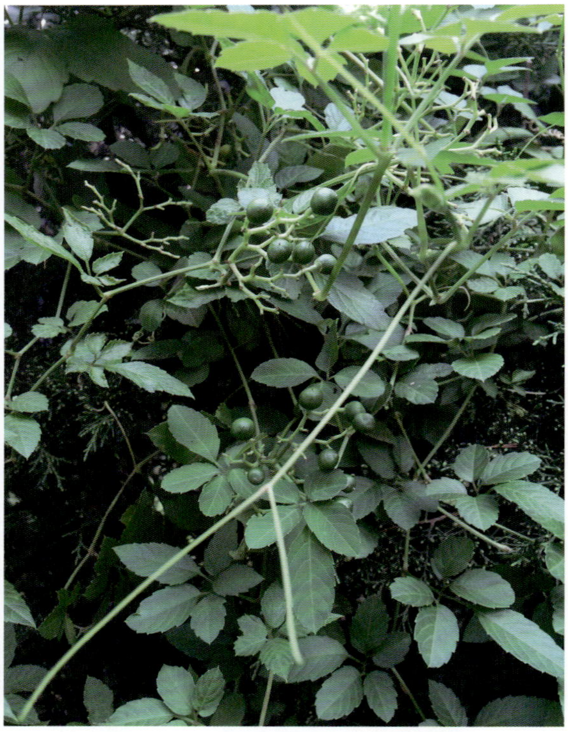
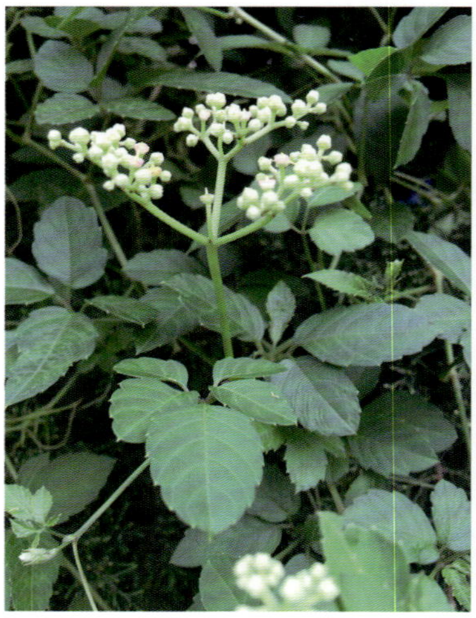
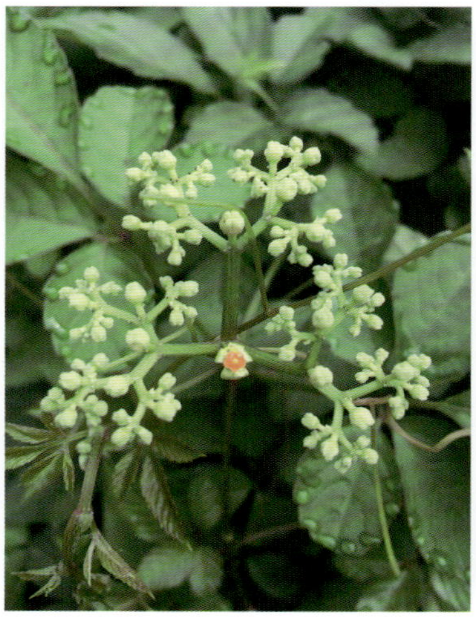
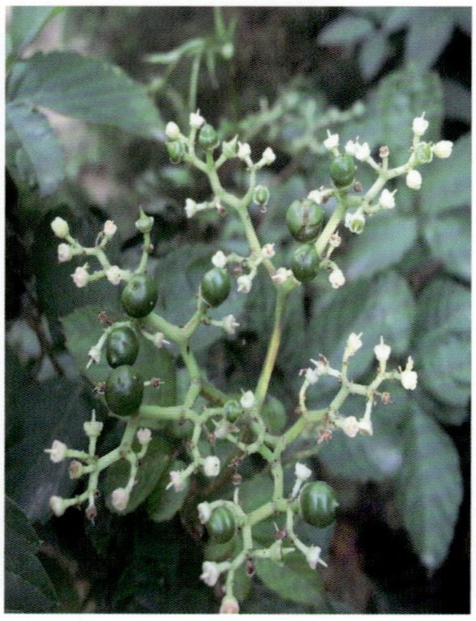

蒙椴

【基　　原】锦葵科椴属蒙椴 *Tilia mongolica* Maxim.

【别　　名】小叶椴、白皮椴、米椴。

【形态特征】落叶乔木。**茎：**树皮淡灰色，不规则薄片状脱落；嫩枝无毛。**叶：**叶阔卵形或圆形，先端渐尖，常 3 裂，基部微心形或斜截形，上面无毛，下面仅脉腋内有毛丛，侧脉 4 ～ 5 对，边缘有不整齐粗锯齿，齿尖突出；叶柄长 2 ～ 3.5 cm，无毛。**花：**聚伞花序，有花 6 ～ 12 朵；苞片窄长圆形，两面均无毛，上下两端钝，下半部与花序柄合生，基部有长约 1 cm 的柄；萼片披针形，外面近无毛；花瓣长 6 ～ 7 mm；退化雄蕊花瓣状，稍窄小；雄蕊与萼片等长。**果：**果实倒卵形，被毛，有棱或棱不明显。花果期 7—9 月。

【生境分布】生于山谷林中、山坡灌丛等处，分布于我国华北及河南、山西、辽宁等地。

【药用部位（药材名称）及采收加工】花（蒙椴）。开花时采收，烘干或晾干。

【临床应用】古今本草典籍未见记载。《河南植物志》和《山西植物志》：花可入药使用。

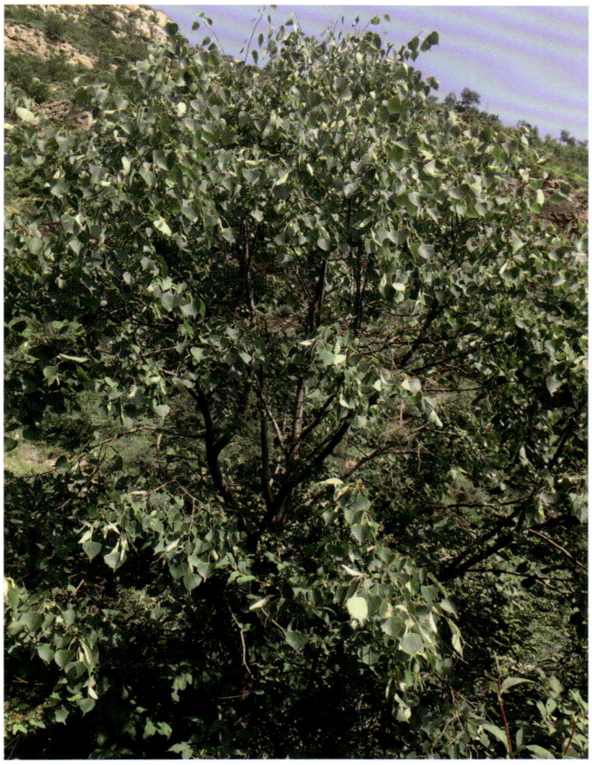

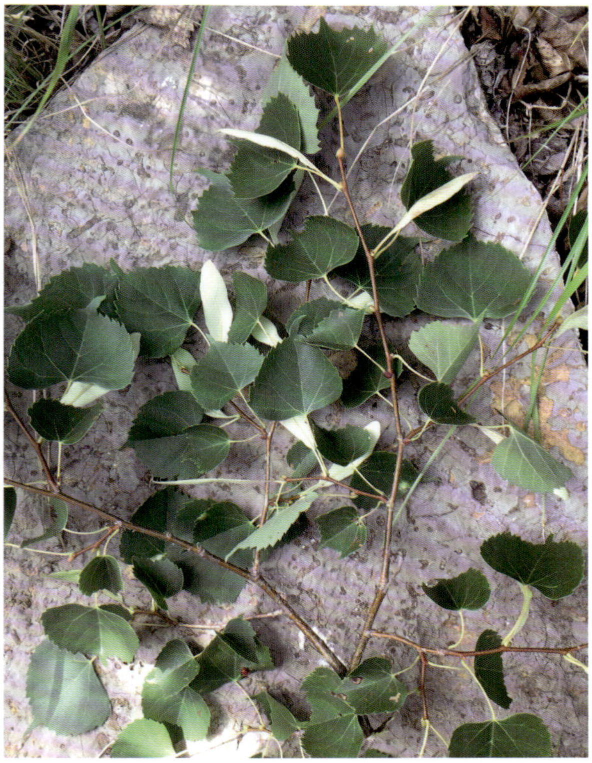

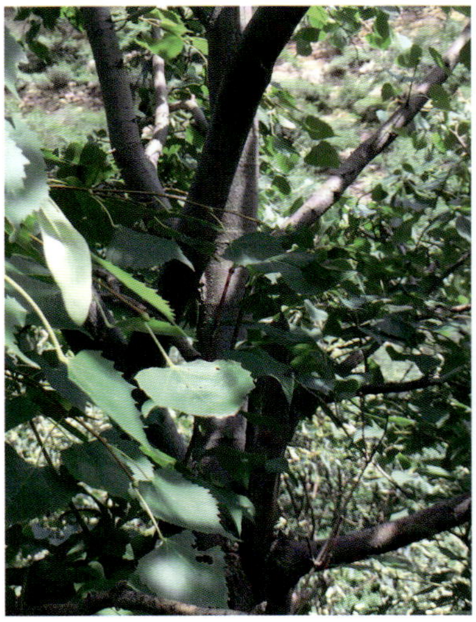

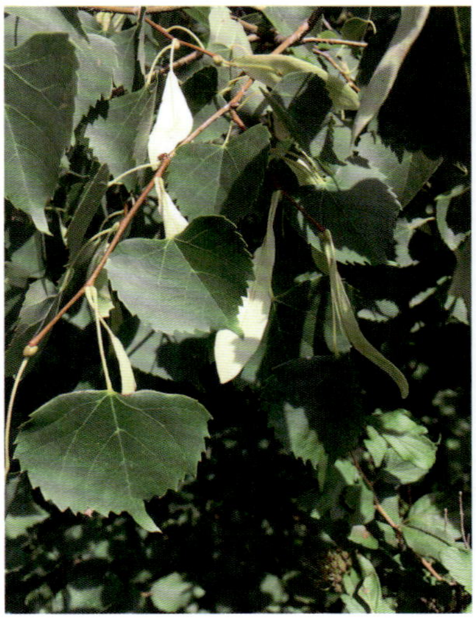

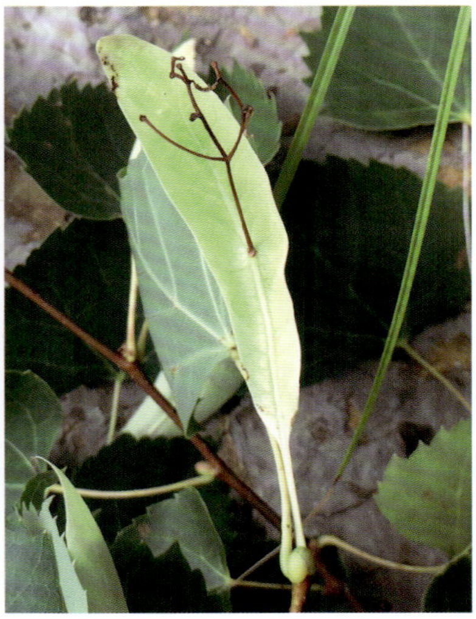

扁担杆

【基　　原】锦葵科扁担杆属扁担杆 *Grewia biloba* var. *biloba*

【别　　名】扁担杆（木）、孩儿拳头。

【形态特征】落叶灌木或小乔木。茎：茎多分枝，嫩枝被粗毛。叶：叶椭圆形或倒卵状椭圆形，先端锐尖，基部楔形或钝圆，两面有稀疏星状粗毛，边缘有细锯齿，基出脉 3 条，两侧脉上行过半，中脉有侧脉 3 ～ 5 对；叶柄被粗毛；托叶钻形。花：聚伞花序腋生，多花；总花梗与叶柄近等长，总花梗常 2 叉分歧，每分歧上着生一个聚伞花序，小花梗约与叶柄近等长或明显更长；聚伞花序从叶腋着生处至小花顶部的长度较长，长度显著超出叶柄许多，约可达到叶片的中间位置；小花直径约 1 cm 或更大；苞片钻形，裂片狭长圆形，外面被毛，内面无毛。果：核果红色，有 2 ～ 4 颗分核。花果期 5—9 月。

【生境分布】生于丘陵、路边、灌丛、疏林中。分布于江西、湖南、河南、浙江、广东、安徽、四川、河南等地。

【药用部位（药材名称）及采收加工】全株（娃娃拳、扁担杆）。夏秋季采收，洗净，鲜用或晒干。

【临床应用】甘、苦，温；归肝、脾、胃经。健脾益气，祛风除湿，固精止带；用于脾虚食少，久脱肛，小儿疳积，蛔虫病，风湿痹痛，遗精，崩漏，带下，子宫脱垂。

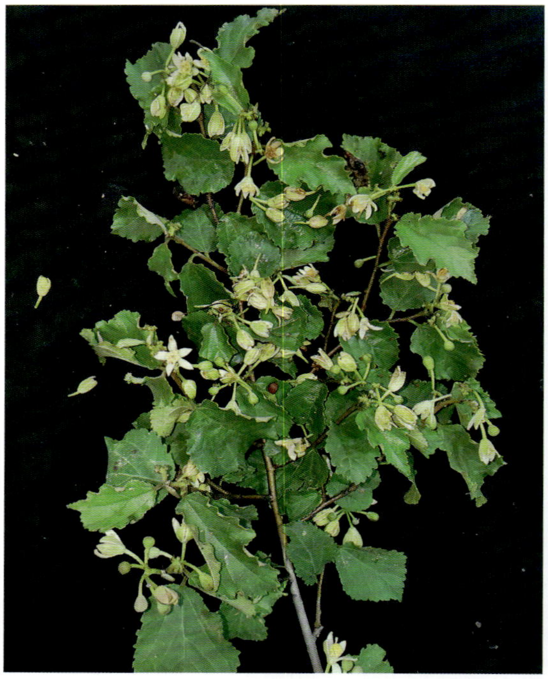
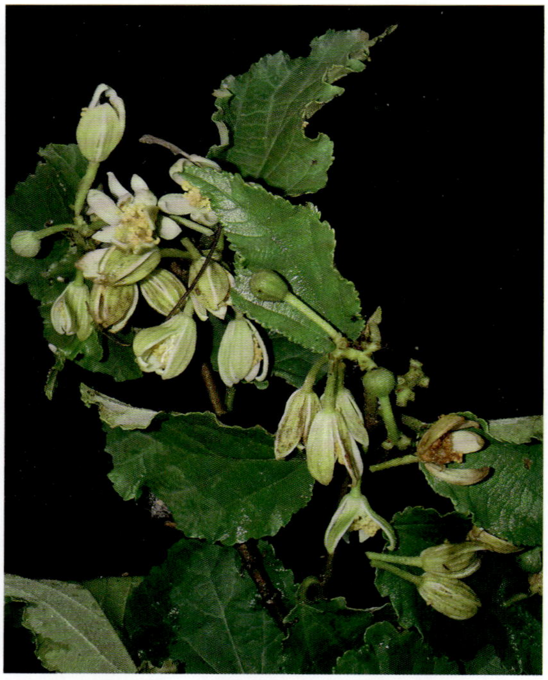
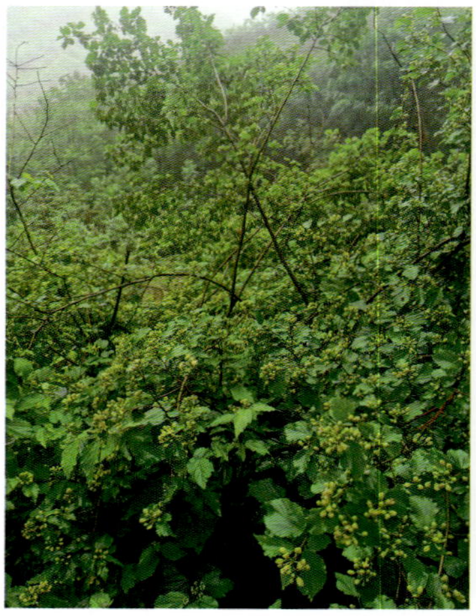
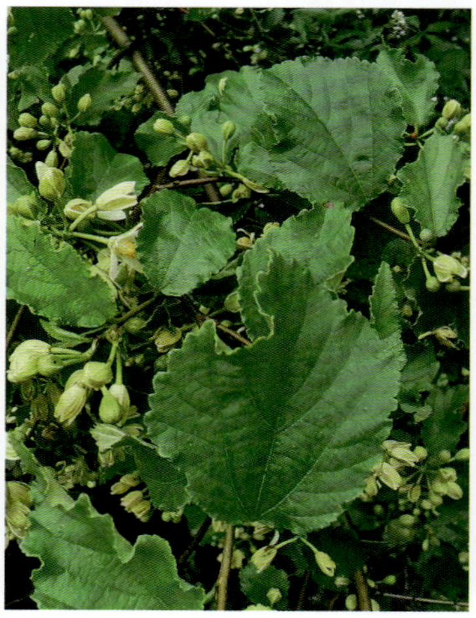
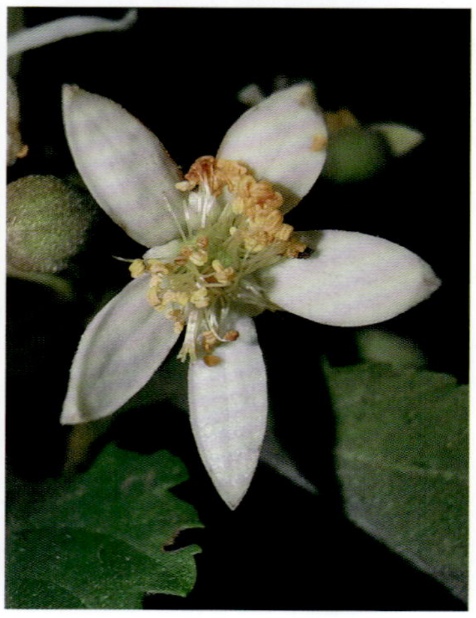

小花扁担杆

【基　　原】锦葵科扁担杆属小花扁担杆 *Grewia biloba* G.Don var.*parviflora*（Bunge）Hand.

【别　　名】同植物“扁担杆”项下。

【形态特征】形态特征与植物“扁担杆”相似。两者的主要区别：小花扁担杆的叶下面密被黄褐色软茸毛，总花梗单一而常无分叉，总花梗长度约与叶柄近等长，小花梗明显比叶柄短，聚伞花序从叶腋着生处至小花顶部的长度较短，长度仅超出叶柄少许，整个花序或果序看起来集合在叶柄附近，花小（直径约 0.5 cm）；扁担杆的叶疏被星状粗毛或几无毛，总花梗常 2 叉分歧，每分歧上着生一个聚伞花序，小花梗约与叶柄近等长或明显更长，聚伞花序从叶腋着生处至小花顶部的长度较长，长度显著超出叶柄许多，约可达到叶片的中间位置，花大（直径约 1 cm 或更大）。

【生境分布】生于丘陵、路边、灌丛、疏林中。分布于我国华东、华南、西南、华中及河北、山西、陕西等地。

【药用部位（药材名称）及采收加工】枝叶（吉利子树）；夏秋季采收，晒干。其他同植物“扁担杆”项下。

【临床应用】吉利子树：甘、苦，温。健脾益气，祛风除湿；用于小儿疳积，脘腹胀满，脱肛，崩漏，带下，风湿痹痛。其他同植物“扁担杆”项下。

【备　　注】本种是植物“扁担杆 *Grewia biloba* var. *biloba*”的变种。

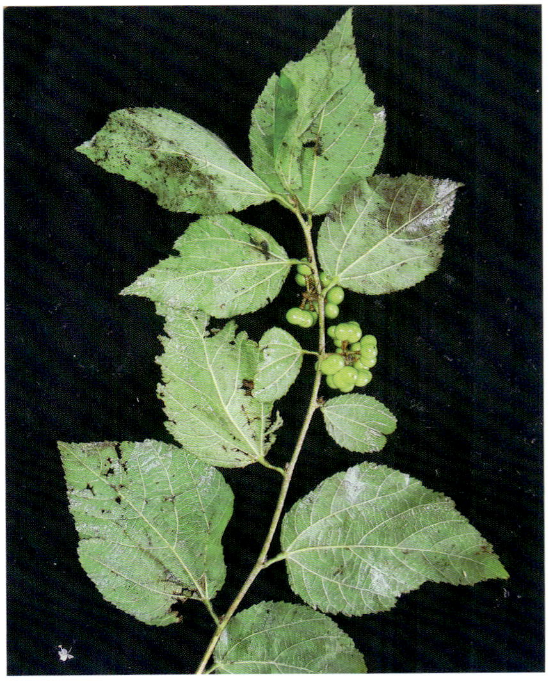
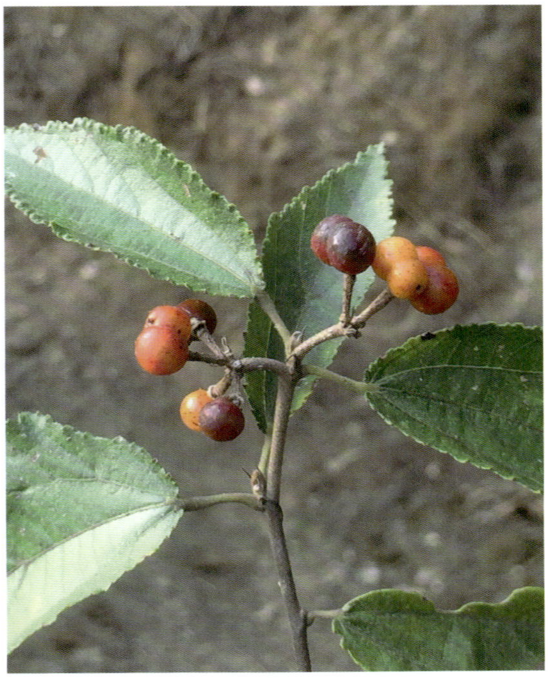
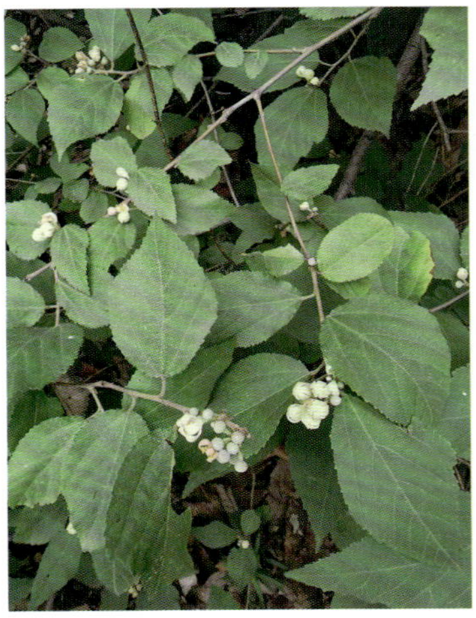
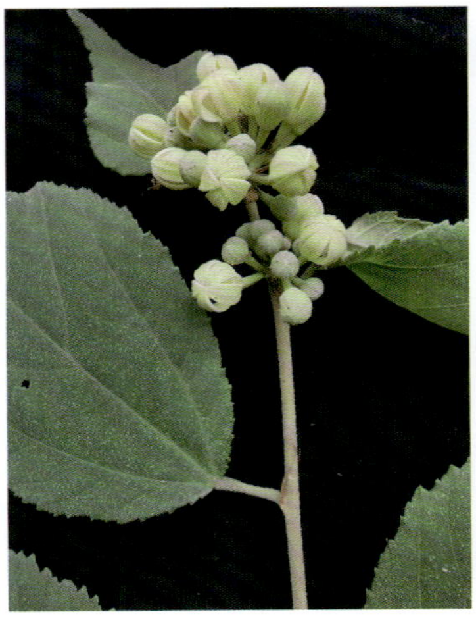
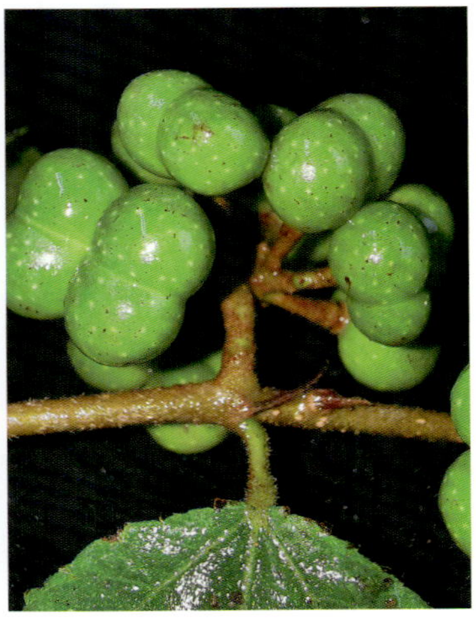

锦葵

【基　　原】锦葵科锦葵属锦葵 *Malva sinensis* Cavan.

【别　　名】荆（钱）葵、小钱花、金钱紫花葵、（小白）淑气花、棋盘花。

【形态特征】2 年或多年生草本，通常为栽培 1 年生。茎：分枝多，疏被粗毛。叶：叶圆心形或肾形，5 ～ 7 浅裂，裂片圆齿状宽三角形或宽卵形，先端钝圆，基部圆形或近心形，叶缘具不整齐的钝圆齿，两面均无毛或仅脉上疏被短伏毛。花：花直径 3 ～ 4.5 cm，3 ～ 11 朵簇生于叶腋；小苞片 3，长圆形，先端钝，疏被柔毛；萼杯状，5 裂，裂片宽三角形；花紫红色或白色，直径 3.5 ～ 4 cm，花瓣 5，匙形，先端微缺，爪具髯毛。果：果扁球形，分果瓣 9 ～ 13，肾形，被柔毛。种子：种子黑褐色，肾形。花果期 5—10 月。

【生境分布】全国各地有栽培。

【药用部位（药材名称）及采收加工】花、叶和茎（锦葵）。夏秋季采收，晒干。

【临床应用】咸，寒。利尿通便，清热解毒；用于大小便不畅，带下，淋巴结结核，咽喉肿痛。

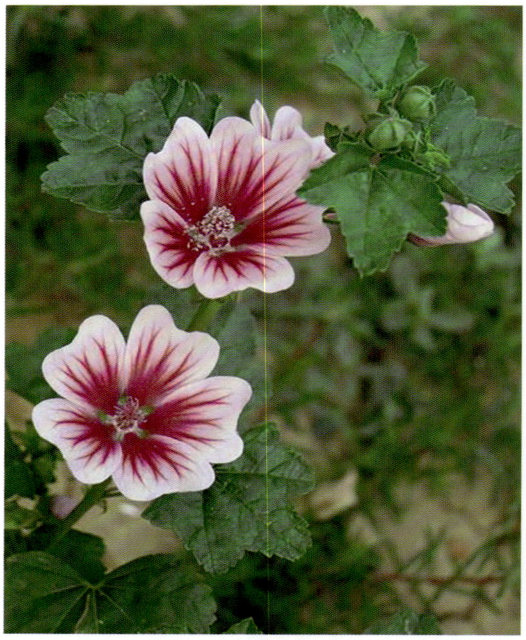
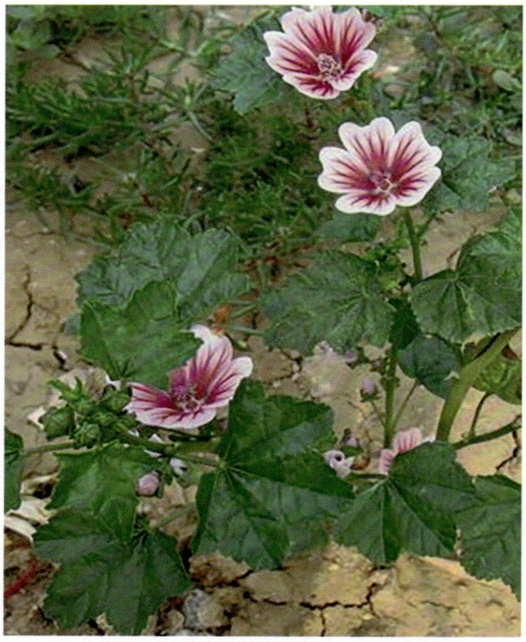
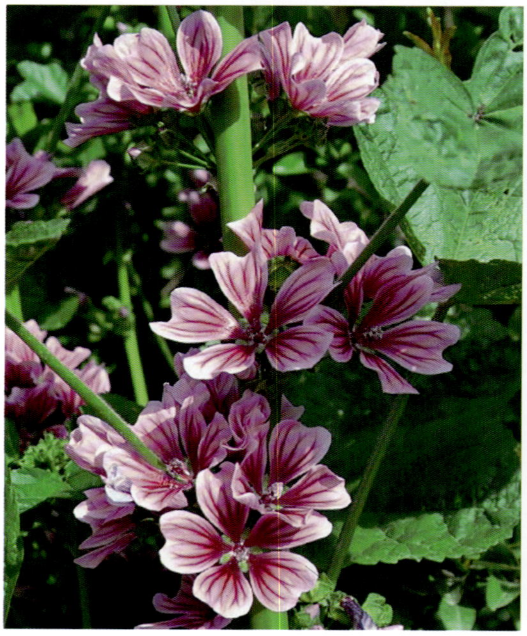
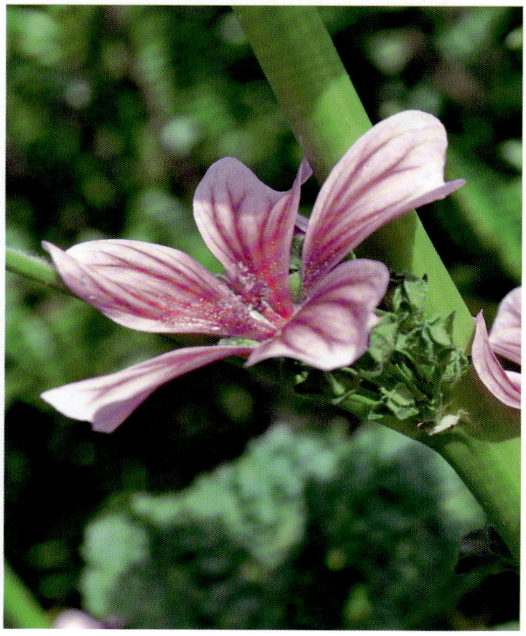

野葵

【基　　原】锦葵科锦葵属野葵 *Malva verticillata* Linn.

【别　　名】冤（旅）葵、棋盘菜（叶）、土黄芪、蓍葵叶、芪（茄、荠、其）菜、冬苋菜、北锦葵。

【形态特征】2 年生草本。茎：茎被星状长柔毛。叶：叶互生；叶肾形或圆形，常掌状 5 ～ 7 裂，裂片三角形，边缘具钝齿，两面疏被糙伏毛或近无毛；叶具长柄。花：花小，3 至多朵簇生于叶腋，具极短柄至近无柄；小苞片 3，线状披针形，先端锐尖；萼杯状，萼 5 裂；花冠淡白色至淡红色，花瓣 5，先端凹入；花柱分枝 10 ～ 11，白色。果：扁球形，分果瓣 10 ～ 11，背面平滑。种子：种子肾形，紫褐色。花果期 3—11 月。

【生境分布】生于山坡、林缘、草地、路旁、平原旷野。分布于全国各地。

【药用部位（药材名称）及采收加工】根（野葵根、冬葵根）、叶（冬葵叶）、种子（冬葵子）。根：夏秋季采挖，鲜用或晒干。冬葵叶：夏秋季采收，鲜用。冬葵子：秋季果实成熟时采收，收集种子。

【临床应用】根：甘，寒；归脾、膀胱经。清热利水，解毒；用于水肿，热淋，带下，乳痈，疳疮，蛇虫咬伤。冬葵叶：甘，寒；归肺、肝、胆经。清热，利湿，滑肠，通乳；用于肺热咳嗽，咽喉肿痛，热毒下痢，湿热黄疸，二便不通，乳汁不下，疮疖痈肿，丹毒。冬葵子：甘，寒；归大肠、小肠、肝、肺、胃、膀胱经。利水通淋，滑肠通便，下乳；用于淋病，水肿，大便不通，乳汁不行。

【备　　注】按《中国植物志》和《中华本草》，冬葵拉丁名为 *Malva crispa* Linn.，野葵拉丁名为 *Malva verticillata* Linn.；按《药典》，冬葵拉丁名为 *Malva verticillata* Linn.。本书采用《中国植物志》野葵 *Malva verticillata* Linn.。

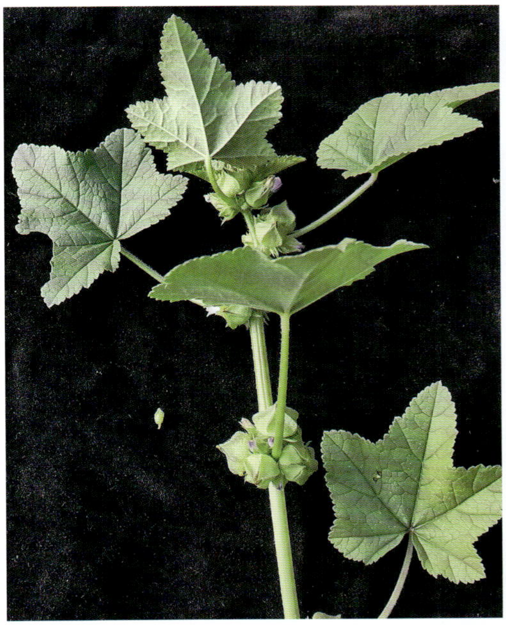

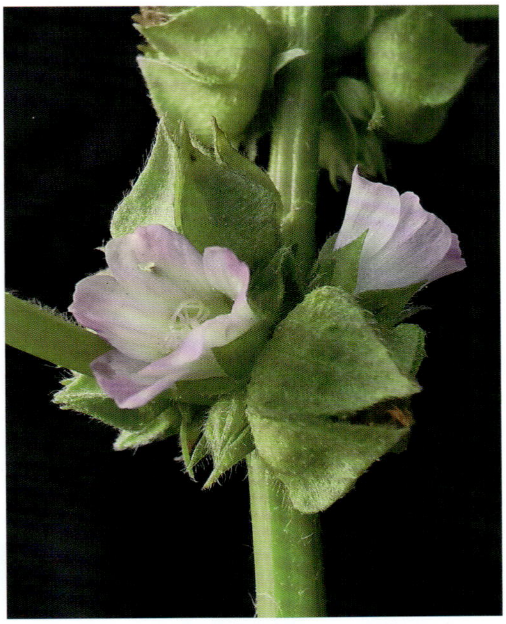

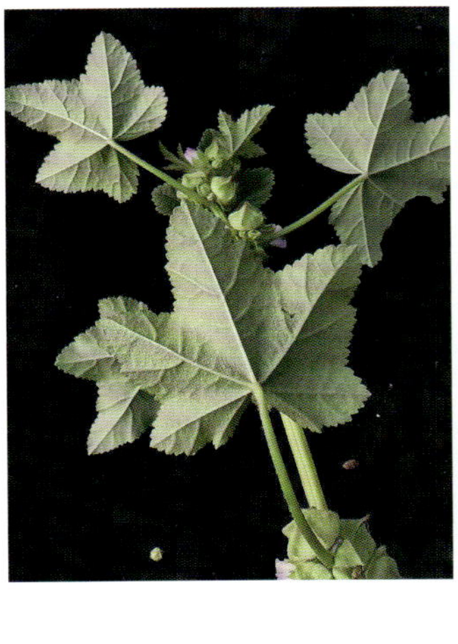

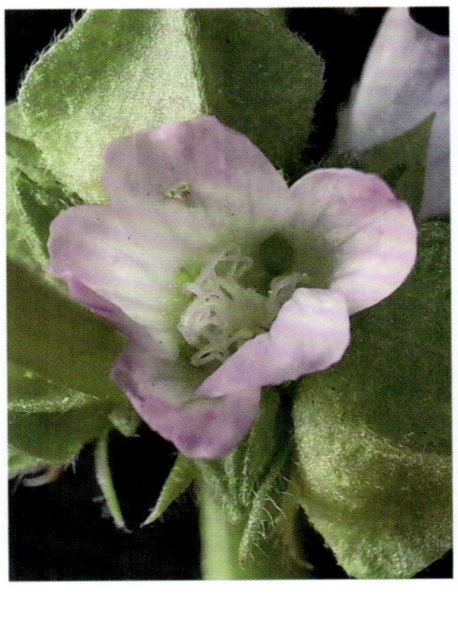

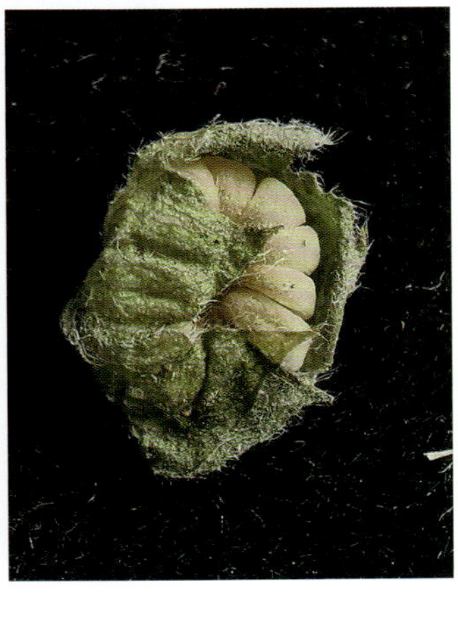

圆叶锦葵

【基　　原】锦葵科锦葵属圆叶锦葵 *Malva pusilla* Smith

【别　　名】烧饼花、托盘果、金爬齿、野锦葵。

【形态特征】形态特征与植物“野葵”相似。两者的主要区别：野葵的植株较高（高达 1 m），直立；基生叶大（直径 6 ～ 10 cm），花梗短或近无，花瓣的瓣爪无髯毛。圆叶锦葵的植株矮小（高约 20 cm），匍匐；基生叶小（直径 2 ～ 5 cm），花梗长（2 ～ 5 cm），花瓣的瓣爪有髯毛。

【生境分布】生于荒野、草坡。分布于我国西南、西北及河北、山东、河南、山西、江苏、安徽等地。

【药用部位（药材名称）及采收加工】根（圆叶锦葵、圆叶锦葵根）。夏秋季挖根，洗净，切片晒干。

【临床应用】甘，温；归脾、肺经。益气止汗，利水通乳，托疮排脓；用于贫血，倦怠乏力，内脏下垂，肺虚咳嗽，自汗盗汗，肾炎水肿，血尿，乳汁不足，崩漏，脱肛，子宫脱垂，痈疽难溃，溃后脓稀，疮口难合。

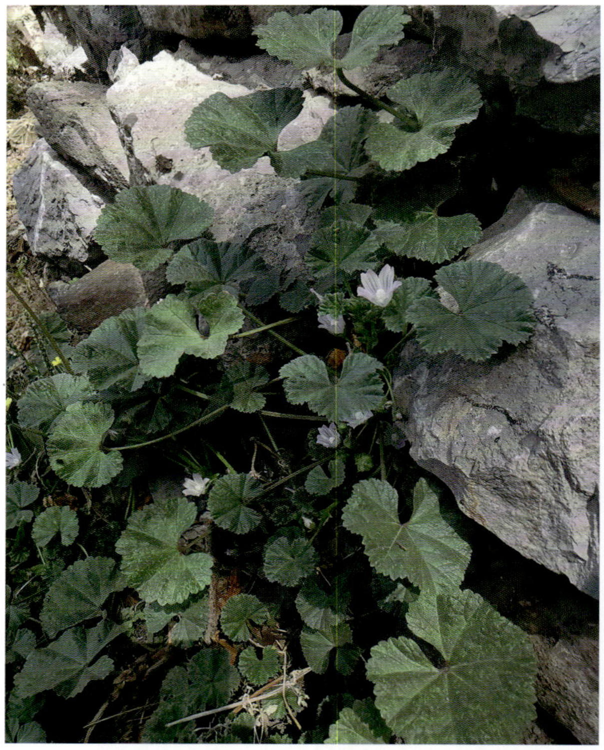

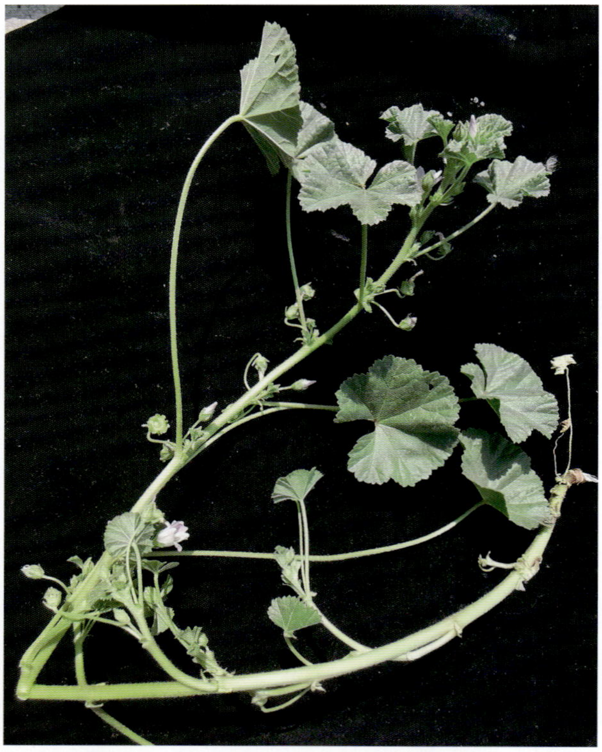

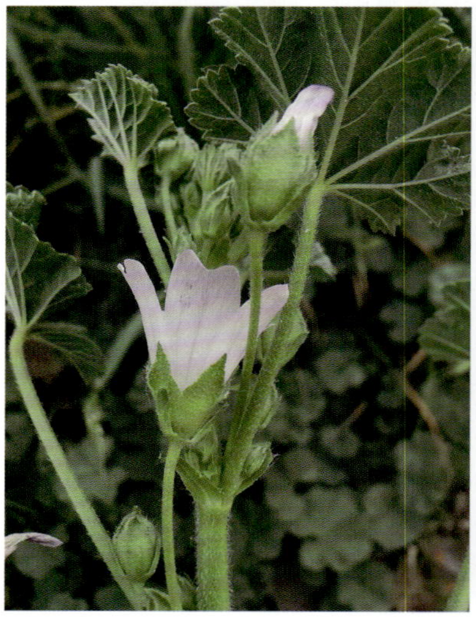

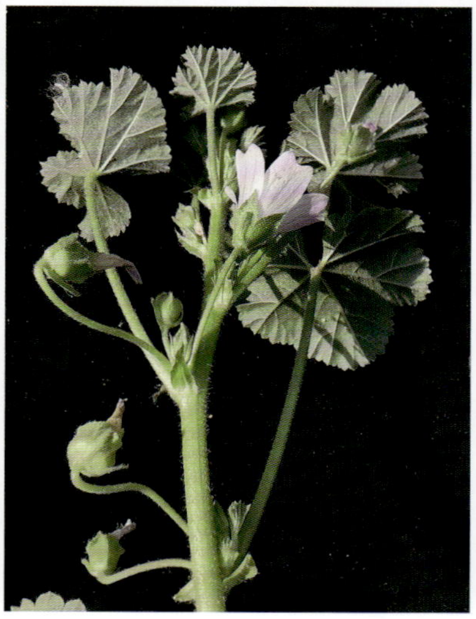

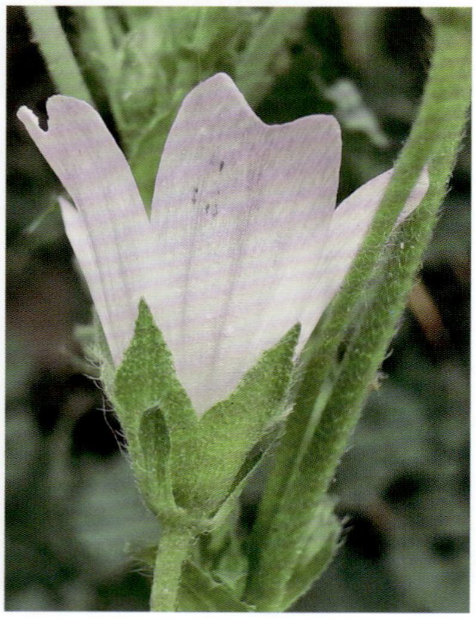

【基　　原】锦葵科蜀葵属蜀葵 *Althaea rosea*（L.）Cavan.

【别　　名】棋盘花、麻杆花、一丈红、熟（蜀）季花、铙钹花、饽饽花、光光花、斗篷花、端午花。

【形态特征】2年生草本。茎：茎直立，被星状簇毛或刚毛。叶：叶互生；叶柄被星状长硬毛；托叶卵形，先端具3尖；叶近圆心形或长圆形，掌状3～7浅裂，裂片三角形，中裂片较大，两面被星状毛和长硬毛。花：花腋生，单生或近簇生，排列成顶生总状花序；花梗被星状长硬毛；小苞片杯状，常6～7裂，裂片卵状三角形，密被星状粗硬毛；萼钟状，5齿裂，裂片卵状三角形，密被星状粗硬毛；花冠大，有多种颜色，单瓣或重瓣，花瓣倒卵状三角形，皱褶明显，先端凹缺，基部狭，爪被长髯毛；雄蕊柱无毛，花丝纤细，花药黄色；花柱分枝多数，微被细毛。果：果呈盘状，被短柔毛；分果瓣近圆形，多数，背部具纵沟槽。种子：种子大。花果期5—9月。

【生境分布】分布于我国华东、华中、华北、华南等地；多为栽培。

【药用部位（药材名称）及采收加工】根（蜀葵根）、茎叶（蜀葵苗）、花（蜀葵花）、种子（蜀葵子）。蜀葵根：冬季采挖，刮去栓皮，洗净，切片，晒干。蜀葵苗：花期前采收，晒干。蜀葵花：夏秋季采收，晒干。蜀葵子：秋季果实成熟后摘取果实，晒干，打下种子，再晒干。

【临床应用】蜀葵根：甘、咸，微寒；归心、肺、大肠、膀胱经。清热利湿，凉血止血，解毒排脓；用于淋证，带下，痢疾，吐血，血崩，外伤出血，疮疡肿毒，烫伤烧伤。蜀葵苗：甘，凉。清热利湿，解毒；用于热毒下痢，淋证，无名肿毒，水炎烫伤，金疮。蜀葵花：甘，寒。和血润燥，通利二便；用于痢疾，吐血，血崩，带下，二便不通，疟疾，小儿风疹。蜀葵子：甘，寒。利尿通淋，解毒排脓，润肠；用于水肿，淋症，带下，乳汁不通，疮疥，无名肿毒。

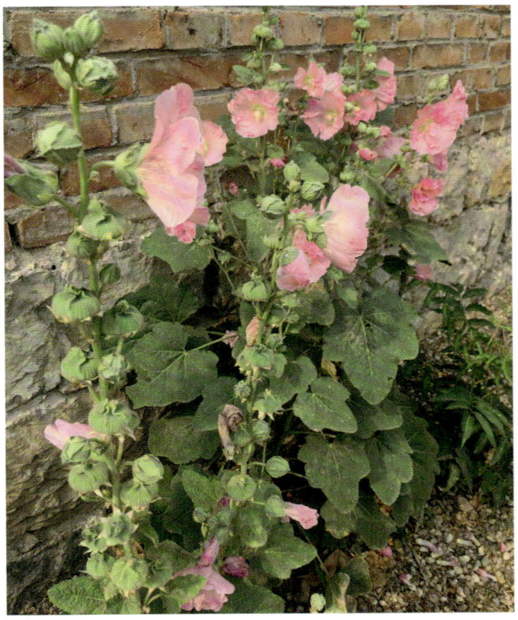
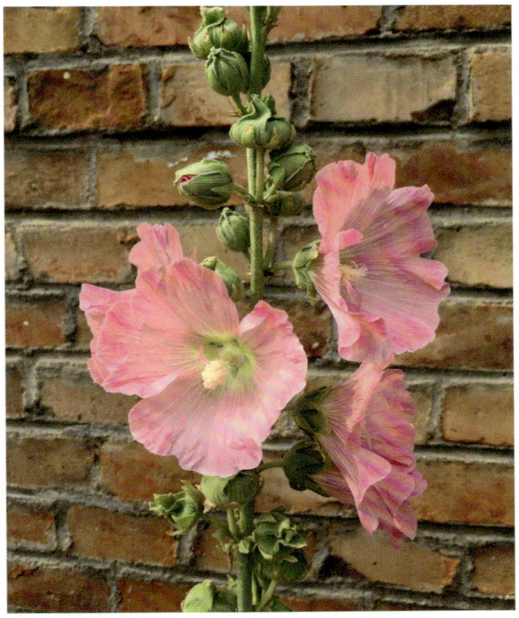
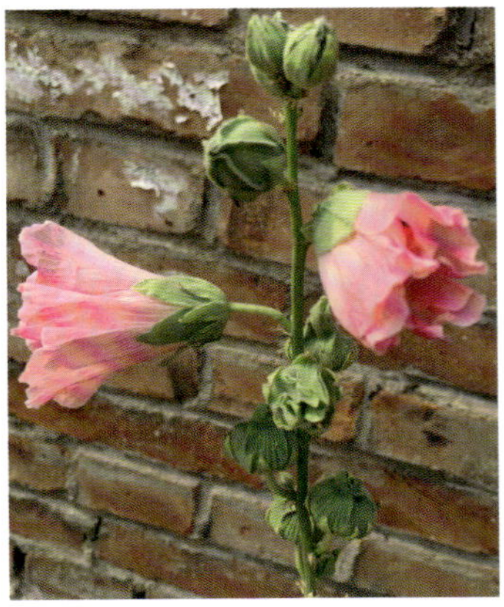
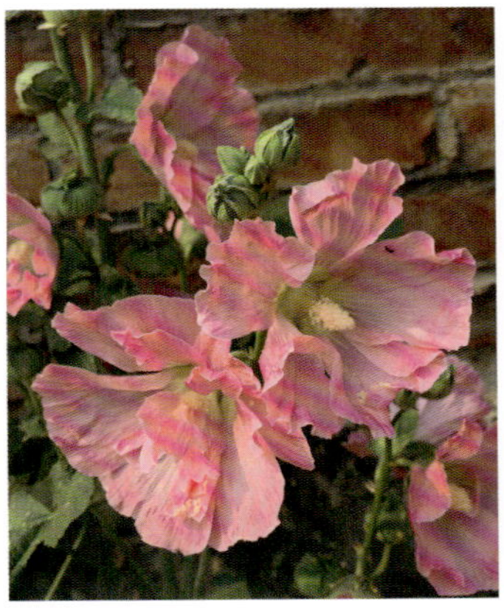
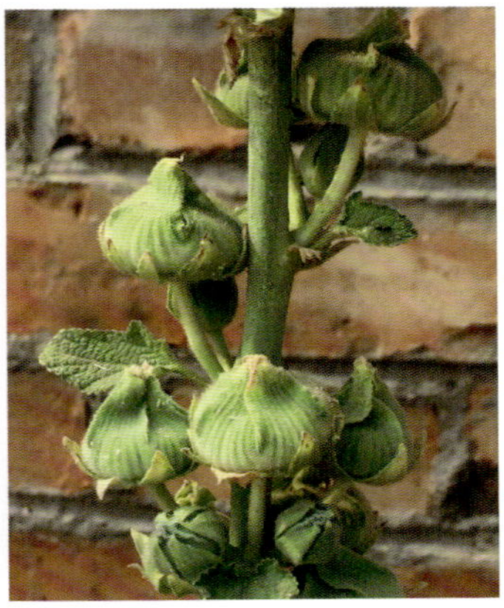

苘麻

【基　　原】锦葵科苘麻属苘麻 *Abutilon theophrasti* Medic.

【别　　名】青（白、野）麻、野棉花、磨盘单、车轮草、野火（芝）麻、野苘、鬼馒头草等。

【形态特征】1 年生草本。**茎：**茎直立，密被柔毛。**叶：**叶互生；叶圆心形，先端长渐尖，基部心形，两面密被柔毛，边缘具圆齿；叶柄被柔毛，托叶早落。**花：**花单生于叶腋，花梗被柔毛；花萼杯状，绿色，密被短柔毛，下部呈管状，上部裂片 5，裂片卵形，先端锐尖；花瓣 5，黄色，倒卵形，瓣上具明显脉纹；雄蕊短；心皮 15 ～ 20，先端平截，密被柔毛，具扩展被毛的长芒 2，排列成轮状，密被柔毛。**果：**蒴果半球形，灰褐色；分果瓣 15 ～ 20，被星状毛和长硬毛，顶端具长芒 2；蒴果成熟后开裂。**种子：**种子肾形，褐色，被柔毛。花果期 7—10 月。

【生境分布】生于路旁、田野、荒地、堤岸等处。分布于全国各地；有栽培。

【药用部位（药材名称）及采收加工】全草或叶（苘麻）、种子（苘麻子）、根（苘麻根）。苘麻：夏季采收，鲜用或晒干。苘麻子：秋季采收成熟果实，晒干，打下种子，除去杂质。苘麻根：立冬后采挖，除去茎叶，晒干。

【临床应用】苘麻：苦，平；归脾、胃经。清热利湿，解毒开窍；用于痢疾，中耳炎，耳鸣，耳聋，睾丸炎，化脓性扁桃体炎，痈疽肿毒。苘麻子：苦，平；归大肠、小肠、膀胱经。清热解毒，利湿，退翳；用于赤白痢疾，淋证涩痛，痈肿疮毒，目生翳膜。苘麻根：苦，平；归肾、膀胱经。利湿解毒；用于小便淋沥，痢疾，急性中耳炎，睾丸炎。

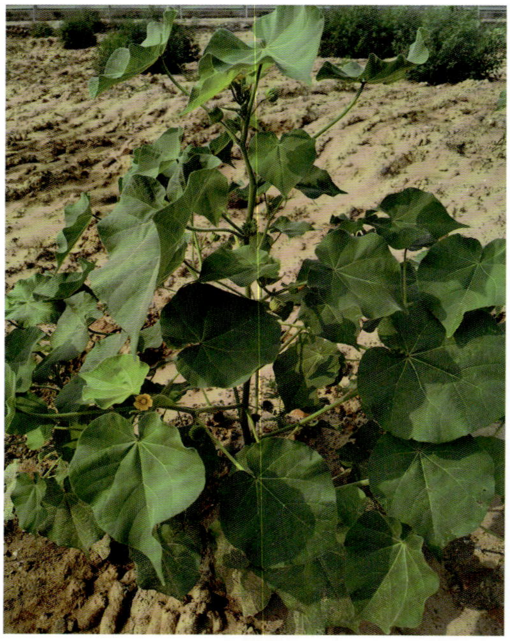

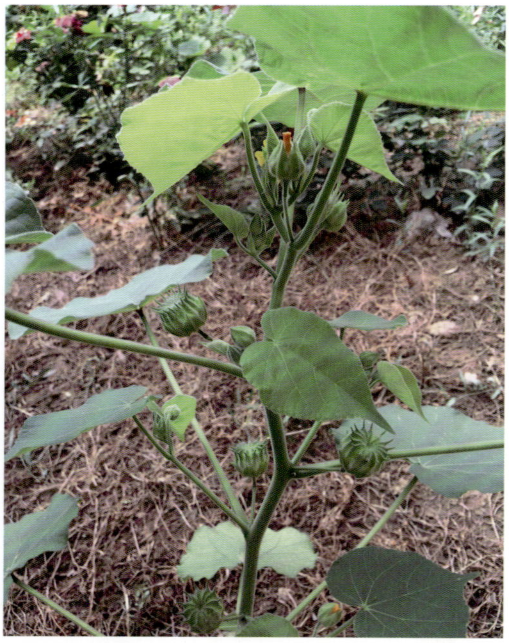

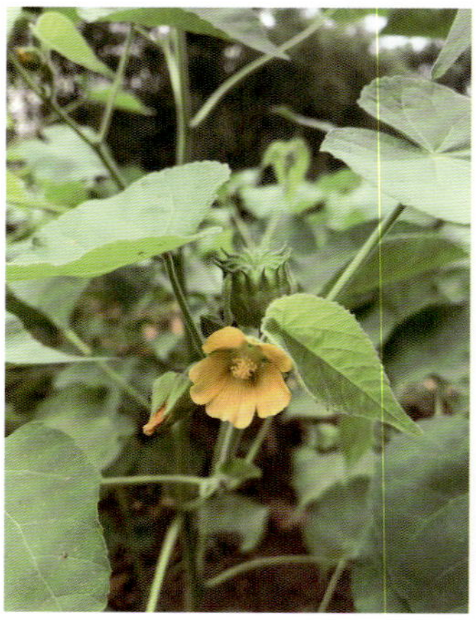

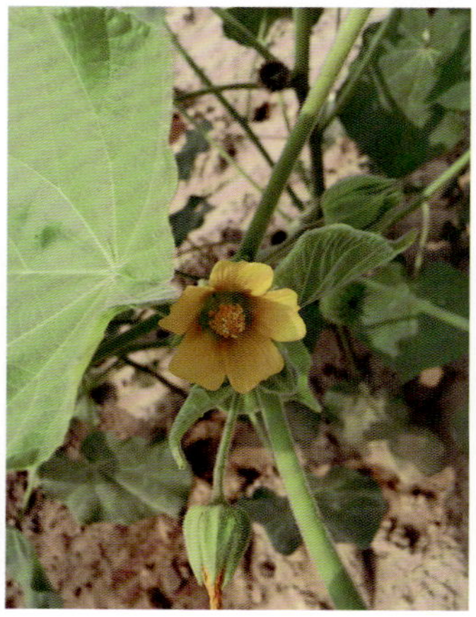

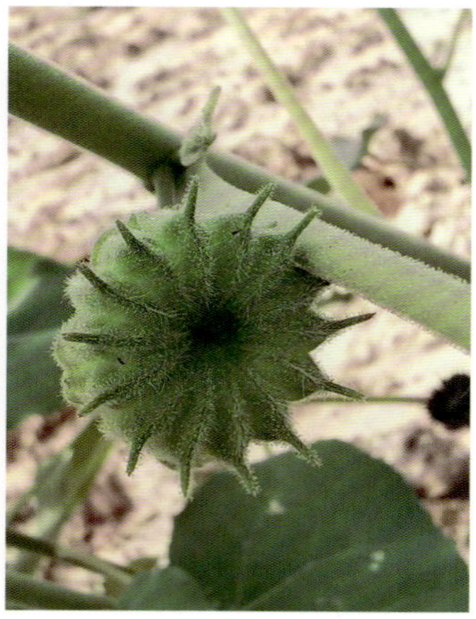

木槿

【基　　原】锦葵科木槿属木槿 *Hibiscus syriacus* L.

【别　　名】木棉、荆条、朝开暮落花、喇叭花、藩篱花、猪油花等。

【形态特征】落叶灌木。茎：小枝密被黄色星状绒毛。叶：叶互生；叶菱形至三角状卵形，具深浅不同的 3 裂或不裂，先端钝，基部楔形，边缘具不整齐缺刻，下面沿叶脉微被毛或近无毛；叶柄被星状柔毛；托叶线形，疏被柔毛。花：花单生于枝端叶腋，花梗被星状短绒毛；小苞片线形，密被星状疏绒毛；花萼钟形，密被星状短绒毛，裂片 5，三角形；花冠钟形，淡紫色，花瓣倒卵形，外面疏被纤毛和星状长柔毛。果：蒴果卵圆形。种子：种子肾形，背部被黄白色长柔毛。花果期 7—11 月。

【生境分布】生于房前屋后、道边、庭院等处。分布于我国华东、中南、西南及河北、陕西等地；有栽培。

【药用部位（药材名称）及采收加工】花（木槿花）、叶（木槿叶）、果实（木槿子、朝天子）、茎皮或根皮（木槿皮）、根（木槿根）。木槿花：夏秋季选晴天早晨，花半开时采摘，晒干。木槿叶：全年可采，鲜用或晒干。果实：秋季采摘成熟果实，晒干。木槿皮：茎皮于 4—5 月剥取，晒干；根皮于秋末剥取，晒干。木槿根：全年可挖，洗净，切片，鲜用或晒干。

【临床应用】木槿花：甘、苦，凉；归脾、肺、肝经。清热利湿，凉血解毒；用于肠风泻血，赤白下痢，痔疮出血，肺热咳嗽，咳血，白带，疮疖痈肿，烫伤。木槿叶：苦，寒；归心、胃、大肠经。清热解毒；用于赤白痢疾，肠风，痈肿疮毒。果实：甘，寒；归肺、心、肝经。清肺化痰，止头痛，解毒；用于痰喘咳嗽，支气管炎，偏正头痛，黄水疮，湿疹。木槿皮：甘、苦，微寒；归大肠、肝、心、肺、胃、脾经。清热利湿，杀虫止痒；用于湿热泻痢，肠风泻血，脱肛，痔疮，赤白带下，阴道滴虫，皮肤疥癣，阴囊湿疹。木槿根：甘，凉；归肺、肾、大肠经。清热解毒，消痈肿；用于肠风，痢疾，肺痈，肠痈，痔疮肿痛，赤白带下，疥癣，肺结核。

【备　　注】木槿的变种和栽培品种较多；花有单瓣和重瓣、长苞和短苞、白花和紫花，等等。

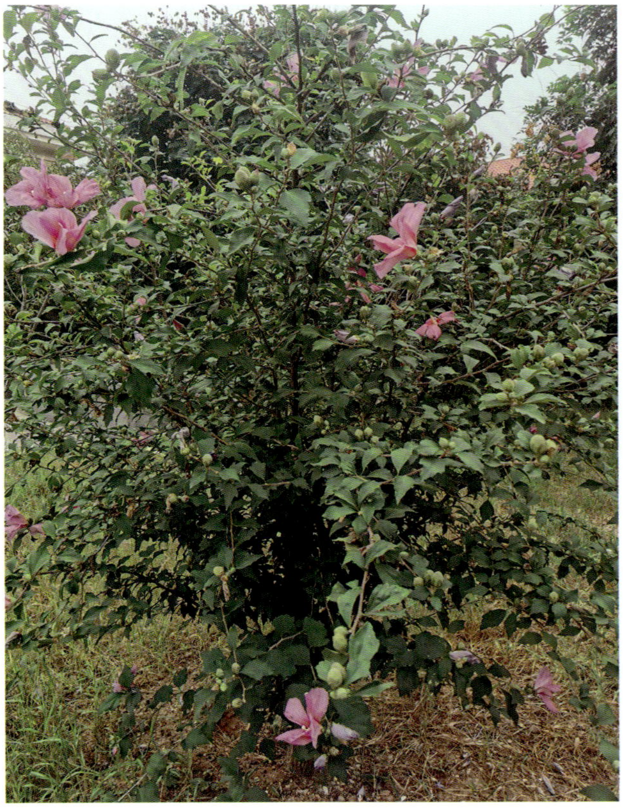

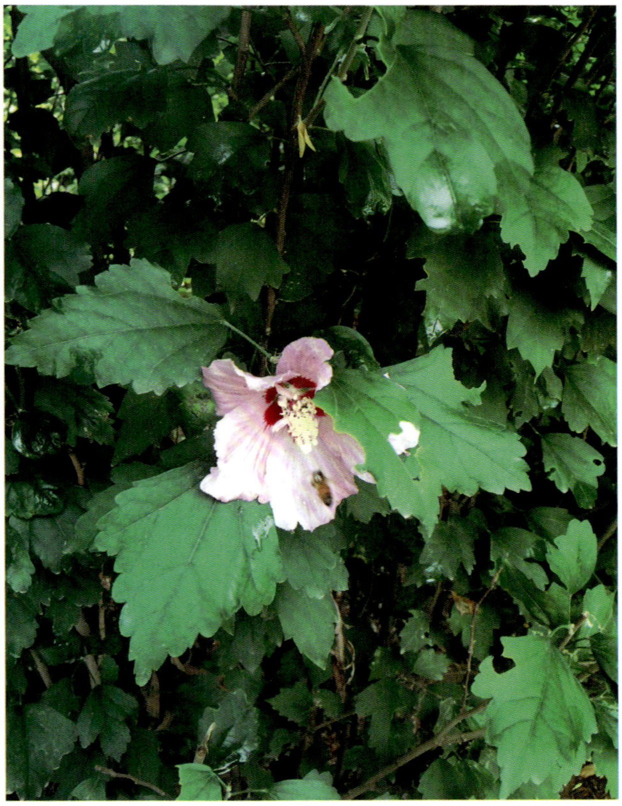

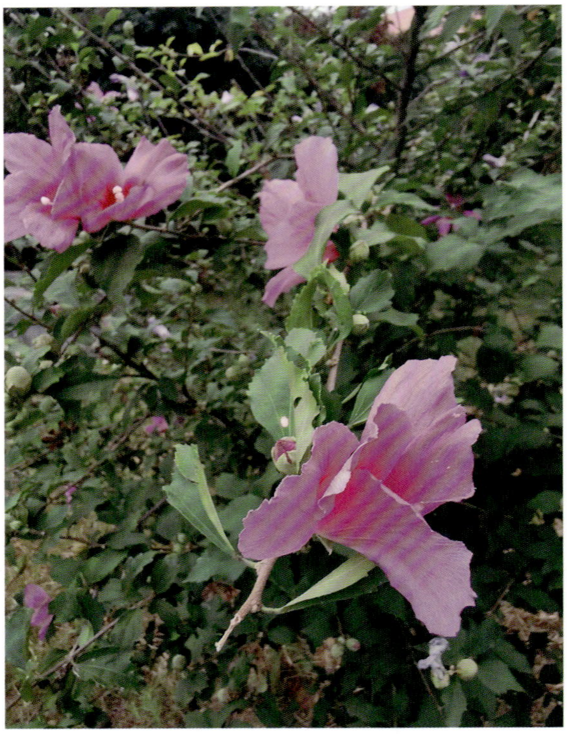

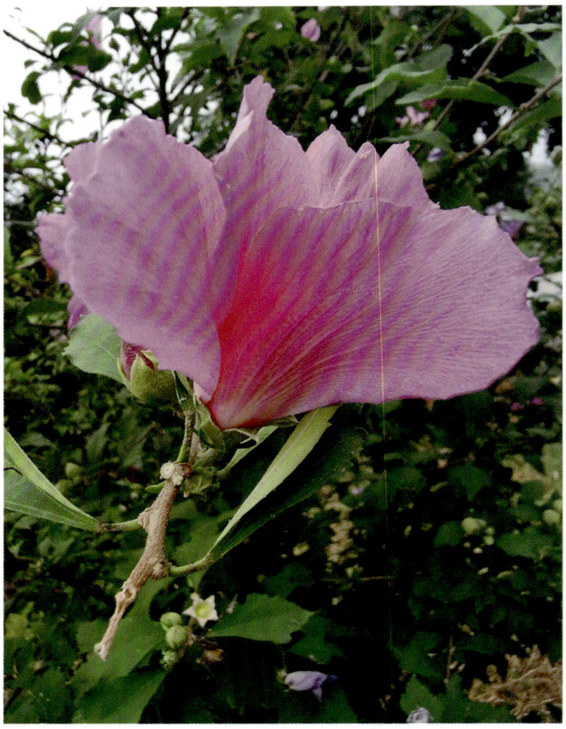

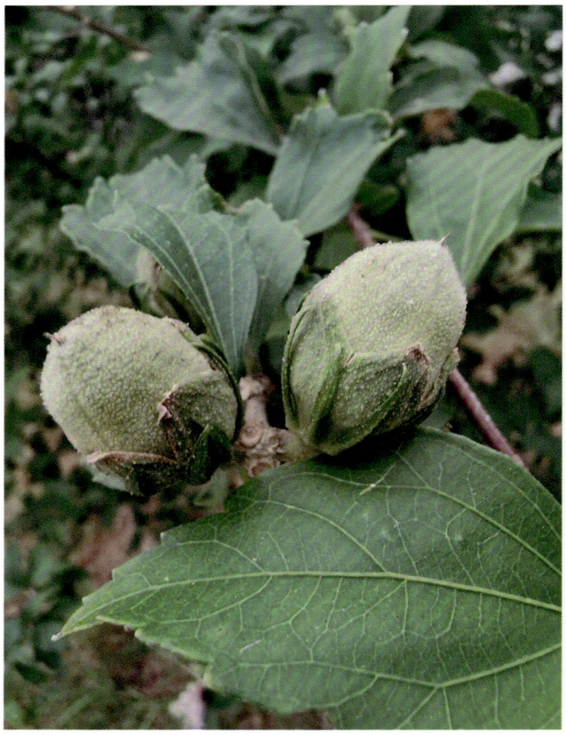

野西瓜苗

【基　　原】锦葵科木槿属野西瓜苗 *Hibiscus trionum* L.

【别　　名】小秋葵、打瓜花、山西瓜秧。

【形态特征】1年生草本。**茎：**茎柔软，直立或平卧；全株被星状粗硬毛。**叶：**叶2型；下部叶近圆形，边缘具齿裂；上部叶掌状3～5深裂，中间裂片较大，裂片倒卵状长圆形，先端钝，边缘具羽状缺刻或大锯齿。**花：**花单生于叶腋，花梗被星状粗硬毛；小苞片多数，线形，基部合生；花萼钟形，淡绿色，裂片5，膜质，三角形，具纵向紫色条纹，中部以上合生；花淡黄色，内面基部紫色，花瓣5，倒卵形；雄蕊多数，花丝纤细，结合成圆筒，花药黄色；花柱顶端5裂，柱头头状。**果：**蒴果长圆状球形，被粗硬毛，果瓣5，果皮薄，黑色。**种子：**种子肾形，成熟后黑褐色，具腺状突起。花果期7—10月。

【生境分布】生于平原、山野、丘陵、路边、荒地、田埂。分布于全国各地；有栽培。

【药用部位（药材名称）及采收加工】根或全草（野西瓜苗）、种子（野西瓜苗子）。野西瓜苗：夏秋季采收，鲜用或晒干。野西瓜苗子：秋季果实成熟时采摘果实，晒干，打下种子，除去杂质。

【临床应用】野西瓜苗：甘，寒；归肺、肝、肾经。清热解毒，祛风除湿，止咳，利尿；用于急性关节炎，感冒咳嗽，肠炎，痢疾；外用治烧烫伤、疮毒。野西瓜苗子：辛，平。润肺止咳，补肾；用于肺结核咳嗽，肾虚头晕耳鸣耳聋。

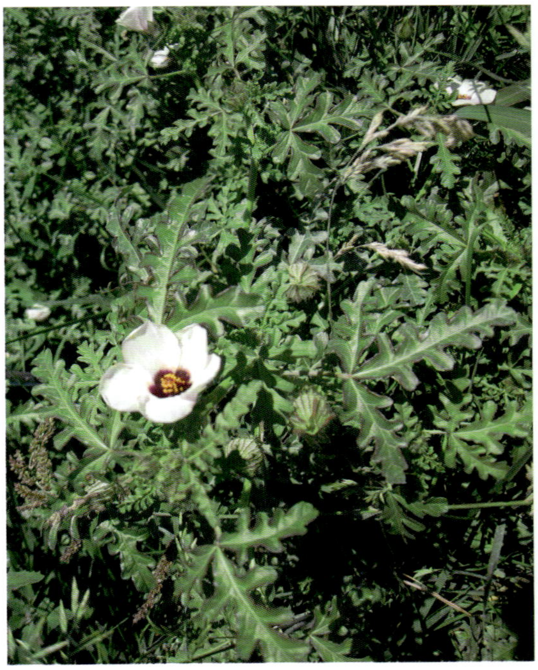

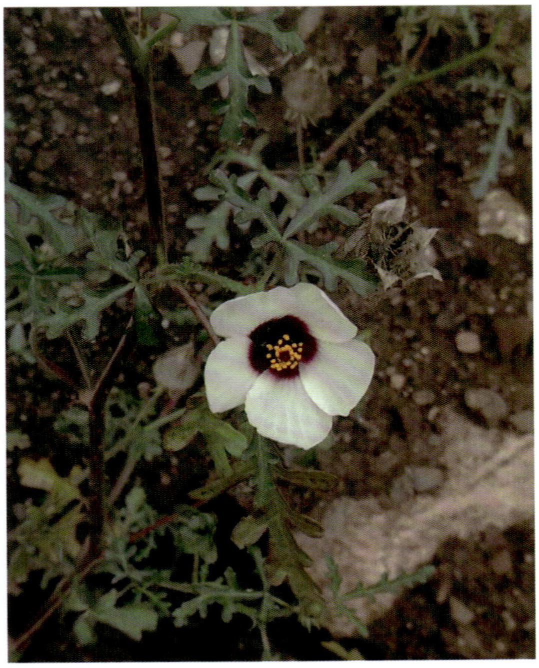

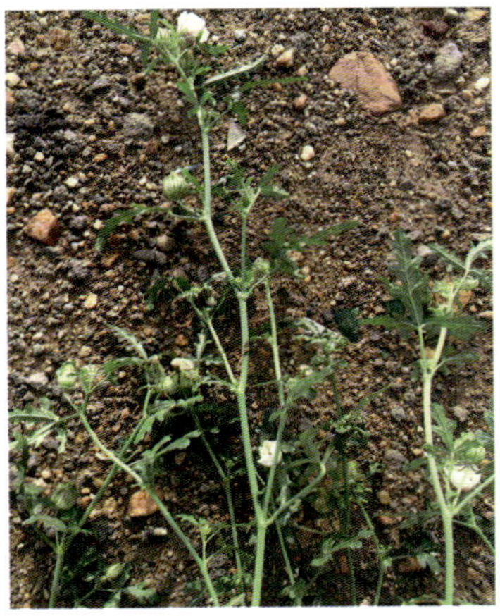

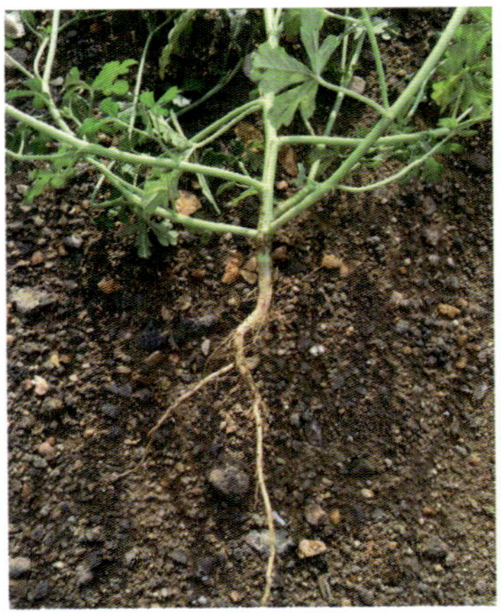

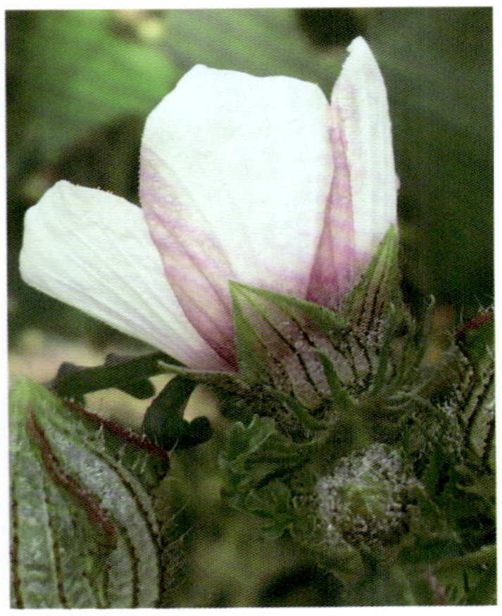

陆地棉

【基　　原】锦葵科棉属陆地棉 *Gossypium hirsutum* L.

【别　　名】美棉、美洲棉、墨西哥棉、大陆棉、高地棉。

【形态特征】1 年生草本。**茎：**小枝疏被长毛。**叶：**叶阔卵形，基部心形或截形，常 3 浅裂，稀 5 裂，中裂片常深裂达叶片之半，裂片宽三角状卵形，先端突渐尖，基部宽，上面近无毛，沿脉被粗毛，下面疏被长柔毛；叶柄长 3 ～ 14 cm，疏被柔毛；托叶卵状镰形，早落。**花：**花单生于叶腋，花梗通常较叶柄略短；小苞片 3，分离，基部心形，边缘具 7 ～ 9 齿，被长硬毛和纤毛；花萼杯状，裂片 5，三角形，具缘毛；花白色或淡黄色，后变淡红色或紫色。**果：**蒴果卵圆形，具喙。**种子：**种子卵圆形，具白色棉毛。花果期 7—11 月。

【生境分布】全国各地有栽培。

【药用部位（药材名称）及采收加工】种子上的棉毛（棉花）、种子（棉花子、棉籽）、根或根皮（棉花根）、外果皮（棉花壳）。棉花：秋季采收，晒干。种子：秋季采收棉花时，收集种子，晒干。棉花根：秋季采挖，洗净，切片，晒干；或剥取根皮，切段晒干。棉花壳：轧取棉花时收集。

【临床应用】棉花：甘，温；归心、肝经。止血；用于吐血，便血，血崩，金疮出血。种子：辛，热，有毒；归肾、脾、女子胞经。温肾，通乳，活血止血；用于阳痿，腰膝冷痛，白带，遗尿，胃痛，乳汁不通，崩漏，痔血。棉花根：甘，温；归肺、脾、肝经。止咳平喘，通经止痛；用于咳嗽，气喘，月经不调，崩漏。棉花壳：辛，温；归胃经。温胃降逆，化痰止咳；用于噎膈，胃寒呃逆，咳嗽气喘。

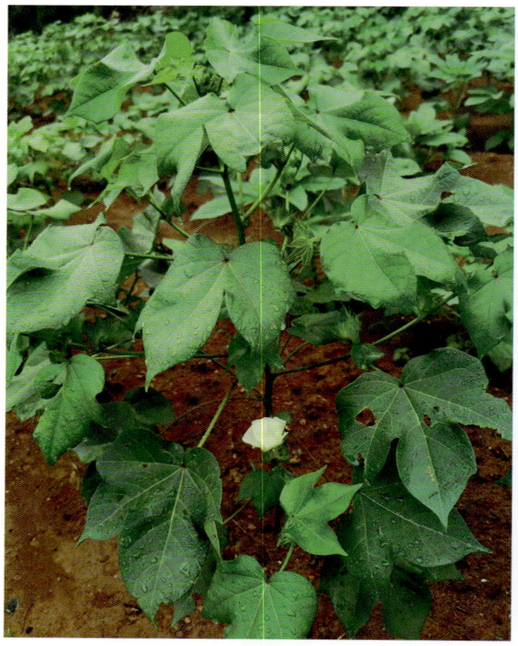

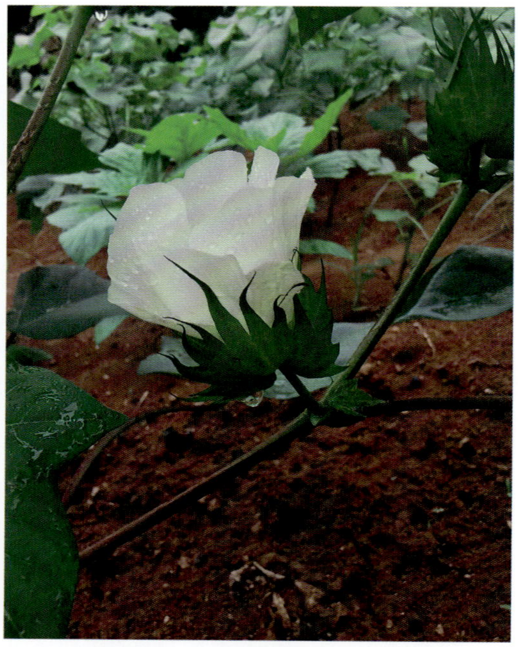

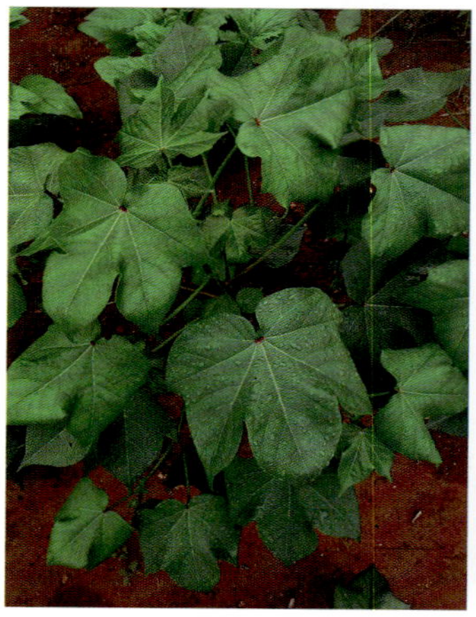

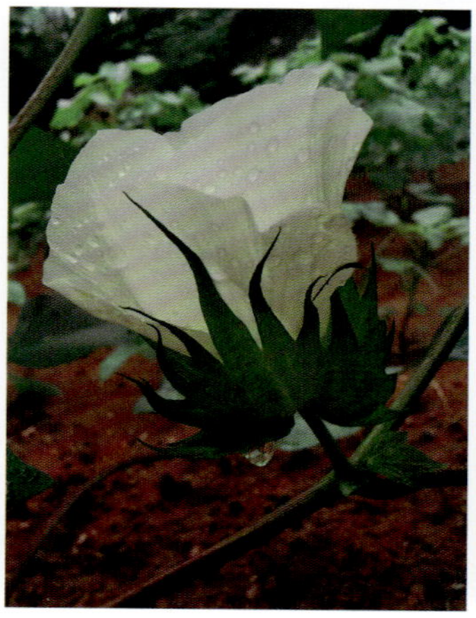

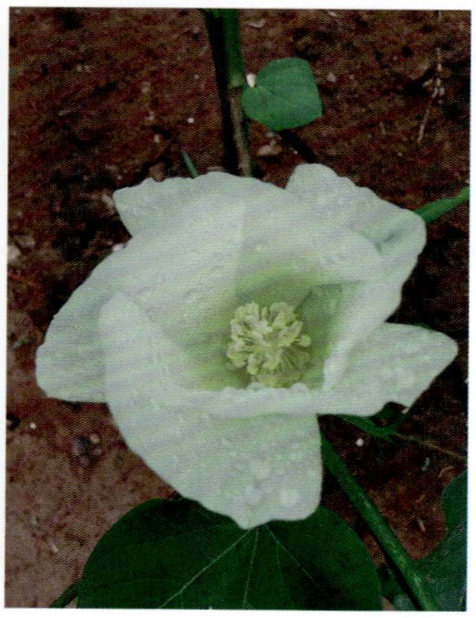

【基　　原】锦葵科梧桐属梧桐 *Firmiana simplex*（Linnaeus）W. Wight

【别　　名】青桐。

【形态特征】落叶乔木。茎：树皮青绿色，平滑。叶：叶心形，掌状 3 ～ 5 裂，裂片三角形，顶端渐尖，基部心形，两面无毛或略被短柔毛，基生脉 7 条；叶柄与叶片等长。花：圆锥花序顶生，大型；花淡黄绿色；萼 5，深裂几至基部，萼片条形，向外卷曲，外面被淡黄色短柔毛，内面仅在基部被柔毛；花梗与花几等长；雄花的雌雄蕊柄与萼等长，下半部较粗，无毛，花药不规则地聚集在雌雄蕊柄的顶端，退化子房梨形且甚小；雌花的子房圆球形，被毛。果：蓇葖果膜质，有柄，成熟前开裂成叶状，每蓇葖果有种子 2 ～ 4 个。种子：种子圆球形，表面有皱纹，直径约 7 mm。花果期 6—9 月。

【生境分布】全国各地有栽培。

【药用部位（药材名称）及采收加工】种子（梧桐子）、根（梧桐根）、树皮（梧桐白皮）、叶（梧桐叶）。梧桐子：秋季种子成熟时将果枝采下，打落种子，簸去杂质，晒干。梧桐根：全年均可采挖，洗去泥沙，切片，鲜用或晒干。梧桐白皮：全年可采，剥取韧皮部，晒干。梧桐叶：夏秋季采集，随采随用或晒干。

【临床应用】梧桐子：甘，平；归心、肺、胃经。顺气，和胃，消食；用于伤食，胃痛，疝气，小儿口疮。梧桐根：甘，平；归肺、肝、肾、大肠经。祛风除湿，调经止血，解毒疗疮；用于风湿关节疼痛，吐血，肠风下血，月经不调，跌打损伤。梧桐白皮：甘、苦，凉；归肝、脾、肺、肾、大肠经。祛风除湿，活血通经；用于风湿痹痛，月经不调，痔疮脱肛，丹毒，恶疮，跌打损伤。梧桐叶：苦，寒；归肺、肝经。祛风除湿，解毒消肿，降血压；用于风湿痹痛，跌打损伤，痈疮肿毒，痔疮，小儿疳积，泻痢，高血压病。

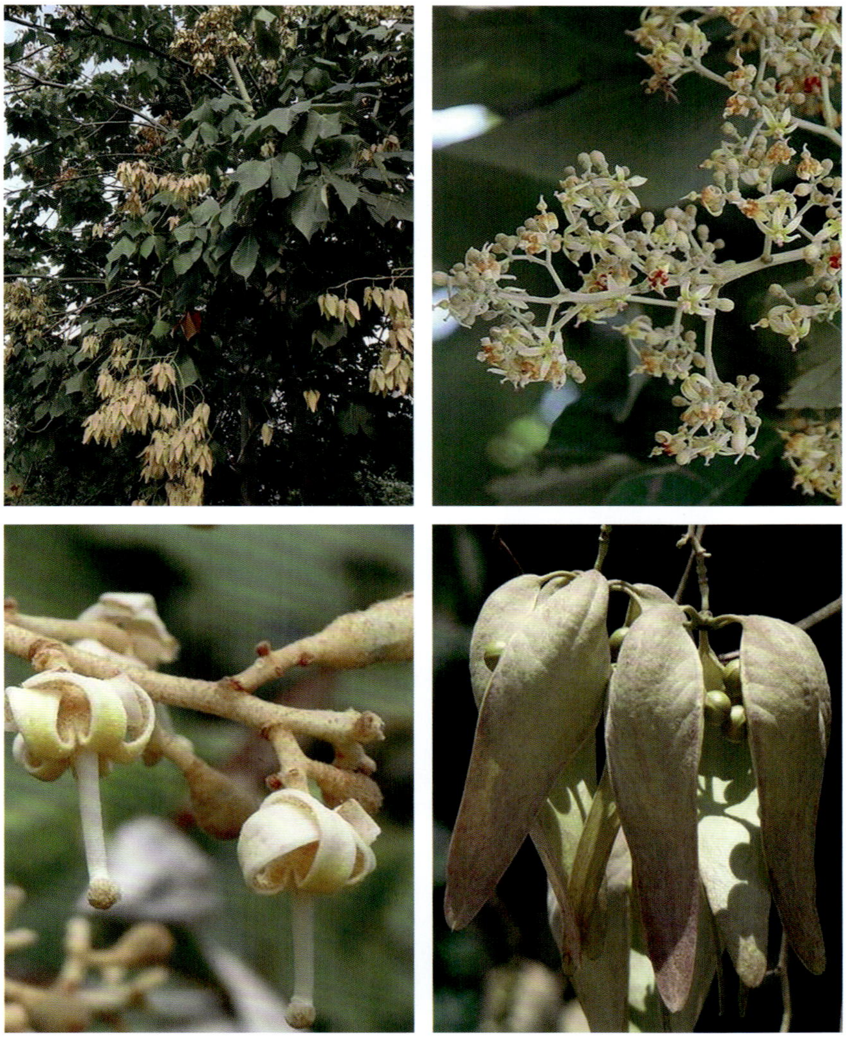

软枣猕猴桃

【基　　原】猕猴桃科猕猴桃属软枣猕猴桃 *Actinidia arguta*（Sieb.et Zucc）Planch.ex Miq.

【别　　名】软（圆）枣子、猕猴梨、藤梨、洋桃藤。

【形态特征】攀缘藤本。茎：老枝片状剥裂，浅灰褐色；髓呈褐色，片层状。叶：叶互生；叶卵圆形、椭圆状卵形或长圆形，先端突尖或短尾尖，基部圆形或心形，稀近楔形，边缘有锐锯齿，下面脉腋有淡棕色或灰白色柔毛；花：聚伞花序腋生，有花 3 ～ 6 朵；花单性，雌雄异株或单性花与两性花共存；花白色，花被 5 数；萼片仅边缘有毛；雄蕊多数，花药暗紫色，花柱丝状，多数。果：浆果球形至长圆形，光滑。花果期 6—9 月。

【生境分布】生于山地灌丛中、林内。分布于我国东北、华东、华北及陕西、江西、河南、湖北、云南等地。

【药用部位（药材名称）及采收加工】根（猕猴梨根）、叶（猕猴梨叶）、果实（软枣子）。猕猴梨根：秋冬季采挖，洗净切片，晒干。猕猴梨叶：夏秋季采叶，晒干。软枣子：秋季果实成熟时采摘，鲜用或晒干。

【临床应用】猕猴梨根：淡、微涩，平。清热利湿，祛风除痹，解毒消肿，止血；用于黄疸，消化不良，呕吐，风湿痹痛，消化道癌肿，痈疡疮疖，跌打损伤，外伤出血，乳汁不下。猕猴梨叶：淡、微涩。健胃，清热，利湿；用于消化不良，呕吐，腹泻，黄疸，风湿关节痛。软枣子：甘、微酸，微寒；归胃经。滋阴清热，除烦止渴，通淋；用于热病津伤或阴血不足所致烦渴引饮，砂淋，石淋，维生素 C 缺乏症，牙龈出血，肝炎；可作滋补营养剂。

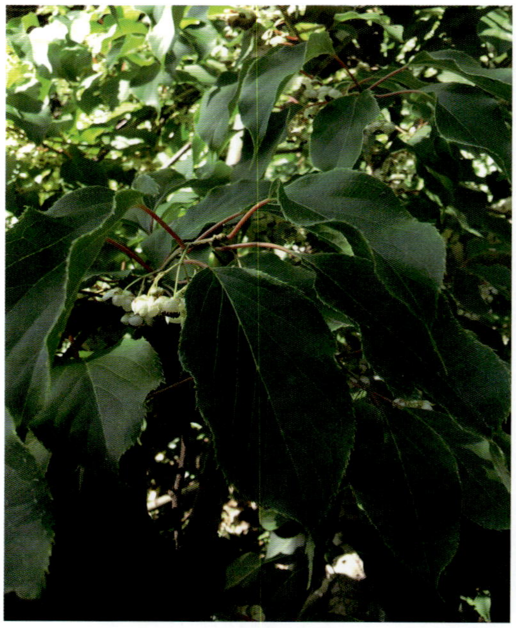
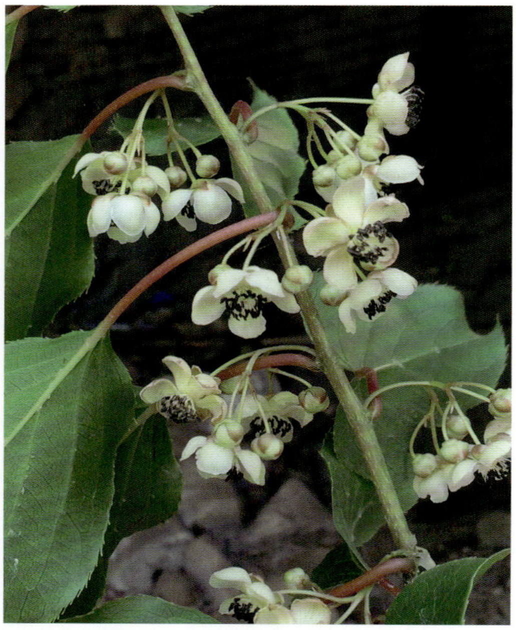
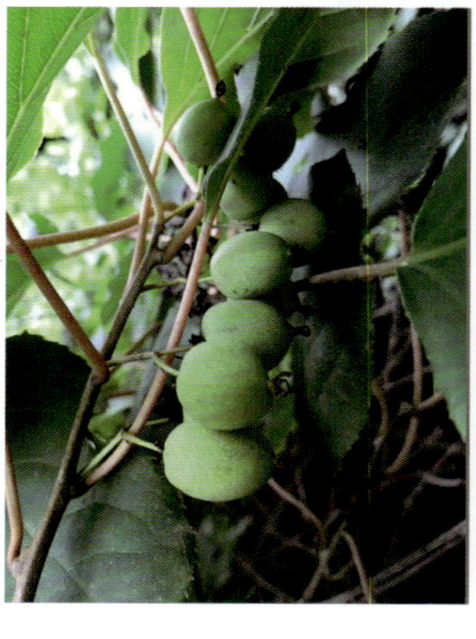
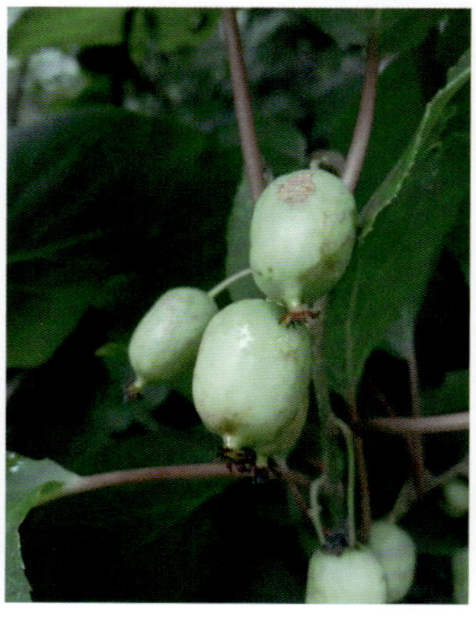
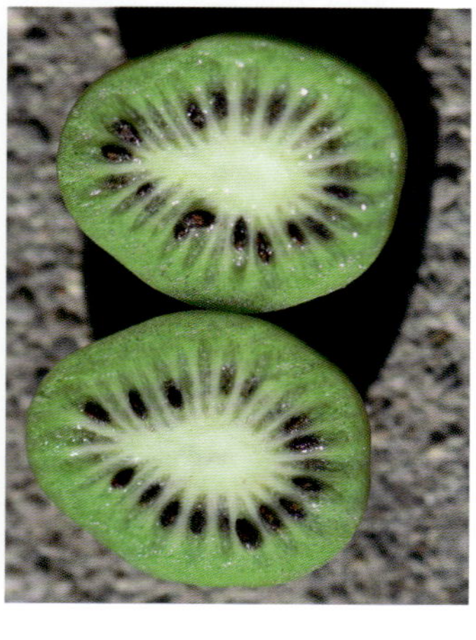

黄海棠

【基　　原】藤黄科金丝桃属黄海棠 *Hypericum ascyron* L.

【别　　名】湖南连翘、假连翘、红旱莲、金丝蝴蝶、黄花刘寄奴、大汗淋草、房心草、鸡心茶等。

【形态特征】多年生草本。**根：**主根圆锥形，稍显木质，棕褐色，支根多数。**茎：**茎直立或在基部上升，单一或数茎丛生，不分枝或上部分枝，茎及枝条具4棱。**叶：**叶对生；叶披针形、长圆状披针形、长圆状卵形、椭圆形或狭长圆形，先端尖或钝，基部楔形或心形而抱茎，全缘，上面绿色，下面常淡绿色且散布淡色腺点。**花：**花数朵，顶生，排列成聚伞花序；萼片5，不等长，卵形、披针形、椭圆形或长圆形，先端锐尖或钝，全缘，结果时直立；花瓣5，金黄色，狭倒卵形，稍偏斜而弯曲；雄蕊多数，基部合成5束，花药金黄色，具松脂状腺点；花柱5，自基部或自上部4/5处分离。**果：**蒴果圆锥形，棕褐色，成熟后先端5瓣裂。**种子：**种子多数，棕色或黄褐色，圆柱形，微弯曲，有龙骨状突起或狭翅，具细蜂窝纹。花果期6—9月。

【生境分布】生于荒坡、山野、路边。除青海、新疆外，分布于我国大部分地区。

【药用部位（药材名称）及采收加工】全草（刘寄奴、红旱莲、湖北刘寄奴）。7—8月果实成熟时割取地上部分，用热水泡过，晒干。

【临床应用】微苦，寒，无毒；归肝经。平肝，止血，败毒，消肿；用于头痛，吐血，跌打损伤，疮疖。

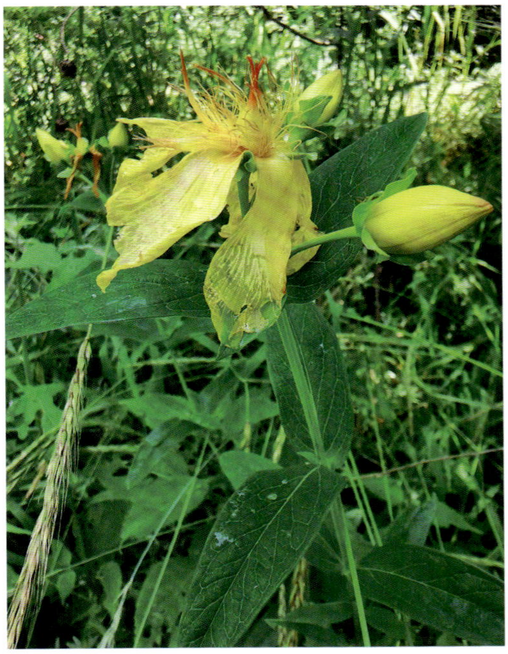

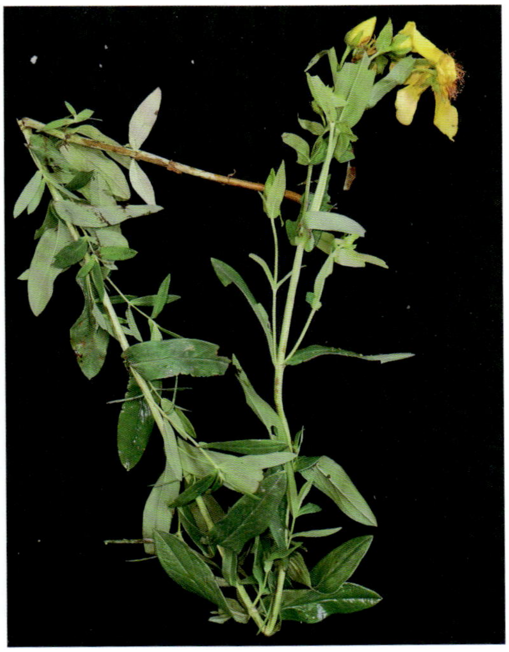

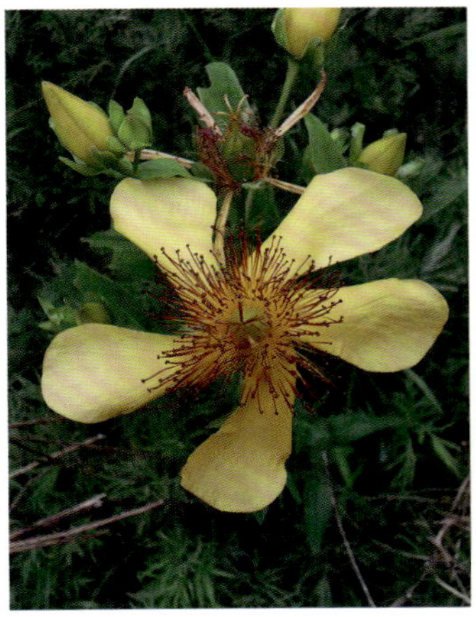

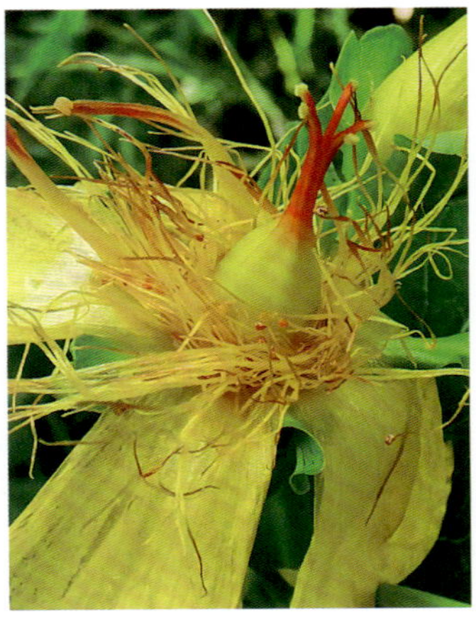

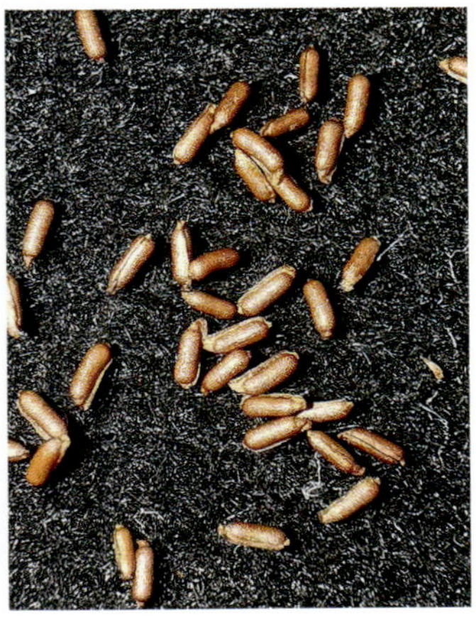

赶山鞭

【基　　原】藤黄科金丝桃属赶山鞭 *Hypericum attenuatum* Choisy

【别　　名】小茶叶、小金钟、野（小、乌腺）金丝桃、小叶牛心菜、紫草、胭脂草、小旱莲等。

【形态特征】多年生草本。茎：根茎具发达的侧根及须根；茎数个丛生，直立，圆柱形，常有 2 条纵棱，具黑色腺点。叶：叶无柄；叶片卵状长圆形、卵状披针形或长圆状倒卵形，先端圆钝或渐尖，基部渐狭或微心形，略抱茎，全缘，两面通常光滑，下面散生黑腺点，侧脉 2 对，与中脉在上面凹陷，下面凸起。花：花序顶生，多花或少花，为近伞房状或圆锥花序；苞片长圆形；萼片卵状披针形，先端锐尖，表面及边缘散生黑腺点；花瓣淡黄色，长圆状倒卵形，先端钝形，表面及边缘有稀疏的黑腺点；雄蕊 3 束，花药具黑腺点；子房卵珠形，花柱 3，自基部离生。果：蒴果卵珠形或长圆状卵珠形，具长短不等的条状腺斑。种子：种子黄绿、浅灰黄或浅棕色，圆柱形，微弯，两端钝形且具小尖突，两侧有龙骨状突起，表面有细蜂窝纹。花果期 7—9 月。

【生境分布】生于草地、山坡、石砾地、林内、林缘等处。分布于我国东北、华北、华东、华南及陕西、甘肃、河南等地。

【药用部位（药材名称）及采收加工】全草（赶山鞭）。秋季采收，晒干。

【临床应用】苦，平；归心经。凉血止血，活血止痛，解毒消肿；用于吐血，咯血，崩漏，外伤出血，风湿痹痛，跌打损伤，痈肿疔疮，乳痈肿痛，乳汁不下，烫伤及蛇虫咬伤。

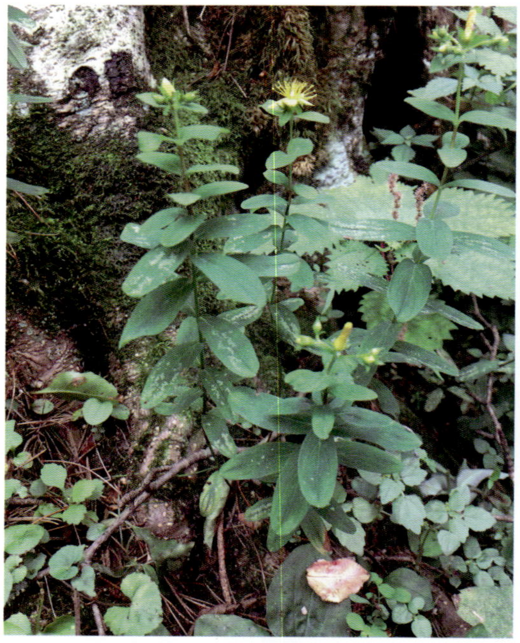

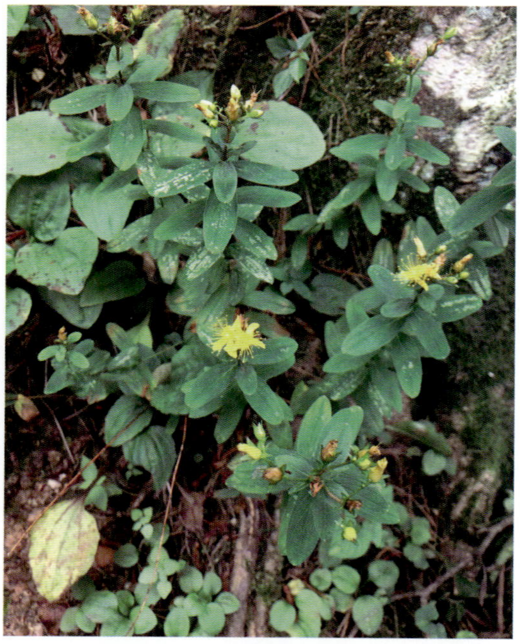

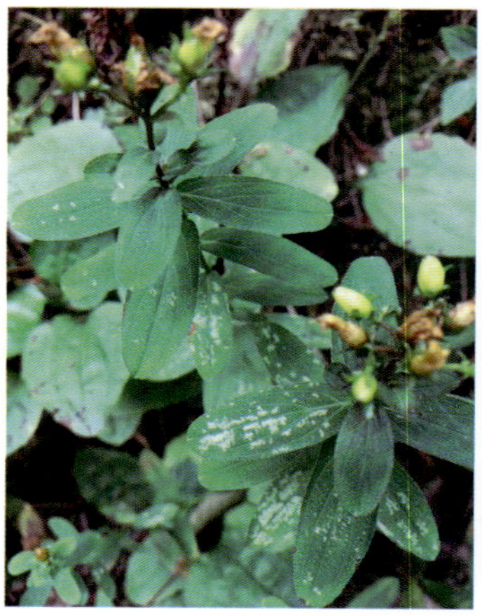

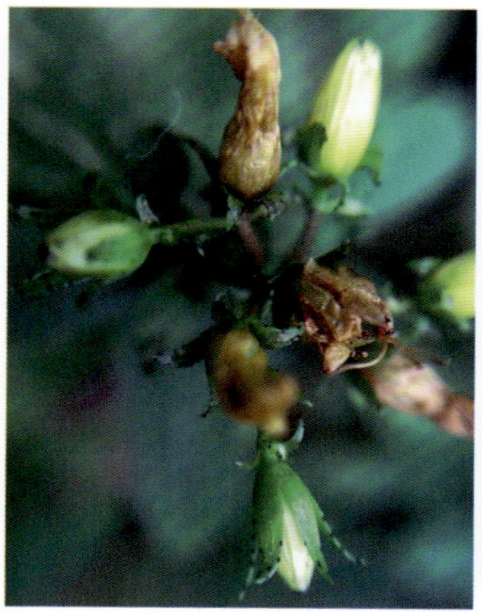

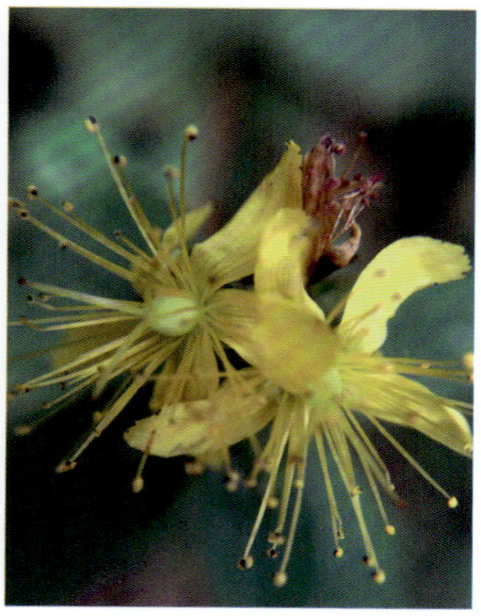

柽柳

【基　　原】柽柳科柽柳属柽柳 *Tamarix chinensis* Lour.

【别　　名】三春柳、西河柳、观音柳、西湖杨、红筋条、红荆条。

【形态特征】半常绿乔木或灌木。茎：老枝直立，暗褐红色，光亮；幼枝稠密细弱，常开展而下垂，红紫色或暗紫红色，有光泽；多年生嫩枝繁密纤细，悬垂。叶：叶长圆状披针形、长卵形、钻形或卵状披针形，半贴生，先端渐尖而内弯，基部变窄，背面有龙骨状突起。每年开花 2 ～ 3 次。花：春季开花：总状花序侧生于去年生木质化的小枝上，花大而少，小枝亦下倾；有短总花梗或近无梗，苞片线状长圆形或长圆形，渐尖，与花梗等长或稍长；花梗纤细，较萼短；花 5 出；萼片 5，花瓣 5，粉红色；雄蕊 5，花柱 3。夏秋季开花：总状花序较春生者细，生于当年生幼枝顶端，组成顶生大圆锥花序，疏松而通常下弯；花 5 出；苞片较春季花的苞片狭细，较花梗长；花萼三角状卵形；花瓣粉红色，直而略外斜，远比花萼长；雄蕊 5，长等于花瓣或为其 2 倍。果：蒴果圆锥形。花果期 4—9 月。

【生境分布】生于平原、海滨、滩头、盐碱地、沙荒地等处。分布于辽宁、河北、河南、山东、江苏、安徽等地。

【药用部位（药材名称）及采收加工】嫩枝叶（柽柳、西河柳）、花（柽柳花）。嫩枝叶：未开花时采收幼嫩枝梢，鲜用或阴干。柽柳花：采收加工未见记载。

【临床应用】嫩枝叶：甘、辛，平；归肺、胃、心经。疏风，解表，透疹，解毒；用于风热感冒，麻疹初起，疹出不透，风湿痹痛，皮肤瘙痒。柽柳花：治中风，清热毒，发麻疹。

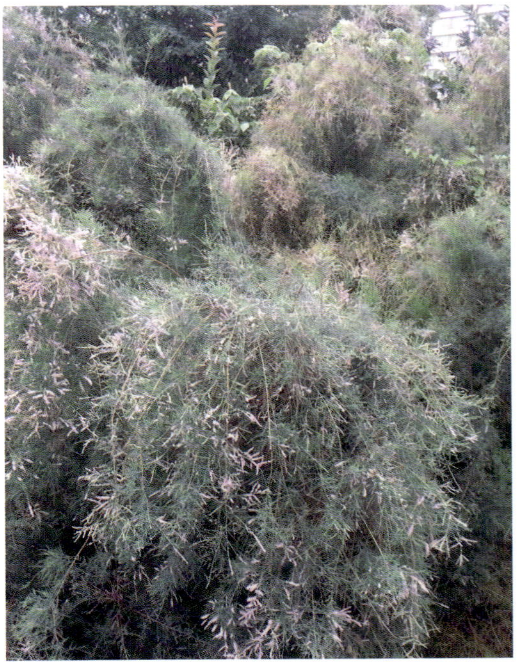

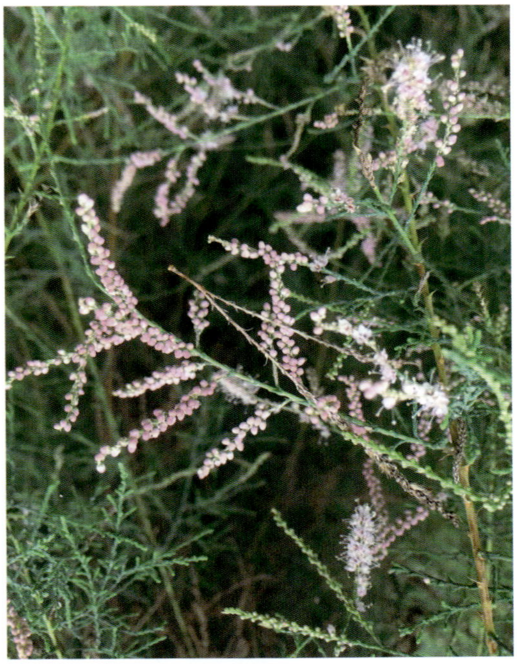

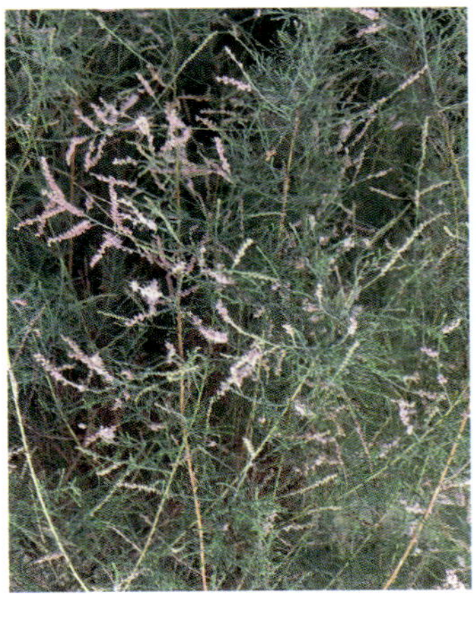

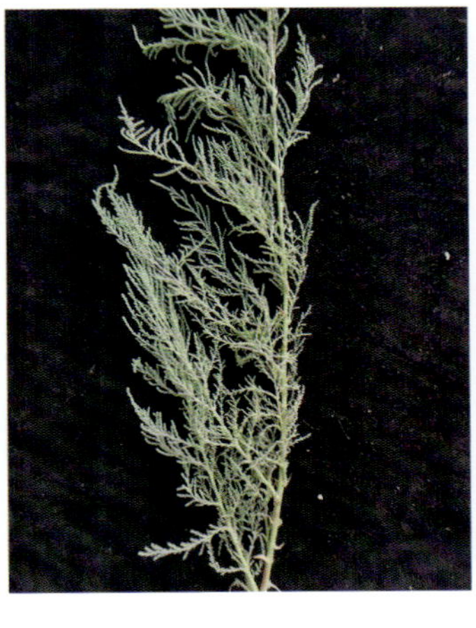

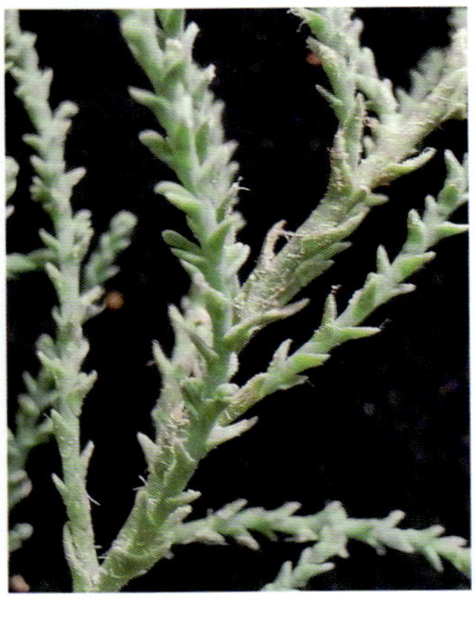

宽苞水柏枝

【基　　原】柽柳科水柏枝属宽苞水柏枝 *Myricaria bracteata* Royle

【别　　名】具苞水柏枝、河柏、水柽柳、臭红柳。

【形态特征】半常绿灌木。**茎：**茎多分枝；老枝灰褐色或紫褐色，多年生枝红棕色或黄绿色，有光泽和条纹。**叶：**叶密生于当年生绿色小枝上，卵形、卵状披针形、线状披针形或狭长圆形，先端钝或锐尖，基部略扩展或不扩展，常具狭膜质的边。**花：**总状花序顶生于当年生枝条上，密集呈穗状；苞片通常宽卵形、椭圆形或菱形，先端渐尖，边缘为膜质；萼片披针形，长圆形或狭椭圆形，先端钝或锐尖，常内弯，具宽膜质边；花瓣倒卵形或倒卵状长圆形，先端圆钝，常内曲，基部狭缩，具脉纹，粉红色、淡红色或淡紫色；雄蕊略短于花瓣，花丝 1/2 或 2/3 部分合生；子房圆锥形，柱头头状。**果：**蒴果狭圆锥形。**种子：**种子狭长圆形或狭倒卵形，顶端芒柱一半以上被白色长柔毛。花果期 6—9 月。

【生境分布】生于河谷、砂砾质河滩，湖边砂地、山前冲积砂砾地、戈壁滩等处。分布于我国西北、华北及西藏、河南等等地。

【药用部位（药材名称）及采收加工】嫩枝（翁波、具苞水柏枝）。春夏季采收，剪取幼嫩枝条，阴干或晒干。

【临床应用】甘，温。升阳发散，解毒透疹，祛风止痒；用于麻疹不透，高热，咳嗽，腮腺炎，风湿性关节炎，风疹瘙痒，癣症，血热酒毒。

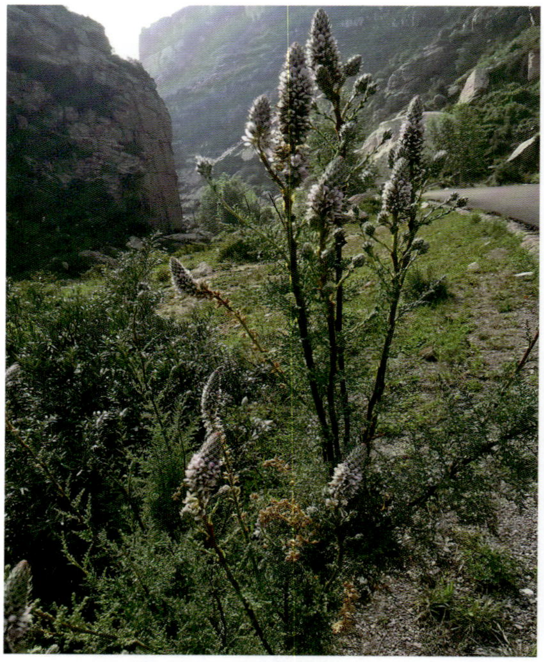

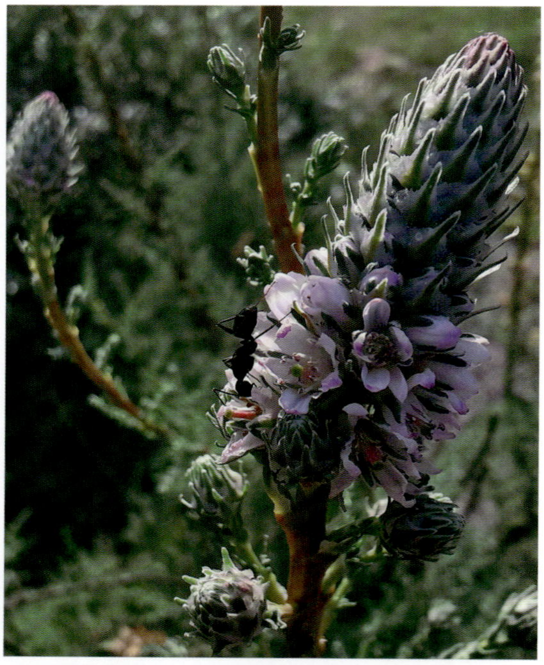

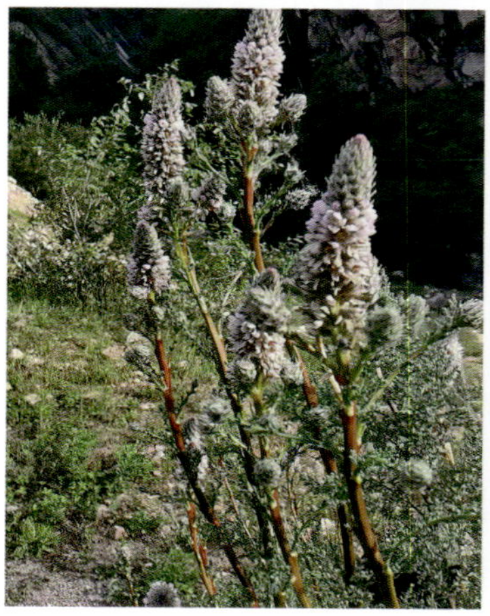

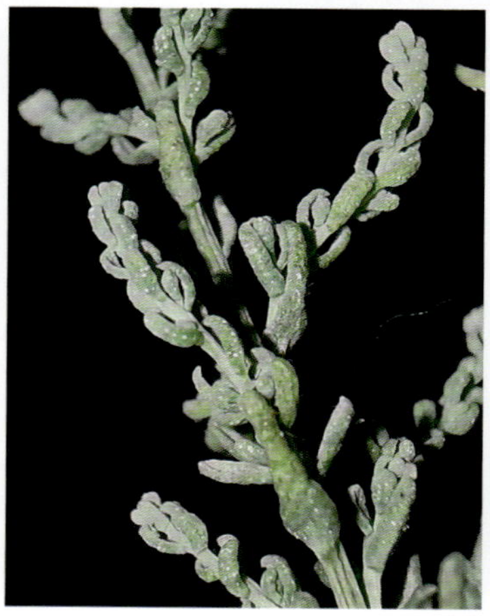

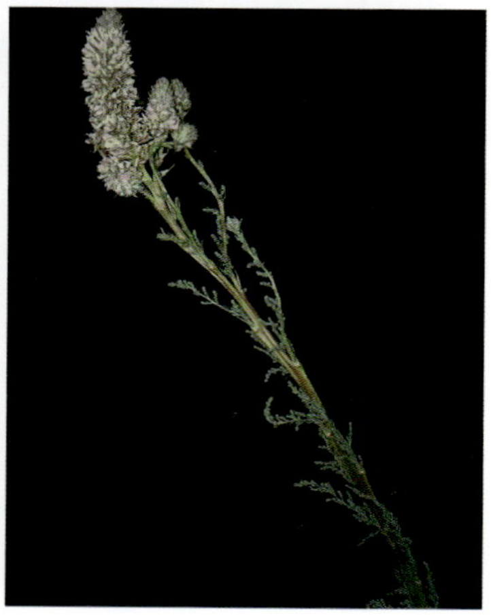

白花地丁

【基　　原】堇菜科堇菜属白花地丁 *Viola patrinii* DC. ex Ging.

【别　　名】白花堇菜。

【形态特征】多年生草本。**根：**根粗长，直伸。**茎：**根状茎粗短。**叶：**叶多数，基生；叶片长圆形、椭圆形、狭卵形或长圆状披针形，先端圆钝，基部截形、微心形或宽楔形，下延于叶柄，边缘两侧近平行，疏生波状浅圆齿或近全缘，两面无毛或沿叶脉上有细短毛；叶柄细长，通常比叶片长 2～3 倍，上部具明显的翅；托叶约 2/3 与叶柄合生，离生部分线状披针形。**花：**花中等大，白色，带淡紫色脉纹；花梗细弱，通常高出叶或与叶近等长，在中部以下有 2 枚线形小苞片；萼片卵状披针形或披针形，先端稍尖或微钝，基部具短而钝的附属物；侧方花瓣长圆状倒卵形，里面有细须毛；距短而粗，浅囊状，末端圆。**果：**蒴果矩圆形，无毛。**种子：**种子卵球形，黄褐色至暗褐色。花果期 5—9 月。

【生境分布】生于沼泽化草甸、草甸、河岸湿地、灌丛及林缘较阴湿处。分布于我国东北及内蒙古、河北、河南等地。

【药用部位（药材名称）及采收加工】全草（铧头草）。2—7 月有花果时采收。

【临床应用】辛、微苦，寒。清热解毒，散瘀消肿；用于肠痈，疔疮，红肿疮毒，黄疸，淋浊，目生翳障。

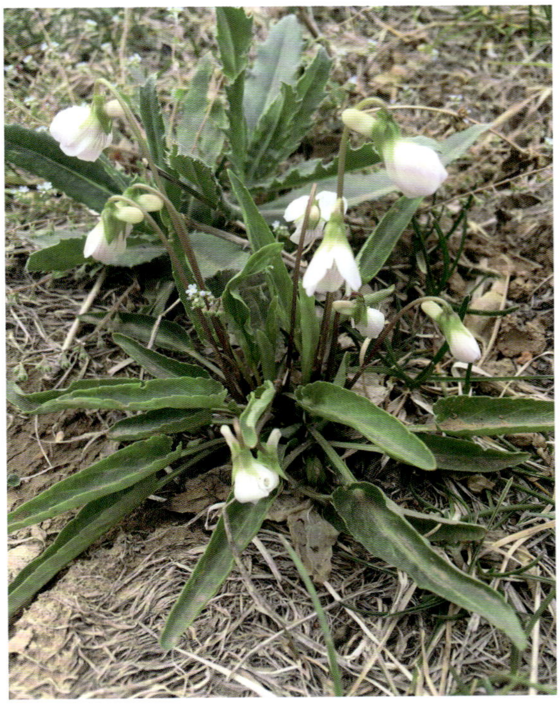
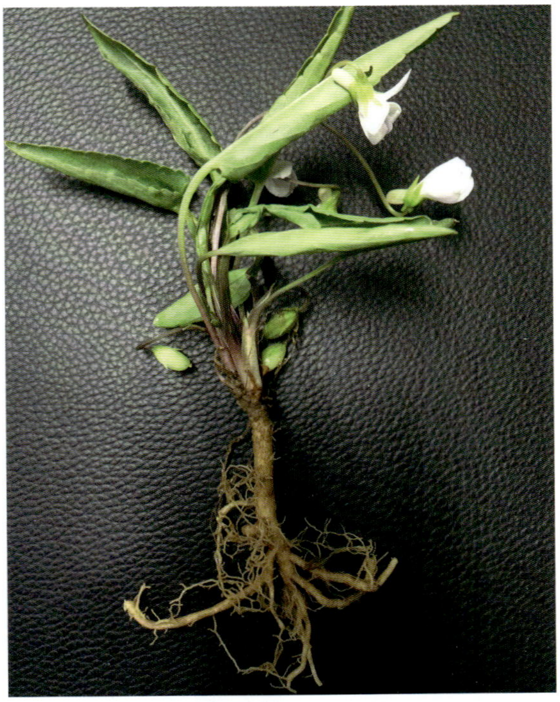
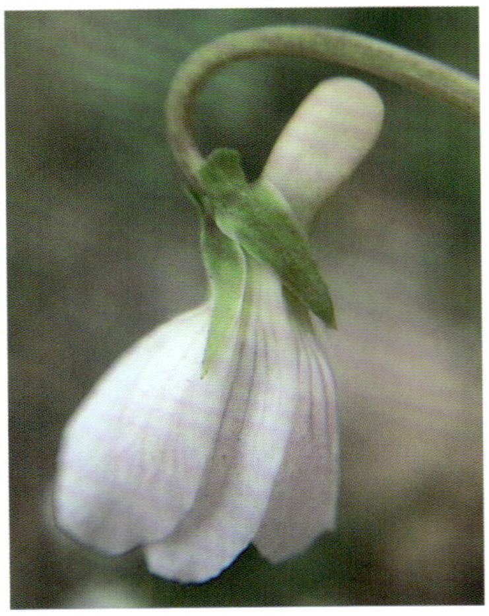
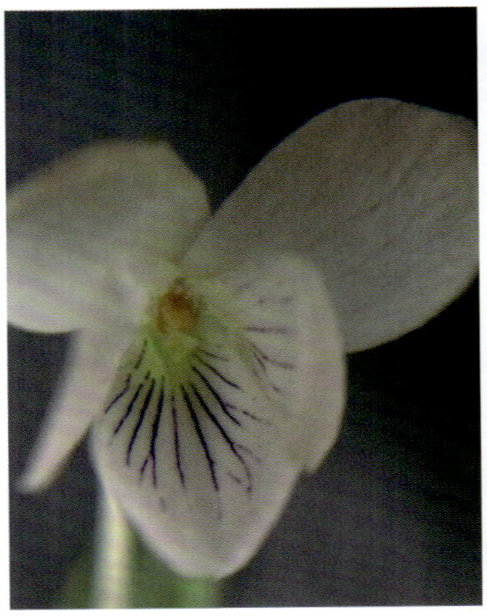
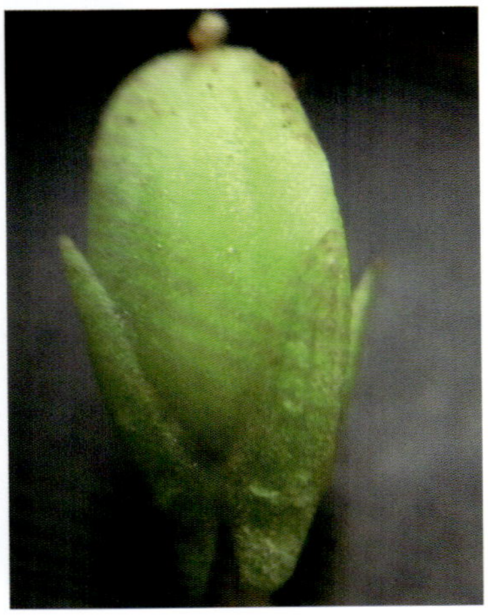

斑叶堇菜

【基　　原】堇菜科堇菜属斑叶堇菜 *Viola variegate* Fisch.

【别　　名】天蹄。

【形态特征】多年生草本。**根：**根细长，白色或黄白色。**茎：**根茎细短，无地上茎。**叶：**叶基生，呈莲座状；叶圆形或广卵圆形，先端圆，基部心形，边缘具圆齿，上面绿色至暗绿色，沿叶脉有明显的白色斑纹带，下面淡绿色且常稍带紫红色，两面常被短毛；托叶近半与叶柄合生，披针形。**花：**花梗1至多个，紫色，高出叶，果梗比叶短；苞片线状，生于花梗中下部；萼片披针形或卵状披针形，常带紫色，具3脉；花紫红色或暗紫色，花瓣倒卵形，侧瓣有较多的白色须毛，下瓣基部白色并有堇色条纹，有1距，距筒状；雄蕊5，下方2枚雄蕊的距细而长；子房近球形，无毛，花柱棒状，花柱向上渐粗，柱头面略平。**果：**蒴果椭圆形，有紫斑。**种子：**种子淡褐色。花果期4—9月。

【生境分布】生于坡地、林下、灌丛、岩石缝中。分布于我国东北、华北及陕西、甘肃、安徽等地。

【药用部位（药材名称）及采收加工】全草（斑叶堇菜）。夏秋季采收，洗净，鲜用或晒干。

【临床应用】甘，凉。清热解毒，凉血止血；用于痈疮肿毒，创伤出血。

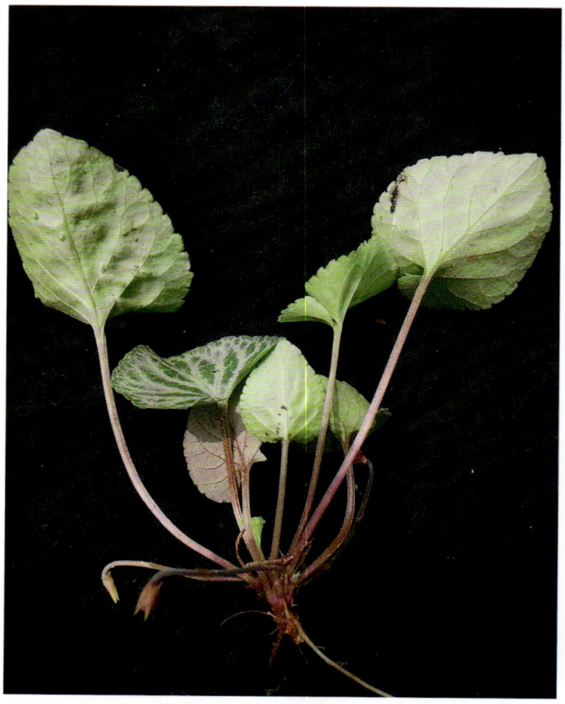

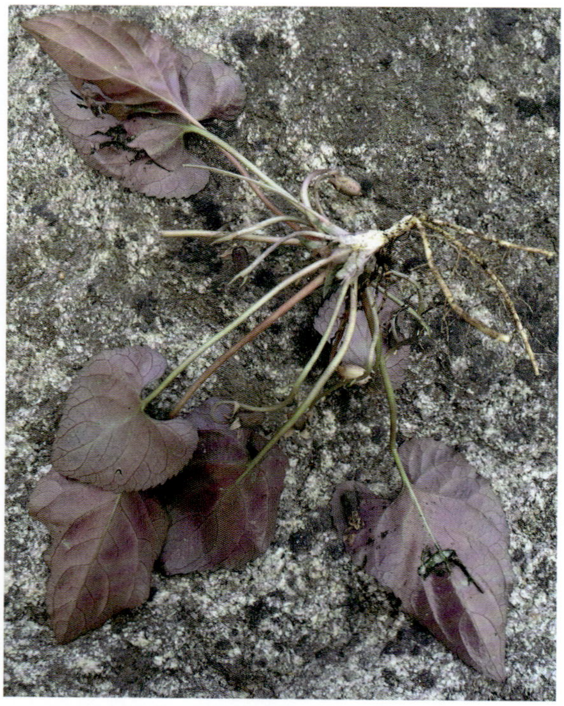

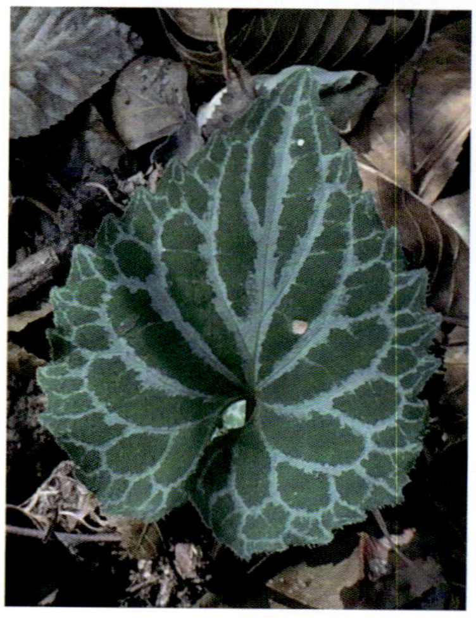

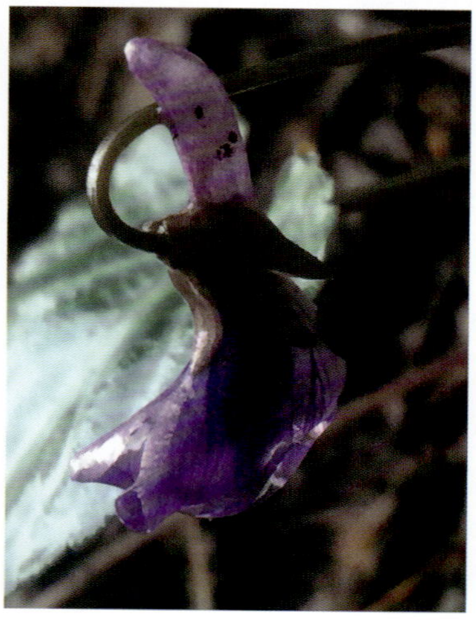

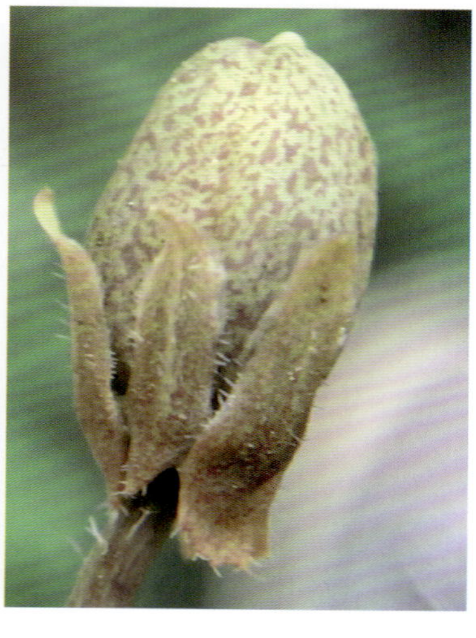

【基　　原】堇菜科堇菜属堇菜 *Viola verecunda* A. Gray

【别　　名】如意草、箭头草、罐嘴菜、小犁头草、地黄瓜。

【形态特征】多年生草本。**茎：**根茎具较密的结节，密生须根；茎通常数条丛生，直立或斜升。**叶：**基生叶具长柄，有翅，叶片肾形或卵状心形，先端圆钝，基部心形，边缘具圆齿；茎生叶叶柄短，具狭翅，叶片卵状心形、三角形或肾状圆形，先端钝或尖，基部心形；托叶披针形，全缘或具稀疏的细齿和缘毛。**花：**花白色，花梗短，细弱，生于叶腋，苞片生于花梗上部；萼片卵状披针形或披针形，基部附属物小。**果：**蒴果长圆形，先端尖。花果期 5—7 月。

【生境分布】生于山谷溪旁、林下潮湿处、山坡草地等处。分布于我国东北、华北、华东、华中等地。

【药用部位（药材名称）及采收加工】全草（罐嘴菜、消毒药）。7—8 月采收，洗净，鲜用或晒干。

【临床应用】微苦，凉。清热解毒，止咳，止血；用于肺热咳嗽，肺热咯血，扁桃体炎，结膜炎，腹泻；外用治疮疖肿毒、外伤出血、蝮蛇咬伤。

【备　　注】"堇菜 *Viola verecunda* A. Gray" 在《中国植物志》中已修订为 "如意草 *Viola arcuata* Blume"。

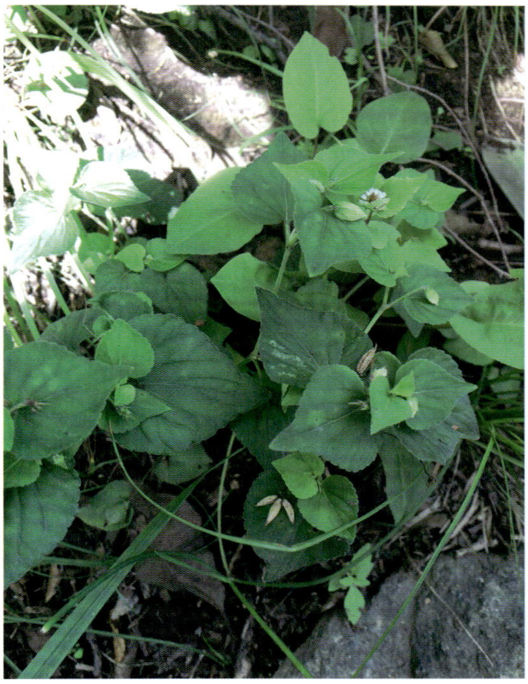

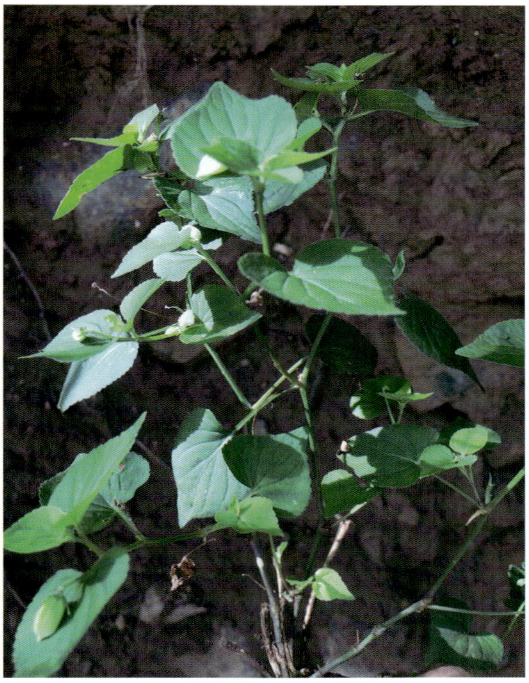

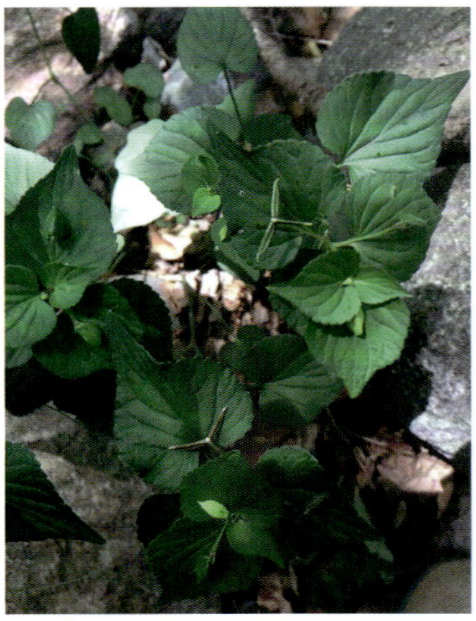

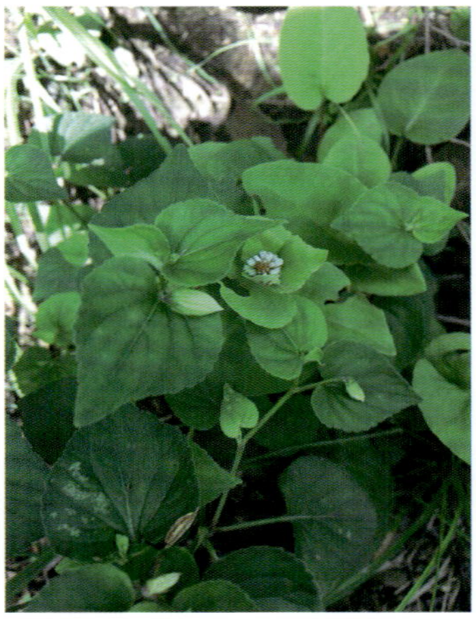

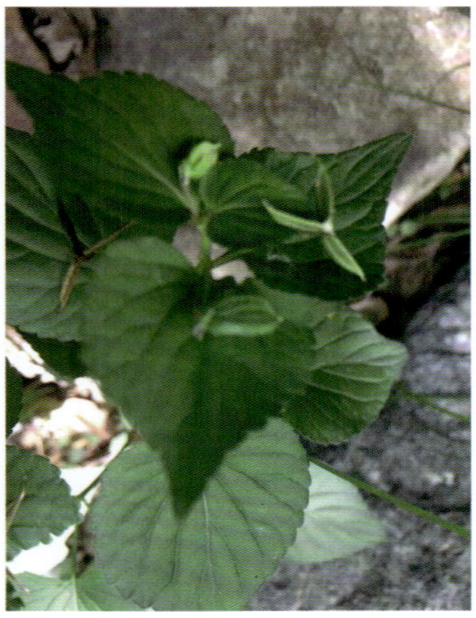

鸡腿堇菜

【基　　原】堇菜科堇菜属鸡腿堇菜 *Viola acuminata* Ledeb.

【别　　名】红铧头草。

【形态特征】形态特征与植物“堇菜”相似。两者的主要区别：堇菜的托叶小，边缘具疏齿或全缘；鸡腿堇菜的托叶大，边缘羽裂或羽状深裂。

【生境分布】生于阔叶林下、林缘、山沟、路旁、灌丛、草地等处。分布于我国北部和东北各地。

【药用部位（药材名称）及采收加工】叶（鸡腿堇菜、走边疆）。夏秋季采收，鲜用或晒干。

【临床应用】淡，寒。清热解毒，消肿止痛；用于肺热咳嗽，跌打肿痛，疮疖肿痛。

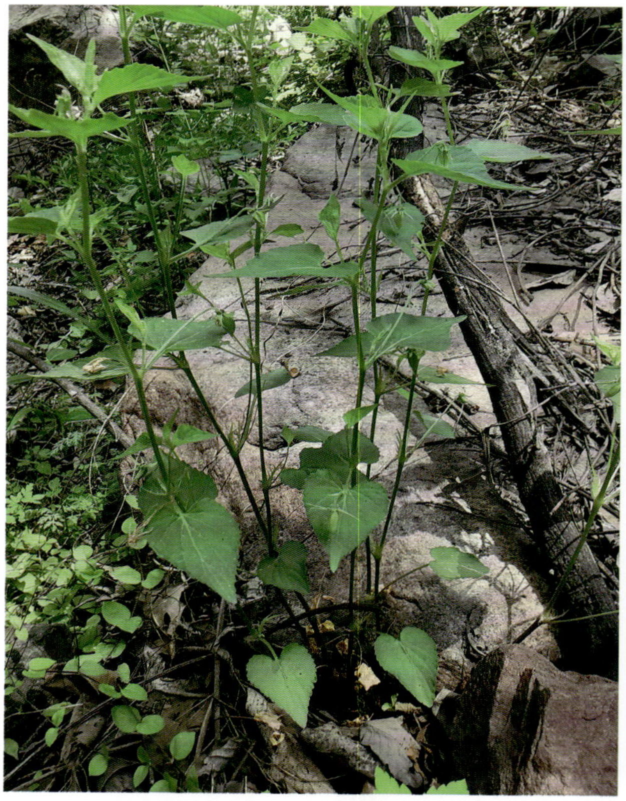
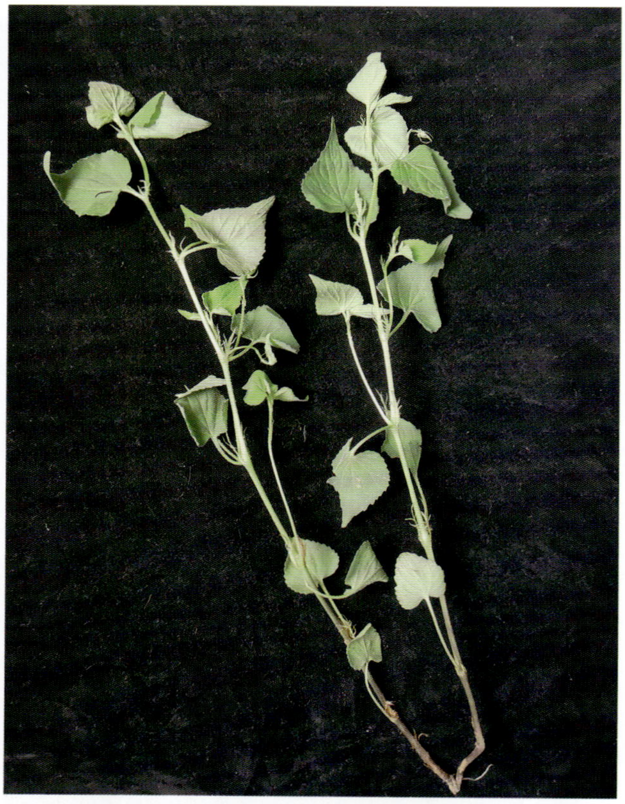
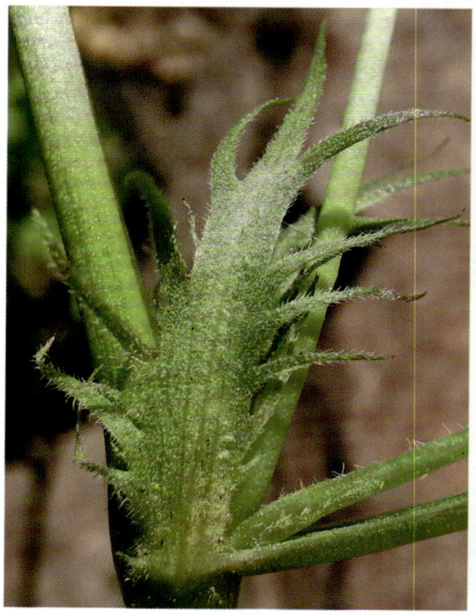
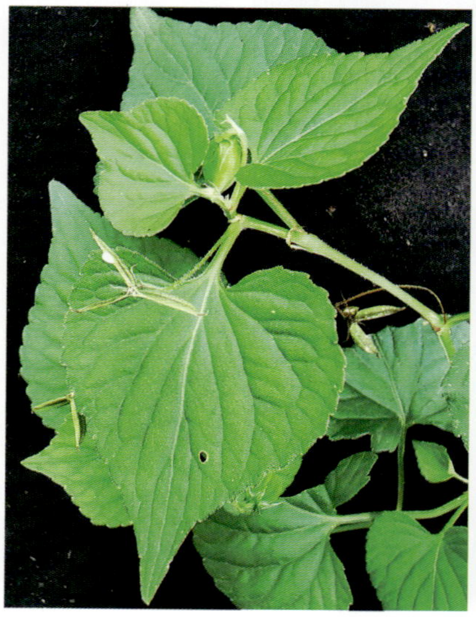
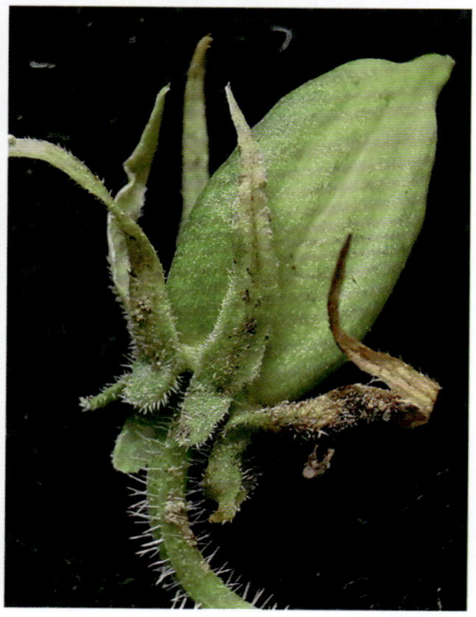

戟叶堇菜

【基　　原】堇菜科堇菜属戟叶堇菜 *Viola betonicifolia* J. E. Smith

【别　　名】尼泊尔堇菜、箭叶堇菜、犁嘴草、犁（铧）头草、烙铁草。

【形态特征】多年生草本。**茎：**根状茎常短粗。**叶：**叶多数，均基生，莲座状；叶片狭披针形、长三角状戟形或三角状卵形，先端尖或稍钝圆，基部截形或略呈浅心形，有时宽楔形，花期后叶增大，基部垂片开展并具明显的牙齿，叶缘具疏而浅的波状齿，近基部齿较深，两面无毛或近无毛；叶柄较长，上半部有狭而明显的翅；托叶约 3/4 与叶柄合生，离生部分线状披针形或钻形，先端渐尖，边缘全缘或疏生细齿。**花：**花白色或淡紫色，有深色条纹；花梗细长，与叶等长或超出于叶，中部附近有 2 枚线形小苞片；萼片卵状披针形或狭卵形；上瓣倒卵形，侧瓣长圆状倒卵形，下瓣通常稍短。**果：**蒴果椭圆形至长圆形。花果期 4—9 月。

【生境分布】生于田野、路边、山坡草地、灌丛、林缘等处。分布于我国华东、华中、西南及陕西、甘肃、广东、海南等地。

【药用部位（药材名称）及采收加工】全草或带根全草（铧头草）。夏秋季采收，洗净，除去杂质，鲜用或晒干。

【临床应用】辛、微苦，寒；归大肠、心、肝经。清热解毒，散瘀消肿；用于疮疡肿毒，喉痈，乳痈，肠痈，黄疸，目赤肿痛，跌打损伤，刀伤出血。

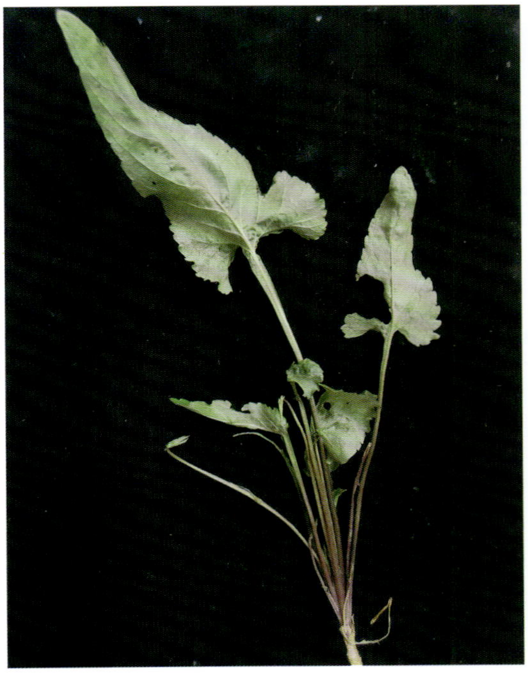
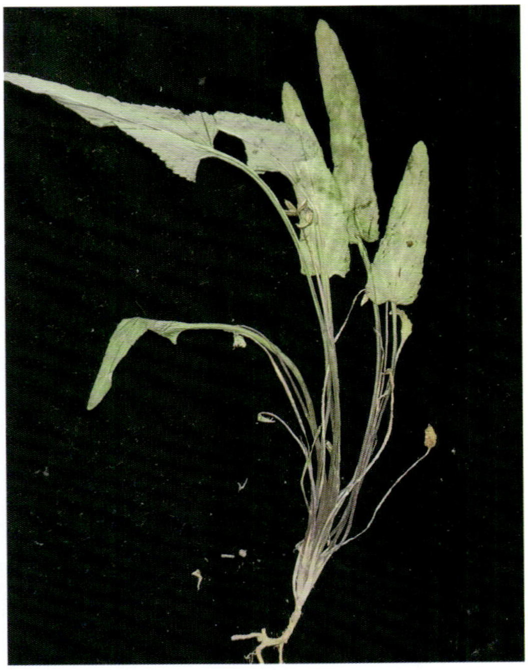
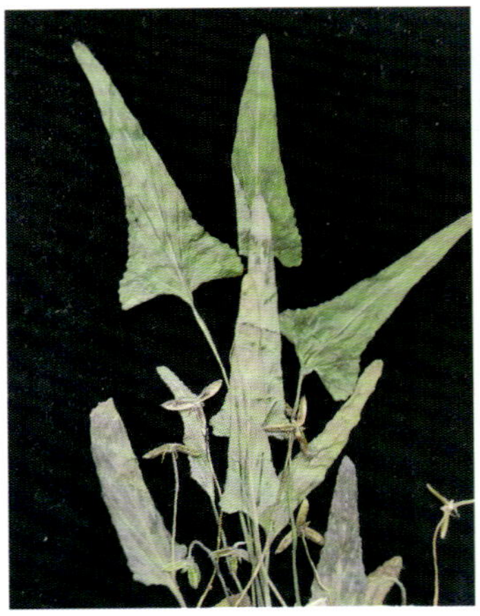
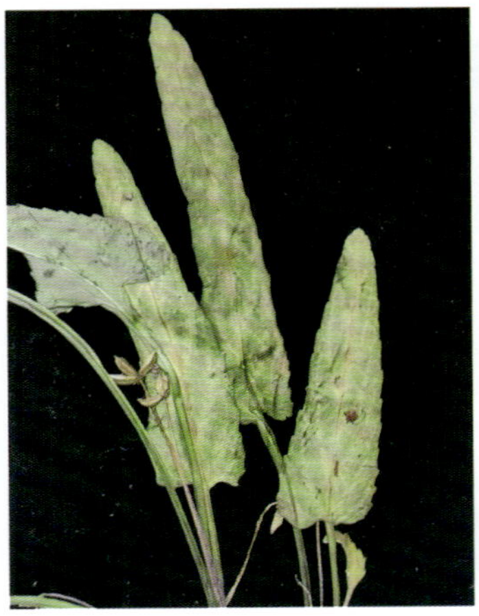
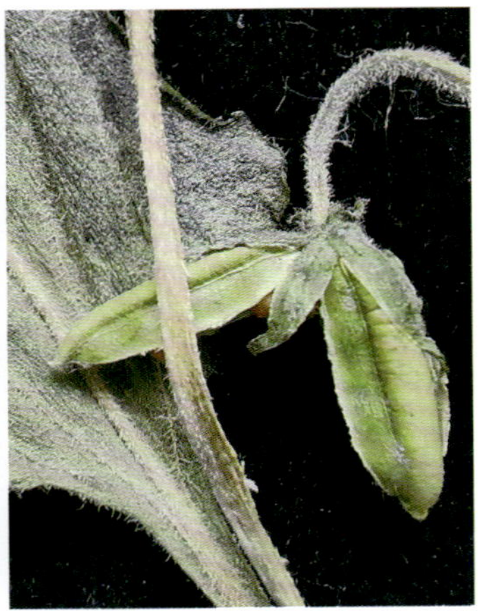

裂叶堇菜

【基　　原】堇菜科堇菜属裂叶堇菜 *Viola dissecta* Ledeb.

【别　　名】深裂叶堇菜。

【形态特征】多年生草本。根：根肥厚，淡黄色。茎：根状茎短直，无地上茎。叶：基生叶轮廓圆形、肾形或宽卵形，通常3全裂，两侧常2深裂，中裂片3深裂，裂片线形、长圆形或狭卵状披针形；下面叶脉明显隆起；托叶近膜质，先端渐尖，边缘疏生细齿。花：花淡紫色至紫堇色；花梗中部以下有2枚线形小苞片；萼片卵形，长圆状卵形或披针形，先端稍尖，边缘狭膜质，具3脉，基部附属物短，末端截形，全缘或具1～2个细齿；子房卵球形，花柱棒状。果：蒴果长圆形或椭圆形，先端尖，果皮坚硬。花果期4—10月。

【生境分布】生于山坡草地、林缘、灌丛、田边、路旁等地。分布于我国东北、华北及陕西、甘肃、山东、浙江、四川、西藏等地。

【药用部位（药材名称）及采收加工】全草（裂叶堇菜、疔毒草）。春秋季采挖，洗净，鲜用或晒干。

【临床应用】苦，寒；归心、脾、肾经。清热解毒，消痈肿；用于无名肿毒，疮疖。

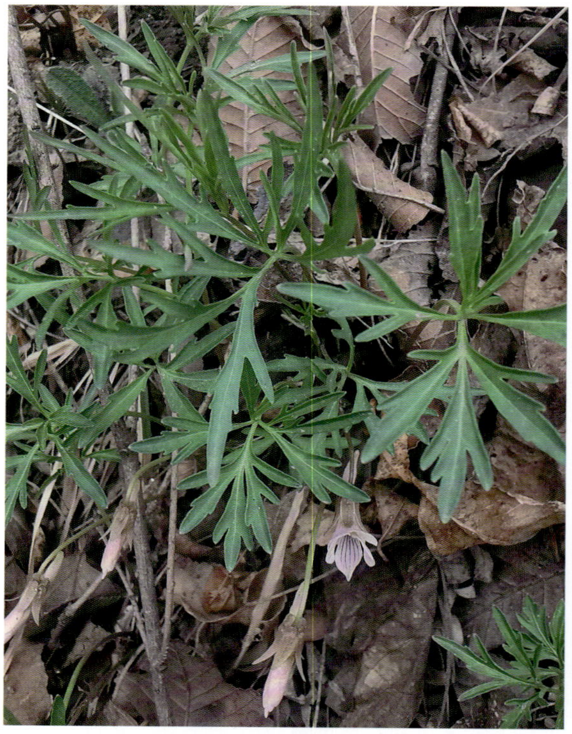

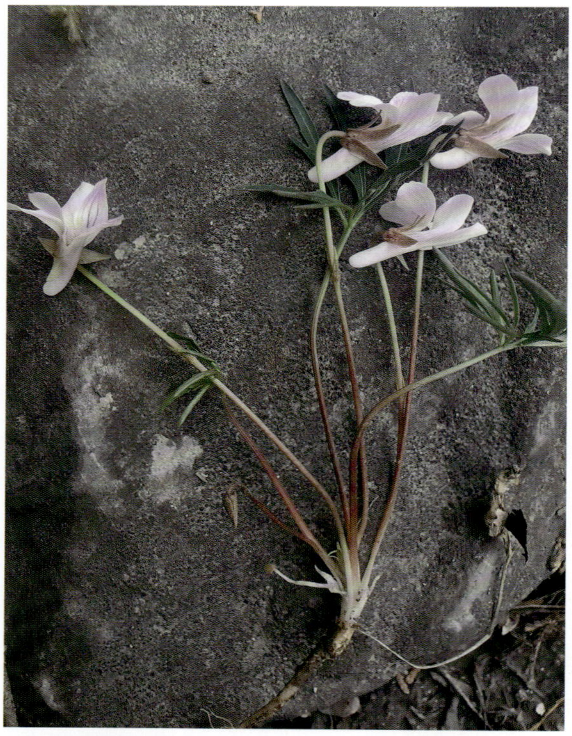

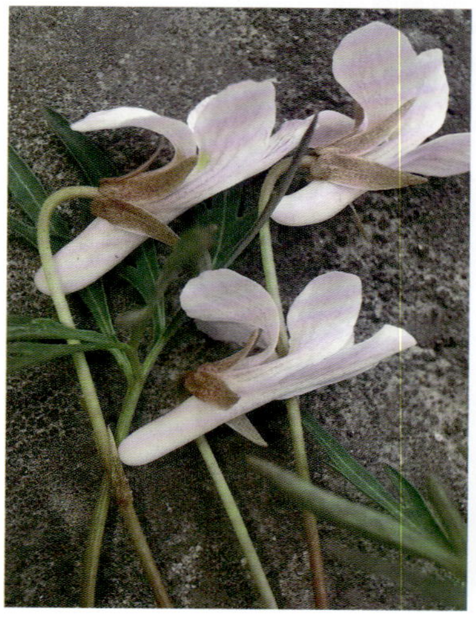

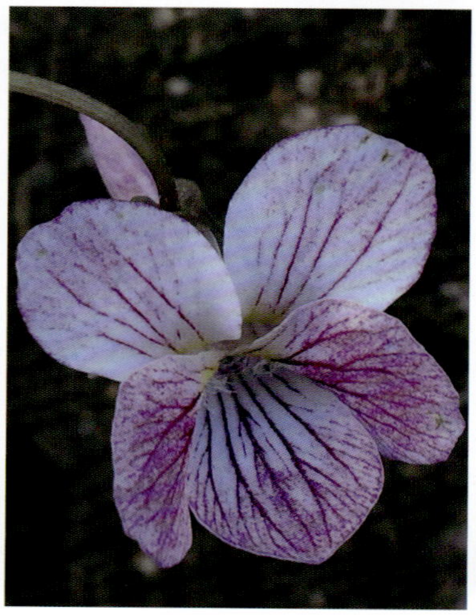

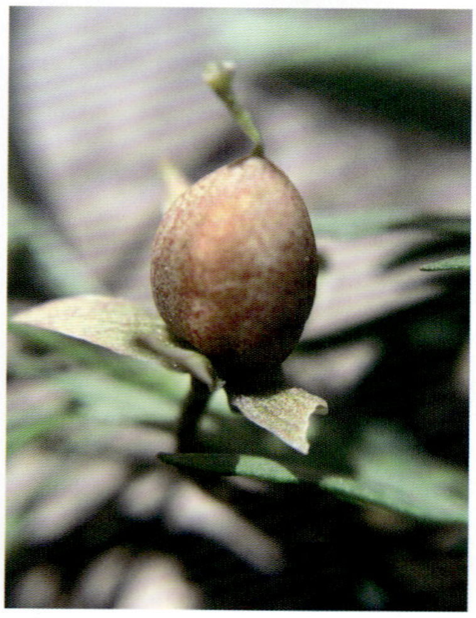

【基　　原】堇菜科堇菜属南山堇菜 *Viola chaerophylloides*（Regel）W. Beck.

【别　　名】胡堇草（菜）、细芹叶堇。

【形态特征】形态特征与植物“裂叶堇菜”相似。两者的主要区别：南山堇菜的最终裂片稍宽，末回裂片卵状披针形、披针形；裂叶堇菜的最终裂片窄，末回裂片线形。

【生境分布】生于林下、林缘、溪谷阴湿处、阳坡灌丛、草坡等地。分布于我国东北、华北、西北及河南、湖北、四川等地。

【药用部位（药材名称）及采收加工】全草（冲天伞）。夏季采收全草，鲜用或晒干。

【临床应用】辛，寒。清热止咳，解毒散瘀；用于风热咳嗽，疮痈肿毒，跌打肿痛，外伤出血，蛇伤。

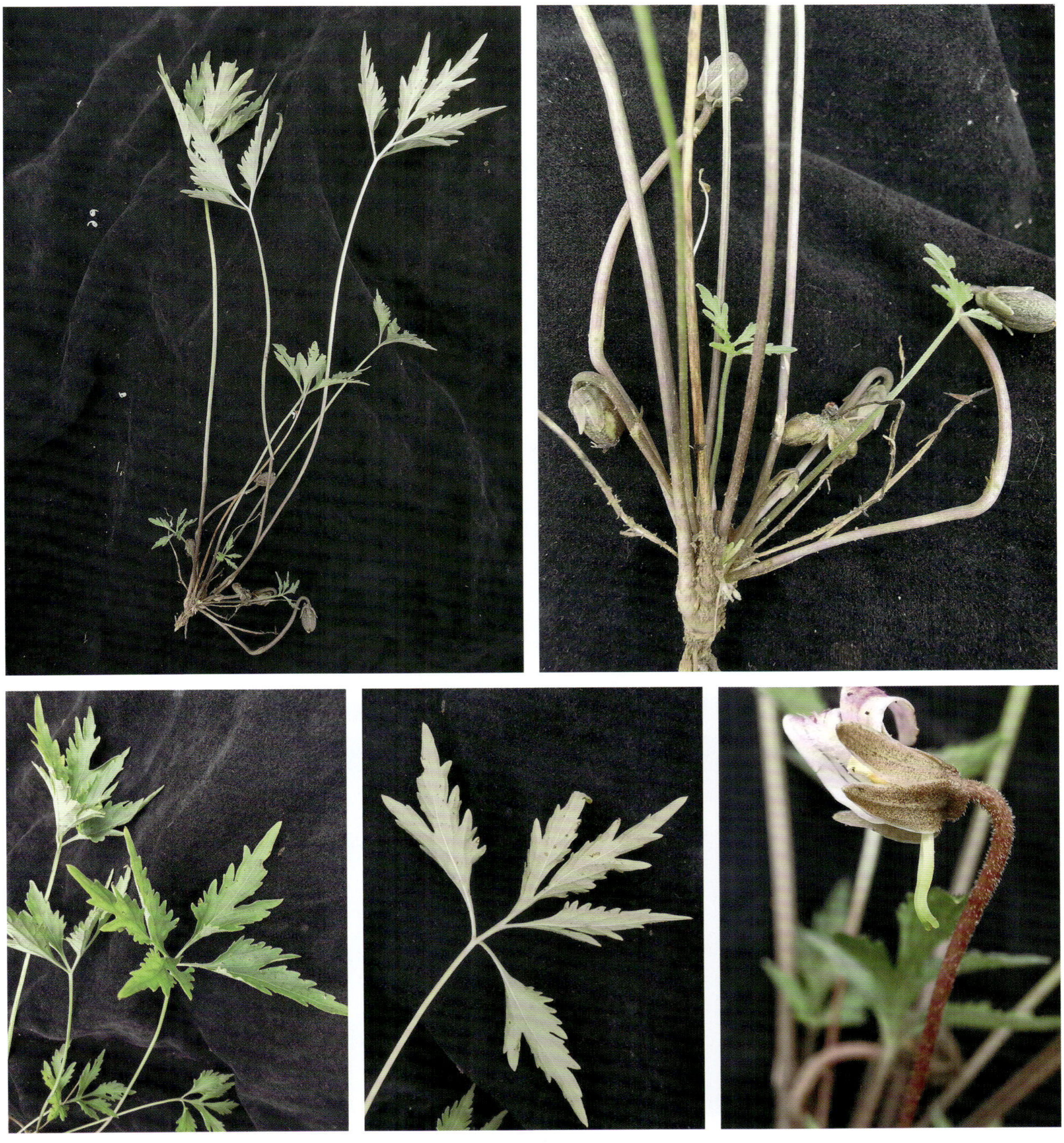

球果堇菜

【基　　原】堇菜科堇菜属球果堇菜 *Viola collina* Bess.

【别　　名】毛果堇菜、细齿堇菜。

【形态特征】多年生草本。**根：**根多条，淡褐色。**茎：**根状茎粗而肥厚，具结节，黄褐色。**叶：**叶基生；叶片宽卵形或近圆形，先端钝、锐尖或稀渐尖，基部心形或弯缺，边缘具钝齿，两面密生白色短柔毛；叶柄具狭翅，被倒生短柔毛；托叶膜质，披针形。**花：**花淡紫色，具长梗，在花梗的中部或中部以上有 2 枚小苞片；萼片长圆状披针形或披针形，具缘毛和腺体，基部的附属物短而钝；子房被毛，花柱基部膝曲，向上渐增粗，顶部向下方弯曲成钩状喙孔。**果：**蒴果球形，密被白色柔毛，成熟时果梗通常向下弯曲，致使果实接近地面。花果期 5—8 月。

【生境分布】生于林下、林缘、灌丛、草坡、沟谷、路旁等处。分布于我国东北、华北、西北、华东及河南、四川等地。

【药用部位（药材名称）及采收加工】全草（地核桃）。夏秋间采收，洗净，鲜用或晒干。

【临床应用】辛、苦，寒；归肺经。清热解毒，散瘀消肿；用于疮疡肿毒，肺痈，跌打损伤疼痛，刀伤出血，外感咳嗽。

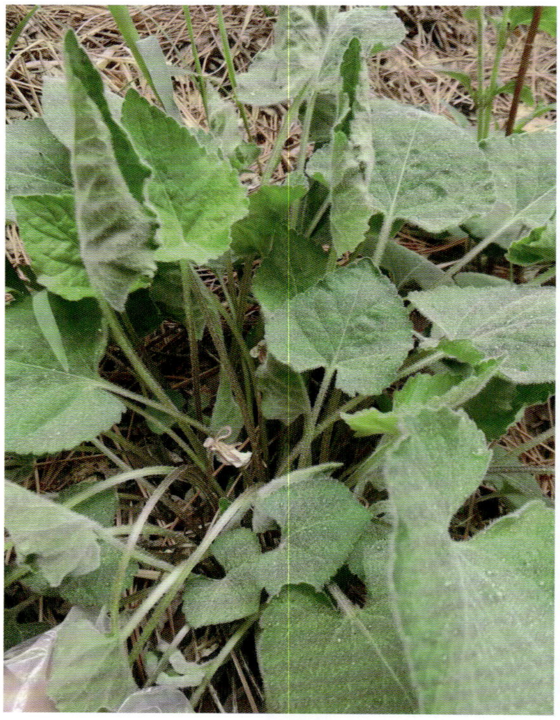

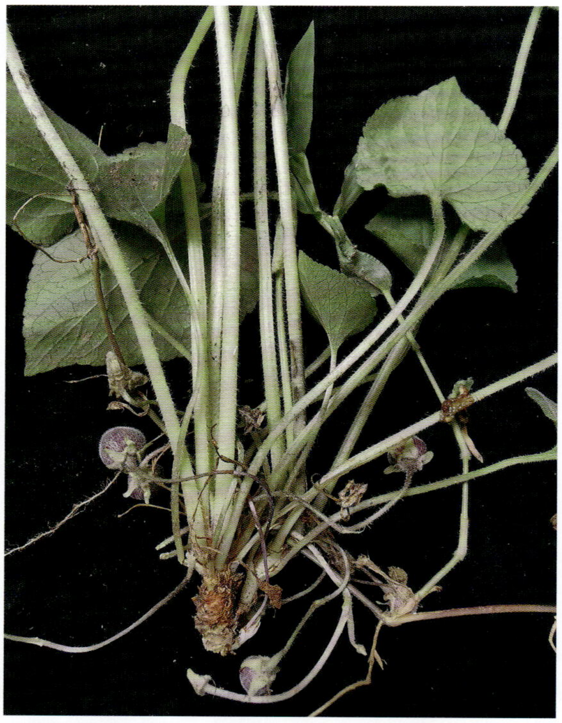

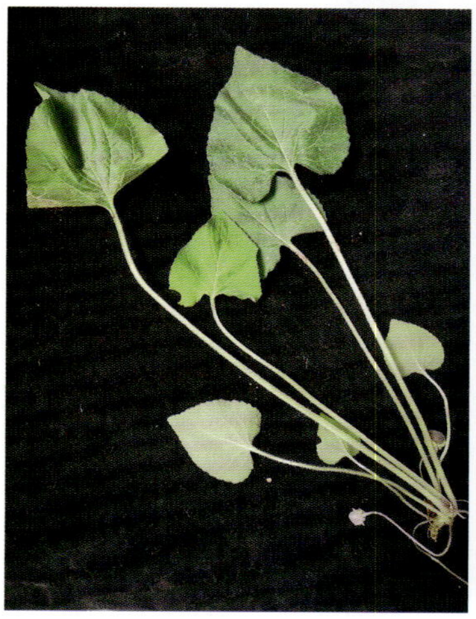

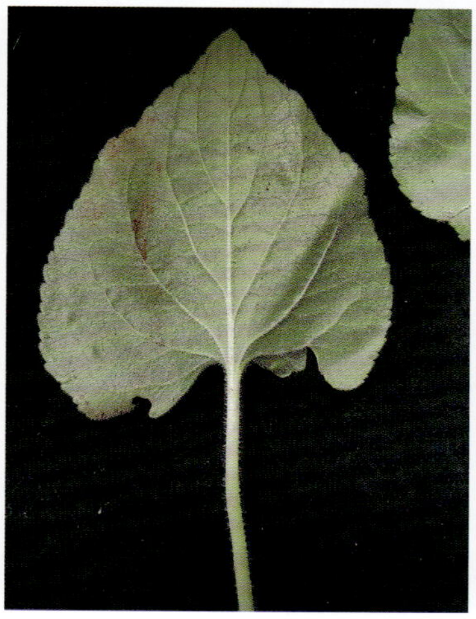

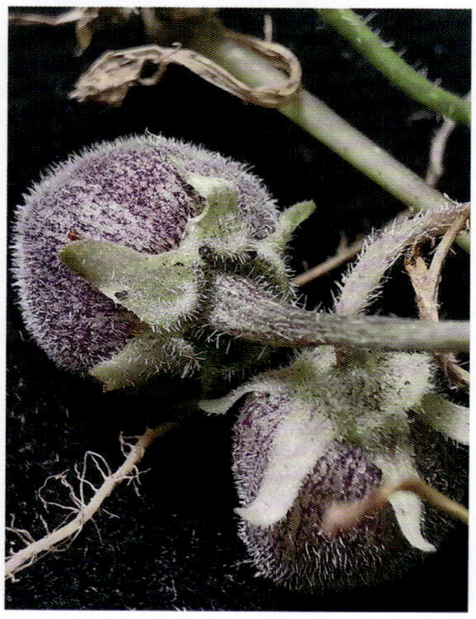

双花堇菜

【基　　原】堇菜科堇菜属双花堇菜 *Viola biflora* L.

【别　　名】短距黄堇、孪生堇菜、短距黄花堇菜。

【形态特征】多年生草本。根：根细，多数。茎：根茎细或稍粗，直伸或斜生，具结节；茎较细弱，2 或数条簇生，直立或斜生。叶：基生叶 2 至数枚，具长柄；叶肾形、宽卵形或近圆形，基部心形，边缘具钝齿；茎生叶具短柄，叶片较小；托叶与叶柄离生，卵形或卵状披针形，全缘或疏生细齿。花：花 1 ～ 2 朵生于茎上部叶腋；花梗细弱，中上部有 2 枚披针形小苞片；花瓣 5，圆状倒卵形，黄色或淡黄色，在花末期有时变淡白色，距短筒状；萼片 5，线状披针形或披针形。果：蒴果长圆状卵形。花果期 5—9 月。

【生境分布】生于高山草甸、灌丛、林缘、岩石缝隙、山沟等处。分布于我国东北、华北、西北、西南及山东、河南等地。

【药用部位（药材名称）及采收加工】全草（双花堇菜）。夏季采收全草，洗净，鲜用或晒干。

【临床应用】辛、微酸，平；归肺、肝经。活血散瘀，止血；用于跌打损伤，吐血，急性肺炎，肺出血。

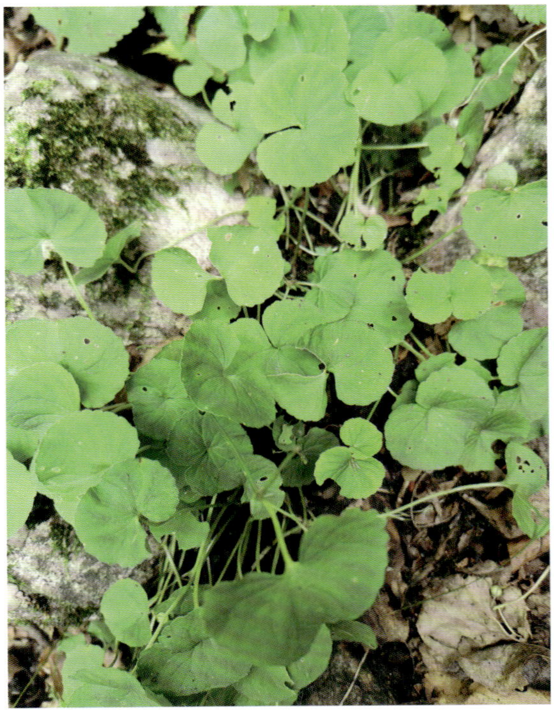

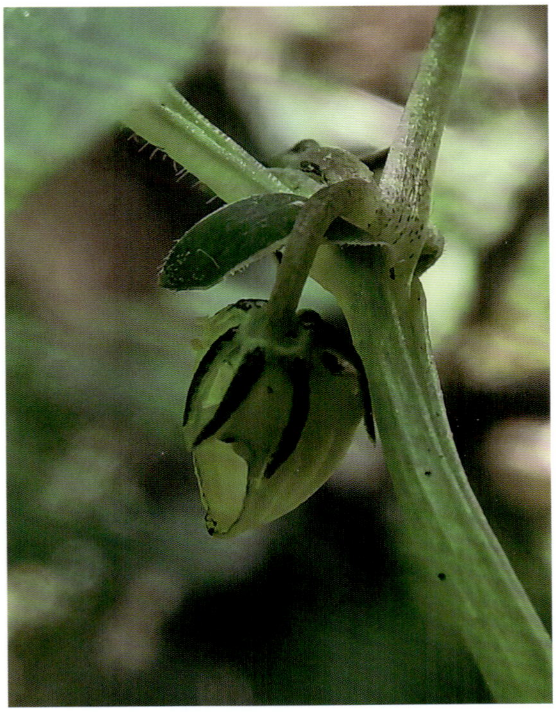

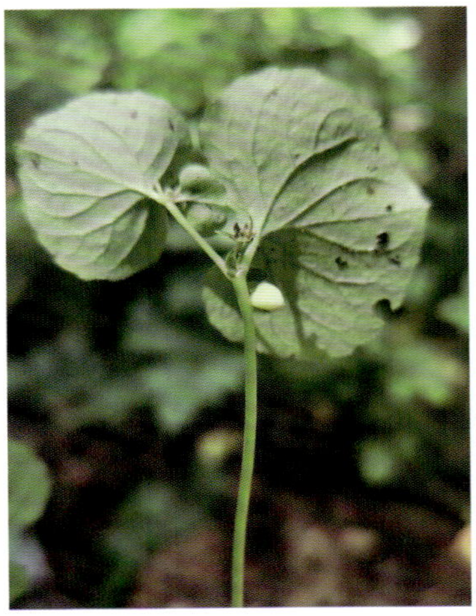

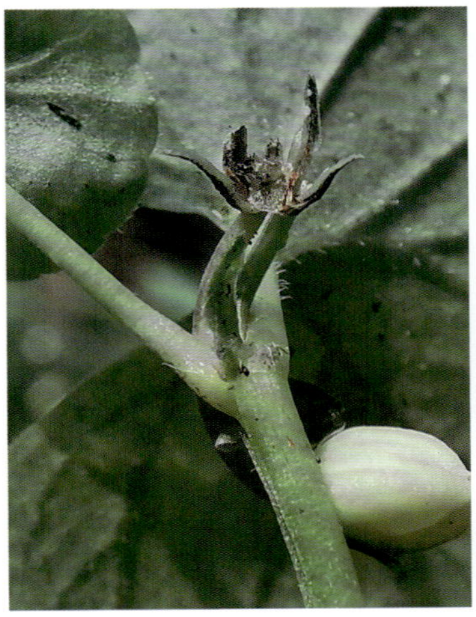

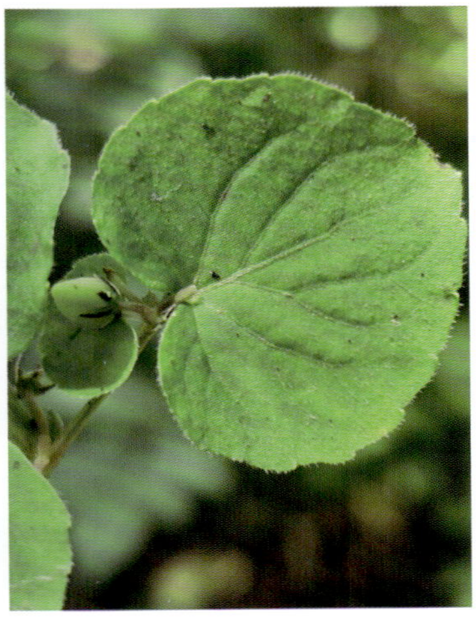

紫花地丁

【基　　原】堇菜科堇菜属紫花地丁 *Viola yedoensis* Makino

【别　　名】光瓣堇菜、堇堇菜、地丁草、紫地丁、羊角子、独行虎、箭（铧）头草、兔耳草等。

【形态特征】多年生草本。**茎：**根茎短，无地上茎。**叶：**叶基生，呈莲座状；下部叶常较小，三角状卵形或狭卵形；上部叶较长，长圆形、狭卵状披针形或长圆状卵形；叶先端圆钝，基部截形、楔形或微心形，边缘具平圆齿，两面无毛或被细短毛，有时仅下面沿叶脉被短毛；叶柄上部具狭翅，无毛或被细短毛；托叶膜质，苍白色或淡绿色，大部分与叶柄合生，离生部分线状披针形，边缘疏生细齿或近全缘。**花：**花紫堇色或淡紫色，稀呈白色，喉部色较淡并带有紫色条纹。**果：**蒴果长圆形。**种子：**卵球形，淡黄色。花果期 3—9 月。

【生境分布】生于田间、荒地、山坡草丛、林缘、灌丛等处。分布于全国大部分地区。

【药用部位（药材名称）及采收加工】全草（紫花地丁）。春秋季采收，除去杂质，晒干。

【临床应用】辛、苦，寒；归心、肝经。清热解毒，凉血消肿；用于疔疮肿毒，痈疽发背，丹毒，毒蛇咬伤。

【备　　注】按《药典》，中药材“紫花地丁”为堇菜科植物紫花地丁 *Viola yedoensis* Makino 的干燥全草；按《中国植物志》，紫花地丁的拉丁名称为“*Viola philippica* Cav.”。本书参考《药典》。

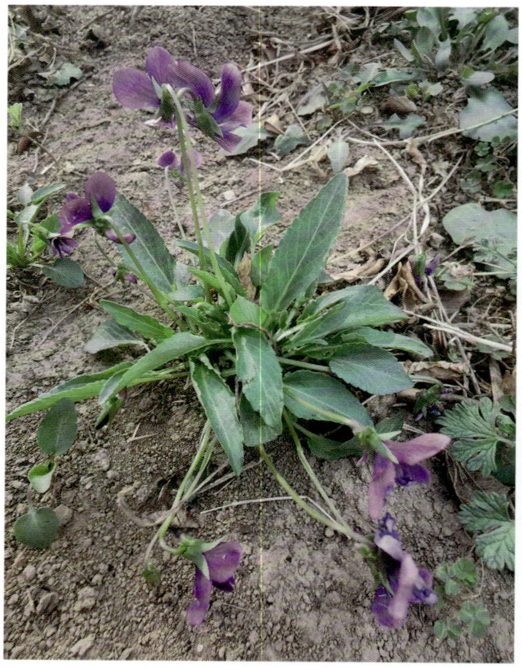
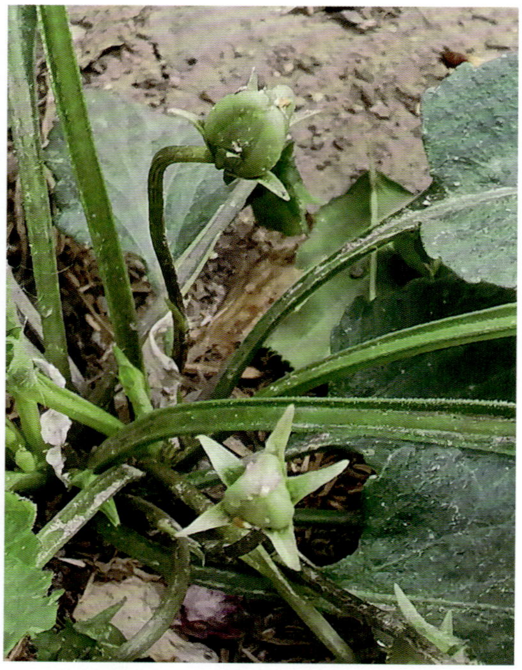
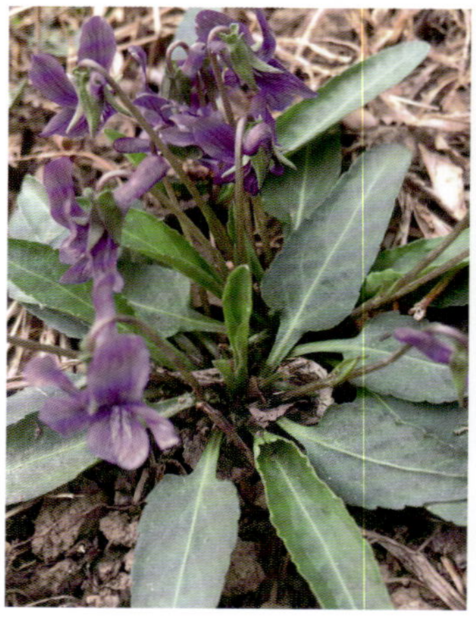
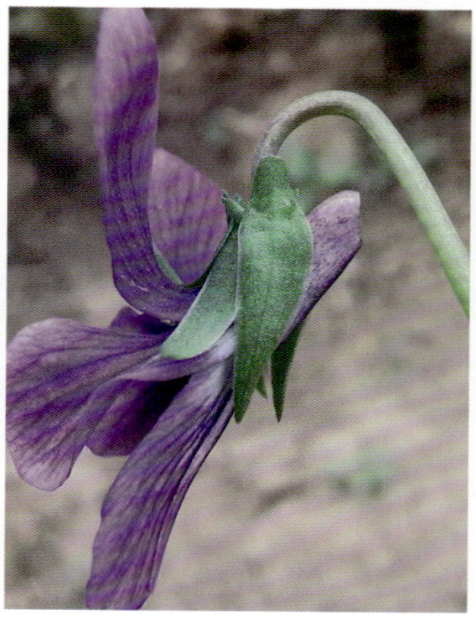
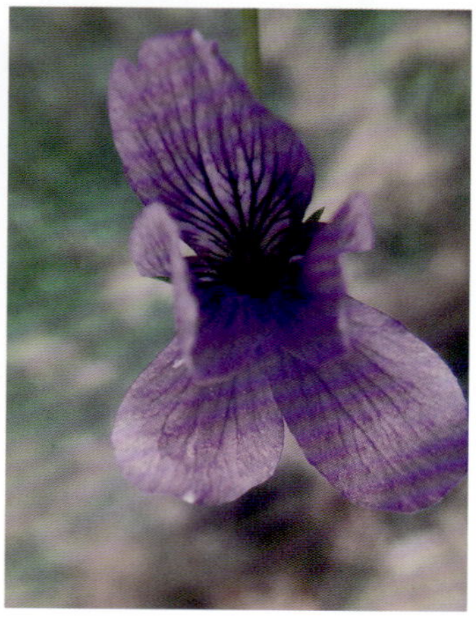

秋海棠

【基　　原】秋海棠科秋海棠属秋海棠 *Begonia grandis* Dry.

【别　　名】无名相思草、无名断肠草、八香、日本秋海棠。

【形态特征】多年生草本。根：须根。茎：根状茎近球形；茎粗壮，高 60 ～ 100 cm，多分枝，光滑，叶腋或生珠芽。叶：叶斜宽卵形，先端渐尖，基部偏心形，叶缘具细尖牙齿，叶下面和叶柄均带紫红色；叶柄长 5 ～ 12 cm。花：聚伞花序腋生；花大，淡红色，直径 2.5 ～ 3.5 cm；雌雄同株；雄花花被片 4，雄蕊多数，花丝少部分合生成柱状；雌花花被片 5，柱头少部分合生成柱状。果：蒴果长 1.5 ～ 3 cm，具 3 个不等大的翅。花果期 6—9 月。

【生境分布】生于潮湿岩石上、山谷灌丛中。分布于我国华中、华东及河北、山东、陕西、四川、贵州、广西等地。

【药用部位（药材名称）及采收加工】块茎（秋海棠）、花（秋海棠、秋海棠花）、果实（秋海棠果、秋海棠）、茎叶（秋海棠茎叶）。块茎：夏秋季采挖块茎，鲜用或晒干。花：夏秋季采收，鲜用或晒干。果实：9—10 月采收，多为鲜用。秋海棠茎叶：春夏季采收茎叶，洗净，切碎，鲜用或晒干。

【临床应用】块茎：酸、涩，凉。凉血止血，散瘀，调经；用于吐血，衄血，咳血，崩漏，白带，月经不调，痢疾；外用治跌打损伤。花：苦、酸，寒，无毒。杀虫解毒；用于皮癣，杀虫。果实：酸、涩、微辛，凉。解毒，消肿；用于毒蛇咬伤。秋海棠茎叶：酸、辛，微寒。解毒消肿，散瘀止痛，杀虫；用于咽喉肿痛，疮痈溃疡，毒蛇咬伤，跌打瘀痛，皮癣。

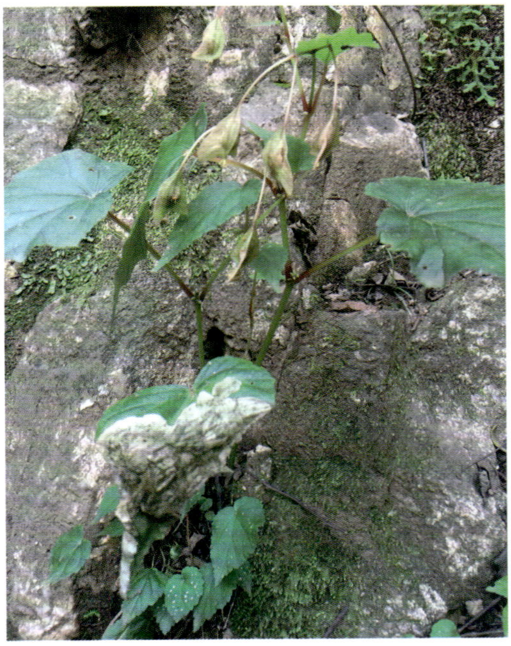

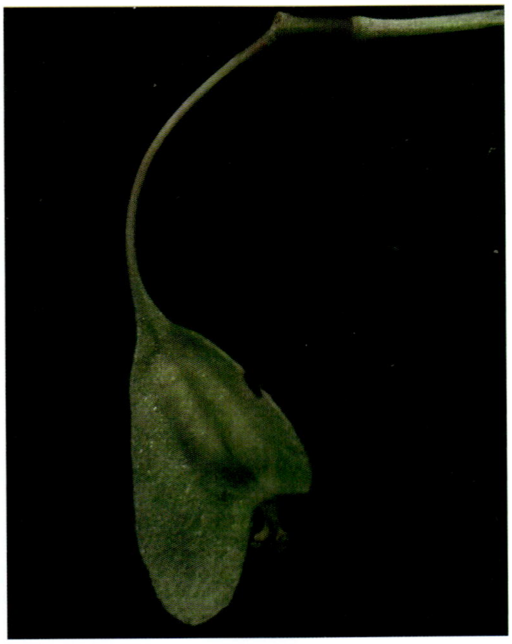

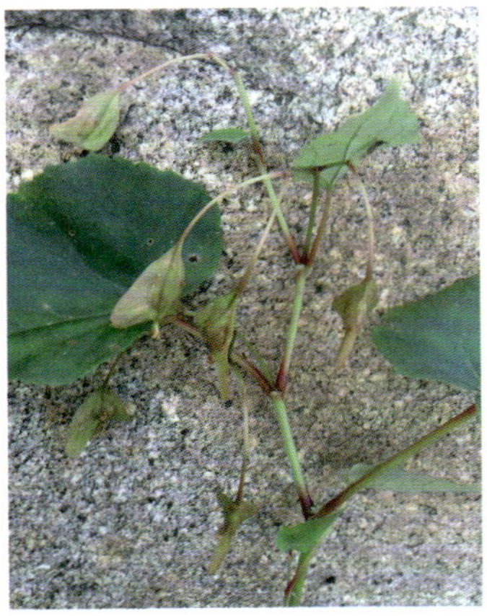

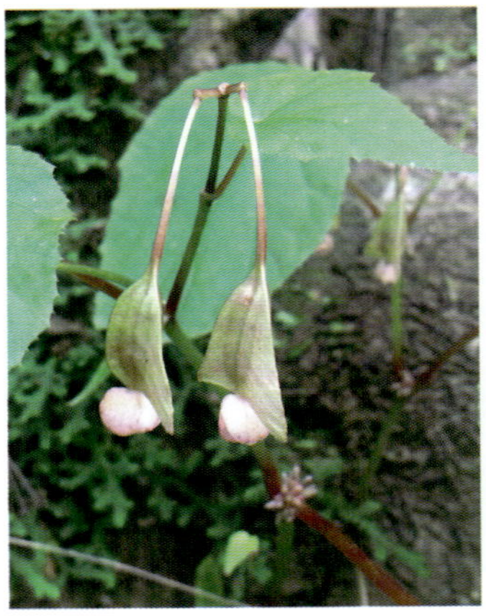

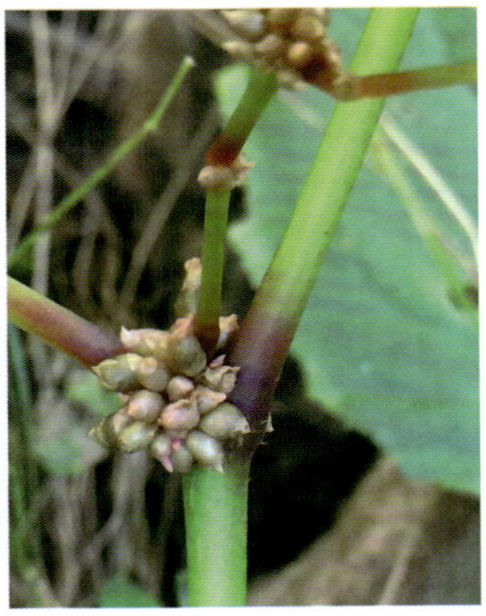

中华秋海棠

【基　　原】秋海棠科秋海棠属中华秋海棠 *Begonia grandis* Dry subsp.*sinensis*（A. DC.）Irmsch.

【别　　名】秋海棠、八香、无名断肠草、无名相思草。

【形态特征】形态特征与植物“秋海棠”相似。两者的主要区别：秋海棠的茎高大，高60～100 cm，分枝多，叶腋常有珠芽；花丝及花柱分离，或花丝及花柱的基部少部分合生。中华秋海棠的茎低矮，高20～40 cm，常不分枝，叶腋少有珠芽；花丝及花柱大部分合生。

【生境分布】生于阴湿岩石上、林下阴湿处。分布于华中、华东及河北、山东、山西、甘肃、陕西、四川、贵州、广西等地。

【药用部位（药材名称）及采收加工】块茎或全草（红白二丸）。块茎于夏季开花前采挖，除去须根，洗净，鲜用或晒干；全草于秋季采收。

【临床应用】苦、酸，微寒。活血调经，止血止痢，镇痛；用于崩漏，月经不调，赤白带下，外伤出血，痢疾，胃痛，腹痛，腰痛，痛经，跌打瘀痛。

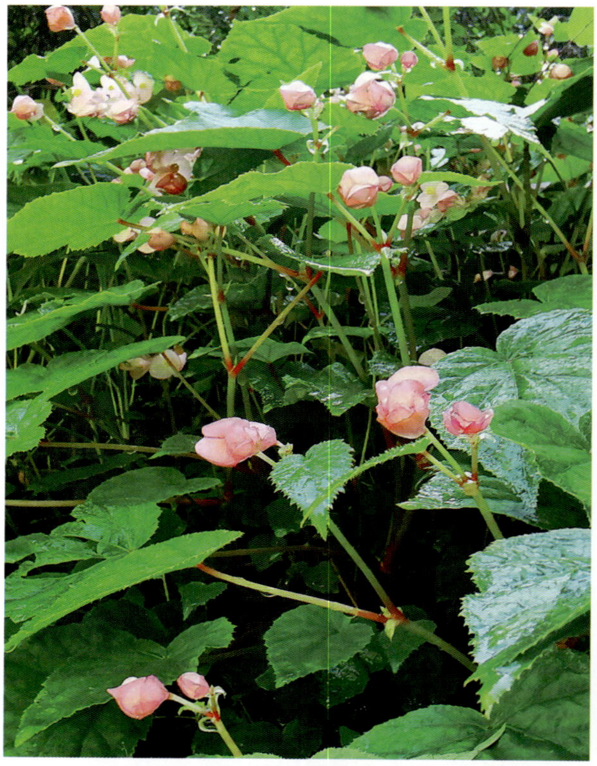

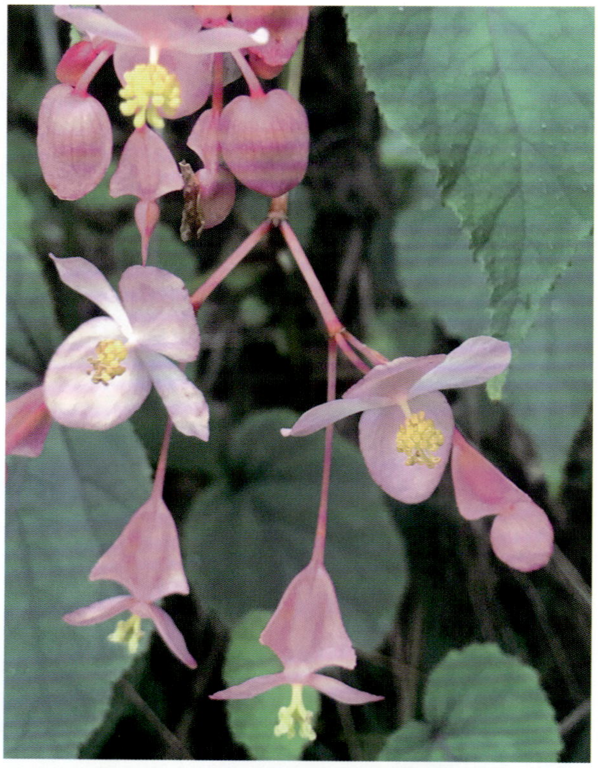

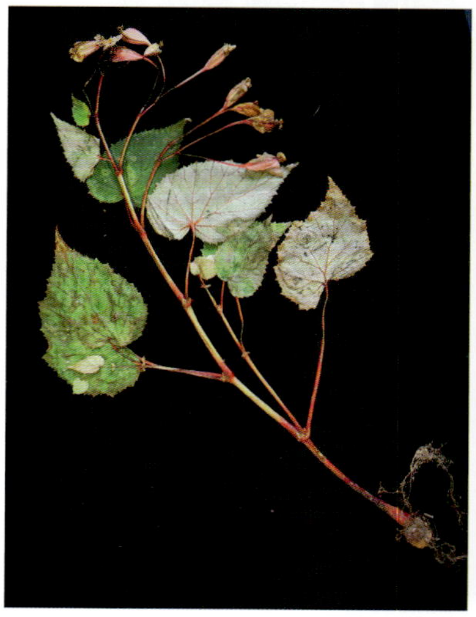

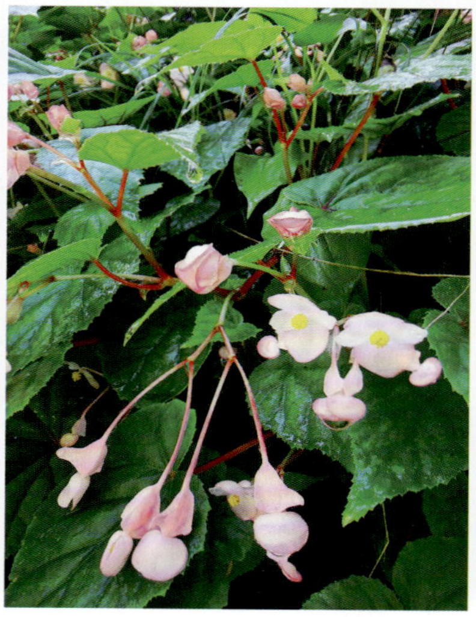

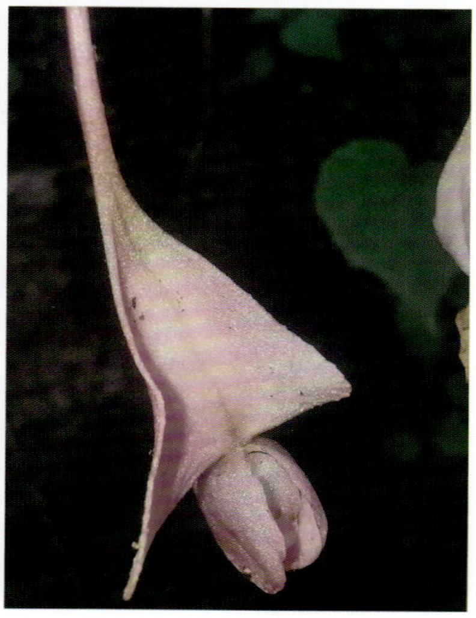

河朔荛花

【基　　原】瑞香科荛花属河朔荛花 *Wikstroemia chamaedaphne* Meisn.

【别　　名】老虎麻、番泻叶、羊燕花、岳彦花、拐拐花、羊厌厌、矮雁皮。

【形态特征】落叶灌木。茎：分枝多而纤细；幼枝近四棱形，绿色，后变为褐色。叶：叶对生或近对生，无毛，近革质，披针形，先端尖，基部楔形，上面绿色，下面灰绿色，光滑，侧脉不明显；叶柄极短或近无。花：花黄色，花序穗状或由穗状花序组成的圆锥花序，顶生或腋生，密被灰色短柔毛；花梗极短，具关节；花萼细长筒状，外面被灰色绢状短柔毛，裂片 4，2 大 2 小，卵形至长圆形，先端圆，约等于花萼长的 1/3；雄蕊 8，2 列，着生于花萼筒的中部以上；花药长圆形，花丝短或近无；花盘鳞片 1 枚，线状披针形，先端钝。果：果卵形。花果期 6—9 月。

【生境分布】生于山坡、路旁等处。分布于河北、河南、山西、陕西、甘肃、四川、湖北、江苏等地。

【药用部位（药材名称）及采收加工】花蕾（黄芫花）。初秋采摘花蕾，阴干或烘干。

【临床应用】辛，温，小毒；归肺、肾经。泻下逐水，涤痰；用于肚腹胀满，痰饮，咳逆喘满，传染性肝炎，精神分裂症，癫痫。

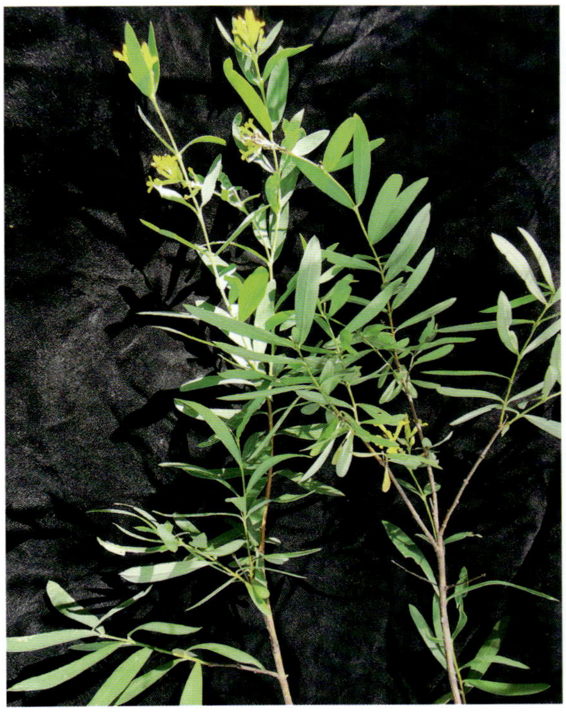
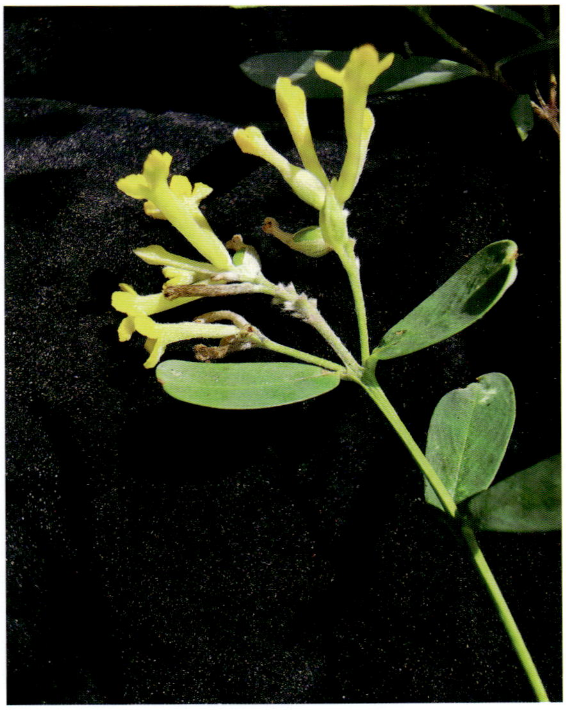
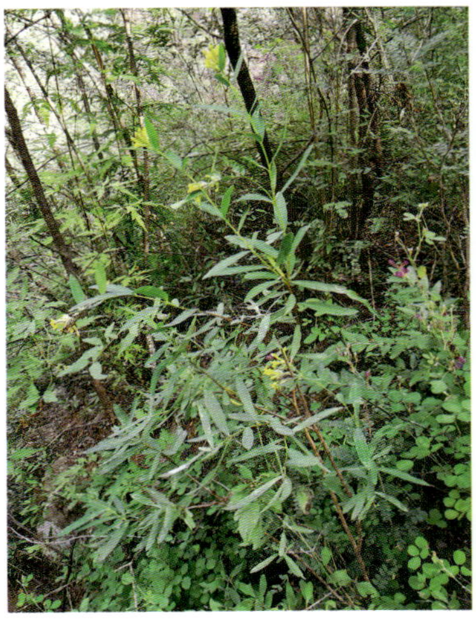
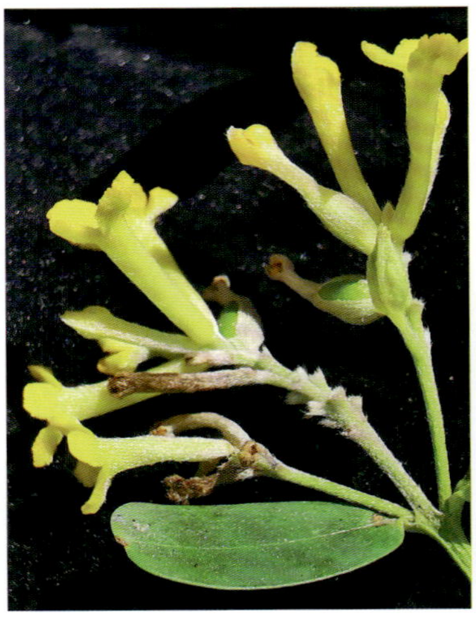
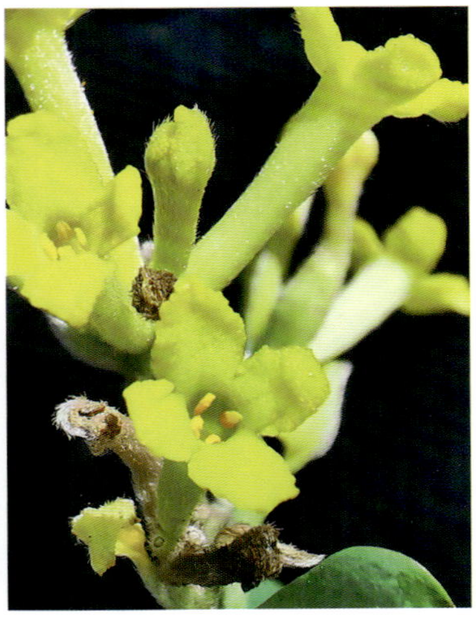

狼毒

【基　　原】瑞香科狼毒属狼毒 *Stellera chamaejasme* L.

【别　　名】瑞香狼毒、断肠草、拔萝卜、燕子花、馒头花。

【形态特征】多年生草本。根：根粗大，圆柱形，木质，外皮棕褐色，断面淡黄色。茎：茎直立，丛生，无分枝，光滑，褐色或淡红色。叶：叶互生；叶披针形至椭圆状披针形，基部钝圆或楔形，先端渐尖，全缘，两面无毛；叶无柄。花：头状花序顶生；总苞绿色；花被管状细瘦，基部稍膨大，先端 5 裂，裂片椭圆形，紫红色、粉红色、黄色或白色，裂片有紫红色网纹；雄蕊 10，花丝极短，成 2 轮着生于花被管中；花柱极短，柱头头状。果：小坚果长梨形，褐色。花果期 4—9 月。

【生境分布】生于山坡草地、荒漠草原、河滩等处。分布于我国东北、西北、华北及西藏等地。

【药用部位（药材名称）及采收加工】根（瑞香狼毒）。秋季采挖，除去杂质，晒干。

【临床应用】辛，温；有毒。清热解毒，消肿，泻炎症，止溃疡，祛腐生肌；用于于疠病，疖痈，瘰疬；外用治顽癣、溃疡。

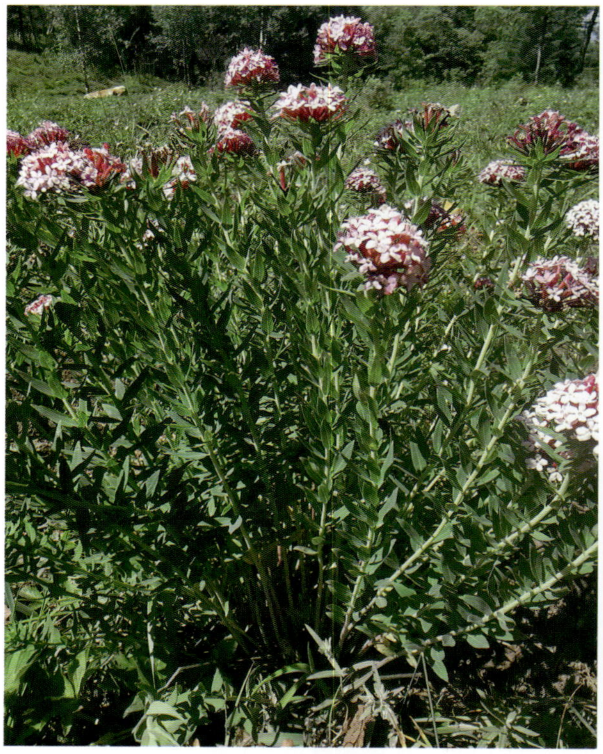

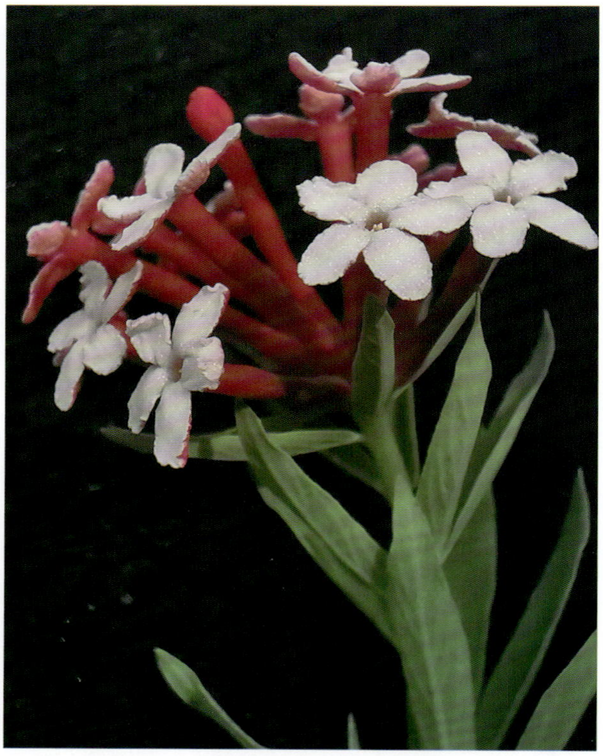

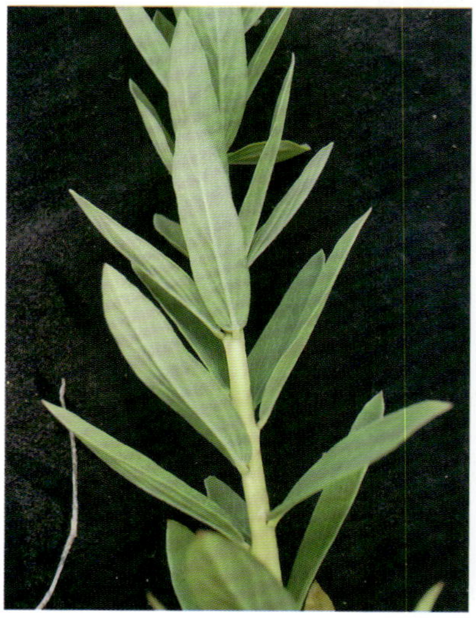

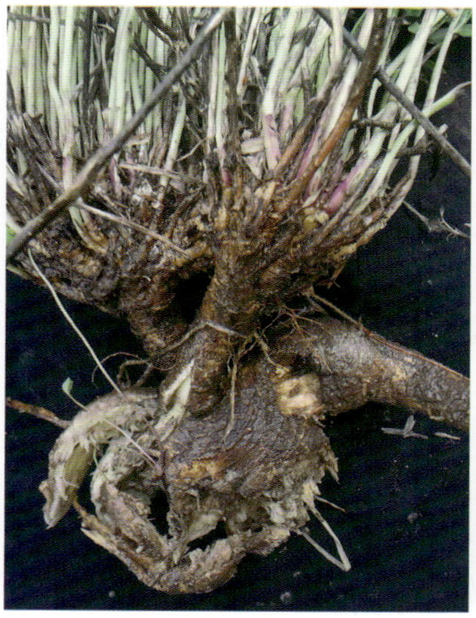

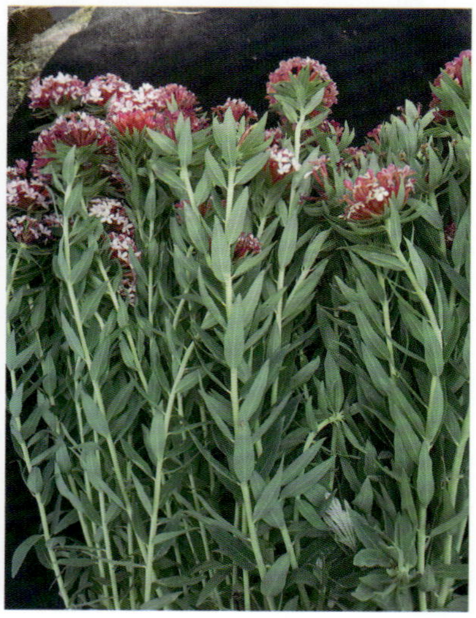

牛奶子

【基　　原】胡颓子科胡颓子属牛奶子 *Elaeagnus umbellata* Thunb.

【别　　名】甜枣、剪子果、秋胡颓子、夏（唐、秋）茱萸、倒卵叶胡颓子、麦粒子。

【形态特征】落叶灌木。茎：茎具刺；幼枝密被银白色和少数黄褐色鳞片。叶：叶椭圆形、卵状椭圆形或倒卵状披针形，顶端钝或渐尖，基部圆形至楔形，边缘全缘或皱波状，上面幼时具白色星状短柔毛或鳞片，成熟后全部或部分脱落，下面密被银白色和少数褐色鳞片；叶柄白色。花：花较叶先开放，黄白色，芳香，密被银白色盾形鳞片，1～7 花簇生于新枝基部；花梗白色；萼筒圆筒状漏斗形，裂片卵状三角形；雄蕊的花丝极短，长约为花药的一半，花药矩圆形；花柱直立，柱头侧生。果：果实球形或卵圆形，成熟后红色；果梗直立。花果期 4—8 月。

【生境分布】生于林缘、灌丛，山坡、沟边等处。分布于我国华北、华东、西南、西北及河南、辽宁、湖北等地。

【药用部位（药材名称）及采收加工】根、叶和果实（牛奶子）。夏秋季采收，根切片晒干，叶和果实晒干。

【临床应用】苦、酸，凉；归肺、肝、大肠经。清热止咳，利湿解毒；用于肺热咳嗽，泄泻，痢疾，淋证，带下，崩漏，乳痈。

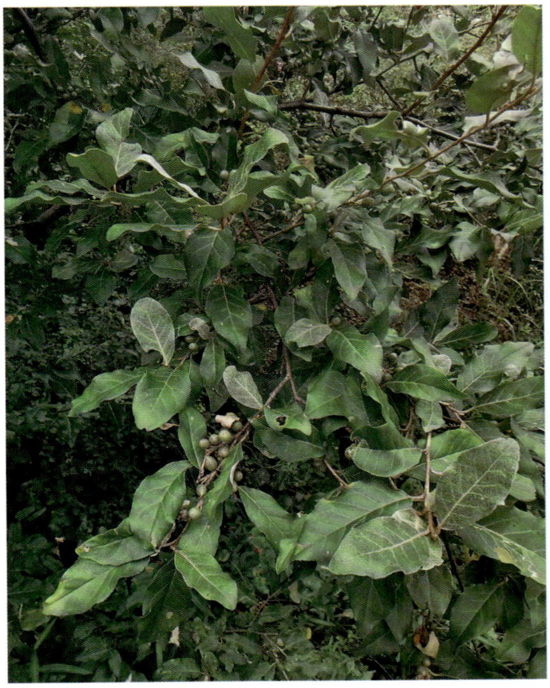

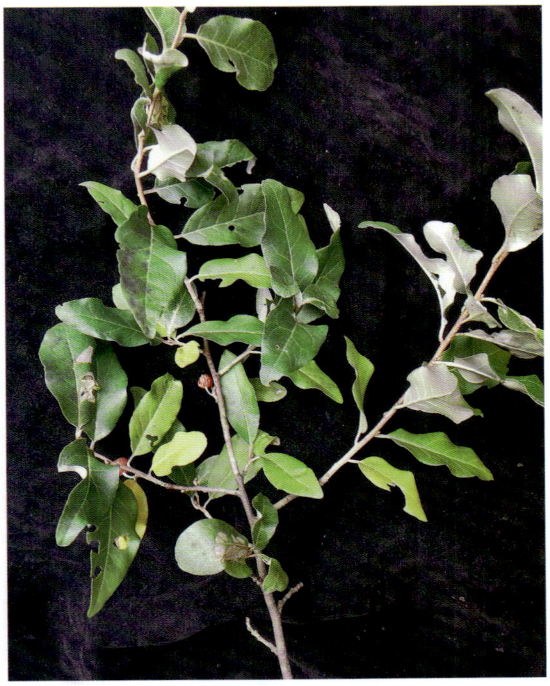

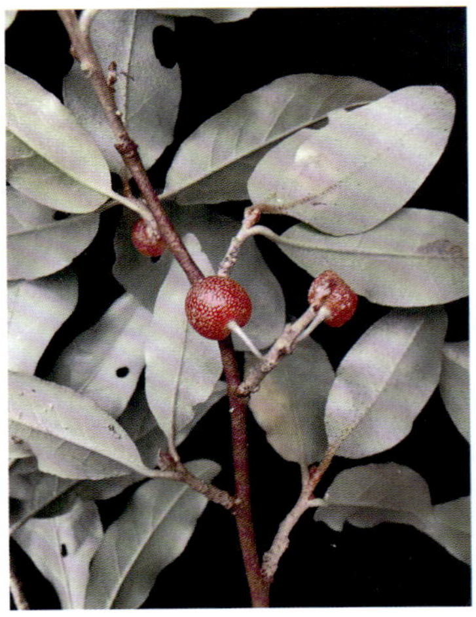

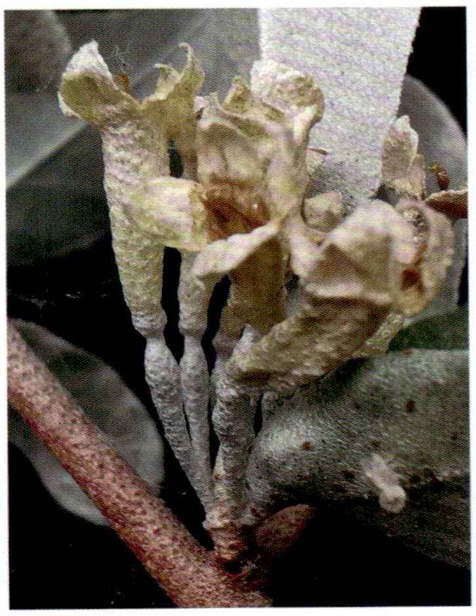

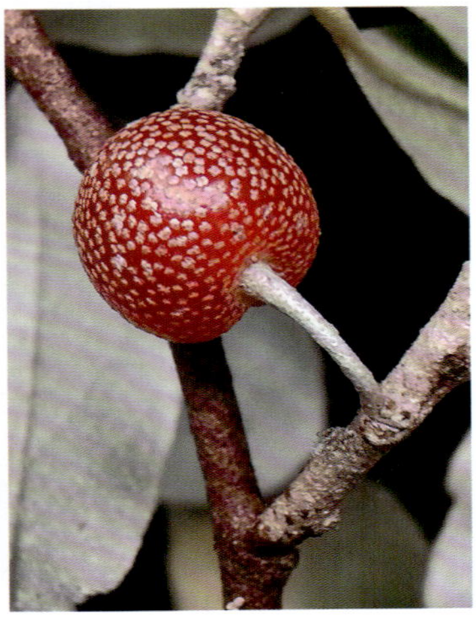

沙枣

【基　　原】胡颓子科胡颓子属沙枣 *Elaeagnus angustifolia* Linn. var. *angustifolia*

【别　　名】七里香、香（刺、银）柳、桂香柳、银柳胡颓子。

【形态特征】落叶乔木或小乔木。**茎：**茎无刺或具刺，刺棕红色；幼枝密被银白色鳞片，老枝鳞片脱落，红棕色，光亮。**叶：**叶矩圆状披针形至线状披针形，顶端钝尖或钝形，基部楔形，全缘，上面幼时具银白色圆形鳞片，成熟后部分脱落，带绿色，下面灰白色，密被白色鳞片；叶柄纤细，银白色。**花：**花银白色，直立或近直立，密被银白色鳞片，常 1 ～ 3 花簇生于新枝基部；萼筒钟形，裂片宽卵形或卵状矩圆形；雄蕊几无花丝，花药淡黄色；花柱直立。**果：**果实椭圆形，成熟后粉红色，密被银白色鳞片；果肉乳白色，粉质。花果期 5—9 月。

【生境分布】生于山地、平原、沙滩、荒漠等处。分布于我国华北、西北及辽宁、河南等地。

【药用部位（药材名称）及采收加工】树皮和根皮（沙枣树皮）、花（沙枣花）、茎枝渗出的胶汁（沙枣胶）、果实（沙枣）。沙枣树皮：夏秋季采剥内层树皮，根皮全年可采；晒干。沙枣花：5—6 月采花，晾干。沙枣胶：将茎枝渗出的汁液取下，晒干。沙枣：秋末冬初果实成熟时采摘，鲜用或烘干。

【临床应用】沙枣树皮：微苦、涩，凉；归心、肝、脾经。清热止咳，利湿止痛，解毒，止血；用于慢性气管炎，胃痛，肠炎，急性肾炎，黄疸型肝炎，白带，烧烫伤，外伤出血。沙枣花：甘、涩，温；归肺经。止咳，平喘；用于久咳，气喘。沙枣胶：微苦、涩，平；归肾经。接骨续筋，活血止痛；用于骨折。沙枣：酸、微甘，凉；归肺、肝、脾、胃、肾经。养肝益肾，健脾调经；用于肝虚目眩，肾虚腰痛，脾虚腹泻，消化不良，带下，月经不调。

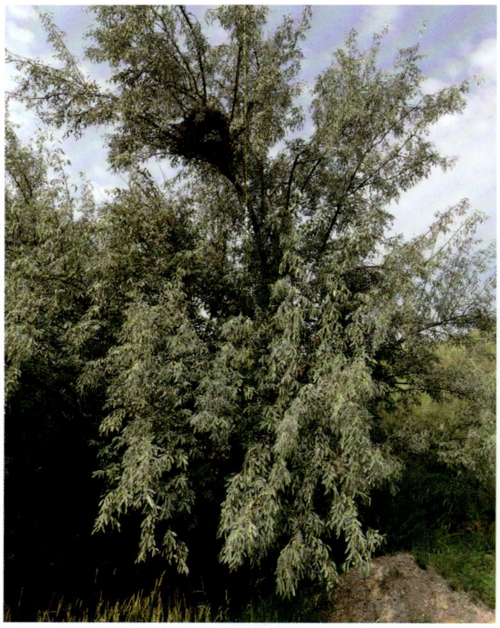
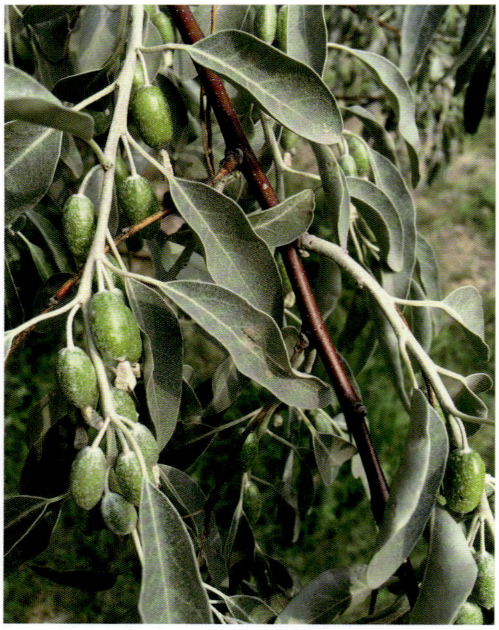
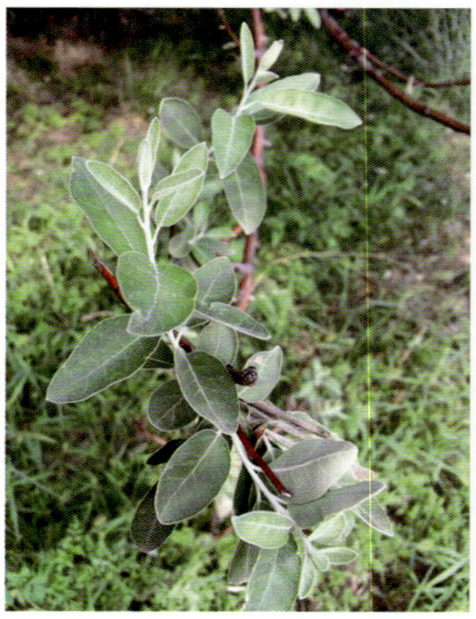
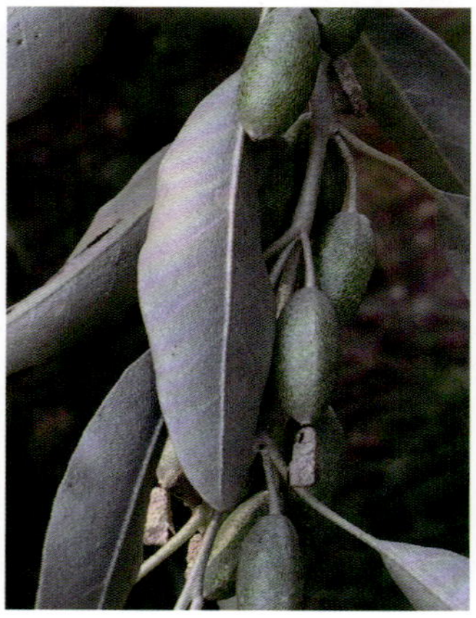
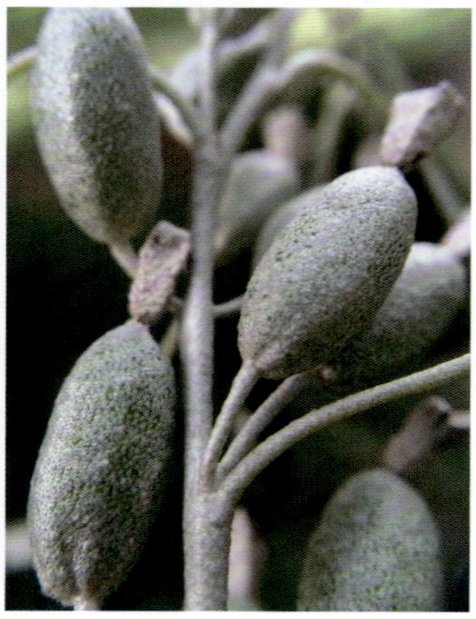

中国沙棘

【基　　原】胡颓子科沙棘属中国沙棘 *Hippophae rhamnoides* Linn. subsp. *sinensis* Rousi

【别　　名】醋柳、黄酸刺、酸刺柳、黑（酸）刺。

【形态特征】落叶灌木或乔木。茎：棘刺较多，粗壮，顶生或侧生；嫩枝褐绿色，密被银白色而带褐色鳞片或有时具白色星状柔毛；老枝灰黑色，粗糙。叶：单叶通常近对生，狭披针形或矩圆状披针形，两端钝或基部近圆形，基部最宽；叶上面绿色，初被白色盾形毛或星状柔毛，下面银白色或淡白色，被鳞片，无星状毛；叶柄极短或近无。花：花先叶开放，雌雄异株；短总状花序腋生于头年枝上；花小，淡黄色，花被 2 裂；雄蕊 4，雌花花被筒囊状，顶端 2 裂。果：果实圆球形，橙黄色或桔红色。种子：种子小，阔椭圆形至卵形，有时稍扁，黑色或紫黑色，具光泽。花果期 4—10 月。

【生境分布】生于山嵴、干涸河床地、山坡、多砾石沙质土壤、黄土坡等处。分布于我国华北、西北及四川等地。

【药用部位（药材名称）及采收加工】果实（沙棘）。秋冬季果实成熟或冻硬时采收，除去杂质，干燥或蒸后干燥。

【临床应用】酸、涩，温。止咳祛痰，消食化滞，活血散瘀；用于咳嗽痰多，消化不良，食积腹痛，瘀血经闭，跌扑瘀肿。

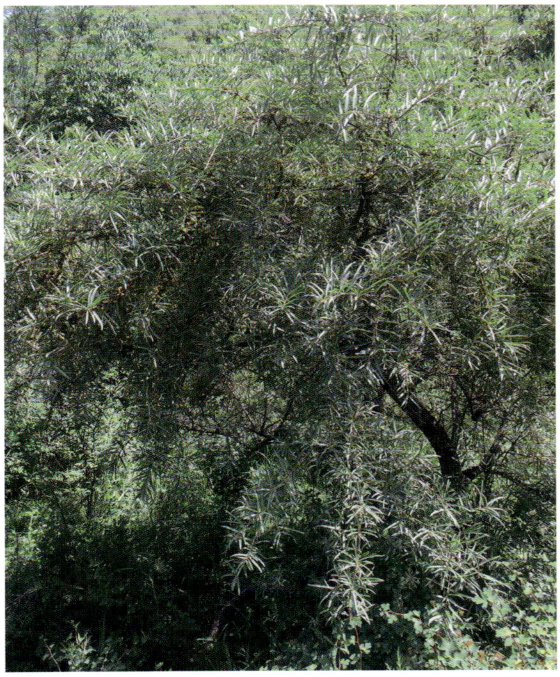
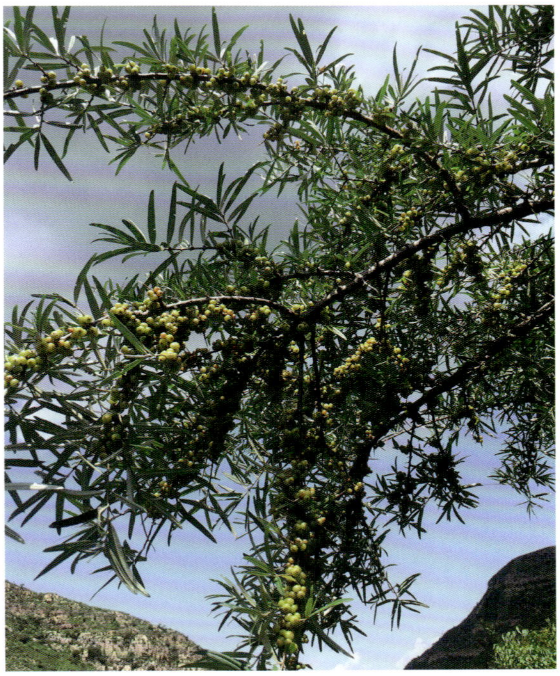
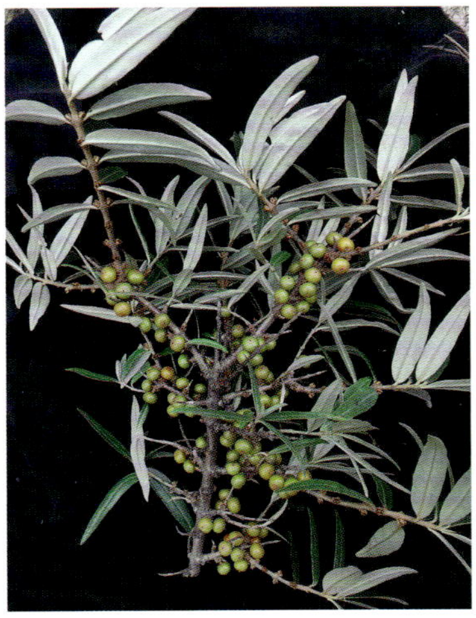
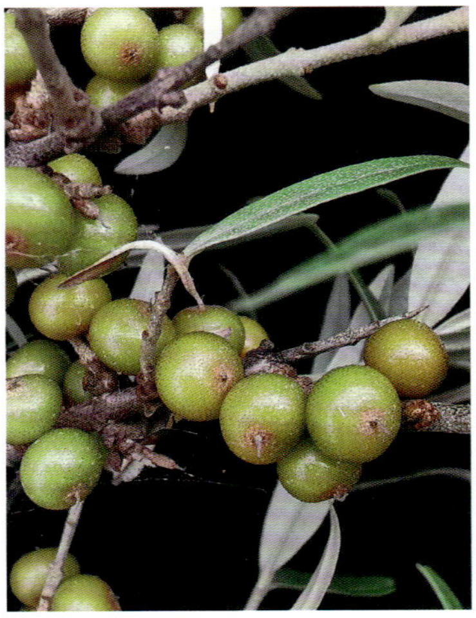
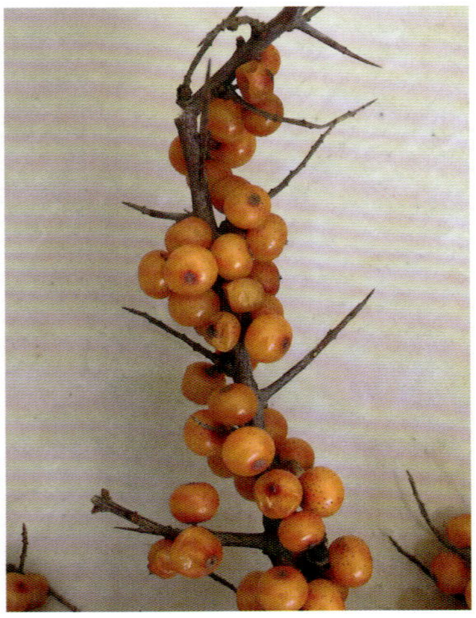

千屈菜

【基　　原】千屈菜科千屈菜属千屈菜 *Lythrum salicaria* L.

【别　　名】水柳、对叶莲。

【形态特征】多年生草本。**茎：**根茎横走，粗壮；地上茎直立，多分枝，疏被粗毛或密被绒毛，常具4棱。**叶：**叶对生或3叶轮生，披针形或阔披针形，顶端钝或短尖，基部圆形或心形，有时略抱茎，全缘，无柄。**花：**总状花序顶生；花两性，数朵簇生，花梗短；苞片阔披针形至三角状卵形；萼筒状，多少带紫色，有12条纵棱，稍被粗毛，顶端6裂，裂片三角形，附属物针状；花瓣6，紫色，倒披针状长椭圆形，基部楔形，着生于萼筒上部，稍皱缩；雄蕊12，6长6短，花柱长短不一。**果：**蒴果扁圆形。花果期7—10月。

【生境分布】生于河岸、湖畔、溪沟边、潮湿地等处。分布于全国各地；有栽培。

【药用部位（药材名称）及采收加工】全草（千屈菜）。秋季采收全草，洗净，切碎，鲜用或晒干。

【临床应用】苦，寒；归大肠、肝经。清热解毒，收敛止血；用于痢疾，泄泻，便血，血崩，疮疡溃烂，吐血，衄血，外伤出血。

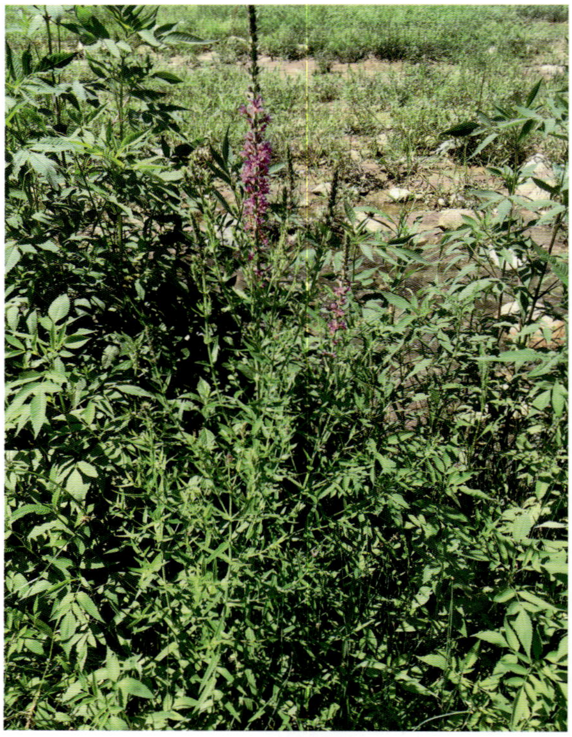

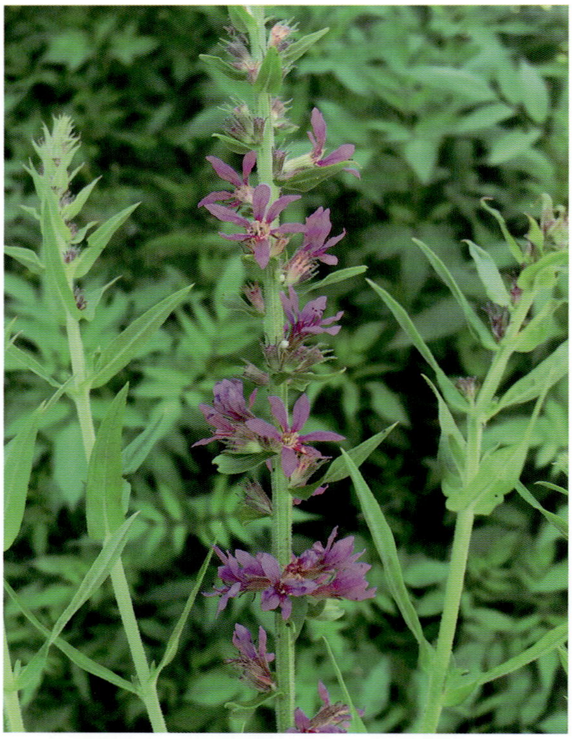

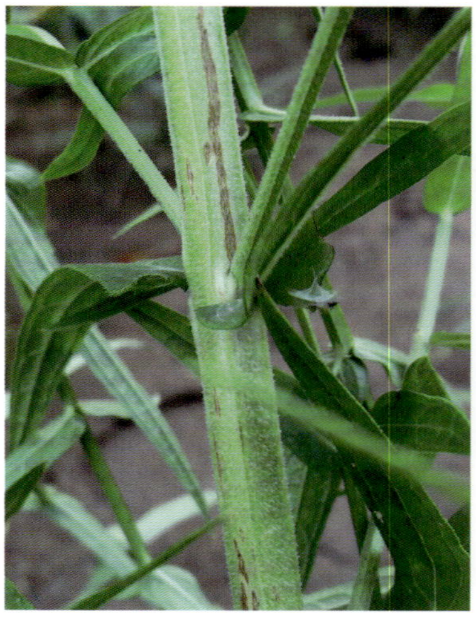

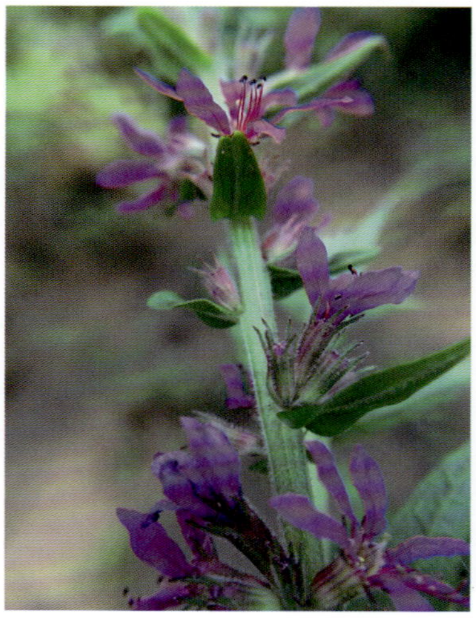

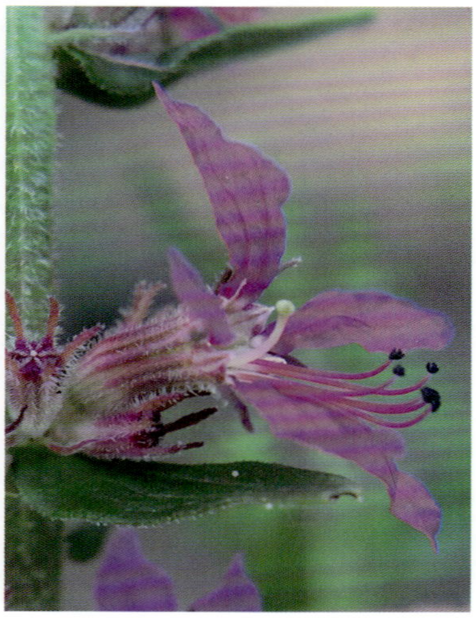

【基　　原】千屈菜科紫薇属紫薇 *Lagerstroemia indica* L.

【别　　名】百（千）日红、无皮树、西洋水杨梅、蚊子花、紫兰（金）花、痒痒树（花）。

【形态特征】落叶灌木或小乔木。**茎：**树皮平滑，灰色或灰褐色；枝干多扭曲，小枝纤细，具4棱，略成翅状。**叶：**叶互生或对生，椭圆形、阔矩圆形或倒卵形，顶端短尖或钝形，有时微凹，基部阔楔形或近圆形，侧脉3～7对；叶柄短或无。**花：**花淡红色、紫色或白色，常组成顶生圆锥花序；花萼裂片6，裂片三角形，直立；花瓣6，皱缩呈裙摆状，具长爪；雄蕊多数，外面6枚着生于花萼上，比其余的长许多。**果：**蒴果椭圆状球形或阔椭圆形。**种子：**种子有翅。花果期6—12月。

【生境分布】全国各地有栽培。

【药用部位（药材名称）及采收加工】茎皮和根皮（紫薇皮）、根（紫薇根）、叶（紫薇叶）、花（紫薇花）。紫薇皮：5—6月分别剥取茎皮，秋冬季剥取根皮；切片晒干。紫薇根：全年均可采挖，洗净，鲜用或切片晒干。紫薇叶：春夏季采收，鲜用或晒干。紫薇花：5—8月采花，晒干。

【临床应用】紫薇皮：苦，寒。清热解毒，利湿祛风，散瘀止血；用于无名肿毒，丹毒，乳痈，咽喉肿痛，肝炎，疥癣，鹤膝风，跌打损伤，内外伤出血，崩漏带下。紫薇根：微苦，微寒。清热利湿，活血止血，止痛；用于痢疾，水肿，烧烫伤，湿疹，湿疹，痈肿疮毒，跌打损伤，血崩，偏头痛，牙痛，痛经，产后腹痛。紫薇叶：微苦、涩，寒。清热解毒，利湿止血；用于痈疮肿毒，乳痈，痢疾，湿疹，外伤出血。紫薇花：苦、微酸，寒。清热解毒，凉血止血；用于疮疖痈疽，小儿胎毒，疥癣，血崩，带下，肺痨咳血，小儿惊风。

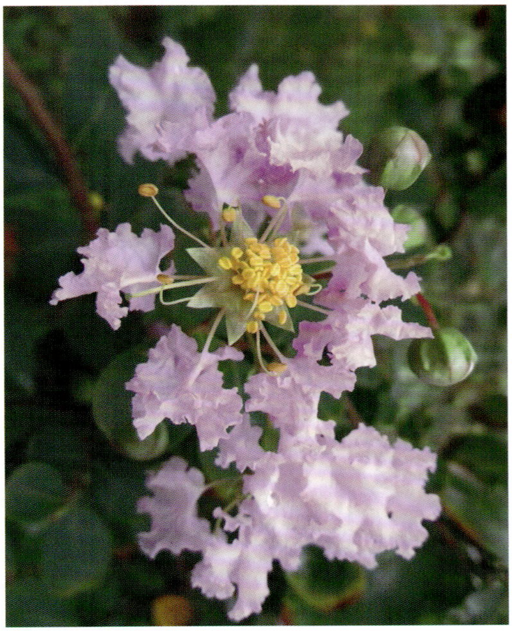
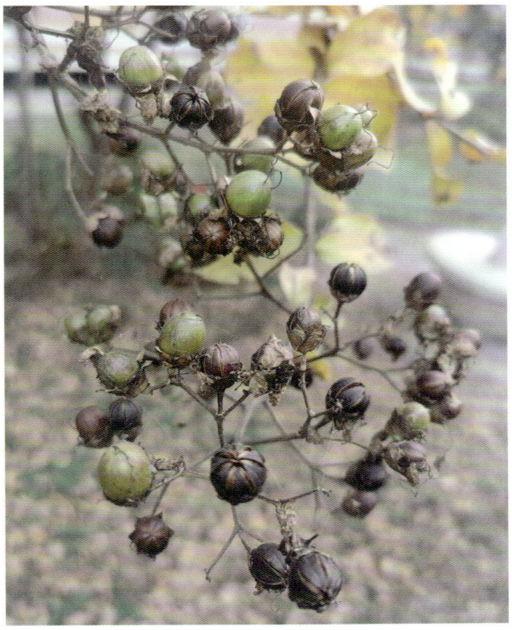
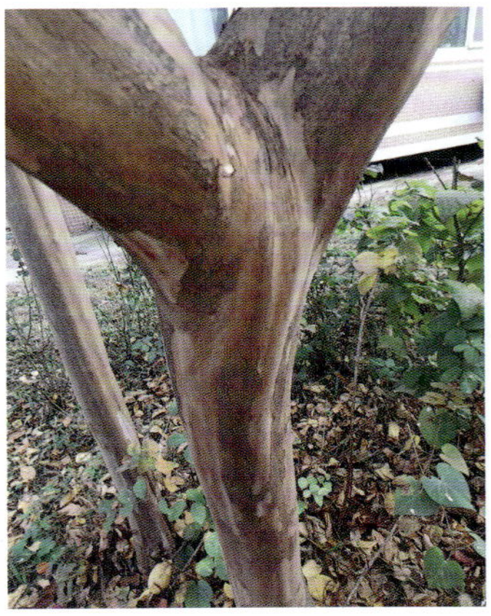
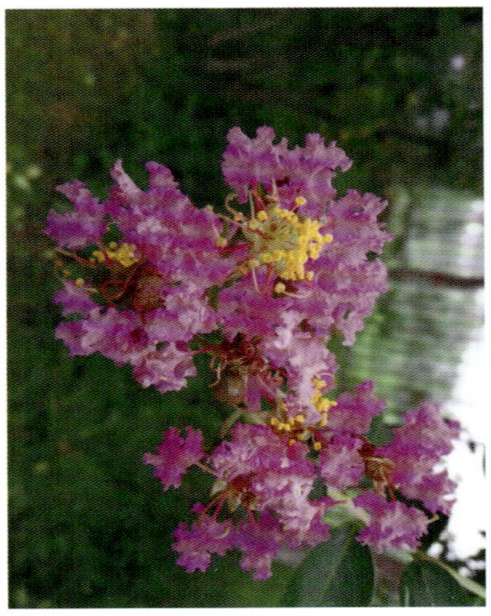
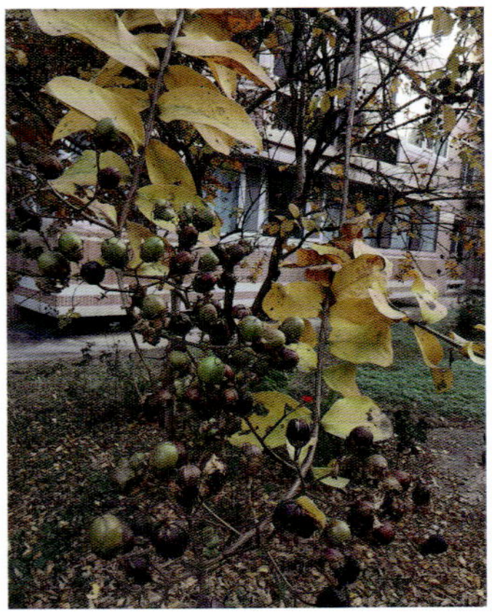

石榴

【基　　原】千屈菜科石榴属石榴 *Punica granatum* L.

【别　　名】安石榴、山力叶、丹若、若榴木等。

【形态特征】落叶灌木或乔木。**茎：**枝顶常成尖锐长刺，幼枝具棱角，无毛，老枝近圆柱形。**叶：**叶常对生，矩圆状披针形，顶端短尖、钝尖或微凹，基部短尖至稍钝；叶柄短。**花：**花 1 ～ 5 朵簇生于枝顶；萼筒常红色或淡黄色，裂片略外展，卵状三角形，外面近顶端有 1 黄绿色腺体，边缘有小乳突；花瓣红色、黄色或白色，顶端圆形；花柱长超过雄蕊。**果：**浆果近球形，常为淡黄褐色或淡黄绿色，有时白色，稀暗紫色。**种子：**种子钝角形，红色至乳白色。花果期 5—10 月。

【生境分布】全国各地有栽培。

【药用部位（药材名称）及采收加工】味甜的果实（甜石榴）、味酸的果实（酸石榴）、果皮（石榴皮）、叶（石榴叶）、花（石榴花、白石榴花）、根皮或茎皮（石榴根皮、石榴根、白石榴根）。甜石榴和酸石榴：9—10 月果熟时采收，鲜用。石榴皮：秋季果实成熟后收集果皮，晒干。石榴叶：夏秋季采收，鲜用或晒干。花：花开时采收，鲜用或烘（晒）干。根皮或茎皮：全年或秋季采剥，晒干。

【临床应用】甜石榴：甘、酸、涩，温。生津止渴，杀虫；用于咽燥口渴，虫积，久痢。酸石榴：酸，温。止渴，涩肠，止血；用于津伤燥渴，滑泻，久痢，崩漏，带下。石榴皮：酸、涩，温；归大肠经。涩肠止泻，止血，驱虫；用于于久泻，久痢，便血，脱肛，崩漏，白带，虫积腹痛。石榴叶：酸、涩，温。收敛止泻，解毒杀虫；用于泄泻，痘风疮，癞疮，跌打损伤。花：酸、甘、涩，平。凉血，止血；用于衄血，吐血，外伤出血，便血，久痢，月经不调，红崩白带，中耳炎。根皮或茎皮：酸、涩，温。收敛止泻，杀虫；用于虚寒久泻，肠炎，痢疾，便血，脱肛，血崩，绦虫病，蛔虫病；外用治稻田皮炎。

【备　　注】按《中国植物志》，本种已由石榴科 Punicaceae 调整到千屈菜科 Lythraceae。

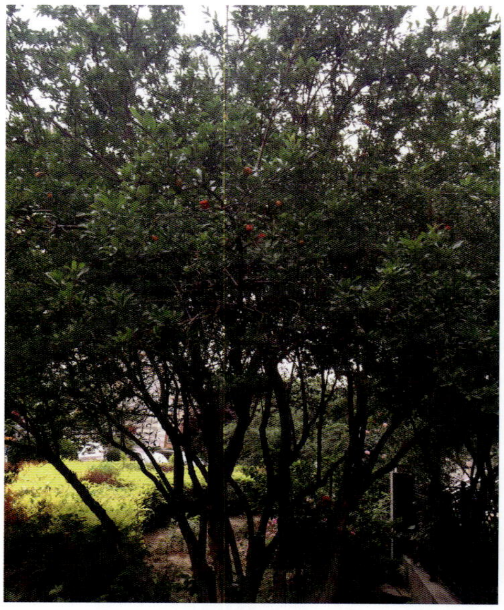
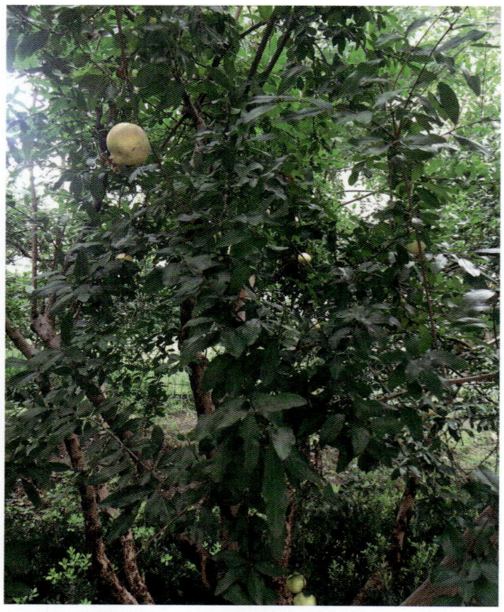
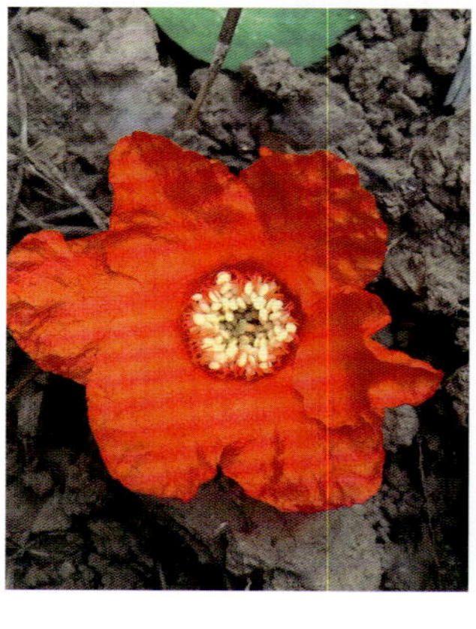
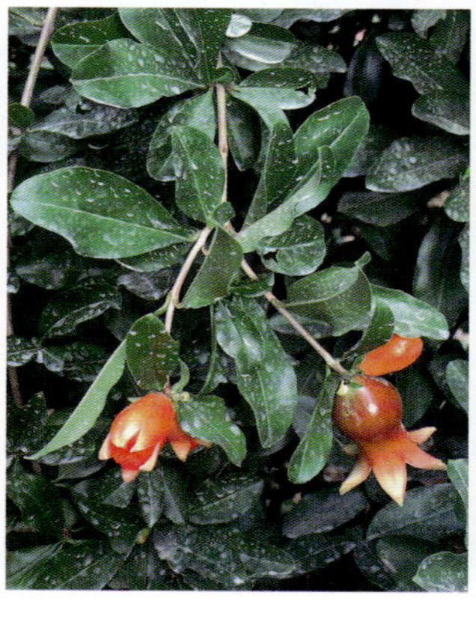
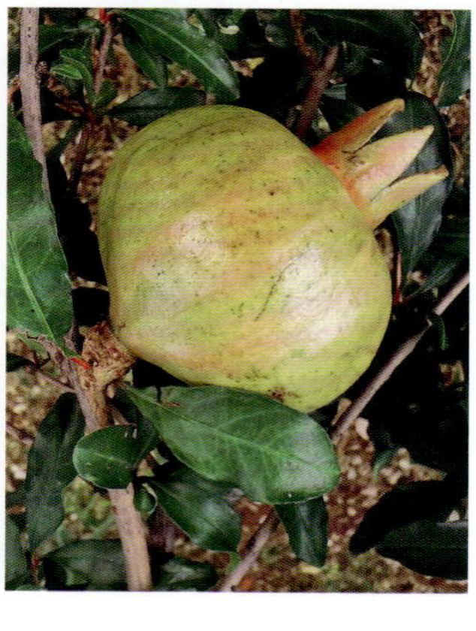

八角枫

【基　　原】八角枫科八角枫属八角枫 *Alangium chinense*（Lour.）Harms subsp. chinense

【别　　名】枢木、华瓜木、豆腐柴。

【形态特征】落叶灌木或乔木。茎：小枝略呈"之"字形，幼枝紫绿色，无毛或有疏柔毛。叶：叶近圆形或椭圆形、卵形，顶端短锐尖或钝尖，基部两侧常不对称，阔楔形、截形或心形；叶不分裂或3～7（9）裂，裂片短锐尖或钝尖；叶上面深绿色，无毛，下面淡绿色，除脉腋有丛状毛外，其余部分近无毛；基出脉3～5（7），掌状；叶柄紫绿色或淡黄色。花：聚伞花序腋生，被稀疏微柔毛，有7～30（50）花；小苞片线形或披针形，常早落；总花梗常分节；花冠圆筒形，花萼顶端分裂为5～8枚齿状萼片；花瓣6～8，线形，基部粘合，上部开花后反卷，外面有微柔毛，初为白色，后变黄色。果：核果卵圆形，成熟后黑色，顶端有宿存的萼齿和花盘，种子1颗。花果期5—11月。

【生境分布】生于山地、疏林中。分布于我国华中、华东、华南、西南及陕西、甘肃等地，

【药用部位（药用部位）及采收加工】叶（八角枫叶）、花（八角枫花）、根及须根或根皮（八角枫根）。八角枫叶：夏季采收，鲜用或晒干。八角枫花：5—7月采花，晒干。八角枫根：全年可采，挖取支根及须根或剥取根皮，洗净，晒干。

【临床应用】八角枫叶：辛、苦，平，小毒；归肝、肾经。化瘀接骨，解毒杀虫；用于跌打瘀肿，骨折，疮肿，乳痈，乳头皲裂，漆疮，疥癣，刀伤出血。八角枫花：辛，平，小毒；归肝、胃经。散风，理气，止痛；用于头风头痛，胸腹胀痛。八角枫根：辛、苦，微温，小毒；归肝、肾、心经。祛风除湿，舒筋活络，散瘀止痛；用于风湿痹痛，四肢麻木，跌打损伤。

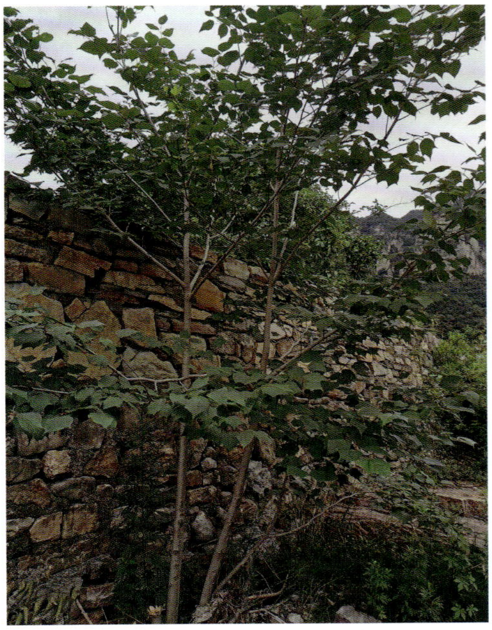

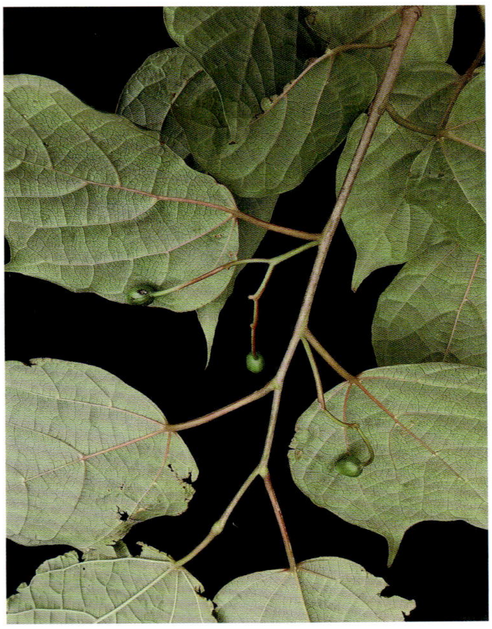

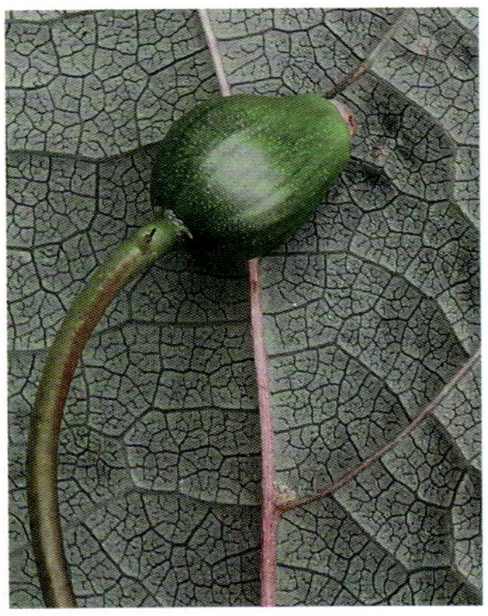

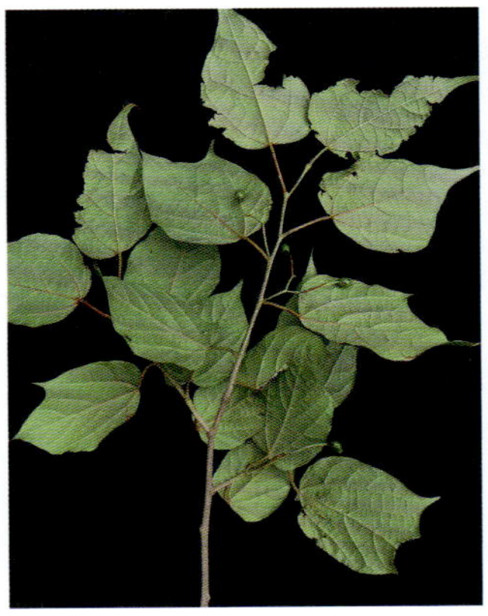

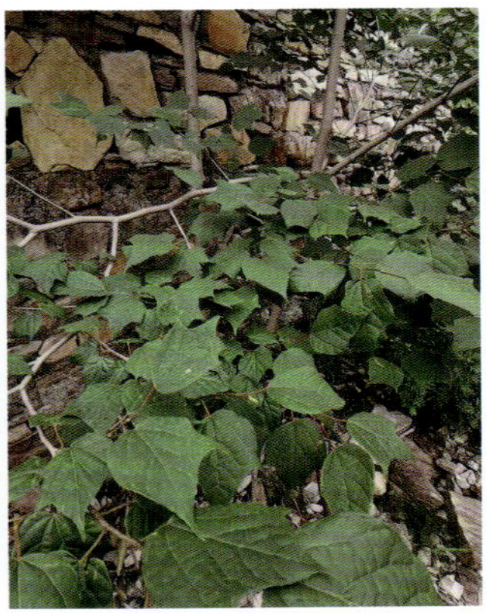

露珠草

【基　　原】柳叶菜科露珠草属露珠草 *Circaea cordata* Royle

【别　　名】心叶露珠草、牛泷草。

【形态特征】多年生草本。茎：根状茎不具块茎；茎粗壮，常密被平伸的长柔毛、弯曲的柔毛和腺毛。叶：叶狭卵形至宽卵形，中部叶基部常心形、阔楔形、阔圆形或截形，先端短渐尖，边缘具锯齿或近全缘。花：总状花序顶生，或基部具分枝；小花梗长 0.7 ～ 2 mm，与花序轴近垂直，被毛，基部有一极小的刚毛状小苞片，花被管长 0.6 ～ 1 mm；萼片卵形至阔卵形，长 2 ～ 3.7 mm，白色或淡绿色，开花时反曲，先端钝圆形；花瓣白色，倒卵形至阔倒卵形，先端倒心形，凹缺深至花瓣长度的 1/2 ～ 2/3，花瓣裂片阔圆形；雄蕊伸展，略短于花柱或与花柱近等长；蜜腺不明显，全部藏于花管之内。果：果实斜倒卵形至透镜形，2 室，具 2 种子。花果期 6—9 月。

【生境分布】生于落叶林、针叶林下。分布于我国东北、华东、西南、华中及河北、山西、陕西、甘肃等地。

【药用部位（药用部位）及采收加工】全草（牛泷草）。秋季采收，鲜用或晒干。

【临床应用】辛、苦，微寒。清热解毒，止血生肌；用于疮痈肿毒，疥疮，外伤出血。

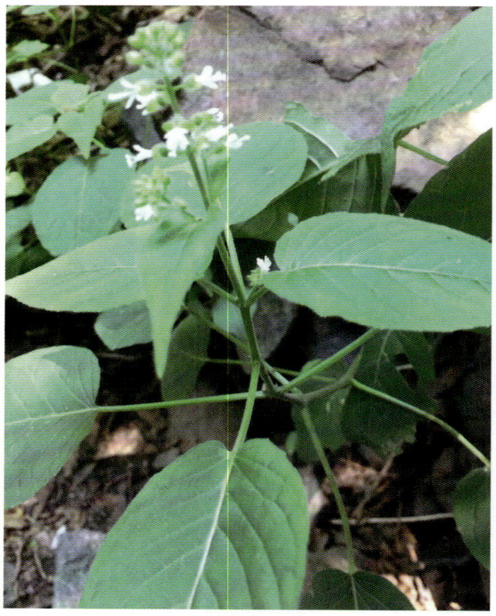

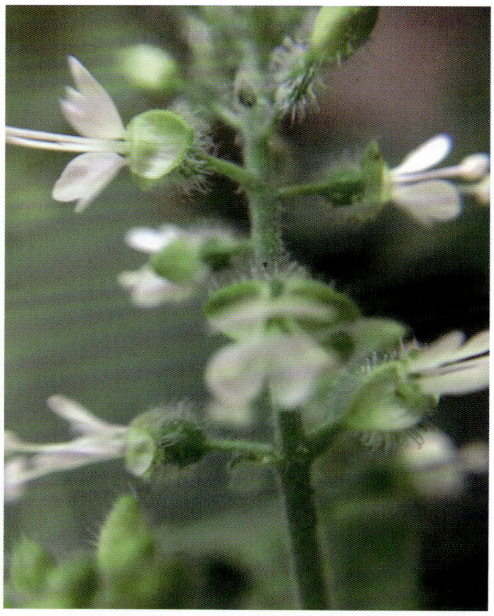

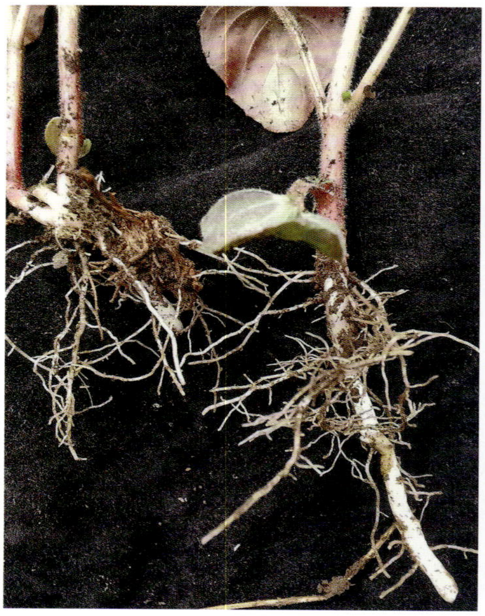

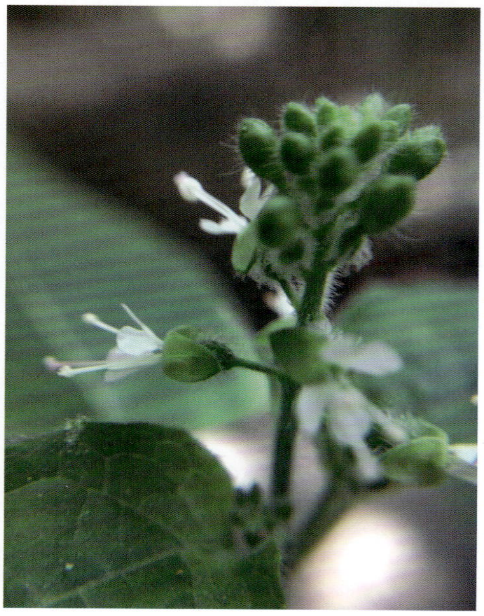

曲毛露珠草

【基　　原】柳叶菜科露珠草属曲毛露珠草 *Circaea hybrida* Hand.–Mazz.

【别　　名】无。

【形态特征】形态特征与植物“露珠草”相似，两者的主要区别：曲毛露珠草的茎毛向下卷曲呈半圆的弧形且短，果长于果柄或近等长；露珠草的茎上毛不卷曲、直展且长，果短于果柄。

【生境分布】生于山坡、林缘等处。分布于我国东北、华北、西南等地。

【药用部位（药用部位）及采收加工】全草（曲毛露珠草）。秋季采收，鲜用或晒干。

【临床应用】苦，凉。清热解毒，用于疮肿。

【备　　注】按《中国植物志》，本种已合并到植物“露珠草 *Circaea cordata* Royle”。考虑两者的临床应用不尽相同，故仍分开描述。

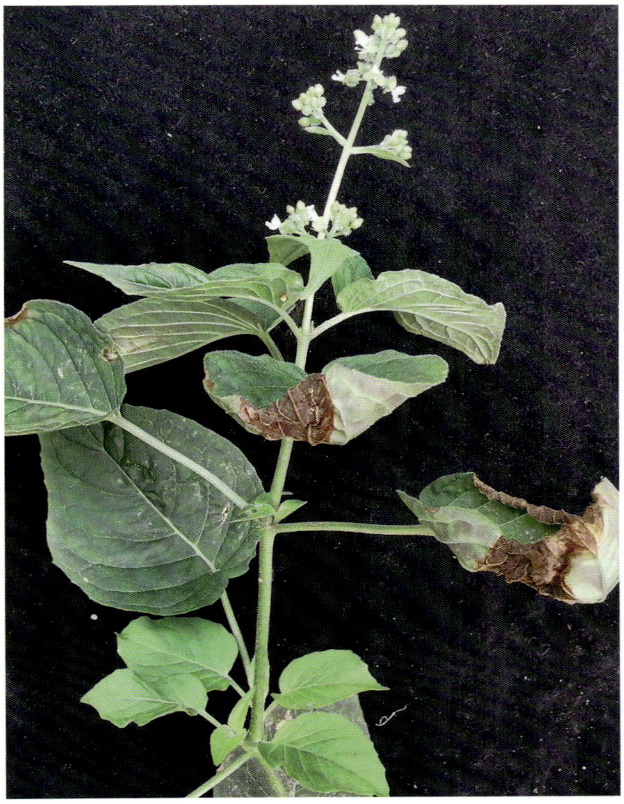

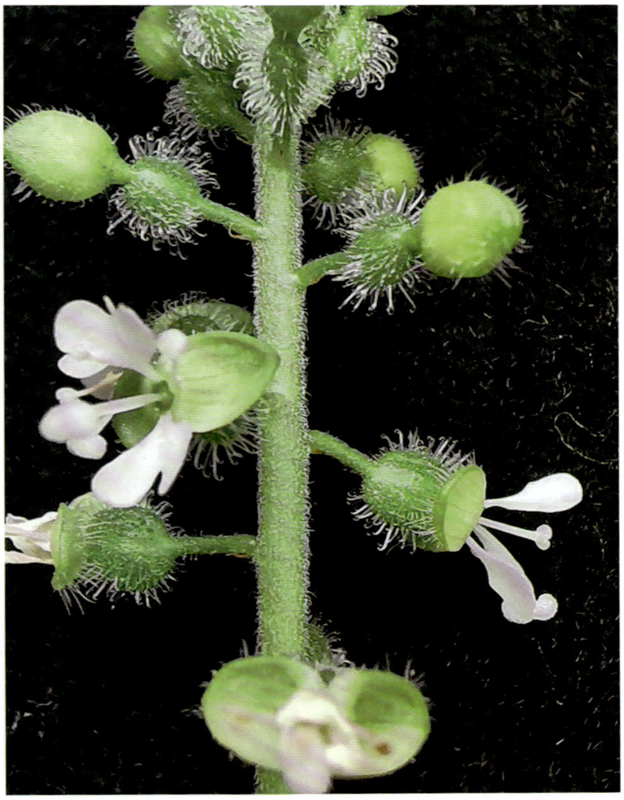

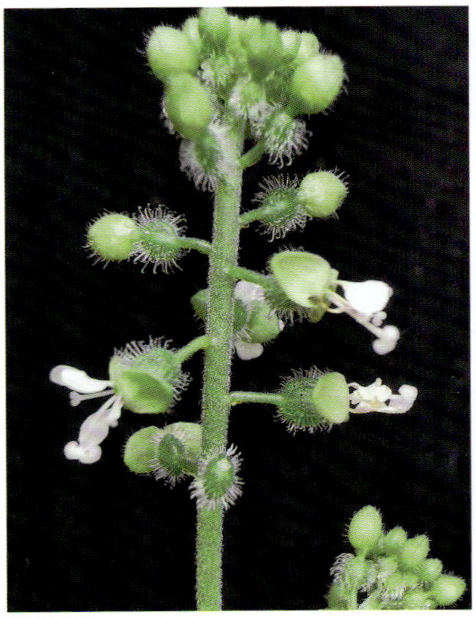

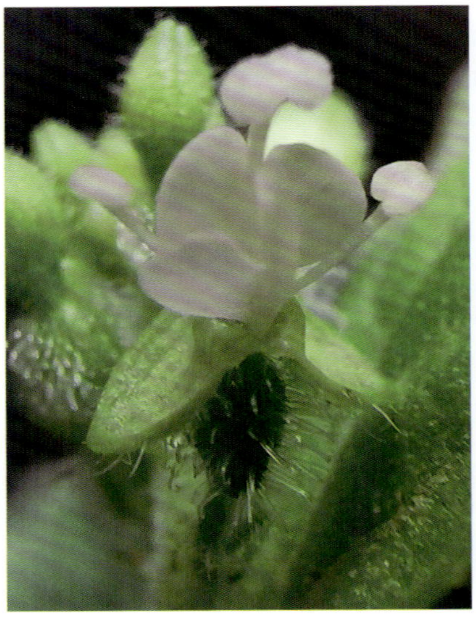

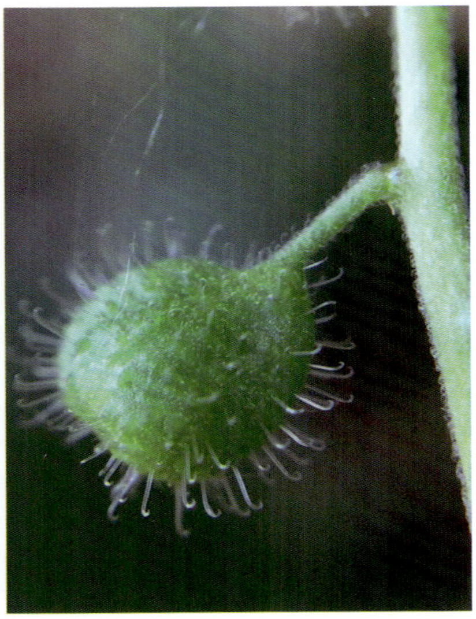

深山露珠草

【基　　原】柳叶菜科露珠草属深山露珠草 *Circaea alpina* L.subsp.*Caulescens*（Komarov）Tatewaki

【别　　名】无。

【形态特征】多年生草本。茎：茎被毛。叶：叶卵形、阔卵形至近三角形，基部圆形、截形或心形，先端急尖至短渐尖，边缘具浅或极明显的牙齿。花：花序无毛，稀疏被腺毛；花梗无毛，开花时上升或与总状花序轴垂直，基部有或无小苞片，或有一小腺体；花在花序轴上排列稀疏；开花时子房具钩状毛；萼片狭卵形、阔卵形至矩圆状卵形，先端钝圆；花瓣白色或粉红色，倒卵形、倒卵形或倒三角形，先端凹缺至其长度的 1/3 至 1/2，花瓣裂片圆形。果：果实倒卵状，果实上的毛半透明。花果期 7—9 月。

【生境分布】生于阴湿处、苔藓处、干燥土壤上。分布于我国东北、华北及山东、安徽等地。

【药用部位（药用部位）及采收加工】全草（高山露珠草）。7—8 月采收，晒干。

【临床应用】甘、苦，微寒。养心安神，消食，止咳，解毒，止痒；用于心悸，失眠，多梦，疳积，咳嗽，疮疡脓肿，湿疣，癣痒。

【备　　注】本种为植物“高山露珠草 *Circaea alpina* L.”的亚种。

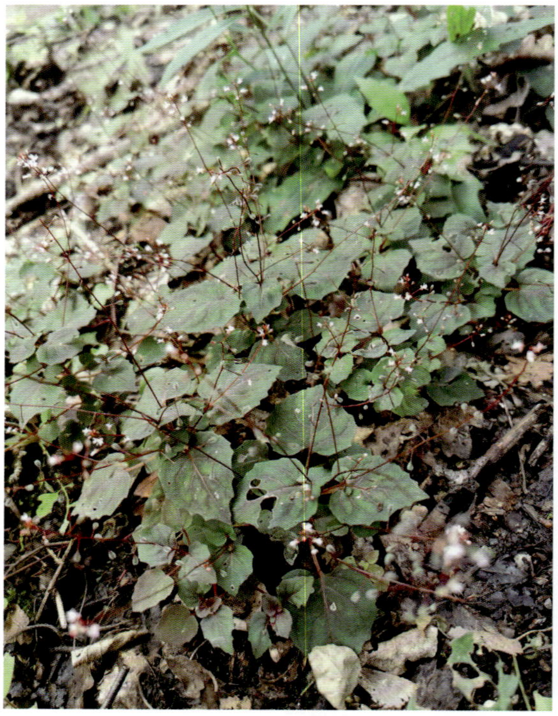

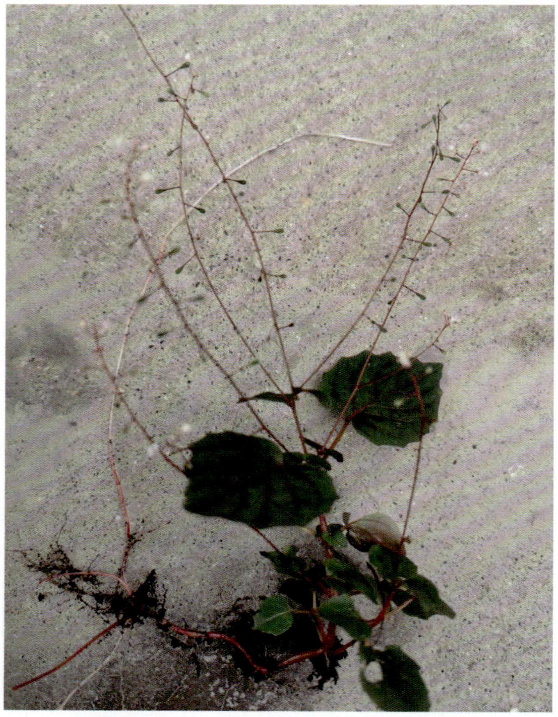

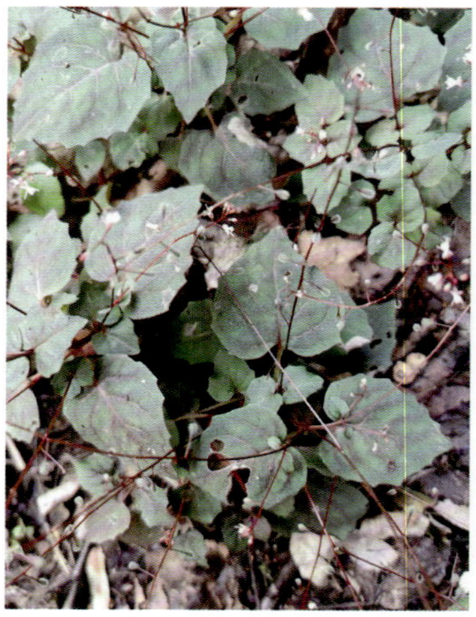

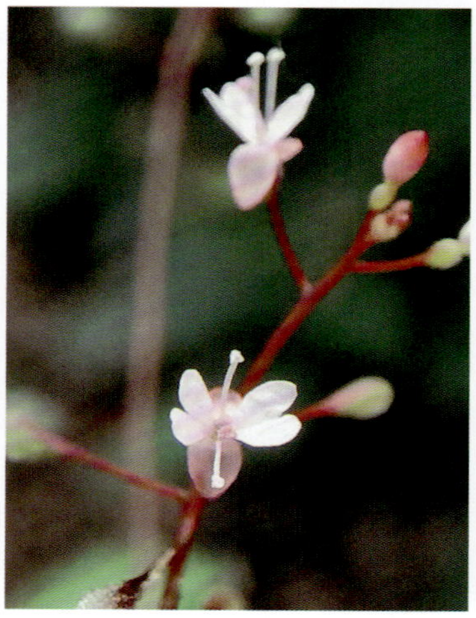

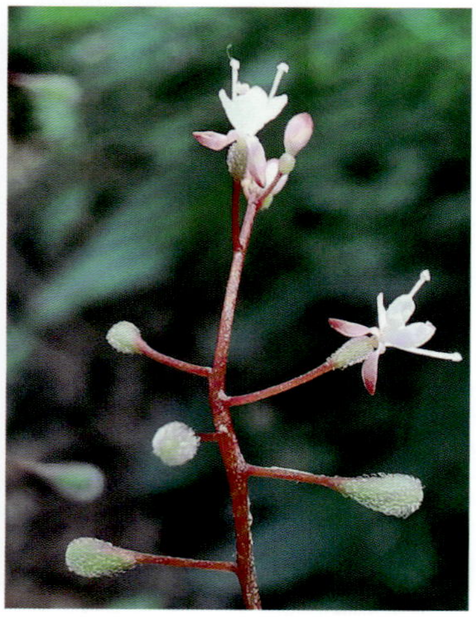

【基　　原】柳叶菜科月见草属月见草 *Oenothera biennis* L.

【别　　名】夜来香、山芝麻。

【形态特征】2 年生草本。**茎：**茎直立，被曲柔毛和伸展长毛，有腺毛。**叶：**基生叶莲座状；茎生叶椭圆形至倒披针形，先端锐尖至短渐尖，基部楔形，边缘有疏齿。**花：**花序穗状；苞片叶状，椭圆状披针形；萼片绿色或带红色，长圆状披针形；花瓣黄色，稀淡黄色，宽倒卵形，先端微凹缺。**果：**蒴果锥状圆柱形，具明显的棱。**种子：**种子暗褐色，具棱角，具不整齐洼点。花果期 5—9 月。

【生境分布】我国东北、华北、华东、西南等地有栽培，或逸为野生。

【药用部位（药用部位）及采收加工】根（月见草、夜来香）、种子的脂肪油（月见草油）。秋季挖根，除去泥土，晒干。月见草油：7—8 月果实成熟时，晒干，压碎并筛去果壳，收集种子，用 CO_2 超临界萃取等方法取得。

【临床应用】根：甘、苦，温。祛风湿，强筋骨；用于风寒湿痹，筋骨酸软。月见草油：苦、微辛、微甘，平。活血通络，息风平肝，消肿敛疮；用于胸痹心痛，中风偏瘫，虚风内动，小儿多动，风湿麻痛，腹痛泄泻，痛经，疮疡，湿疹。

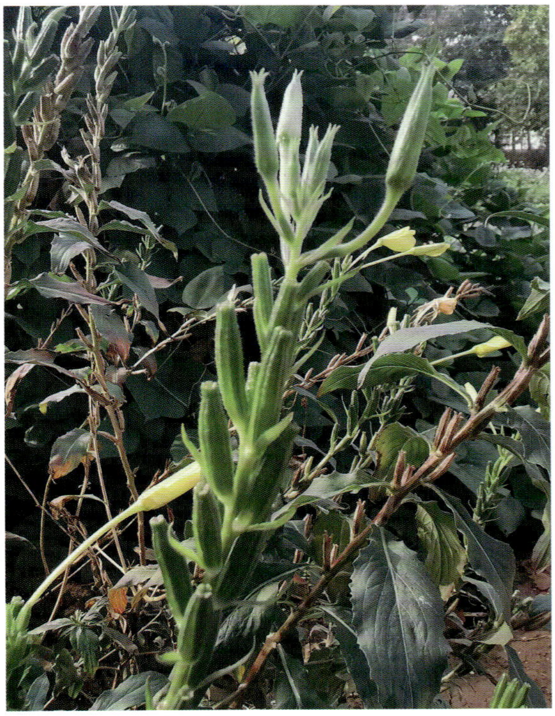
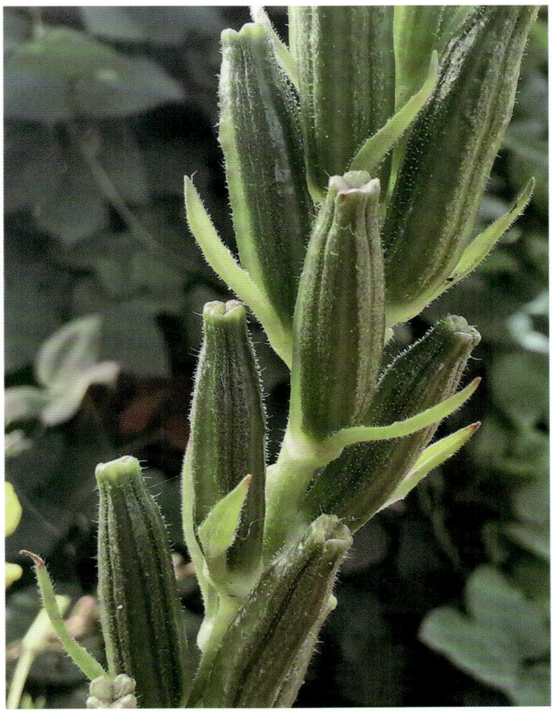
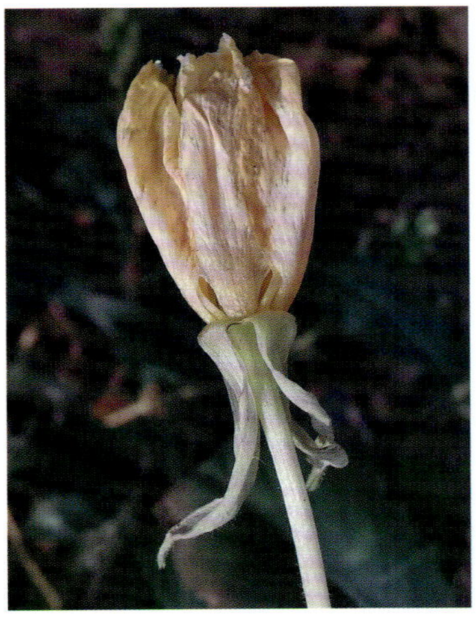
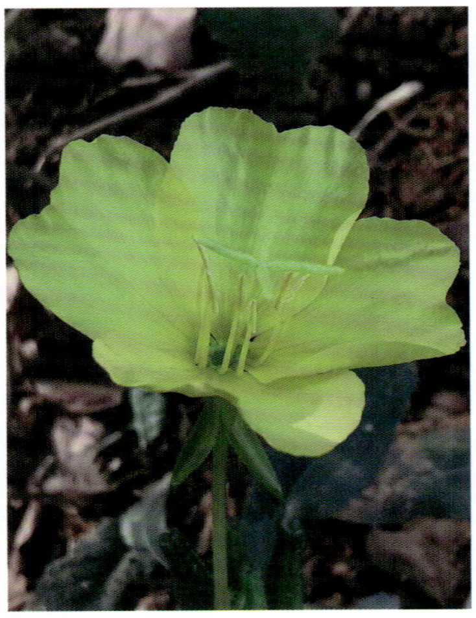
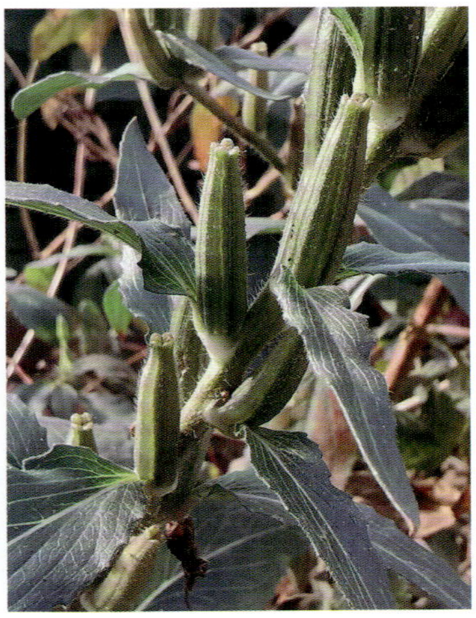

光滑柳叶菜

【基　　原】柳叶菜科柳叶菜属光滑柳叶菜 *Epilobium amurense* subsp.*cephalostigma*（Hausskn.）C.J.Chen

【别　　名】光华（岩山）柳叶菜。

【形态特征】多年生草本。**茎：**茎直立，单一或上部分枝，具2条细棱；茎下部近光滑无毛，棱线上稍有毛，茎上部及分枝疏生弯曲短毛。**叶：**叶披针形或长圆状披针形，先端渐尖，基部楔形，边缘具明显的不整齐锯齿及弯曲短毛，两面沿脉具弯曲短毛；叶柄短。**花：**花单生于上部或叶腋；萼片散生白色短毛，裂片披针形；花瓣淡红紫色，先端2裂；花柱细，柱头头状。**果：**蒴果细长圆柱形，疏被短伏毛。**种子：**种子长圆形，顶端圆，基部细，密布乳头状凸起。花果期6—9月。

【生境分布】生于河谷岸边、溪沟边、林缘、草坡等潮湿处。分布于我国东北、华中、华东、华南、西南及河北、陕西、甘肃等地。

【药用部位（药用部位）及采收加工】全草（虾筏草）。夏秋季割取地上部分，鲜用或晒干。

【临床应用】辛、苦，平。疏风清热，凉血止血；用于风热声嘶，咽痛，水肿，咯血，便血，月经过多，刀伤出血。

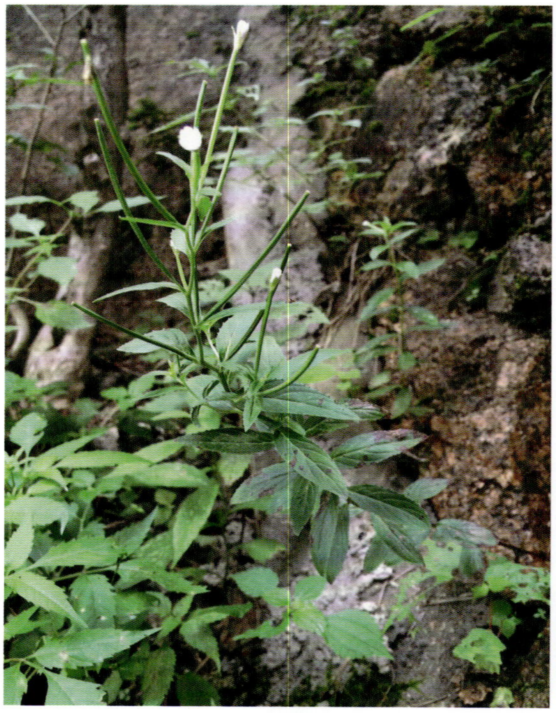

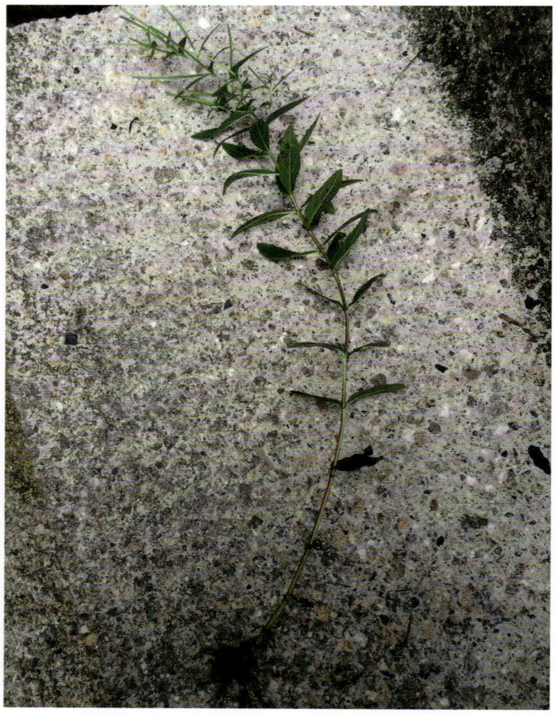

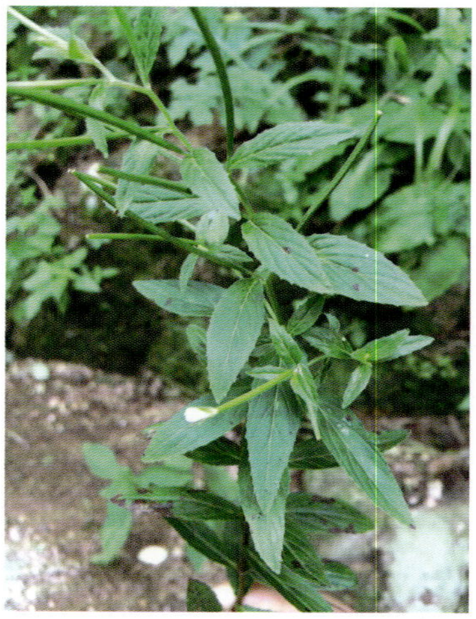

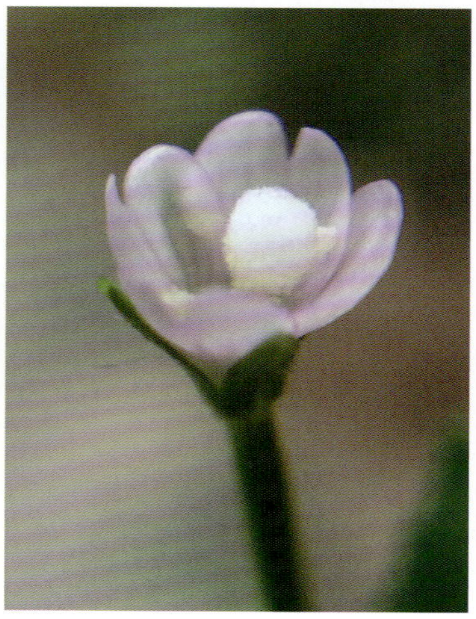

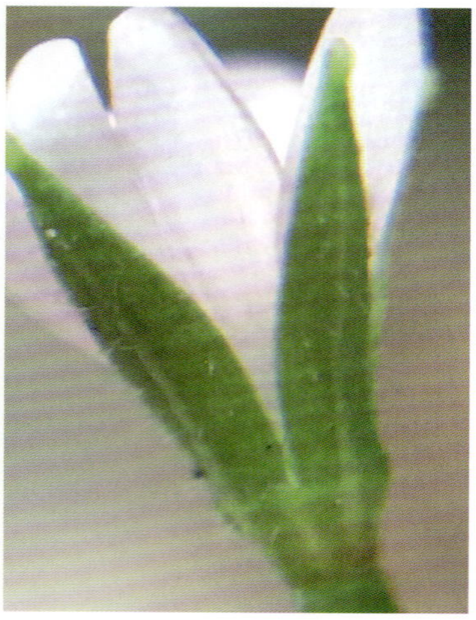

【基　　原】柳叶菜科柳叶菜属柳叶菜 *Epilobium hirsutum* L.

【别　　名】鸡脚参、水朝阳花。

【形态特征】多年生草本。茎：茎粗壮，有时近基部木质化；茎中上部多分枝，密被伸展的长柔毛和腺毛。叶：叶对生，茎上部的互生，无柄，并多少抱茎；茎生叶披针状椭圆形、狭倒卵形或椭圆形，先端锐尖至渐尖，基部近楔形，边缘具细锯齿，两面被长柔毛和短腺毛。花：总状花序；苞片叶状；萼片长圆状线形，被毛；花瓣玫瑰红色、粉红或紫红色，宽倒心形，先端凹缺；柱头 4 深裂。果：蒴果圆柱形，被毛。种子：种子倒卵状，顶端具短喙，深褐色。花果期 6—9 月。

【生境分布】生于灌丛、荒坡、路旁及河谷、河床、水边等潮湿处。分布于我国华北、华东、华中、西南、西北及吉林、辽宁、广东等地。

【药用部位（药用部位）及采收加工】全草（柳叶菜）、花（柳叶菜花）、根（柳叶菜根）。柳叶菜：全年均可采，鲜用或晒干。柳叶菜花：夏秋季采收，阴干。柳叶菜根：秋季采挖，洗净，切段晒干。

【临床应用】柳叶菜：苦、淡，寒。清热解毒，利湿止泻，消食理气，活血接骨；用于湿热泻痢，食积，脘腹胀痛，牙痛，月经不调，经闭，带下，跌打骨折，疮肿，烫火伤，疥疮。柳叶菜花：苦、微甘，凉；归肝、胃经。清热止痛，调经涩带；用于牙痛，咽喉肿痛，目赤肿痛，月经不调，白带过多。柳叶菜根：苦，凉；归肝、胃经。疏风清热，解毒利咽，止咳，利湿；风热感冒，音哑，咽喉肿痛，肺热咳嗽，水肿，淋痛，湿热泻痢，风湿热痹，疮痈，毒虫咬伤。

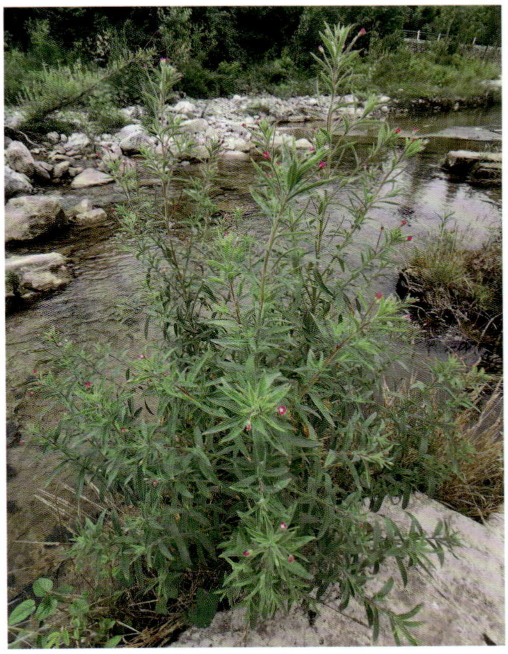

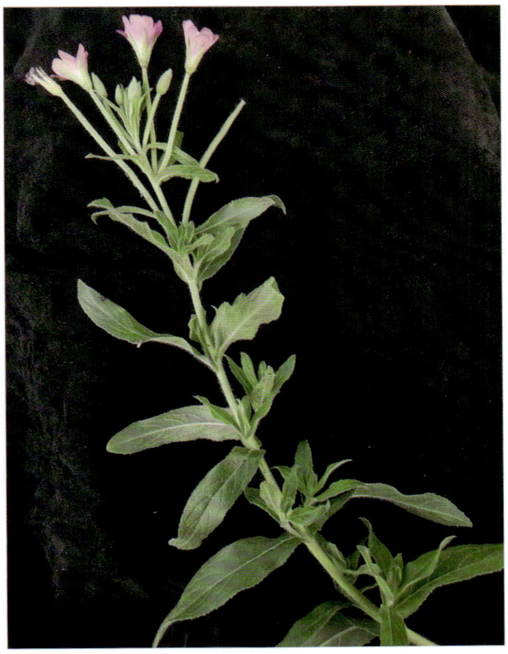

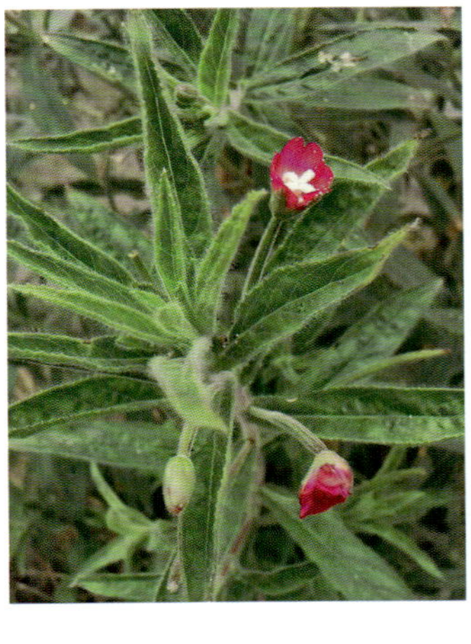

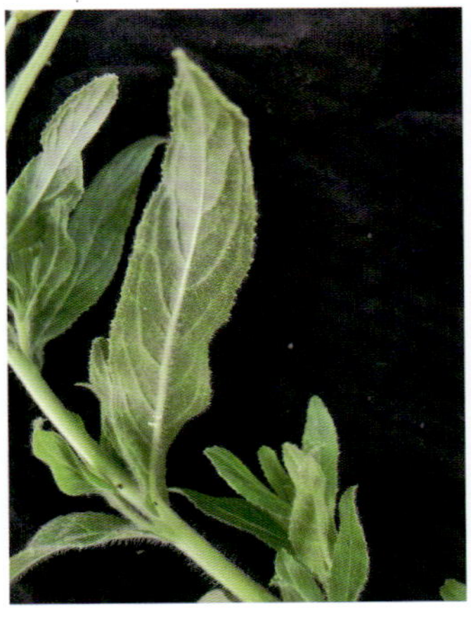

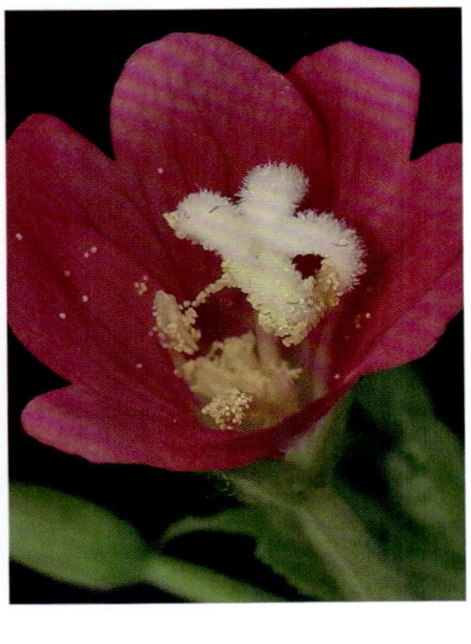

柳兰

【基　　原】柳叶菜科柳叶菜属柳兰草 *Epilobium angustifolium* L.

【别　　名】铁筷子、火烧兰、糯芋。

【形态特征】多年生草本。**茎：**根茎细长，圆柱状，外皮红褐色，节稍大，节上生须根；茎直立，圆柱形，中空，无毛或被疏柔毛，常不分枝，基部和上部带紫红色。**叶：**叶互生，具短柄；叶披针形，先端渐窄，基部楔形，边缘有细锯齿或近全缘，上面绿色，下面灰白色，两面均被柔毛。**花：**总状花序顶生或腋生，花序轴紫红色，被短柔毛；苞片条状披针形；花大，两性，红紫色；萼基部稍连合，先端4裂，裂片线状披针形，外面被短柔毛；花瓣4，倒卵形，先端钝圆，基部具短爪；雄蕊8，不等长，向一侧弯曲，排成1轮；花柱先端4裂。**果：**蒴果窄细圆柱形，紫红色。花果期6—10月。

【生境分布】生于草坡、灌丛、山坡、高山草甸、砾石坡等处。分布于我国东北、华北、西北、西南等地。

【药用部位（药用部位）及采收加工】全草（红筷子）、根（糯芋）。红筷子：夏秋季采收，鲜用或晒干。糯芋：秋季采挖，除去地上部分及泥土，鲜用或晒干。

【临床应用】红筷子：苦，平。利水渗湿，理气消胀，活血调经；用于水肿，泄泻，食积胀满，月经不调，乳汁不通，阴囊肿大，疮疹痒痛。糯芋：辛、苦，平；有小毒。活血祛瘀，接骨，止痛；用于跌打伤肿，骨折，风湿痹痛，痛经。

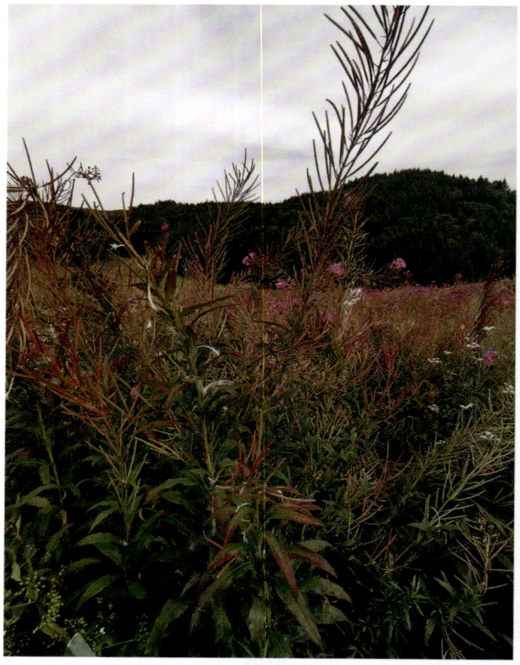
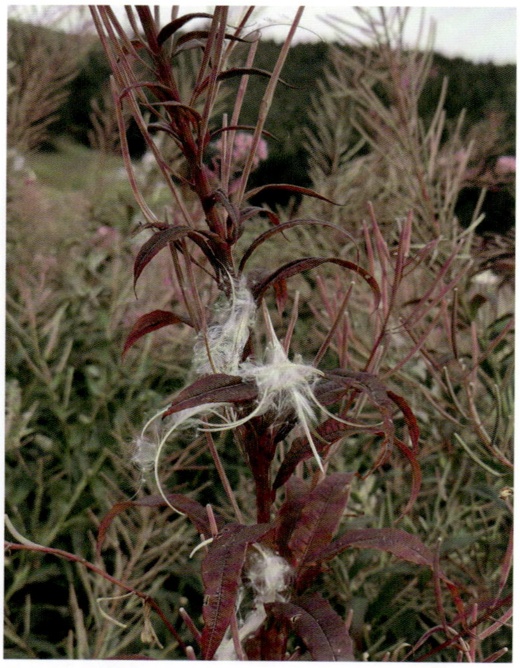
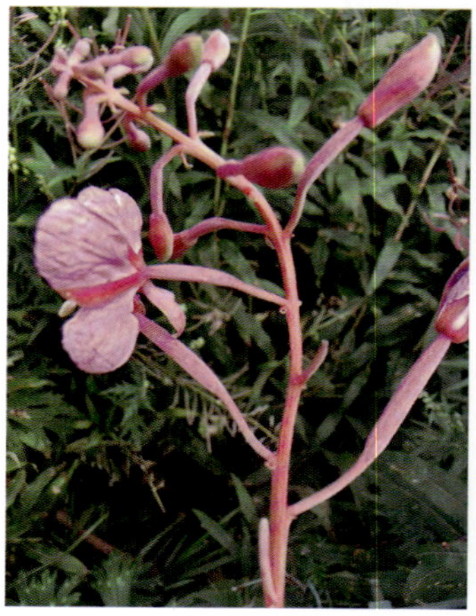
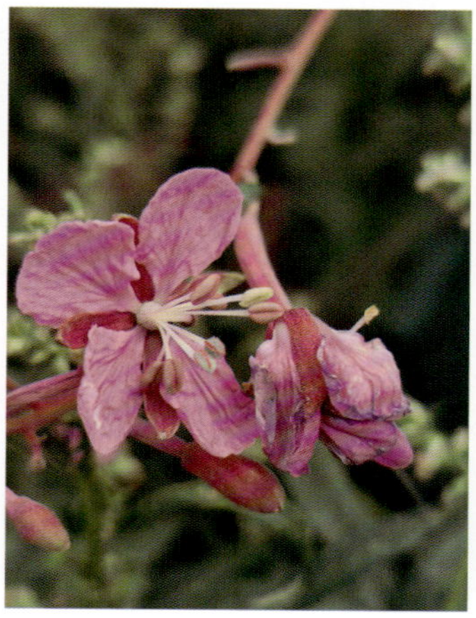
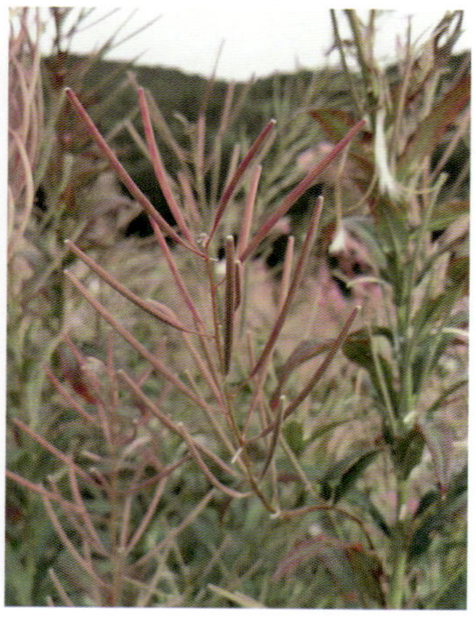

穗状狐尾藻

【基　　原】小二仙草科狐尾藻属穗状狐尾藻 *Myriophyllum spicatum* L.

【别　　名】狐尾（金鱼）藻、泥茜、聚藻。

【形态特征】多年生沉水草本。茎：根状茎发达，节部生根；茎圆柱形，分枝多。叶：叶 3 ～ 6 片（常 5 片）轮生，全细裂，裂片约 13 对，细线状；叶柄极短或无。花：花两性、单性或杂性，雌雄同株，单生于苞片状叶腋内，常 4 朵轮生，多数花排成顶生或腋生的穗状花序，生于水面上；如为单性花，则上部为雄花，下部为雌花，中部有时为两性花；雄花萼筒广钟状，顶端 4 深裂，花瓣 4，粉红色，雄蕊 8，花药淡黄色；雌花萼筒管状，4 深裂，花瓣缺或不明显，花柱 4，柱头羽毛状。果：分果广卵形或卵状椭圆形，具 4 纵深沟。花果期 3—9 月。

【生境分布】生于池塘、河沟、沼泽、湖泊等处。分布于全国各地。

【药用部位（药用部位）及采收加工】全草（聚藻）。4—10 月采收，鲜用或晒干、烘干。

【临床应用】甘、淡，寒。清热，凉血，解毒；用于热病烦渴，赤白痢，丹毒，疮疖，烫伤。

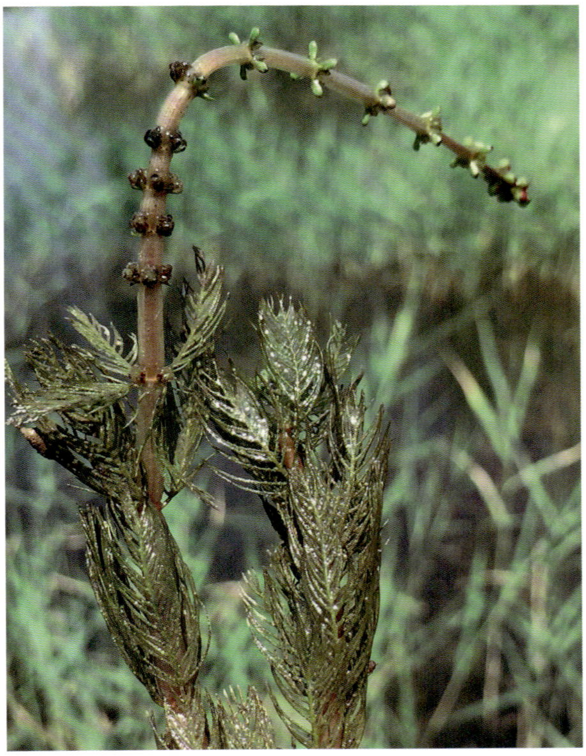

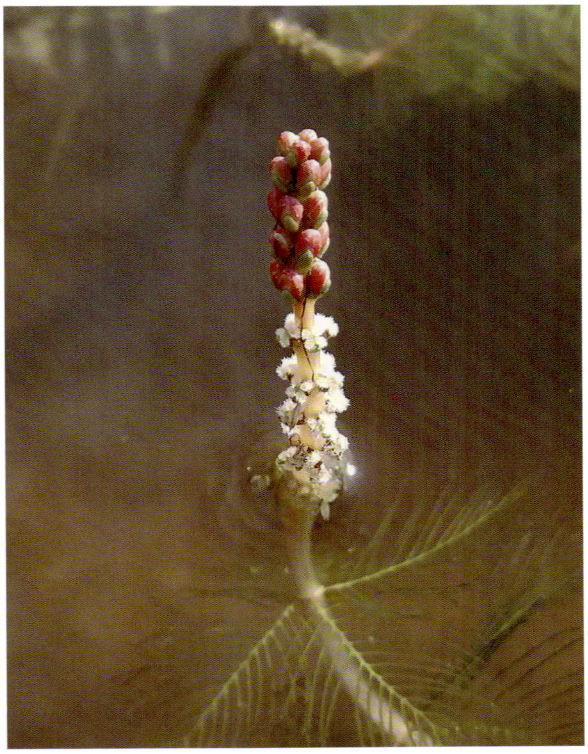

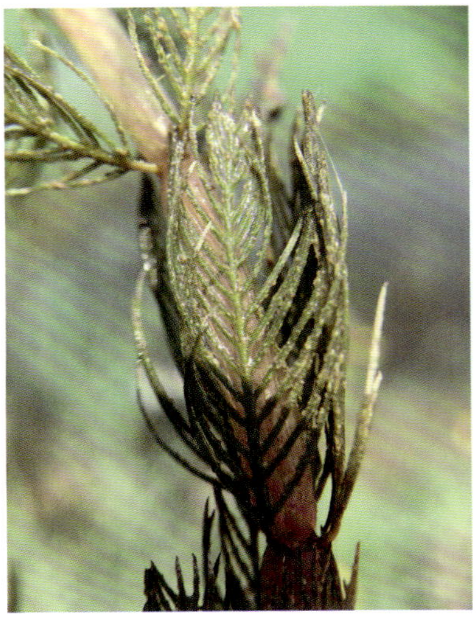

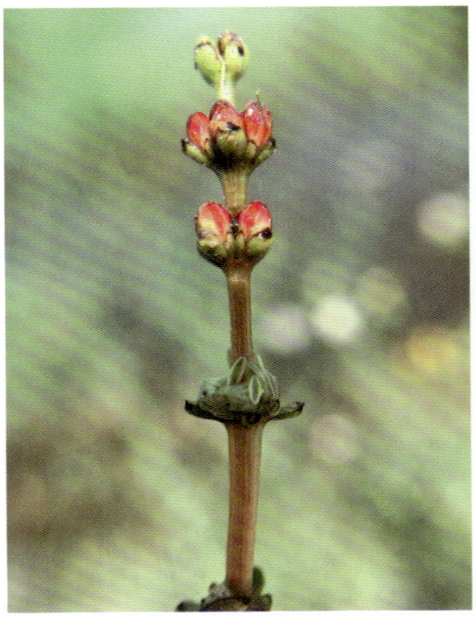

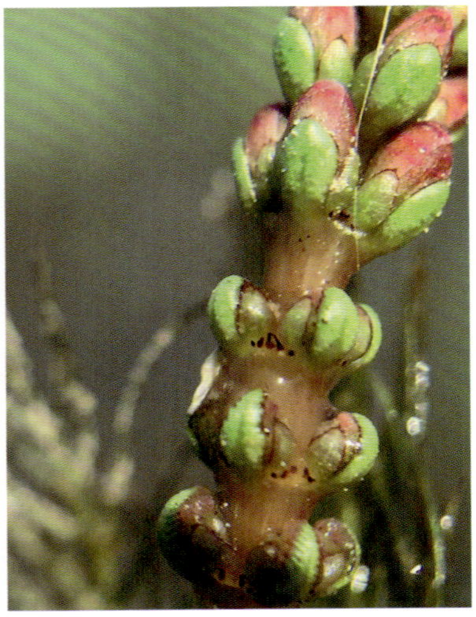

刺五加

【基　　原】五加科五加属刺五加 *Acanthopanax senticosus* (Rupr.Maxim.) Harms

【别　　名】刺拐棒、坎拐棒子、老虎镣、一百针。

【形态特征】落叶灌木。**茎：**枝多分枝，1～2年生枝常密生刺，刺直而细长，针状，下向，基部不膨大，脱落后遗留圆形刺痕。**叶：**掌状复叶，叶柄常疏生细刺；小叶常为5，稀3或4，小叶椭圆状倒卵形或长圆形，先端渐尖，基部阔楔形，上面深绿色，脉上具粗毛，下面淡绿色，脉上有短柔毛，边缘有锐利重锯齿；小叶柄有棕色短柔毛，有时具细刺。**花：**伞形花序单个顶生，或数个伞形花序组成稀疏的复伞形花序；伞形花序有花多数，总花梗无毛，小花梗无毛或基部略有毛；萼无毛，边缘近全缘或有5小齿；花紫黄色，花瓣5，卵形，雄蕊5，子房5室，花柱全部合生成柱状。**果：**浆果状核果，近球形或卵球形，具5棱，熟时紫黑色。花果期6—10月。

【生境分布】生于山坡林中、路旁灌丛中。分布于我国东北及河北、山西等地；有栽培。

【药用部位(药材名称)及采收加工】根、根茎或茎（刺五加）、叶（五加叶）。刺五加：春秋季采收，洗净，干燥。五加叶：6—10月采摘，鲜用或晒干。

【临床应用】刺五加：辛、微苦，温；归脾、肾、心经。益气健脾，补肾安神；用于脾肺气虚，体虚乏力，食欲不振，肺肾两虚，久咳虚喘，肾虚腰膝酸痛，心脾不足，失眠多梦。五加叶：辛，平。散风除湿，活血止痛，清热解毒；用于皮肤风湿，跌打肿痛，疝痛，丹毒。

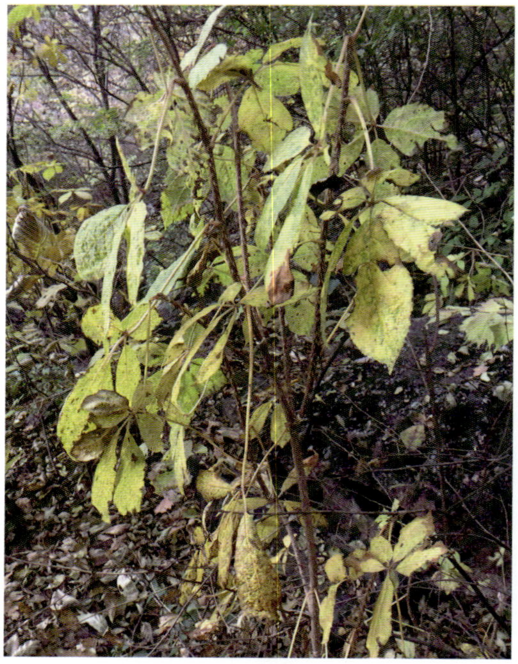

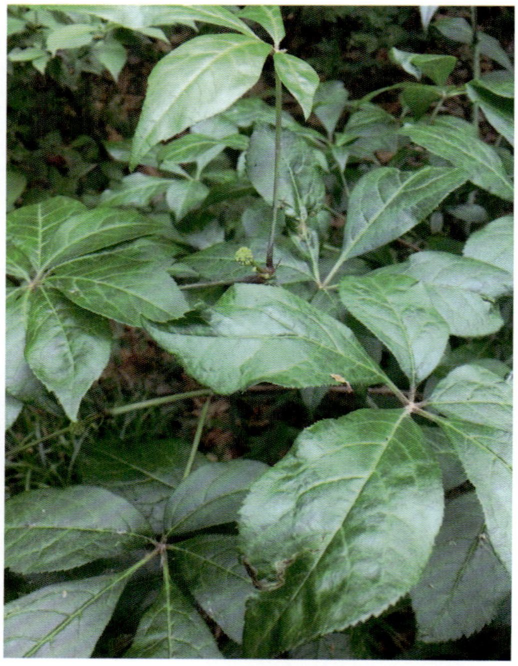

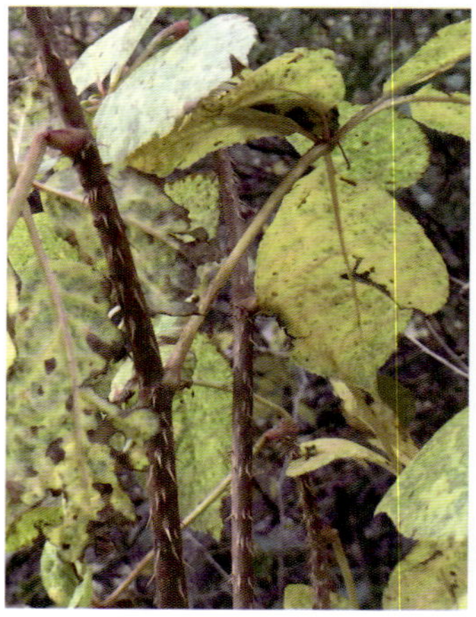

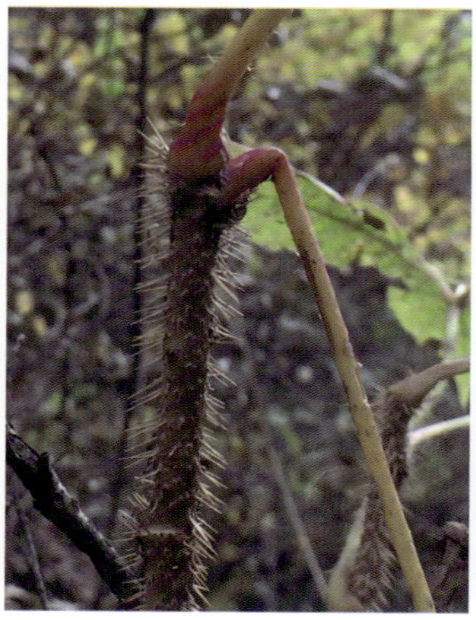

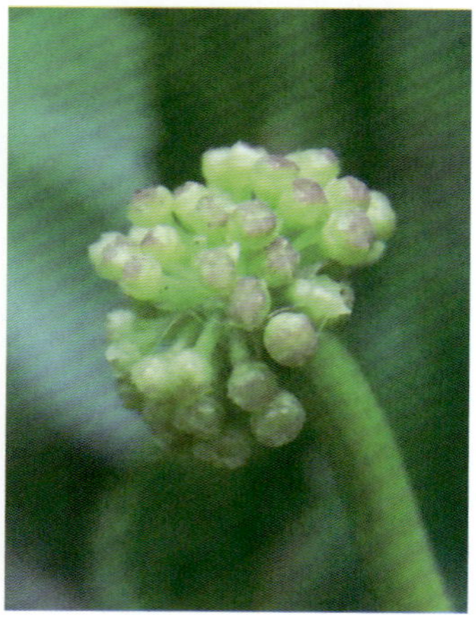

【基　　原】五加科楤木属楤木 *Aralia elata*（Miq.）Seem.

【别　　名】辽东（龙牙）楤木、刺龙牙、刺老鸦、虎阳刺。

【形态特征】落叶小乔木。茎：树皮灰色，密生坚刺，老时渐脱落；小枝淡黄色，疏生细刺。叶：叶互生，2～3 回奇数羽状复叶，常集生于枝端，叶柄有刺；小叶卵形或椭圆状卵形，先端渐尖，基部圆形、阔楔形或微心形，边缘具粗齿或细齿，上面绿色，下面灰绿色。花：小伞形花序多数，组成圆锥花序，大而密，主轴短，花轴及花梗上密生短柔毛；苞片披针形；萼杯状，先端 5 裂；花瓣 5，淡黄白色；雄蕊 5，花柱 5，离生。果：浆果状核果，球形，黑色。花果期 7—9 月。

【生境分布】生于阔叶林中、林缘附近。分布于我国东北等地。

【药用部位（药材名称）及采收加工】根皮或树皮（龙牙楤木、刺老鸦、刺龙牙、楤木白皮）、嫩叶及芽（龙牙楤木叶）、果实（龙牙楤木果）。根皮或树皮：春秋季剥取根皮或树皮，除去杂质，切段或片，鲜用或晒干。龙牙楤木叶：春季采收，鲜用。龙牙楤木果：9—10 月果实成熟时采收，鲜用或晒干。

【临床应用】根皮或树皮：甘、苦，小毒；归肝、心、肾经。健胃，利水，祛风除湿，活血止痛，补气安神，强精滋肾，祛风活血；用于胃和十二指肠溃疡，慢性胃炎，肝炎，糖尿病，风湿性关节炎，水肿，神经衰弱，风湿性关节炎，糖尿病，阳虚气弱、肾阳不足等证。龙牙楤木叶：微苦、甘，凉。清热利湿；用于湿热泄泻，痢疾，水肿。龙牙楤木果：辛，平。下乳，用于乳汁不足。

【备　　注】*Aralia elata*（Miq.）Seem. 的中文名称在《河南植物志》和《山西植物志》中均为“辽东楤木”。

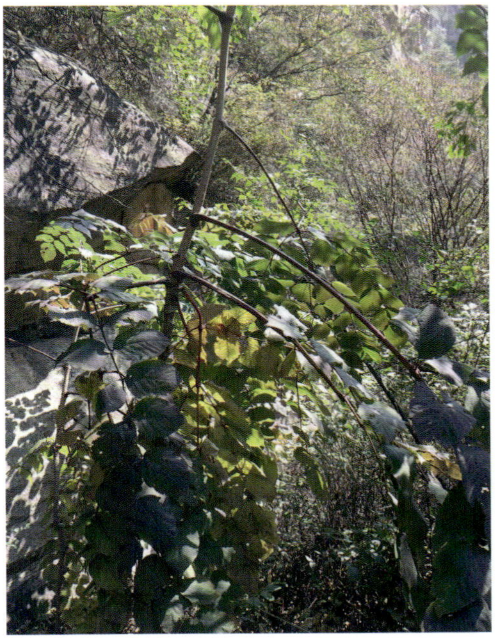

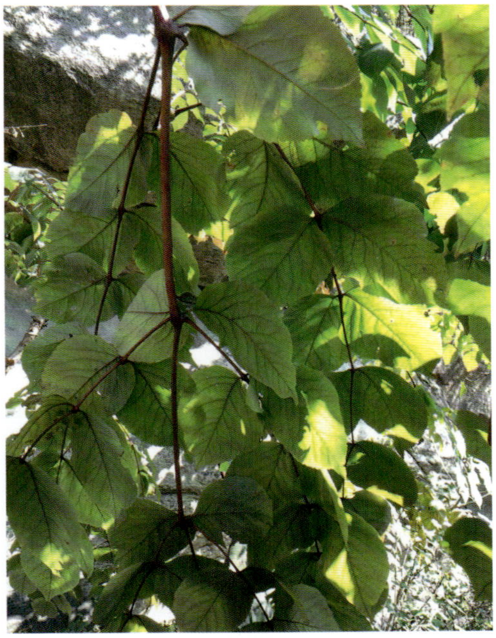

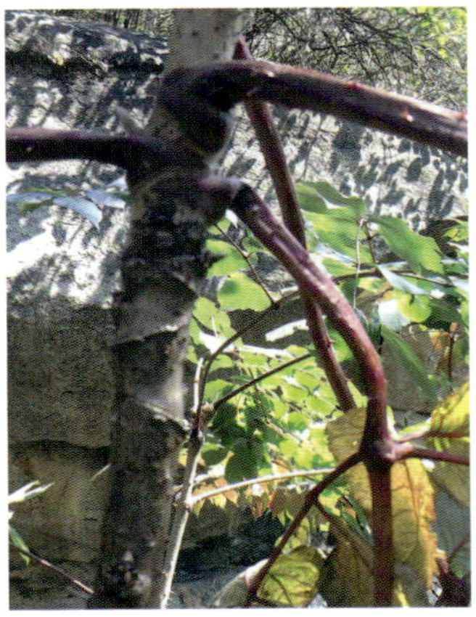

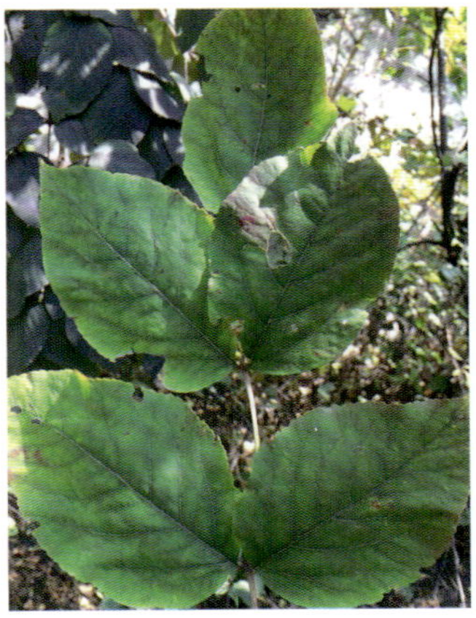

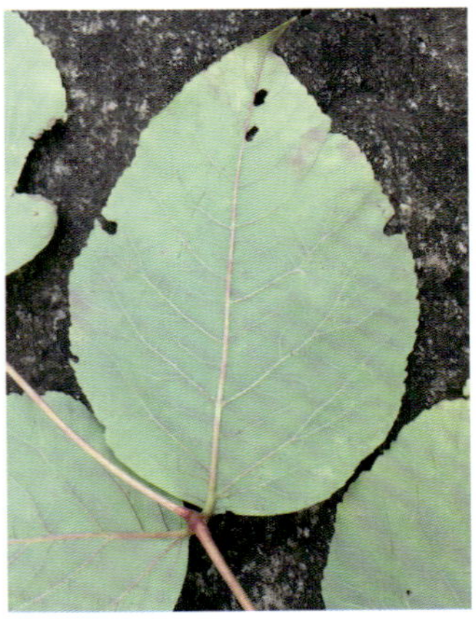

黄毛楤木

【基　　原】五加科楤木属黄毛楤木 *Aralia chinensis* L.

【别　　名】楤木、刺嫩芽、飞天蜈蚣、刺龙柏、黄龙苞、刺树椿、海桐皮、通刺、虎阳刺、鸟不宿、鹊不踏。

【形态特征】落叶灌木或乔木。茎：树皮灰色，疏生粗壮直刺；小枝通常淡灰棕色，有黄棕色绒毛，疏生细刺。叶：叶为 2 ～ 3 回羽状复叶，叶柄粗长；托叶与叶柄基部合生，耳廓形，叶轴无刺或有细刺；小叶 5 ～ 11，稀 13，基部有小叶 1 对；小叶片纸质至薄革质，卵形、阔卵形或长卵形，先端渐尖或短渐尖，基部圆形，上面粗糙，疏生糙毛，下面有淡黄色或灰色短柔毛，脉上更密，边缘有锯齿。花：圆锥花序大，密生淡黄棕色或灰色短柔毛；伞形花序有花多数，总花梗密生短柔毛；萼无毛，边缘有 5 个三角形小齿；花白色，花瓣 5，卵状三角形；雄蕊 5，花柱 5，离生或基部合生。果：果实球形，黑色，有 5 棱。花果期 7—12 月。

【生境分布】生于森林、灌丛、林缘、路边。分布于我国华北、华中、西南、华东、华南等地。

【药用部位（药材名称）及采收加工】根皮或树皮（楤木、楤木白皮、楤木根、鸟不企）、嫩叶（楤木叶）、花（楤木花）。根皮或树皮：全年可采，切段，晒干。楤木叶：春夏季采收，鲜用或晒干。楤木花：7—9 月花开时采收，阴干。

【临床应用】根皮或树皮：甘、微苦，平。祛风除湿，利尿消肿，活血止痛；用于肝炎，淋巴结肿大，肾炎水肿，糖尿病，白带，胃痛，风湿关节痛，腰腿痛，跌打损伤。楤木叶：甘、微苦。利水消肿，解毒止痢；用于肾炎水肿，臌胀，腹泻，痢疾，疔疮肿毒。楤木花：苦、涩。止血，用于吐血。

【备　　注】*Aralia chinensis* L. 的中文名称在《河南植物志》和《山西植物志》中均为“楤木”。

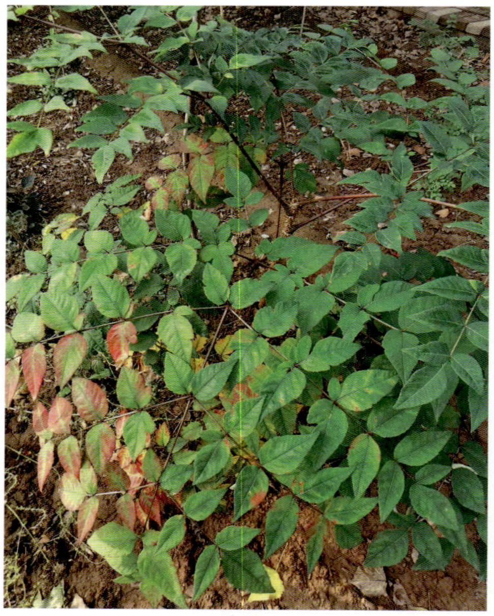
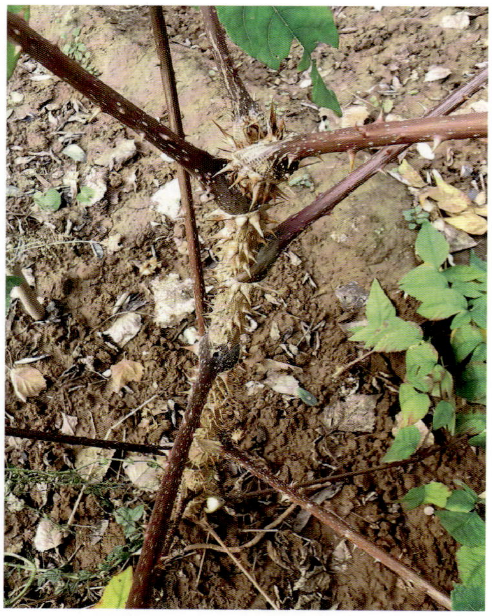
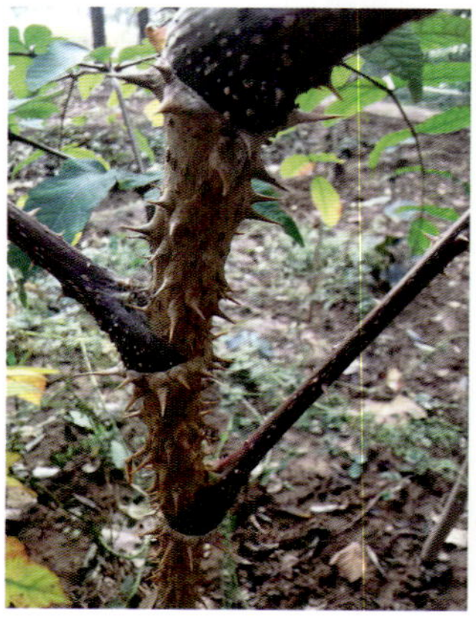
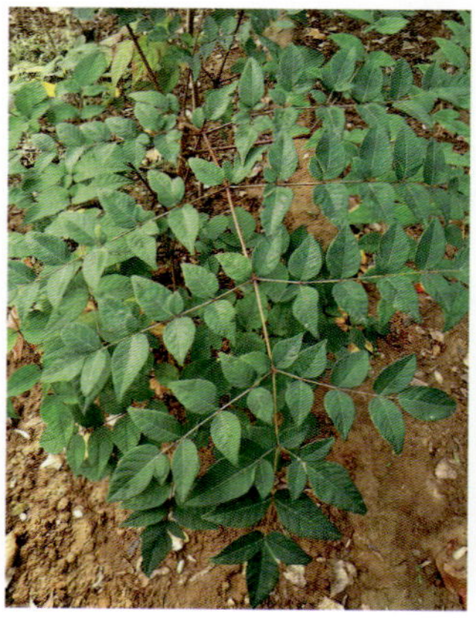
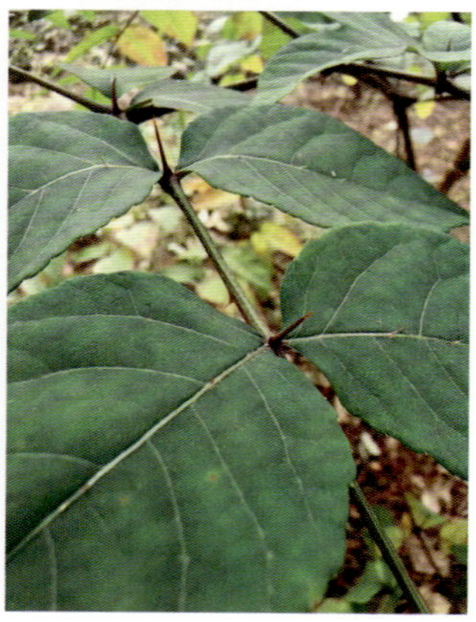

变豆菜

【基　　原】伞形科变豆菜属变豆菜 *Sanicula chinensis* Bunge

【别　　名】鸭脚板、蓝布正（政）。

【形态特征】多年生草本。**茎：**根茎粗短；茎直立，有纵沟，上部多回2歧分枝。**叶：**基生叶近圆形、圆肾形至圆心形，常3裂，稀5裂，中间裂片倒卵形，基部近楔形，无柄或有短柄，两侧裂片再2浅裂或深裂，边缘有大小不等的重锯齿；叶柄稍扁平，基部有透明的膜质鞘；茎生叶逐渐变小，有柄或近无柄，常3裂。**花：**花序2～3回2歧分枝，中间的分枝较短，侧枝向两边开展而伸长；总苞片叶状，常3裂；伞形花序伞辐2～3个；小总苞片8～10个，卵状披针形或线形，小伞形花序有花6～10个，萼齿窄线形；花瓣白色或绿白色，倒卵形至长倒卵形，顶端内折，花丝与萼齿等长或稍长。**果：**果实圆卵形，顶端萼齿成喙状突出，皮刺直立，顶端呈钩状，基部膨大。花果期4—10月。

【生境分布】生于山坡、路旁、杂木林下、溪边草丛等处。分布于我国东北、华东、中南、西北、西南等地。

【药用部位（药材名称）及采收加工】全草（变豆菜）。夏秋季采收，鲜用或晒干。

【临床应用】辛、微甘，凉。解毒，止血；用于咽痛，咳嗽，月经过多，尿血，外伤出血，疮痈肿毒。

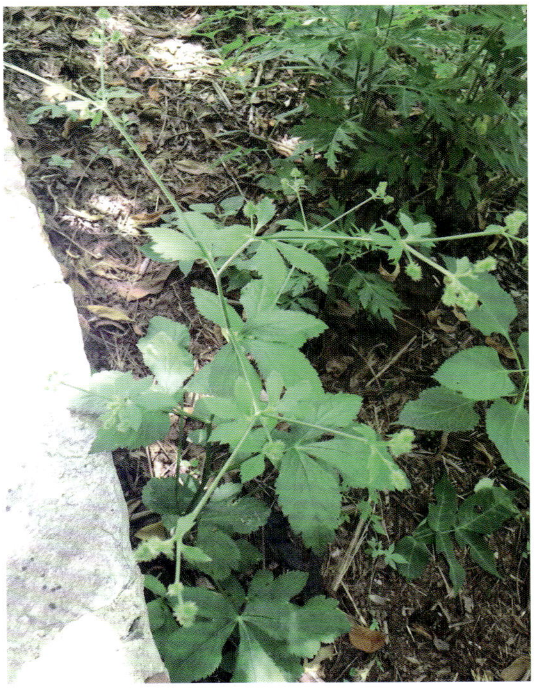
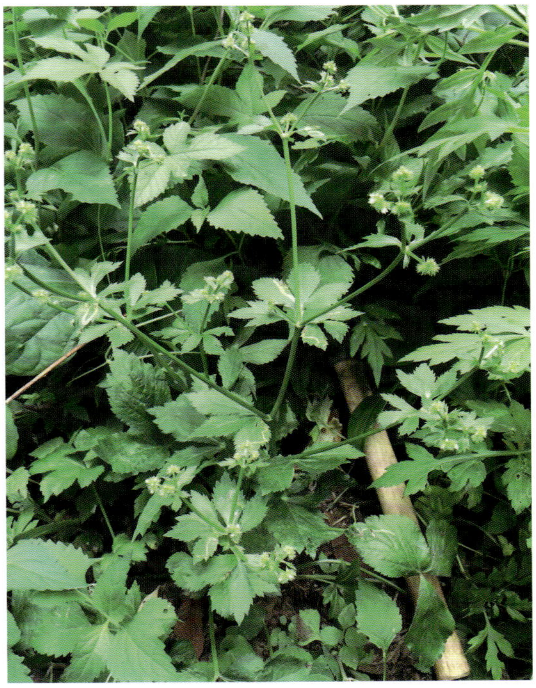
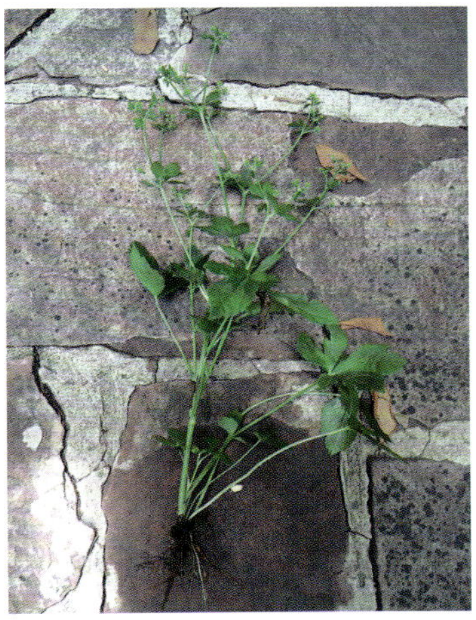
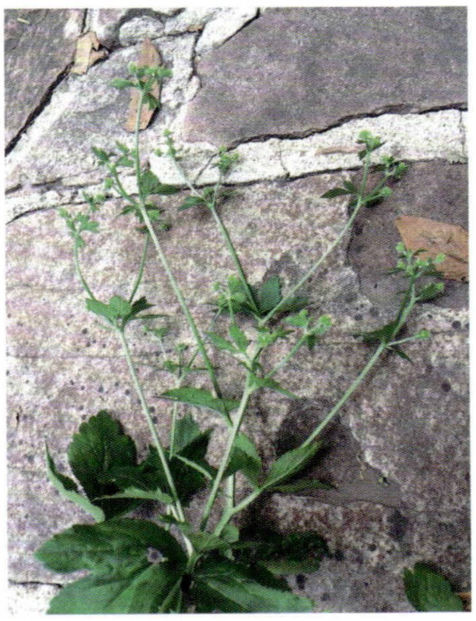
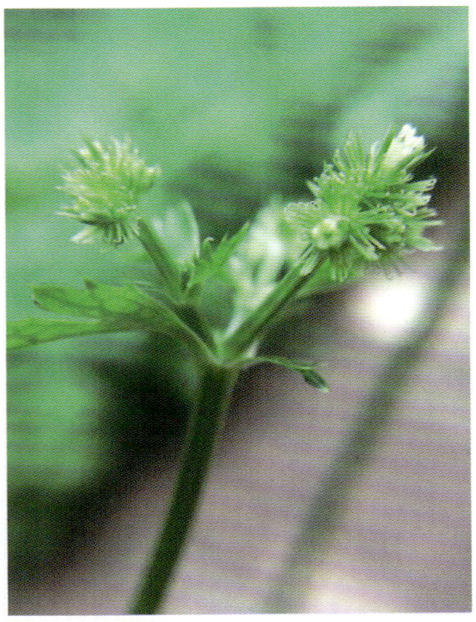

小窃衣

【基　　原】伞形科窃衣属窃衣 *Torilis japonica*（Houtt.）DC.

【别　　名】大叶山胡萝卜、破子草。

【形态特征】形态特征与植物“窃衣”相似。两者的主要区别：窃衣通常无总苞片或仅有1枚，伞辐少（2～4个），果实大（长4～7 mm、宽2～3 mm）；小窃衣的总苞片有3～6枚，伞辐多（4～12个），果实小（长1.5～4 mm、宽1.5～2.5 mm）。

【生境分布】生于林下、林缘、路旁、河沟边、溪边草丛等处。除黑龙江、内蒙古及新疆外，分布于全国大部分地区。

【药用部位（药材名称）及采收加工】果实或全草（窃衣）。采收加工同植物“窃衣”项下。

【临床应用】同植物“窃衣”项下。

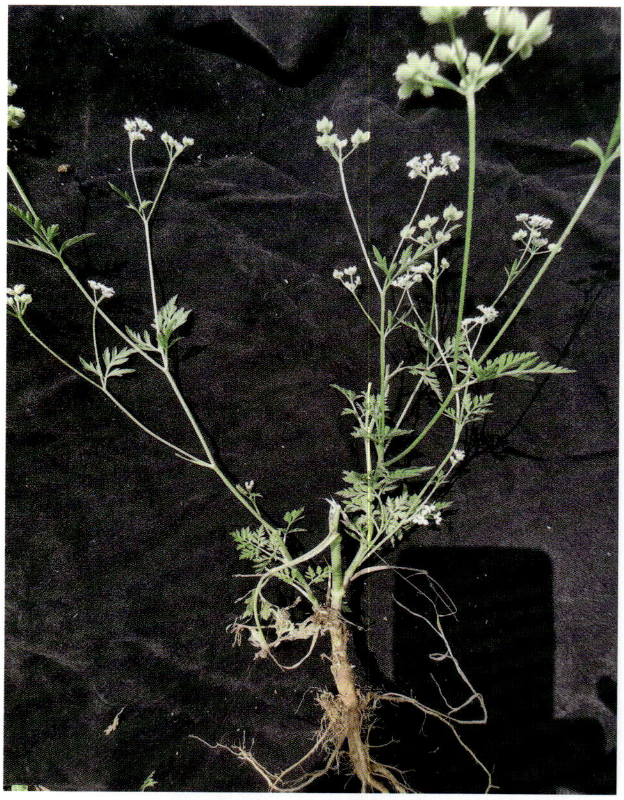

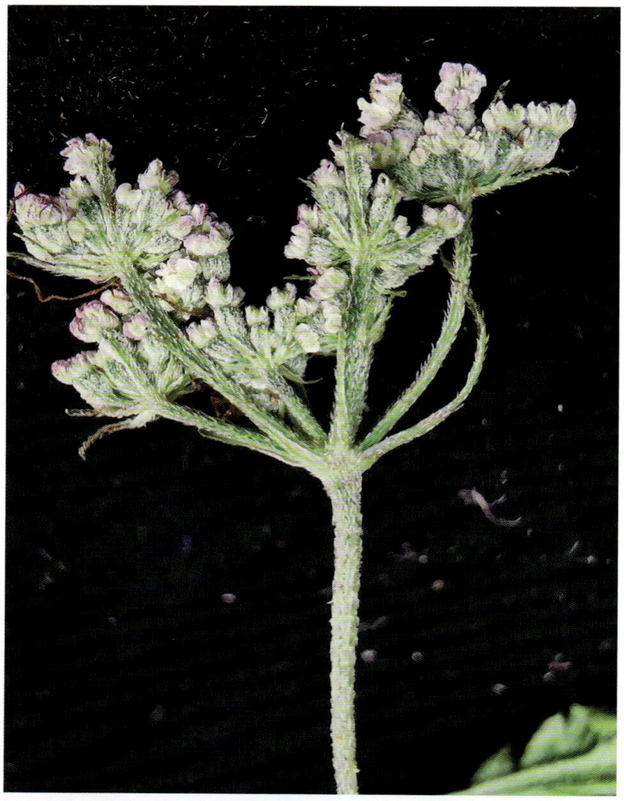

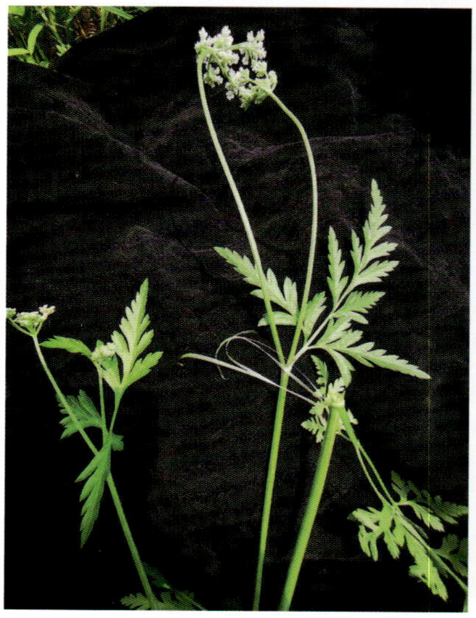

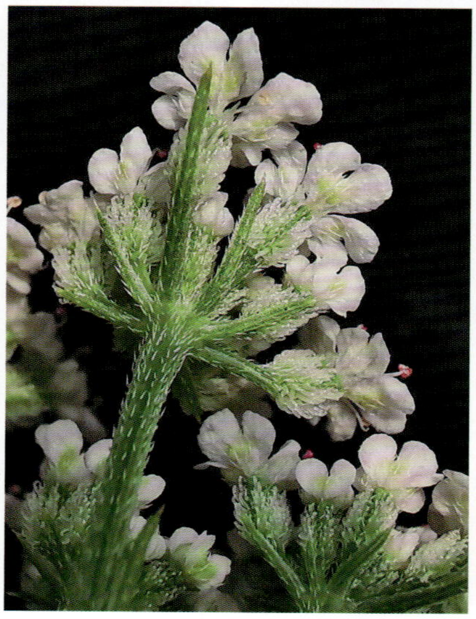

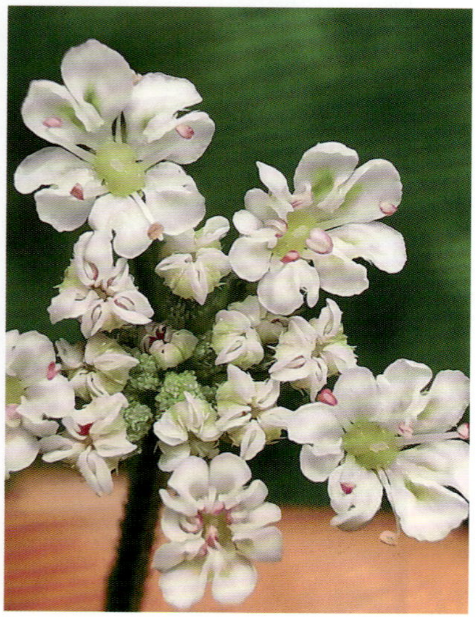

【基　　原】伞形科芫荽属芫荽 *Coriandrum sativum* L.

【别　　名】香（胡、延）荽、香菜。

【形态特征】1～2年生草本。根：根圆锥形，有支根。茎：茎直立，多分枝，有纵棱。叶：基生叶和茎下部叶具长柄，叶1～2回羽状全裂，羽片广卵形或扇形半裂，边缘有钝锯齿、缺刻或深裂；茎中上部叶2～3回羽状全裂，末回裂片狭线形，先端钝，全缘。花：复伞形花序顶生或与叶对生，花序梗长，无总苞，伞辐3～8；小伞形花序有花3～10，小总苞片2～5，线形，全缘；花白色或带淡紫色，花瓣倒卵形，先端有内凹的小舌片；萼齿通常大小不等，卵状三角形或长卵形；果：果实近球形，背棱明显，腹面内凹。花果期4—11月。

【生境分布】全国各地有栽培。

【药用部位（药材名称）及采收加工】茎梗（芫荽茎）、全草（芫荽）、带根全草（胡荽）、果实（胡荽子）。芫荽茎：春季采收，洗净，晒干。芫荽：春夏季采收，切段，晒干。胡荽：春季采收，洗净，晒干。胡荽子：8—9月果实成熟时采集果枝，晒干，打下果实，除净杂质，再晒干。

【临床应用】芫荽茎：辛，温；归肺、胃经。宽中健胃，透疹；用于胞脘胀闷，消化不良，麻疹不透。芫荽：辛，温。发表透疹，健胃；用于麻疹初期不易透发，食滞胃痛，痞闭。胡荽：辛，温；归肺、脾、肝经。发表透疹，消食开胃，止痛解毒；用于风寒感冒，麻疹，痘疹透发不畅，寒食积滞，脘腹胀痛，头痛，牙痛，脱肛，丹毒，疮肿初起，蛇伤。胡荽子：辛、酸，平；归肺、胃、大肠经。健胃消积，理气止痛，透疹解毒；用于食积，食欲不振，胸膈满闷，脘腹胀痛，呕恶反胃，泻痢，肠风便血，脱肛，疝气，麻疹，秃疮，头痛，牙痛，耳痛。

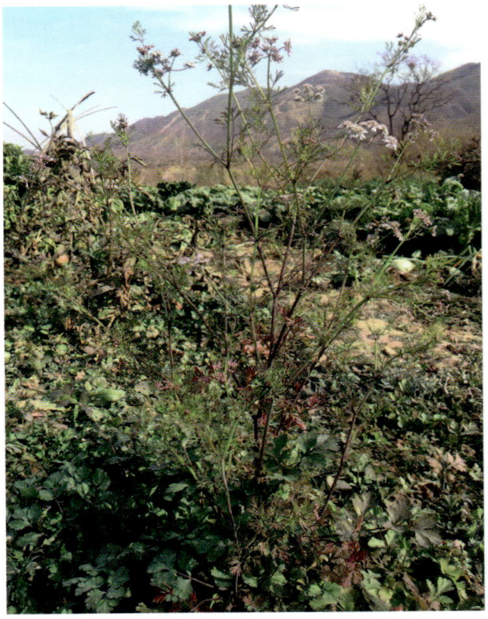
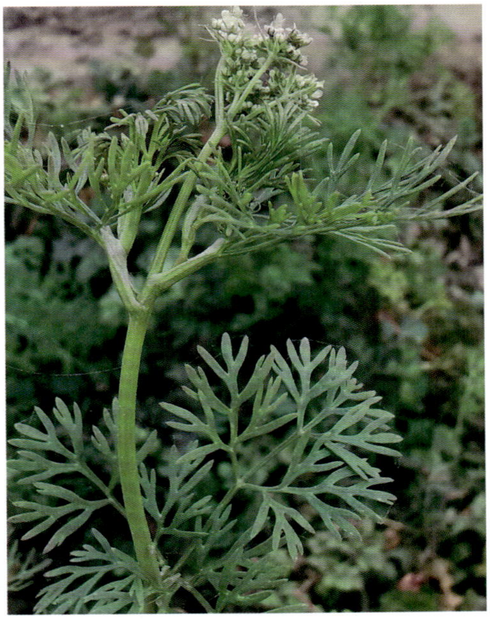
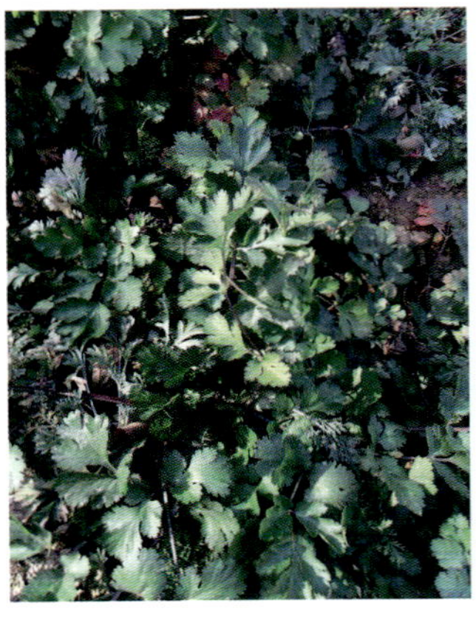
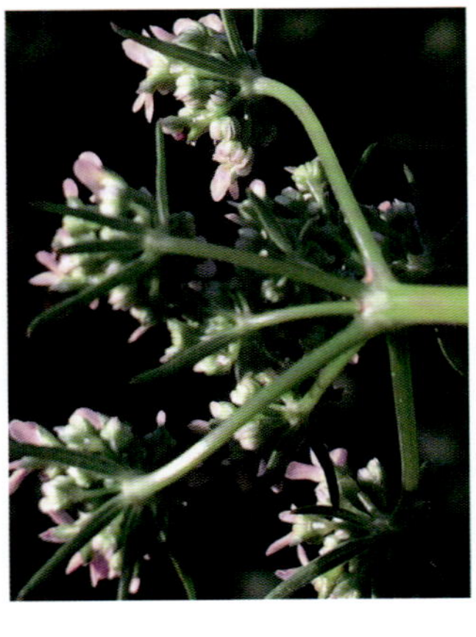
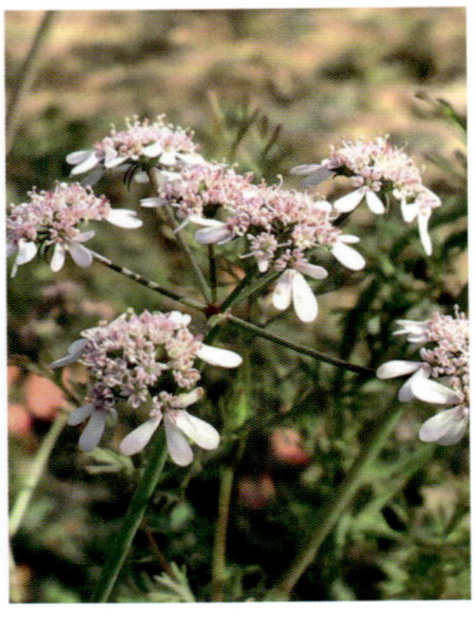

北柴胡

【基　　原】伞形科柴胡属北柴胡 *Bupleurum chinense* DC.

【别　　名】柴胡、硬苗（铁苗、狗头、竹叶、韭叶、黑、山）柴胡等。

【形态特征】多年生草本。**根：**主根粗壮，棕褐色，质坚硬。**茎：**茎单一或丛生，上部多回分枝，微呈“之”字形曲折，表面具细纵棱槽。**叶：**叶互生；基生叶倒披针形或狭椭圆形，先端渐尖，基部收缩成柄，早枯；茎中部叶倒披针形或广线状披针形，叶上面鲜绿色，背面淡绿色；茎上部叶同形，但较小。**花：**复伞形花序顶生或侧生，梗细，常稍水平伸出，形成疏散的圆锥状；总苞片狭披针形，甚小；伞辐 3 ～ 8，纤细，不等长；小总苞片 5，披针形，顶端尖锐，小伞形花序有花 5 ～ 10 朵，花瓣鲜黄色，萼齿不明显。**果：**双悬果椭圆形。花果期 7—11 月。

【生境分布】生于山坡、路边、林缘等处。分布于我国东北、华北、西北、华东、华中等地。

【药用部位（药材名称）及采收加工】根（柴胡、北柴胡）。春秋季采挖，除去茎叶和泥沙，干燥。

【临床应用】辛、苦，微寒；归肝、胆、肺经。疏散退热，疏肝解郁，升举阳气；用于感冒发热，寒热往来，胸胁胀痛，月经不调，子宫脱垂，脱肛。

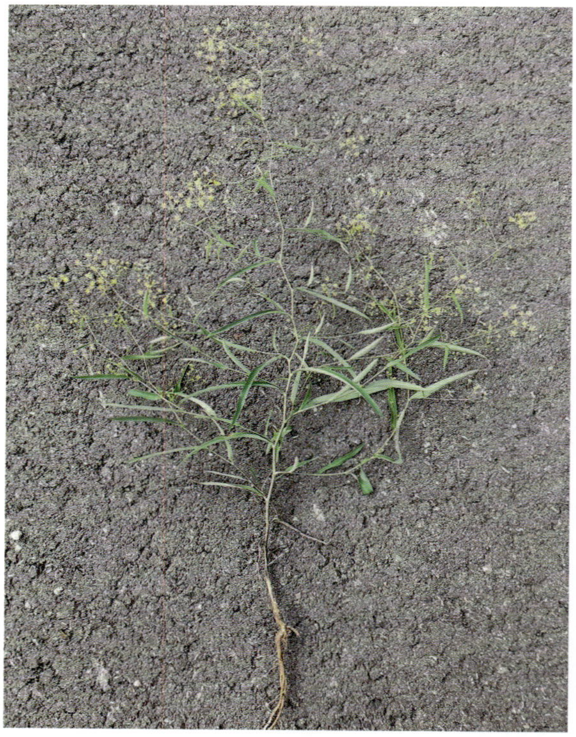
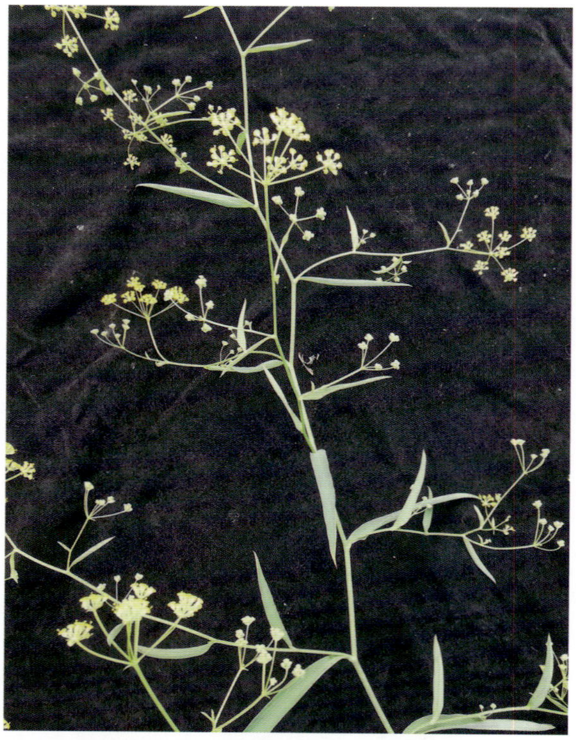
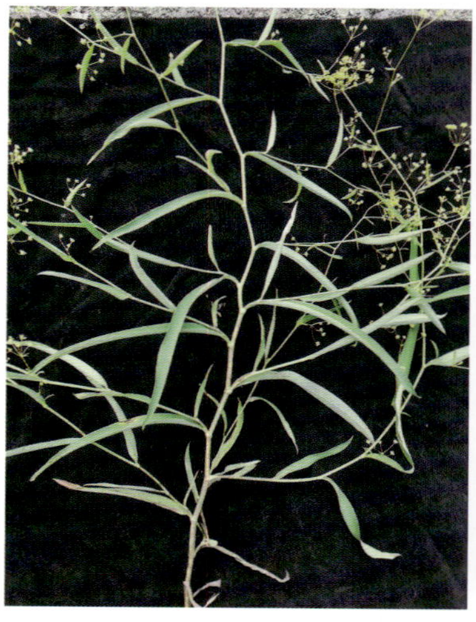
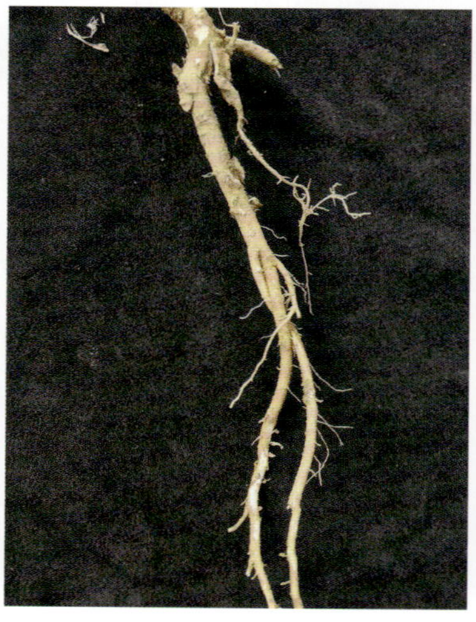
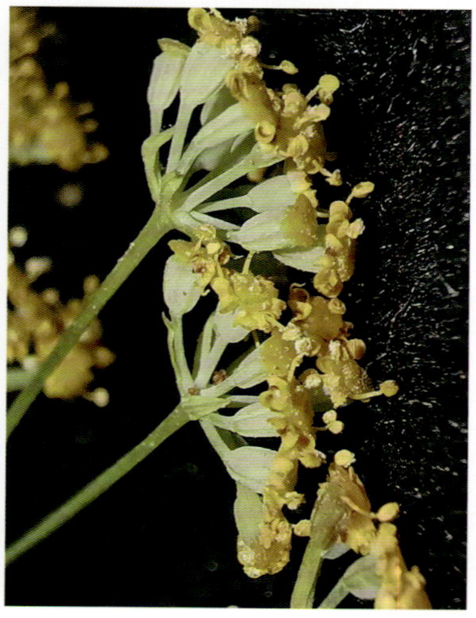

黑柴胡

【基　　原】伞形科柴胡属黑柴胡 *Bupleurum smithii* Wolff

【别　　名】小五台柴胡。

【形态特征】形态特征与植物“北柴胡”相似。两者的主要区别：北柴胡的小总苞片 5 个，呈披针形；黑柴胡的小总苞片 6 ～ 9 个，卵形至宽卵形，较宽大，呈花瓣状。

【生境分布】生于山坡、草地、山谷、山顶等处。分布于我国华北及陕西、河南、青海、甘肃等地。

【药用部位（药材名称）及采收加工】根或根茎（黑柴胡）。春秋季采挖，除去茎叶和泥沙，干燥。

【临床应用】苦，微寒。解表，疏肝，镇痛；用于感冒发热。

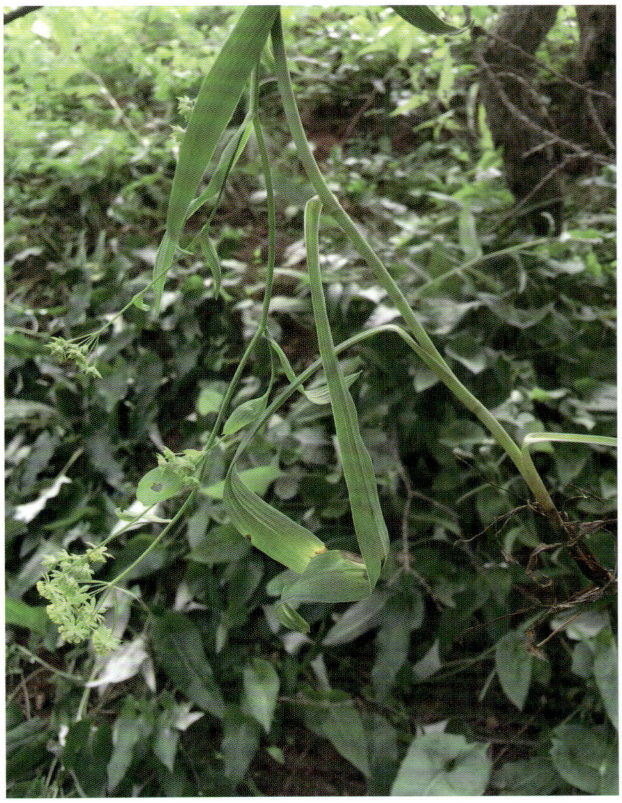

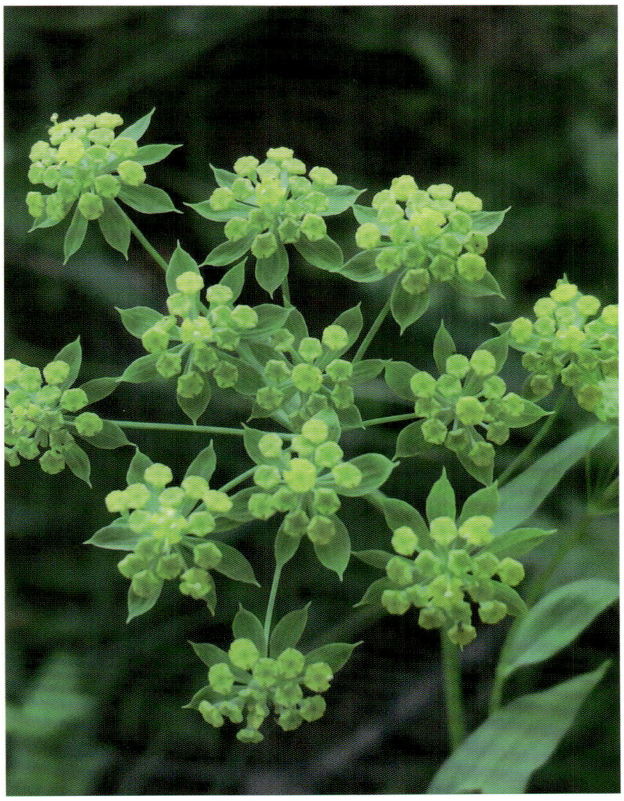

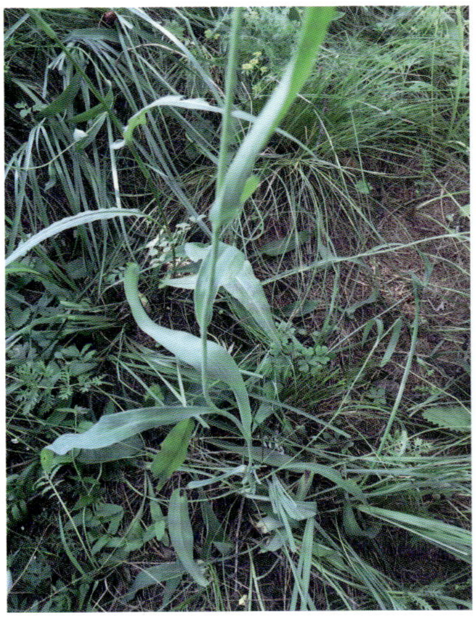

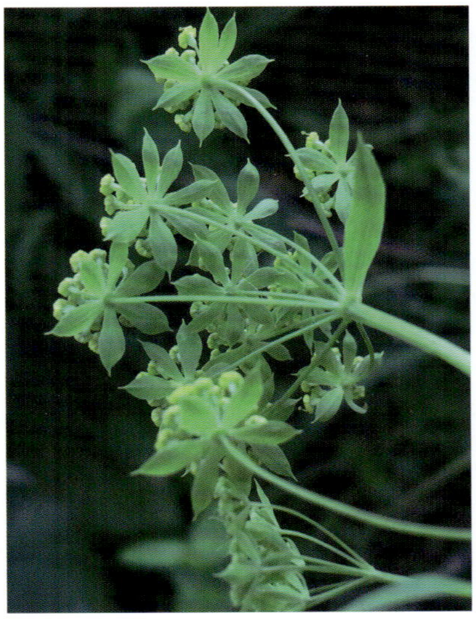

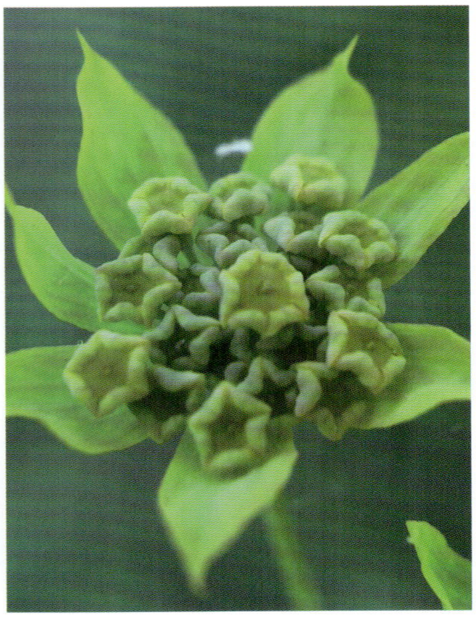

狭叶柴胡

【基　　原】伞形科柴胡属狭叶柴胡 *Bupleurum scorzonerifolium* Willd.

【别　　名】红（南、软、香）柴胡、软苗柴胡。

【形态特征】形态特征与植物“北柴胡”相似。两者的主要区别：狭叶柴胡的茎呈明显的“之”字形；叶狭窄，宽 2 ～ 7 mm，根质地稍软，易折弯，表皮发红，呈深红棕色；北柴胡的茎呈不甚明显的“之”字形，叶明显显宽，宽 6 ～ 16 mm，根质地坚硬，不易折弯，根表皮发暗，呈褐色。

【生境分布】生于干燥草原、向阳山坡、灌丛边缘等处。分布于我国东北、华北及陕西、河南、山东、江苏、安徽、广西甘肃等地。

【药用部位（药材名称）及采收加工】根（柴胡、南柴胡）。采收加工同植物“北柴胡”项下。

【临床应用】同植物“北柴胡”项下。

【备　　注】*Bupleurum scorzonerifolium* Willd. 在《药典》中的名称为狭叶柴胡，在《中国植物志》中为红柴胡。本书采用《药典》名称。

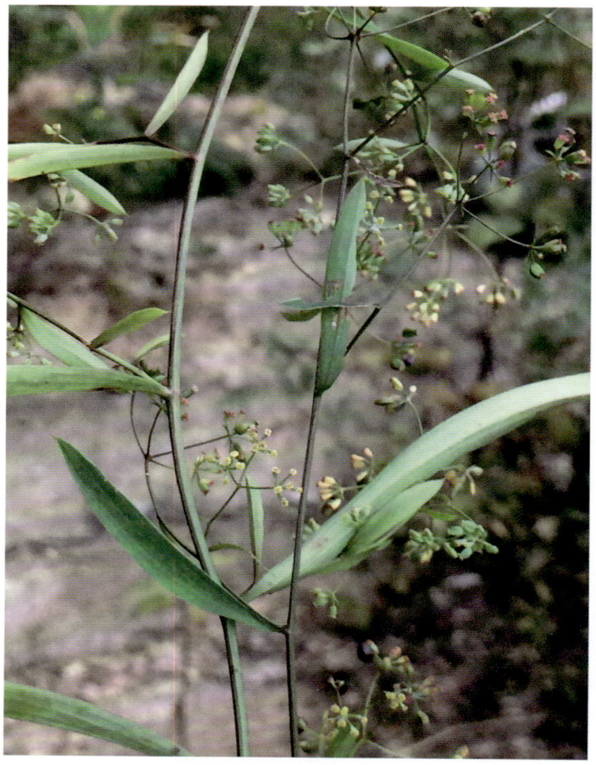

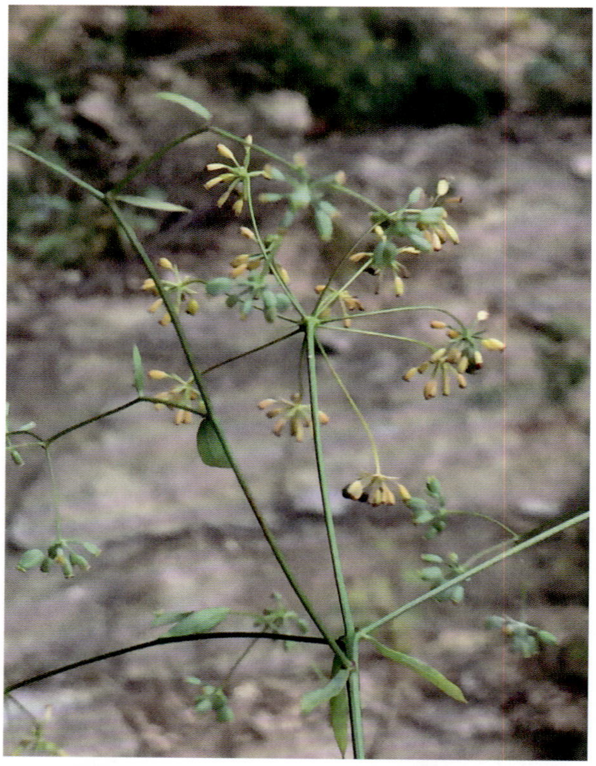

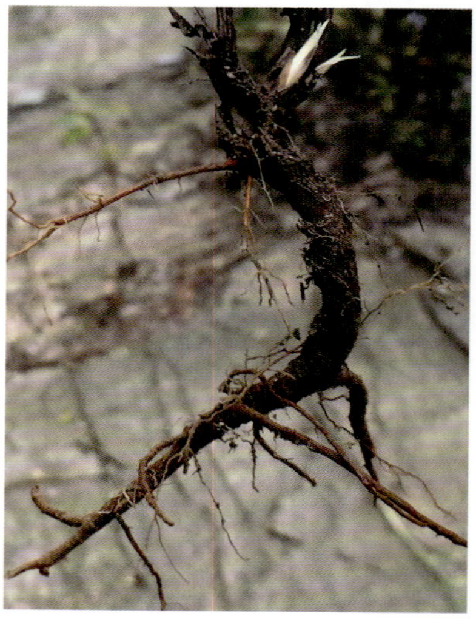

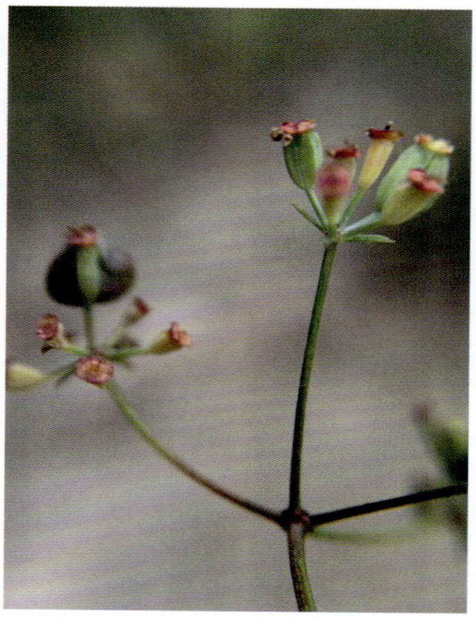

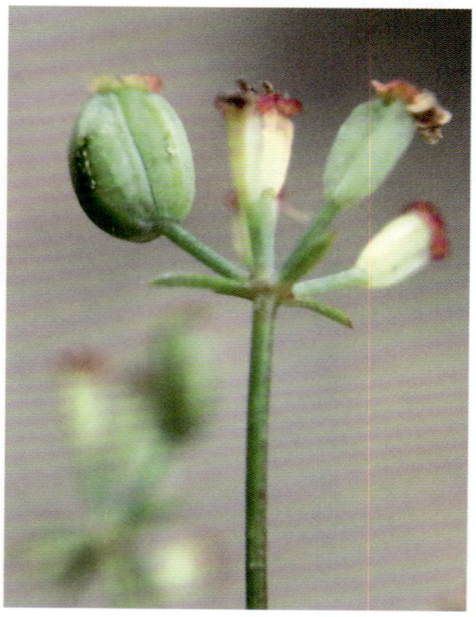

旱芹

【基　　原】伞形科芹属旱芹 *Apium graveolens* L.

【别　　名】芹菜、药芹。

【形态特征】2 年或多年生草本。根：根圆锥形，支根多数，褐色。茎：茎直立，光滑，有少数分枝，有棱槽。叶：根基生叶有长柄，基部略扩大成膜质叶鞘，叶片轮廓长圆形至倒卵形，常 3 深裂或全裂，裂片近菱形，边缘有圆锯齿或锯齿；茎上部叶有短柄，叶片轮廓阔三角形，常分裂为 3 小叶。花：复伞形花序顶生或与叶对生，花序梗长短不一，有时缺少，通常无总苞片和小总苞片；伞辐细弱，3 ～ 16；小伞形花序有花 7 ～ 29，花瓣白色或黄绿色，圆卵形，顶端有内折的小舌片，花丝与花瓣等长或稍长于花瓣，花药卵圆形。果：分生果圆形或长椭圆形，果棱尖锐，合生面略收缩。花果期 4—7 月。

【生境分布】全国各地均有栽培。

【药用部位（药材名称）及采收加工】根、茎或全草（旱芹）。春夏秋季采收，洗净，鲜用或晒干。

【临床应用】甘、微辛，凉。降压利尿，凉血止血，祛痰止咳；用于头晕脑胀，高血压病，小便热涩不利，尿血，崩中带下，慢性支气管炎。

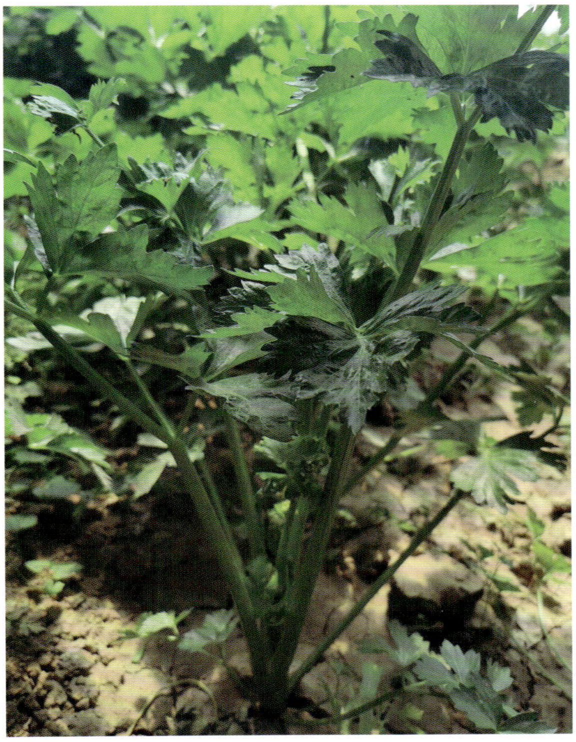
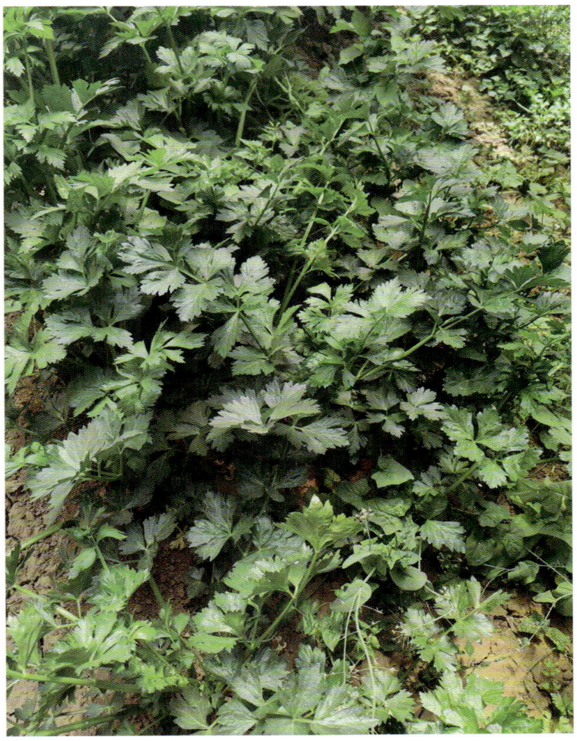
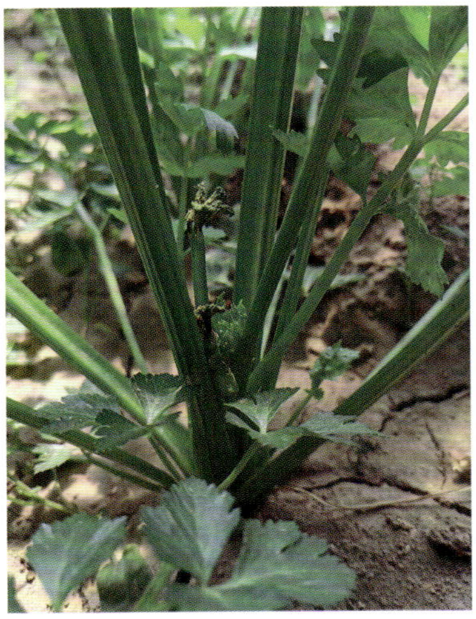
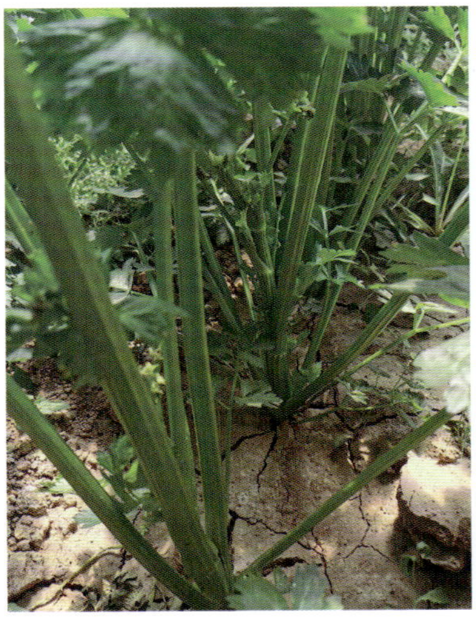
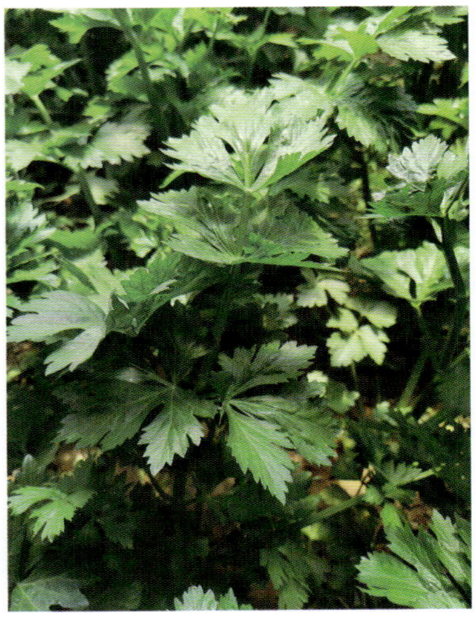

田葛缕子

【基　　原】伞形科葛缕子属田葛缕子 *Carum buriaticum* Turcz.

【别　　名】丝叶葛缕子。

【形态特征】多年生草本。根：根圆柱形。茎：茎常单生，稀 2 ～ 5，基部有叶鞘纤维残留，茎中上部有分枝。叶：基生叶及茎下部叶有柄，叶片轮廓长圆状卵形或披针形，3 ～ 4 回羽状分裂，末回裂片线形；茎上部叶通常 2 回羽状分裂，末回裂片细线形。花：复伞形花序；总苞片 2 ～ 4，线形或线状披针形；伞辐 10 ～ 15，小总苞片 5 ～ 8，披针形；小伞形花序有花 10 ～ 30，无萼齿；花瓣白色。果：果实长卵形。花果期 5—10 月。

【生境分布】生于田边、路旁、河岸、林下、草丛等处。分布于我国东北、华北、西北及西藏、四川等地。

【药用部位（药材名称）及采收加工】根（狗缨子）、果实（山小茴香）。狗缨子：9—10 月果实成熟时采挖，洗净，晒干，切段。山小茴香：果实成熟采收，晒干。

【临床应用】狗缨子：辛、苦，微寒；归肝经。散风清热，降气化痰；用于感冒头痛，肺热咳嗽，痰多色黄。山小茴香：山西等地以其果实代中药材“小茴香”使用。

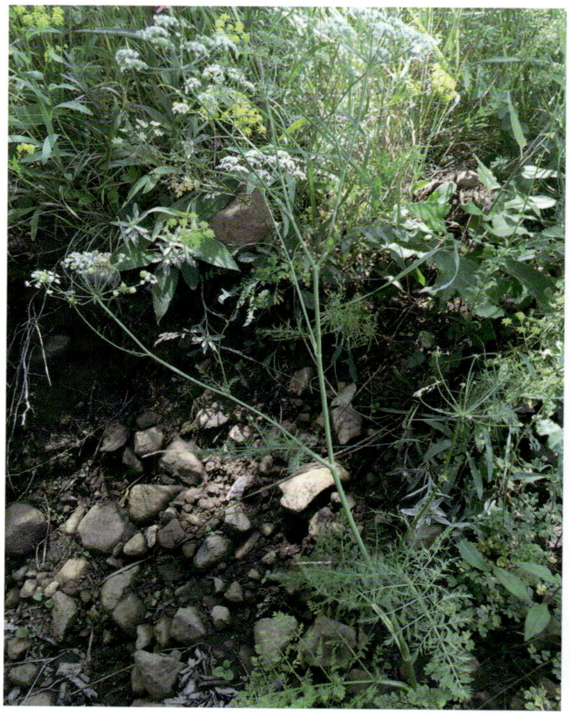
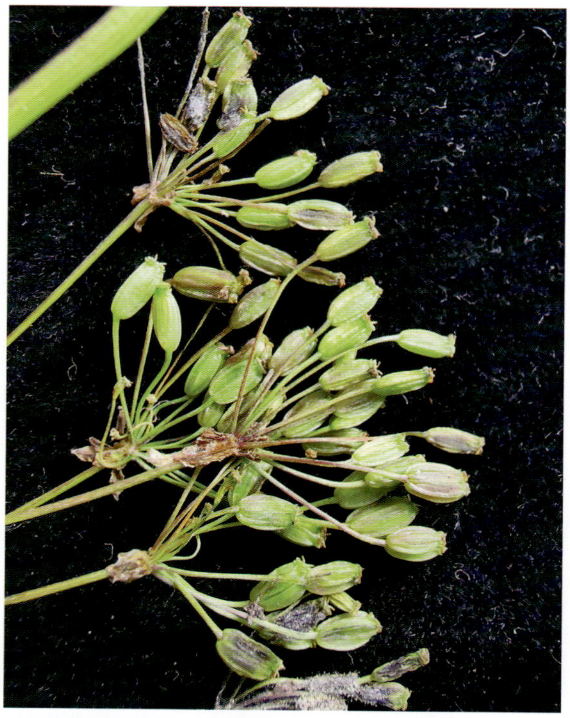
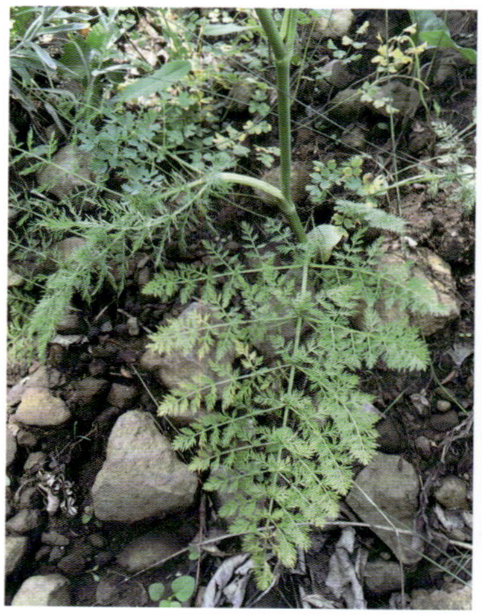
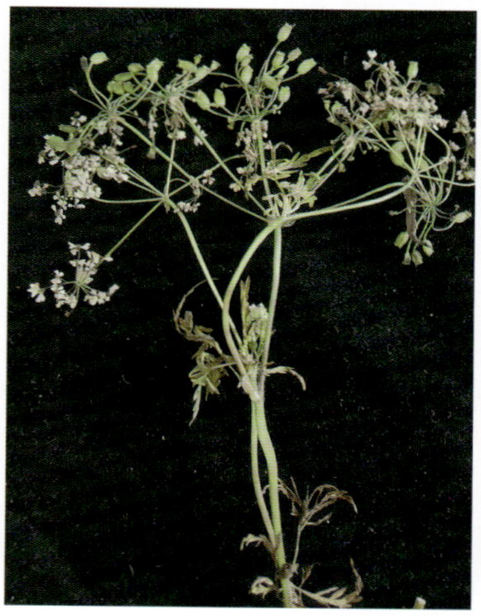
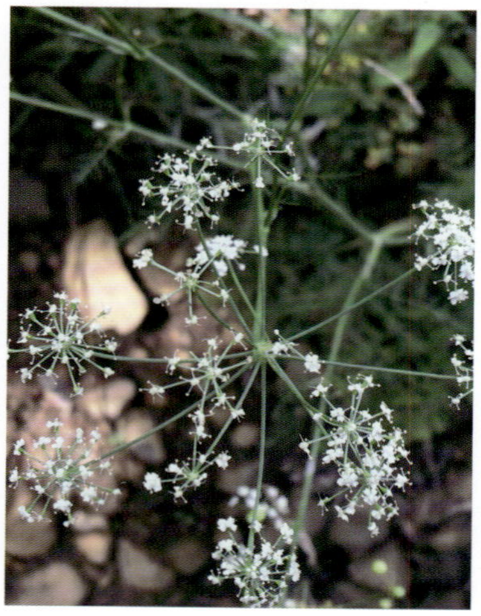

羊红膻

【基　　原】伞形科茴芹属羊红膻 *Pimpinella thellungiana* Wolff

【别　　名】缺刻叶茴芹、羊洪膻、六月寒。

【形态特征】多年生草本。**根：**根长圆锥形。**茎：**茎直立，有细条纹，密被短柔毛，基部有残留的叶鞘纤维束，上部有少数分枝；全株有羊肉的腥膻气味。**叶：**基生叶和茎下部叶有柄，被短柔毛，叶片轮廓卵状长圆形，1 回羽状分裂，小羽片 3 ～ 5 对，有短柄或近无，卵形或卵状披针形，基部楔形或钝圆，边缘有缺刻状齿或近于羽状条裂。**花：**复伞形花序；无总苞片和小总苞片；伞辐 10 ～ 20，纤细，不等长；小伞形花序有花 10 ～ 25，无萼齿，花瓣卵形或倒卵形，白色，基部楔形，顶端凹陷，有内折的小舌片。**果：**果实长卵形。花果期 6—9 月。

【生境分布】生于河边、林下、草坡、灌丛等处。分布于我国东北、华北及陕西、山东等地。

【药用部位（药材名称）及采收加工】根或全草（羊红膻、羊洪膻）。夏秋季采收，洗净，切段，晒干。

【临床应用】甘、辛，温。健脾益气，养心安神，止咳祛痰；用于克山病，心悸，气短，咳喘。

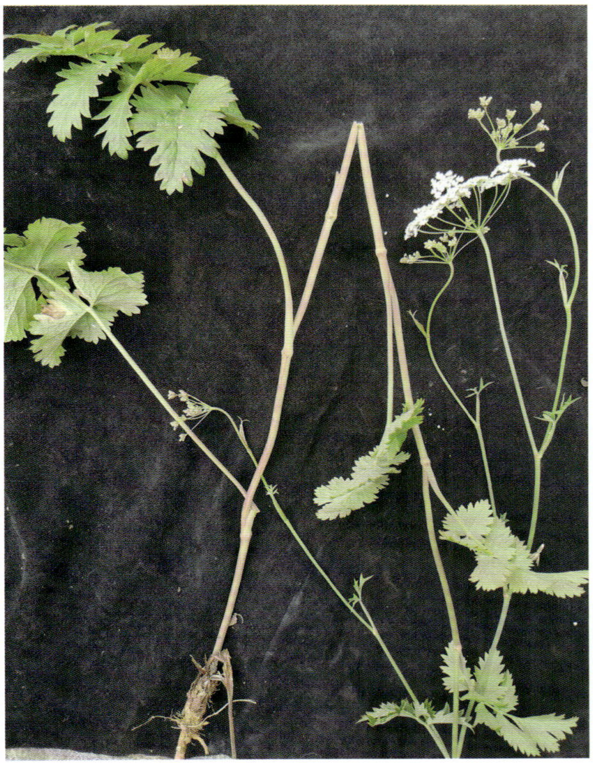

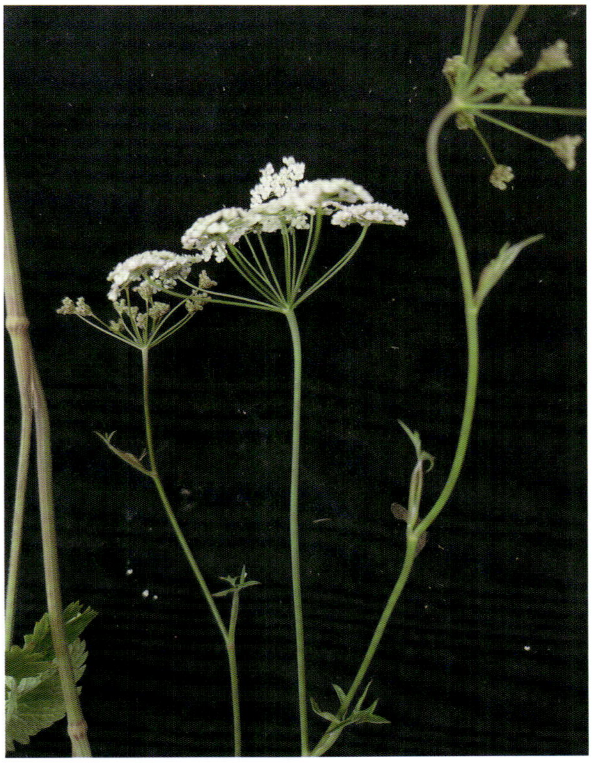

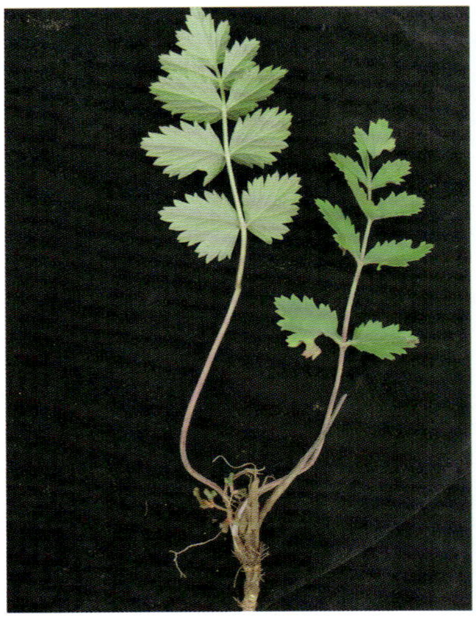

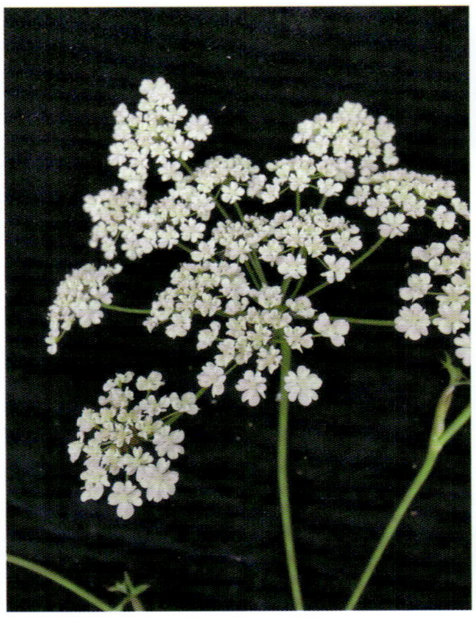

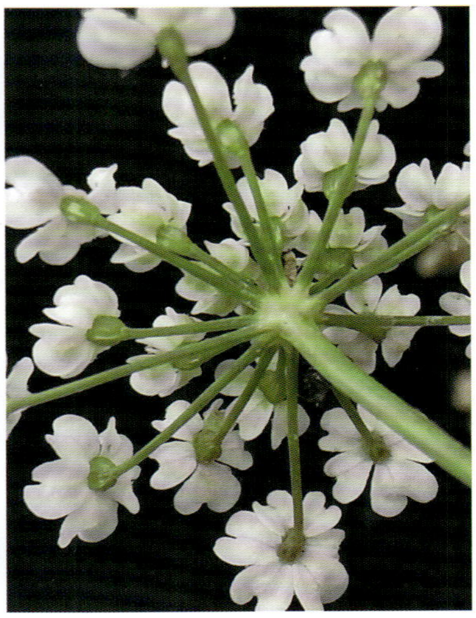

泽芹

【基　　原】伞形科泽芹属泽芹 *Sium suave* Walt.

【别　　名】山藁本。

【形态特征】多年生草本。**根：**根须状或纺锤状。**茎：**茎直立，粗大，有条纹，有少数分枝，通常在近基部的节上生根。**叶：**叶片轮廓长圆形至卵形，1 回羽状分裂，羽片 3 ～ 9 对；羽片无柄，疏离，披针形至线形，基部圆楔形，先端尖，边缘有细锯齿或粗锯齿；茎生上部叶较小，与基部叶相似。**花：**复伞形花序顶生和侧生，花序梗粗状，总苞片 6 ～ 10，披针形或线形，反折，小总苞片线状披针形；伞辐 10 ～ 20，细长；花白色，萼齿细小。**果：**果实卵形，分生果的果棱肥厚，近翅状。花果期 8—10 月。

【生境分布】生于沼泽、湿地、溪边等处。分布于我国东北、华北、华东等地。

【药用部位（药材名称）及采收加工】全草（泽芹）。夏秋季采收，洗净，切段，晒干。

【临床应用】甘，平。散风寒，止头痛，降血压；用于感冒头痛，高血压。

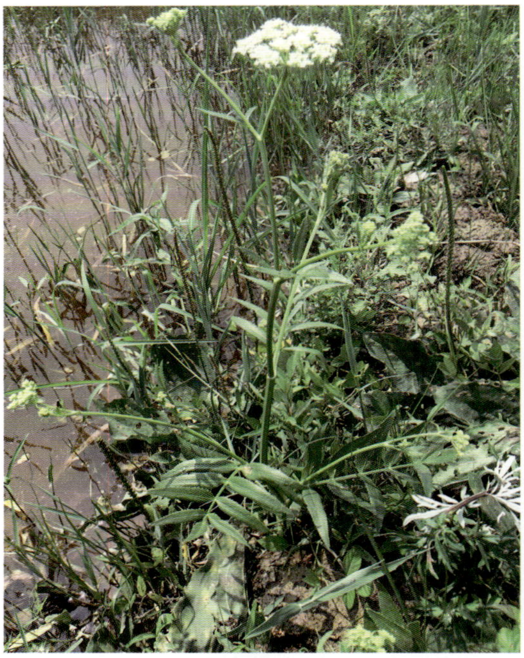

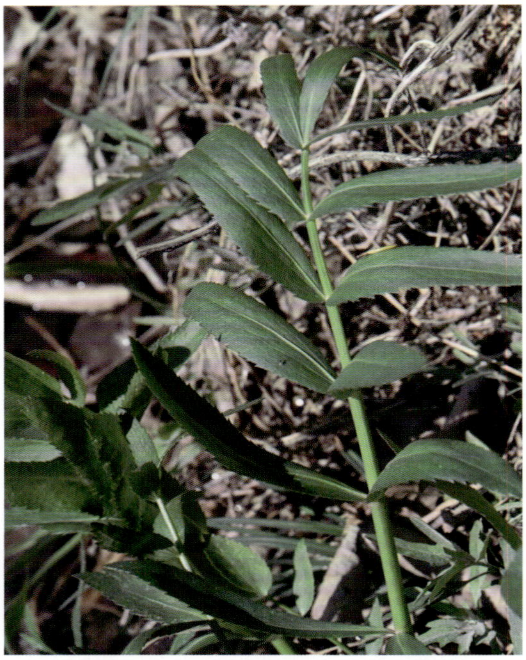

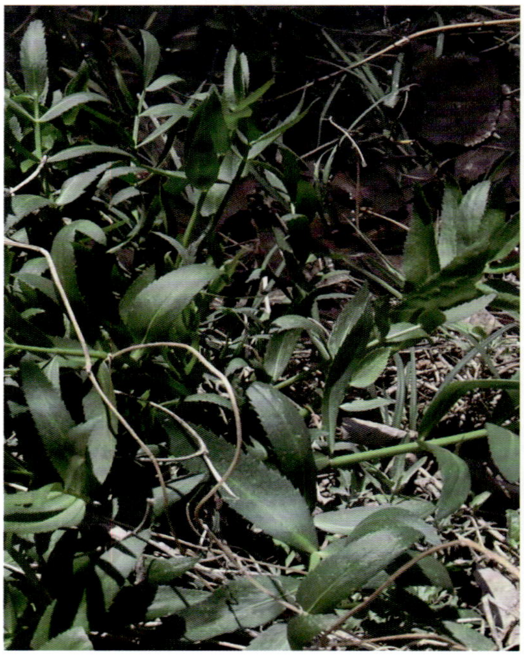

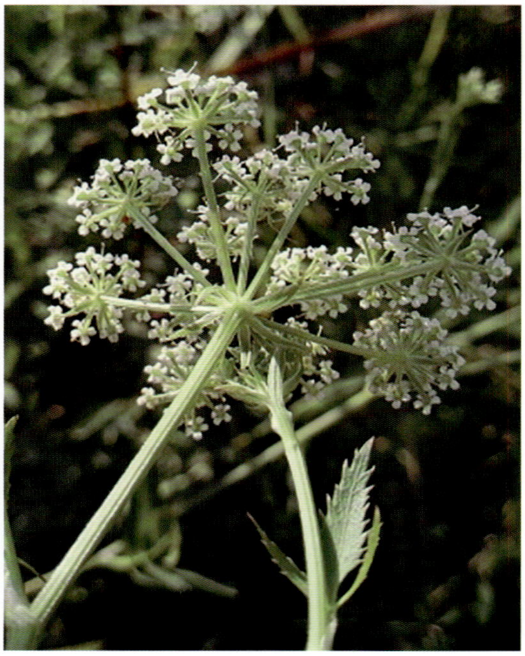

【基　　原】伞形科防风属防风 *Saposhnikovia divaricata*（Turcz.）Schischk.

【别　　名】风肉、北（关）防风。

【形态特征】多年生草本。**根：**根粗壮，长圆柱形，外皮灰棕色。**茎：**根茎处有纤维状叶残基及明显的环纹；茎单生，直立，2 叉分枝，有细纵棱。**叶：**基生叶丛生，具长柄，叶柄基部成叶鞘，叶片 2 ～ 3 回羽状深裂，轮廓披针形或卵状披针形，末回裂片狭楔形，先端常具 2 ～ 3 缺刻状齿，齿端尖锐，两面均呈淡灰蓝绿色，稍厚，无毛；茎生叶与基生叶相似，但较小，极简化，具扩展叶鞘。**花：**复伞形花序多数，生于茎和分枝顶端，伞辐 5 ～ 10，不等长，无总苞片；小伞形花序具花 4 ～ 10 朵，小总苞片 4 ～ 6，线形或披针形，萼齿短三角形，花瓣倒卵形，白色，先端微凹，具内折小舌片。**果：**双悬果狭圆形或椭圆形，幼时有疣状突起，成熟时稍平滑。花果期 7—10 月。

【生境分布】生于草原、丘陵、多石砾山坡。分布于我国华北、东北、西北及山东等地。

【药用部位（药材名称）及采收加工】根（防风）、叶（防风叶）、花（防风花）。防风：春秋季采挖未抽花葶植株的根，除去须根和泥沙，晒干。防风叶：夏季采收，晒干。防风花：8—9 月花开时采收，阴干。

【临床应用】防风：辛、甘，微温；归膀胱、肝、脾经。祛风解表，胜湿止痛，止痉；用于感冒头痛，风湿痹痛，风疹瘙痒，破伤风。防风叶：用于中风热汗出。防风花：辛，微温；归脾、胃、肝经。理气通络止痛；用于脘腹痛，四肢拘挛，骨节疼痛。

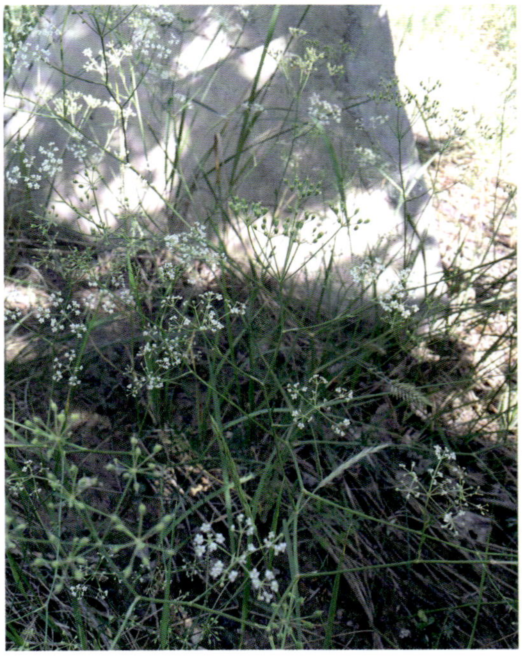
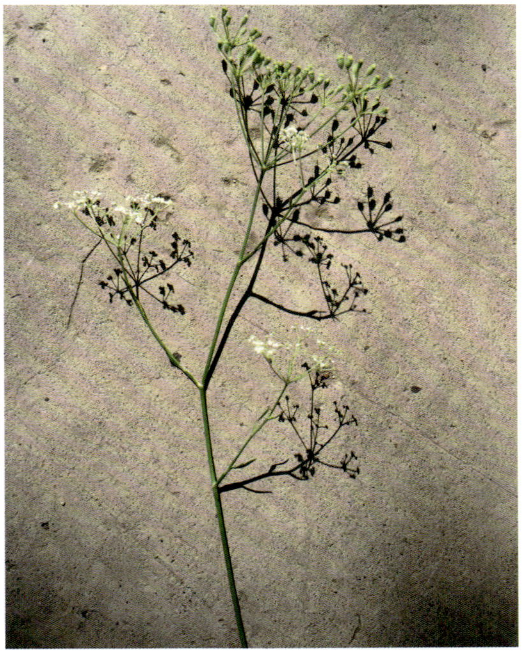
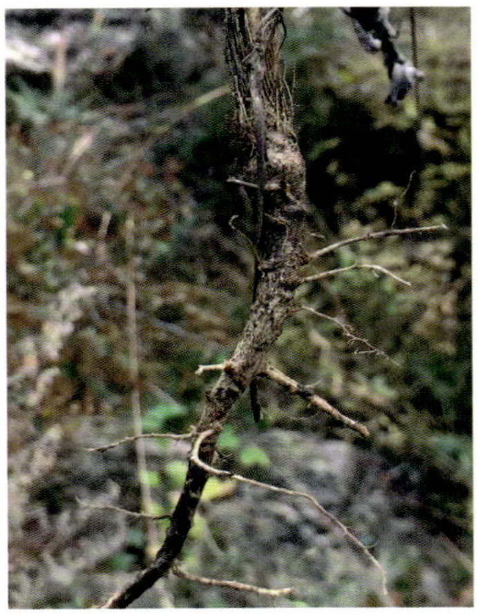
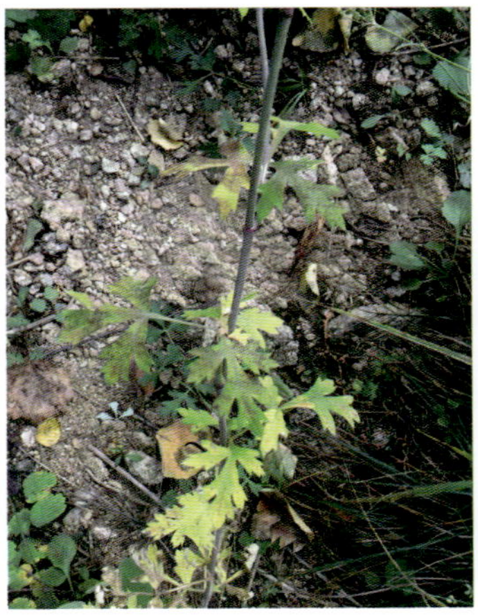
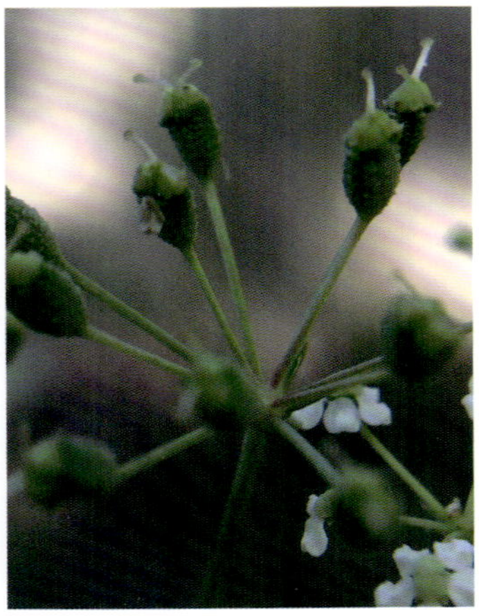

条叶岩风

【基　　原】伞形科岩风属条叶岩风 *Libanotis lancifolia* K. T. Fu.

【别　　名】黑（岩、条）风。

【形态特征】多年生草本。**根：**根圆柱形，末端渐细，不分叉或有1～2支根，表皮灰褐色。**茎：**根颈粗壮，木质化，上端有枯萎叶鞘；茎常单一，多2歧式曲折状分枝，圆柱形，有细密条纹，基部常带淡紫红色，髓部充实，木质化。**叶：**基生叶多数，叶柄基部有叶鞘，边缘膜质，叶片轮廓三角状卵形，2回羽状复叶，第1回羽片有长柄，末回羽片椭圆形或椭圆状披针形，全缘，叶片及叶柄均带粉绿色，叶柄有短毛；茎上部叶3全裂，无柄，有叶鞘抱茎；托叶线状披针形。**花：**复伞形花序多分枝；伞辐4～9，不等长，密生短毛；小伞形花序有花5～10，小总苞片5～7，线状披针形，密生细柔毛，花瓣宽卵形，小舌片内曲，白色微带紫红色，外侧多毛，萼齿显著，锥形。**果：**分生果半圆柱状，狭倒卵形，中棱和背棱稍突起，密被刚毛。花果期9—11月。

【生境分布】生于向阳草坡、灌丛、山石陡坡。分布于陕西、河南、河北、山西等地。

【药用部位（药材名称）及采收加工】根（长春七）。夏秋季采挖，除去地上部分，洗净，切片，晒干。

【临床应用】辛、甘，温。发表散寒，祛风除湿，消肿止痛；用于风寒感冒，头痛，牙痛，风湿痹痛，风湿痹痛，筋骨麻木，跌打伤肿。

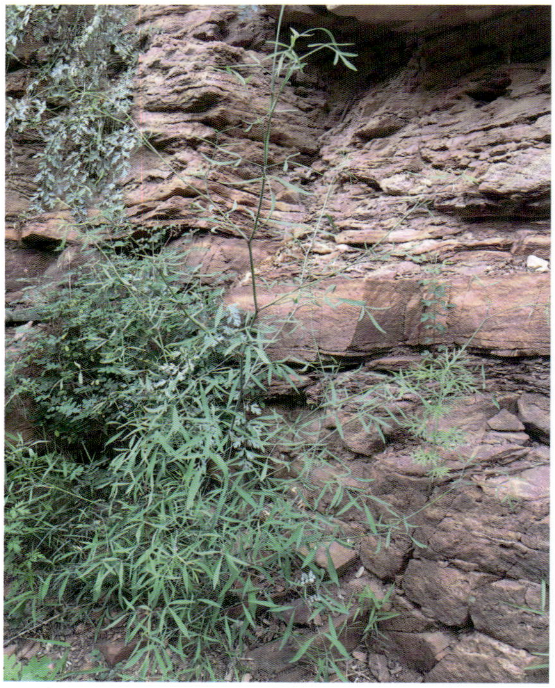
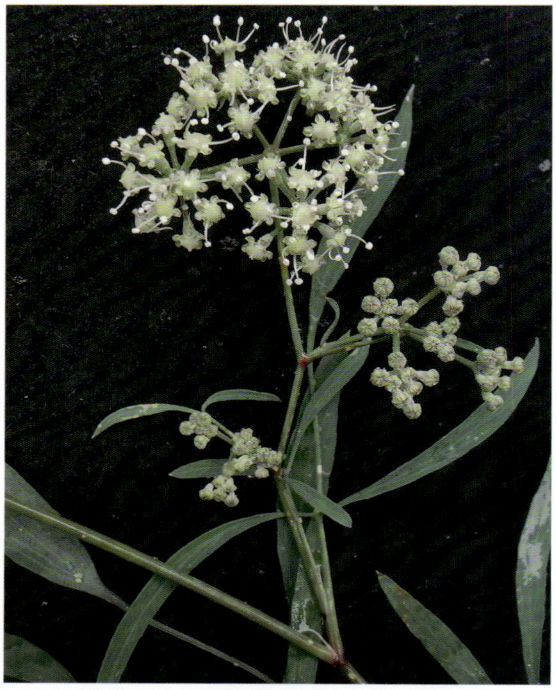
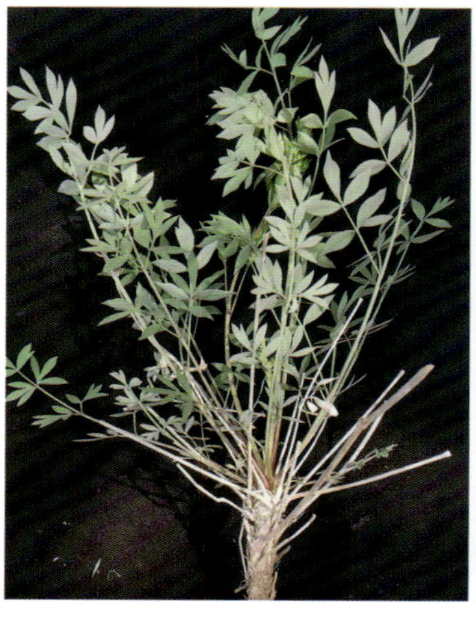
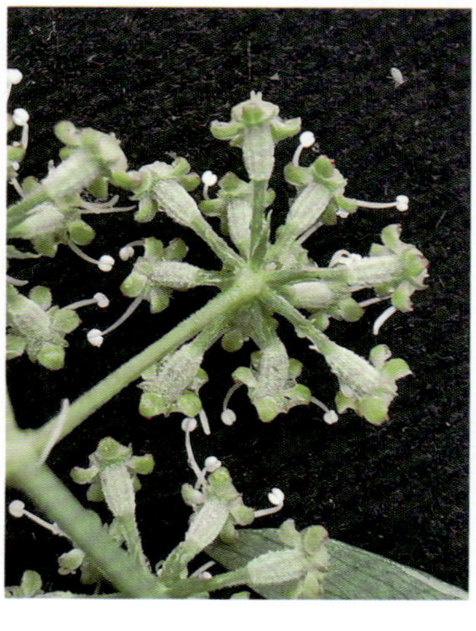
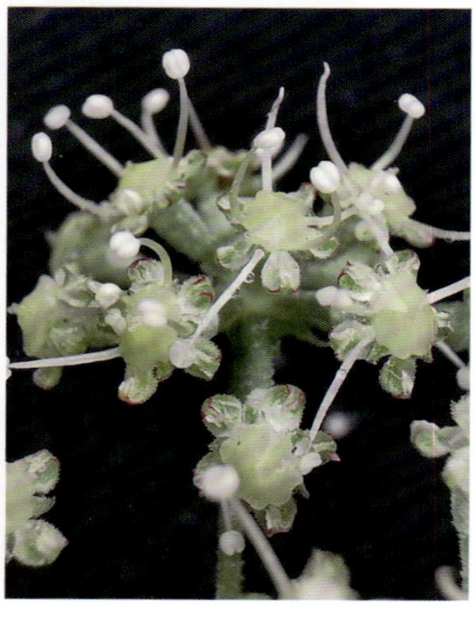

【基　　原】伞形科水芹菜属水芹 *Oenanthe javanica*（Blume）DC.

【别　　名】水（野）芹菜、细本山芹菜、刀（蜀、马、河、小叶）芹。

【形态特征】多年生草本。根：须根多数，浅黄白色。茎：茎基部匍匐，茎上部直立，圆管形，中空，有纵条纹。叶：基生叶具长柄，叶柄基部成鞘，抱茎，叶轮廓三角形，1～2回羽状复叶，末回裂片卵形至菱状披针形，边缘有齿；茎上部叶较小，叶柄渐短至无柄。花：复伞形花序顶生，伞辐6～16，不等长，总苞片1～3或缺；小伞形花序有花10～20朵，小总苞片2～8，线形，花瓣5，白色，倒卵形，先端向内凹入，基部具短爪。果：双悬果椭圆形，果棱肥厚钝圆，侧棱较背棱和中棱宽大。花果期5—9月。

【生境分布】生于浅水、低洼湿地、池沼、水沟中。分布于全国各地。

【药用部位（药材名称）及采收加工】根及地上部分或全草（水芹）、花（芹花）。水芹：夏秋季挖根，洗净，鲜用或晒干；9—10月采割地上部分，晒干。芹花：6—7月花开时采收，晒干。

【临床应用】根：甘，平。清热利湿，止血，降血压；用于感冒发热，呕吐腹泻，尿路感染，崩漏，白带，高血压。地上部分：甘、辛，凉；归肺、胃经。清热，利水；用于暴热烦渴，黄疸，水肿，淋病，带下，瘰疬，痄腮。芹花：苦，寒，无毒；用于脉溢。

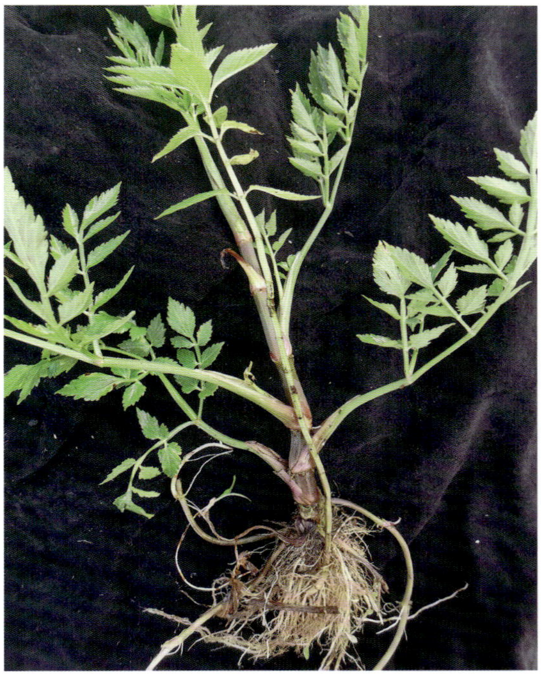

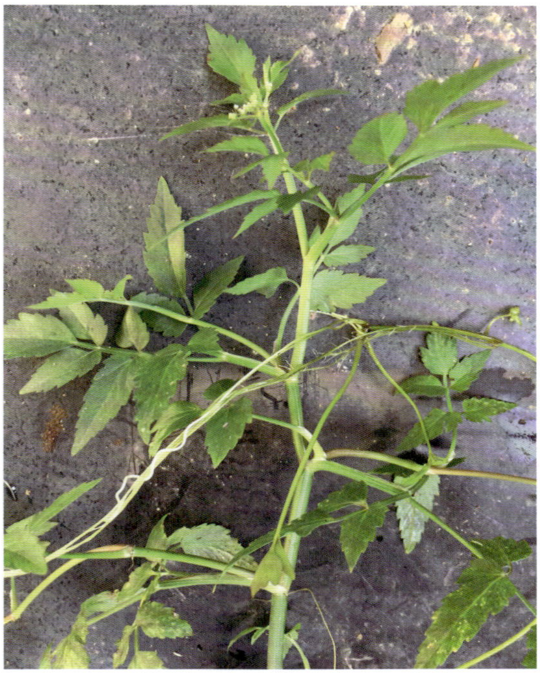

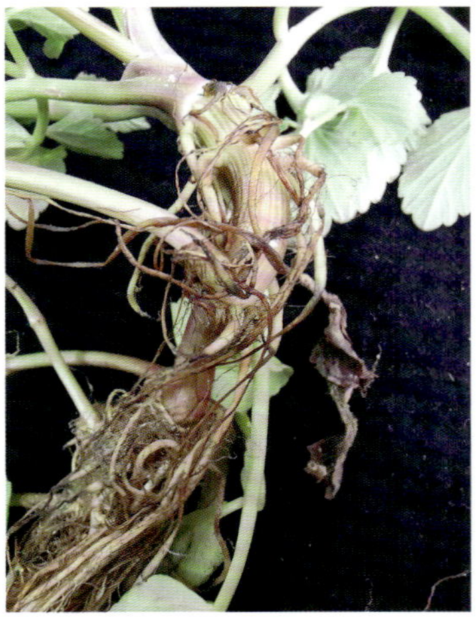

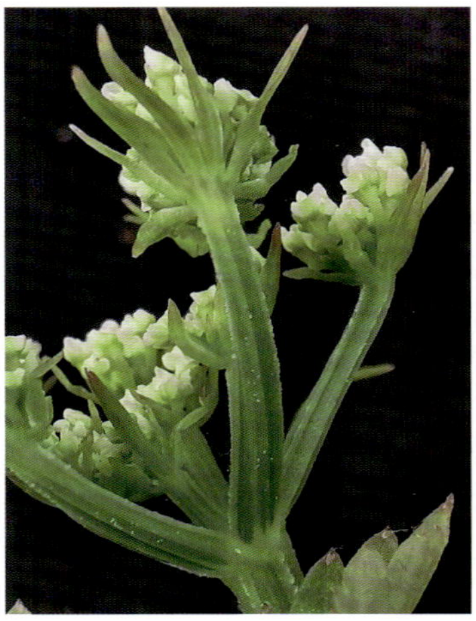

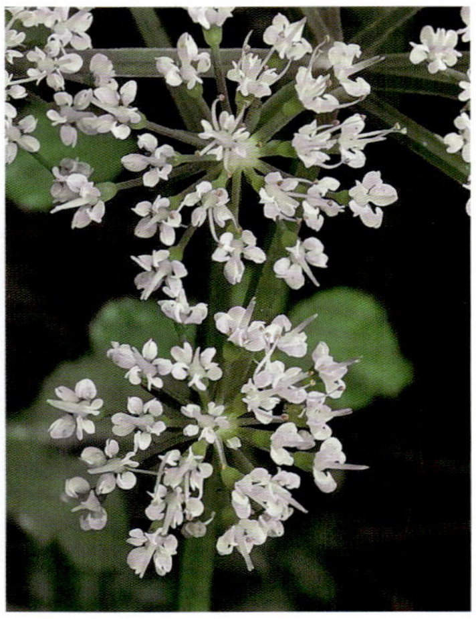

茴香

【基　　原】伞形科茴香属茴香 *Foeniculum vulgare* Mill.

【别　　名】小茴香。

【形态特征】1～2年生草本。**根：**根纺锤形，肥厚。**茎：**茎直立，灰绿色或苍白色，表面细纵沟槽，上部分枝开展。**叶：**茎生叶互生；基生叶和茎下部叶具长柄，中部和上部叶的叶柄短或成鞘状；叶轮廓阔三角形，3～4羽状全裂，末回裂片丝状。**花：**复伞形花序顶生或侧生，伞辐10～35，不等长；小伞形花序有花5～30，花柄纤细，不等长，花小，无萼齿，花瓣黄色，倒卵形或近倒卵形，淡黄色，中部以上向内弯曲，先端微凹；雄蕊5，花药卵圆形。**果：**双悬果长圆形，主棱5条，尖锐。花果期5—9月。

【生境分布】全国各地普遍栽培。

【药用部位（药材名称）及采收加工】果实（小茴香）、茎叶（茴香茎叶）、根（茴香根）。小茴香：秋季果实初熟时采割植株，晒干，打下果实，除去杂质。茴香茎叶：夏秋季采收，洗去泥土，晒干。茴香根：四季可采，洗去泥土，晒干。

【临床应用】小茴香：辛，温；归肝、肾、脾、胃经。散寒止痛，理气和胃；用于寒疝腹痛，睾丸偏坠，痛经，少腹冷痛，脘腹胀痛，食少吐泻，睾丸鞘膜积液。茴香茎叶：甘、辛，温。理气和胃，散寒止痛；用于恶心呕吐，疝气，腰痛，痈肿。茴香根：甘、辛，温。温肾和中，行气止痛，杀虫；用于寒疝，耳鸣，胃寒呕逆，腹痛，风寒湿痹，鼻疳，蛔虫病。

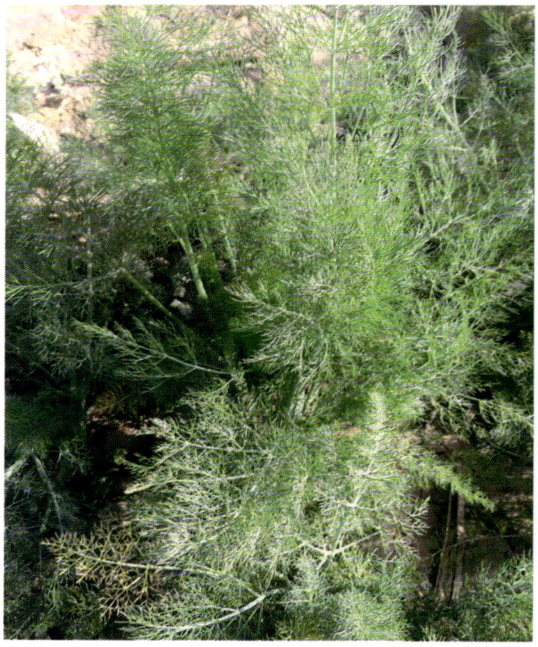
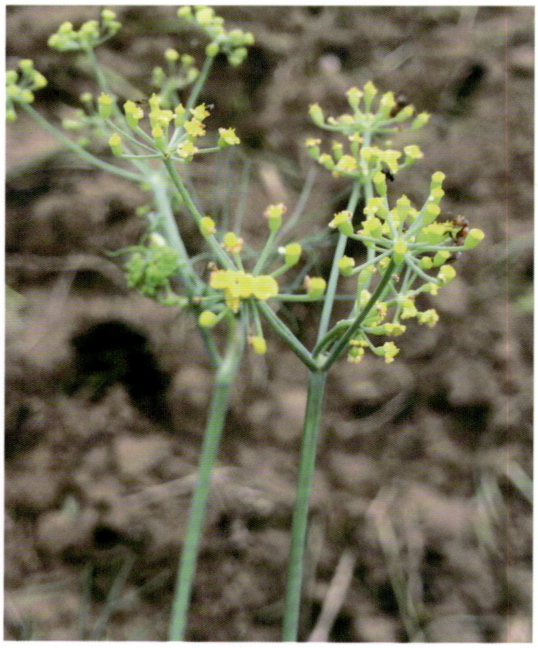
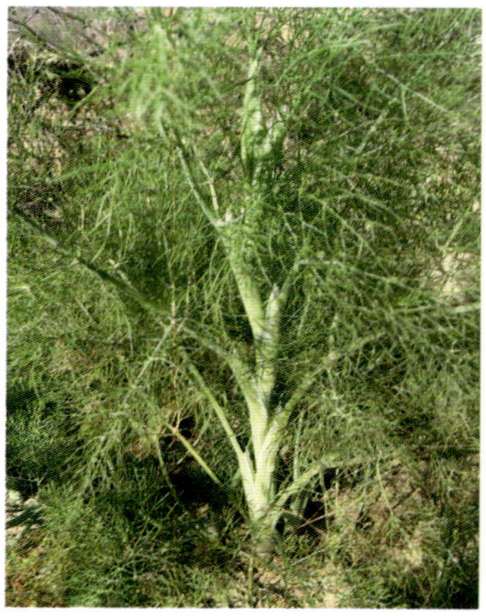
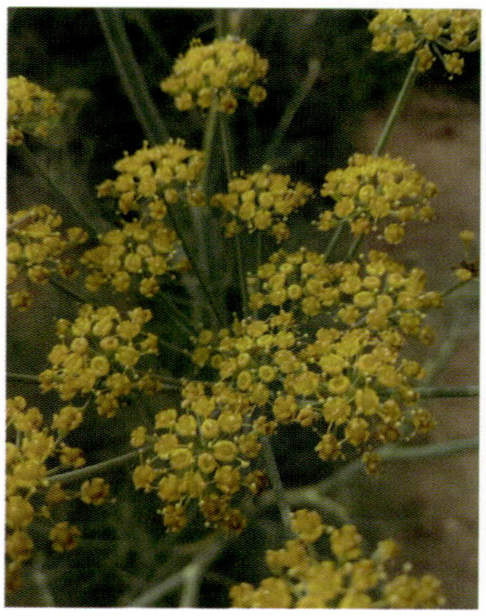
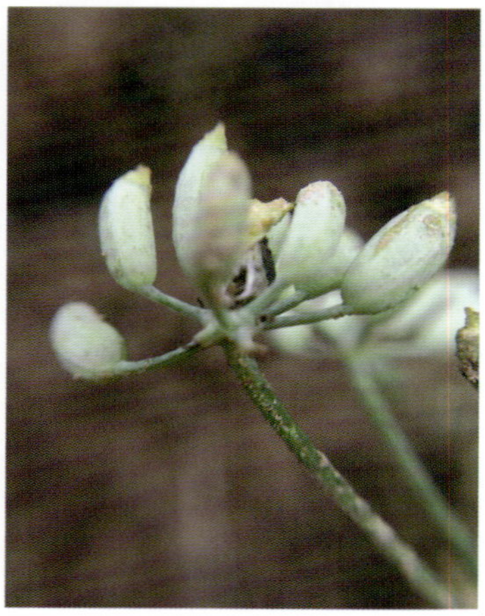

蛇床

【基　　原】伞形科蛇床属蛇床 *Cnidium monnieri*（L.）Cuss.

【别　　名】秃子花、野胡萝卜。

【形态特征】1 年生草本。根：根圆锥状，细长。茎：茎直立或斜上，多分枝，中空，表面具深纵条纹，棱上常具短毛。叶：茎下部叶具短柄，叶鞘短宽，边缘膜质，上部叶柄全部鞘状；叶轮廓卵形至三角状卵形，2～3 回 3 出羽状全裂，末回裂片线形至线状披针形，具小尖头，边缘及脉上粗糙。花：复伞形花序顶生，伞辐 10～22，总苞片 6～10，线形至线状披针形，边缘具白色细睫毛；小伞形花序具花 15～20，小总苞片 9～11，花瓣白色，先端具内折小舌片。果：双悬果宽椭圆形，主棱 5，均扩展成翅状。花果期 4—7 月。

【生境分布】生于田边、路旁、草地、河边湿地等处。分布于全国各地。

【药用部位（药材名称）及采收加工】果实（蛇床子）。夏秋季果实成熟时采收，除去杂质，晒干。

【临床应用】辛、苦，温，有小毒；归肾经。温肾壮阳，燥湿，祛风，杀虫；用于阳痿，宫冷，寒湿带下，湿痹腰痛；外用治外阴湿疹、妇人阴痒、滴虫性阴道炎。

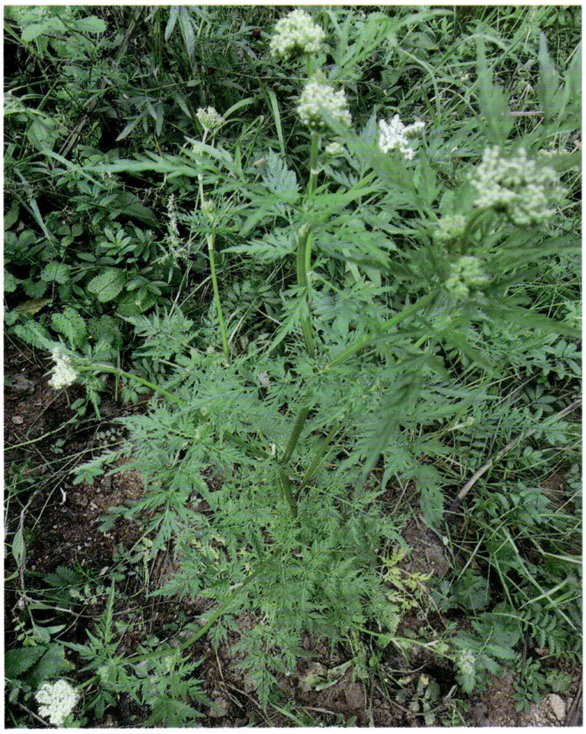

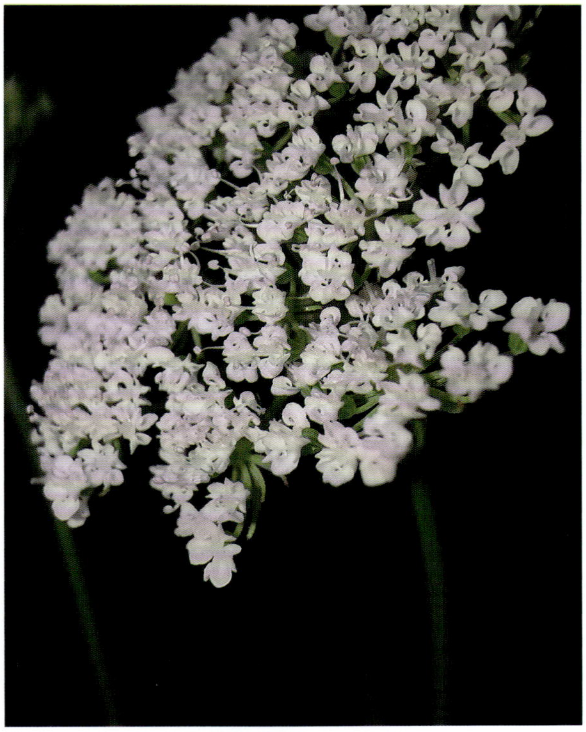

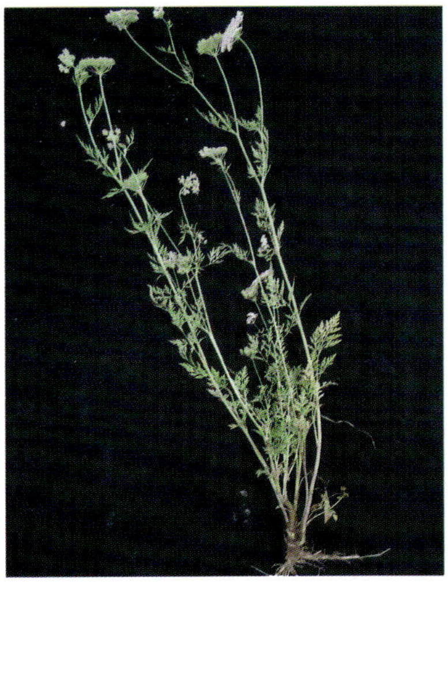

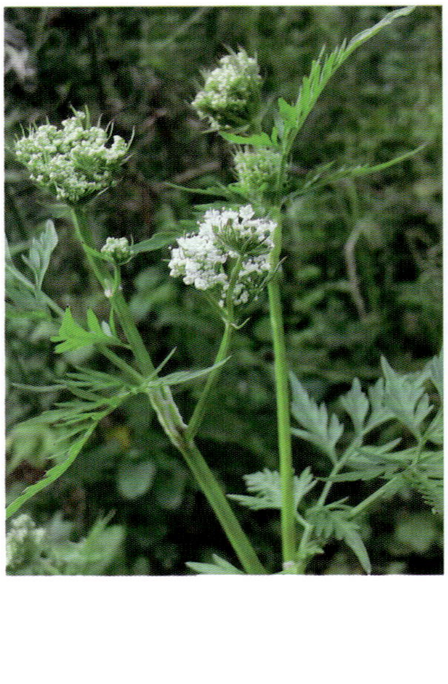

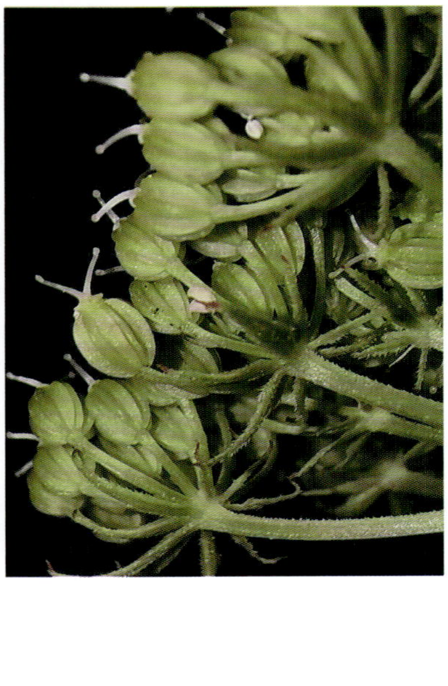

藁本

【基　　原】伞形科藁本属藁本 *Ligusticum sinense* Oliv.

【别　　名】西芎。

【形态特征】多年生草本。**茎：**根茎发达，具多个膨大的结节；茎直立，圆柱形，中空，具条纹。**叶：**基生叶具长柄，基生叶和茎下部叶片轮廓宽三角形，2 回 3 出羽状全裂，末回裂片卵形，边缘具不整齐的缺刻或齿；茎中部叶较大，上部叶简化。**花：**复伞形花序顶生或侧生；总苞片 6～10，线形；伞辐 14～30，小总苞片 10，线形，花白色，萼齿不明显，花瓣倒卵形，先端微凹，具内折小尖头。**果：**分生果幼嫩时宽卵形，稍两侧扁压，成熟时长圆状卵形，背腹扁压背棱突起，侧棱略扩大呈翅状。花果期 8—10 月。

【生境分布】生于林下、沟边草丛中。分布于我国华中及四川、陕西、江西、浙江等地。

【药用部位（药材名称）及采收加工】根茎和根（藁本）。秋季茎叶枯萎或次春出苗时采挖，除去泥沙，晒干或烘干。

【临床应用】辛，温；归膀胱经。祛风，散寒，除湿，止痛；用于风寒感冒，巅顶疼痛，风湿痹痛。

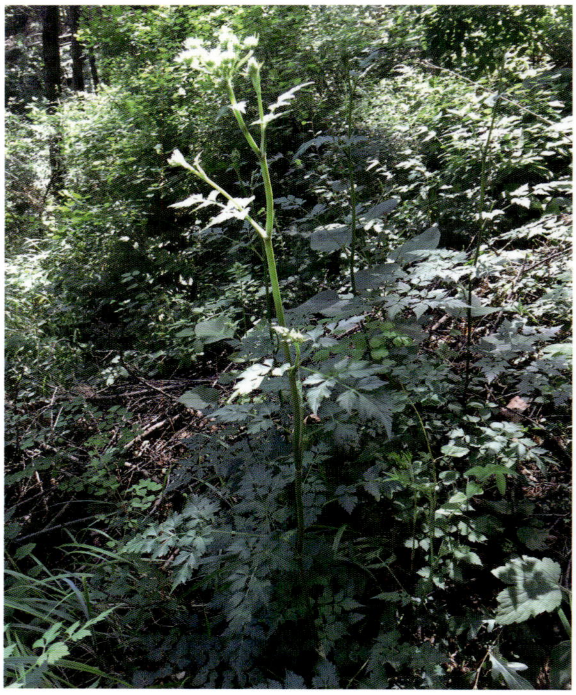

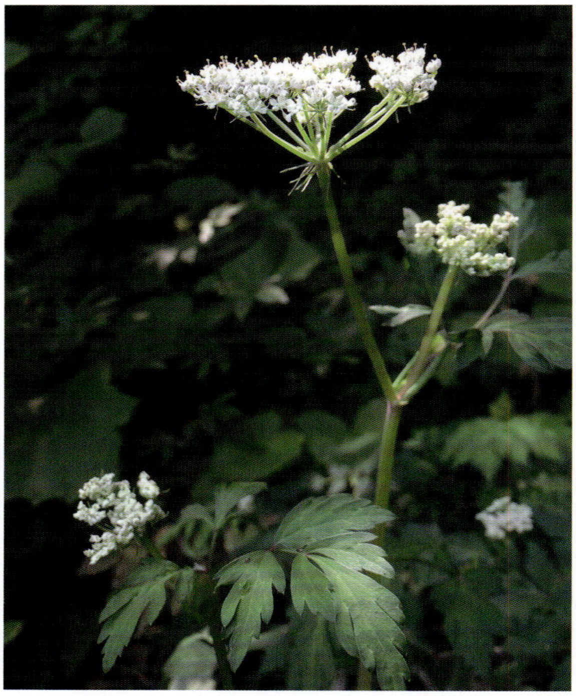

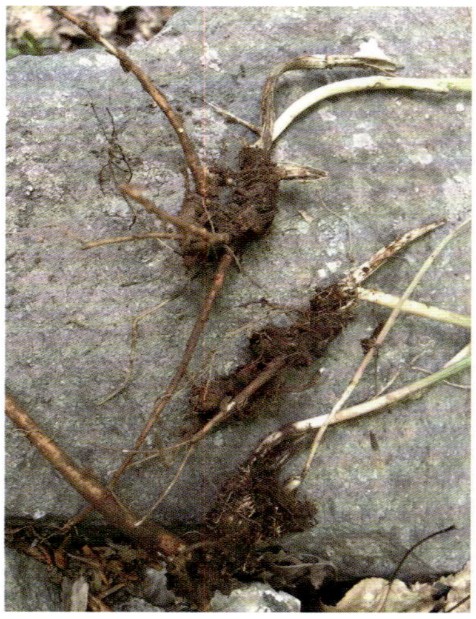

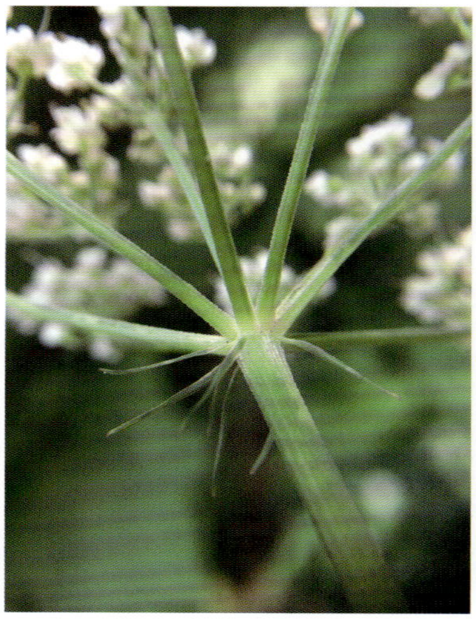

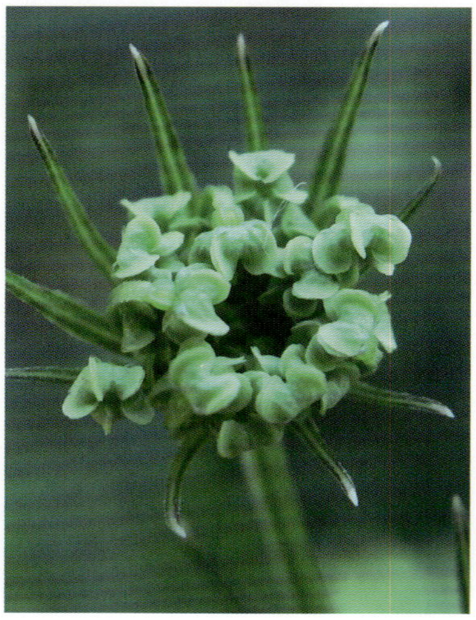

辽藁本

【基　　原】伞形科藁本属辽藁本 *Ligusticum jeholense* Nakai et Kitag.

【别　　名】家（水、北、热河）藁本。

【形态特征】形态特征与植物“藁本”相似。两者的主要区别：藁本的总苞片 6 ～ 10 个，边缘不为膜质；辽藁本的总苞片为 2 个，边缘膜质。

【生境分布】生于山地林缘、水滩边、山坡林下。分布于我国华中及吉林、河北、山西、山东、陕西、甘肃、江西、四川、云南等地。

【药用部位（药材名称）及采收加工】根茎和根（藁本、辽藁本）。采收加工同植物“藁本”项下。

【临床应用】同植物“藁本”项下。

【备　　注】按《药典》，中药材“藁本”为伞形科植物藁本 *Ligusticum sinense* Oliv. 或辽藁本 *Ligusticum jeholense* Nakai et Kitag. 的干燥根茎和根。

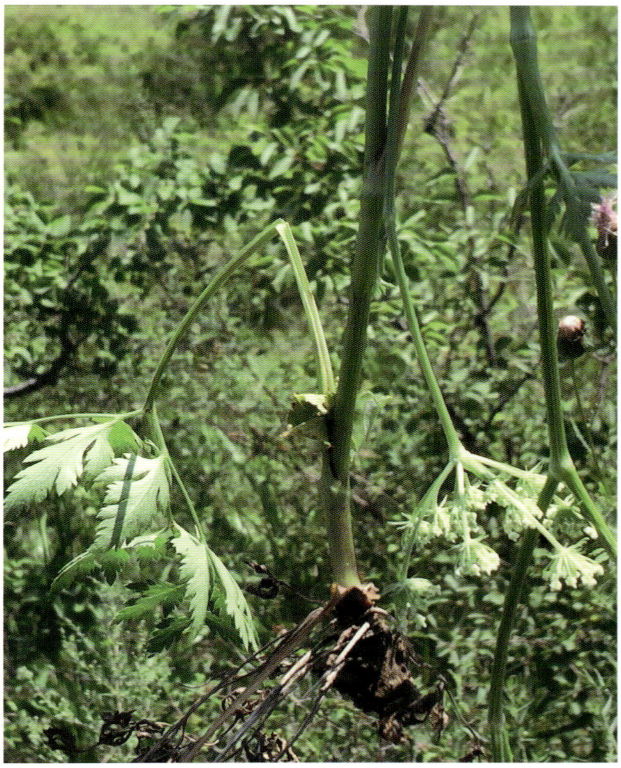

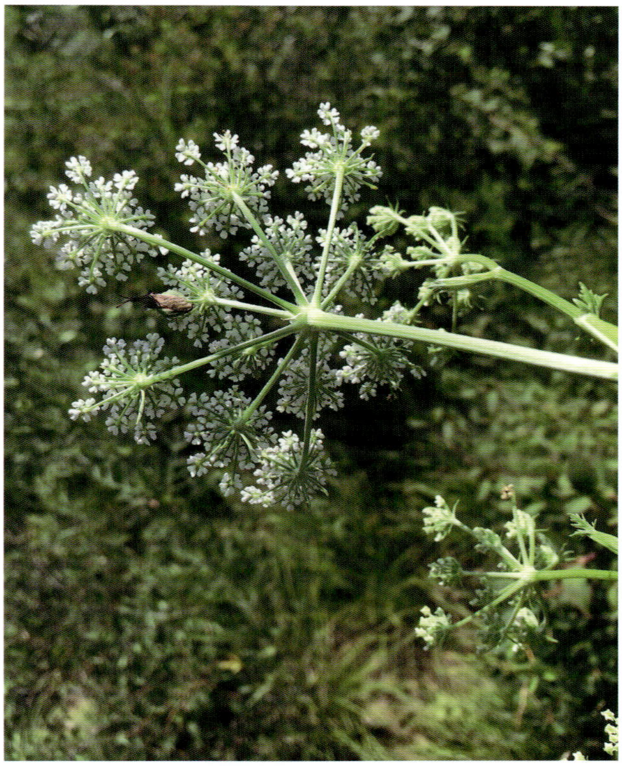

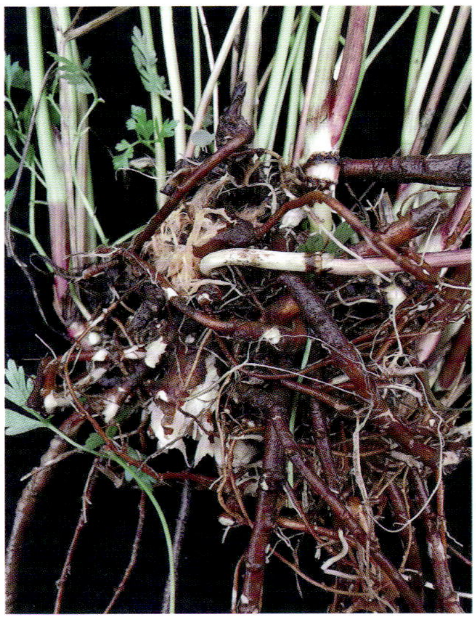

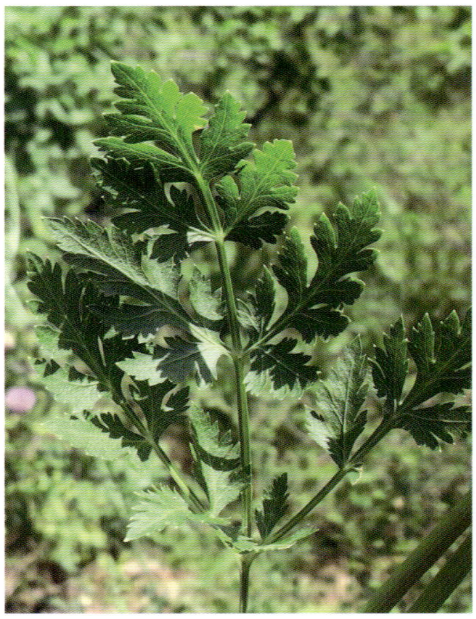

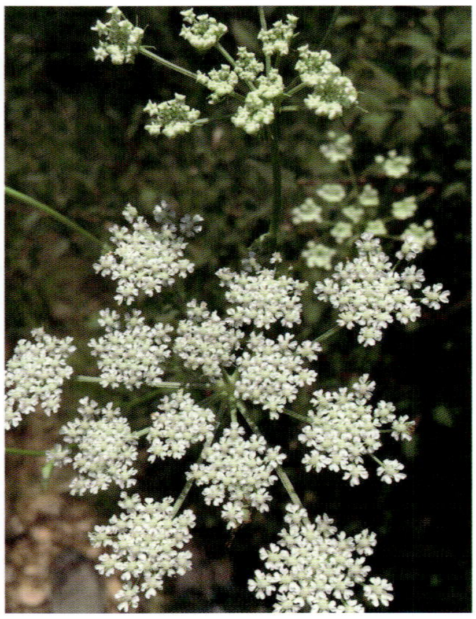

大齿山芹

【基　　原】伞形科山芹属大齿山芹 *Ostericum grosseserratum*（Maxim.）Yuan et Shan

【别　　名】大齿当归、朝鲜（大齿）独活、朝鲜羌活、碎叶山芹。

【形态特征】多年生草本。**根：**根细长，圆锥状或纺锤形。**茎：**茎直立，圆管状，具细纵棱，上部分枝。**叶：**基生叶和茎下部叶有柄，2～3回3出羽状全裂，轮廓三角形，末回裂片无柄或下延成短柄，阔卵形至菱状卵形，先端尖，基部楔形，边缘有粗大缺刻状锯齿，齿端圆钝，有白色小突尖；上部叶渐简化。**花：**复伞形花序，伞辐6～14，不等长，总苞片4～6，线状披针形；小伞形花序具花10～20朵，小总苞片5～10，线形，花白色，花瓣倒卵形，顶端内折，萼齿三角状卵形。**果：**双悬果广椭圆形，基部凹入，背棱突出，侧棱薄翅状。花果期7—10月。

【生境分布】生于山坡、草地、溪沟旁、林缘、灌丛等处。分布于我国华东及吉林、辽宁、河北、山西、陕西、河南等地。

【药用部位（药材名称）及采收加工】根（山水芹菜）。秋季采挖，除去茎叶，洗净，晒干。

【临床应用】辛、微甘，温。补中健脾，湿肺止咳；用于脾虚泄泻，虚寒咳嗽。

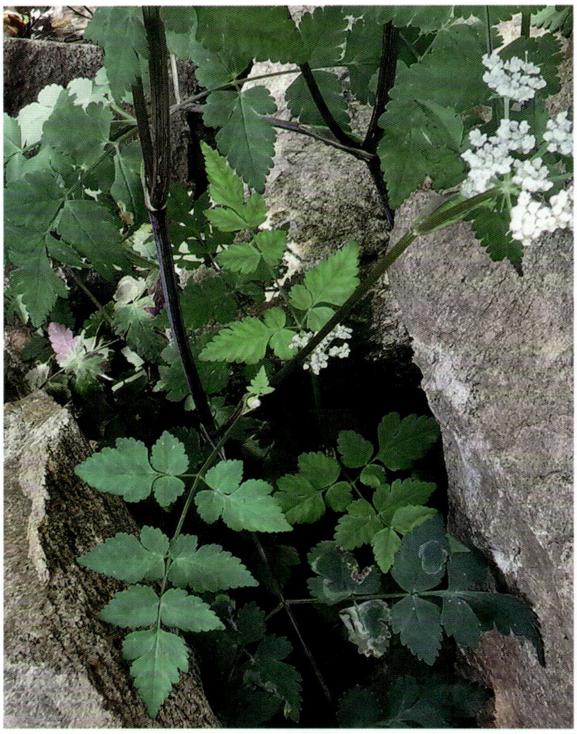
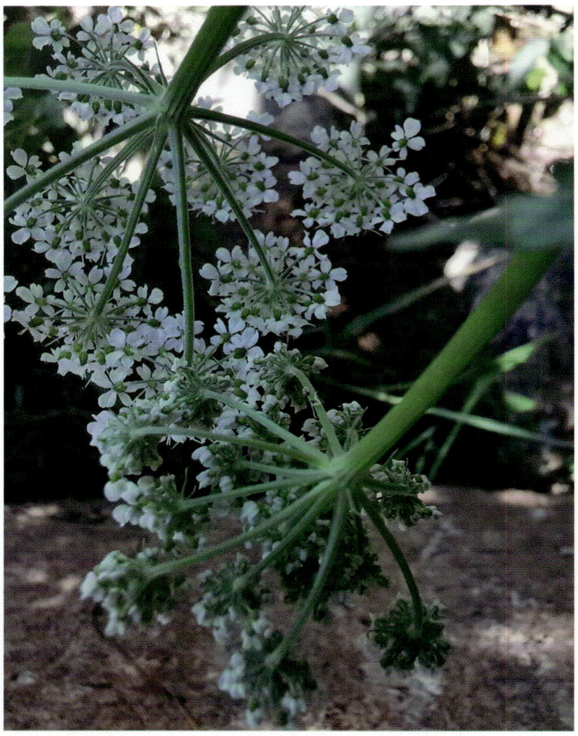
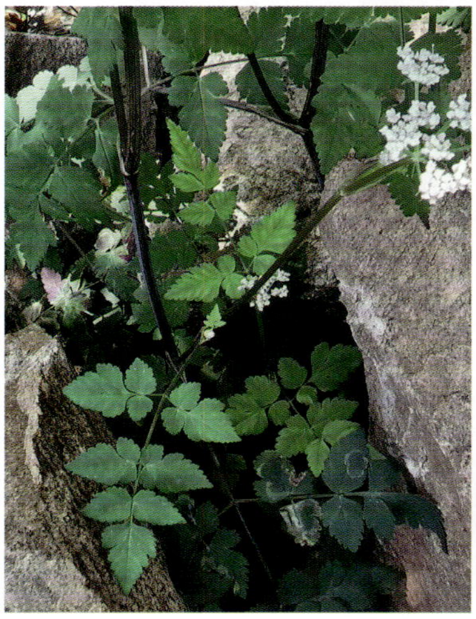
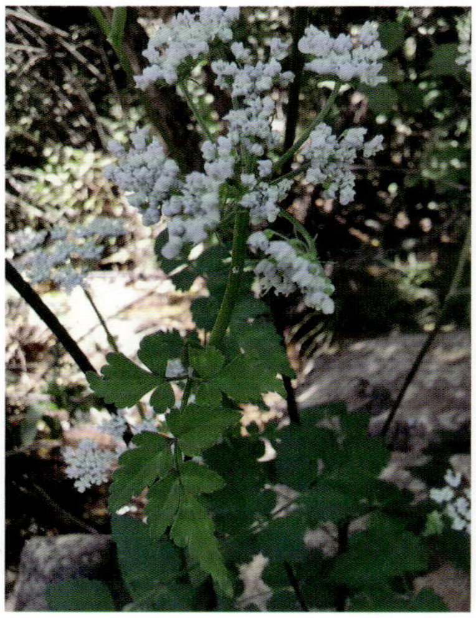
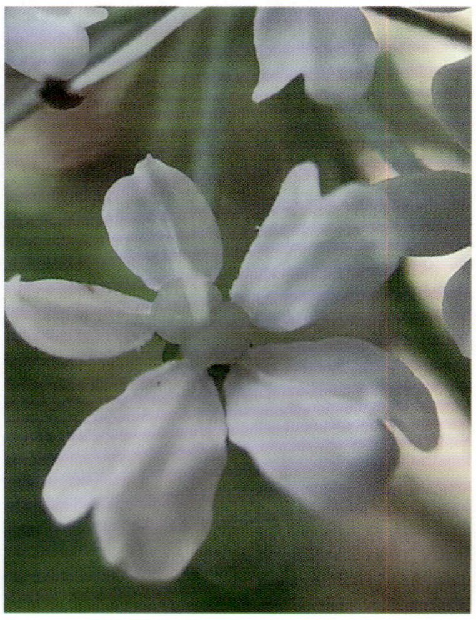

山芹

【基　　原】伞形科山芹属山芹 *Ostericum sieboldii*（Miq.）Nakai

【别　　名】山芹独活、小芹（背翅、秦陇、米格）当归、望天芹、山芹菜。

【形态特征】形态特征与植物“大齿山芹”相似。两者的主要区别：大齿山芹的小叶边缘具缺刻且粗大的齿，齿裂常至主脉的 1/2 ～ 2/3，两面脉上及边缘具糙毛，双悬果侧棱具宽翅，翅的宽度与果体近等宽；山芹的小叶边缘具粗齿，但齿裂很浅，两面常无毛，双悬果侧棱具宽翅，与“大齿山芹”比较，翅的宽度明显较窄。

【生境分布】生于山坡、草地、山谷、林缘、林下等处。分布于我国东北、华东及内蒙古、河北、湖南等地。

【药用部位（药材名称）及采收加工】全草（山芹）。夏秋季采收，鲜用或晒干。

【临床应用】辛、苦，平。解毒消肿；用于乳痈，疮肿。

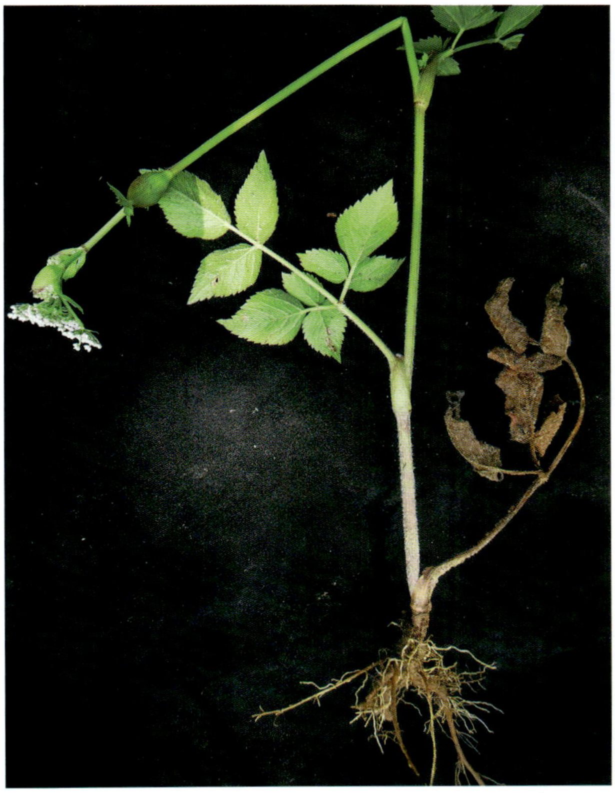

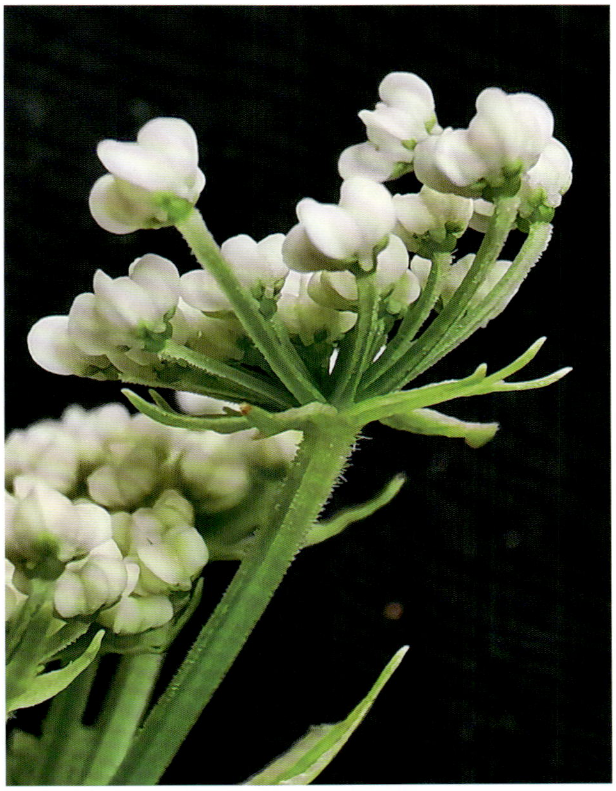

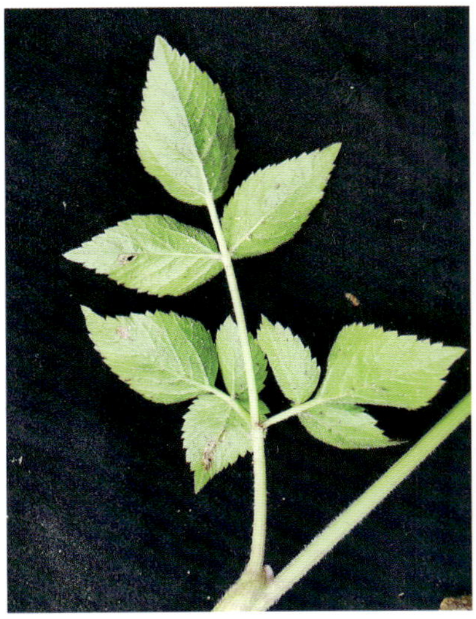

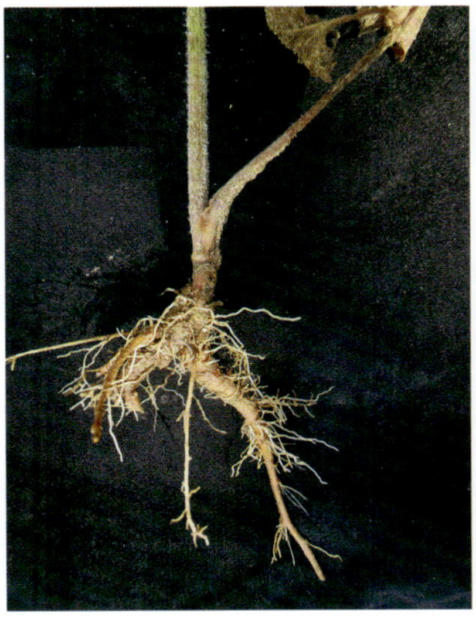

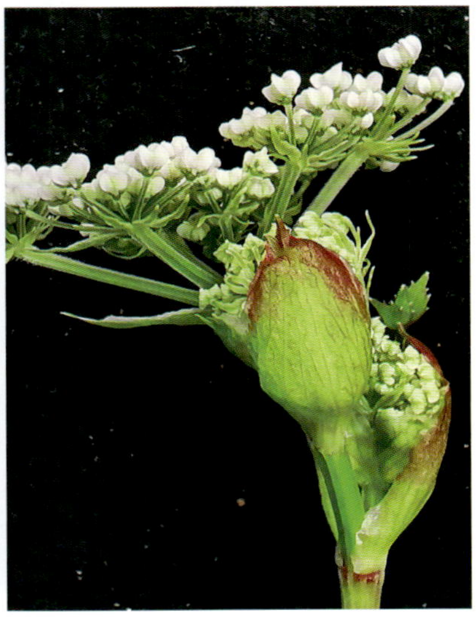

白芷

【基　　原】伞形科当归属白芷 *Angelica dahurica*（Fisch.ex Hoffm.）Benth. et Hook.f.

【别　　名】芳香、香（祁、禹）白芷。

【形态特征】多年生草本。**根：**主根圆锥形，粗大，有支根，表面黄褐色，具皮孔样横向突起，断面灰白色，有浓烈特异气味。**茎：**茎常带紫色，有细纵沟纹，中空。**叶：**基生叶和茎下部叶具长柄；茎中部叶 2 ～ 3 回羽状分裂，叶柄下部为囊状膨大的膜质叶鞘，常带紫色，叶末回裂片椭圆状披针形至披针形，边缘有不规则的粗齿和白色软骨质，先端渐尖或锐尖，基部稍下延；茎上部叶有显著膨大的囊状叶鞘。**花：**复伞形花序顶生或侧生，花序梗、伞辐和花柄均有微短糙毛，伞辐 18 ～ 40 或更多，总苞片通常缺或有 1 ～ 2；小伞形花序具多花，小总苞片 5 ～ 10 或更多，花白色，无萼齿，花瓣 5，倒卵形，顶端内凹。**果：**双悬果，长圆形至卵圆形，黄棕色或带紫色。花果期 7—10 月。

【生境分布】生于林下、溪旁、灌丛、山谷、草地。分布于我国东北及河北、河南、山西等地；有栽培。

【药用部位（药材名称）及采收加工】根（白芷）、叶（白芷叶）。白芷：夏秋季叶黄时采挖，除去须根和泥沙，晒干或低温干燥。白芷叶：春夏季采收，晒干。

【临床应用】白芷：辛，温；归胃、大肠、肺经。解表散寒，祛风止痛，宣通鼻窍，燥湿止带，消肿排脓；用于感冒头痛，眉棱骨痛，鼻塞流涕，鼻鼽，鼻渊，牙痛，带下，疮疡肿痛。白芷叶：辛，平。清热凉血，祛风；用于瘾疹，丹毒，小儿发热。

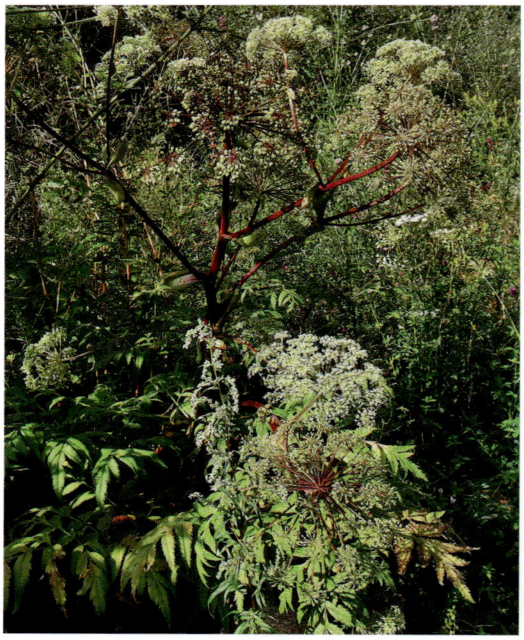

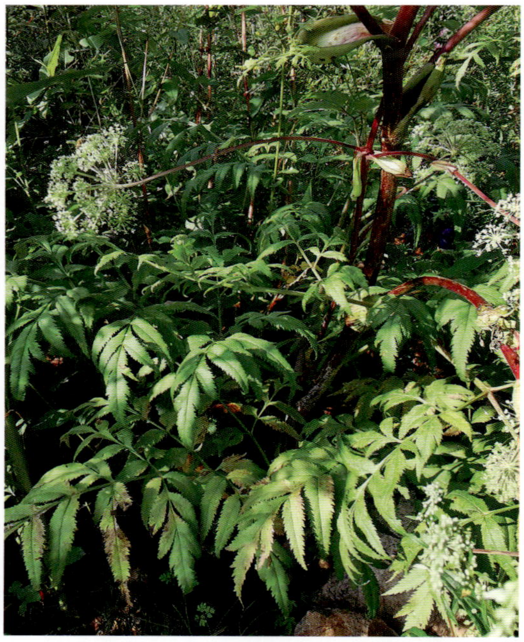

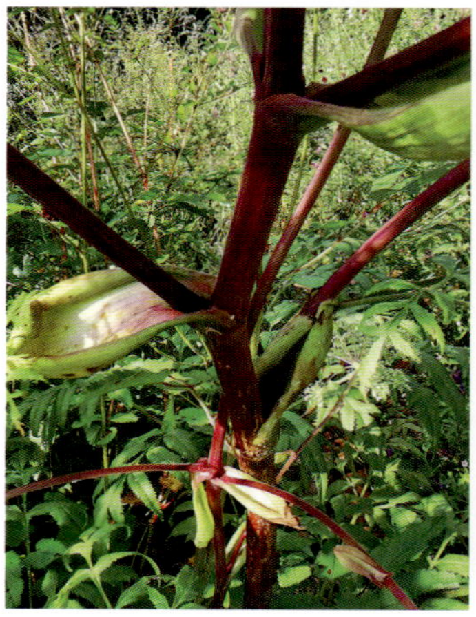

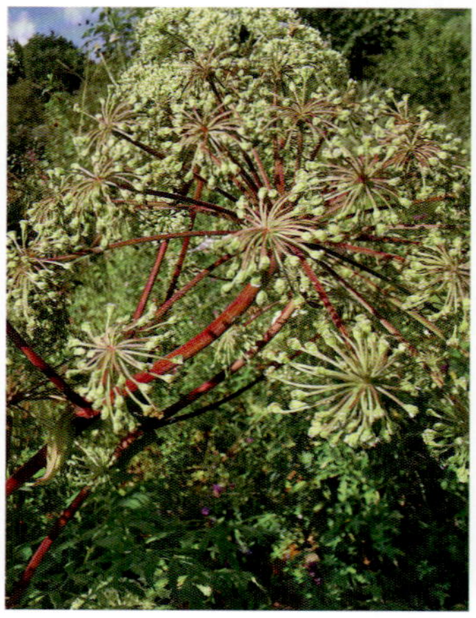

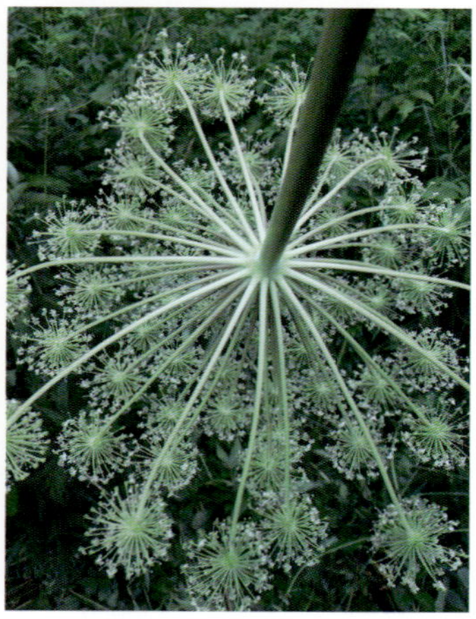

【基　　原】伞形科阿魏属硬阿魏 *Ferula bungeana* Kitagawa

【别　　名】沙（野）茴香、沙椒、花条。

【形态特征】多年生草本。**根：**根圆柱形，根颈残存叶鞘纤维。**茎：**茎自下向上 2～3 回分枝，分枝呈伞房状，下部枝互生，上部枝对生或轮生，小枝互生或对生；植株被密集的短柔毛，灰蓝绿色。**叶：**基生叶莲座状，有短柄，柄的基部扩展成鞘，叶片轮廓广卵形至三角形，2～3 回羽状全裂，末回裂片长椭圆形或广椭圆形，再羽状深裂，小裂片楔形至倒卵形，常 3 裂，形似角状齿，顶端具细尖，被密集的短柔毛，灰蓝色，肥厚；茎生叶少，向上简化。**花：**复伞形花序生于茎、枝和小枝顶端，总苞片缺或有 1～3 片，锥形；伞辐 4～15，开展，不等长；小伞形花序有花 5～12，小总苞片 3～5，线状披针形，不等长，萼齿卵形，花瓣黄色，椭圆形或广椭圆形，顶端渐尖，向内弯曲，沿中脉稍凹入。**果：**分生果广椭圆形，背腹扁压，果棱突起。花果期 5—7 月。

【生境分布】生于沙丘、沙地、戈壁滩、旱田、路边、砾石山坡。分布于我国东北、西北、华北及河南等地。

【药用部位（药材名称）及采收加工】带根全草（硬阿魏）、种子（砂茴香子）。硬阿魏：夏秋季采挖，晒干。砂茴香子：8—9 月果实成熟时采收，晒干。

【临床应用】硬阿魏：甘、微苦，凉；归肺经。清热宣肺，祛痰散结，消肿止痛；用于阴虚肺热，咽喉肿痛，咳喘，骨痨，瘰疬，疮疡，腰扭伤。砂茴香子：辛、甘，平。理气健胃，用于脘腹胀痛，消化不良。

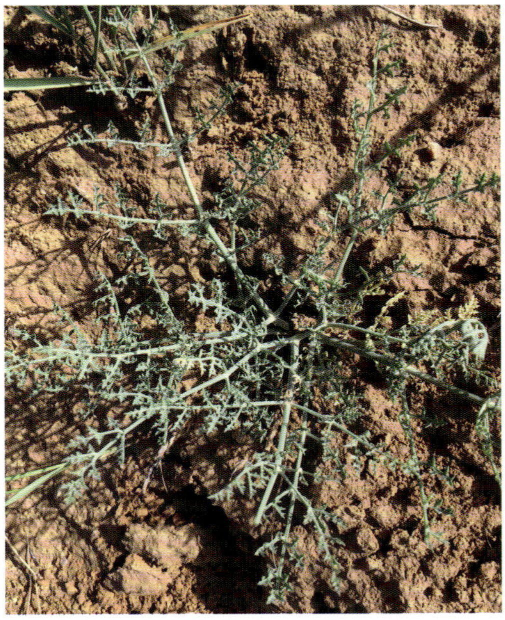
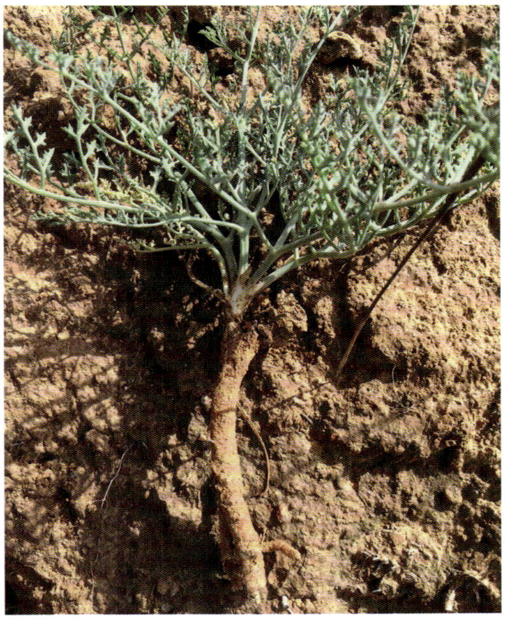
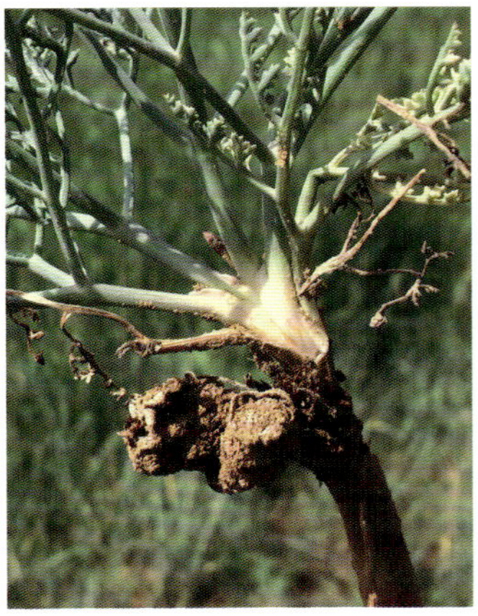
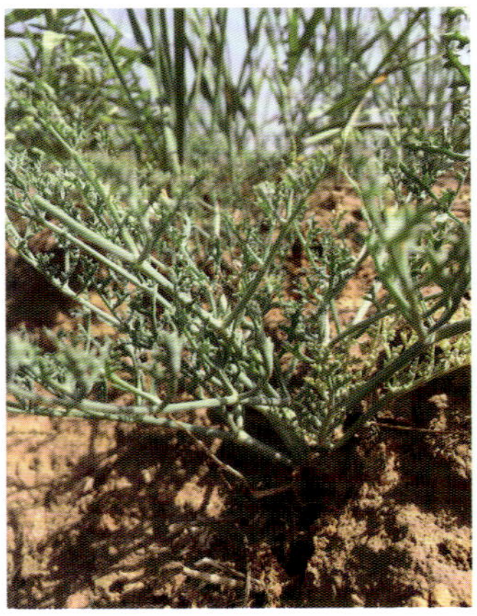
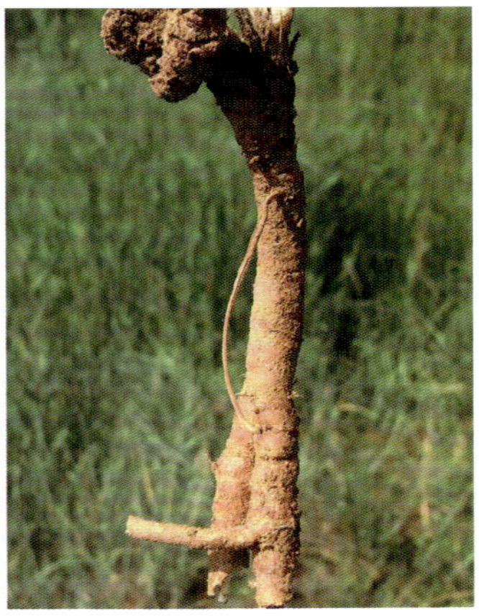

华北前胡

【基　　原】伞形科前胡属华北前胡 *Peucedanum harry-smithii* Fedde ex Wolff

【别　　名】毛白花前胡、山西前胡。

【形态特征】多年生草本。**根：**根圆锥形，常有数个分枝。**茎：**根颈粗短，木质化，有多数枯鞘纤维；茎有纵沟，下部有白色绒毛，上部分枝绒毛更多。**叶：**基生叶具柄，叶柄基部具叶鞘，叶片轮廓广三角状卵形，3 回羽状分裂或全裂，末回裂片为菱状倒卵形、长卵形至卵状披针形，下面密生短硬毛；茎生叶向上逐渐简化，无柄。**花：**复伞形花序，总苞片无或 1 至数片，线状披针形；伞辐 8～20，不等长；小伞形花序有花 12～20，小总苞片 6～10 或更多，花瓣倒卵形，白色，小舌片内曲。**果：**果实卵状椭圆形，密被短硬毛；背棱线形突起，侧棱呈翅状。花果期 8—10 月。

【生境分布】生于山坡林缘、山谷溪边、草地。分布于我国华北及河南、陕西、甘肃、四川等地。

【药用部位（药材名称）及采收加工】根（前胡）。冬季至次春茎叶枯萎或未抽花茎时采挖，除去须根，洗净，晒干或低温干燥。

【临床应用】辛、苦，微寒；归肺经。降气化痰，散风清热；用于痰热喘满，咯痰黄稠，风热咳嗽痰多。

【备　　注】本种是植物“前胡（白花前胡）*Peucedanum praeruptorum* Dunn”的亚种。

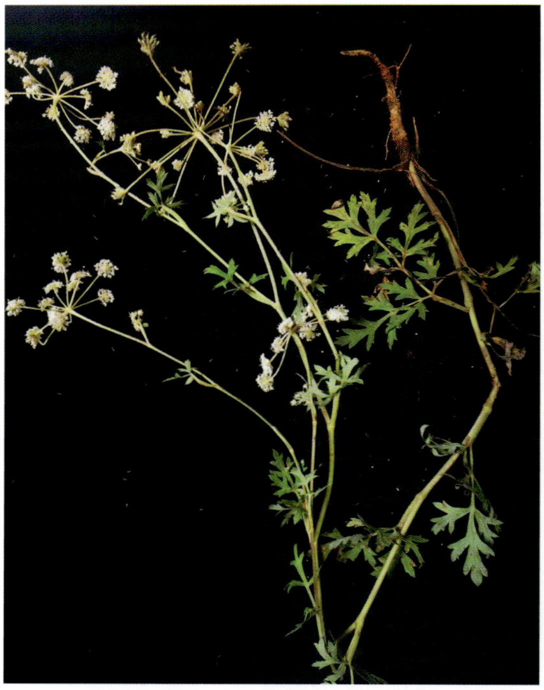

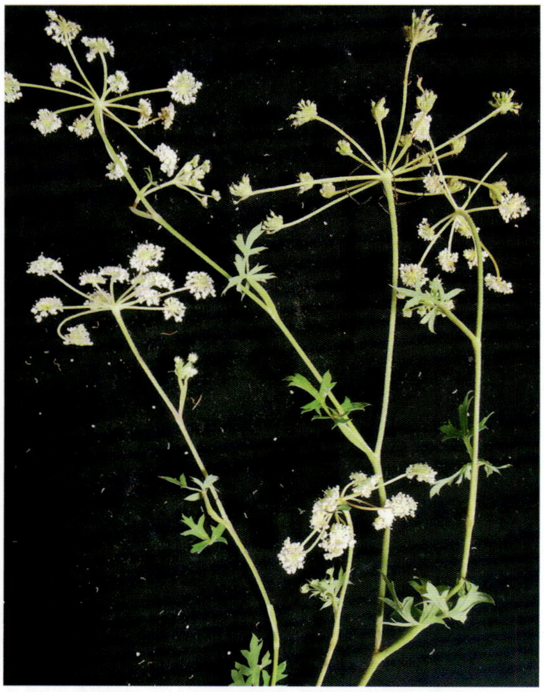

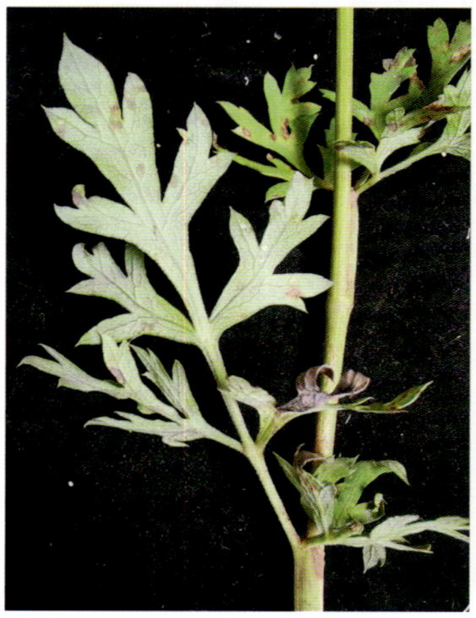

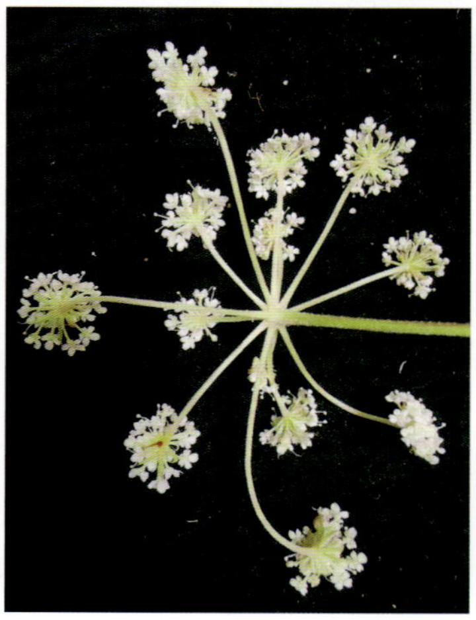

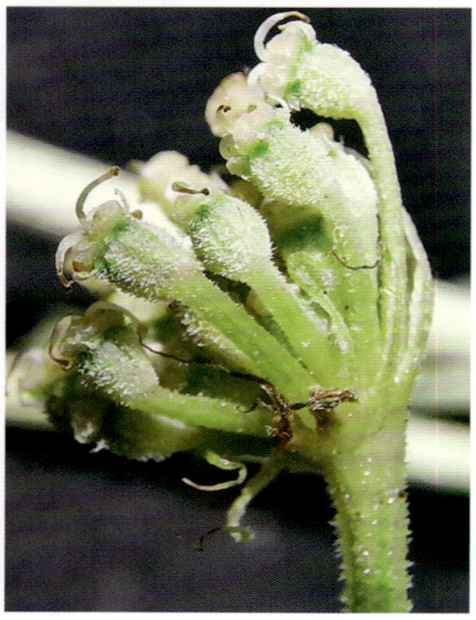

石防风

【基　　原】伞形科前胡属石防风 *Peucedanum terebinthaceum*（Fisch.）Fisch. ex Turcz.

【别　　名】前胡、山香菜、射香草、小芹菜。

【形态特征】多年生草本。**根：**主根长圆锥形，表皮灰黄色或黑褐色，木质化，质坚硬。**茎：**根茎部位稍粗，宿存棕色叶鞘纤维；茎常单一，圆柱形，具纵条纹，茎基部有分枝。**叶：**叶互生；叶片 2～3 回羽状全裂，轮廓椭圆形至三角状卵形，1 回裂片卵形至披针形，末回裂片披针形至卵状披针形，边缘具缺刻状齿；基生叶有长柄，下部叶具短柄；茎上部叶与基生叶同形，但较小，无叶柄，仅有宽阔叶鞘抱茎，边缘膜质。**花：**复伞形花序，伞辐 10～16，不等长，总苞片通常无或仅 1～2 枚，花序梗顶端有短绒毛或糙毛；小总苞片 7～10，线形，萼齿明显，狭三角形，花瓣白色。**果：**双悬果椭圆形或卵状椭圆形，有光泽，背部扁压，背棱和中棱线形突起，侧棱翅状。花果期 7—10 月。

【生境分布】生于山坡草地、林下、林缘。分布于我国东北、华北等地。

【药用部位（药材名称）及采收加工】根（石防风）。秋冬季采挖，洗净，晒干。

【临床应用】辛、苦，凉；归肺、肝经。散风清热，降气祛痰；用于感冒咳嗽，痰喘，头风眩痛，支气管炎咳喘，妊娠咳嗽。

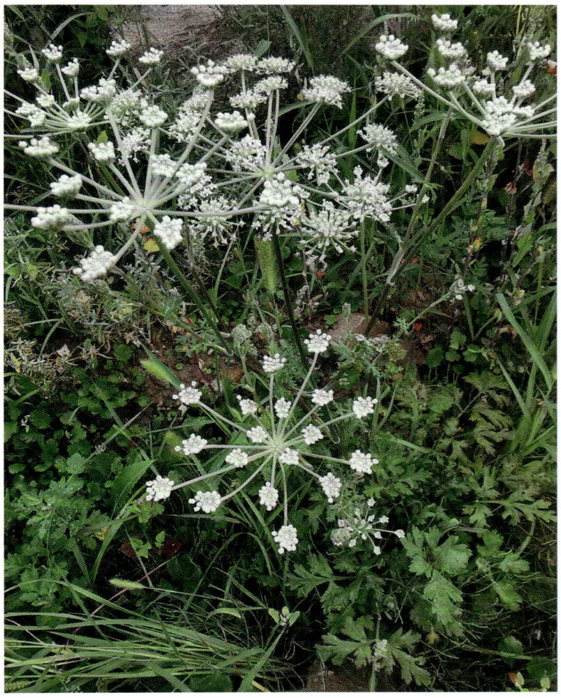

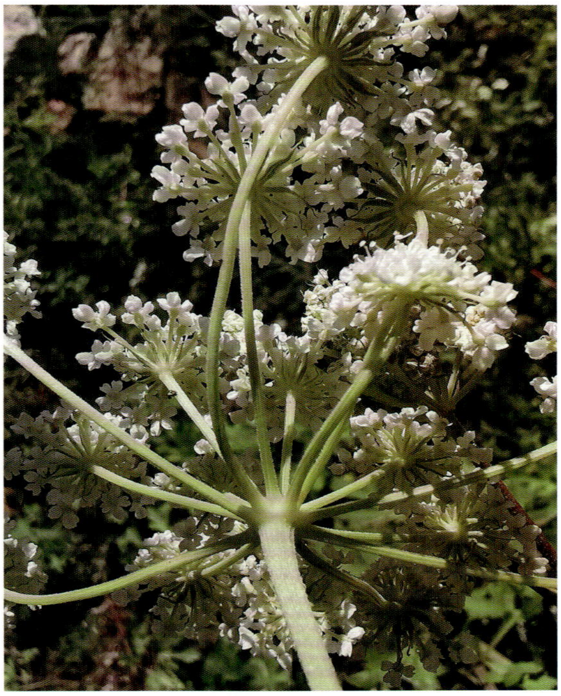

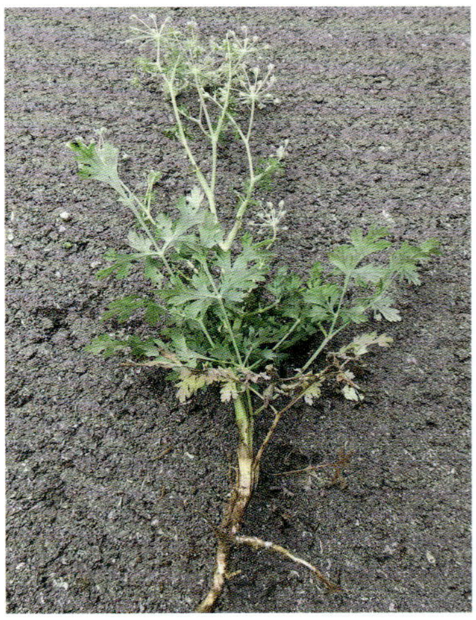

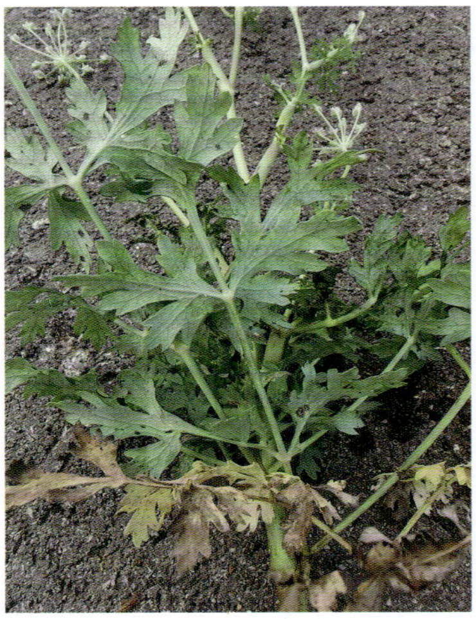

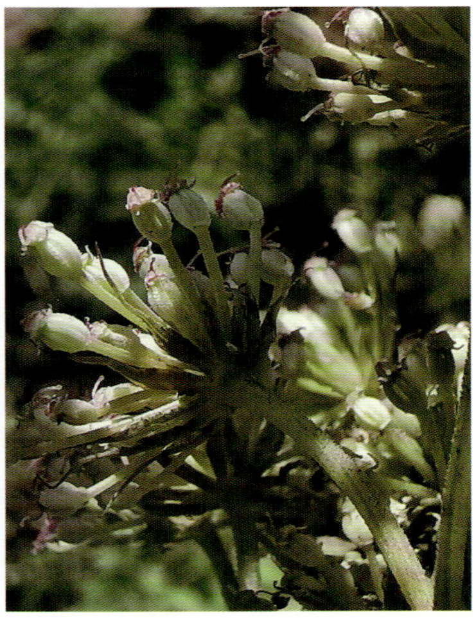

胡萝卜

【基　　原】伞形科胡萝卜属胡萝卜 *Daucus carota* L.var.*sativa* Hoffm.

【别　　名】红萝卜、甘荀。

【形态特征】2 年生草本，栽培种为 1 年生。**根：**主根肥厚肉质，长圆锥形，橙黄色或橙红色。**茎：**茎直立，表面具纵棱槽，上部分枝，被长硬毛。**叶：**基生叶具长柄和叶鞘，2～3 回羽状全裂，叶片轮廓三角状披针形或卵状披针形，末回裂片线形或披针形，顶端尖；茎生叶和基生叶相似，但较小，近无柄，有叶鞘，末回裂片小或细长。**花：**复伞形花序；总苞叶状，多数，羽状分裂，裂片线形；伞辐多数，不等长；小伞形花序具花多数，小总苞片多数，线形，不分裂或 2～3 裂，边缘白色膜质，具纤毛，花瓣白色或淡红色。**果：**双悬果圆卵形，具 5 主棱，棱上具刺毛，有翅。花果期 5—8 月。

【生境分布】生长于山坡路旁、旷野、田间。全国各地有栽培。

【药用部位（药材名称）及采收加工】根（胡萝卜）、果实（胡萝卜子）、基生叶（胡萝卜叶）。胡萝卜：冬季挖根，除去茎叶和须根，洗净。胡萝卜子：夏季果实成熟时采收，打下果实，除净杂质，晒干。胡萝卜叶：冬季或春季采收，连根挖出，削取带根头部的叶，洗净，鲜用或晒干。

【临床应用】胡萝卜：甘、辛，平；归脾、肝、肺经。健脾和中，滋肝明目，化痰止咳，清热解毒；用于脾虚食少，体虚乏力，脘腹痛，泄痢，视物昏花，雀目，咳喘，百日咳，咽喉肿痛，麻疹，水痘，疖肿，汤火伤，痔漏。胡萝卜子：辛、苦，温；归脾、肾经。燥湿散寒，利水杀虫；用于久痢，久泻，虫积，水种，宫冷腹痛。胡萝卜叶：辛、甘，平。理气止痛，利水；用于脘腹痛，浮肿，小便不通，淋痛。

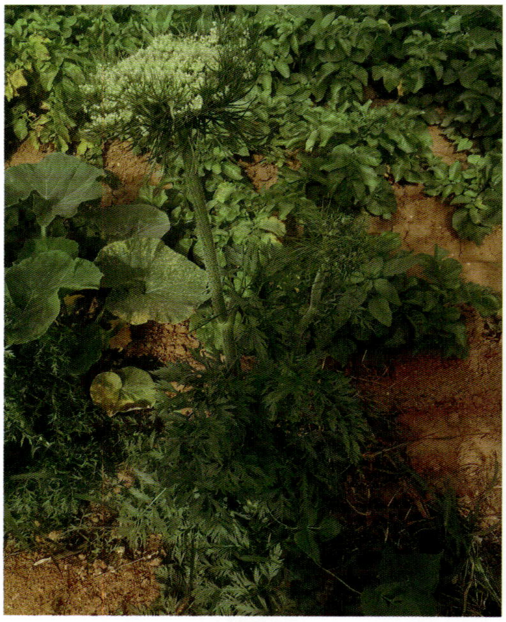

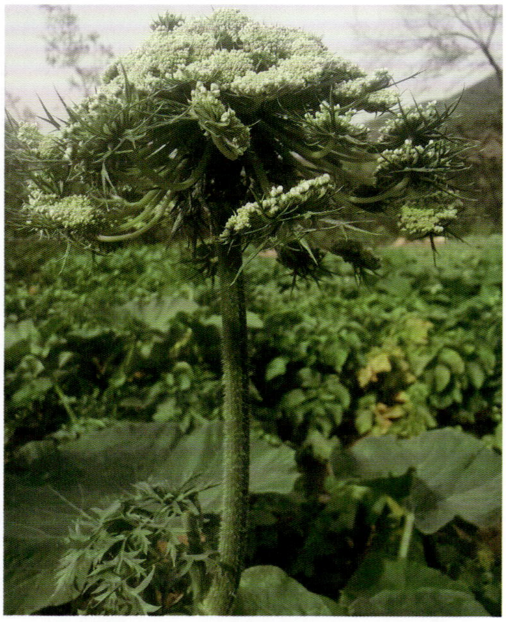

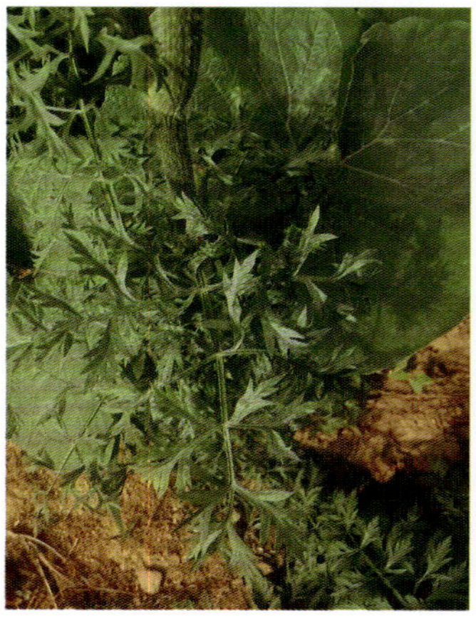

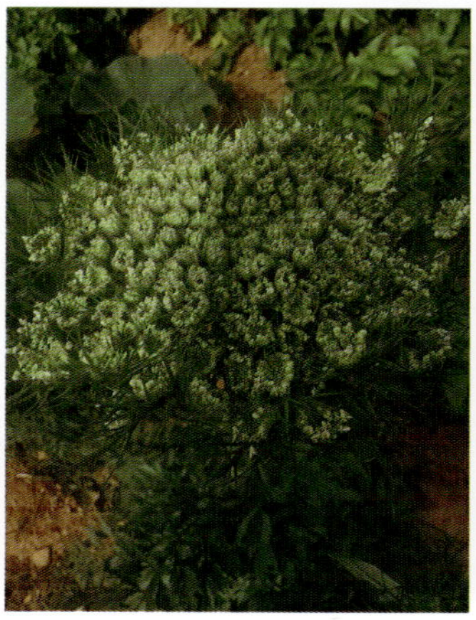

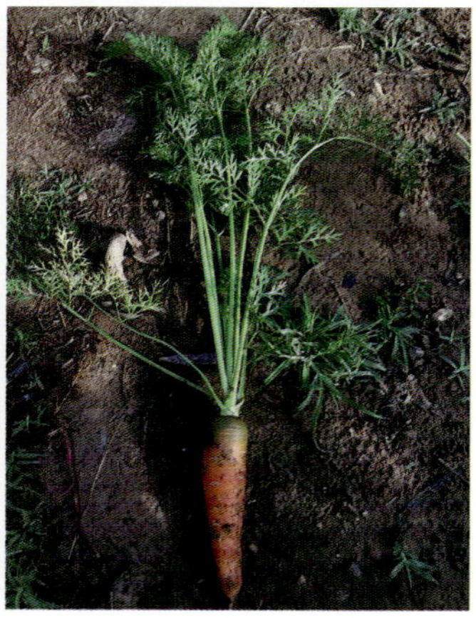

灯台树

【基　　原】山茱萸科山茱萸属灯台树 *Cornus controversa* Hemsley

【别　　名】六角树、瑞木。

【形态特征】落叶乔木。茎：树皮光滑，暗灰色或带黄灰色；枝开展，圆柱形，当年生枝紫红绿色，2 年生枝淡绿色。叶：叶互生，阔卵形、阔椭圆状卵形或披针状椭圆形，先端突尖或尾尖，基部圆形或偏斜，全缘或微波状，上面黄绿色，下面灰绿色，密被淡白色平贴短柔毛，中脉在上面微凹陷，下面凸出，微带紫红色，无毛，侧脉 6 ～ 7 对，弧形；叶柄紫红绿色。花：伞房状聚伞花序，顶生；花白色，花萼裂片 4，三角形，花瓣 4，长圆披针形；雄蕊 4，花药椭圆形，淡黄色。果：核果球形，成熟时紫红色至蓝黑色；核骨质，球形，顶端有一个方形孔穴。花果期 5—8 月。

【生境分布】生于常绿阔叶林、针阔叶混交林中。分布于我国华南及辽宁、河北、陕西、甘肃、山东、安徽、河南及长江以南各地。

【药用部位（药材名称）及采收加工】果实（灯台树果）。夏秋季果实成熟时采摘，晒干。

【临床应用】苦，凉。清热解毒，润肠通便，驱蛔；用于肝炎，肠燥便秘，蛔虫病。

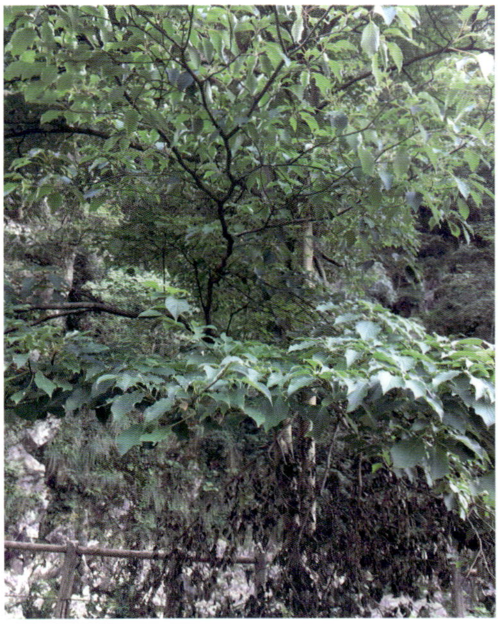
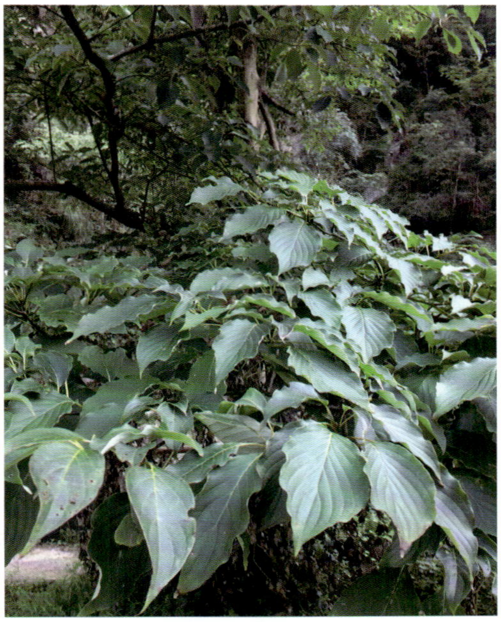
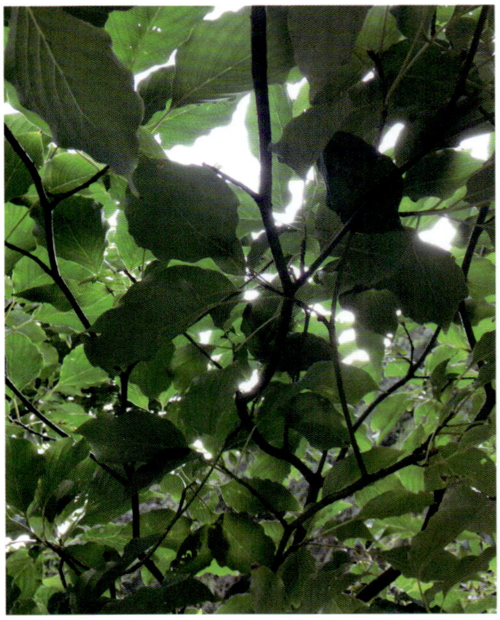
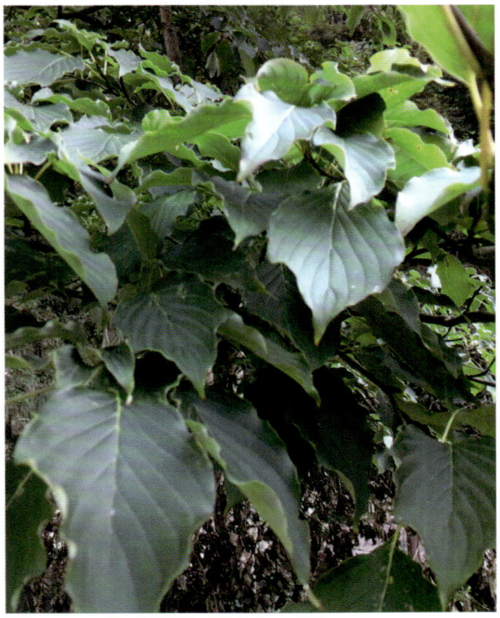

山茱萸

【基　　原】山茱萸科山茱萸属山茱萸 *Cornus officinalis* Sieb. Et Zucc.

【别　　名】药（肉）枣、实枣儿、（红）枣皮。

【形态特征】落叶乔木。**茎：**树皮和枝皮灰褐色；小枝细圆柱形，无毛或稀被贴生短柔毛。**叶：**叶对生；叶椭圆形或长椭圆形，先端渐尖，基部宽楔形或近圆形，全缘，上面绿色，无毛，下面浅绿色，稀被白色短柔毛，脉腋密生淡褐色丛毛，中脉在上面明显，下面凸起，侧脉 5 ～ 7 对，弧形平行排列；叶柄细圆柱形，上面有浅沟，下面圆形，稍被贴生疏柔毛。**花：**伞形花序簇生于小枝顶端，卵形总苞片 4；花序梗粗壮，微被灰色短柔毛；花萼 4，阔三角形；花小，两性，先叶开放，花瓣 4，舌状披针形，黄色，向外反卷，雄蕊 4，与花瓣互生，花丝钻形，花药椭圆形，花柱圆柱形，柱头截形；小花梗纤细，密被疏柔毛。**果实：**核果长椭圆形，成熟后红色至紫红色。**种子：**种子长椭圆形，两端钝圆，有肋纹。花果期 4—10 月。

【生境分布】生于山坡灌木林中。分布于陕西、河南、山西、山东、安徽、浙江、四川等地；多有栽培。

【药用部位（药材名称）及采收加工】果肉（山茱萸）。秋末冬初果皮变红时采收果实，用文火烘或置沸水中略烫后，及时除去果核，干燥。

【临床应用】酸、涩，微温；归肝、肾经。补益肝肾，收涩固脱；用于眩晕耳鸣，腰膝酸痛，阳痿遗精，遗尿尿频，崩漏带下，大汗虚脱，内热消渴。

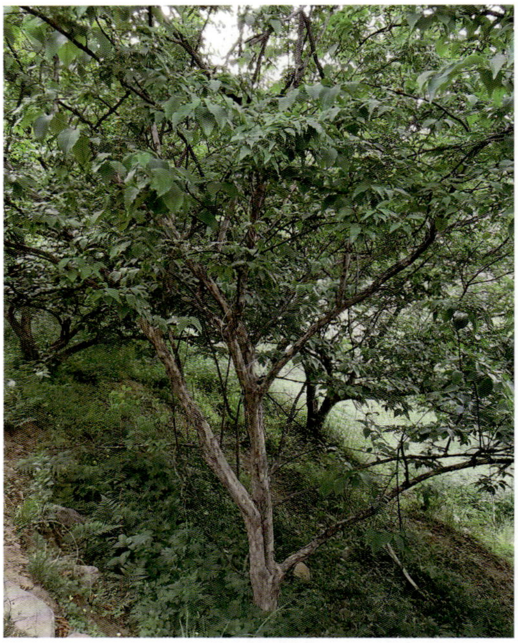

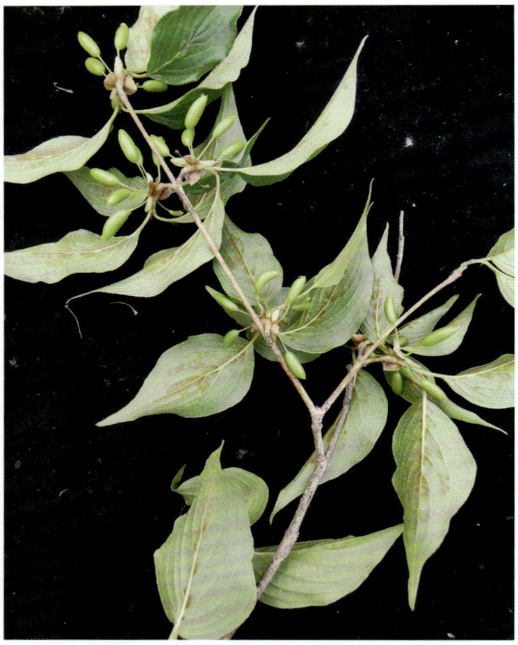

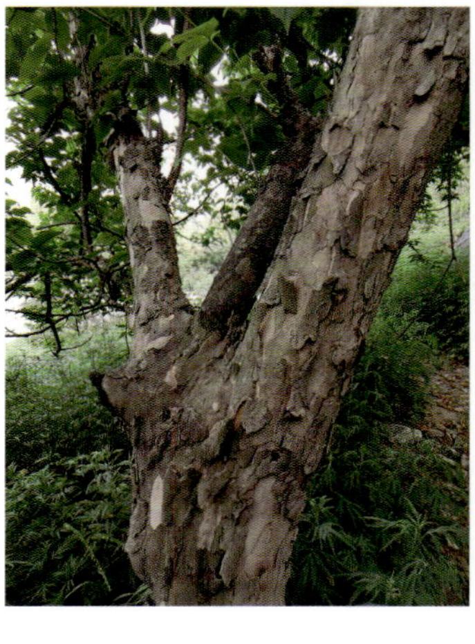

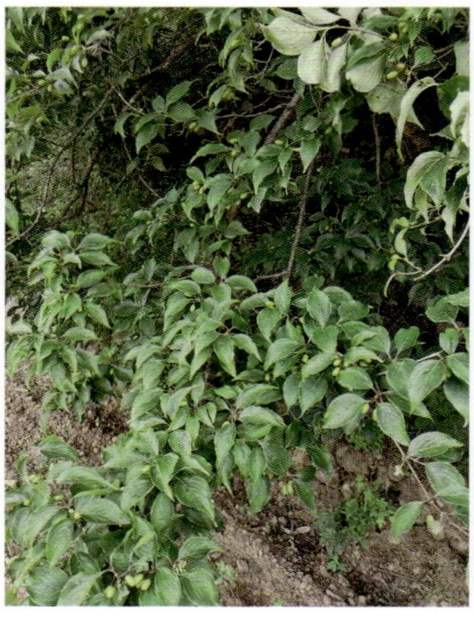

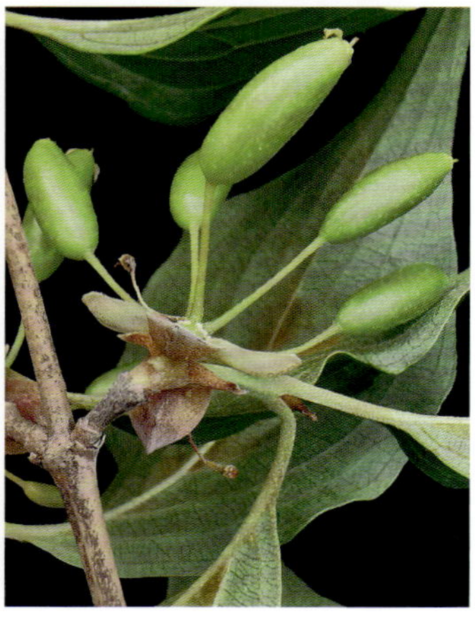

红瑞木

【基　　原】山茱萸科梾木属红瑞木 *Swida alba* L.

【别　　名】凉子木、红瑞山茱萸。

【形态特征】落叶灌木。茎：树皮紫红色，枝血红色，无毛，初时常被白粉。叶：叶对生；叶卵形至椭圆形，先端突尖，基部楔形或阔楔形，边缘全缘或波状反卷；侧脉 5 ～ 6 对。花：伞房状聚伞花序顶生；萼坛状，裂片 4，萼齿三角形；花小，花瓣 4，黄白色，卵状椭圆形；雄蕊 4，着生于花盘外侧，花丝微扁，花药淡黄色；柱头盘状，宽于花柱。果：核果斜卵圆形，成熟时白色或稍带蓝紫色。花果期 6—10 月。

【生境分布】生于杂木林、针阔叶混交林中。分布于我国东北、西北、华北、华东等地。

【药用部位（药材名称）及采收加工】果实（红瑞木果）。秋季果实成熟时采收，晒干。

【临床应用】酸、涩，平。滋肾强壮；用于肾虚腰痛，体弱羸瘦。

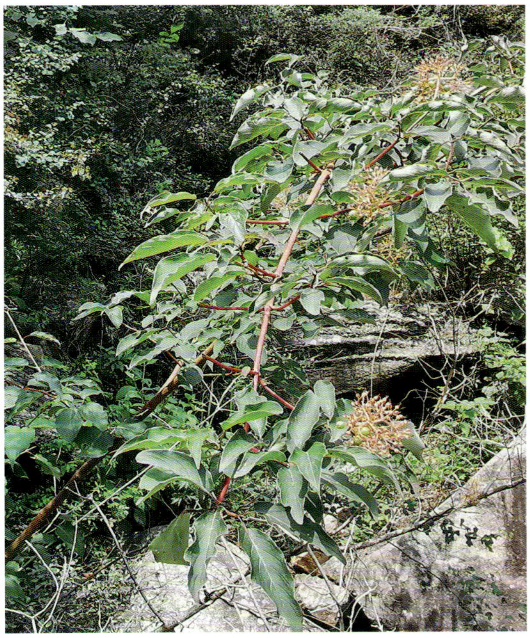

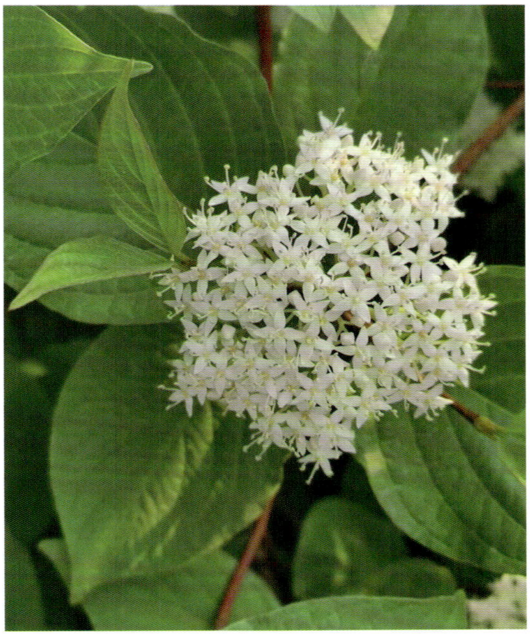

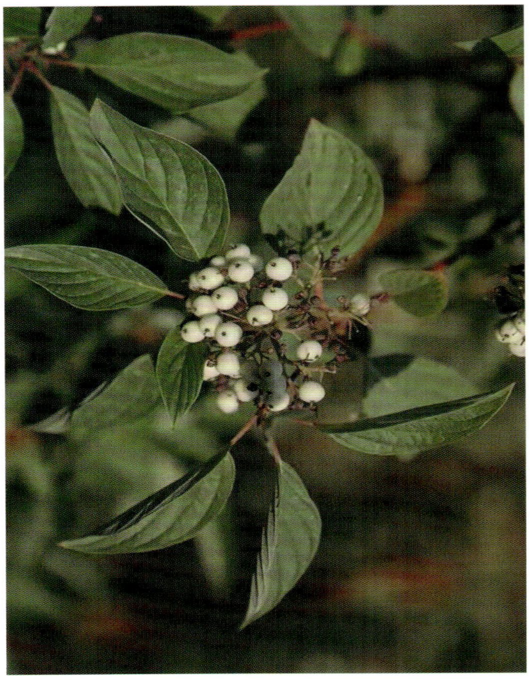

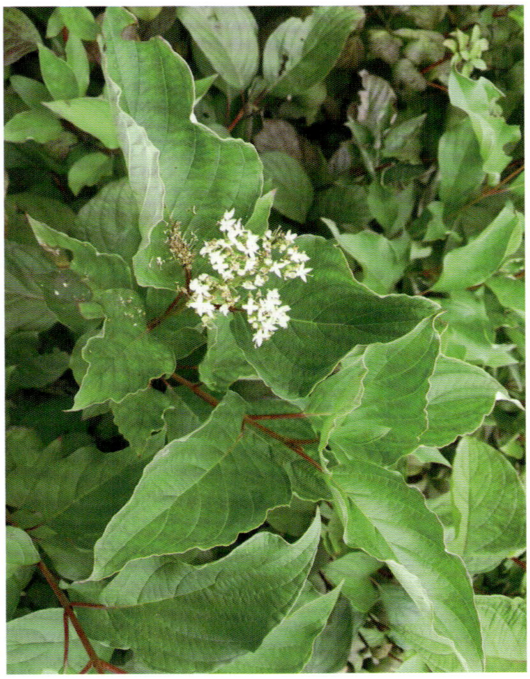

梾木

【基　　原】山茱萸科梾木属梾木 *Cornus macrophylla* Wallich

【别　　名】椋子。

【形态特征】落叶乔木或灌木。**茎：**小枝红褐色或褐带黄色，疏被柔毛。**叶：**叶对生，椭圆形、长圆椭圆形或长圆卵形，先端急尖或渐尖，基部圆形或宽楔形，边缘微波状，上面暗绿色，下面微带白色，幼时两面稍被白色平贴短柔毛，中脉在上面稍凹下，下面凸起，被有淡褐色平贴的细柔毛，侧脉6～8对，弓形内弯；叶柄带红色。**花：**伞房状聚伞花序顶生；花萼裂片4，三角形；花小，白色，花瓣4，舌状长圆形或长卵形；雄蕊4；花柱短，棍棒状。**果：**核果近球形，黑色。花果期6—10月。

【生境分布】生于山坡杂木林中。分布于我国华东、华南、西南及陕西、甘肃、河北、山西等地。

【药用部位（药材名称）及采收加工】树皮（丁榔皮）。全年均可采剥，切段，晒干。

【临床应用】苦，平。祛风通络，利湿止泻；用于筋骨疼痛，肢体瘫痪，痢疾，水泻腹痛。

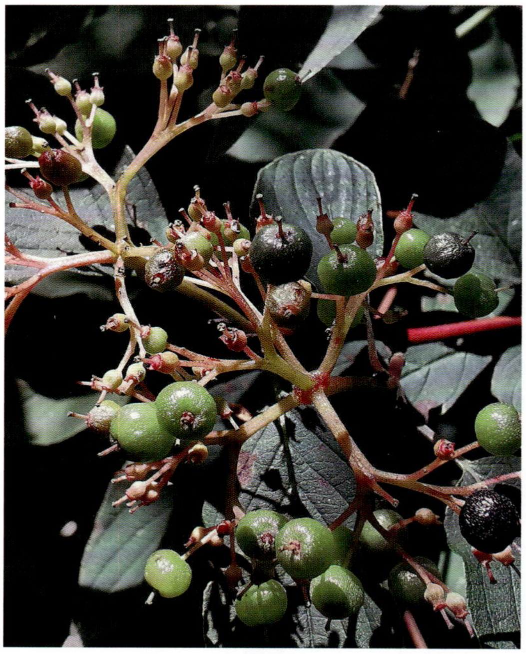

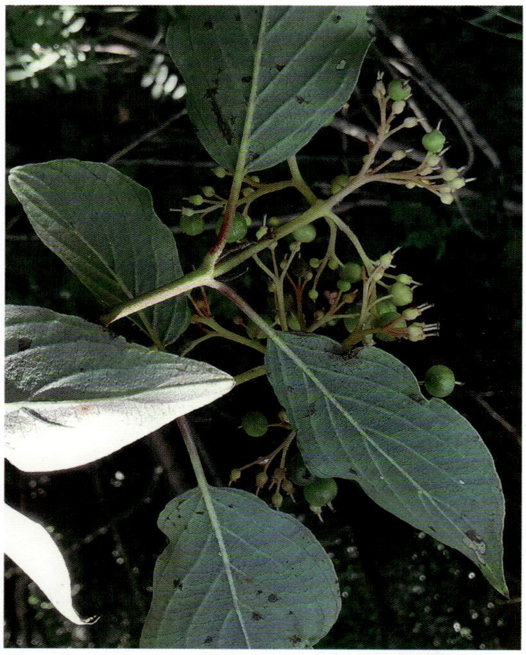

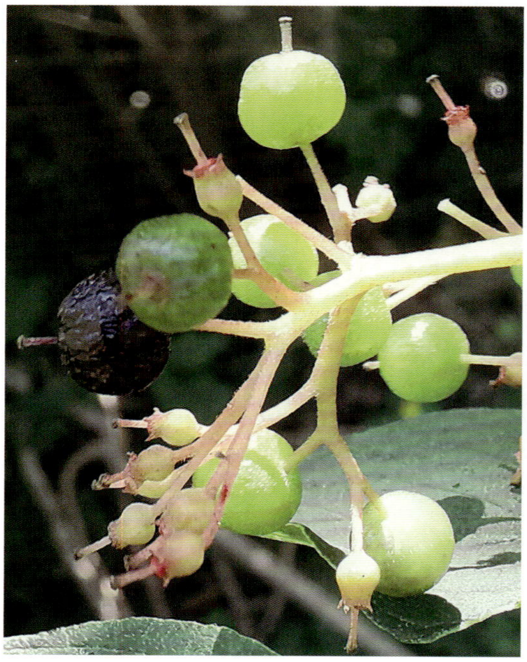

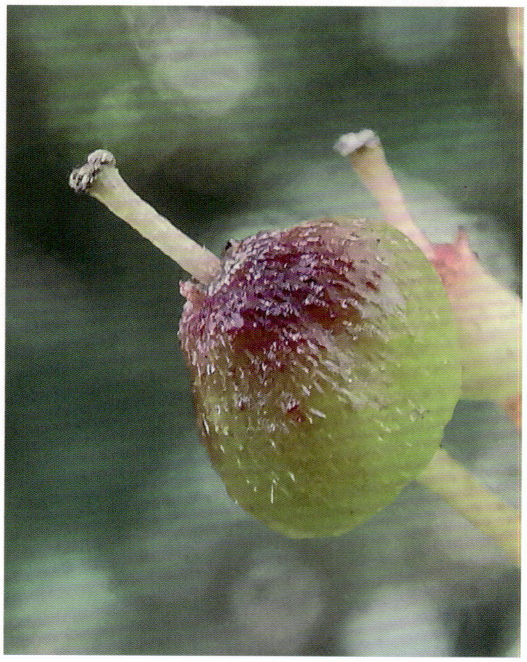

毛梾

【基　　原】山茱萸科梾木属毛梾 *Cornus walteri* Wangerin

【别　　名】小六谷、车梁子（木）、椋子木。

【形态特征】形态特征与植物“梾木”相似。两者的主要区别：梾木的叶大（长 9 ~ 15 cm、宽约 4 cm），侧脉多（6 ~ 8 对），叶两面的毛稀少，雄蕊长于花瓣；毛梾的叶小（长 5 ~ 9 cm、宽约 2.5 cm），侧脉少（4 ~ 5 对），叶两面的毛较多或密，雄蕊与花瓣近等长。

【生境分布】生于杂木林、密林中。分布于我国华东、中南、西南及辽宁、河北、山西等地。

【药用部位（药材名称）及采收加工】枝叶（毛梾枝叶）。春夏季采收，鲜用或晒干。

【临床应用】解毒敛疮，用于漆疮。

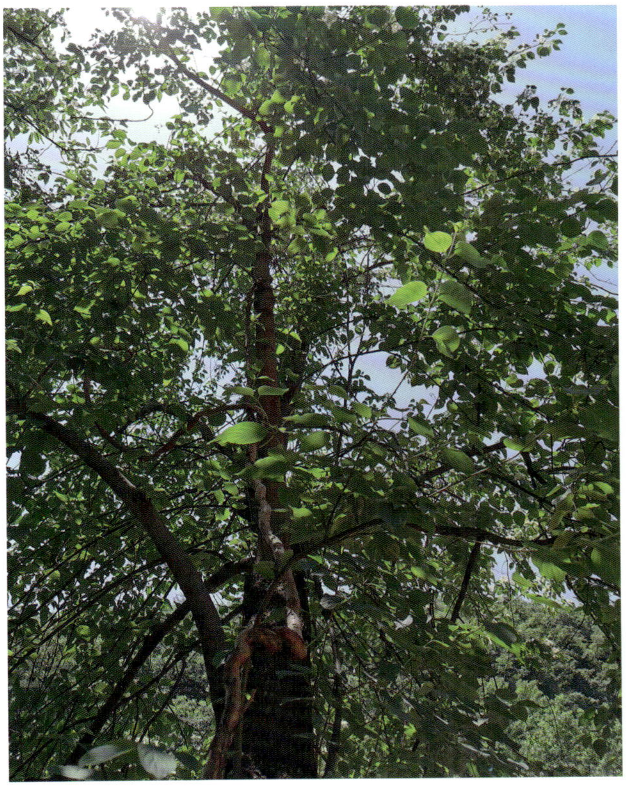

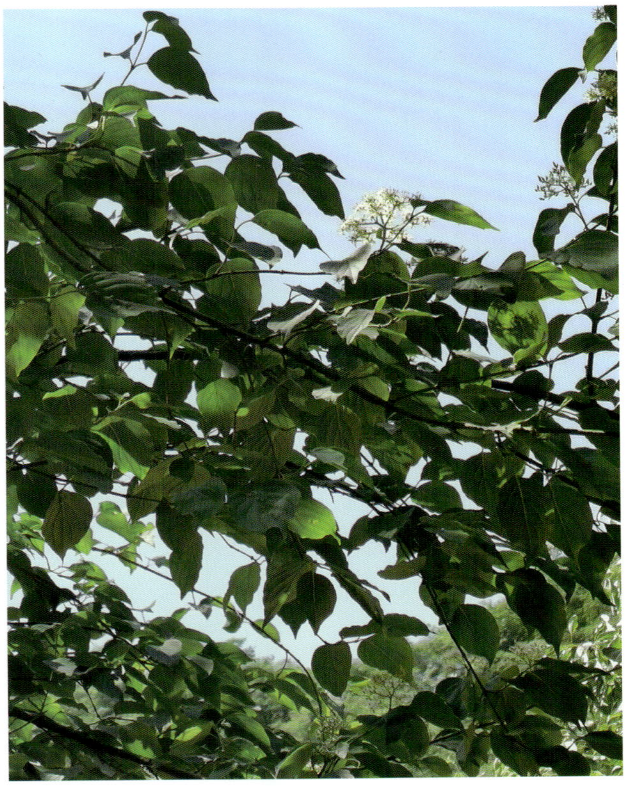

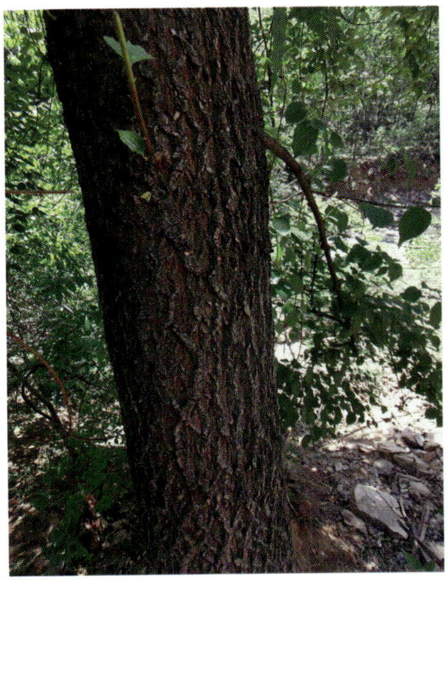

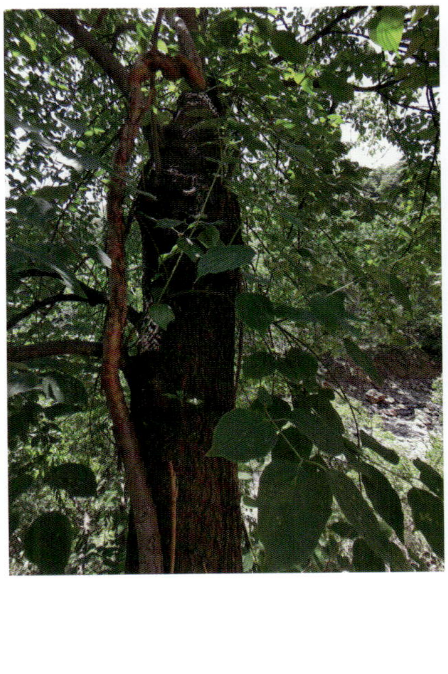

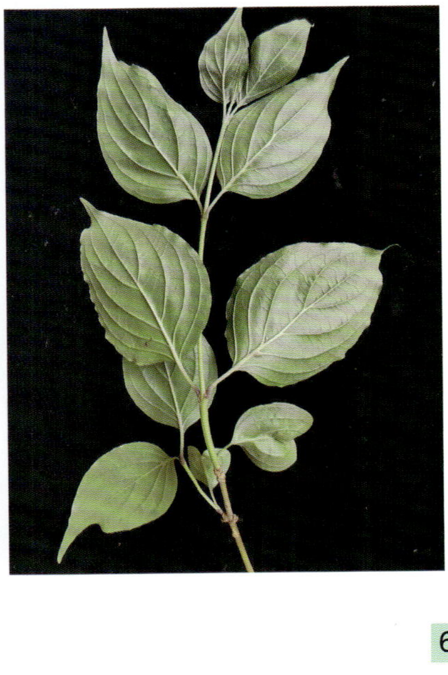

迎红杜鹃

【基　　原】杜鹃花科杜鹃花属迎红杜鹃 *Rhododendron mucronulatum* Turcz.

【别　　名】迎山红、尖叶杜鹃。

【形态特征】落叶灌木。茎：分枝多；小枝细长，疏生鳞片。叶：叶散生，椭圆形或椭圆状披针形，顶端锐尖、渐尖或钝，基部楔形或钝，边缘全缘或有细圆齿，上面疏生鳞片，下面鳞片大小不等，褐色；叶柄长 3 ～ 5 mm。花：花序腋生或假顶生，具 1 ～ 3 花，先叶开放，伞形着生，花梗疏生鳞片；花萼 5 裂，被鳞片，无毛或疏生刚毛；花冠宽漏斗状，淡红紫色，外面被短柔毛；雄蕊 10，不等长，稍短于花冠，花丝下部被短柔毛；花柱光滑，长于花冠。果：蒴果长圆形，褐色，具密鳞片，先端 5 瓣开裂。花果期 4—7 月。

【生境分布】生于山地灌丛中。分布于内蒙古、辽宁、河北、山东、江苏等地。

【药用部位（药材名称）及采收加工】叶（迎红杜鹃）。秋季采叶，鲜用或晒干。

【临床应用】苦，平。解表，化痰，止咳，平喘；用于感冒头痛，咳嗽，哮喘，支气管炎。

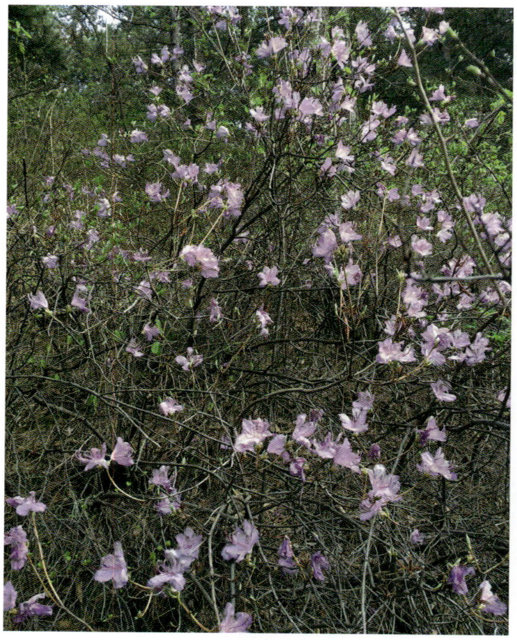
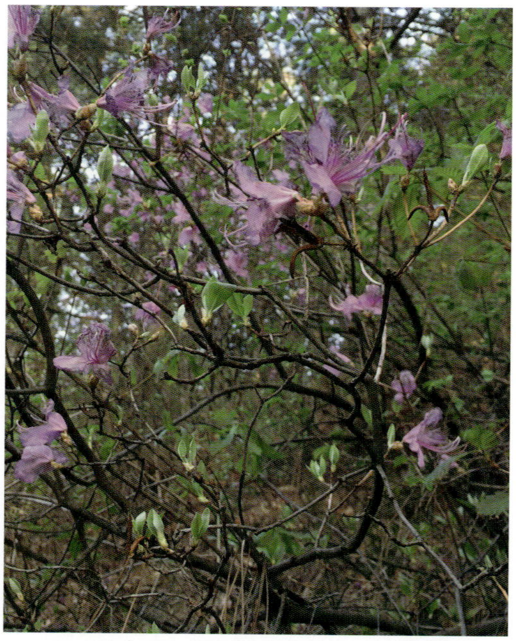
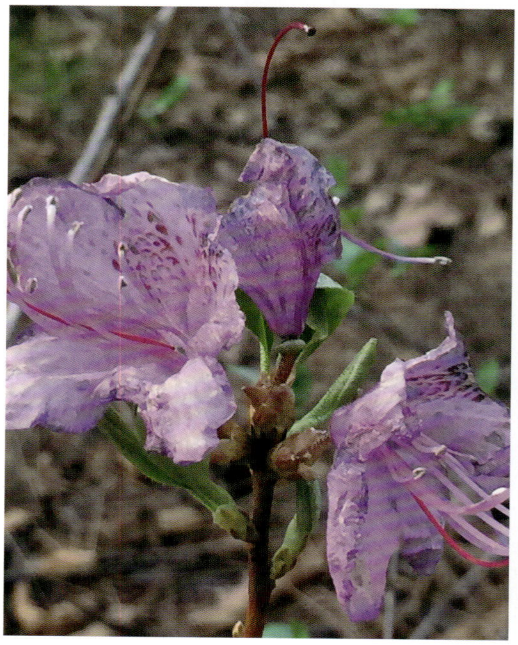
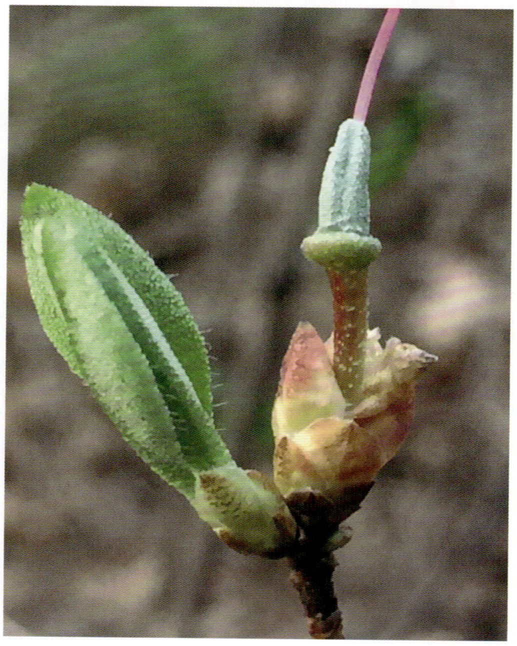

照山白

【基　　原】杜鹃花科杜鹃花属照山白 *Rhododendron micranthum* Turcz.

【别　　名】小花（照白）杜鹃、万斤、万经棵。

【形态特征】半常绿灌木。茎：小枝细瘦，黄褐色，疏生鳞片及柔毛；老枝灰色，纵裂。叶：叶互生；叶革质，椭圆状披针形或狭卵形，先端钝或稍尖，基部渐狭呈楔形，边缘略反卷，边缘有疏浅齿或不明显，上面绿色，下面密生淡棕色鳞片。花：总状花序顶生，花密集；花萼5深裂，裂片狭三角形至披针形，有缘毛；花小，花冠钟形，乳白色，5裂，裂片卵形，外侧有鳞片；雄蕊10枚，伸出花冠外；雌蕊1，子房5室，有鳞片，花柱短于雄蕊。果：蒴果长圆柱形，褐色，成熟时5裂，花柱宿在。花果期5—9月。

【生境分布】生于山坡、山沟、石缝。分布于我国东北、华北及陕西、甘肃、山东、湖北、四川等地。

【药用部位（药材名称）及采收加工】枝叶及花（照山白）。夏秋季采收，鲜用或晒干。

【临床应用】酸、辛，温；有大毒；归心、肺、大肠经。祛风通络，调经止痛，化痰止咳；用于慢性气管炎，风湿痹痛，腰痛，痛经，产后关节痛。

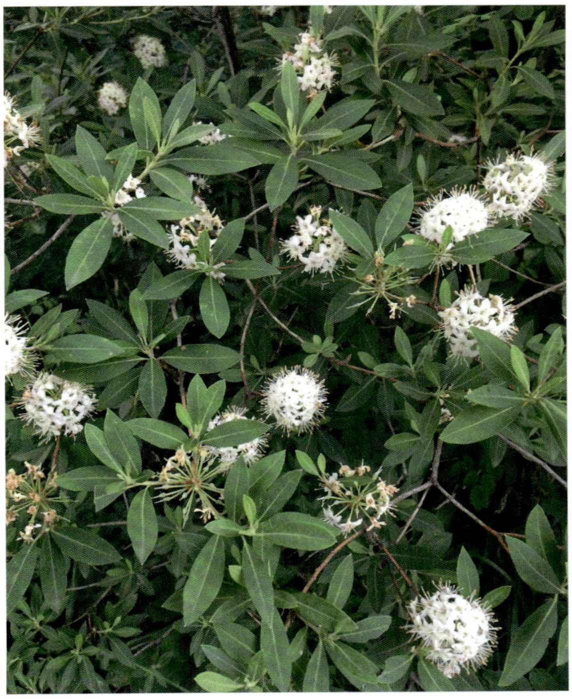
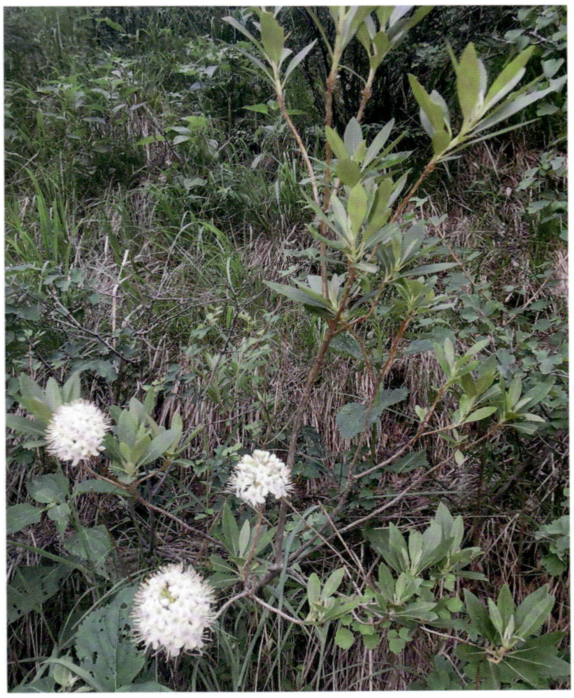
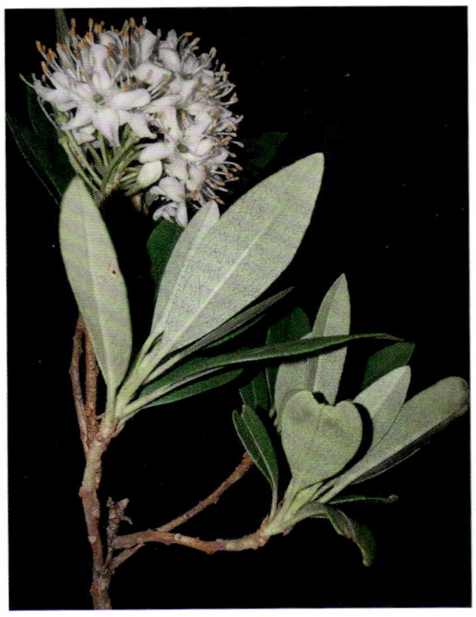
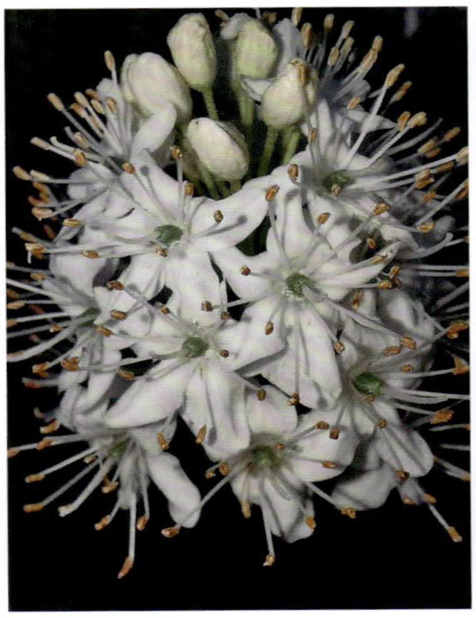
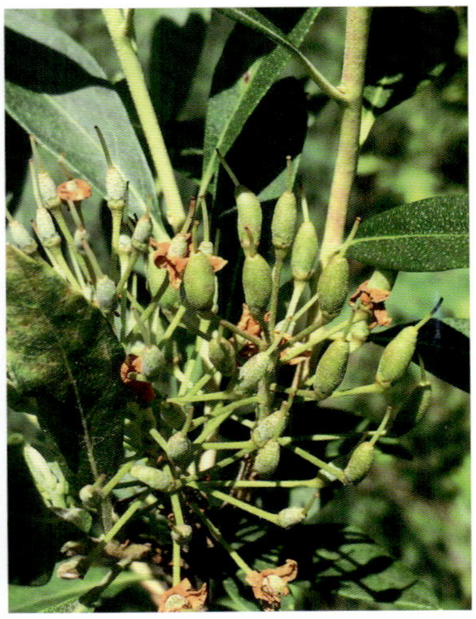

胭脂花

【基　　原】报春花科报春花属胭脂花 *Primula maximowiczii* Regel

【别　　名】假报春。

【形态特征】多年生草本。根：具多数长根。茎：根茎短。叶：叶基生；叶柄具膜质宽翅，通常甚短，有时与叶片近等长；叶倒卵状椭圆形、狭椭圆形至倒披针形，先端钝圆，基部渐狭下延成柄，边缘具细锯齿，稀近全缘。花：花葶粗壮，具伞形花序 1 ～ 3 轮，每轮有花 6 ～ 20 朵；苞片披针形，先端渐尖，基部相互连合；花梗无毛，通常下弯；花萼狭钟状，分裂达全长的 1/3，裂片三角形，边缘具腺状小缘毛；花冠暗红色，冠筒管状，裂片长圆形，全缘，通常反折贴于冠筒上；长花柱花的冠筒长 11 ～ 13 mm，雄蕊着生于冠筒中下部，距基部 4 ～ 5 mm，花柱长近达冠筒口；短花柱花的冠筒长 4 ～ 19 mm，雄蕊着生于冠筒上部，花药先端距筒口约 2 mm，花柱长 3 ～ 4 mm。果：蒴果圆柱形，伸出萼外。种子：种子黑褐色，具网纹。花果期 5—8 月。

【生境分布】生于亚高山草甸、山地林下、林缘潮湿处。分布于我国东北、华北、西北等地。

【药用部位（药材名称）及采收加工】全草（胭脂花）。5—6 月采收，晒干。

【临床应用】辛，平。祛风定痫，止痛；用于癫痫，头痛。

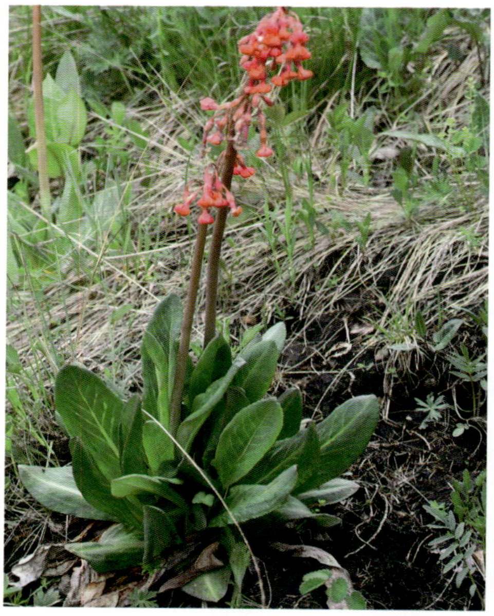

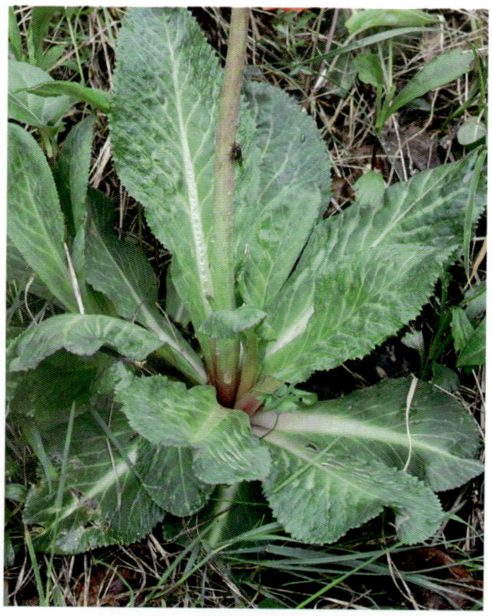

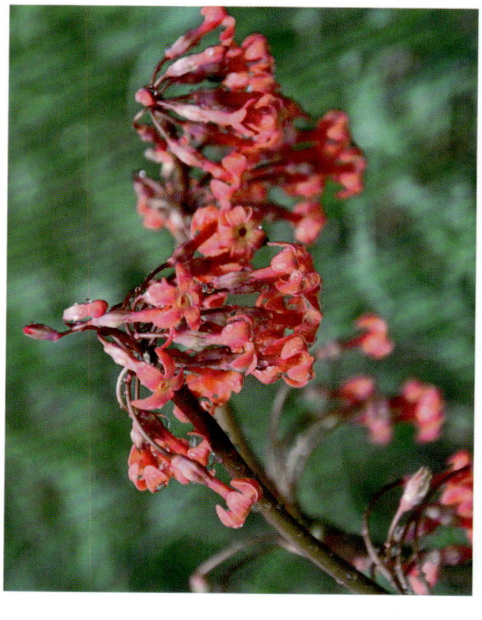

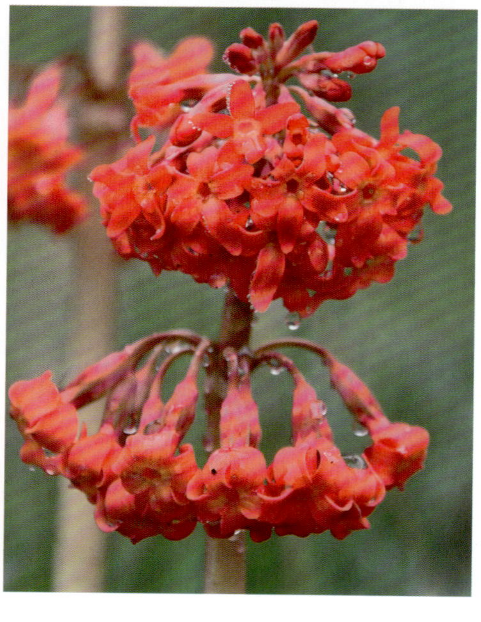

点地梅

【基　　原】报春花科点地梅属点地梅 *Androsace umbellata*（Lour.）Merr.

【别　　名】顶珠草、白花草、清明花、天星花、喉咙草、白花珍珠草、铜钱草、小虎耳草等。

【形态特征】1年生草本。根：主根细圆柱状，黄白色，具长支根。叶：叶基生，多数，叶近圆形或卵圆形，先端钝圆，基部微凹或呈不明显的截形，边缘具多数三角状钝齿；全株被柔毛。花：花葶通常数条，自叶基部抽出，直立；伞形花序，有花4～15朵；苞片卵形至披针形，先端渐尖；花梗纤细，近等长；花萼杯状，5深裂，裂片菱状卵圆形，锐尖，具3～6纵脉；花冠白色，5深裂，裂片倒卵状长圆形，筒部短于花萼，花冠喉部黄色。果：蒴果近扁球形，成熟后顶端5瓣裂。种子：种子小，棕褐色，长圆状多面体形，种皮有网纹。花果期4—6月。

【生境分布】生于山野、草地、路旁、河滩、林缘、林下。分布于我国东北、华北、华中及秦岭以南地区。

【药用部位（药材名称）及采收加工】全草（点地梅、喉咙草）。清明前后采收全草，晒干。

【临床应用】辛、苦，微寒；归肺、肝、脾经。清热解毒，消肿止痛；用于咽喉肿痛，口疮，牙痛，头痛，赤眼，风湿痹痛，哮喘，淋浊，疔疮肿毒，烫火伤，蛇咬伤，跌打损伤。

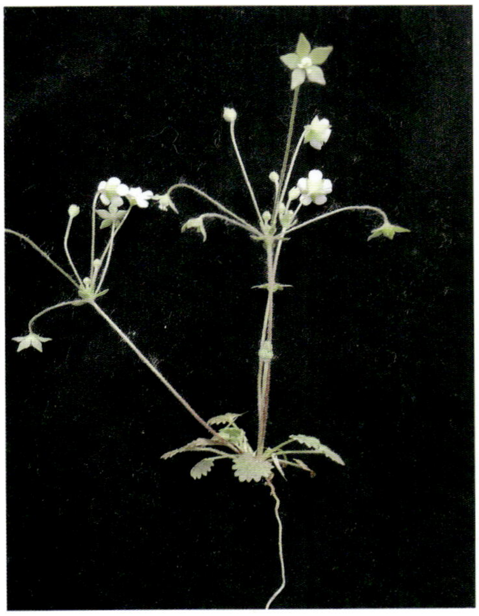

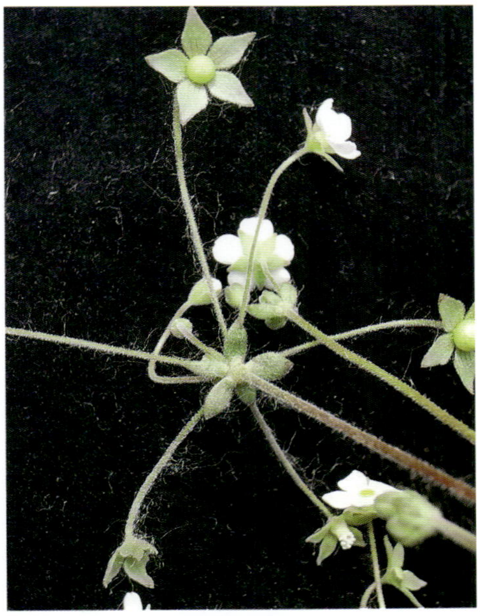

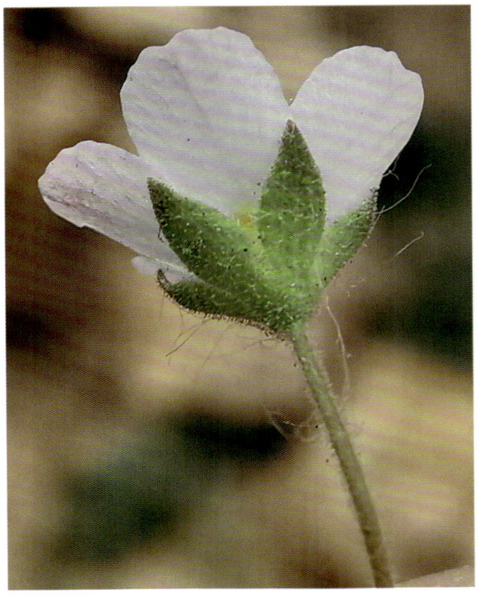

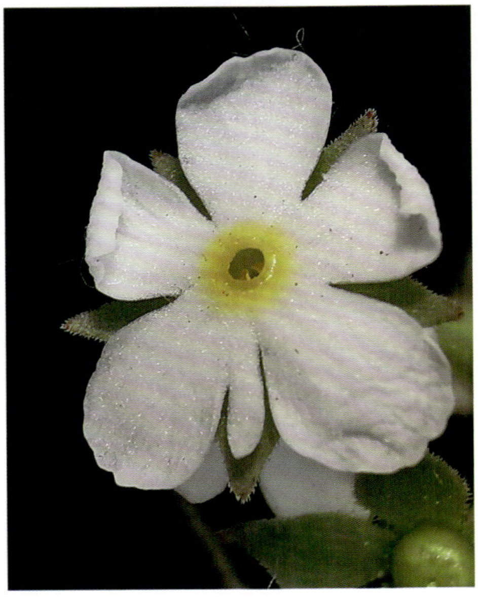

狼尾花

【基　　原】报春花科珍珠菜属狼尾花 *Lysimachia barystachys* Bunge

【别　　名】狼尾巴花、虎尾草、狼巴草、狼尾（重穗）珍珠菜、重穗排草、红丝毛、酸溜子等。

【形态特征】多年生草本。**茎：**根茎横走；茎直立，全株密被卷曲柔毛。**叶：**叶互生或近对生，长圆状披针形、倒披针形或线形，先端钝或锐尖，基部楔形，近无柄。**花：**总状花序顶生，花密集，花序轴常弯向一侧；苞片线状钻形；花萼分裂近达基部，裂片长圆形，周边膜质，顶端圆形，略呈啮蚀状；花冠白色，基部部分合生，裂片舌状狭长圆形，先端钝或微凹，常有暗紫色短腺条；雄蕊内藏，花药椭圆形；子房无毛，花柱短。**果：**蒴果球形。花果期 5—10 月。

【生境分布】生于草甸、山坡、路旁、灌丛等处。分布于我国东北、华北、西南、华东及陕西、甘肃、湖北、河南等地。

【药用部位（药材名称）及采收加工】带根全草或根茎（狼尾巴花、血经草）。夏季采全草，秋季挖根，鲜用或阴干、晒干。

【临床应用】辛、苦，平；归肺、肝、肾经。活血利水，解毒消肿；用于月经不调，风湿痹痛，水肿，小便不利，咽喉肿痛，乳痈，无名肿毒，跌打损伤。

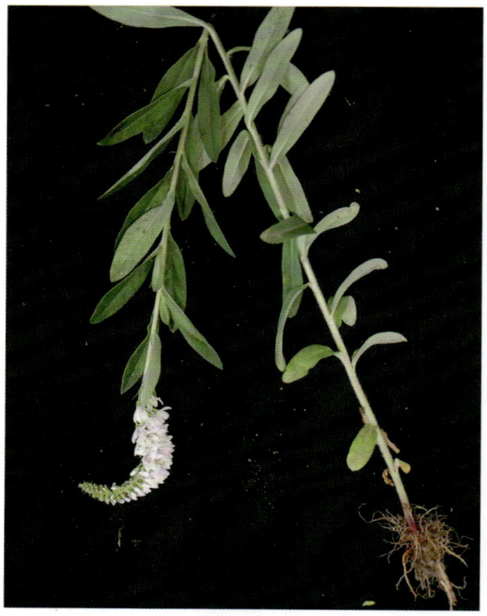

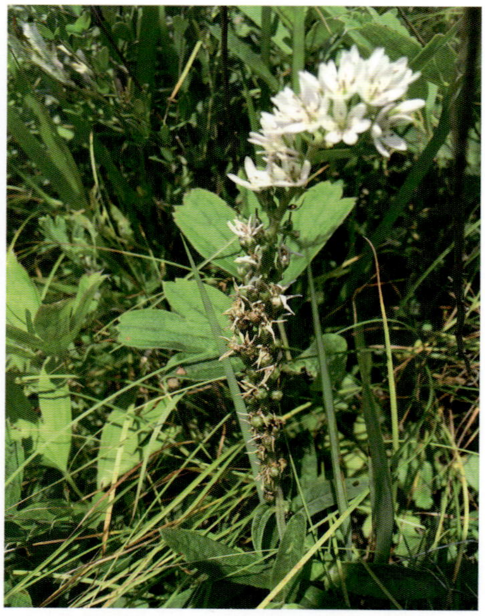

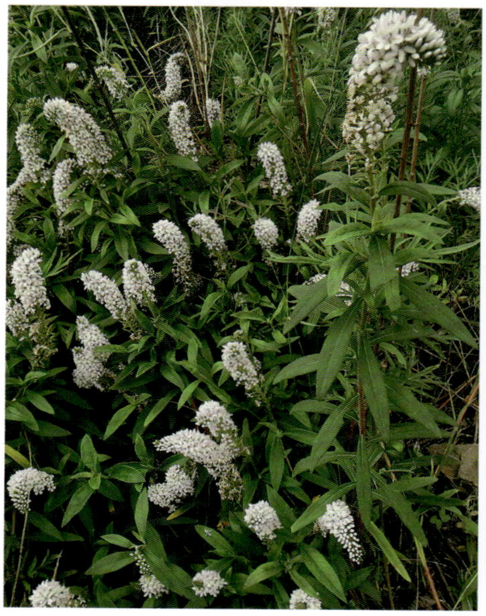

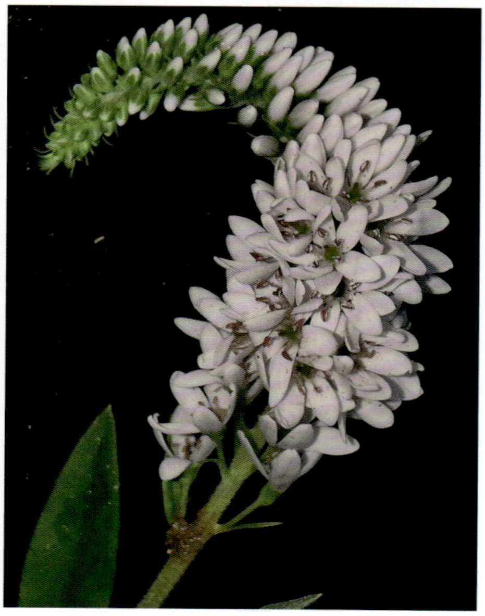

狭叶珍珠菜

【基　　原】报春花科珍珠菜属狭叶珍珠菜 *Lysimachia pentapetala* Bunge

【别　　名】珍珠菜。

【形态特征】1 年生草本。茎：茎直立，单一或有分枝，圆柱形。叶：叶互生，狭披针形至线形，先端锐尖，基部楔形，边缘具白色透明的微齿，下面有锈褐色腺点；叶柄短。花：总状花序顶生，初时因花密集而成圆头状，果时伸长；花梗细；花萼下部合生至中部以上，萼片 5，裂片披针形，边缘膜质；花冠白色，5 深裂至基部，裂片近匙形，先端圆钝，中下部狭窄呈爪状；雄蕊 5，花丝基部合生，花药卵圆形；子房无毛；苞片钻形。果：蒴果球形，5 瓣裂。种子：种子具翅。花果期 7—9 月。

【生境分布】生于山坡、荒地、路旁、田边、疏林下。分布于我国东北、华北及甘肃、陕西、河南、湖北、安徽、山东等地。

【药用部位（药材名称）及采收加工】全草（狭叶珍珠菜）。春夏季开花前采收，鲜用或晒干。

【临床应用】辛、涩，平。活血，调经；用于月经不调，白带过多，跌打损伤；外用治蛇咬伤。

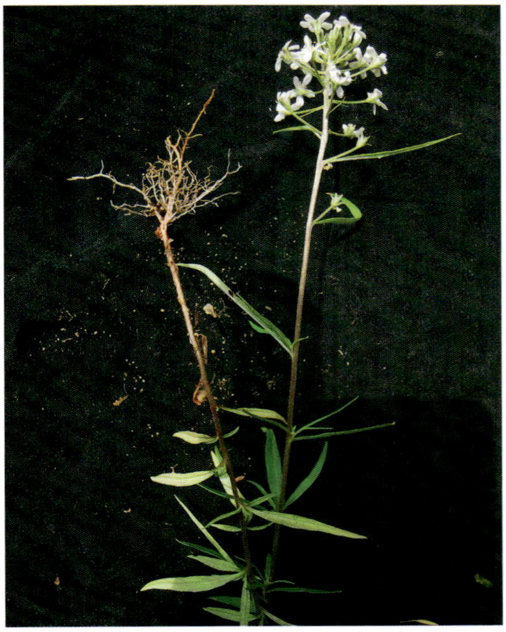
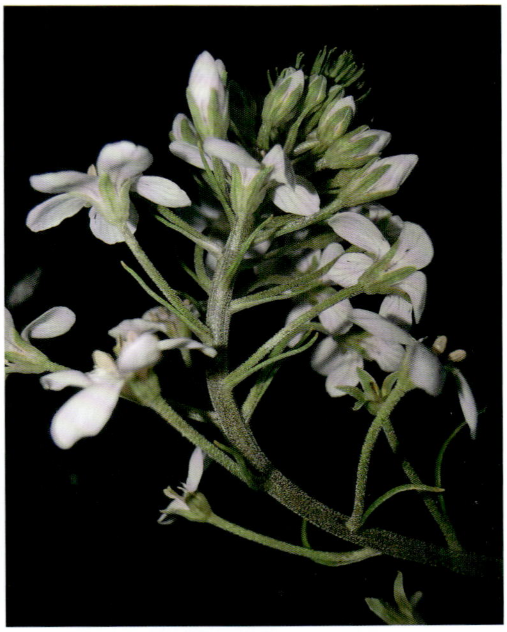
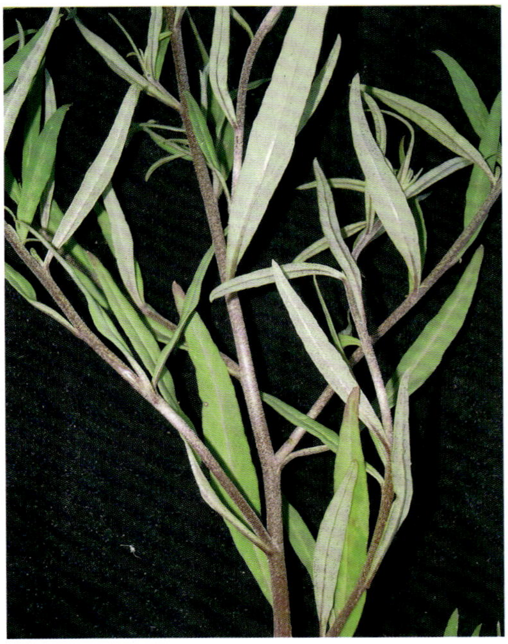
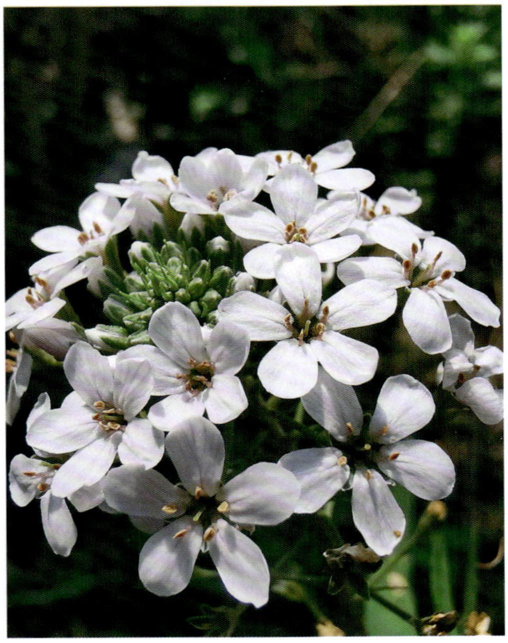

二色补血草

【基　　原】白花丹科补血草属二色补血草 *Limonium bicolor*（Bunge）Kuntze

【别　　名】苍蝇架（花）、蝇子架、（二色）矶松、二色匙叶草。

【形态特征】多年生草本。**叶：**叶基生，偶见花序轴下部 1 ～ 3 节上有叶，叶匙形至长圆状匙形，先端常圆钝，基部渐狭成柄。**花：**圆锥花序；花序轴单生，或 2 ～ 5 枚各由不同的叶丛中生出，常有棱角，有时具沟槽，常自中部以上作多回分枝。穗状花序排列在花序分枝的上部，小穗 3 ～ 5（9）个，小穗含 2 ～ 3(5) 花；外苞长圆状宽卵形，萼漏斗状，全部或下半部沿脉密被长毛，萼檐初时淡紫红或粉红色，后变白色；花冠黄色。**果：**果长圆形，具 5 棱。花果期 5—10 月。

【生境分布】生于平原、山坡、丘陵、海滨、盐碱地等处。分布于我国华北及辽宁、陕西、甘肃、山东、河南、江苏等地。

【药用部位（药材名称）及采收加工】根或全草（二色补血草、补血草）。春秋冬季采挖，洗净，晒干。

【临床应用】甘、微苦，微温；归脾、肝、膀胱经。益气血，散瘀止血；用于病后体弱，胃脘痛，消化不良，妇女月经不调，崩漏，带下，尿血，痔血。

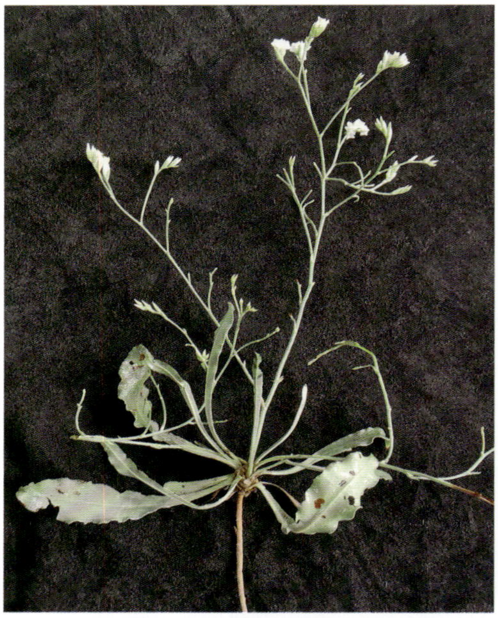

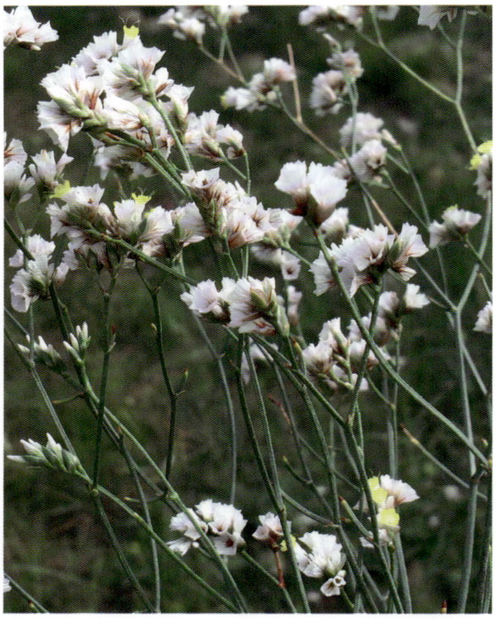

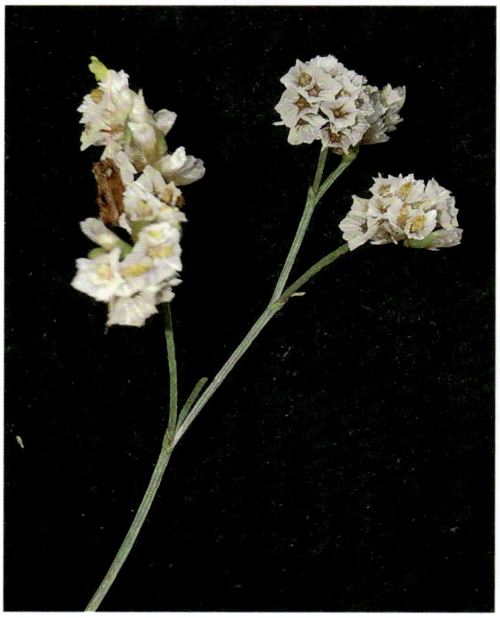

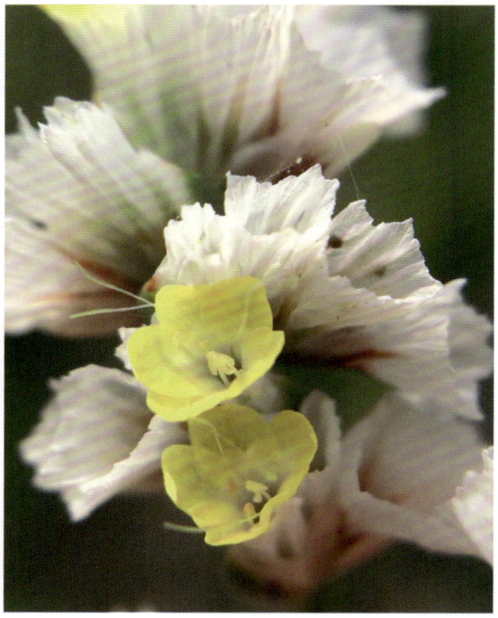

蓝雪花

【基　　原】白花丹科蓝雪花属蓝雪花 *Ceratostigma plumbaginoides* Bunge

【别　　名】蓝花丹、角柱花、假靛、山灰柴。

【形态特征】多年生草本。**茎：**地下茎具分枝；茎细弱，沿节多少呈之字形曲折，略有棱槽，枝上部的棱被细小颗粒。**叶：**叶宽卵形或倒卵形，先端渐尖或钝圆，基部渐狭，除边缘外两面无毛或近无毛，常有细小钙质颗粒。**花：**花序生于枝端和上部叶腋，基部有 1 片披针形至长圆形的叶，含数朵或更多的花；苞片长卵形，先端成细尖，小苞狭长圆形至狭长卵形，先端有细尖；萼沿脉有稀少长硬毛；花冠筒部紫红色、裂片蓝色，倒三角形，顶缘浅凹且有短尖，花丝略伸于花冠喉部之外，花药蓝紫色。**果：**蒴果椭圆状卵形，淡黄褐色。**种子：**种子红褐色，粗糙，有棱，先端约 1/3 渐细成喙。花果期 7—10 月。

【生境分布】生于浅山山麓、平地。分布于我国华北及辽宁、陕西、甘肃、山东、河南、江苏等地。

【药用部位（药材名称）及采收加工】根（紫金莲、搬倒甑）。夏秋季采收，晒干。

【临床应用】甘、辛，温，有毒；归肝经。行气活血，解痉止痛；用于脘腹胁痛，胃炎，胃溃疡。

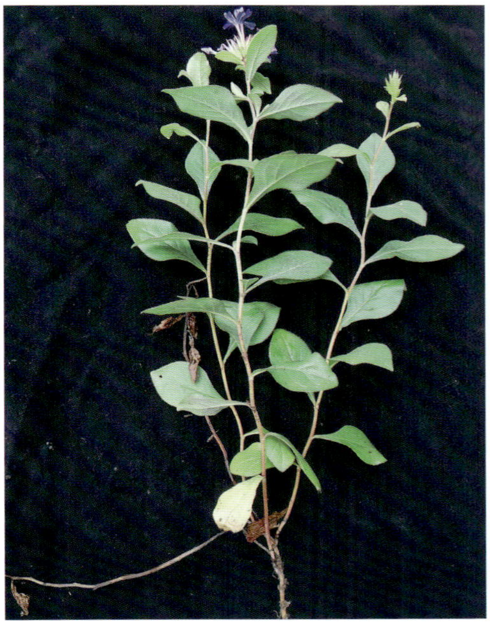

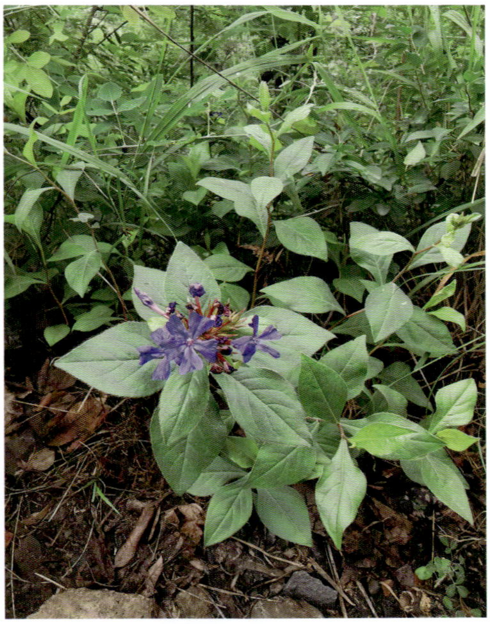

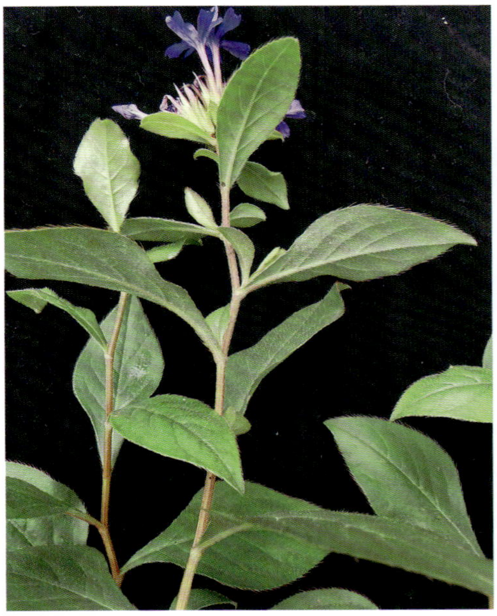

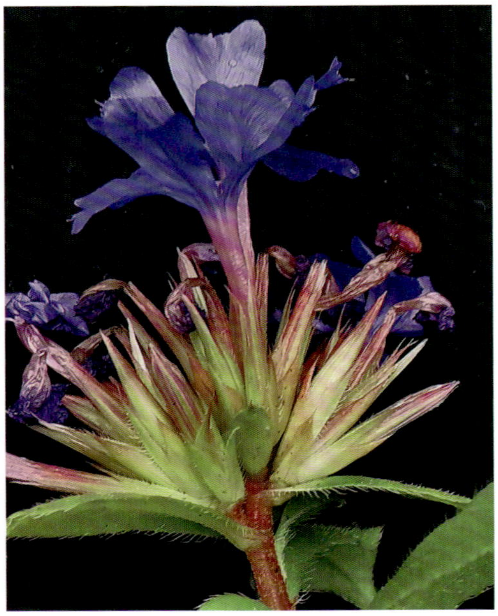

君迁子

【基　　原】柿树科柿属君迁子 *Diospyros lotus* L.

【别　　名】黑（软）枣树、牛奶（丁香、楞）枣树、野柿子树、小柿树。

【形态特征】落叶乔木。茎：树皮灰黑色或灰褐色，深裂成方块状；幼枝灰绿色，光滑或有灰色毛。叶：叶互生，叶椭圆形至长圆形，先端渐尖或急尖，基部钝圆或阔楔形，上面深绿色，下面近白色，至少在脉上有毛。花：花单性，雌雄异株，簇生于叶腋；花淡黄色至淡红色，花萼钟形，密生灰色柔毛，4裂，稀5裂，裂片卵形，先端急尖，内面有绢毛；雄花1～3朵腋生，近无梗，雄蕊16，每2枚连生成对，花冠壶形，4裂；雌花单生，几无梗，花萼4裂至中部，两面均有毛，裂片先端急尖，花冠壶形，裂片反曲，退化雄蕊8，花柱4。果：浆果近球形至椭圆形，成熟时蓝黑色，被白蜡质。花果期5—11月。

【生境分布】生长于山谷、山坡、路旁等处。分布于我国西南及辽宁、河北、山东、陕西、山西、湖北等地；多有栽培。

【药用部位（药材名称）及采收加工】果实（君迁子）。10—11月果实成熟时采收，鲜用或晒干。

【临床应用】甘、涩，凉。清热，止渴；用于烦热，消渴。

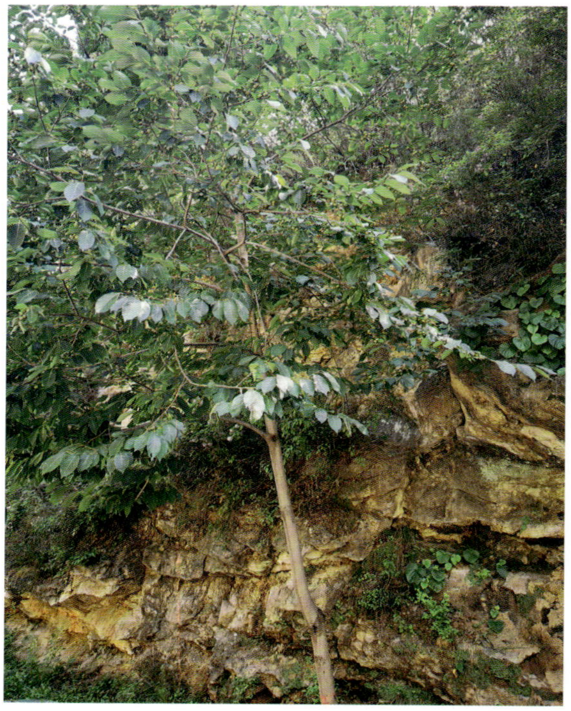

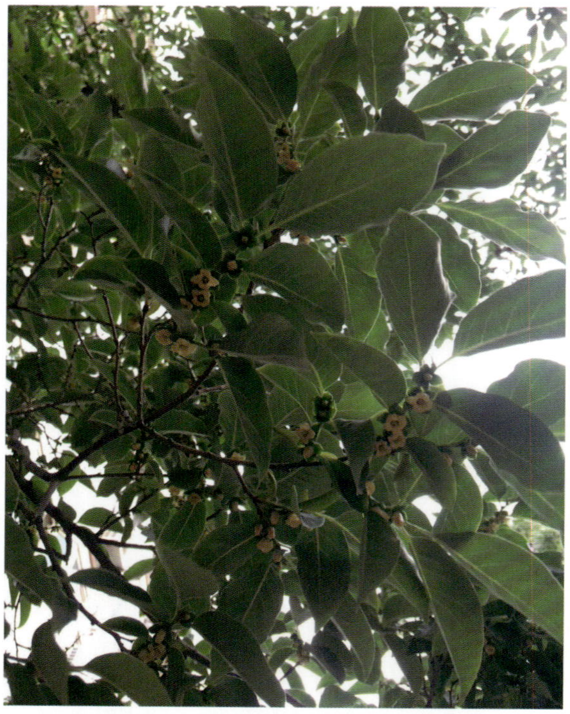

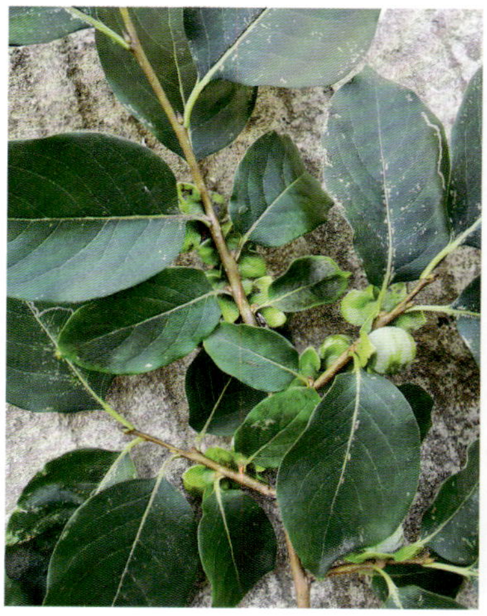

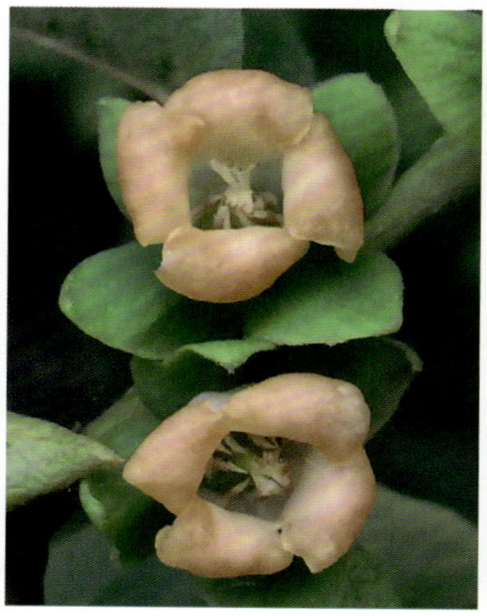

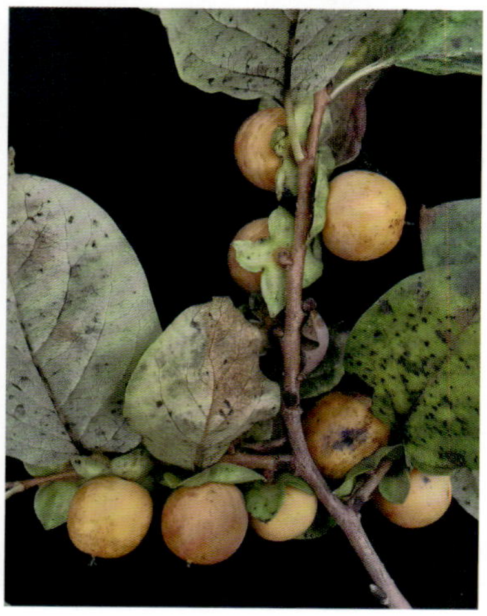

柿

【基　　原】柿树科柿属柿 *Diospyros kaki* Thunb.

【别　　名】柿子树、柿树。

【形态特征】落叶乔木。**茎：**树皮深灰色至灰黑色，长方块状开裂；枝有深棕色皮孔，嫩枝有柔毛。**叶：**叶互生；叶卵状椭圆形、倒卵形或近圆形，先端渐尖或钝，基部阔楔形，全缘，上面深绿色，下面淡绿色，沿脉密被褐色绒毛。**花：**花雌雄同株或异株；雄花成聚伞花序，雌花单生叶腋；花萼下部短筒状，4 裂，内面有毛；花冠黄白色，钟形，4 裂；雄蕊在雄花中 16 枚，在两性花中 8 ～ 16 枚，在雌花中有 8 枚退化雄蕊；花柱自基部分离。**果：**浆果，形状有多种，多为卵圆球形，橙黄色或鲜黄色，基部有宿存萼片。**种子：**种子褐色，椭圆形。花果期 5—10 月。

【生境分布】分布于我国华东、中南及辽宁、河北、山西、陕西、甘肃等地，多为栽培种。

【药用部位（药材名称）及采收加工】果实（柿子）、果实加工品（柿饼）、宿萼（柿蒂）、柿饼外粉霜（柿霜）、叶（柿叶）、未成熟果实的胶状液（柿漆）、根（柿根）。柿子：霜降至立冬采摘，脱涩至红熟。柿饼：成熟柿子削去外皮，日晒夜露，约经 2 月后，即成柿饼。柿蒂：食用柿子时收集果蒂，洗净，晒干。柿霜：果实制成“柿饼”时外表所生的白色粉霜，用箒刷下，即为柿霜。柿叶：霜降后采收，晒干。柿漆：采摘未成熟而色青味涩的果实，捣烂，置缸中加入适量清水，不时搅动，静置约 20 日，将渣滓除去，剩下无色的胶状液即为柿漆。柿根：随时挖根，切片，晒干。

【临床应用】柿子和柿饼：甘、涩，凉；归心、肺、大肠经。清热，润肺，生津，解毒；用于咳嗽，吐血，热渴，口疮，热痢，便血。柿蒂：苦、涩，平；归胃经。降逆下气，用于呃逆。柿霜：甘，凉；归心、肺、胃经。润肺止咳，生津利咽，止血；用于肺热燥咳，咽干喉痛，口舌生疮，吐血咯血，消渴。柿叶：苦，寒；归肺经。止咳定喘，生津止渴，活血止血；用于咳喘，消渴，各种内出血，臁疮。柿漆：苦、涩；平；用于高血压。柿根：苦、涩，凉。清热凉血；用于吐血，痔血，血痢。

【备　　注】本种的嫁接培育品种较多。

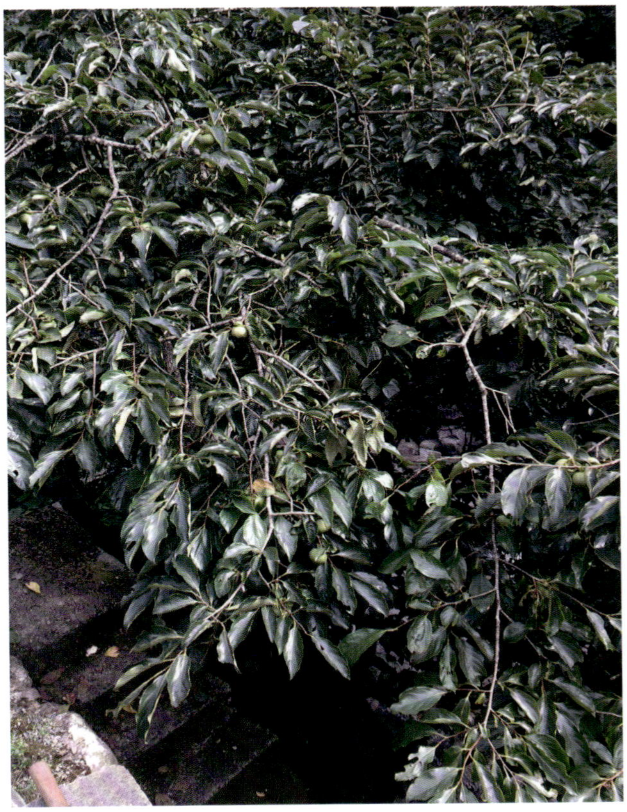

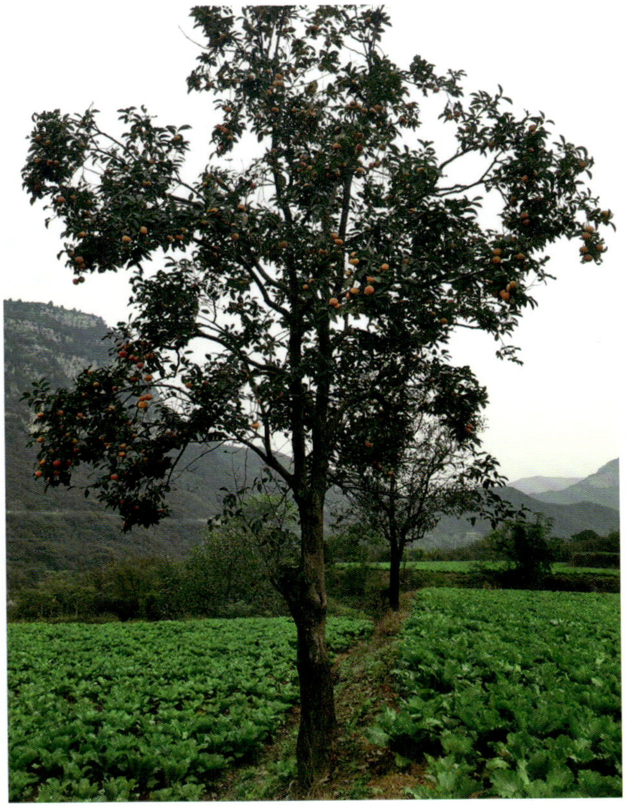

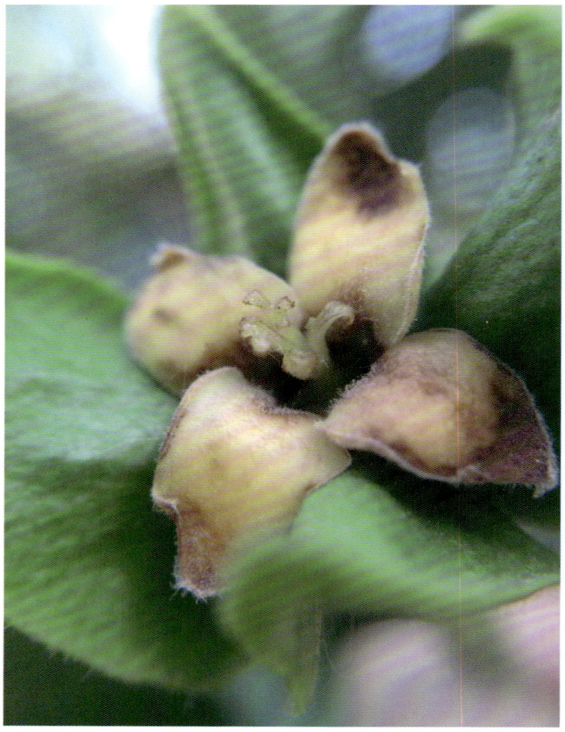

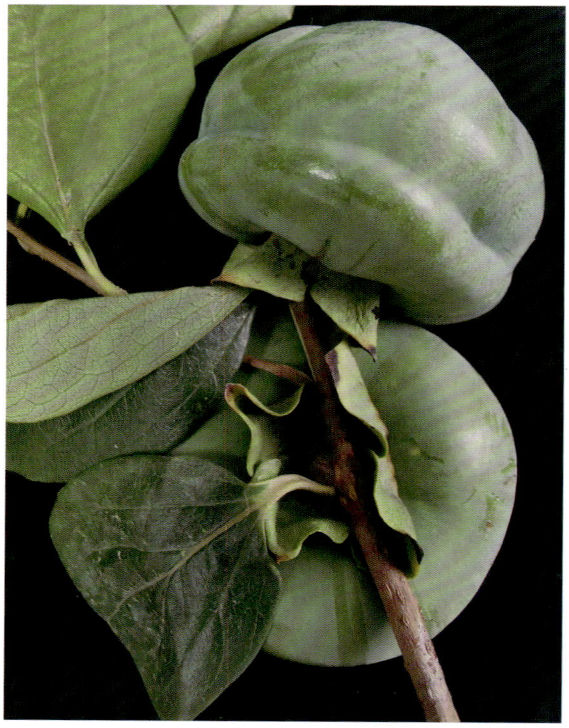

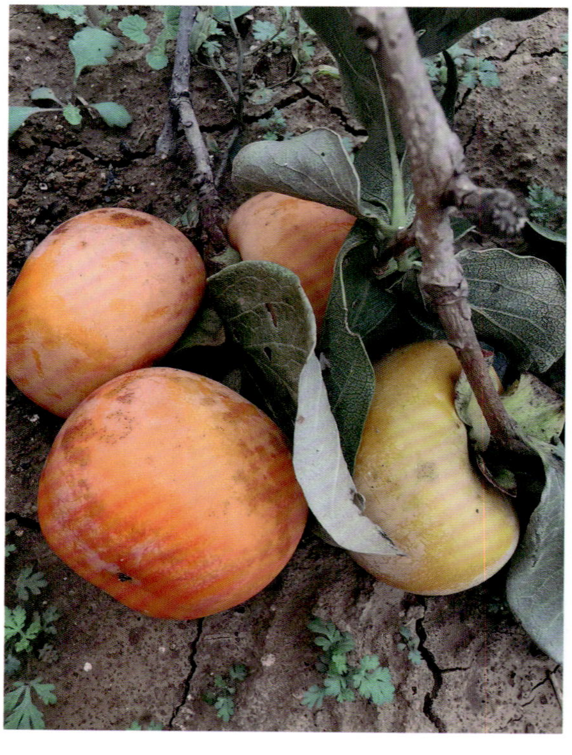

野茉莉

【基　　原】安息香科安息香属野茉莉 *Styrax japonicus* Sieb. et Zucc.

【别　　名】齐墩果、野花培、茉莉苞、黑茶花、耳完桃、灰驴腿。

【形态特征】灌木或小乔木。茎：树皮暗褐色或灰褐色，平滑；嫩枝稍扁，被淡黄色星状毛，后无毛，暗紫色，圆柱形。叶：叶互生，椭圆形、长圆状椭圆形至卵状椭圆形，顶端急尖或渐尖，基部楔形或宽楔形，全缘或仅于上半部具疏齿。花：总状花序顶生，有花 5～8 朵；花白色，花梗纤细，开花时下垂，无毛；小苞片线形或线状披针形，易脱落；花萼漏斗状，膜质，无毛，萼齿短而不规则；花冠裂片卵形、倒卵形或椭圆形，两面均被星状细柔毛，花蕾时作覆瓦状排列；花丝扁平，下部联合成管，被白色长柔毛，上部分离。果：果实卵形，顶端具短尖头，外面密被灰色星状绒毛，有不规则皱纹。种子：种子褐色，有深皱纹。花果期 4—11 月。

【生境分布】生于山地林中。分布于秦岭和黄河以南各省。

【药用部位（药材名称）及采收加工】叶或果实（候风藤、野茉莉）。春夏季采叶，夏秋季果熟后采摘果实；鲜用或晒干。

【临床应用】辛、苦，温；小毒。祛风除湿，舒筋通络，清火；用于风湿痹痛，瘫痪，治喉痛，牙痛。

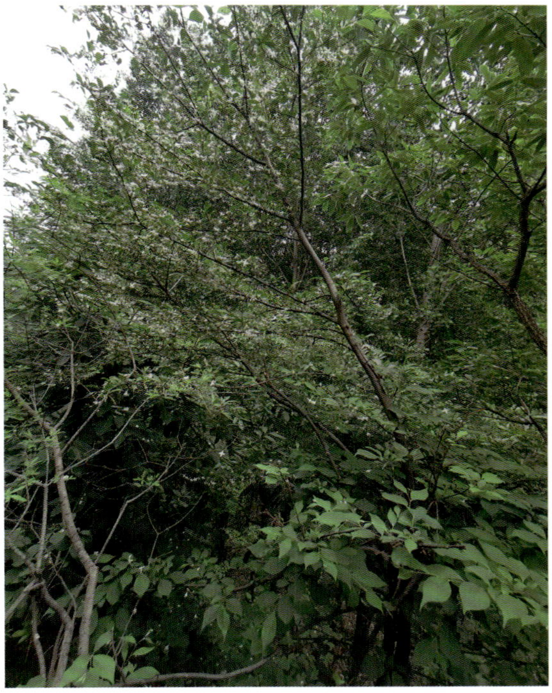
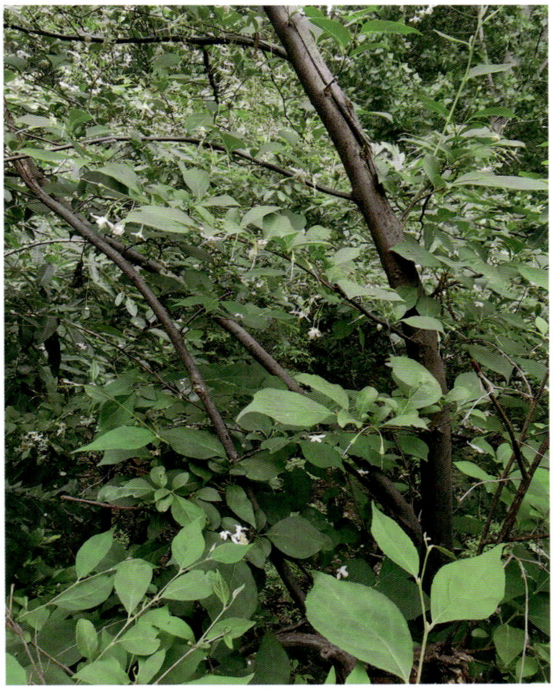
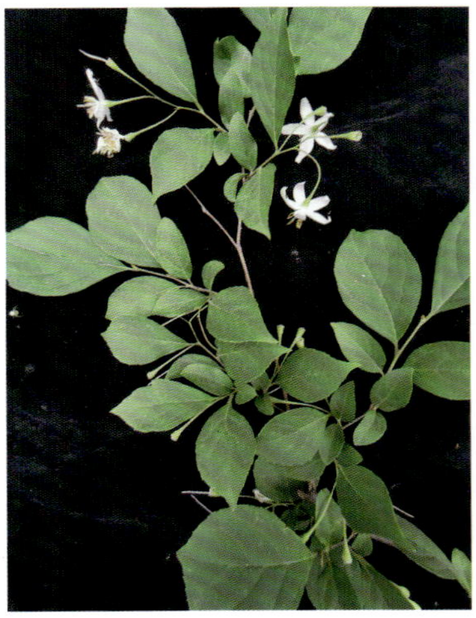
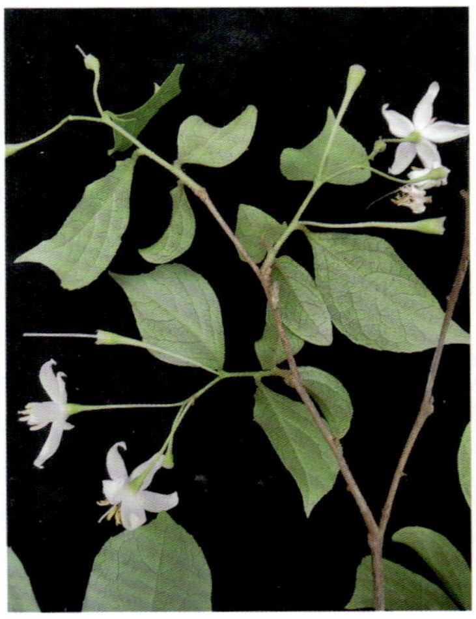
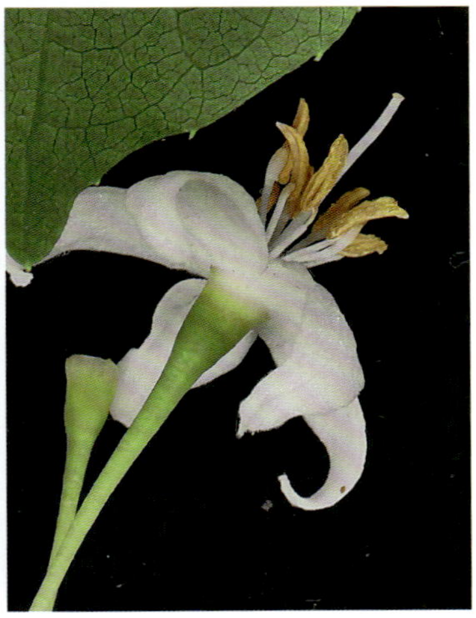

白蜡树

【基　　原】木樨科梣属白蜡树 *Fraxinus chinensis* Roxb.

【别　　名】白蜡杆、速生白蜡、(新疆)小叶白蜡、云南梣、尖叶梣、川梣、绒毛梣。

【形态特征】落叶乔木。茎：树皮灰褐色，纵裂。小枝黄褐色，粗糙，无毛或疏被长柔毛，旋即秃净，皮孔小，不明显。叶：羽状复叶；叶柄长 4～6 cm，基部不增厚；叶轴挺直，上面具浅沟，初时疏被柔毛，旋即秃净；小叶 5～7 枚，硬纸质，卵形、倒卵状长圆形至披针形，顶生小叶与侧生小叶近等大或稍大，先端锐尖至渐尖，基部钝圆或楔形，叶缘具整齐锯齿，上面无毛，下面无毛或有时沿中脉两侧被白色长柔毛，侧脉 8～10 对，下面凸起。花：圆锥花序顶生或腋生，花雌雄异株；雄花密集，花萼小，钟状，无花冠，花药与花丝近等长；雌花疏离，花萼大，桶状，4 浅裂，花柱细长，柱头 2 裂。果：翅果匙形，先端锐尖，基部渐狭，翅平展，下延至坚果中部，坚果圆柱形。花果期 4—9 月。

【生境分布】生于山地杂木林中。分布于全国各地。

【药用部位(药材名称)及采收加工】枝皮或干皮(秦皮)、花(白蜡花)。秦皮：春秋季剥取，晒干。白蜡花：花蕾期及初放时采摘，阴干。

【临床应用】秦皮：苦、涩，寒；归肝、胆、大肠经。清热燥湿，收涩止痢，止带，明目；用于湿热泻痢，赤白带下，目赤肿痛，目生翳膜。白蜡花：止咳，定喘；用于咳嗽，哮喘。

【备　　注】按《药典》，中药材“秦皮”为木樨科植物苦枥白蜡树 *Fraxinus rhynchophylla* Hance、白蜡树 *Fraxinus chinensis* Roxb.、尖叶白蜡树 *Fraxinus szaboana* Lingelsh. 或宿柱白蜡树 *Fraxinus stylosa* Lingelsh. 的干燥枝皮或干皮。

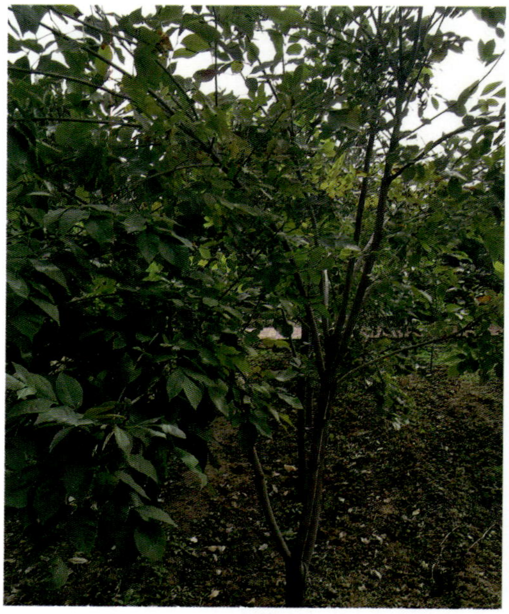
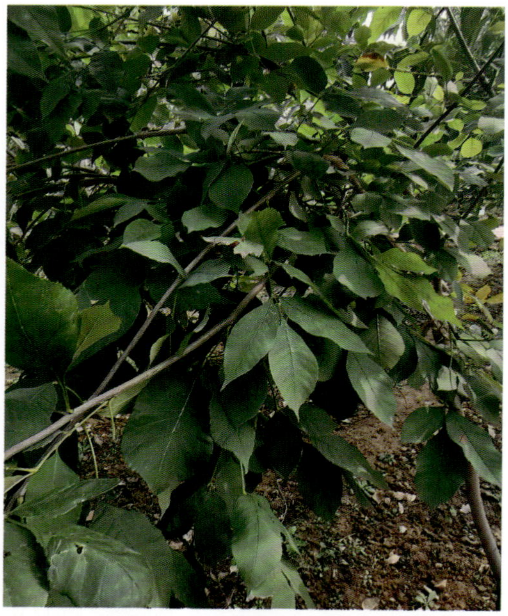
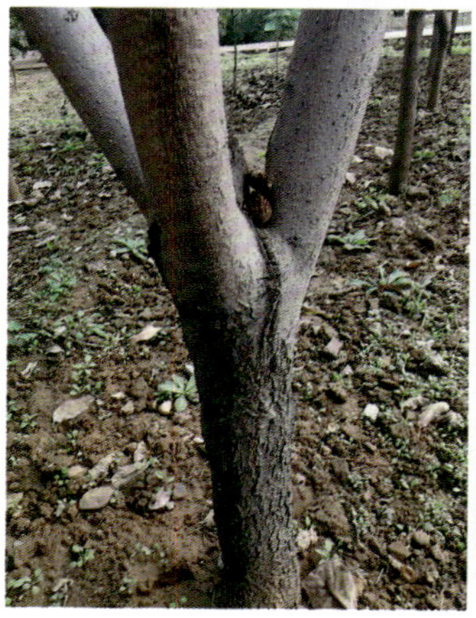
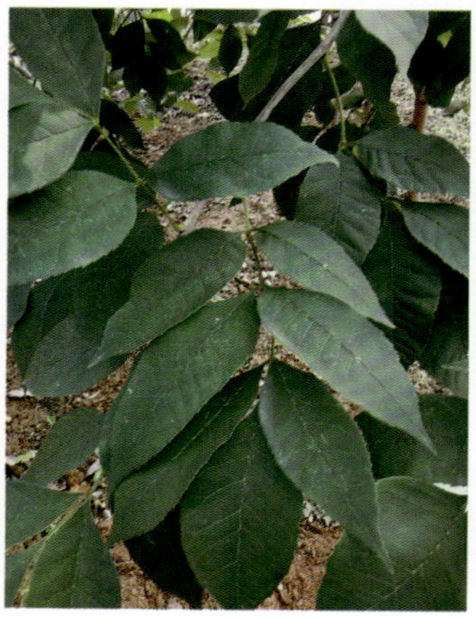
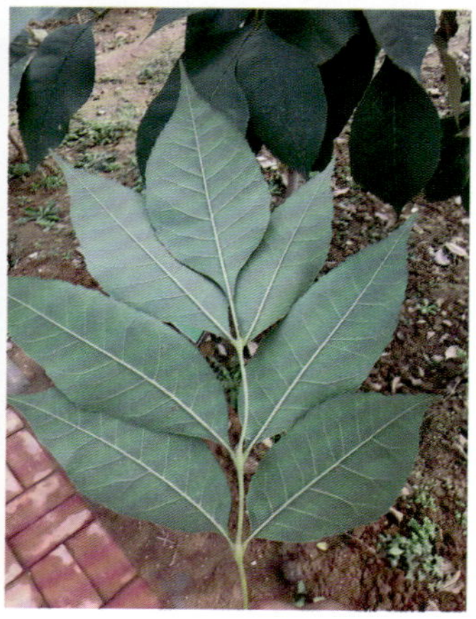

尖叶白蜡树

【基　　原】木樨科梣属尖叶白蜡树 *Fraxinus szaboana* Lingelsh.

【别　　名】尖叶梣。

【形态特征】形态特征与植物“白蜡树”相似。两者的主要区别：白蜡树的小叶 5 ～ 9 个，通常 7 个；小叶椭圆形或椭圆状卵形，先端渐尖或钝，花为雌雄异株；尖叶梣的小叶通常 3 ～ 5 个；小叶卵状披针形或披针形，先端长渐尖（尾状尖），花为雌花和两性花异株。

【生境分布】生于山坡杂木林中。分布于我国黄河、长江流域各省区。

【药用部位（药材名称）及采收加工】均同植物“白蜡树”项下。

【临床应用】同植物“白蜡树”项下。

【备　　注】本种为植物“白蜡树 *Fraxinus chinensis* Roxb.”的变种。*Fraxinus szaboana* Lingelsh. 在《中国植物志》为“尖叶梣”，在《药典》为“尖叶白蜡树”；本书参考《药典》。

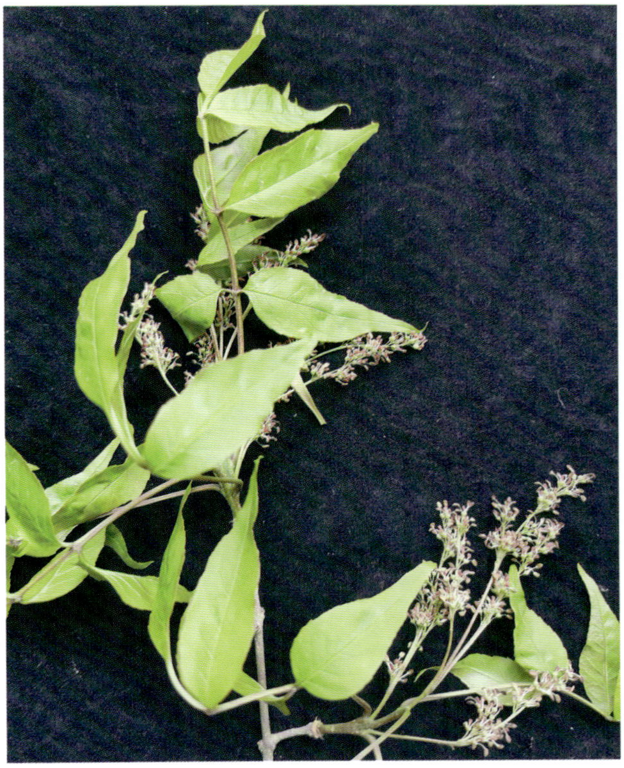

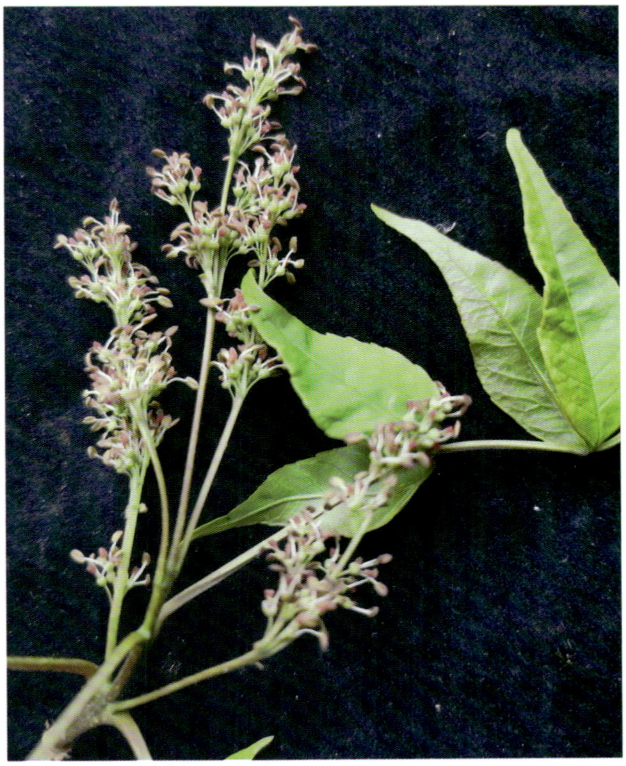

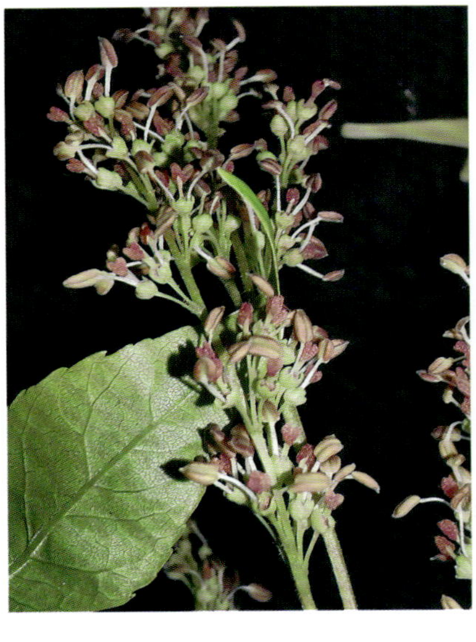

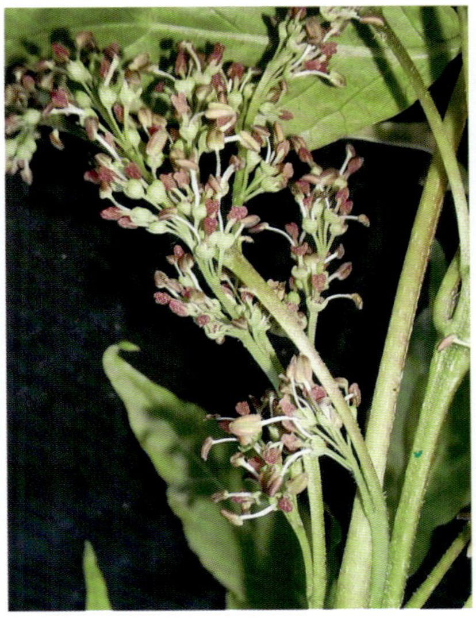

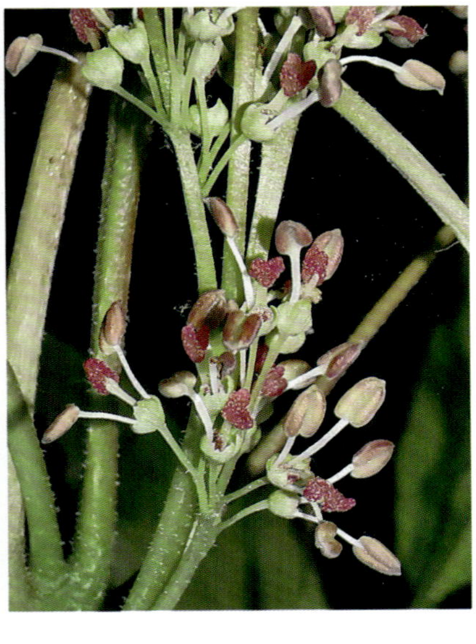

小叶梣

【基　　原】木樨科梣属小叶梣 *Fraxinus bungeana* DC.

【别　　名】小叶白蜡、小叶白蜡树。

【形态特征】落叶小乔木或灌木。茎：树皮暗灰色，浅裂；当年生枝淡黄色，去年生枝灰白色。叶：羽状复叶；叶柄基部增厚；小叶 5 ～ 7 枚，硬纸质，阔卵形，菱形至卵状披针形，顶生小叶与侧生小叶几等大，先端尾尖，基部阔楔形，叶缘具深锯齿至缺裂状。花：圆锥花序顶生或腋生于当年枝；花萼小，萼齿 4 裂；花冠白色至淡黄色，裂片线形，雄蕊与裂片近等长。果：翅果匙状长圆形，上中部最宽，先端急尖、钝圆或微凹，翅下延至坚果中下部；坚果扁，花萼宿存。花果期 5—9 月。

【生境分布】生于山坡林地。分布于我国南北多个省区；现多有栽培。

【药用部位（药材名称）及采收加工】枝皮或干皮（秦皮）、叶（白蜡树叶）、花（白蜡花）、种子（白蜡籽、白蜡树子）。秦皮：春秋季剥取，晒干。白蜡树叶：夏秋季采摘，晒干。白蜡花：花蕾期及初放时采摘，阴干。种子：秋季果实成熟时采摘，晒干。

【临床应用】秦皮：苦、涩，寒；归肝、胆、大肠经。清热燥湿，收涩止痢，止带，明目；用于湿热泻痢，赤白带下，目赤肿痛，目生翳膜。白蜡树叶：辛，温。调经，止血，生肌。白蜡花：归肺经。止咳，定喘；用于咳嗽，哮喘。种子：甘、苦，凉；归肝、肾经。滋补肝肾，明目乌发；用于眩晕耳鸣，腰膝酸软，须发早白，目暗不明。

【备　　注】本种的干燥枝皮或干皮并非中药材“秦皮”正品。

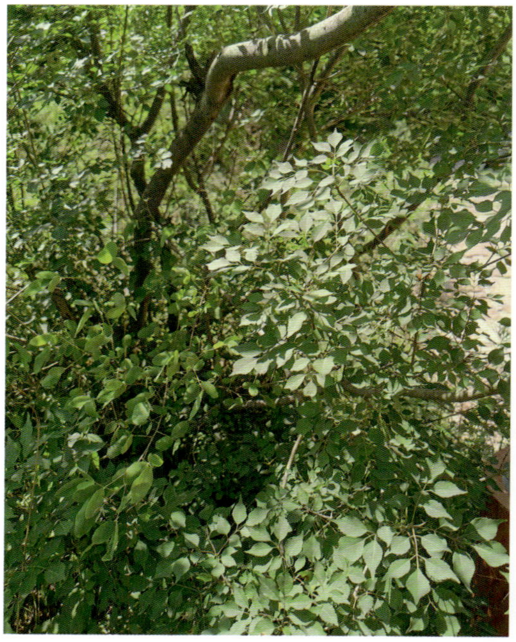
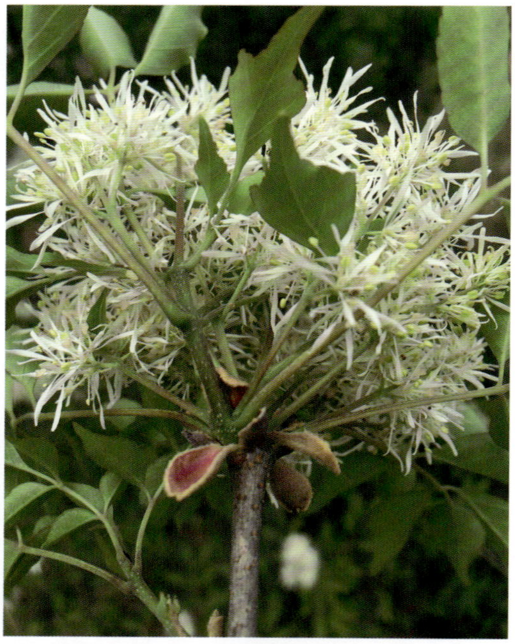
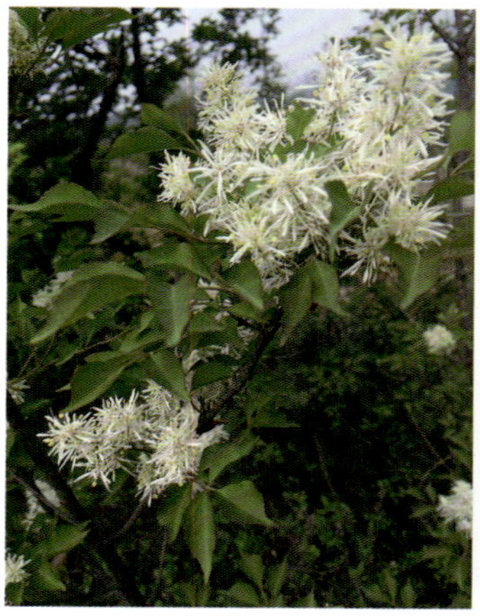
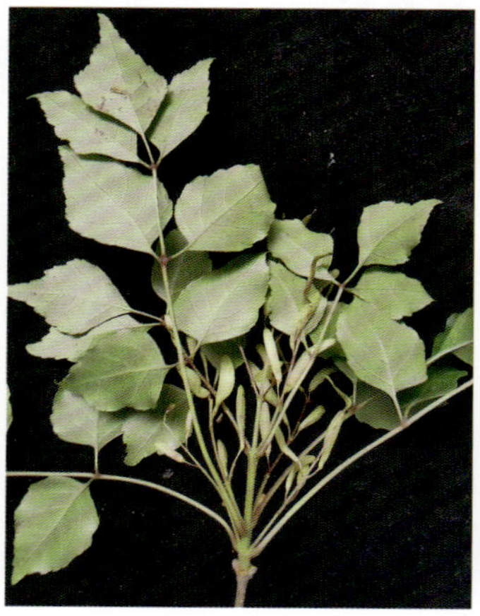
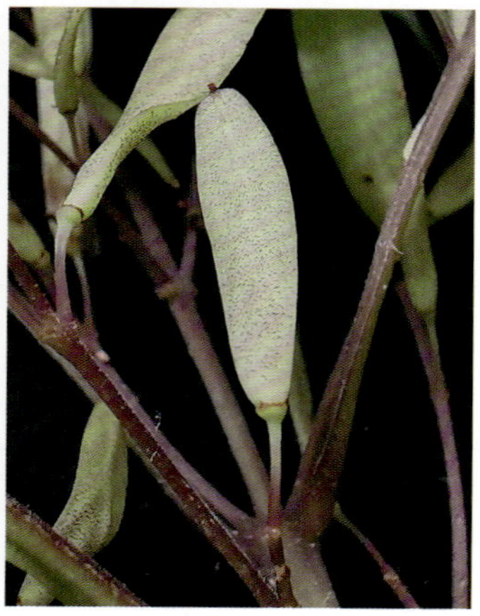

【基　　原】木樨科连翘属连翘 *Forsythia suspensa*（Thunb.）Vahl

【别　　名】黄花杆，黄寿丹。

【形态特征】落叶灌木。**茎：**小枝土黄色或灰褐色，略呈四棱形，疏生皮孔，节间中空，节部具实心髓。**叶：**叶常为单叶，或3裂至3出复叶；叶柄无毛；叶卵形、宽卵形、椭圆状卵形至椭圆形，先端锐尖，基部圆形至楔形，叶缘除基部外具锐锯齿或粗锯齿。**花：**花常单生，或2至数朵着生于叶腋，先于叶开放；花萼绿色，裂片4，长圆形或长圆状椭圆形，边缘具睫毛；花冠黄色，裂片4，倒卵状椭圆形；雄蕊2，着生在花冠管基部；花柱细长，柱头2裂。**果：**蒴果卵球形，先端喙状渐尖，表面疏生瘤点。花果期3—9月。

【生境分布】生于山坡灌丛、疏林、草丛中。分布于河北、山西、陕西、甘肃、山东、江苏、安徽、河南、湖北、四川等地；有栽培。

【药用部位（药材名称）及采收加工】果实（连翘）、根（连翘根）、嫩茎叶（连翘茎叶）。连翘：秋季果实初熟尚带绿色时采收，除去杂质，蒸熟，晒干，习称“青翘”；果实熟透时采收，晒干，除去杂质，习称“老翘”。连翘根：秋冬季挖根，洗净，切段或片，晒干。连翘茎叶：夏秋季采收，鲜用或晒干。

【临床应用】连翘：苦，微寒；归肺、心、小肠经。清热解毒，消肿散结；用于痈疽，瘰疬，乳痈，丹毒，风热感冒，温病初起，温热入营，高热烦渴，神昏发斑，热淋尿闭。连翘根：苦，寒；归肺、胃经。清热，解毒，退黄；用于黄疸，发热。连翘茎叶：苦，寒；归心、肺经。清热解毒；用于心肺积热。

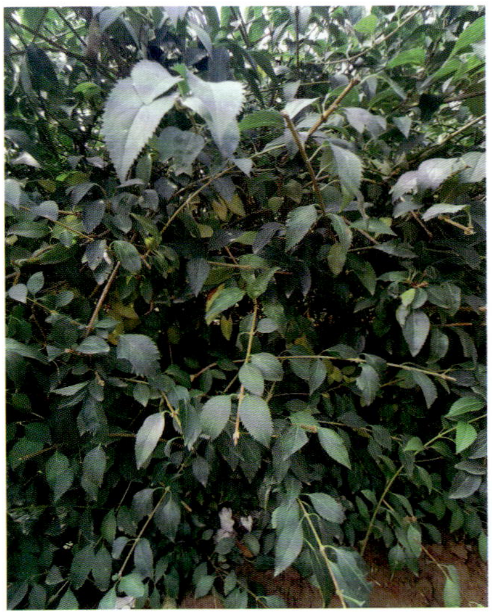
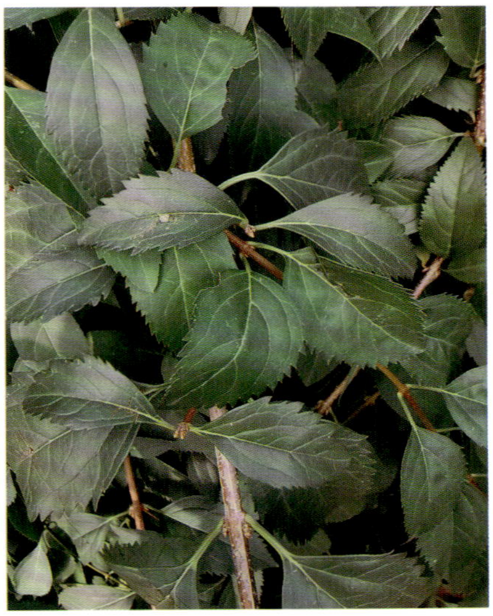
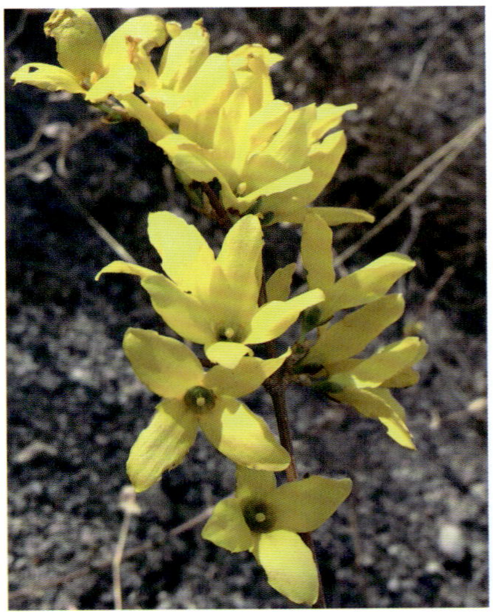
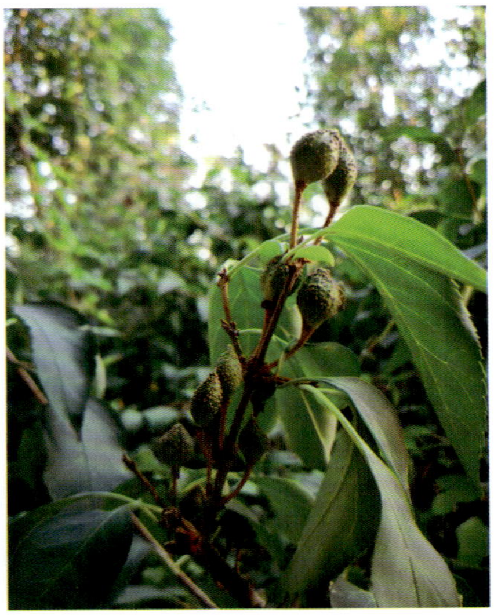

毛连翘

【基　　原】木樨科连翘属毛连翘 *Forsythia suspensa* f.*pubescens* Rehd.

【别　　名】毛连壳。

【形态特征】形态特征与植物“连翘”相似。与“连翘”相比，毛连翘的幼枝、叶柄、叶片上面均被短柔毛，叶片下面被柔毛或短柔毛，尤以叶脉为密。

【生境分布】生于山坡灌丛、疏林中。分布于山西、陕西、河南、湖北、四川等地。

【药用部位（药材名称）及采收加工】均同植物“连翘”项下。

【临床应用】同植物“连翘”项下。

【备　　注】本种为植物“连翘 *Forsythia suspensa*（Thunb.）Vahl”的变种。

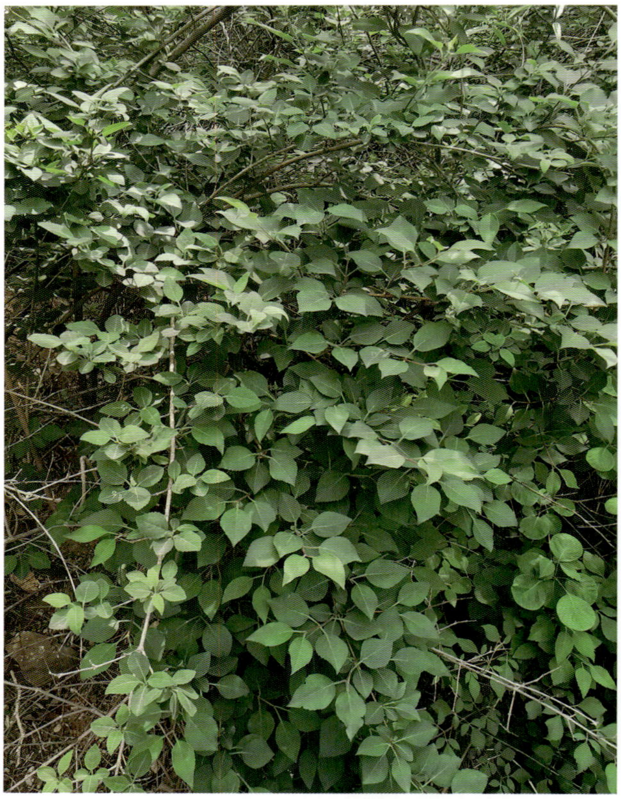

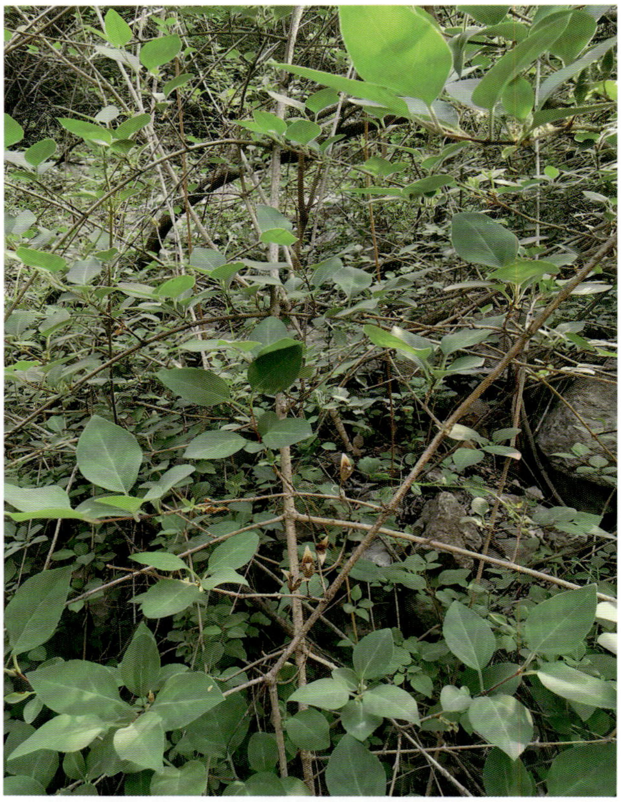

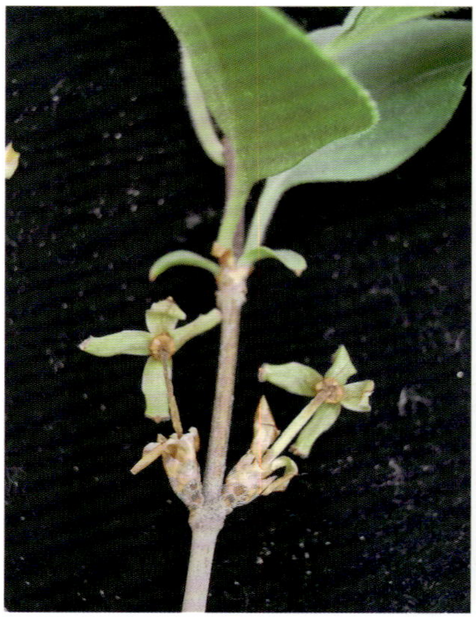

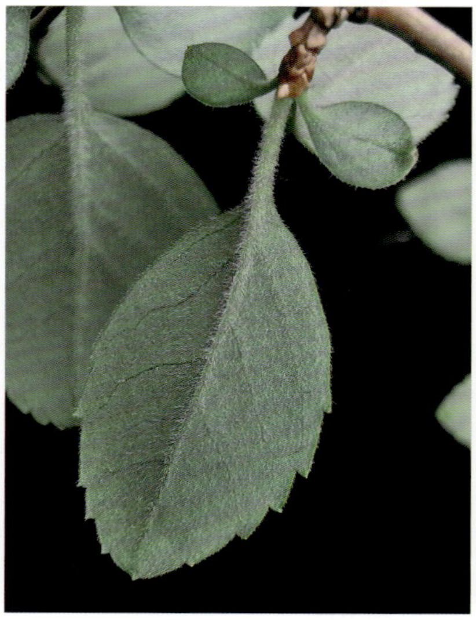

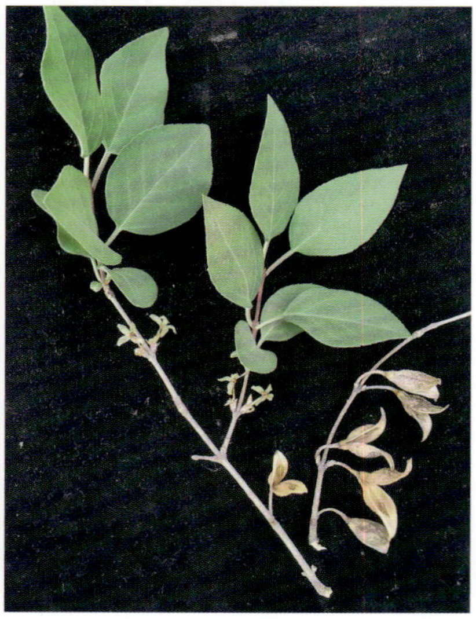

暴马丁香

【基　　原】木樨科丁香属暴马丁香 *Syringa reticulate*（Blume）H.Hara var.*amurensis*（Rupr.）J.S.Pringle

【别　　名】暴马子、白（荷花、阿穆尔）丁香、棒棒木。

【形态特征】落叶灌木。茎：树皮灰褐色，有横纹；小枝灰褐色，有椭圆形皮孔。叶：叶对生，卵圆形，先端短尾尖至尾状渐尖或锐尖，基部常圆形、楔形、宽楔形至截形，全缘；叶上面侧脉和细脉明显凹入，叶面皱缩，叶下面中脉和侧脉凸起。花：圆锥花序顶生；萼钟状，4裂，宿存；花小，白色，花冠漏斗状，裂片4；雄蕊2，伸出花冠外，约为花冠2倍长。果：蒴果长椭圆形，先端常钝，或为锐尖、凸尖，光滑或具细小皮孔。种子：种子长圆形，具翅。花果期6—9月。

【生境分布】生于山坡灌丛、林缘、针阔叶混交林中。分布于我国东北、西北及内蒙古、河北等地；有栽培。

【药用部位（药材名称）及采收加工】树皮、树干或茎枝（暴马子）。全年可采，以10月至翌年3月采伐为好，切段，鲜用或晒干。

【临床应用】苦，微寒；归肺经。宣肺化痰，止咳平喘，利水；用于慢性支气管炎，哮喘，心脏性浮肿。

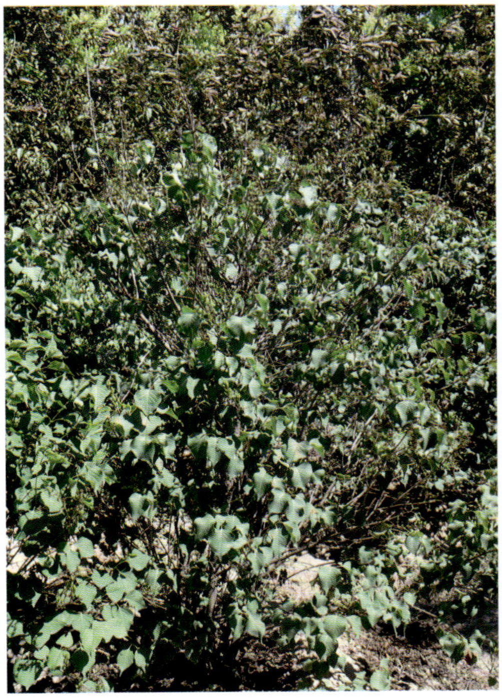

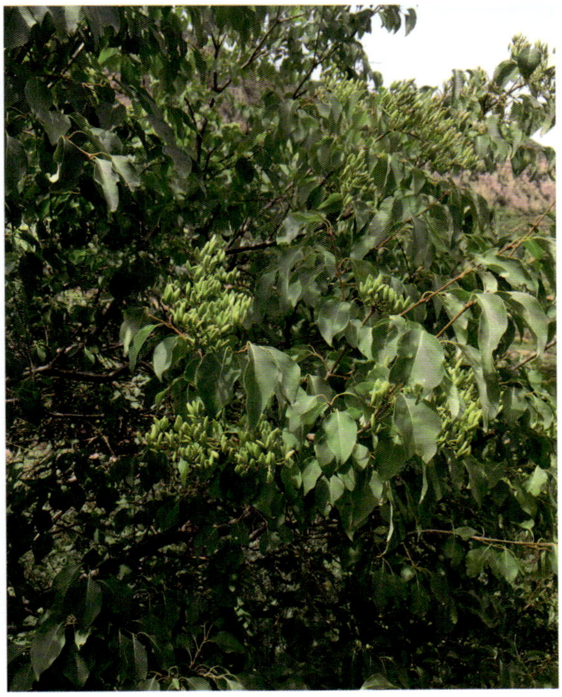

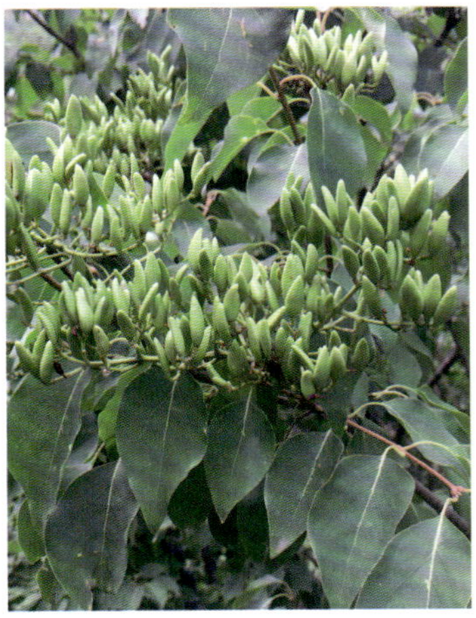

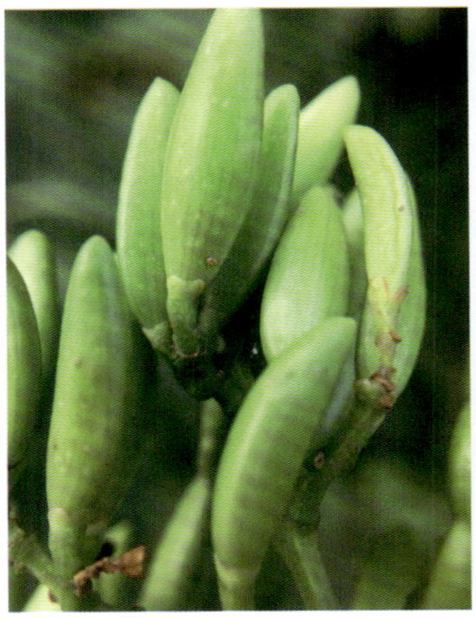

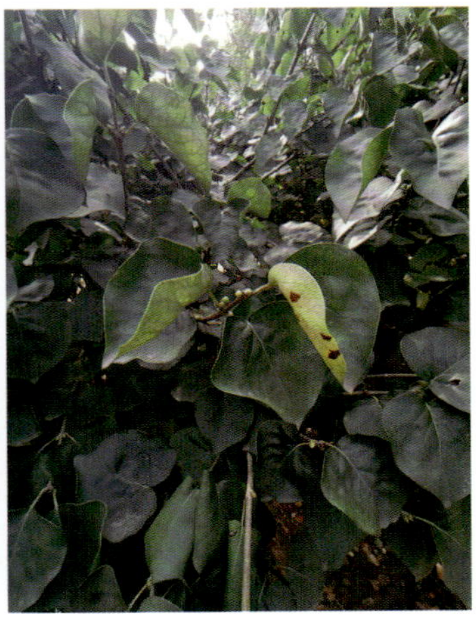

巧玲花

【基　　原】木樨科丁香属巧玲花 *Syringa pubescens* Turcz.

【别　　名】小叶丁香、毛丁香、雀舌花。

【形态特征】落叶灌木。茎：树皮灰褐色。小枝四棱形，无毛，疏生皮孔。叶：叶片卵形、椭圆状卵形、菱状卵形或卵圆形，先端锐尖、渐尖或钝，基部宽楔形至圆形，叶缘具睫毛，上面无毛或疏被短柔毛，下面被短柔毛，常沿叶脉或叶脉基部密被柔毛。花：圆锥花序直立，通常由侧芽抽生；花序轴无毛或有短柔毛，花序轴明显四棱形；花梗短，花萼顶端截形或有齿；花冠紫色、淡紫色，后渐近白色；花药紫色，位于花冠管中部略上。果：蒴果长椭圆形，先端锐尖或具小尖头，皮孔明显。花果期 5—8 月。

【生境分布】生于山坡、灌丛、河边沟旁。分布于河北、山西、陕西、山东、河南。

【药用部位（药材名称）及采收加工】茎。药材名称和采收加工未见记载。

【临床应用】《河南植物志》和《山西植物志》：茎入药。

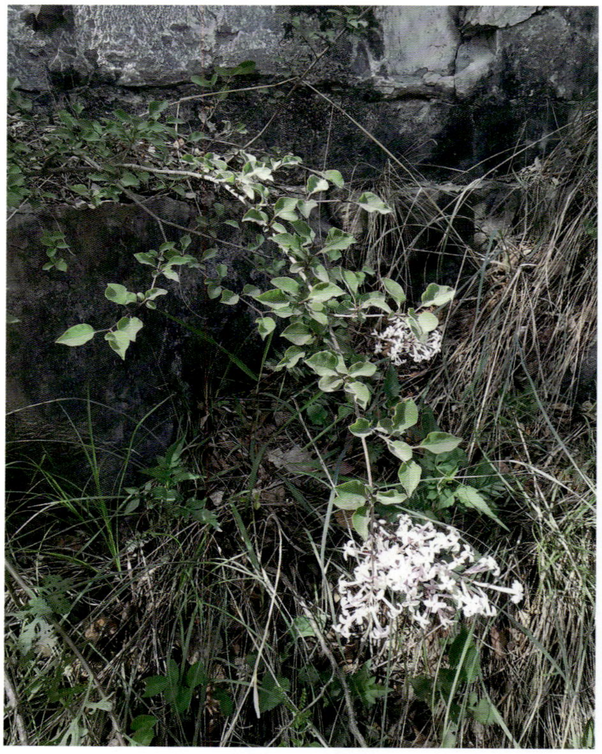

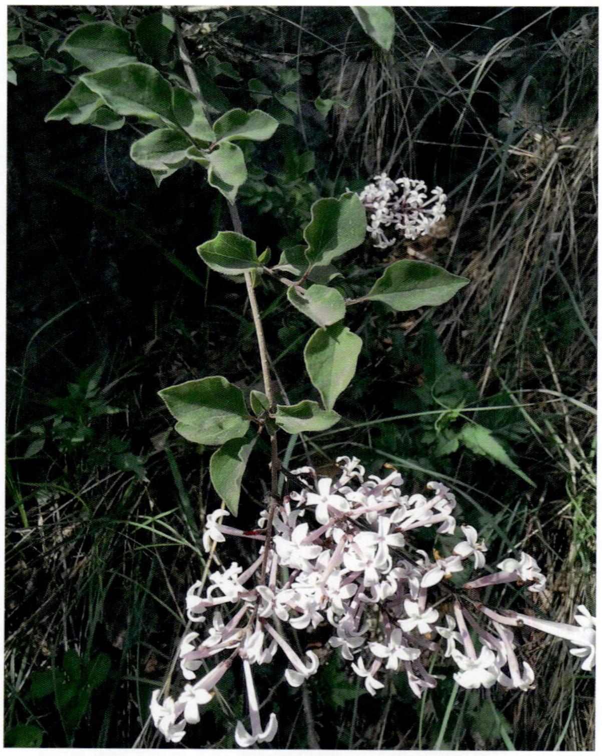

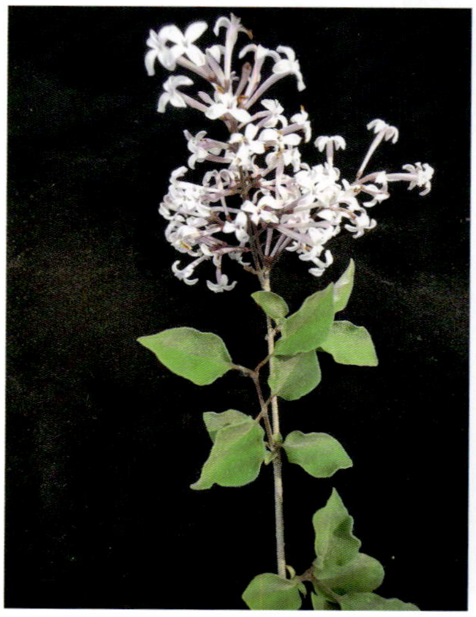

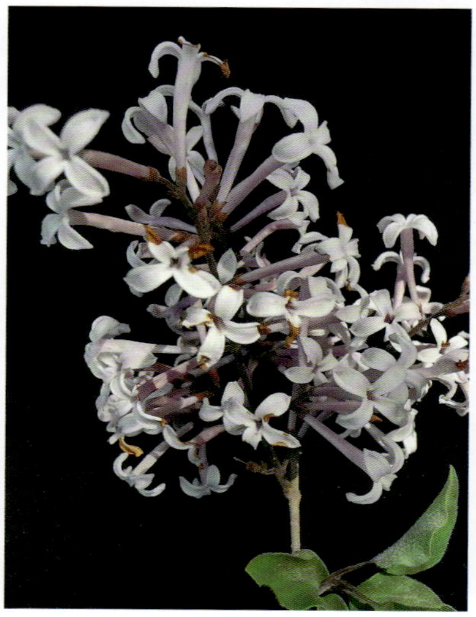

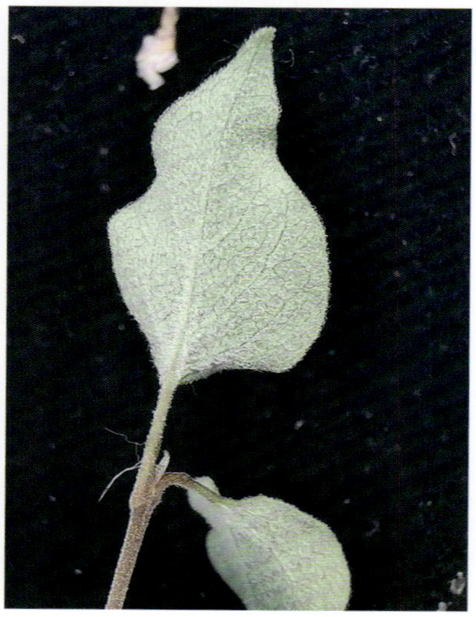

紫丁香

【基　　原】木樨科丁香属紫丁香 *Syringa oblata* Lindl.

【别　　名】华北紫丁香、紫丁白、丁香、百结、情客、龙梢子。

【形态特征】落叶灌木或小乔木。茎：树皮灰褐色；小枝粗，黄褐色，疏生皮孔。叶：叶对生，卵圆形至肾形，先端短凸尖、长渐尖或锐尖，基部心形、截形、近圆形或宽楔形，上面深绿色，下面淡绿色。花：圆锥花序直立，由侧芽抽出，轮廓近球形或长圆形；萼齿渐尖、锐尖或钝；花冠紫色，花冠管圆柱形，裂片呈直角开展，卵圆形、椭圆形至倒卵圆形，先端内弯略呈兜状或不内弯；花药黄色。果：果实卵形至长椭圆形，先端长渐尖，光滑。花果期 4—10 月。

【生境分布】生于山坡丛林、沟谷、溪边、路旁。分布于我国东北、华北、西北、西南等地；有栽培。

【药用部位（药材名称）及采收加工】叶及树皮（紫丁香）。夏秋季采收，鲜用或晒干。

【临床应用】苦，寒；归胃、肝、胆经。清热，解毒，利湿，退黄；用于急性泻痢，黄疸型肝炎，火眼，疮疡。

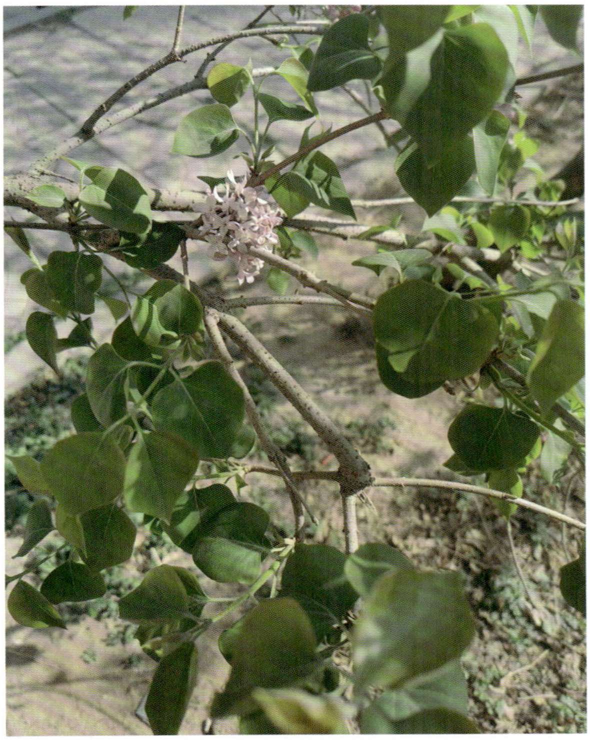

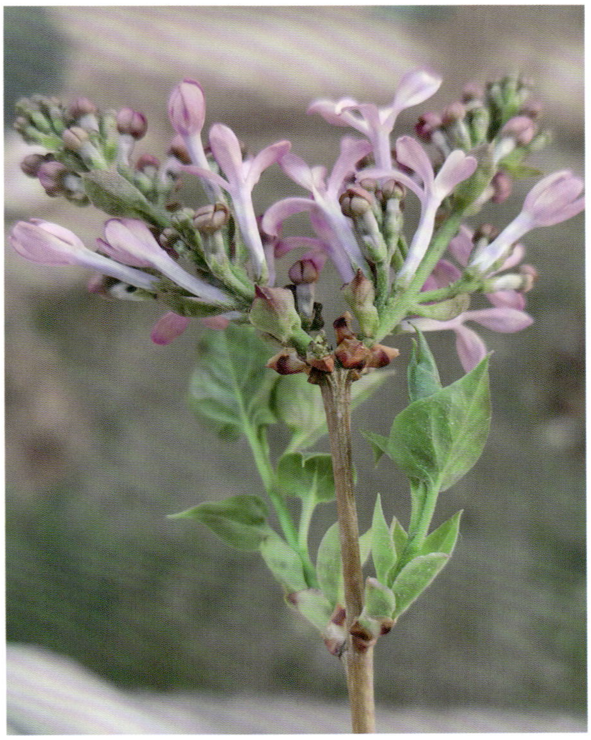

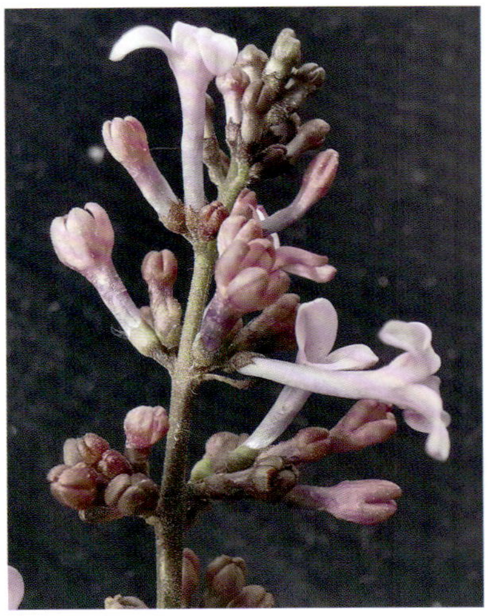

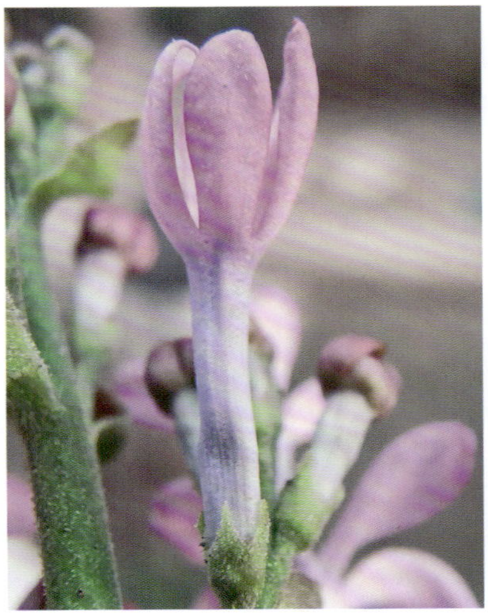

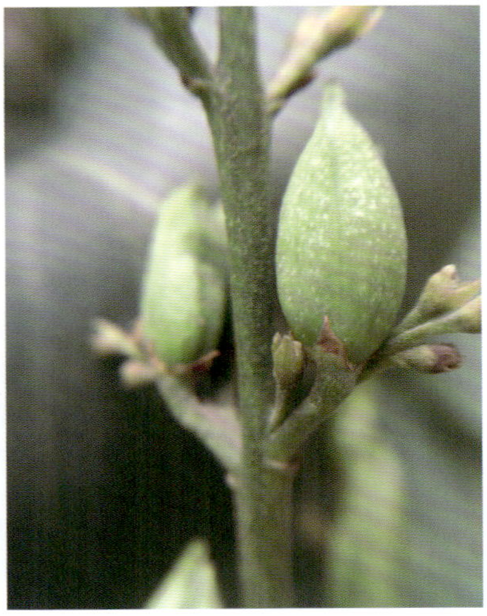

女贞

【基　　原】木樨科女贞属女贞 *Ligustrum lucidum* Ait.

【别　　名】大叶女贞、（青、白、大叶）蜡树。

【形态特征】常绿乔木或灌木。**茎：**树皮灰褐色；枝黄褐色、灰色或紫红色，圆柱形，疏生圆形或长圆形皮孔。**叶：**叶革质，卵形、长卵形、椭圆形至宽椭圆形，先端锐尖、渐尖或钝，基部圆形或近圆形，有时宽楔形或渐狭，中脉在上面凹入，下面凸起。**花：**圆锥花序顶生；花序轴及分枝轴紫色或黄棕色，果时具棱；花序基部苞片常与叶同型，小苞片披针形或线形；花无梗或近无梗；萼齿不明显或近截形，花冠管裂片反折，花药长圆形，柱头棒状。**果：**果实肾形或近肾形，深蓝黑色，成熟时呈红黑色，被白粉。**种子：**肾形，具纵沟槽。花果期 5—7 月至翌年 5 月。

【生境分布】生于疏林、密林中。分布于陕西、甘肃及长江以南各地；有栽培。

【药用部位（药材名称）及采收加工】果实（女贞子）、叶（女贞叶）、树皮（女贞皮）、根（女贞根）。女贞子：12 月果实变黑而有白粉时打下，除去杂质，晒干或置热水中烫过后晒干。女贞叶：全年可采，鲜用或晒干。女贞皮：全年或秋冬季剥取，切片，晒干。女贞根：全年或秋季采挖，洗净，切片，晒干。

【临床应用】女贞子：甘、苦，凉；归肝、肾经。补益肝肾，清虚热，明目；用于头昏目眩，腰膝酸软，遗精，耳鸣，须发早白，骨蒸潮热，目暗不明。女贞叶：苦，凉。清热明目，解毒散瘀，消肿止咳；用于头目昏痛，风热赤眼，口舌生疮，牙龈肿痛，疮肿溃烂，水火烫伤，肺热咳嗽。女贞皮：微苦，凉。强筋健骨；用于腰膝酸痛，两脚无力，水火烫伤。女贞根：苦，平；归肺、肝经。行气活血，止咳喘，祛湿浊；用于哮喘，咳嗽，经闭，带下。

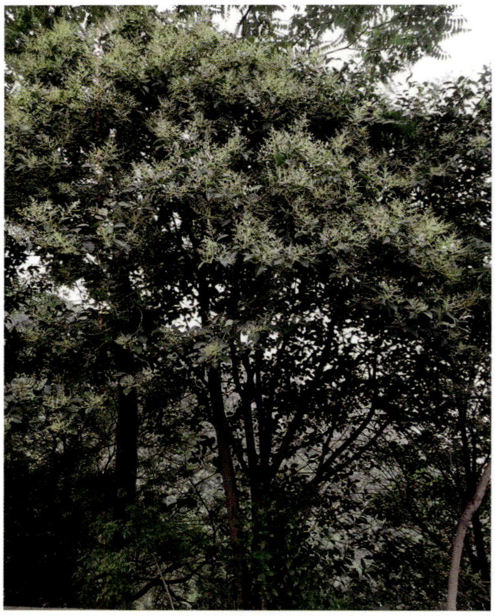

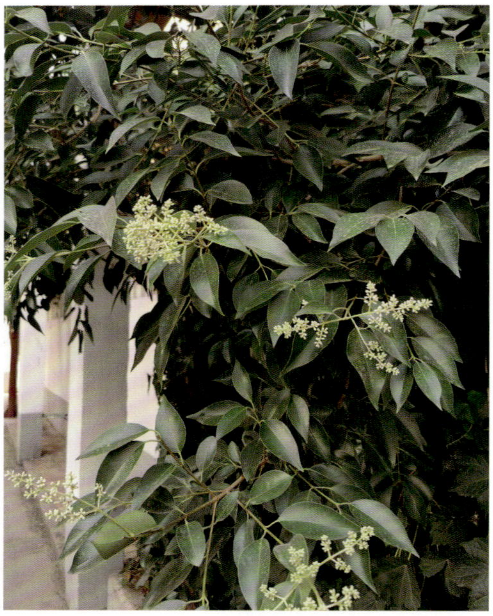

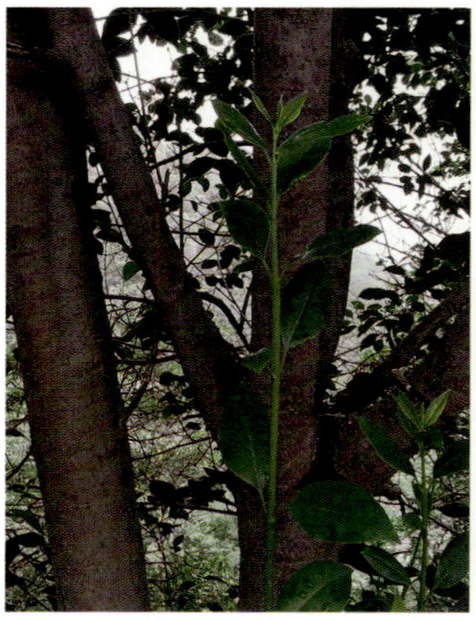

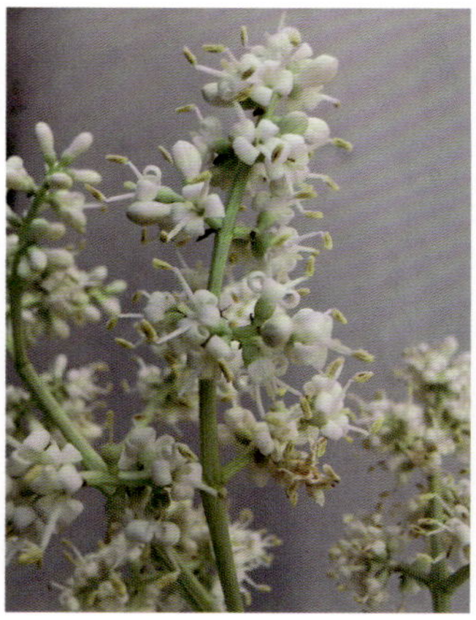

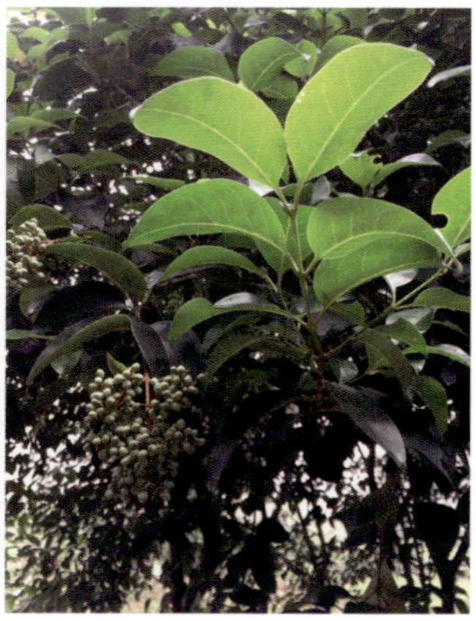

小叶女贞

【基　　原】木樨科女贞属小叶女贞 *Ligustrum quihoui* Carr.

【别　　名】小蜡树、小白蜡树。

【形态特征】落叶灌木。茎：小枝淡棕色，圆柱形。叶：叶薄革质，披针形、长圆状椭圆形、椭圆形、倒卵状长圆形、倒披针形或倒卵形，先端锐尖、钝或微凹，基部狭楔形至楔形，叶缘反卷，上面深绿色，下面淡绿色，常具腺点，侧脉 2 ～ 6 对。花：圆锥花序顶生，分枝处常有 1 对叶状苞片；小苞片卵形，具睫毛；萼齿宽卵形或钝三角形；花白色，花冠管与花冠裂片约等长，雄蕊伸出裂片外。果：果倒卵形、宽椭圆形或近球形，紫黑色。花果期 5—11 月。

【生境分布】生于河沟边、路旁、灌丛中。分布于我国华东、西南及陕西、河南、湖北等地。

【药用部位（药材名称）及采收加工】叶（水白蜡）。夏秋季采收，鲜用或晒干。

【临床应用】苦，凉。清热解毒；用于烫伤，外伤。

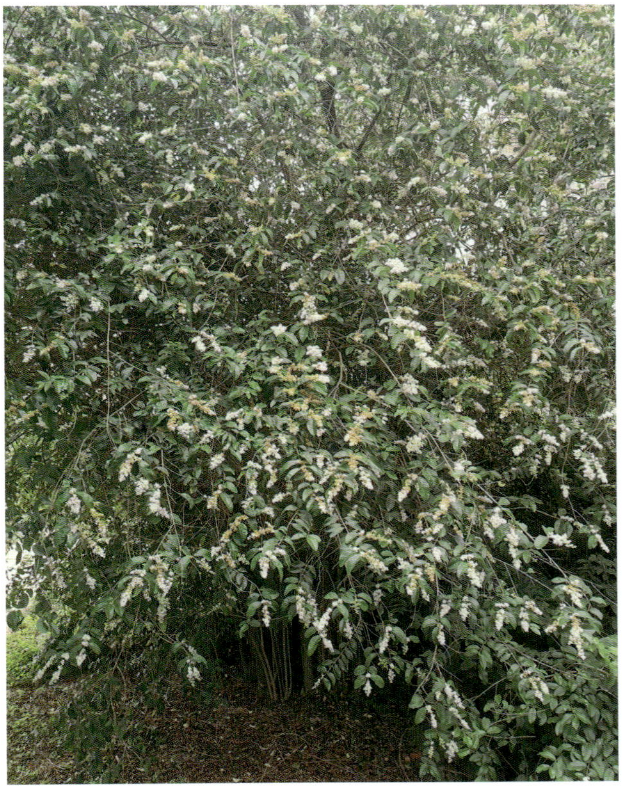

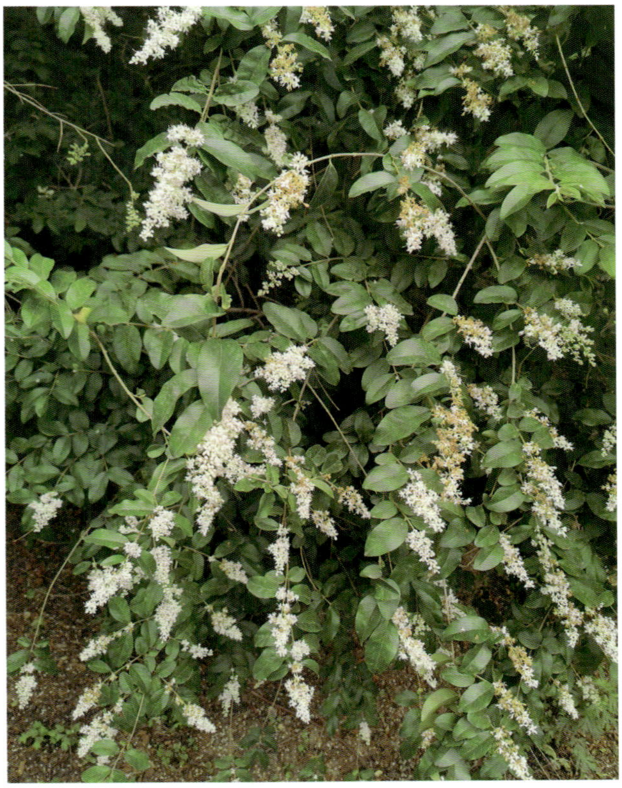

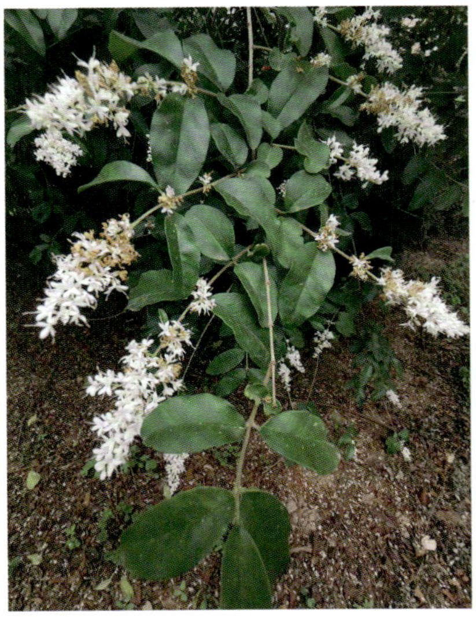

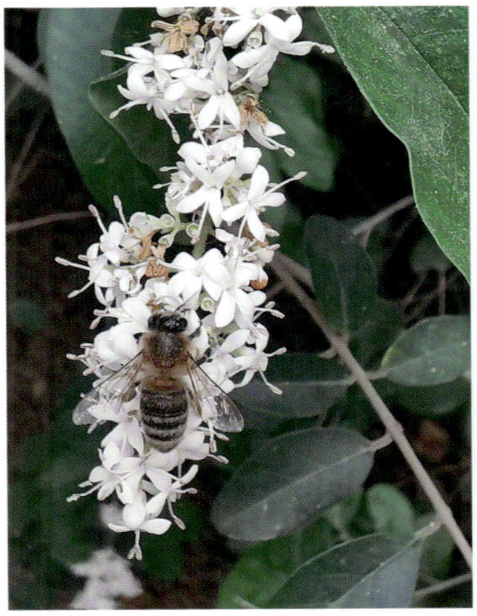

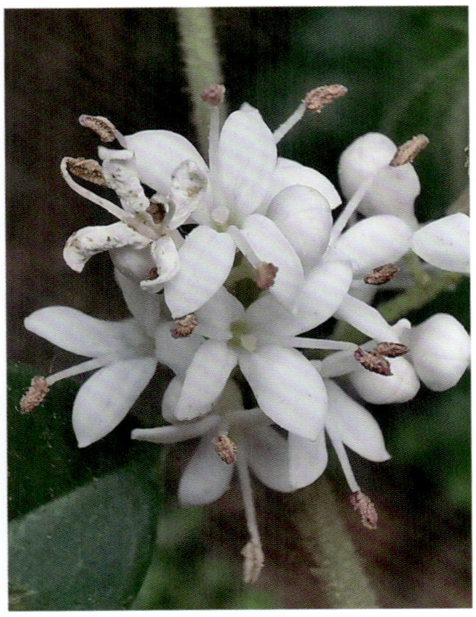

迎春花

【基　　原】木犀科素馨属迎春花 *Jasminum nudiflorum* Lindl.

【别　　名】黄花、金腰带、清明花、金梅花。

【形态特征】落叶灌木。茎：茎直立或匍匐，枝条下垂，枝稍扭曲，光滑无毛，小枝四棱形，棱上多少具狭翼。叶：叶对生，3 出复叶，小枝基部常具单叶，叶轴具狭翼；小叶片卵形、长卵形或椭圆形，先端锐尖或钝，具短尖头，基部楔形，叶缘反卷；顶生小叶片较大。花：花单生于去年生小枝的叶腋，稀生于小枝顶端；苞片小叶状，披针形、卵形或椭圆形；花萼绿色，裂片 5 ～ 6 枚，窄披针形，先端锐尖；花冠黄色，花冠裂片 5 ～ 6 枚，长圆形或椭圆形。果：蒴果卵圆形或近球形，光滑。花果期 3—6 月。

【生境分布】生于山坡灌丛中。分布于我国西南及山西、陕西、甘肃、山东、江苏、云南等地；有栽培。

【药用部位（药材名称）及采收加工】叶（迎春花叶）、花（迎春花）、根（迎春花根）。迎春花叶：夏秋季采叶，鲜用或晒干。迎春花：4—5 月开花时采收，鲜用或晾干。迎春花根：全年或秋季采挖，洗净泥土，切片或段，晒干。

【临床应用】迎春花叶：苦，寒。清热利湿，解毒；用于感冒发热，小便淋痛，外阴瘙痒，肿毒恶疮，跌打损伤，刀伤出血。迎春花：苦、微辛，平；归肾、膀胱经。清热解毒，活血消肿；用于发热头痛，咽喉肿痛，小便热痛，恶疮肿毒，跌打损伤。迎春花根：苦，平。清热息风，活血调经；用于肺热咳嗽，小儿惊风，月经不调。

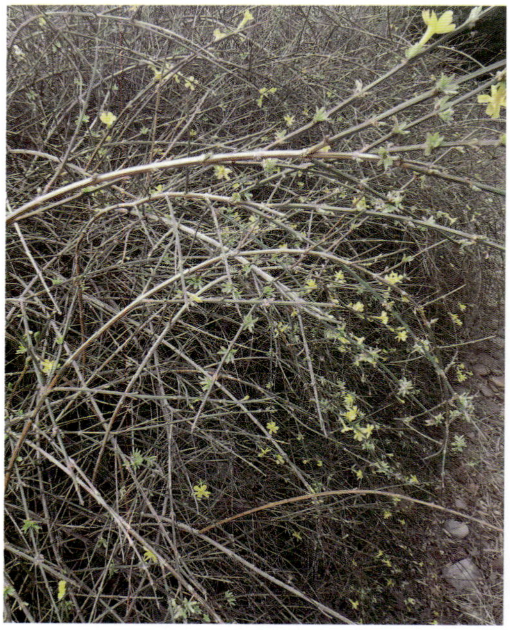
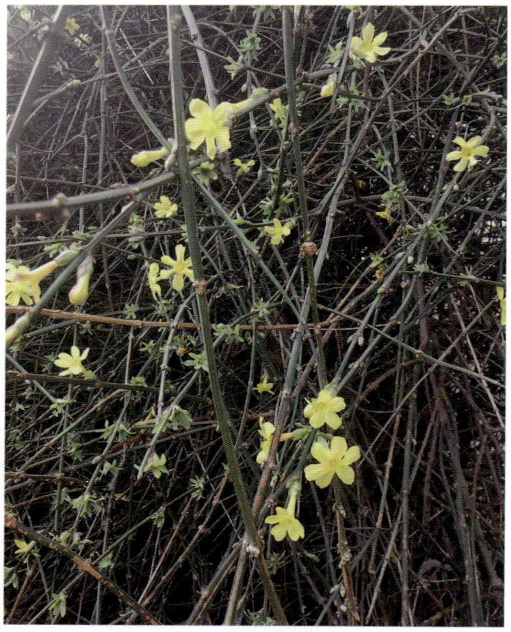
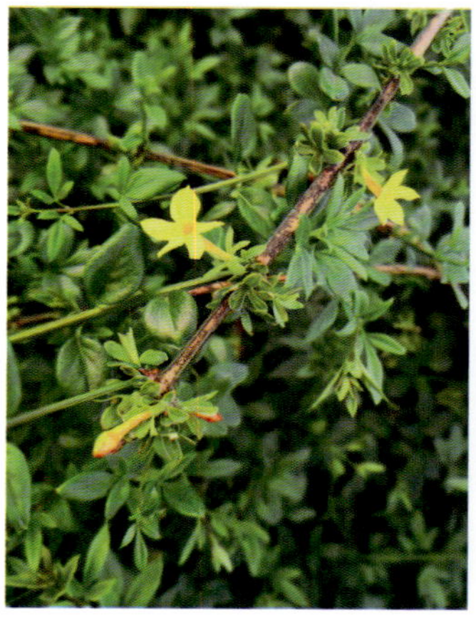
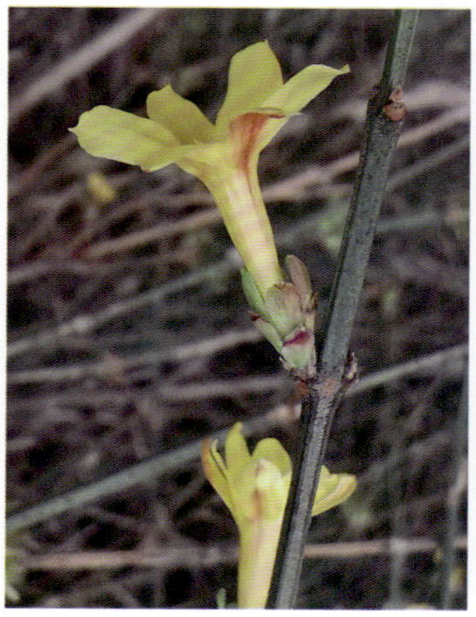
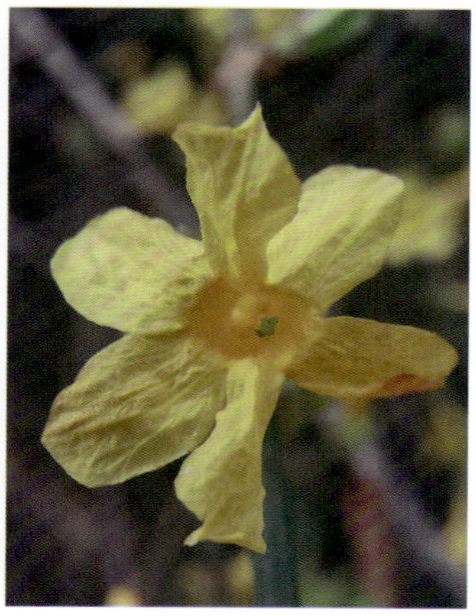

红花龙胆

【基　　原】龙胆科龙胆属红花龙胆 *Gentiana rhodantha* Franch. ex Hemsl.

【别　　名】红龙胆、龙胆草、小青鱼胆、星秀花。

【形态特征】多年生草本。**根：**根细长，黄色。**茎：**根茎短；茎直立，单生或数个丛生，常带紫色，具细条棱，上部多分枝。**叶：**基生叶呈莲座状，椭圆形、倒卵形或卵形，先端急尖，基部楔形，渐狭成短柄，边缘膜质浅波状；茎生叶宽卵形或卵状三角形，先端渐尖或急尖，基部圆形或心形，边缘浅波状，叶脉 3 ～ 5 条，无柄或柄极短，基部连合成短筒抱茎。**花：**花单生茎顶，无花梗；花萼膜质，有时微带紫色，脉稍突起具狭翅，裂片线状披针形，边缘有时疏生睫毛，弯缺圆形；花冠淡红色，上部有紫色纵纹，筒状，上部稍开展，裂片卵形或卵状三角形，先端钝或渐尖，褶宽三角形，比裂片稍短，先端具细长流苏；雄蕊着生于冠筒下部，花丝丝状，花药椭圆形，子房椭圆形，花柱丝状，柱头线形，2 裂。**果：**蒴果淡褐色，长椭圆形，两端渐狭。**种子：**种子淡褐色，近圆形，具翅。花果期 10 月至翌年 2 月。

【生境分布】生于高山灌丛、草地、林下等处。分布于我国西南及甘肃、陕西、河南、湖北、广西等地。

【药用部位（药材名称）及采收加工】根及全草（红花龙胆、小龙胆草）。夏秋冬季采收，洗净，鲜用或晒干。

【临床应用】苦，寒；归心、肺、胃、大肠经。清热利湿，凉血解毒；用于肺热咳喘，痨嗽痰血，黄疸，痢疾，便血，小便不利，产褥热，小儿惊风，疳积；外用治疮疡肿毒、烧烫伤、蛇咬伤。

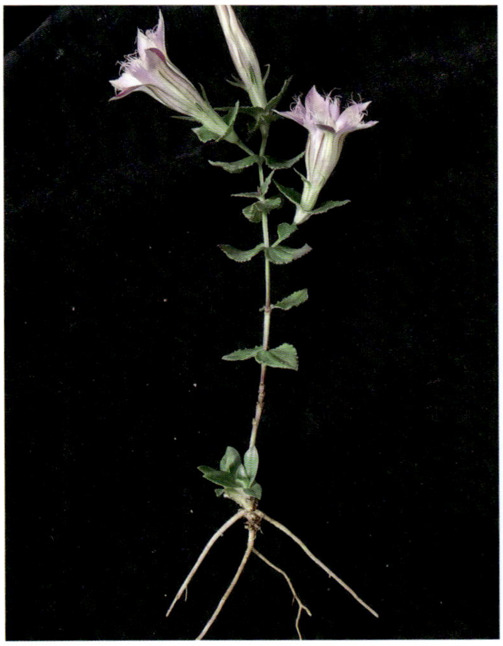
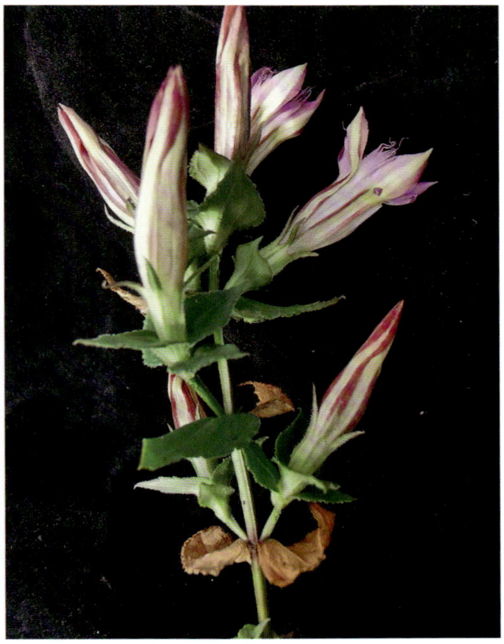
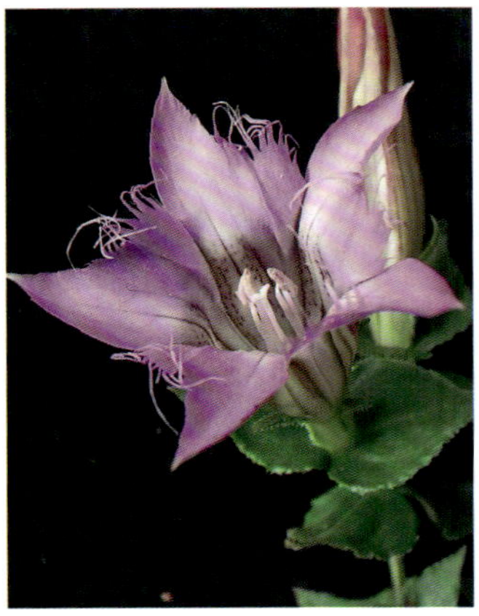
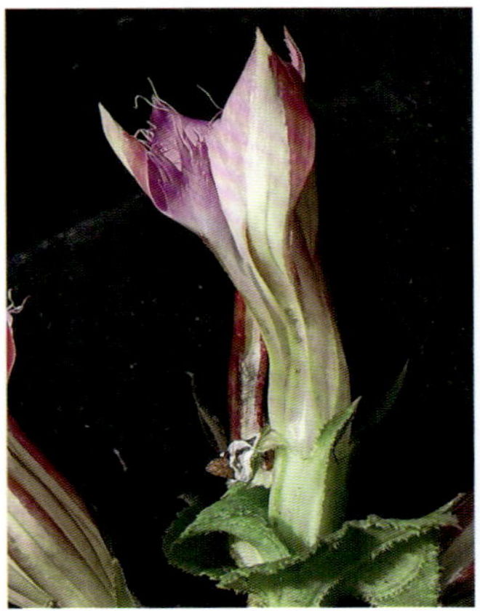
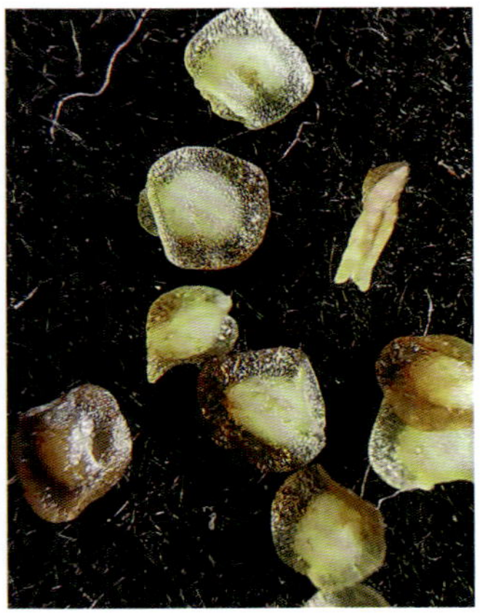

鳞叶龙胆

【基　　原】龙胆科龙胆属鳞叶龙胆 *Gentiana squarrosa* Ledeb.

【别　　名】石（岩、小）龙胆、鳞片龙胆。

【形态特征】1 年生草本。**根：**主根直伸，浅黄白色，具支根。**茎：**茎高 2 ～ 8 cm，黄绿色或紫红色，自基部多分枝，分枝铺散，斜升。**叶：**基生叶大，花期枯萎，卵形、卵圆形或卵状椭圆形；茎生叶小，倒卵状匙形或匙形，先端钝圆或急尖，具短尖头，基部渐狭，叶缘具软骨质边，中脉在下面突起。**花：**花多数，单生于小枝顶端；花萼裂片外反，先端钝圆或钝，具短小尖头，基部圆形，萼缘具厚软骨质边，中脉在下面突起；花冠蓝色，筒状漏斗形，裂片卵状三角形，先端钝，全缘或有细齿；雄蕊着生于冠筒中部，花丝丝状，花药矩圆形；子房宽椭圆形，花柱柱状，柱头 2 裂。**果：**蒴果倒卵状矩圆形，先端有宽翅，两侧边缘有狭翅。**种子：**种子黑褐色，椭圆形或矩圆形，表面有白色光亮的细网纹。花果期 4—9 月。

【生境分布】生于山地、草原、河滩、荒地、路边、灌丛、高山草甸等处。分布于我国西南、西北、华北、东北等地。

【药用部位（药材名称）及采收加工】全草（石龙胆、龙胆地丁）。春末夏初采收开花的全草，洗净，鲜用或晒干。

【临床应用】苦、辛，寒；归肺、肝、心经。解毒消痈，清热利湿；用于疔疮疖肿，瘰疬，无名肿毒，蛇咬伤，肠痈，目赤肿痛，黄疸，白带。

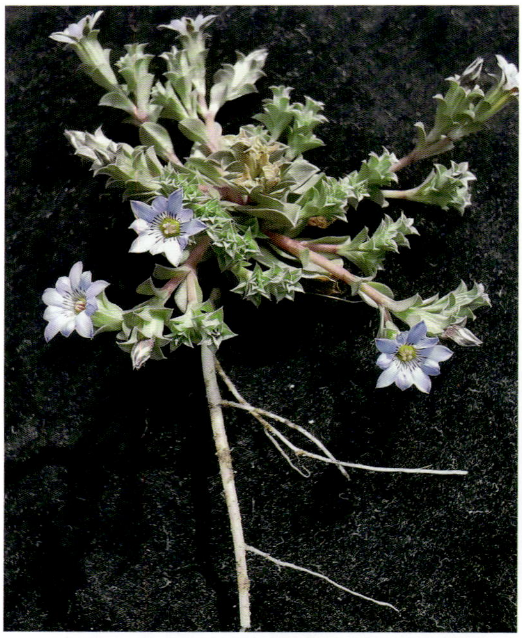

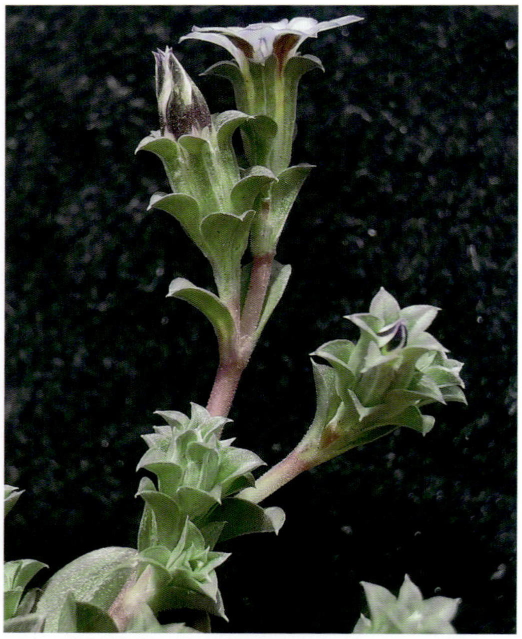

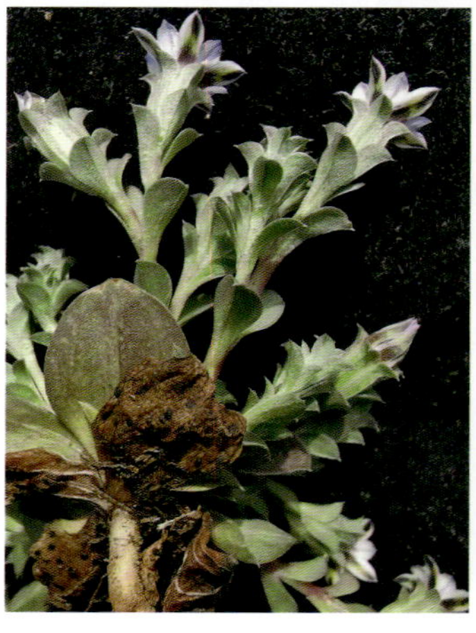

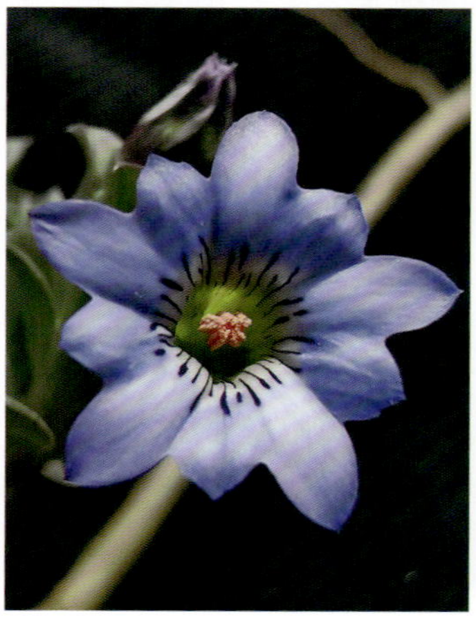

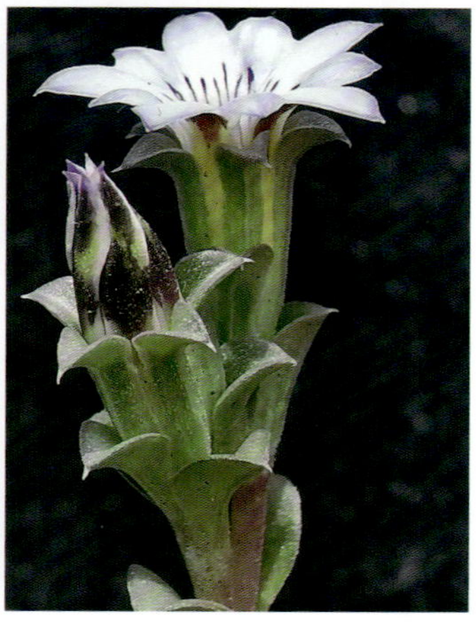

秦艽

【基　　原】龙胆科龙胆属秦艽 *Gentiana macrophylla* Pall.

【别　　名】大叶龙胆、大叶（西、左）秦艽、萝卜艽。

【形态特征】多年生草本。**根：**须根多条，扭结或粘结成圆柱形的根。**茎：**茎基部具纤维状残存叶基；茎直立或斜升，黄绿色或上部带紫红色，近圆柱形。**叶：**基生叶多丛生，无柄，叶披针形或长圆披针形，先端尖，全缘，主脉 5 条；茎生叶椭圆状披针形或狭椭圆形，先端钝或急尖，基部钝，边缘平滑，叶脉 3～5 条。**花：**轮伞花序顶生或腋生，有花多数，密集；花萼筒黄绿色或带紫色，一侧开裂呈佛焰苞状，先端截形或圆形，萼齿小，锥形；花冠筒部黄绿色，冠檐蓝色或蓝紫色，先端 5 裂，裂片间有 5 片短小褶片；雄蕊 5，着生于花冠管中部；花柱线形，柱头 2 裂。**果：**蒴果卵状椭圆形。**种子：**种子椭圆形，褐色，有光泽。花果期 7—10 月。

【生境分布】生于山区草地、溪旁、坡地、灌丛等处。分布于我国东北、华北、西北及四川等地。

【药用部位（药材名称）及采收加工】根（秦艽）。春秋季采挖，除去泥沙，晒软，堆置“发汗”至表面呈红黄色或灰黄色时摊开晒干，或不经“发汗”直接晒干。

【临床应用】辛、苦，平；归胃、肝、胆经。祛风湿，清湿热，止痹痛，退虚热；用于风湿痹痛，中风半身不遂，筋脉拘挛，骨节酸痛，湿热黄疸，骨蒸潮热，小儿疳积发热。

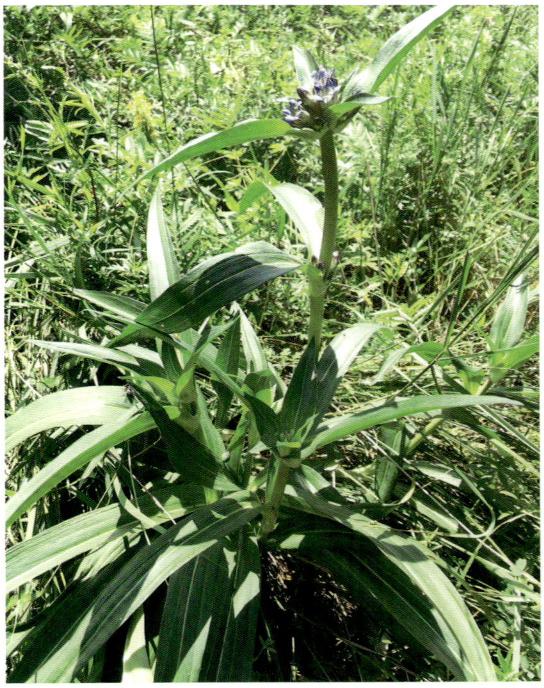
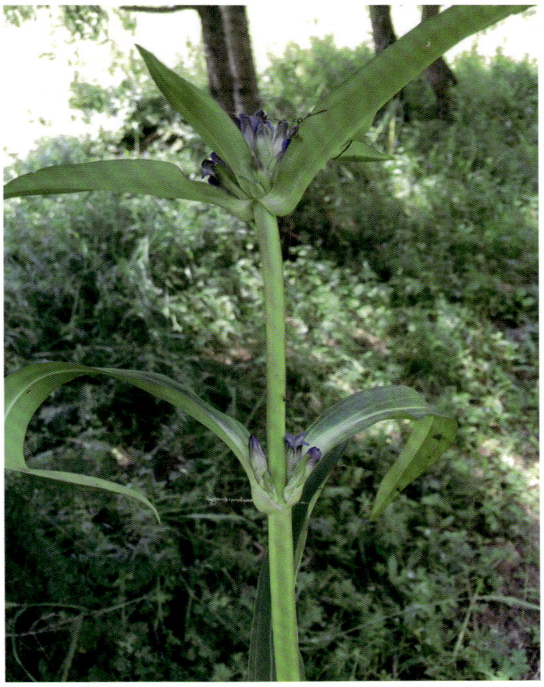
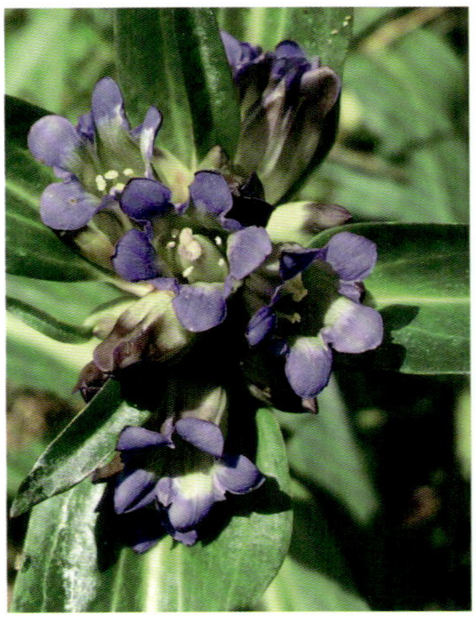
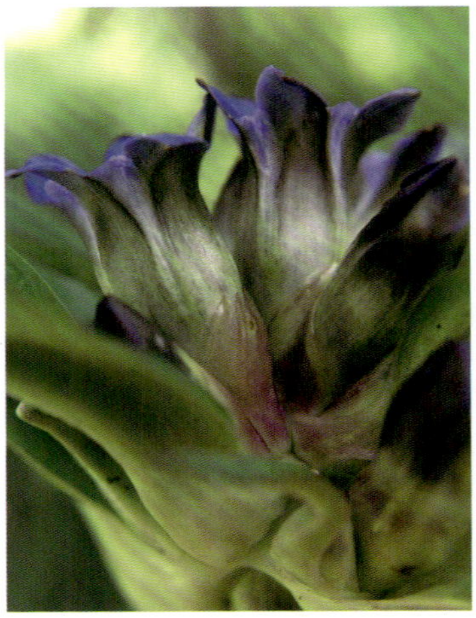
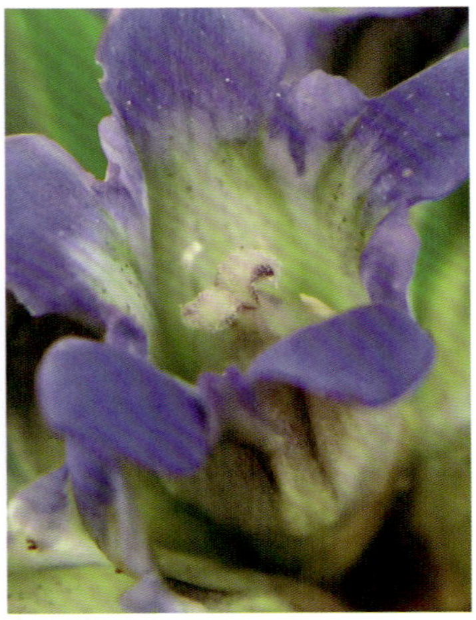

小秦艽

【基　　原】龙胆科龙胆属小秦艽 *Gentiana dahurica* Fisch.

【别　　名】达乌里秦艽、达乌里龙胆、达弗里亚龙胆、小叶秦艽。

【形态特征】多年生草本。**根：**须根多条，向左扭结在一起成一个圆锥形根。**茎：**茎基部被枯存的叶鞘纤维；茎常丛生，黄绿色或紫红色，光滑。**叶：**基生叶披针形或线状椭圆形，先端渐尖，基部渐狭，边缘粗糙，叶脉 3 ～ 5 条；茎生叶少数，线状披针形至线形，叶柄渐短。**花：**聚伞花序顶生及腋生，不等长；花萼筒膜质，黄绿色或带紫红色，筒形，不裂，稀一侧浅裂，裂片 5 个，不整齐，线形，绿色；花冠深蓝色，有时喉部具多数黄色斑点，筒形或漏斗形，裂片卵形或卵状椭圆形，先端钝，全缘，褶整齐，三角形或卵形，先端钝，全缘或边缘啮蚀形；雄蕊着生于冠筒中下部，整齐，花丝线状钻形，花药矩圆形。**果：**蒴果无柄，狭椭圆形。**种子：**种子淡褐色，有光泽，矩圆形，表面有细网纹。花果期 7—9 月。

【生境分布】生于田边、路旁、河滩、沙地、水沟边、向阳山坡、草原等处。分布于我国西北、华北、东北及四川等地。

【药用部位（药材名称）及采收加工】根（秦艽、小秦艽）。春秋季采挖，除去泥沙，趁鲜搓去黑皮，晒干。

【临床应用】同植物“秦艽”项下。

【备　　注】*Gentiana dahurica* Fisch. 在《中国植物志》为达乌里秦艽，在《药典》为小秦艽；本书参考《药典》。

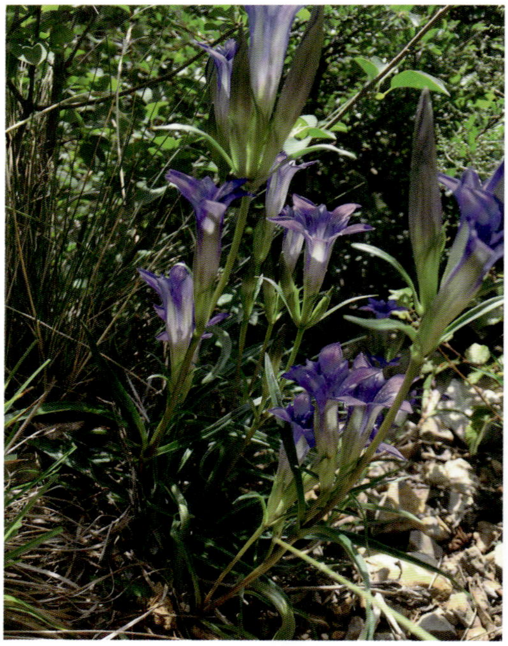

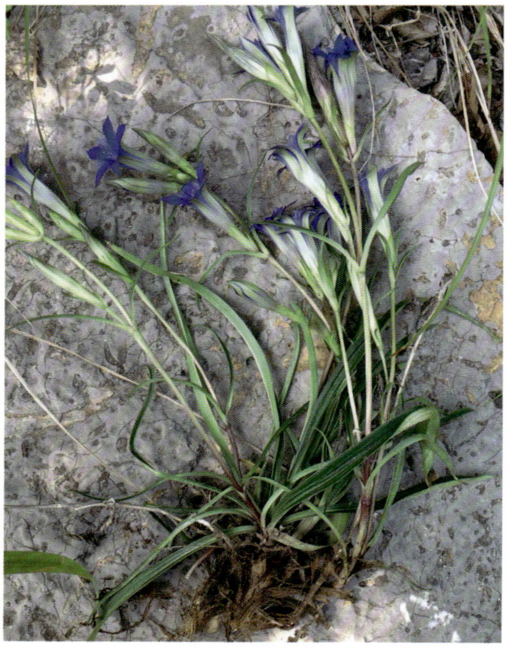

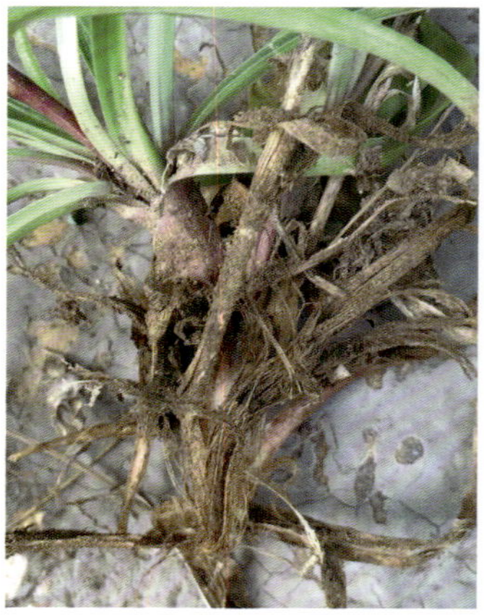

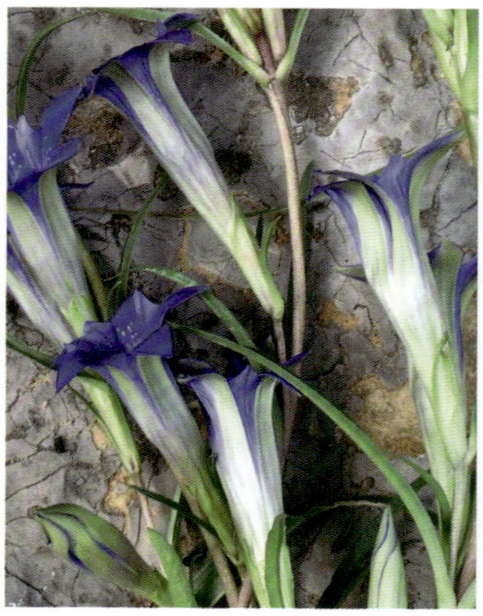

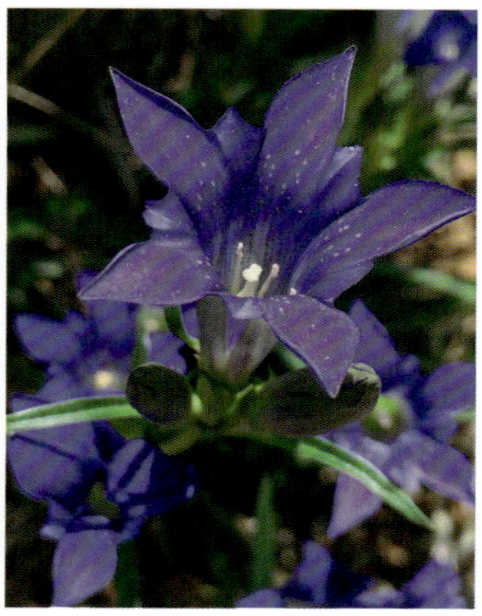

【基　　原】龙胆科花锚属花锚 *Halenia corniculata*（L.）Cornaz.

【别　　名】金锚、西伯利亚花锚。

【形态特征】1年生草本。茎：茎直立，四棱形，有分枝。叶：叶对生；基生叶具柄，叶倒卵形或椭圆形；茎生叶几无柄，叶椭圆状披针形或卵形，先端尖，基部宽楔形，全缘；叶主脉3条，在下面沿脉疏生短硬毛。花：聚伞花序顶生或腋生；萼筒短，花萼4深裂，裂片狭三角状披针形；花冠钟形，黄白色或淡绿色，4深裂，裂片基部有窝孔并延伸成长距，距内有蜜腺，形似船锚；雄蕊4，着生于花冠筒上，内藏，与裂片互生，花药丁字着生；雌蕊无柄，花柱短，柱头2裂，外卷。果：蒴果卵形或长圆形，先端2瓣裂。种子：种子褐色。花果期7—9月。

【生境分布】生于林下、林缘、山沟、水边湿草地等处。分布于我国东北、华北及陕西等地。

【药用部位（药材名称）及采收加工】全草（花锚）。夏秋季采收，晾干。

【临床应用】苦，寒；归心、肝经。清热解毒，凉血止血；用于肝炎，脉管炎，胃肠炎，外伤感染发热，外伤出血。

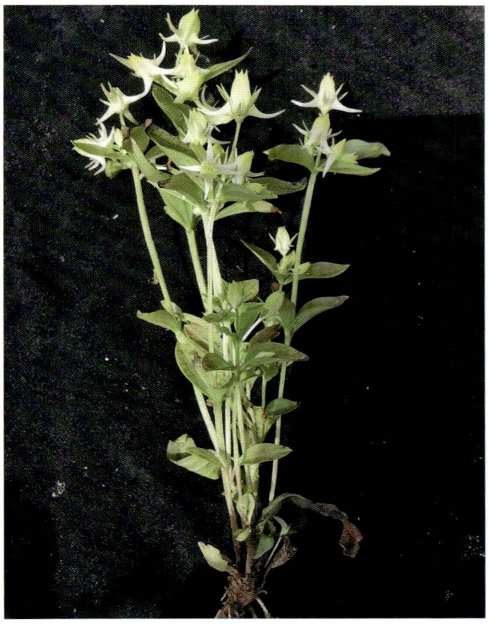

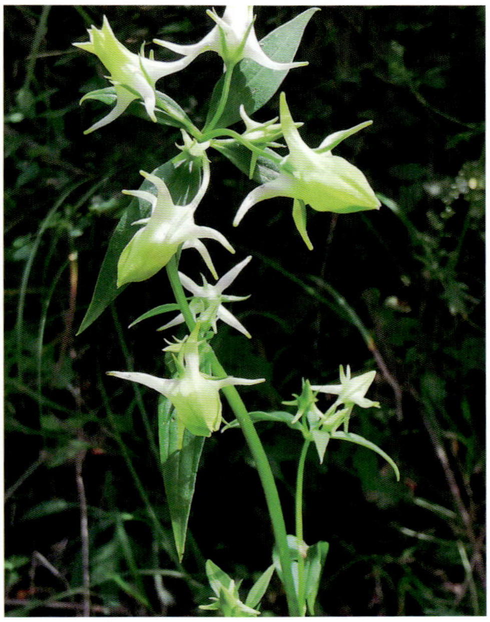

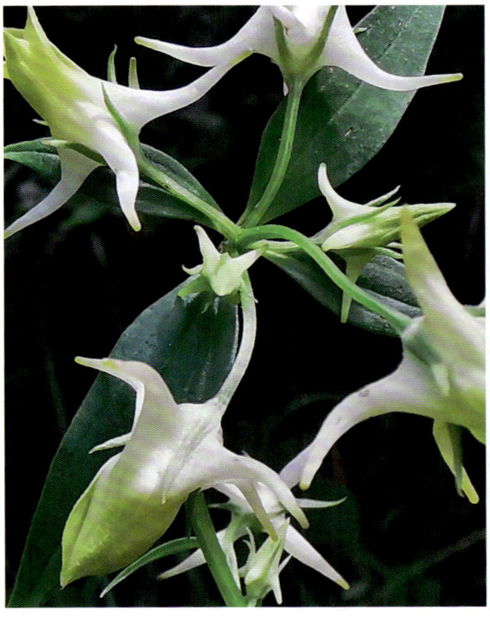

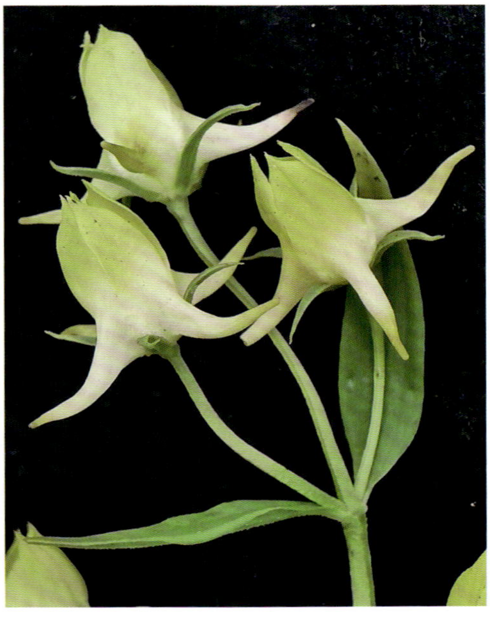

扁蕾

【基　　原】龙胆科扁蕾属扁蕾 *Gentianopsis barbata*（Froel.）Ma

【别　　名】无。

【形态特征】1～2年生草本。**茎：**茎单生，直立，近圆柱形，上部有分枝，条棱明显，有时带紫色。**叶：**基生叶多对，常早落，匙形或线状倒披针形；茎生叶无柄，狭披针形至线形，先端渐尖，边缘具乳突，基部钝，分离，中脉在下面明显。**花：**花单生茎或分枝的顶端；花梗直立，近圆柱形，有明显的条棱，果时更长；花萼筒状，稍扁，略短于花冠或与花冠筒等长，裂片2对，不等长，异形，具白色膜质边缘，外对线状披针形，先端尾状渐尖，内对卵状披针形；花冠筒状漏斗形，筒部黄白色，檐部蓝色或淡蓝色，裂片椭圆形，先端圆形，有小尖头，边缘有小齿，下部两侧有短的细条裂齿。**果：**蒴果具短柄，与花冠等长。**种子：**种子褐色，矩圆形，表面有密的指状突起。花果期7—9月。

【生境分布】生于水沟边、山坡草地、林下、灌丛、沙丘边缘。分布于我国西南、西北、华北、东北及湖北等地。

【药用部位（药材名称）及采收加工】全草（扁蕾）。春夏季采收，洗净，晾干。

【临床应用】苦，寒；归心、肝经。清热解毒，消肿止痛；用于外感发热，肝炎，胆囊炎，头痛目赤，外伤肿痛，疮疖肿毒。

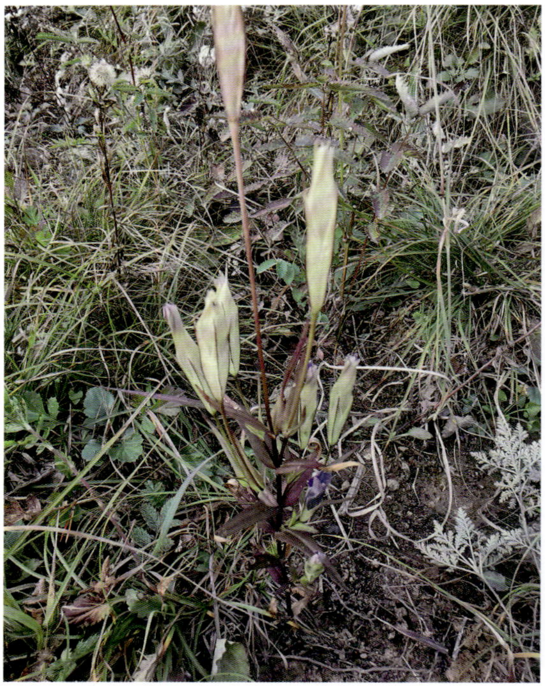

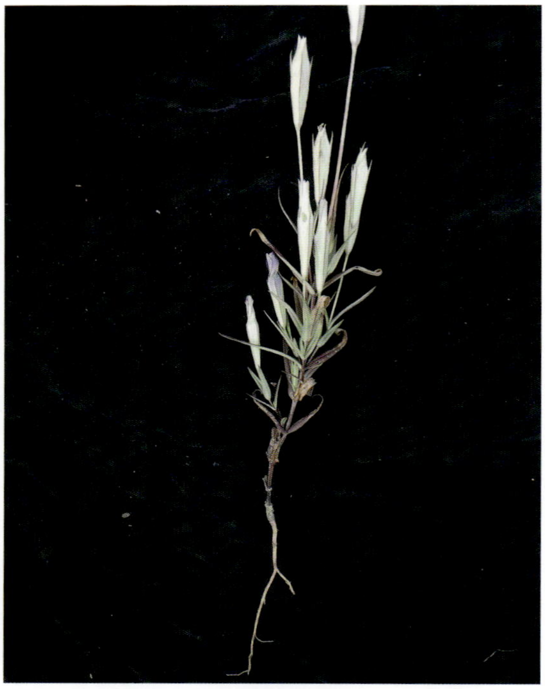

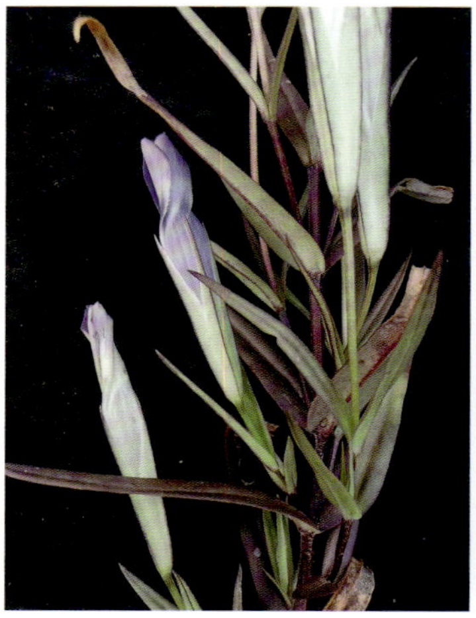

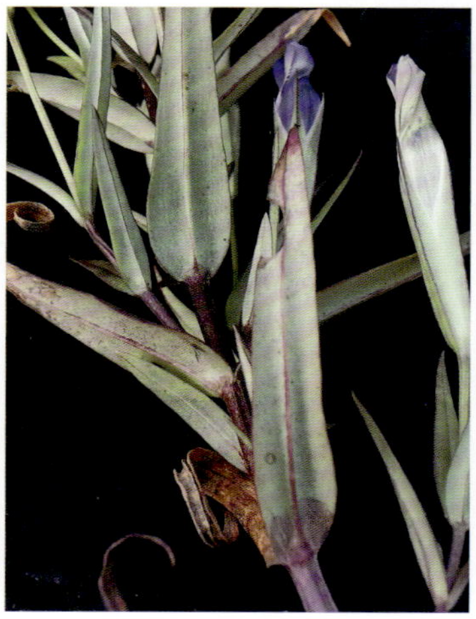

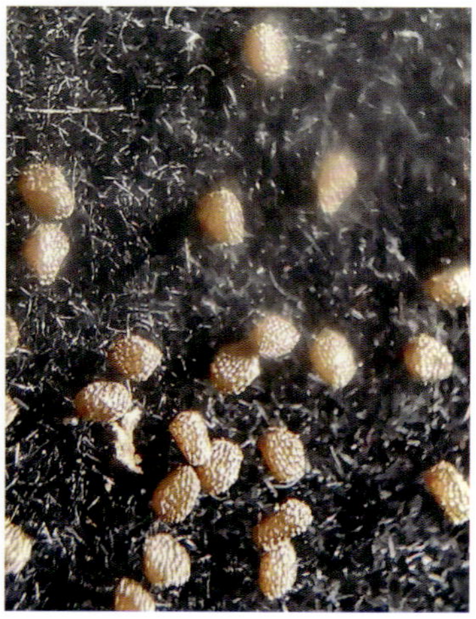

【基　　原】龙胆科獐牙菜属北方獐牙菜 *Swertia diluta*（Turcz.）Benth. et Hook. f.

【别　　名】北方享乐菜、北方西伯菜、中国当药。

【形态特征】1年生草本。根：根黄色。茎：茎直立，四棱形，棱上具窄翅，多分枝。叶：叶无柄，线状披针形至线形，两端渐狭，下面中脉明显突起。花：圆锥状复聚伞花序具多数花；花梗直立，四棱形；花萼绿色，长于或等于花冠，裂片线形，先端锐尖；花5数，花冠浅蓝色，裂片椭圆状披针形，先端急尖，基部有2个腺窝，周缘具长柔毛状流苏。果：蒴果卵形。种子：种子深褐色，矩圆形表面具小瘤状突起。花果期8—10月。

【生境分布】生于阴湿山坡、林下、田边、谷地。分布于我国东北、华北、西北及四川、河南、山东等地。

【药用部位（药材名称）及采收加工】全草（淡花当药）。7—10月采收，洗净，鲜用或晒干。

【临床应用】苦，寒；归肝、胃、大肠经。清热解毒，利湿健胃；用于骨髓炎，咽喉炎，扁桃体炎，结膜炎，肝炎，消化不良，痢疾，疮痈疥癣，毒蛇咬伤。

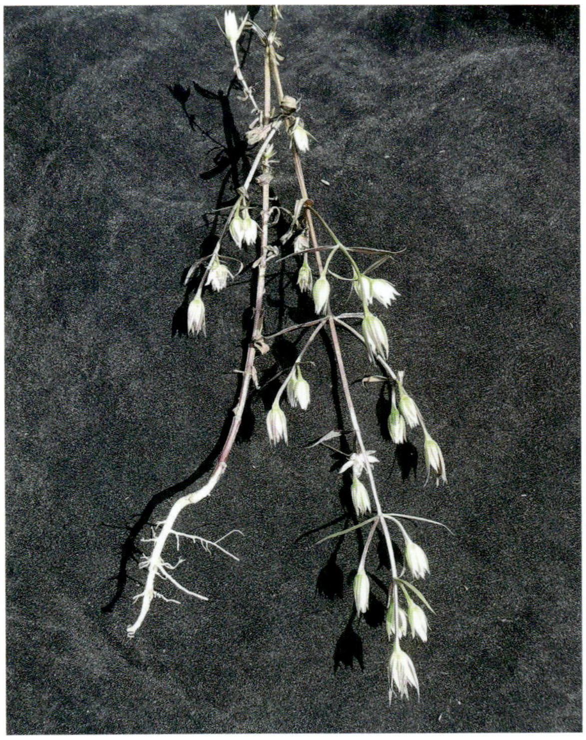
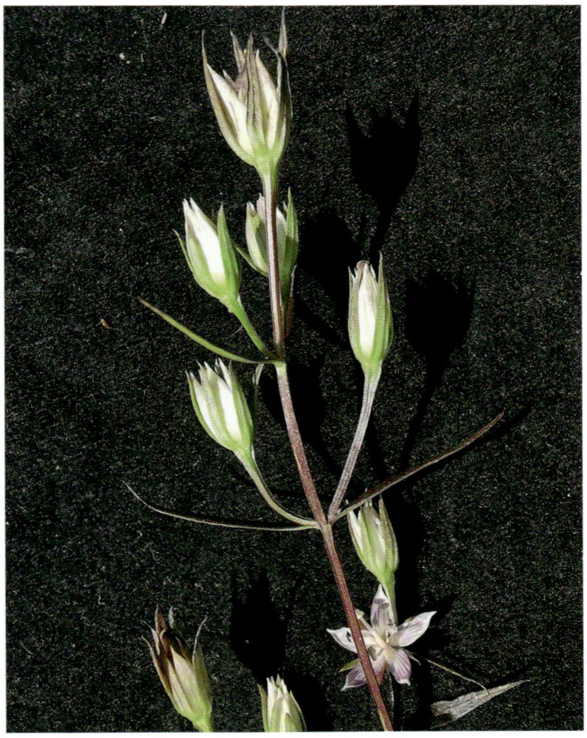
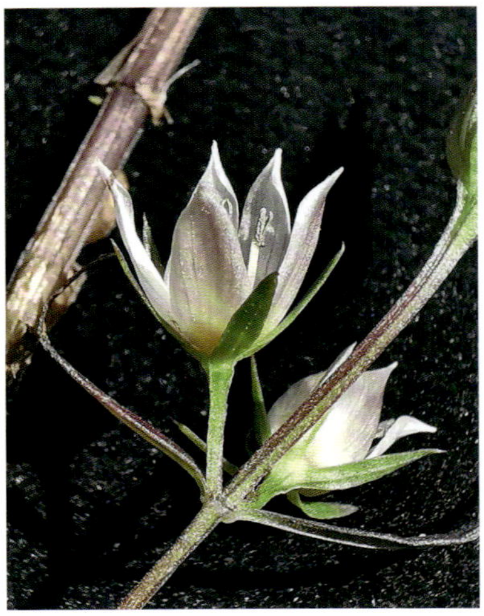
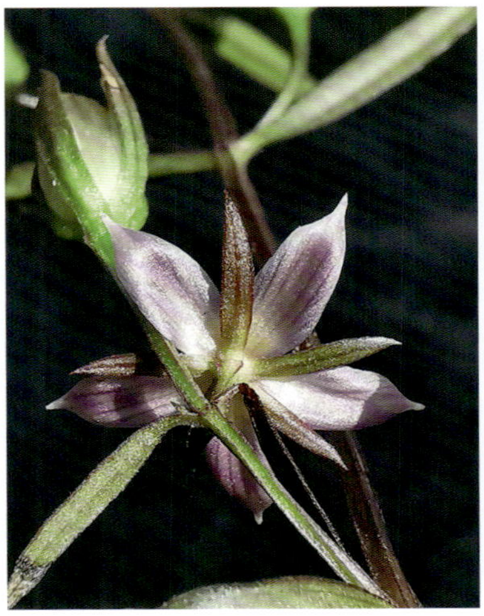
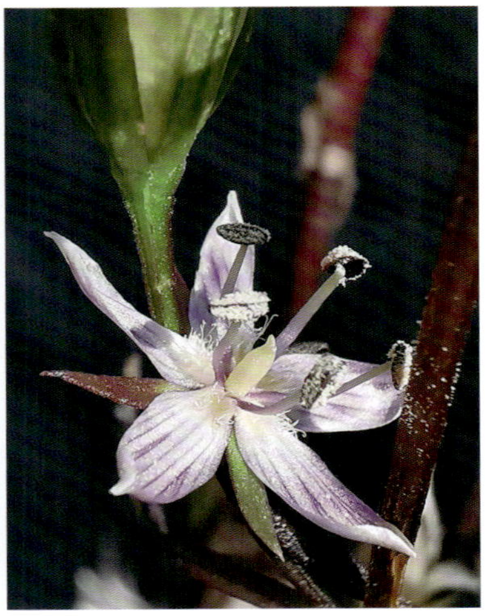

红直獐牙菜

【基　　原】龙胆科獐牙菜属红直獐牙菜 *Swertia erythrosticta* Maxim.

【别　　名】红直当药。

【形态特征】多年生草本。**茎：**茎直立，常带紫色，中空，具4棱，不分枝。**叶：**基生叶在花期枯萎；茎生叶对生，具柄，叶矩圆形、卵状椭圆形至卵形，先端钝，稀渐尖，基部渐狭成柄，叶脉3～5条；茎上部叶渐小，柄渐短至无。**花：**圆锥状复聚伞花序，具花多数；花梗常弯垂，不等长；花5数，花萼长为花冠的1/2～2/3，裂片狭披针形，先端长渐尖，具狭窄的膜质边缘；花冠绿色或黄绿色，具红褐色斑点，裂片矩圆形或卵状矩圆形，先端钝，基部具1个腺窝，腺窝褐色，圆形，边缘具柔毛状流苏；花丝扁平，线状锥形，基部背面具流苏状柔毛，花药矩圆形；子房无柄，椭圆形，花柱短而明显，圆柱状，柱头小，2裂，裂片近圆形。**果：**蒴果无柄，卵状椭圆形。**种子：**种子黄褐色，矩圆形，周边具宽翅。花果期8—10月。

【生境分布】生于河滩、草原、高山草甸、林下。分布于我国华北及陕西、青海、湖北、四川等地。

【药用部位（药材名称）及采收加工】全草（红直当药）。8—9月采收，洗净，切段，鲜用或晒干。

【临床应用】苦，凉；归心、肺、肝、脾经。清热解毒，利湿退黄，杀虫；用于风热咳喘，咽喉肿痛，黄疸，梅毒，疮痈肿毒，疥癣。

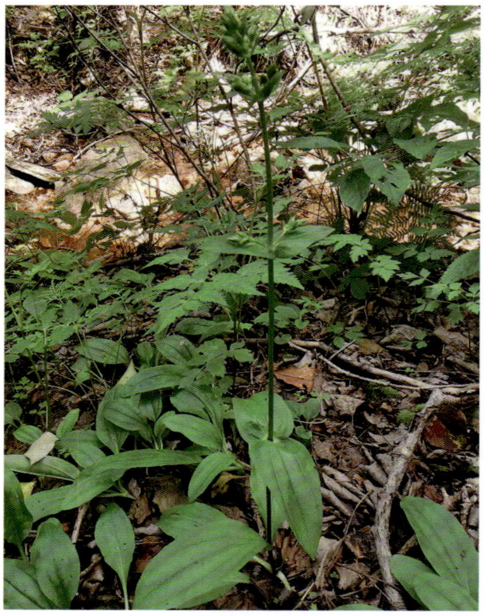

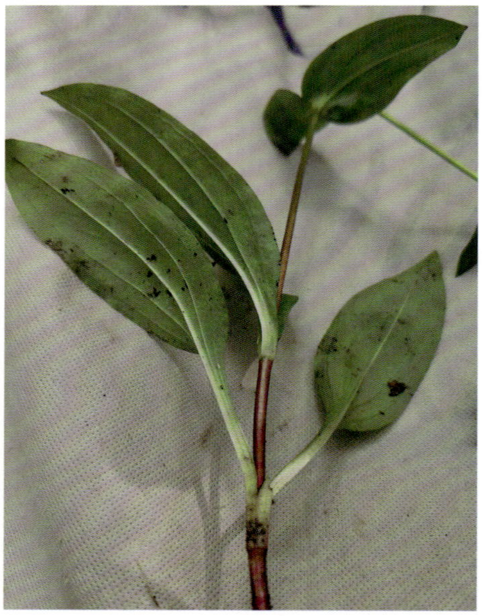

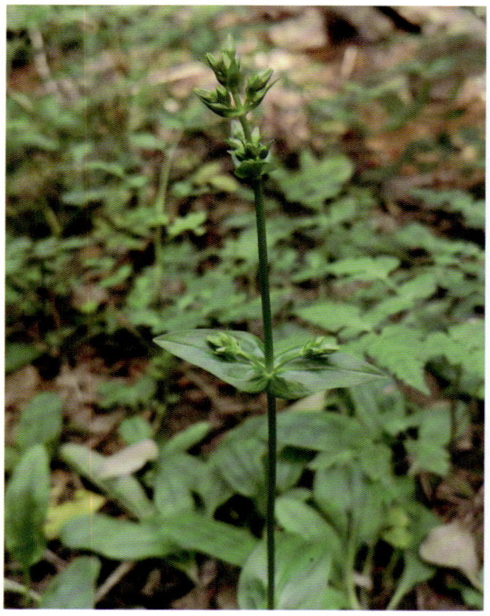

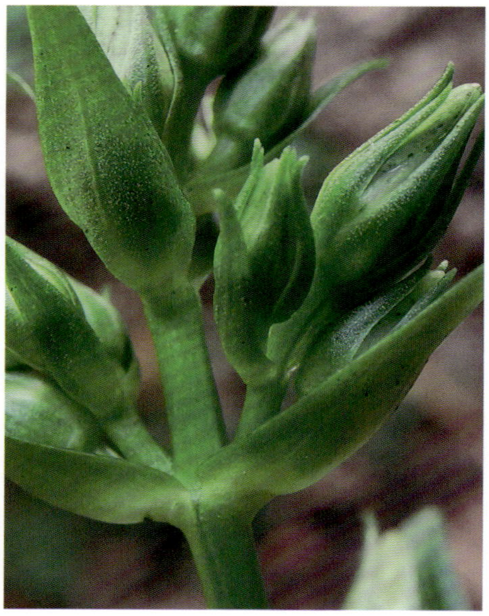

罗布麻

【基　　原】夹竹桃科罗布麻属罗布麻 *Apocynum venetum* L.

【别　　名】茶叶花、茶棵子、女儿茶、野（牛）茶、野（红）麻、泽漆麻、吉吉麻、奶流、红花草、羊肚拉角等。

【形态特征】直立半灌木，全株具乳汁。茎：枝条对生或互生，无毛，紫红色或淡红色。叶：叶对生或近对生，叶片椭圆状披针形至卵圆状长圆形，顶端急尖至钝，具短尖头，叶缘具细牙齿，两面无毛。花：圆锥状聚伞花序顶生或腋生；花梗被短柔毛；苞片膜质，披针形；花萼 5 深裂，裂片披针形或卵圆状披针形，两面被短柔毛，边缘膜质；花冠钟形，紫红色或粉红色，两面密被颗粒状突起，花冠裂片卵圆状长圆形，与花冠筒几乎等长，每裂片内外均具 3 条明显的紫红色脉纹；雄蕊着生在花冠筒基部，与副花冠裂片互生。果：蓇葖果 2 个，圆筒形。种子：种子多数，卵圆状长圆形，黄褐色。花果期 4—12 月。

【生境分布】生于盐碱荒地、沙漠边缘、河岸、河泊周围、戈壁荒滩。分布于我国西北、华北及河南、江苏、山东、辽宁等地。

【药用部位（药材名称）及采收加工】全草（罗布麻）、叶（罗布麻叶）。罗布麻采收加工未见记载。罗布麻叶：夏季采收，除去杂质，干燥。

【临床应用】罗布麻：甘、苦，凉。清火，降压，强心，利尿；用于心脏病，高血压，神经衰弱，肝炎腹胀，肾炎浮肿。罗布麻叶：甘、苦，凉；归肝经。平肝安神，清热利水；用于肝阳眩晕，心悸失眠，浮肿尿少。

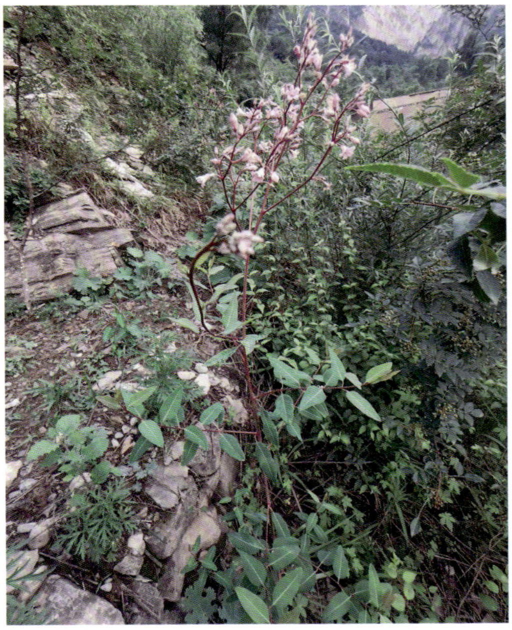
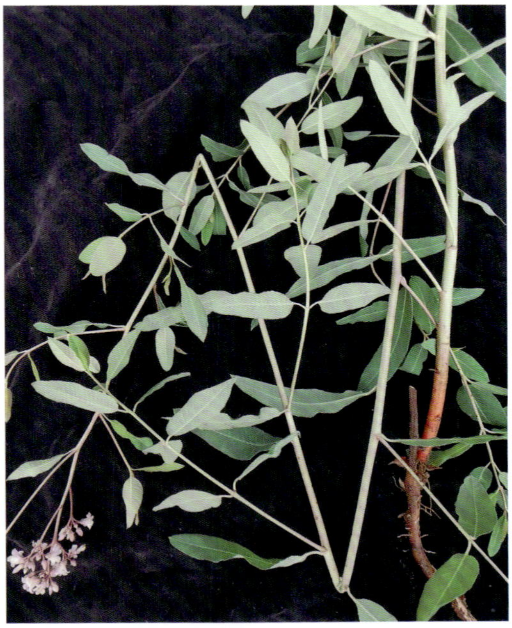
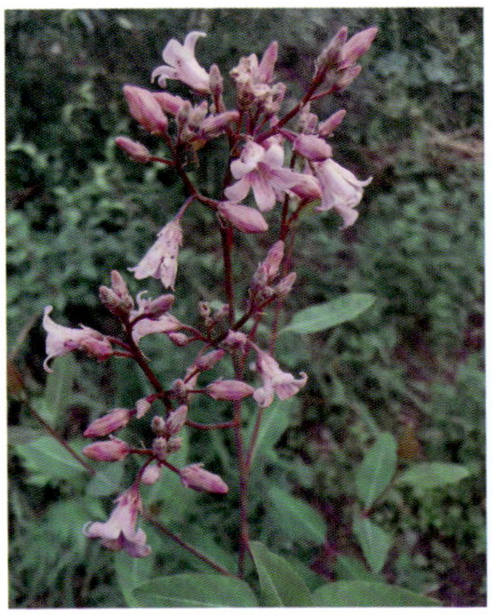
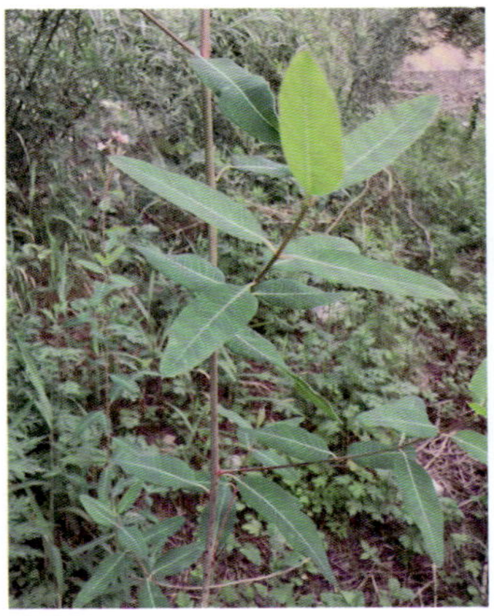
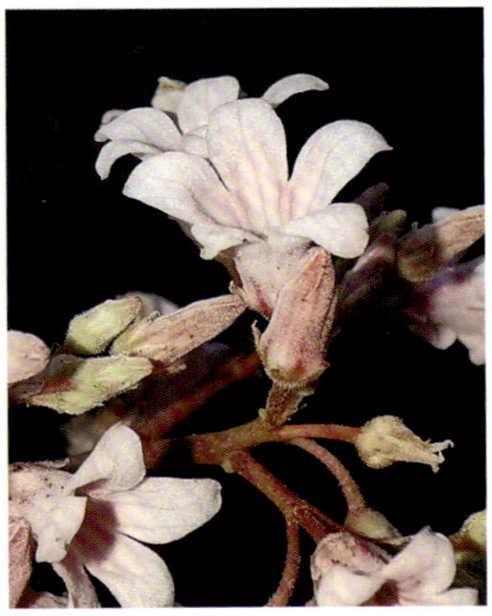

络石

【基　　原】夹竹桃络石属络石 *Trachelospermum jasminoides*（Lindl.）Lem.

【别　　名】络石藤、白花藤、软筋藤、石盘藤、墙络藤、石邦藤、过桥风、扒（骑）墙虎等。

【形态特征】常绿木质藤本，具乳汁。**茎：**茎赤褐色，圆柱形，有皮孔；小枝被黄色柔毛，老时渐无毛。**叶：**叶革质或近革质，椭圆形、卵状椭圆形或宽倒卵形，顶端锐尖、渐尖或钝，基部渐狭至钝，叶背疏被短柔毛，老渐无毛；叶柄短，被短柔毛，老渐无毛。**花：**2 歧聚伞花序顶生或腋生，花多朵组成圆锥状，与叶等长或较长；花白色，芳香；苞片及小苞片狭披针形；花萼 5 深裂，裂片线状披针形，顶部反卷，外面被长柔毛及缘毛；雄蕊着生在花冠筒中部，腹部粘生在柱头上。**果：**蓇葖双生，线状披针形，先端渐尖。**种子：**种子褐色，线形，顶端具白色绢质种毛。花果期 3—12 月。

【生境分布】生于山野、溪边、路旁、林缘、杂木林中。分布于我国华东、华中、华南、西南及河北、陕西等地。

【药用部位（药材名称）及采收加工】带叶藤茎（络石藤）。冬季至次春采割，除去杂质，晒干。

【临床应用】苦，微寒；归心、肝、肾经。祛风通络，凉血消肿；用于风湿热痹，筋脉拘挛，腰膝酸痛，喉痹，痈肿，跌仆损伤。

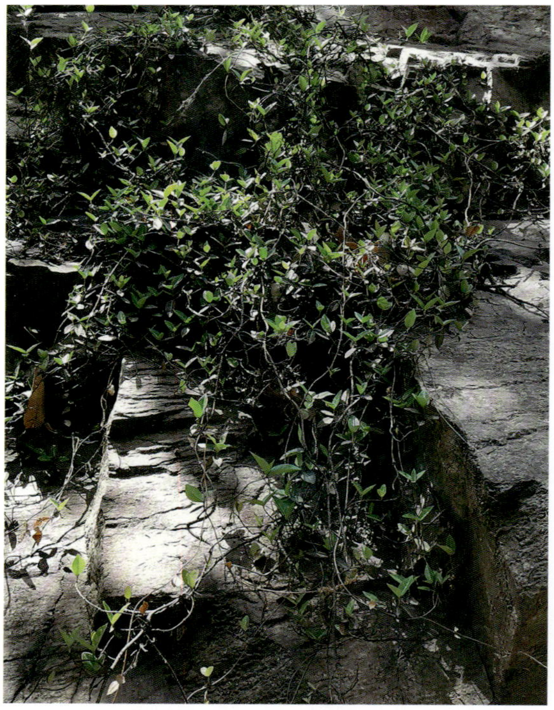

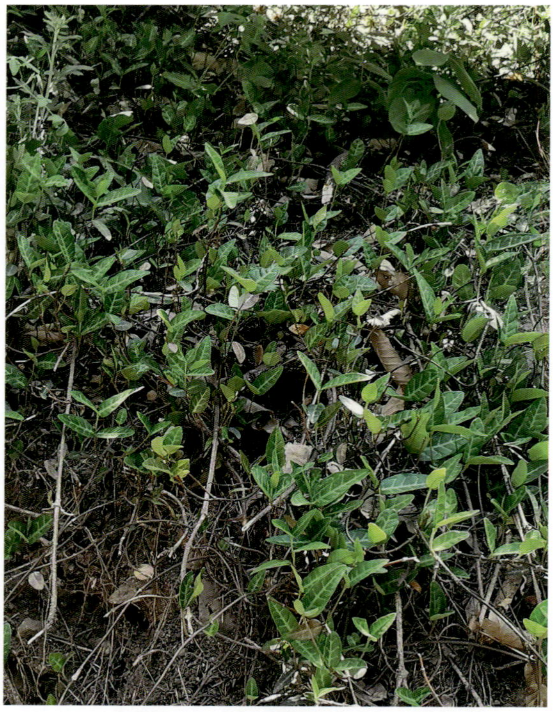

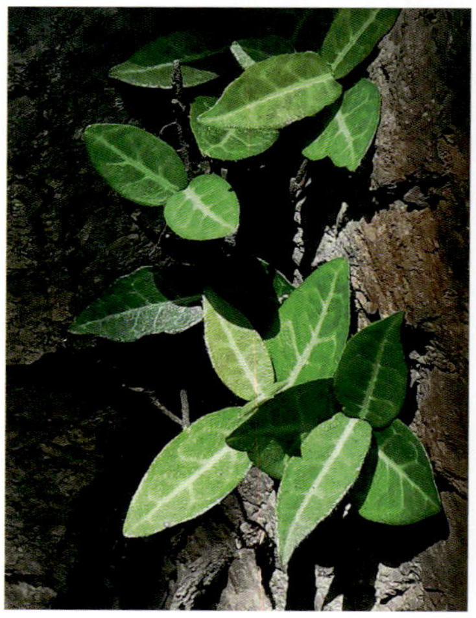

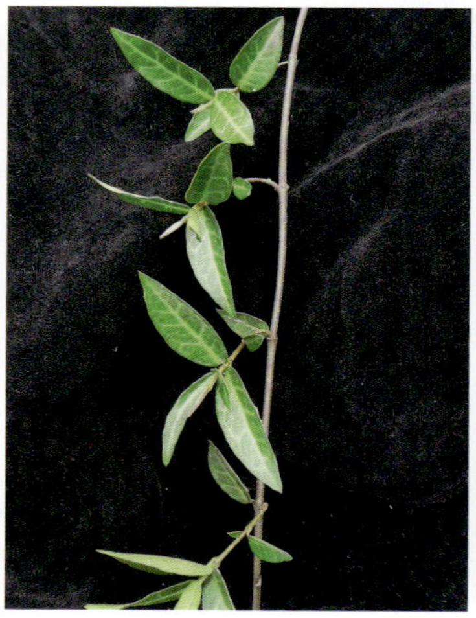

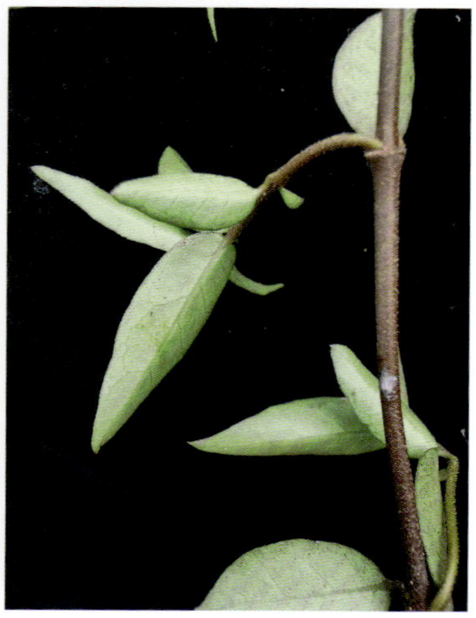

【基　　原】夹竹桃科杠柳属杠柳 *Periploca sepium* Bunge

【别　　名】臭（香）加皮、北五加皮、狭叶萝藦、羊角桃（槐）、羊奶条、羊交叶、钻墙柳等。

【形态特征】落叶木质藤本。**根：**主根圆柱状，外皮灰棕色，内皮浅黄色。**茎：**小枝灰褐色，具乳汁，常对生，有细条纹，皮孔明显。**叶：**叶对生；叶披针形或卵状披针形，顶端渐尖，基部楔形，全缘，叶上面深绿色，叶背淡绿色。**花：**聚伞花序腋生，有花数朵；花萼裂片卵圆形，顶端钝，边缘膜质，花萼内面基部有 10 个小腺体；花冠辐状，5 裂，裂片长圆形，先端钝且外折，淡紫红色、黄绿色而带紫斑，中间加厚呈纺锤形，内面被长柔毛，背面紫红色；副花冠环状，10 裂，其中 5 裂伸长成丝状，被短柔毛，顶端向内弯；雄蕊与副花冠合生，花丝短，花药卵圆形，彼此粘连并包围柱头，柱头盘状凸起。**果：**蓇葖果 2，细长圆柱状，微弯，具细纵条纹。**种子：**种子长圆形，黑褐色，顶端具白色绢毛。花果期 5—9 月。

【生境分布】生于干燥山坡、砂质地、砾石山坡上。分布于我国东北、西北、华北等地。

【药用部位（药材名称）及采收加工】根皮（香加皮）。春秋季采挖，剥取根皮，晒干。

【临床应用】辛、苦，温；有毒；归心、肝、肾经。利水消肿，祛风湿，强筋骨；用于下肢浮肿，心悸气短，风寒湿痹，腰膝酸软。

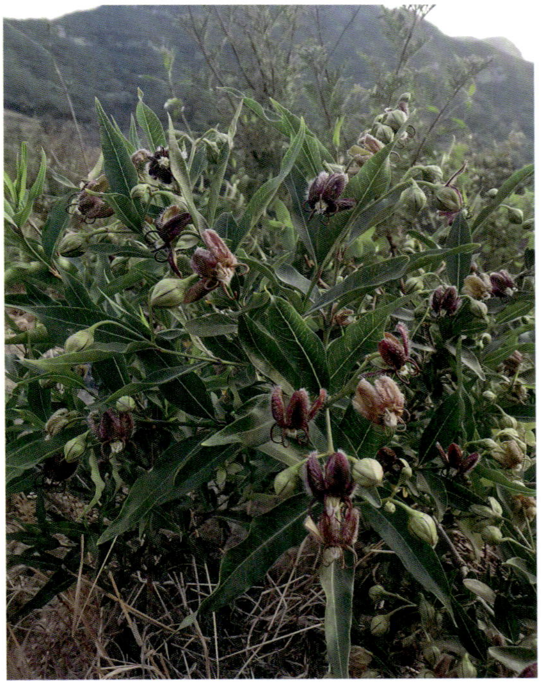

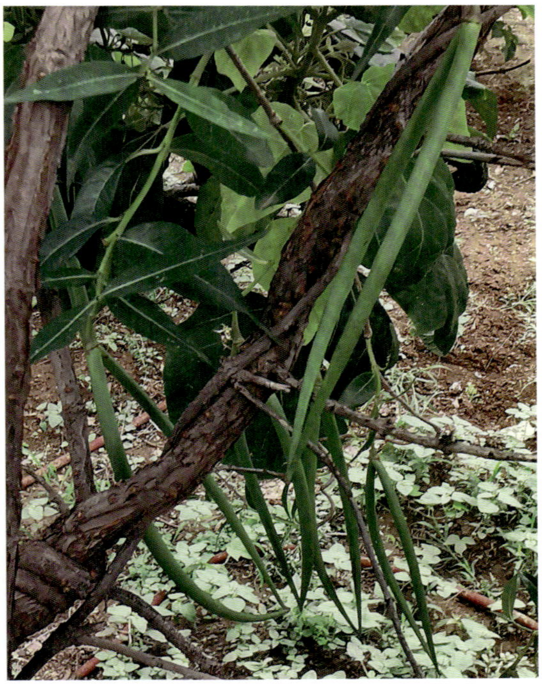

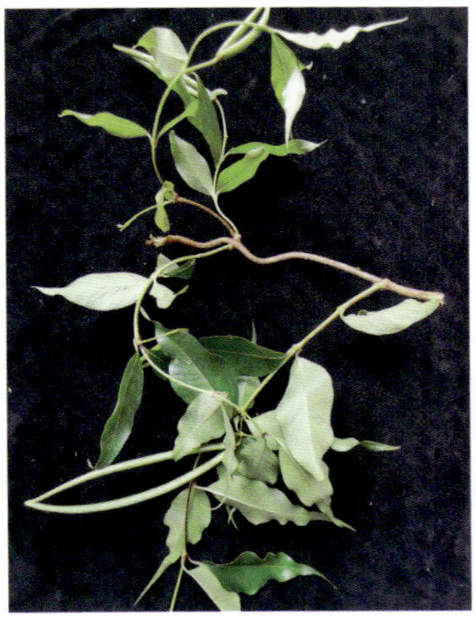

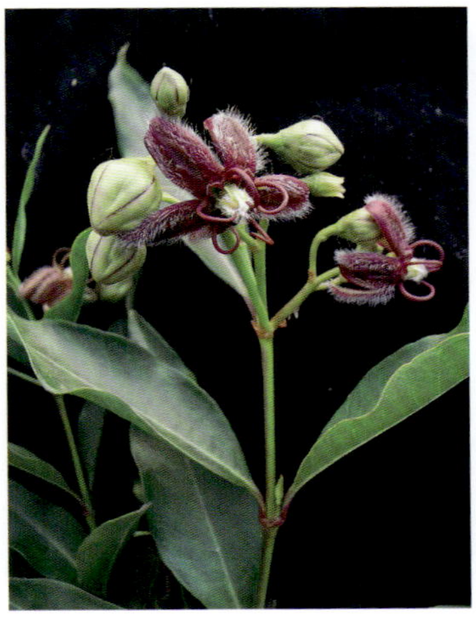

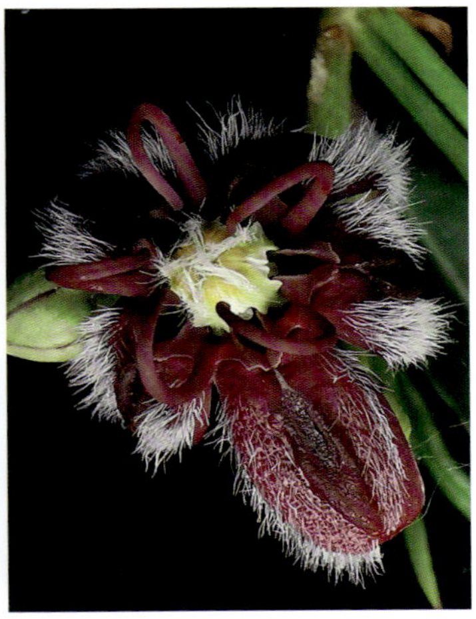

白首乌

【基　　原】夹竹桃科鹅绒藤属白首乌 *Cynanchum bungei* Decne.

【别　　名】泰山（山东）何首乌、地（山）葫芦、野山药、戟叶（大根）牛皮消。

【形态特征】多年生草本。**根：**块根，肉质，间断性块状。**茎：**茎细长柔韧，缠绕，光滑或近无毛。**叶：**叶对生，戟形，顶端渐尖，基部心形，两面被粗硬毛，侧脉约5～6对。**花：**伞形聚伞花序腋生，比叶短，花多数；花萼近5全裂，裂片披针形，绿色，边缘白色，反卷；花冠白色，裂片长圆形，副花冠5深裂，裂片披针形，内面中间有舌状片；雄蕊5，每室有1个花粉块；柱头基部5角状，顶端全缘。**果：**蓇葖单生或双生，细锥形，两端渐尖。**种子：**种子卵形，种毛白色绢质。花果期6—10月。

【生境分布】生于山地、河坝、灌丛、岩石隙缝中。分布于我国华北及辽宁、河南、山东、甘肃等地。

【药用部位（药材名称）及采收加工】块根（白首乌）。早春幼苗未萌发前或11月采收，以早春采收最好，采挖块根，洗净泥土，除去残茎和须根，晒干或切片晒干。

【临床应用】苦、甘、涩，微温，归肝、肾、脾胃经。补肝肾，强筋骨，益精血，健脾消食，解毒疗疮；用于腰膝酸软，阳痿遗精，头晕耳鸣，心悸失眠，食欲不振，疳积，产后乳汁稀少，疮痈肿痛，毒蛇咬伤。

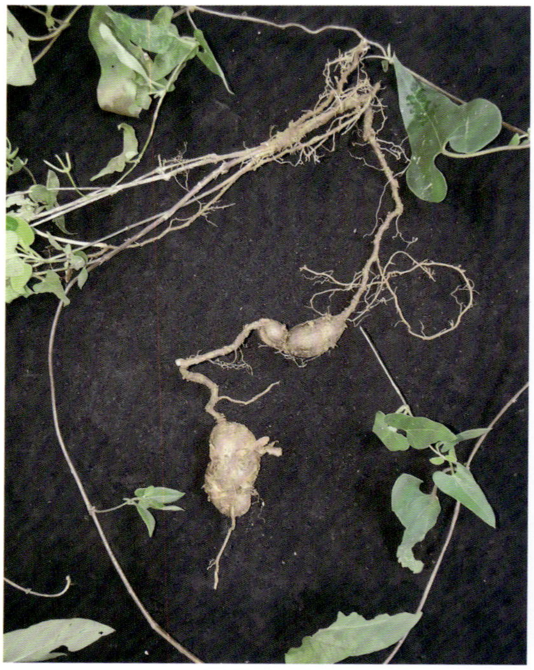

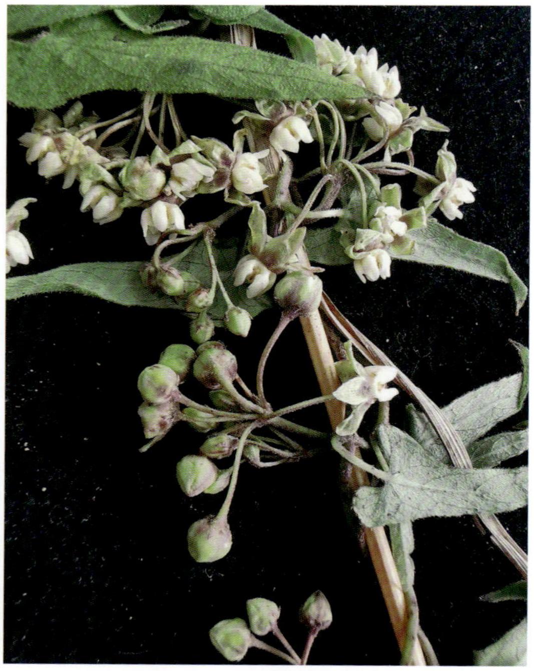

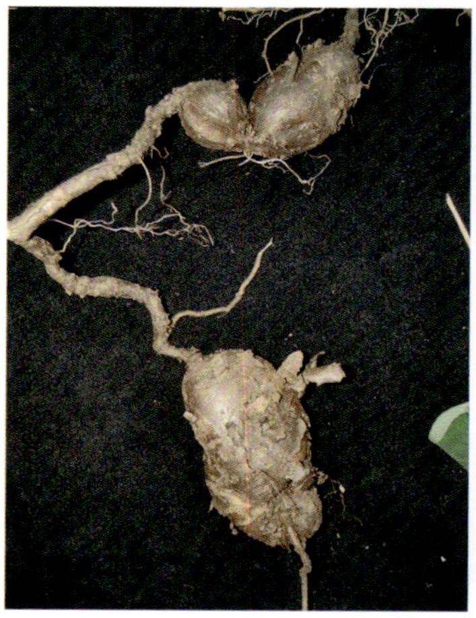

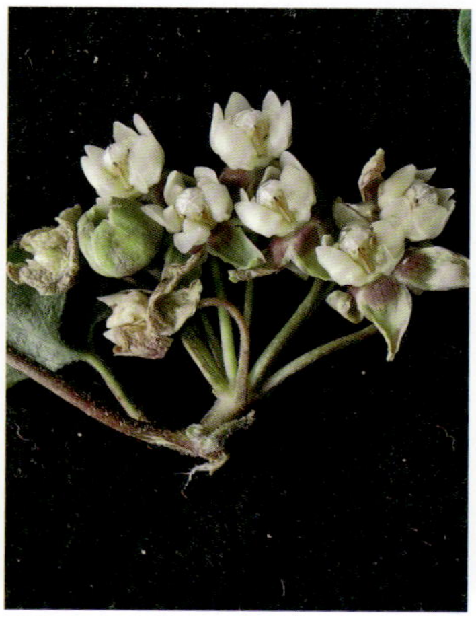

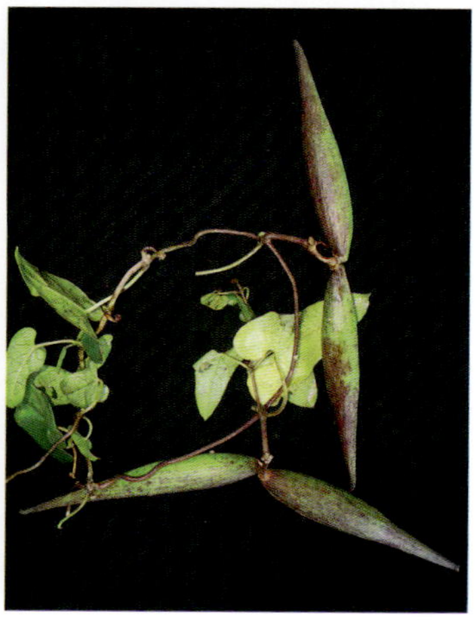

白薇

【基　　原】夹竹桃科鹅绒藤属白薇 *Cynanchum atratum* Bunge

【别　　名】三百根、牛角胆草、老瓜瓢根、山烟根子、百荡草、白马薇、白前、老君须。

【形态特征】多年生草本。根：根须状，有香气。茎：茎直立。叶：叶卵形或卵状长圆形，顶端渐尖或急尖，基部圆形，两面均被有白色绒毛，叶缘皱波状；侧脉 6 ～ 7 对。花：伞形状聚伞花序，着花 8 ～ 10 朵；花萼外面有绒毛，内面基部有小腺体 5 个；花深紫色，花冠辐状，外面有短柔毛，并具缘毛；副花冠 5 裂，裂片盾状，圆形，与合蕊柱等长，花药顶端具 1 圆形的膜片。果：蓇葖单生，向端部渐尖，基部钝形，中间膨大。种子：种子扁平，种毛白色。花果期 4—8 月。

【生境分布】生于河边、荒地草丛、山沟、林下等处。分布于我国东北、华东、华中、华南、西南及河北、陕西、山西等地。

【药用部位（药材名称）及采收加工】根和根茎（白薇）。春秋季采挖，洗净，干燥。

【临床应用】苦、咸，寒；归胃、肝、肾经。清热凉血，利尿通淋，解毒疗疮；用于温邪伤营发热，阴虚发热，骨蒸劳热，产后血虚发热，热淋，血淋，痈疽肿毒。

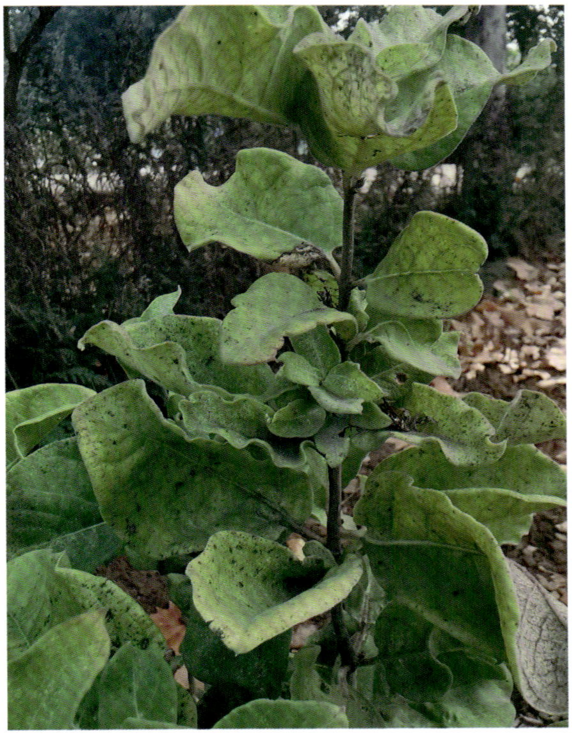

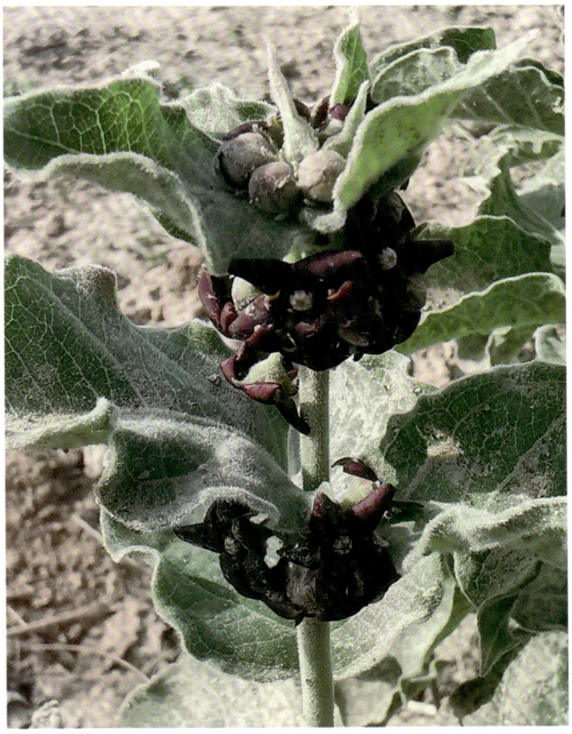

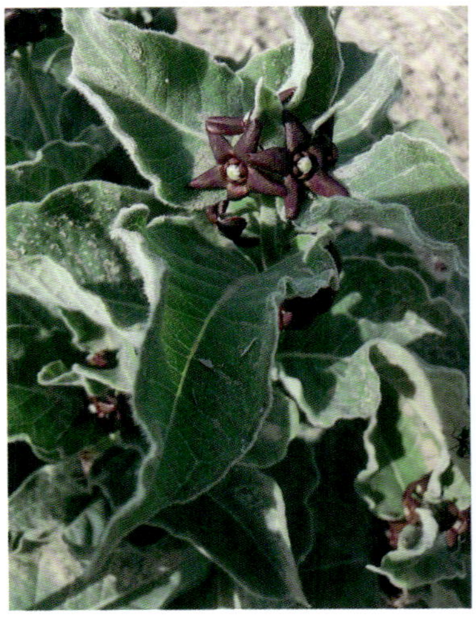

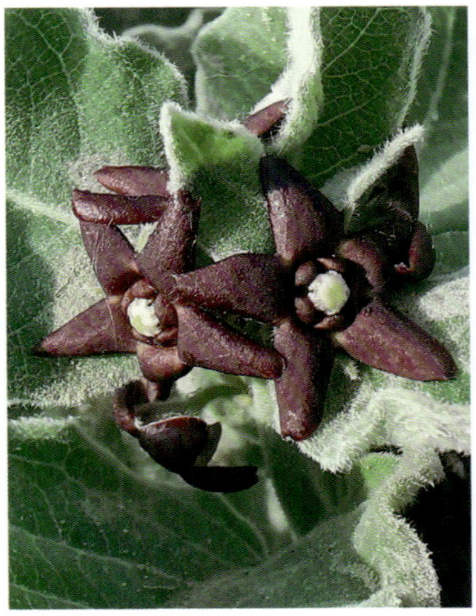

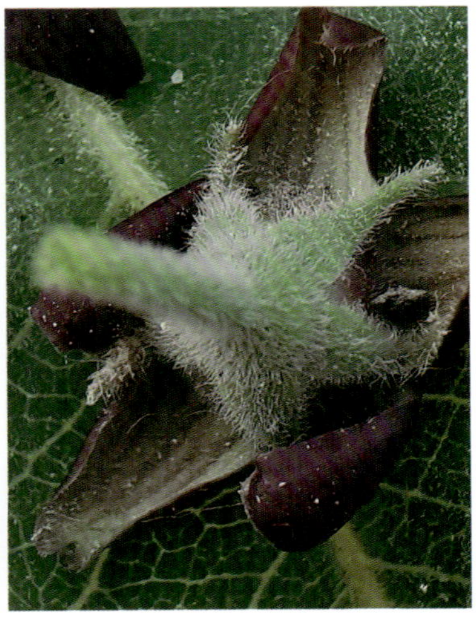

蔓生白薇

【基　　原】夹竹桃科鹅绒藤属蔓生白薇 *Cynanchum versicolor* Bge.

【别　　名】变色白前、白龙须、白马尾、半蔓白薇、白花牛皮消。

【形态特征】多年生半灌木。茎：茎下部直立，茎上部缠绕，全株被绒毛。叶：叶对生，纸质，宽卵形或椭圆形，顶端锐尖，基部圆形或近心形，两面被黄色绒毛，边缘波状，具缘毛；侧脉 6 ～ 8 对。花：聚伞花序腋生，总花梗近无，着花 10 余朵，花序梗被绒毛；花萼外面被柔毛，内面基部 5 枚腺体极小，裂片狭披针形，渐尖；花冠初呈黄白色，渐变为黑紫色，钟状辐形，副花冠极低，比合蕊冠为短，裂片三角形。果：蓇葖单生，宽披针形，先端渐尖。种子：种子宽卵形，暗褐色；种毛白色绢质。花果期 5—9 月。

【生境分布】生于灌丛、溪旁。分布于我国华东及吉林、辽宁、河北、河南、四川等地。

【药用部位（药材名称）及采收加工】均同植物“白薇”项下。

【临床应用】同植物“白薇”项下。

【备　　注】*Cynanchum versicolor* Bge. 在《中国植物志》的名称为变色白前，在《药典》的名称为蔓生白薇；本书参照《药典》。

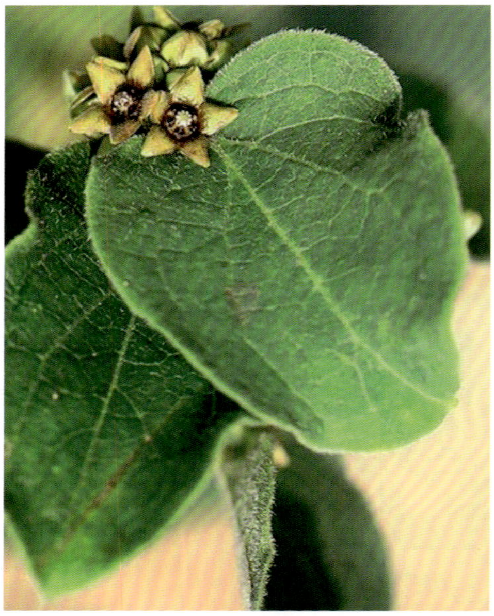

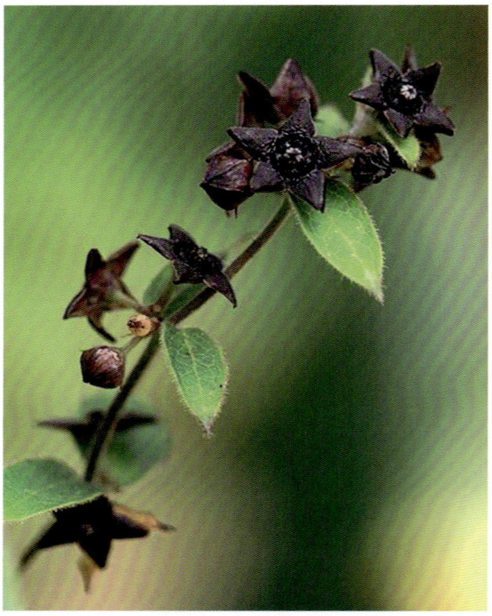

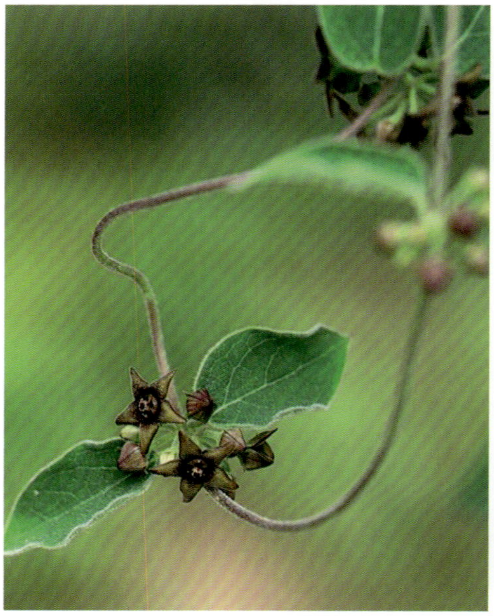

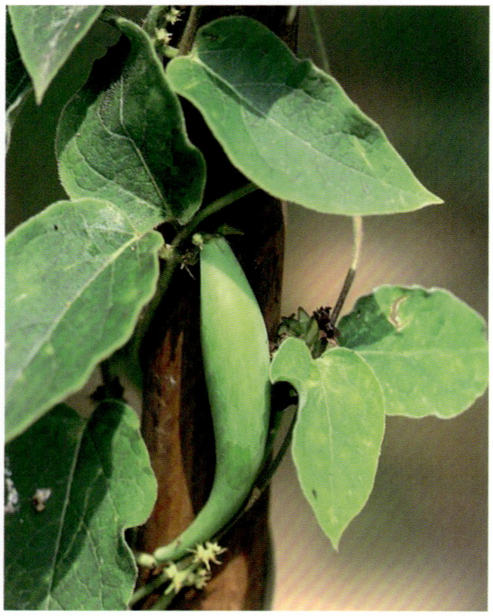

【基　　原】夹竹桃科鹅绒藤属地梢瓜 *Cynanchum thesioides*（Freyn）K.Schum.

【别　　名】地梢花、砂（沙、马）奶奶、老（地）瓜瓢、细叶牛皮消、雀（奶）瓜等。

【形态特征】多年生半灌木。**茎：**根茎横走；茎多自基部分枝，直立或倾斜，密被白色细柔毛，分枝多，细圆柱状。**叶：**叶对生或近对生，线形，先端尖，基部楔形，全缘，叶缘向背面反卷，两面被短柔毛，中脉在背面明显隆起，近无柄。**花：**聚伞花序顶生或腋生，总花梗短；花萼外面被短柔毛，5 深裂，裂片披针形，先端尖；花冠绿白色，5 深裂，裂片椭圆状披针形，先端钝或微凹，外面疏被短柔毛；副花冠杯状，5 深裂，裂片三角状披针形，渐尖，高过药隔的膜片；柱头扁平。**果：**蓇葖果单生，狭纺锤形，中部膨大，先端渐尖，被短硬毛。**种子：**种子卵圆形，扁平，暗褐色，顶端具白色绢质种毛。花果期 5—10 月。

【生境分布】生于山坡、沙丘、干旱山谷、荒地、田边等处。分布于我国华北、东北、西北等地。

【药用部位（药材名称）及采收加工】全草或果实（地梢瓜）。夏秋季采收全草及果实，洗净，晒干。

【临床应用】甘，平。清虚火，益气，生津，下乳；用于虚火上炎，咽喉肿痛，气阴不足，神疲健忘，虚烦口渴，头昏失眠，产后体虚，乳汁不足。

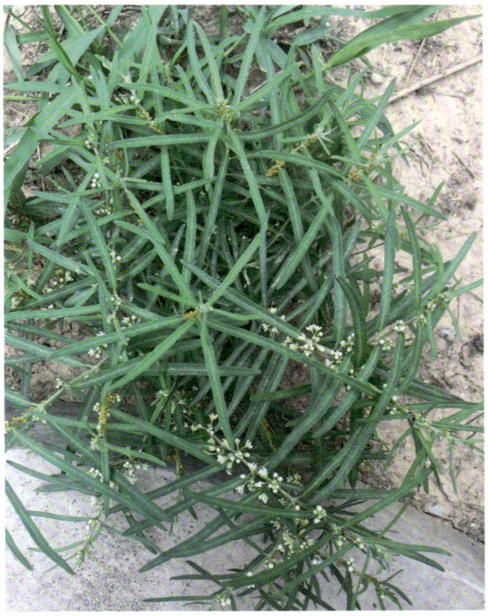

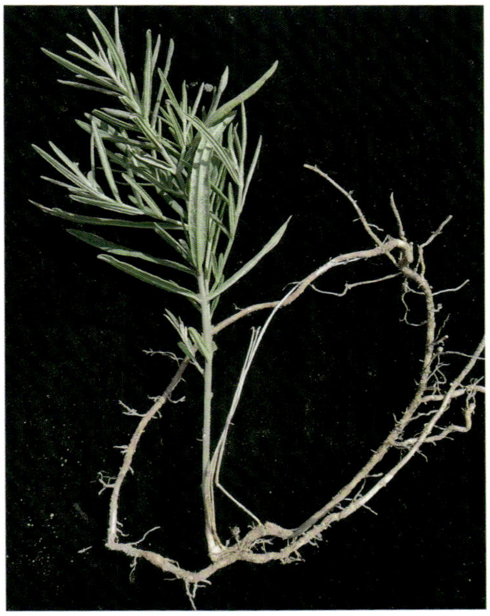

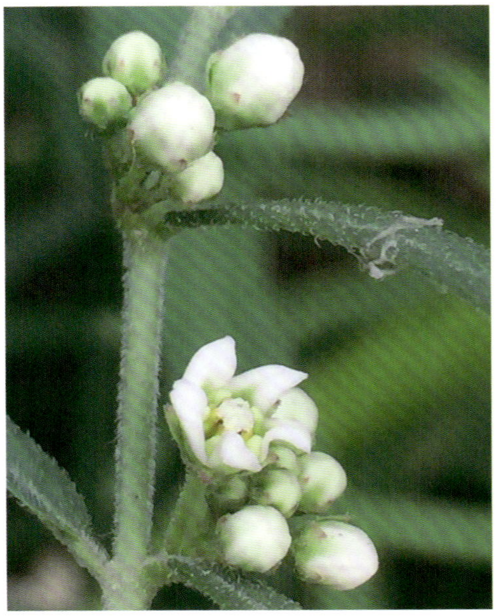

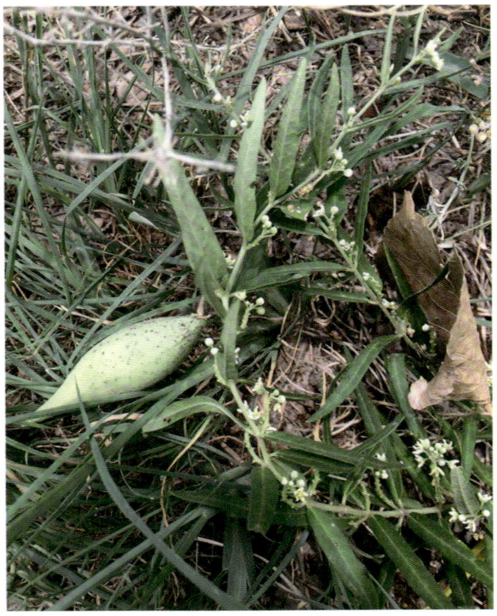

雀瓢

【基　　原】夹竹桃科鹅绒藤属雀瓢 *Cynanchum thesioides* var.*australe*（Maxim.）Tsiang et P.T.Li

【别　　名】南地梢瓜、地梢花。

【形态特征】形态特征与“地梢瓜”相似，雀瓢是地梢瓜的变种。两者的主要区别：雀瓢的茎细弱，分枝少，茎常匍匐地面或缠绕其他植物。地梢瓜的茎下部直立，茎上部直立或倾斜，茎不作缠绕状，分枝少。

【生境分布】生于水沟旁、河岸、山坡、路旁、灌丛、草地等处。分布于辽宁、内蒙古、河北、河南、山东、陕西、江苏等地。

【药用部位（药材名称）及采收加工】均同植物“地梢瓜”项下。

【临床应用】同植物“地梢瓜”项下。

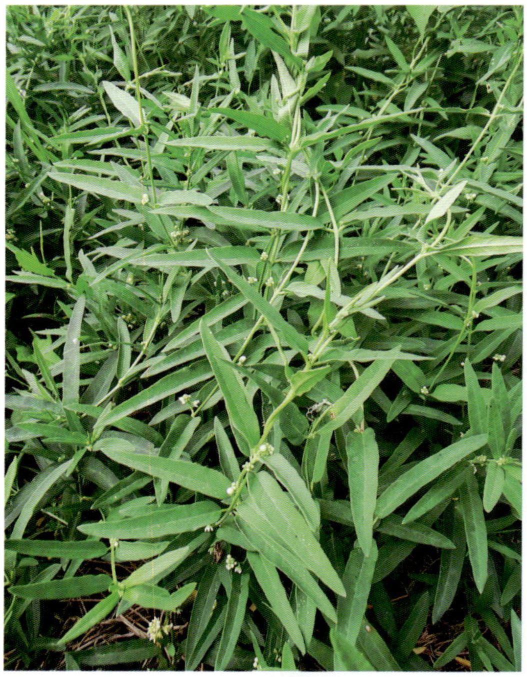

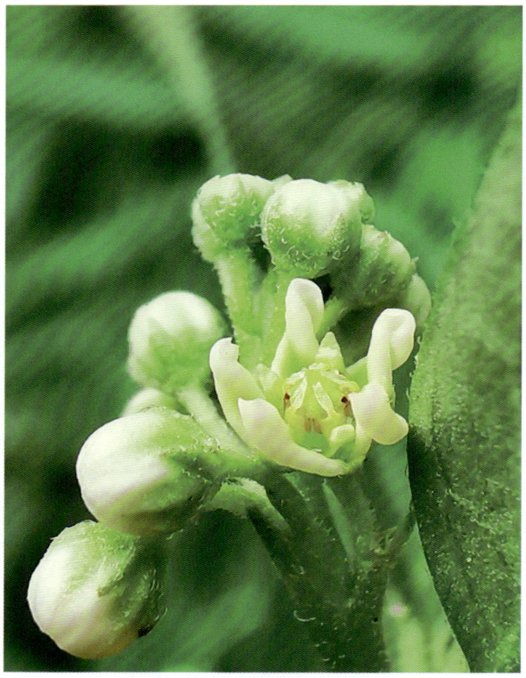

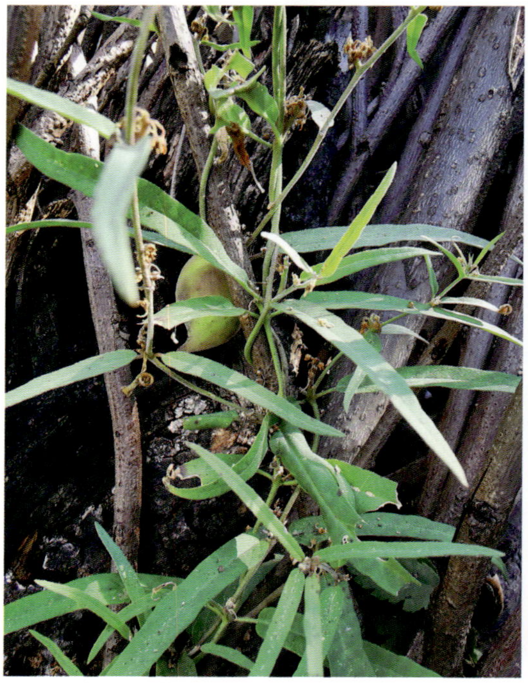

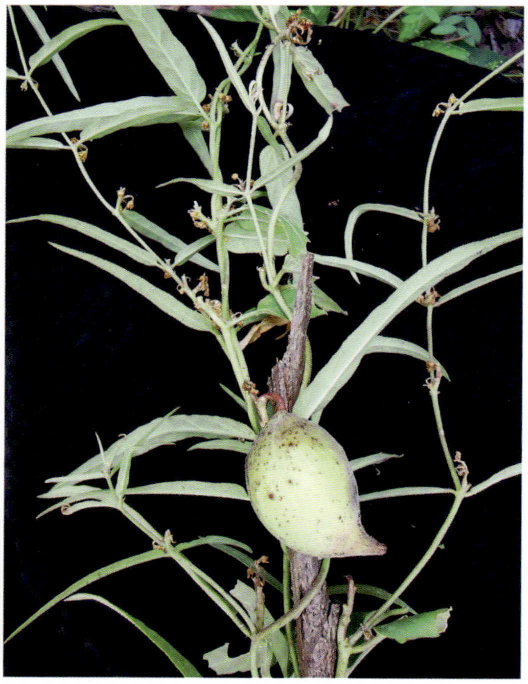

鹅绒藤

【基　　原】夹竹桃科鹅绒藤属鹅绒藤 *Cynanchum chinense* R.Br.

【别　　名】(软毛)牛皮消、老牛肿、羊奶角角。

【形态特征】多年生草本。根：主根圆柱形。茎：茎缠绕，多分枝；全株被短柔毛。叶：叶对生，宽三角状心形，顶端尖，基部心形；叶上面深绿色，叶背苍白色，两面均被短柔毛；侧脉约10对，在叶背略为隆起。花：伞形聚伞花序腋生，2歧，具多花；花萼5深裂，裂片披针形，外面被柔毛；花冠白色，辐状，5深裂，裂片长圆状披针形；副花冠2型，杯状，上端裂成10个丝状体，分为两轮，外轮约与花冠裂片等长，内轮略短；花粉块每室1个，下垂；柱头略为突起，顶端2裂，近五角形。果：蓇葖果双生或仅1个发育，细圆锥形，两端渐尖。种子：种子长圆形，种毛白色绢质。花果期6—10月。

【生境分布】生于山坡、路旁、河畔、田边。分布于我国华北、西北、华东及辽宁、河南等地。

【药用部位(药材名称)及采收加工】地上部分(活络草、鹅绒藤)、根(鹅绒藤根)、乳汁(藤茎浆、鹅绒藤)。地上部分：秋季采收地上部分，除去杂质，晒干。鹅绒藤根：秋季采挖，除去残茎，洗净泥土，晒干。乳汁：夏秋间随采随用。

【临床应用】地上部分：苦，凉；活络，止泻。鹅绒藤根：苦，寒。祛风解毒，健胃止痛；用于小儿食积。乳汁：甘，凉；归肝经。化瘀解毒；外用于寻常疣赘。

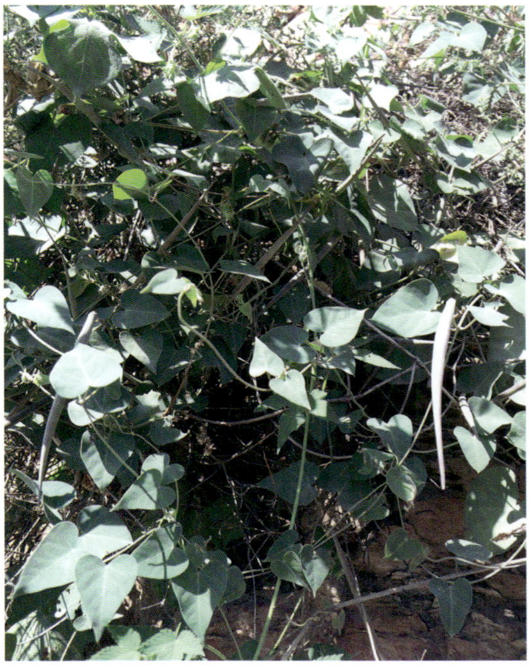
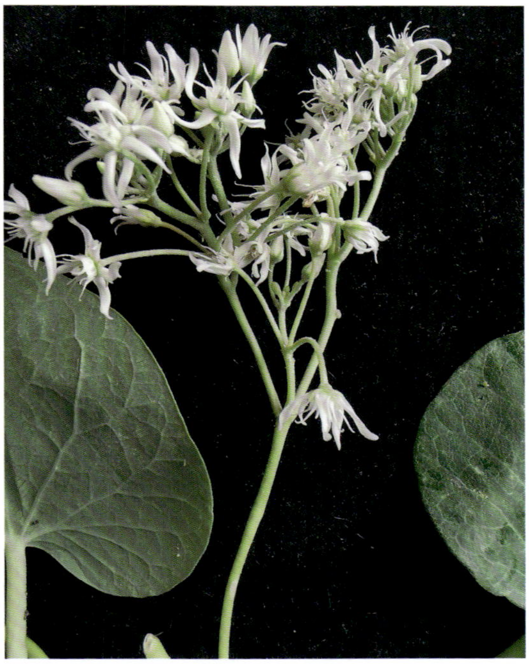
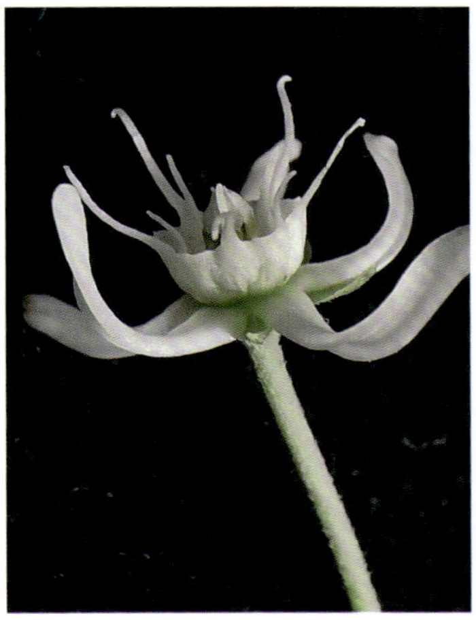
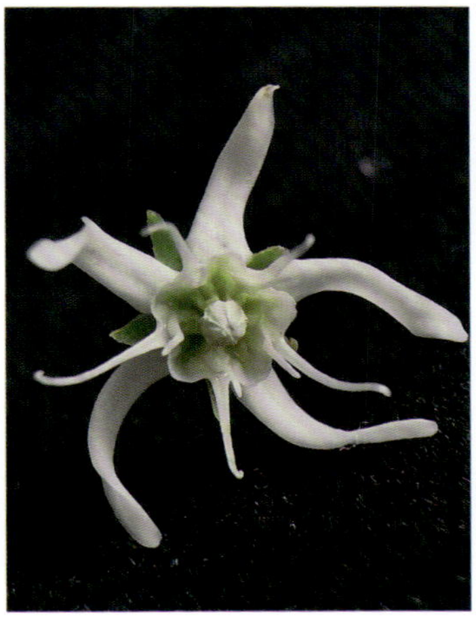
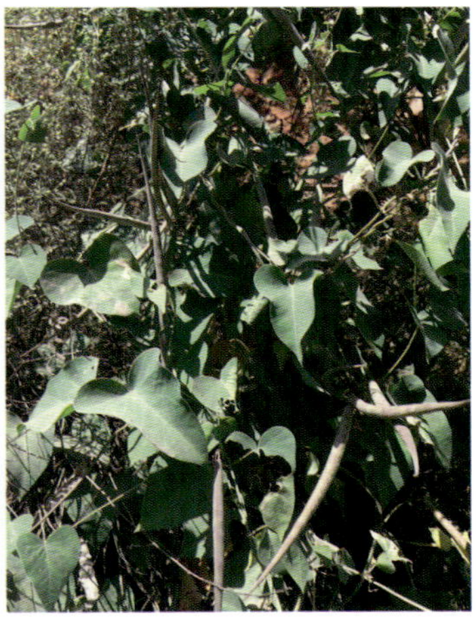

牛皮消

【基　　原】夹竹桃科鹅绒藤属牛皮消 *Cynanchum auriculatum* Royle ex Wight.

【别　　名】飞来鹤、耳叶牛皮消、隔山消、隔山撬、牛皮冻、（白）何首乌、瓢瓢藤、老牛瓢、七股莲。

【形态特征】多年生半灌木。**根：**宿根块状，表面黑褐色，断面白色，具乳汁。**茎：**茎蔓状，具分枝，初具毛，后变光滑。**叶：**叶对生，具微毛，宽卵形至长卵圆形，先端短渐尖，基部心形，叶背面淡绿白色；叶柄长 3 ～ 9 cm。**花：**聚伞花序伞房状，单生或双生，总花梗长 3 ～ 12 cm，花多数；花萼裂片卵状长圆形；花冠白色，辐状，裂片反折，内面具疏柔毛；副花冠浅杯状，裂片椭圆形，肉质，钝头，在每裂片内面的中部有 1 个三角形的舌状鳞片；柱头圆锥状，顶端 2 裂。**果：**蓇葖果单生或双生，细长角状，稍扁，两侧具窄翅。**种子：**种子卵状椭圆形，扁平，稍有翅，种毛白色绢质。花果期 6—11 月。

【生境分布】生于山坡、沟谷、路旁、林地。分布于我国华东、中南、西南及河北、陕西、甘肃等地。

【药用部位（药材名称）及采收加工】块根（隔山消、白首乌）、根或全草（飞来鹤）。块根：秋季采挖，洗净，晒干。飞来鹤：秋季挖根，夏秋季采收全草；洗净泥土，晒干。

【临床应用】块根：甘、微辛，平。养阴补虚，健脾消食；用于虚损劳伤，痢疾，疳积，胃痛饱胀，白带，疮癣。飞来鹤：甘、微苦，平；有小毒。健胃消积，解毒消肿；用于食积腹痛，胃痛，小儿疳积，痢疾；外用治毒蛇咬伤、疔疮。

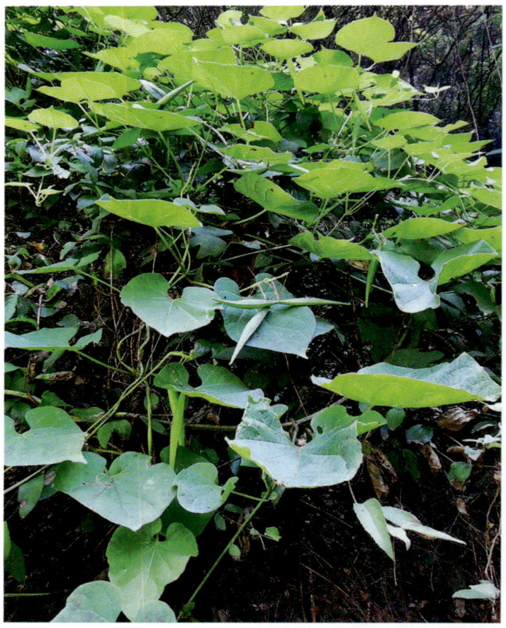

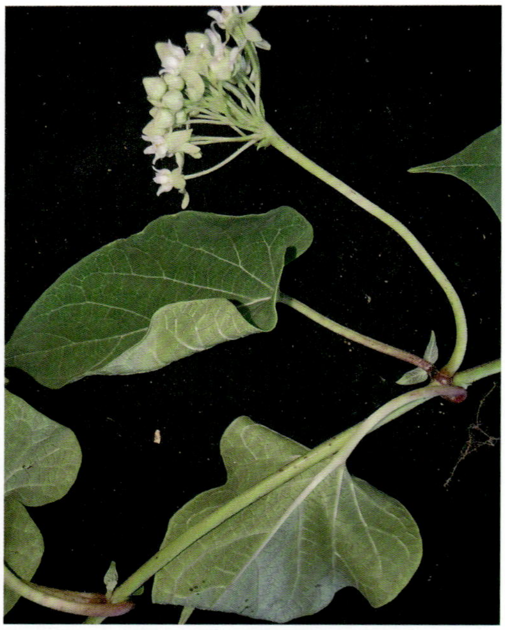

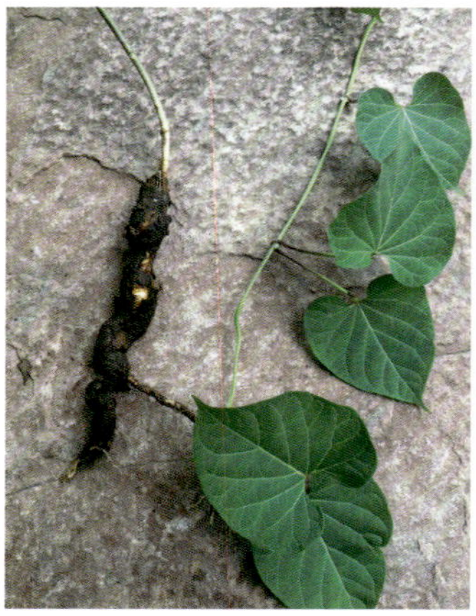

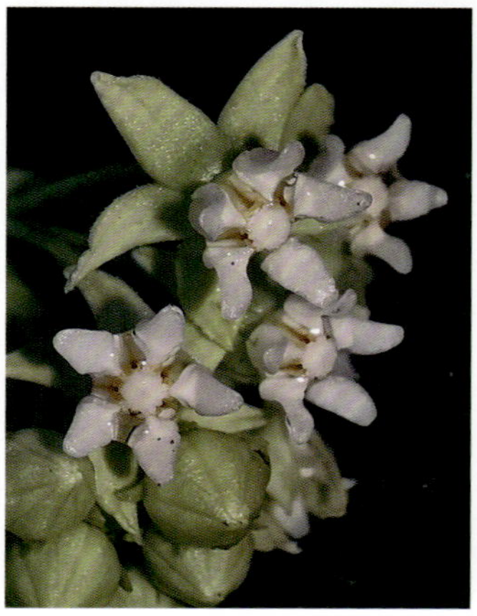

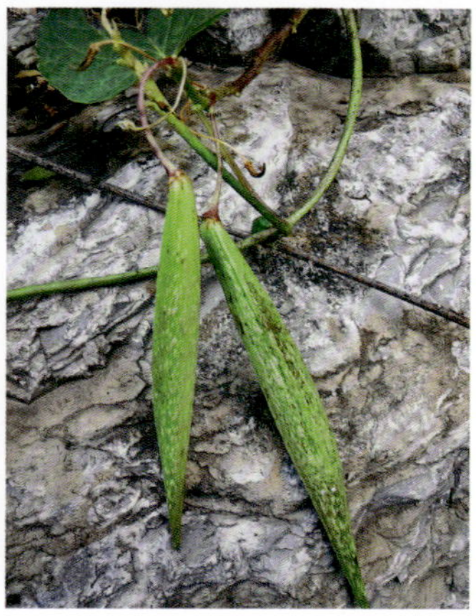

【基　　原】夹竹桃科鹅绒藤属徐长卿 *Cynanchum paniculatum*（Bunge）Kitag.

【别　　名】尖刀儿苗、铜锣草、黑薇、了刁竹、线香草、牙蛀消、一枝香、土（柳叶）细辛等。

【形态特征】多年生草本。根：根须状，细长，多数。茎：茎直立，细长，单一或稍分枝。叶：叶对生，有短柄；叶披针形至线形，先端窄急尖，基部窄楔形，两面无毛或叶面具疏柔毛，全缘，叶缘具缘毛；侧脉不明显。花：伞房状聚伞花序顶生或腋生，着花 10 余朵；花萼 5 裂，裂片披针形，有毛；花冠淡黄绿色，近辐状，裂片卵状椭圆形，向外反卷；副花冠肉质，裂片 5，基部增厚，顶端钝；子房椭圆形，柱头 5 角形，顶端略为突起。果：蓇葖果单生，细圆锥形，先端长渐尖。种子：种子长圆形，种毛白色绢质。花果期 5—12 月。

【生境分布】生于山坡、路旁等处。分布于我国大部分地区。

【药用部位（药材名称）及采收加工】根、根茎或带根全草（徐长卿）。根及根茎于秋季采挖，除去杂质，阴干；带根全草于夏季连根掘起，洗净，晒至半干，扎把阴干。

【临床应用】根及根茎：辛，温；归肝、胃经。祛风化湿，止痛止痒；用于风湿痹痛，胃痛胀满，牙痛，腰痛，跌仆损伤，荨麻疹，湿疹。带根全草：辛，温。镇痛，止咳，利水消肿，活血解毒；用于胃痛，牙痛，风湿疼痛，经期腹痛，慢性气管炎，腹水，水肿，痢疾，肠炎，跌打损伤，湿疹，荨麻疹，毒蛇咬伤。

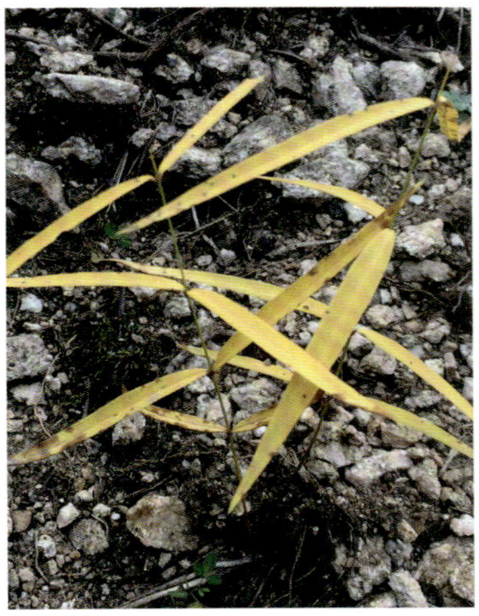

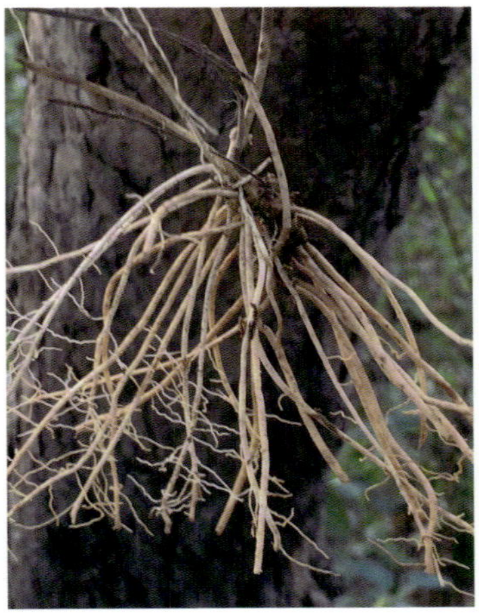

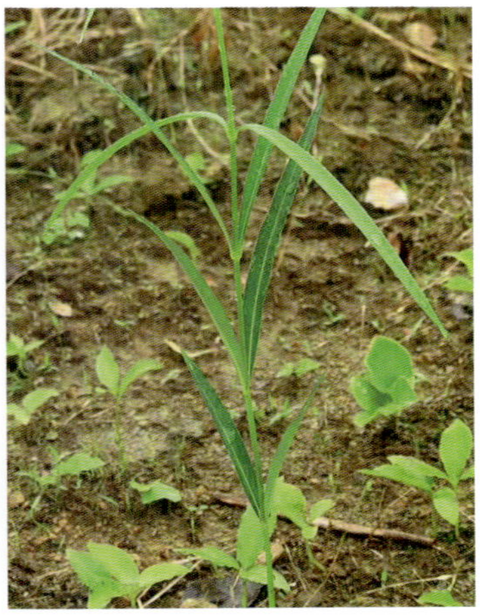

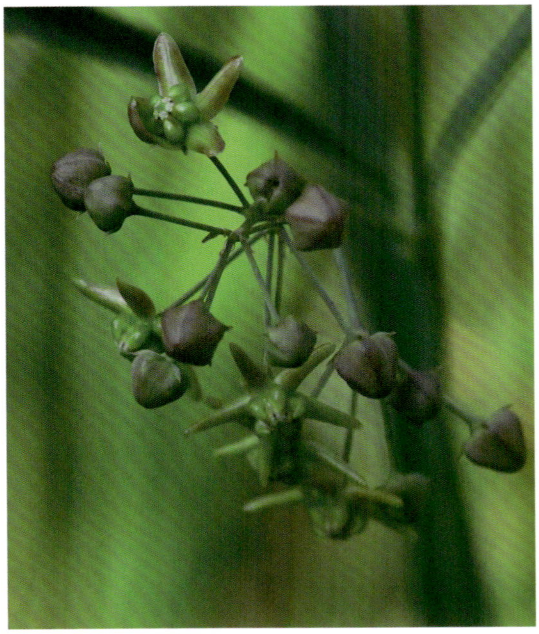

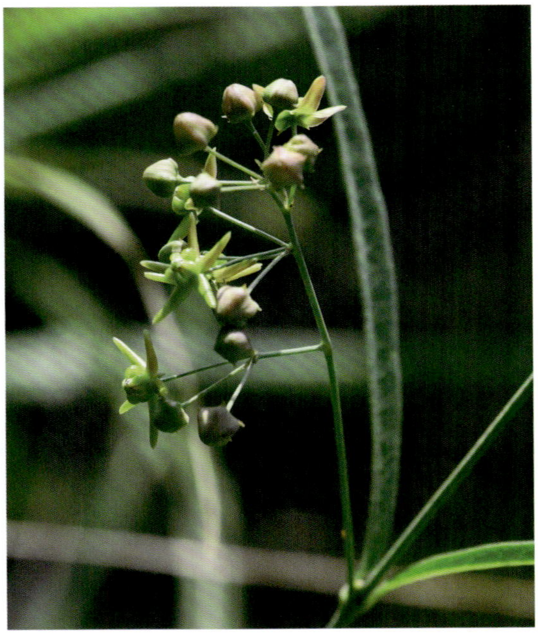

竹灵消

【基　　原】夹竹桃科鹅绒藤属竹灵消 *Cynanchum inamoenum*（Maxim.）Lose.

【别　　名】直立白前、大羊角瓢、白龙须、老君须、雪里蟠桃、婆婆针线包、川白薇、牛角风等。

【形态特征】多年生草本。根：根须状；茎：茎丛生，中空，被单列柔毛。叶：叶薄膜质，广卵形，顶端急尖，基部近心形，侧脉约 5 对。花：伞形聚伞花序，近顶部互生，着花 8 ～ 10 朵；花萼裂片披针形，急尖，近无毛；花黄色，花冠辐状，无毛，裂片卵状长圆形，钝头；副花冠较厚，裂片三角形，短急尖；花药在顶端具 1 圆形的膜片，柱头扁平。果：蓇葖双生，稀单生，狭披针形，先端长渐尖。花果期 5—10 月。

【生境分布】生于山地疏林、灌丛、山坡、草地。分布于我国华北、西南、西北、华东、华中及辽宁等地。

【药用部位（药材名称）及采收加工】根及根状茎（大羊角瓢）。夏秋季采挖，除去地上部分，除去泥沙，晒干。

【临床应用】苦、咸，凉。清热凉血，退热除烦；用于阴虚发热，久热不退，产后发热，虚烦失眠。

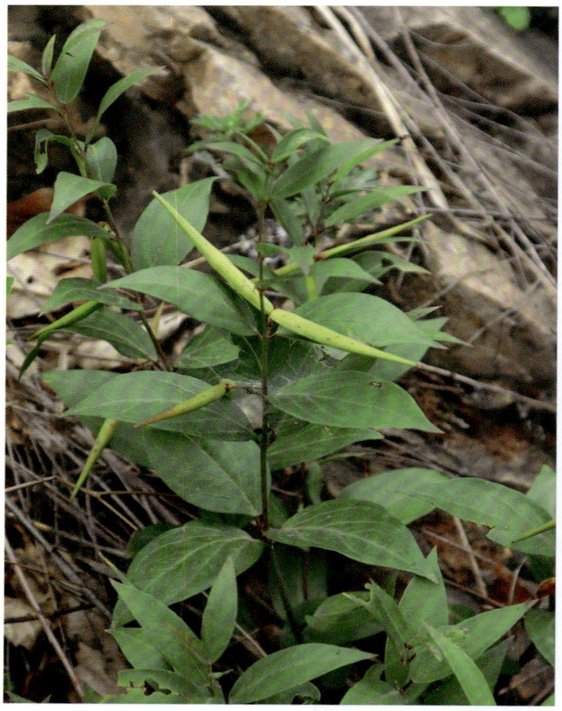
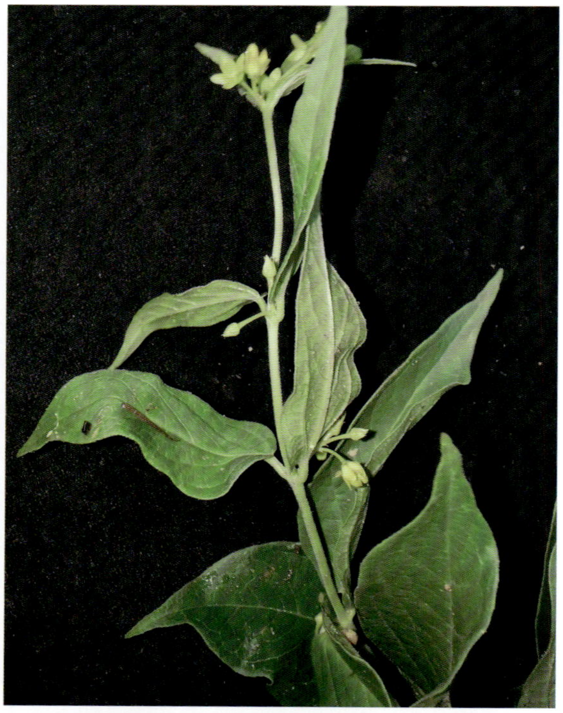
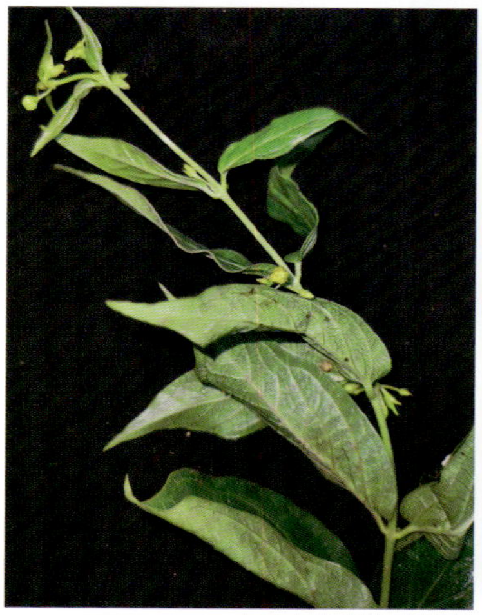
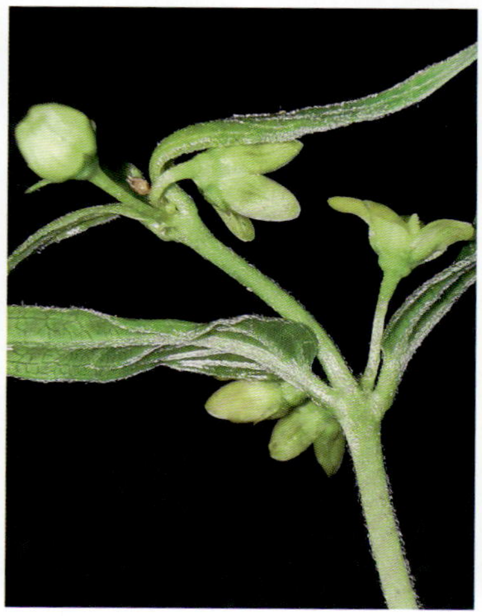
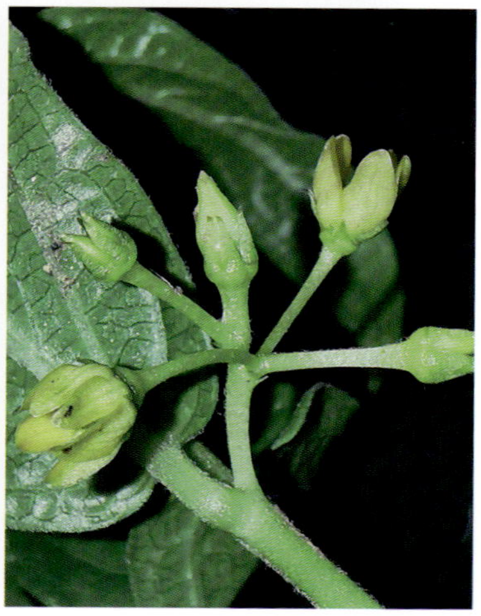

【基　　原】夹竹桃科萝藦属萝藦 *Metaplexis japonica*（Thunb.）Makino

【别　　名】老鸹瓢、羊婆奶、羊角、奶浆藤、哈喇瓢等。

【形态特征】多年生草质藤本。**茎：**茎圆柱状，下部木质化，表面淡绿色，有纵条纹，幼时密被短柔毛，老时毛渐脱落。**叶：**叶卵状心形，顶端短渐尖，基部心形，叶耳圆，叶上面绿色，叶背粉绿色，两面无毛或幼时被微毛；侧脉每边 10 ～ 12 条，在叶背略明显。**花：**聚伞花序腋生，总花梗和花梗被短柔毛，通常着花 13 ～ 15 朵；小苞片膜质，披针形；花萼裂片披针形，外面被微毛；花冠白色，有淡紫红色斑纹，近辐状，花冠筒短，花冠裂片披针形，张开，顶端反折，基部向左覆盖，内面被柔毛；副花冠环状，着生于合蕊冠上，短 5 裂，裂片兜状。**果：**蓇葖果双生，纺锤形，光滑，顶端急尖，基部膨大。**种子：**种子扁平，卵圆形，有膜质边缘。花果期 7—12 月。

【生境分布】生于荒地、山脚、河边、路旁、灌丛等处。分布于我国东北、华北、华东及甘肃、陕西、贵州、河南、湖北等地。

【药用部位（药材名称）及采收加工】果壳（天浆壳）、全草或根（萝藦）、果实（萝藦子）。天浆壳：秋季采收成熟果实，剥取果壳，晒干。萝藦：7—8 月采收全草，鲜用或晒干；夏秋季挖根，洗净，晒干。萝藦子：秋季采收成熟果实，晒干。

【临床应用】天浆壳：甘、辛，归肺、肾经。清肺化痰，散瘀止血；用于咳嗽痰多，气喘，百日咳，惊痫，麻疹不透，跌打损伤，外伤出血。萝藦：甘、辛，平。补精益气，通乳，解毒；用于虚损劳伤，阳痿，遗精白带，乳汁不足，丹毒，瘰疬，疔疮，蛇虫咬伤。萝藦子：甘、微辛，温；归心、肺、肾经。补益精气，生肌止血；用于虚劳，阳痿，遗精，金疮出血。

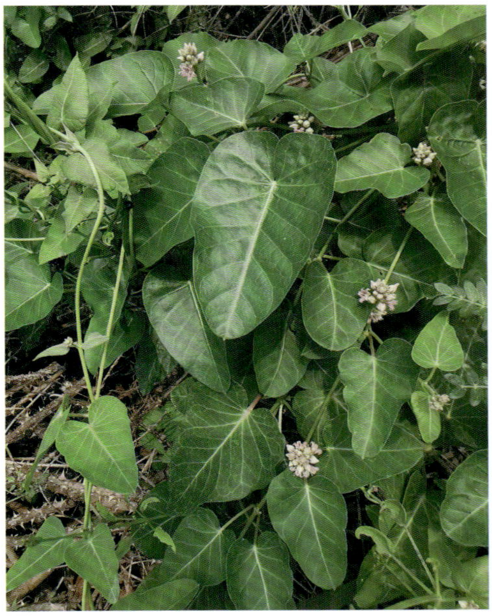
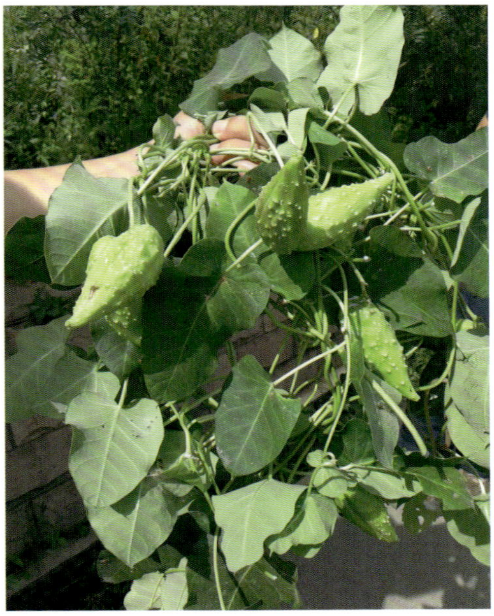
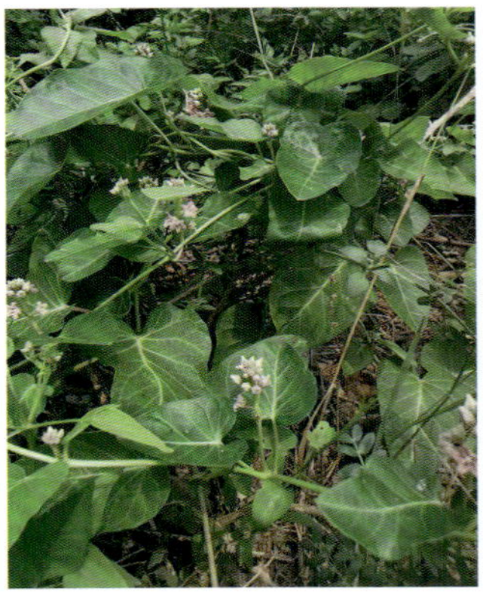
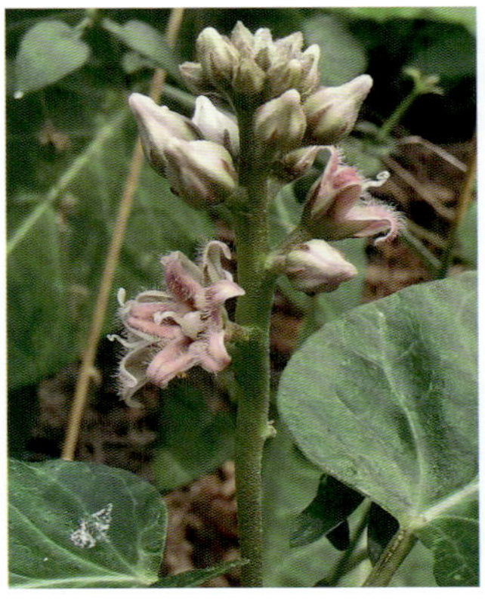
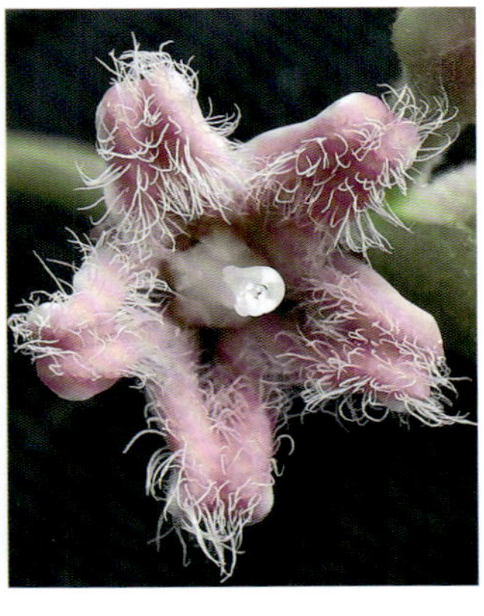

金灯藤

【基　　原】旋花科菟丝子属金灯藤 *Cuscuta japonica* Choisy

【别　　名】日本（大）菟丝子、无娘（根）藤、金灯笼、金丝藤、无根草、红无根藤等。

【形态特征】1年生寄生草本。**茎：**茎较粗壮，缠绕，肉质，米黄色至橘红色，常带紫红色瘤状斑点，多分枝。**叶：**叶无。**花：**穗状花序，花梗无或近无，基部常多分枝；苞片及小苞片鳞片状，卵圆形，顶端尖，全缘，沿背部增厚；花萼碗状，肉质，5裂几达基部，裂片卵圆形或近圆形，顶端钝尖，背面常有紫红色瘤状突起；花冠钟状，淡红色或绿白色，顶端5浅裂，裂片卵状三角形，钝尖，直立或稍反折；雄蕊5，着生于花冠喉部裂片之间，花药卵圆形，黄色，花丝无或近无；花柱细长，合生为1，柱头2裂。**果：**蒴果卵圆形，近基部周裂。**种子：**种子光滑，褐色。花果期8—9月。

【生境分布】寄生于草本或灌木上。分布于我国大部分地区。

【药用部位（药材名称）及采收加工】种子（菟丝子）、全草（菟丝）。菟丝子：9—10月采收成熟果实，晒干，打出种子，簸去果壳和杂质。菟丝：秋季采收全草，晒干。

【临床应用】菟丝子：辛、甘，平；归肝、肾、脾经。补肾益精，养肝明目，固胎止泄；用于腰膝酸痛，遗精，阳痿，早泄，不育，消渴，淋浊，遗尿，目昏耳鸣，胎动不安，流产，泄泻。菟丝：甘、苦，平。清热，凉血，利水，解毒；用于吐血，衄血，便血，血崩，淋浊，带下，痢疾，黄疸，痈疽，疔疮，热毒痱疹。

【备　　注】《药典》中药材“菟丝子”为旋花科植物南方菟丝子和菟丝子的种子；金灯藤的种子并非“菟丝子”正品。

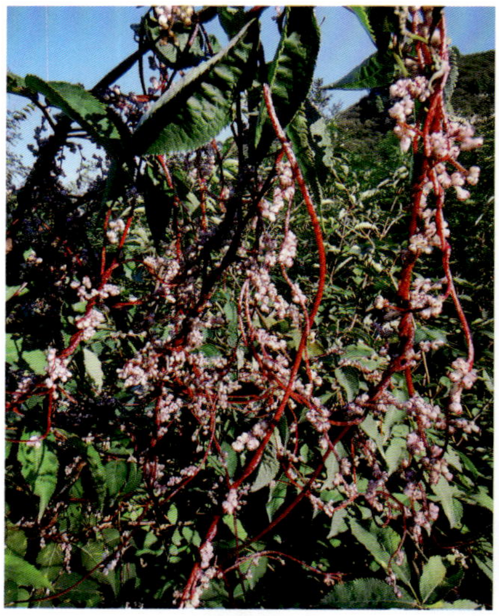
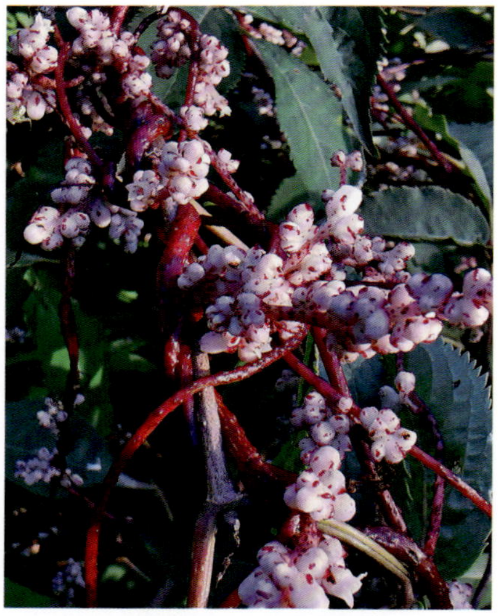
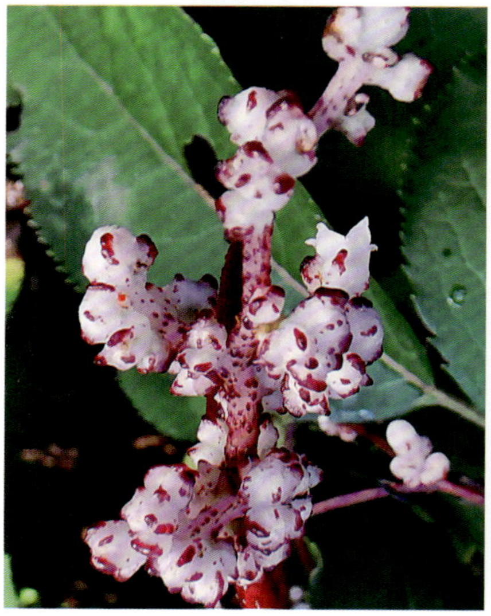
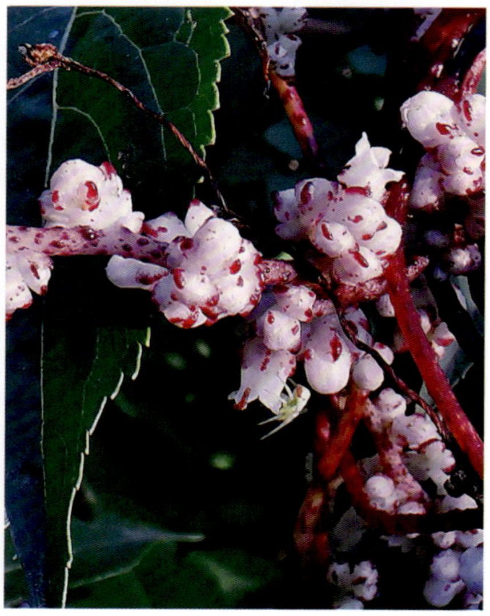

南方菟丝子

【基　　原】旋花科菟丝子属南方菟丝子 *Cuscuta australis* R. Br.

【别　　名】女萝、金线藤、飞扬藤。

【形态特征】1 年生寄生草本。茎：茎缠绕，金黄色，纤细。叶：无叶。花：花序侧生，少数花或多花簇生成小伞形或小团伞花序，总花序梗近无；苞片及小苞片均小，鳞片状；花梗稍粗壮；花萼杯状，基部连合，裂片 3～4(5)，长圆形或近圆形，通常不等大，顶端圆；花冠乳白色或淡黄色，杯状，裂片卵形或长圆形，顶端圆，约与花冠管近等长，直立，宿存；雄蕊着生于花冠裂片弯缺处，比花冠裂片近等长或稍短；鳞片小，边缘短流苏状；子房扁球形，花柱 2，等长或稍不等长，柱头球形。果：蒴果扁球形，下半部为宿存花冠所包，成熟时不规则开裂，不为周裂。种子：种子淡褐色，卵形，表面粗糙。花果期在南方为全年，在北方为 6—8 月。

【生境分布】寄生于田边、荒地、田边、路旁的宿主草本植物上。分布于我国华东、华中、西北及吉林、辽宁、河北、山西、四川、云南、广东等地。

【药用部位（药材名称）及采收加工】种子（菟丝子）。秋季果实成熟时采收全草，晒干，打下种子，除去杂质。

【临床应用】辛、甘，平；归肝、肾、脾经。补益肝肾，固精缩尿，安胎，明目，止泻，外用消风祛斑；用于肝肾不足，腰膝酸软，阳痿遗精，遗尿尿频，肾虚胎漏，胎动不安，目昏耳鸣，脾肾虚泻，白癜风。

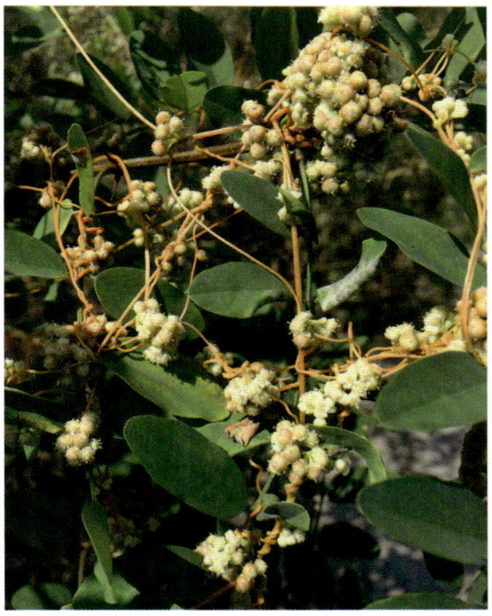
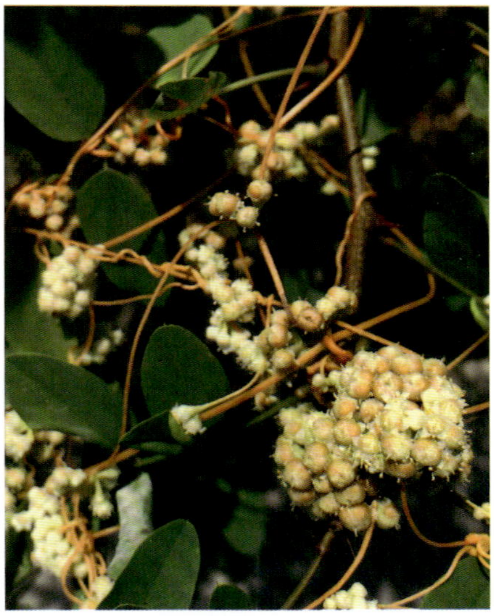
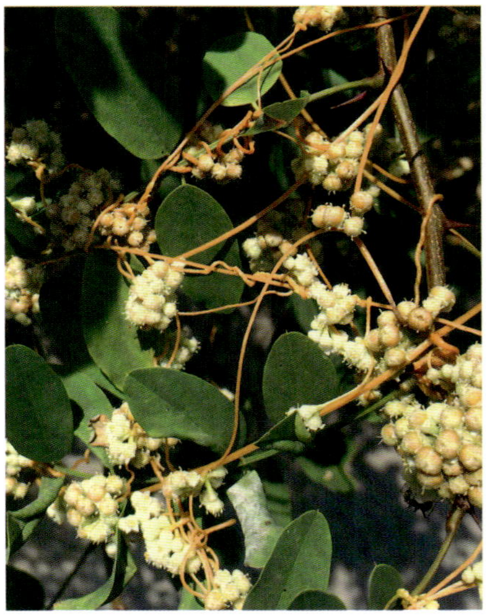
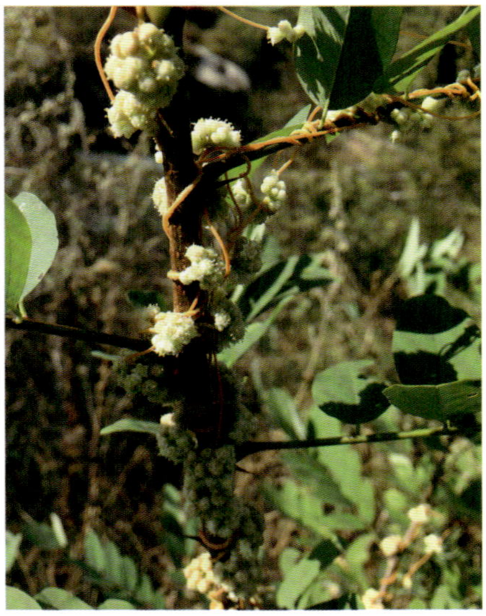

菟丝子

【基　　原】旋花科菟丝子属菟丝子 *Cuscuta chinensis* Lam.

【别　　名】豆寄生、豆阎王、黄丝、无娘藤、黄（金）丝藤、鸡血藤。

【形态特征】形态特征与植物"南方菟丝子"相似。两者的主要区别：南方菟丝子的雄蕊着生于花冠裂片的弯缺处，花丝较长（花丝与花冠裂片近等长或稍短，从花冠的正侧面可以看到花药），蒴果仅下半部被宿存花冠包围（果上端外露），成熟时不整齐地开裂；菟丝子的雄蕊着生于花冠裂片弯缺处的下方，花丝极短（花丝近无，花丝和花药被花冠遮挡，从花冠的正侧面不能看到花药），蒴果近整个被宿存花冠包围（果不外露），成熟时整齐周裂。

【生境分布】寄生于豆科、菊科、藜科等草本植物。分布于我国大部分地区。

【药用部位（药材名称）及采收加工】种子（菟丝子）、全草（菟丝、菟丝子藤）。

【采收加工】种子同植物"南方菟丝子"项下。全草：秋季采收，晒干。

【临床应用】种子同植物"南方菟丝子"项下。全草：甘、苦，平；归肝、肾、膀胱经。清热解毒，凉血止血，健脾利湿；用于吐血，衄血，便血，血崩，淋浊，带下，痢疾，黄疸，便溏，目赤肿痛，咽喉肿痛，痈疽肿毒，痱子。

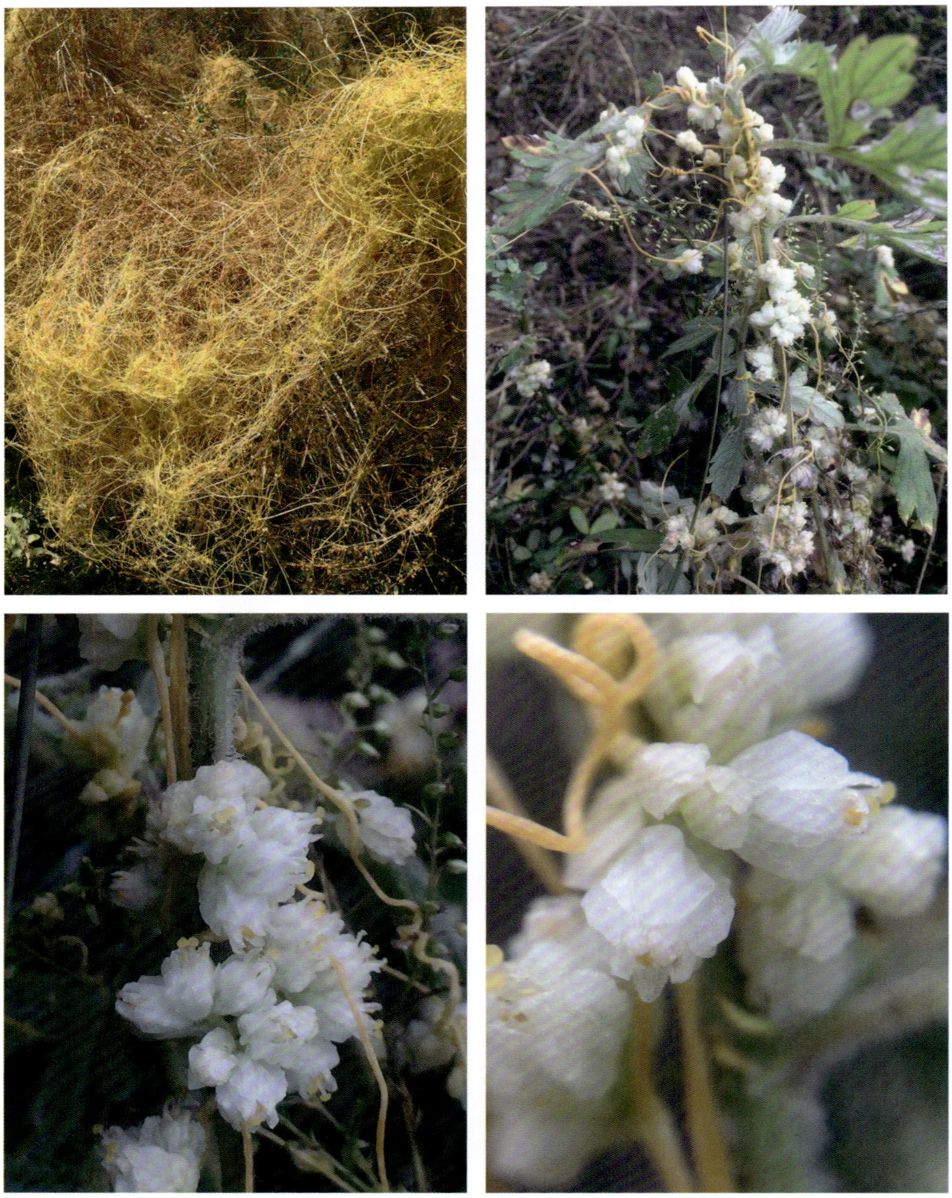

打碗花

【基　　原】旋花科打碗花属打碗花 *Calystegia hederacea* Wall.ex.Roxb.

【别　　名】面根藤、兔儿苗、燕覆子、兔耳草、狗儿秧、富苗秧、扶七秧子、小旋花、喇叭花等。

【形态特征】1年生草木。茎：根茎横走，细长，白色；茎自基部分枝，缠绕或平卧，有细棱。叶：叶互生；茎基部叶长圆形，先端圆，基部戟形；茎上部叶三角状卵形，全缘或2～3裂，中裂片长圆形或长圆状披针形，侧裂片近三角形，叶基心形或戟形。花：花单一，腋生，花梗长于叶柄；苞片2，宽卵形；萼片5，长圆形；花冠淡紫色或淡红色，钟状，冠檐近截形中微裂，雄蕊5。果：蒴果卵球形，外包宿存萼片。种子：种子黑褐色，表面有小疣。花果期5—8月。

【生境分布】生于农田、荒地、路旁等处。分布于我国大部分地区。

【药用部位（药材名称）及采收加工】根茎或花（打碗花）、根茎或全草（面根藤）。根茎：秋季采挖，洗净，鲜用或晒干。花：夏秋季采花，鲜用。全草：夏秋季采收，洗净，鲜用或晒干。

【临床应用】根茎：甘、淡，平。健脾益气，利尿，调经，止带；用于脾虚消化不良，月经不调，白带，乳汁稀少。花：甘、淡，平。止痛；外用治牙痛。全草：甘、微苦，平；归肝、肾经。健脾，利湿，调经；用于脾胃虚弱，消化不良，小儿吐乳，疳积，五淋，带下，月经不调。

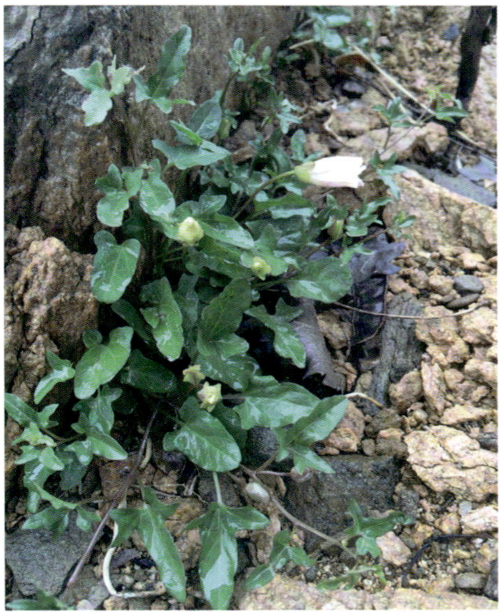
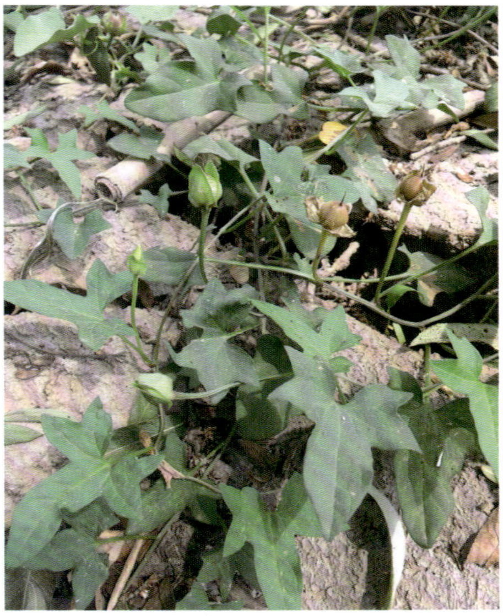
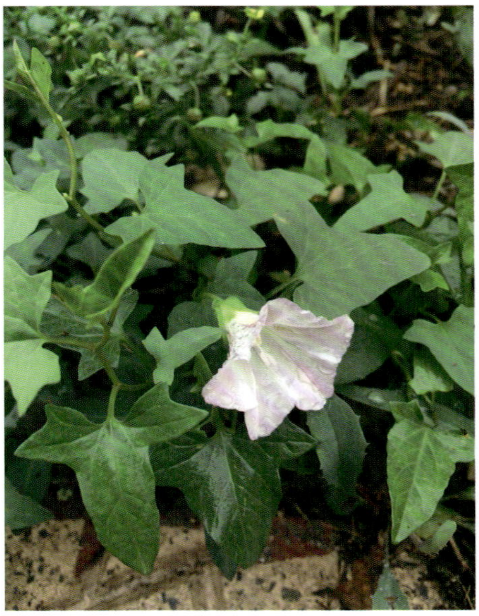
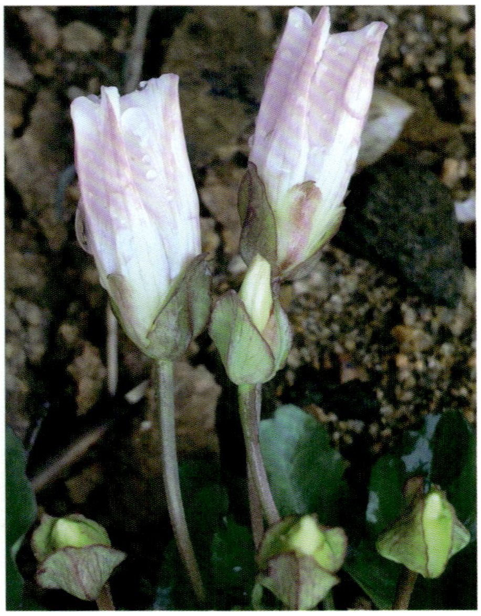

田旋花

【基　　原】旋花科旋花属田旋花 *Convolvulus arvensis* L.

【别　　名】拉拉菀、野牵牛、车子蔓、曲节藤、猪草、鸡儿弯、箭叶旋花、中国旋花。

【形态特征】多年生草本。**根：**须根。**茎：**根状茎横走，细长圆柱状，具节结，白色；茎平卧或缠绕，有棱。**叶：**叶互生；叶戟形或箭形，全缘或3裂，先端近圆形或微尖，基部心形或箭形，中裂片卵状椭圆形、披针状椭圆形或线性，侧裂片开展或呈耳形。**花：**花腋生，有花1～3朵，花梗细长；苞片2，线形；萼片倒卵状圆形，无毛或被疏毛；花冠漏斗形，粉红色或白色；雄蕊花丝基部肿大，有小鳞毛；子房2室，有毛，柱头2，狭长。**果：**蒴果球形，无毛。**种子：**种子椭圆形，无毛。花果期5—9月。

【生境分布】生于田野、村旁、草地。分布于我国东北、华北、西北及山东、江苏、河南、四川、西藏等地。

【药用部位（药材名称）及采收加工】地上部分、花及根（田旋花）。地上部分：夏秋季采收，鲜用。花：夏季花期采摘，阴干。根：秋季采挖，晒干。

【临床应用】辛、微咸，温，有毒；归肾经。祛风止痒，止痛；用于风湿痹痛，牙痛，神经性皮炎。

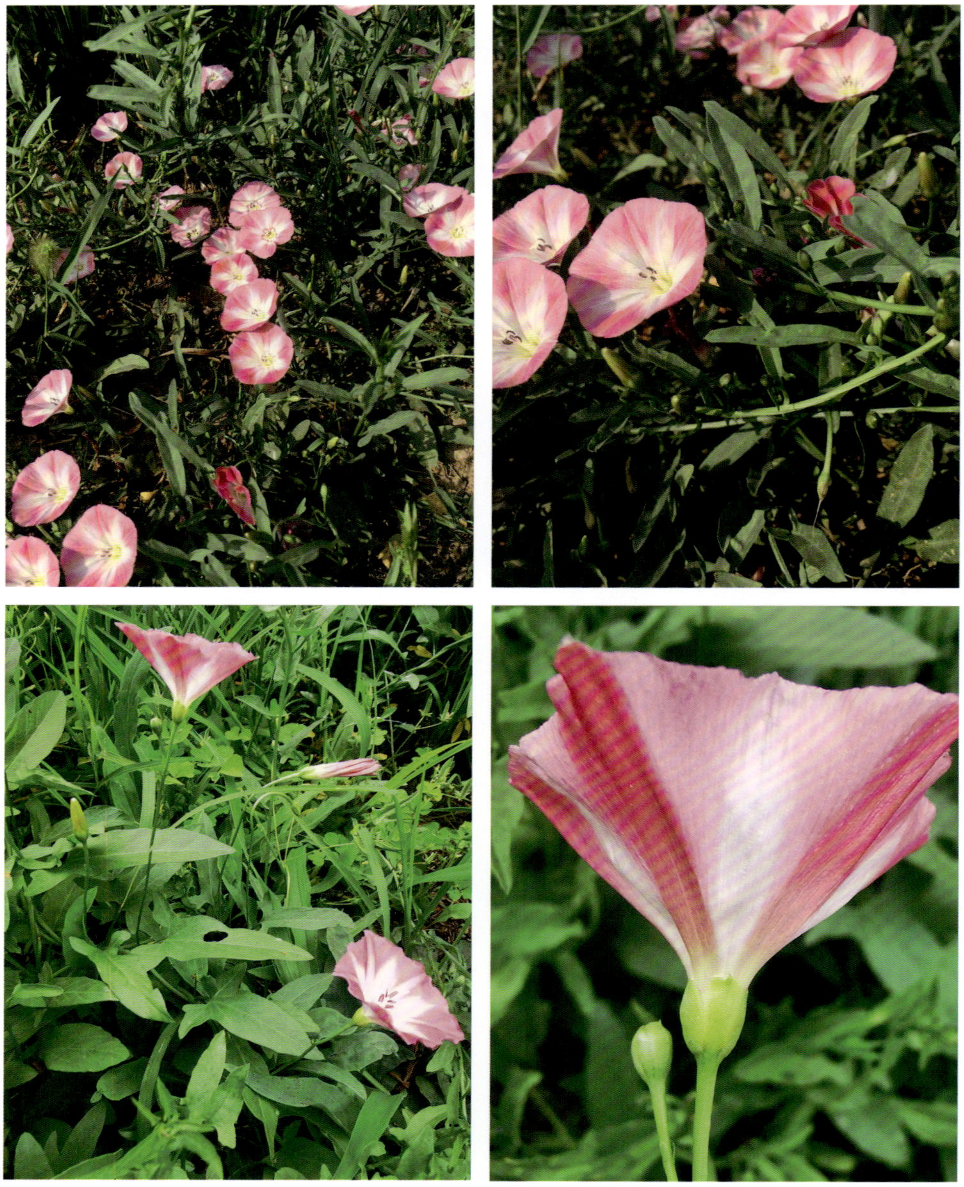

银灰旋花

【基　　原】旋花科旋花属银灰旋花 *Convolvulus ammannii* Desr.

【别　　名】沙地小旋花、彩木。

【形态特征】多年生草本。**茎：**根状茎短，木质化。茎少数或多数，平卧或上升，枝和叶密被银灰色绢毛。**叶：**叶互生，线形或狭披针形，先端锐尖，基部狭，无柄。**花：**花单生枝端，具细花梗；萼片5，外萼片长圆形或长圆状椭圆形，近锐尖或稍渐尖，内萼片较宽，椭圆形，渐尖，密被贴生银灰色毛；花冠小，漏斗状，淡玫瑰色或白色带紫色条纹，有毛，5浅裂；雄蕊5，较花冠短一半，基部稍扩大；花柱2裂，柱头2，线形。**果：**蒴果球形，2裂。**种子：**种子卵圆形，光滑，具喙，淡褐红色。花果期5—7月。

【生境分布】生于干旱山坡、草地、路旁等处。分布于我国东北、华北、西北及河南、西藏等地。

【药用部位（药材名称）及采收加工】全草（小旋花、银灰旋花）。夏秋季采收，切段，晒干。

【临床应用】辛，温。解表，止咳；用于感冒，咳嗽。

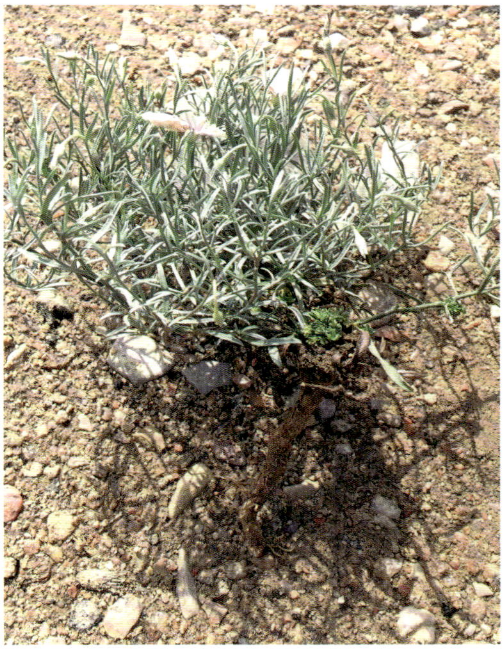

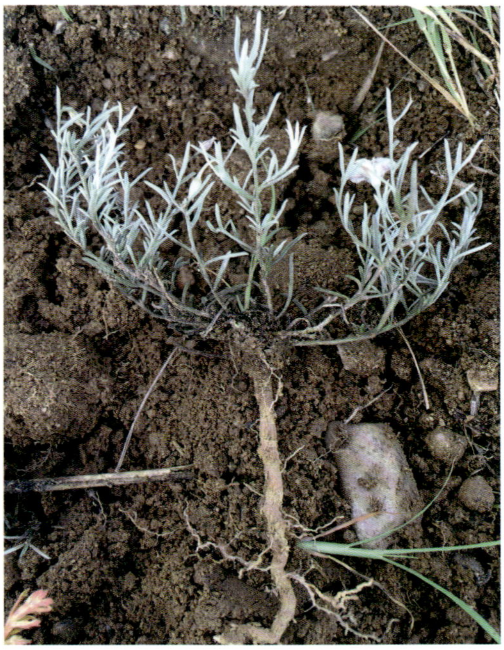

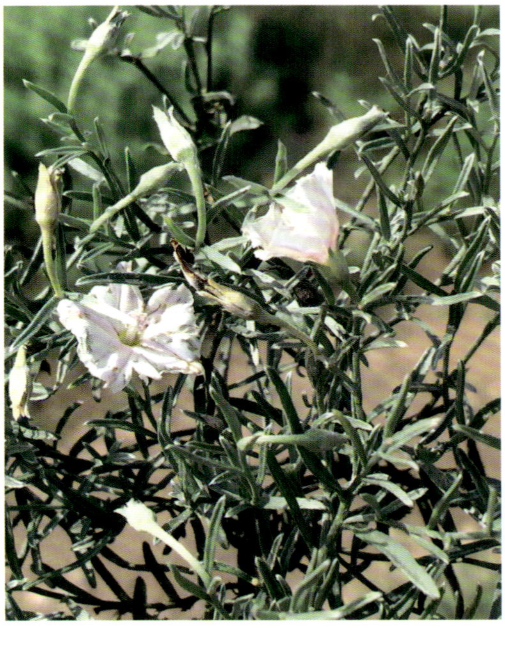

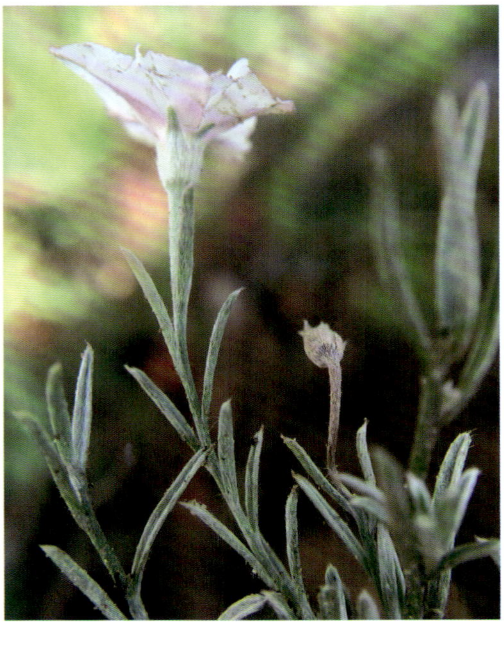

北鱼黄草

【基　　原】旋花科鱼黄草属北鱼黄草 *Merremia sibirica*（L.）Hall. f.

【别　　名】西伯利亚（心叶）鱼黄草、铃当子、北茉栾藤、钻之灵。

【形态特征】多年生草本。**茎：**茎缠绕，圆柱状，具细棱。**叶：**叶卵状心形，顶端长渐尖或尾状渐尖，基部心形，全缘或稍呈波状，侧脉 7～9 对，叶柄基部具小耳状假托叶。**花：**聚伞花序腋生，有花（1）3～7 朵，花序梗具棱或狭翅；苞片小，2 枚，线形；萼片 5，椭圆形，近相等，顶端具尖头；花冠淡红色，钟状，5 浅裂；雄蕊 5，花丝基部具毛；柱头头状，2 裂。**果：**蒴果近球形，顶端圆，4 瓣裂。**种子：**种子黑色，椭圆状三棱形，顶端钝圆。花果期 7—9 月。

【生境分布】生于路边、田边、山地草丛、山坡灌丛等处。分布于我国华东、西南及吉林、河北、山西、陕西、甘肃、湖南、广西等地。

【药用部位（药材名称）及采收加工】全草（北鱼黄草）、种子（铃当子）。北鱼黄草：夏季采收，洗净，鲜用或晒干。铃当子：秋季采收果实，晒干，打下种子。

【临床应用】北鱼黄草：辛、苦，寒；归脾、肾经。活血解毒；用于劳伤疼痛，疔疮。铃当子：甘，寒；归脾经。泻下消积；用于大便秘结，食积腹胀。

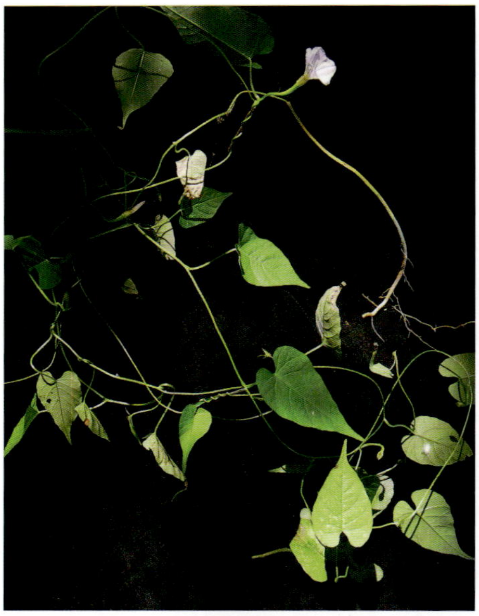
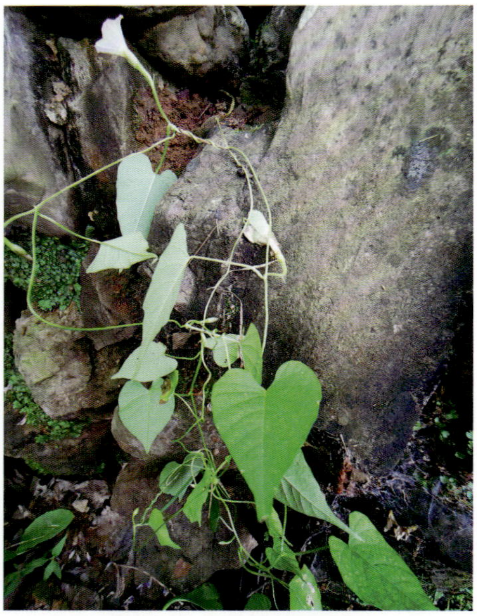
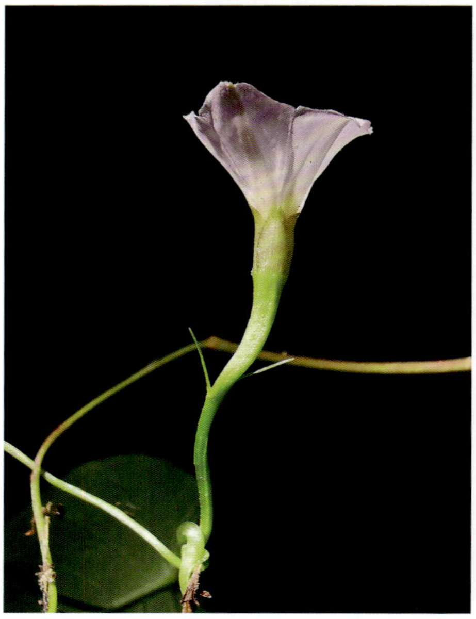
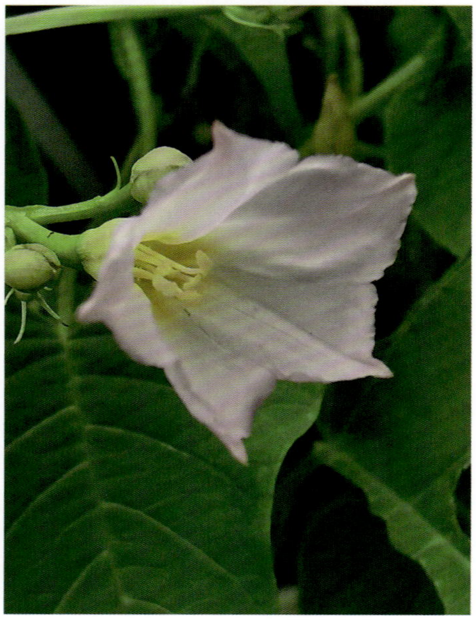

【基　　原】旋花科番薯属番薯 *Ipomoea batatas*（L.）Lamarck

【别　　名】红（白、甜、甘）薯、红苕、山药、地瓜、山芋等。

【形态特征】1 年生草本。**根：** 块根圆形、椭圆形或纺锤形，皮色和肉色因品种或土壤不同而异。**茎：** 茎平卧、上升或缠绕，多分枝，圆柱形或有棱，绿或紫色，被疏柔毛或无毛，茎节易着地生不定根。**叶：** 叶片形状、颜色常因品种不同而异，有时同株不同形，通常为宽卵形，基部心形或平截，顶端渐尖；叶柄长短不一。**花：** 聚伞花序腋生；苞片小，披针形；萼片长圆形或椭圆形，不等长；花冠粉红色、白色、淡紫色或紫色，钟状或漏斗状。**果：** 蒴果，稀见。**种子：** 种子 1 ～ 4 粒，通常 2 粒，无毛。花果期 7—11 月。

【生境分布】全国各地有栽培。

【药用部位（药材名称）及采收加工】块茎（甘薯、番薯）、藤茎（甘薯）。块茎：夏秋季采收，洗净，鲜用或切片晒干。藤茎：夏秋季采收，鲜用或晒干。

【临床应用】块茎：甘，平；归脾、肾经。益气健脾，养阴补肾；用于脾虚气弱，肾阴亏虚。藤茎：甘、涩，微凉。补中，生津，止血，排脓。

【备　　注】《中国植物志》将本种的地下膨大部位称为“块根”，本草典籍将该部位称为“块茎”。

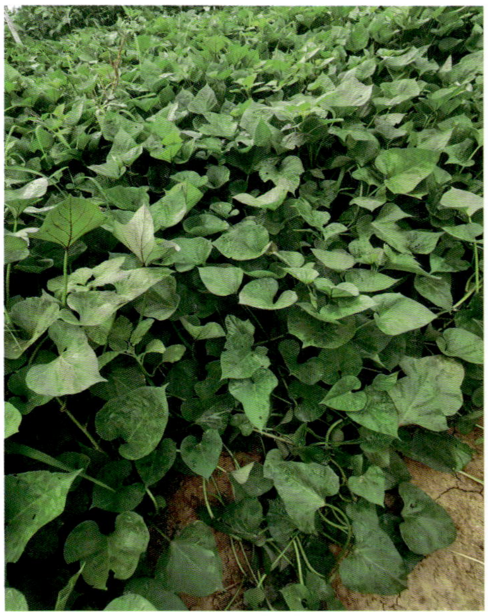

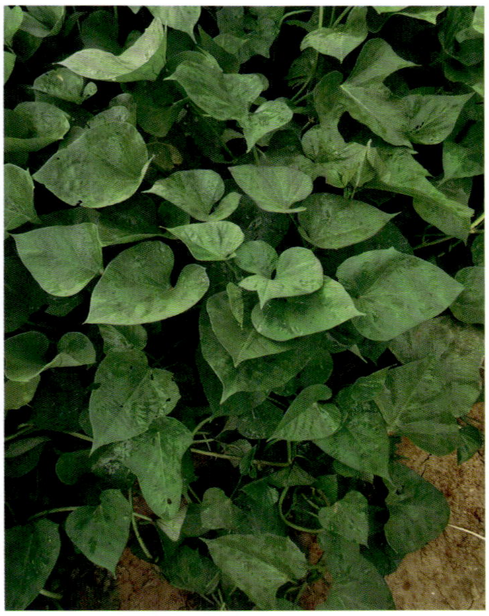

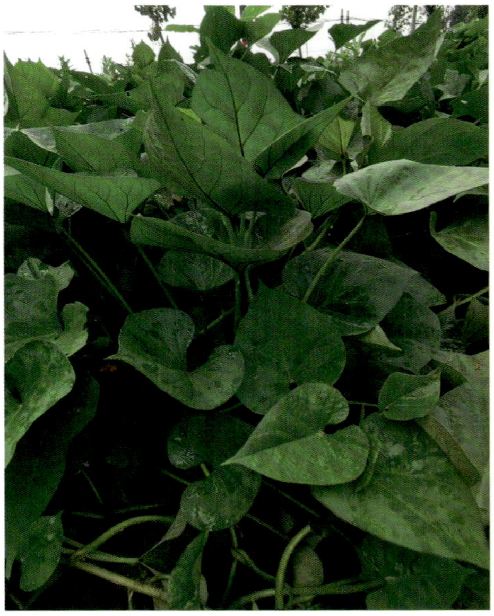

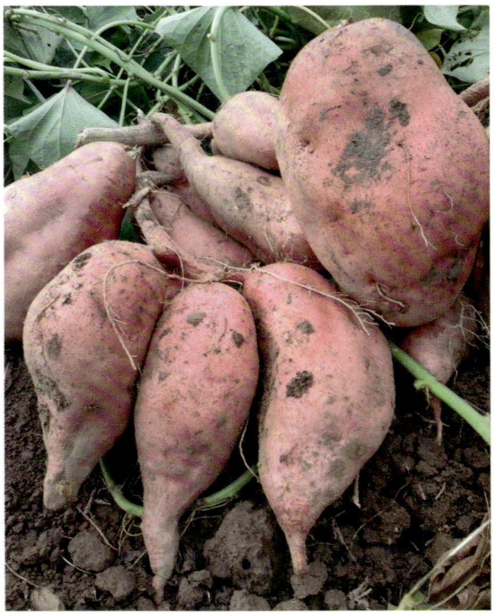

裂叶牵牛

【基　　原】旋花科牵牛属裂叶牵牛 *Pharbitis hederacea*（L.）Choisy

【别　　名】牵牛、（大）牵牛花、喇叭花、筋角拉子、勤娘子、朝颜、二牛子、二丑。

【形态特征】1 年生草本。**茎：** 茎缠绕，被倒向的短柔毛及杂有长硬毛。**叶：** 叶宽卵形或近圆形，深或浅 3 裂，偶 5 裂，基部圆，心形，中裂片长圆形或卵圆形，渐尖或骤尖，侧裂片较短，三角形，裂口锐或圆；叶面或疏或密被微硬的柔毛。**花：** 花腋生，单一或 2 朵着生于花序梗顶，花序梗长短不一，通常短于叶柄，有时较长，毛被同茎；苞片线形或叶状，被开展的微硬毛；小苞片线形；萼片近等长，披针状线形，内面 2 片稍狭，外面被开展的刚毛，基部更密，有时也杂有短柔毛；花冠漏斗状，蓝紫色或紫红色，花冠管色淡。**果：** 蒴果近球形，3 瓣裂。**种子：** 种子卵状三棱形，黑褐色或米黄色，被褐色短绒毛。花果期 6—10 月。

【生境分布】生于山坡灌丛、河谷、路边、宅旁、山地等处。分布于我国大部分地区。

【药用部位（药材名称）及采收加工】种子（牵牛子、黑丑、白丑）。秋末果实成熟、果壳未开裂时采割植株，晒干，打下种子，除去杂质。

【临床应用】苦，寒，有毒；归肺、肾、大肠经。泻水通便，消痰涤饮，杀虫攻积；用于水肿胀满，二便不通，痰饮积聚，气逆喘咳，虫积腹痛。

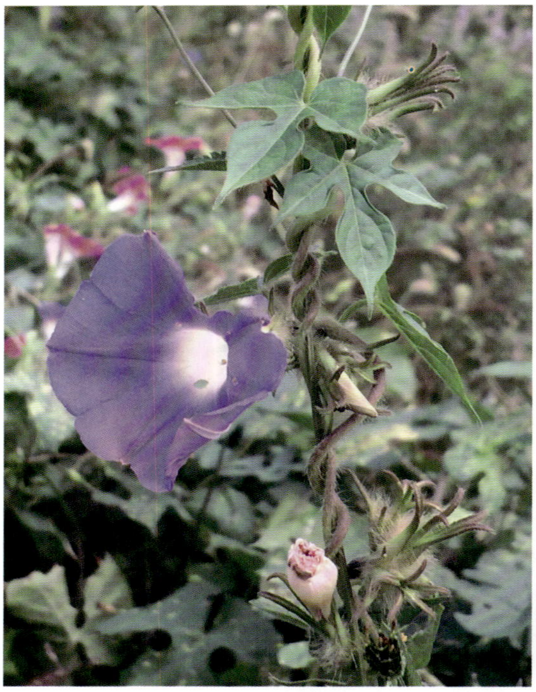
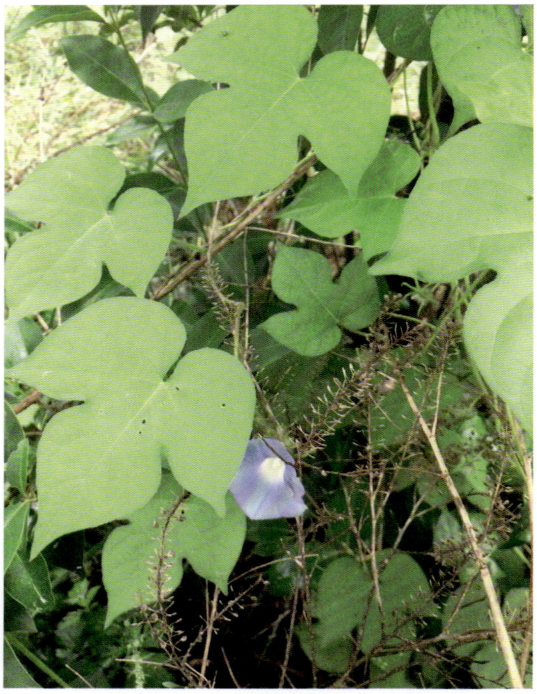
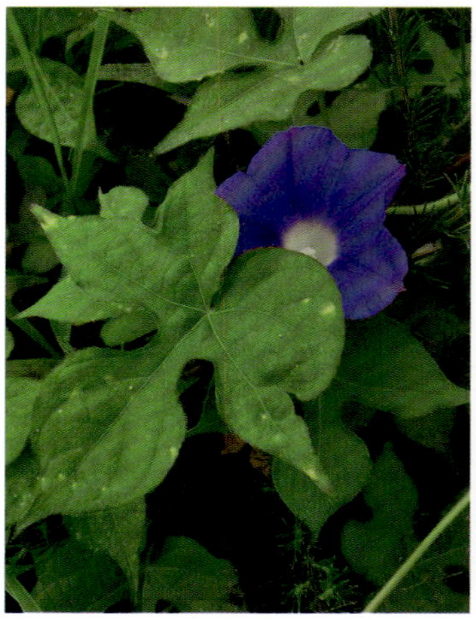
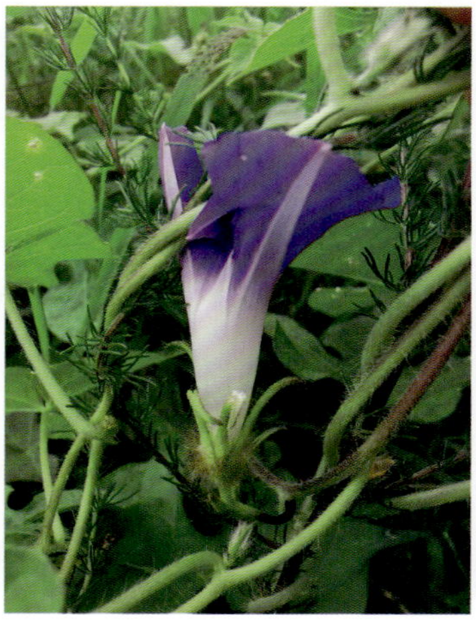
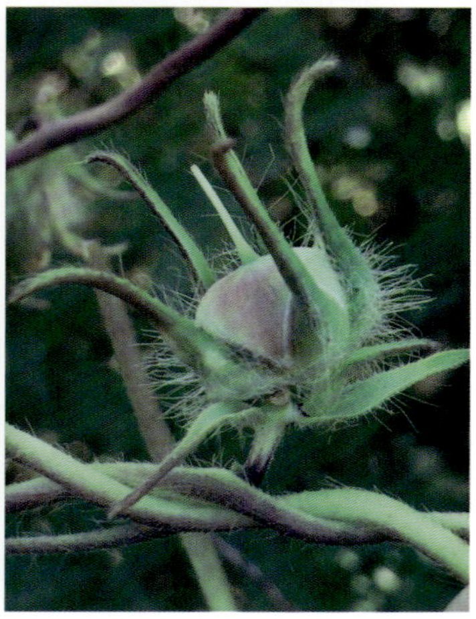

【基　　原】旋花科牵牛属圆叶牵牛 *Pharbitis purpurea*（L.）Voigt

【别　　名】圆叶旋花、小花（紫花）牵牛、牵牛花、喇叭花、连簪簪、打碗花。

【形态特征】形态特征与植物“裂叶牵牛”相似。两者的主要区别：圆叶牵牛的叶片为圆心形，全缘，叶缘不裂，萼片为椭圆形；裂叶牵牛的叶片为宽卵形或近圆形，通常 3 裂，萼片狭长披针形。

【生境分布】生于路旁、田间、墙脚、灌丛等处。分布于我国大部分地区。

【药用部位（药材名称）及采收加工】均同植物“裂叶牵牛”项下。

【临床应用】同植物“裂叶牵牛”项下。

【备　　注】按《中国植物志》，“牵牛 *Pharbitis nil*（L.）Choisy”与“裂叶牵牛 *Pharbitis hederacea*（L.）Choisy”合并为“牵牛 *Ipomoea nil* (L.) Roth”，归属由牵牛属 Pharbitis 修订为虎掌藤属 Ipomoea。按《药典》，中药材“牵牛子”为旋花科植物裂叶牵牛 *Pharbitis nil*（L.）Choisy 或圆叶牵牛 *Pharbitis purpurea* (L.) Voigt 的干燥成熟种子；本书参考《药典》，仍分开描述。

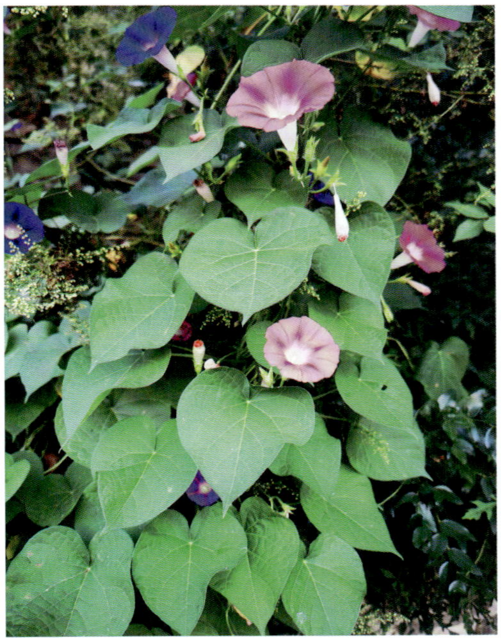

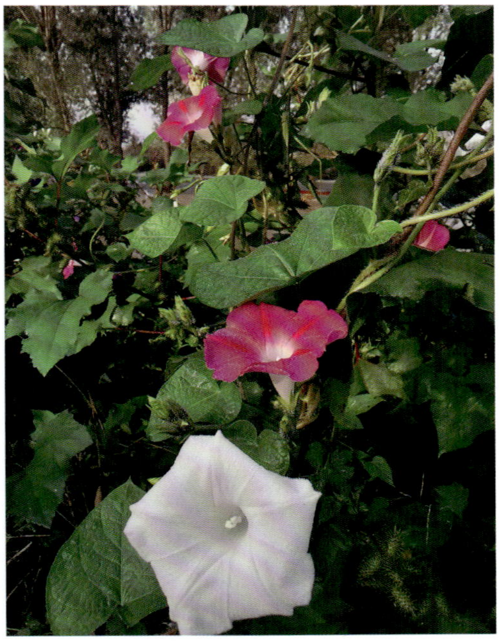

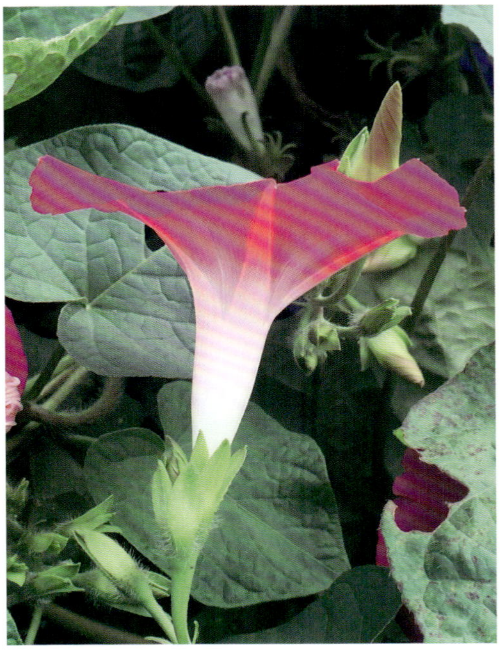

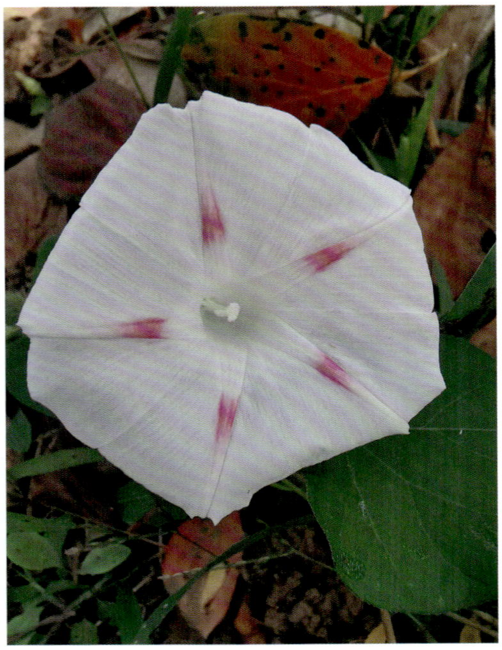

田紫草

【基　　原】紫草科紫草属田紫草 *Lithospermum arvense* L.

【别　　名】麦家公、毛妮菜。

【形态特征】1年生草本。根：根皮紫褐色。茎：茎常单一，自基部或仅上部分枝，有短糙伏毛。叶：叶无柄，倒披针形至线形，先端急尖，两面均有短糙伏毛。花：聚伞花序生枝上部，苞片与叶同形而较小，花序排列稀疏，有短花梗；花萼裂片线形，通常直立，两面均有短伏毛；花冠高脚碟状，白色、蓝色或淡蓝色，筒部外面稍有毛，檐部长约为筒部的一半，裂片卵形或长圆形，直立或稍开展，稍不等大，喉部无附属物，但有5条延伸到筒部的毛带；雄蕊着生花冠筒下部，柱头头状。果：小坚果呈桃形，具小尖头，灰褐色，有疣状突起。花果期4—8月。

【生境分布】生于丘陵、低山草坡、田边。分布于我国东北、华东及河北、山西、湖北、陕西、甘肃、新疆等地。

【药用部位（药材名称）及采收加工】果实（地仙桃）。7—9月果实成熟时采收，晒干。

【临床应用】甘、辛，温；归脾、胃经。温中散寒，消肿止痛，消肿止痛；用于脘腹冷痛作胀，泛吐酸水，跌打肿痛，骨折。

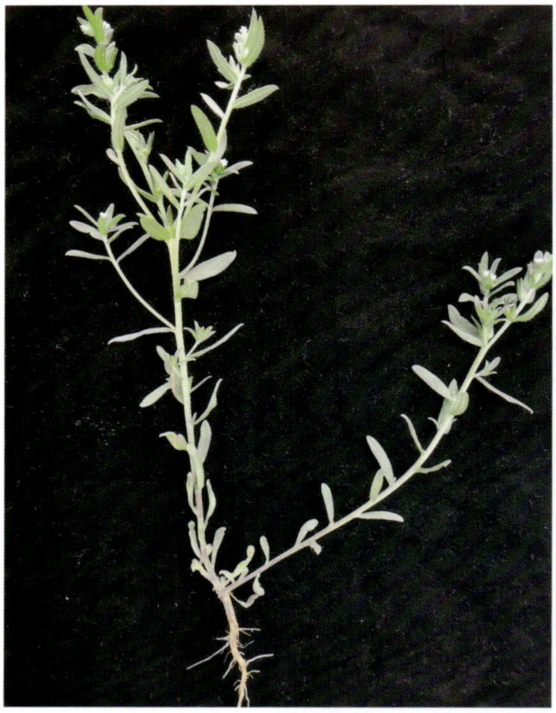
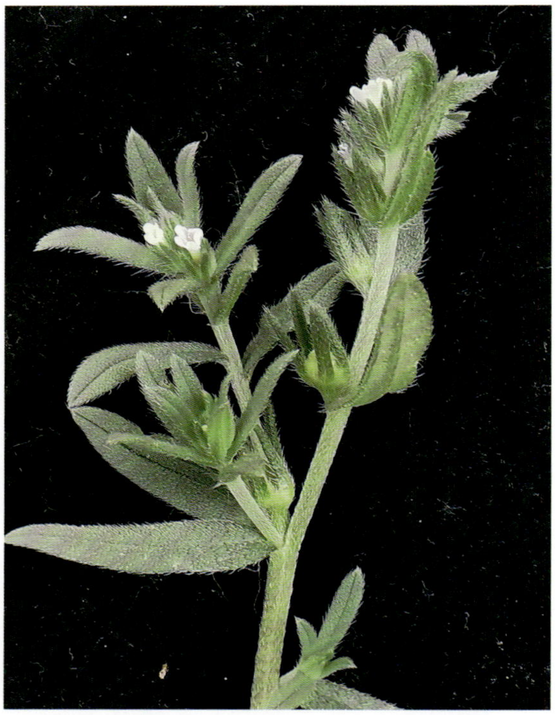
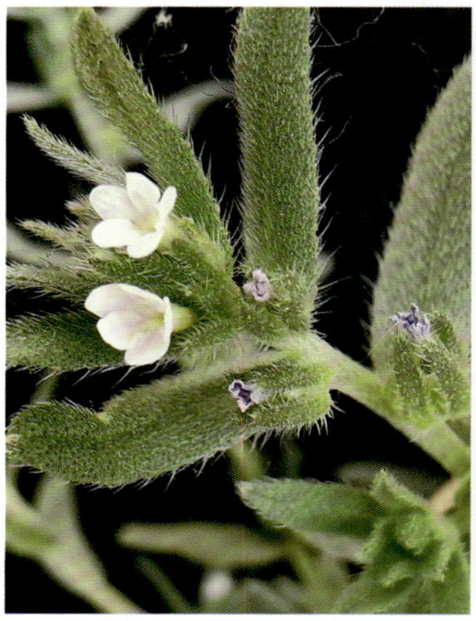
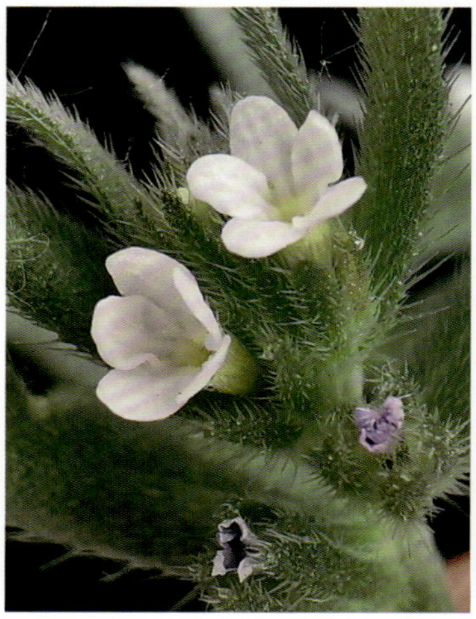
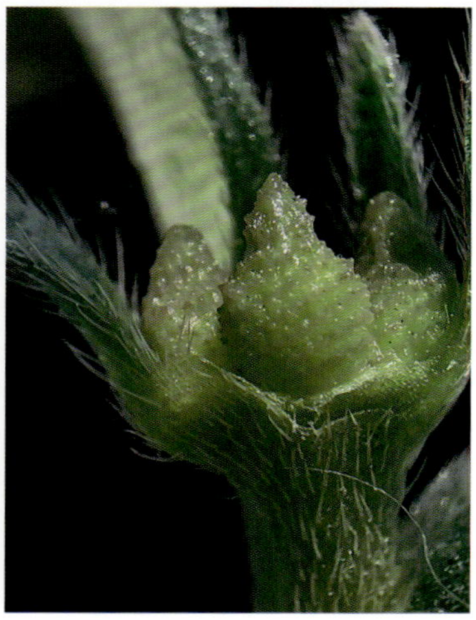

【基　　原】紫草科紫草属紫草 *Lithospermum erythrorhizon* Sieb. et Zucc.

【别　　名】紫丹。

【形态特征】多年生草本。根：根肥厚，富含紫色物质。茎：茎常 1 ～ 3 条，直立，有贴伏和开展的短糙伏毛，上部有分枝，枝斜升并常稍弯曲。叶：叶无柄，卵状披针形至宽披针形，先端渐尖，基部渐狭，两面均有短糙伏毛，脉在叶下面凸起，沿脉有较密的糙伏毛。花：花序生茎和枝上部，果期延长；苞片与叶同形而较小；花萼裂片线形，背面有短糙伏毛；花冠白色，外面稍有毛，檐部与筒部近等长，裂片宽卵形，开展，全缘或微波状，先端有时微凹，喉部附属物半球形；雄蕊着生花冠筒中部稍上，柱头头状。果：小坚果卵球形，乳白色或带淡黄褐色，平滑，有光泽，腹面中线凹陷呈纵沟。花果期 6—9 月。

【生境分布】生于山坡草地。分布于我国华中及辽宁、河北、山东、山西、江西、广西、贵州、四川、陕西、甘肃等地。

【药用部位（药材名称）及采收加工】根（紫草）。春秋季采挖，除去泥沙，晒干。

【临床应用】苦，寒；归心、肝经。凉血，活血，透疹，解毒；用于斑疹，麻疹，吐血，衄血，尿血，紫癜，黄疸，痈疽，烫伤。

【备　　注】按《药典》，中药材“紫草”为紫草科植物新疆紫草 *Arnebia euchroma*（Royle）Johnst. 或内蒙紫草 *Arnebia guttata* Bunge 的干燥根。

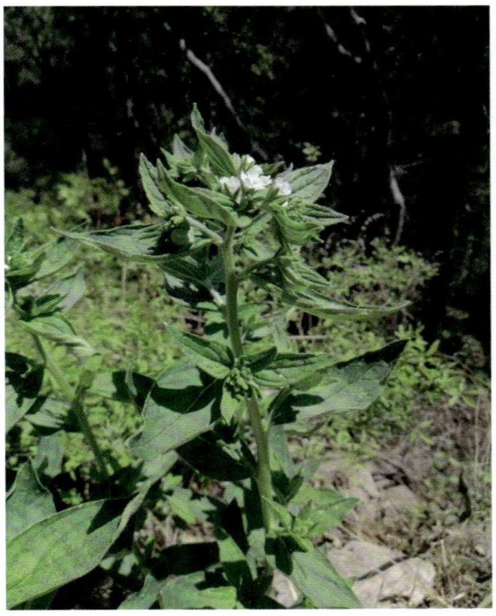

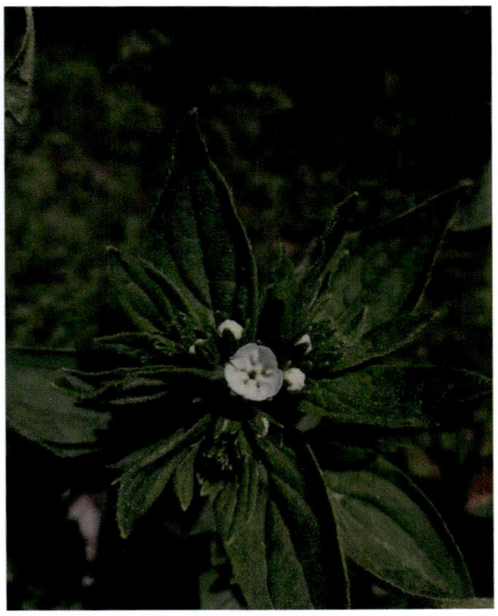

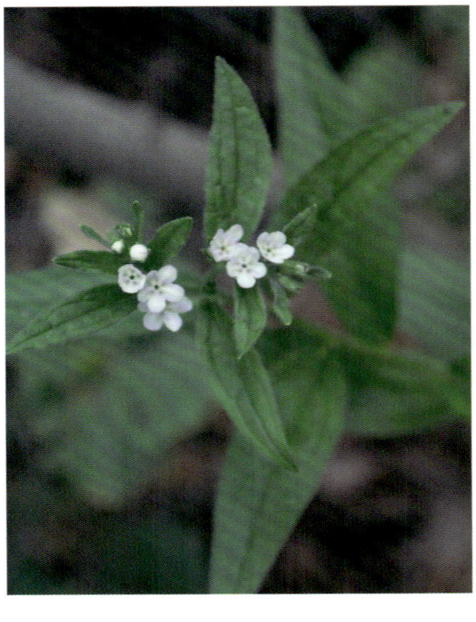

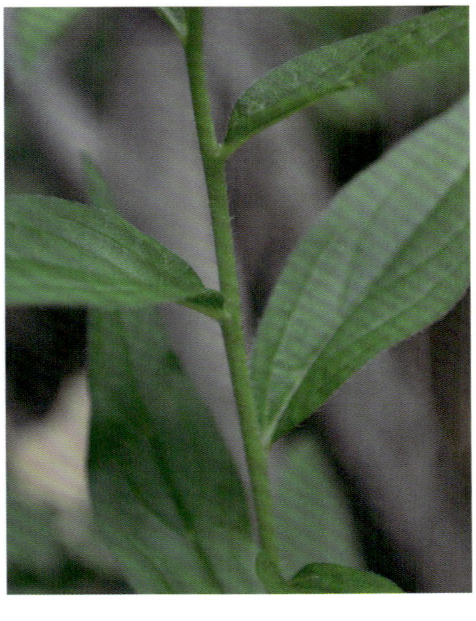

紫筒草

【基　　原】紫草科紫筒草属紫筒草 *Stenosolenium saxatile*（Pall.）Turcz.

【别　　名】白毛草、伏地蜈蚣草。

【形态特征】多年生草本。**根：**根细锥形，直伸，根皮紫褐色。**茎：**茎斜升或直立；全株有开展的硬长毛。**叶：**基生叶和茎下部叶有长柄，匙形或倒披针形，先端钝，基部狭窄，边缘皱波状，叶质较厚，两面有粗糙毛；茎上部叶狭披针形或线状披针形。**花：**总状花序顶生，有粗糙毛；苞片叶型，较叶狭窄，有硬毛；花萼 5 深裂，裂片狭卵状披针形或近线形，有糙毛；花冠淡紫色或淡红色，5 裂，裂片近卵形，钝，筒部细长；雄蕊 5，生筒部上方，于花冠管内螺旋状着生，着生面不在同一平面；子房 4 裂，花柱长，顶端 2 裂。**果：**小坚果偏卵状三角形，有小瘤状突起。花果期 5—9 月。

【生境分布】生于低山、丘陵、平原草地、路旁、田边等处。分布于我国东北、华北、西北等地。

【药用部位（药材名称）及采收加工】根（紫筒草根）、全草（白毛草、紫筒草）。根和全草均为夏季采收，晒干。

【临床应用】根：甘、微苦，凉。清热凉血，止血，止咳；用于吐血，肺热咳嗽，感冒。全草：苦，温。祛风除湿；用于小关节疼痛。

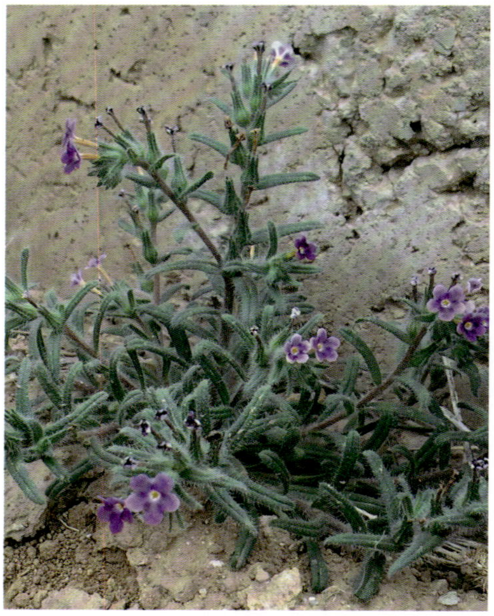

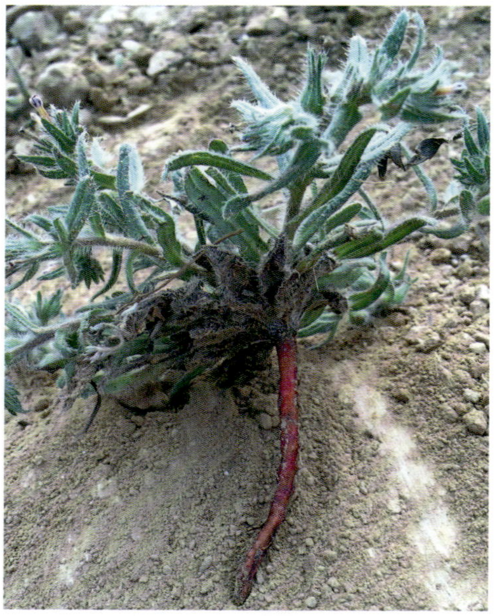

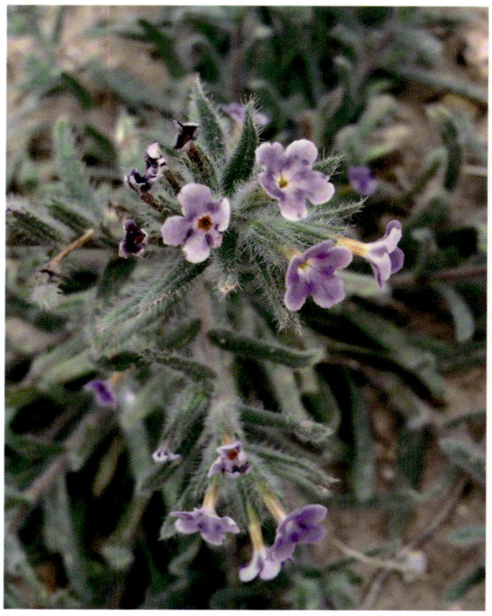

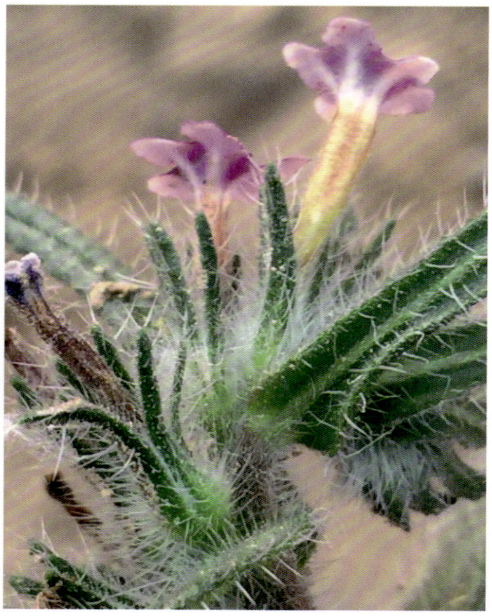

狼紫草

【基　　原】紫草科牛舌草属狼紫草 *Anchusa ovata* Lehmann

【别　　名】野旱烟。

【形态特征】1年生草本。茎：茎常自下部分枝，有开展的稀疏长硬毛。叶：基生叶和茎下部叶有柄，向上渐无柄；叶倒披针形至线状长圆形，两面疏生硬毛，边缘有微波状小牙齿。花：花序于花期逐渐伸长；苞片卵形至线状披针形；花萼5裂至基部，有半贴伏的硬毛，裂片钻形，稍不等长，果期增大，星状开展；花冠蓝紫色、紫红色，筒下部稍膝曲，裂片开展，附属物疣状或鳞片状，密生短毛；雄蕊着生花冠筒中部之下，花丝极短，柱头球形，2裂。果：小坚果肾形，淡褐色，表面有网状皱纹和小疣点，着生面碗底状，边缘无齿。种子：种子褐色。花果期4—6月。

【生境分布】生于山坡、河滩、田边等处。分布于我国华北、西北及河南、西藏等地。

【药用部位（药材名称）及采收加工】叶（狼紫草）。夏季采收，晒干。

【临床应用】消炎止痛，用于疮肿。

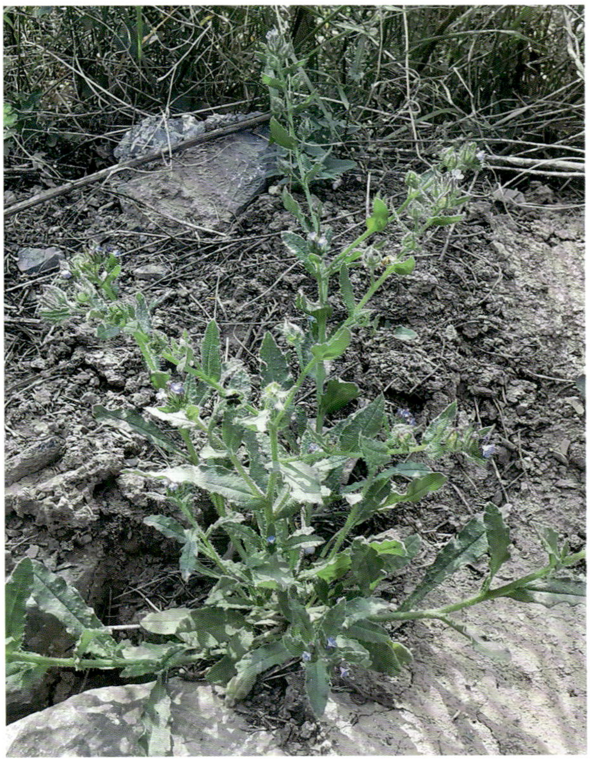

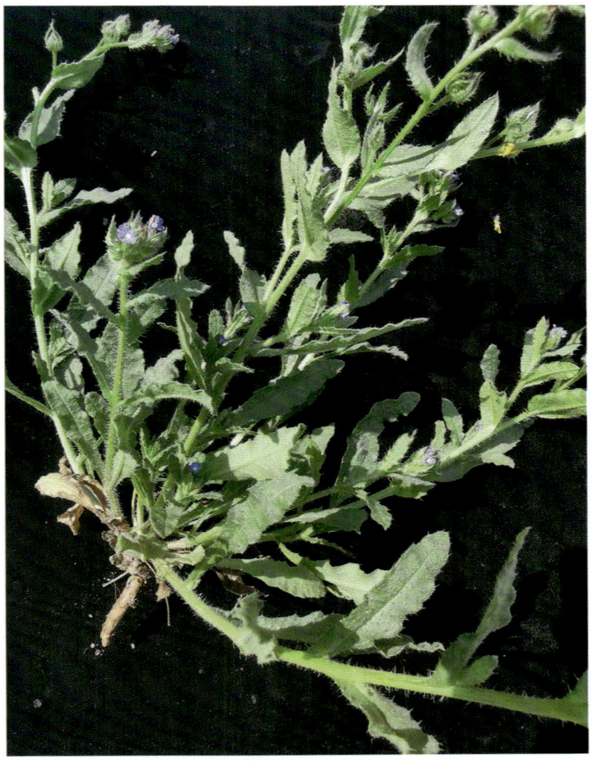

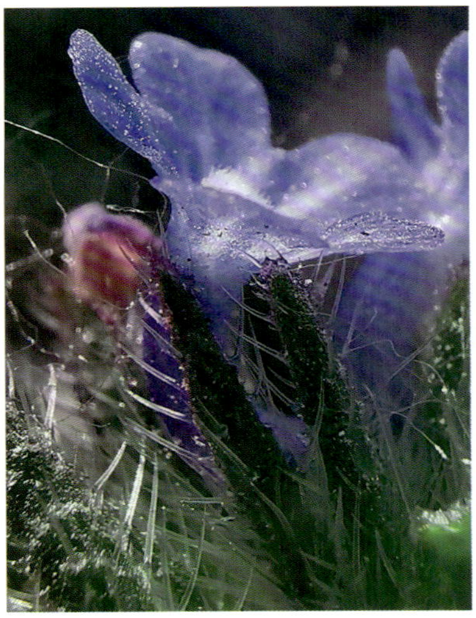

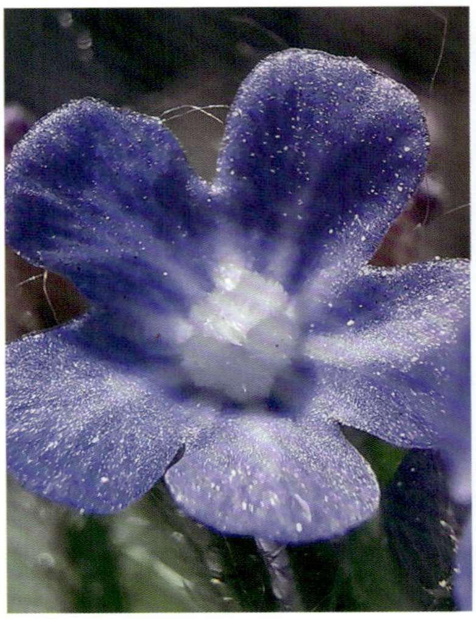

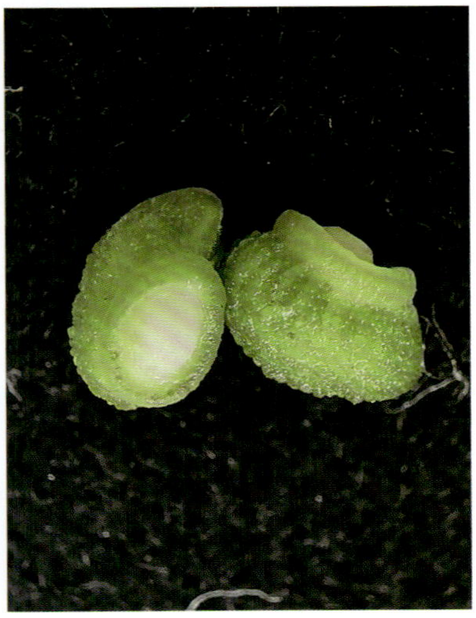

附地菜

【基　　原】紫草科附地菜属附地菜 *Trigonotis peduncularis*（Trev.）Benth.

【别　　名】搓不死、豆瓣子棵、地胡椒、伏地菜（草）、山苦菜、地瓜香。

【形态特征】1年生草本。茎：茎细弱，常单一或多数，被短糙伏毛，铺散，基部有分枝。叶：基生叶呈莲座状，具长柄，叶匙形或卵状椭圆形，先端圆钝，基部楔形或渐狭，两面被糙伏毛；茎生叶长圆形或椭圆形，茎上部叶渐无柄，茎下部叶具短柄。花：总状花序顶生，花少数，常无苞片或下部有2～3叶状苞片；花梗细短，花后伸长；花萼5深裂，裂片卵形，先端急尖，有疏毛；花冠淡蓝色，筒部甚短，檐部5裂，花冠裂片先端圆钝，倒卵形，平展，喉部白色或带黄色，有5附属物；雄蕊5，花药卵形，花丝短，内藏，子房4裂，花柱短。果：小坚果四面体形，顶面有光泽，背面三角状卵形，具3锐棱，下部具短柄。花果期4—9月。

【生境分布】生于田野、路旁、荒地、丘陵、灌丛等处。分布于我国东北、华北、西南及福建、江西等地。

【药用部位（药材名称）及采收加工】全草（附地菜）。6月采收，鲜用或晒干。

【临床应用】辛、苦，平；归心、肝、脾、肾经。健胃止痛，解毒消肿，摄小便；用于胃痛吐酸，手脚麻木，遗尿，热毒痈肿，湿疮。

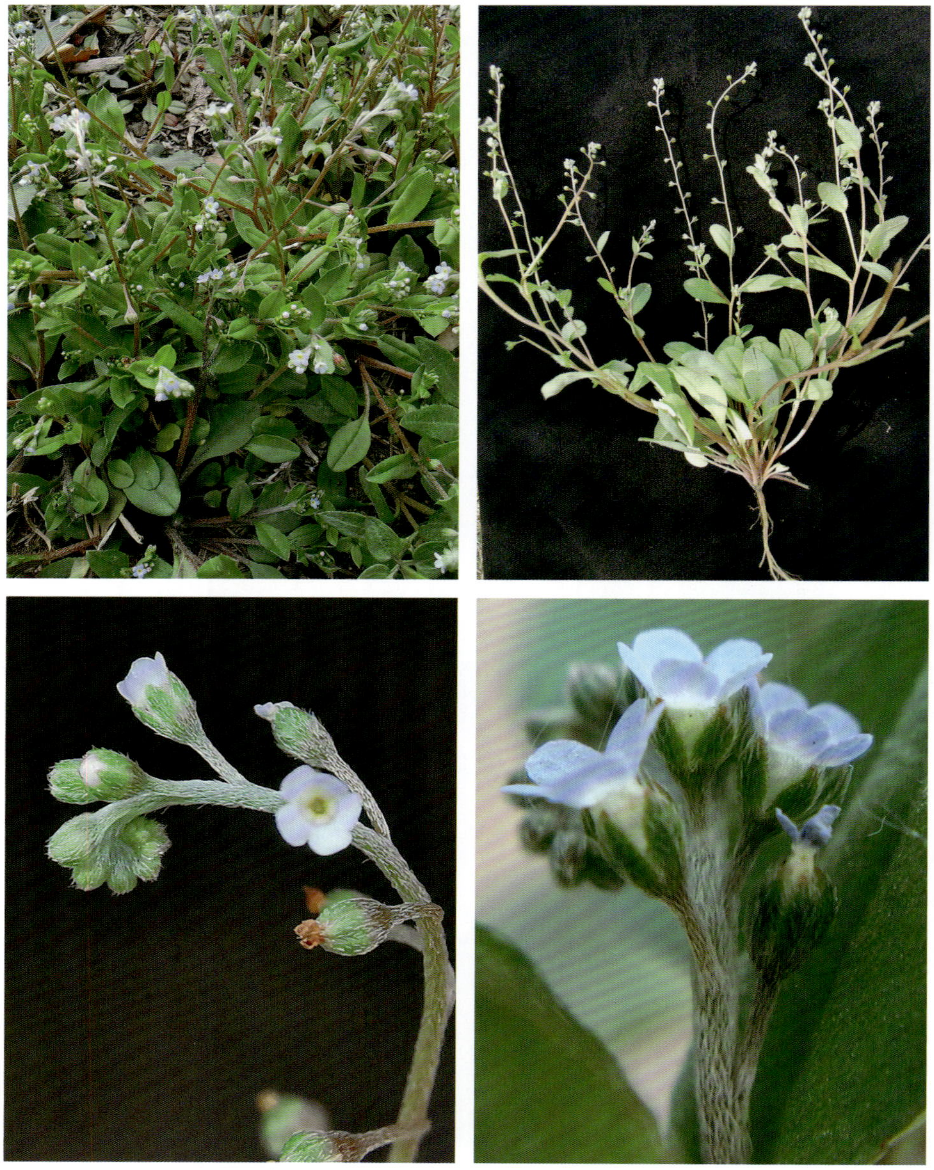

【基　　原】紫草科附地菜属钝萼附地菜 *Trigonotis peduncularis* var.*amblyosepala*（Nakai & Kitagawa）W.T.Wang

【别　　名】无。

【形态特征】形态特征与植物“附地菜”相似。两者的主要区别：钝萼附地菜的花大（花冠直径 3 ~ 4 mm）；花萼裂片倒卵状长圆形或狭匙形，最宽处在萼裂片的上部，先端钝圆；附地菜的花小（花冠直径 2 ~ 3 mm），花萼裂片卵形或线状披针形，最宽处在萼裂片的中部或下部，先端渐尖。

【生境分布】生于山坡草地、林缘、灌丛、田间、荒野等处。分布于我国华北、东北、西北等地。

【药用部位（药材名称）及采收加工】全草（钝萼附地菜）。采收加工未见记载。

【临床应用】古今本草典籍未见记载。《河南植物志》：全草入药，治手脚麻木、胸肋骨疼。

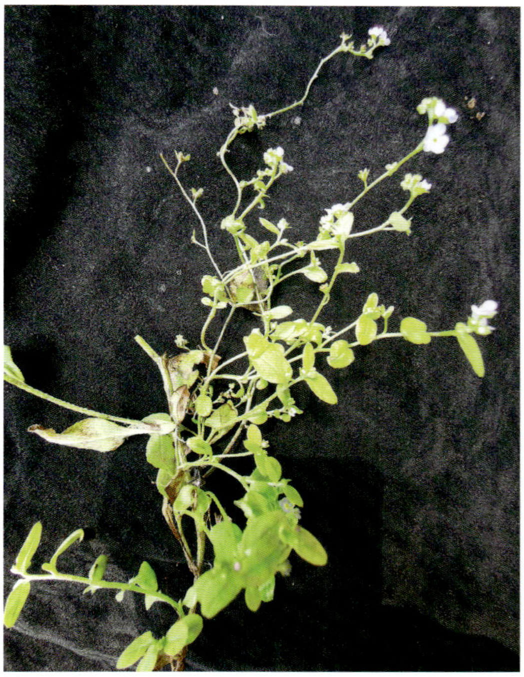

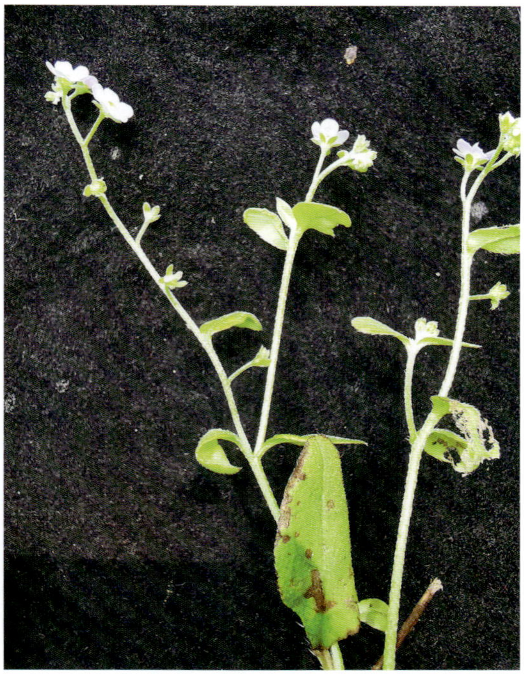

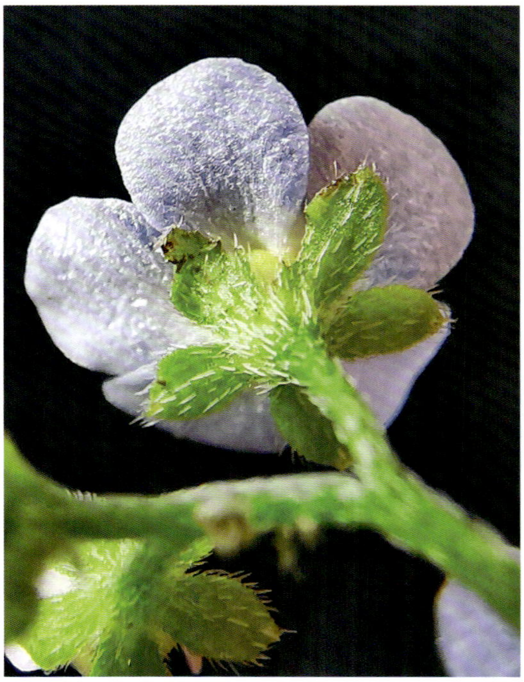

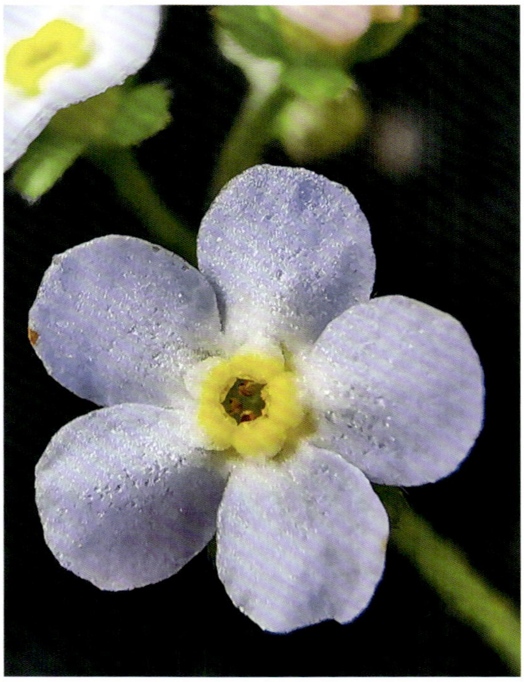

斑种草

【基　　原】紫草科斑种草属斑种草 *Bothriospermum chinense*（Turcz.）Bunge

【别　　名】细叠子草。

【形态特征】2 年生草本。根：根直伸。茎：茎斜升或直立；全株有开展的硬毛。叶：基生叶和茎下部叶有长柄，叶匙形或倒披针形，先端钝，基部狭窄，边缘皱波状，叶质较厚，两面有短硬毛。花：总状花序顶生，有苞片，花生于苞腋；苞片卵形或狭卵形，有硬毛；花萼 5 深裂，裂片狭长，果期宿存；花冠淡蓝色，5 裂，裂片钝，筒部短，喉部有 5 个附属物，呈 10 裂；雄蕊 5，花丝短内藏；子房 4 裂，花柱内藏。果：小坚果肾形，着生在基部，果背面有网状皱褶，腹面有横向的凹陷。花果期 4—8 月。

【生境分布】生于丘陵、草坡、荒地。分布于我国东北、西北、华中、华东等地。

【药用部位（药材名称）及采收加工】全草（蛤蟆草）。夏季采收，去净泥土，晒干。

【临床应用】微苦，凉。解毒消肿，利湿止痒；用于痔疮，肛门肿痛，湿疹。

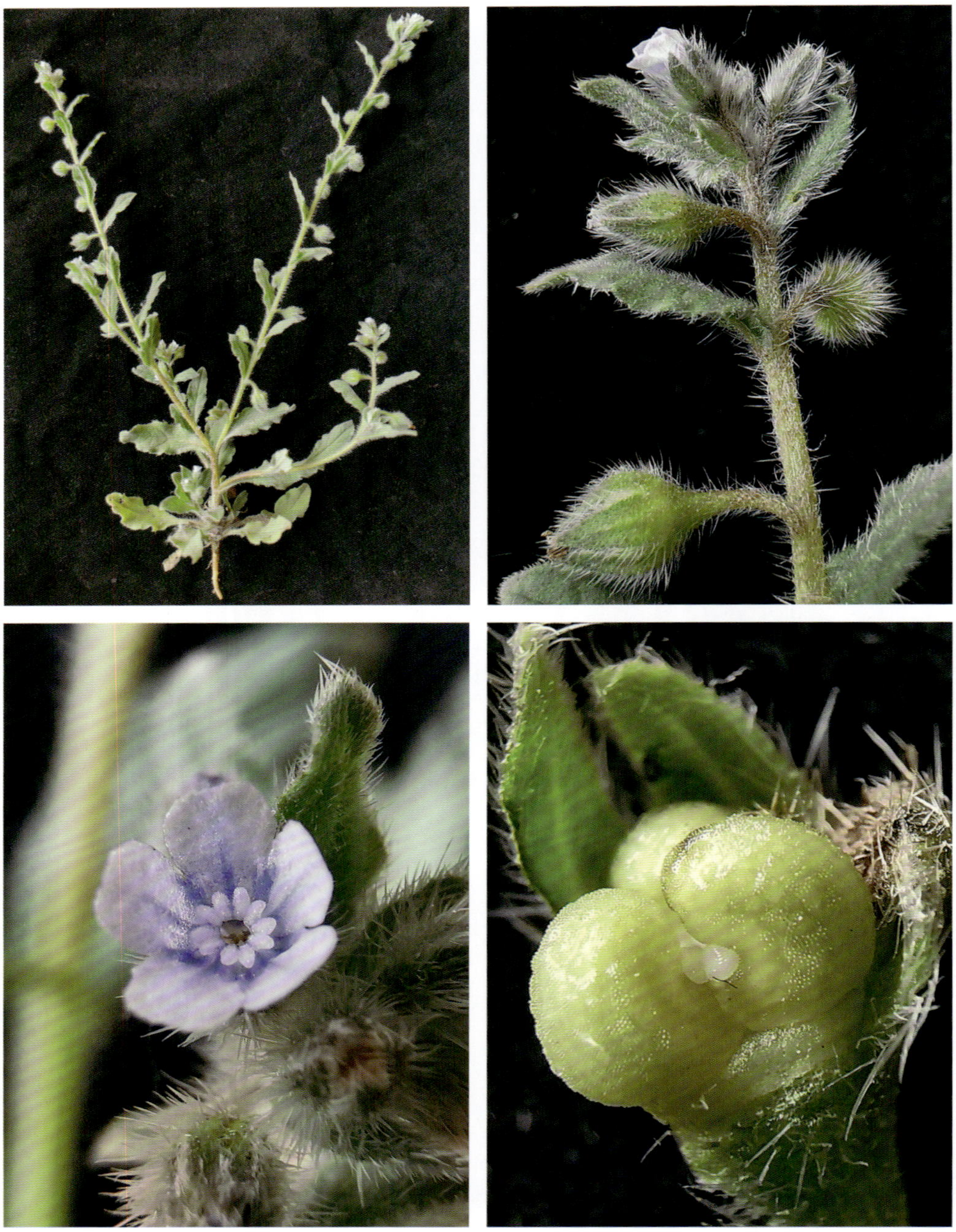

多苞斑种草

【基　　原】紫草科斑种草属多苞斑种草 *Bothriospermum secundum* Maxim.

【别　　名】侧序斑种草。

【形态特征】形态特征与植物“斑种草”相似。两者的主要区别：斑种草的小坚果腹面的环状凹窝是横向的（与果实呈垂直），花与苞片不是各偏向一侧；多苞斑种草小坚果腹面的环状凹窝是纵向的（与果实呈顺向），花与苞片各偏向一侧，即近所有的花排列在花序轴的一侧，而近所有的苞片排列在花序轴的另一侧。

【生境分布】生于山坡、路旁、河床、农田、山坡林缘、灌丛、山谷溪边等处。分布于我国东北及河北、山东、山西、陕西、甘肃、江苏、云南等地。

【药用部位（药材名称）及采收加工】全草（野山蚂蟥）。春夏季采收，拣净，鲜用或晒干。

【临床应用】苦，凉；归肺、肝经。祛风，利水，解疮毒；用于水肿聚起，疮毒。

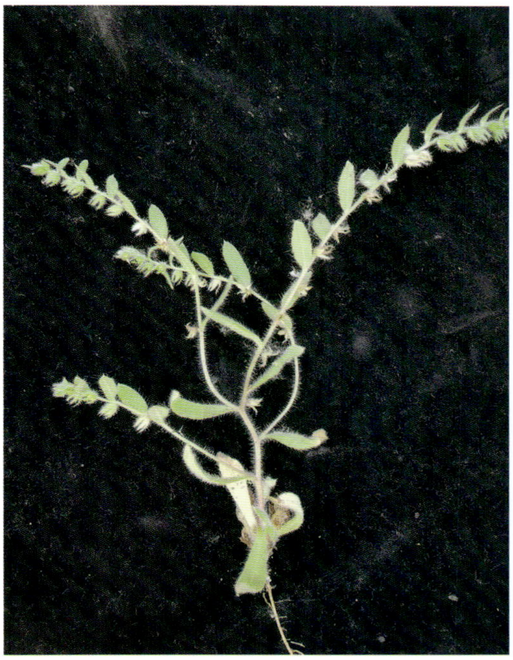

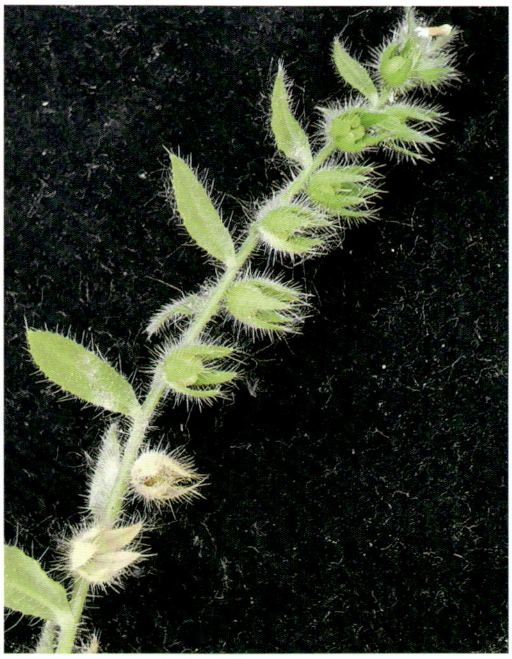

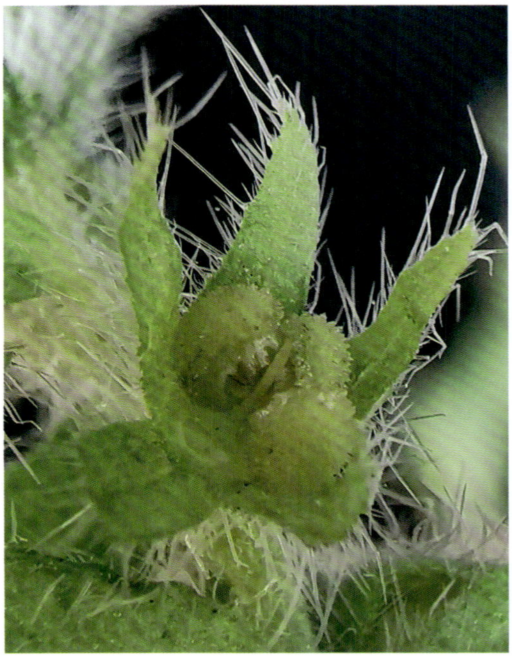

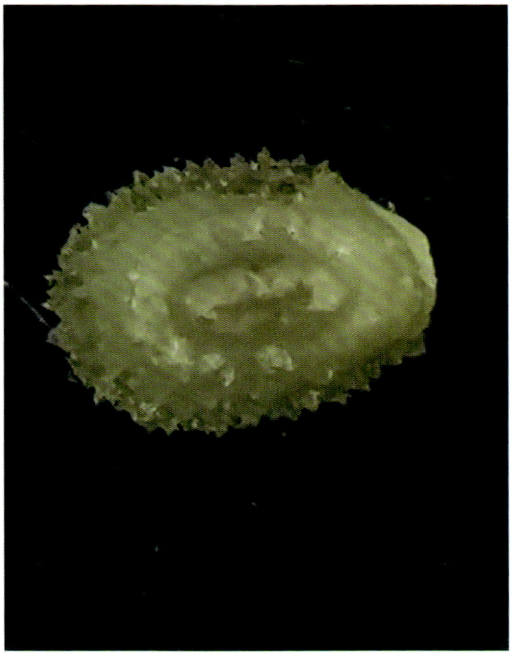

狭苞斑种草

【基　　原】紫草科斑种草属狭苞斑种草 *Bothriospermum kusnezowii* Bge.

【别　　名】无。

【形态特征】形态特征与植物“多苞斑种草”相似。两者的主要区别：狭苞斑种草的花与苞片不是各偏向一侧，苞片较窄狭（线形或线状披针形）；多苞斑种草的花与苞片各偏向一侧（花多排列在花序轴的一侧，苞片多排列在花序轴的另一侧），苞片较宽阔（椭圆形或卵形）。

【生境分布】生于山坡、道旁、农田、林缘等处。分布于我国华北、西北及吉林、黑龙江等地。

【药用部位（药材名称）及采收加工】全草（狭苞斑种草）。采收加工未见记载。

【临床应用】古今本草典籍未见记载。《河南植物志》：全草入药，有止咳、止血之效。

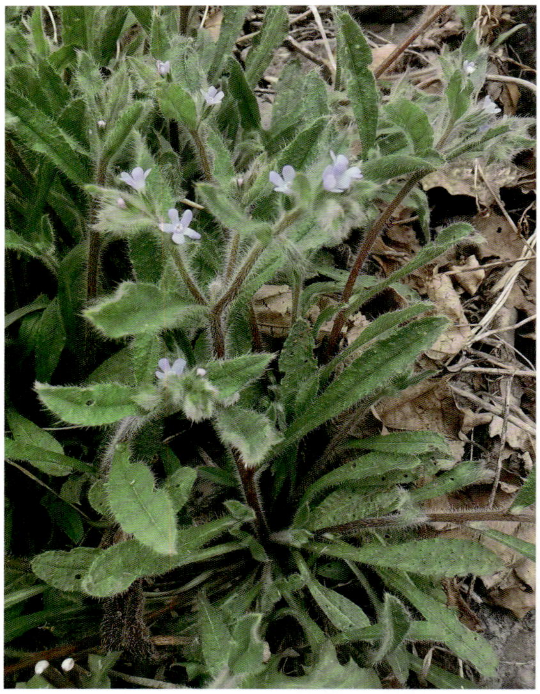

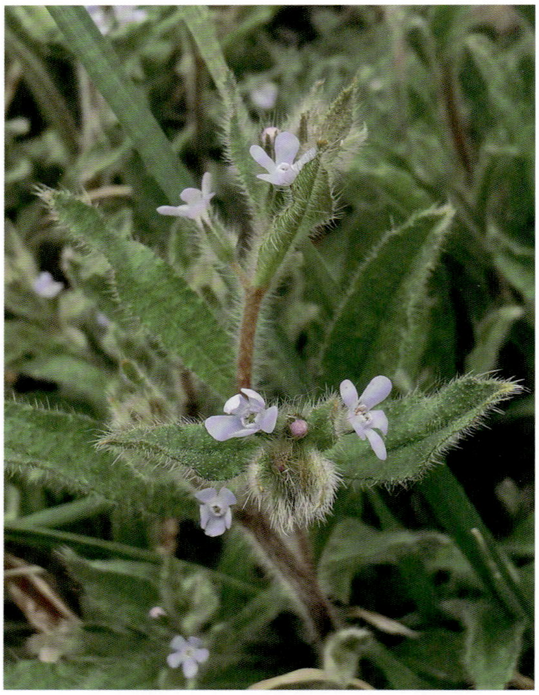

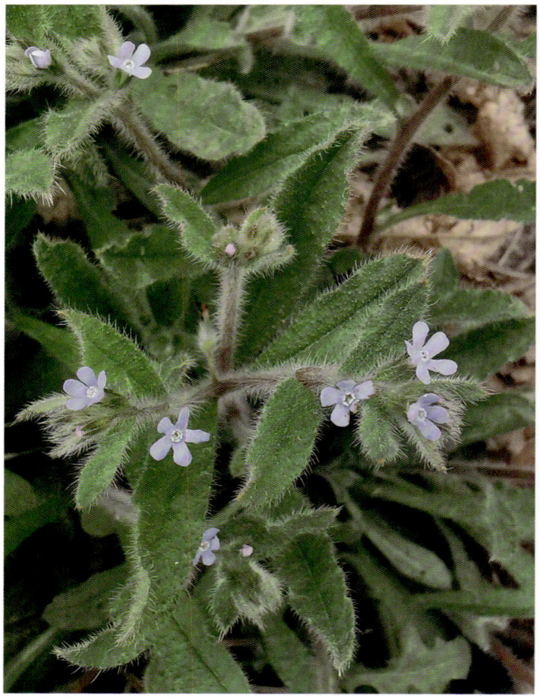

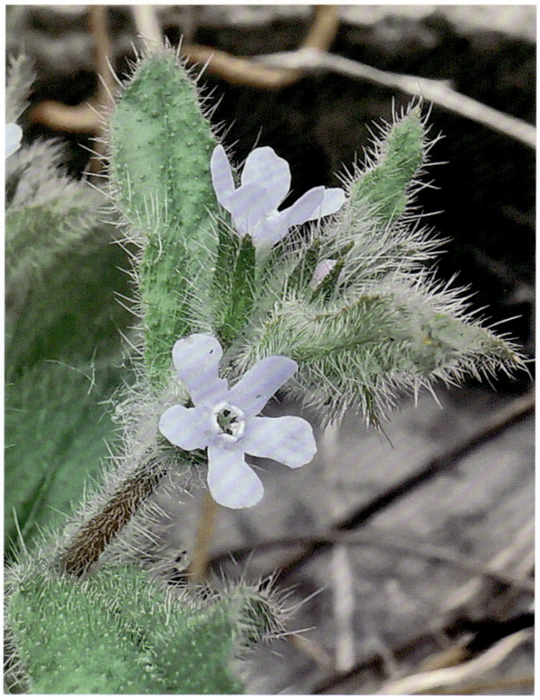

大果琉璃草

【基　　原】紫草科琉璃草属大果琉璃草 *Cynoglossum divaricatum* Stephan ex Lehmann

【别　　名】展枝倒提壶、大赖毛子。

【形态特征】多年生草本。**根：**根直伸，红褐色，粗壮。**茎：**茎直立，中空，具肋棱，上部分枝，分枝开展，被向下贴伏的柔毛。**叶：**基生叶和茎下部叶长圆状披针形或披针形，先端钝或渐尖，基部渐狭成柄，灰绿色，两面均密生贴伏的短柔毛；茎中部及上部叶无柄，狭披针形，被灰色短柔毛。**花：**花序顶生及腋生，花稀疏，呈疏松的圆锥状花序；苞片狭披针形或线形；花梗细弱，花后伸长，果期下弯，密被贴伏柔毛；花萼外面密生短柔毛，裂片卵形或卵状披针形，果期几不增大，向下反折；花冠蓝紫色，檐部深裂至下 1/3，裂片卵圆形，先端微凹，喉部有 5 个梯形附属物；花药着生花冠筒中部以上；花柱肥厚，扁平。**果：**小坚果卵形，密生锚状刺，背面平，腹面中部以上有卵圆形的着生面。花果期 6—8 月。

【生境分布】生于干旱山坡、草地、沙丘、石滩、路边。分布于我国华北、东北及新疆、甘肃、陕西等地。

【药用部位（药材名称）及采收加工】根（大果琉璃草）。采收加工未见记载。

【临床应用】淡，寒。清热解毒；用于扁桃体炎，疮疖痈肿。

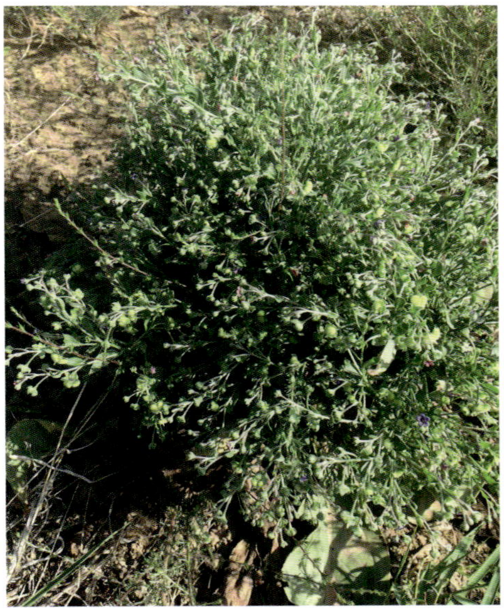

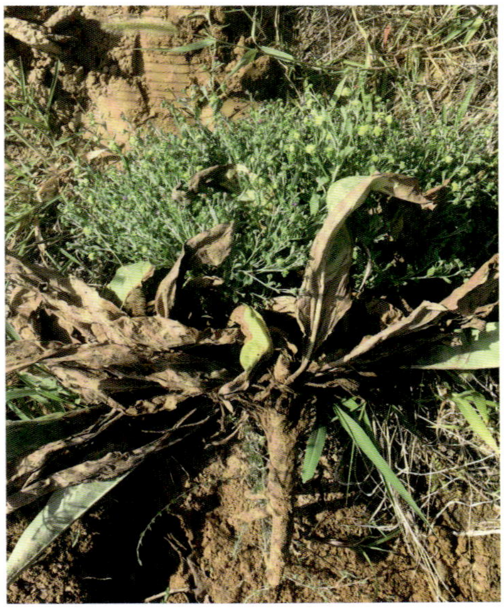

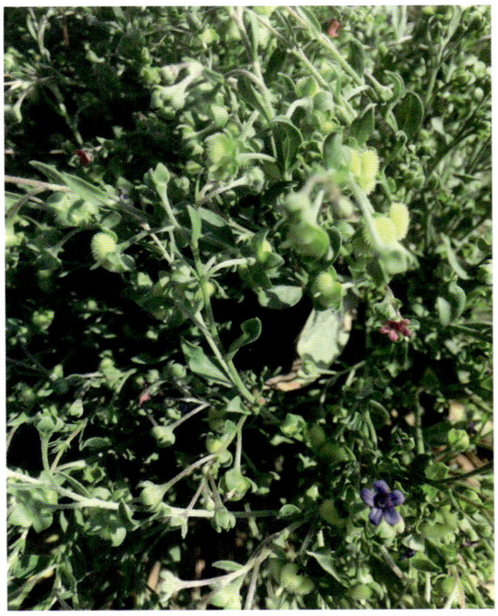

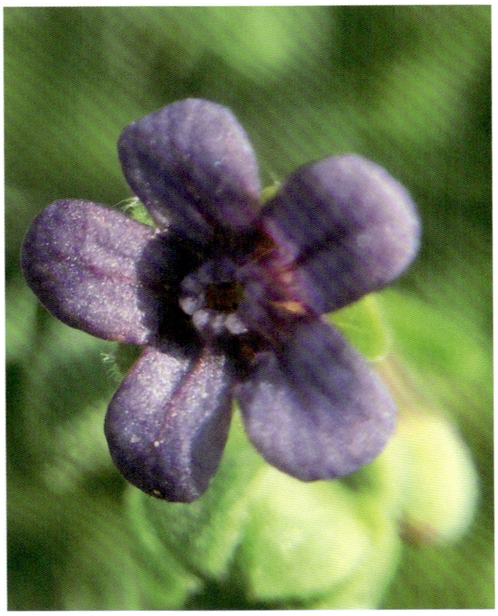

小花琉璃草

【基　　原】紫草科琉璃草属小花琉璃草 *Cynoglossum lanceolatum* Forsk.

【别　　名】无。

【形态特征】多年生草本。**茎：**茎直立，自下部或中部分枝，分枝开展，密生基部具基盘的硬毛。**叶：**基生叶及茎下部叶具柄，长圆状披针形，先端尖，基部渐狭，上面被具基盘的硬毛及稠密的伏毛，下面密生短柔毛；茎中部叶无柄或具短柄，披针形；茎上部叶极小。**花：**花序顶生及腋生，分枝钝角开展，无苞片，果期延长呈总状；花萼裂片卵形，先端钝，外面密生短伏毛，内面无毛，果期稍增大；花冠淡蓝色，钟状，喉部有5个半月形附属物；花药卵圆形，花柱四棱形。**果：**小坚果卵球形，背面突，密生长短不等的锚状刺，边缘锚状刺基部不连合。花果期4—9月。

【生境分布】生于丘陵、山坡、草地、路边、石滩地。分布于我国西南、华南、华东及河南、陕西、甘肃等地。

【药用部位（药材名称）及采收加工】全草及根（小花琉璃草）。采收加工未见记载。

【临床应用】清热解毒，利尿消肿，活血；用于急性肾炎，月经不调；外用治痈肿疮毒、毒蛇咬伤。

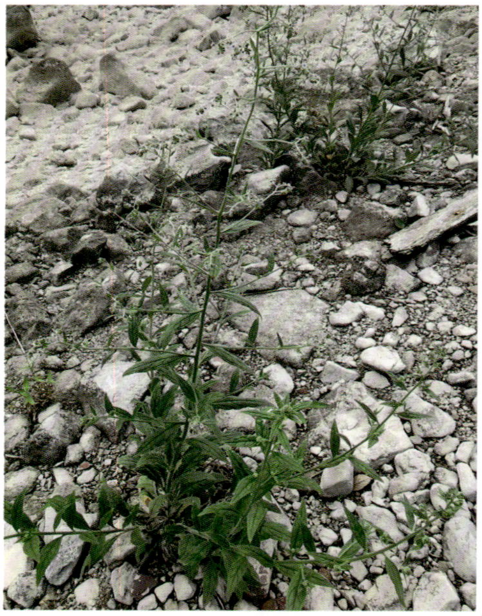
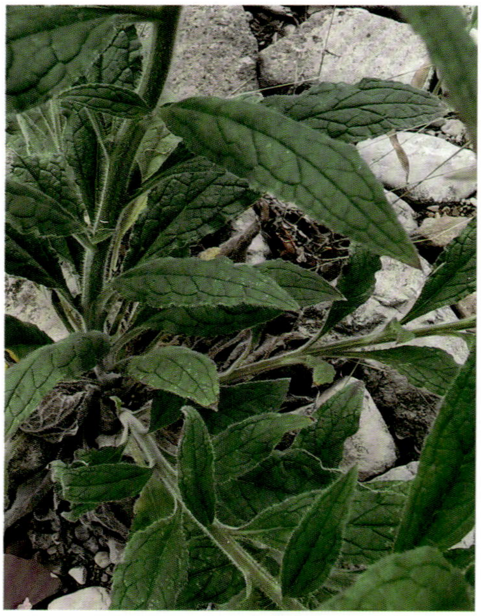
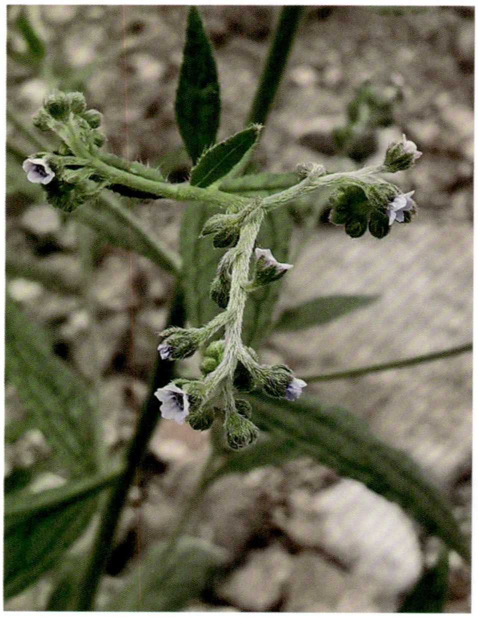
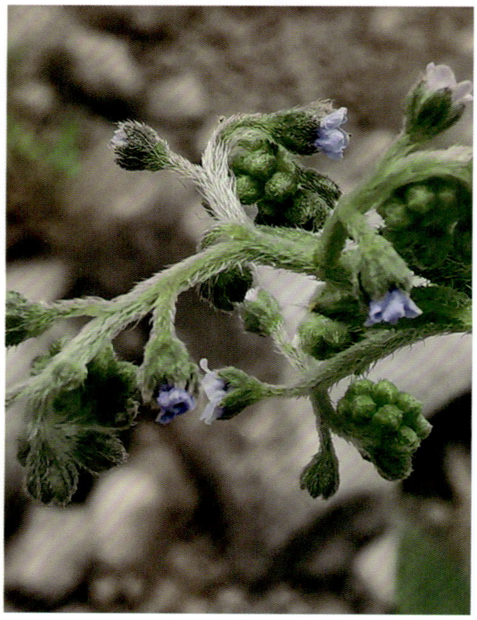

盾果草

【基　　原】紫草科盾果草属盾果草 *Thyrocarpus sampsonii* Hance

【别　　名】无。

【形态特征】1 年生草本。茎：茎直立或斜升，常自下部分枝，被开展的短糙毛。叶：基生叶丛生，有柄，匙形，全缘或有疏细锯齿，两面被短糙毛；茎生叶较小，无柄，狭长圆形或倒披针形。花：聚伞花序；苞片狭卵形至披针形；花萼裂片狭椭圆形，背面和腹面有毛；花冠淡蓝色或白色，显著比萼长，筒部比檐部短，喉部附属物线形；雄蕊 5，着生花冠筒中部。果：小坚果 4，黑褐色，碗状，上部有凸起的两层边沿，内沿全缘，外沿具多齿，齿直伸而不向里收缩。花果期 5—7 月。

【生境分布】生于山坡、草丛、灌丛、荒地等处。分布于我国华南、华东、华中、西南及陕西等地。

【药用部位（药材名称）及采收加工】全草（盾果草）。4—6 月采收，鲜用或晒干。

【临床应用】苦，凉；归心、大肠经。清热解毒，消肿；用于痈肿，疔疮，咽喉疼痛，泄泻，痢疾。

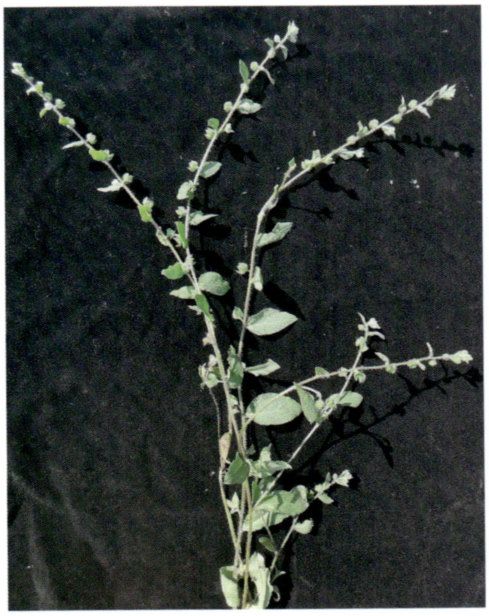

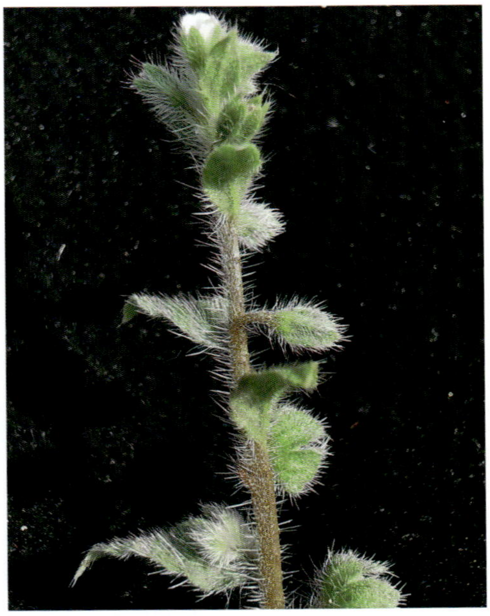

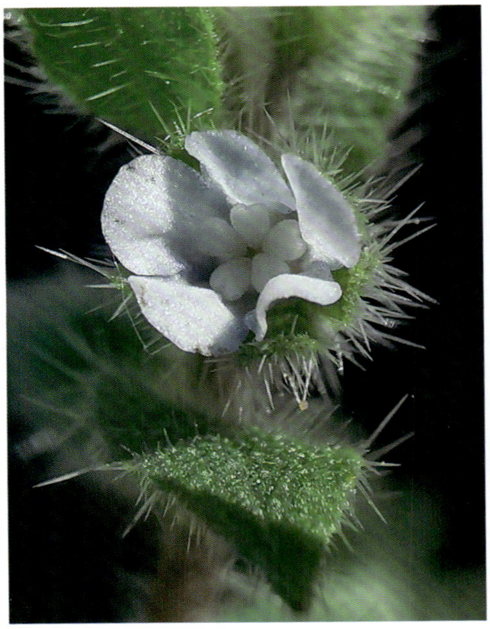

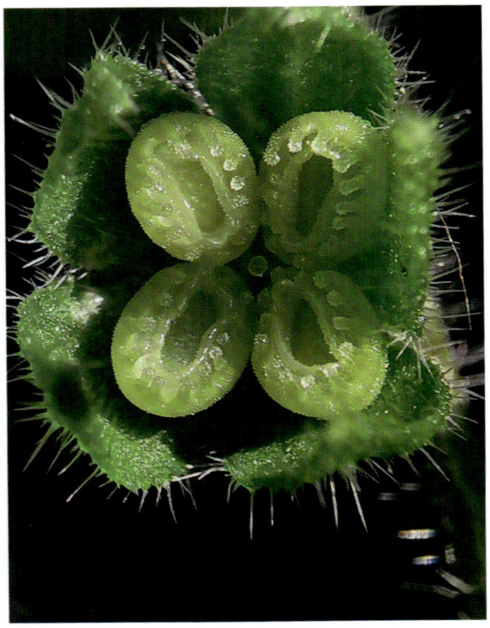

黄荆

【基　　原】马鞭草科牡荆属黄荆 *Vitex negundo* L.

【别　　名】无。

【形态特征】落叶灌木或小乔木。茎：小枝四棱，密生灰白色绒毛。叶：叶掌状复叶，小叶5或3；小叶长圆状披针形或披针形，先端渐尖，基部楔形，全缘或每边有少数锯齿，背面密生灰白色绒毛。花：聚伞花序排成圆锥状，顶生；花萼钟状，5齿裂，宿存；花小，花冠蓝紫色，2唇形；雄蕊4，2强，雄蕊和花柱稍外伸；子房上位，柱头顶端2裂。果：核果，近球形。花果期4—10月。

【生境分布】生于山坡、路旁、灌丛中。分布于长江、秦岭、淮河以南各省。

【药用部位（药材名称）及采收加工】液汁（黄荆沥）、根（黄荆根）、枝条（黄荆枝）、果实（黄荆子）、叶（黄荆叶）。黄荆沥：夏秋季取新鲜荆条粗茎切段，一头火烤，另一头收取汁液即为荆沥。黄荆根：2月或8月采挖，洗净，鲜用或切片晒干。黄荆枝：春夏秋季均可采收，切段晒干。黄荆子：秋季果实成熟时采收，用手搓下，晒干，扬净。黄荆叶：夏初未开花时采叶，堆叠踏实，使其发汗，倒出晒至半干，再堆叠踏实，待绿色变黑润，再晒至足干。

【临床应用】黄荆沥：甘、微苦，凉。清热，化痰，定惊；用于肺热咳嗽，痰黏难咯，小儿惊风，痰壅气逆，惊厥抽搐。黄荆根：辛、微苦，温；归心经。解表，止咳，祛风除湿，理气止痛；用于感冒，慢性气管炎，风湿痹痛，胃痛，痧气，腹痛。黄荆枝：辛、微苦，平；归心、肺、肝经。祛风解表，消肿止痛；用于感冒发热，咳嗽，喉痹肿痛，风湿骨痛，牙痛，烫伤。黄荆子：辛、苦，温。祛风，除痰，行气，止痛；用于感冒，咳嗽，哮喘，风痹，疟疾，胃痛，疝气，痔漏。黄荆叶：甘、苦，平。解表清热，利湿解毒；用于感冒，中暑，吐泻，痢疾，疟疾，黄疸，风湿，跌打肿痛，疮痈疥癣。

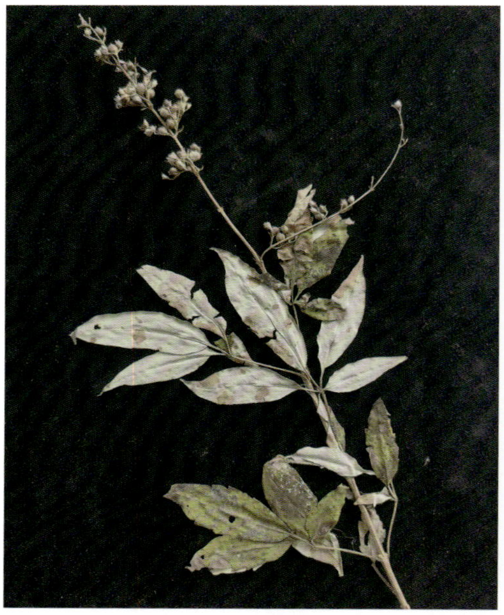

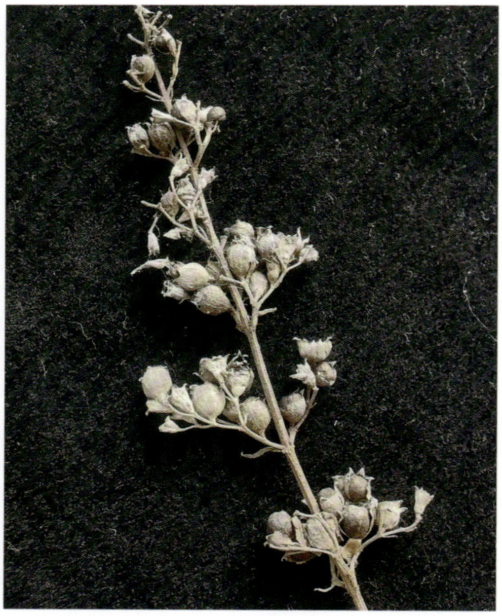

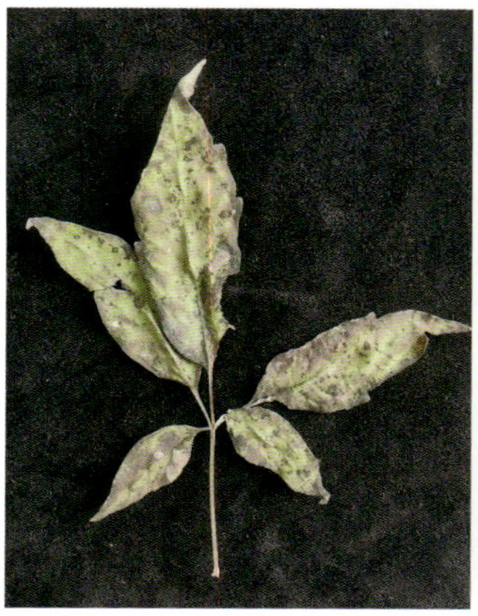

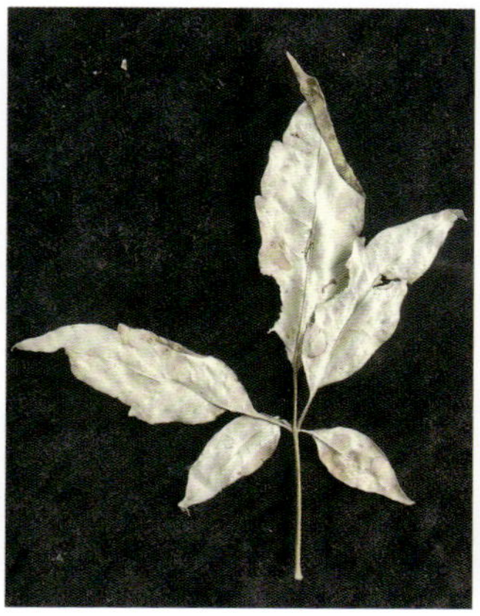

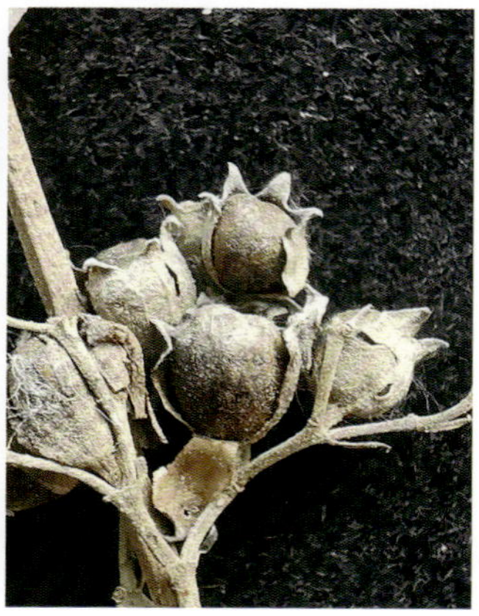

荆条

【基　　原】马鞭草科牡荆属荆条 *Vitex negundo* var. *heterophylla*（Franch.）Rehd.

【别　　名】黄荆子。

【形态特征】形态特征与植物“黄荆”相似。两者的主要区别：黄荆的小叶全缘或每边有少数锯齿；荆条的小叶边缘具缺刻状锯齿或羽状深裂。

【生境分布】生于山坡、路旁、灌丛中。分布于我国东北、华北、西北、华中、西南等地。

【药用部位（药材名称）及采收加工】均同植物“黄荆”项下。

【临床应用】同植物“黄荆”项下。

【备　　注】本种为黄荆 *Vitex negundo* L. 的变种之一。

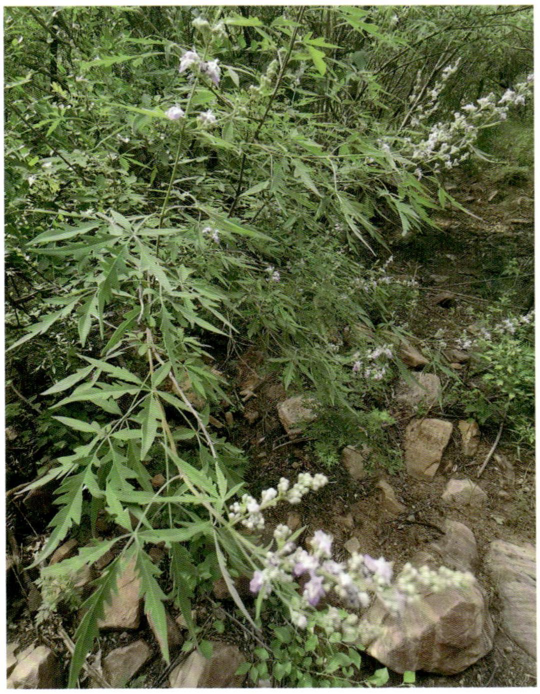

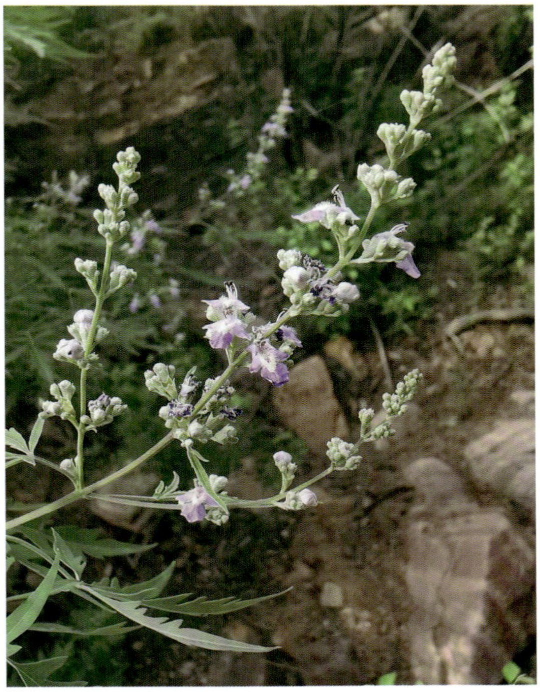

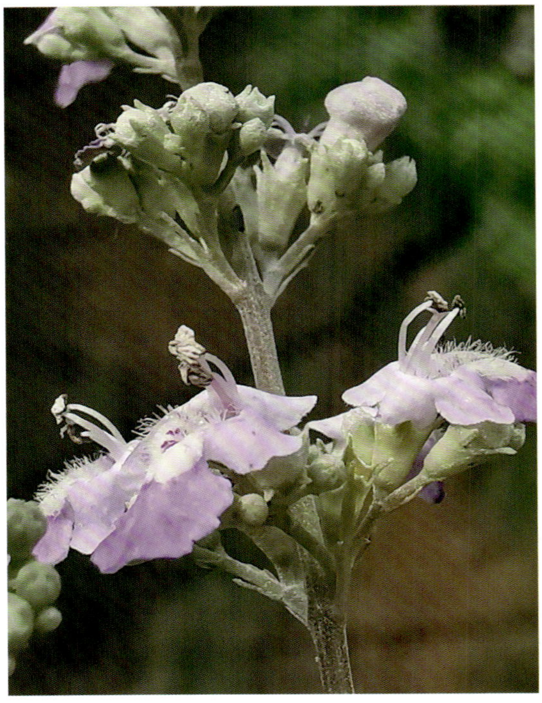

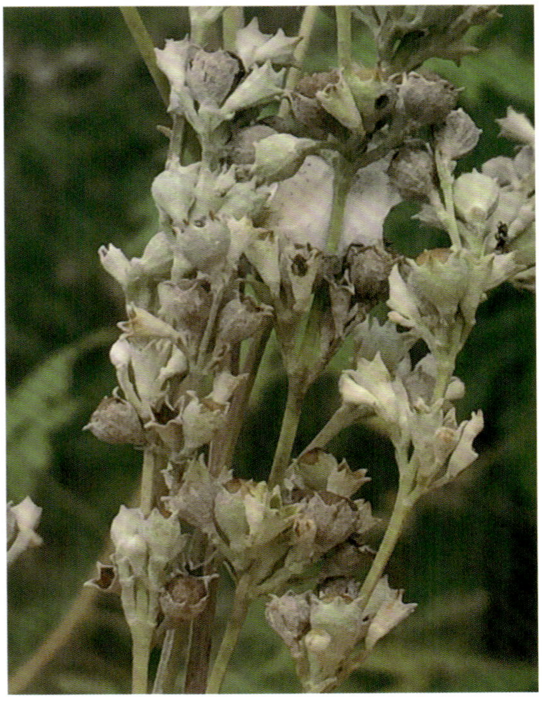

臭牡丹

【基　　原】马鞭草科大青属臭牡丹 *Clerodendrum bungei* Steud.

【别　　名】臭八宝、臭梧桐、矮桐子、大红袍、臭枫根。

【形态特征】落叶灌木。**茎：**茎枝近圆形，皮孔显著；全株有特异气味。**叶：**叶纸质，宽卵形或卵形，顶端尖或渐尖，基部宽楔形、截形或心形，边缘具粗或细锯齿，侧脉 4 ～ 6 对，两面散生短柔毛或无毛。**花：**伞房状聚伞花序顶生，密集；苞片叶状，披针形或卵状披针形，小苞片披针形；花萼钟状，萼齿三角形或狭三角形；花冠淡红色、红色或紫红色，花冠管长 2 ～ 3 cm，裂片倒卵形；雄蕊及花柱均突出花冠外。**果：**核果近球形，成熟时蓝黑色。花果期 5—11 月。

【生境分布】生于山坡、林缘、沟谷、路旁、灌丛等处。分布于我国华北、西北、西南、华东、华中及广西等地。

【药用部位（药材名称）及采收加工】茎及叶（臭牡丹）、根（臭牡丹根）。臭牡丹：夏季采集，鲜用或切段晒干。臭牡丹根：夏秋季采挖，洗净，切片晒干。

【临床应用】臭牡丹：辛、苦，归心、肝、脾经。解毒消肿，祛风湿，降血压；用于痈疽，疔疮，发背，乳痈，痔疮，湿疹，丹毒，风湿痹痛，高血压病。臭牡丹根：辛、苦，温；归肝、脾、肾、肺经。行气健脾，祛风除湿，解毒消肿，降血压；用于食滞腹胀，头昏，嘘咳，外痢脱肛，肠痔下血，淋浊带下，风湿痛，脚气，痈疽肿毒，漆疮，高血压病。

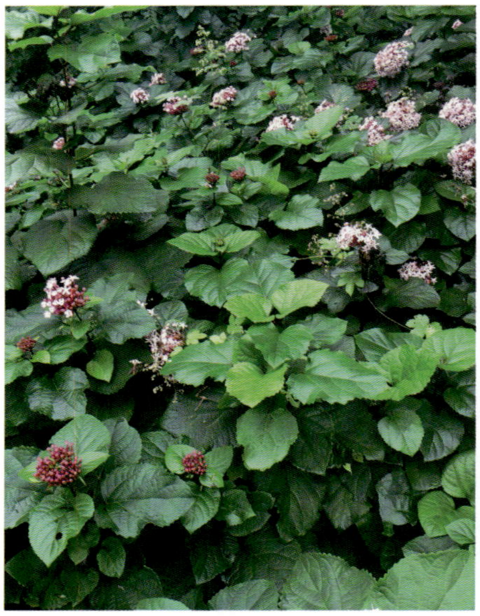

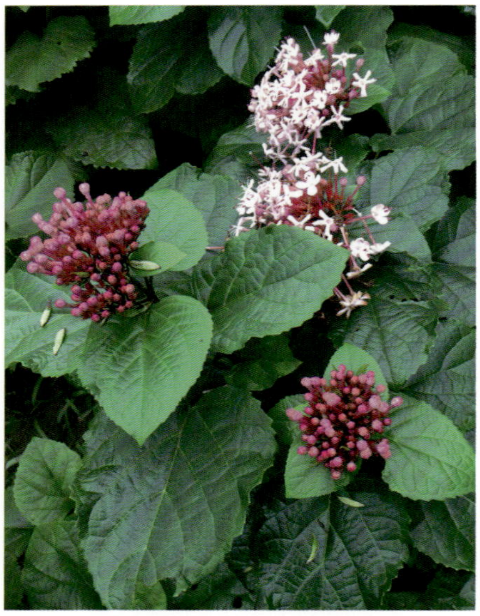

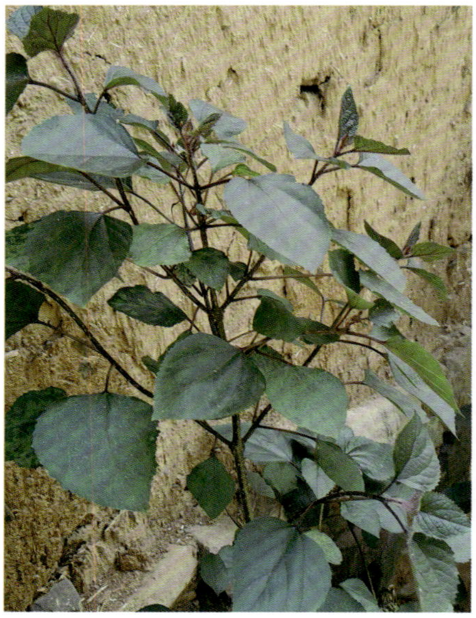

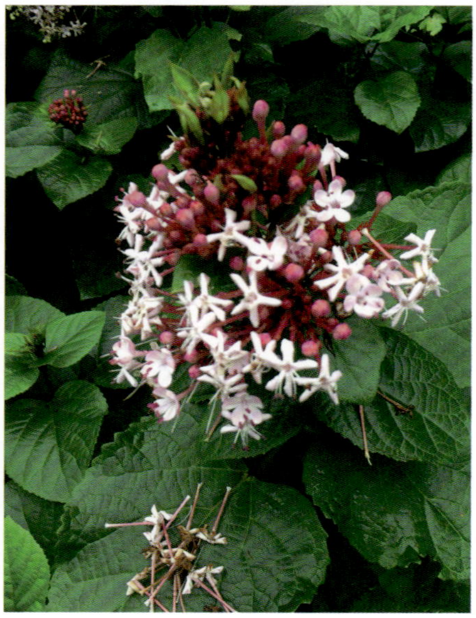

【基　　原】马鞭草科大青属海州常山 *Clerodendrum trichotomum* Thunb.

【别　　名】香楸、后庭花、追骨风、泡火桐、臭梧、臭梧桐。

【形态特征】落叶灌木或小乔木。茎：幼枝多少被黄褐色柔毛或无毛；老枝灰白色，具皮孔，髓白色，有淡黄色薄片状横隔。叶：叶纸质，卵形、卵状椭圆形或三角状卵形，顶端渐尖，基部宽楔形至截形，偶有心形，上面深绿色，背面淡绿色，两面幼时被白色短柔毛，侧脉 3 ～ 5 对，全缘或有时边缘具波状齿。花：伞房状聚伞花序顶生或腋生，通常 2 歧分枝，疏散，末回分枝着花 3 朵；苞片叶状，椭圆形，早落；花萼蕾时绿白色，后紫红色，基部合生，中部略膨大，有 5 棱脊，顶端 5 深裂，裂片三角状披针形或卵形，顶端尖；花冠白色或带粉红色，花冠管细长，顶端 5 裂，裂片长椭圆形；雄蕊 4，花丝与花柱同伸出花冠外；花柱较雄蕊短，柱头 2 裂。果：核果近球形，包藏于增大的宿萼内，成熟时外果皮蓝紫色。花果期 6—11 月。

【生境分布】生于山坡灌丛等处。分布于我国华北、中南、西南及辽宁、甘肃、陕西等地。

【药用部位（药材名称）及采收加工】果实或带宿萼的果实（臭梧桐子）、花（臭梧桐花）。臭梧桐子：9—10 月果实成熟时采收，鲜用或晒干。臭梧桐花：6—7 月采花，晾干。

【临床应用】臭梧桐子：苦、微辛，平；归肺、肝经。祛风，止痛，平喘；用于风湿痹痛，牙痛，气喘。臭梧桐花：苦、微辛，平；归肺、肝、大肠经。祛风，降压，止痢；用于风气头痛，高血压病，痢疾，疝气。

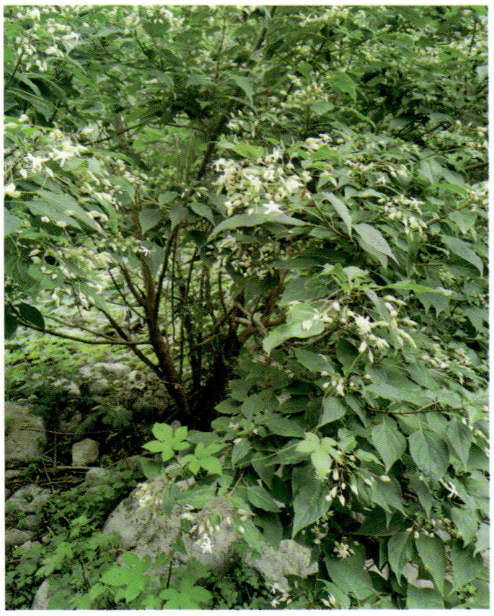

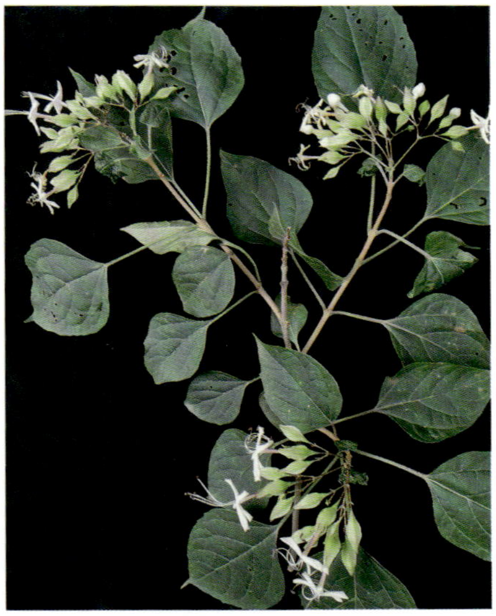

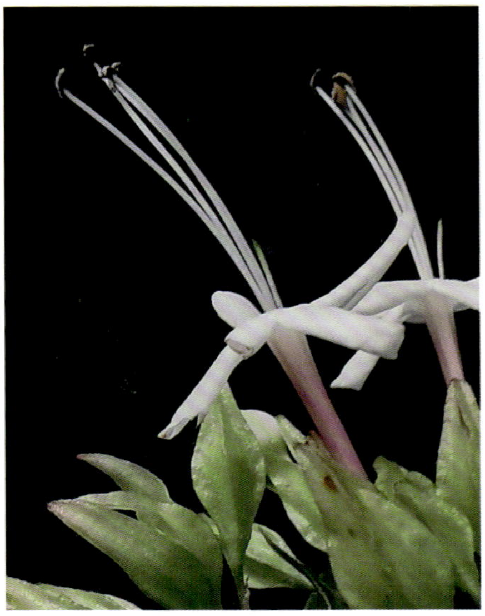

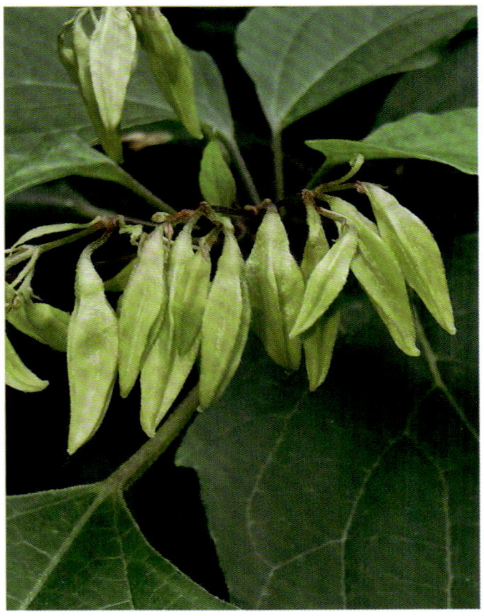

单花莸

【基　　原】马鞭草科莸属单花莸 *Caryopteris nepetaefolia*（Benth.）Maxim.

【别　　名】莸、荆芥叶莸、边兰、方梗金钱草、野苋草、半枝莲、倒挂金钟。

【形态特征】多年生草本。**茎：**茎方形，被下曲柔毛，有时蔓生，基部木质化。**叶：**叶对生；叶宽卵形至近圆形，顶端钝，基部阔楔形至圆形，边缘具钝齿，两面均被柔毛及腺点；叶柄被柔毛。**花：**花单生于叶腋，花梗细长，近花梗中部具两枚锥形细小苞片；花萼杯状，两面被柔毛和疏生腺点，先端5裂，裂片卵状三角形，有明显脉纹；花冠淡红色或淡蓝色，外面疏生细毛和腺点，喉部通常被柔毛，顶端5裂，下唇中裂片较大，全缘；雄蕊4枚，与花柱均伸出花冠管外，子房密生绒毛，柱头2裂。**果：**蒴果4瓣裂，果瓣倒卵形，无翅，表面被粗毛，不明显凹凸成网纹，淡黄色。花果期5—9月。

【生境分布】生于阴湿山坡、林边、路旁、水沟边。分布于我国华东及河北、内蒙古等地。

【药用部位（药材名称）及采收加工】全草（莸、荆芥叶莸）。夏秋季采收，切段，鲜用或晒干。

【临床应用】微甘，凉；归脾、膀胱经。清暑解表，利湿解毒；用于夏季感冒，中暑，热淋，带下，外伤出血。

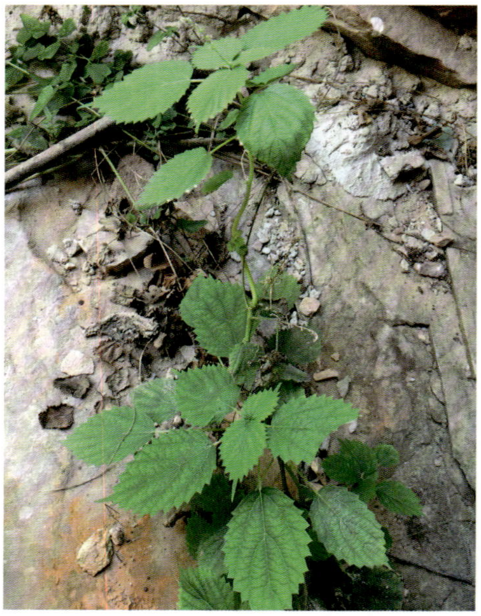
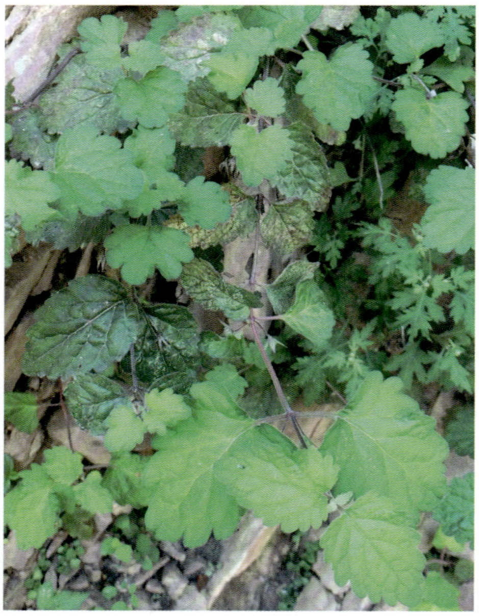
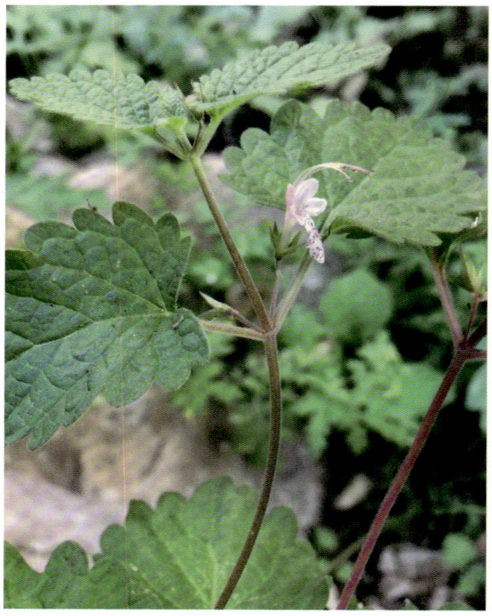
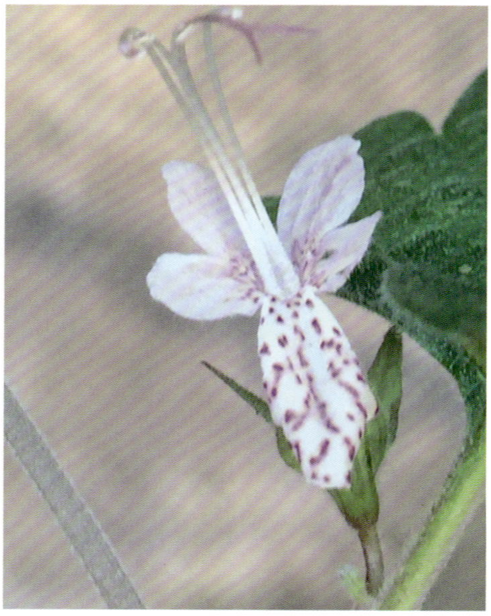

三花莸

【基　　原】马鞭草科莸属三花莸 *Caryopteris terniflora* Maxim.

【别　　名】六月寒、野荆芥、黄刺泡、（大）风寒草、蜂子草、金线风等。

【形态特征】直立亚灌木。茎：茎常自基部分枝，茎方形，密生灰白色向下弯曲柔毛。叶：叶纸质，卵圆形至长卵形，顶端尖，基部阔楔形至圆形，两面具柔毛和腺点，以背面较密，边缘具规则钝齿，侧脉 3 ～ 6 对；叶柄被柔毛。花：聚伞花序腋生，通常 3 花，偶 1 或 5；苞片细小，锥形；花萼钟状，两面有柔毛和腺点，5 裂，裂片披针形；花冠紫红色或淡红色，外面疏被柔毛和腺点，顶端 5 裂，2 唇形，裂片全缘，下唇中裂片较大，圆形；雄蕊 4 枚，与花柱均伸出花冠管外；子房顶端被柔毛，花柱长过雄蕊。果：蒴果成熟后四瓣裂，果瓣倒卵状舟形，无翅，表面明显凹凸成网纹，密被糙毛。花果期 6—9 月。

【生境分布】生于山地、林下、平地、水沟、河边等处。分布于河北、山西、陕西、甘肃、江西、湖北、四川、云南等地。

【药用部位（药材名称）及采收加工】全草（六月寒）。夏季采收，鲜用或晒干。

【临床应用】辛、微苦，平；归肺经。疏风解表，宣肺止咳；用于感冒，咳嗽，百日咳，外障目翳，水火烫伤。

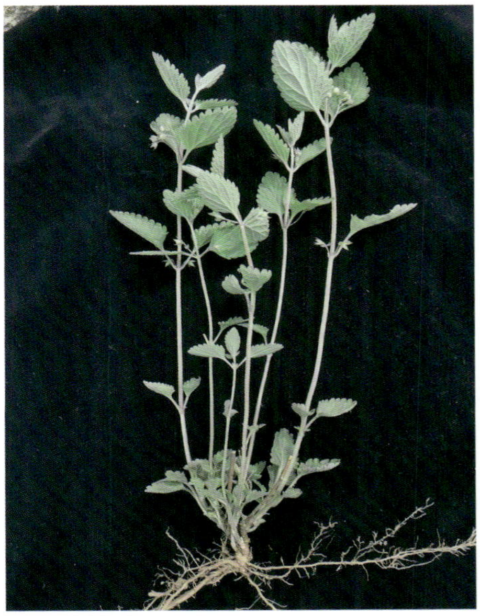

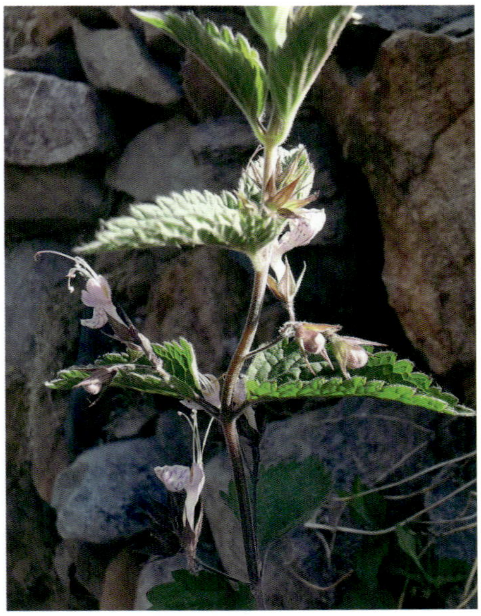

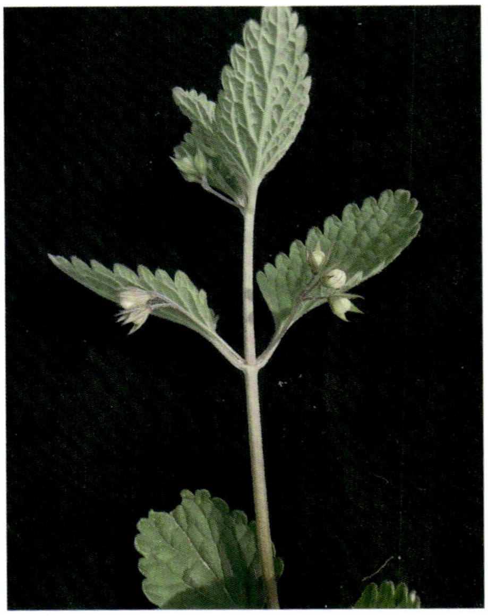

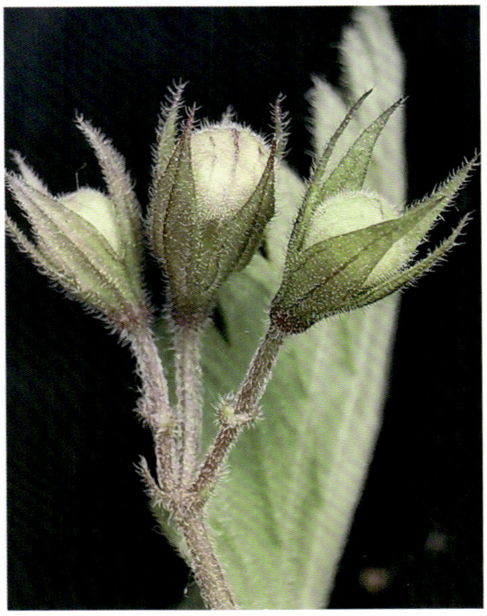

白苞筋骨草

【基　　原】唇形科筋骨草属白苞筋骨草 *Ajuga lupulina* Maxim.

【别　　名】白毛夏枯草、忽布（轮花）筋骨草、甜格缩缩草。

【形态特征】多年生草本。茎：根茎横走；茎粗壮，直立，四棱形，沿棱及节上被白色长柔毛。叶：叶对生；叶柄短，具狭翅，基部抱茎，边缘具缘毛；叶披针状长圆形，先端钝或稍圆，基部楔形下延，两面疏被疏柔毛，边缘疏生波状圆齿或全缘，具缘毛。花：轮伞花序，6至多花，密集成穗状花序；苞片大，向上渐小，白色、黄白色或绿紫色，卵形或宽卵形；花萼钟状，萼齿5；花冠白色、白绿色或白黄色，具紫斑，冠筒狭漏斗状，冠檐2唇形，上唇2裂，下唇3裂；雄蕊4，2强，花柱先端2浅裂。果：小坚果倒卵状或长圆状三棱形，背部具网状皱纹，腹面具1大果脐。花果期7—10月。

【生境分布】生于河滩沙地、高山草地。分布于河北、山西、甘肃、青海、四川、西藏。

【药用部位（药材名称）及采收加工】全草（忽布筋骨草、白苞筋骨草）。7—9月花期采收，洗净，晒干。

【临床应用】辛、苦，寒；归肺、胃、肝经。清热解毒，凉血消肿；用于外感风热，高热神昏，吐衄，高血压，肺热咳喘，肺痈，泻痢腹痛，肝炎，尿路结石，肠痈，目赤肿痛，咽喉肿痛，梅毒，疮疖肿毒，跌打瘀肿，外伤出血，毒蛇咬伤。

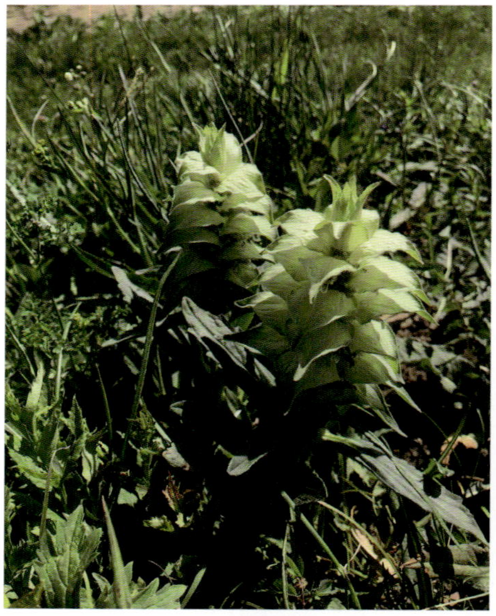

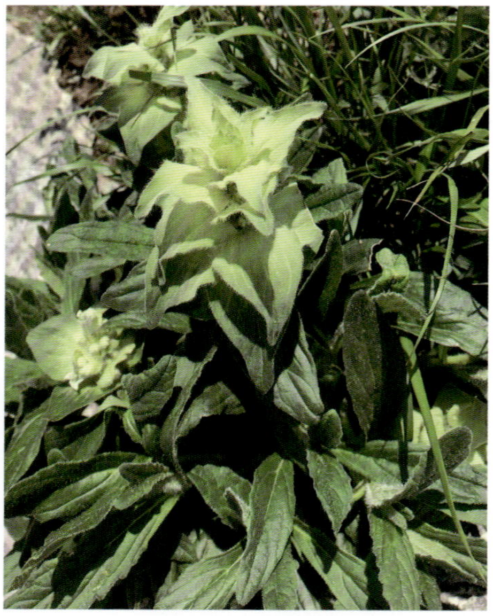

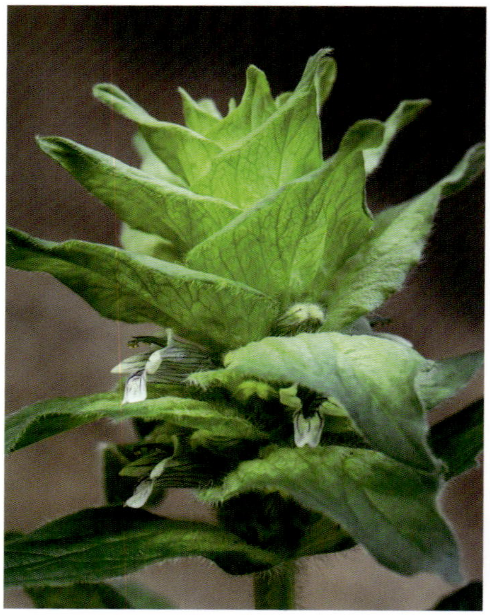

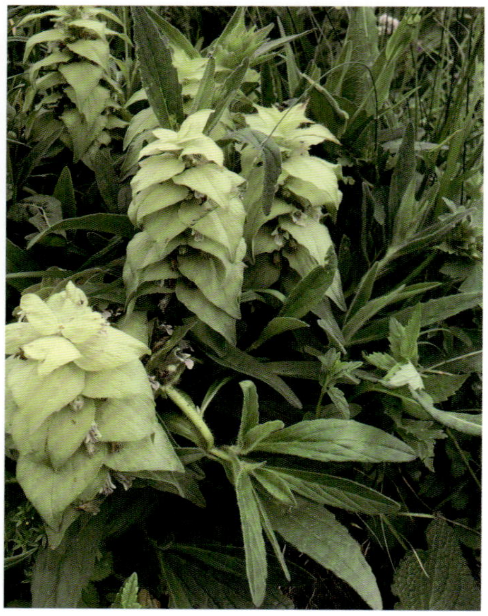

【基　　原】唇形科筋骨草属筋骨草 *Ajuga ciliata* Bunge.

【别　　名】毛缘（缘毛）筋骨草、白毛夏枯草、散血草、金疮小草、青鱼胆草、苦草、苦地胆。

【形态特征】多年生草本。茎：根部膨大，直立；茎四棱形，基部略木质化，紫红色或绿紫色。叶：叶对生，具短柄；叶卵状椭圆形至狭椭圆形，先端钝或急尖，基部楔形下延，两面略被糙伏毛，边缘具不整齐的重锯齿。花：轮伞花序具多花，密集成顶生的穗状花序；苞片大，叶状，卵圆形，有时呈紫红色；花萼漏斗状钟形，具 10 脉，萼齿 5，整齐；花冠紫色，具蓝色条纹，筒近基部有一毛环，2 唇形，上唇短，直立，2 裂，下唇增大，3 裂；雄蕊 4，2 强，伸出。果：小坚果长圆状三棱形，背部具网状皱纹，果脐大，几占整个腹面。花果期 4—9 月。

【生境分布】生于草地、林下、山谷溪旁。分布于河北、山西、陕西、甘肃、山东、浙江、河南、四川等地。

【药用部位（药材名称）及采收加工】全草（筋骨草）。5—8 月花开时采收，洗净，鲜用或晒干。

【临床应用】苦，寒。清热解毒，凉血消肿；用于咽喉肿痛，肺热咯血，跌打肿痛。

【备　　注】按《药典》，中药材“筋骨草”为唇形科筋骨草 *Ajuga decumbens* Thunb. 的干燥全草；按《中国植物志》，*Ajuga decumbens* Thunb. 为“金疮小草”。因此，本种并非中药材“筋骨草”基原。

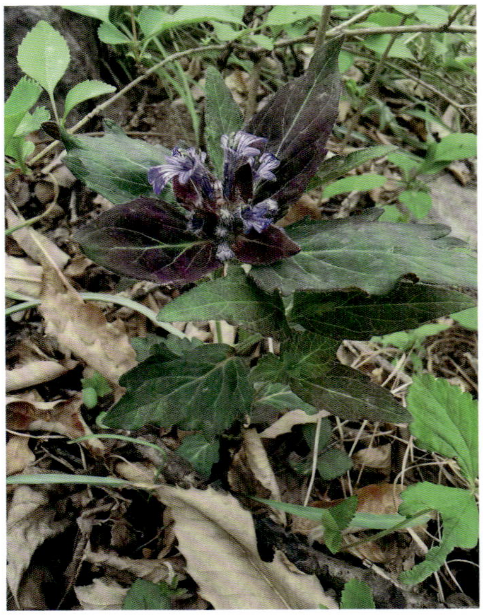

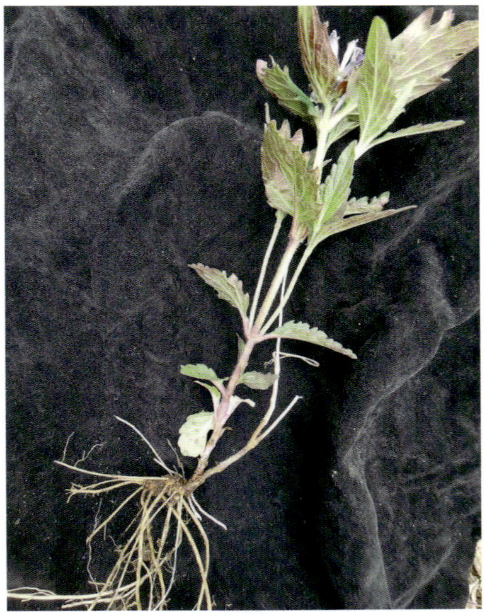

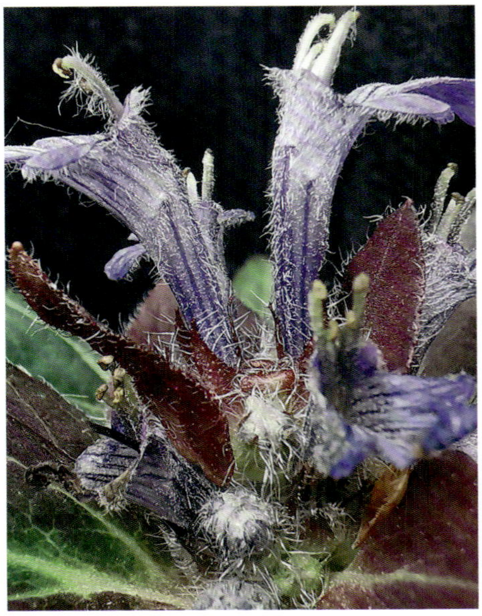

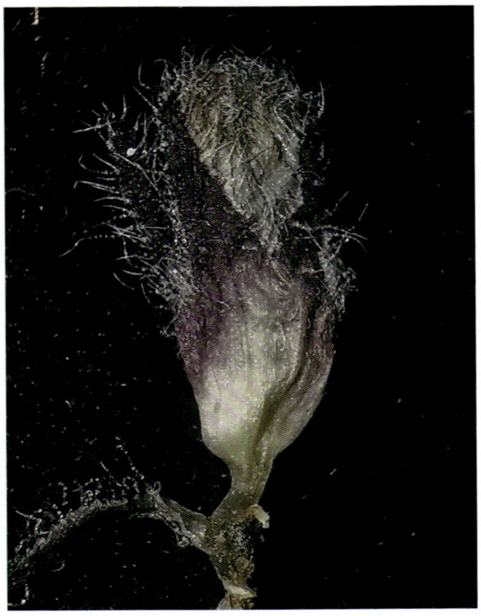

金疮小草

【基　　原】唇形科筋骨草属金疮小草 *Ajuga decumbens* Thunb.

【别　　名】筋骨草、散血草、苦地胆、青（鲫）鱼胆、青鱼胆草。

【形态特征】1～2年生草本。茎：茎平卧或上升，具匍匐茎，被白色长柔毛或绵状长柔毛，有时带紫色。叶：基生叶较多，较茎生叶大；叶柄具狭翅，被长柔毛；叶片匙形或倒卵状披针形，先端钝圆，基部渐狭，下延，边缘具不整齐波状圆齿或全缘，具缘毛，两面被疏糙伏毛或疏柔毛，侧脉4～5对。花：轮伞花序，排列成间断的穗状花序，下部花序疏离，上部密集；下部苞叶与茎叶同形，匙形，上部者呈苞片状，披针形；花萼漏斗状，外面被疏柔毛，内面无毛，萼齿5；花冠淡蓝色或淡红紫色，稀白色，冠檐2唇形，上唇短，下唇宽大，3裂，中裂片狭扇形或倒心形，侧裂片长圆形或近椭圆形；雄蕊4，2强；花柱超出雄蕊，先端2浅裂。果：小坚果倒卵状三棱形，背部具网状皱纹，腹部有果脐，果脐约占腹面2/3。花果期3—11月。

【生境分布】生于溪边、路旁、草坡。分布于长江以南各省区及河南等地。

【药用部位（药材名称）及采收加工】全草（筋骨草）。5—8月花开时采收，除去杂质，洗净，切段，干燥。

【临床应用】苦，寒；归肺经。清热解毒，凉血消肿；用于咽喉肿痛，肺热咯血，跌打肿痛。

【备　　注】按《药典》，中药材“筋骨草”为唇形科筋骨草 *Ajuga decumbens* Thunb. 的干燥全草；按《中国植物志》，本种名称为“金疮小草 *Ajuga decumbens* Thunb.”。为避免与筋骨草属植物“筋骨草 *Ajuga ciliata* Bunge.”混淆，本书参考《中国植物志》。

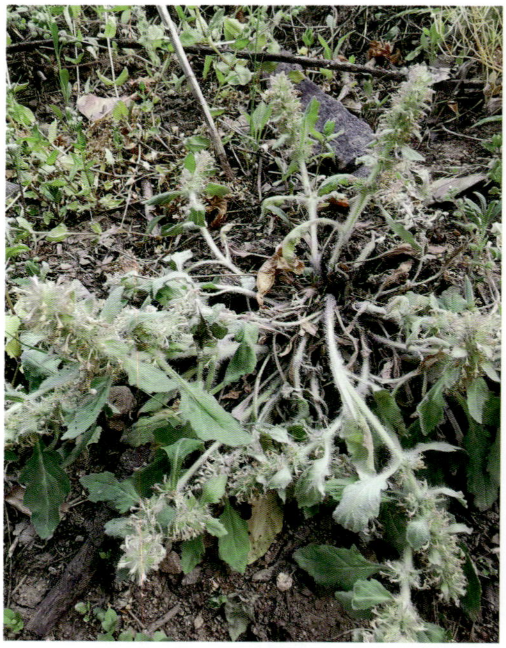

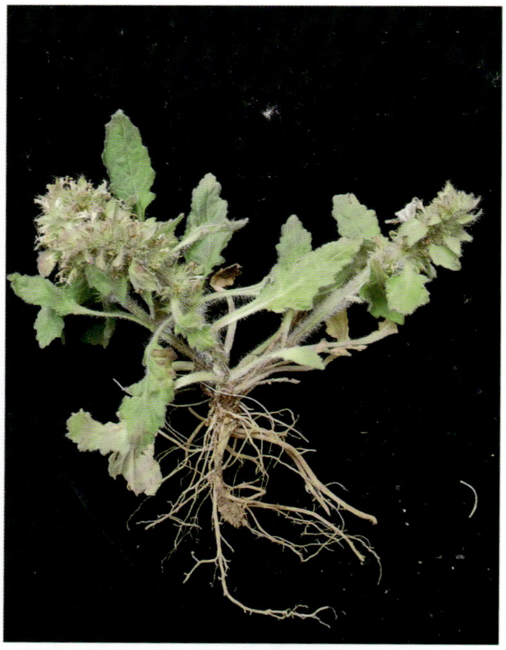

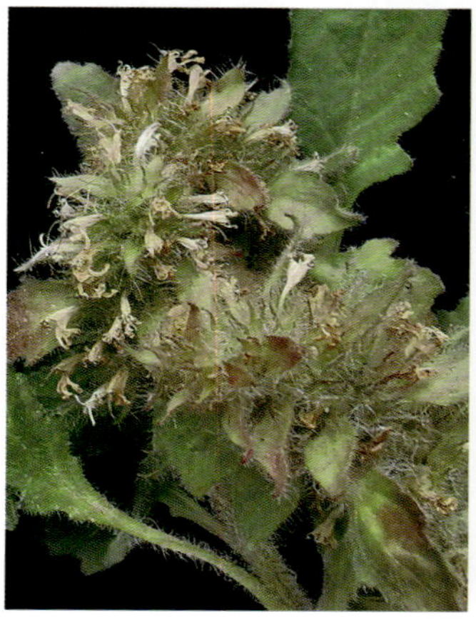

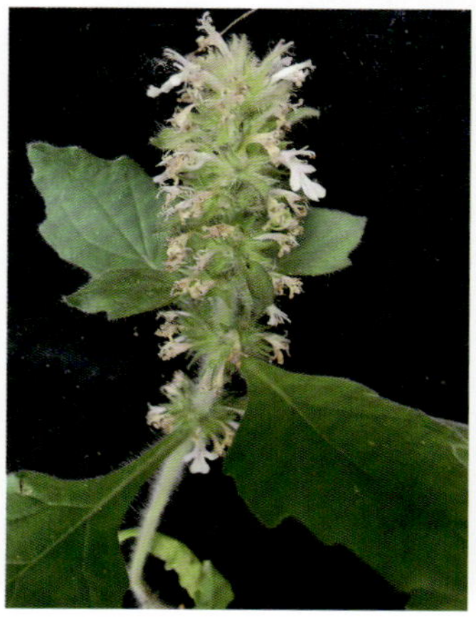

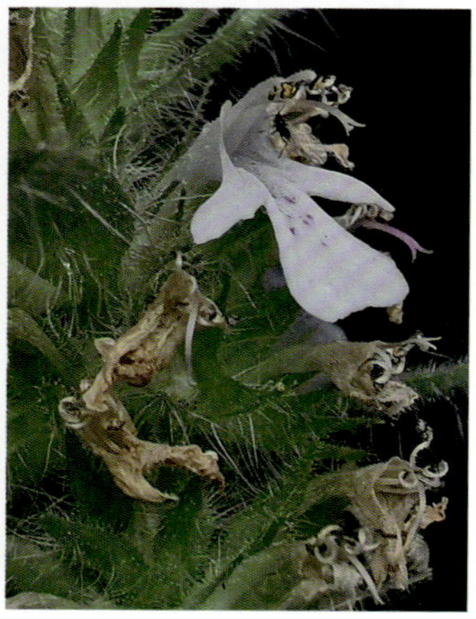

水棘针

【基　　原】唇形科水棘针属水棘针 *Amethystea caerulea* L.

【别　　名】山油子、土荆芥、细叶山紫苏。

【形态特征】1年生草本。**茎：**茎直立，多分枝，四棱形，紫色或紫蓝色，疏被柔毛。**叶：**叶对生；叶柄紫色或紫绿色，具狭翅；叶三角形或近卵形，3深裂，裂片披针形，边缘具粗齿；叶上面绿色或紫绿色，微被柔毛，下面色淡。**花：**聚伞花序组成圆锥花序，顶生或腋生；苞叶与茎生叶同形，较小，小苞片线形；花萼钟形，外面被乳头状突起及腺毛，内面无毛，具10脉，中脉隆起，萼齿5，三角形，边缘具缘毛；花冠蓝色或紫蓝色，冠檐2唇形，外面被腺毛，上唇2裂，长圆状卵形或卵形，下唇略大，3裂，中裂片近圆形；雄蕊4，花丝细弱，花柱细弱，先端不相等2浅裂。**果：**小坚果倒卵状三棱形，背面具网状皱纹，腹面具棱，果脐大。花果期8—10月。

【生境分布】生于田边、旷野、沙地、河滩、路边、溪旁。分布于我国华北、东北、西北及山东、安徽、河南、湖北、四川、云南等地。

【药用部位（药材名称）及采收加工】全草（水棘针）。夏季采收，切段，晒干。

【临床应用】辛，平；归肺经。疏风解表，宣肺平喘；用于感冒，咳嗽气喘。

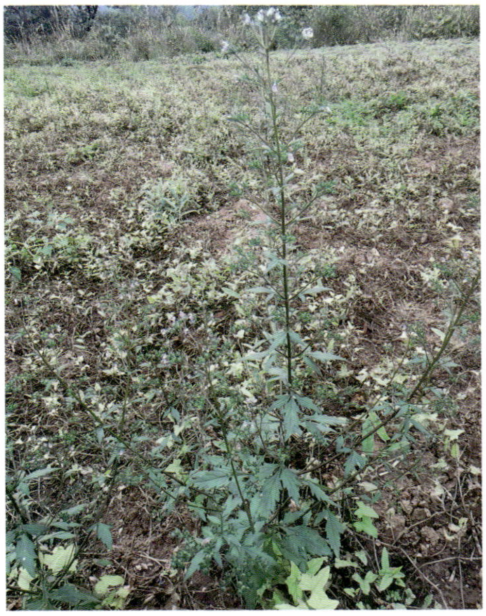

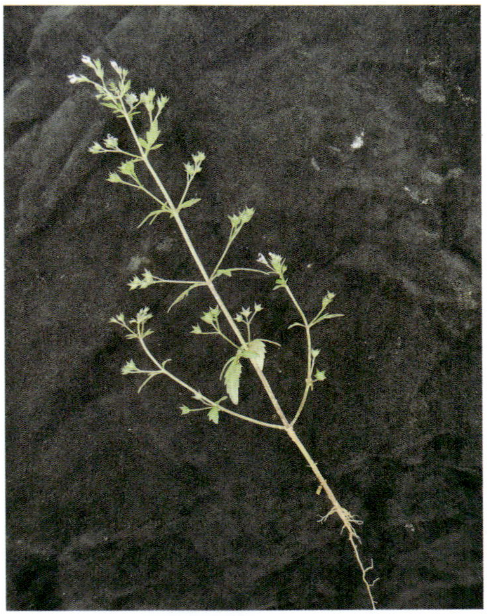

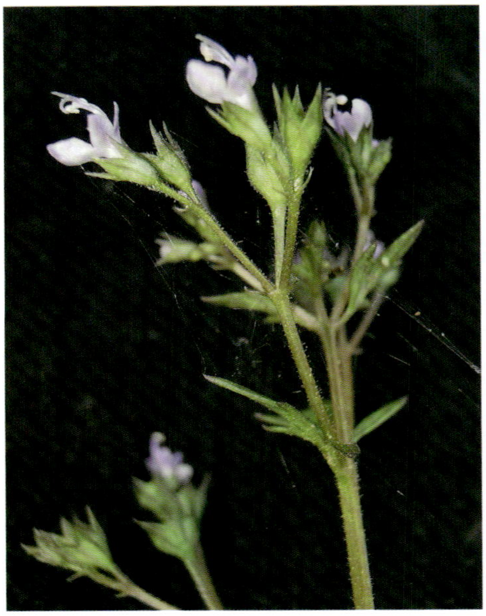

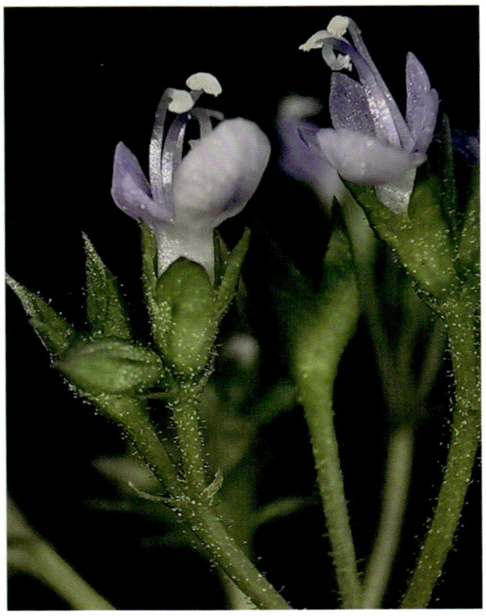

半枝莲

【基　　原】唇形科黄芩属半枝莲 *Scutellaria barbata* D.Don

【别　　名】赶山鞭、瘦（水）黄芩、牙刷草、田基草、狭叶韩信草。

【形态特征】多年生草本。根：须根，簇生。茎：根茎短粗；茎直立，四棱形。叶：叶具短柄或近无柄；叶三角状卵圆形、卵圆状披针形或卵圆形，先端急尖，基部宽楔形或近截形，边缘具疏而钝的浅齿，上面绿色，下面淡绿或带紫色。花：花单生于叶腋；苞片叶状，较叶小；花梗被微柔毛，中部有一对针状小苞片；花萼外面沿脉被微柔毛，边缘具短缘毛；花冠紫蓝色，外被短柔毛，内在喉部疏被疏柔毛，花冠筒基部囊大，冠檐 2 唇形，上唇盔状，半圆形，下唇裂片梯形，全缘，侧裂片三角状卵圆形；雄蕊 4，前对较长，微露出，后对较短，内藏，具全药，药室裂口具髯毛，花丝扁平；花柱细长，先端微裂。果：小坚果褐色，扁球形，具小疣状突起。花果期 4—7 月。

【生境分布】生于水田边、溪边、湿润草地。分布于我国华东、西南、华中、华南及河北、山东、陕西等地。

【药用部位（药材名称）及采收加工】全草（半枝莲）。夏秋季茎叶茂盛时采挖，洗净，晒干。

【临床应用】辛、苦，寒；归肺、肝、肾经。清热解毒，散瘀止血，利尿消肿；用于热毒痈肿，咽喉疼痛，肺痈，肠痈，瘰疬，毒蛇咬伤，跌打损伤，吐血，衄血，血淋，水肿，腹水，癌症。

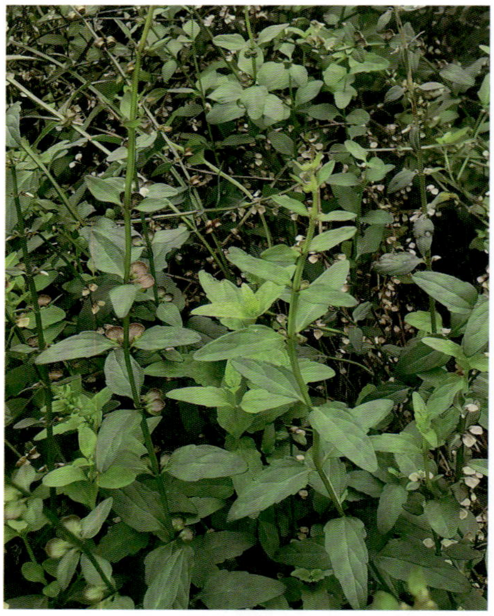
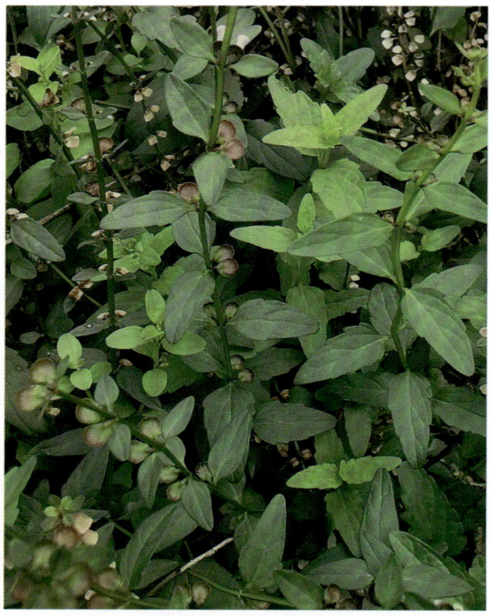
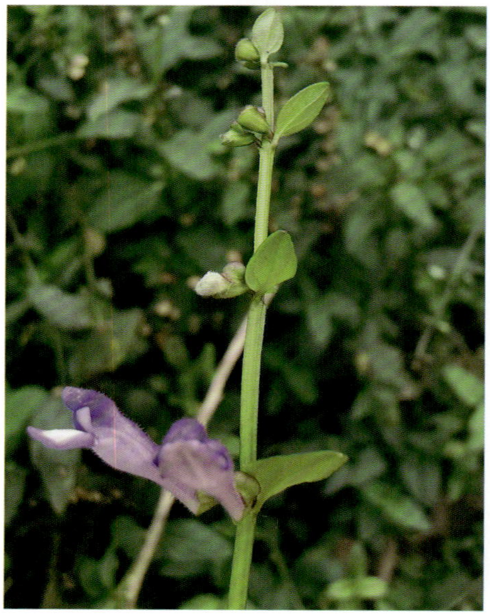
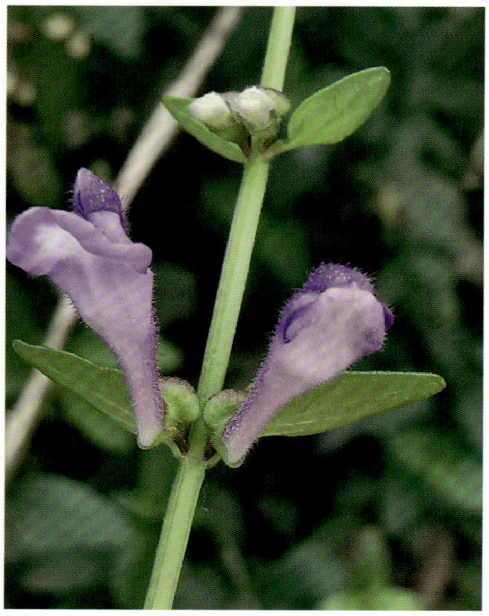

并头黄芩

【基　　原】唇形科黄芩属并头黄芩 *Scutellaria scordifolia* Fisch.ex Schrank

【别　　名】头巾草、山麻子。

【形态特征】多年生草本。根：须根。茎：根茎斜升或近直伸，节上生须根；茎直立，基部常带紫色，四棱形，茎棱上疏被上曲柔毛或无毛。叶：叶三角状卵形或披针形，先端钝或稀微尖，基部浅心形至近截形，边缘具浅锐齿或不明显的波状齿，少数近全缘；叶上面绿色，下面较淡；叶具短柄或近无柄。花：花单生于叶腋，2 朵一簇，偏向一侧；花梗被短柔毛，近基部有一对针状小苞片；花冠蓝紫色，外面被短柔毛，内面无毛，冠筒基部浅囊状膝曲，向上渐宽，冠檐 2 唇形；雄蕊 4，花丝扁。果：小坚果黑色，椭圆形，具瘤状突起。花果期 6—9 月。

【生境分布】生于草地、湿草甸。分布于我国东北、华北及甘肃、青海等地。

【药用部位（药材名称）及采收加工】全草（头巾草）。7—9 月采收，鲜用或晒干。

【临床应用】微苦，凉；归肺、膀胱经。清热解毒、泻热利尿；用于热毒病症，疮痈，丹毒，斑疹，咽喉肿痛，湿热淋证。

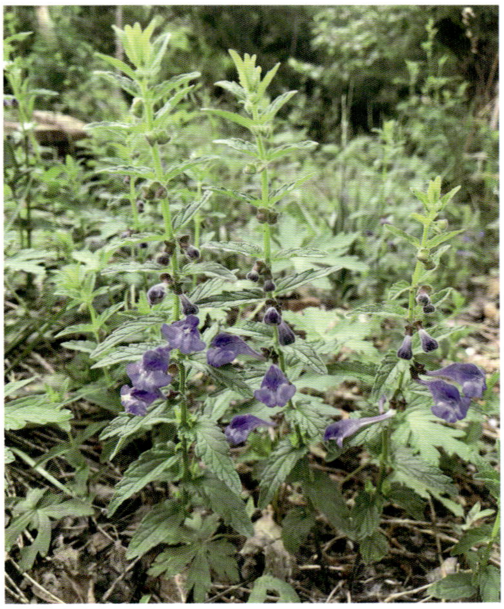

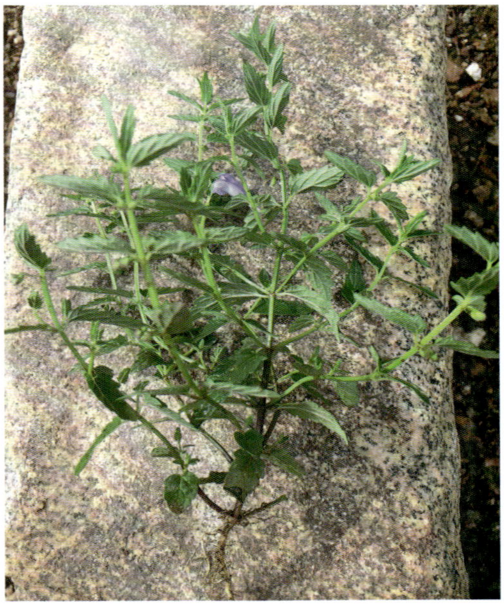

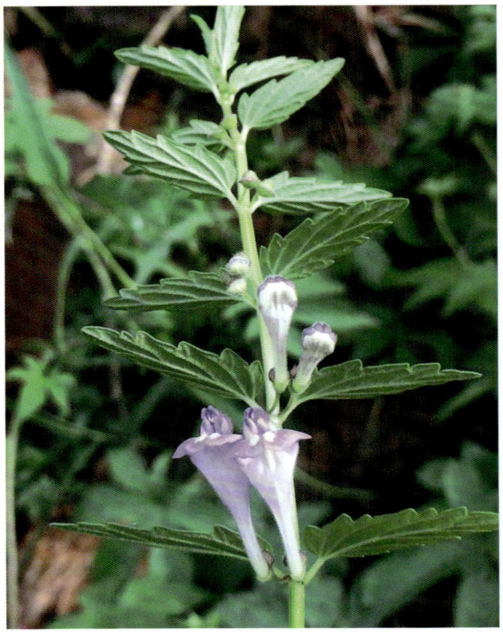

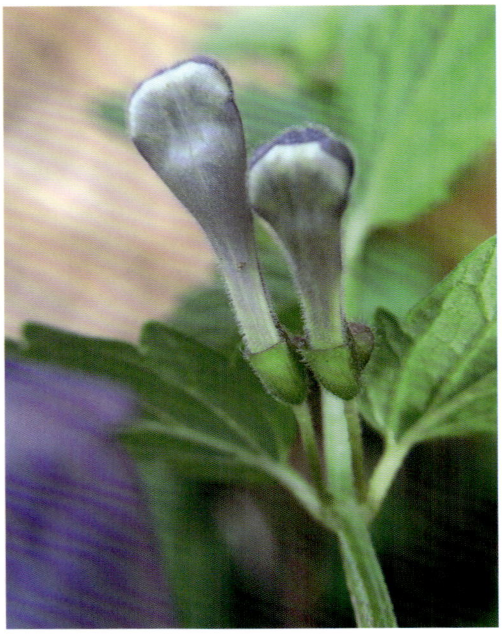

黄芩

【基　　原】唇形科黄芩属黄芩 *Scutellaria baicalensis* Georgi

【别　　名】空心草、黄金茶、黄芩茶、香水水草。

【形态特征】多年生草本。根：主根长，略呈圆柱形，外皮黄褐色。茎：茎四棱形，基部多分枝。叶：叶对生；叶卵状披针形、披针形或线状披针形，先端钝或急尖，基部圆形，全缘，上面光滑或被短毛，下面光滑或仅在中肋有短毛，无柄或有短柄。花：总状花序腋生，花偏向一侧；萼钟形，被白色长柔毛，先端 5 裂；花冠唇形，上唇比下唇长，筒状，上部膨大，基部甚细，蓝紫色，表面被白色短柔毛；雄蕊 4，2 强；雌蕊 1，子房 4 深裂，花柱基底着生。果：小坚果近圆形，黑色。花果期 7—9 月。

【生境分布】生于草原、干燥砾质的山坡。分布于我国东北、华北及河南、山东、四川、云南、陕西、甘肃等地。

【药用部位（药材名称）及采收加工】根（黄芩）、果实（黄芩子）。黄芩：春秋季采挖，除去须根及泥沙，晒后撞去粗皮，晒干。黄芩子：夏秋季果实成熟后采摘，晒干。

【临床应用】黄芩：苦，寒；归肺、胆、脾、大肠、小肠经。清热燥湿，泻火解毒，止血，安胎；用于湿温、暑温胸闷呕恶，湿热痞满，泻痢，黄疸，肺热咳嗽，高热烦渴，血热吐衄，痈肿疮毒，胎动不安。黄芩子：止痢，用于痢下脓血。

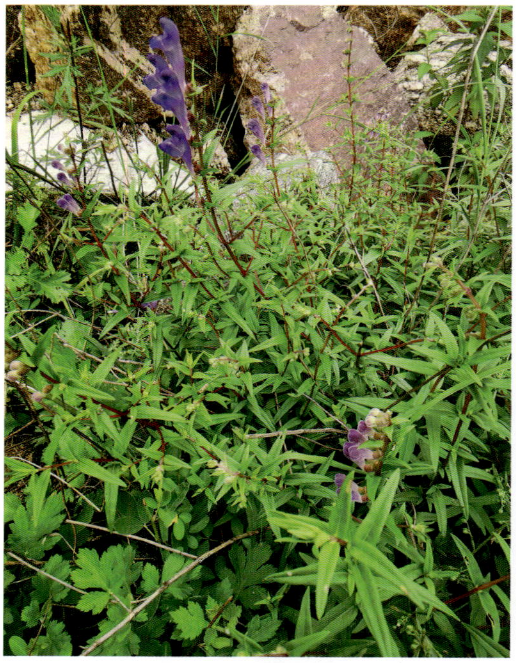

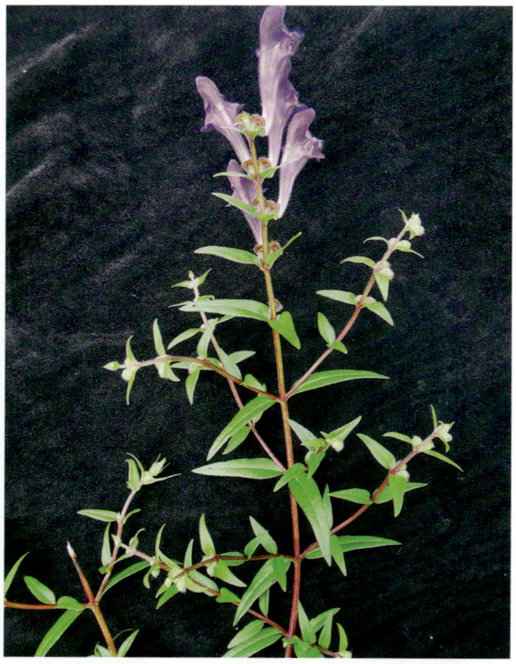

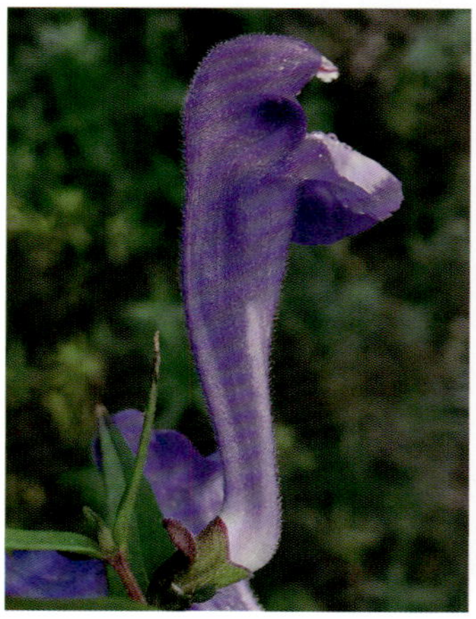

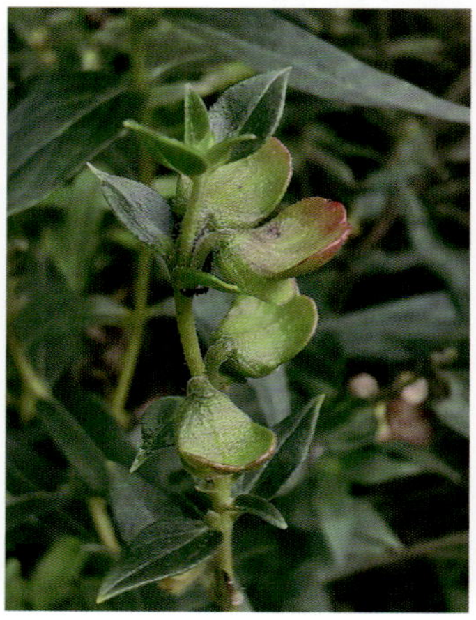

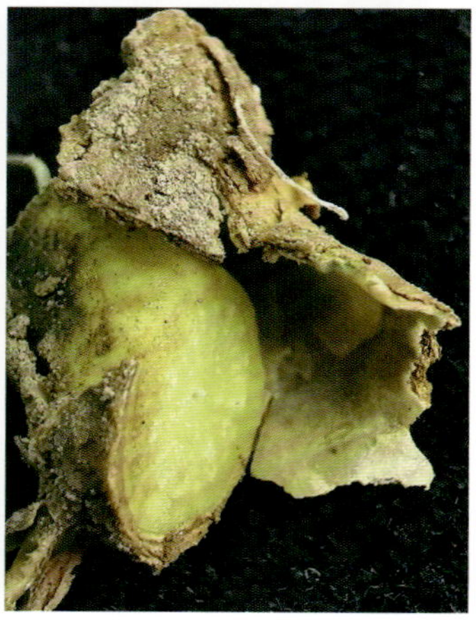

夏至草

【基　　原】唇形科夏至草属夏至草 *Lagopsis supine*（Steph.）Ik. Gal

【别　　名】(小花）夏枯草、灯笼棵、风轮（车）草、风轱辘、白花益母、小益母草。

【形态特征】多年生草本。**根：**主根圆锥形。**茎：**茎四棱形，具沟槽，常带紫红色，密被微柔毛，常在基部分枝，斜升。**叶：**叶近圆形，先端圆，基部楔形，3深裂，裂片有圆齿，叶上面疏生微柔毛，下面沿脉上被长柔毛，边缘具纤毛；基生叶柄长，茎生叶柄较短。**花：**轮伞花序，下疏上密；花萼管状钟形，外密被微柔毛，萼齿5，5脉，齿不等大，三角形，先端刺尖，边缘有细纤毛；小苞片长刺状；花冠白色，稀粉红色，外面被长柔毛，内面被微柔毛，冠檐2唇形，上唇直伸，比下唇长，长圆形，全缘，下唇斜展，3浅裂，中裂片扁圆形，2侧裂片椭圆形；雄蕊4，着生于冠筒中部稍下，不伸出，后对较短，花药卵圆形，花柱先端2浅裂。**果：**小坚果长卵形，褐色，有鳞秕。花果期3—6月。

【生境分布】生于路旁、旷地。分布于我国东北、华北、华东、西南等地。

【药用部位（药材名称）及采收加工】全草（夏至草）。3—6月花叶茂盛时采收，鲜用或晒干。

【临床应用】辛、微苦，寒，有小毒；归肝经。养血活血，清热利湿；用于月经不调，产后瘀滞腹痛，血虚头晕，半身不遂，跌打损伤，水肿，小便不利，目赤肿痛，疮痈，冻疮，牙痛，皮肤瘙痒。

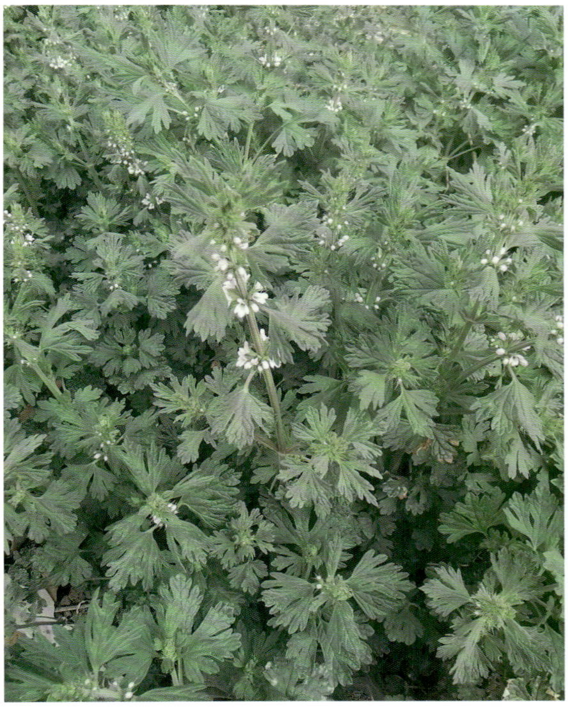
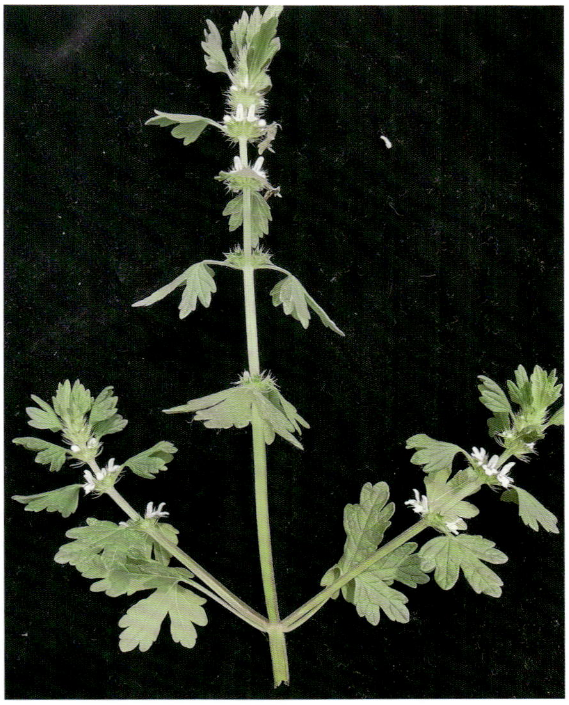
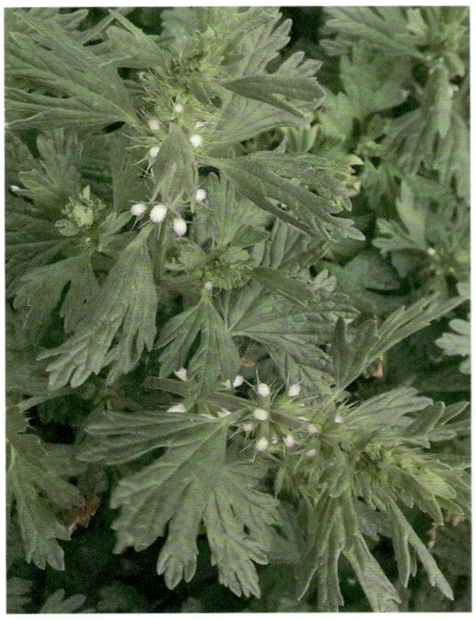
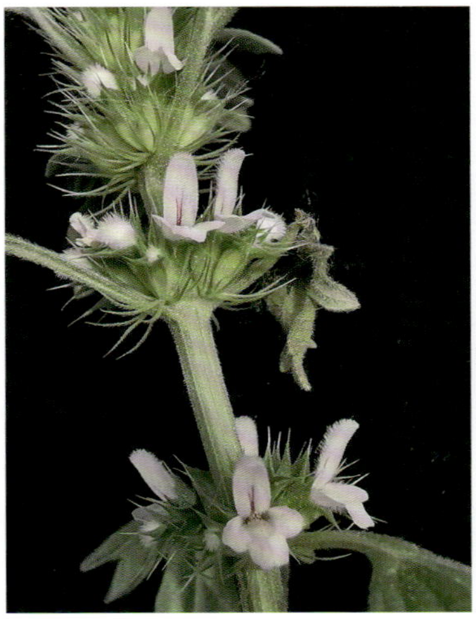
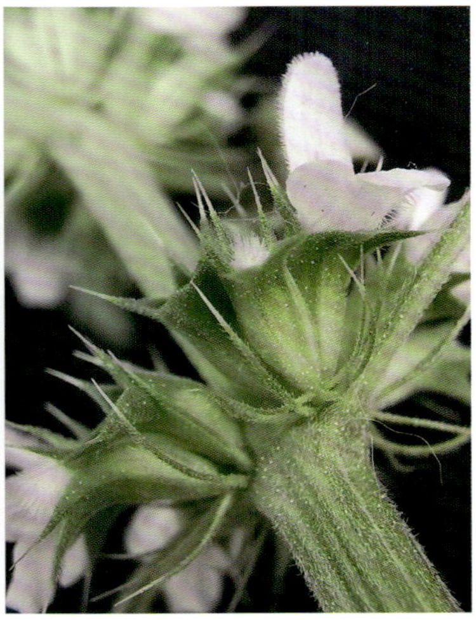

藿香

【基　　原】唇形科藿香属藿香 *Agastache rugosa*（Fisch. et Mey.）O. Ktze.

【别　　名】合香、山茴香、排香草、香荆芥花、土（野）藿香、兜娄婆香等。

【形态特征】多年生草本。根：须根多数，灰白色。茎：茎直立，四棱形，上部多分枝。叶：叶对生；叶椭圆状卵形或卵形，先端尖，基部圆形或略心形，边缘具不整齐的钝齿，上面无毛或近无毛，下面被短柔毛；叶柄长 1 ～ 4 cm。花：轮伞花序多花，在茎顶和分枝顶端密集成顶生的穗状花序；苞片线形或披针形，被微柔毛；萼 5 裂，多少带紫色，裂片三角形，具纵脉及腺点；花冠淡紫蓝色，冠檐 2 唇形，上唇先端微凹，下唇 3 裂，两侧裂片短，中间裂片宽大，边缘波状；雄蕊 4，伸出花冠管外，柱头 2 裂。果：小坚果卵状长圆形。花果期 6—11 月。

【生境分布】生于山坡、草地、路旁等处。分布于我国东北、华东、华中、西南及河北、陕西、广东等地；多有栽培。

【药用部位（药材名称）及采收加工】全草（藿香）、茎（藿梗）、根（藿香根）。藿香：第 1 次在 6—7 月当花序抽出而未开花时，择晴天齐地割取全草，薄摊晒至日落后，收回堆叠过夜，次日再晒；第 2 次在 10 月收割，迅速晾干、晒干或烤干。藿梗：当花落后，采收地上部分，去除叶，留取老茎，切段阴干。藿香根：采收加工未见记载。

【临床应用】藿香和藿梗：辛，微温；归肺、脾、胃经。祛暑解表，化湿和胃；用于夏令感冒，寒热头痛，胸脘痞闷，呕吐泄泻，妊娠呕吐，鼻渊，手足癣。藿香根：用于霍乱吐泄，血气痛，发散表证。

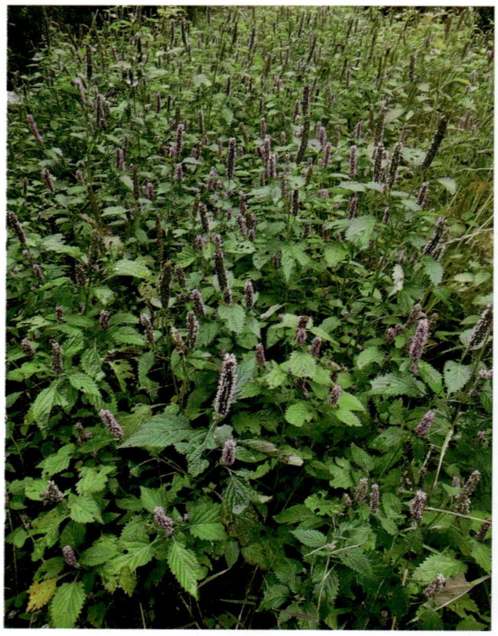

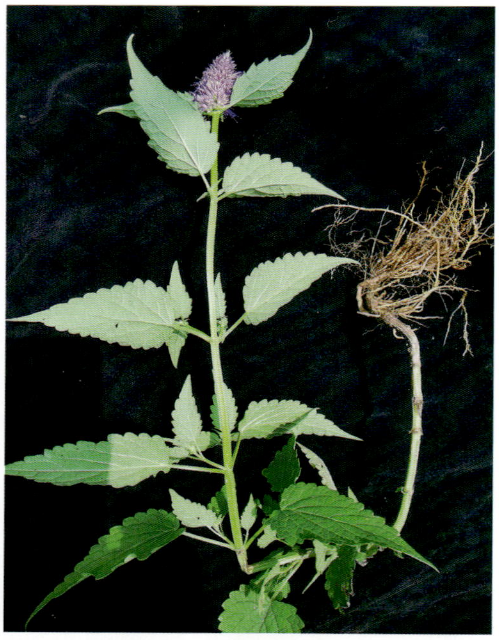

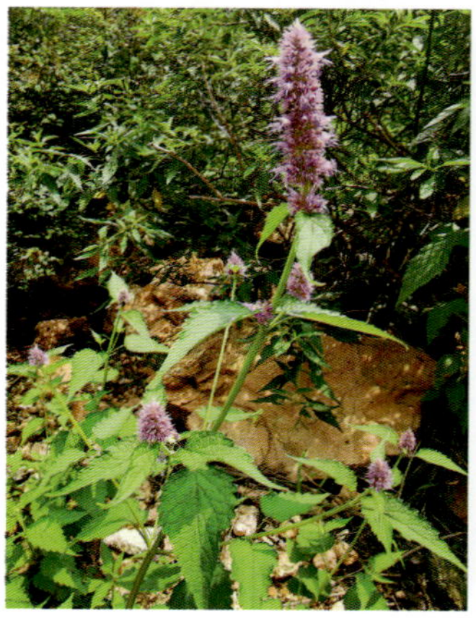

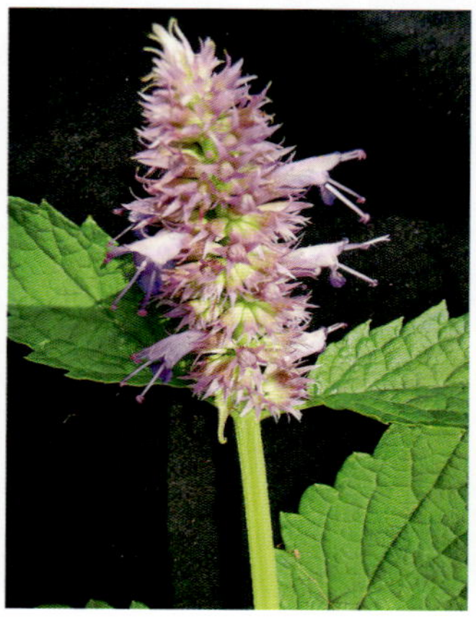

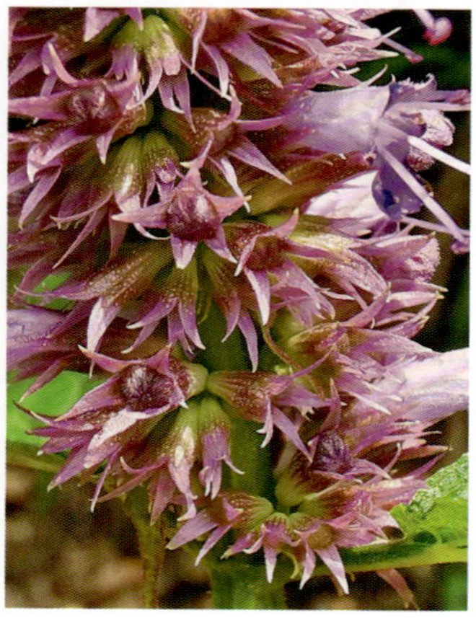

多裂叶荆芥

【基　　原】唇形科荆芥属多裂叶荆芥 *Nepeta multifida* Linnaeus

【别　　名】裂叶荆芥。

【形态特征】多年生草本。茎：根茎木质；茎半木质化，上部四棱形，基部带圆柱形，被白色长柔毛，侧枝通常极短。叶：叶卵形、羽状深裂或分裂，有时浅裂至近全缘，先端锐尖，基部截形至心形，裂片线状披针形至卵形，全缘或具疏齿，坚纸质，上面橄榄绿色，被微柔毛，下面黄白色，被白色短硬毛，脉上及边缘被睫毛，有腺点；叶柄长约 1.5 cm。花：花序为由多数轮伞花序组成的顶生穗状花序，连续，很少间断；苞片叶状，深裂或全缘，下部的较大，上部的渐变小，卵形，先端骤尖，变紫色，较花长，小苞片卵状披针形或披针形，带紫色，与花等长或略长；花萼紫色，基部带黄色，具 15 脉，外被稀疏的短柔毛，内面无毛，齿 5，三角形，先端急尖；花冠蓝紫色，干后变淡黄色，外被交错的柔毛，内面在喉部被极少柔毛，冠筒向喉部渐宽，冠檐 2 唇形，上唇 2 裂，下唇 3 裂，中裂片最大；雄蕊 4，前对较上唇短，后对略超出上唇，花药浅紫色。果：小坚果扁长圆形，腹部略具棱，褐色，平滑，基部渐狭。花果期 7—10 月。

【生境分布】生于林缘、山坡草丛中、湿润草原。分布于我国华北及陕西、甘肃等地。

【药用部位（药材名称）及采收加工】根（荆芥根）、茎叶和花穗（荆芥）。荆芥根：夏秋季采挖，洗净，鲜用或晒干。荆芥：秋季花开穗绿时割取地上部分，晒干。

【临床应用】荆芥根：辛，温。止血，止痛；用于吐血，崩漏，牙痛，瘰疬。荆芥：辛、微苦，归肺、肝经。祛风，解表，透疹，止血；用于感冒发热，头痛，目痒，咳嗽，咽喉肿痛，麻疹，痈肿，疮疥，衄血，吐血，便血，崩漏，产后血晕。

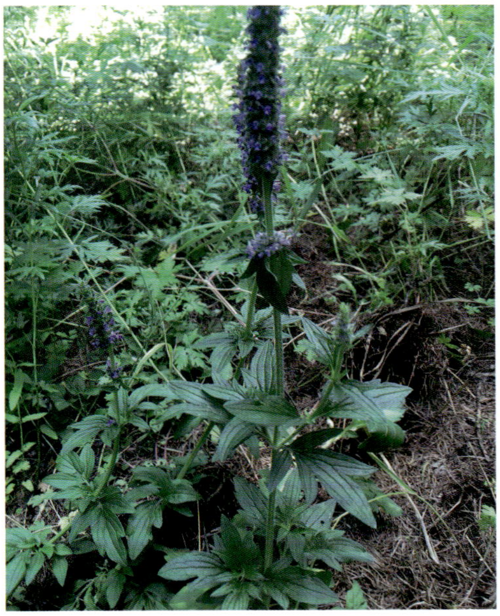
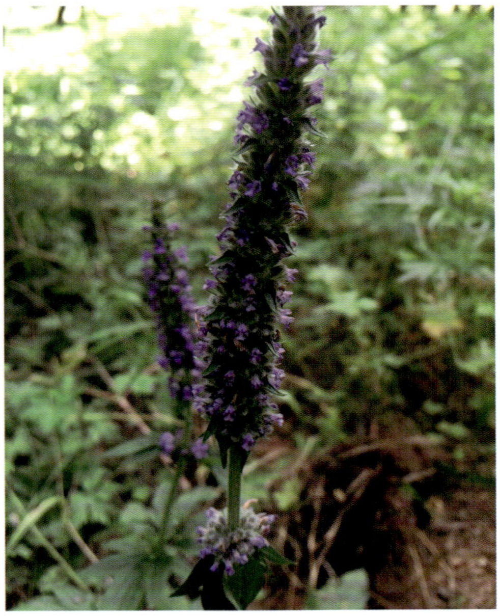
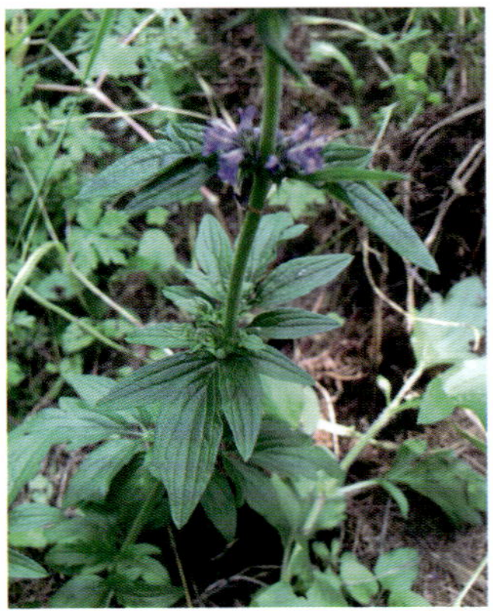
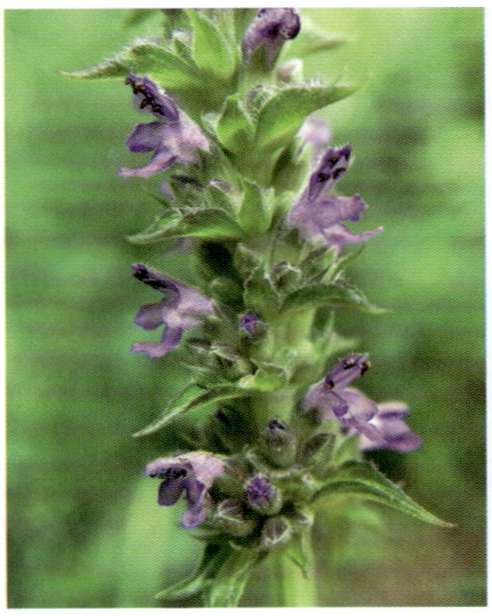
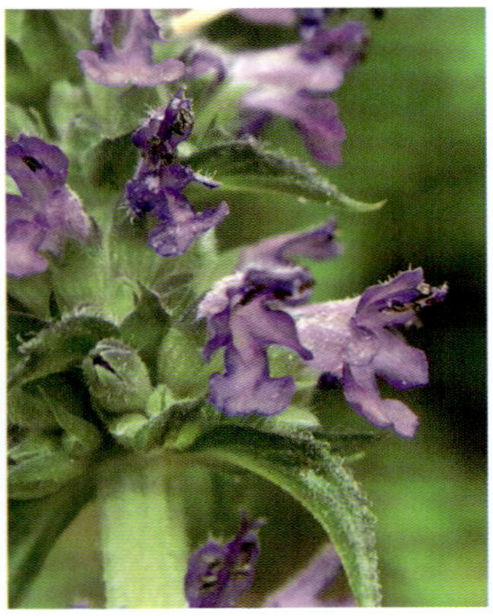

裂叶荆芥

【基　　原】唇形科荆芥属裂叶荆芥 *Nepeta tenuifolia* Bentham.

【别　　名】小茴香、荆芥。

【形态特征】形态特征与植物“多裂叶荆芥”相似。两者的主要区别：多裂叶荆芥的叶羽状深裂或浅裂，裂片卵形或长圆形（裂片宽），穗状花序粗短、连续；裂叶荆芥的叶全裂，裂片披针形或线形（裂片窄），穗状花序细长、下部常间断。

【生境分布】生于山坡、路边、山谷或林缘。分布于西北及黑龙江、辽宁、河北、河南、山西、四川、贵州等地。

【药用部位（药材名称）及采收加工】均同植物“多裂叶荆芥”项下。

【临床应用】同植物“多裂叶荆芥”项下。

【备　　注】按《药典》，中药材“荆芥”和“荆芥穗”均来源于唇形科荆芥属植物荆芥 *Schizonepeta tenuifolia* Eriq.。裂叶荆芥 *Nepeta tenuifolia* Bentham.、多裂叶荆芥 *Nepeta multifida* Linnaeus 的茎叶和花穗并非中药材“荆芥”正品。

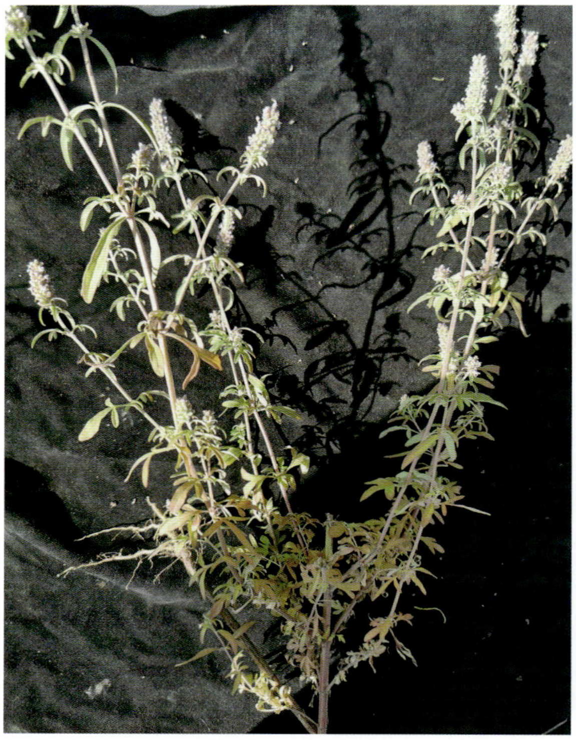

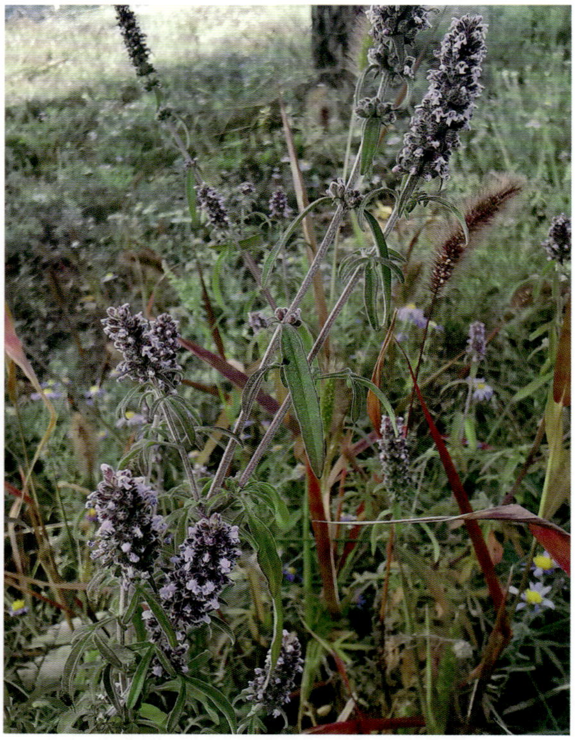

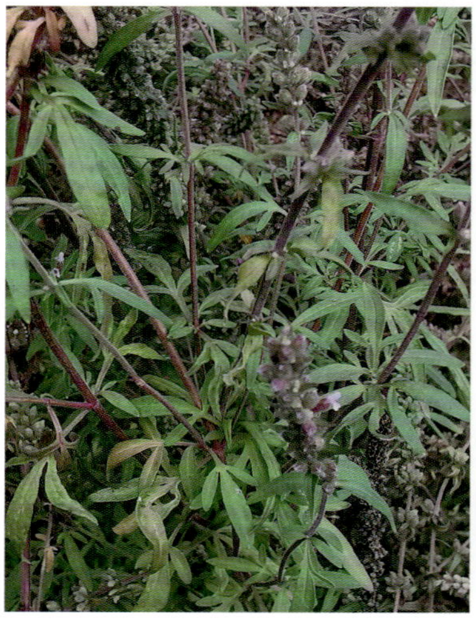

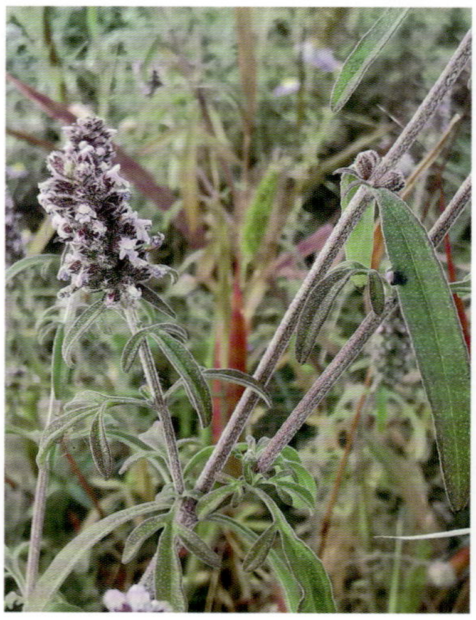

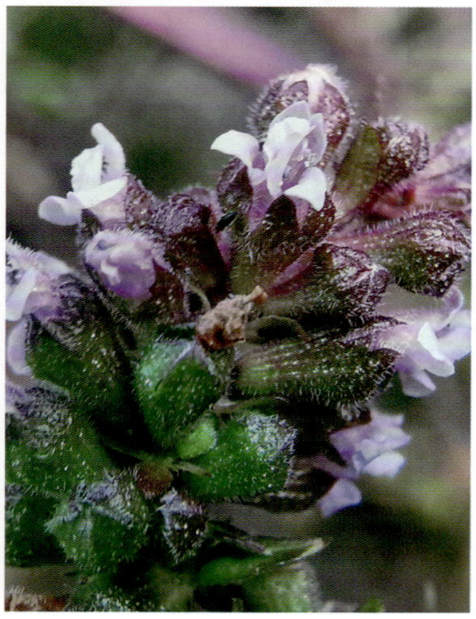

白透骨消

【基　　原】唇形科活血丹属白透骨消 *Glechoma biondiana*（Diels）C. Y. Wu et C. Chen

【别　　名】假活血丹。

【形态特征】多年生草本。茎：全体被长柔毛，具匍匐茎，茎节生根；茎四棱形，基部有时带紫色。叶：叶心形，先端急尖，通常具针芒，基部心形，边缘具粗圆齿，两面被具节长柔毛，下面通常带紫色，叶柄被长柔毛。花：轮伞花序常 3 花；苞片及小苞片线形，具缘毛；花萼管状，微弯，外面被长柔毛及微柔毛，内面无毛，齿 5，略呈 2 唇形，上唇 3 齿较长，下唇 2 齿稍短，齿均狭三角形，先端渐尖呈芒状，边缘被缘毛；花冠粉红至淡紫色，钟形，外面被疏长柔毛，内面仅在下唇中裂片下方被长柔毛，冠筒自花萼喉部向上渐宽大，冠檐 2 唇形，上唇直立，宽卵形，先端凹入，下唇伸长，3 裂，中裂片最大，扇形，先端微凹，两侧裂片卵形；雄蕊 4，后对着生于上唇下面近喉部，短于上唇，前对着生于下唇侧裂片下方花冠筒中部，长仅达花冠筒喉部，花丝细长，花药叉开，花柱细长，先端 2 裂。果：小坚果长圆形，深褐色，具小凹点，基部略呈三棱形，果脐位于基部。花果期 4—6 月。

【生境分布】生于溪边、林下阴湿处。分布于陕西、河南等地。

【药用部位（药材名称）及采收加工】全草（白透骨消）。采收加工未见记载。

【临床应用】辛，温。祛风活血，利湿解毒；用于风湿痹痛，跌打损伤，肺痈，黄疸，急性肾炎，尿道结石，痄腮。

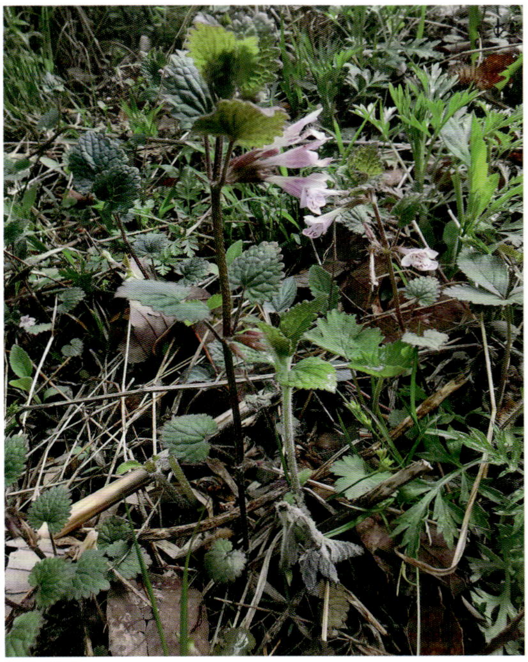

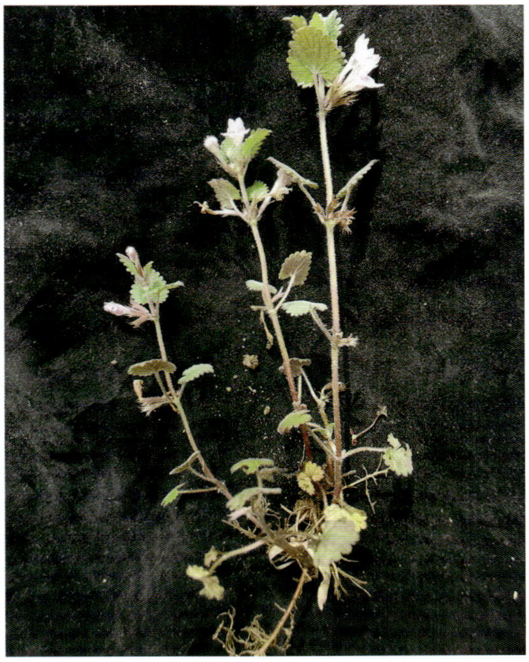

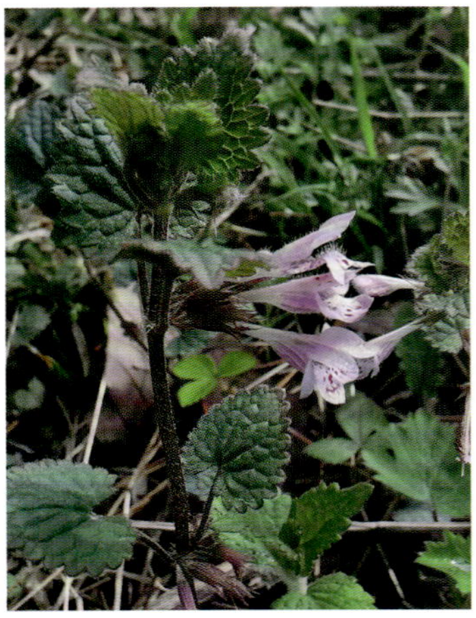

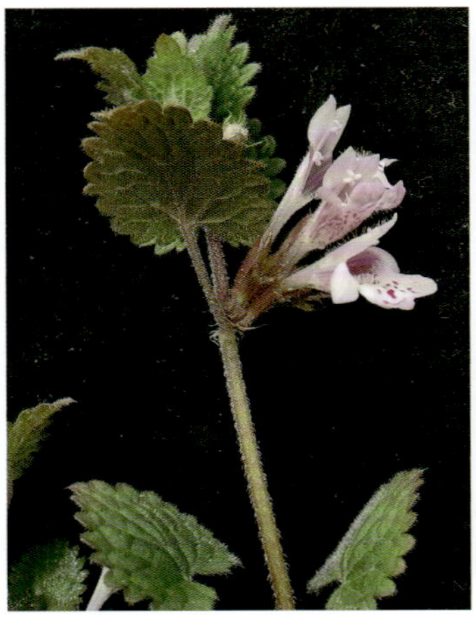

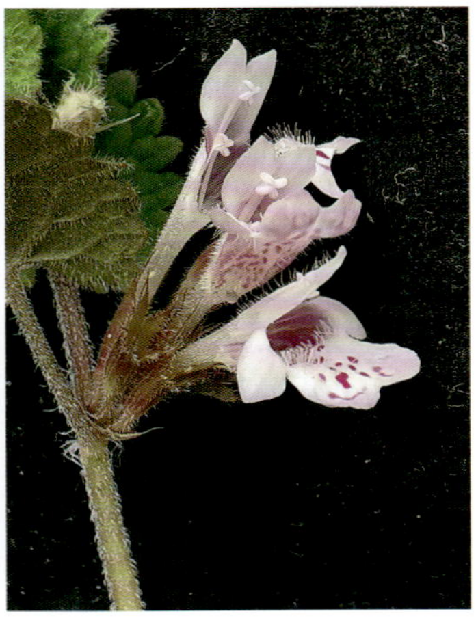

活血丹

【基　　原】唇形科活血丹属活血丹 *Glechoma longituba*（Nakai）Kupr

【别　　名】连钱草、金钱艾、对叶金钱草、透（接）骨消、透骨风、穿墙草、疳取草、钻地风等。

【形态特征】形态特征与植物“白透骨消”相似。两者的主要区别：活血丹的叶先端钝尖，先端不具针状芒尖，花色基调为蓝色（蓝色或蓝紫色）；白透骨消的叶先端渐尖，先端有针状芒尖，花色基调为红色（淡红色或淡紫红色）。

【生境分布】生于林缘、疏林下、草地、溪边等处。全国除甘肃、青海、新疆及西藏外，均有分布。

【药用部位（药材名称）及采收加工】地上部分（连钱草）、全草（活血丹）。连钱草：春夏秋季采收，除去杂质，晒干。活血丹：4—5 月采收全草，鲜用或晒干。

【临床应用】地上部分或全草：辛、微苦，微寒；归肝、肾、膀胱经。利湿通淋，清热解毒，散瘀消肿；用于热淋，石淋，湿热黄疸，疮痈肿痛，跌仆损伤。

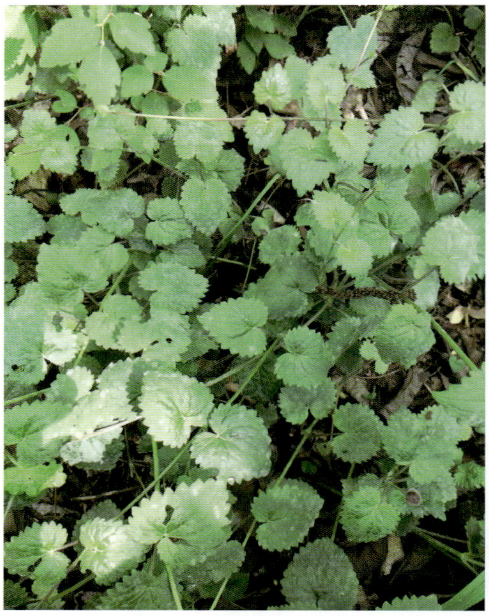

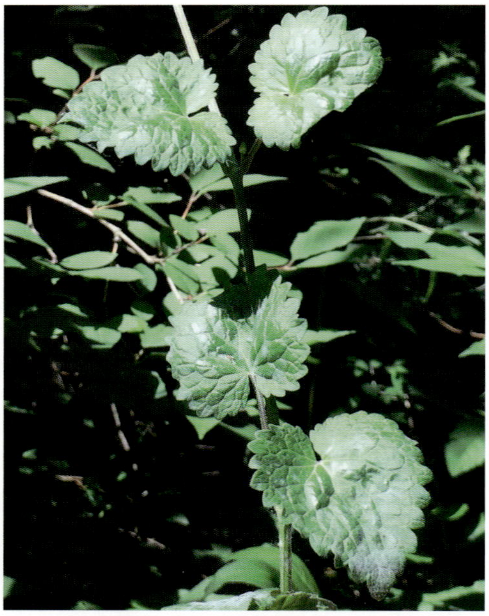

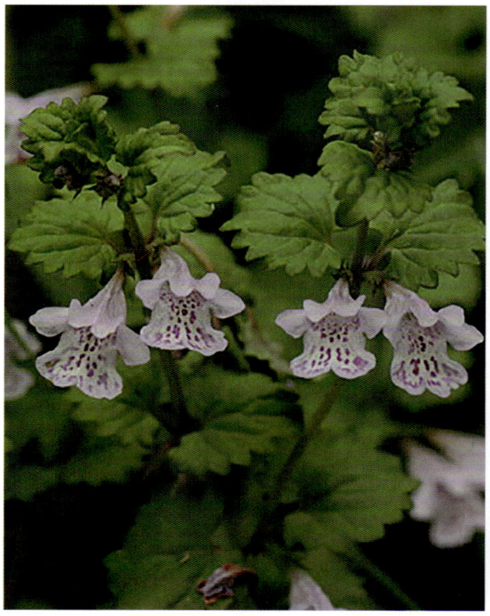

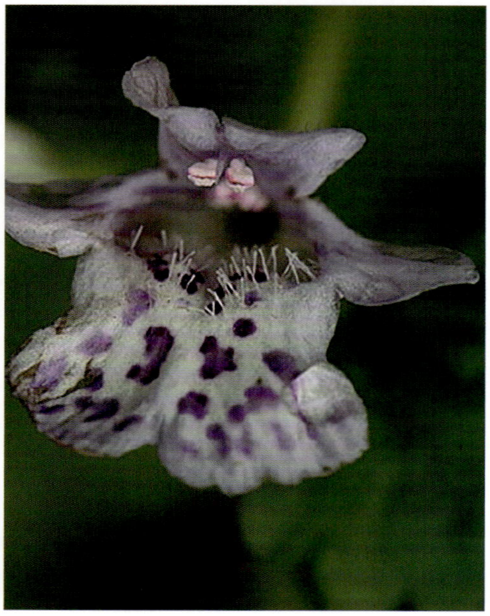

【基　　原】唇形科青兰属毛建草 *Dracocephalum rupestre* Hance

【别　　名】岩青兰、毛尖（茶）。

【形态特征】多年生草本。茎：根茎粗壮；茎多数，不分枝，斜升，四棱形，疏被倒向的短柔毛，常带紫色。叶：基生叶多数，叶柄长，被长柔毛，叶三角状卵形，先端钝，基部心形，边缘具圆锯齿，两面疏被柔毛；茎生叶叶柄短，叶型似基生叶，花序处的叶更小。花：轮伞花序密集成头状或疏离成穗状，苞片倒卵形或倒披针形，疏被短柔毛及睫毛，具带刺小齿；花萼常带紫色，上唇 3 裂，中裂片倒卵状椭圆形，下唇 2 裂，裂片披针形；花冠紫蓝色，下唇宽大，下唇中裂片短而宽，无深色斑点及白色长柔毛。果：小坚果。花果期 7—10 月。

【生境分布】生于草地、山坡湿润处。分布于辽宁、内蒙古、河北、青海等地。

【药用部位（药材名称）及采收加工】全草（岩青兰）。7—8 月采收，切段，晒干。

【临床应用】辛、苦，凉。疏风清热，凉肝止血；用于风热感冒，头痛，咽喉肿痛，咳嗽，黄疸，痢疾，吐血，衄血。

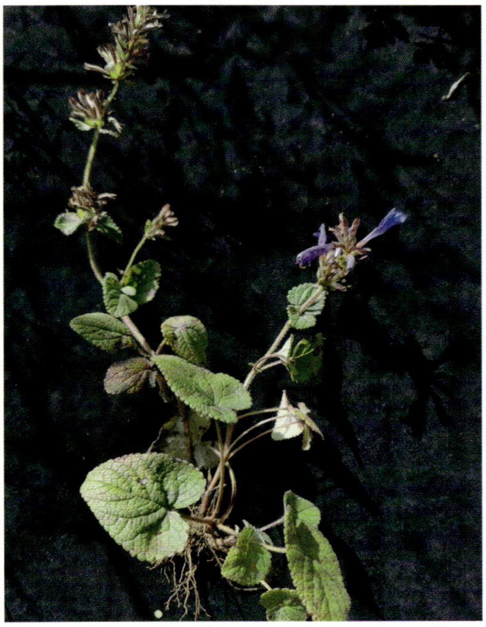
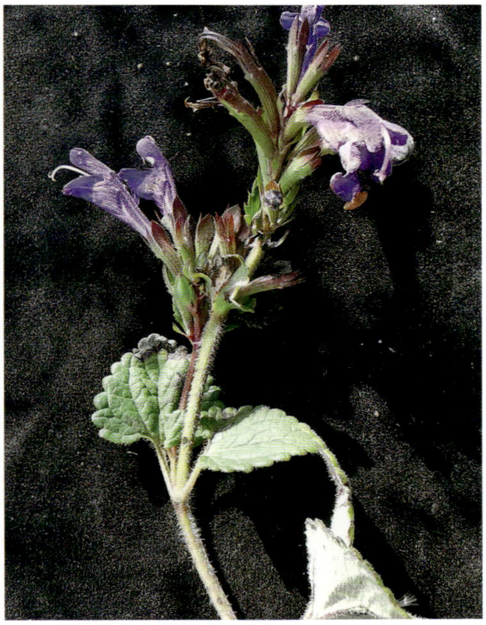
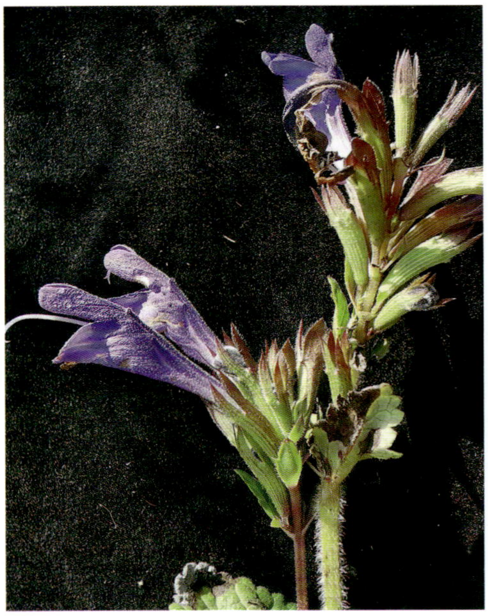
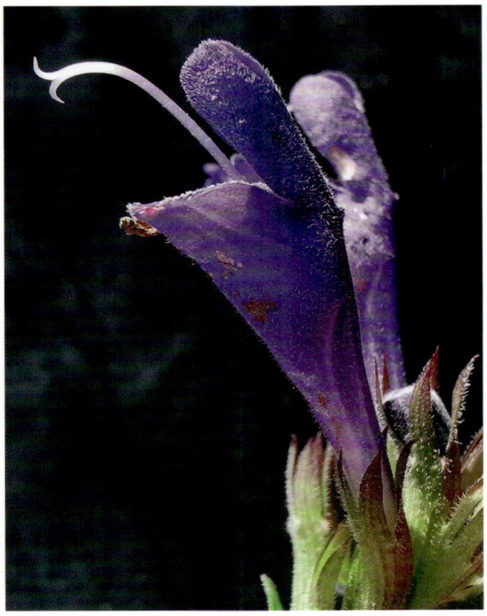

香青兰

【基　　原】唇形科青兰属香青兰 *Dracocephalum moldavica* L.

【别　　名】摩眼子、山薄荷、蓝秋花、玉米草、香花子、臭仙欢、臭蒿、青蓝（兰）、野青兰。

【形态特征】1年生草本。**根：**根直伸，圆柱形。**茎：**茎数个，直立或渐升，中部以下常分枝，稍四棱形，常带紫色。**叶：**基生叶卵圆状三角形，具长柄，先端圆钝，基部心形，叶缘具疏圆齿；茎下部叶与基生叶近似，具与叶片等长的柄；茎中部以上叶具短柄，叶披针形至线状披针形，先端钝，基部圆形或宽楔形，两面只在脉上疏被小毛及黄色小腺点，边缘常具三角形齿或疏锯齿，有时基部的齿成小裂片状，分裂较深，常具长刺。**花：**轮伞花序，常具4花；苞片长圆形，疏被伏毛；花萼被金黄色腺点及短毛，脉常带紫色，2裂近中部，上唇3浅裂，下唇2裂；花冠淡蓝紫色，喉部以上宽展，外面被白色短柔毛，冠檐2唇形，上唇短舟形，先端微凹，下唇3裂，中裂片扁，2裂，具深紫色斑点；雄蕊微伸出，花柱先端2等裂。**果：**小坚果长圆形，顶平截，光滑。花果期6—10月。

【生境分布】生于干燥山地、山谷、河滩多石处。分布于我国东北、华北、西北及河南等地。

【药用部位（药材名称）及采收加工】地上部分（香青兰）。夏秋季采割地上部分，除去杂质，切段，晒干。

【临床应用】辛、苦，凉。清肺解表，凉肝止血；用于感冒，头痛，喉痛，气管炎哮喘，黄疸，吐血，衄血，痢疾，心脏病，神经衰弱，狂犬咬伤。

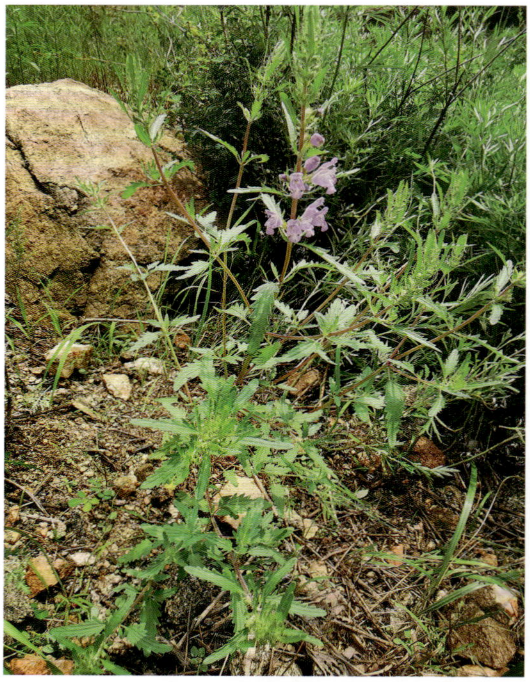

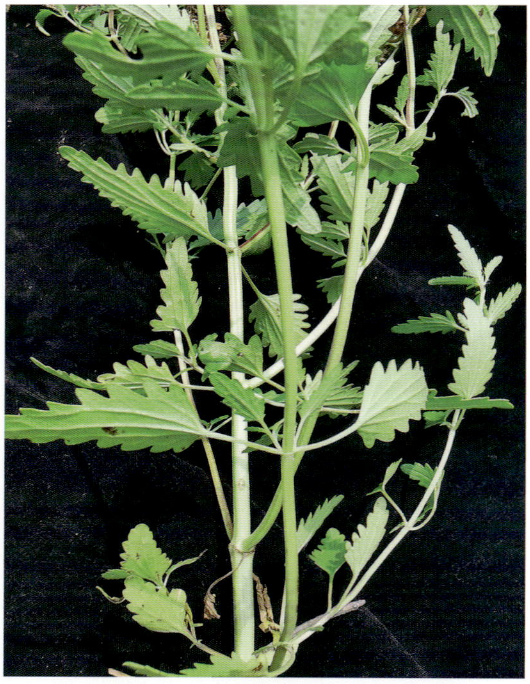

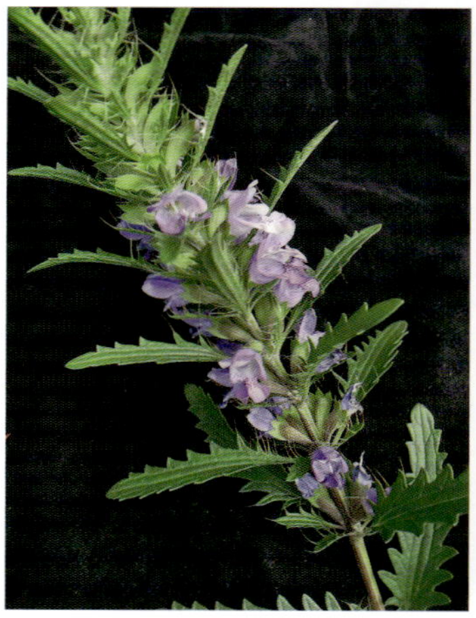

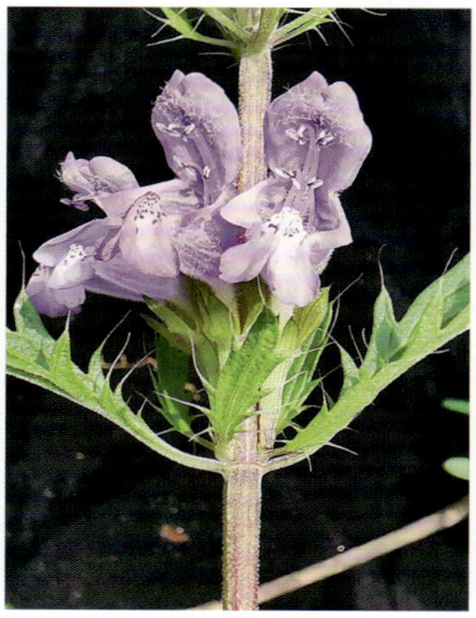

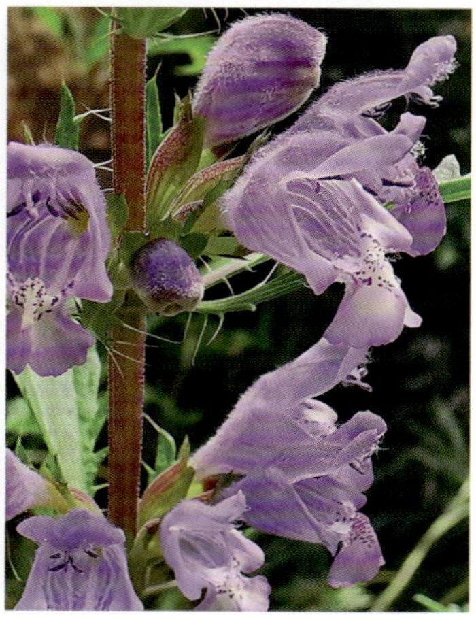

夏枯草

【基　　原】唇形科夏枯草属夏枯草 *Prunella vulgaris* L.

【别　　名】牛抵头、古牛草、羊蹄尖、灯笼草、金疮小草、麦夏枯、夏枯花（头）等。

【形态特征】多年生草本。茎：根茎匍匐，节上生须根；茎斜升，下部伏地，自基部多分枝，钝四棱形，具浅槽，紫红色，被稀疏的糙毛或近无毛。叶：叶卵状长圆形或卵圆形，大小不等，先端钝，基部圆形、截形至宽楔形，下延至叶柄成狭翅，边缘具不明显的波状齿或近全缘；叶柄自下部向上渐变短。花：轮伞花序密集成顶生的穗状花序，花序下方的一对苞叶似茎叶，近卵圆形；每一轮伞花序下具苞片，苞片宽心形，先端具骤尖头，外面在中部以下沿脉上疏生刚毛，边缘具睫毛，浅紫色；花萼钟形，外面疏生刚毛，2 唇形，上唇扁平，宽大，近扁圆形，先端几截平，具 3 个不很明显的短齿，中齿宽大，齿尖均呈刺状微尖，下唇较狭，2 深裂，裂片达唇片之半或以下，边缘具缘毛，先端渐尖，尖头微刺状；花冠紫、蓝紫或红紫色，略超出于萼，冠檐 2 唇形，上唇近圆形，内凹，多少呈盔状，先端微缺，下唇 3 裂，中裂片较大，近倒心形，先端边缘具流苏状小裂片，侧裂片长圆形，细小。雄蕊 4，前对较长。果：小坚果黄褐色，长圆状卵珠形，微具沟纹。花果期 4—10 月。

【生境分布】生于荒坡、草地、溪边、路旁等地。分布于我国西北、华中、华东、华南、西南等地。

【药用部位（药材名称）及采收加工】果穗（夏枯草）。夏季果穗呈棕红色时采收，除去杂质，晒干。

【临床应用】辛、苦，寒；归肝、胆经。清肝泻火，明目，散结消肿；用于目赤肿痛，目珠夜痛，头痛眩晕，瘰疬，瘿瘤，乳痈，乳癖，乳房胀痛。

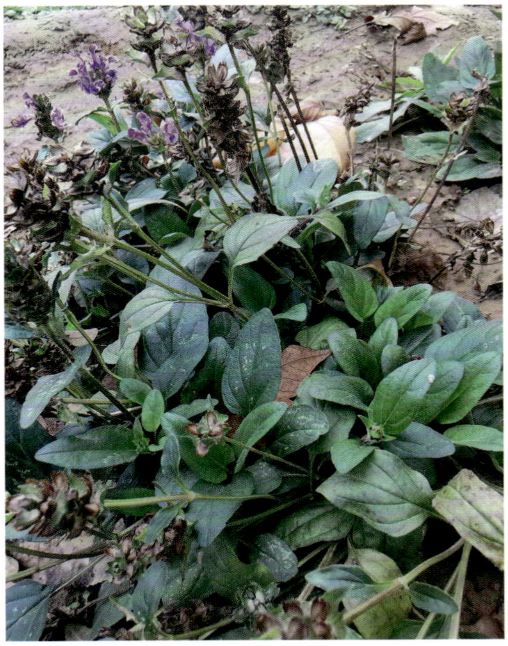
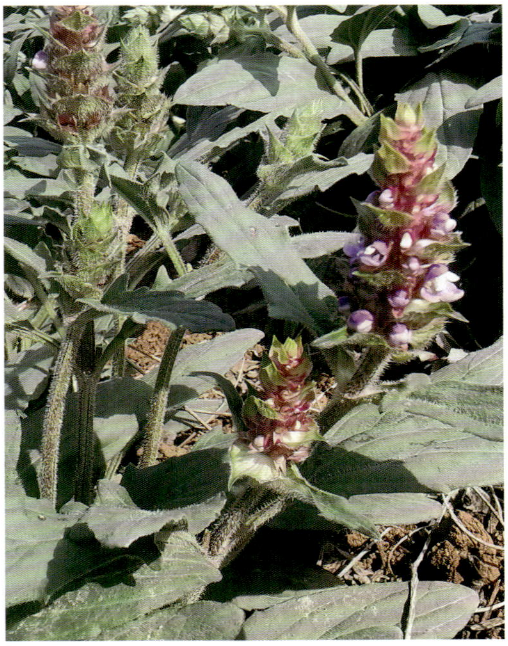
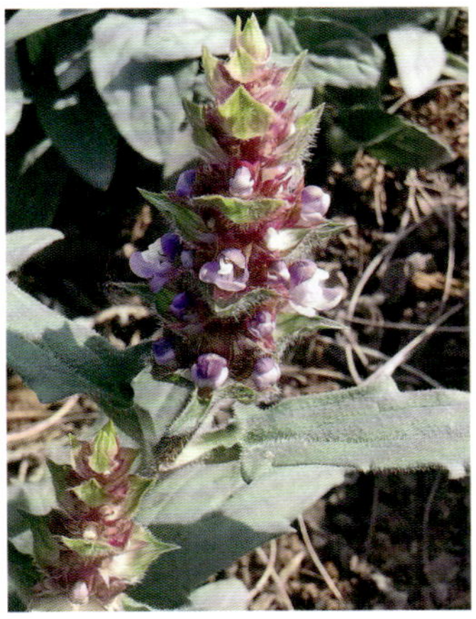
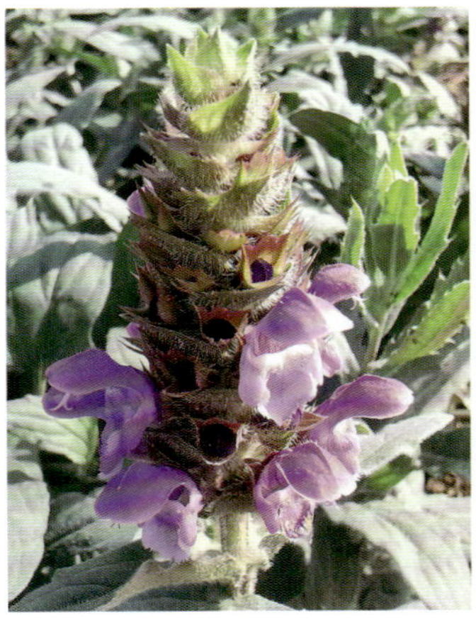
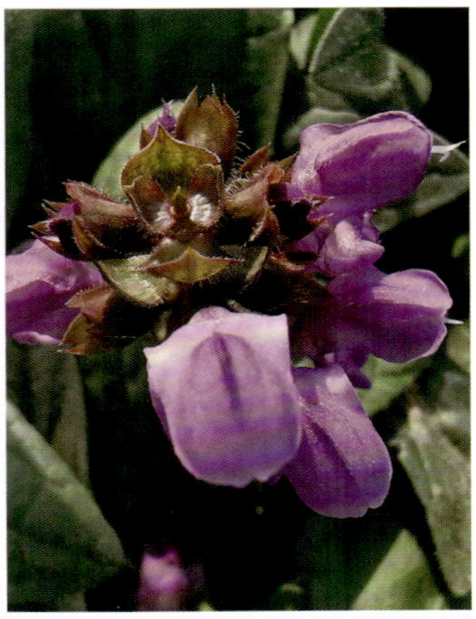

串铃草

【基　　原】唇形科糙苏属串铃草 *Phlomis mongolica* Turcz.

【别　　名】毛尖茶、野洋芋。

【形态特征】多年生草本。根：根木质，粗厚，须根常呈块状增粗。茎：茎疏被柔毛或刚毛，节上较密。叶：基生叶卵状三角形至三角状披针形，先端钝，基部心形，边缘具圆齿；茎生叶同形，通常较小；苞叶三角形或卵状披针形，下部的远超出花序，向上渐小而较花序为短。花：轮伞花序，密集多花；苞片线状钻形，与萼等长，坚硬，上弯，先端刺状，被平展具节缘毛；花萼管状，外面脉上被刚毛，齿先端具长刺尖；花冠紫色，冠筒内面具毛环，冠檐2唇形，上唇外面被短柔毛，背部被长柔毛，边缘流苏状，内面被髯毛，下唇3裂，中裂片圆倒卵形，先端微凹，侧裂片卵形，较小，边缘均为不整齐的细齿状；雄蕊内藏，花柱先端2裂。果：小坚果顶端被毛。花果期5—10月。

【生境分布】生于山坡草地。分布于我国华北及陕西、甘肃、河南等地。

【药用部位(药材名称)及采收加工】根或全草(串铃草)。夏秋季采收全草，洗净，切段晒干；秋后花凋谢后挖根，洗净，切片，晒干。

【临床应用】甘、苦，温。祛风除湿，活血止痛；用于风湿性关节炎，感冒，跌打损伤，体虚发热。

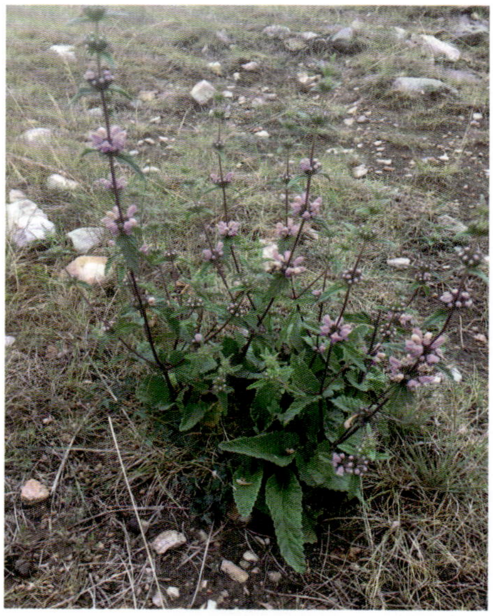
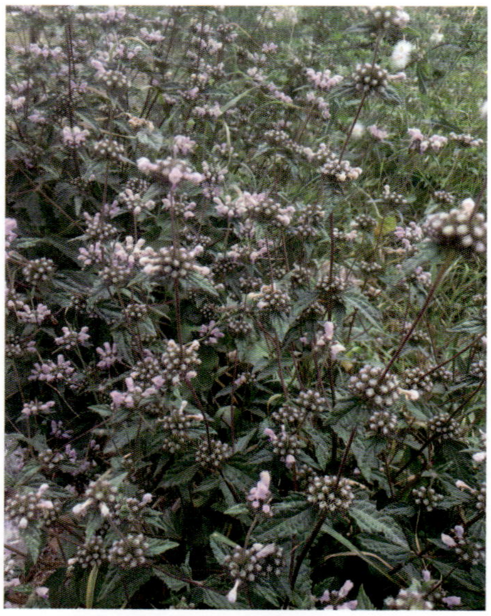
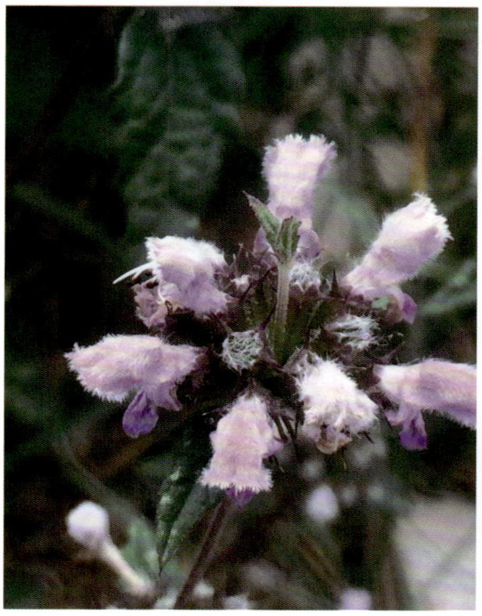
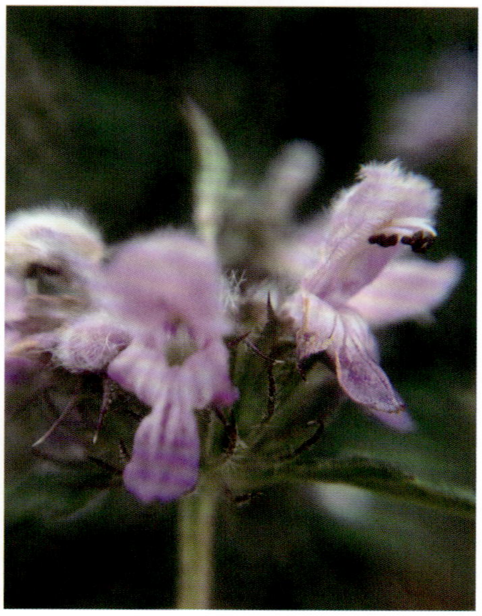

【基　　原】唇形科糙苏属糙苏 *Phlomis umbrosa* Turcz.

【别　　名】山苏子。

【形态特征】多年生草本。根：根长圆锥形或纺锤形，红褐色，肥大，常数个集生。茎：茎直立，四棱形，疏被向下的短硬毛。叶：叶对生，叶柄密被短硬毛；叶卵圆形或卵状长圆形，先端短尖，基部浅心形或圆形，边缘具粗齿，两面被疏柔毛及星状柔毛。花：轮伞花序，常 4 ～ 8 花一簇；苞片披针形或狭披针形，较坚硬，常呈紫红色，被星状毛；花萼筒状，外面被星状毛，萼齿 5，先端具小刺尖，边缘被丛毛；花冠白色或粉红色，2 唇形，长于萼筒，喉部之上密布多数白色茸毛或星状毛，上唇 2 裂，下唇 3 裂，外面密生茸毛；雄蕊 4，前对较长，后对基部无附属物，花丝无毛，花药 2 室；花柱单一，柱头 2 裂。果：小坚果卵状三棱形。花果期 6—10 月。

【生境分布】生于山林、灌丛、河岸、山谷。分布于我国东北、西北、华东及河北、河南、湖北、四川、云南、广东等地。

【药用部位（药材名称）及采收加工】根或全草（糙苏）。春秋季采挖，去净泥土，晒干。

【临床应用】辛，平。祛风化痰，利湿除痹，祛痰，解毒消肿；用于感冒，咳嗽痰多，风湿痹痛，跌打损伤，疮痈肿毒。

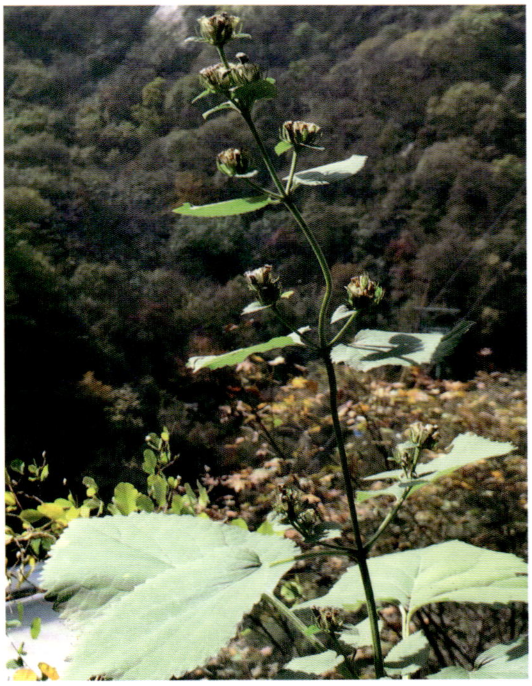

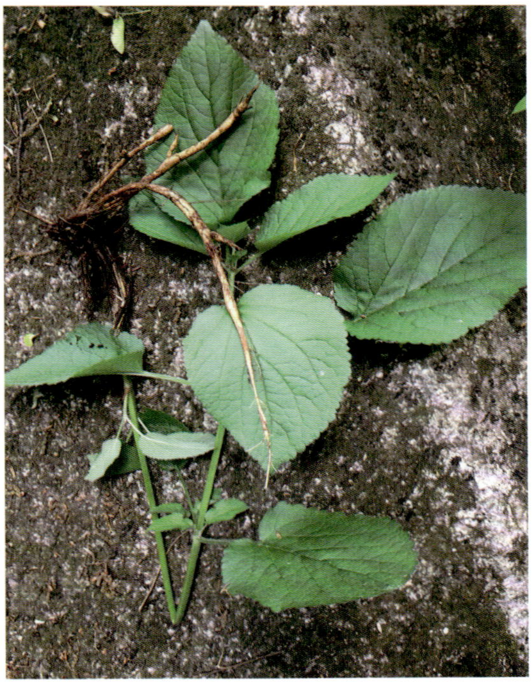

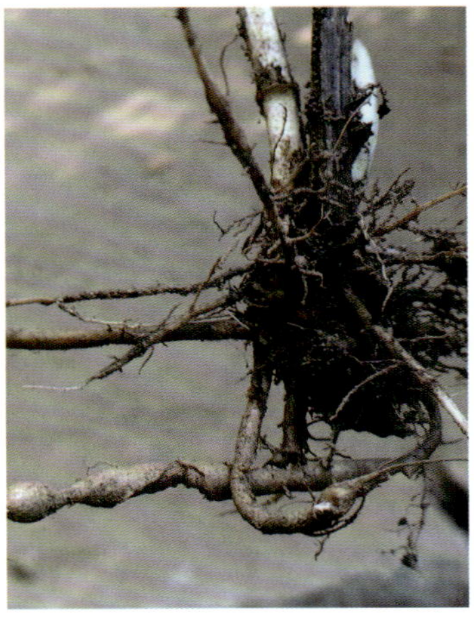

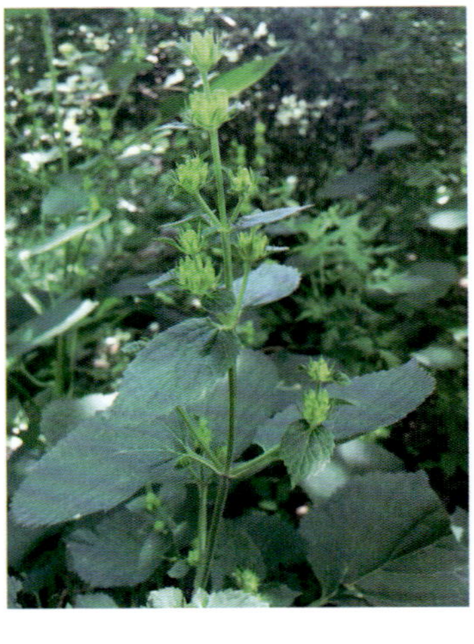

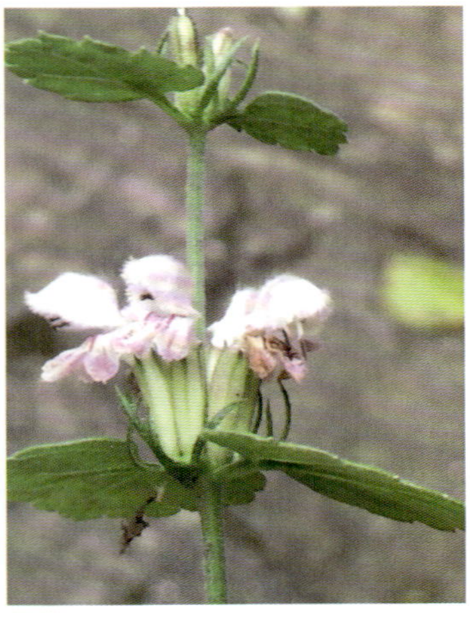

大叶糙苏

【基　　原】唇形科糙苏属大叶糙苏 *Phlomis maximowiczii* Regel

【别　　名】山（野）苏子、丁黄草、大丁黄、苏木帐子。

【形态特征】多年生草本。**茎：**茎直立，多分枝，四棱形，疏生向下的短硬毛。**叶：**基生叶阔卵形，先端渐尖，基部浅心形，边缘锯齿状或牙齿状；茎生叶对生，与基生叶同形；所有叶片上面疏被短硬毛，下面具中枝较长的星状柔毛；茎下部和茎上部叶小，茎中部叶大；茎下部叶柄长，向上叶柄渐短，苞叶近无柄。**花：**轮伞花序多花；苞片披针形或狭披针形，边缘被具节缘毛；花萼管状，外面脉上具节刚毛，具5齿，具极短的小刺尖；花冠粉红色，唇形，冠筒外面上部具白色疏柔毛，内面具毛环，上唇外面具节绵毛和中枝特长的星状绒毛，边缘具小齿，下唇外面被柔毛，3裂，中裂片较大，阔卵形，侧裂片较小，卵形；雄蕊4，2强，前对较长，后对基部具短距状附属物，花丝上部具长毛；花柱单一，柱头2裂。**果：**小坚果卵状三棱形，先端被短毛。花果期7—10月。

【生境分布】生于林缘、河岸。分布于吉林、辽宁、河北等地。

【药用部位（药材名称）及采收加工】根（山苏子根）。初夏及秋季采挖，洗净，鲜用或切片晒干。

【临床应用】辛、苦，凉。清热解毒；用于疮疖，无名肿毒。

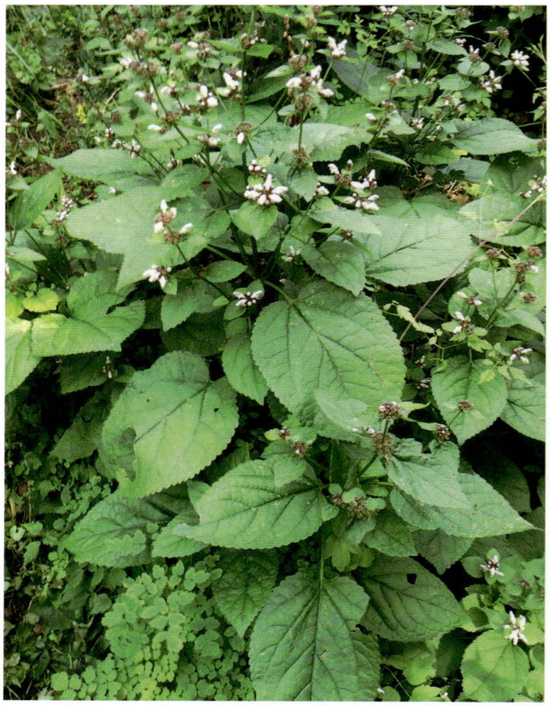

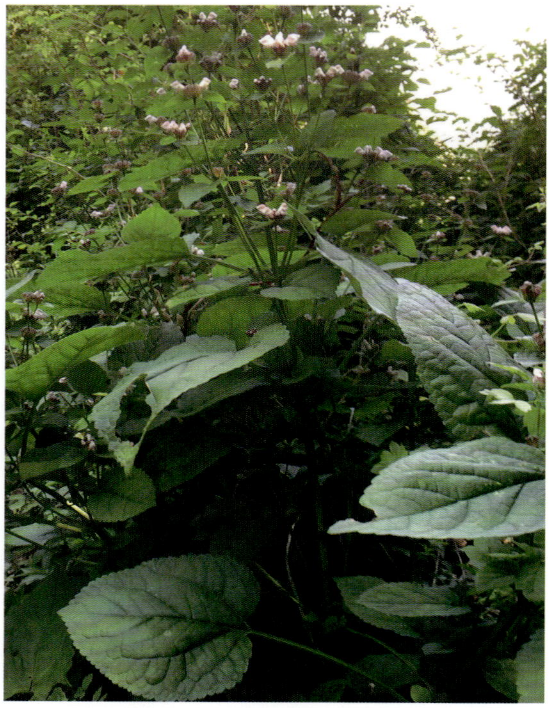

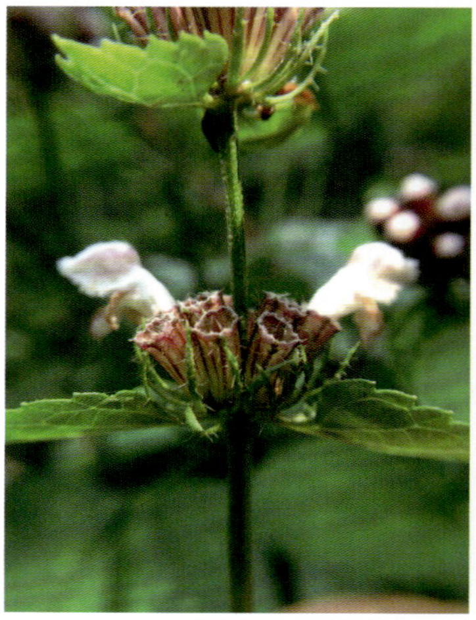

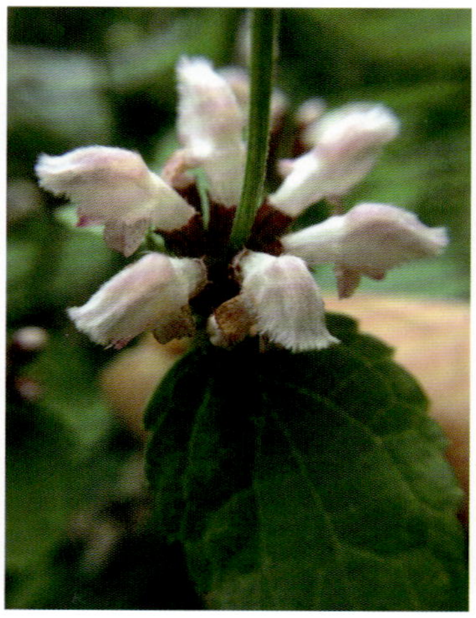

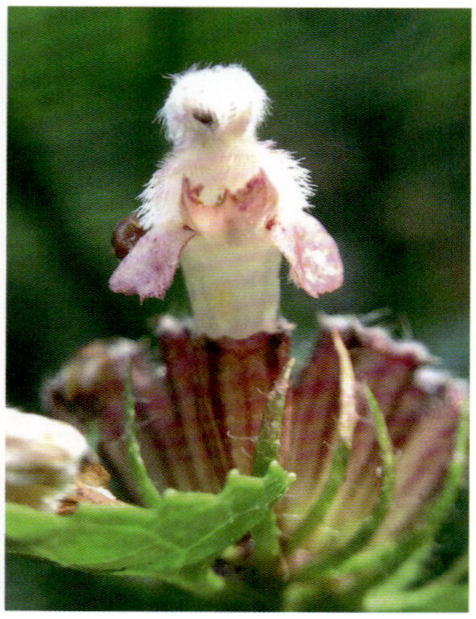

【基　　原】唇形科野芝麻属野芝麻 *Lamium barbatum* Sieb. et Zucc.

【别　　名】地蚤、野藿香、山麦胡、山苏子。

【形态特征】多年生草本。茎：茎单一，直立，四棱形。叶：茎下部叶卵圆形或心脏形，先端尾状渐尖，基部心形，茎上部叶卵圆状披针形，较茎下部叶窄长；叶柄长达 7 cm，茎上部的渐变短。花：轮伞花序具多花，生于茎顶；苞片狭线形或丝状，锐尖，具缘毛；花萼钟形，外面疏被伏毛，萼齿披针状钻形，具缘毛；花冠白或浅黄色，冠筒稍上方呈囊状膨大，外面在上部被疏硬毛或近绒毛状，内面冠筒近基部有毛环，冠檐 2 唇形，上唇直立，倒卵圆形或长圆形，先端圆形或微缺，边缘具缘毛及长柔毛，下唇 3 裂，中裂片倒肾形，先端深凹，基部急收缩，侧裂片宽，浅圆裂片状，先端有针状小齿；雄蕊花丝彼此粘连，花药深紫色；花柱先端 2 浅裂。果：小坚果倒卵圆形，先端截形，基部渐狭，淡褐色。花果期 4—8 月。

【生境分布】生于路边、溪旁、田埂、荒坡等处。分布于我国东北、华北、华东、华中及陕西、甘肃、四川、贵州等地。

【药用部位（药材名称）及采收加工】花（野芝麻花）、全草（野芝麻）、根（野芝麻根）。野芝麻花：4—6 月采收，阴干。野芝麻：5—6 月采收，阴干。野芝麻根：夏秋季采收，洗净，鲜用或晒干。

【临床应用】野芝麻花：甘、辛，平。活血调经，凉血清热；用于月经不调，痛经，赤白带下，肺热咳血，小便淋痛。野芝麻：微甘，平；用于肺热咳血，血淋，白带，月经不调，小儿虚热，跌打损伤，肿毒。野芝麻根：微甘，平。清肝利湿，活血消肿；用于眩晕，肝炎，咳嗽咯血，水肿，白带，疳积，痔疮，肿毒。

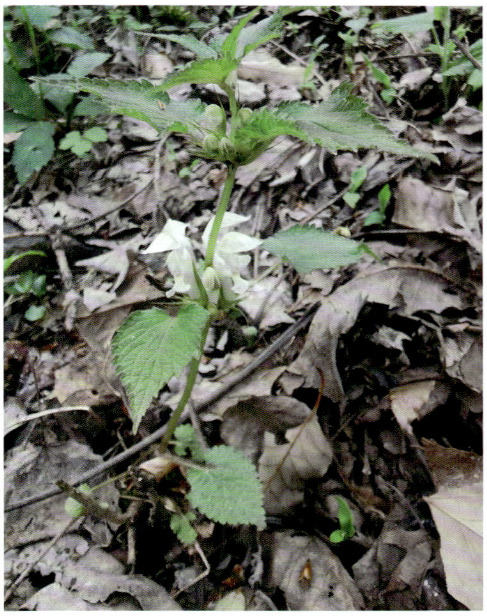

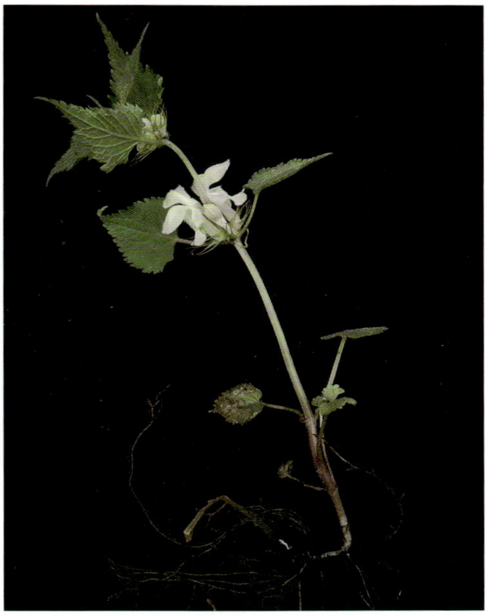

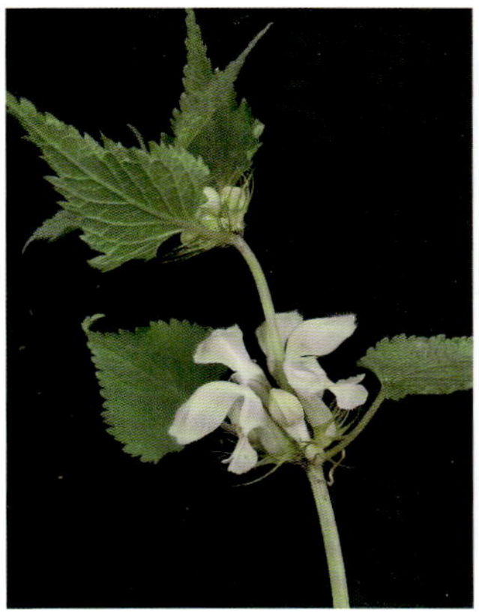

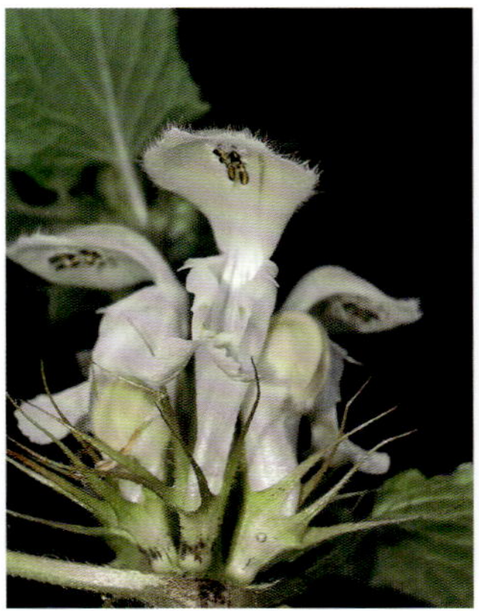

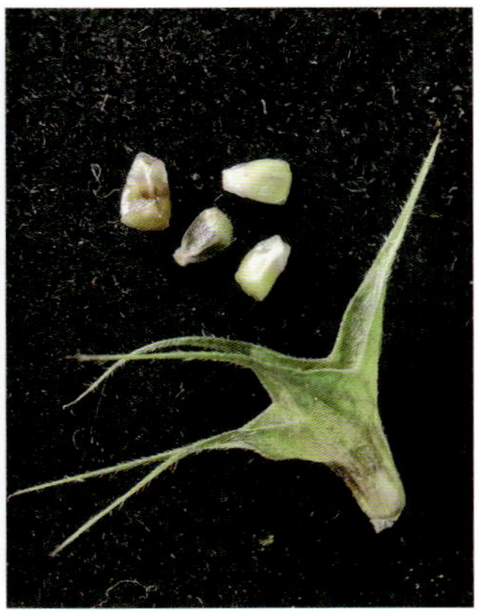

益母草

【基　　原】唇形科益母草属益母草 *Leonurus japonicus* Houtt.

【别　　名】坤（枯、苦）草、田芝麻棵、小暑草、益母蒿（艾）、陀螺艾、红花艾。

【形态特征】1～2 年生草本。茎：茎直立，钝四棱形，具槽，有倒向糙伏毛，多分枝，或仅于茎中部以上有能育的小枝条。叶：叶形变化大；茎下部叶轮廓为卵形，基部宽楔形，掌状 3 裂，裂片呈长圆状菱形至卵圆形，裂片上再分裂，叶柄略具翅；茎中部叶轮廓为菱形，较小，通常分裂成长圆状线形的裂片，基部狭楔形；花序最上部的苞叶近无柄，线形或线状披针形，全缘或具稀少牙齿。花：轮伞花序腋生，组成长穗状花序；小苞片刺状；花梗无；花萼管状钟形，外面有贴生微柔毛，内面于离基部 1/3 以上被微柔毛，5 脉，显著，萼齿 5，宽三角形，先端刺尖；花冠粉红至淡紫红色，内面有近水平向的毛环，冠檐 2 唇形，上唇直伸，下唇 3 裂，侧裂片细小；雄蕊 4，花柱 2 浅裂。果：小坚果长圆状三棱形，顶端截平而略宽大，基部楔形，淡褐色，光滑。花果期 6—10 月。

【生境分布】生于山野荒地、田埂、草地、溪边等处。分布于我国大部分地区。

【药用部位（药材名称）及采收加工】果实（茺蔚子）、地上部分（益母草）、花（益母草花、茺蔚花）。茺蔚子：秋季果实成熟时采割地上部分，晒干，打下果实，除去杂质。益母草：鲜品于春季幼苗期至初夏花前期采割；干品于夏季茎叶茂盛、花未开或初开时采割，晒干或切段晒干。花：夏季花初开时采收，去杂质，晒干。

【临床应用】茺蔚子：辛、苦，微寒；归心包、肝经。活血调经，清肝明目；用于月经不调，经闭痛经，目赤翳障，头晕胀痛。益母草：辛、苦，微寒；归肝、心包、膀胱经。活血调经，利尿消肿，清热解毒；用于月经不调，痛经经闭，恶露不尽，水肿尿少，疮疡肿毒。花：甘、微苦，凉。养血，活血，利水；用于贫血，疮疡肿毒，血滞经闭，痛经，产后瘀血腹痛，恶露不下。

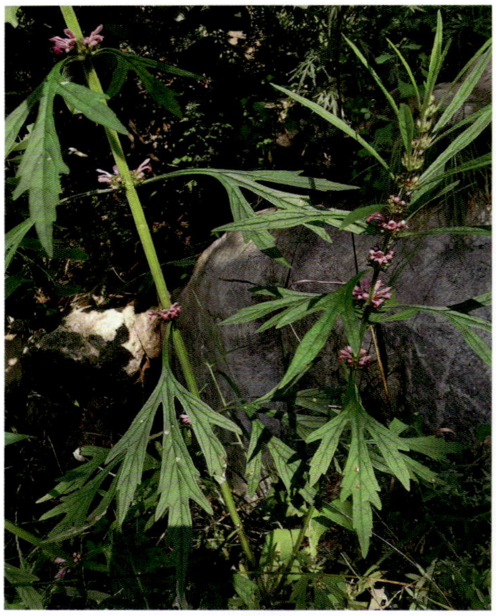
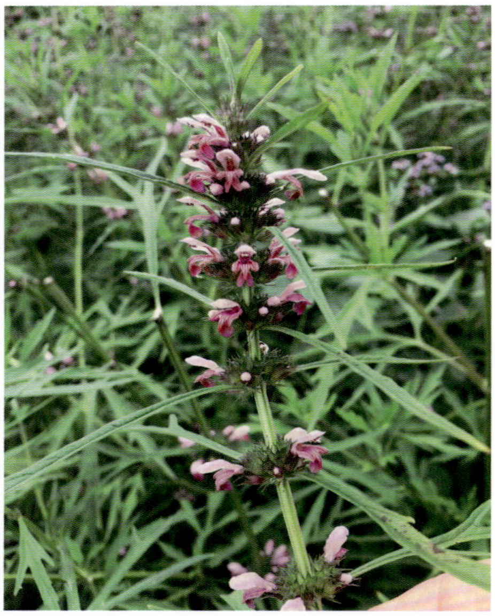
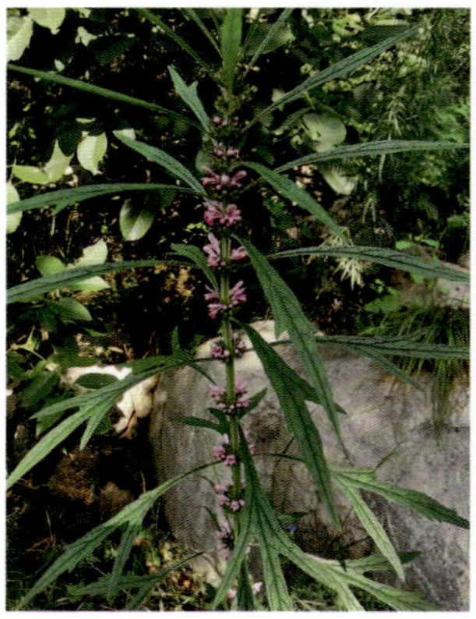
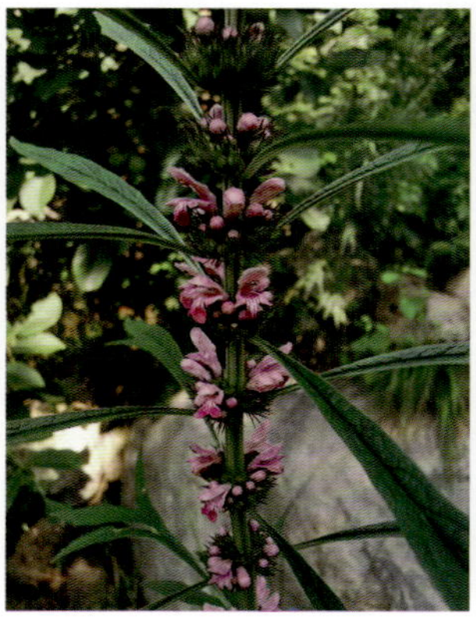
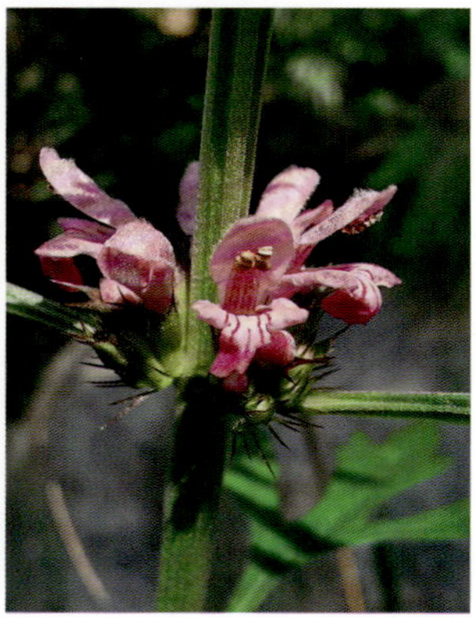

细叶益母草

【基　　原】唇形科益母草属细叶益母草 *Leonurus sibiricus* L.

【别　　名】芜蔚、益母草、四美草、风葫芦草、风车草、(红)龙串彩、石麻。

【形态特征】形态特征与“益母草”相似。两者的主要区别：细叶益母草最上部的叶和苞片 3 全裂；花冠显大(长 15 ～ 18 mm)，下唇比上唇短。益母草的最上部叶和苞片不分裂或仅有浅齿；花冠相对显小(长 9 ～ 12 mm)，下唇与上唇近等长。

【生境分布】生于草地、山坡、路边。分布于我国华北及陕西等地。

【药用部位(药材名称)及采收加工】均同植物“益母草”项下。

【临床应用】同植物“益母草”项下。

【备　　注】按《药典》，中药材“茺蔚子”和“益母草”的基原仅为益母草 *Leonurus japonicus* Houtt.

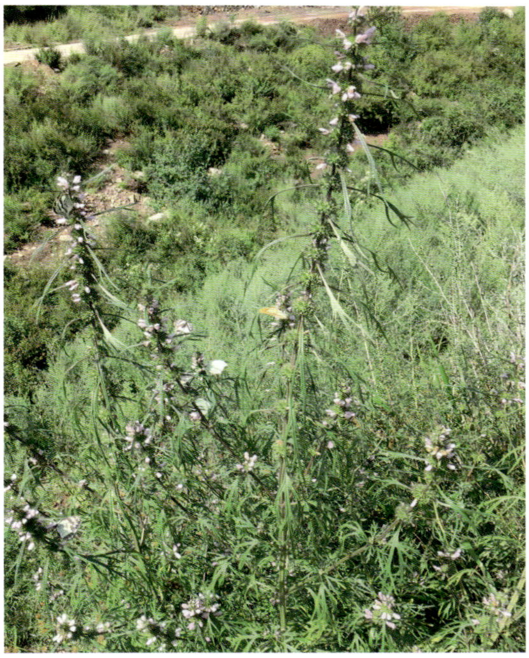

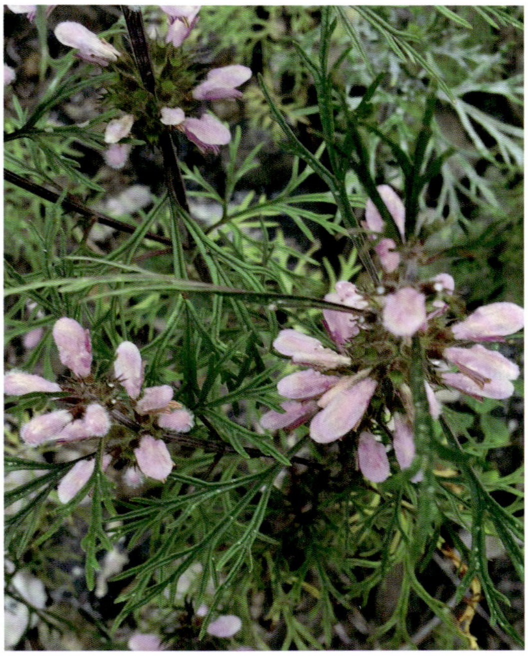

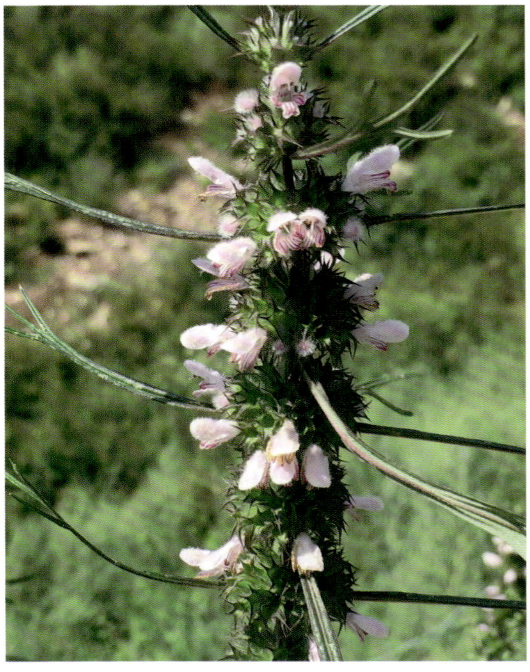

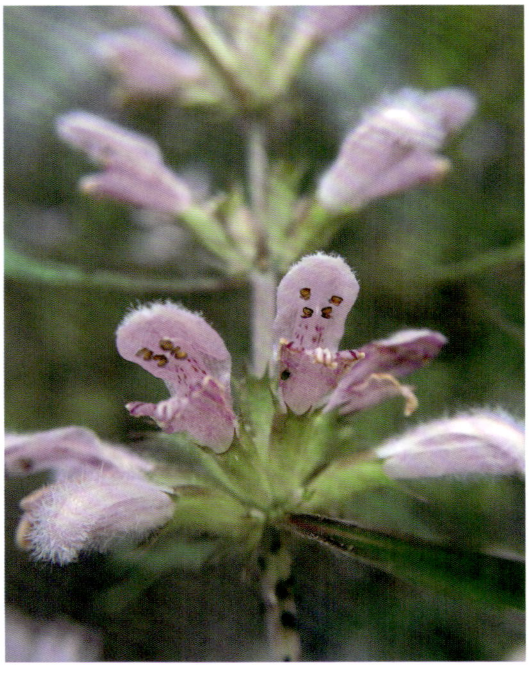

錾菜

【基　　原】唇形科益母草属錾菜 *Leonurus pseudomacranthus* Kitagawa

【别　　名】白花益母草。

【形态特征】形态特征与“益母草”相似。两者的主要区别：錾菜为多年生；叶 3 裂或不裂，裂片较宽，裂片多长圆形或披针形长圆形；花冠淡粉红色至白色。益母草为 1 ～ 2 年生；叶 3 ～ 5 裂，裂片较窄；花冠粉红色至淡紫红色。

【生境分布】生于田埂、路旁、山坡石缝、溪边。分布于辽宁、山东、河北、河南、山西、陕西、甘肃、安徽、江苏等地。

【药用部位（药材名称）及采收加工】全草（錾菜）。8—10 月采收，晒干。

【临床应用】辛，平。活血调经，解毒消肿；用于月经不调，闭经，痛经，产后瘀血腹痛，崩漏，跌打伤痛，疮痈。

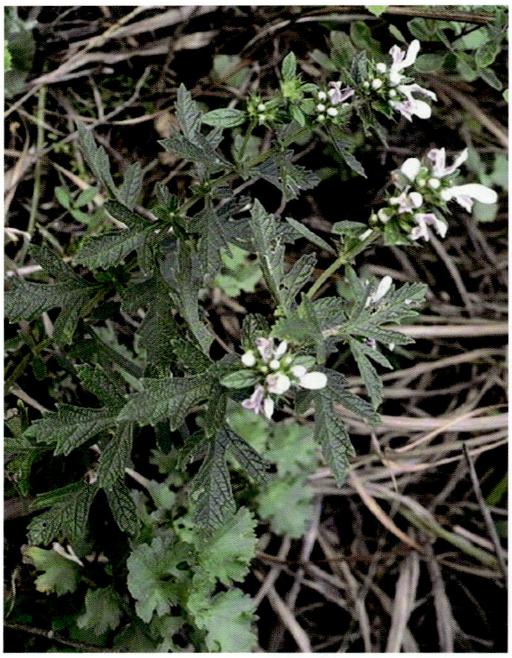
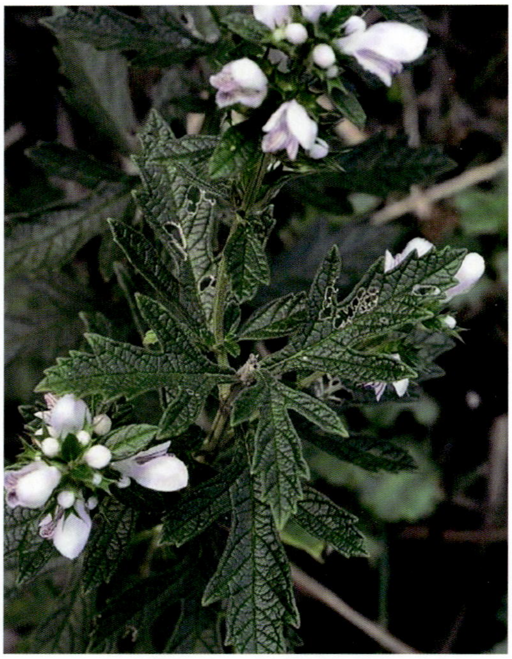
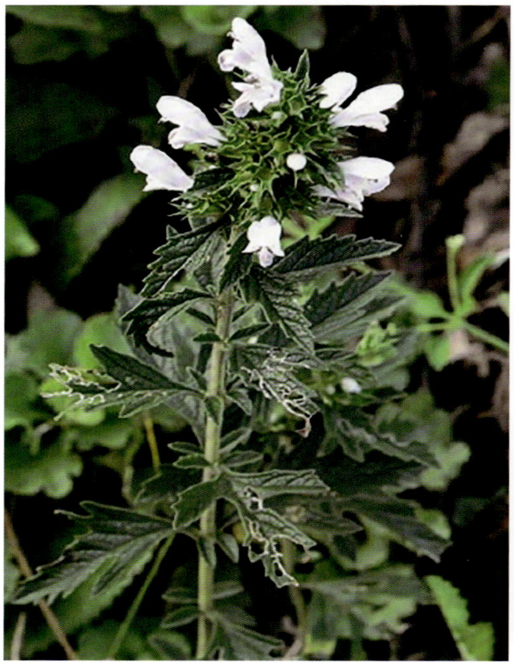
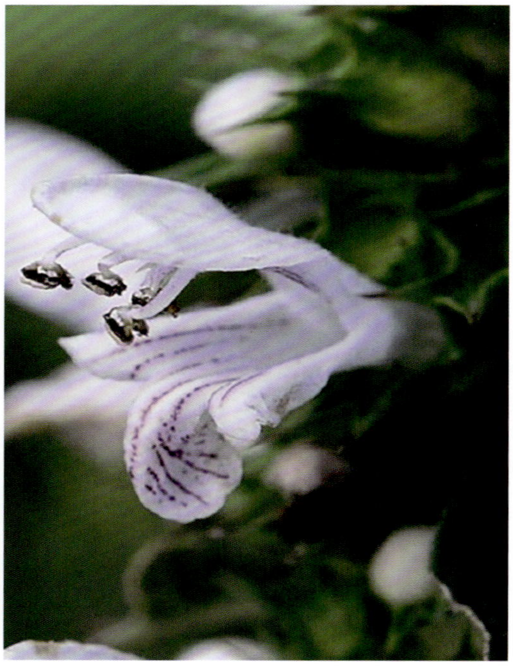

甘露子

【基　　原】唇形科水苏属甘露子 *Stachys sieboldii* Miquel

【别　　名】宝塔菜、草石蚕、甘露儿、地牯牛、地钮（母、蕊、蚕）、益母膏、米累累、旱螺蛳、罗汉菜、螺蛳菜等。

【形态特征】多年生草本。茎：根茎横走，白色，节上有鳞状叶及须根，顶端有念珠状或螺狮形的肥大块茎；茎直立或基部倾斜，单一或有分枝，四棱形，具槽，在棱及节上有平展的硬毛。叶：茎生叶卵圆形或长椭圆状卵圆形，先端渐尖，基部平截、浅心形、宽楔形或近圆形，边缘有规则的圆齿，叶下面沿脉具疏生硬毛；叶柄被硬毛；苞叶向上渐变小，呈苞片状；茎上部叶渐小，无柄，披针形。花：轮伞花序，通常具 6 花，多数远离，组成稀疏的顶生穗状花序；小苞片线形，被微柔毛；花梗短，被微柔毛；花萼狭钟形，外被具腺柔毛，内面无毛，10 脉，5 齿，三角形，先端具刺尖头，微反折；花冠粉红至紫红色，下唇有紫斑，冠筒筒状，内面具毛环，冠檐 2 唇形，上唇长圆形，直伸而略反折，下唇 3 裂，中裂片较大，侧裂片较短小；雄蕊 4，前对较长，至上唇片之下，花药卵圆形；花柱丝状，略超出雄蕊，先端 2 浅裂。果：小坚果卵珠形，黑褐色，具小瘤。花果期 7—9 月。

【生境分布】生于湿润地、近水边等处。分布于我国华南、华东、西北及辽宁、河北、山西、河南、四川、云南、湖南等地。

【药用部位（药材名称）及采收加工】全草或块茎（甘露子、草石蚕）。夏秋季采全草，秋季采挖块茎；鲜用或晒干。

【临床应用】甘，平。祛风热利湿，活血散瘀；用于黄疸，尿路感染，风热感冒，肺结核；外用治疮毒肿痛、蛇虫咬伤。

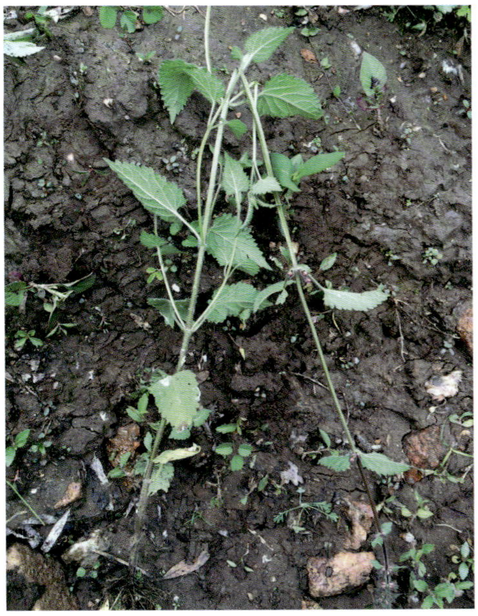
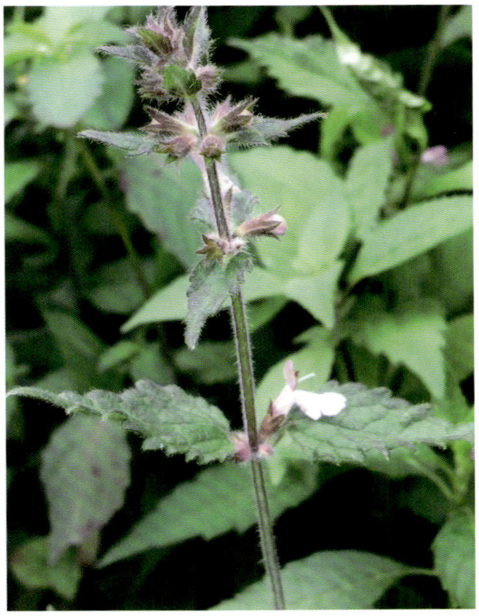
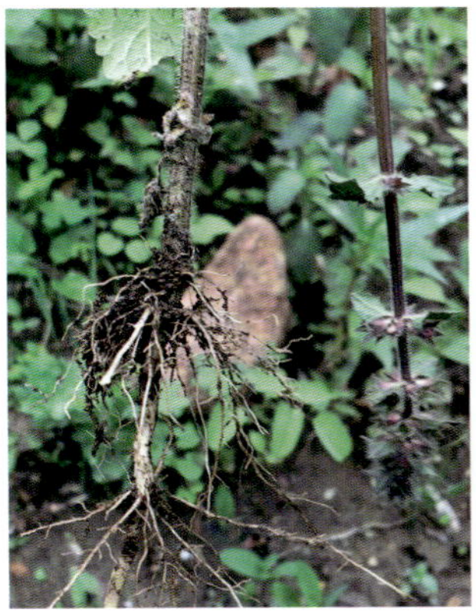
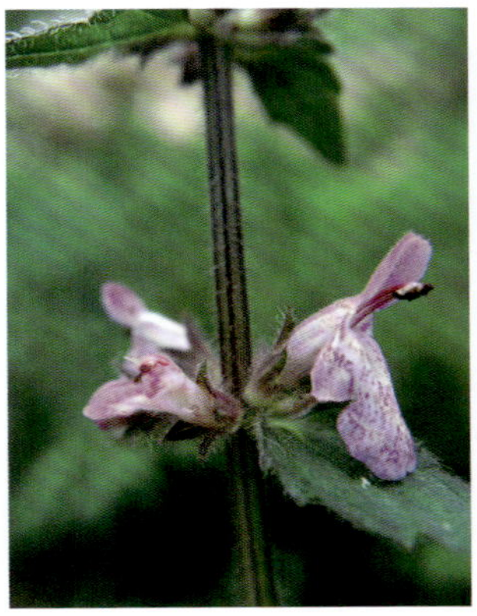
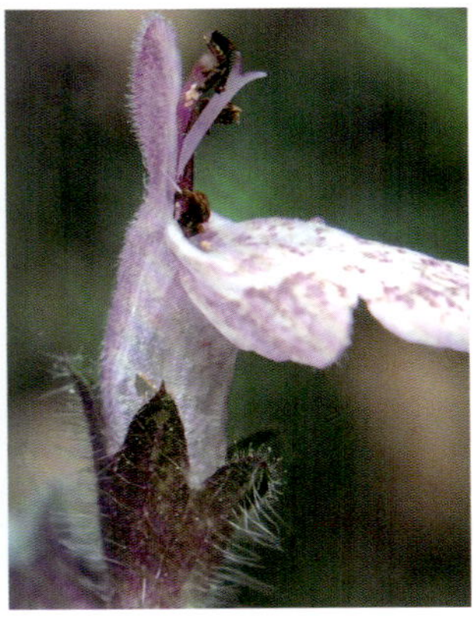

丹参

【基　　原】唇形科鼠尾草属丹参 *Salvia miltiorrhiza* Bge.

【别　　名】紫丹参、红根、血参根、活血根、野苏子根、山红萝卜、靠山红、大红袍、蜂蜜罐等。

【形态特征】多年生草本。根：根肥厚，外皮朱红色。茎：茎直立，四棱形，被长柔毛，上部多分枝。叶：奇数羽状复叶对生；叶柄密被长柔毛；小叶 3 ～ 7 枚，顶端小叶较侧生叶大，小叶卵圆形、椭圆状卵形或披针形，先端尖，基部圆形或偏斜，边缘具圆齿，两面具柔毛。花：轮伞花序，6 至多花，组成顶生或腋生的总状花序；苞片披针形；花萼钟形，带紫色，2 唇形，上唇阔三角形，下唇长于上唇，深裂成 2 齿；花冠大，蓝紫色，外被粘毛，冠檐 2 唇形，上唇镰刀形，向上竖立，下唇较上唇短，3 裂，中裂片最大；能育雄蕊 2，伸出上唇片，退化雄蕊线形；花柱远外伸，先端不等 2 裂。果：小坚果长圆形，成熟时暗棕色或黑色。花果期 5—10 月。

【生境分布】生于山坡向阳处。分布于我国华东及辽宁、河北、山西、河南、陕西、山东、湖北、四川、贵州、甘肃、广西等地。

【药用部位（药材名称）及采收加工】根和根茎（丹参）。春秋季采挖，除去泥沙，干燥。

【临床应用】苦，微寒；归心、肝经。活血祛瘀，通经止痛，清心除烦，凉血消痈；用于胸痹心痛，脘腹胁痛，癥瘕积聚，热痹疼痛，心烦不眠，月经不调，痛经经闭，疮疡肿痛。

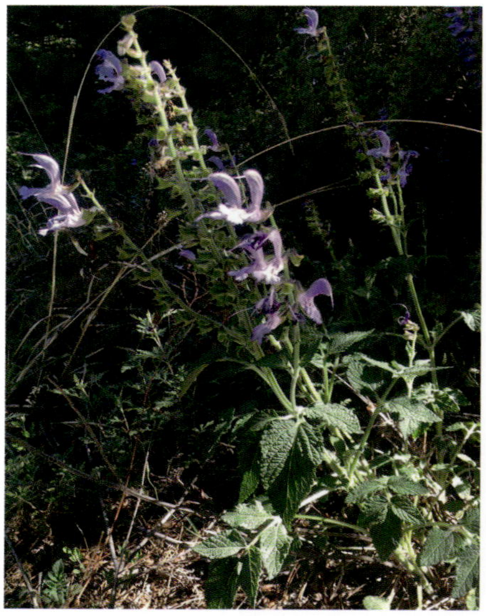

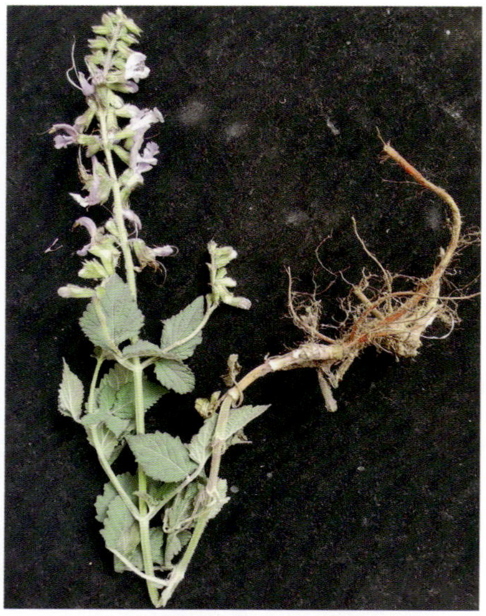

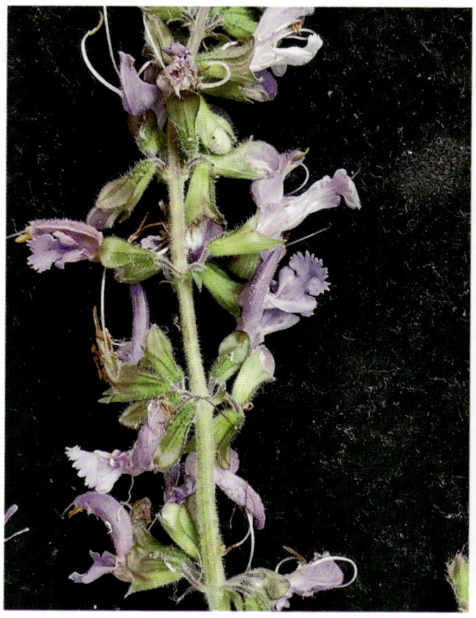

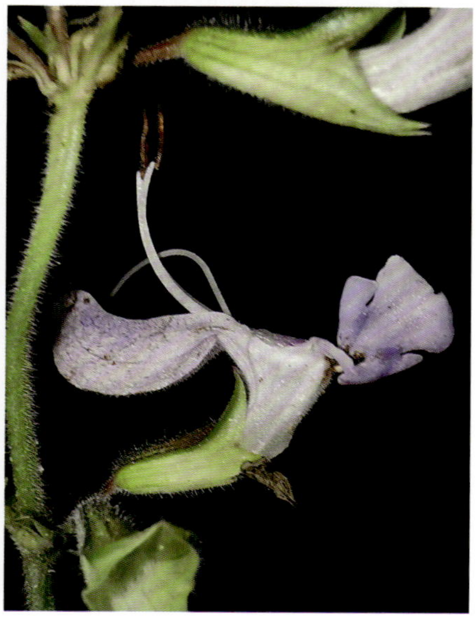

荔枝草

【基　　原】唇形科鼠尾草属荔枝草 *Salvia plebeia* R. Brown.

【别　　名】雪见草、沟香薷、膨胀草、土荆芥、内红消、麻麻草、青蛙草、野猪菜、癞蛤蟆草等。

【形态特征】1～2年生草本。**根：**主根肥厚，直伸，支根多数。**茎：**茎直立，粗壮，多分枝，疏被向下的灰白色柔毛。**叶：**叶对生，卵圆形或椭圆状披针形，先端钝或急尖，基部圆形或楔形，边缘具圆齿，上面疏被微硬毛，下面疏被短柔毛，上面散布黄褐色腺点；叶柄腹凹背凸，疏被柔毛。**花：**轮伞花序，有花2～6朵，在茎枝顶端密集组成总状花序；苞片披针形；花萼钟形，外面疏被柔毛，散布黄褐色腺点，唇裂约为花萼长的1/3；花冠淡蓝紫色至蓝色，冠筒内面中部有毛环，冠檐2唇形，上唇长圆形，先端微凹，下唇3裂，中裂片最大，阔倒心形，顶端微凹或呈浅波状，侧裂片近半圆形；能育雄蕊2，略伸出花冠外；花柱和花冠等长，先端不等2裂。**果：**小坚果倒卵圆形，成熟时光滑。花果期4—7月。

【生境分布】生于山坡、路旁、荒地、河边。除新疆、甘肃、青海及西藏外，分布于全国各地。

【药用部位（药材名称）及采收加工】地上部分（荔枝草、雪见草）、根（雪见草根）。全草：6—7月采收地上部分，扎成小把，鲜用或晒干。雪见草根：4—6月采挖，晒干。

【临床应用】地上部分：辛、苦，凉；归肺、胃经。清热解毒，凉血散瘀，利水消肿，杀虫；用于感冒发热，咽喉肿痛，肺热咳嗽，咳血，吐血，尿血，崩漏，痔疮出血，肾炎水肿，白浊，痢疾，痈肿疮毒，湿疹瘙痒，跌打损伤，蛇虫咬伤。雪见草根：辛、苦，凉；无毒。凉血，活血，消肿；用于吐血，衄血，崩漏，跌打伤痛，腰痛，肿毒。

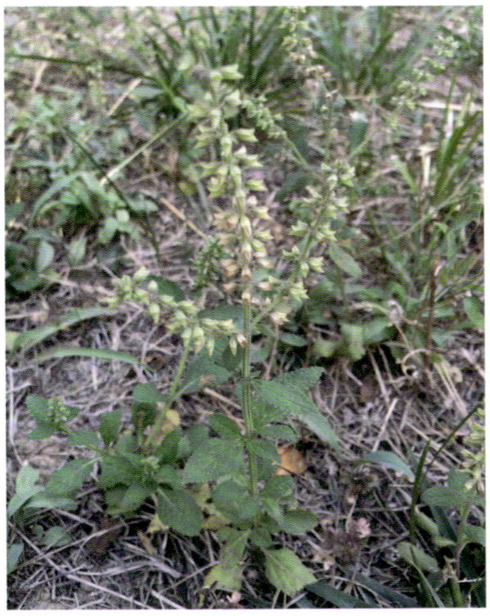

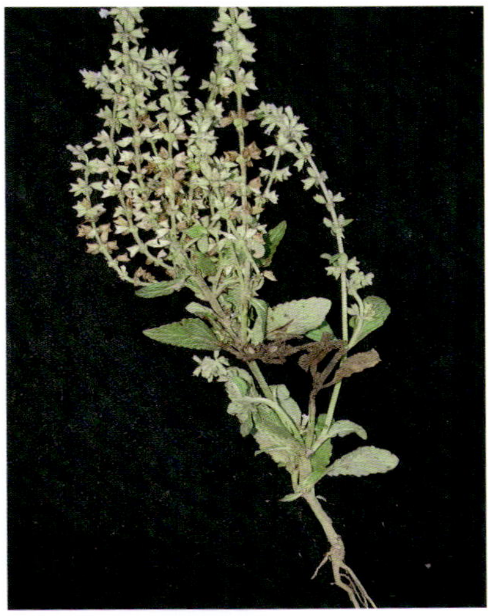

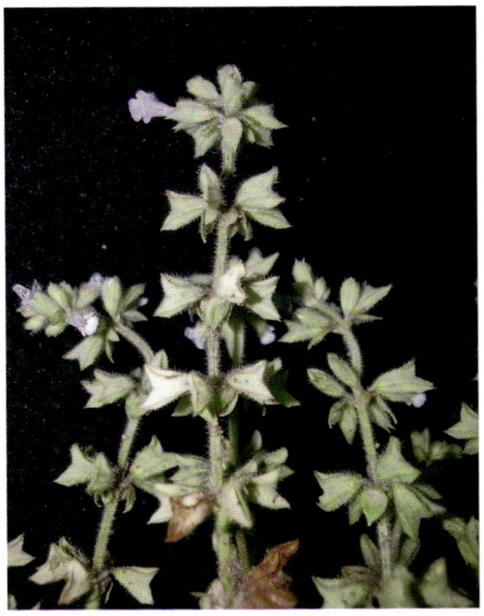

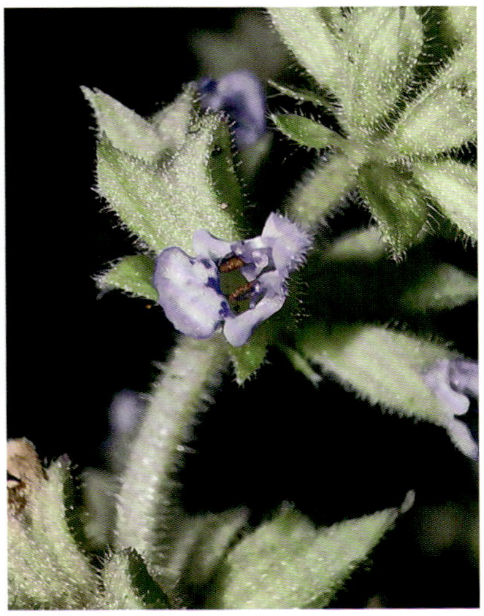

百里香

【基　　原】唇形科百里香属百里香 *Thymus mongolicus* Ronn.

【别　　名】地椒（薑）、千里香、地角花、地花椒、地椒叶、山（胡）椒、麝香草。

【形态特征】多年生半灌木。茎：茎匍匐或斜升，常有不育枝从基部生出，多分枝，下部木质化，红棕色，被柔毛；全株具强烈芳香气味。叶：叶对生；叶长椭圆形或卵形，全缘或有小锯齿，先端钝或稍锐尖，基部楔形或渐狭，具短柄。花：花序头状，簇集枝端，形成轮伞花序；花冠紫色、紫红色或粉红色；花萼钟形，下部有毛，上唇齿短，齿不超过上唇全长 1/3，三角形。果：小坚果椭圆形，扁平，光滑。花果期 6—8 月。

【生境分布】生于多石山地、沟谷、路旁等处。分布于我国东北、西北、华北等地。

【药用部位（药材名称）及采收加工】地上部分或全草（百里香、地椒）。7—8 月枝叶茂盛时采收，洗净，切段，鲜用或晒干。

【临床应用】辛，微温；有小毒。祛风解表，温中散寒，驱风止痛；用于吐逆，腹痛，泄泻，食少痞胀，风寒咳嗽，咽肿，牙疼，身痛，肌肤瘙痒。

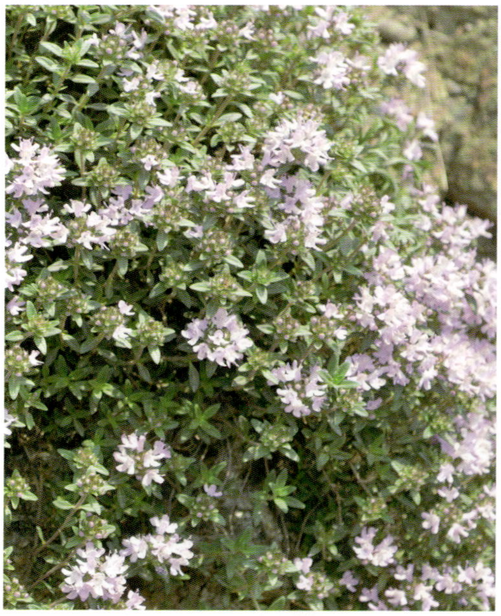
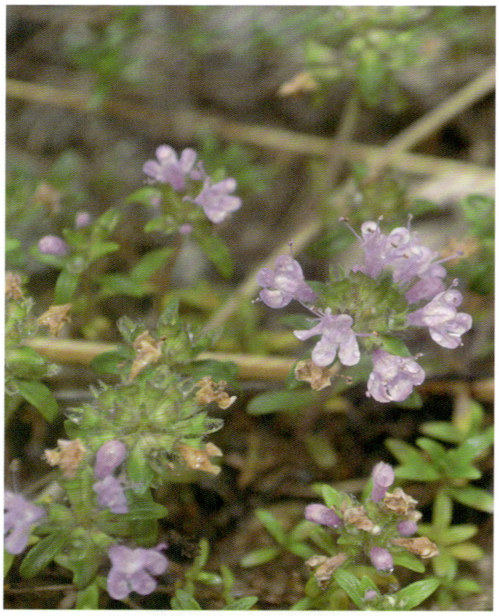
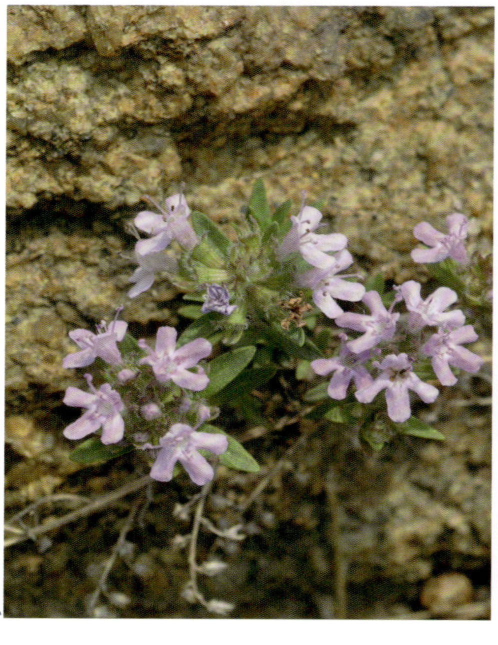
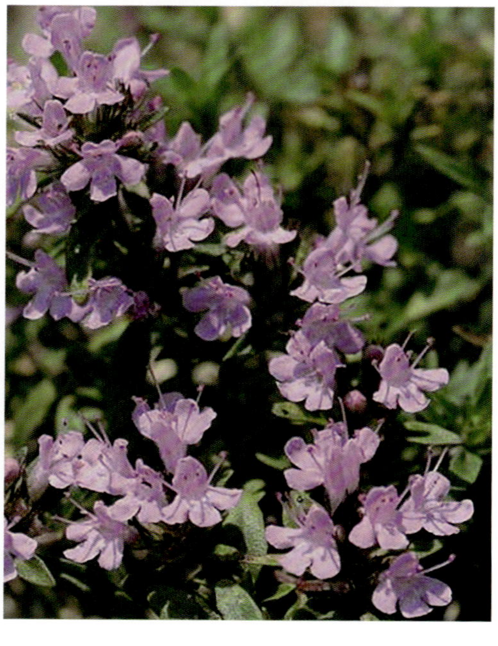

【基　　原】唇形科百里香属地椒 *Thymus quinquecostatus* Cêlak.

【别　　名】地花椒、百里香、山椒、山胡椒。

【形态特征】形态特征与植物“百里香”相似。两者的主要区别：百里香的叶稍宽，多为卵圆形，花萼上唇齿稍钝，为三角形，齿裂浅，齿长不超过上唇的 1/3；地椒的叶稍窄，多为长圆状椭圆形、长圆状披针形，花萼上唇齿尖锐，为披针形，齿裂深，齿长近等于上唇的 1/2 或稍短。

【生境分布】生于山坡，海边低丘等处。分布于山东、辽宁、河北、河南、山西等地。

【药用部位（药材名称）及采收加工】全草（地椒）。7—8 月采收，洗净，鲜用或晒干。

【临床应用】辛，平；小毒。祛风止咳，健脾行气，利湿通淋；用于感冒头痛，咳嗽，百日咳，脘腹疼痛，消化不良，呕吐腹泻，牙痛，小便涩痛，湿疹瘙痒，疮痈肿痛。

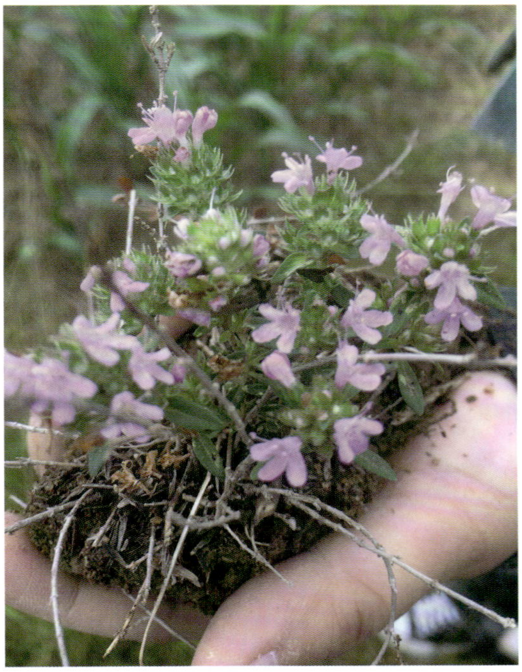
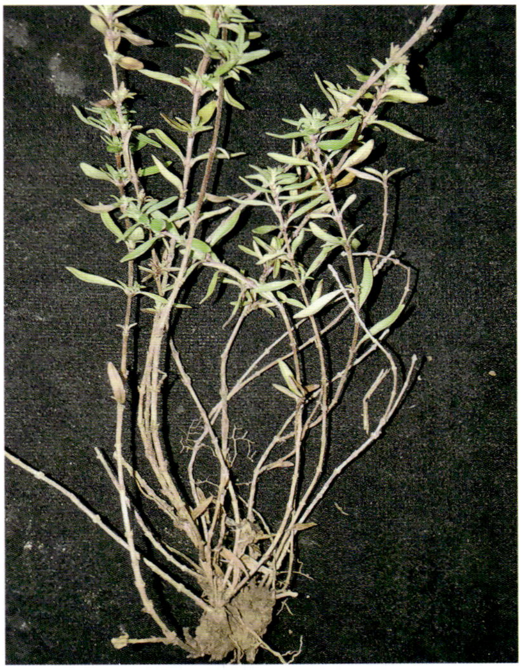
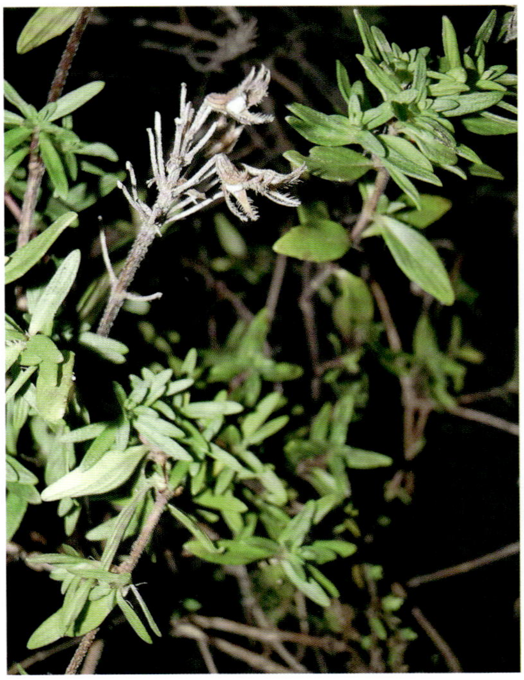
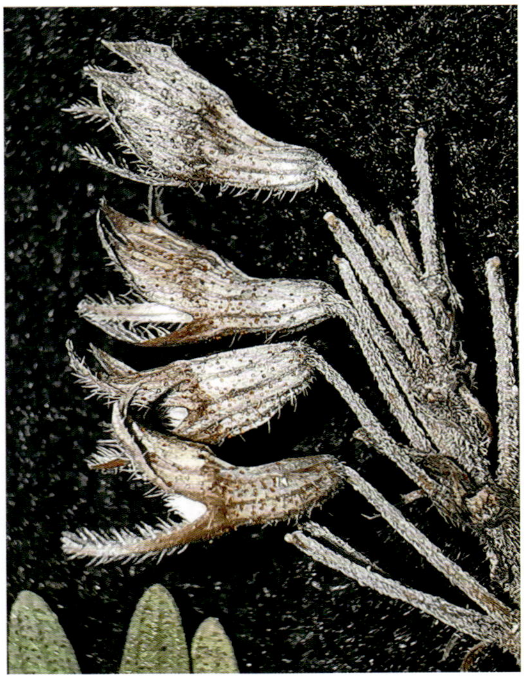

薄荷

【基　　原】唇形科薄荷属薄荷 *Mentha haplocalyx* Briq.

【别　　名】野（水、土、南）薄荷、夜息香、野仁丹草、见肿消、接骨草、鱼香草等。

【形态特征】多年生草本。**根：**须根，纤细。**茎：**根状茎匍匐；茎直立，茎下部生须根，茎四棱形，具四槽，被倒向微柔毛，多分枝。**叶：**叶披针形、椭圆形或卵状披针形，先端锐尖，基部楔形至近圆形，边缘在基部以上疏生粗大锯齿；叶柄腹凹背凸，被微柔毛；叶脉具微柔毛。**花：**轮伞花序腋生，花梗纤细；花萼管状钟形，外被疏毛及腺点，萼齿5，狭三角状钻形，先端长锐尖；花冠淡紫色，外面略被柔毛，内面在喉部以下被柔毛，冠檐5裂，上裂片先端2裂，其余3裂片近等大，长圆形，先端钝；雄蕊4，前对较长，伸出于花冠之外，花丝丝状，花药卵圆形，花柱略超出雄蕊，先端近相等2浅裂，裂片钻形。**果：**小坚果卵球形，黄褐色，具腺窝。花果期7—10月。

【生境分布】生于山野、湿地、河旁等处。分布于全国各地。

【药用部位（药材名称）及采收加工】地上部分（薄荷）。夏秋季茎叶茂盛或花开至三轮时，选晴天，分次采割，晒干或阴干。

【临床应用】辛，凉；归肺、肝经。疏散风热，清利头目，利咽，透疹，疏肝行气；用于风热感冒，风温初起，头痛，目赤，喉痹，口疮，风疹，麻疹，胸胁胀闷。

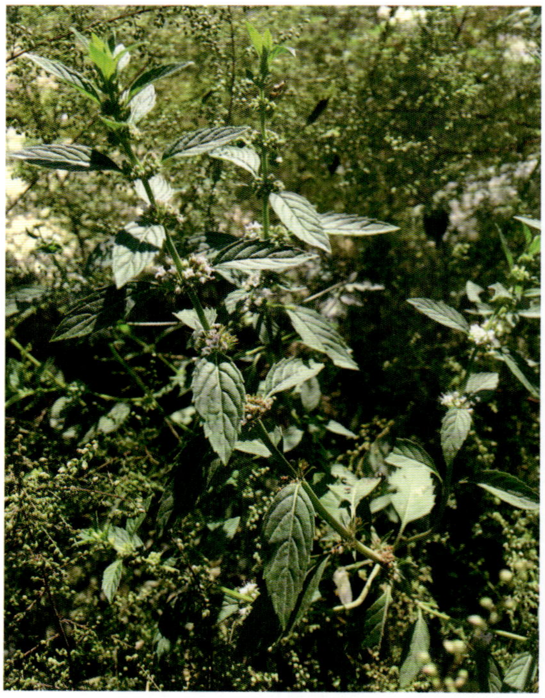

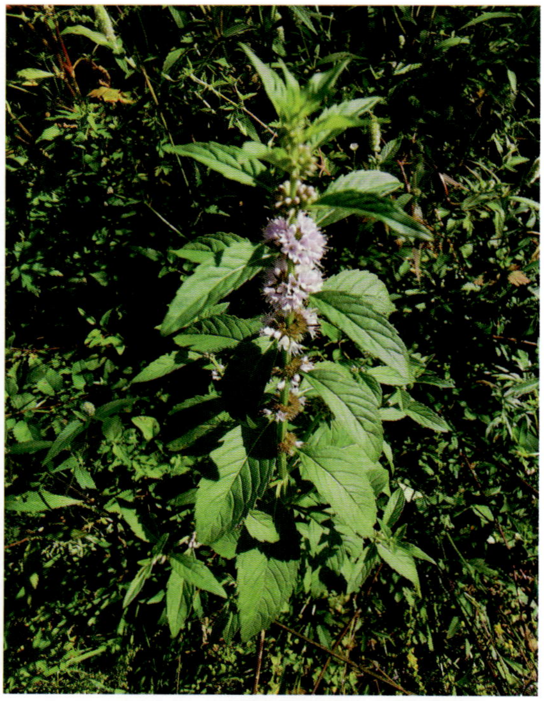

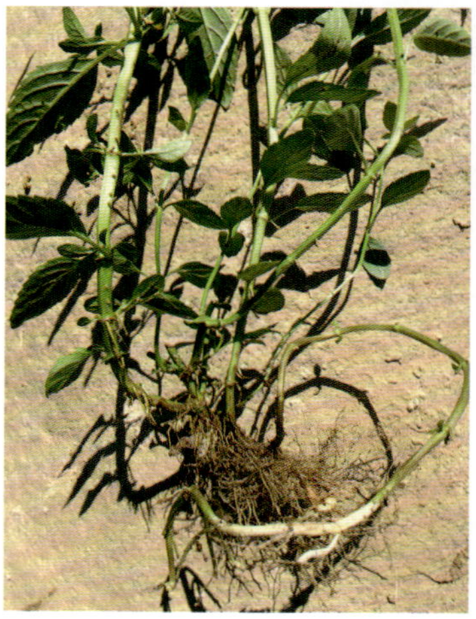

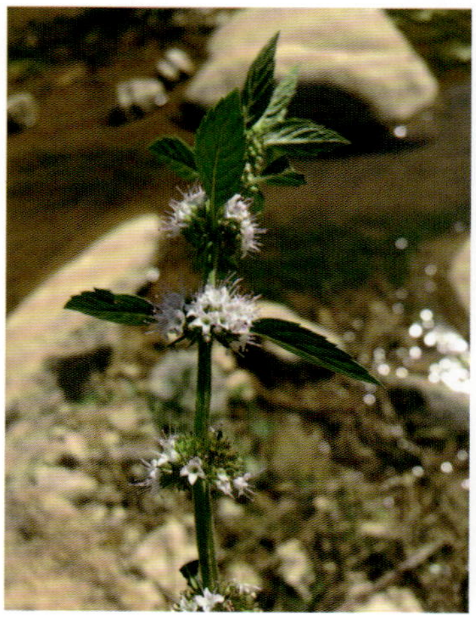

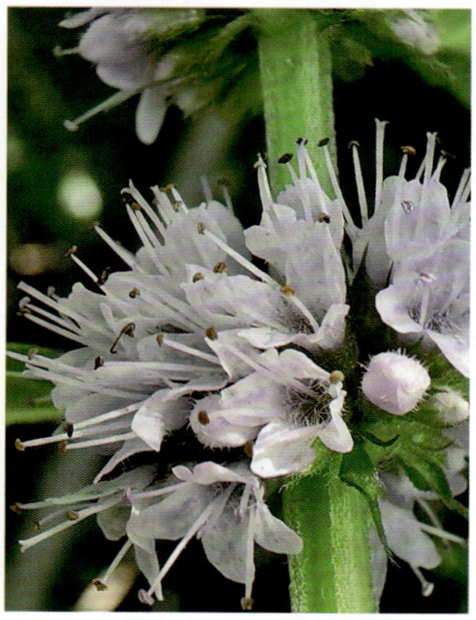

皱叶留兰香

【基　　原】唇形科薄荷属皱叶留兰香 *Mentha Crispata* Schrad ex Willd.

【别　　名】无。

【形态特征】形态特征与“薄荷”相似。两者的主要区别：薄荷的轮伞花序生于茎叶的叶腋内，茎叶高出轮伞花序，轮伞花序之间彼此远离，叶面平展，苞叶与叶同形，花冠喉部有毛；皱叶留兰香的轮伞花序顶生（不生于茎叶的叶腋内），茎叶低于轮伞花序，花序之间密集（彼此不甚远离），常为无叶的穗状花序，叶面皱泡状、叶缘皱波状（叶面不平展），苞叶线性或披针形（常不与叶同形），花冠喉部无毛。

【生境分布】我国华南、西南及河北、江苏、浙江等地有栽培，有时逸为野生。

【药用部位（药材名称）及采收加工】全草（留兰香、香花菜）。7—9 月采收，多为鲜用。

【临床应用】辛，微温。解表，和中，理气；用于感冒，咳嗽，头痛，咽痛，目赤，鼻衄，胃腹痛。

【备　　注】唇形科植物留兰香 *Mentha spicata* L. 的干燥全草入药也称为“留兰香”或“香花菜”。

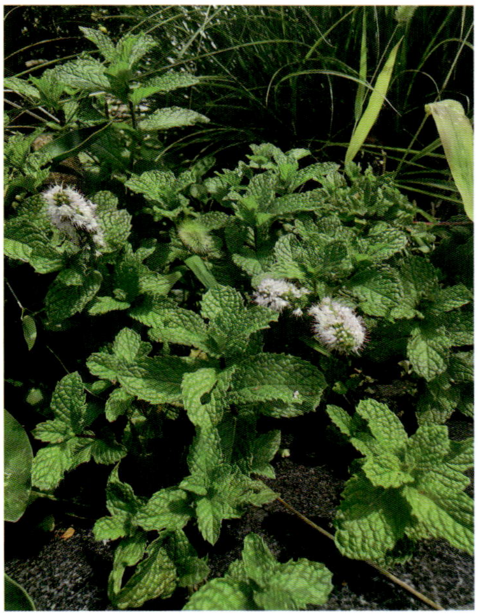
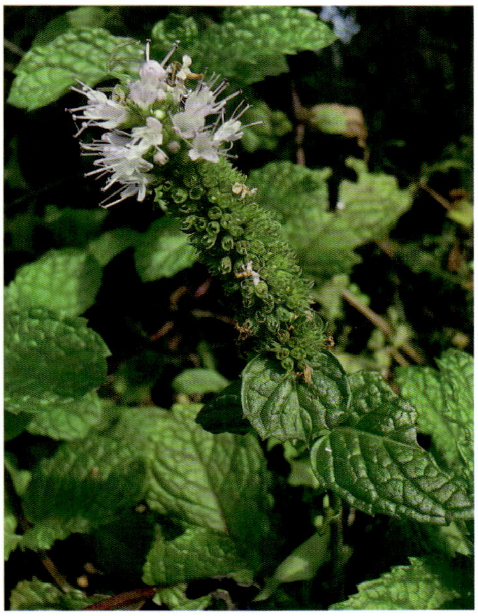
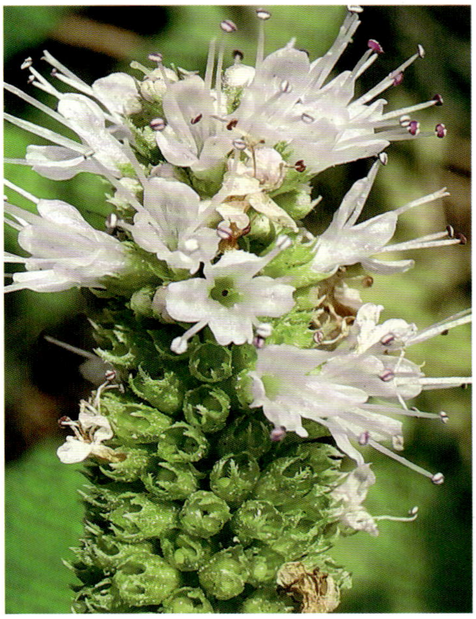
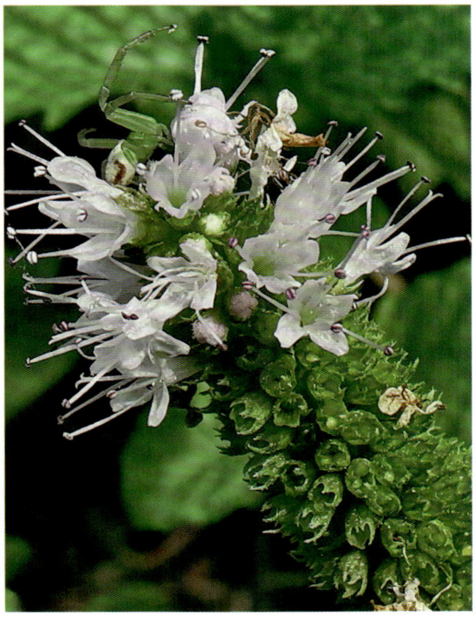

地笋

【基　　原】唇形科地笋属地笋 *Lycopus lucidus* Turcz.

【别　　名】地瓜儿苗、泽兰、提娄、地参。

【形态特征】多年生草本。**根：**须根，生于根茎节间处。**茎：**根茎横走，具节，先端肥大呈圆柱形；地上茎直立，常不分枝，四棱形，具槽，节上多少带紫红色，无毛或在节上疏生小硬毛。**叶：**叶具极短柄或近无柄，叶长圆状披针形，多少弧弯，先端渐尖，基部渐狭，边缘具锐尖粗齿，下面具凹陷的腺点，侧脉 6～7 对。**花：**轮伞花序腋生，花小，多数；小苞片卵圆形至披针形，先端刺尖；花萼钟形，萼齿 5；花冠白色，上唇近圆形，下唇 3 裂，中裂片较大；前对雄蕊超出于花冠，花丝丝状，花药卵圆形，后对雄蕊退化；花柱伸出花冠，先端 2 浅裂。**果：**小坚果倒卵圆状四边形，基部略狭，褐色。花果期 6—11 月。

【生境分布】生于山野、溪流沿岸、灌丛、草丛，分布于我国东北、西南及河北等地。

【药用部位（药材名称）及采收加工】地上部分（泽兰）、根茎（地笋）。泽兰：夏秋季枝叶茂盛时采割，晒干。地笋：9—10 月采挖，晒干。

【临床应用】泽兰：辛、苦，微温；归肝、脾经。活血调经，祛瘀消痈，利水消肿；用于月经不调，经闭，痛经，产后瘀血腹痛，疮痈肿毒，水肿腹水。地笋：甘、辛，平。化瘀止血，益气利水；用于衄血，吐血，产后腹痛，黄疸，水肿，带下，气虚乏力。

【备　　注】按《药典》，中药材“泽兰”的基原仅为植物“毛叶地瓜儿苗 *Lycopus lucidus* Turcz. var.*hirtus* Regel.”。

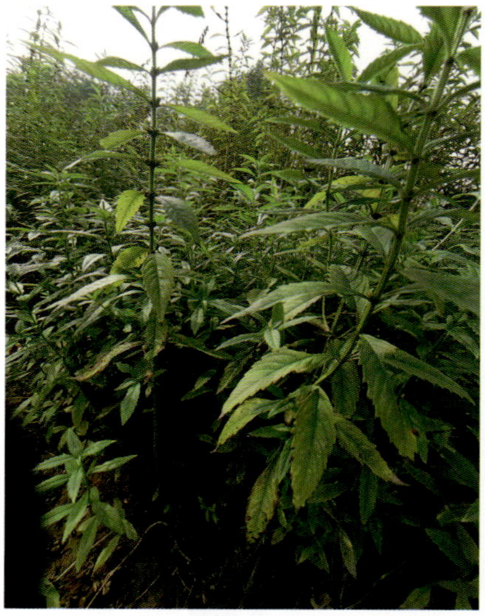

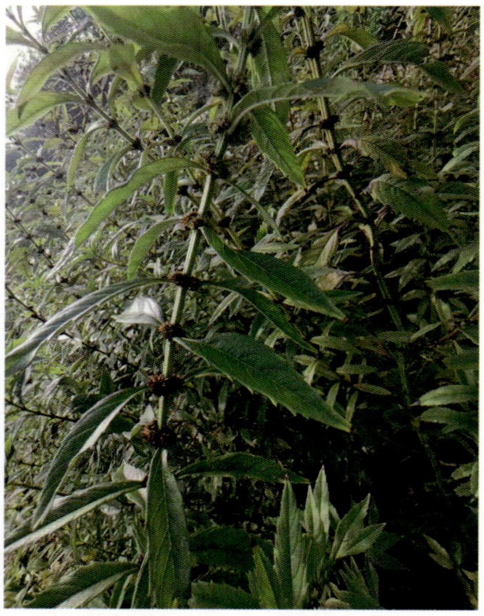

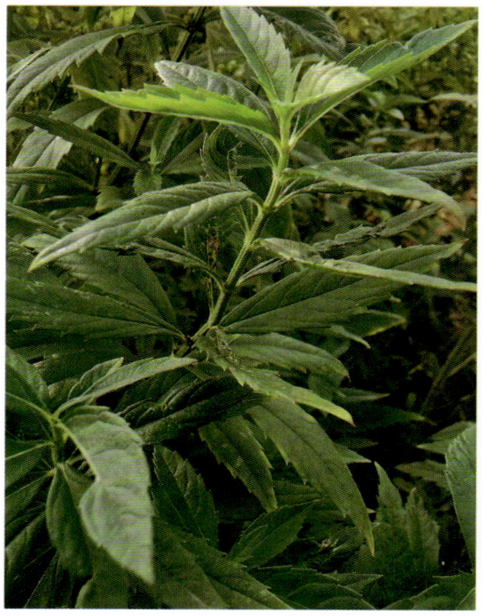

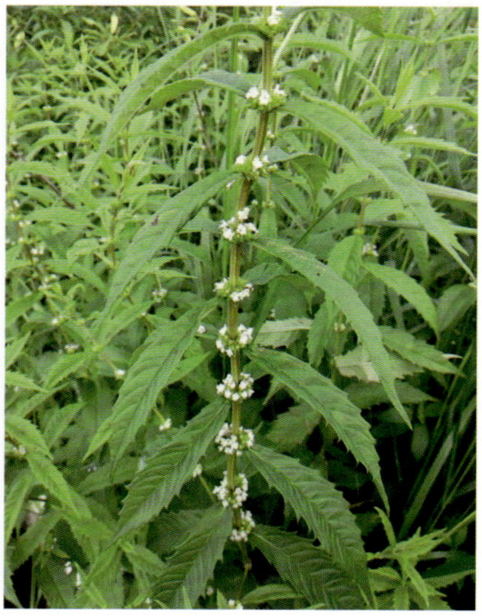

【基　　原】唇形科地笋属毛叶地瓜苗 *Lycopus lucidus* var. *hirtus* Regel

【别　　名】(硬毛)地笋、地瓜儿苗、矮地瓜苗、野麻花、石蚕、泽兰、山螺丝、地罗子、地人参等。

【形态特征】形态特征与植物地笋相似。与地笋 *Lycopus lucidus* Turcz. 比较，本种的茎棱上被向上的小硬毛，节上硬毛较密；叶披针形，暗绿色，叶上面密被细刚毛状硬毛，叶下面在肋上和叶脉具刚毛状叶脉，叶两端尖狭，叶缘具锐齿和缘毛。

【生境分布】生于沼泽地、水边等潮湿处。分布于全国各地。

【药用部位(药用部位)及采收加工】均同植物“地笋”项下。

【临床应用】同植物“地笋”项下。

【备　　注】本种为植物“地笋 *Lycopus lucidus* Turcz.”的变种。*Lycopus lucidus* var.*hirtus* Regel，在《药典》名称为毛叶地瓜儿苗，在《中国植物志》的名称为“硬毛地笋”。本书参照《药典》。

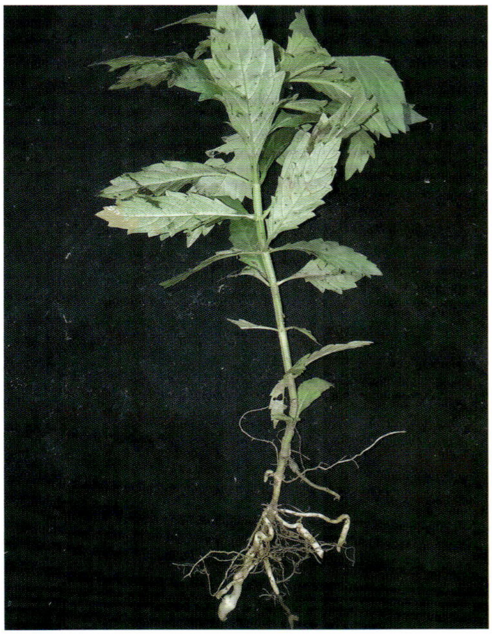

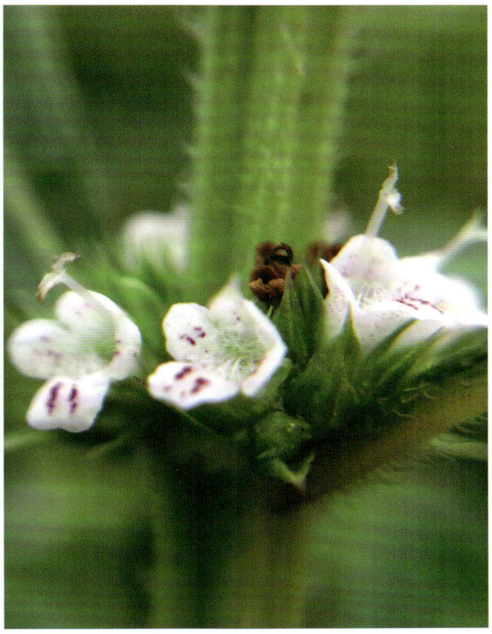

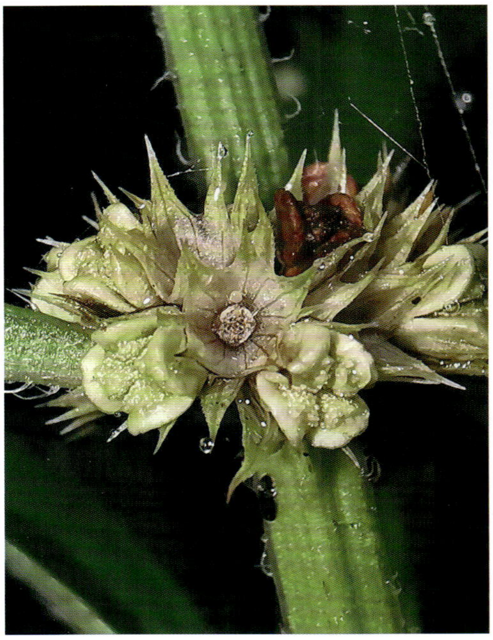

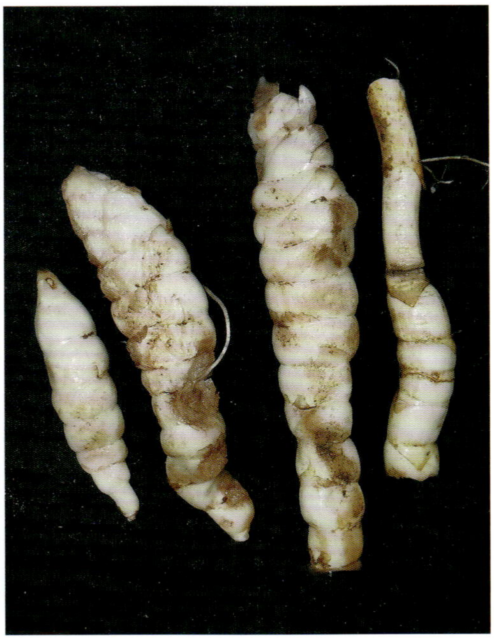

紫苏

【基　　原】唇形科紫苏属紫苏 *Perilla frutescens*（L.）Britt.

【别　　名】桂荏、白（赤、红、黑、青）苏、白紫苏、苏麻、水升麻等。

【形态特征】1年生草本。茎：茎钝四棱形，具沟槽，绿色或紫色，密被长柔毛。叶：叶阔卵形或圆形，先端短尖或突尖，基部圆形或阔楔形，边缘在基部以上有粗齿，两面绿色、紫色或仅下面紫色，上面被疏柔毛，下面被贴生柔毛；叶柄长，密被长柔毛。花：轮伞花序具2花，组成偏向一侧的顶生或腋生总状花序，苞片宽卵圆形或近圆形，花梗密被柔毛；花萼钟形，10脉，萼檐2唇形；花冠白色至紫红色，冠檐近2唇形，上唇微缺，下唇3裂，中裂片较大，侧裂片与上唇近似；雄蕊4，几不伸出，前对稍长，离生，花丝扁平；雌蕊1，花柱基底着生，柱头2浅裂。果：坚果近球形，灰褐色，具网纹。花果期8—12月。

【生境分布】生于山地、路旁、荒地、村边。分布于我国华北、华中、华南、西南等地；有栽培。

【药用部位（药材名称）及采收加工】叶（紫苏叶、苏叶）、茎（紫苏梗、苏梗）、果实（紫苏子、苏子）、带枝嫩叶（紫苏）。叶：夏季枝叶茂盛时采收，除去杂质，晒干。茎：秋季果实成熟后采割，除去杂质，晒干；或趁鲜切段，晒干。果实：秋季果实成熟时采收，除去杂质，晒干。紫苏：9月上旬花序将长出时，割下全株，倒挂通风处阴干。

【临床应用】叶：辛，温；归肺、脾经。解表散寒，行气和胃；用于风寒感冒，咳嗽呕恶，妊娠呕吐，鱼蟹中毒。茎：辛，温；归肺、脾经。理气宽中，止痛，安胎；用于胸膈痞闷，胃脘疼痛，嗳气呕吐，胎动不安。果实：辛，温；归肺经。降气消痰，平喘，润肠；用于痰壅气逆，咳嗽气喘，肠燥便秘。紫苏：辛，温。散寒解表，理气宽中；用于风寒感冒，头痛，咳嗽，胸腹胀满。

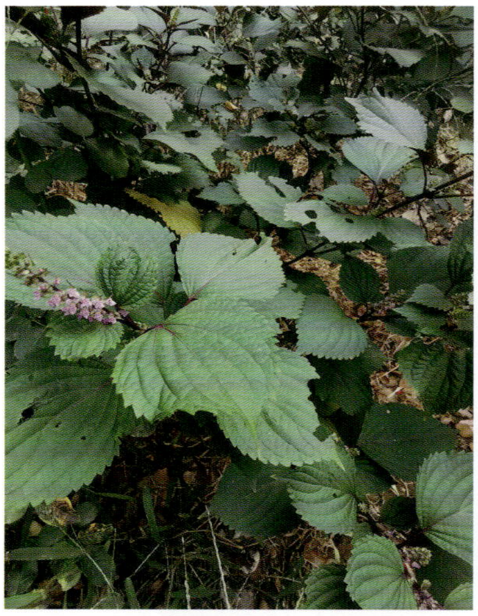

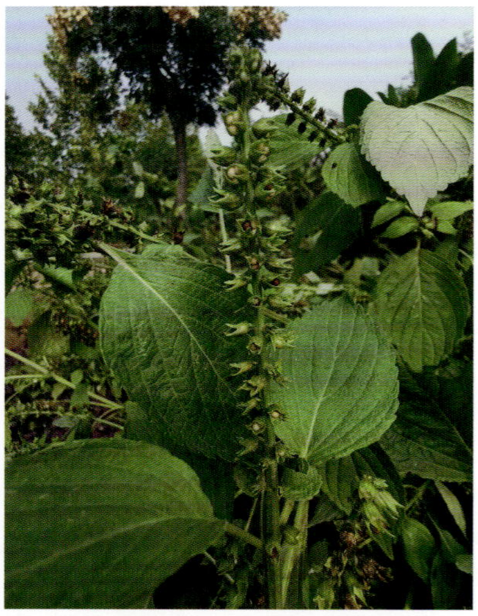

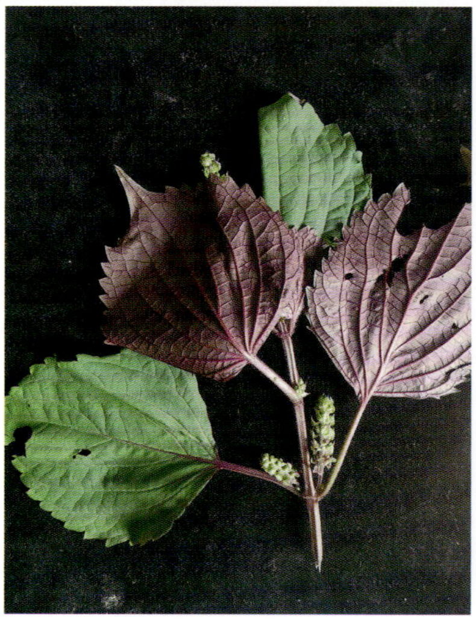

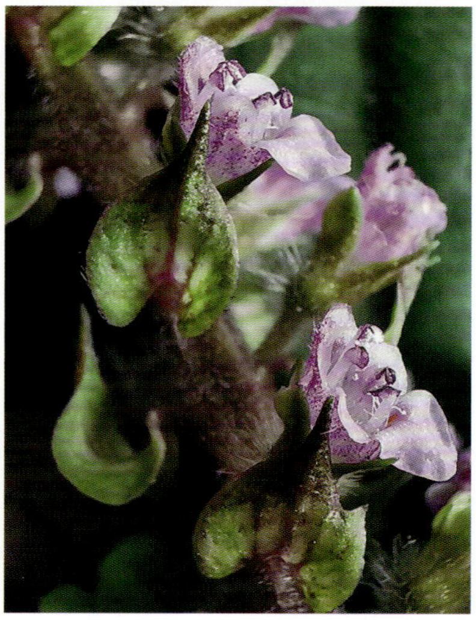

【基　　原】唇形科紫苏属回回苏 *Perilla frutescens* var.*crispa*（Thunb.）Hand.-Mazz

【别　　名】鸡冠紫苏。

【形态特征】形态特征与植物“紫苏”相似，但回回苏的叶具狭而深的锯齿，常为紫色，果萼较小。

【生境分布】全国各地有栽培。

【药用部位（药材名称）及采收加工】均同植物“紫苏”项下。

【临床应用】同植物“紫苏”项下。

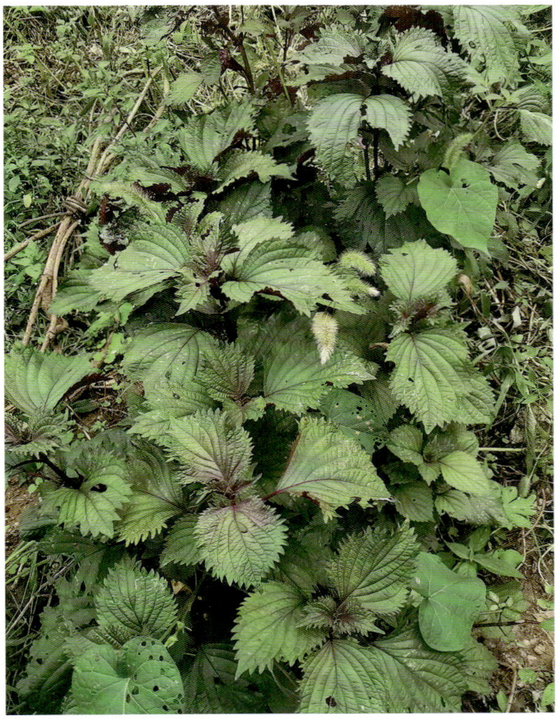

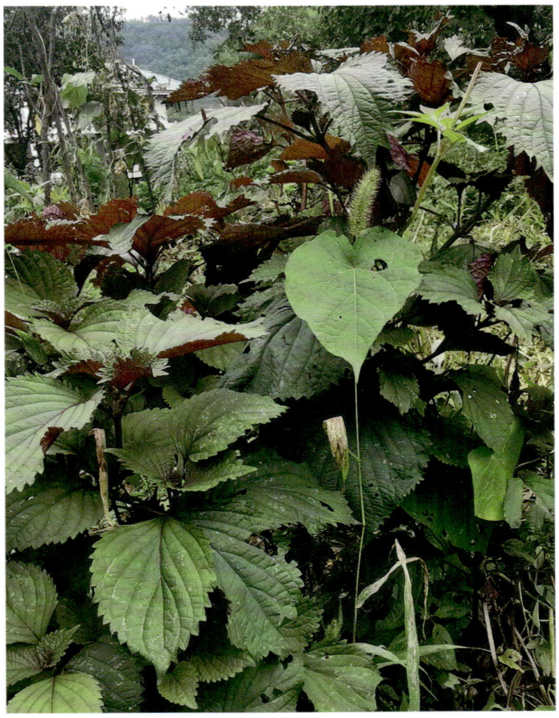

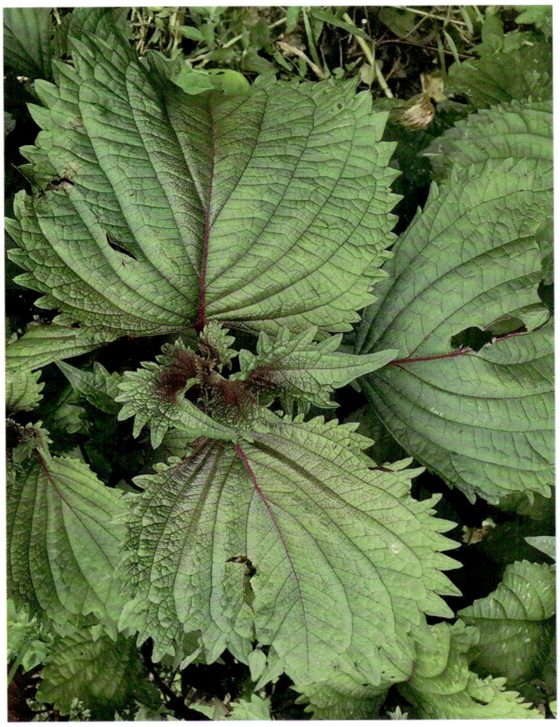

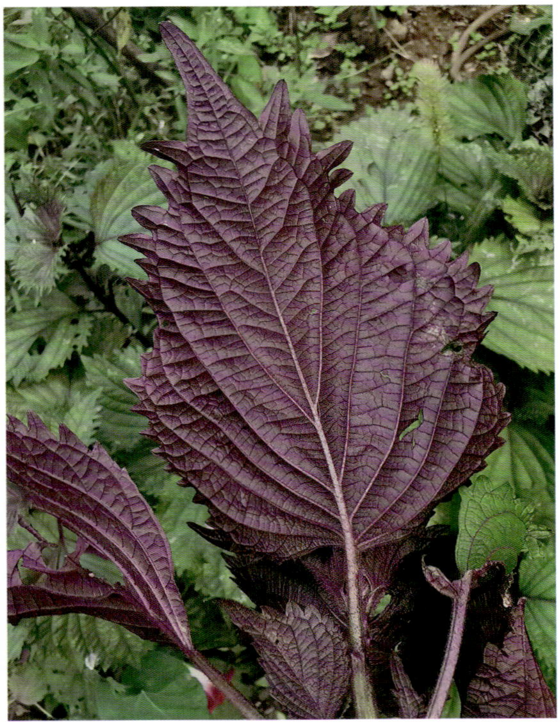

海洲香薷

【基　　原】唇形科香薷属海洲香薷 *Elsholtzia splendens* Nakai ex F. Maekawa

【别　　名】无。

【形态特征】1年生草本。**茎：**茎浅黄紫色，被近2列疏柔毛，基部以上多分枝，分枝开展。**叶：**叶卵状三角形、卵状长圆形、长圆状披针形或披针形，先端渐尖，基部楔形，边缘疏生锯齿，上面绿色，下面密布凹陷腺点；叶柄在茎中部较长，向上变短。**花：**穗状花序顶生，偏向一侧，由多数轮伞花序所组成；苞片近圆形或宽卵圆形，先端具尾状骤尖，除边缘被小缘毛外余部无毛，极疏生腺点，染紫色；花萼钟形，外面被白色短硬毛，具腺点，萼齿5，三角形，近相等，先端刺芒尖头，边缘具缘毛；花冠玫瑰红紫色，外面密被柔毛，内面有毛环，冠檐2唇形，上唇直立，先端微缺，下唇开展，3裂，中裂片圆形，全缘，侧裂片截形或近圆形；雄蕊4，前对较长，伸出，花丝无毛；花柱超出雄蕊，先端近相等2浅裂。**果：**小坚果长圆形，黑棕色，具小疣。花果期9—11月。

【生境分布】生于山坡路旁、草丛中。分布于辽宁、河北、山东、河南、江苏、江西、浙江、广东等地。

【药用部位（药材名称）及采收加工】全草（海洲香薷）。采收加工未见记载。

【临床应用】古今本草典籍未见记载。《中国植物志》：全草入药。辛，微温；发表解暑，散湿行水，主治夏月乘凉饮冷伤暑、头痛、发热、恶寒、无汗、腹痛、吐泻、水肿、脚气，用量8分至2钱。

【备　　注】按《药典》，中药材“香薷”为唇形科植物石香薷 *Mosla chinensis* Maxim. 或江香薷 *Mosla chinensis* Jiangxiangru 的干燥地上部分；前者习称“青香薷”，后者习称“江香薷”。

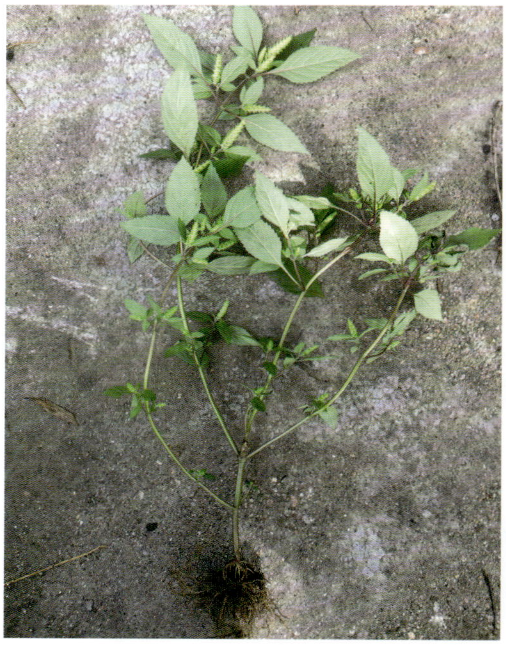

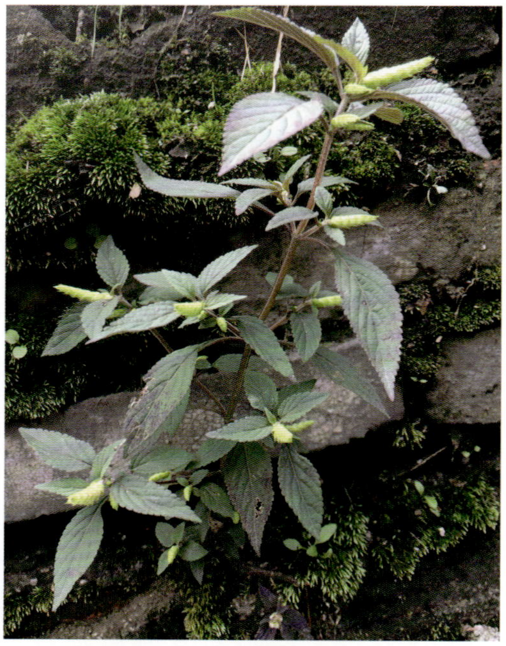

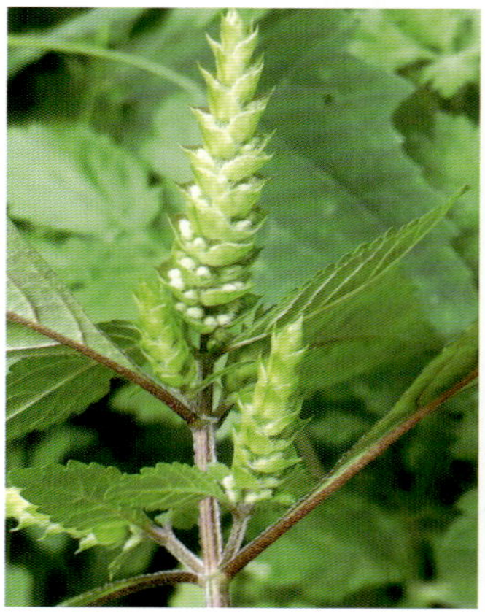

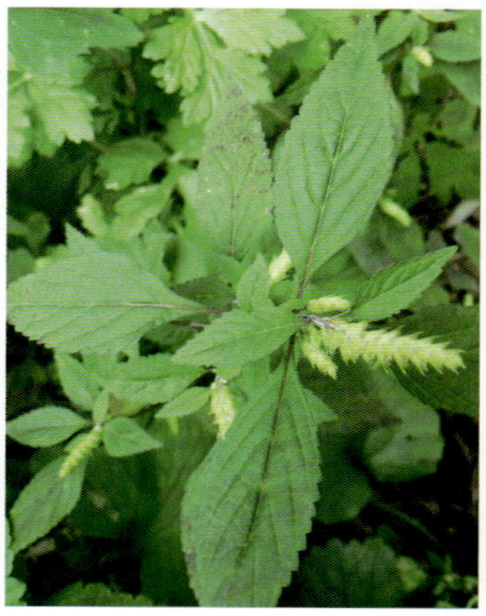

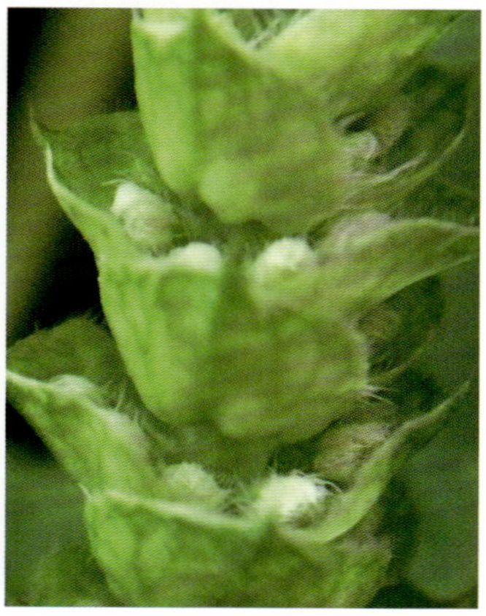

密花香薷

【基　　原】唇形科香薷属密花香薷 *Elsholtzia densa* Benth.

【别　　名】咳嗽草、野紫苏、臭香茹。

【形态特征】1 年生草本。**根：**须根，多数。**茎：**茎直立，基部多分枝，茎枝四棱形，具槽，被短柔毛。**叶：**叶圆状披针形至椭圆形，先端急尖或微钝，基部宽楔形或近圆形，边缘在基部以上具锯齿，上面绿色，下面较淡，两面被短柔毛；叶柄背腹扁平，被短柔毛。**花：**密集的轮伞花序组成穗状花序，长圆柱形，密被紫色串珠状长柔毛；最下一对苞叶与叶同形，向上呈苞片状，卵圆状圆形，外面及边缘被具节长柔毛；花萼钟状，外面及边缘密被紫色串珠状长柔毛，萼齿 5，后 3 齿稍长，近三角形；花冠淡紫色，外面及边缘密被紫色串珠状长柔毛，内面疏柔毛环，冠檐 2 唇形，上唇直立，先端微缺，下唇稍开展，3 裂，中裂片较侧裂片短；雄蕊 4，前对较长，微露出，花药近圆形；花柱微伸出，先端近相等 2 裂。**果：**小坚果卵珠形，暗褐色，被极细微柔毛，腹面略具棱，顶端具小疣突起。花果期 7—10 月。

【生境分布】生于林缘、高山草甸、林下、河边、山坡荒地。分布于我国西北、西南及河北、山西等地。

【药用部位（药材名称）及采收加工】全草（咳嗽草、密香薷）。7—9 月采收，割取地上部分，阴干，扎把，切碎；或鲜用。

【临床应用】辛，微温。发汗解表，化湿和中；用于暑天感冒，头痛身重，大汗恶寒，腹痛吐泻，水肿，疮痈肿毒，蛲虫病，阴道滴虫。

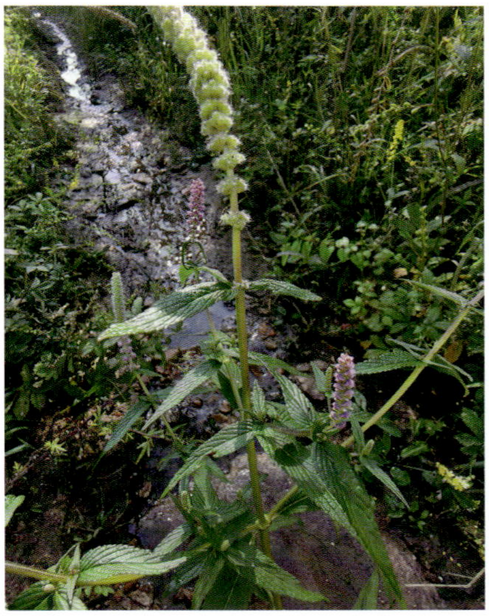
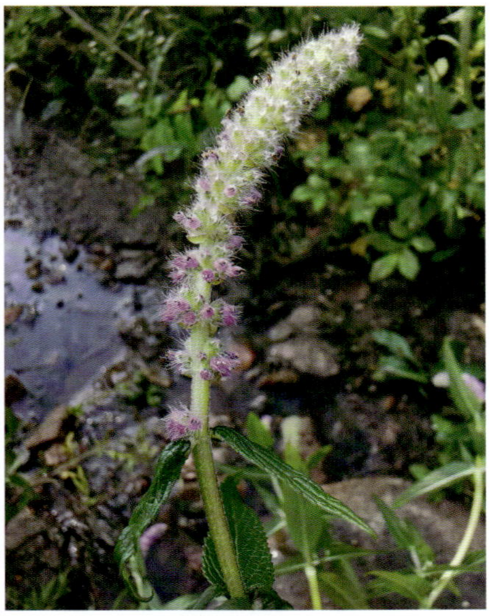
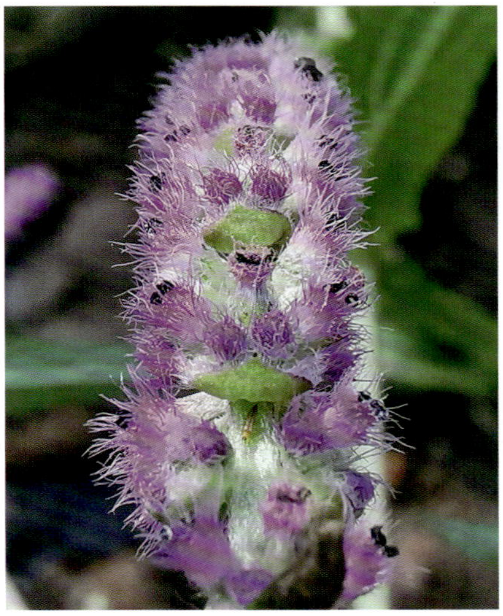
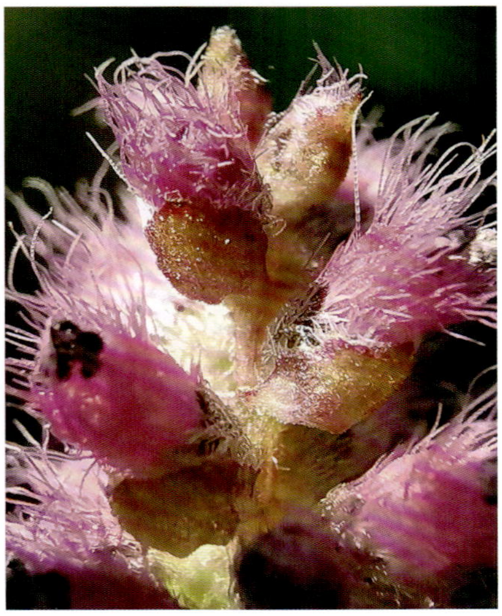

木香薷

【基　　原】唇形科香薷属木香薷 *Elsholtzia stauntoni* Benth.

【别　　名】紫（柴、野）荆芥、华北香薷、鸡爪花。

【形态特征】多年生半灌木。茎：茎上部多分枝；小枝木质化，下部近圆柱形，上部钝四棱形，具槽及细条纹，带紫红色，被灰白色微柔毛。叶：叶对生；叶披针形至椭圆状披针形，先端渐尖，基部楔形，边缘除基部及先端全缘外具圆锯齿，上面绿色，下面白绿色；叶柄常带紫色，被微柔毛。花：穗状花序生于茎顶，花序偏向一侧；总花梗、花序轴被灰白微柔毛；苞片披针形或线状披针形，常带紫色；花萼管状钟形，外面密被灰白色绒毛，内面仅在萼齿上被灰白色绒毛，萼齿 5，近等大；花冠红紫色，外面被白色柔毛及稀疏腺点，冠筒中部有毛环，冠檐 2 唇形，上唇直立，先端微缺，下唇开展，3 裂；雄蕊 4，前对较长，伸出，花丝丝状；花柱与雄蕊等长或略超出，先端 2 深裂。果：小坚果椭圆形，光滑。花果期 7—10 月。

【生境分布】生于山谷、溪边、河岸、山坡。分布于河北、山西、河南、陕西、甘肃等地。

【药用部位（药材名称）及采收加工】地上部分（木香薷）。夏季于茎叶茂盛、花盛开时，择晴天采割，除去杂质，阴干。

【临床应用】辛、微温。发汗解表，祛暑化湿，利尿消肿；用于外感暑热，身热，头痛发热，伤暑霍乱吐泻，水肿。

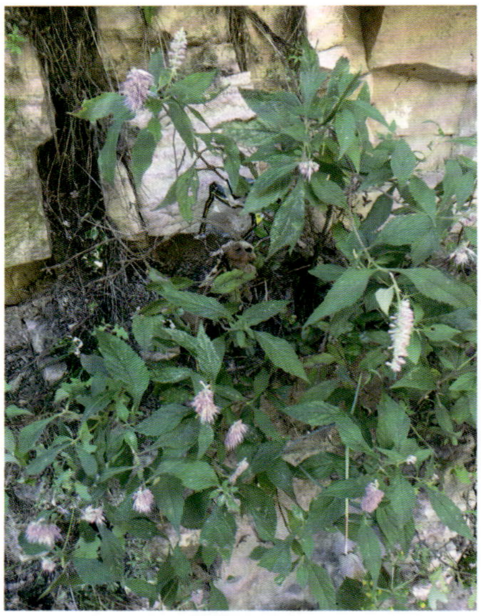

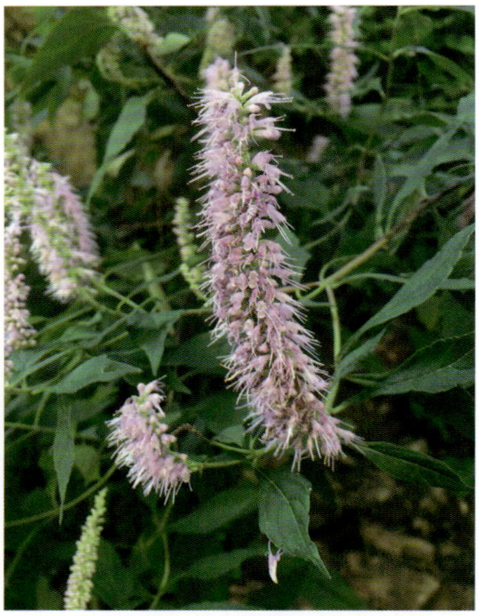

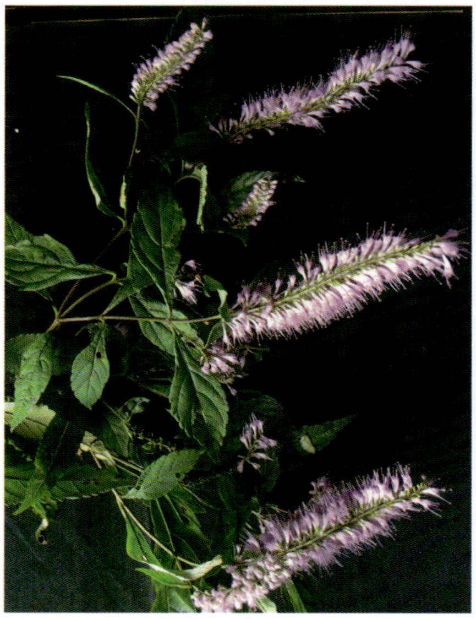

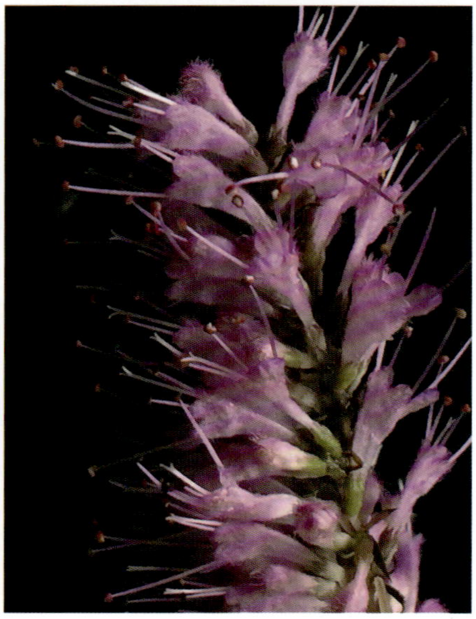

香薷

【基　　原】唇形科香薷属香薷 *Elsholtzia ciliata*（Thunb.）Hyland.

【别　　名】山（小叶）苏子、臭荆芥、排香草、野紫苏、香茹（薷）草、野芝麻、野香薷等。

【形态特征】形态特征与植物“密花香薷”相似。两者的主要区别：密花香薷的穗状花序完全，呈长圆柱形，花序不偏向一侧；花萼外的毛多（密被紫色串珠状长柔毛）；叶矩圆状椭圆形。香薷的穗状花序不完全，花序偏向花序轴的一侧；花萼外的毛稀少；叶卵形或椭圆状披针形，叶型与密花香薷相比显宽圆。

【生境分布】生于路旁、山坡、荒地、林下、河岸。分布于我国大部分地区。

【药用部位（药材名称）及采收加工】全草（土香薷）。夏秋抽穗开花时采割，去净杂质，鲜用或晒干。

【临床应用】辛，微温。发汗，解暑，利尿；用于夏季感冒，发热无汗，中暑，急性胃肠炎，胸闷，口臭，小便不利。

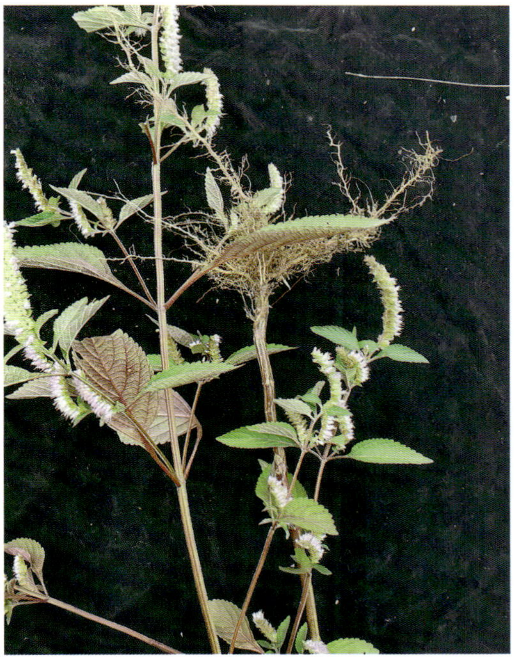
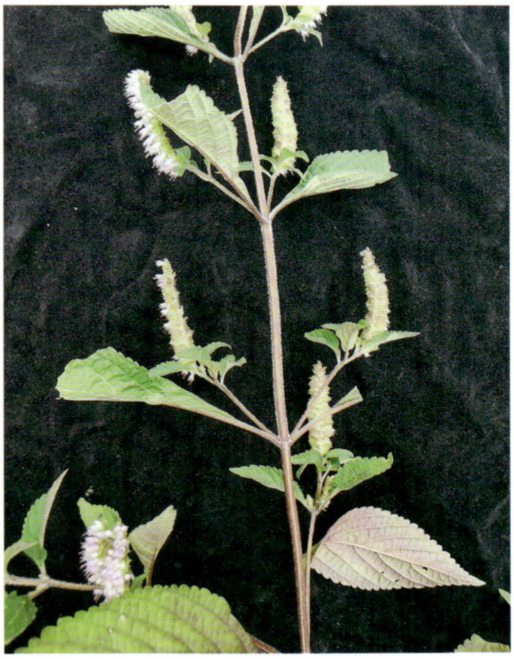
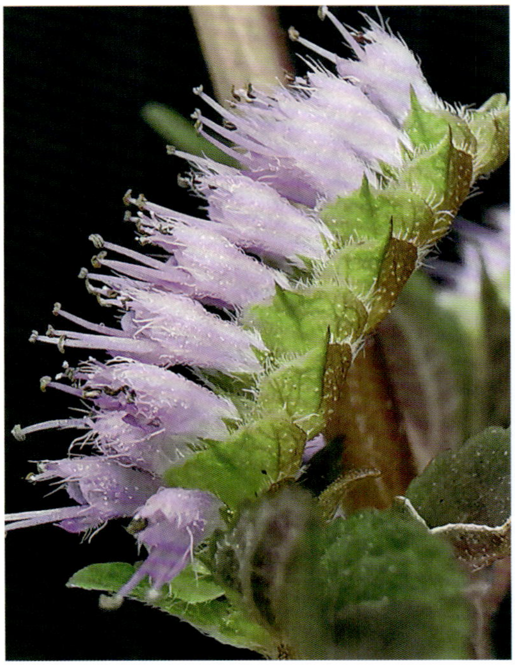
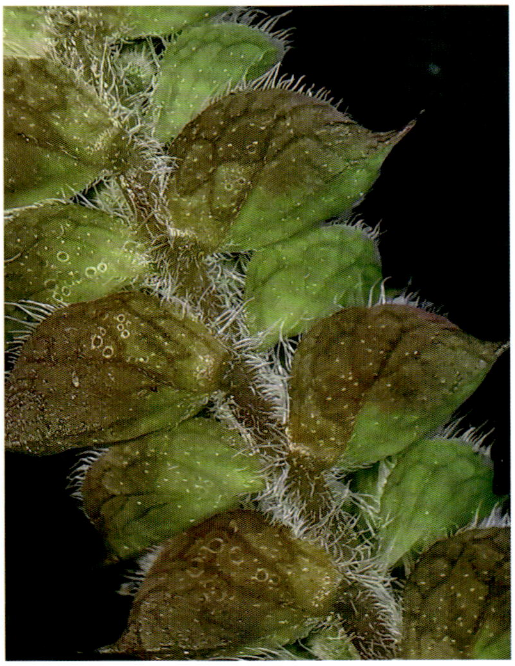

野香草

【基　　原】唇形科香薷属野香草 *Elsholtzia cypriani*（Pavol.）S. Chow ex Hsu

【别　　名】野狗芝麻、狗屎香、粪水药、野香苏、木姜花、鱼香菜、野白木香、野苏麻、满山香、木浆花、野薄荷等。

【形态特征】1年生草本。茎：茎绿色或紫红色，钝四棱形，具浅槽，密被下弯短柔毛。叶：叶卵形至长圆形，先端急尖，基部宽楔形，下延至叶柄，边缘具圆齿状锯齿，下面密被短柔毛及腺点，侧脉5～6对；叶柄上部具三角形狭翅。花：穗状花序圆柱形，顶生；苞片线形，被短柔毛；花萼管状钟形，外面密被短柔毛，内面仅在萼齿上略被微柔毛，萼齿5，近等长。花冠玫瑰红色，外面被柔毛，冠筒向上渐宽，冠檐2唇形，上唇全缘或略凹缺，下唇开展，3裂，中裂片圆形，侧裂片半圆形，全缘；雄蕊4，伸出，前对较长。果：小坚果长圆状椭圆形，黑褐色，略被毛。花果期8—11月。

【生境分布】生于田边、路旁、河岸、林下、草地。分布于我国华中、西南及陕西、安徽，广西等地。

【药用部位（药材名称）及采收加工】茎叶（野草香）。夏秋季采收，鲜用或晒干。

【临床应用】辛，凉。清热发表，解毒截疟；用于风热感冒，咽喉肿痛，鼻渊头痛，风湿关节痛，泻痢腹痛，疟疾，疔疮肿毒，汗斑，神经性皮炎。

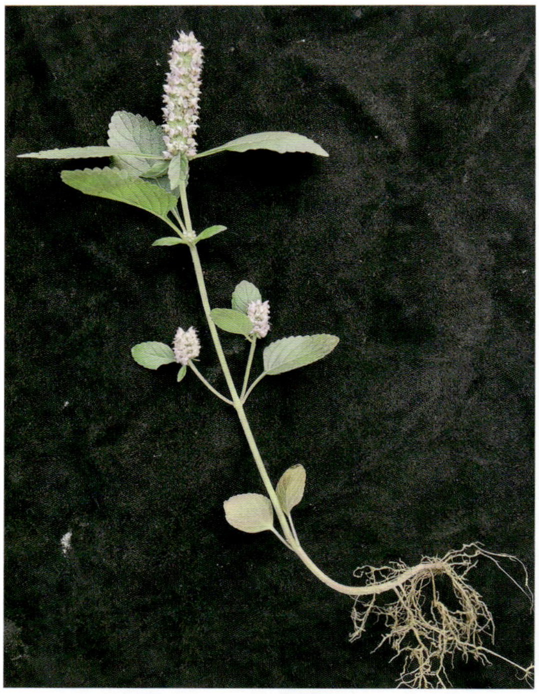
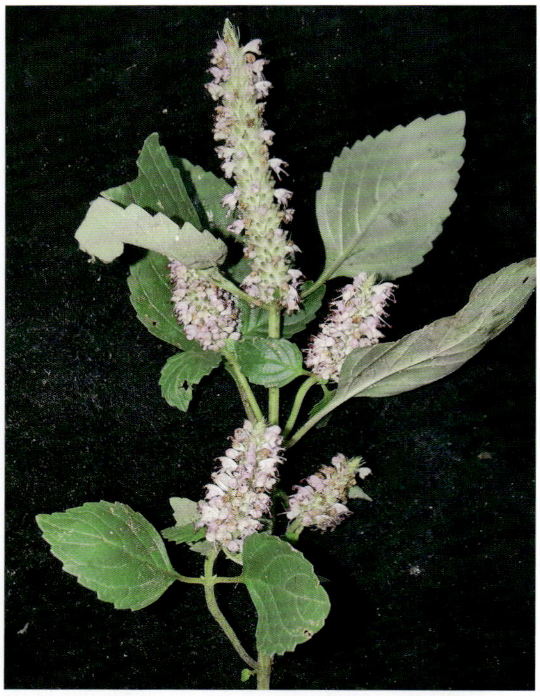
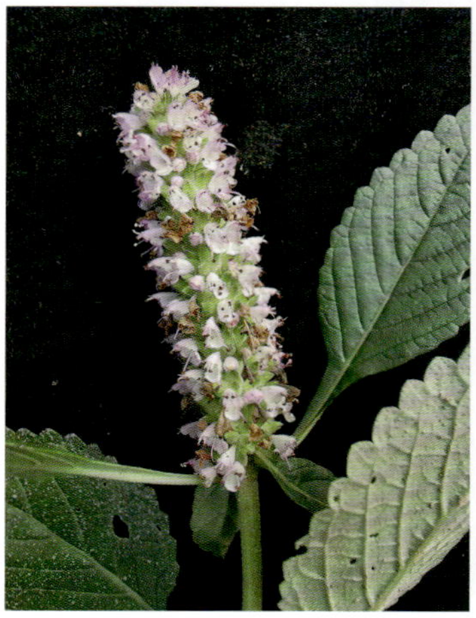
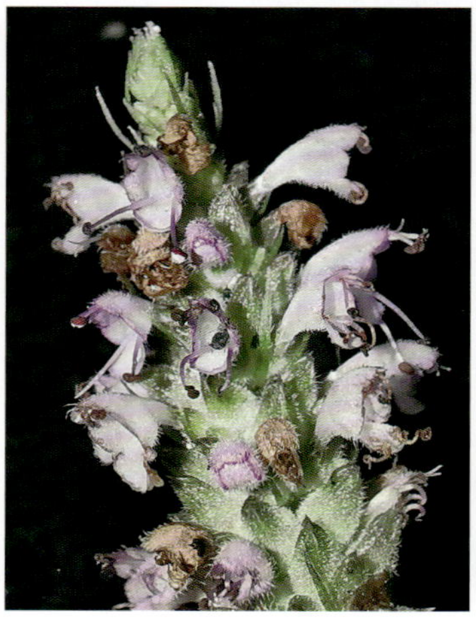
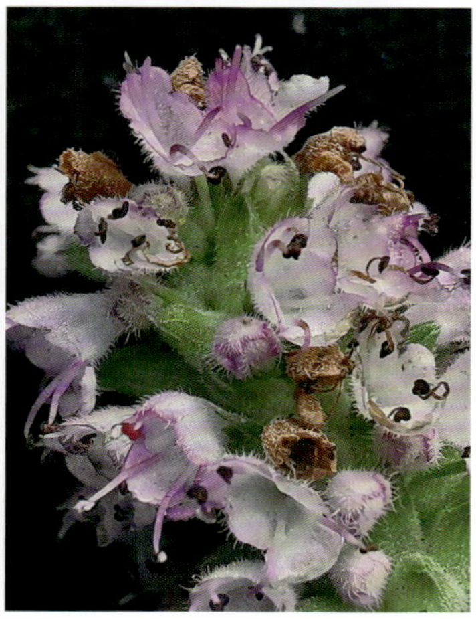

蓝萼香茶菜

【基　　原】唇形科香茶菜属蓝萼香茶菜 *Isodon japonicus* var. *glaucocalyx*

【别　　名】香茶菜、山苏子、回菜花、倒根野苏。

【形态特征】多年生草本。茎：根茎木质，粗大；茎直立，钝四棱形，多分枝。叶：叶对生；叶卵形或阔卵形，先端具顶齿，基部阔楔形，边缘有粗齿，上面绿色，下面暗绿色，两面疏被短柔毛及腺点；叶柄上部有狭翅。花：圆锥花序顶生，疏松而开展，由 3 ～ 7 花组成聚伞花序，聚伞花序总梗及序轴均被微柔毛及腺点；苞片卵形，小苞片线形，被微柔毛；花萼筒状钟形，淡紫色之中常带蓝色，外面被柔毛，萼齿 5，三角形，为花萼长的 1/3，前 2 齿稍宽大；花冠淡紫色、蓝紫色至蓝色，花冠筒基部上方浅囊状，冠檐 2 唇形，上唇反折，先端 4 圆裂，具深色斑点，外被短柔毛，下唇阔卵圆形，内凹；雄蕊 4，伸出，花丝中部以下具髯毛，花药黄色，花柱先端相等 2 浅裂，伸出花冠外；花盘环状。果：小坚果卵状三棱形，黄褐色，顶端具疣状凸起。花果期 6—9 月。

【生境分布】生于山坡、路旁、林缘、林下、草丛等处。分布于我国东北、华北及山东等地。

【药用部位（药材名称）及采收加工】全草（蓝萼香茶菜、香茶菜、倒根野苏）。夏秋季采收，去除杂质，晒干，切段。

【临床应用】苦、甘，凉。清热解毒，活血化瘀；用于感冒，咽喉肿痛，扁桃体炎，胃炎，肝炎，乳腺炎，癌症初起，闭经，跌打损伤，关节痛，蛇虫咬伤。

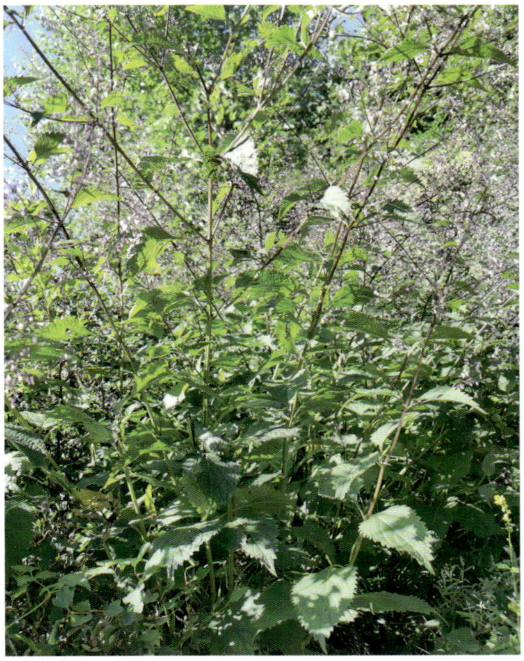

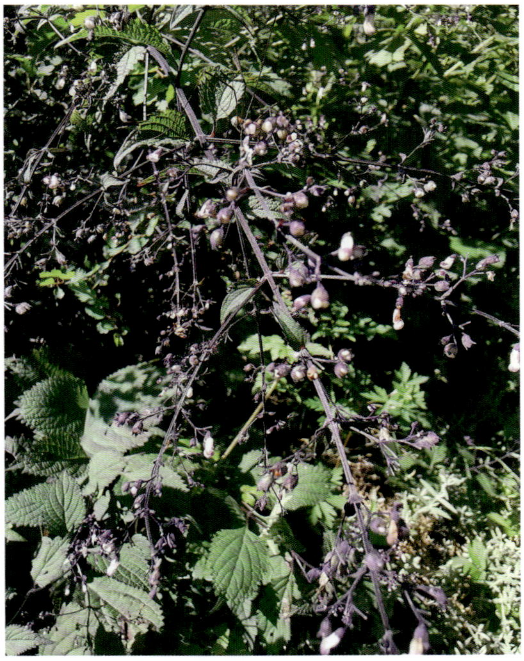

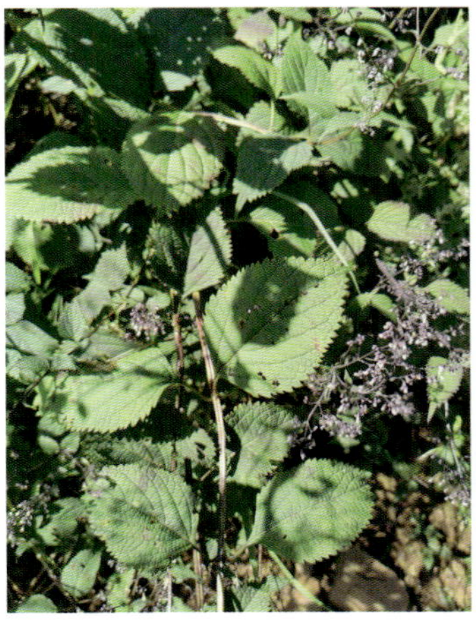

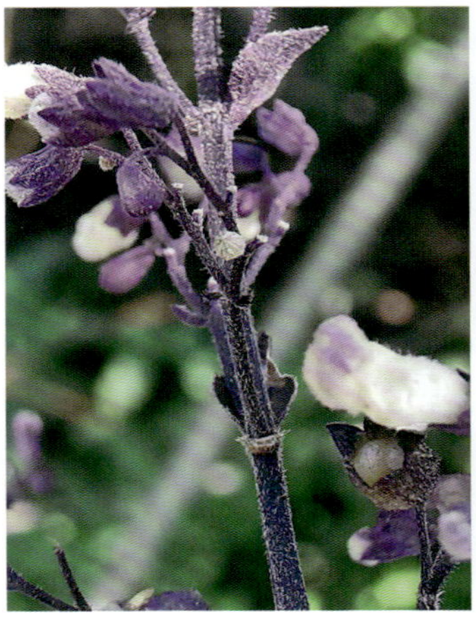

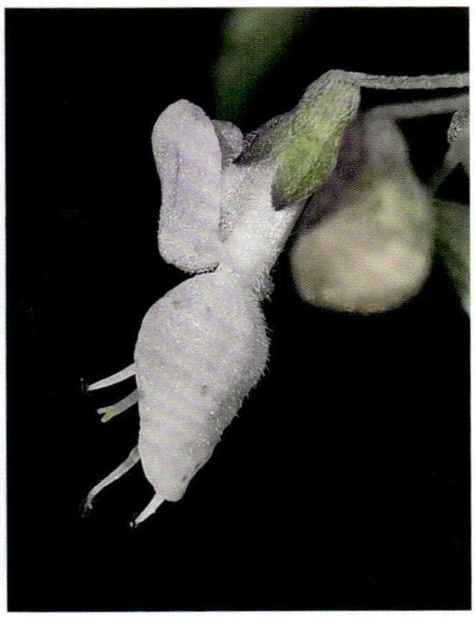

碎米桠

【基　　原】唇形科香茶菜属碎米桠 *Isodon rubescens*（Hemsley）H. Hara

【别　　名】山荏、六月令、冰（冬）凌草、雪花草、山香草、野藿香、野藿香花、破血丹。

【形态特征】小灌木。**茎：**根茎木质，有长纤维状须根；茎直立，多数，基部近圆柱形，灰褐色或褐色，近木质化，皮层纵向剥落，上部多分枝，茎上部及分枝均四棱形，褐色或带紫红色，密被小疏柔毛，幼枝密被绒毛，带紫红色。**叶：**叶对生，卵圆形或菱状卵圆形，先端锐尖或渐尖，顶齿较长，基部宽楔形，骤狭下延成假翅，边缘具粗圆齿，齿尖具胼胝体，上面疏被柔毛及腺点，下面密被灰白色短绒毛至近无毛，侧脉 3 ～ 4 对，两面十分明显，脉纹常带紫红色；叶柄向茎枝顶部渐变短。**花：**聚伞花序 3 ～ 5（7）花，在茎及分枝顶上排列成狭圆锥花序，总梗、花梗及序轴密被微柔毛，常带紫红色；苞叶菱形、菱状卵圆形至披针形，向上渐变小，先端急尖，基部宽楔形，边缘具疏齿至近全缘，具短柄至近无柄，小苞片钻状线形或线形，被微柔毛。花萼钟形，外密被灰色微柔毛及腺点，明显带紫红色，内面无毛，10 脉，萼齿 5，微呈 3/2 式 2 唇形，齿均卵圆状三角形，近钝尖，约占花萼长之半，上唇 3 齿，下唇 2 齿，管状钟形，略弯曲，脉纹明显；花冠外疏被微柔毛及腺点，冠筒基部上方浅囊状突起，冠檐 2 唇形，雄蕊 4，略伸出或内藏，花柱伸出，先端 2 浅裂。**果：**小坚果倒卵状三棱形，淡褐色。花果期 7—11 月。

【生境分布】生于山坡、灌丛、林地、砾石地、路边等处。分布于我国华中、华东及四川、贵州、广西、陕西、甘肃、山西、河北等地。

【药用部位（药材名称）及采收加工】全草（冬凌草）。秋季采收，洗净，晒干。

【临床应用】苦、甘，微寒。清热解毒，活血止痛；用于咽喉肿痛，感冒头痛，气管炎，慢性肝炎，风湿关节痛，蛇虫咬伤。

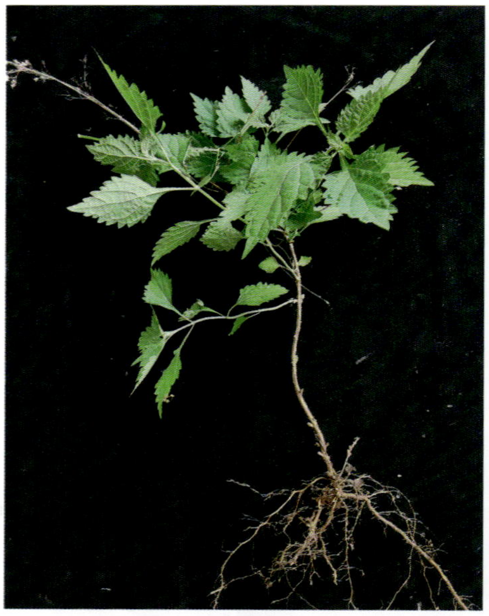
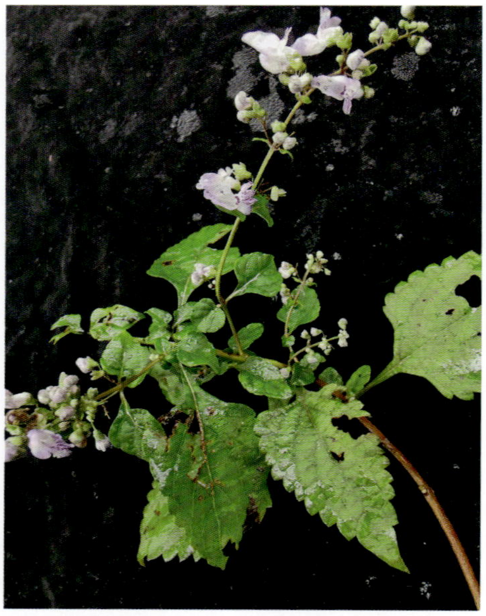
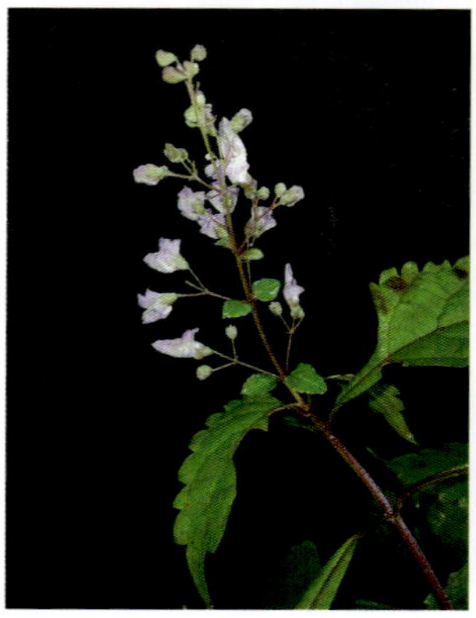
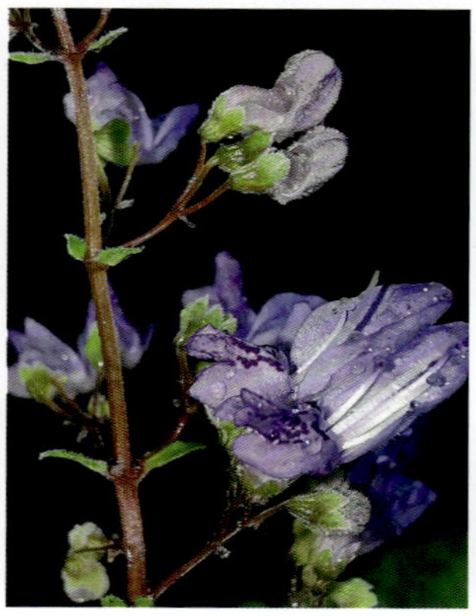
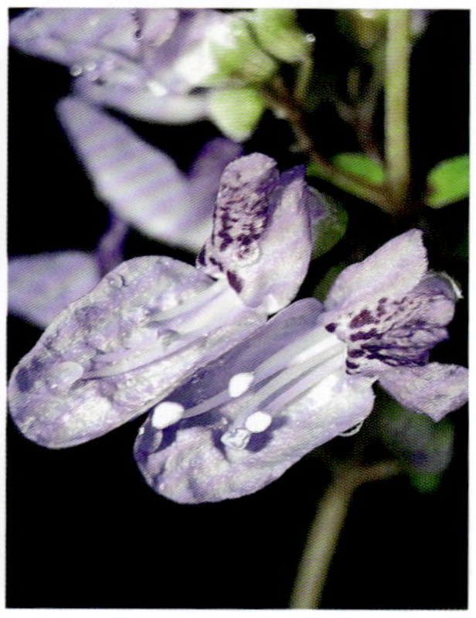

【基　　原】唇形科罗勒属罗勒 *Ocimum basilicum* L.

【别　　名】省头草、香草、千层塔、九层（重）塔、香叶草、香草头、家薄荷等。

【形态特征】1年生草本。茎：茎直立，钝四棱形，上部被倒向微柔毛。叶：叶卵圆形至卵圆状长圆形，先端微钝或急尖，基部渐狭，边缘具不规则牙齿或近全缘，两面近无毛，下面具腺点；叶柄伸长，多少具狭翅，被微柔毛。花：总状花序生于茎枝顶端，被微柔毛，常由6花交互对生的轮伞花序组成，下部的远离，上部的花序靠近；苞片倒披针形，边缘具纤毛；花萼钟形，外面被短柔毛，萼齿5，2唇形，上唇3齿，中齿最宽大，近圆形，内凹，具短尖头，侧齿宽卵圆形，下唇2齿，披针形，具刺尖头，齿边缘均具缘毛；花冠淡紫色，或上唇白色下唇紫红色，伸出花萼，外面被微柔毛，内面无毛，冠筒内藏，冠檐2唇形，上唇宽大，4裂，裂片近相等，近圆形，下唇长圆形，下倾，全缘；雄蕊4，略超出花冠；花柱超出雄蕊，先端2浅裂。果：小坚果卵珠形，黑褐色，有具腺的穴陷。花果期通常7—12月。

【生境分布】我国华东、华南、西南、华中及新疆、吉林、河北等地有栽培。

【药用部位（药材名称）及采收加工】根（罗勒根）、果实（罗勒子）、全草（罗勒）。罗勒根：9月间采挖，除去茎叶，洗净，晒干。罗勒子：9月间采收成熟的果实，晒干。罗勒：开花后割取地上部分，鲜用或阴干。

【临床应用】罗勒根：苦，平。收湿敛疮；用于黄烂疮。罗勒子：甘、辛，凉。清热，明目，祛翳；用于目赤肿痛，倒睫目翳，走马牙疳。罗勒：辛、甘，温；归肺、脾、胃、大肠经。疏风解表，化湿和中，行气活血，解毒消肿；用于感冒头痛，发热咳嗽，中暑，食积不化，不思饮食，脘腹胀满疼痛，呕吐泻痢，风湿痹痛，遗精，月经不调，牙痛口臭，胬肉遮睛，皮肤湿疮，瘾疹瘙痒，跌打损伤，蛇虫咬伤。

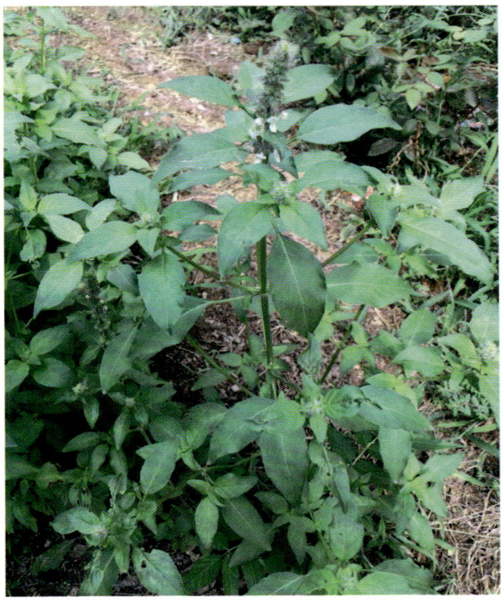
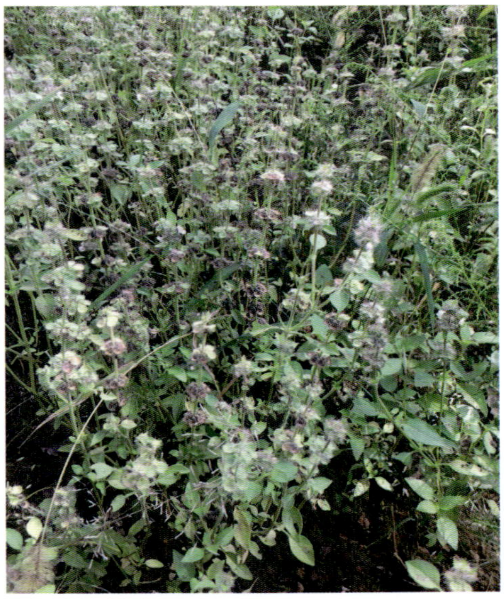
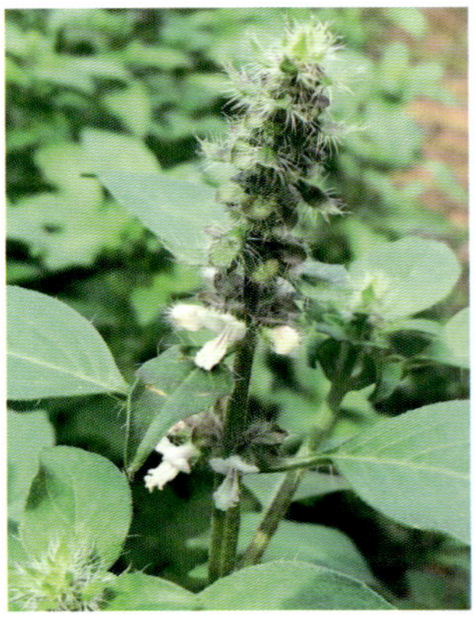
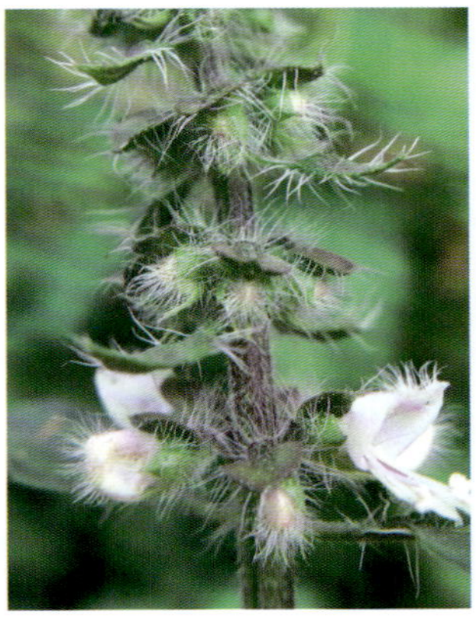
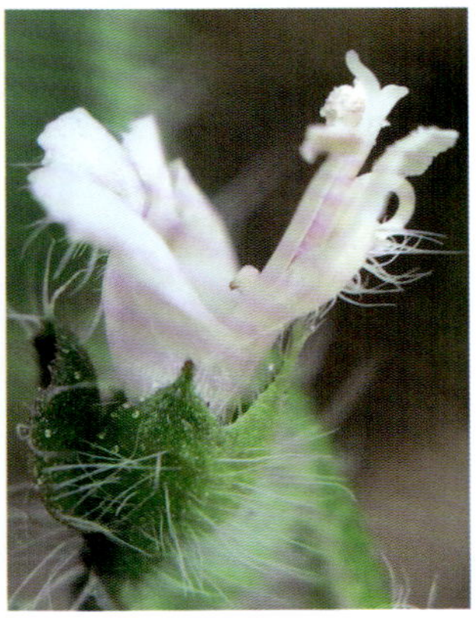

假酸浆

【基　　原】茄科假酸浆属假酸浆 *Nicandra physalodes*（L.）Gaertner

【别　　名】鞭打绣球、大千生、冰粉、水晶凉粉、田珠。

【形态特征】1年生草本。茎：茎直立，具棱，上部有分枝。叶：叶卵形或椭圆形，顶端急尖或短渐尖，基部楔形，边缘具有圆缺的粗齿或浅裂，两面疏被毛。花：花单生于枝腋，与叶对生；花梗通常较叶柄长，俯垂；花萼5深裂，裂片顶端尖锐，基部心状箭形，有2尖锐的耳片，果时显著增大并包裹果实；花冠钟状，浅蓝色，檐部有褶皱，5浅裂。果：浆果近球形，橘黄色。种子：种子淡褐色。花果期5—10月。

【生境分布】生于田边、荒地、村旁等处。我国大部分地区有栽培，或逸为野生。

【药用部位（药材名称）及采收加工】全草（假酸浆、大千生）、花（假酸浆花）。全草：秋季采收全草，鲜用或晒干。假酸浆花：夏秋季采摘，阴干。

【临床应用】全草：甘、微苦；小毒。清热解毒，利尿镇静；用于感冒发热，鼻渊，热淋，痈肿疮疖，癫痫，狂犬病。假酸浆花：祛风，消炎；用于鼻渊。

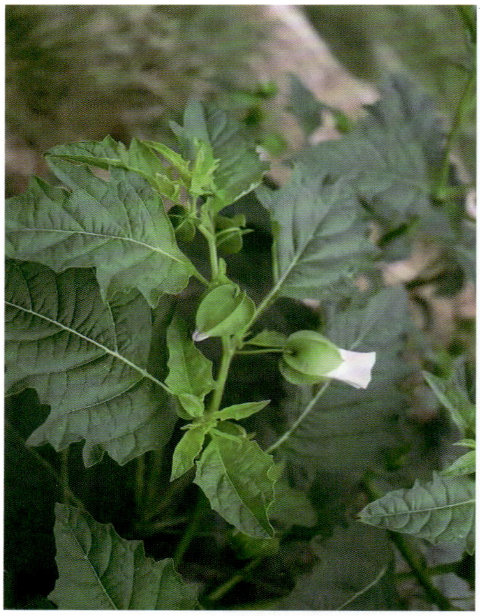
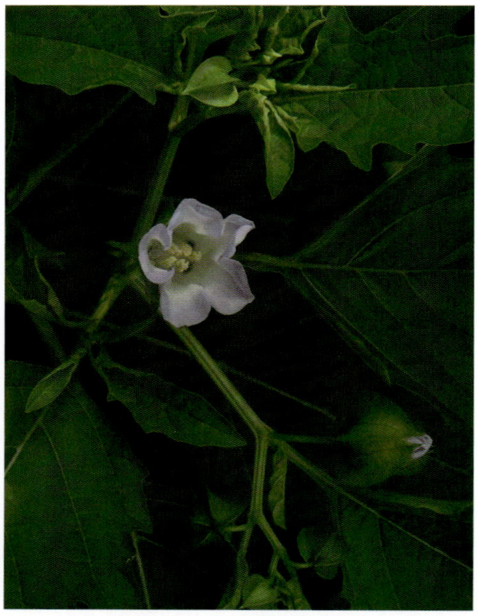
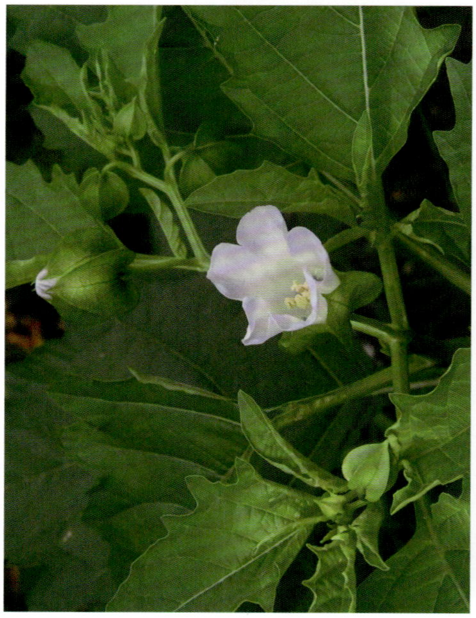
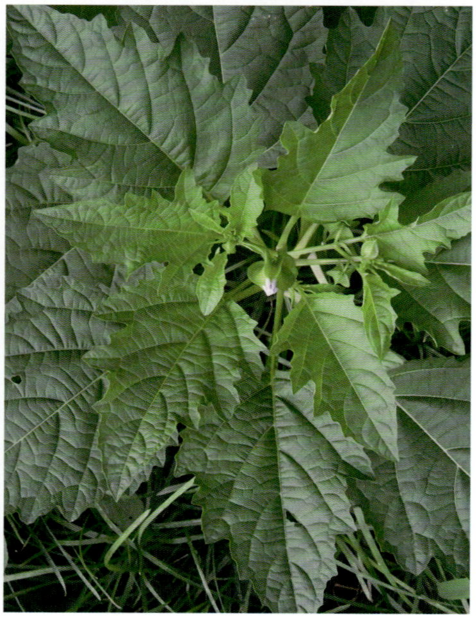

【基　　原】茄科酸浆属苦蘵 *Physalis angulata* L.

【别　　名】灯笼泡（草、棵）。

【形态特征】1 年生草本。茎：茎匍散分枝，分枝纤细。叶：叶卵形至卵状椭圆形，顶端渐尖或急尖，基部阔楔形或楔形，全缘或有不等大的牙齿，两面近无毛。花：花单生于叶腋；花梗纤细，具短柔毛；花萼 5 中裂，裂片披针形，生缘毛；花冠淡黄色，喉部常有紫色斑纹；花药蓝紫色或有时黄色；果萼卵球状，薄纸质，绿色，具棱，被短柔毛。果：浆果近球形，直径约 1.2 cm。种子：种子圆盘状。花果期 5—12 月。

【生境分布】生于田边、荒地、村旁等处。我国大部分地区有栽培，或逸为野生。

【药用部位（药材名称）及采收加工】根（苦蘵根）、果实（苦蘵果实）、全草（苦蘵）。苦蘵根：夏秋季采挖，洗净，鲜用或晒干。苦蘵果实：秋季果实成熟时采收，鲜用或晒干。苦蘵：夏秋采收，鲜用或晒干。

【临床应用】苦蘵根：苦，寒。利水通淋；用于水肿腹胀，黄疸，热淋。苦蘵果实：酸，平。解毒，利湿；用于牙痛，天疱疮，疔疮。苦蘵：苦，寒。清热解毒，消肿利尿；用于咽喉肿痛，腮腺炎，急慢性气管炎，肺脓疡，痢疾，睾丸炎，小便不利；外用治脓疱疮。

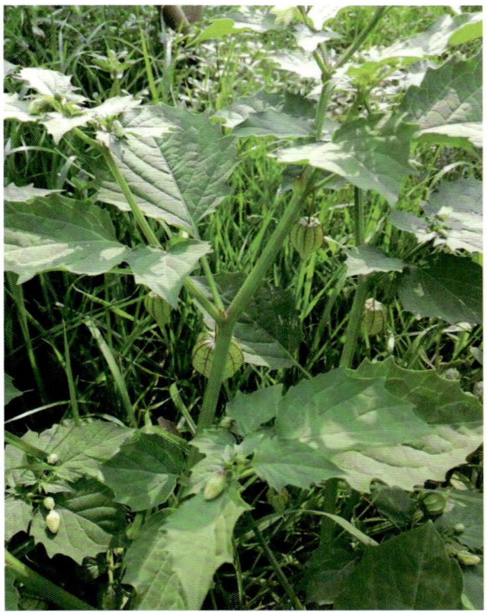

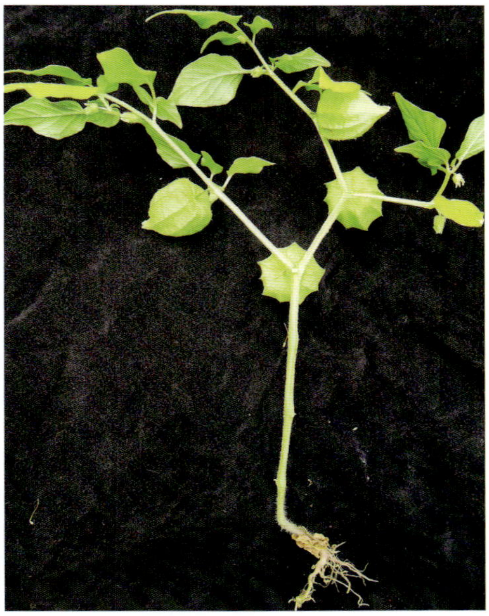

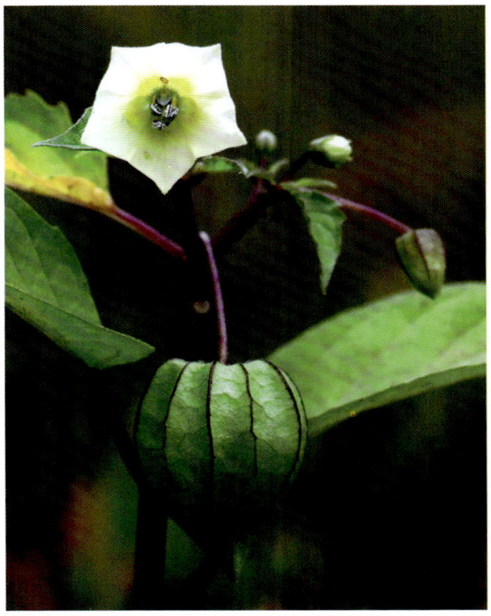

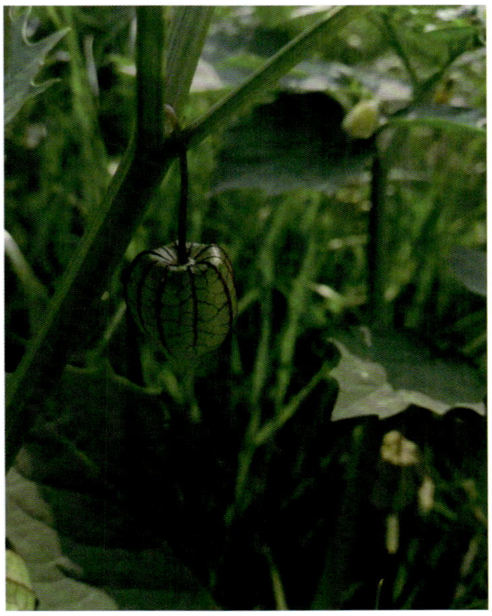

酸浆

【基　　原】茄科酸浆属酸浆 *Physalis alkekengi* L.

【别　　名】锦（金、鬼）灯笼、挂金灯、灯笼果、天泡果、菇蔫儿、红姑娘、叶下灯等。

【形态特征】多年生草本。**茎：**根茎横走；茎直立，基部略带木质，多单一，常不分枝，略扭曲，表面具棱。**叶：**叶互生或假对生；叶卵形至广卵形，先端急尖或渐尖，基部楔形或广楔形，下延至叶柄，全缘，边缘波状或具疏齿。**花：**花单生于叶腋；花萼绿色，阔钟状，密生柔毛，先端 5 裂，萼齿三角形，花后萼筒膨大，变为橙红或深红色，呈灯笼状包裹浆果；花冠钟形，5 裂，裂片广卵形，先端急尖，花白色；雄蕊 5，花药长圆形，黄色；花柱线形，柱头细小。**果：**浆果球形，光滑无毛，初时绿色或浅黄色，成熟时橙红色；宿存花萼厚膜质，果期膨大如灯笼，具 5 棱角，橙红色或深红色，无毛，疏松地包围在浆果外面。**种子：**种子细小，肾形，淡黄色。花果期 5—10 月。

【生境分布】生于村旁、路边、旷野、山坡、林缘等处。除西藏外，全国各地均有分布；亦有栽培。

【药用部位（药材名称）及采收加工】全草（酸浆）、根（酸浆根）、宿萼或带果实的宿萼（锦灯笼、挂金灯）。酸浆：夏秋季采收，鲜用或晒干。酸浆根：夏秋季采挖，洗净，鲜用或晒干。锦灯笼（挂金灯）：秋季果实成熟、宿萼呈红色或橙红色时采收，干燥。

【临床应用】酸浆：酸、苦，寒；归肺、脾经。清热毒，利咽喉，通利二便；用于咽喉肿痛，肺热咳嗽，黄疸，痢疾，水肿，小便淋涩，大便不通，黄水疮，湿疹，丹毒。酸浆根：苦，寒，无毒；归肺、脾经。清热，利水；用于疟疾，黄疸，疝气。宿萼：苦，寒；归肺经。清热解毒，利咽化痰，利尿通淋；用于咽痛音哑，痰热咳嗽，小便不利，热淋涩痛；外用治天疱疮、湿疹。

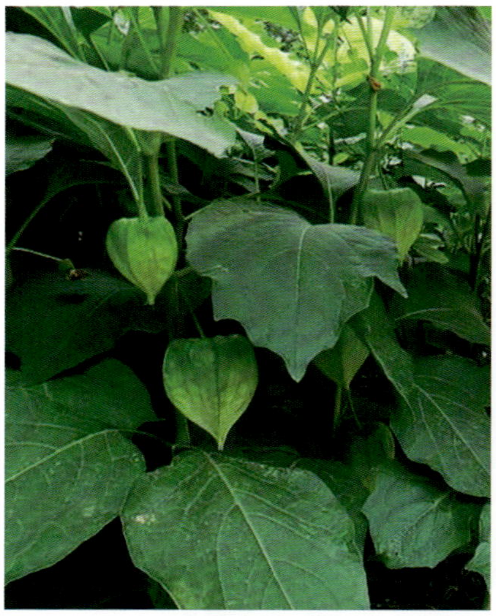
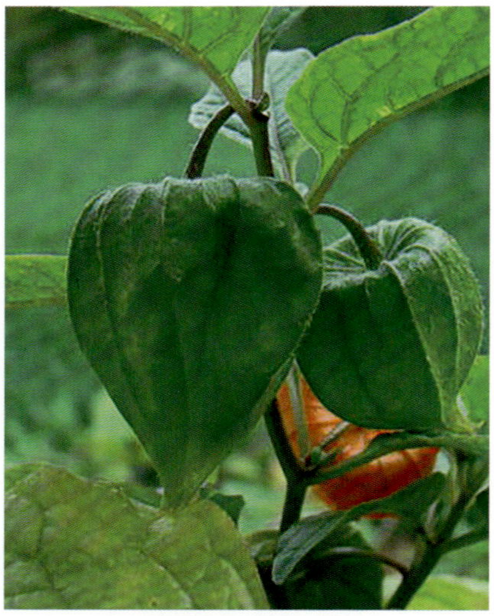
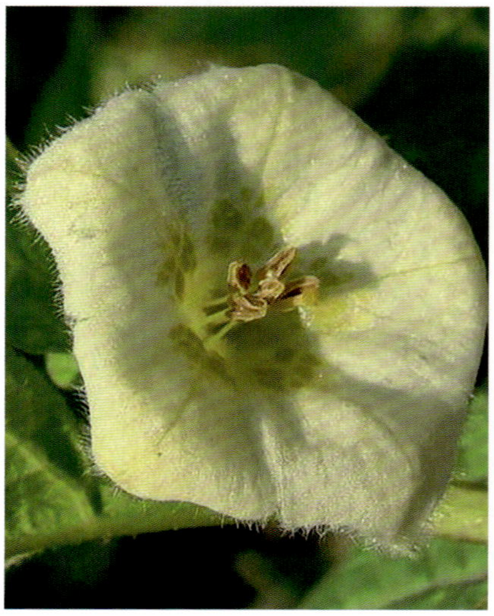
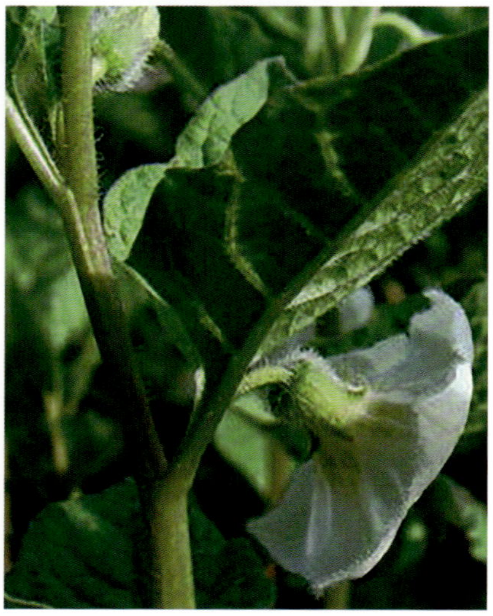

挂金灯

【基　　原】茄科酸浆属挂金灯 *Alkekengi officinarum* var. *franchetii*（Mast.）R.J.Wang

【别　　名】红姑娘、锦灯笼、泡泡草、天泡。

【形态特征】形态特征与植物“酸浆”相似。与酸浆比较：挂金灯的茎较粗壮，茎节膨大；叶仅叶缘有短毛；花梗近无毛或仅有稀疏柔毛，果时无毛；花萼除裂片密生毛外筒部毛被稀疏，果萼毛被脱落而光滑无毛。

【生境分布】生于田野、沟边、山坡草地、林下、路旁、水边等处。除西藏外，分布于我国大部分地区；有栽培。

【药用部位（药材名称）及采收加工】均同植物“酸浆”项下。

【临床应用】同植物“酸浆”项下。

【备　　注】本种为植物“酸浆 *Physalis alkekengi* L.”的少毛变种。

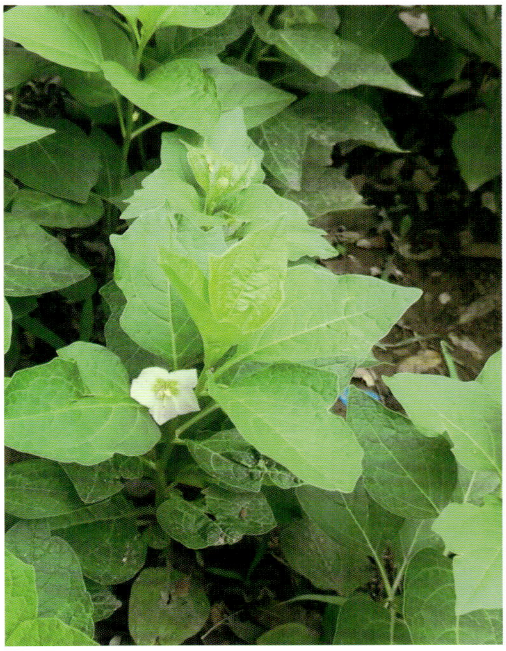

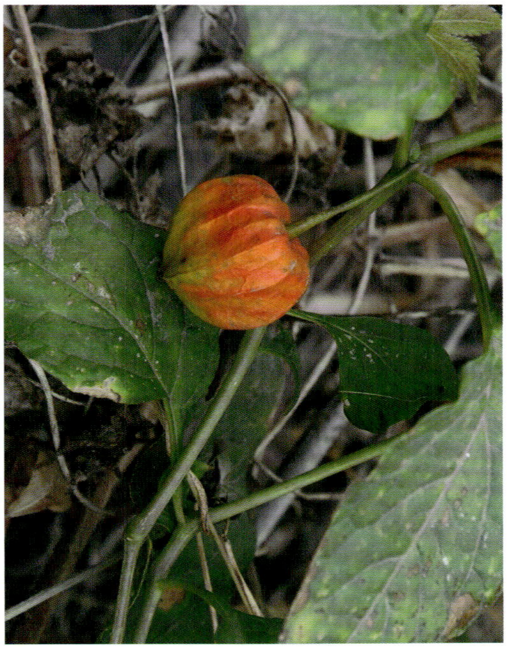

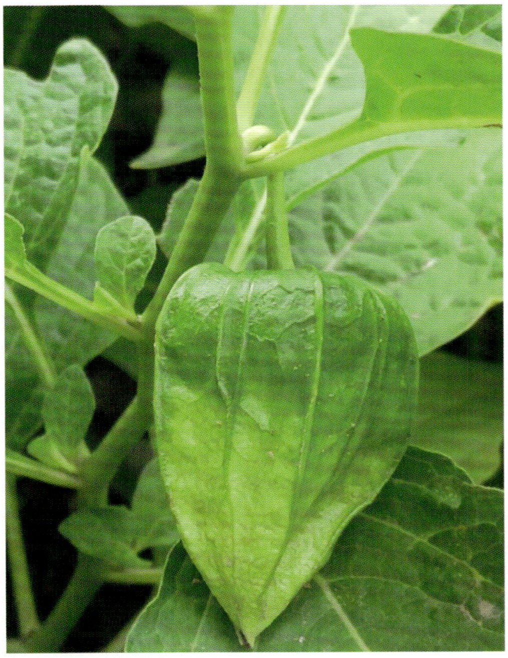

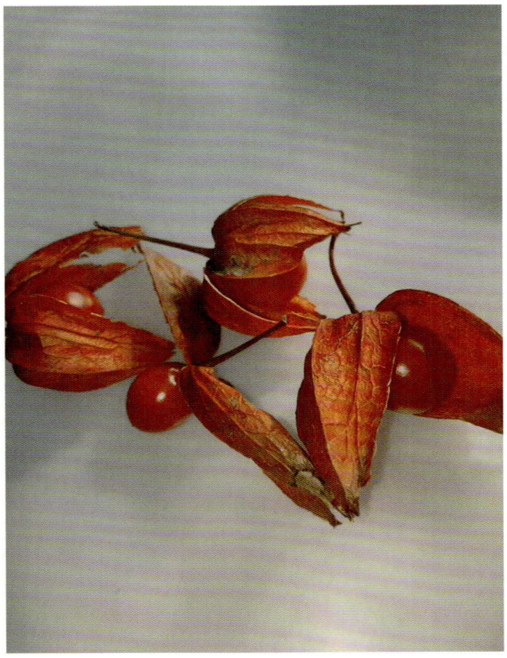

小酸浆

【基　　原】茄科酸浆属小酸浆 *Physalis minima* L.

【别　　名】天泡子（草）、挂金灯、灯笼果、打额泡、黄姑娘。

【形态特征】形态特征与植物“酸浆”相似。两者的主要区别：小酸浆的植株矮小，分枝不直立，横卧地上或斜升；花冠黄色，辐状钟形；果萼较小，果萼成熟时绿色或黄绿色。酸浆的植株直立，高大，常不分枝；花冠白色，辐状；果萼大，果萼成熟时橘红色或红色。

【生境分布】生于田野、土坎、坡地。分布于全国各地。

【药用部位（药材名称）及采收加工】全草或果实（灯笼泡、天泡子）。6—7 月采摘果实或带果全草，洗净，鲜用或晒干。

【临床应用】苦，凉。清热利湿，祛痰止咳，软坚散结；用于湿热黄疸，小便不利，慢性咳喘，疳疾，瘰疬，天疱疮，湿疹，疖肿。

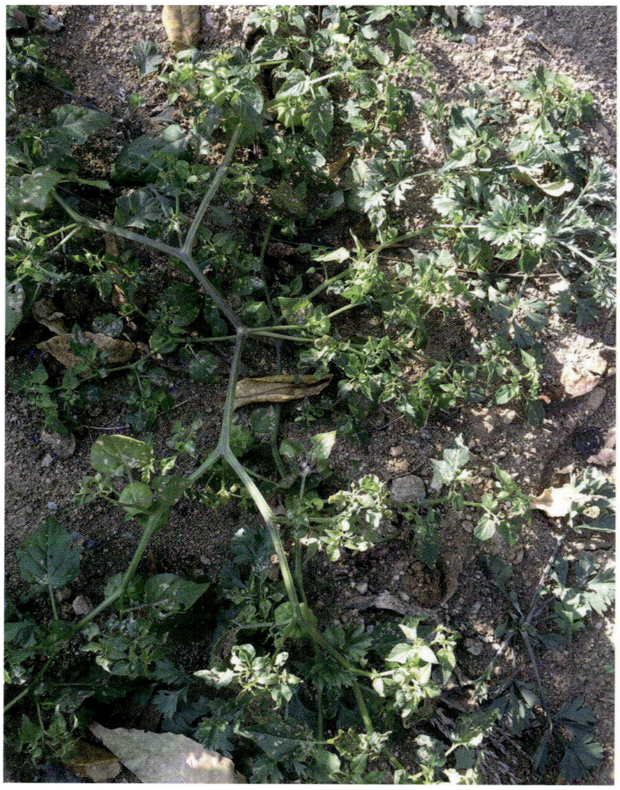

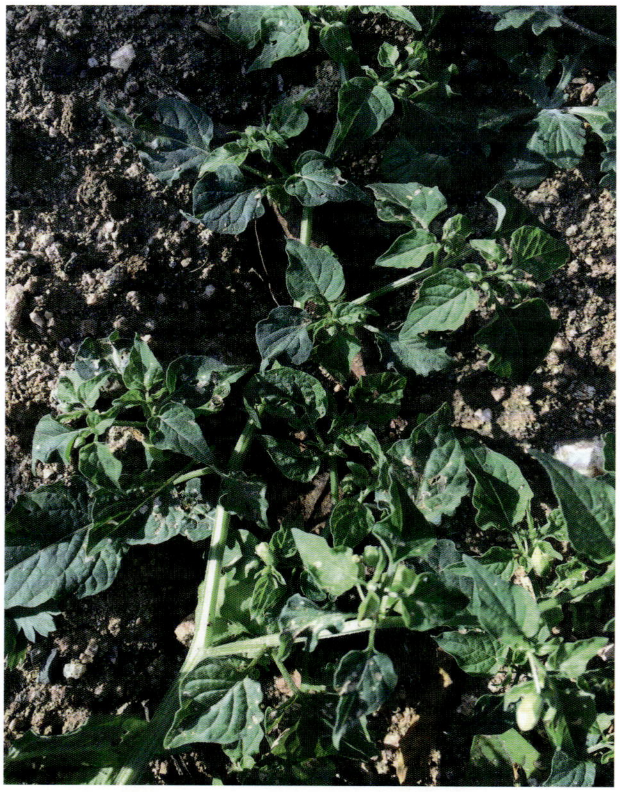

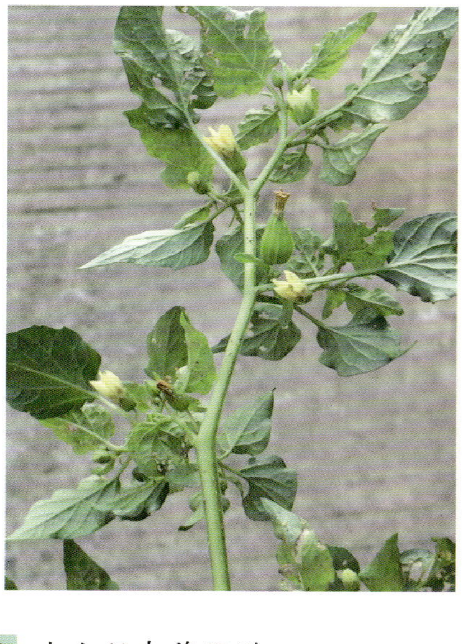

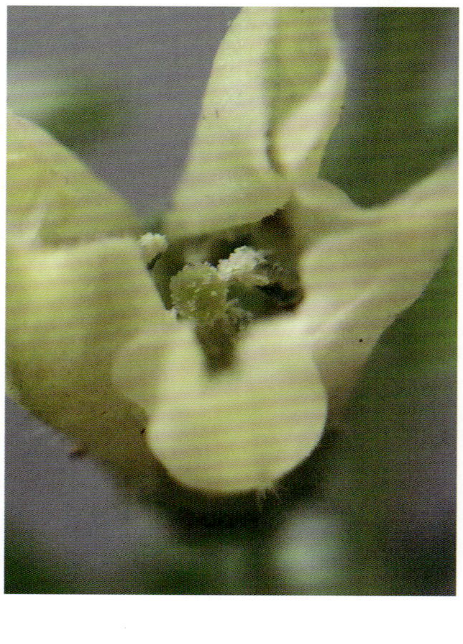

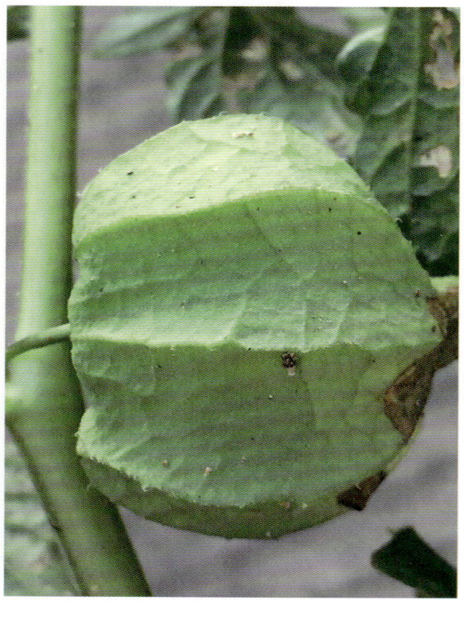

【基　　原】茄科枸杞属枸杞 *Lycium chinense* Mill.

【别　　名】中华枸杞、狗棘、苟起子、红耳（铃）坠、枸铃坠、狗牙根。

【形态特征】落叶灌木。茎：枝干多分枝，具纵条纹，常呈弓状弯曲或俯垂，淡灰色，具刺，小枝顶端锐尖成刺状。叶：叶互生或数枚簇生；叶卵状菱形、长椭圆形或卵状披针形，顶端渐尖，基部楔形。花：花在长枝上单生或双生于叶腋，在短枝上则同叶簇生；花梗向顶端渐增粗；花萼常 3 中裂或 4 ～ 5 齿裂，裂片多少有缘毛；花冠漏斗状，淡紫色，5 深裂，裂片卵形，顶端圆钝，平展或稍向外反曲，裂片边缘有缘毛；雄蕊较花冠稍短或伸出花冠，花丝丝状，多数；花柱稍伸出雄蕊，柱头淡绿色。果：浆果红色，卵状、长矩圆状或长椭圆状。种子：种子扁肾形，黄色。花果期 6—11 月。

【生境分布】生于山坡、荒地、丘陵地、盐碱地、路旁、村边、宅旁。分布于全国各地；多有栽培。

【药用部位（药材名称）及采收加工】果实（枸杞）、根（地骨皮）、叶（枸杞叶）。枸杞：夏秋季果实呈红色时采收，热风烘干，除去果梗；或晾至皮皱后，晒干，除去果梗。地骨皮：早春或晚秋采挖，剥取皮部，晒干。枸杞叶：3—6 月采摘，鲜用或晒干。

【临床应用】枸杞：甘，平；归肝、肾经。滋补肝肾，益精明目；用于虚劳精亏，腰膝酸痛，眩晕耳鸣，阳萎遗精，内热消渴，血虚萎黄，目昏不明。地骨皮：甘，寒；归肺、肝、肾经。凉血除蒸，清肺降火；用于阴虚潮热，骨蒸盗汗，肺热咳嗽，咯血，衄血，内热消渴。枸杞叶：苦、甘，凉；归肝、脾、肾经。补虚益精，清热明目；用于虚劳发热，烦渴，目赤昏痛，障翳夜盲，崩漏带下，热毒疮肿。

【备　　注】按《药典》，中药材“枸杞子”仅为茄科植物宁夏枸杞 *Lycium barbarum* L. 的干燥成熟果实。

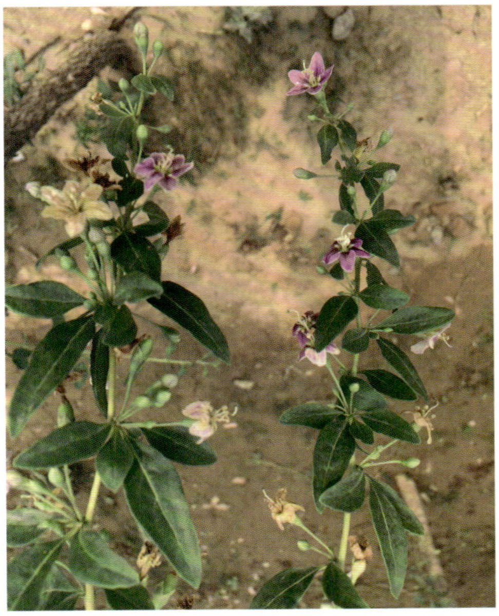

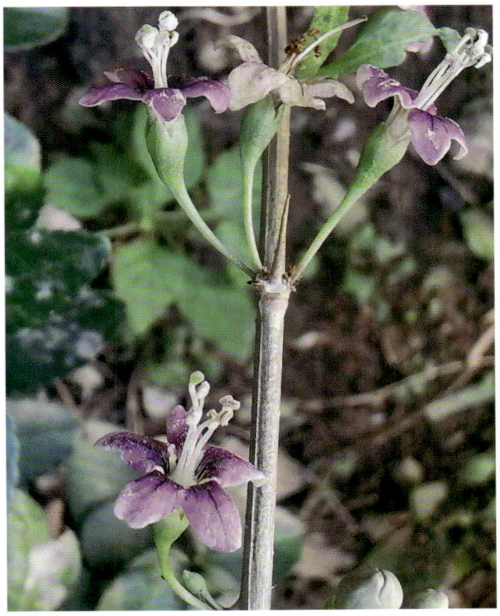

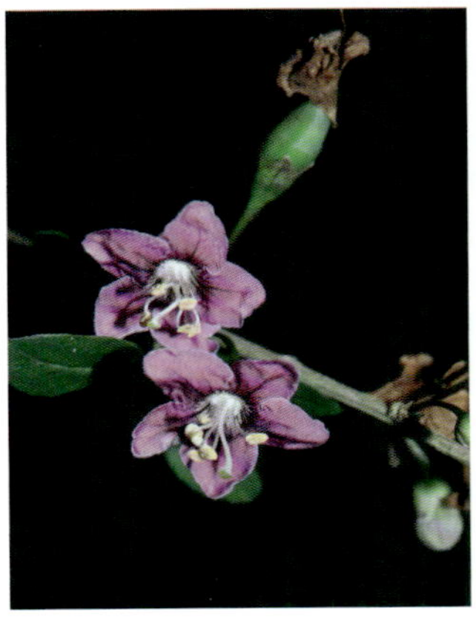

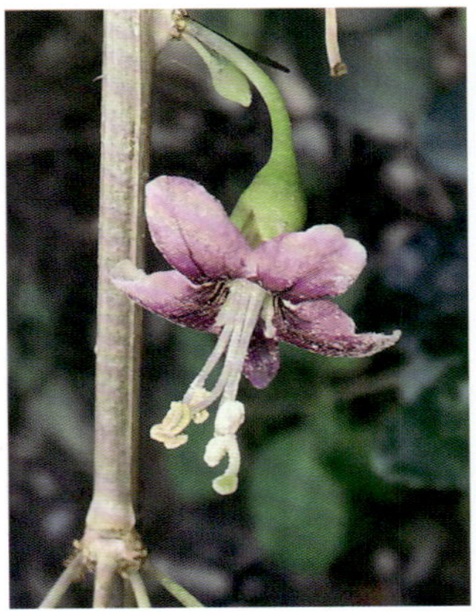

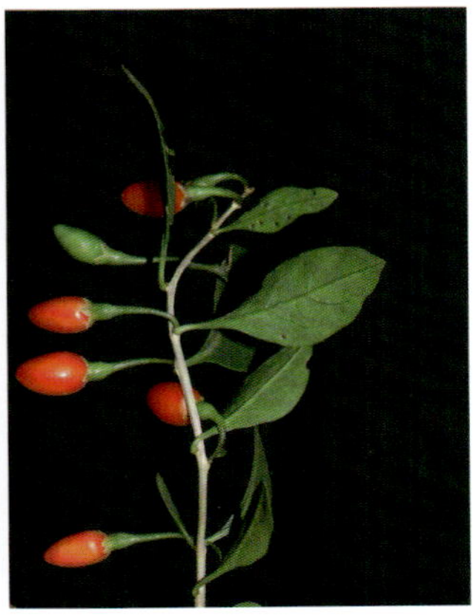

莨菪

【基　　原】茄科天仙子属莨菪 *Hyoscyamus niger* L.

【别　　名】天仙子、米罐子、马铃草、（黑）莨菪、牙痛草（子）、骆驼籽。

【形态特征】2 年生草本。根：根粗壮，肉质而后变纤维质。茎：茎直立，有分枝，下部木质化；全体被粘性腺毛。叶：基生叶莲座状，卵状披针形或长矩圆形，顶端锐尖，边缘有粗齿或羽状浅裂，叶柄翼状，基部半抱根茎；茎生叶卵形或三角状卵形，顶端钝或渐尖，无叶柄而基部半抱茎或宽楔形，边缘羽状浅裂或深裂，顶端叶浅波状，裂片多为三角形，顶端钝或锐尖，两面除生粘性腺毛外，沿叶脉并生有柔毛。花：花单生于叶腋或苞状叶腋，通常偏向一侧，近无梗；花萼筒状钟形，生细腺毛和长柔毛，5 浅裂，顶端针刺状；花冠钟状，长约为花萼的一倍，黄色，具紫堇色脉纹；雄蕊稍伸出花冠。果：蒴果长卵圆状。种子：种子近圆盘形，淡黄棕色。花果期 5—8 月。

【生境分布】生于山坡、路旁、住宅区、河岸沙地。分布于我国华北、西北、西南等地。

【药用部位（药材名称）及采收加工】果实（天仙子）、根（莨菪根）、叶（莨菪叶）。天仙子：夏秋季果皮变黄色时，采摘果实，暴晒，打下种子，筛去果皮、枝梗，晒干。莨菪根：秋季挖根，洗净，鲜用或晒干。莨菪叶：立夏后采收，晒干。

【临床应用】天仙子：辛、苦，温；有大毒。归心、胃、肝经。解痉止痛，平喘，安神；用于胃脘挛痛，喘咳，癫狂。莨菪根：辛、苦，寒；有毒。截疟，攻癣，杀虫；用于疟疾，疥癣。莨菪叶：苦，寒，有大毒。镇痛，解痉；用于胃痛，齿痛，气管炎咳喘。

【备　　注】Hyoscyamus niger L. 按《中国植物志》的名称为“天仙子”，按《药典》为“莨菪”；本书参考药典。

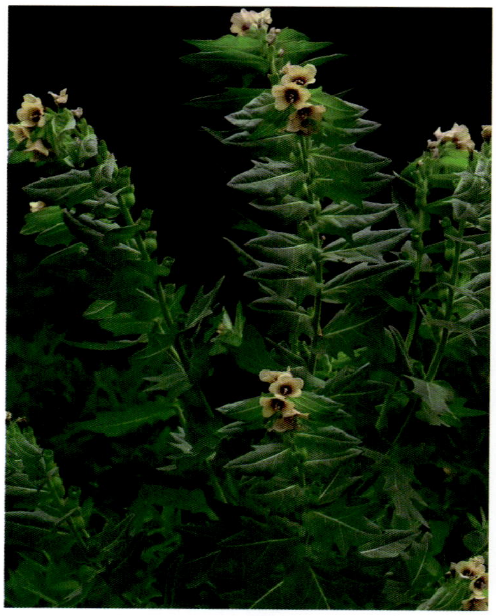
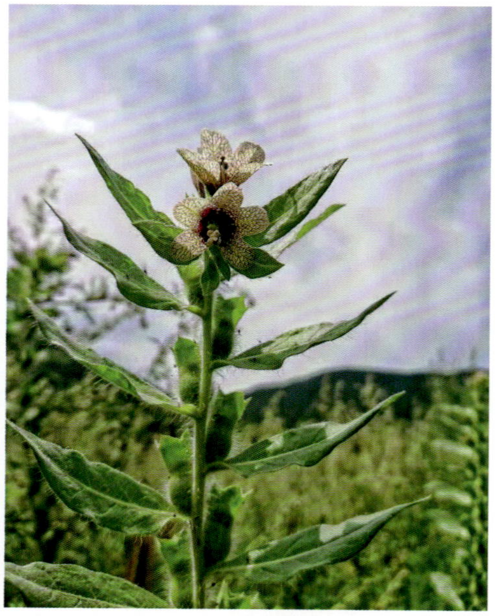
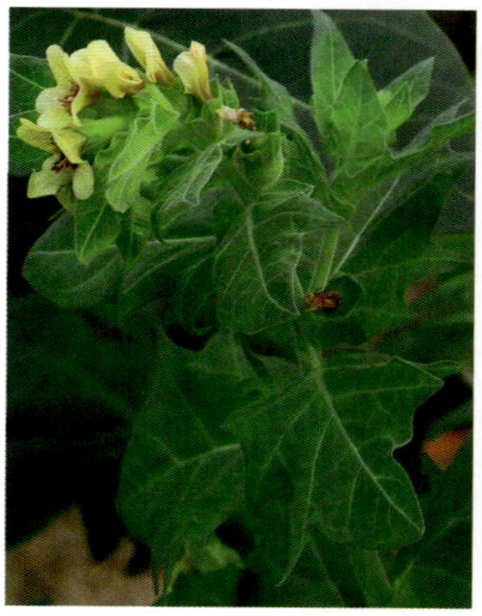
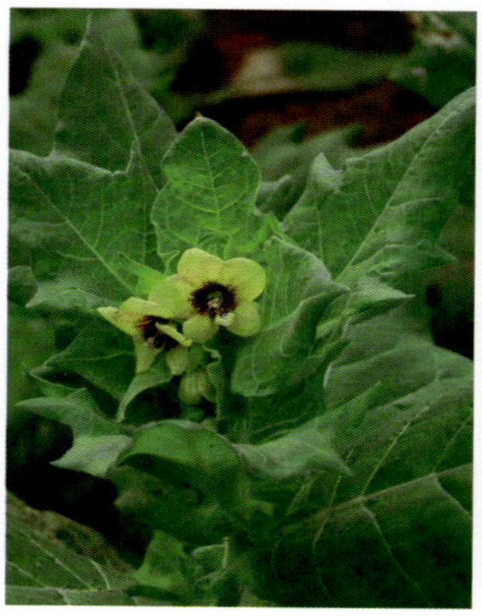
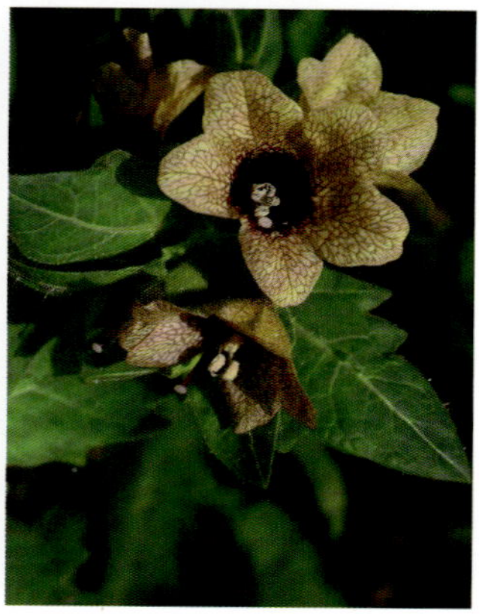

【基　　原】茄科辣椒属辣椒 *Capsicum annuum* L.

【别　　名】牛角椒、长辣椒、番椒等。

【形态特征】1 年生草本。茎：茎直立，具分枝，分枝稍呈之字形弯曲。叶：叶互生；叶矩圆状卵形、卵形或卵状披针形，全缘，顶端短渐尖或急尖，基部狭楔形。花：花单生，俯垂；花萼杯状，不显著 5 齿；花冠白色，裂片卵形，花药灰紫色；果梗较粗壮，俯垂。果：果实长指状或长圆锥状，顶端渐尖且常弯曲，未成熟时绿色，成熟后红色、橙色或紫红色，味辛辣。种子：种子扁肾形，淡黄色。花果期 5—11 月。

【生境分布】全国各地有栽培。

【药用部位（药材名称）及采收加工】茎（辣椒茎）、根（辣椒头）、叶（辣椒叶）、果实（辣椒）。辣椒茎：9—10 月将倒苗前采收，切段，晒干。辣椒头：秋季采挖，洗净，晒干。辣椒叶：夏秋季枝叶茂盛时采叶，鲜用或晒干。辣椒：6—7 月果实红时采收，晒干。

【临床应用】辣椒茎：辛、甘，热。散寒除湿，活血化瘀；用于风湿冷痛，冻疮。辣椒头：辛、甘，热。散寒除温，活血消肿；用于手足无力，肾囊肿胀，冻疮。辣椒叶：苦，温。消肿涤络，杀虫止痒；用于水肿，顽癣，疥疮，冻疮，痈肿。辣椒：辛，热；归脾、胃经。温中散寒，下气消食；用于胃寒气滞，脘腹胀痛，呕吐，泻痢，风湿痛，冻疮。

【备　　注】辣椒具有较多的杂交培育品种，常根据果实生长的状态、形状、大小和辛辣程度划分为若干变种；常见栽培变种：菜椒（灯笼椒）、朝天椒、簇生椒、长辣椒等。《全国中草药汇编》：凡果实尖长而辣者可用，形圆而不辣者如灯笼椒（柿子椒）则不入药，青辣椒也不作药用。

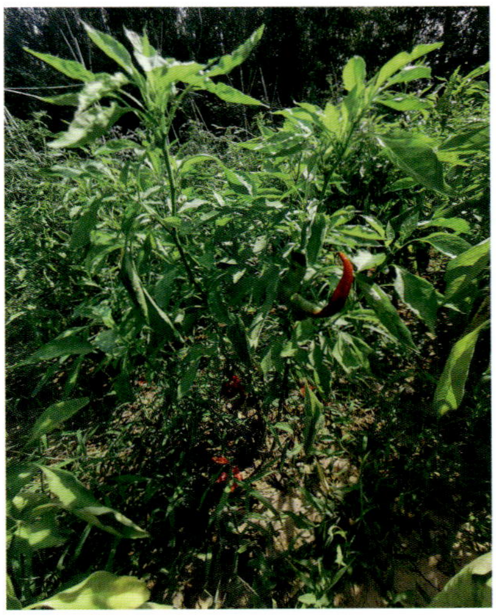
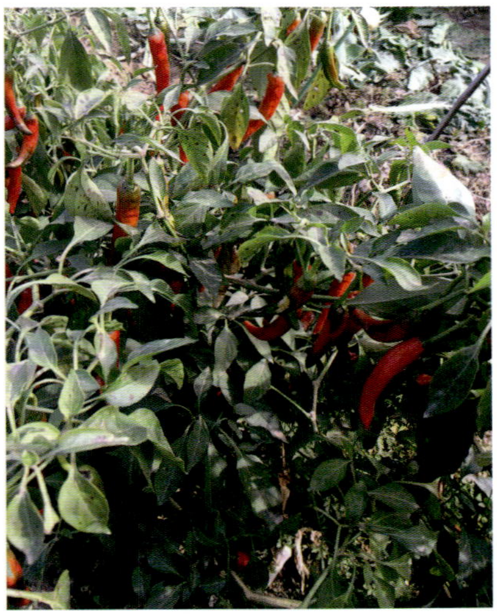
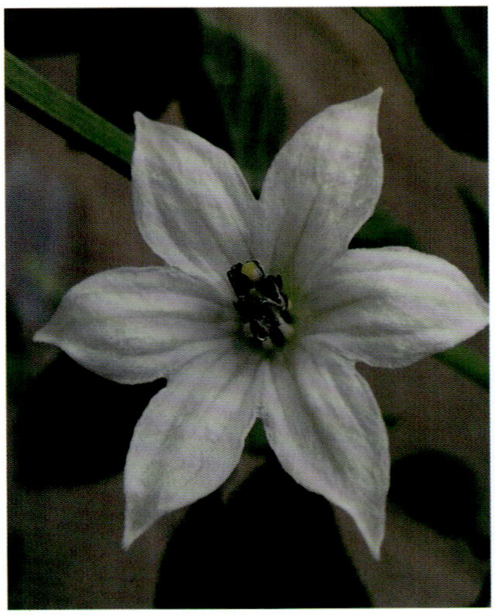
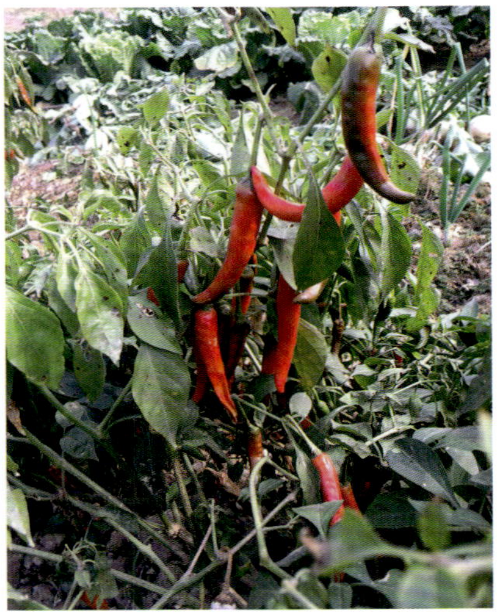

白英

【基　　原】茄科茄属白英 *Solanum lyratum* Thunberg

【别　　名】毛母猪藤、排风藤、北风藤、白毛藤、生毛鸡屎藤、白荚、蔓茄、山甜菜、千年不烂心等。

【形态特征】1年生草质藤本。茎：茎枝密被具节长柔毛。叶：叶互生，常为琴形，基部常3～5深裂，裂片全缘，两面均被白色发亮的长柔毛；叶柄被白色长柔毛。花：聚伞花序顶生或腋外生，疏花，总花梗被具节的长柔毛；萼环状，萼齿5；花冠蓝紫色或白色，花冠筒隐于萼内，冠檐5深裂，裂片椭圆状披针形，先端被微柔毛。果：浆果球状，成熟时红黑色。种子：种子近盘状，扁平。花果期6—10月。

【生境分布】生于草地、路旁、田边、山坡等处。分布于我国华东、华南、华中及甘肃、陕西，山西、河北、四川、云南等地。

【药用部位（药材名称）及采收加工】全草（白英、白毛藤）、根（白毛藤根）、果实（鬼目）。全草：夏秋季采收，洗净，鲜用或晒干。白毛藤根：夏秋季采挖，洗净，鲜用或晒干。鬼目：果实成熟时采收。

【临床应用】全草：苦，微寒，有小毒；归肝、胃经。清热解毒，利湿消肿，抗癌；用于感冒发热，乳痈，恶疮，湿热黄疸，腹水，白带，肾炎水肿；外用治痈疖肿毒。白毛藤根：辛、苦，平。清热解毒，消肿止痛；用于风火牙痛，头痛，瘰疬，痔漏。鬼目：酸，平。明目，止痛；用于眼花目赤，迎风流泪，翳障，牙痛。

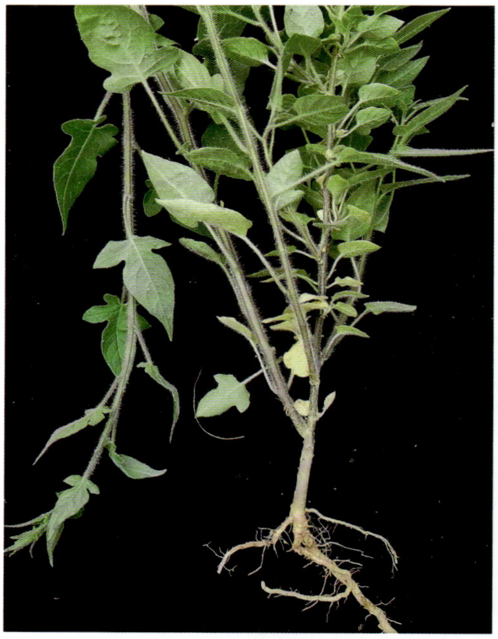
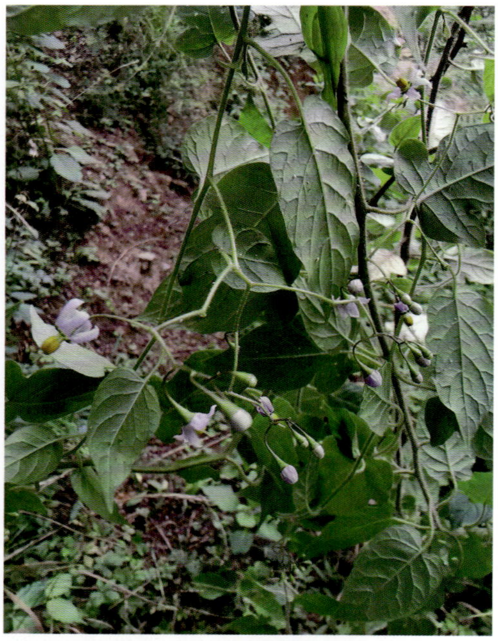
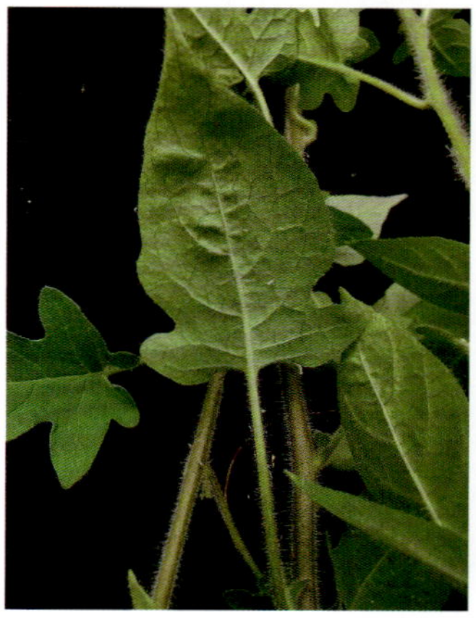
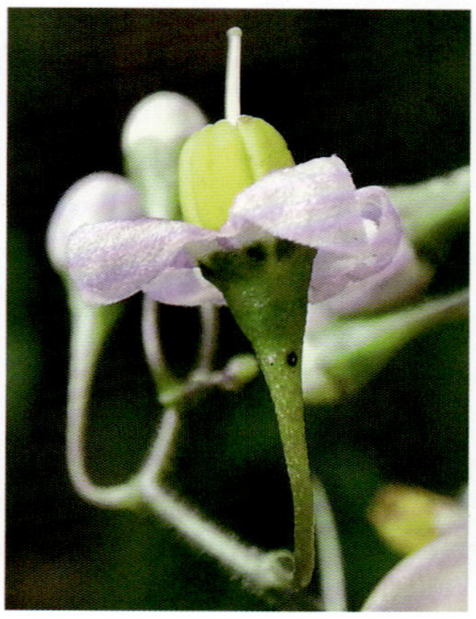
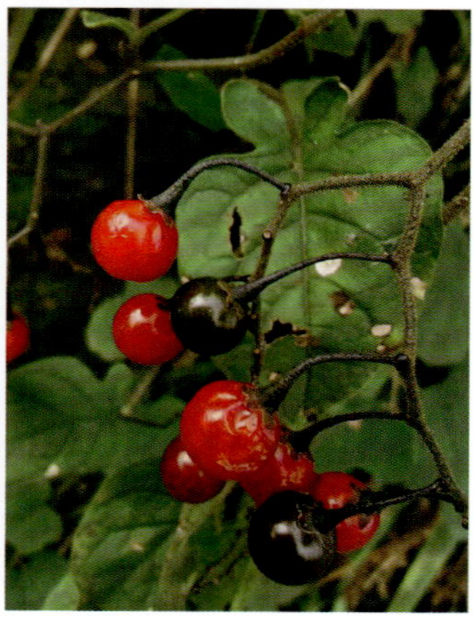

龙葵

【基　　原】茄科茄属龙葵 *Solanum nigrum* L.

【别　　名】七粒扣、乌疗草、黑天天、野（黑）茄子、野辣子、黑姑娘、野海椒、龙眼草等。

【形态特征】1 年生草本。茎：茎直立或下部斜升，稍具棱，绿色或带紫色，近无毛或微被毛。叶：叶互生；叶卵形，先端尖或长尖，基部宽楔形或近截形，叶缘具波状疏锯齿。花：伞房状聚伞花序侧生，花柄下垂，每花序有 4 ～ 10 花；花萼圆筒形，外面疏被细毛，裂片 5，裂片卵状三角形；花冠白色，花瓣 5，裂片轮状伸展；雄蕊 5，着生花冠筒口，花丝分离，内面有细柔毛；雌蕊 1，花柱下半部密生长柔毛，柱头圆形。果：浆果球状，有光泽，成熟时紫红色或黑色。种子：种子扁圆形。花果期 6—10 月。

【生境分布】生于路旁、田野。分布于全国各地。

【药用部位（药材名称）及采收加工】全草（龙葵）、根（龙葵根）、果实（龙葵果）、种子（龙葵子）。龙葵：夏秋季采收，鲜用或晒干。龙葵根：夏秋季采收，鲜用或晒干。龙葵果：秋季果实成熟时采收，鲜用或晒干。龙葵子：秋季果实成熟时采收，打下种子，鲜用或晒干。

【临床应用】龙葵：苦，寒；有小毒。清热解毒，利水消肿；用于感冒发热，牙痛，慢性支气管炎，痢疾，尿路感染，乳腺炎，白带，癌症；外用治痈疖疔疮、天疱疮、蛇咬伤。龙葵根：苦、微甘，寒；无毒。清热利湿，活血解毒；用于痢疾，淋浊，尿路结石，白带，风火牙痛，跌打扭伤，痈疽肿毒。龙葵果：甘、微苦，寒；镇咳，祛痰。龙葵子：苦，寒。清热解毒，化痰止咳；用于咽喉肿痛，疔疮，咳嗽痰喘。

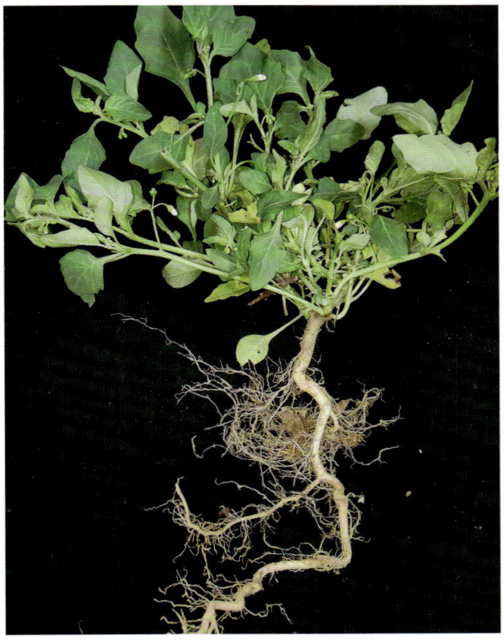

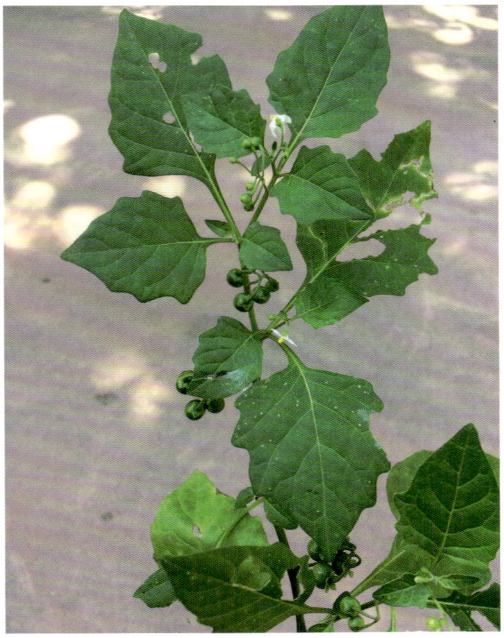

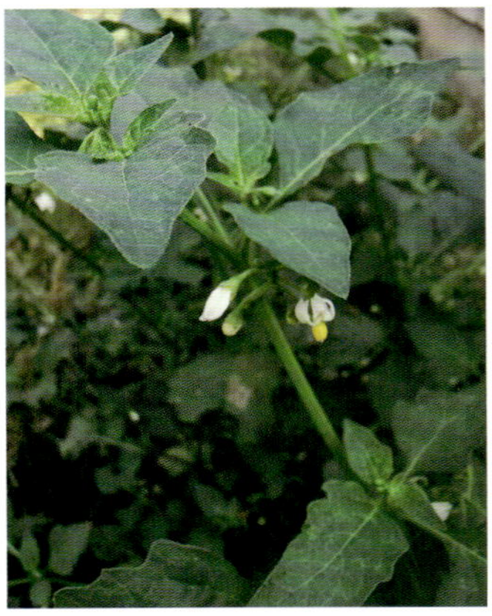

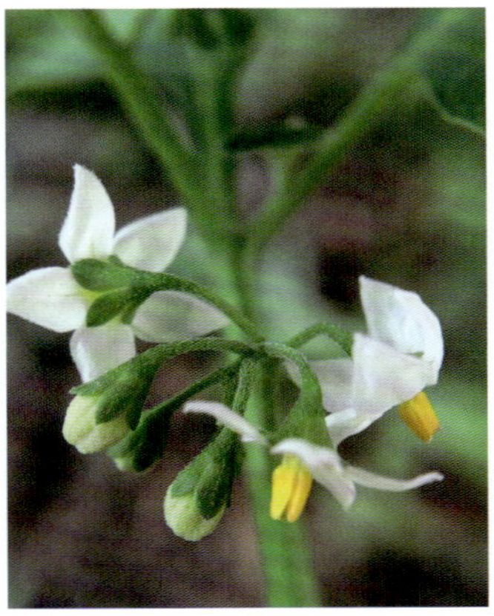

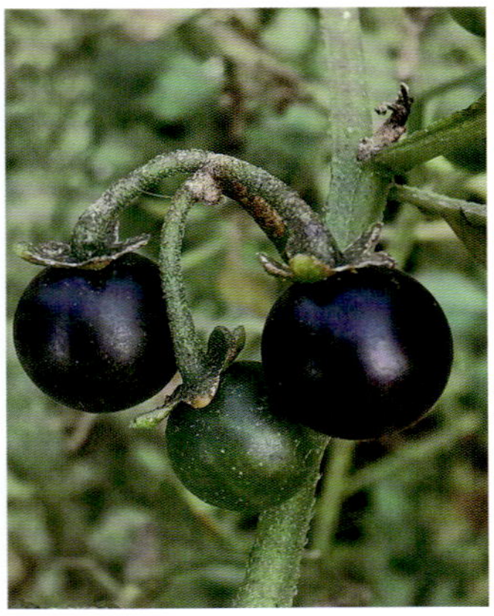

茄

【基　　原】茄科茄属茄 *Solanum melongena* L.

【别　　名】矮瓜、吊菜子、茄子、落苏、紫（白）茄。

【形态特征】1 年生草本或亚灌木。**茎：**茎直立，上部分枝，绿色或紫色。**叶：**叶互生，有长柄；叶卵形至长圆状卵形，先端钝，基部不相等，边缘波状或深波状圆裂，两面疏被星状绒毛。**花：**能孕花单生，花柄在花后常下垂，不孕花蝎尾状，与能孕花并出；萼近钟形，外面密被星状绒毛及小皮刺，萼裂片披针形，先端锐尖；花冠辐状，蓝紫色，常 5 裂；雄蕊 5，花药黄色，柱头浅裂。**果：**浆果大型，形状及大小变异大，常为白绿或暗紫色，长圆形或近球形。花果期 6—9 月。

【生境分布】全国各地有栽培。

【药用部位（药材名称）及采收加工】果实（茄子）、宿萼（茄蒂）、根和茎（茄根、茄子根）、叶（茄叶）、花（茄花）。茄子：夏秋季果熟时采收。茄蒂：夏秋季采收，鲜用或晒干。根和茎：9—10 月植物枯萎时采挖，洗净泥土，晒干。茄叶：夏季采收，鲜用或晒干。茄花：夏秋季采收，晒干。

【临床应用】茄子：甘，凉；归脾、胃、大肠经。清热，活血，消肿；用于肠风下血，热毒疮痈，皮肤溃疡。茄蒂：凉血，解毒；用于肠风下血，痈肿，口疮，牙痛。根和茎：甘、辛，寒。祛风利湿，清热止血；用于风湿热痹，齿痛，脚气，血痢，便血，痔血，血淋，妇女阴痒，皮肤瘙痒，冻疮。茄叶：甘、辛，平。散血消肿；用于血淋，下血，血痢，肠风下血，痈肿，冻伤。茄花：甘，平。敛疮，止痛，利湿；用于创伤，牙痛，妇女白带过多。

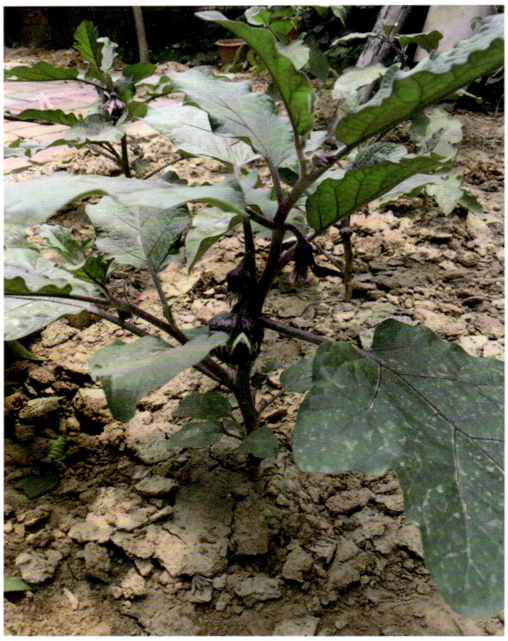
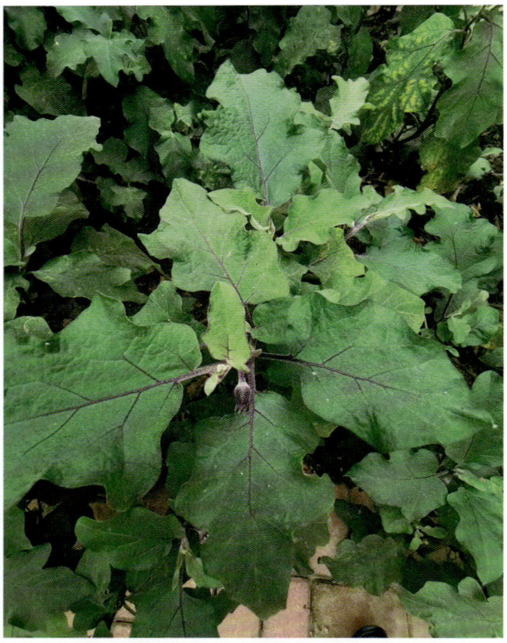
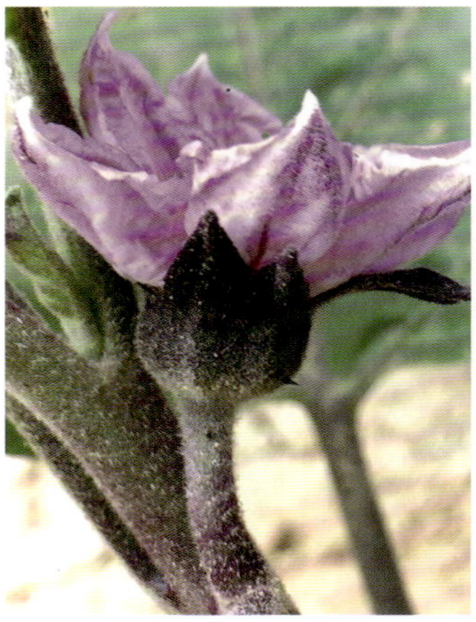
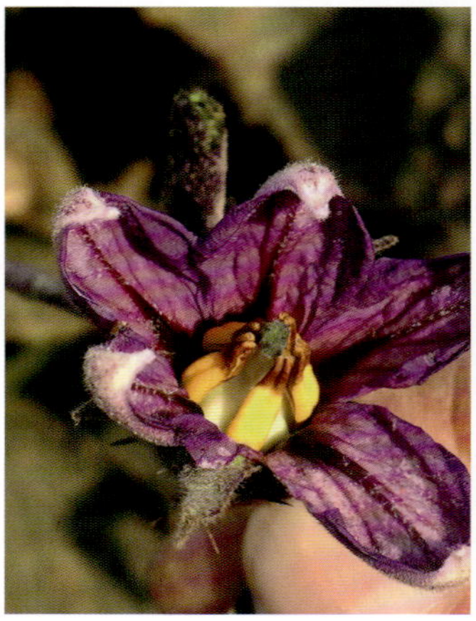
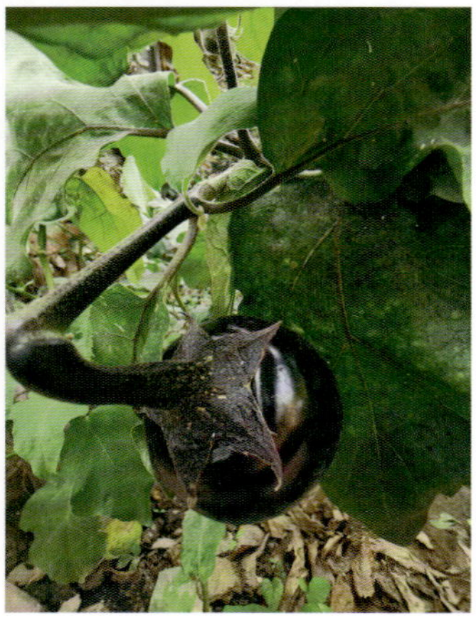

【基　　原】茄科茄属青杞 *Solanum septemlobum* Bunge

【别　　名】狗杞子、野茄子、野狗杞、蜀羊泉等。

【形态特征】1年至多年生草本或灌木状。茎：茎直立，具棱角，被白色具节弯卷的短柔毛或近无毛。叶：叶互生；叶卵形，先端钝，基部楔形，通常7裂，有时5～6裂，或上部的叶近全缘，裂片卵状长圆形至披针形，全缘或具尖齿，两面均疏被短柔毛，在脉上及叶缘上较密。花：2歧聚伞花序，顶生或腋外生，总花梗具微柔毛或近无毛，花梗纤细，近无毛，基部具关节；萼小，杯状，外面被疏柔毛，5裂，萼齿三角形；花冠青紫色，花冠筒隐于萼内，冠檐先端深5裂，裂片长圆形，开放时常向外反折；花药黄色。果：浆果近球状，熟时红色。种子：种子扁圆形。花果期6—9月。

【生境分布】生于荒地、沟旁、路边、田边、山坡等处。分布于我国东北、华北、西北及山东、河南、安徽、江苏、四川等地。

【药用部位（药材名称）及采收加工】全草或果实（蜀羊泉）。夏秋季割取全草，洗净，切段，鲜用或晒干。

【临床应用】苦，寒；小毒。清热解毒；用于咽喉肿痛，两目昏赤，乳腺炎，疥癣瘙痒。

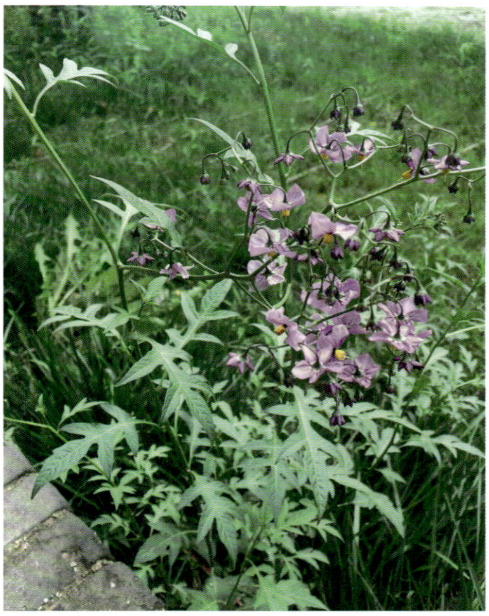
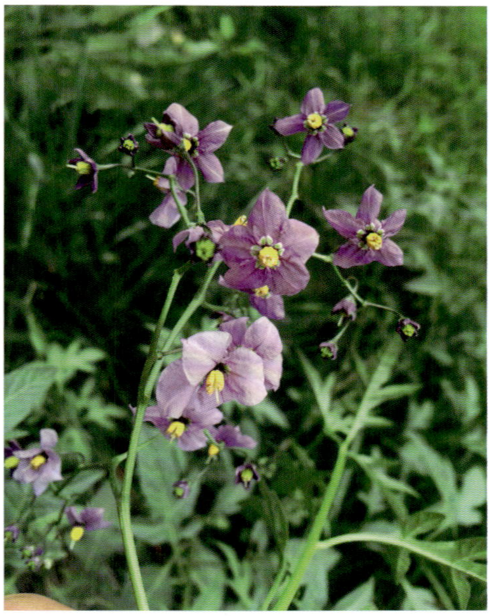
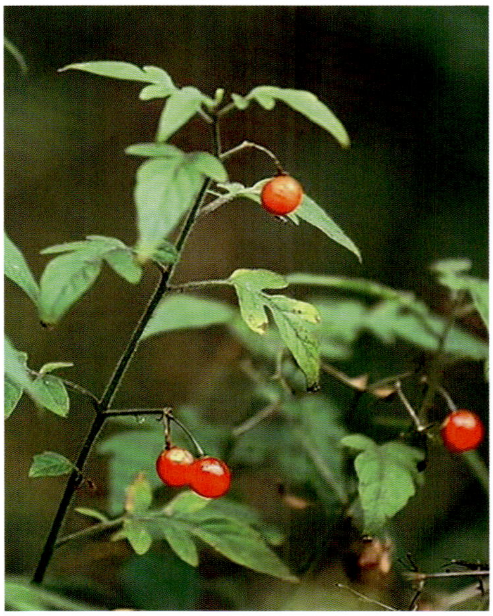
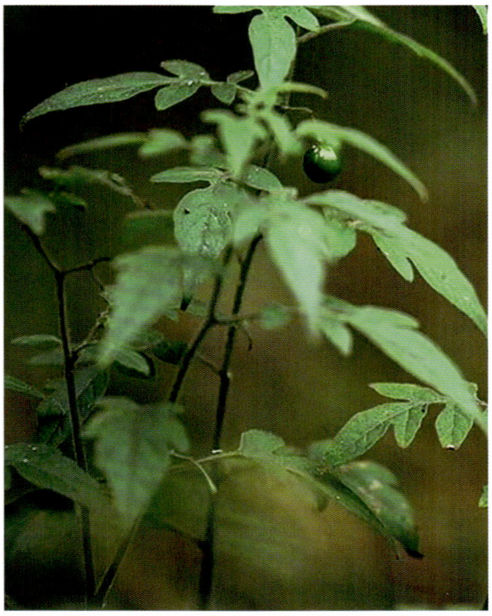

单叶青杞

【基　　原】茄科茄属单叶青杞 *Solanum septemlobum* Bunge var.*subintegrifolium* C.Y.Wu et S.C.Huang

【别　　名】无。

【形态特征】形态特征与植物“青杞”相似。与青杞比较：本种的叶不羽状分裂，少数边缘具不规则的齿裂。

【生境分布】生于路边、宅旁等处。分布于河北、河南、山西、陕西、甘肃等地。

【药用部位（药材名称）及采收加工】均同植物“青杞”项下。

【临床应用】同植物“青杞”项下。

【备　　注】本种为植物“青杞 *Solanum septemlobum* Bunge”的变种之一。

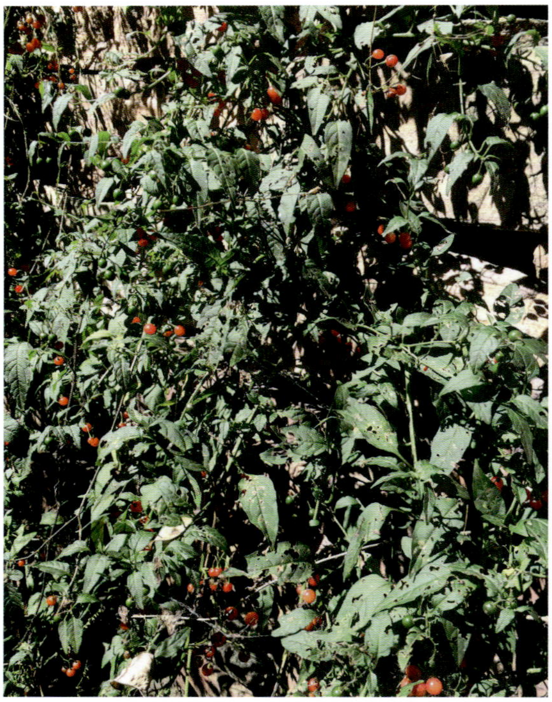

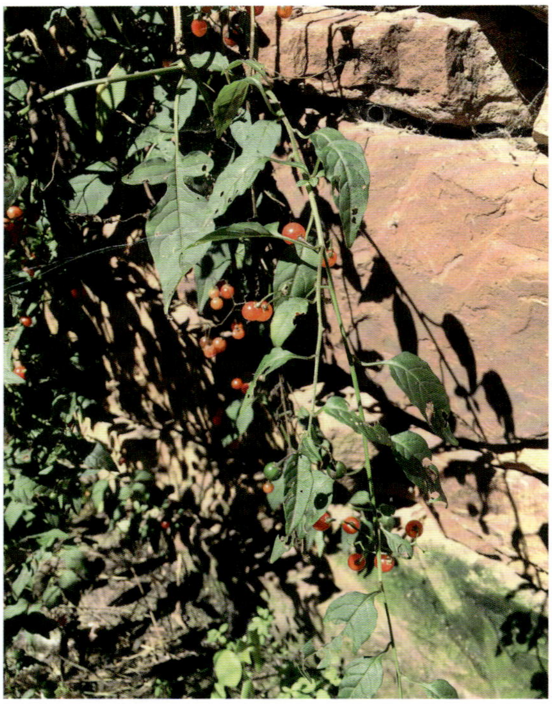

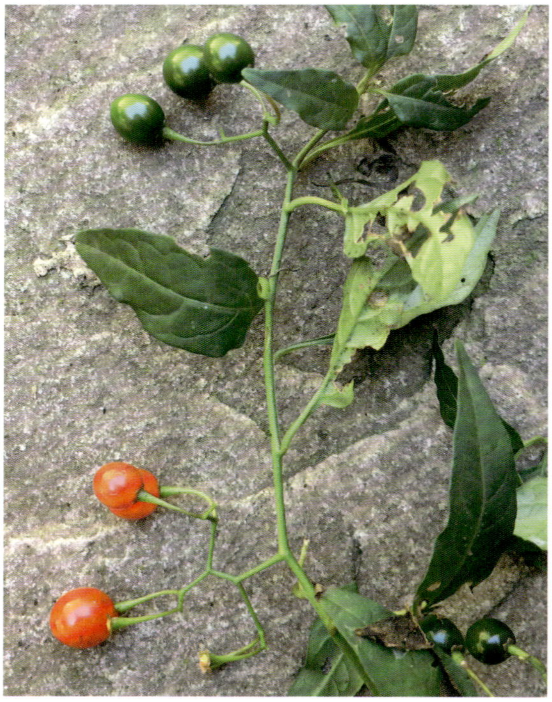

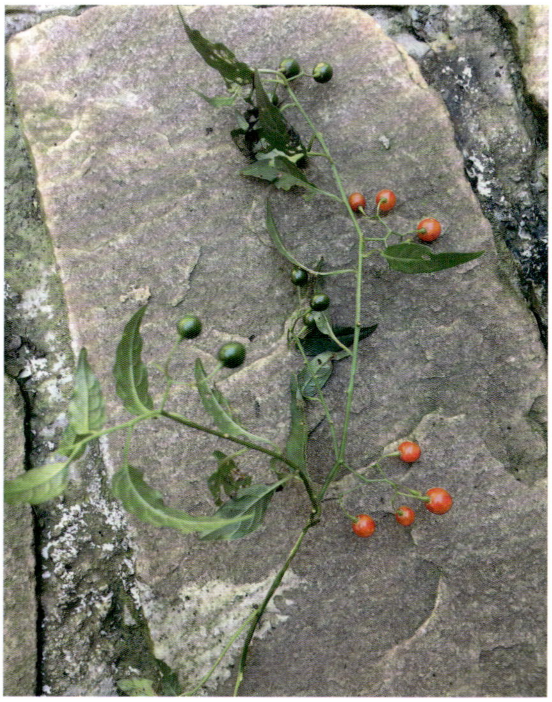

卵果青杞

【基　　原】茄科茄属卵果青杞 *Solanum septemlobum* Bunge var.*ovoidocarpum* C.Y.Wu et S.C.Huang
【别　　名】无。
【形态特征】形态特征与植物“青杞”相似。与青杞比较：本种的果为卵形，叶 3～5 裂或近全缘。
【生境分布】生于路边、沟边、山坡等处。分布于河北、河南、内蒙古等地。
【药用部位（药材名称）及采收加工】均同植物“青杞”项下。
【临床应用】同植物“青杞”项下。
【备　　注】本种为植物“青杞 *Solanum septemlobum* Bunge”的变种之一。

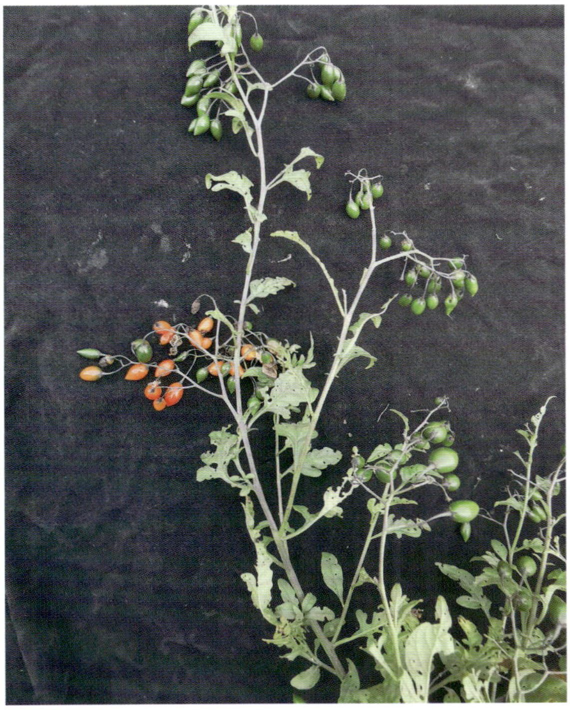
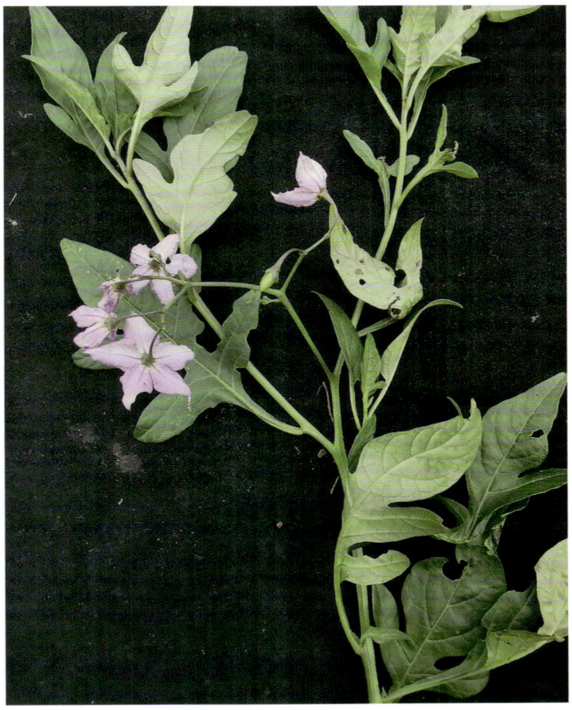
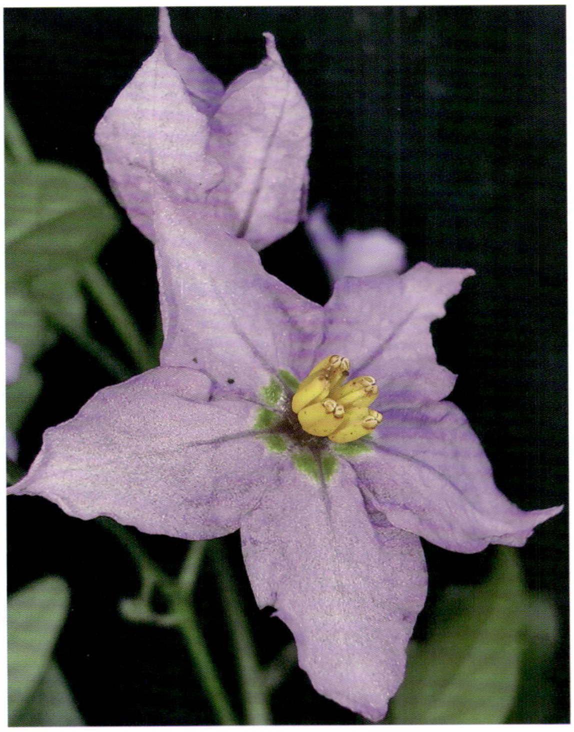
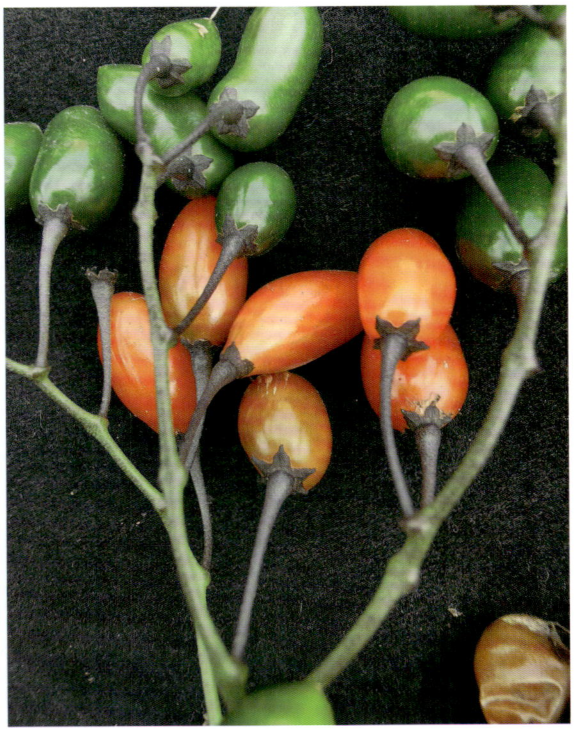

阳芋

【基　　原】茄科茄属阳芋 *Solanum tuberosum* L.

【别　　名】马铃（荷兰、番仔）薯、洋芋、土豆、地蛋、山药蛋（豆）、薯仔等。

【形态特征】1 年生草本。茎：地下茎块状，扁圆形或长圆形，外皮黄白色、淡红色或紫色。叶：奇数羽状复叶，小叶常大小相间；小叶 6 ～ 8 对，卵形至长圆形，先端尖，基部稍不相等，全缘，两面均被白色疏柔毛，侧脉每边 6 ～ 7 条，先端略弯。花：伞房花序顶生，后侧生，花白色或蓝紫色；萼钟形，外面被疏柔毛，5 裂；花冠辐状，花冠筒隐于萼内，裂片 5，三角形，柱头头状。果：浆果圆球状，光滑。花果期 6—9 月。

【生境分布】全国各地有栽培。

【药用部位（药材名称）及采收加工】块茎（马铃薯、洋芋）。夏秋季采收，洗净，鲜用或晒干。

【临床应用】甘，平。和胃健中，解毒消肿；用于胃痛，痈肿，湿疹，烫伤。

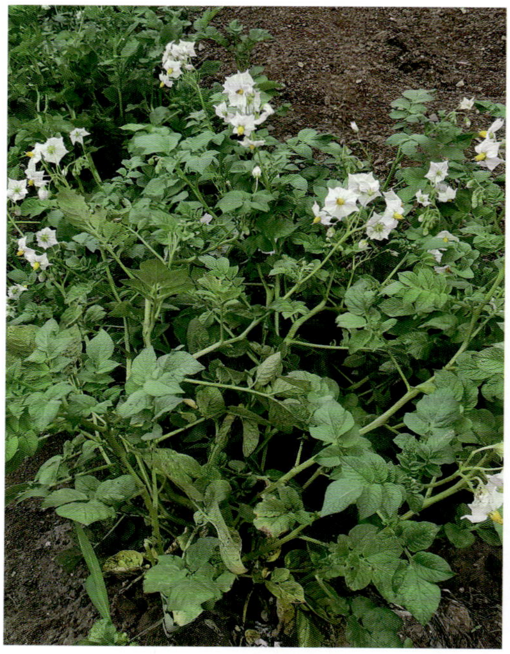
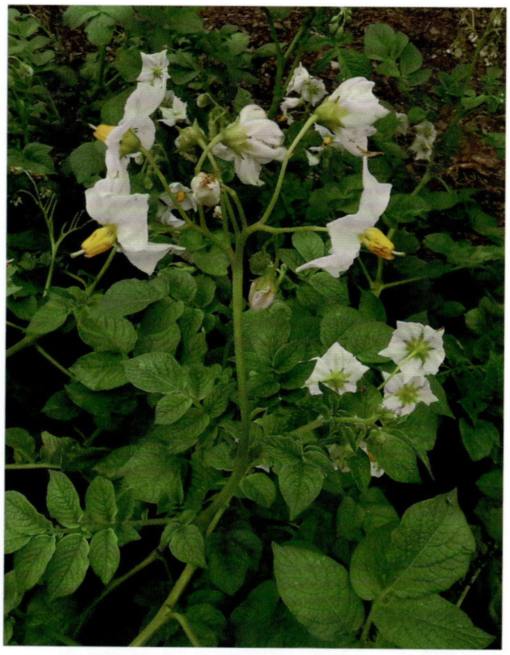
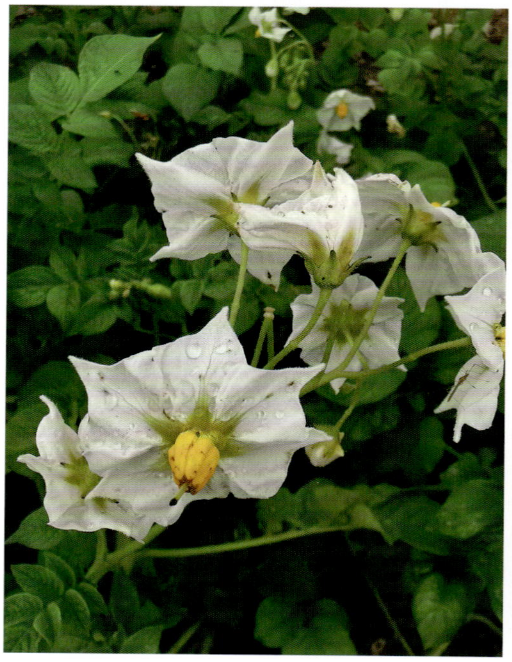
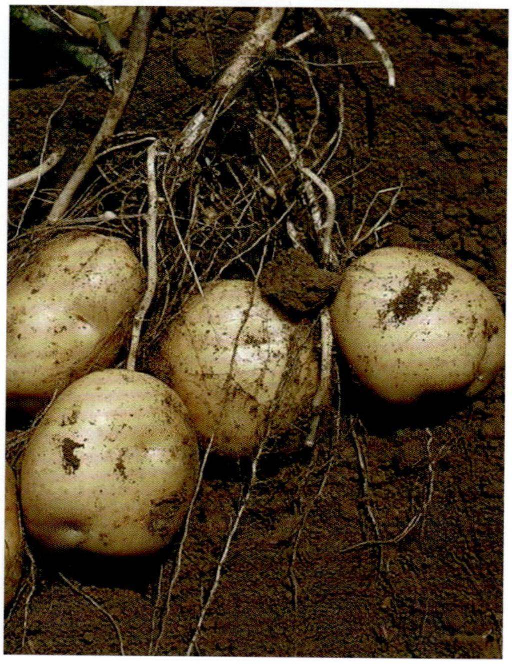

【基　　原】茄科番茄属番茄 *Lycopersicon esculentum* Mill.

【别　　名】蕃柿、西红柿。

【形态特征】1年生草本。茎：茎直立或倒伏；全株具黏质腺毛，有强烈气味。叶：叶互生；奇数羽状复叶或羽状深裂，小叶大小不等，卵形或矩圆形，先端渐尖，边缘有不规则锯齿或裂片，基部歪斜。花：聚伞花序侧生，常有花3～7朵；花盛开时柄稍下垂；花萼辐状，裂片披针形，果时宿存；花冠辐状，直径约2 cm，黄色；雄蕊5～6，花丝短，柱头头状。果：浆果形状、大小及颜色不一，通常为球形或扁球形，肉质而多汁，桔黄色或鲜红色，光滑。种子：种子黄色。花果期5—10月。

【生境分布】全国大部分地区有栽培。

【药用部位（药材名称）及采收加工】果实（西红柿）。夏秋季果实成熟时采收，洗净，鲜用。

【临床应用】酸、甘，微寒。生津止渴，健胃消食；用于口渴，食欲不振。

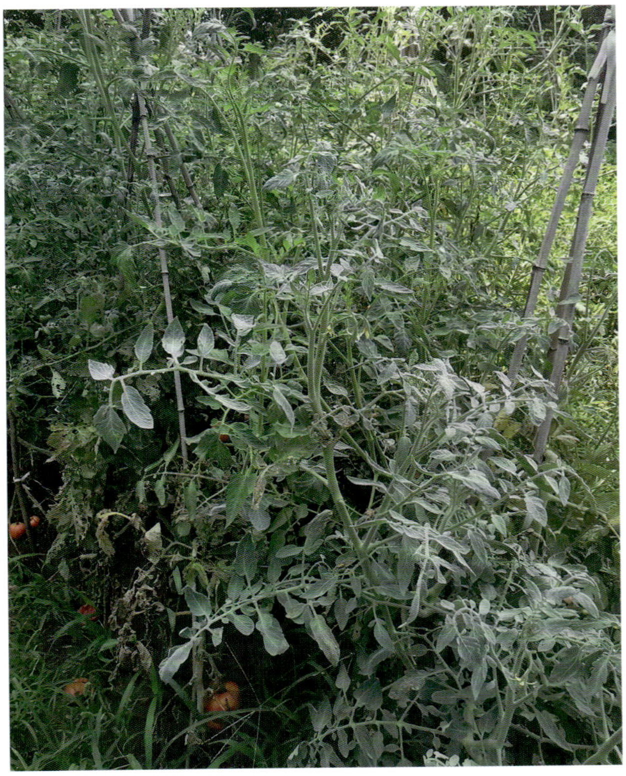

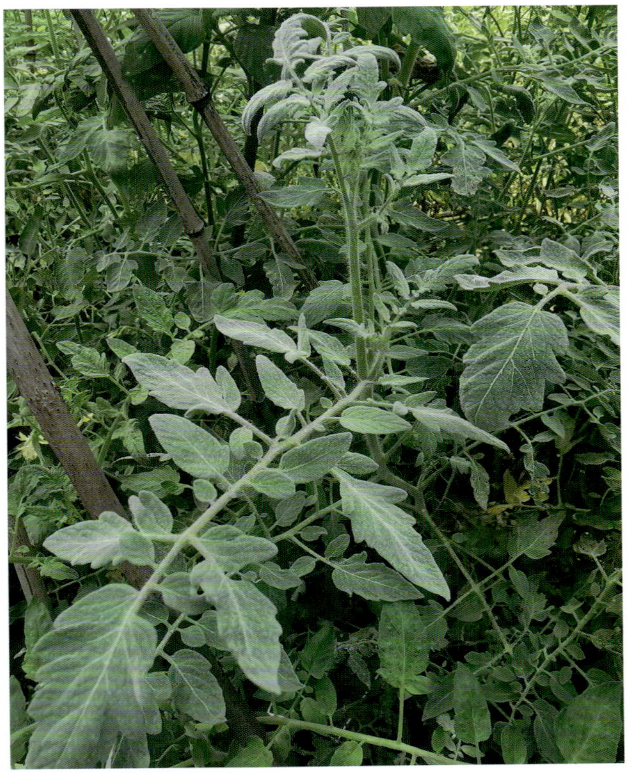

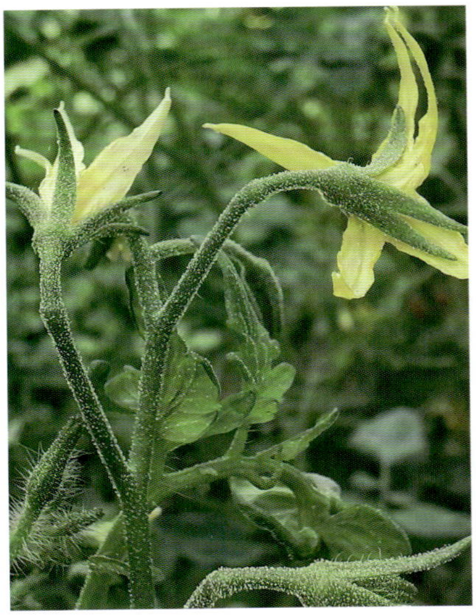

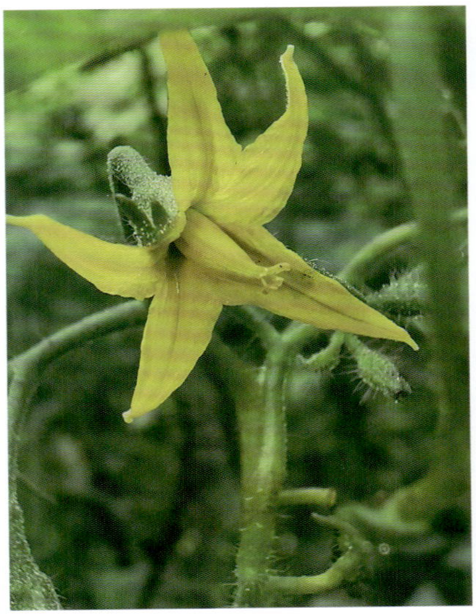

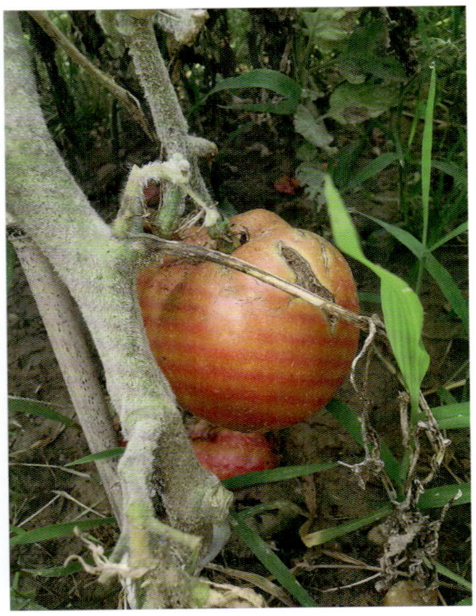

曼陀罗

【基　　原】茄科曼陀罗属曼陀罗 *Datura stramonium* Linn.

【别　　名】曼荼罗、洋金花、闹羊花、大喇叭花、山茄子。

【形态特征】1 年生草本或半灌木。**茎：**茎粗壮，下部木质化，圆柱状，淡绿色或带紫色。**叶：**叶互生；叶卵形或宽卵形，顶端渐尖，基部不对称楔形，边缘具不规则波状浅裂。**花：**花单生于枝叉间或叶腋，直立，有短梗；花萼筒状，筒部有 5 棱角，两棱间稍向内陷，基部稍膨大，顶端紧围花冠筒，5 浅裂，裂片三角形；花冠漏斗状，下半部带绿色，上部白色、淡紫色或紫色，檐部 5 浅裂，裂片有短尖头；雄蕊不伸出花冠，子房密生柔针毛，花柱长约 6 cm。**果：**蒴果直挺，卵状，表面具坚硬的针刺，成熟后淡黄色，规则 4 瓣裂。**种子：**种子卵圆形，稍扁，黑色。花果期 6—11 月。

【生境分布】生于田间、沟旁、道边、河岸、山坡。分布于全国各地。

【药用部位（药材名称）及采收加工】茎（风茄梗、枫茄梗）、叶（曼陀罗叶）、果实或种子（曼陀罗子）。茎：秋季果实采摘时同时收集，除去杂质，晒干。曼陀罗叶：7—8 月采收，晒干或烘干。曼陀罗子：夏秋季果实成熟时采收，亦可晒干后倒出种子。

【临床应用】茎：辛，温；有毒。止痛，定喘；用于胃痛，风湿痛，寒哮气喘；外用治冻疮。曼陀罗叶：辛、苦；用于喘咳，痹痛，脚气，脱肛。曼陀罗子：辛、苦，温，有毒；归肝、脾经。平喘，祛风，止痛；用于喘咳，惊痫，风寒湿痹，泻痢，脱肛，跌打损伤。

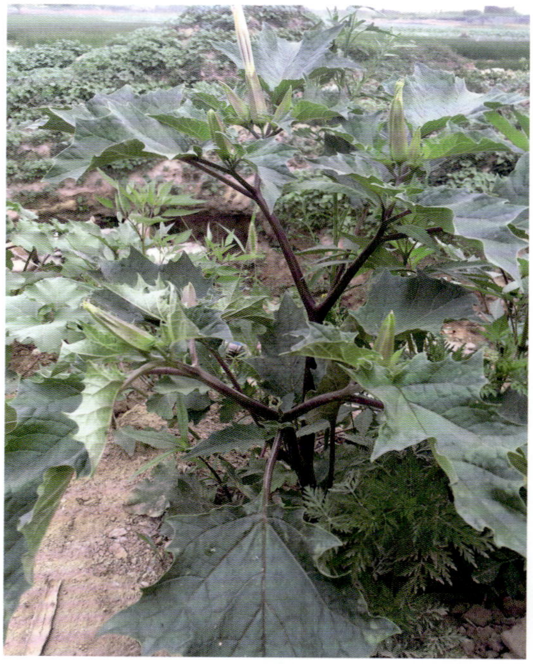
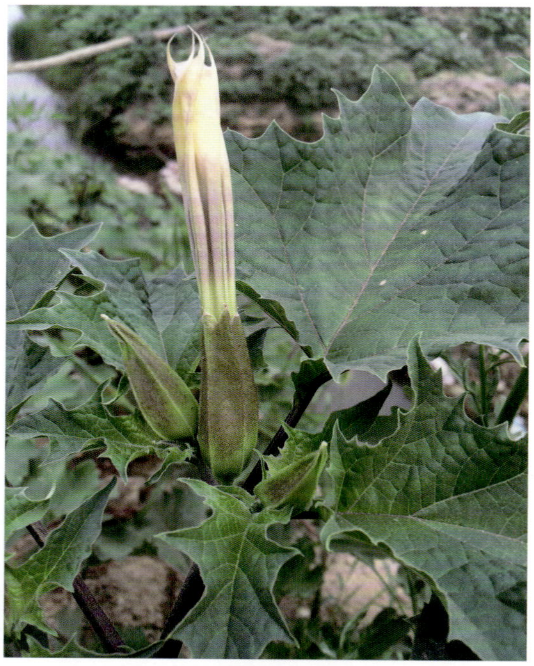
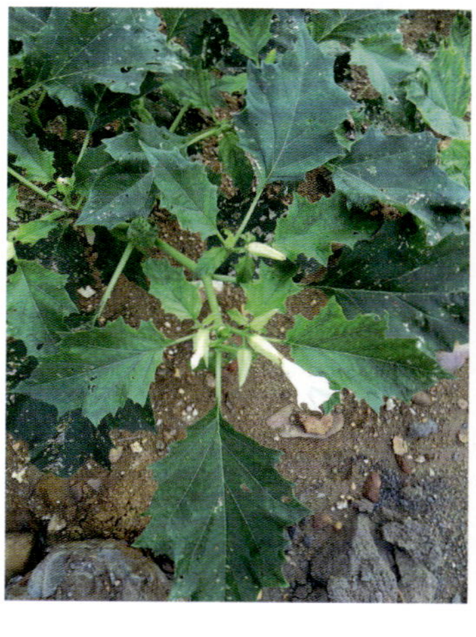
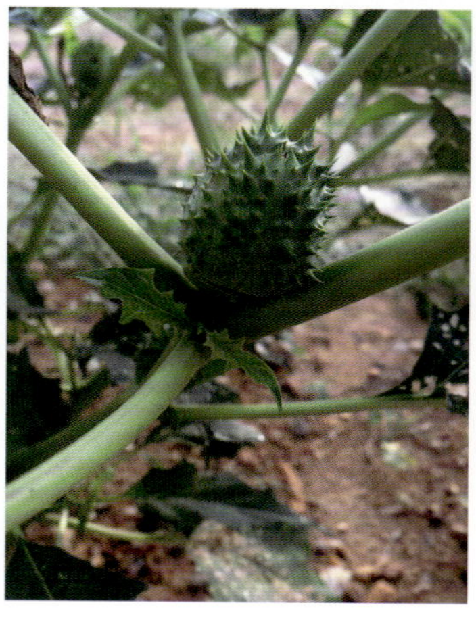
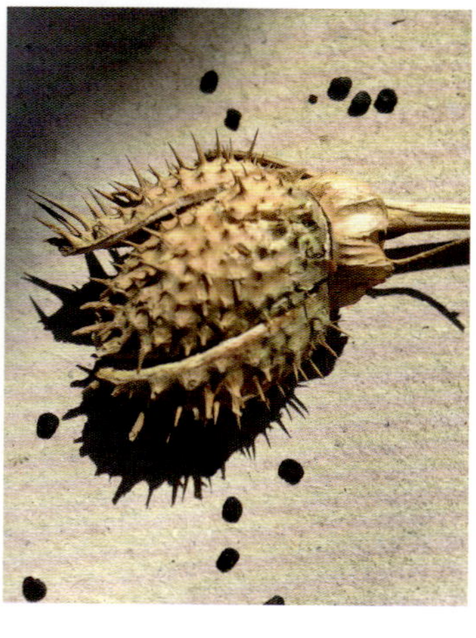

毛曼陀罗

【基　　原】茄科曼陀罗属毛曼陀罗 *Datura innoxia* Mill.

【别　　名】风茄花、串筋花。

【形态特征】形态特征与植物“曼陀罗”相似。两者的主要区别：毛曼陀罗的全株密被短绒毛或腺毛；花萼长 8 ～ 10 cm，无明显棱；果实横生或俯垂，4 瓣裂不规则。曼陀罗的全株无毛或稍被疏毛；花萼长 3 ～ 6.5 cm，有 5 棱；果实直立，4 瓣裂规则。

【生境分布】生于山坡、村边、路旁等处。分布于新疆、河北、山东、河南、湖北、江苏等地；有栽培。

【药用部位（药材名称）及采收加工】花（洋金花）、果实或种子（曼陀罗子）、叶（曼陀罗叶）、根（曼陀罗根）。洋金花：4—11 月花初开时采收，晒干或低温干燥。曼陀罗子：夏秋季果实成熟时采收，亦可晒干后倒出种子。曼陀罗叶：7—8 月间采收，晒干或烘干。曼陀罗根：夏秋季挖取，洗净，鲜用或晒干。

【临床应用】洋金花：辛，温，有毒；归肺、肝经。平喘止咳，镇痛，解痉；用于哮喘咳嗽，脘腹冷痛，风湿痹痛，小儿慢惊，外科麻醉。曼陀罗子：辛、苦，温，有毒；归肝、脾经。平喘，祛风，止痛；用于喘咳，惊痫，风寒湿痹，脱肛，跌打损伤，疮疖。曼陀罗叶：辛、苦，温；有毒。镇咳平喘，止痛拔脓；用于喘咳，痹痛，脚气，脱肛，痈疽疮疖。曼陀罗根：辛、苦，温；有毒。镇咳，止痛，拔脓；用于喘咳，风湿痹痛，疖癣，恶疮，狂犬咬伤。

【备　　注】按《药典》，中药材“洋金花”为白花曼陀罗 *Datura metel* L. 的花。

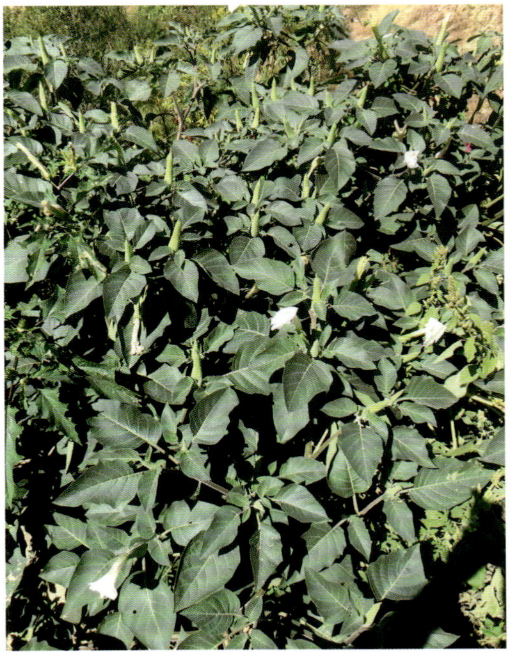

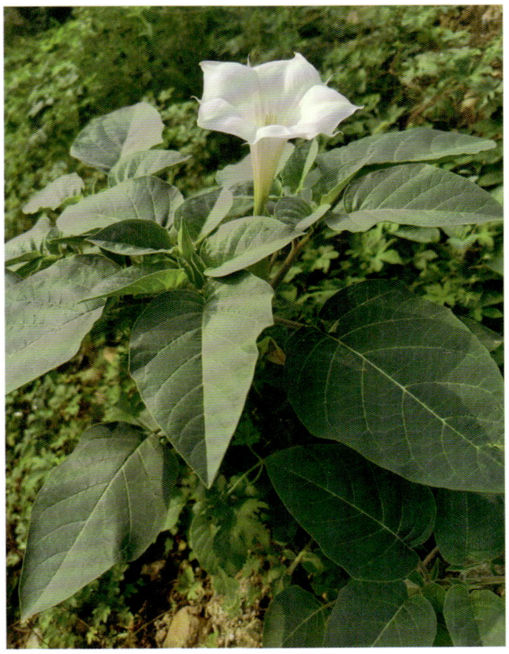

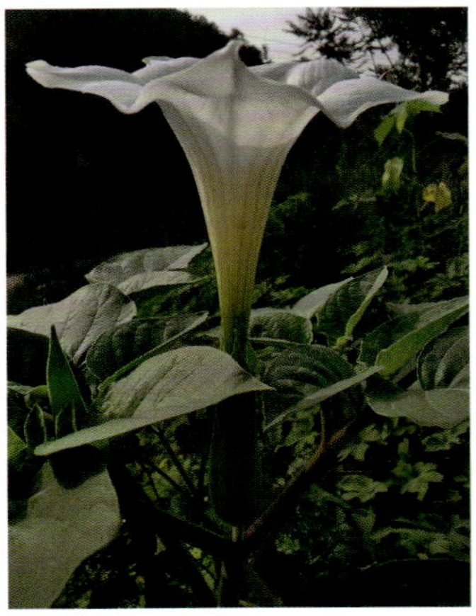

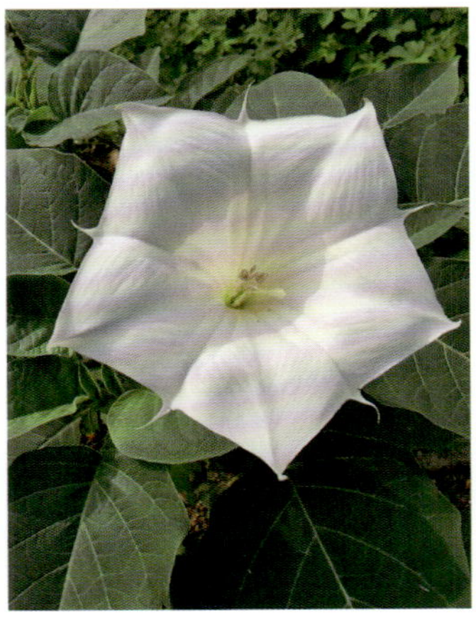

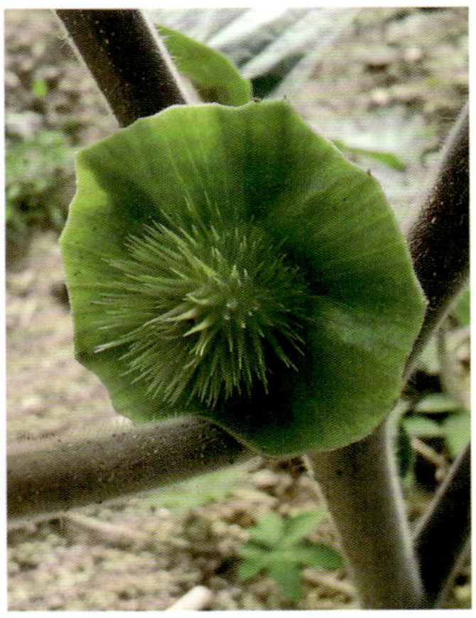

烟草

【基　　原】茄科烟草属烟草 *Nicotiana tabacum* L.

【别　　名】烟叶。

【形态特征】1年或多年生草本。根：根粗壮。茎：茎基部稍木质化；全体被腺毛。叶：叶矩圆状披针形、披针形、矩圆形或卵形，顶端渐尖，基部渐狭或呈耳状半抱茎，叶柄不明显或有翅状柄。花：圆锥状花序顶生，多花；花萼筒状或筒状钟形，裂片三角状披针形，长短不等；花冠漏斗状，淡红色，筒部色更淡，稍弓曲，檐部裂片急尖；雄蕊中1枚显著较其余4枚短，不伸出花冠喉部，花丝基部有毛。果：蒴果卵状或矩圆状。种子：种子圆形或宽矩圆形，褐色。花果期6—10月。

【生境分布】全国各地有栽培。

【药用部位（药材名称）及采收加工】全草（烟草）、叶（烟草）。全草：秋季采收，阴干。叶：通常于7月间，待烟叶由深绿色变为淡黄色、叶尖下垂时分次采收，晒干或烘干，再经回潮、发酵、干燥后即成。

【临床应用】全草：辛，温，有毒。消肿解毒，杀虫；用于疔疮肿毒，头癣，白癣，秃疮，毒蛇咬伤。叶：辛，温，有毒。行气止痛，解毒杀虫；用于食滞饱胀，气结疼痛，痈疽，疔疮，疥癣，蛇犬咬伤。

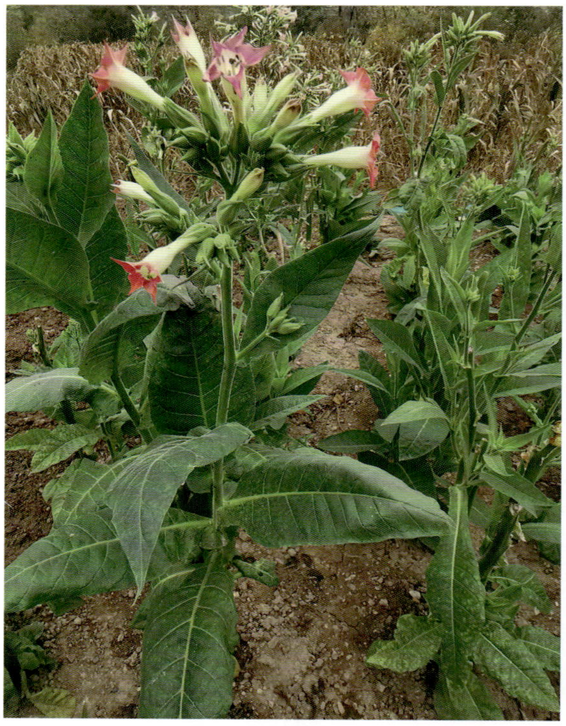

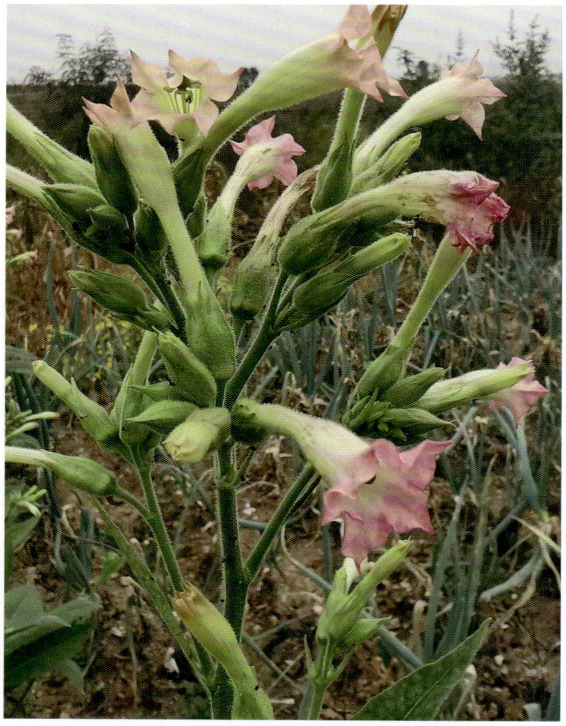

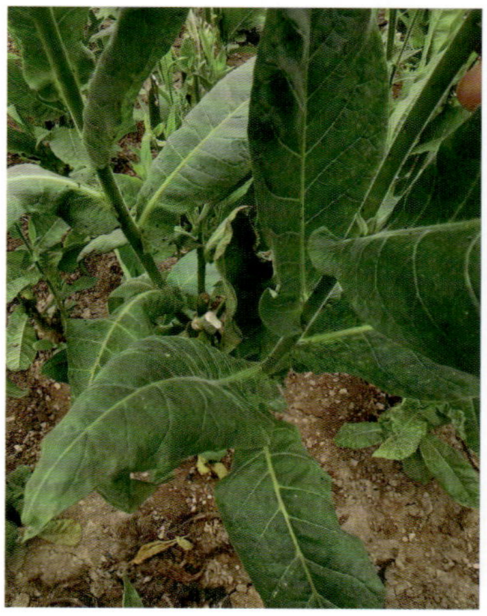

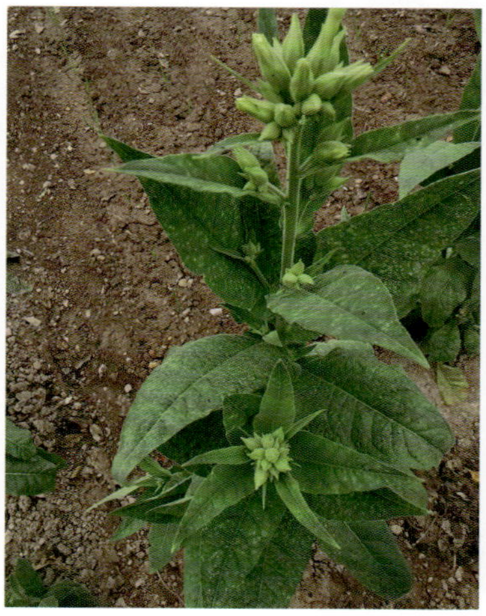

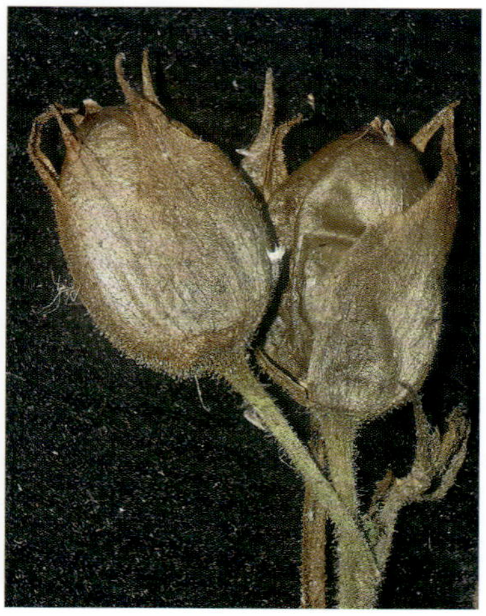

毛泡桐

【基　　原】玄参科泡桐属毛泡桐 *Paulownia tomentosa*（Thunb.）Steud.

【别　　名】紫花桐、锈毛泡桐。

【形态特征】落叶乔木。茎：树冠宽大伞形，树皮褐灰色；小枝有明显皮孔，幼时常具黏质短腺毛。叶：叶心形，顶端锐尖，全缘或波状浅裂，上面毛稀疏，下面毛密或较疏，老叶下面的灰褐色树枝状毛常具柄和 3 ～ 12 条细长丝状分枝；新枝上的叶较大，其毛常不分枝，有时具黏质腺毛；叶柄常有黏质短腺毛。花：花序枝的侧枝不发达，长约中央主枝之半或稍短，小聚伞花序的总花梗长 1 ～ 2 cm，几与花梗等长，具花 3 ～ 5 朵；萼浅钟形，外面绒毛不脱落，分裂至中部或裂过中部，萼齿卵状长圆形；花冠紫色，漏斗状钟形，外面有腺毛，檐部 2 唇形。果：蒴果卵圆形，幼时密生黏质腺毛。花果期 4—9 月。

【生境分布】分布于我国华东及辽宁、河北、河南、湖北等地；常见栽培。

【药用部位（药材名称）及采收加工】花（泡桐花）、叶（泡桐叶、桐叶）、果（泡桐果）、根或根皮（泡桐根、桐根）、树皮（泡桐树皮、桐皮、泡桐木皮）、木材（桐木）。泡桐花：春季花开时采收，鲜用或晒干。叶：夏秋季采摘，鲜用或晒干。泡桐果：夏秋季采摘，晒干。根或根皮：秋季采挖，洗净，鲜用或晒干。树皮：四季可采剥，除去栓皮，切段，晒干。桐木：四季可采，晒干。

【临床应用】泡桐花：苦，寒。清肺利咽，解毒消肿；用于肺热咳嗽，急性扁桃体炎，菌痢，急性肠炎，急性结膜炎，腮腺炎，疖肿，疮癣。叶：苦，寒。清热解毒，止血消肿；用于痈疽，疔疮肿毒，创伤出血。泡桐果：苦，微寒。化痰，止咳，平喘；用于慢性支气管炎，咳嗽咳痰。根或根皮：微苦，微寒。祛风止痛，解毒活血；用于风湿痹通，筋骨疼痛，疮疡肿毒，跌打损伤。树皮：用于痔疮，淋病，丹毒，跌打损伤。桐木：用于腿脚水肿。

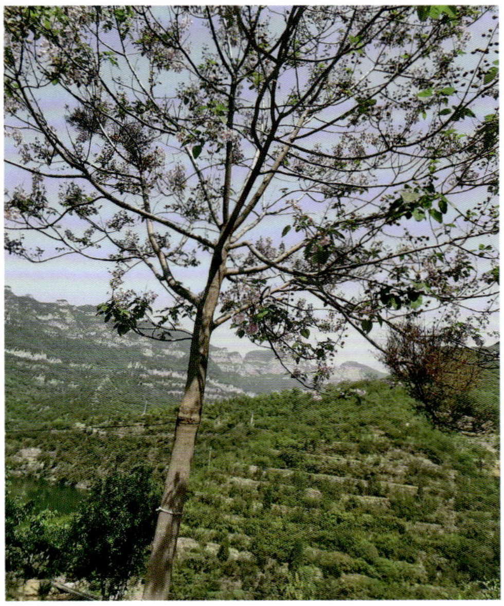
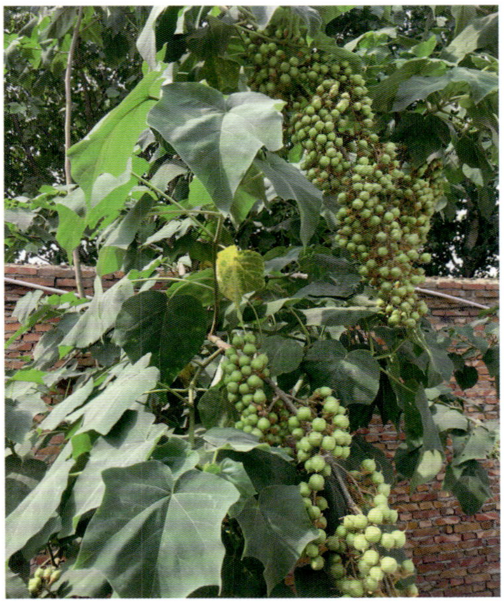
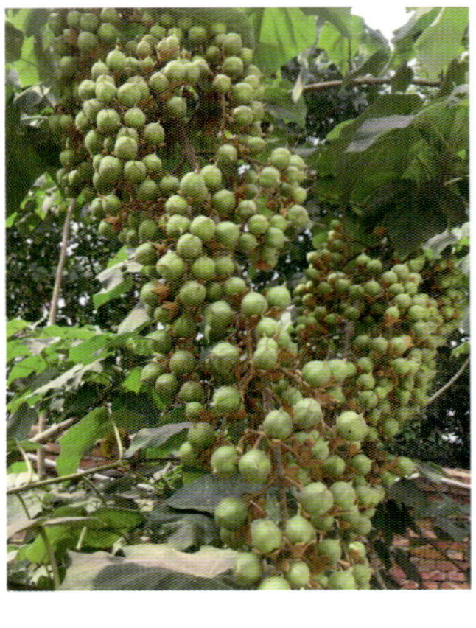
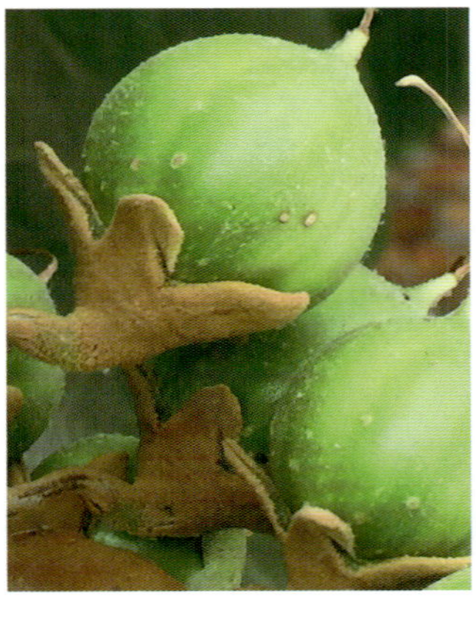
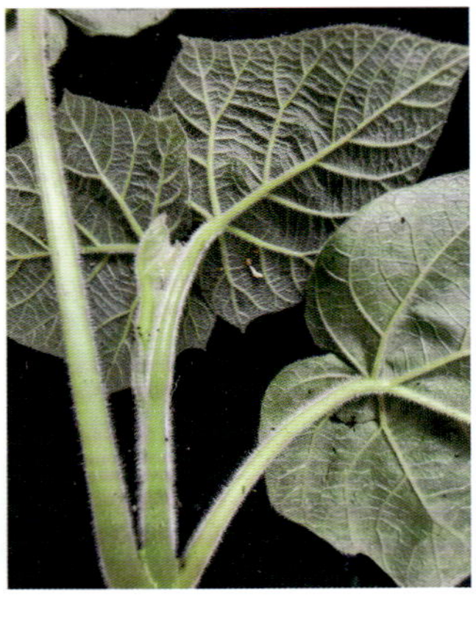

兰考泡桐

【基　　原】玄参科泡桐属兰考泡桐 *Paulownia elongata* S. Y. Hu

【别　　名】河南泡桐。

【形态特征】形态特征与植物“毛泡桐”相似。两者的主要区别：毛泡桐的萼深裂过半，萼裂片比萼筒长或至少等长；兰考泡桐的萼裂浅至 1/3 ～ 2/5，因此，萼裂片比萼筒稍短。

【生境分布】分布于河北、河南、山西、陕西、山东、湖北、安徽、江苏等地，通常栽培。

【药用部位（药材名称）及采收加工】花和果入药，药材名称和采收加工未见记载。

【临床应用】古今本草典籍未见记载。《河南植物志》：果、花入药，有消炎止痛、化瘀止咳、祛风、利水、降压等功效。

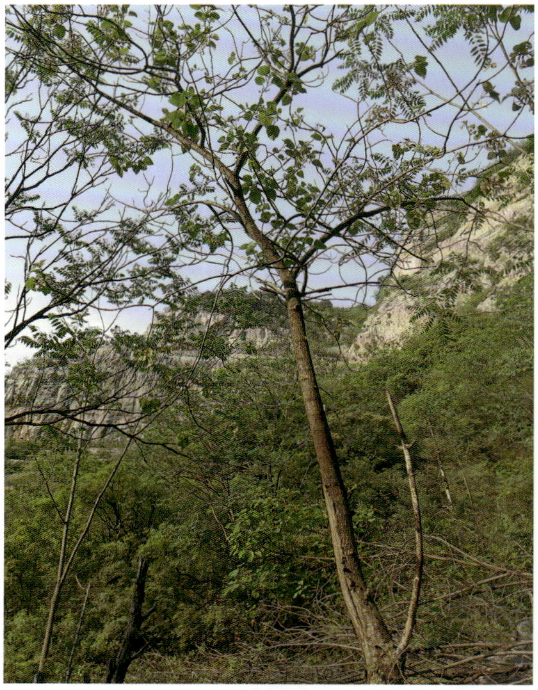

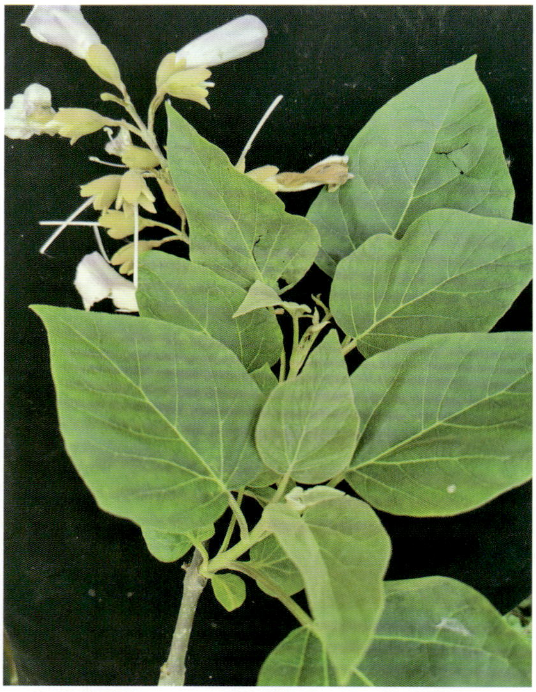

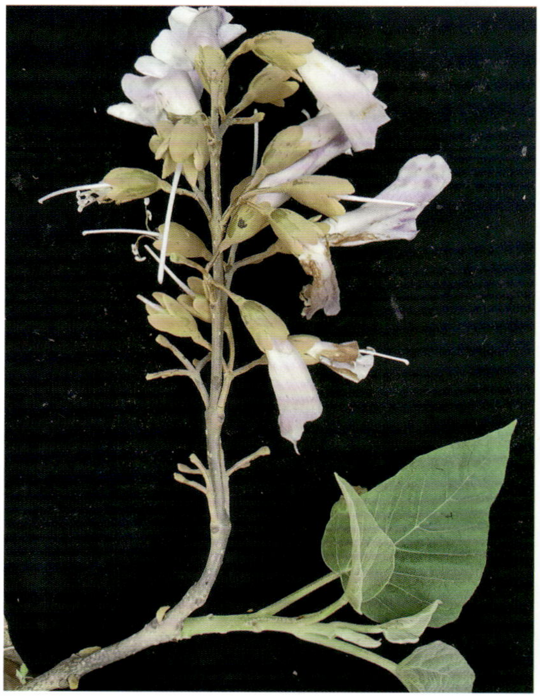

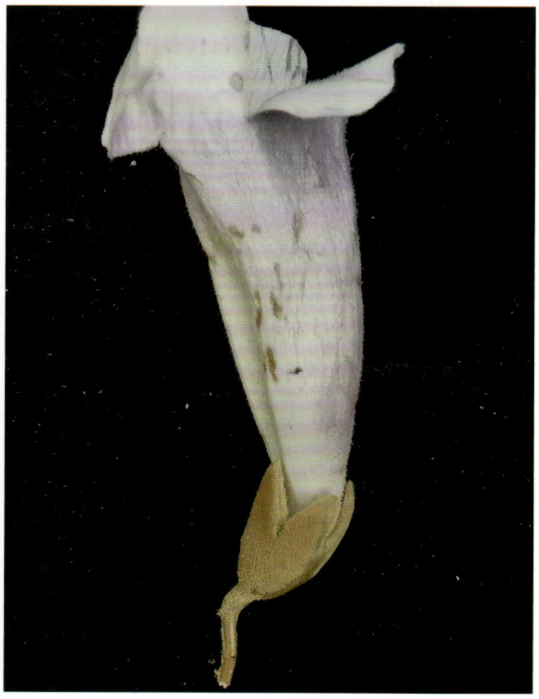

玄参

【基　　原】玄参科玄参属玄参 *Scrophularia ningpoensis* Hemsl.

【别　　名】黑（元）参、八秽麻、水萝卜、浙玄参。

【形态特征】多年生草本。根：支根数条，纺锤形或膨大。茎：茎四棱形，有浅槽，常分枝。叶：叶在茎下部多为对生而具柄，上部的有时互生而柄极短；叶卵形、卵状披针形、披针形，基部楔形、圆形或近心形，边缘具细锯齿，稀为不规则的细重锯齿。花：大型圆锥花序，花疏散，由顶生和腋生的聚伞圆锥花序合成；花萼裂片圆形，边缘稍膜质；花褐紫色，花冠筒多少球形，上唇长于下唇，裂片圆形，相邻边缘相互重叠，下唇裂片多少卵形，中裂片稍短。果：蒴果卵球形。花果期 6—11 月。

【生境分布】生于溪旁、丛林、草丛等处。分布于我国华东、华中及河北、山西、陕西、广东、贵州、四川等地；有栽培。

【药用部位（药材名称）及采收加工】根（玄参）。冬季茎叶枯萎时采挖，除去根茎、幼芽、须根及泥沙，晒或烘至半干，堆放 3 ～ 6 天，反复数次至干燥。

【临床应用】甘、苦、咸，微寒；归肺、胃、肾经。清热凉血，滋阴降火，解毒散结；用于热入营血，温毒发斑，热病伤阴，舌绛烦渴，津伤便秘，骨蒸劳嗽，目赤，咽痛，白喉，瘰疬，痈肿疮毒。

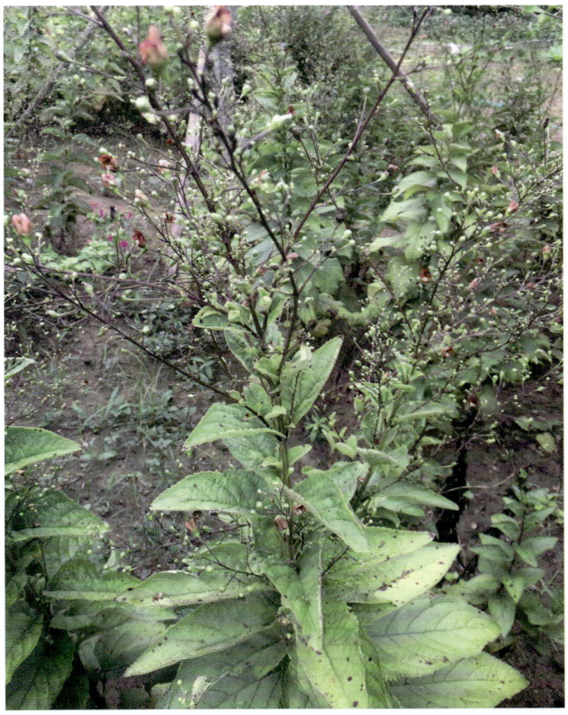
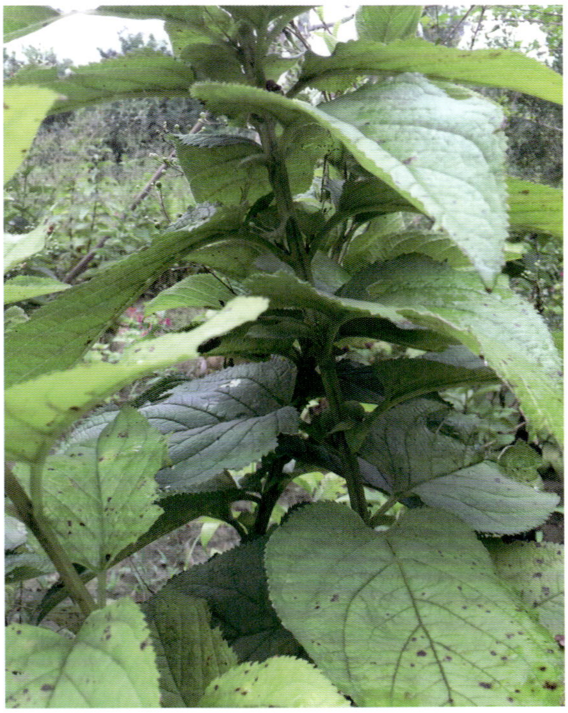
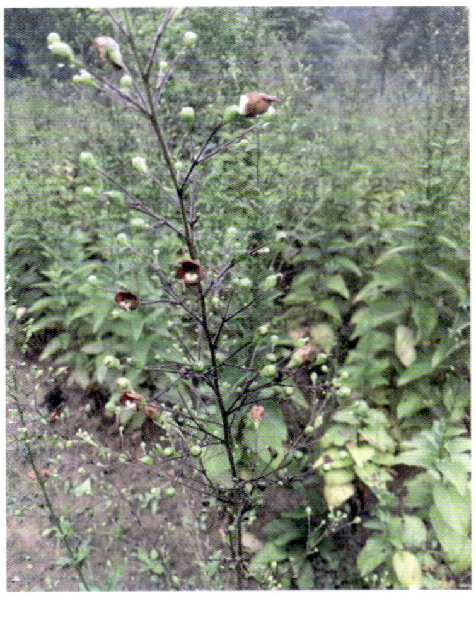
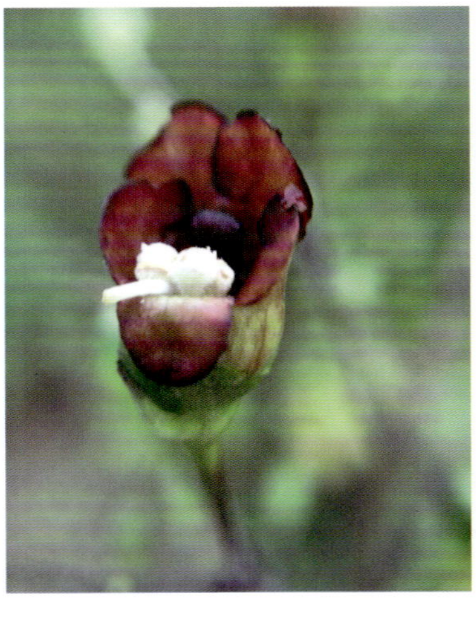
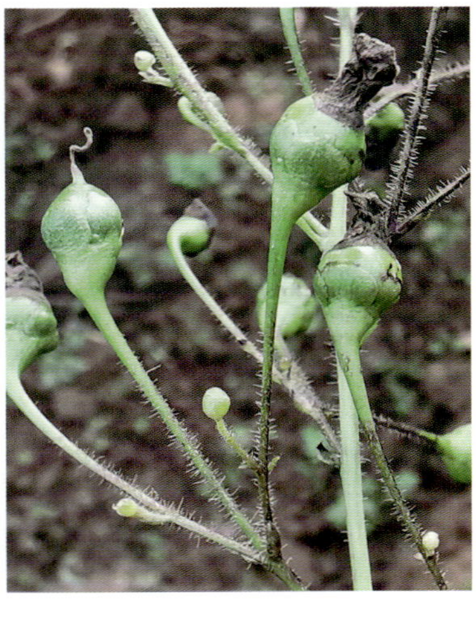

弹刀子菜

【基　　原】玄参科通泉草属弹刀子菜 *Mazus stachydifolius* (Turcz.) Maxim.

【别　　名】水苏叶通泉草、四叶细辛、地菊花、山刀草、大叶山油麻、毛曲菜。

【形态特征】多年生草本。茎：根状茎短；茎粗壮，常直立，圆柱形，不分枝或在基部分枝；全株被白色长柔毛。叶：基生叶匙形，有短柄，常早枯萎；茎生叶对生，上部的常互生，无柄，叶长椭圆形至倒卵状披针形，边缘具不规则锯齿。花：总状花序顶生，花稀疏；苞片三角形；花萼漏斗状，比花梗长，萼齿略长于筒部，先端长锐尖；花冠紫色，花冠筒与唇部近等长，上唇短，2 裂，裂片狭长三角形，先端尖，下唇宽大，开展，3 裂，中裂片较侧裂片小，近圆形，稍突出，有两条着生腺毛的皱褶直达喉部；雄蕊 4，2 强。果：蒴果扁卵球形。花果期 4—9 月。

【生境分布】生于山坡、田野、路旁、草地、林缘等处。分布于我国东北、华东及河北、湖北、四川等地。

【药用部位（药材名称）及采收加工】全草（弹刀子菜）。植株开花结果时采收，鲜用或晒干。

【临床应用】微辛，凉。清热解毒，凉血散瘀；用于便秘下血，疮疖肿毒，毒蛇咬伤，跌打损伤。

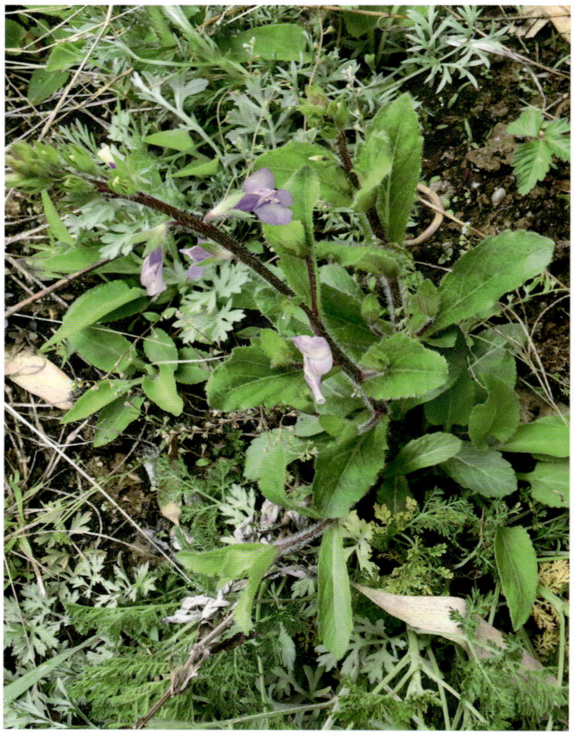

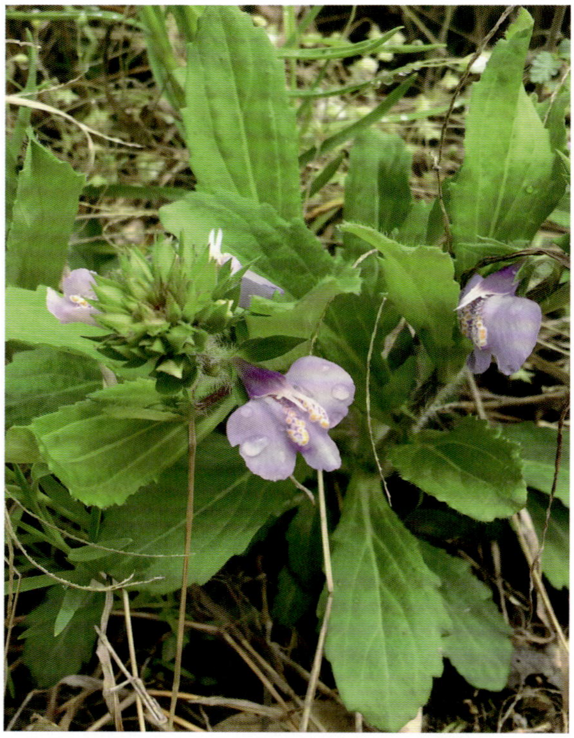

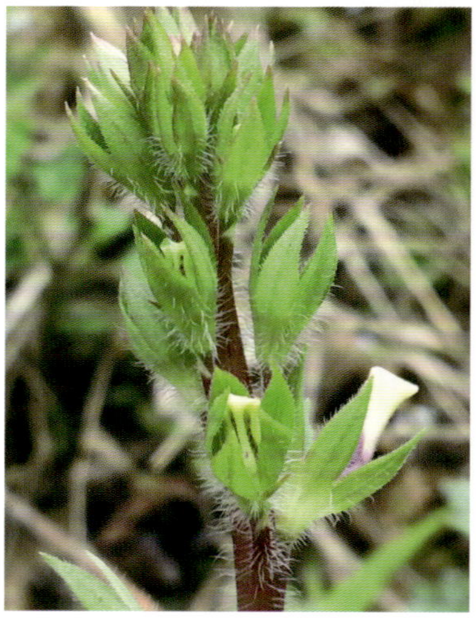

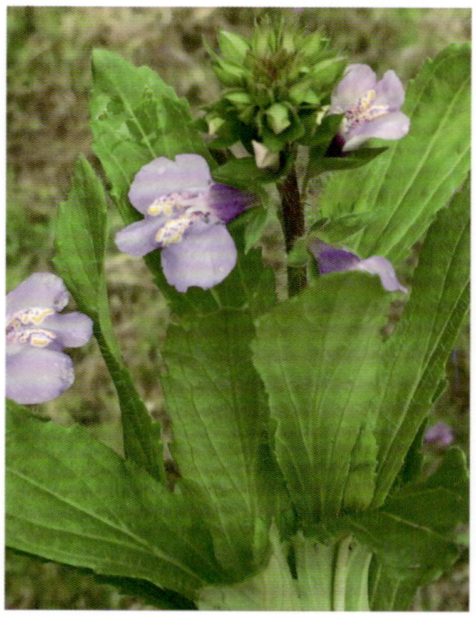

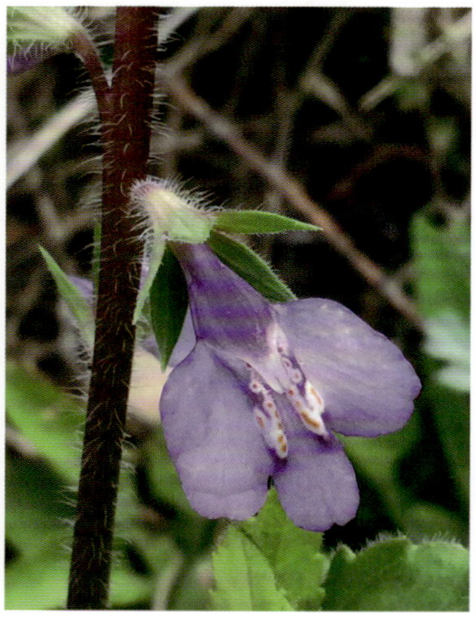

【基　　原】玄参科通泉草属通泉草 *Mazus japonicus*（Thunb.）O. Kuntze

【别　　名】绿兰（蓝）花、脓泡药、汤湿草、猪胡椒、野田菜、鹅肠草、五瓣梅、猫脚迹等。

【形态特征】1 年生草本。根：主根直伸，灰白色；须根纤细，多数。茎：茎直立或斜升，着地部分于节上常生不定根；常基部分枝，茎 1～5 或更多，分枝披散；茎上部略具四棱形，具纵向沟槽。叶：基生叶倒卵状匙形至卵状倒披针形，顶端全缘或有不明显的疏齿，边缘具不规则粗齿，基部楔形，下延成带翅的叶柄；茎生叶对生或互生，少数，近似基生叶。花：总状花序生于茎枝顶端，常在近基部生花，花通常 3～20 朵，疏稀；花萼钟状，萼片 5，与萼筒近等长，卵形，先端急尖，萼片沿缘略带紫褐色；花冠白色、淡紫色或蓝色，2 唇形，上唇裂片卵状三角形，下唇中裂片较小，稍突出，倒卵圆形。果：蒴果球形，无毛。种子：种子小，黄色，种皮上有不规则网纹。花果期 4—10 月。

【生境分布】生于沙质河岸、湿草地、草坡、沟边、路旁、林缘。除内蒙古、宁夏、青海及新疆外，分布于全国各地。

【药用部位（药材名称）及采收加工】全草（通泉草）。春夏秋季采收，洗净，鲜用或晒干。

【临床应用】苦，平。止痛，健胃，解毒；用于偏头痛，消化不良；外用治疔疮、脓疱疮、烫伤。

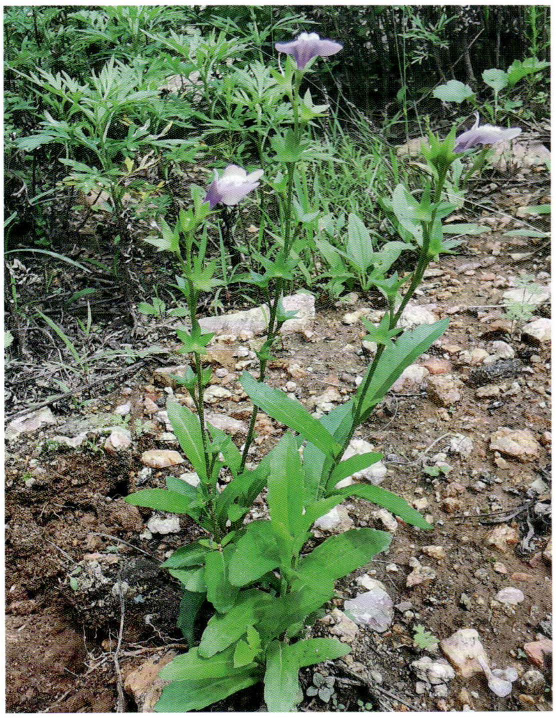

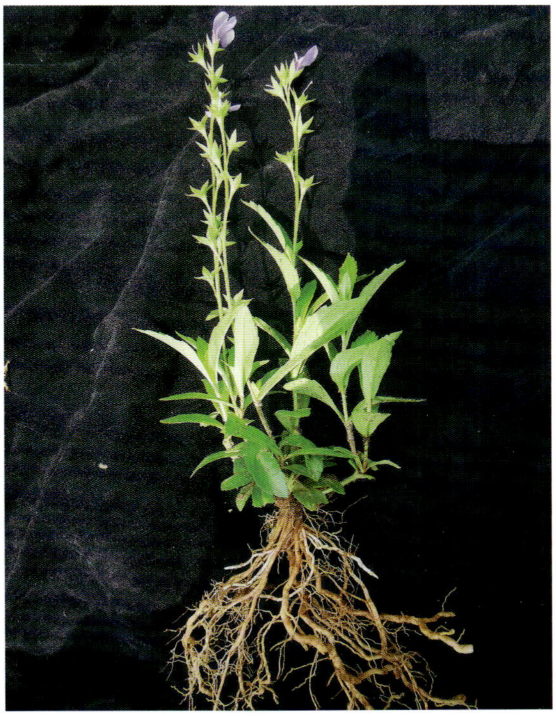

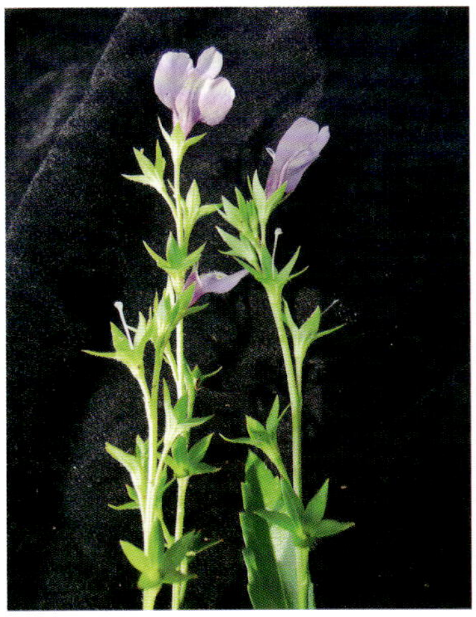

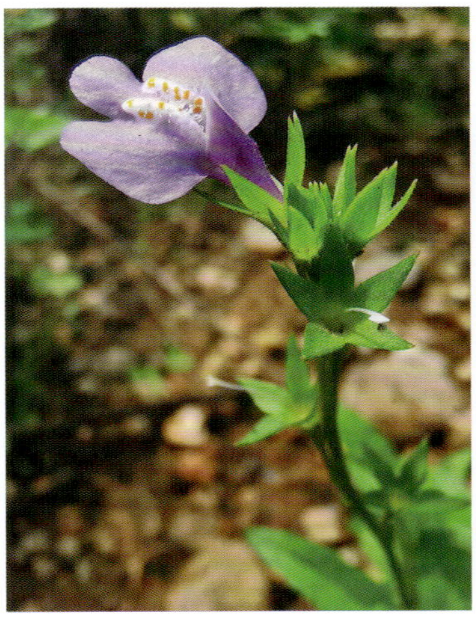

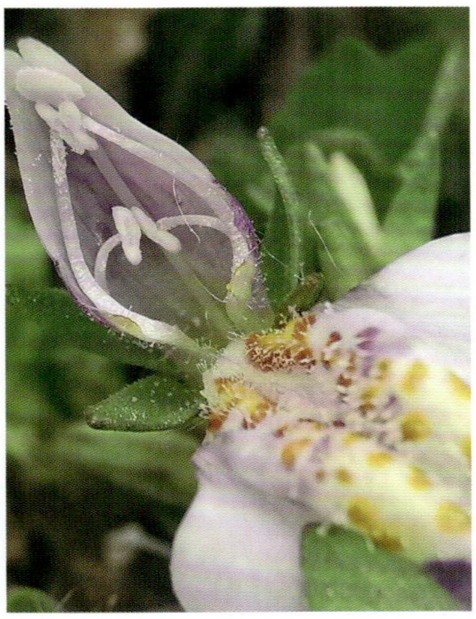

地黄

【基　　原】玄参科地黄属地黄 *Rehmannia glutinosa* Libosch.

【别　　名】生地、小鸡喝酒、野（怀庆）地黄。

【形态特征】多年生草本。根：块根肉质肥厚，橘黄色。茎：茎单一，有分枝，带紫红色。叶：叶常基生，莲座状，叶卵形至长椭圆形，叶面有皱纹，上面绿色，下面略带紫红色，边缘具不规则圆齿或钝齿，基部渐狭成柄；茎上部叶互生，较少，渐小。花：总状花序顶生或腋生；花梗细弱，弯曲而后上升；花萼钟状，具10脉，萼齿5裂，裂片三角状；花冠筒状而弯曲，外面紫红色，内面黄色而有紫色斑纹，花冠下部渐狭，上部2唇形，上唇两裂片反折，下唇三裂片直伸，裂片先端钝或微凹；雄蕊4，花柱细长，柱头2裂。果：蒴果卵球形，先端具喙。种子：种子卵形，黑褐色，表面有蜂窝状网眼。花果期4—7月。

【生境分布】生于荒地、山脚、墙边、路旁等处。分布于我国华北及辽宁、河南、山东、陕西、甘肃、江苏、湖北等地；全国各地有栽培。

【药用部位（药材名称）及采收加工】块根（地黄）、叶（地黄叶）、花蕾（地黄花）、种子（地黄实）。地黄：秋季采挖，除去芦头、须根及泥沙，鲜用或焙干，分别习称鲜地黄、生地黄。地黄叶：采收加工未见记载。地黄花：花未开时采摘，阴干或曝干。地黄实：果实成熟时采收，打下种子，阴干。

【临床应用】鲜地黄：甘、苦，寒。清热生津，凉血，止血；用于热病伤阴，青绛烦渴，温毒发斑，吐血，衄血，咽喉肿痛。生地黄：甘，寒；归心、肝、肾经。清热凉血，养阴生津；用于热入营血，温毒发斑，吐血衄血，热病伤阴，舌绛烦渴，津伤便秘，阴虚发热，骨蒸劳热，内热消渴。地黄叶：用于恶疮，手足癣。地黄花：用于消渴，肾虚腰痛。地黄实：功效同地黄。

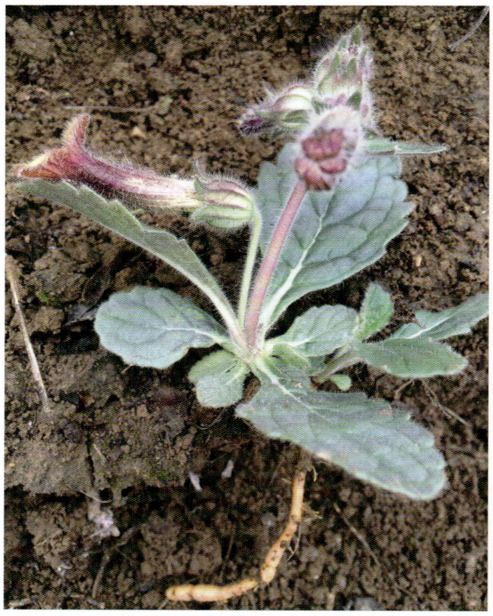

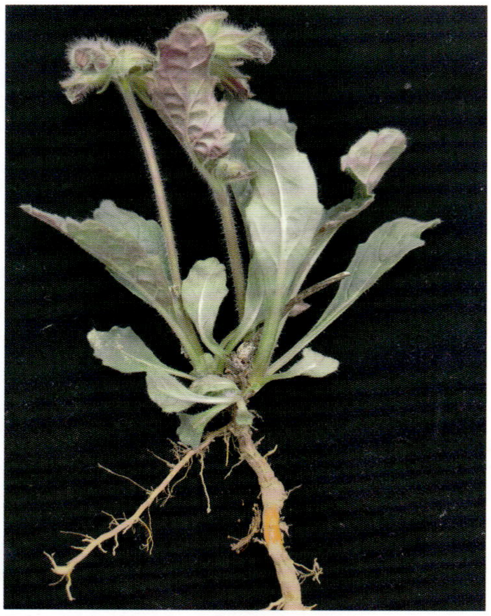

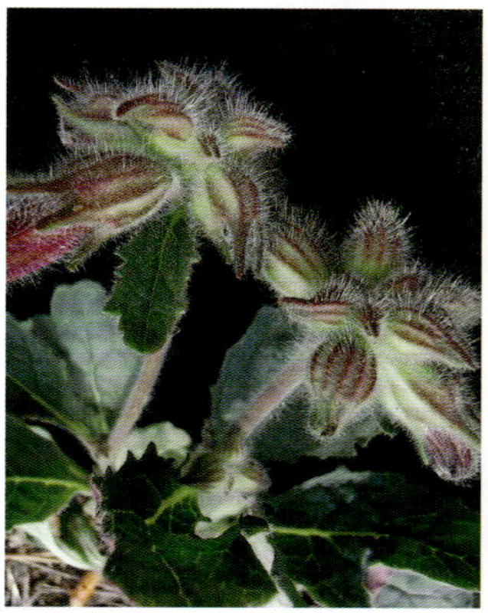

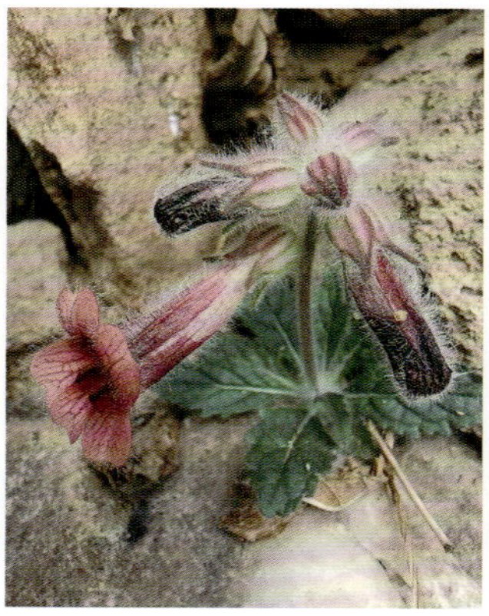

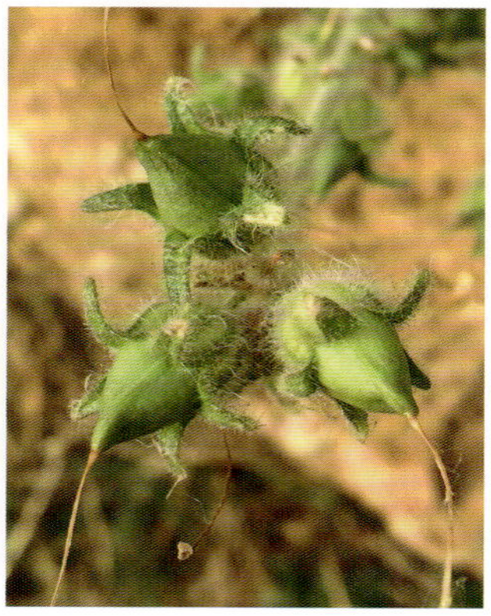

灰楸

【基　　原】紫葳科梓属灰楸 *Catalpa fargesii* Bur.

【别　　名】楸木。

【形态特征】落叶小乔木。**茎：**主干高大，幼枝有分枝毛。**叶：**叶厚纸质，卵形或三角状心形，顶端渐尖，基部截形或微心形，侧脉 4 ～ 5 对，基部有 3 出脉，叶幼时表面微有分枝毛，背面较密，以后变无毛；叶柄长 3 ～ 10 cm，有分枝毛。**花：**顶生伞房状总状花序，有分枝毛，有花 7 ～ 15 朵；花萼 2 裂近基部，裂片卵圆形；花冠淡红色至淡紫色，内面具紫色斑点，钟状；雄蕊 2，内藏，退化雄蕊 3 枚，花丝着生于花冠基部；花柱丝形，细长，柱头 2 裂。**果：**蒴果细圆柱形，下垂，长 55 ～ 80 cm。**种子：**种子椭圆状线形，薄膜质，两端具丝状种毛。花果期 3—11 月。

【生境分布】生于村边、山谷等处。分布于我国华中、华南、西南及陕西、甘肃、河北、山东等地。

【药用部位（药材名称）及采收加工】树皮（泡桐木皮）。全年均可采剥，鲜用或晒干。

【临床应用】苦，平；归肝经。清热除痹，利湿解毒；用于风湿痹痛，潮热，肢体痛，浮肿，热毒疮疥。

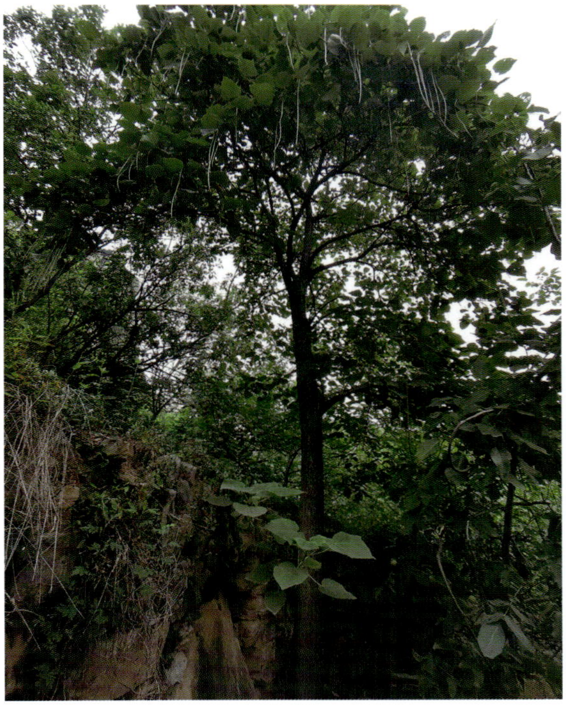

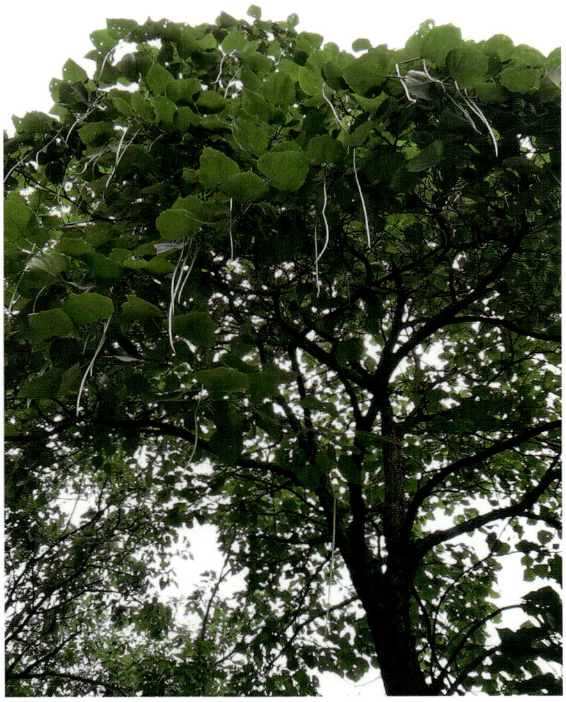

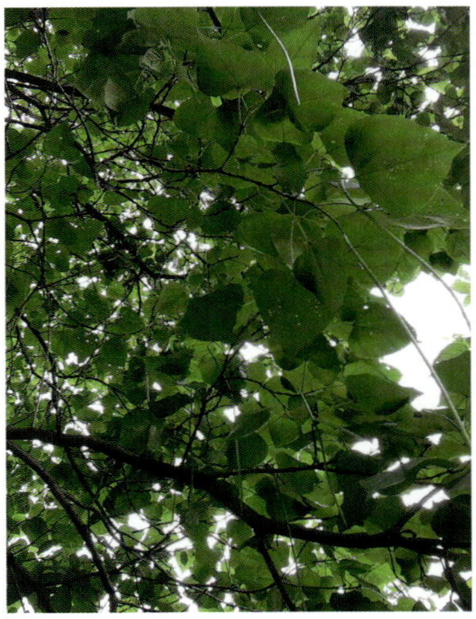

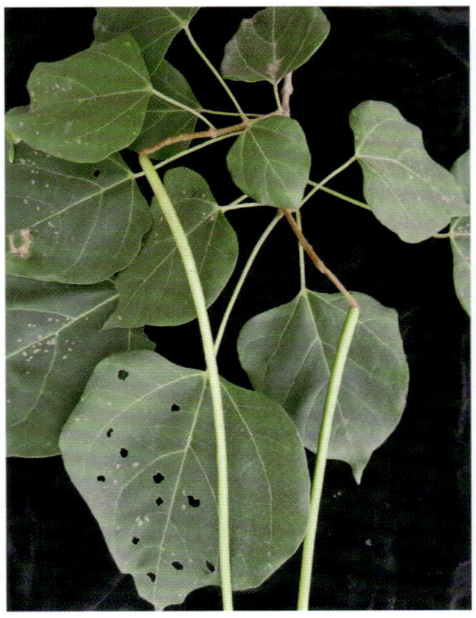

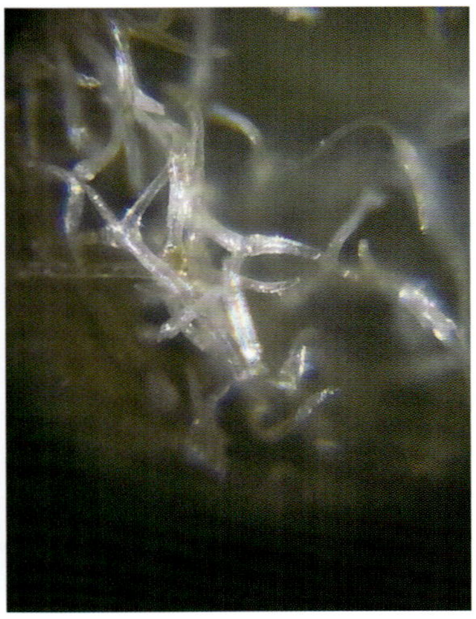

梓

【基　　原】紫葳科梓属梓 *Catalpa ovata* G.Don

【别　　名】梓树、木角豆、臭梧桐、水（山）桐、(河、花、水桐、黄花）楸等。

【形态特征】形态特征与植物“灰楸”相似。两者的主要区别：灰楸的花冠非黄色（粉红色或近白色），花大（花冠长约 3.5 cm）；叶常全缘（不分裂）。梓的花冠黄色，花小（花冠长约 1.5 ～ 2 cm）；叶常分裂（3 ～ 5 浅裂）。

【生境分布】生于山谷、溪旁、河岸等处。我国多地有栽培。

【药用部位（药材名称）及采收加工】叶（梓叶）、木材（梓木）、果实（梓实）、树白皮和根白皮（梓白皮）。梓叶：春夏季采摘，鲜用或晒干。梓木：全年可采，切薄片，晒干。梓实：秋冬间摘取成熟果实，晒干。梓白皮：冬春季采剥树皮及根皮，去外层粗皮，晒干。

【临床应用】梓叶：苦，寒；归心、肺经。清热解毒，杀虫止痒；用于小儿发热，疮疖，疥癣。梓木：苦，寒；归肺、肝、大肠经。催吐，止痛；用于霍乱不吐不泻，手足痛风。梓实：甘，平；归肾、膀胱经。利水消肿；用于小便不利，浮肿，腹水。梓白皮：苦，寒。利湿热，杀虫；外用治湿疹，皮肤瘙痒，小儿头疮。

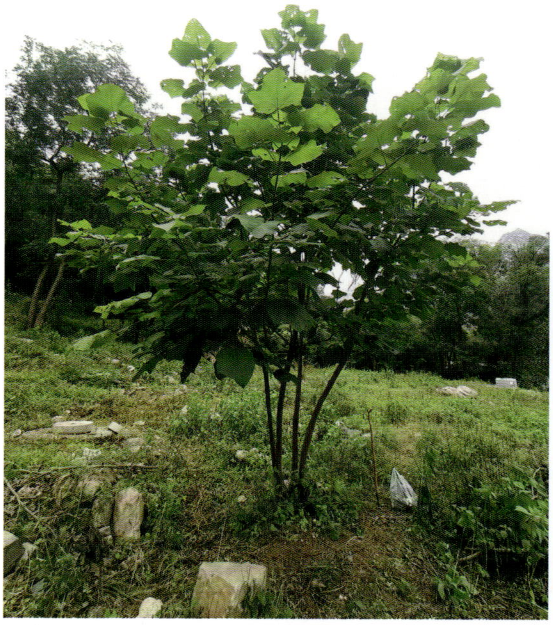
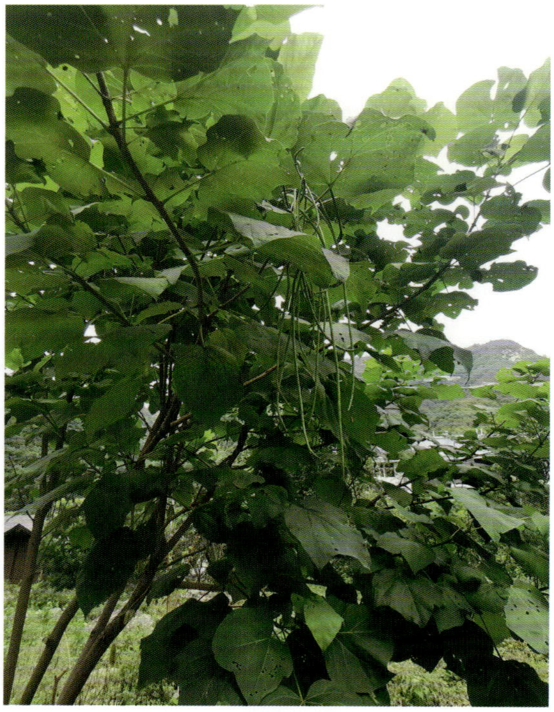
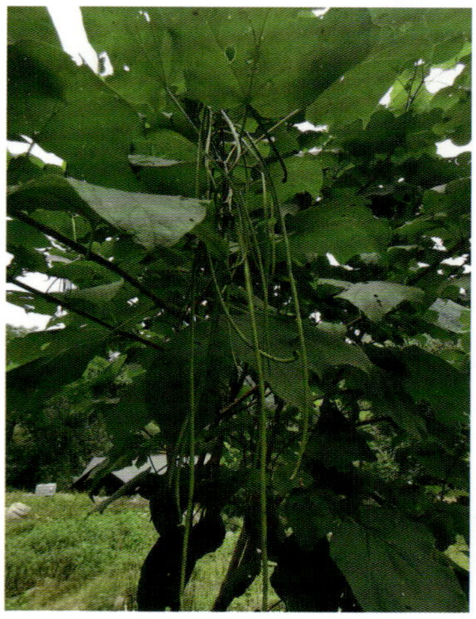
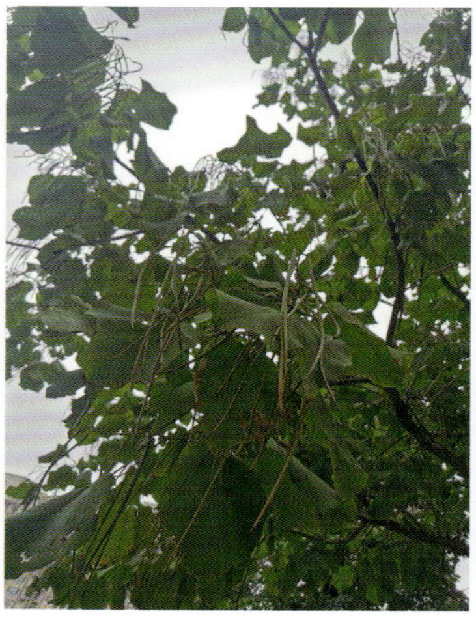
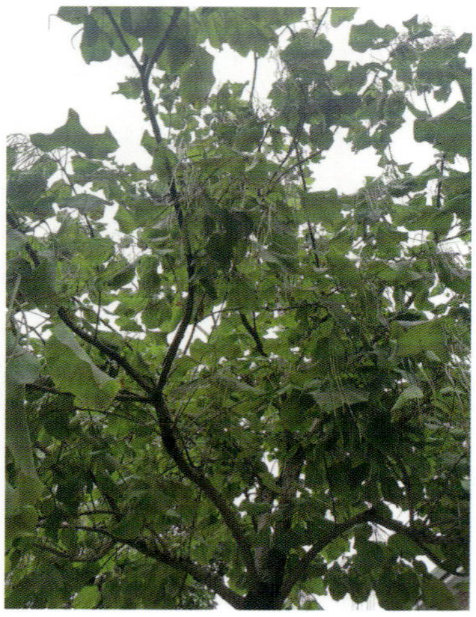

角蒿

【基　　原】紫葳科角蒿属角蒿 *Incarvillea sinensis* Lam.

【别　　名】大一枝蒿、羊角蒿（草）、羊角透骨草。

【形态特征】1 年至多年生草本。**茎：**茎单一或具分枝。**叶：**叶互生，2～3 回羽状裂，末回裂片线状披针形，具细齿或全缘。**花：**顶生总状花序，疏散；小苞片绿色，线形；花萼钟状，绿色带紫红色，萼齿钻状，萼齿间皱褶 2 浅裂；花冠淡玫瑰色或粉红色，有时带紫色，钟状漏斗形，基部收缩成细筒，花冠裂片圆形；雄蕊 4，2 强，着生于花冠筒近基部，花药成对靠合。**果：**蒴果淡绿色，细圆柱形，顶端尾状渐尖。**种子：**种子扁圆形，细小，四周具透明的膜质翅，顶端具缺刻。花果期 5—11 月。

【生境分布】生于山坡、田野等处。分布于我国东北、华北、西北及河南、山东、四川、云南、西藏等地。

【药用部位（药材名称）及采收加工】全草（角蒿）、全株（透骨草）。角蒿：7—8 月间割取茎叶，晒干。透骨草：夏秋季采收，晒干。

【临床应用】角蒿：辛、苦，平，有小毒。用于口疮，齿龈溃烂，耳疮，湿疹，疥癣，阴道滴虫病。透骨草：辛、苦，温，有小毒；归肝、肾经。祛风除湿，解毒止痛；用于风湿关节痛，外用治疮疡肿毒。

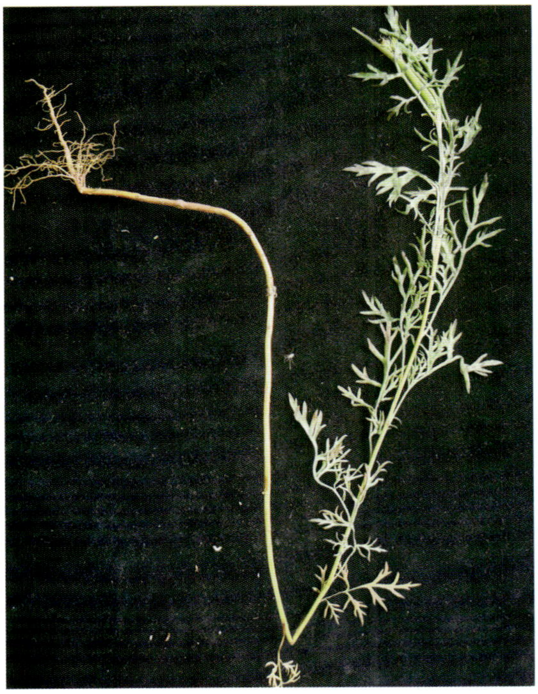

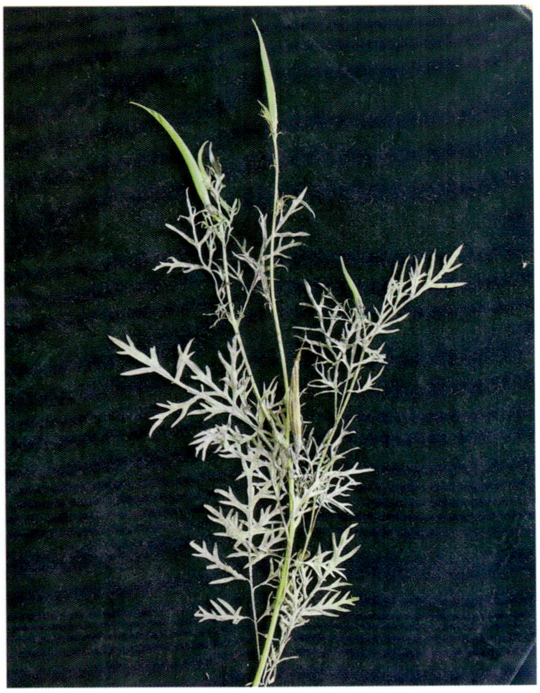

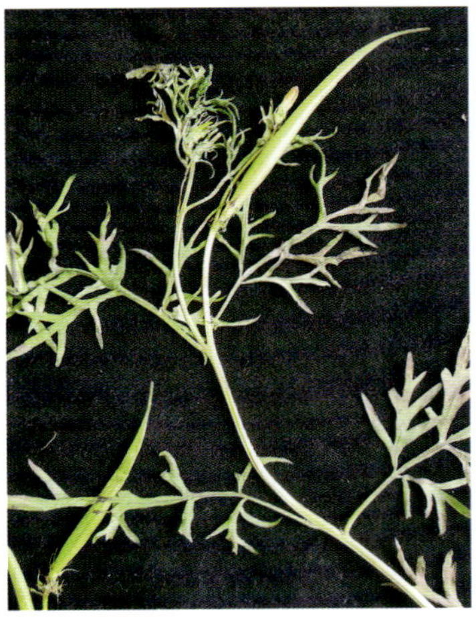

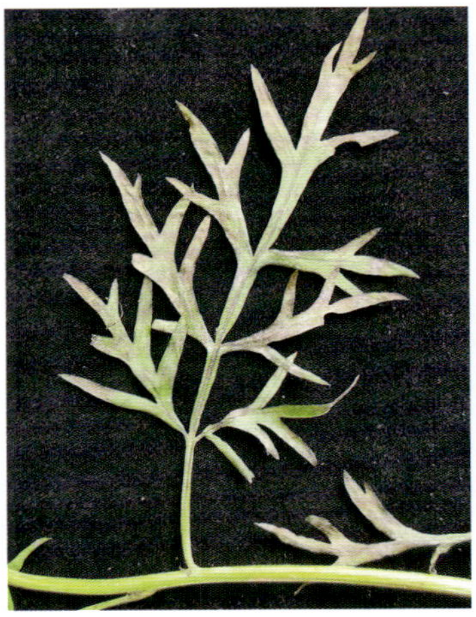

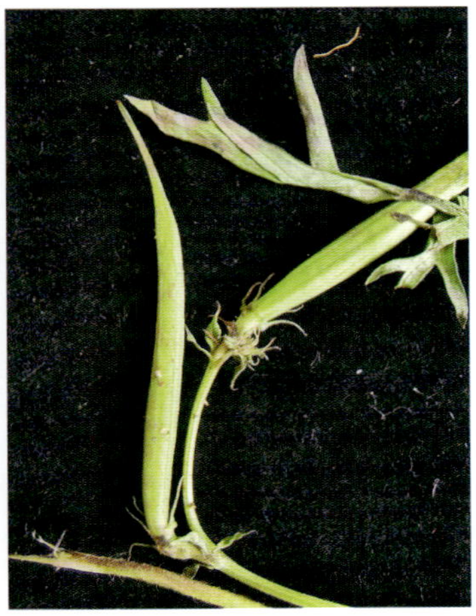

芝麻

【基　　原】胡麻科胡麻属芝麻 *Sesamum indicum* L.

【别　　名】胡（脂、油）麻。

【形态特征】1年生草本。茎：茎直立，钝四棱形，具沟槽，分枝或不分枝，中空或有白色髓部，微有毛。叶：叶矩圆形或卵形，下部叶常掌状3裂，中部叶有齿缺，上部叶近全缘；叶柄长1～5 cm。花：花1～3朵生于叶腋；花萼裂片披针形，被柔毛；花冠筒状，白色，常带紫红色或黄色；雄蕊4。果：蒴果矩圆形，有纵棱，直立，被毛，分裂至中部或至基部。种子：种子黑色或白色。花果期7—10月。

【生境分布】全国各地有栽培。

【药用部位（药材名称）及采收加工】黑色种子（黑芝麻、乌芝麻）、果壳（芝麻壳）、脂肪油（麻油）。黑色种子：8—9月果实呈黄黑时采收，割取全株，捆扎成小把，顶端向上，晒干，打下种子，去除杂质后再晒干。芝麻壳：果实成熟时，留取果壳。麻油：成熟种子用压榨法得到脂肪油。

【临床应用】黑色种子：甘，平；归肝、脾、肾经。补益肝肾，养血益精，润肠通便；用于肝肾不足所致的头晕耳鸣、腰脚痿软、须发早发、肌肤干燥，肠燥便秘，妇人乳少，痈疮湿疹，风癞疬疡，小儿瘰疬，烫火伤，痔疮。芝麻壳：用于半身不遂，烫伤。麻油：甘，微寒，无毒；归胃经。润燥通便，解毒，生肌；用于肠燥便秘，蛔虫或食积腹痛，疮肿，溃疡，疥癣，皮肤皲裂，润肺。

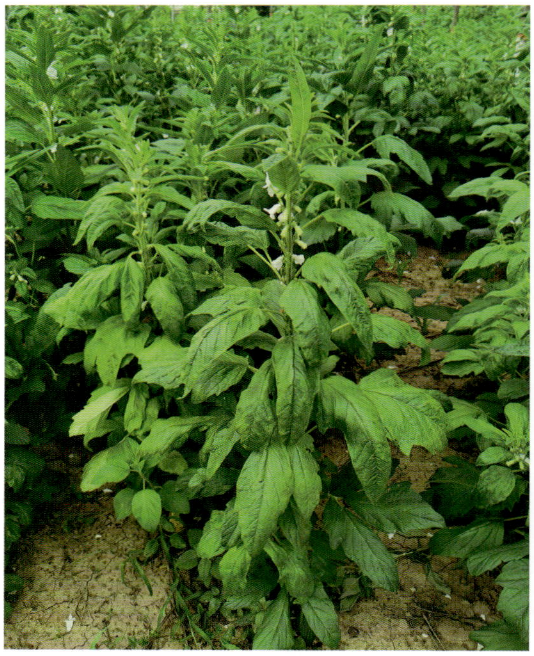

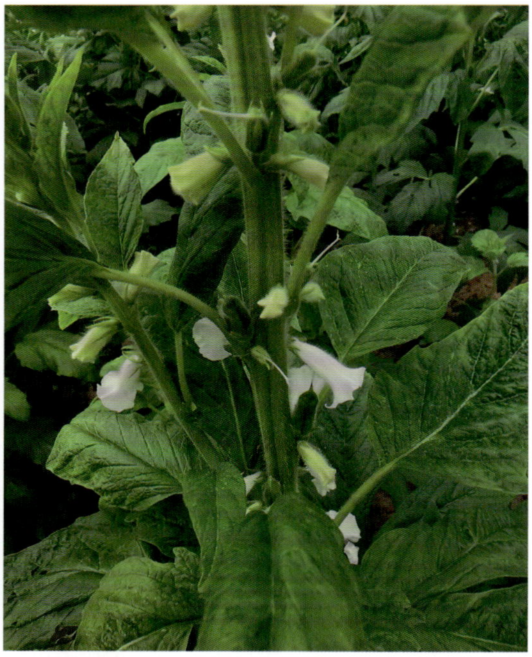

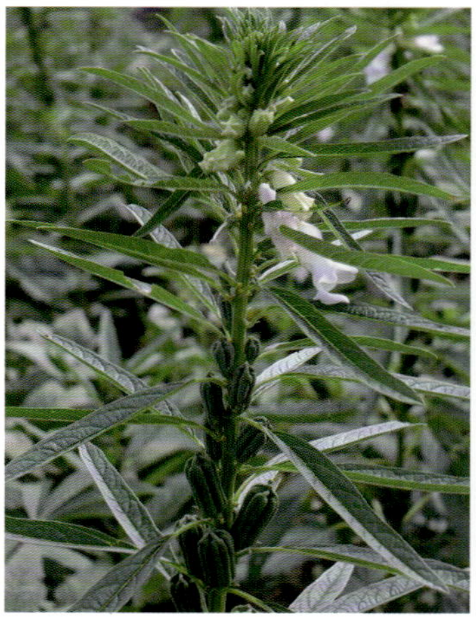

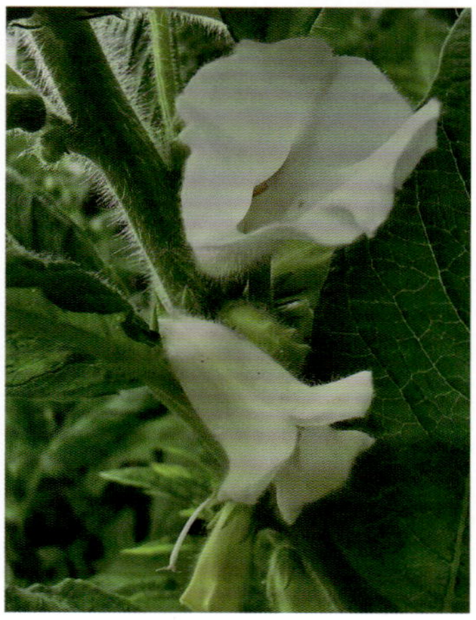

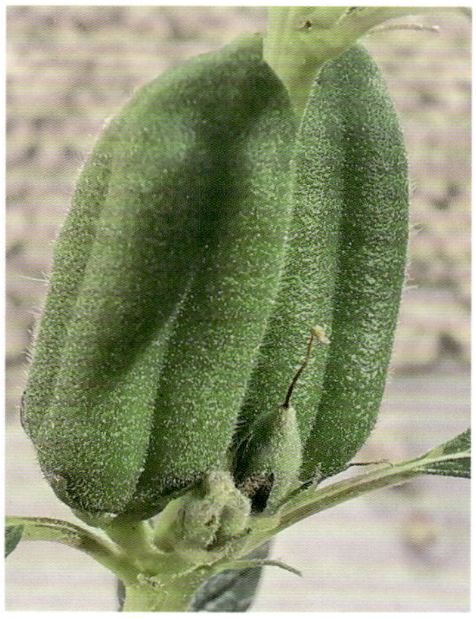

黄花列当

【基　　原】列当科列当属黄花列当 *Orobanche pycnostachya* Hance

【别　　名】独根草。

【形态特征】2 年至多年生草本。茎：茎直立，不分枝，基部稍膨大；全株密被腺毛。叶：叶卵状披针形或披针形。花：花序穗状，圆柱形，具多数花；苞片卵状披针形，先端渐尖；花萼 2 深裂至基部，裂片再 2 裂，小裂片狭披针形或近线形，不等长；花冠黄色，筒中部稍弯曲，在花丝着生处稍上方缢缩，向上稍增大，上唇 2 浅裂，偶见顶端微凹，下唇长于上唇，3 裂，中裂片常较大，全部裂片近圆形，边缘波状或具不规则的小圆齿；雄蕊 4，花丝基部稍膨大并疏被腺毛，花药长卵形，花柱稍粗壮，柱头 2 浅裂。果：蒴果长圆形。种子：种子长圆形，表面具网状纹饰，网眼底部具蜂巢状凹点。花果期 4—8 月。

【生境分布】生于沙丘、山坡、草原，主要寄生于蒿属植物的根上。分布于我国东北、华北及陕西、山东、安徽、河南等地。

【药用部位（药材名称）及采收加工】全草（列当）。春夏季采收，洗去泥沙和杂质，晒为七八成干，扎成小把，再晒至全干。

【临床应用】甘，温；归肾、肝、大肠经。补肾壮阳，强筋骨，润肠；用于肾虚阳痿，遗精，宫冷不孕，小儿佝偻病，腰膝冷痛，盘骨软弱，肠燥便秘，外用治小儿肠炎。

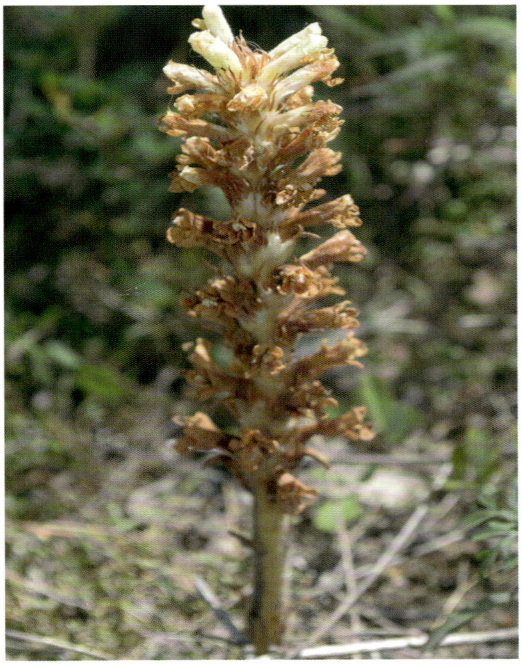

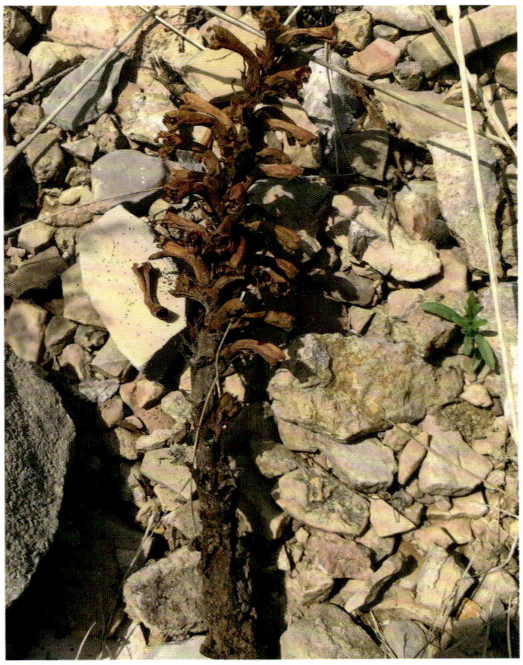

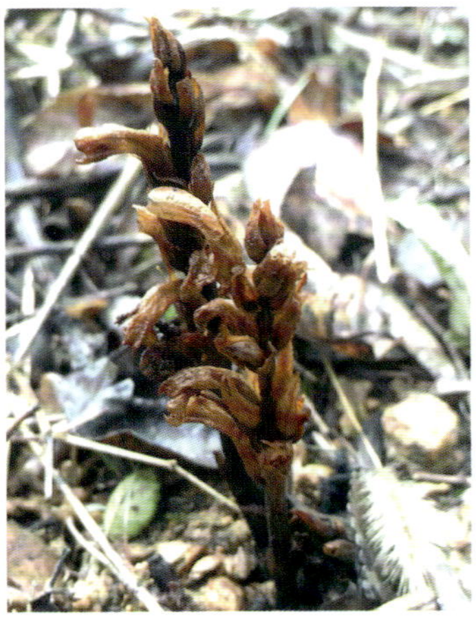

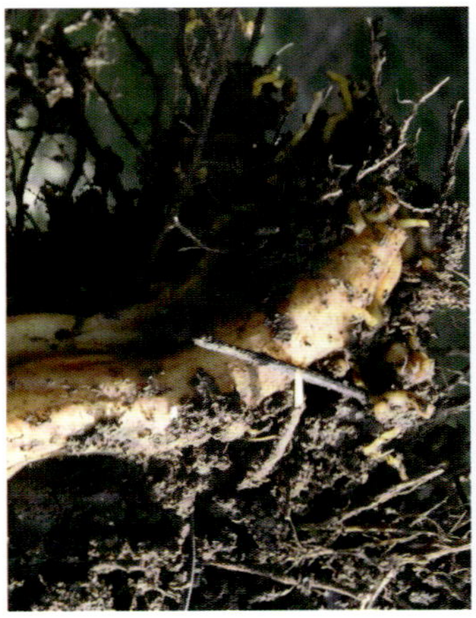

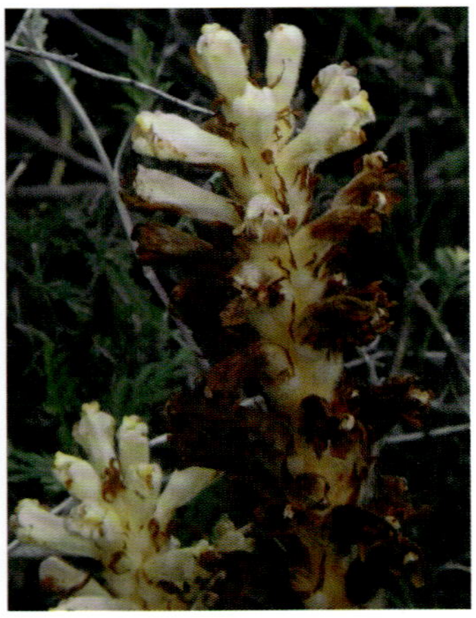

列当

【基　　原】列当科列当属列当 *Orobanche coerulescens* Steph.

【别　　名】紫花列当、草苁蓉、独根草、兔子拐棒。

【形态特征】形态特征与植物“黄花列当”相似。两者的主要区别：黄花列当的花序密穗状，被腺毛，花冠淡黄色或白色；列当的花序长穗状，被蛛丝状绵毛，花冠淡紫色或蓝紫色。

【生境分布】生于沙丘、山坡、沟边草地，常寄生于蒿属植物的根上。分布于东北、华北、西北及山东、湖北、四川、云南、西藏等地。

【药用部位（药材名称）及采收加工】均同植物“黄花列当”项下。

【临床应用】同植物“黄花列当”项下。

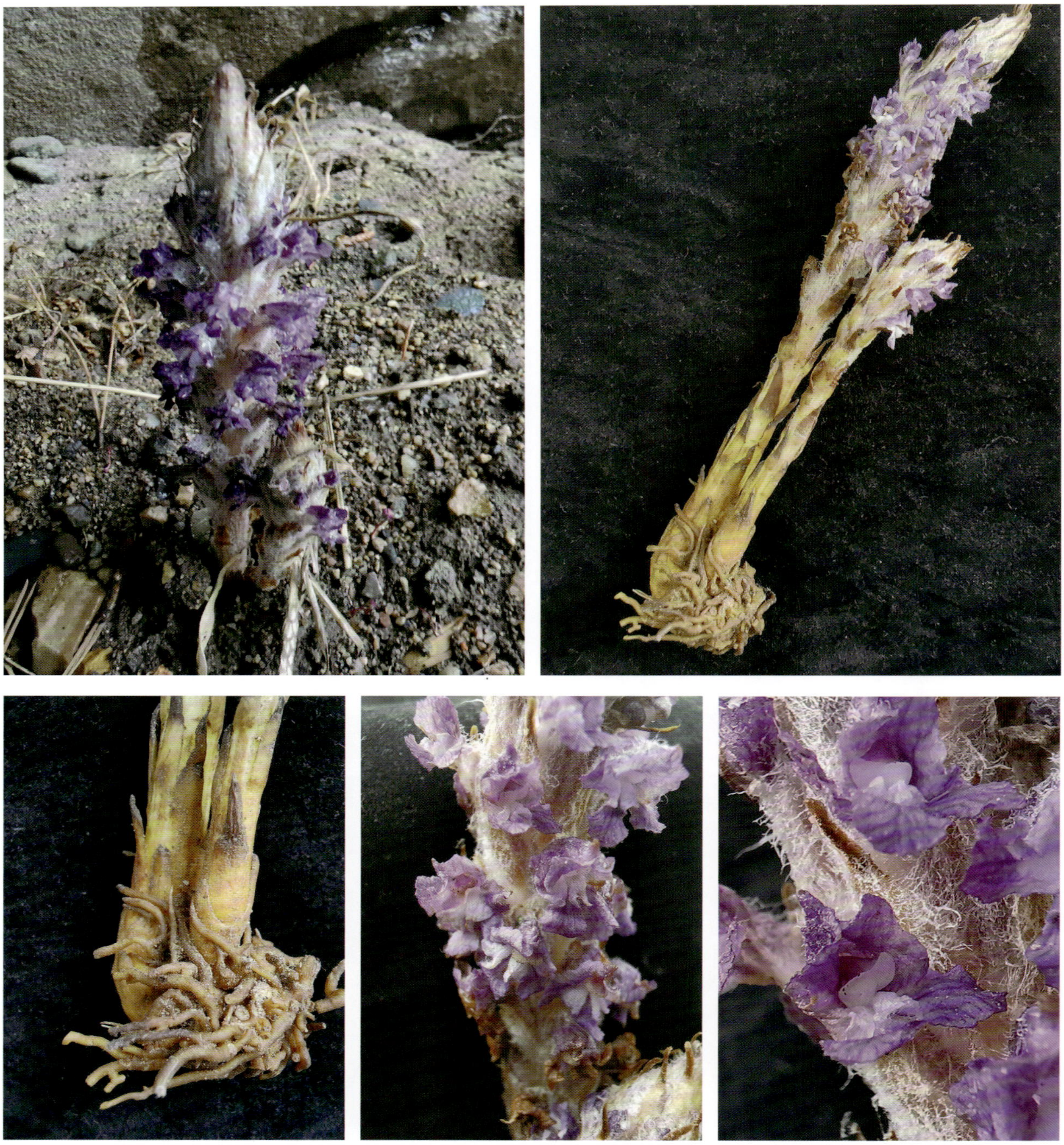

【基　　原】列当科山罗花属山罗花 *Melampyrum roseum* Maxim.

【别　　名】山萝花。

【形态特征】1 年生草本。**茎：**茎常多分枝，稀不分枝，近四棱形。**叶：**叶片披针形至卵状披针形，顶端渐尖，基部圆钝或楔形。**花：**苞叶顶端急尖至长渐尖；花萼常被糙毛，脉上常生多细胞柔毛，萼齿长三角形至钻状三角形，生有短睫毛；花冠紫色、紫红色或红色，筒部长为檐部的 2 倍左右，上唇内面密被须毛。**果：**蒴果卵状渐尖，直或顶端稍向前偏，被鳞片状毛，稀无毛。**种子：**种子黑色。花果期 6—9 月。

【生境分布】生于山坡灌丛、草丛。分布于我国东北、华中及河北、山西、陕西、甘肃等地。

【药用部位（药材名称）及采收加工】全草（山萝花）。7—8 月采收，鲜用或晾干。

【临床应用】苦，凉。清热解毒；用于痈疮，肿毒，肺痈，肠痈。

【备　　注】按《中国植物志》，山罗花属已由玄参科修订为列当科。

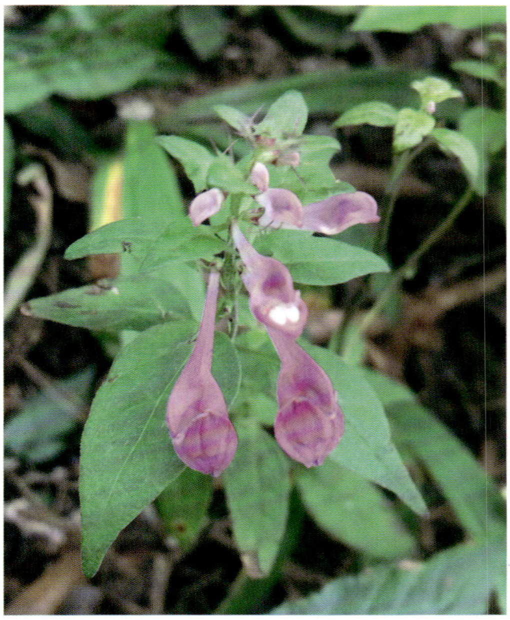
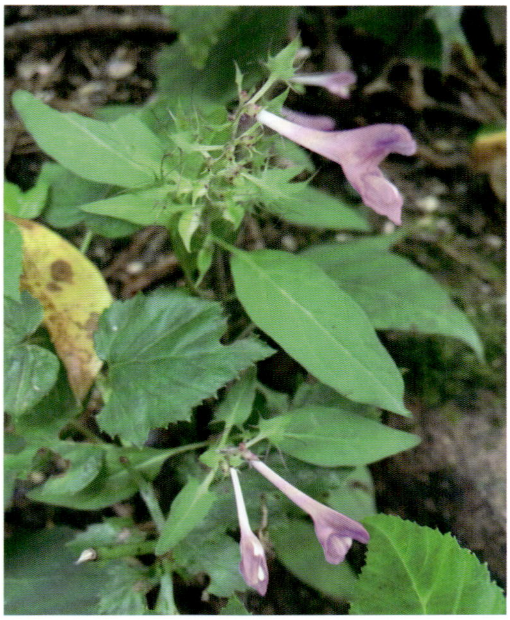
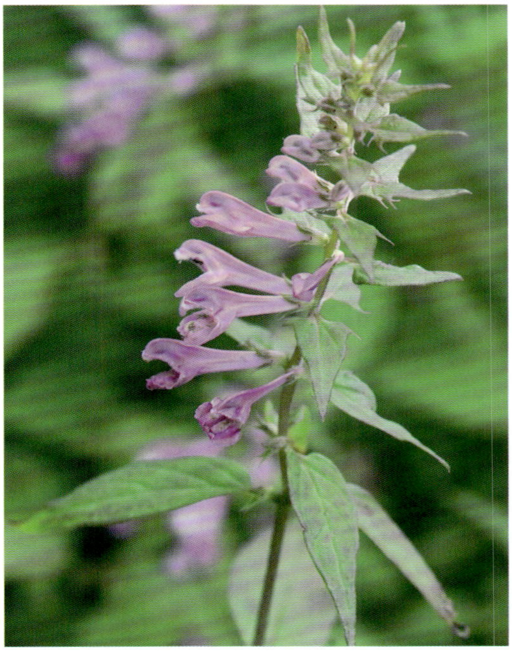
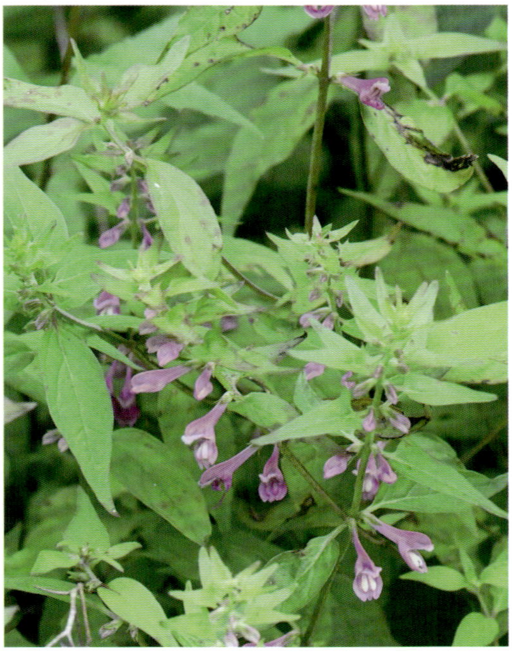

疗齿草

【基　　原】列当科疗齿草属疗齿草 *Odontites serotina*（Lam.）Dum.

【别　　名】齿叶草。

【形态特征】1 年生草本。茎：茎四棱形，上部分枝；全株被贴伏而倒生的白色硬毛。叶：叶对生，有时上部的互生，叶无柄；叶披针形至条状披针形，先端渐尖，基部渐窄，边缘疏生锯齿。花：总状花序顶生；花梗极短；花萼钟状，果期略增大，4 裂，萼片狭三角形，被毛；花冠紫红色、紫色或淡红色，外被白色柔毛，上唇直立，略呈盔状，微凹或 2 浅裂，下唇开展，3 裂，中裂片先端微凹；雄蕊和上唇近等长，花药箭形，药室下边延成短芒。果：蒴果长圆形，微扁，先端微凹，有细硬毛。种子：种子椭圆形，有数条纵向狭翅。花果期 7—10 月。

【生境分布】生于草原、沙质地、河岸、湿草地。分布于我国东北、华北、西北等地。

【药用部位（药材名称）及采收加工】地上部分（齿叶草）。夏秋季开花时采收，阴干。

【临床应用】苦，凉；有小毒。清热泻火，活血止痛；用于温病发热，肝火头痛，胁痛，瘀血疼痛。

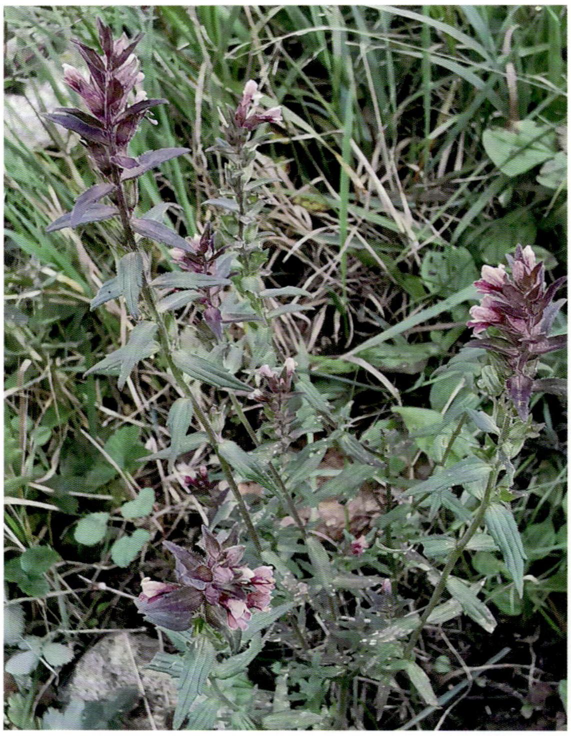
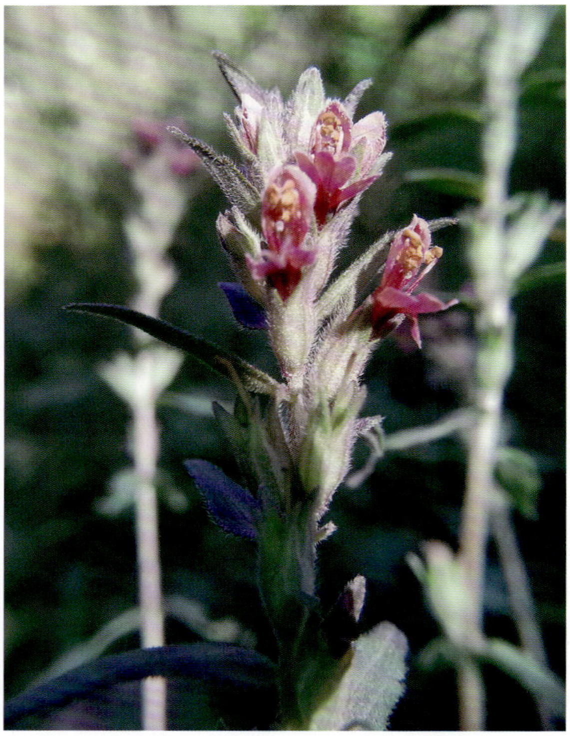
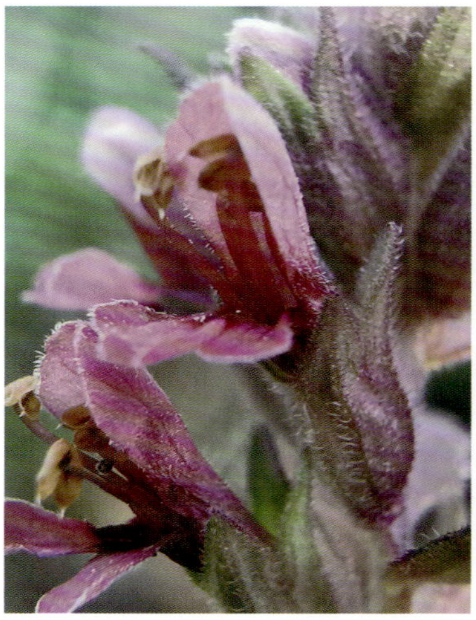
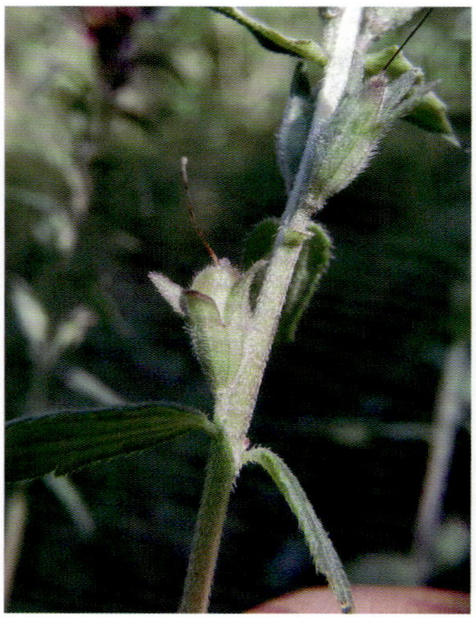
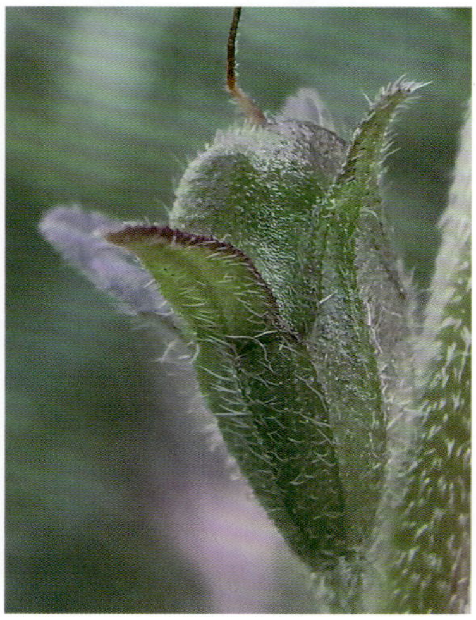

【基　　原】列当科松蒿属松蒿 *Phtheirospermum japonicum* (Thunb.) Kanitz

【别　　名】糯蒿、细绒蒿、大叶蓬蒿、土（草、铃）茵陈、小盐灶菜、红壶瓶、鸡冠草。

【形态特征】1 年生草本。**茎：**茎直立或弯曲而后上升，多分枝；全株被腺毛。**叶：**叶对生；叶轮廓长三角状卵形至卵状披针形，下部羽状全裂，向上渐变深裂至浅裂，裂片长卵形，边缘具细齿；叶柄具狭翅。**花：**花单生于茎上部叶腋，花稀疏；萼钟状，5 裂，果期增大，裂片长卵形，上端羽状齿裂，边缘有细齿；花冠紫红色或淡紫红色，筒状，2 唇形，下唇有两条横的大皱褶，上有白色长柔毛；雄蕊 4。**果：**蒴果卵状圆锥形，密被腺毛和短毛。**种子：**种子卵圆形，扁平。花果期 7—10 月。

【生境分布】生于山坡、沙质地、草地。除新疆、青海以外，全国各地均有分布。

【药用部位（药材名称）及采收加工】全草（松蒿）。夏秋季采收，鲜用或晒干。

【临床应用】微辛，凉；归肺、脾、胃经。清热利湿，解毒；用于黄疸，水肿，风热感冒，口疮，鼻炎，疮疖肿毒。

【备　　注】按《中国植物志》，松蒿属已由玄参科修订为列当科。

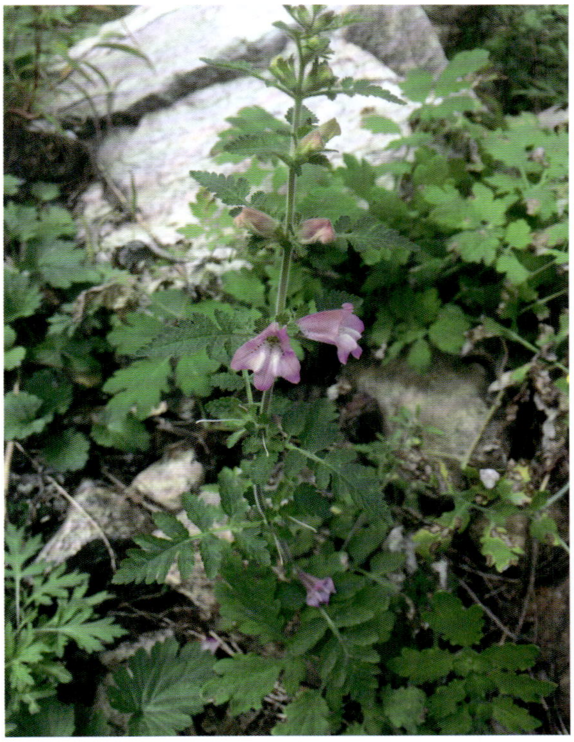
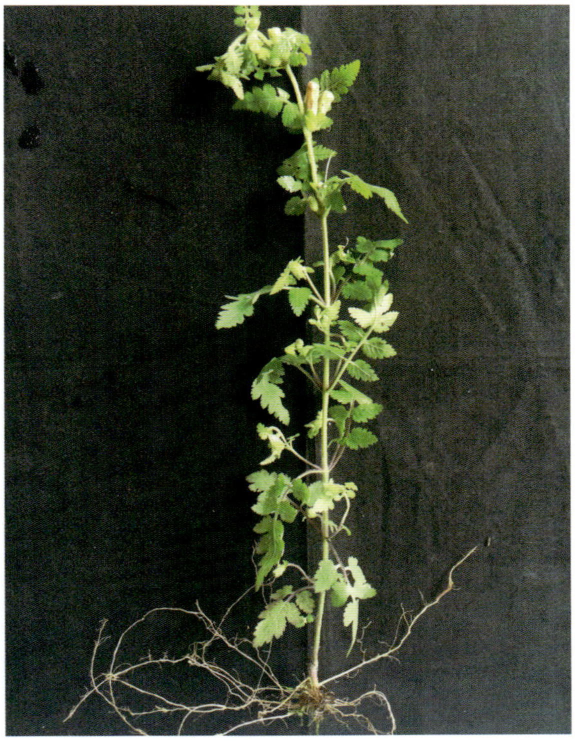
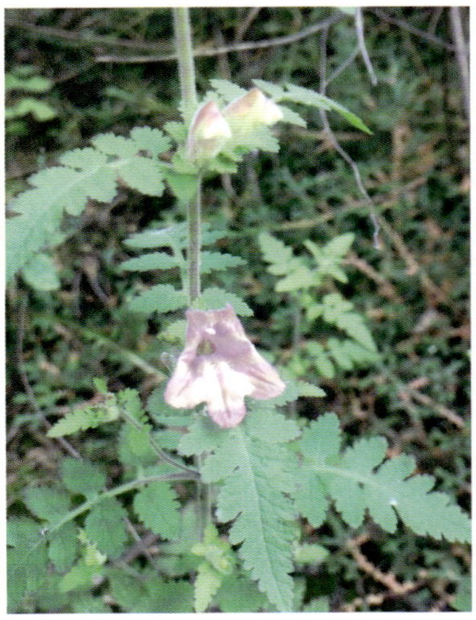
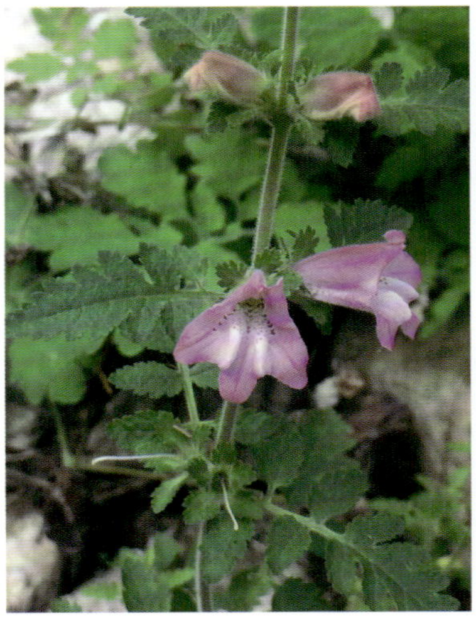
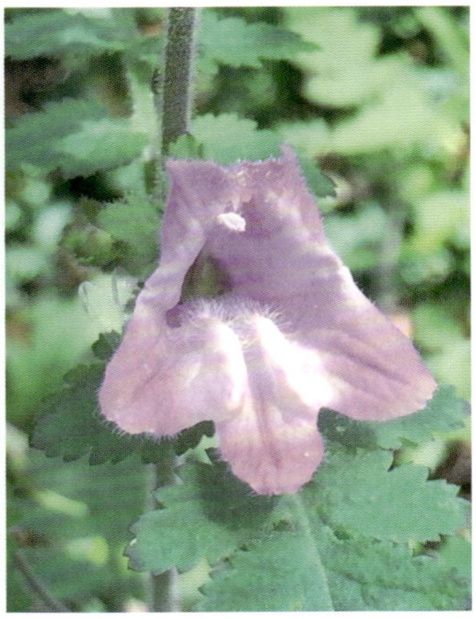

返顾马先蒿

【基　　原】列当科马先蒿属返顾马先蒿 *Pedicularis resupinata* L.

【别　　名】马屎（新）蒿、烂（练）石草、虎麻、马尿泡、芝麻七。

【形态特征】多年生草本。根：根多数，细长。茎：茎常单一，直立，上部分枝，粗壮，中空，方形有棱。叶：叶互生或对生；叶卵形至长圆状披针形，先端渐窄，基部楔形或圆形，边缘有钝圆重锯齿，齿上有胼胝或刺状尖头，且常反卷，两面无毛或有疏毛。花：总状花序；花单生于枝顶叶腋，苞片叶状；萼长圆卵形，前方深裂，萼齿2，宽三角形，全缘或略有齿，光滑或有微缘毛；花冠淡紫红色，上唇盔状，自基部起向右扭旋，使下唇及盔部成为回顾之状，下唇大，有缘毛，3裂；雄蕊花丝前面1对有毛，花柱伸出喙端。果：蒴果斜长圆状披针形。花果期6—9月。

【生境分布】生于草地、林缘。分布于我国东北、华北及陕西、甘肃、山东、安徽、四川、贵州等地。

【药用部位（药材名称）及采收加工】根（返顾马先蒿）。秋季采挖，去净茎叶及泥土，晒干。

【临床应用】苦，平。祛风湿，利小便；用于湿关节疼痛，尿路结石，小便不利，妇女白带，大风癞疾，疥疮。

【备　　注】按《中国植物志》，马先蒿属已由玄参科修订为列当科。

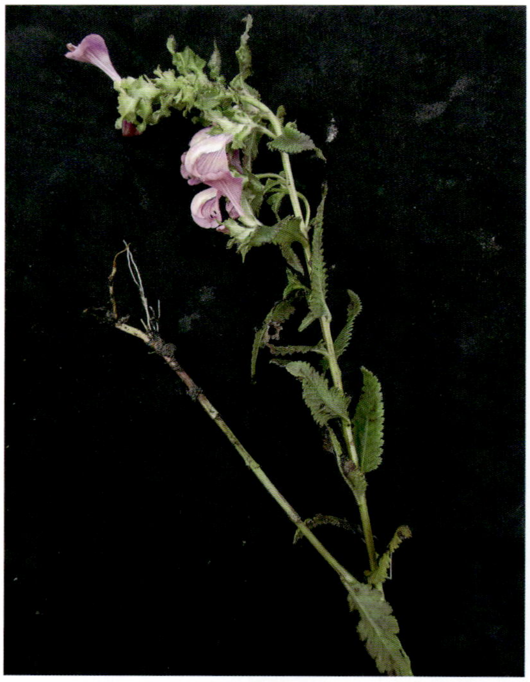
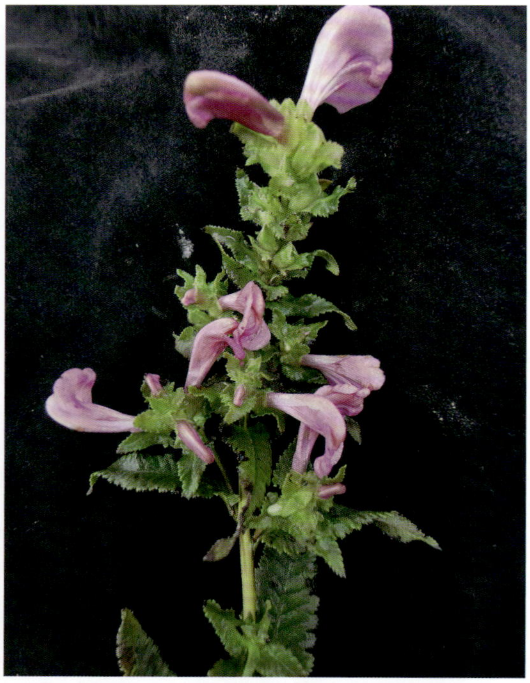
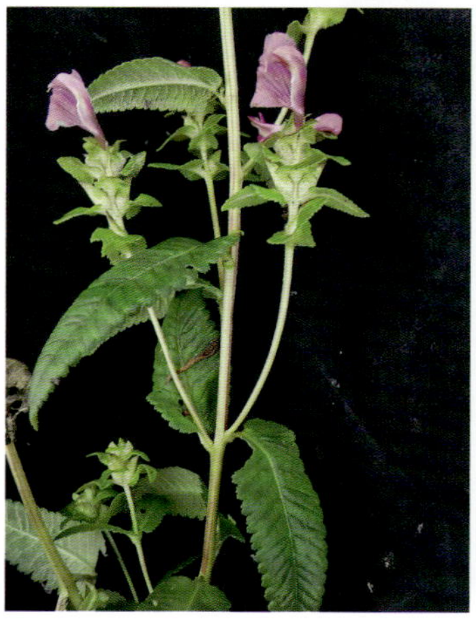
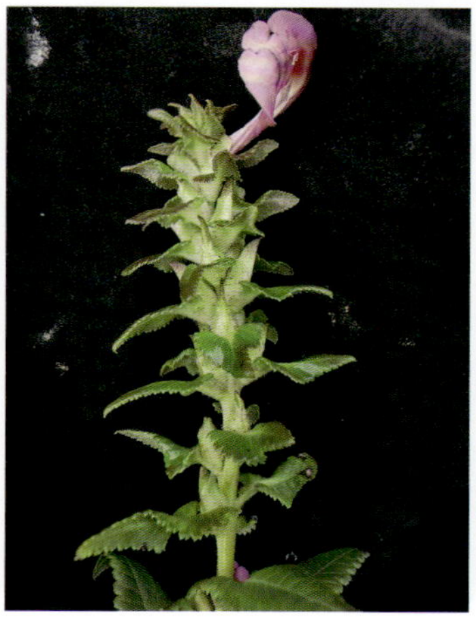
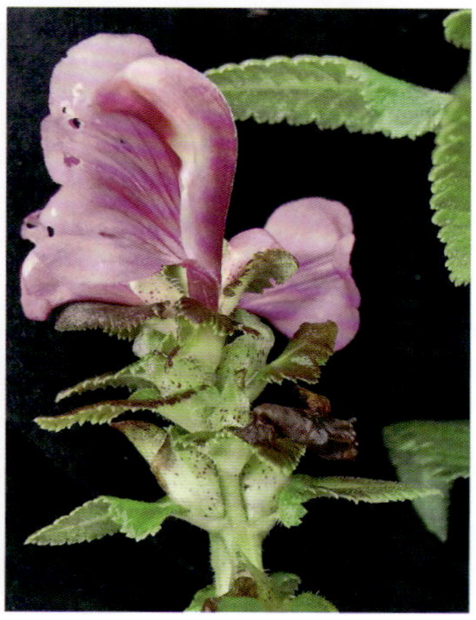

红纹马先蒿

【基　　原】列当科马先蒿属红纹马先蒿 *Pedicularis striata* Pall.

【别　　名】细叶（黄花）马先蒿。

【形态特征】多年生草本。根：根粗壮，有分枝。茎：茎直立，单一或下部分枝，老时木质化，粗壮，密被短卷毛。叶：叶互生；基生叶成丛，花期枯萎；茎生叶自下往上叶型渐小，至花序中变为苞片，叶轮廓披针形，羽状深裂至全裂，裂片线形，边缘具胼胝质浅齿，叶轴有翅；基生叶叶柄较短，与叶片近等长，茎生叶叶柄较短。花：穗状花序稠密，花期逐渐伸长，花序轴被密毛；苞片三角形或披针形，下部者多少叶状而有齿，上部者全缘，短于花，无毛或被卷曲缘毛；萼钟形，被疏毛，萼齿5；花冠黄色，具绛红色脉纹，管在喉部以下向右扭旋，使花冠稍偏向右方，其长约等于盔，盔强大，先端作镰形弯曲。果：蒴果卵圆形，稍扁平，有短凸尖，含种子多数。种子：种子极小，近扁平，长圆形或卵圆形，黑色。花果期6—8月。

【生境分布】生于山坡、林缘、草甸、高山草原。分布于我国东北、华北、西北等地。

【药用部位（药材名称）及采收加工】全草（红纹马先蒿）。秋季采收，洗净泥土，切段，晒干。

【临床应用】酸，温；归肝、肾经。清热，解毒，利水，涩精；用于肾阳虚衰症，毒蛇咬伤，创伤，耳鸣，口干，痈肿。

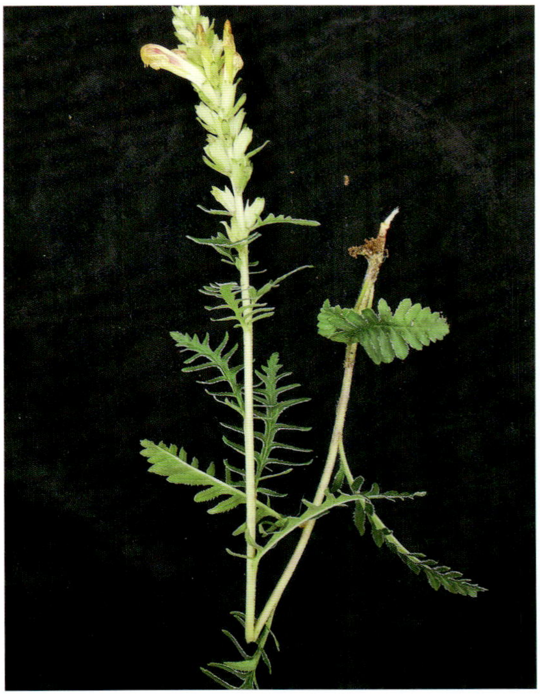
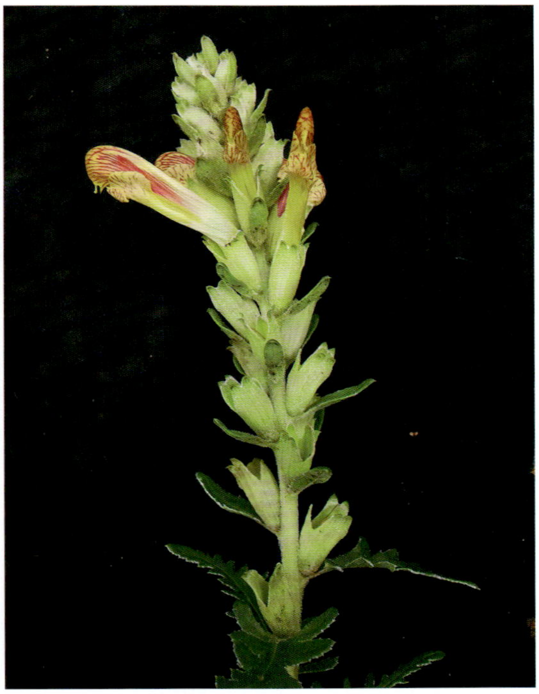
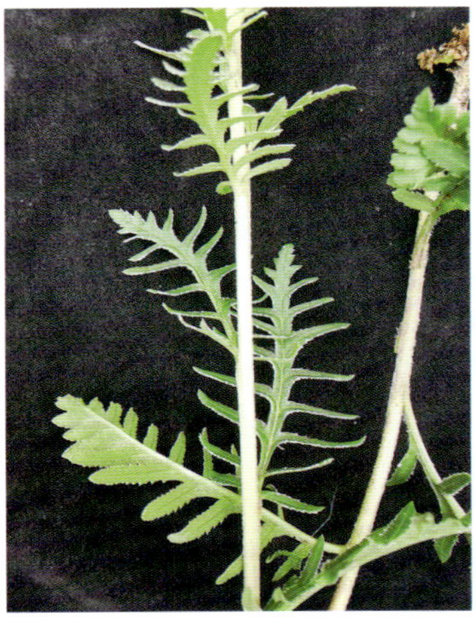
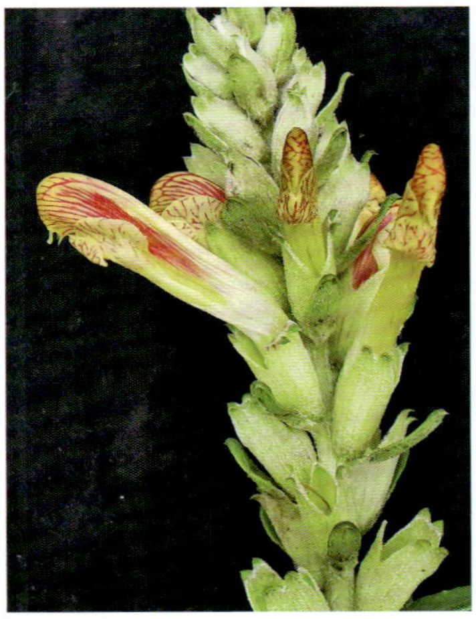
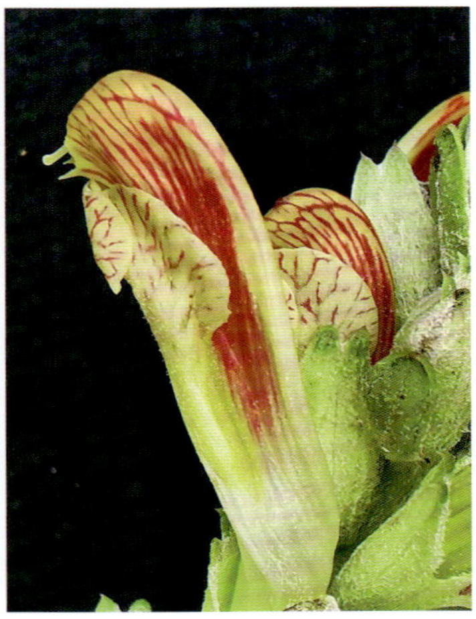

穗花马先蒿

【基　　原】列当科马先蒿属穗花马先蒿 *Pedicularis spicata* Pall.

【别　　名】无。

【形态特征】1 年生草本。根：根圆锥形，常有分枝，木质化。茎：茎单一或多条，四棱形，沿棱有毛，节上毛较密。叶：基生叶羽状深裂，有密卷毛；茎生叶常 4 枚轮生，茎中部的最大，柄短，扁平有狭翅，被毛，叶片长圆状披针形至线状狭披针形，上面疏布短白毛，背面脉上有较长的白毛，基部广楔形，先端渐尖，边缘羽状浅裂至深裂。花：穗状花序生于枝端；苞片下部者叶状，中上部者为菱状卵形而有长尖头，基部宽膜质；萼短钟形，萼齿 3 枚，后方一枚较小，余 4 枚各边两两结合成一短三角形的宽齿；花冠红色，管在萼口向前方膝屈，盔指向前上方，下唇长于盔 2 倍以上，3 裂；雄蕊花丝一对有毛；柱头稍伸出。果：蒴果狭卵形，端有刺尖。种子：种子三棱形，有极细的蜂窝状网纹。花果期 7—10 月。

【生境分布】生于草地、溪旁、灌丛。分布于我国东北、华北及陕西、甘肃、湖北、四川等地。

【药用部位（药材名称）及采收加工】根（藓生马先蒿）。秋季采挖，阴干。

【临床应用】甘、微苦，温。大补元气，生津安神，强心；用于气血虚损，虚劳多汗，虚脱衰竭，低血压。

【备　　注】中药材“藓生马先蒿”为玄参科藓生马先蒿的干燥根；在陕西省，穗花马先蒿亦同等入药。

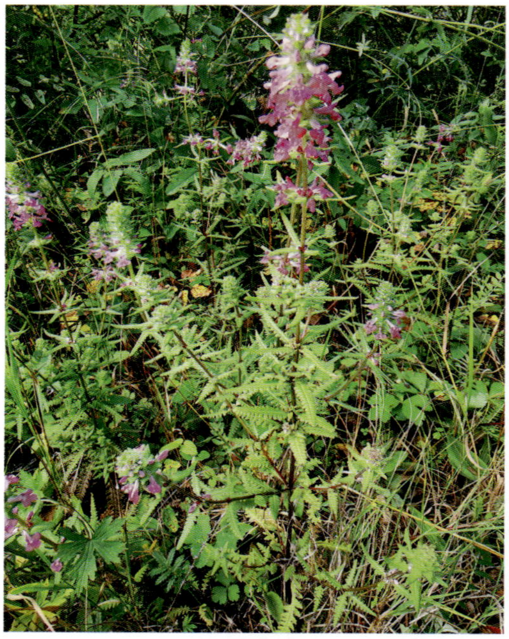
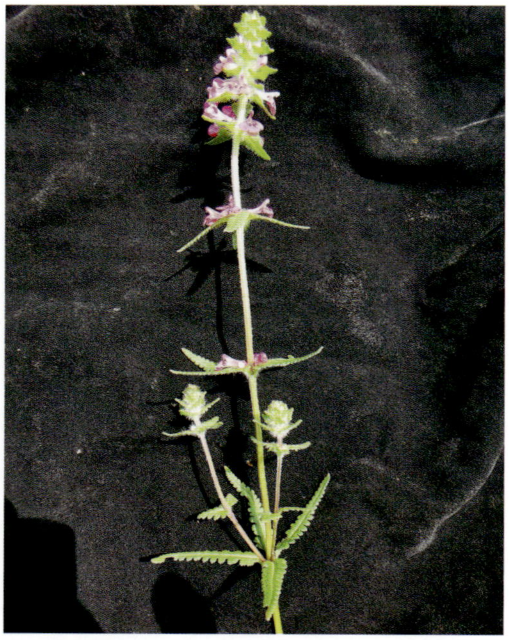
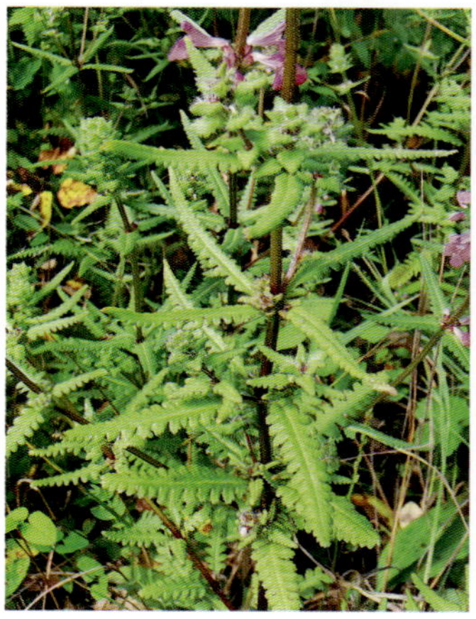
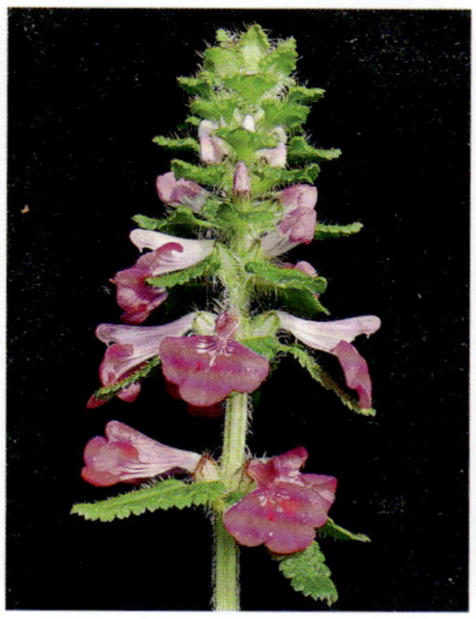
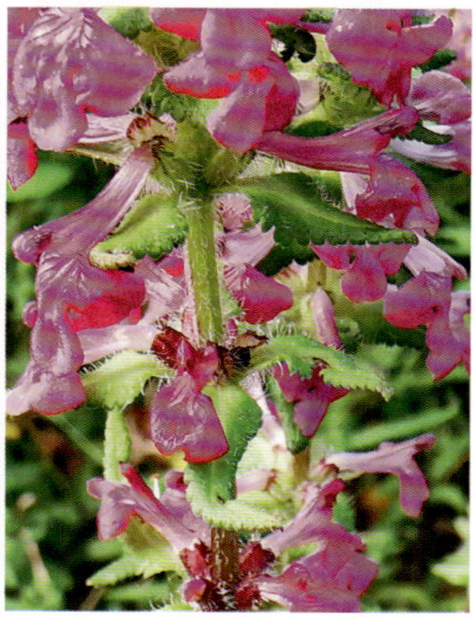

藓生马先蒿

【基　　原】列当科马先蒿属藓生马先蒿 *Pedicularis muscicola* Maxim.

【别　　名】土人参。

【形态特征】多年生草本。茎：根茎粗，有分枝，端有宿存鳞片；茎丛生，在中间者直立，在外围者多弯曲上升或倾卧。叶：叶有柄，柄有疏长毛；叶片椭圆形至披针形，羽状全裂，裂片有小柄，卵形至披针形。花：花腋生，自基部即开始着生，萼圆筒形，主脉 5 条，上有长毛，齿 5 枚；花冠玫瑰色，管长 4 ～ 7.5 cm，外面有毛，盔直立部分很短，几在基部即向左方扭折使其顶部向下，前方渐细为卷曲或 S 形的长喙，喙因盔扭折之故而反向上方卷曲，下唇极大，侧裂极大，中裂较狭，钝头。果：蒴果稍扁平，偏卵形。花果期 5- 8 月。

【生境分布】生于杂林中、苔藓层等阴湿处。分布于山西、河南、河北、陕西、甘肃、青海、湖北等地。

【药用部位（药材名称）及采收加工】根（藓生马先蒿）。秋季采挖，阴干。

【临床应用】甘、微苦，温；归脾、心经。补气固表，安神；用于气血不足，体虚多汗，心悸乏力。

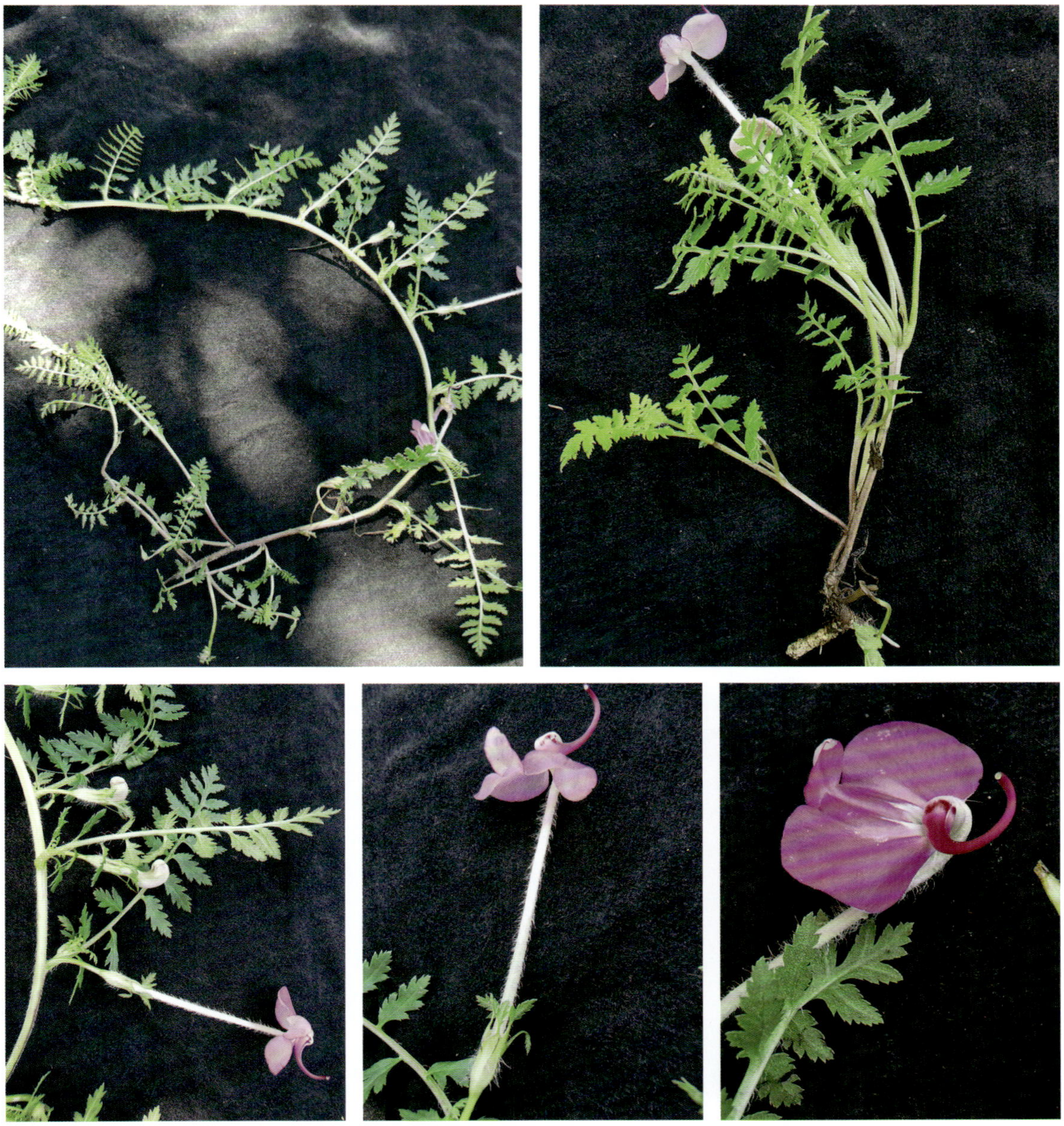

阴行草

【基　　原】列当科阴行草属阴行草 *Siphonostegia chinensis* Benth.

【别　　名】刘寄奴、土（金钟、铃、黄花）茵陈、芝麻蒿、鬼麻油、阴阳连。

【形态特征】1 年生草本。**根：**主根不发达，支根多数。**茎：**茎单一，中空，直立，上部多分枝，分枝对生，细长，具棱角；全株密被锈色短毛。**叶：**叶对生；茎基部叶早期枯萎；茎中部和上部叶 2 回羽状全裂，裂片狭线形，全缘或有 1 ～ 3 裂片。**花：**总状花序，花疏稀，对生于茎枝顶端；苞片叶状，羽状深裂或全裂，密被短毛；花梗短，纤细，密被短毛，有 1 对小苞片，线形；花萼细筒状，密被短毛，10 脉明显突出，裂片 5，披针形，全缘或偶有 1 ～ 2 锯齿；花冠 2 唇形，上唇盔状，微带紫色，前方下角有 1 对小齿，下唇 3 裂，黄色，外面密被长纤毛，皱褶高隆起呈瓣状；雄蕊花丝被柔毛，子房长卵形，柱头头状，常伸出于盔外。**果：**蒴果披针形。**种子：**种子小，黑色，长卵圆形。花果期 6—10 月。

【生境分布】生于山坡、草地。分布于我国东北、华北、华中、华南、西南等地。

【药用部位（药材名称）及采收加工】全草（北刘寄奴）。秋季采收，除去杂质，晒干。

【临床应用】苦，寒；归脾、胃、肝胆经。活血祛瘀，通经止痛，凉血，止血，清热利湿；用于跌打损伤，外伤出血，瘀血经闭，月经不调，产后淋痛，癥瘕积聚，血痢，血淋，湿热黄疸，水肿腹胀，白带过多。

【备　　注】按《药典》，中药材“北刘寄奴”为玄参科植物阴行草的干燥全草；中药材“刘寄奴”为菊科植物奇蒿的全草。按《中国植物志》，阴行草属已由玄参科修订为列当科。

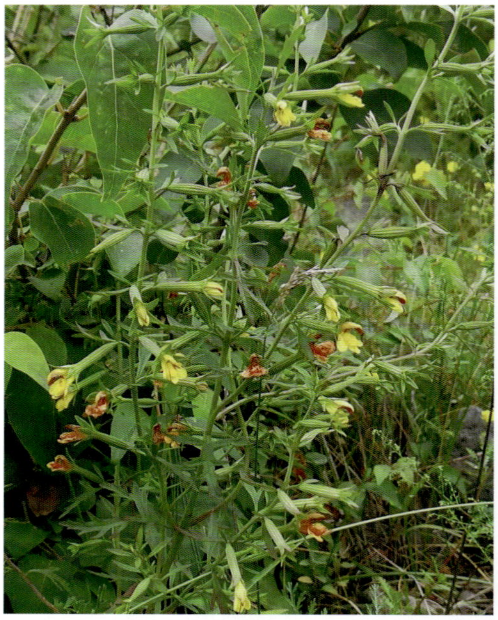

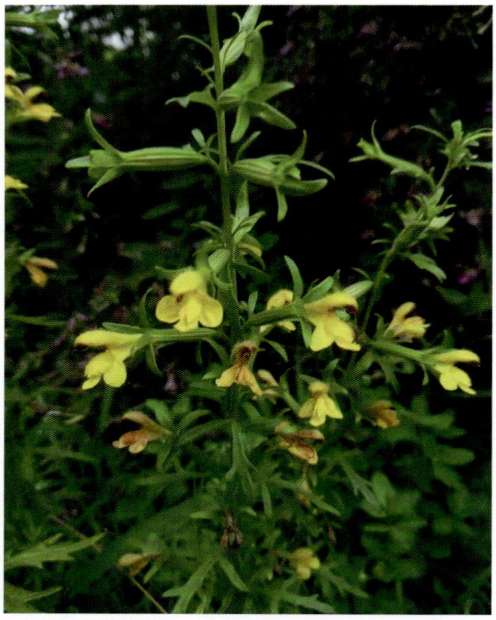

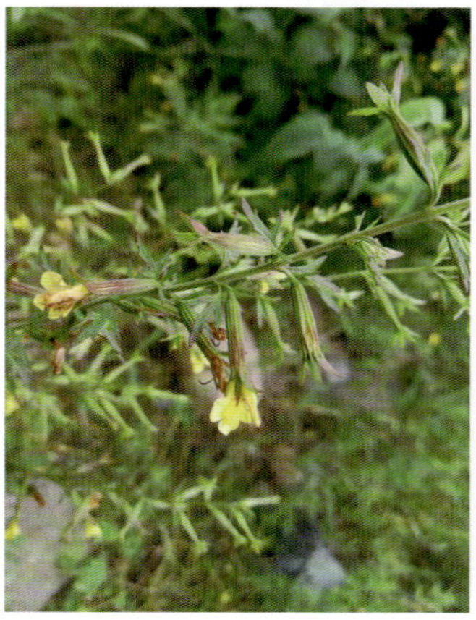

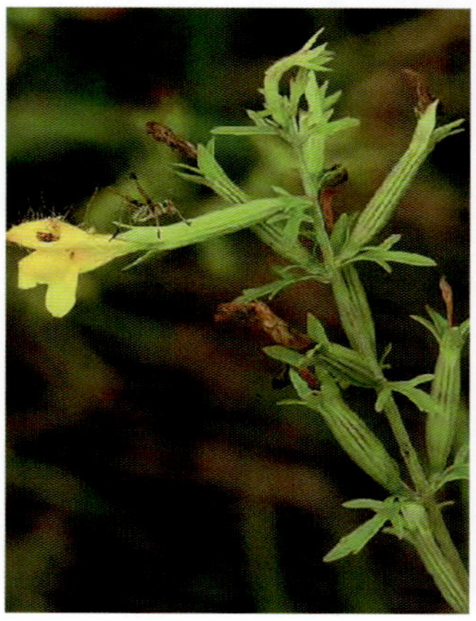

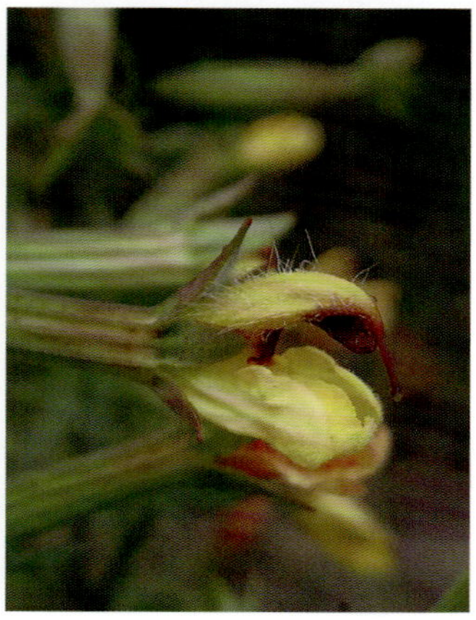

珊瑚苣苔

【基　　原】苦苣苔科珊瑚苣苔属珊瑚苣苔 *Corallodiscus cordatulus*（Craib）Burtt

【别　　名】（虎耳）还魂草、九倒生。

【形态特征】多年生草本。根：须根多数。叶：叶多数，全部基生，密集，呈莲座状，外部的叶具柄，内部的叶无柄；叶菱形或菱状卵形，顶端圆，基部楔形，边缘具钝齿，上面具皱褶，疏被淡褐色长柔毛或近无毛，下面常带紫红色。花：花数朵排成聚伞花序；苞片不明显；花萼 5 裂近基部，裂片狭卵形；花冠淡紫色或紫蓝色，上唇 2 浅裂，下唇 3 裂；雄蕊 4，2 长 2 短，雌蕊无毛，柱头头状。果：蒴果线形。花果期 6—9 月。

【生境分布】生于山坡岩石上。分布于我国西南、华中、华南及陕西、河北等地。

【药用部位（药材名称）及采收加工】全草（滴滴花）。夏秋季采收，晒干。

【临床应用】淡，平。健脾，止血，化瘀；用于小儿疳积，跌打损伤及刀伤。

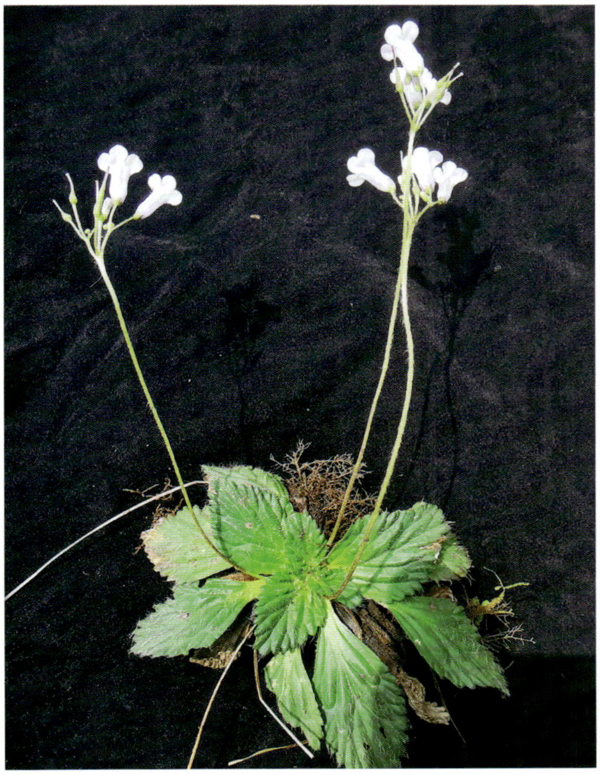
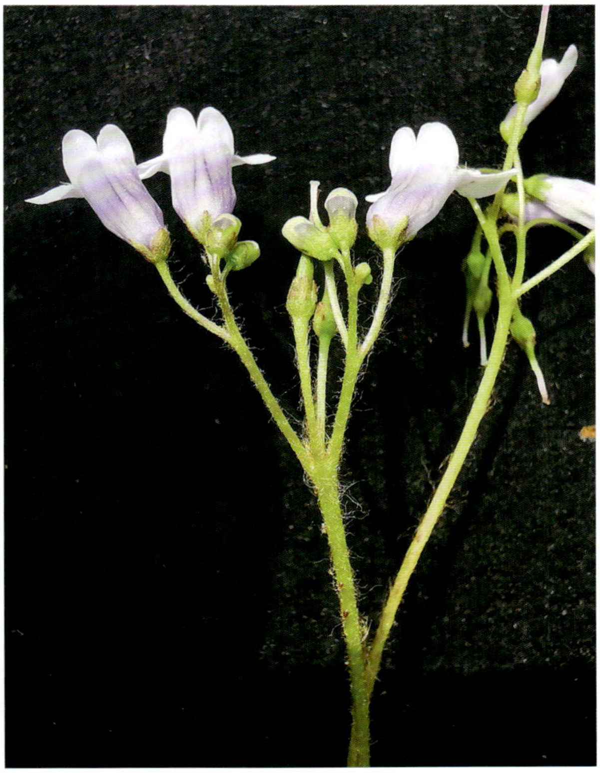
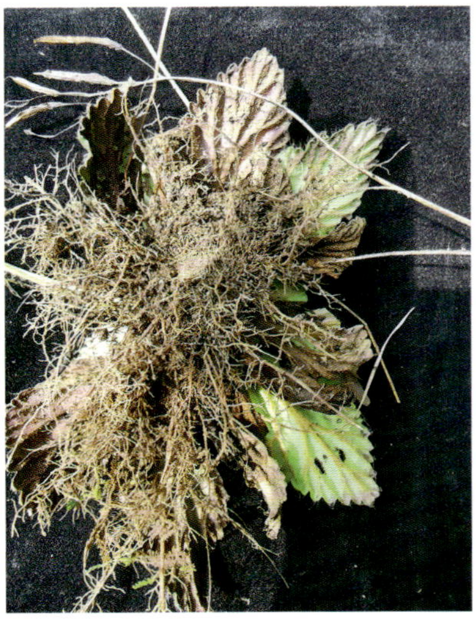
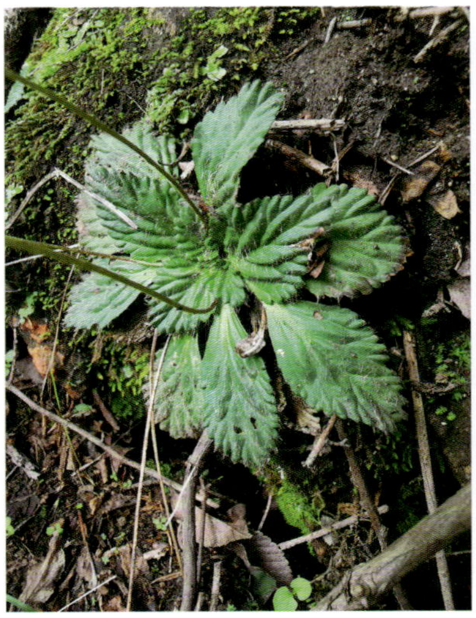
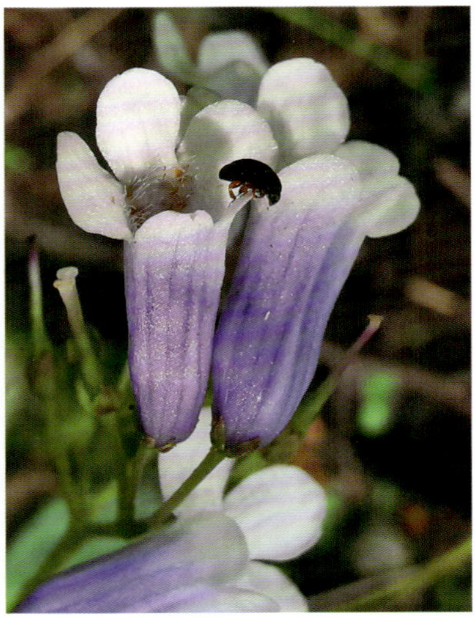

旋蒴苣苔

【基　　原】苦苣苔科旋蒴苣苔属旋蒴苣苔 *Boea hygrometrica*（Bunge）R. Br.

【别　　名】旋螺苣苔、牛耳草、猫耳朵、（牛耳）散血草。

【形态特征】形态特征与植物“珊瑚苣苔”相似。两者的主要区别：旋蒴苣苔的叶无柄，叶近圆形、卵圆形或卵形；发育雄蕊2；蒴果成熟时呈螺旋状卷曲。珊瑚苣苔外部的叶具柄，内部叶无柄，叶菱形或菱状卵形，且叶背常带红紫色；发育雄蕊4；蒴果成熟时两瓣裂，不呈螺旋状卷曲。

【生境分布】生于山坡、路旁、岩石上。分布于陕西、浙江、湖北、山东、河北、四川、云南等地。

【药用部位（药材名称）及采收加工】全草（牛耳草、散血草）。春夏季采收，鲜用或晒干。

【性味归经】苦，凉。止血，散血，消肿；外用治外伤出血，跌打损伤。

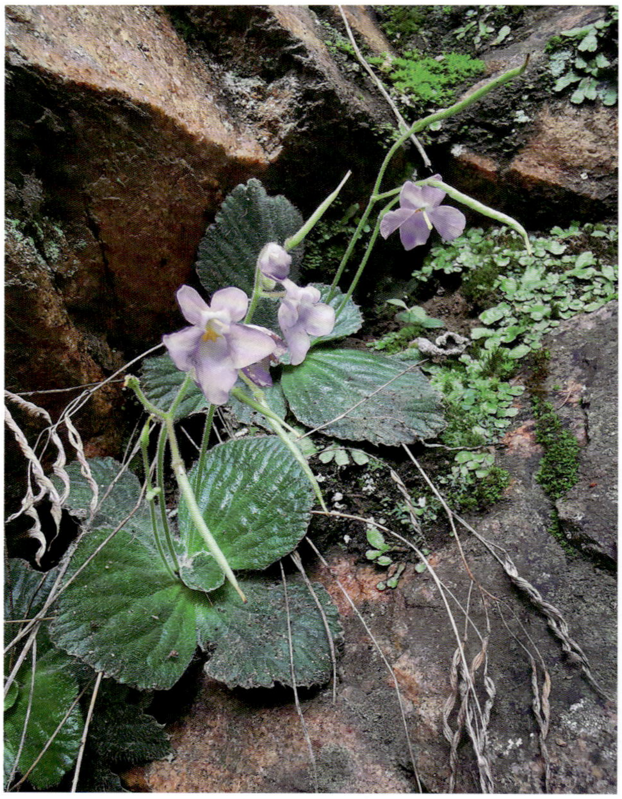

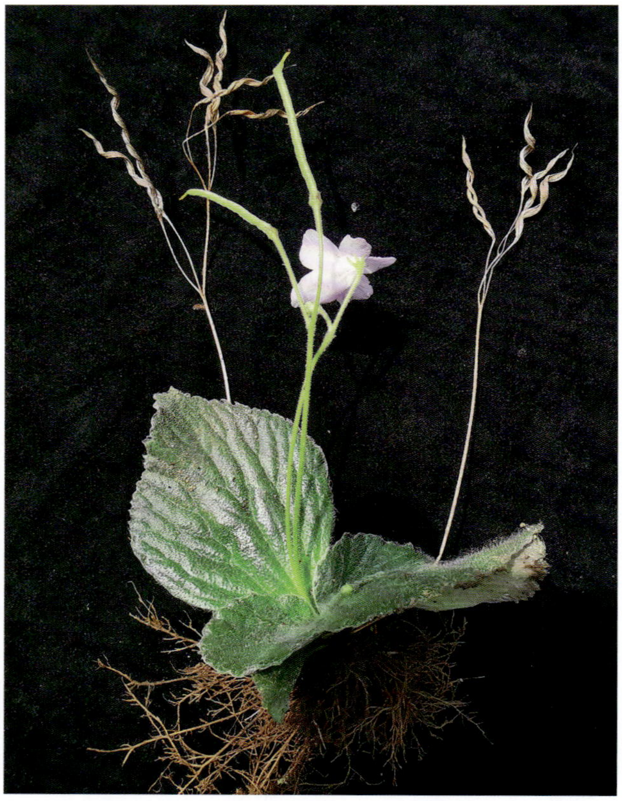

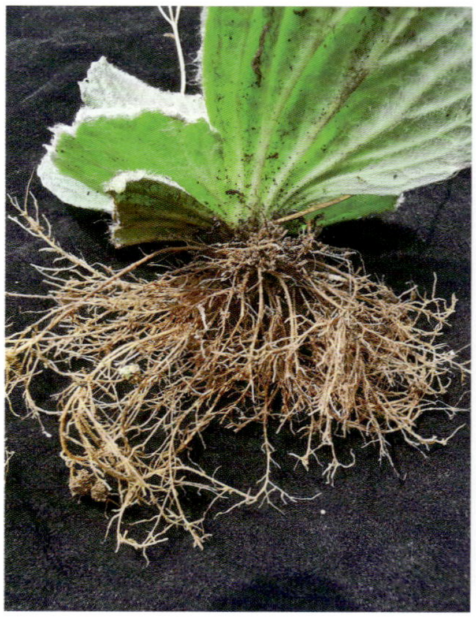

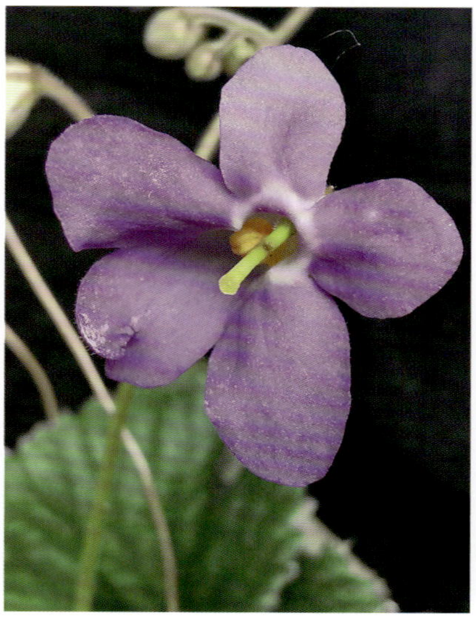

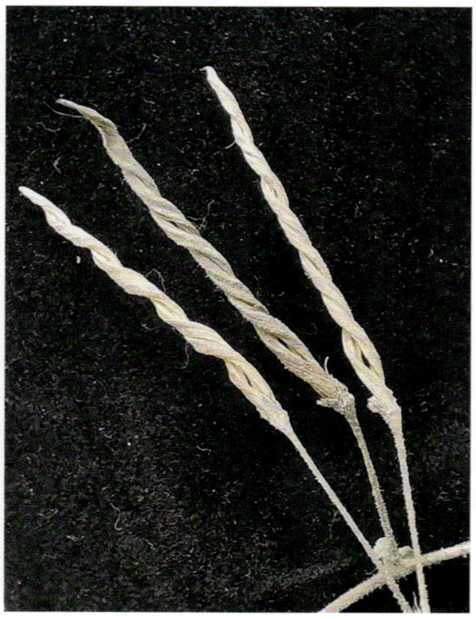

透骨草

【基　　原】透骨草科透骨草属透骨草 *Phryma leptostachya* subsp. *asiatica*（Hara）Kitamura

【别　　名】药曲草、粘人裙、前草、倒刺草、蝇毒草、毒蛆草、一扫光、接生草。

【形态特征】多年生草本。茎：茎直立，四棱形，绿色或淡紫色，被倒生短毛。叶：叶对生；叶卵状长椭圆形，先端渐尖或短尖，基部楔形、圆形或截形，常下延成翅，叶缘具粗齿，两面沿脉被短毛；叶柄被短柔毛。花：穗状花序顶生或腋生；苞片和小苞片钻状；花小，疏离，具短梗，花蕾期直立，开放时斜展至平展，花后反折；花萼筒状，5 纵棱，上方萼齿 3，下方萼齿 2；花冠蓝紫色、淡红色或白色，檐部 2 唇形；雄蕊 4，花柱细长。果：瘦果狭椭圆形。花果期 6—11 月。

【生境分布】生于阴湿山谷、林下。分布于全国各地。

【药用部位（药材名称）及采收加工】全草（透骨草）。夏秋季采收，晒干。

【临床应用】甘、辛，温；归肺、肝经。用于感冒，跌打损伤；外用治毒疮，湿疹，疥疮。

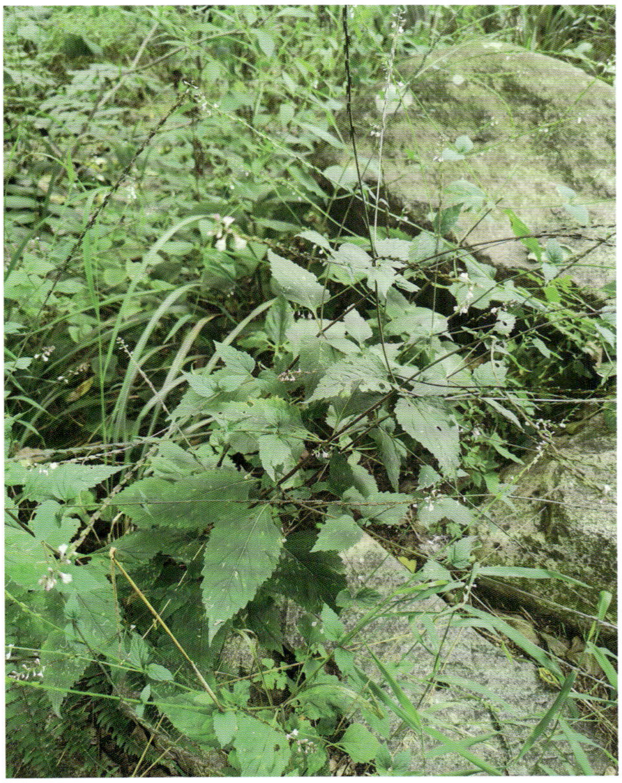
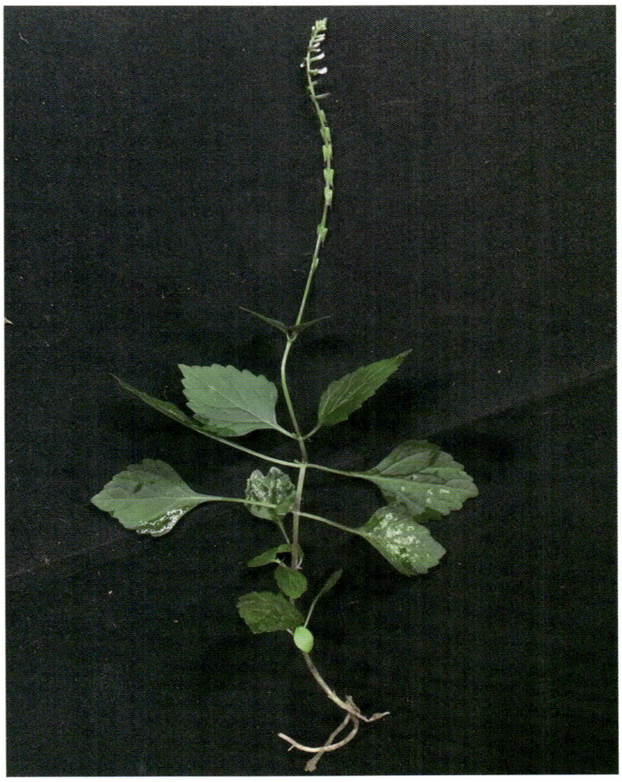
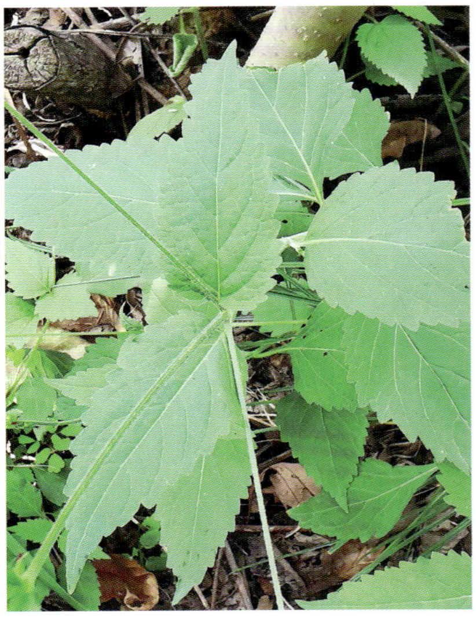
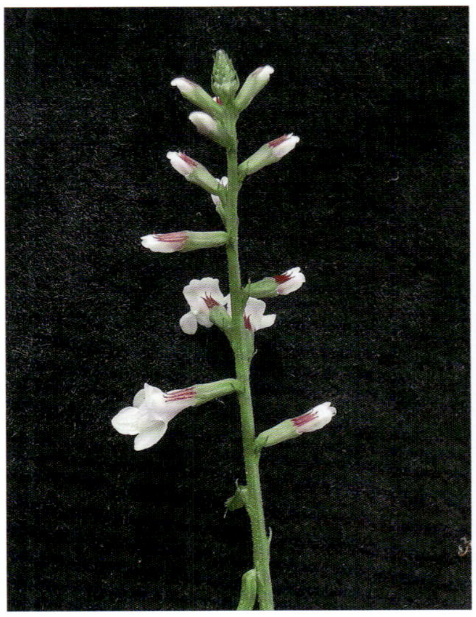
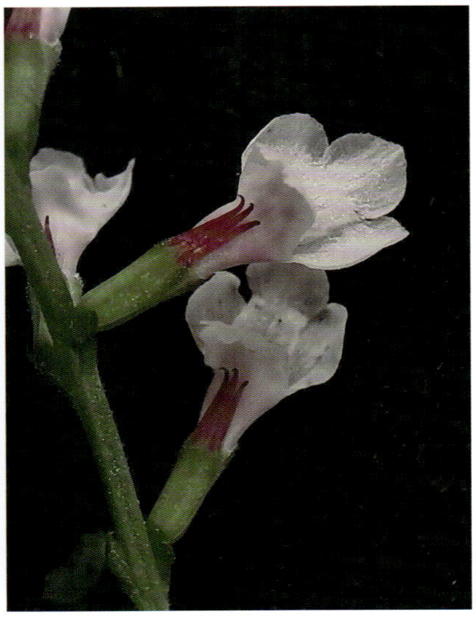

阿拉伯婆婆纳

【基　　原】车前科婆婆纳属阿拉伯婆婆纳 *Veronica persica* Poir.

【别　　名】波斯婆婆纳、肾子草。

【形态特征】2 年生草本。茎：茎密生两列多细胞柔毛。叶：叶 2 ～ 4 对，具短柄，卵形或圆形，基部浅心形、平截或浑圆，边缘具钝齿，两面疏生柔毛。花：总状花序长；苞片互生，与叶同形且几乎等大；花梗明显比苞片长，有的超过 1 倍；花萼花期时短，果期时增大，裂片卵状披针形，有睫毛，3 出脉；花冠蓝色、紫色或蓝紫色，裂片卵形至圆形，喉部疏被毛；雄蕊短于花冠。果：蒴果肾形，被腺毛，成熟后几乎无毛，网脉明显，凹口角度超过 90 度，裂片钝，宿存花柱超出凹口。种子：种子背面具深的横纹。花果期 3—7 月。

【生境分布】生于路边、荒野、杂草中。分布于我国华东、华中及新疆、贵州、云南、西藏等地。

【药用部位（药材名称）及采收加工】全草（肾子草）。夏季采收，鲜用或晒干。

【临床应用】辛、苦、咸，平。祛风除湿。壮腰。截疟；用于风湿痹痛，肾虚腰痛，外疟。

【备　　注】按《中国植物志》，婆婆纳属由玄参科修订为车前科。

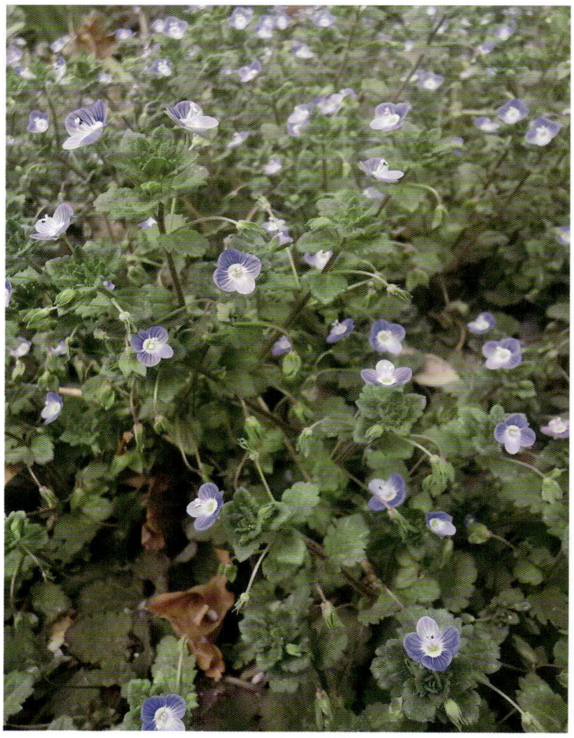

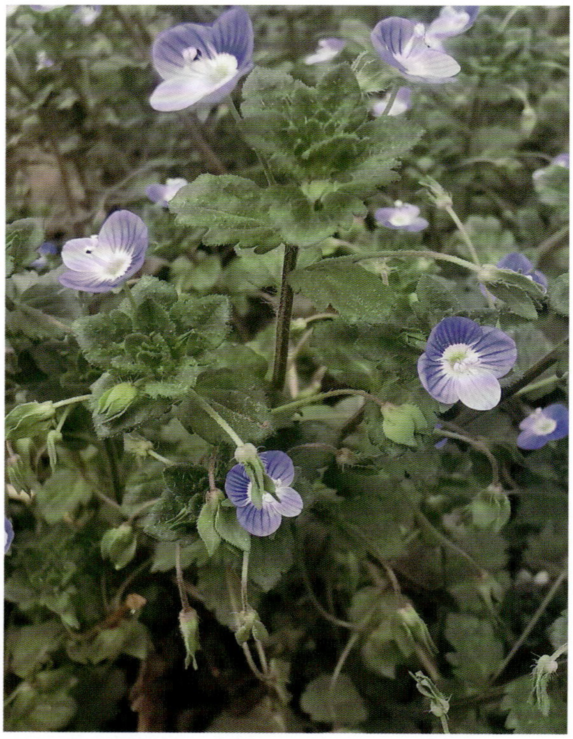

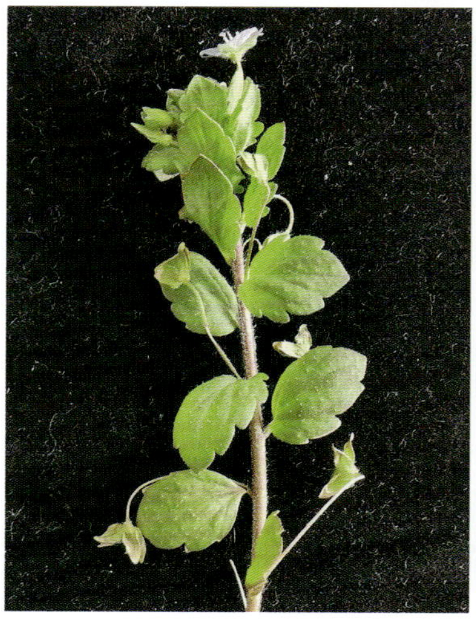

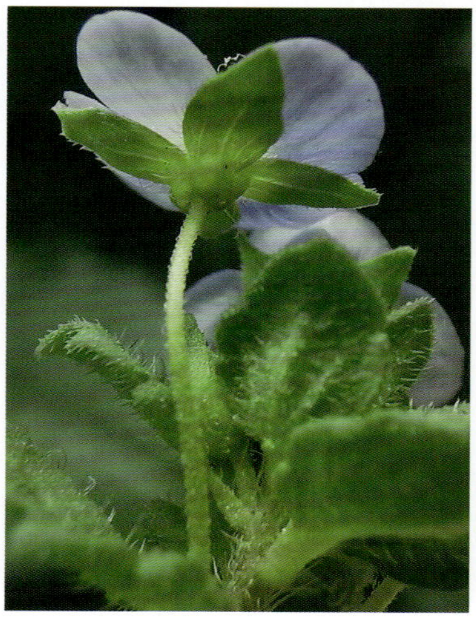

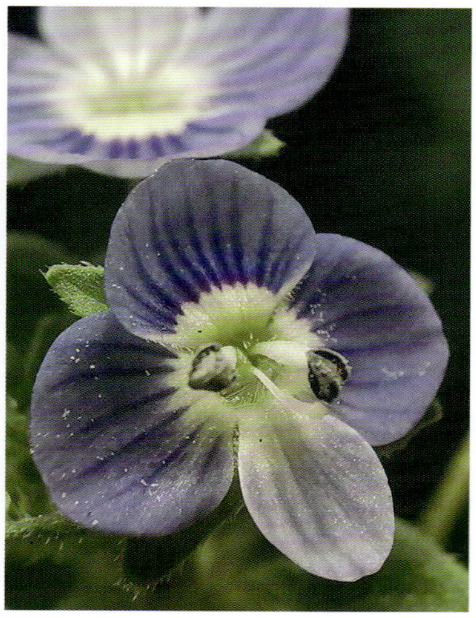

【基　　原】车前科婆婆纳属婆婆纳 *Veronica polita* Fries

【别　　名】野芫荽。

【形态特征】形态特征与植物“阿拉伯婆婆纳”相似。两者的主要区别：婆婆纳长成后（结果后）的小花梗比苞片（苞叶）短或近等长；阿拉伯婆婆纳长成后（结果后）的小花梗比苞片（苞叶）长或长许多。

【生境分布】生于荒地。分布于华东、华中、西南、西北及河北、山西等地。

【药用部位（药材名称）及采收加工】全草（婆婆纳）。3—4 月采收，鲜用或晒干。

【临床应用】甘、淡，凉；归肝、肾经。补肾强腰，解毒消肿；用于肾虚腰痛，疝气，睾丸肿痛，妇女白带，痈肿。

【备　　注】按《中国植物志》，阿拉伯婆婆纳、婆婆纳已由玄参科婆婆纳属修订为车前科婆婆纳属。

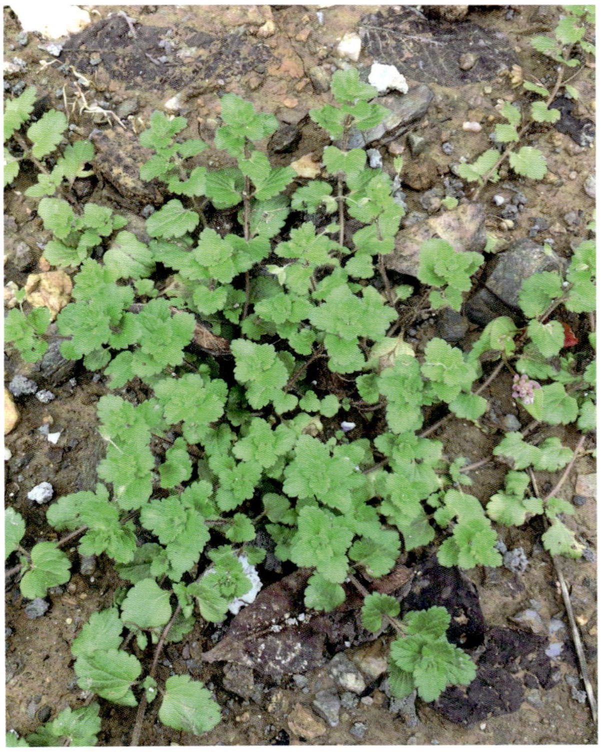
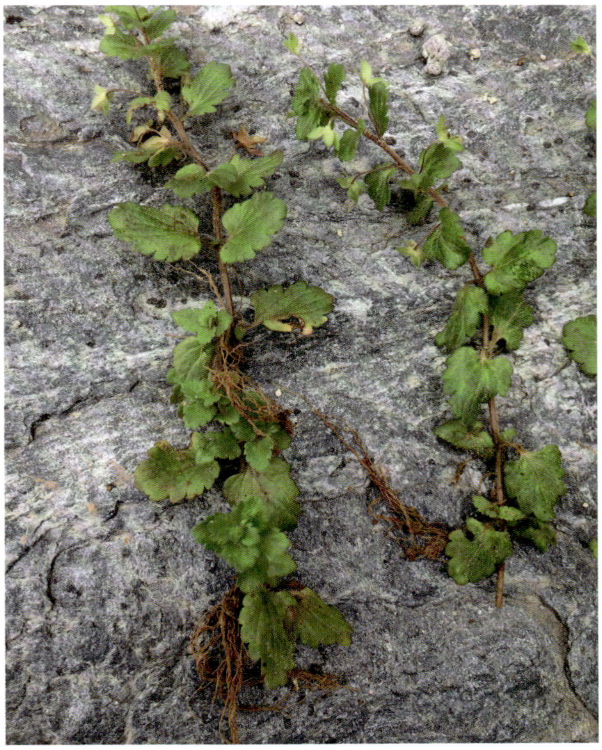
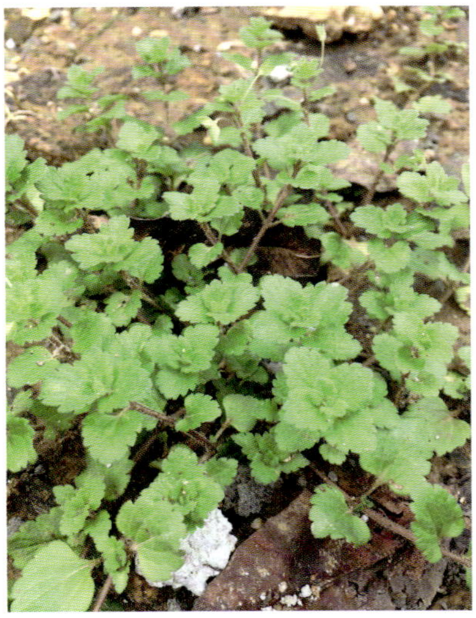
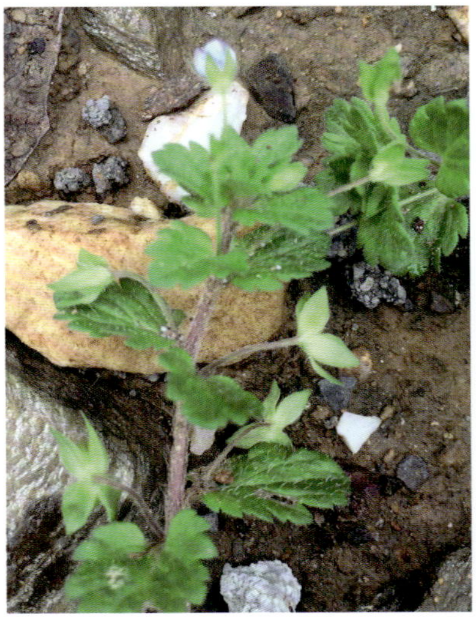
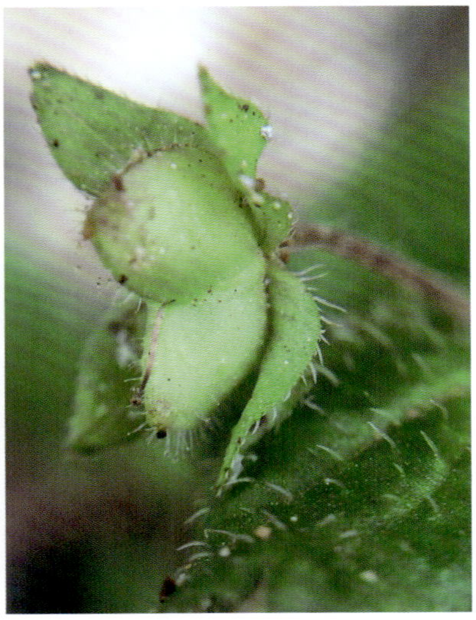

北水苦荬

【基　　原】车前科婆婆纳属北水苦荬 *Veronica anagallis-aquatica* Linnaeus

【别　　名】仙人对座草、仙桃草。

【形态特征】1 年或多年生草本。**根：**须根多数，黄白色。**茎：**根茎斜走；茎直立或基部倾斜，有时分枝。**叶：**叶无柄；茎上部叶半抱茎，椭圆形或长卵形，稀为卵状矩圆形或披针形，全缘或有疏小锯齿。**花：**总状花序腋生，花序比叶长，多花；花梗与苞片近等长，与花序轴成锐角，果期弯曲向上，使蒴果靠近花序轴；花萼裂片卵状披针形，急尖，果期直立或叉开；花冠浅蓝色、浅紫色或白色，裂片宽卵形；雄蕊短于花冠。**果：**蒴果近圆形，长宽近相等，几乎与萼等长，顶端钝凹。花果期 4—9 月。

【生境分布】生于水边湿地、浅水沟中。分布于我国长江以北及西南、西北各地。

【药用部位（药材名称）及采收加工】全草或地上部分（水苦荬）。夏季采收，洗净泥土，鲜用或切段晒干。

【临床应用】苦，寒。清热利湿，活血止血，消肿解毒；用于咽喉肿痛，痢疾，血淋，劳伤咳血，月经不调，跌打损伤，痈疮肿毒。

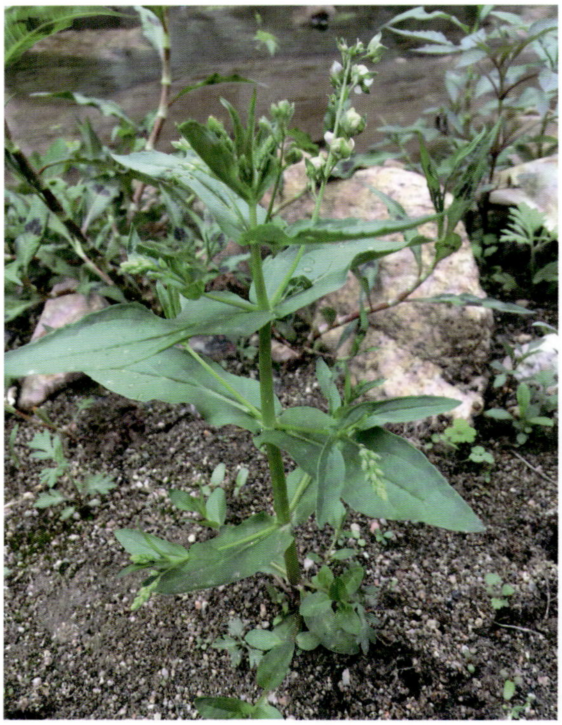

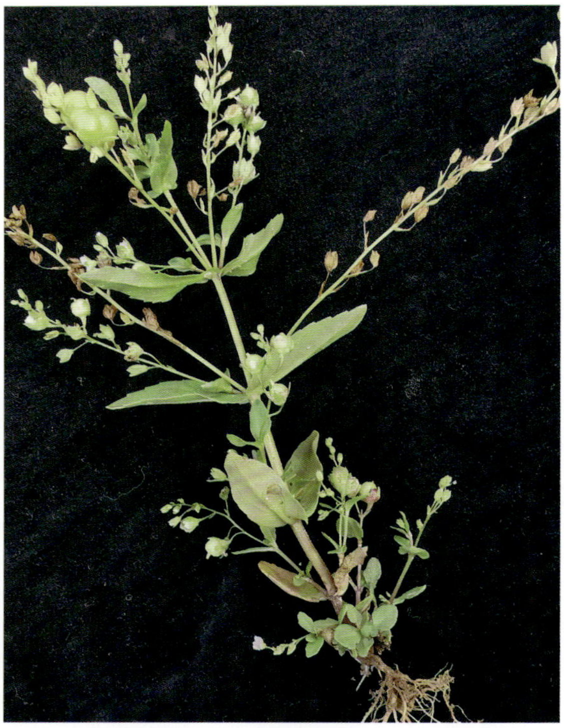

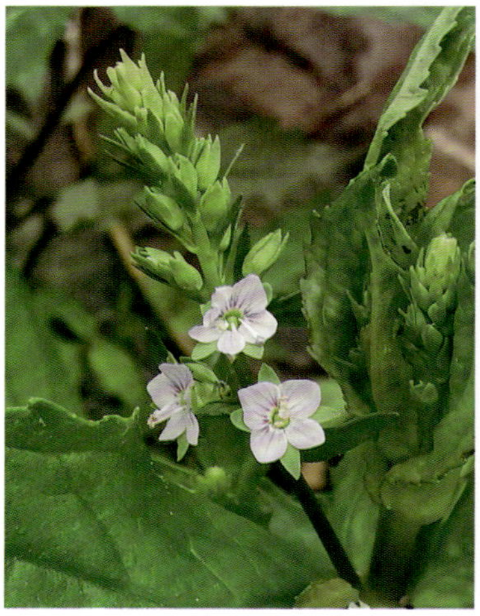

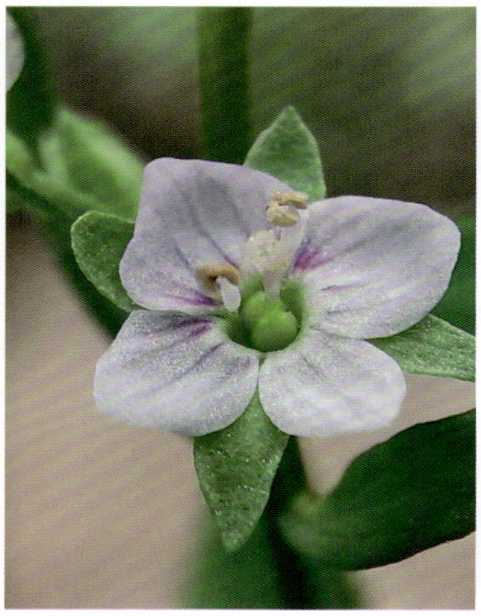

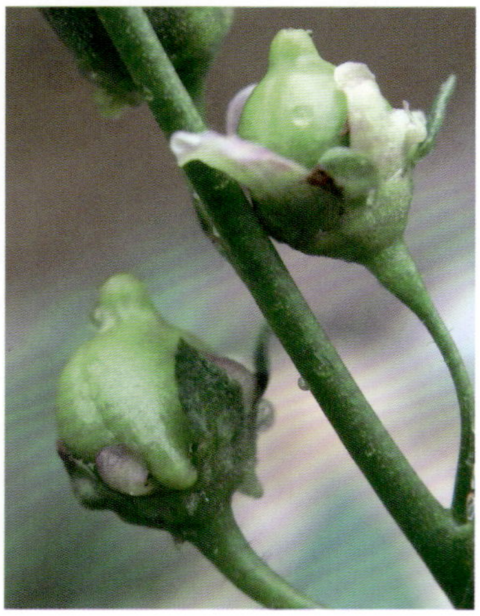

【基　　原】车前科婆婆纳属水苦荬 *Veronica undulata* Wall.

【别　　名】水菠菜、水莴苣、芒种草。

【形态特征】形态特征与植物“北水苦荬”相似。两者的主要区别：北水苦荬的茎、花序轴、花萼和蒴果上光滑，无腺毛或仅仅有几根腺毛，小花梗常不直，常弯曲向上而靠近花序轴，因此花序显得稍窄（不到 1 cm）；水苦荬的茎、花序轴、花萼和蒴果上有稀疏的腺毛，腺毛数量较北水苦荬明显多，小花梗常不弯曲，常横展直伸，因此花序显得稍宽（1 ～ 1.5 cm）。

【生境分布】生于水边湿地、浅水沟中。分布于全国各地。

【药用部位（药材名称）及采收加工】均同植物“北水苦荬”项下。

【临床应用】同植物“北水苦荬”项下。

【备　　注】按《中国植物志》，北水苦荬、水苦荬已由玄参科婆婆纳属修订为车前科婆婆纳属。

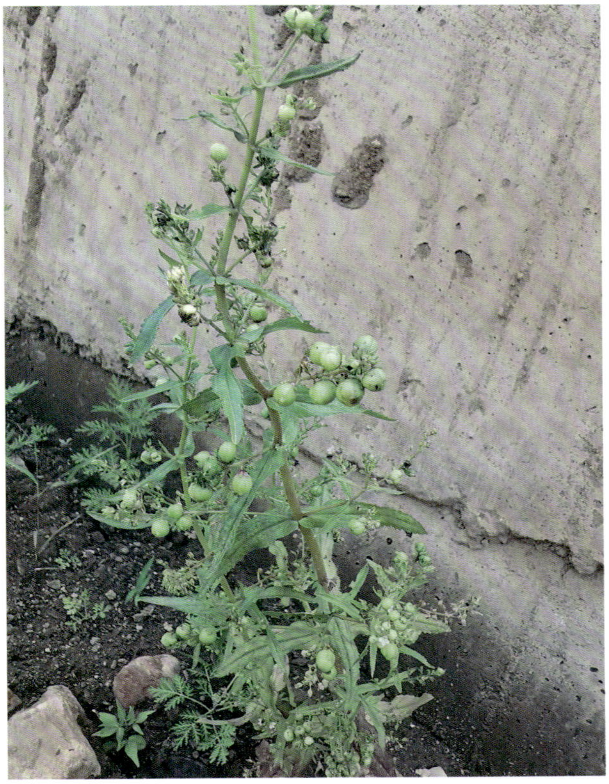

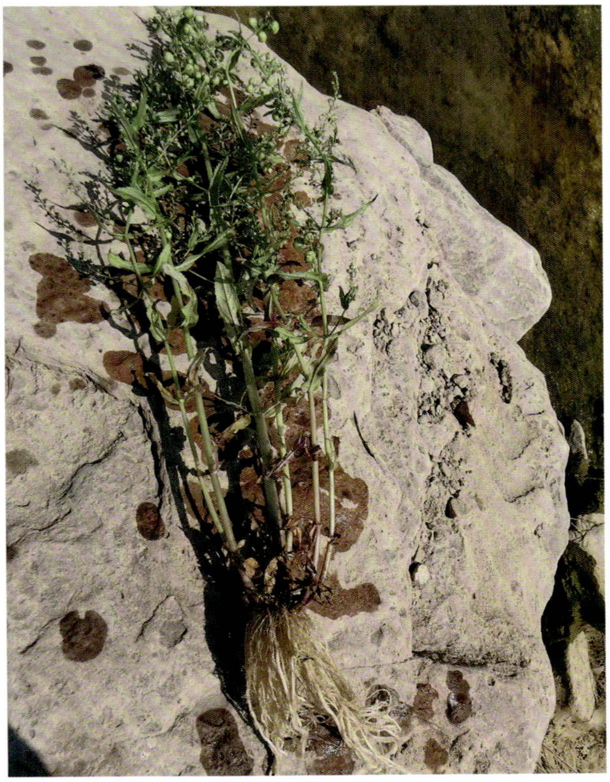

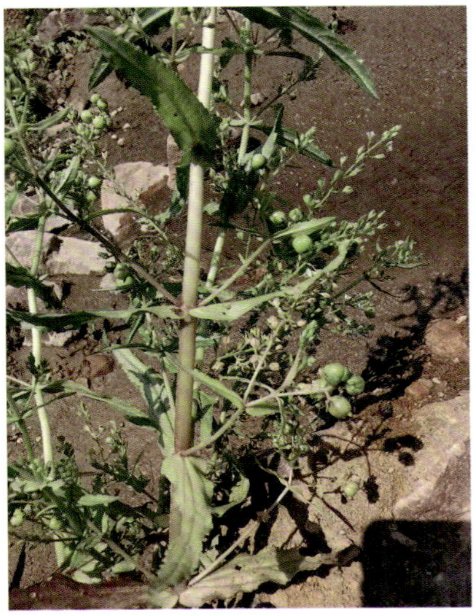

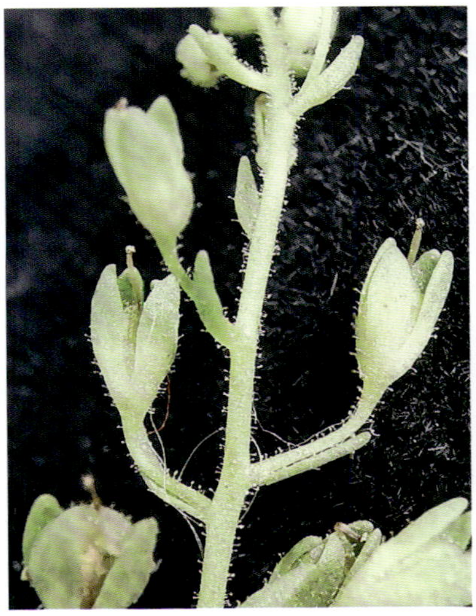

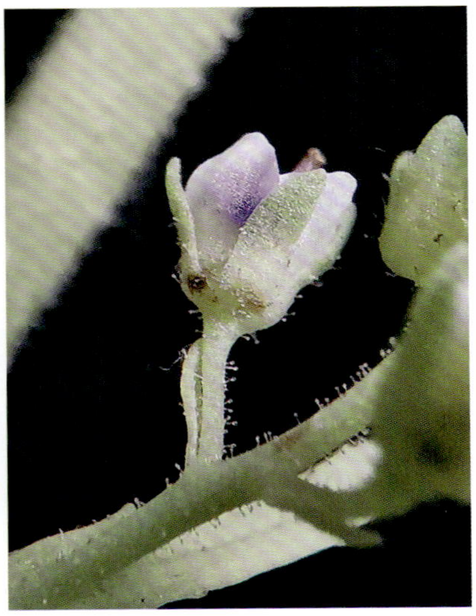

水蔓菁

【基　　原】车前科兔尾苗属水蔓菁 *Pseudolysimachion linariifolium* subsp. *dilatatum*（Nakai & Kitagawa）D.Y.Hong

【别　　名】追风草。

【形态特征】多年生草本。根：须根多数，细长，灰白色。茎：根状茎短；茎直立，常被白色柔毛。叶：下面的叶常对生，上部的叶多互生；叶宽线形、椭圆状披针形至椭圆状卵形，先端钝或尖，基部楔形，渐窄成短柄或无柄，边缘具锯齿。花：总状花序顶生，细长，单生或复出，长穗状；花梗被柔毛；花萼 4 深裂，裂片卵圆形或楔形，有睫毛；花冠蓝色、紫色或白色，喉部有柔毛，裂片宽度不等，后 1 枚卵圆形，其余 3 枚卵形；花丝无毛，伸出花冠，柱头头状。果：蒴果卵球形，稍扁，先端微凹。花果期 6—10 月。

【生境分布】生于草甸、草地、灌丛、疏林下。分布于我国甘肃至云南以东，陕西、山西和河北以南。

【药用部位（药材名称）及采收加工】地上部分（水蔓菁、勒马回）。夏秋季茎叶繁茂时采收全草，除去杂质，切段，鲜用或晒干。

【临床应用】苦，寒。清肺，化痰，止咳，解毒；用于慢性气管炎，肺痈，咳吐脓血；外用治痔疮、皮肤湿疹、风疹搔痒、疖痈疮疡。

【备　　注】按《中国植物志》，本种由玄参科婆婆纳属修订为车前科兔尾苗属。

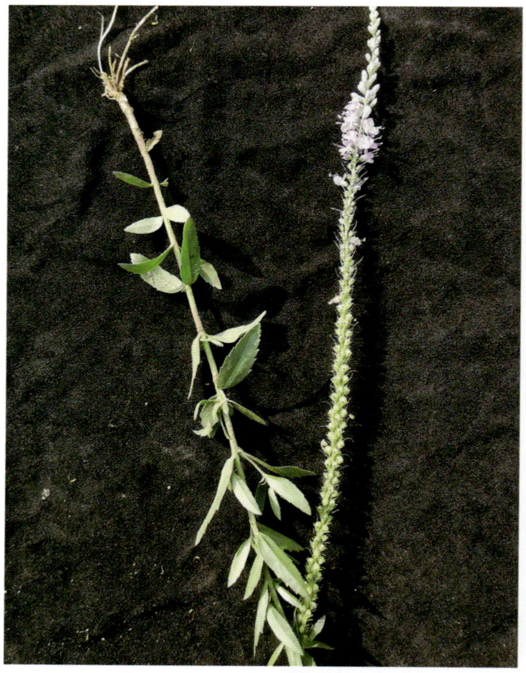

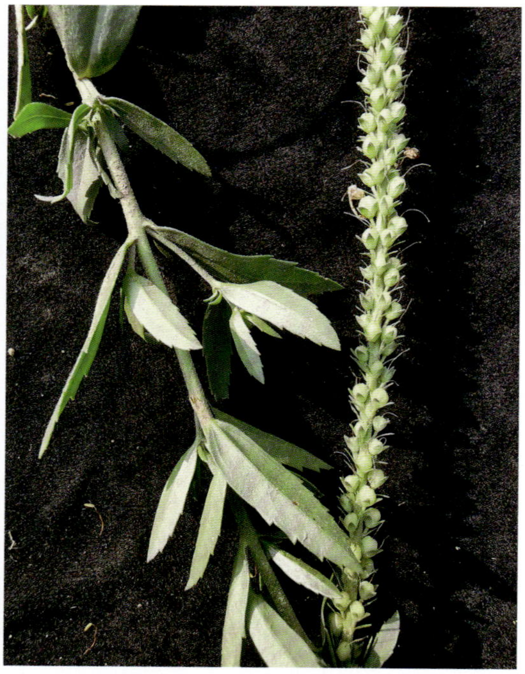

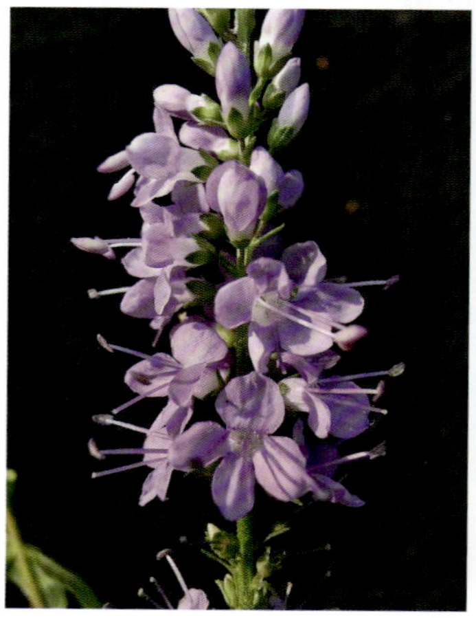

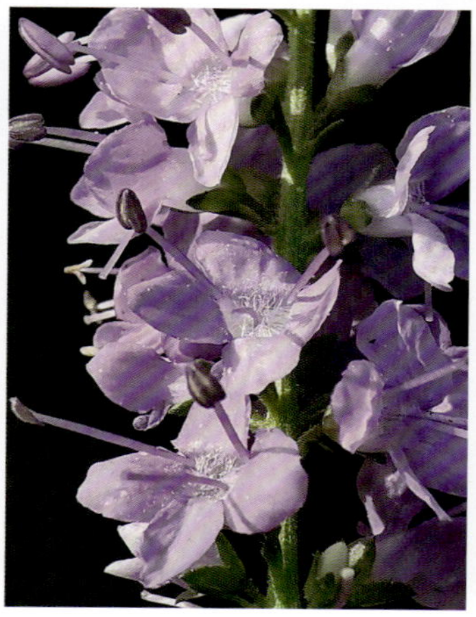

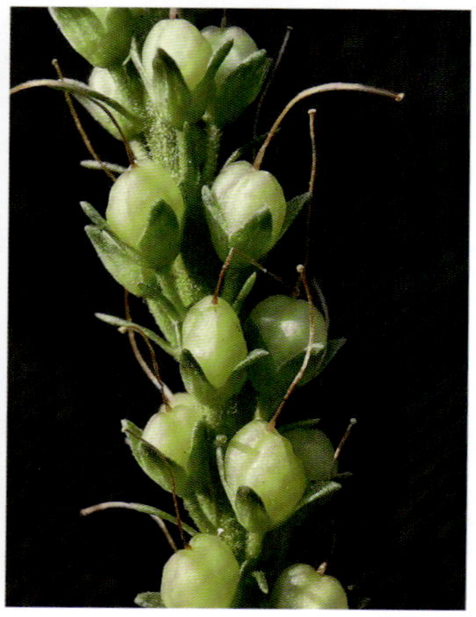

车前

【基　　原】车前科车前属车前 *Plantago asiatica* L.

【别　　名】地胆头、白贯草、五根草、蟾蜍草、灰盆草、车轮草、饭匙草、猪耳草、牛耳朵草等。

【形态特征】多年生草本。根：须根多数。茎：根茎短，稍粗。叶：叶基生，莲座状，具长柄；叶宽卵形至宽椭圆形，先端钝或尖，边缘波状、全缘或有锯齿，基部下延成宽楔形或近圆形；弧形脉5～7条。花：花葶多数，具棱，有疏毛，直立或弓曲上升；穗状花序圆柱状，下部常间断，花序梗长约为花茎的2/5～1/2，有纵条纹，疏生白色短柔毛；花淡绿色，苞片1枚，苞片长三角形；花萼4，基部稍合生，椭圆形或卵圆形；花冠小，花冠筒先端4裂，裂片三角形，向外反卷；雄蕊1，明显外伸，花药卵状椭圆形，花丝线形；花柱1，明显外伸。果：蒴果卵球形或圆锥状卵形，于基部上方周裂。种子：种子近椭圆形，具角，黑褐色至黑色，背腹面微隆起。花果期4—10月。

【生境分布】生于山野、路旁、草地、田边、河边湿地等处。分布于全国各地。

【药用部位（药材名称）及采收加工】种子（车前子）、全草（车前草）。车前子：夏秋季种子成熟时采收果穗，晒干，搓出种子，除去杂质。车前草：夏季采挖，除去泥沙，晒干。

【临床应用】车前子：甘，寒；归肝、肾、肺、小肠经。清热利尿通淋，渗湿止泻，明目，祛痰；用于热淋涩痛，水肿胀满，暑湿泄泻，目赤肿痛，痰热咳嗽。车前草：甘，寒；归肝、肾、肺、小肠经。清热利尿通淋，祛痰，凉血，解毒；用于热淋涩痛，水肿尿少，暑湿泄泻，痰热咳嗽，吐血衄血，痈肿疮毒。

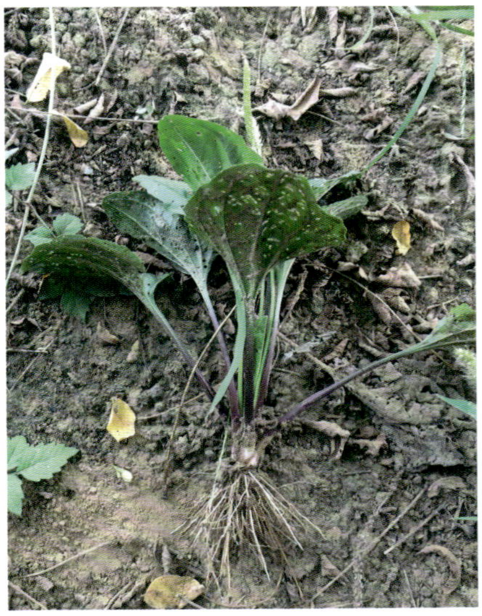

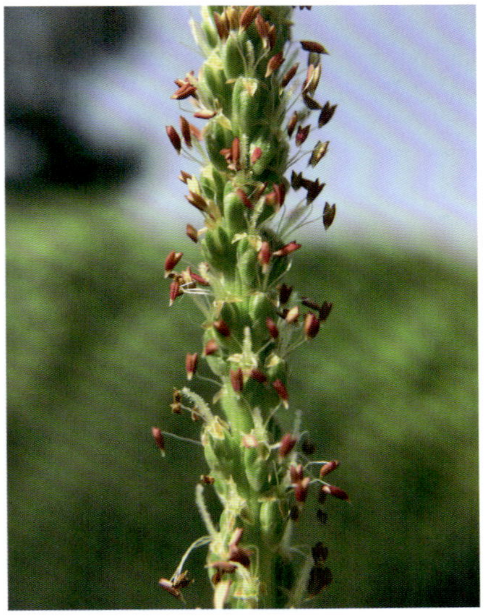

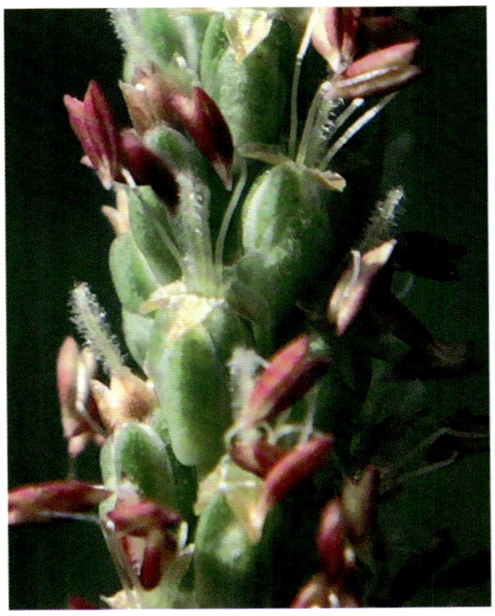

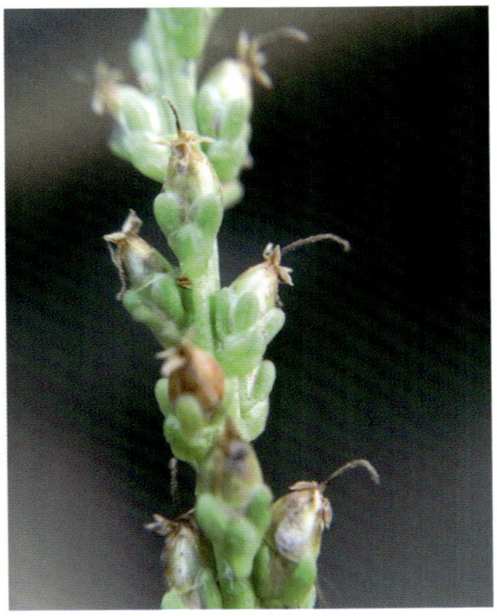

大车前

【基　　原】车前科车前属大车前 *Plantago major* L.

【别　　名】钱贯草、大猪耳朵草。

【形态特征】2 年或多年生草本。**根：**须根多数。**茎：**根茎粗短。**叶：**叶片卵形或宽卵形，长 6 ～ 10 cm，宽 3 ～ 6 cm，先端圆钝，基部圆宽楔形；叶柄基部常扩大成鞘状。**花：**穗状花序长 3 ～ 10 cm，花排列紧密。**种子：**种子 8 ～ 16 颗，黑色，腹面多棱角。其余与植物“车前”相似。

【生境分布】生于路边、沟旁、田边潮湿处。分布于全国各地。

【药用部位（药材名称）及采收加工】种子（车前子）、全草（车前草）。车前子：夏秋季剪下黄色成熟果穗，晒干，搓出种子，去掉杂质。车前草：秋季采收，挖起全株，洗净泥沙，鲜用或晒干。

【临床应用】车前子：甘、淡，微寒；归肺、肝、肾、膀胱经。清热利尿，渗湿止泻，明目，祛痰；用于小便不利，淋浊带下，水肿胀满，暑湿泻痢，目赤障翳，痰热咳喘。车前草：甘，寒；归肝、肾、膀胱经。清热利尿，凉血，解毒；用于热结膀胱，小便不利，淋浊带下，暑湿泻痢，衄血，尿血，肝热目赤，咽喉肿痛，痈肿疮毒。

【备　　注】按《药典》，中药材“车前子”“车前草”的基原为车前科植物车前、平车前。

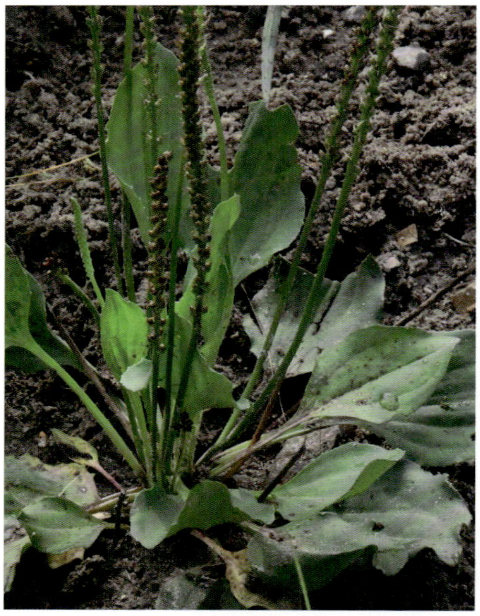

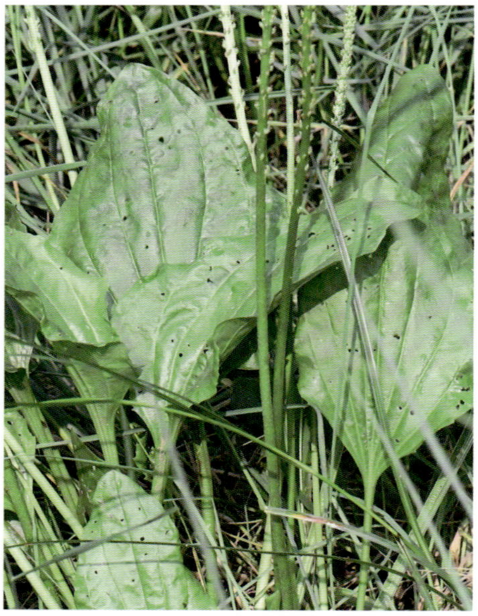

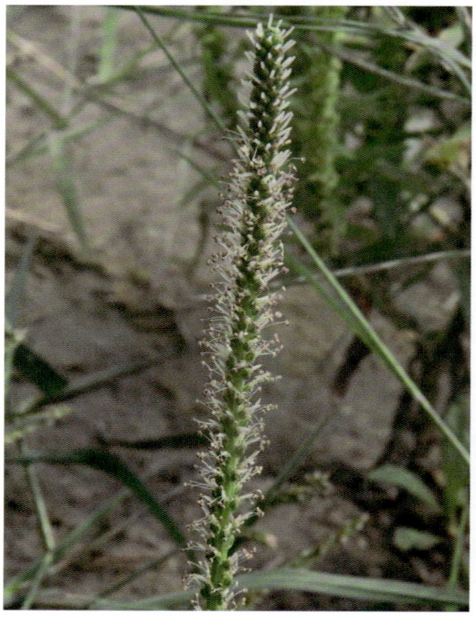

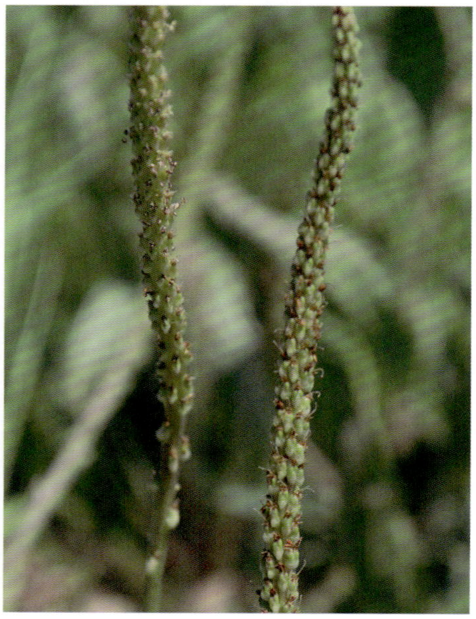

平车前

【基　　原】车前科车前属平车前 *Plantago depressa* Willd.

【别　　名】车前草（菜）、车茶草、蛤蟆叶、小车前。

【形态特征】形态特征与植物“车前”相似。两者的主要区别：平车前有主根，植株较小（高5～20 cm），叶形显窄长，叶椭圆形、长圆形、披针形或倒披针形，基部狭楔形；车前为须根，植株较大（高20～60 cm），叶片显短圆，叶狭卵形、广卵形或广椭圆形，基部圆形或阔楔形。

【生境分布】生于山野、路旁、田埂、河边。分布于我国东北、西北及河北、山东、山西等地。

【药用部位（药材名称）及采收加工】均同植物“车前”项下。

【临床应用】同植物“车前”项下。

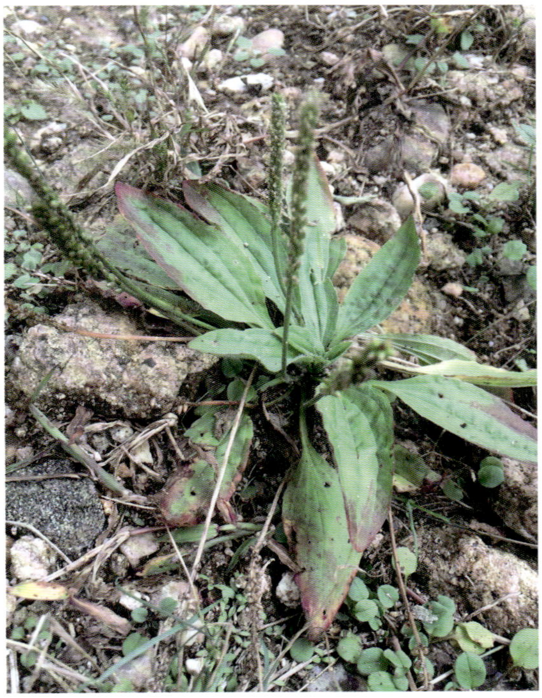

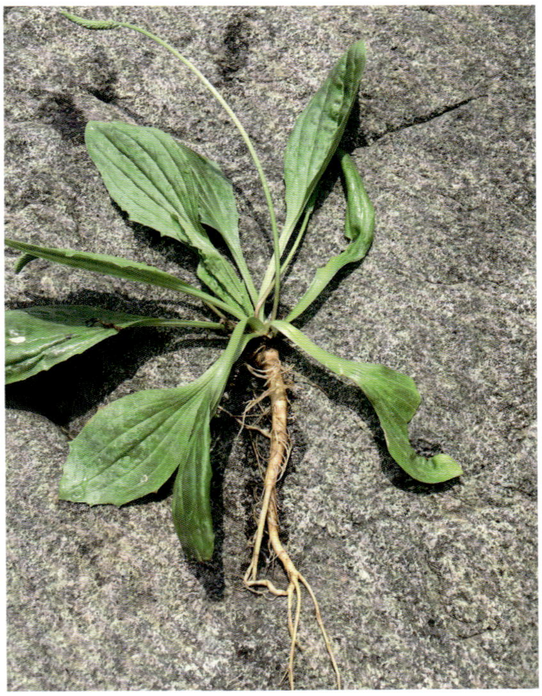

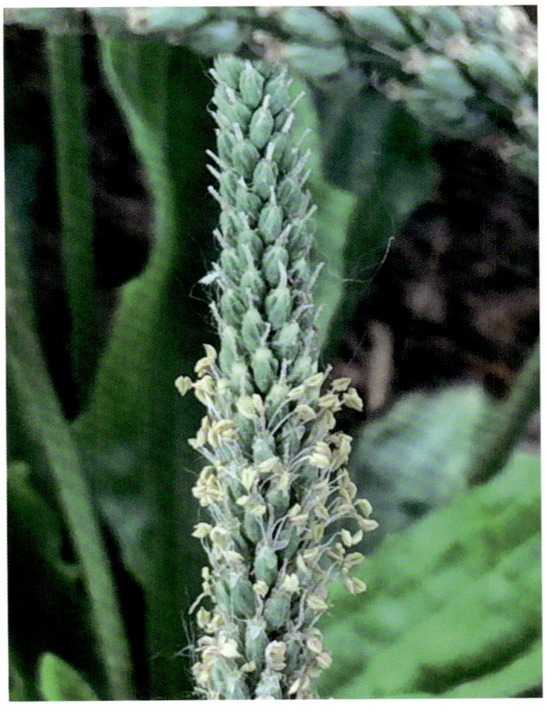

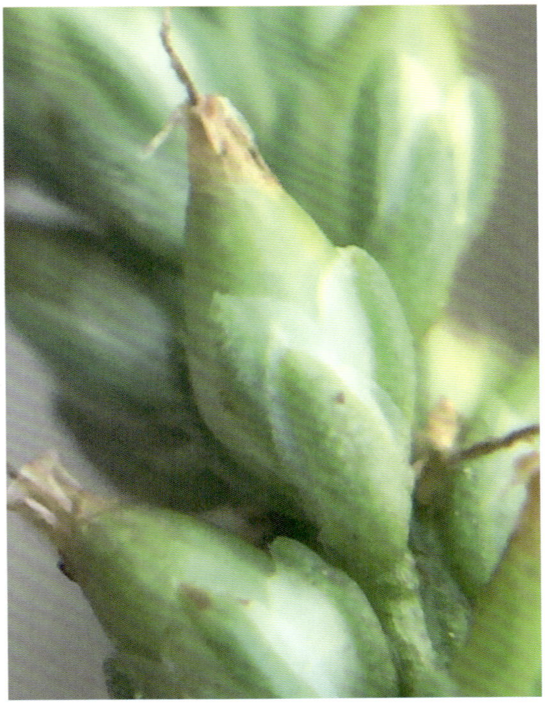

柳穿鱼

【基　　原】车前科柳穿鱼属柳穿鱼 *Linaria vulgaris* subsp. *chinensis*（Bunge ex Debeaux）D. Y. Hong

【别　　名】无。

【形态特征】多年生草本。茎：茎直立，常在上部分枝。叶：叶互生或下部的轮生，条形。花：总状花序，花密集，花序轴及花梗无毛或有少数短腺毛；苞片条形至狭披针形，超过花梗；花萼裂片披针形，外面无毛，内面多少被腺毛；花冠黄色，上唇长于下唇，裂片卵形，下唇侧裂片卵圆形，中裂片舌状，距稍弯曲，长 10 ～ 15 mm。果：蒴果卵球状。种子：种子盘状，边缘有宽翅，成熟时中央常有瘤状突起。花果期 6—9 月。

【生境分布】生于山坡、路边、田边、草原等处。分布于我国东北、华北及山东、河南、江苏、陕西、甘肃等地。

【药用部位（药材名称）及采收加工】全草（柳穿鱼）。夏季花盛开时采收，阴干。

【临床应用】甘、微苦，寒。清热解毒，散瘀消肿；用于感冒，头痛头晕，黄疸，痔疮便秘，皮肤病，烫火伤。

【备　　注】按《中国植物志》，本种由玄参科柳穿鱼属修订为车前科柳穿鱼属。

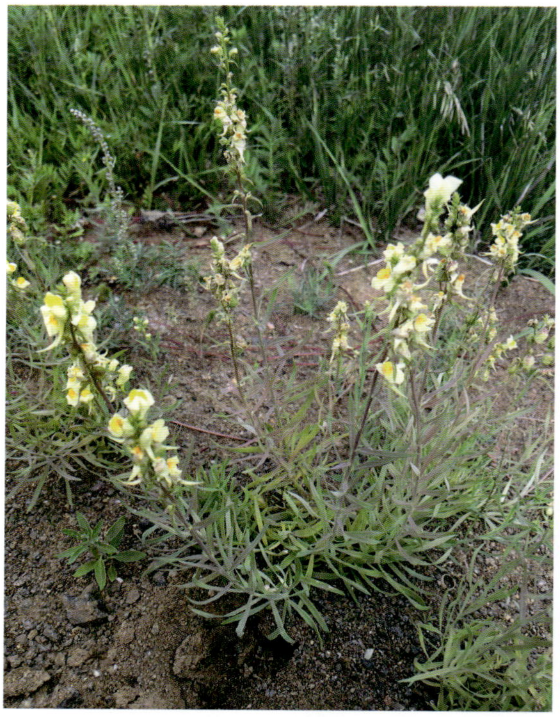

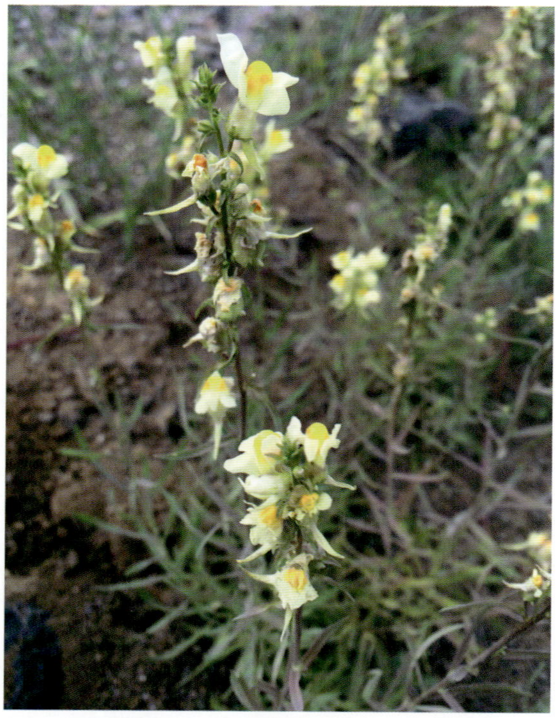

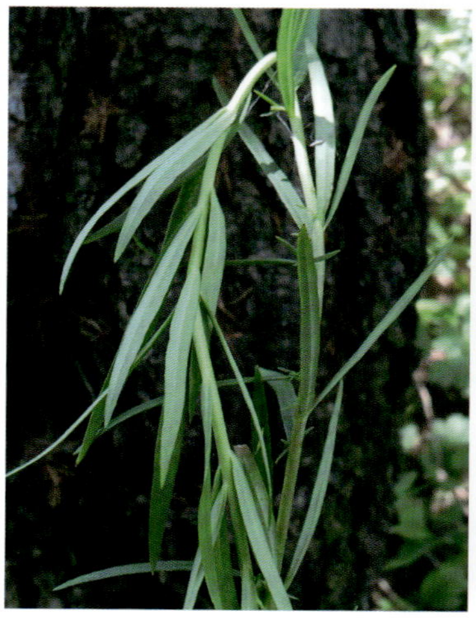

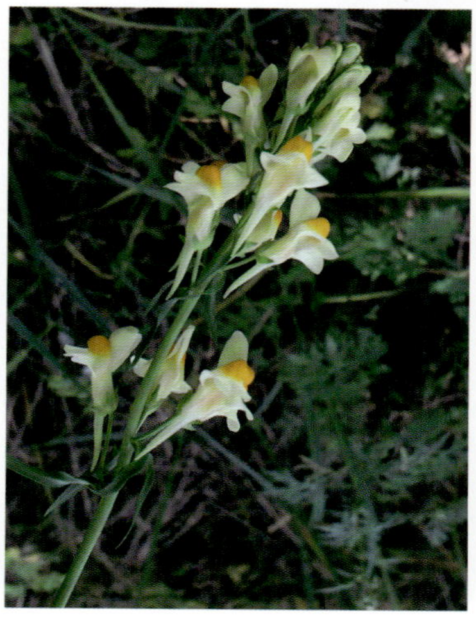

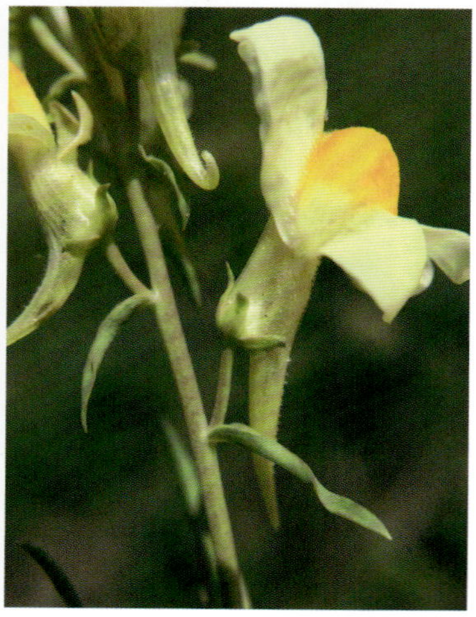

鸡矢藤

【基　　原】茜草科鸡矢藤属鸡矢藤 *Paederia scandens*（Lour.）Merr.

【别　　名】鸡屎藤、臭老婆蔓、解署藤、女青、牛皮冻。

【形态特征】藤状灌木。茎：茎木质，无毛或近无毛。叶：叶对生，形状变化大，卵形、卵状长圆形至披针形，顶端急尖或渐尖，基部楔形、近圆形、平截或浅心形，两面无毛或近无毛，有时下面脉腋内有束毛；侧脉每边 4 ～ 6 条，纤细。花：聚伞花序腋生和顶生，扩展，分枝对生，末次分枝上着生的花常呈蝎尾状排列；小苞片披针形；小花具短梗或无；萼管陀螺形，萼檐裂片 5，裂片三角形；花冠浅紫色，外面被粉末状柔毛，里面被绒毛，顶部 5 裂，顶端急尖而直，花药背着，花丝长短不齐。果：果球形，成熟时近黄色，有光泽，平滑，顶冠以宿存的萼檐裂片和花盘。种子：种子浅黑色。花果期 5—9 月。

【生境分布】生于山坡、林中、林缘、灌丛。分布于我国华东、西南、华南及陕西、甘肃、河南、湖南等地。

【药用部位（药材名称）及采收加工】果（鸡矢藤果）、全草及根（鸡矢藤）。鸡矢藤果：9—10 月采摘，鲜用或晒干。鸡矢藤：夏季割取地上部分，晒干或晾干；秋季挖根，切片，晒干。

【临床应用】鸡矢藤果：归肺经。解毒疗伤；用于蛇毒螫伤，冻伤。鸡矢藤：甘、酸，归心、肝、脾、肾经。祛风除湿，消食化积，解毒消肿，活血止痛；用于风湿痹痛，食积腹胀，小儿疳积，腹泻，痢疾，中暑，黄疸，肝炎，肝脾肿大，咳嗽，瘰疬，肠痈，无名肿毒，脚湿肿烂，烫火伤，湿疹，皮炎，跌打损伤，蛇咬蝎螯。

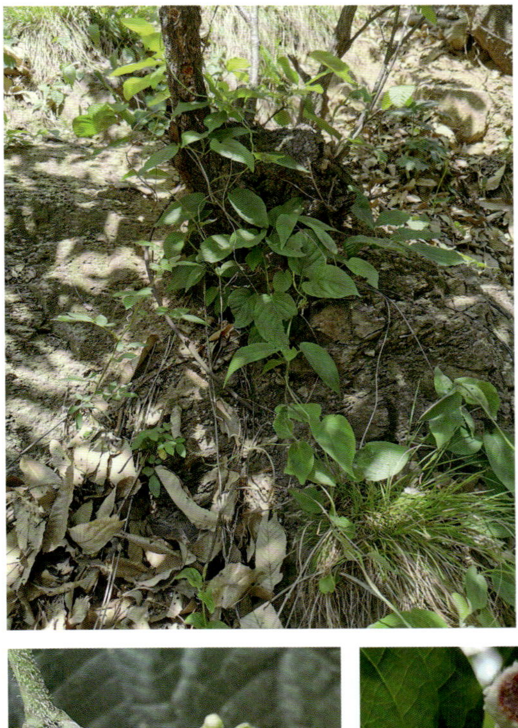
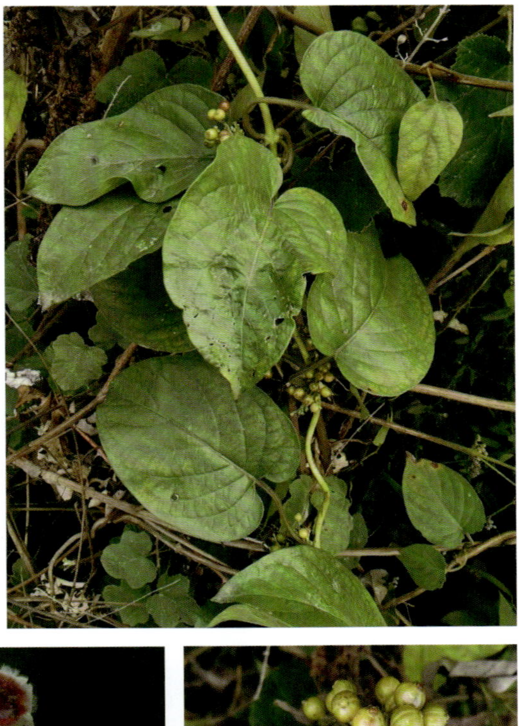
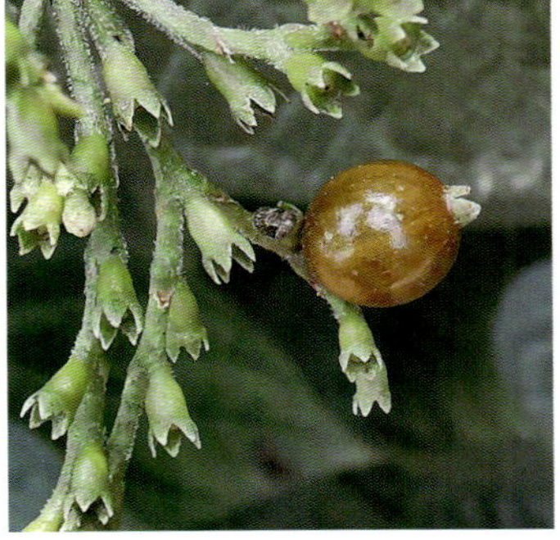
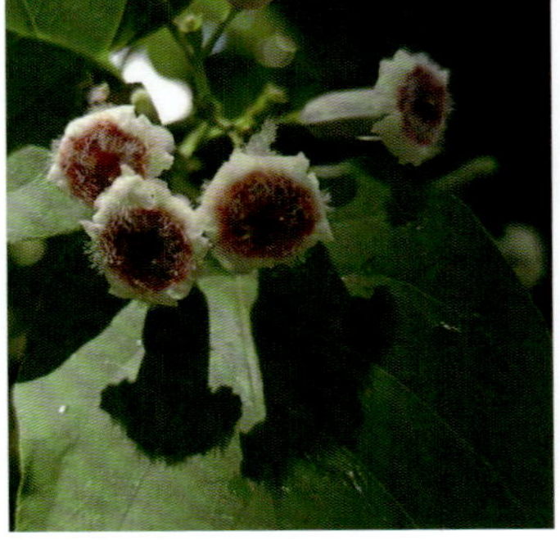
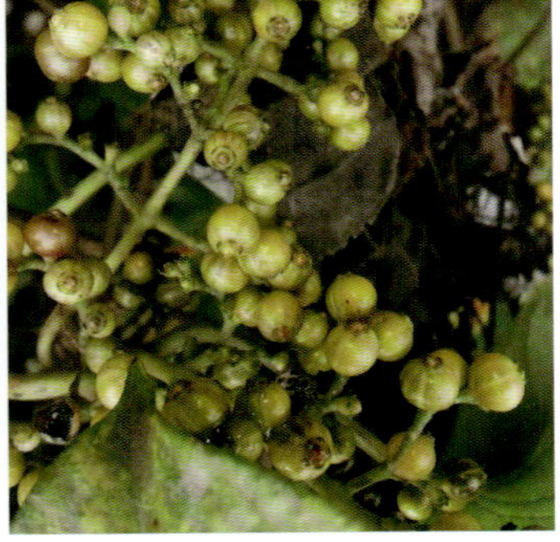

茜草

【基　　原】茜草科茜草属茜草 *Rubia cordifolia* L.

【别　　名】涩涩（锯锯）草、拉拉藤（秧）、金线草、锯子草、红茜、活血草、红根草等。

【形态特征】多年生攀援草本。根：支根簇生，细长，外皮红黄色。茎：茎四棱形，蔓生，多分枝；全株多处具倒刺。叶：叶通常4片轮生，叶披针形、长圆状披针形、三角状卵形或宽卵形，先端通常急尖，基部心形，上面粗糙，全缘，基出脉5。花：聚伞花序圆锥状，腋生或顶生，多回分枝，有花多数；花萼不明显；花小，淡黄色，花冠辐状，5裂，裂片卵形或卵状披针形，基部联合；雄蕊5，2室，花柱上部2裂，柱头头状。果：浆果双头球形，肉质，绿色至红色，成熟时紫红色至紫黑色。花果期6—10月。

【生境分布】生于山坡、路旁、沟沿、田边、灌丛、林缘。分布于全国大部分地区。

【药用部位（药材名称）及采收加工】地上部分（茜草藤）、茎叶（茜草茎）、根和根茎（茜草）。茜草藤：夏秋季采收，切段，鲜用或晒干。茜草茎：夏秋季采收，晒干。茜草：春秋季采挖，除去泥沙，干燥。

【临床应用】茜草藤：苦，凉，无毒；归心、肝、肾、大肠、小肠、心包经。止血，行瘀；用于吐血，血崩，跌打损伤，风痹，腰痛，痈毒，疔肿。茜草茎：苦，寒；无毒。止血，行瘀；用于吐血，血崩，跌打损伤，风痹，腰痛，痈毒，疔肿。茜草：苦，寒；归肝经。凉血，祛瘀，止血，通经；用于吐血，衄血，崩漏，外伤出血，瘀阻经闭，关节痹痛，跌仆肿痛。

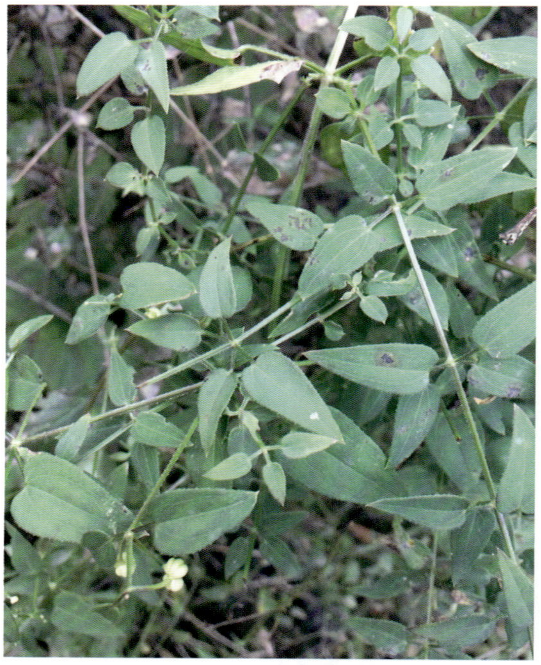
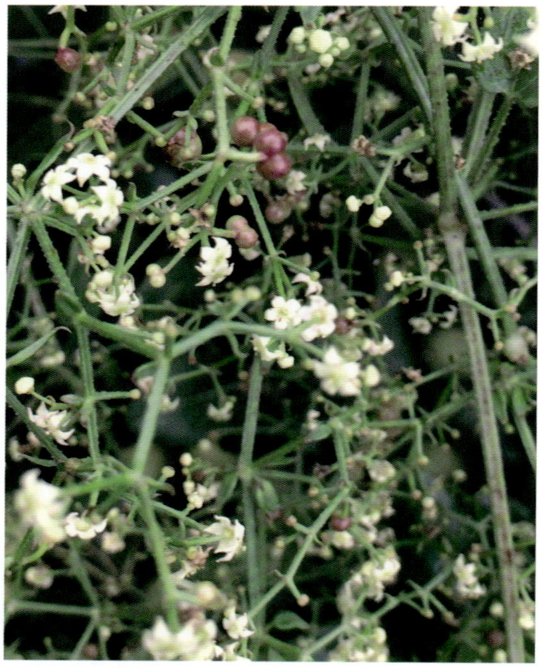
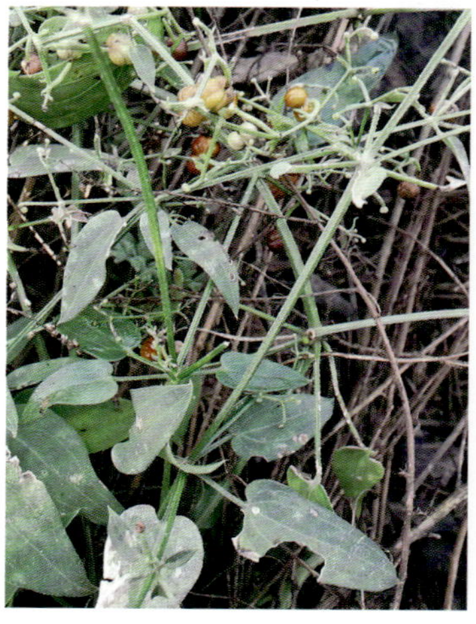
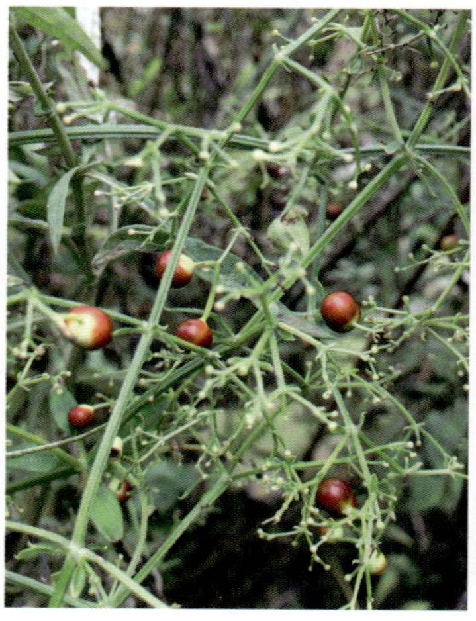
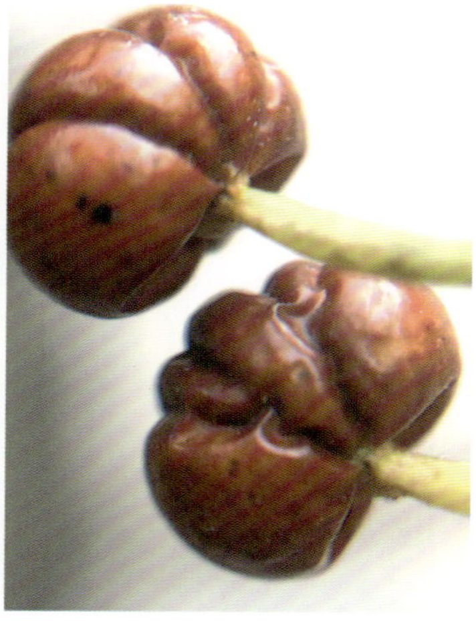

林生茜草

【基　　原】茜草科茜草属林生茜草 *Rubia sylvatica*（Maxim.）Nakai

【别　　名】森林茜草。

【形态特征】形态特征与植物“茜草”相似。与“茜草”比较：林生茜草的叶稍大，质薄，叶脉显著，叶基部心形；叶柄较长；叶片较多（每轮 4 ～ 10 片，很少 11 ～ 12 片）。

【生境分布】生于林下、林缘。分布于我国东北、华北、西北及四川等地。

【药用部位（药材名称）及采收加工】均同植物“茜草”项下。

【临床应用】同植物“茜草”项下。

【备　　注】以往认为，本种为植物“茜草 *Rubia cordifolia* L.”的变种。

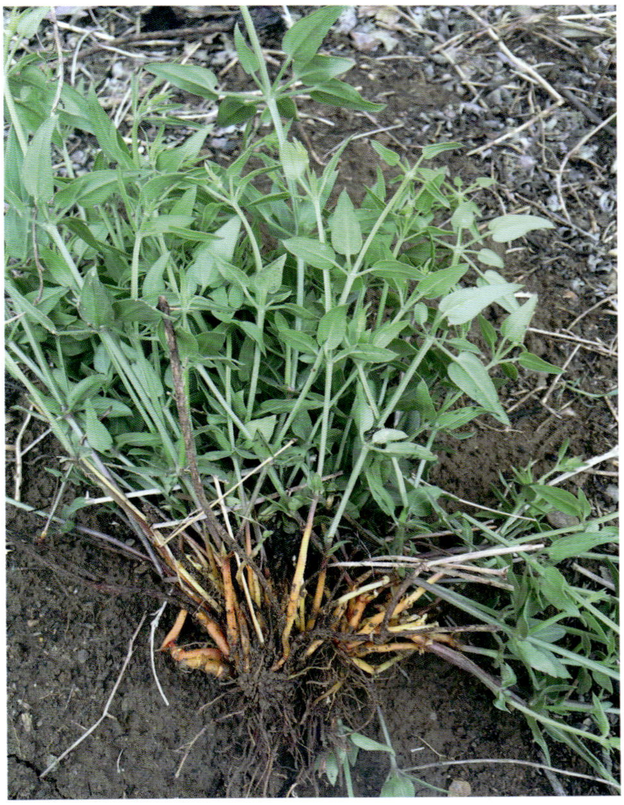

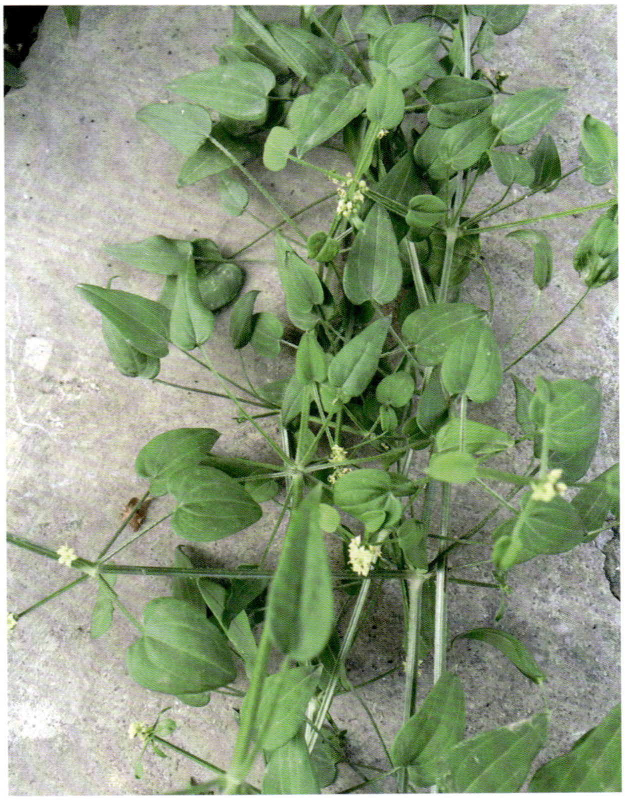

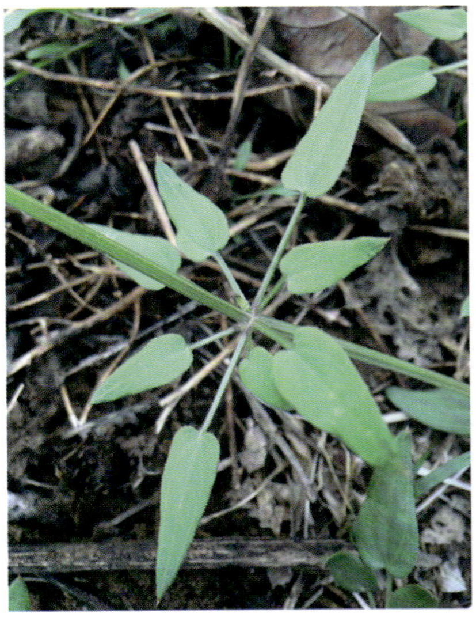

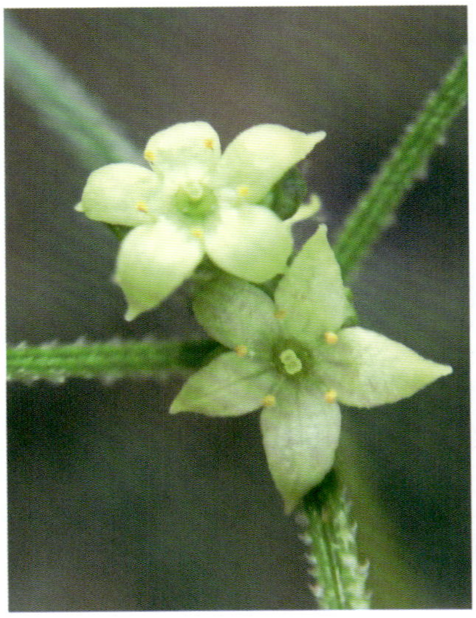

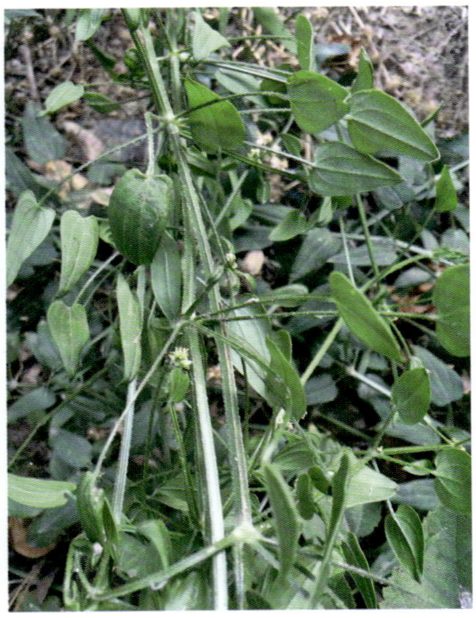

蓬子菜

【基　　原】茜草科拉拉藤属蓬子菜 *Galium verum* L.

【别　　名】铁尺草、月经草、黄牛尾、柳夫绒蒿、疔毒蒿、鸡肠草、黄米花。

【形态特征】多年生草本。**根：**根细长圆柱形，表皮棕褐色，稍显木质。**茎：**根茎圆柱形，粗长而弯曲，横走，显木质，表皮棕褐色；茎多数，丛生，直立，基部略带木质，四棱形，嫩时微有柔毛。**叶：**叶 6 ～ 10 枚轮生，狭线形，无柄，上面嫩时有毛疏生，边缘向外反卷，下面有柔毛，中脉隆起。**花：**聚伞花序集成顶生的圆锥花序，花序梗有灰白色细毛，花具短柄；萼筒全部与子房愈合，萼管无毛；花冠辐状，淡黄色，花冠筒极短，裂片 4，卵形；雄蕊 4，伸出；子房 2 室，花柱 2，柱头头状。**果：**双悬果 2，扁球形，无毛。花果期 6—9 月。

【生境分布】生于山坡灌丛、旷野、草地。分布于我国东北、西北至长江流域。

【药用部位（药材名称）及采收加工】全草及根（蓬子菜）。夏秋季采收全草，秋季挖根，洗净；鲜用或晒干。

【临床应用】微辛、苦，微寒。清热解毒，活血通经，祛风止痒；用于肝炎，喉蛾肿痛，疔疮疖肿，稻田皮炎，荨麻疹，跌打损伤，妇女血气痛。

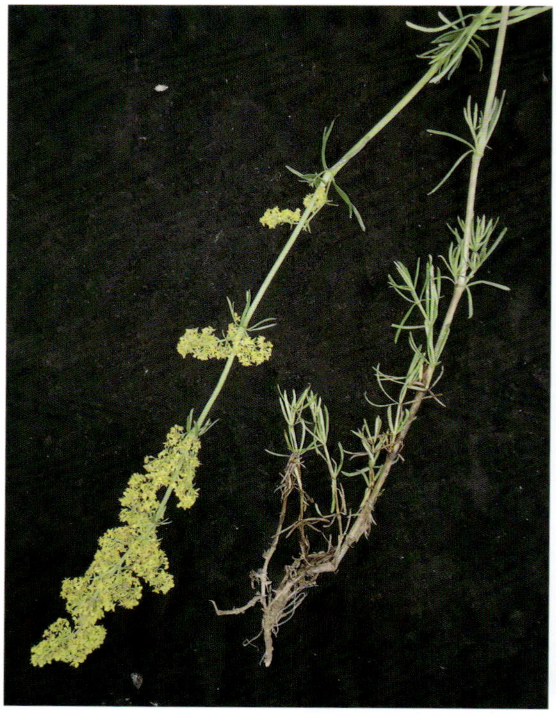
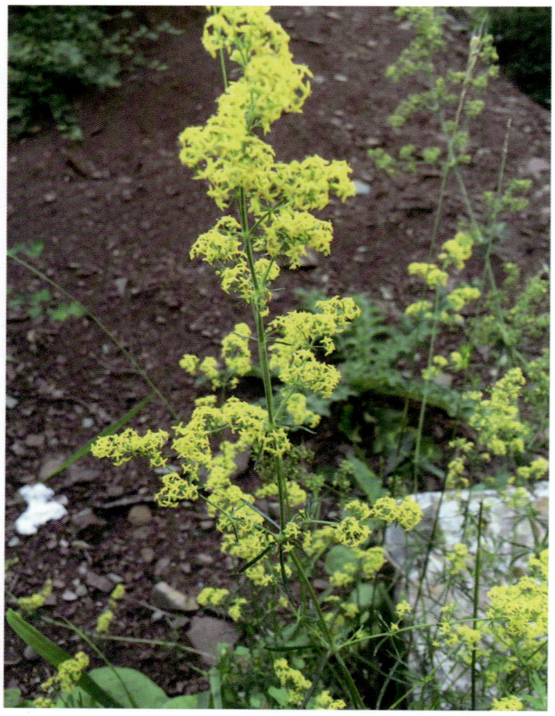
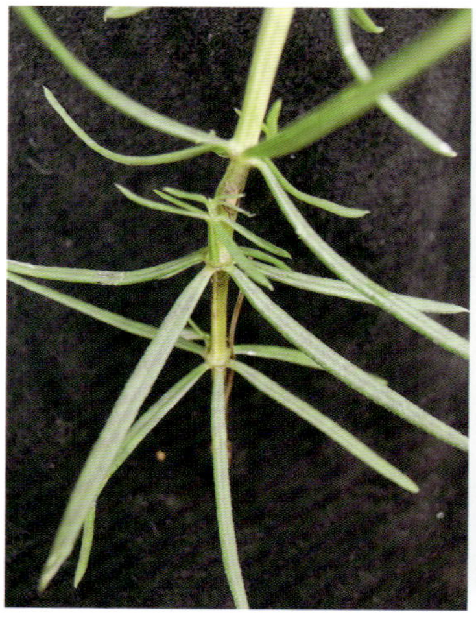
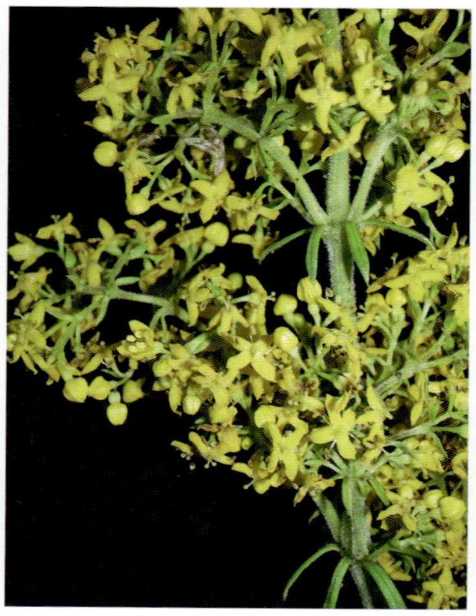
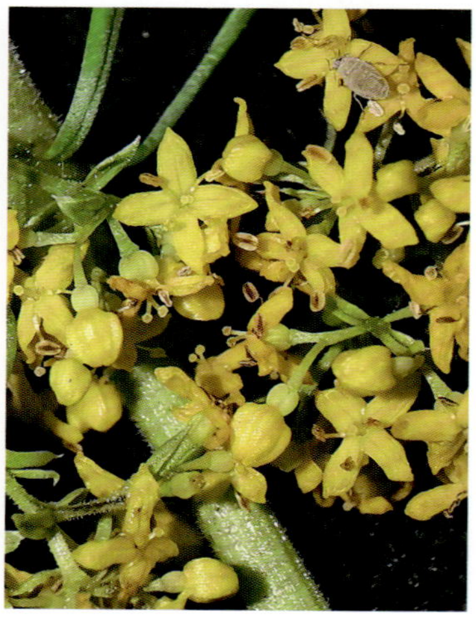

【基　　原】茜草科拉拉藤属毛果蓬子菜 *Galium verum* L.var.*trachycarpum* DC.

【别　　名】无。

【形态特征】形态特征与植物“蓬子菜”相似。两者的主要区别：毛果蓬子菜的萼管和果被毛，蓬子菜萼管和果无毛。

【生境分布】生于山坡灌丛、旷野、草地。分布于我国华北等地。

【药用部位（药材名称）及采收加工】均同植物“蓬子菜”项下。

【临床应用】同植物“蓬子菜”项下。

【备　　注】本种为植物“蓬子菜 *Galium verum* L.”的变种之一。

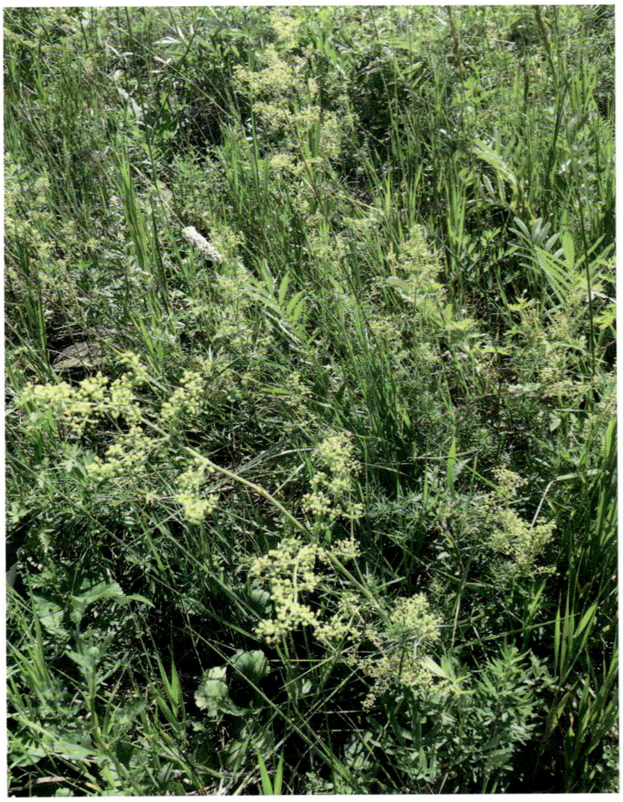
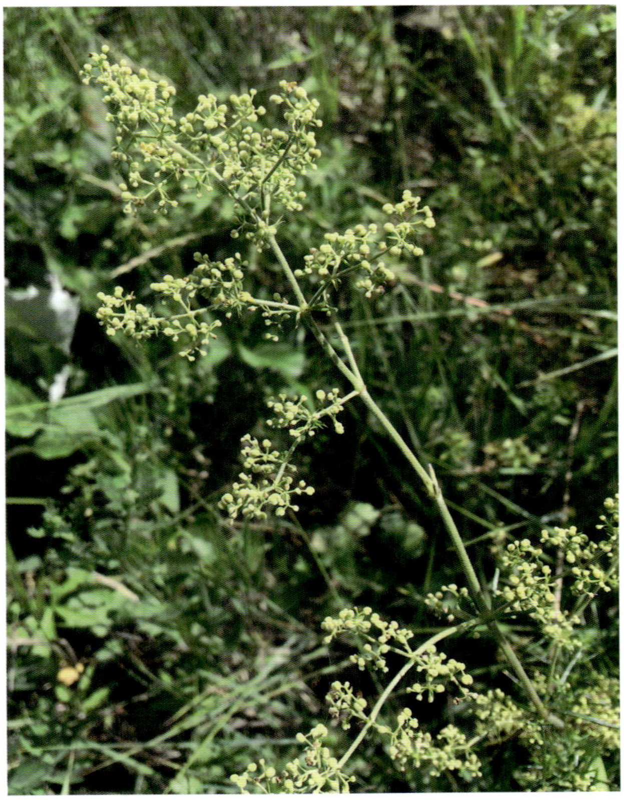
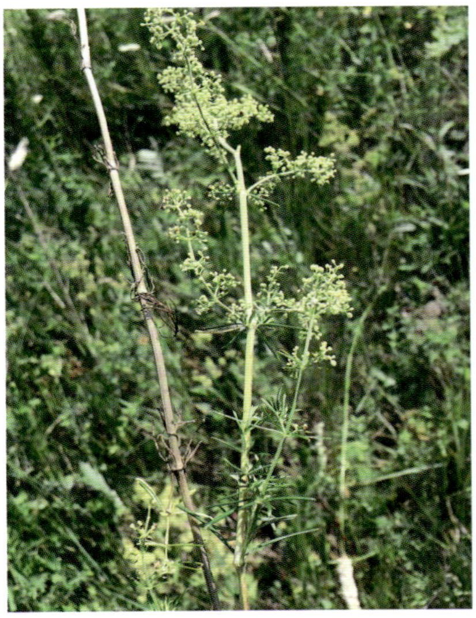
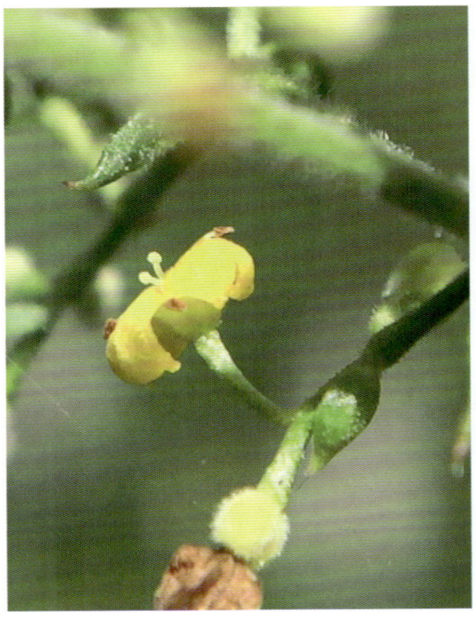
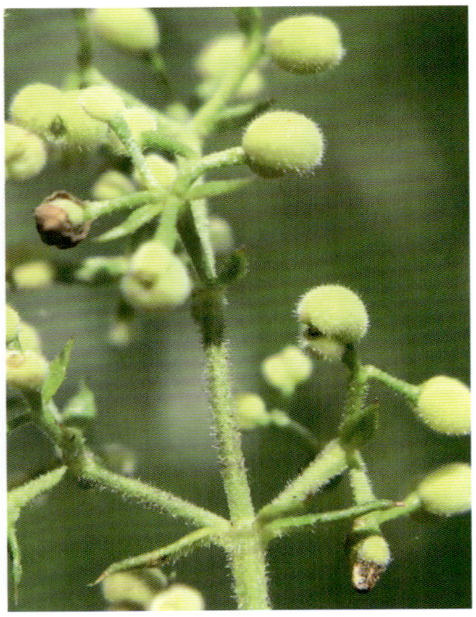

四叶葎

【基　　原】茜草科拉拉藤属四叶葎 *Galium bungei* Steud.

【别　　名】散血丹、小拉马藤、四叶草（七）、红蛇儿、天良草、蛇舌癀、四棱香草。

【形态特征】多年生草本。**根：**根红色，线状。**茎：**茎丛生，直立或依附直立，具 4 棱，不分枝或稍有分枝，常无毛或节上有微毛。**叶：**叶 4 枚轮生；叶卵状长圆形、卵状披针形、披针状长圆形或线状披针形，顶端尖或稍钝，基部楔形，中脉和边缘常有刺状硬毛，有时两面亦有糙伏毛，1 脉，近无柄或柄极短。**花：**聚伞花序顶生或腋生，总花梗纤细，常 3 歧分枝，再形成圆锥状花序；花小，花冠黄绿色或白色，辐状，花冠裂片卵形或长圆形。**果：**果爿近球状，通常双生，有小疣点、小鳞片或短钩毛，稀无毛；果柄纤细，常比果长。花果期 5—9 月。

【生境分布】生于田畔、沟边等湿地。分布于我国华北、长江流域及福建等地。

【药用部位（药材名称）及采收加工】全草（四叶葎、四叶草）。夏秋季采收，鲜用或晒干。

【临床应用】甘、苦，平；归肝、脾经。清热，利尿，解毒，消肿；用于尿路感染，癌肿，赤白带下，痢疾，痈肿，跌打损伤，咳血，妇女赤白带下，小儿疳积，痈肿疔毒，毒蛇咬伤。

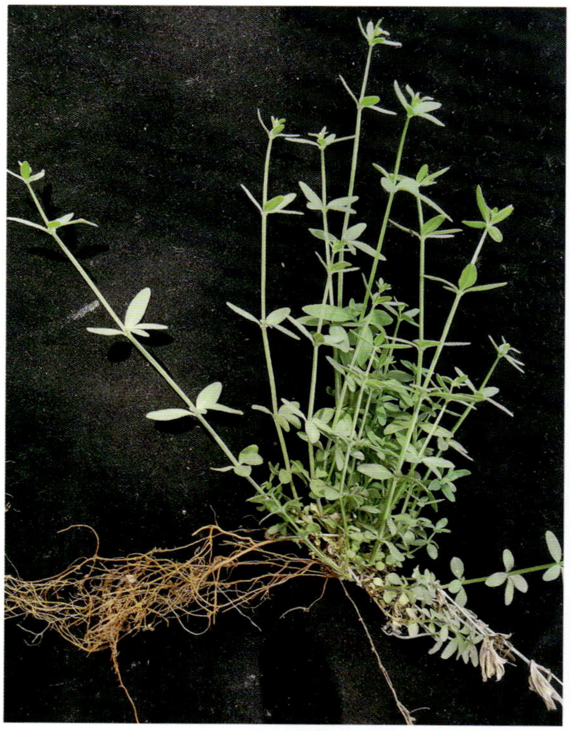

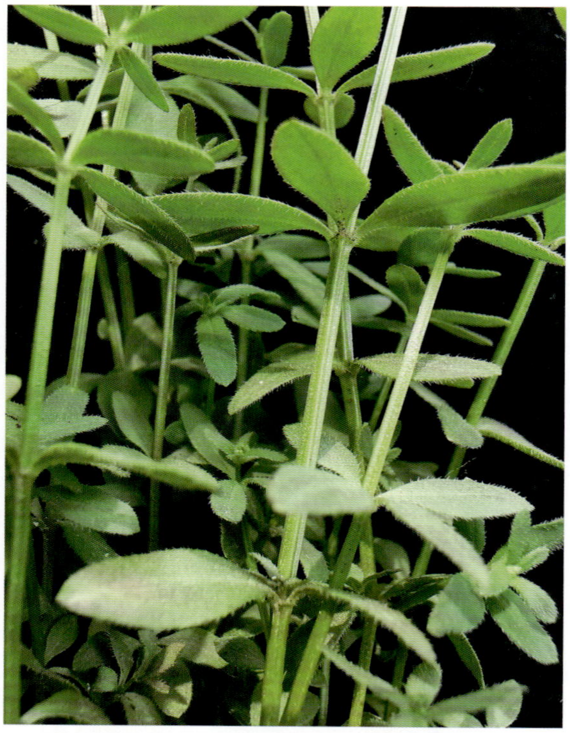

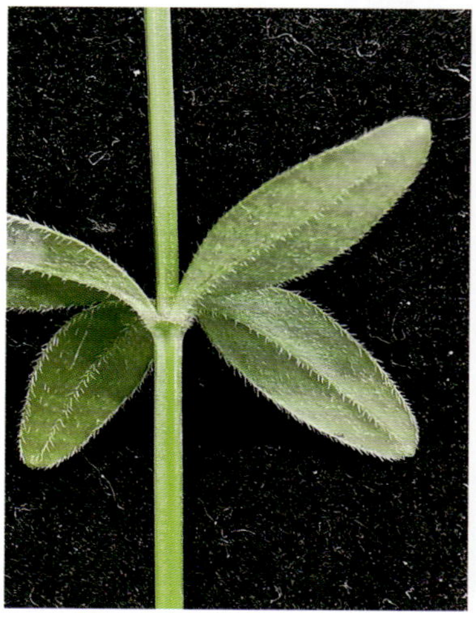

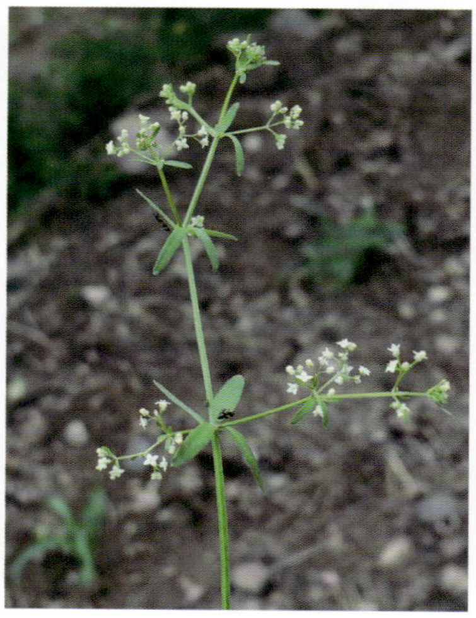

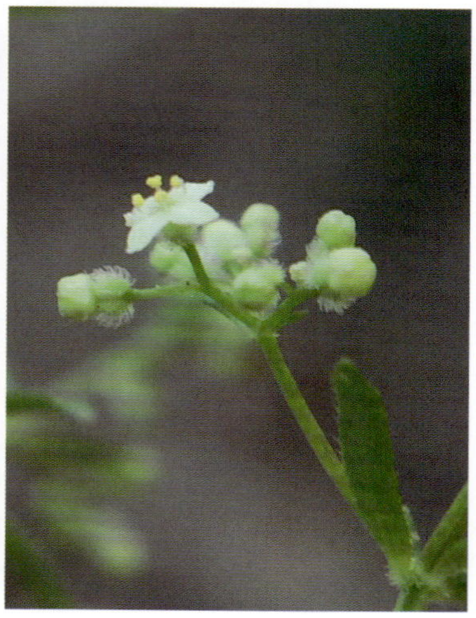

【基　　原】茜草科拉拉藤属猪殃殃 *Galium aparine* L.var.*tenerum*（Gren.et Godr.）Rchb.

【别　　名】齿蛇草、锯子草、细叶茜草、锯耳草、麦筛子、拉拉（锯锯）藤、八仙草、活血草等。

【形态特征】多年生蔓生或攀援草本。茎：茎四棱形，多分枝，茎棱、叶缘及叶背面中脉上均有倒生钩刺。叶：叶 6 ～ 8 片轮生，稀为 4 ～ 5 片，近无柄；叶纸质或近膜质，线状倒披针形，先端有刺状凸尖，干时常卷缩，边缘有刺毛；叶脉 1。花：有花 3 ～ 10 朵，呈腋生或顶生疏散的聚伞花序；花小，白色、淡黄色、黄绿色或先端带紫红色，花冠 4 裂；雄蕊 4，子房下位；花梗纤细。果：果小，稍肉质；2 心皮稍分离，各成一半球形，形成双头形，被密集钩状刺。种子：种子小，平凸。花果期 7—9 月。

【生境分布】生于山坡、旷野、沟边、河滩、田中、林缘、草地。除海南外，分布于全国各地。

【药用部位（药材名称）及采收加工】全草（猪秧秧、八仙草、锯锯藤）。夏季花果期采收，除去泥沙，鲜用或晒干。

【临床应用】辛、苦，凉。清热解毒，消肿止痛，利尿，散瘀；用于淋浊、尿血、跌打损伤、肠痈、疖肿、中耳炎等。

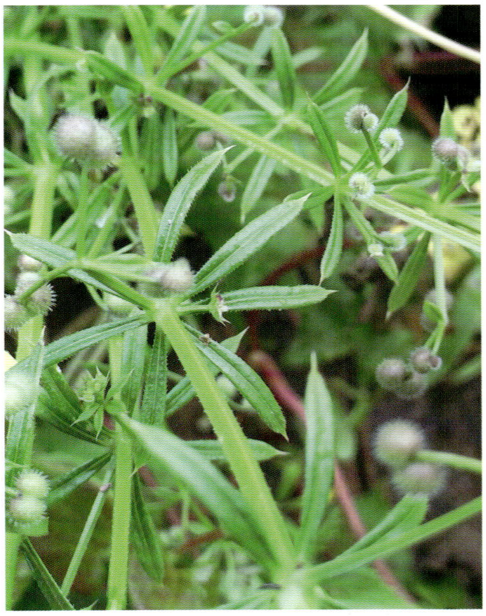
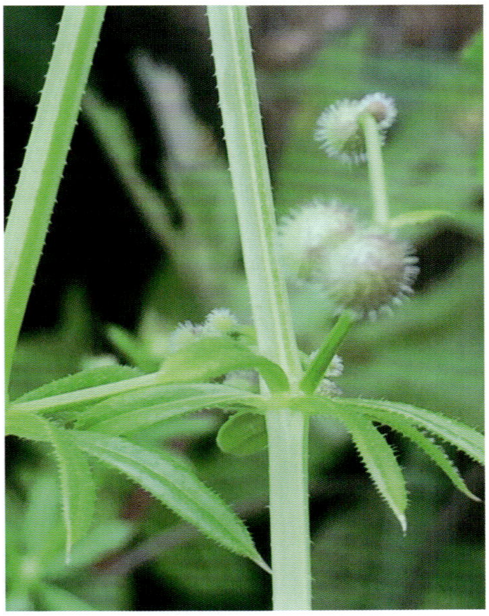
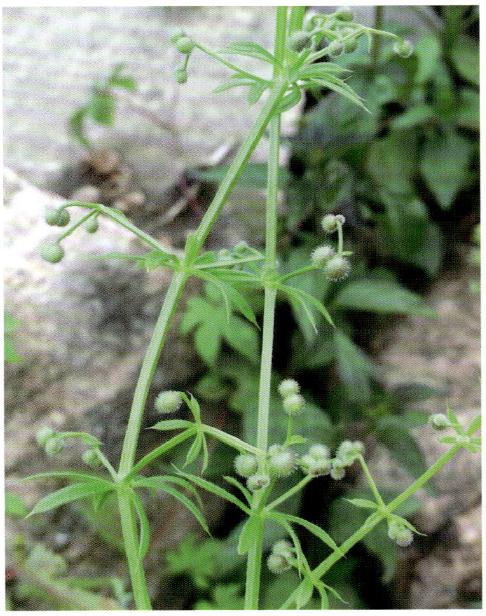
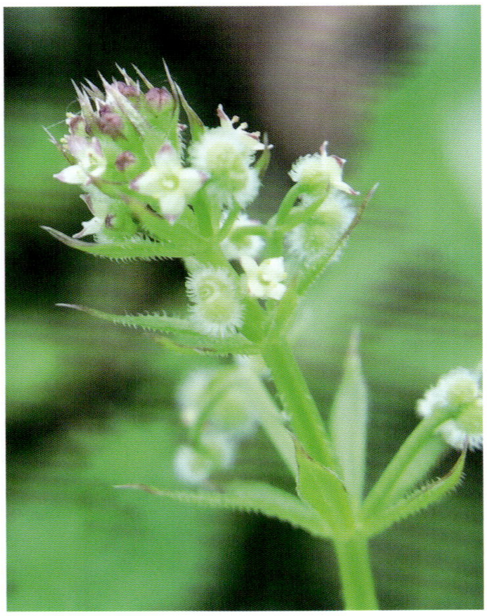

接骨木

【基　　原】忍冬科接骨木属接骨木 *Sambucus williamsii* Hance var. *williamsii*

【别　　名】戳（蒴）树、大叶蒴藋、公道老树、大叶接骨木、舒筋树、樟木树、九节风。

【形态特征】落叶灌木或小乔木。茎：老枝具皮孔，表皮灰褐色，髓芯淡黄棕色；多分枝。叶：奇数羽状复叶对生，常具小叶 7；侧生小叶长卵圆形、椭圆形至卵状披针形，先端渐尖，基部偏斜阔楔形，边缘具锯齿，两面无毛；顶生小叶卵形或倒卵形，先端渐尖，基部楔形；托叶狭带形或退化成带蓝色的突起。花：圆锥聚伞花序顶生，具总花梗，花序分枝多成直角开展；花萼钟形，裂片 5，裂片三角状披针形；花小而密，花蕾时带粉红色，开后白色至淡黄色，花瓣 5，倒卵形；雄蕊 5，花药黄色，花柱短，柱头 3 裂。果：浆果状核果近球形，黑紫色或红色。花果期 4—10 月。

【生境分布】生于向阳山坡。分布于我国东北、华北、华中、华东及甘肃、四川、云南等地；有栽培。

【药用部位（药材名称）及采收加工】全株或茎枝（接骨木）、花（接骨木花）、根或根皮（接骨木根）、叶（接骨木叶）。接骨木：全年可采，鲜用或切段晒干。接骨木花：4—5 月采收整个花序，加热后花即脱落，除去杂质，晒干。接骨木根：9—10 月采挖，切片，鲜用或晒干。接骨木叶：春夏季采收，鲜用或晒干。

【临床应用】接骨木：甘、苦，平；归肝经。接骨续筋，活血止痛，祛风利湿；用于骨折，跌打损伤，风湿性关节炎，痛风，大骨节病，急慢性肾炎；外用治创伤出血。接骨木花：辛，温。发汗利尿；用于感冒，小便不利。接骨木根：苦、甘，平。祛风除湿，活血舒筋，利尿消肿；用于风湿疼痛，痰饮，黄疸，跌打瘀痛，骨折肿痛，急慢性肾炎，烫伤。接骨木叶：辛、苦，平。活血，舒筋，止痛，利湿；用于跌打骨折，筋骨疼痛，风湿疼痛，痛风，脚气，烫火伤。

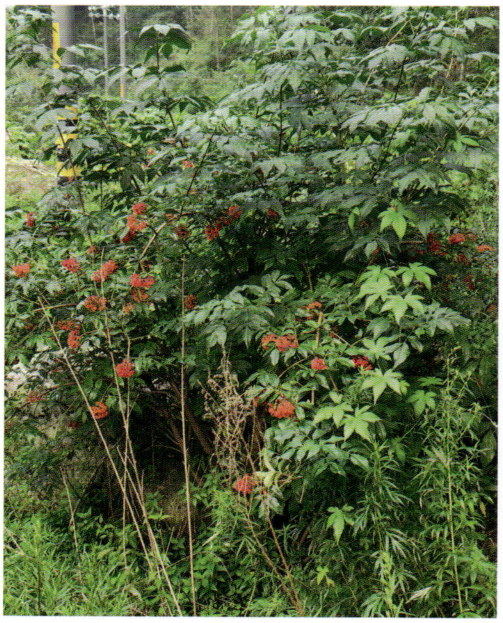

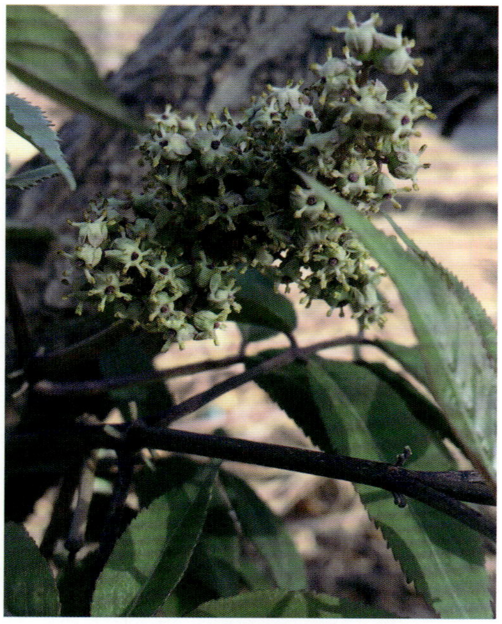

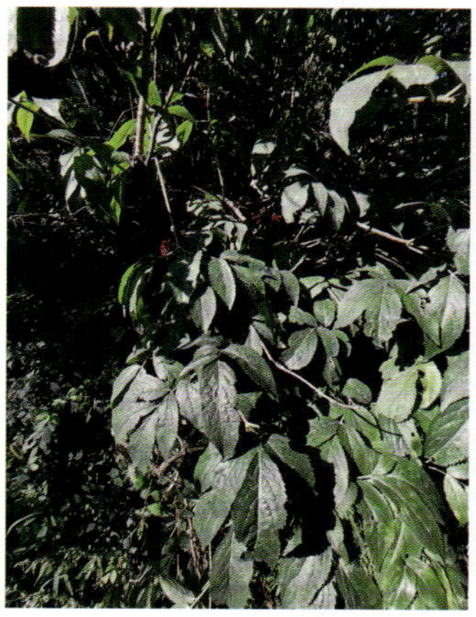

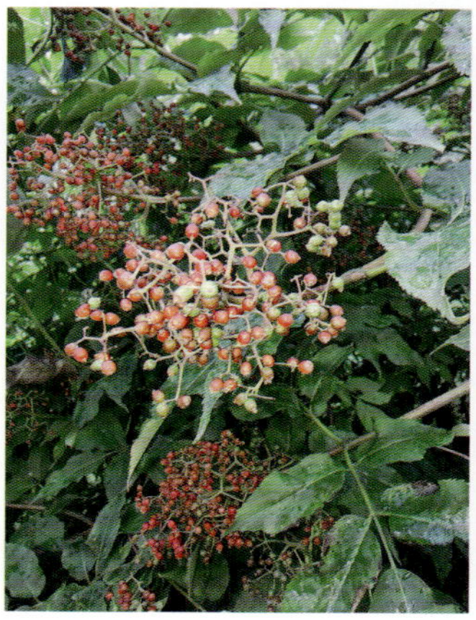

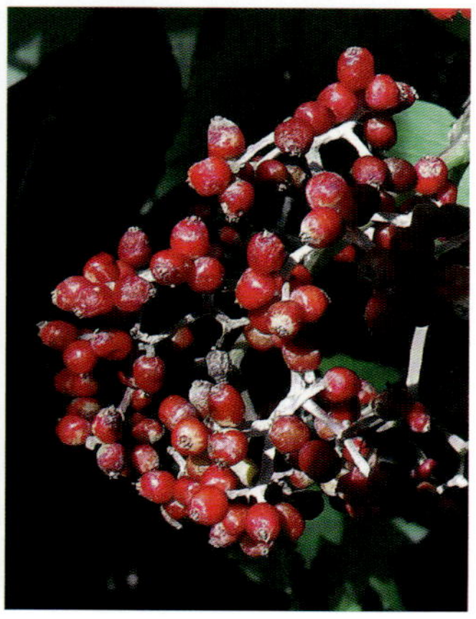

【基　　原】忍冬科六道木属六道木 *Abelia biflora* Turcz.

【别　　名】六条木、降龙木、二花六道木。

【形态特征】落叶灌木。茎：主干和老枝常具 6 条纵棱，幼枝被倒生硬毛。叶：叶矩圆形至矩圆状披针形，顶端尖至渐尖，基部钝至渐狭成楔形，全缘或中部以上具 1 ～ 4 对粗齿，两面疏被柔毛，脉上密被长柔毛，边缘有睫毛；叶柄基部膨大且成对相连，被硬毛。花：花单生于小枝叶腋，无总花梗，花梗被硬毛；小苞片 3 齿状，齿 1 长 2 短；萼筒圆柱形，疏生短硬毛，萼齿 4，狭椭圆形或倒卵状矩圆形；花冠白色、淡黄色或带浅红色，狭漏斗形或高脚碟形，外面被短柔毛，有倒向硬毛，4 裂，裂片圆形，筒为裂片长的 3 倍，内密生硬毛；雄蕊 4，2 强，花药长卵圆形，柱头头状。果：核果瘦果状，微弯曲，具疏柔毛。种子：种子圆柱形。花果期 4—9 月。

【生境分布】生于山坡灌丛、林下、沟边。分布于辽宁、河北、山西等地。

【药用部位（药材名称）及采收加工】果实（六道木、交翅木）。秋季采收，鲜用或晒干。

【临床应用】微苦、涩，平。祛风湿，消肿毒；用于治风湿筋骨疼痛，痈毒红肿。

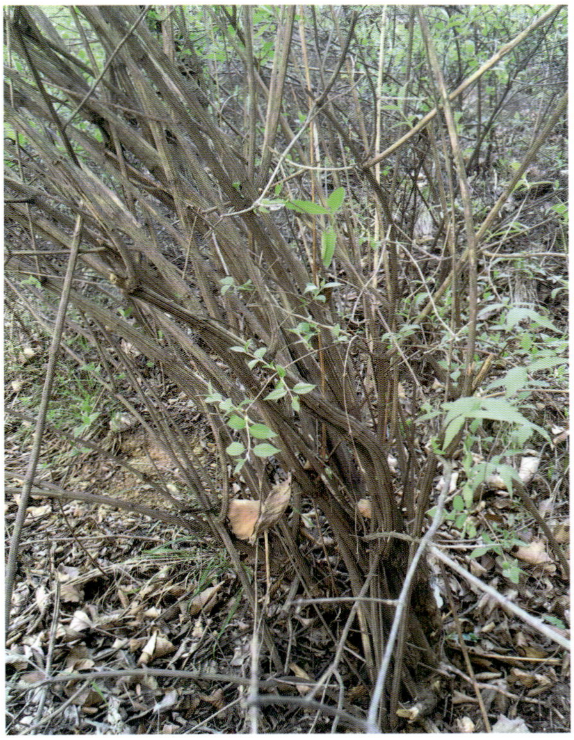
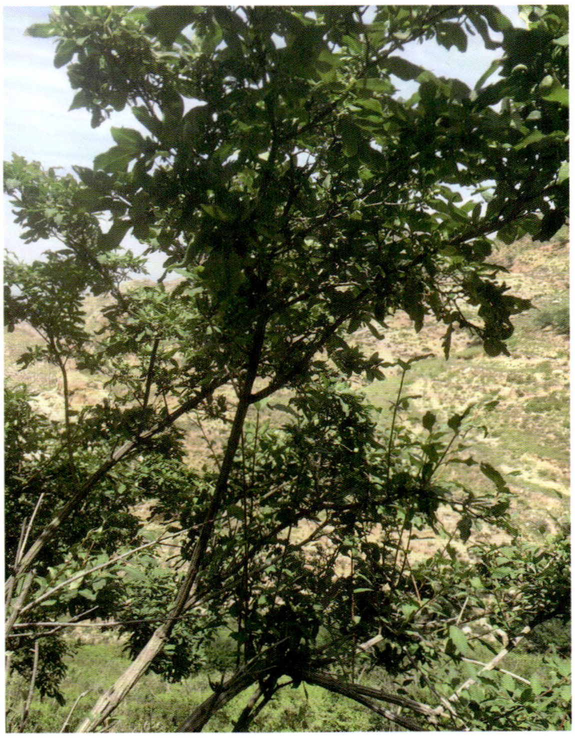
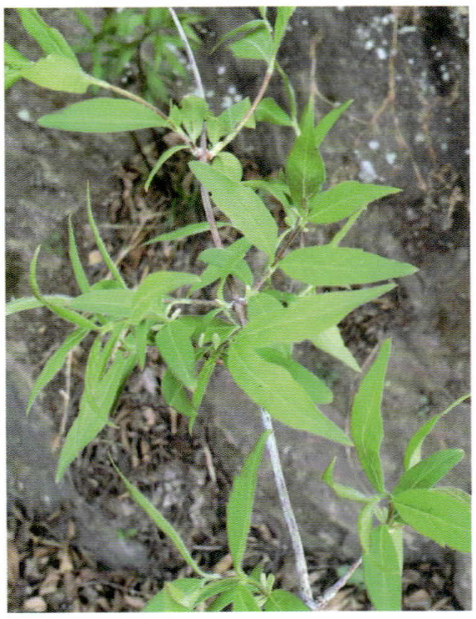
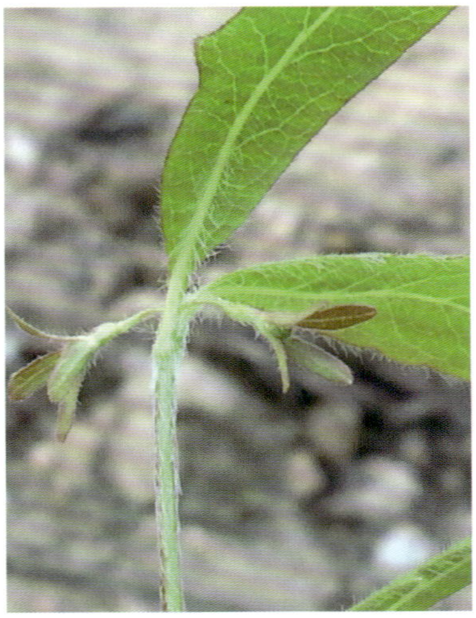
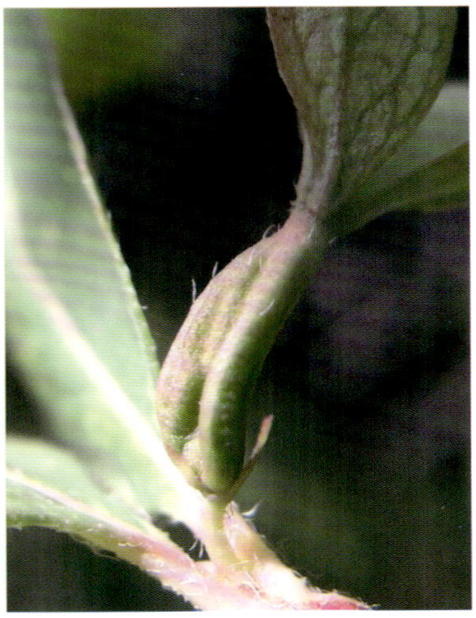

金花忍冬

【基　　原】忍冬科忍冬属金花忍冬 *Lonicera chrysantha* Turcz.

【别　　名】黄花忍冬。

【形态特征】落叶灌木。**茎：**幼枝、叶柄和总花梗常被开展的糙毛和腺毛。**叶：**叶菱状卵形、菱状披针形、倒卵形或卵状披针形，顶端渐尖或急尾尖，基部楔形至圆形，两面脉上被直或稍弯的糙伏毛，中脉毛较密，有直缘毛。**花：**总花梗比叶柄长；苞片条形或狭条状披针形，常高出萼筒；小苞片分离，卵状矩圆形、宽卵形、倒卵形至近圆形，为萼筒的 1/3 ～ 2/3；相邻两萼筒分离，常无毛而具腺，萼齿圆卵形、半圆形或卵形，顶端圆或钝；花冠先白色后变黄色，外面疏生短糙毛，唇形，唇瓣长 2 ～ 3 倍于筒，筒内有短柔毛，基部有 1 深囊或有时囊不明显；雄蕊和花柱短于花冠，花丝中部以下有密毛，药隔上半部有短柔伏毛；花柱全被短柔毛。**果：**果实红色，球形。花果期 5—9 月。

【生境分布】生于山谷、沟谷灌丛中。分布于我国东北、华北、西北及山东、江西、河南、湖北、四川等地。

【药用部位（药材名称）及采收加工】花（黄花忍冬）。5—6 月在晴天清晨露水刚干时摘取花蕾，鲜用或阴干。

【临床应用】苦，凉。清热解毒，散痈消肿；用于疔疮痈肿。

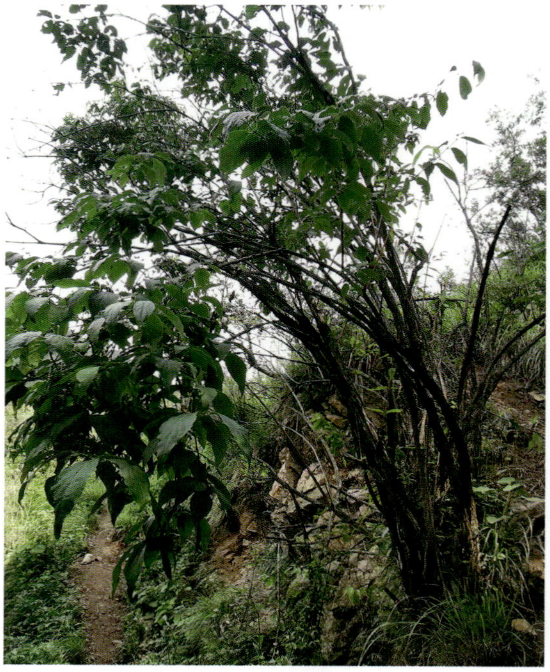

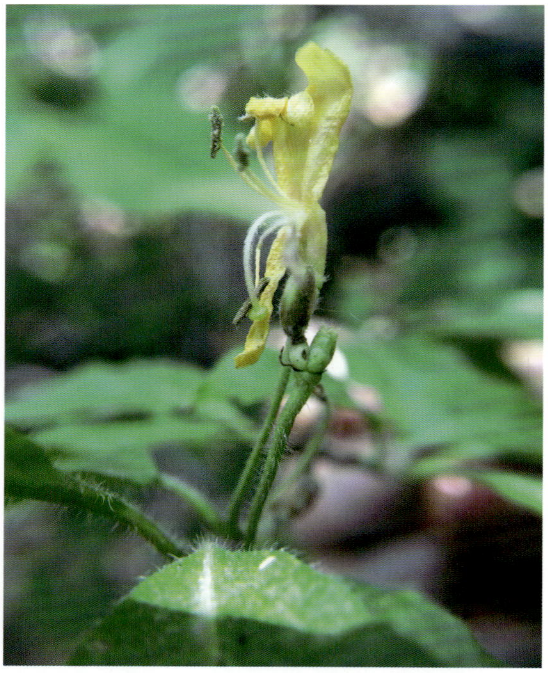

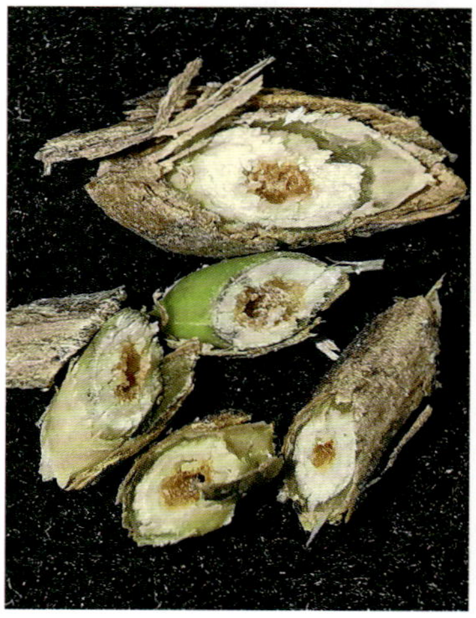

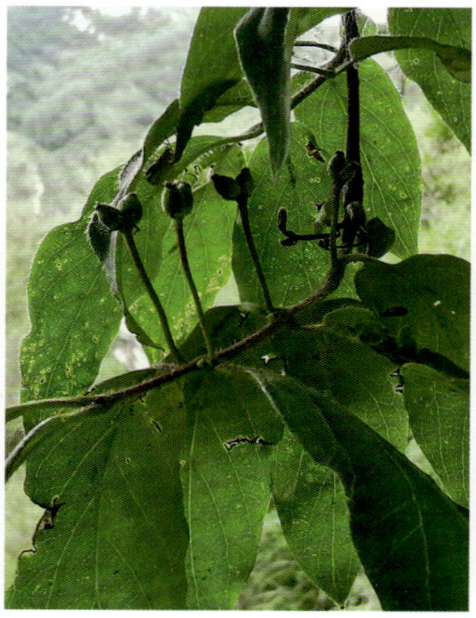

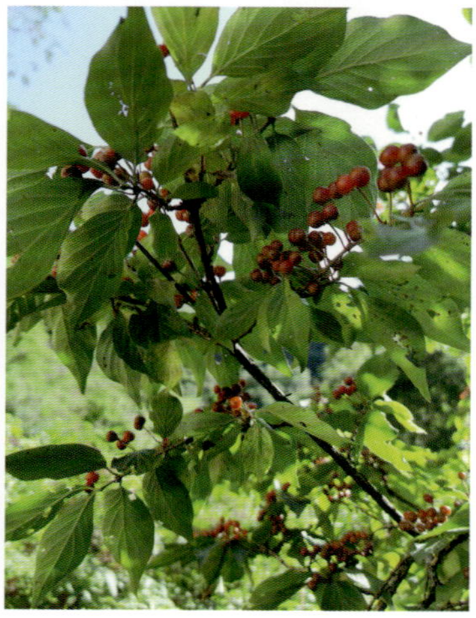

金银忍冬

【基　　原】忍冬科忍冬属金银忍冬 *Lonicer maackii*（Rupr.）Maxim.

【别　　名】金银木（藤）、树金银、木银花、北金银花、鸡（王八）骨头、千层皮。

【形态特征】落叶灌木。茎：树皮灰白色至灰褐色，不规则纵裂；小枝中空，稍具短柔毛。叶：叶对生；叶柄有腺毛及柔毛；叶卵状椭圆形至卵状披针形，先端长渐尖，基部阔楔形，全缘，两面脉上有毛。花：花腋生，总花梗具腺毛，比叶柄短或等长；苞片条形，小苞片合生成对；花萼钟形，萼齿与萼筒近等长；花冠先白色后黄色，花冠筒长约为唇瓣的 1/2；雄蕊与花柱均短于花冠。果：浆果暗红色，球形。种子：种子椭圆形，具细凹点。花果期 5—9 月。

【生境分布】生于林下、林缘、山坡、路旁。分布于我国东北、华中、华东、西南及河北、山西、陕西、甘肃等地。

【药用部位（药材名称）及采收加工】茎叶及花（金银忍冬）。5—6 月采花，夏秋季采茎叶；鲜用或晒干。

【临床应用】甘、淡，寒。祛风，清热，解毒；用于感冒，咳嗽，咽喉肿痛，目赤肿痛，肺痈，乳痈，湿疮。

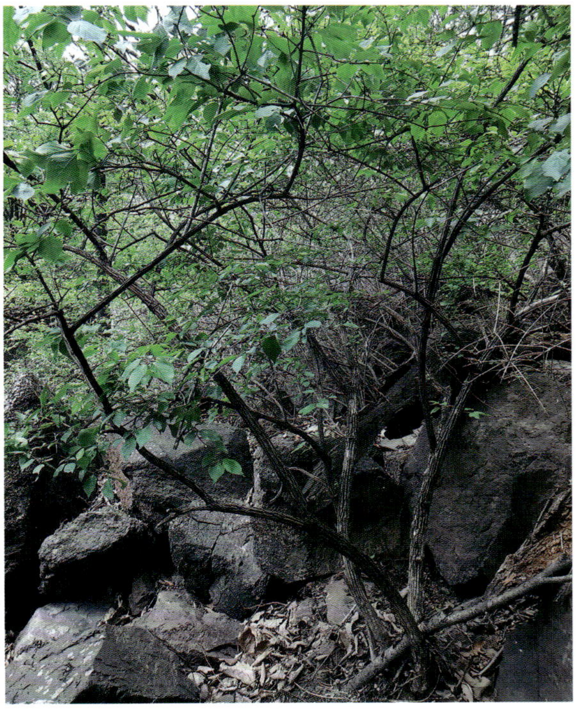

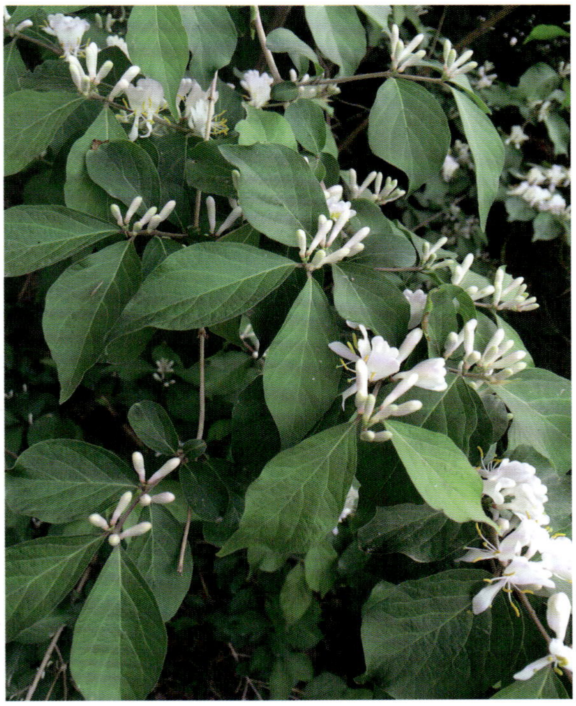

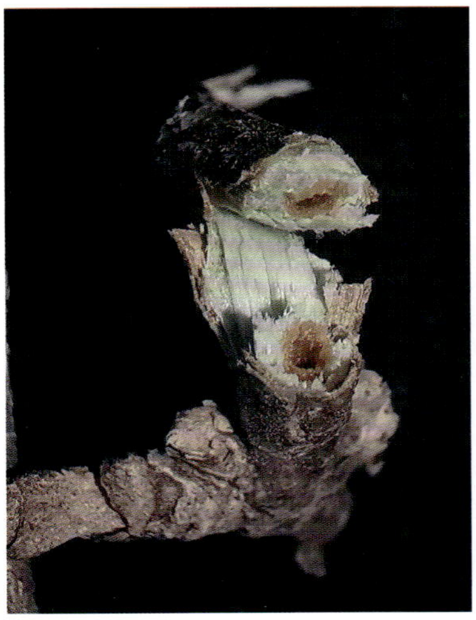

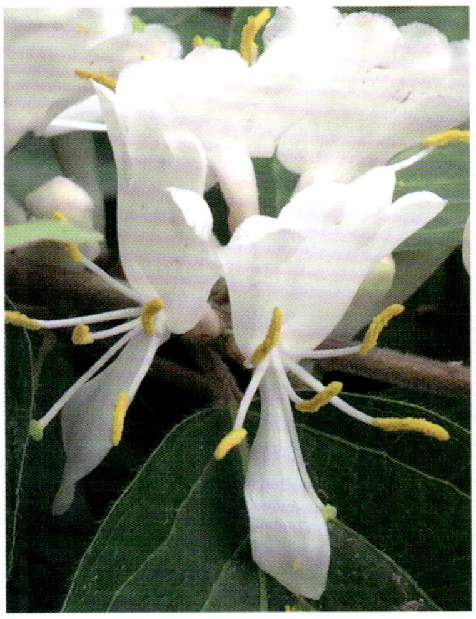

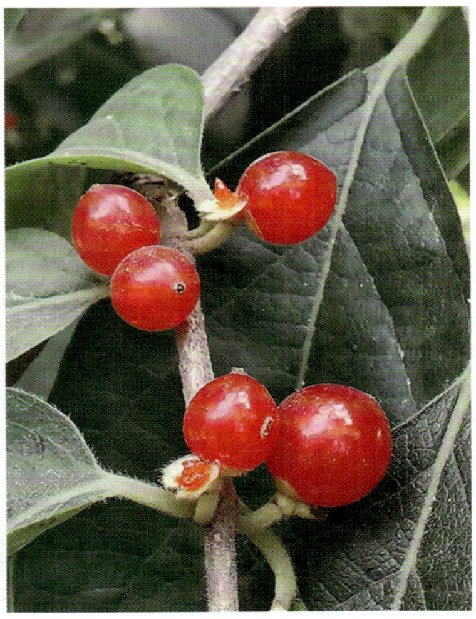

忍冬

【基　　原】忍冬科忍冬属忍冬 *Lonicera japonica* Thunb.

【别　　名】老翁须、鸳鸯藤、蜜桷藤、子风藤、右转藤、二宝藤、二色花藤、（金）银藤、金银花、双花。

【形态特征】半常绿藤本。茎：幼枝暗红褐色，密被黄褐色、开展的硬直糙毛、腺毛和柔毛。叶：叶卵形至矩圆状卵形，有时卵状披针形，稀圆卵形或倒卵形，极少有 1 或数个钝缺刻，顶端尖或渐尖，少有钝、圆或微凹缺，基部圆或近心形，有糙缘毛，小枝上部叶通常两面均密被短糙毛；叶柄密被短柔毛。花：总花梗常单生于小枝上部叶腋，与叶柄等长或稍短，下方者则较长，密被短柔毛并夹杂腺毛；苞片大，叶状，卵形至椭圆形；小苞片长约为萼筒的 1/2 ～ 4/5，有短糙毛和腺毛；萼筒状，无毛，萼齿卵状三角形或长三角形，顶端尖而有长毛，外面和边缘都有密毛；花冠白色，有时基部向阳面呈微红，后变黄色，唇形，筒稍长于唇瓣，很少近等长，外被多少倒生的开展或半开展糙毛和长腺毛，上唇裂片顶端钝形，下唇带状且反曲；雄蕊和花柱均伸出花冠。果：果实圆形，熟时蓝黑色，有光泽。种子：种子卵圆形或椭圆形，褐色，中部有 1 凸起的脊，两侧有浅的横沟纹。花果期 4—11 月。

【生境分布】生于山坡灌丛、疏林中、乱石堆、山脚路旁、村庄篱笆边。除黑龙江、内蒙古、宁夏、青海、新疆、海南和西藏外，全国各省均有分布。

【药用部位（药材名称）及采收加工】茎枝（忍冬藤）、花蕾或初开的花（金银花）、花蕾的蒸馏液（金银花露）。忍冬藤：秋冬季采割，晒干。金银花：夏初花开放前采收，干燥。金银花露：按蒸馏法制得。

【临床应用】忍冬藤：甘，寒；归肺、胃经。清热解毒，疏风通络；用于温病发热，热毒血痢，痈肿疮疡，风湿热痹，关节红肿热痛。金银花：甘，寒；归肺、心、胃经。清热解毒，疏散风热；用于痈肿疔疮，喉痹，丹毒，热毒血痢，风热感冒，温病发热。金银花露：甘，寒；归心、脾、胃经。清热，清暑，解毒；用于暑热烦渴，恶心呕吐，热毒疮疖，痱子。

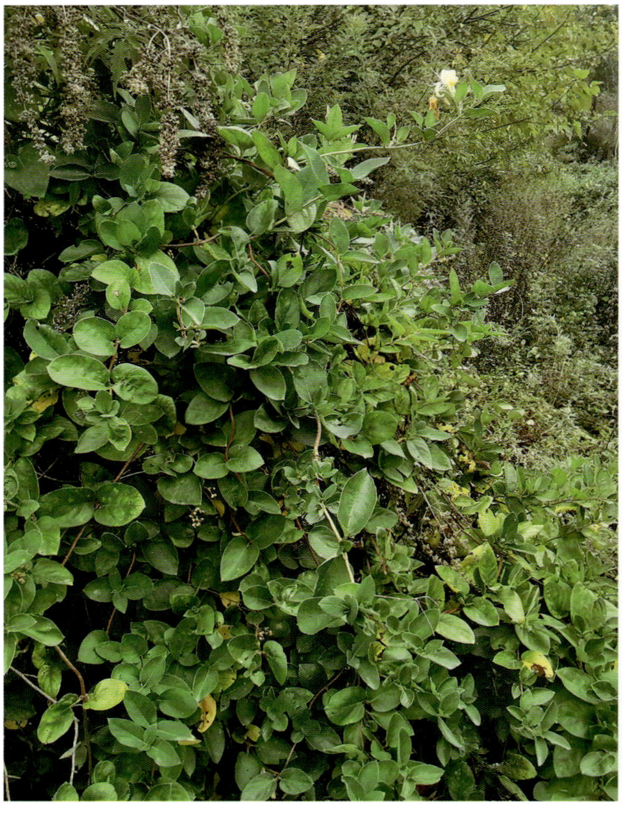

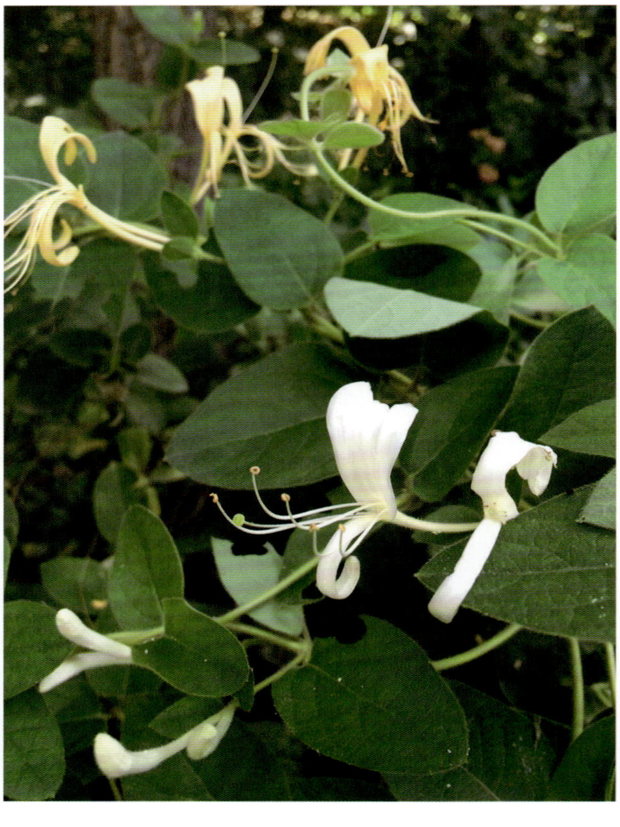

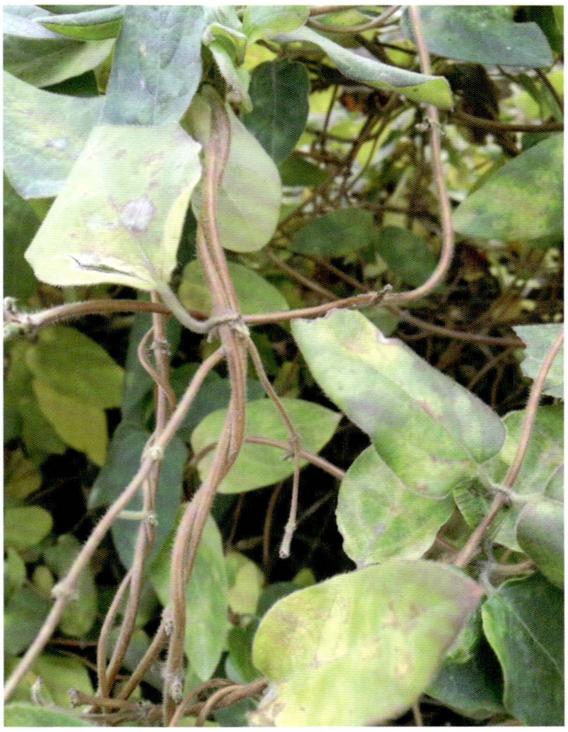

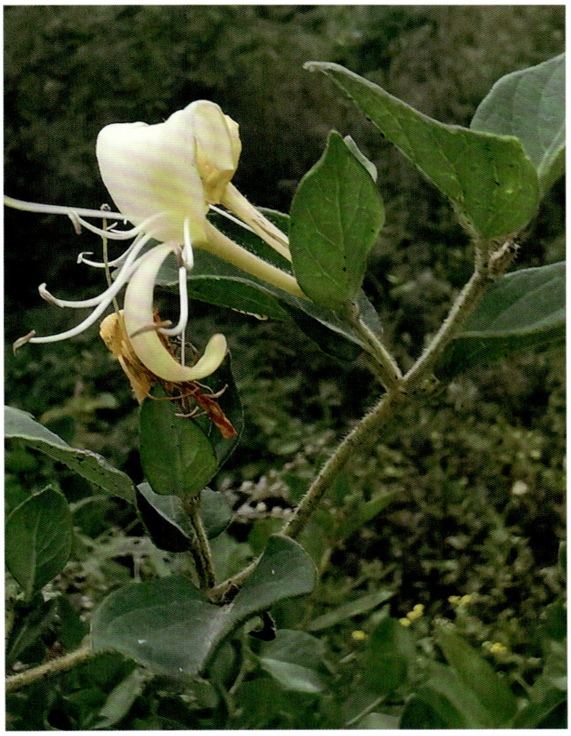

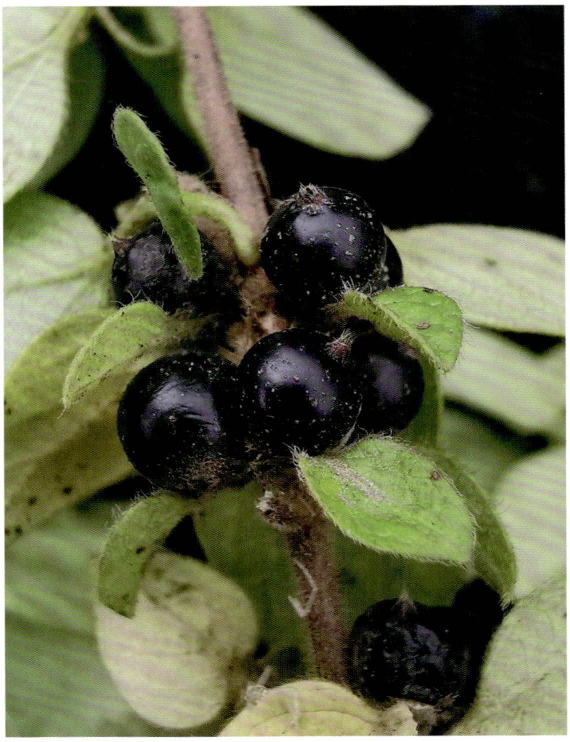

北方荚蒾

【基　　原】五福花科荚蒾属北方荚蒾 *Viburnum hupehense* Rehd. *subsp. septentrionale* Hsu

【别　　名】无。

【形态特征】落叶灌木或小乔木。茎：幼枝紫褐色；冬芽外面多少有毛。叶：叶圆卵形、阔卵形或菱状卵形，顶端尖或渐尖，有时尾状，基部宽楔形至圆形，边缘具波状牙齿，上面无毛或仅中脉被少数短毛，下面中脉及侧脉被少数短伏毛，脉腋具簇状毛，侧脉 5 ～ 7 对；叶柄有 1 对钻形小托叶。花：复聚伞花序，顶生或侧生短枝上，总花梗、幅枝及花梗密被星状毛，总花梗第一级辐射枝通常 7 条，花生于第 3 ～ 5 级辐射枝上；萼筒疏被簇状短毛，萼齿小；花冠白色，辐状；雄蕊常高出花冠，花药宽椭圆形；柱头高出萼齿。果：果实红色，近球形；核扁，有 1 ～ 3 条浅腹沟和 2 条深背沟。花果期 6—10 月。

【生境分布】生于山坡、林下、灌丛等处。分布于河北、山西、陕西、甘肃、河南、湖北、四川等地。

【药用部位（药材名称）及采收加工】根（桦叶荚蒾、红对节子）。秋末采挖，洗净，切段（片）晒干。

【临床应用】涩，平。调经，涩精，利湿；用于治月经不调，梦遗虚滑，肺热口臭、白浊带下等症。

【备　　注】本种为植物“桦叶荚蒾 *Viburnum betulifolium* Batal.”的变种之一。

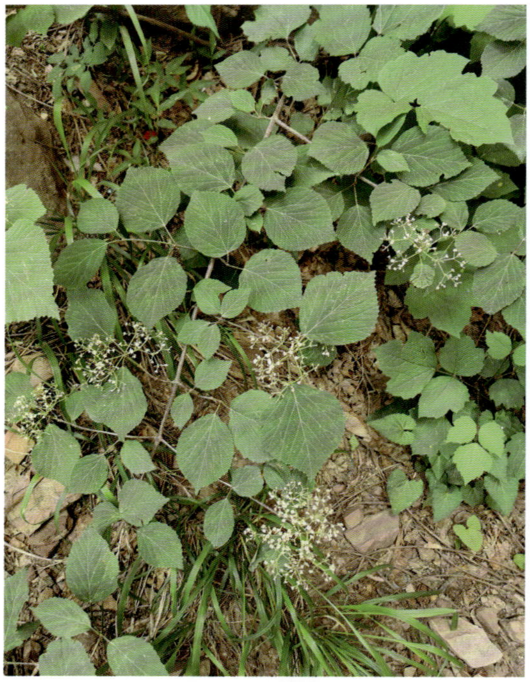
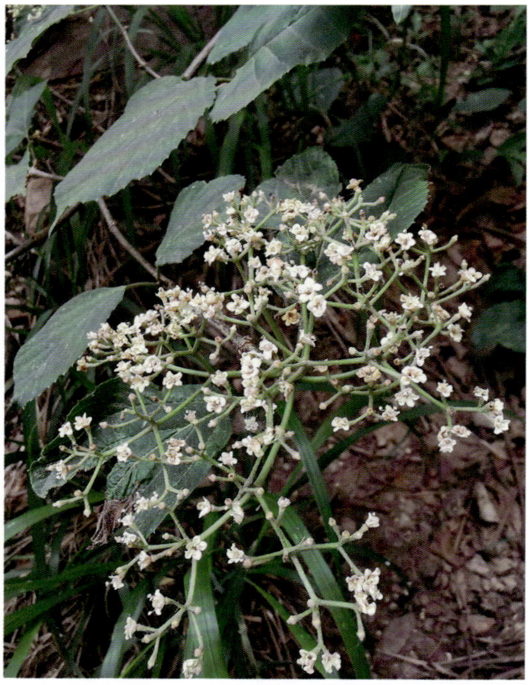
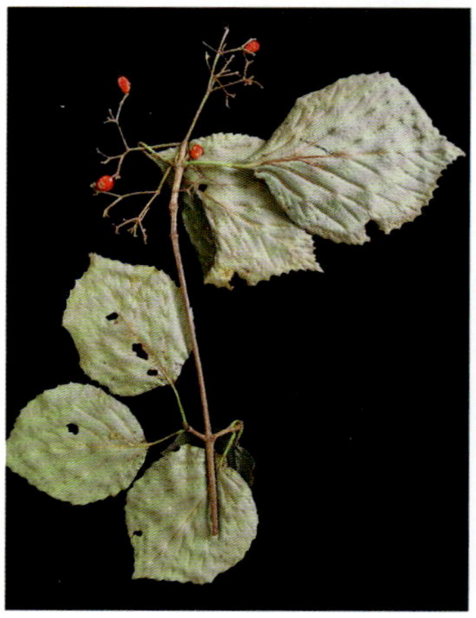
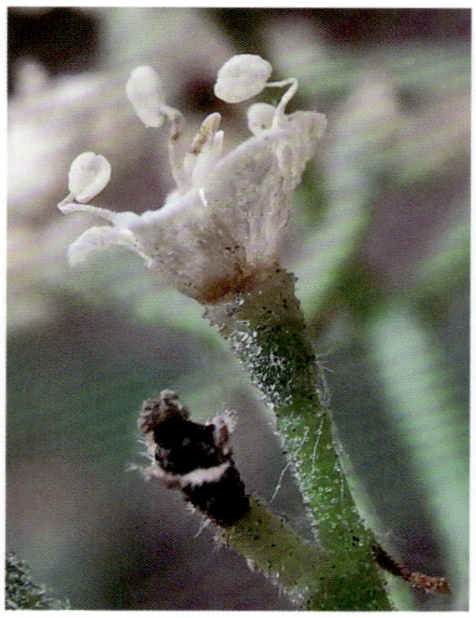
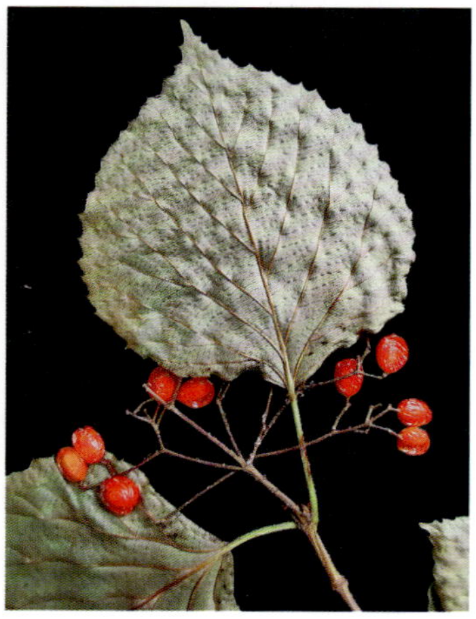

鸡树条

【基　　原】五福花科荚蒾属鸡树条 *Viburnum opulus* subsp. *calvescens*（Rehder）Sugimoto

【别　　名】鸡树条荚蒾、鸡树条子、老鸹眼、天目琼花、糯米条、山竹子。

【形态特征】落叶灌木。茎：树皮灰褐色，小枝黄褐色或红褐色。叶：叶轮廓圆卵形或卵形，先端3裂，中裂片较大，裂片具不规则粗齿，分枝上部的叶常不裂，基部圆形、截形或浅心形，具掌状3出脉；叶柄顶端有2～4个盘形腺体，托叶钻形。花：复伞形聚伞花序，周围有大型的不孕花，花冠白色；孕性花在中央，花冠乳白色，花药紫红色。果：果实红色，近球形，核扁圆形。花果期5—10月。

【生境分布】生于溪谷边、林下、灌丛等处。分布于我国东北、华北、华东及陕西、甘肃，河南、湖北、四川等地。

【药用部位（药材名称）及采收加工】嫩枝、叶及果实（鸡树条）。春夏采嫩枝和叶，秋采果实；鲜用或晒干。

【临床应用】甘、苦，平。枝用于风湿性关节炎，腰酸腿痛，跌打损伤；叶外用治疮疖癣，皮肤搔痒；果止咳，用于急慢性气管炎，咳嗽。

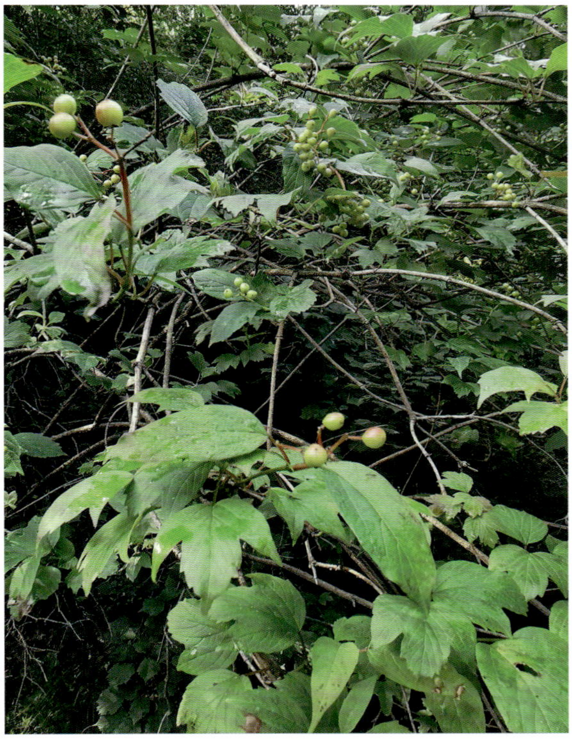
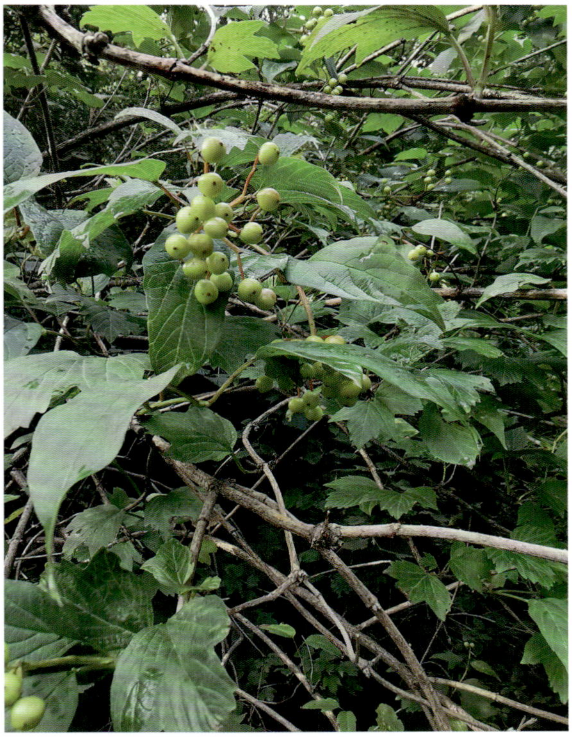
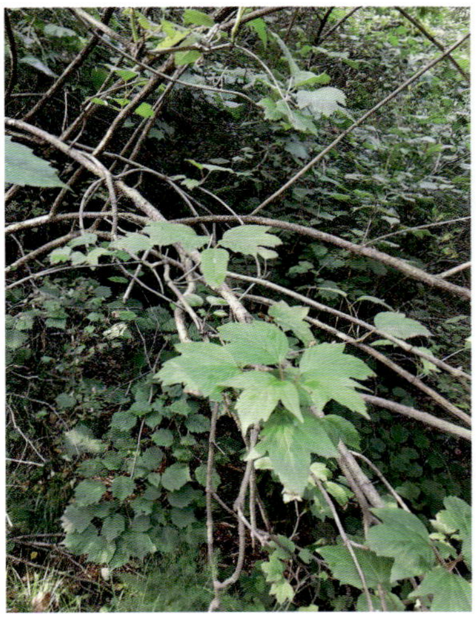
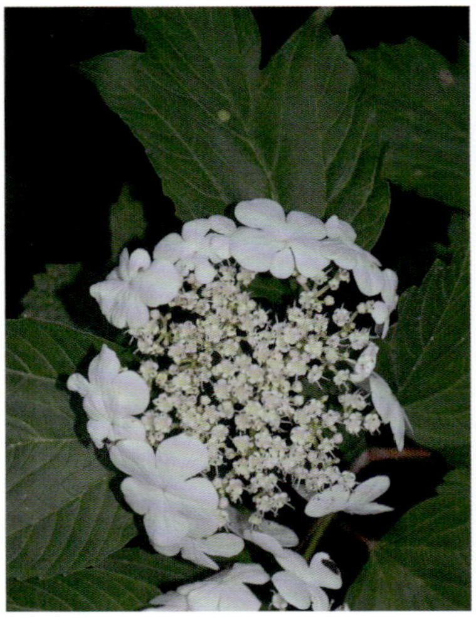
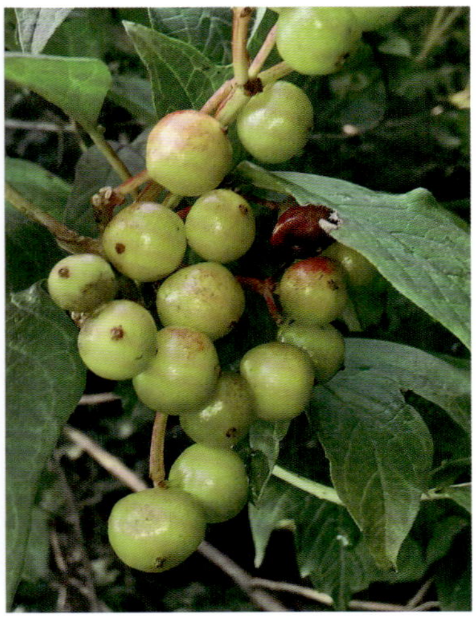

败酱

【基　　原】败酱科败酱属败酱 *Patrinia scabiosaefolia* Fisch.Ex Link

【别　　名】黄花（败酱、龙牙、苦菜）、苦菜、山芝麻、麻鸡婆、将军草、野黄花、野芹。

【形态特征】多年生草本。茎：根状茎横卧或斜生，节处生多数细根；茎直立，黄绿色、黄棕色或带淡紫色，常被粗毛或几无毛。叶：基生叶丛生，花时枯落，卵形、椭圆形或椭圆状披针形，不分裂、羽状分裂或全裂，顶端钝或尖，基部楔形，边缘具粗锯齿，两面被糙伏毛或几无毛，具缘毛，叶柄长；茎生叶对生，宽卵形至披针形，常羽状深裂或全裂，上部叶渐变窄小，无柄。花：聚伞花序组成的大型伞房花序，顶生，具分枝；总苞线形，甚小，苞片小；萼齿不明显；花小，花冠钟形，黄色，花冠裂片卵形；雄蕊 4，稍超出或几不超出花冠，花丝不等长。果：瘦果长圆形，具 3 棱。种子：种子椭圆形、扁平。花果期 7—10 月。

【生境分布】生于山坡林下、林缘、灌丛、路边、草丛。分布于全国各地。

【药用部位（药材名称）及采收加工】全草（败酱、败酱草）。夏秋季采挖，洗净，晒干。

【临床应用】辛、苦，微寒；归肝、胃、大肠经。清热解毒，活血排脓；用于肠痈，肺痈，痈肿，痢疾，产后瘀滞腹痛。

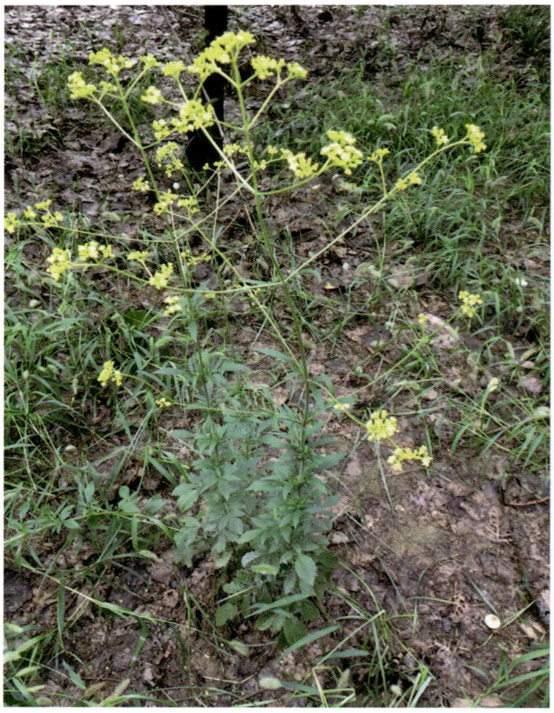

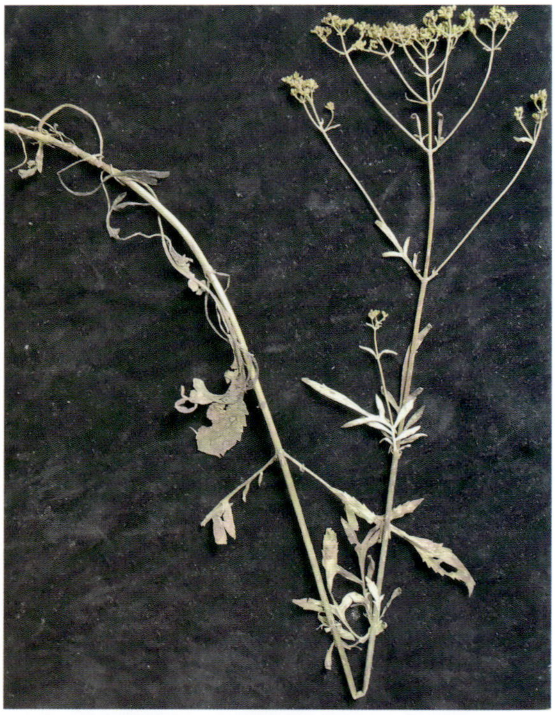

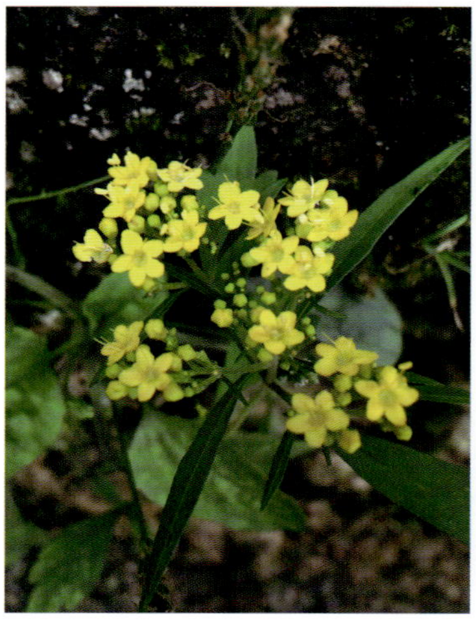

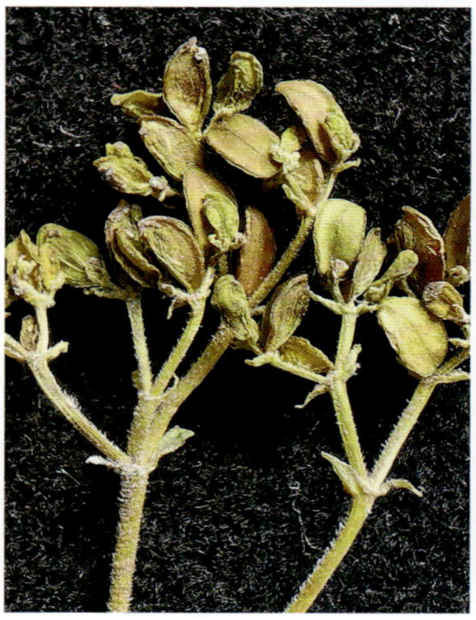

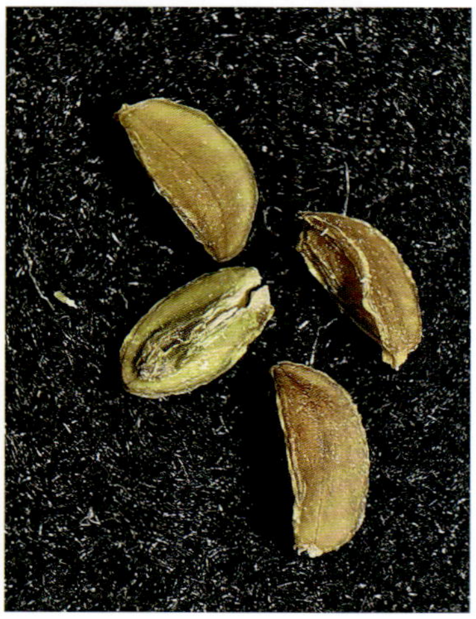

异叶败酱

【基　　原】败酱科败酱属异叶败酱 *Patrinia heterophylla* Bunge

【别　　名】墓头回、追风箭、脚汗草、铜班道、虎牙草、摆子草。

【形态特征】多年生草本。茎：根茎横走，黄白色，具特异臭气。叶：基生叶丛生，叶卵形或 3 裂，有长柄；茎生叶对生，叶形多变，由茎下部的 2 ～ 4 对羽状全裂至上部的 3 全裂或浅裂，中央裂片最大；最上部叶较窄，有时不裂，近无柄。花：伞房状聚伞花序顶生，被糙毛；总花梗下苞叶常具线形裂片；萼齿 5；花黄色，花冠钟形，裂片 5；雄蕊 4，花丝 2 长 2 短，花药长圆形。果：瘦果长圆形或倒卵形，顶端平截；翅状果苞倒卵状长圆形或倒卵状椭圆形，顶端钝圆，有时极浅 3 裂，或仅一侧有 1 浅裂。花果期 7—10 月。

【生境分布】生于干燥山坡。除西藏、青海、新疆外，分布于全国大部分地区。

【药用部位（药材名称）及采收加工】根或全草（墓头回）、带根全草（败酱）。墓头回：同植物“糙叶败酱”项下。败酱：多在夏季采收，将全株拔起，除去泥沙，晒干。

【临床应用】墓头回：同植物“糙叶败酱”项下。败酱：苦，平；归肝、胃、大肠经。清热解毒，排脓破瘀；用于肠痈，下痢，赤白带下，产后瘀滞腹痛，目赤肿痛，痈肿疥癣。

【备　　注】本种与糙叶败酱 *Patrinia scabra* Bge. 都是中药材“墓头回”的基原。

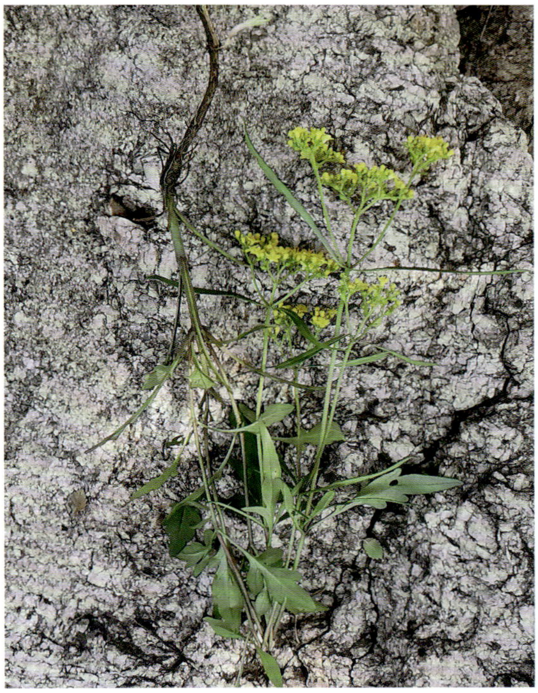

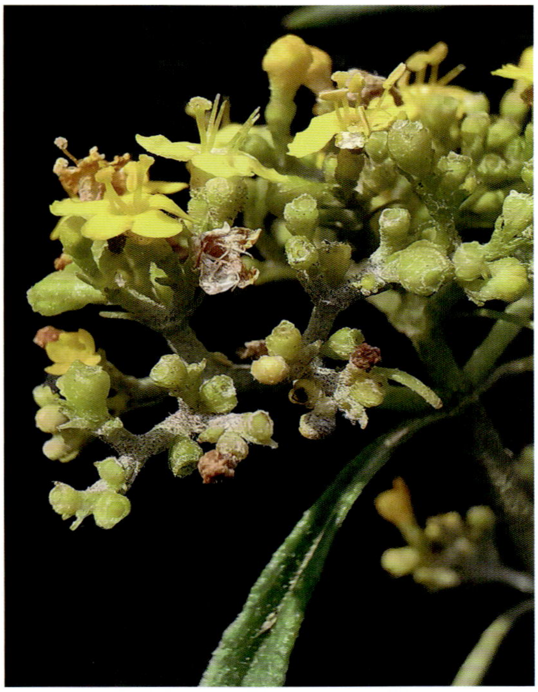

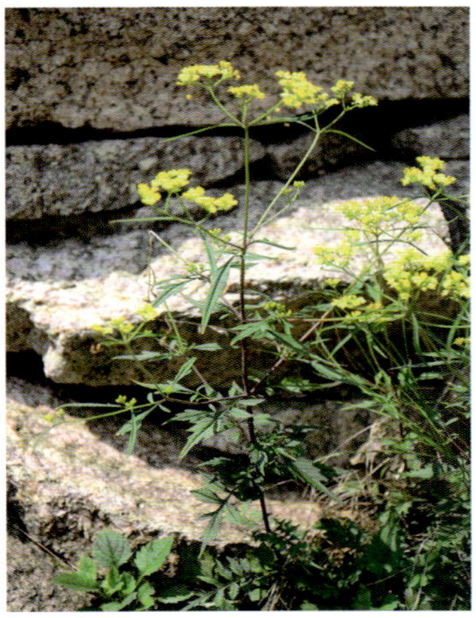

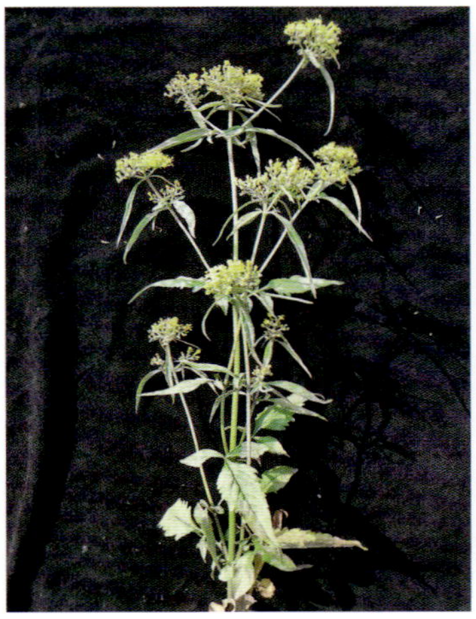

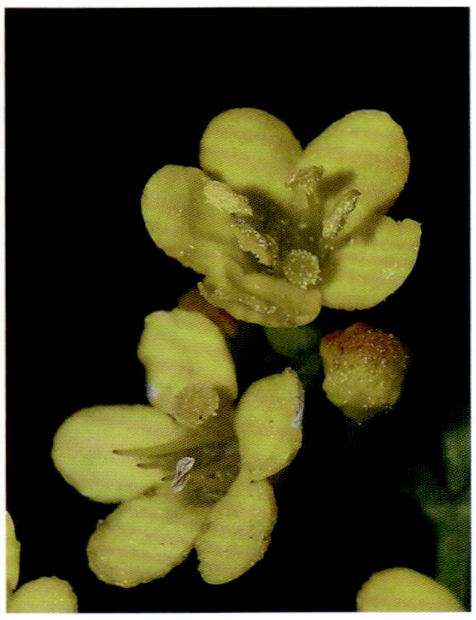

岩败酱

【基　　原】败酱科败酱属岩败酱 *Patrinia rupestris* Juss.

【别　　名】鹿肠（首、酱）、败酱草、野苦菜。

【形态特征】多年生草本。根：根直伸，具支根；有浓烈的特异气味。茎：根茎短，粗壮；茎直立，多数丛生，连同花序梗被短糙毛，带紫色，下部常稍弯曲。叶：基生叶丛生，具明显的叶柄；茎生叶对生，具短柄或无柄，羽状深裂至全裂，裂片披针形至线状披针形，全缘或再成齿牙状缺刻，无毛。花：伞房状聚伞花序顶生，具 3 ～ 7 级对生分枝，最下分枝处总苞叶羽状全裂，上部分枝总苞叶较小；萼齿 5，截形、波状或卵圆形；花冠黄色，漏斗状钟形，花冠裂片长圆形、卵状椭圆形或卵圆形，花药长圆形，花柱柱头盾头状。果：瘦果倒卵圆柱状，膜质苞椭圆形至近菱状椭圆形。花果期 7—9 月。

【生境分布】生于干燥山坡、山沟、丘陵等处。分布于我国东北、华北等地。

【药用部位（药材名称）及采收加工】全草（岩败酱）。夏季采收，切段，晒干。

【临床应用】辛、苦，寒。清热解毒，活血，排脓；用于痢疾，泄泻，黄疸，肠痛。

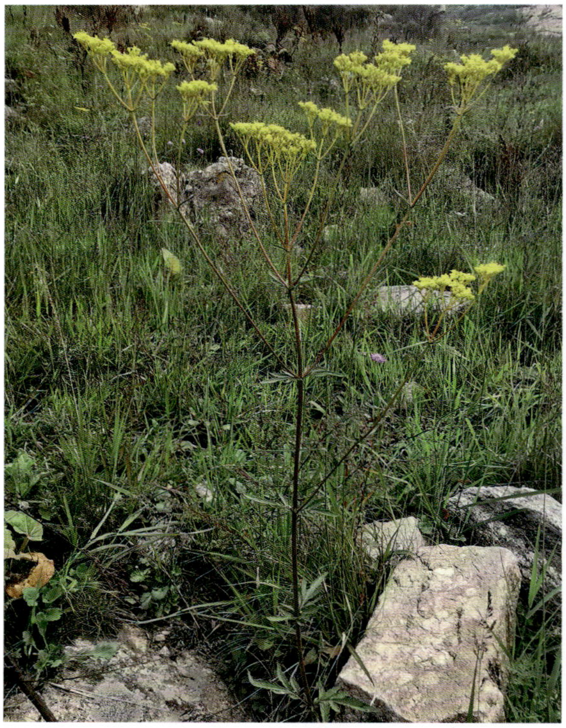

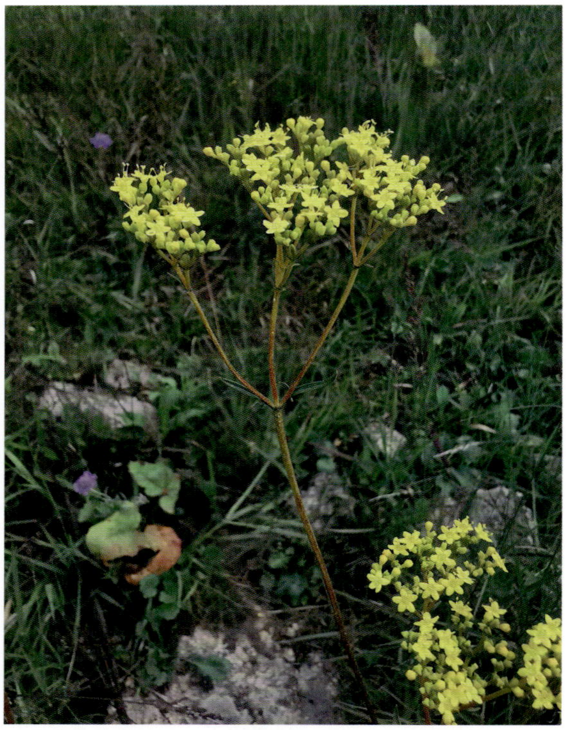

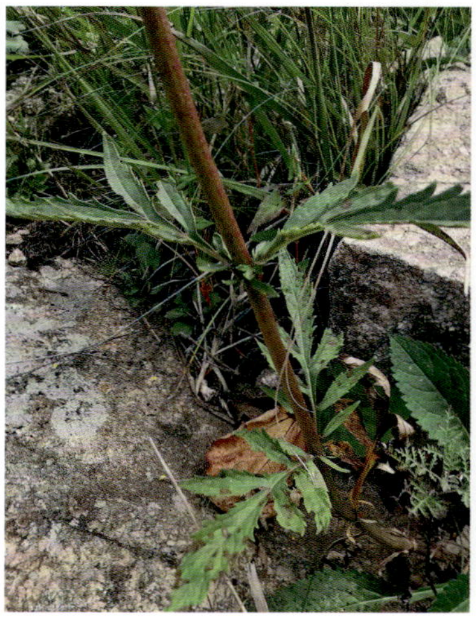

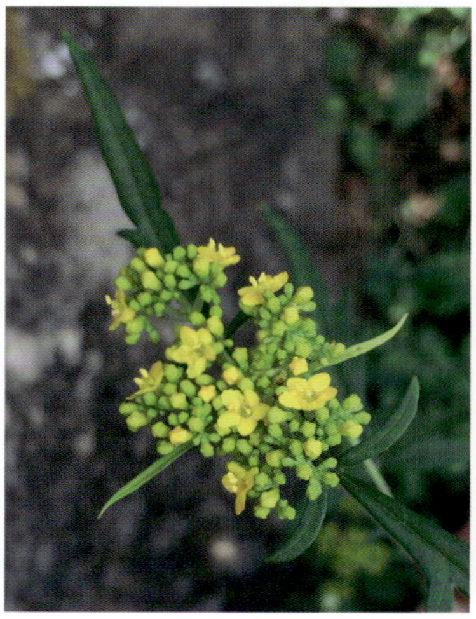

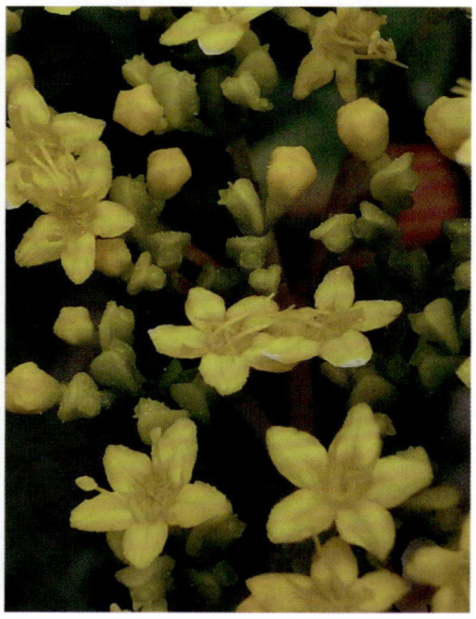

【基　　原】败酱科败酱属糙叶败酱 *Patrinia scabra* Bge.

【别　　名】山败酱、墓头灰、木头回、箭头风、摆子草、鸡粪草、追风箭、脚汗草、臭脚根等。

【形态特征】形态特征与植物“岩败酱”相似。两者的主要区别：糙叶败酱的花稍大（直径 5～7 mm）；瘦果的翅状苞片近圆形；自茎基到茎顶的叶均为羽状深裂，但花序分枝处的一对苞叶常全缘而不裂，裂片常弧曲（镰刀形）。岩败酱的花稍小（直径 4～5 mm）；瘦果的翅状苞片稍呈椭圆形；自茎基到茎顶的叶均为羽状深裂（即使花序分枝处的一对苞叶也至少 3 全裂），裂片不弧曲不偏斜。

【生境分布】生于山坡、丘陵、沟谷、草丛。分布于我国华北、东北等地。

【药用部位（药材名称）及采收加工】根或全草（墓头回）。9—11 月采挖，鲜用或晒干。

【临床应用】苦、微酸、涩，凉；归心、肝经。清热解毒，止血，止带；用于赤白带下，崩漏，泄泻痢疾，黄疸，疟疾，肠痈，疮疡肿毒，跌打损伤，宫颈癌，胃癌。

【备　　注】本种为植物“岩败酱 *Patrinia rupestris* Juss.”的变种。

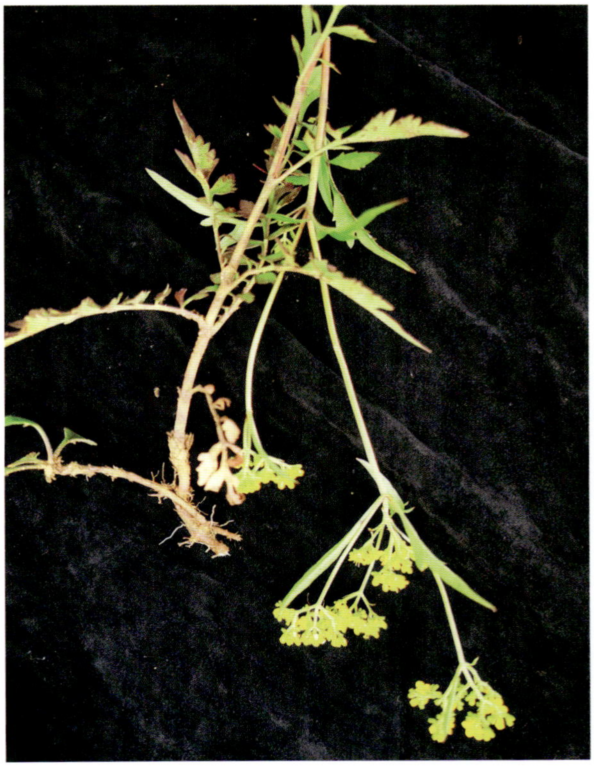

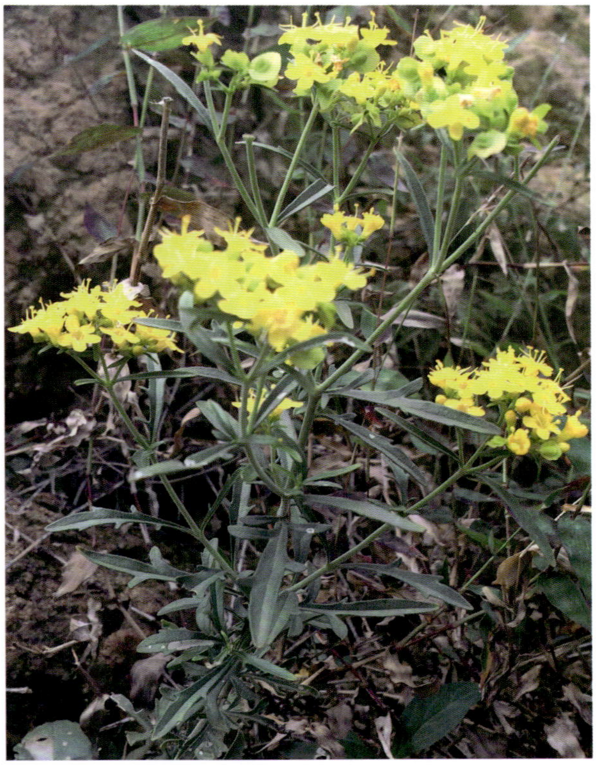

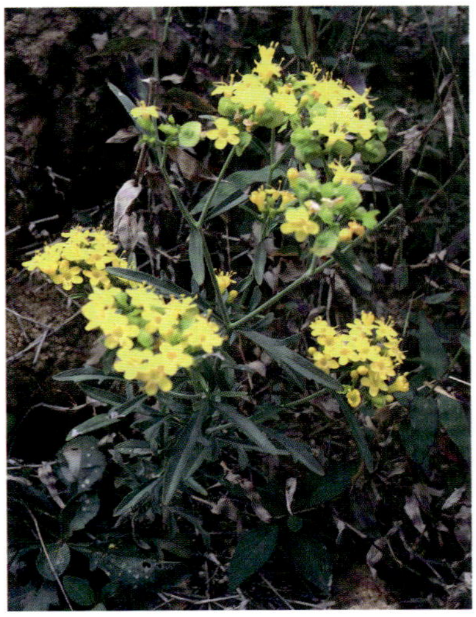

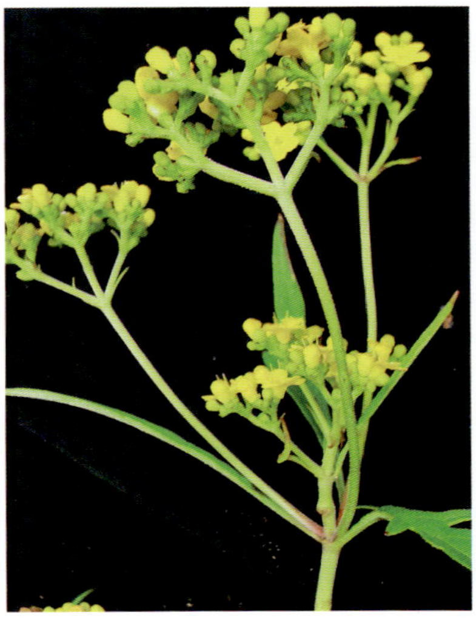

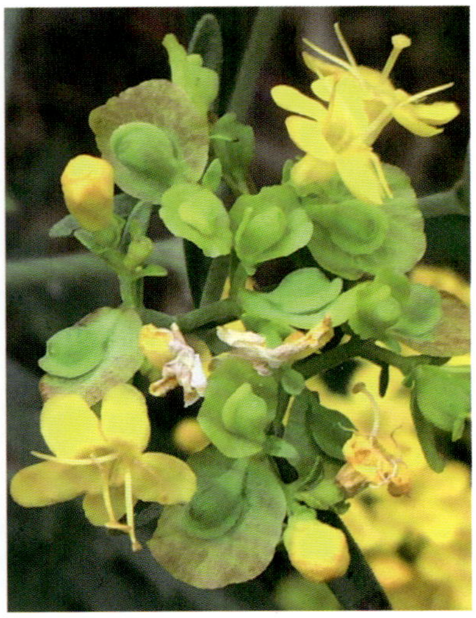

缬草

【基　　原】败酱科缬草属缬草 *Valeriana officinalis* L.

【别　　名】小（大）救贺、五里香、满坡（山）香、珍珠香、香草、媳妇菜、拔地麻、欧缬草。

【形态特征】多年生草本。**根：**须根簇生。**茎：**根状茎粗短；茎中空，有纵棱，被粗毛，尤以节部为多，老时毛少。**叶：**基生叶花期常凋萎；茎生叶卵形至宽卵形，羽状深裂，裂片 7 ～ 11，中央裂片与两侧裂片近同形、同大小，或与第 1 对侧裂片合生成 3 裂状，裂片披针形或条形，顶端渐窄，基部下延，全缘或有疏锯齿，两面及柄轴多少被毛。**花：**花序顶生，呈伞房状 3 三出聚伞圆锥花序；小苞片中央纸质，两侧膜质，长椭圆状长圆形、倒披针形或线状披针形，先端芒状突尖，边缘多少有粗缘毛；花冠淡紫红色或白色，花冠裂片椭圆形，雌雄蕊与花冠近等长。**果：**瘦果长卵形，基部近平截，光秃或两面被毛。花果期 5—10 月。

【生境分布】生于山坡草地、林下、沟边。分布于我国东北至西南的广大地区。

【药用部位（药材名称）及采收加工】根及根茎（缬草）。9—10 月间采挖，去掉茎叶及泥土，晒干。

【临床应用】辛、甘，温；归心、肝经。安神，理气，止痛；用于心神不安，胃弱，腰痛，月经不调，跌打损伤。

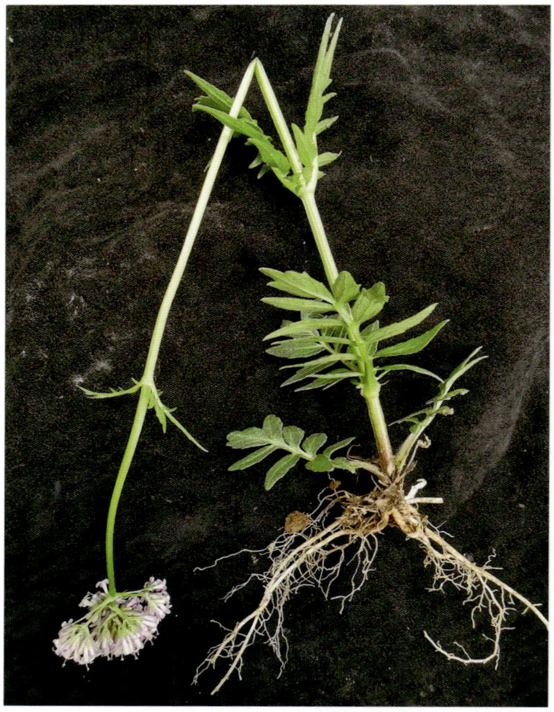

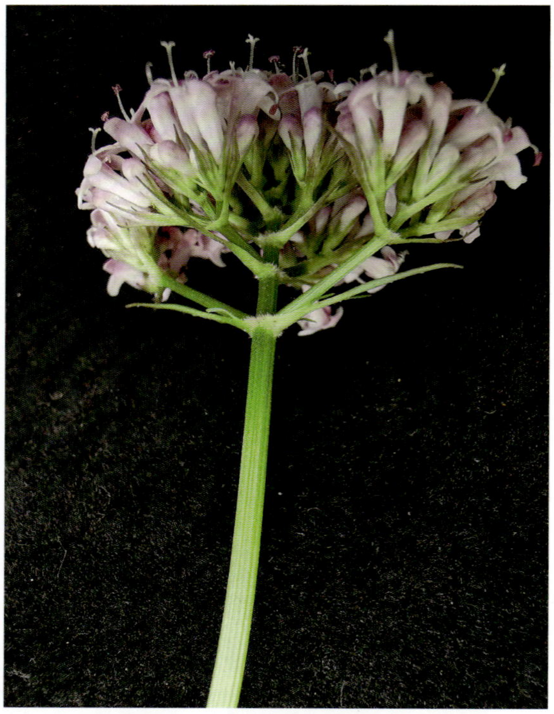

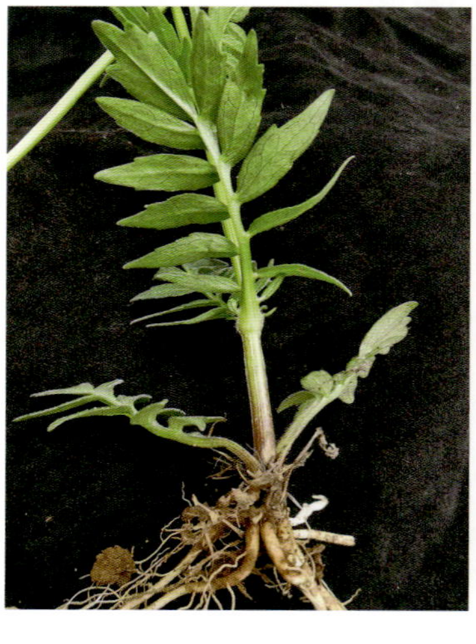

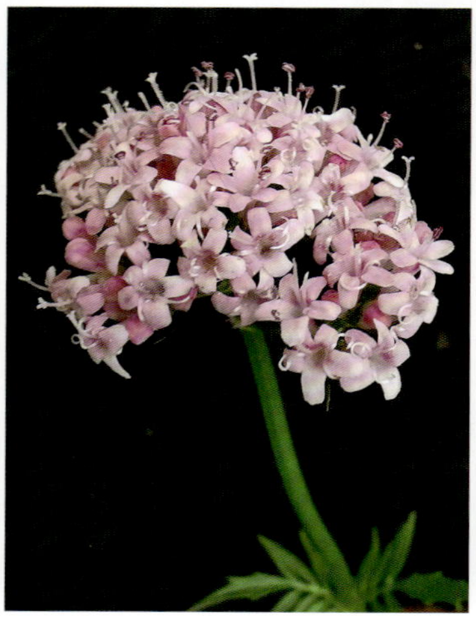

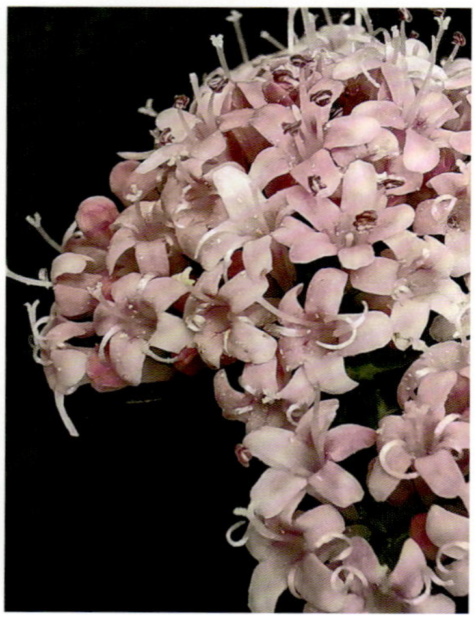

日本续断

【基　　原】川续断科川续断属日本续断 *Dipsacus japonicus* Miq.

【别　　名】续断。

【形态特征】2 年或多年生草本。根：根直伸，粗壮，木质。茎：茎直立，多分枝，具棱和沟槽，沿棱有倒钩刺。叶：基生叶长椭圆形，常 3 裂或不裂，有长柄；茎生叶对生，轮廓倒卵状椭圆形，羽状深裂，裂片 3 ～ 5，中央裂片最大，先端具长尖，基部楔形，边缘有粗锯齿，两面被白色贴伏柔毛，背面叶脉上具钩刺；叶柄明显，向上渐无柄，柄上有钩刺。花：头状花序顶生，球形或广椭圆形；总苞苞片多数，螺旋状排列，长倒卵形，顶端稍平截，中央有锥刺状长喙，喙有白色长刺毛；花小，花冠紫红色，漏斗状，4 裂，2 裂稍大；花萼盘状，浅 4 裂，外被白毛；雄蕊 4。果：瘦果楔状卵形，有明显 4 棱。花果期 6—10 月。

【生境分布】生于山坡草地湿润处、溪沟旁。分布于我国东北、华北、华中、华东及陕西、四川、贵州等地。

【药用部位（药材名称）及采收加工】根（日本续断）、种子（巨胜子）。日本续断：秋季采挖，除去根茎及须根，洗净泥土，晒干，切片。巨胜子：秋季果实成熟后采收，打下种子，除去杂质，晒干。

【临床应用】日本续断：辛、苦、甘，微温。补肝肾，行血脉，续筋骨，安胎；用于腰膝酸软，遗精，尿频，风湿痹痛，筋骨折伤，跌打损伤，崩漏下血，胎动不安。巨胜子：辛、苦，微温；归肝、肾经。益肝肾，活血，乌须发；用于腰痛，崩漏带下，遗精，筋骨伤痛，黑发。

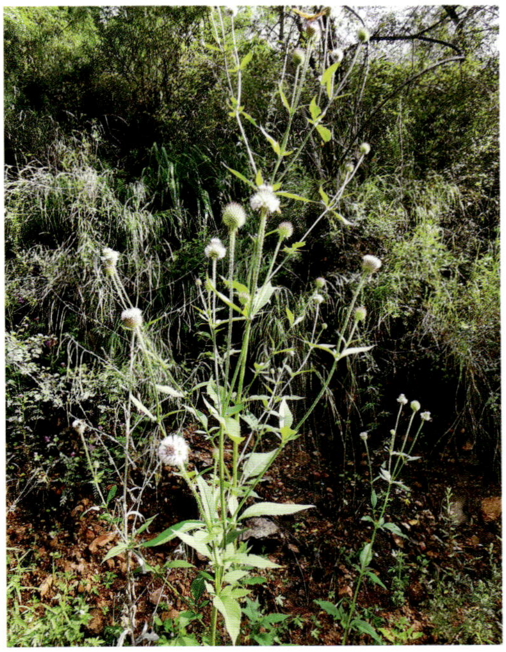

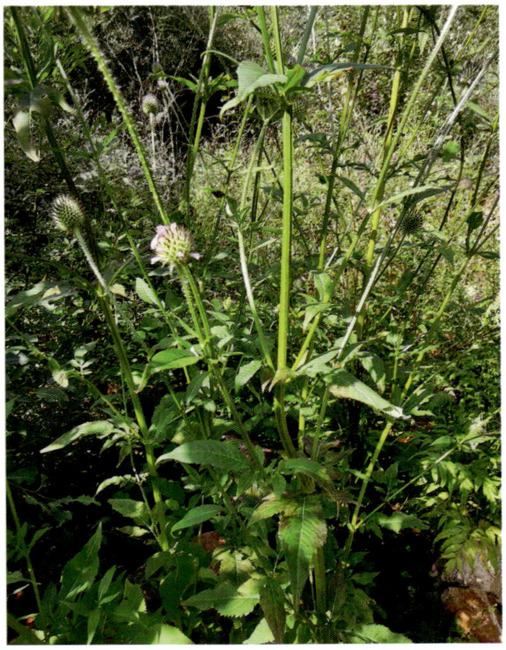

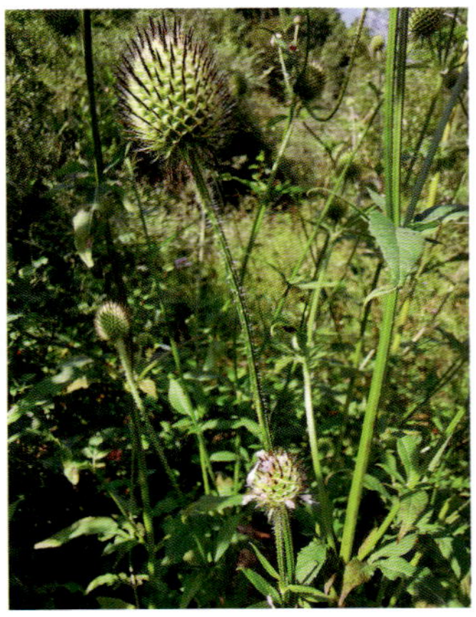

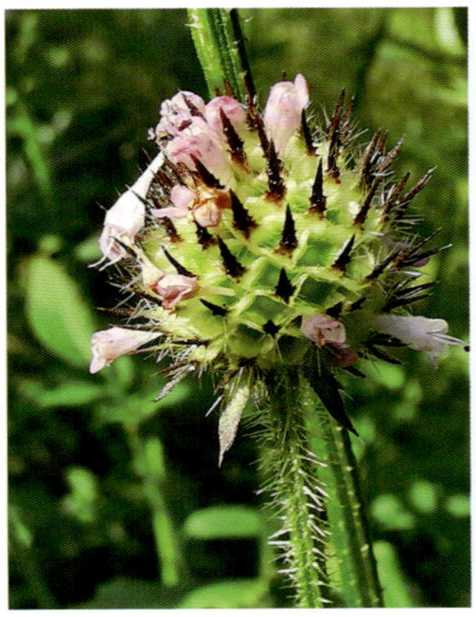

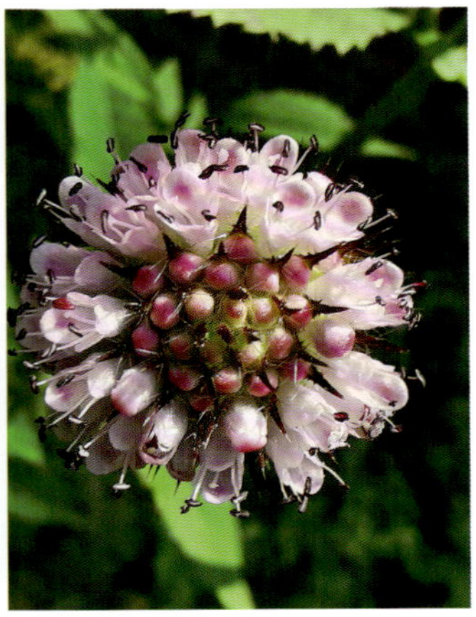

华北蓝盆花

【基　　原】川续断科蓝盆花属华北蓝盆花 *Scabiosa tschiliensis* Grunning

【别　　名】山萝卜、河北蓝盆花。

【形态特征】多年生草本。**根：**根粗壮，木质，表面棕褐色，断面黄色。**茎：**茎自基部分枝，具白色卷伏毛。**叶：**基生叶簇生，两面疏生白色柔毛；茎生叶对生，叶卵状披针形、狭卵形至椭圆形，先端急尖或钝，基部楔形，边缘有锯齿、浅裂或羽状深裂；茎上部叶羽状全裂。**花：**总花梗密生白色卷曲伏柔毛，花序在茎顶排成聚伞状；头状花序扁球形，总苞苞片披针形，具 3 脉；边花花冠 2 唇形，蓝紫色，外面密生白色短柔毛，裂片 5，上唇 2 裂片较短，下唇 3 裂；中央花筒状，裂片 5；雄蕊 4，花药长圆形，紫色。**果：**瘦果椭圆形。花果期 7—9 月。

【生境分布】生于山坡草地、荒坡、砂丘。分布于我国东北、华北、西北等地。

【药用部位（药材名称）及采收加工】花序（山萝卜）。夏季花开时采收，晒干。

【临床应用】甘、微苦，凉。清热泻火；用于肝火头痛，发热，肺热咳嗽，黄疸。

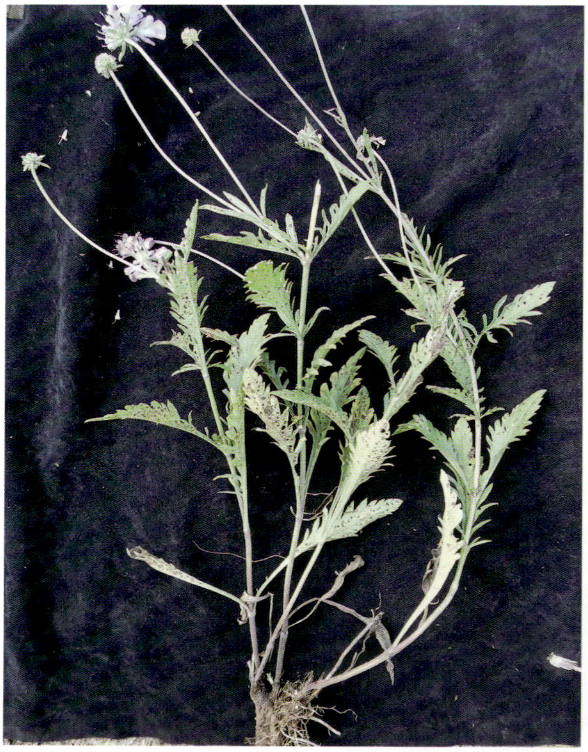

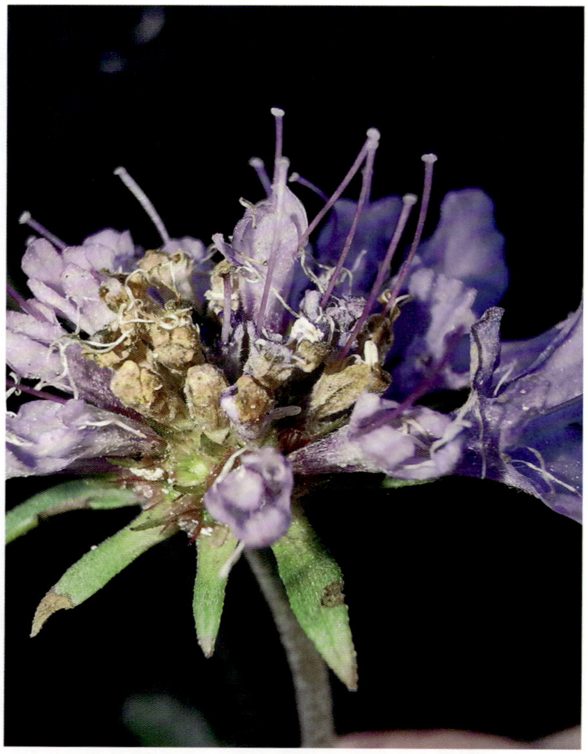

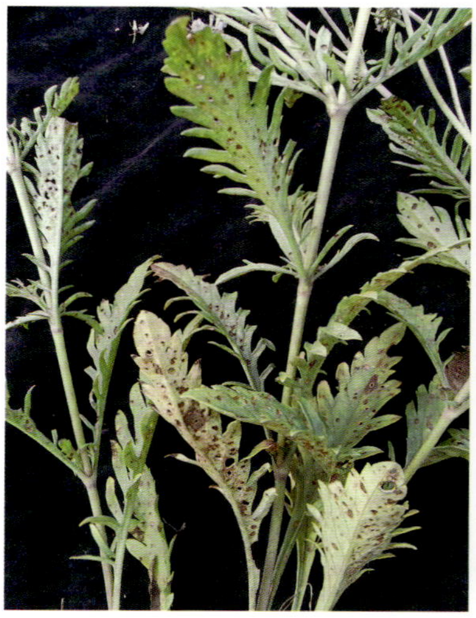

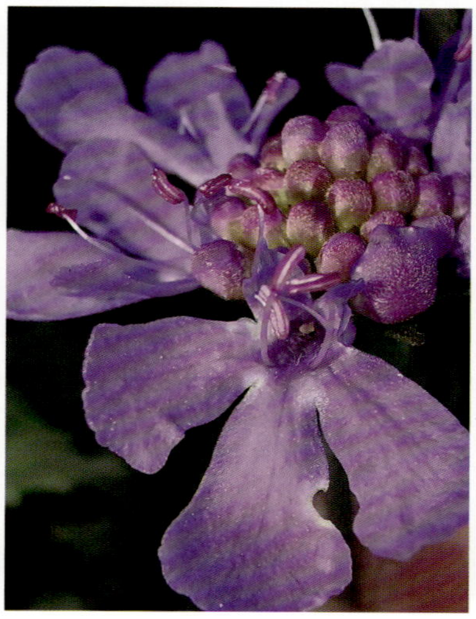

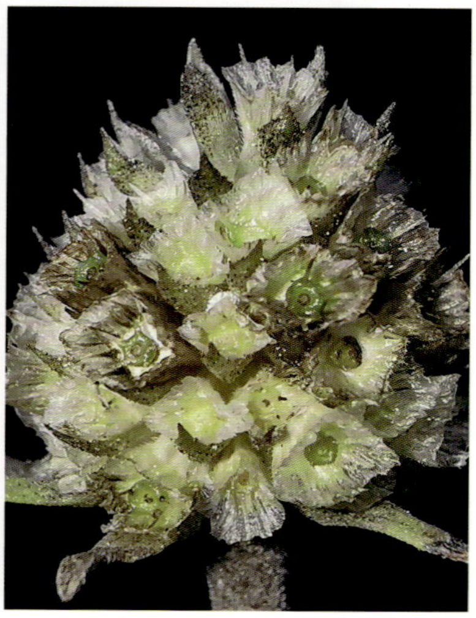

盒子草

【基　　原】葫芦科盒子草属盒子草 *Actinostemma tenerum* Griff.

【别　　名】合子草、鸳鸯木鳖、打破碗子藤、野瓜藤、盒儿藤、天球草、葫篓棵子、马瓜包儿、野苦瓜、湿疹草等。

【形态特征】1年生草本。茎：茎纤细，攀援状，具纵棱；卷须2分叉，与叶对生。叶：叶互生，心状戟形、心状狭卵形或披针状三角形，不分裂、3～5裂或仅在基部分裂，边缘波状或具小圆齿或具疏齿，基部弯缺半圆形、长圆形、深心形；叶柄细长。花：雌雄同株；雄花总状或圆锥状。雌花单生、双生或雌雄同序；雌花梗具关节，花萼裂片线状披针形，花冠裂片狭卵形披针形、三角状披针形，黄绿色。果：果实绿色，卵形，阔卵形，长圆状椭圆形，疏生暗绿色鳞片状凸起，自近中部盖裂，果盖锥形。种子：种子2～4枚，表面有不规则雕纹。花果期7—11月。

【生境分布】生于水边草丛。分布于我国华东及辽宁、河北、河南、湖南、四川、西藏、云南、广西等地。

【药用部位（药材名称）及采收加工】全草或种子（冬瓜藤）。夏秋季采收全草，晒干；秋季采收成熟果实，收集种子，晒干。

【临床应用】苦，寒；归肾、膀胱经。利水消肿，清热解毒；用于水肿，臌胀，疳积，湿疹，疮疡，毒蛇咬伤。

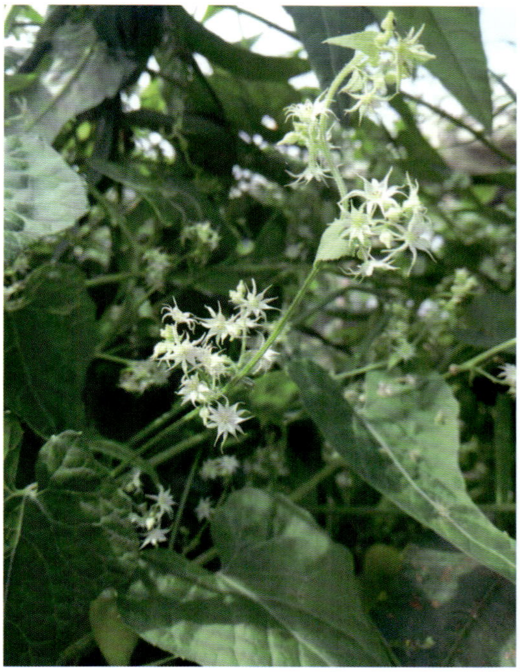
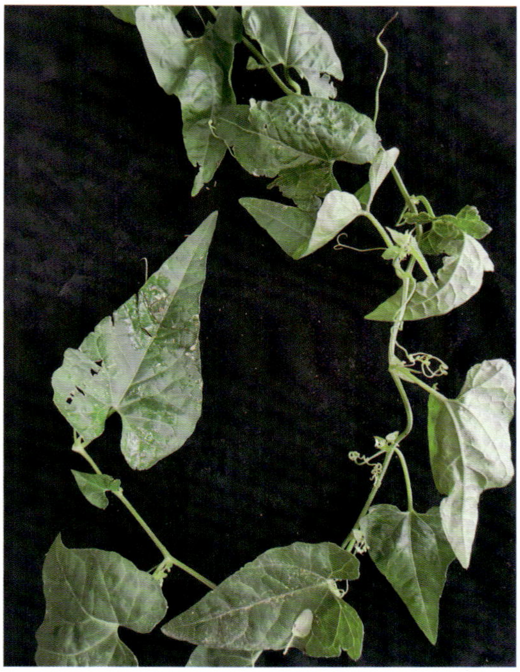
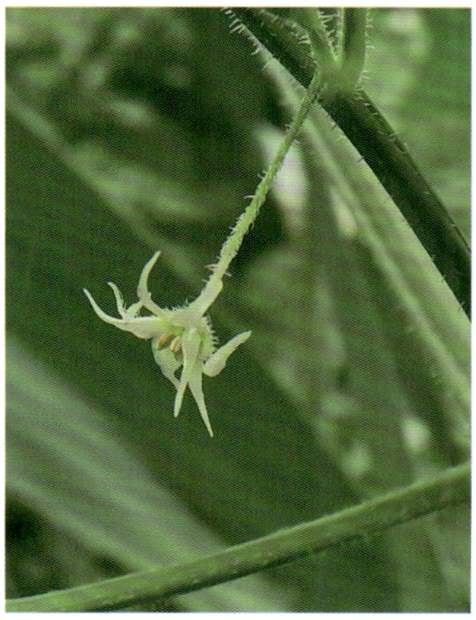
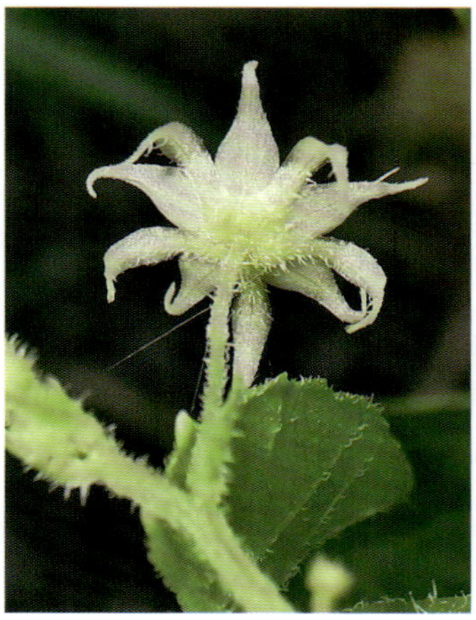
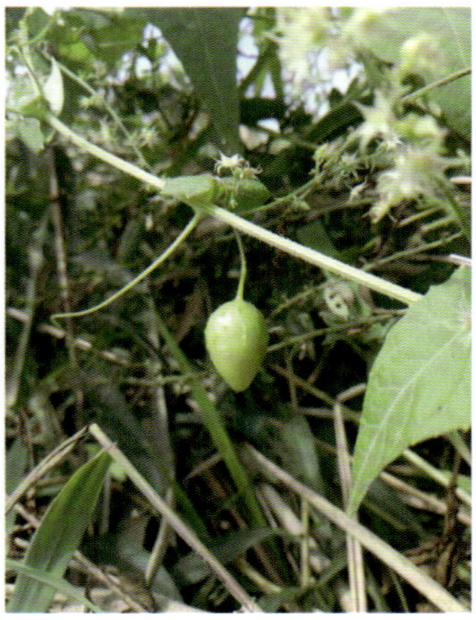

土贝母

【基　　原】葫芦科假贝母属土贝母 *Bolbostemma paniculatum*（Maxim.）Franquet

【别　　名】假贝母。

【形态特征】多年生攀援草本。**茎：**鳞茎肥厚，肉质，乳白色；茎攀援状，具棱沟；卷须丝状，单一或2歧。**叶：**叶片卵状近圆形，掌状5深裂，每个裂片或再3～5浅裂，基部小裂片顶端各有1个突出的腺体；叶柄纤细。**花：**雌雄异株；雌雄花序均为疏散的圆锥状，极稀花单生，花序轴丝状，花梗纤细；花黄绿色；花萼与花冠相似，裂片卵状披针形，顶端具长丝状尾。**果：**果实圆柱状，成熟后由顶端盖裂，果盖圆锥形，具6枚种子。**种子：**种子卵状菱形，暗褐色，表面有雕纹状凸起，边缘有不规则的齿，顶端有膜质的翅。花果期6—9月。

【生境分布】生于阴山坡。分布于河北、山东、河南、山西、陕西、甘肃、四川、湖南等地。

【药用部位（药材名称）及采收加工】块茎（土贝母）。秋季采挖，洗净，掰开，煮至无白心，取出，晒干。

【临床应用】苦，微寒；归肺、脾经。解毒，散结，消肿；用于乳痈，瘰疬，痰核。

【备　　注】*Bolbostemma paniculatum*（Maxim.）Franquet 在《中国植物志》为“假贝母”，在《药典》为“土贝母”。本书参考《药典》。

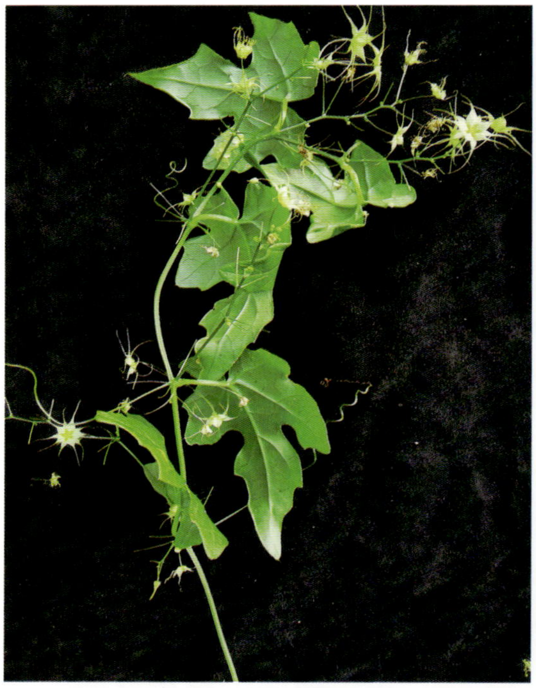
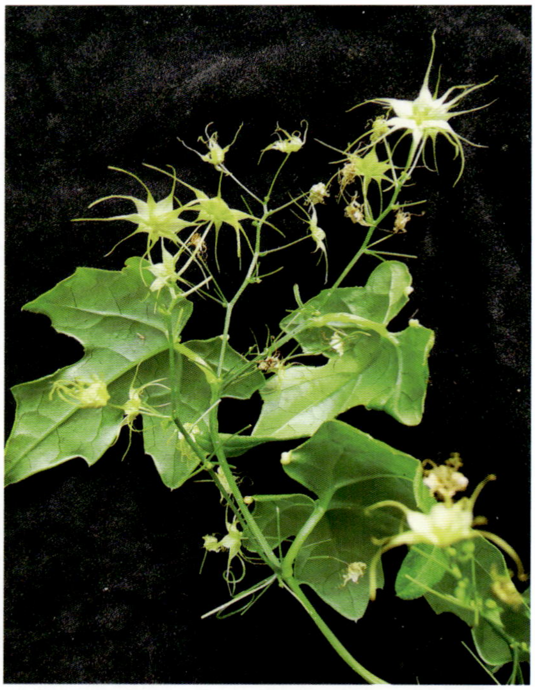
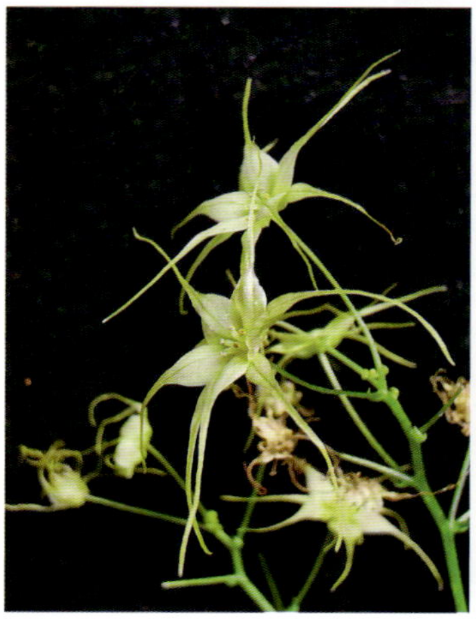
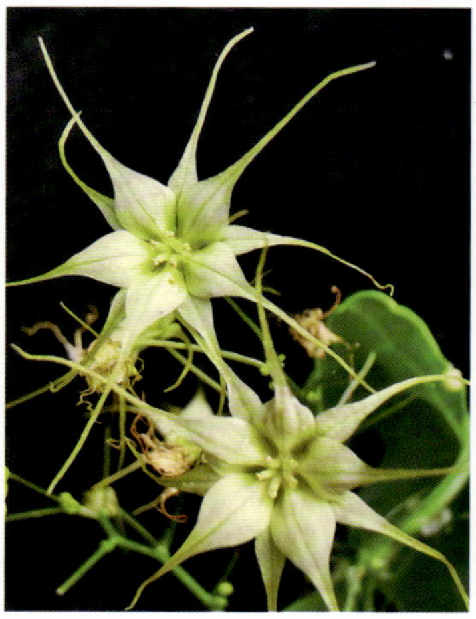
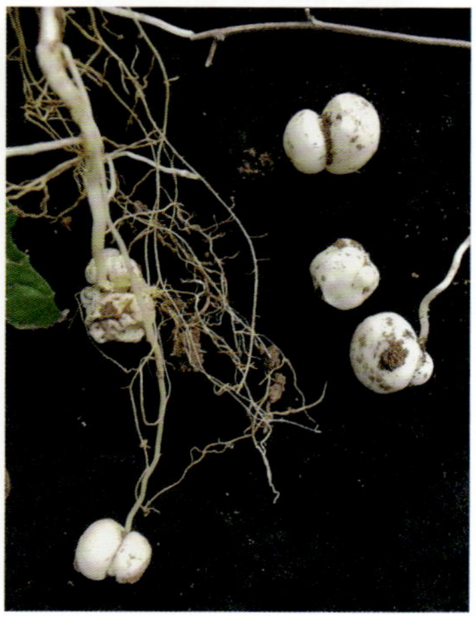

【基　　原】葫芦科赤瓟属赤瓟 *Thladiantha dubia* Bunge

【别　　名】野甜瓜。

【形态特征】多年生攀援草本。根：根块状。茎：全株被黄白色的长柔毛状硬毛；茎有棱沟。叶：叶片宽卵状心形，边缘浅波状，有大小不等的细齿，先端急尖或短渐尖，基部心形，两面粗糙；卷须被长柔毛，不分叉。花：雌雄异株。雄花单生或聚生于短枝的上端，花梗细长，被柔软的长柔毛；花萼筒极短，近辐状，裂片披针形，向外反折，具 3 脉，两面有长柔毛；花冠黄色，裂片长圆形，上部向外反折，先端稍急尖，具 5 脉，外面被短柔毛；雄蕊 5，花丝极短。雌花单生，花梗有长柔毛；花萼和花冠同雄花；退化雄蕊 5，棒状，柱头膨大，肾形，2 裂。果：果实卵状长圆形，顶端有残留的柱基，表面橙黄色或红棕色，被柔毛，具 10 条纵纹。种子：种子卵形，黑色，平滑无毛。花果期 6—10 月。

【生境分布】生于山坡、河谷、林缘湿处。分布于我国东北、西北及河北、山西、河南、山东等地。

【药用部位（药材名称）及采收加工】果实（赤瓟、赤雹）、块根（赤瓟根、赤雹）。果实：果实成熟后连柄摘下，防止果实破裂，用线将果柄串起，挂于日光下或通风处晒干为止，置通风干燥处，防止潮湿霉烂及虫蛀。块根：秋后采收，鲜用或切片晒干。

【临床应用】果实：酸、苦，平。理气，活血，祛痰，利湿；用于反胃吐酸，肺痨咳血，黄疸，痢疾，胸胁疼痛，跌打扭伤，筋骨疼痛，闭经。块根：苦，寒。通乳，解毒，活血；用于乳汁不下，乳痈，痈肿，黄疸，跌打损伤，痛经。

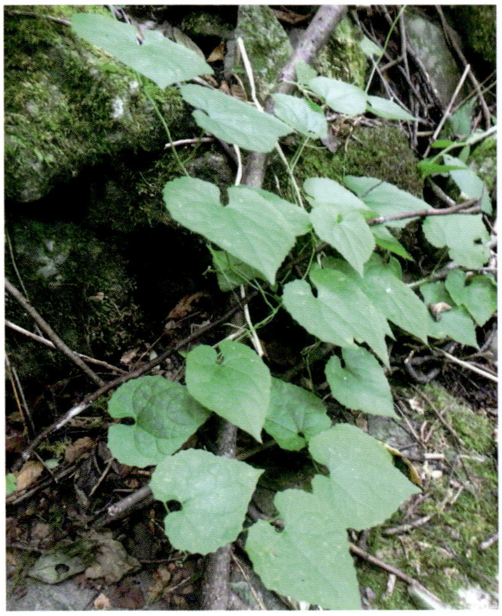

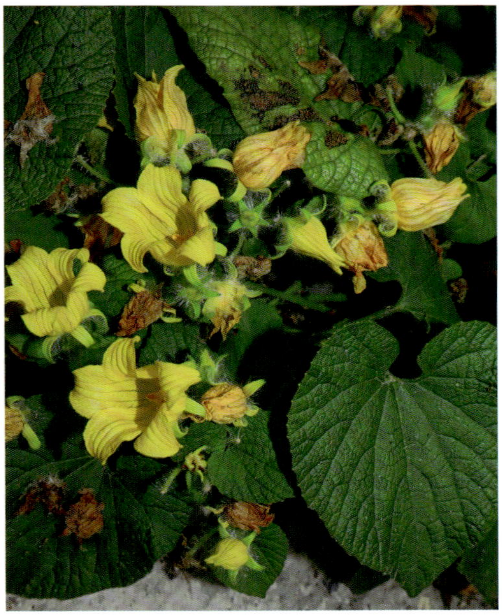

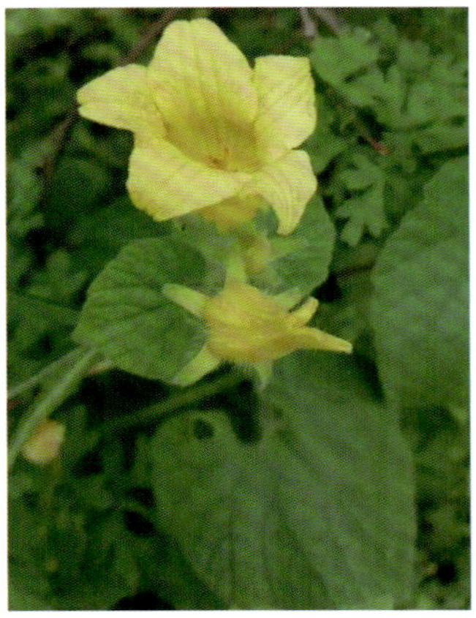

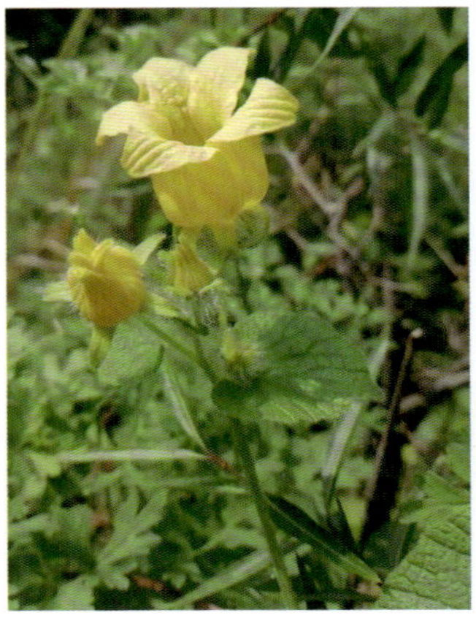

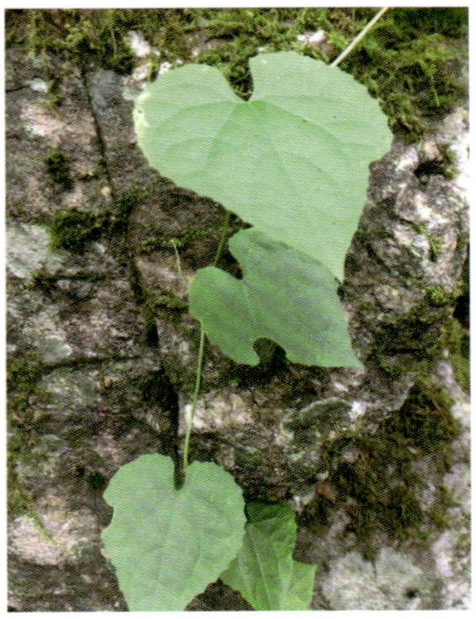

马瓟儿

【基　　原】葫芦科马瓟儿属马瓟儿 *Zehneria japonica*（Thunberg）H. Y. Liu

【别　　名】马㼎儿、老鼠拉冬瓜、野稍（梢）瓜。

【形态特征】攀援草本。**茎：**茎枝纤细，有棱沟。叶柄细长；**叶：**叶三角状卵形、卵状心形或戟形，不分裂或 3 ～ 5 浅裂，顶端急尖或稀短渐尖，基部弯缺半圆形，边缘微波状或有疏齿，脉掌状。**花：**雌雄同株。雄花：单生或稀 2 ～ 3 朵生于短的总状花序上；花序梗纤细，极短，花梗丝状，无毛；花萼宽钟形；花冠淡黄色，裂片长圆形或卵状长圆形；雄蕊 3，花丝短。雌花：在与雄花同一叶腋内单生或稀双生；花梗丝状；花冠阔钟形，裂片披针形；花柱短，柱头 3 裂；果梗纤细，长 2 ～ 3 cm。**果：**果实长圆形或狭卵形，两端钝，外面无毛，成熟后桔红色或红色。**种子：**种子灰白色，卵形，基部稍变狭，边缘不明显。花果期 4—10 月。

【生境分布】生于林中阴湿处、路旁、田边、灌丛中。分布于我国华中、华南、西南、华东等地。

【药用部位（药材名称）及采收加工】全草（马㼎儿、马交儿、马雹儿）。夏秋季采收；块根除去泥土及细根，洗净，切厚片，茎叶切碎；鲜用或晒干。

【临床应用】甘、苦，凉；归肺、肝、脾经。清热解毒，消肿散结，化痰利尿；用于痈疮疖肿，痰核瘰疬，咽喉肿痛，痄腮，石淋，小便不利，皮肤湿疹，目赤黄疸，痔瘘，脱肛，外伤出血，毒蛇咬伤。

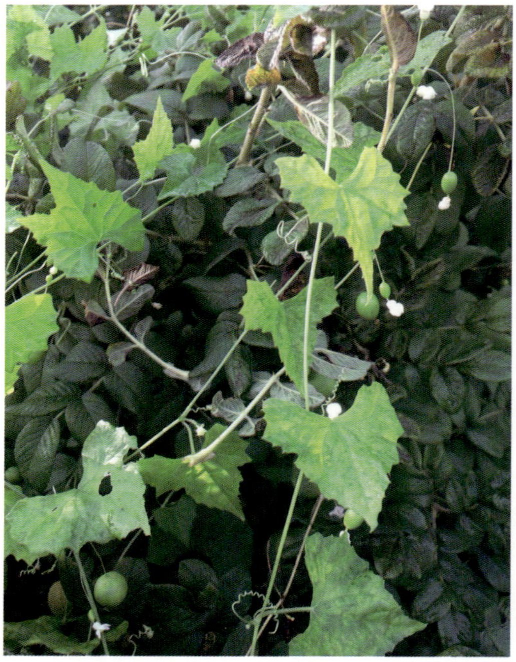
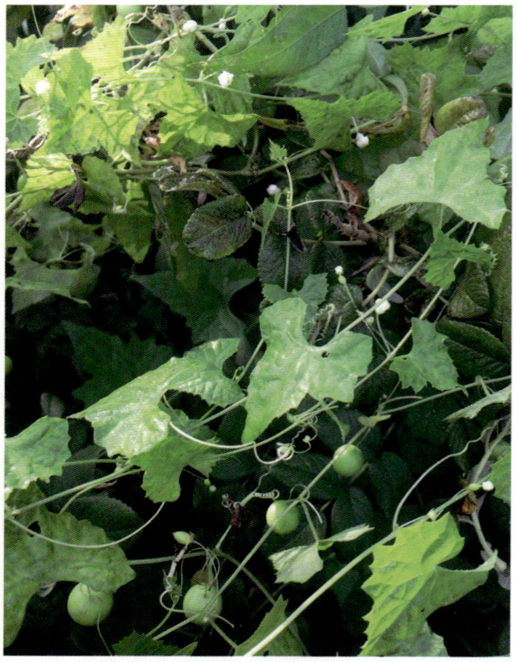
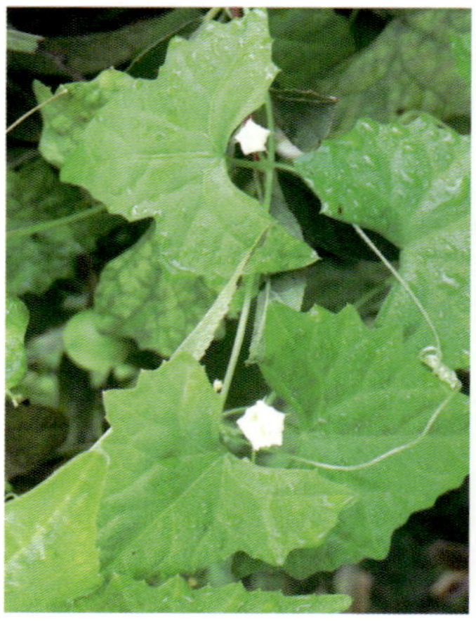
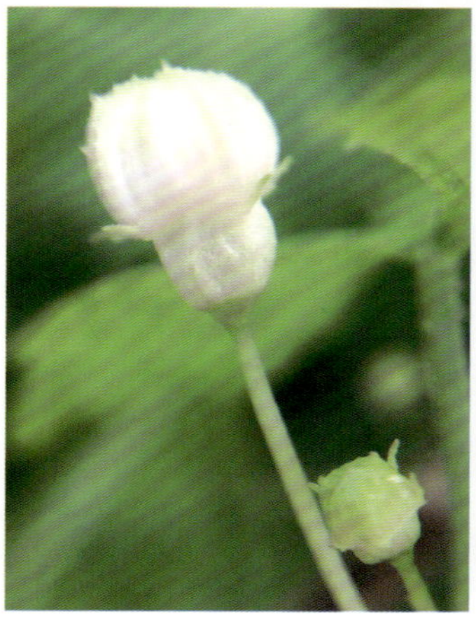
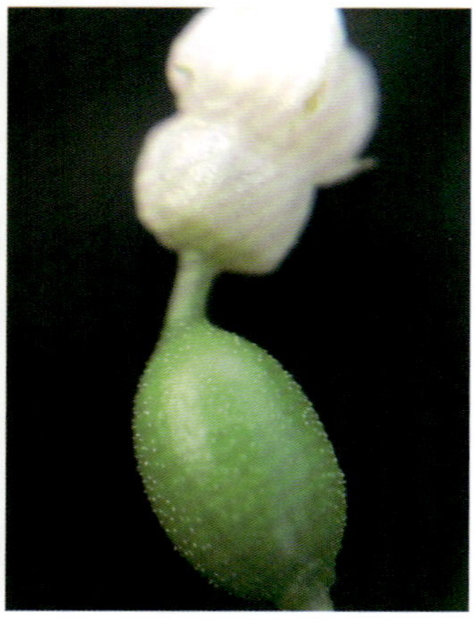

【基　　原】葫芦科苦瓜属苦瓜 *Momordica charantia* L.

【别　　名】癞葡萄、锦荔枝、凉瓜、癞瓜。

【形态特征】1 年生攀援草本。**茎：**茎多分枝，被柔毛；卷须纤细，不分歧。**叶：**叶肾状圆形，常 5 ～ 7 深裂，裂片卵状椭圆形，边缘具波状齿，上面绿色，背面淡绿色，叶脉掌状，叶柄细长。**花：**雌雄同株；雄花单生，花梗纤细被微柔毛，苞片肾状圆心形，萼钟形，5 裂，花冠黄色，裂片被柔毛，雄蕊离生；雌花单生，花梗被微柔毛，子房纺锤形，柱头膨大。**果：**果实纺锤形或长椭圆形，多褶皱，成熟后橙黄色。**种子：**种子扁长圆形，两面有刻纹。花果期 5—10 月。

【生境分布】全国各地有栽培。

【药用部位（药材名称）及采收加工】茎（苦瓜藤）、花（苦瓜花）、根（苦瓜根）、种子（苦瓜子）、叶（苦瓜叶）、果实（苦瓜）、果实汁液（苦瓜汁）。苦瓜藤：夏秋季采收，洗净，切段，鲜用或晒干。苦瓜花：夏季开花时采收，鲜用或烘干。苦瓜根：夏秋季采挖，洗净，切段，鲜用或晒干。苦瓜子：秋后采收成熟果实，剖开，收取种子，洗净，晒干。苦瓜叶：夏秋季采收，洗净，鲜用或晒干。苦瓜：秋季采收果实，切片晒干或鲜用。苦瓜汁：夏秋季采收，洗净，榨汁，鲜用。

【临床应用】苦瓜藤：苦，寒。清热解毒；用于痢疾，疮毒，胎毒，牙痛。苦瓜花：苦，寒。清热止痢，和胃；用于痢疾，胃气痛。苦瓜根：苦，寒。清湿热，解毒；用于湿热泻痢，便血，疔疮肿毒，风火牙痛。苦瓜子：苦、甘，温。温补肾阳；用于肾阳不足，小便频数，遗尿，遗精，阳痿。苦瓜叶：苦，凉。清热解毒；用于疮痈肿毒，梅毒，痢疾。苦瓜：苦，寒；归心、脾、肺经。清暑涤热，明目，解毒；用于暑热烦渴，消渴，赤眼疼痛，痢疾，疮痈肿毒。苦瓜汁：苦，寒；除邪热。

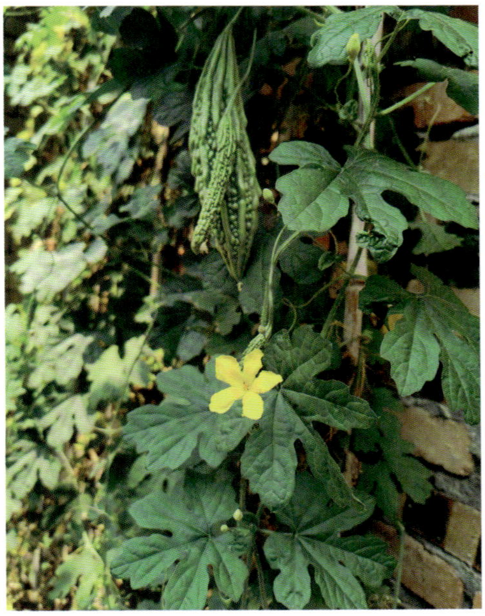

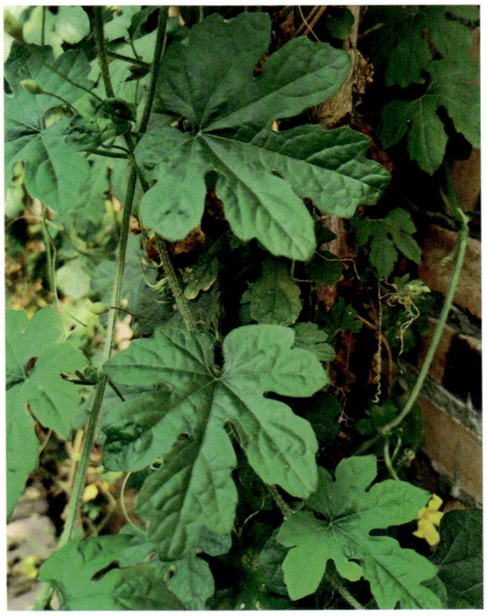

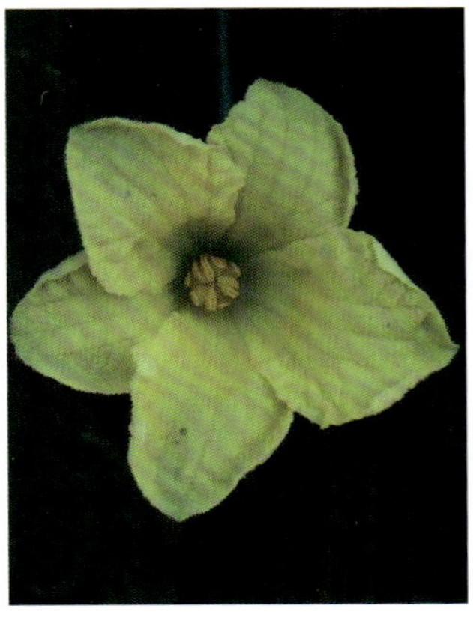

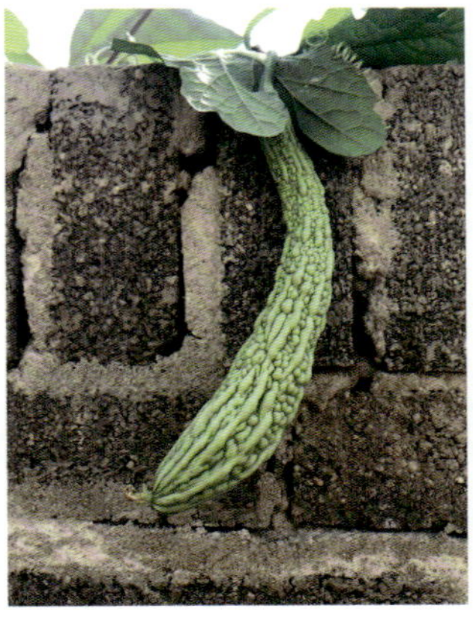

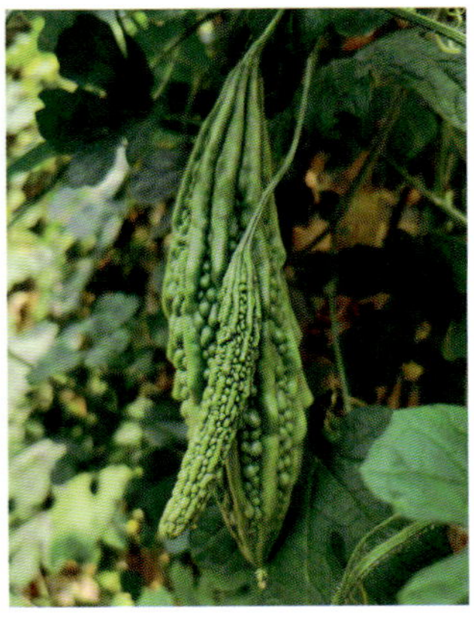

棱角丝瓜

【基　　原】葫芦科丝瓜属棱角丝瓜 *Luffa cylindrical*（L.）Robx.

【别　　名】有棱（粤、广东）丝瓜、八棱瓜。

【形态特征】1 年生攀援藤本。茎：茎枝粗糙，有棱沟，被微柔毛；卷须稍粗壮，被短柔毛，常 2 ～ 4 分叉。叶：叶柄粗糙，近无毛；叶三角形或近圆形，常掌状 5 ～ 7 裂，裂片三角形，叶上面深绿色，下面浅绿色。花：雌雄同株，花冠橘黄色；雄花生于总状花序上部，雄蕊常 5；雌花单生，子房长圆柱状，柱头膨大。果：果实圆柱状，直或稍弯，表面平滑，通常有深色纵条纹，未熟时肉质，成熟后干燥，里面呈网状纤维。种子：种子多数，黑色，卵形，平滑，边缘狭翼状。花果期 6—10 月。

【生境分布】全国各地均有栽培。

【药用部位（药材名称）及采收加工】藤（丝瓜藤）、瓜蒂（丝瓜蒂）、花（丝瓜花）、果皮（丝瓜皮）、根（丝瓜根）、种子（丝瓜子）、叶（丝瓜叶）、鲜嫩果实（丝瓜）、霜后干枯的老熟果实（天骷髅）、茎中的汁（天萝水）。丝瓜藤：夏秋季采收，洗净，鲜用或晒干。丝瓜蒂：食用丝瓜时，收集瓜蒂，鲜用或晒干。丝瓜花：夏季开花时采收，鲜用或晒干。丝瓜皮：食用丝瓜时，收集刨下的果皮，鲜用或晒干。丝瓜根：夏秋季采挖，洗净，鲜用或晒干。丝瓜子：秋季果实老熟后，收集种子，晒干。丝瓜叶：夏秋季采收，鲜用或晒干。丝瓜：于夏秋间采摘嫩丝瓜。天骷髅：秋后采收经霜的干枯果实。天萝水：取丝瓜地上茎切断，将切口插入瓶中，放置一昼夜，收集茎枝液。

【临床应用】丝瓜藤：苦，微寒；归心、脾、肾经。舒筋活血，止咳化痰，解毒杀虫；用于腰膝酸痛，肢体麻木，月经不调，咳嗽痰多。丝瓜蒂：苦，微寒。清热解毒，化痰定惊；用于痘疮不起，咽喉肿痛，癫狂，痫证。丝瓜花：甘、微苦，寒。清热解毒，化痰止咳；用于肺热咳嗽，咽痛，鼻窦炎，疔疮肿毒，痔疮。丝瓜皮：甘，凉。清热解毒；用于金疮，痈肿，疔疮，坐板疮。丝瓜根：甘、微苦，寒。活血通络，清热解毒；用于偏头痛，腰痛，痹证，乳腺炎，鼻炎，鼻窦炎，喉风肿痛，肠风下血，痔漏。丝瓜子：苦，寒。清热，利水，通便，驱虫；用于水肿，石淋，肺热咳嗽，肠风下血，痔漏，便秘，蛔虫病。丝瓜叶：苦，微寒。清热解毒，止血，祛暑；用于痈疽，疔肿，疮癣，蛇咬伤，汤火伤，咽喉肿痛，创伤出血，暑热烦渴。丝瓜和天骷髅：甘，凉；归肝、胃经。清热，化痰，凉血，解毒；用于热病身热烦渴，痰喘咳嗽，肠风痔漏，崩带，血淋，疔疮，乳汁不通，痈肿。天萝水：消痰火，解毒，清内热；用于肺痈，肺痿。

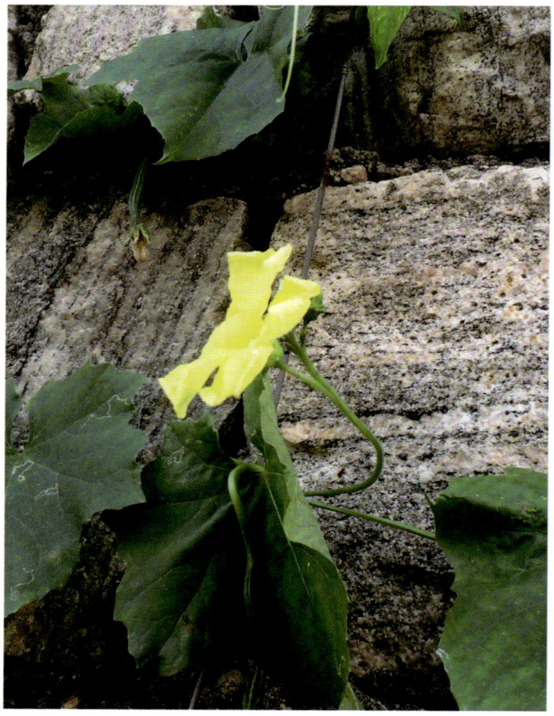

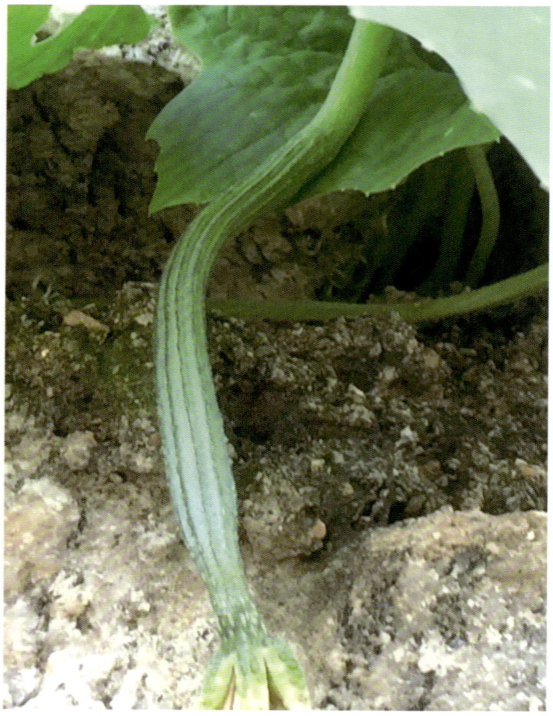

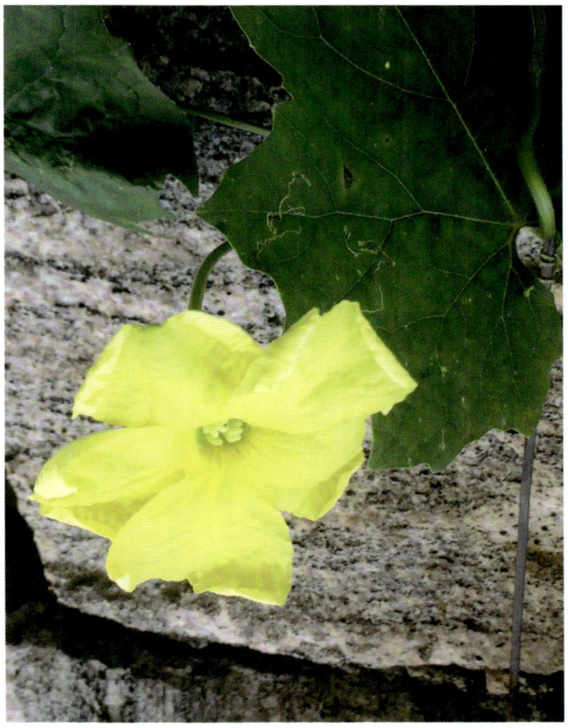

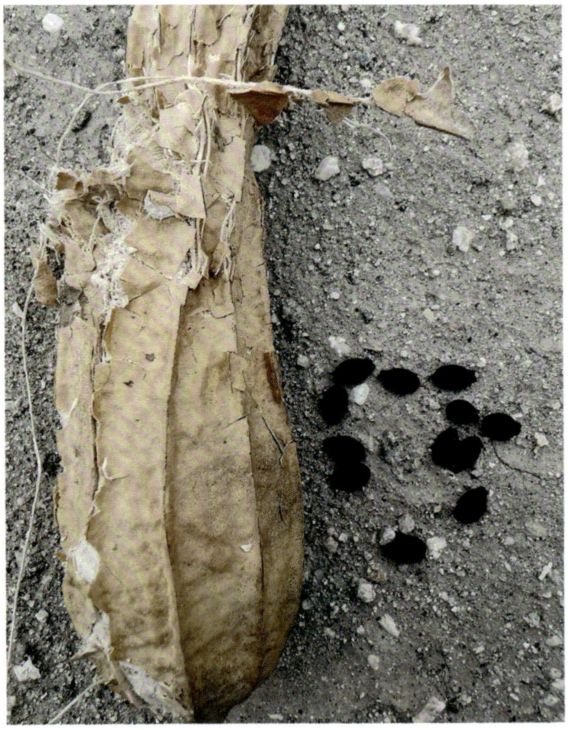

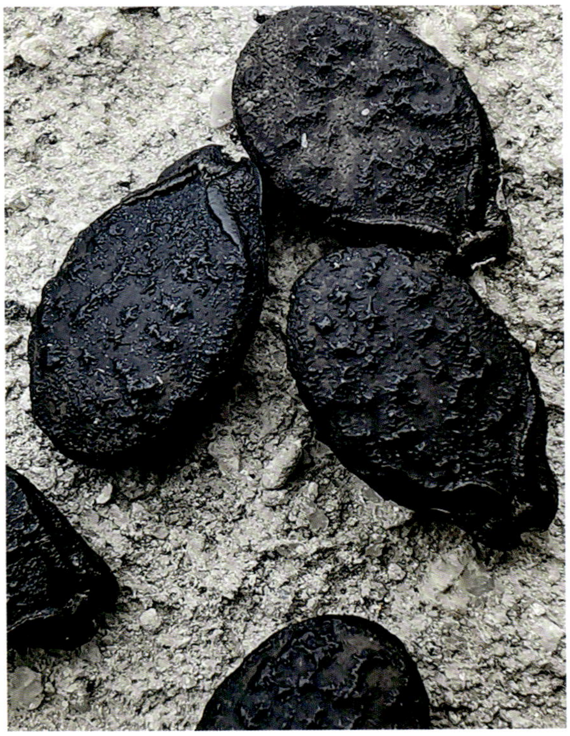

丝瓜

【基　　原】葫芦科丝瓜属丝瓜 *Luffa cylindrica*（L.）Roem.

【别　　名】胜（菜）瓜、无棱（光皮）丝瓜。

【形态特征】形态特征与植物“棱角丝瓜”相似。两者的主要区别：丝瓜的果实不具棱，通常圆筒形，有绒毛，叶多深裂；棱角丝瓜的果实具棱，多较短，如棒槌状，不具绒毛，叶不深裂。

【生境分布】全国各地有栽培。

【药用部位（药材名称）及采收加工】成熟果实的维管束（丝瓜络）。其他药用部位及药材名称均同植物“棱角丝瓜”项下。

【采收加工】丝瓜络：夏秋季果实成熟、果皮变黄、内部干枯时采摘，除去外皮及果肉，洗净，晒干，除去种子。其余均同植物“棱角丝瓜”项下。

【临床应用】丝瓜络：甘，平；归肺、胃、肝经。通络，活血，祛风；用于痹痛拘挛，胸胁胀痛，乳汁不通。其余均同植物“棱角丝瓜”项下。

【备　　注】按《药典》，中药材“丝瓜络”仅为丝瓜的维管束；棱角丝瓜的维管束并非“丝瓜络”正品。

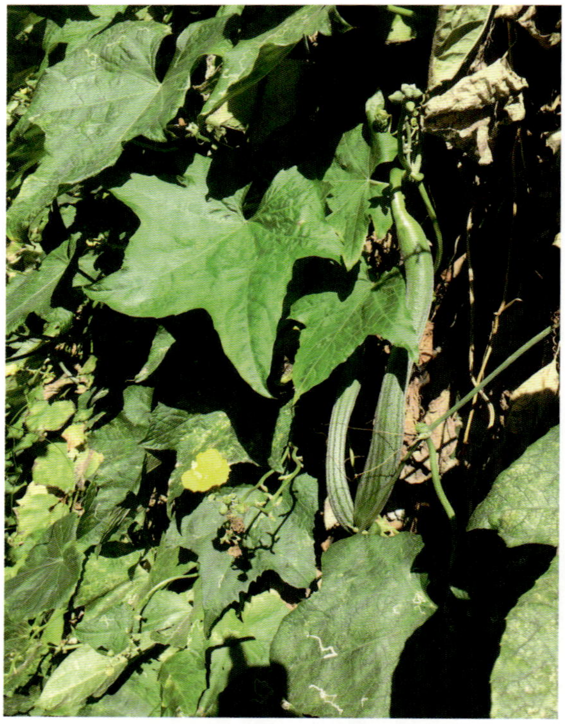

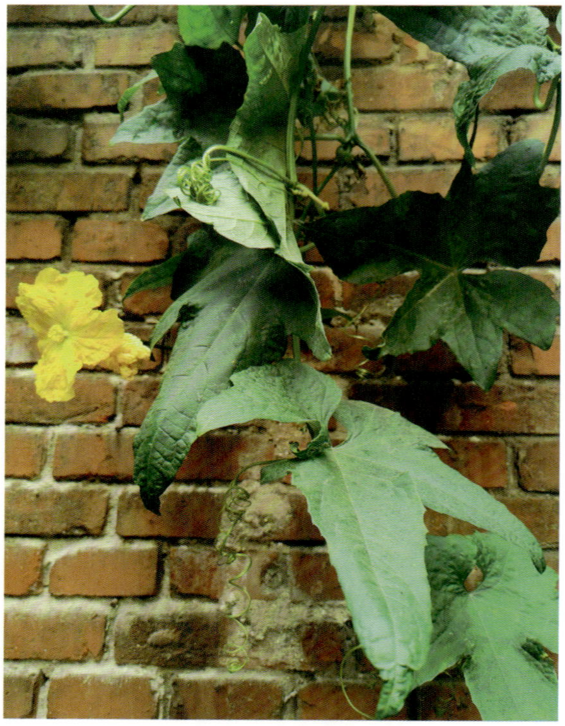

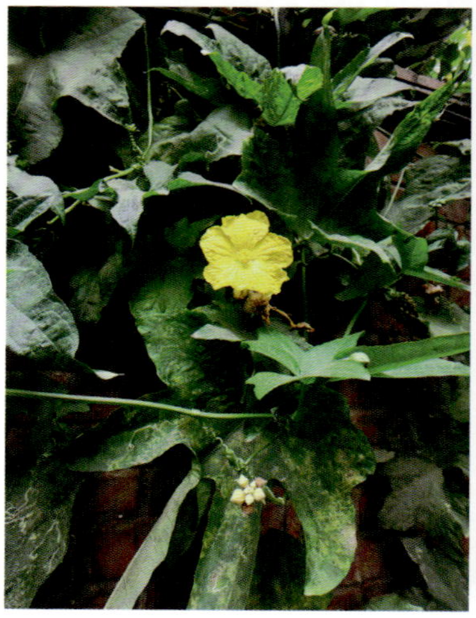

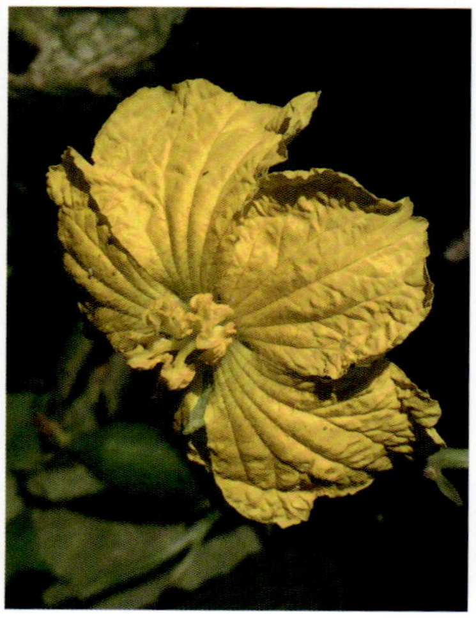

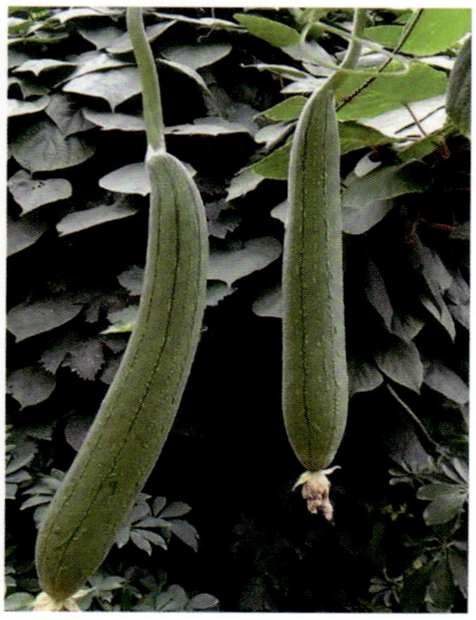

冬瓜

【基　　原】葫芦科冬瓜属冬瓜 *Benincasa hispida*（Thunb.）Cogn.

【别　　名】白（濮、东、枕）瓜、水芝、白冬瓜、地芝。

【形态特征】1 年生藤本。**茎：**茎被硬毛及柔毛，有棱沟。**叶：**叶互生；叶柄粗壮，被硬毛及柔毛；叶肾状近圆形，基部深心形，5～7 浅裂或中裂，裂片宽卵形，先端急尖，边缘有小齿，两面均被粗毛；卷须生于叶腋，常 2～3 分叉。**花：**雌雄同株，花单生；花冠黄色，5 裂。**果：**果实大型，肉质，长圆柱状或近球形。**种子：**种子扁卵形，白色或淡黄色。花果期 5—8 月。

【生境分布】全国各地有栽培。

【药用部位（药材名称）及采收加工】藤茎（冬瓜藤）、外果皮（冬瓜皮）、果瓤（冬瓜瓤）、成熟种子（冬瓜子）、叶片（冬瓜叶）、果实（冬瓜）。冬瓜藤：夏秋季采收。冬瓜皮：食用冬瓜时，洗净，削取外层果皮，晒干。冬瓜瓤：食用冬瓜时，收集瓜瓤，鲜用。冬瓜子：食用冬瓜时，收集种子，洗净，选成熟者，晒干。冬瓜叶：夏季采取，鲜用或阴干。冬瓜：夏末秋初果实成熟时采摘。

【临床应用】冬瓜藤：苦，寒，无毒；归肺、肝经。清肺化痰，通经活络；用于肺热咳痰，关节不利，脱肛。冬瓜皮：甘，凉；归脾、小肠经。利尿消肿；用于水肿胀满，小便不利，暑热口渴，小便短赤。冬瓜瓤：甘，平；归肺、膀胱经。清热止渴，利水消肿；用于热病烦渴，消渴，淋证，水肿，痈肿。冬瓜子：甘，凉；归肺、大肠经。清肺化痰，消痈排脓，利湿；用于痰热咳嗽，肺痈，肠痈，白浊，带下，脚气，水肿，淋证。冬瓜叶：苦，凉；归肺、大肠经。清热，利湿，解毒；用于消渴，暑湿泻痢，疟疾，疮毒，蜂蛰。冬瓜：甘、淡，微寒；归肺、大小肠、膀胱经。清热，化痰，生津，解毒；用于水肿胀满，淋病，脚气，痰喘，暑热烦闷，消渴，痈肿，痔漏，并解丹石毒、鱼毒、酒毒。

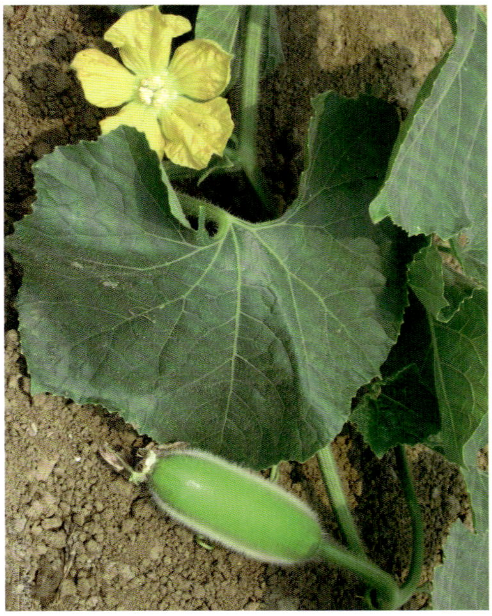

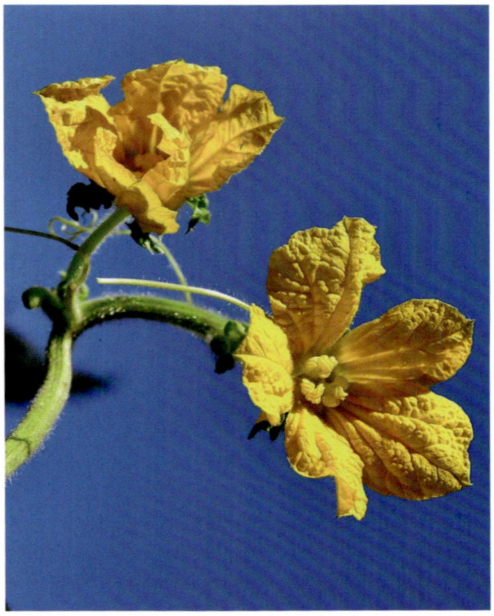

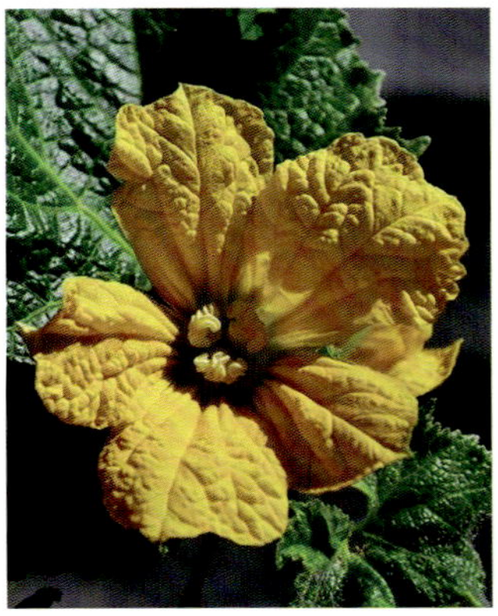

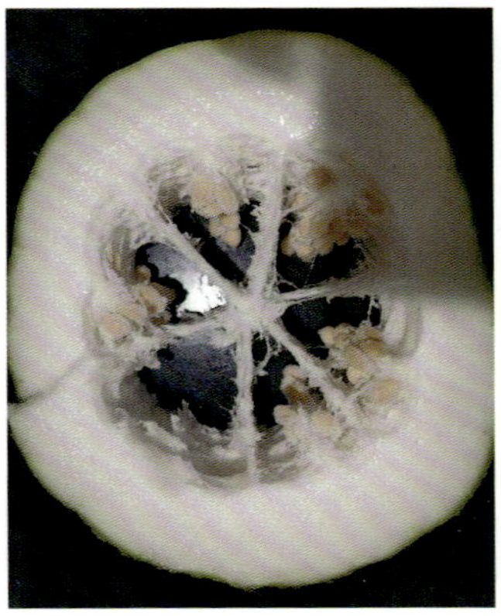

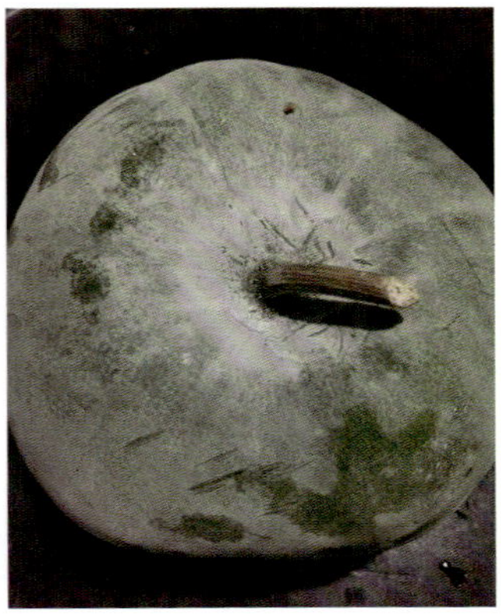

西瓜

【基　　原】葫芦科西瓜属西瓜 *Citrullus lanatus*（Thunb.）Matsum. et Nakai

【别　　名】夏（寒）瓜。

【形态特征】1年生蔓生草本。茎：茎枝粗壮，具棱；卷须粗壮，具短柔毛。叶：叶柄粗，密被柔毛；叶轮廓三角状卵形，带白绿色，两面具短硬毛，叶基部心形。花：雌雄同株，雌雄花均单生于叶腋，花萼筒宽钟形，花冠淡黄色。果：果实大型，近球形或椭圆形，肉质，多汁，果皮光滑，色泽及斑纹因品种而异。种子：种子卵形，颜色各异，常为黑色，两面平滑，基部钝圆，边缘常稍拱起。花果期7—10月。

【生境分布】全国各地有栽培。

【药用部位（药材名称）及采收加工】外果皮（西瓜皮）、根、叶或藤茎（西瓜根叶）、种皮（西瓜子壳）、种仁（西瓜子仁）、果瓤（西瓜）。西瓜皮：食用时收集西瓜皮，去除内层柔软部分，洗净，晒干；也有将外面青皮削去，仅取其中间部分者。西瓜根叶：夏季采收，鲜用或晒干。西瓜子壳：剥取种仁时收集，晒干。西瓜子仁：食用西瓜时收集瓜子，洗净晒干，去壳取仁。西瓜：夏季采收成熟果实，一般鲜用。

【临床应用】西瓜皮：甘，凉；归心、胃、膀胱经。清热，解渴，利尿；用于暑热烦渴，小便短少，水肿，口舌生疮。西瓜根叶：微苦、淡，凉；归大肠经。清热利湿；用于水泻，痢疾，烫伤，萎缩性鼻炎。西瓜子壳：淡，平；归胃、大肠经。止血；用于呕血，便血。西瓜子仁：甘，平；归肺、大肠经。清肺化痰，和中润肠；用于久嗽，咯血，便秘。西瓜：甘，寒；归心、胃、膀胱经。清热除烦，解暑生津，利尿；用于暑热烦渴，热盛津伤，小便不利，喉痹，口疮。

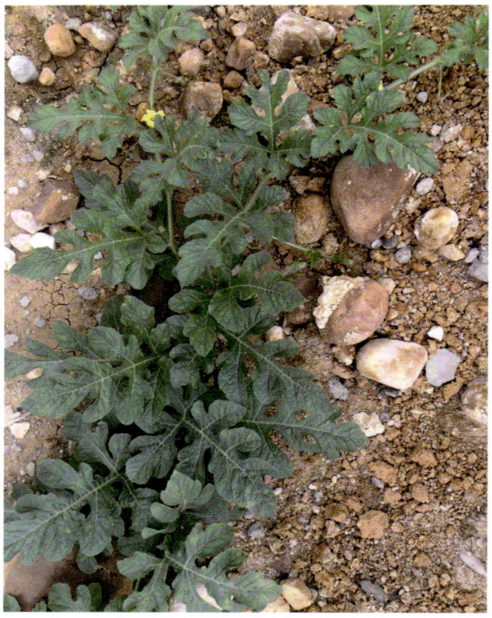

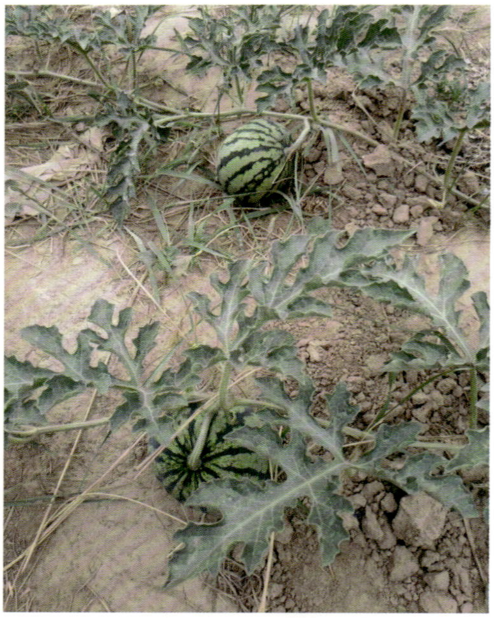

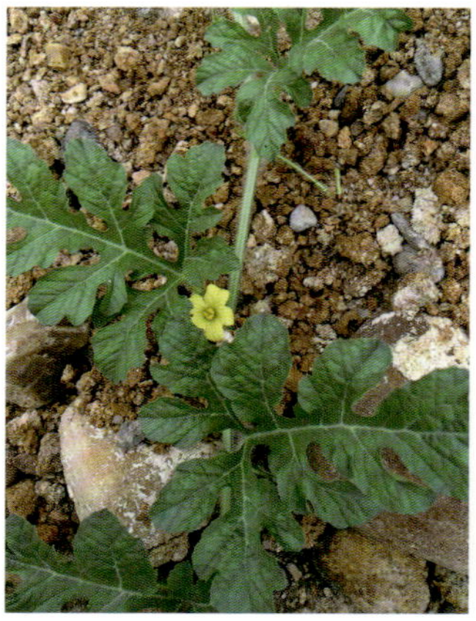

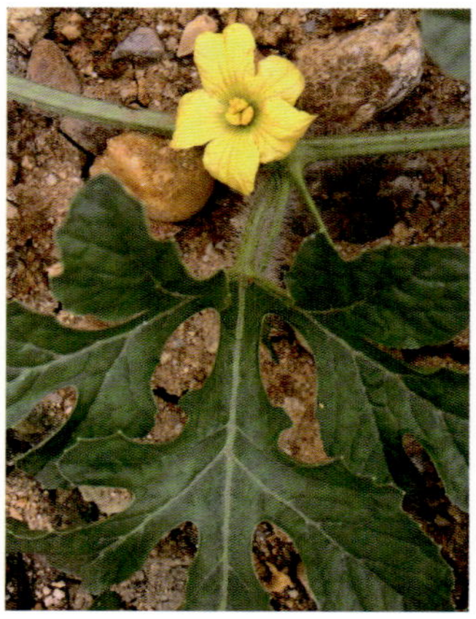

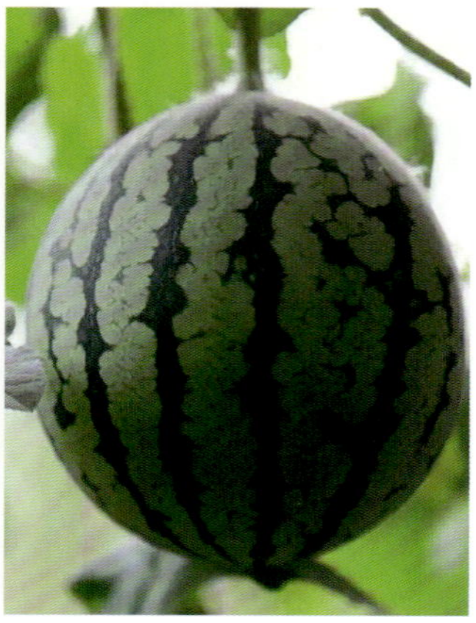

【基　　原】葫芦科黄瓜属黄瓜 *Cucumis sativus* L.

【别　　名】青（胡）瓜、旱黄瓜。

【形态特征】1 年生蔓生或攀援草本。**茎：** 茎枝有棱沟，被白色的糙硬毛；卷须不分歧，具白色柔毛。**叶：** 叶片宽卵状心形，两面被糙硬毛，3～5 浅裂，裂片三角形，有齿，先端急尖或渐尖，基部弯缺半圆形，有时基部向后靠合；叶柄有糙硬毛。**花：** 雌雄同株；雄花常数朵在叶腋簇生，花梗纤细，被微柔毛，花萼筒狭钟状或近圆筒状，密被白色的长柔毛，花萼裂片钻形，开展，与花萼筒近等长，花冠黄白色，花冠裂片长圆状披针形，急尖；雌花单生或稀簇生，花梗粗壮，被柔毛，子房纺锤形，粗糙，有小刺状突起。**果：** 果实长圆形或圆柱形，熟时黄绿色，表面粗糙，有具刺尖的瘤状突起，极稀近于平滑。**种子：** 种子狭卵形，白色。花果期 5—9 月。

【生境分布】全国各地有栽培。

【药用部位（药材名称）及采收加工】果实（黄瓜）、果皮（黄瓜皮）、种子（黄瓜子）、叶（黄瓜叶）、藤茎（黄瓜藤）、根（黄瓜根）。黄瓜：夏季采收果实，鲜用。黄瓜皮：夏秋季采收，刨下果皮，鲜用或晒干。黄瓜子：夏秋季采收成熟的果实，剖开，取出种子，洗净，晒干。黄瓜叶：夏秋季采收，鲜用或晒干。黄瓜藤：夏秋季采收，鲜用或晒干。黄瓜根：夏秋采挖，洗净，切段，鲜用或晒干。

【临床应用】黄瓜：甘，凉；归肺、脾、胃经。清热，利水，解毒；用于热病口渴，小便短赤，水肿尿少，水火烫伤，汗斑。黄瓜皮：甘、淡，凉。清热，利水，通淋；用于水肿尿少，热结膀胱，小便淋痛。黄瓜子：续筋接骨，祛风，消痰；用于骨折筋伤，风湿痹痛，老年痰喘。黄瓜叶：苦，寒。清湿热，消毒肿；用于湿热泻痢，无名肿毒，湿脚气。黄瓜藤：苦，凉；归心、肺经。清热，化痰，利湿，解毒；用于痰热咳嗽，癫痫，湿热泻痢，湿痰流注，疮痈肿毒，高血压病。黄瓜根：苦、微甘，凉；归胃、大肠经。清热，利湿，解毒；用于热消渴，湿热泻痢，黄疸，疮疡肿毒，聤耳流脓。

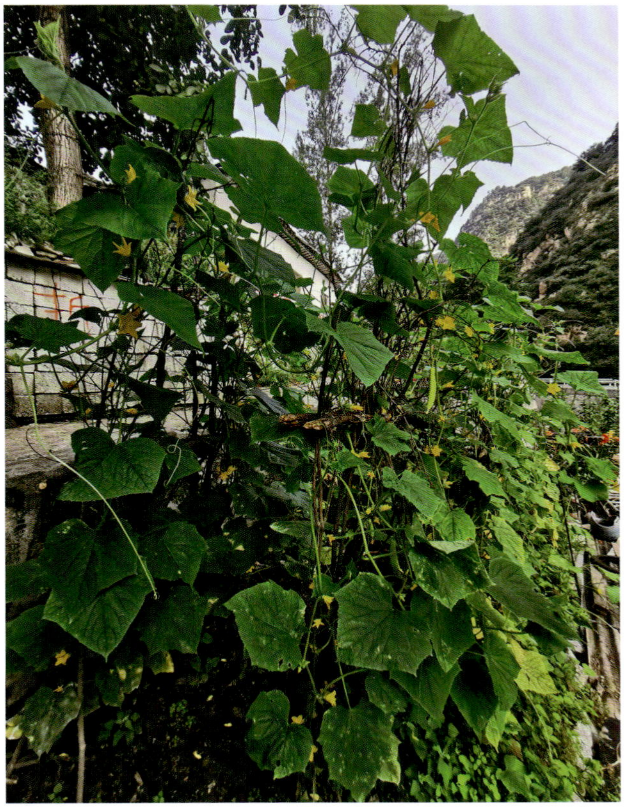

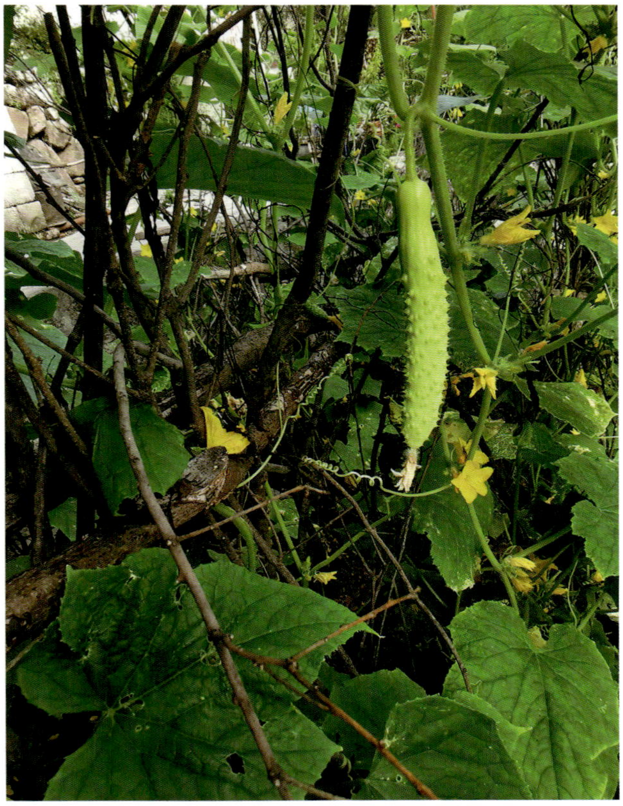

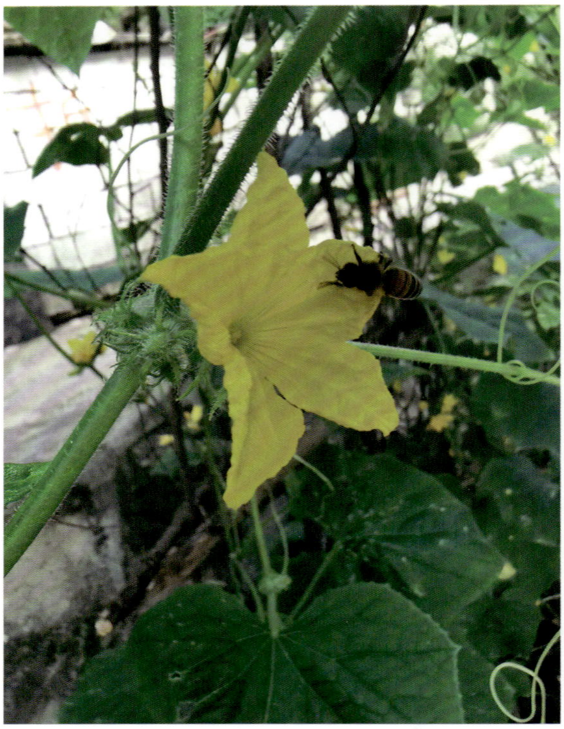

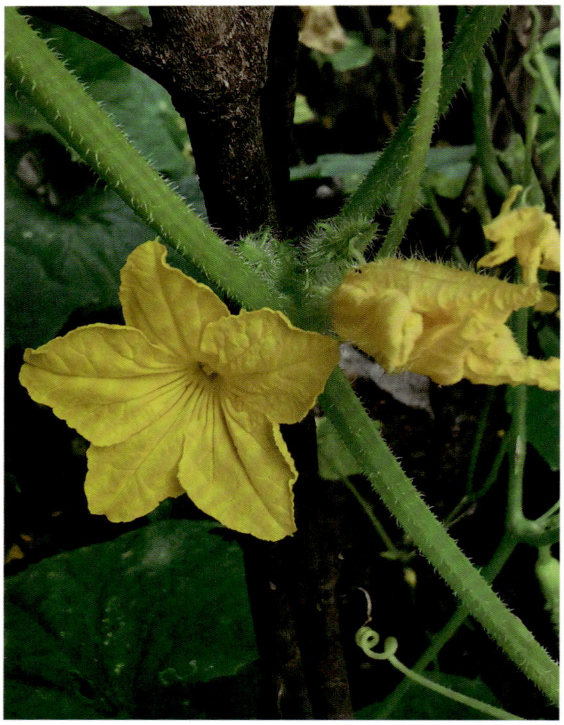

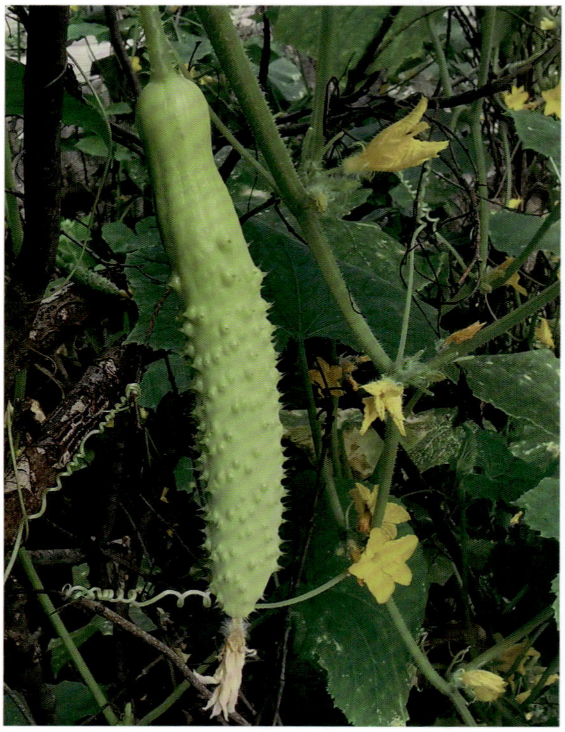

马泡瓜

【基　　原】葫芦科黄瓜属马泡瓜 *Cucumis melo* L.var. *agrestis* Naud.

【别　　名】马宝、小野瓜、小马泡。

【形态特征】1 年生攀援或匍匐草本。茎：茎枝有棱，卷须不分枝。叶：叶近圆形或肾形，上面粗糙，被白色糙硬毛，背面沿脉密被糙硬毛，边缘不分裂或 3 ～ 7 浅裂，基部截形或具半圆形的弯缺，具掌状脉；叶柄具槽沟及短刚毛。花：花单性，雌雄同株，较小，双生或 3 枚聚生。雄花：花梗被柔毛；花萼筒狭钟形，密被白色长柔毛，裂片近钻形，直立或开展，比筒部短；花冠黄色，裂片卵圆形，急尖；雄蕊 3，花丝极短。雌花：单生，花梗粗糙，被柔毛；子房密被微柔毛和糙硬毛。果：果实小，长圆形、球形或陀螺状，绿色，果肉薄。种子：种子污白色或黄白色，卵形或长圆形，先端尖，基部钝，表面光滑，无边缘。花果期 6—10 月。

【生境分布】我国各地有少量栽培，常逸为野生。

【药用部位（药材名称）及采收加工】果实（马泡瓜）。秋季果实成熟时采摘，鲜用或切片晒干。

【临床应用】古今本草典籍未见记载。根据我国多地的民间经验，马泡瓜有苦甜两种，味甜者可食、不入药，味苦者入药。马泡瓜：甘、苦，凉，无毒；归脾、胃、大肠经。解毒，除热，清热，利水，利尿；用于烦渴，火眼，咽喉肿痛，烧烫伤。

【备　　注】本种为葫芦科黄瓜属植物“甜瓜 *Cucumis melo* L.”的变种之一。

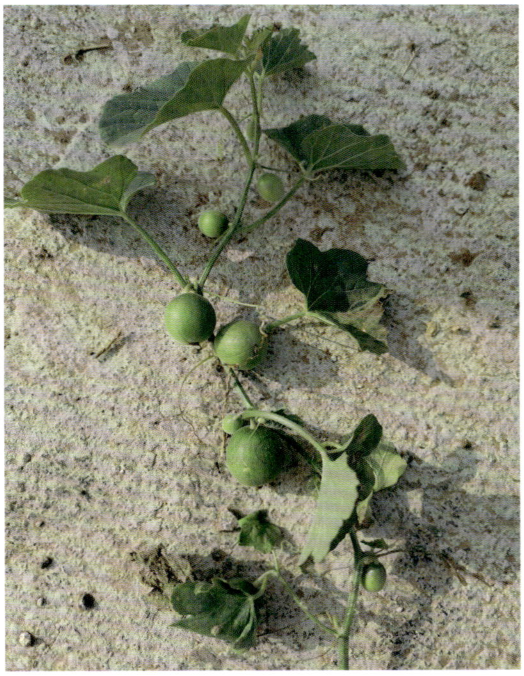

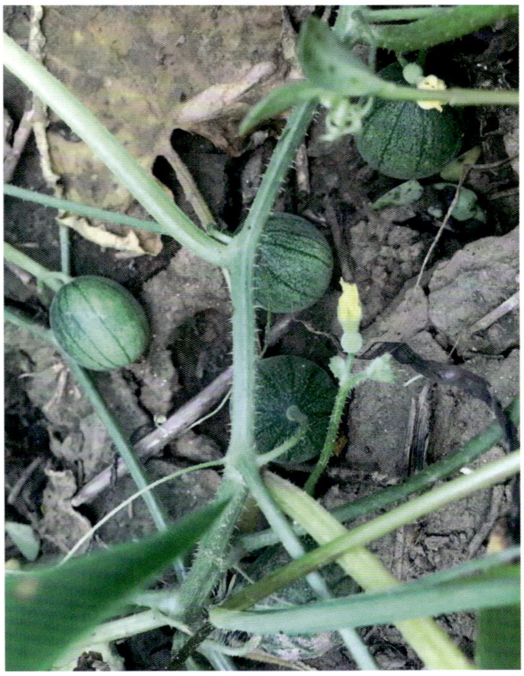

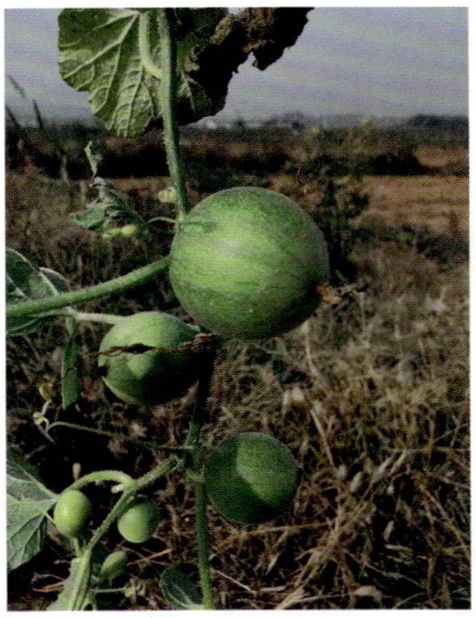

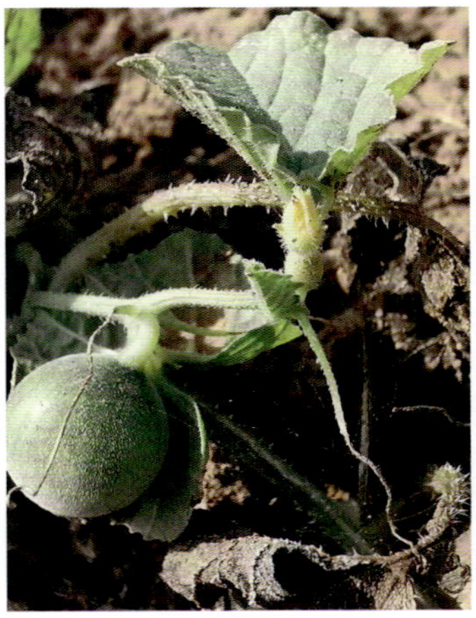

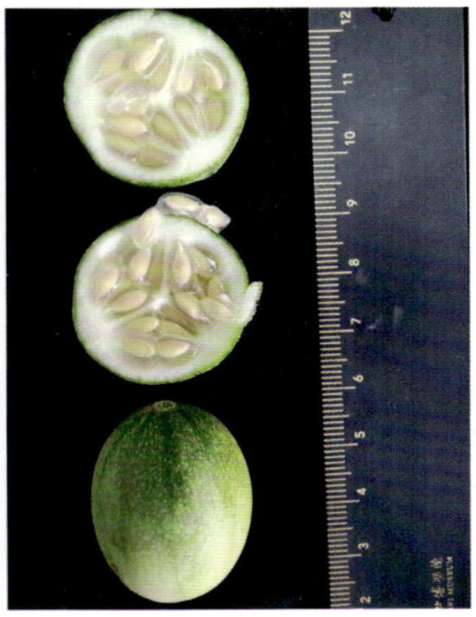

瓠子

【基　　原】葫芦科葫芦属瓠子 *Lagenaria siceraria*（Molina）Standl. var. *hispida*（Thunb.）Hara

【别　　名】甘（甜、长）瓠、净街槌、葫芦、龙密瓜、天瓜、扁蒲。

【形态特征】1年生攀援草本。**茎：**茎枝具沟纹，被黏质长柔毛，老后变无毛。**叶：**叶片卵状心形或肾状卵形，不分裂或3～5裂，具5～7掌状脉，先端锐尖，边缘有不规则的齿，基部心形，两面均被微柔毛，叶背及脉上较密；卷须纤细，上部分2歧；叶柄纤细，被毛，顶端有2腺体。**花：**雌雄同株，雌雄花均单生。雄花：花梗细，比叶柄稍长，花梗、花萼、花冠均被微柔毛；花萼筒漏斗状，裂片披针形；花冠黄色，裂片皱波状；雄蕊3。雌花：花梗比叶柄稍短或近等长，花萼和花冠似雄花，花柱粗短，柱头3，膨大，2裂，子房圆柱状。**果：**果实初为绿色，后变白色至带黄色，果实粗细匀称而呈圆柱状，直或稍弓曲，长可达60～80 cm，绿白色，果肉白色，成熟后果皮变木质。**种子：**种子白色，倒卵形或三角形，顶端截形或2齿裂，稀圆。花果期6—11月。

【生境分布】全国各地有栽培。

【药用部位（药材名称）及采收加工】种子（瓠子子）、果实（瓠子）。瓠子子：秋季采收，将成熟的果实剖开，取出种子，洗净，晒干。瓠子：夏秋季果实成熟时采收，鲜用或晒干。

【临床应用】瓠子子：甘，寒；归肺经。解毒，活血，辟秽；用于咽喉肿痛，跌打损伤，山岚瘴气。瓠子：甘，平。利水，清热，止渴，除烦；用于水肿腹胀，烦热口渴，疮毒。

【备　　注】本种为葫芦科葫芦属植物“葫芦 *Lagenaria siceraria*（Molina）Standl.”的变种之一。

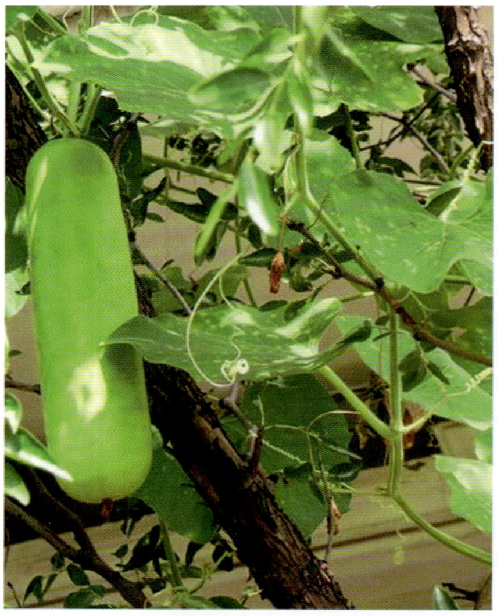

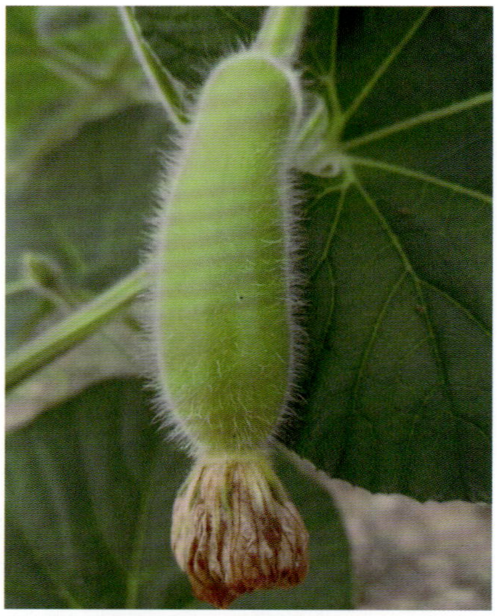

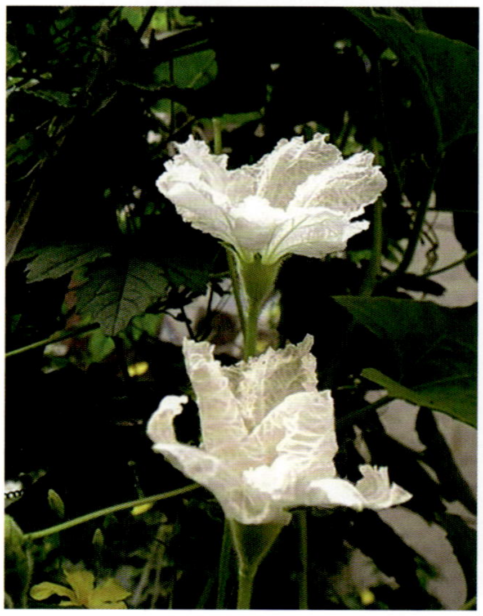

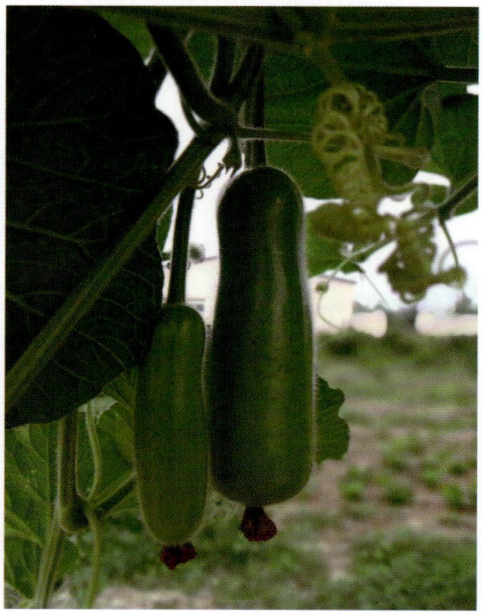

栝楼

【基　　原】葫芦科栝楼属栝楼 *Trichosanthes kirilowii* Maxim.

【别　　名】瓜（栝）蒌、瓜楼、药瓜。

【形态特征】多年生攀援藤本。根：块根圆柱状，粗大肥厚，淡黄褐色。茎：茎较粗，多分枝，具纵棱及槽，被白色柔毛。叶：叶近圆形，常 3 ～ 5 浅裂至中裂，裂片菱状倒卵形、长圆形，先端钝或急尖，基部心形，基出掌状脉 5 条；卷须 3 ～ 7 歧。花：雌雄异株。雄总状花序单生或并生，小苞片倒卵形或阔卵形，中上部具粗齿，花萼筒状，被短柔毛，裂片披针形；花冠白色，裂片倒卵形，顶端中央具 1 绿色尖头，两侧具丝状流苏。雌花单生，花萼圆筒形，裂片和花冠同雄花，花柱柱头 3。果：果实椭圆形或圆形，成熟时黄褐色或橙黄色。种子：种子卵状椭圆形，压扁，淡黄褐色，边缘具棱线。花果期 5—10 月。

【生境分布】生于山坡林下、灌丛、草地、村旁、田边等处。有栽培。

【药用部位（药材名称）及采收加工】根（天花粉）、果实（栝楼、瓜蒌）、种子（瓜蒌子、栝楼子）、果皮（栝楼皮、瓜蒌皮）、茎叶（栝楼茎叶）。天花粉：秋冬季采挖，洗净，除去外皮，切段或纵剖成瓣，干燥。果实：霜降至立冬果皮表面开始有白粉并为淡黄色时采收，阴凉通风处晾干。种子：秋季果实成熟时采摘，剖开，取出种子，洗净，晒干。果皮：9—10 月采收果实，剥取果皮，晒干。茎叶：夏季采收。

【临床应用】天花粉：甘、微苦，微寒。归肺、胃经。清热生津，消肿排脓；用于热病烦渴，肺热燥咳，内热消渴，疮疡肿毒。果实：甘、微苦，寒；归肺、胃、大肠经。清热化痰，宽胸散结，润燥滑肠；用于肺热咳嗽，胸痹，消渴，便秘，痈肿疮毒。种子：甘，寒；归肺、胃、大肠经。润肺化痰，滑肠通便；用于燥咳痰黏，肠燥便秘。果皮：甘、微苦，寒；归肺、胃经。清肺化痰，利气宽胸散结；用于肺热咳嗽，胸胁痞痛，咽喉肿痛，乳癖，乳痈。茎叶：酸，寒，无毒；用于中热伤暑。

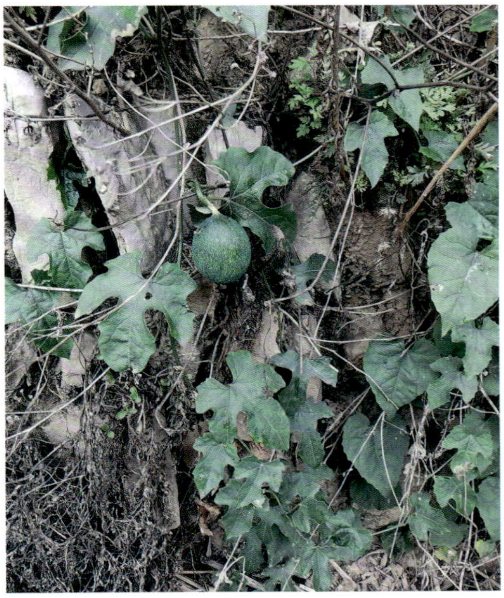
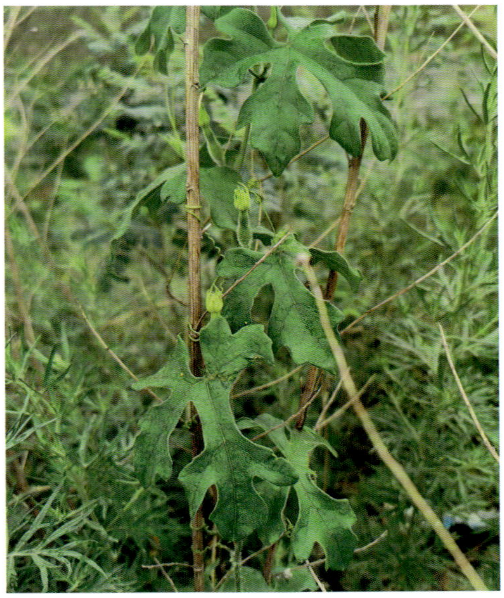
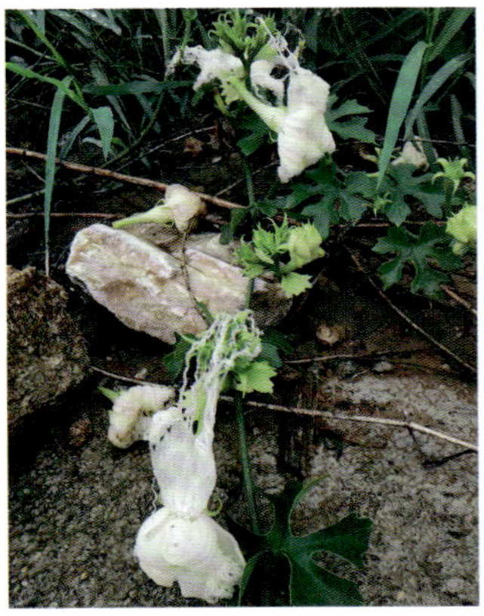
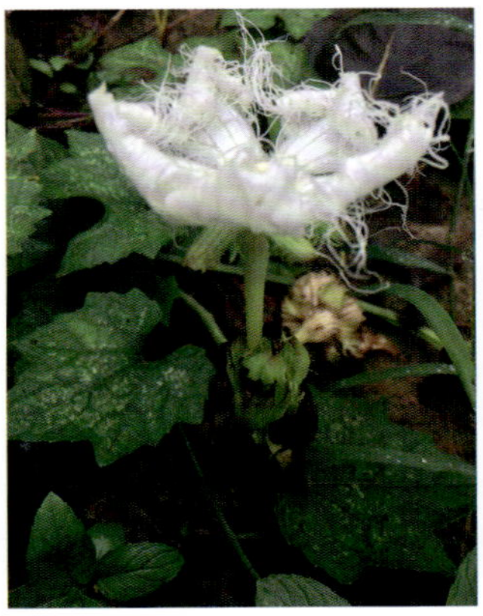
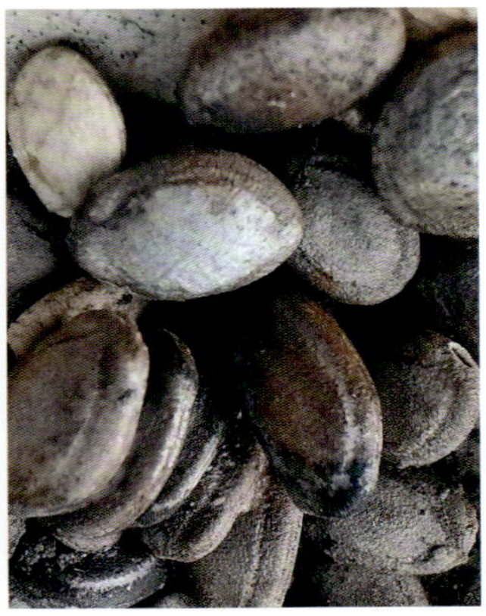

南瓜

【基　　原】葫芦科南瓜属南瓜 *Cucurbita moschata*（Duch.ex Lam.）Duch. ex Poiret

【别　　名】倭（番、饭、北）瓜、番南瓜。

【形态特征】1年生蔓生草本。茎：茎铺地生长，密被白色短刚毛，常节处生根。叶：叶宽卵形或卵圆形，5浅裂，两面被茸毛，常有白斑，边缘有细齿。花：雌雄同株，单生；花萼筒钟形，裂片条形，上部扩大成叶状；花冠黄色，钟状，5中裂，裂片边缘反卷，具皱褶；雄蕊3，柱头3，顶端2裂。果：果梗有棱和槽，瓜蒂扩大成喇叭状；瓠果形状多样，因品种而异，外面常有数条纵沟或无。种子：种子长卵形或长圆形，灰白色，边缘薄。花果期6—9月。

【生境分布】常见于屋边、菜园、河滩边。全国各地有栽培。

【药用部位（药材名称）及采收加工】果实（南瓜）、种子（南瓜子）、茎（南瓜藤）、花（南瓜花）、根（南瓜根）、卷须（南瓜须）、瓜蒂（南瓜蒂）、叶（南瓜叶）、果瓤（南瓜瓤）。南瓜：夏秋季果实成熟时采收。南瓜子：食用南瓜时，收集成熟种子，除去瓤膜，洗净，晒干。南瓜藤：夏秋季采收，鲜用或晒干。南瓜花：花开时采收，鲜用或晒干。南瓜根：夏秋季采挖，洗净，鲜用或晒干。南瓜须：夏秋季采收，鲜用。南瓜蒂：秋季采收成熟的果实，切取瓜蒂，晒干。南瓜叶：夏秋采收，鲜用或晒干。南瓜瓤：将成熟的南瓜剖开，取出瓜瓤，除去种子，鲜用。

【临床应用】南瓜：甘，平；归肺、脾、胃经。解毒消肿；用于肺痈，哮证，痈肿，烫伤，毒蜂螫伤。南瓜子：甘，平；归大肠经。杀虫，下乳，利水消肿；用于绦虫，蛔虫，血吸虫，钩虫，蛲虫病，产后缺乳，手足浮肿，百日咳，痔疮。南瓜藤：甘、苦，微寒；归肝、胃、肺经。清肺，平肝，和胃，通络；用于肺痨低热，肝胃气痛，月经不调，火眼赤痛，水火烫伤。南瓜花：甘，凉。清湿热，消肿毒；用于黄疸，痢疾，咳嗽，痈疽肿毒。南瓜根：甘、淡，平；归肝、膀胱经。利湿热，通乳汁；用于湿热淋证，黄疸，痢疾，乳汁不通。南瓜须：微苦，平；归肝经。用于妇人乳缩疼痛。南瓜蒂：苦、微甘，平；归肺、肝经。解毒，利水，安胎；用于痈疽肿毒，疔疮，烫伤，疮溃不敛，水肿腹水，胎动不安。南瓜叶：甘、微苦，凉。清热，解暑，止血；用于暑热口渴，热痢，外伤出血。南瓜瓤：甘，凉；归脾经。解毒，敛疮；用于痈疮，烫伤，创伤。

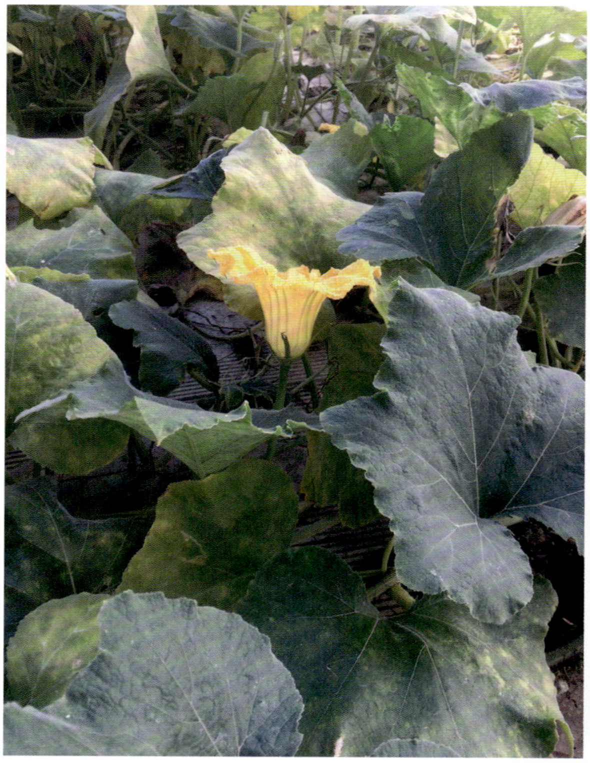

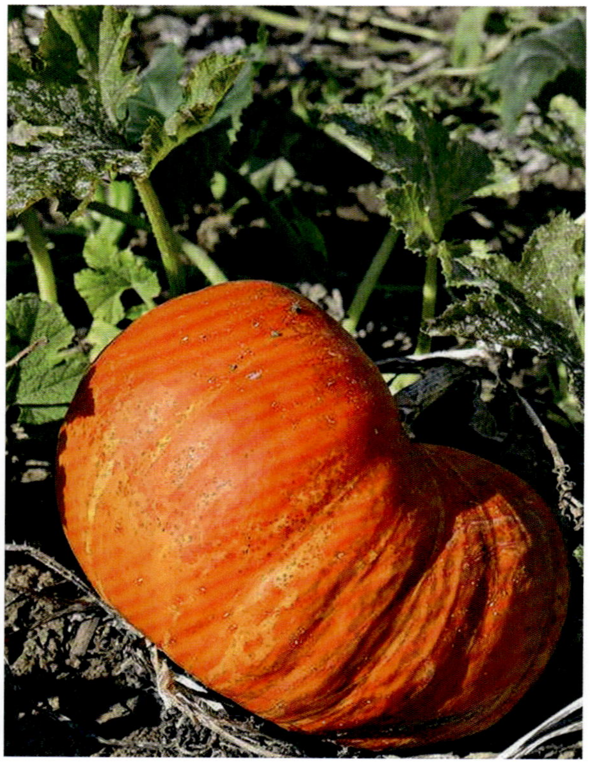

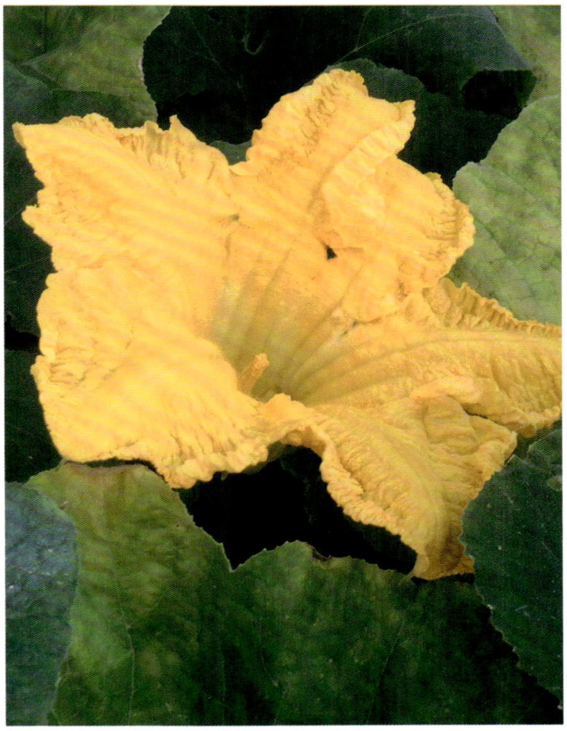

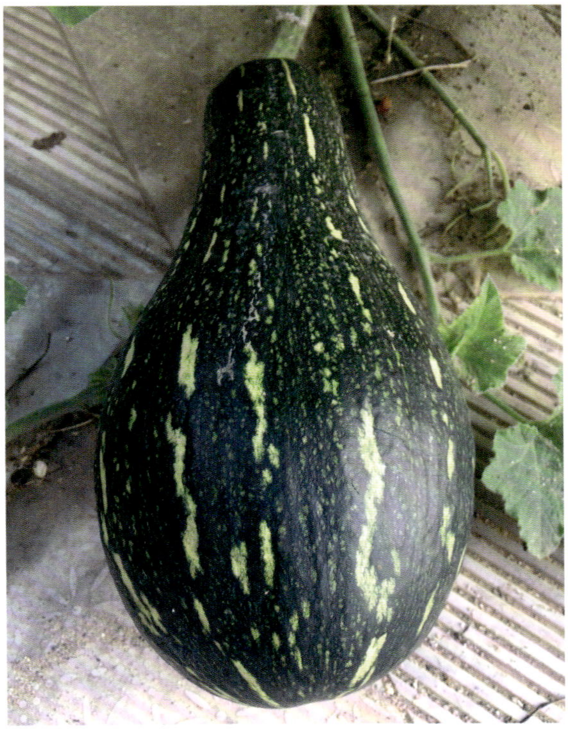

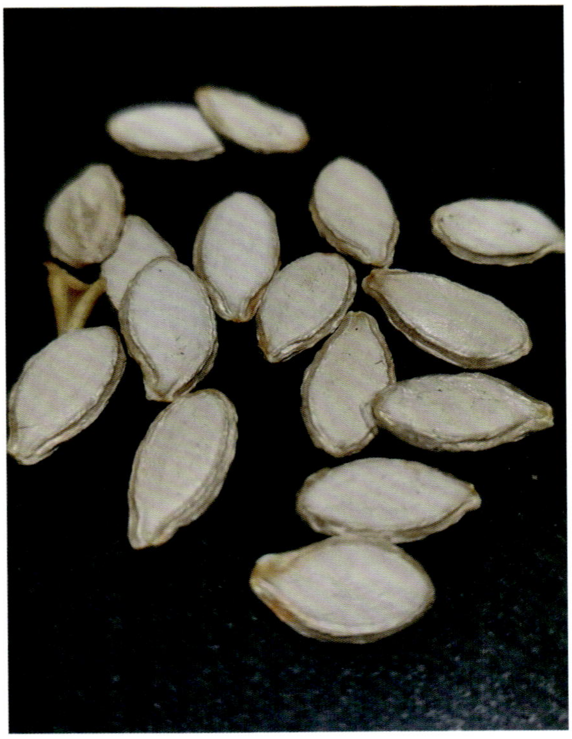

西葫芦

【基　　原】葫芦科南瓜属西葫芦 *Cucurbita pepo* L.

【别　　名】北（熊、雄、白、番、小、菜、荨、熏）瓜、西葫、美洲南瓜。

【形态特征】1 年生蔓生草本。**茎：**茎有棱沟，具短刚毛和半透明糙毛。**叶：**叶三角形或卵状三角形，先端锐尖，基部心形，边缘具不规则锐齿，上面深绿色，下面浅绿色，叶脉在背面稍凸起，两面均被糙毛；卷须稍粗壮，具柔毛，分多歧；叶柄粗壮，被短刚毛。**花：**雌雄同株；雄花单生，花梗粗壮，有棱角，被短刚毛，花萼筒 5 裂，裂片线状披针形，花冠黄色，呈钟状，雄蕊 3；雌花单生，子房卵形，1 室。**果：**果梗粗壮，具棱沟，果蒂稍扩大；果实形状因品种而异，常为圆柱形，两端钝圆。**种子：**种子卵形，白色。花果期 5—10 月。

【生境分布】我国各地有栽培。

【药用部位（药材名称）及采收加工】果实（西葫芦、北瓜）。夏秋季果实成熟时采摘，鲜用。

【临床应用】除烦止渴，润肺止咳，清热利尿，消肿散结；用于烦渴，水肿腹胀，疮毒，肾炎，肝硬化腹水，抗病毒，抗肿瘤。

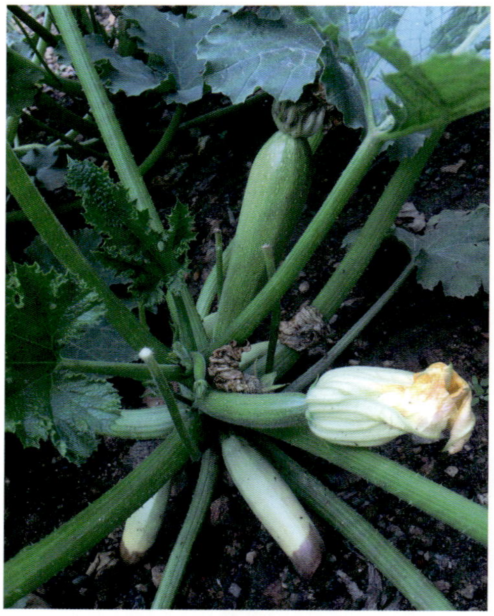
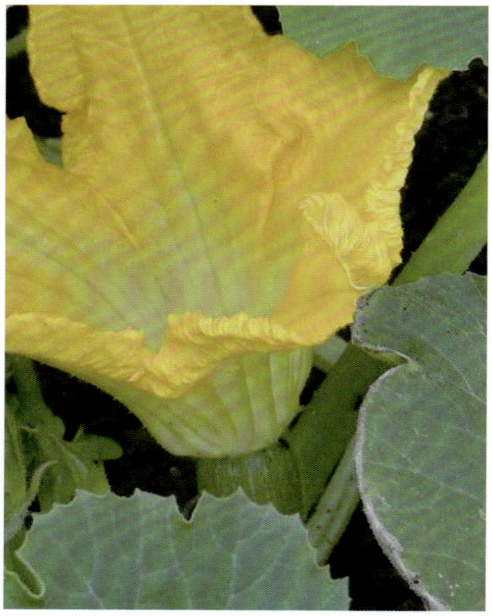
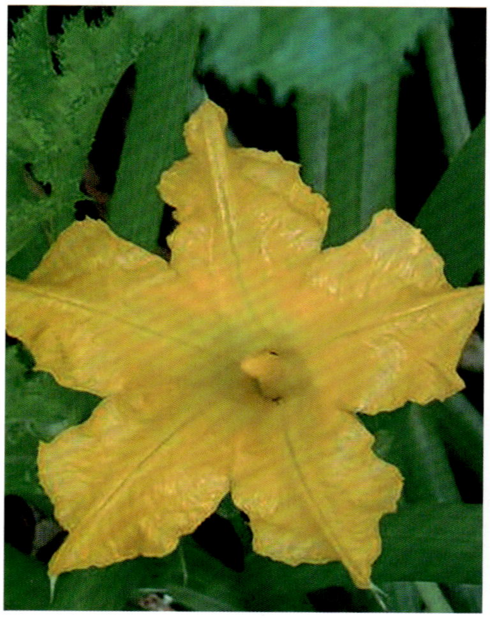
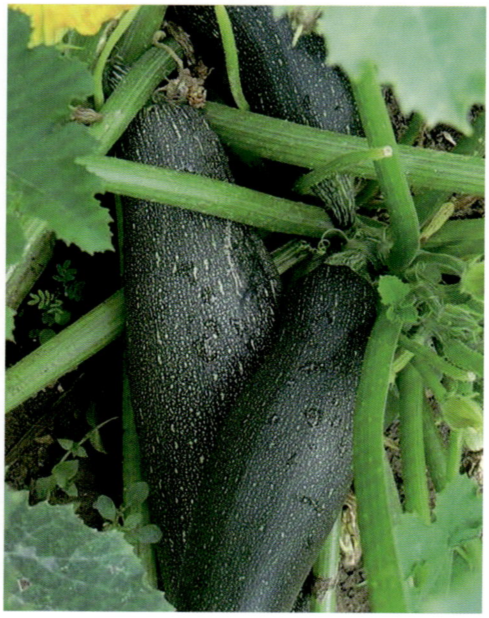

党参

【基　　原】桔梗科党参属党参 *Codonopsis pilosula*（Franch.）Nannf.

【别　　名】中灵草。

【形态特征】多年生草质藤本。根：长圆柱形或纺锤状圆柱形，较少分枝或中部以下略有分枝，表面黄褐色，根上端有细密环纹。茎：茎基具多数瘤状茎痕；茎缠绕，有分枝。叶：叶互生或近对生；叶卵形或狭卵形，先端钝或微尖，基部近心形，边缘具波状疏锯齿；分枝上叶片渐趋狭窄，叶基圆形或楔形；叶上面绿色，下面灰绿色，两面被毛。花：花常单生于枝端，与叶柄互生或近对生，有梗；花萼筒半球状，5 裂，裂片宽披针形或狭矩圆形；花冠阔钟状，淡黄绿色，内面有紫斑，5 浅裂，裂片正三角形，先端尖，全缘；花丝基部宽，花药长形，柱头短，柱头 3，有白色刺毛。果：蒴果圆锥状，萼宿存。种子：种子长卵形，细小，棕黄色，光滑。花果期 7—10 月。

【生境分布】生于山地阴坡、林边、灌丛。分布于我国华北、东北、西南、西北及河南等地。

【药用部位（药材名称）及采收加工】根（党参）。秋季采挖，洗净，切段，晒干。

【临床应用】甘，平；归脾、肺经。健脾益肺，养血生津；用于脾肺气虚，食少倦怠，咳嗽虚喘，气血不足，面色萎黄，心悸气短，津伤口渴，内热消渴。

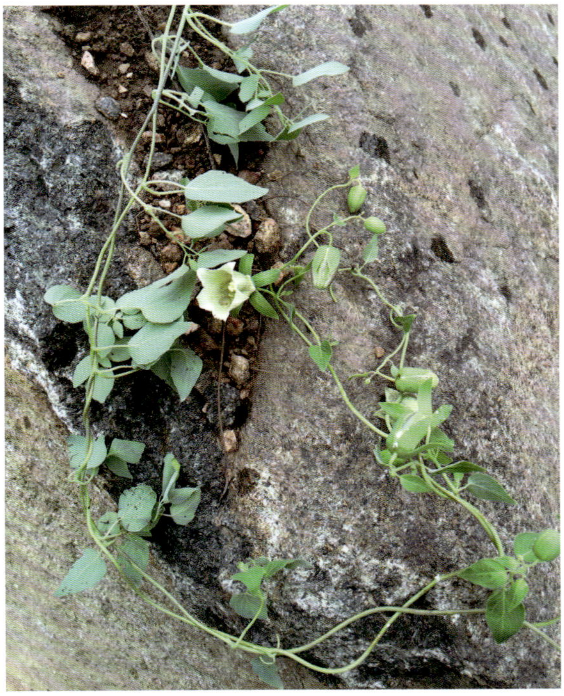

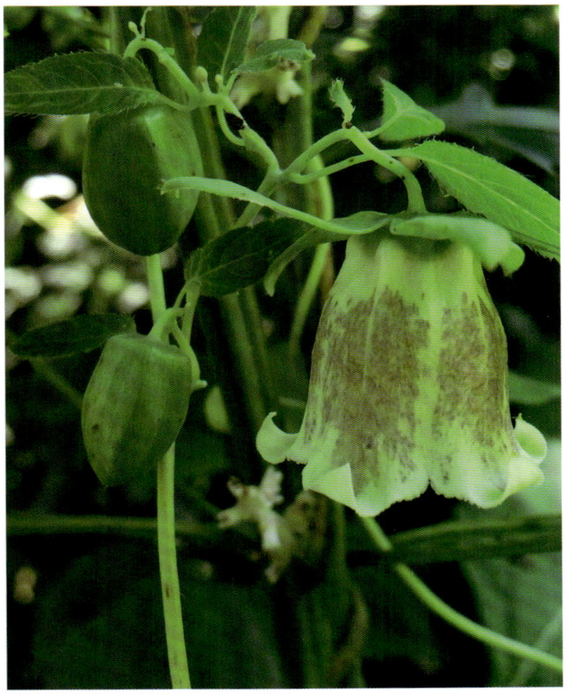

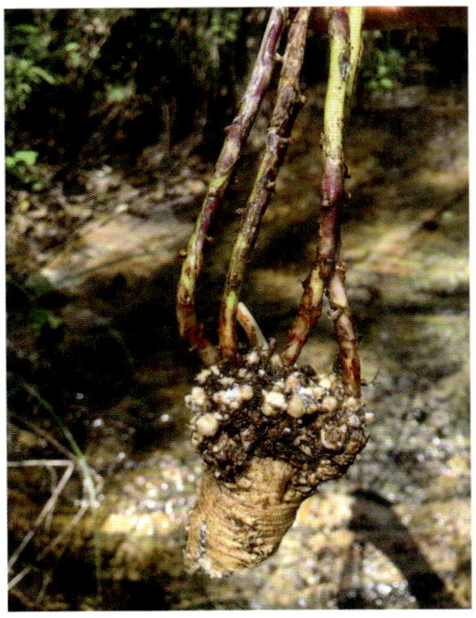

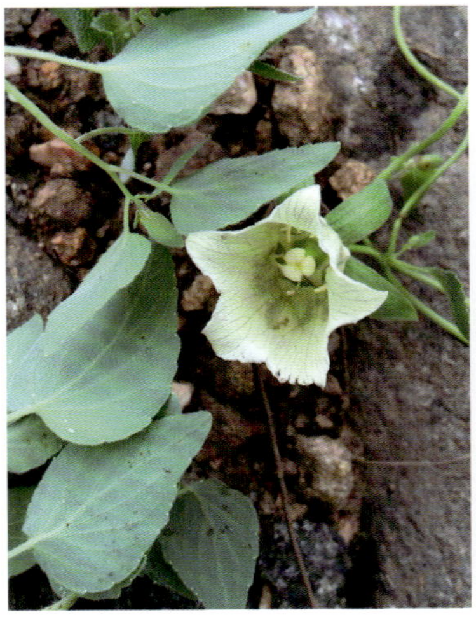

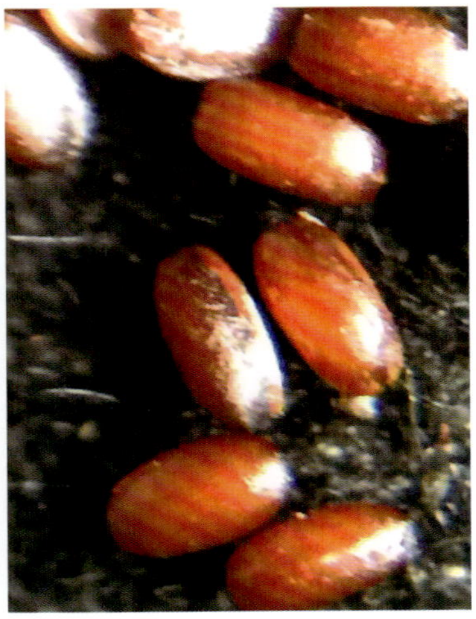

羊乳

【基　　原】桔梗科党参属羊乳 *Codonopsis lanceolata*（Sieb. et Zucc.）Trautv.

【别　　名】轮叶党参、羊奶参、四叶参、山海螺。

【形态特征】多年生草本。**根：**根肥大，纺锤状，有少数侧根，表面灰黄色，近上部有稀疏环纹，下部疏生横长皮孔。**茎：**茎基部近圆锥状或圆柱状，有多数瘤状茎痕；茎缠绕，有分枝，黄绿而稍带紫色。**叶：**叶在主茎上互生，披针形或菱状狭卵形；在小枝顶端通常 2 ～ 4 叶簇生，近于对生或轮生，叶柄短小，叶片菱状卵形、狭卵形或椭圆形，顶端尖或钝，基部渐狭，通常全缘或有疏波状锯齿，上面绿色，下面灰绿色，叶脉明显。**花：**花生于小枝顶端；花萼贴生至子房中部，筒部半球状，裂片弯缺尖狭或开花后渐变宽钝，裂片卵状三角形，先端尖，全缘；花冠阔钟状，浅裂，裂片三角状，反卷，黄绿色或乳白色，内有紫色斑；花盘肉质，深绿色。**果：**蒴果下部半球状，上部有喙。**种子：**种子卵形，有翼，棕色。花果期 7—8 月。

【生境分布】生于山地灌木林、沟边阴湿处、阔叶林下。分布于我国东北、华北、华东、中南等地。

【药用部位（药材名称）及采收加工】根（四叶参、山海螺）。春秋季采挖，除去须根，纵切晒干或蒸后切片晒干。

【临床应用】甘，温。益气养阴，消肿解毒；用于身体虚弱，四肢无力，头晕头痛，阴虚咳嗽，乳汁不足，肺脓疡，乳腺炎，疔疮，虫咬等。

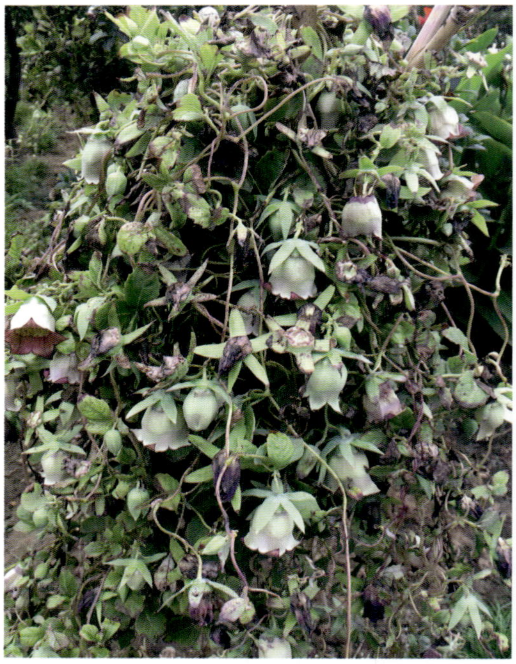
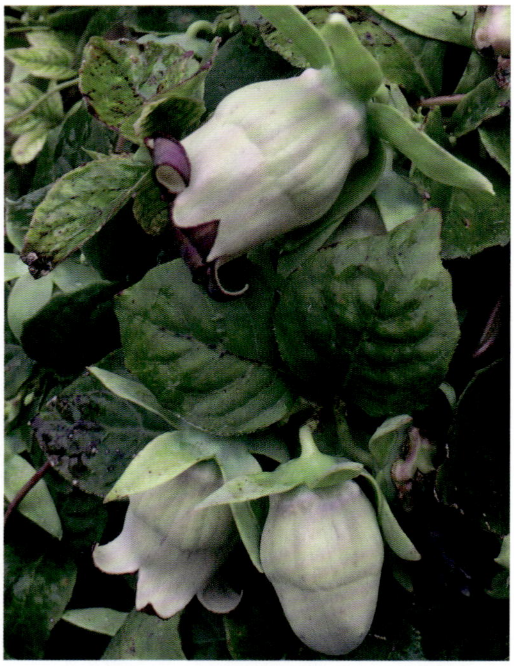
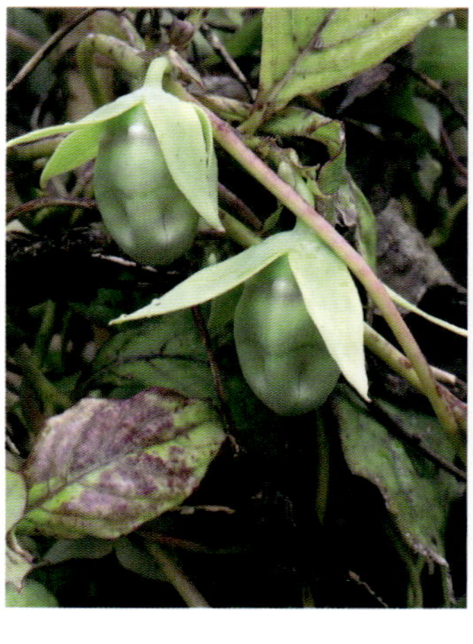
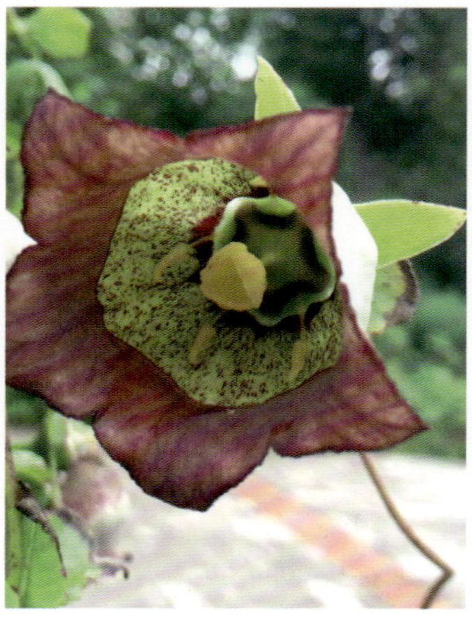
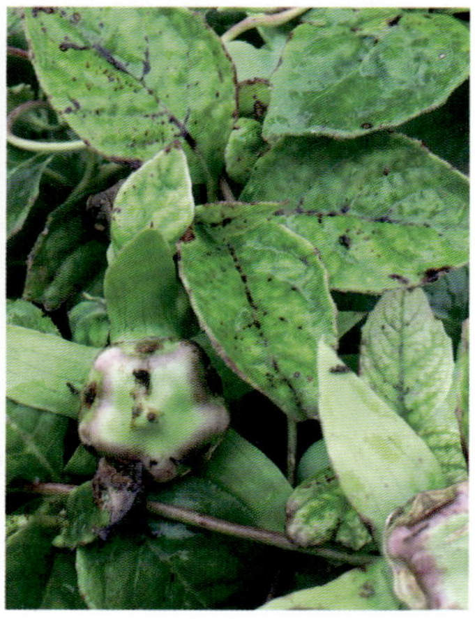

桔梗

【基　　原】桔梗科桔梗属桔梗 *Platycodon grandiflorum* (Jacq.) A.DC.

【别　　名】包袱花、铃当花、山铃铛花、僧帽花、四叶菜、沙油菜。

【形态特征】多年生草本。**根：**根肉质肥厚，圆柱形，或有分枝，黄褐色。**茎：**茎直立，不分枝或上部分枝。**叶：**茎中下部叶对生或 3 ～ 4 片轮生，茎上部叶或为互生；叶卵形、卵状椭圆形至披针形，先端尖，基部楔形或近圆形，边缘具细锯齿，上面绿色，下面被白粉，有时脉上有短毛或瘤突状毛；叶无柄或近无柄。**花：**花单个或数朵生于枝顶；花萼钟状，被白粉，先端 5 裂，裂片三角形或齿状；花冠钟状，花冠大，蓝色、紫色或白色，5 浅裂，裂片宽三角形；雄蕊 5，花丝短，基部扩大，花药线形，黄色；柱头 5 裂，裂片反卷，有短毛。**果：**蒴果倒卵形，熟时顶部 5 瓣裂。**种子：**种子卵形，扁平，黑褐色，有光泽，有 3 棱。花果期 7—10 月。

【生境分布】生于山坡草丛中。分布于我国大部分地区；全国各地有栽培。

【药用部位（药材名称）及采收加工】根（桔梗）、根茎（桔梗芦头）。桔梗：春秋季采挖，洗净，除去须根，趁鲜剥去外皮或不去外皮，干燥。桔梗芦头：春秋季采挖，留取根茎部位，晒干。

【临床应用】桔梗：辛、苦，平；归肺经。宣肺，利咽，祛痰，排脓；用于咳嗽痰多，胸闷不畅，咽痛音哑，肺痈吐脓。桔梗芦头：辛，寒；归肺、胃经。用于胃热呕吐，热咳痰稠，咳逆胸闷，风热痰实。

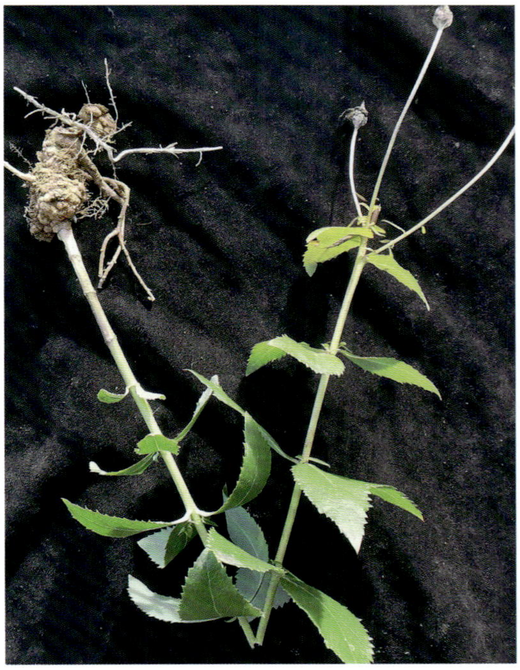
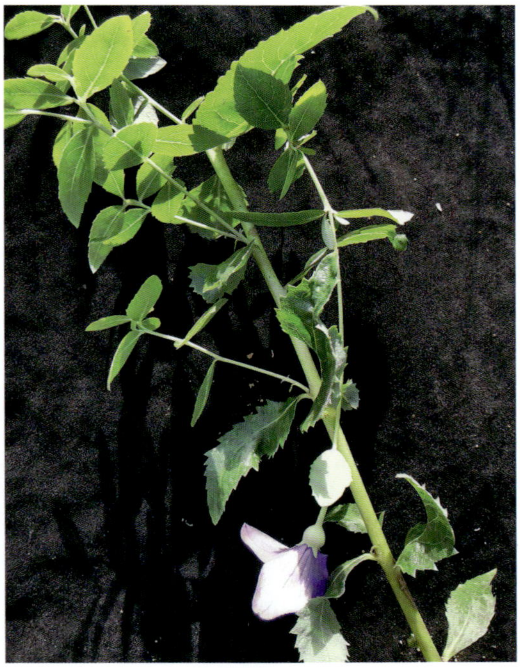
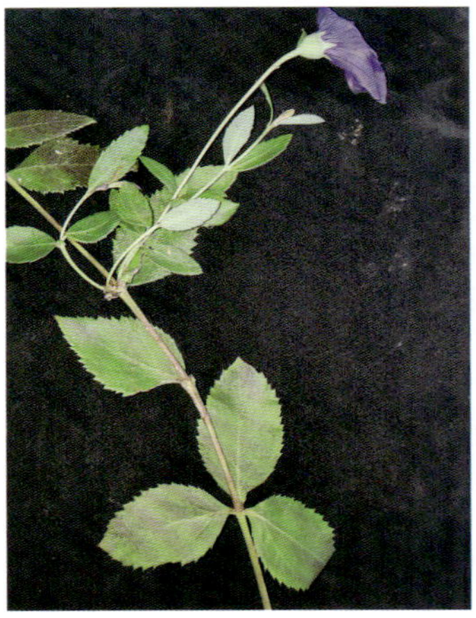
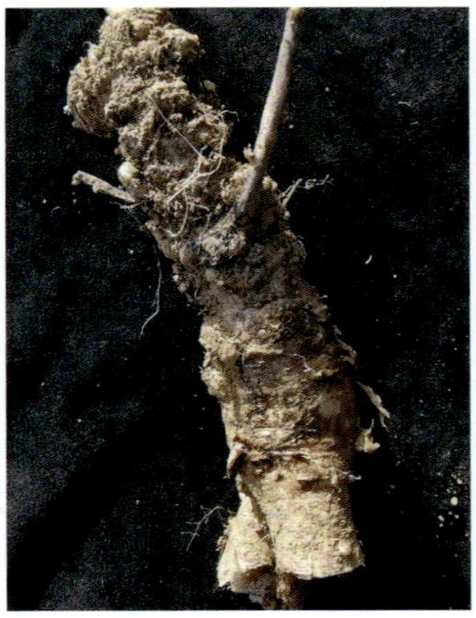
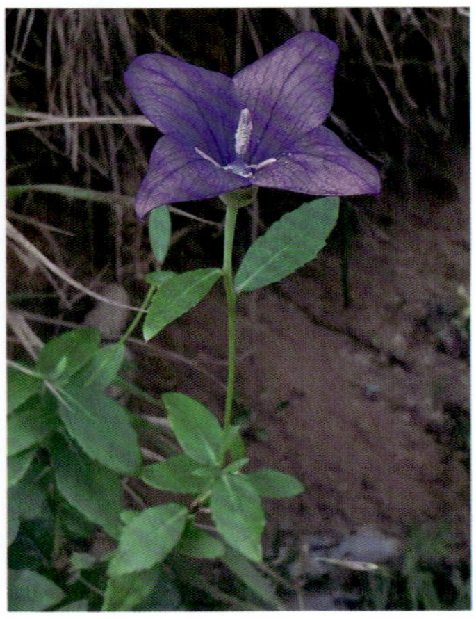

紫斑风铃草

【基　　原】桔梗科风铃草属紫斑风铃草 *Campanula punctata* Lamarck

【别　　名】吊钟花、灯笼花、山萤袋。

【形态特征】多年生草本。**茎：**根状茎细长；茎直立，粗壮，高达 1 m，常在上部分枝；全体被刚毛。**叶：**基生叶具长柄，心状卵形；茎下部叶有带翅的长柄，茎上部叶无柄，三角状卵形或披针形，边缘具不整齐钝齿。**花：**花 1 ～ 3 朵生于茎枝顶端，下垂；花萼裂片长三角形，裂片间有反折的卵状附属物，边缘有睫毛。花冠白色，带紫斑，筒状钟形，裂片有睫毛。**果：**蒴果半球状倒锥形，脉明显。**种子：**种子灰褐色，长圆状，稍扁。花果期 6—10 月。

【生境分布】生于山坡丛林下、山沟、河边草地等处。分布于我国东北、华北及陕西、甘肃、河南、湖北、四川等地。

【药用部位（药材名称）及采收加工】全草（聚花风铃草）。夏秋采集，去净泥土，切碎，晒干。

【临床应用】苦，凉。清热解毒，止痛；用于咽喉炎，头痛。

【备　　注】中药材“聚花风铃草”为桔梗科风铃草属植物聚花风铃草 *Campanula glomerata* L. 的干燥全草。按《全国中草药汇编》，本种与前者相似，同等入药。

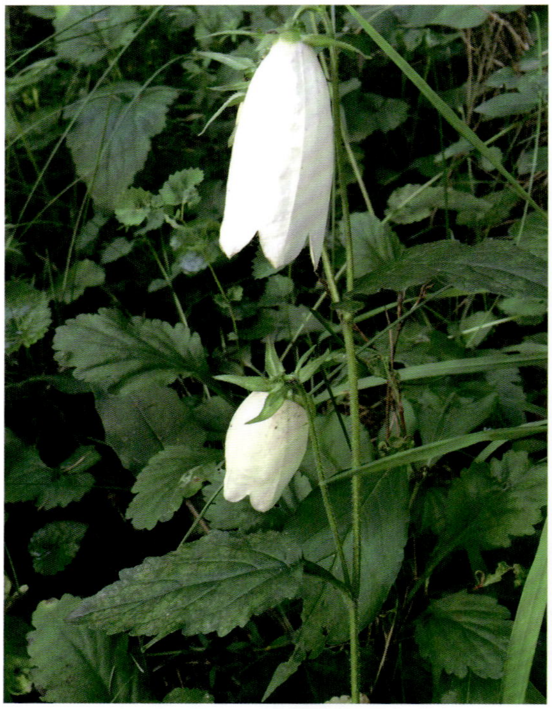
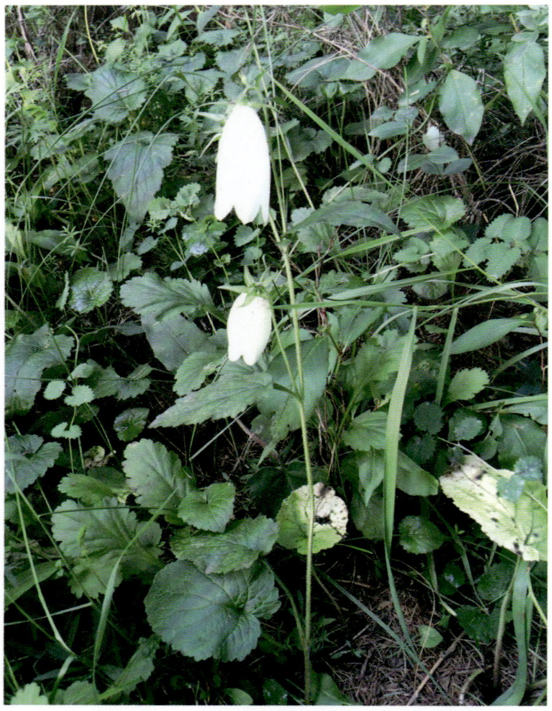
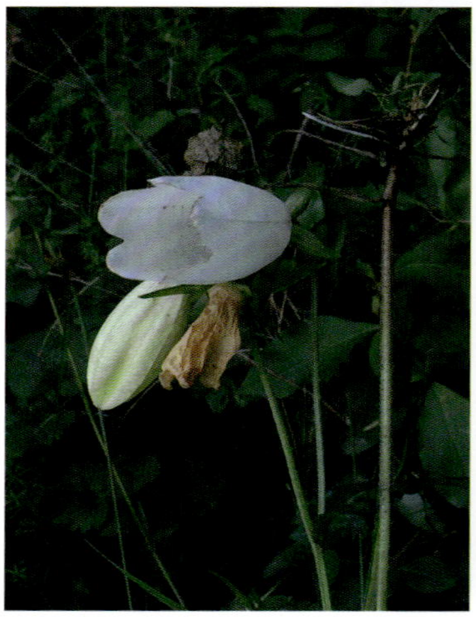
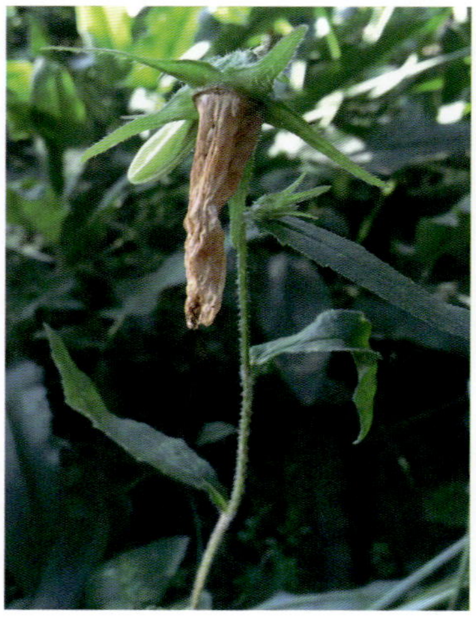
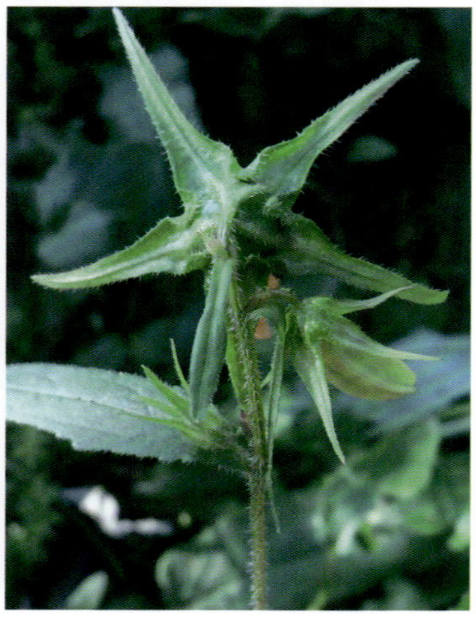

【基　　原】桔梗科沙参属多歧沙参 *Adenophora wawreana* Zahlbr.

【别　　名】无。

【形态特征】多年生草本。根：根粗厚。茎：茎直立，中上部分枝多或少。叶：基生叶圆形、心形或圆肾形，有长柄，早枯萎；茎生叶互生，叶卵形、卵状披针形或披针形，先端尖或近尾状，基部浅楔形、宽楔形或近截形，边缘具疏齿或全缘，通常至少中下部叶具或长或短的叶柄。花：大型圆锥花序顶生，花序分枝多或少，分枝长，且常横向伸展，常有 2 ～ 3 级分枝；花萼裂片 5，裂片边缘有小齿；花冠钟状，蓝紫色或淡紫色，5 浅裂；雄蕊 5，花药黄色，花柱伸出或稍伸出花冠。果：蒴果宽椭圆状。种子：种子棕黄色，矩圆状，有一条宽棱。花果期 7—10 月。

【生境分布】生于山坡草丛、林下、砾石、岩石缝等处。分布于我国华北及辽宁、河南等地。

【药用部位（药材名称）及采收加工】根（沙参）。秋季采挖，除去地上部分及须根，刮去粗皮，即时晒干。

【临床应用】甘，凉。清热养阴，润肺止咳；用于气管炎，百日咳，肺热咳嗽，咯痰黄稠。

【备　　注】按《药典》，中药材“北沙参”“南沙参”分别为伞形科植物珊瑚菜、桔梗科植物轮叶沙参和沙参的干燥根。

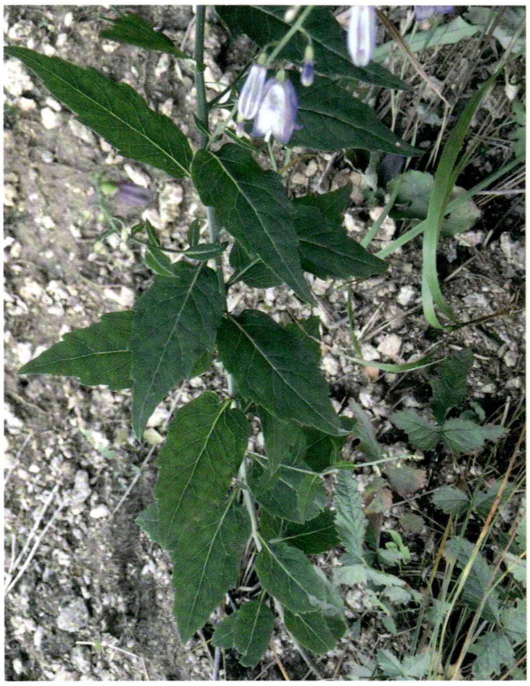
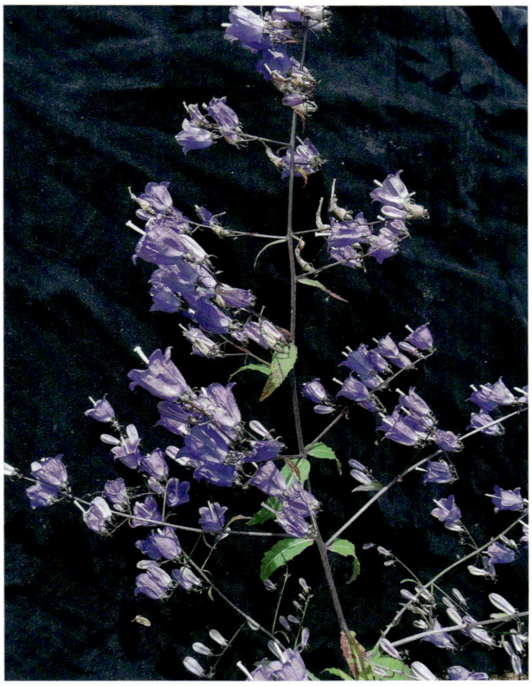
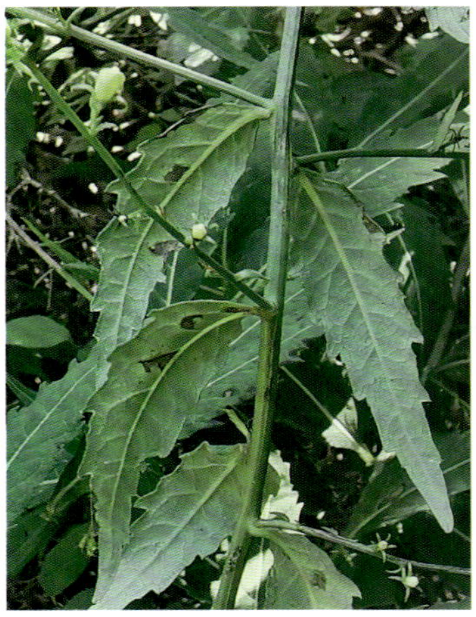
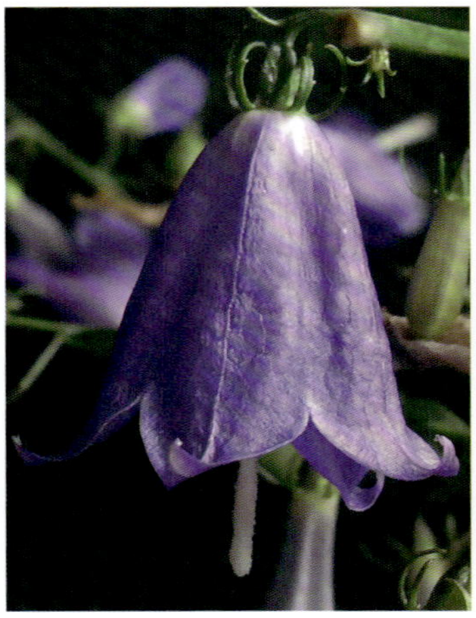
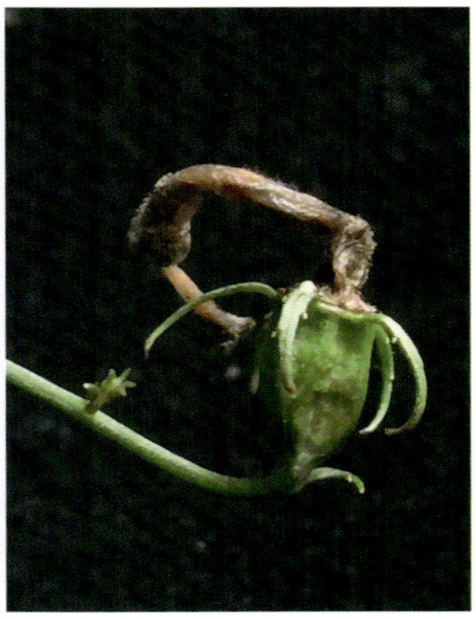

荠苨

【基　　原】桔梗科沙参属荠苨 *Adenophora trachelioides* Maxim.

【别　　名】心叶沙参、杏叶菜、老母鸡肉。

【形态特征】多年生草本。根：根较粗，白色。茎：茎直立，单一，常稍呈之字形曲折，上部有分枝。叶：基生叶心形或肾形，宽超过长；茎生叶互生，具长柄，叶基部稍心形或茎上部的叶基近平截形，通常叶基不向叶柄下延成翅，先端钝至短渐尖，边缘具不等的锯齿。花：圆锥花序顶生，花序分枝平展；花萼光滑，5 裂，裂片长椭圆形或披针形；花冠钟状，蓝色、蓝紫色或白色，5 浅裂，裂片宽三角状半圆形，先端急平，先端急尖；花柱与花冠近等长。果：蒴果卵状圆锥形。花果期 7—9 月。

【生境分布】生于山坡草地、林缘。分布于我国华东及辽宁、河北等地。

【药用部位（药材名称）及采收加工】根（荠苨）。春季采挖，除去茎叶，洗净，晒干。

【临床应用】甘，寒；归肺、脾经。润燥化痰，清热解毒；用于肺燥咳嗽，咽喉肿痛，消渴，疔痈疮毒，药物中毒。

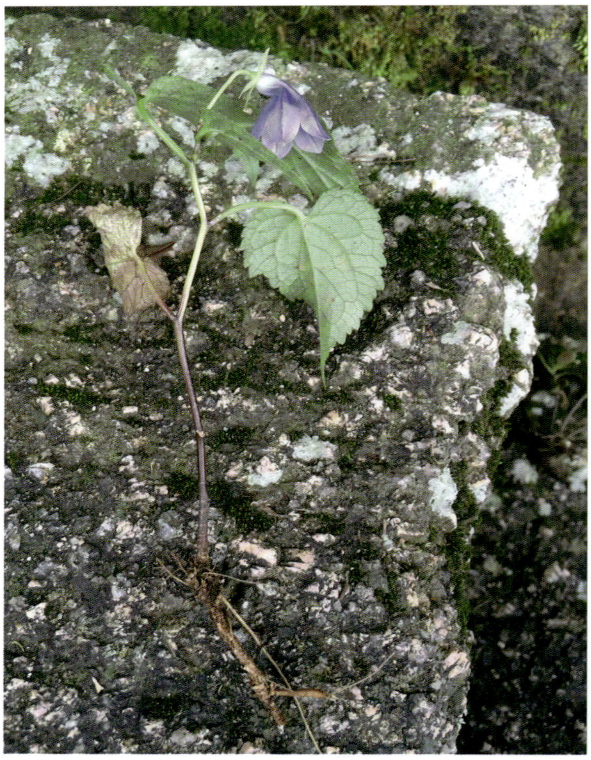

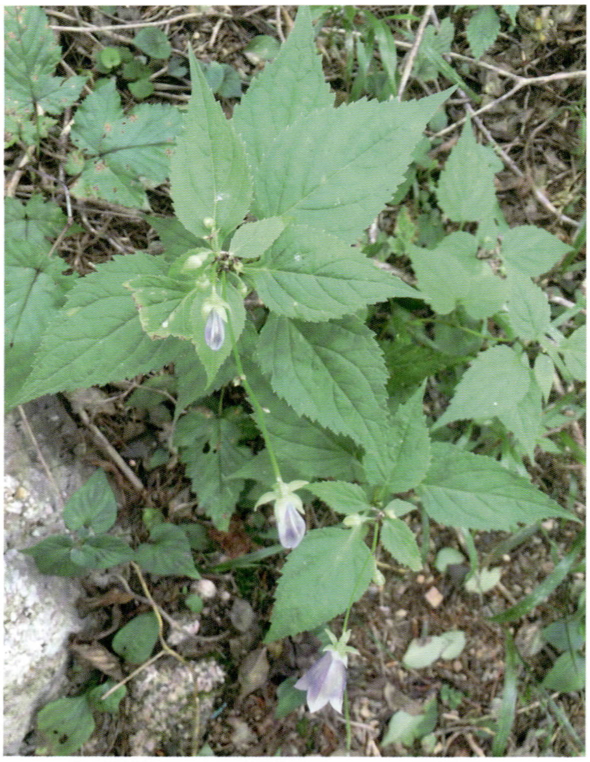

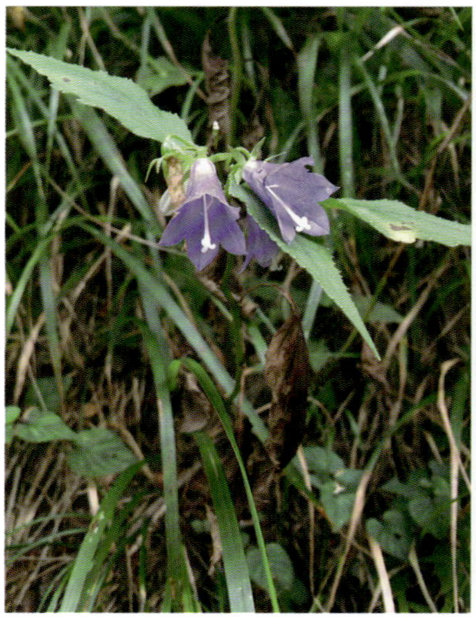

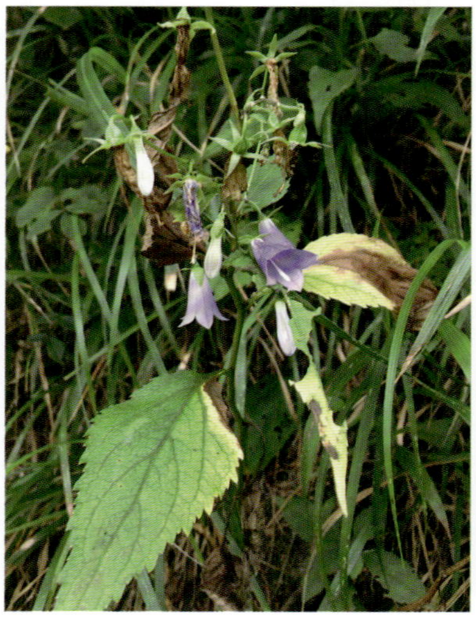

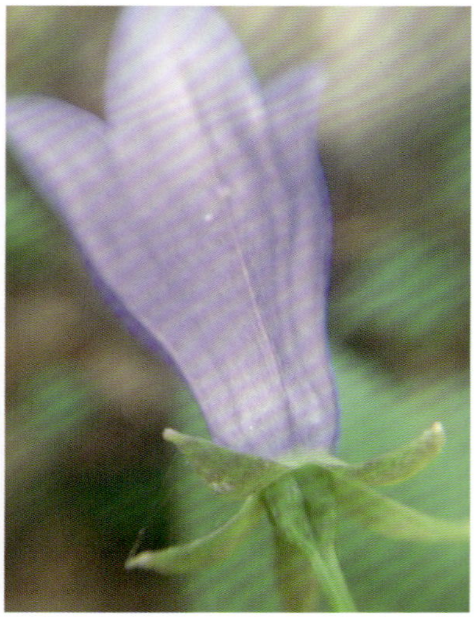

轮叶沙参

【基　　原】桔梗科沙参属轮叶沙参 *Adenophora tetraphylla*（Thunb.）Fisch.

【别　　名】四叶沙参、泡参、南沙参。

【形态特征】多年生草本。茎：茎直立，常不分枝，无毛或稍有细短毛。叶：基生叶花期枯萎；茎生叶 3～6（常 4）轮生，分枝上叶互生，叶无柄或有不明显叶柄，叶卵圆形狭倒卵形、长圆状披针形至线形，先端渐尖或锐尖，有时较钝，基部楔形，边缘 1/3 以上部位有锯齿，两面疏生短柔毛或无毛。花：圆锥花序顶生，花序分枝轮生；花萼 5 裂，裂片细钻形；花常下垂，花梗短，有小苞片，花冠筒状细钟形，口部稍窄缩，蓝色或蓝紫色，裂片短，三角形；雄蕊 5，与花冠约等长或稍伸出；花柱明显伸出花冠，有短毛，柱头 3 裂。果：蒴果倒卵球形。种子：黄棕色，矩圆状圆锥形，稍扁，有一条棱，并由棱扩展成一条白带。花果期 7—10 月。

【生境分布】生于山坡草地、山沟阴湿处。分布于我国东北、华北、华中、华东、华南及陕西、四川、贵州等地。

【药用部位（药材名称）及采收加工】根（南沙参）。春秋季采挖，除去须根，趁鲜刮去粗皮，洗净，干燥。

【临床应用】苦，寒；归心、胃经。清热解毒，凉血消斑；用于温疫时毒，发热咽痛，温毒发斑，丹毒。

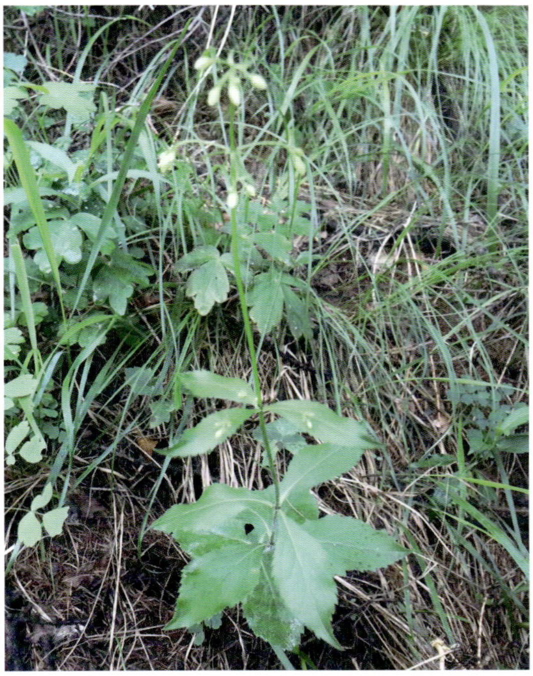

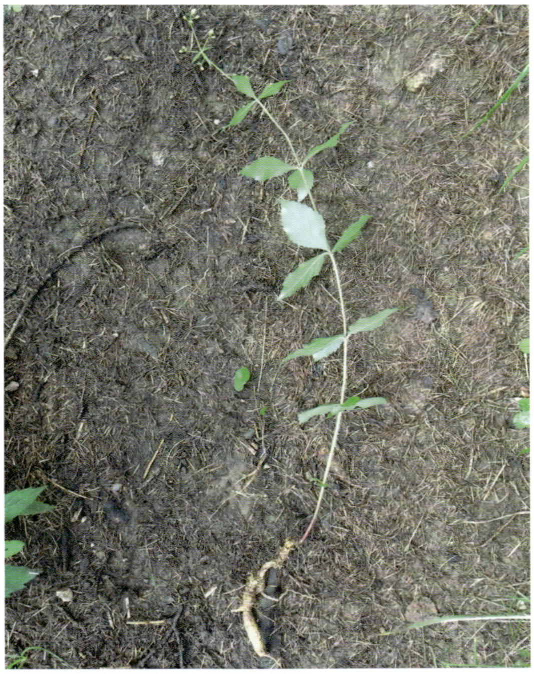

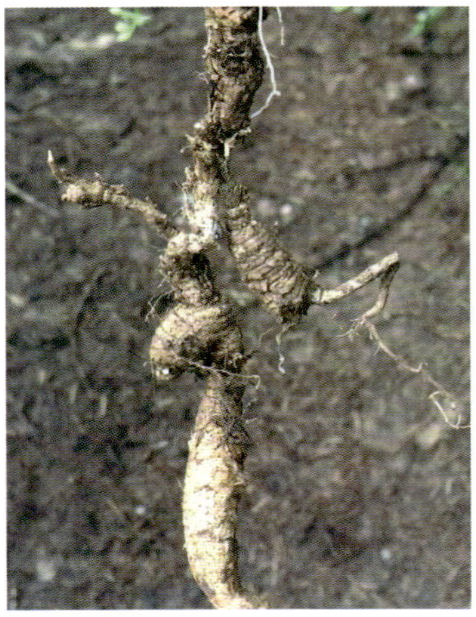

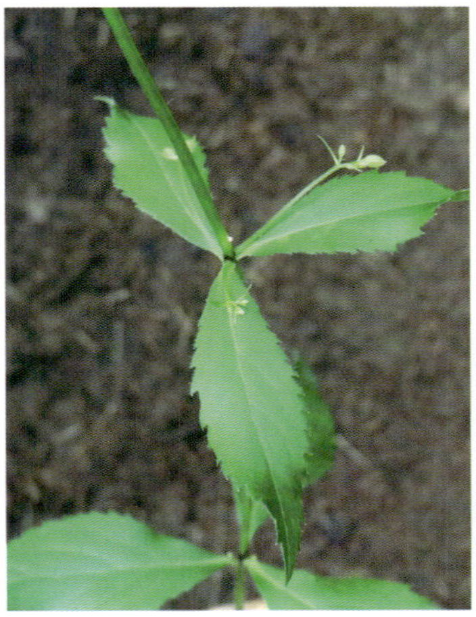

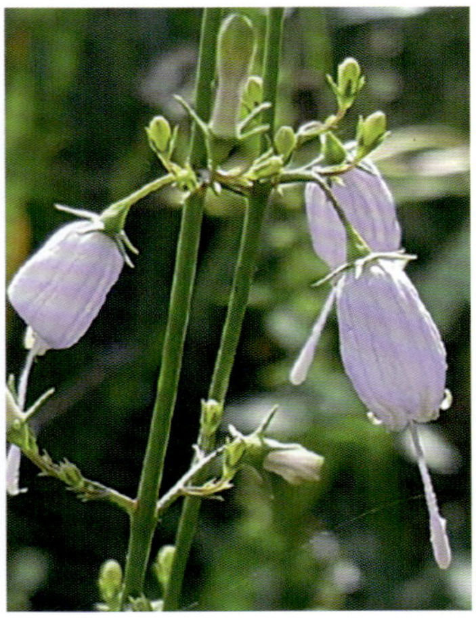

石沙参

【基　　原】桔梗科沙参属石沙参 *Adenophora polyantha* Nakai

【别　　名】无。

【形态特征】多年生草本。**根：**根肉质粗厚，稍显松泡，近胡萝卜形。**茎：**茎直立，单一或2茎，不分枝或上部分枝。**叶：**基生叶卵圆形，具长柄，边缘具不规则粗锯齿，花期枯萎；茎生叶互生，无柄，卵形至披针形，稀为披针状条形，先端钝尖，基部楔形或广楔形，边缘具疏齿。**花：**花序总状或圆锥状，不分枝或有分枝；花萼裂片5，狭披针形，全缘；花冠蓝紫色，钟状，5浅裂；雄蕊5，花药黄色，花盘筒状，顶部被柔毛，花柱常稍伸出花冠或与花冠近等长。**果：**蒴果卵状椭圆形。**种子：**种子黄棕色，卵状椭圆形，稍扁，有一条带翅的棱。花果期6—10月。

【生境分布】生于山坡、林下、草地。分布于我国华北、西北及辽宁、山东、江苏、安徽、河南等地。

【药用部位（药材名称）及采收加工】根（沙参）。秋季采挖，除去茎叶及须根，洗净泥土，刮去栓皮，晒干或烘干。

【临床应用】甘、微苦，凉；归肺、肝经。养阴清肺，祛痰止咳；用于肺热燥咳，虚痨久咳，阴伤咽干喉痛。

【备　　注】按《药典》，石沙参的根并非中药材“沙参”正品。

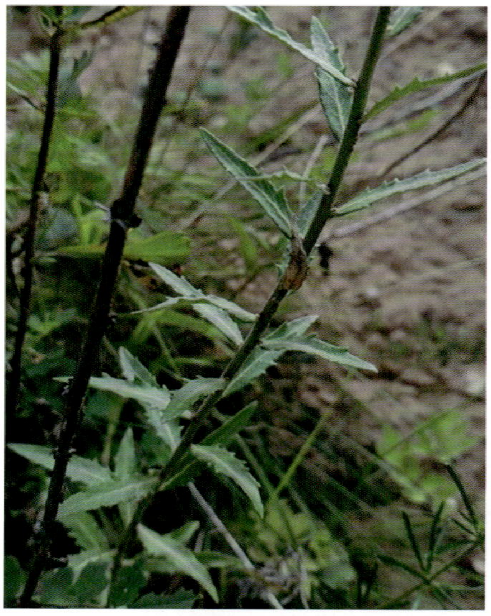
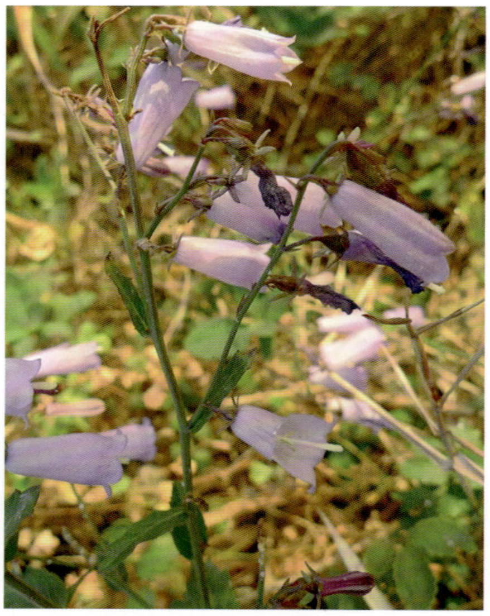
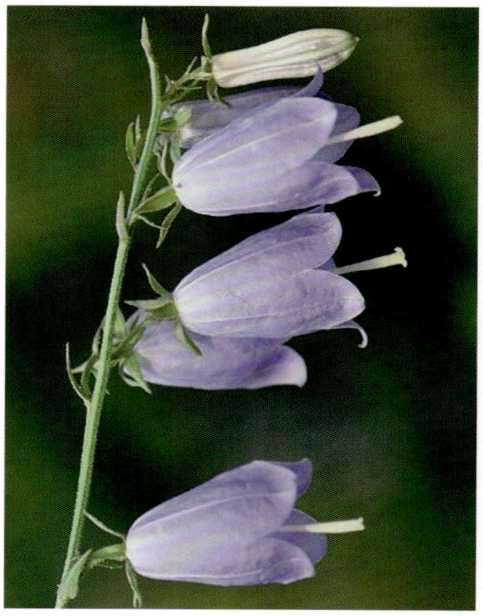
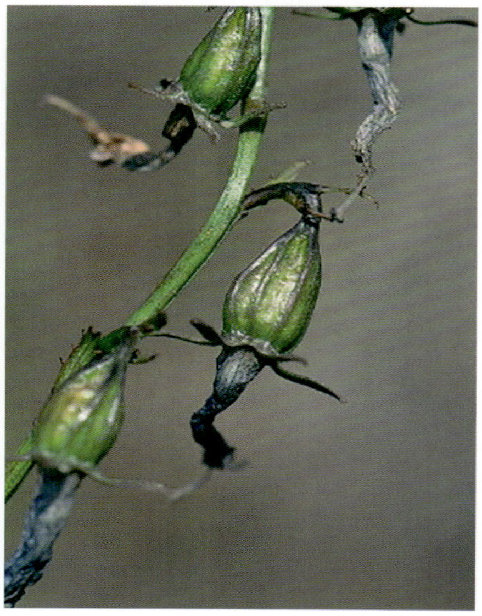

细叶沙参

【基　　原】桔梗科沙参属细叶沙参 *Adenophora paniculata* Nannf.

【别　　名】紫沙参。

【形态特征】多年生草本。根：根直伸，稍粗。茎：茎直立，常单一，不分枝，高大粗壮，绿色或带紫色。叶：基生叶心形；茎生叶互生，卵状椭圆形、线形或披针状线形，先端渐尖或锐尖，基部楔形，全缘或 1/3 以上有疏齿。花：圆锥花序或假总状花序顶生，花序有或无分枝；花梗细长，常弯曲；花萼筒部球状，裂片 5，裂片丝状；花冠浅蓝色、淡紫色或近白色，近筒状，口部稍缢缩，5 浅裂；雄蕊稍伸出花冠外，花柱伸出花冠很长，柱头 3 裂，上部颜色较深。果：蒴果卵状至卵状矩圆形。种子：种子椭圆状，棕黄色。花果期 6—10 月。

【生境分布】生于山坡草地。分布于我国华北及山东、河南、陕西等地。

【药用部位（药材名称）及采收加工】根（沙参）。采收加工同植物“多歧沙参”项下。

【临床应用】同植物“多歧沙参”项下。

【备　　注】按《药典》，细叶沙参的根并非中药材“沙参”正品。

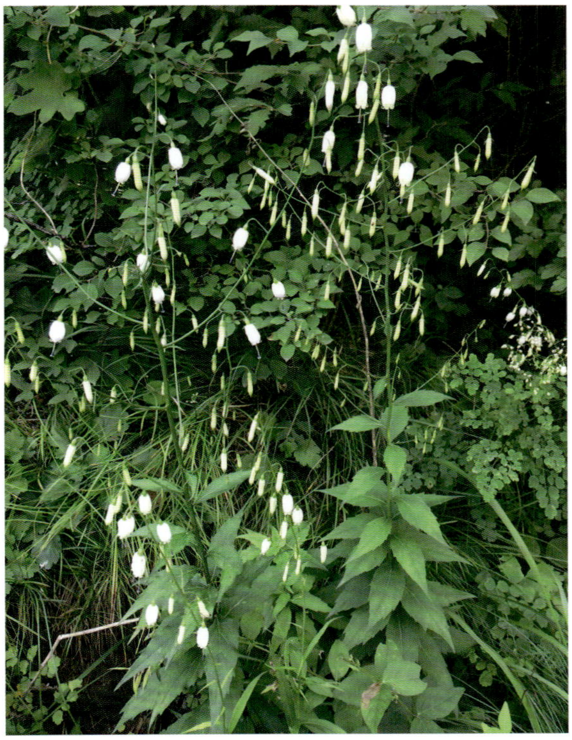

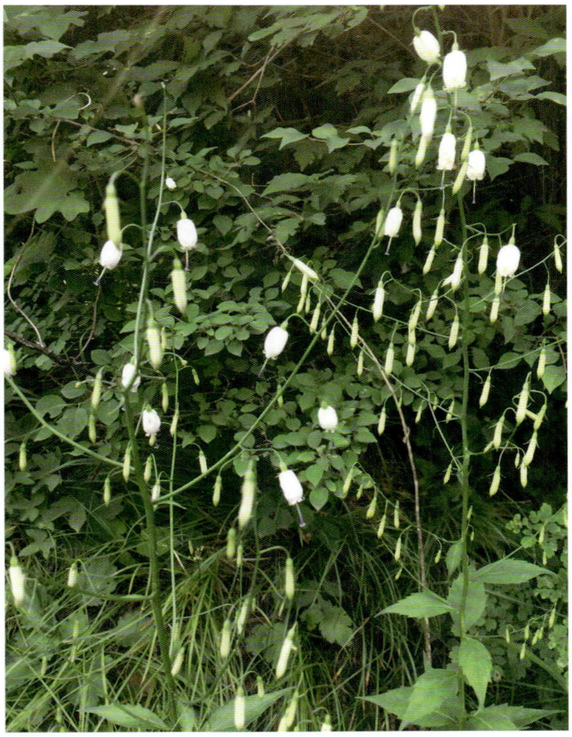

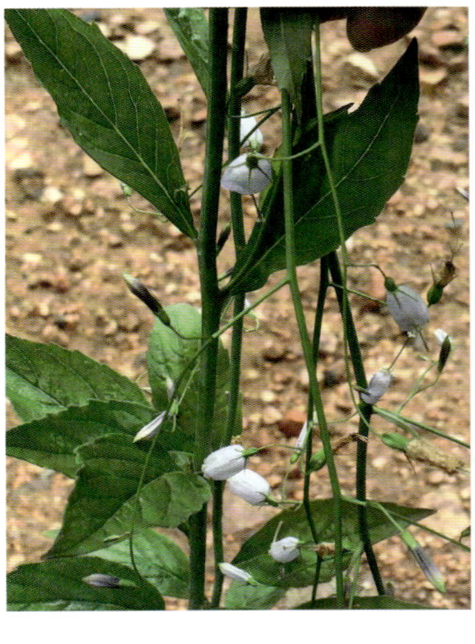

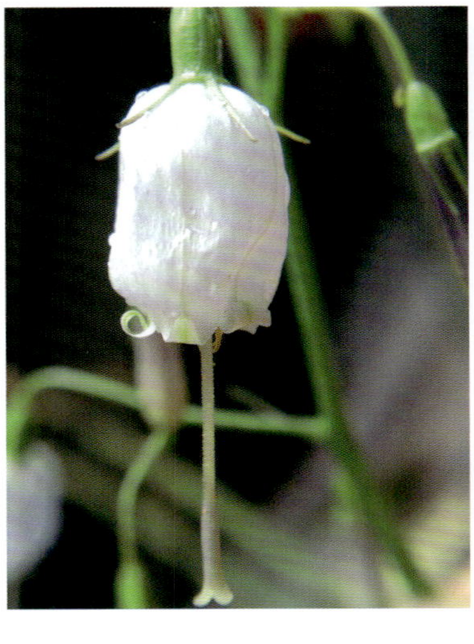

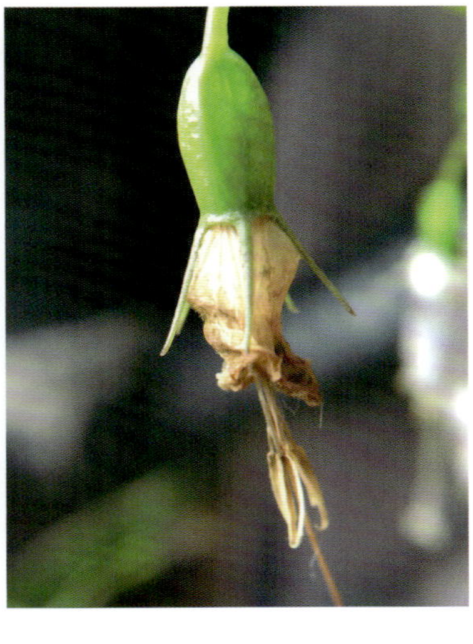

林泽兰

【基　　原】菊科泽兰属林泽兰 *Eupatorium lindleyanum* DC.

【别　　名】尖佩兰、白鼓钉。

【形态特征】多年生草本。根：根细长，多数。茎：根茎短；茎直立，中下部红色或淡紫红色，常自基部分枝，被稠密的白色柔毛。叶：茎下部叶花期脱落；茎中部叶长椭圆状披针形、线状披针形，不分裂或三全裂，质厚，基部楔形，顶端急尖，两面粗糙，被白色粗毛及黄色腺点；茎上部叶渐小，与茎中部叶同形；全部茎生叶基出三脉，边缘有深或浅齿，无柄或几无柄。花：头状花序多数，在茎顶或枝端排成紧密的伞房花序，或排成大型的复伞房花序；花序枝及花梗紫红色或绿色，被白色密集的短柔毛；总苞钟状，总苞片覆瓦状排列，约 3 层，外层苞片短，披针形或宽披针形，中层及内层苞片渐长，长椭圆形或长椭圆状披针形，全部苞片绿色或紫红色，顶端急尖；花白色、粉红色或淡紫红色，外面散生黄色腺点。果：瘦果黑褐色，椭圆状，5 棱，散生黄色腺点；冠毛白色。花果期 5—12 月。

【生境分布】生于山谷、湿地、草原。除新疆外，分布于全国各地。

【药用部位（药材名称）及采收加工】全草（野马追）。秋季采收，拣净，晒干。

【临床应用】苦，平。清热解毒，祛痰，定喘，降血压；用于慢性气管炎，支气管炎，高血压病。

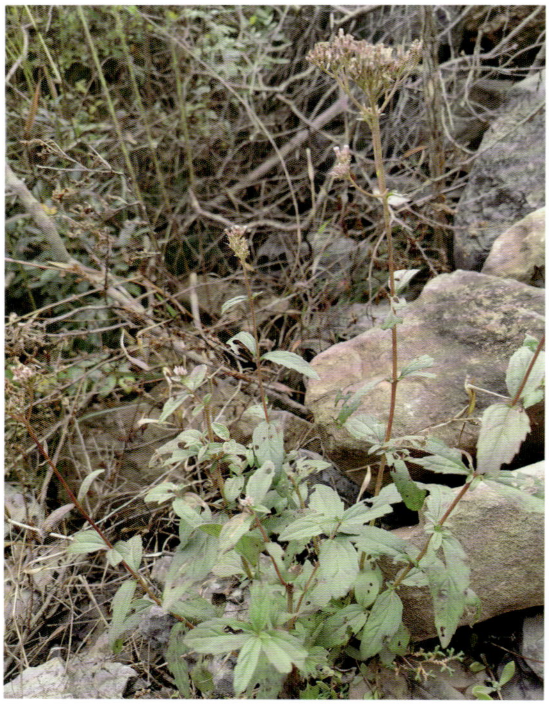
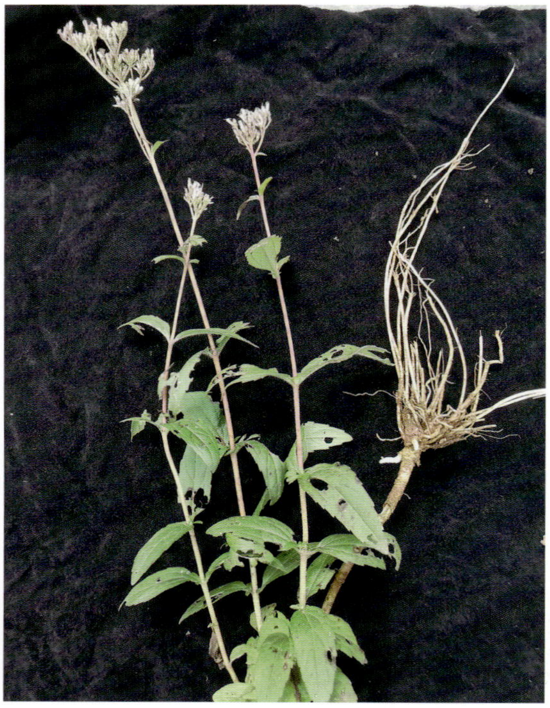
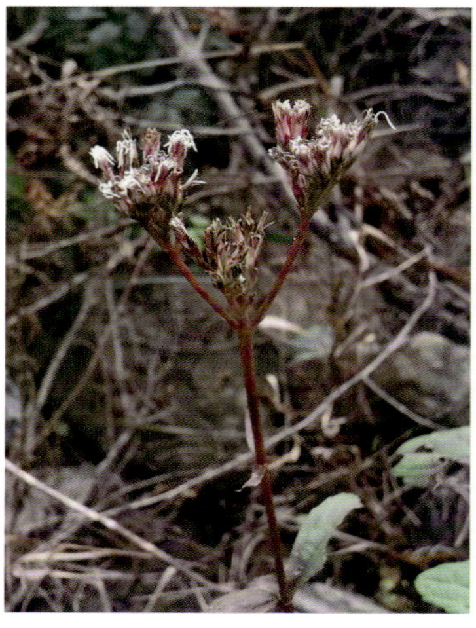
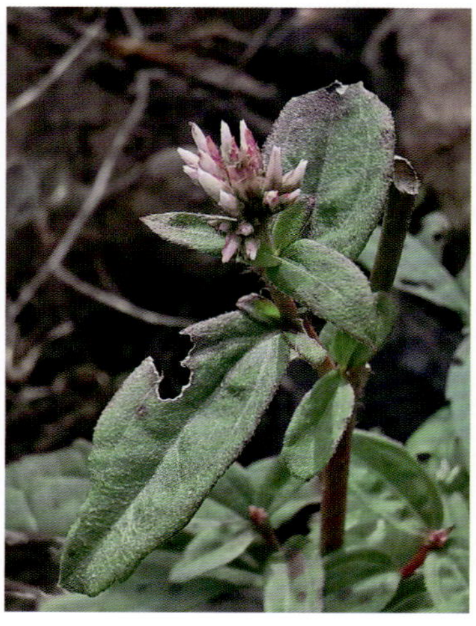
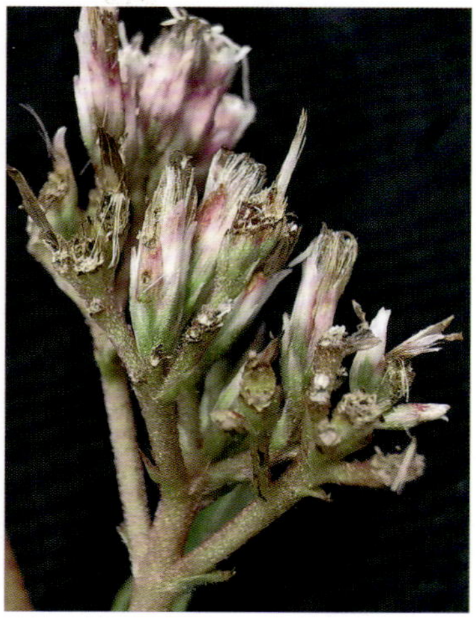

【基　　原】菊科泽兰属佩兰 *Eupatorium fortunei* Turcz.

【别　　名】兰草、香草、八月白、失力草、铁脚升麻、藤袴、背影草、三七。

【形态特征】多年生草本。**茎：**根茎横走，淡红褐色；茎直立，绿色或红紫色，分枝少或仅在茎顶有伞房状花序分枝，全部茎枝疏被短柔毛，花序分枝及花序梗上的毛较密。**叶：**茎中部叶较大，三全裂或三深裂，中裂片较大，长椭圆形、长椭圆状披针形或倒披针形，顶端渐尖，侧生裂片与中裂片同形但较小；茎上部叶常不分裂或全部茎叶不裂；全部茎叶两面光滑，无毛、无腺点，羽状脉，边缘有粗齿或不规则的细齿。**花：**头状花序多数，在茎顶及枝端排成复伞房花序；总苞钟状，总苞片 2 ～ 3 层，覆瓦状排列，外层短，卵状披针形，中内层苞片渐长，长椭圆形，全部苞片紫红色，外面无毛、无腺点，顶端钝；花白色或带微红色，外面无腺点。**果：**瘦果黑褐色，长椭圆形，5 棱，无毛无腺点；冠毛白色。花果期 7—11 月。

【生境分布】生于灌丛、山沟、路旁等处。分布于我国华东、华中、西南、华南及陕西等地；有栽培。

【药用部位（药材名称）及采收加工】地上部分（佩兰）。夏秋季分两次采割，除去杂质，晒干。

【临床应用】辛，平；归脾、胃、肺经。芳香化湿，醒脾开胃，发表解暑；用于湿浊中阻，脘痞呕恶，口中甜腻，口臭，多涎，暑湿表证，湿温初起，发热倦怠，胸闷不舒。

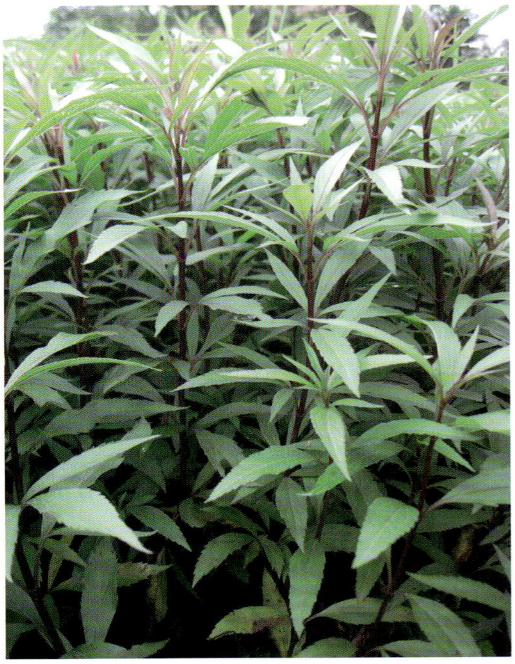
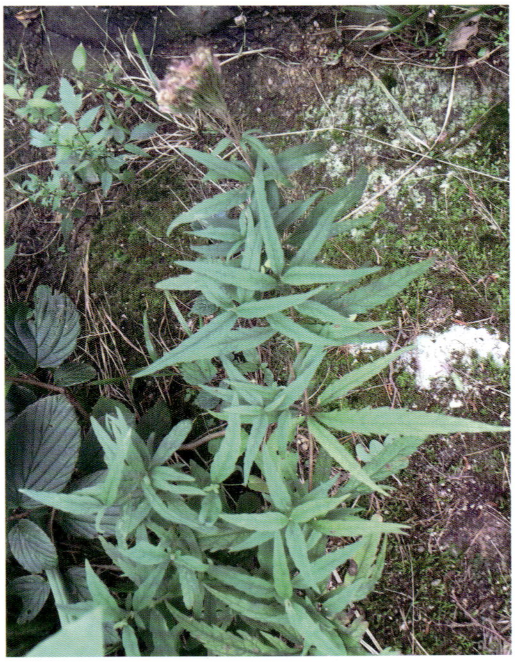
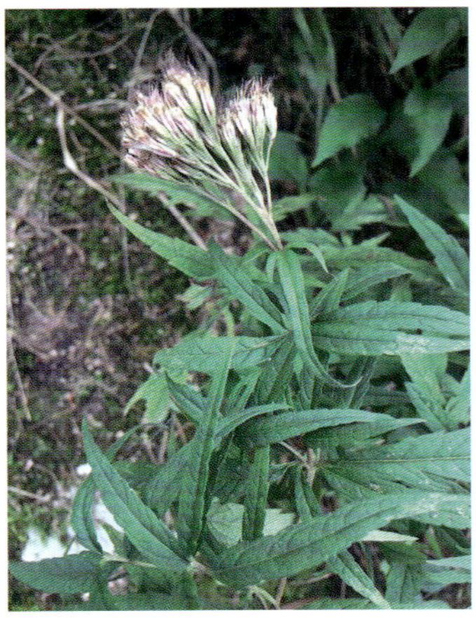
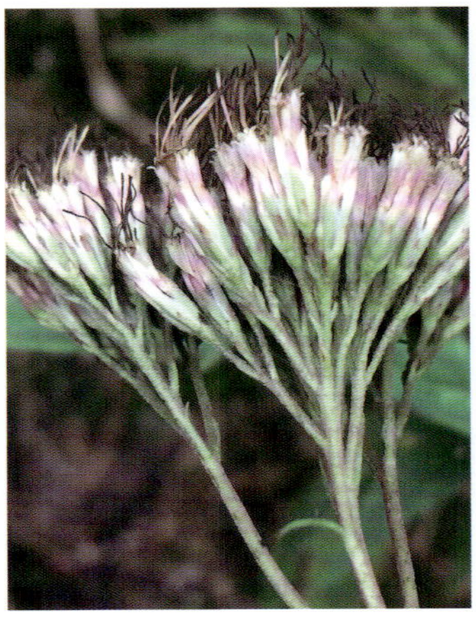
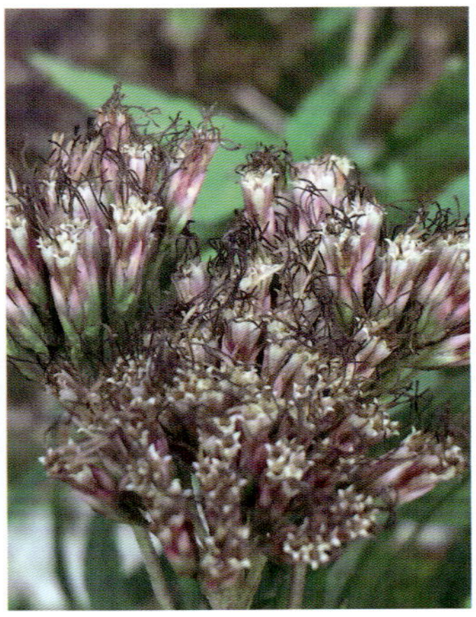

阿尔泰狗娃花

【基　　原】菊科紫菀属阿尔泰狗娃花 *Aster altaicus* Willd.

【别　　名】阿尔泰紫菀、狗哇花、燥原蒿、铁杆蒿。

【形态特征】多年生草本。**根：** 支根多数。**茎：** 茎直立或斜升，基部多分枝；全株被上曲短毛。**叶：** 叶互生，无柄；基部叶在花期枯萎；茎下部叶条形或长圆状披针形，上部叶渐变狭小。**花：** 头状花序，直径 2 ～ 3.5 cm，单生于枝端或排列成伞房状；总苞半球形，苞片 2 ～ 3 层，近等长或内部稍长，长圆状披针形或条形，顶端渐尖；舌状花 1 轮，雌性，约 20 个，舌片浅蓝紫色；管状花多数，两性，黄色。**果：** 瘦果扁，浅褐色，被绢毛；冠毛污白色或红褐色，糙毛状。花果期 5—10 月。

【生境分布】生于草原、荒地、干旱山地。分布于我国东北、华北、西北及湖南、四川等地。

【药用部位（药材名称）及采收加工】根、花或地上部分（阿尔泰紫菀）。春秋季挖根，洗净晒干，切段，晒干；7—10 月花开时采收花或地上部分，鲜用或阴干。

【临床应用】苦，凉；归肝、肺、心经。清热降火，排脓止咳；用于肝胆火旺，肺痈吐脓，咳嗽，淋证，疱疹疮疖。

【备　　注】按《中国植物志》，本种已由狗娃花属 Heteropappus 修订为紫菀属 Aster。

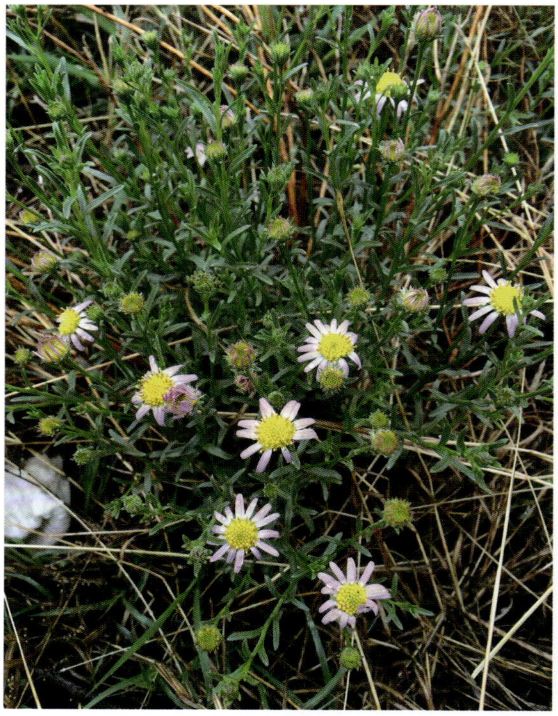

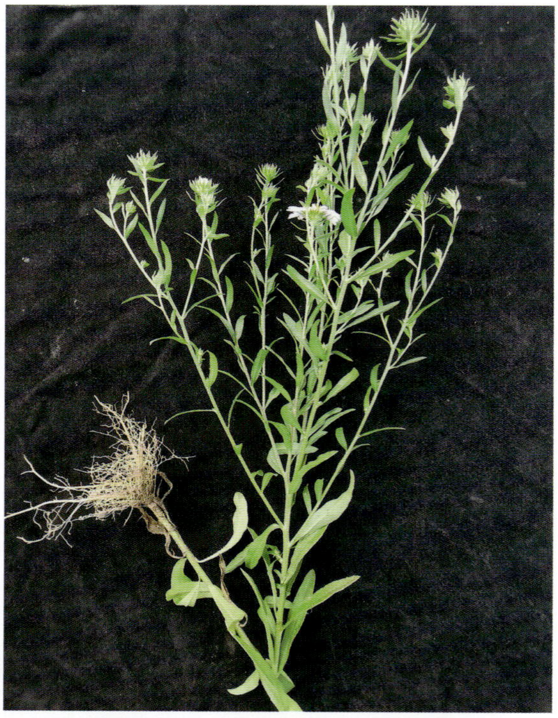

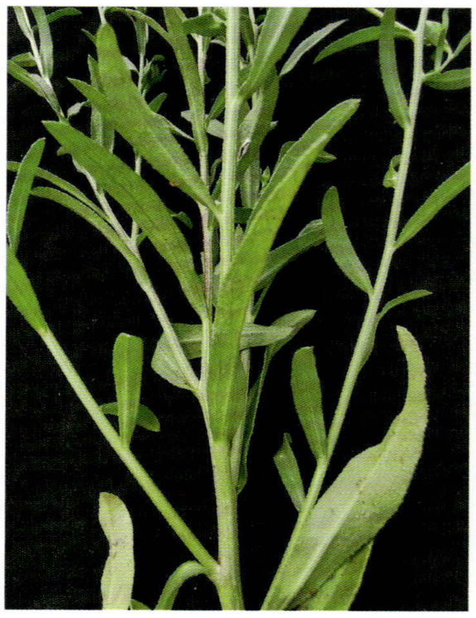

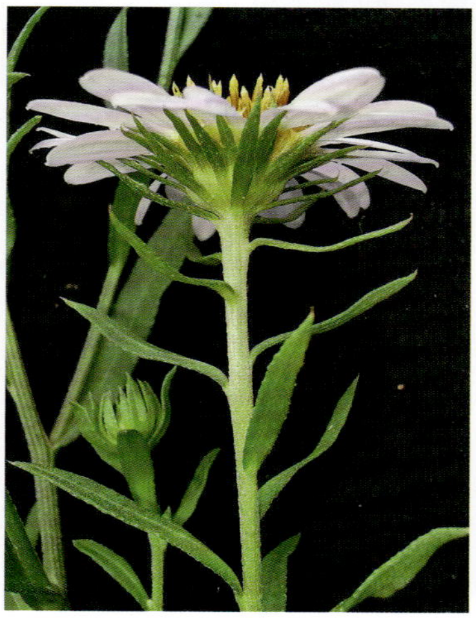

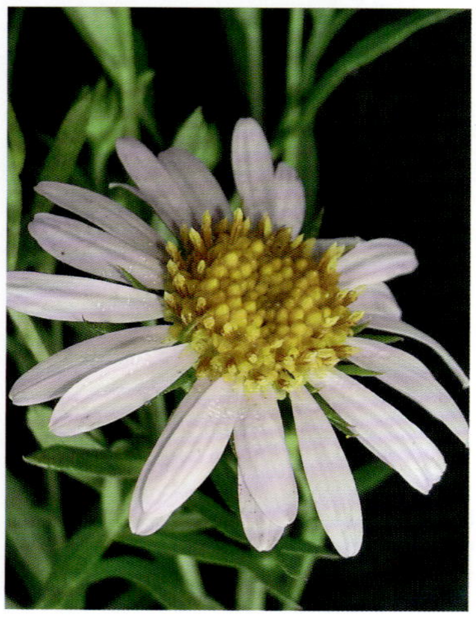

【基　　原】菊科紫菀属狗娃花 *Aster hispidus* Thunb.

【别　　名】狗哇花、斩龙戟。

【形态特征】形态特征与“阿尔泰狗娃花”相似。两者的主要区别：狗娃花为 1 ～ 2 年生植物；根直伸呈纺锤状；下部叶有柄；头状花序大（直径 3 ～ 5 cm），总苞片为线形，舌状花多，舌片淡红色或白色。阿尔泰狗娃花为多年生植物；根分叉多且不呈纺锤形；叶无柄，头状花序小（径 2 ～ 3.5 cm），总苞片为狭卵状披针形，舌状花少，舌片淡蓝紫色。

【生境分布】生于山野、荒地、林缘、草地。分布于我国东北、华北、西北等地。

【药用部位（药材名称）及采收加工】根（狗娃花、狗哇花）。夏秋季采挖，洗净，晒干，切段。

【临床应用】苦，凉。清热解毒，消肿；用于疮肿，蛇咬伤。

【备　　注】按《中国植物志》，本种已由狗娃花属 Heteropappus 修订为紫菀属 Aster。

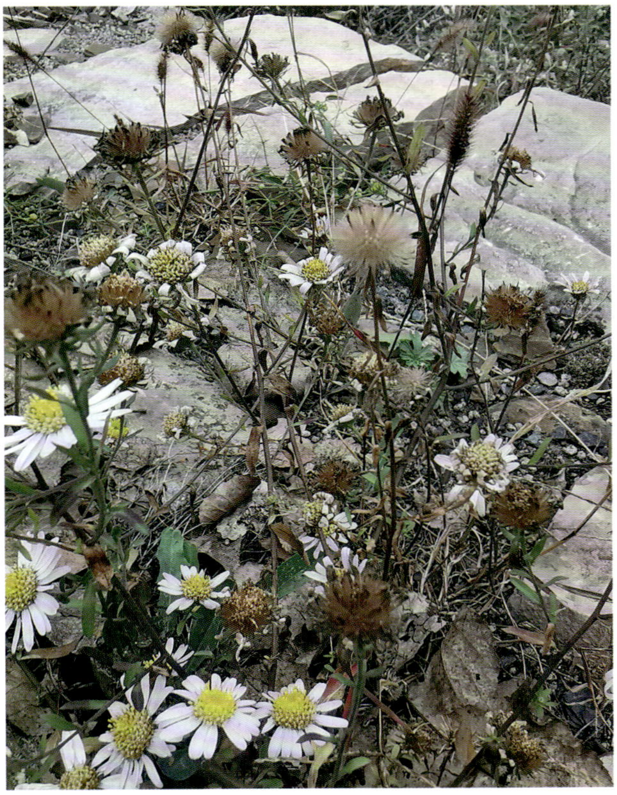

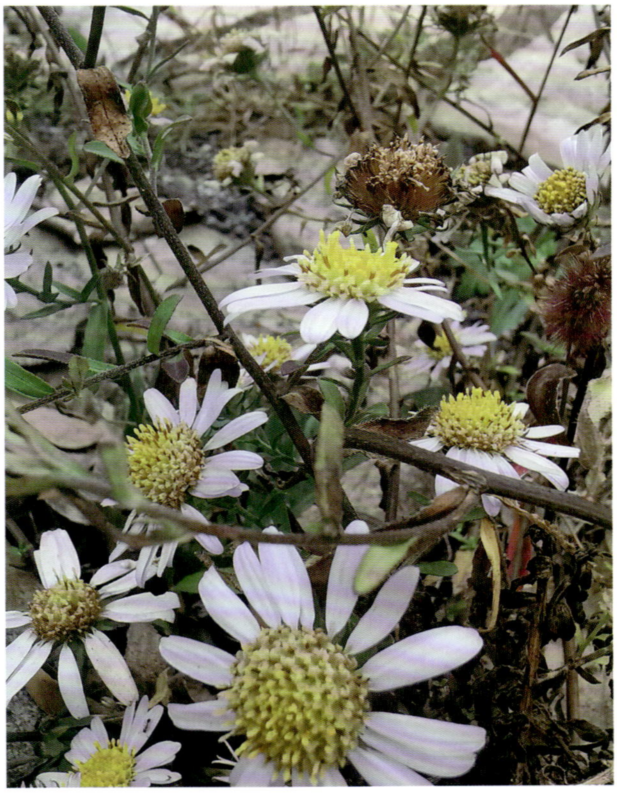

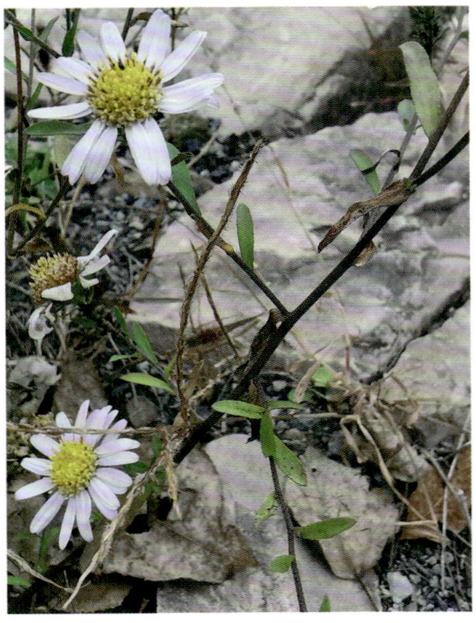

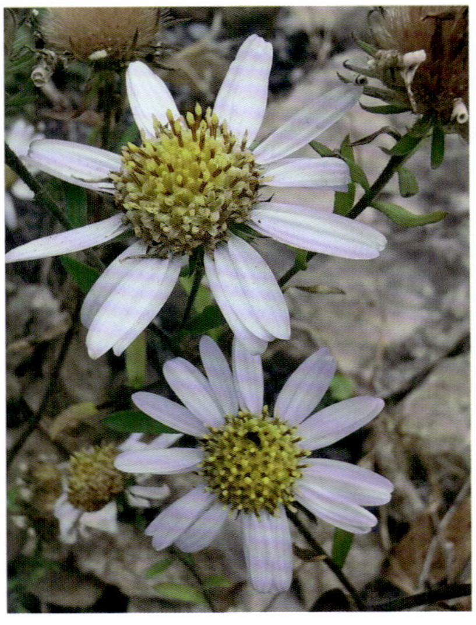

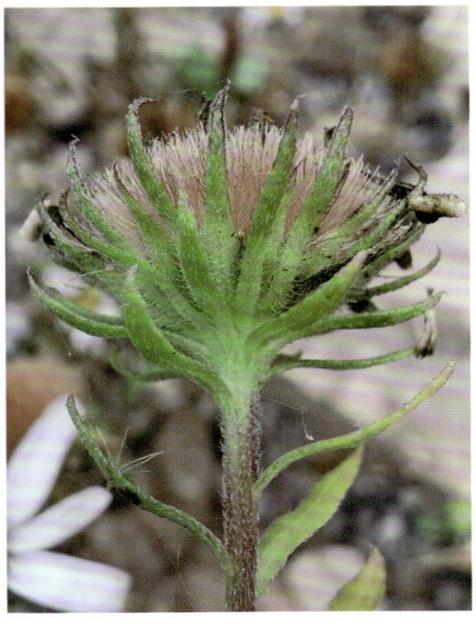

马兰

【基　　原】菊科紫菀属马兰 *Aster indica* L.

【别　　名】马兰头、鸡儿肠、田（路）边菊、鱼鳅串、蓑衣莲。

【形态特征】多年生草本。**茎：**根状茎有匍枝；茎直立，有分枝，上部有短毛。**叶：**基部叶花期枯萎；茎叶倒披针形或倒卵状矩圆形，顶端钝或尖，基部渐狭成具翅的长柄，边缘从中部以上具有小尖头的钝齿或尖齿、或有羽状裂片；茎上部叶渐小，全缘，基部急狭无柄；全部叶稍薄质，两面或上面有疏微毛或近无毛，边缘及下面沿脉有短粗毛。**花：**头状花序单生于枝端并排列成疏伞房状；总苞半球形，总苞片 2 ～ 3 层，覆瓦状排列，外层倒披针形，内层倒披针状矩圆形，顶端钝或稍尖，上部草质，有疏短毛，边缘膜质，有缘毛；舌状花 1 层，舌片浅蓝紫色，管状花黄色，被短密毛。**果：**瘦果倒卵状矩圆形，极扁，褐色，边缘浅色而有厚肋，上部被腺及短柔毛；冠毛易脱落，不等长。花果期 5—10 月。

【生境分布】生于林缘、草丛、溪岸、路旁。分布于我国西南、华中、华南、华东及陕西、辽宁等地。

【药用部位（药材名称）及采收加工】全草或根（马兰）。夏秋季采收，鲜用或晒干。

【临床应用】辛，凉；归肺、肝、胃、大肠经。凉血止血，清热利湿，解毒消肿；用于吐血衄血，血痢，崩漏，创伤出血，黄疸，水肿，淋浊，感冒，咳嗽，咽痛喉痹，痔疮，痈肿丹毒，小儿疳积。

【备　　注】按《中国植物志》，本种已由马兰属 Kalimeris 修订为紫菀属 Aster。

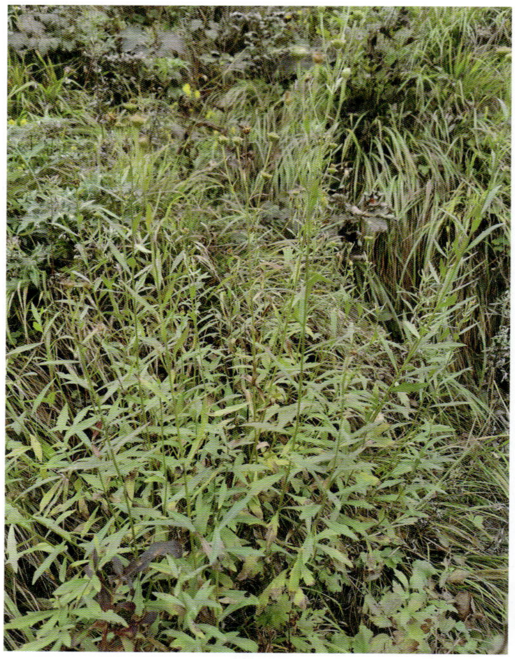

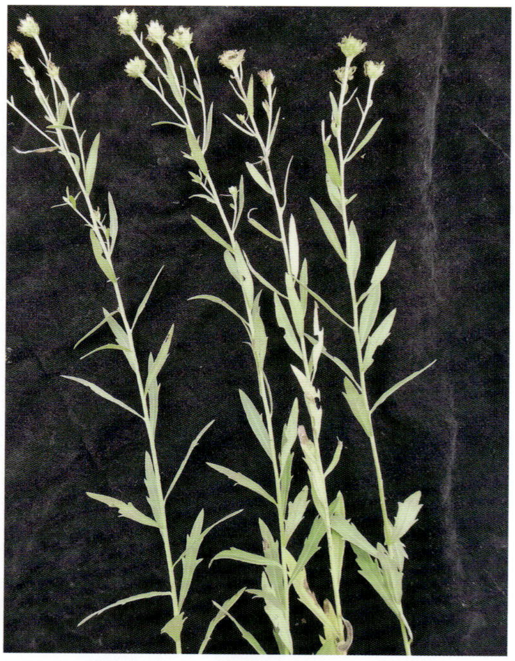

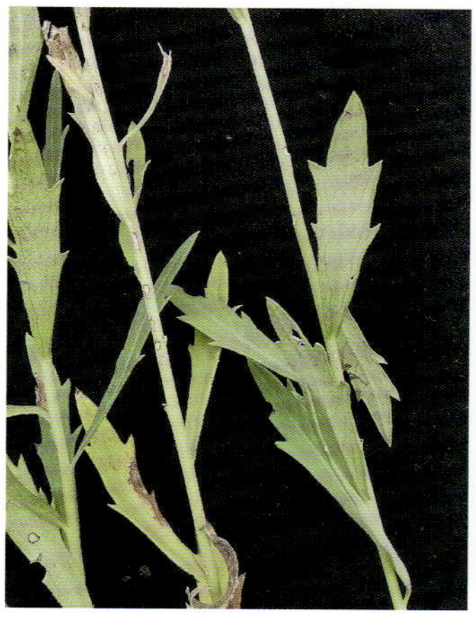

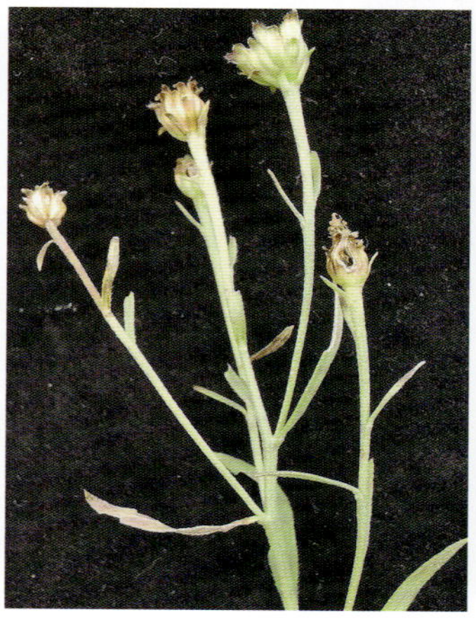

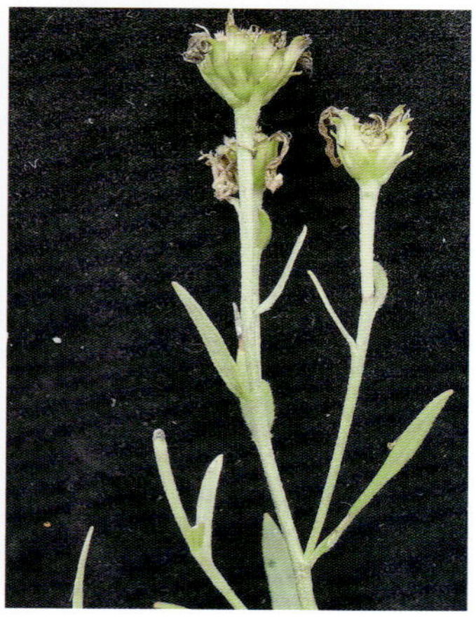

【基　　原】菊科紫菀属全叶马兰 *Aster pekinensis*（Hance）Kitag.

【别　　名】野粉花团、野白菊、黄花三草、全缘叶马兰、全叶鸡儿肠、全叶紫菀、扫帚花、扫帚鸡肠。

【形态特征】形态特征与植物“马兰”相似。两者的主要区别：全叶马兰的叶全缘；马兰至少茎中下部的叶具缺刻状锯齿。

【生境分布】生于山坡、林缘、灌丛、路旁。分布于我国西部、中部、东部及北部地区。

【药用部位（药材名称）及采收加工】全草（全叶马兰）。8—9 月采收，晒干。

【临床应用】苦，寒。清热解毒，止咳；用于感冒发热，咳嗽，咽炎。

【备　　注】按《中国植物志》，本种已由 *Kalimeris integrtifolia* Turcz. 修订为 *Aster pekinensis*（Hance）Kitag.

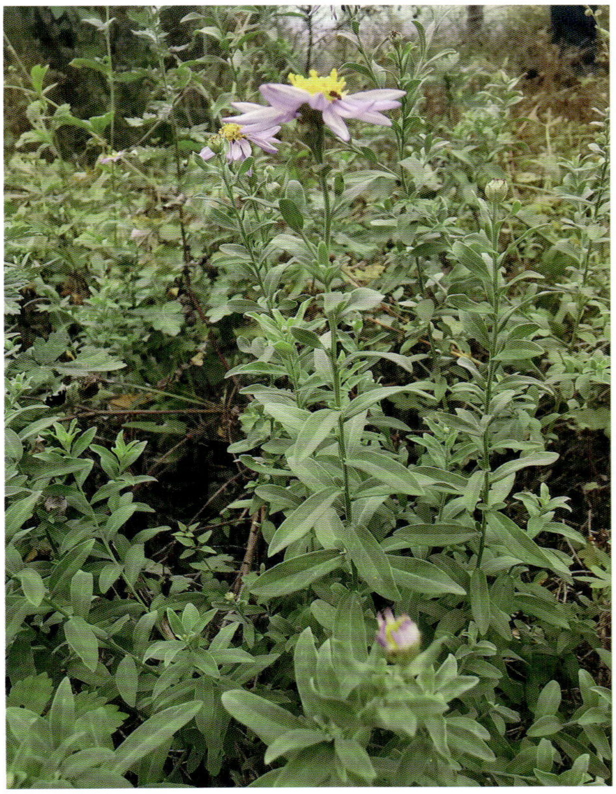

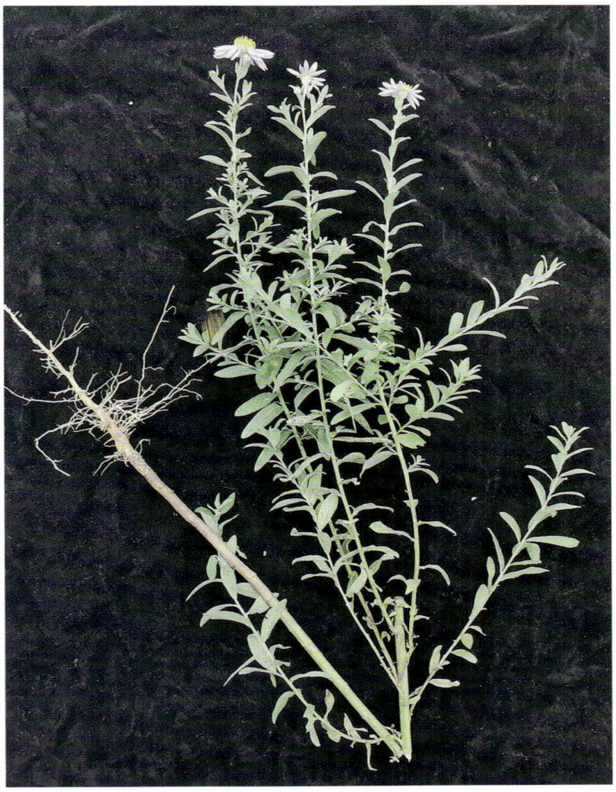

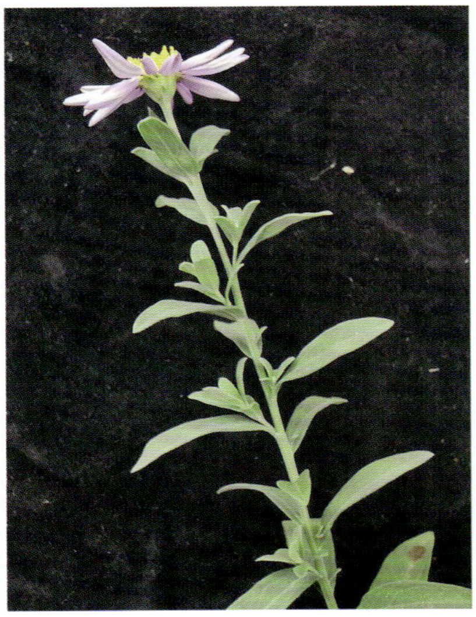

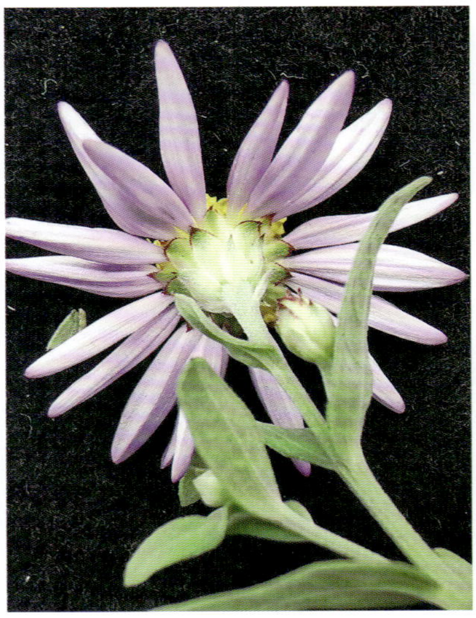

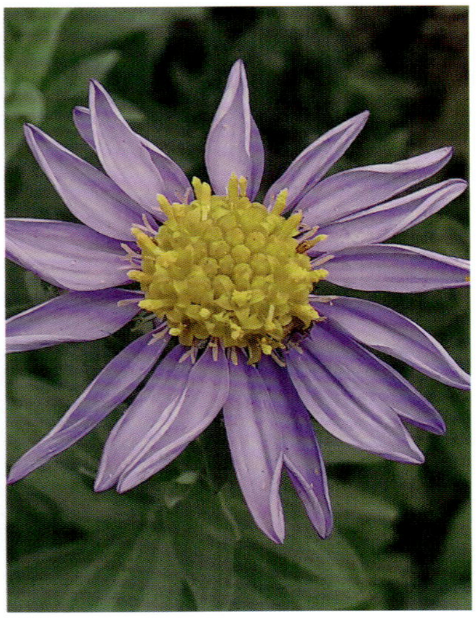

三脉紫菀

【基　　原】菊科紫菀属三脉紫菀 *Aster ageratoides* Turcz.

【别　　名】山（野）白菊、三褶脉紫菀、鸡儿肠、三脉叶（山）马兰、消食花、八月霜等。

【形态特征】多年生草本。**茎：**茎直立，单一，常有纵棱，上部有分枝。**叶：**叶互生，叶卵形至卵状椭圆形，先端渐尖，基部楔形，边缘有疏锯齿，两面均粗糙有毛，离基3出脉。**花：**头状花序多数，顶生，排列成伞房状；总苞半圆形，苞片2～3层，边缘薄；舌状花白色，管状花黄色。**果：**瘦果扁平，灰褐色，有边肋；冠毛锈色或暗白色。花果期7—12月。

【生境分布】生于林下、林缘、灌丛、路边。分布于我国东北、华北、华东、中南、西南及西藏等地。

【药用部位（药材名称）及采收加工】根或全草（山白菊）。夏秋季采收，洗净，鲜用或扎把晾干。

【临床应用】辛、苦，凉。清热解毒，祛痰镇咳，凉血止血；用于感冒发热，扁桃体炎，支气管炎，肝炎，痢疾，热淋，血热吐衄，痈肿疔毒，蛇虫咬伤。

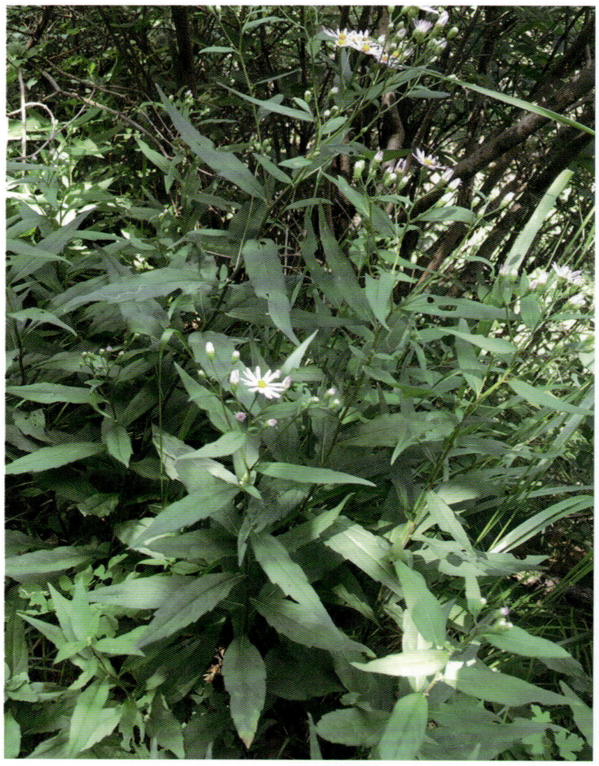
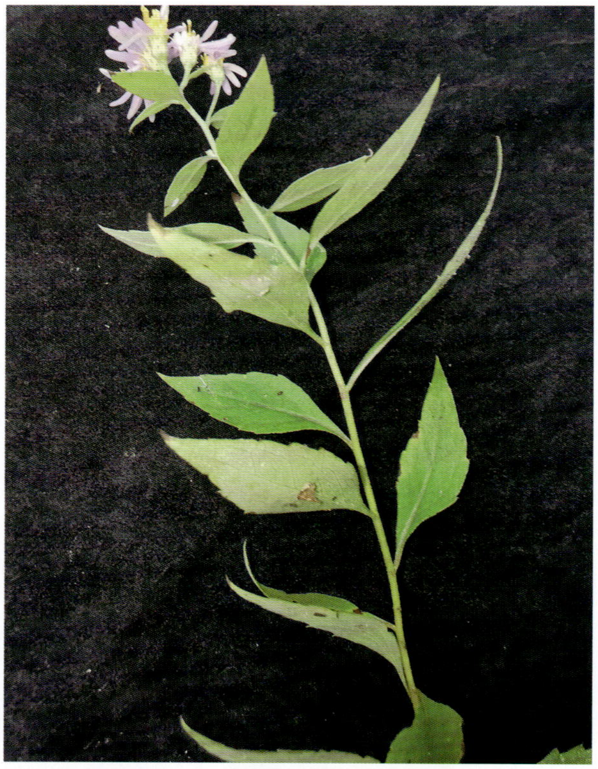
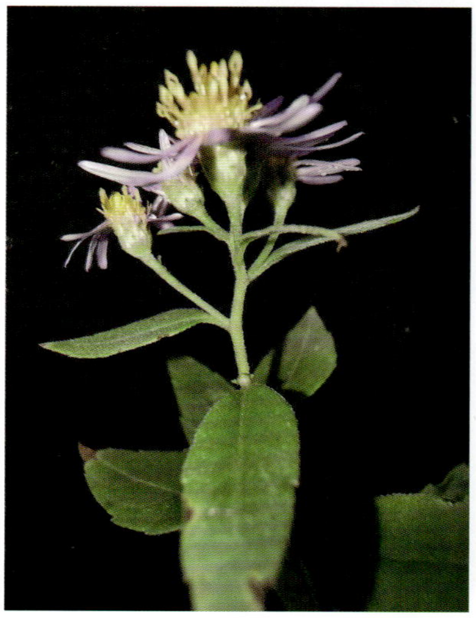
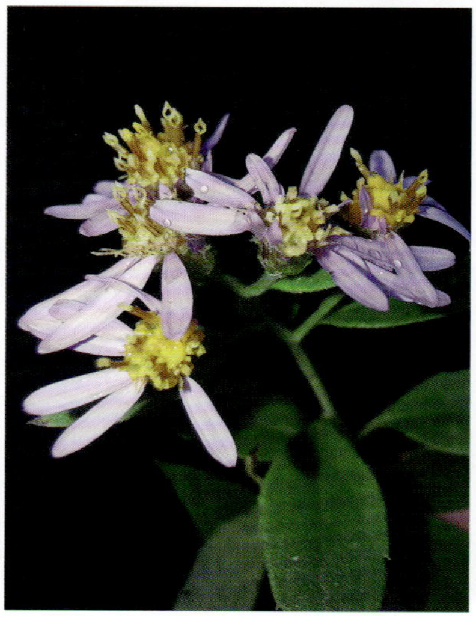
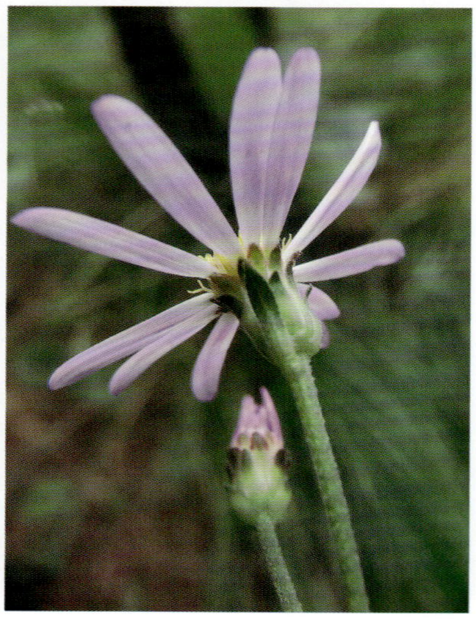

紫菀

【基　　原】菊科紫菀属紫菀 *Aster tataricus* L.

【别　　名】青牛舌头花、山白菜、驴夹板菜、驴耳朵菜、青菀、还魂草。

【形态特征】多年生草本。茎：根状茎斜升；茎直立，粗壮，基部有纤维状枯叶残片且常有不定根，有棱沟，疏被粗毛。叶：茎基部叶在花期枯落；茎下部叶匙状长圆形，常较小，下部渐狭或急狭成具宽翅的柄，先端渐尖，边缘具密锯齿；茎中部叶长圆形或长圆披针形，无柄，全缘或有浅齿；茎上部叶狭小；全部叶厚纸质，上面被短糙毛，下面被稍疏的但沿脉被较密的短粗毛。花：头状花序多数，在茎和枝端排列成复伞房状；花序梗长，有线形苞叶；总苞半球形，总苞片 3 层，线形或线状披针形，顶端尖或圆形全部或上部草质，被密短毛，内层苞片边缘宽膜质且带紫红色，有草质中脉；舌状花约 20 个，舌片蓝紫色。果：瘦果倒卵状长圆形，紫褐色，两面各有 1 或少有 3 脉，上部被疏粗毛；冠毛污白色或带红色，有多数不等长的糙毛。花果期 7—10 月。

【生境分布】生于低山阴坡湿地、山顶、低山草地、沼泽地。分布于我国东北、华北及河南、陕西、甘肃等地。

【药用部位（药材名称）及采收加工】根和根茎（紫菀）。春秋季采挖，除去有节的根茎泥沙，编成辫状晒干或直接晒干。

【临床应用】辛、苦，温；归肺经。润肺下气，消痰止咳；用于痰多喘咳，新久咳嗽，劳嗽咳血。

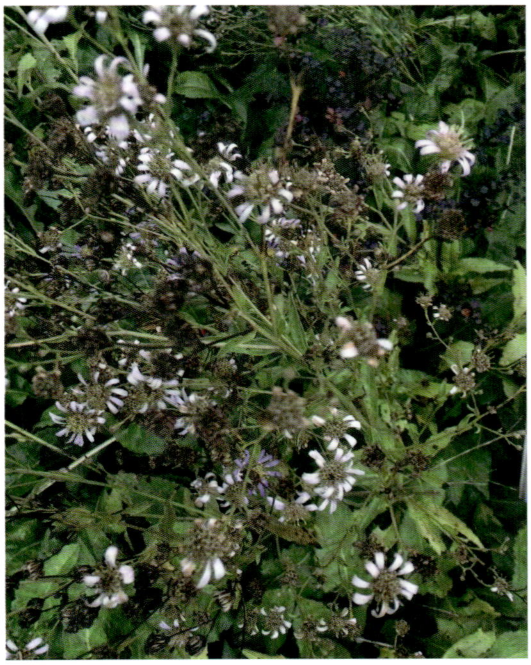

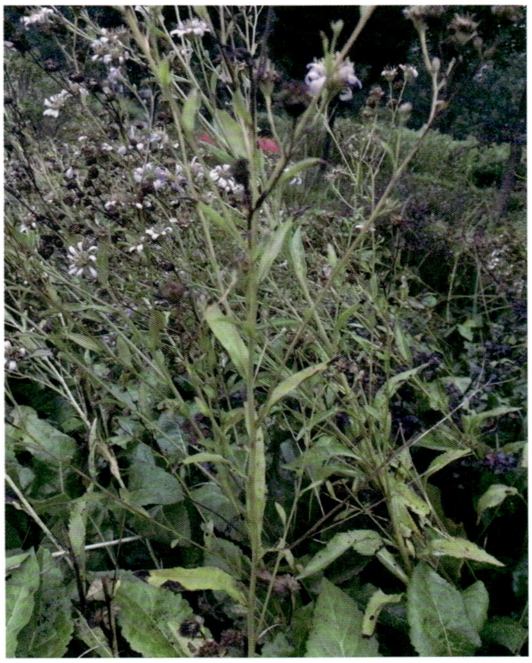

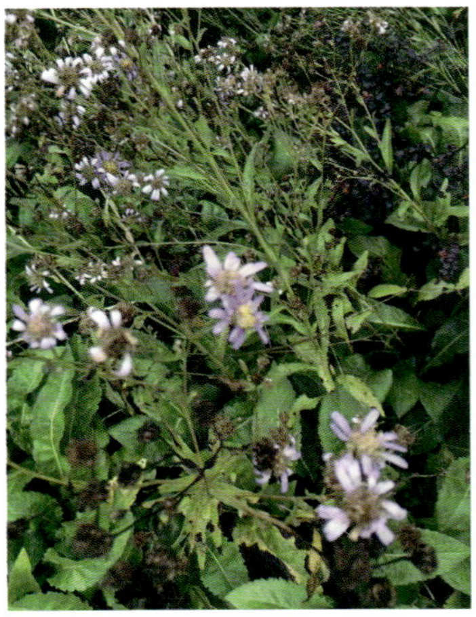

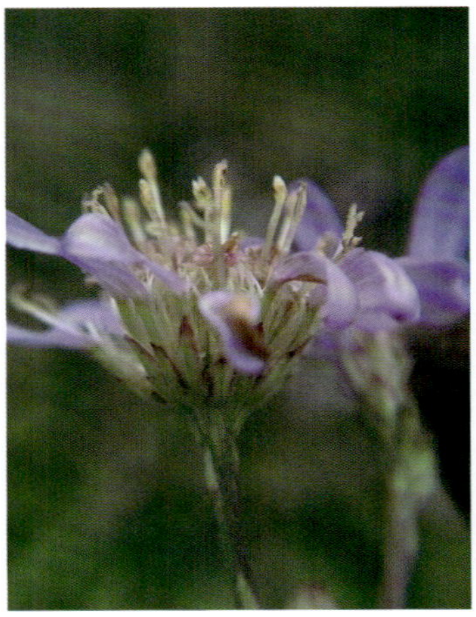

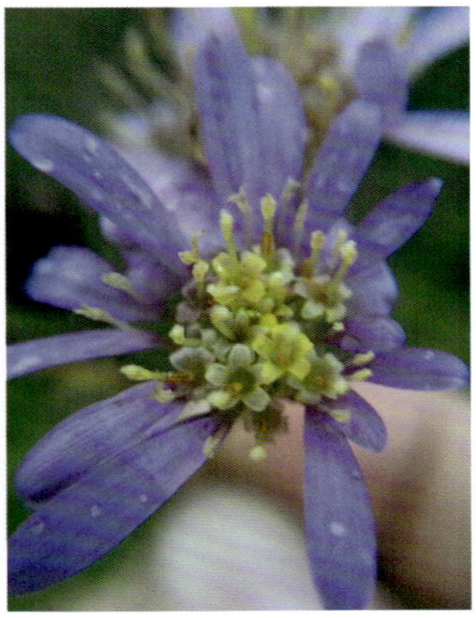

一年蓬

【基　　原】菊科飞蓬属一年蓬 *Erigeron annuus*（L.）*Pers.*

【别　　名】女菀、牙肿（根）消、长毛草、地白菜、油麻草、白马兰、千层塔、治疟草、瞌睡草、白旋覆花等。

【形态特征】1～2年生草本。茎：茎直立，全株有柔毛，茎上部分枝。叶：基生叶丛生，叶片卵形或倒卵状披针形，先端尖或钝，基部狭窄下延成翼柄，边缘有不规则粗齿；茎生叶互生，披针形或条状披针形，先端尖，边缘具齿裂，有短柄或无柄；茎上部叶多为线形，全缘，有缘毛。花：头状花序排列成伞房状；总苞半球形，苞片线形；外缘舌状花，2层，雌性，舌片线形，白色或略带紫色，雌蕊1，柱头2裂成叉状；中央管状花两性，黄色，先端6裂。果：瘦果扁平，边缘有棱。花果期5—10月。

【生境分布】生于山坡、路边、田野。分布于我国华东、华中及吉林、河北、四川、西藏等地。

【药用部位（药材名称）及采收加工】全草（一年蓬）。夏秋季采收，洗净，鲜用或晒干。

【临床应用】甘、苦，凉；归胃、大肠经。消食止泻，清热解毒，截疟；用于消化不良，胃肠炎，齿龈炎，疟疾，毒蛇咬伤。

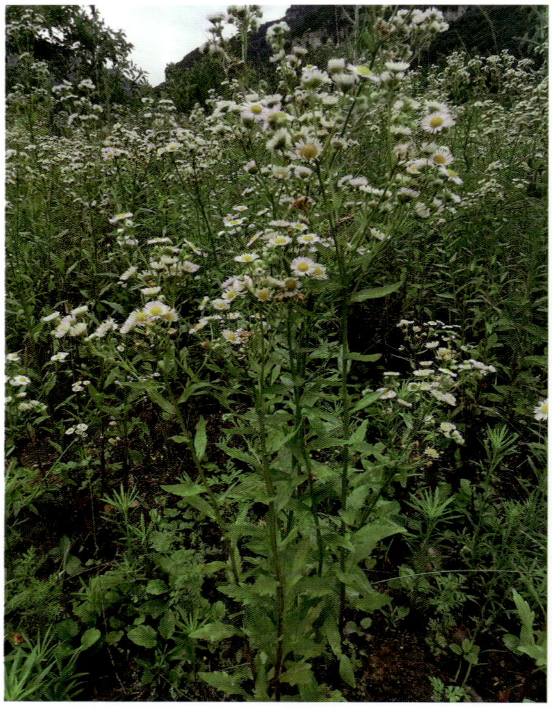

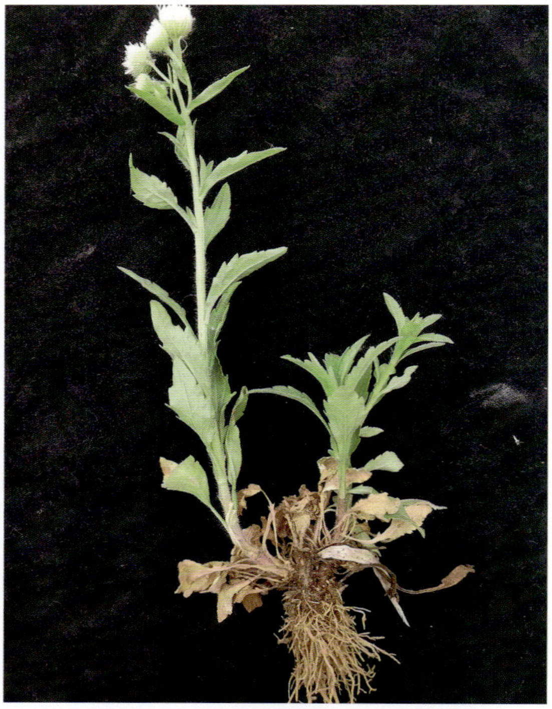

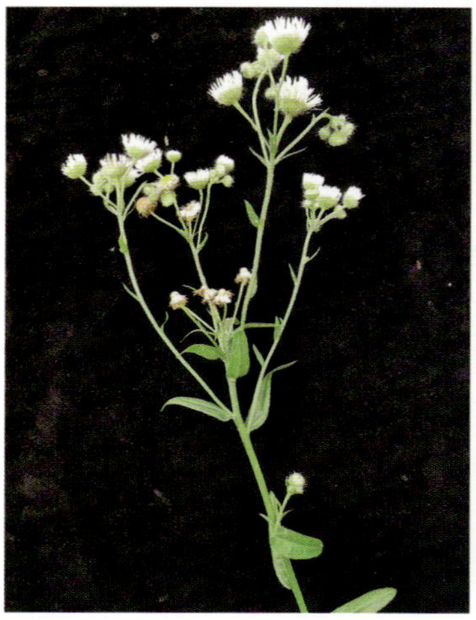

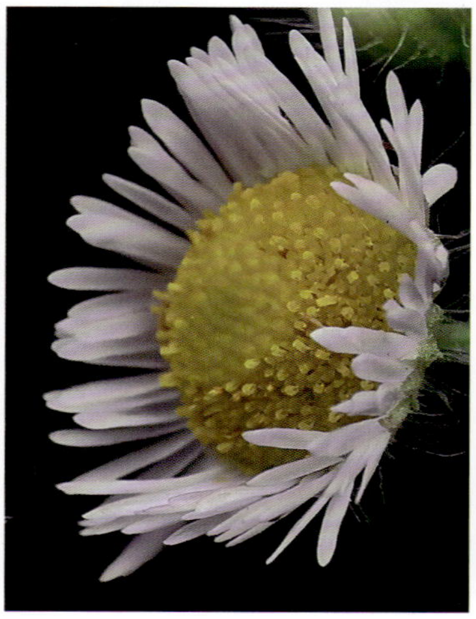

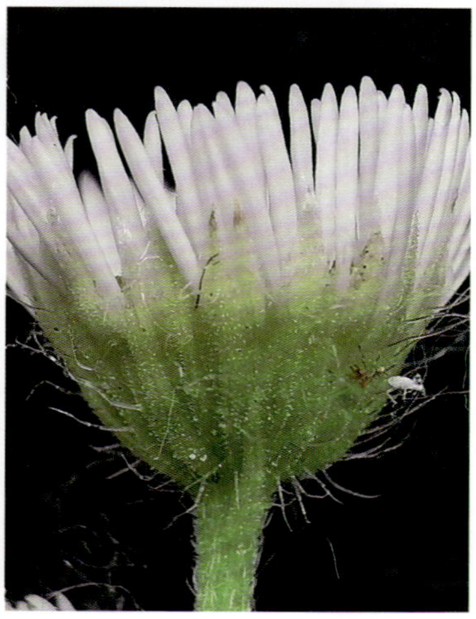

小蓬草

【基　　原】菊科飞蓬属小蓬草 *Erigeron canadensis* L.

【别　　名】(小)飞蓬、加拿大蓬、竹叶艾、臭艾、祁州一枝蒿、鱼胆草、蛇舌草等。

【形态特征】1 年生草本。**根：**根直伸，圆锥形。**茎：**茎直立，有细纵纹及粗糙毛，上部多分枝。**叶：**叶互生；基部叶近匙形，先端尖，基部狭，全缘或具微齿，边缘有缘毛，近无柄；茎上部叶条形或条状披针形。**花：**头状花序多数，有短梗，密集成圆锥状或伞房圆锥状；总苞半球形，总苞片 2～3 层，条状披针形；外围舌状花多层，白色，雌性，花冠舌片直立，条形至披针形；中央管状花白色或黄色，两性，先端 5 齿裂。**果：**瘦果矩圆形，略有毛。花果期 5—10 月。

【生境分布】生于路边、山坡、草丛。分布于我国大部分地区。

【药用部位(药材名称)及采收加工】全草或叶(小飞蓬、绒线草)。夏秋季采收，洗净，鲜用或晒干。

【临床应用】辛、微苦，凉。清热利湿，散瘀消肿；用于肠炎，痢疾，传染性肝炎，胆囊炎；外用治牛皮癣、跌打损伤、疮疖肿毒、风湿骨痛、外伤出血；鲜叶捣汁治中耳炎、结膜炎。

【备　　注】按《中国植物志》，本种已由白酒草属 Conyza 修订为飞蓬属 Erigeron。

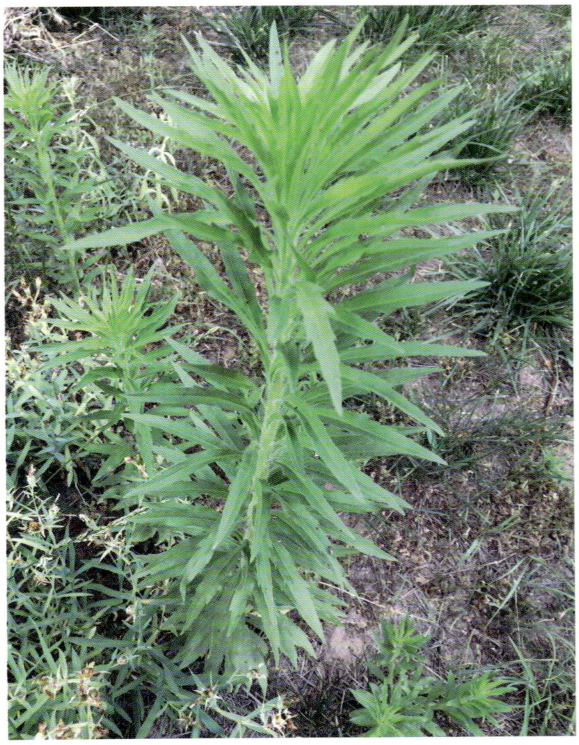

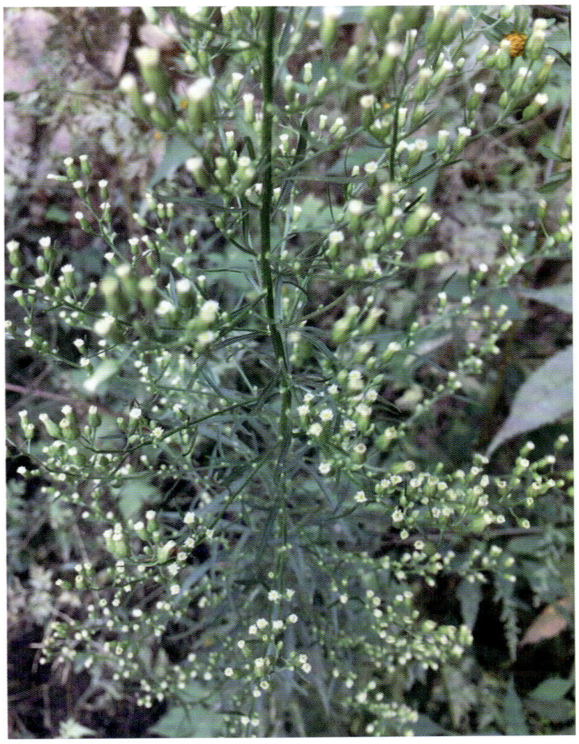

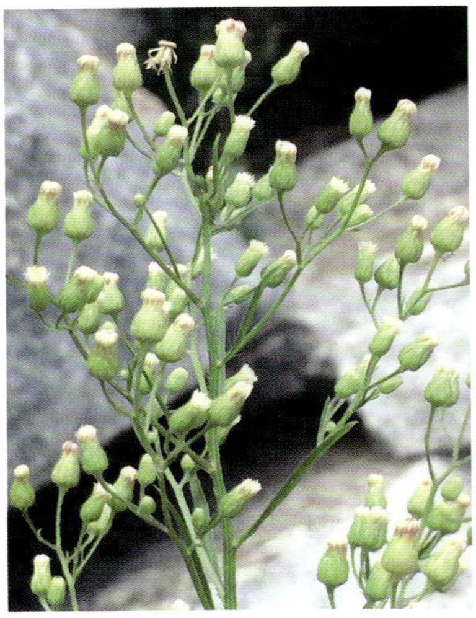

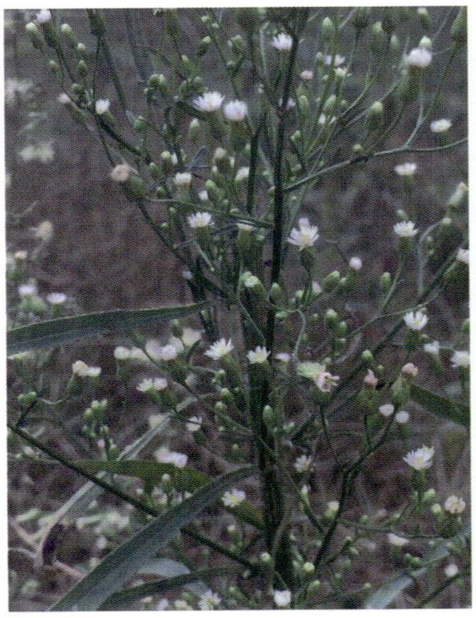

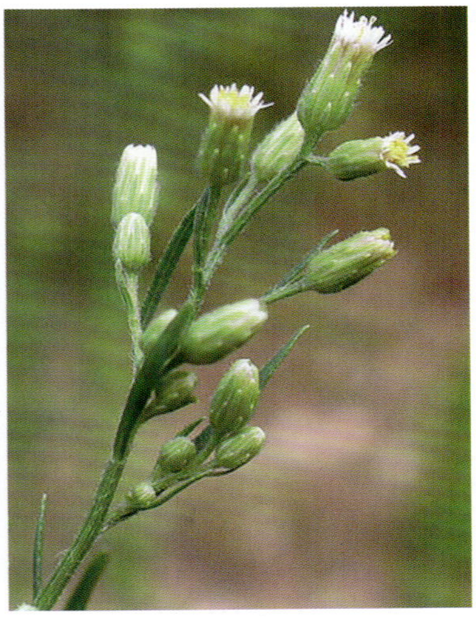

香丝草

【基　　原】菊科飞蓬属香丝草 *Erigeron bonariensis* L.

【别　　名】火草苗、野塘蒿、野地黄菊、蓑衣草。

【形态特征】1～2 年生草本。根：根纺锤形，具纤维状根。茎：茎直立，全体被开展的细软毛，上部常分枝。叶：叶互生；基部叶披针形，边缘具不规则的齿裂或羽裂，花后多凋落，有柄；茎生叶向上渐窄，狭披针形或线形，全缘，无柄。花：头状花序多数，在枝端排列成圆锥状；总苞片 2～3 层，线形，有毛；雌花多层，白色，花冠细管状，无舌片或顶端仅有 3～4 个细齿；两性花淡黄色，花冠管状，管部上部被疏微毛，上端具 5 齿裂。果：瘦果长圆形，扁平，有毛；冠毛 1～2 层，淡红褐色，外短内长。花果期 5—11 月。

【生境分布】生于路边、田野、山坡草地。分布于我国中部、东部、南部、西南等地。

【药用部位（药材名称）及采收加工】全草（野塘蒿）。夏秋季采收，鲜用或切段晒干。

【临床应用】苦，凉。清热解毒，除湿止痛，止血；用于感冒，疟疾，风湿性关节炎，疮疡脓肿，外伤出血。

【备　　注】按《中国植物志》，本种已由白酒草属 Conyza 修订为飞蓬属 Erigeron。

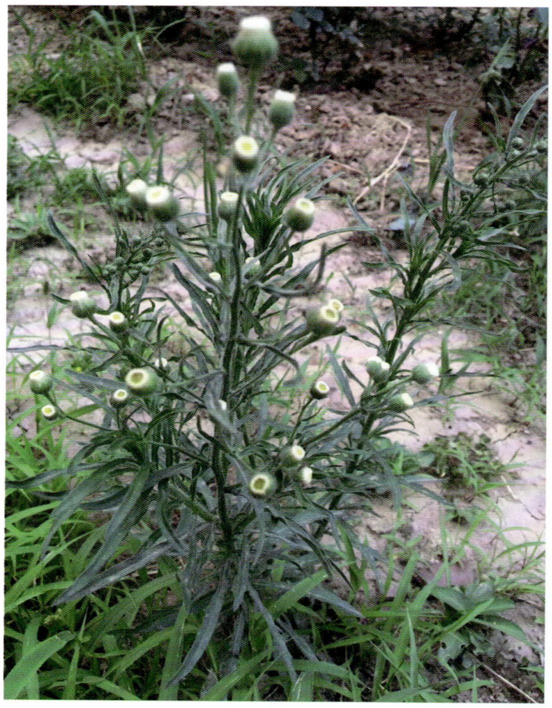

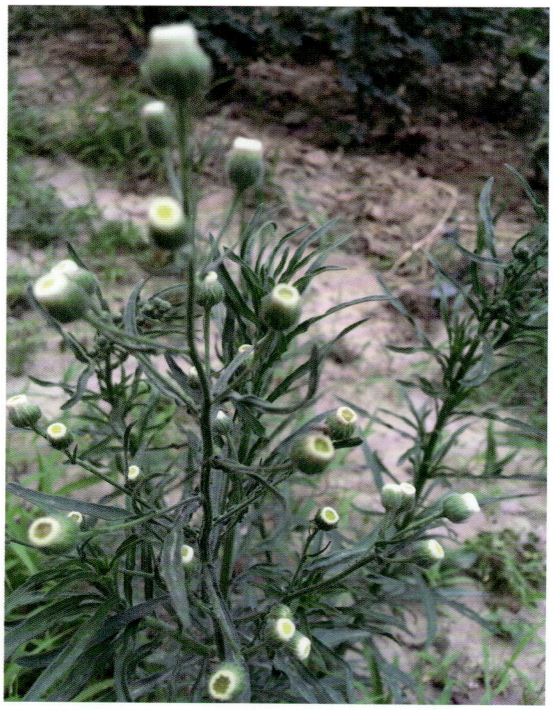

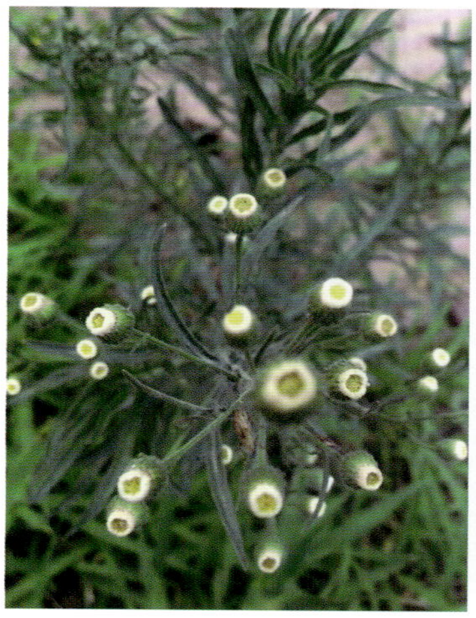

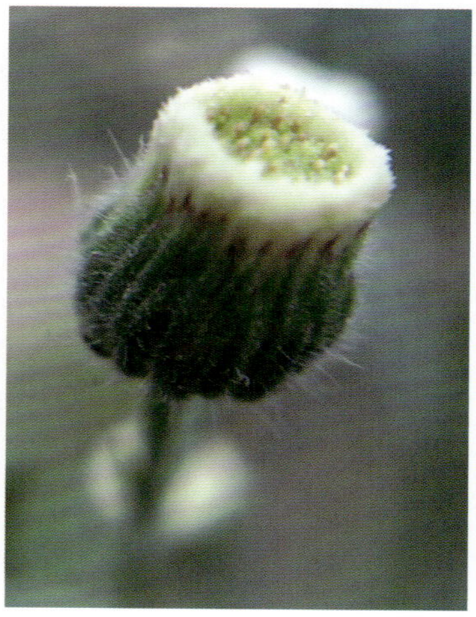

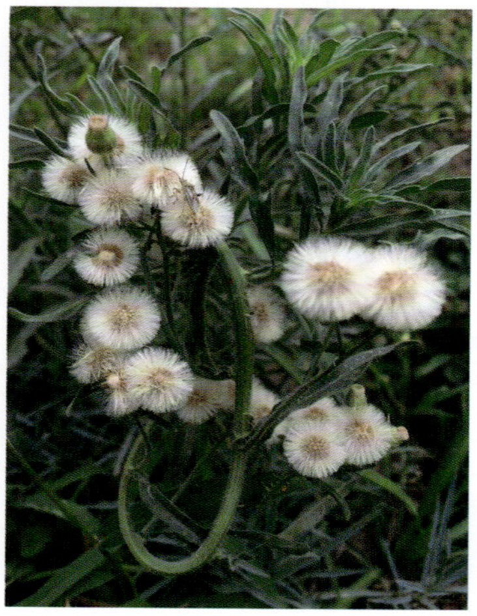

薄雪火绒草

【基　　原】菊科火绒草属薄雪火绒草 *Leontopodium japonicum* Miq.

【别　　名】小白头翁、小毛香、火艾、薄雪草。

【形态特征】多年生草本。茎：根状茎分枝稍长，有数个簇生的花茎和幼茎；茎直立，不分枝或有伞房状花序枝，稀有分枝，基部稍木质，上部被白色薄茸毛，下部不久脱毛。叶：叶狭披针形，或下部叶倒卵圆状披针形，基部急狭，无叶鞘，顶端尖，边缘平或稍波状反折，上面有疏蛛丝状毛或脱毛，下面被银白色或灰白色薄层密茸毛，3～5 基出脉；下部叶在花期枯萎；苞叶多数，较茎上部叶常短小，卵圆形或长圆形，顶端钝或稍尖，两面被灰白色密茸毛或上面被珠丝状毛，排列成疏散的苞叶群。花：头状花序多数，疏散；总苞钟形或半球形，被白色或灰白色密茸毛，总苞片 3 层，顶端钝，无毛，露出毛茸之上；小花异形或雌雄异株；雄花花冠狭漏斗状，雌花花冠细管状。果：瘦果常有乳头状突起或短粗毛。花果期 6—10 月。

【生境分布】生于山地灌丛、草坡、林下。分布于甘肃、陕西、河南、山西、湖北、安徽、四川等地。

【药用部位（药材名称）及采收加工】花（薄雪火绒草、薄雪草）。秋季采收，洗净，晾干。

【临床应用】淡、微甘，平。润肺止咳，用于肺燥咳嗽。

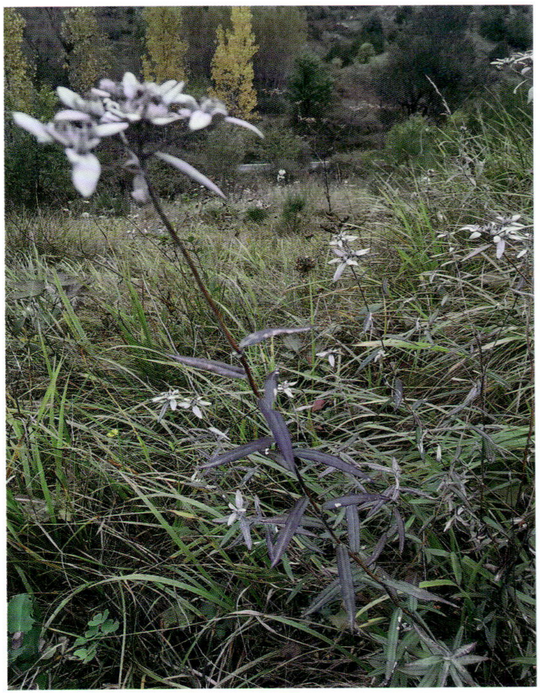

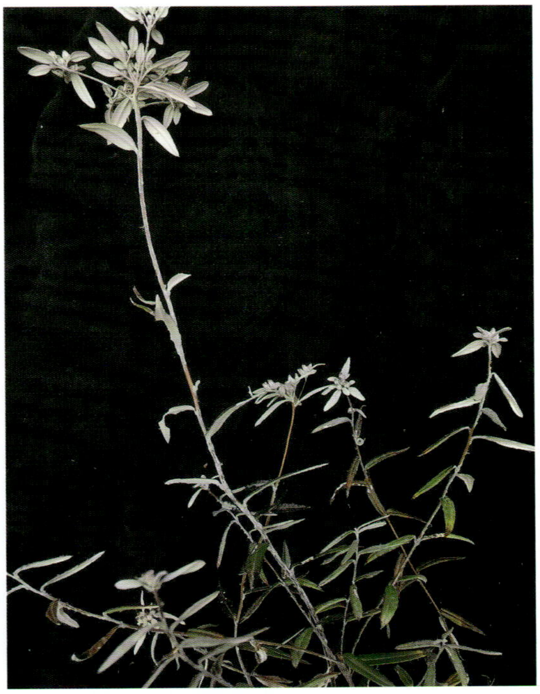

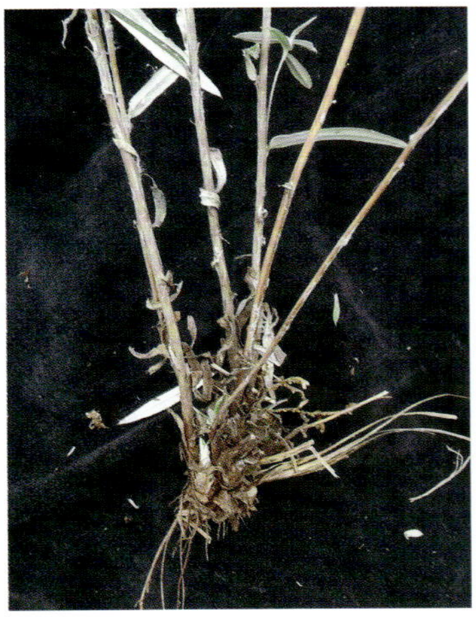

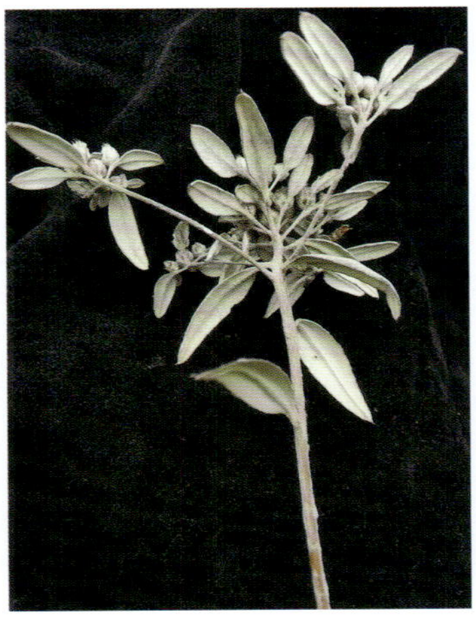

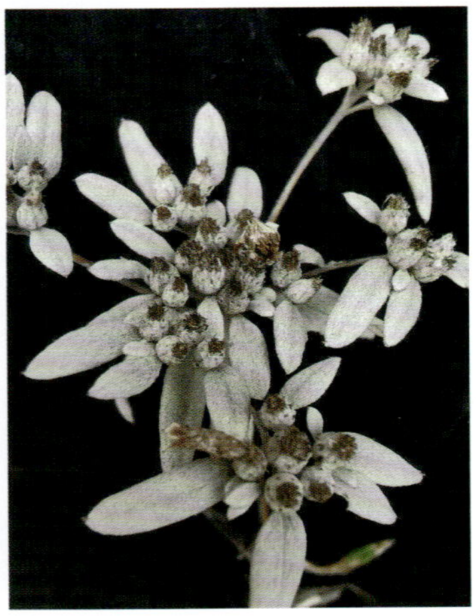

火绒草

【基　　原】菊科火绒草属火绒草 *Leontopodium leontopodioides*（willd.）Beauv.

【别　　名】小打火草。

【形态特征】多年生草本。茎：根状茎粗壮，有多数簇生的花茎和不育茎；茎直立，不分枝或有分枝。叶：叶贴近茎直立向上；叶线形或线状披针形，先端圆钝，具小尖头，茎基部叶的基部呈鞘状，茎中部叶无柄而半抱茎，叶两面均被白色绵毛，背面较密；苞叶少数，线状披针形，排列成不开展的星叶群，两面均密被厚绒毛。花：头状花序 5～7 个，排列密集；总苞半球形，总苞片 4 层，披针形，外面密被茸毛，先端渐尖，褐色，露出毛茸之外；雌雄异株；雄花花冠漏斗状，先端 5 裂，雄蕊 5；雌花花冠细管状先端 4 裂，花柱外露，柱头不等 2 裂。果：瘦果长圆柱形，冠毛白色。花果期 5—10 月。

【生境分布】生于山坡、草地、河谷等处。分布于我国西北、东北、华北等地。

【药用部位（药材名称）及采收加工】地上部分（火绒草）。夏秋间采收，洗净，晾干。

【临床应用】微苦，寒。疏风清热，利尿，止血；用于流行性感冒，急慢性肾炎，尿路感染，尿血，创伤出血。

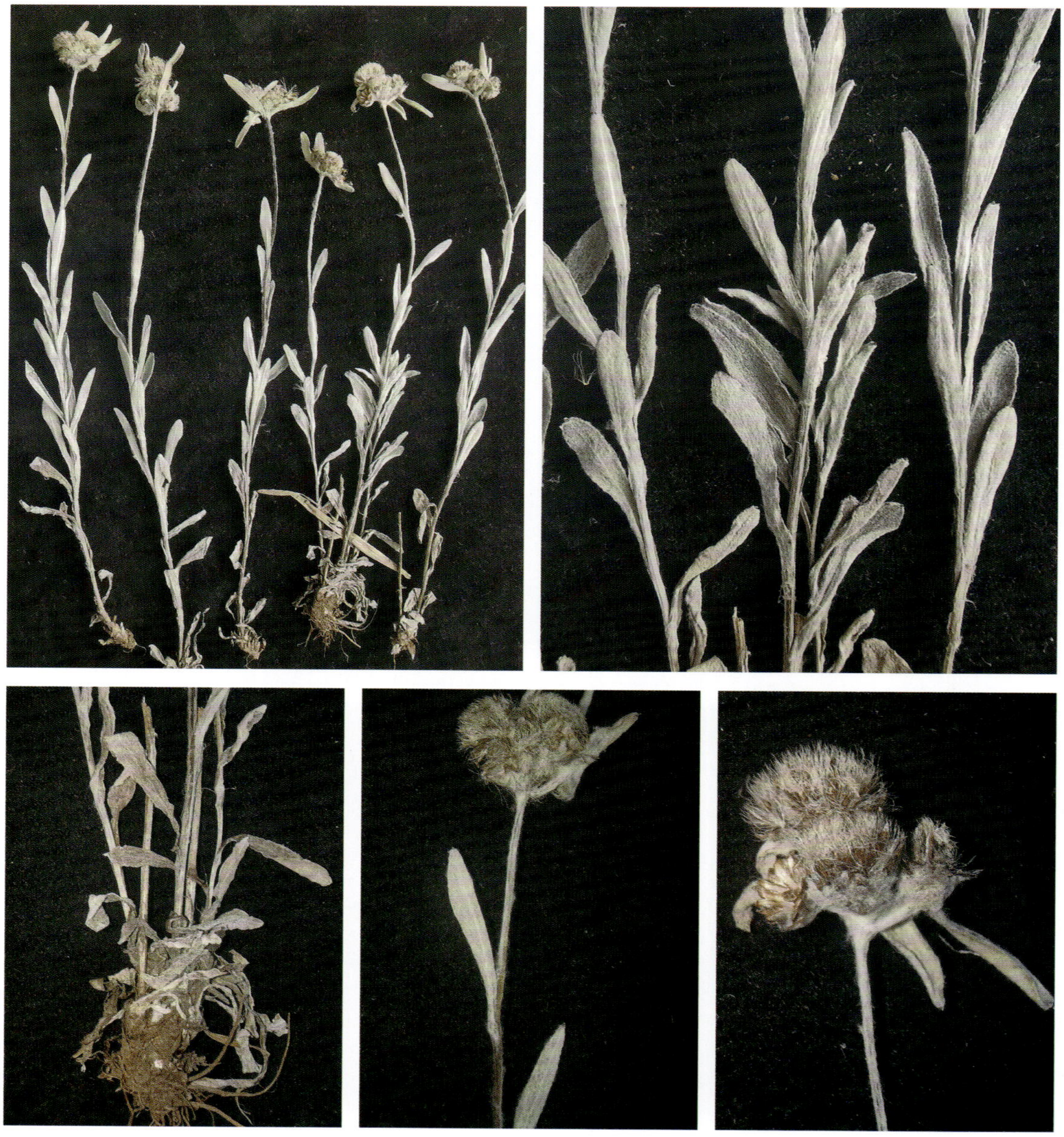

【基　　原】菊科香青属香青 *Anaphalis sinica* Hance

【别　　名】籁箫、荻、通肠香、打火草。

【形态特征】多年生草本。**茎：**根状茎细或粗壮，木质，有细匍枝；茎直立，疏散或密集丛生，通常不分枝，被白色或灰白色棉毛。**叶：**茎下部叶花期枯萎；茎中部叶长圆形、倒披针长圆形或线形，基部渐狭，沿茎下延成狭或稍宽的翅，边缘平，顶端渐尖或急尖，有短小尖头；茎上部叶较小；全部叶上面被蛛丝状棉毛，或下面或两面被白色或黄白色厚棉毛，有单脉或离基三出脉。**花：**头状花序多数或极多数，密集成复伞房状或多次复伞房状；总苞钟状或近倒圆锥状，总苞片 6 ～ 7 层，外层卵圆形，浅褐色，被蛛丝状毛，内层舌状长圆形，乳白色或污白色，顶端钝或圆形；雄株的总苞片常较钝，雌株头状花序有多层雌花，中央有 1 ～ 4 个雄花；雄株头状花托有短毛，雄花冠毛上部渐宽扁，有锯齿。**果：**瘦果被小腺点。花果期 6—10 月。

【生境分布】生于灌丛、草地、山坡、溪岸。分布于我国北部、中部、东部、南部。

【药用部位（药材名称）及采收加工】全草（通肠香、香青）。霜降后采收全草，除去泥沙，晒干。

【临床应用】辛、微苦，微温。祛风解表，消炎止痛，宣肺止咳；用于感冒，气管炎，肠炎，痢疾。

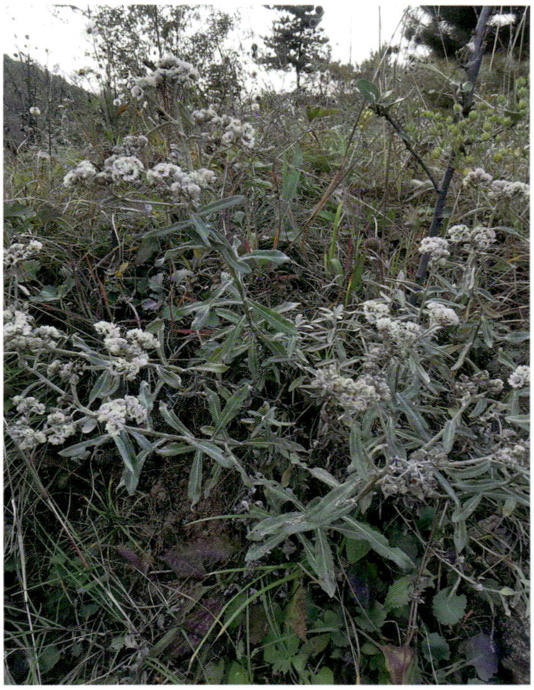

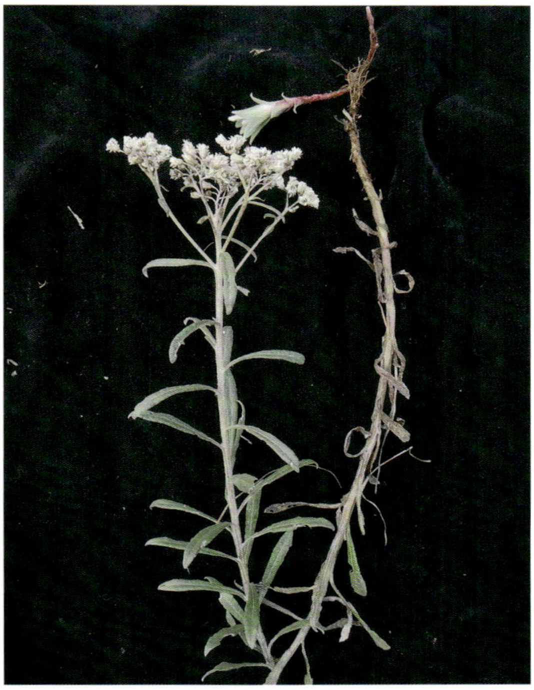

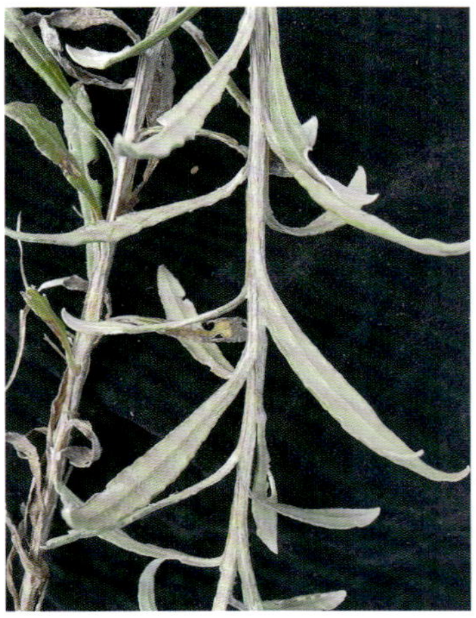

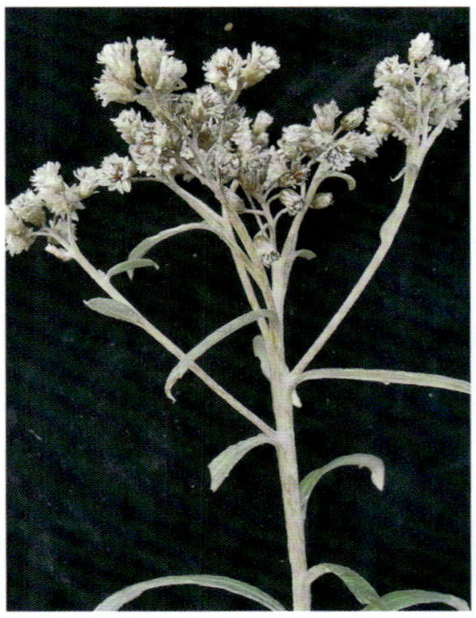

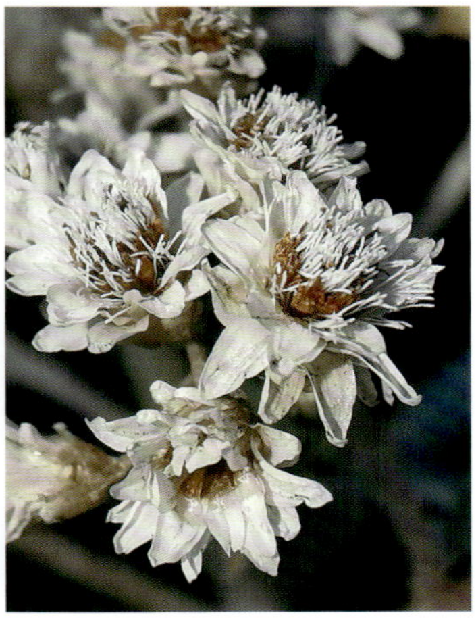

珠光香青

【基　　原】菊科香青属珠光香青 *Anaphalis margaritacea*（L.）Benth. et Hook. f.

【别　　名】山荻、烛（球）光香青。

【形态特征】多年生草本。**茎：**根状茎横走或斜升，木质，有匍枝；茎直立或斜升，单生或少数丛生，常粗壮，被灰白色棉毛，下部木质。**叶：**茎下部叶花期常枯萎；茎中部叶开展，线形或线状披针形，稀更宽，基部稍狭或急狭，多少抱茎，不下延，边缘平，顶端渐尖，有小尖头；茎上部叶渐小；全部叶上面被蛛丝状毛，下面被灰白色至红褐色厚棉毛，有单脉或 3 ～ 5 出脉。**花：**头状花序多数，在茎和枝端排列成复伞房状，稀伞房状；总苞宽钟状或半球状，总苞片 5 ～ 7 层，多少开展，基部多少褐色，上部白色，外层卵圆形，内层卵圆至长椭圆形，最内层线状倒披针形；雌株头状花序外围有多层雌花，中央有 3 ～ 20 雄花；雄株头状花全部有雄花或外围有极少数雌花；冠毛较花冠稍长，在雌花细丝状，在雄花上部较粗厚，有细锯齿。**果：**瘦果长椭圆形，有小腺点。花果期 8—11 月。

【生境分布】生于路旁、草地、山坡、林下等处。分布于我国西北、西南及湖北、河南等地。

【药用部位（药材名称）及采收加工】带根全草（大叶白头翁、山荻）。夏季花初放时连根挖起，去净泥沙，鲜用或晒干。

【临床应用】辛、苦，凉。清热泻火解毒，祛风通络，燥湿，驱虫；用于胃火牙痛，湿热泻痢，蛔虫病，乳痈，瘰疬，臁疮；外用治刀伤、跌打损伤、颈淋巴结结核。

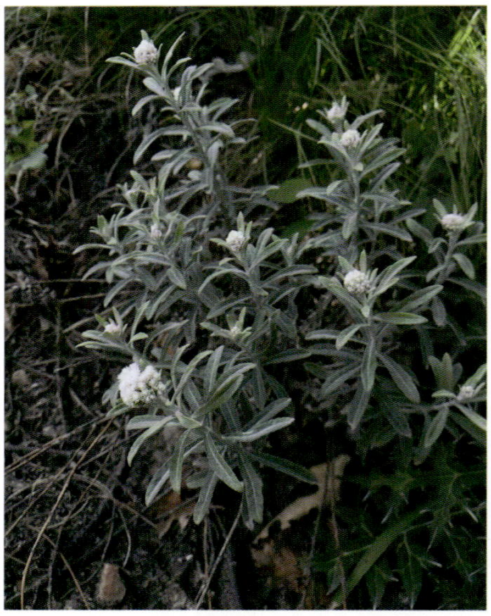
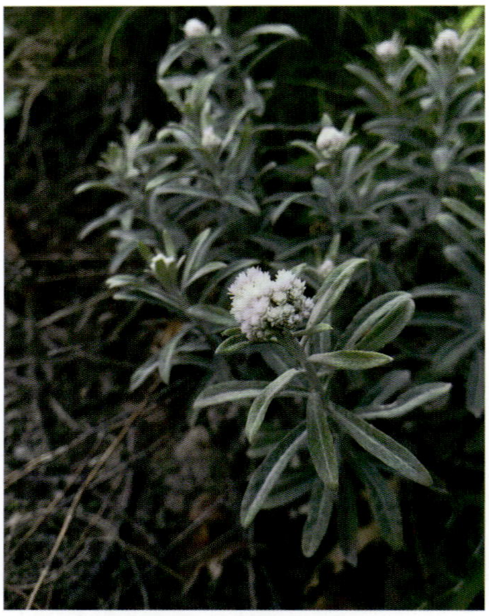
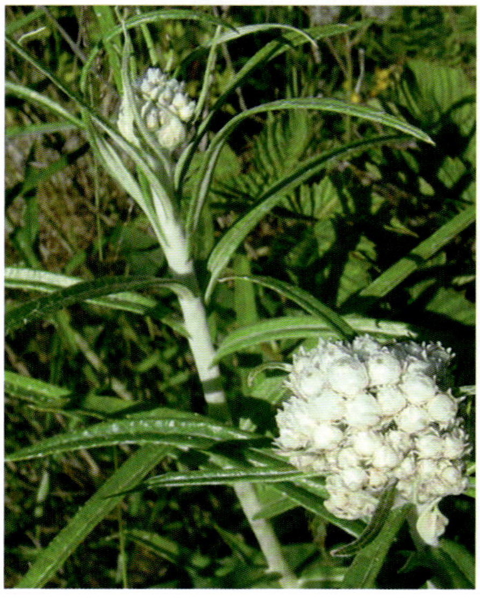
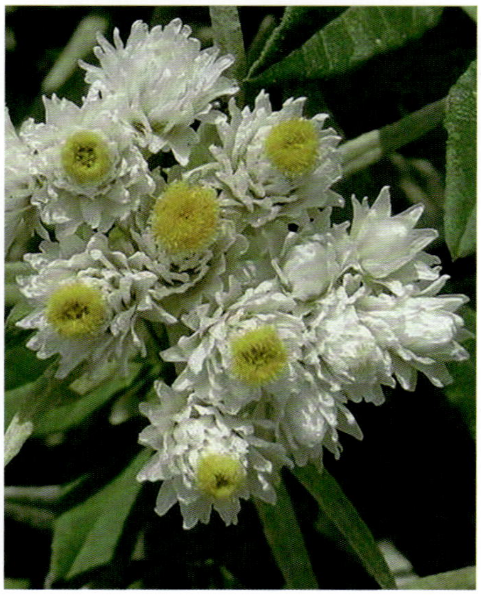

鼠曲草

【基　　原】菊科鼠曲草属鼠曲草 *Gnaphalium affine* D. Don

【别　　名】鼠麴草、追骨风、清明菜（蒿）、棉花菜、菠菠草、棉茧头、宽紧草、一面青。

【形态特征】1～2 年生草本。**茎：**茎直立，簇生，密被白色绵毛。**叶：**叶互生；基部叶花期时枯萎；茎中下部叶倒披针形或匙形，先端具小尖，基渐渐狭，全缘，两面被灰白色绵毛，叶脉 1 条。**花：**头状花序多数，常在茎端密集成伞房状；总苞球状钟形，总苞片 3 层，金黄色，干膜质，先端钝，外层总苞片较短，宽卵形，内层长圆形；花黄色，外围的雌花花冠丝状，中央的两性花花冠筒状，先端 5 裂。**果：**瘦果长圆形，有乳头状突起；冠毛黄白色。花果期 4—9 月。

【生境分布】生于田埂、荒地、路旁。分布于我国华东、中南、西南及河北、陕西等地。

【药用部位（药材名称）及采收加工】全草（鼠曲草）。春季开花时采收，去尽杂质，鲜用或晒干。

【临床应用】甘、微酸，平；归肺经。化痰止咳，祛风除湿，解毒；用于咳喘痰多，风湿痹痛，泄泻，水肿，蚕豆病，赤白带下，痈肿疔疮，阴囊湿痒，荨麻疹，高血压。

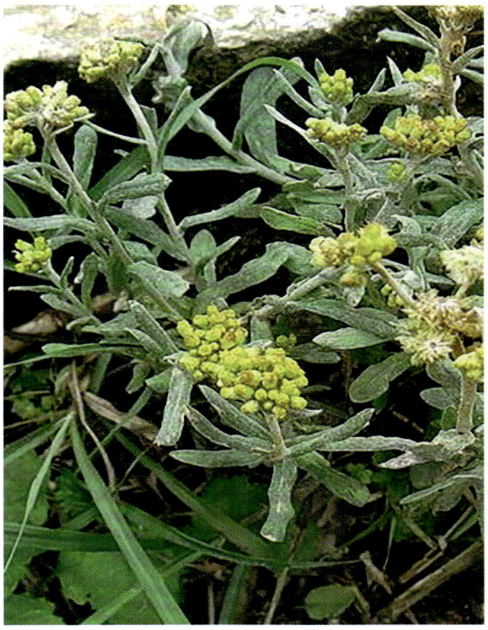

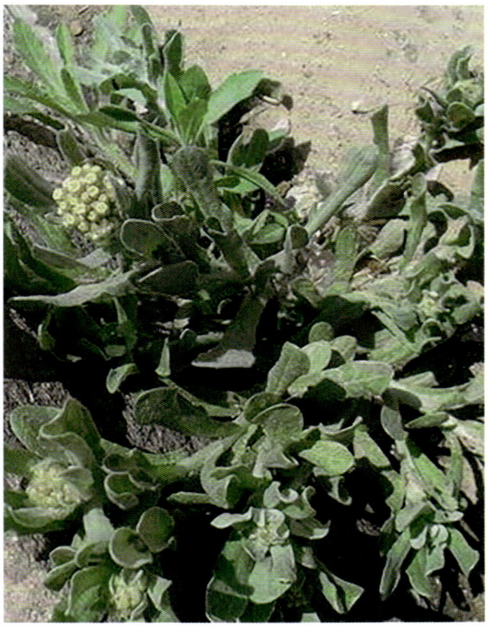

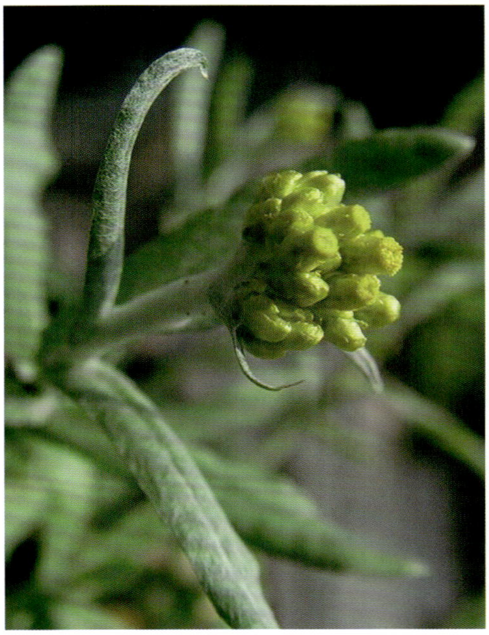

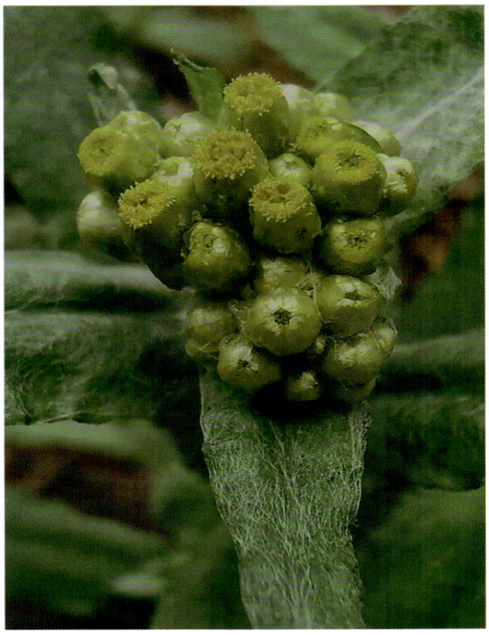

蓼子朴

【基　　原】菊科旋覆花属蓼子朴 *Inula salsoloides*（Turcz.）Ostenf.

【别　　名】绞蛆爬、山猫眼、秃女子草、黄蓬花、黄喇嘛、小（小叶、沙地、沙、砂）旋覆花。

【形态特征】多年生亚灌木。**茎：**根茎分枝长，横走，木质；茎平卧、斜升或直立，圆柱形，下部木质，有分枝，分枝细而弯曲，被白色粗毛。**叶：**叶披针状或长圆状线形，全缘，基部常心形或有小耳，半抱茎，边缘平展或稍反卷，顶端钝或稍尖，稍肉质，上面无毛，下面有腺毛及短毛。**花：**头状花序单生枝端；总苞倒卵形，总苞片 4～5 层，线状卵圆状至长圆状披针形，渐尖，干膜质，基部常稍革质，黄绿色，背面无毛，上部或全部有缘毛，外层渐小；舌状花浅黄色，椭圆状线形，顶端有 3 细齿；管状花上部狭漏斗状，顶端有尖裂片；冠毛白色。**果：**瘦果有多数细沟，被腺点和疏粗毛，冠毛白色。花果期 5—9 月。

【生境分布】生于草原、戈壁滩、流砂地、沙丘、湖河沿岸冲积地、黄土高原。分布于我国西北、华北及河南、辽宁等地。

【药用部位（药材名称）及采收加工】全草或花序（沙旋复花、黄蓬花）。夏秋季采收，拣净，晒干。

【临床应用】辛、苦，寒。清热解毒，利湿消肿；用于外感头痛，肠炎，痢疾，浮肿，小便不利，疮痈肿毒，黄水疮，湿疹。

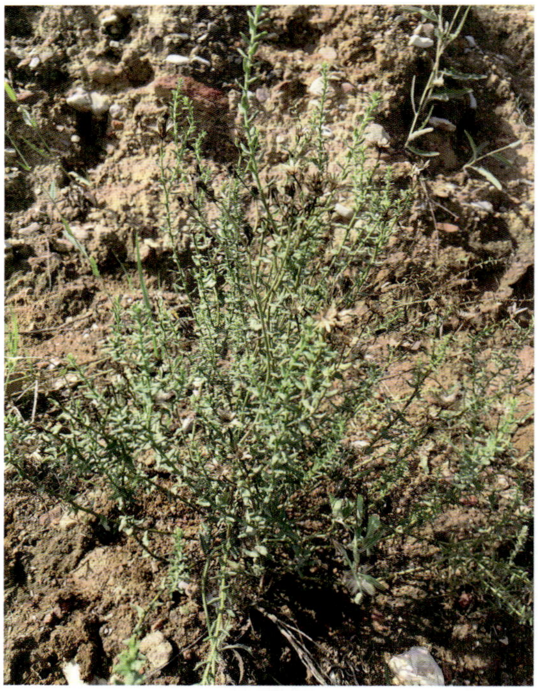

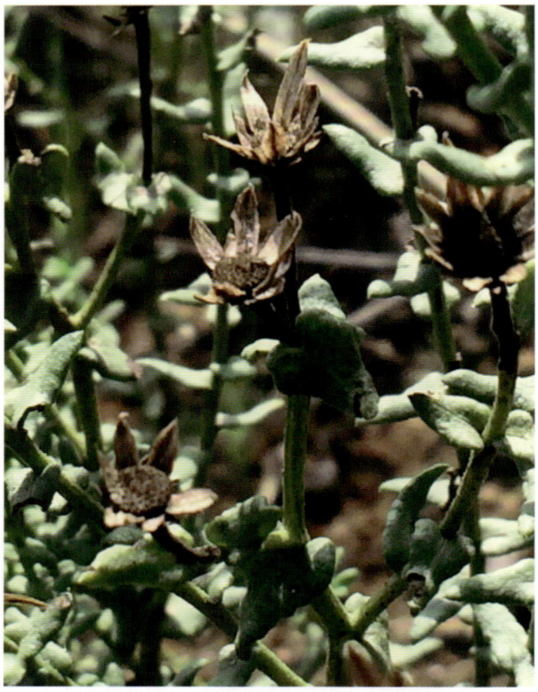

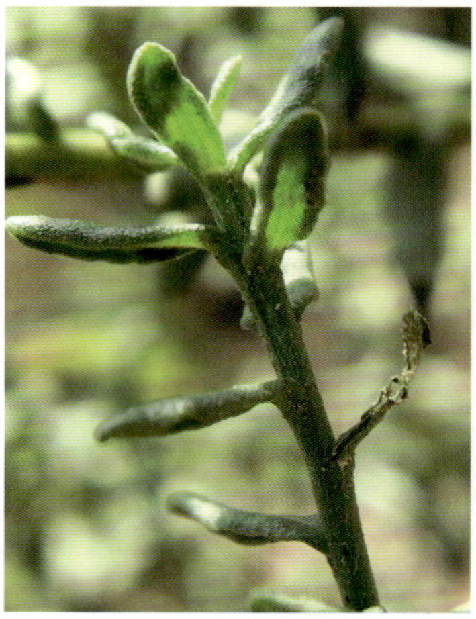

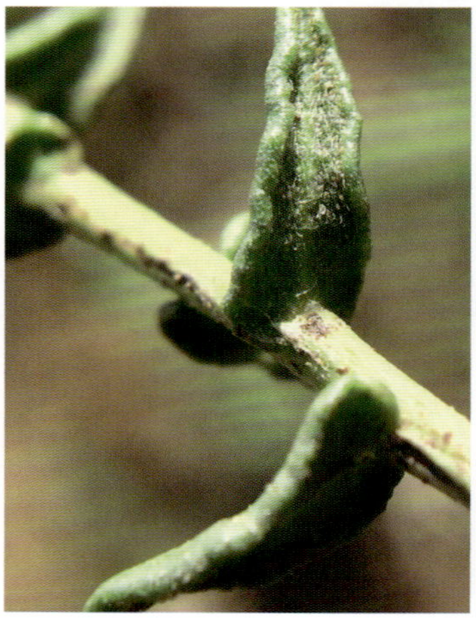

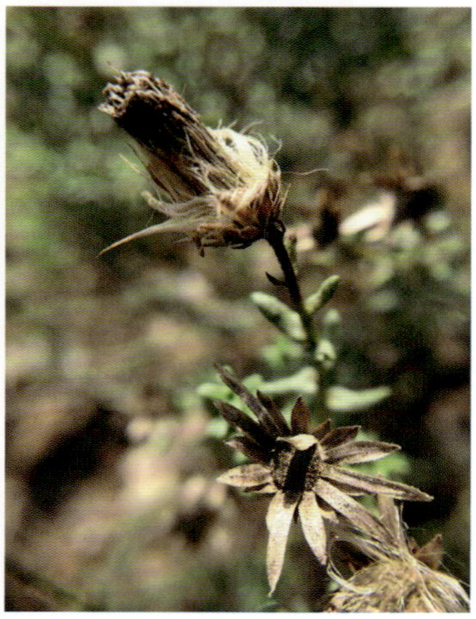

欧亚旋覆花

【基　　原】菊科旋覆花属欧亚旋覆花 *Inula britannica* L.

【别　　名】(大花、欧洲)旋覆花。

【形态特征】多年生草本。**茎：**茎直立，被长柔毛。**叶：**叶互生；基部叶长椭圆状披针形，下部渐狭成柄；茎中部叶长椭圆形，基部宽大，无柄，心形或有耳，半抱茎，先端尖或稍尖，边缘有疏齿或全缘，上面疏被伏毛或无毛，下面密被伏毛，有腺点。**花：**头状花序 1 ～ 5 个顶生，直径 2.5 ～ 5 cm，花序梗长 1 ～ 4 cm；总苞半球形，直径 1.5 ～ 2.2 cm，总苞片 4 ～ 5 层，外层线状披针形，被长柔毛，具缘毛；舌状花黄色，舌片线形；管状花花冠上部稍宽大。**果：**瘦果圆柱形，有浅沟，被短毛；冠毛 1 层，白色，与管状花近等长。花果期 6—10 月。

【生境分布】生于河岸、湿润坡地、田埂、路旁。分布于我国东北、华北及陕西、甘肃、新疆、河南等地。

【药用部位(药材名称)及采收加工】地上部分(金沸草、金佛草)、头状花序(旋覆花)、根(旋覆花根)。地上部分：夏秋季采收，晒干。旋覆花：夏秋季花开时采收，除去杂质，阴干或晒干。旋覆花根：秋季采挖，洗净，晒干。

【临床应用】地上部分：辛、苦、咸，温；归肺、大肠经。降气，消痰，行水；用于外感风寒，痰饮蓄结，咳喘痰多，胸膈痞满。旋覆花：辛、苦、咸，微温；归肺、脾、胃、大肠经。降气，消痰，行水，止呕；用于风寒咳嗽，痰饮蓄结，胸膈痞闷，喘咳痰多，呕吐噫气，心下痞硬。旋覆花根：咸，温。祛风湿，平喘咳，解毒生肌；用于风湿痹痛，喘咳，疔疮。

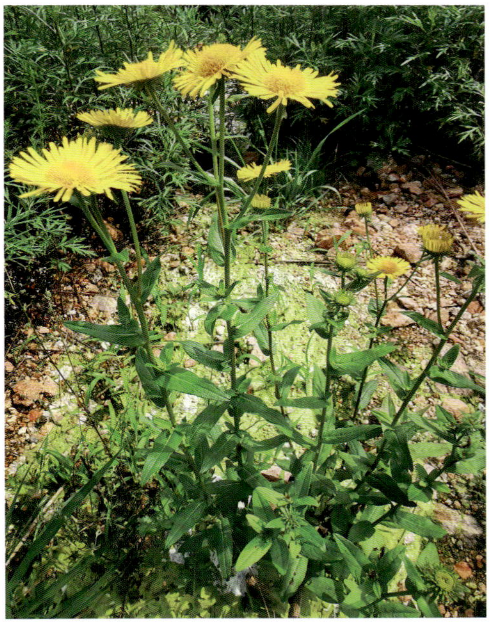
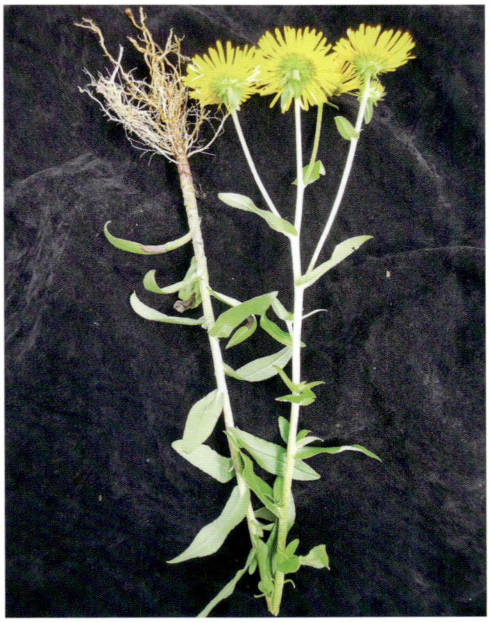
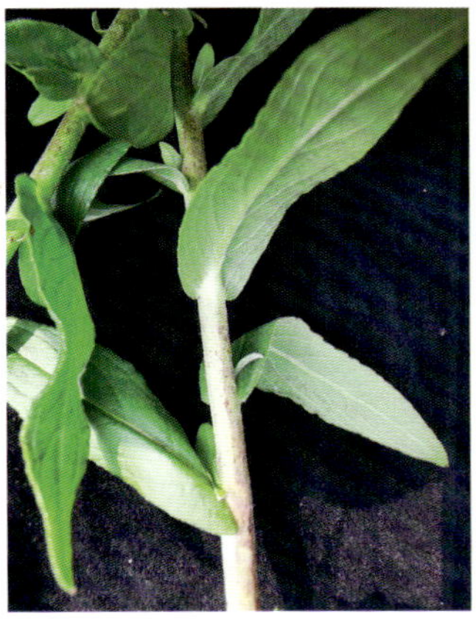
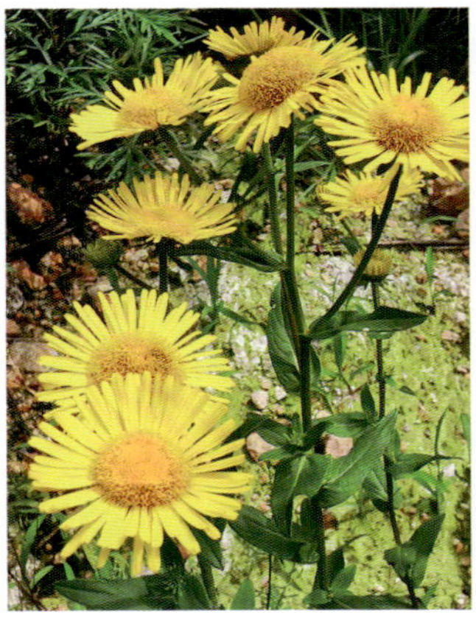
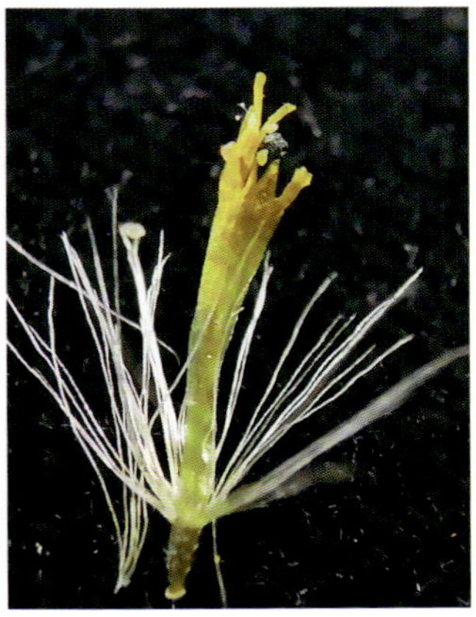

条叶旋覆花

【基　　原】菊科旋覆花属条叶旋覆花 *Inula linariifolia* Turczaninow

【别　　名】线（窄）叶旋覆花、驴耳朵、蚂蚱膀子。

【形态特征】形态特征与植物“欧亚旋覆花”相似。两者的主要区别：欧亚旋覆花的叶为矩圆状披针形，基部宽大，叶缘微有齿或全缘，叶缘不反卷；头状花序大（直径 2.5 ～ 5 cm）。线叶旋覆花的叶为椭圆状披针形、披针形或线状披针形，基部常渐狭，叶全缘，叶缘反卷；头状花序明显小（直径 1 ～ 2.5 cm），舌状花先端具 2 ～ 3 齿。

【生境分布】生于山坡、路旁、草地、河岸等处。分布于我国东北、华北及陕西、江苏、浙江、广西、江西等地。

【药用部位（药材名称）及采收加工】地上部分（金沸草）。夏秋季采割，晒干。

【临床应用】辛、苦、咸，温；归肺、大肠经。降气，消痰，行水；用于外感风寒，痰饮蓄结，咳喘痰多，胸膈痞满。

【备　　注】按《药典》，中药材“金沸草”为菊科植物条叶旋覆花 *Inula linariifolia* Turcz. 或旋覆花 *Inula japonica* Thunb. 的干燥地上部分；按《中国植物志》，*Inula linariifolia* Turcz. 的名称为“线叶旋覆花”。本书参考《药典》名称。

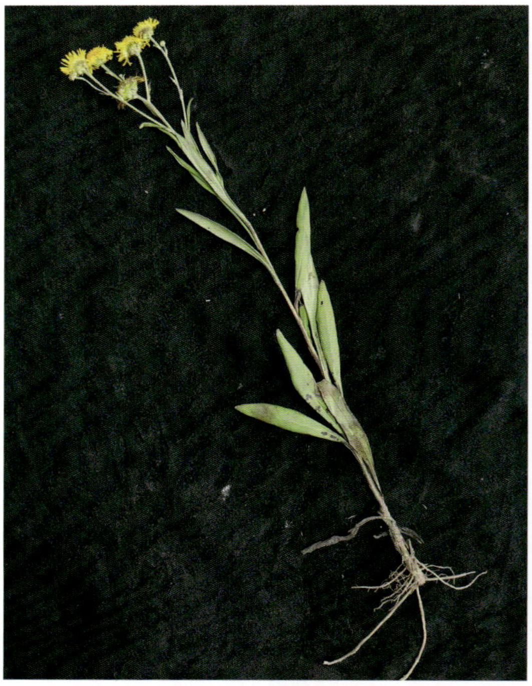
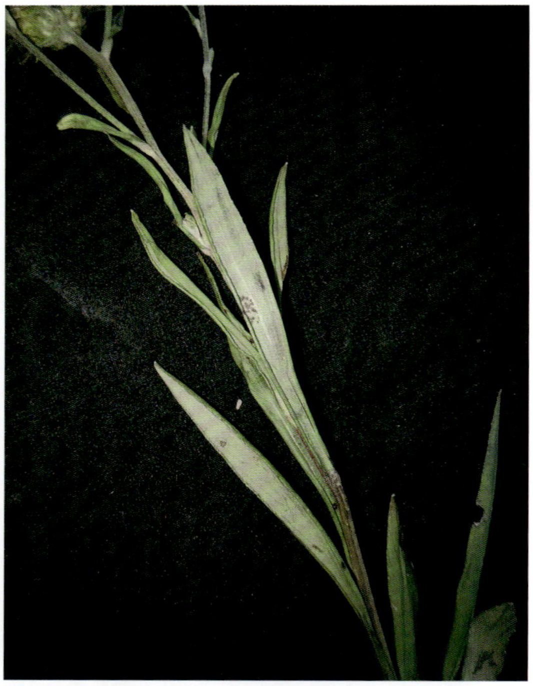
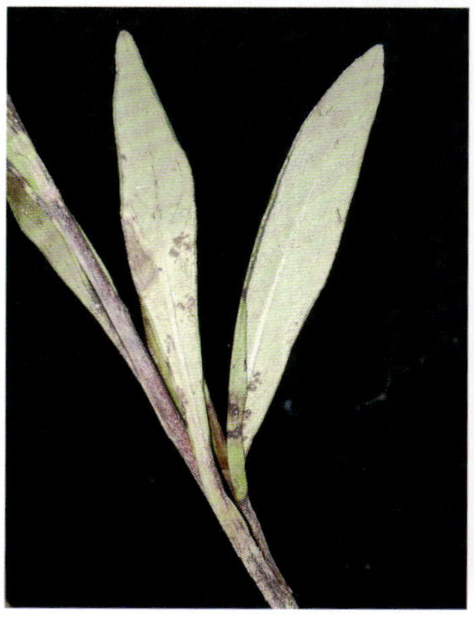
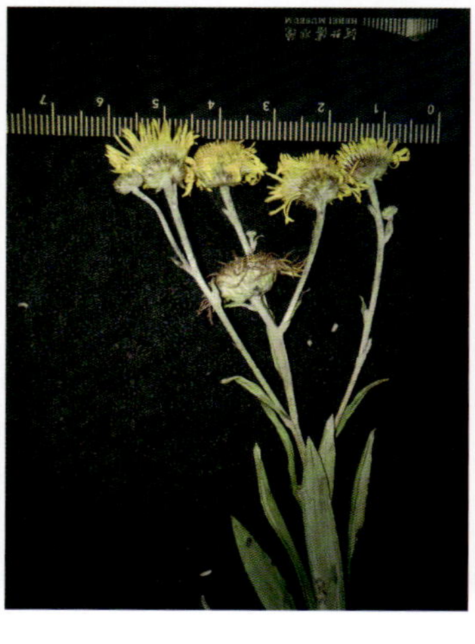
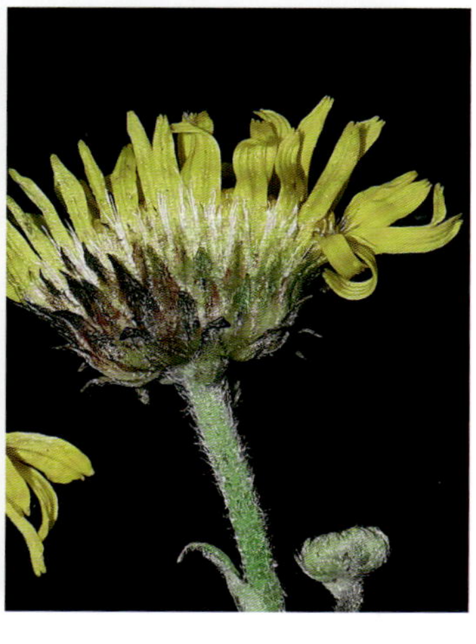

【基　　原】菊科旋覆花属旋覆花 *Inula japonica* Thunb.

【别　　名】金佛（沸）草、六月菊、小黄花子。

【形态特征】形态特征与植物“欧亚旋覆花”相似。两者的主要区别：欧亚旋覆花的茎常不分枝或偶有分枝；茎中部叶的基部宽大（不收窄）、心形有耳、半抱茎；头状花序常少数（1 ~ 5 个），花稍大（直径 2.5 ~ 5 cm），总苞稍大（直径 1.5 ~ 2.2 cm），管状花花冠的上部较下部稍宽大。旋覆花的茎上部常有分枝；茎中部叶的基部常渐狭或急狭（收窄）；头状花序常多数，花稍小（直径 2.5 ~ 4 cm），总苞稍小（直径 1.3 ~ 1.7 cm）。另，有学者认为：欧亚旋覆花的管状花上端有明显的披针形裂片，旋覆花的管状花上端无披针形裂片或不明显。

【生境分布】生于山坡、路旁、草地、河岸、田埂等处。分布于我国东北、华北、华东、华中及广西等地。

【药用部位（药材名称）及采收加工】均同植物“欧亚旋覆花”项下。

【临床应用】同植物“欧亚旋覆花”项下。

【备　　注】按《药典》，中药材“旋覆花”为菊科植物旋覆花 *Inula japonica* Thunb. 或欧亚旋覆花 *Inula britannica* L. 的干燥头状花序。

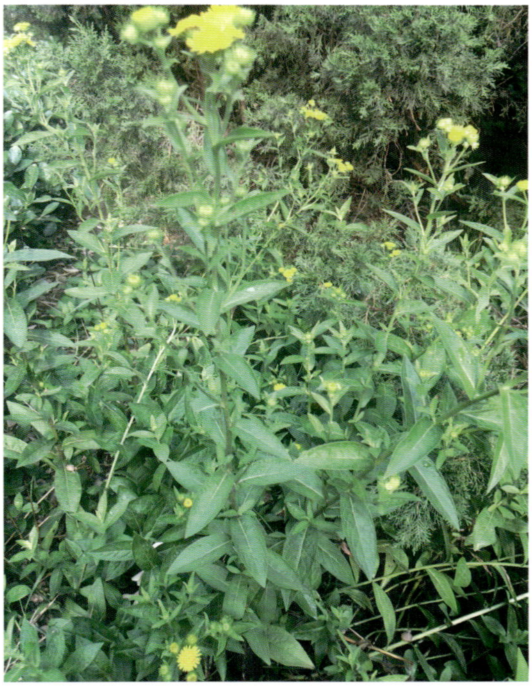
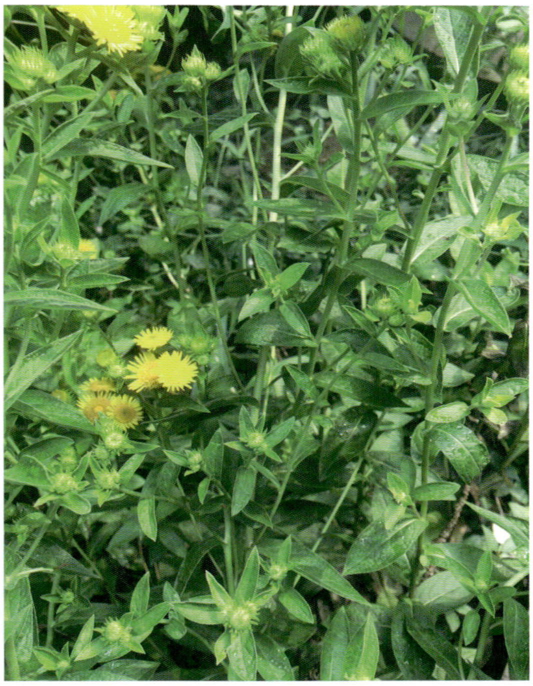
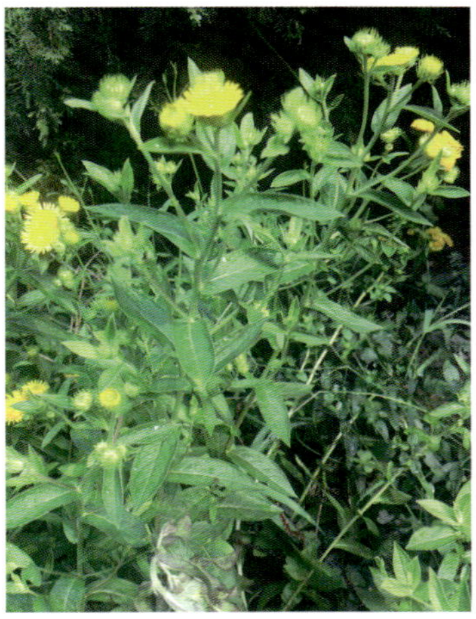
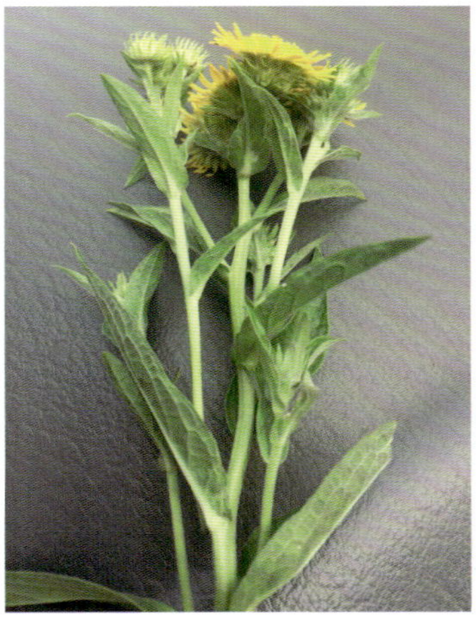
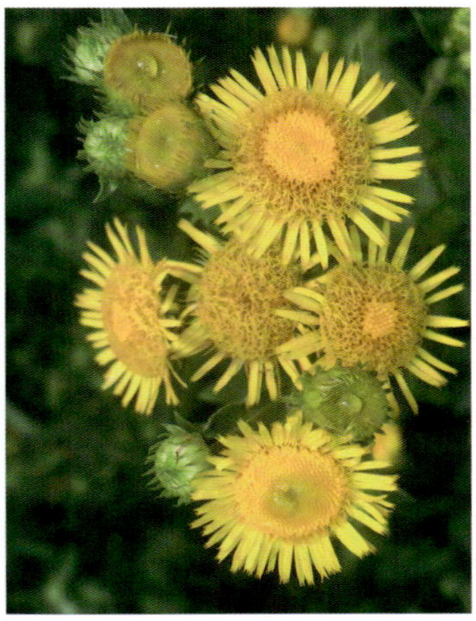

大花金挖耳

【基　　原】菊科天名精属大花金挖耳 *Carpesium macrocephalum* Franch. et Sav.

【别　　名】香油罐、千日草、神灵草、仙草、鹤虱、大烟管头草、大烟锅草。

【形态特征】多年生草本。茎：茎有纵条纹，被卷曲短柔毛，中上部分枝。叶：茎基部叶于花前枯萎；茎下部叶大，具长柄，具狭翅，向叶基部渐宽，叶片广卵形至椭圆形，先端锐尖，基部骤然收缩成楔形，下延，边缘具粗大不规整的重牙齿，齿端有腺体状胼胝，上面深绿色，下面淡绿色，两面均被短柔毛，沿叶脉较密，侧脉在叶基部与中肋几成直角，在中上部则弯拱上升；茎中部叶椭圆形至倒卵状椭圆形，先端锐尖，中部以下收缩渐狭，无柄，基部略呈耳状，半抱茎；茎上部叶长圆状披针形，两端渐狭。花：头状花序单生于茎端及枝端，开花时下垂；苞叶多枚，椭圆形至披针形，叶状，边缘有锯齿；总苞盘状，外层苞片叶状，披针形，先端锐尖，两面密被短柔毛，中层苞片长圆状条形，较外层稍短，先端草质，锐尖，被柔毛，下部干膜质，无毛，内层苞片匙状条形，干膜质；两性花筒状，向上稍宽，冠檐5齿裂，花药基部箭形，具撕裂状的长尾，雌花较短。果：瘦果圆柱形，稍弯，顶部收缩成喙，有腺点。花果期7—10月。

【生境分布】生于山坡灌丛、林缘。分布于我国东北、华北及河南、陕西、甘肃、四川等地。

【药用部位（药材名称）及采收加工】全草或根皮（香油罐、大烟锅草）。夏秋季采收全草，秋后采剥根皮；鲜用或晒干。

【临床应用】苦，微寒。凉血止血，祛瘀；用于外伤出血，跌打损伤。

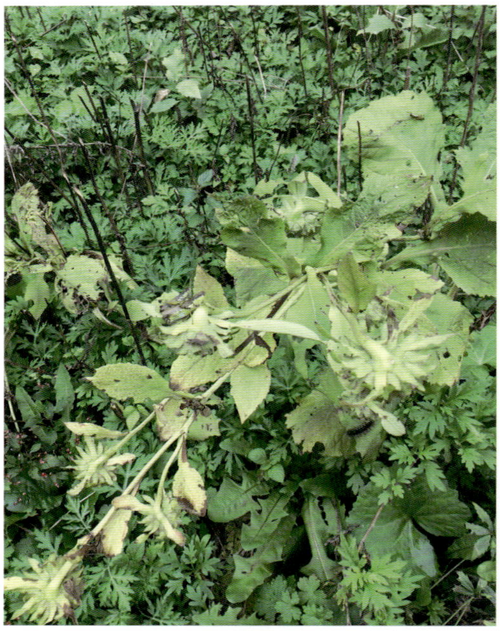
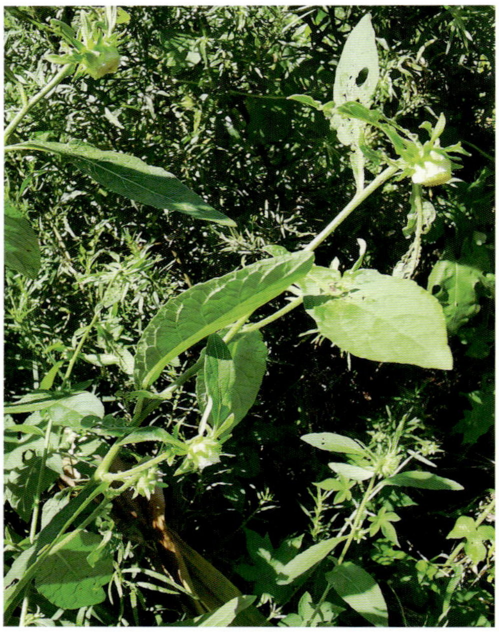
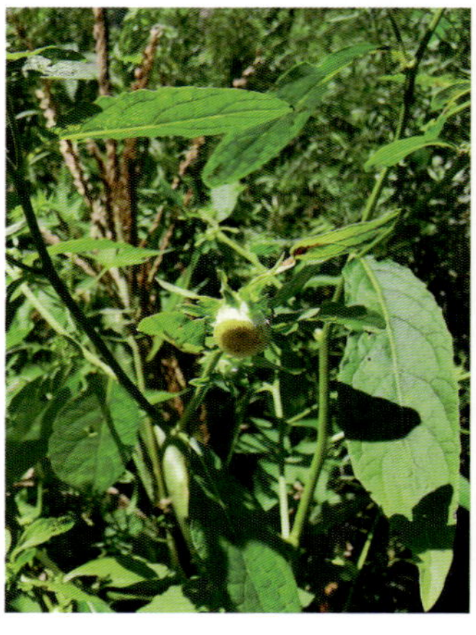
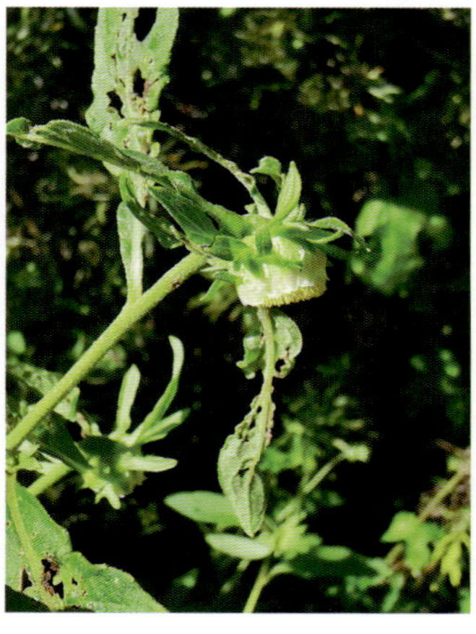
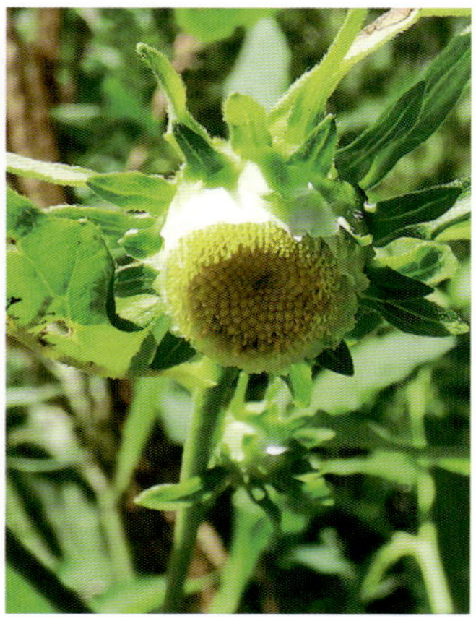

天名精

【基　　原】菊科天名精属天名精 *Carpesium abrotanoides* L.

【别　　名】地菘、鹤虱、天蔓青、野烟、野烟叶、野叶子烟。

【形态特征】多年生草本。茎：茎圆柱状，下部木质，近无毛，上部密被短柔毛，有明显的纵条纹，上部多分枝。叶：基叶于开花前枯萎；茎下部叶广椭圆形或长椭圆形，先端钝或锐尖，基部楔形；茎上部叶较密，长椭圆形或椭圆状披针形，先端渐尖或锐尖，基部阔楔形，无柄或具短柄。花：头状花序多数，生茎端或叶腋，近无梗，生茎端头状花序具椭圆形或披针形苞叶 2 ～ 4 枚，腋生头状花序无苞叶或具 1 ～ 2 枚；总苞卵球形或半球形，基部宽，上端稍收缢，成熟时开展成扁球形；苞片 3 层，外层较短，卵圆形，内层长圆形；雌花狭筒状，两性花筒状，向上渐宽，冠檐 5 齿裂。果：瘦果绿色，具肋，先端具喙。花果期 6—9 月。

【生境分布】生于村旁、路边荒地、溪边、林缘。分布于我国华东、华南、华中、西南及河北、陕西等地。

【药用部位（药材名称）及采收加工】果实（鹤虱）、全草或茎叶（天名精）。鹤虱：果实成熟时割取地上部分，晒干，打下果实，扬净。天名精：7—8 月采收，洗净，鲜用或晒干。

【临床应用】鹤虱：辛、苦，小毒；归脾、胃、大肠经。杀虫消积；用于蛔虫病，蛲虫病。天名精：辛、苦，寒；归脾、肺经。清热解毒，化痰，杀虫，破瘀，止血；用于乳蛾，喉痹，急慢惊风，牙痛，疔疮肿毒，痔瘘，皮肤痒疹，毒蛇咬伤，虫积，血瘕，吐血，衄血，血淋，创伤出血。

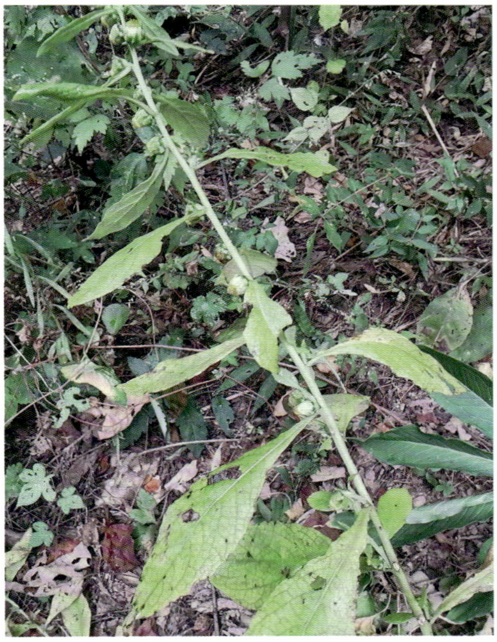
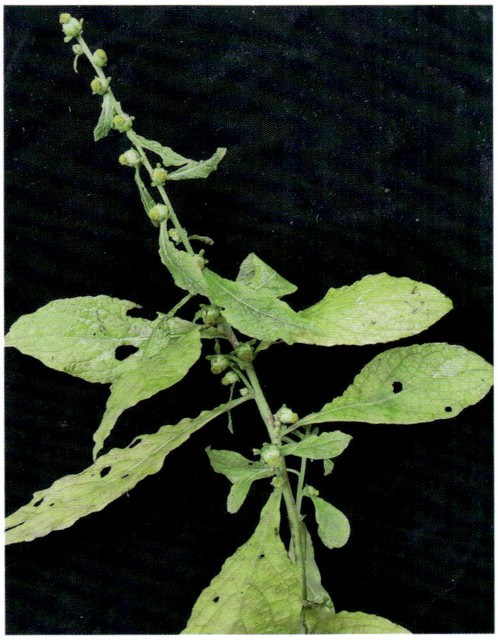
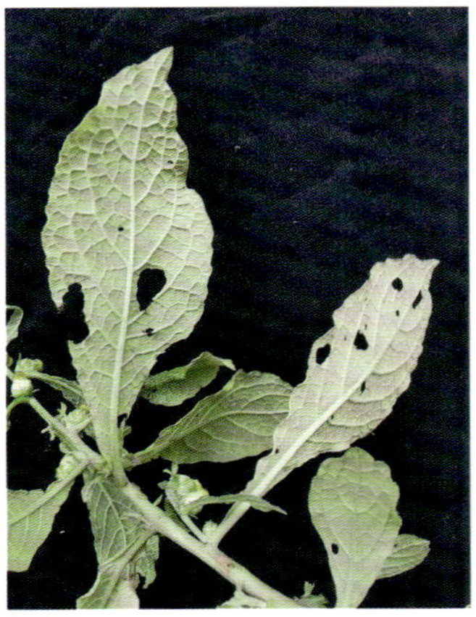
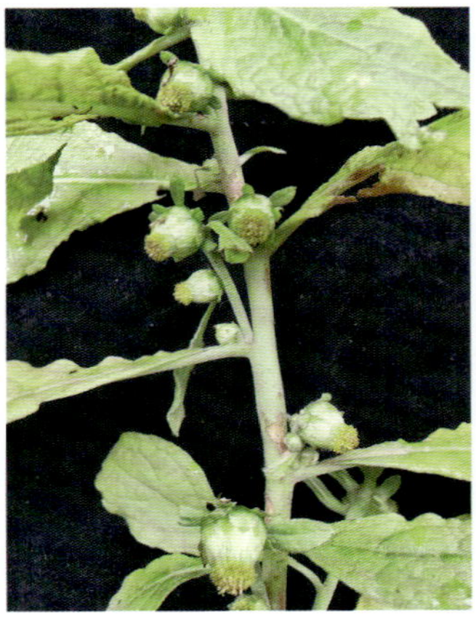
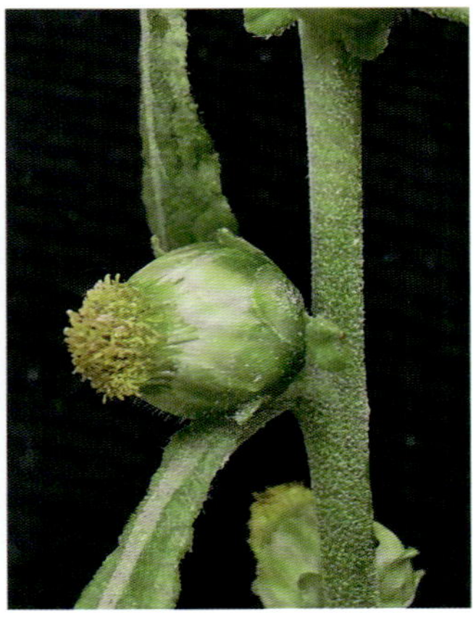

烟管头草

【基　　原】菊科天名精属烟管头草 *Carpesium cernuum* L.

【别　　名】挖耳草、金挖耳、倒提壶、野葵花、毛叶芸香草、野朝阳柄、杓儿菜、烟袋草等。

【形态特征】形态特征与植物“大花金挖耳”相似。两者的主要区别：大花金挖耳的头状花序较大（直径 2.5 ～ 3.5 cm），烟管头草的头状花序小（直径 1 ～ 2 cm）

【生境分布】生于路旁、山坡、林缘。分布于我国东北、华北、华中、西南、西北等地。

【药用部位（药材名称）及采收加工】全草（挖耳草、野烟叶、杓儿菜）、根（挖耳草根）。全草：夏秋季采收，鲜用或晒干。挖耳草根：秋季采收，切片，晒干。

【临床应用】全草：辛、苦，寒；小毒。清热解毒，消肿止痛；用于感冒发热，咽喉肿痛，牙痛，急性肠炎，痢疾，尿路感染，淋巴结结核；外用治疮疖肿毒、乳腺炎、腮腺炎、带状疱疹、毒蛇咬伤。挖耳草根：苦，凉。清热解毒；用于痢疾，牙痛，乳蛾，子宫脱垂，脱肛。

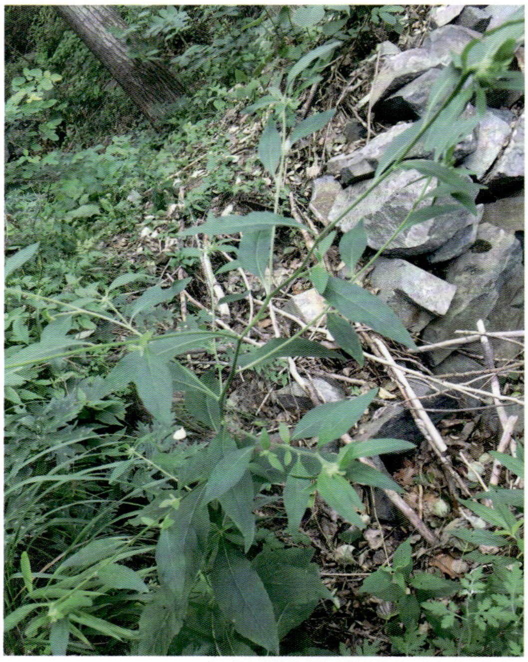

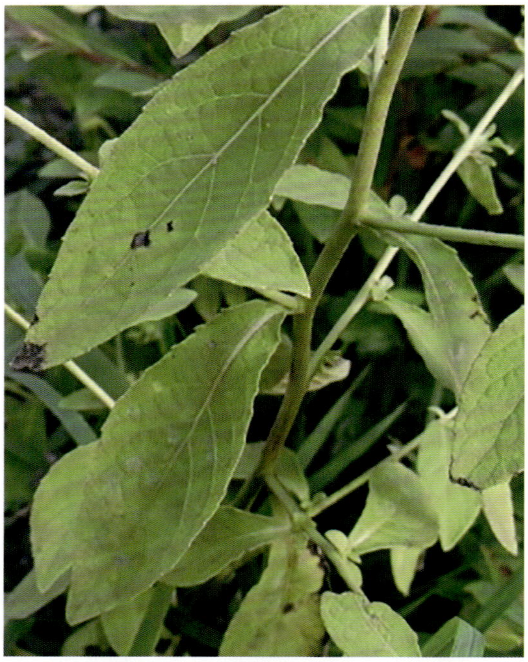

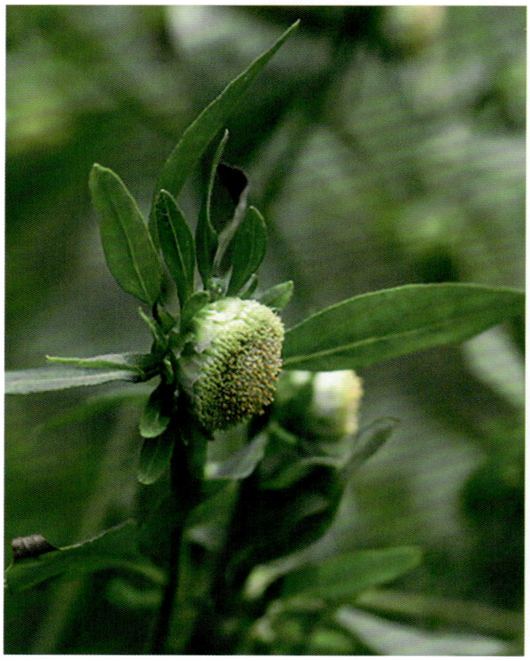

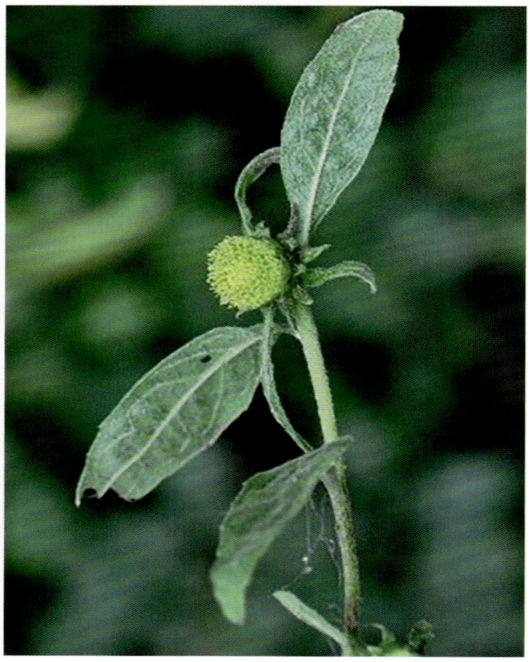

和尚菜

【基　　原】菊科和尚菜属和尚菜 *Adenocaulon himalaicum* Edgew.

【别　　名】土冬花、腺梗菜。

【形态特征】多年生草本。茎：根状茎匍匐；茎直立，中部以多分枝，粗壮，有蛛丝状白毛。叶：叶互生；叶柄有宽窄不等的翅，翅全缘或有不规则的齿；茎下部叶肾形或圆肾形，先端急尖或钝，基部心形，边缘有不等形的波状大齿，齿端有突尖，叶上面沿脉有尖状柔毛，下面密生蛛丝状毛；茎中部叶三角状卵形，向上叶渐小。花：头状花序排列成圆锥状；花梗短，生白色绒毛，花后花梗伸长，密生头状带柄的腺毛；总苞半球形，总苞片 5 ～ 7 个，宽卵形，果期向外反曲；雌花白色，檐部比管部长，裂片卵状长椭圆形；两性花淡白色，不结实，檐部短于管部 2 倍。果：瘦果棍棒状，具多数带柄的腺毛。花果期 7—10 月。

【生境分布】生于林下、林缘、路旁、河谷阴湿处。分布于全国各地。

【药用部位（药材名称）及采收加工】根及根茎（水葫芦根）。夏秋季采挖，鲜用或晒干。

【临床应用】辛、苦，平。治宣肺平喘，利水消肿，散瘀止痛；用于咳嗽气喘，水肿小便不利，产后瘀滞腹痛，跌打损伤。

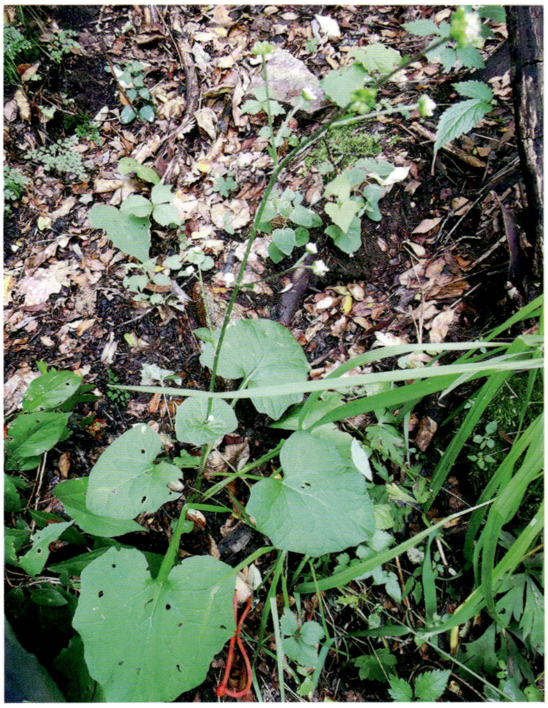

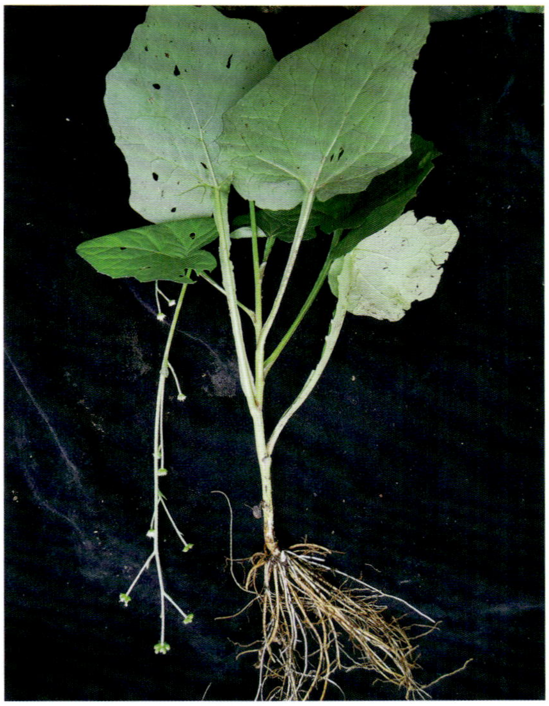

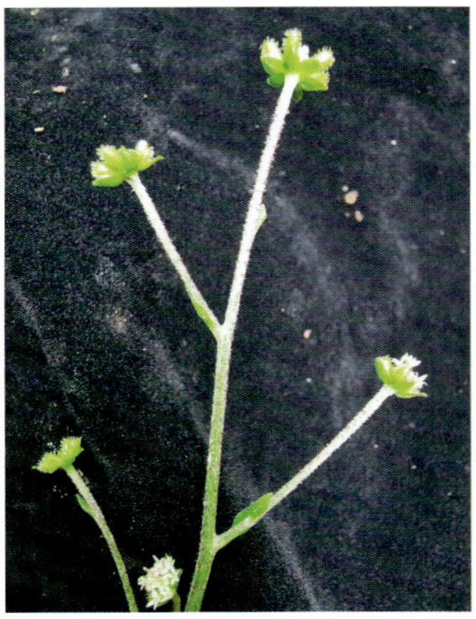

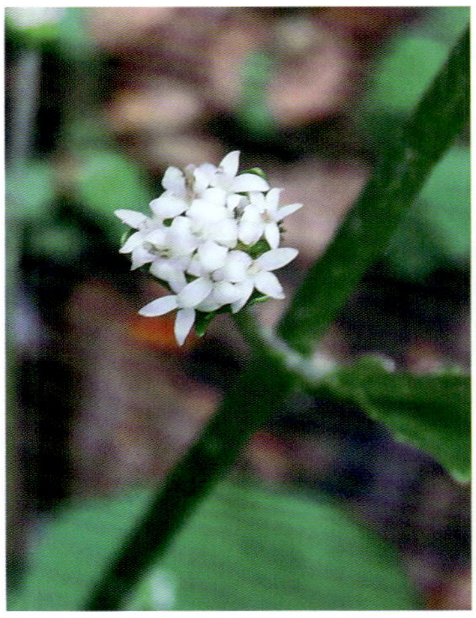

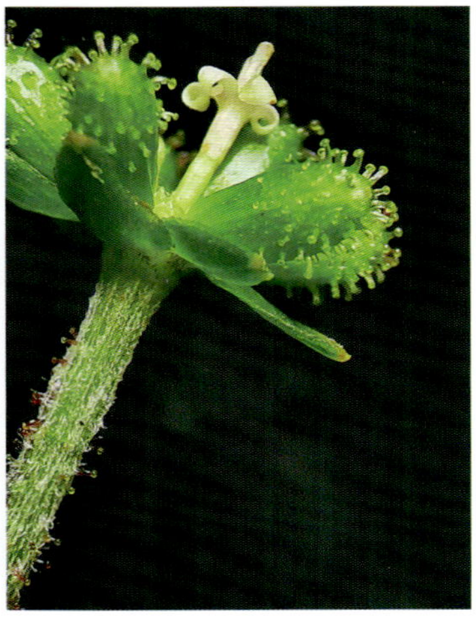

苍耳

【基　　原】菊科苍耳属苍耳 *Xanthium sibiricum* Patr.

【别　　名】苍耳子、老苍子、粘粘葵、疔疮草、野落苏、苍子棵、青棘子、狗耳朵草、猪耳等。

【形态特征】1 年生草本。根：根纺锤形。茎：茎直立，圆柱形，被灰白色糙伏毛，上部有纵沟。叶：叶三角状卵形或心形，有 3 ～ 5 不明显浅裂，顶端尖或钝，基部稍心形或截形，与叶柄连接处成楔形，边缘有不规则的粗锯齿；叶片上面绿色，下面苍白色，被糙伏毛。花：雄性头状花序球形，总苞片长圆状披针形，被短柔毛，花托柱状，托片倒披针形，雄花花冠钟形，管部上端 5 宽裂；雌性头状花序椭圆形，花药长圆状线形，外层总苞片披针形，被短柔毛，内层总苞片宽卵形或椭圆形，在瘦果成熟时变坚硬，外面疏生钩状刺，刺基部不增粗。果：瘦果 2，倒卵形。花果期 7—10 月。

【生境分布】生于平原、丘陵、山地、荒野、路旁、田间。分布于全国各地。

【药用部位（药材名称）及采收加工】全草（苍耳）、花（苍耳花）、果实（苍耳子）、根（苍耳根）。苍耳：5—7 月割取全草，鲜用或切段晒干。苍耳花：6—7 月开花时采摘，鲜用或阴干。苍耳子：秋季果实成熟时采摘，干燥，除去梗、叶等杂质。苍耳根：11—12 月采挖，鲜用或晒干。

【临床应用】苍耳：辛、苦，微寒，小毒；归肺、脾、肝经。祛风散热，除湿解毒；用于感冒，头风，头晕，鼻渊，目赤，目翳，风湿痹痛，拘挛麻木，风癞，疔疮，疥癣，皮肤瘙痒，痔疮，痢疾。苍耳花：用于白癞，顽痒，白痢。苍耳子：辛、苦，温，有毒；归肺经。散风寒，通鼻窍，祛风湿；用于风寒头痛，鼻塞流涕，鼻鼽，鼻渊，风疹瘙痒，湿痹拘挛。苍耳根：微苦，平，小毒。清热解毒，利湿；用于疔疮，痈疽，丹毒，痢疾，风湿痹痛。

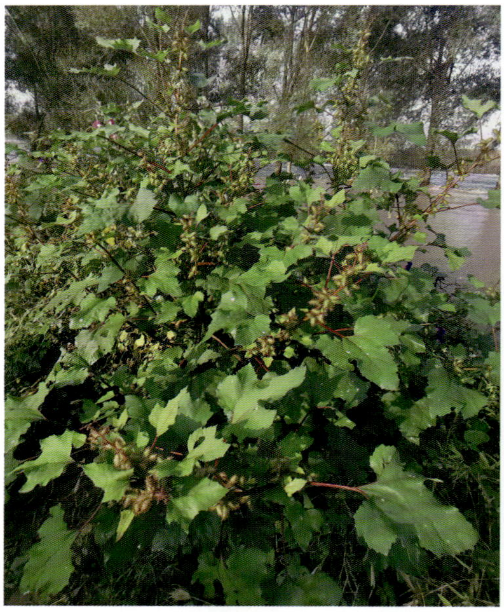

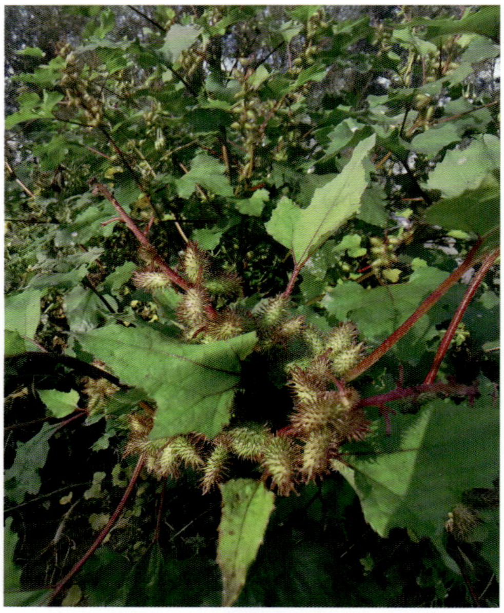

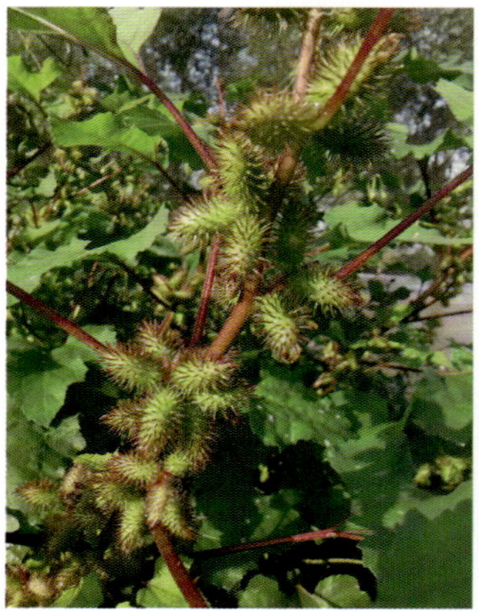

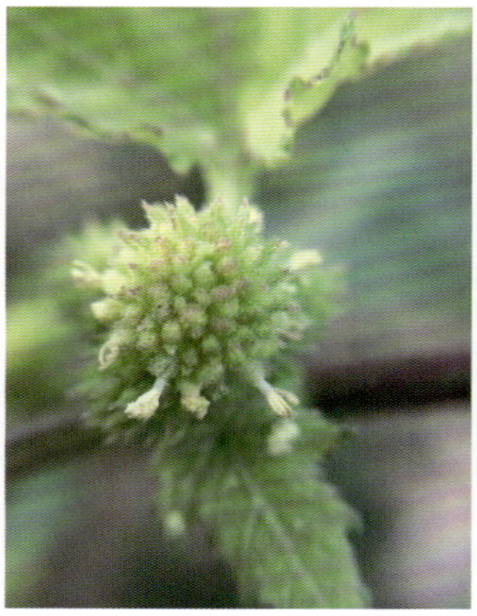

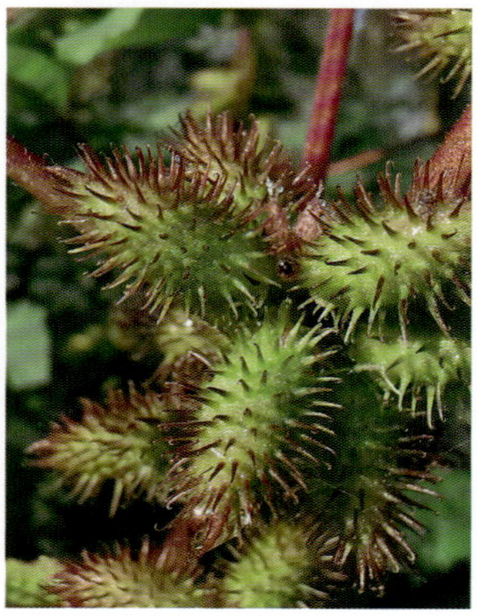

豨莶

【基　　原】菊科豨莶属豨莶 *Sigesbeckia orientalis* Linnaeus

【别　　名】粘糊菜、虾柑草、热粘泥。

【形态特征】1 年生草本。茎：茎直立，被白色短柔毛和糙毛，中上部分枝。叶：基部叶花期枯萎；茎中部叶三角状卵形或卵状披针形，基部楔形或宽楔形，下延成翼柄，先端短渐尖或急尖，叶缘有不规则齿，两面密被短柔毛；茎上部叶渐小。花：头状花序多数，在枝端排成圆锥花序，花序梗密被短柔毛；总苞片宽钟状，外层苞片线状匙形，内面被腺毛，内层苞片长圆形或卵圆形，外面具腺毛；舌状花黄色，先端 3 浅裂，管状花两性，先端 5 裂。果：瘦果倒卵形，稍弯曲，4 棱，黑色或黑褐色。花果期 8—11 月。

【生境分布】生于山坡、山谷、路旁。分布于我国华东、华中、华南及山西、陕西、甘肃、四川、云南等地。

【药用部位（药材名称）及采收加工】地上部分（豨莶草）、根（豨莶根）、果实（豨莶果）。豨莶草：夏秋季花开前和花期均可采割，除去杂质，晒干。豨莶根：秋冬季采挖，鲜用或晒干。豨莶果：夏秋季采摘，晒干。

【临床应用】豨莶草：辛、苦，寒；归肝、肾经。祛风湿，利关节，解毒；用于风湿痹痛，筋骨无力，腰膝酸软，四肢麻痹，半身不遂，风疹湿疮。豨莶根：祛风，除湿，生肥肌；用于风湿顽痹，头风，带下，烧烫伤。豨莶果：驱蛔虫。

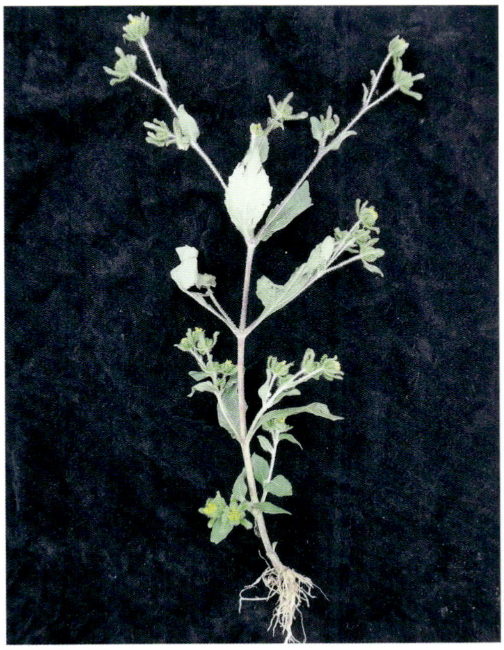
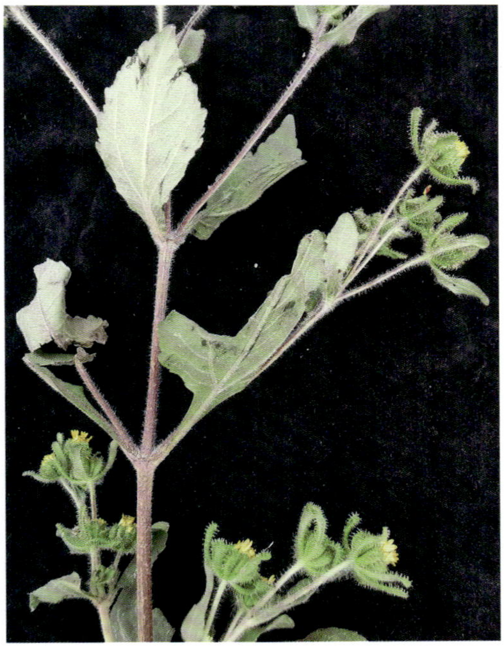
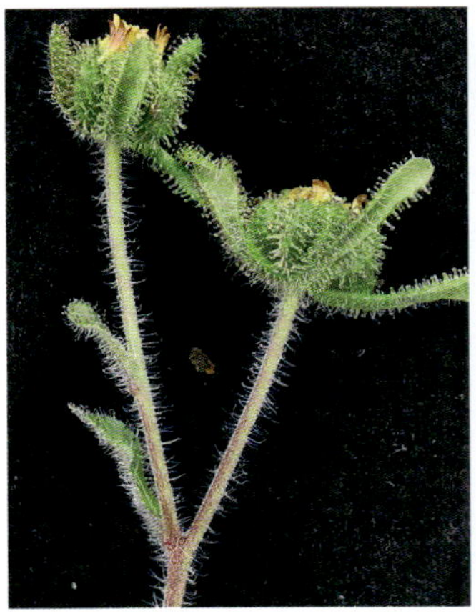
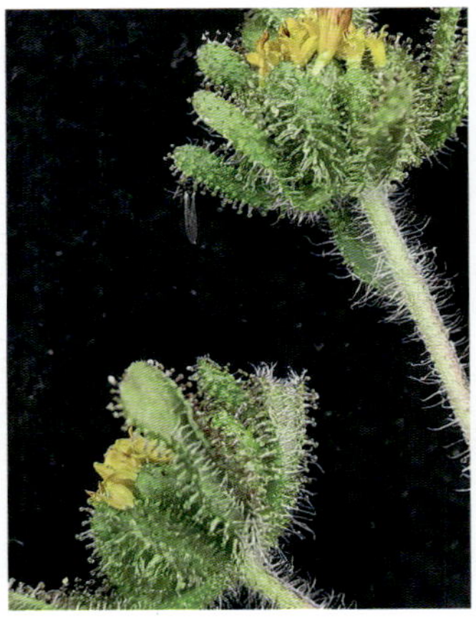
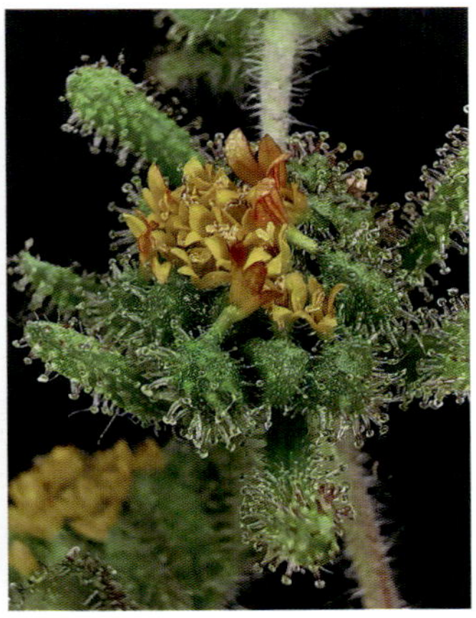

鳢肠

【基　　原】菊科鳢肠属鳢肠 *Eclipta prostrata* L.

【别　　名】鲤肠、墨（水）旱莲、旱莲草、墨斗（汁）草、（黑）墨草、黑头草、节节乌等。

【形态特征】1 年生草本。茎：茎直立或匍匐，被毛。叶：叶对生，近无柄，线状矩圆形至披针形，基部楔形，先端短尖或钝，全缘或稍具齿，叶两面密被白色粗毛。花：头状花序腋生或顶生，具花梗；总苞绿色，苞片 2 列；花托扁平，有线状鳞片；舌状花雌性，狭线形，白色；管状花两性，全发育，花冠 4 浅裂，裂片卵形，外被疏毛；雄蕊 4，花药围绕花柱四周，花柱柱状，柱头 2 裂。果：瘦果黄黑色，长椭圆形而扁。花果期 9—10 月。

【生境分布】生于田野、路边、溪边、阴湿地。分布于全国各地。

【药用部位（药材名称）及采收加工】地上部分（墨旱莲）。花开时采割，晒干。

【临床应用】甘、酸，寒；归肾、肝经。滋补肝肾，凉血止血；用于牙齿松动，须发早白，眩晕耳鸣，腰膝酸软，阴虚血热，吐血，衄血，尿血，血痢，崩漏下血，外伤出血。

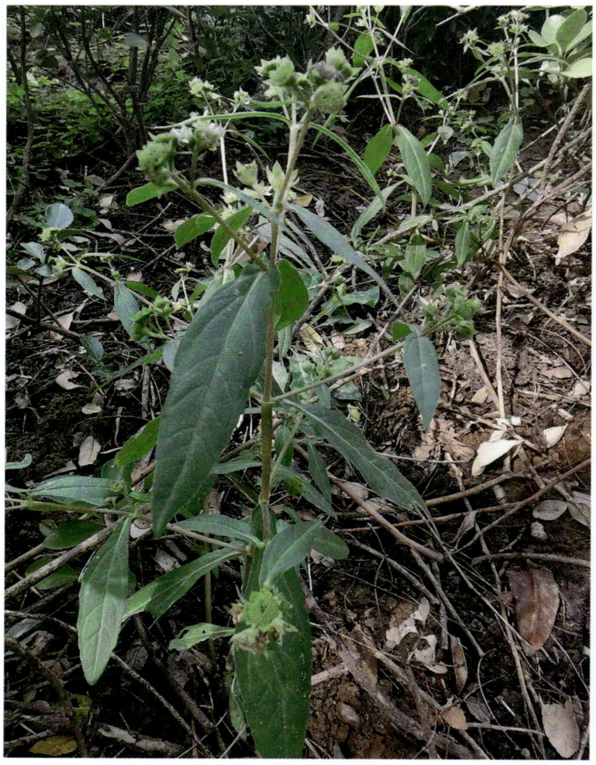
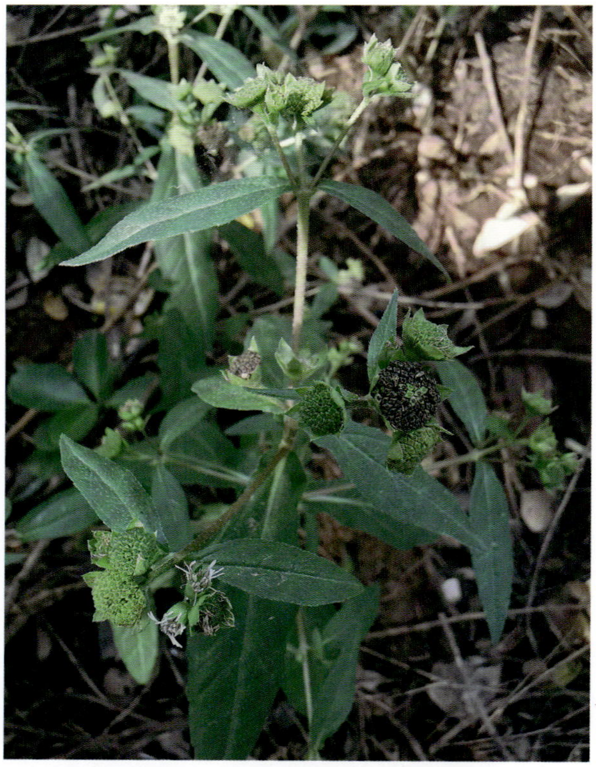
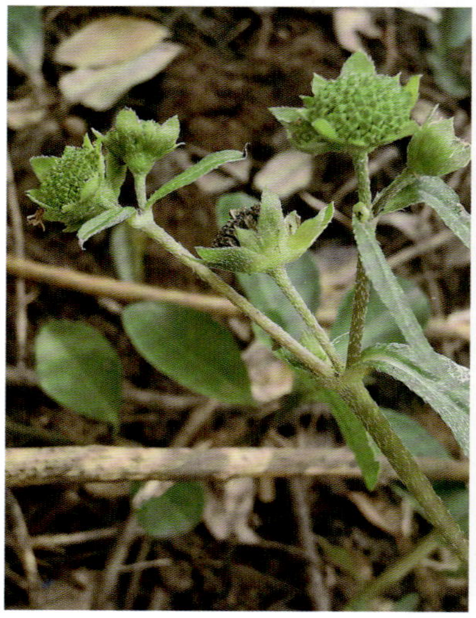
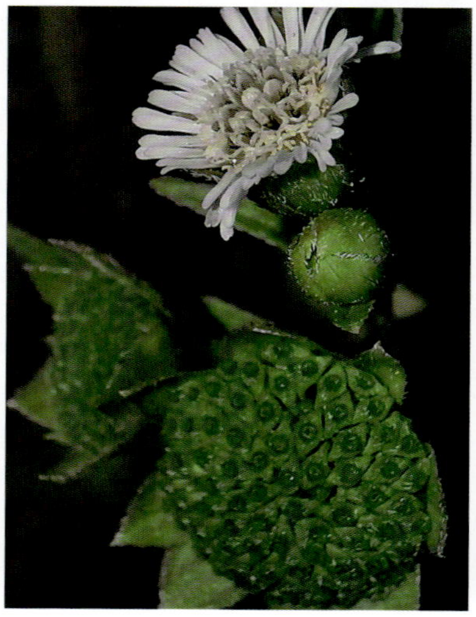
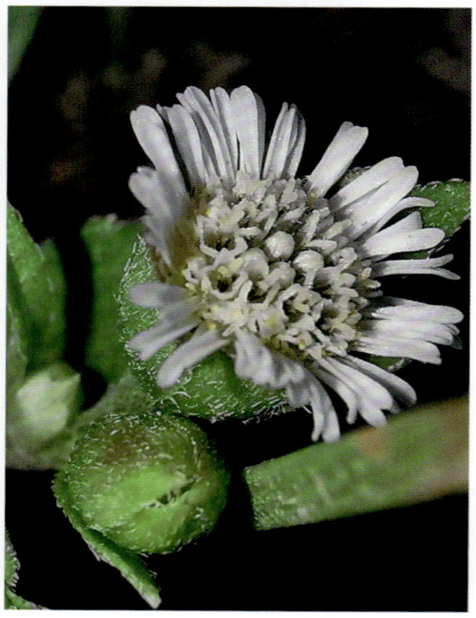

菊芋

【基　　原】菊科向日葵属菊芋 *Helianthus tuberosus* L.

【别　　名】五星草、洋（番）羌。

【形态特征】多年生草本。**根：**根纤维状。**茎：**地下茎块状；茎直立，有分枝，被白色短糙毛或刚毛。**叶：**叶常对生，上部叶互生；茎下部叶卵圆形或卵状椭圆形，有长柄，基部宽楔形、圆形或微心形，顶端渐细尖，边缘有粗锯齿，离基3出脉，叶上面被白色短粗毛，下面被柔毛，叶脉有短硬毛；茎上部叶长椭圆形至阔披针形，基部渐狭，下延成短翅状，顶端渐尖，短尾状。**花：**头状花序较大，单生于枝端，有1～2个线状披针形的苞叶；总苞片多层，披针形，顶端长渐尖，背面被短伏毛，边缘被开展的缘毛；托片长圆形，背面有肋，上端不等3浅裂；舌状花通常12～20枚，舌片黄色，长椭圆形；管状花黄色。**果：**瘦果小，楔形，上端有2～4个有毛的锥状扁芒。花果期8—10月。

【生境分布】全国各地有栽培。

【药用部位（药材名称）及采收加工】块茎或茎叶（菊芋）。秋季采挖块茎，夏秋季采收茎叶；鲜用或晒干。

【临床应用】甘、微苦，凉。清热凉血，消肿；用于热病，肠热出血，跌打损伤，骨折肿痛。

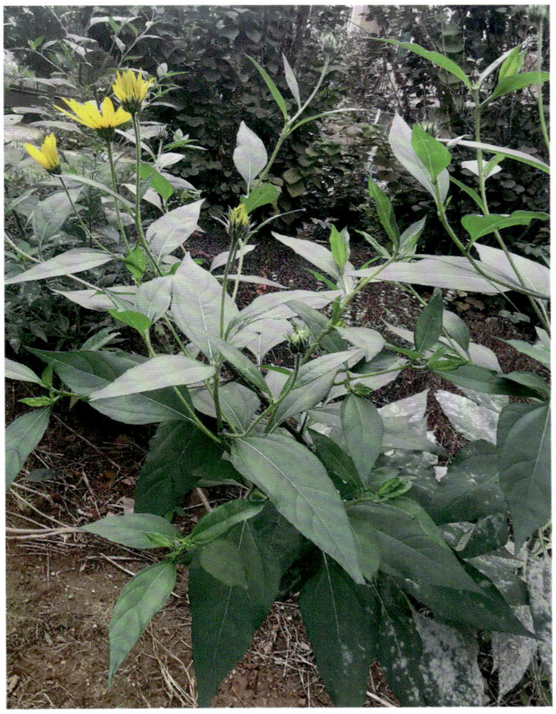

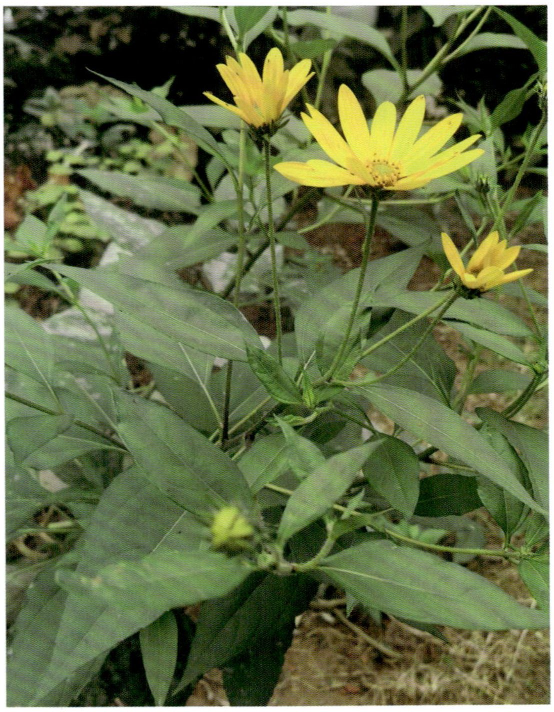

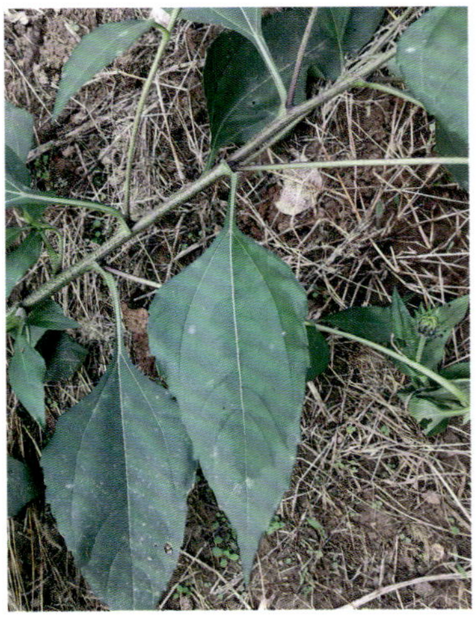

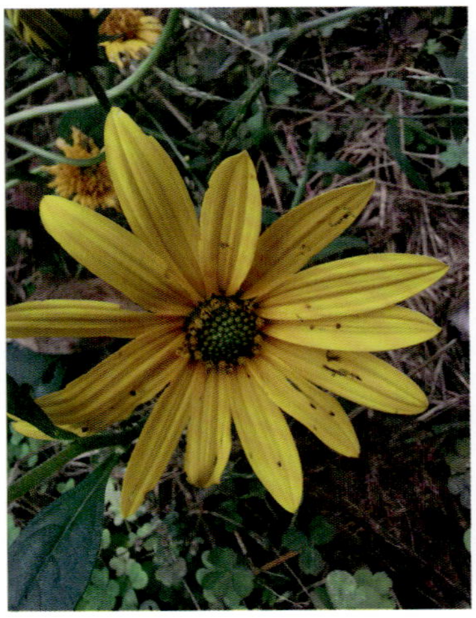

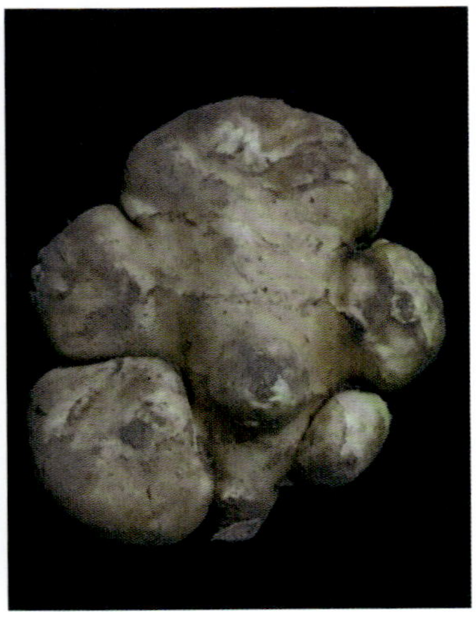

向日葵

【基　　原】菊科向日葵属向日葵 *Helianthus annuus* L.

【别　　名】丈菊、葵花、油葵。

【形态特征】1年生草本。茎：茎直立，高大，粗壮，被白色粗硬毛，不分枝或上部分枝。叶：叶互生；叶心状卵圆形或卵圆形，顶端急尖或渐尖，基出脉3，边缘有粗锯齿，两面被短糙毛，有长柄。花：头状花序极大，直径约10～30 cm，单生于茎端或枝端，常俯倾；总苞多层，叶质，覆瓦状排列，卵形至卵状披针形，顶端尾状渐尖，被长硬毛或纤毛；花托平或稍凸、有半膜质托片；舌状花多数，黄色、舌片开展，长圆状卵形或长圆形，不结实；管状花极多数，棕色或紫色，有披针形裂片，结实。果：瘦果倒卵形或卵状长圆形，稍扁压，有细肋，常被白色短柔毛，上端有2个膜片状早落的冠毛。花果期7—9月。

【生境分布】全国各地均有栽培。

【药用部位（药材名称）及采收加工】根（向日葵根）、叶（向日葵叶）、花（向日葵花）、花盘（向日葵花盘）、种子（向日葵子）、茎髓（向日葵茎髓）。向日葵根：夏秋季采挖，洗净，鲜用或晒干。向日葵叶：夏秋季采收，鲜用或晒干。向日葵花：夏季开花时采摘，鲜用或晒干。向日葵花盘：秋季采收，去净果实，鲜用或晒干。向日葵子：秋季果实成熟后，割取花盘，晒干，打下果实，再晒干。向日葵茎髓：秋季采收，鲜用或晒干。

【临床应用】向日葵根：甘、淡，微寒；归胃、膀胱经。治清热利湿，行气止痛；用于淋浊，水肿，带下，疝气，脘腹胀痛，跌打损伤。向日葵叶：苦，凉。降压，解毒；用于高血压病，疟瘩，疔疮。向日葵花：微甘，平。祛风，平肝，利湿；用于头晕，耳鸣，小便淋沥。向日葵花盘：甘，寒；归肝经。清热，平肝，止痛，止血；用于高血压病，头痛，头晕，耳鸣，脘腹痛，痛经，子宫出血，疮疹。向日葵子：甘，平。透疹，止痢，透痈脓；用于疹发不透，血痢，慢性骨髓炎。向日葵茎髓：甘，平；归膀胱经。清热，利尿，止咳；用于淋浊，白带，乳糜尿，百日咳，风疹。

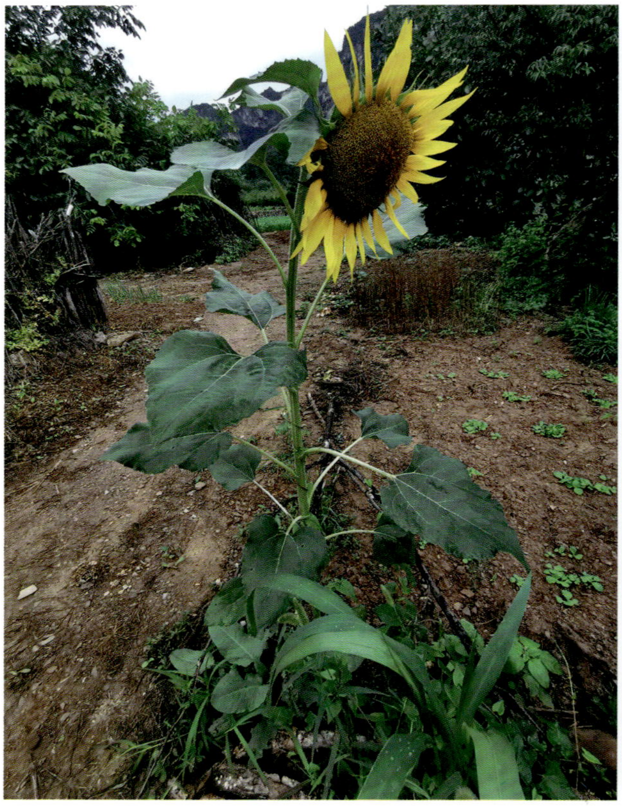

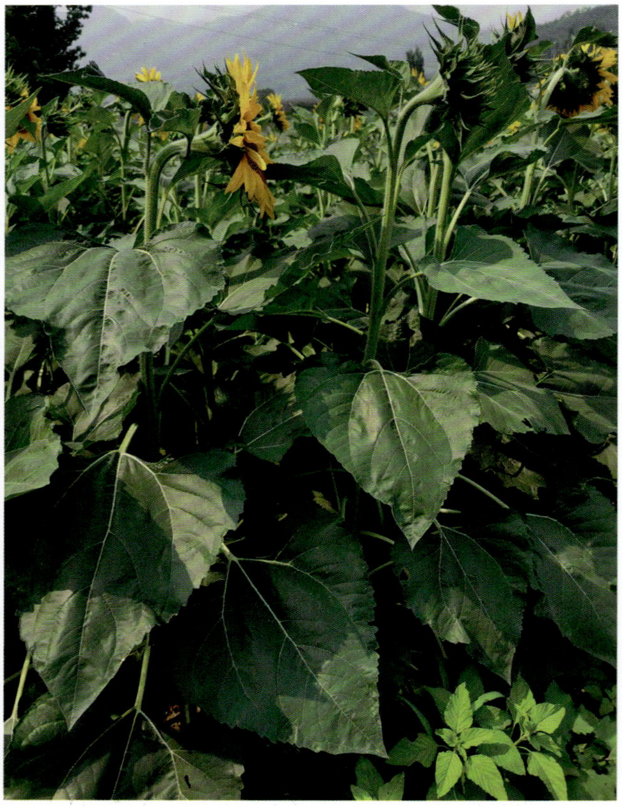

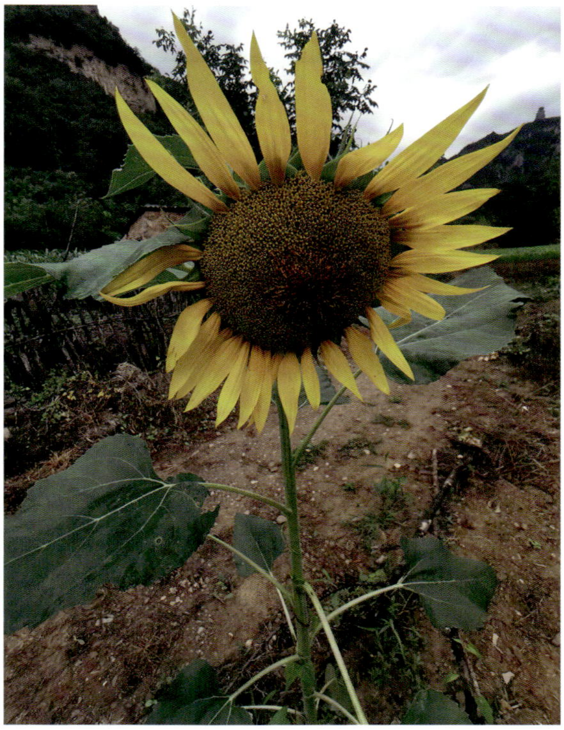

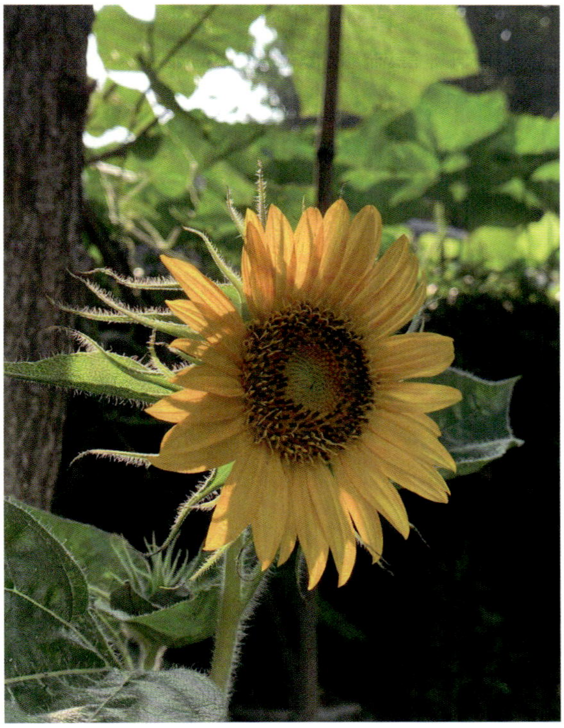

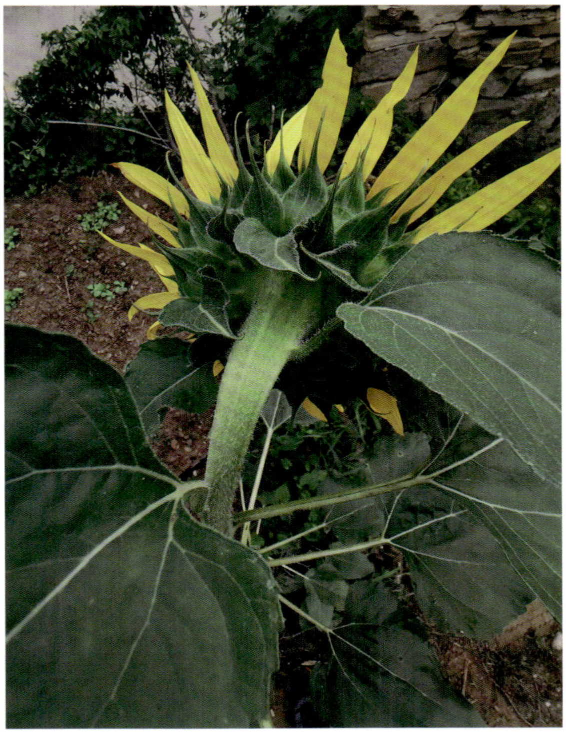

大狼杷草

【基　　原】菊科鬼针草属大狼杷草 *Bidens frondosa* L.

【别　　名】大狼把草、接力草、外国脱力草。

【形态特征】1年生草本。茎：茎直立，有分枝，被疏毛或无毛，常带紫色。叶：叶对生，具柄；1回羽状复叶，小叶3～5枚，披针形，先端渐尖，边缘有粗锯齿，背面常被稀疏短柔毛，至少顶生者具明显的叶柄。花：头状花序单生与茎枝顶端；总苞钟状或半球形，外层苞片披针形或匙状倒披针形，叶状，边缘有缘毛，内层苞片长圆形，膜质，具淡黄色边缘；无舌状花，或舌状花不发育而极不明显；筒状花两性，冠檐5裂。果：瘦果扁平，狭楔形，近无毛或是糙伏毛，顶端芒刺2枚，有倒刺毛。花果期8—10月。

【生境分布】生于田野湿润处。分布于我国多地。

【药用部位（药材名称）及采收加工】全草（大狼把草）。6—9月采收，洗净，切断，晒干。

【临床应用】苦，平。补虚清热；用于体虚乏力，盗汗，咯血，小儿疳积，痢疾。

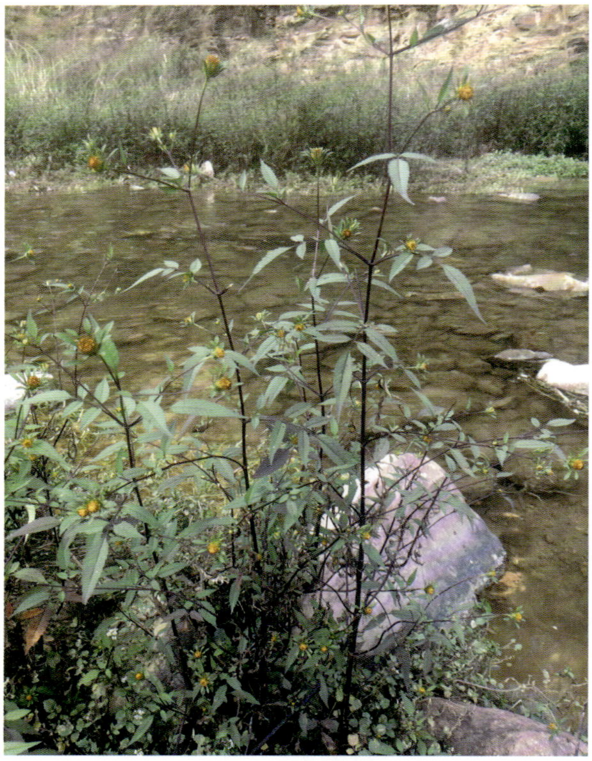
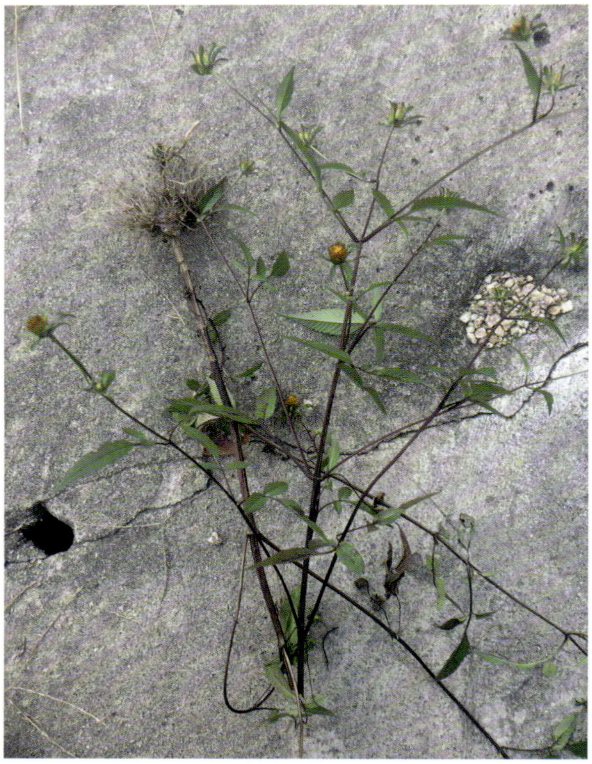
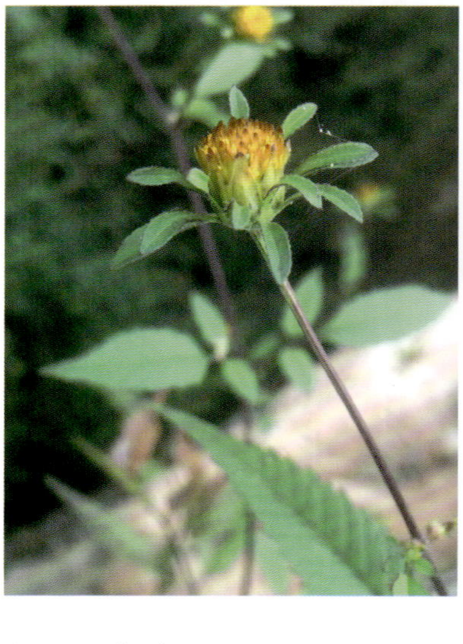
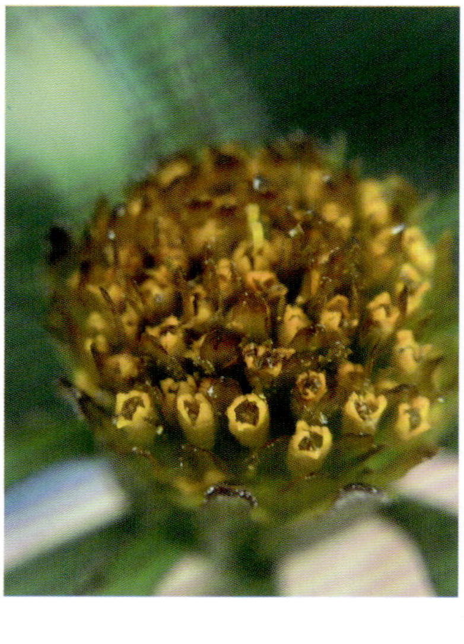
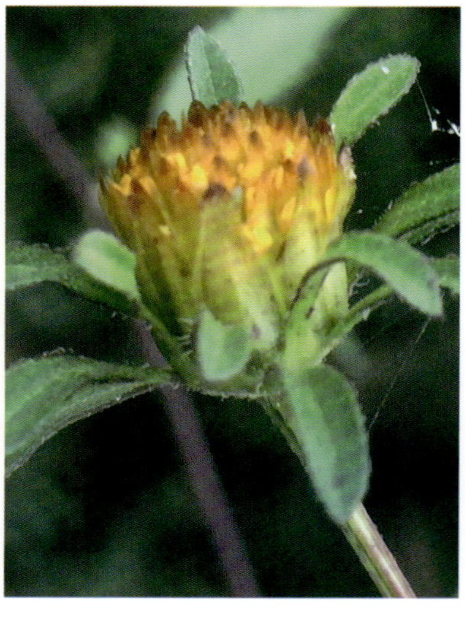

【基　　原】菊科鬼针草属鬼针草 *Bidens pilosa* L.

【别　　名】三叶鬼针草、盲肠草、豆渣菜（草）、引线包、一包针、粘连子、粘人草、对叉草、蟹钳草等。

【形态特征】1 年生草本。茎：茎直立，钝四棱形，无毛或上部被疏毛。叶：茎下部叶较小，3 裂或不分裂，通常在开花前枯萎；茎中部叶具长柄，羽状复叶，小叶 3 枚，稀 5 或 7，两侧小叶椭圆形或卵状椭圆形，先端锐尖，基部近圆形或阔楔形，有时偏斜，具短柄，边缘有锯齿，顶生小叶较大，长椭圆形或卵状长圆形，先端渐尖，基部渐狭或近圆形，具柄，边缘有锯齿，无毛或被极稀疏的短柔毛；茎上部叶小，3 裂或不分裂，条状披针形。花：头状花序，花序梗长；总苞基部被短柔毛，苞片 7 ～ 8 枚，条状匙形，上部稍宽，草质，外层托片披针形，内层条状披针形；无舌状花；盘花筒状，黄色，冠檐 5 齿裂。果：瘦果黑色，条形，略扁，具棱，上部具稀疏瘤状突起及刚毛，顶端芒刺 3 ～ 4 枚，具倒刺毛。花果期 7—10 月。

【生境分布】生于村旁、路边、荒地。分布于我国华东、华中、华南、西南及河北、山西等地。

【药用部位（药材名称）及采收加工】全草（三叶鬼针草）。春夏季采收，鲜用或切段晒干。

【临床应用】苦，平。清热解毒，止泻；用于肠炎腹泻，阑尾炎，感冒咽痛，肝炎，蛇虫咬伤。

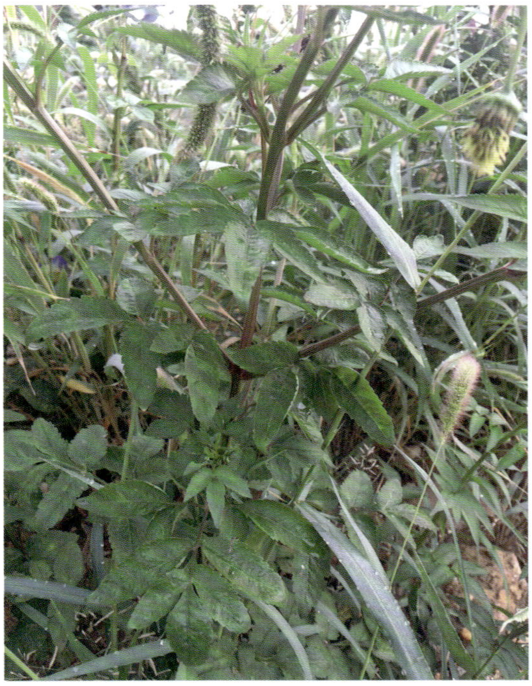

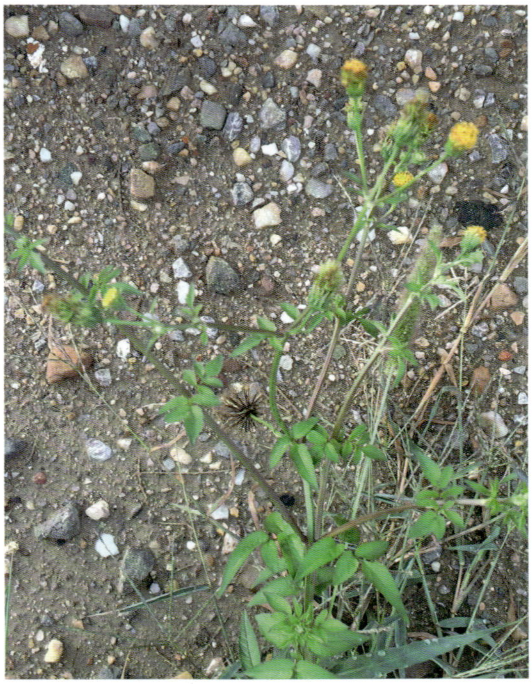

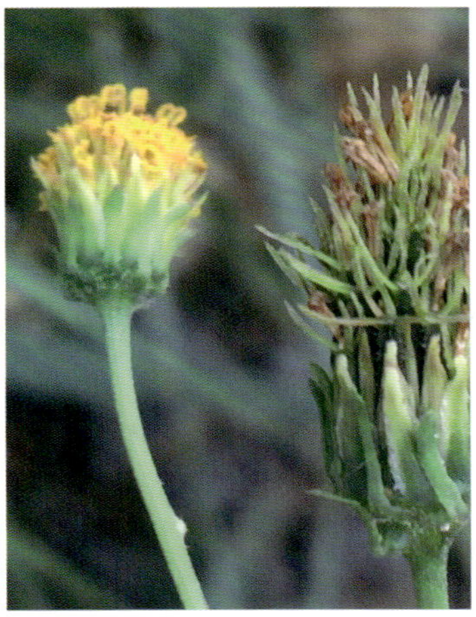

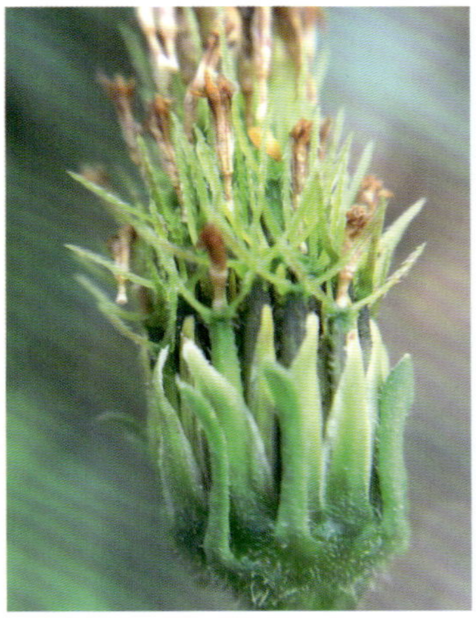

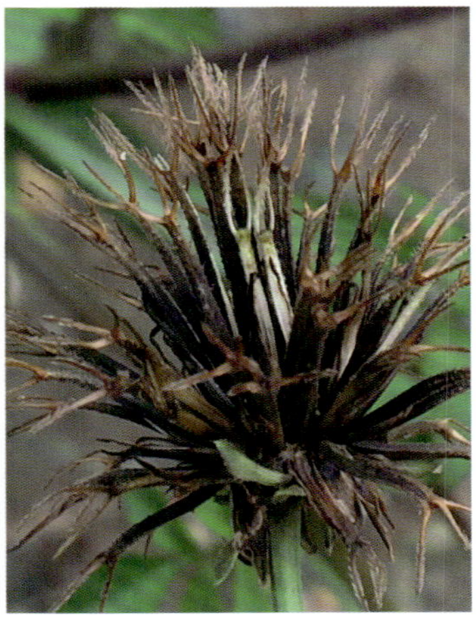

白花鬼针草

【基　　原】菊科鬼针草属白花鬼针草 *Bidens pilosa* L.var.*radiata* Sch.

【别　　名】金盏银盘。

【形态特征】形态特征与植物“鬼针草”相似。两者的主要区别：白花鬼针草的头状花序边缘具舌状花 5 ～ 7 枚，舌片椭圆状倒卵形，白色。鬼针草的头状花序无舌状花。

【生境分布】生于村旁、路边、荒地。分布于我国华东、华中、华南、西南等地。

【药用部位（药材名称）及采收加工】均同植物“鬼针草”项下。

【临床应用】同植物“鬼针草”项下。

【备　　注】本种为植物“鬼针草 *Bidens pilosa* L.”的变种。

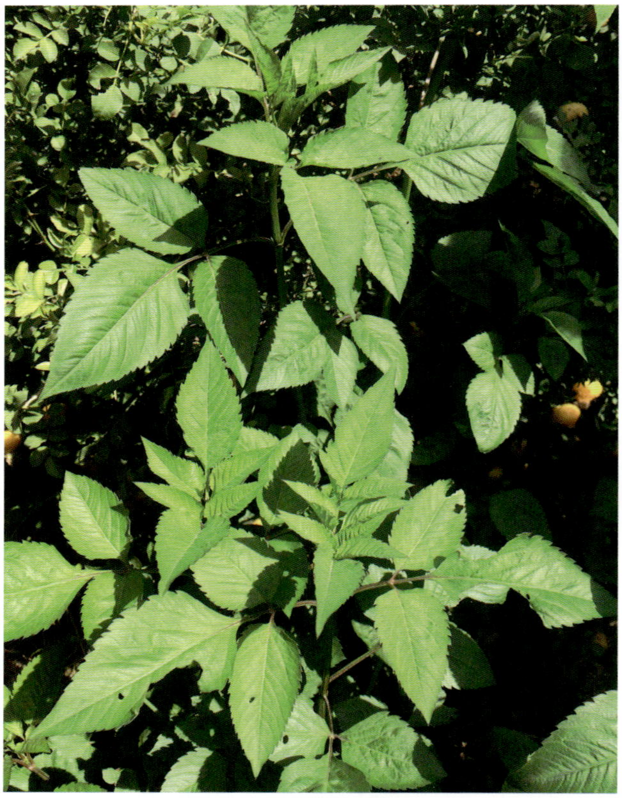

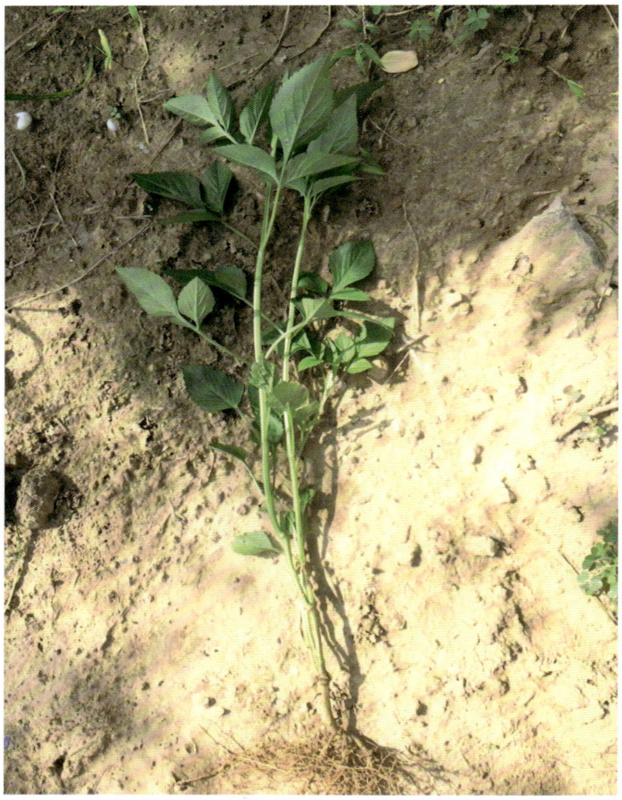

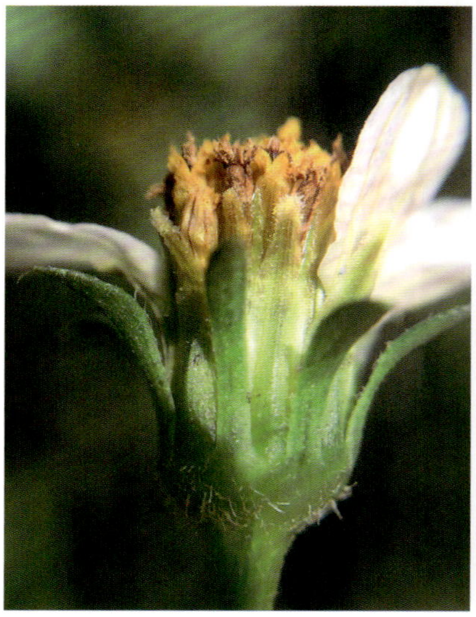

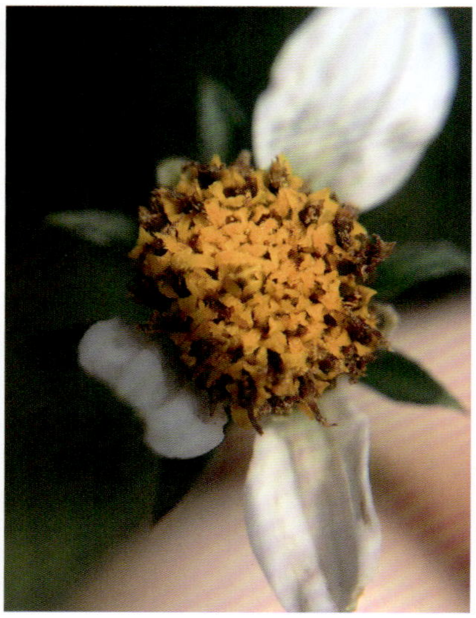

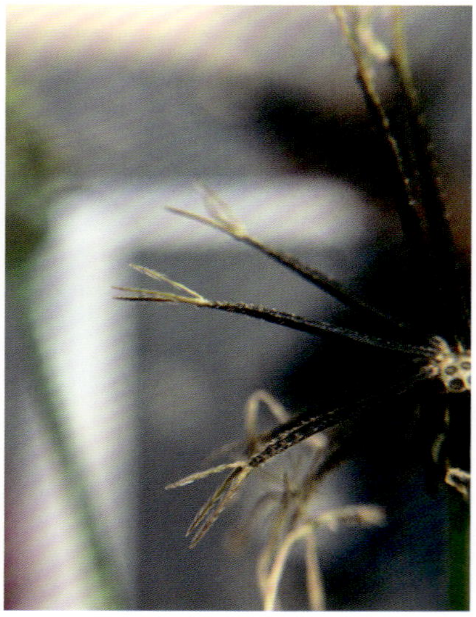

金盏银盘

【基　　原】菊科鬼针草属金盏银盘 *Bidens biternata*（Lour.）Merr.

【别　　名】黄花草、金盏银盆、玉盏载银杯、感暑草、盲肠草、婆婆针、一包针、引线包等。

【形态特征】1年生草本。茎：茎略具四棱。叶：叶对生；1回羽状复叶，顶生小叶卵形、长圆状卵形或卵状披针形，先端渐尖，基部楔形，边缘具稍密且近均匀的锯齿，两面均被柔毛；侧生小叶1～2对，卵状或卵状长圆形。花：头状花序单生；总苞基部有短柔毛，外层苞片8～10枚，线形，先端渐尖，背面密被短柔毛；舌状花通常3～5，不育，舌片淡黄色或白色，长椭圆形，先端3齿裂，或有时无舌状花；管状花筒状，黄色，冠檐5齿裂。果：瘦果线形，黑色，具四棱，两端稍狭，多少被小刚毛，顶端芒刺3～4枚，具倒刺毛。花果期8—10月。

【生境分布】生于村旁、路边、旷野。分布于我国华东、中南、西南及辽宁、河北、山西等地。

【药用部位（药材名称）及采收加工】全草（金盏银盘）。春夏季采收，鲜用或切段晒干。

【临床应用】甘、微苦，凉。清热解毒，凉血止血；用于感冒发热，黄疸，泄泻，痢疾，血热吐血，血崩，跌打损伤，痈肿疮毒，鹤膝风，疥癞。

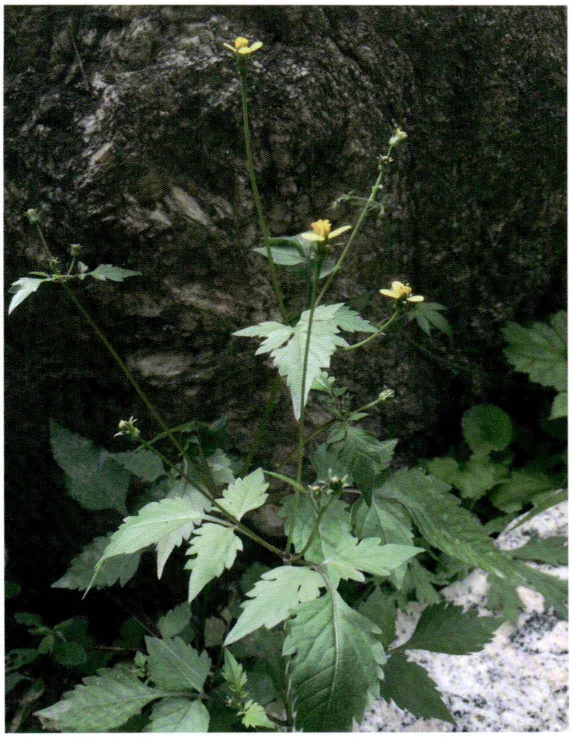

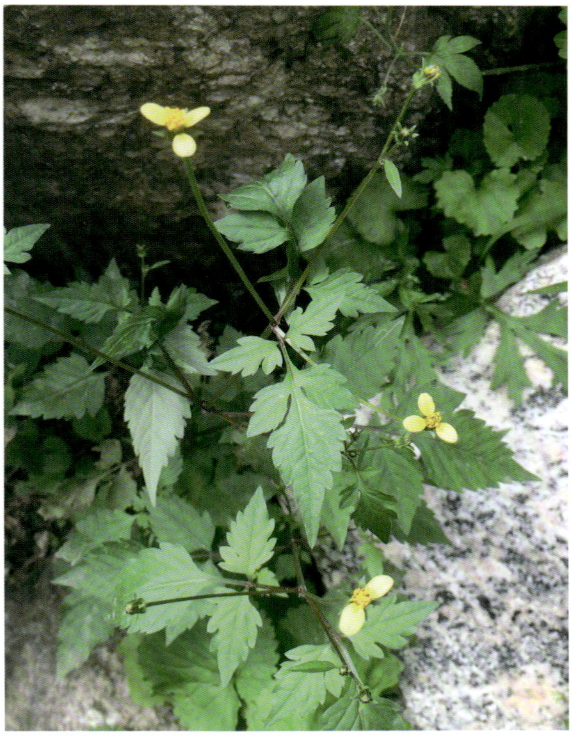

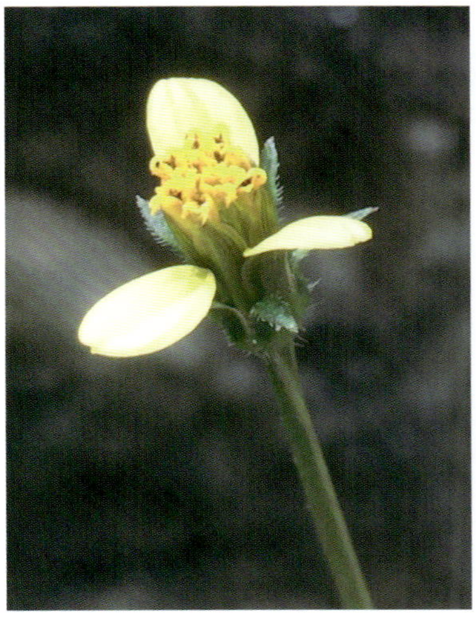

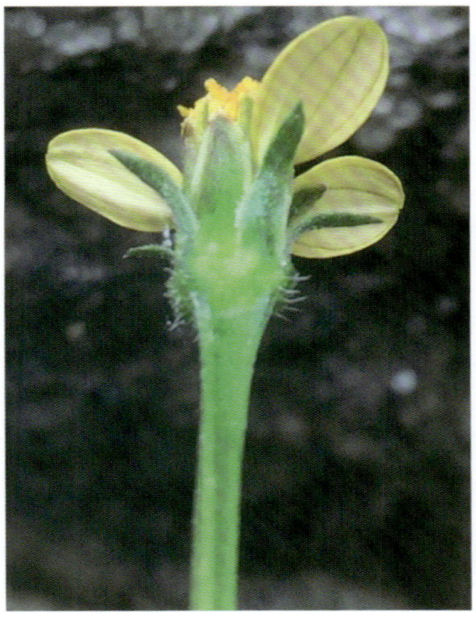

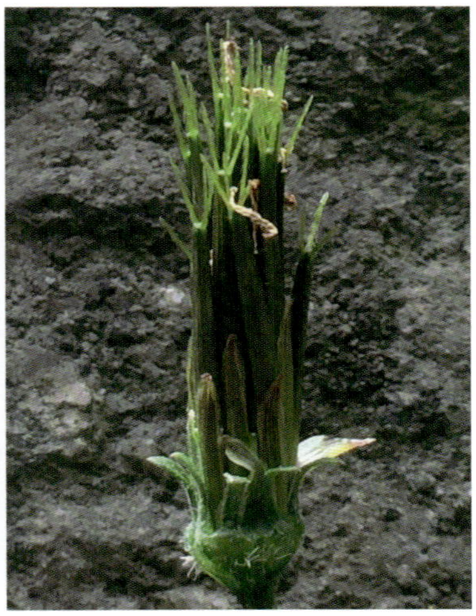

狼杷草

【基　　原】菊科鬼针草属狼杷草 *Bidens tripartita* L.

【别　　名】鬼针（叉）、一包针、狼把草等。

【形态特征】1 年生草本。茎：茎圆柱状或四棱形，绿色或带紫色，有分枝。叶：叶对生；茎下部的较小，不分裂，边缘具锯齿；茎中部叶具柄，有狭翅，叶长椭圆状披针形，通常 3 ～ 5 深裂，裂深几达中肋，两侧裂片披针形至狭披针形，顶生裂片较大，披针形或长椭圆状披针形，两端渐狭，与侧生裂片边缘均具疏锯齿；上部叶较小，披针形，三裂或不分裂。花：头状花序单生茎端及枝端，花序梗较长；总苞盘状，外层苞片 5 ～ 9 枚，条形或匙状倒披针形，先端钝，具缘毛，叶状，内层苞片长椭圆形或卵状披针形，膜质，褐色，有纵条纹，具透明或淡黄色的边缘；无舌状花；筒状花两性，花冠冠檐 4 裂。果：瘦果扁，楔形或倒卵状楔形，边缘有倒刺毛，顶端芒刺通常 2 枚，稀 3 ～ 4 枚，两侧有倒刺毛。花果期 8—10 月。

【生境分布】生于路边、荒野、水边湿地。分布于我国东北、华北、华东、华中、西南及陕西、甘肃、新疆等地。

【药用部位（药材名称）及采收加工】全草（狼把草）。8—9 月割取地上部分，鲜用或晒干。

【临床应用】甘、微苦，凉。清热解毒，利湿，通经；用于肺热咳嗽，咯血，咽喉肿痛，赤白痢疾，黄疸，月经不调，闭经，小儿疳积，瘰疬结核，湿疹癣疮，毒蛇咬伤。

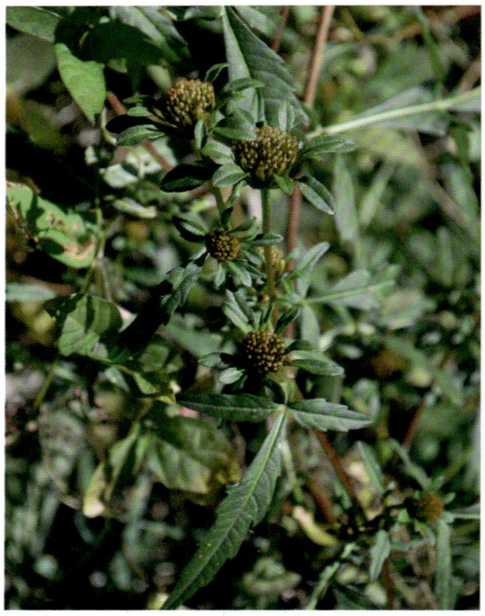
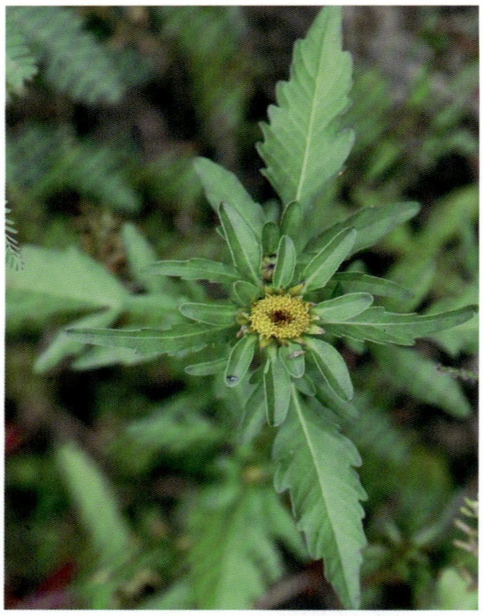
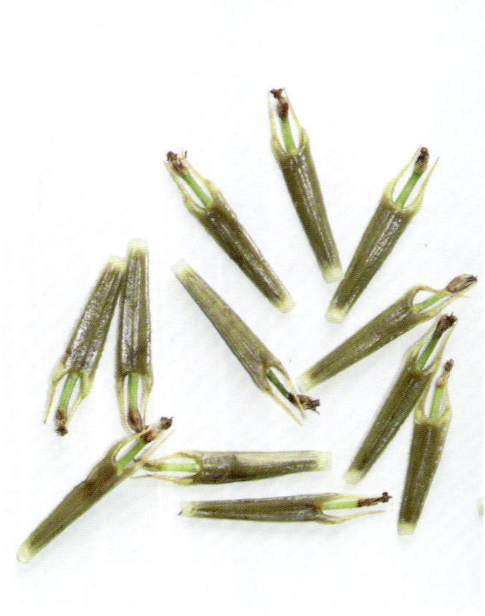
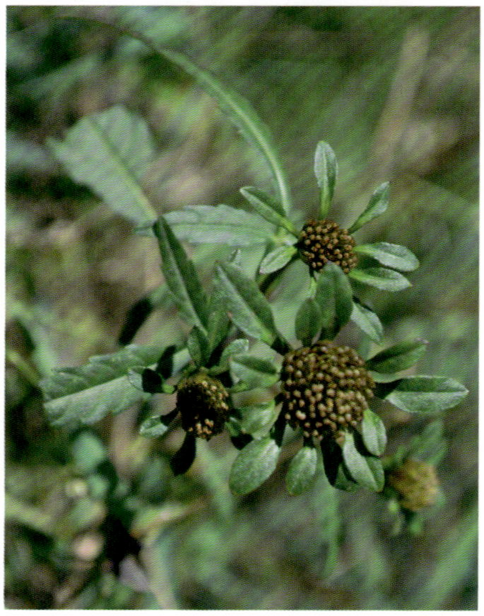

婆婆针

【基　　原】菊科鬼针草属婆婆针 *Bidens bipinnata* L.

【别　　名】鬼（刺）针草。

【形态特征】1 年生草本。茎：茎下部略具四棱。叶：叶对生，具柄；叶片 2 回羽状分裂，末回裂片三角状或菱状披针形，具 1 ～ 2 对缺刻或深裂，顶生裂片狭，先端渐尖，边缘有稀疏不规整的粗齿。花：头状花序；总苞杯形，外层苞片 5 ～ 7 枚，条形，先端不扩大；舌状花黄色，椭圆形或倒卵状披针形，先端全缘或具 2 ～ 3 齿；筒状花黄色，冠檐 5 齿裂。果：瘦果条形，略扁，具 3 ～ 4 棱，具瘤状突起及小刚毛，顶端芒刺 3 ～ 4 枚，稀 2 枚，具倒刺毛。花果期 8—10 月。

【生境分布】生于路边、山坡、田间。分布于我国大部分地区。

【药用部位（药材名称）及采收加工】全草（刺针草）。夏秋季花开时采收，切段，晒干。

【临床应用】苦，微寒，平。清热解毒，祛风除湿，活血消肿；用于上呼吸道感染，咽喉肿痛，胃肠炎，消化不良，泄泻，痢疾，黄疸，肠痈，风湿痹痛，疟疾；外用治疗疮肿毒、毒蛇咬伤、跌打肿痛。

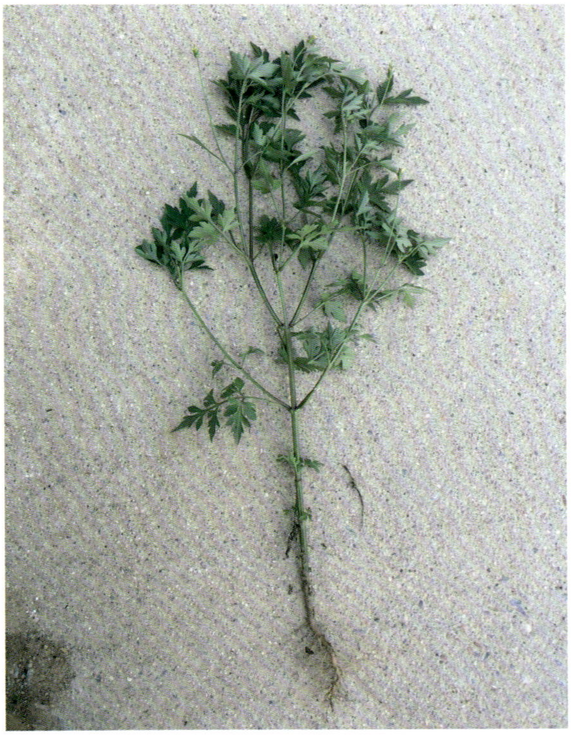

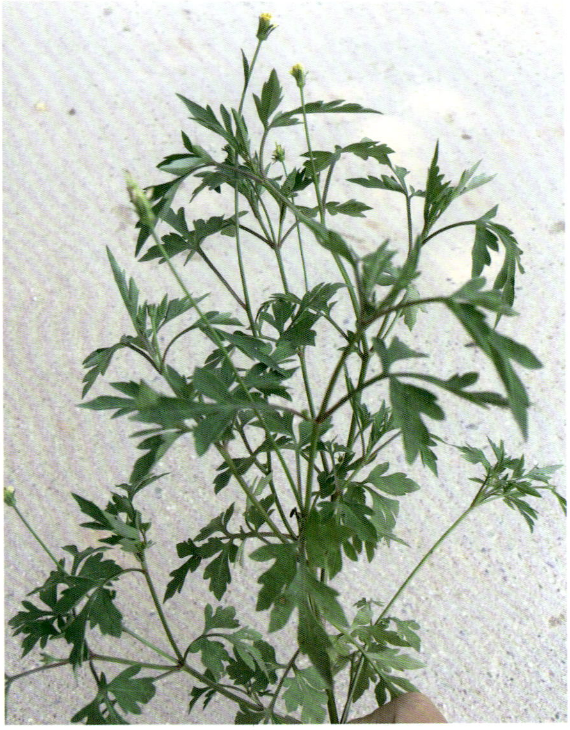

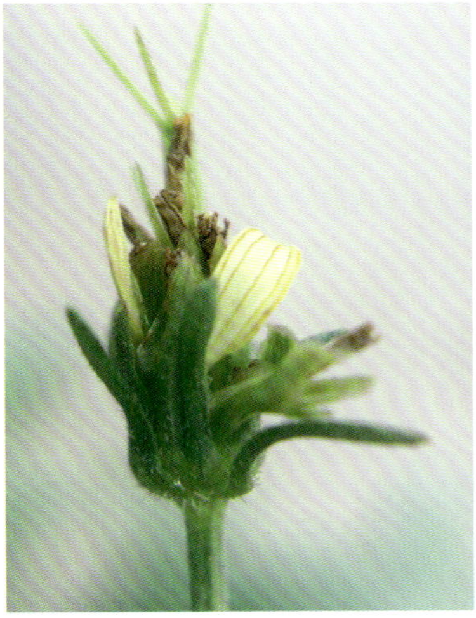

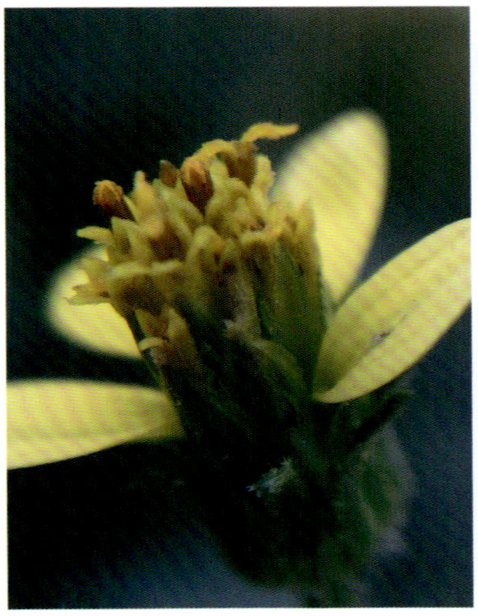

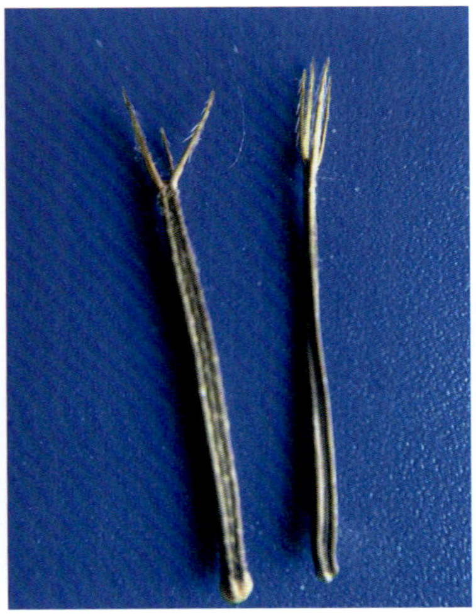

小花鬼针草

【基　　原】菊科鬼针草属小花鬼针草 *Bidens parviflora* Willd.

【别　　名】细叶鬼（刺）针草、鹿角草、土黄连、小鬼叉手、鬼针草、鬼疙针、锅叉草等。

【形态特征】1 年生草本。**茎：**茎下部圆柱形，有条纹，中上部常为钝四方形。**叶：**叶对生；叶片 2 ～ 3 回羽状分裂，小裂片具 1 ～ 2 个粗齿或再羽裂，末回裂片线形或线状披针形，先端锐尖，边缘稍向上反卷，上面被短柔毛，下面无毛或沿叶脉被稀疏柔毛；茎上部叶互生，1 ～ 2 回羽状分裂。**花：**头状花序单生茎顶，直径 2 ～ 3 mm，具长梗；总苞筒状，基部被柔毛，外层苞片 4 ～ 5 枚，线状披针形，边缘被疏柔毛，内层苞片常仅 1 枚，托片状；无舌状花；管状花两性，6 ～ 12 朵，花冠筒状，冠檐 4 齿裂。**果：**瘦果线形，略具 4 棱，两端渐狭，有小刚毛，顶端芒刺 2 枚，有倒刺毛。花果期 8—11 月。

【生境分布】生于路边、荒地、林下、沟边。分布于我国东北、华北、华东、西南及陕西、甘肃、河南等地。

【药用部位（药材名称）及采收加工】全草（小鬼钗、细叶刺针草）。夏秋间采收，鲜用或切段晒干。

【临床应用】苦、微甘，凉。清热，利尿，活血，解毒；用于感冒发热，咽喉肿痛，肠炎腹泻，小便涩痛，风湿痹痛，跌打瘀肿，痈疽疮疖，毒蛇咬伤。

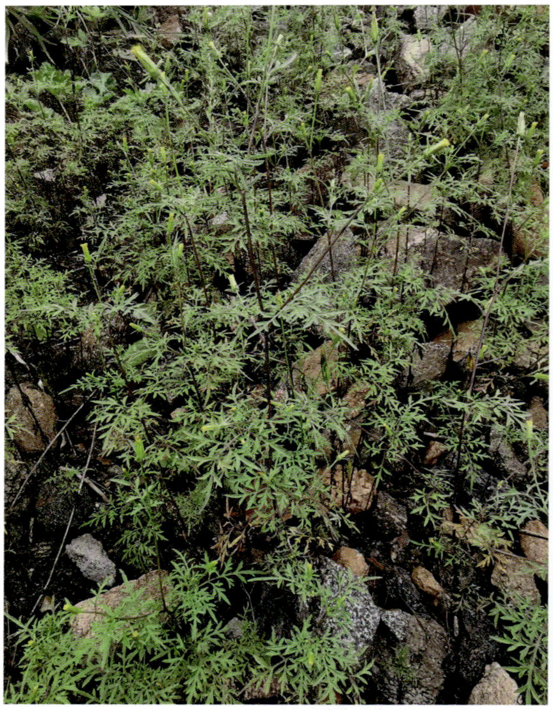

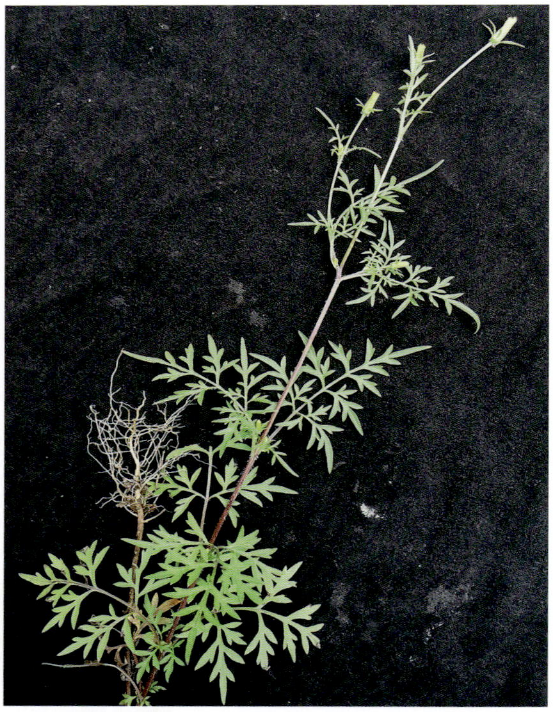

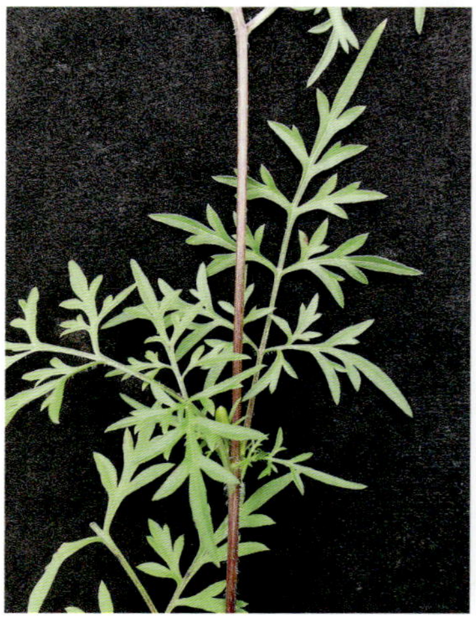

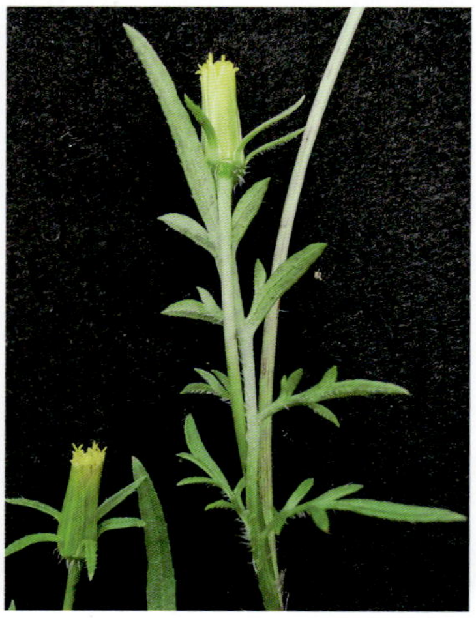

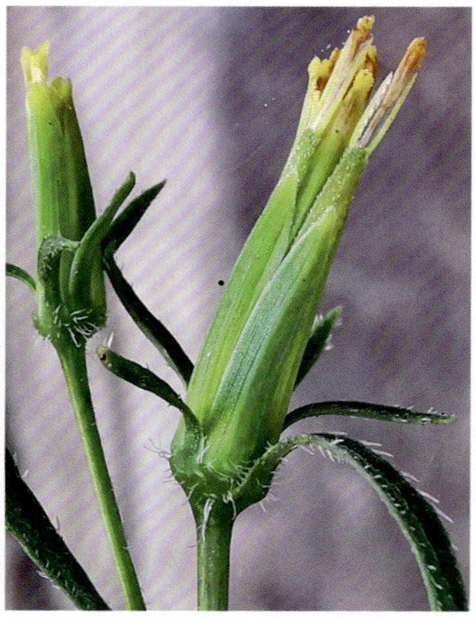

高山蓍

【基　　原】菊科蓍属高山蓍 *Achillea alpina* L.

【别　　名】蓍、蓍草、羽衣草、蚰蜒草、锯（齿）草、一支蒿、蜈蚣草（蒿）、飞天蜈蚣。

【形态特征】多年生草本。茎：根状茎短；茎直立，有棱条，上部有分枝。叶：叶互生，无柄；叶线状披针形，栉齿状羽状深裂或浅裂，裂片线形，排列稀疏，叶基半抱茎，叶两面具长柔毛，下面毛密；茎下部叶花期常枯萎，上部叶渐小。花：头状花序多数，集合成伞房状；总苞钟状，总苞片卵形，3 层，覆瓦状排列，绿色，草质，有中肋，边缘膜质，疏生长柔毛；舌状花雌性，5 ～ 11 朵，白色，花冠长圆形，先端 3 浅裂；管状花两性，白色，花药黄色，伸出花冠外面。果：瘦果扁平，宽倒披针形，有淡色边肋。花果期 7—10 月。

【生境分布】生于山坡草地、灌丛、林缘。分布于我国东北、华北及宁夏、甘肃等地。

【药用部位（药材名称）及采收加工】果实（蓍实）、全草（蓍草）。蓍实：秋季果实熟时采收，晒干。蓍草：夏秋季采收，洗净，鲜用或晒干。

【临床应用】蓍实：酸、苦，平。益气，明目；用于气虚体弱，视物昏花。蓍草：辛、苦，平，温；有毒。祛风止痛，活血，解毒；用于感冒发热，头风痛，牙痛，风湿痹痛，血瘀经闭，腹部痞块，跌打损伤，毒蛇咬伤，痈肿疮毒。

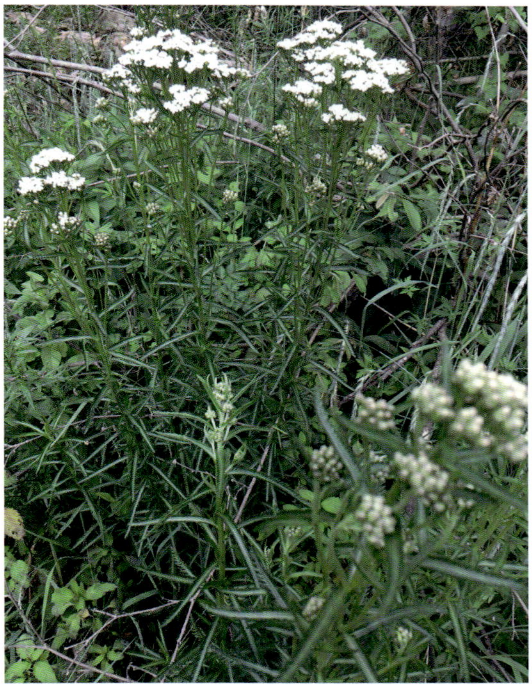

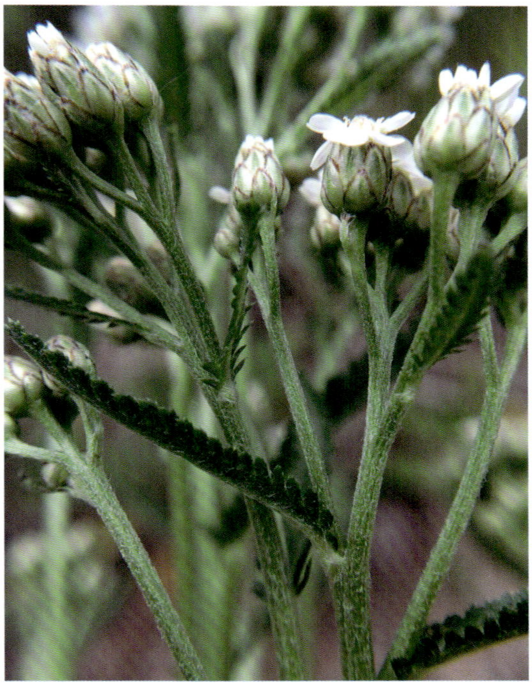

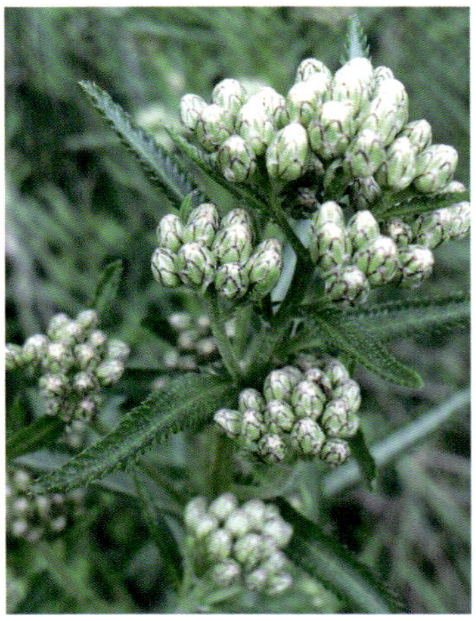

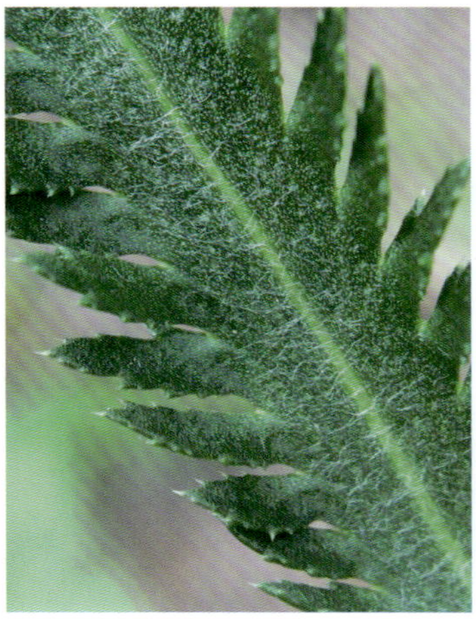

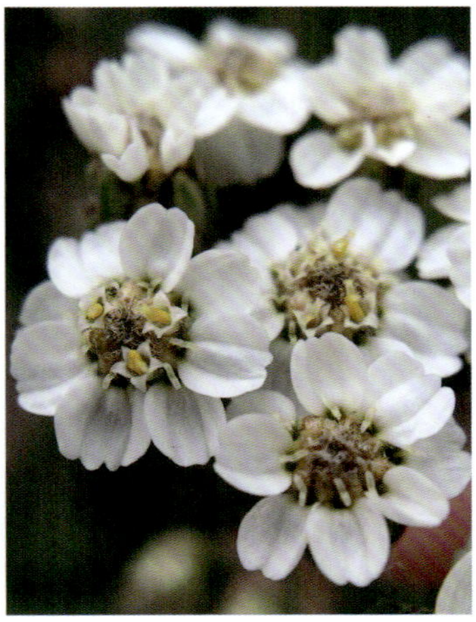

云南蓍

【基　　原】菊科蓍属云南蓍 *Achillea wilsoniana* Heimerl ex Hand.-Mazz.

【别　　名】一支蒿、飞天蜈蚣、（西南）蓍草。

【形态特征】多年生草本。**茎：**根状茎短；茎直立，下部无毛，中部以上被较密的长柔毛，不分枝或上部分枝，叶腋常有不育枝。**叶：**叶无柄，茎下部叶在花期凋落，茎中部叶矩圆形，2 回羽状全裂，1 回裂片多数，椭圆状披针形，2 回裂片少数，披针形；叶上面绿色，疏生柔毛和腺点，下面柔毛较密。**花：**头状花序多数，集成复伞房花序；总苞宽钟形或半球形，总苞片 3 层，覆瓦状排列，外层短，卵状披针形，顶端稍尖，中层卵状椭圆形；托片披针形，舟状。花：边花 6 ～ 8(16) 朵；舌片白色，偶有淡粉红色边缘，顶端具深或浅的 3 齿，管部与舌片近等长，翅状压扁，具少数腺点；管状花淡黄色或白色，管部压扁具腺点。**果：**瘦果矩圆状楔形，具翅。花果期 7—9 月。

【生境分布】生于山坡草地、灌丛。分布于我国西南、华中及山西、陕西、甘肃等地。

【药用部位（药材名称）及采收加工】全草（土一枝蒿）。夏秋季采收，鲜用或切段晒干。

【临床应用】辛、麻、苦；温；有毒。祛风除湿，散瘀止痛，解毒消肿；用于风湿疼痛，胃痛，牙痛，跌打瘀痛，痈肿疮毒，蛇虫咬伤。

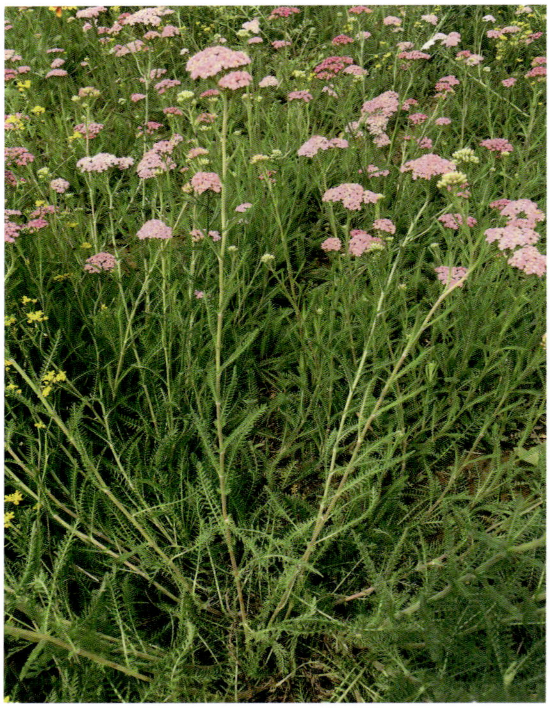

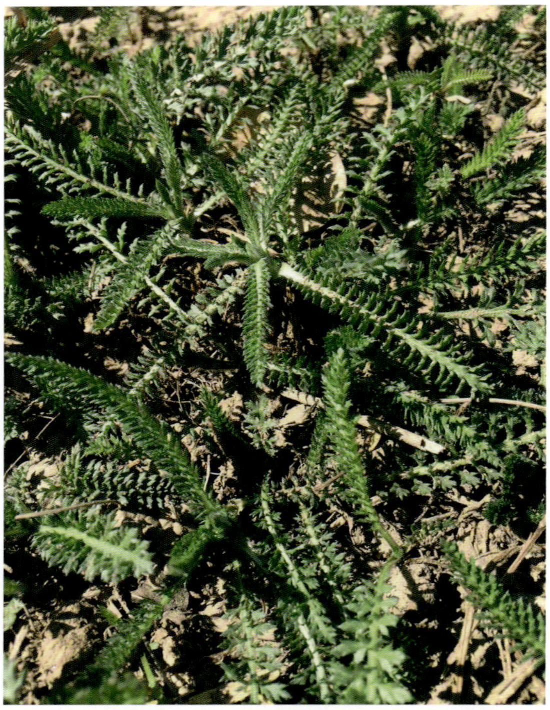

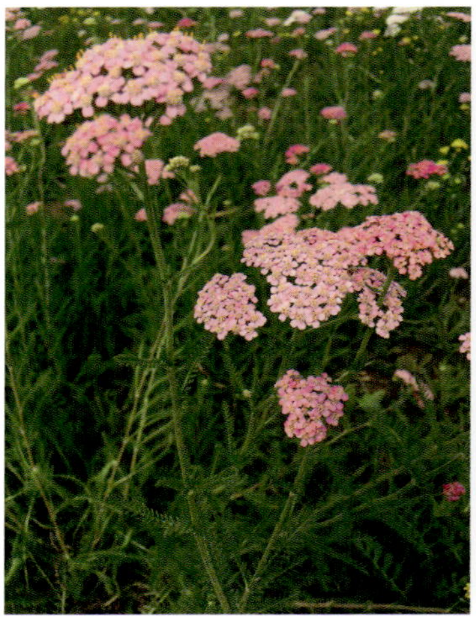

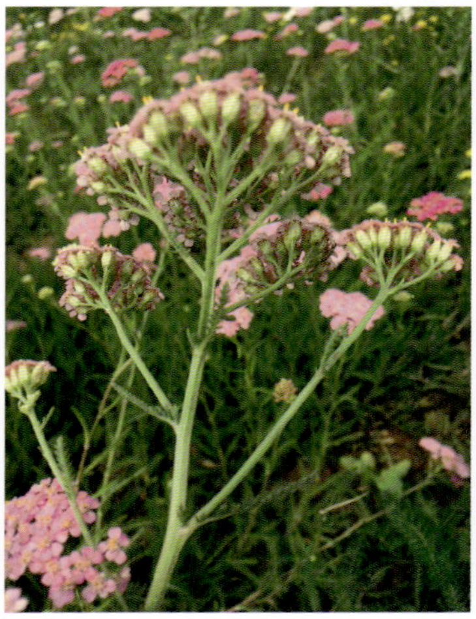

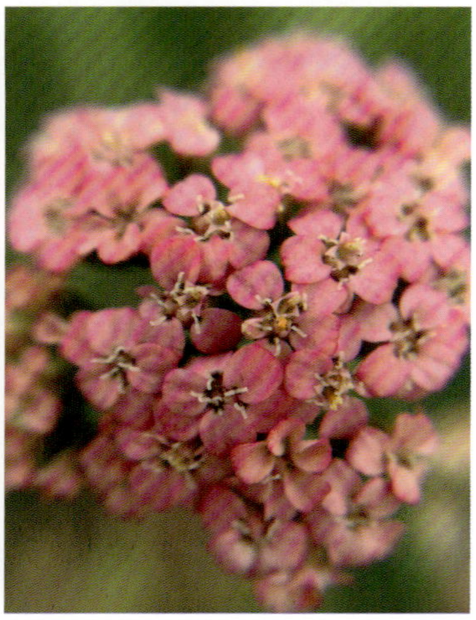

【基　　原】菊科茼蒿属茼蒿 *Glebionis coronaria*（Linnaeus）Cassini ex Spach

【别　　名】艾（蒿）菜、菊花菜、蓬蒿、同蒿菜、欧茼蒿。

【形态特征】1 年生草本。茎：茎光滑无毛或近无毛，不分枝或自中上部分枝。叶：基生叶花期枯萎；茎中下部叶长椭圆形或长椭圆状倒卵形，无柄，2 回羽状分裂，末回裂片卵形或线形；茎上部叶渐小。花：头状花序单生茎顶或枝顶，花梗长 15～20 cm；总苞片 4 层，内层顶端膜质扩大成附片状；舌状花黄色。果：瘦果有 3 条突起的狭翅肋，肋间有 1～2 条明显的间肋；管状花瘦果有 1～2 条椭圆形突起的肋，及不明显的间肋。花果期 6—8 月。

【生境分布】全国各地有栽培。河北、山东等地有野生。

【药用部位（药材名称）及采收加工】茎叶（茼蒿）。冬春季及夏初均可采收，鲜用。

【临床应用】辛、甘，平；归脾、胃经。和脾胃，利二便，消痰饮。

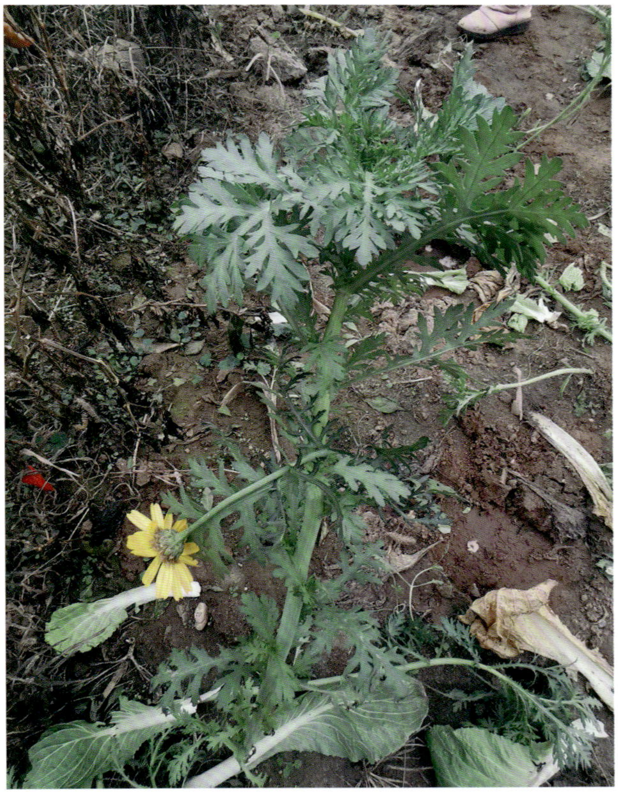

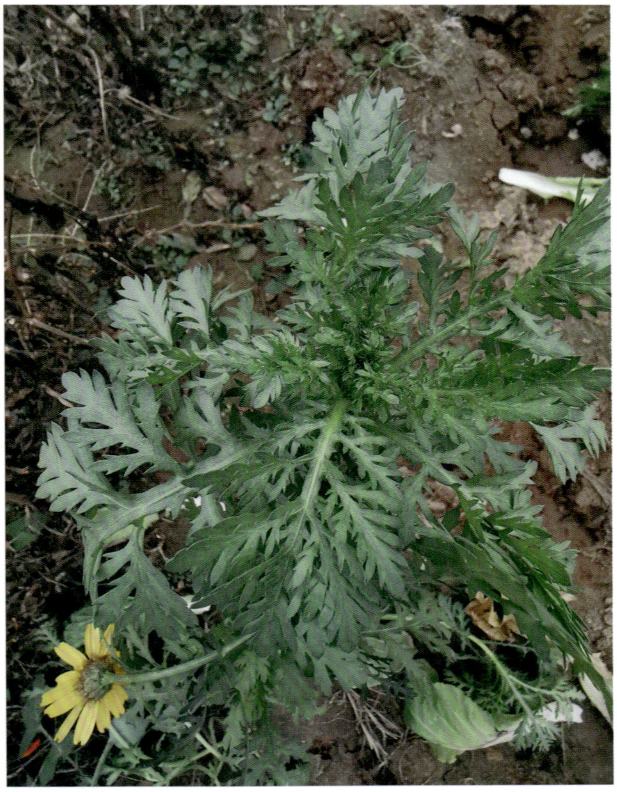

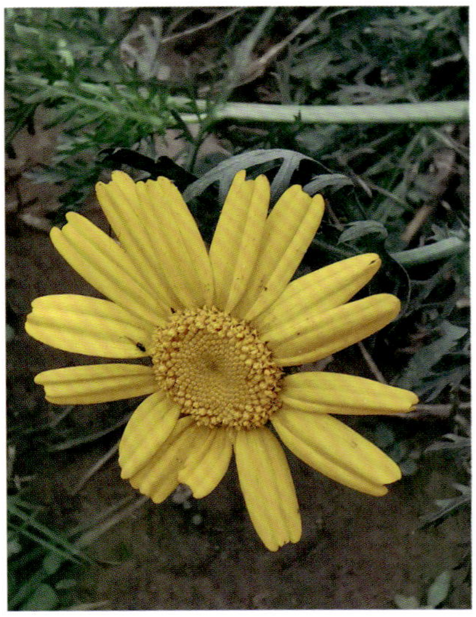

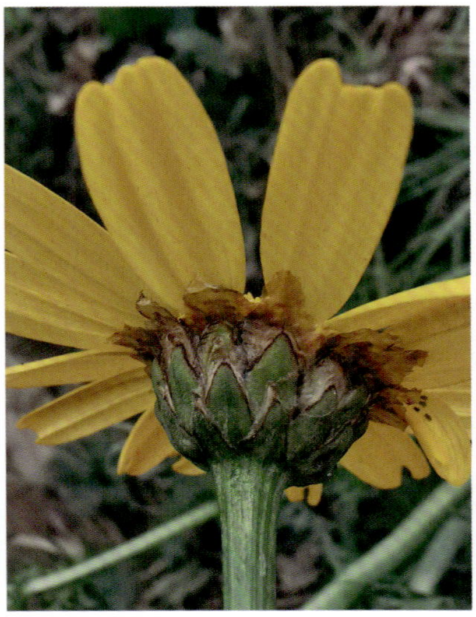

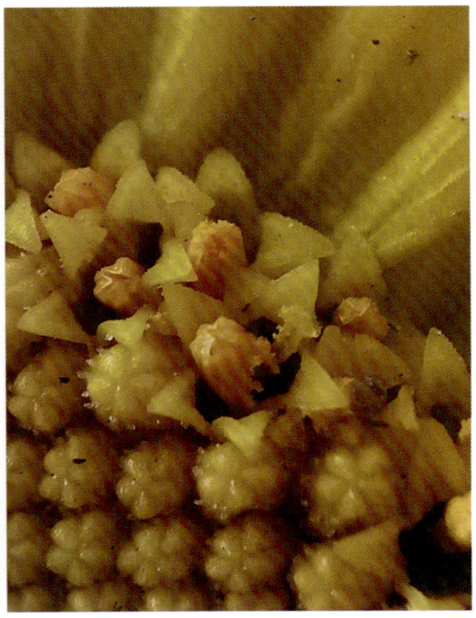

太行菊

【基　　原】菊科太行菊属太行菊 *Opisthopappus taihangensis*（Ling）Shih

【别　　名】长（狭）裂太行菊。

【形态特征】多年生草本或亚灌木。根：根直伸，木质化。茎：茎基部木质，单一或数条丛生，茎高 10 ～ 15 cm，淡紫红色或褐色，被贴伏的短柔毛。叶：基部叶卵形、宽卵形或椭圆形，2 回羽状全裂，1 回侧裂片 2 ～ 3 对，叶柄长 1 ～ 3 cm；茎叶与基部叶同形；全部叶的末回裂片披针形、长椭圆形或斜三角形，宽 1 ～ 2 mm，全部叶两面被短柔毛。花：头状花序单生或 2 个生于枝端；总苞浅盘状，总苞片约 4 层，中外层线形和披针形，内层长椭圆形，中外层外面被稍密的短柔毛，内层无毛或几无毛；舌状花粉红色或白色，舌状线形，顶端 3 浅裂齿；管状花黄色，顶端 5 齿裂。果：瘦果有 3 ～ 5 条翅状加厚的纵肋；冠毛芒片状，4 ～ 6 个。花果期 6—9 月。

【生境分布】生于山坡、山沟岩石缝中。分布于山西、河南、河北等地。

【药用部位（药材名称）及采收加工】头状花序（野菊花）。夏秋间采收，鲜用或晒干。

【临床应用】按《河南植物志》，河南省济源地区将本种的头状花序作为中药材“野菊花”的代用品，用于清肝明目。

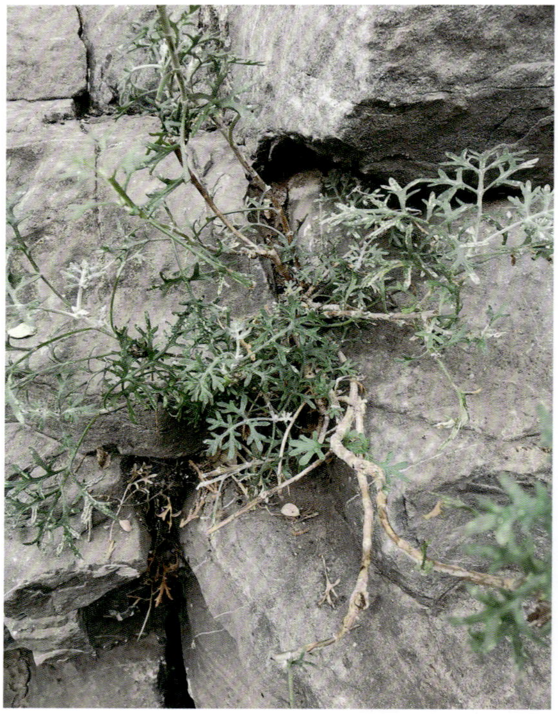
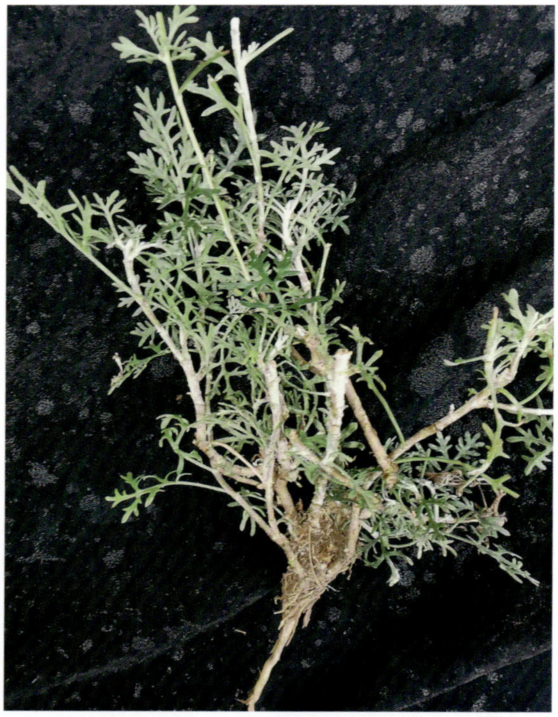
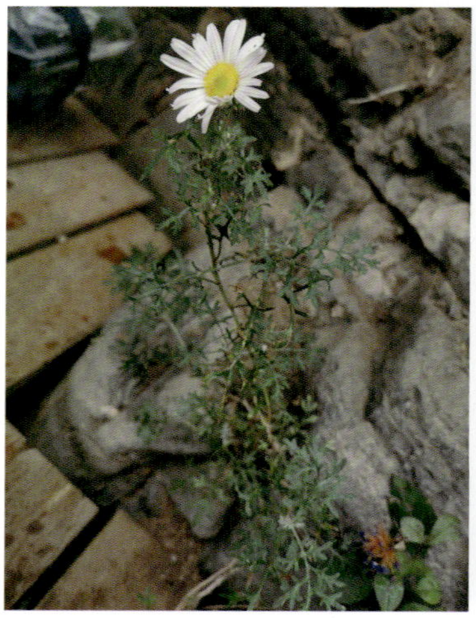
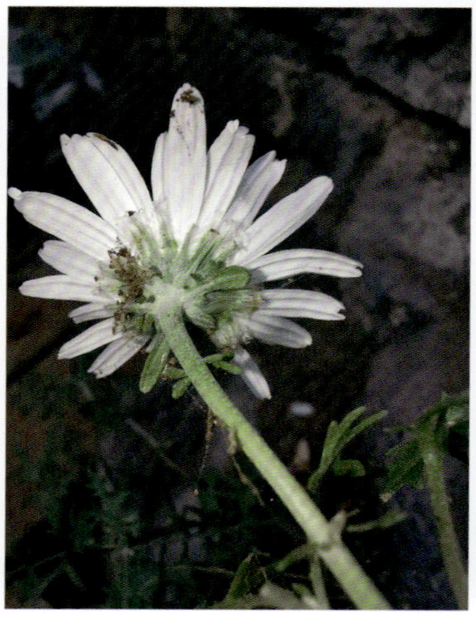
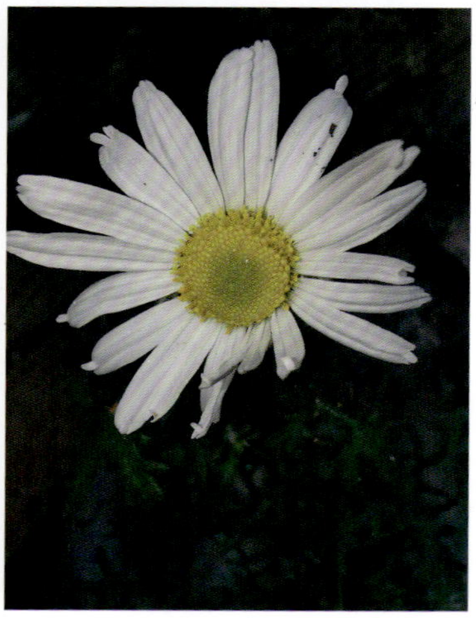

甘菊

【基　　原】菊科菊属甘菊 *Chrysanthemum lavandulaefolium*（Fisch.ex Trautv.）Ling & Shih

【别　　名】岩香菊、野菊花、北野菊。

【形态特征】多年生草本。根：主根细。茎：茎下部匍匐，上部直立，茎枝有稀疏柔毛，茎自中部以上多分枝或仅上部伞房状花序有分枝。叶：茎基部和下部叶于花期脱落；茎中部叶卵形、宽卵形或椭圆状卵形，2回羽状分裂，1回裂片全裂或近全裂，2回裂片为半裂或浅裂；最上部叶或花序下部的叶羽裂、3裂或不裂；全部叶两面同色或近同色，疏被柔毛或上面几无毛。花：头状花序，通常多数，在茎枝顶端排成复伞房花序；总苞碟形，总苞片约5层，外层线形或线状长圆形，无毛或有稀柔毛，中内层卵形、长椭圆形至倒披针形，全部苞片顶端圆形，边缘白色或浅褐色膜质；舌状花黄色，舌片椭圆形。果：瘦果。花果期9—11月。

【生境分布】生于河谷、岩石上、荒地、多砾石山坡、黄土丘陵。分布于我国东北、西北及河北、山东、山西、浙江、四川、湖北、云南等地。

【药用部位（药材名称）及采收加工】头状花序（甘菊）。9—10月花开时采收，鲜用或晒干。

【临床应用】甘、微苦，微寒；归肝经。平肝火，熄内风；用于头目风热。

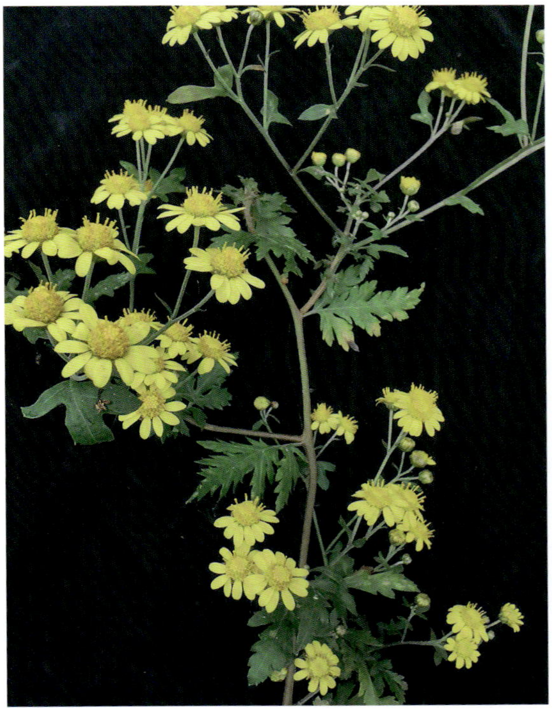
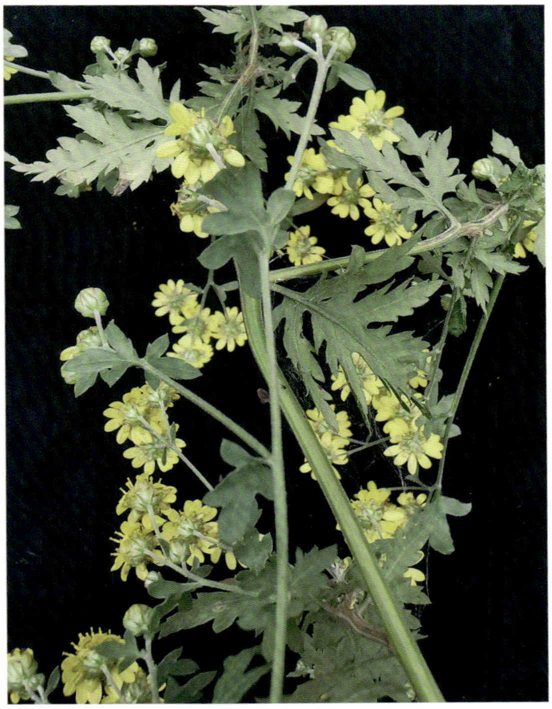
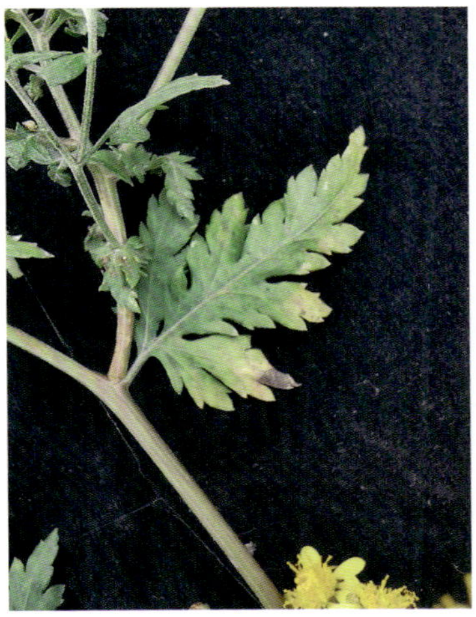
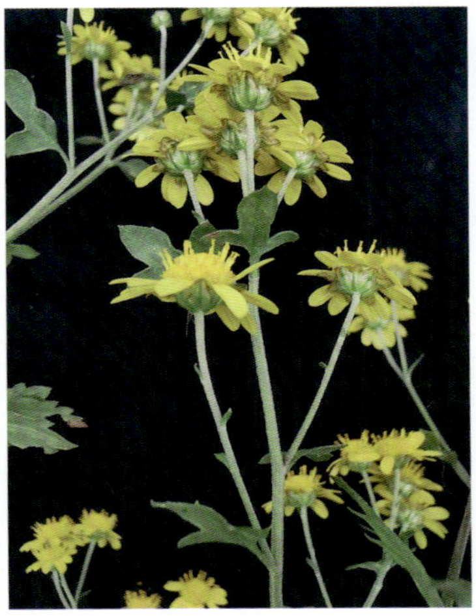
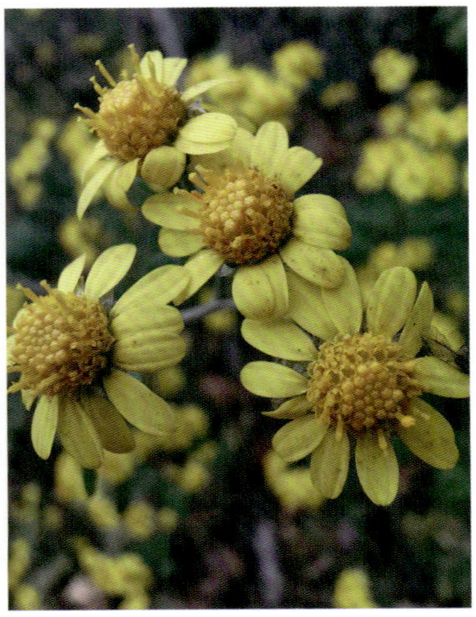

甘野菊

【基　　原】菊科菊属甘野菊 *Chrysanthemum lavandulaefolium*（Fisch.ex Trautv.）Ling & Shih var. *seticuspe*（Maxim.）Shih

【别　　名】野菊花、野甘菊。

【形态特征】形态特征与植物“甘菊”相似。两者的主要区别：甘野菊的叶第 2 回羽裂较深（常超过半裂或全裂），裂片先端具小尖头，舌状花先端具 3 齿；野菊的叶第 2 回羽裂较浅（常浅裂或半裂），裂片先端或具小尖头，舌状花先端全缘或具不明显的 3 齿。

【生境分布】生于山坡等处。分布于东北、西北、华中及河北、山东、山西、四川、江西、云南等地。

【药用部位（药材名称）及采收加工】均同植物“甘菊”项下。

【临床应用】同植物“甘菊”项下。

【备　　注】本种为植物“甘菊 *Chrysanthemum lavandulaefolium*（Fisch.ex Trautv.）Ling & Shih”的变种。

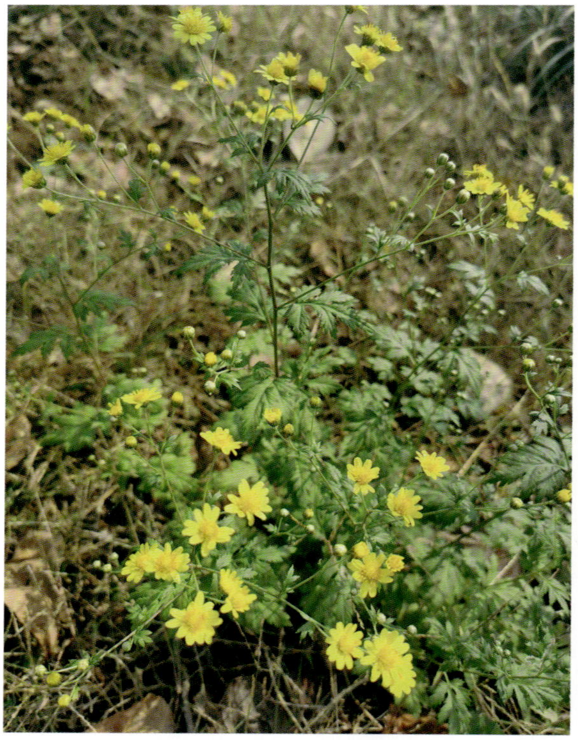

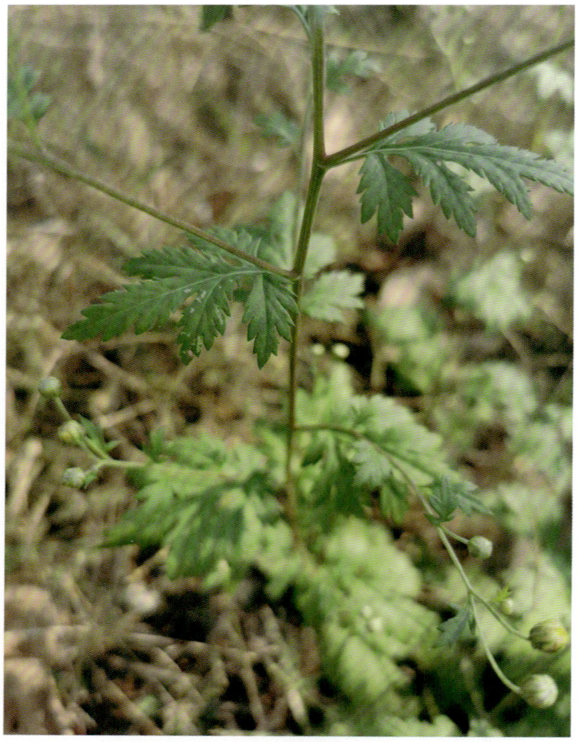

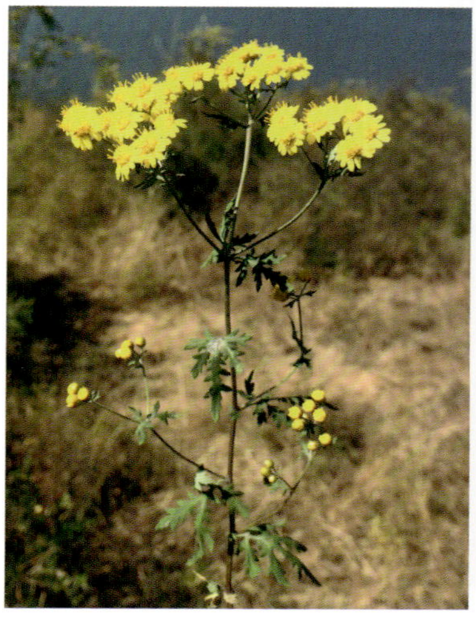

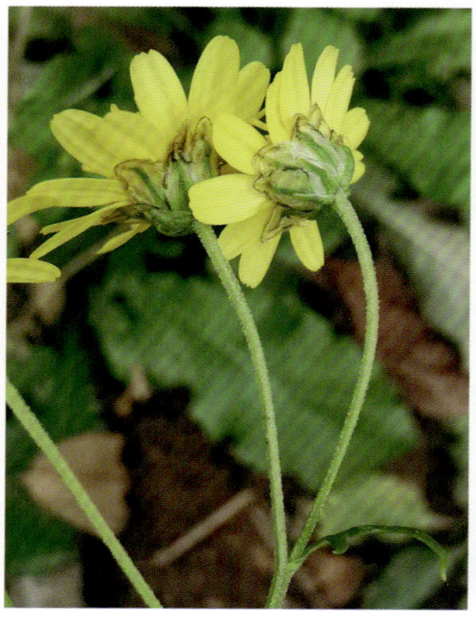

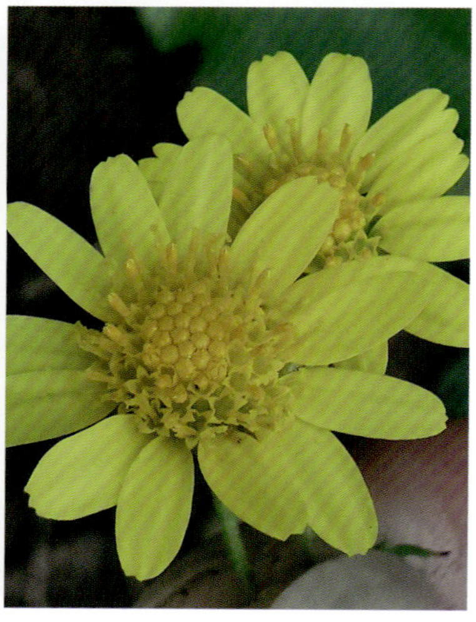

菊花

【基　　原】菊科菊属菊花 *Chrysanthemum morifolium* Ramat.

【别　　名】菊、鞠、秋菊、怀菊花。

【形态特征】多年生草本。茎：茎直立，高 60 ～ 150 cm，分枝或不分枝，被柔毛。叶：叶卵形至披针形，长 5 ～ 15 cm，羽状浅裂或半裂，有短柄，叶下面被白色短柔毛。花：头状花序直径 2.5 ～ 20 cm，大小不一；总苞片多层，外层外面被柔毛；舌状花颜色多种，管状花黄色。果：果实不发育，无冠毛。花果期 9—11 月。

【生境分布】全国各地有栽培。

【药用部位（药材名称）及采收加工】头状花序（菊花）、叶（菊花叶）、幼嫩茎叶（菊花苗）。菊花：9—11 月花盛开时分批采收，阴干或焙干，或熏、蒸后晒干。菊花叶：夏秋季采摘，洗净，鲜用或晒干。菊花苗：春季或夏初采收，鲜用或阴干。

【临床应用】菊花：甘、苦，微寒；归肺、肝经。散风清热，平肝明目，清热解毒；用于风热感冒，头痛眩晕，目赤肿痛，眼目昏花，疮痈肿毒。菊花叶：辛、甘，平。清肝明目，解毒消肿；用于头风，目眩，疔疮，痈肿。菊花苗：甘、微苦，凉。治清肝明目；用于头风眩晕，目翳。

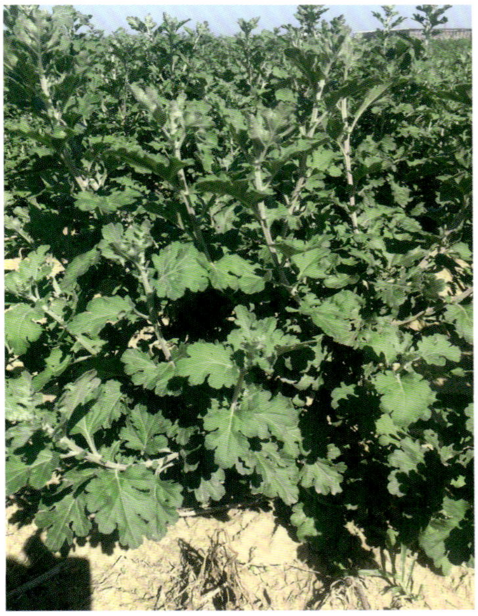
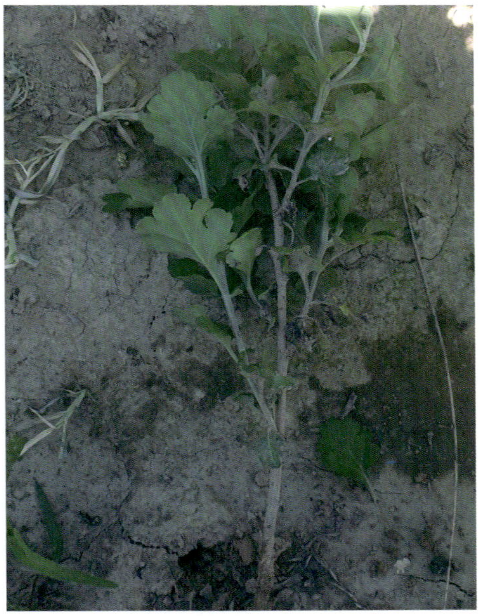
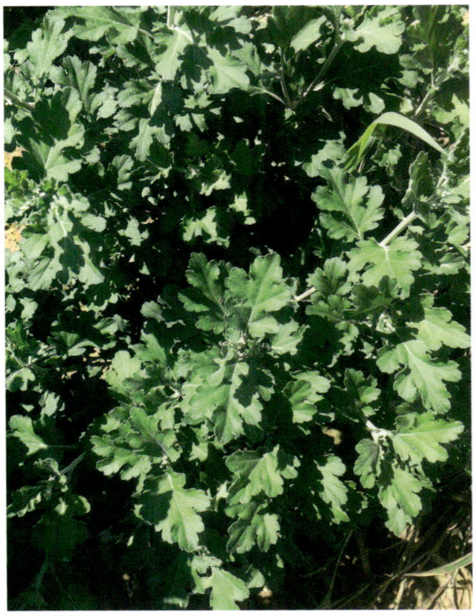
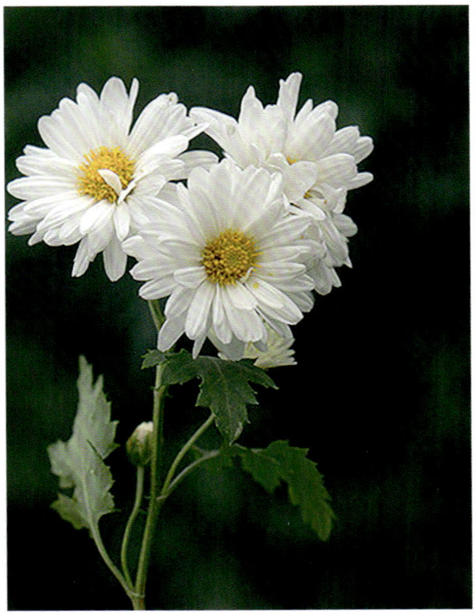

野菊

【基　　原】菊科菊属野菊 *Dendranthema indicum*（L.）Des Moul.

【别　　名】疟疾草、苦薏、路边黄、山菊花、黄菊仔、菊花脑。

【形态特征】形态特征与植物“甘菊”相似。两者主要区别：甘菊的叶裂多（2 回羽状分裂），叶轮廓为卵形，叶片显窄长（长 5 ～ 7 cm、宽 2 ～ 4 cm）；头状花序腋生，舌片显短（长 5 ～ 7 mm）。野菊的叶裂少（1 回羽状分裂），叶轮廓为菱状三角形，叶片显宽短（长 4 ～ 5 cm、宽 3 ～ 4 cm）；头状花序顶生，舌片显长（长 10 ～ 13 mm）。

【生境分布】生于山坡草地、灌丛、河边、滨海、田边、路旁。分布于我国东北、华北、华中、华南、西南等地。

【药用部位（药材名称）及采收加工】根或全草（野菊）、头状花序（野菊花）。野菊：夏秋间采收，鲜用或晒干。野菊花：秋冬季花初开时采摘，晒干或蒸后晒干。

【临床应用】野菊：辛、苦，寒。清热解毒；用于感冒，气管炎，肝炎，高血压病，痢疾，痈肿，疔疮，目赤肿痛，瘰疬，湿疹。野菊花：辛、苦，微寒；归肝、心经。清热解毒；用于疔疮痈肿，目赤肿痛，头痛眩晕。

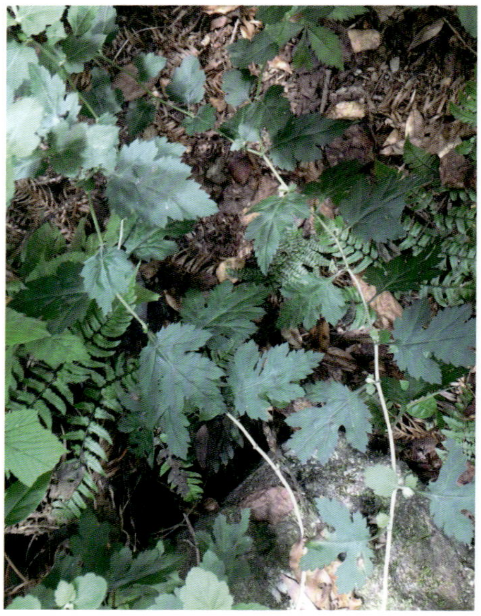
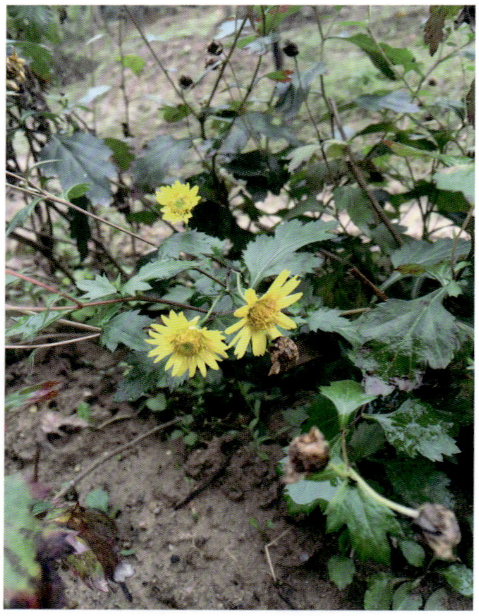
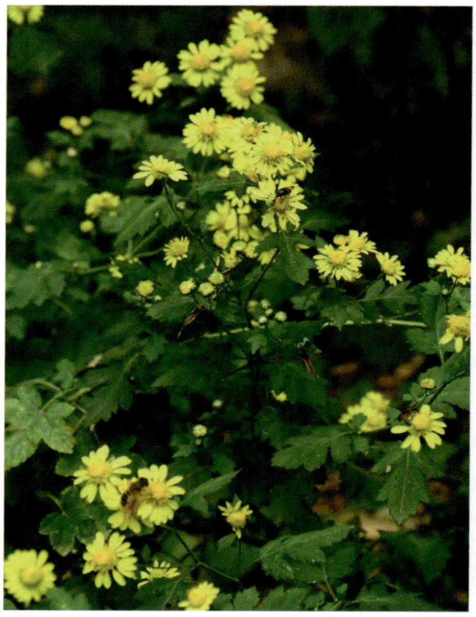
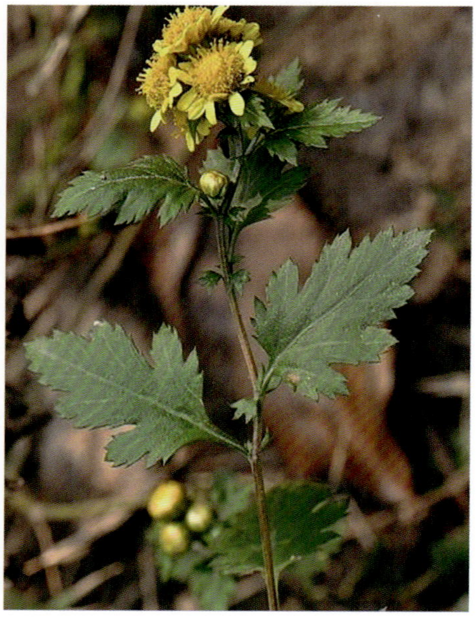

艾

【基　　原】菊科蒿属艾 *Artemisia argyi* Levl.et Vant.

【别　　名】艾叶（蒿、绒、蓬）、家（陈、大、祁、红、火、大叶、五月）艾等。

【形态特征】多年生草本。茎：茎直立，上部有分枝，被灰白色柔毛。叶：叶互生；茎下部叶花期枯萎；茎中部叶具柄，叶卵状椭圆形，先端尖基部楔形，1～2回羽状深裂或全裂，侧裂片2～3对，裂片菱形、椭圆形或披针形，边缘具粗锯齿，上面暗绿色，被蛛丝状毛，密布白色腺点，下面灰绿色，密被灰白色或灰黄色蛛丝状毛；茎上部叶渐小，无柄，3裂或全缘，裂片披针形或线状披针形。花：头状花序顶生，组成复总状花序；总苞钟形或长圆状钟形，苞片4～5层，密被灰白色或灰黄色蛛丝状毛；花冠管状钟形，红紫色，顶端5裂；雄蕊5，花柱细长，顶端2分叉。果：瘦果长圆形。花果期7—10月。

【生境分布】生于路旁、草地、荒野。分布于我国大部分地区；有栽培。

【药用部位（药材名称）及采收加工】叶（艾叶）、嫩叶（艾绒）、地上部分（艾把）、果实（艾实）。艾叶：夏季花未开时采摘，晒干。艾绒：5—6月采摘嫩叶，晒干，捣成绒团状，筛去灰尘及杂质梗。艾把：5—6月割取地上部分，阴干。艾实：9—10月果实成熟后采收。

【临床应用】艾叶、艾绒和艾把：辛、苦，温，有小毒；归肝、脾、肾经。温经止血，散寒止痛；用于吐血，衄血，崩漏，月经过多，胎漏下血，少腹冷痛，经寒不调，宫冷不孕，外治皮肤瘙痒；外用祛湿止痒。艾实：辛、苦，温。温肾壮阳；用于肾虚腰酸，阳虚内寒。

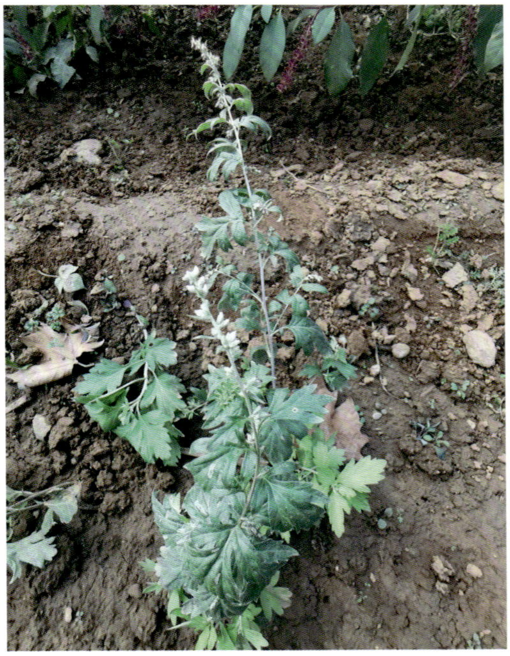

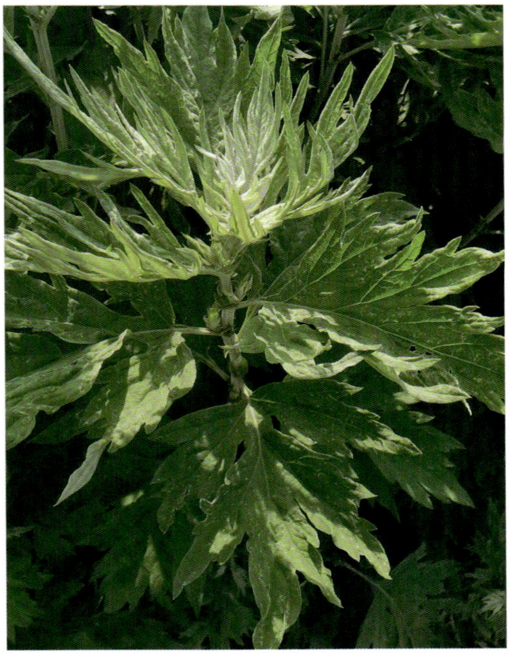

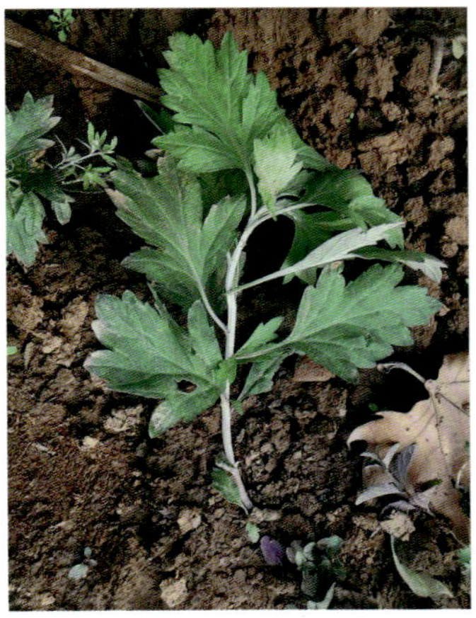

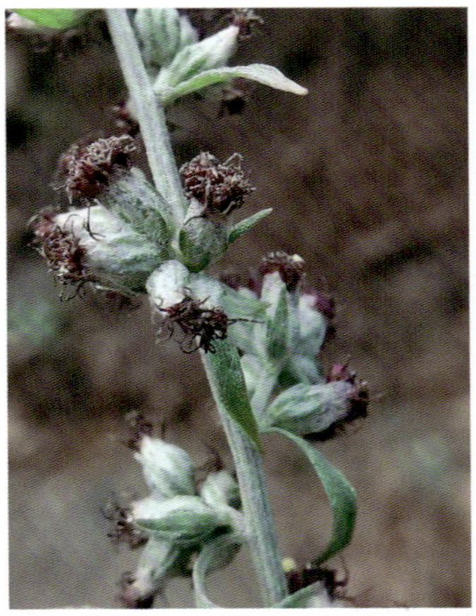

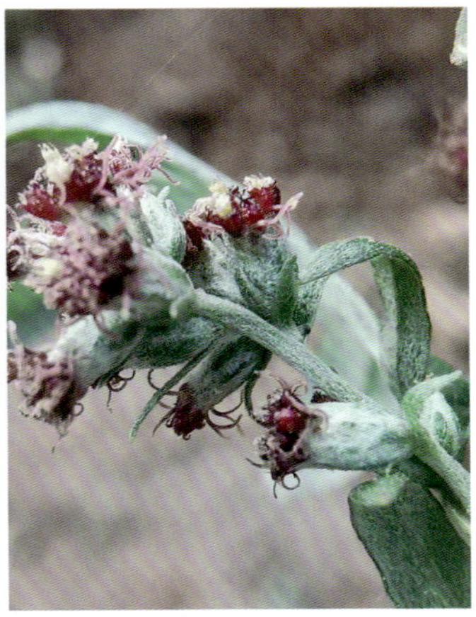

矮蒿

【基　　原】菊科蒿属矮蒿 *Artemisia lancea* Van

【别　　名】牛尾蒿、野艾蒿、小蓬蒿、小艾、细叶艾。

【形态特征】多年生草本。**茎：**茎多数，常成丛，具细棱，褐色或紫红色；中部以上有多数向上斜展的分枝；茎枝初时微被蛛丝状微柔毛，后渐脱落。**叶：**叶上面初时微有蛛丝状短柔毛、白色腺点和小凹点，后毛与腺点渐脱落，背面密被灰白色或灰黄色蛛丝状毛；基生叶与茎下部叶卵圆形，2 回羽状全裂，末回裂片线状披针形或线形；茎中部叶 1 ～ 2 回羽状全裂，稀深裂，裂片披针形或线状披针形，先端锐尖，叶缘外卷，基部 1 对裂片小，成假托叶状；茎上部叶与苞片叶全裂或不分裂。**花：**头状花序多数，排成穗状花序或圆锥花序；总苞片 3 层，覆瓦状排列，外层总苞片小，狭卵形，背面初时微有短柔毛，后脱落无毛，中肋绿色，边缘狭膜质，中内层总苞片长卵形或倒披针形，背面无毛，边缘宽膜质或全为半膜质；雌花 1 ～ 3 朵，花冠狭管状，檐部具 2 裂齿或无裂齿，紫红色，花柱细长，伸出花冠外，先端 2 叉，叉端尖，外卷；两性花 2 ～ 5 朵，花冠长管状，檐部紫红色，花药线形，先端附属物尖。**果：**瘦果小，长圆形。花果期 8—10 月。

【生境分布】生于林缘、路旁、荒坡、疏林下。分布于我国大部分地区。

【药用部位（药材名称）及采收加工】地上部分（矮蒿）。采收加工未见记载。

【临床应用】按《中国植物志》和《河南植物志》，本种在民间作为中药材“艾”与“茵陈”的代用品，有散寒、温经、止血、安胎、清热、祛湿、消炎、驱虫之功效。

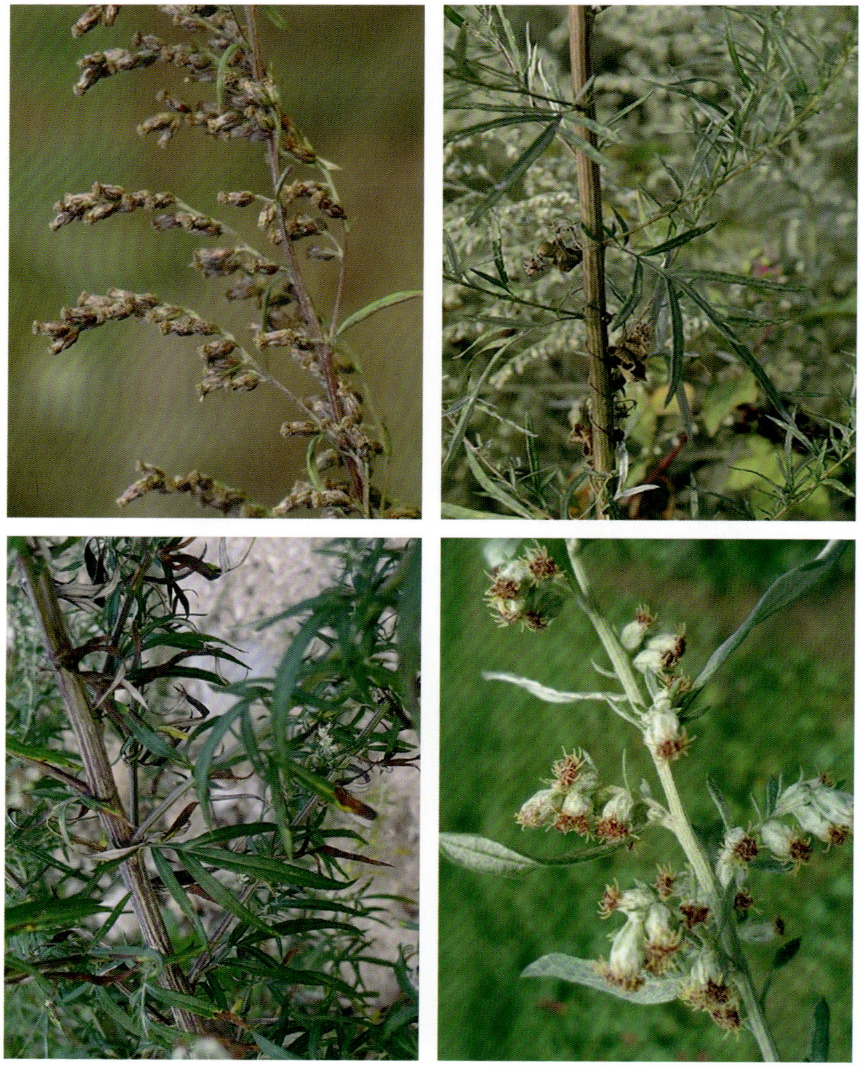

白莲蒿

【基　　原】菊科蒿属白莲蒿 *Artemisia stechmanniana* Bess.

【别　　名】白（香）蒿、万年蒿、铁秆（杆）蒿、蚊艾。

【形态特征】多年生半灌木状草本。**根：**根稍粗大，木质，直伸。**茎：**根状茎粗壮，常有多数木质营养枝；茎多数，常成丛，褐色或灰褐色，具纵棱，下部木质，茎皮常剥落，分枝多而长；茎枝初时被微柔毛，后脱落无毛。**叶：**茎中下部叶长卵形、三角状卵形或长椭圆状卵形，2～3回栉齿状羽状分裂，末回裂片披针形或线状披针形；苞片叶栉齿状羽状分裂或不分裂，线形或线状披针形。**花：**头状花序近球形，下垂，具短梗或近无梗，在茎上组成圆锥花序；总苞片3～4层，外层总苞片披针形或长椭圆形，初时密被灰白色短柔毛，后脱落无毛，中肋绿色，边缘膜质，中内层总苞片椭圆形，近膜质或膜质，背面无毛；雌花花冠狭管状或狭圆锥状，外面微有小腺点，檐部具2～3裂齿，花柱线形，伸出花冠外，先端2叉，叉端锐尖；两性花20～40朵，花冠管状，外面有微小腺点，花药椭圆状披针形，上端附属物尖，长三角形，基部圆钝或有短尖头，花柱与花冠管近等长，先端2叉，叉端有短睫毛。**果：**瘦果狭椭圆状卵形或狭圆锥形。花果期8—10月。

【生境分布】生于山坡、路旁、灌丛、森林草原。分布于全国各地。

【药用部位（药材名称）及采收加工】全草（万年蒿）、根（铁杆蒿）。全草：夏秋季采收，阴干。根：采收加工未见记载。

【临床应用】全草：辛、苦，平。清热解毒，凉血止痛；用于肝炎，阑尾炎，小儿惊风，阴虚潮热；外用治创伤出血。根：苦，温。散寒润肺，降气化痰，止咳，利尿；用于阴虚咳血，慢性支气管炎。

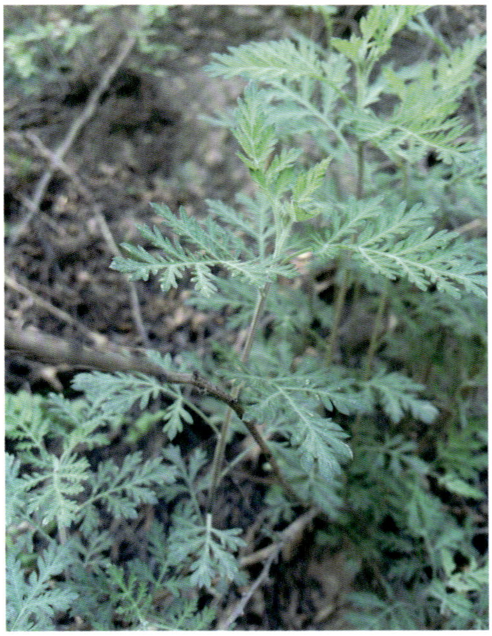
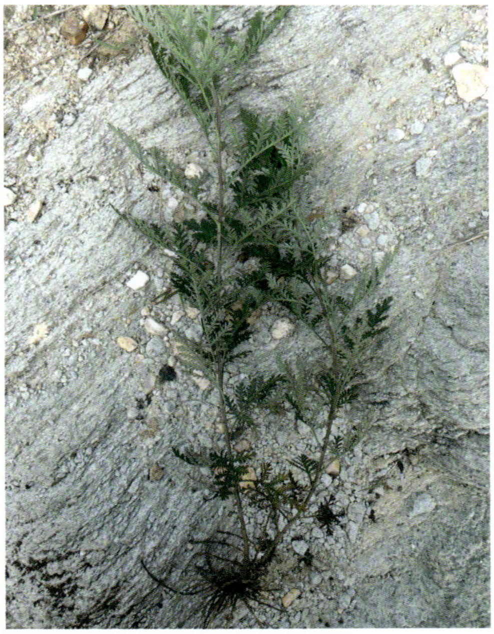
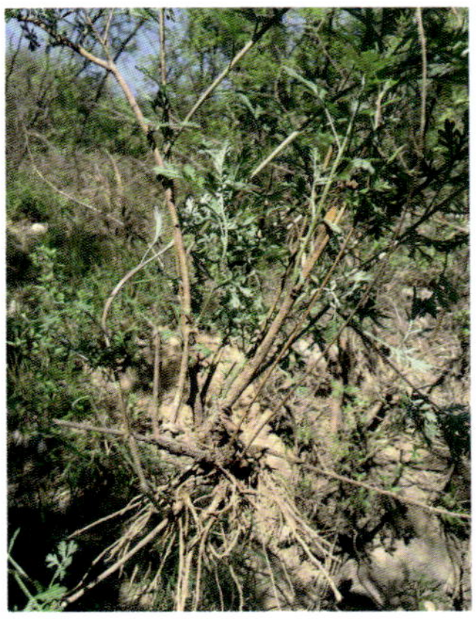
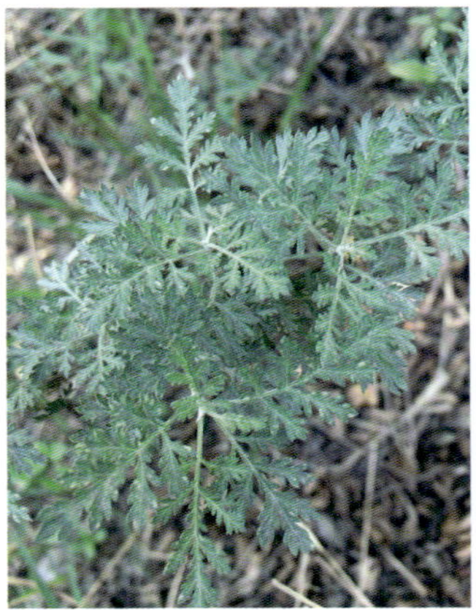
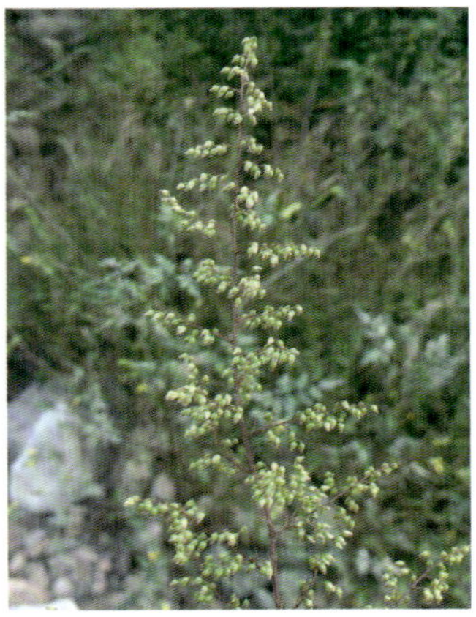

滨蒿

【基　　原】菊科蒿属滨蒿 *Artemisia scoparia* Waldst.et Kit.

【别　　名】猪毛蒿、山（土）茵陈、东北茵陈蒿、扫帚艾、香（臭、米、黄、绒）蒿等。

【形态特征】1～2年或多年生草本。**根**：主根狭纺锤形，直伸，半木质化。**茎**：根状茎粗短；茎常单生，褐色，有纵纹，常自下部分枝，幼时被灰白色或灰黄色绢毛。**叶**：基生叶长卵形，2～3回羽状全裂，具长柄，花期叶凋谢；茎下部叶初时两面密被柔毛，后脱落，叶长卵形或椭圆形，2～3回羽状全裂，裂片3～4对，再次羽状全裂，末回裂片狭线形，具叶柄；茎中部叶初时两面被短柔毛，后脱落，叶长圆形或长卵形，1～2羽状全裂，小裂片丝线形或毛发状，多少弯曲；茎上部叶全裂或不裂。**花**：头状花序近球形，极多数，直径1～2 mm，具极短梗或无梗，排成复总状或复穗状花序，在茎上再组成大型开展的圆锥花序；总苞片3～4层，外层总苞片卵形，中内层总苞片长卵形或椭圆形；花序托小，凸起；雌花花冠狭圆锥状或狭管状，冠檐具2齿裂，花柱线形，伸出花冠外，先端2叉；两性花花冠管状，花药线形，花柱先端膨大，2裂。**果**：瘦果倒卵形或长圆形，褐色。花果期7—10月。

【生境分布】生于山坡、林缘、路旁、草原、黄土高原、荒漠等处。分布于全国各地。

【药用部位（药材名称）及采收加工】幼苗或嫩茎叶（茵陈）、老枝（花茵陈、茵陈蒿）。茵陈：春季采收，除去老茎及杂质，洗净泥土，晒干。老枝：秋季采收，切段，晒干。

【临床应用】辛、苦，微寒。清热利湿，利胆退黄；用于黄疸型肝炎，胆囊炎，小便色黄不利，湿疮瘙痒，湿温初起。

【备　　注】*Artemisia scoparia* Waldst.et Kit. 按《中国植物志》名称为猪毛蒿，按《药典》名称为滨蒿。本书参考《药典》。

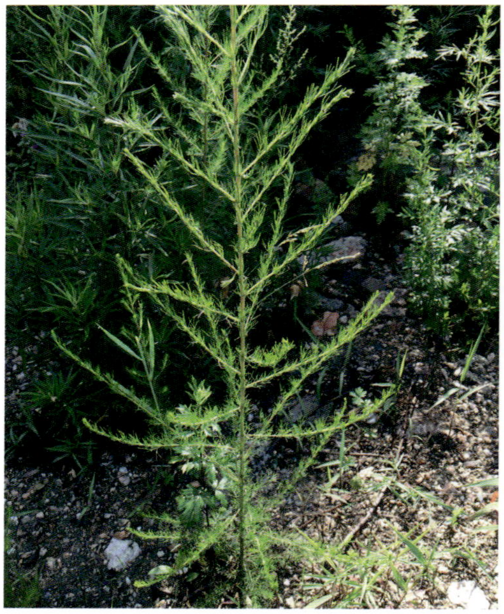
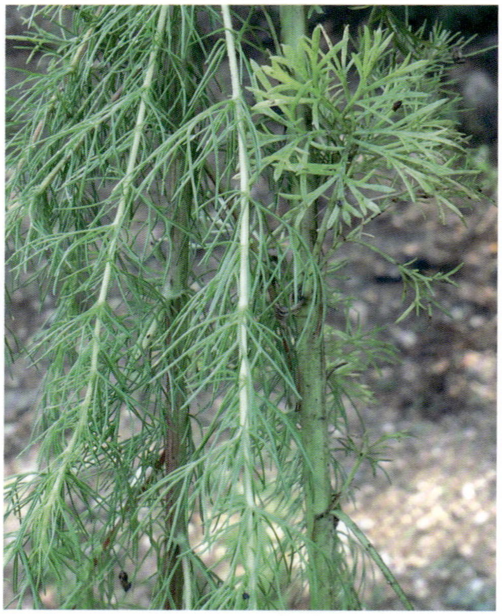
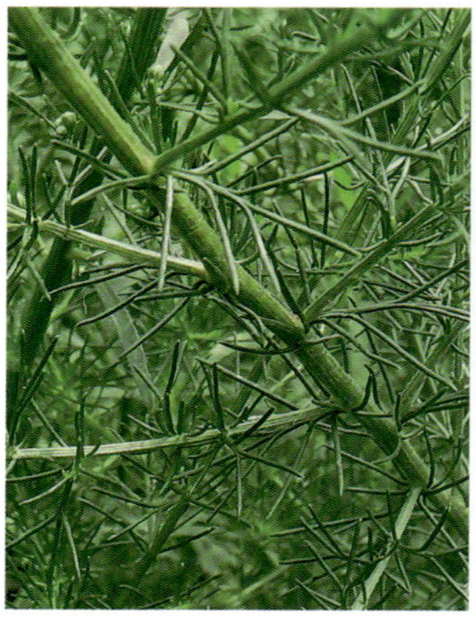
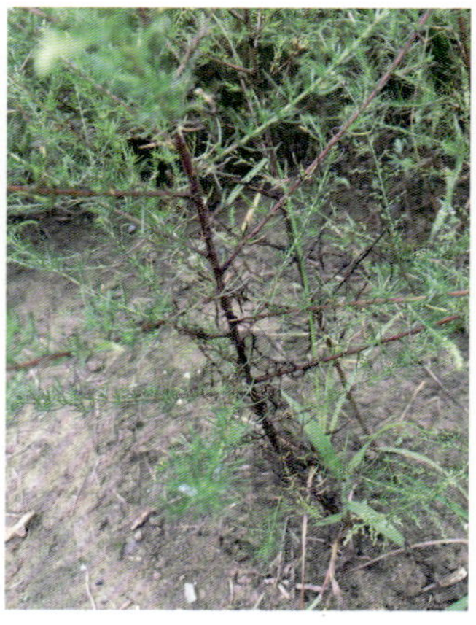
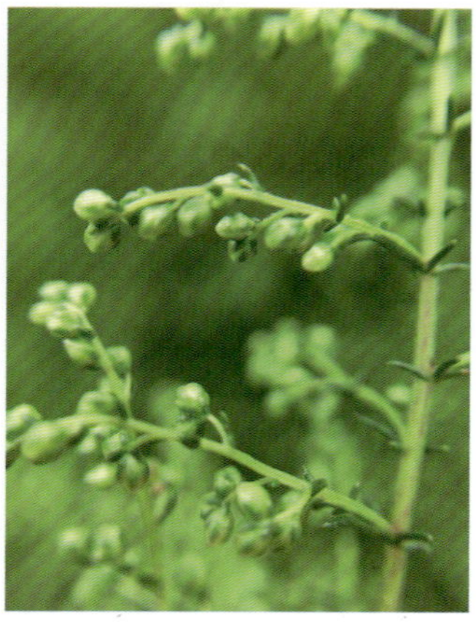

【基　　原】菊科蒿属大籽蒿 *Artemisia sieversiana* Ehrhart ex Willd.

【别　　名】山艾、(大)白蒿、臭蒿子、大头蒿、苦蒿。

【形态特征】1～2年生草本。**根：**主根单一，狭纺锤形。**茎：**茎直立，粗壮，具纵棱，被白色微柔毛。**叶：**叶互生；茎下部与中部叶宽卵形或宽卵圆形，2～3回羽状全裂，裂片常再羽状全裂或深裂，小裂片线形或线状披针形，先端钝或渐尖，基部有小型羽状分裂的假托叶；茎上部叶及苞片羽状全裂或不分裂，椭圆状披针形或披针形，无柄。**花：**头状花序多数，半球形或近球形，具短梗，在分枝上排成总状或复总状花序；总苞3～4层，外层、中层背面被灰白色微柔毛或近无毛，中肋绿色，边缘狭膜质，内层膜质；花序托半球形，具白色托毛；雄花2～3层，20～30朵，花冠檐部具2～4裂齿，花柱线形，先端2叉；两性花多层，80～120朵，花冠管状，花药上端附属物尖，长三角形，基部有短尖头，花柱与花冠等长，先端叉形，叉端截形，有睫毛。**果：**瘦果长圆形。花果期6—10月。

【生境分布】生于路旁、荒地、河滩、草原、山坡、林缘。除华南外，分布于全国各地。

【药用部位(药材名称)及采收加工】花蕾(大籽蒿)、花(白蒿花)。大籽蒿：花未开时采收，鲜用或晾干。白蒿花：6—8月采收，鲜用或晾干。

【临床应用】大籽蒿：苦，凉。消炎止痛；用于痈肿疔毒，黄水疮，皮肤湿疹，宫颈糜烂。白蒿花：苦，凉。清热解毒，收湿敛疮；用于痈肿疔毒，湿疮，湿疹。

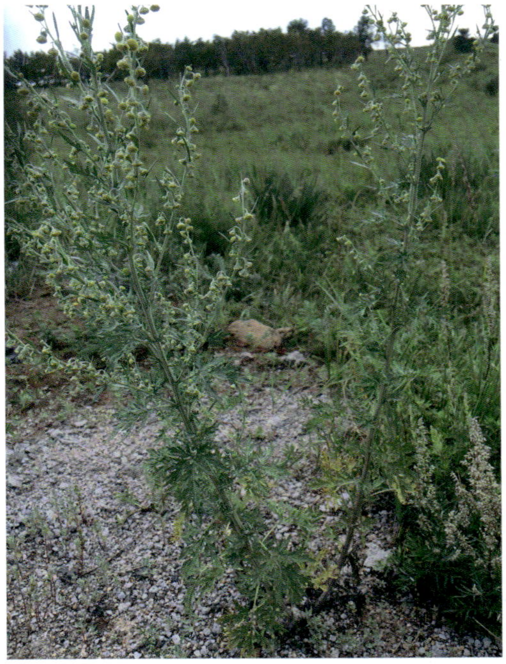

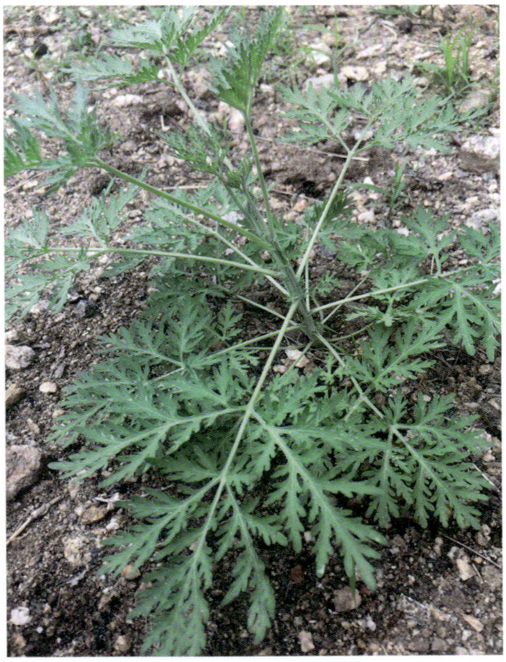

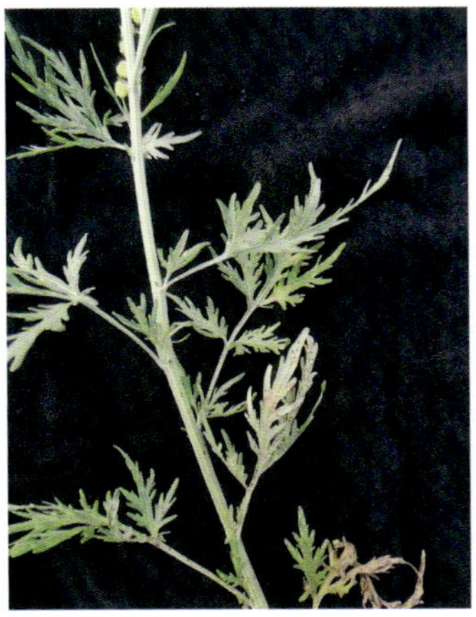

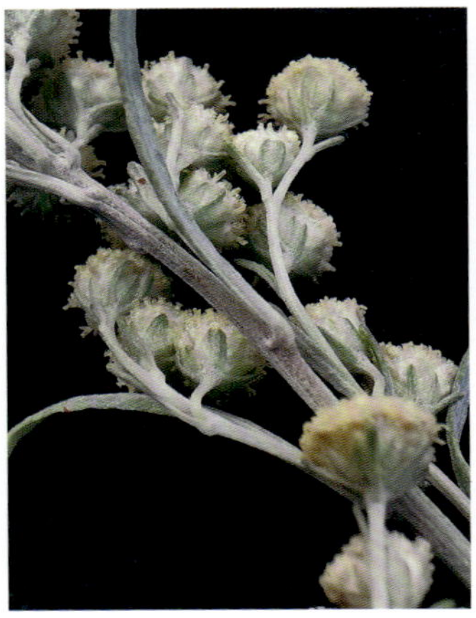

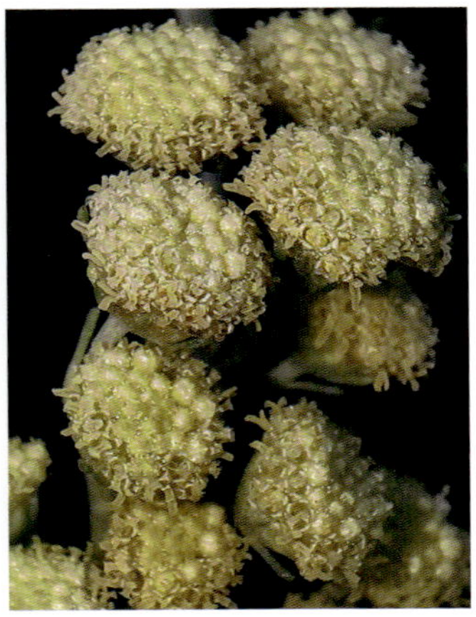

黄花蒿

【基　　原】菊科蒿属黄花蒿 *Artemisia annua* L.

【别　　名】马尿蒿、苦（黄、青、香、臭）蒿、黄香蒿、草青蒿、（草）蒿子、鸡虱草等。

【形态特征】1年生草本。**根：**主根直伸，狭纺锤形，具支根。**茎：**茎单一，多分枝，有纵棱，全株嫩绿色。**叶：**基生叶和茎下部叶花期枯萎；茎中部叶卵形，2～3回栉齿状羽状全裂，末回裂片长圆状线形或线形，先端锐尖，全缘或具1～2锯齿或缺刻，上面绿色，下面淡绿色，两面密布腺点；茎上部叶小，1～2回羽状全裂。**花：**头状花序多数，球形，直径1.5～2 mm，有短梗，下垂或倾斜，在分枝上排列成总状或复总状花序，苞叶线形；总苞片2～3层，内外层近等长，外层长圆形，背面绿色，边缘膜质，内层总苞片卵形或近圆形，边缘膜质；花序托凸起，半球形；边花雌性，深黄色，花冠管状；中央花两性，花冠管状。**果：**瘦果小，椭圆状卵形，略扁，红褐色。花果期8—11月。

【生境分布】生于路旁、荒地、山坡、林缘。分布于全国各地。

【药用部位（药材名称）及采收加工】地上部分（青蒿）、根（青蒿根）、果实（黄花蒿子、青蒿子）。青蒿：秋季花盛开时采收，除去老茎，阴干。青蒿根：9—12月采挖，切段，晒干。果实：秋季果实成熟时采收，打下果实，晒干。

【临床应用】青蒿：辛、苦，寒；归肝、胆经。清虚热，除骨蒸，解暑热，截疟，退黄；用于温邪伤阴，夜热早凉，阴虚发热，骨蒸劳热，暑邪发热，疟疾寒热，湿热黄疸。青蒿根：用于劳热骨蒸，关节酸痛，便血。果实：辛，凉，无毒。清热明目，杀虫；用于劳热骨蒸，目涩目糊，痢疾，恶疮，疥癣，风疹。

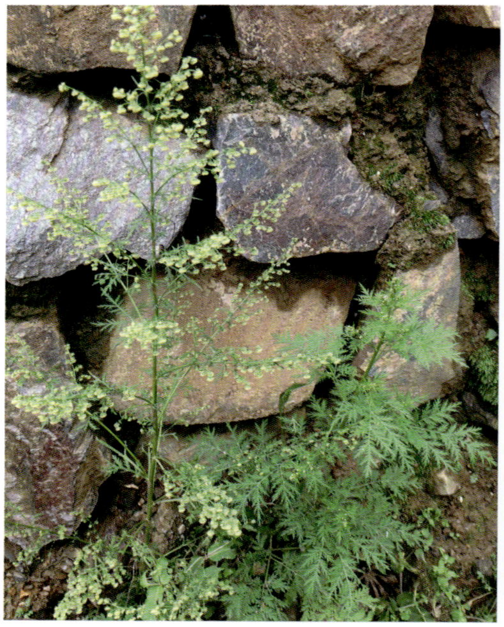
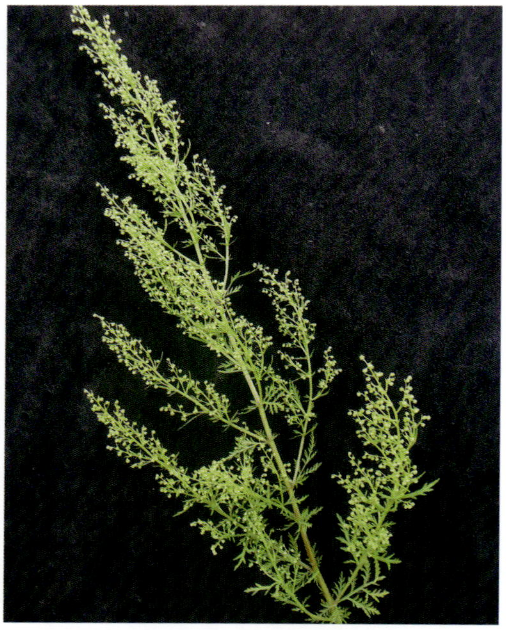
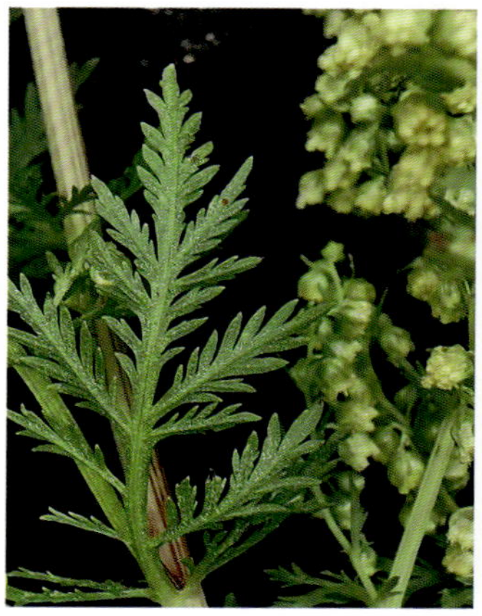
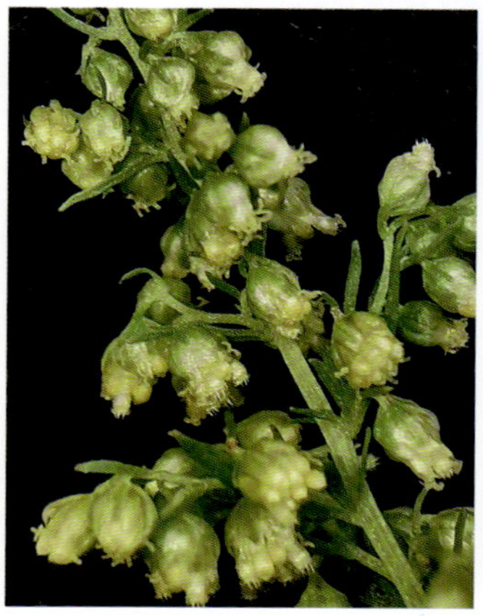
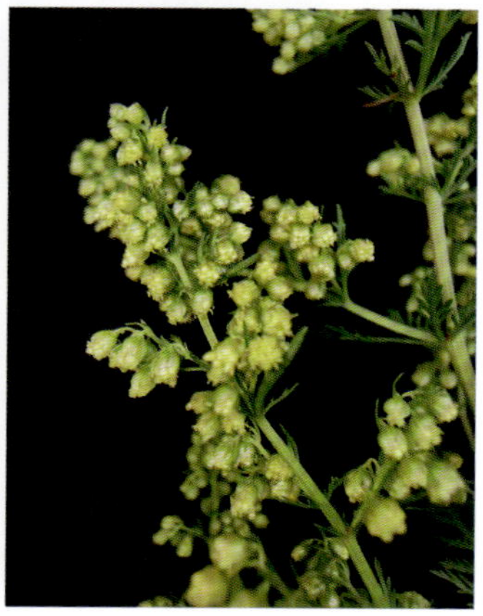

红足蒿

【基　　原】菊科蒿属红足蒿 *Artemisia rubripes* Nakai

【别　　名】大狭叶蒿、红茎蒿、小香艾。

【形态特征】多年生草本。根：主根细长，侧根多。茎：根状茎细，匍地或斜上；茎少数或单生，有细纵棱，基部通常红色，上部褐色或红色，中部以上分枝；茎枝初时微被短柔毛，后脱落无毛。叶：叶上面无毛或近无毛，背面除中脉外密被灰白色蛛丝状绒毛；营养枝叶与茎下部叶近圆形或宽卵形，1 回羽状全裂或深裂，具短柄，花期叶凋谢；茎中部叶卵形、长卵形或宽卵形，1 ～ 2 回羽状分裂，第 1 回全裂，第 2 回深裂或全裂，叶柄基部常有小型假托叶；茎上部叶椭圆形，羽状全裂，每侧具裂片 2 ～ 3 枚，裂片线状披针形或线形，先端锐尖，不再分裂或偶有小裂齿，无柄，基部有小型的假托叶；苞片叶小，3 ～ 5 全裂或不分裂，线形或线状披针形。花：头状花序小，多数，椭圆状卵形或长卵形，无梗或有极短的梗，具小苞叶，在分枝的上半部或分枝的小枝上排成密穗状花序，并在茎上组成圆锥花序；总苞片 3 层；雌花花冠狭管状，檐部具 2 裂齿，花柱长，伸出花冠外，先端 2 叉；两性花花冠管状或高脚杯状，檐部外卷，紫红色或黄色，花柱近与花冠等长。果：瘦果小，狭卵形，略扁。花果期 8—10 月。

【生境分布】生于荒地、草坡、森林草原、灌丛、林缘、路旁、河边、草甸等处。分布于我国东北、华北、华东等地。

【药用部位（药材名称）及采收加工】叶（艾叶）。采收加工同中药材“艾叶”。

【临床应用】古今本草典籍未见记载。《中国植物志》和《山西植物志》：本种入药，作“艾（家艾）”的代用品，有温经、散寒、止血作用。

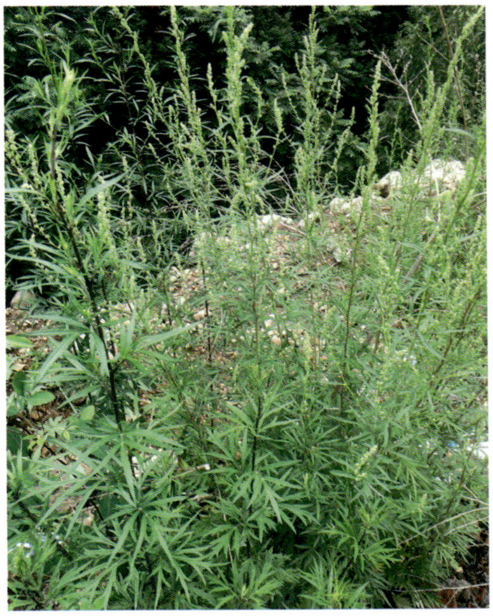

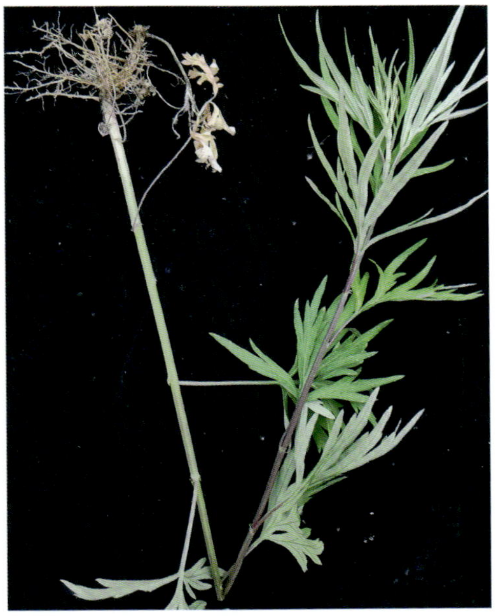

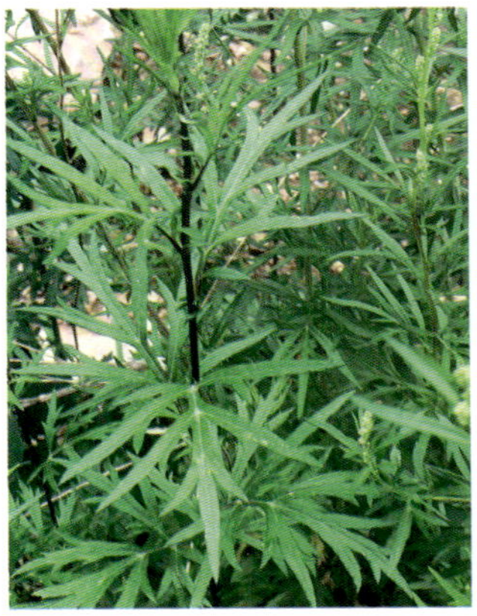

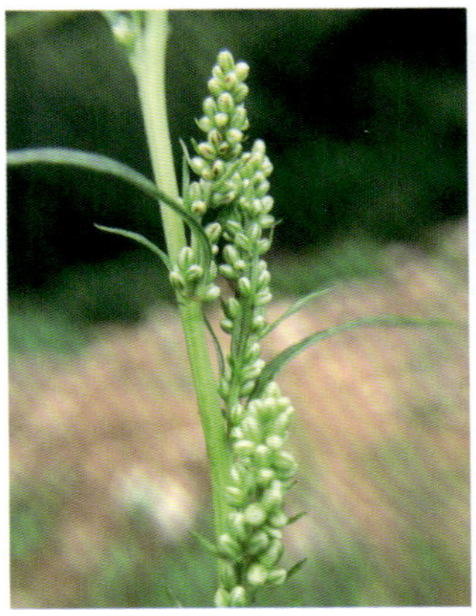

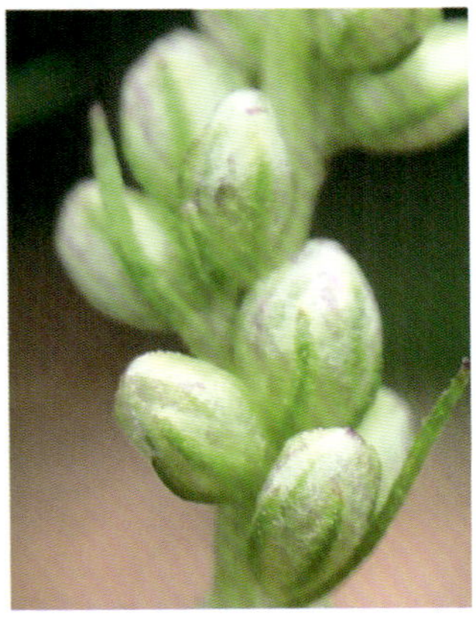

魁蒿

【基　　原】菊科蒿属魁蒿 *Artemisia princeps* Pamp.

【别　　名】野艾蒿、王侯蒿、野艾、艾叶、五月艾、黄花艾、端午艾。

【形态特征】多年生草本。根：主根稍粗，侧根多。茎：茎成丛或单生，紫褐色或褐色，纵棱明显，中上部以上分枝，茎枝初时被蛛丝状薄毛，后茎下部毛渐脱落无毛。叶：叶厚纸质，叶上面深绿色，无毛，叶背面密被灰白色蛛丝状毛；茎下部叶 1 ～ 2 回羽状深裂，每侧有裂片 2 枚，裂片长圆形或长圆状椭圆形，再次羽状浅裂，具长柄，花期叶脱落；茎中部叶卵形或卵状椭圆形，羽状深裂或半裂，偶有全裂，每侧有裂片 2（3）枚，中央裂片通常较侧裂片大；茎上部叶小，羽状深裂或半裂，每侧有裂片 1 ～ 2 枚；苞片叶 3 深裂或不分裂，近无柄。花：头状花序多数，长圆形或长卵形，下倾，基部有细小的小苞叶；总苞片 3 ～ 4 层，覆瓦状排列，外层总苞片较小，卵形或狭卵形，背面绿色微被蛛丝状毛，边狭膜质，中层总苞片长圆形或椭圆形，背面微被蛛丝状毛，有绿色中肋，边缘宽膜质，内层总苞片长圆状倒卵形，半膜质，边缘撕裂状；雌花花冠狭管状，檐部具 2 裂齿，花柱伸出花冠外，先端 2 叉，叉端尖；两性花花冠管状，黄色或檐部紫红色，外面有疏腺点。果：瘦果椭圆形或倒卵状椭圆形。花果期 7—11 月。

【生境分布】生于路旁、山坡、灌丛、林缘、沟边。分布于我国华北、华东、华中、华南、西南及辽宁、陕西、甘肃等地。

【药用部位（药材名称）及采收加工】地上部分（魁蒿）。采收加工未见记载。

【临床应用】古今本草典籍未见记载。《中国植物志》和《山西植物志》：入药，作“艾”（家艾）的代用品，有逐寒湿、理气血、调经、安胎、止血、消炎的功效。

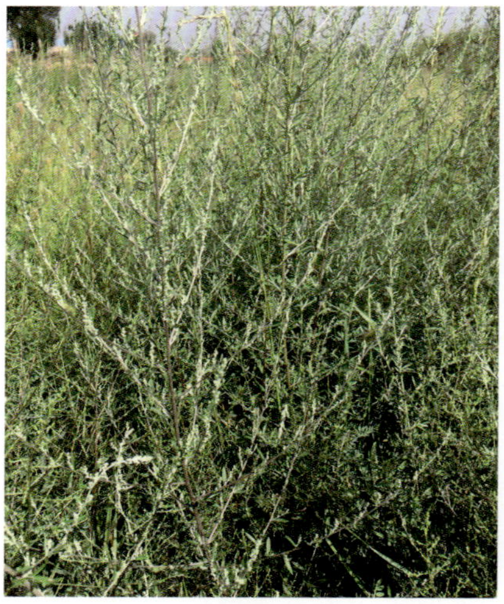
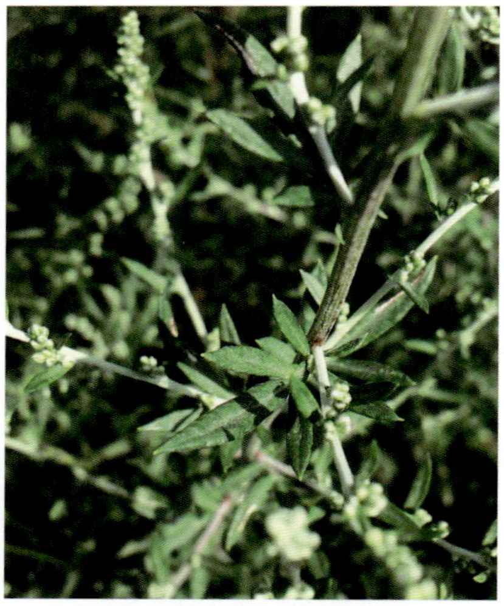
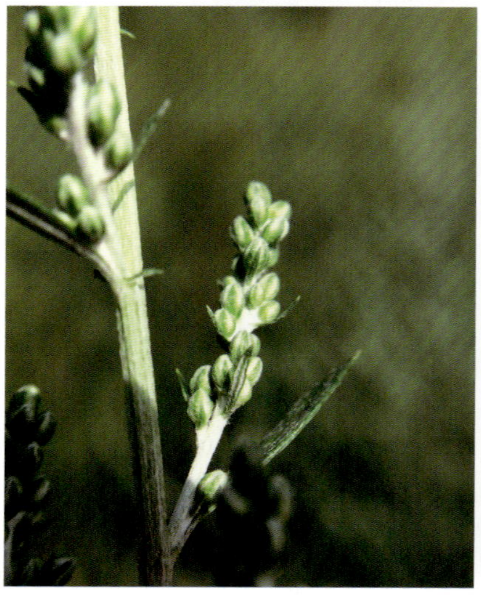
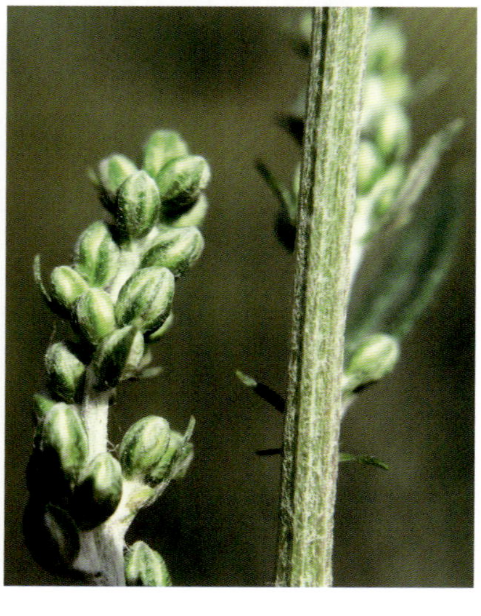

【基　　原】菊科蒿属蒌蒿 *Artemisia selengensis* Turcz.

【别　　名】柳叶（三叉叶、高茎、水、芦）蒿、水（狭叶、红陈、香、红）艾等。

【形态特征】多年生草本。根：主根不明显，侧根多数，须根纤维状。茎：根茎稍粗，直立或斜上；茎少数或单一，初时绿褐色，后为紫红色，上部有花序分枝。叶：叶互生；茎下部叶花期枯萎；茎中部叶羽状深裂，侧裂片 1 ～ 2 对，裂片线状披针形或线形，边缘有疏尖齿，先端渐尖，基部渐狭成短柄；茎上部叶 3 裂或全缘。花：头状花序近球形，具细梗，小苞片小或无，在分枝上排成总状或复总状花序，花后头状花序下垂；总苞片 3 ～ 4 层，外层卵形，黄褐色，被短绵毛，内层广卵形或椭圆形，边缘宽膜质；花黄色，边花雌性，盘花两性。果：瘦果卵状椭圆形，略压扁，褐色。花果期 8—11 月。

【生境分布】生于山坡草地、路边荒野、河岸等处。分布于我国东北、华北、华东、华中等地。

【药用部位（药材名称）及采收加工】全草（蒌蒿、红陈艾）。蒌蒿：春季采收嫩根苗，鲜用。红陈艾：秋季采收，多鲜用。

【临床应用】蒌蒿：辛、苦，温。利膈开胃；用于食欲不振。红陈艾：辛、苦，温。破血行瘀，下气通络；用于产后瘀血停积所致小腹胀痛，跌打损伤，瘀血肿痛，因伤而大小便下血。

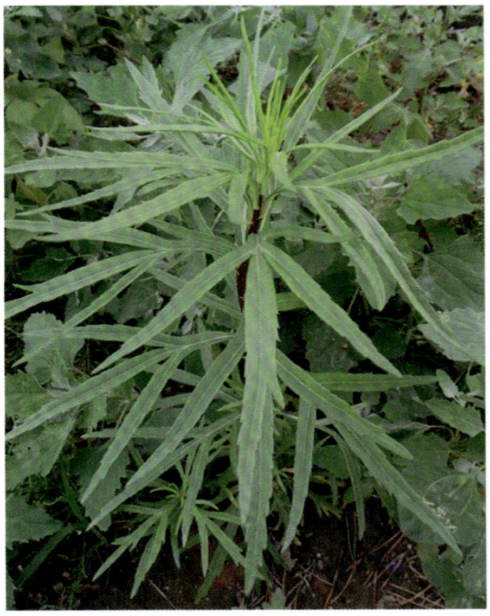

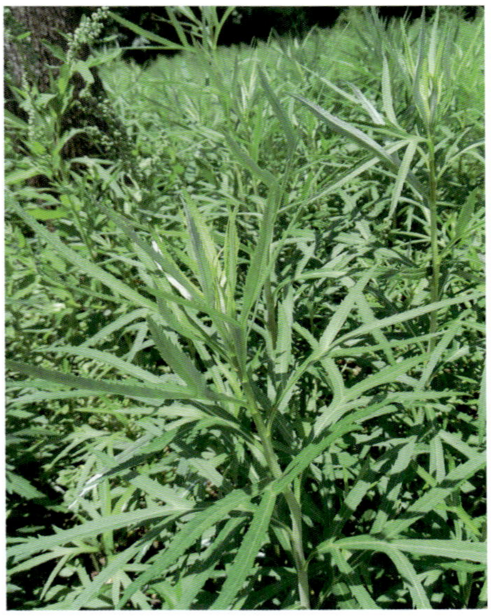

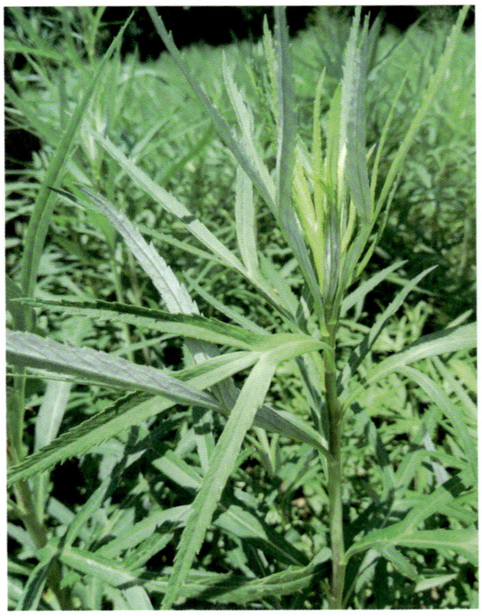

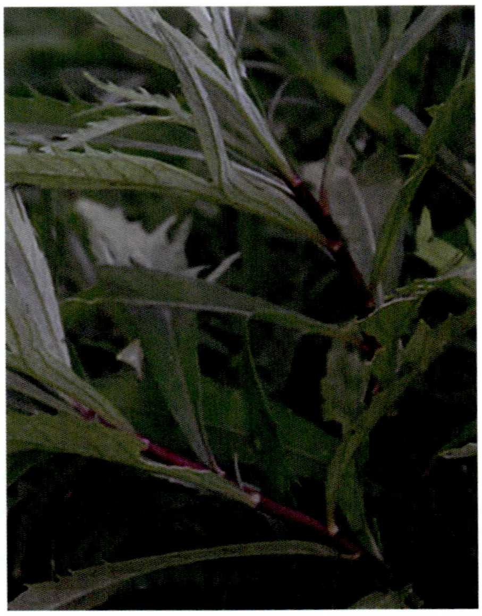

南艾蒿

【基　　原】菊科蒿属南艾蒿 *Artemisia verlotorum* Lamotte

【别　　名】白（苦、紫、大青）蒿、红陈艾、刘寄奴。

【形态特征】多年生草本。**根：**主根稍明显，侧根多。**茎：**根状茎短，常具匍匐茎，并有营养枝；茎单生或少数，具纵棱，中上部分枝；植株有香气。**叶：**叶上面浓绿色，近无毛，背面除叶脉外密被灰白色绵毛；基生叶与茎下部叶卵形或宽卵形，1～2回羽状全裂，具柄，花期叶均凋谢；中部叶卵形或宽卵形，1（2）回羽状全裂，每侧有裂片3～4枚，裂片披针形或线状披针形，稀线形，先端锐尖，不分裂或偶有数枚浅裂齿，叶柄短或近无柄；上部叶3～5全裂或深裂；苞片叶不分裂，披针形或椭圆状披针形。**花：**头状花序椭圆形或长圆形，无梗，直立，在分枝上排成密或疏松的穗状花序，在茎上组成圆锥花序；总苞片3层，覆瓦状排列；雌花花冠狭管状，檐部具2裂齿，紫色，花柱长，伸出花冠外，先端2叉；两性花花冠管状，檐部紫红色，花柱与花冠等长。**果：**瘦果小，倒卵形或长圆形，稍压扁。花果期7—10月。

【生境分布】生于山坡、路旁、田边等处。分布于我国东北、华北、华中、华东、华南、西南及陕西、甘肃等地。

【药用部位（药材名称）及采收加工】叶（艾叶）。采收加工同中药材“艾叶”。

【临床应用】古今本草典籍未见记载。《中国植物志》和《山西植物志》：入药，作“艾”的代用品，有消炎、止血作用。

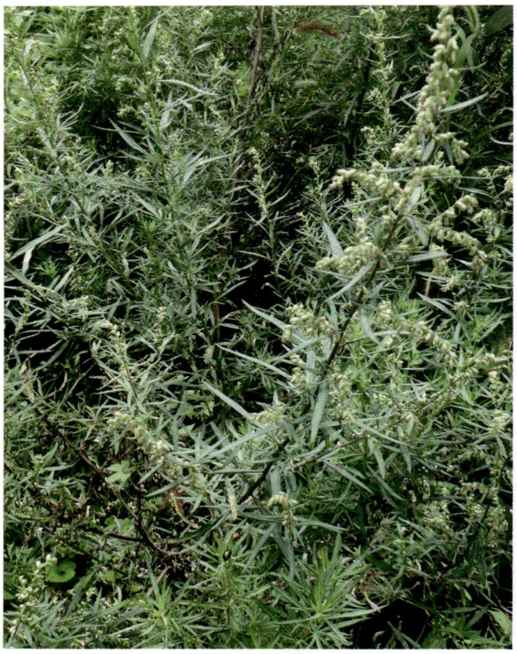

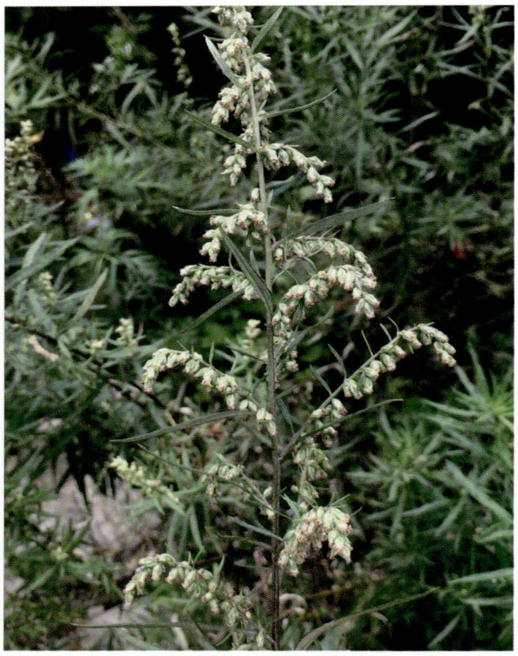

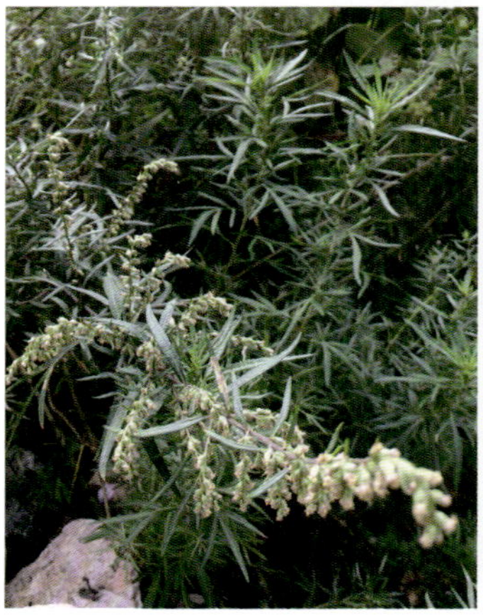

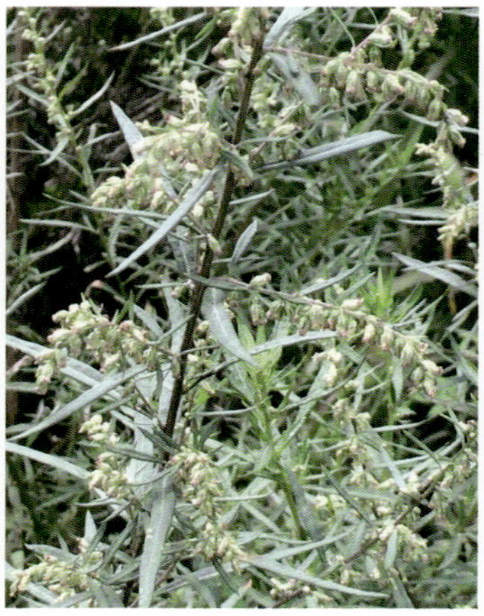

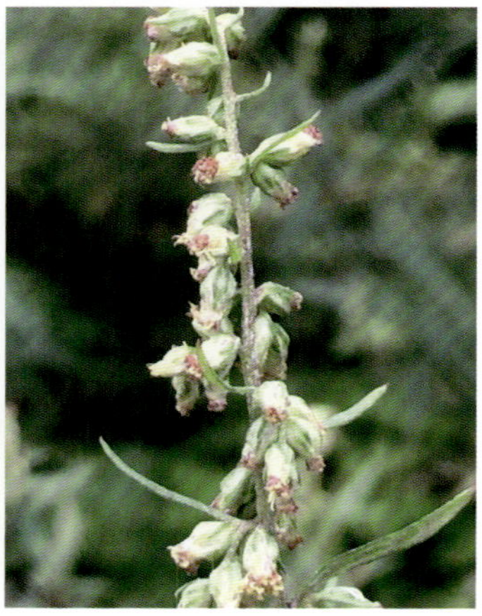

南牡蒿

【基　　原】菊科蒿属南牡蒿 *Artemisia eriopoda* Bge.

【别　　名】牡（黄、米）蒿、拔拉蒿、一枝蒿。

【形态特征】多年生草本。茎：根状茎稍粗短；茎常单生，具细纵棱，分枝多，开展，枝绿色或稍带紫褐色。叶：叶纸质，背面微有短柔毛或无毛；基生叶与茎中下部叶近圆形、宽卵形或倒卵形，1～2 回大头羽状深裂、全裂或不分裂，叶基部渐狭，宽楔形；茎上部叶渐小，卵形或长卵形，羽状全裂，裂片椭圆形，先端常有 3 枚浅裂齿；苞片叶 3 深裂或不分裂。花：头状花序多数，宽卵形或近球形，无梗或具短梗，基部具线形的小苞叶，在茎上组成开展的圆锥花序；总苞片 3～4 层，外层略短小，外中层总苞片卵形或长卵形，背面绿色或稍带紫褐色，无毛，边膜质，内层总苞片长卵形，半膜质；雌花花冠狭圆锥状，檐部具 2～3 裂齿，花柱伸出花冠外，先端 2 叉，叉端尖；两性花花冠管状。果：瘦果长圆形。花果期 6—11 月。

【生境分布】生于林缘、路旁、草坡、灌丛、溪边、草地等处。分布于我国华北、华中、华东及吉林、辽宁、陕西、四川、云南等地。

【药用部位（药材名称）及采收加工】根或全草（南牡蒿）。夏季割取地上部分，鲜用或晒干；秋季挖根，洗净，晒干。

【临床应用】苦、微辛，凉。疏风清热，除湿止痛；用于风热头痛，风湿性关节炎，蛇咬伤。

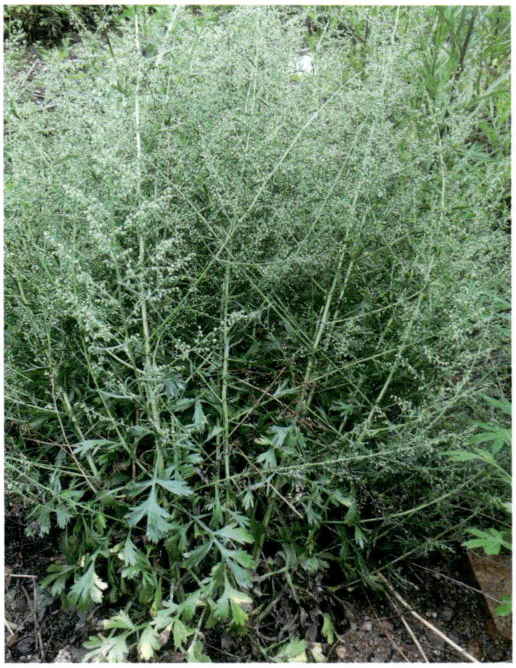

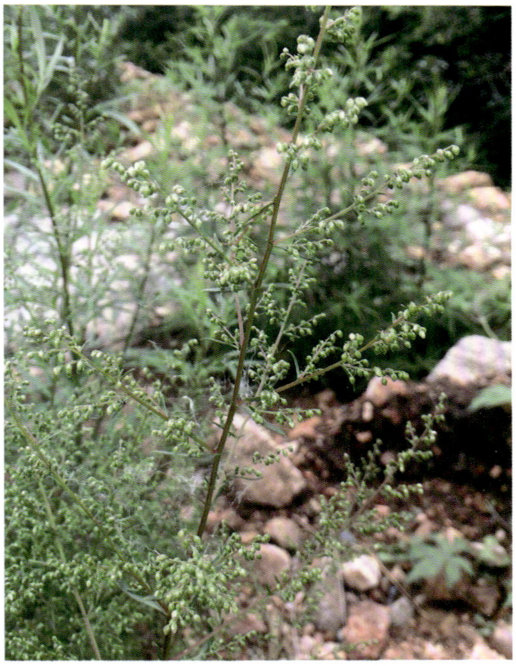

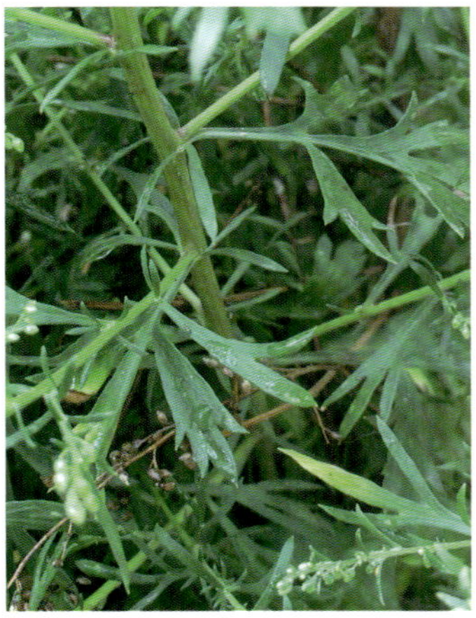

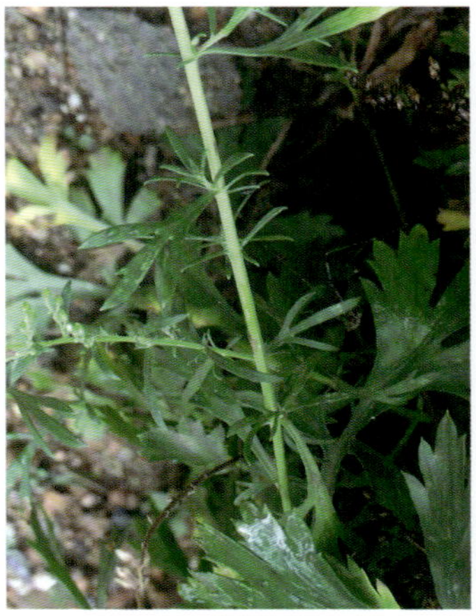

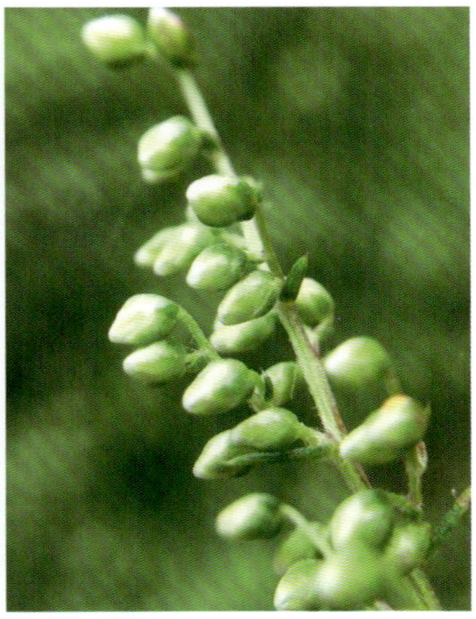

牛尾蒿

【基　　原】菊科蒿属牛尾蒿 *Artemisia dubia* Wall. ex Bess

【别　　名】紫杆蒿、指叶蒿、水（艾、米）蒿。

【形态特征】多年生半灌木状草本。**根：**主根木质，稍粗，直伸，侧根多。**茎：**根状茎粗短；地上茎丛生，直立或斜上，基部稍木质，具纵棱，紫褐色或绿褐色，分枝多；茎枝幼时被短柔毛，后渐无毛。**叶：**基生叶与茎下部叶卵形或长圆形，羽状5深裂，有时裂片上还具1～2裂，无柄，花期叶凋谢；茎中部叶卵形，羽状5深裂，裂片椭圆状披针形、长圆状披针形或披针形，先端尖，边缘无裂齿，基部渐狭成柄；茎上部叶与苞片叶指状3深裂或不裂。**花：**头状花序宽卵球形或球形，在分枝的小枝上排成穗状或总状花序；总苞片3～4层，中外层总苞片卵形、长卵形，背面无毛，有绿色中肋，边膜质，内层总苞片半膜质；雌花花冠略呈圆锥形，檐部具2裂齿，花柱伸出花冠外甚长，光端2叉，叉端尖；两性花花冠管状，花药线形，先端附属物尖，长三角形，基部圆钝，花柱短，先端稍膨大，2裂。**果：**瘦果长圆形或倒卵形。花果期8—10月。

【生境分布】生于山坡、河边、路旁、沟谷、林缘等处。分布于我国华北、西南、西北及山东、河南、湖北、广西等地。

【药用部位（药材名称）及采收加工】全草（牛尾蒿、茶绒）。秋季采收，鲜用或扎把晾干。

【临床应用】苦、微辛，凉。清热，凉血，解毒，杀虫；用于急性热病，肺热咳嗽，咽喉肿痛，鼻衄，血风疮，蛲虫病。

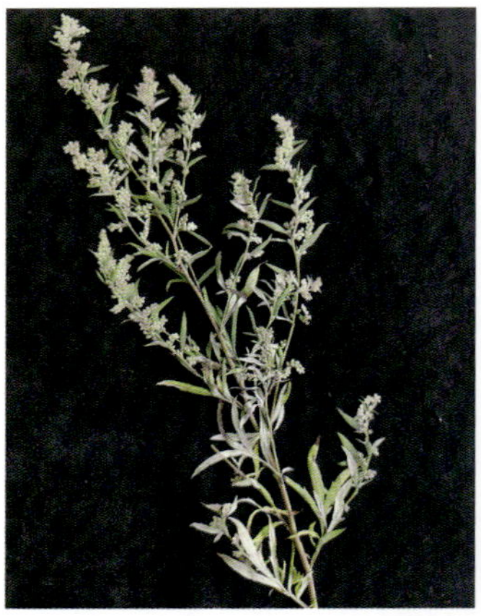

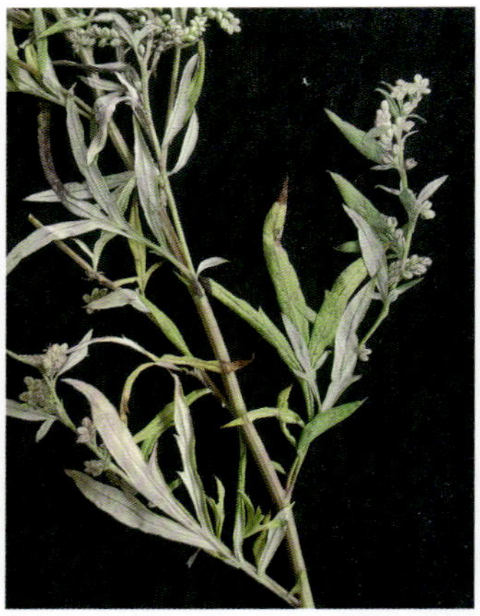

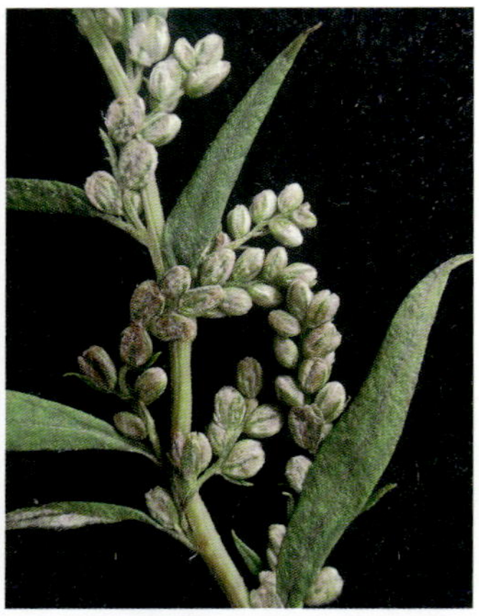

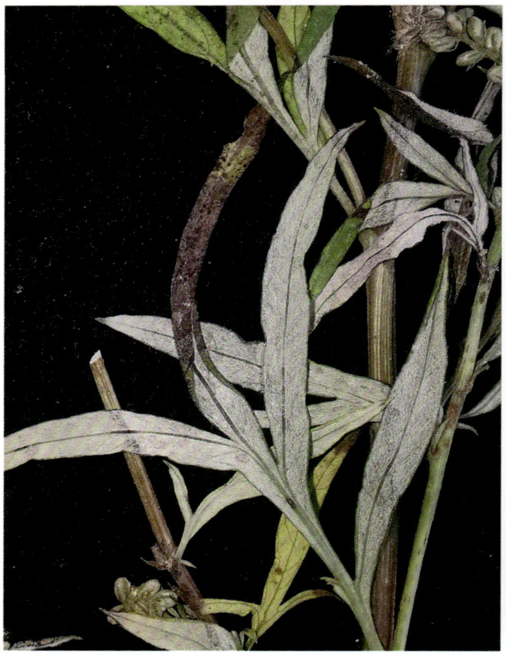

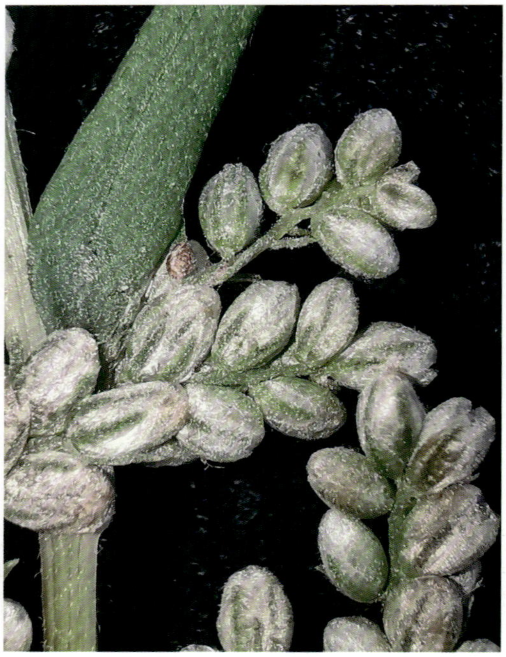

无毛牛尾蒿

【基　　原】菊科蒿属无毛牛尾蒿 *Artemisia dubia* var. *subdigitata*（Mattf.）Y.R.Ling

【别　　名】无。

【形态特征】形态特征与植物“牛尾蒿”相似。与“牛尾蒿”比较：无毛牛尾蒿的茎、枝、叶背面初时被灰白色短柔毛，后脱落无毛；花序轴之字形折曲。

【生境分布】生于山坡、河边、路旁、沟谷、林缘等处。分布于我国华北、西北、西南及山西、河南、湖北、广西等地。

【药用部位（药材名称）及采收加工】均同植物“牛尾蒿”项下。

【临床应用】同植物“牛尾蒿”项下。

【备　　注】本种为牛尾蒿 *Artemisia dubia* Wall. ex Bess 的变种。

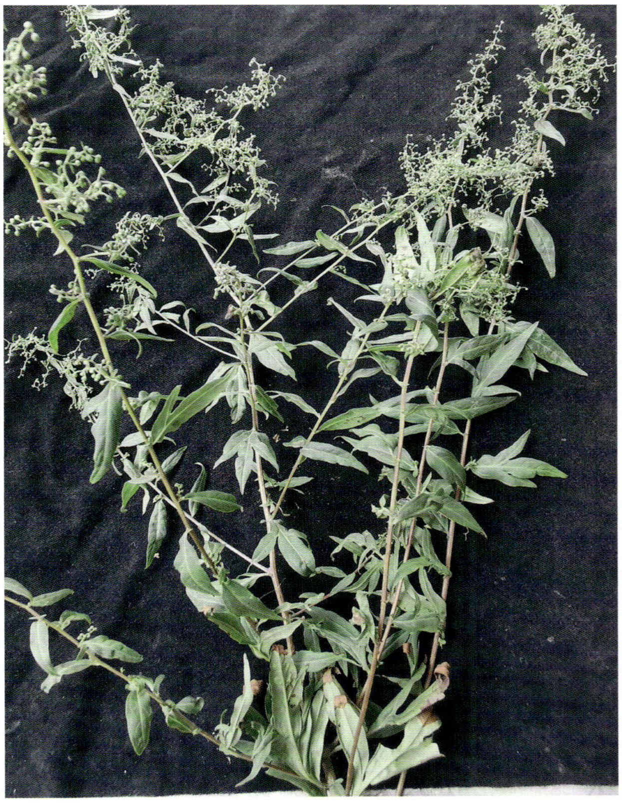
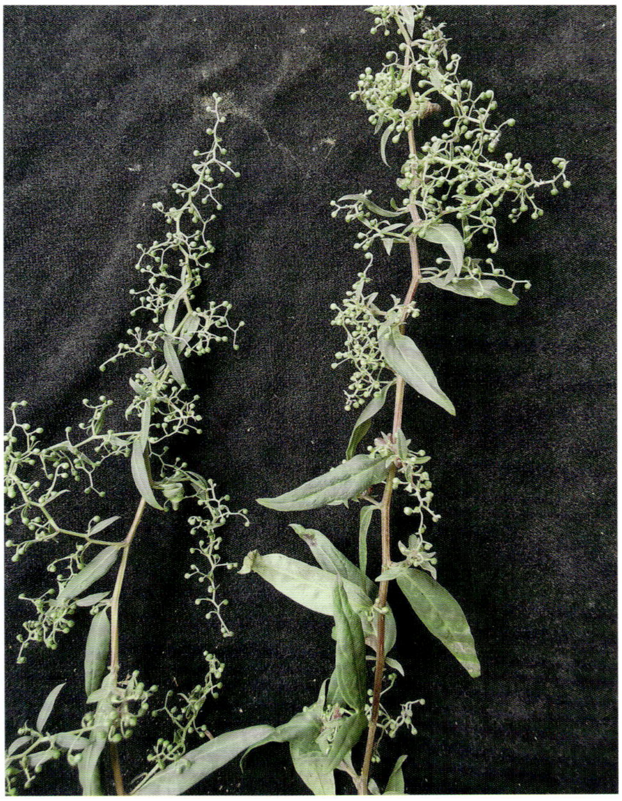
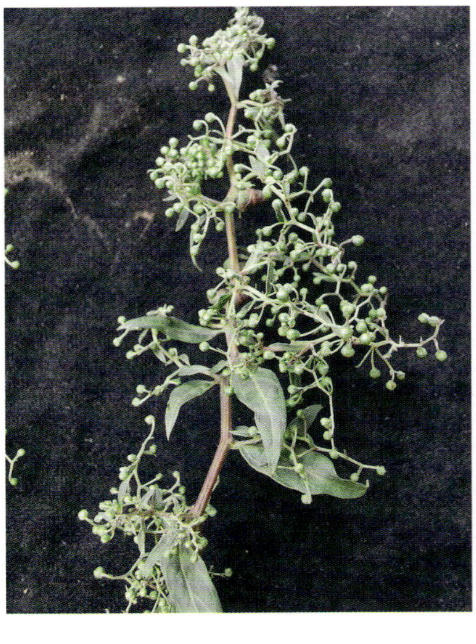
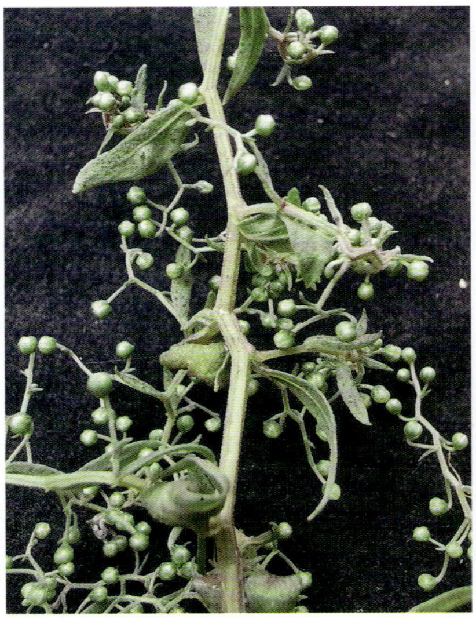
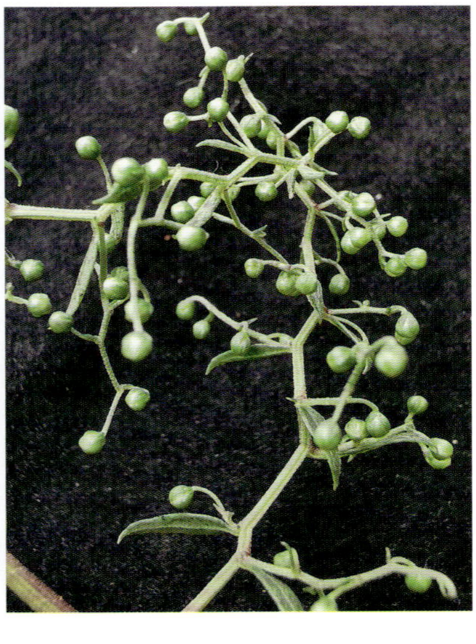

歧茎蒿

【基　　原】菊科蒿属歧茎蒿 *Artemisia igniaria* Maxim.

【别　　名】锯叶家蒿、蒌蒿、白（野）艾。

【形态特征】多年生半灌木状草本。**根：**主根稍明显，侧根多。**茎：**根状茎稍粗，直立或斜上；茎直立，纵棱明显，多分枝；茎枝初时被灰白色绵毛，后渐稀疏。**叶：**叶稍厚，上面绿色，背面密被灰白色绒毛；茎下部叶卵形或宽卵形，1～2 回羽状深裂，先端钝尖，具短柄；茎中部叶卵形或宽卵形，1～2 羽状分裂，第 1 回深裂，每裂片再深裂、浅裂或边缘为粗锯齿，叶柄基部常有细小的假托叶；茎上部叶 3 深裂或不裂，边缘无锯齿，近无柄或无柄；苞片叶不分裂，椭圆形。**花：**头状花序具短梗或近无梗，具披针形或线形的小苞叶，在分枝上排成疏松的总状花序，并在茎上组成稀疏的圆锥花序；总苞片 3～4 层，覆瓦状排列；花序托小，凸起；雌花花冠狭管状，檐部具 1～2 裂齿，花柱细长，伸出花冠外，先端 2 叉；两性花花冠管状，花柱与花冠近等长。**果：**瘦果长圆形。花果期 8—11 月。

【生境分布】生于山坡、林缘、草地、森林草原、灌丛、路旁等处。分布于我国东北、华北及陕西、山东、河南等地。

【药用部位（药材名称）及采收加工】叶（艾叶）。采收加工同中药材“艾叶”。

【临床应用】古今本草典籍未见记载。《中国植物志》和《山西植物志》：民间入药，作“艾”（家艾）的代用品，有止血、消炎、通经等作用。

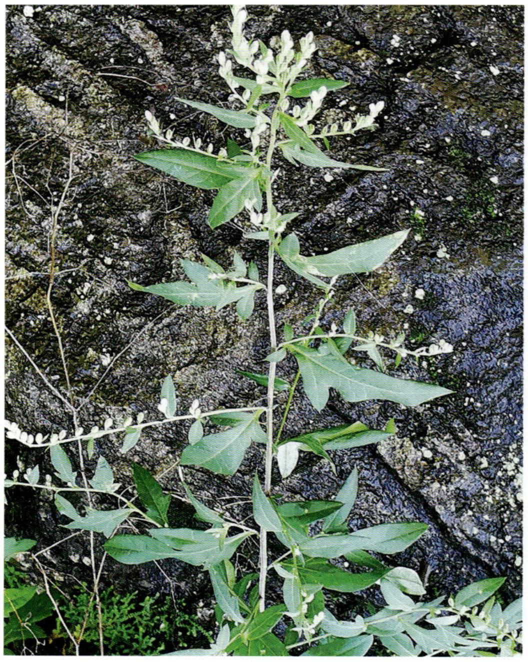

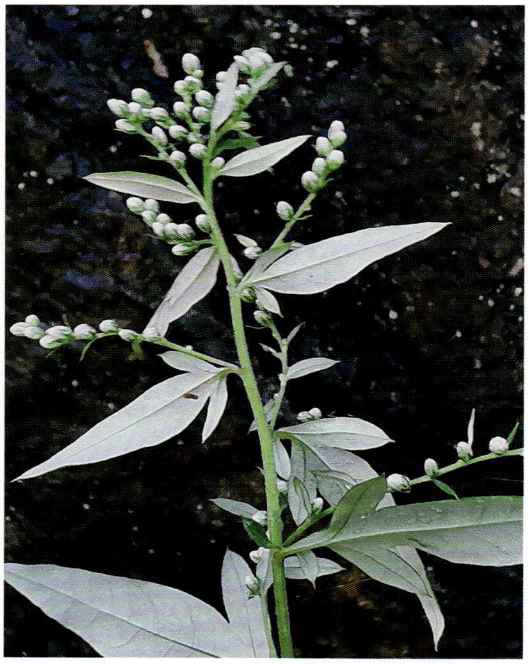

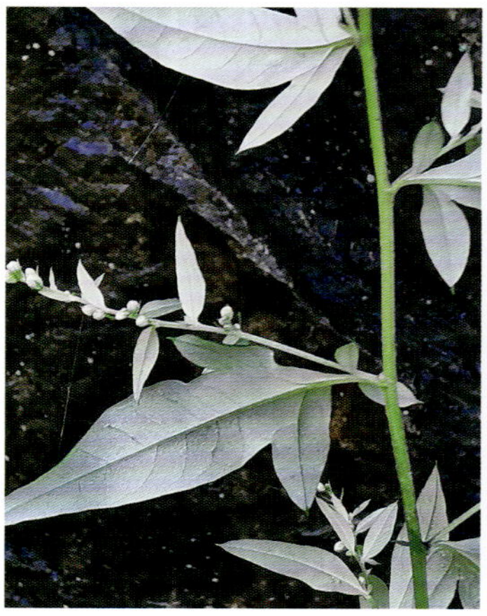

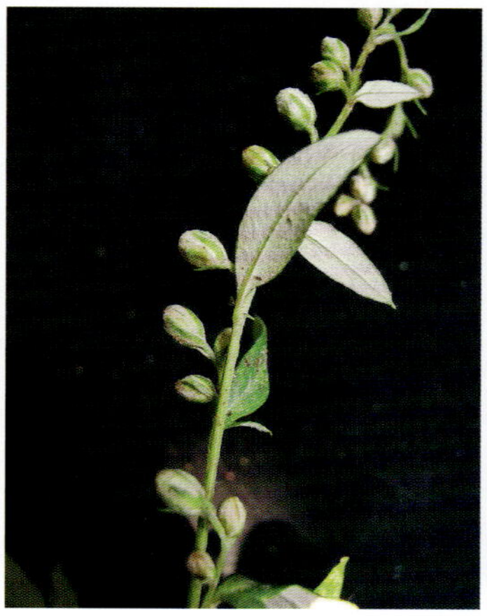

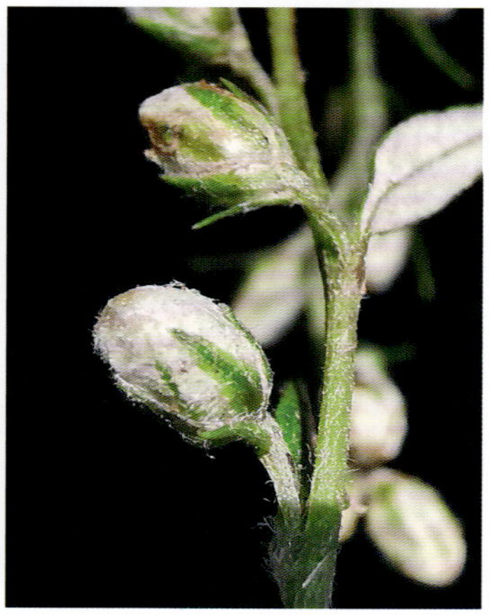

【基　　原】菊科蒿属青蒿 *Artemisia carvifolia* Buch.

【别　　名】香（苹、黑）蒿、白染艮。

【形态特征】1 年生草本。根：主根直伸。茎：茎上部多分枝，幼时绿色，有纵纹，茎下部稍木质化。叶：基生叶与茎下部叶 3 回羽状分裂，有长柄，花期叶凋谢；茎中部叶长圆形、长圆状卵形或椭圆形，2 回羽状分裂；茎上部叶与苞片叶 1 ～ 2 回羽状分裂，无柄。花：头状花序近半球形，具短梗，下垂，基部有线形的小苞叶，在分枝上排成总状花序；总苞片 3 ～ 4 层，外层总苞片狭小，中层总苞片稍大，内层总苞片半膜质或膜质；花序托球形；花淡黄色；雌花花冠狭管状，檐部 2 齿裂，花柱伸出花冠管外，先端 2 叉；两性花花冠管状，花药线形，花柱与花冠等长或略长于花冠，顶端 2 叉。果：瘦果长圆形至椭圆形。花果期 6—9 月。

【生境分布】生于河边砂地、山谷、林缘、路旁等处。分布于我国华东、西南、华南、华中及吉林、辽宁、河北、陕西等地。

【药用部位（药材名称）及采收加工】全草（青蒿）。夏季开花前，选茎叶色青者，割取地上部分，阴干。

【临床应用】苦、微辛，寒；归肝、胆经。清热，解暑，除蒸；用于温病，暑热，骨蒸劳热，疟疾，痢疾，黄疸，疥疮，瘙痒。

【备　　注】按《药典》，中药材“青蒿”仅为菊科黄花蒿 *Artemisia annua* L. 的干燥地上部分。

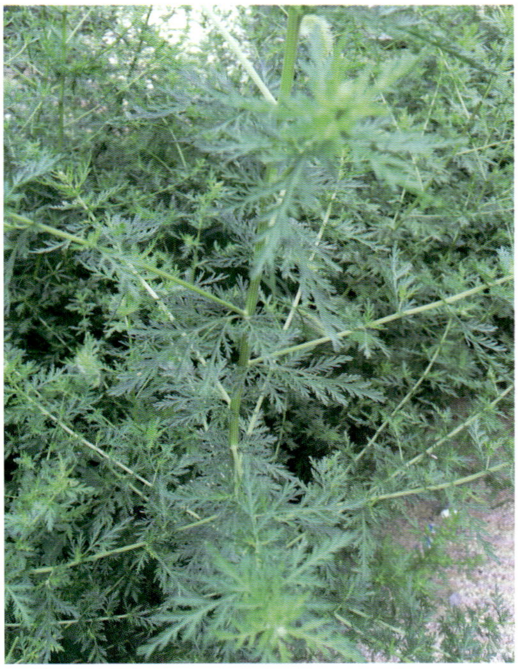
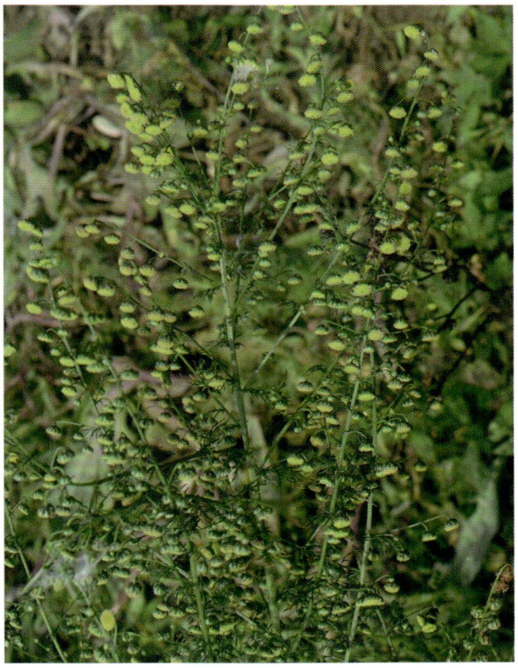
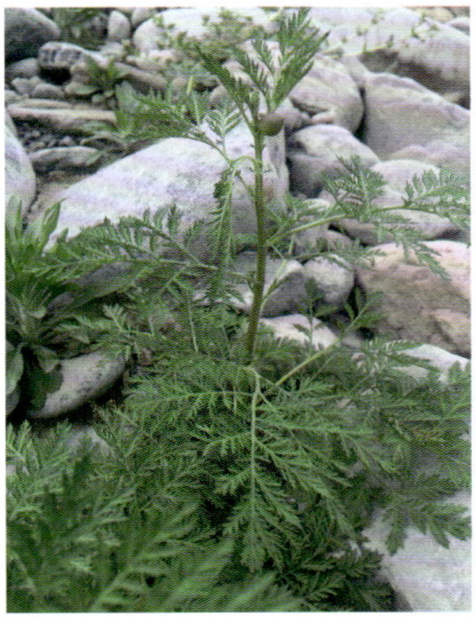
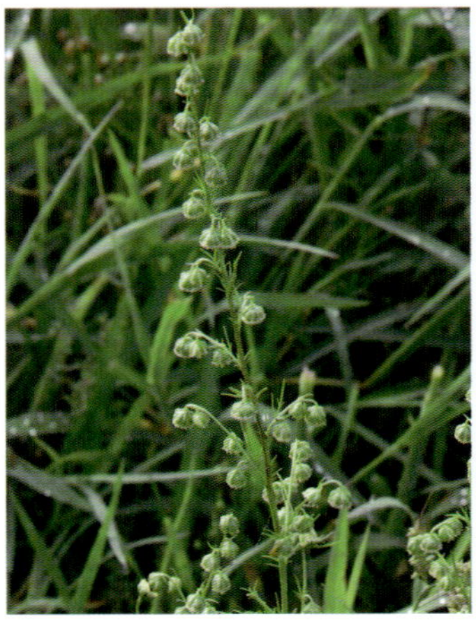
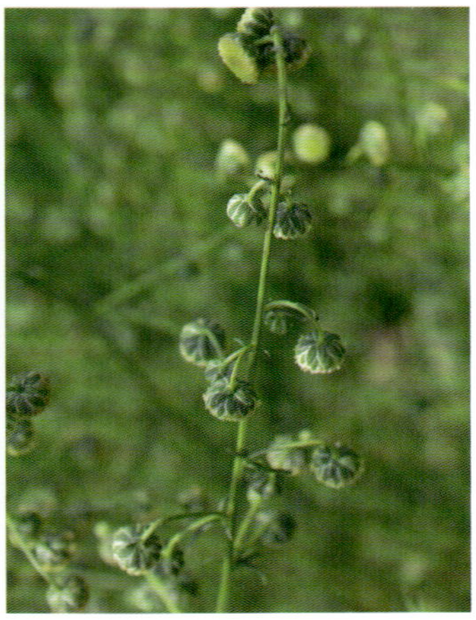

山蒿

【基　　原】菊科蒿属山蒿 *Artemisia brachyloba* Franch.

【别　　名】岩蒿、骆驼蒿、左扭蒿。

【形态特征】多年生半灌木状草本或小灌木。根：主根粗大，木质，常扭曲，有纤维状的根皮。茎：根状茎粗壮，木质，较粗壮，有营养枝；茎多数，丛生，自基部分枝；茎枝幼时被短绒毛，后渐脱落。叶：叶上面绿色、无毛，背面被白色绒毛，基生叶卵形或宽卵形，2～3回羽状全裂，花期凋谢；茎中下部叶宽卵形或卵形，2回羽状全裂，每侧裂片3～4枚，裂片再次羽状全裂，末回裂片狭线形或狭线状披针形，先端钝，有小尖头，边缘反卷；茎上部叶羽状全裂，裂片2～4枚；苞片叶3裂或不分裂，线形。花：头状花序卵球形或卵状钟形，具短梗或近无梗，略下倾，在分枝上密集或略稀疏，常排成短总状花序或为穗状花序，稀少单生于小枝的叶腋内，在茎上常组成圆锥花序；总苞片3层，外层总苞片卵形或长卵形，背面被灰白色短绒毛，边缘狭膜质，中内层总苞片长椭圆形或椭圆状卵形，边缘宽膜质至全膜质，背面毛少至无毛；雌花花冠狭管状，背面有疏腺点，檐部具2～3（4）裂齿，花柱线形，伸出花冠外甚长，先端2叉，叉端尖锐；两性花花冠管状，背面有腺点，花药线形，先端附属物尖，长三角形，基部钝或有短尖头，花柱略比花冠管长，先端2叉，叉端斜叉开或略外弯，有时中央数朵花不孕育，花柱亦缩短。果：瘦果卵圆形。花果期7—10月。

【生境分布】生于阳坡草地、砾质坡地、半荒漠草原、戈壁、岩石缝中。分布于我国华北、西北等地。

【药用部位（药材名称）及采收加工】全草（岩蒿、山蒿）。夏秋季采收，去净泥土，晒干。

【临床应用】辛、苦，平。清热燥湿，祛风除湿，清热消肿，杀虫排脓；用于风湿痹痛，偏头痛，咽喉肿痛。

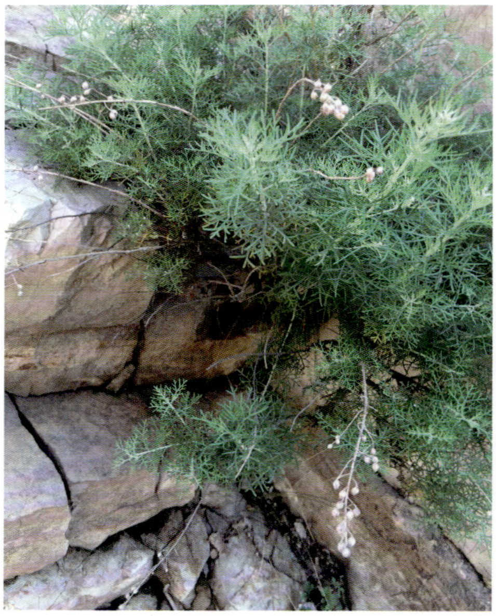
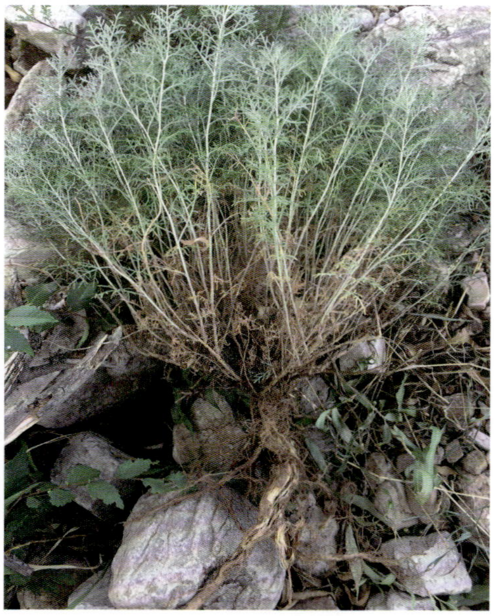
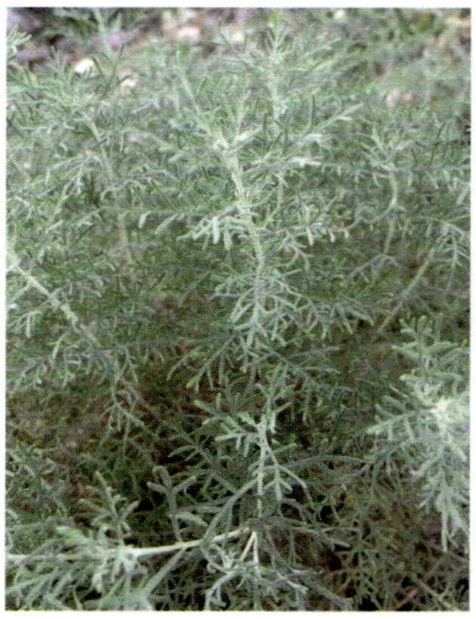
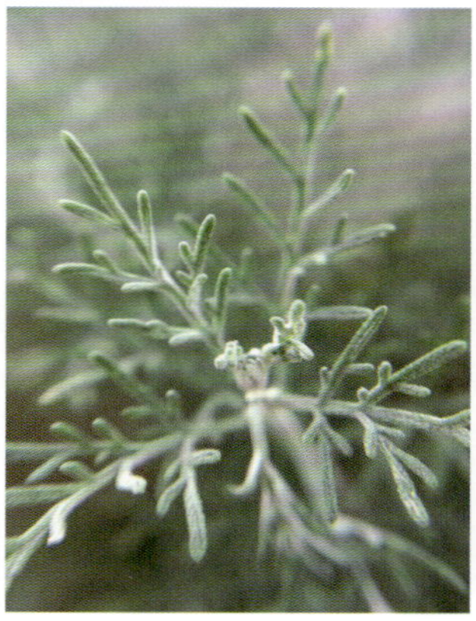
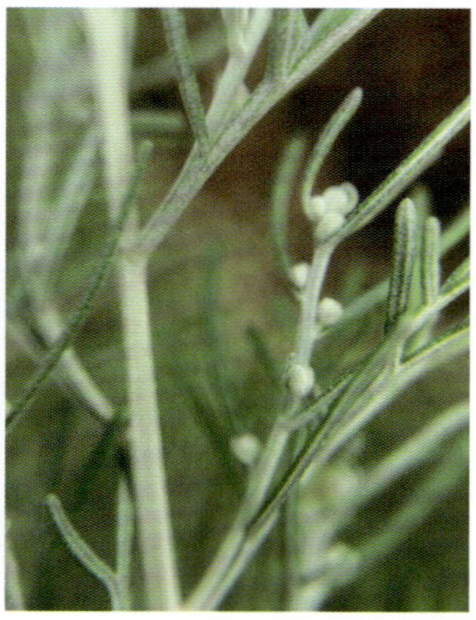

【基　　原】菊科蒿属野艾蒿 *Artemisia lavandulaefolia* DC.

【别　　名】荫地蒿、野（苦、陈、小叶、狭叶）艾、艾叶。

【形态特征】形态特征与植物“艾”相似。两者的主要区别：艾的叶片宽大，羽状深裂或全裂，侧裂片 2 ～ 3 对，裂片菱形、卵形、椭圆形或披针形，末回裂片宽；头状花序钟形或长圆状钟形，头状花序大（直径 2 ～ 2.5 cm、长 3 ～ 4 mm），蛛丝毛较密。野艾蒿的叶片窄小，羽状全裂，侧裂片 1 ～ 2 对，末回裂片窄细，为线状披针形；头状花序筒形或狭筒状钟形，头状花序小（直径 1.5 ～ 2 cm、长 2.5 ～ 3 mm），蛛丝毛较疏。

【生境分布】生于山坡、路旁、草地、灌丛。分布于我国东北、华北、西南等地。

【药用部位（药材名称）及采收加工】叶（野艾、艾叶）。夏季花未开时采收，晒干。

【临床应用】辛、苦，微温；归肝、脾、肾经。理气血，逐寒湿，温经，止血，安胎；用于心腹冷痛，泄泻转筋，久痢，吐衄，下血，月经不调，崩漏，带下，胎动不安，痈疡，疥癣。

【备　　注】按《药典》，中药材“艾叶”的基原仅为艾 *Artemisia argyi* Levl.et Vant.。

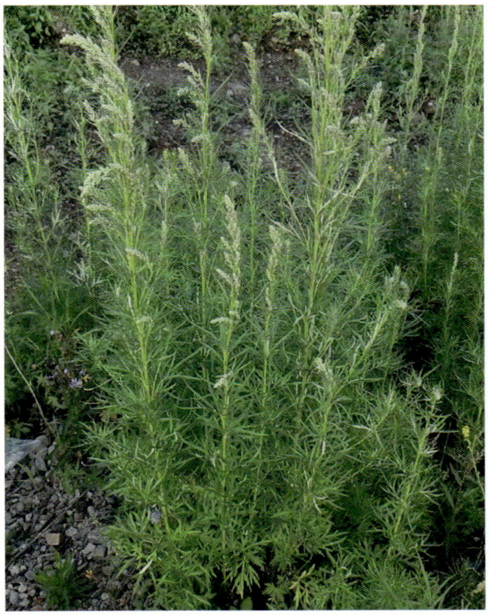
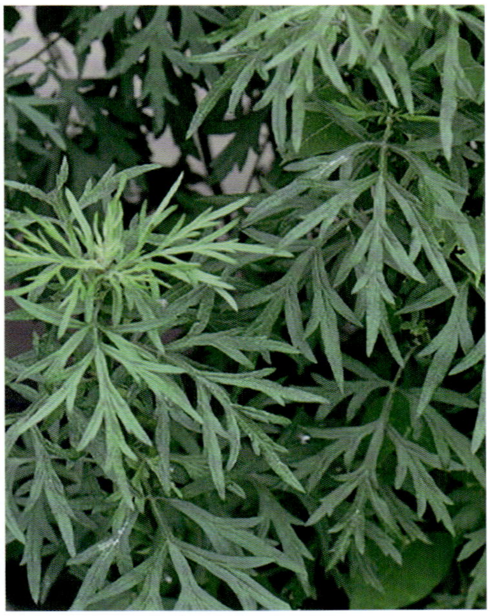
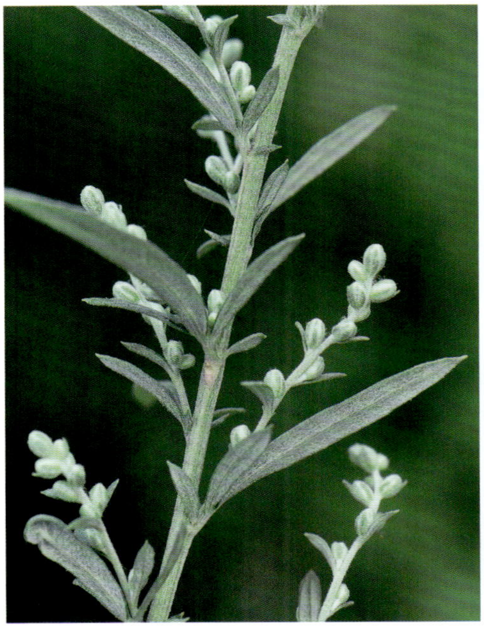
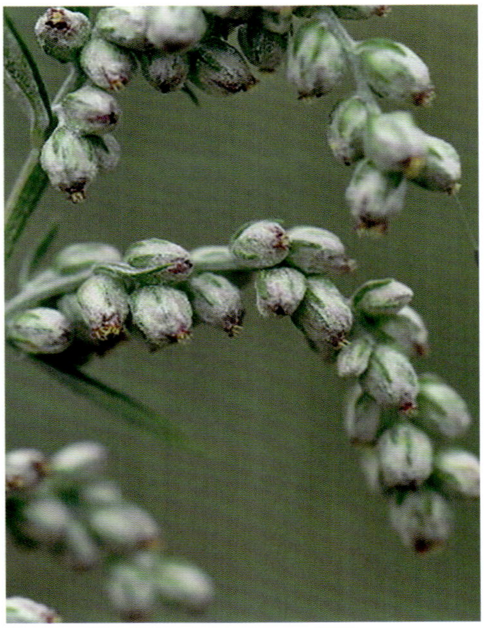

茵陈蒿

【基　　原】菊科蒿属茵陈蒿 *Artemisia capillaries* Thunb.

【别　　名】（绵）茵陈、绒（臭、白）蒿、细叶青蒿、婆婆蒿、野兰蒿、安吕草、松毛艾。

【形态特征】多年生半灌木状草本。根：主根木质化。茎：茎直立，红褐色或褐色，有纵棱，基部稍木质，上部分枝多，向上斜伸展；茎枝初时密被绢毛，后渐无毛。叶：基生叶、茎下部叶与营养枝叶的两面均被棕黄色或灰黄色绢毛，后期茎下部叶被毛脱落，叶卵圆形或卵状椭圆形，2 ～ 3 回羽状全裂，小裂片狭线形或狭线状披针形；茎中部叶宽卵形、近圆形或卵圆形，1 ～ 2 回羽状全裂，小裂片狭线形或丝线形，近无毛，顶端微尖，基部常半抱茎，近无柄；茎上部叶与苞片叶羽状全裂，基部裂片半抱茎。花：头状花序卵球形，极多数，有短梗及线形的小苞叶，在分枝上端常排成复总状花序；总苞片 3 ～ 4 层，外层总苞片卵形或椭圆形，背面淡黄色，有绿色中肋，边缘膜质，中内层总苞片椭圆形，近膜质或膜质；花序托小，凸起；边花雌性，雌花 4 ～ 8 朵，中央花两性，花 2 ～ 5 朵，管状。果：瘦果长圆形或长卵形。花果期 7—10 月。

【生境分布】生于山坡、河岸、砂砾地。分布于我国大部地区。

【药用部位（药材名称）及采收加工】均同植物“滨蒿”项下。

【临床应用】同植物“滨蒿”项下。

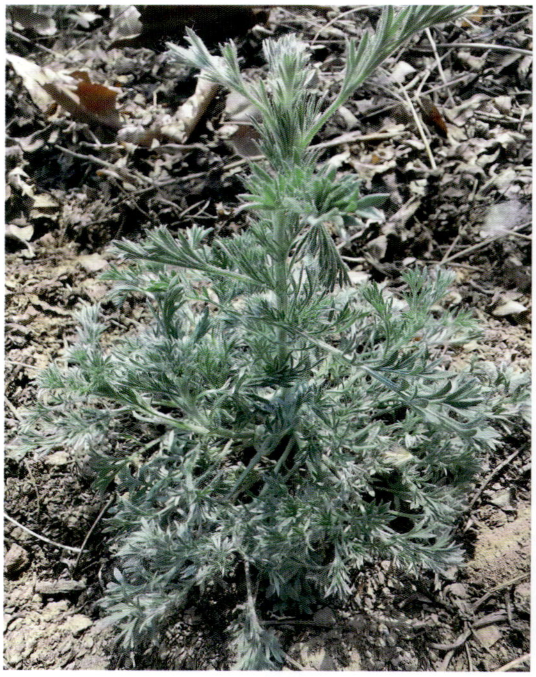
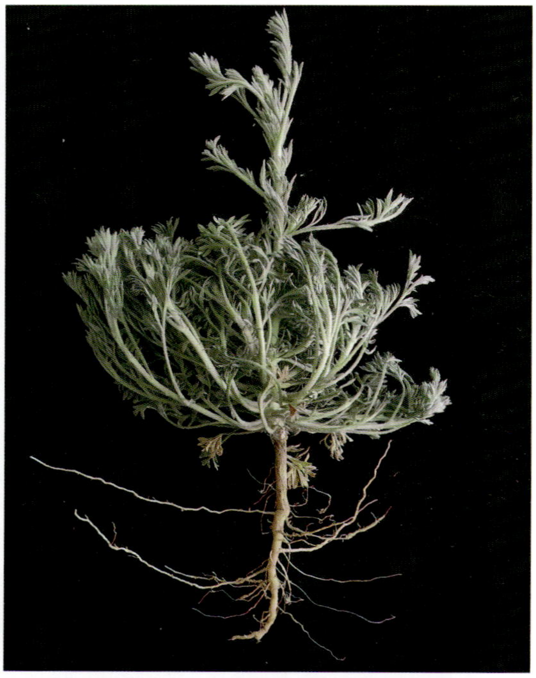
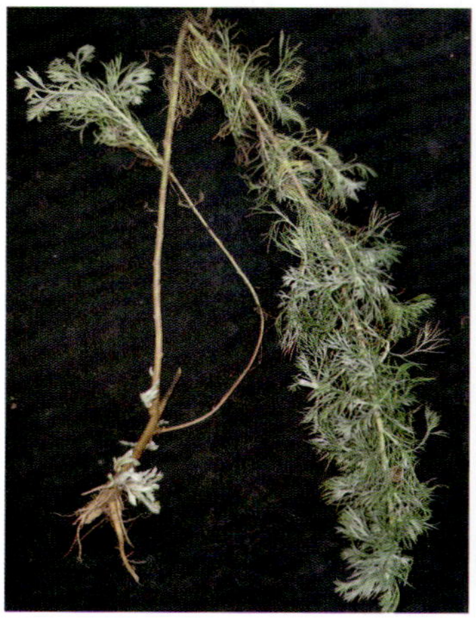
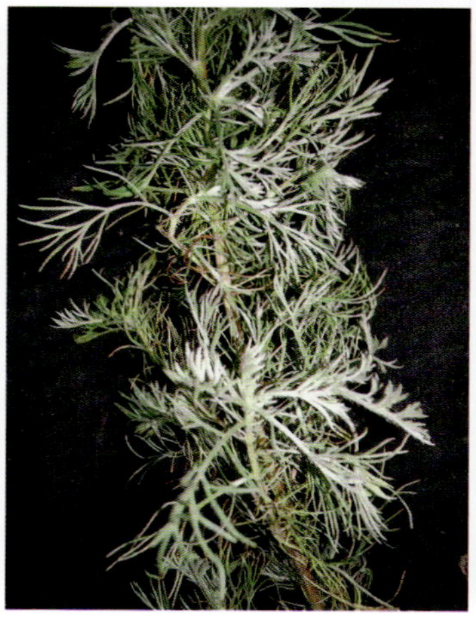
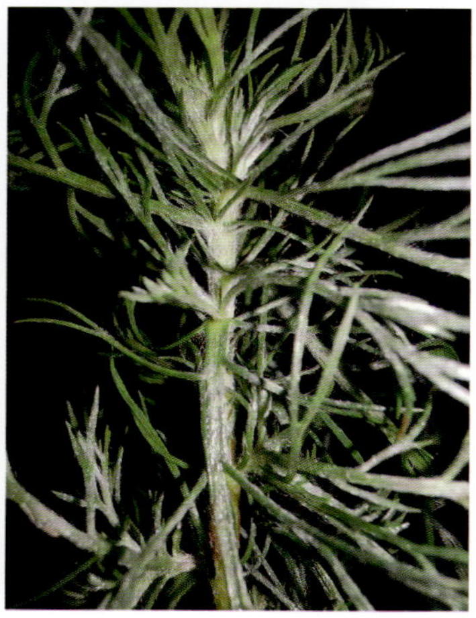

菊三七

【基　　原】菊科菊三七属菊三七 *Gynura japonica*（Thunb.）Juel.

【别　　名】三七草、土（菊叶）三七、散血草。

【形态特征】多年生草本。根：根块状，有多数纤维状根茎。茎：茎直立，中空，基部木质，有明显的沟棱，幼时被卷柔毛，后变无毛，多分枝。叶：茎基部叶花期常枯萎，不分裂或大头羽裂；茎中部叶羽状深裂，先端渐尖，基部楔形，边缘有大小不等的粗齿或锐锯齿、缺刻，稀全缘，两面被贴生短毛或近无毛；茎上部叶较小，近无柄，渐变成苞叶。花：头状花序多数，在花茎枝端排成伞房状圆锥花序；总苞狭钟状或钟状，总苞片1层，线状披针形，顶端渐尖，边缘干膜质，背面无毛或被疏毛；小花黄色或橙黄色，管部细长，上部扩大，裂片卵形，顶端尖。果：瘦果圆柱形，棕褐色，具10肋，肋间被微毛；冠毛白色，绢毛状。花果期8—10月。

【生境分布】生于山谷、山坡草地、林下、林缘等处。分布于我国西南、华中、华东及广西等地；全国多地有栽培。

【药用部位（药材名称）及采收加工】根（菊三七）、根或全草（土三七）。菊三七：秋后地上部分枯萎时采挖，除尽茎叶及泥土，鲜用或晒干。土三七：7—8月间植物生长茂盛时采挖或采收，或随用随采。

【临床应用】菊三七：甘、苦，温；有小毒。破血散瘀，止血，消肿；用于跌打损伤，创伤出血，吐血，产后血气痛。土三七：甘、微苦，温。止血，散瘀，消肿止痛，清热解毒；用于吐血，衄血，咯血，便血，崩漏，外伤出血，痛经，产后瘀滞腹痛，跌打损伤，风湿痛，疮痈疽疔，虫蛇咬伤。

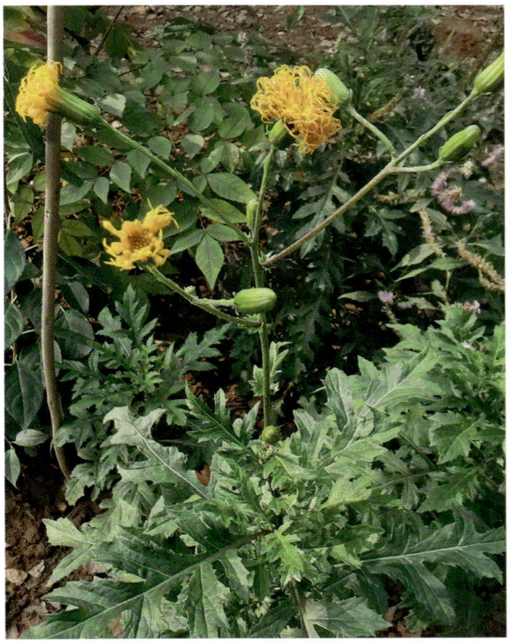
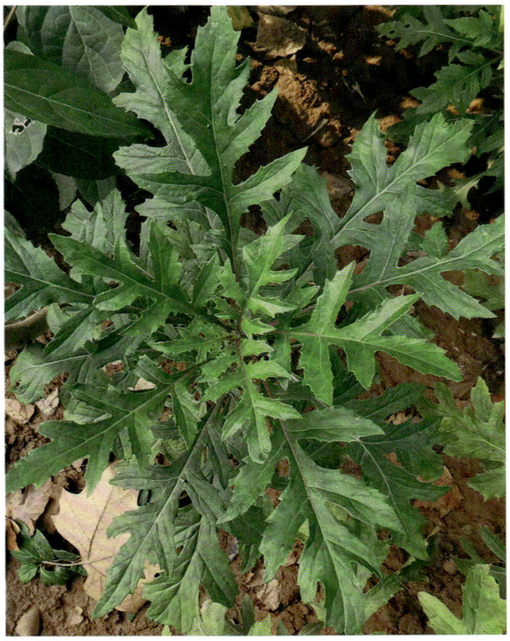
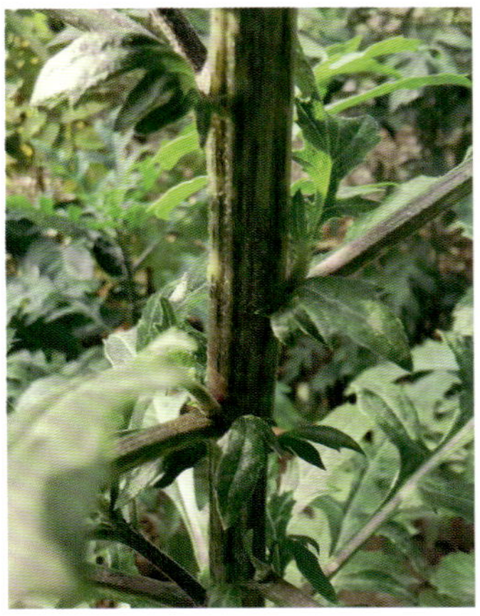
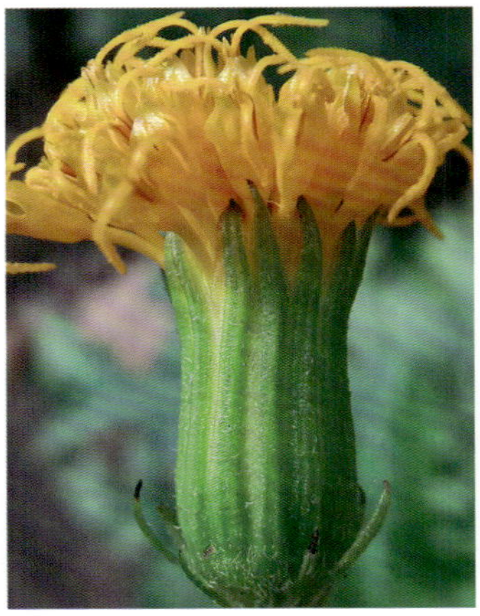
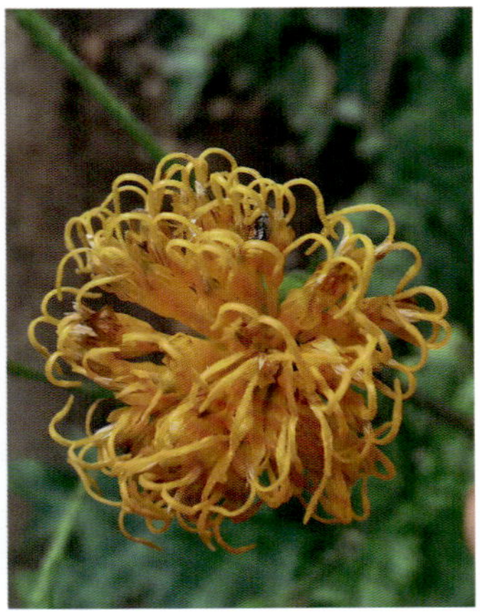

山尖子

【基　　原】菊科蟹甲草属山尖子 *Parasenecio hastatus*（L.）H. Koyama

【别　　名】山尖菜、戟叶兔儿伞。

【形态特征】多年生草本。茎：根状茎平卧，有多数纤维状须根；茎粗壮，直立，具纵沟棱，上部被密腺状短柔毛。叶：茎下部叶花期枯萎；茎中部叶三角状戟形，顶端急尖或渐尖，基部戟形或微心形，沿叶柄下延成具狭翅的叶柄；茎上部叶渐小，最上部叶和苞片披针形至线形。花：头状花序多数，下垂，在茎端和上部叶腋排列成塔状的狭圆锥花序，花序梗密被腺状短柔毛；总苞圆柱形，总苞片线形或披针形，顶端尖，外面被密腺状短毛，基部有钻形小苞片；花小，花冠淡白色，花药伸出花冠，基部具长尾，花柱分枝细长，外弯，顶端截形，被乳头状微毛。果：瘦果圆柱形，淡褐色，具肋；冠毛白色。花果期 7—9 月。

【生境分布】生于林下、林缘、草丛。分布于我国东北、华北等地。

【药用部位（药材名称）及采收加工】全草（山尖菜）。夏秋间采收，鲜用或切段阴干。

【临床应用】苦，凉。解毒，利尿；用于伤口化脓，小便不利。

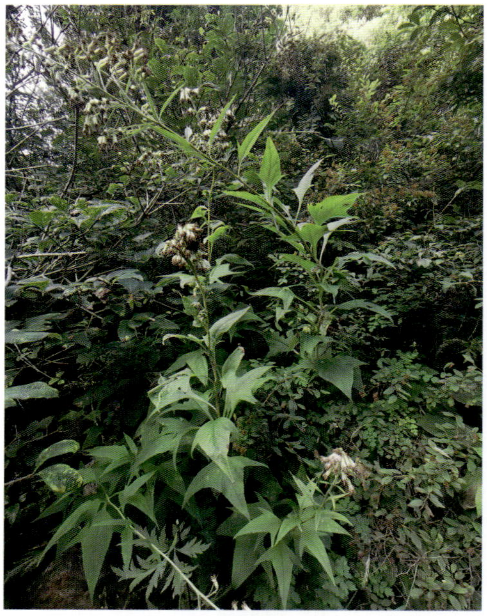

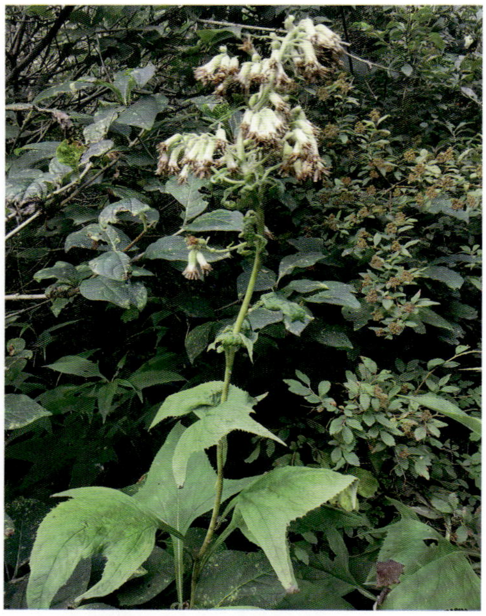

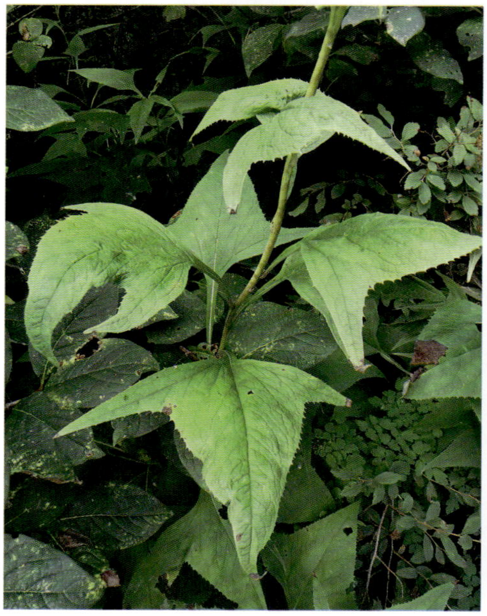

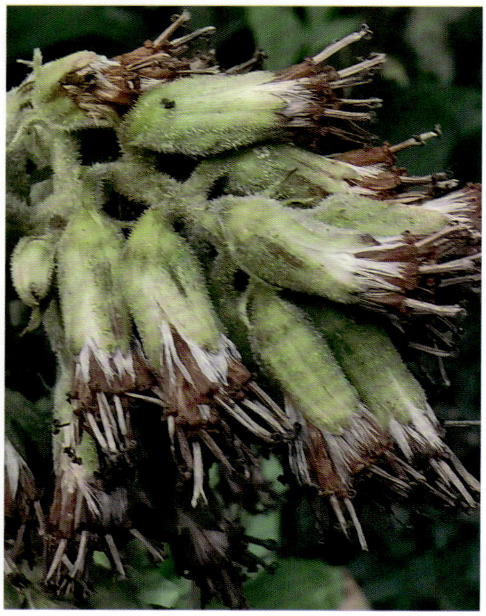

【基　　原】菊科华蟹甲属华蟹甲 *Sinacalia tangutica*（Maxim.）B. Nord.

【别　　名】华（羽裂）蟹甲草、猪肚子、水萝卜。

【形态特征】多年生草本。茎：根茎肥大，块状；茎直立，初时疏生蛛丝状毛，后逐渐脱落。叶：叶柄基部扩大，半抱茎；茎下部叶花期常凋落，叶卵状心形，羽状深裂，裂片 3 ～ 4 对，裂片矩圆形，裂片再裂成数个小尖裂片或锯齿；茎中部叶大，叶基部截形或微心形，上面疏生贴短毛，下面沿叶脉有疏蛛丝状毛；茎上部叶渐小。花：头状花序极多数，在顶端和上部叶腋密集成宽圆锥花序，花序轴和总花梗有黄褐毛；总花梗细，有 1 ～ 3 个刚毛状小苞片；总苞圆柱形，总苞片 5，条形，稍钝；花冠黄色，有 2 ～ 3 个舌状花和 4 ～ 7 个管状花。果：瘦果圆柱形，微有棱；冠毛白色。花期 7—9 月。

【生境分布】生于山谷沟边、林缘、草丛。分布于河北、山西、陕西、甘肃、青海、湖北、四川等地。

【药用部位（药材名称）及采收加工】根茎（水葫芦七）。秋季采挖，洗净晒干或刮去外皮后蒸透晒干。

【临床应用】辛、微苦，平。祛风，平肝，顺气化痰；用于风湿疼痛，头痛眩晕，肋胁胀满，咳嗽痰多。

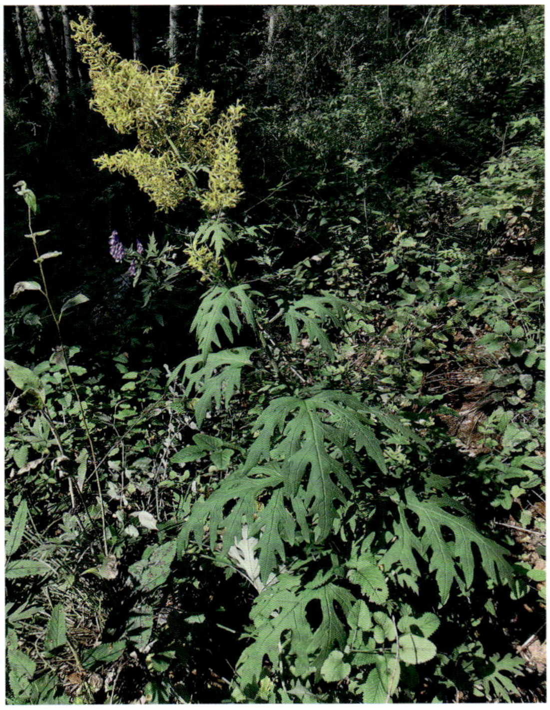

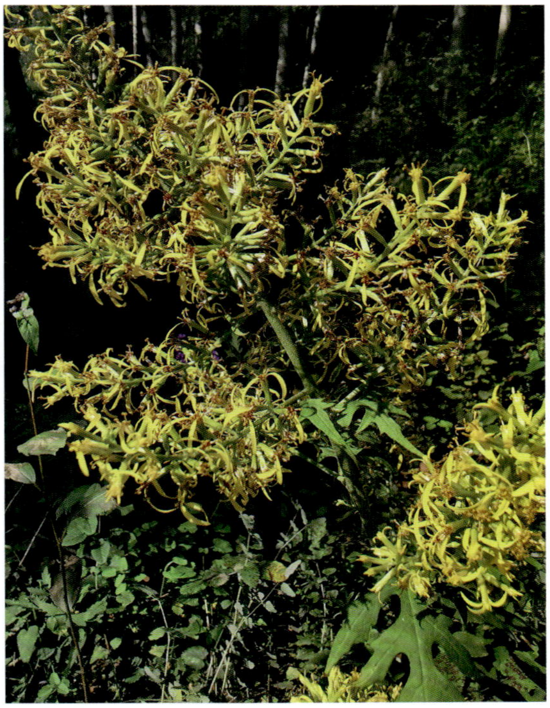

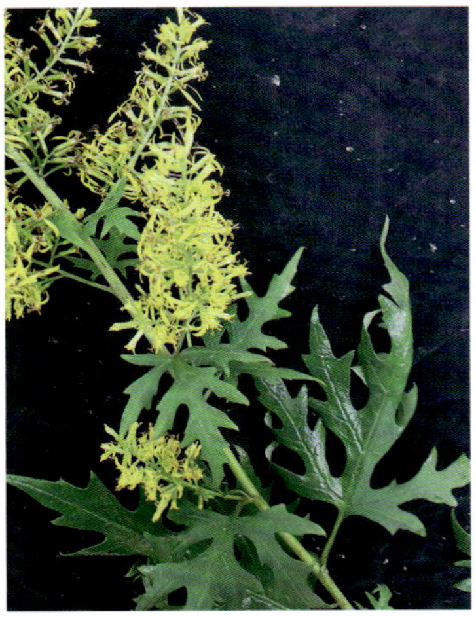

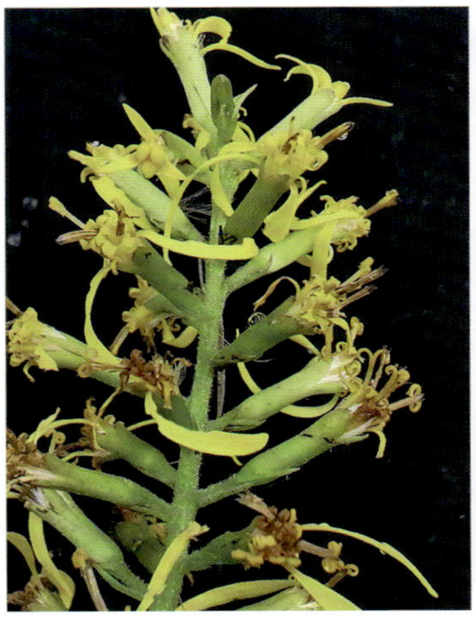

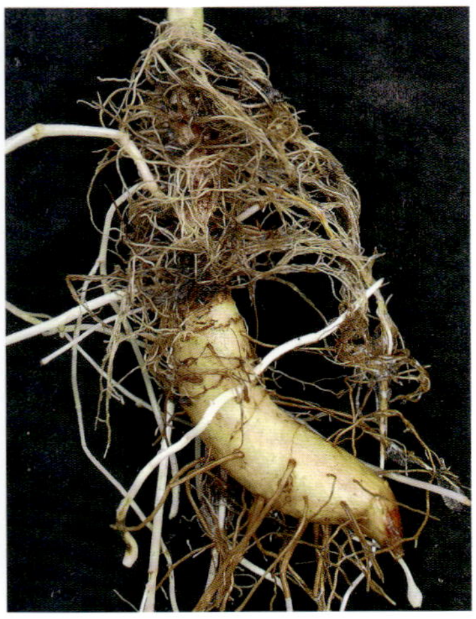

额河千里光

【基　　原】菊科千里光属额河千里光 *Senecio argunensis* Turcz.

【别　　名】大蓬蒿、羽叶（阿贡）千里光。

【形态特征】多年生草本。**茎：**根状茎斜升，具多数纤维状根；茎直立，被蛛丝状柔毛。**叶：**基生叶和茎下部叶在花期枯萎；茎中部叶较密集，无柄，卵状长圆形至长圆形，羽状深裂至全裂，侧裂片约6对，狭披针形或线形，边缘具齿或全缘，基部具狭耳；茎上部叶渐小。**花：**头状花序多数，排列成顶生复伞房花序，具舌状花；总苞近钟状，苞片长圆状披针形；舌状花10～13，黄色，长圆状线形，顶端钝，有3细齿，具4脉；管状花多数，黄色。**果：**瘦果圆柱形，冠毛淡白色。花果期7—10月。

【生境分布】生于草坡、山地草甸。分布于我国东北、华北、西北及湖北、四川等地。

【药用部位（药材名称）及采收加工】带根全草（斩龙草）。夏季采收，洗净鲜用或扎把晒干。

【临床应用】微苦，寒。清热解毒，清肝明目；用于痢疾，咽喉肿痛，目赤，痈肿疮疖，瘰疬，湿疹，疥癣，毒蛇咬伤，蝎蜂螫伤。

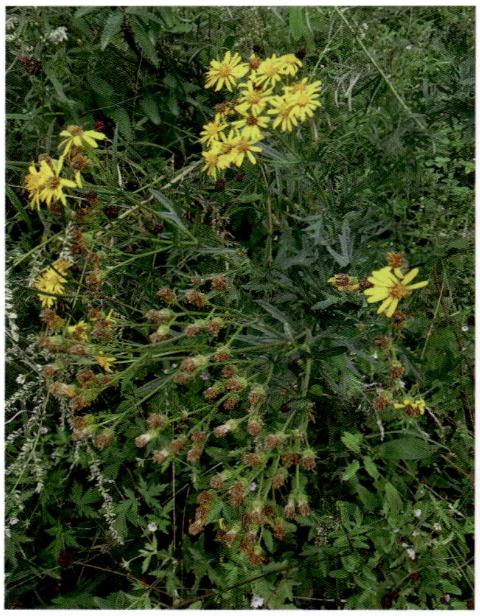
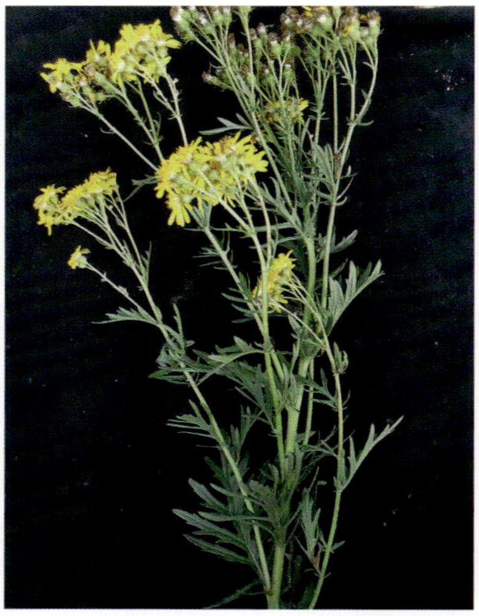
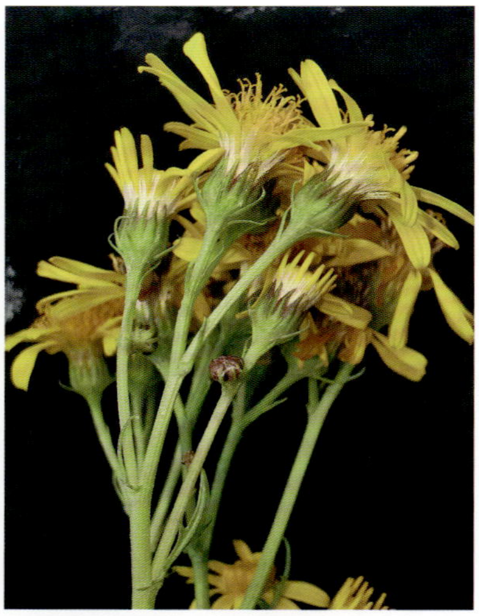
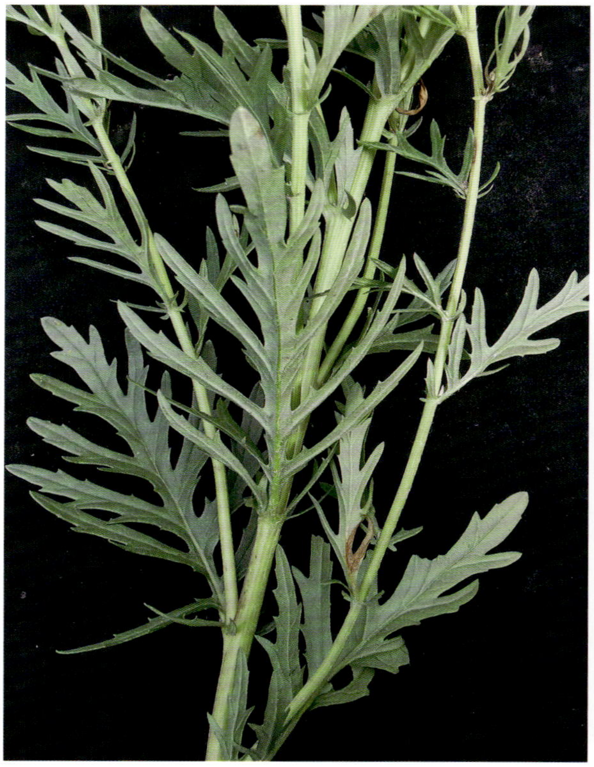
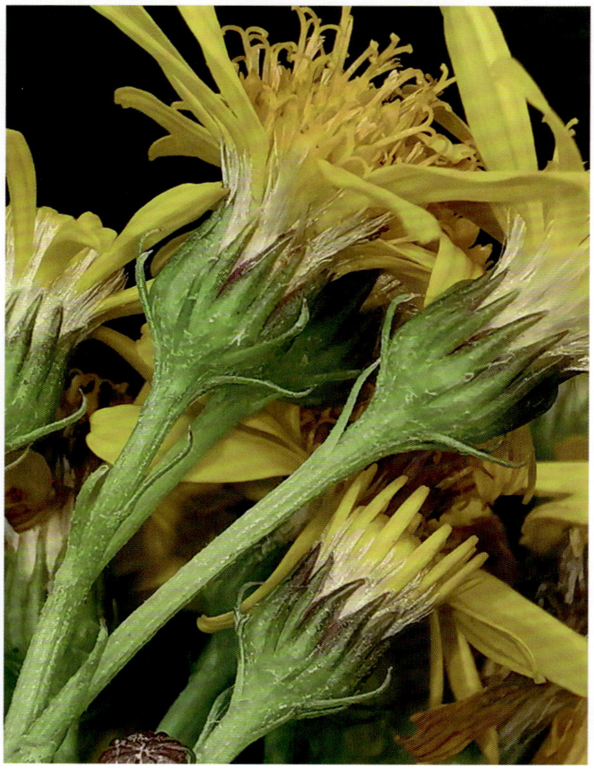

林荫千里光

【基　　原】菊科千里光属林荫千里光 *Senecio nemorensis* L.

【别　　名】森林千里光、黄苑、大风艾、红柴胡、桃叶菊。

【形态特征】多年生草本。根：根纤维状，多数。茎：根状茎粗短；茎单生或数个，直立，被疏柔毛或近无毛。叶：基生叶和茎下部叶花期凋落；茎中部叶多数，近无柄，披针形或长圆状披针形，顶端渐尖或长渐尖，基部楔形或多少半抱茎，边缘具密锯齿或粗齿，两面被疏短柔毛或近无毛，羽状脉，侧脉 7 ～ 9 对；茎上部叶渐小，线状披针形至线形，无柄。花：头状花序多数，在茎顶或叶腋排成复伞房花序，花序梗细；总苞近圆柱形，总苞片 12 ～ 18，长圆形，顶端三角状渐尖，被褐色短柔毛；舌状花 8 ～ 10 枚，舌片黄色，线状长圆形，顶端具 3 细齿；管状花 15 ～ 16，黄色，檐部漏斗状，裂片卵状三角形，上端具乳头状毛；花药基部具耳，附片卵状披针形，花柱截形，被乳头状毛。果：瘦果圆柱形，冠毛白色。花果期 6—12 月。

【生境分布】生于林中、草地、溪边。分布于我国东北、华北、西北、华东等地。

【药用部位（药材名称）及采收加工】全草（林荫千里光、黄菀）。8—9 月采收，洗净，鲜用或晒干。

【临床应用】辛、苦，寒。清热解毒；用于治热痢，眼肿，痈疽疔毒。

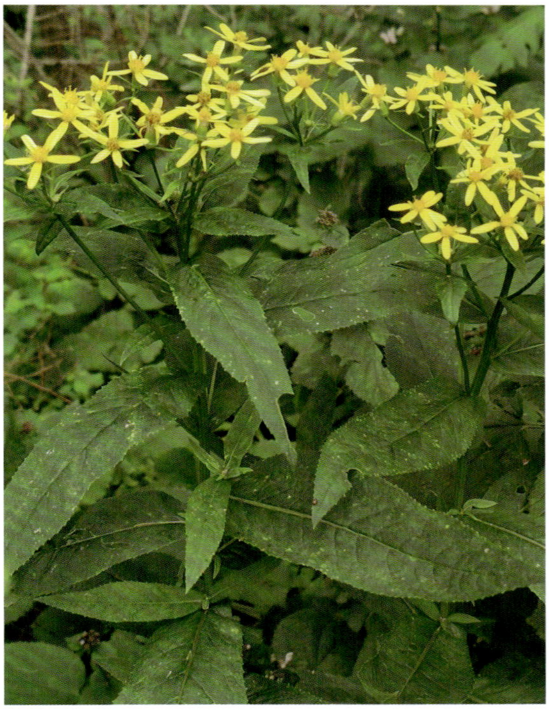
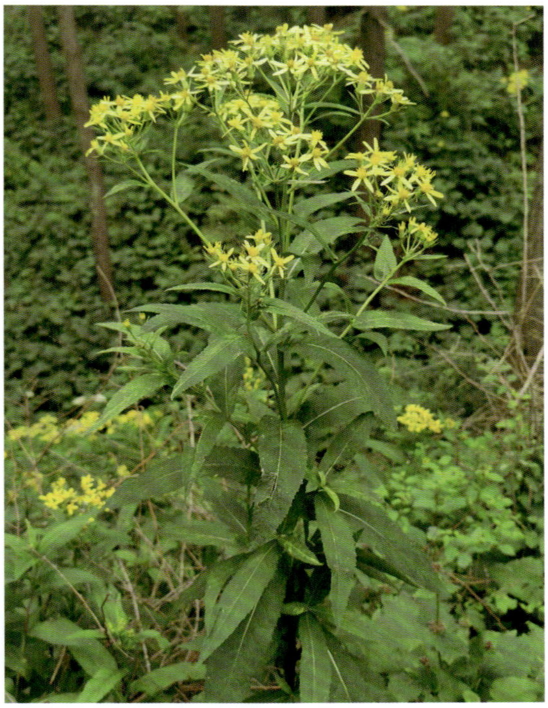
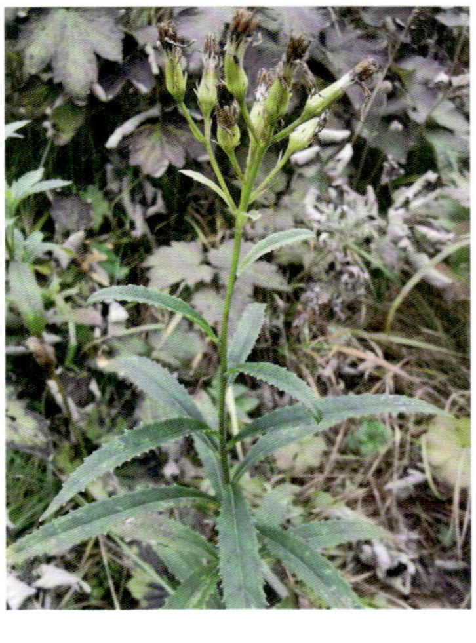
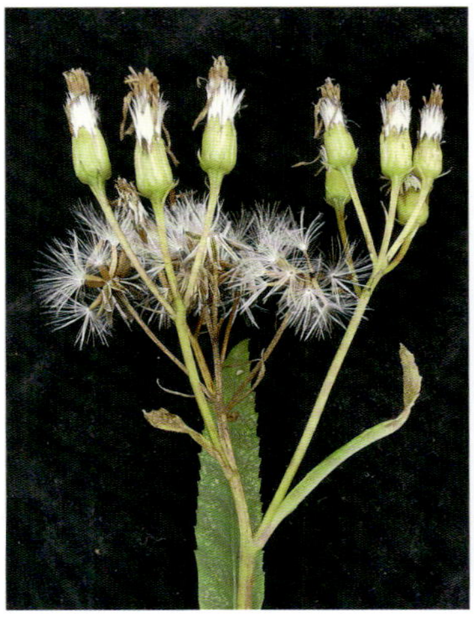
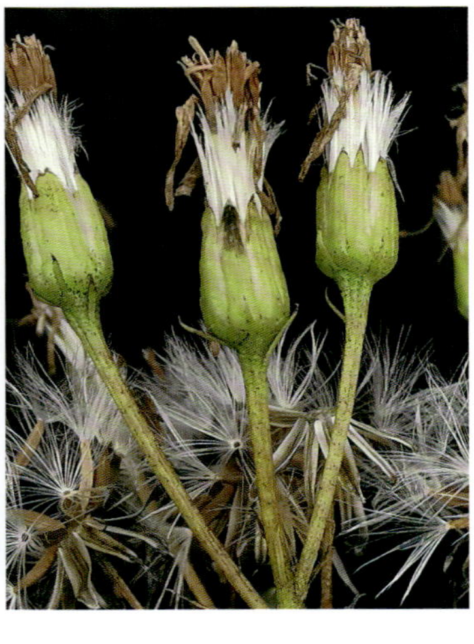

狗舌草

【基　　原】菊科狗舌草属狗舌草 *Tephroseris kirilowii*（Turcz. ex DC.）Holub

【别　　名】狗舌头草、白火丹草、铜交杯、糯米青、铜盘一枝香、九叶草、泽小车。

【形态特征】多年生草本。**根：**须根，纤维状。**茎：**根状茎斜升；茎单生，稀 2 ～ 3，近葶状，直立，不分枝，被密白色蛛丝状毛或脱毛。**叶：**基生叶数个，莲座状，具短柄，长圆形或卵状长圆形，顶端钝，具小尖，基部楔状至渐狭成具翅叶柄，两面被白色蛛丝状绒毛；茎生叶少数，向上渐小。**花：**头状花序 3 ～ 11 个排列成伞房花序；花序梗被密蛛丝状绒毛和黄褐色腺毛，基部具苞片；总苞近圆柱状钟形，总苞片 18 ～ 20 个，披针形或线状披针形，顶端渐尖或急尖，绿色或紫色，具狭膜质边缘，外面被蛛丝状毛或脱毛；舌状花黄色，顶具 3 齿，管状花黄色，檐部漏斗状，裂片卵状披针形。**果：**瘦果圆柱形，被密硬毛；冠毛白色。花果期 3—8 月。

【生境分布】生于山坡草地、山顶草地。分布于我国东北、华北、华中、华东及陕西、甘肃、四川、贵州、广东等地。

【药用部位（药材名称）及采收加工】根（狗舌草根）、全草（狗舌草）。狗舌草根：采收加工未见记载。狗舌草：春夏季采收，洗净，鲜用或晒干。

【临床应用】狗舌草根：苦，寒；解毒，利水，活血消肿。狗舌草：苦，寒。清热解毒，利水消肿，杀虫；用于脓疡疖肿，尿路感染，肾炎水肿，口腔炎，跌打损伤，湿疹，疥疮，阴道滴虫。

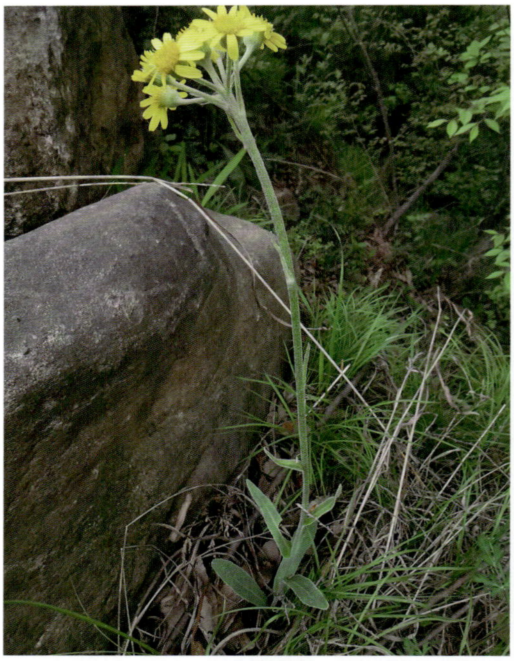

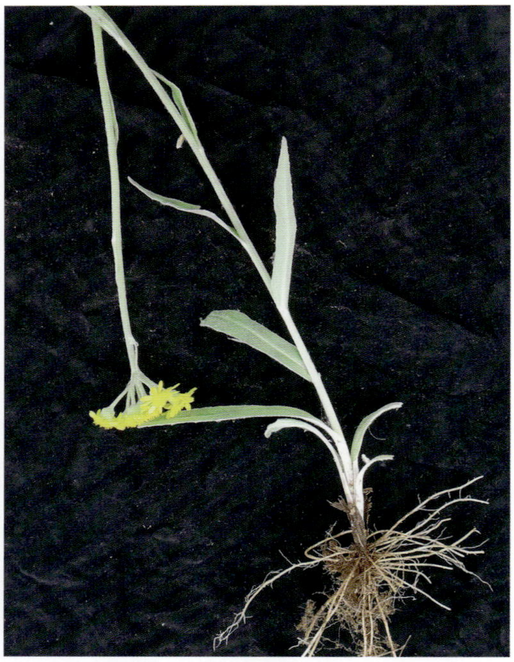

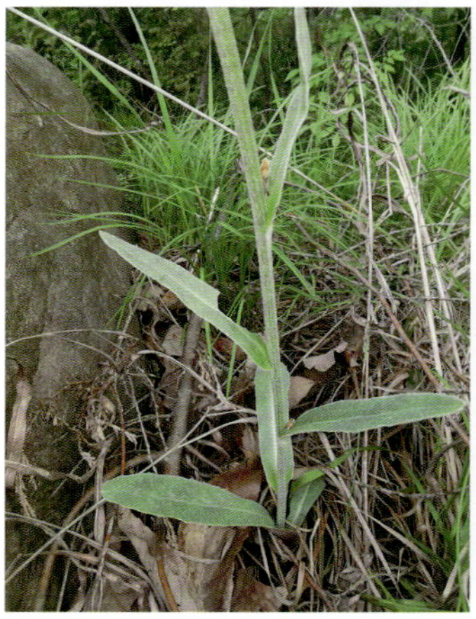

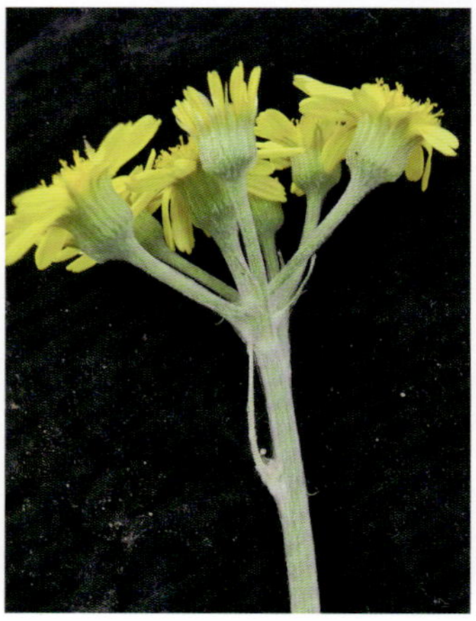

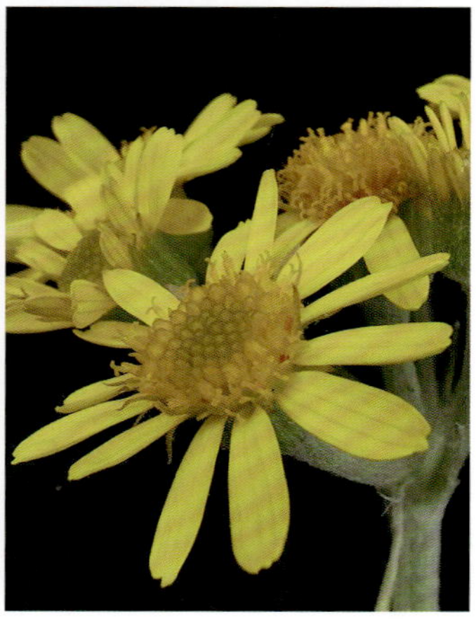

狭苞橐吾

【基　　原】菊科橐吾属狭苞橐吾 *Ligularia intermedia* Nakai

【别　　名】无。

【形态特征】多年生草本。**根：**须根多数，肉质。**茎：**茎直立，基部直径达 1 cm。**叶：**基生叶与茎下部叶具长柄，基部具狭鞘，叶片肾形或心形，先端钝或有尖头，边缘具整齐的齿，叶脉掌状；茎中上部叶与下部叶同形，较小，具短柄或无柄，鞘略膨大；茎最上部叶卵状披针形，苞叶状。**花：**总状花序，头状花序多数；总苞钟形，总苞片 6 ～ 8；舌状花 4 ～ 6，黄色，管状花 7 ～ 12，冠毛紫褐色或白色，比花冠管部短。**果：**瘦果圆柱形。花果期 7—10 月。

【生境分布】生于水边、山坡、林缘、林下、高山草原。分布于我国华北、东北、西南、华中及甘肃、陕西等地。

【药用部位（药材名称）及采收加工】根（山紫菀）。夏秋季采挖，除去茎叶，洗净，晾干。

【临床应用】辛，微温。祛痰，止咳，理气活血，止痛；用于咳嗽，痰多气喘，百日咳，腰腿痛，劳伤，跌打损伤。

【备　　注】在我国东北、华北及陕西、云南、四川、新疆等地，以菊科橐吾属多种植物的根代紫菀入药，商品统称“山紫菀”。

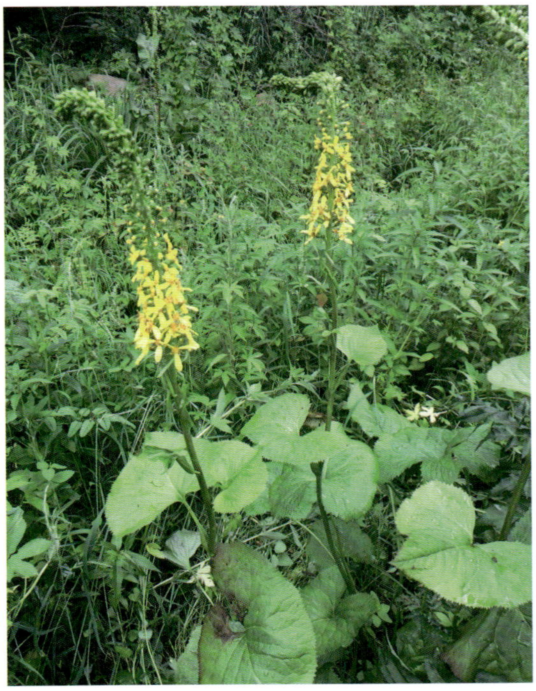
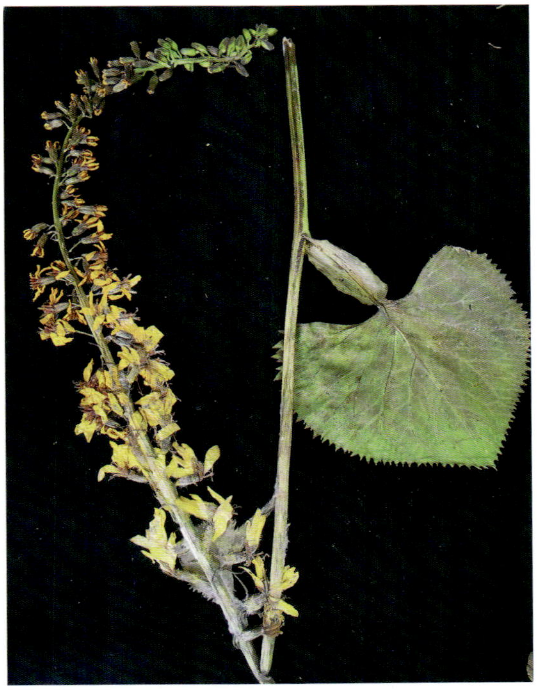
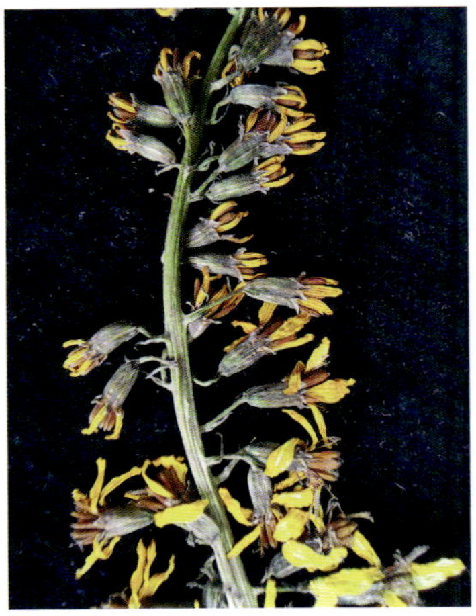
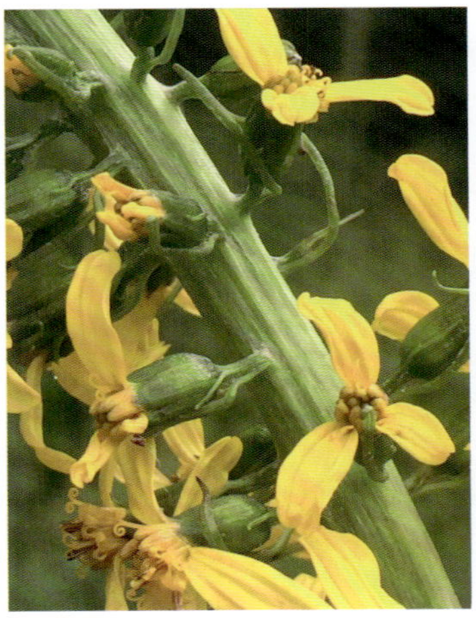
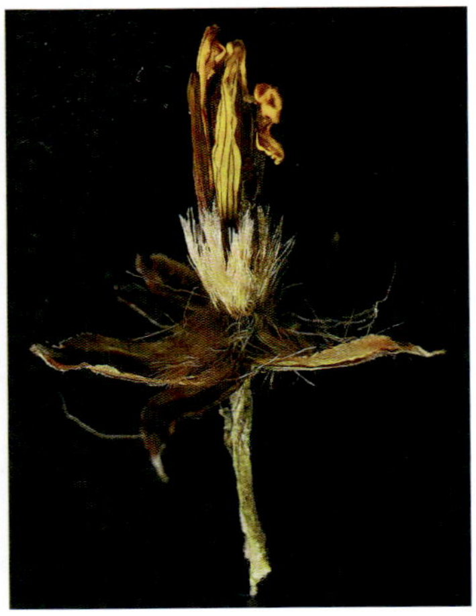

驴欺口

【基　　原】菊科蓝刺头属驴欺口 *Echinops latifolius* Tausch.

【别　　名】禹州漏芦、蓝刺头。

【形态特征】多年生草本。茎：茎直立，基部残存纤维状叶柄，下部疏被蛛丝状绵毛或无毛，向上至花序灰白色，被稠密的蛛丝状绵毛；茎不分枝或基部有 1 ～ 2 个短的花序分枝。叶：基生叶与茎下部叶椭圆形、长椭圆形或披针状椭圆形，通常有长叶柄，柄基扩大贴茎或半抱茎，2 回羽状分裂，1 回为深裂或几全裂，2 回为深裂或浅裂，2 回裂片长椭圆形、斜三角形或披针形，顶端针刺状长渐尖，边缘少数三角形刺齿或通常无刺齿；茎中上部茎叶渐小，渐无柄。花：复头状花序球形，单个或 2 ～ 3 个生于茎顶，直径 3 ～ 5.5 cm；小头状花序长 2 cm，基毛白色，不等长，扁毛状，总苞片 14 ～ 17 个，外层苞片稍长于基毛，线状倒披针形，上部菱形或椭圆形扩大，边缘有长缘毛，顶端短渐尖，中层苞片倒披针形，成针刺状长渐尖，边缘有稀疏短缘毛，内层苞片长椭圆形，顶端刺芒状渐尖，全部苞片外面无毛；小花蓝色，花冠裂片线形，花冠管上部有多数腺点。果：瘦果被淡黄色长直毛，遮盖冠毛；冠毛膜片线形。花果期 6—9 月。

【生境分布】生于山坡草地、山坡疏林下。分布于我国东北、华北及甘肃、宁夏、陕西、河南等地。

【药用部位（药材名称）及采收加工】根（禹州漏芦）、花序（追骨风）。禹州漏芦：春秋季采挖，除去须根和泥沙，晒干。追骨风：8—9 月采摘，晒干。

【临床应用】禹州漏芦：苦，寒；归胃经。清热解毒，消痈，下乳，舒筋通脉；用于乳痈肿痛，痈疽发背，瘰疬疮毒，乳汁不通，湿痹拘挛。追骨风：苦，凉。清热解毒，活血止痛；用于骨折，创伤出血，肿痛。

【备　　注】驴欺口的拉丁名称，按《药典》为 *Echinops latifolius* Tausch.，《中国植物志》已修订为 *Echinops davuricus* Fischer ex Hornemann。本书参考《药典》。

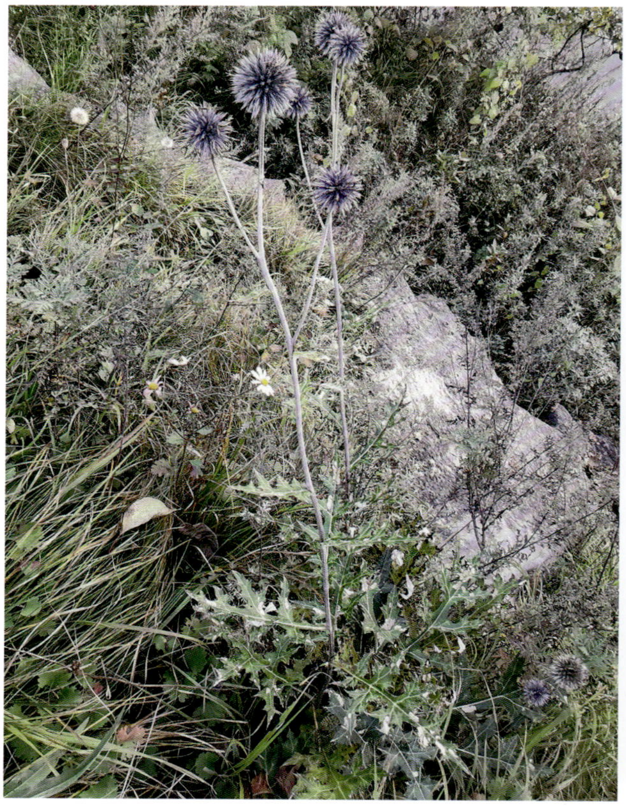

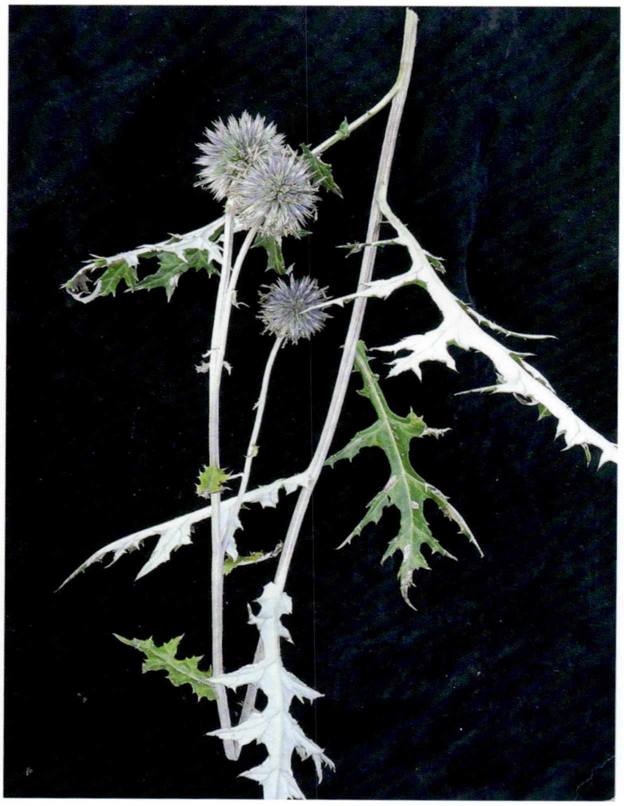

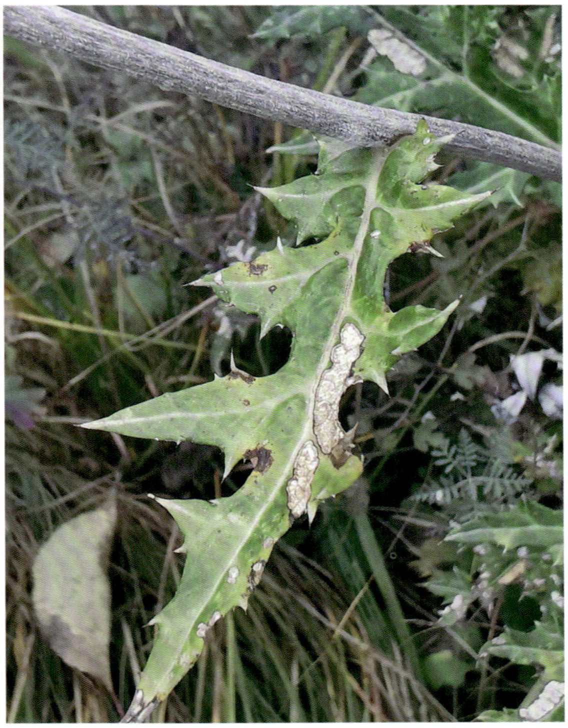

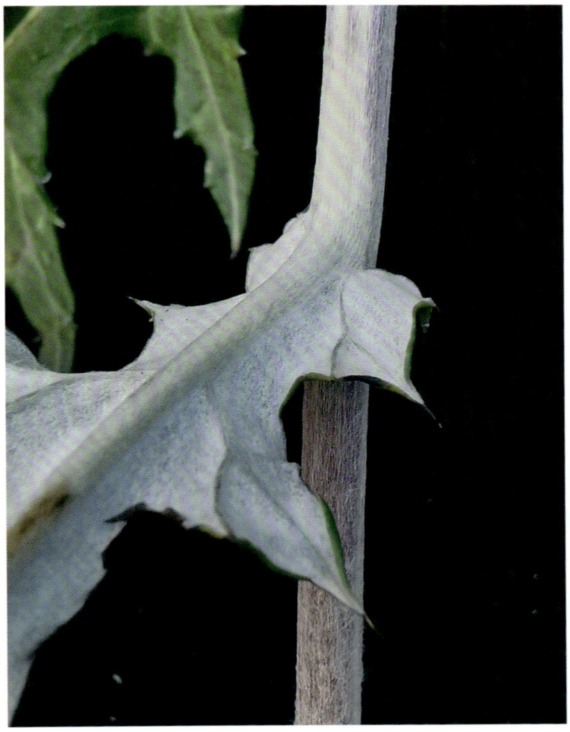

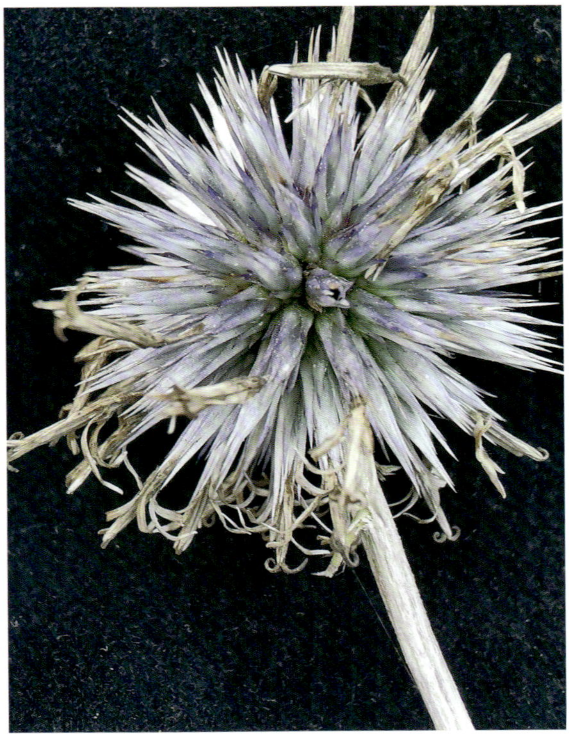

砂蓝刺头

【基　　原】菊科蓝刺头属砂蓝刺头 *Echinops gmelinii* Turcz.

【别　　名】无。

【形态特征】1 年生草本。茎：茎单一，茎枝淡黄色，疏被头状具柄的腺毛。叶：茎下部叶线形或线状披针形，边缘具刺齿、三角形刺齿裂或刺状缘毛；茎中上部叶与下部茎生叶同形，但渐小；全部叶纸质，两面绿色，疏被蛛丝状毛及状具柄的腺点。花：复头状花序单生茎顶或枝端，基毛白色；总苞片 16 ～ 20 个，外层线状倒披针形，中层倒披针形，内层长椭圆形；小花蓝或白色，花冠 5 深裂，裂片线形。果：瘦果倒圆锥形，密被淡黄棕色的长直毛，遮盖冠毛。花果期 6—9 月。

【生境分布】生于山坡、林下、沙地、河滩等处。分布于我国东北、华北、西北及河南等地。

【药用部位（药材名称）及采收加工】根（砂漏芦根）、全草（砂漏芦）。砂漏芦根：春秋季采挖，洗净，切片，晒干。砂漏芦：夏秋季采集，洗净，切碎，晒干。

【临床应用】砂漏芦根：咸、苦，寒。清热解毒，通乳，排脓；用于疮痈肿痛，乳汁不通，乳腺炎，淋巴结结核，肋腺炎，痔漏。砂漏芦：咸、苦，寒。止血，安胎；用于先兆流产，产后出血。

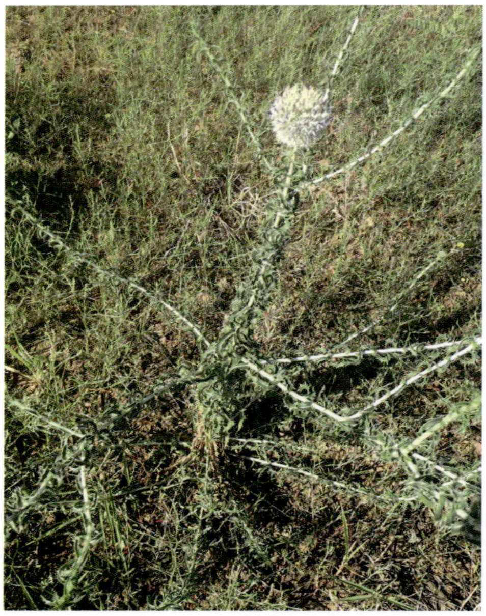

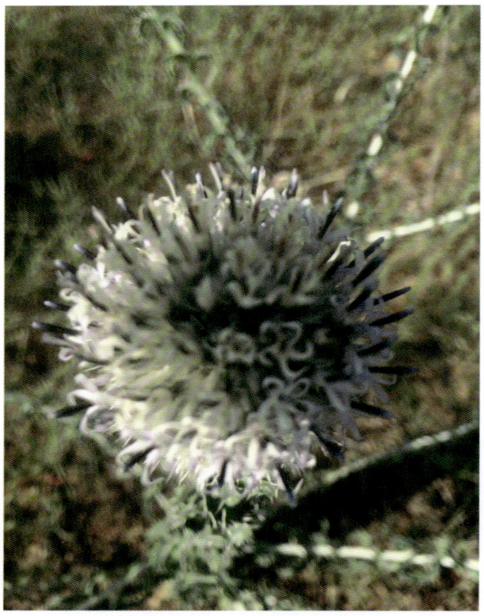

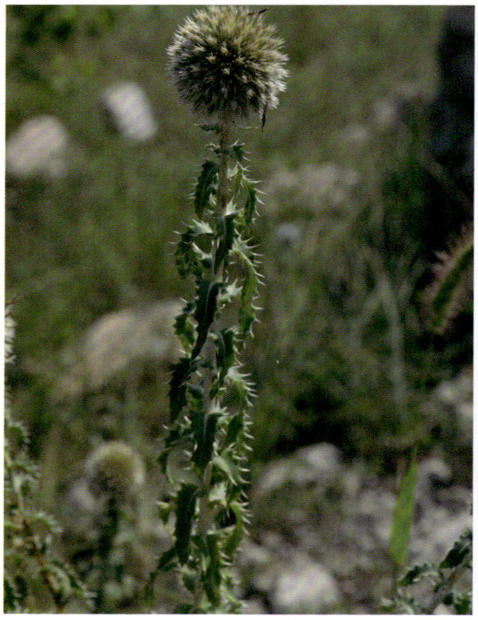

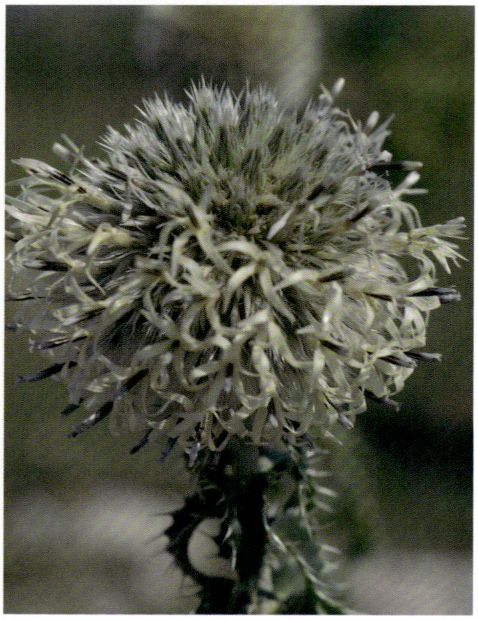

白术

【基　　原】菊科苍术属白术 *Atractylodes macrocephala* Koidz.

【别　　名】于（冬、浙、种）术。

【形态特征】多年生草本。茎：根状茎结节状；茎直立，通常自中下部有分枝，全部光滑无毛。叶：茎中部叶有长柄，叶常 3 ～ 5 羽状全裂，稀不裂，侧裂片 1 ～ 2 对，顶裂片比侧裂片大；叶自茎中部向上和向下，叶渐小，与中部茎叶等样分裂，接花序下部的叶不裂，无柄；或大部分茎叶不裂但兼杂有 3 ～ 5 羽状全裂的叶；全部叶纸质，两面绿色，无毛，边缘或裂片边缘有长或短针刺状缘毛或细刺齿。花：头状花序单生茎枝顶端；苞叶绿色，针刺状羽状全裂；总苞宽钟状，总苞片 9 ～ 10 层，覆瓦状排列，外层长卵形或三角形，中层披针形或椭圆状披针形，最内层宽线形，顶端紫红色，全部苞片顶端钝，边缘有白色蛛丝毛；小花紫红色，冠檐 5 深裂。果：瘦果倒圆锥状，被直毛。花果期 8—10 月。

【生境分布】生于山坡草地、山坡林下。分布于江西、湖南、浙江、四川等地，全国多地有栽培。

【药用部位（药材名称）及采收加工】根茎（白术）。冬季下部叶枯黄、上部叶变脆时采挖，除去泥沙，烘干或晒干，再除去须根。

【临床应用】苦、甘，温；归脾、胃经。健脾益气，燥湿利水，止汗，安胎；用于脾虚食少，腹胀泄泻，痰饮眩悸，水肿，自汗，胎动不安。

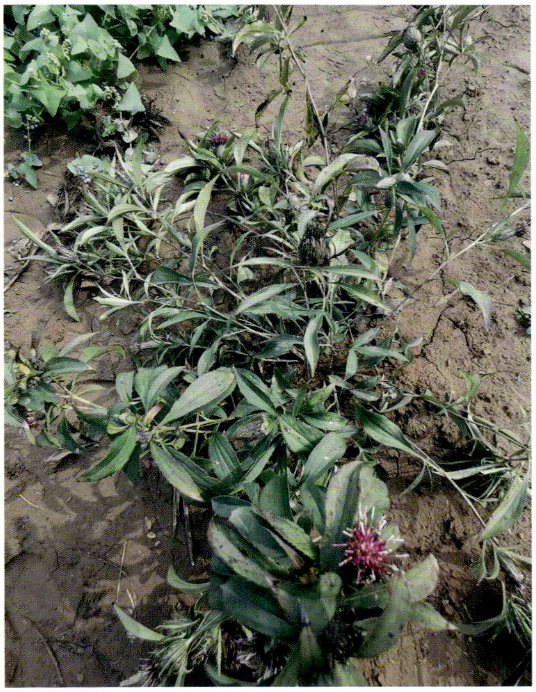
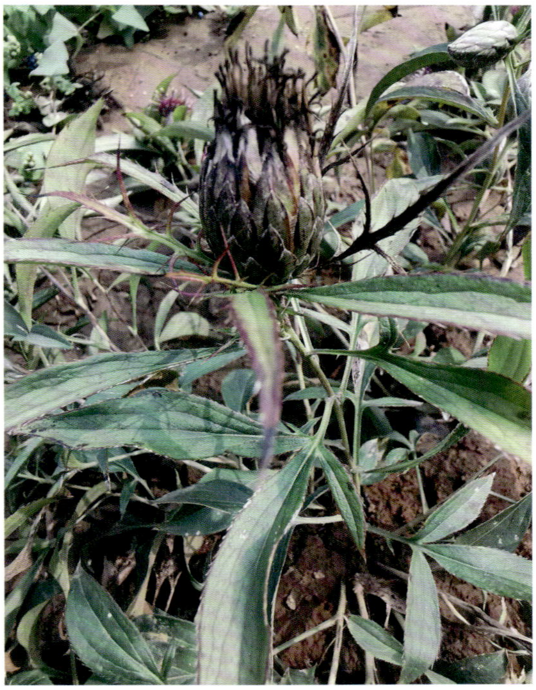
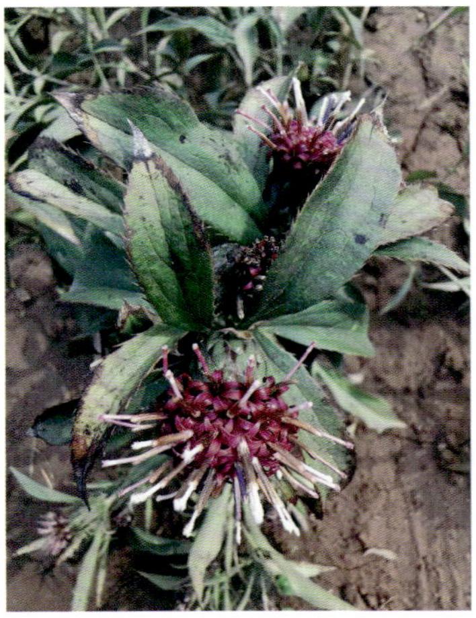
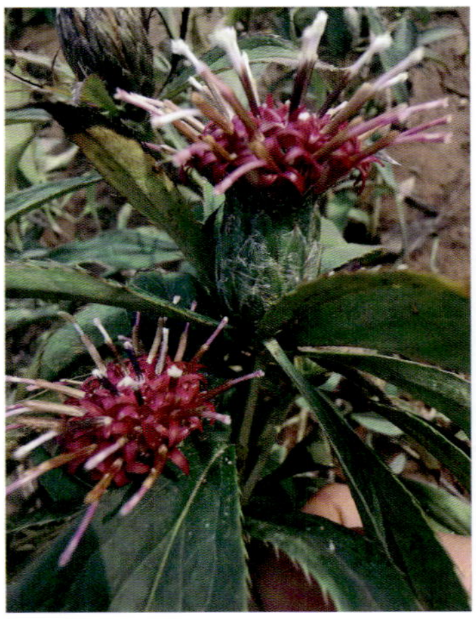
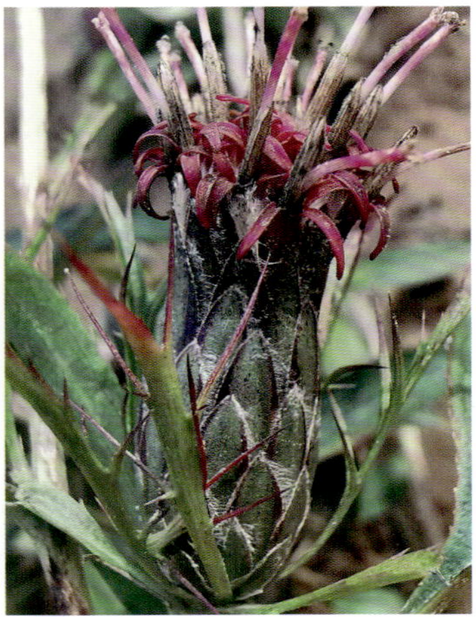

北苍术

【基　　原】菊科苍术属北苍术 *Atractylodes chinensis*（DC.）Kitam

【别　　名】山苍术、枪头菜、山刺菜。

【形态特征】多年生草本。茎：根茎肥大，结节状。叶：叶无柄或具短柄，叶倒卵形至长圆形，茎下部叶多为 3 ～ 5 羽状深裂、浅裂或不裂，先端钝，基部楔形而略抱茎；茎向上的叶卵状披针形至椭圆形，羽状裂渐少渐浅至不裂，叶缘具硬刺齿。花：头状花序直径约 1 cm；基部叶状苞披针形，边缘长栉齿状；总苞片多为 5 ～ 6 层；花冠管状，白色，先端 5 裂，裂片长卵形；退化雄蕊先端圆，不卷曲。果：瘦果，密生向上的银白色毛。花果期 7—10 月。

【生境分布】生于山坡草地、林下等处。分布于我国东北、华北、西北、华中及山东等地。

【药用部位（药材名称）及采收加工】根茎（苍术、北苍术）。春秋季采挖，除去泥沙，晒干，撞去须根。

【临床应用】辛、苦，温；归脾、胃、肝经。燥湿健脾，祛风散寒，明目；用于湿阻中焦，脘腹胀满，泄泻，水肿，脚气痿躄，风湿痹痛，风寒感冒，夜盲，眼目昏涩。

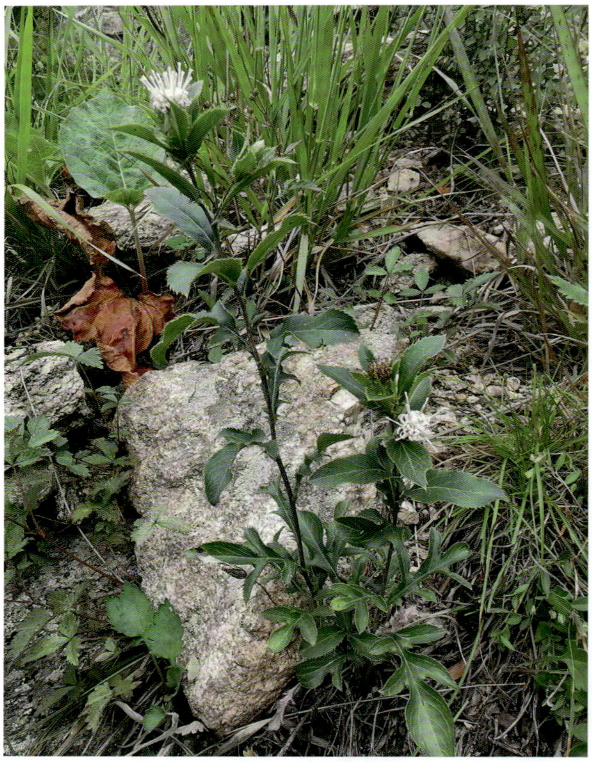

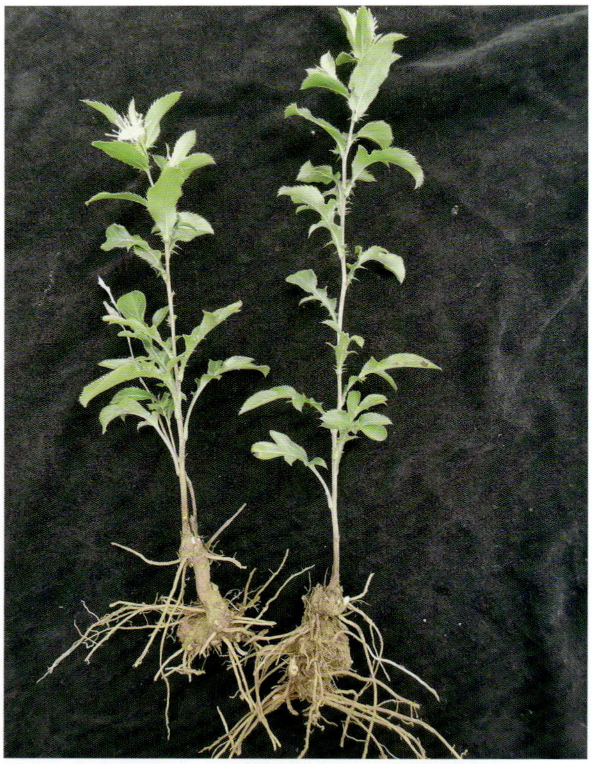

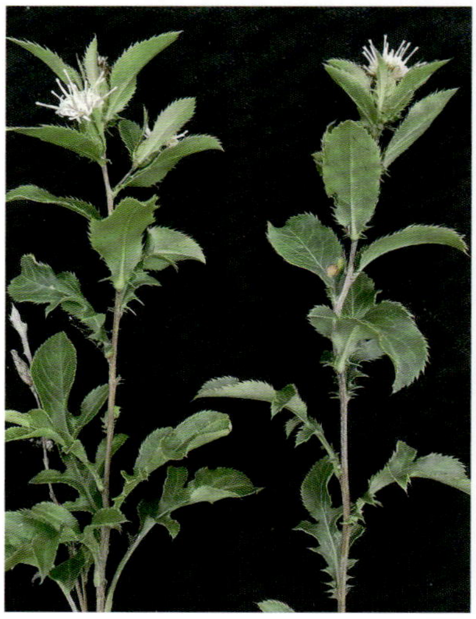

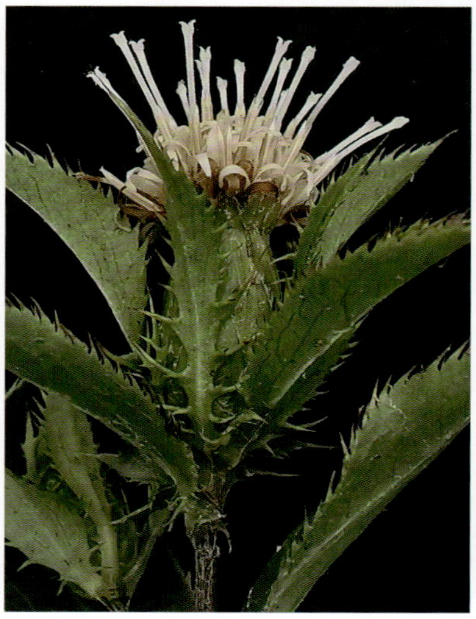

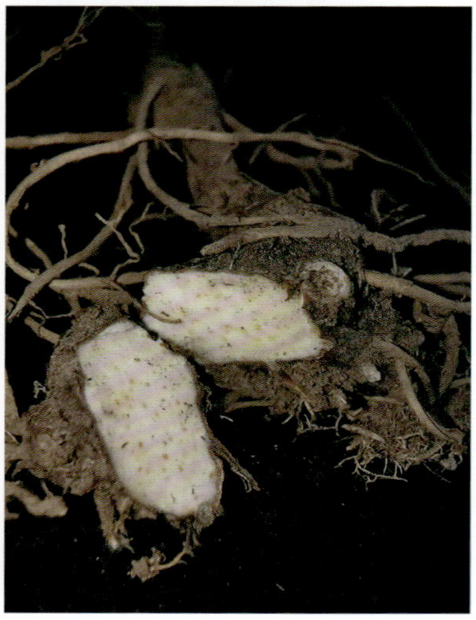

【基　　原】菊科苍术属茅苍术 *Atractylodes lancea*（Thunb.）DC.

【别　　名】茅术、南苍术。

【形态特征】形态特征与植物“北苍术”相似。两者的主要区别在于叶型：南苍术的叶常为椭圆状披针形、到披针形，叶显窄长（长/宽约为1/3），茎基部叶常为羽状浅裂或不裂。北苍术的叶常为倒卵形至长圆形，叶稍显宽圆（长/宽约为1/2），茎下部叶多为3～5羽状深裂，也有浅裂或不裂。

【生境分布】生于山坡干燥处。分布于我国华东及湖北、河北、河南、山东等地。

【药用部位（药材名称）及采收加工】根茎（苍术、南苍术、北苍术）。采收加工同植物“北苍术”项下。

【临床应用】同植物“北苍术”项下。

【备　　注】①按《中国植物志》，早期植物分类学中的苍术（茅苍术）*Atractylodes lancea*（Thunb.）DC.、北苍术 *Atractylodes chinensis*（DC.）Koidz.、关苍术（和苍术）Atractylodes japonica Koidz. 已合并为苍术 *Atractylodes lancea*（Thunb.）DC. 一种；苍术 *Atractylodes lancea*（Thunb.）DC. 是一个变化极大的多型性的种，随产地和生境的不同，其形态特征不稳定，差异和变化较大，但不足于再分亚种、变型或变种。②《药典》仍分别收载了茅苍术 *Atractylodes lancea*（Thunb.）DC.、北苍术 *Atractylodes chinensis*（DC.）Koidz.，仍未将两者合并，因此中药材“苍术”的基原仍表述为此两者。本书参考《药典》。③苍术属入药后，存在多个商品名称，如汉苍术、和矛术、茅苍术、北苍术、苍术等等，但诸多的商品名称并非等同于植物分类学中的学名，商品名称与植物学名称多有交叉。商品名称大体可以分为两大类，即北方（长江以北）产的北苍术和南方（长江以南）产的南苍术。

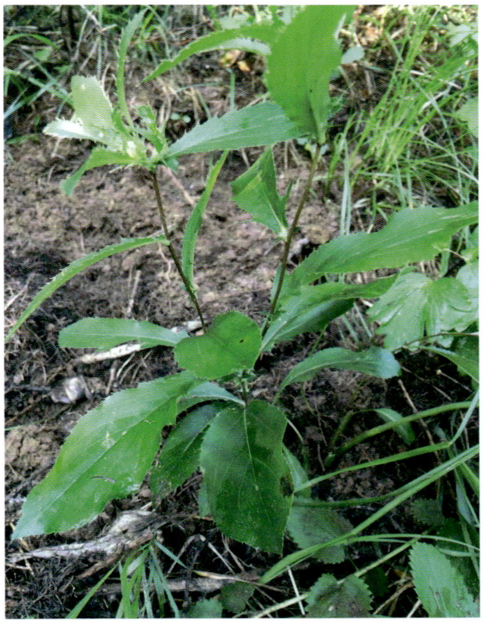
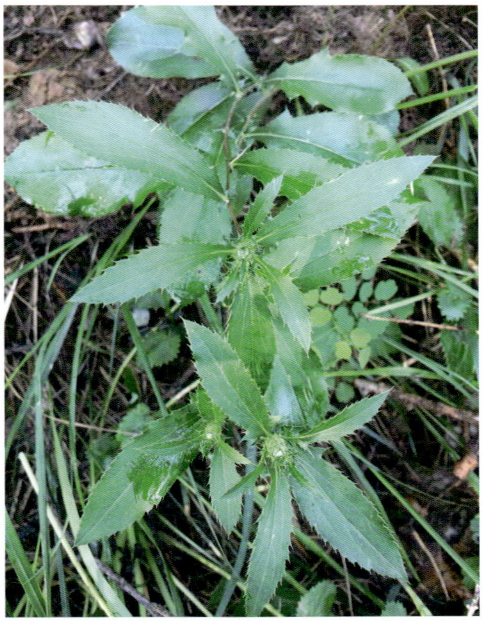
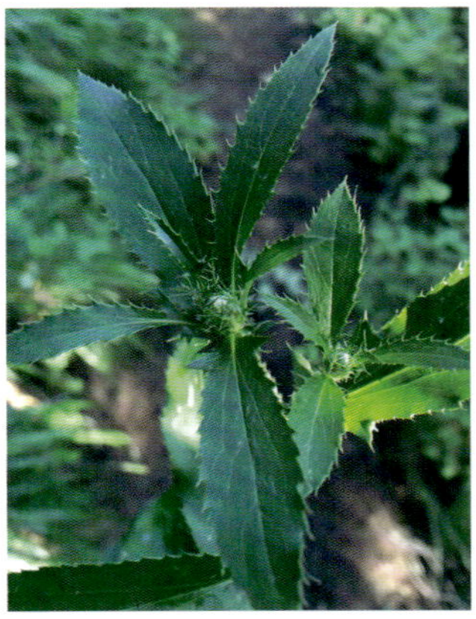
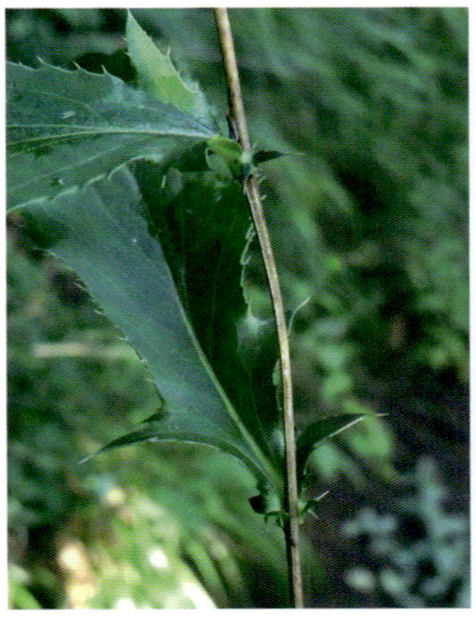
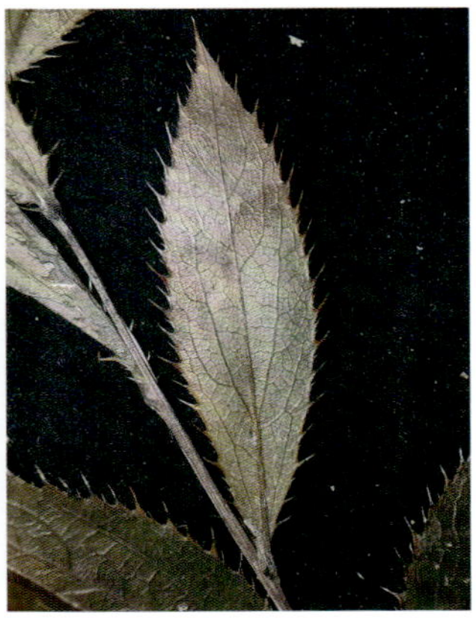

牛蒡

【基　　原】菊科牛蒡属牛蒡 *Arctium lappa* L.

【别　　名】恶实、大力子。

【形态特征】2年生草本。根：根粗大，肉质，直伸，有支根。茎：茎直立，粗壮，常带紫红色，有条棱，分枝多数，斜升；全部茎枝被稀疏短毛、长蛛丝毛及小腺点。叶：基生叶宽卵形，边缘具稀疏的浅波状凹齿或齿尖，基部心形，有长叶柄，上面绿色，下面灰白色或淡绿色，叶柄灰白色，被绒毛及腺点；茎生叶与基生叶近同形，叶渐小。花：头状花序多数或少数，在茎顶排成疏松的伞房花序或圆锥状伞房花序，花序梗粗壮；总苞卵形或卵球形，总苞片多层，外层三角状或披针状钻形，中内层披针状或线状钻形，全部苞片顶端有软骨质钩刺；管状花紫红色，先端5裂。果：瘦果倒长卵形或偏斜倒长卵形，两侧压扁，浅褐色；冠毛浅褐色。花果期6—9月。

【生境分布】生于山坡、山谷、林缘、林中、灌丛、河边潮湿地、村庄路旁、荒地等处。分布于全国各地。

【药用部位（药材名称）及采收加工】根（牛蒡、牛蒡根）、茎叶（牛蒡茎叶）、果实（牛蒡子）。根：10月间采挖生长期2年以上的根，洗净，晒干。牛蒡茎叶：6—9月采收，鲜用或晒干。牛蒡子：秋季果实成熟时采收果序，晒干，打下果实，除去杂质，再晒干。

【临床应用】根：苦、微甘，凉；归肺、心经。散风热，消毒肿；用于风热感冒，头痛，咳嗽，热毒而肿，咽喉肿痛，风湿痹痛，癥瘕积块，痈疖恶疮，痔疮脱肛。牛蒡茎叶：苦、微甘，凉。清热除烦，消肿止痛；用于风热头痛，心烦口干，咽喉肿痛，小便涩少，痈肿疮疖，皮肤风痒，白屑风。牛蒡子：辛、苦，寒；归肺、胃经。疏散风热，宣肺透疹，解毒利咽；用于风热感冒，咳嗽痰多，麻疹，风疹，咽喉肿痛，痄腮丹毒，痈肿疮毒。

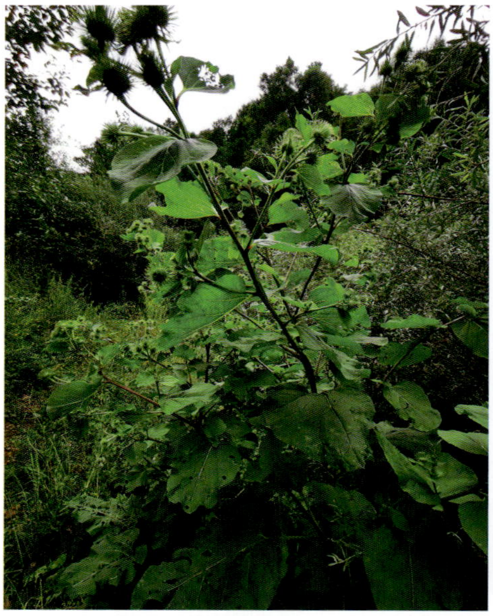

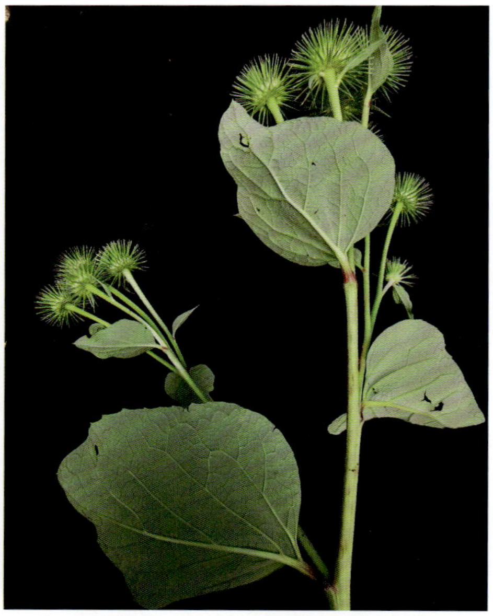

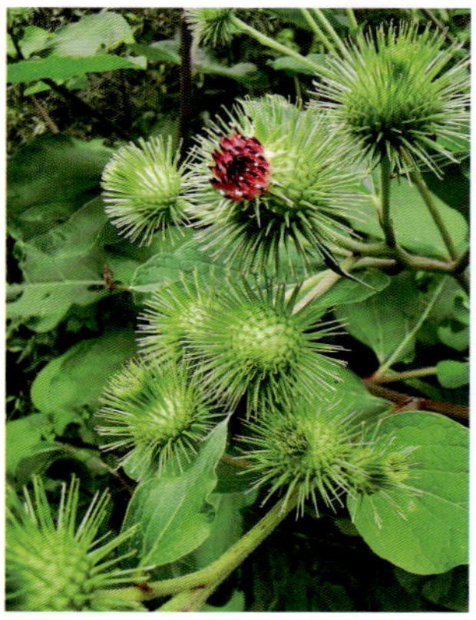

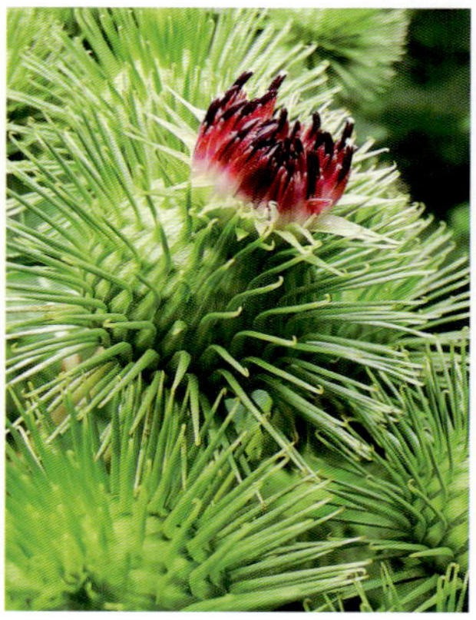

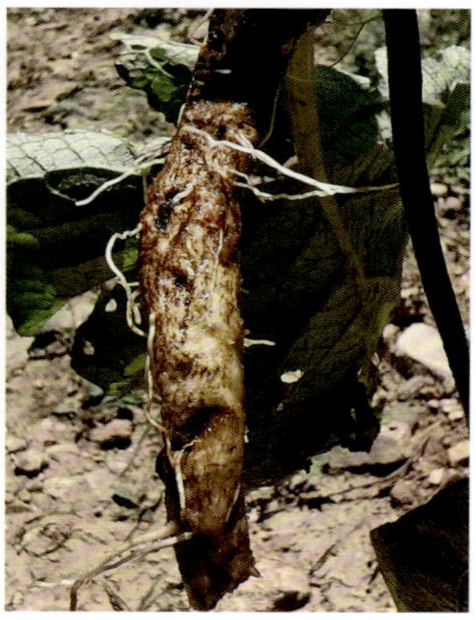

山牛蒡

【基　　原】菊科山牛蒡属山牛蒡 *Synurus deltoides*（Ait.）Nakai

【别　　名】刺球菜。

【形态特征】形态特征与植物“牛蒡”相似。两者的主要区别：牛蒡的主根为肉质，粗壮；叶为宽卵形，边缘具稀疏的浅波状凹齿或齿尖，叶下面被薄或稀疏的绒毛；总苞片披针形，先端具倒钩刺；头状花序直立。山牛蒡的根为纤维状须根，多条；叶轮廓为三角状卵形，边缘有三角形粗大锯齿，或半裂和深裂，叶下面密被白色绵毛；总苞片为直刺，先端不具倒钩刺；头状花序下垂。

【生境分布】生于山坡林缘、林下、草甸。分布于我国东北、华北、华中、华东及陕西、四川、云南等地。

【药用部位（药材名称）及采收加工】全草或根（臭山牛蒡）。夏秋季采收；全草切段晒干，花阴干，种子晒干。

【临床应用】辛、苦，凉；有小毒。清热，解毒，消肿散结；用于感冒，咳嗽，瘰疬，妇女炎症腹痛，带下。

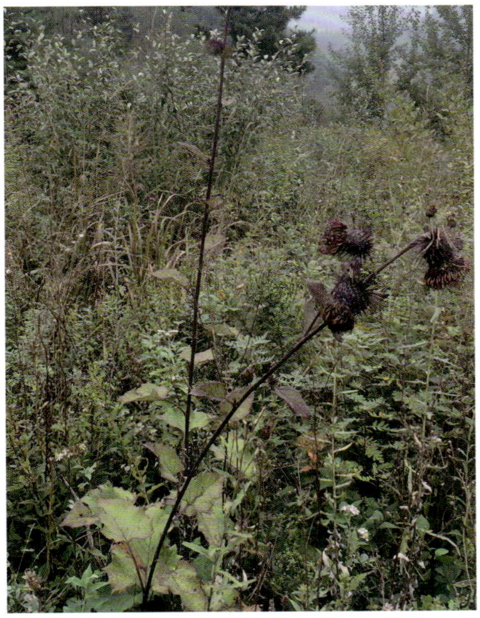

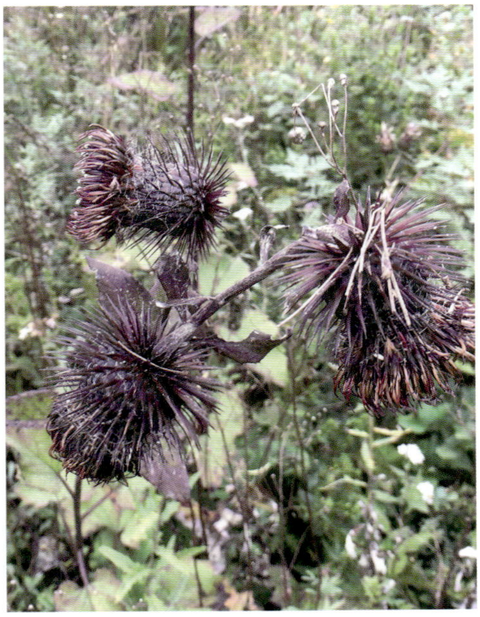

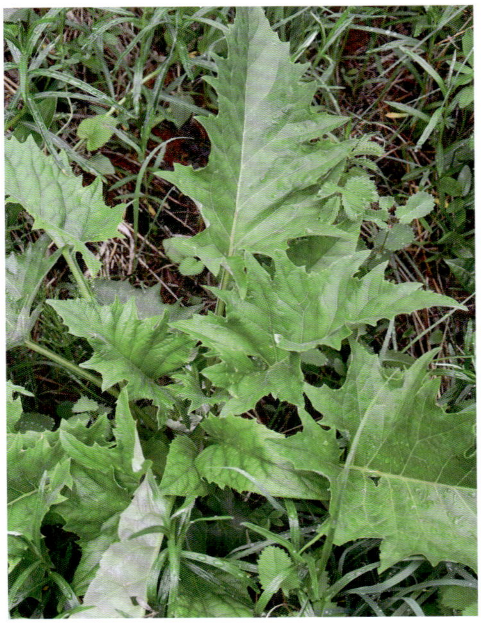

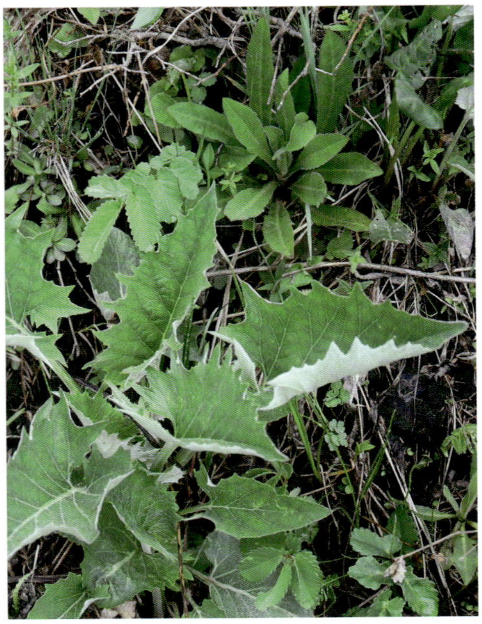

丝毛飞廉

【基　　原】菊科飞廉属丝毛飞廉 *Carduus crispus* L.

【别　　名】飞簾（廉）。

【形态特征】2 年或多年生草本。**茎：**茎直立，有条棱，疏被长节毛，茎上部有蛛丝状毛。**叶：**茎下部叶椭圆形、长椭圆形或倒披针形，羽状深裂或半裂，侧裂片 7 ～ 12 对，边缘有刺齿，齿顶及齿缘具针刺，齿顶针刺较长，齿缘针刺较短，或茎下部叶不为羽状分裂，边缘具大锯齿或重锯齿；茎中下部茎叶同形并等样分裂，但渐小；全部茎叶两面明显异色，上面绿色，疏被长节毛，沿中脉较多，下面灰绿色或浅灰白色，被蛛丝状毛，沿脉有长节毛，基部渐狭，两侧沿茎下延成茎翼，茎翼边缘齿裂，齿顶及齿缘有针刺。**花：**头状花序梗极短，通常单生或 3 ～ 5 个集生于分枝顶端或茎端；总苞卵圆形，总苞片多层，覆瓦状排列，向内层渐长，最外层长三角形，中内层苞片钻状长三角形、钻状披针形或披针形，最内层苞片线状披针形，中外层顶端针刺状短渐尖或尖头，最内层及近最内层顶端长渐尖，无针刺，全部苞片无毛或被稀疏的蛛丝毛；小花红色或紫色，檐部 5 深裂，裂片线形。**果：**瘦果稍压扁，楔状椭圆形，有明显的横皱纹，基底着生面平，顶端斜截形；冠毛多层，白色或污白色，不等长，向内层渐长，冠毛刚毛、锯齿状，基部连合成环，整体脱落。花果期 4—10 月。

【生境分布】生于山坡草地、田间、荒地、河旁、林下。分布于全国各地。

【药用部位（药材名称）及采收加工】全草或根（飞廉）。夏秋季花盛开时采收地上部分，春秋季挖根；鲜用或晒干。

【临床应用】苦，凉；归肝经。清热，利湿，凉血，散瘀；用于感冒咳嗽，淋证，白浊，白带，风湿痹痛，尿血，吐血，月经过多，跌打损伤，疔疮肿毒，痔疮。

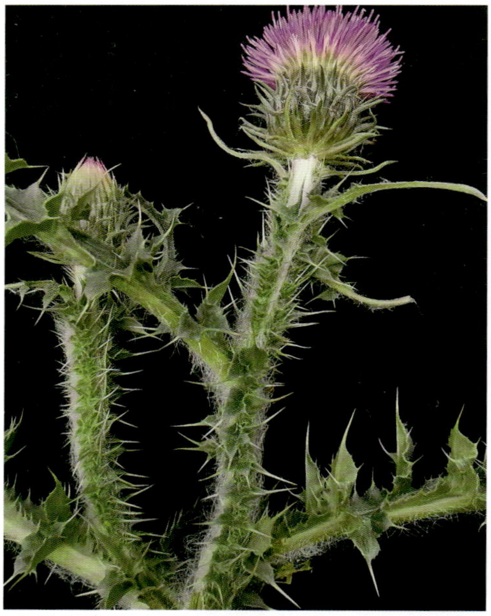
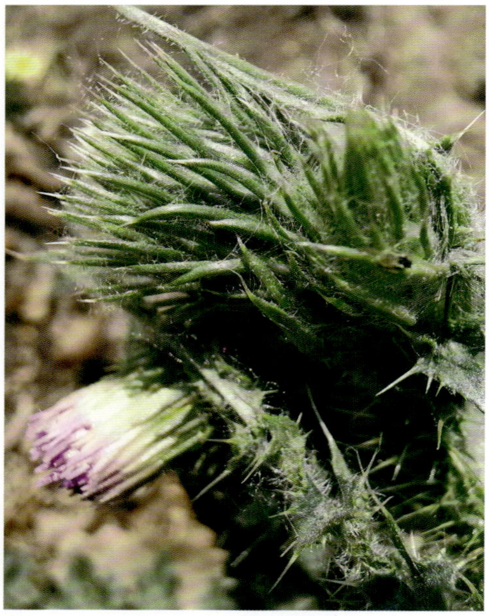
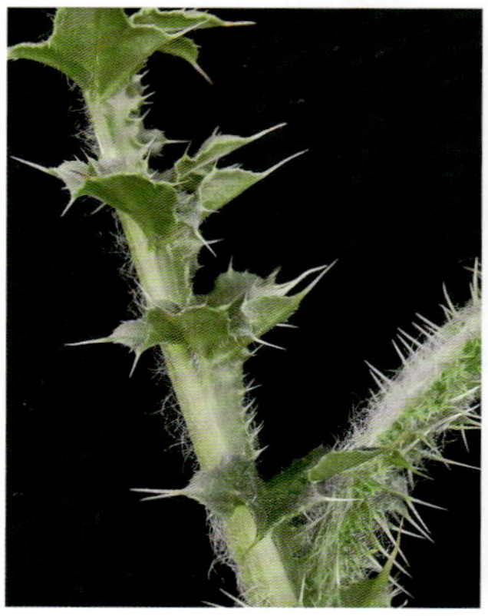
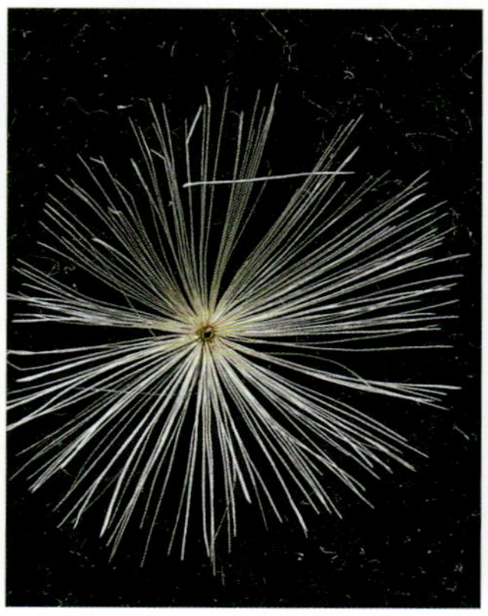
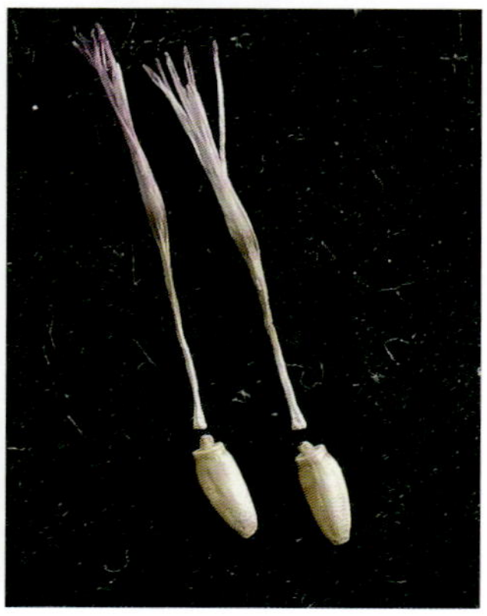

节毛飞廉

【基　　原】菊科飞廉属节毛飞廉 *Carduus acanthoides* L.

【别　　名】藏飞廉。

【形态特征】形态特征与植物“丝毛飞廉”相似。两者的主要区别：丝毛飞廉的叶为两面异色或近异色，上面绿色，沿脉有稀疏多细胞长节毛，下面灰绿色或浅灰白色，被薄蛛丝状棉毛，植株似乎是挂了一层蜘蛛网，即：丝毛飞廉的叶色有 2 种、毛有 2 种；节毛飞廉的叶两面同色，绿色，两面沿脉有多细胞长节毛，即：丝毛飞廉的叶色有 1 种、毛有 1 种。

【生境分布】生于山坡、草地、林缘、灌丛、山谷、山沟、水边或田间。分布于全国各地。

【药用部位（药材名称）及采收加工】均同植物“丝毛飞廉”项下。

【临床应用】同植物“丝毛飞廉”项下。

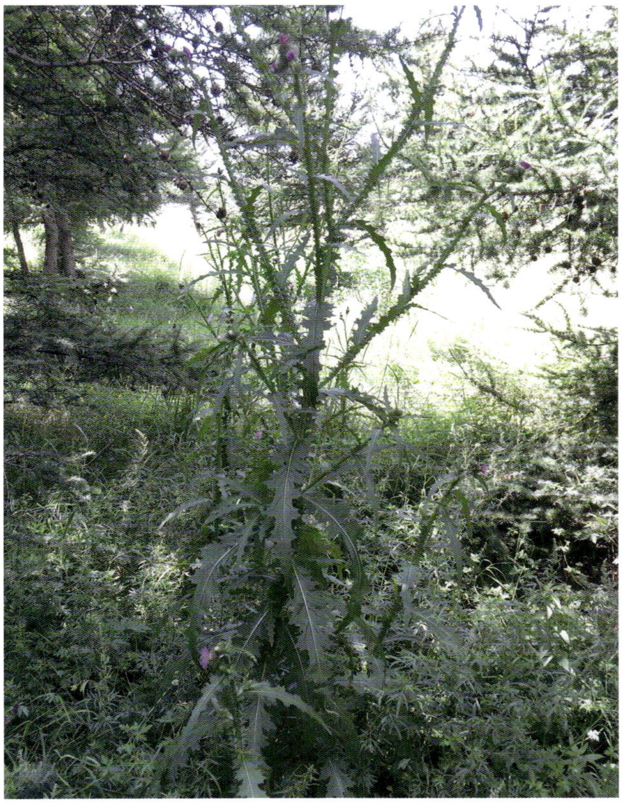
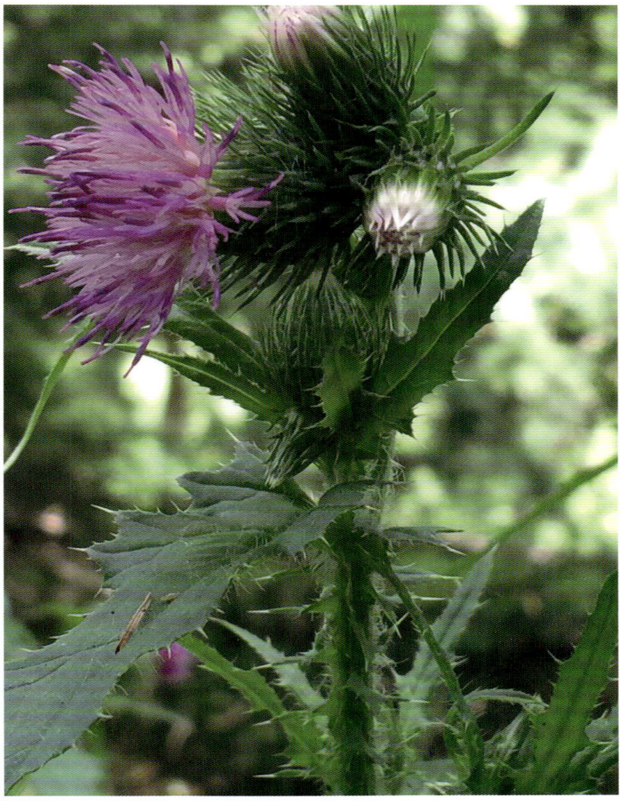
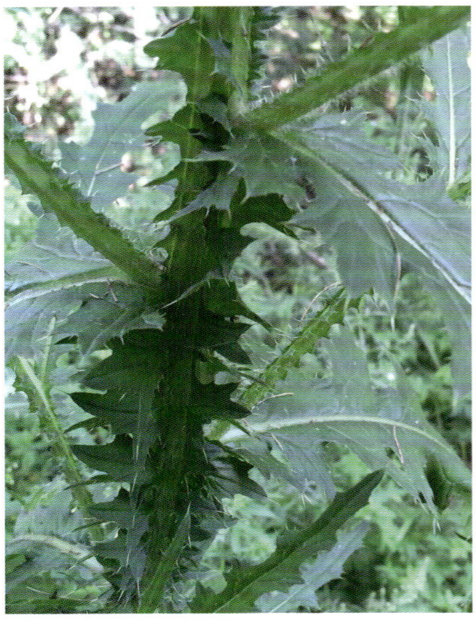
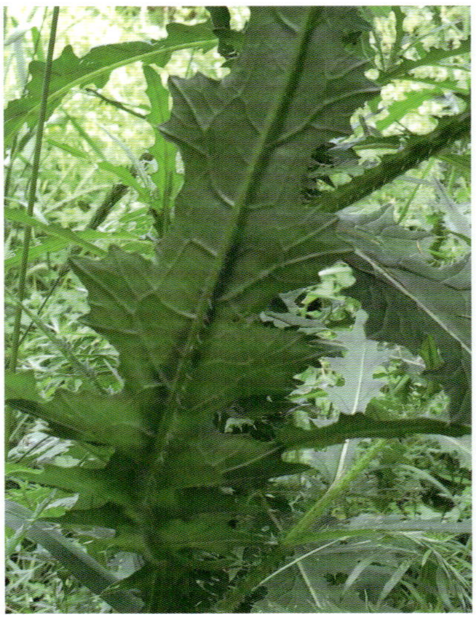
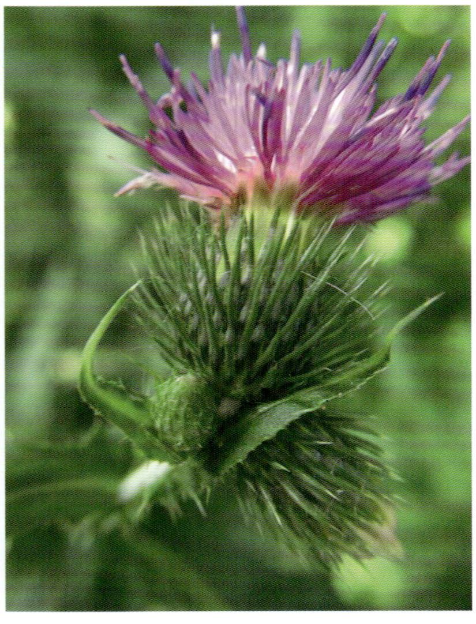

刺儿菜

【基　　原】菊科蓟属刺儿菜 *Cirsium setosum*（Willd.）MB.

【别　　名】小蓟、刺刺菜、小恶鸡婆、刺萝卜、小蓟母、刺儿草、刺尖头草、蓟蓟草，枪刀菜等。

【形态特征】多年生草本。**茎：**根茎长，直伸；茎有棱，茎上部常有分枝，幼茎被白色蛛丝状毛。**叶：**基生叶和茎中部叶长椭圆形或椭圆状倒披针形，顶端钝或圆形，基部楔形；茎上部叶渐小，椭圆形至线状披针形；全部茎叶不分裂，叶缘具细刺齿，或大部分茎叶羽状浅裂、半裂或边缘具粗大圆锯齿，顶端钝，齿顶及裂片顶端有较长的针刺；叶上面绿色，下面色淡，两面被蛛丝状毛。**花：**头状花序单生茎顶，排成伞房花序，雌雄异株；雄株头花较小，雌株头花较大；总苞卵形、长卵形或卵圆形，总苞片多层，覆瓦状排列，外层较短，内层渐长，苞片顶端有针刺；花紫红色或白色，雌花花冠下筒部为上筒部长的 2 倍，雄花下筒部为上筒部长的 4 ～ 5 倍。**果：**瘦果淡黄色，椭圆形或倒卵形，顶端斜截形；冠毛羽毛状。花果期 5—9 月。

【生境分布】生于荒地、路旁、山野、田埂。分布于全国各地。

【药用部位（药材名称）及采收加工】地上部分（小蓟）。夏秋季花开时采割，除去杂质，晒干。

【临床应用】甘、苦，凉；归心、肝经。凉血止血，散瘀解毒消痈；用于衄血，吐血，尿血，血淋，便血，崩漏，外伤出血，痈肿疮毒。

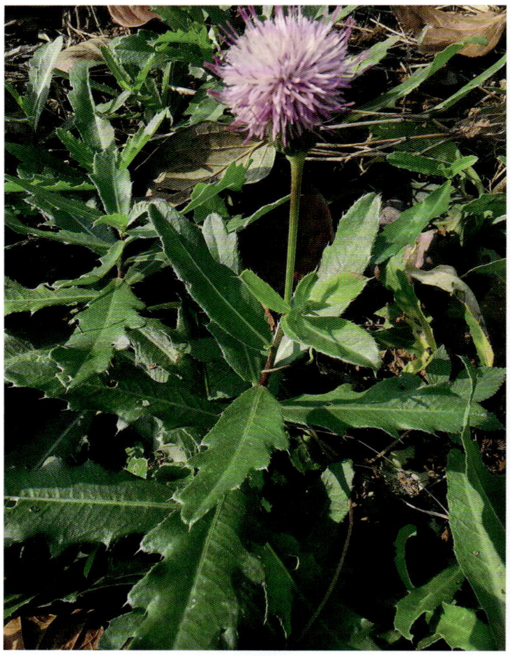
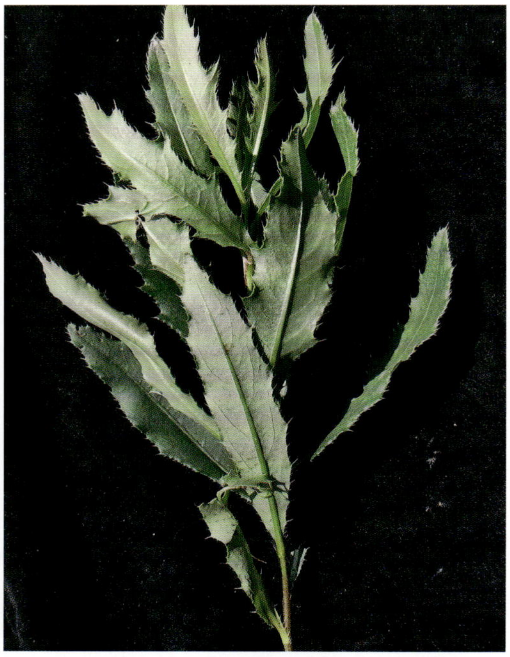
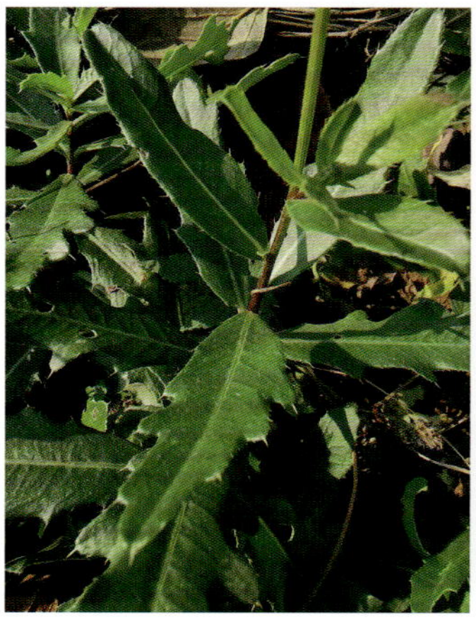
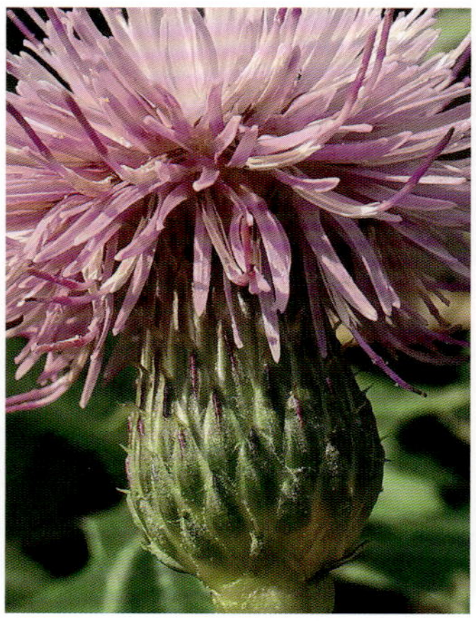
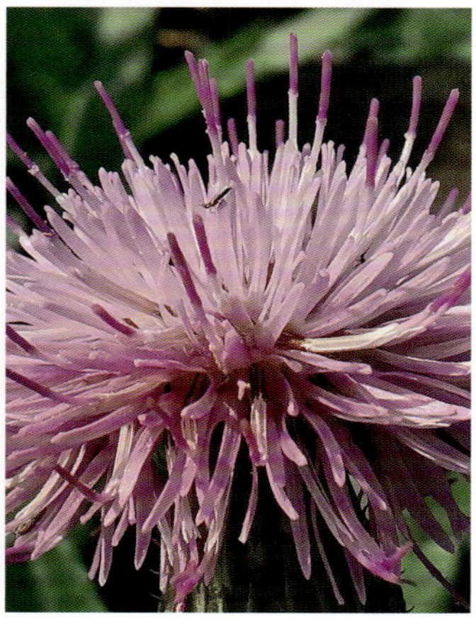

【基　　原】菊科蓟属大刺儿菜 *Cirsium segetum*（Bunge）Kitam

【别　　名】无。

【形态特征】形态特征与植物“刺儿菜”相似。与刺儿菜比较：大刺儿菜的头状花序多数，具总花序轴，集生于茎顶呈伞房花序；果期的冠毛较花冠长。

【生境分布】同植物“刺儿菜”项下。

【药用部位（药材名称）及采收加工】均同植物“刺儿菜”项下。

【临床应用】同植物“刺儿菜”项下。

【备　　注】按《中华本草》等典籍，刺儿菜 *Cirsium setosum*（Willd.）MB.、大刺儿菜 *Cirsium segetum*（Bunge）Kitam 两者均入药。按《中国植物志》，两者已合并为刺儿菜 *Cirsium arvense* var. *integrifolium*。按《药典》，本种并非中药材“小蓟”的基原，中药材“小蓟”的基原仅为刺儿菜 *Cirsium setosum*（Willd.）MB.。因此本书将两者分开描述。

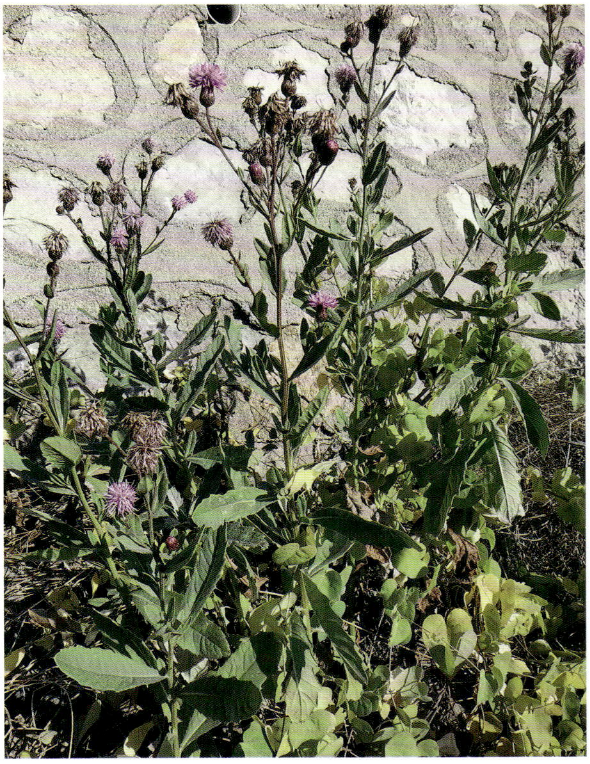

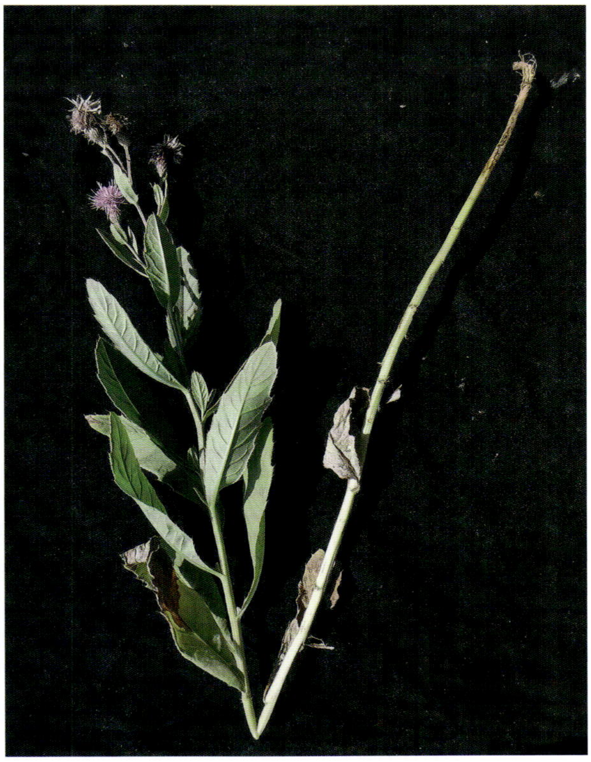

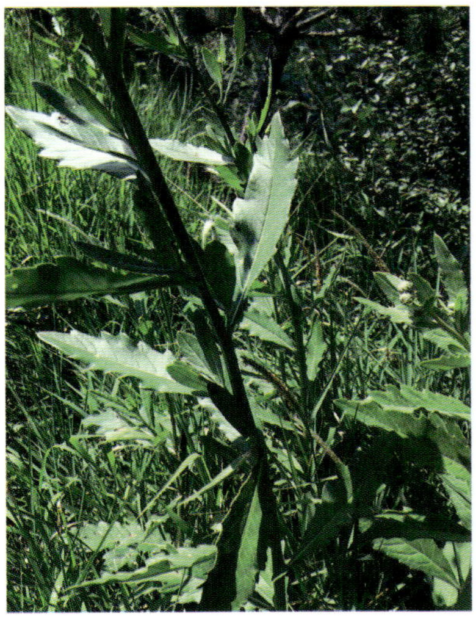

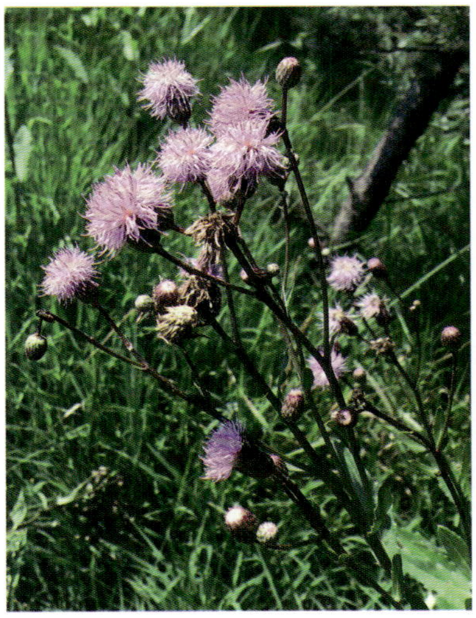

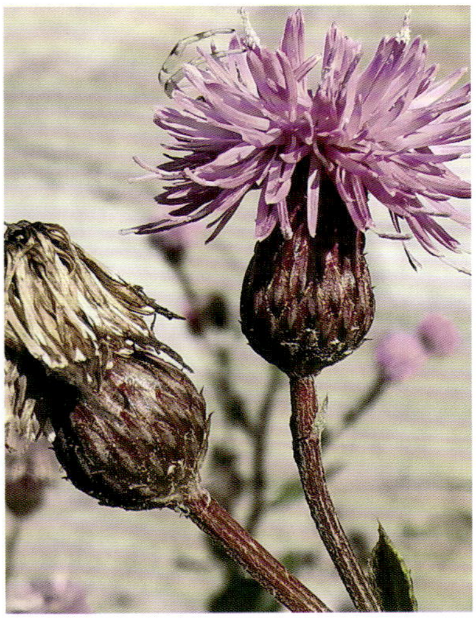

烟管蓟

【基　　原】菊科蓟属烟管蓟 *Cirsium pendulum* Fisch.ex DC.

【别　　名】无。

【形态特征】多年生草本。茎：茎直立，粗壮，上部分枝；全部茎枝有条棱，被长节毛。叶：基生叶及茎下部叶长椭圆形或倒披针形，下部渐狭成翼柄或无柄，不规则 2 回羽状分裂，裂片边缘及齿顶具针刺。花：头状花序下垂，在茎枝顶端排成总状圆锥花序；总苞钟状，总苞片约 10 层，覆瓦状排列，外层与中层长三角形至钻状披针形，向外反折或开展，内层苞片披针形或线状披针形；花紫色或红色，管部细丝状，檐部 5 浅裂。果：瘦果偏斜楔状倒披针形，顶端斜截形，稍压扁；冠毛污白色，长羽毛状。花果期 6—9 月。

【生境分布】生于山谷、山坡草地、林缘、林下、溪旁、村旁。分布于我国东北、华北及陕西、甘肃等地。

【药用部位（药材名称）及采收加工】全草或根（烟管蓟、大蓟）。春夏季采收地上部分，秋后采根；鲜用或切段晒干。

【临床应用】甘、苦，凉。解毒，止血，补虚；用于疮肿，疟疾，外伤出血，体虚。

【备　　注】本种的全草或根在东北地区作“大蓟”入药，但非正品。

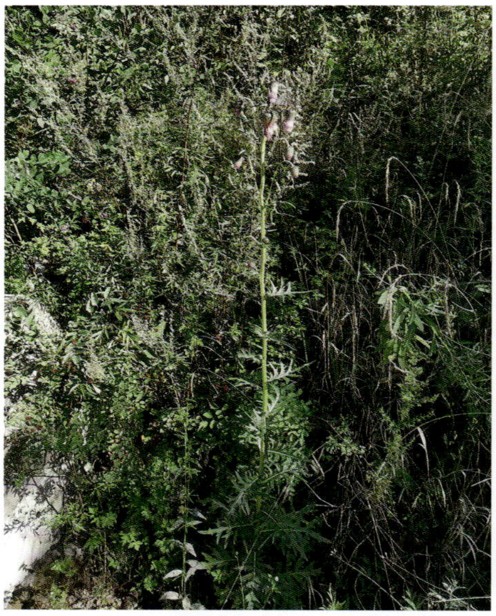
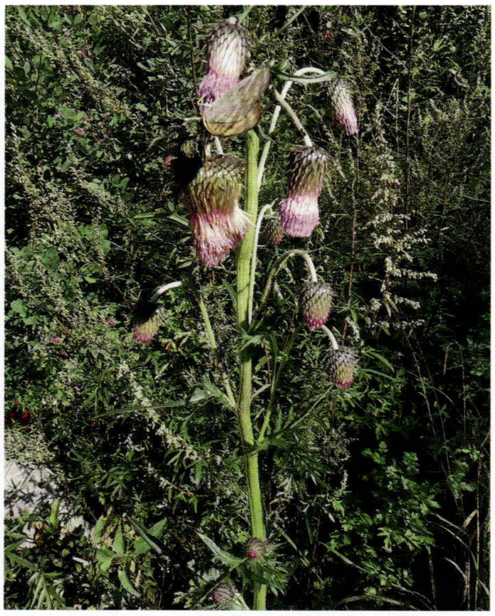
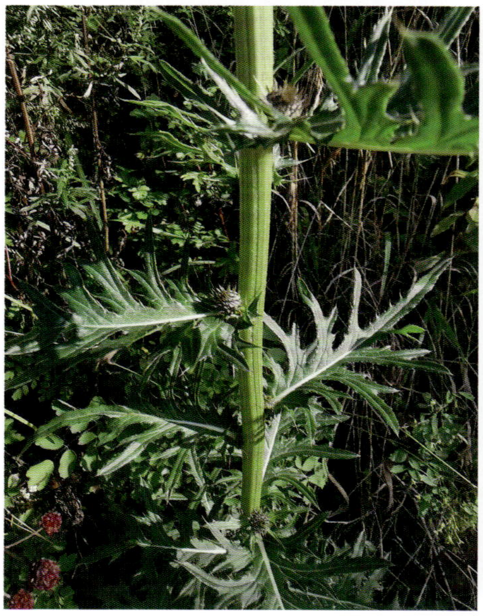
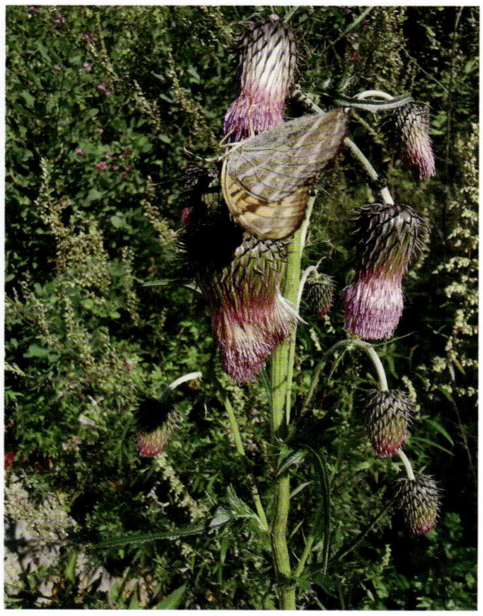

【基　　原】菊科泥胡菜属泥胡菜 *Hemistepta lyrata*（Bunge）Bunge.

【别　　名】石灰菜（青）、剪刀草、绒球、苦郎头、苦蓝头菜、猪兜菜、苦马菜，花苦荬菜等。

【形态特征】2年生草本。根：根圆锥形，支根少数，肉质。茎：茎直立，具纵纹，光滑或有白色丝状毛。叶：基生叶莲座状，具柄，叶倒披针状椭圆形，羽状分裂，先端裂片大，三角形，侧裂片7～8对，裂片长椭圆状倒披针形，下面有白色蛛丝状毛；茎中部叶椭圆形，先端渐尖，羽状分裂，无柄；茎上部叶线状披针形至线形。花：头状花序生于茎顶；总苞球形，总苞片5～8层，外层苞片卵形，较短，先端急尖，中层苞片椭圆形，先端渐尖，内层苞片线状披针形，各层苞片背面尖端下具紫红色鸡冠状附片1枚；管状花紫红色，檐部5裂，裂片线形。果：瘦果椭圆形，具纵棱；冠毛白色。花果期4—6月。

【生境分布】生于山谷、平原、丘陵、林缘、草地、荒地、田间、河边、路旁等处。分布于全国各地。

【药用部位（药材名称）及采收加工】全草或根（泥胡菜）。7—10月采收，鲜用或晒干。

【临床应用】辛、苦，寒。清热解毒，散结消肿；用于痔漏，痈肿疔疮，风疹瘙痒，外伤出血，骨折。

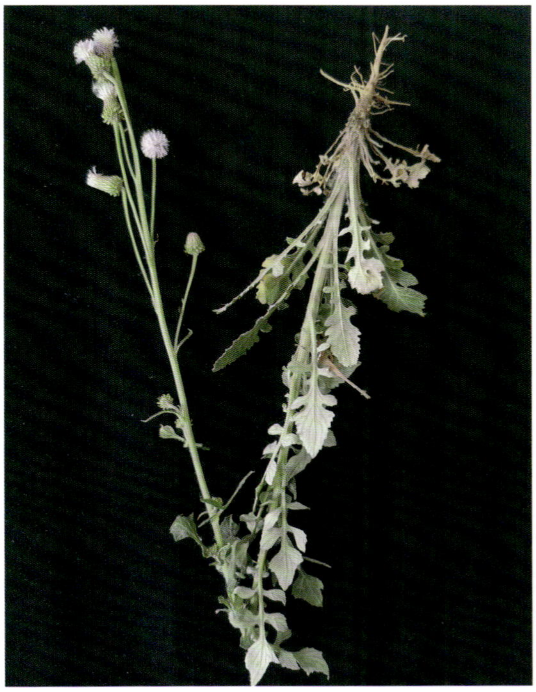

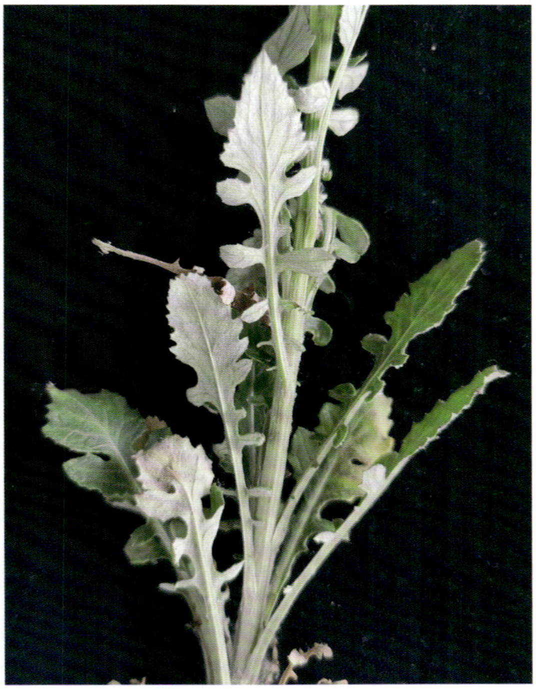

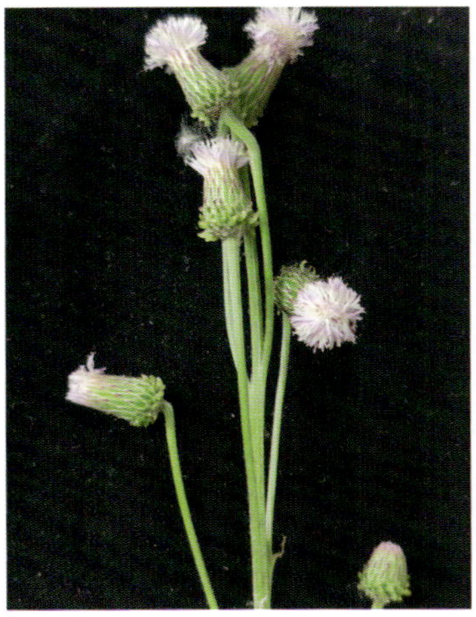

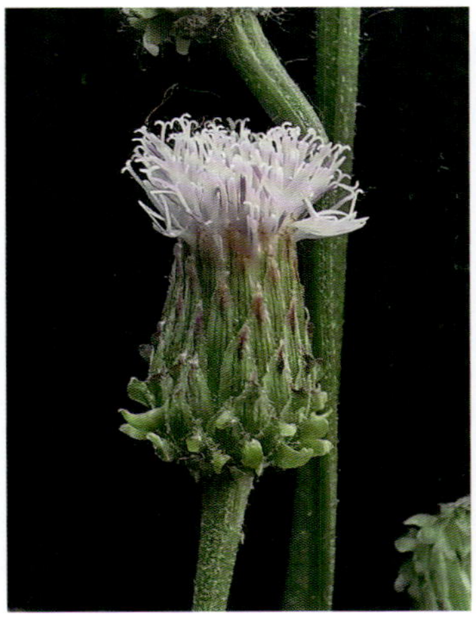

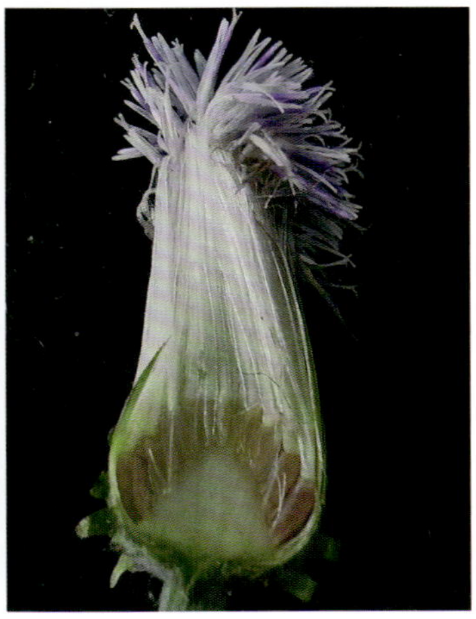

风毛菊

【基　　原】菊科风毛菊属风毛菊 *Saussurea japonica*（Thunb.）DC.

【别　　名】日本风毛菊、青竹标、八面风、八棱麻、三棱草。

【形态特征】2 年生草本。茎：直立，粗壮，有纵棱，稀有翅，上部多分枝。叶：基生叶和茎下部叶有长柄，叶椭圆形或长圆形，羽状中裂至深裂，裂片 7 ～ 8 对，顶端裂片长圆状披针形，侧裂片狭长圆形，先端钝或尖，全缘，两面具腺点和细毛；茎中部叶向上渐狭小，茎上部叶线形、披针形或长椭圆形，羽状裂或全缘，无柄或基部下延成翼柄。花：头状花序多数，在茎顶排成密集的伞房状；总苞筒状，疏被蛛丝状毛，苞片多层，外层苞片卵形，先端具膜质、圆形且具微齿的附片；花冠紫红色。果：瘦果暗褐色，圆柱形；冠毛淡褐色，羽毛状。花果期 8—10 月。

【生境分布】生于山坡、草地、路旁。分布于全国各地。

【药用部位（药材名称）及采收加工】全草（风毛菊、八楞木）。7—8 月采收，洗净，鲜用或切段晒干。

【临床应用】辛、苦，温。祛风活络，散瘀止痛；用于风湿关节痛，腰腿痛，跌打损伤。

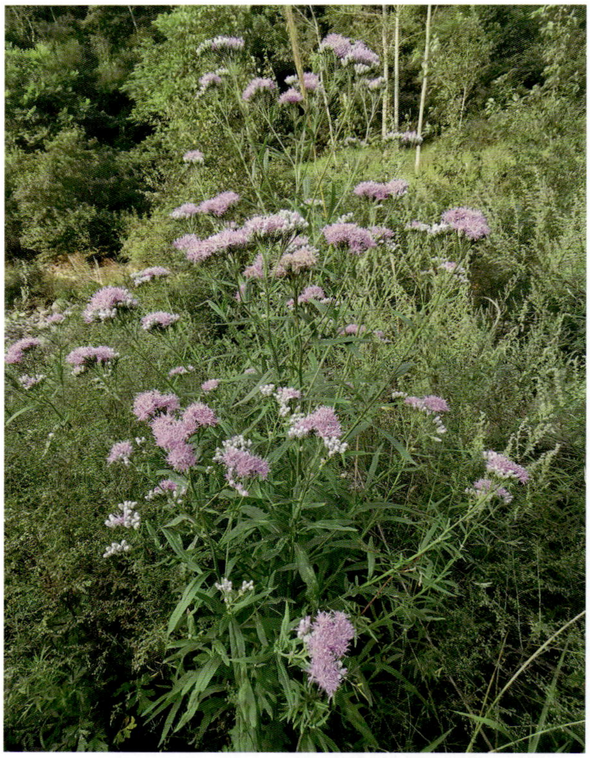

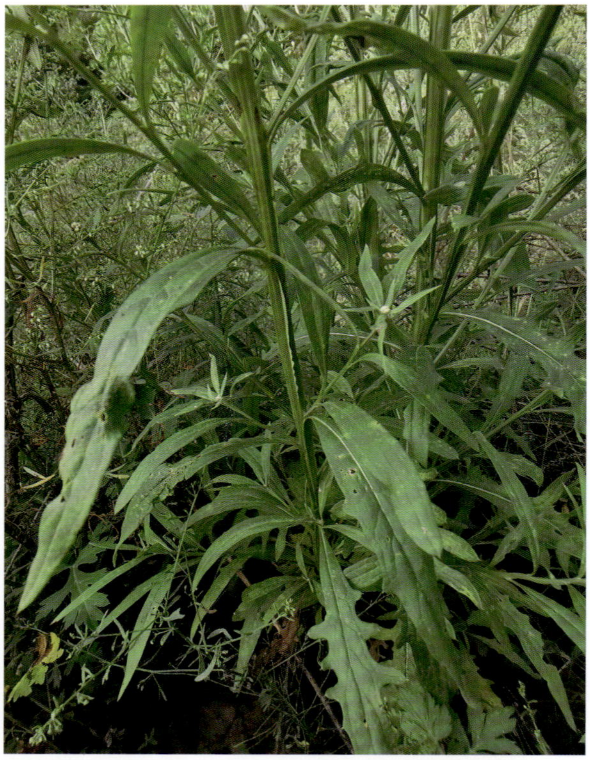

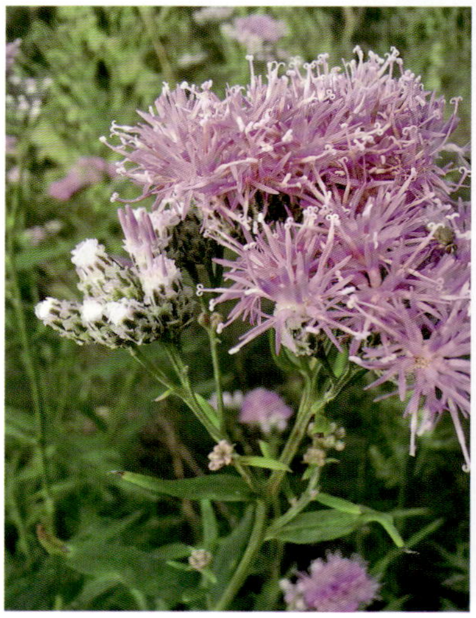

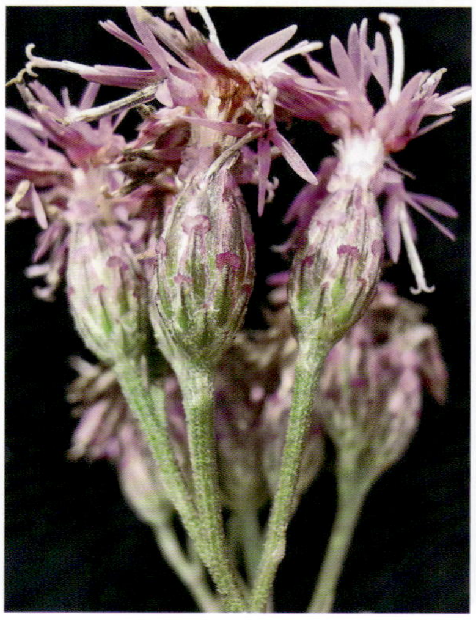

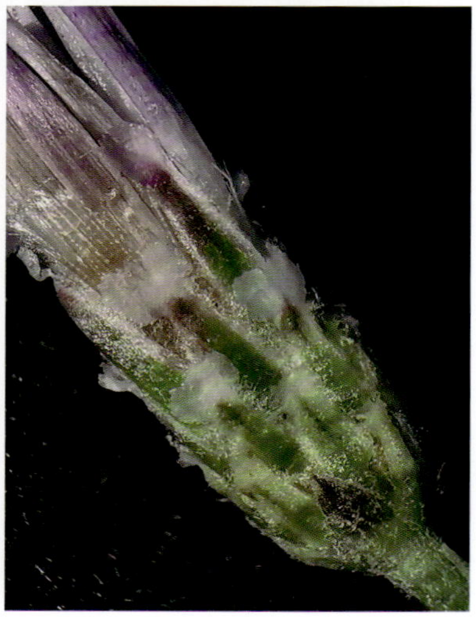

【基　　原】菊科风毛菊属乌苏里风毛菊 *Saussurea ussuriensis* Maxim.

【别　　名】山牛蒡。

【形态特征】多年生草本。茎：根状茎横走，具多数褐色的不定根；茎直立，有纵棱，疏被短柔毛或几无毛。叶：基生叶及茎下部叶有长叶柄，叶卵形、宽卵形、长圆状卵形、三角形或椭圆形，顶端长或短渐尖，基部心形、戟形或截形，边缘有粗锯齿、细锯齿或羽状浅裂，两面绿色，上面及边缘有微糙毛并密布黑色腺点，下面被稀疏短柔毛或无毛；茎中部与上部叶渐变小，有短柄或无柄。花：头状花序在茎顶呈伞房花序，具短花梗，有线形苞叶；总苞狭钟状，总苞片 5 ～ 7 层，顶端及边缘常带紫红色，被白色蛛丝毛，外层卵形，顶端短渐尖，有短尖头，中层长圆形，内层线形；小花紫红色。果：瘦果浅褐色。花果期 7—9 月。

【生境分布】生于山野。分布于我国东北、华北、西北及河南等地。

【药用部位（药材名称）及采收加工】根（山牛蒡）。秋季采挖，除去茎叶，洗净，晾干。

【临床应用】辛，温。祛风散寒，止痛；用于感冒头痛，风寒湿痹，劳伤疼痛。

【备　　注】菊科山牛蒡属山牛蒡 *Synurus deltoides*（Ait.）Nakai 的全草或根入药，称作“臭山牛蒡”。

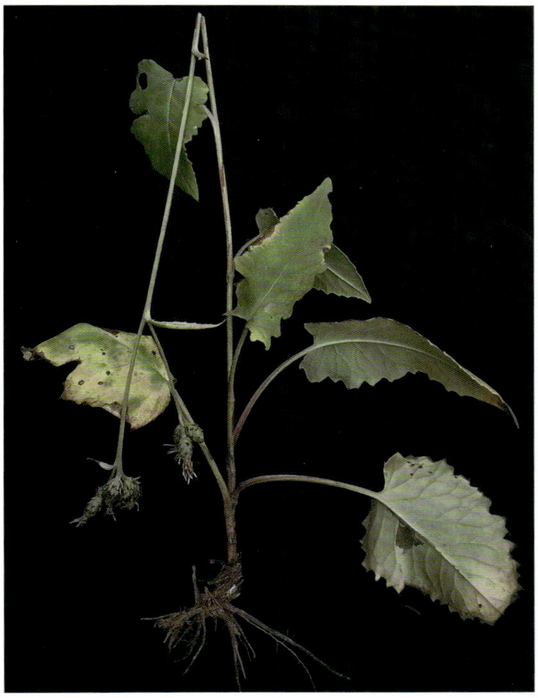

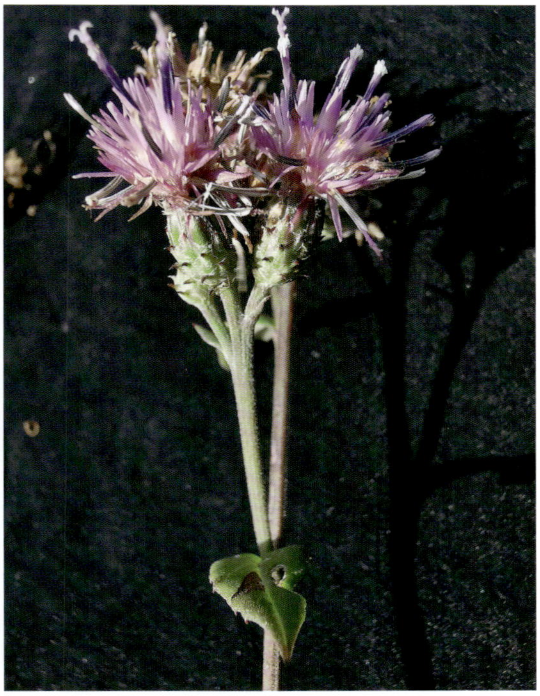

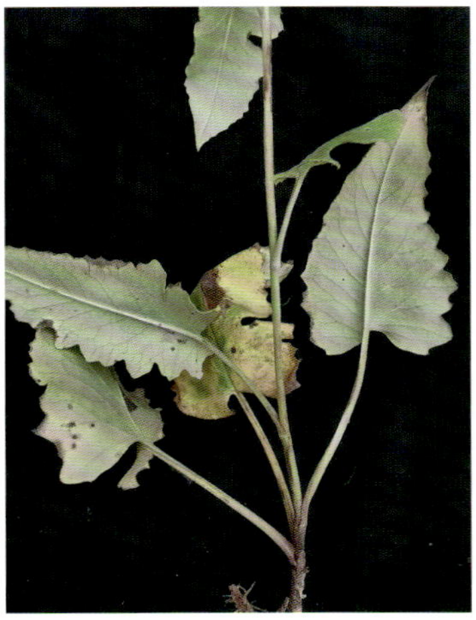

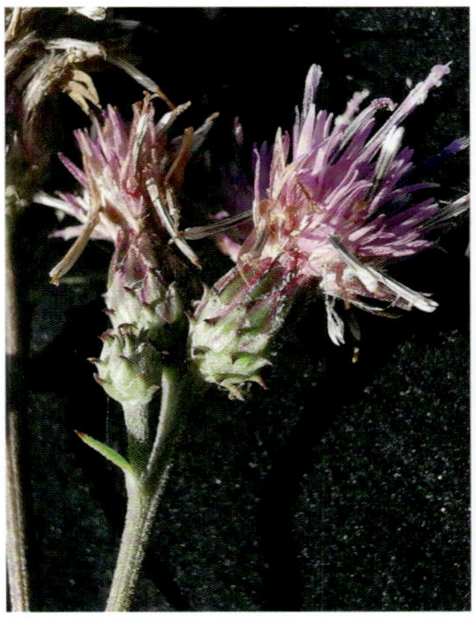

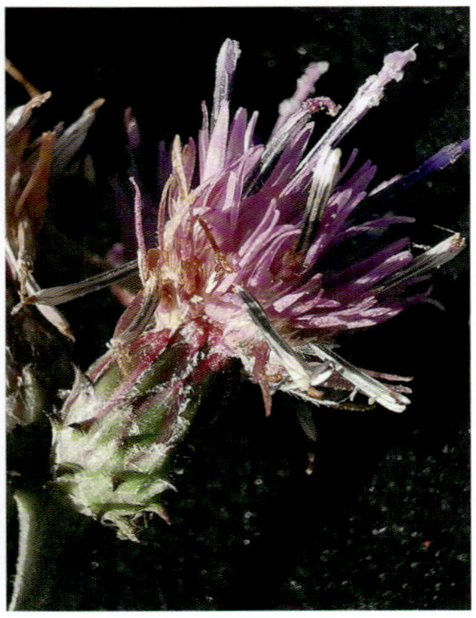

麻花头

【基　　原】菊科麻花头属麻花头 *Serratula centauroides* L.

【别　　名】菠叶（草地）麻花头、菠菜帘子。

【形态特征】多年生草本。茎：根状茎横走，黑褐色；茎直立，基部被残存纤维状叶柄，不分枝或上部分枝，中部以下被节毛。叶：基生叶及茎下部叶长椭圆形，羽状深裂，有叶柄，侧裂片 5 ～ 8 对，裂片长椭圆形至宽线形，全缘或有齿，顶端钝或尖；茎中部叶与基生叶同形，无柄或柄极短，裂片全缘，无锯齿或有少数锯齿；茎上部叶更小，裂片全缘，线形，边缘无齿；全部叶两面粗糙，两面被节毛。花：头状花序少数，单生茎枝顶端；总苞卵形或长卵形，上部收缢或稍收缢，总苞片 10 ～ 12 层，向内层渐长；小花红色、红紫色或白色。果：瘦果楔状长椭圆形，褐色，有 4 棱；冠毛褐色或略带土红色，糙毛状。花果期 6—9 月。

【生境分布】生于山坡林缘、草原、草甸、路旁、田间。分布于我国东北、华北及陕西等地。

【药用部位（药材名称）及采收加工】根（广东升麻）。夏秋季采收 2 ～ 3 年生者，挖根，去净茎叶和须根，洗净，晒干或焙干。

【临床应用】发痘疹，解毒。

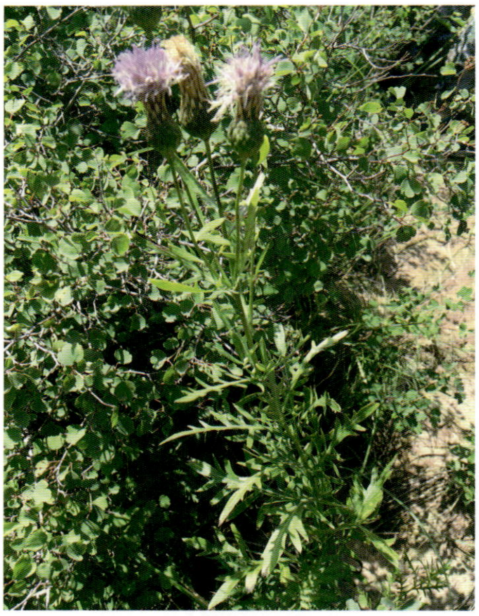

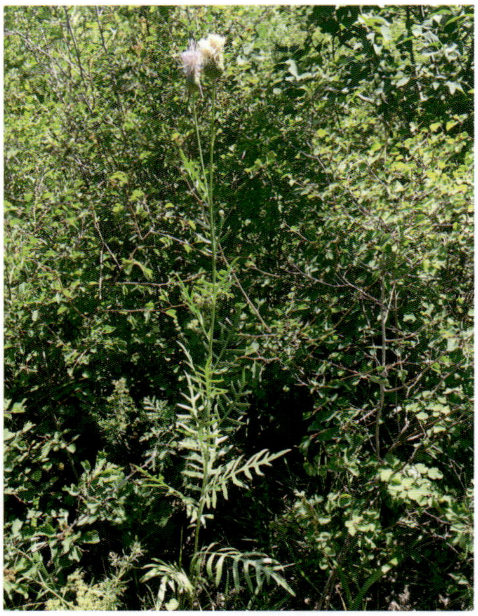

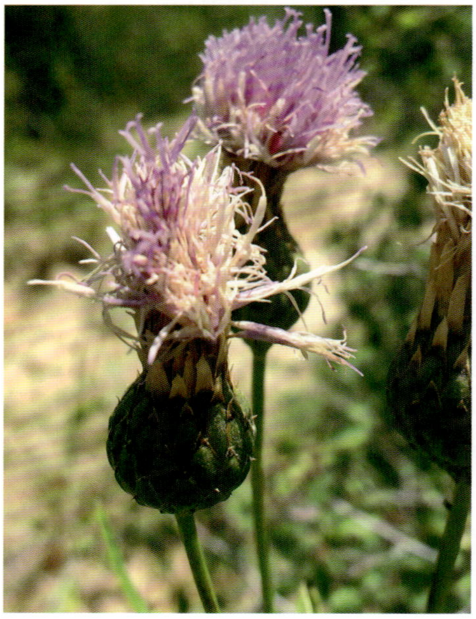

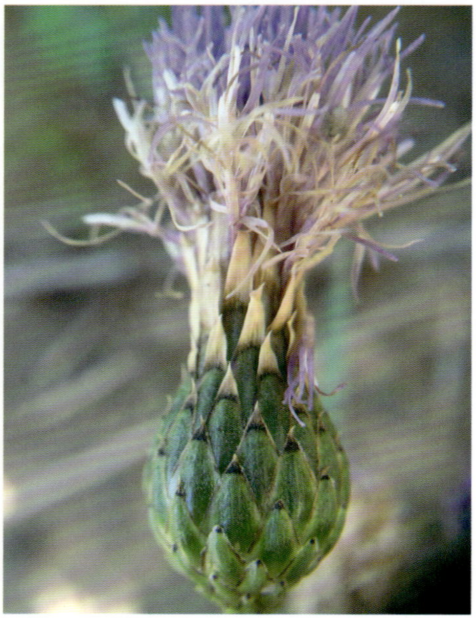

漏芦

【基　　原】菊科漏芦属漏芦 *Rhaponticum uniflorum*（L.）DC.

【别　　名】祁州漏芦、大脑袋（口袋）花、土烟叶、打锣锤、老虎爪、郎（狼）头花、和尚头、大花蓟等。

【形态特征】多年生草本。**根：**主根粗壮，直伸，圆柱形。**茎：**根茎粗壮，上部密被残存叶柄；茎直立，簇生或单生，不分枝，有纵棱，密生蛛丝状毛及柔毛。**叶：**基生叶有长柄，叶柄被厚绵毛；基生叶及茎下部叶椭圆形，羽状全裂呈琴形，裂片常再羽状裂，两面被蛛丝状毛或糙毛；茎中上部叶较小。**花：**头状花序单生茎顶，大形；总苞宽钟状，基部凹，总苞片多层，具干膜质附片，外层短，卵形，中层附片宽，成掌状分裂，内层披针形，先端尖锐；花全部为管状花，花冠淡紫色，下部条形，上部圆筒形，先端5裂；雄蕊5，花柱伸出，柱头2裂，紫色。**果：**瘦果倒圆锥形，棕褐色，具四棱，有宿存羽状冠毛。花果期4—9月。

【生境分布】生于向阳的山坡、草地、路边。分布于我国东北、华北及山东、陕西、甘肃等地。

【药用部位（药材名称）及采收加工】根（漏芦）、花序（追骨风、漏芦花）。漏芦：春秋季采挖，除去须根和泥沙，晒干。花序：8—9月采摘，晒干。

【临床应用】漏芦：苦，寒；归胃经。清热解毒，消痈，下乳，舒筋通脉；用于乳痈肿痛，痈疽发背，瘰疬疮毒，乳汁不通，湿痹拘挛。花序：苦，凉。清热，解毒，活血，止痛；用于骨折，创伤出血，胞痛。

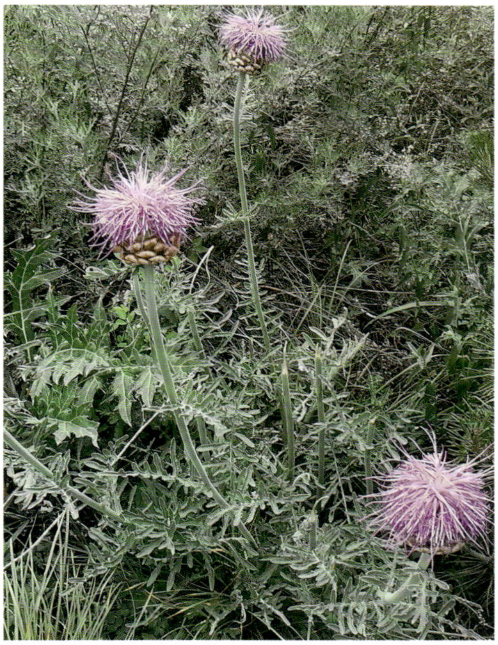
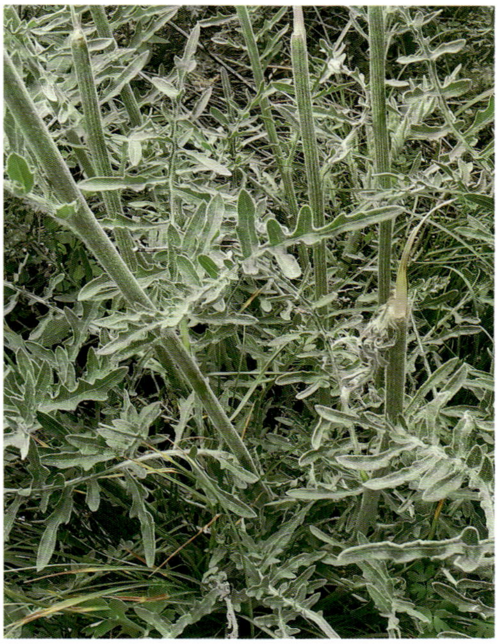
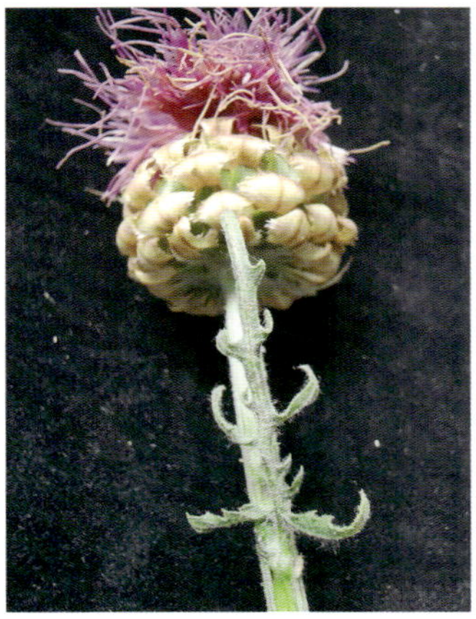
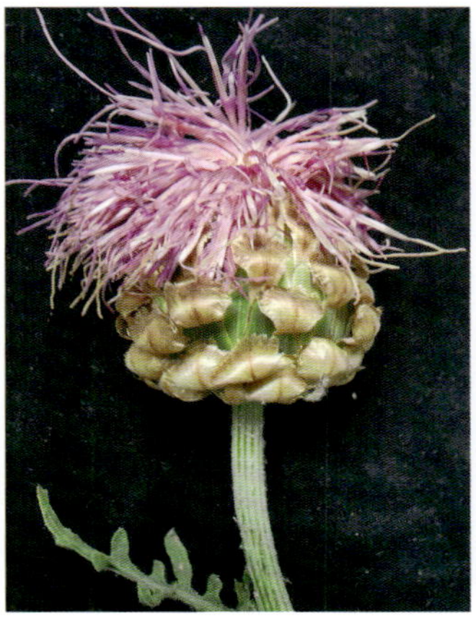
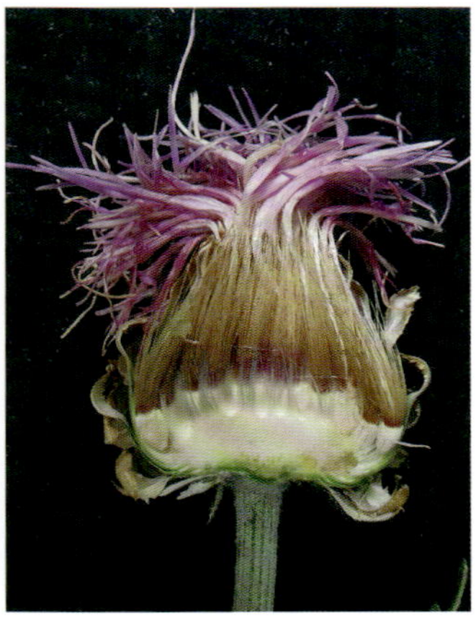

大丁草

【基　　原】菊科大丁草属大丁草 *Leibnitzia anandria*（L.）Nakai

【别　　名】豹子药、苦马菜、米汤菜、白小米菜、踏地香、丁萝卜、龙根草、翻白叶、小火草、臁草。

【形态特征】多年生草本。根：根簇生，稍肉质。茎：根状茎短；茎具春秋两型，春型植株矮小，秋季植株高大。叶：叶基生，莲座状，常为倒披针形或倒卵状长圆形，顶端钝圆，常具短尖头，基部渐狭、截平或为浅心形，边缘具齿状、深波状或琴状羽裂，裂片疏离；叶上面被蛛丝状毛或脱落近无毛，下面密被蛛丝状绵毛；叶柄长，被白色绵毛。花：花葶单个或数个丛生，细长；苞叶疏生，线形或线状钻形；头状花序单生，倒锥形；总苞片约 3 层，带紫红色；雌花花冠舌状，舌片长圆形，顶端具不整齐的 3 齿，淡紫红色；两性花花冠管状 2 唇形，外唇阔，顶端具 3 齿；花药顶端圆，基部具尖尾；花柱内侧扁，顶端钝圆。果：瘦果纺锤形，具纵棱，被白色粗毛。花果期 4—8 月或 7—11 月。

【生境分布】生于山坡、路旁、林边、草地、沟边等阴湿处。分布于全国各地。

【药用部位（药材名称）及采收加工】全草（大丁草）。7—9 月采收，鲜用或晒干。

【临床应用】苦，寒。清热利湿，解毒消肿；用于肺热咳嗽，湿热泻痢，热淋，风湿关节痛，痈疖肿毒，臁疮，虫蛇咬伤，烧烫伤，外伤出血。

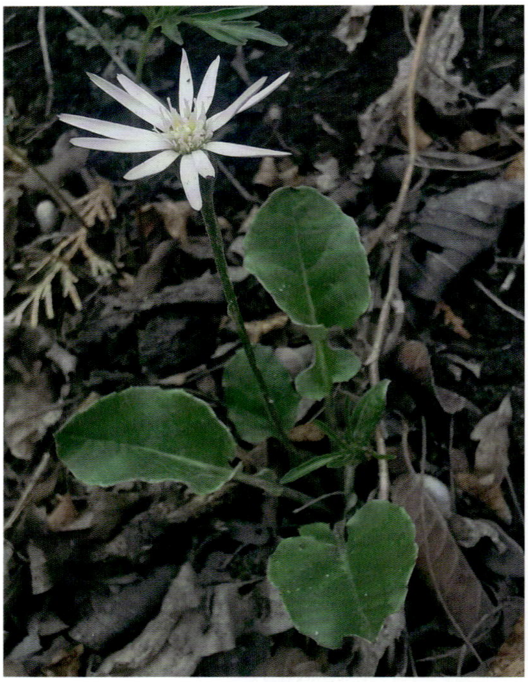

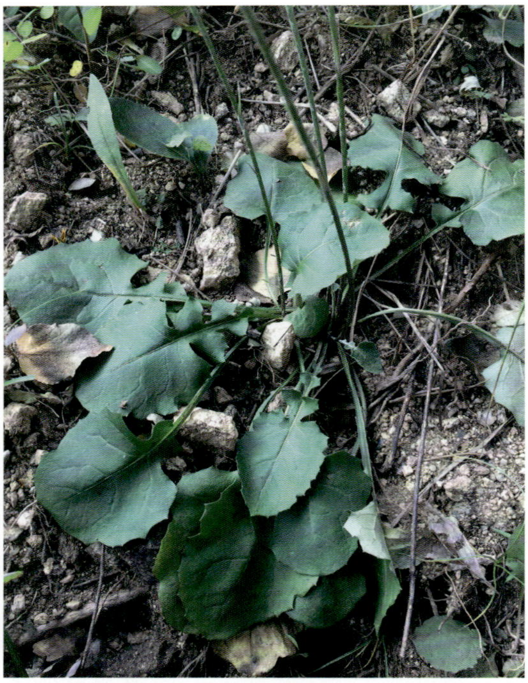

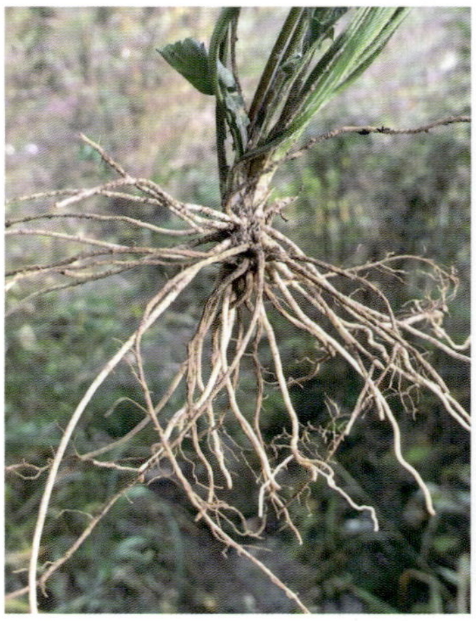

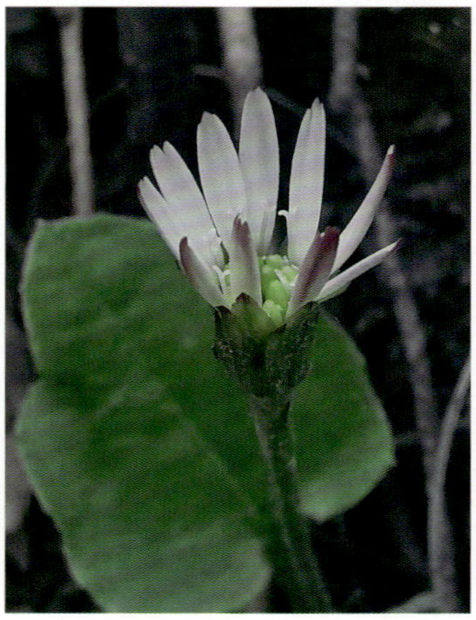

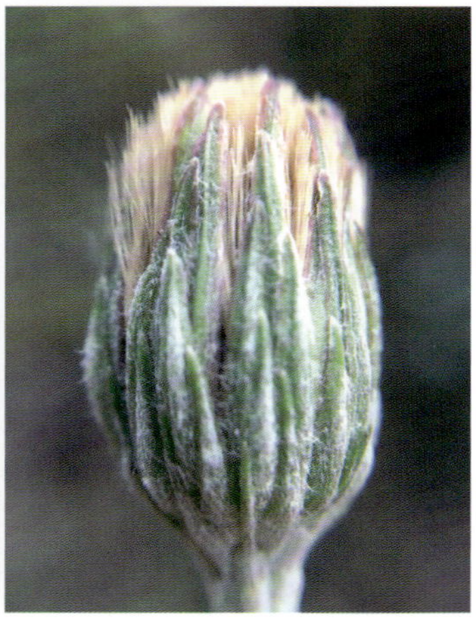

菊苣

【基　　原】菊科菊苣属菊苣 *Cichorium intybus* L.

【别　　名】蓝花菊苣。

【形态特征】多年生草本。茎：茎直立，单一，有条棱，分枝开展，疏被糙毛或无毛。叶：基生叶莲座状，倒披针状长椭圆形，基部渐狭有翼柄，大头状倒向羽状深裂或全缘而有疏齿；茎生叶少数，较小，卵状倒披针形至披针形，无柄，基部圆形或戟形扩大半抱茎；全部叶两面疏被长节毛，叶脉及叶缘的毛较多。花：头状花序多数，单生或数个集生于茎顶或枝端，或 2 ～ 8 个为一组沿花枝排列成穗状花序；总苞圆柱状，总苞片 2 层，外层披针形，边缘有长缘毛，背面有疏毛，内层总苞片线状披针形；舌状花蓝色，有色斑。果：瘦果倒卵状、椭圆状或倒楔形，外层瘦果压扁，紧贴内层总苞片，3 ～ 5 棱，顶端截形，褐色，有棕黑色色斑；冠毛极短。花果期 5—10 月。

【生境分布】生于荒地、河边、水沟边、山坡等处。分布于黑龙江、辽宁、山西、河南、陕西、新疆、江西等地。

【药用部位（药材名称）及采收加工】地上部分或根（菊苣）。夏秋季采割地上部分或秋末挖根，除去泥沙和杂质，晒干。

【临床应用】微苦、咸，凉；归肝、胆、胃经。清肝利胆，健胃消食，利尿消肿；用于湿热黄疸，胃痛食少，水肿尿少。

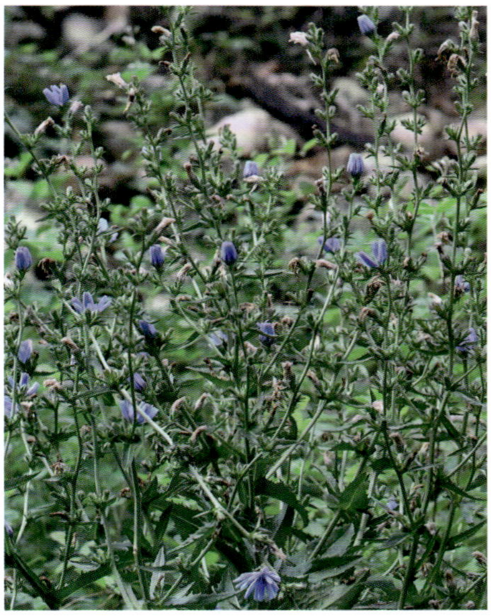

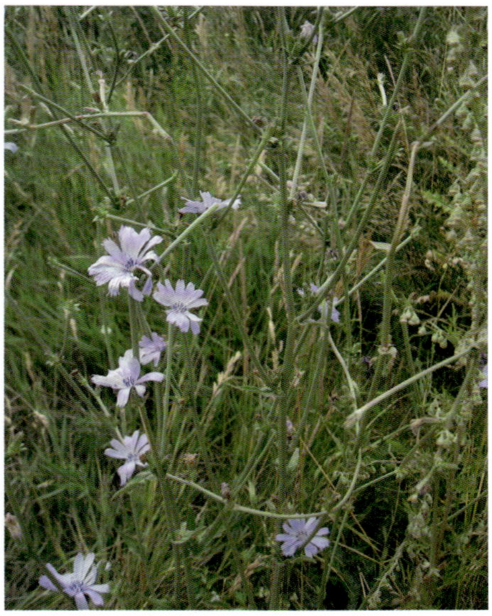

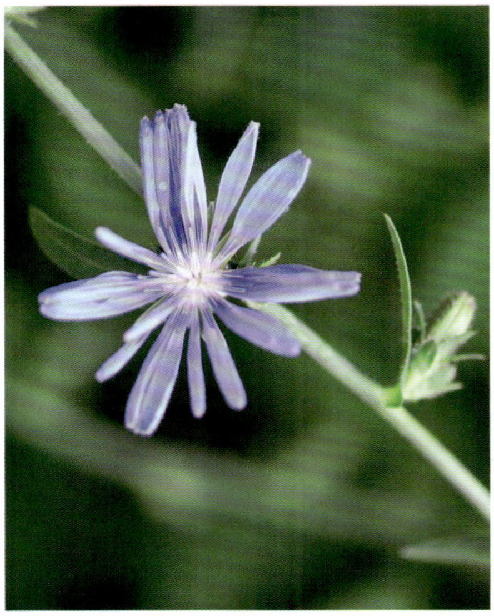

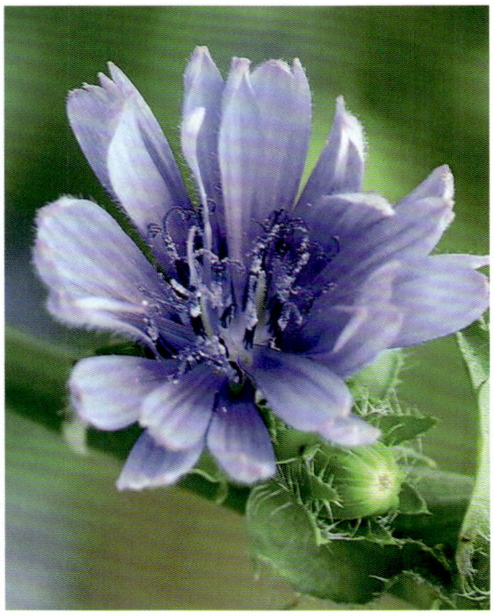

猫儿菊

【基　　原】菊科猫儿菊属猫儿菊 *Hypochaeris ciliata*（Thunb.）Makino

【别　　名】猫耳菊、大黄菊、黄金菊、小蒲公英。

【形态特征】多年生草本。**茎：**茎直立，有纵沟棱，不分枝，被硬刺毛或光滑无毛，基部被黑褐色干枯叶柄。**叶：**基生叶椭圆形、长椭圆形或倒披针形，基部渐狭成翼柄，顶端急尖或圆形，边缘有尖齿；茎下部叶与基生叶同形，等大或较小，但通常较宽；向上茎叶椭圆形、长椭圆形、卵形或长卵形，较小；全部茎生叶基部平截或圆形，无柄，半抱茎，两面粗糙，被稠密的硬刺毛。**花：**头状花序单生茎端；总苞宽钟状或半球形，总苞片 3～4 层，覆瓦状排列，外层卵形或长椭圆状卵形，中内层披针形，全部总苞片外面沿中脉被白色卷毛；舌状花多数，金黄色。**果：**瘦果圆柱状，浅褐色，顶端截形，无喙，有纵肋；冠毛浅褐色，羽毛状。花果期 6—9 月。

【生境分布】生于山坡草地、林缘、路旁、灌丛等处。分布于我国东北、华北及河南等地。

【药用部位（药材名称）及采收加工】根（猫儿黄金菊、黄金菊根）。秋冬季采收，切片，晒干。

【临床应用】利水消肿；用于水肿，腹水，臌胀。

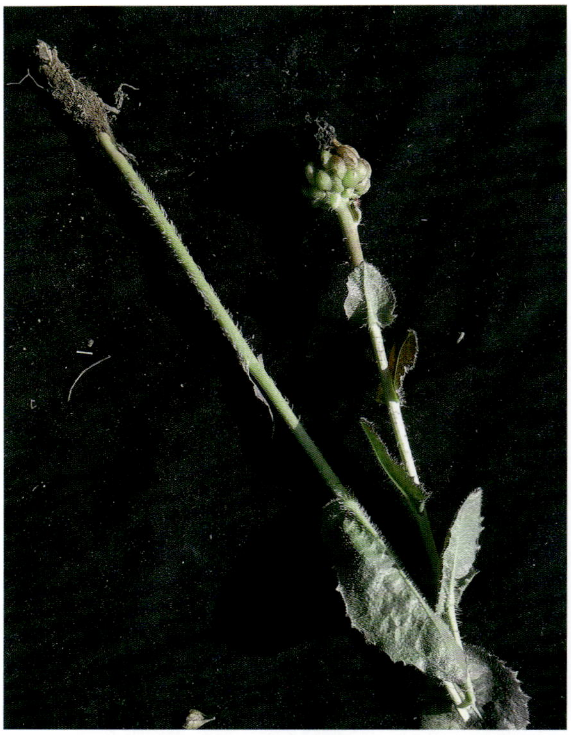
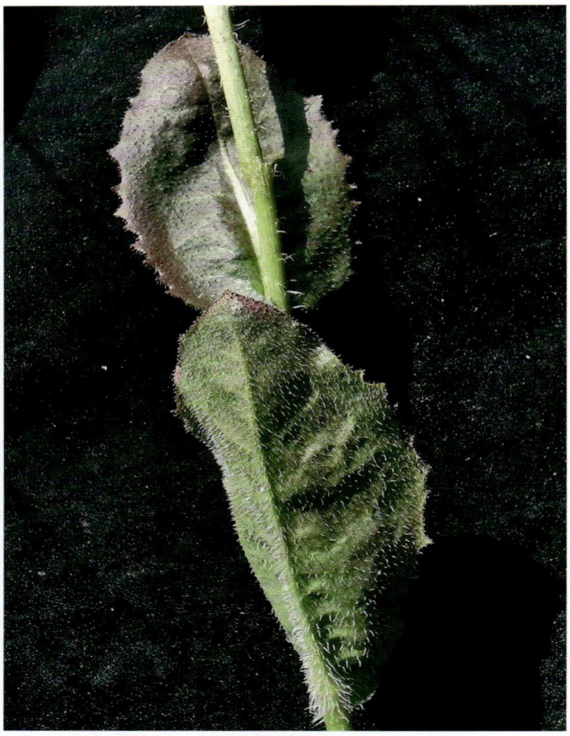
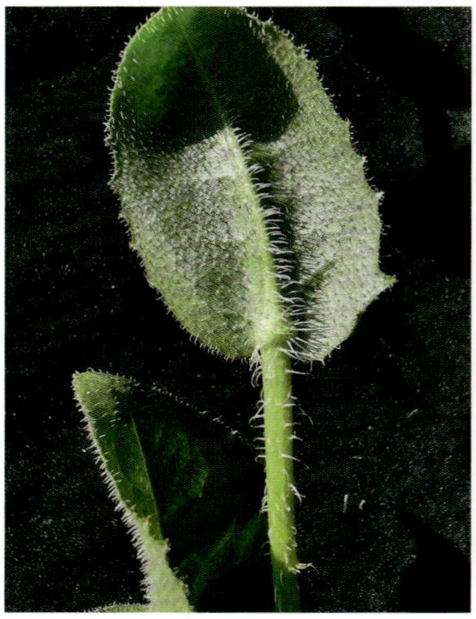
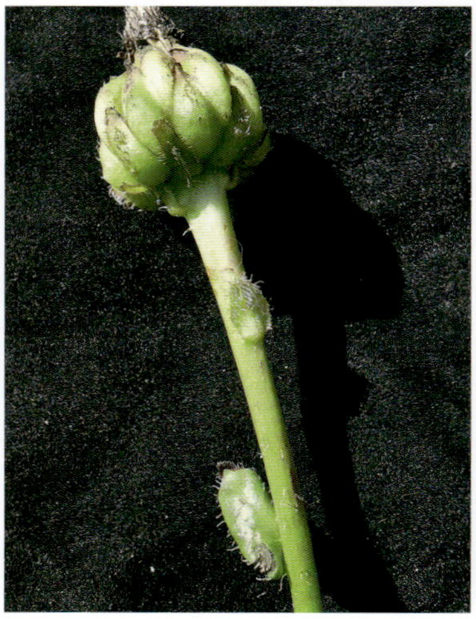
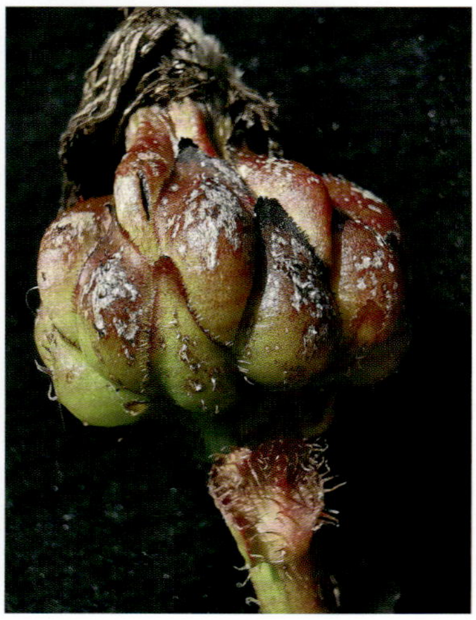

华北鸦葱

【基　　原】菊科鸦葱属华北鸦葱 *Scorzonera albicaulis* Bunge

【别　　名】细叶（白茎）鸦葱、笔管草。

【形态特征】多年生草本。根：根粗，圆柱状或倒圆锥状。茎：茎单一或少数簇生，高达 120 cm，被白色绒毛，茎基被棕色叶基残鞘。叶：基生叶与茎生叶同形，叶线形、宽线形或线状长椭圆形，全缘或稀有浅波状微齿，叶基部鞘状抱茎。花：头状花序在茎顶排成伞房花序，花序分枝长短不一；总苞圆柱状，总苞片约 5 层，外层三角状卵形或卵状披针形，内层椭圆状披针形、长椭圆形至宽线形，顶端急尖或钝，被薄柔毛或无毛；舌状花黄色。果：瘦果圆柱状，有多数高起的纵肋，顶端渐细成喙状；冠毛污黄色，其中 3 ～ 5 根超长。花果期 5—9 月。

【生境分布】生于路旁、荒地、林缘、灌丛、草甸等处。分布于我国东北、华北、华东及陕西、河南、湖北、贵州等地。

【药用部位（药材名称）及采收加工】根（白茎鸦葱、丝茅七）。秋季采收，除去须根，洗净，鲜用或晒干，或蒸后晒干。

【临床应用】甘、苦，微凉。清热解毒，祛风除湿，平喘；用于感冒发热，哮喘，乳腺炎，疔疮，关节痛，带状疱疹。

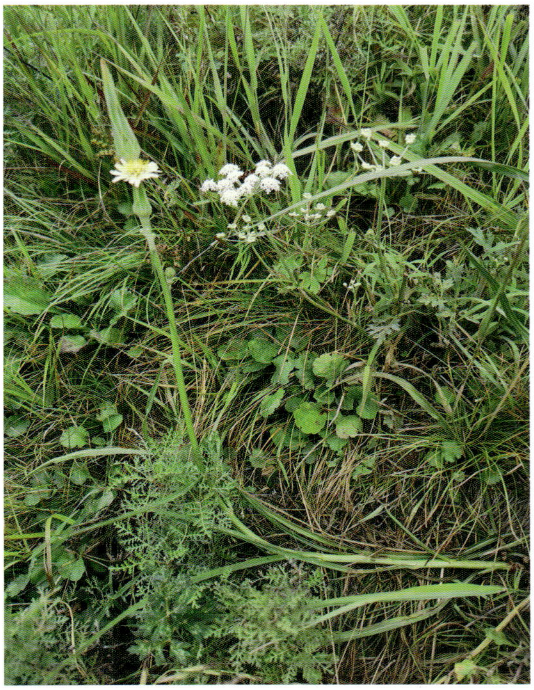

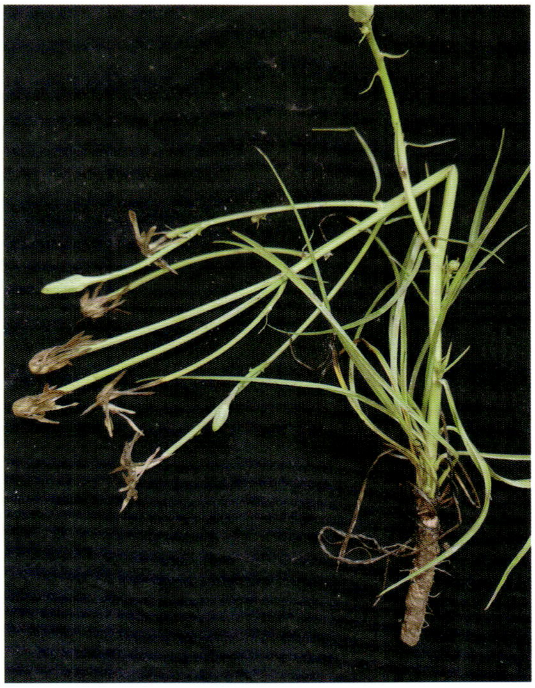

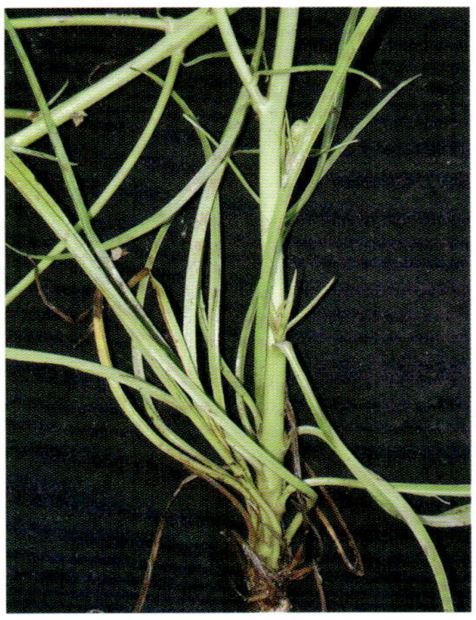

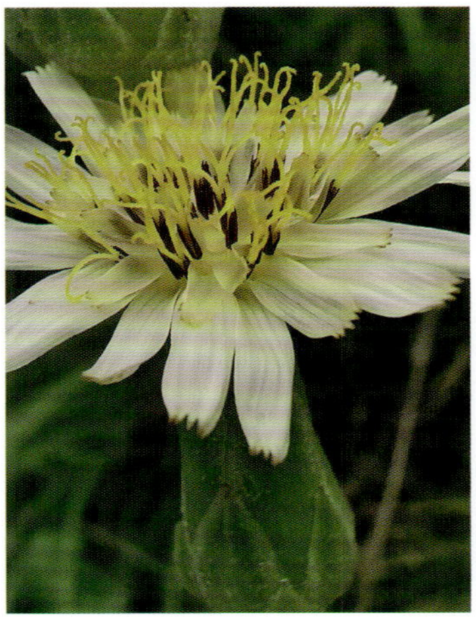

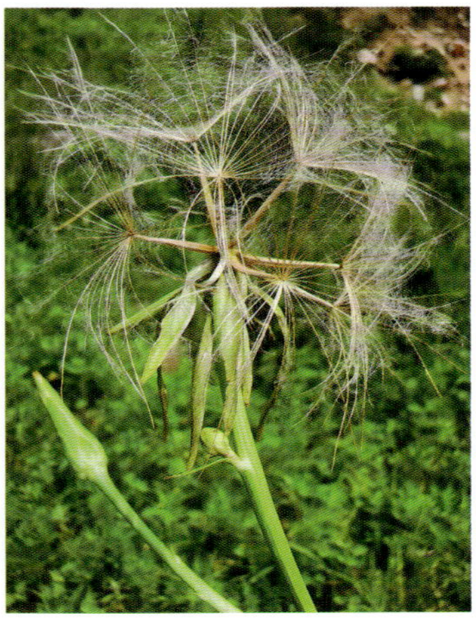

桃叶鸦葱

【基　　原】菊科鸦葱属桃叶鸦葱 *Scorzonera sinensis* Lipsch. et Krasch. ex Lipsch.

【别　　名】老虎嘴。

【形态特征】多年生草本。根：根圆锥状，粗壮，褐色或黑褐色。茎：茎簇生或单一，被白粉；茎基部具鞘状残叶。叶：基生叶披针形、椭圆状披针形或线形，被白粉，顶端急尖、渐尖或钝或圆形，基部渐狭成柄，柄基鞘状扩大，离基脉 3 ～ 5，叶灰绿色，叶缘常呈皱波状，镰刀样弯曲；茎生叶小，鳞片状，披针形或长椭圆状披针形，近无柄，半抱茎。花：头状花序单生茎顶；总苞筒形，总苞片 3 ～ 4 层，外层三角形或偏斜三角形，中层长披针形，内层长椭圆状披针形，全部总苞片外面光滑无毛，顶端钝或急尖；舌状花黄色，带玫瑰色。果：瘦果圆柱状，有多数高起纵肋，暗黄色，无毛；冠毛白色，羽毛状。花果期 4—9 月。

【生境分布】生于山坡、丘陵、沙丘、荒地、灌木林。分布于我国华北、华东及河南、辽宁、甘肃、宁夏等地。

【药用部位（药材名称）及采收加工】根（桃叶鸦葱）。夏秋季采挖，洗净，鲜用或晒干。

【临床应用】辛，凉；归肺、肝经。清热解毒，解毒疗疮；用于外感风热，疔毒恶疮，乳痈。

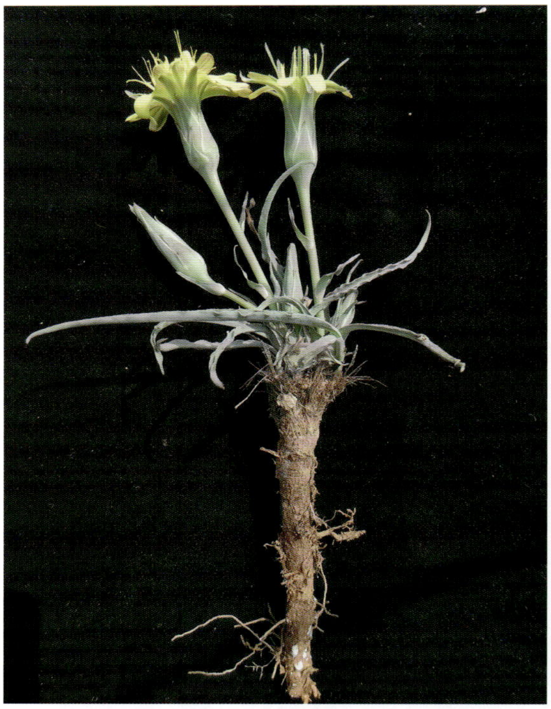

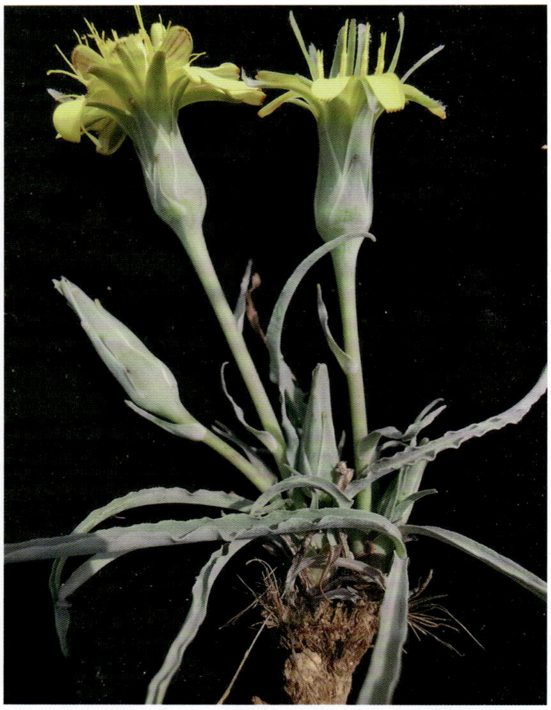

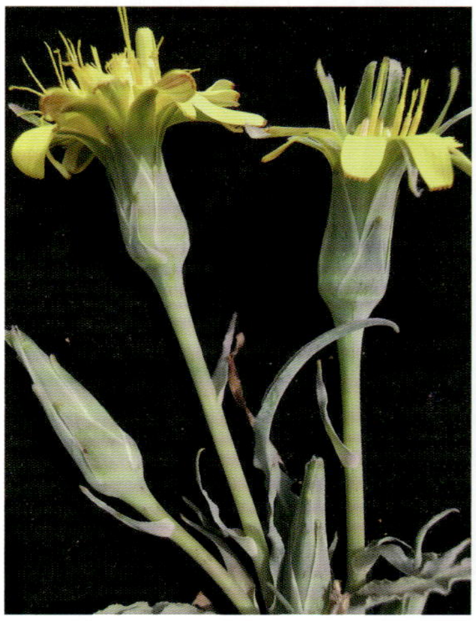

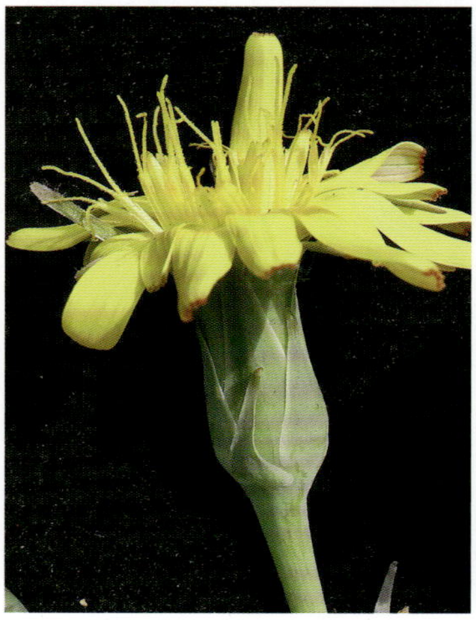

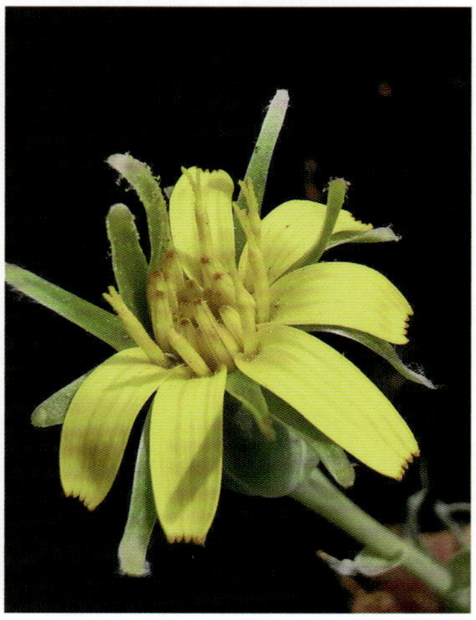

【基　　原】菊科鸦葱属鸦葱 *Scorzonera austriaca* Willd.

【别　　名】罗罗葱。

【形态特征】形态特征与植物“桃叶鸦葱”相似，两者的主要区别：桃叶鸦葱的叶较宽，叶缘显著皱波状，叶面具白粉；鸦葱的叶窄呈狭条状，叶缘平展，叶面无白粉。

【生境分布】生于山坡、草地、河滩等处。分布于我国东北、华北、西北及山东、安徽、河南等地。

【药用部位（药材名称）及采收加工】根或全草（鸦葱）。夏秋季采收，洗净，鲜用或晒干。

【临床应用】微苦、涩，寒；归心经。消肿解毒；用于五痨七伤，疔疮痈肿。

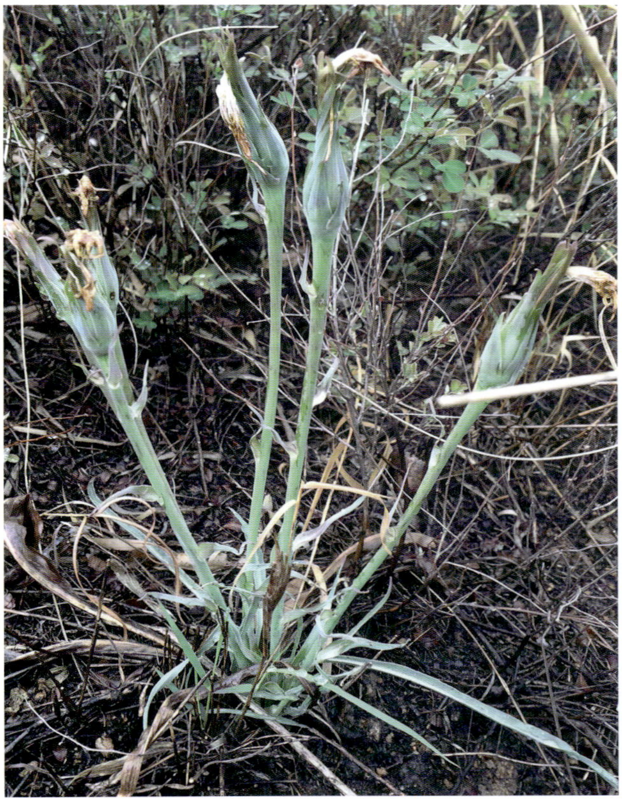

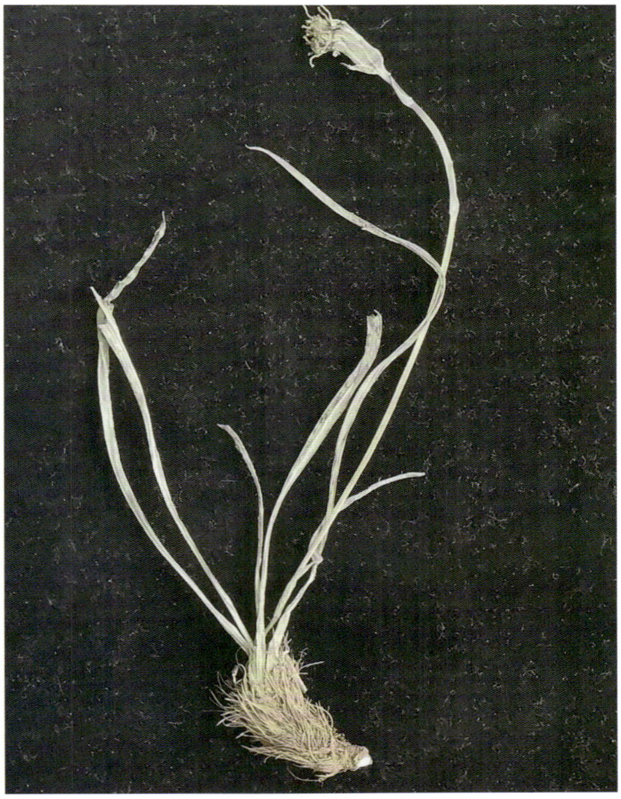

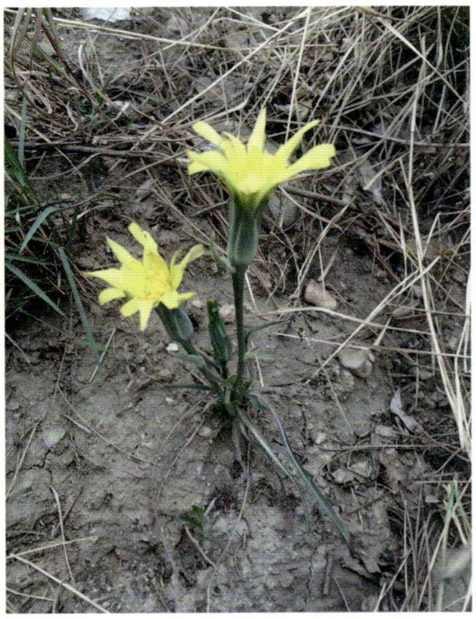

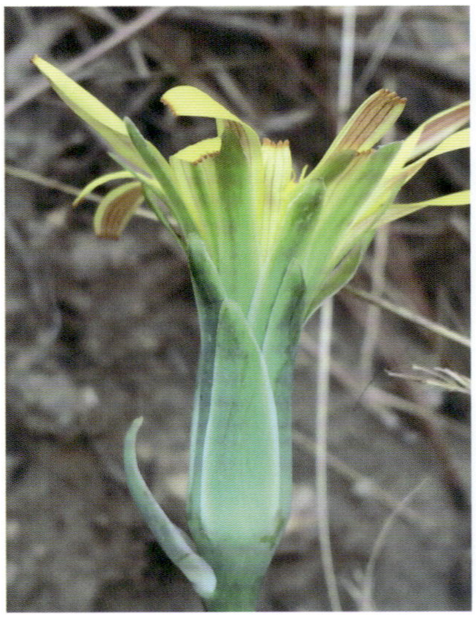

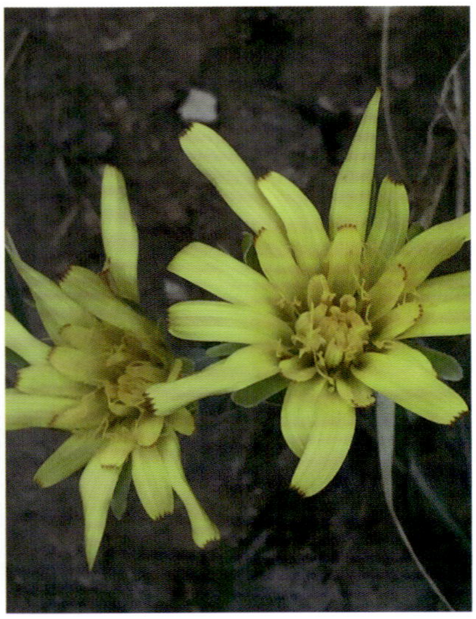

毛连菜

【基　　原】菊科毛连菜属毛连菜 *Picris hieracioides* L.

【别　　名】羊下巴、牛踏鼻、毛柴胡、毛牛耳大黄。

【形态特征】2 年生草本。茎：茎上部常分枝；全株被钩状分叉刚毛。叶：基生叶花期枯萎；茎下部叶长椭圆形或宽披针形，全缘或有锯齿，基部渐窄成翼柄；茎中上部叶披针形或线形，无柄，基部半抱茎；茎最上部叶全缘；全部叶两面被硬毛。花：头状花序排成伞房状，花序梗细长；总苞圆柱状钟形，总苞片 3 层，背面被硬毛和柔毛，外层线形，内层线状披针形，边缘白色膜质；舌状花黄色，舌片先端具 5 小齿，冠筒被白色柔毛。果：瘦果纺锤形，棕褐色；冠毛白色。花果期 6—9 月。

【生境分布】生于山坡、田边、林缘、林下、沟谷。分布于我国华北、西北、华东、华中、西南等地。

【药用部位（药材名称）及采收加工】花序（毛连菜）、根和全草（枪刀菜根、毛柴胡）。毛连菜：夏季花开时采收，洗净，晒干。根和全草：夏秋季采收，洗净，晒干。

【临床应用】毛连菜：苦，微温。理肺止咳，化痰平喘，宽胸；用于咳嗽痰多，咳喘，嗳气，胸腹闷胀。根和全草：辛，凉；根能利小便，用于腹部胀满；全草能泻火，解毒，祛瘀止痛。

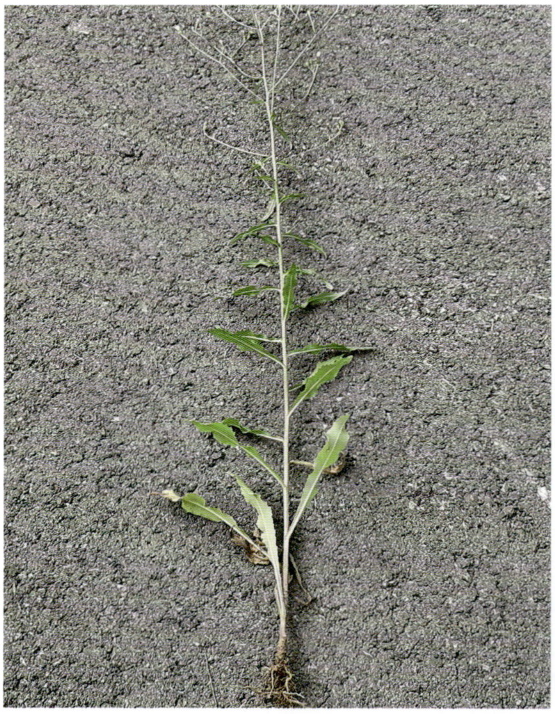
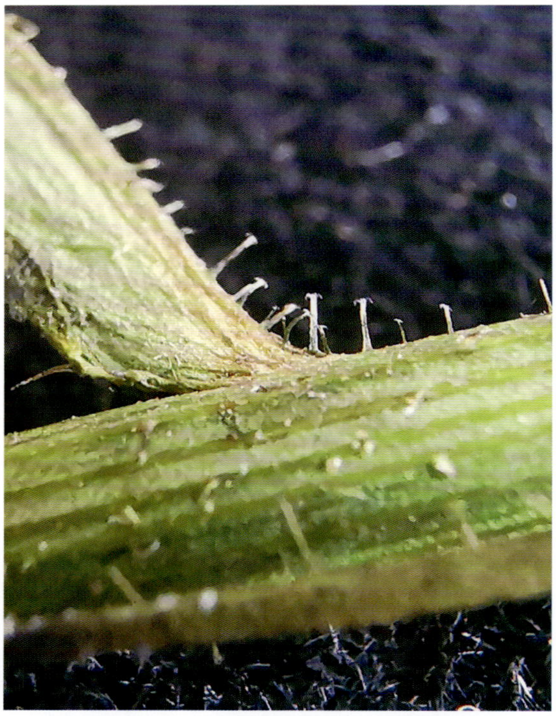
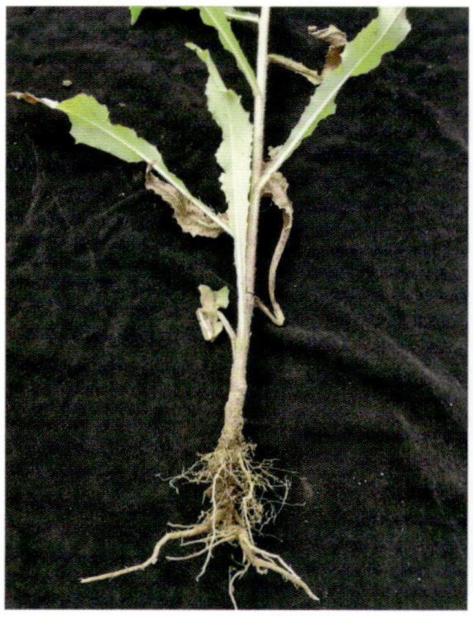
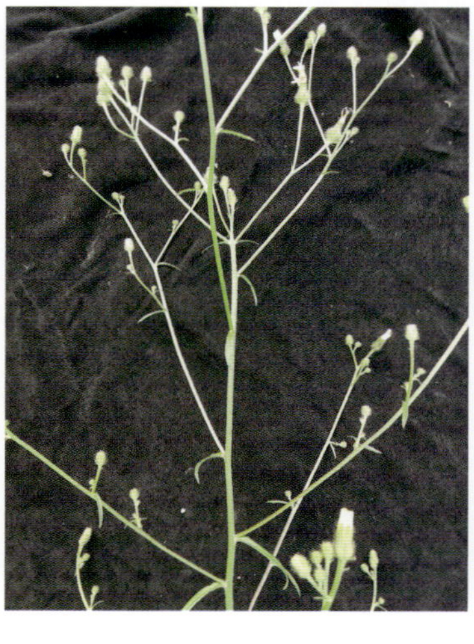
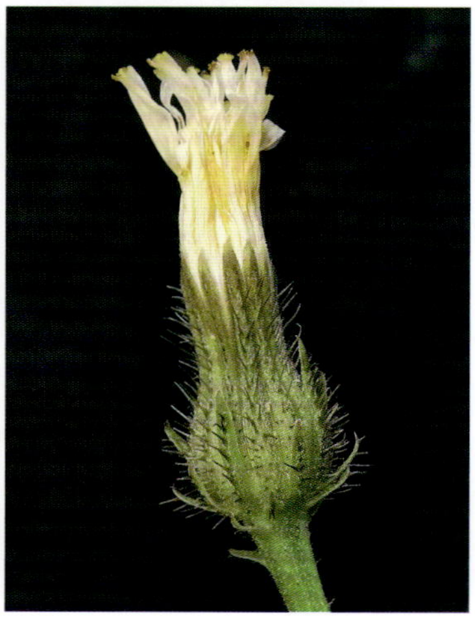

【基　　原】菊科蒲公英属蒲公英 *Taraxacum mongolicum* Hand. Mazz.

【别　　名】双英卜地、黄花草、婆婆（古古）丁等。

【形态特征】多年生草本。根：根圆锥状，肥厚。叶：叶基生，呈莲座状；叶矩圆状披针形、倒披针形或倒卵形，先端尖或钝，基部狭窄，下延成叶柄状，边缘浅裂或不规则羽状分裂，裂片齿状或三角状，稀全缘或具疏齿，叶面绿色或在边缘带淡紫色斑，被白色丝状毛。花：花葶单一或数个，中空，直立，花葶上部密被白色丝状毛；头状花序单一，顶生，全部为舌状花，两性；总苞片 2 ～ 3 层，外层总苞片卵状披针形或披针形，边缘宽膜质，基部淡绿色，上部紫红色，先端增厚或具小到中等的角状突起；内层总苞片线状披针形，先端紫红色，具小角状突起；花冠黄色，先端平截，常 5 齿浅裂，边缘花舌片背面具紫红色条纹；雄蕊 5，花柱细长，柱头 2 裂。果：瘦果倒披针形，外具纵棱，有横纹相连，并有多数刺状突起，果顶具喙；冠毛白色。花果期 4—7 月。

【生境分布】生于山坡草地、路旁、河岸沙地、田野。分布于全国大部分地区；有栽培。

【药用部位（药材名称）及采收加工】全草（蒲公英）。春至秋季花初开时采挖，除去杂质，洗净，晒干。

【临床应用】苦、甘，寒；归肝、胃经。清热解毒，消肿散结，利尿通淋；用于疔疮肿毒，乳痈，瘰疬，目赤，咽痛，肺痈，肠痈，湿热黄疸，热淋涩痛。

【备　　注】菊科蒲公英属植物全球属约 2000 余种；中国有 70 种、1 变种，广泛分布于全国各地。按《药典》，中药材“蒲公英”为菊科蒲公英、碱地蒲公英或同属数种植物的干燥全草，但未指出同属数种具体包括那些种。

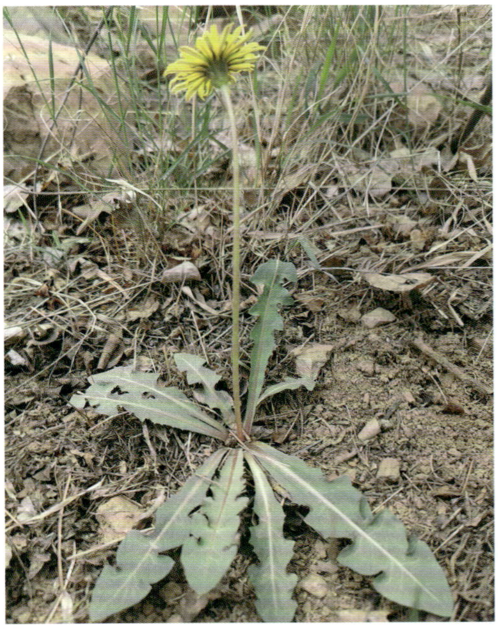

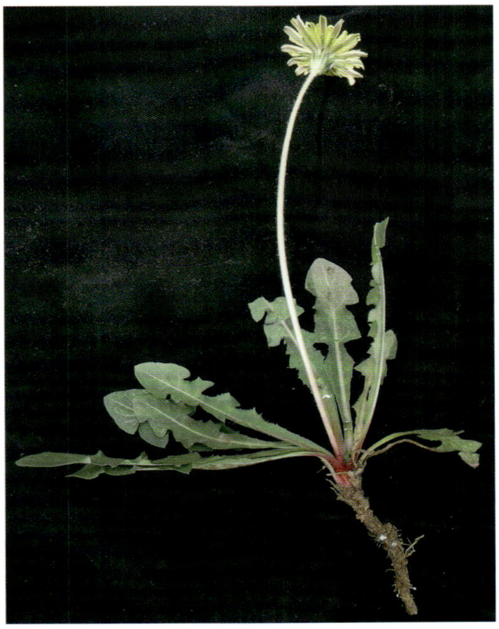

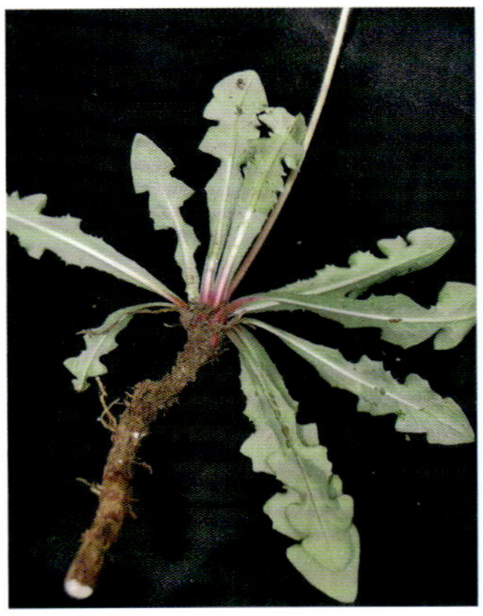

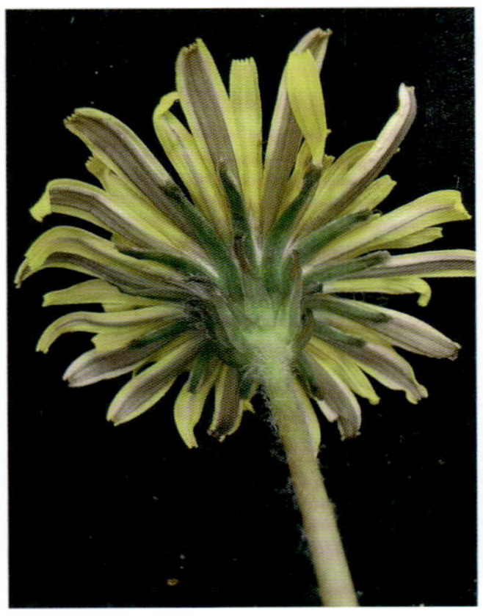

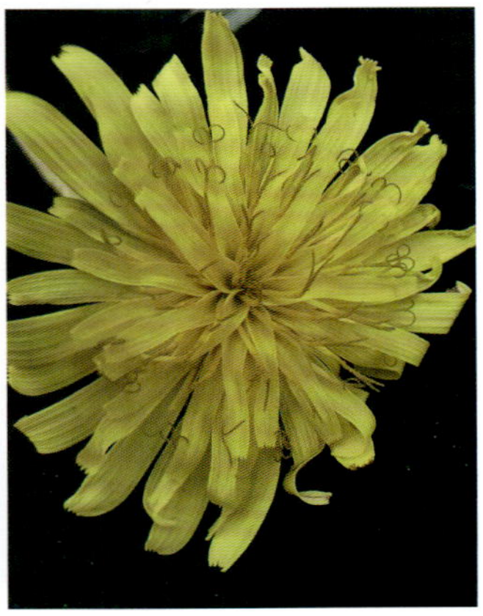

花叶滇苦菜

【基　　原】菊科苦苣菜属花叶滇苦菜 *Sonchus asper*（L.）Hill

【别　　名】续断菊、大叶苣荬菜、刺菜、恶鸡婆。

【形态特征】1 年生草本。**根：**根纺锤状或圆锥状。**茎：**茎分枝或不分枝，无毛或有头状腺毛。**叶：**叶互生；茎下部叶叶柄有翅，茎中上部叶无柄，基部有扩大的圆耳；叶长椭圆形或倒圆形，不裂、缺刻状半裂或羽状全裂，边缘有不等的刺状尖齿。**花：**头状花序，具花 5 ～ 10 个，在茎顶密集成伞房状；花梗无毛或有腺毛；总苞钟状，总苞片 2 ～ 3 层，暗绿色；舌状花黄色，两性，结实。**果：**瘦果长椭圆状倒卵形，压扁，褐色或肉色，两面各有 3 条纵肋，肋间无细皱纹；冠毛白色。花果期 5—10 月。

【生境分布】生于路边、田野、山坡、林缘、水边。分布于全国各地。

【药用部位（药材名称）及采收加工】全草或根（大叶苣荬菜）。春夏季采收，鲜用或切段晒干。

【临床应用】苦，寒。清热解毒，止血；用于疮疡肿毒，小儿咳喘，肺痨咳血。

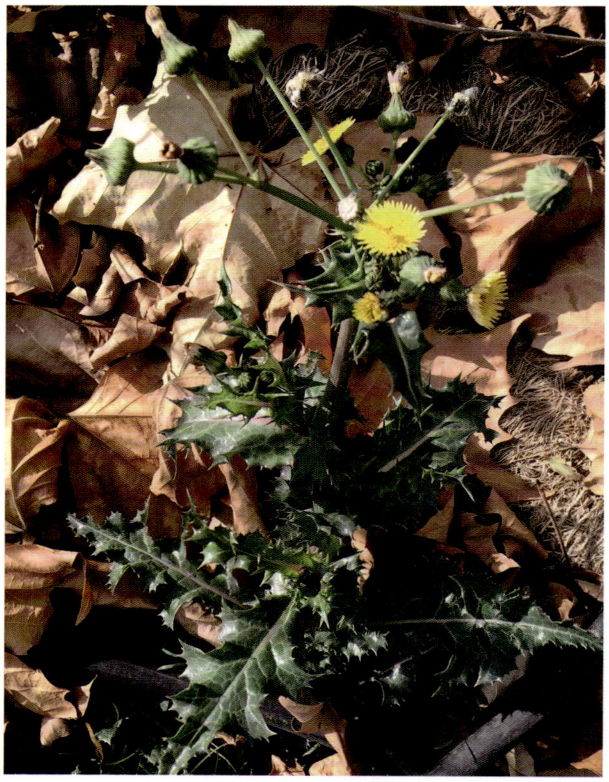

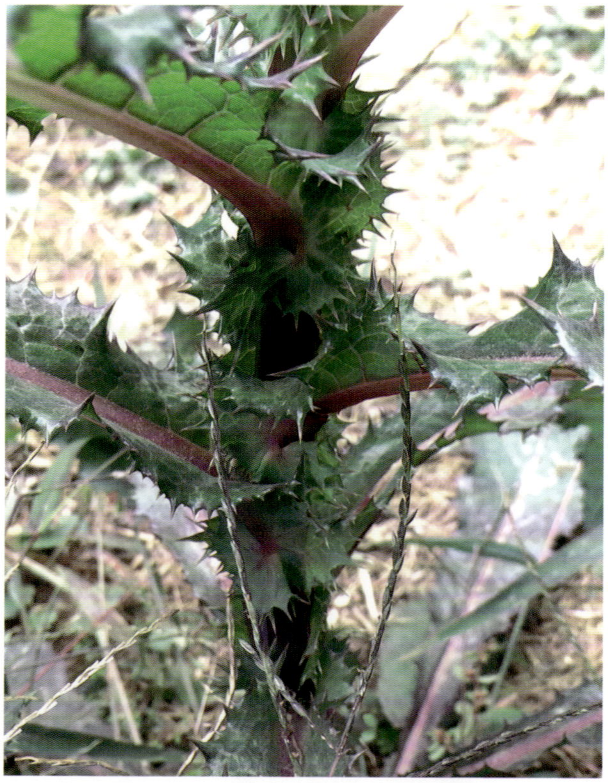

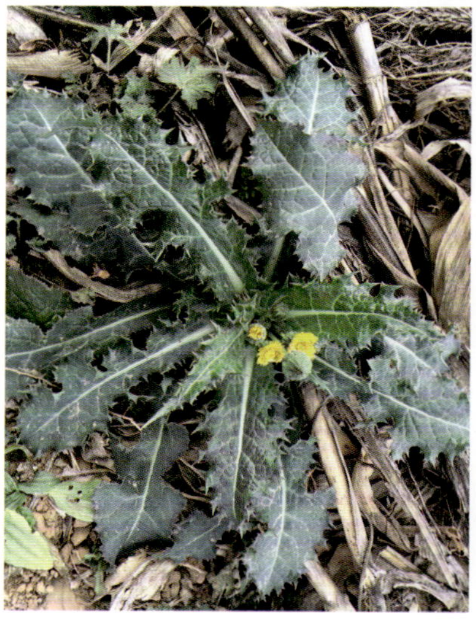

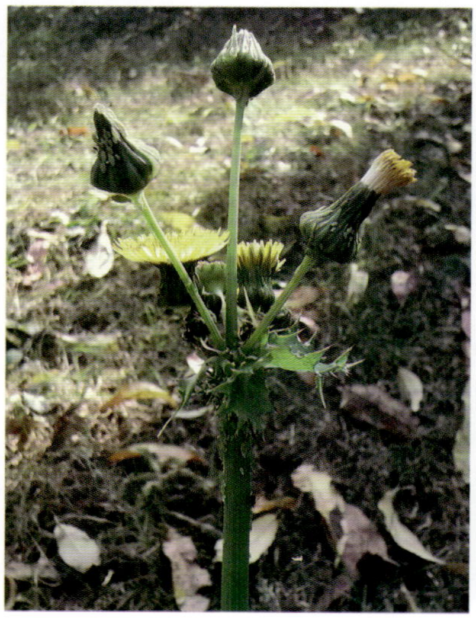

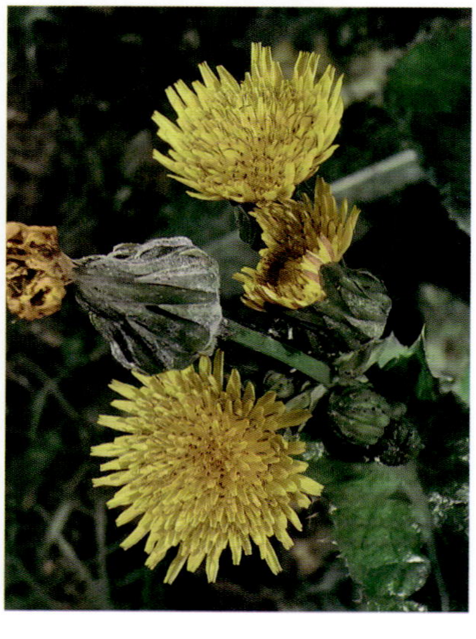

苦苣菜

【基　　原】菊科苦苣菜属苦苣菜 *Sonchus oleraceus* L.

【别　　名】滇苦英菜、苦马菜、老鸦苦荬、滇苦菜、滇苦荬菜。

【形态特征】1～2年生草本。根：根圆锥状，直伸，有须根。茎：茎直立，单一，有纵棱，常不分枝。叶：基生叶羽状深裂、大头羽状深裂或不裂，基部渐狭成翼柄；茎下部叶羽状深裂或大头状羽状深裂，叶椭圆形或倒披针形，基部急狭成翼柄，柄基圆耳状抱茎，顶裂片宽三角形、戟状宽三角形或卵状心形，侧生裂片1～5对；茎中上部叶同形，无柄，基部耳状抱茎。花：头状花序少数，在茎顶排成伞房花序；总苞宽钟状，总苞片3～4层，向内层渐长；舌状花黄色。果：瘦果褐色，长椭圆形或长椭圆状倒卵形，压扁，有纵肋，肋间有横皱纹；冠毛白色。花果期5—12月。

【生境分布】生于山坡、山谷、林缘、林下、平地、田间等处。分布于全国各地。

【药用部位（药材名称）及采收加工】全草（苦苣菜、滇苦菜）、根（苦苣菜根）。全草：冬春夏季均可采收，鲜用或晒干。苦苣菜根：夏秋季采挖，鲜用或晒干。

【临床应用】全草：苦，寒；归心、脾、胃、大肠经。清热解毒，凉血止血；用于肠炎，痢疾，黄疸，淋证，咽喉肿痛，痈疮肿毒，乳腺炎，痔瘘，吐血，衄血，咯血，尿血，便血，崩漏。苦苣菜根：治血淋，利小便。

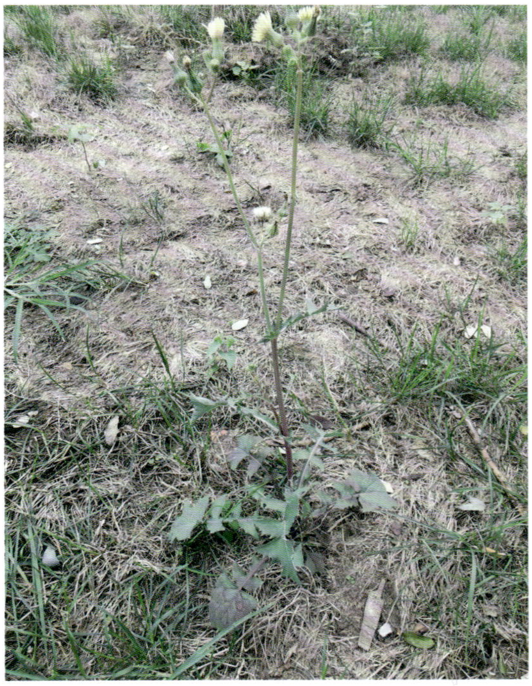

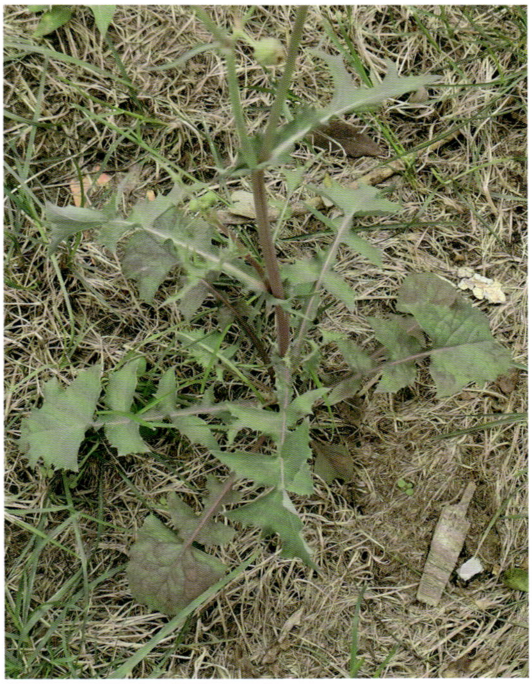

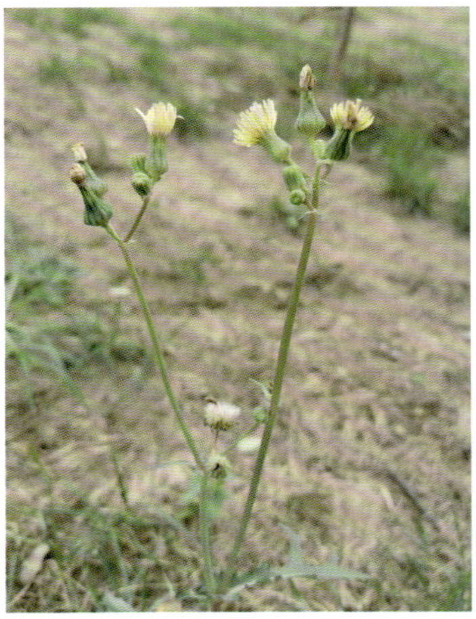

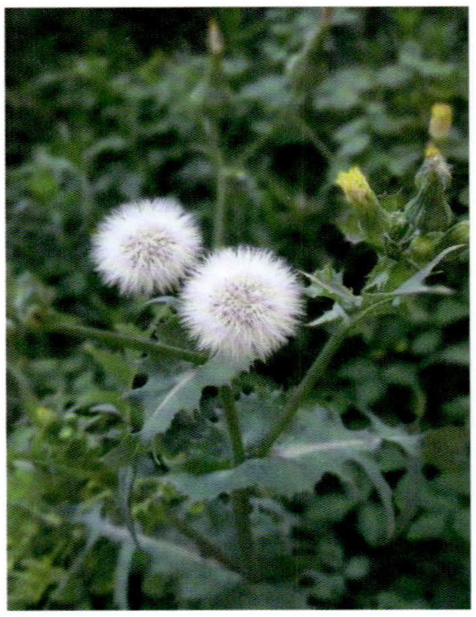

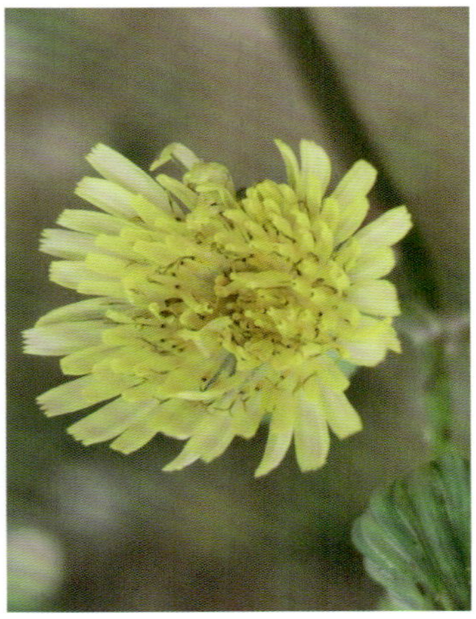

翅果菊

【基　　原】菊科莴苣属翅果菊 *Lactuca indica* L.

【别　　名】山（野、苦）莴苣、山马草、多裂翅果菊。

【形态特征】多年生草本。根：根粗厚，萝卜状。茎：茎单一，直立，粗壮，上部圆锥状花序有分枝，全部茎枝无毛。叶：茎中下部叶倒披针形、椭圆形或长椭圆形，2 回羽状深裂，无柄，基部宽大，侧裂片镰刀形、长椭圆形或披针形，顶裂片线形、披针形、线状长椭圆形或宽线形；向上的茎叶渐小，与中下部茎叶同形并等样分裂或不裂而为线形。花：头状花序多数，在茎枝顶端排成圆锥花序；总苞果期卵球形，总苞片 4 ～ 5 层，外层卵形、宽卵形或卵状椭圆形，中内层长披针形，全部总苞片顶端急尖或钝，边缘或上部边缘染红紫色；舌状花黄色。果：瘦果椭圆形，压扁，棕黑色，边缘有宽翅，每面有 1 条高起的细脉纹，顶端急尖成粗喙。花果期 7—10 月。

【生境分布】生于山谷、山坡、林缘、灌丛、草地、荒地等处。分布于我国华东及黑龙江、吉林、河北、陕西、河南、湖南、广东、四川、云南等地。

【药用部位（药材名称）及采收加工】全草或根（山莴苣）。春夏间采收，洗净，鲜用或晒干。

【临床应用】苦，寒。清热解毒，活血，止血；用于咽喉肿痛，肠痈，疮疖肿毒，宫颈炎，产后瘀血肿痛，疣瘤，崩漏，痔疮出血。

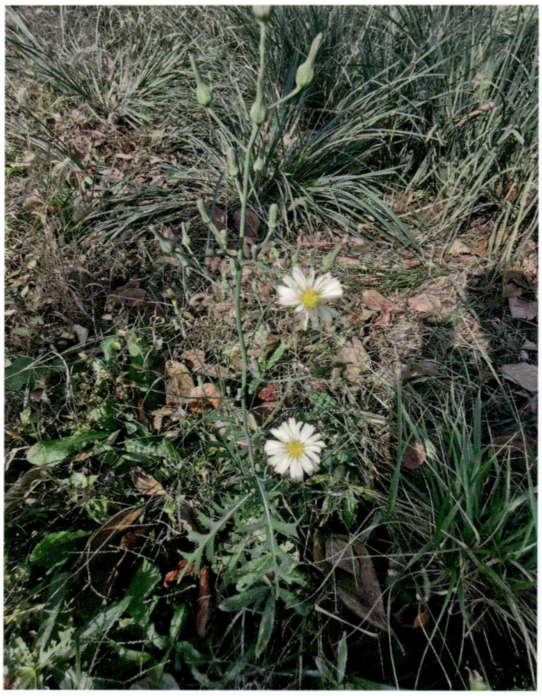

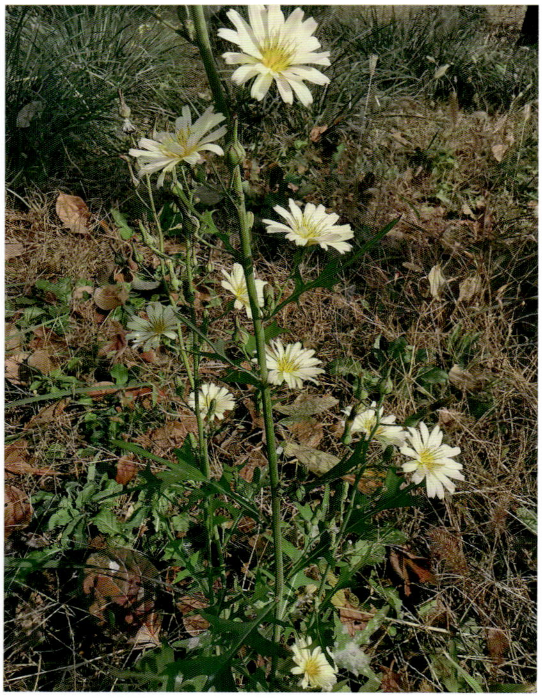

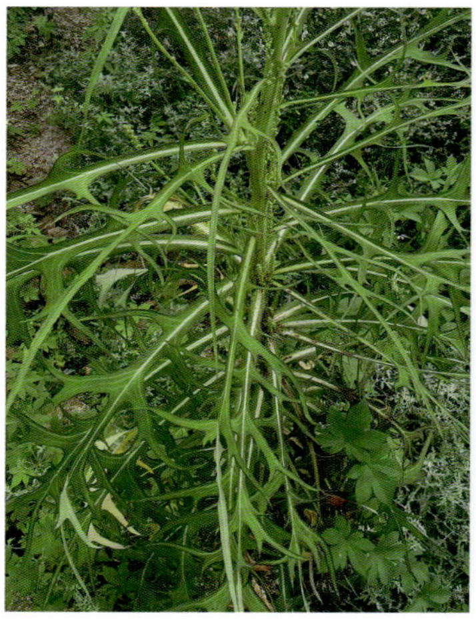

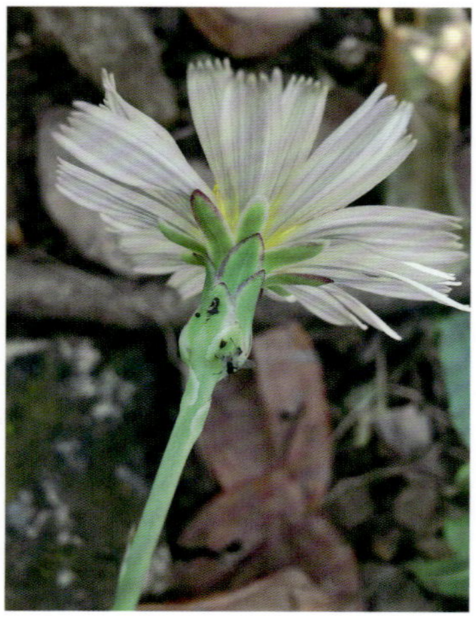

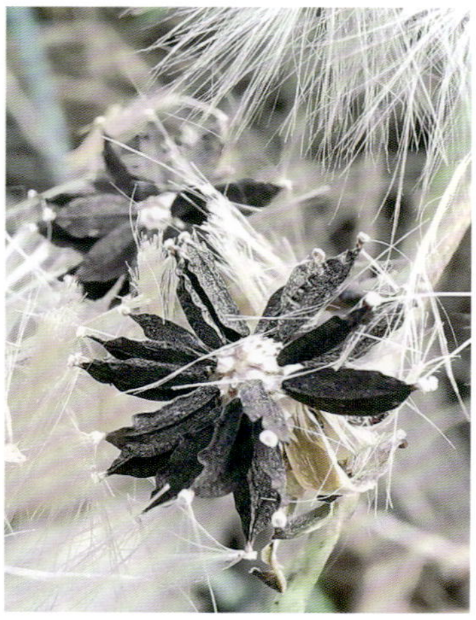

【基　　原】菊科莴苣属乳苣 *Lactuca tatarica*（L.）C. A. Mey.

【别　　名】蒙（紫花）山莴苣、苦菜。

【形态特征】多年生草本。根：根直伸。茎：茎直立，有细条棱或条纹，光滑无毛。叶：茎中下部叶长椭圆形、线状长椭圆形或线形，基部渐狭成短柄，羽状浅裂、半裂或边缘有粗大锯齿，顶端钝或急尖，侧裂片 2 ～ 5 对；茎上部叶同形，渐小，叶柄渐短或无。花：头状花序有花多数，在茎枝顶端呈圆锥花序；总苞圆柱状或楔形，总苞片 4 层，中外层卵形至披针状椭圆形，内层披针形或披针状椭圆形，全部苞片外面带紫红色；舌状小花紫色或蓝紫色，管部有白色短柔毛。果：瘦果长圆状披针形，稍压扁，灰黑色，每面有 5 ～ 7 条高起的纵肋，顶端渐尖成 1 mm 的喙；冠毛 2 层，白色。花果期 6—9 月。

【生境分布】生于河滩、湖边、草甸、田边、沙丘、砾石地等处。分布于我国华北、西北及辽宁、河南、西藏等地。

【药用部位（药材名称）及采收加工】全草（苦芙）。夏秋季采挖，除净泥土，晒干。

【临床应用】苦，微寒。清热解毒，凉血止血；用于暑热烦闷，丹毒，痈肿，痔疮，外伤出血，跌打损伤痛。

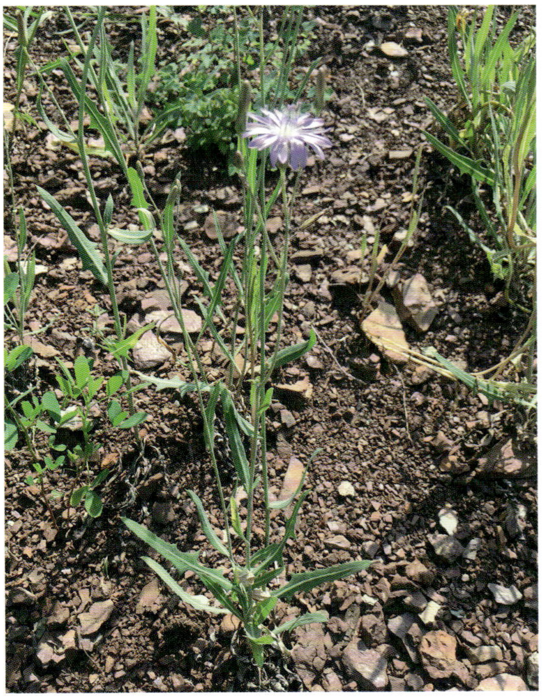

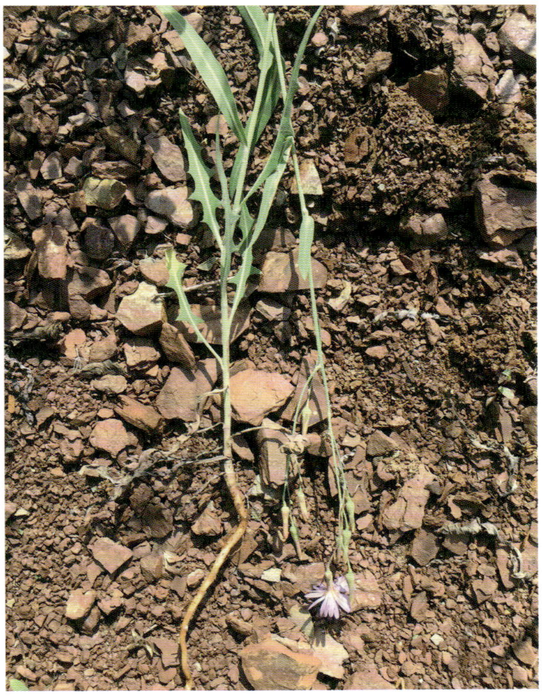

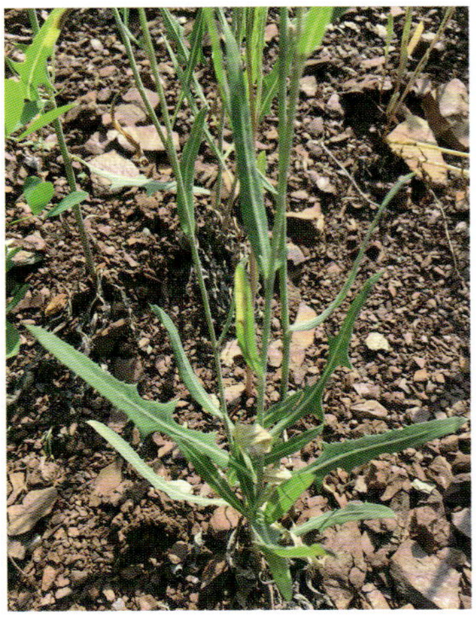

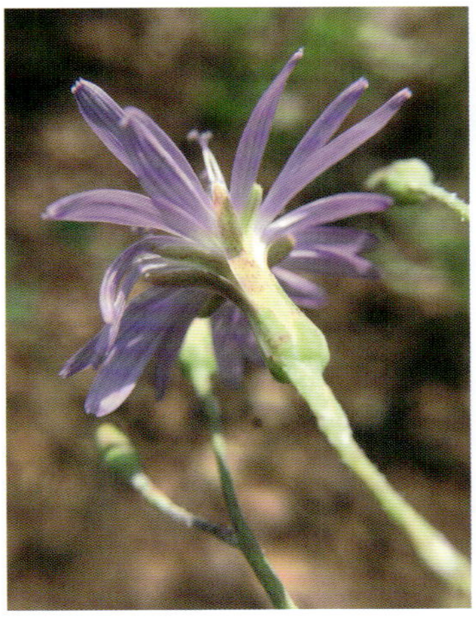

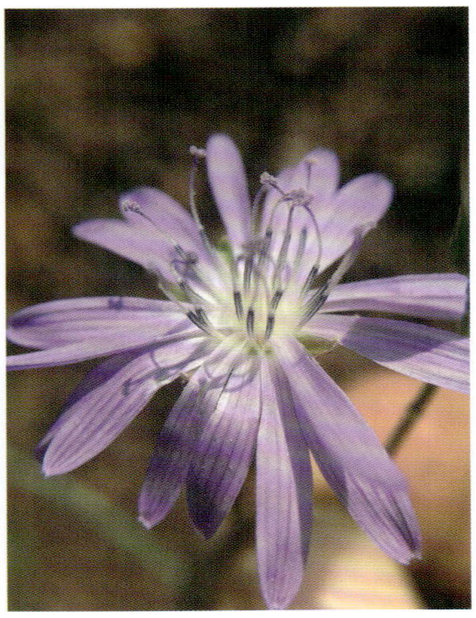

莴笋

【基　　原】菊科莴苣属莴笋 *Lactuca sativa* var. *angustata* Irish ex Bremer

【别　　名】莴苣。

【形态特征】1～2年生草本。根：根直伸。茎：茎直立，单一，肉质。叶：基生叶长圆形至狭披针形，先端急尖、短渐尖或圆钝，无柄，基部心形或箭头状半抱茎，边缘波状或有细锯齿；茎叶向上渐小，与基生叶同形或披针形。花：头状花序多数或极多数，在茎枝顶端排成圆锥花序；总苞果期卵球形，总苞片5层，最外层宽三角形，中层披针形至卵状披针形，内层线状长椭圆形，全部总苞片顶端急尖，外面无毛；舌状花约15枚。果：瘦果倒披针形，压扁，浅褐色，每面有6～7条细脉纹，顶端急尖成细喙，喙细丝状；冠毛2层，纤细，微糙毛状。花果期2—9月。

【生境分布】全国各地有栽培。

【药用部位（药材名称）及采收加工】茎和叶（莴苣、莴笋）、果实（莴苣子）。茎和叶：春季嫩茎肥大时采收，多为鲜用。莴苣子：夏秋季果实产成熟时，晒干，打下种子。

【临床应用】茎和叶：苦、甘，凉；归胃、小肠经。利尿，通乳，清热解毒；用于小便不利，尿血，乳汁不通，虫蛇咬伤，肿毒。莴苣子：辛、苦，微温；归胃、肝经。通乳汁，利小便，活血行瘀；用于乳汁不通，小便不利，跌打损伤，瘀肿疼痛，阴囊肿痛。

【备　　注】本种为莴苣 Lactuca sativa L. 的栽培品种。

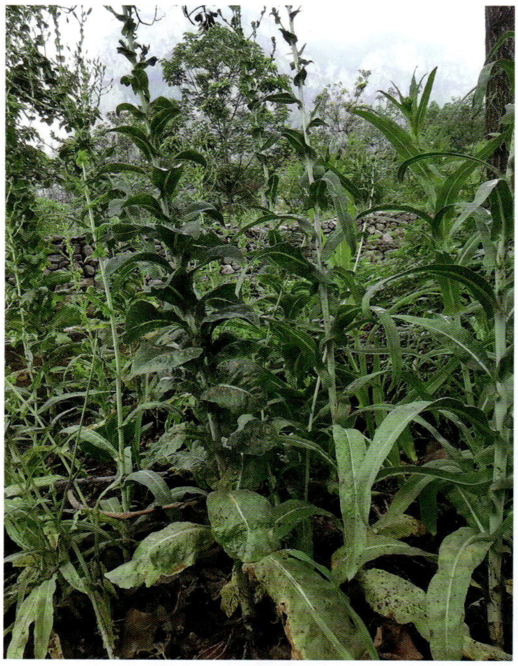
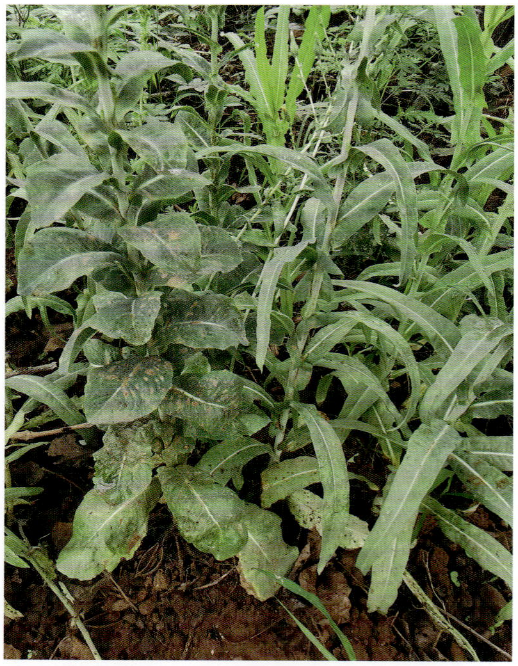
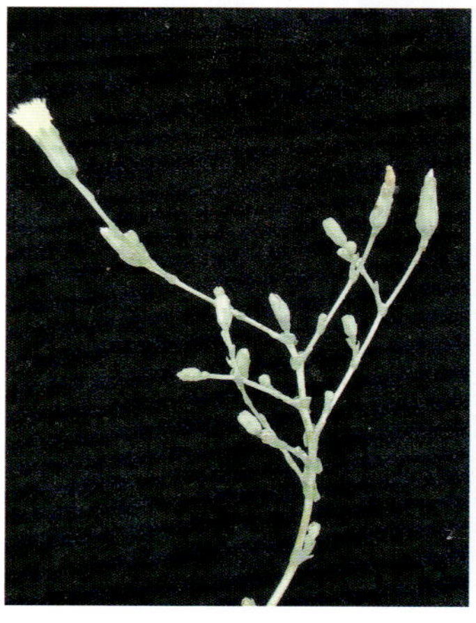
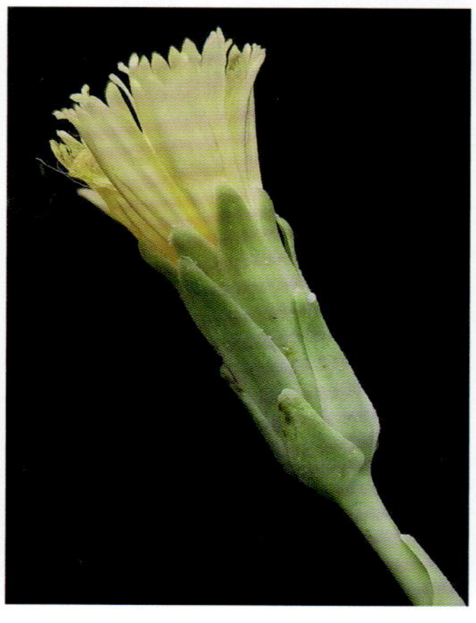
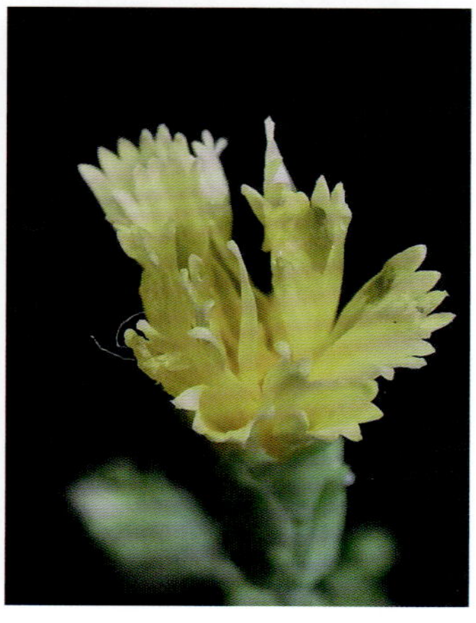

【基　　原】菊科黄鹌菜属黄鹌菜 *Youngia japonica*（L.）DC.

【别　　名】黄鸡婆。

【形态特征】1 年生草本。根：根直伸，有须根多数。茎：茎直立，单生或数茎簇生，下部被稀疏的皱波状长或短毛。叶：基生叶倒披针形、椭圆形、长椭圆形或宽线形，大头羽状深裂或全裂，稀不裂，顶裂片卵形、倒卵形或卵状披针形，顶端圆形或急尖，边缘有锯齿或几全缘，侧裂片 3 ～ 7 对，最下方的侧裂片耳状，全部侧裂片边缘有锯齿或小尖头；叶柄长，无翼或有翼；无茎叶或极少有 1-（2）枚；全部叶及叶柄被皱波状长或短柔毛。花：头状花序含 10 ～ 20 枚舌状小花，在茎枝顶端排成伞房花序，花序梗细；总苞圆柱状，总苞片 4 层，外层及最外层极短，宽卵形或宽形，内层及最内层长，披针形，全部总苞片外面无毛；舌状小花黄色，花冠管外面有短柔毛。果：瘦果纺锤形，压扁，褐色或红褐色，顶端无喙，有 11 ～ 13 条粗细不等的纵肋，肋上有小刺毛；冠毛糙毛状。花果期 4—10 月。

【生境分布】生于山坡、山谷、林缘、林下、草地、沼泽地、田间、荒地等处。分布于我国华东、华中、华南、西南及陕西、甘肃、河北、山西、山东等地。

【药用部位（药材名称）及采收加工】根或全草（黄鹌菜）。春季采收全草，秋季采根；鲜用或切段晒干。

【临床应用】甘、微苦，凉。清热解毒，利尿消肿；用于感冒，咽痛，结膜炎，乳痈，疮疖肿毒，毒蛇咬伤，痢疾，肝硬化腹水，急性肾炎，淋浊，血尿，白带，风湿关节炎，跌打损伤。

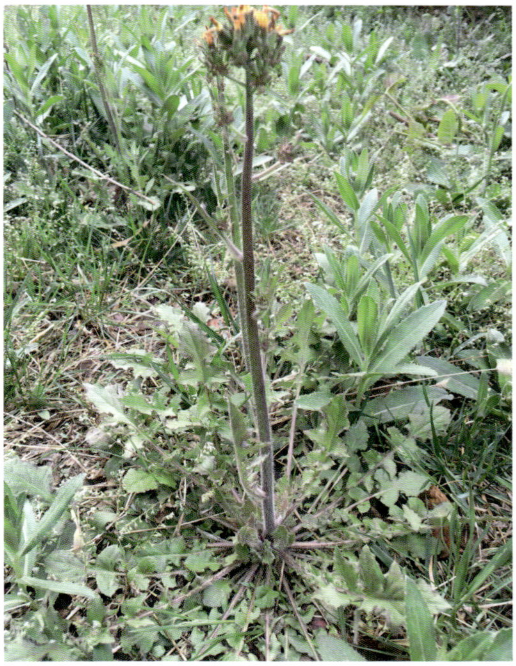
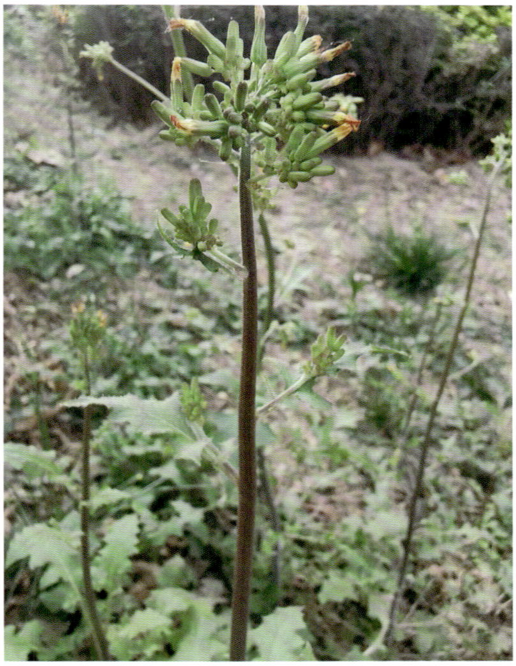
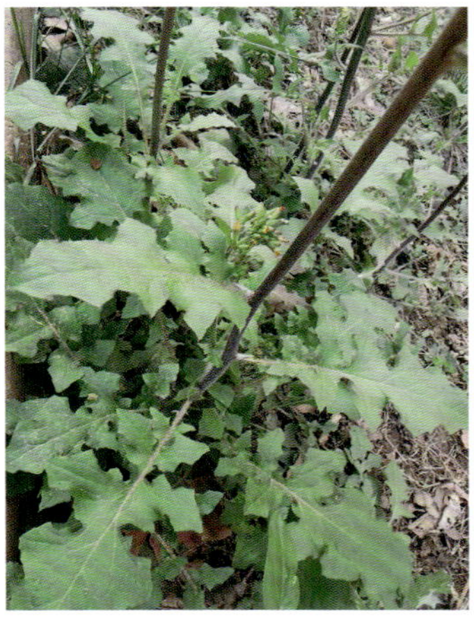
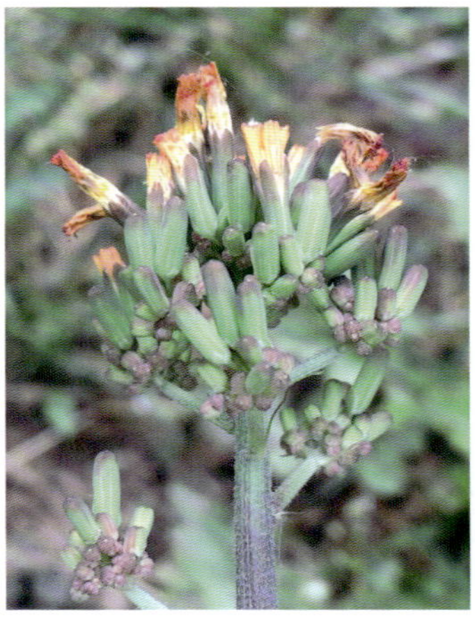
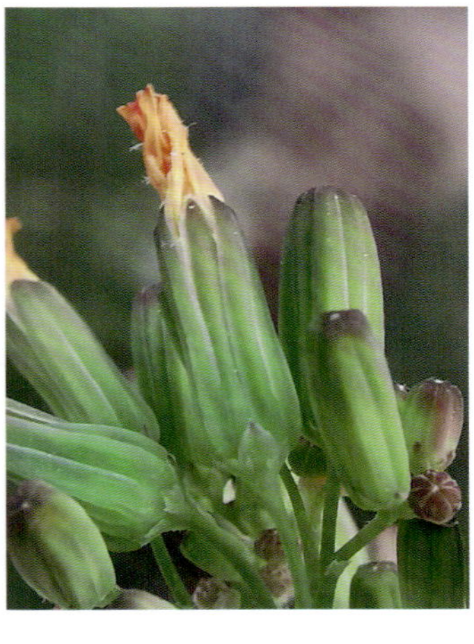

黄瓜假还阳参

【基　　原】菊科假还阳参属黄瓜假还阳参 *Crepidiastrum denticulatum*（Houttuyn）Pak & Kawano

【别　　名】秋苦荬、秋（野）苦荬菜。

【形态特征】1～2年生草本。茎：茎多分枝，常带紫红色。叶：基生叶花期枯萎；茎下部和中部叶倒长卵形、倒卵状长圆形或披针形，先端尖或钝，基部渐狭成柄或无柄而成耳状抱茎，叶中部以上最宽，叶缘疏具波状浅齿或全缘；茎上部叶渐小，基部耳状抱茎。花：头状花序多数，在茎顶排成伞房状，梗细；总苞圆筒状，总苞片2层，外层短小，卵形，内层较长，线状披针形；舌状花黄色，舌片顶端5齿裂。果：瘦果纺锤形，黑褐色，具喙；冠毛白色。花果期8—11月。

【生境分布】生于山坡、田野、路旁。分布于全国各地。

【药用部位（药材名称）及采收加工】全草或根（野苦荬菜、苦碟子）。当年开花之前的春夏季采收，洗净，鲜用或晒干。

【临床应用】苦、微酸、涩，凉。清热解毒，散瘀止痛，止血，止带；用于子宫颈糜烂，白带过多，子宫出血，下肢淋巴管炎，跌打损伤，无名肿毒，乳痈疖肿，烧烫伤，阴道滴虫病。

【备　　注】按《中国植物志》，本种由苦荬菜属秋苦荬菜 *Ixeris denticulata*（Houtt.）Stebb. 修订为假还阳参属黄瓜假还阳参。

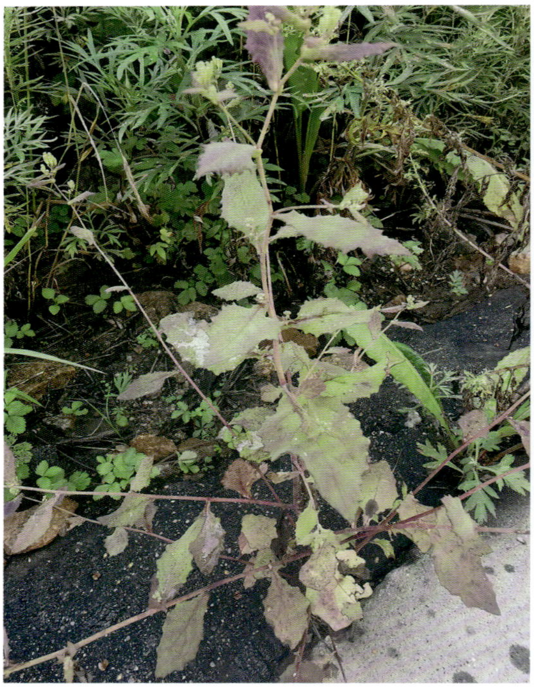

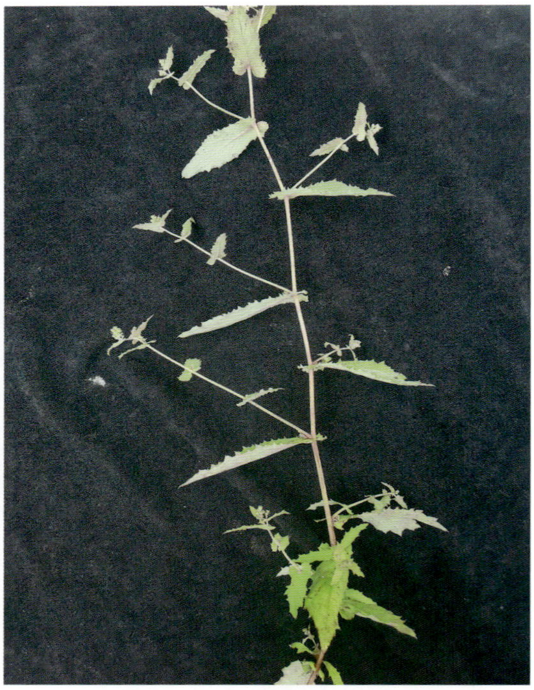

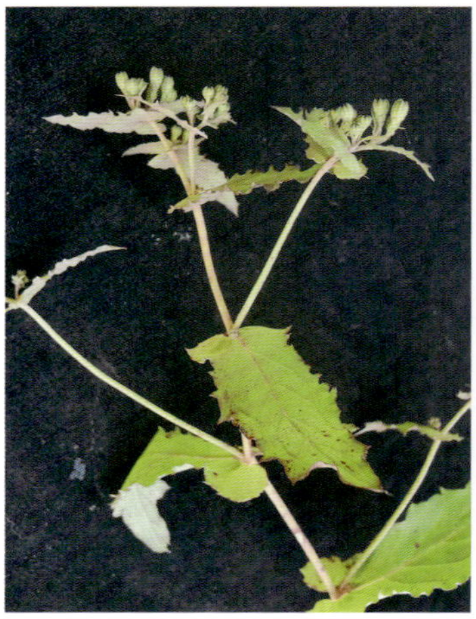

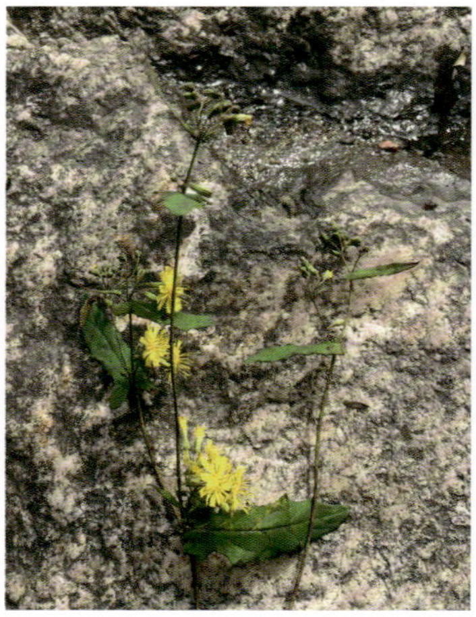

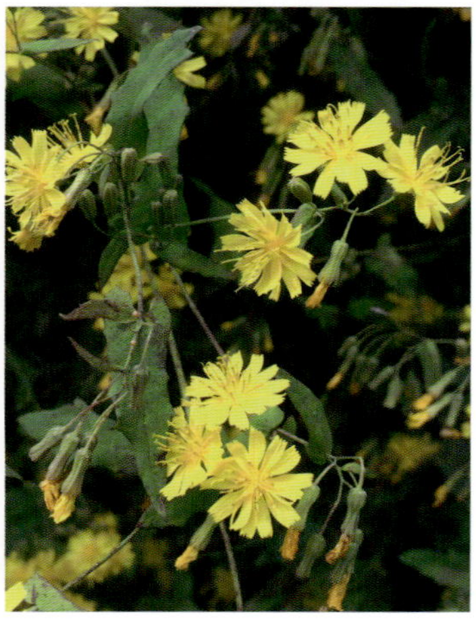

尖裂假还阳参

【基　　原】菊科假还阳参属尖裂假还阳参 *Crepidiastrum sonchifolium*（Maximowicz）Pak & Kawano

【别　　名】（野、抱茎）苦荬菜、抱茎小苦荬、猴尾草、鸭子食、盘尔草、苦蝶子、尖裂黄瓜菜等。

【形态特征】1 年生草本。茎：茎直立，单一，上部呈伞房花序状分枝；全部茎枝无毛。叶：基生叶花期枯萎；茎中下部叶长椭圆状卵形、长卵形或披针形，羽状深裂或半裂，基部圆耳状抱茎，侧裂片约 6 对，狭长，长线形或尖齿状，边缘全缘；茎上部叶及接花序分枝处的叶渐小或更小，卵状心形，顶端长渐尖，基部心形扩大抱茎；全部叶两面无毛。花：头状花序多数，在茎枝顶端排伞房状花序，含舌状小花 15 ～ 19 枚；总苞圆柱状，总苞片 2 ～ 3 层，外层及最外层极短，卵形，顶端钝或急尖，内层长，长椭圆形或披针状长椭圆形，顶端钝或急尖；舌状小花黄色。果：瘦果长椭圆形，黑色，有 10 条高起的钝肋，上部沿肋有微刺毛，上部渐细成稍粗的喙；冠毛白色，微糙毛状。花果期 5—9 月。

【生境分布】生于山坡草地。分布于黑龙江、吉林、河北、山东、河南等地。

【药用部位（药材名称）及采收加工】全草（苦碟子）。5—6 月花开时采收，切段，晒干。

【临床应用】苦，寒。止痛消肿，清热解毒；用于头痛，牙痛，胃痛，跌打伤痛，咽喉肿痛，痈肿疮疖。

【备　　注】按《中国植物志》，本种由苦荬菜属抱茎苦荬菜 *Ixeris sonchifolia*（Bunge）Hance. 修订为假还阳参属尖裂假还阳参。

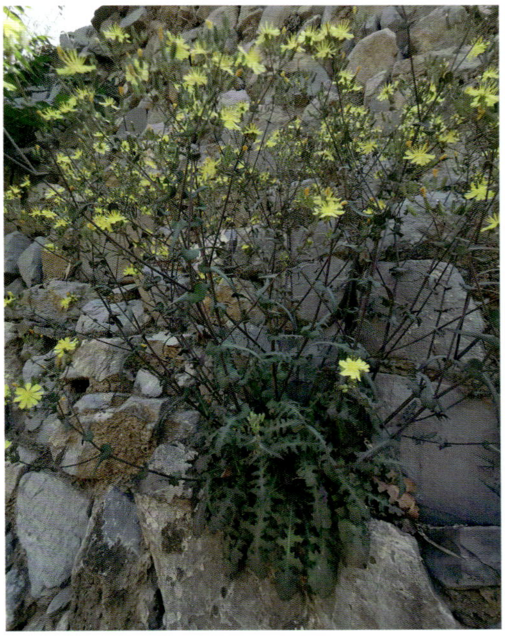
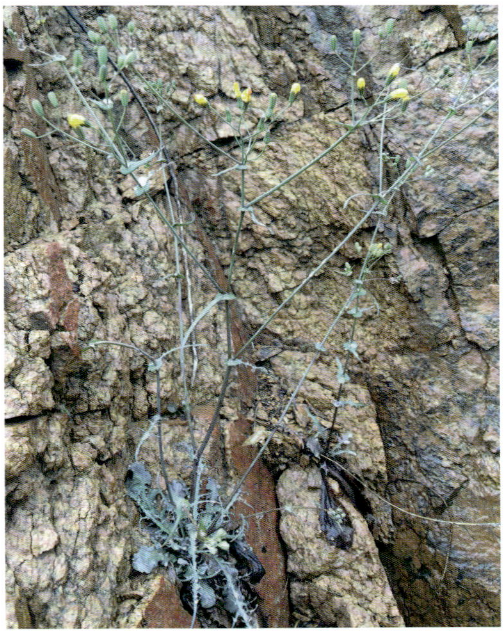
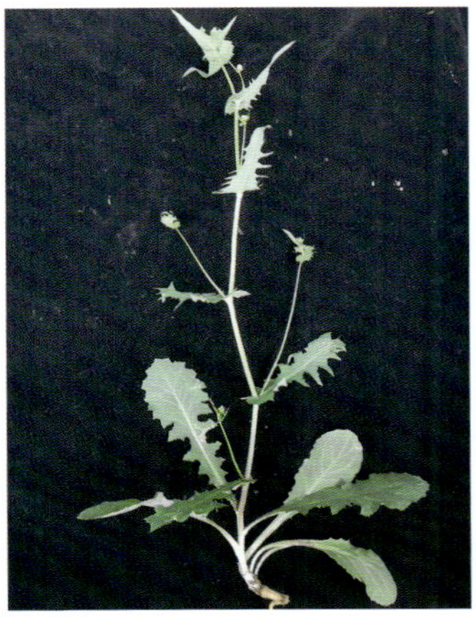
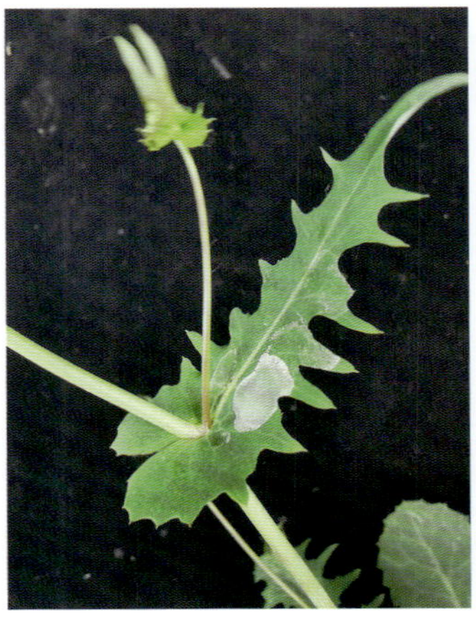
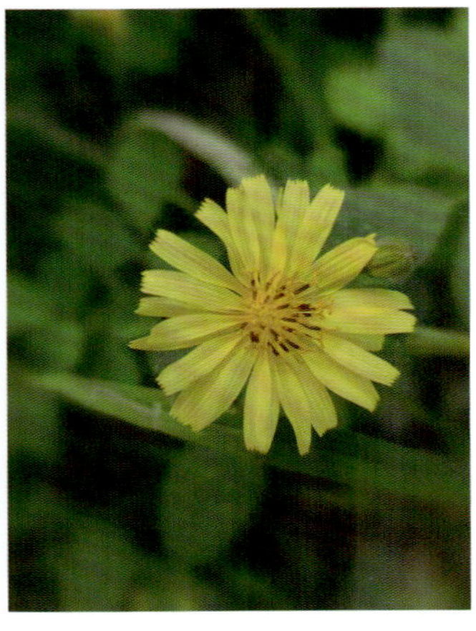

中华苦荬菜

【基　　原】菊科苦荬菜属中华苦荬菜 *Ixeris chinensis*（Thunb.）Nakai

【别　　名】山鸭舌草、山苦荬、小苦苣、苦麻子、苦菜、中华小苦荬、黄鼠草。

【形态特征】多年生草本。**根**：根直伸。**茎**：根状茎极短缩；茎直立，单一或数茎簇生，上部呈伞房花序状分枝。**叶**：基生叶长椭圆形、倒披针形、线形或舌形，顶端钝、急尖或向上渐窄，基部渐狭成翼柄，全缘或边缘有齿或羽状浅裂、半裂或深裂；茎生叶 2 ～ 4 枚，极少 1 枚或无茎叶，长披针形或长椭圆状披针形，全缘，顶端渐狭，基部扩大，耳状抱茎或至少基部茎生叶的基部有明显的耳状抱茎；全部叶两面无毛。**花**：头状花序通常在茎枝顶端排成伞房花序，含舌状小花 21 ～ 25 枚；总苞圆柱状，总苞片 3 ～ 4 层，外层及最外层宽卵形，内层长椭圆状倒披针形；舌状小花黄色，干时带红色。**果**：瘦果褐色，长椭圆形，有 10 条高起的钝肋，肋上有上指的小刺毛，顶端急尖成细喙；冠毛白色。花果期 1—10 月。

【生境分布】生于山坡、路旁、田野、灌丛、岩缝。分布于我国华东、西南及黑龙江、河北、山西、陕西、河南等地。

【药用部位（药材名称）及采收加工】全草或根（苦苣、苦菜、山苦荬）。春夏季采收，洗净，鲜用或晒干。

【临床应用】苦，寒。清热解毒，破瘀活血，排脓；用于阑尾炎，腹腔脓肿，肠炎，痢疾，急慢性盆腔炎，肺热咳嗽，肺结核，吐血，衄血；外用治跌打损伤、疮疖肿痛、黄水疮、阴囊湿疹。

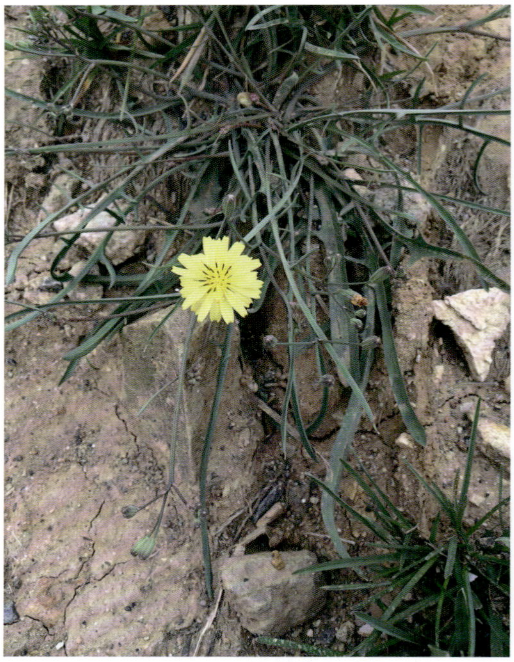
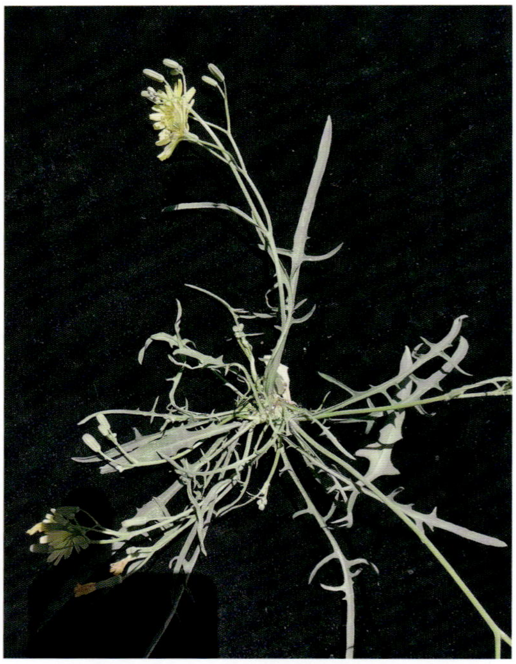
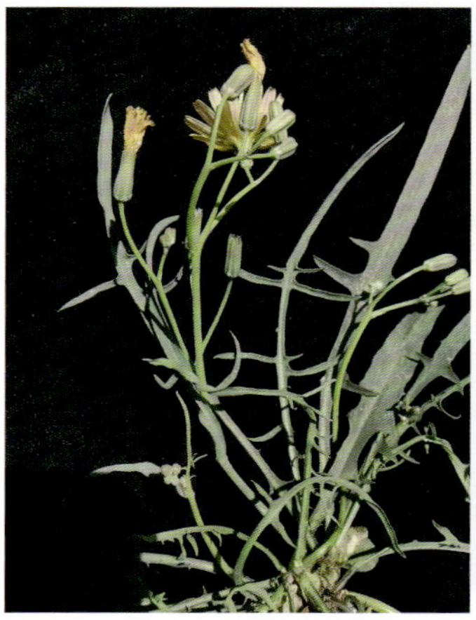
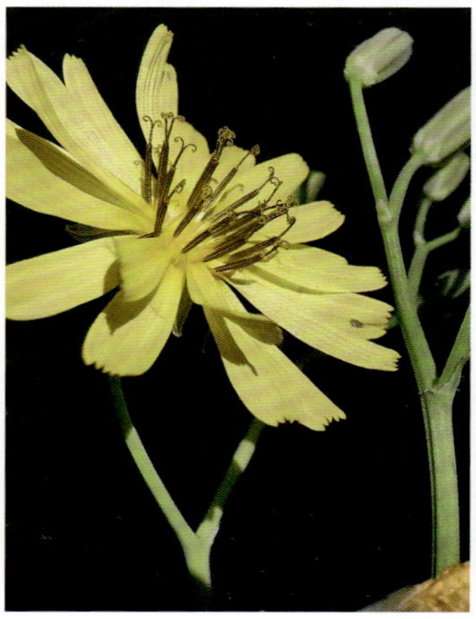
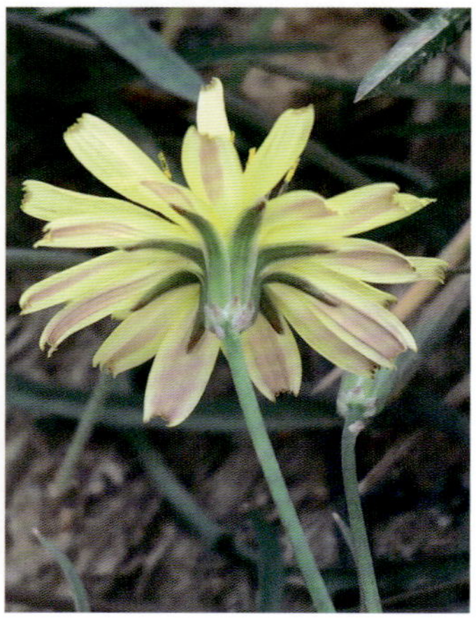

钻叶紫菀

【基　　原】菊科联毛紫菀属钻叶紫菀 *Symphyotrichum subulatum*（Michx.）G. L. Nesom

【别　　名】剪刀菜、白菊花、土柴胡、九龙箭、钻形紫菀。

【形态特征】多年生草本。**茎：**茎基部略带红色，上部有分枝。**叶：**叶互生，无柄；基部叶倒披针形，花期凋落；茎中部叶线状披针形，先端尖或钝，全缘；茎上部叶渐狭，线形。**花：**头状花序顶生，排成圆锥花序；总苞钟状，总苞片 3 ～ 4 层，外层较短，内层较长，线状钻形，无毛，背面绿色，先端略带红色；舌状花细狭，淡红色；管状花多数，黄色，短于冠毛。**果：**瘦果，略有毛。花果期 9—11 月。

【生境分布】生于山坡、林缘、路旁。分布于我国西南、华东及湖南、河北等地。

【药用部位（药材名称）及采收加工】全草（瑞连草）。秋季采收，切段，鲜用或晒干。

【临床应用】苦、酸，凉。清热解毒；用于痈肿，湿疹。

【备　　注】按《中国植物志》，本种由紫菀属 Aster 修订为联毛紫菀属 Symphyotrichum。

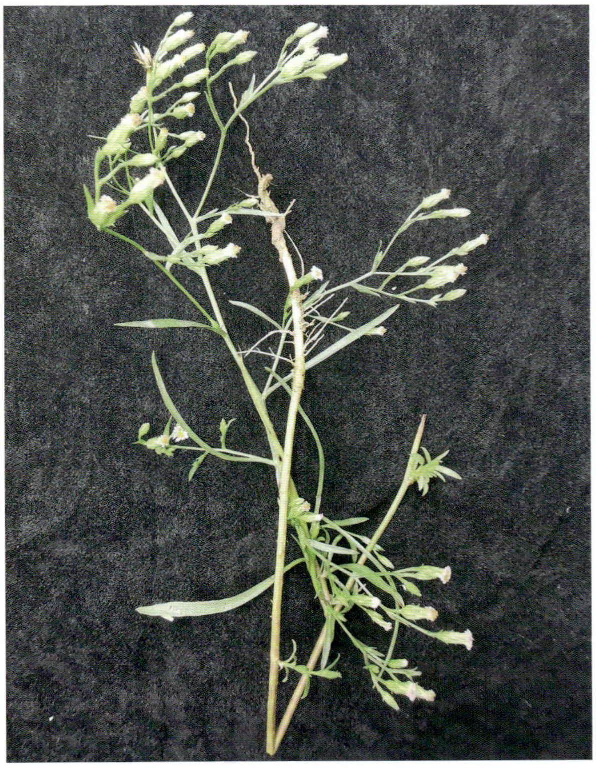

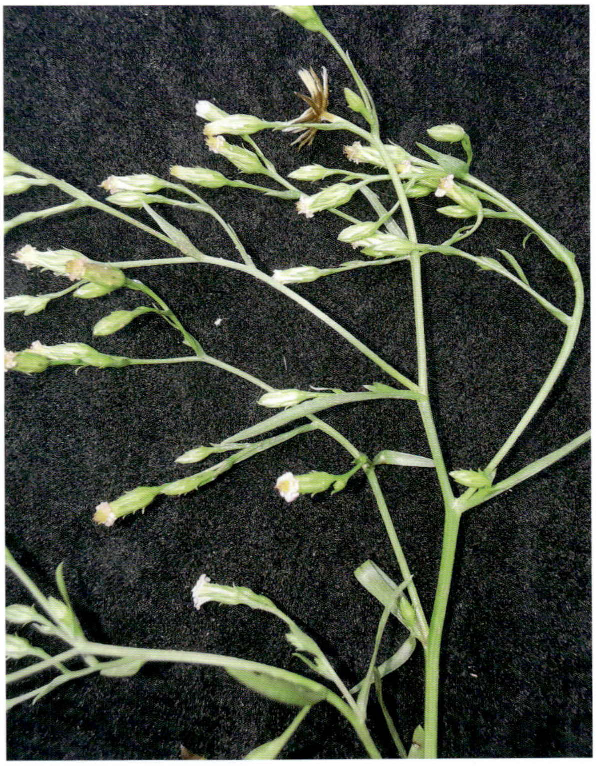

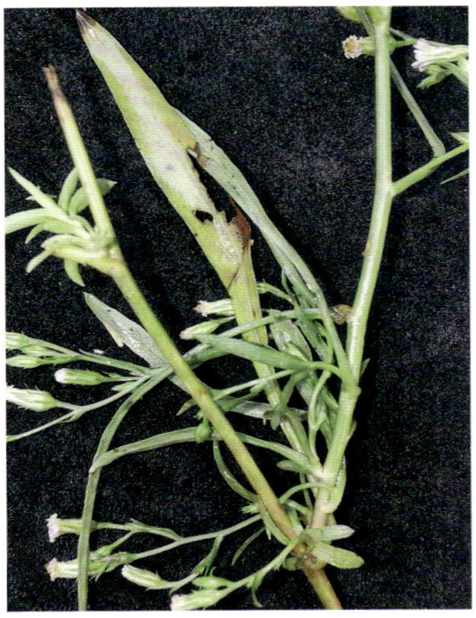

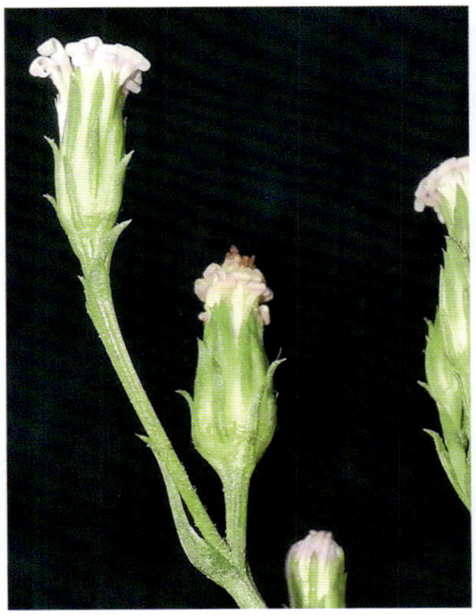

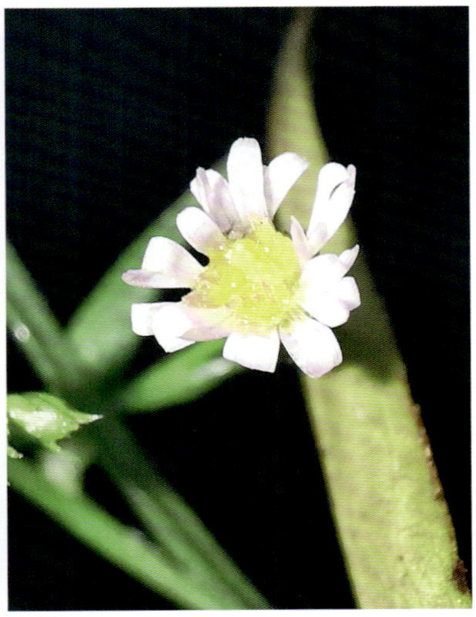

粗毛牛膝菊

【基　　原】菊科牛膝菊属粗毛牛膝菊 *Galinsoga quadriradiata* Ruiz et Pav.

【别　　名】牛膝菊。

【形态特征】1年生草本。根：须根。茎：茎基部稍粗壮，不分枝或自基部分枝，分枝斜升，茎枝被短长柔毛和腺毛，茎具节。叶：叶对生，卵形或长椭圆状卵形，基部类圆形或狭楔形，顶端渐尖或钝，基出脉3或5；茎上部及花序下部的叶渐小，常为披针形；全部茎叶两面黏涩，被白色柔毛，脉和叶柄上的毛较密，叶边缘有粗齿或犬齿，花序下部的叶有时全缘或近全缘。花：头状花序半球形，花梗长，常在茎枝顶端排成疏松的伞房花序；总苞半球形或宽钟状，总苞片1～2层，外层短，内层卵形或卵圆形；托片倒披针形或长倒披针形；舌状花5，白色，顶端3齿裂，筒部细管状，外面被稠密的白色柔毛；管状花黄色，下部被稠密的白色柔毛。果：瘦果，黑褐色。花果期7—10月。

【生境分布】生于林下、路旁。分布于我国大部分地区。

【药用部位（药材名称）及采收加工】全草（辣子草）、头状花序（向阳花）。辣子草：夏秋季采收，晒干。向阳花：开花时采收，鲜用或晒干。

【临床应用】辣子草：辛，平。清热解毒，消炎，止咳平喘，止血；用于扁桃体炎，咽喉炎，急性黄疸型肝炎，外伤出血。向阳花：微苦、涩，平。清肝明目；用于夜盲症，视力模糊，以及其他眼疾。

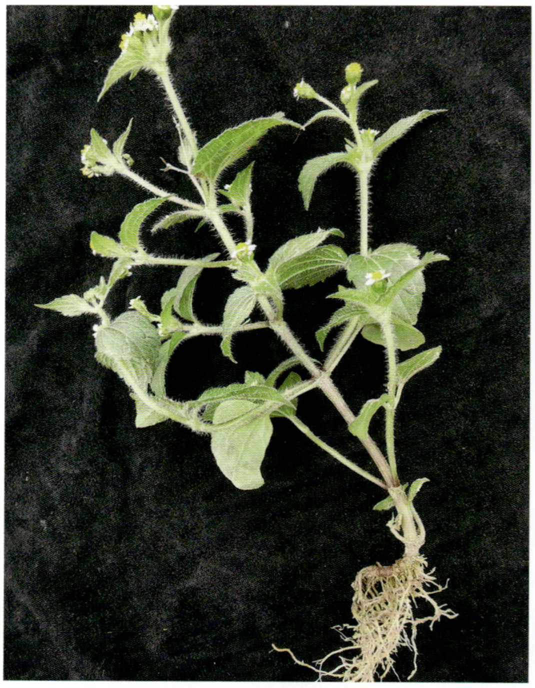

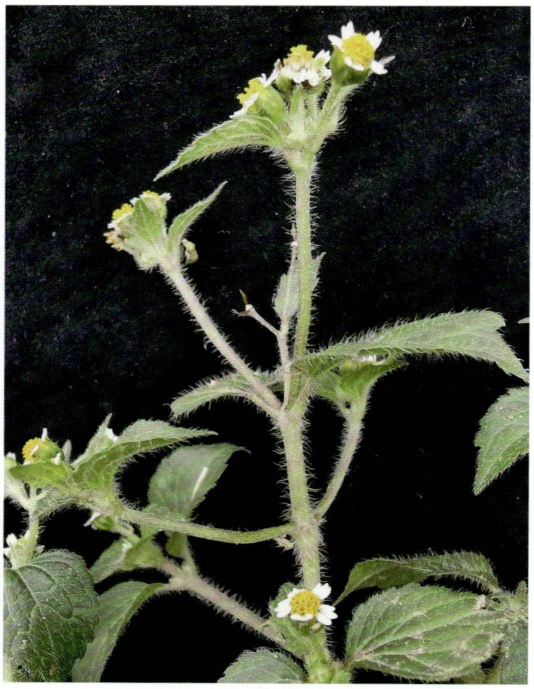

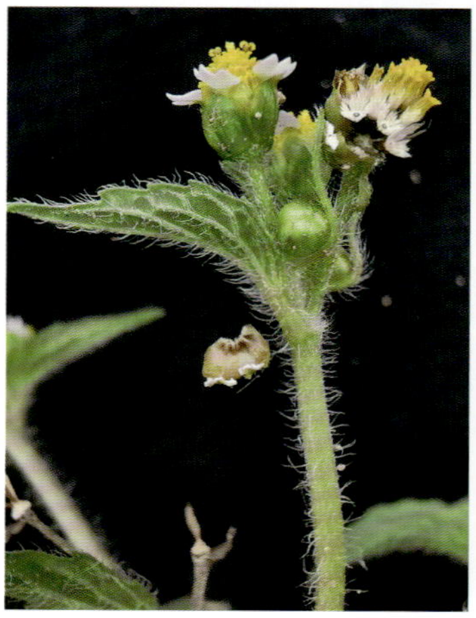

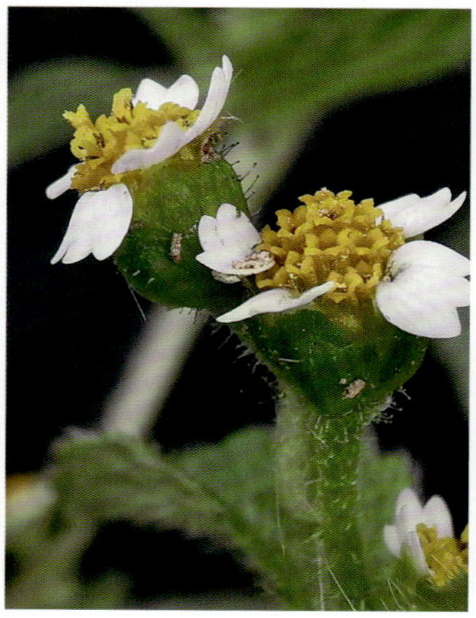

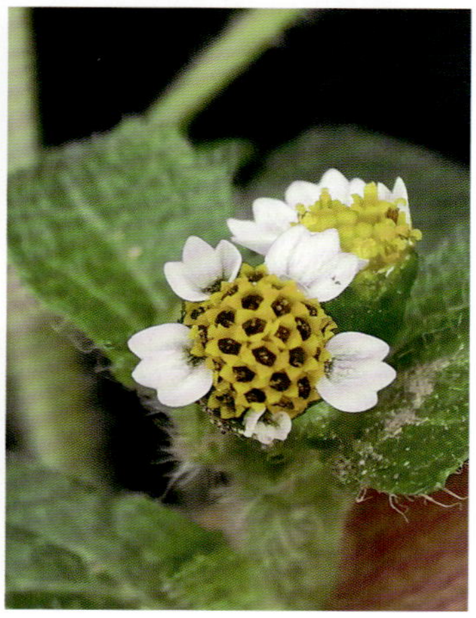

山柳菊

【基　　原】菊科山柳菊属山柳菊 *Hieracium umbellatum* L.

【别　　名】伞花山柳菊。

【形态特征】多年生草本。茎：茎直立，基部常淡红紫色，上部伞房状分枝。叶：基生叶及茎下部叶花期脱落；茎中上部叶互生，无柄，披针形至狭线形，基部狭楔形，顶端急尖或短渐尖，边缘近全缘或有疏齿；茎叶向上渐小。花：头状花序单生茎顶，在茎枝顶端排成伞房状；总苞黑绿色，钟状，总苞片 3～4 层；舌状花黄色。果：瘦果黑紫色，圆柱形；冠毛淡黄色，糙毛状。花果期 7—9 月。

【生境分布】生于山地。分布于我国东北、华北、西北、华中、西南等地。

【药用部位（药材名称）及采收加工】根或全草（山柳菊）。夏秋季采收，去除泥土，洗净，鲜用或晒干。

【临床应用】苦，凉。清热解毒，利湿，消积；用于疮痈疖肿，尿路感染，痢疾，腹痛积块。

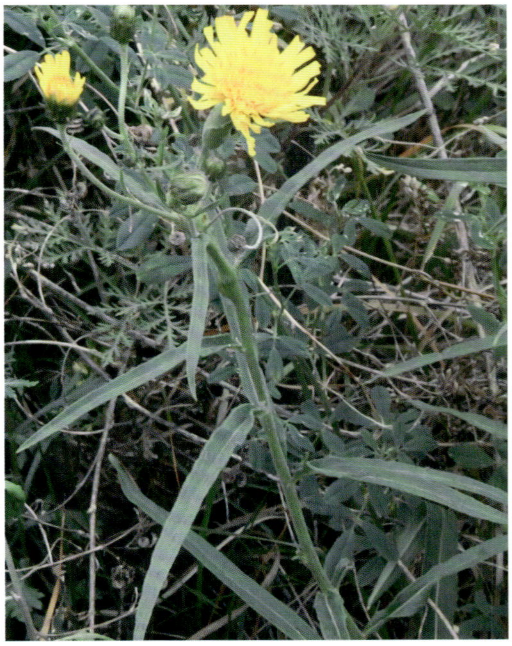
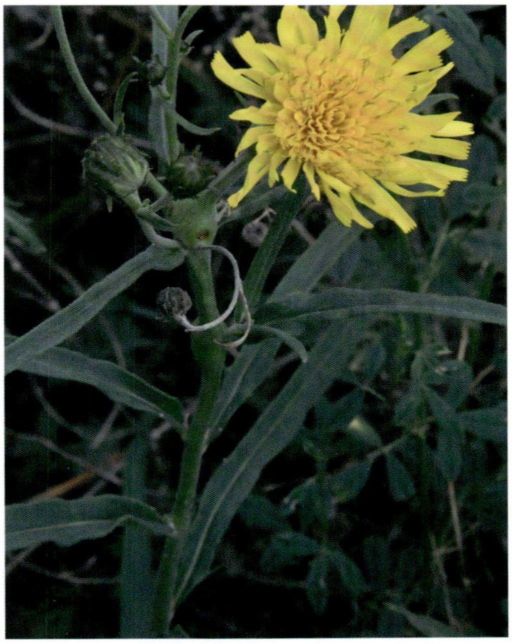
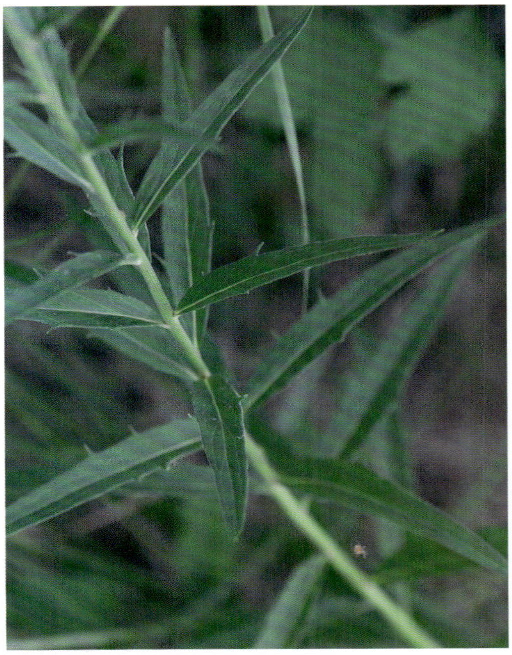
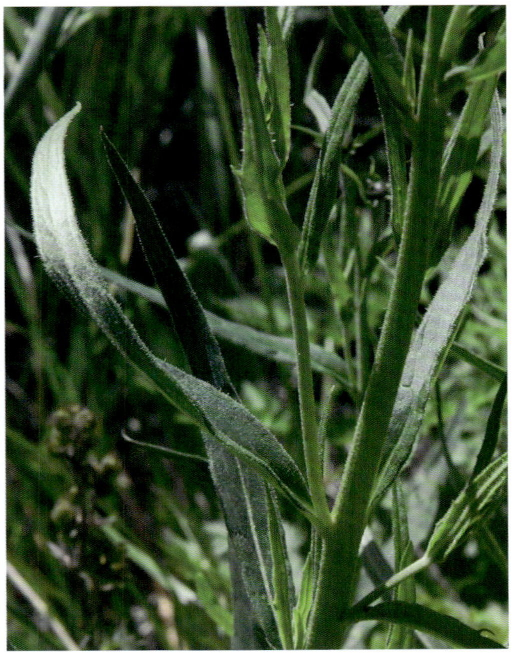

达香蒲

【基　　原】香蒲科香蒲属达香蒲 *Typha davidiana*（Kronf.）Hand.-Mazz.

【别　　名】无。

【形态特征】多年生草本。茎：根状茎粗壮；茎直立，高 1 ～ 1.5 m。叶：叶片长 60 ～ 70 cm，宽约 3 ～ 5 mm，叶背面凸形，横切面半圆形，叶鞘长，抱茎。花：雌雄花序远离；雄花序基部具 1 枚叶状苞片，花后与花先后脱落；雌性花序的叶状苞片比叶宽，花后脱落；雌花有小苞片，小苞片匙形或近三角形，孕性雌花柱头条形或披针形，花柱很短，不孕雌花子房倒圆锥形，具褐色斑点，白色丝状毛着生于基部，多少上延，果期通常与小苞片和柱头近等长，长于不孕雌花。果：果实披针形，具棕褐色条纹，果柄不等长。种子：种子纺锤形，黄褐色，微弯。花果期 5—8 月。

【生境分布】生于湖泊河流岸边、水沟、湿地等处。分布于我国东北、华北及河南、新疆、江苏、浙江等地。

【药用部位（药材名称）及采收加工】全草（香蒲）、花粉（蒲黄）、带有部分嫩茎的根茎（蒲蒻）、果穗（蒲棒）。香蒲：夏秋季采收，晒干。蒲黄：夏季采收蒲棒上部的黄色雄花序，晒干后碾轧，筛取花粉。蒲蒻：春季采挖，晒干。蒲棒：刷取蒲棒上的茸毛。

【临床应用】香蒲：治小便不利，乳痈。蒲黄：甘，平；归肝、心包经。止血，化瘀，通淋；用于吐血，衄血，咯血，崩漏，外伤出血，经闭痛经，脘腹刺痛，跌仆肿痛，血淋涩痛。蒲蒻：甘，凉。清热凉血，利水消肿；用于孕妇劳热，胎动下血，消渴，口疮，热痢，淋病，白带，水肿，瘰疬。蒲棒：甘、微辛，平。用于外伤出血。

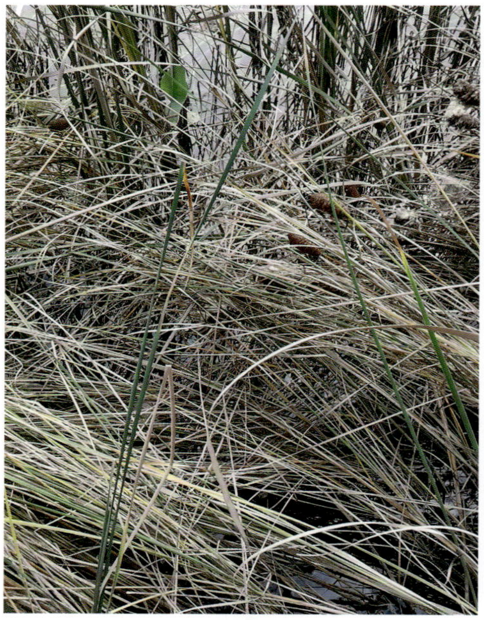

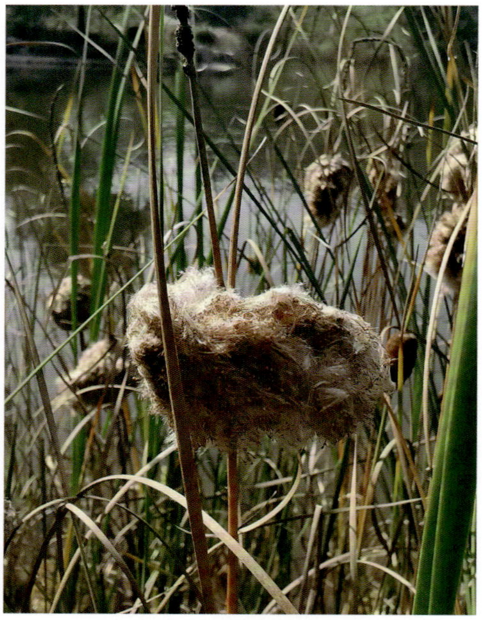

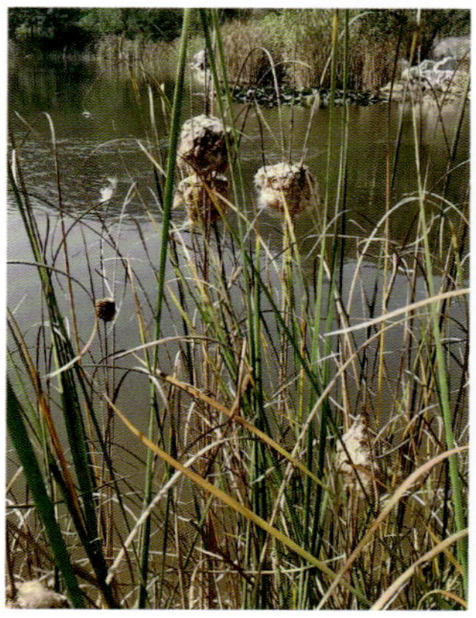

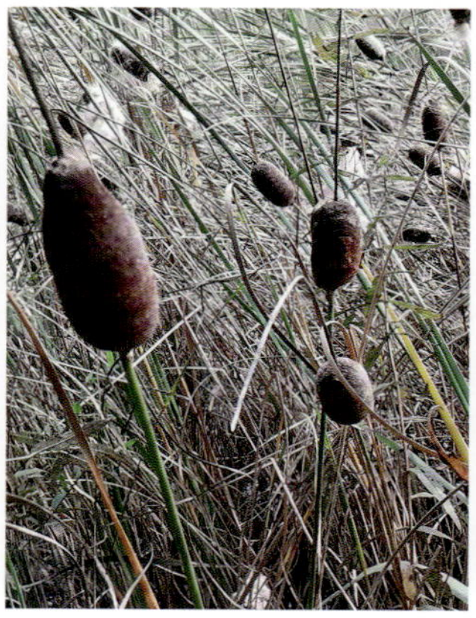

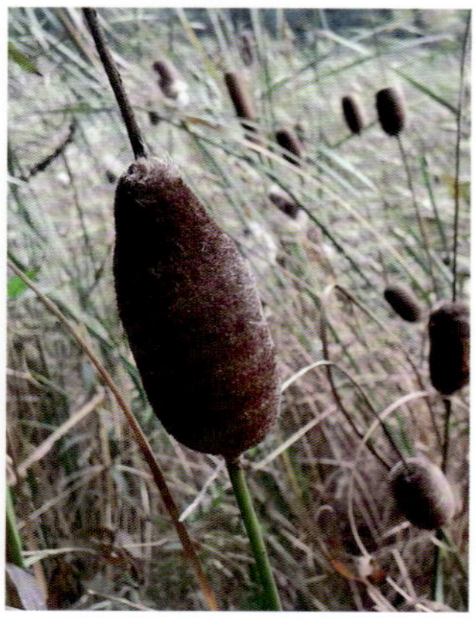

水烛香蒲

【基　　原】香蒲科香蒲属水烛香蒲 *Typha angustifolia* L.

【别　　名】水烛、狭叶香蒲、蒲草、水蜡烛。

【形态特征】多年生草本。**根：**须根多数。**茎：**根茎粗长，匍匐于泥或土中。**叶：**叶狭线形，深绿色，背部隆起；叶鞘常有耳，下部圆筒状，边缘膜质。**花：**穗状花序长圆柱形，雌雄同株；花小，单性，褐色，雌雄花序离生，雄花序在上，雌花序在下；雄花具 2 ～ 3 雄蕊，基生毛较花药长，花粉粒单生；雌花具小苞片，匙形，小苞片较柱头短。**果：**坚果细小，无槽。花果期 5—8 月。

【生境分布】生于浅水中、近水处。分布于我国东北、华东、华北及河南、福建、江西、湖北、四川、云南、陕西等地。

【药用部位（药材名称）及采收加工】均同植物“达香蒲”项下。

【临床应用】同植物“达香蒲”项下。

【备　　注】按《药典》，中药材“蒲黄”为香蒲科植物水烛香蒲 *Typha angustifolia* L. 和东方香蒲 *Typha orientalis* Presl 或同属其他植物的干燥花粉。按《中国植物志》，*Typha angustifolia* L. 的名称为“水烛”。本书参考《药典》。

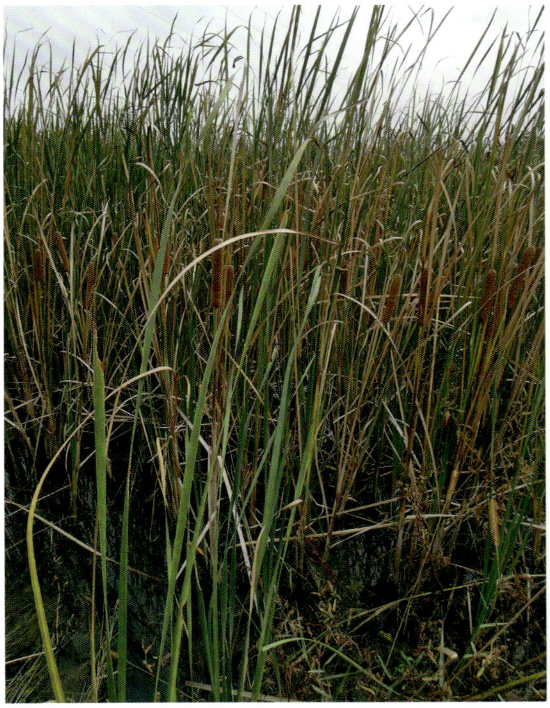

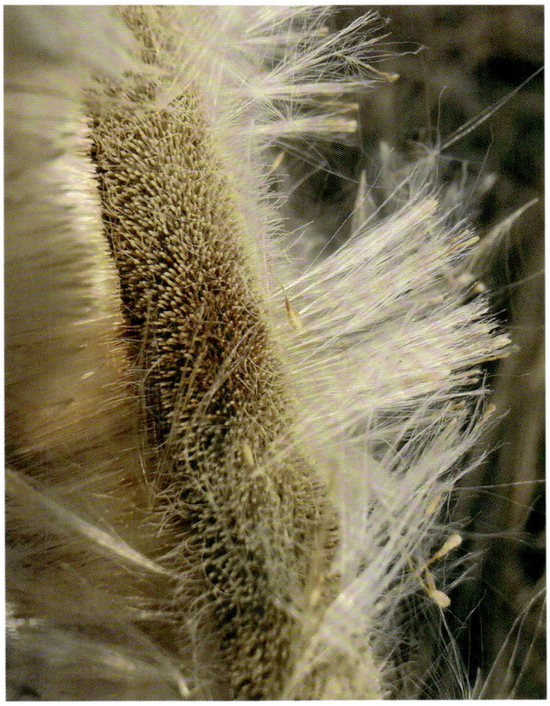

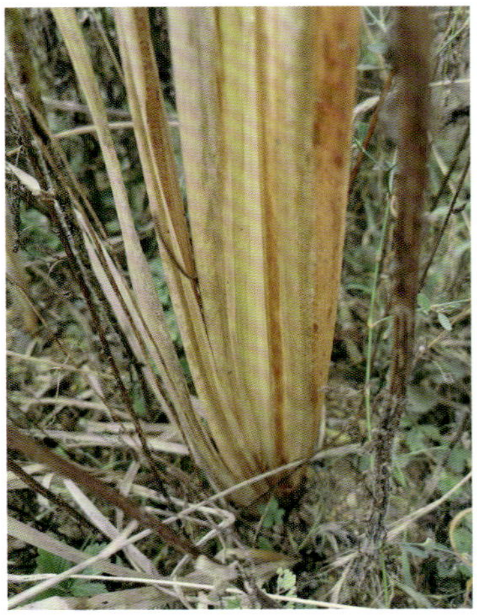

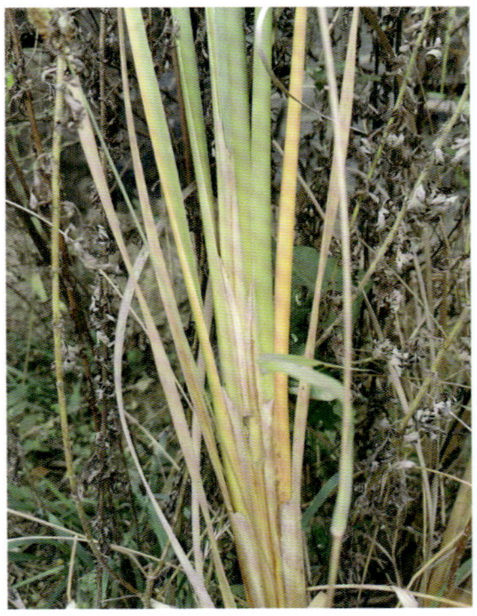

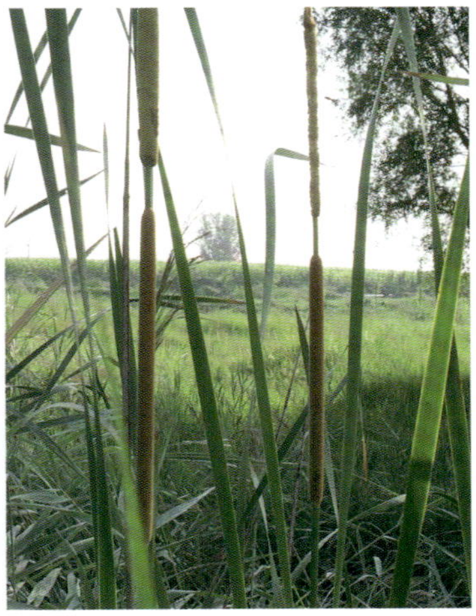

黑三棱

【基　　原】香蒲科黑三棱属黑三棱 *Sparganium stoloniferum*（Graebn.）Buch.-Ham

【别　　名】（泡）三棱。

【形态特征】多年生草本。茎：根状茎粗壮，块茎膨大，比茎粗；茎直立，粗壮，挺水。叶：叶具中脉，上部扁平，背面凸起或呈三棱形，基部鞘状。花：圆锥花序开展，具 3 ～ 7 个侧枝，每个侧枝上着生 7 ～ 11 个雄性头状花序和 1 ～ 2 个雌性头状花序，主轴顶端通常具 3 ～ 5 个或更多的雄性头状花序，无雌性头状花序；花期雄性头状花序呈球形，雄花花被片匙形，膜质，先端浅裂，早落，花丝丝状，弯曲，褐色；雌花花被向上渐尖。果：果实倒圆锥形，上部通常膨大呈冠状，具棱，褐色。花果期 5—10 月。

【生境分布】生于湖泊、河沟、沼泽、水塘边浅水处。分布于我国东北、华北、西北及河南、江苏、江西、湖北、云南等地。

【药用部位（药材名称）及采收加工】块茎（三棱）。冬季至次年春季采挖，洗净，削去外皮，晒干。

【临床应用】辛、苦，平；归肝、脾经。破血行气，消积止痛；用于癥瘕痞块，痛经，瘀血经闭，胸痹心痛，食积胀痛。

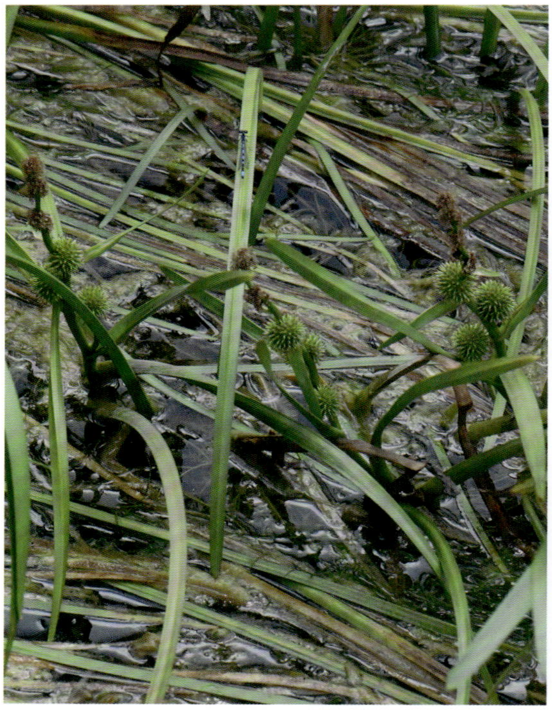
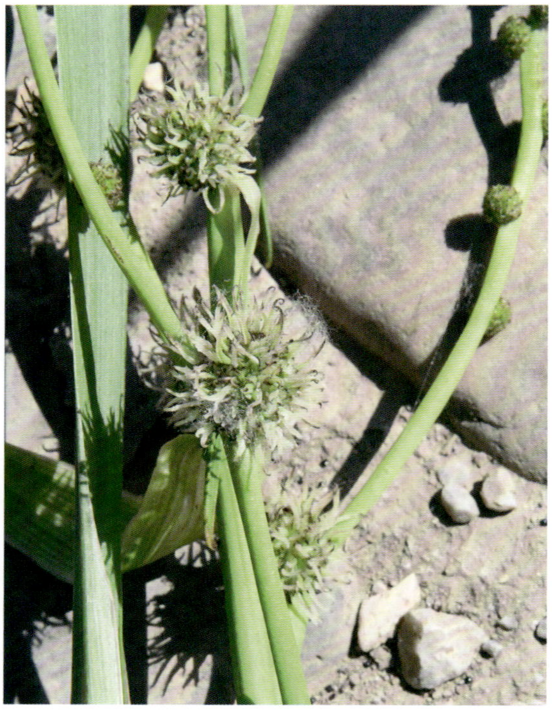
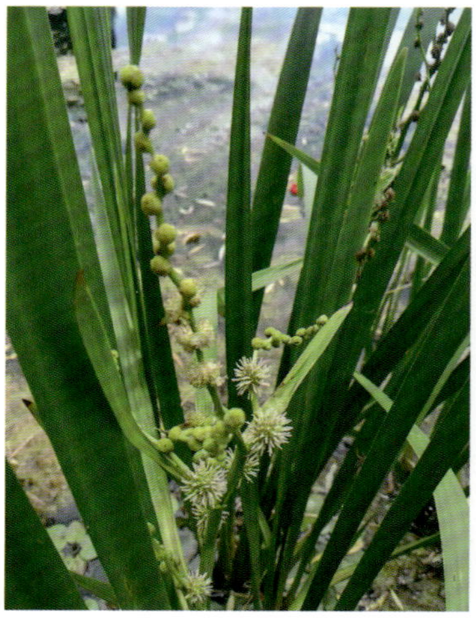
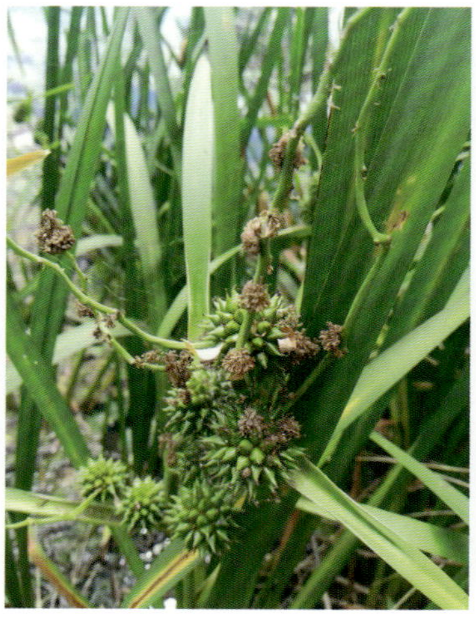
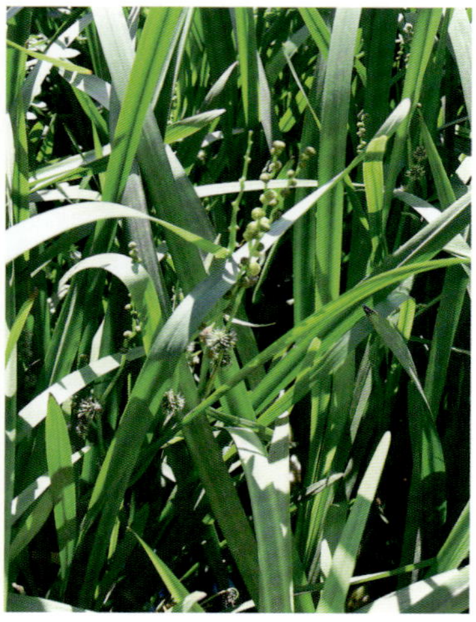

穿叶眼子菜

【基　　原】眼子菜科眼子菜属穿叶眼子菜 *Potamogeton perfoliatus* L.

【别　　名】抱茎眼子菜、酸水草。

【形态特征】多年生沉水草本。茎：根茎发达，白色，节处生须根；茎圆柱形，上部多分枝。叶：叶卵形、卵状披针形或卵状圆形，无柄，先端钝圆，基部心形呈耳状抱茎，边缘波状，常具极细齿；基出脉 3 ～ 5，弧形，顶端连接，次级脉细弱；托叶膜质，无色透明，早落。花：穗状花序顶生，具花 4 ～ 7 轮，密集或稍密集；花序梗与茎近等粗，长 2 ～ 4 cm；花小，被片 4，淡绿色或绿色；雌蕊 4 枚，离生。果：果倒卵形，顶端具短喙，背部 3 脊，中脊稍锐，侧脊不明显。花果期 5—10 月。

【生境分布】生于湖泊、池塘、灌渠、河流等处。分布于全国各地。

【药用部位（药材名称）及采收加工】全草（酸水草）。夏秋季采收，鲜用或晒干。

【临床应用】淡，凉。渗湿解表；用于湿疹，皮肤瘙痒。

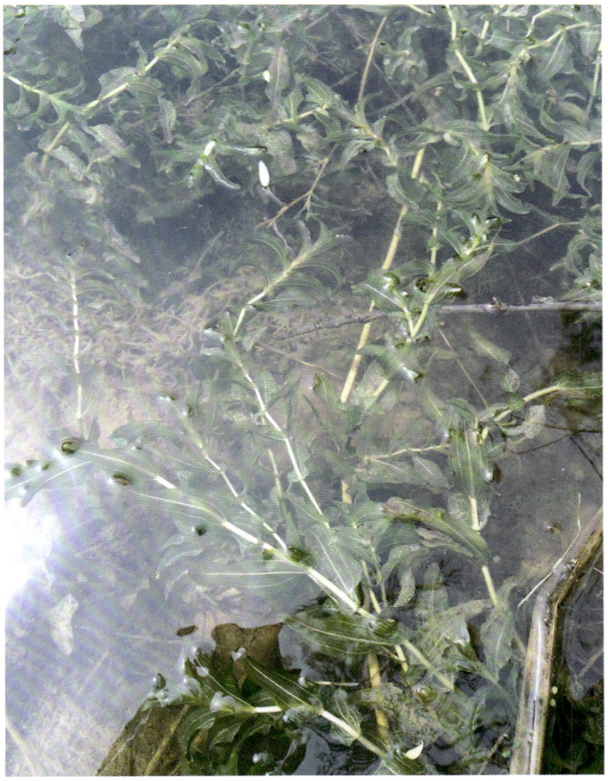

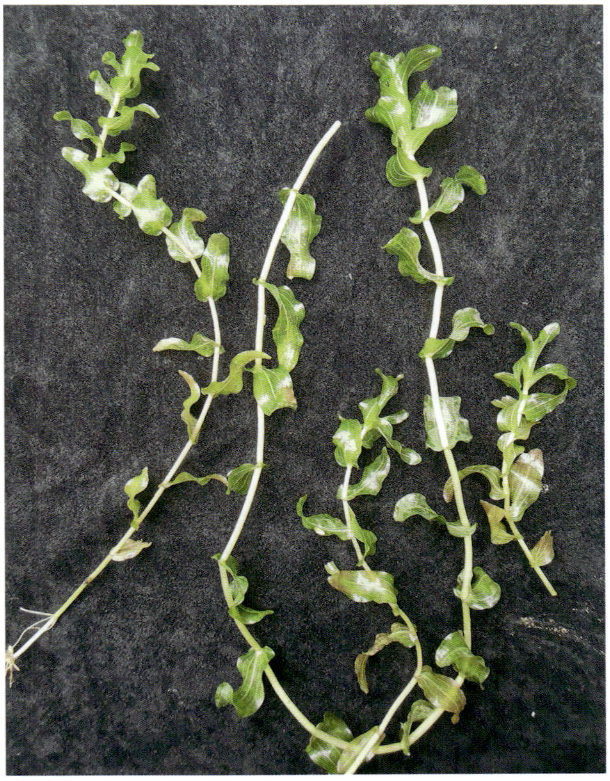

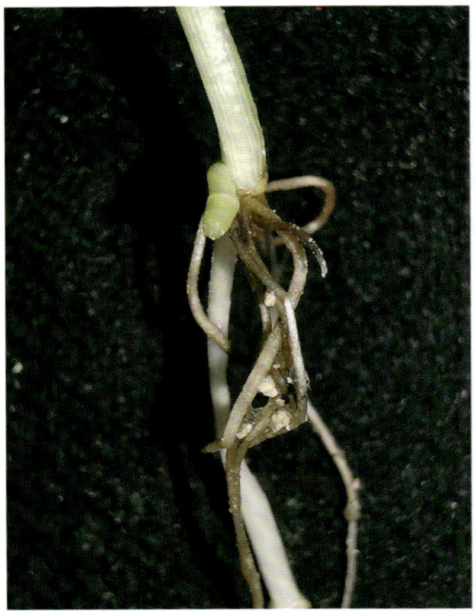

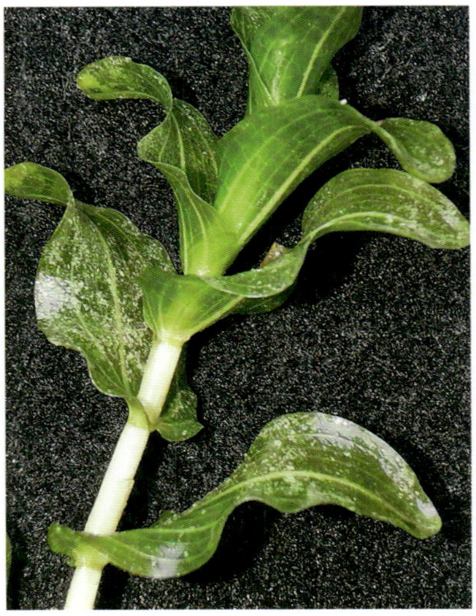

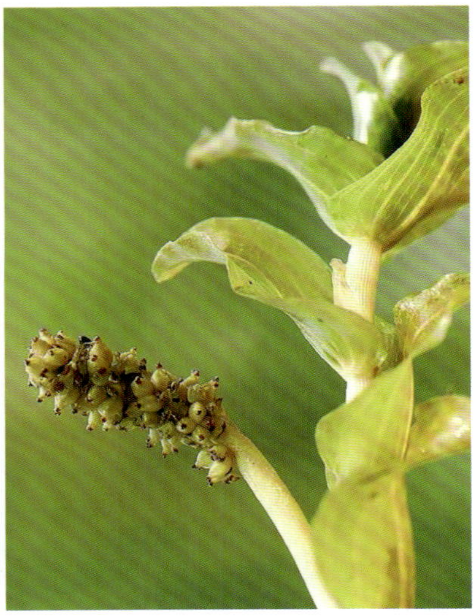

眼子菜

【基　　原】眼子菜科眼子菜属眼子菜 *Potamogeton distinctus* A. Bennett

【别　　名】泉生眼子菜、鸭子草。

【形态特征】多年生水生草本。茎：根茎发达，白色，多分枝，常于顶端形成纺锤状休眠芽体，并在节处生有须根；茎圆柱形，常不分枝。叶：浮水叶革质，披针形、宽披针形至卵状披针形，先端尖或钝圆，基部钝圆或有时近楔形，具长柄，叶脉多条，顶端连接；沉水叶披针形至狭披针形，草质，具柄，常早落；托叶膜质，顶端尖锐，呈鞘状抱茎。花：穗状花序顶生，具花多轮，开花时伸出水面，花后沉没水中；花序梗稍膨大，粗于茎，花时直立，花后自基部弯曲；花小，被片 4，绿色；雌蕊 2 枚（稀 1 或 3）。果：果实宽倒卵形，背部明显 3 脊，中脊锐，于果实上部明显隆起，侧脊稍钝，基部及上部各具 2 凸起，喙略下陷而斜伸。花果期 5—10 月。

【生境分布】生于池塘、水田、水沟等静水中。分布于全国各地。

【药用部位（药材名称）及采收加工】嫩根（眼子菜根）、全草（眼子菜）。眼子菜根：春季采挖嫩根，去除泥土杂质，鲜用或晒干。眼子菜：3—4 月采收，晒干。

【临床应用】眼子菜根：理气和中，止血；用于气痞腹痛，腰痛，痔疮出血。眼子菜：苦，寒。清热，利水，止血，消肿，驱蛔；用于痢疾，黄疸，淋病，带下，血崩，痔血，蛔虫病，疮疡红肿。

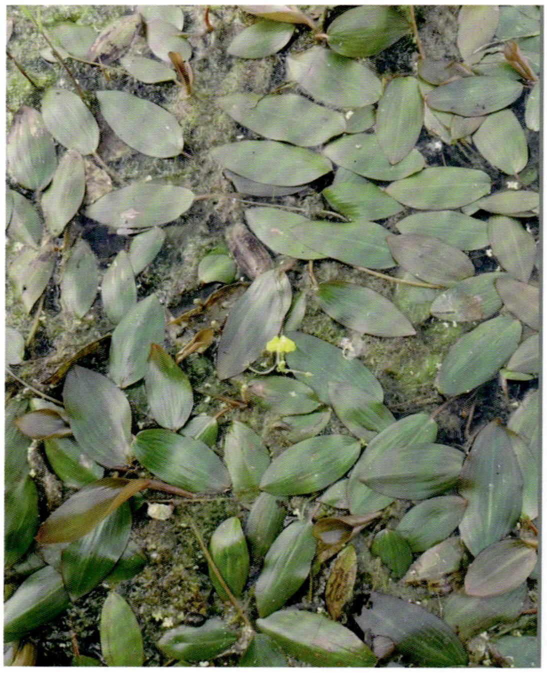

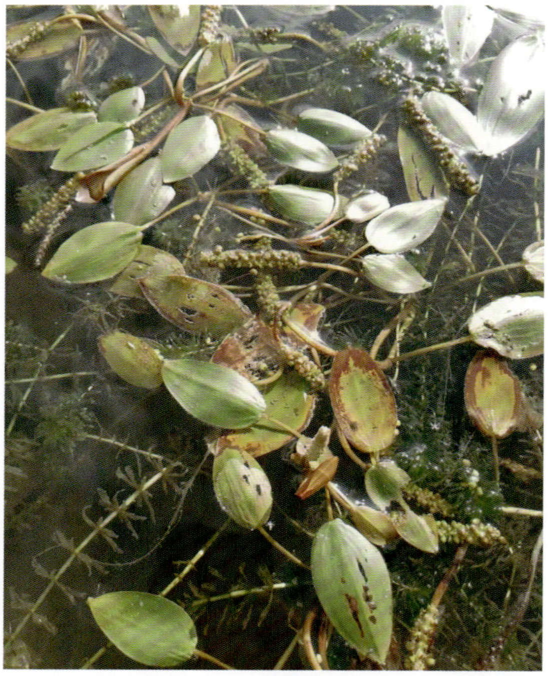

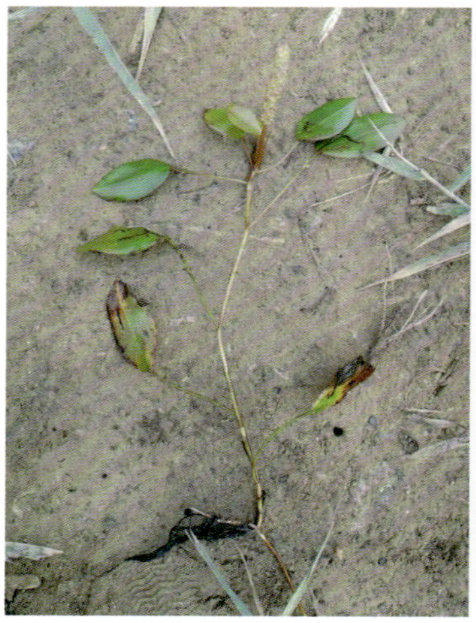

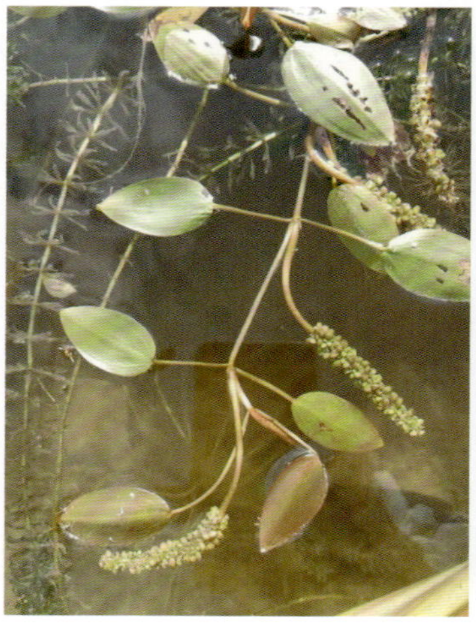

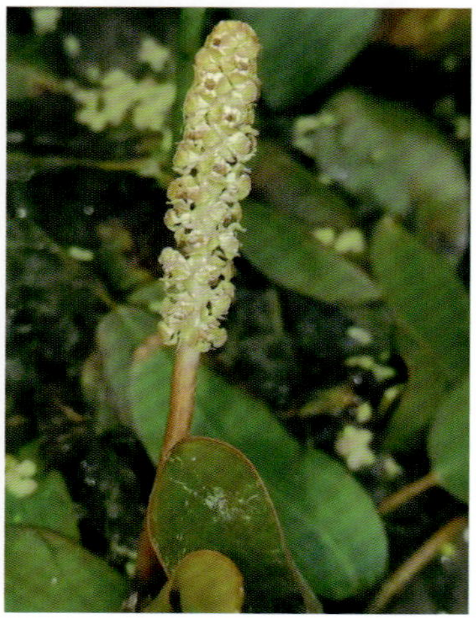

【基　　原】眼子菜科眼子菜属竹叶眼子菜 *Potamogeton wrightii* Morong

【别　　名】马来眼子菜。

【形态特征】多年生沉水草本。茎：根茎发达，白色，节处生须根；茎圆柱形，不分枝或具少数分枝，节间长。叶：叶条形或条状披针形，具长柄，先端钝圆而具小凸尖，基部钝圆或楔形，边缘浅波状，有细微的锯齿；中脉显著，自基部至中部发出6至多条与之平行、并在顶端连接的次级叶脉，三级叶脉清晰可见；托叶大而明显，近膜质，无色或淡绿色，与叶片离生，鞘状抱茎。花：穗状花序顶生，具花多轮，密集或稍密集；花序梗膨大，稍粗于茎；花小，被片4，绿色；雌蕊4枚，离生。果：果实倒卵形，两侧稍扁，背部明显3脊，中脊狭翅状，侧脊锐。花果期6—10月。

【生境分布】生于灌渠、池塘、河流等处。分布于全国各地。

【药用部位（药材名称）及采收加工】全草（眼子菜）。春秋季采收，晒干。

【临床应用】微苦，凉。清热解毒，利尿，消积；用于急性结膜炎，黄疸，水肿，白带，小儿疳积，蛔虫病；外用治痈疖肿毒。

【临床应用】按《全国中草药汇编》，眼子菜属的眼子菜、小叶眼子菜、牙齿草、马来眼子菜、西藏眼子菜的全草在我国不同地区作“眼子菜”入药。

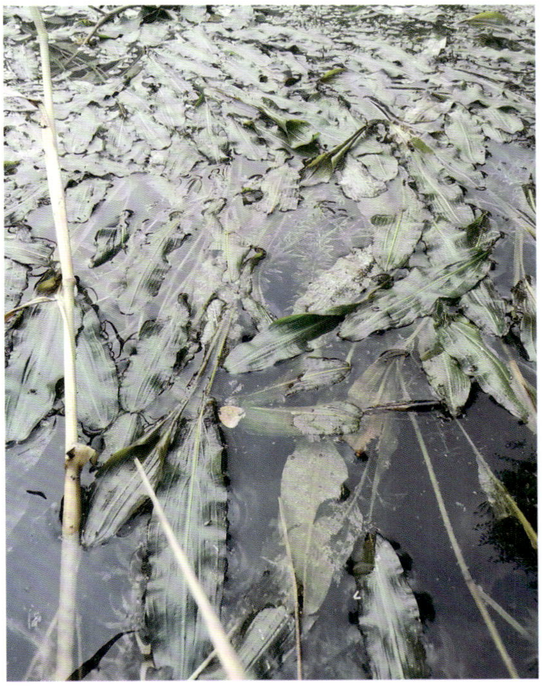

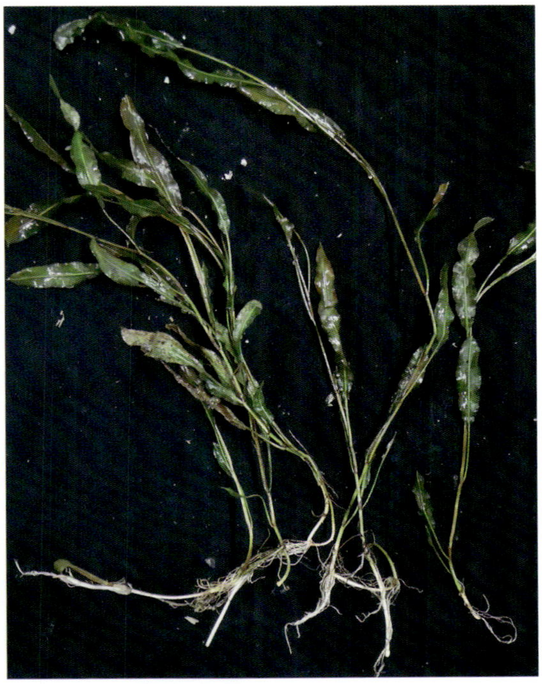

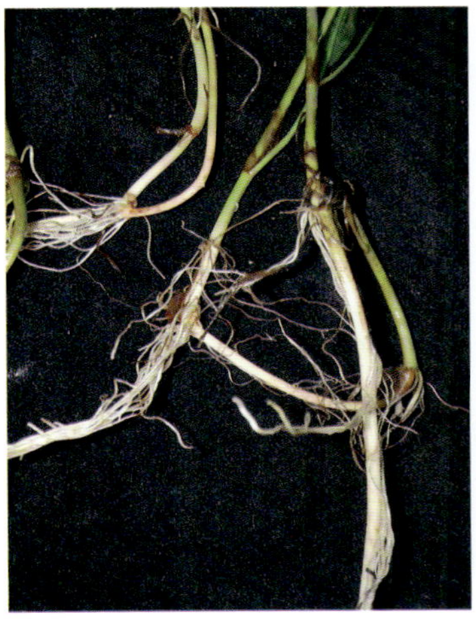

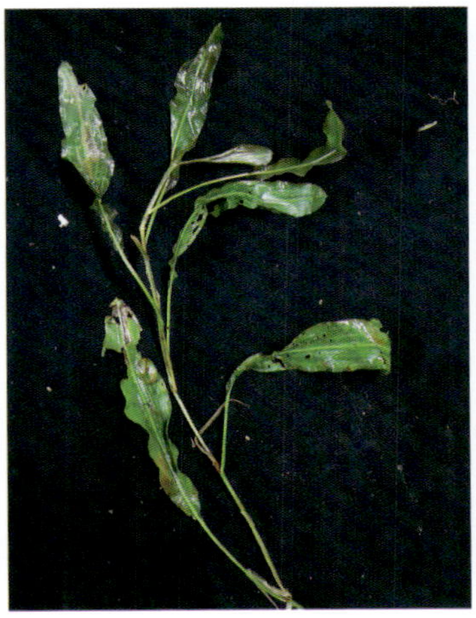

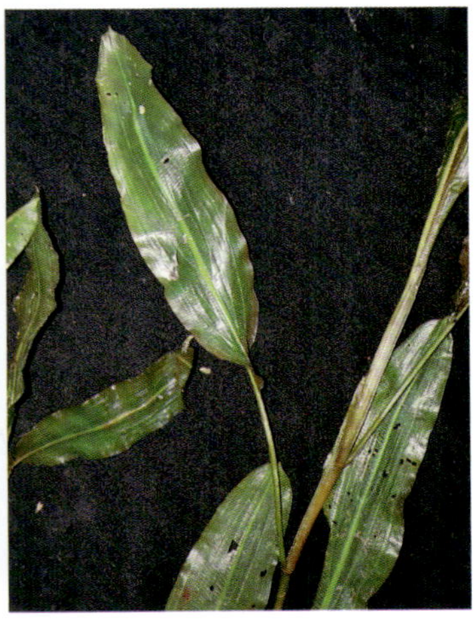

野慈姑

【基　　原】泽泻科慈姑属野慈姑 *Sagittaria trifolia* L.

【别　　名】剪刀草。

【形态特征】多年生水生或沼生草本。茎：根状茎横走，粗壮。叶：挺水叶箭形，叶片长短、宽窄变异很大，通常顶裂片短于侧裂片；叶柄基部渐宽，鞘状，边缘膜质。花：花葶直立，挺水，常粗壮；花序总状或圆锥状，具分枝 1 ～ 2 枚，具花多轮，每轮 2 ～ 3 花；苞片 3 枚，基部多少合生，先端尖；花单性；花被片反折，外轮花被片椭圆形或广卵形，内轮花被片白色或淡黄色，基部收缩；雌花通常 1 ～ 3 轮，花梗短粗，心皮多数，两侧压扁，花柱自腹侧斜上；雄花多轮，花梗斜举，雄蕊多数，花药黄色，花丝长短不一。果：瘦果两侧压扁，倒卵形，具翅，背翅多少不整齐；果喙短，自腹侧斜上。种子：种子褐色。花果期 5—10 月。

【生境分布】生于湖泊、池塘、沼泽、沟渠、水田等处。除西藏外，分布于全国各地。

【药用部位（药材名称）及采收加工】花（慈姑花）、球茎（慈姑）、叶（慈姑叶）。慈姑花：秋季花开时采收，鲜用。慈姑：秋季初霜后，茎叶黄枯，球茎充分成熟，自此至翌春发芽前，可随时采收，洗净，鲜用或晒干。慈姑叶：夏秋季采收，鲜用或切段晒干。

【临床应用】慈姑花：微苦，寒；归肝、脾经。清热解毒，利湿；用于疔肿，痔漏，湿热黄疸。慈姑：甘、微苦、微辛，微寒；归肝、肺、脾、膀胱经。活血凉血，止咳通淋，散结解毒；用于产后血闷，胎衣不下，带下，崩漏，衄血，呕血，咳嗽痰血，淋浊，疮肿，目赤肿痛，角膜白斑，瘰疬，睾丸炎，骨膜炎，毒蛇咬伤。慈姑叶：苦、微辛，寒；归心、脾经。清热解毒，凉血化瘀，利水消肿；用于咽喉肿痛，黄疸，水肿，恶疮肿毒，丹毒，瘰疬，湿疹，蛇虫咬伤。

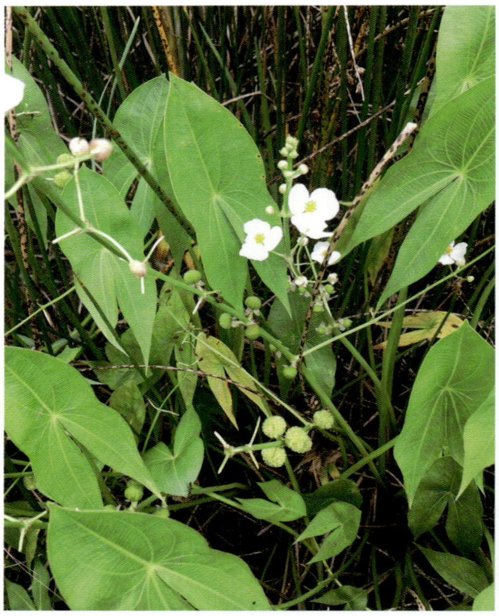
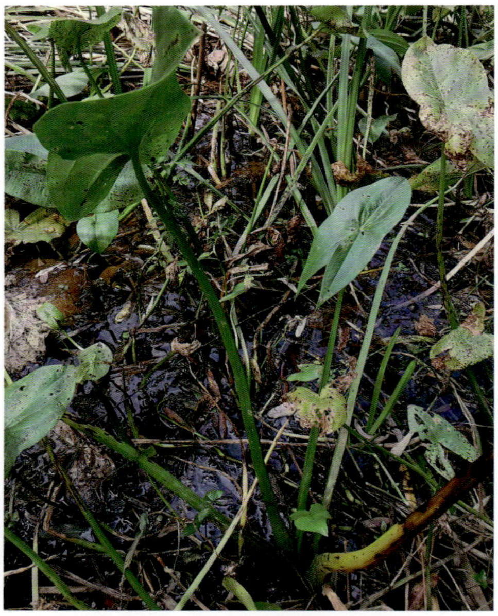
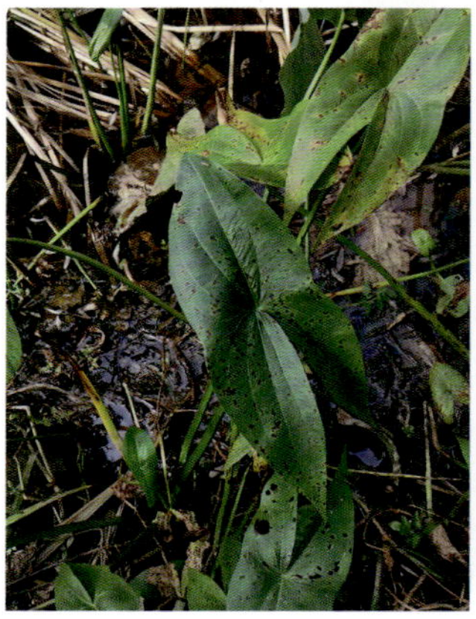
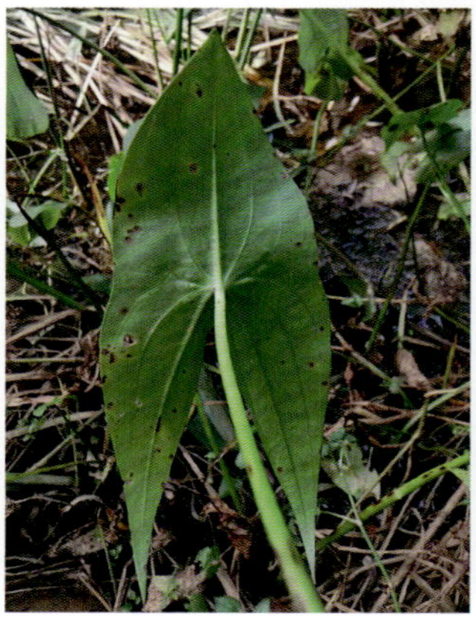
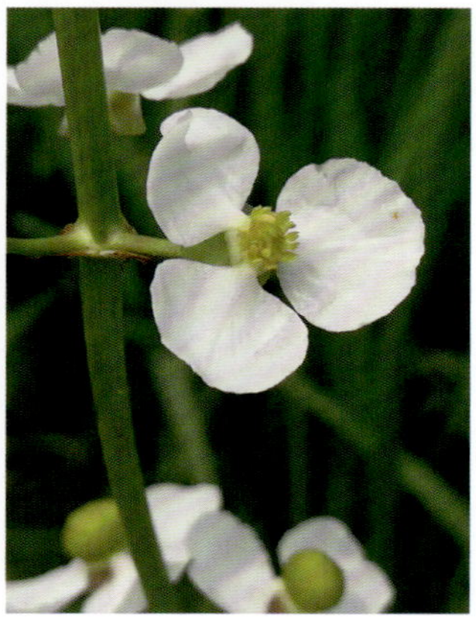

东方泽泻

【基　　原】泽泻科泽泻属东方泽泻 *Alisma orientale* (Samuel.) Juz.

【别　　名】泽泻。

【形态特征】多年生草本。**根：**须根多数，灰白色，生于块茎中上部。**茎：**块茎类球形，外表皮褐色。**叶：**叶多数；挺水叶宽披针形、椭圆形，先端渐尖，基部近圆形或浅心形，叶脉 5 ～ 7 条，叶柄粗壮，基部渐宽，边缘窄膜质。**花：**花葶高 35 ～ 90 cm 或更高，花序具 3 ～ 9 轮分枝，每轮分枝 3 ～ 9 枚，花梗不等长；花两性，外轮花被片卵形，内轮花被片近圆形，比外轮大，白色、淡红色或黄绿色，边缘波状；心皮排列不整齐，花柱直立，花药黄绿色或黄色，花托在果期呈凹形。**果：**瘦果椭圆形，背部具浅沟。**种子：**种子紫红色。花果期 5—9 月。

【生境分布】生于湖泊、水塘、沟渠、沼泽中。分布于我国大部分地区；有栽培。

【药用部位（药材名称）及采收加工】块茎（泽泻）、叶（泽泻叶）、果实（泽泻实）。泽泻：冬季茎叶开始枯萎时采挖，洗净，干燥，除去须根和粗皮。泽泻叶：6—8 月采收，鲜用或晒干。泽泻实：7—9 月果实成熟后分批采收；割下果序，扎成小束，挂于空气流通处，脱粒，晒干。

【临床应用】泽泻：甘、淡，寒；归肾、膀胱经。利水渗湿，泄热，化浊降脂；用于小便不利，水肿胀满，泄泻尿少，痰饮眩晕，热淋涩痛，高脂血症。泽泻叶：微咸，平。益肾，止咳，通脉，下乳；用于虚劳，咳喘，乳汁不下，疮肿。泽泻实：甘，平；归脾、肝、肾经。祛风湿，益肾气；用于风痹，肾亏体虚，消渴。

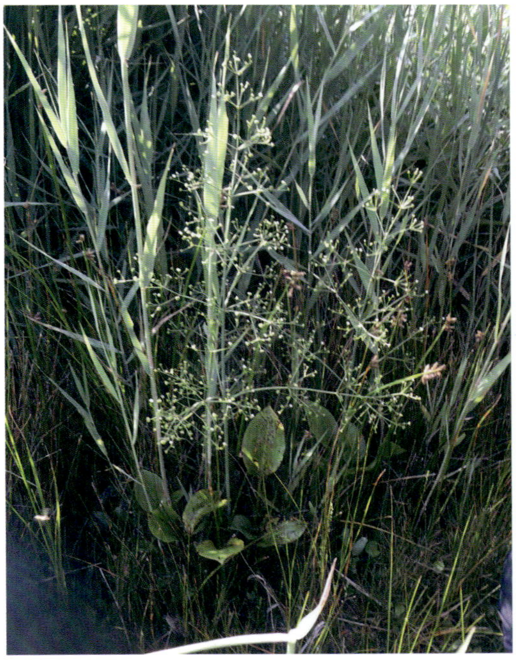
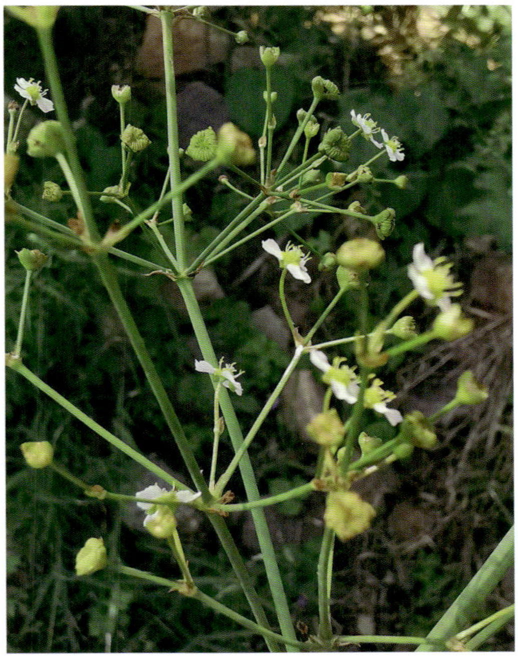
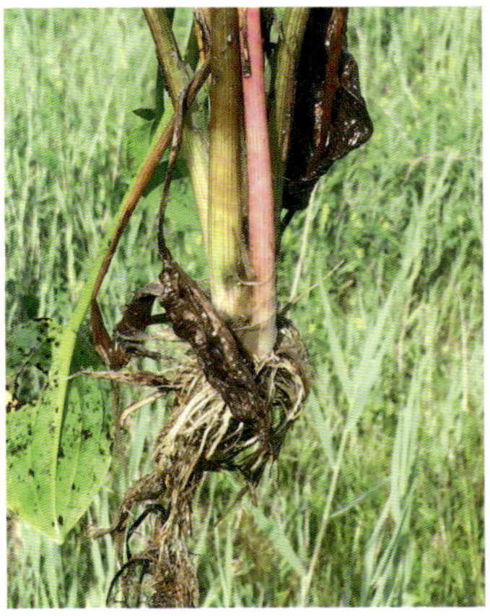
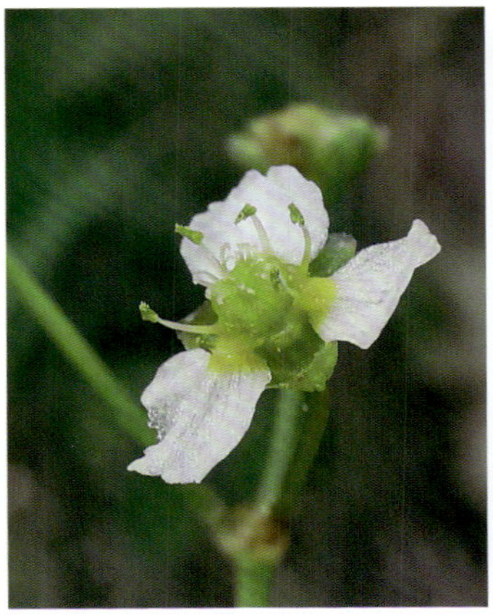
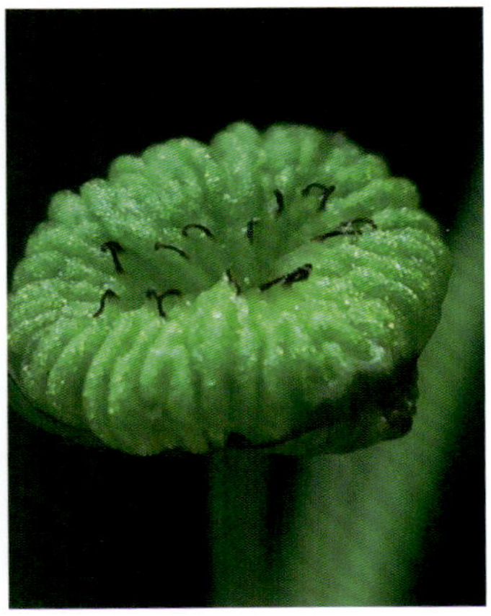

淡竹叶

【基　　原】禾本科淡竹叶属淡竹叶 *Lophatherum gracile* Brongn.

【别　　名】碎骨草、山鸡米草、竹叶草。

【形态特征】多年生草本。根：须根多条，中部膨大呈纺锤形。茎：根状茎短，木质化；秆直立，丛生，具 5 ～ 6 节。叶：叶鞘平滑或外侧边缘具纤毛；叶舌质硬，褐色，背有糙毛；叶片披针形，具横脉，有时被柔毛或疣基小刺毛，基部收窄成短柄。花：圆锥花序，分枝斜升或开展；小穗线状披针形，具极短柄；颖顶端钝，具 5 脉，边缘膜质。果：颖果长椭圆形。花果期 6—10 月。

【生境分布】生于山坡、林地、林缘、道旁蔽荫处。分布于我国华东、华南及湖南、河南、四川、云南等地。

【药用部位（药材名称）及采收加工】茎叶（淡竹叶）、根茎及块根（碎骨子）。淡竹叶：夏季未抽花穗前采割，晒干。碎骨子：夏秋季采收，晒干。

【临床应用】淡竹叶：甘、淡，寒；归心、胃、小肠经。清热泻火，除烦止渴，利尿通淋；用于热病烦渴，小便短赤涩痛，口舌生疮。碎骨子：甘，寒。清热利尿；用于发热，口渴，心烦，小便不利。

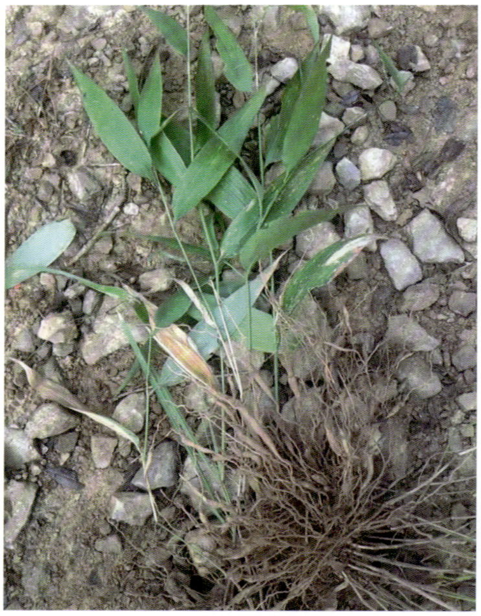

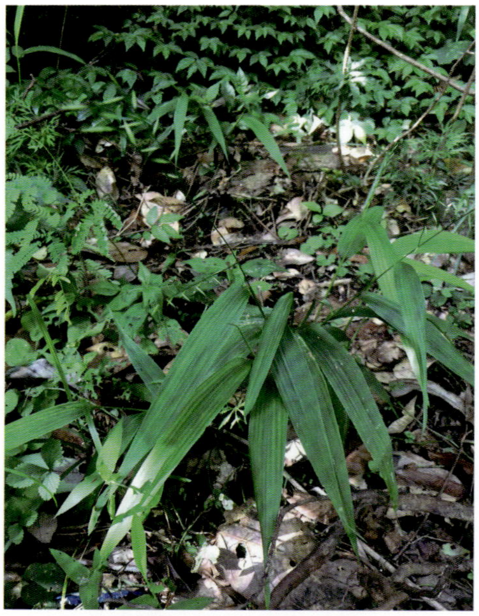

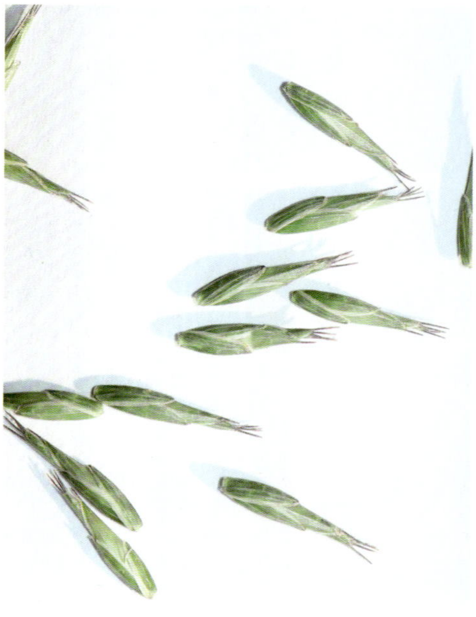

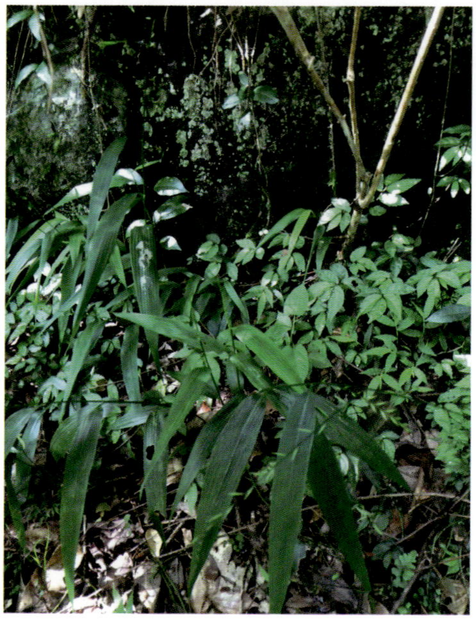

芦苇

【基　　原】禾本科芦苇属芦苇 *Phragmites communis* Trin.

【别　　名】芦、苇、苇子、苇子草。

【形态特征】多年生草本。茎：地下茎粗壮，横走，节间中空，白色，节上具芽；茎直立，中空，节下通常具白粉。叶：叶2列，互生；叶鞘圆筒状，抱茎，叶舌有毛；叶扁平，线状披针形，灰绿色或蓝绿色，边缘粗糙，先端渐尖。花：穗状花序排列成大型圆锥花序，顶生，微下垂，下部梗腋间具白色柔毛；小穗通常有4～7花，暗紫色或褐紫色，稀淡黄色，第1花通常为雄花，颖片披针形，内颖比外颖长约1倍；两性花具雄蕊3，雌蕊1，花柱2，柱头羽状。果：颖果椭圆形至长圆形，与内稃分离。花果期7—10月。

【生境分布】生长于河流、池沼、岸边浅水中。分布于我国大部分地区。

【药用部位（药材名称）及采收加工】根茎（芦根）、嫩茎（芦茎）、花序（芦花）、箨叶（芦竹箨）、叶（芦叶）、嫩苗（芦笋）。芦根：全年可挖，除去芽、须根及膜状叶，鲜用或晒干。芦茎：夏秋季采收，鲜用或晒干。芦花：秋后采收，晒干。芦竹箨：春夏秋季均可采收，晒干。芦叶：春夏秋季均可采收，晒干。芦笋：春夏季采挖，洗净，鲜用或晒干。

【临床应用】芦根：甘，寒；归肺、胃经。清热泻火，生津止渴，除烦，止呕，利尿；用于热病烦渴，肺热咳嗽，肺痈吐脓，胃热呕哕，热淋涩痛。芦茎：甘，寒；归心、肺经。清肺解毒，止咳排脓；用于肺痈吐脓，肺热咳嗽，痈疽。芦花：甘，寒。止血解毒；用于鼻衄，血崩，上吐下泻。芦竹箨：甘，寒。生肌敛疮，止血；用于金疮，吐血。芦叶：甘，寒；归肺、胃经。清热辟秽，止血，解毒；用于霍乱吐泻，吐血，衄血，肺痈。芦笋：甘，寒。清热生津，利水通淋；用于热病口渴心烦，肺痈，肺痿，淋病，小便不利。

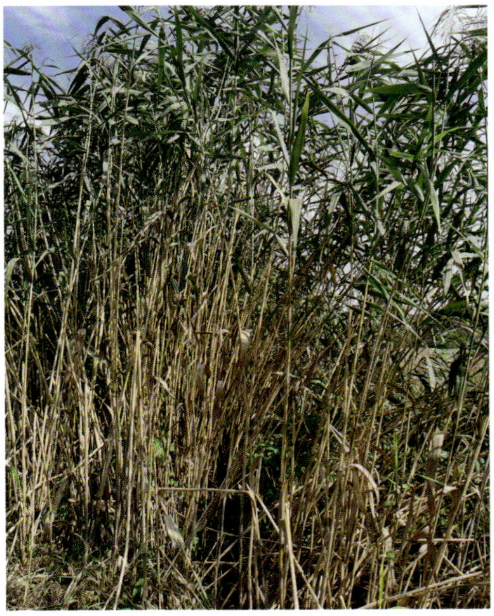

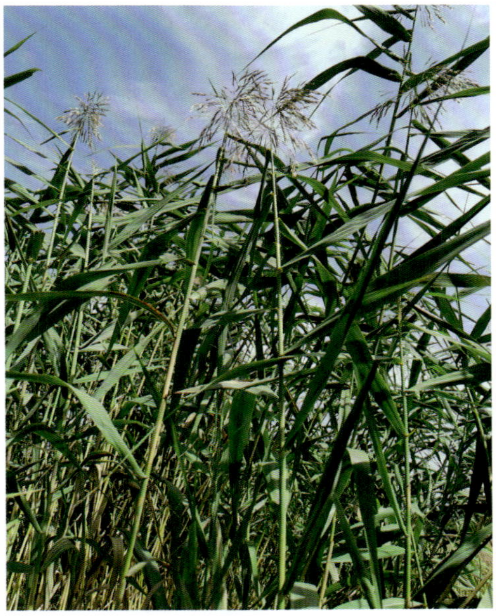

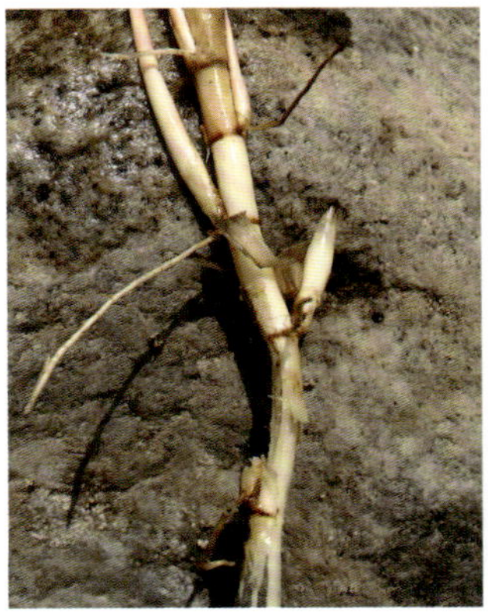

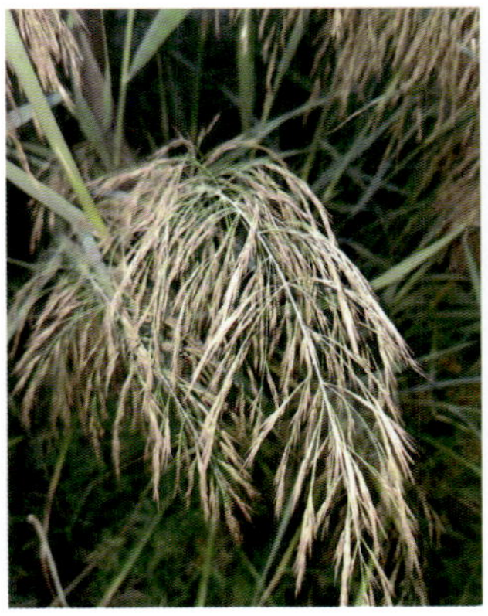

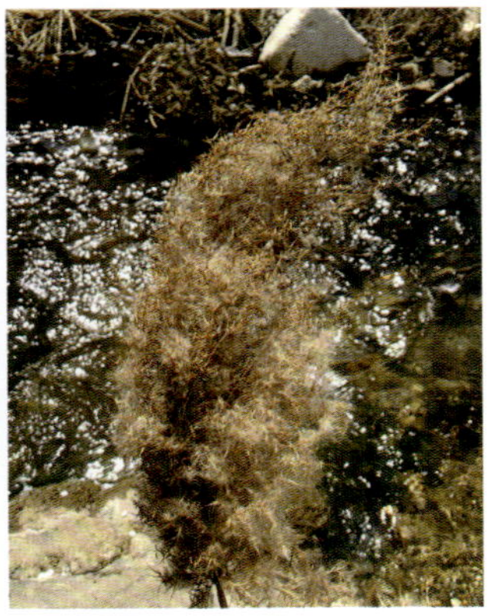

臭草

【基　　原】禾本科臭草属臭草 *Melica scabrosa* Trin.

【别　　名】猫毛草、肥马草、枪草。

【形态特征】多年生草本。根：须根多数，细长。茎：茎秆丛生，直立或基部膝曲，基部密生分蘖。叶：叶鞘闭合近鞘口，常撕裂，光滑或微粗糙，下部者长于节间，上部者短于节间；叶舌透明膜质，顶端撕裂而两侧下延；叶片扁平，干时常卷折，两面粗糙或上面疏被柔毛。花：圆锥花序狭窄，分枝直立或斜上；小穗柄短，纤细，上部弯曲，被微毛；小穗淡绿色或乳白色，含能育小花 2 ～ 4 (6)，顶端由数个不育外稃集成小球形；颖膜质，狭披针形，两颖几等长，具 3 ～ 5 脉；外稃草质，顶端尖或钝，具 7 条隆起的脉，背面颗粒状粗糙；内稃短于外稃或相等，倒卵形，顶端钝，具 2 脊，脊上被微小纤毛；雄蕊 3。果：颖果褐色，纺锤形，有光泽。花果期 4—7 月。

【生境分布】生于山坡草地、田野、渠边、路旁等处。分布于我国东北、华北、西北、华东、西南及河南、湖北等地。

【药用部位（药材名称）及采收加工】全草（猫毛草、金丝草）。夏季采收，洗净，晒干。

【临床应用】甘，凉。利尿通淋，清热退黄；用于尿路感染，肾炎水肿，感冒发热，黄疸型肝炎，糖尿病。

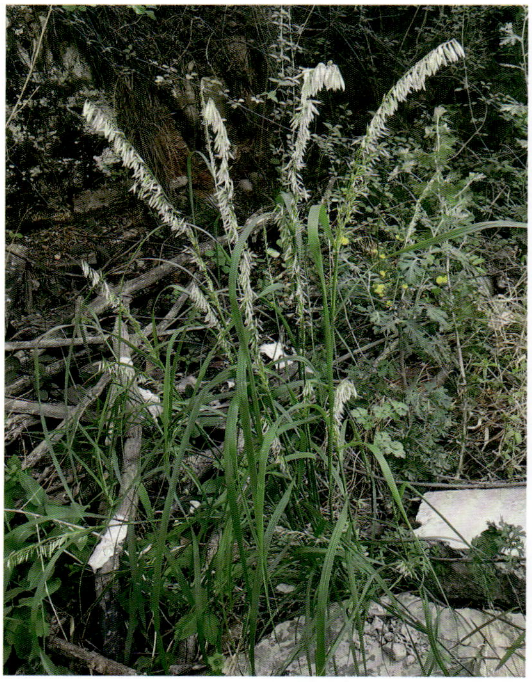
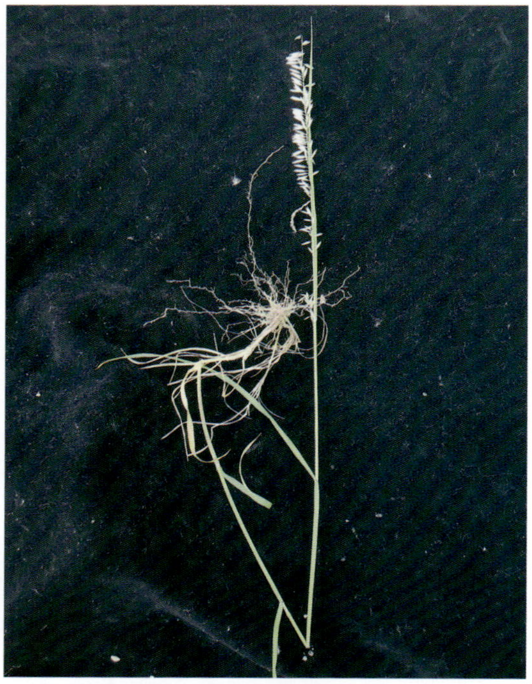
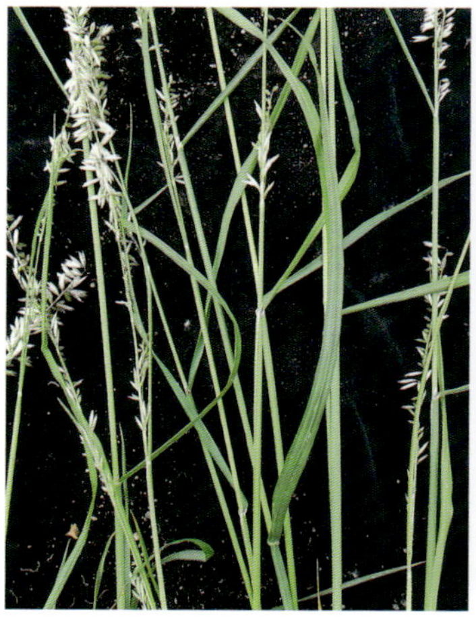
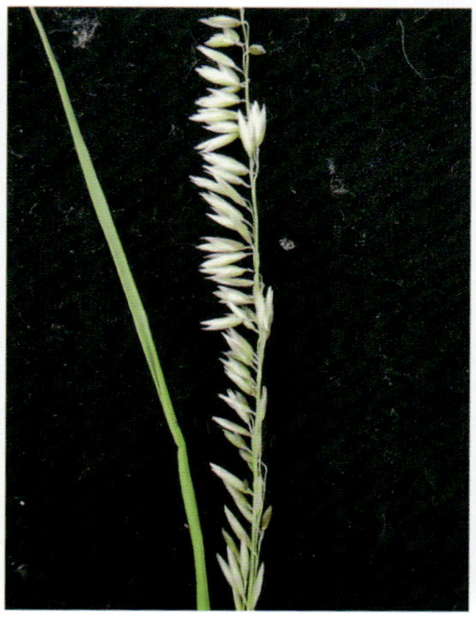
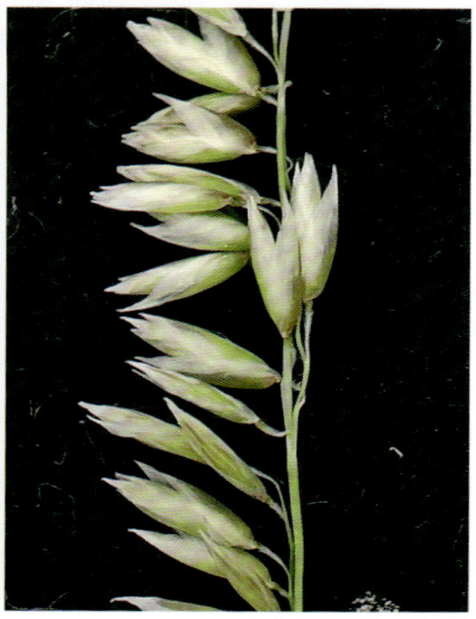

草地早熟禾

【基　　原】禾本科早熟禾属草地早熟禾 *Poa pratensis* L.

【别　　名】绿（狭颖、多花、扁杆）早熟禾。

【形态特征】多年生草本。茎：根状茎匍匐；秆疏丛生，直立，具 2～4 节。叶：叶鞘平滑或糙涩，长于其节间，并较其叶片为长；叶舌膜质；叶片线形，扁平或内卷，顶端渐尖，平滑或边缘与上面微粗糙，蘖生叶片较狭长。花：圆锥花序金字塔形或卵圆形，分枝开展，每节 3～5 枚，微粗糙或下部平滑，2 次分枝，小枝上着生 3～6 枚小穗；小穗柄较短，小穗卵圆形，绿色至草黄色，含 3～4 小花；颖卵圆状披针形，顶端尖，平滑，有时脊上部微粗糙，第 1 颖具 1 脉，第 2 颖具 3 脉；外稃膜质，顶端稍钝，具少许膜质，脊与边脉在中部以下密生柔毛，间脉明显，基盘具稠密长绵毛；内稃短于外稃，脊粗糙至具小纤毛。颖果：果纺锤形，具 3 棱。花果期 5—9 月。

【生境分布】生于湿润草甸、沙地、草坡等处。分布于我国东北、华北、华东、西南、西北及河南、湖北等地，有栽培。

【药用部位（药材名称）及采收加工】根茎（草地早熟禾）。夏秋季挖取根茎，鲜用或晒干。

【临床应用】降血糖，用于糖尿病。

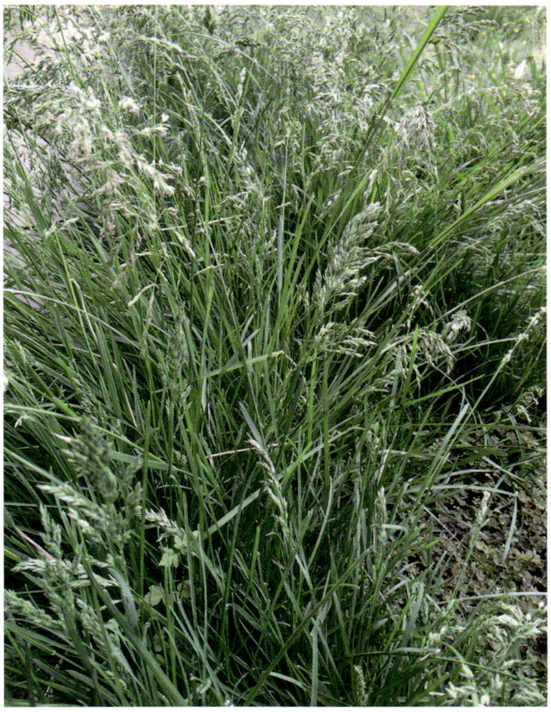

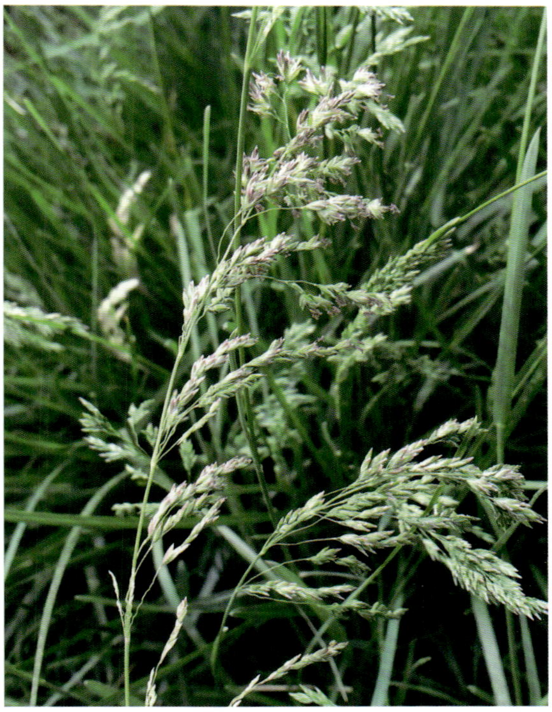

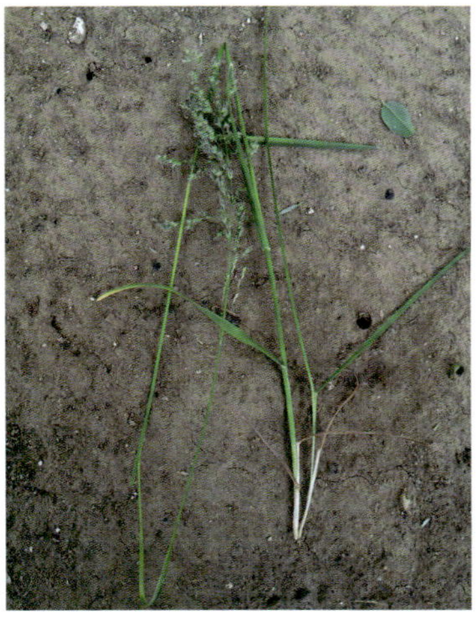

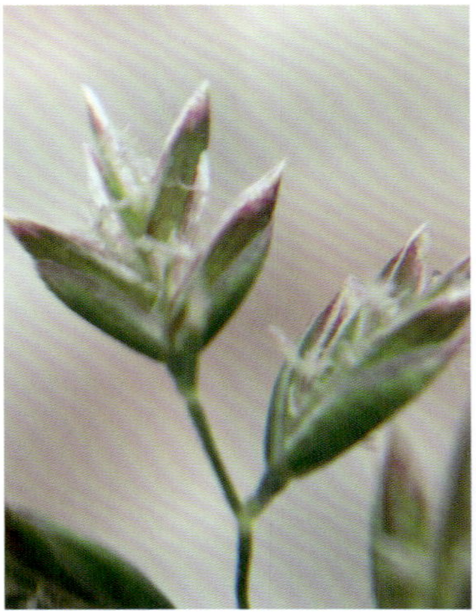

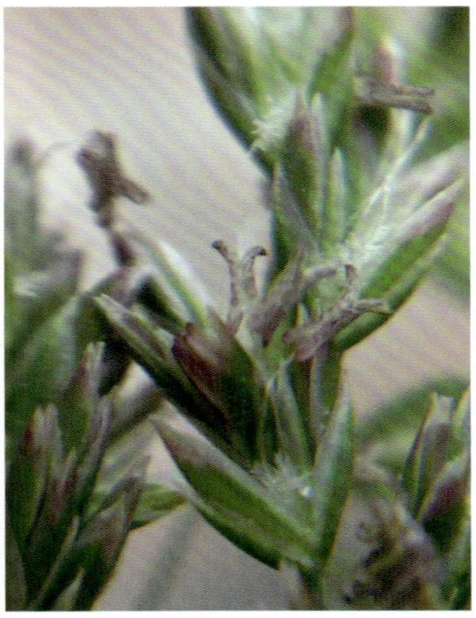

硬质早熟禾

【基　　原】禾本科早熟禾属硬质早熟禾 *Poa sphondylodes* Trin.

【别　　名】基隆早熟禾。

【形态特征】多年生草本。茎：秆丛生，具 3 ～ 4 节，顶节位于中部以下，上部长裸露，紧接花序以下和节下均多少糙涩。叶：叶鞘基部带淡紫色，顶生者长于其叶片；叶舌先端尖；叶片稍粗糙。花：圆锥花序紧缩而稠密，有分枝，粗糙；小穗柄短于小穗，侧枝基部即着生小穗；小穗绿色，熟后草黄色，含 4 ～ 6 小花；颖具 3 脉，先端锐尖，硬纸质，稍粗糙，第 1 颖稍短于第 2 颖；外稃坚纸质，具 5 脉，间脉不明显，先端极窄膜质下带黄铜色，脊下部 2/3 和边脉下部 1/2 具长柔毛，基盘具中量绵毛，内稃等长或稍长于外稃，脊粗糙具微细纤毛，先端稍凹。果：颖果腹面有凹槽。花果期 6—8 月。

【生境分布】生于山坡、草原、干燥沙地等处。分布于我国东北、华北及山东、江苏等地。

【药用部位（药材名称）及采收加工】地上部分（硬质早熟禾）。秋季割取地上部分，洗净，晒干，切段。

【临床应用】甘、淡，平。清热解毒，利尿通淋；用于小便淋涩，黄水疮。

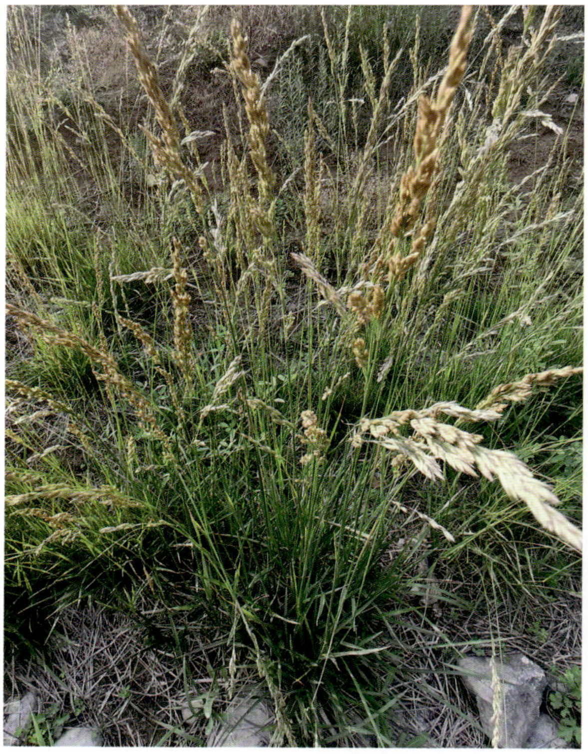

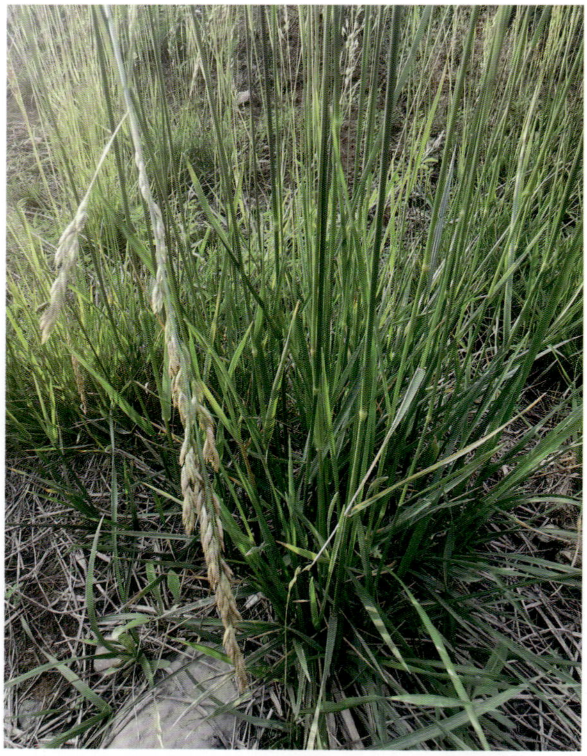

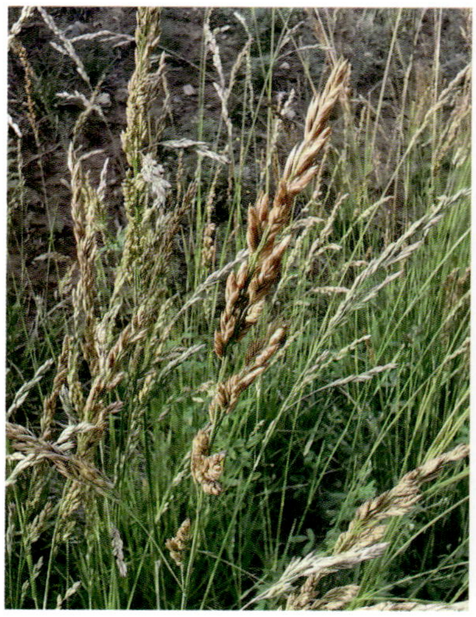

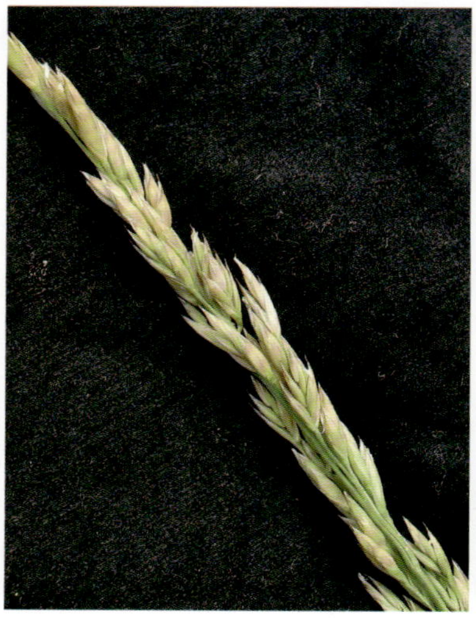

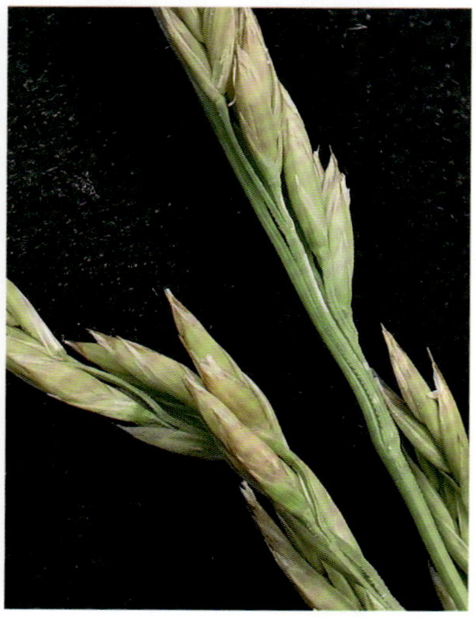

【基　　原】禾本科雀麦属雀麦 *Bromus japonicus* Thunb. ex Murr.

【别　　名】基隆早熟禾。

【形态特征】1 年生草本。茎：秆直立。叶：叶鞘闭合，被柔毛；叶舌先端近圆形，叶片两面生柔毛。花：圆锥花序疏展，具 2 ～ 8 分枝，向下弯垂；分枝细，上部着生 1 ～ 4 枚或更多的小穗；小穗黄绿色，密生 7 ～ 11 小花；颖近等长，脊粗糙，边缘膜质，第 1 颖具 3 ～ 5 脉，第 2 颖具 7 ～ 9 脉；外稃椭圆形，草质，边缘膜质，具 9 脉，微粗糙，顶端钝三角形，芒自先端下部伸出，基部稍扁平，成熟后外弯；内稃两脊疏生细纤毛；小穗轴短棒状。果：颖果压扁。花果期 5—7 月。

【生境分布】生于山坡林缘、荒野、路旁、河滩、湿地等处。分布于我国华北、华中、华东、西南及辽宁、陕西、甘肃、新疆等地。

【药用部位（药材名称）及采收加工】全草（雀麦）。4—6 月采收，晒干。

【临床应用】甘，平。止汗，催产；用于汗出不止，难产。

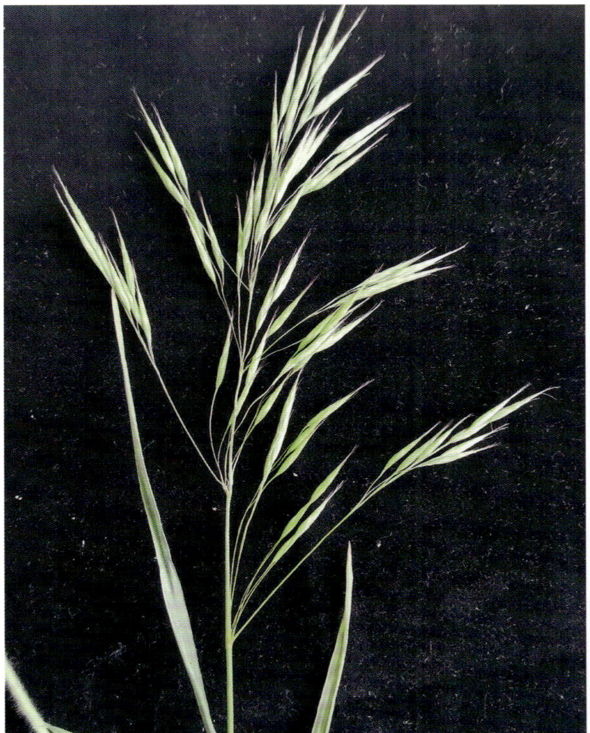
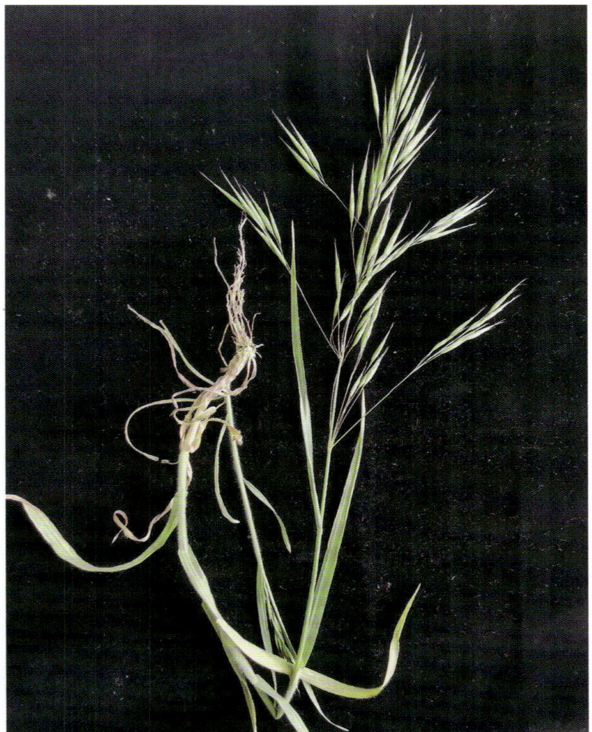
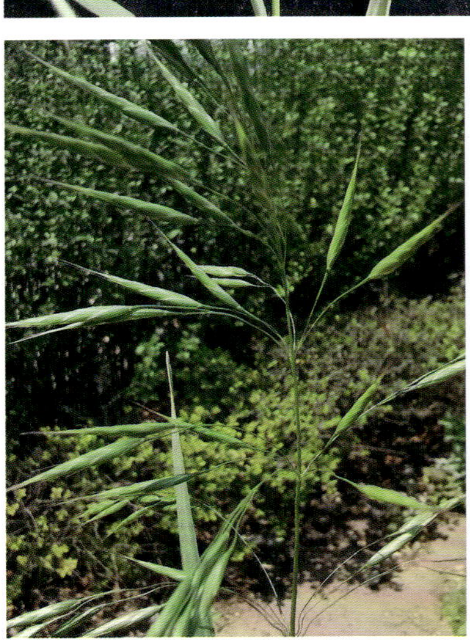
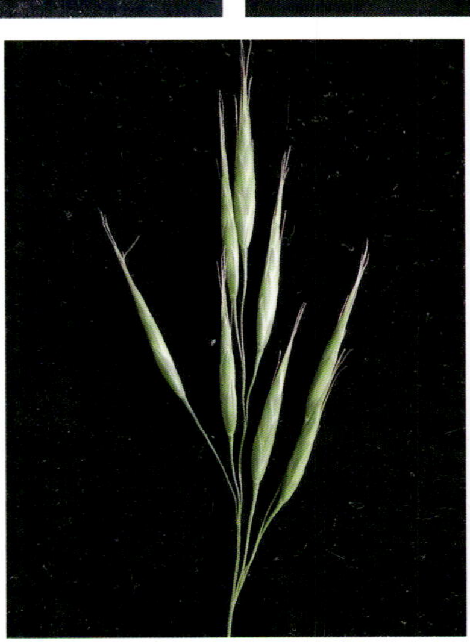
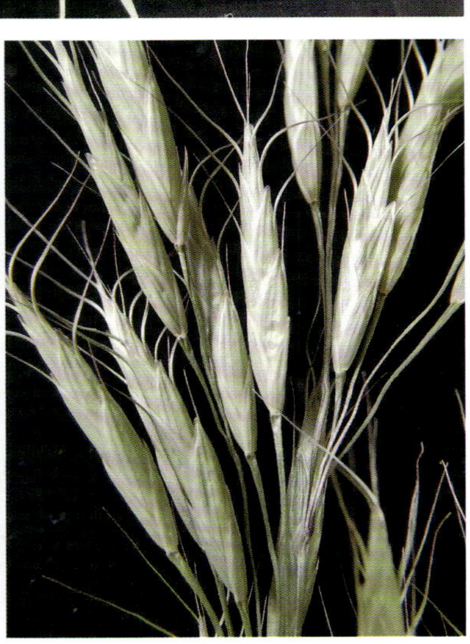

柯孟披碱草

【基　　原】禾本科披碱草属柯孟披碱草 *Elymus kamoji*（Ohwi）S. L. Chen

【别　　名】鹅观草。

【形态特征】多年生草本。茎：秆直立或基部倾斜。叶：叶鞘外侧边缘常具纤毛；叶片扁平。花：穗状花序弯曲或下垂；小穗绿色或带紫色，含 3 ～ 10 小花；颖卵状披针形至长圆状披针形，先端锐尖至具短芒，边缘宽膜质，颖短于外稃；外稃披针形，具有较宽的膜质边缘，背部以及基盘近于无毛或仅基盘两侧具有极微小的短毛，上部具明显的 5 脉，脉上稍粗糙，第 1 外稃先端延伸成芒，芒粗糙，劲直或上部稍有曲折；内稃约与外稃等长，先端钝头，脊显著具翼，翼缘具有细小纤毛。花果期 5—7 月。

【生境分布】生于山坡、草原、干燥沙地等处。除青海、西藏等地外，分布于全国各地。

【药用部位（药材名称）及采收加工】全草（鹅观草）。采收加工未见记载。

【临床应用】甘，凉。清热凉血，镇痛；用于咳嗽痰中带血，风丹，劳伤疼痛。

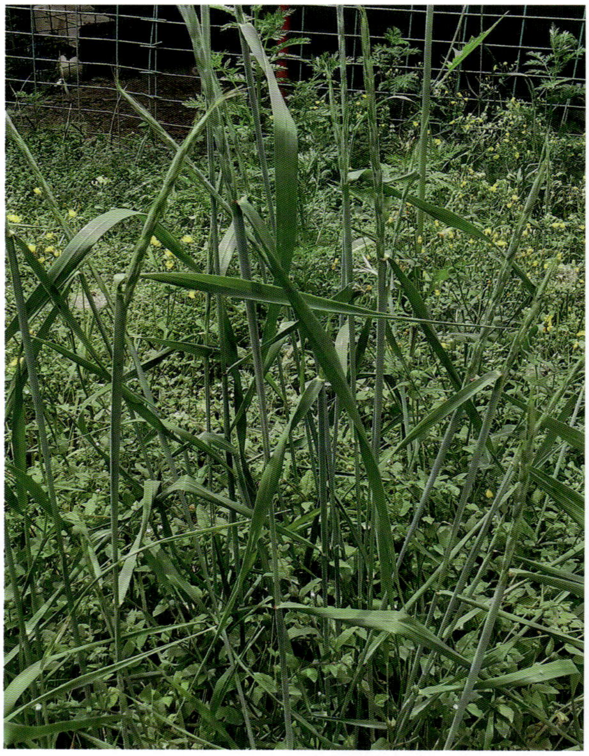

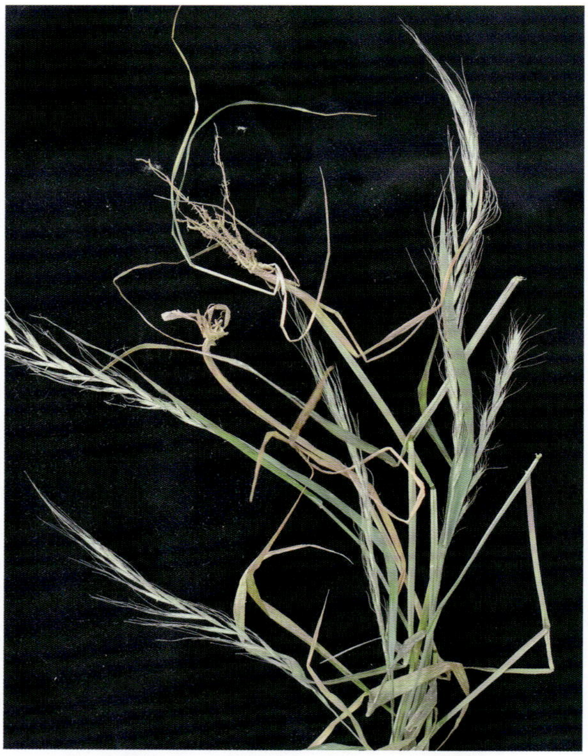

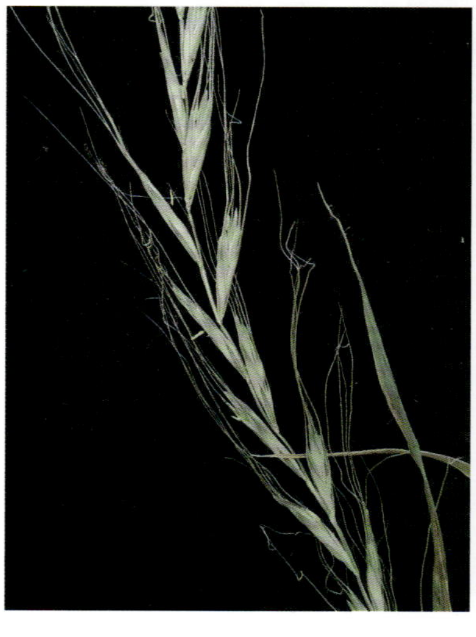

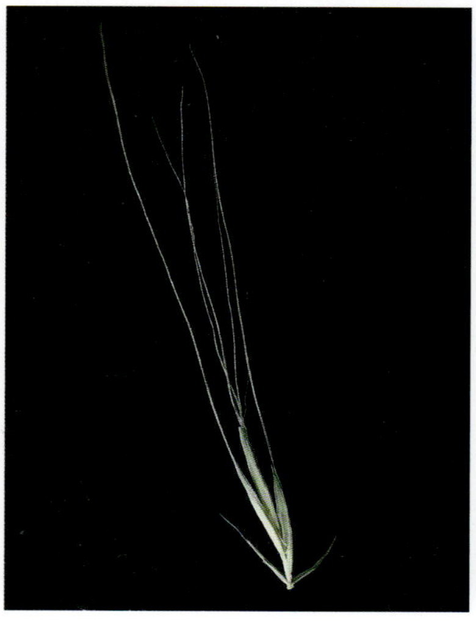

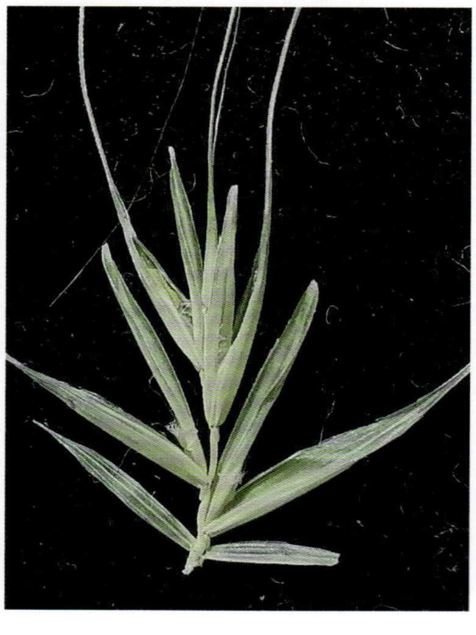

普通小麦

【基　　原】禾本科小麦属普通小麦 *Triticum aestivum* L.

【别　　名】麦、(冬)小麦、麦子。

【形态特征】1年生草本。茎：秆直立，丛生，具节。叶：叶鞘松弛包茎，下部者长于上部者，短于节间；叶舌膜质，叶长披针形。花：穗状花序直立，小穗含3～9小花，上部者不发育；颖卵圆形，主脉于背面上部具脊，于顶端延伸为齿，侧脉的背脊及顶齿均不明显；外稃长圆状披针形，顶端具芒或无芒；内稃与外稃几等长。果：颖果长圆形或卵形。花果期5—7月。

【生境分布】全国各地广为栽培。

【药用部位(药材名称)及采收加工】种子或其面粉(小麦)、种皮(小麦麸)、干瘪轻浮的颖果(浮小麦)、嫩茎叶(小麦苗)。小麦：果实成熟时采收，脱粒晒干或磨成面粉。小麦麸：磨取面粉后，留取筛下的种皮。浮小麦：成熟果实采收后，取瘪瘦轻浮与未脱净皮的麦粒，筛去灰屑，用水漂洗，晒干。小麦苗：嫩苗期采收。

【临床应用】小麦：甘，凉；归心、脾、肾经。养心，益肾，除热，止渴；用于脏躁，烦热，消渴，泄利，痈肿，外伤出血，烫伤。小麦麸：甘，凉；归大肠经。用于虚汗，盗汗，泄痢，糖尿病，口腔炎，热疮，扑损伤折，风湿痹痛，脚气。浮小麦：甘，凉；归心经。除虚热，止汗；用于止阴虚发热，盗汗，自汗。小麦苗：辛，寒，无毒；归心、小肠经。除烦热，疗黄疸，解酒毒。

【临床应用】本种的栽培品种较多，形态特征有所不同。

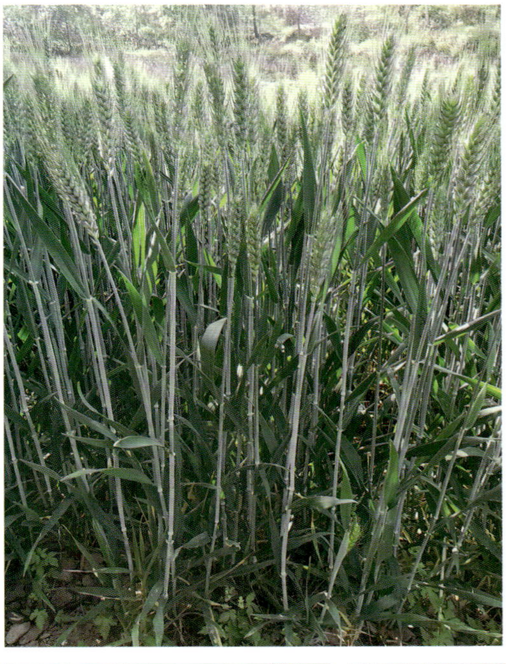

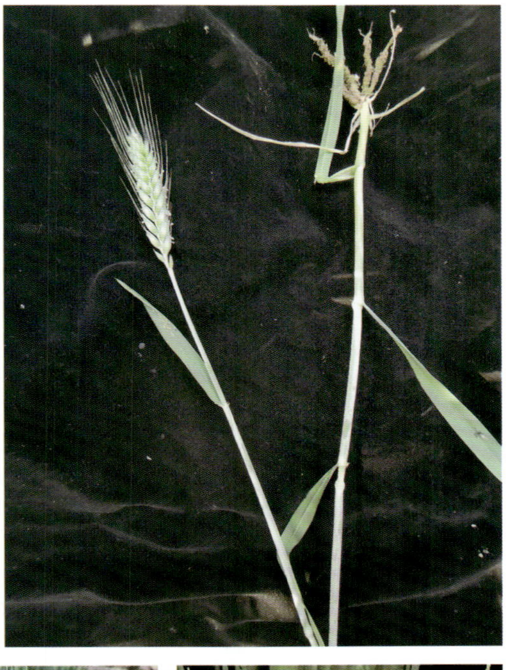

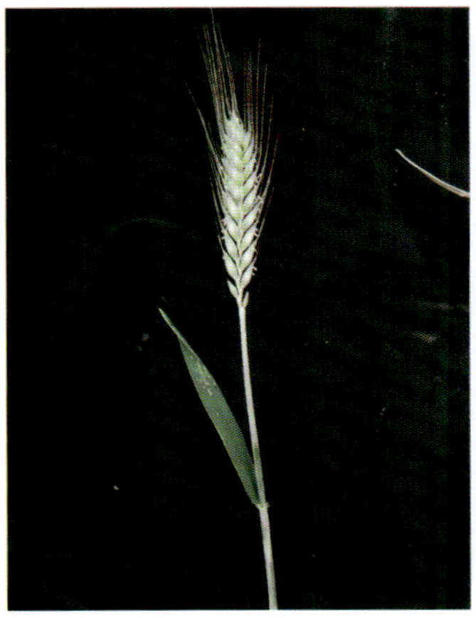

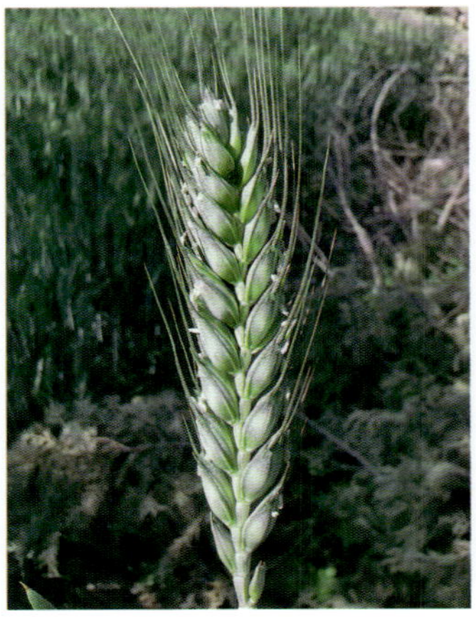

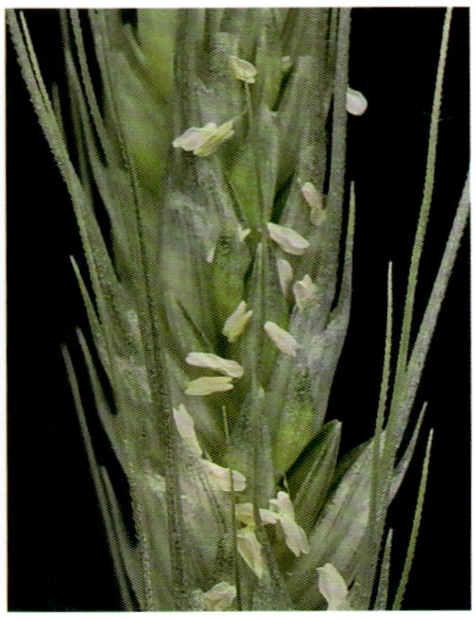

大麦

【基　　原】禾本科大麦属大麦 *Hordeum vulgare* L.

【别　　名】无。

【形态特征】1 年生草本。茎：秆粗壮，光滑无毛，直立。叶：叶鞘松弛抱茎，多无毛或基部具柔毛，两侧有两披针形叶耳，叶舌膜质，叶片扁平。花：穗状花序，小穗稠密，每节着生三枚发育的小穗；小穗均无柄；颖线状披针形，外被短柔毛，先端常延伸长芒；外稃具 5 脉，先端延伸成长芒，边棱具细刺；内稃与外稃几等长。果：颖果熟时粘着于稃内，不脱出。花果期 4—6 月。

【生境分布】全国各地有栽培。

【药用部位（药材名称）及采收加工】发芽的颖果（麦芽）、颖果（大麦）、茎秆（大麦秸）、幼苗（大麦苗）。麦芽：将麦粒用水浸泡后，保持适宜温湿度，待幼芽长至约 5 mm 时，晒干或低温干燥。大麦：果实成熟时采收，晒干。大麦秸：果实成熟后采割，取茎秆晒干。大麦苗：冬季采收，鲜用或晒干。

【临床应用】麦芽：甘，平；归脾、胃经。行气消食，健脾开胃，回乳消胀；用于食积不消，脘腹胀痛，脾虚食少，乳汁郁积，乳房胀痛，妇女断乳，肝郁胁痛，肝胃气痛。大麦：甘，凉；归脾、肾经。健脾和胃，宽肠，利水；用于腹胀，食滞泄泻，小便不利。大麦秸：甘、苦，温；归脾、肺经。利湿消肿，理气；用于小便不通，心胃气痛。大麦苗：甘、辛，寒。利湿退黄，护肤敛疮；用于黄疸，小便不利，皮肤皲裂，冻疮。

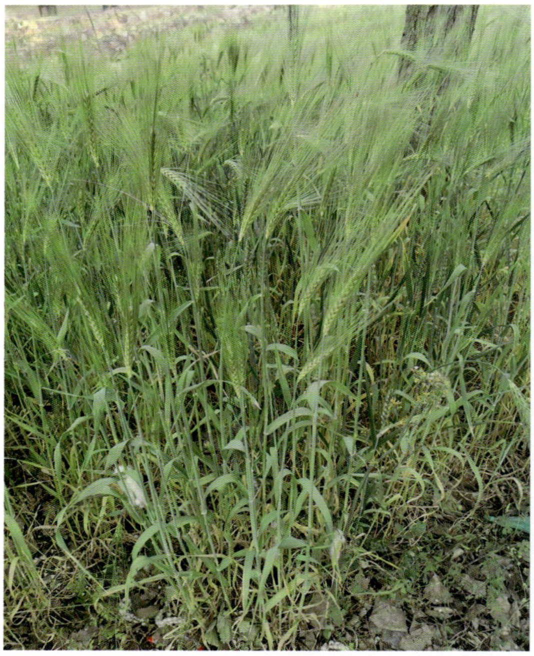
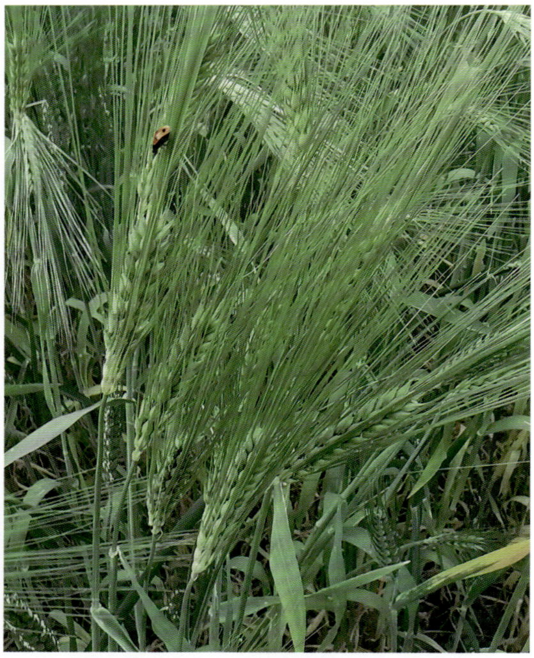
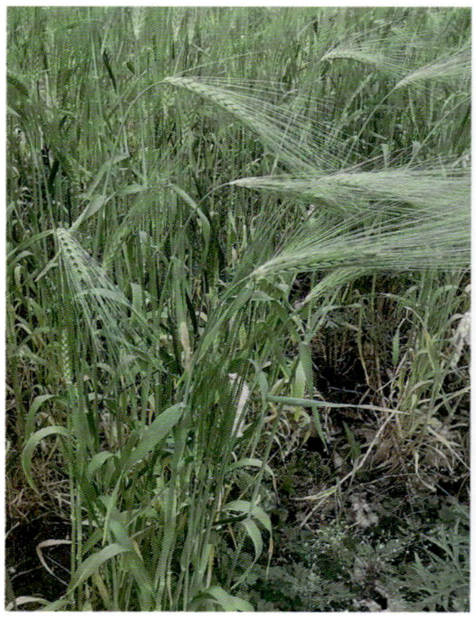
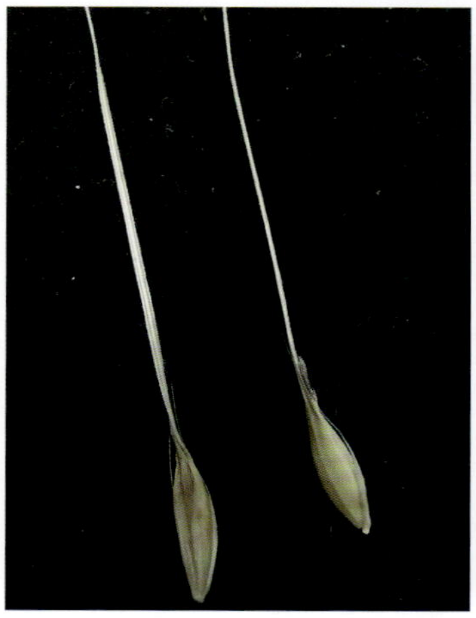
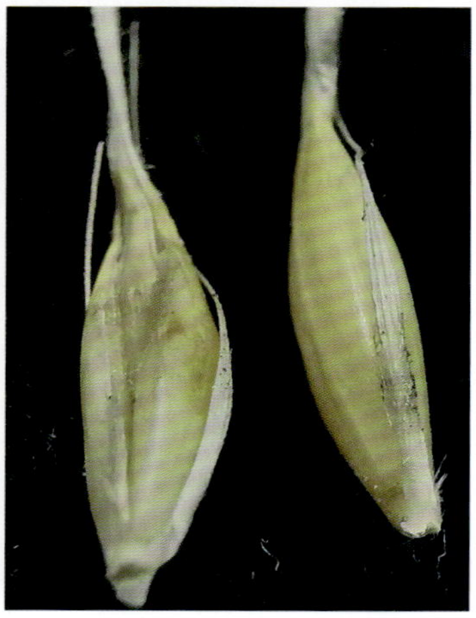

【基　　原】禾本科燕麦属野燕麦 *Avena fatua* L.

【别　　名】乌麦、燕麦草、南燕麦。

【形态特征】1 年生草本。茎：秆直立，光滑无毛，具 2 ～ 4 节。叶：叶鞘松弛，光滑或基部者被微毛；叶舌透明膜质，叶片扁平，微粗糙，或上面和边缘疏生柔毛。花：圆锥花序开展，金字塔形，分枝具棱角，粗糙；小穗含 2 ～ 3 小花，其柄弯曲下垂，顶端膨胀；小穗轴密生淡棕色或白色硬毛，其节脆硬易断落，第 1 节间长约 3 mm；颖草质，几相等，通常具 9 脉；外稃质地坚硬，第 1 外稃长背面中部以下具淡棕色或白色硬毛，芒自稃体中部稍下处伸出，膝曲，芒柱棕色，扭转。果：颖果被淡棕色柔毛，腹面具纵沟。花果期 4—9 月。

【生境分布】生于荒野、田间等处。分布于全国各地。

【药用部位（药材名称）及采收加工】种子（野麦子）、全草或茎叶（燕麦草）。野麦子：夏秋季果实成熟时采收，脱壳取出种子，晒干。燕麦草：春夏季未结实前采收，晒干。

【临床应用】野麦子：甘，温。补心止汗，用于虚汗不止。燕麦草：甘，平。收敛止血，固表止汗；用于吐血，便血，血崩，自汗，盗汗，白带。

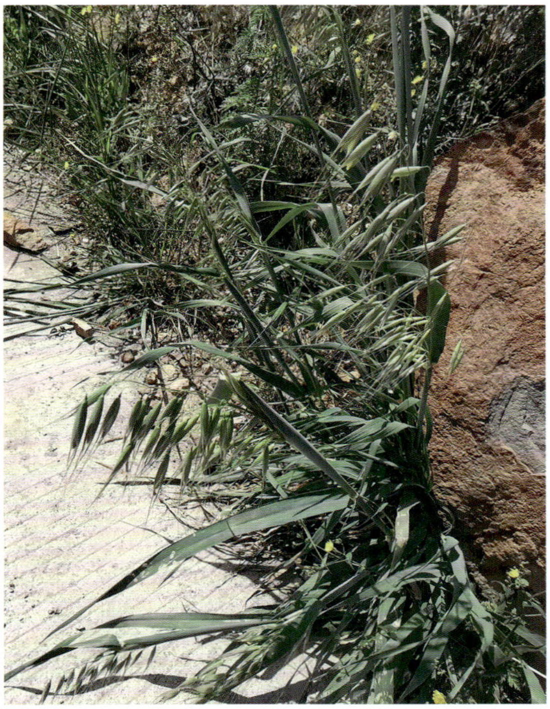

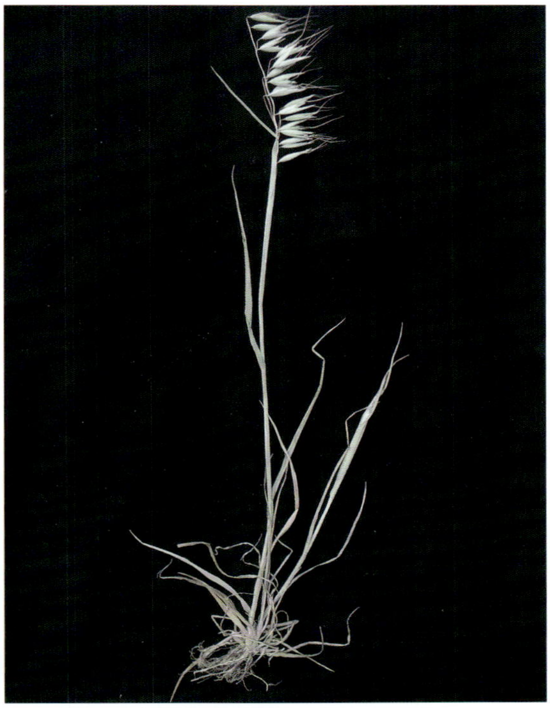

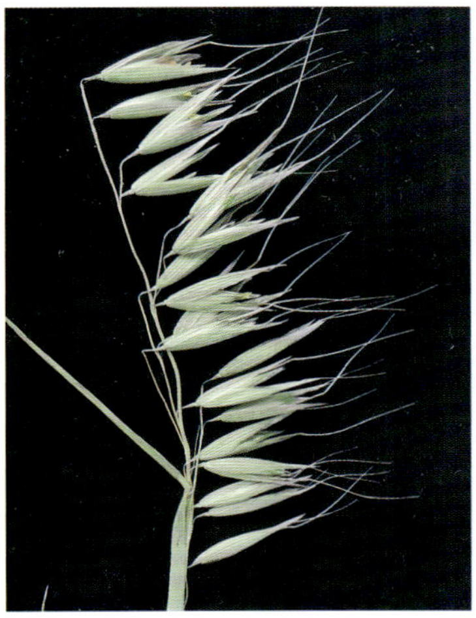

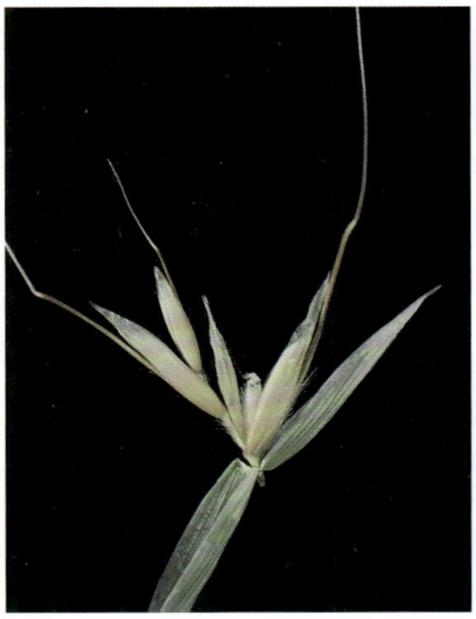

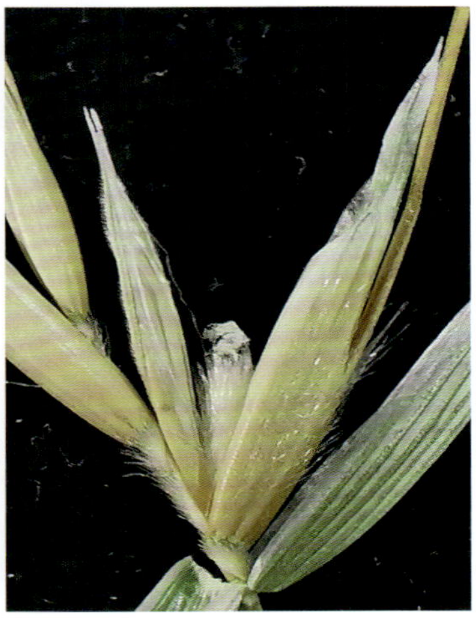

莜麦

【基　　原】禾本科燕麦属莜麦 *Avena chinensis*（Fisch. ex Roem. et Schult.）Metzg.

【别　　名】油麦、青稞麦。

【形态特征】形态特征与植物“野燕麦”相似。两者的主要区别：莜麦的外稃草质；小穗轴无毛，弯曲，第 1 节间长（约 1 cm），小穗的小花多（含 3 ～ 6 朵）。野燕麦的外稃质地坚硬；小穗轴常有毛或无毛，不弯曲，第 1 节间短（约 0.5 cm）小穗的小花少（含 2 ～ 3 朵）。

【生境分布】生于山坡路旁、高山草甸、潮湿处。我国西北、西南、华北及湖北等地有栽培。

【药用部位（药材名称）及采收加工】种仁（青稞）。9 月采收，晒干。

【临床应用】咸，凉。补中益气；用于脾胃气虚，四肢无力，大便稀溏。

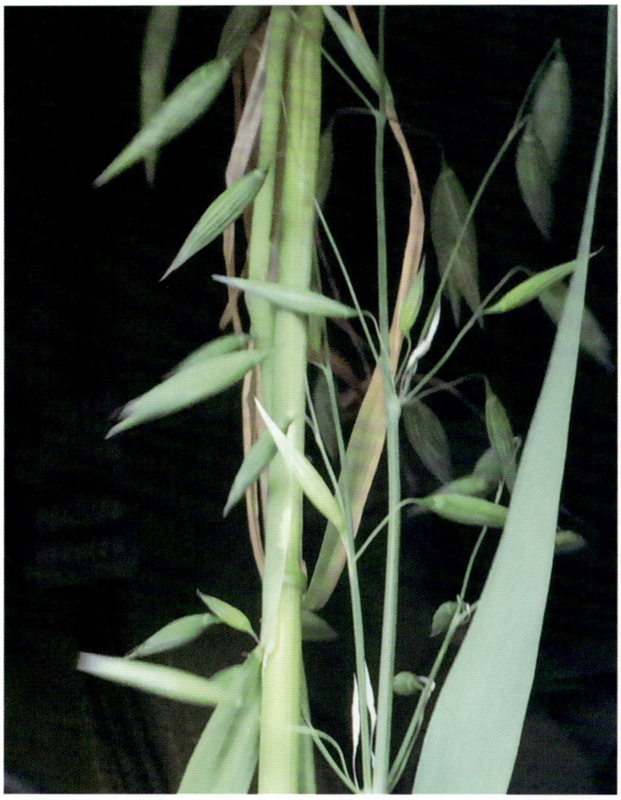

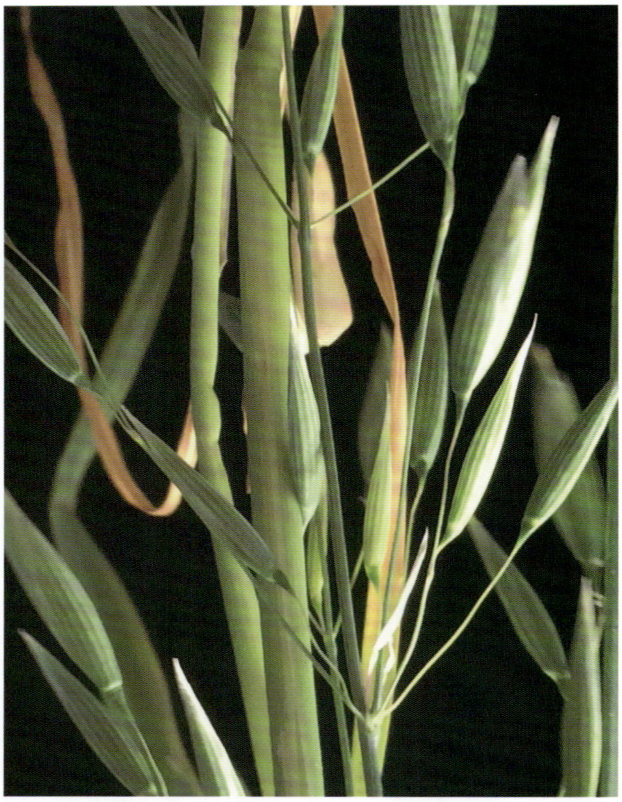

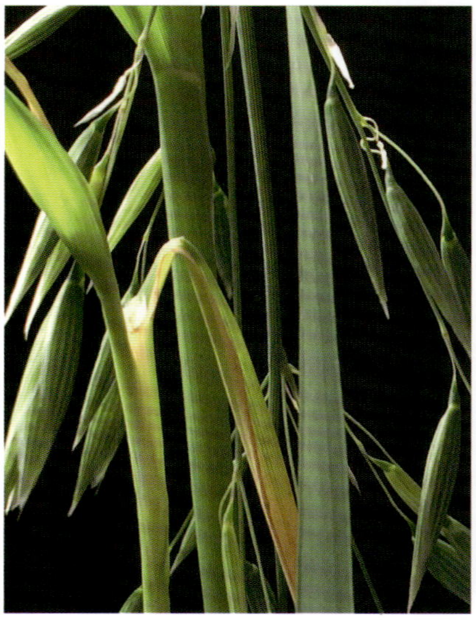

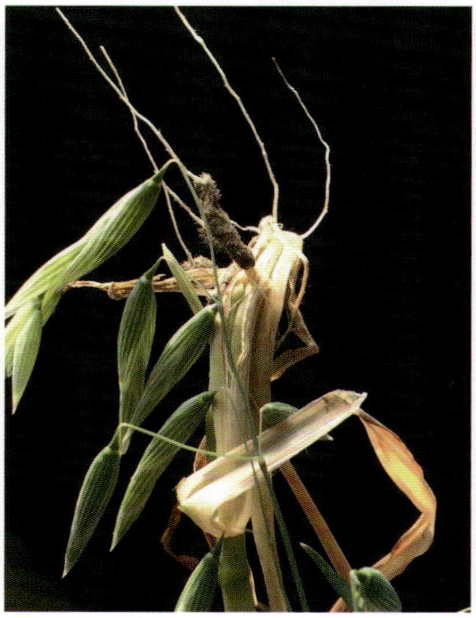

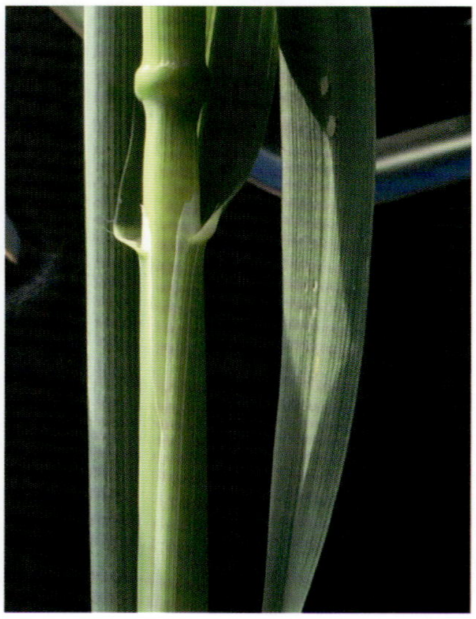

藨草

【基　　原】禾本科藨草属藨草 *Phalaris arundinacea* L.

【别　　名】草芦、马羊草。

【形态特征】多年生草本。茎：具根茎；秆通常单生或少数丛生，有 6～8 节。叶：叶鞘无毛，下部者长于而上部者短于节间；叶舌薄膜质，叶片扁平，幼嫩时微粗糙。花：圆锥花序紧密狭窄，分枝直向上举，密生小穗；小穗无毛或有微毛；颖沿脊上粗糙，上部有极狭的翼；孕花外稃宽披针形，上部有柔毛；内稃舟形，背具 1 脊，脊的两侧疏生柔毛；不孕外稃 2 枚，退化为线形，具柔毛。果：花果期 6—8 月。

【生境分布】生于林下、潮湿草地、水湿处。分布于我国东北、西北、华东及湖南、四川等地。

【药用部位（药材名称）及采收加工】全草（藨草、五色草）。夏秋季采收，晒干。

【临床应用】辛、苦，平。调经，止带；用于月经不调，赤白带下。

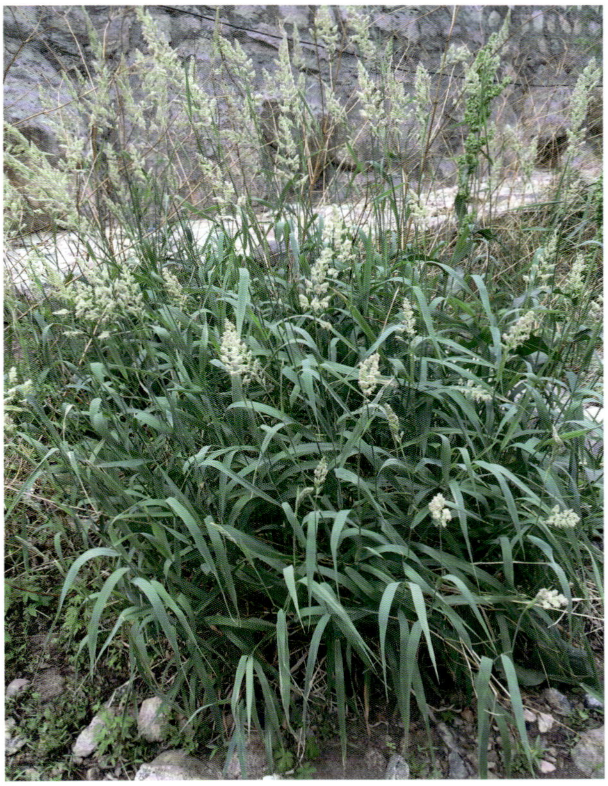

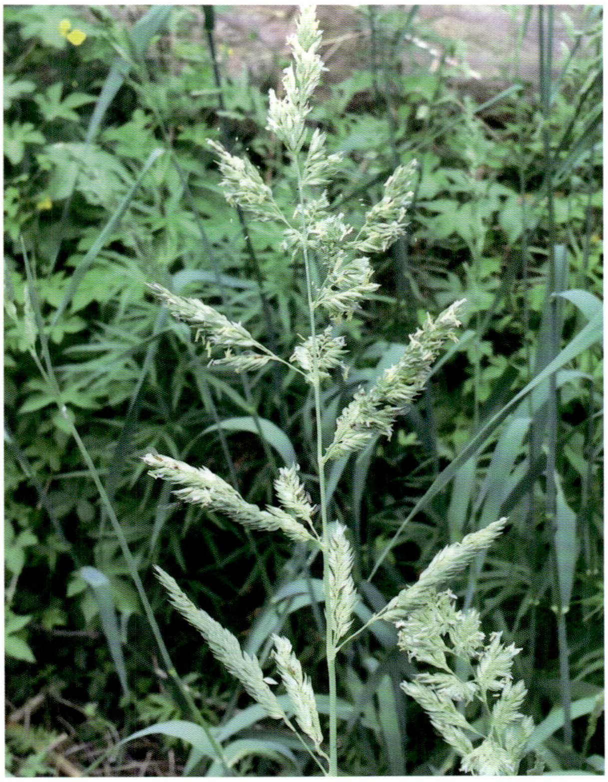

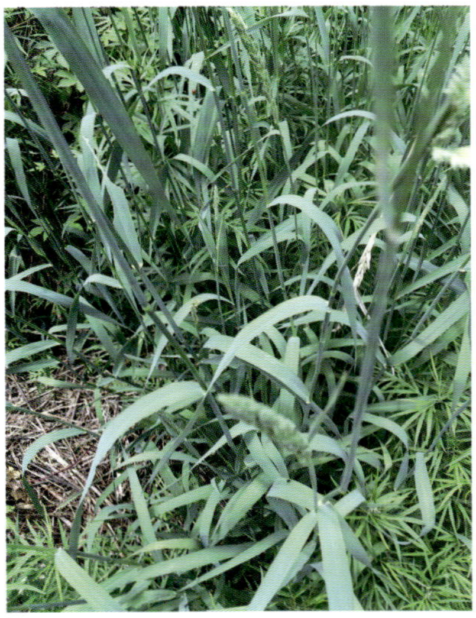

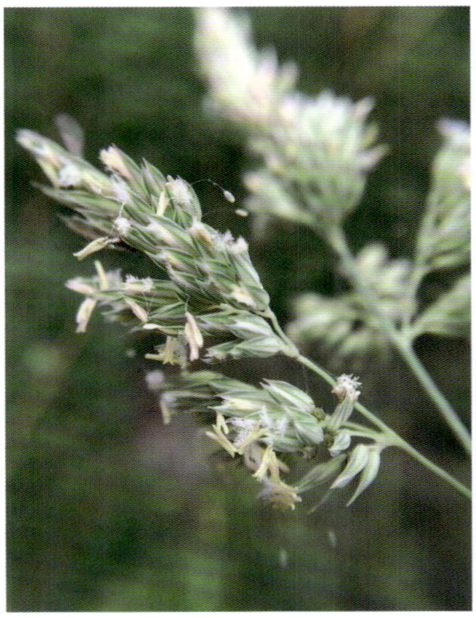

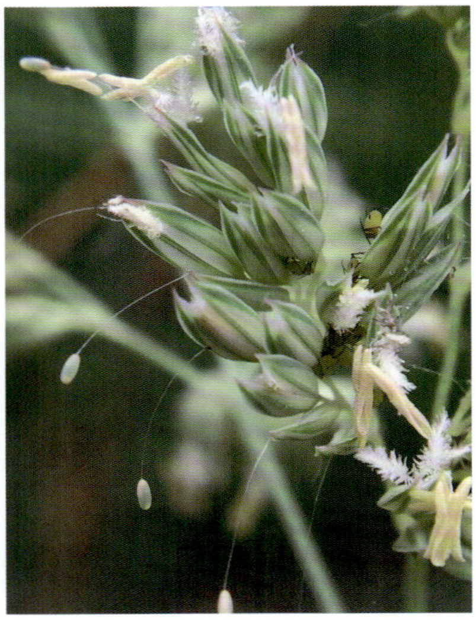

看麦娘

【基　　原】禾本科看麦娘属看麦娘 *Alopecurus aequalis* Sobol.

【别　　名】棒棒草、山高粱、路边谷、道旁谷、油草、棒槌草等。

【形态特征】多年生草本。茎：秆数个丛生，细瘦，光滑，灰绿色，节处常膝曲。叶：叶鞘光滑，短于节间；叶舌膜质，叶片扁平。花：圆锥花序圆柱状，灰绿色；小穗椭圆形或卵状长圆形；颖膜质，基部互相连合，具 3 脉，脊上有细纤毛，侧脉下部有短毛；外稃膜质，先端钝，等大或稍长于颖，下部边缘互相连合，芒长 1.5 ～ 3.5 mm，约于稃体下部 1/4 处伸出，隐藏或稍外露；花药橙黄色。果：颖果长约 1 mm。花果期 4—8 月。

【生境分布】生于田边、湿地等处。分布于全国各地。

【药用部位（药材名称）及采收加工】全草（看麦娘）。春夏季采收，鲜用或晒干。

【临床应用】淡，凉。清热利湿，止泻，解毒；用于水肿，水痘，泄泻，黄疸型肝炎，赤眼，毒蛇咬伤。

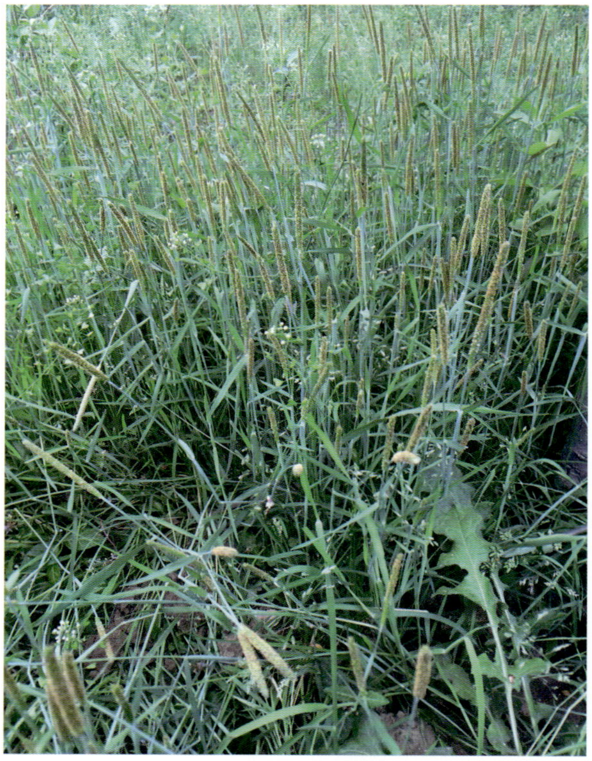

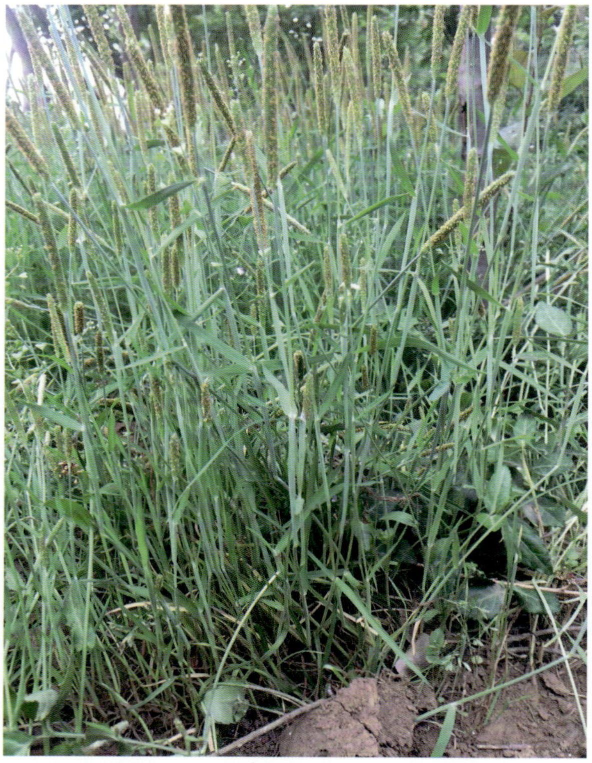

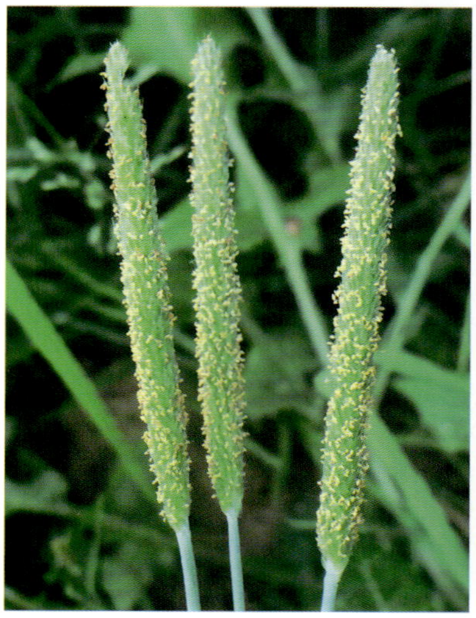

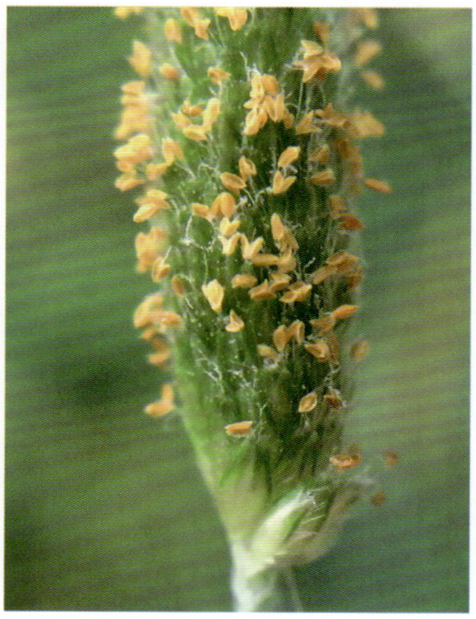

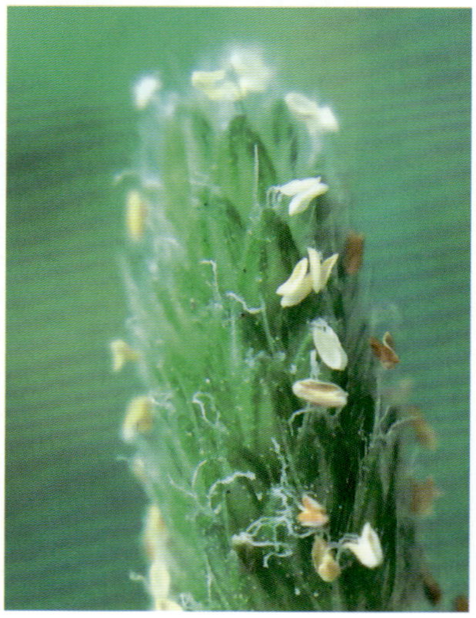

【基　　原】禾本科菵草属菵草 *Beckmannia syzigachne*（Steud.）Fern.

【别　　名】水稗子。

【形态特征】1 年生草本。**茎：**秆直立，具 2～4 节。**叶：**叶鞘无毛，常长于节间，叶舌透明膜质；叶扁平，粗糙或下面平滑。**花：**圆锥花序，分枝稀疏，直立或斜升；小穗扁平，圆形，灰绿色，常含 1 小花；颖草质，边缘质薄，白色，背部灰绿色，具淡色的横纹；外稃披针形，具 5 脉，常具伸出颖外之短尖头；花药黄色。**果：**颖果黄褐色，长圆形。花果期 4—10 月。

【生境分布】生于湿地、水沟边、浅流水中。分布于全国各地。

【药用部位（药材名称）及采收加工】种子（菵米）。秋季采收，晒干。

【临床应用】甘，寒。益气健胃；用于气虚，呕吐。

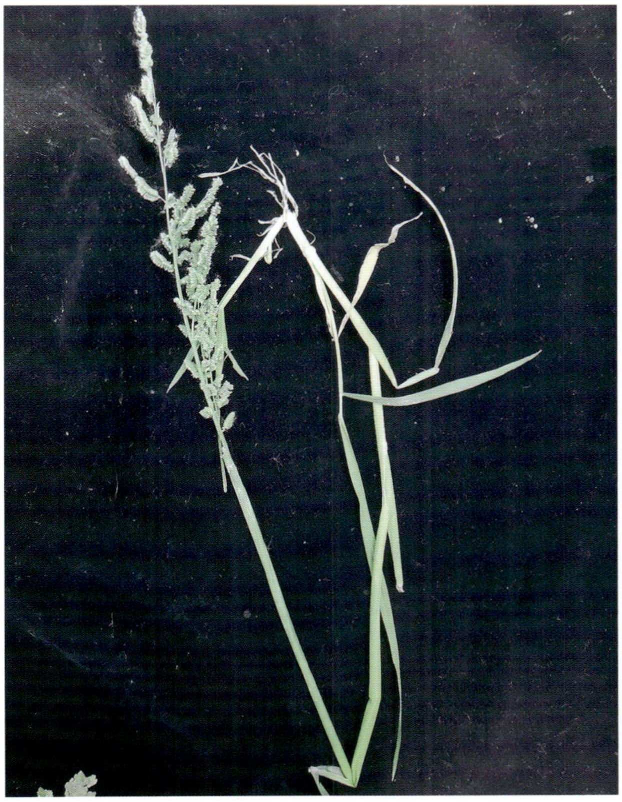
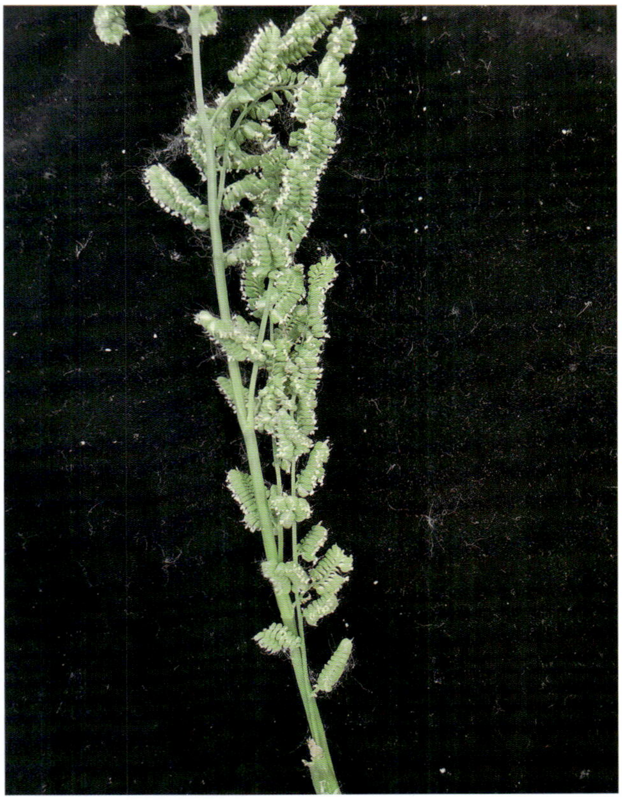
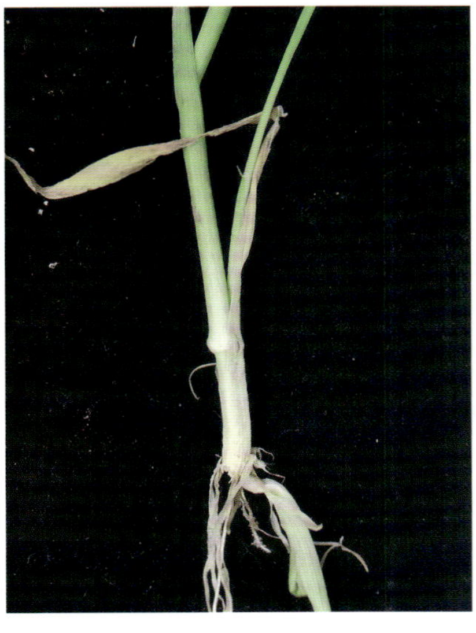
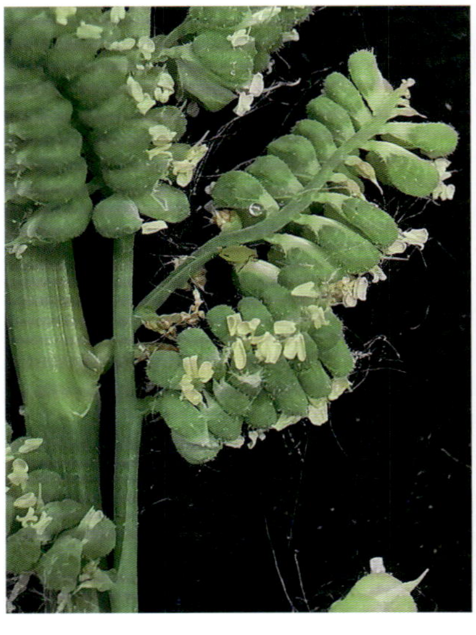
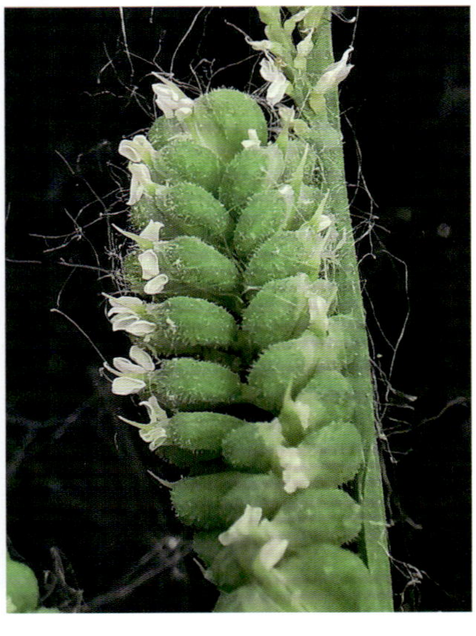

芨芨草

【基　　原】禾本科芨芨草属芨芨草 *Achnatherum splendens*（Trin.）Nevski

【别　　名】枳芨（机）草、席箕草。

【形态特征】多年生草本。根：植株具粗、坚韧、外被砂套的须根。茎：秆直立，坚硬，内具白色的髓，形成大的密丛，节多聚于基部，具 2 ～ 3 节，平滑无毛，基部宿存枯萎的黄褐色叶鞘。叶：叶鞘无毛，具膜质边缘；叶舌三角形或尖披针形，叶片纵卷，质坚韧，上面脉纹凸起，微粗糙，下面光滑无毛。花：圆锥花序，开花时呈金字塔形开展，主轴平滑或具角棱，分枝细弱，2 ～ 6 枚簇生，平展或斜向上升，基部裸露；小穗灰绿色，基部带紫褐色，成熟后常变草黄色；颖膜质，披针形，顶端尖或锐尖，第 1 颖具 1 脉，第 2 颖具 3 脉；外稃顶端具 2 微齿，背部密生柔毛，具 5 脉，基盘钝圆，具短柔毛，芒自外稃齿间伸出，直立或微弯，粗糙，不扭转，易断落；内稃具 2 脉而无脊，脉间具柔毛。花果期 6—9 月。

【生境分布】生于微碱性的草滩及砂土山坡。分布于我国西北、东北、华北等地。

【药用部位（药材名称）及采收加工】花（芨芨草花）、茎或根或种子（芨芨草）。芨芨草花：夏秋季花开时采收，晒干。芨芨草：茎和根全年均可采收，种子秋季采收；晒干。

【临床应用】芨芨草花：甘、淡，平。利尿，止血；用于小便不利，内出血。芨芨草：甘、淡，平。清热利尿；用于尿路感染，尿闭。

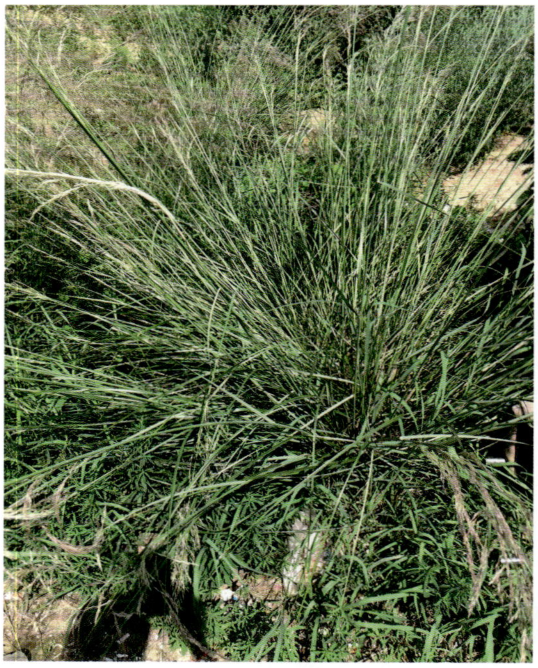
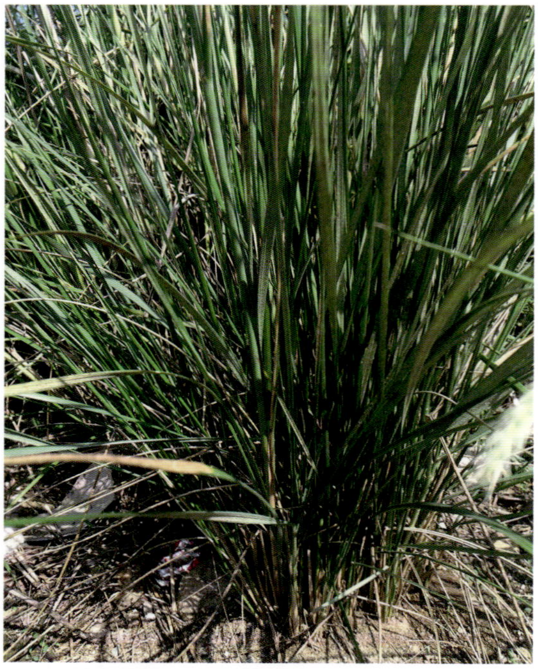
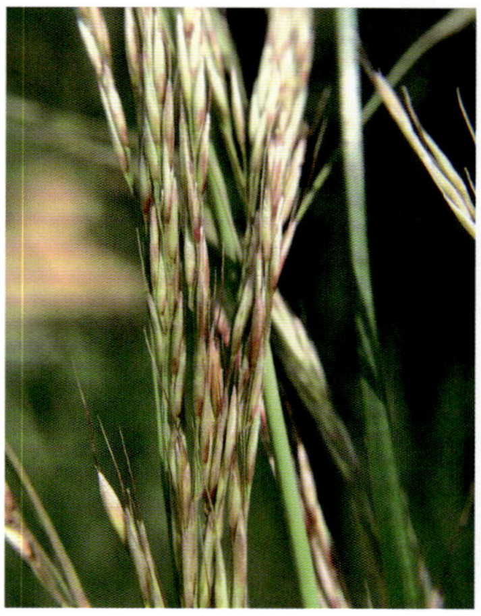
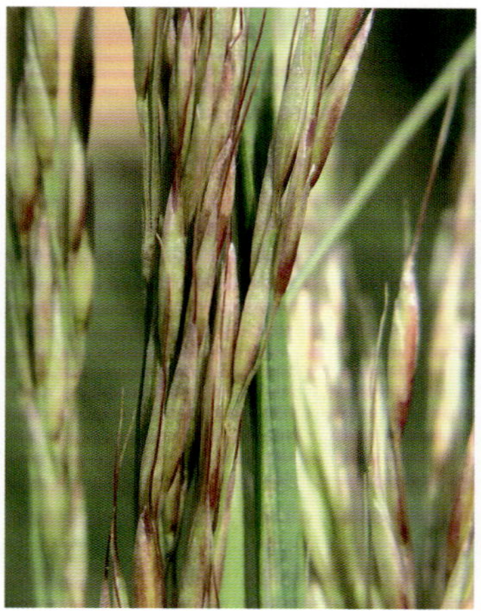
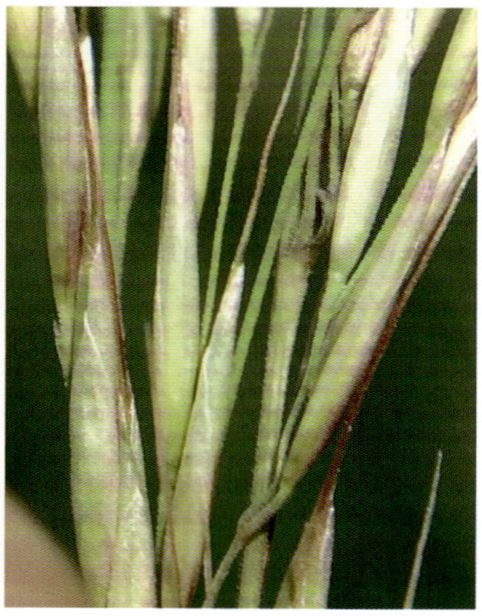

大画眉草

【基　　原】禾本科画眉草属大画眉草 *Eragrostis cilianensis*（All.）Link ex Vignolo-Lutati

【别　　名】星星草。

【形态特征】1年生草本。茎：秆粗壮，高30～90 cm，直径3～5 mm，直立，丛生，基部常膝曲，具3～5个节，节下有一圈明显的腺体。叶：叶鞘疏松裹茎，脉上有腺体，鞘口具长柔毛，叶舌为一圈成束的短毛；叶片线形扁平，伸展，无毛，叶脉上与叶缘均有腺体。花：圆锥花序长圆形或尖塔形，分枝粗壮，单生，上举，腋间具柔毛，小枝和小穗柄上均有腺体；小穗长圆形或卵状长圆形，墨绿色带淡绿色或黄褐色，压扁并弯曲，长5～20 mm，宽2～3 mm，有10～40小花，小穗除单生外，常密集簇生；颖近等长，颖具1脉或第2颖具3脉，脊上均有腺体；外稃呈广卵形，先端钝，第1外稃侧脉明显，主脉有腺体，暗绿色而有光泽；内稃宿存，稍短于外稃，脊上具短纤毛。雄蕊3枚。果：颖果近圆形。花果期7—10月。

【生境分布】生于荒地等处。分布于全国各地。

【药用部位（药材名称）及采收加工】全草（星星草）、花或花序（星星草、大画眉草花、星星草花）。全草：夏秋季采收，洗净，切段，晒干。花或花序：秋季采收，晒干。

【临床应用】全草：甘、淡，凉。疏风清热，利尿；用于膀胱结石，肾结石，肾炎，肾盂肾炎，膀胱炎，结膜炎，角膜炎。花或花序：淡，平。解毒，止痒；用于黄水疮。

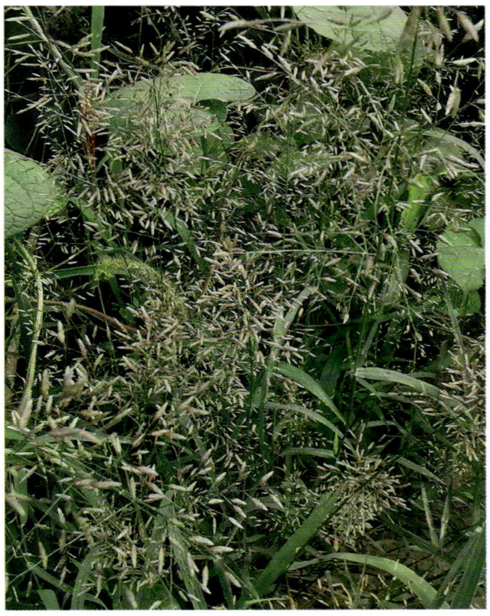

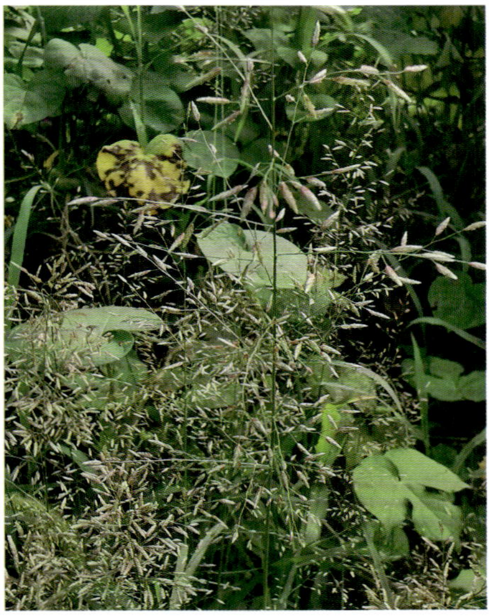

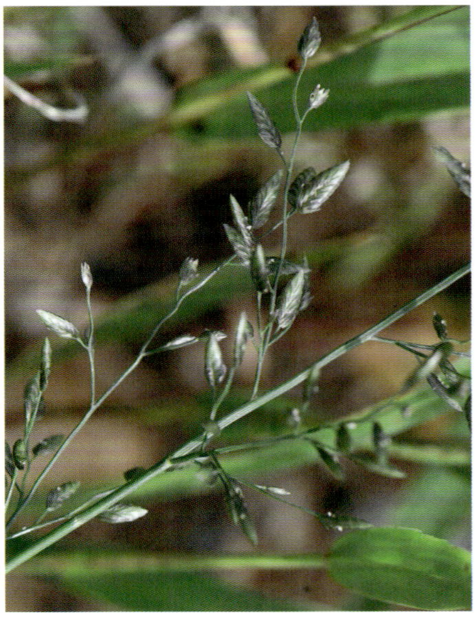

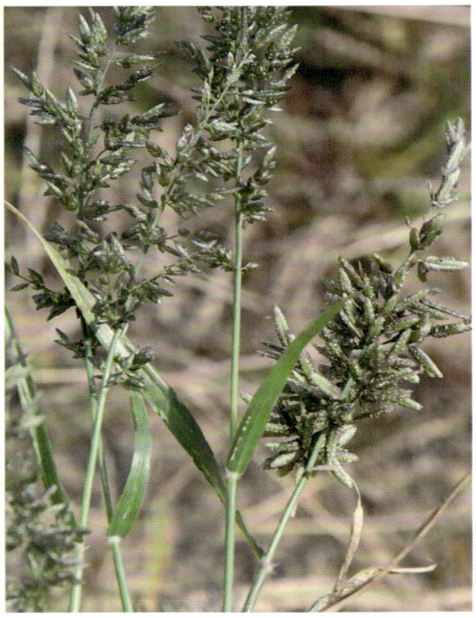

小画眉草

【基　　原】禾本科画眉草属小画眉草 *Eragrostis minor* Host

【别　　名】星星草。

【形态特征】形态特征与植物“大画眉草”相似。两者的主要区别：大画眉草的茎秆粗壮（直径3～5 mm），高大（高30～90 cm）；小穗宽大（宽2～3 mm、长4～10 mm）。小画眉草的茎秆细瘦（直径1～2 mm），低矮（高20～400 cm）；小穗窄小（宽1.5～2 mm、长3～8 mm）。

【生境分布】生于荒野、草地、路旁等处。分布于全国各地。

【药用部位（药材名称）及采收加工】均同植物“大画眉草”项下。

【临床应用】同植物“大画眉草”项下。

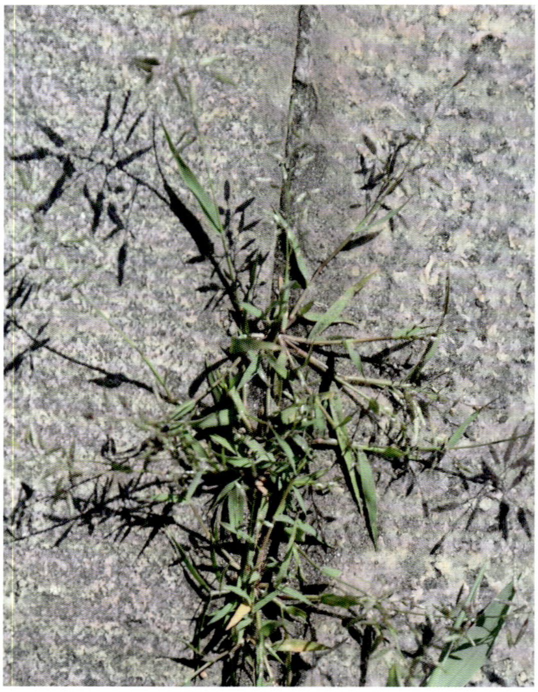

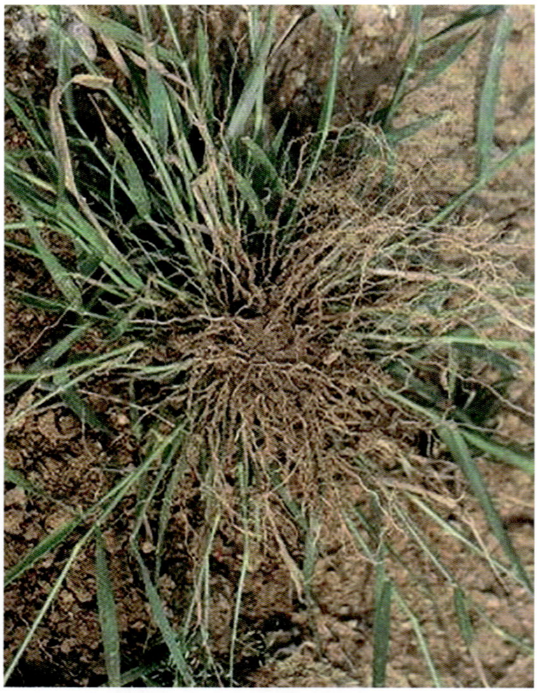

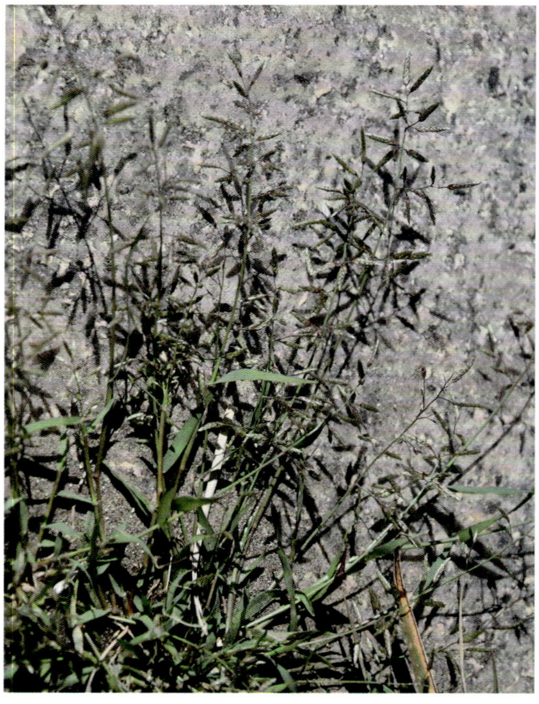

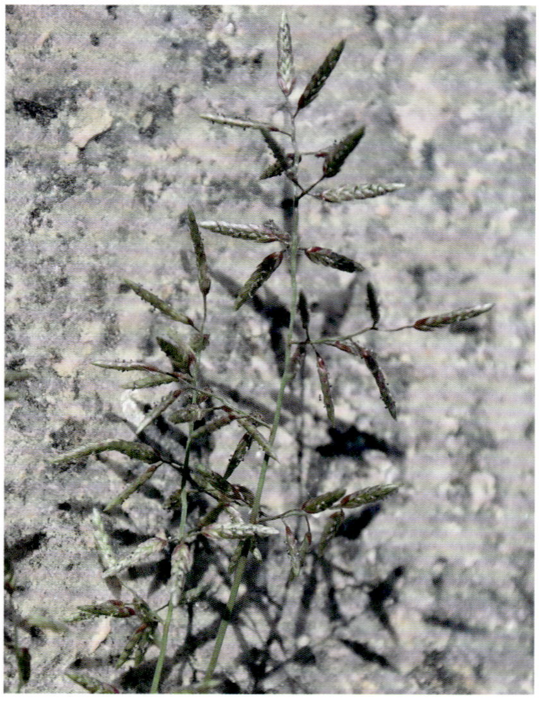

牛筋草

【基　　原】禾本科䅟属牛筋草 *Eleusine indica*（L.）Gaertn.

【别　　名】蟋蟀草、路边草、鸭脚草、蹲倒驴、牛顿草、千人踏、大屁股草。

【形态特征】1年生草本。茎：秆丛生，基部倾斜。叶：叶鞘两侧压扁而具脊，松弛，无毛或疏生疣毛；叶片平展，线形，无毛或上面被疣基柔毛。花：穗状花序2～7个指状着生于秆顶，很少单生；小穗含3～6小花；颖披针形，具脊，脊粗糙；第1外稃卵形，膜质，具脊，脊上有狭翼，内稃短于外稃，具2脊，脊上具狭翼。果：囊果卵形，基部下凹，具明显的波状皱纹。花果期6—10月。

【生境分布】生于荒地、路旁等处。分布于全国各地。

【药用部位（药材名称）及采收加工】根或全草（牛筋草）。8—9月采收，洗净，鲜用或晒干。

【临床应用】甘、淡，凉。清热利湿，凉血解毒；用于伤暑发热，小儿惊风，乙脑，流脑，黄疸，淋证，小便不利，痢疾，便血，疮疡肿痛，跌打损伤。

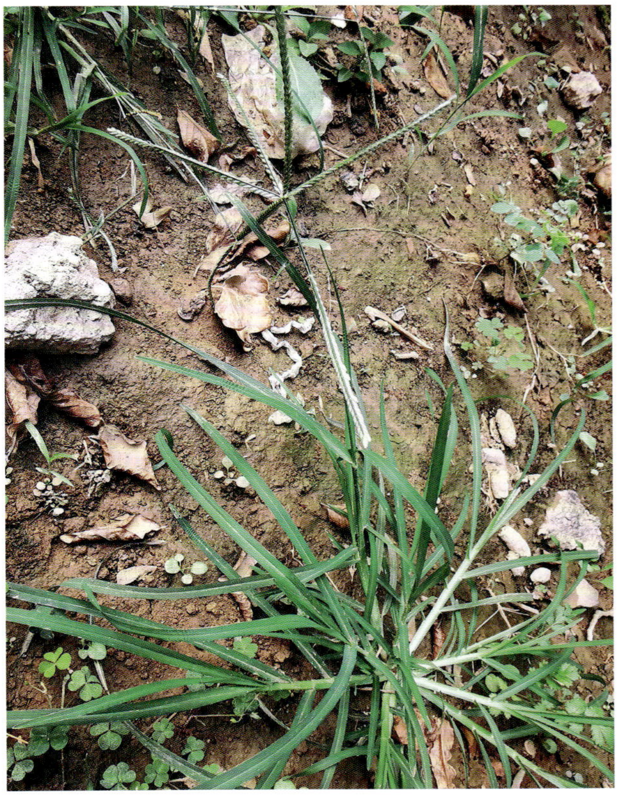
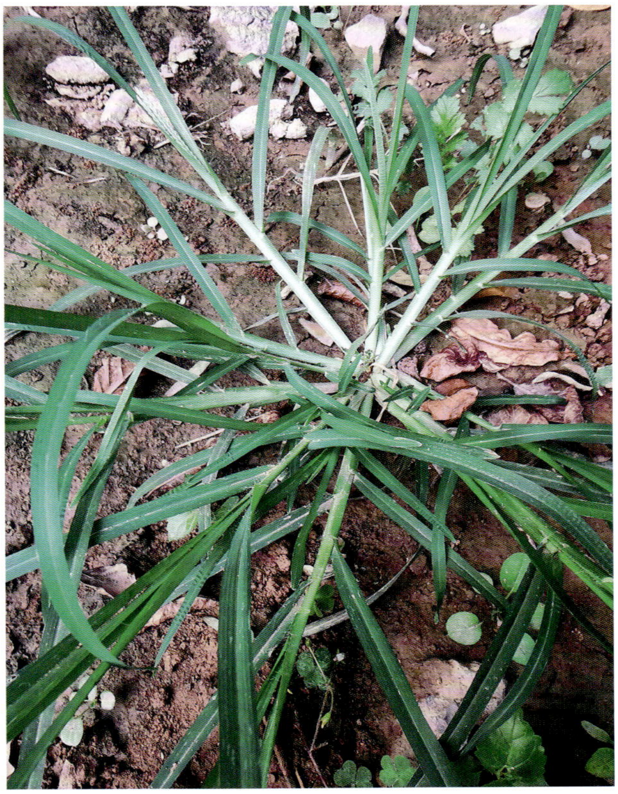
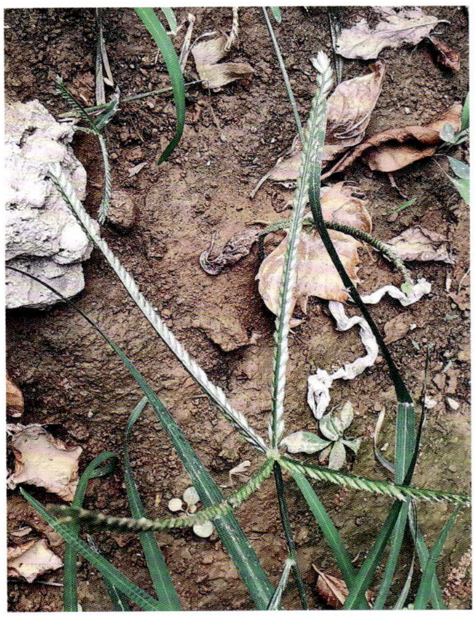
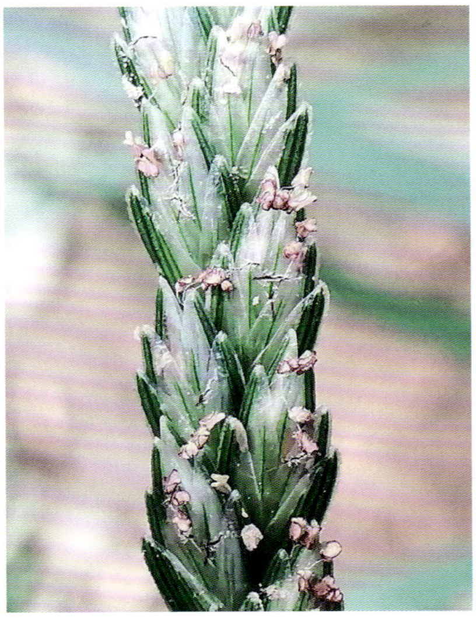
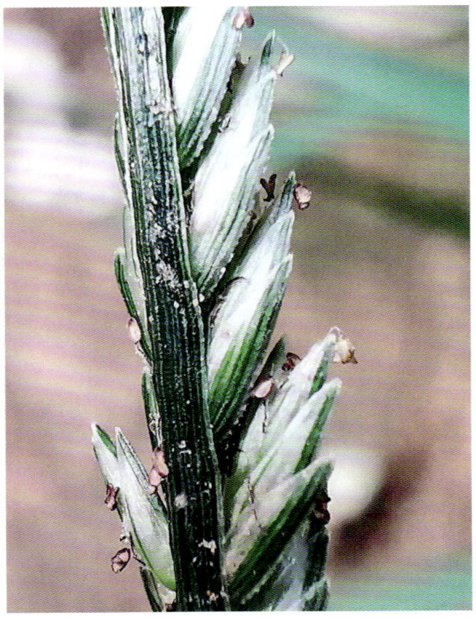

虎尾草

【基　　原】禾本科虎尾草属虎尾草 *Chloris virgata* Sw.

【别　　名】棒锤草、刷子头、盘草。

【形态特征】1年生草本。茎：茎丛生，直立或基部膝曲。叶：叶线形或狭披针形；基部具叶鞘，叶鞘背部具脊，包卷松弛，最上叶鞘常包有花序，肿胀成棒槌状；叶舌无毛或具纤毛。花：穗状花序簇生于茎顶，呈指状排列，5～10花，初期包藏于茎顶叶鞘中，成熟时披散；小穗无柄，幼时绿色，成熟时常带紫色；颖膜质，1脉，第1颖长约1.8 mm，第2颖等长或略短于小穗，中脉延伸成小尖头；第1小花两性，第2小花不孕。果：颖果纺锤形，淡黄色。花果期6—10月。

【生境分布】生于路旁、荒野、河岸沙地等处。分布于全国各地。

【药用部位（药材名称）及采收加工】全草（虎尾草）。春夏季采收，晒干。

【临床应用】辛、苦，微温。祛风除湿，解毒杀虫；用于感冒头痛，风湿痹痛，泻痢腹痛，疝气，脚气，痈疮肿毒，刀伤。

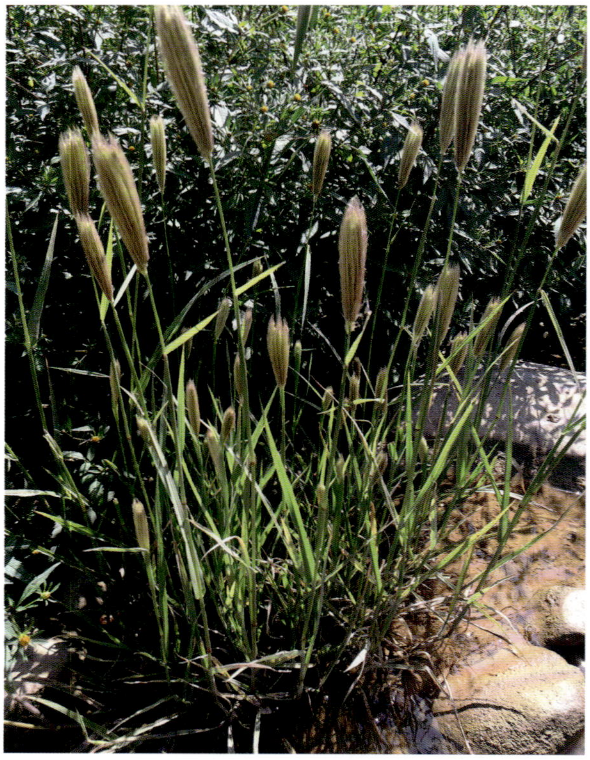

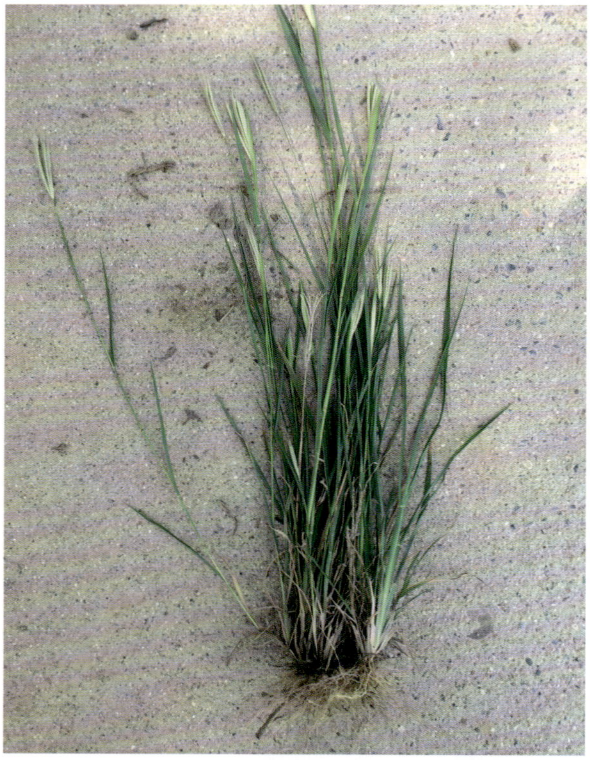

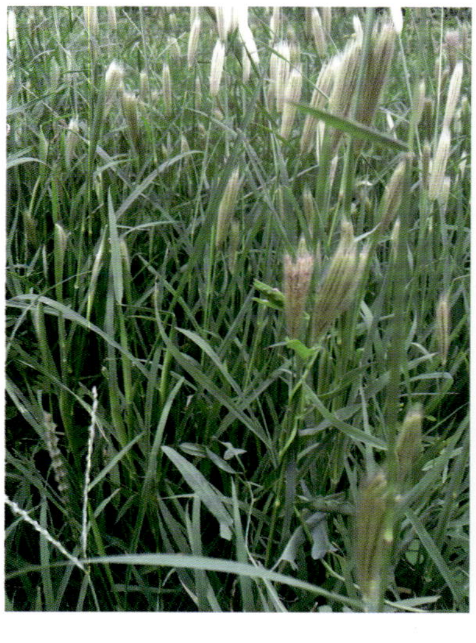

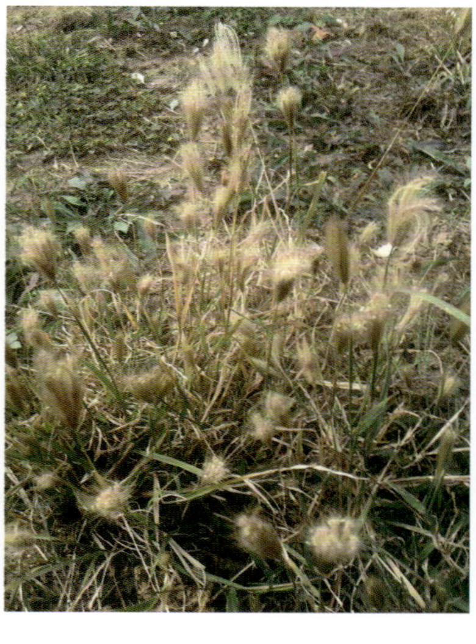

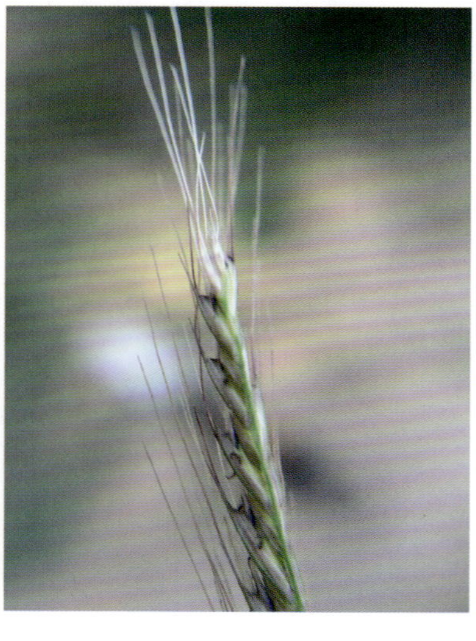

【基　　原】禾本科狗牙根属狗牙根 *Cynodon dactylon*（L.）Pers.

【别　　名】绊（爬）根草、咸沙草、铁线草。

【形态特征】多年生草本。茎：具根茎；秆下部匍匐地面，蔓延甚长，节上常生不定根，直立部分高 10 ～ 30 cm；秆壁厚，光滑无毛，有时略两侧压扁。叶：叶鞘微具脊，无毛或有疏柔毛，鞘口常具柔毛；叶舌仅为一轮纤毛；叶片线形，通常两面无毛。花：穗状花序（2）3 ～ 5（6）枚，小穗灰绿色或带紫色，仅含 1 小花；颖长均具 1 脉，背部成脊而边缘膜质；外稃舟形，具 3 脉，背部明显成脊，脊上被柔毛；内稃与外稃近等长，具 2 脉；鳞被上缘近截平，花药淡紫色；子房无毛，柱头紫红色。果：颖果长圆柱形。花果期 5—10 月。

【生境分布】生于村旁、道旁、河岸、荒地、山坡等处。分布于我国黄河以南各省区。

【药用部位（药材名称）及采收加工】全草（狗牙根）。夏秋季采收，洗净，鲜用或晒干。

【临床应用】苦、微甘，凉；归肝经。祛风活络，凉血止血，解毒；用于风湿痹痛，半身不遂，劳伤吐血，鼻衄，便血，跌打损伤，疮疡肿毒。

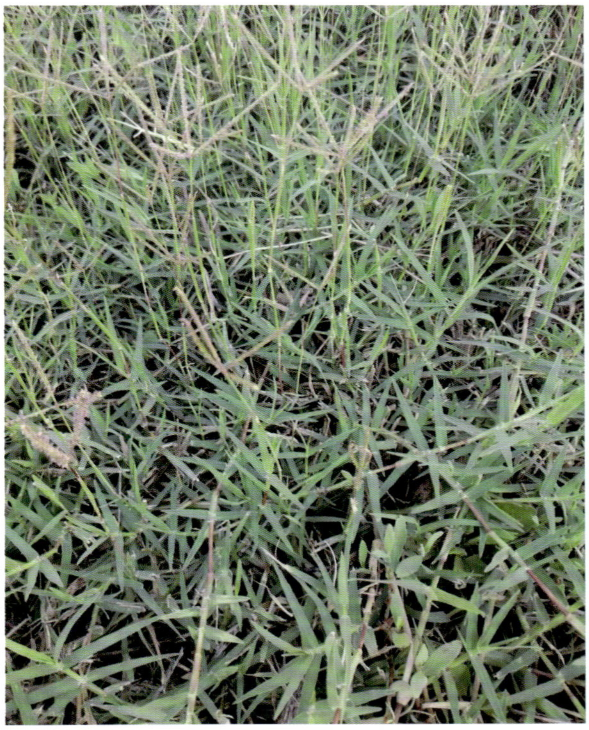

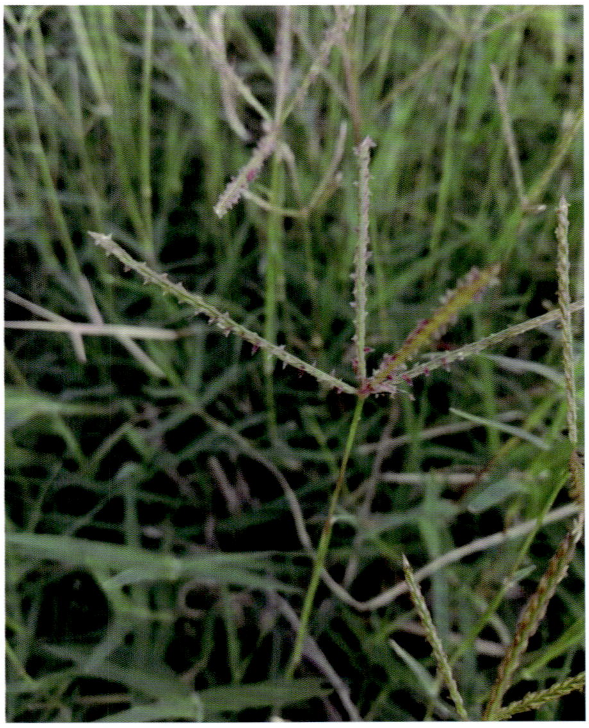

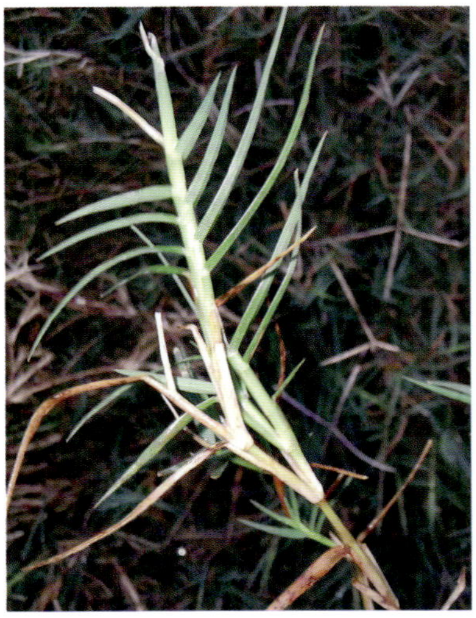

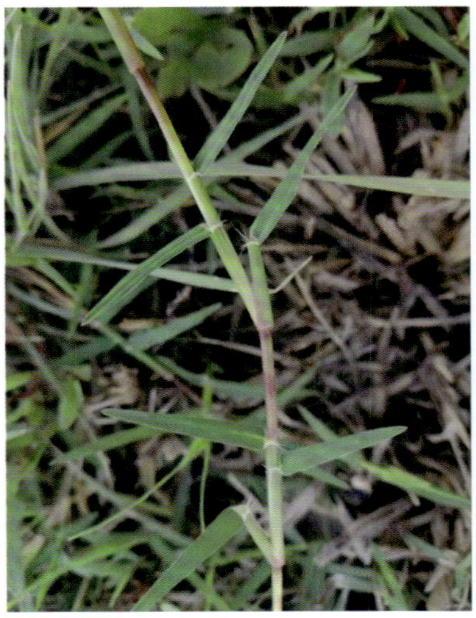

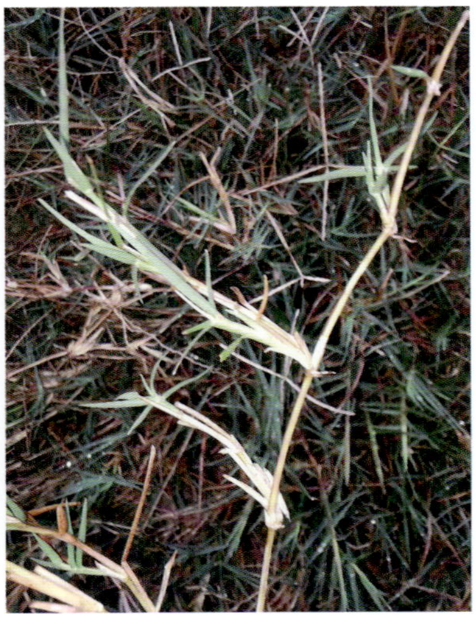

稷

【基　　原】禾本科黍属稷 *Panicum miliaceum* L.

【别　　名】黍、黍子、黄（黏）米、糜。

【形态特征】1 年生草本。**茎：**秆粗壮，直立，单生或少数丛生，有时有分枝；节密被髭毛，节下被疣基毛。**叶：**叶鞘松弛，被疣基毛；叶舌膜质，顶端具睫毛；叶片线形或线状披针形，两面具疣基的长柔毛或无毛，顶端渐尖，基部近圆形，边缘常粗糙。**花：**圆锥花序开展或较紧密，成熟时下垂，分枝具棱槽，边缘具糙刺毛，下部裸露，上部密生小枝与小穗；小穗卵状椭圆形；颖纸质，无毛，第 1 颖正三角形，顶端尖或锥尖，通常具 5 ～ 7 脉；第 2 颖通常具 11 脉，其脉顶端渐汇合呈喙状；第 1 外稃具 11 ～ 13 脉，内稃透明膜质，短小，顶端微凹或深 2 裂；第 2 外稃背部圆形，平滑，具 7 脉，内稃具 2 脉。**果：**颖果圆形或椭圆形，乳白色或褐色。花果期 7—10 月。

【生境分布】我国多地有栽培。

【药用部位（药材名称）及采收加工】种子（黍米）、根（黍根）、茎秆（黍茎）。黍米：秋季采收，碾去壳用，晒干。黍根：秋季采挖，洗净，晒干。黍茎：秋季采收，晒干。

【临床应用】黍米：甘，微温；归大肠、肺、胃、脾经。益气补中，除烦止渴，解毒；用于烦渴，泻痢，吐逆，咳嗽，胃痛，小儿鹅口疮，疮痈，烫伤。黍根：辛，热，有小毒。利尿消肿，止血；用于小便不利，脚气，水肿，妊娠尿血。黍茎：辛，热；有小毒。利尿消肿，止血，解毒；用于小便不利，水肿，妊娠尿血，脚气，苦瓠中毒。

【备　　注】本种由于长期栽培选育，品种繁多。民间通常将之分为两类：黏者为黍，其形态特征是秆有毛、果穗下垂；不黏者为稷，认为是黍的变种，其形态特征是秆无毛、果穗不下垂，民间又将不黏的称糜。

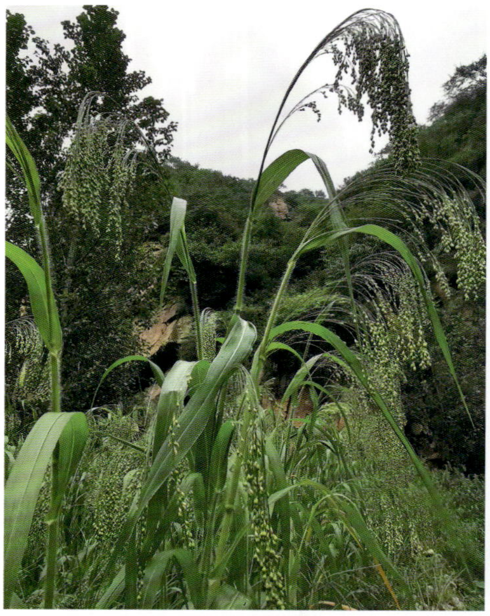
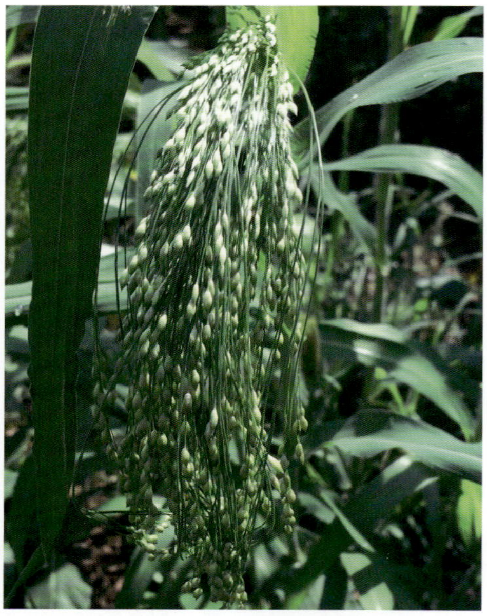
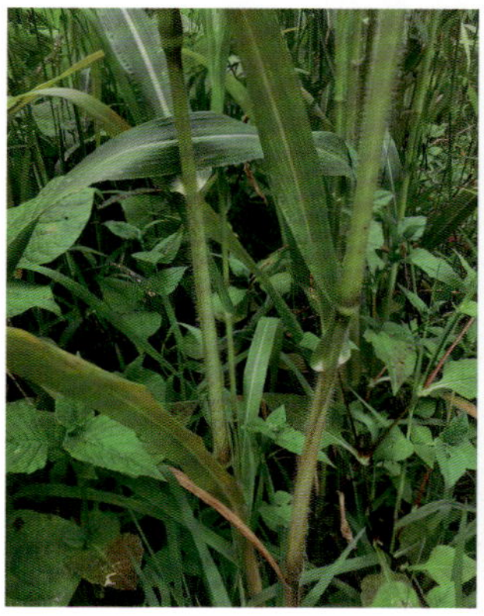
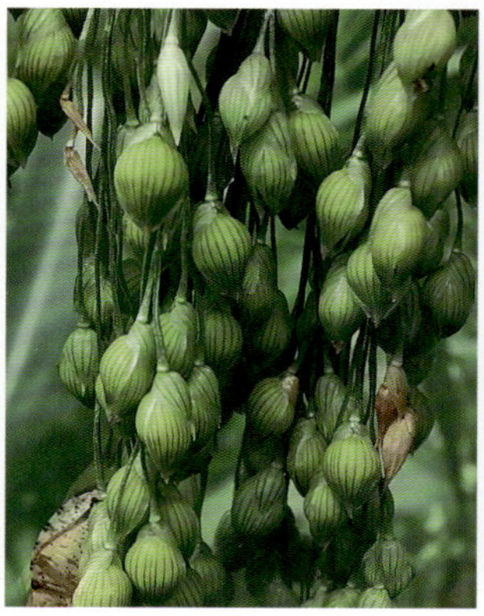
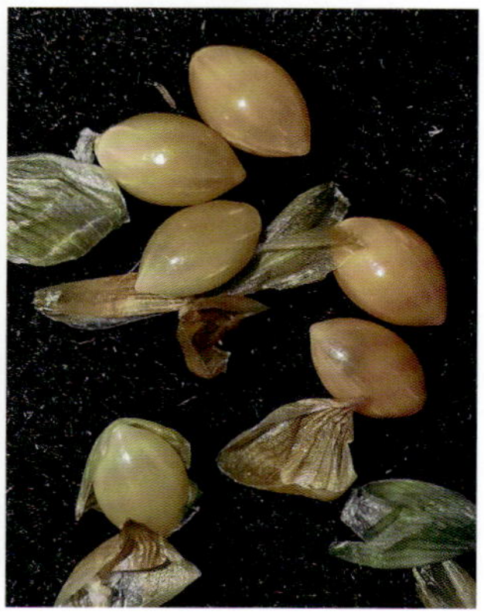

【基　　原】禾本科稗属稗 *Echinochloa crusgalli*（L.）Beauv.

【别　　名】稗子、稗草、扁扁草。

【形态特征】1 年生草本。茎：秆高，光滑无毛，基部倾斜或膝曲。叶：叶扁平，线形，无毛，边缘粗糙，叶鞘疏松裹茎。花：圆锥花序疏松，常带紫色，直立，近尖塔形，分枝斜上举；小穗卵形，密集排于穗轴的一侧，单生或不规则簇生，小穗一面平一面凸，近无柄；第 1 颖三角形，第 2 颖先端渐尖成小尖头，具 5 脉；第 1 外稃草质，具 7 脉，具硬刺毛，先端成粗壮的芒；内稃与外稃等长，有 2 脊，脊上糙涩；能育花的外稃外凸内平，下部边缘内卷，内包 3 雄蕊、1 雌蕊和 2 鳞被。果：颖果白色或棕色，椭圆形。花果期 7—10 月。

【生境分布】生于沼泽、沟边、水稻田、旱地。分布于全国各地。

【药用部位（药材名称）及采收加工】种子（稗米）、根和苗叶（稗根苗）。稗米：夏秋季果实成熟时采收，舂去壳，鲜用或晒干。稗根苗：夏季采收，鲜用或晒干。

【临床应用】稗米：辛、甘、苦，微寒。益气补脾。稗根苗：甘，微寒。凉血止血；用于金疮，外伤出血。

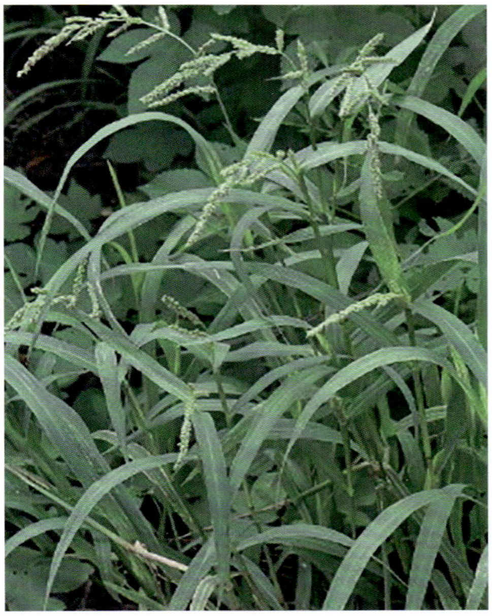

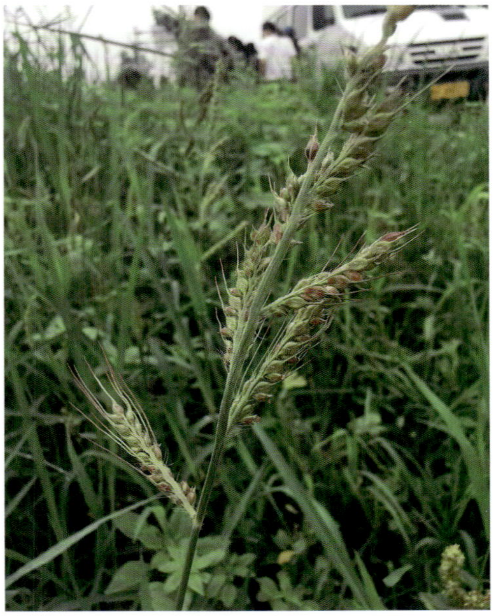

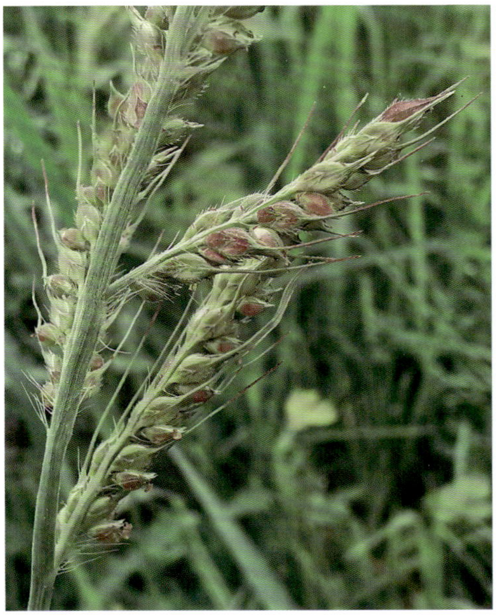

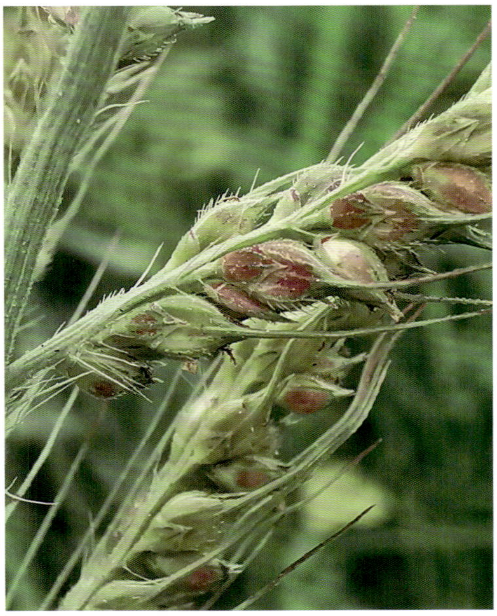

长芒稗

【基　　原】禾本科稗属长芒稗 *Echinochloa caudata* Roshev.

【别　　名】长毛野稗。

【形态特征】形态特征与植物“稗”相似。两者的主要区别：长芒稗的外稃具短芒（芒长 5～10 mm），花序稍俯垂，稍紧密，暗紫色；稗的外稃具极长芒（芒长 3～5 cm），花序直立，疏松，带紫色。

【生境分布】生于田边、路旁、河边湿润处。分布于我国华北、华东、西南及黑龙江、吉林、新疆、湖南等地。

【药用部位（药材名称）及采收加工】均同植物“稗”项下。

【临床应用】同植物“稗”项下。

【备　　注】古今本草典籍未见记载。按《河北植物志》记载，本种为稗 *Echinochloa crusgalli*（L.）Beauv. 的变种，用途同“稗”。

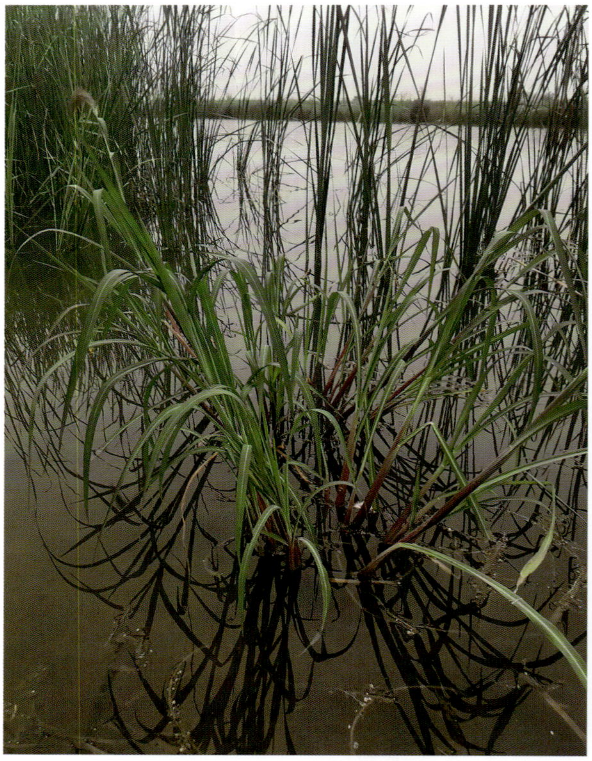

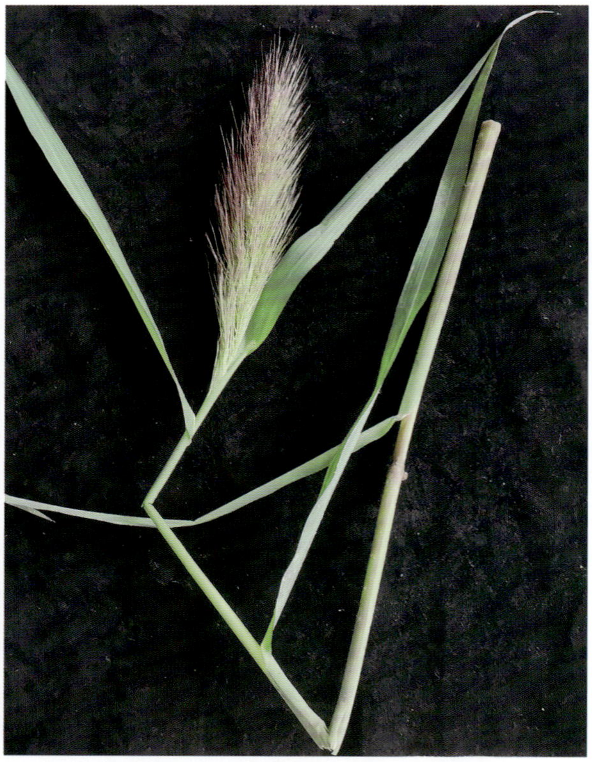

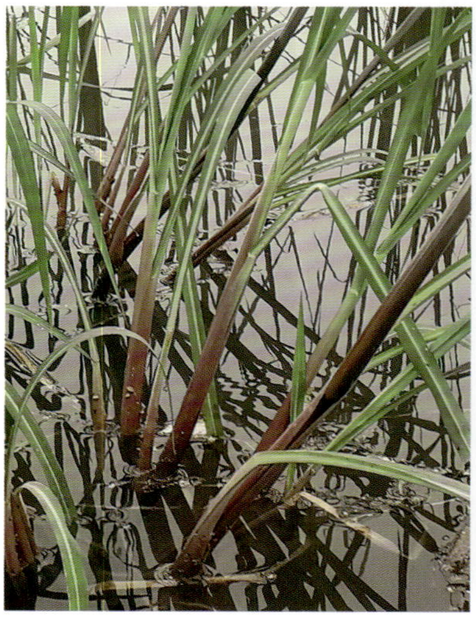

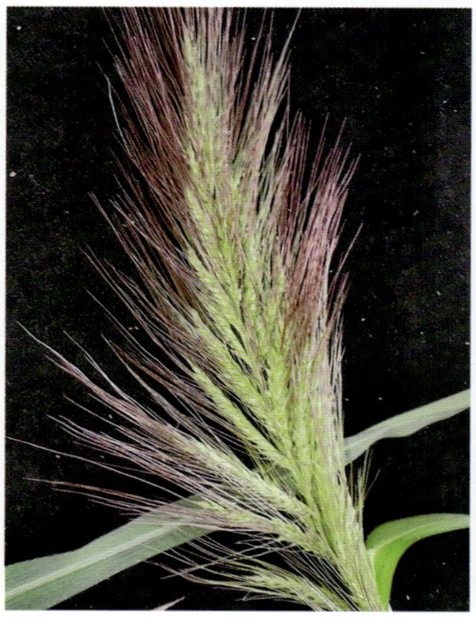

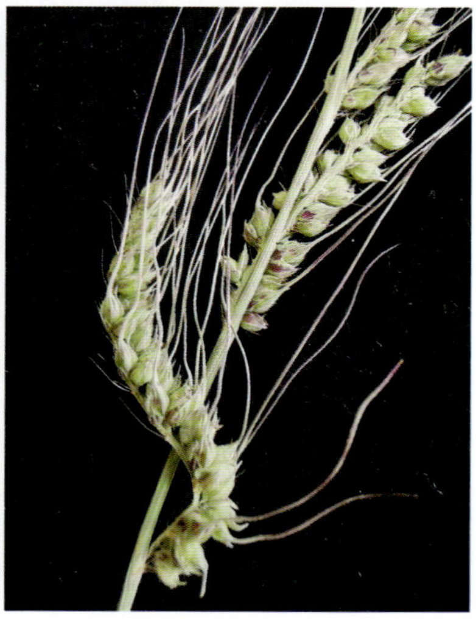

无芒稗

【基　　原】禾本科稗属无芒稗 *Echinochloa crus-galli* var. *mitis*（Pursh）Petermann

【别　　名】落地稗。

【形态特征】形态特征与植物“稗”相似。两者的主要区别：稗的小穗较粗壮，芒长 5 ～ 10 mm。无芒稗的小穗无芒或芒极短（长不超过 3 mm）。

【生境分布】生于水边、路边草地。分布于我国东北、华北、西北、华东、西南、华南等地。

【药用部位（药材名称）及采收加工】均同植物“稗”项下。

【临床应用】同植物“稗”项下。

【备　　注】本种为稗 *Echinochloa crusgalli*（L.）Beauv. 的变种之一。

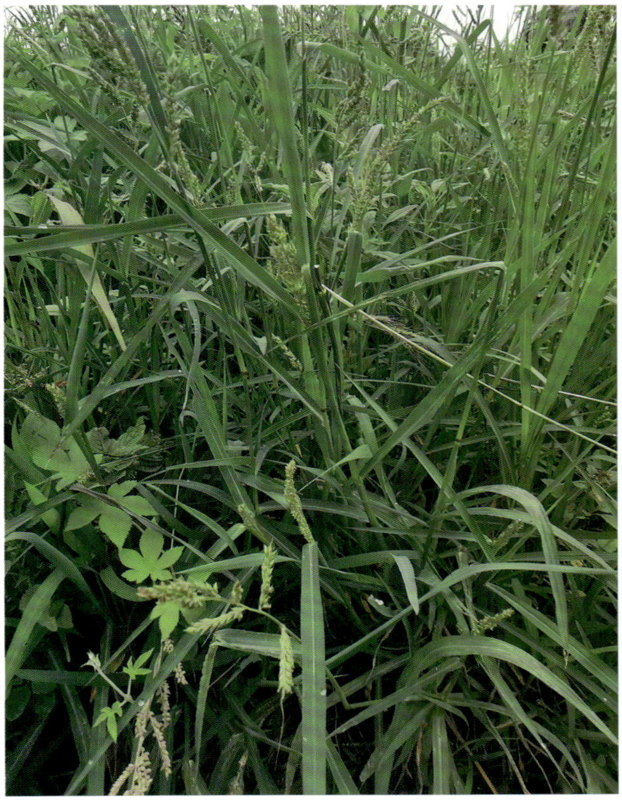

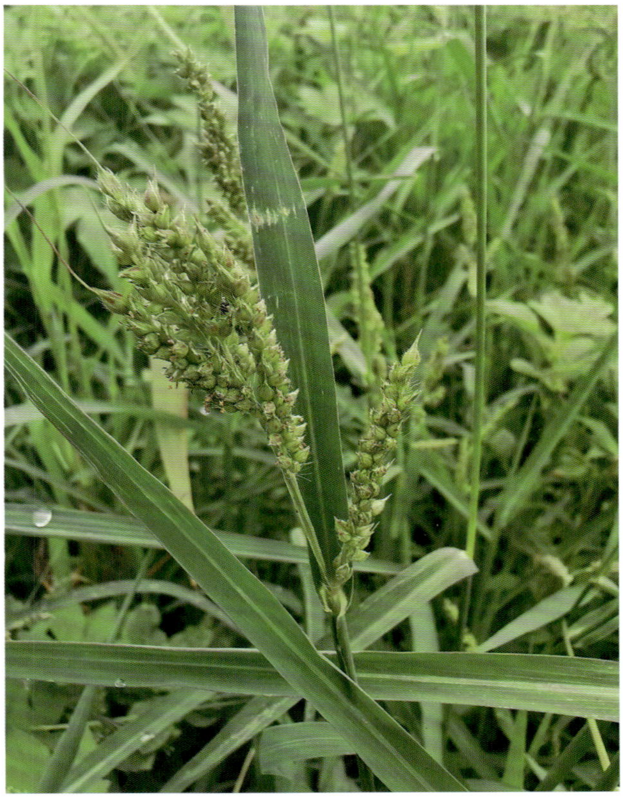

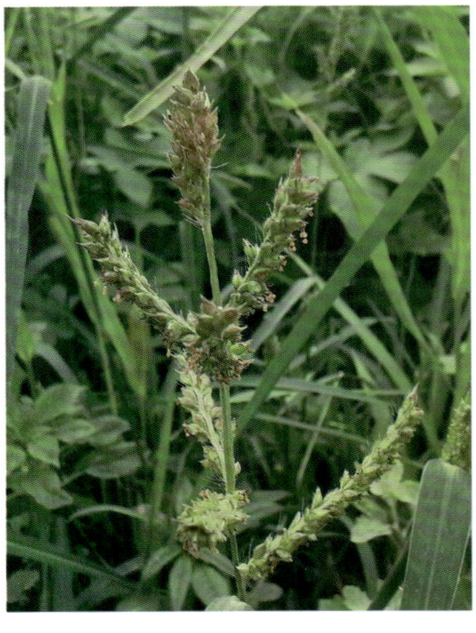

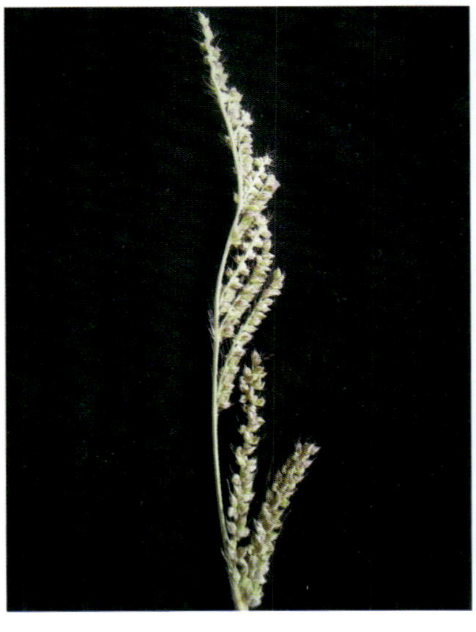

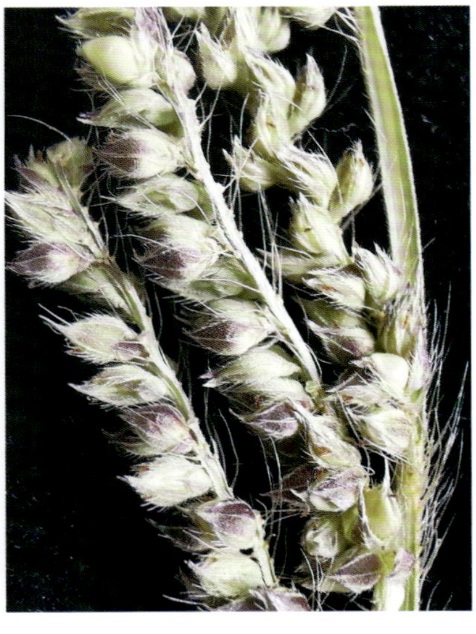

西来稗

【基　　原】禾本科稗属无芒稗 *Echinochloa crus-galli* var. *zelayensis*（Kunth）Hitchcock

【别　　名】无。

【形态特征】形态特征与植物“稗”相似。与“稗”比较，本种的颖、第一外稃除疣毛外，无芒，毛也较少；叶鞘、叶片无毛。

【生境分布】生于水边、稻田中。分布于我国华北、华东、西北、华南、西南等地。

【药用部位（药材名称）及采收加工】均同植物“稗”项下。

【临床应用】同植物“稗”项下。

【备　　注】本种为稗 *Echinochloa crusgalli*（L.）Beauv. 的变种之一

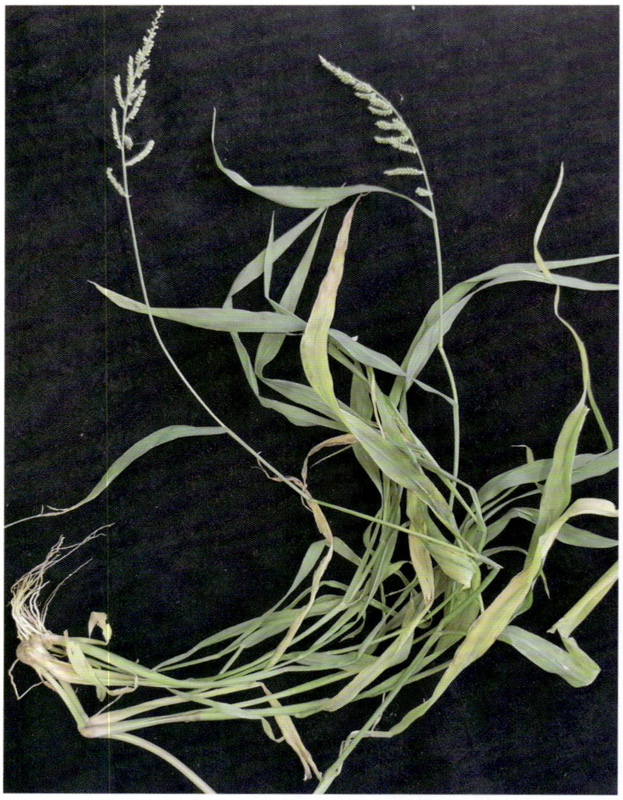

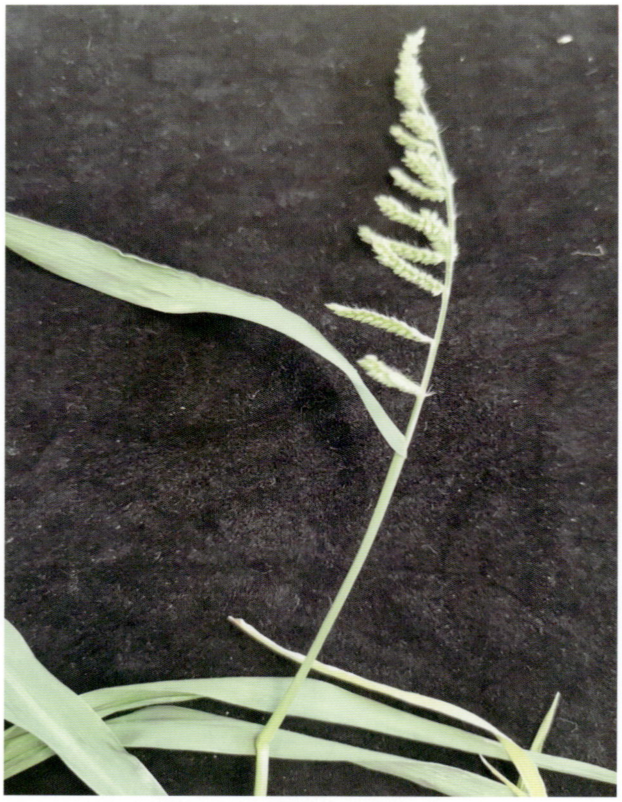

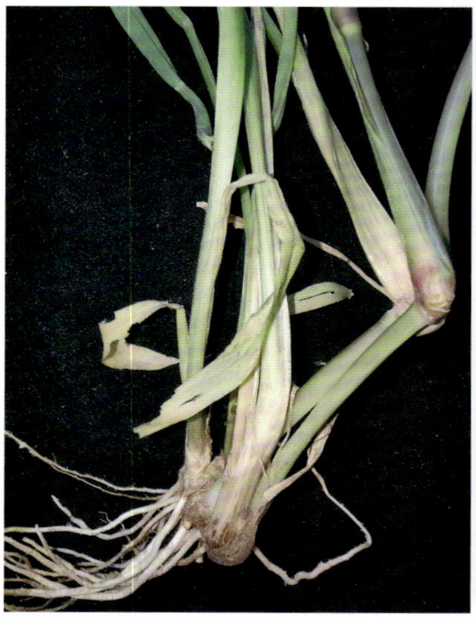

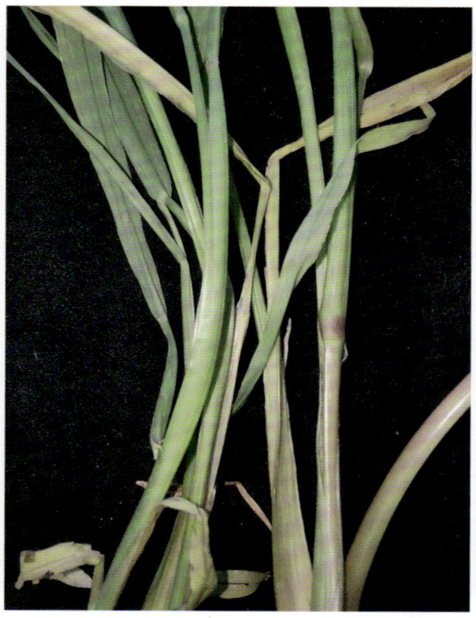

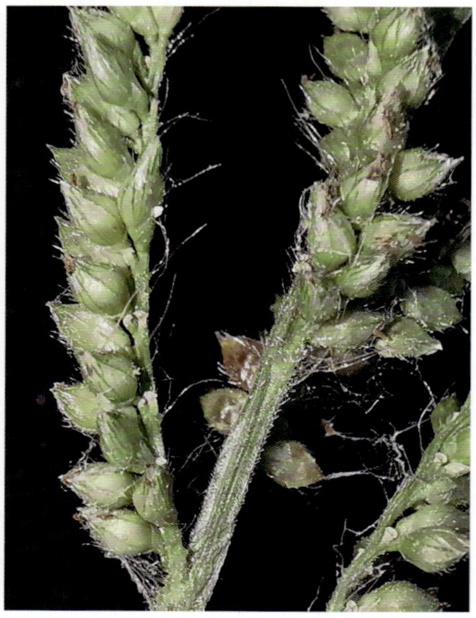

双穗雀稗

【基　　原】禾本科雀稗属双穗雀稗 *Paspalum distichum* Linnaeus

【别　　名】无。

【形态特征】多年生草本。茎：匍匐茎横走、粗壮，向上直立部分高 20 ～ 40 cm，节生柔毛。叶：叶鞘短于节间，背部具脊，边缘或上部被柔毛；叶舌无毛；叶片披针形，无毛。花：总状花序 2 枚对连，长 2 ～ 6 cm；小穗倒卵状长圆形，顶端尖，疏生微柔毛；第 1 颖退化或微小，第 ,2 颖贴生柔毛，具明显的中脉；第 1 外稃具 3 ～ 5 脉，通常无毛，顶端尖；第 2 外稃草质，等长于小穗，黄绿色，顶端尖，被毛。果：果实椭圆形，灰色，顶端具少数细毛。花果期 5—9 月。

【生境分布】生于田边、路旁、水边等处。分布于我国华中及江苏、云南、广西、海南等地。

【药用部位（药材名称）及采收加工】全草（铜线草）。夏季采收，鲜用或晒干。

【临床应用】甘，平；归肝经。活血解毒，祛风除湿；用于跌打肿痛，骨折筋伤，风湿痹痛，痰火，疮毒。

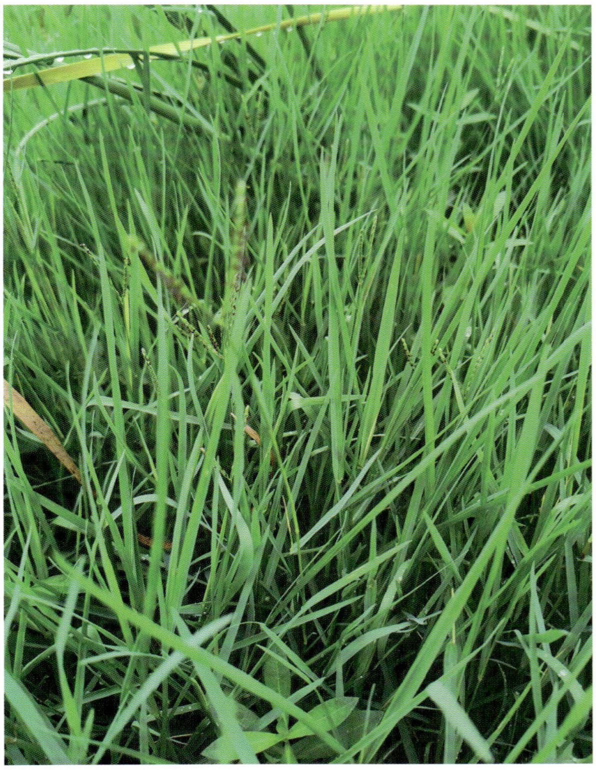
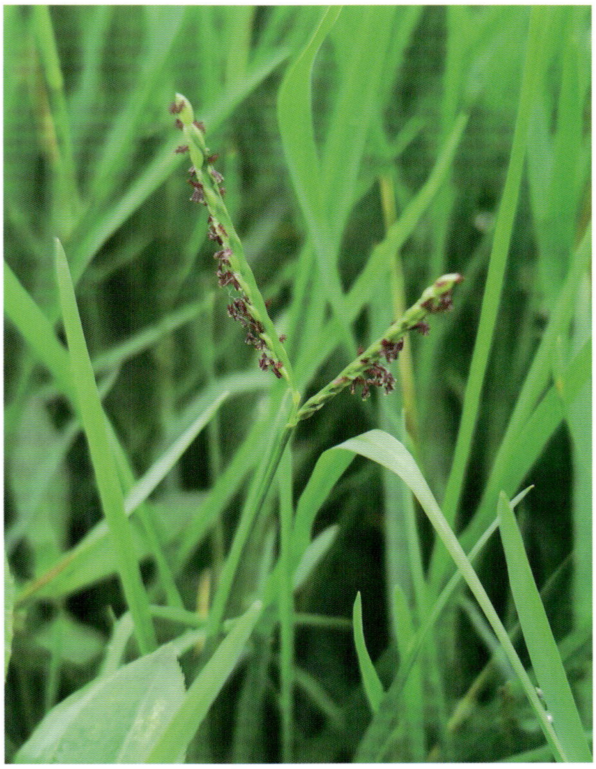
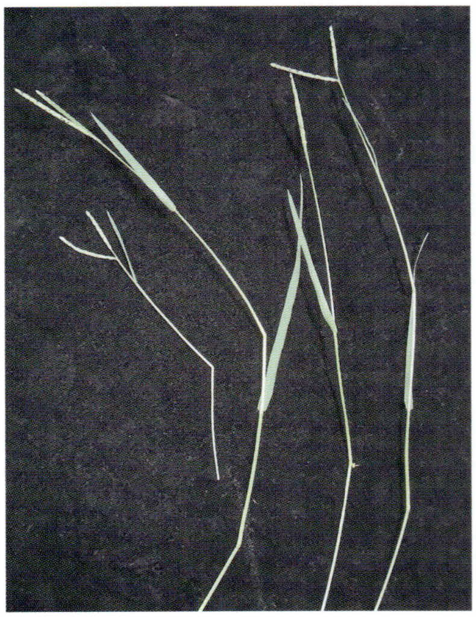
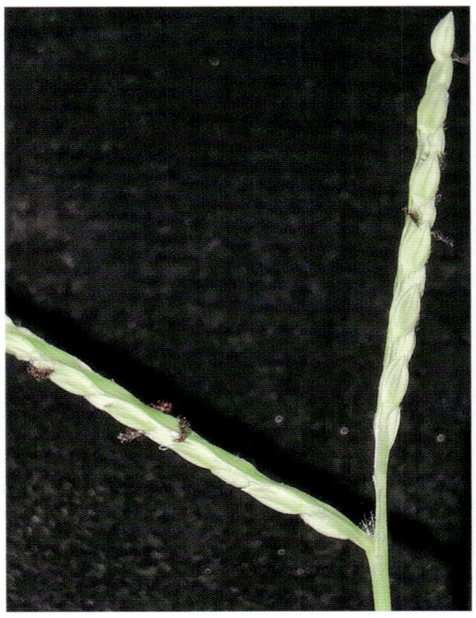
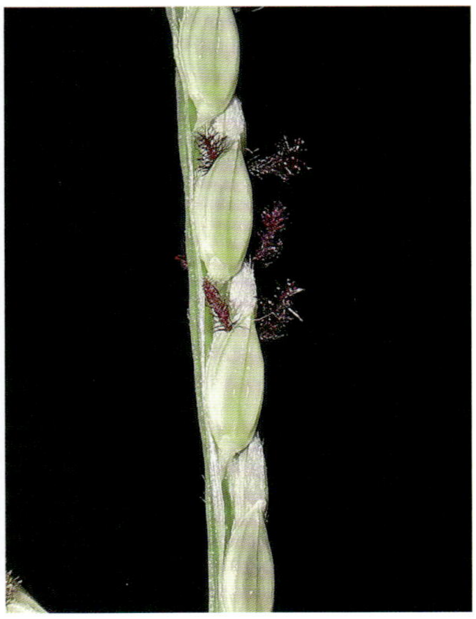

马唐

【基　　原】禾本科马唐属马唐 *Digitaria sanguinalis*（L.）Scop.

【别　　名】抓地龙。

【形态特征】1 年生草本。**茎：**秆广展，有分枝，下部节上生根。**叶：**叶线状披针形，先端渐尖或短尖，基部近浑圆，两面疏生软毛或秃净；叶鞘疏松裹茎，疏生有疣基的软毛或无毛。**花：**总状花序 3 ～ 10 枚，上部者互生或呈指状排列于茎顶，基部者近于轮生，中肋白色，约占其宽的 1/3；小穗披针形，通常孪生，一具长柄，一柄极短；第 1 颖微小，钝三角形；第 2 颖长为小穗的 1/2 或 3/4，边缘具纤毛；第 1 外稃与小穗等长，具明显的 5 ～ 7 脉，中部 3 脉明显。**果：**谷粒几等长于小穗，色淡。花果期 6—10 月。

【生境分布】生于山坡草地、荒野、路旁。分布于全国各地。

【药用部位（药材名称）及采收加工】全草（马唐）。夏秋季采收全草，晒干。

【临床应用】甘，寒。明目润肺；用于目暗不明，肺热咳嗽。

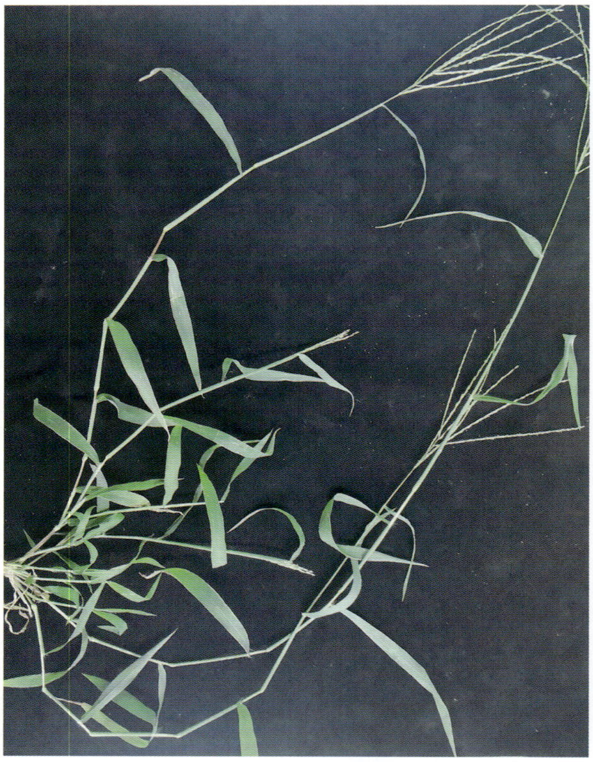

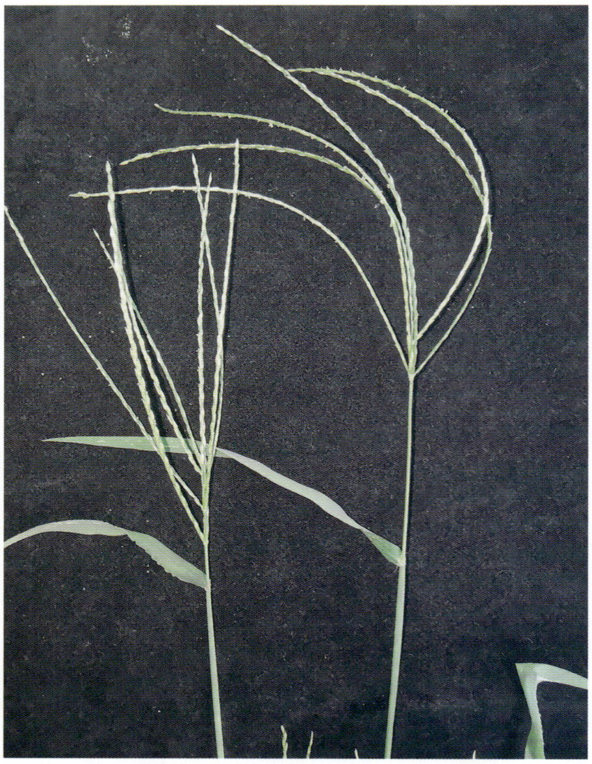

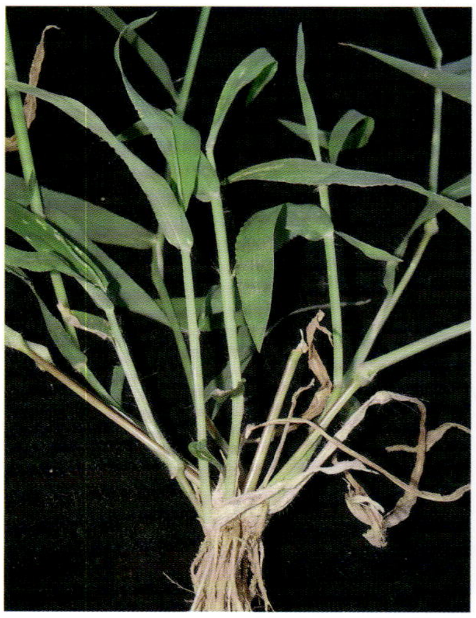

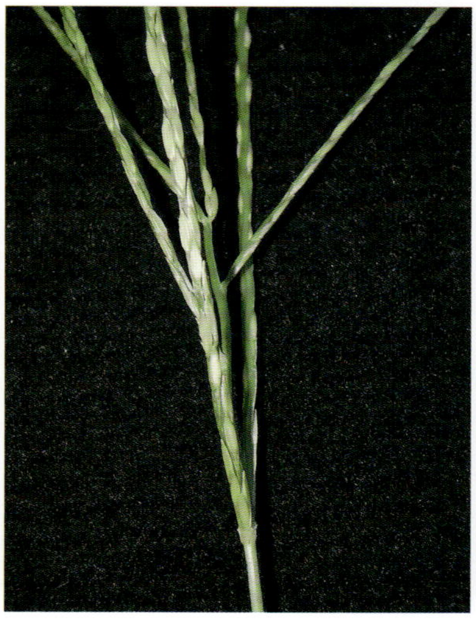

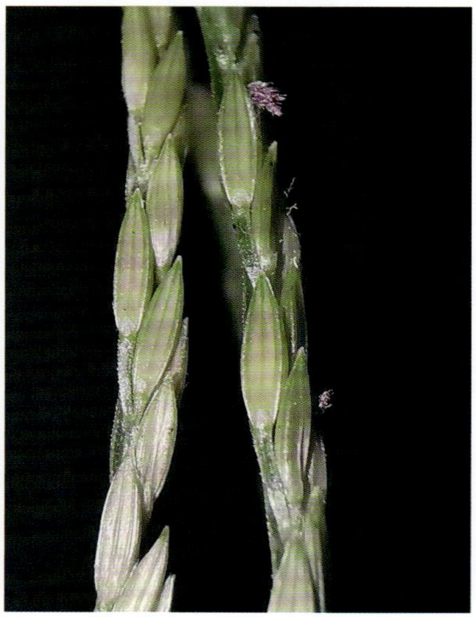

狗尾草

【基　　原】禾本科狗尾草属狗尾草 *Setaria viridis*（L.）Beauv.

【别　　名】犬尾草（曲）、绿狗尾草、毛娃娃（嘟嘟）、毛毛草、谷莠子、莠、洗草。

【形态特征】1 年生草本。**根**：须根多数。**茎**：茎秆直立或基部膝曲。**叶**：叶具叶鞘，较松弛，无毛或具柔毛；叶舌极短，具纤毛；叶扁平，长三角状狭披针形或线状披针形，先端长渐尖或渐尖，基部略呈圆形或渐窄，通常无毛或疏被疣毛，边缘粗糙。**花**：圆锥花序紧密，圆柱形，微弯垂或直立，每簇刚毛约 9 条，绿色、黄色至紫色；小穗数个簇生于主轴上或更多的小穗着生在短小枝上，小穗椭圆形，先端钝，深绿色；第 1 颖卵形或宽卵形，先端钝或稍尖，具 3 脉；第 2 颖几与小穗等长，椭圆形，具 5 ～ 7 脉；第 1 外稃与小穗第长，具 5 ～ 7 脉，先端钝；第 2 外稃椭圆形，顶端钝，具细点状皱纹，边缘内卷，狭窄；鳞被楔形，顶端微凹；花柱基分离。**果**：颖果，灰白色。**种子**：谷粒长圆形，顶端钝，具细点状皱纹。花果期 5—10 月。

【生境分布】生于荒野、坡地、道旁等处。分布于全国各地。

【药用部位（药材名称）及采收加工】全草（狗尾草）、种子（狗尾草子）。狗尾草：夏秋季采收，鲜用或晒干。狗尾草子：8—10 月采收成熟果穗，搓下种子，晒干。

【临床应用】狗尾草：甘、淡，凉；归心、肝经。除热，去湿，消肿；用于痈肿，疮癣，赤眼。狗尾草子：用于疟疾，腰缠火丹。

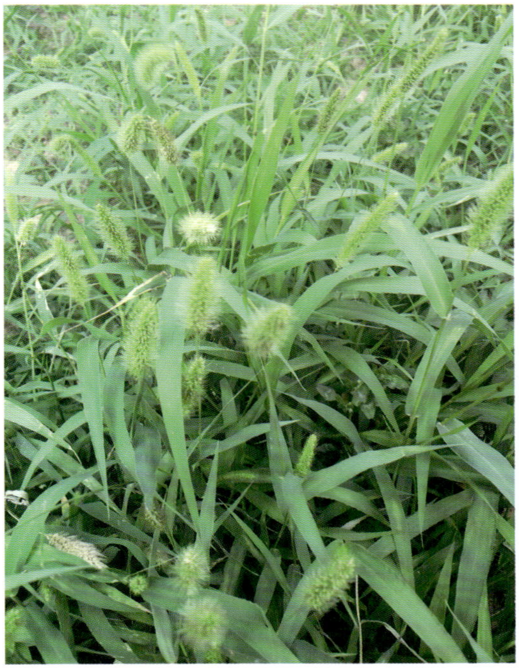
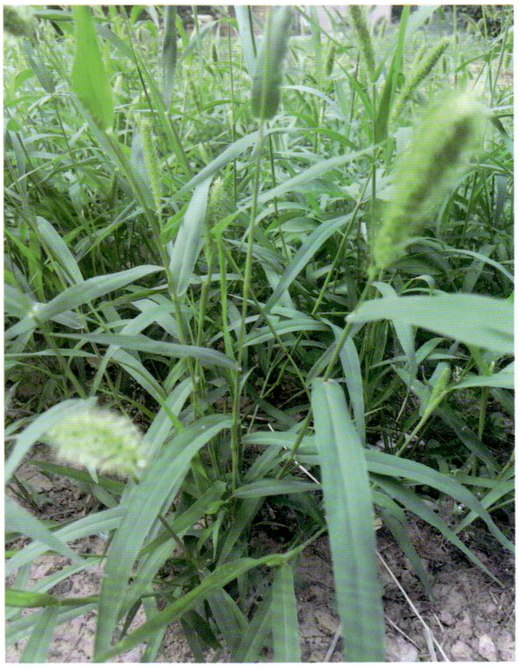
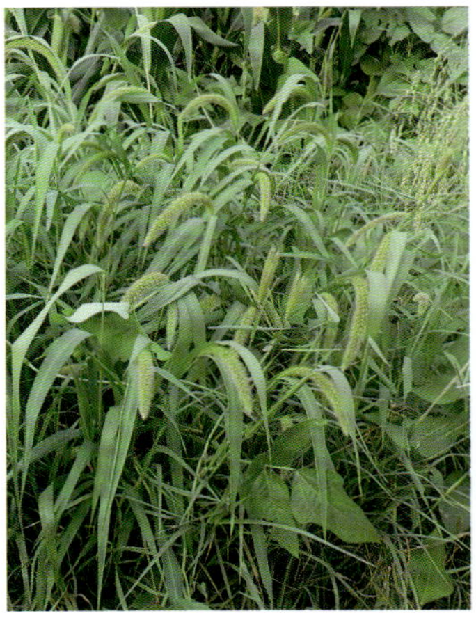
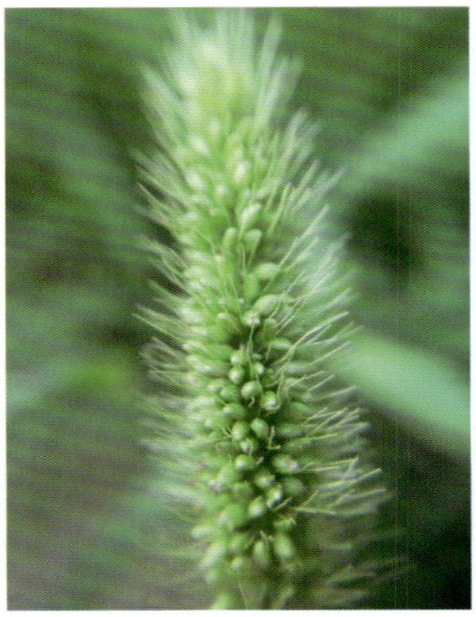
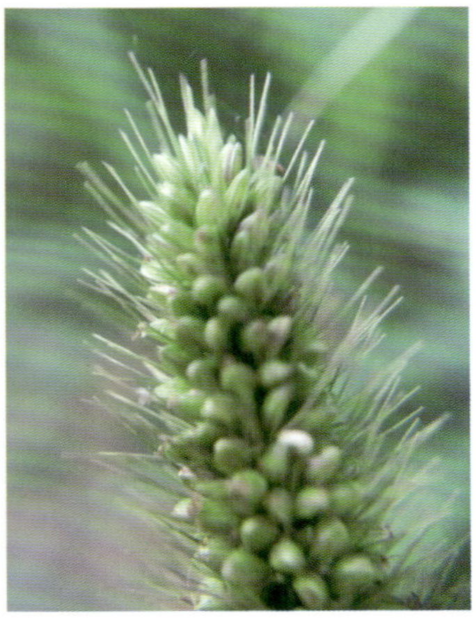

大狗尾草

【基　　原】禾本科狗尾草属大狗尾草 *Setaria faberi* R. A. W. Herrmann

【别　　名】谷莠子、狗尾巴。

【形态特征】形态特征与植物“狗尾草”相似。两者的主要区别：狗尾草的小穗长 2 ~ 2.5 mm，顶端钝，成熟后仅稍微肿胀；第 2 颖与谷粒等长（第 2 颖包裹成熟谷粒）。大狗尾草的小穗长 3 mm，顶端尖钝，成熟后显著肿胀；第 2 颖长为谷粒的 3/4（第 2 颖包不住成熟谷粒）。

【生境分布】生于荒野、山坡等处。分布于我国华东、华中及河北、黑龙江、广西、四川、贵州等地。

【药用部位（药材名称）及采收加工】全草或根（大狗尾草）、种子（狗尾草子）。春夏秋季均可采收，鲜用或晒干。

【临床应用】平，甘。清热消疳，祛风止痛；用于小儿疳积，风疹，牙痛。

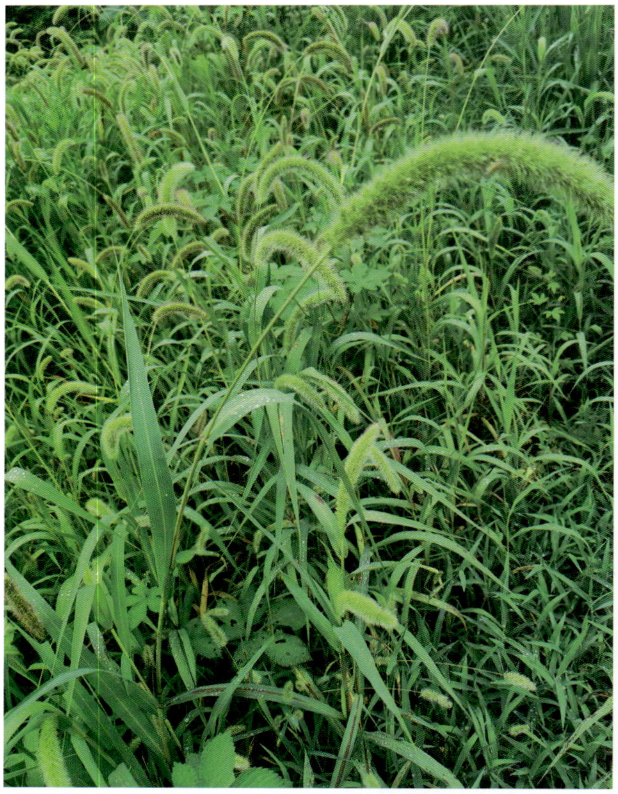

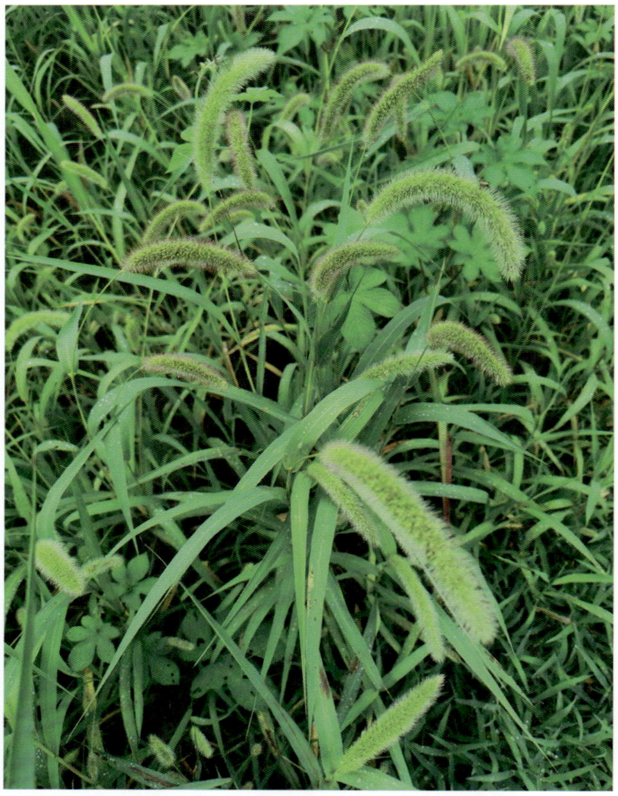

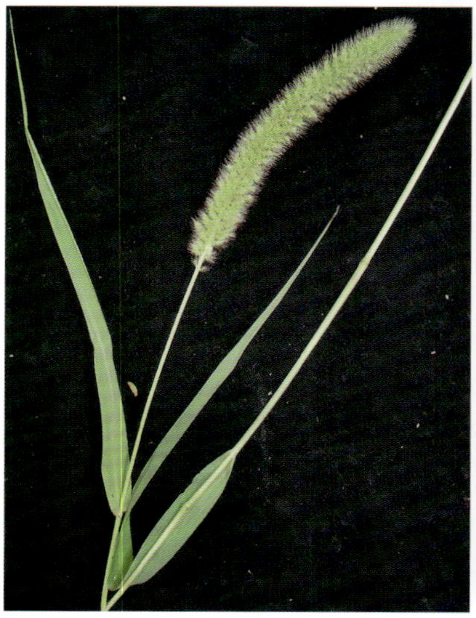

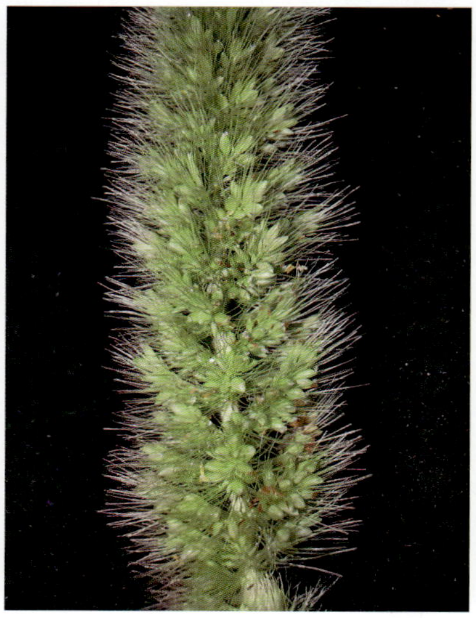

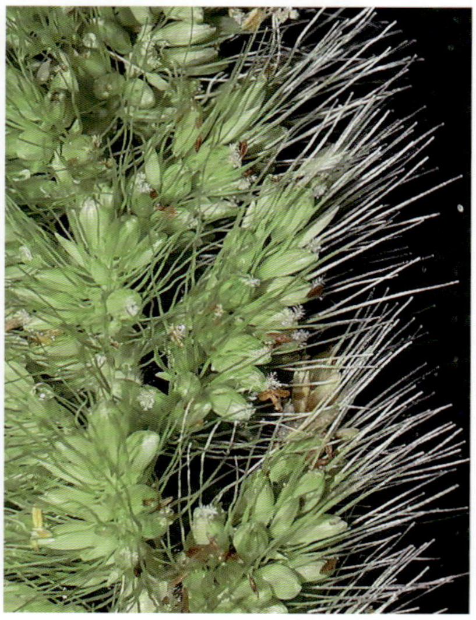

金色狗尾草

【基　　原】禾本科狗尾草属金色狗尾草 *Setaria glauca*（L.）Beauv.

【别　　名】无。

【形态特征】形态特征与植物“狗尾草”相似。两者的主要区别：狗尾草花序上每簇具 3 至数个小穗（果粒显得稠密），小穗长 2 ~ 2.5 mm，刚毛常为绿色，第 2 颖与谷粒近等长，谷粒成熟时具细点状皱纹；金色狗尾草花序上每簇仅有 1 个小穗发育（果粒显得稀疏），小穗长 3 ~ 4 mm，刚毛常为金黄色，第 2 颖长为谷粒之半，谷粒成熟时具明显的横皱纹。

【生境分布】生于林边、山坡、路边、荒野。分布于全国各地。

【药用部位（药材名称）及采收加工】全草（金色狗尾草、狗尾草）。夏秋季采收，晒干。

【临床应用】甘、淡，平。清热，明目，止痢；用于目赤肿痛，眼睑炎，赤白痢疾。

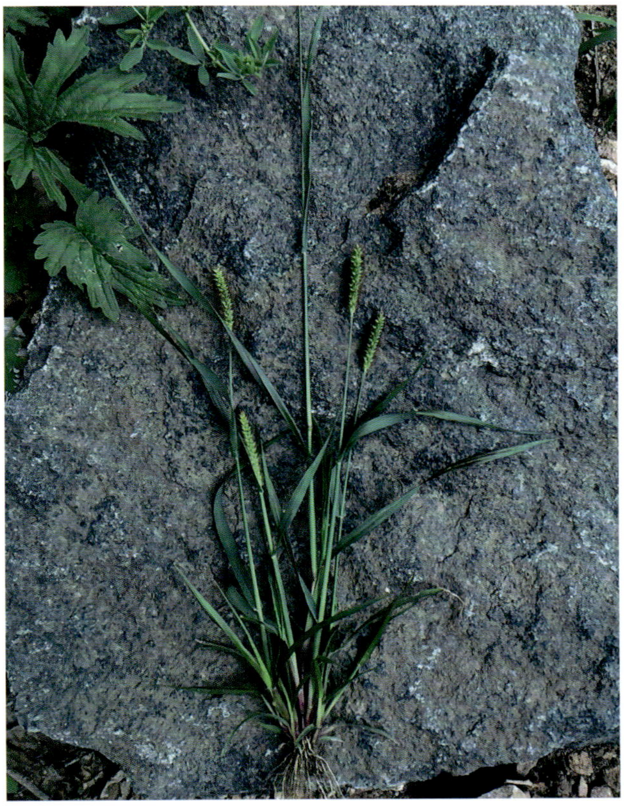

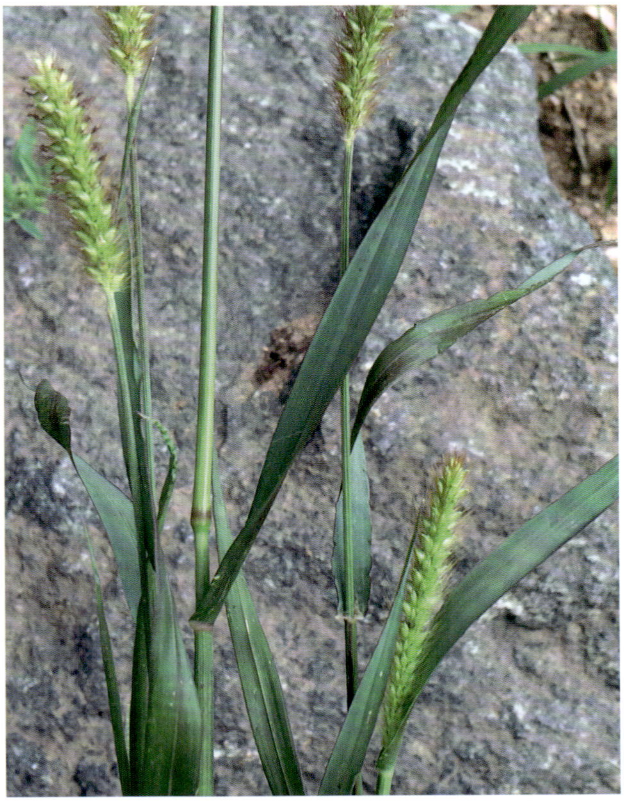

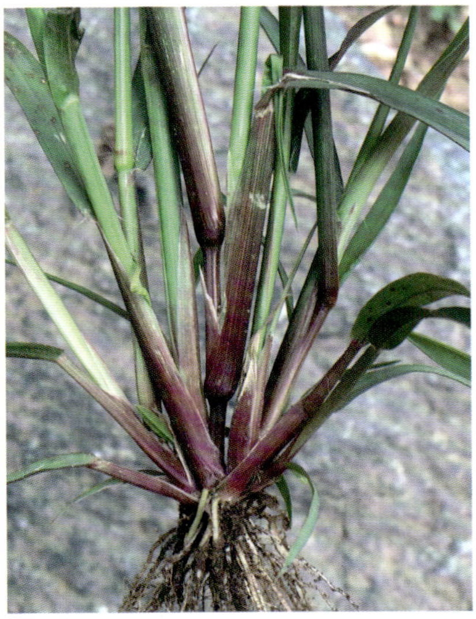

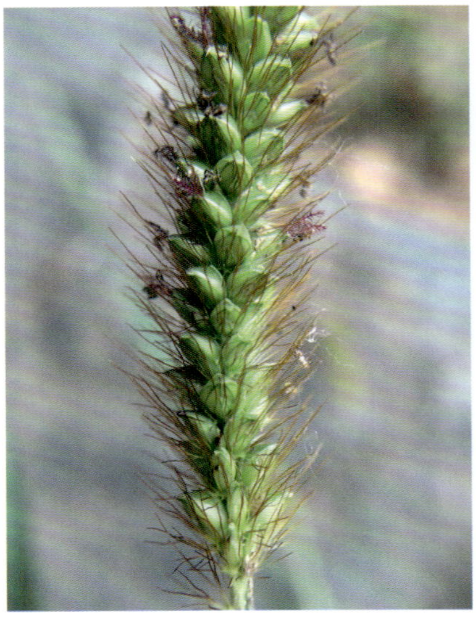

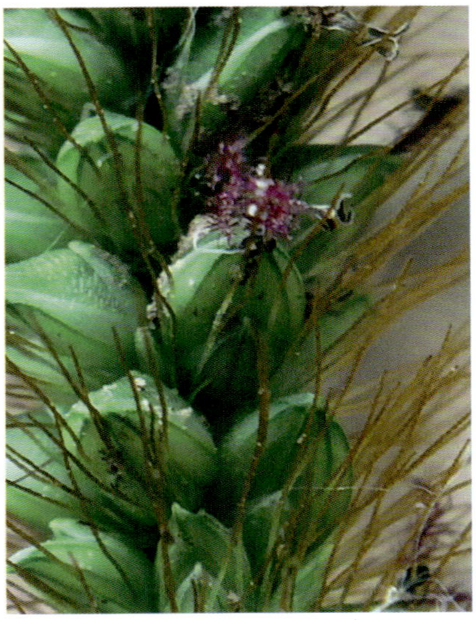

粱

【基　　原】禾本科狗尾草属粱 *Setaria italica*（L.）Beauv.

【别　　名】黄粟、小米、谷子。

【形态特征】1 年生草本。根：须根，粗大。茎：秆粗壮，直立。叶：叶鞘松弛包茎，密具疣毛或无毛，边缘密具纤毛；叶舌为一圈纤毛；叶片长披针形或线状披针形，先端尖，基部钝圆，上面粗糙，下面稍光滑。花：圆锥花序圆柱状或近纺缍状，通常下垂，基部多少有间断，长 10 ～ 40 cm，宽 1 ～ 5 cm，常因品种的不同而多变异，主轴密生柔毛，刚毛显著长于或稍长于小穗，黄色、褐色或紫色；小穗椭圆形或近圆球形，黄色、桔红色或紫色；第 1 颖长为小穗的 1/3 ～ 1/2，具 3 脉；第 2 颖稍短于或长为小穗的 3/4，先端钝，具 5 ～ 9 脉；第 1 外稃与小穗等长，具 5 ～ 7 脉，其内稃薄纸质，披针形，长为其 2/3，第 2 外稃等长于第 1 外稃，卵圆形或圆球形。种子：谷粒球形或卵球状，具细点状皱纹。花果期 8—10 月。

【生境分布】全国各地有栽培。

【药用部位（药材名称）及采收加工】种仁（粟米、陈粟米、青粱米、黄粱米、白粱米、秫米、小米）、种皮（粟糠）、发芽果实（谷芽）、发芽颖果（粟芽）。种仁：果实成熟时采收，打下果实，搓出种子，晒干。粟糠：粟加工时，留取种皮。谷芽：将粟谷用水浸泡后，保持适宜的温湿度，待须根长至约 6 mm 时，晒干或低温干燥。粟芽：将粟谷入水中浸透，捞出置筐内，上盖稻草，每日洒水 4 ～ 5 次，保持湿润，至芽长 2 ～ 3 mm，取出晒干。

【临床应用】种仁：甘、咸，凉；归肾、脾、胃经。和中益肾，除热，解毒；用于脾胃虚热，反胃呕吐，腹满食少，消渴，泻痢，烫火伤。粟糠：苦，凉；用于痔漏脱肛。谷芽：甘，温；归脾、胃经。消食和中，健脾开胃；用于食积不消，腹胀口臭，脾胃虚弱，不饥食少。粟芽：苦，微温；归脾、胃经。健脾，消食；用于食积胀满，不思饮食。

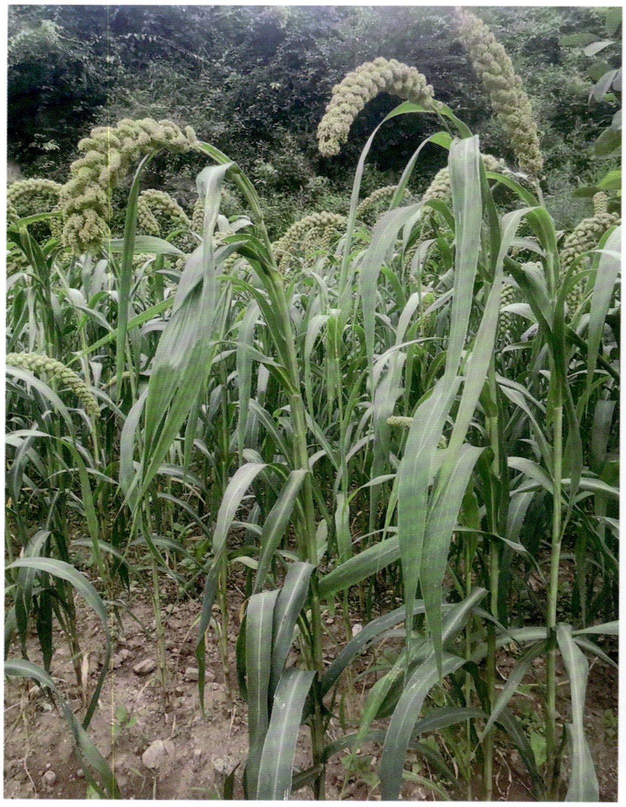

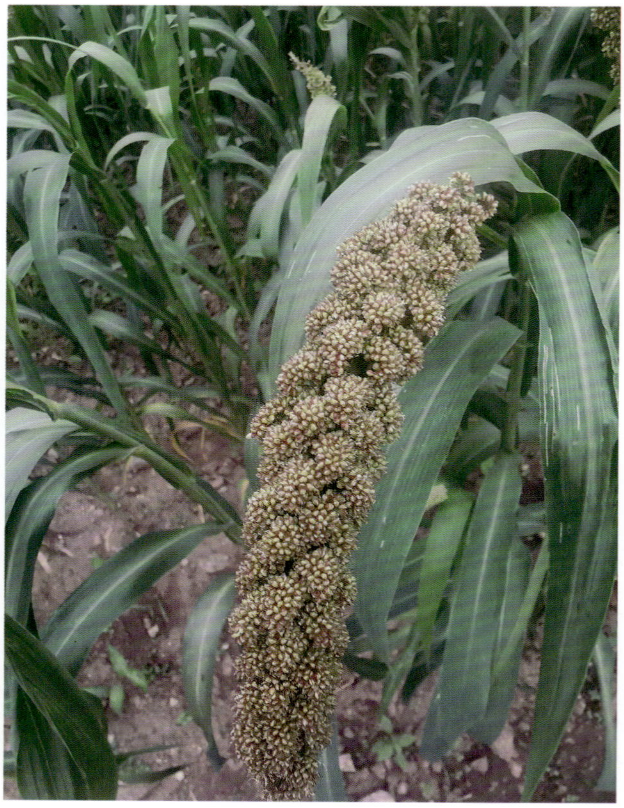

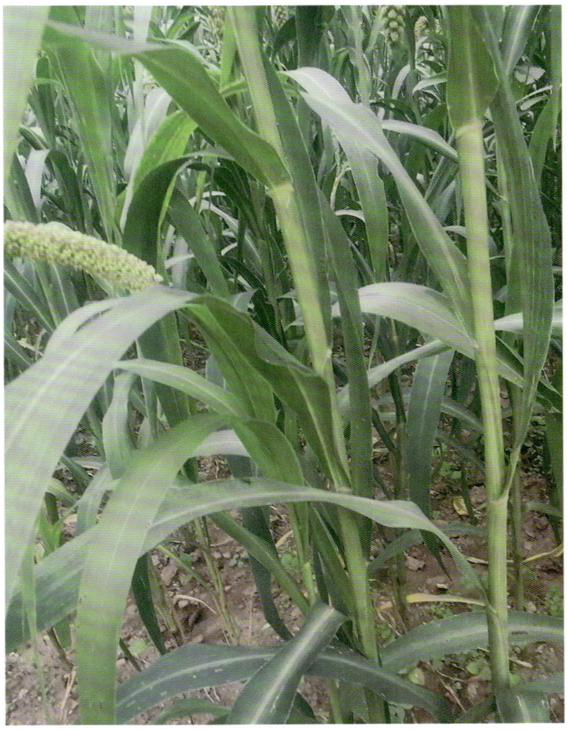

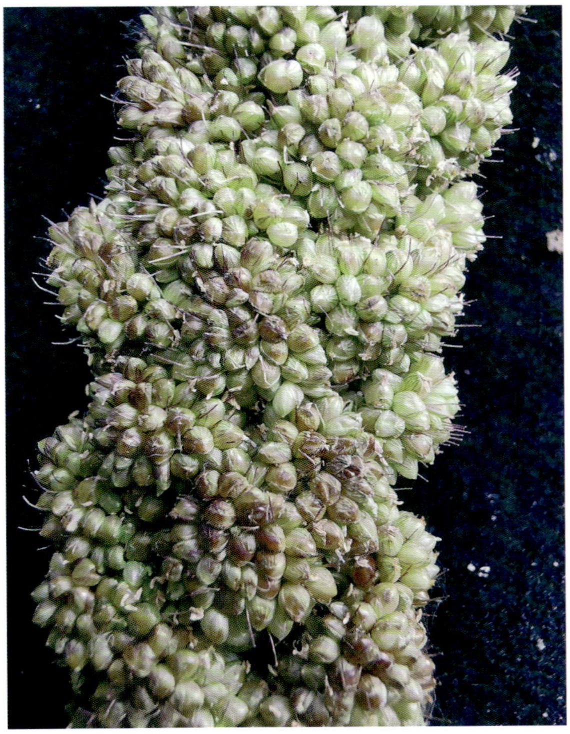

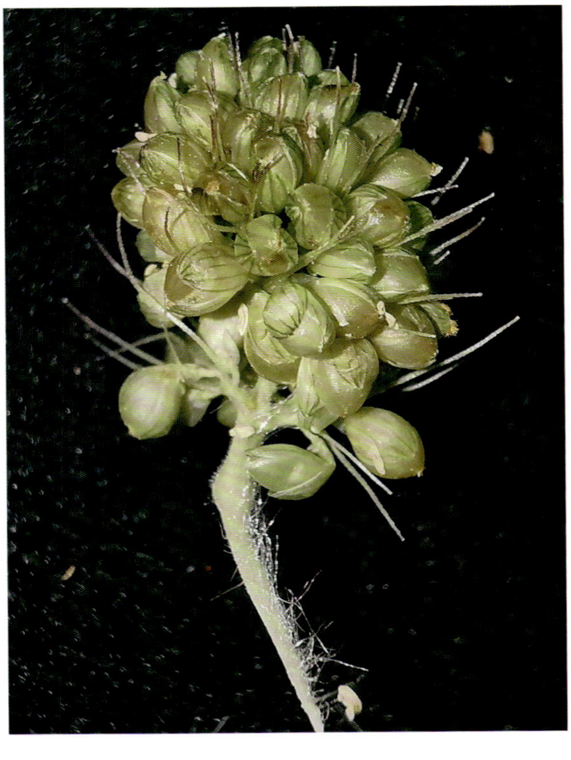

狼尾草

【基　　原】禾本科狼尾草属狼尾草 *Pennisetum alopecuroides*（L.）Spreng.

【别　　名】狼尾（茅）、狗仔尾、大（黑）狗尾草、狗尾巴草、老鼠根、小芒草、光明草等。

【形态特征】1年生草本。根：须根，较粗壮。茎：茎秆直立，丛生，常密被柔毛。叶：叶鞘两侧压扁，基部彼此跨生；叶线形，先端长渐尖，基部被疣毛。花：圆锥花序圆柱形，直立；主轴短，密被柔毛；总梗刚毛粗糙，淡绿色或紫色；小穗披针形，常为单生，成熟后通常呈黑紫色，每小穗有2小花，第1小花雄性或中性，第2小花两性；颖不等长，第1颖质薄而微小，第2颖有3～5脉，长为小穗的1/2～2/3，与第1外稃等长或稍短于外稃；第2外稃平滑，质纸质，等长或较短于第1外稃，除先端外边缘全着同质的内稃。果：颖果长圆形。花果期6—10月。

【生境分布】生于田岸、荒地、道旁、山坡。分布于全国各地。

【药用部位（药材名称）及采收加工】全草（狼尾草）、根及根茎（狼尾草根）。狼尾草：夏秋季采收，洗净，晒干。狼尾草根：全年可采，洗净，鲜用或晒干。

【临床应用】狼尾草：甘，平。清肺止咳，凉血明目；用于肺热咳嗽，目赤肿痛。狼尾草根：甘，平。清肺止咳，解毒；用于肺热咳嗽，疮毒。

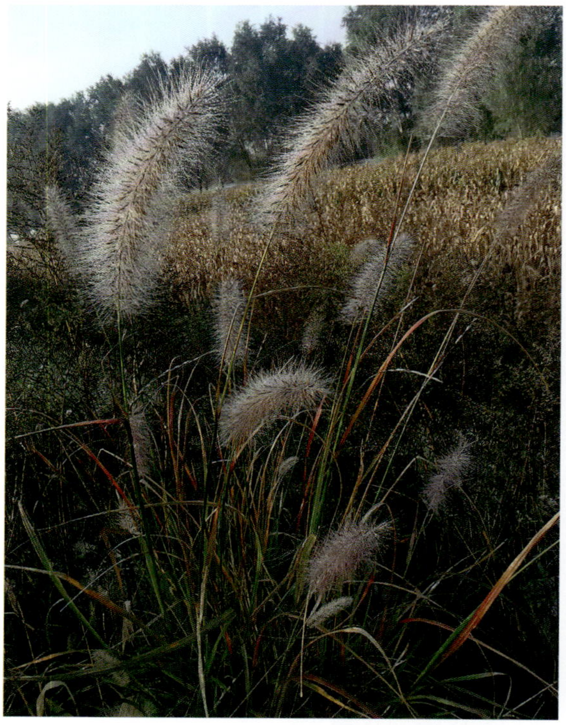

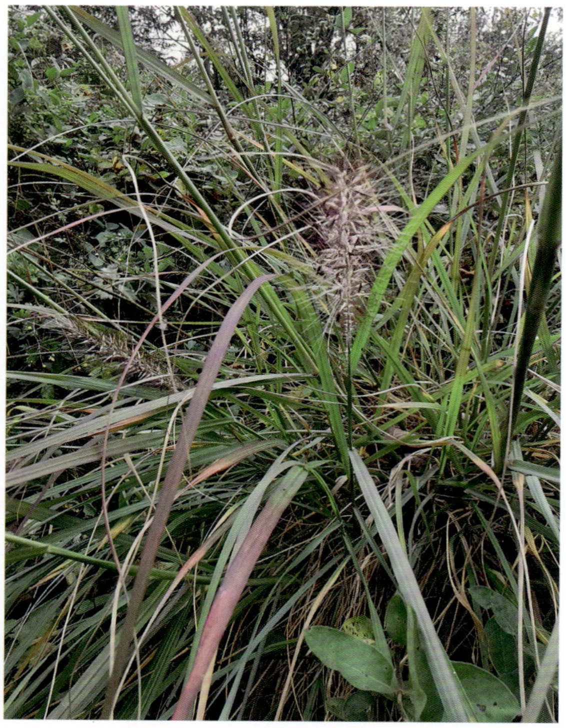

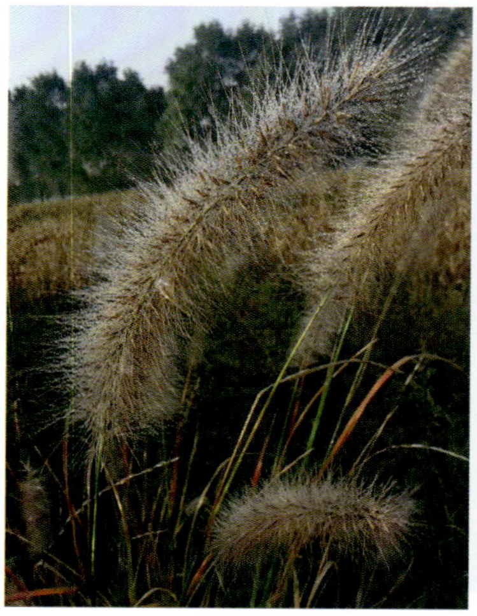

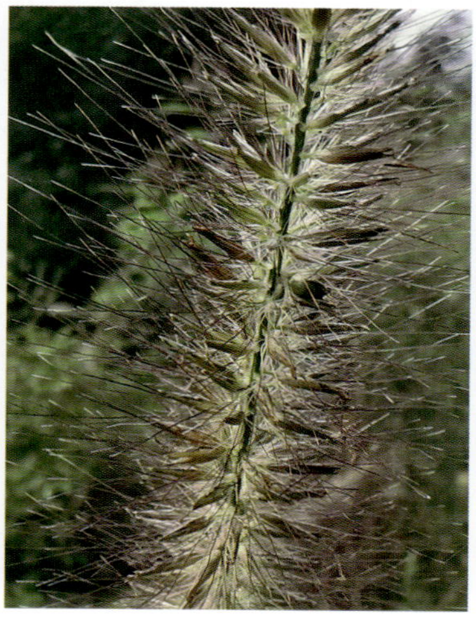

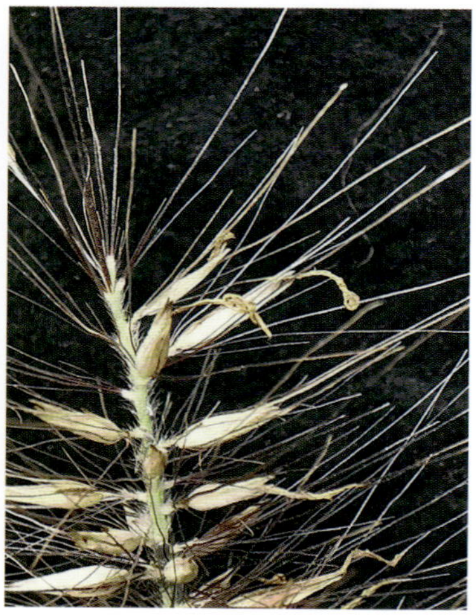

【基　　原】禾本科荻属荻 *Triarrhena sacchariflora*（Maxim.）Nakai

【别　　名】荻草（子）、霸土剑。

【形态特征】多年生草本。**茎：**根状茎粗长，横走，被鳞片，节处生有粗根与幼芽；茎秆直立，单生或丛生，具多节，节具长柔毛。**叶：**茎下部叶鞘长于节间，上部叶短于节间；叶舌短，具纤毛；叶扁平，长线形，边缘锯齿状粗糙，基部常收缩成柄，顶端长渐尖，中脉明显。**花：**圆锥花序扇形，近指状排列，主轴短，无毛，具多数分枝，分枝腋间具柔毛；小穗柄无毛或在腋间有柔毛，柄有长有短；小穗线状披针形，基盘具白色丝状长柔毛；第 1 颖具 2 脊，具 1 脉或无脉，边缘和背部具长柔毛；第 2 颖船形，具 3 脉，背部无毛或有少数长柔毛；第 1 外稃稍短于颖，先端尖，具纤毛；第 2 外稃狭披针形，短于颖，顶端尖，具纤毛，无脉或具 1 脉；内稃长约为外稃之半；雄蕊 3，柱头紫黑色。**果：**颖果长圆形。花果期 8—10 月。

【生境分布】生于山坡草地、平原、岗地、河岸湿地。分布于我国东北、华北、西北、华东等地。

【药用部位（药材名称）及采收加工】根状茎（巴茅根）。全年采，洗净，切段晒干。

【性味归经】甘，凉。清热活血；用于干血痨，潮热，产妇失血口渴，牙痛。

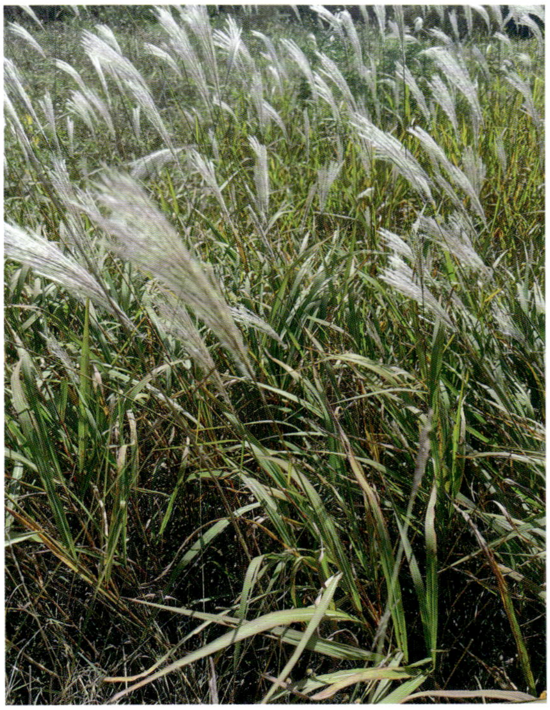
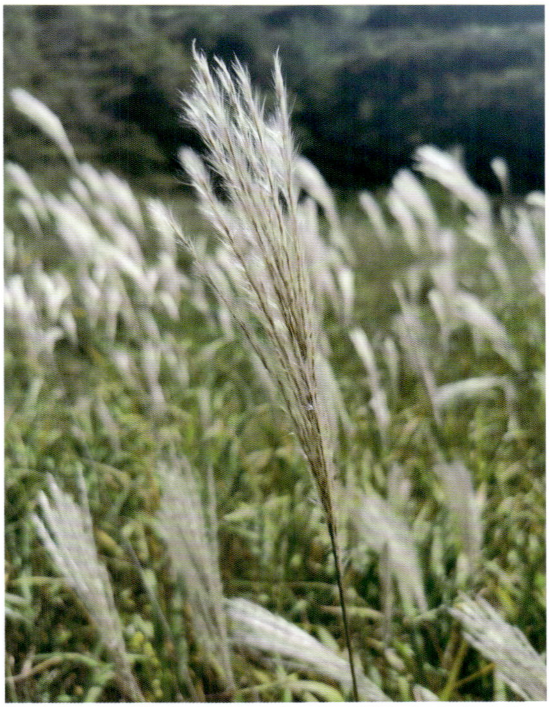
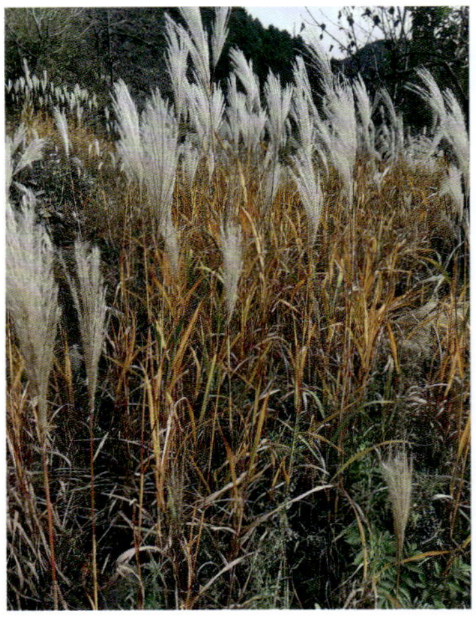
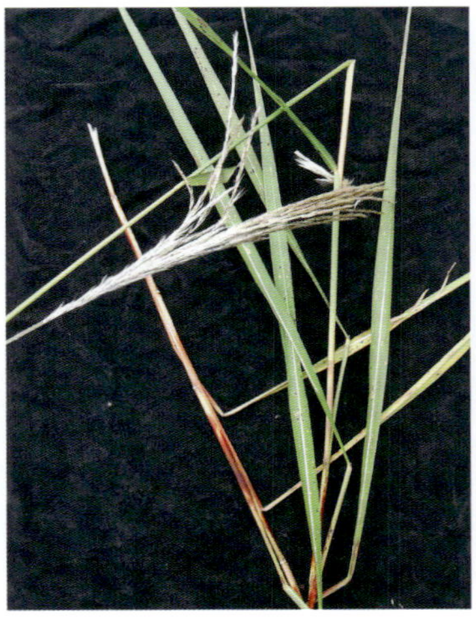
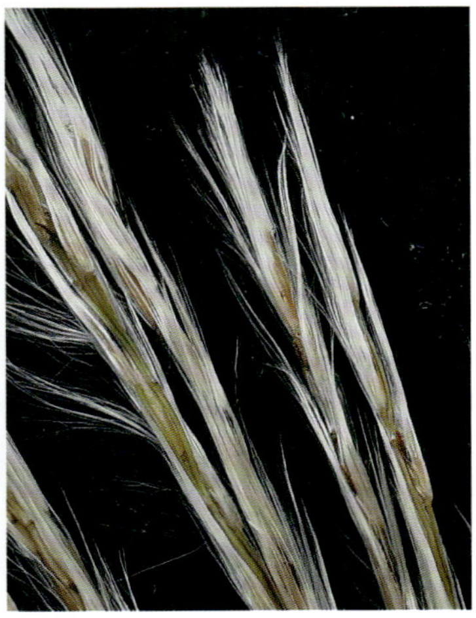

芒

【基　　原】禾本科芒属芒 *Miscanthus sinensis* Anders.

【别　　名】马二杆、笆茅（芒）、巴茅、白尖草。

【形态特征】形态特征与植物“荻”相似。两者的主要区别：荻的小穗无芒，或第 2 外稃有一个极短的芒但不露出小穗以外；小穗长 5 ～ 6 mm；基盘上的丝状长柔毛为小穗的 2 倍。芒的小穗有芒，芒长 8 ～ 10 mm，芒畸曲不顺直；小穗较短（长 4.5 ～ 5 mm）；基盘上的丝状长柔毛较小穗稍短或近等长。

【生境分布】生于山坡、荒芜田野。分布于我国大部地区。

【药用部位（药材名称）及采收加工】茎（芒茎）、花（芒花）、根状茎（芒根）、含寄生虫的幼茎（芒气笋子）。芒茎：夏秋季采收，洗净，切段，鲜用或晒干。芒花：秋季采收。芒根：秋冬季采收，晒干。芒气笋子：夏季采收，晒干。

【性味归经】芒茎：甘，平；归膀胱经。清热利尿，解毒，散血；用于小便不利，虫兽咬伤。芒花：甘，平。活血通经；用于月经不调，闭经，产后恶露不净，半身不遂。芒根：甘，平。止咳，利尿，活血，止渴；用于咳嗽，小便不利，血痨，带下，热病口渴。芒气笋子：甘，平。补肾，止呕；用于肾虚阳痿，妊娠呕吐。

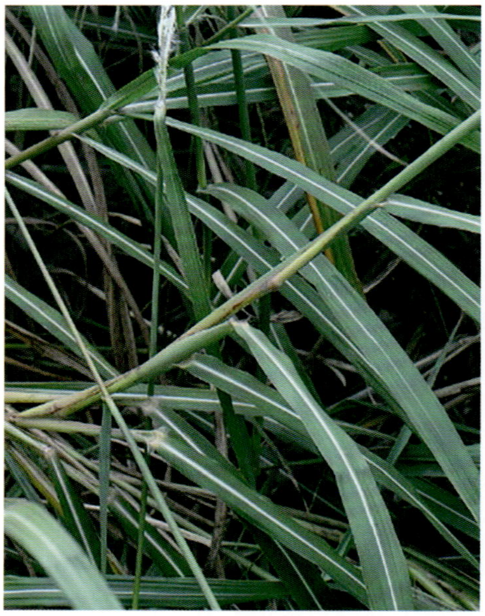

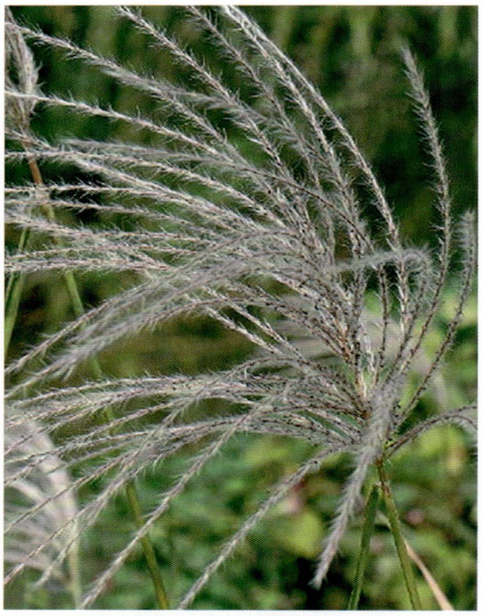

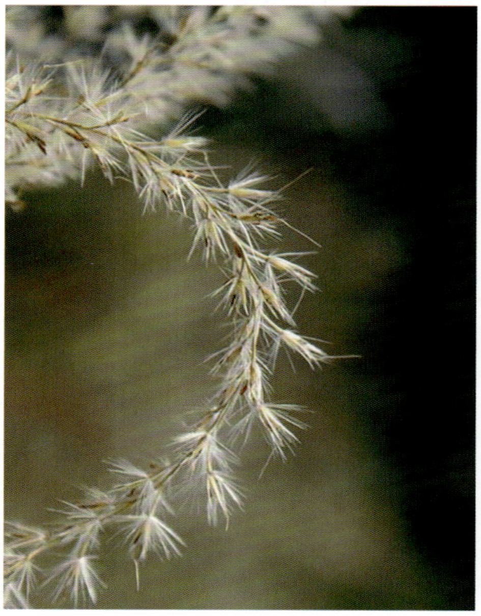

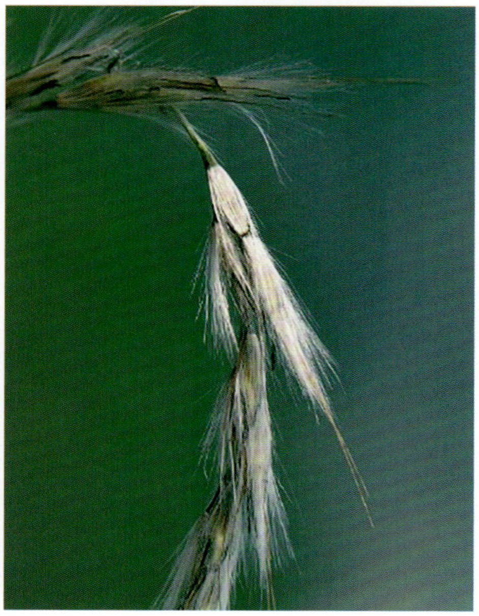

白茅

【基　　原】禾本科白茅属白茅 *Imperata cylindrica* Beauv.var.*major*（Nees）C.E.Hubb.

【别　　名】丝茅草、(白)茅草、茅根。

【形态特征】多年生草本。茎：根茎细长，横走，白色，密被鳞片；秆丛生，直立，圆柱形，具1～3节。叶：叶多聚集于基部，基生叶长，秆生叶短；叶线形或线状披针形，顶端渐尖，下部渐窄；主脉明显，向背部突出；叶鞘有毛或无毛。花：圆锥花序顶生，小穗稠密，成对排列在花序轴上，花两性，两颖相等或第1颖稍短第2颖较宽，稃膜质；雄蕊2，花药黄色；雌蕊1，具较长的花柱，柱头羽状。果：颖果椭圆形，暗褐色，成熟的果序被白色长柔毛。花果期4—7月。

【生境分布】生于路旁、草地、山坡、湿地等处。分布于全国各地。

【药用部位(药材名称)及采收加工】初生未开放的花序(白茅针)、花穗(白茅花)、根茎(白茅根)。白茅针：4—5月采摘未开放的花序，鲜用或晒干。白茅花：4—5月花盛开前采收，摘下带茎的花穗，晒干。白茅根：春秋季采挖，洗净，微润，切段，干燥，除去碎屑。

【临床应用】白茅针：甘，平。止血，解毒；用于衄血，尿血，大便下血，外伤出血，疮痈肿毒。白茅花：甘，温。止血，定痛；用于吐血，衄血，刀伤。白茅根：甘，寒；归肺、胃、膀胱经。凉血止血，清热利尿；用于血热吐血，衄血，尿血，热病烦渴，湿热黄疸，水肿尿少，热淋涩痛。

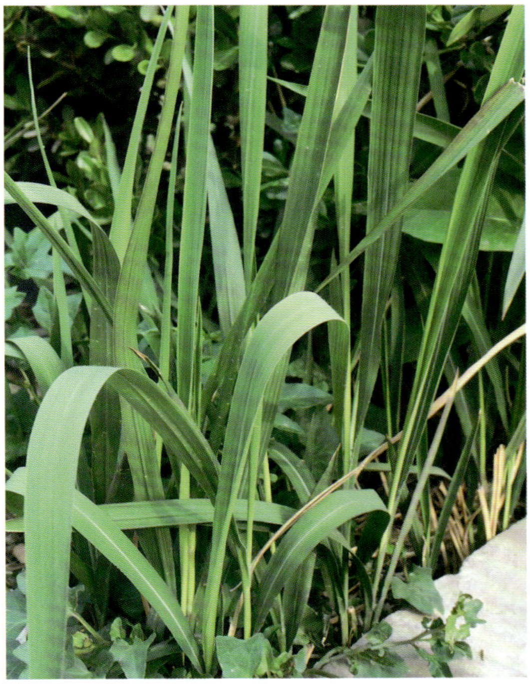
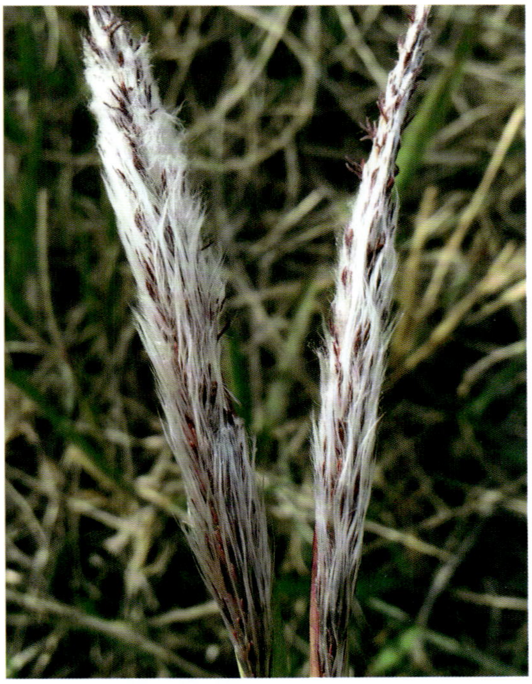
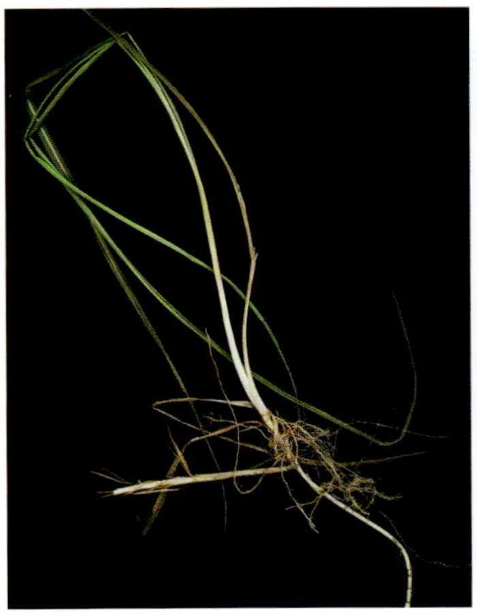
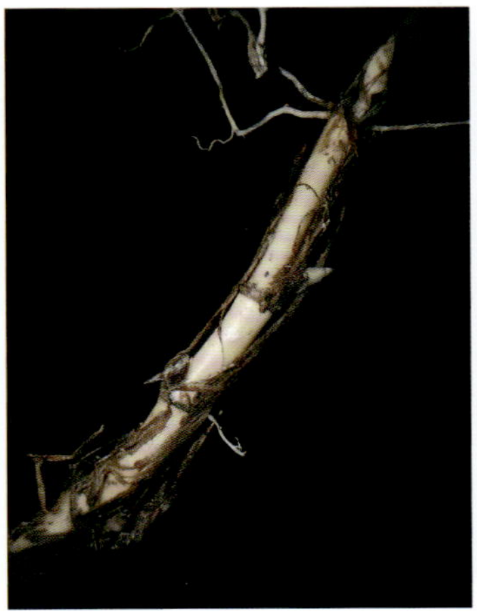
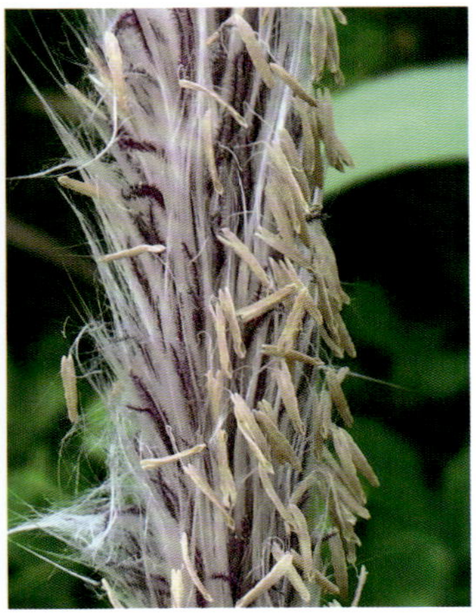

大油芒

【基　　原】禾本科大油芒属大油芒 *Spodiopogon sibiricus* Trin.

【别　　名】山黄管、大荻。

【形态特征】多年生草本。茎：根状茎较长；秆直立，常单一，具 5 ～ 9 节。叶：叶鞘大多长于节间，无毛或上部生柔毛，鞘口具长柔毛；叶舌干膜质，平截；叶片线状披针形，顶端长渐尖，基部渐狭，中脉隆起。花：圆锥花序，分枝近轮生，上部具 1 ～ 2 小枝，小枝具 2 ～ 4 节，每节具 2 个小穗，一有柄，一无柄；第 1 颖草质，顶端尖或具 2 微齿，具 7 ～ 9 脉，脉粗糙隆起，脉间被长柔毛，边缘内折膜质；第 2 颖与第 1 颖近等长，顶端尖或具小尖头一，无柄者具 3 脉，除脊与边缘具柔毛外余无毛，有柄者具 5 ～ 7 脉，脉间生柔毛；第 1 外稃透明膜质，卵状披针形，与小穗等长，顶端尖，具 1 ～ 3 脉，边缘具纤毛。雄蕊 3 枚，花药长约 2.5 mm，第 2 小花两性，外稃稍短于小穗，无毛，顶端深裂达稃体长度的 2/3，自 2 裂片间伸几出一芒；芒长 8 ～ 15 mm，中部膝曲，芒柱栗色，扭转无毛，稍露出于小穗之外，芒针灰褐色，微粗糙，下部稍扭转；内稃顶端尖，下部宽大，短于其外稃，无毛；雄蕊 3 枚，花药长约 3 mm；柱头棕褐色，帚刷状，近小穗顶部之两侧伸出。果：颖果长圆状披针形，棕栗色。花果期 7—10 月。

【生境分布】生于山坡、草丛、路旁等处。分布于我国东北、华北、华中、华东及陕西、甘肃等地。

【药用部位（药材名称）及采收加工】全草（大油芒）。采收加工未见记载。

【临床应用】历代本草典籍未见记载。《山西植物志》：全草入药，有止血、催产之效。

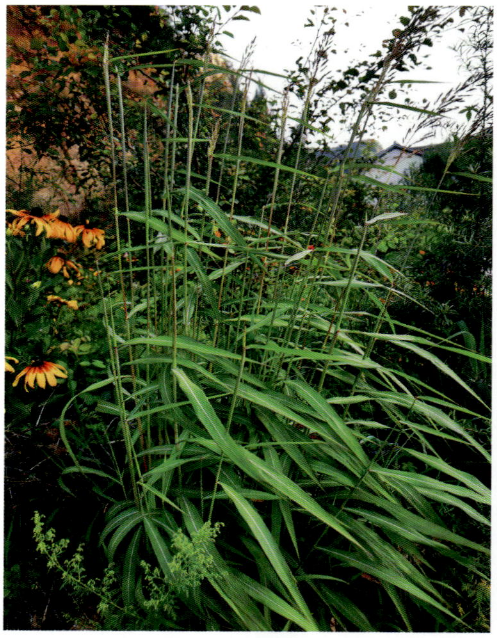

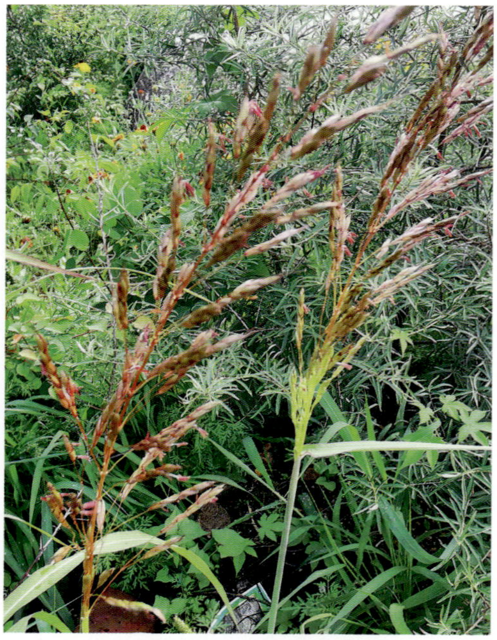

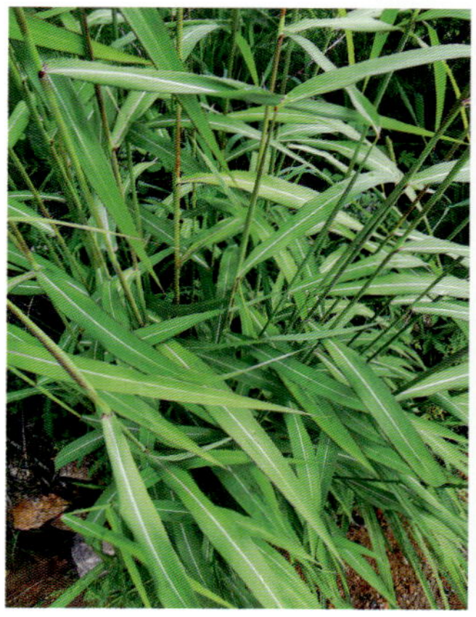

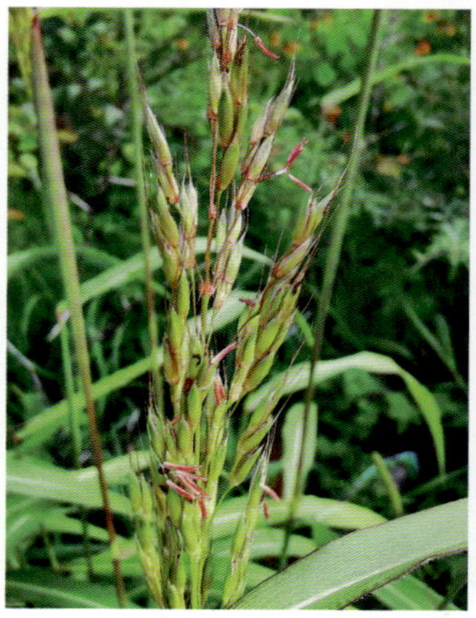

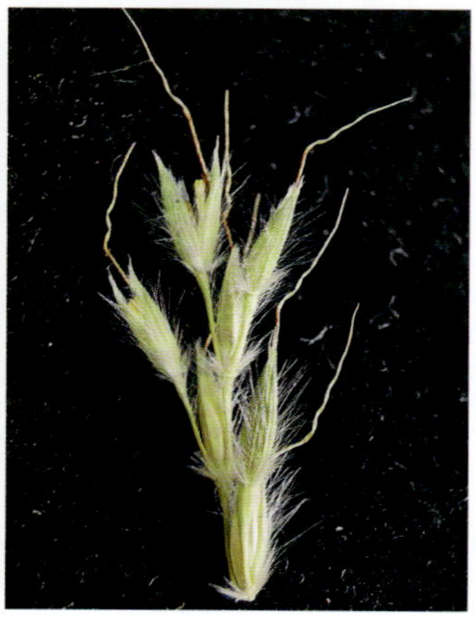

【基　　原】禾本科荩草属荩草 *Arthraxon hispidus*（Thunb.）Makino

【别　　名】细叶莠竹、毛竹、马耳草。

【形态特征】1 年生草本。茎：茎秆细弱，无毛，基部倾斜，多节，常分枝，基部的节着土后易生根。叶：叶片卵状披针形，基部呈心形抱茎，除下部边缘生纤毛外，余均无毛；叶鞘短于节间，有短硬疣毛；叶舌膜质，边缘具纤毛。花：总状花序细弱，小花 2～10 枚呈指状排列或簇生于茎顶；有柄小穗退化，仅剩短柄；无柄小穗卵状披针形，灰绿色或带紫色；第 1 颖边缘膜质，具 7～9 脉，先端钝；第 2 颖与第 1 颖等长，舟形，具 9 脉，侧脉不明显，先端尖；第 1 外稃长圆形，先端尖，长约为第 1 颖的 2/3；第 2 外稃与第 1 外稃等长，近基部伸出 1 曲膝的芒，下部扭转；雄蕊 2，花药黄色或紫色。果：颖果长圆形，与稃体几等长。花果期 8—11 月。

【生境分布】生于山坡草地和阴湿处。分布于全国各地。

【药用部位（药材名称）及采收加工】根或全草（荩草）。7—9 月挖根或割取全草，晒干。

【临床应用】苦，平。止咳，定喘，杀虫。

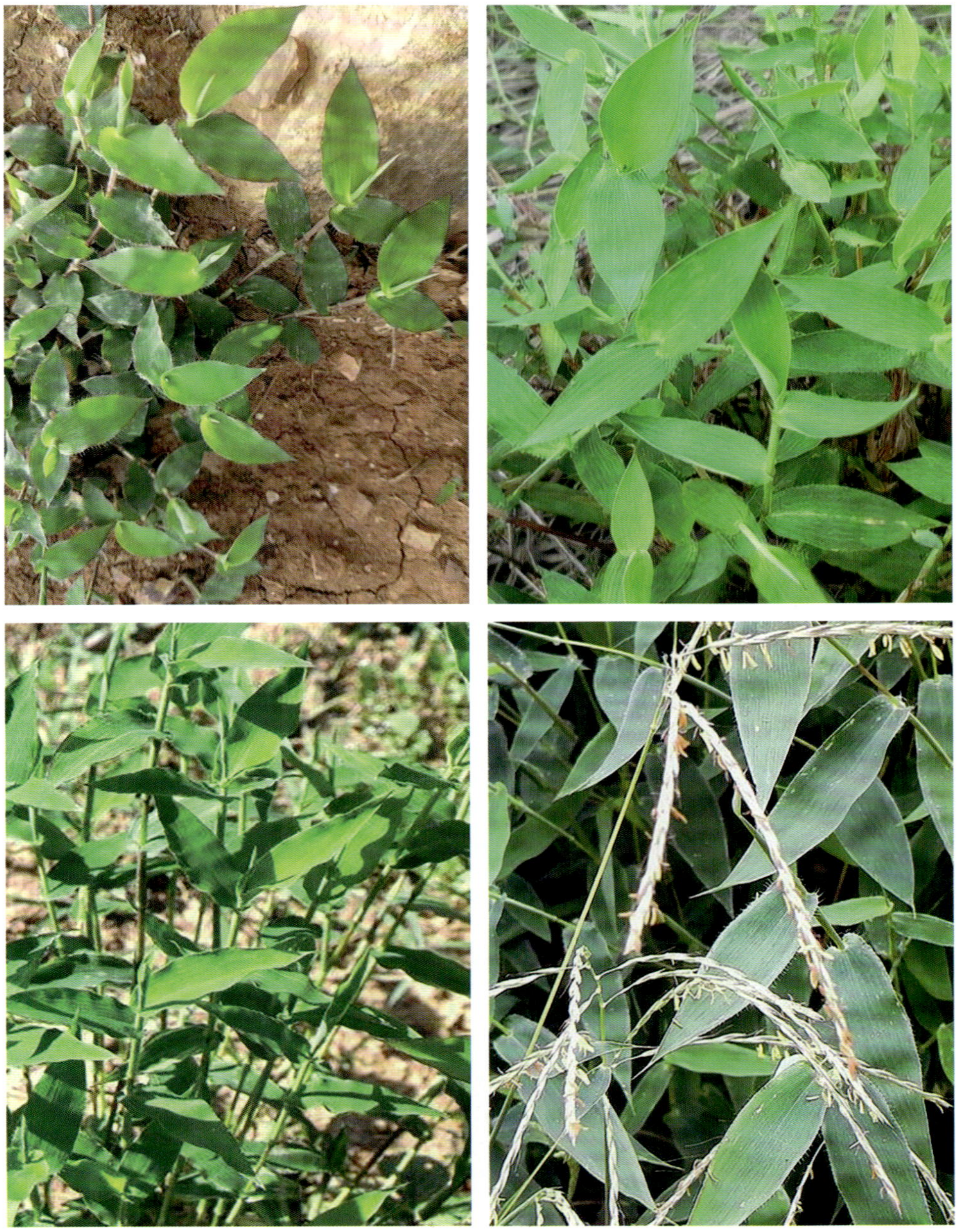

高粱

【基　　原】禾本科高粱属高粱 *Sorghum bicolor*（L.）Moench

【别　　名】蜀（番）黍、蜀秫、稻秫、荻粱、乌禾、木稷、芦粟。

【形态特征】1 年生草本。茎：秆较粗壮，直立，基部节上具气生根。叶：叶鞘无毛或稍有白粉；叶舌硬膜质，先端圆，边缘有纤毛；叶片线形至线状披针形，先端渐尖，基部圆或微呈耳形，表面暗绿色，背面淡绿色或有白粉，两面无毛，边缘软骨质，具微细小刺毛，中脉较宽，白色。花：圆锥花序疏松，主轴裸露，总梗直立或微弯曲；主轴具纵棱，疏生细柔毛，分枝 3 ～ 7 枚，轮生；无柄小穗倒卵形或倒卵状椭圆形；两颖均革质，上部及边缘通常具毛，初时黄绿色，成熟后为淡红色至暗棕色；第 1 颖背部圆凸，上部 1/3 质地较薄，边缘内折而具狭翼，向下变硬而有光泽，具 12 ～ 16 脉，仅达中部，有横脉，顶端尖或具 3 小齿；第 2 颖 7 ～ 9 脉，背部圆凸，近顶端具不明显的脊，略呈舟形，边缘有细毛；外稃透明膜质，第 1 外稃披针形，边缘有长纤毛；第 2 外稃披针形至长椭圆形，具 2～4 脉，顶端稍 2 裂，自裂齿间伸出一膝曲的芒，芒长约 14 mm。果：颖果两面平凸，淡红色至红棕色。花果期 6—9 月。

【生境分布】全国各地有栽培。

【药用部位（药材名称）及采收加工】种子（高粱）、种皮（高粱米糠）、根（高粱根）。高粱：种子成熟后采收，晒干。高粱米糠：加工高粱时收集种皮，晒干。高粱根：秋季采挖，洗净，晒干。

【临床应用】高粱：甘、涩，温；归脾、胃、肺经。健脾止泻，化痰安神；用于脾虚泄泻，霍乱，消化不良，痰湿咳嗽，失眠多梦。高粱米糠：和胃消食，用于小儿消化不良。高粱根：甘，平。平喘，利水，止血，通络；用于咳嗽喘满，小便不利，产后出血，血崩，足膝疼痛。

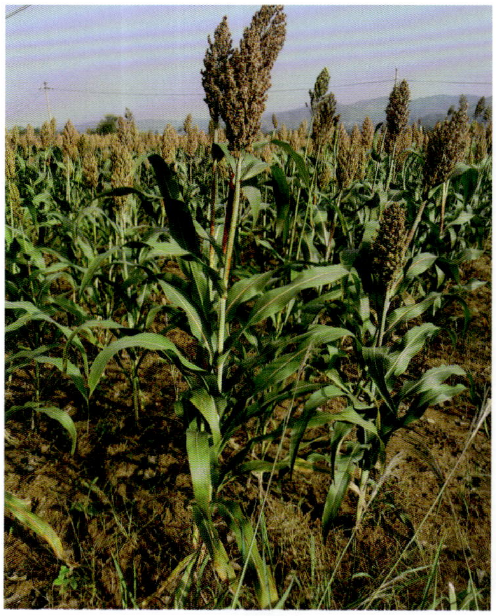
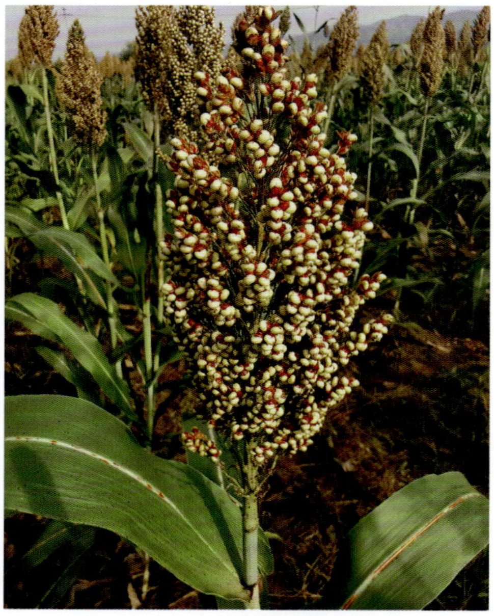
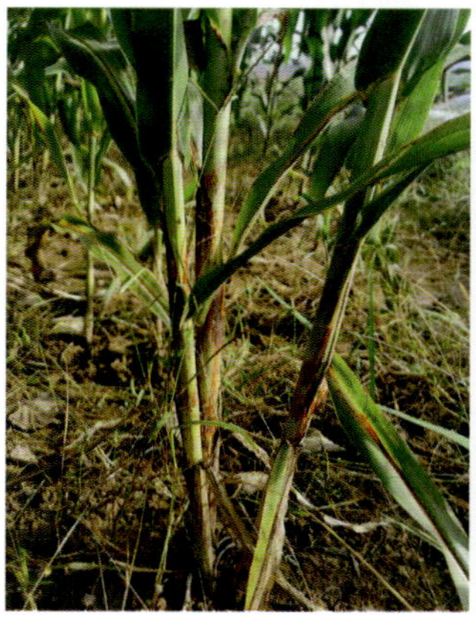
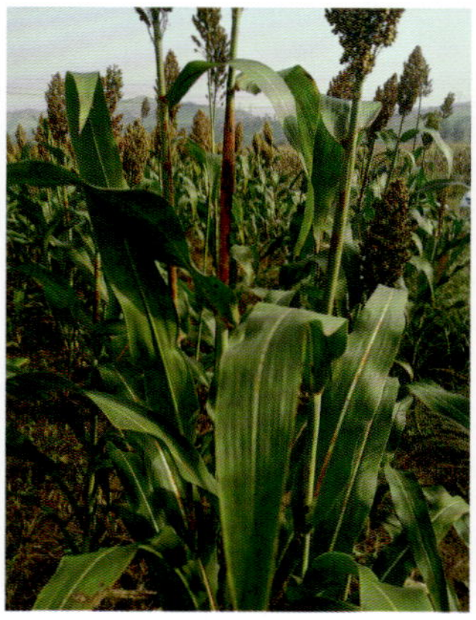
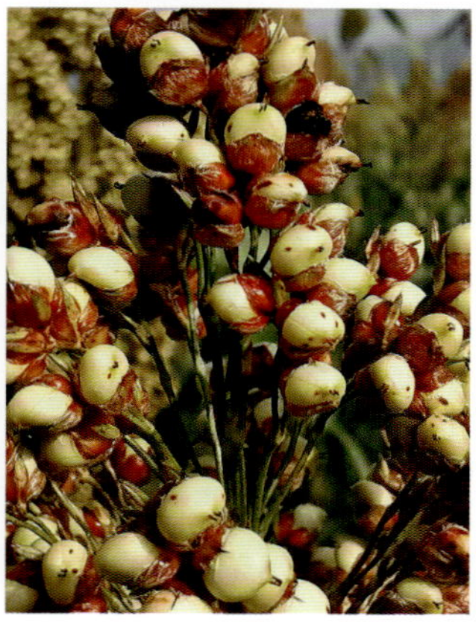

黄背草

【基　　原】禾本科菅属黄背草 *Themeda japonica*（Willd.）Tanaka

【别　　名】无。

【形态特征】多年生草本。**茎：**秆簇生，秆圆形、压扁或具棱，黄白色或褐色，实心，髓白色。**叶：**叶鞘紧裹秆，背部具脊，通常生疣基硬毛；叶舌坚纸质，顶端钝圆，有睫毛；叶片线形，基部通常近圆形，顶部渐尖，中脉显著，两面无毛或疏被柔毛，背面常粉白色，边缘略卷曲，粗糙。**花：**大型伪圆锥花序多回复出，由具佛焰苞的总状花序组成，长为全株的 1/3 ～ 1/2；总状花序具花序梗，由 7 小穗组成；下部总苞状小穗生于一平面，无柄，雄性；第 1 颖背面上部常生瘤基毛，具多数脉；无柄小穗两性，1 枚，纺锤状圆柱形；第 1 颖革质，背部圆形，顶端钝，被短刚毛，第 2 颖与第 1 颖同质，等长，两边为第 1 颖所包卷；第 1 外稃短于颖，第 2 外稃退化为芒的基部，芒长 3 ～ 6 cm，1 ～ 2 回膝曲。**果：**颖果长圆形。花果期 6—12 月。

【生境分布】生于干燥山坡、草地、路旁、林缘等处。除新疆、青海、内蒙古外，全国各地均有分布。

【药用部位（药材名称）及采收加工】幼苗（黄背草苗）、全草（黄背草）。黄背草苗：春夏季采收，晒干。黄背草：夏秋季采收，晒干。

【临床应用】黄背草苗：甘，平。平肝；用于高血压病。黄背草：甘，温；归肝经。活血通经，祛风除湿；用于经闭，风湿痹痛。

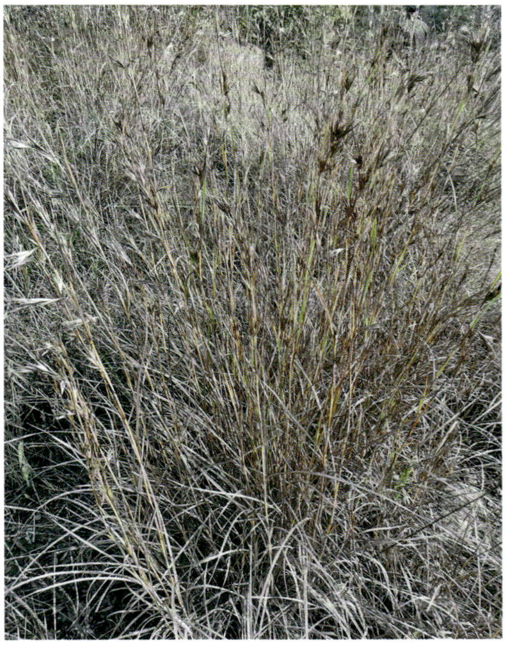
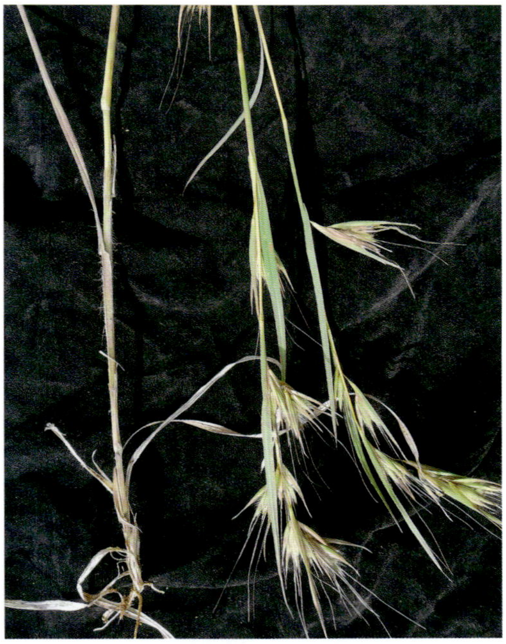
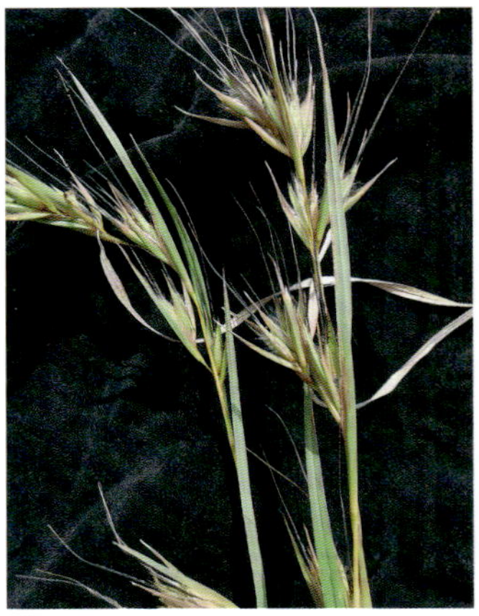
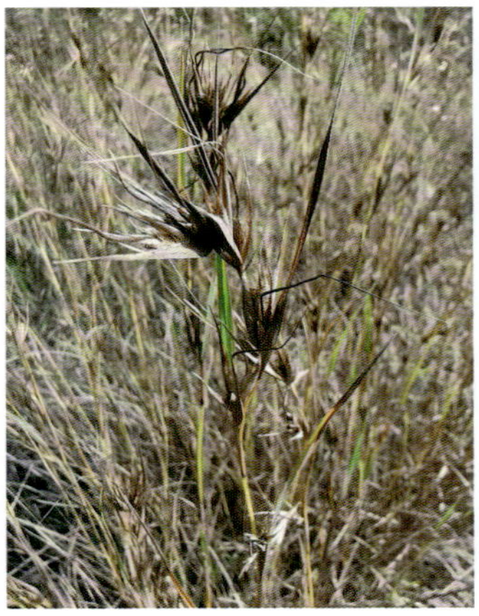
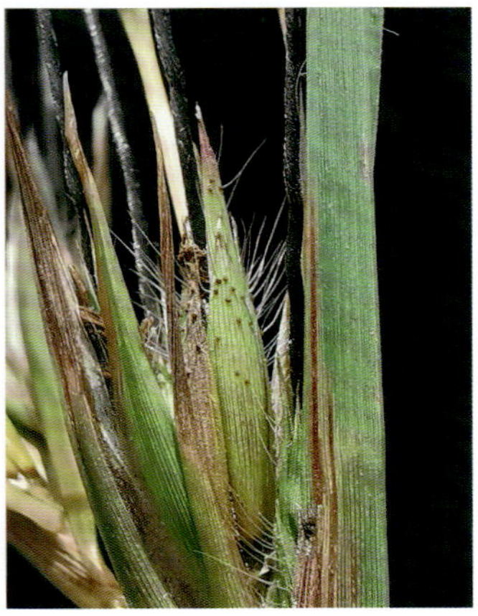

玉蜀黍

【基　　原】禾本科玉蜀黍属玉蜀黍 *Zea mays* L.

【别　　名】苞米（芦）、包谷、玉米、珍珠米、（麻蜀）棒子。

【形态特征】1年生草本。茎：秆直立，通常不分枝，基部各节具气生根。叶：叶鞘具横脉，叶舌膜质；叶片扁平宽大，条状披针形，基部圆形呈耳状，中脉粗壮，边缘微粗糙。花：顶生雄性圆锥花序大型，主轴与总状花序轴及其腋间均被细柔毛；雄性小穗孪生，小穗柄一长一短，被细柔毛；两颖近等长，膜质，约具10脉，被纤毛；外稃及内稃透明膜质，稍短于颖；花药橙黄色；雌花序被多数宽大的鞘状苞片所包藏，雌小穗孪生，成16～30纵行排列于粗壮之序轴上，两颖等长，宽大，无脉，具纤毛；外稃及内稃透明膜质，雌蕊具极长而细弱的线形花柱。果：颖果球形或扁球形。花果期秋季。

【生境分布】全国各地有栽培。

【药用部位（药材名称）及采收加工】种子（玉蜀黍）、鞘状苞片（玉蜀黍苞片）、根（玉蜀黍根）、叶（玉蜀黍叶）、穗轴（玉米轴）、花柱和花头（玉米须）。玉蜀黍：于成熟时采收玉米棒，脱下种子，晒干。玉蜀黍苞片：秋季采收种子时收集，晒干。玉蜀黍根：秋季采挖，洗净，鲜用或晒干。玉蜀黍叶：夏秋季采收，晒干。玉米轴：秋季果实成熟时采收，脱去种子后收集，晒干。玉米须：秋季收获玉米时采收，晒干。

【临床应用】玉蜀黍：甘，平；归胃、大肠经。调中开胃，利尿消肿；用于食欲不振，小便不利，水肿，尿路结石。玉蜀黍苞片：甘，平。清热利尿，和胃；用于尿路结石，水肿，胃痛吐酸。玉蜀黍根：甘，平；归心、肾、膀胱经。利尿通淋，祛瘀止血；用于小便不利，水肿，砂淋，胃痛，吐血。玉蜀黍叶：微甘，凉；归心、肾经。利尿通淋；用于砂淋，小便涩痛。玉米轴：甘。平；归脾、肾、膀胱经。健脾利湿；用于消化不良，泻痢，小便不利，水肿，脚气，小儿夏季热，口舌糜烂。玉米须：甘，平。利尿，泄热，平肝，利胆；用于肾炎水肿，脚气，黄疸型肝炎，高血压，胆囊炎，胆结石，糖尿病，吐血衄血，鼻渊，乳痈。

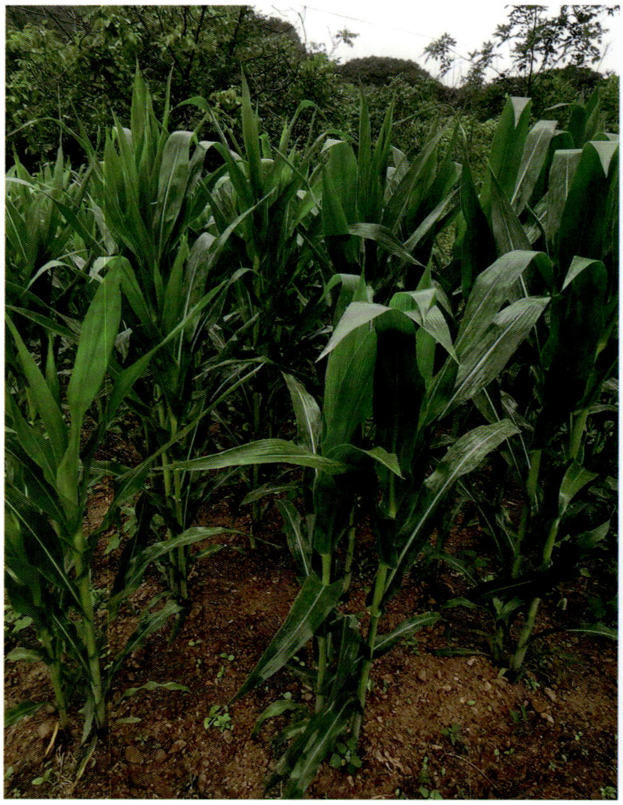

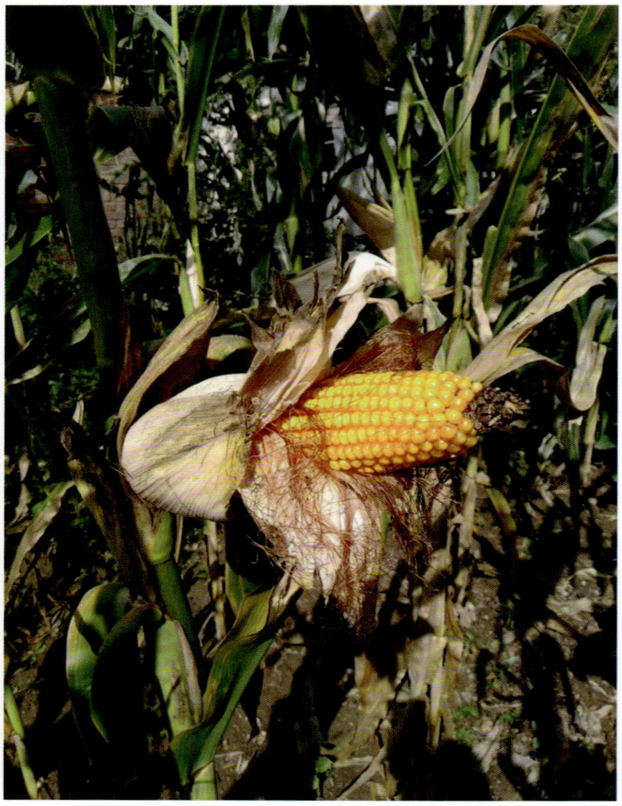

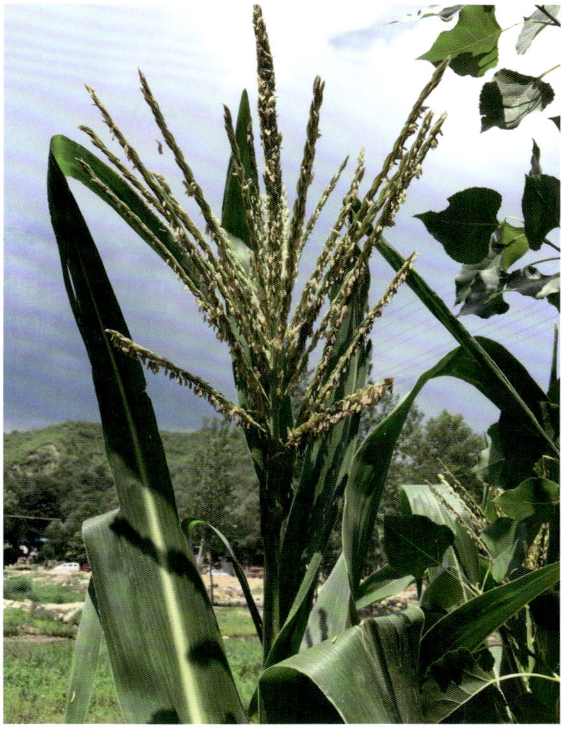

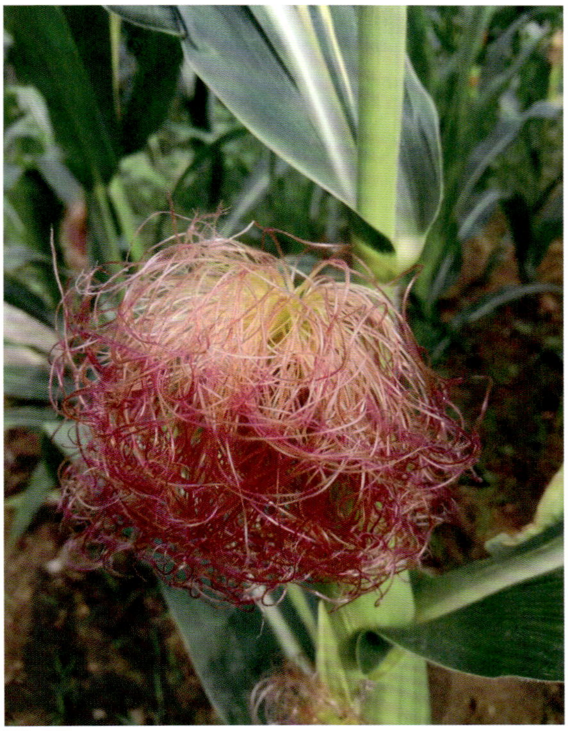

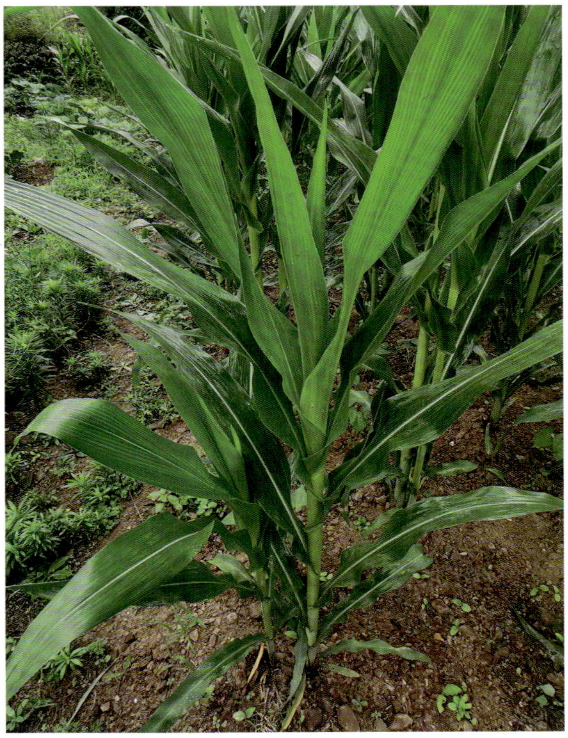

三棱水葱

【基　　原】莎草科水葱属三棱水葱 *Schoenoplectus triqueter*（Linnaeus）Palla

【别　　名】（青岛）藨草。

【形态特征】多年生草本。茎：根状茎长，匍匐，红褐色；秆散生，粗壮，三棱形。叶：秆基部具2～3个鞘，鞘膜质，最上一个鞘顶端具叶片，叶片扁平；苞片1枚，为秆的延伸，三棱形。花：聚伞花序假侧生，有1～8个辐射枝；每辐射枝顶端有1～8个簇生的小穗，小穗卵形或长圆形，密生多花；鳞片长圆形、椭圆形或宽卵形，顶端微凹或圆形，黄棕色，背面具1条绿色中肋，稍延伸出顶端呈短尖，边缘疏生缘毛，鳞片近基部具刚毛3～5条，几等长或稍长于小坚果，有倒刺；雄蕊3，柱头2。果：小坚果倒卵形，平凸状，成熟时褐色，具光泽。花果期6—9月。

【生境分布】生于水沟、水塘、山溪边、沼泽地。除广东、海南岛外，分布于全国各地。

【药用部位（药材名称）及采收加工】全草（藨草）。秋季采收，洗净，切段，晒干。

【临床应用】甘、微苦，平；归脾、胃、膀胱经。开胃消食，清热利湿；用于饮食积滞，胃纳不佳，呃逆饱胀，热淋，小便不利。

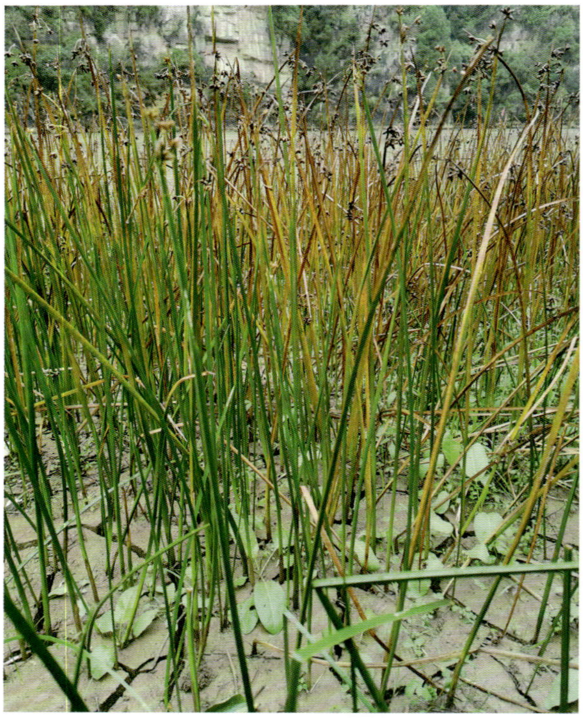

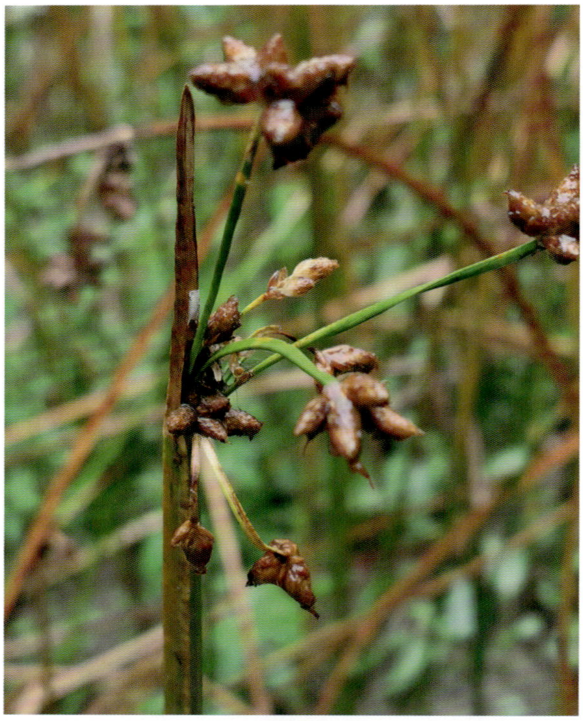

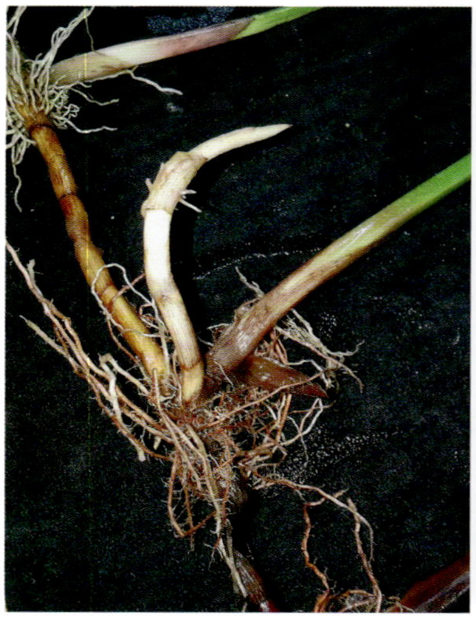

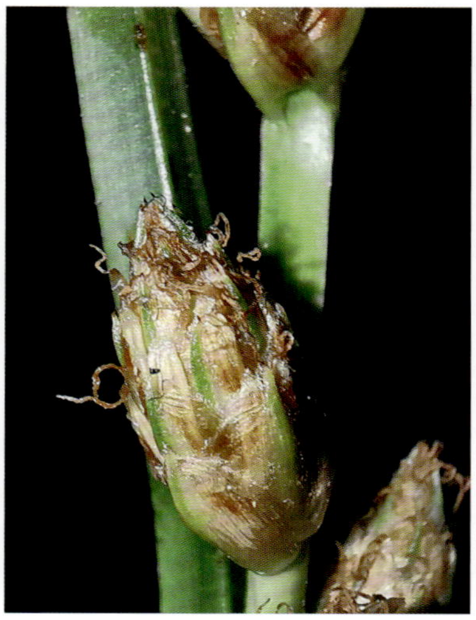

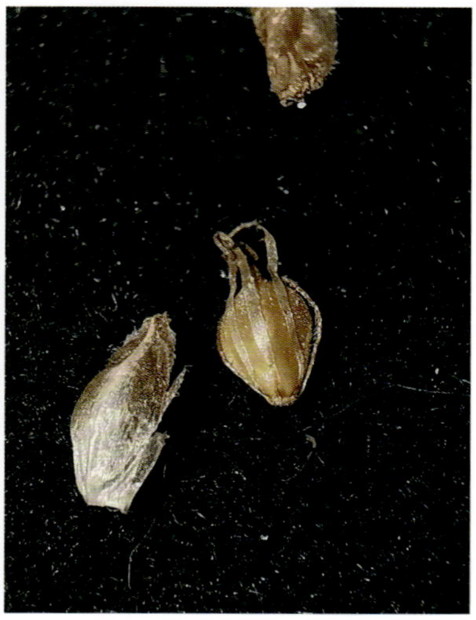

【基　　原】莎草科三棱草属扁杆荆三棱 *Bolboschoenus planiculmis*（F. Schmidt）T. V. Egorova

【别　　名】扁杆藨草。

【形态特征】多年生草本。茎：具匍匐根茎和块茎；茎秆三棱柱形，平滑，基部膨大。叶：叶基生或秆生；叶线形，扁平，基部具长叶鞘；叶状苞片 1 ～ 3，长于花序，边缘粗糙。花：聚伞花序头状，有小穗 1 ～ 6；小穗卵形或长圆卵形，褐锈色，具多数花；鳞片长圆形，膜质，褐色或深褐色，疏被柔毛，有 1 脉，先端有撕裂状缺刻，具芒；雄蕊 3，花柱长，柱头 2。果：小坚果倒卵形或宽倒卵形，扁，两面稍凹或凸。花果期 5—9 月。

【生境分布】生于河边、沟边、湖边、近水处。分布于我国东北、华北、华东及甘肃、青海、云南等地。

【药用部位（药材名称）及采收加工】块茎（扁杆藨草）。夏秋季采收，除去茎叶及根茎，洗净，晒干。

【临床应用】苦，平；归肺、胃、肝经。祛瘀通经，行气消积；用于经闭，痛经，产后瘀阻腹痛，癥瘕积聚，胸腹胁痛，消化不良。

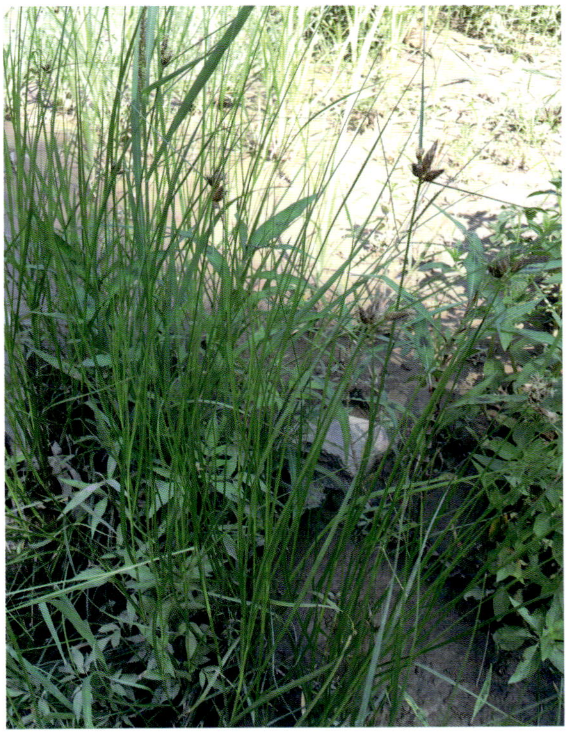

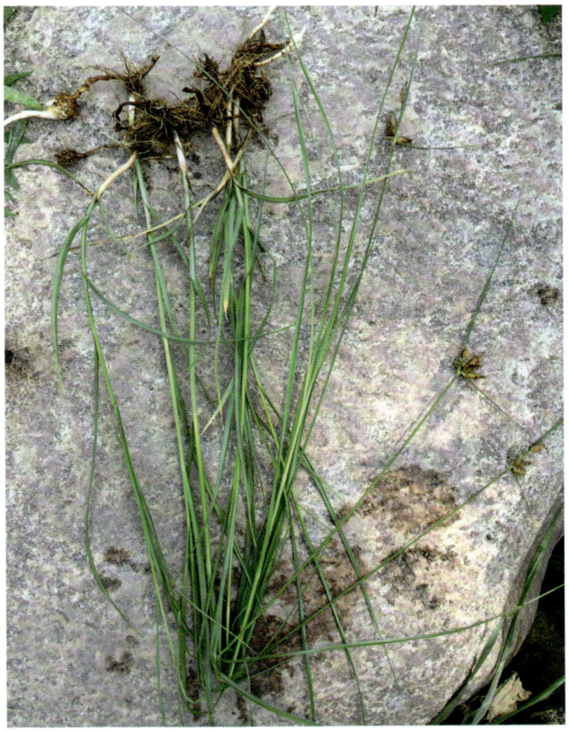

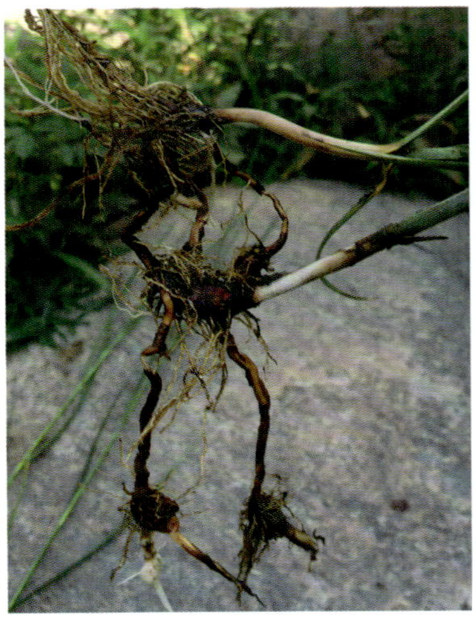

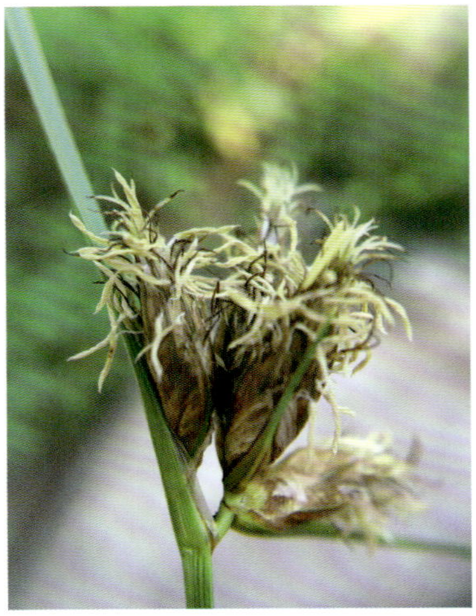

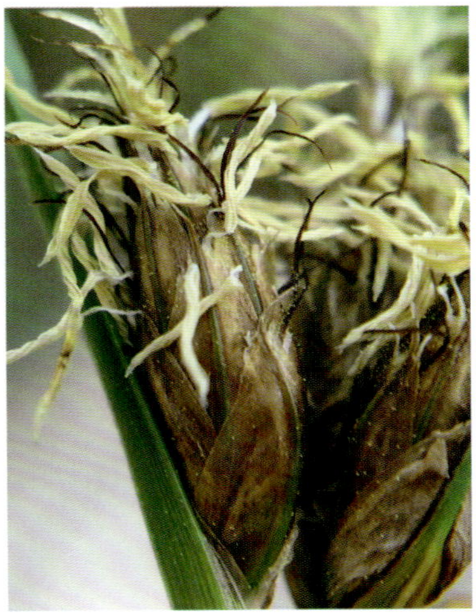

荆三棱

【基　　原】莎草科三棱草属荆三棱 *Bolboschoenus yagara*（Ohwi）Y. C. Yang & M. Zhan

【别　　名】泡三棱、三棱草。

【形态特征】多年生草本。茎：匍匐根状茎粗长，顶生球状块茎，常从块茎再生出匍匐根状茎；秆高大粗壮，高 70 ～ 150 cm，锐三棱形，平滑，基部膨大，具秆生叶。叶：叶扁平，线形，叶鞘长；叶状苞片 3 ～ 4 枚，通常长于花序。花：长侧枝聚伞花序简单，具长短不等的 3 ～ 8 个辐射枝，每辐射枝具 1 ～ 3（4）小穗；小穗卵形或长圆形，锈褐色，具多数花；鳞片覆瓦状排列，膜质，长圆形，外面被短柔毛，具一条中肋，顶端具芒；下位刚毛 6 条，几与小坚果等长，上有倒刺；雄蕊 3，花药线形；花柱细长，柱头 3。果：小坚果倒卵形，三棱形，黄白色。花果期 6—9 月。

【生境分布】生于水边湿地、浅水中。分布于我国东北、华北、华东、中南、西南等地。

【药用部位（药材名称）及采收加工】块茎（荆三棱、黑三棱）。秋季采挖，除去根茎及须根，洗净，鲜用或削去外皮晒干。

【临床应用】辛、苦，平；归肝、脾经。祛瘀通经，破血消癥，行气消积；用于血滞经闭，痛经，产后瘀阻腹痛，跌打瘀肿，腹中包块，食积腹痛。

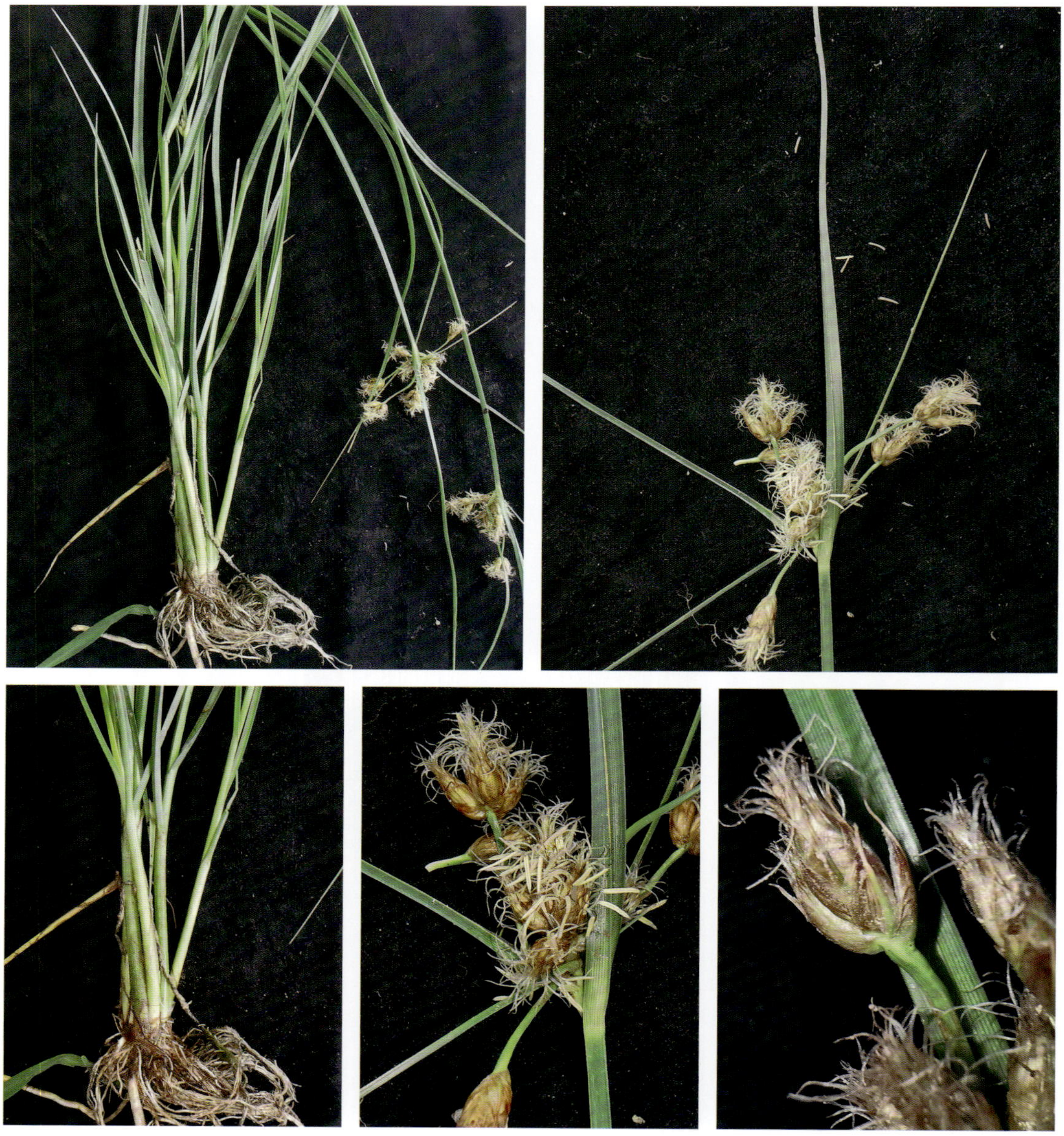

具芒碎米莎草

【基　　原】莎草科莎草属具芒碎米莎草 *Cyperus microiria* Steud.

【别　　名】三轮（棱）草、细（水）三棱、小三棱草、见骨草、四方草。

【形态特征】1 年生草本。根：须根。茎：秆丛生，锐三棱形，平滑。叶：叶基生，短于秆，平张；叶鞘红棕色，表面稍带白色；叶状苞片 3 ～ 4 枚，长于花序。花：长侧枝聚伞花序复出或多次复出，稍密或疏展，具 5 ～ 7 个辐射枝，辐射长短不等；穗状花序卵形、宽卵形或近三角形，具多数小穗；小穗排列稍稀，斜展，线形或线状披针形，具 8 ～ 24 朵花，小穗轴直，具白色透明的狭边；鳞片排列疏松，膜质，宽倒卵形，顶端圆，麦秆黄色或白色，背面具龙骨状突起，脉 3 ～ 5 条，绿色，中脉延伸出顶端呈短尖；雄蕊 3，花药长圆形；花柱极短，柱头 3。果：小坚果倒卵形，三棱形，深褐色，具密的微突起细点。花果期 8—10 月。

【生境分布】生于河岸边、路旁、草原湿处。分布于全国各地。

【药用部位（药材名称）及采收加工】全草（三楞草、野席草）。8—9 月抽穗时采收，洗净，晒干。

【临床应用】辛，微温；归肝经。祛风除湿，活血调经；用于风湿筋骨疼痛，瘫痪，月经不调，闭经，跌打损伤。

【备　　注】本种的形态极似同属植物碎米莎草 *Cyperus iria* L.，民间入药使用常不区分两者。

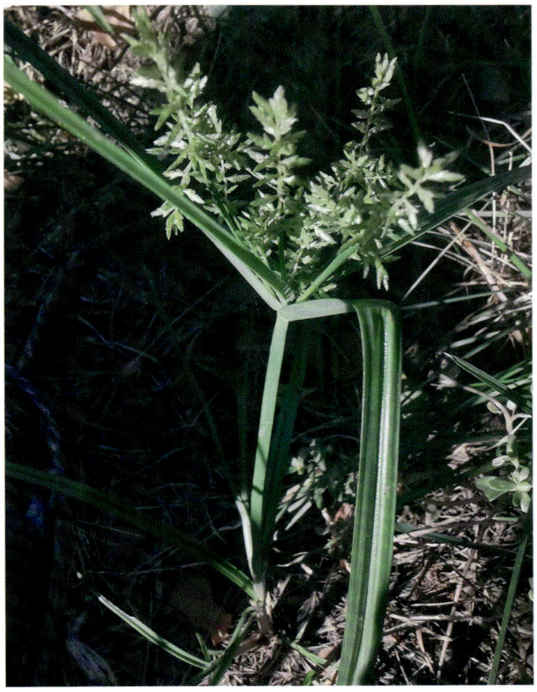

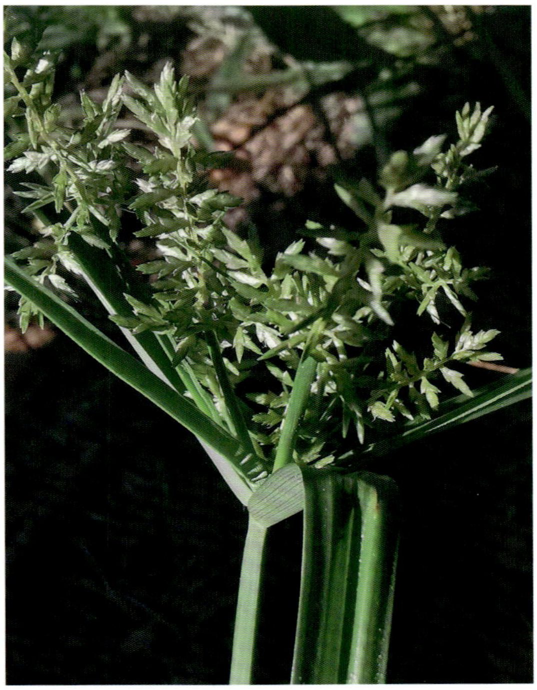

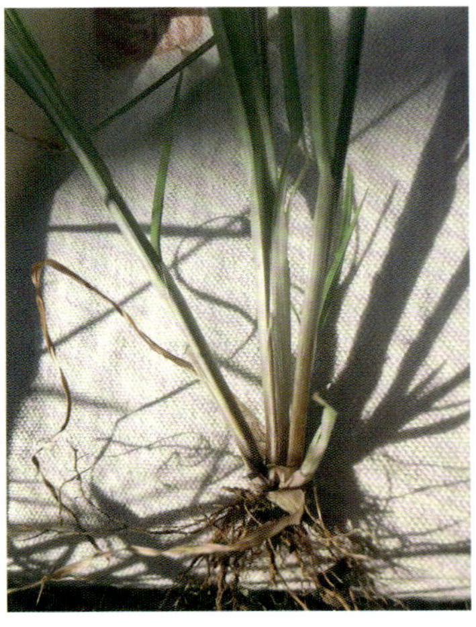

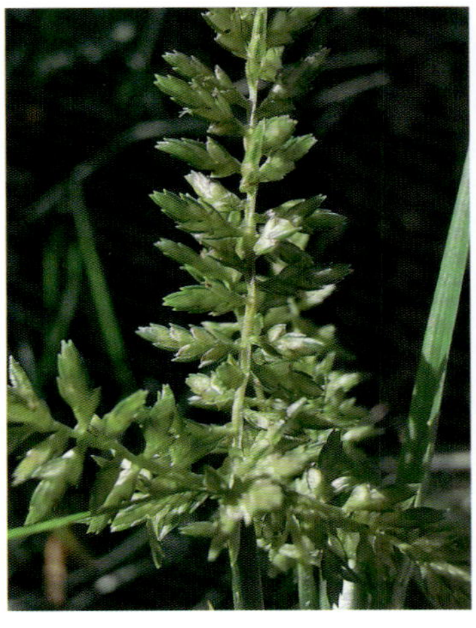

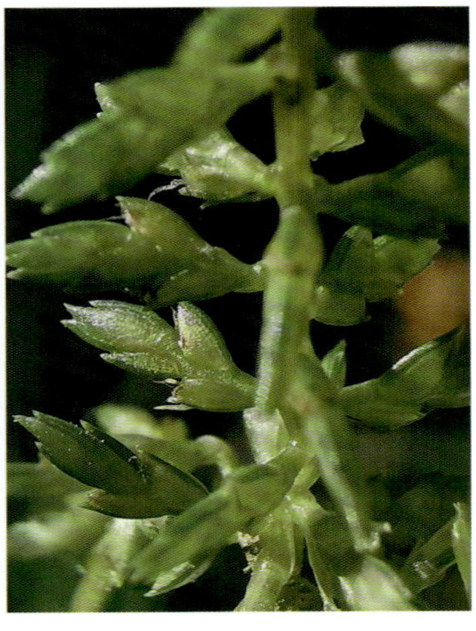

莎草

【基　　原】莎草科莎草属莎草 *Cyperus rotundus* L.

【别　　名】香附、香附子、香头草、梭梭草。

【形态特征】多年生草本。茎：根状茎长，匍匐，具椭圆形块茎；秆锐三棱形，平滑，基部膨大。叶：叶数枚，短于秆，鞘棕色，常裂成纤维状；叶状苞片 2 ～ 3（5）枚，常长于花序，偶短于花序。花：长侧枝聚伞花序简单或偶有复出，具（2）3 ～ 10 个辐射枝；穗状花序稍疏松，具 3 ～ 10 个小穗，小穗斜展开，线形，具 8 ～ 28 朵花，小穗轴具较宽白色透明的翅；鳞片稍密地覆瓦状排列，膜质，卵形或长圆状卵形，顶端急尖或钝，无短尖，中间绿色，两侧紫红色或红棕色，具 5 ～ 7 条脉；雄蕊 3，花柱长，柱头 3，伸出鳞片外。果：小坚果长圆状倒卵形，三棱形，具细点。花果期 5—11 月。

【生境分布】生于山坡、荒地、草丛、水边潮湿处。分布于我国华东、西南、华南及陕西、甘肃、山西、河南、河北等地。

【药用部位（药材名称）及采收加工】根茎（香附）、茎叶（莎草）。香附：秋季采挖，燎去毛须，置沸水中略煮或蒸透后晒干，或燎后直接晒干。莎草：春夏季采收，洗净，鲜用或晒干。

【临床应用】香附：辛、微苦、微甘，平；归肝、脾、三焦经。疏肝解郁，理气宽中，调经止痛；用于肝郁气滞，胸胁胀痛，疝气疼痛，乳房胀痛，脾胃气滞，脘腹痞闷，胀满疼痛，月经不调，经闭痛经。莎草：辛、苦，凉；归肝、肺经。行气开郁，祛风止痒，宽胞利痰；用于胸闷不舒，风疹瘙痒，痈伴随肿毒。

【备　　注】*Cyperus rotundus* L. 在《药典》名称为莎草，在《中国植物志》名称为香附子；本书参考《药典》。

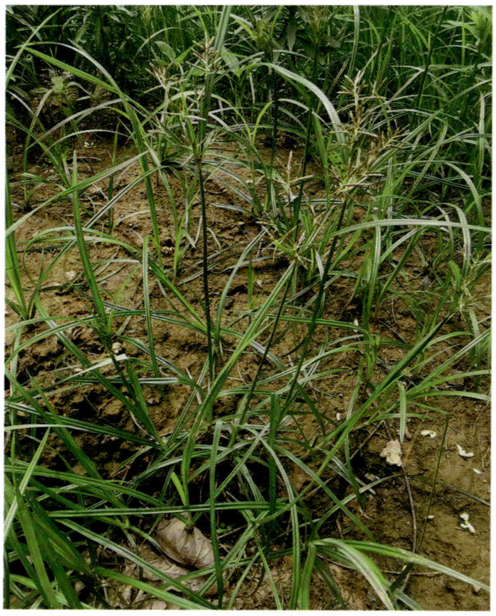

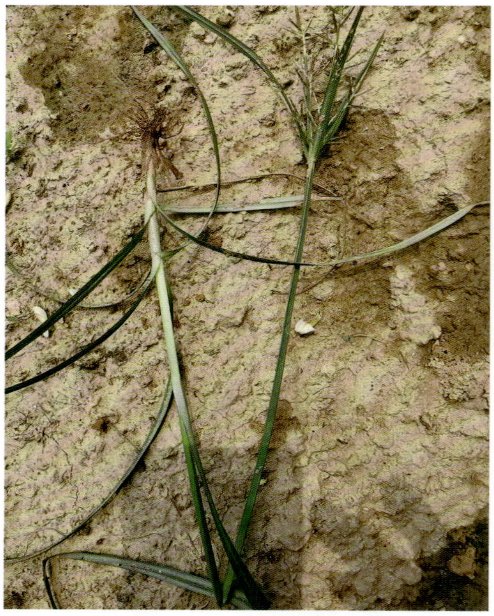

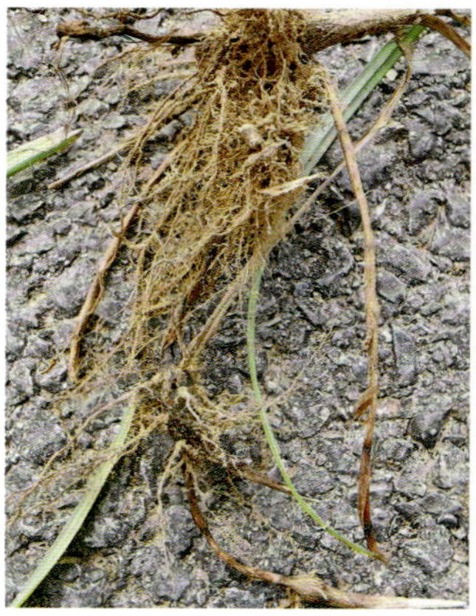

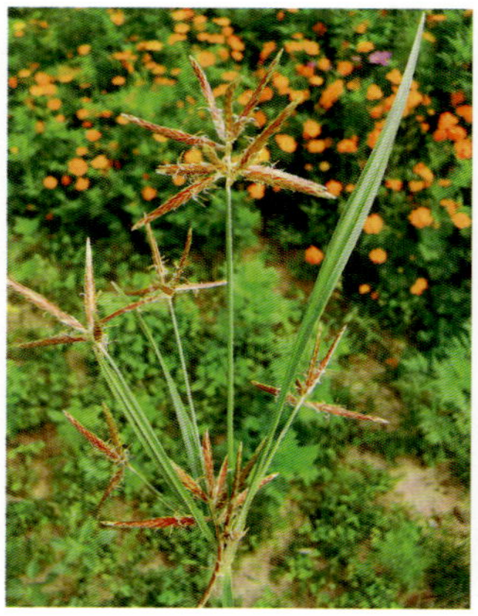

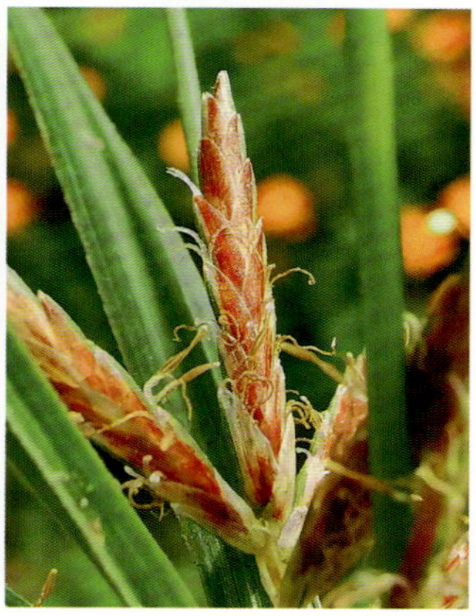

头状穗莎草

【基　　原】莎草科莎草属头状穗莎草 *Cyperus glomeratus* L.

【别　　名】头（聚、球）穗莎草、三轮草、状元花、喂香壶。

【形态特征】多年生草本。**根：**须根。**茎：**秆散生，粗壮，钝三棱形。**叶：**叶短于秆，叶鞘长，红棕色；叶状苞片 3 ～ 4，长于花序。**花：**聚伞花序复出，穗状花序无总花梗，椭圆形或长圆形，有多数小穗；小穗多列，排列极密，线状披针形，稍扁，有花 8 ～ 16，小穗轴有白色透明的翅；鳞片排列疏松，卵状长圆形，棕红色，边缘内卷，膜质，先端钝，背面有不明显的脉 3 ～ 4；雄蕊 3，花药长圆形；花柱 3，柱头 3。**果：**小坚果长圆状三棱形，灰色，有网纹。花果期 8—10 月。

【生境分布】生于稻田、河岸、沼泽地、路旁、阴湿草丛。分布于我国东北及山西、河北、陕西、甘肃、江苏、河南等地。

【药用部位（药材名称）及采收加工】全草（水莎草）。夏秋季采收，洗净，晒干。

【临床应用】辛、微苦，平；归肺经。止咳化痰；用于慢性支气管炎。

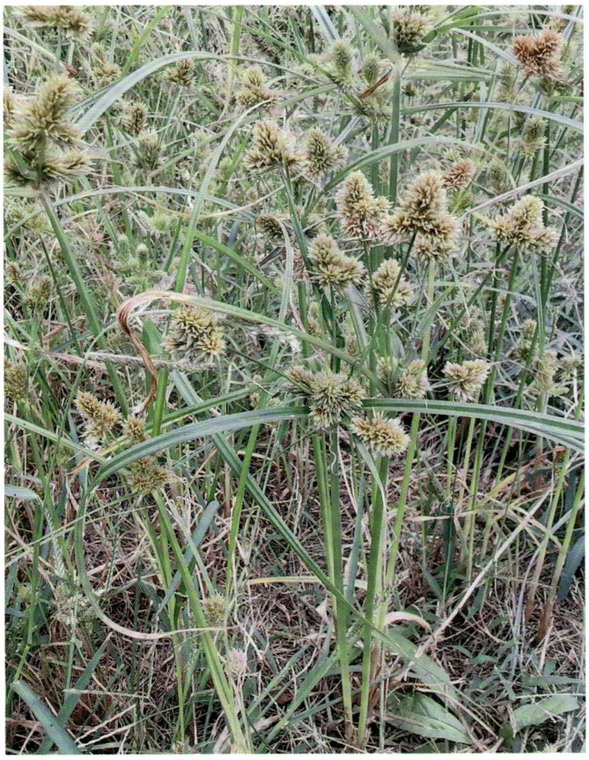
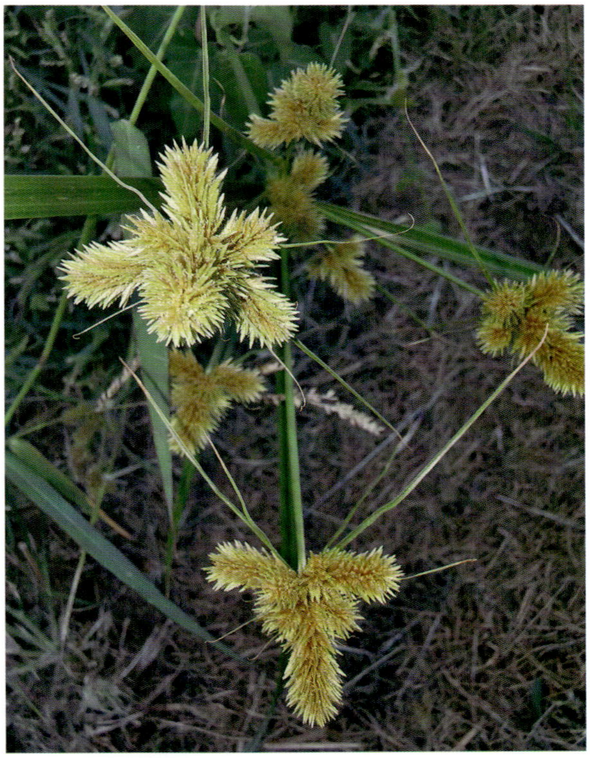
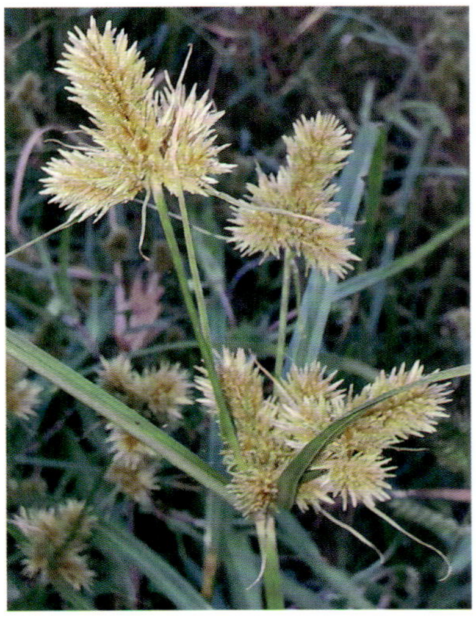
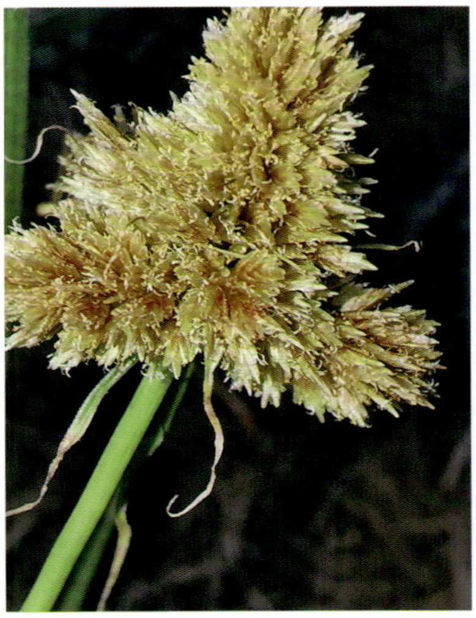
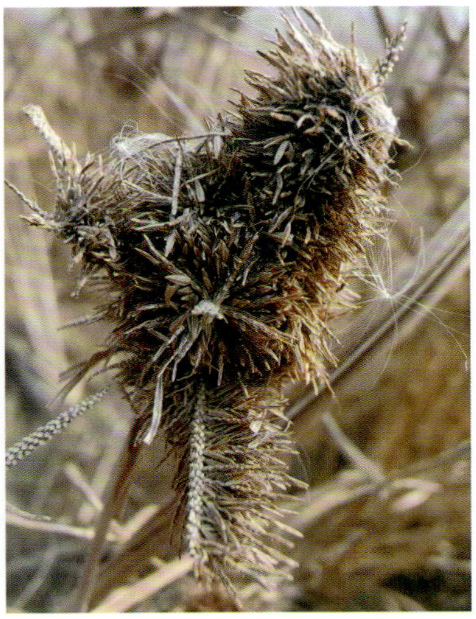

旋鳞莎草

【基　　原】莎草科莎草属旋鳞莎草 *Cyperus michelianus*（L.）Link

【别　　名】旋鳞（颖）莎草、白莎草、护心草。

【形态特征】1 年生草本。**根：**须根，多数。**茎：**秆密集丛生，扁三棱形。**叶：**叶线形，基部叶鞘紫红色。**花：**叶状苞片 3 ～ 6 枚，较花序长很多；长侧枝聚伞花序呈头状，卵形或球形，具多数密集的小穗，小穗卵形或披针形，具 10 ～ 20 余朵花；鳞片螺旋状排列，膜质，长圆状披针形，淡黄白色，稍透明，有时上部中间具黄褐色或红褐色条纹，具 3 ～ 5 脉，中脉呈龙骨状突起，绿色，延伸出顶端呈一短尖；雄蕊 1 ～ 2，花药长圆形；花柱长，柱头 2 ～ 3，常具黄色乳头状突起。**果：**小坚果狭长圆形、三棱形。花果期 6—9 月。

【生境分布】生于水边、湿地、河边、路旁等处。分布于我国华东及黑龙江、河北、河南、广东等地。

【药用部位（药材名称）及采收加工】全草（护心草）。8—9 月结果时采收，洗净，晒干。

【临床应用】辛、淡，平；归肝、脾经。行气养血，调经；用于月经不调，痛经。

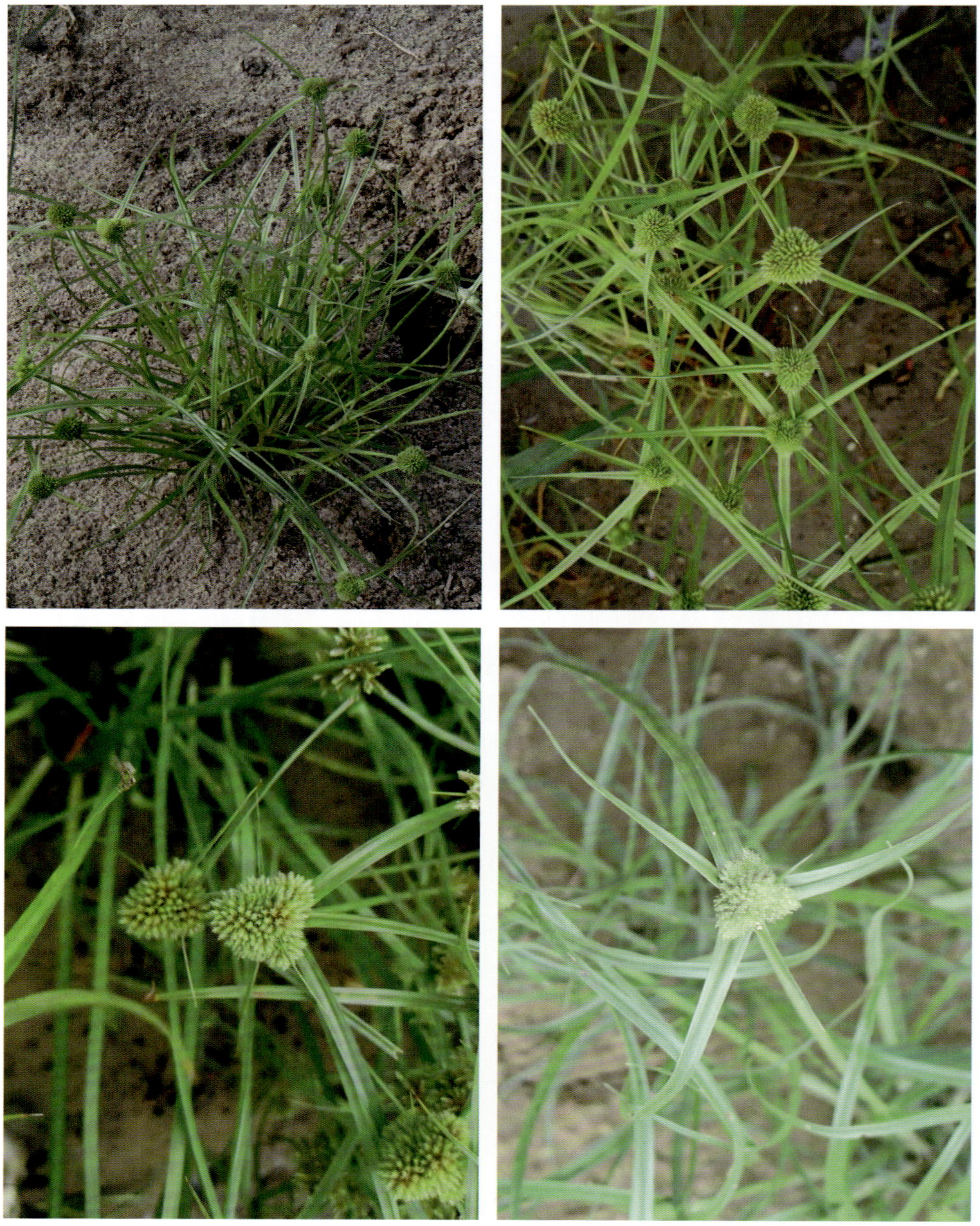

白颖薹草

【基　　原】莎草科薹草属白颖薹草 *Carex duriuscula* subsp. *rigescens*（Franch）S.Y.Liang et Y.C.Tang

【别　　名】细叶（白颖）苔草。

【形态特征】多年生草本。茎：根状茎细长；秆高 5 ～ 40 cm，三棱形，基部具黑褐色纤维状叶鞘。叶：叶基生，成束，叶片纤细，短于秆。花：穗状花序顶生，卵形或距圆形；小穗具少数花，排列紧密，红褐色；苞片广卵形，背具 1 脉，顶端锐尖；小穗两性，雄花在上，花药线形；雌花鳞片卵形，顶端尖锐，膜质，背具 1 ～ 3 脉，中部红褐色；果囊卵状披针形，顶端具喙。果：小坚果宽椭圆形，柱头 2。花果期 4—6 月。

【生境分布】生于田边、路旁、荒地、干燥山坡。分布于我国西北、华北及辽宁、吉林、河南、山东等地。

【药用部位（药材名称）及采收加工】全草（白颖苔草）。夏秋季采收，洗净，晒干。

【临床应用】甘、苦、涩，平；归三焦、脾、胃、肾经。清热利尿通淋，用于乳糜尿。

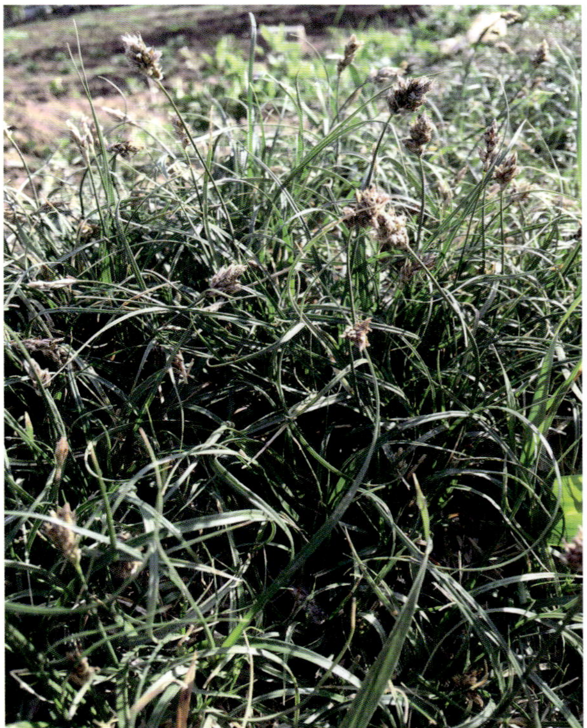

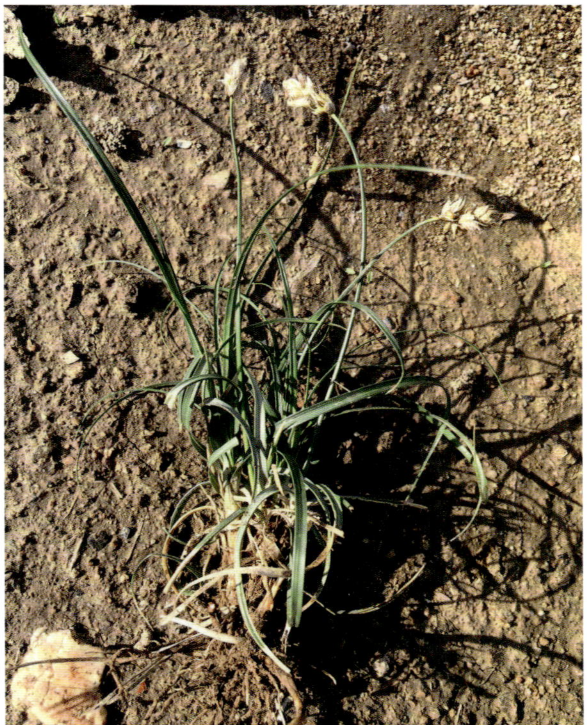

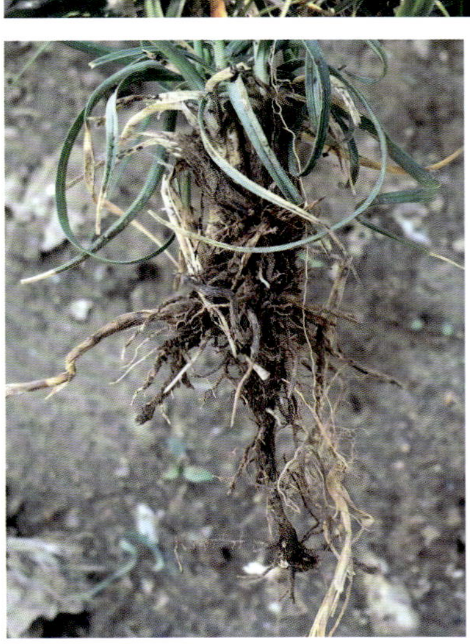

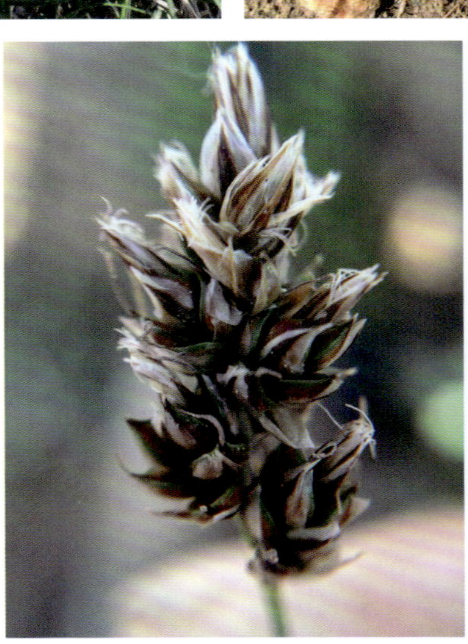

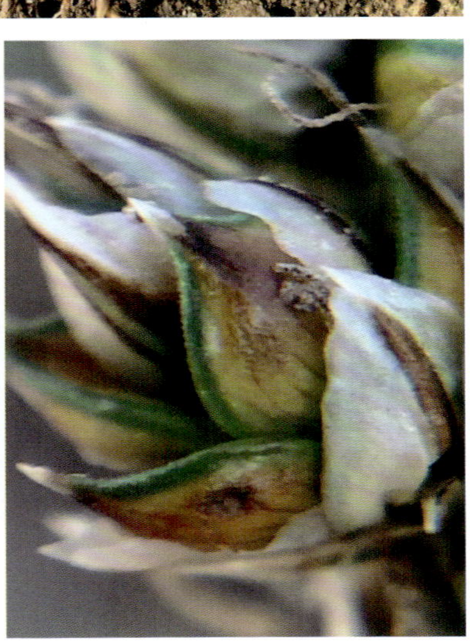

宽叶薹草

【基　　原】莎草科薹草属宽叶薹草 *Carex siderosticta* Hance

【别　　名】崖棕、宽叶苔草。

【形态特征】多年生草本。茎：根状茎细长。叶：营养茎和花茎有间距；花茎近基部的叶鞘无叶片，淡棕褐色，花茎苞鞘上部膨大似佛焰苞状；营养茎的叶长圆状披针形，有时具白色条纹，中脉及2条侧脉较明显，上面无毛，下面沿脉疏生柔毛。花：小穗3～6 (10) 个，单生或孪生于各节，雄雌顺序，线状圆柱形，具疏生的花，小穗柄多伸出鞘外；雄花鳞片披针状长圆形，先端尖，两侧透明膜质，中间绿色，具3脉；雌花鳞片椭圆状长圆形至披针状长圆形，先端钝，两侧透明膜质，中间绿色，具3脉，遍生稀疏锈点；花柱宿存，基部不膨大，顶端稍伸出果囊之外，柱头3。果：小坚果椭圆形。花果期4—7月。

【生境分布】生于林下、路边、阴处岩石上。分布于我国东北、华东及陕西、河南、湖北、四川、贵州等地。

【药用部位（药材名称）及采收加工】根（崖棕根）。夏秋季采收，洗净，切段，晒干。

【临床应用】甘、辛，温；归肺、肝、肾经。益气养血，活血调经；用于气血虚弱，倦怠无力，心悸失眠，月经不调，经闭。

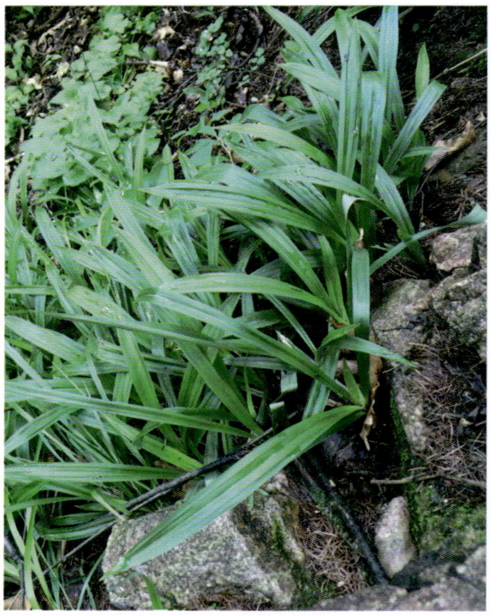

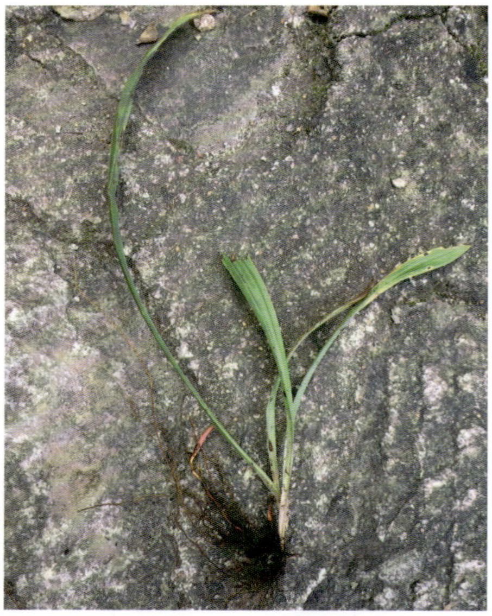

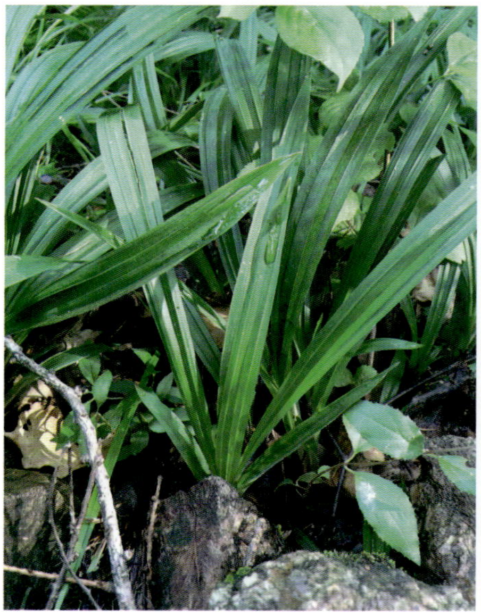

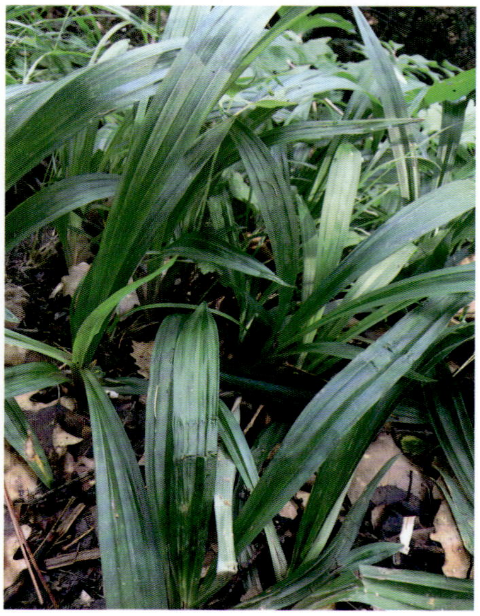

独角莲

【基　　原】天南星科犁头尖属独角莲 *Typhonium giganteum* Engl.

【别　　名】禹白附、白附子、麦夫子、滴水参等。

【形态特征】多年生草本。茎：块茎倒卵形，卵球形或卵状椭圆形，大小不等，外被暗褐色小鳞片，有 7～8 条环状节，颈部周围生多条须根。叶：通常 1～2 年生的只有 1 叶，3～4 年生的有 3～4 叶；叶与花序同时抽出；叶柄圆柱形，密生紫色斑点，中部以下具膜质叶鞘；叶片幼时内卷如角状，后即展开，箭形，先端渐尖，基部箭状。花：佛焰苞紫色，管部圆筒形或长圆状卵形；檐部卵形，展开，先端渐尖常弯曲；肉穗花序，雌花序圆柱形；附属器紫色，圆柱形。花果期 6—9 月。

【生境分布】生于荒地、山坡、水沟。分布于河北、山东、吉林、辽宁、河南、湖北、陕西、甘肃、四川、西藏等地。

【药用部位（药材名称）及采收加工】块茎（白附子）。秋季采挖，除去须根和外皮，晒干。

【临床应用】辛，温，有毒；归胃、肝经。祛风痰，定惊搐，解毒散结，止痛；用于中风痰壅，口眼㖞斜，语言謇涩，惊风癫痫，破伤风，痰厥头痛，偏正头痛，瘰疬痰核，毒蛇咬伤。

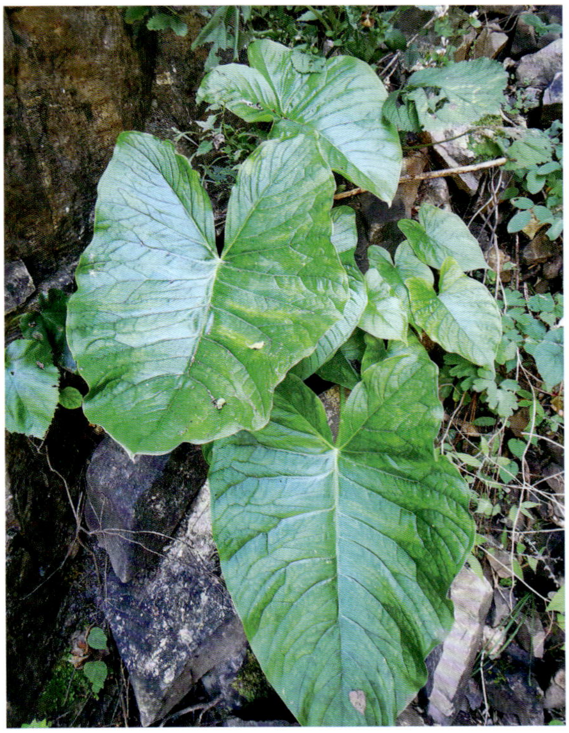
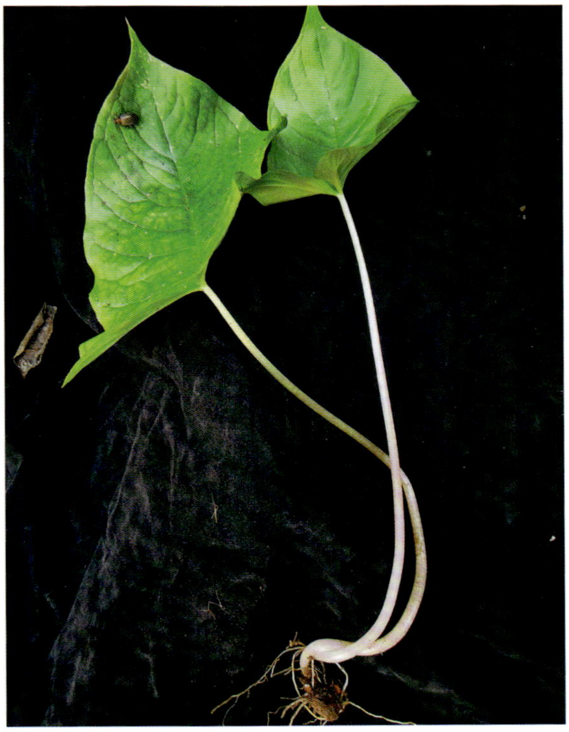
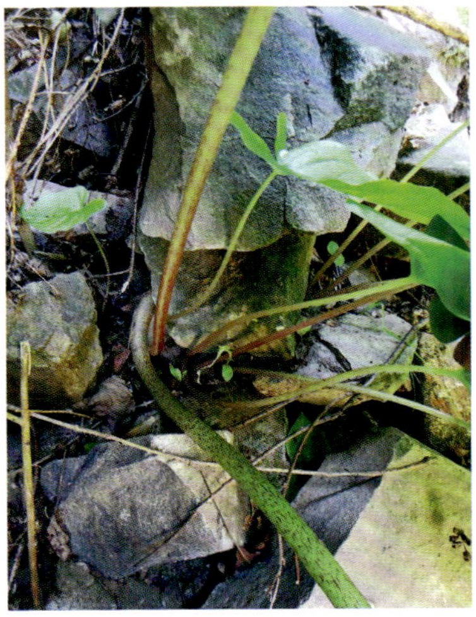
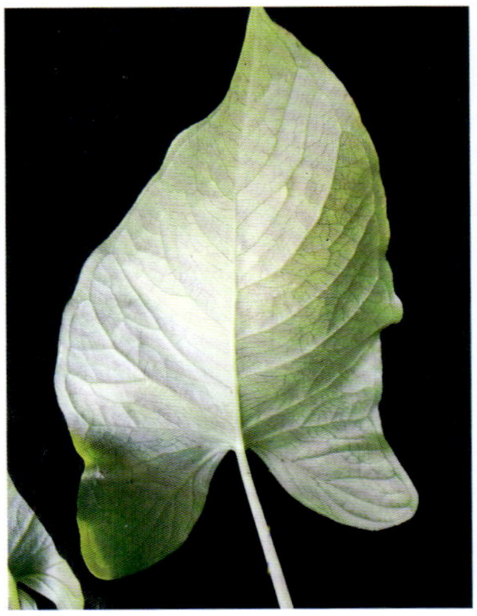
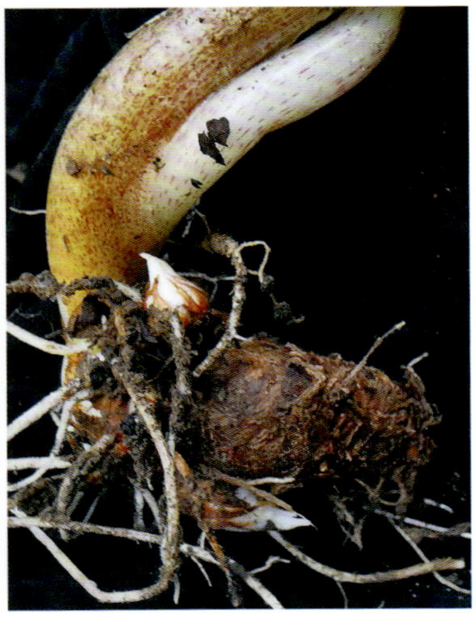

东北天南星

【基　　原】天南星科天南星属东北天南星 *Arfsaema amurense* Maxim.

【别　　名】东北南星、天南星、山（长虫）苞米、大参、大头参、天老星、虎掌、羹匙菜。

【形态特征】多年生草本。**茎：**块茎近球形。**叶：**鞘状低出叶 1，口偏斜；叶 1 片，鸟足状全裂，裂片 5，倒卵形、倒卵状披针形或椭圆形，先端短渐尖或锐尖，基部楔形，中裂片具长柄，侧裂片具稍短柄，全缘或有粗齿；叶柄长，下部具鞘，常带紫色。**花：**佛焰苞淡绿色或带紫色，具白色条纹，管部漏斗状，喉部边缘斜截形，外卷；肉穗花序，花单性异株，雄花序花疏松，雌花序花密生，柱头盘状。**果：**浆果红色。花果期 5—9 月。

【生境分布】生于林下、沟旁。分布于我国东北、华北及陕西、宁夏、山东、江苏、河南等地。

【药用部位（药材名称）及采收加工】块茎（生天南星）。秋冬季茎叶枯萎时采挖，除去须根及外皮，干燥。

【临床应用】辛、苦，温；有毒；归肺、肝、脾经。散结消肿；外用治痈肿、蛇虫咬伤。

【备　　注】*Arfsaema amurense* Maxim. 在《药典》的名称为东北天南星，在《中国植物志》的名称为东北南星；本书参考《药典》。

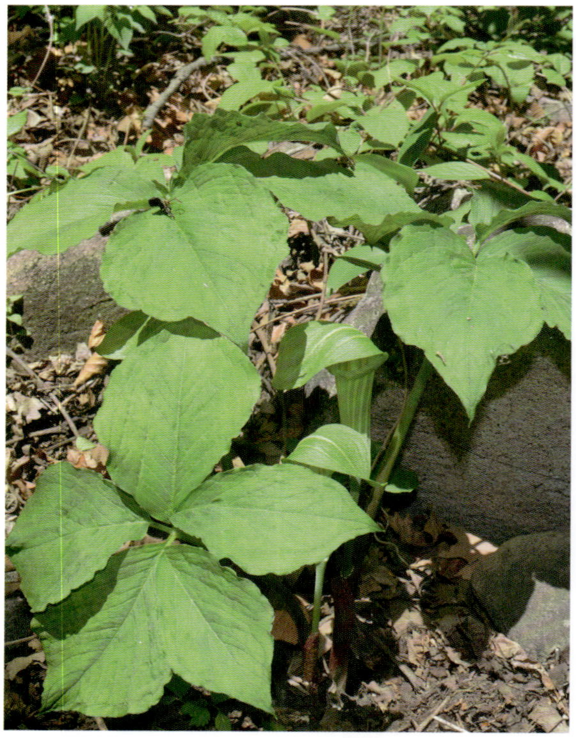
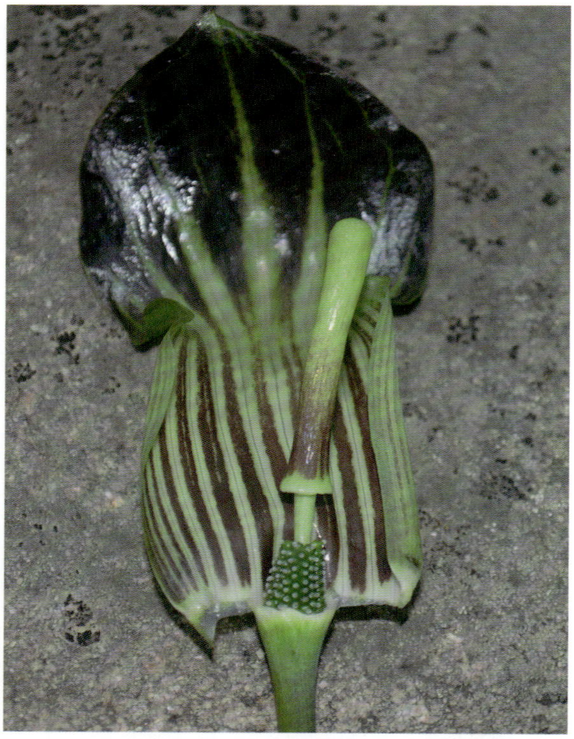
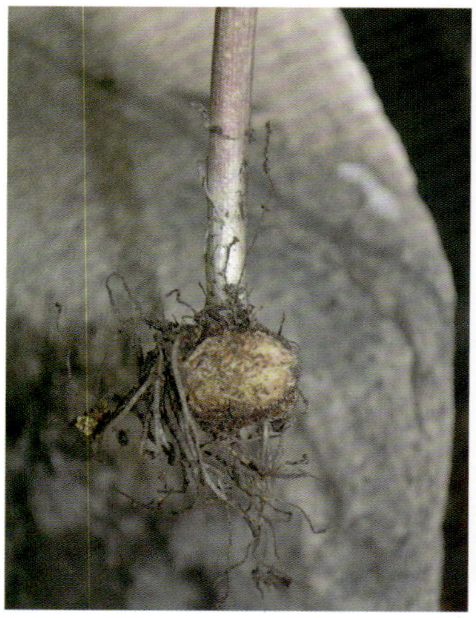
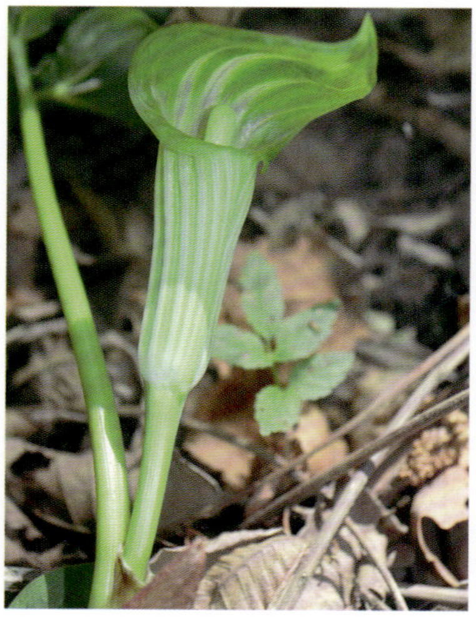
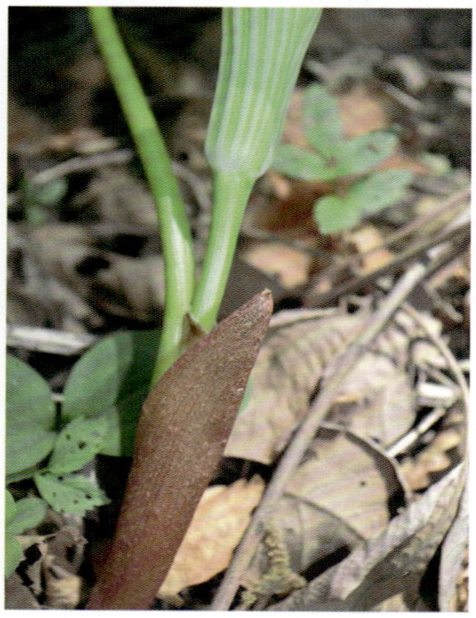

【基　　原】天南星科天南星属天南星 *Arisaema erubescens*（Wall.）Schott

【别　　名】一把伞南星、蛇六谷、山包谷、刀口药、闹狗药、麻芋杆（子）、山棒子等。

【形态特征】多年生草本。茎：块茎扁球形，外皮黄褐色。叶：叶 1 片，基生；叶在叶柄顶端呈放射状全裂，小叶片 7 ～ 23，叶柄着生于叶片背部中央裂片集合处，使叶成盾状或伞状；小叶片窄椭圆形、披针形至长披针形，先端渐尖，至末端呈细长尖尾，基部狭楔形，全缘，上面绿色，下面淡绿色。花：肉穗花序，花单性，雌雄异株，花序梗长；佛焰苞绿色，偶为紫色带白色纵向条纹，先端具细长尖尾；花序轴肥厚，肉穗花序顶端有棒状附肢，长度不超过佛焰苞；雄花序纤细，棒状附肢细长，雄蕊序多数，每 2 ～ 4 枚雄蕊聚成一簇，花药黑紫色，孔裂；雌花密聚，棒状附肢肥厚粗长，子房卵形，花柱短。果：浆果，红色。种子：种子球形，淡褐色。花果期 5—9 月。

【生境分布】生于山谷湿地、山坡林中、阴湿林中等阴湿处。分布于全国各地。

【药用部位（药材名称）及采收加工】均同植物“东北天南星”项下。

【临床应用】同植物“东北天南星”项下。

【备　　注】*Arisaema erubescens*（Wall.）Schott. 在《中国植物志》的名称为一把伞南星，在《药典》的名称为天南星；本书参考《药典》。

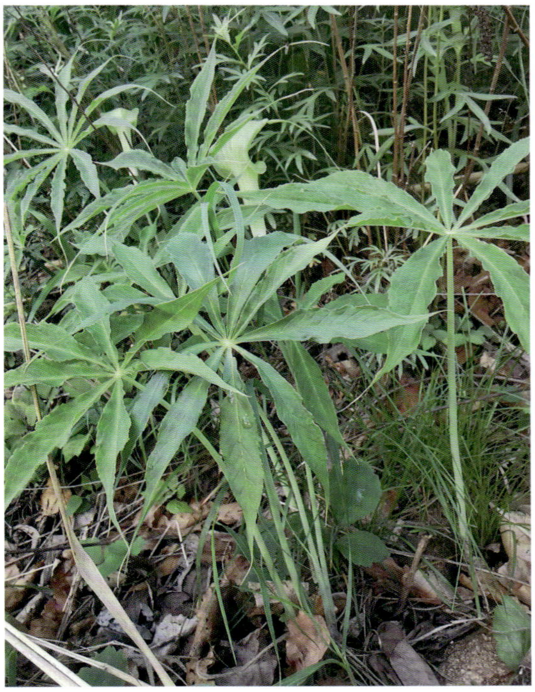

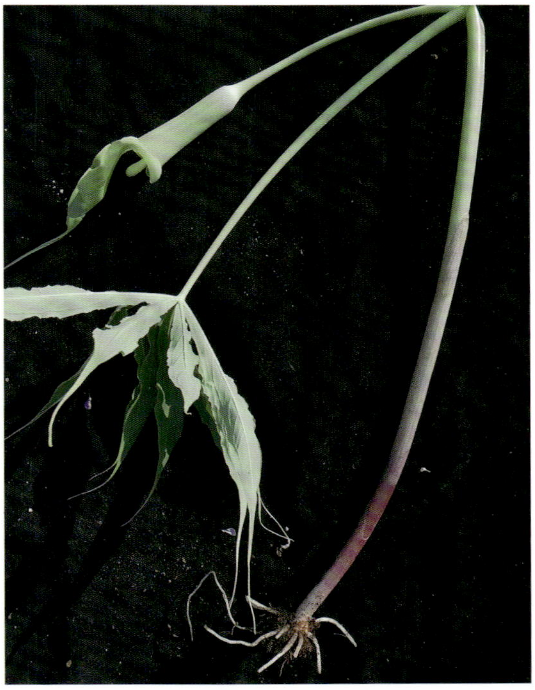

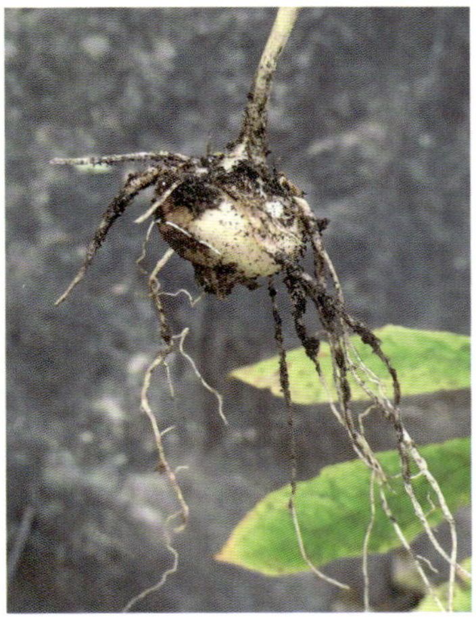

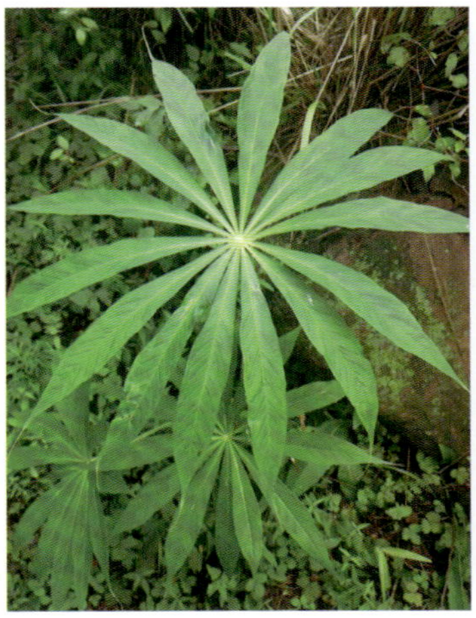

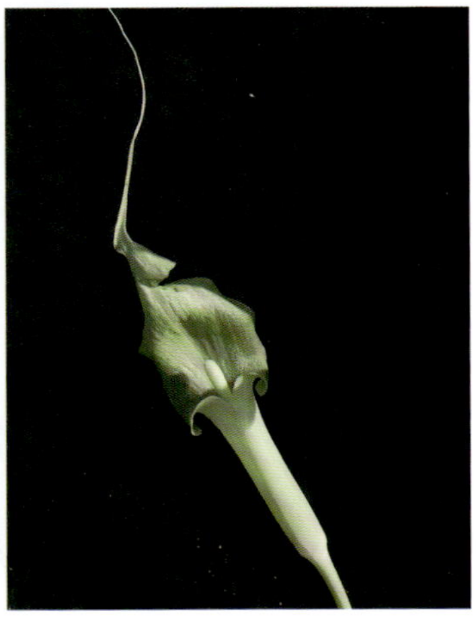

半夏

【基　　原】天南星科半夏属半夏 *Pinellia ternata*（Thunb.）Breit.

【别　　名】三步跳、麻芋子、地慈姑、旱（三叶、尖叶、地珠）半夏、药狗丹等。

【形态特征】多年生草本。根：须根数条，生于块茎中上部。茎：块茎近球形。叶：叶 2 型；幼苗叶 1 枚，叶卵圆形，基部深心形或戟形；成年植株叶 1 ～ 5 枚，叶 3 出全裂，叶柄基部具鞘，鞘部或叶基具有珠芽，裂片椭圆形至窄椭圆形，上面绿色，背面色淡，基部阔楔形，先端急尖或短急尖，边缘全缘或稍具浅波状圆齿。花：肉穗花序，具长柄；佛焰苞绿色或淡绿色，下部卷成细管状，上部呈长圆形，有时边缘青紫色，先端钝或锐尖；肉穗花序顶端具细长尾；雌花密生苞片喉部之上，雄蕊具顶端开裂的花药。果：浆果卵圆形，黄绿色。花果期 5—8 月。

【生境分布】生于沟谷、坡地、田间、树林等阴湿处。除内蒙古、新疆、青海、西藏外，分布于全国各地。

【药用部位（药材名称）及采收加工】块茎（半夏）。夏秋季采挖，洗净，除去外皮和须根，晒干。

【临床应用】辛，温，有毒；归脾、胃、肺经。燥湿化痰，降逆止呕，消痞散结；用于湿痰寒痰，咳喘痰多，痰饮眩悸，风痰眩晕，痰厥头痛，呕吐反胃，胸脘痞闷，梅核气；外用治痈肿痰核。

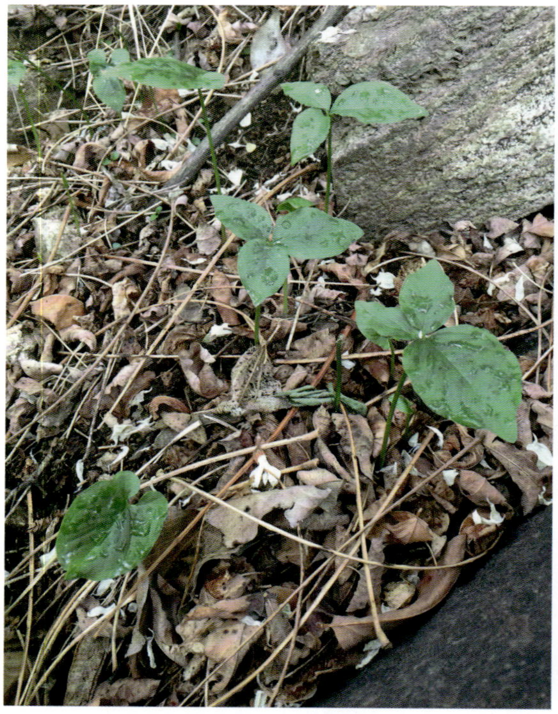
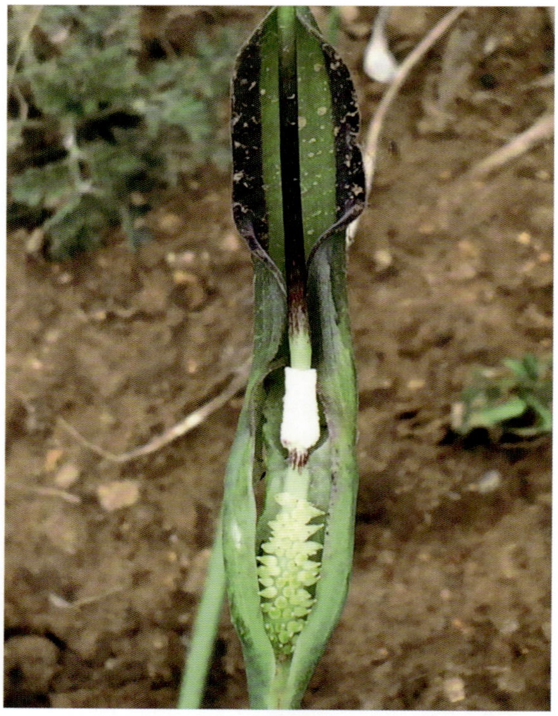
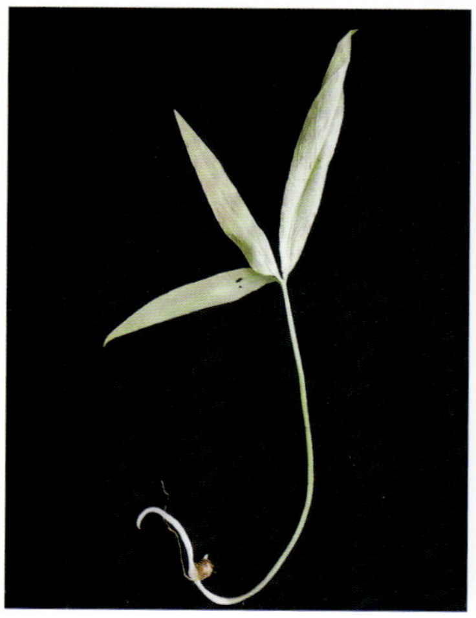
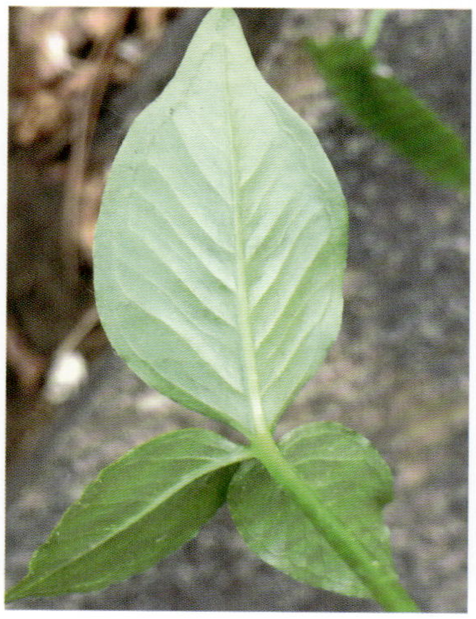
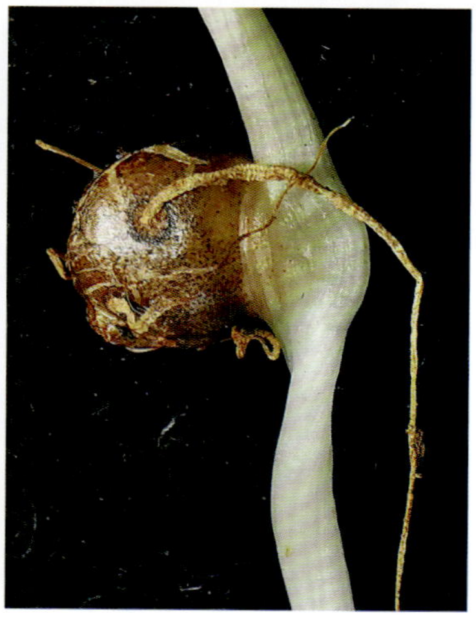

【基　　原】天南星科半夏属虎掌 *Pinellia pedatisecta* Schot

【别　　名】掌叶（狗爪）半夏、麻芋果（子）、天南星、独败家子、大三步跳、独脚莲等。

【形态特征】多年生草本。茎：块茎幼时近球形，渐变为扁球形，常具数个乳头状或瘤状小块茎，呈虎掌或狗爪形。叶：叶基生，1～3枚或更多，叶柄淡绿色，下部具鞘；叶1年生者全缘心形；叶2年生者呈鸟趾状分裂，裂片5～13，披针形，渐尖，基部渐狭呈楔形，中裂片大，两侧裂片渐短小。花：肉穗花序；花序柄长，直立；佛焰苞淡绿色，管部长圆形，向下渐收缩；檐部长披针形，尾状锐尖。果：浆果卵圆形，绿色至黄白色。花果期6—11月。

【生境分布】生于林下、山谷、河岸、荒地、草丛。分布于河北、河南、山东、安徽等地。

【药用部位（药材名称）及采收加工】块茎（虎掌南星、掌叶半夏）。白露前后采挖，去净须根，撞去外皮，晒干。

【临床应用】辛、苦，温；有小毒。燥湿化痰，祛风止痉，散结消肿；用于顽痰咳嗽，风痰眩晕，中风痰壅，口眼歪斜，半身不遂，癫痫，惊风，破伤风；生用外治痈肿、蛇虫咬伤。

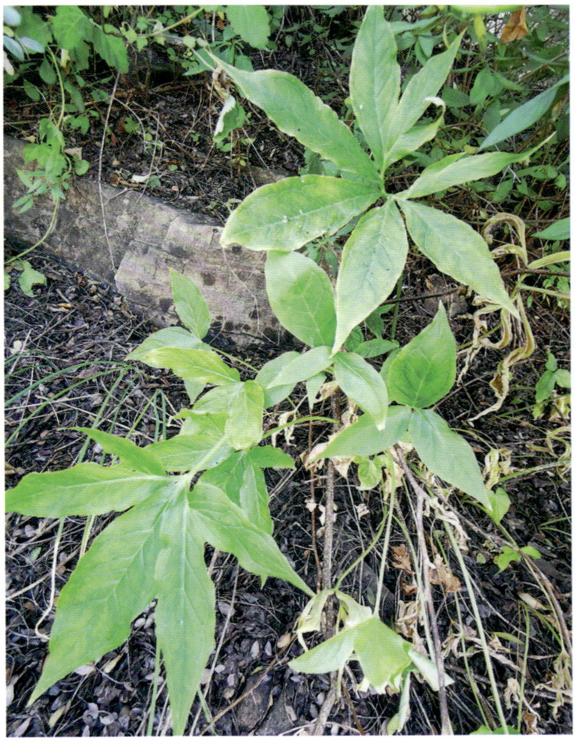

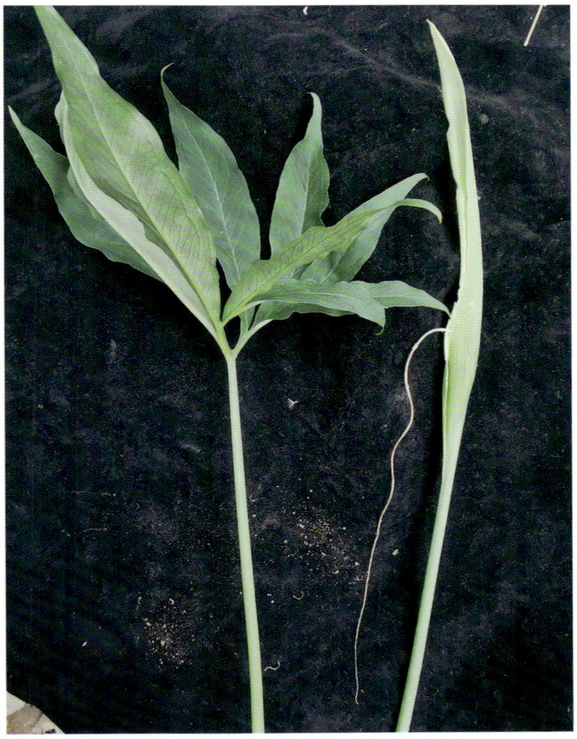

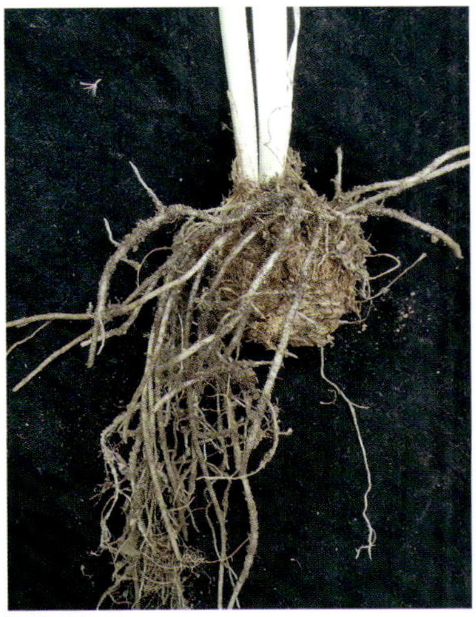

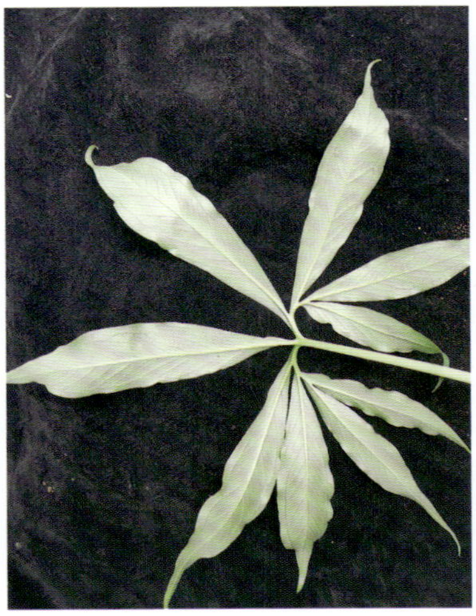

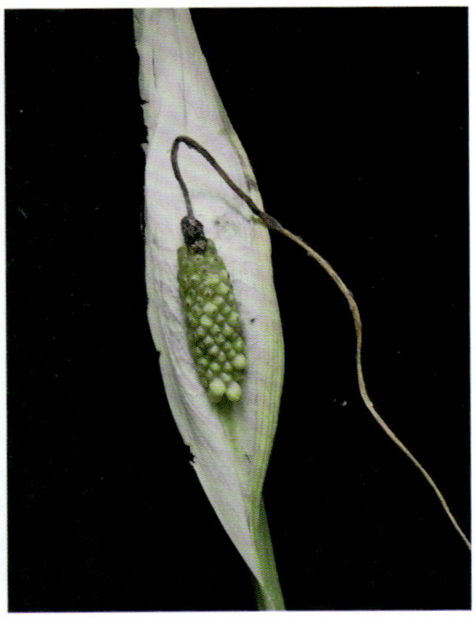

浮萍

【基　　原】浮萍科浮萍属浮萍 *Lemna minor* L.

【别　　名】青（田）萍、浮（水）萍草、水浮萍。

【形态特征】1年生水生植物。**根：**根1条，纤细，白色，长3～4 cm，根冠钝头，根鞘无翅。**叶：**叶状体对称，上表面绿色，下面浅黄色、绿白色或紫色，叶近圆形、倒卵形或倒卵状椭圆形，全缘，上面稍凸起或沿中线隆起，脉3，不明显，下面垂生丝状根1条；叶状体下面一侧具囊，新叶状体于囊内形成，以极短的细柄与母体相连，随后脱落。**花：**雌花具弯生胚珠1枚。**果：**果实无翅，近陀螺状。**种子：**种子具凸出的胚乳，并具12～15条纵肋。

【生境分布】生于水田、池沼等静水中。分布于全国各地。

【药用部位（药材名称）及采收加工】全草（浮萍）。6—9月采收，去除杂质，晒干。

【临床应用】辛，寒；归肺、膀胱经。发汗解表，透疹止痒，利水消肿，清热解毒；用于风热表证，麻疹不透，隐疹瘙痒，水肿，癃闭，疮癣，丹毒，烫伤。

【备　　注】按《药典》，中药材“浮萍”为浮萍科紫萍 *Spirodela polyrrhiza*（L.）Schleid. 的干燥全草。浮萍 *Lemna minor* L. 的全草并非中药材“浮萍”正品。

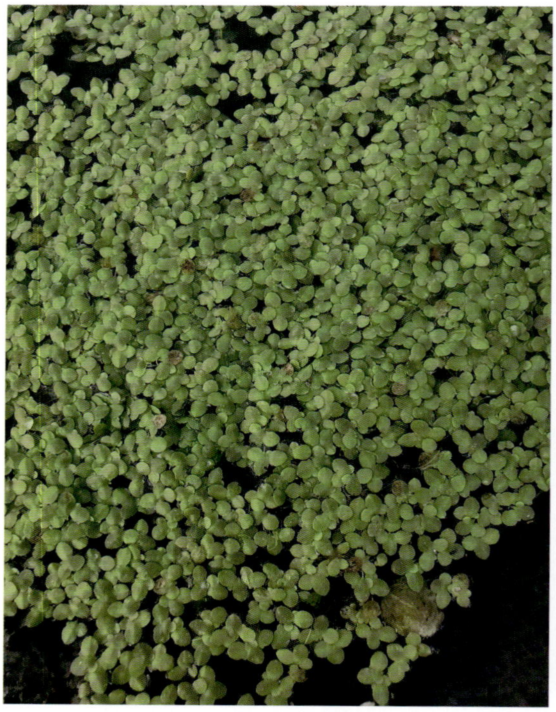

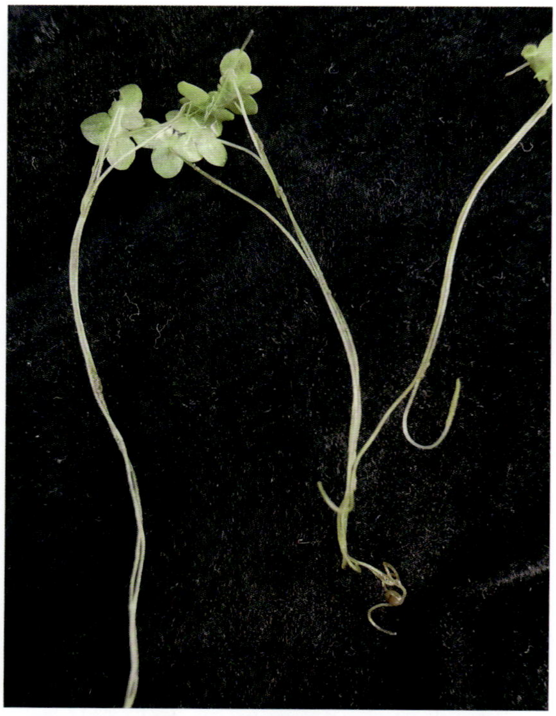

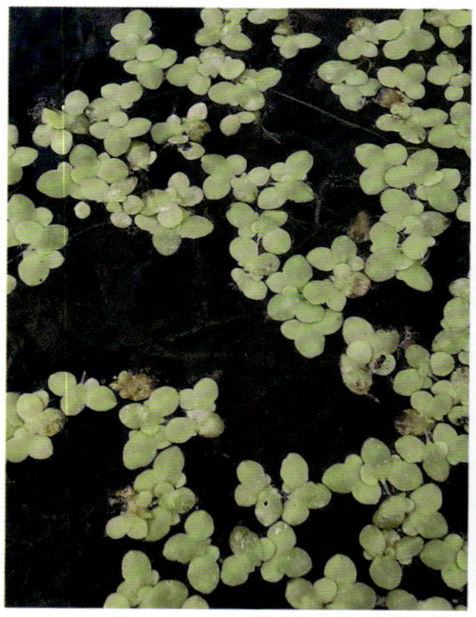

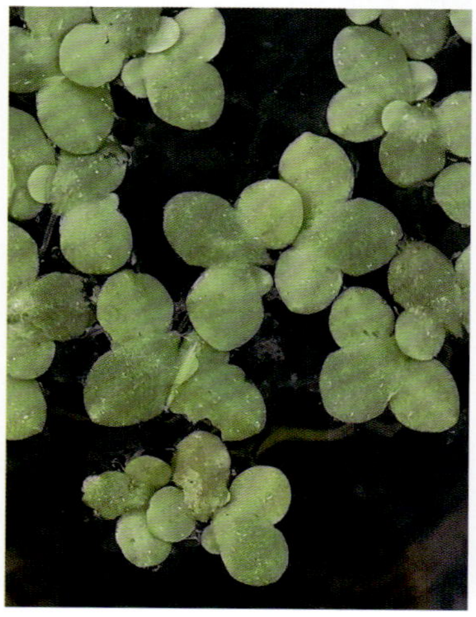

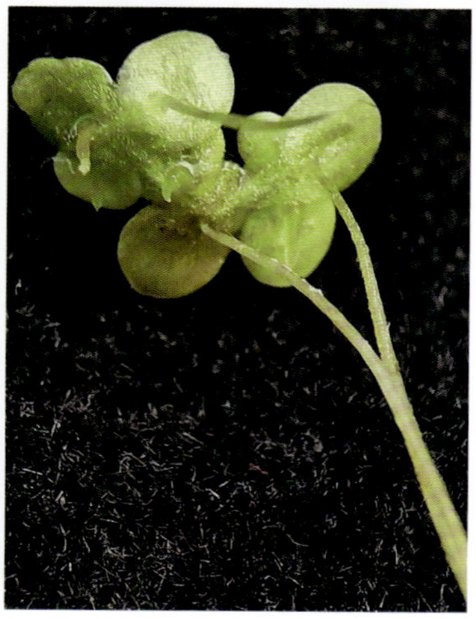

紫萍

【基　　原】浮萍科紫萍属紫萍 *Spirodela polyrhiza*（L.）Schleid.

【别　　名】（紫背）浮萍、水萍草、（田、水）萍、浮飘草、氽头温草、浮瓜叶。

【形态特征】形态特征与植物“浮萍”相似。两者的主要区别：紫萍叶片下面的根成束，有多条，叶背常紫色；浮萍叶片下面的根仅有1条，叶背多为绿色带紫。

【生境分布】同植物“浮萍”项下。

【药用部位（药材名称）及采收加工】均同植物“浮萍”项下。

【临床应用】辛，寒；归肺经。宣散风热，透疹，利尿；用于麻疹不透，风疹瘙痒，水肿尿少。

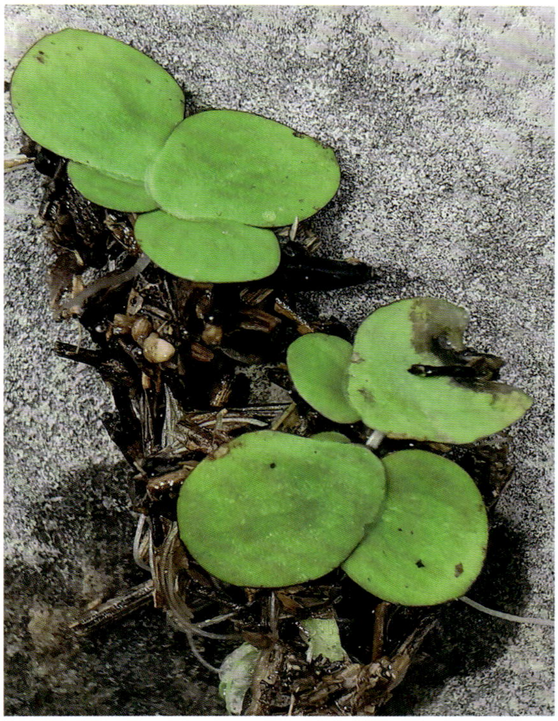

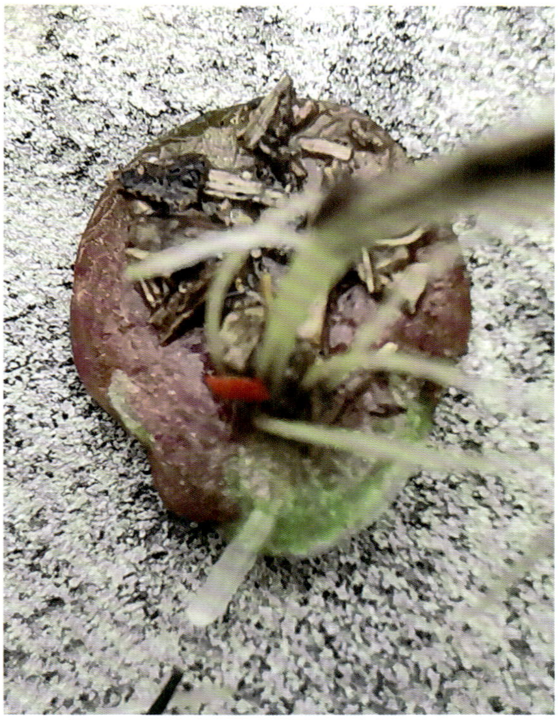

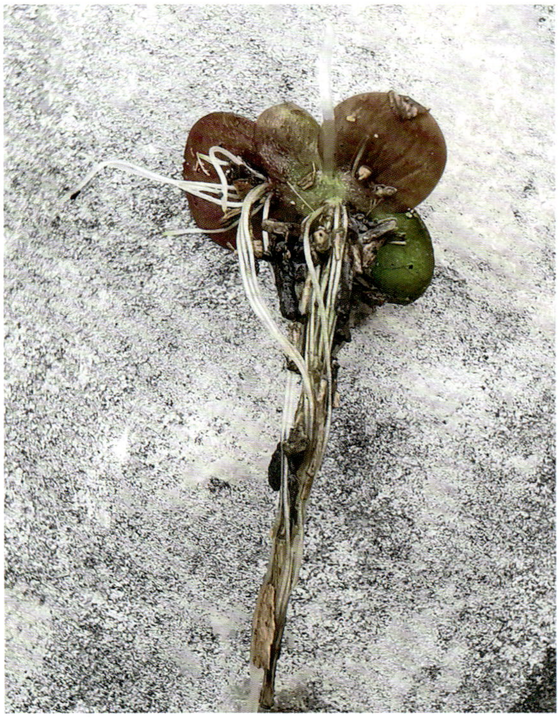

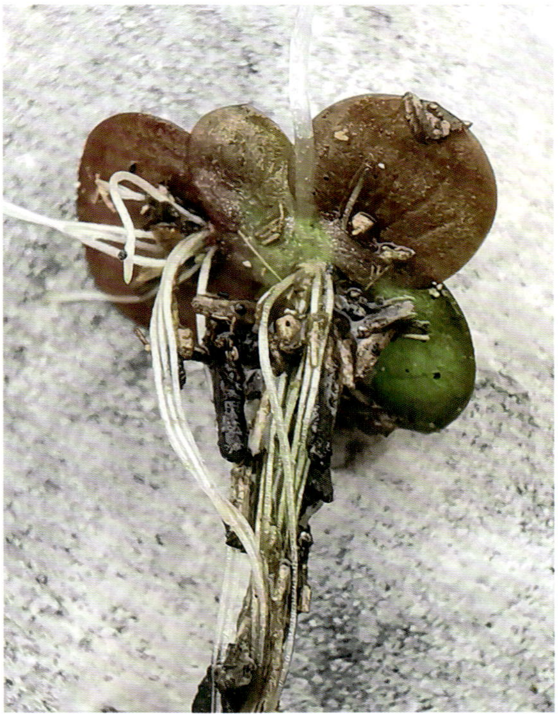

竹叶子

【基　　原】鸭跖草科竹叶子属竹叶子 *Stmptolirion volubile* Edgew.

【别　　名】水百步还魂、大叶竹菜、小竹叶菜、小青竹标、猪鼻孔、酸猪草、笋壳菜、叶上花。

【形态特征】多年生草本。茎：茎攀援，稀近直立，茎长，常无毛。叶：叶柄长 3 ～ 10 cm；叶心状圆形或心状卵形，顶端常尾尖，基部深心形，上面多少被柔毛。花：蝎尾状聚伞花序有花 1 至数朵，集成圆锥状；圆锥花序下面的总苞片叶状，上部的小而卵状披针形；花无梗；萼片顶端急尖；花瓣白色、淡紫色而后变白色，线形，略比萼长。果：蒴果，顶端有芒状突尖。种子：种子褐灰色。花果期 7—10 月。

【生境分布】生于山谷、灌丛、密林下、草地。分布于我国中南、西南及辽宁、河北、山西、陕西、甘肃、浙江、湖北等地。

【药用部位（药材名称）及采收加工】全草（竹叶子）。夏秋季采收，洗净，鲜用或晒干。

【临床应用】甘，平；归肺、心、肝、胃经。清热，利水，解毒，化瘀；用于感冒发热，肺痨咳嗽，口渴心烦，水肿，热淋，白带，咽喉疼痛，痈疮肿毒，跌打劳伤，风湿骨痛。

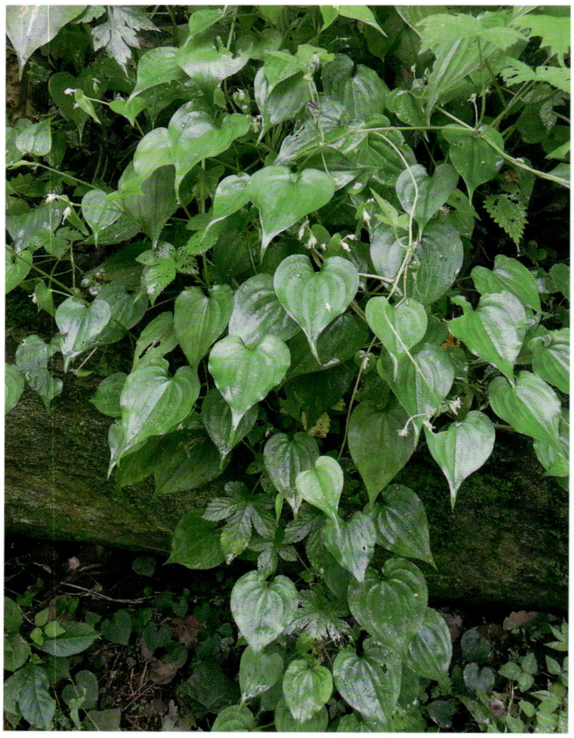
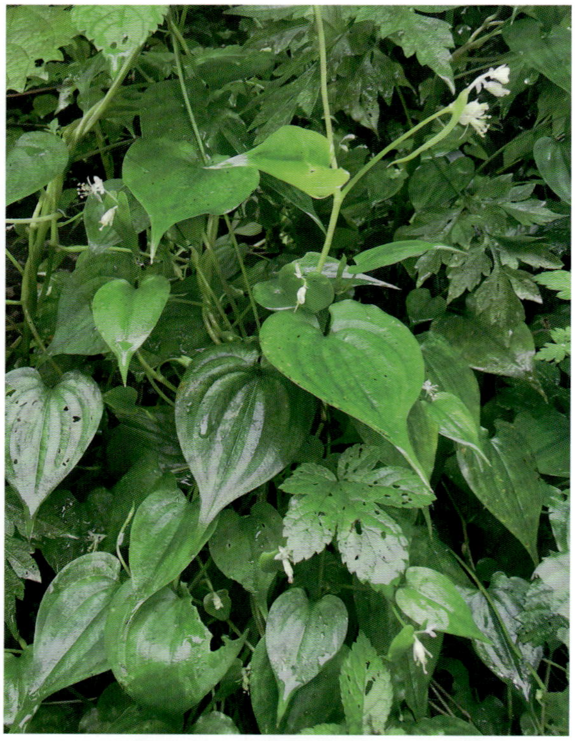
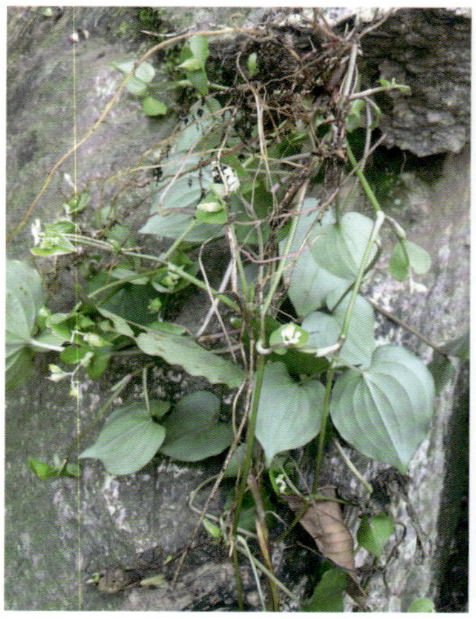
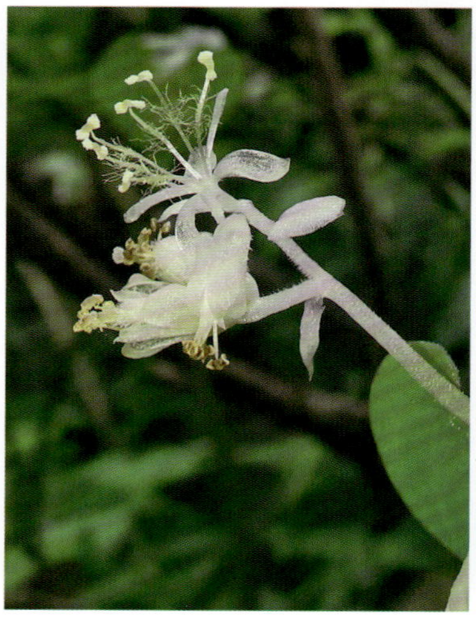
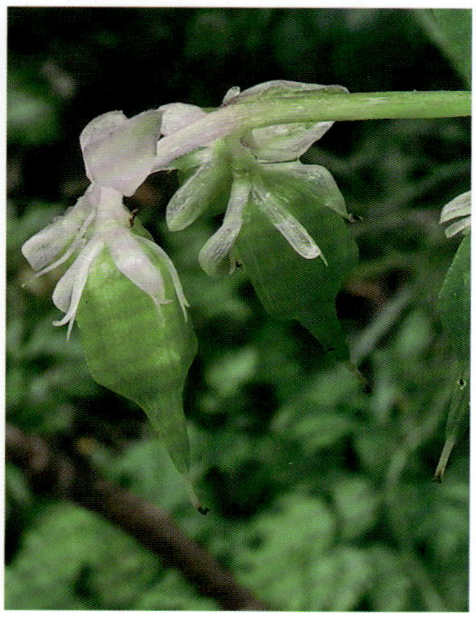

饭包草

【基　　原】鸭跖草科鸭跖草属饭包草 *Commelina benghalensis* Linnaeus

【别　　名】圆（狼）叶鸭跖草、竹叶菜、火柴头。

【形态特征】多年生草本。茎：根状茎横走；茎基部匍匐，节处生根，向上斜伸。叶：叶互生，无柄或近无柄；叶卵形、卵圆形或椭圆形，先端钝圆，基部急缩成扁圆的叶柄，叶鞘近膜质，边缘有缘毛。花：佛焰苞绿色，兜状，两边缘结合，仅顶端分离，具细白硬毛；聚伞花序，上部者具花 2 ～ 3 朵，下部者具花 1 ～ 2 朵；花蓝色。果：蒴果圆柱形，3 室，具 5 粒种子。种子：种子肾形，黑褐色，表面具皱纹。花果期 7—10 月。

【生境分布】生于山谷、溪旁、田边、路边等潮湿处。分布于河北、河南、陕西、甘肃、江苏、浙江、福建等地。

【药用部位（药材名称）及采收加工】全草（饭包草、马耳草）。夏秋季采收，洗净，鲜用或晒干。

【临床应用】苦，寒。清热解毒，利湿消肿；用于小便短赤涩痛，赤痢，疔疮。

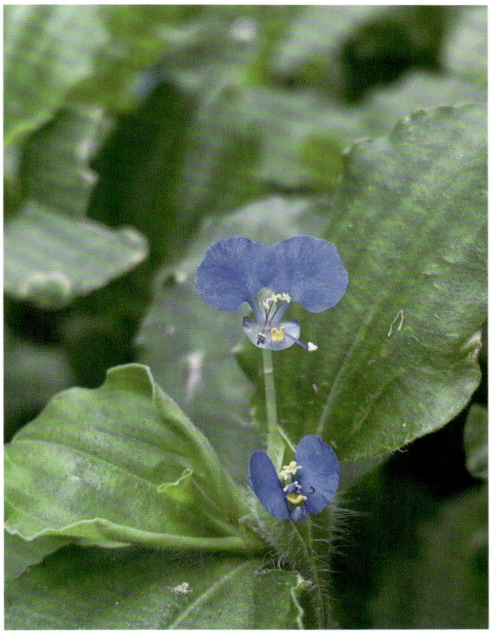

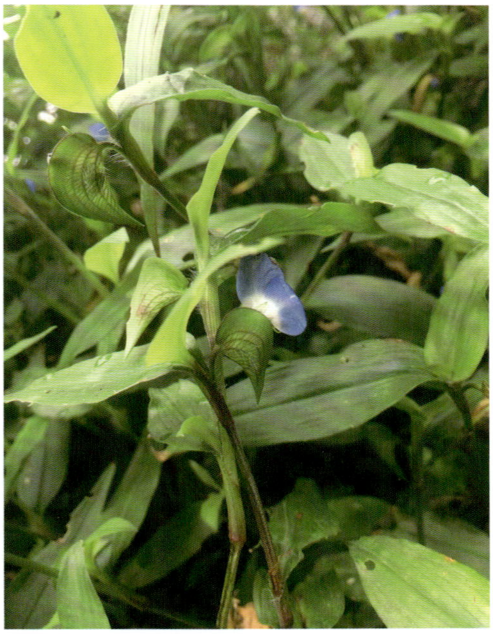

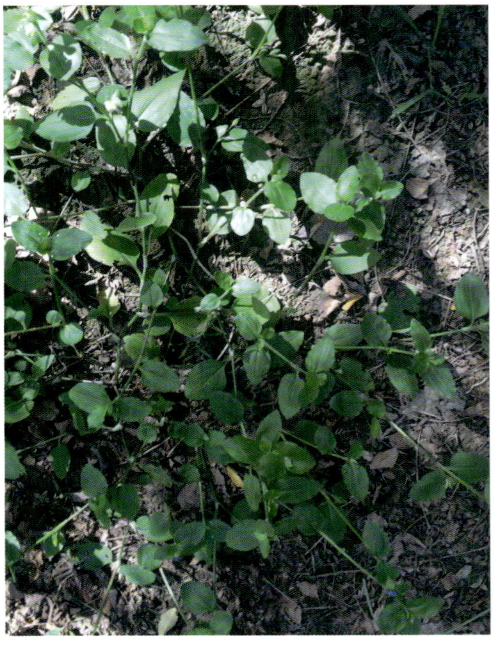

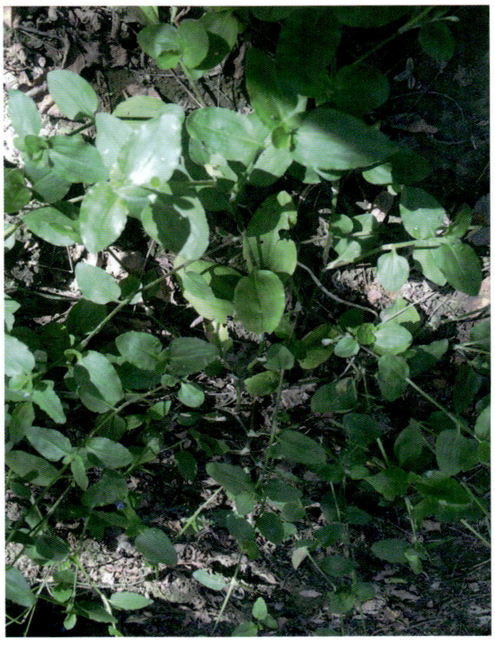

鸭跖草

【基　　原】鸭跖草科鸭跖草属鸭跖草 *Commelina communis* L.

【别　　名】露草、帽子花、竹叶兰、竹鸡苋、竹根菜、三角菜、牛耳朵草、鸭食草、水浮草等。

【形态特征】形态特征与植物“饭包草”相似。两者的主要区别：鸭跖草的叶披针形，先端尖；佛焰苞下部边缘分离，蒴果 2 室，2 瓣裂；饭包草的叶阔卵形、卵状椭圆形或近圆形，先端钝，佛焰苞下部边缘结合呈兜状，蒴果 3 室，3 瓣裂。

【生境分布】生于沟边、路边、田埂、荒地、墙角、山坡、林缘草丛等潮湿处。分布于我国大部分地区。

【药用部位（药材名称）及采收加工】地上部分（鸭跖草）。夏秋季采收，晒干。

【临床应用】甘、淡，寒；归肺、胃、小肠经。清热泻火，解毒，利水消肿；用于感冒发热，热病烦渴，咽喉肿痛，水肿尿少，热淋涩痛，痈肿疔毒。

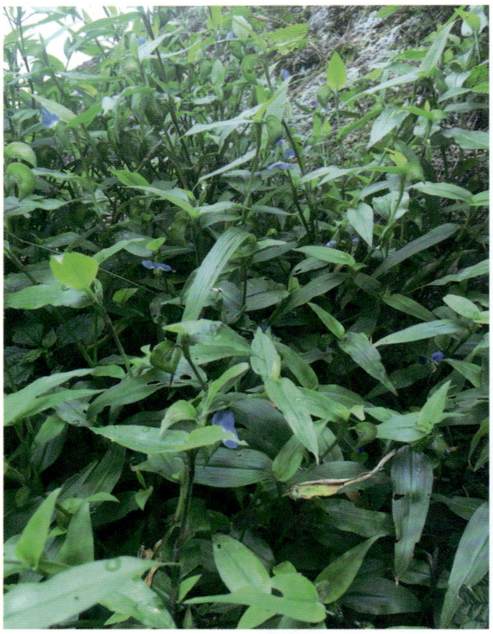

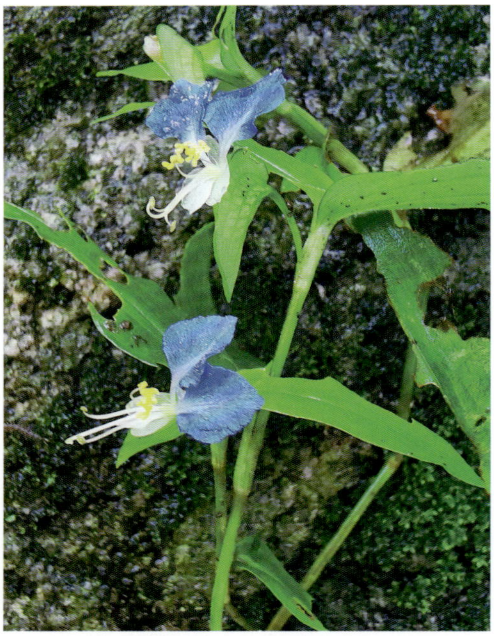

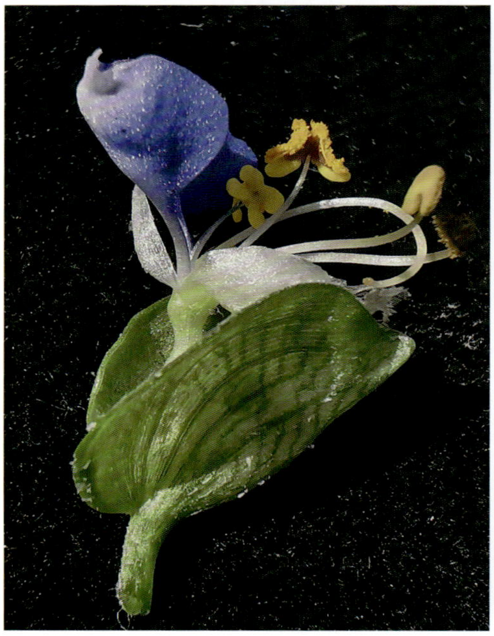

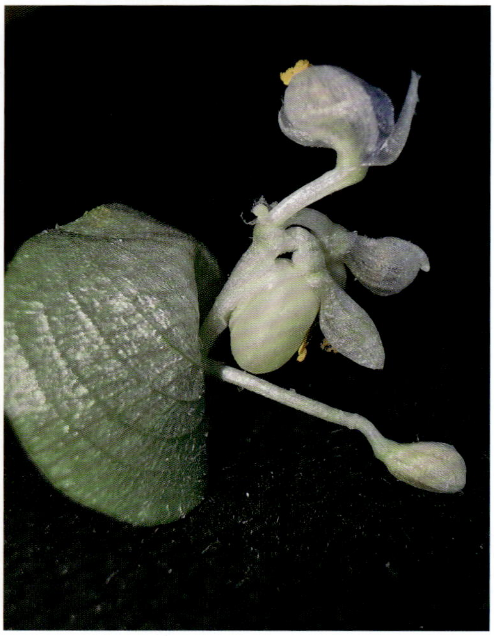

雨久花

【基　　原】雨久花科雨久花属雨久花 *Monochoria korsakowii* Regel et Maack

【别　　名】雨韭、浮蔷、青茨菇花、水白菜。

【形态特征】1 年生水生草本。根：须根。茎：根状茎粗壮；茎直立，全株光滑无毛，基部有时带紫红色。叶：基生叶宽卵状心形，顶端急尖或渐尖，基部心形，全缘，具多数弧状脉，叶柄长，有时膨大成囊状；茎生叶叶柄渐短，基部增大成鞘，抱茎。花：总状花序顶生或再聚成圆锥花序；花 10 余朵，具花梗；花被片椭圆形，顶端圆钝，蓝色；雄蕊 6 枚，其中 1 枚较大，花药浅蓝色，其余各枚较小，花药黄色。果：蒴果长卵圆形。种子：种子长圆形，有纵棱。花果期 7—10 月。

【生境分布】生于池塘、浅水处、水田等处。分布于我国东北、华北、华中、华东、华南等地。

【药用部位（药材名称）及采收加工】全草（雨久花、雨韭）。夏秋季采收，鲜用或切段晒干。

【临床应用】苦，寒。清肺热，利湿热，解疮毒；用于高热咳喘，湿热黄疸，丹毒，疮疖。

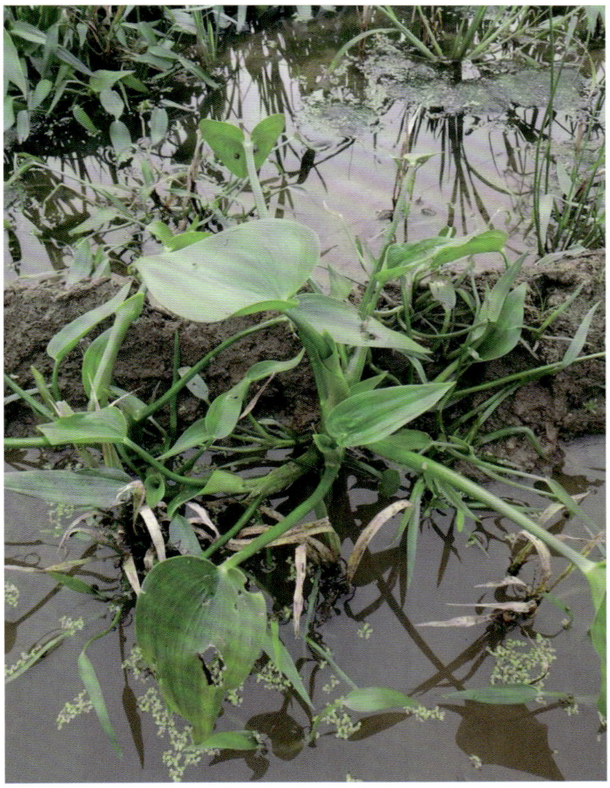

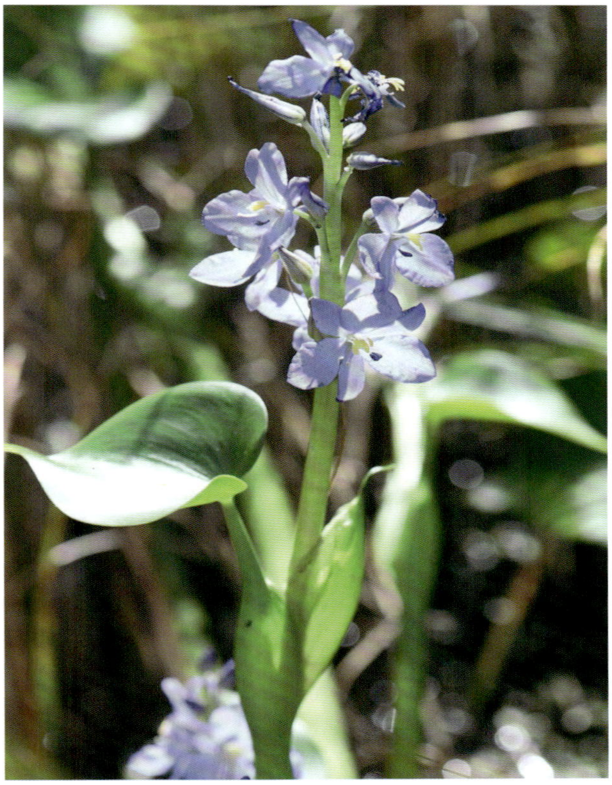

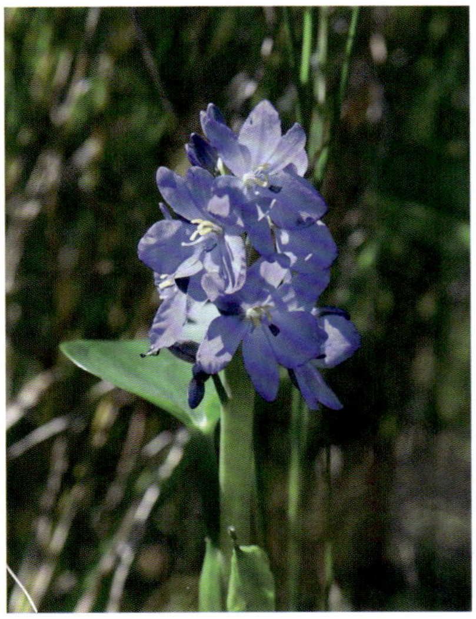

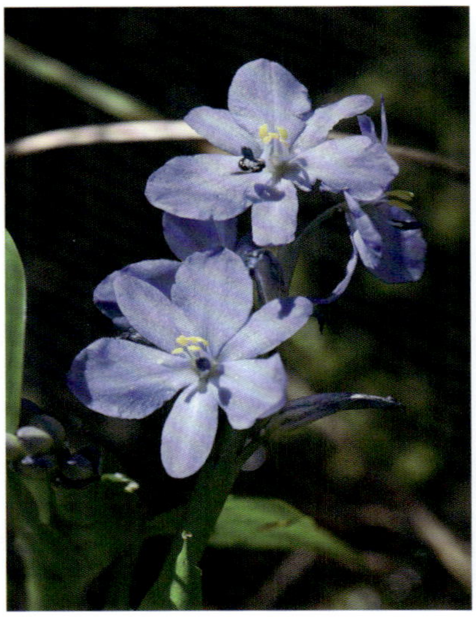

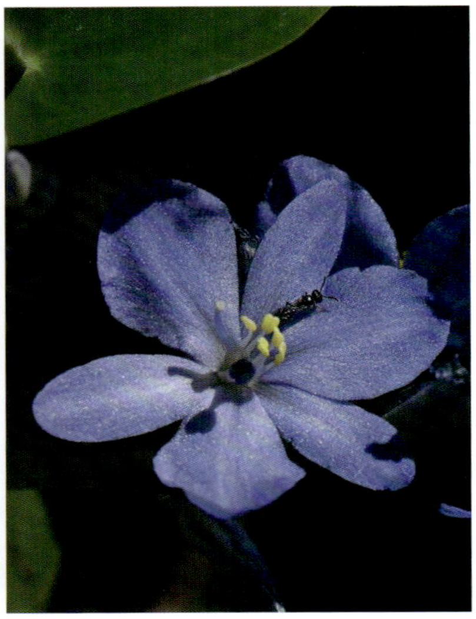

鸭舌草

【基　　原】雨久花科雨久花属鸭舌草 *Monochoria vaginalis*（Burm. F.）Presl ex Kunth

【别　　名】水玉簪、肥（合）菜等。

【形态特征】形态特征与植物“雨久花”相似。两者的主要区别：雨久花植株较高（30 ～ 60 cm），叶基心形，叶片较宽长。鸭舌草植株较矮（20 ～ 30 cm），叶基圆形或略呈心形，叶片较窄短。

【生境分布】生于稻田、沟旁、浅水池塘等水湿处。分布于全国各地。

【药用部位（药材名称）及采收加工】全草（鸭舌草）。夏秋季采收，鲜用或切段晒干。

【临床应用】苦，凉。清热凉血，利尿，解毒；用于感冒高热，肺热咳喘，百日咳，咳血，吐血，崩漏，尿血，热淋，痢疾，肠炎，肠痈，丹毒，疮肿，咽喉肿痛，牙龈肿痛，风火赤眼，毒蛇咬伤，毒菇中毒。

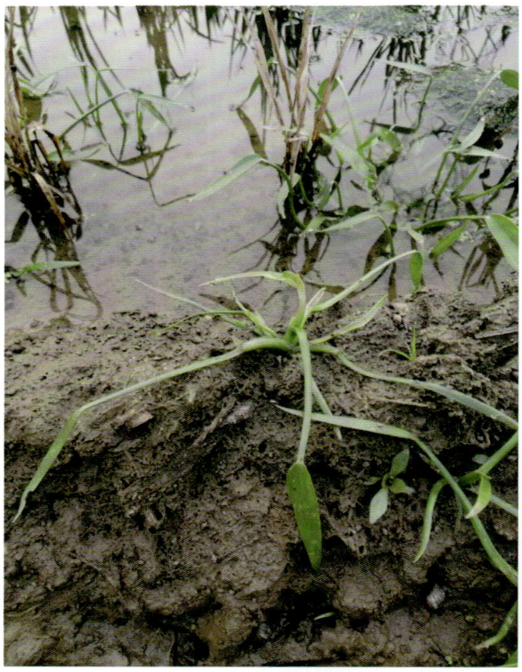
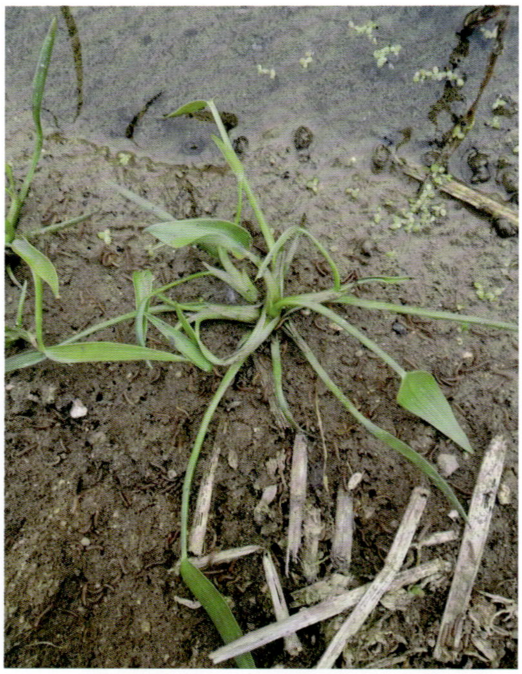
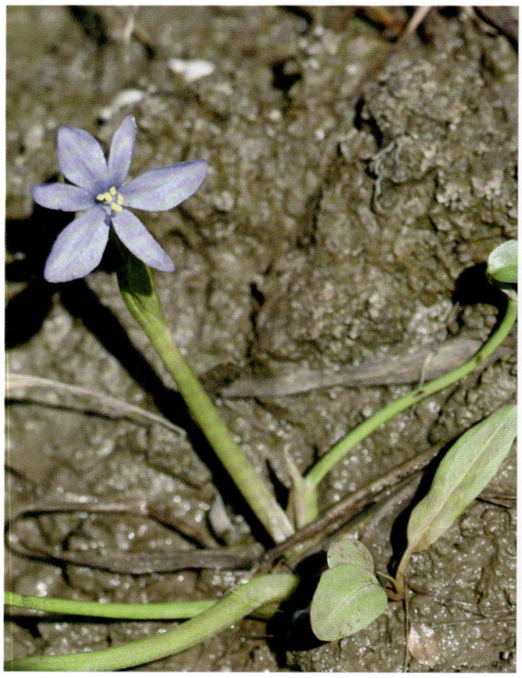
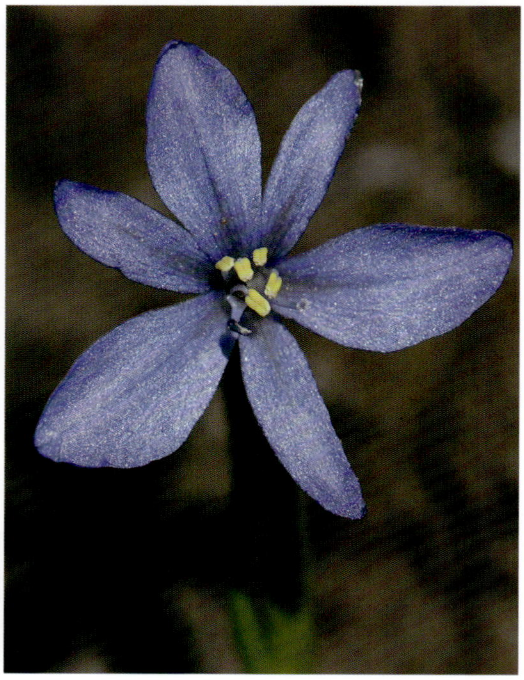

【基　　原】鸭跖草科凤眼莲属凤眼蓝 *Eichhornia crassipes*（Mart.）Solme

【别　　名】水葫芦、水葫芦苗、水浮莲、凤眼莲（兰）。

【形态特征】1至多年生浮水草本。根：须根发达，棕黑色。茎：茎极短，具长匍匐枝。叶：叶丛生，莲座状；叶片圆形、宽卵形或宽菱形，顶端钝圆或微尖，基部宽楔形或浅心形，全缘，具弧形脉，表面深绿色；叶柄长短不等，中部膨大成囊状或纺锤形，内有气室，叶柄基部有鞘状苞片。花：花葶多棱；穗状花序长，常具9～12朵花；花被裂片6枚，花瓣状，卵形、长圆形或倒卵形，紫蓝色，上方1枚裂片较大，三色，四周淡紫红色，中间蓝色，蓝色中央有1黄色圆斑；雄蕊6枚，花柱1。果：蒴果卵形。花果期7—11月。

【生境分布】生于水塘、沟渠、水田。分布于全国各地，有栽培或逸为野生。

【药用部位（药材名称）及采收加工】根或全草（水葫芦、凤眼兰）。春夏季采集，洗净，鲜用或晒干。

【临床应用】辛、淡，凉。疏散风热，解暑，利水通淋，消肿，清热解毒；用于中暑烦渴，风热感冒，水肿，小便不利，热淋，尿路结石，风疹，湿疮，疖肿。

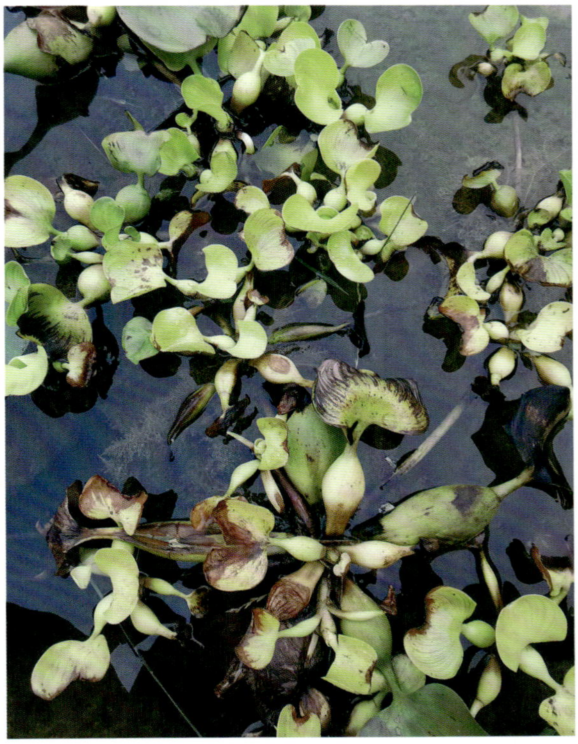
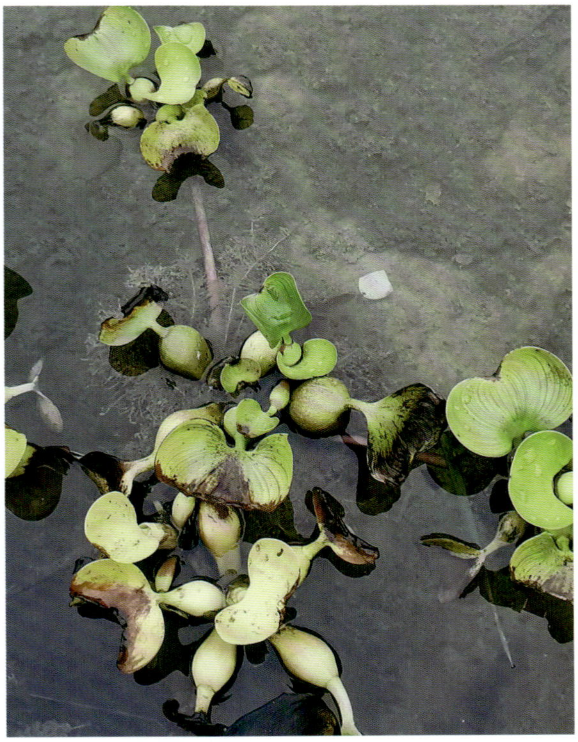
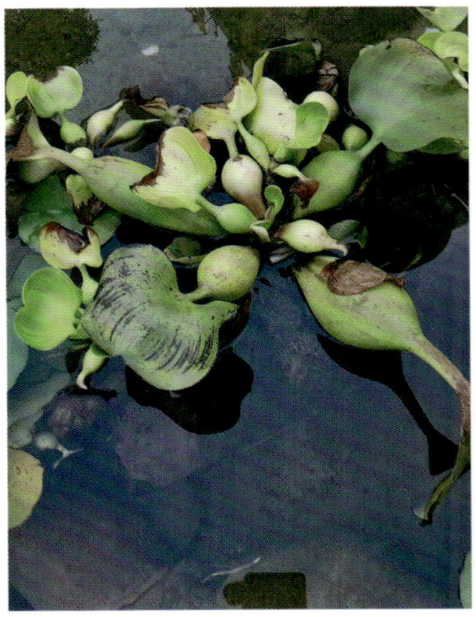
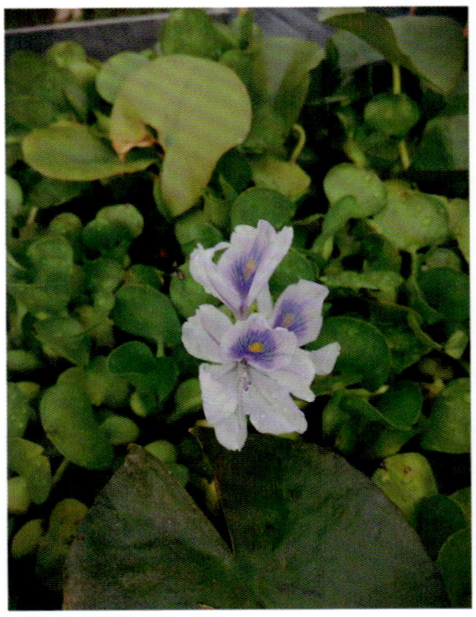
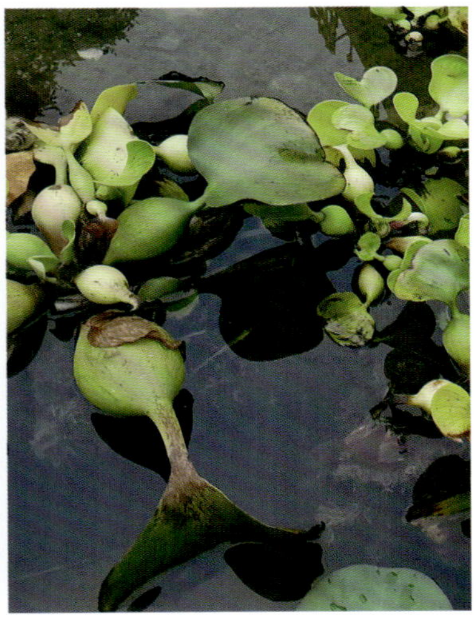

灯心草

【基　　原】灯心草科灯心草属灯心草 *Juncus effuses* L.

【别　　名】灯芯草、水灯心、灯草、虎酒草、曲屎草、秧草、老虎须、野席草、龙须草、水葱。

【形态特征】多年生草本。根：须根，多数。茎：根状茎横走；地上茎丛生，直立或斜上，圆柱形或扁，具纵沟棱。叶：叶基生或茎生，仅在下部成鳞片状，具叶鞘。花：花多数，密集或疏散，或由数朵小花集成头状花序，头状花序单生茎顶，或由多个小头状花序组成聚伞、圆锥状聚伞花序；总苞片圆柱状，似茎的延伸，直立，绿色；花被片 6，2 轮，颖状，常淡绿色，披针形，顶端尖或钝，边缘常膜质，外轮常有明显背脊；雄蕊 6 枚，稀 3 枚，花药长圆形或线形，花丝丝状；雌蕊先熟，花下具小苞片，花柱圆柱状，柱头 3。果：蒴果卵形或长圆形，顶端常有小尖头，褐色。种子：种子倒卵形。花果期 5—8 月。

【生境分布】生于湿地、沼泽边缘。分布于全国各地。

【药用部位（药材名称）及采收加工】茎髓（灯心草）、根及根茎（灯心草根）。灯心草：夏末至秋季割取茎，晒干，取出茎髓，理直，扎成小把。灯心草根：夏秋季采挖，除去茎部，洗净，晒干。

【临床应用】灯心草：甘、淡，微寒；归心、肺、小肠经。清心火，利小便；用于心烦失眠，尿少涩痛，口舌生疮。灯心草根：甘，寒；归心、膀胱经。利水通淋，清心安神；用于淋病，小便不利，湿热黄疸，心悸不安。

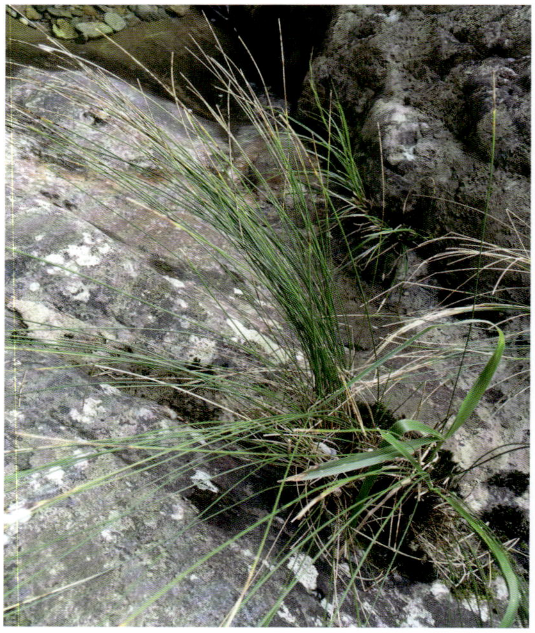
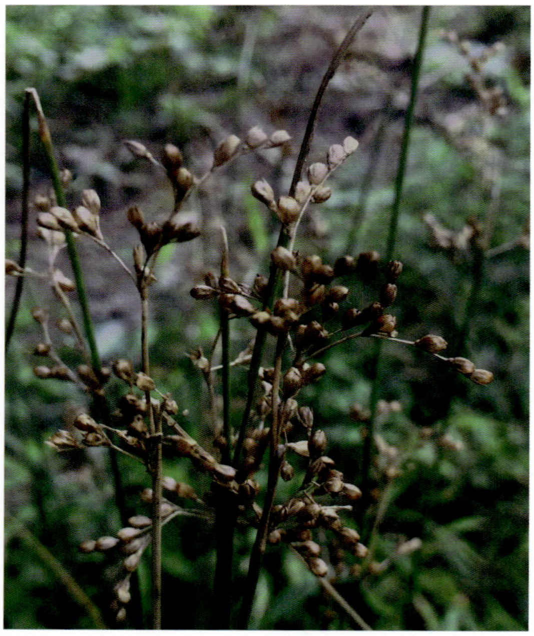
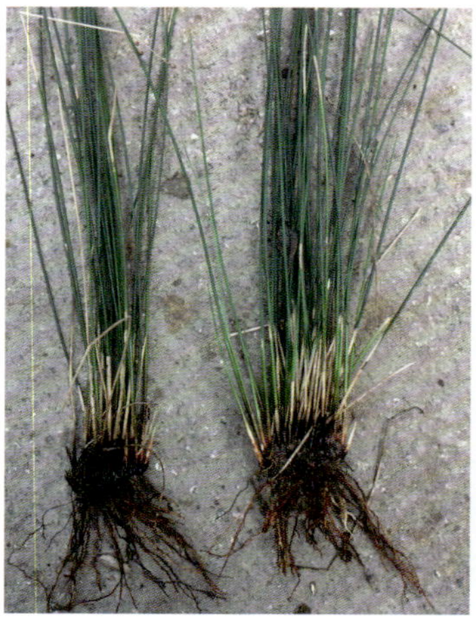
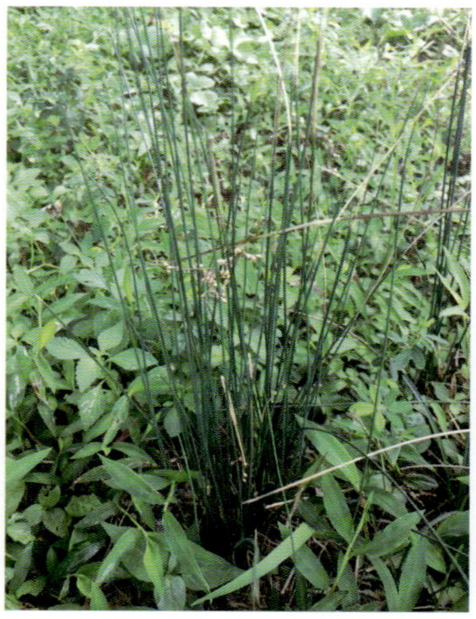
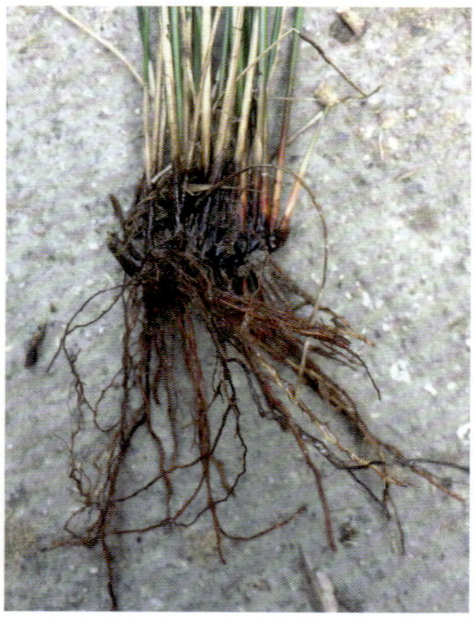

【基　　原】灯心草科灯心草属小灯心草 *Juncus bufonius* L.

【别　　名】野灯草、野灯心草。

【形态特征】1 年生草本。**根：**须根多数，细弱，浅褐色。**茎：**茎丛生，细弱，直立或斜升，有时稍下弯，基部常红褐色。**叶：**叶基生和茎生；茎生叶常 1 枚，叶线形，扁平，顶端尖，叶鞘具膜质边缘，无叶耳。**花：**2 歧聚伞花序或排列成圆锥状，生于茎顶，花序分枝细弱而微弯；总苞片叶状，常短于花序；花排列疏松，具花梗和小苞片；小苞片 2 ～ 3 枚，三角状卵形，膜质；花被片披针形，外轮者背部中间绿色，边缘宽膜质，白色，顶端锐尖，内轮者稍短，几乎全为膜质，顶端稍尖；雄蕊 6，长为花被的 1/3 ～ 1/2，花药长圆形，淡黄色，花丝丝状；雌蕊具短花柱，柱头 3，外向弯曲。**果：**蒴果三棱状椭圆形，黄褐色，顶端稍钝。**种子：**种子椭圆形，两端细尖，黄褐色，有纵纹。花果期 5—9 月。

【生境分布】生于湿草地、湖岸、河边、沼泽。分布于我国东北、华北、西北、华东、西南等地。

【药用部位（药材名称）及采收加工】全草（野灯草）。夏季采收，洗净，晒干。

【临床应用】苦，凉。清热，通淋，利尿，止血；用于热淋，小便涩痛，水肿，尿血。

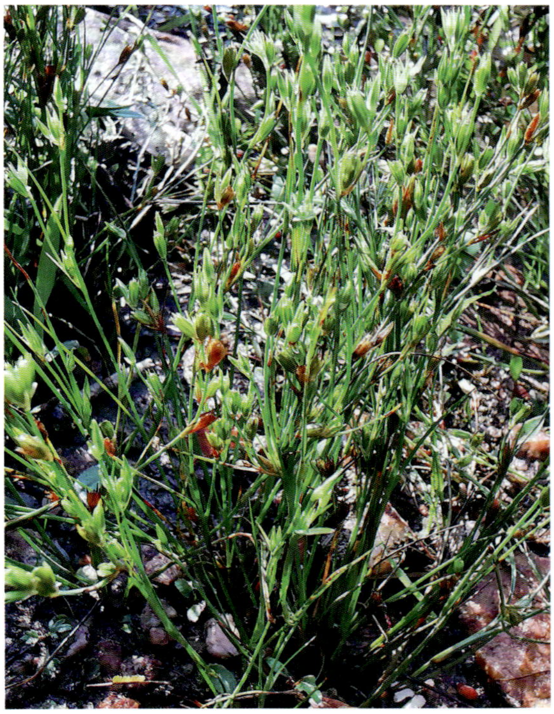
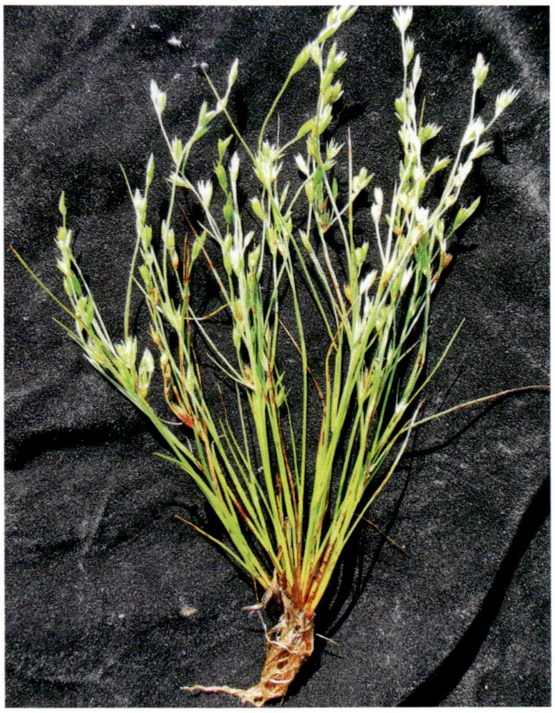
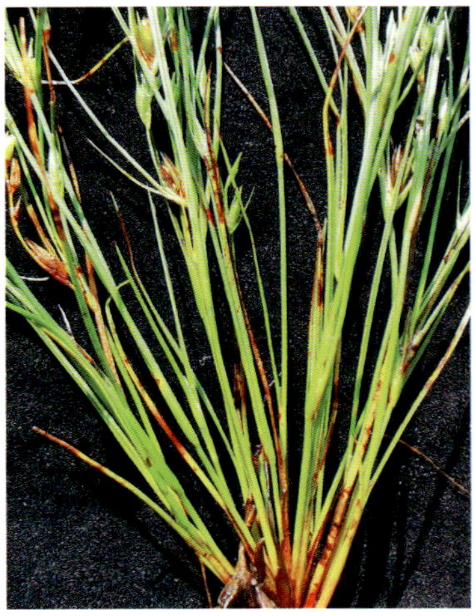
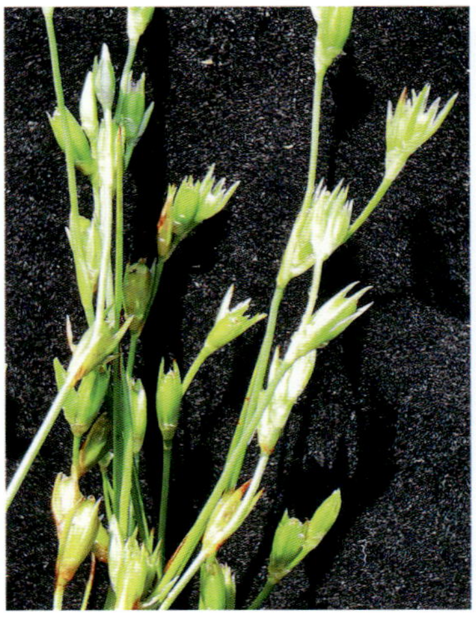
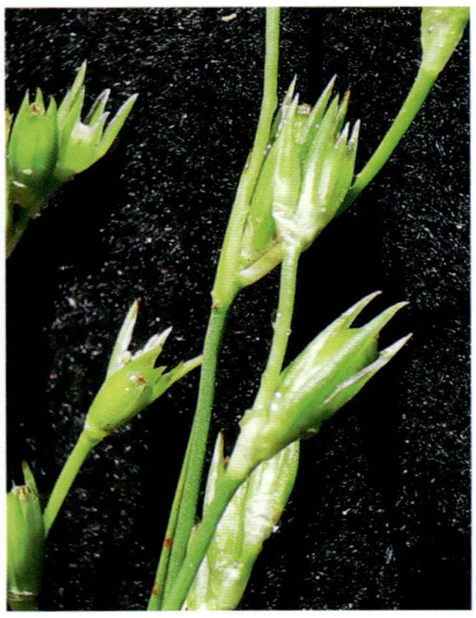

藜芦

【基　　原】百合科藜芦属藜芦 *Veratrum nigrum* L.

【别　　名】黑（大叶）藜芦、山葱、棕包头、人头发、七厘丹。

【形态特征】多年生草本。茎：茎粗壮，基部残留黑色的网状叶鞘纤维。叶：叶互生；叶无叶柄或茎上部叶具短柄；叶椭圆形、宽卵状椭圆形或卵状披针形，先端锐尖或渐尖，两面无毛。花：圆锥花序；侧生总状花序常具雄花，顶生总状花序常较侧生花序长2倍以上，几乎全部为两性花，总轴和分枝轴密被白色绵状毛；花被片6，开展或略反折，长圆形，全缘，黑紫色；雄蕊6，花药肾形，花柱3。果：蒴果卵圆形，具3钝棱。种子：种子扁平，具膜质翅。花果期7—9月。

【生境分布】生于山坡林下、草丛。分布于我国东北、华北及陕西、甘肃、山东、河南、湖北、四川、贵州等地。

【药用部位（药材名称）及采收加工】根及根茎（藜芦）。5—6月未抽花葶前采挖，除去茎叶，晒干或烘干。

【临床应用】辛、苦，寒，有毒；归肺、胃、肝经。涌吐风痰，杀虫；用于中风痰壅，癫痫，疟疾，疥癣，恶疮。

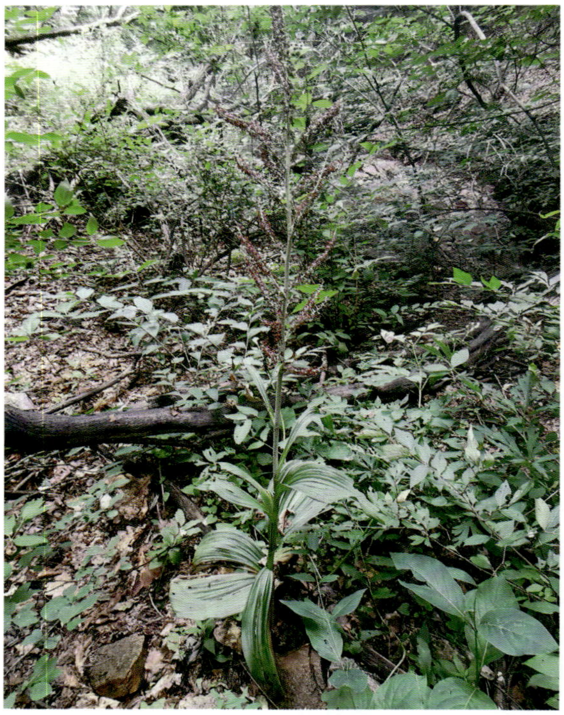

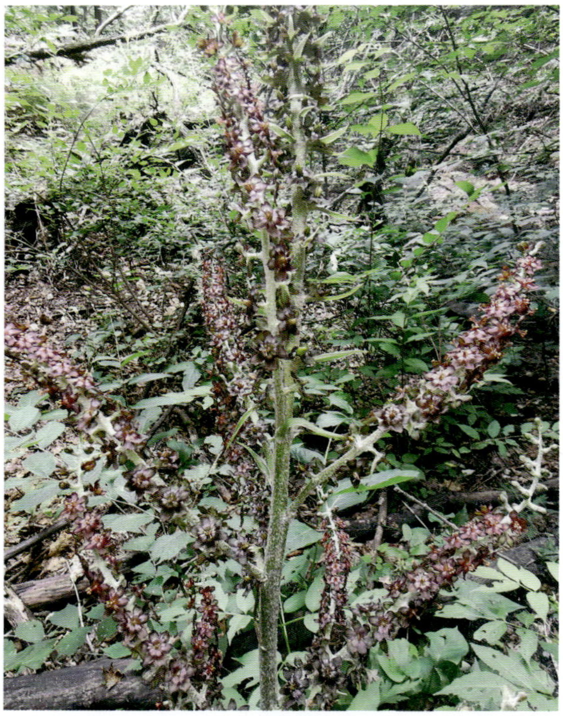

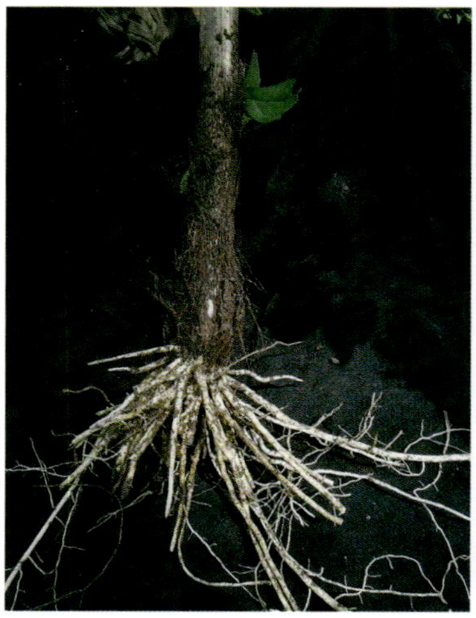

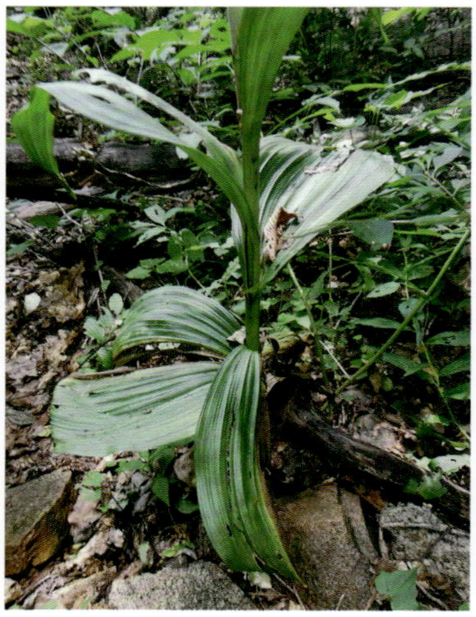

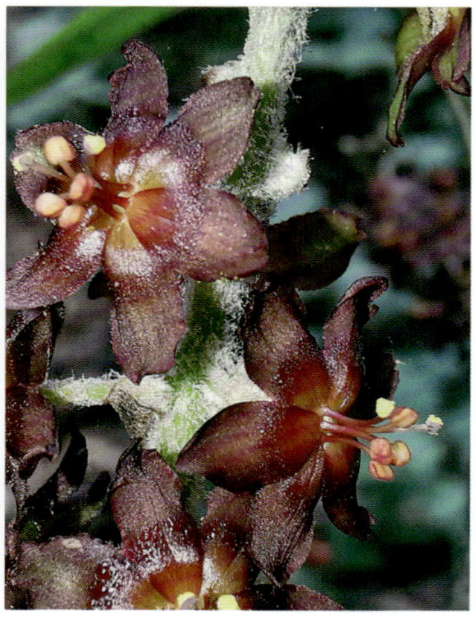

【基　　原】百合科知母属知母 *Anemarrhena asphodeloides* Bge.

【别　　名】穿地龙、大芦水、兔子油草、蒜瓣子草、羊胡子草、马马草。

【形态特征】多年生草本。**根：**须根多数。**茎：**根状茎横走，上面具多数黄褐色的残存叶鞘纤维，下面生须根。**叶：**叶基生，丛出，线形，先端渐尖而成近丝状，基部渐宽而成鞘状，具多条平行脉，无明显的中脉。**花：**花葶直立，花葶较叶长；总状花序；苞片小，卵形或卵圆形，先端长渐尖；花粉红色、淡紫色至白色，花被片条形，中央具 3 脉，宿存。**果：**蒴果狭椭圆形，顶端有短喙。**种子：**种子三棱形，两端尖，黑色。花果期 5—9 月。

【生境分布】生于丘陵、砂丘、山坡、草地、路旁。分布于我国东北、华北及河南、山东、陕西、甘肃等地。

【药用部位（药材名称）及采收加工】根茎（知母）。春秋季采挖，除去须根和泥沙，晒干或除去外皮晒干。

【临床应用】苦、甘，寒；归肺、胃、肾经。清热泻火，滋阴润燥。用于外感热病，高热烦渴，肺热燥咳，骨蒸潮热，内热消渴，肠燥便秘。

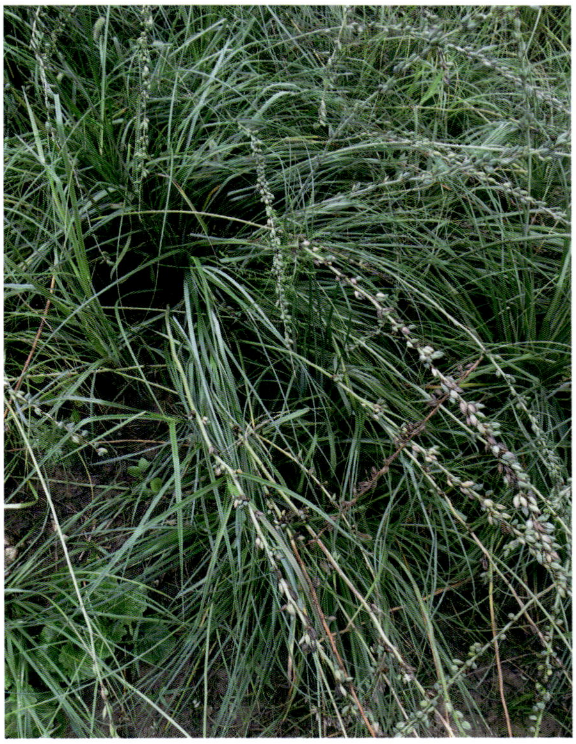
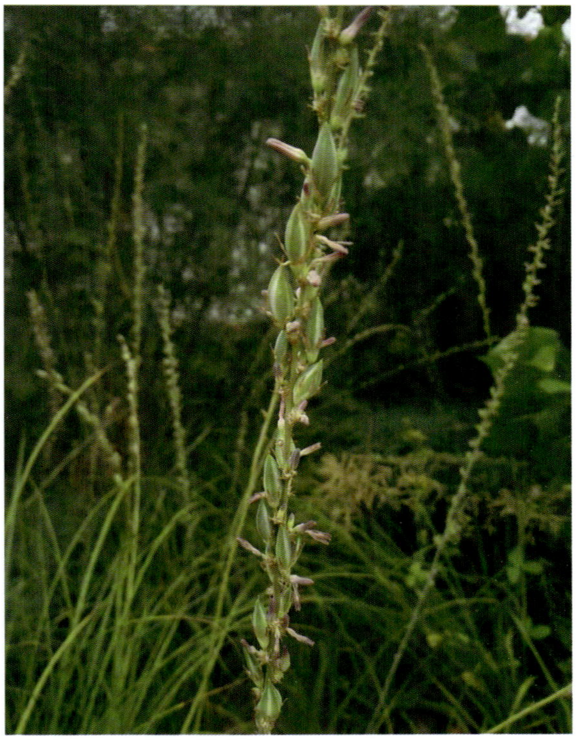
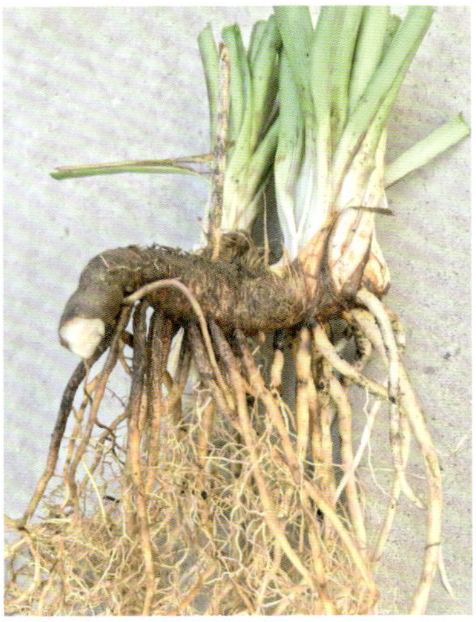
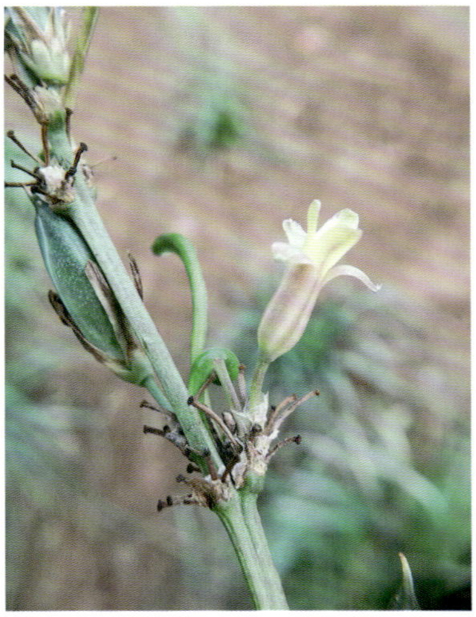
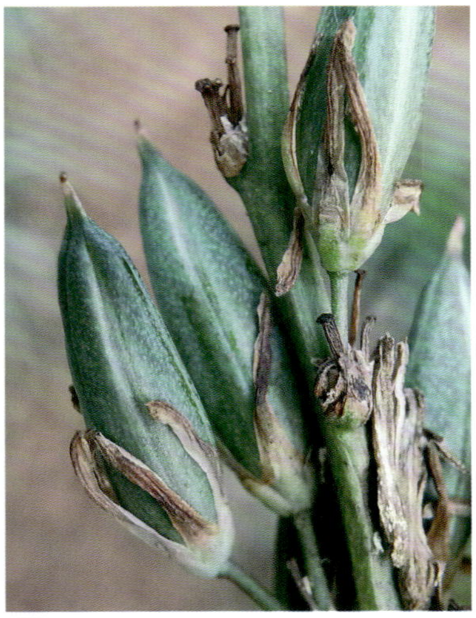

黄花菜

【基　　原】百合科萱草属黄花菜 *Hemerocallis citrina* Baroni

【别　　名】金针菜（花）、柠檬萱草。

【形态特征】多年生草本。根：根近肉质，中下部常呈纺锤状膨大。茎：根茎粗短。叶：叶多枚，长 50 ～ 130 cm，宽 6 ～ 25 mm。花：花葶长短不一，一般稍长于叶，基部三棱形，上部多少圆柱形，有分枝；苞片披针形，自下向上渐短；花梗较短，通常长不到 1 cm；花多朵，最多可达 100 朵以上；花被淡黄色，有时在花蕾时顶端带黑紫色。果：蒴果钝三棱状椭圆形。种子：种子多数，黑色，有棱。花果期 5—9 月。

【生境分布】生于山坡、山谷、荒地、林缘。分布于河北、山西、山东及秦岭以南各省区，有栽培。

【药用部位（药材名称）及采收加工】花蕾（金针菜）、根（萱草、萱草根）、嫩苗（萱草嫩苗）、种子（黄花菜子）。金针菜：5—8 月花将要开放时采收，蒸后晒干。根：夏秋季采挖，除去残茎和须根，洗净泥土，晒干。萱草嫩苗：春季采收，鲜用。黄花菜子：7 月果熟时割取全株，晒干，打下种子，扬净。

【临床应用】金针菜：甘，凉。清热利湿，宽胸解郁，凉血解毒；用于小便短赤，黄疸，胸闷心烦，少寐，痔疮便血，疮痈。根：甘，凉。清热利尿，凉血止血；用于腮腺炎，黄疸，膀胱炎，尿血，小便不利，乳汁缺乏，月经不调，衄血，便血；外用治乳腺炎。萱草嫩苗：甘，凉。清热利湿；用于胸膈烦热，黄疸，小便短赤。黄花菜子：驱虫消疳；用于肠寄生虫病，小儿疳积。

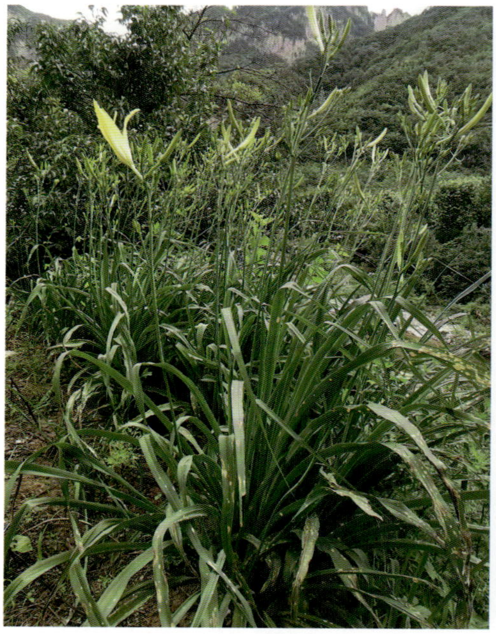

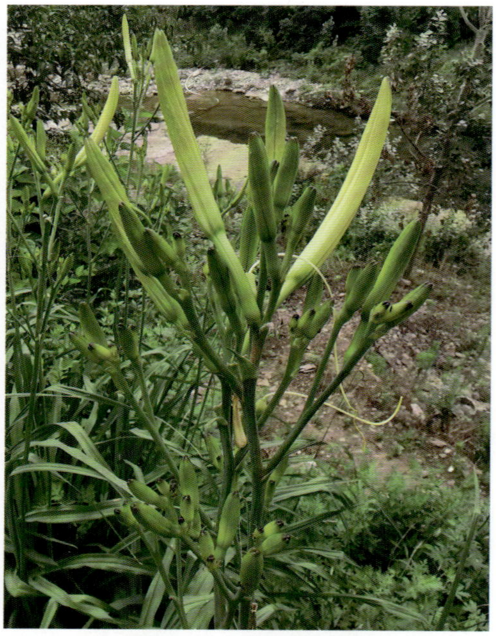

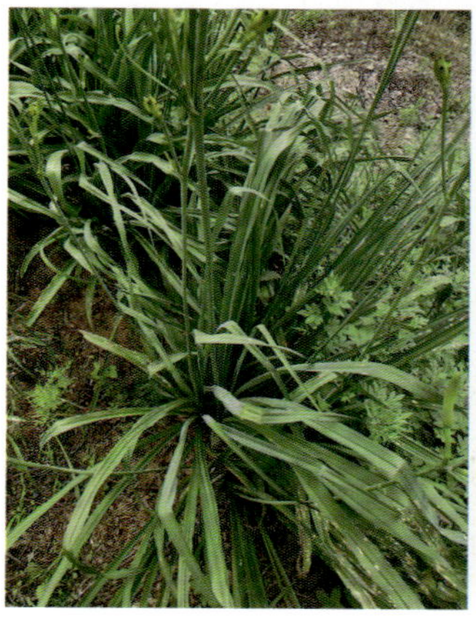

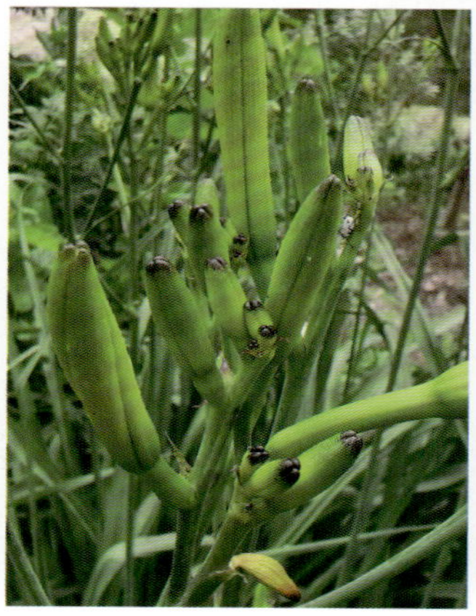

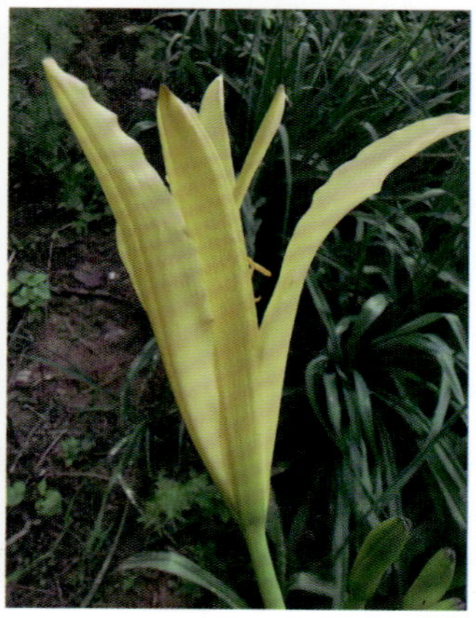

萱草

【基　　原】百合科萱草属萱草 *Hemerocallis fulva*（L.）L.

【别　　名】黄花草（菜）。

【形态特征】形态特征与植物“黄花菜”相似。两者的主要区别：黄花菜的花被淡黄色，内轮花被片无“∧”形彩斑；萱草的花被橘黄色或橘红色，内轮花被片有“∧”形彩斑。

【生境分布】生于山坡、山谷、荒地、林缘。分布于河北、山西、山东及秦岭以南各省区；有栽培。

【药用部位（药材名称）及采收加工】萱草种子不入药。其余均同植物“黄花菜”项下。

【临床应用】萱草种子不入药。其余均同植物“黄花菜”项下。

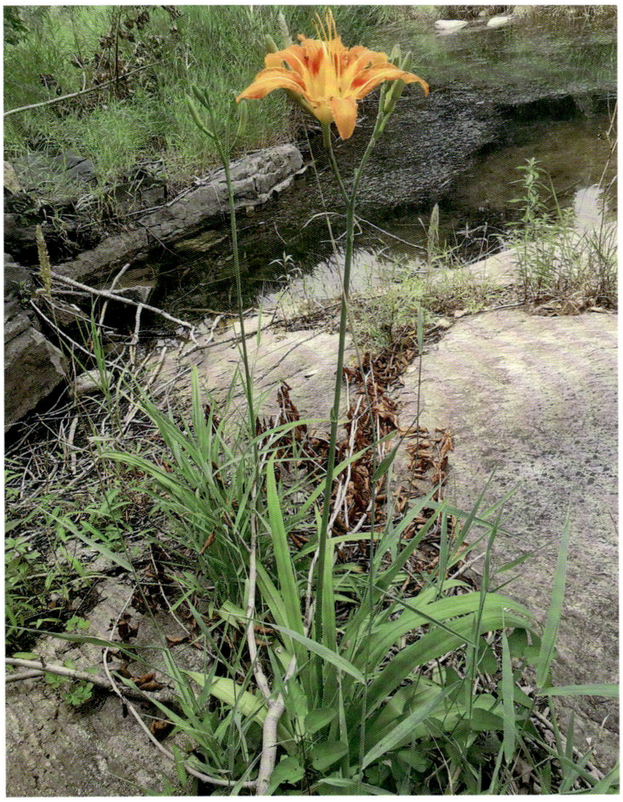
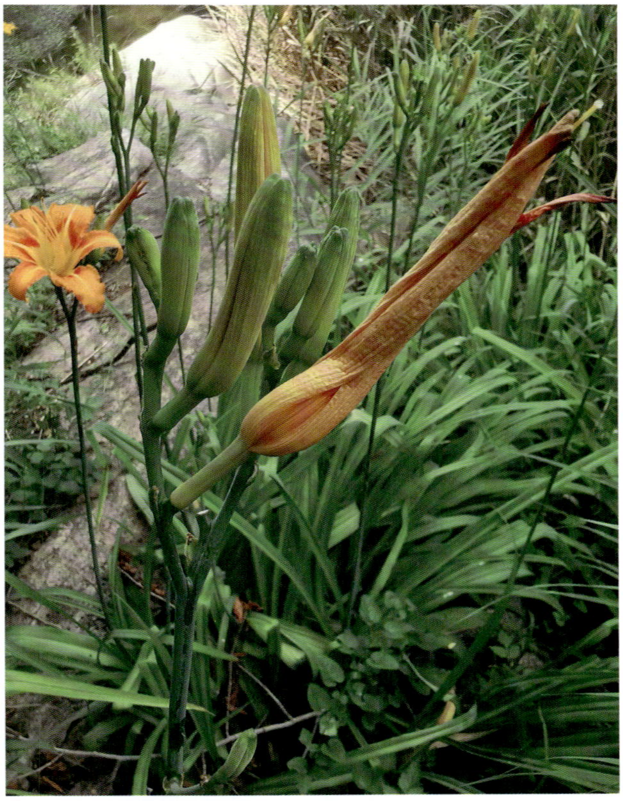
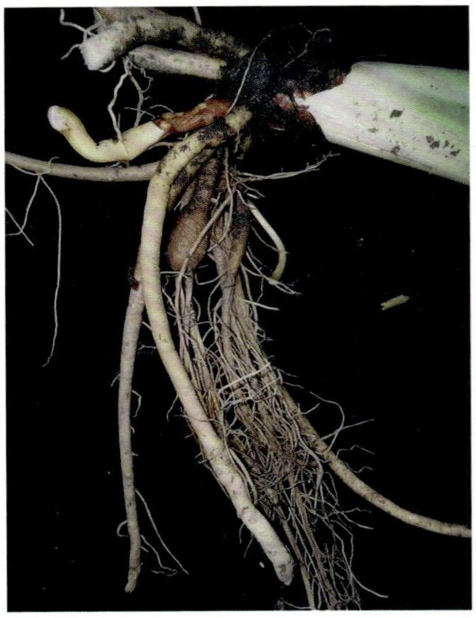
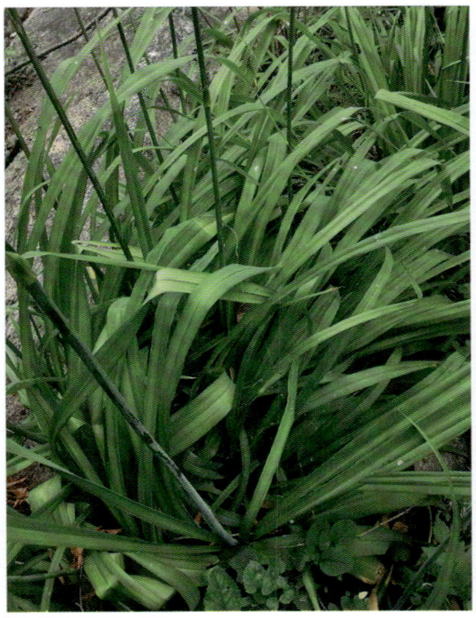
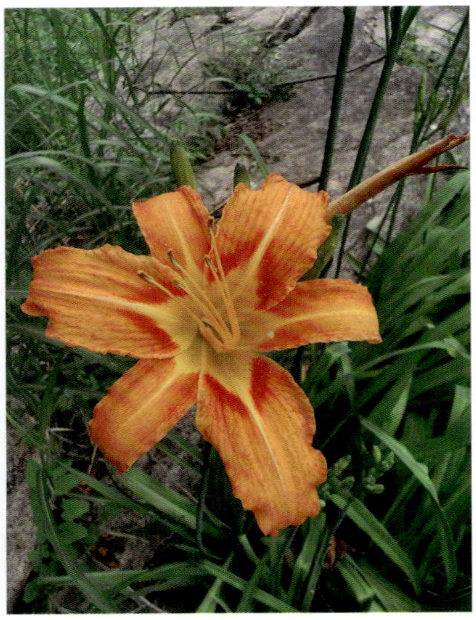

老鸦瓣

【基　　原】百合科老鸦瓣属老鸦瓣 *Amana edulis*（Miq.）Honda

【别　　名】山慈菇。

【形态特征】多年生草本。茎：假鳞茎卵圆形，长 1.5 ～ 2.5 cm，鳞茎皮纸质，内面密被长柔毛。叶：叶常为 2 枚，长线形，平展或反卷，先端尖，全缘，基部下延呈鞘状，具平行脉，两面平滑无毛。花：花茎 1 ～ 3，柔弱；苞片 2，对生；花单生于茎顶，花被 6，狭长椭圆状披针形，白色，背面有紫红色纵条纹；雄蕊 6，3 长 3 短，雌蕊 1，子房椭圆形而呈三棱。果：蒴果，三角状倒卵圆形。花果期 3—6 月。

【生境分布】生于山坡草地、灌丛中。分布于安徽、河南、江苏、云南、山西等地。

【药用部位（药材名称）及采收加工】鳞茎（光慈姑、山慈菇）。春秋冬季均可采挖鳞茎，洗净，除去须根及外皮，晒干。

【临床应用】甘，寒，有毒。散结，化瘀。用于咽喉肿痛，瘰疬，痈疽，疮肿，产后瘀滞。

【备　　注】按《药典》，中药材“山慈菇”为兰科植物杜鹃兰 *Cremastra appendiculata*（D.Don）Makino、独蒜兰 *Pleione bulbocodioides*（Franch.）Rolfe 或云南独蒜兰 *Pleione yunnanensis* Rolfe 的干燥假鳞茎；前者习称“毛慈菇”，后两者习称“冰球子”。

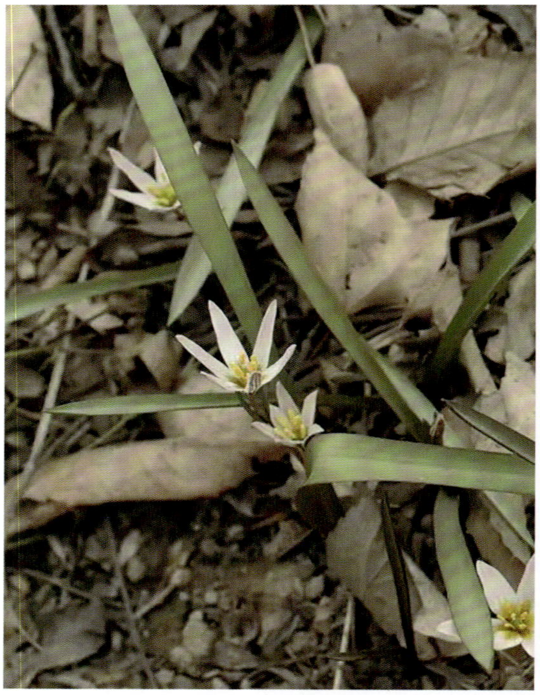

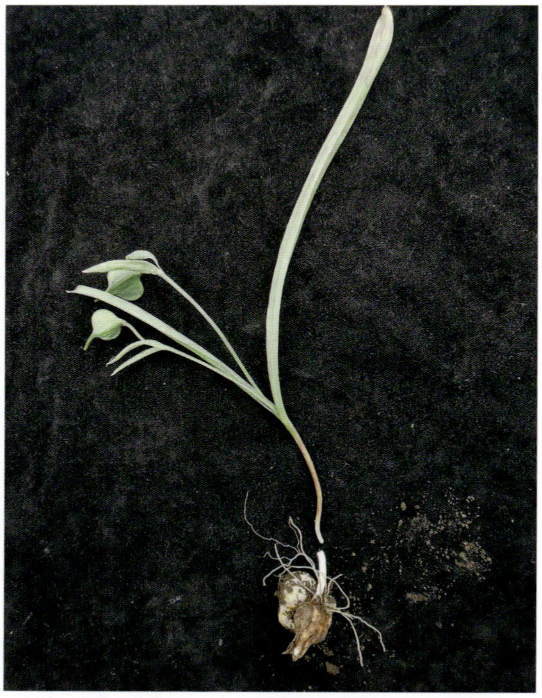

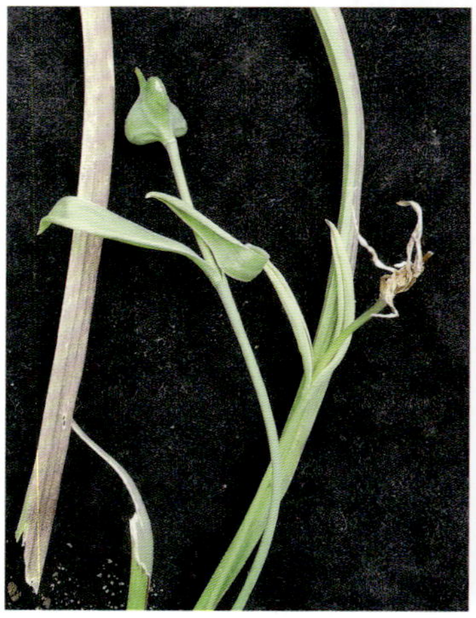

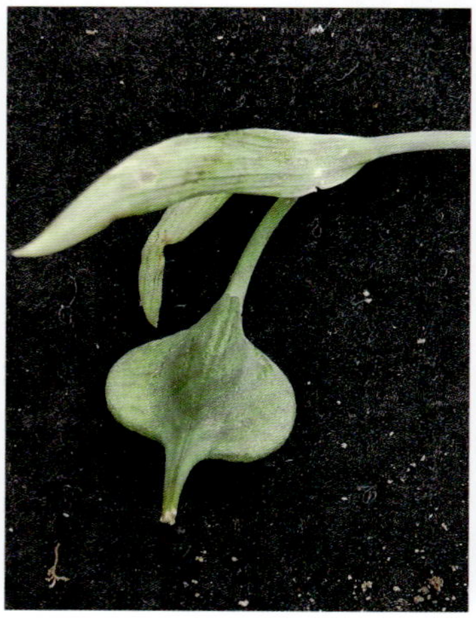

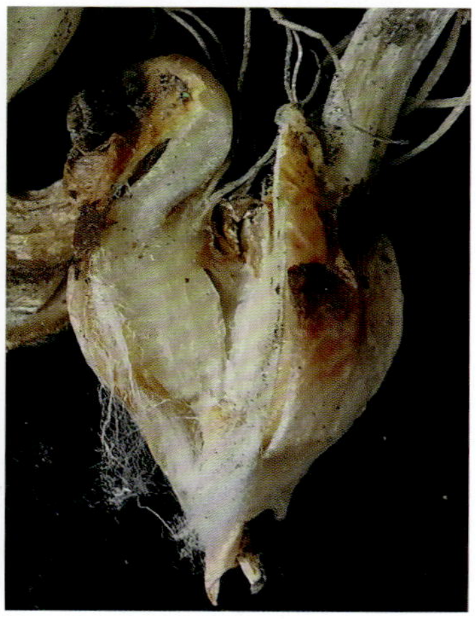

【基　　原】百合科贝母属川贝母 *Fritillaria cirrhosa* D.Don

【别　　名】卷叶贝母。

【形态特征】多年生草本。茎：鳞茎由 2 枚鳞片组成，直径 1 ～ 1.5 cm；植株高 15 ～ 50 cm。叶：叶通常对生、散生或 3 ～ 4 枚轮生，条形至条状披针形，先端稍卷曲或不卷曲。花：花通常单朵，极少 2 ～ 3 朵，紫色至黄绿色，通常有小方格，少数仅具斑点或条纹；每花有 3 枚叶状苞片，苞片狭长；花被片长 3 ～ 4 cm，外三片宽 1 ～ 1.4 cm，内三片宽可达 1.8 cm，蜜腺窝在背面明显凸出；雄蕊长约为花被片的 3/5，花药近基着，花丝稍具或不具小乳突；柱头裂片长 3 ～ 5 mm。果：蒴果，棱上具狭翅。花果期 5—10 月。

【生境分布】生于林下、灌丛、草地、河滩、山谷、岩缝中。分布于我国西南、西北及山西等地。

【药用部位（药材名称）及采收加工】鳞茎（川贝母）、种子（百合子）、花（百合花）。川贝母：夏秋季或积雪融化后采挖，除去须根、粗皮及泥沙，晒干或低温干燥。百合子：夏秋季采收，晒干备用。百合花：6—7 月采摘，阴干或晒干。

【临床应用】川贝母：苦、甘，微寒；归肺、心经。清热润肺，化痰止咳，散结消痈；用于肺热燥咳，干咳少痰，阴虚劳嗽，痰中带血，瘰疬，乳痈，肺痈。

【备　　注】按《药典》，中药材“川贝母”为百合科植物川贝母、暗紫贝母、甘肃贝母、梭砂贝母、太白贝母或瓦布贝母的干燥鳞茎。

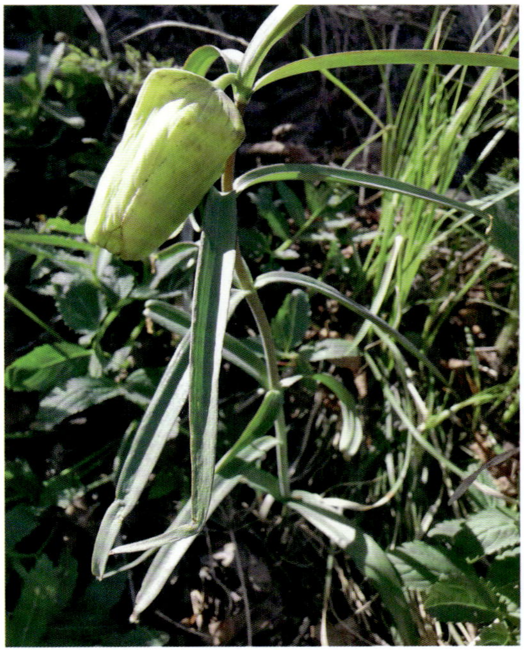

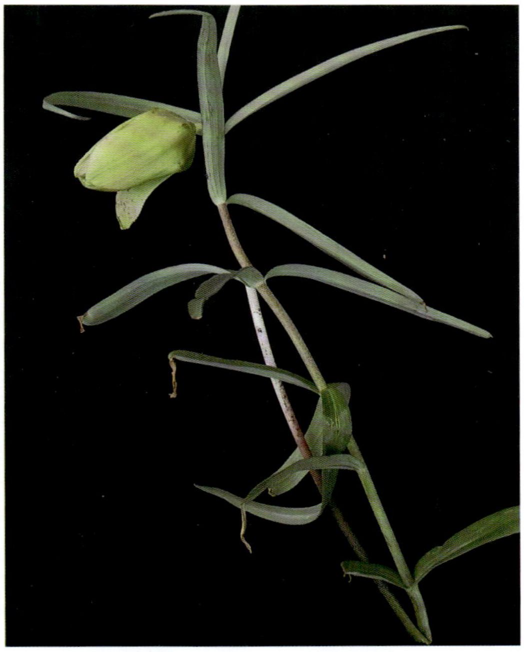

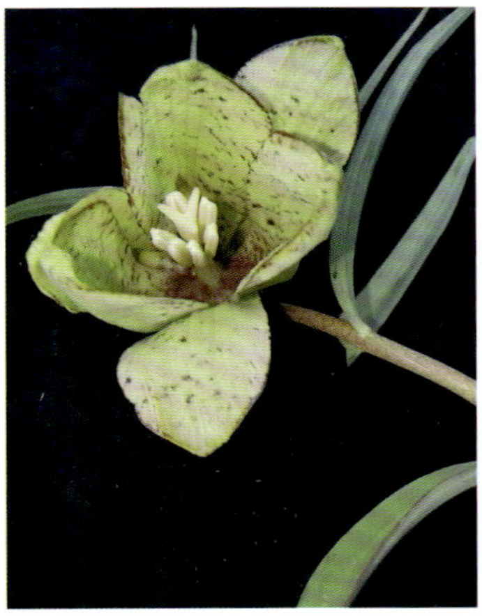

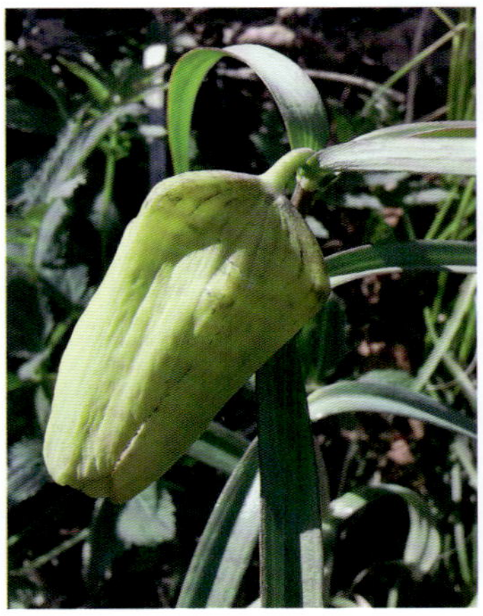

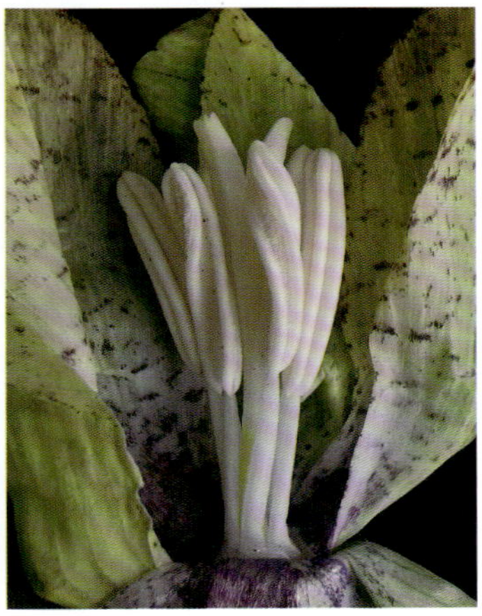

卷丹

【基　　原】百合科百合属卷丹 *Lilium lancifolium* Thunb.

【别　　名】药（黄、虎皮、宜兴、南京）百合、倒垂莲。

【形态特征】多年生草本。茎：茎带紫色，有白色绵毛。叶：叶互生；叶披针形或线状披针形，向上渐小成苞片状；叶腋内常有珠芽。花：花序总状；花桔红色，内面密生紫黑色斑点；花被片开放后向外反卷；花药紫色。果：蒴果长圆形至倒卵形。花果期 6—10 月。

【生境分布】生于山坡灌木林下、草地、路边、水旁。分布于我国华东及湖南、河南、河北、山东、吉林等地。

【药用部位（药材名称）及采收加工】鳞茎（百合）、种子（百合子）、花（百合花）。百合：秋季采挖，洗净，剥取鳞叶，置沸水中略烫，干燥。百合子：夏秋季采收，晒干备用。百合花：6—7 月采摘，阴干或晒干。

【临床应用】百合：甘，寒；归心、肺经。养阴润肺，清心安神；用于阴虚久咳，痰中带血，虚烦惊悸，失眠多梦，精神恍惚。百合子：甘、苦，凉；归大肠经。清热凉血；用于肠风下血。百合花：甘、苦，微寒；归肺经。清热润肺，宁心安神；用于咳嗽痰少或黏，眩晕，夜寐不安，天疱湿疮。

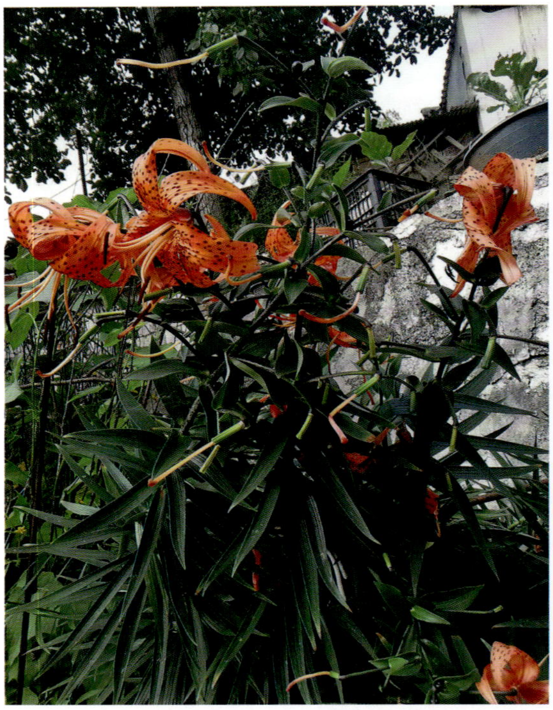
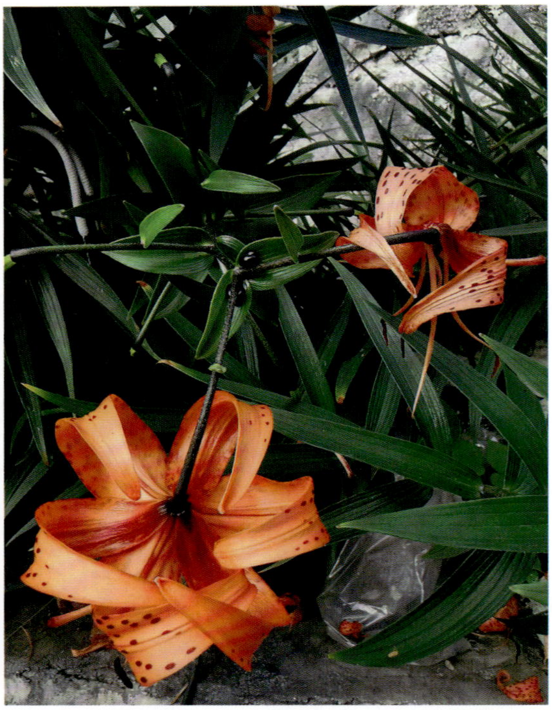
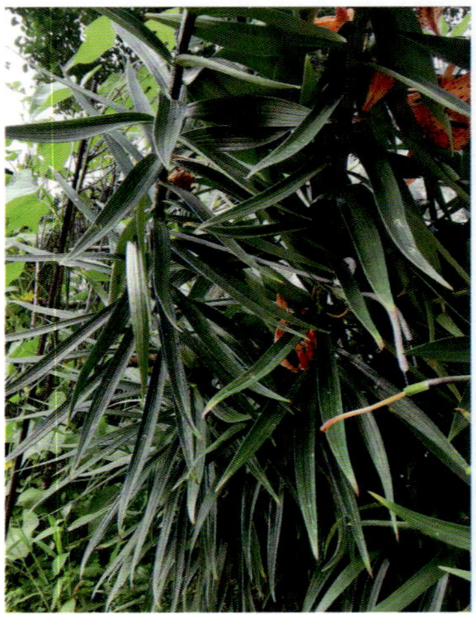
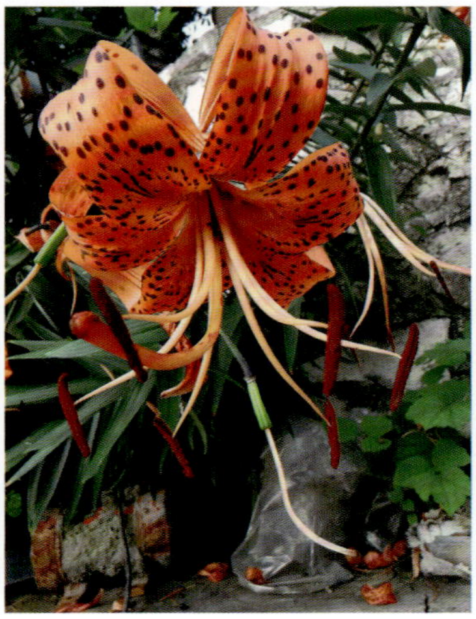
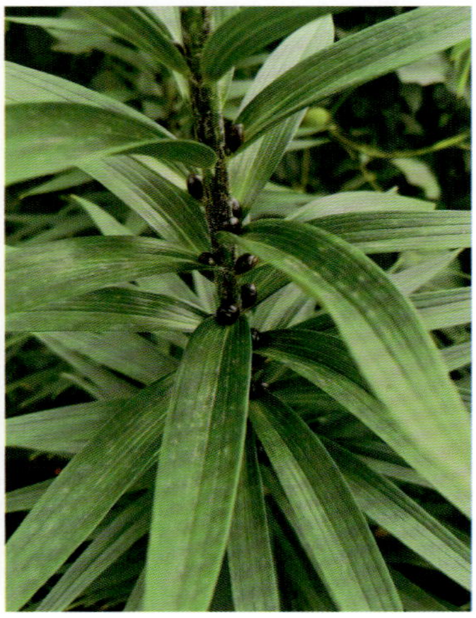

细叶百合

【基　　原】百合科百合属细叶百合 *Lilium pumilum* DC.

【别　　名】山丹。

【形态特征】形态图纸与植物“卷丹”相似。两者的主要区别：细叶百合的叶线形，长 3.5～9 cm，宽 1.5～3 mm；花瓣鲜红色，通常无斑点。卷丹的叶狭披针形至长圆状披针形，长 6.5～15 cm，宽 1～1.8 cm；花瓣橙红色，具紫黑色斑点。

【生境分布】生于山坡草地、林缘。分布于我国东北、西北、华北及河南、山东等地。

【药用部位（药材名称）及采收加工】均同植物“卷丹”项下。

【临床应用】同植物“卷丹”项下。

【编者之见】按《药典》，中药材“百合”为百合科卷丹、百合或细叶百合 *Lilium pumilum* DC 的干燥肉质鳞叶；*Lilium pumilum* DC 在《中国植物志》的名称为“山丹”。本书参考《药典》名称。

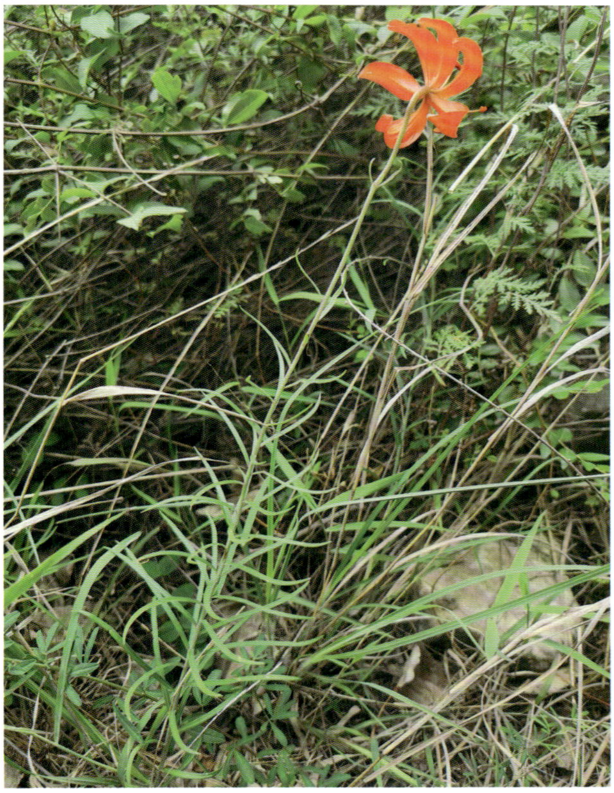
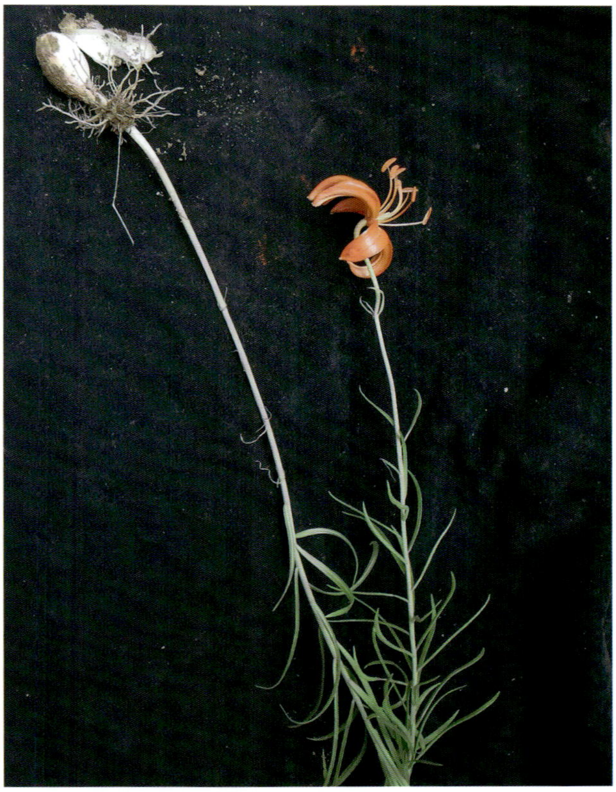
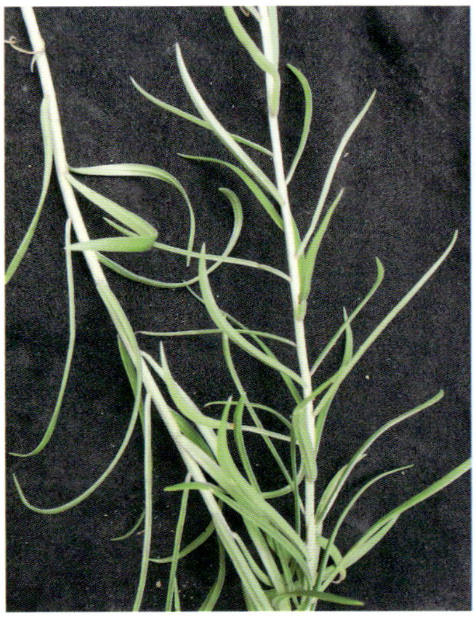
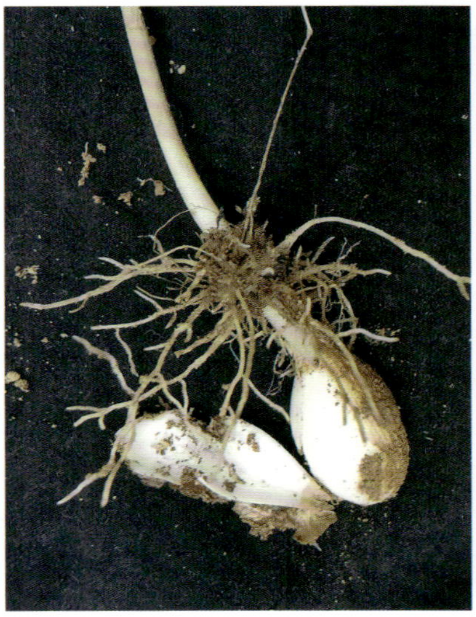
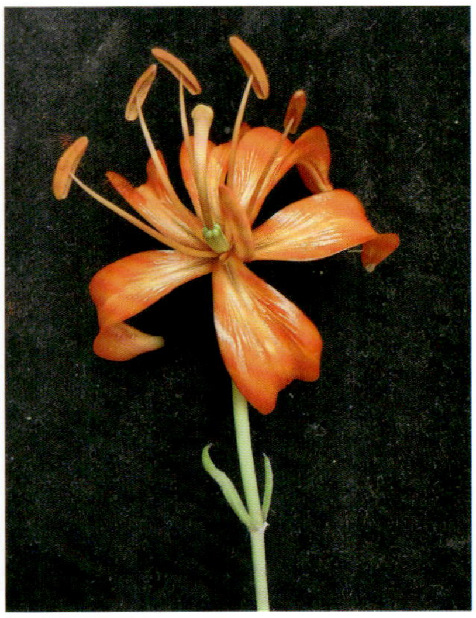

葱

【基　　原】百合科葱属葱 *Allium fistulosum* L.

【别　　名】大（分、胡）葱。

【形态特征】多年生草本。根：须根白色，丛生。茎：鳞茎单生，圆柱形或肥大，鳞叶成层，外皮白色稀淡红褐色，膜质至薄革质，上具白色纵纹；全体具特异气味。叶：叶圆筒形，中空，先端尖，绿色，具纵纹，叶鞘浅绿色。花：花葶自叶丛抽出，常单一，中部及以下膨大，中空，绿色，有纵纹；伞形花序圆球状，具多花，小花较疏散；总苞膜质，卵形或卵状披针形；花被 6，披针形，白色，外轮 3 枚较短小，内轮 3 枚较大；雄蕊 6，花丝伸出，花药黄色。果：蒴果三棱形。种子：种子黑色，三角状半圆形。花果期 7—10 月。

【生境分布】全国各地有栽培。

【药用部位（药材名称）及采收加工】根（葱须）、花（葱花）、鳞茎（葱白）、茎或全株捣取之汁（葱汁）、种子（葱实）、叶（葱叶）。葱须：全年可采，晒干。葱花：7—9 月花开时采收，阴干。葱白：夏秋季采挖，除去须根、叶及外膜，鲜用。葱汁：全年采茎或全株，捣汁，鲜用。葱实：夏秋季采收果实，晒干，搓取种子，簸去杂质。葱叶：全年可采，鲜用。

【临床应用】葱须：辛，平；归肺经。祛风散寒，解毒，散瘀；用于风寒头痛，喉疮，痔疮，冻伤。葱花：辛，温；归脾、胃经。散寒通阳；用于脘腹冷痛，胀满。葱白：辛，温；归肺、胃经。发表，通阳，解毒，杀虫；用于感冒风寒，阴寒腹痛，二便不通，痢疾，疮痈肿痛，虫积腹痛。葱汁：辛，温；归肝经。散瘀止血，通窍，驱虫，解毒；用于衄血，尿血，头痛，耳聋，虫积，外伤出血，跌打损伤，疮痈肿痛。葱实：辛，温；温肾，明目，解毒；用于肾虚阳毒，遗精，目眩，视物昏暗，疮痈。葱叶：辛，温。祛风发汗，解毒消肿；用于感冒风寒，头痛鼻塞，身热无汗，中风，面目浮肿，疮痈肿痛，跌打创伤。

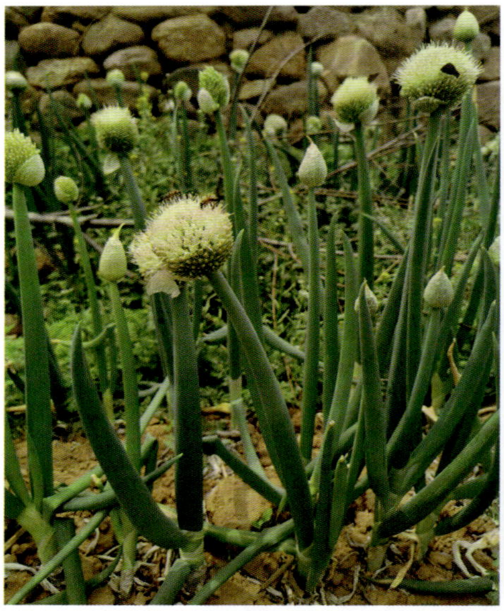

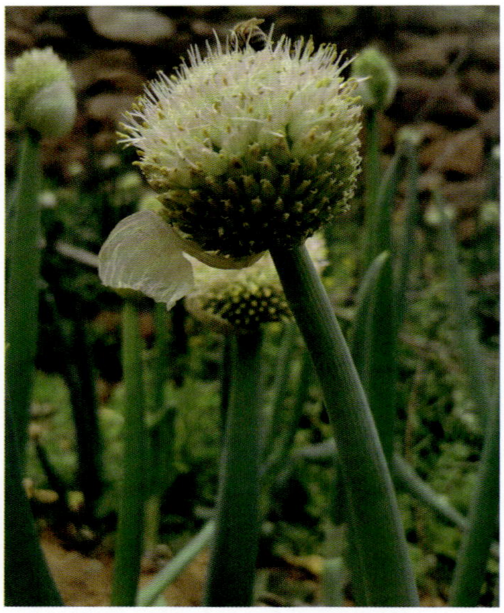

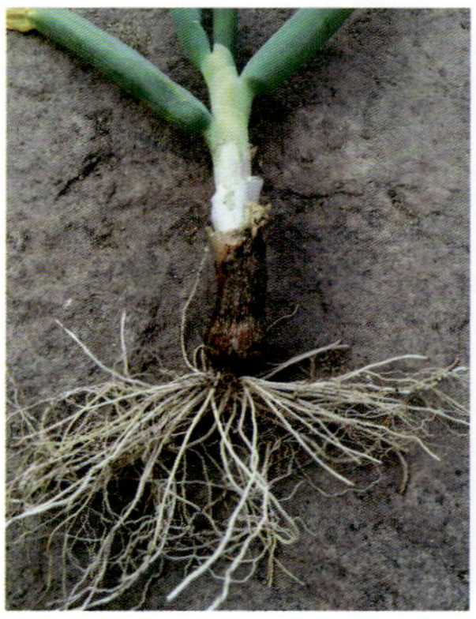

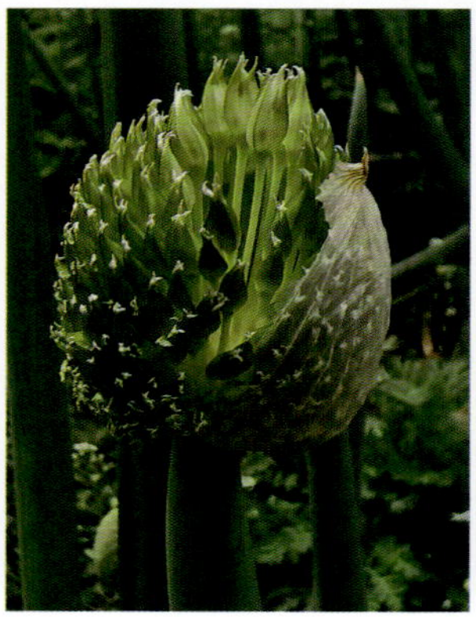

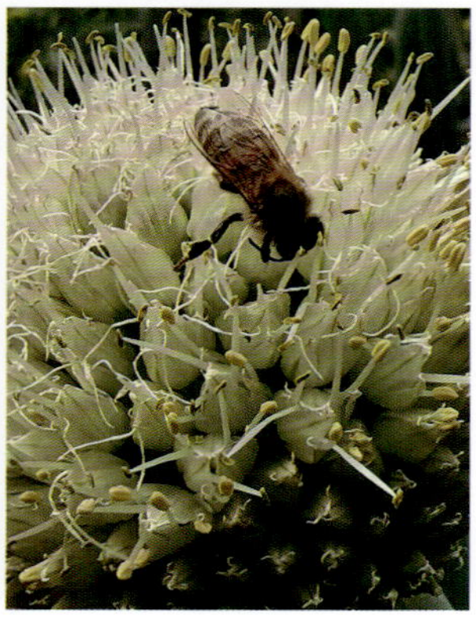

【基　　原】百合科葱属茖葱 *Allium victorialis* L.

【别　　名】格（隔、山、角、鹿耳）葱、天（岩）蒜。

【形态特征】多年生草本。茎：鳞茎单生或数枚聚生，近圆柱形，外皮灰褐色至黑褐色，破裂成网状纤维状。叶：叶 2～3，具长柄；片卵形、长椭圆形至宽椭圆形，先端短尖或钝，向叶柄渐狭，全缘，稍带粉白色，叶脉平行。花：花葶圆柱形，1/4～1/2 被叶鞘；总苞 2 裂，宿存；伞形花序球形，具多数且密集的花，小花梗近等长；花小，白色、绿白色至淡紫色；花被片 6，雄蕊 6，花丝比花被片长 1.5 倍。果：蒴果，室背开裂。种子：种子黑色。花果期 6—8 月。

【生境分布】生于山野林荫、草甸。分布于我国东北、华北及陕西、甘肃、安徽、浙江、河南、湖北、四川等地。

【药用部位（药材名称）及采收加工】鳞茎（茖葱）、全草（天韭）。茖葱：夏秋季采挖，洗净，鲜用。天韭：夏秋采收，洗净，鲜用。

【临床应用】茖葱：辛，温；归肺经。散瘀，止血，解毒；用于跌打损伤，血瘀肿痛，衄血，疮痈肿痛。天韭：辛，温。止血，散瘀，镇痛；用于衄血，瘀血，跌打损伤。

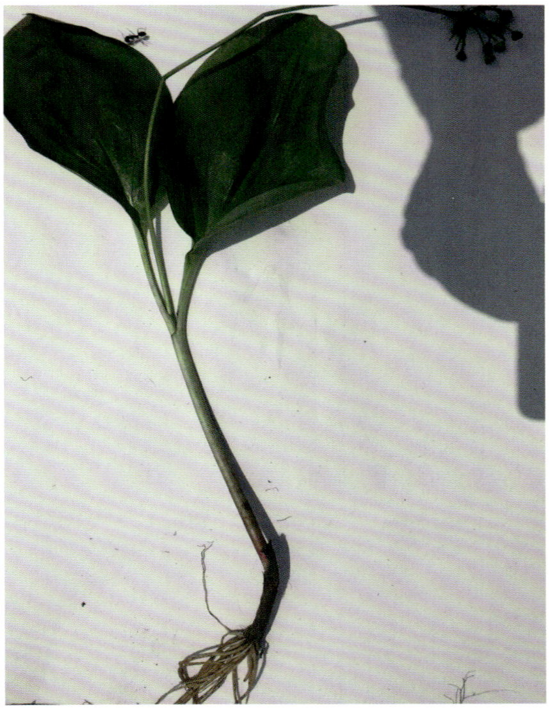

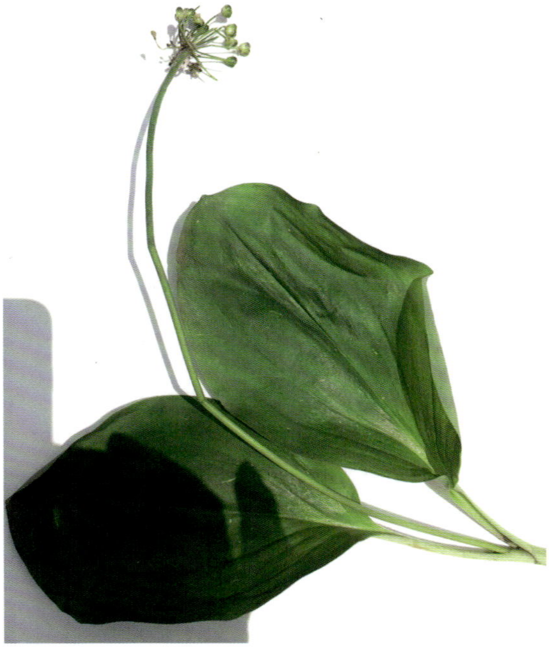

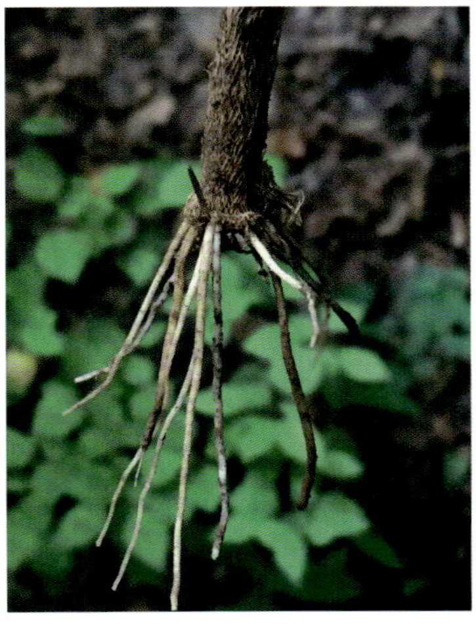

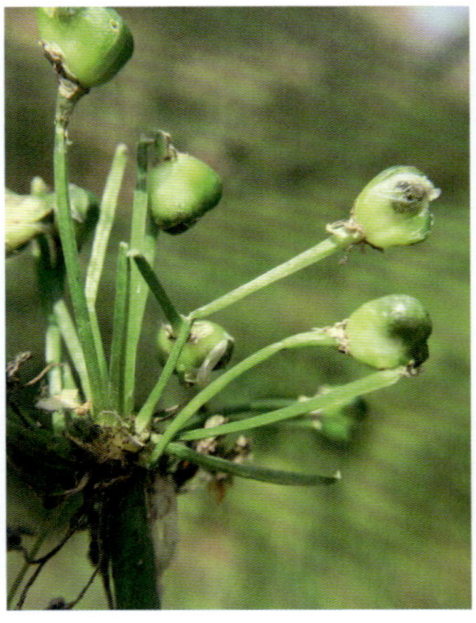

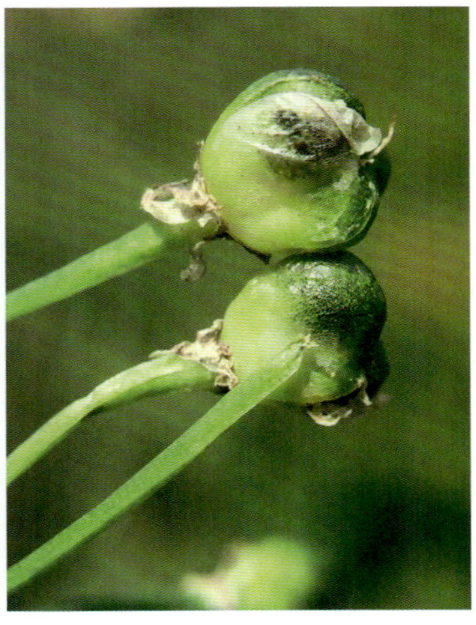

楼子葱

【基　　原】百合科葱属楼子葱 *Allium cepa* L.*proliferum* Regel

【别　　名】红（楼）葱、楼（葱）上葱、龙爪葱、龙（羊）角葱。

【形态特征】形态特征与植物“葱”相似。两者的主要区别：葱的鳞茎外皮白色，稀淡红褐色，花葶顶部伞形花序圆球状，具多花，结子，可用种子繁育；楼子葱的鳞茎外皮淡红褐色，花葶上部花器发育不全，不结种子，但由花器发生数个气生鳞茎并进而发育成小葱，气生鳞茎呈环状、单层或数层着生，可以气生鳞茎繁殖，辛辣味极浓。

【生境分布】生于冷凉高寒地区。我国甘肃、陕西、山西、河南、河北的部分地区有栽培。

【药用部位（药材名称）及采收加工】花、果实未入药，其余均同植物“葱”项下。

【临床应用】花、果实未入药，其余同植物“葱”项下。

【备　　注】本种为百合科葱属植物洋葱 *Allium cepa* L. 的变种，《河南植物志》《河北植物志》称之为“红葱”。

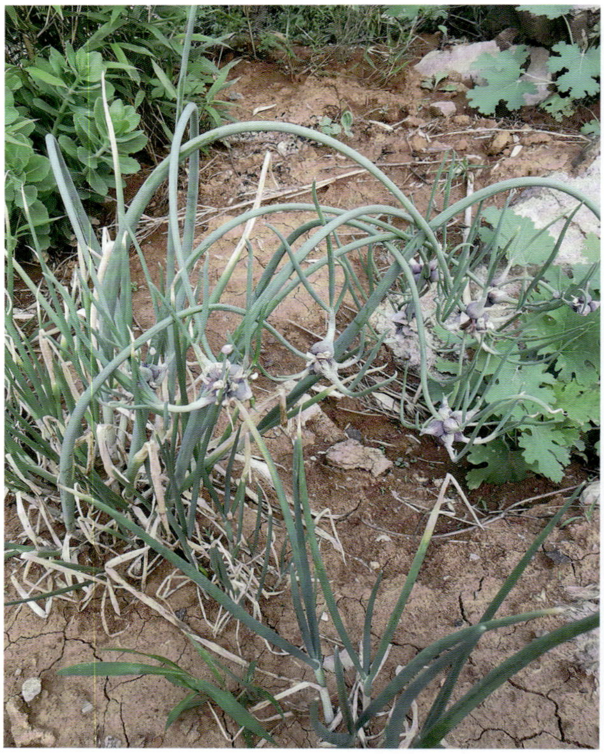
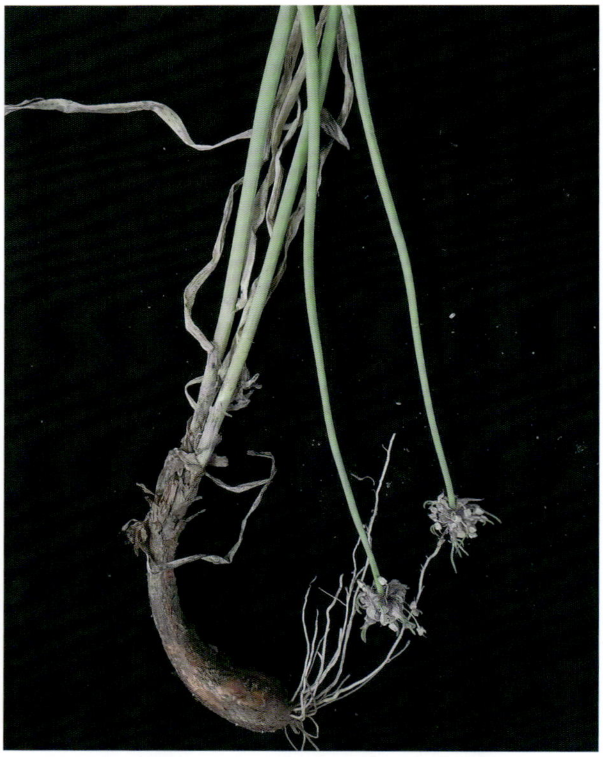
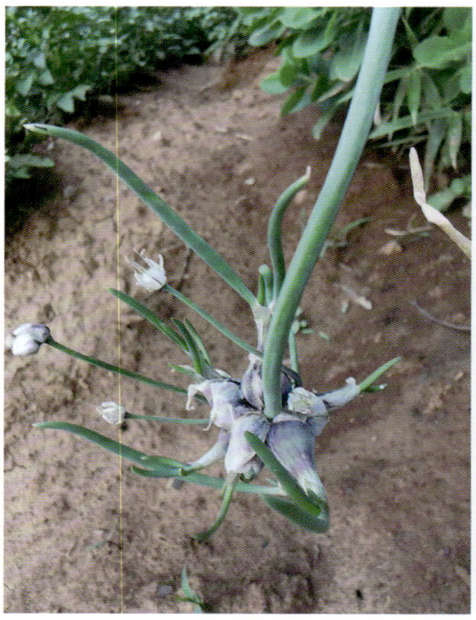
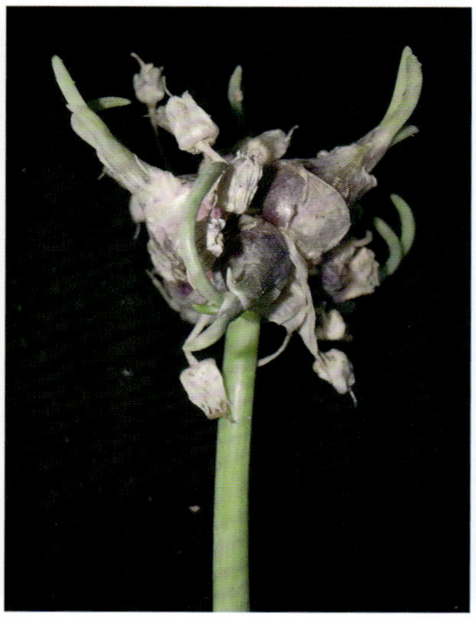
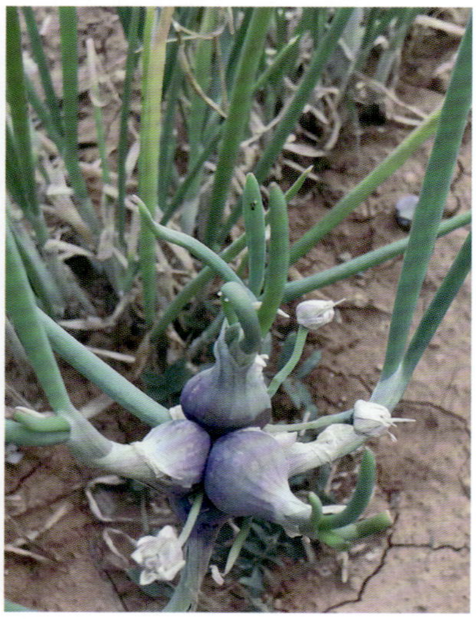

【基　　原】百合科葱属韭 *Allium tuberosum* Rottler ex Sprengle

【别　　名】韮、韭菜。

【形态特征】多年生草本。茎：根状茎横生；鳞茎簇生，近圆柱状，外皮暗黄色至黄褐色，破裂成网状纤维状。叶：叶条形，扁平，实心，比花葶短，边缘平滑。花：花葶圆柱状，常具 2 纵棱，下部被叶鞘；总苞单侧开裂或 2 ～ 3 裂，宿存；伞形花序半球状或近球状，具多数但较稀疏的花；小花梗近等长，基部具小苞片；花白色，花被片常具中脉，内轮被片矩圆状倒卵形，先端尖或钝，外轮被片常较窄；花丝等长，为花被片长度的 2/3 ～ 4/5，基部合生并与花被片贴生。果实：倒圆锥状球形，具 3 圆棱，外壁具细的疣状突起。种子：黑色，具多棱。花果期 7—9 月。

【生境分布】全国各地广泛栽培。

【药用部位（药材名称）及采收加工】种子（韭子、韭菜子）、全草（韭菜）、根及鳞茎（韭根）。种子：秋季果熟时采收，将果实摘下，晒干，搓出种子，簸净果皮及杂质。韭菜：四季可采，鲜用。韭根：全年可采，洗净，鲜用或晒干。

【临床应用】种子：辛、甘，温；归肝、肾经。补益肝肾，壮阳固精；用于肾虚阳痿，腰膝酸软，遗精，尿频，尿浊，带下清稀。韭菜：辛，温；归肝、胃、肾、肺、脾经。补肾，温中行气，散瘀，解毒；用于肾虚阳痿，里寒腹痛，噎膈反胃，胸痹疼痛，衄血，吐血，尿血，痢疾，痔疮，痈疮肿毒，漆疮，跌打损伤。韭根：辛，温；归脾、胃经。温中，行气，散瘀，解毒；用于里寒腹痛，食积腹胀，胸痹疼痛，赤白带下，衄血，吐血，漆疮，疮癣，跌打损伤。

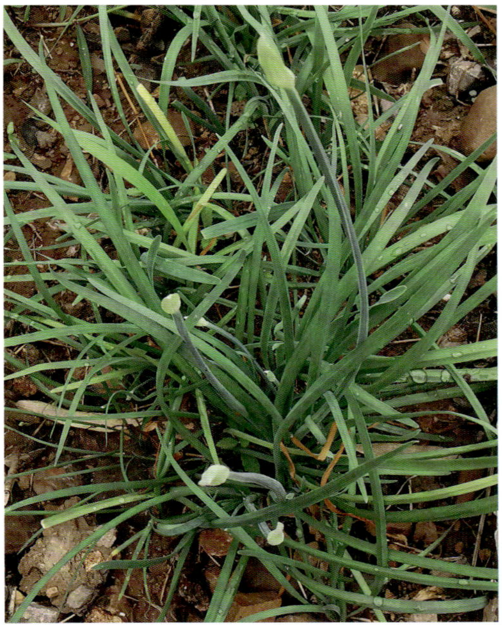

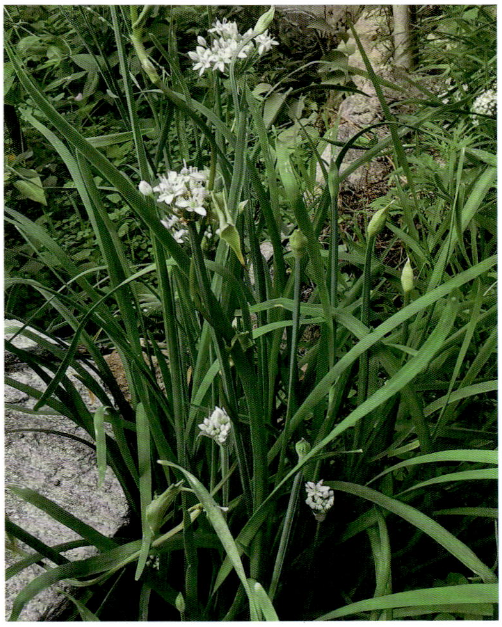

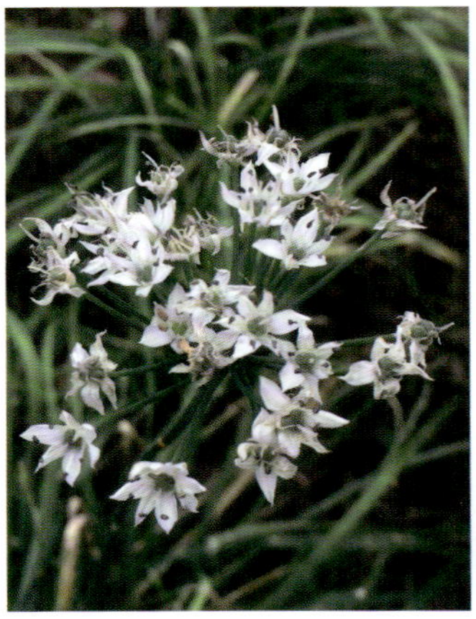

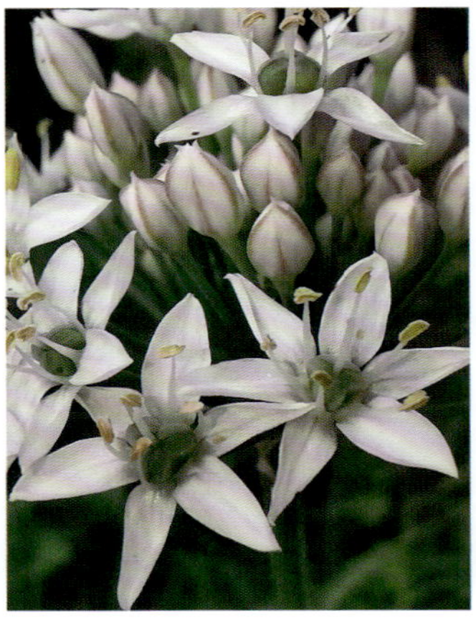

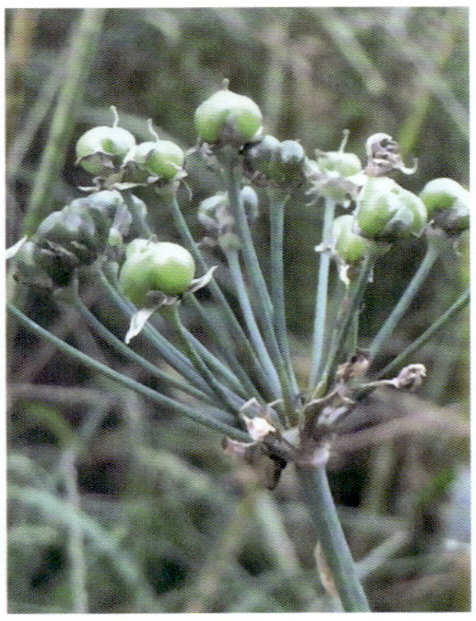

蒜

【基　　原】百合科葱属蒜 *Allium sativum* L.

【别　　名】大蒜。

【形态特征】多年生草本。茎：鳞茎球状至扁球状，常由多数肉质瓣状的小鳞茎紧密排列而成，外面被数层白色或带紫色的膜质外皮。叶：叶基生；叶宽条形至条状披针形，扁平，先端长渐尖，比花葶短，基部鞘状。花：花葶圆柱状，中部以下被叶鞘；总苞具长喙；伞形花序密具珠芽，间有数花，小花梗纤细；小花苞片大，卵形，膜质，具短尖，花常为淡红色，花被片披针形至卵状披形；子房球状，花柱不伸出花被外。花果期 7—10 月。

【生境分布】全国各地有栽培。

【药用部位（药材名称）及采收加工】鳞茎（大蒜）、花葶（蒜梗、蒜薹、蒜苔）。大蒜：在花葶采收后 20 ～ 30 天采挖蒜头，除去残茎及泥土，置通风处阴干。花葶：花未开时采收，阴干。

【临床应用】大蒜：辛，温；归脾、胃、肺、大肠经。温中行滞，解毒，杀虫；用于脘腹冷痛，痢疾，泄泻，肺痨，百日咳，感冒，痈疖肿毒，肠痈，癣疮，蛇虫咬伤，钩虫病，蛲虫病，带下阴痒，疟疾，喉痹，水肿。花葶：用于疮肿湿毒。

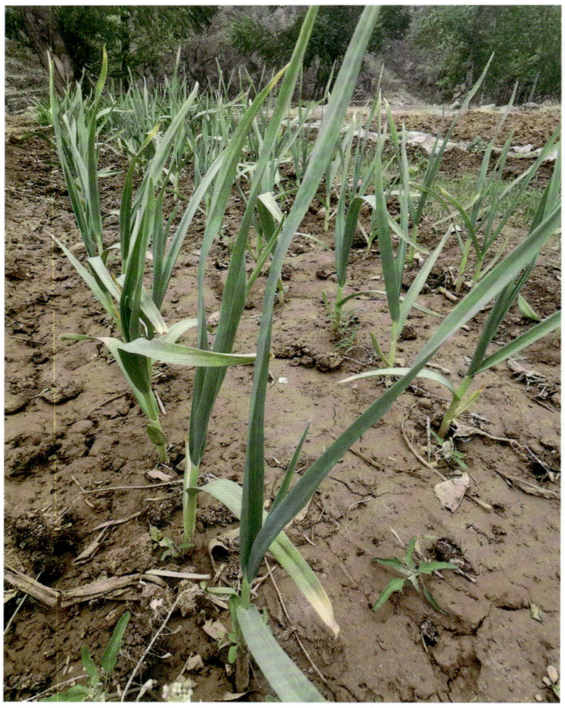

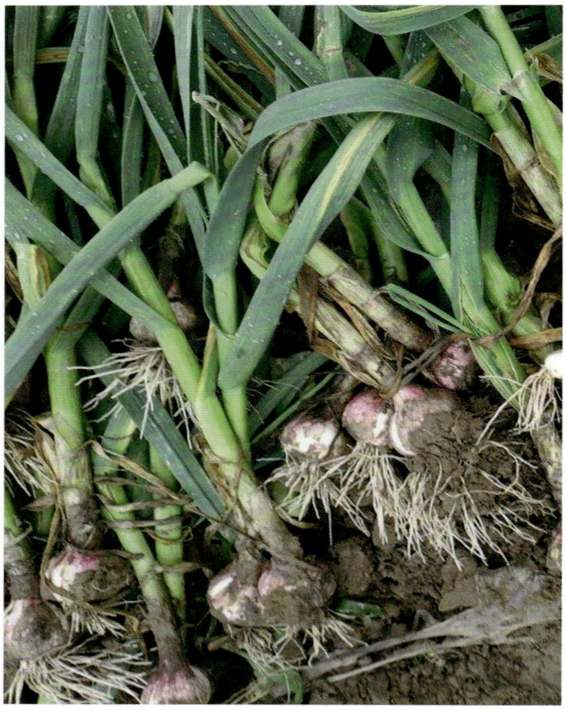

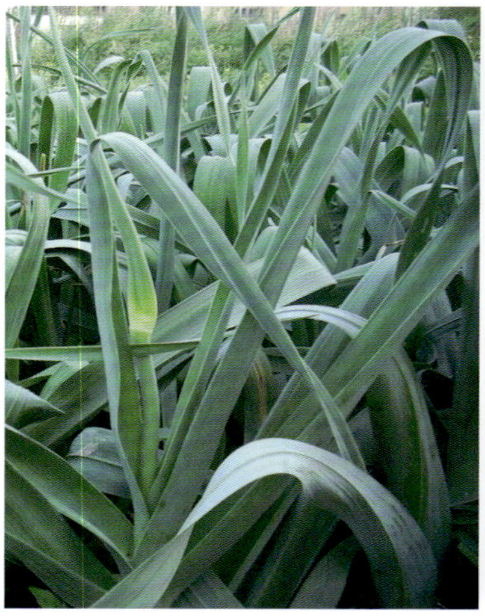

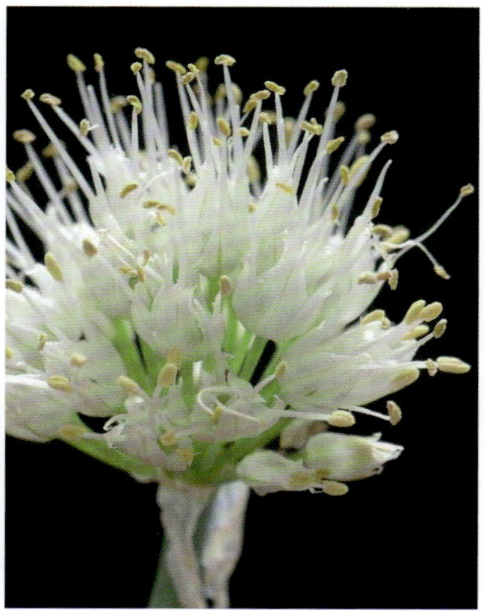

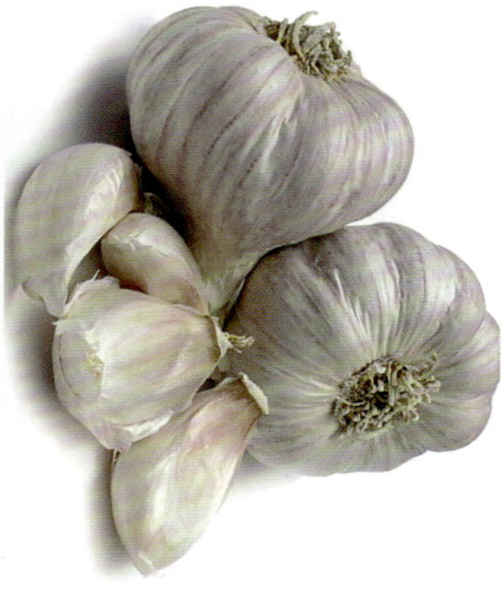

【基　　原】百合科葱属山韭 *Allium senescens* L.

【别　　名】山葱（韭）、岩葱。

【形态特征】多年生草本。茎：根状茎粗壮，横生；鳞茎单生或数枚聚生，近狭卵状圆柱形或近圆锥状，外皮灰黑色至黑色，膜质，内皮白色，有时带红色。叶：叶狭条形至宽条形，肥厚，基部近半圆柱状，上部扁平，有时略呈镰状弯曲，短于或稍长于花葶，先端钝圆，叶缘和纵脉有时具极细的糙齿；花葶圆柱状，常具2纵棱，下部被叶鞘。花：总苞2裂，宿存；伞形花序半球状至近球状，具多而稍密集的花；小花梗近等长，常比花被片长2～4倍，基部常具小苞片；花紫红色至淡紫色，内轮矩圆状卵形至卵形，花丝与花被片等长或较长，花柱伸出花被外。果：蒴果椭圆形，六棱。花果期7—9月。

【生境分布】生于山坡、草地、林缘。分布于我国东北及河北、山西、陕西、山东、江苏、河南、湖北等地。

【药用部位（药材名称）及采收加工】全草（山韭）。夏秋间采收，洗净，鲜用。

【临床应用】咸，平；归脾、肾经。健脾开胃，补肾缩尿；用于脾胃气虚，饮食减少，肾虚不固，小便频数。

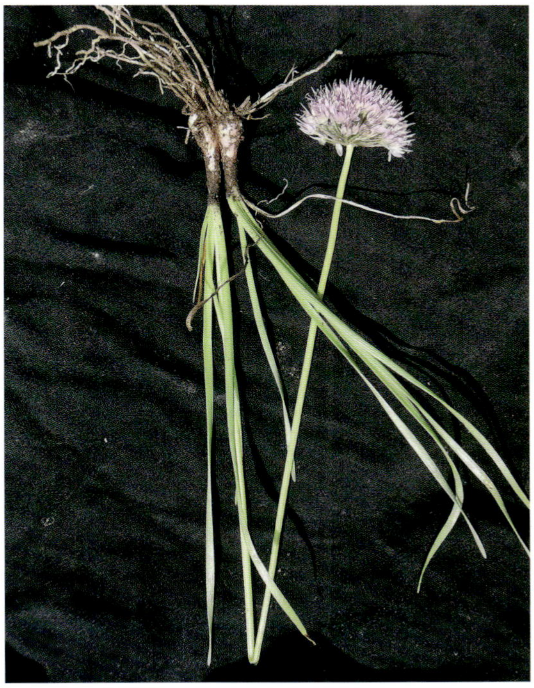

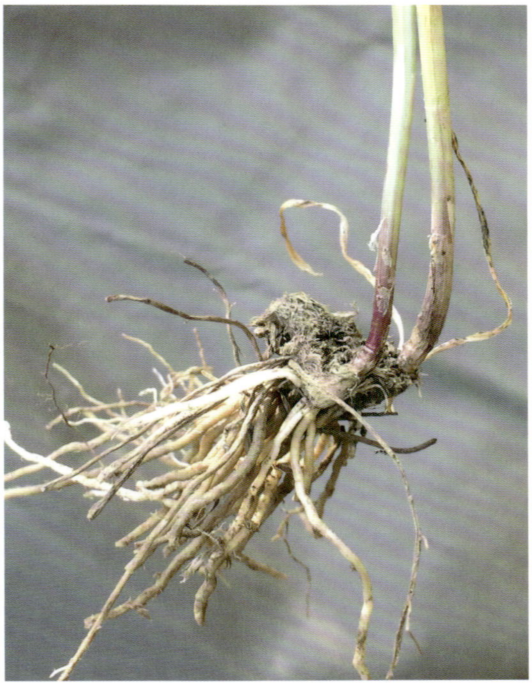

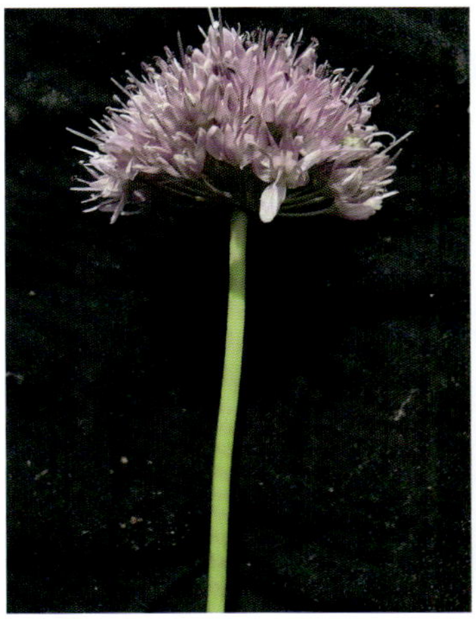

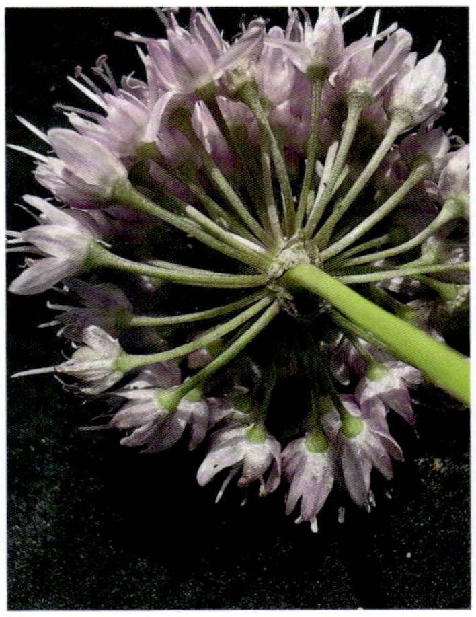

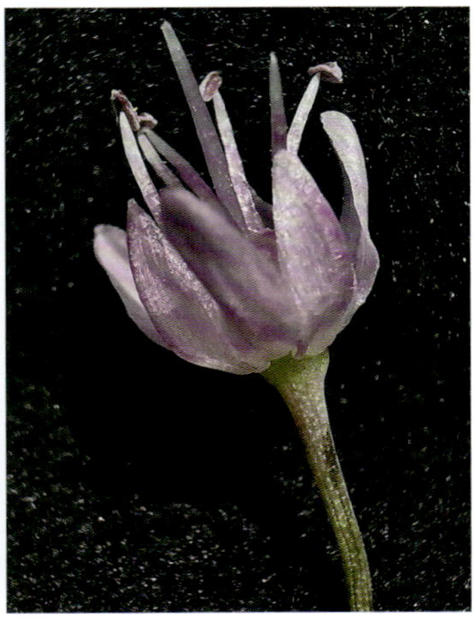

小根蒜

【基　　原】百合科葱属小根蒜 *Allium macrostemon* Bunge

【别　　名】薤白、羊胡子。

【形态特征】2年生草本。**茎：**鳞茎近球状，基部常具小鳞茎，外皮带黑色，纸质或膜质，不破裂。**叶：**叶3～5枚，半圆柱状或三棱状半圆柱形，中空，上面具沟槽，比花葶短。**花：**花葶圆柱状，1/4～1/3被叶鞘；总苞2裂，比花序短；伞形花序半球状至球状，具多而密集的花，或间具珠芽或有时全为珠芽；小花梗近等长，比花被片长3～5倍，基部具小苞片；珠芽暗紫色，基部亦具小苞片；花淡紫色或淡红色，花被片矩圆状卵形至矩圆状披针形，内轮的常较狭；花丝等长，比花被片稍长直到比其长1/3，在基部合、生并与花被片贴生，分离部分的基部呈狭三角形扩大，向上收狭成锥形，内轮的基部约为外轮基部宽的1.5倍；子房近球状，腹缝线基部具有帘的凹陷蜜穴，花柱伸出花被外。花果期5—7月。

【生境分布】生于山坡、草地、林缘。除新疆、青海外，分布于全国各地。

【药用部位（药材名称）及采收加工】鳞茎（薤白）。夏秋季采挖，洗净，除去须根，蒸透或置沸水中烫透，晒干。

【临床应用】辛、苦，温；归心、肺、胃、大肠经。通阳散结，行气导滞；用于胸痹心痛，脘腹痞满胀痛，泻痢后重。

【备　　注】*Allium macrostemon* Bunge在《药典》的名称为小根蒜，在《中国植物志》的名称为薤白；本书参考《药典》。

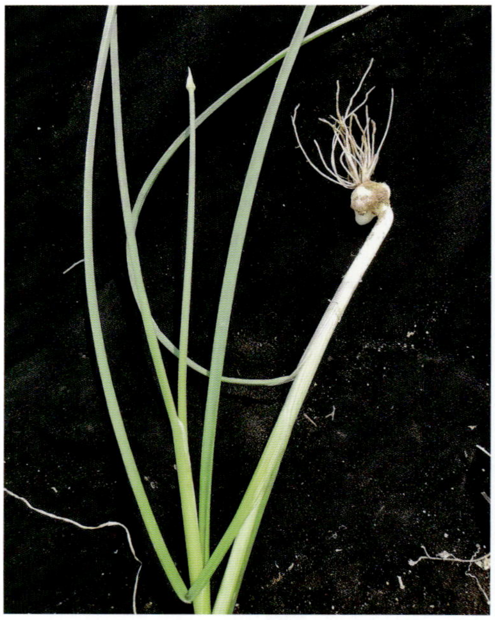
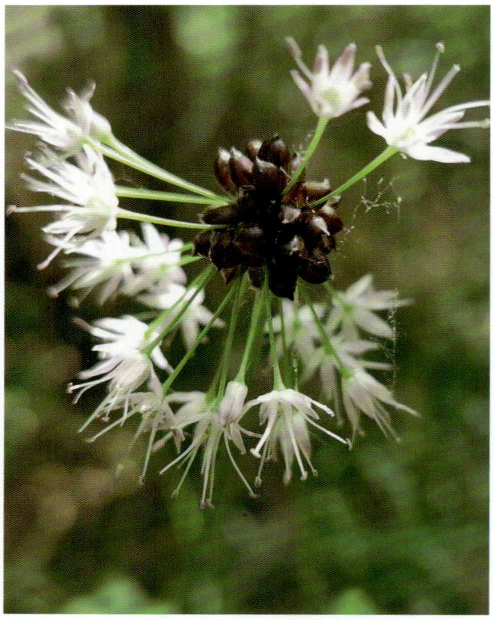
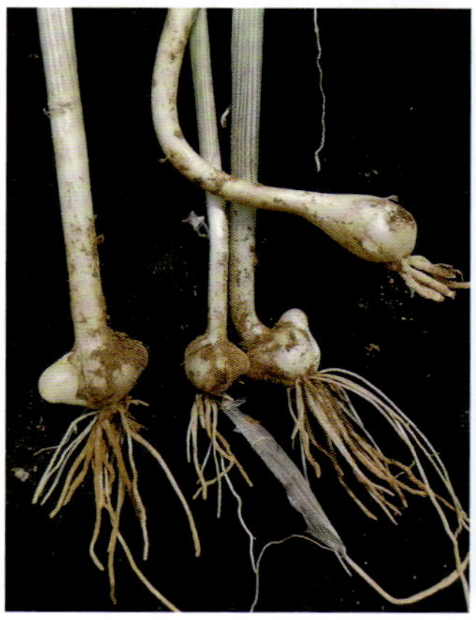
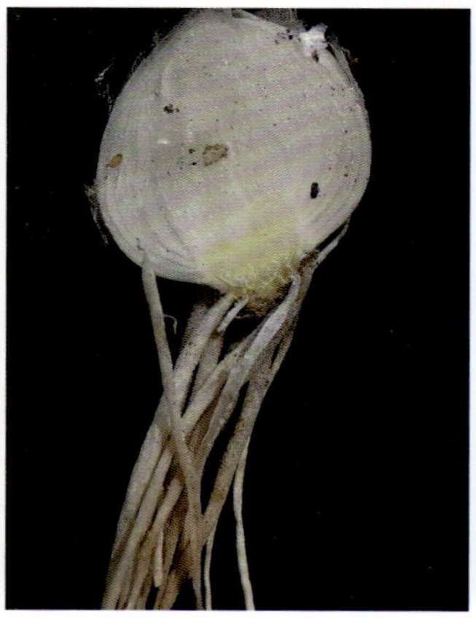
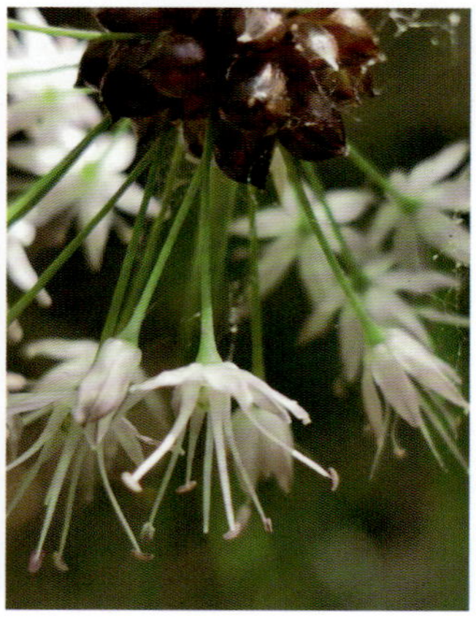

【基　　原】百合科铃兰属铃兰 *Convallaria majalis* Linn.

【别　　名】草玉铃、君影草、香水花、芦藜花、鹿铃草、铃铛花、小芦藜、草寸香。

【形态特征】多年生草本。根：须根多数。茎：根茎细长，匍匐生长。叶：叶基生，2～3枚，叶卵形或椭圆形，先端急尖，基部楔形下延呈鞘状，叶脉弧形多条。花：花葶高15～30 cm，稍外弯，总状花序偏向一侧；苞片披针形，膜质，短于花梗；花乳白色，阔钟形，下垂，花被先端6裂，裂片卵状三角形，向外反卷；雄蕊6，花丝短；花柱柱状，比花被短。果：浆果球形，熟时红色。种子：种子扁圆形或双凸形，表面有网纹。花果期5—7月。

【生境分布】生于山地阴坡潮湿处、沟边。分布于我国东北、华北、西北、华东及河南、湖南等地。

【药用部位（药材名称）及采收加工】全草或根（铃兰）。7—9月采挖，去净泥土，晒干。

【临床应用】甘、苦，温；有毒。温阳利水，活血祛风；用于充血性心力衰竭，风湿性心脏病，阵发性心动过速，浮肿。

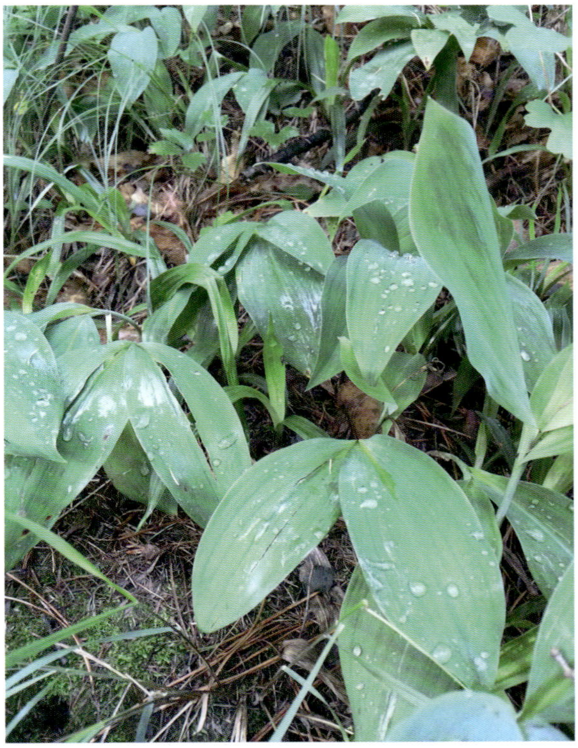

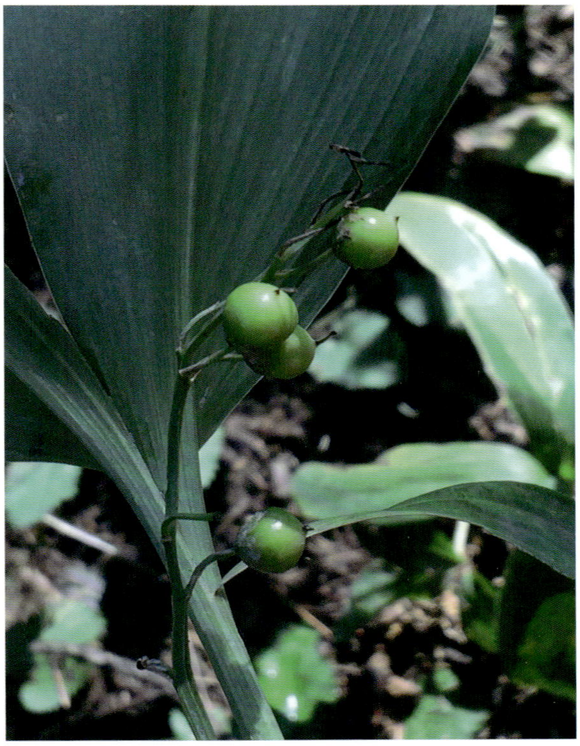

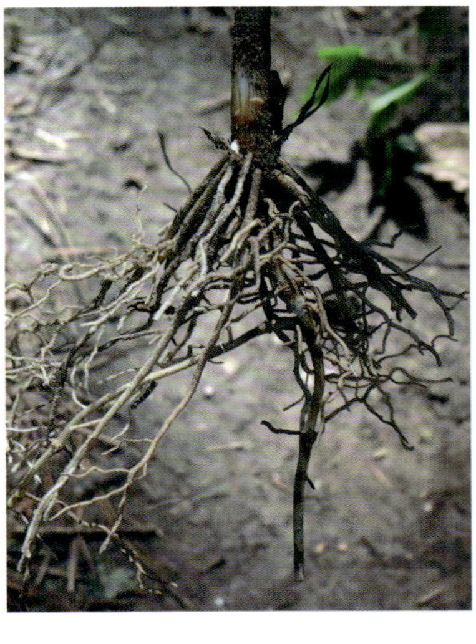

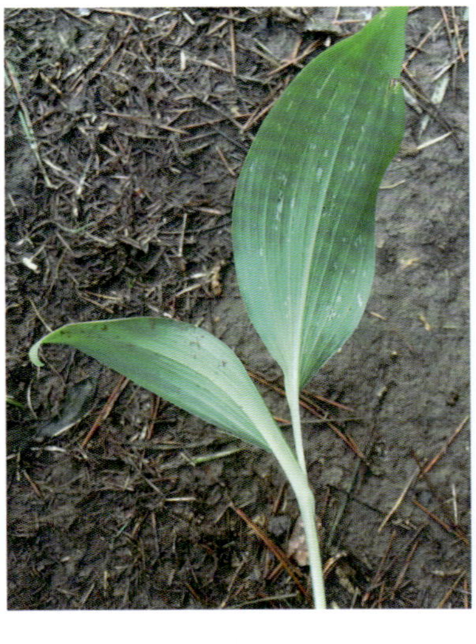

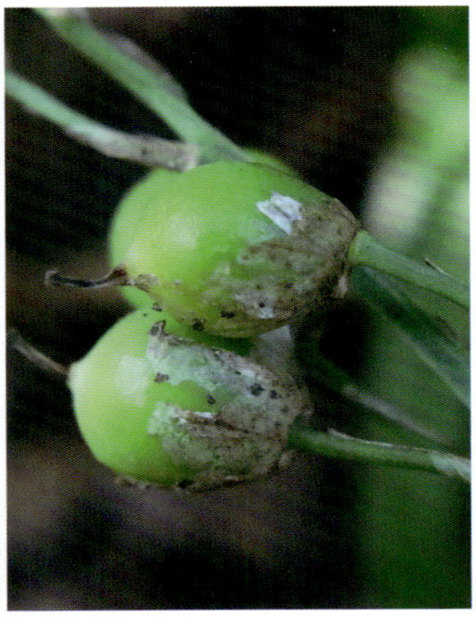

鹿药

【基　　原】百合科鹿药属鹿药 *Smilacina japonica* A.Gray

【别　　名】九层楼、盘龙七、偏头七、螃蟹七、白窝儿七、狮子七、山糜子。

【形态特征】多年生草本。根：须根多数。茎：根茎横走，略呈圆柱状，有时具膨大结节，肉质肥厚；茎单生，直立，有粗毛，中部以上具粗伏毛，下部有鳞片。叶：叶互生，着生于茎的上半部，叶4～9片，叶矩圆形、椭圆形或长圆形，先端渐尖，基部圆形，两面疏被粗毛或近无毛。花：圆锥花序顶生，花序具粗短毛；花单生，花小，白色，花被片6，分离或仅基部稍合生，长圆形或长圆状倒卵形；雄蕊6，花丝基部贴生于花被片上，花柱与子房近等长，柱头几不裂。果：浆果近球形，初绿色，有紫斑，成熟时黄色、淡黄色或红色。种子：种子1～2颗。花果期5—9月。

【生境分布】生于林下、山坡阴处。分布于我国西南、西北、东北、华北等地。

【药用部位（药材名称）及采收加工】根茎及根（鹿药）。春秋季采挖，洗净，晒干。

【临床应用】甘、苦，温。补气益肾，祛风除湿，活血调经；用于痨伤，阳痿，偏头痛，风湿疼痛，跌打损伤，乳痈，月经不调。

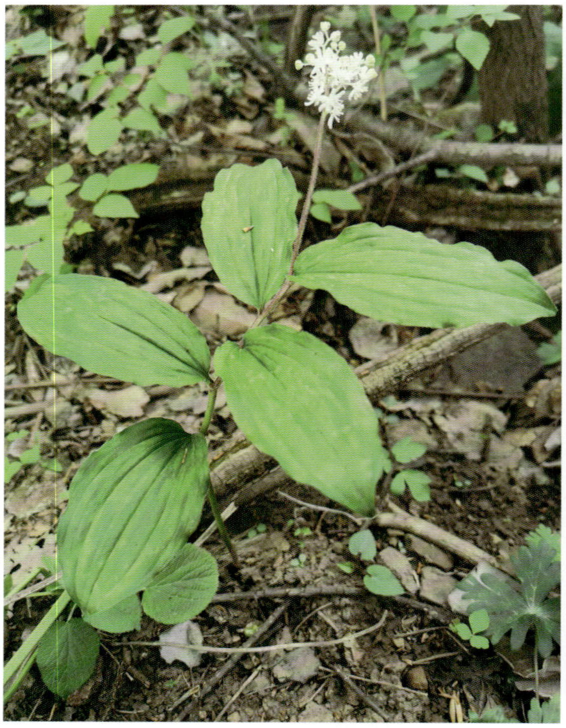

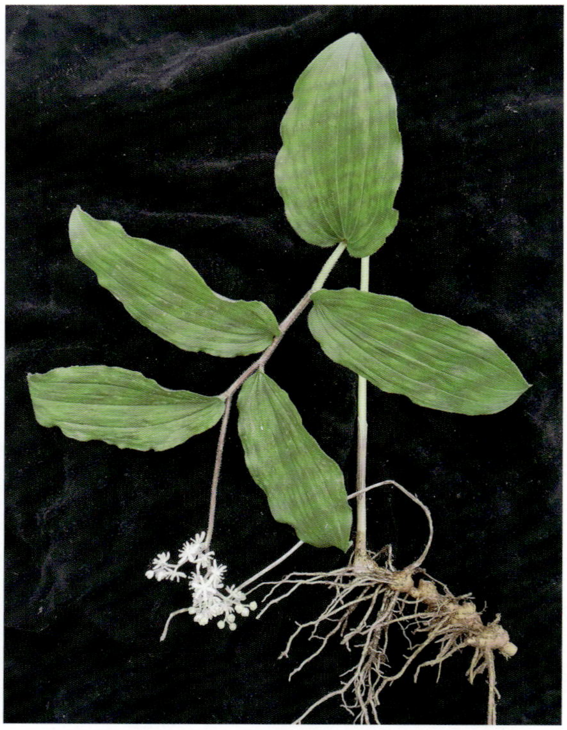

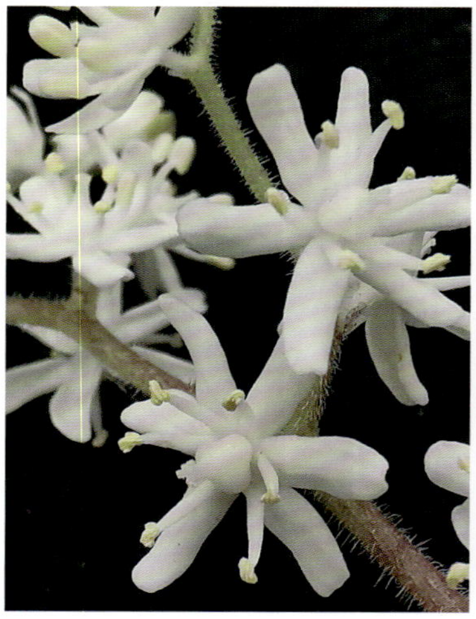

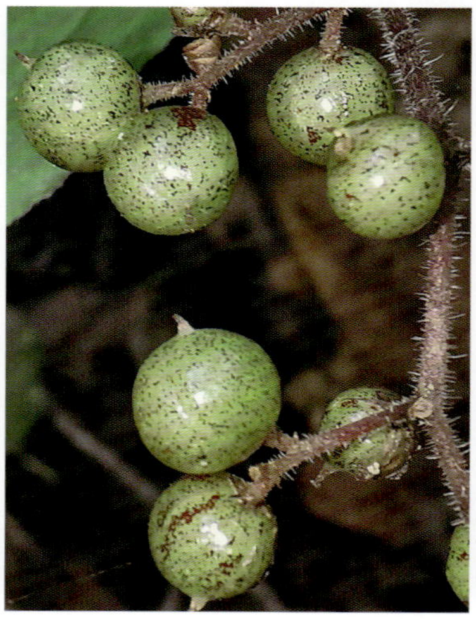

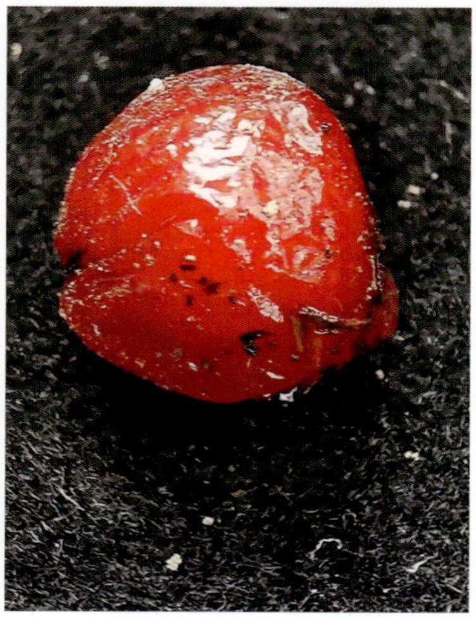

舞鹤草

【基　　原】百合科舞鹤草属舞鹤草 *Maianthemum bifolium*（L.）F.W.Schmidt

【别　　名】二叶舞鹤草。

【形态特征】多年生草本。茎：根状茎细长，横走，有节，节上生须根；茎高 8 ～ 25 cm。叶：基生叶 1 枚，有长柄，花期凋萎；茎生叶常 2 稀 3，互生于茎上部，叶三角状卵形，先端急尖至渐尖，基部心形，叶柄长 1 ～ 2 cm。花：总状花序直立，有花 10 ～ 25 朵；花序轴有柔毛或乳头状突起；花白色，单生或成对，花被片矩圆形；花梗细，长约 5 mm，顶端有关节；花丝短于花被片，花药卵形，黄白色。果：浆果，红色至紫红色。种子：种子卵圆形，种皮黄色，有颗粒状皱纹。花果期 5—9 月。

【生境分布】生于高山林下潮湿腐殖质土壤。分布于我国东北、华北、西北及四川等地。

【药用部位（药材名称）及采收加工】全草（二叶舞鹤草）。7—8 月采收，鲜用或晒干。

【临床应用】酸，微寒；归肝经。凉血止血，清热解毒；用于吐血，尿血，月经过多，外伤出血，疮痈肿痛。

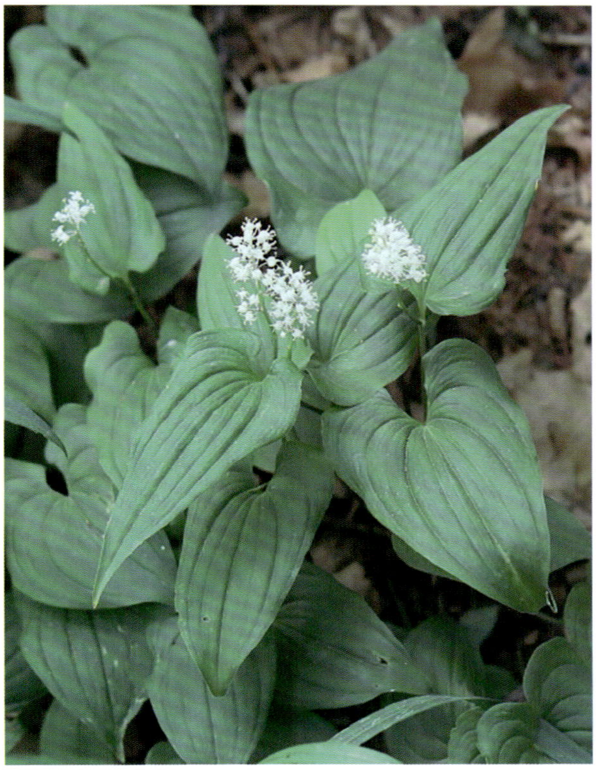
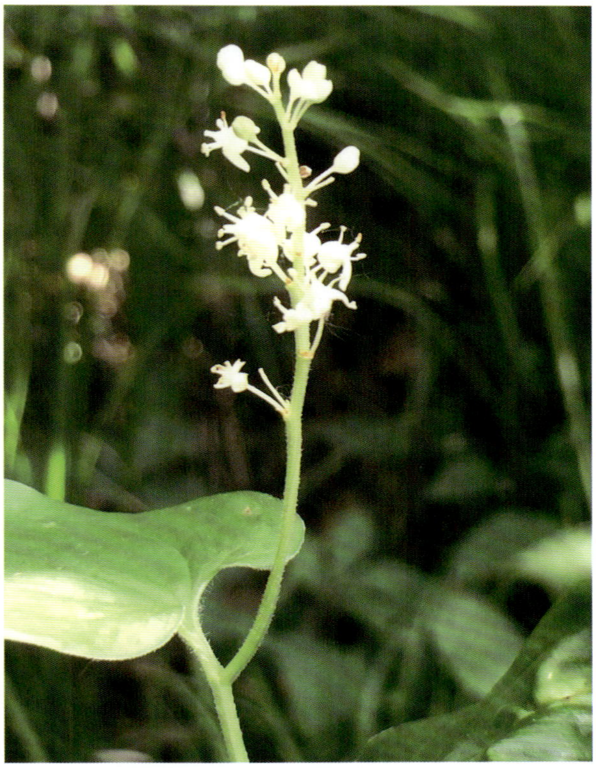
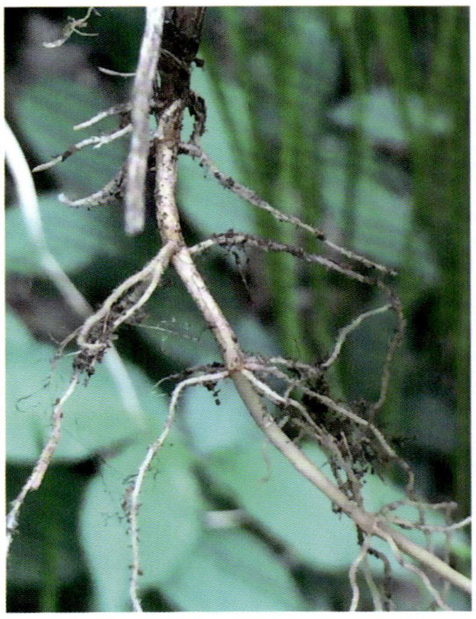
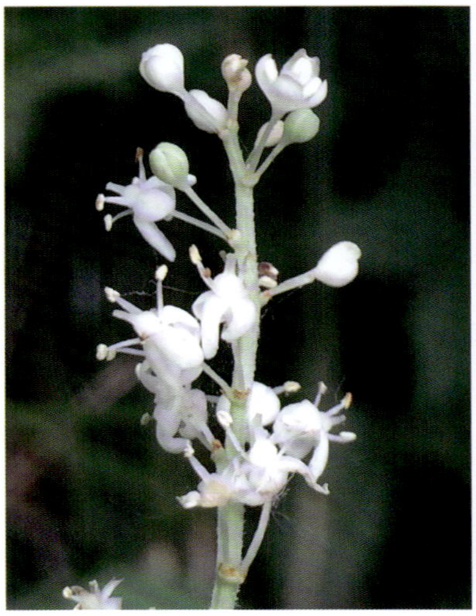
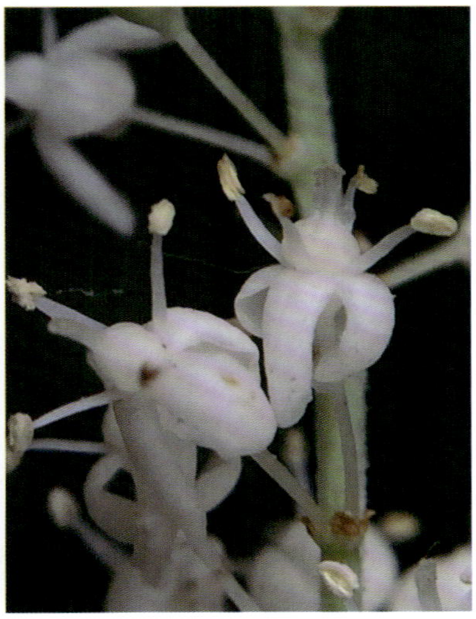

黄精

【基　　原】百合科黄精属黄精 *Polygonatum sibiricum* Red.

【别　　名】鸡头黄精、黄鸡菜、笔管菜、爪子参、老虎姜、鸡爪参。

【形态特征】多年生草本。**茎：**根状茎圆柱状，结节膨大，节间两边粗细不等，粗端有短分枝；茎直立或有时呈攀援状。**叶：**叶轮生，每轮 4 ～ 6 枚，条状披针形，先端拳卷或弯曲成钩。**花：**花序通常具 2 ～ 4 朵花，呈伞形状，总花梗长 1 ～ 2 cm，小花梗稍短，俯垂；苞片位于花梗基部，膜质，钻形或条状披针形，具 1 脉；花被乳白色至淡黄色花被筒中部稍缢缩，裂片长约 4 mm。**果：**浆果黑色。花果期 5—9 月。

【生境分布】生于林下、灌丛、山坡。分布于我国东北、华北、西北、华东及河南等地。

【药用部位（药材名称）及采收加工】根茎（黄精、鸡头黄精）。春秋季采挖，除去须根，洗净，置沸水中略烫或蒸至透心，干燥。

【临床应用】甘，平；归脾、肺、肾经。补气养阴，健脾，润肺，益肾；用于脾胃虚弱，体倦乏力，口干食少，肺虚燥咳，精血不足，内热消渴。

【备　　注】按《药典》，中药材“黄精”为百合科植物滇黄精、黄精或多花黄精的干燥根茎。

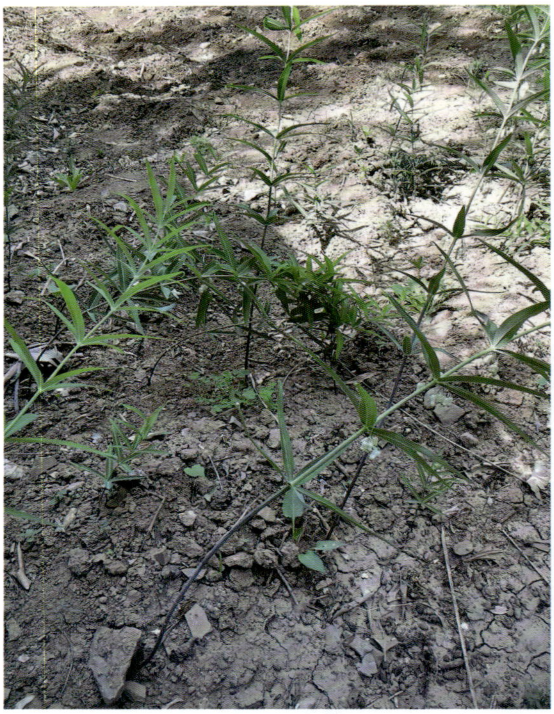
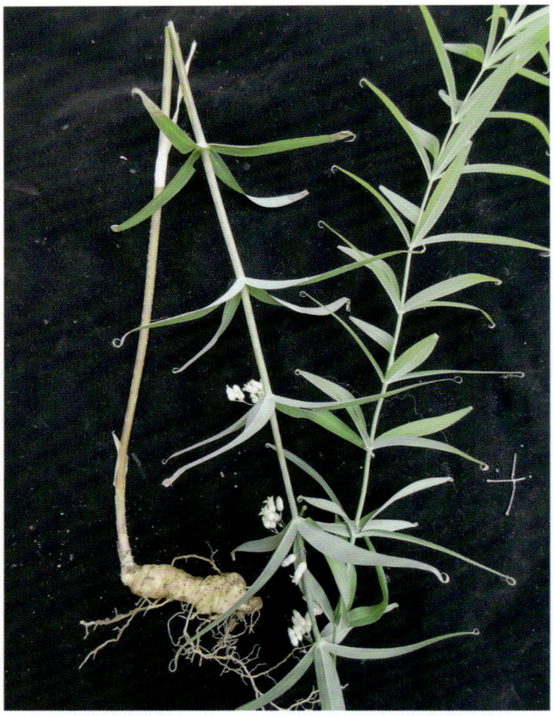
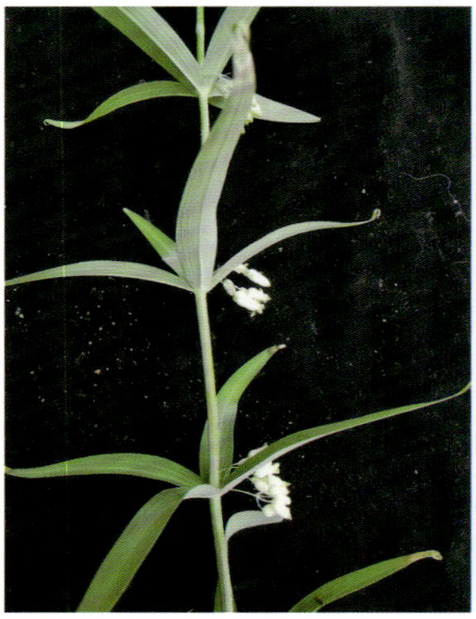
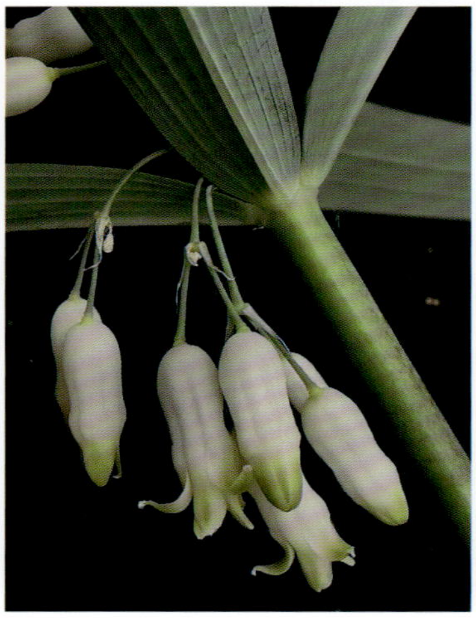
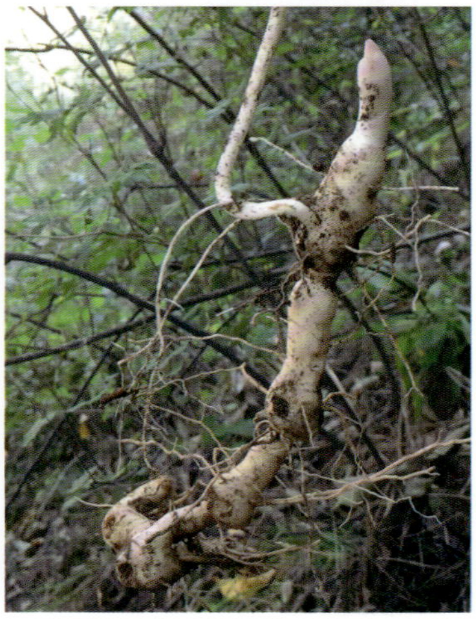

【基　　原】百合科黄精属轮叶黄精 *Polygonatum verticillatum*（L.）All.

【别　　名】红果黄精、地吊。

【形态特征】多年生草本。茎：根状茎具节，节间长 2 ～ 3 cm，一端粗一端细，粗端具短分枝，少有根状茎为连珠状；地上茎单一，直立。叶：叶常为 3 叶轮生，稀对生或互生；叶长圆状披针形、条状披针形或条形，顶端尖至渐尖。花：花 1 ～ 4 朵腋生组成花序；总花梗长 1 ～ 2 cm，花梗长 3 ～ 10 mm；苞片无或微小，生于花梗上；花被淡黄色或淡紫色。果：浆果球形，熟时红色。花果期 5—10 月。

【生境分布】生于林下、山坡草地。分布于我国西北及云南、四川、河北、山西、辽宁、山东等地。

【药用部位（药材名称）及采收加工】根茎（老虎姜、羊角参）。春秋季采挖，除去茎叶及须根，洗净，蒸后晒干。

【临床应用】甘、微苦，凉。补脾润肺，养肝，解毒消痈；用于脾胃虚弱，阴虚肺燥，咳嗽咽干，肝阳上亢，头晕目眩，疮痈肿痛。

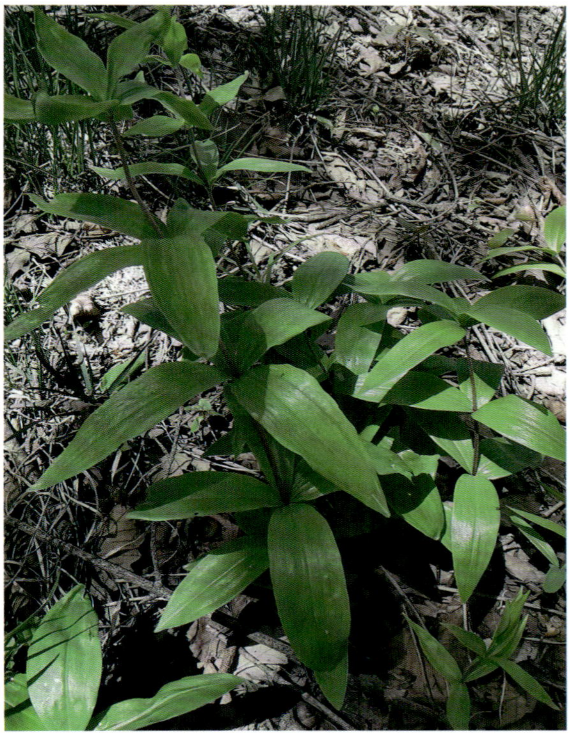

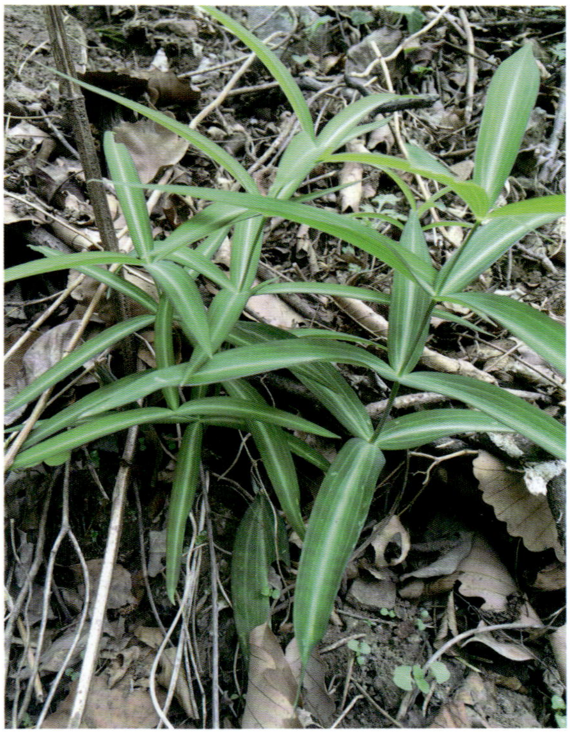

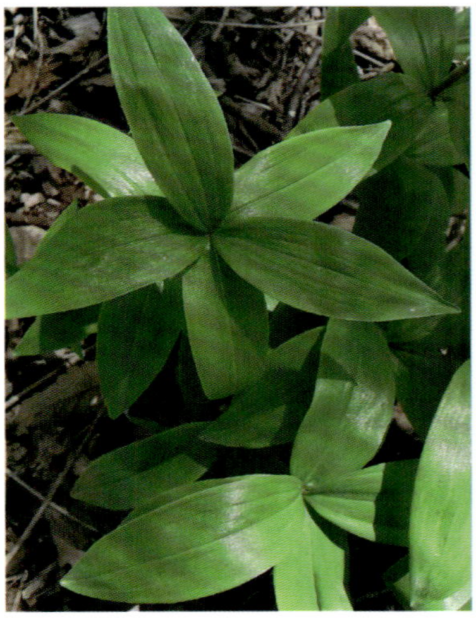

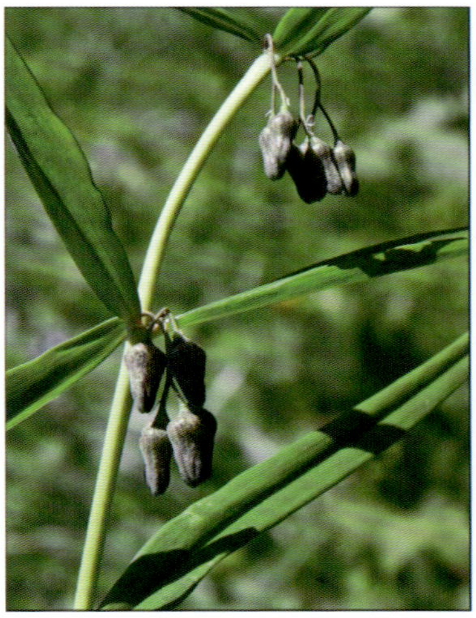

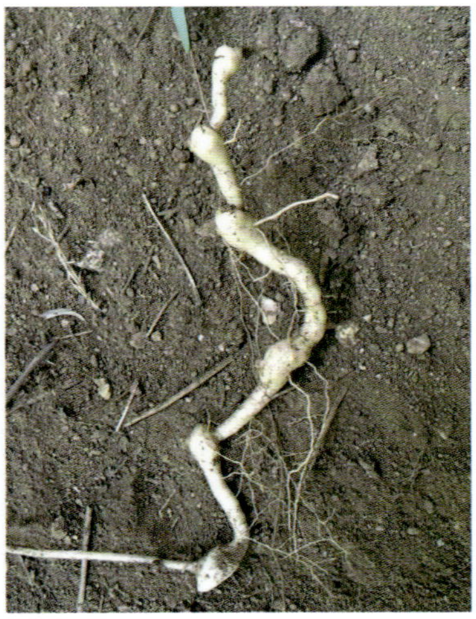

热河黄精

【基　　原】百合科黄精属热河黄精 *Polygonatum macropodium* Turcz.

【别　　名】小叶珠、多花黄精。

【形态特征】多年生草本。**茎：**根状茎圆柱形，直径 1 ～ 2 cm；茎高 30 ～ 100 cm。**叶：**叶互生，卵形至卵状椭圆形，少有卵状矩圆形，先端尖。**花：**花序具（3）4 ～ 12（17）花，近伞房状，总花梗长 3 ～ 5 cm，花梗长 0.5 ～ 1.5 cm；苞片无或极小，位于花梗中部以下；花被白色或带红点，花丝具 3 狭翅，呈皮屑状粗糙。**果：**浆果深蓝色。花果期 5—9 月。

【生境分布】生于林下、灌丛、阴坡。分布于辽宁、河北、山西、山东等地。

【药用部位（药材名称）及采收加工】根茎（黄精、玉竹）。采收加工同植物“黄精”项下。

【临床应用】同植物“黄精”项下。

【备　　注】本种的根茎为中药材“黄精”或“玉竹”的代用品。

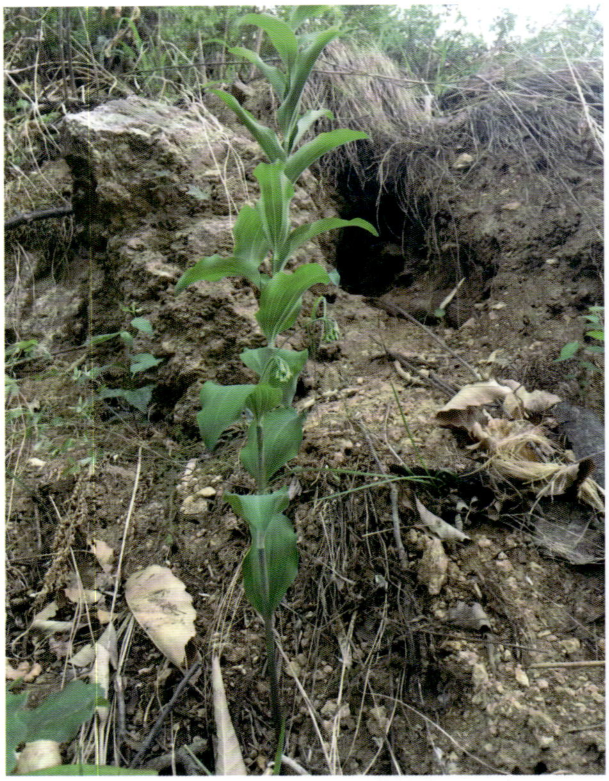

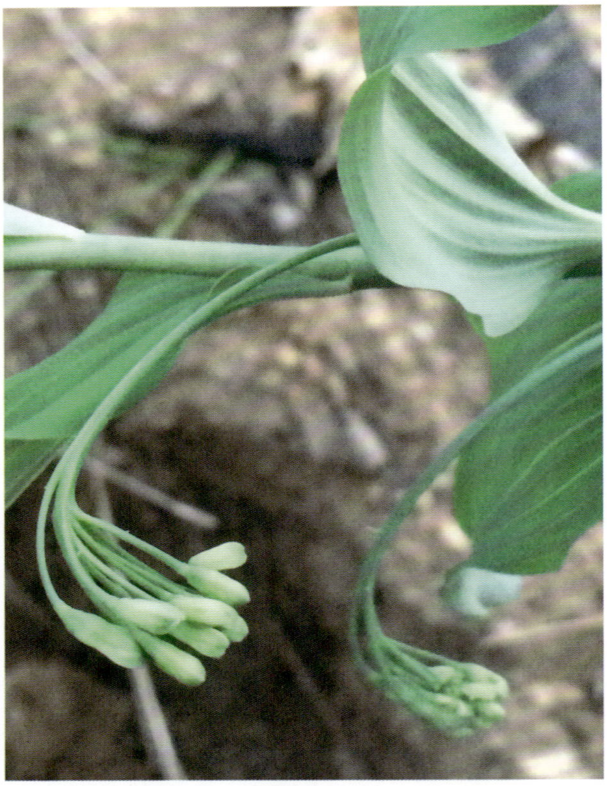

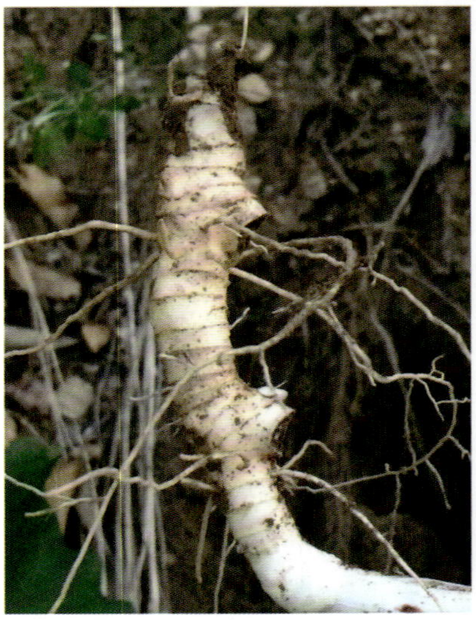

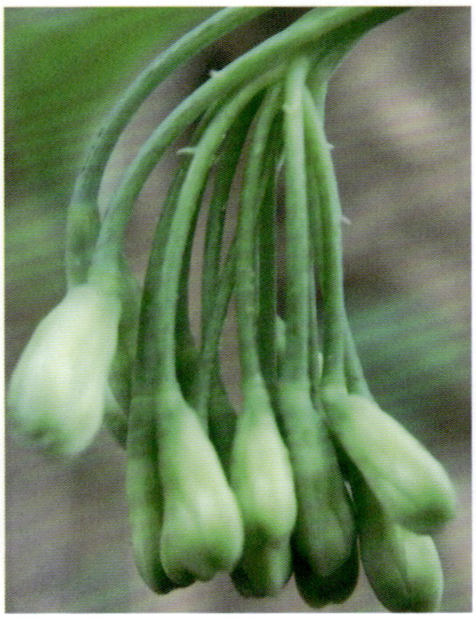

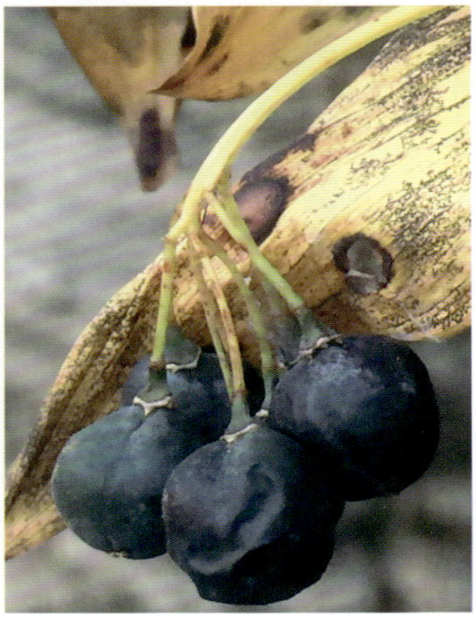

【基　　原】百合科黄精属玉竹 *Polygonatum odoratum*（Mill.）Druce

【别　　名】地管子、毛管菜、葳蕤、铃铛菜、山铃子草、白豆子、山姜、靠山竹、连（西）竹等。

【形态特征】多年生草本。茎：根茎横走，肉质，黄白色，密生多数细小的须根；茎单一，斜倾向一侧，具棱。叶：叶互生；叶 7 ～ 12 枚，无柄，叶椭圆形至卵状长圆形，先端钝尖或急尖，基部楔形，全缘，上面绿色，下面淡粉白色，叶脉隆起。花：花腋生，通常 1 ～ 3 朵簇生，总花梗长 1 ～ 1.5 cm，无苞片或有线状披针形苞片；花被筒状，黄绿色至白色，先端 6 裂，裂片卵圆形，常带绿色；雄蕊 6，着生于花被筒的中部，花丝扁平丝状，花药狭长圆形，黄色；子房上位，具细长花柱，柱头头状。果：浆果球形，成熟后蓝黑色。花果期 4—9 月。

【生境分布】生于林下、山坡阴湿处。分布于我国东北、华北、华东、华中及甘肃、青海等地；有栽培。

【药用部位（药材名称）及采收加工】根茎（玉竹）。秋季采挖，除去须根，洗净，晒至柔软后反复揉搓和晾晒至无硬心，晒干；或蒸透后揉至半透明，晒干。

【临床应用】甘，微寒；归肺、胃经。养阴润燥，生津止渴；用于肺胃阴伤，燥热咳嗽，咽干口渴，内热消渴。

【备　　注】按《药典》，中药材“玉竹”的基原仅为玉竹 *Polygonatum odoratum*（Mill.）Druce。

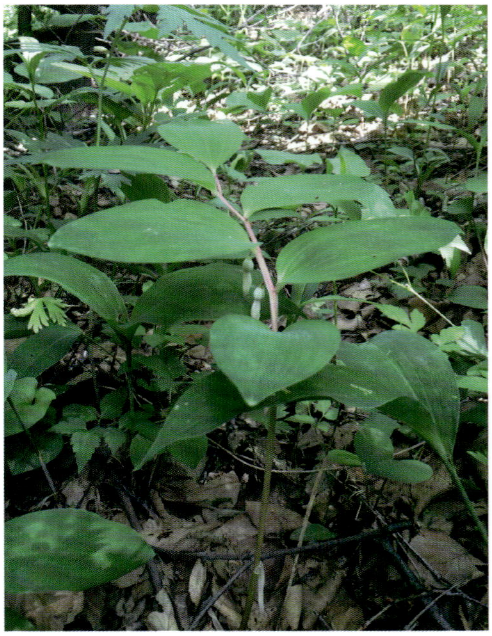

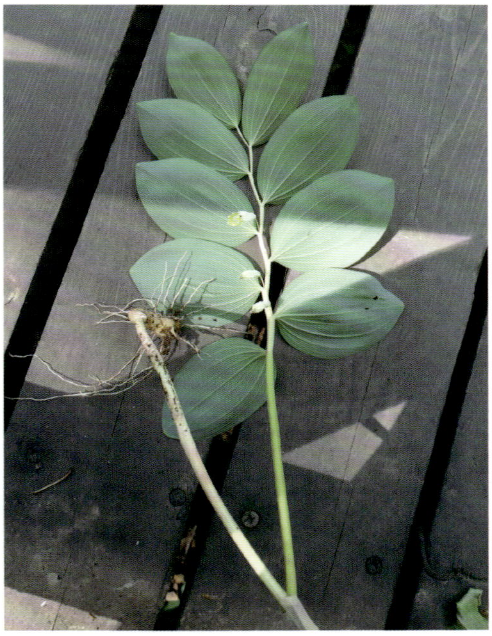

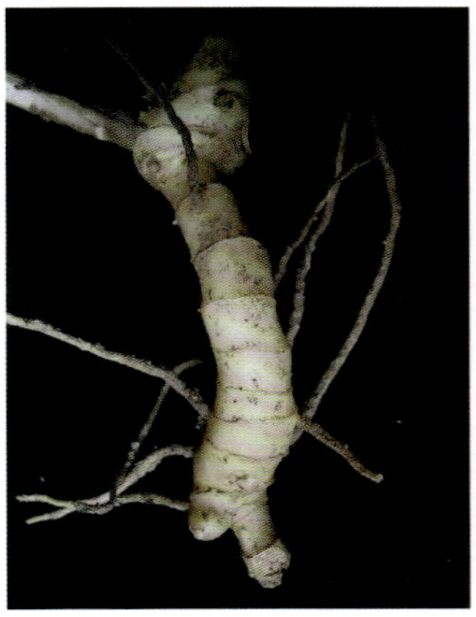

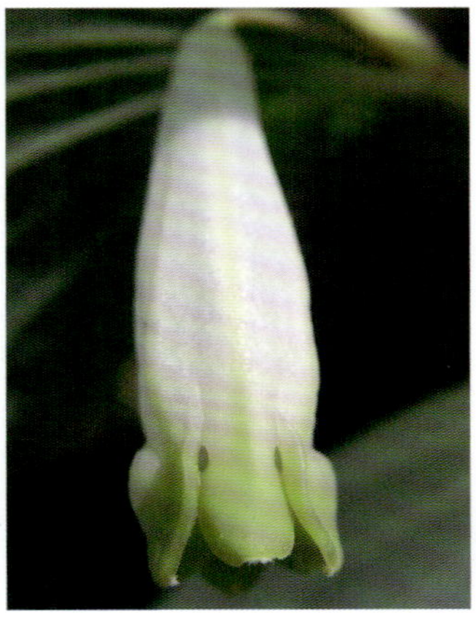

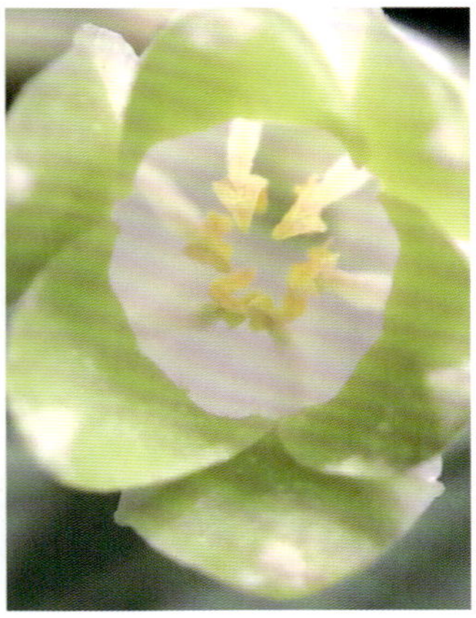

北重楼

【基　　原】百合科重楼属北重楼 *Paris verticillata* M Bieb.

【别　　名】定风筋、铜筷子、灯台七、七叶一枝花、(轮叶)王孙。

【形态特征】多年生草本。**茎：**根茎细长；茎有时带紫色。**叶：**叶 6～8 枚轮生，具短柄或近无柄；叶披针形、狭长圆形或倒卵状披针形，先端渐尖，基部楔形。**花：**花单生于叶轮中央，花梗长；外轮花被通常 4～5，叶状，先端渐尖，基部圆形或宽楔形，绿色，平展；内轮花被片条形，黄绿色；雄蕊通常 8，花丝基部稍扁平；子房近球形，紫褐色，先端无盘状花柱基，花柱具 4～5 分枝，分枝细长，向外反卷。**果：**蒴果浆果状，不开裂。花果期 5—9 月。

【生境分布】生于山坡林下、草丛、阴湿地、沟边。分布于西藏、云南、四川、贵州、河南、河北等地。

【药用部位（药材名称）及采收加工】根茎（北重楼、上天梯）。夏末秋初采挖，除去茎叶及须根，洗净，鲜用或晒干。

【临床应用】苦，寒；有小毒。祛风利湿，清热定惊，解毒消肿；用于风湿痹痛，热病抽搐，咽喉肿痛，痈肿，瘰疬，毒蛇咬伤。

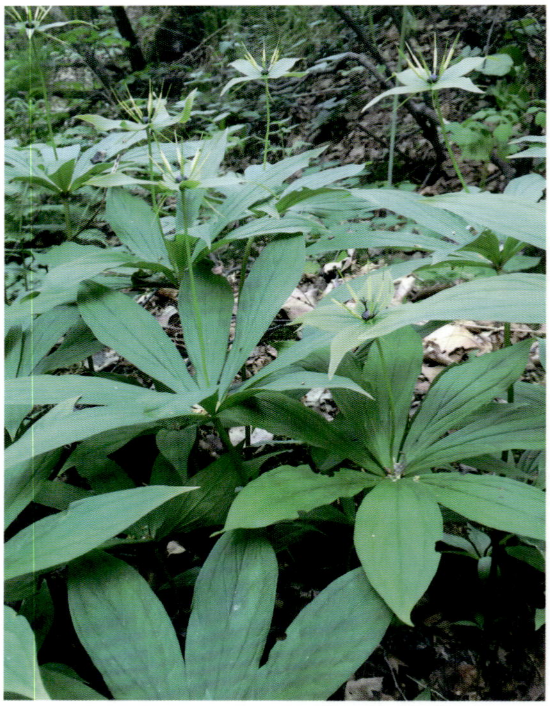

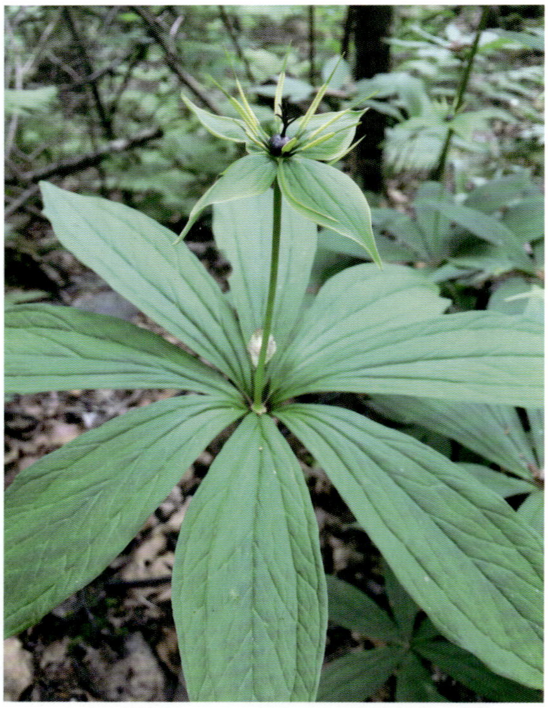

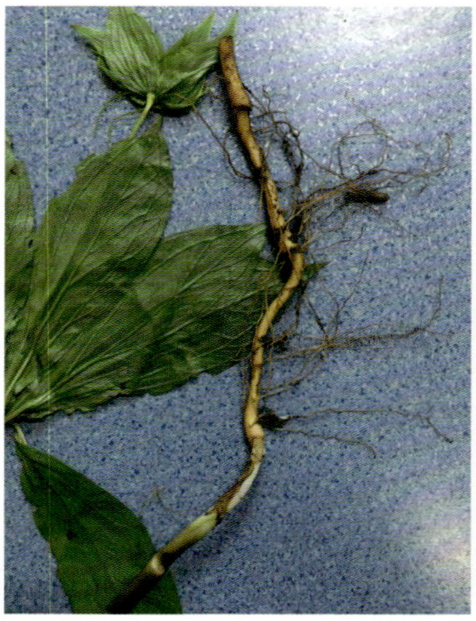

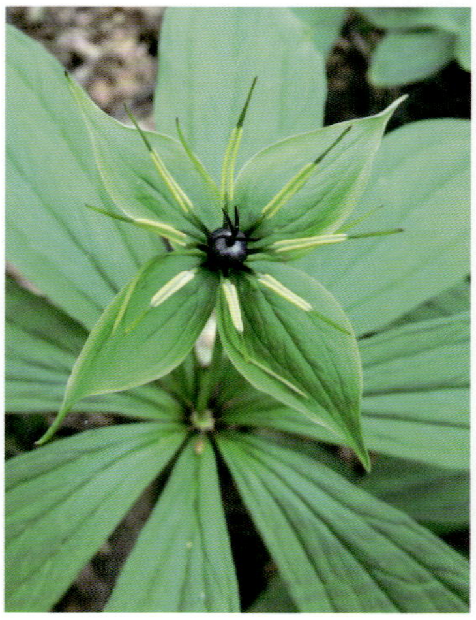

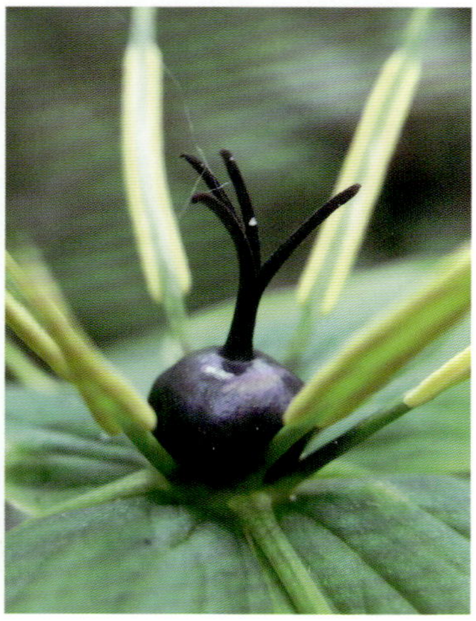

七叶一枝花

【基　　原】百合科重楼属七叶一枝花 *Paris polyphylla* Smith

【别　　名】九连环、蚤休。

【形态特征】形态特征与植物"北重楼"相似。两者的主要区别：北重楼的根状茎细长，近等粗；子房无棱，顶端没有盘状花柱基，花柱细长；叶常 6 ～ 8 枚。七叶一枝花的根状茎稍粗壮，不等粗；子房有棱，顶端具盘状的花柱基，花柱粗短；叶常 5 ～ 22 枚。

【生境分布】生于山坡林下阴湿处。分布于我国东北、华北及陕西、甘肃、安徽、浙江、四川等地。

【药用部位（药材名称）及采收加工】根状茎（蚤休、七叶一枝花）。夏秋采挖，洗净，鲜用或晒干。

【临床应用】苦，寒，有小毒；归心、肺、肝经。清热解毒，消肿止痛；用于流行性乙型脑炎，胃痛，阑尾炎，淋巴结核，扁桃体炎，腮腺炎，乳腺炎，毒蛇毒虫咬伤，疮疡肿毒。

【备　　注】按《中国植物志》，七叶一枝花 *Paris polyphylla* Smith（原种）有 7 个变种：缺瓣重楼 *Paris polyphylla* Smith var. *apetala* Hand.、短梗重楼 *Paris polyphylla* Smith var. *appendiculata* Hara、华重楼 *Paris polyphylla* Smith var *chinensis*（Franch.）Hara、宽叶重楼 *Paris polyphylla* Smith var. *latifolia* Wang et Chang、狭叶重楼 *Paris polyphylla* Smith var. *stenophylla* Franch.、长药隔重楼 *Paris polyphylla* Smith var. *thibetica*（Franch.）Hara、宽瓣重楼 *Paris polyphylla* Smith var. *yunnanensis*（Franch.）Hand.-Mazz.。按《药典》，中药材"重楼"为百合科植物云南重楼 *Paris polyphylla* Smith var. *yunnanensis* (Franch.) Hand.-Mazz. 或七叶一枝花 *Paris polyphylla* Sm var *chinensis*（Franch.）Hara 的干燥根茎；两者实为七叶一枝花 *Paris polyphylla* Smith 变种"宽瓣重楼"和"华重楼"的根茎。

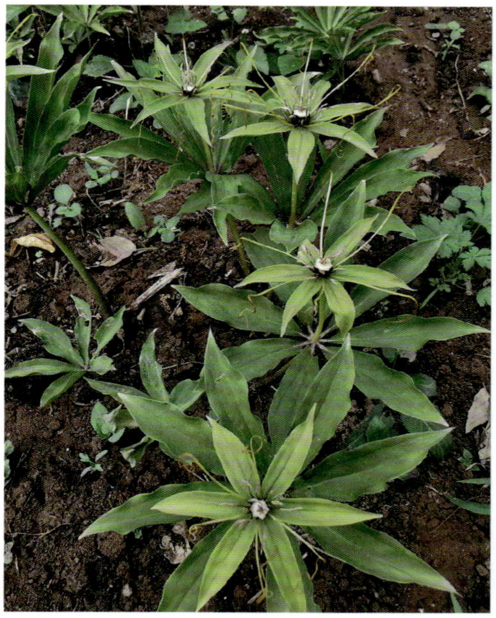

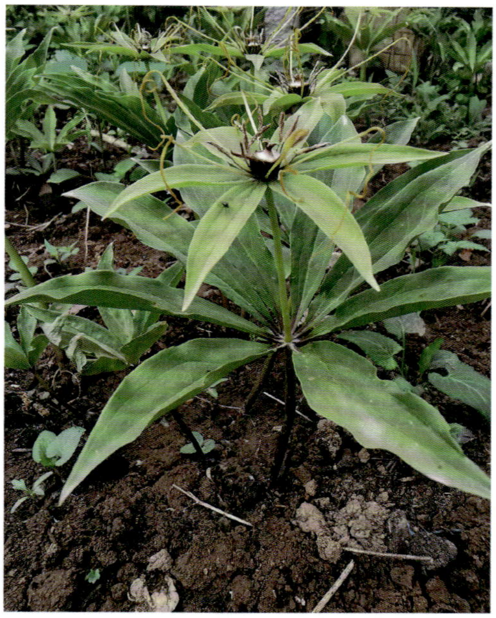

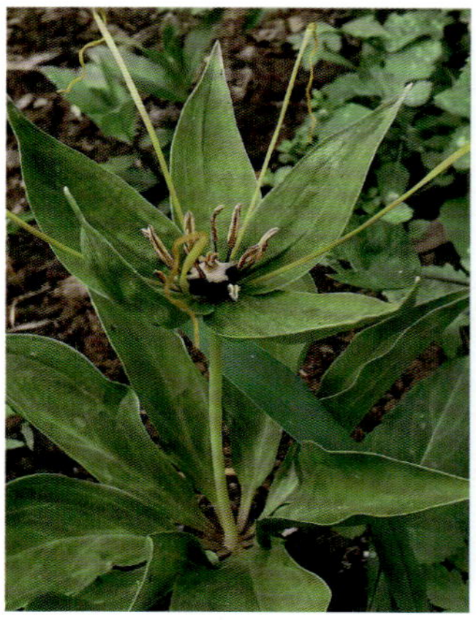

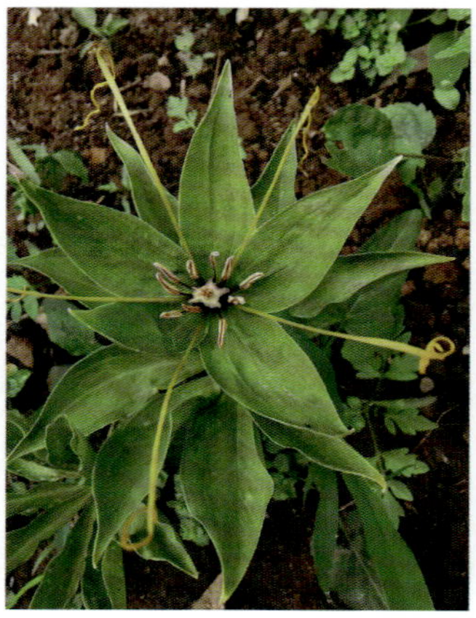

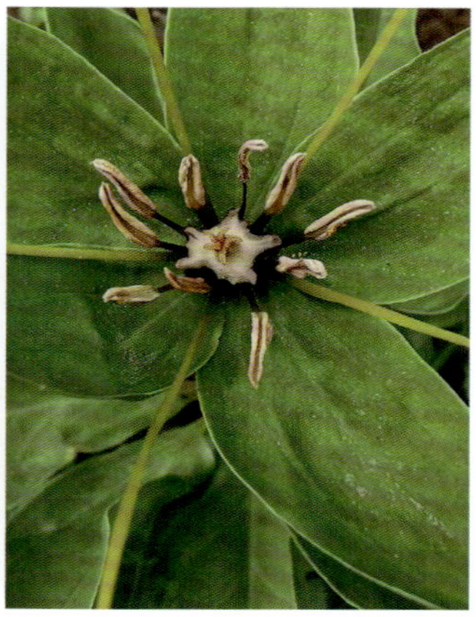

龙须菜

【基　　原】百合科天门冬属龙须菜 *Asparagus schoberioides* Kunth

【别　　名】雉隐天冬。

【形态特征】多年生草本。**根：**根细长，粗约 2 ～ 3 mm。**茎：**茎上部和分枝具纵棱，分枝有时有极狭的翅；叶状枝通常每 3 ～ 4 枚成簇，窄条形，镰刀状，基部近锐三棱形，上部扁。**叶：**鳞片状叶近披针形，基部无刺。**花：**花每 2 ～ 4 朵腋生，黄绿色；花梗很短，长约 0.5 ～ 1 mm；雄蕊的花丝不贴生于花被片上；雌花和雄花近等大。**果：**浆果直径约 6 mm，熟时红色，通常有 1 ～ 2 颗种子。花果期 5—9 月。

【生境分布】生于草坡、林下。分布于我国东北及河北、河南、山东、山西、陕西、甘肃等地。

【药用部位（药材名称）及采收加工】根及根茎（白前）。采收加工未见记载。

【临床应用】古今本草典籍未见记载。《河南植物志》：根及根茎在河南作白前用。按《药典》，中药材“白前”为萝藦科植物柳叶白前 *Cynanchum stauntonii*（Decne.）Schltr.ex Levi.、芫花叶白前（白前）Cynanchum glaucescens（Decne.）Hand.-Mazz. 的干燥根茎和根。

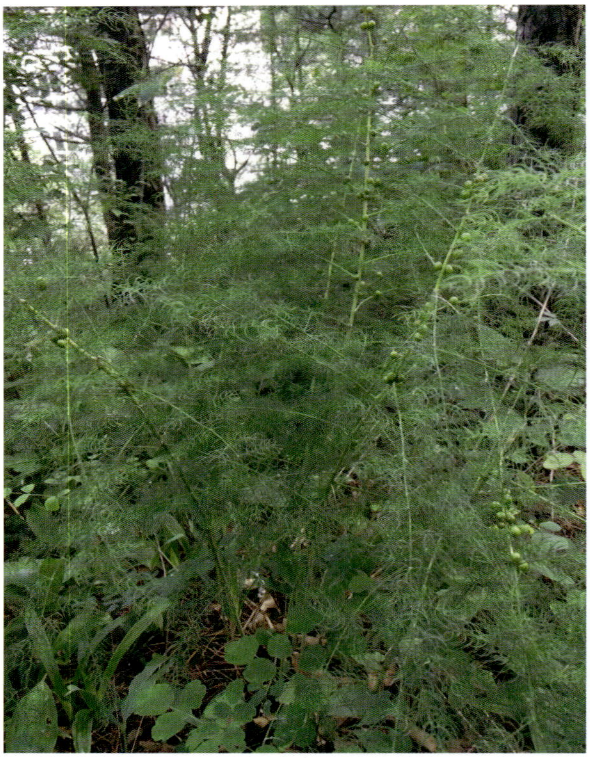
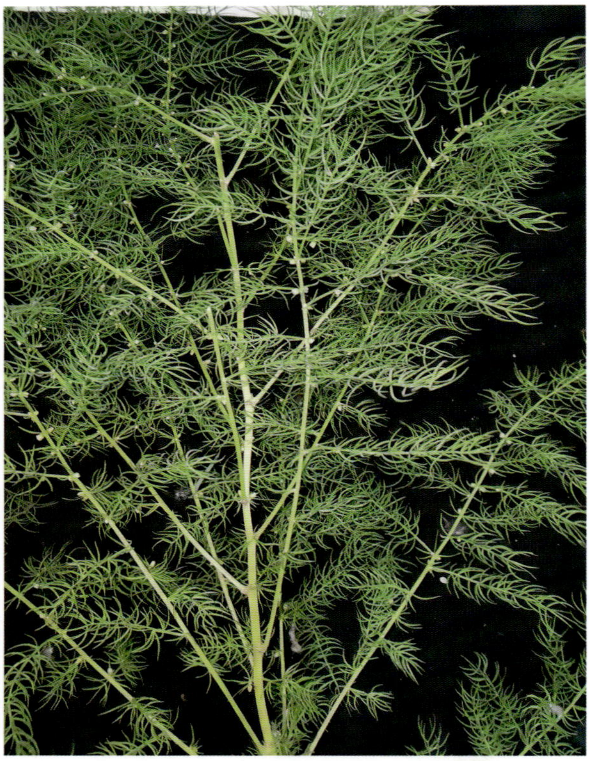
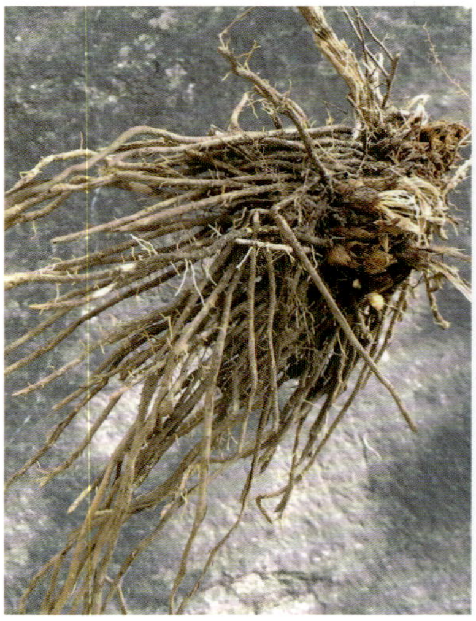
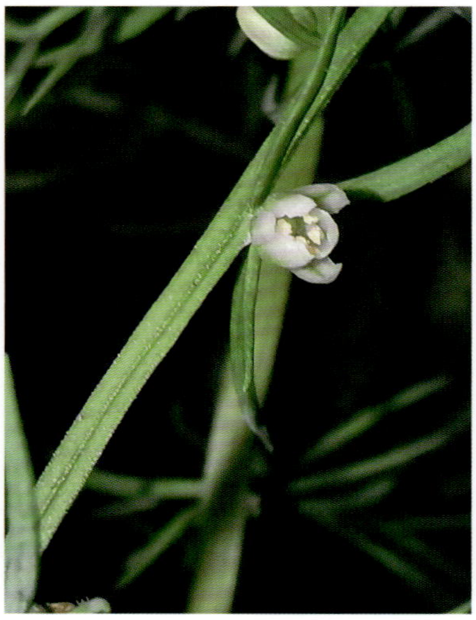
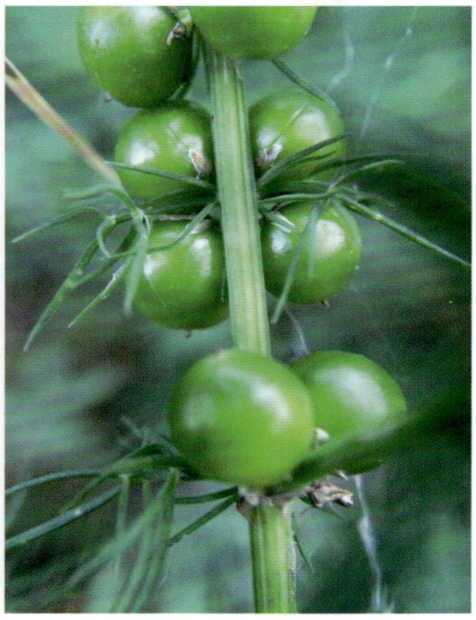

曲枝天门冬

【基　　原】百合科天门冬属曲枝天门冬 *Asparagus trichophyllus* Bunge.

【别　　名】曲枝（毛叶、糙叶）天冬、霸天王、抓地龙。

【形态特征】多年生草本。根：根细，稍显肉质。茎：茎近直立，光滑，中上部呈之字形；分枝基部先下弯而后上升，呈半圆形弯曲，小枝具软骨质齿；叶状枝在茎的第 3 回分枝上轮生，常 4 ～ 8 枚成簇，刚毛状，略具 4 ～ 5 棱，直立或稍弯曲，常略贴伏于小枝上，具明显的软骨质齿。叶：叶退化成鳞片状；茎上部鳞片状叶的基部具刺状距或成硬刺，分枝上的距不明显。花：花常 2 朵对生于叶腋，单性，雌雄异株，绿黄色或稍带紫色，花梗中部稍上部位具关节；雄花花被片 6，披针形，雄蕊 6，花丝中部以下贴生于花被片上，花药近长圆形；雌花小。果：浆果球形，成熟时红色。种子：种子黑色。花果期 5—8 月。

【生境分布】生于山地、灌丛、田边、荒地。分布于我国华北、西北及辽宁等地。

【药用部位（药材名称）及采收加工】根（曲枝天冬）。春秋季采收，除去泥土，晒干。

【临床应用】甘、苦，凉；归肝经。祛风除湿；用于风湿性腰腿痛，局部性浮肿；外用治疮疡、瘙痒症、渗出性皮肤病、疮疖红肿。

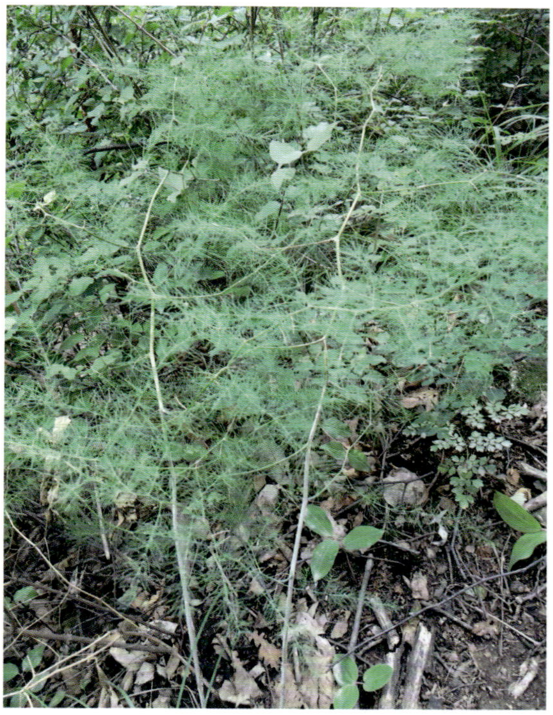

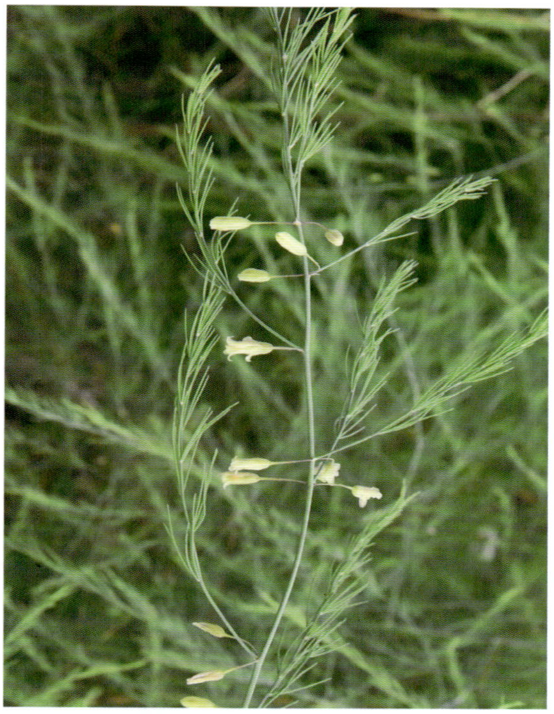

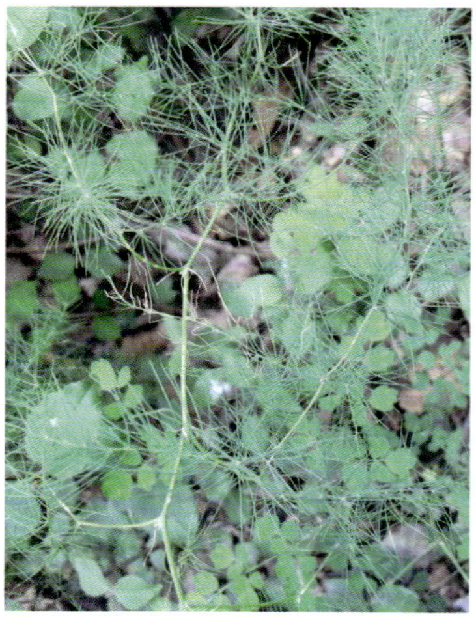

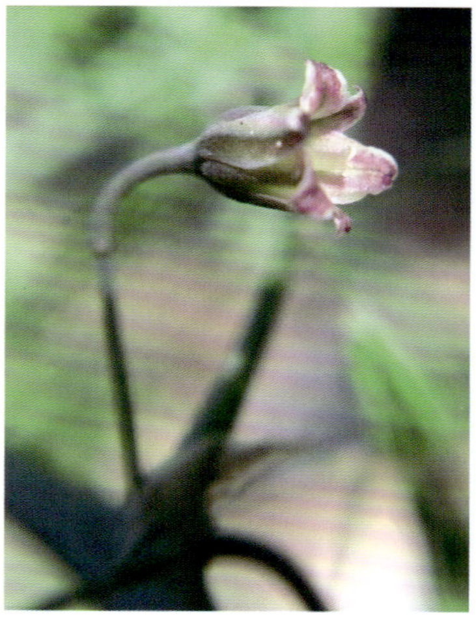

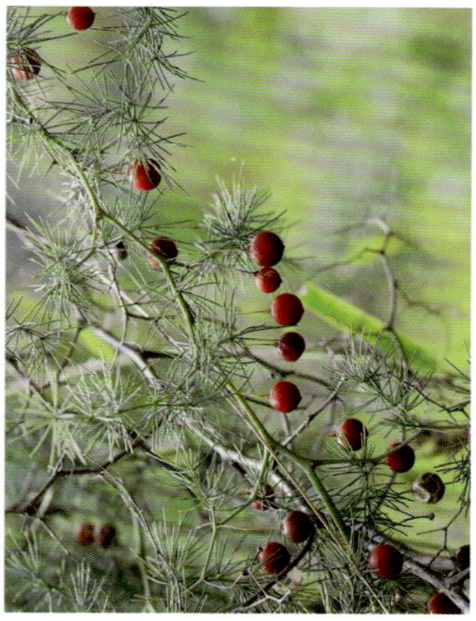

天冬

【基　　原】百合科天门冬属天冬 *Asparagus cochinchinensis*（Lour.）Merr.

【别　　名】天门冬、野鸡食、三百棒、丝冬、老虎尾巴根。

【形态特征】多年生攀援草本。**根：**根在中部或近末端呈纺锤状膨大。**茎：**茎平滑，常弯曲或扭曲，分枝具棱或狭翅；叶状枝通常每 3 枚成簇，扁平或由于中脉龙骨状而略呈锐三棱形，稍呈镰刀状。**叶：**鳞片状叶基部延伸为硬刺，在分枝上的刺较短或不明显。**花：**花通常每 2 朵腋生，淡绿色；花梗长 2 ～ 6 cm，关节一般位于中部；雄花花丝不贴生于花被片上。**果：**浆果球形，直径 6 ～ 7 cm，熟时红色，有 1 颗种子。花果期 5—10 月。

【生境分布】生于山坡、路旁、林下、山谷、荒地。分布我国华东、中南、西南及河南、河北、山西、陕西、甘肃等地。

【药用部位（药材名称）及采收加工】块根（天冬、天门冬）。秋冬季采挖，洗净，除去茎基和须根，置沸水中煮或蒸至透心，趁热除去外皮，洗净，干燥。

【临床应用】甘、苦，寒；归肺、肾经。养阴润燥，清肺生津；用于肺燥干咳，顿咳痰黏，腰膝酸痛，骨蒸潮热，内热消渴，热病津伤，咽干口渴，肠燥便秘。

【备　　注】*Asparagus cochinchinensis*（Lour.）Merr. 在《药典》名称为“天冬”，在《中国植物志》名称为“天门冬”；本书参考《药典》。

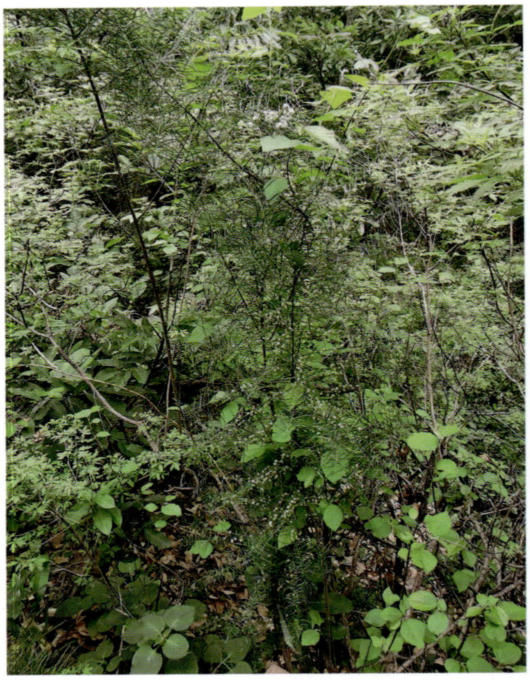

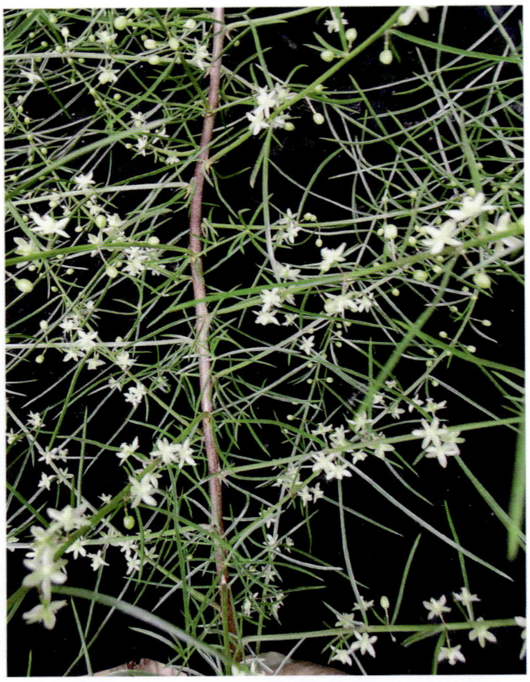

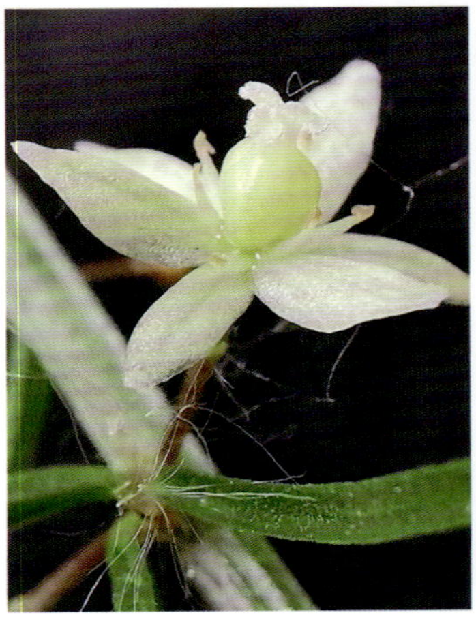

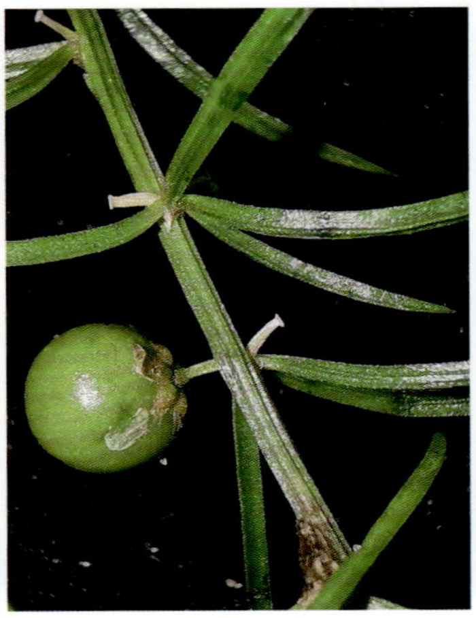

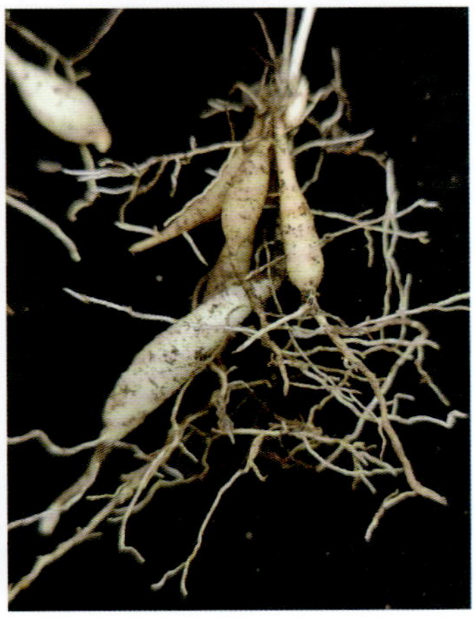

【基　　原】百合科天门冬属羊齿天门冬 *Asparagus filicinus* D. Don

【别　　名】千锤打、土（滇）百部、月牙一支蒿、羊齿天冬、寸冬。

【形态特征】多年生草本。**根：**根成簇，从基部开始或在距基部几厘米处呈纺锤状膨大，膨大部分长短不一。**茎：**茎近平滑，分枝通常有棱，有时稍具软骨质齿；叶状枝每 5 ～ 8 枚成簇，扁平，镰刀状，有中脉。**叶：**鳞片状叶基部无刺。**花：**花每 1 ～ 2 朵腋生，淡绿色，有时稍带紫色；花梗细长，关节位于近中部；雄花花被长约 2.5 mm，花丝不贴生于花被片上；花药卵形；雌花和雄花近等大或略小。**果：**浆果球形，种子 2 ～ 3 颗。花果期 5—9 月。

【生境分布】生于林下、山谷阴湿处。分布我国西南、华中及山西、陕西、甘肃、浙江等地。

【药用部位（药材名称）及采收加工】块根（羊齿天冬、天门冬、天冬）。春秋季采挖，除去茎，洗净，煮沸约 30 min，捞出，剥除外皮，晒干。

【临床应用】甘、苦，平；归肺经。润肺止咳，杀虫止痒；用于阴虚肺燥，肺痨久咳，咯痰不爽，痰中带血，疥癣瘙痒。

【备　　注】按《药典》，中药材“天冬”为百合科植物天冬 *Asparagus cochinchinensis*（Lour.）Merr. 的干燥块根。本种的块根在少数地区作“天门冬”入药。

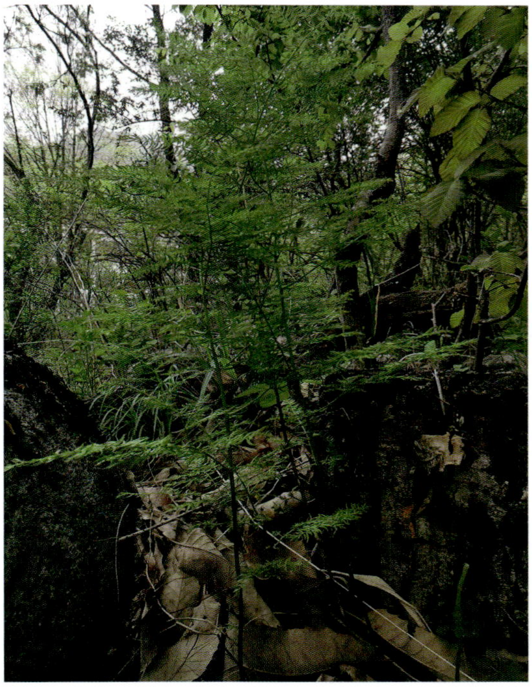
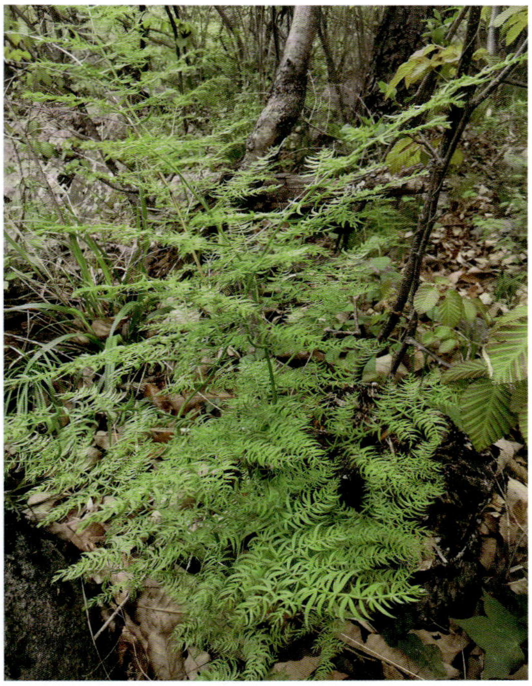
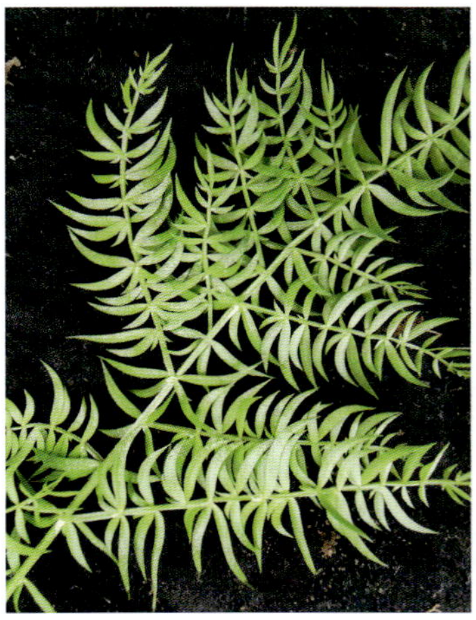
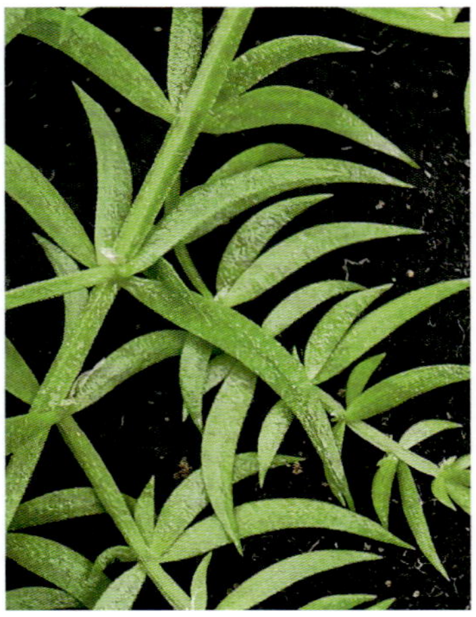
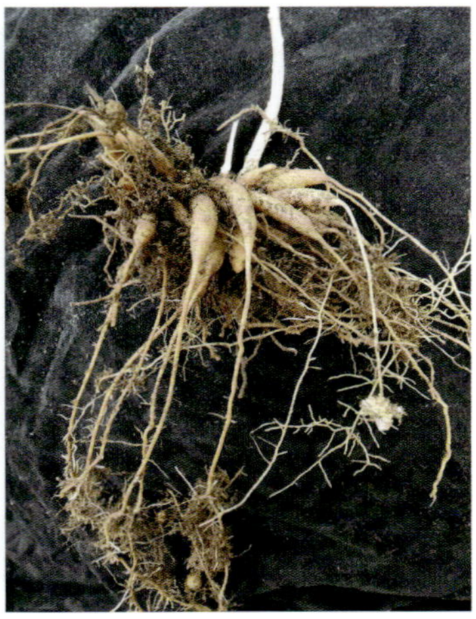

禾叶山麦冬

【基　　原】百合科山麦冬属禾叶山麦冬 *Liriope graminifolia*（L.）Baker

【别　　名】禾叶土麦冬、麦冬。

【形态特征】多年生草本。根：根细或稍粗，分枝多，有时具纺锤形小块根。茎：根状茎短或稍长，具地下横走茎。叶：叶长 20 ～ 50(60)cm，宽 2 ～ 3(4)mm，先端钝或渐尖，具 5 条脉，近全缘而先端具细齿，基部常有残存的枯叶或有时撕裂成纤维状。花：花葶通常稍短于叶，总状花序具多花；花通常 3 ～ 5 朵簇生于苞片腋内；苞片卵形，先端具长尖，干膜质；花梗关节位于近顶端；花被片狭矩圆形或矩圆形，先端钝圆，白色或淡紫色；花药近矩圆形，短于花丝；子房近球形。果：种子卵圆形或近球形，成熟时蓝黑色。花果期 6—11 月。

【生境分布】生于山坡、林下、灌丛、山沟阴处。分布于我国华东及河北、山西、陕西、甘肃、河南、湖北、贵州、四川、广东等地。

【药用部位（药材名称）及采收加工】块根（麦冬）。采收加工未见记载。

【临床应用】甘、微苦，微寒；归心、肺、胃经。养阴生津，润肺清心；用于肺燥干咳，阴虚痨嗽，喉痹咽痛，津伤口渴，内热消渴，心烦失眠，肠燥便秘。

【备　　注】按《中国植物志》《河南植物志》《山西植物志》，本种的块根可作麦冬入药。按《中国药典》，中药材“麦冬”为百合科植物麦冬 *Ophiopogon japonicus*（L.f）Ker-Gawl. 的干燥块根。

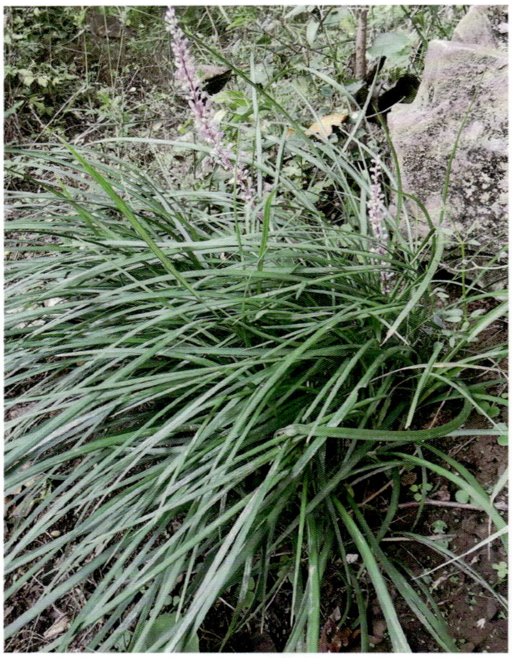
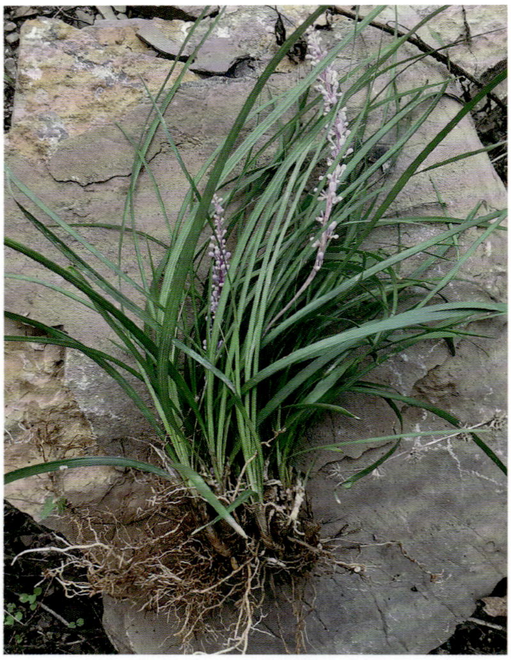
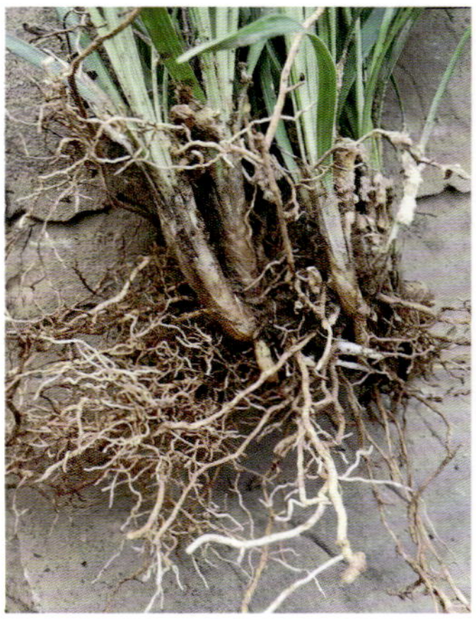
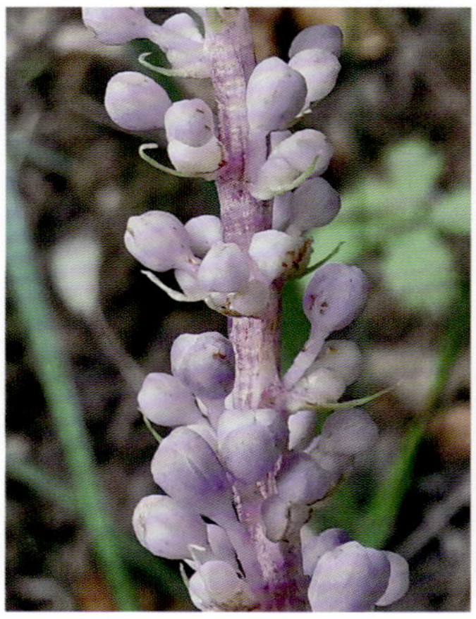
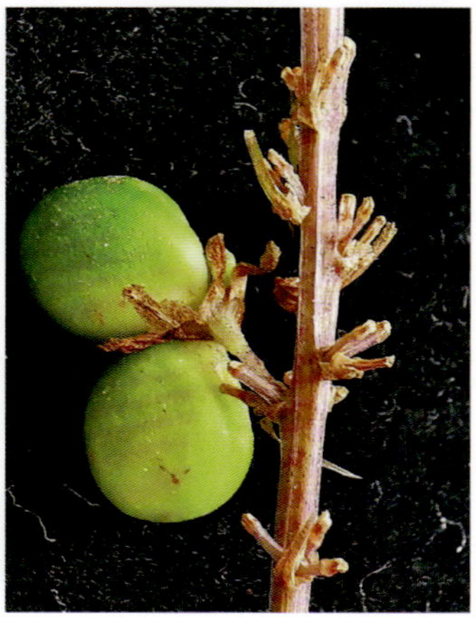

短梗菝葜

【基　　原】百合科菝葜属短梗菝葜 *Smilax scobinicaulis* C. H. Wright

【别　　名】威灵仙、铁角灵仙、黑刺菝葜。

【形态特征】攀援灌木。茎：根茎块状，褐色；茎和枝条通常有刺或近无刺，刺针状，稍黑色；茎上的刺有时较粗短，中部以上着生卷须。叶：叶卵形或椭圆状卵形，干后有时变为黑褐色，基部钝或浅心形；叶柄长 5 ～ 15 cm。花：总花梗很短，一般不到叶柄长度的一半；花白色或绿白色，花被片 4；雌花具 3 枚退化雄蕊。果：浆果近球形，直径 6 ～ 9 mm，黑色。花果期 5—10 月。

【生境分布】生于林下、灌丛、山坡。分布我国华中、西南及河北、山西、陕西、甘肃、江西等地。

【药用部位（药材名称）及采收加工】根及根茎（金刚刺、铁丝灵仙）。全年或夏秋季采挖，除去茎叶，洗净，捆成小把，鲜用或晒干。

【临床应用】辛、苦，平。祛风除湿，活血通络，解毒散结，镇惊息风，抗癌；用于风湿痹痛，关节不利，小儿惊风，肠炎，疮疖，肿毒，瘰疬，癌肿。

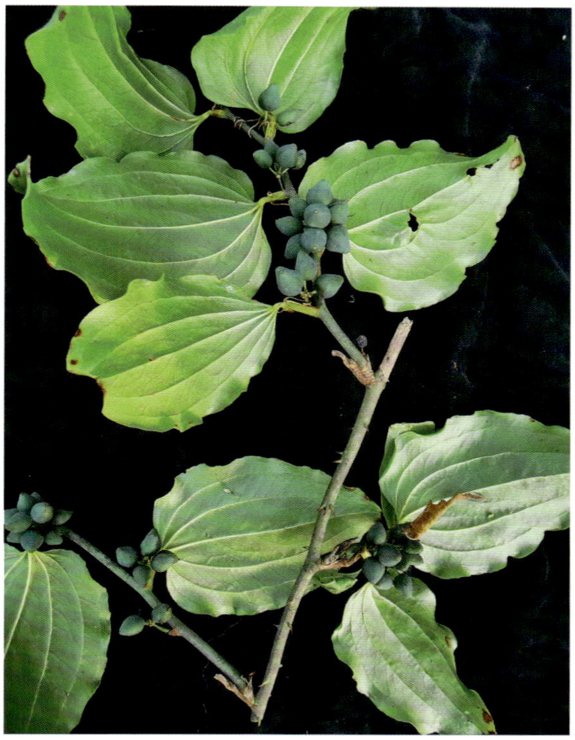

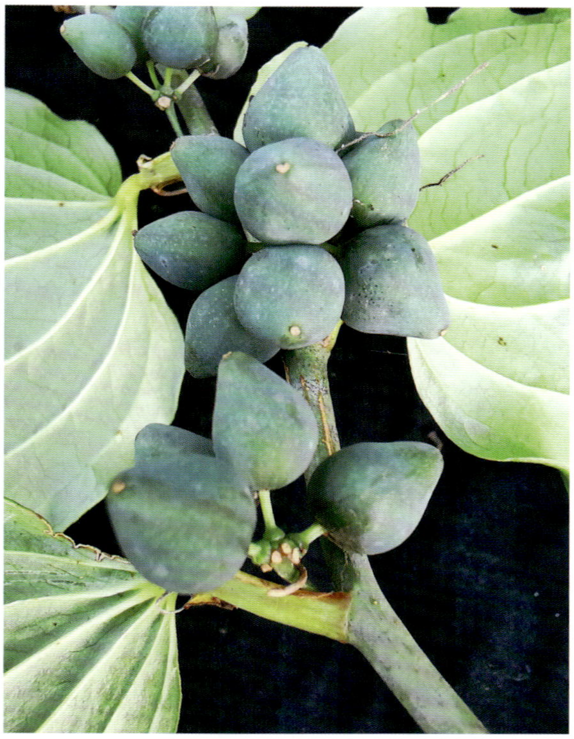

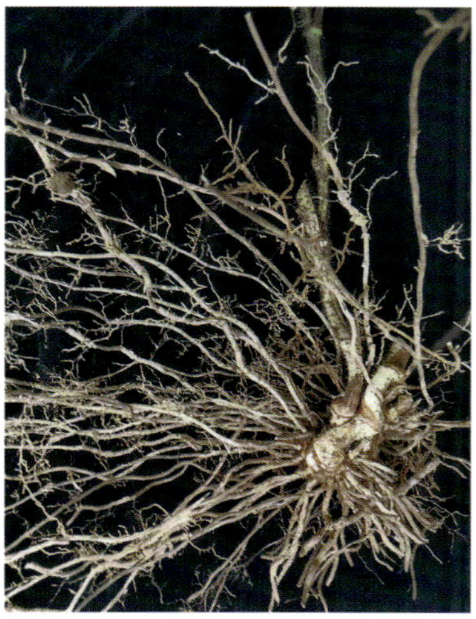

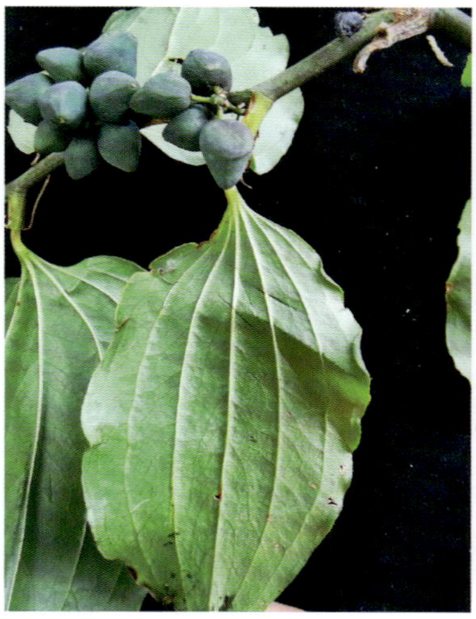

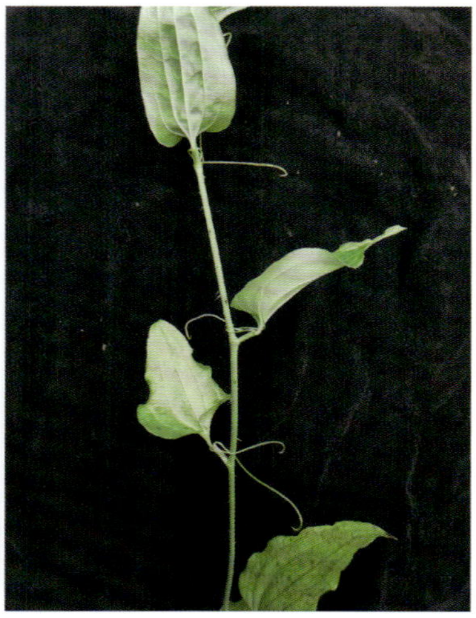

华东菝葜

【基　　原】百合科菝葜属华东菝葜 *Smilax sieboldii* Miq.

【别　　名】钻鱼须、金刚藤、铁菱角、马加勒、筋骨柱子、红灯果。

【形态特征】攀援灌木或半灌木。茎：根状茎粗短；小枝常带草质，干后稍凹瘪，一般有刺；刺多半细长，针状，稍黑色。叶：叶草质，卵形，先端长渐尖，基部常截形；叶柄具占一半长度的狭鞘，有卷须，脱落点位于上部。花：伞形花序具花数朵；总花梗纤细，通常长于叶柄或近等长，花序托几不膨大；花绿黄色；雄花内三片花被片比外三片稍狭，雄蕊稍短于花被片，花丝比花药长；雌花小于雄花，具6枚退化雄蕊。果：浆果近球形，熟时蓝黑色。花果期5—10月。

【生境分布】生于林下、灌丛、山坡等处。分布我国华东及辽宁、河南等地。

【药用部位（药材名称）及采收加工】根及根茎（铁丝灵仙）。采收加工同植物“短柄菝葜”项下。

【临床应用】同植物“短柄菝葜”项下。

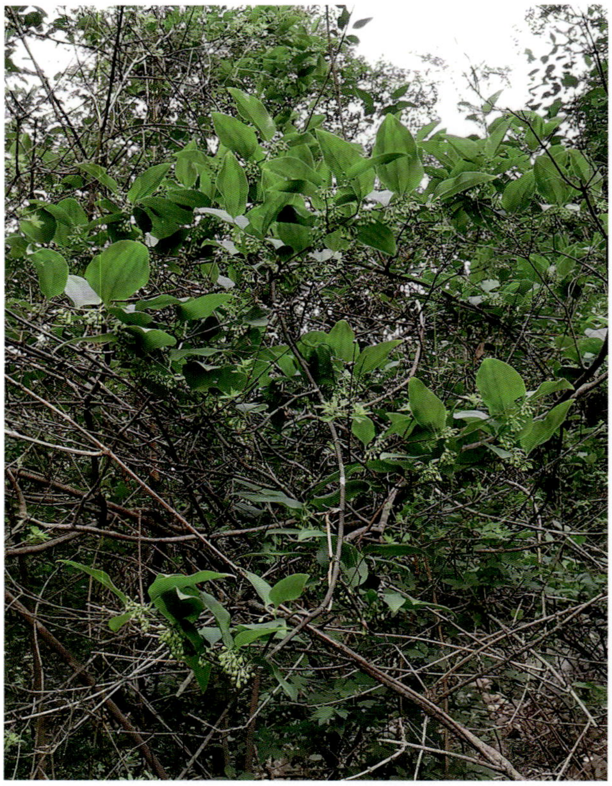
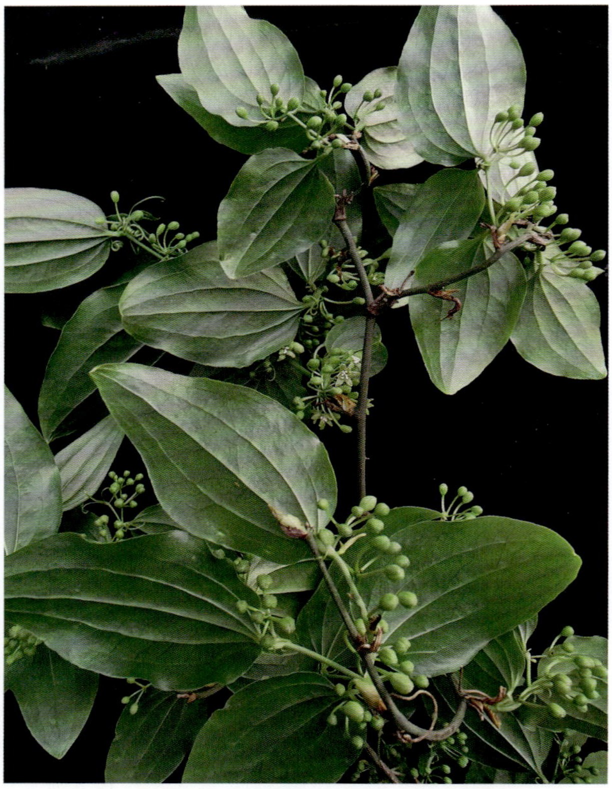
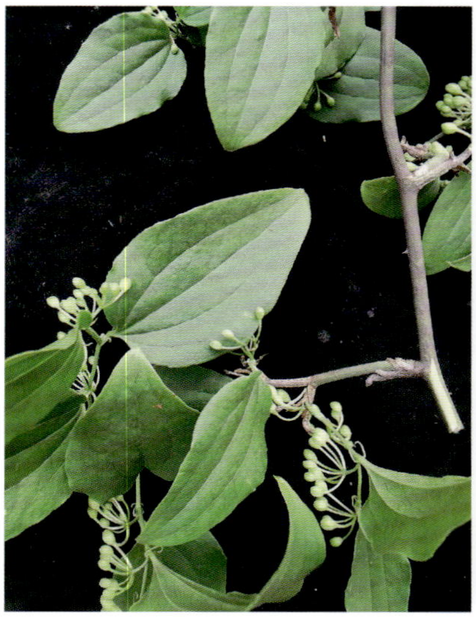
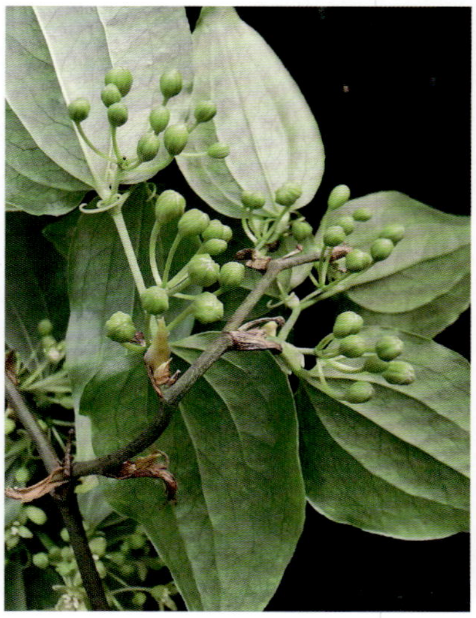
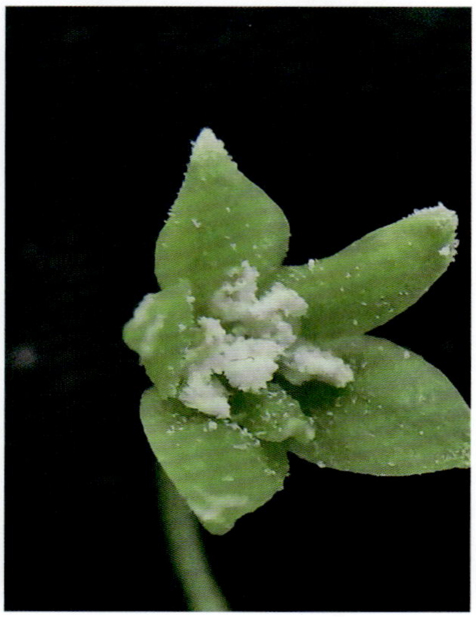

鞘柄菝葜

【基　　原】百合科菝葜属鞘柄菝葜 *Smilax stans* Maxim.

【别　　名】鞘叶菝葜。

【形态特征】灌木或半灌木。茎：茎和枝条直立或披散，稍具棱，无刺。叶：叶纸质，卵形、卵状披针形或近圆形，下面稍苍白色或有白粉；叶柄向基部渐宽成鞘状，背面有多条纵槽，无卷须，脱落点位于近顶端。花：花序具 1 ～ 3 朵或更多；总花梗纤细，比叶柄长 3 ～ 5 倍；花序托不膨大；花绿黄色，有时淡红色；雄花外花被片比内花被片稍长；雌花比雄花略小，具 6 枚退化雄蕊，退化雄蕊有时具不育花药。果：浆果近球形，熟时黑色，具粉霜。花果期 5—10 月。

【生境分布】生于林下、灌丛、山坡等处。分布我国华东及河北、山西、陕西、甘肃、四川、湖北、河南等地。

【药用部位（药材名称）及采收加工】根及根茎（铁丝灵仙）。采收加工同植物“短柄菝葜”项下。

【临床应用】同植物“短柄菝葜”项下。

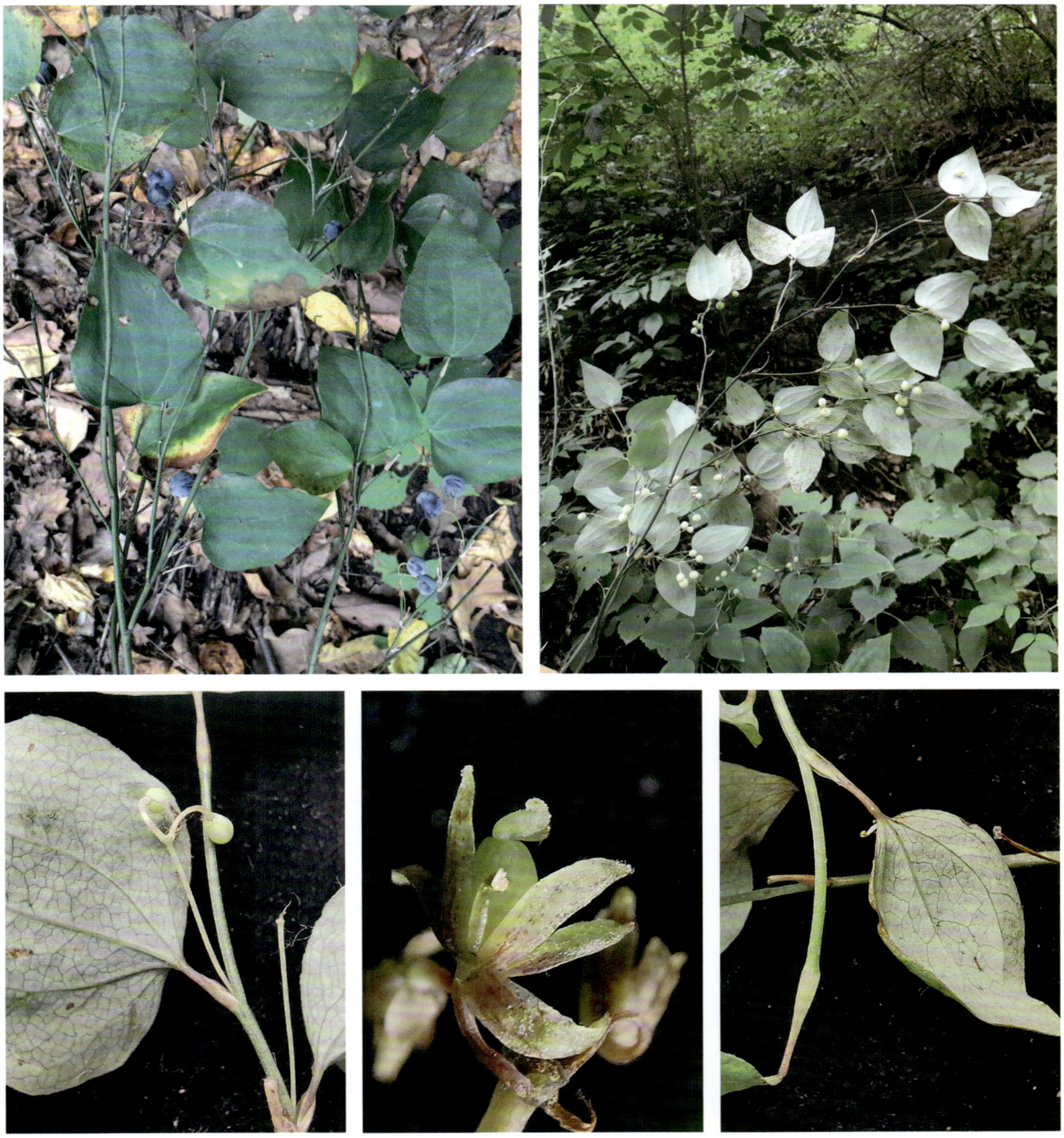

穿龙薯蓣

【基　　原】薯蓣科薯蓣属穿龙薯蓣 *Dioscorea nipponica* Makino

【别　　名】穿（串）山龙、穿山薯蓣、穿地龙、穿山骨、土山薯、铁根薯、野（狗）山药等。

【形态特征】多年生缠绕藤本。茎：根茎横走，圆柱形，木质化，多分枝，栓皮层显著剥离；地上茎左旋，圆柱形，近无毛。叶：叶互生；叶掌状心形，叶形变化较大，边缘作不等大的三角状浅裂、中裂或深裂，裂片近全缘。花：穗状花序；花单性，雌雄异株；雄花序腋生，花序基部常由 2 ～ 4 朵集成小伞状，花序顶端常为单花；苞片披针形，顶端渐尖；花被碟形，6 裂，裂片顶端钝圆；雄蕊 6，柱头 3 裂。果：蒴果三棱形，棱翅状，顶端凹入，基部近圆形。种子：种子有薄翅，上方呈长方形。花果期 6—10 月。

【生境分布】生于生于山坡、林边、山脊、路旁、灌丛、沟边。分布于我国东北、华北及陕西等地。

【药用部位（药材名称）及采收加工】根茎（穿山龙）。春秋季采挖，洗净，除去须根和外皮，晒干。

【临床应用】甘、苦，温；归肝、肾、肺经。祛风除湿，舒筋通络，活血止痛，止咳平喘；用于风湿痹病，关节肿胀，疼痛麻木，跌仆损伤，闪腰岔气，咳嗽气喘。

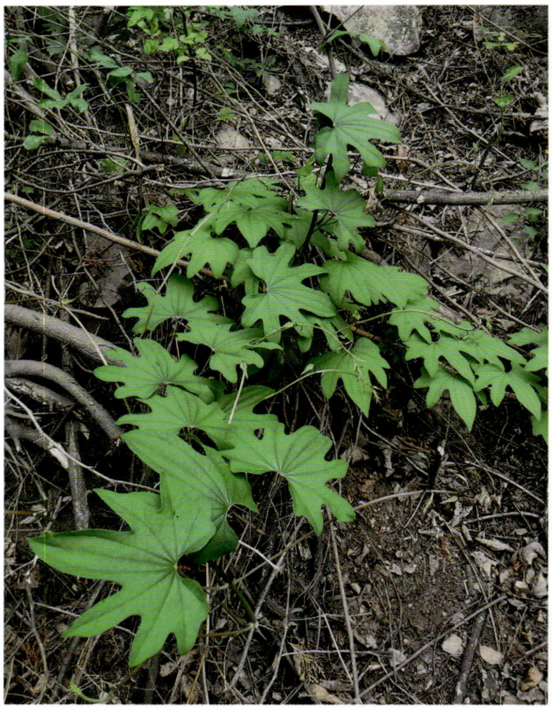
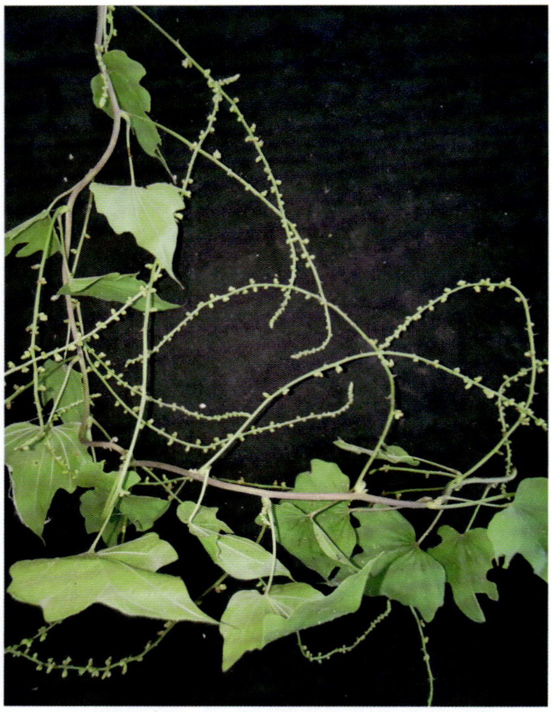
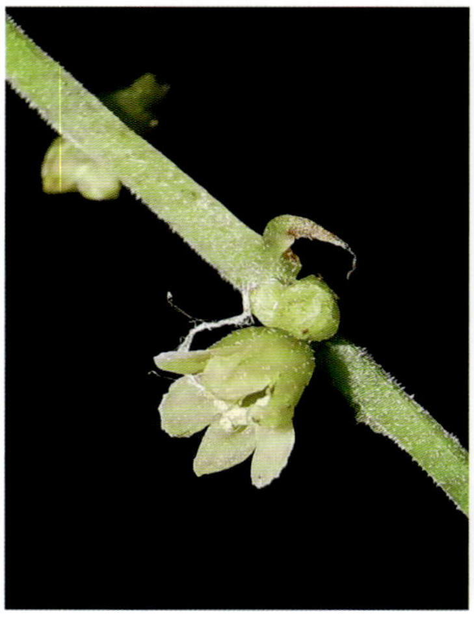
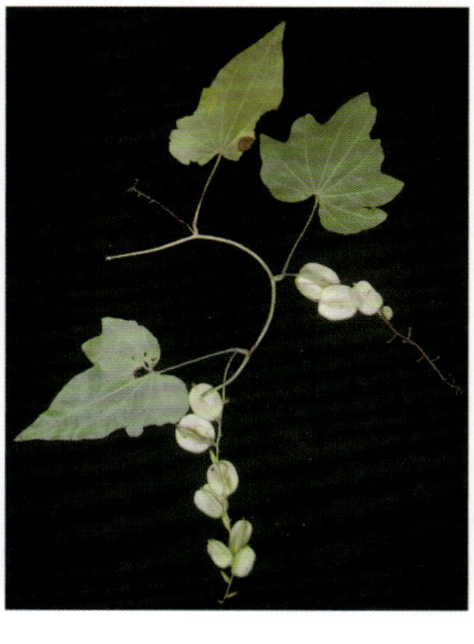
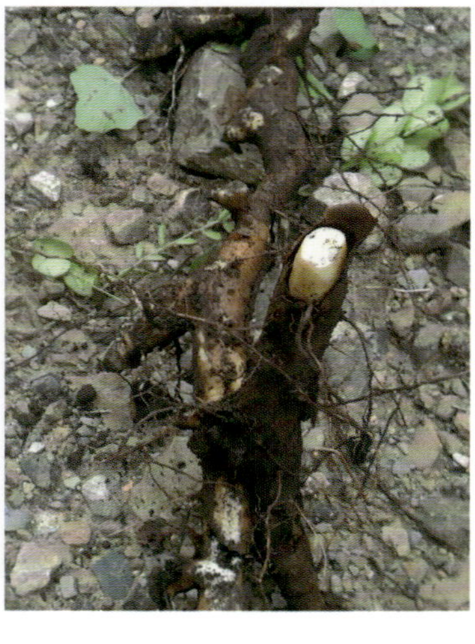

【基　　原】薯蓣科薯蓣属薯蓣 *Dioscorea opposita* Thunb.

【别　　名】(白)山药、白苕、野白薯、山板薯、野脚板薯、土(山、野)薯、山芋等。

【形态特征】多年生缠绕草质藤本。茎：块茎长圆柱形，直伸；茎常略带紫红色，右旋，无毛。叶：单叶，茎下部叶互生，中部以上叶对生，稀3叶轮生；叶变异大，卵状三角形、宽卵形或戟形，顶端渐尖，基部深心形、宽心形或近截形，边缘或有3浅裂至深裂，中裂片卵状椭圆形至披针形，侧裂片耳状；叶腋内常有珠芽。花：雌雄异株；雄花序穗状，近直立，数枚簇，苞片和花被片有紫褐色斑点，雄蕊6；雄花序穗状，下垂，苞片2。果：蒴果倒卵圆形，具3翅。种子：种子四周具薄翅。花果期6—11月。

【生境分布】生于山坡、山谷林下、路旁、灌丛、杂草中。分布于我国南北各地，有栽培。

【药用部位(药材名称)及采收加工】块茎(山药)、茎叶(山药藤)、珠芽(零余子)。山药：冬季茎叶枯萎后采挖，切去根头，洗净，除去外皮和须根，干燥，习称“毛山药片”；或除去外皮，趁鲜切厚片，干燥，称为“山药片”；也有选择肥大顺直的干燥山药，置清水中，浸至无干心，闷透，切齐两端，用木板搓成圆柱状，晒干，打光，习称“光山药”。山药藤：7—10月采收，鲜用或切段晒干。零余子：秋季采收，鲜用或切片晒干。

【临床应用】山药：甘，平；归脾、肺、肾经。补脾养胃，生津益肺，补肾涩精；用于脾虚食少，久泻不止，肺虚喘咳，肾虚遗精，带下，尿频，虚热消渴。山药藤：甘，平；用于皮肤湿疹，丹毒。零余子：甘，平；归肾经。补虚，益肾，强腰；用于虚劳。

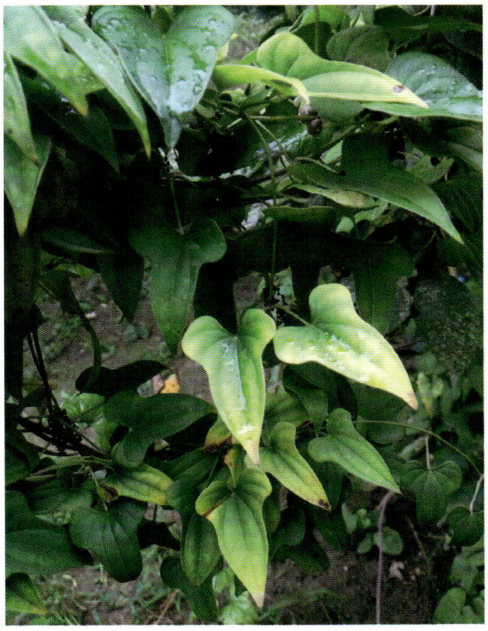
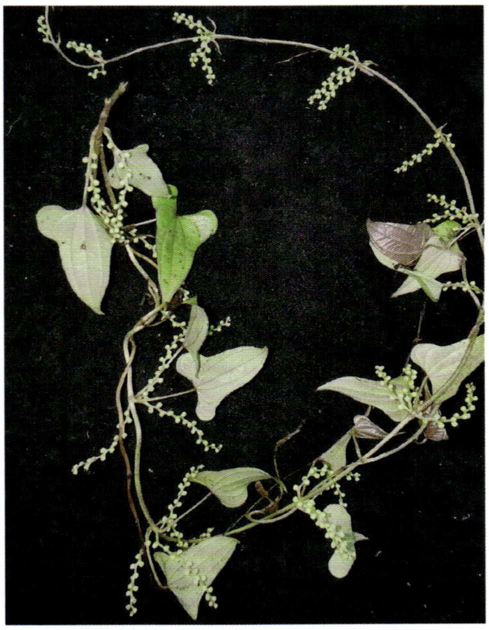
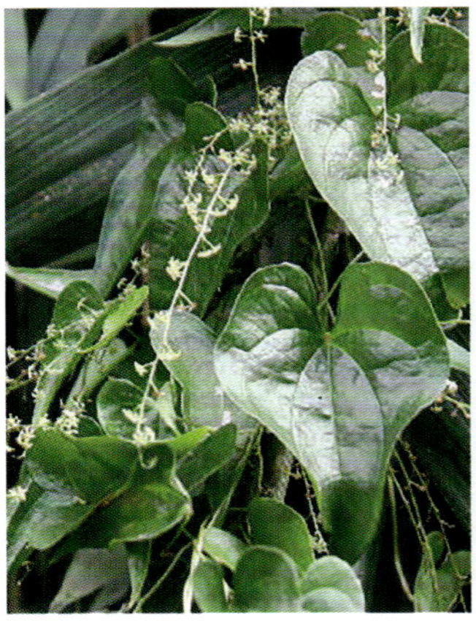
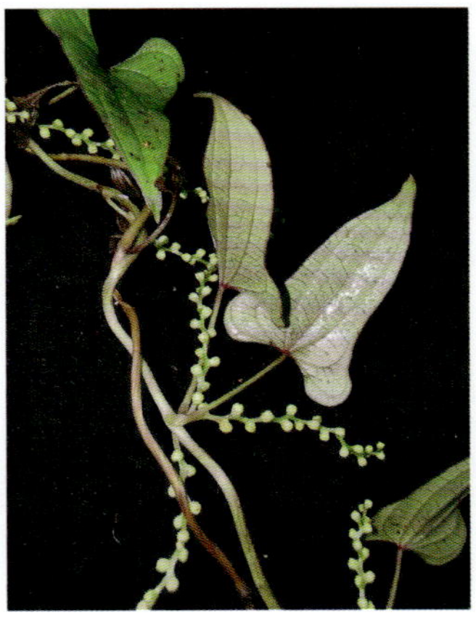
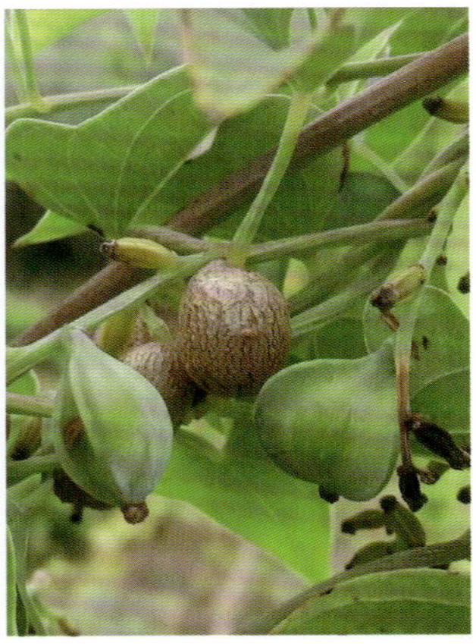

射干

【基　　原】鸢尾科射干属射干 *Belamcanda chinensis*（L.）DC.

【别　　名】乌扇、山蒲扇、扁竹、绞剪草、剪刀草、野萱花、蝴蝶花。

【形态特征】多年生草本。根：须根多数，黄褐色。茎：根状茎匍匐，鲜黄色，略呈不规则节结状；茎直立。叶：叶2列，嵌叠状互生，扁平，广剑形，常带白粉，先端渐尖，基部抱茎，具多条平行叶脉。花：总状花序顶生，2叉分歧；花梗基部具膜质苞片，苞片卵形至卵状披针形；花被片6，2轮，内轮3片较小，花被片椭圆形，先端钝圆，基部狭，橙红色，具暗红色斑点；雄蕊3，花柱棒状，柱头浅3裂。果：蒴果椭圆形，具3棱，成熟时3瓣裂。种子：种子黑色，近球形。花果期7—10月。

【生境分布】生于山坡、草原、田野旷地。分布全国各地；有栽培。

【药用部位（药材名称）及采收加工】根茎（射干）。春初刚发芽或秋末茎叶枯萎时采挖，除去须根及泥沙，干燥。

【临床应用】苦，寒；归肺经。清热解毒，消痰，利咽；用于热毒痰火郁结，咽喉肿痛，痰涎壅盛，咳嗽气喘。

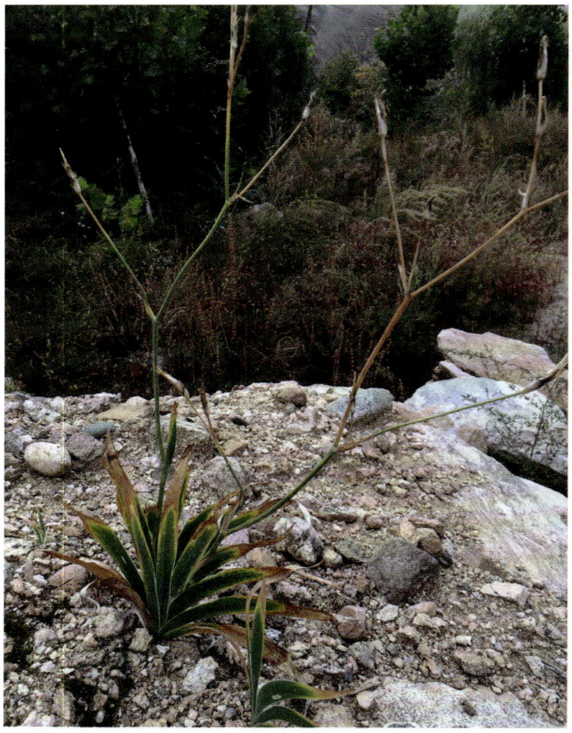
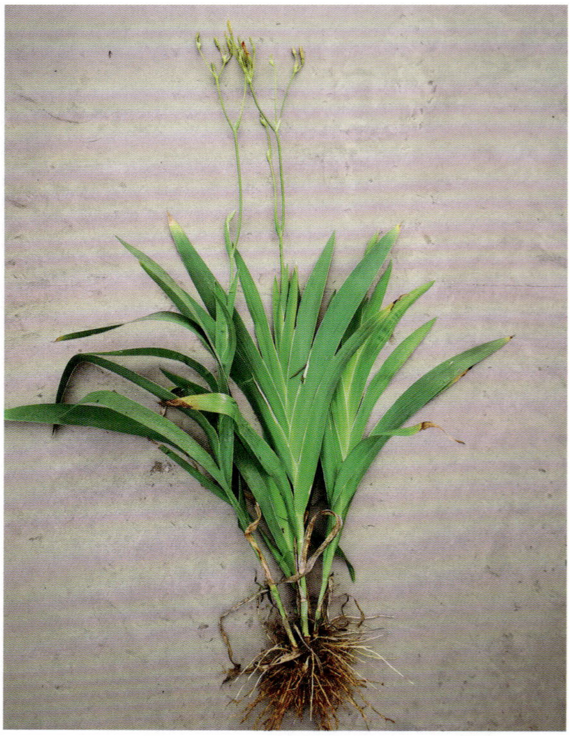
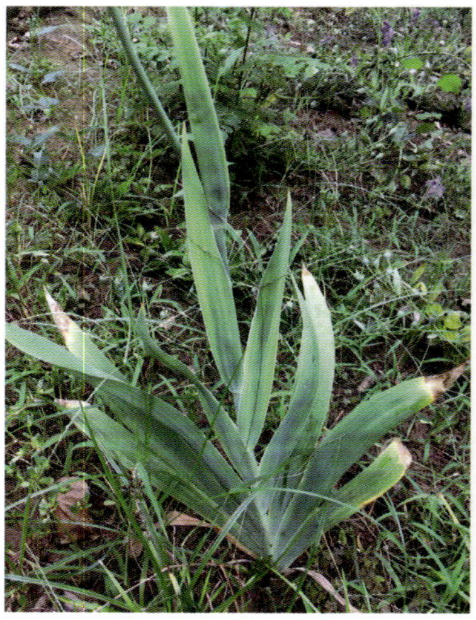
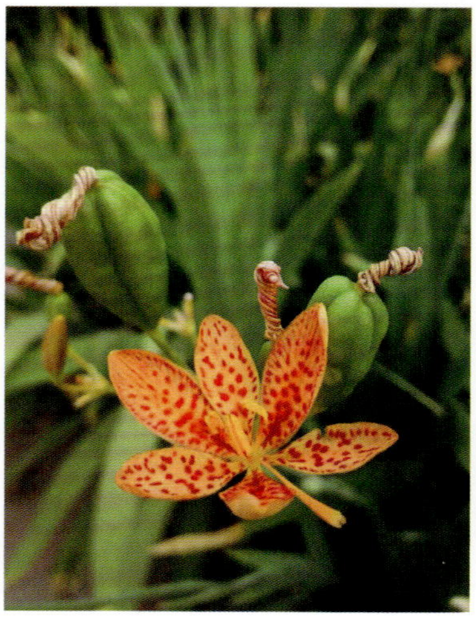
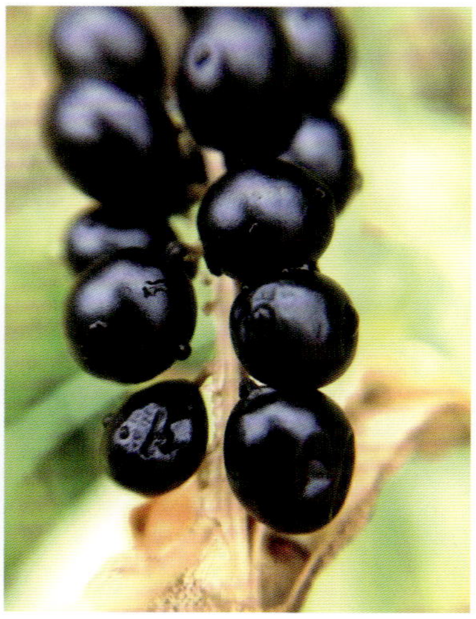

马蔺

【基　　原】鸢尾科马蔺属马蔺 *Iris lactea* Pall.var. *chinensis*（Fisch.）Koidz.

【别　　名】紫蓝草、兰花草、箭秆风、马帚子、马莲。

【形态特征】多年生草本。根：须根粗长，黄白色。茎：根状茎粗壮，木质，斜伸，有残留叶鞘及纤维。叶：叶基生，灰绿色，条形或狭剑形，顶端渐尖，基部鞘状，带红紫色，无明显中脉。花：苞片3～5枚，绿色，边缘白色，披针形，顶端渐尖或长渐尖，内含2～4朵花；花浅蓝色、蓝色或蓝紫色，花被上有较深色的条纹；花被管甚短，外花被裂片倒披针形，顶端钝或急尖，爪部楔形，内花被裂片狭倒披针形，爪部狭楔形；花药黄色，花丝白色；子房纺锤形。果：蒴果长椭圆状柱形，有6条明显的肋，顶端有短喙。种子：种子为不规则的多面体，棕褐色，略有光泽。花果期5—9月。

【生境分布】生于荒地、路旁、山坡草地。分布我国东北、华北、华中、华东、西北及四川、西藏。

【药用部位（药材名称）及采收加工】花蕾（马蔺花）、花（马蔺花）、根（马蔺根）、种子（马蔺子）、全草（马蔺）。花蕾：4月择晴天采摘，晒干或阴干。花：5—7月花盛开时采收，晒干。马蔺根：夏秋季采挖，除去根茎，洗净，鲜用或晒干。马蔺子：8—9月果熟时采收，将果序割下晒干，打下种子，除去杂质，再晒干。马蔺：夏秋季采收，鲜用或扎把晒干。

【临床应用】花蕾：咸、酸、微苦，凉。清热解毒，止血，利尿；用于喉痹，吐血，衄血，小便不通，淋病，疝气，痈疽。花：辛、微苦、微甘，寒；归胃、脾、肺、肝经。清热解毒，凉血止血，利尿通淋；用于喉痹，吐血，衄血，崩漏，便血，淋证，疝气，痔疮，痈疽，烫伤。马蔺根：平，甘；归脾、大肠、肝经。清热解毒，活血利尿；用于喉痹，痈疽，传染性肝炎，风湿痹痛，淋浊。马蔺子：甘，平；归肝、胃、脾、肺经。清热利湿，解毒杀虫，止血定痛；用于黄疸，淋浊，小便不利，肠痈，虫积，疟疾，风湿痛，喉痹，牙痛，吐血，衄血，便血，崩漏，疮肿，瘰疬，疝气，痔疮，烫伤，蛇伤。马蔺：苦、微甘，微寒；归肾、膀胱、肝经。清热解毒，利尿通淋，活血消肿；用于喉痹，淋浊，关节痛，痈疽恶疮，金疮。

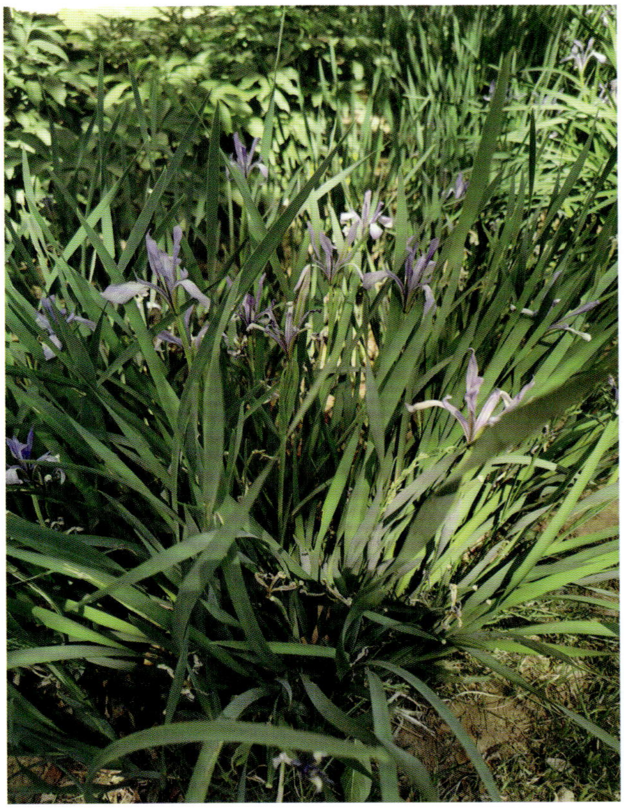

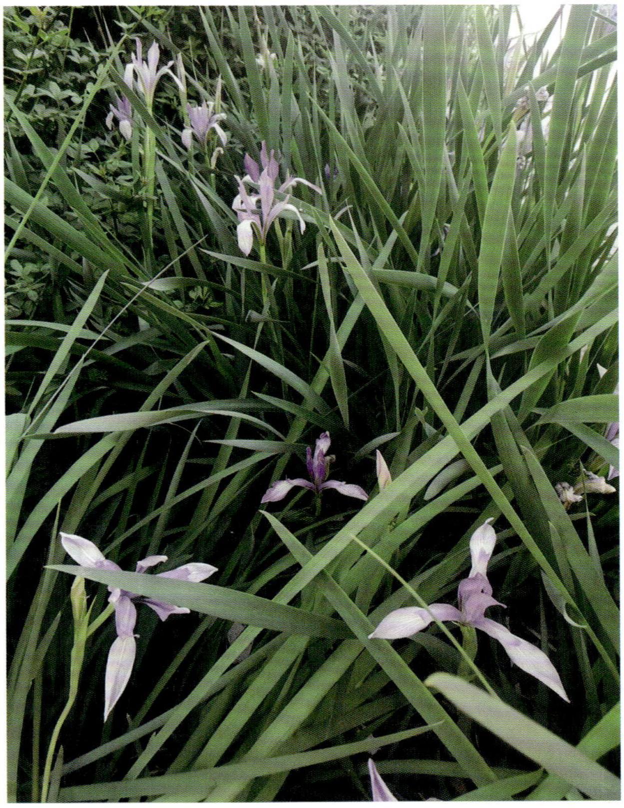

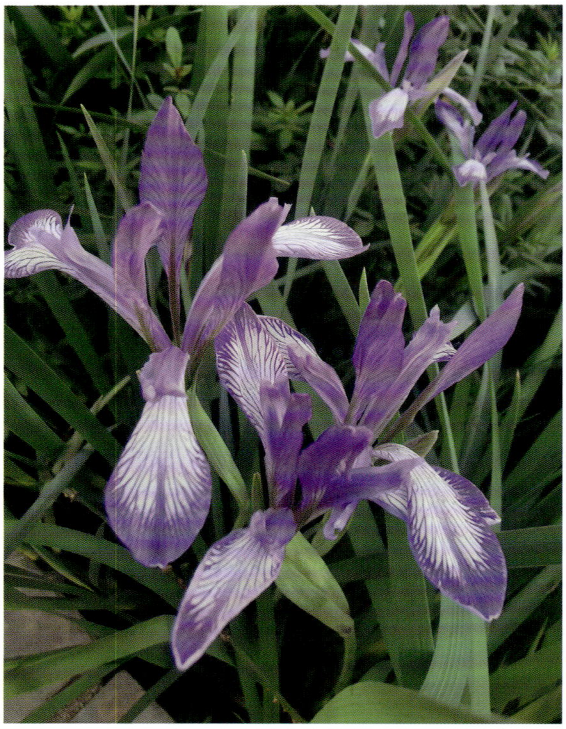

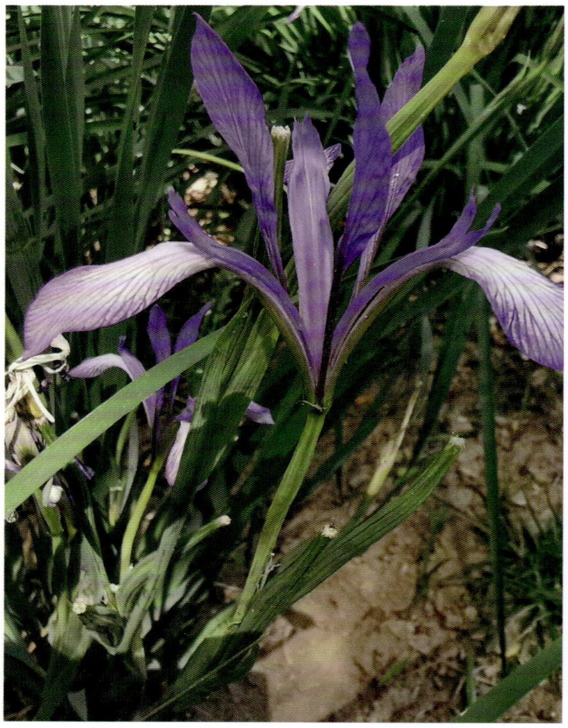

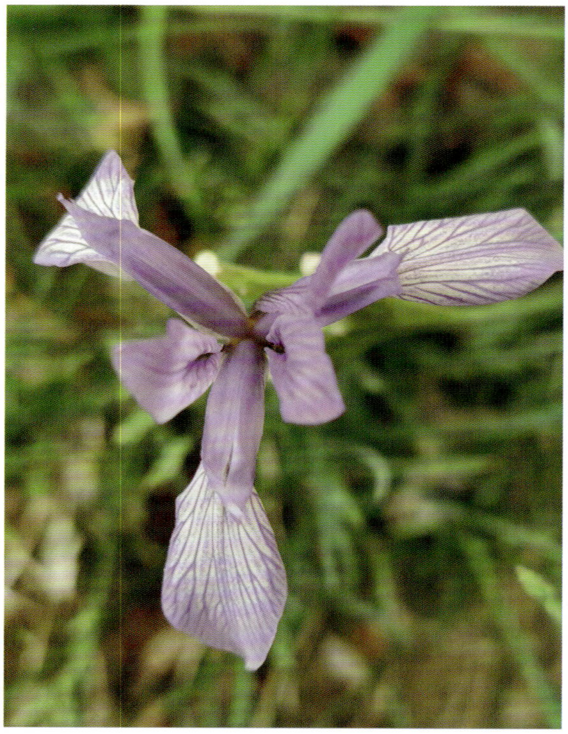

【基　　原】鸢尾科马蔺属细叶鸢尾 *Iris tenuifolia* Pall.

【别　　名】丝（细）叶马蔺、老牛拽（揣）。

【形态特征】多年生草本。根：根坚硬，细长，分枝少。茎：根状茎块状，短而硬，木质，黑褐色。叶：叶丝状或狭条形，扭曲，无明显中脉。花：花茎通常甚短，不伸出地面；苞片4枚，披针形，顶端长渐尖或尾状尖，边缘膜质，中肋明显，内含2～3朵花；花蓝紫色，花梗细；花被管细长，外花被裂片匙形，爪部较长，中央下陷呈沟状，中脉上无附属物，但常生有纤毛，内花被裂片倒披针形，直立；花丝与花药近等长；花柱分枝顶端裂片狭三角形，子房细圆柱形。果：蒴果倒卵形，顶端有短喙，成熟时沿室背自上而下开裂。花果期4—9月。

【生境分布】生于固定砂丘、砂质地。分布我国东北、华北、西北及河南、西藏等地。

【药用部位（药材名称）及采收加工】根茎或根（老牛揣）、种子（老牛揣）。根茎或根：夏秋季采挖，洗净，鲜用或晒干。种子：果实成熟时采收果序，晒干，打下种子，除去杂质，再晒干。

【临床应用】根茎或根：微苦，凉。安胎养血；用于胎动血崩。种子：临床应用同“马蔺子”。

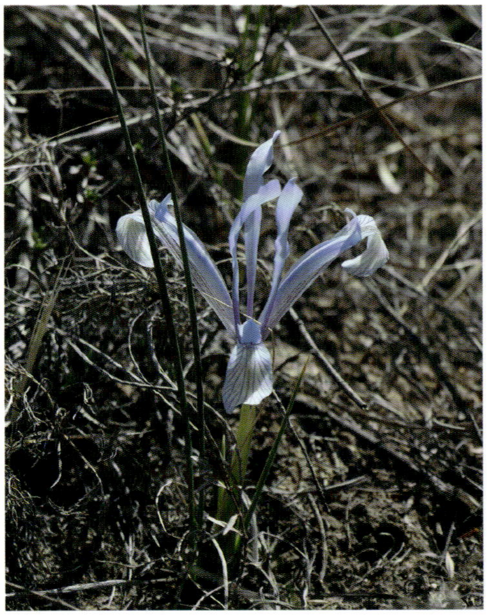

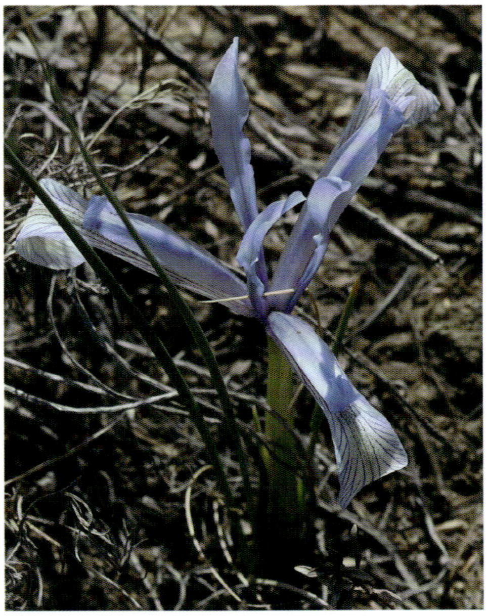

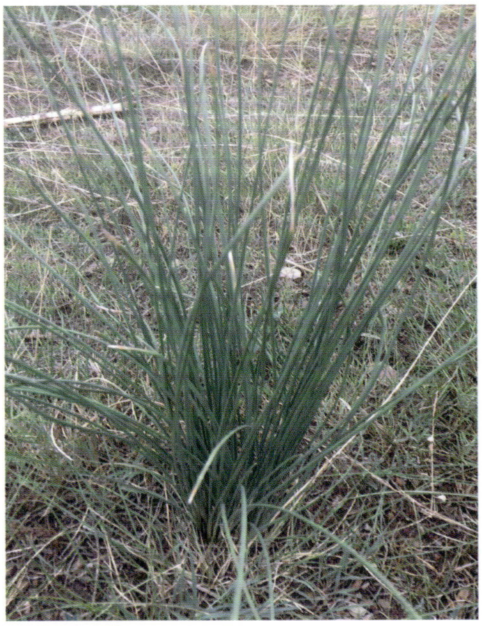

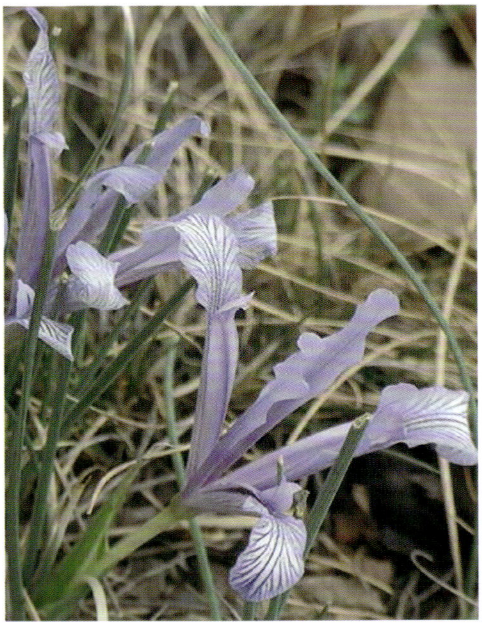

大花杓兰

【基　　原】兰科杓兰属大花杓兰 *Cypripedium macranthum* Swartz

【别　　名】鸡嗉子花、大口袋花、敦盛草等。

【形态特征】多年生草本。根：须根多数，褐色。茎：根茎横生，粗壮；茎直立，被短柔毛或无毛。叶：茎生叶3～5，互生；叶卵状椭圆形，先端尖，基部抱茎，全缘。花：花1～2朵着生于茎顶，大形，紫红色；花被片分内外两轮，外轮披针形，基部连合，先端尖或成2裂，内轮中央的唇瓣成扁球形囊状，口小而有细齿，表面有沟；雄蕊6枚，仅2枚发育；子房下位。果：蒴果椭圆形。花果期5—9月。

【生境分布】生于山坡林间草地、河谷、河滩草地。分布于我国东北、华北、西南及西藏等地。

【药用部位（药材名称）及采收加工】根、根状茎和花（敦盛草、蜈蚣七）。秋季采挖根及根茎，洗净，晒干；花期摘花，阴干，研粉。

【临床应用】根及根茎：苦，微温，有小毒；归膀胱、肾经。利尿消肿，活血止痛；用于下肢水肿，淋证，白带，风湿痹痛，跌打损伤。花：用于止血。

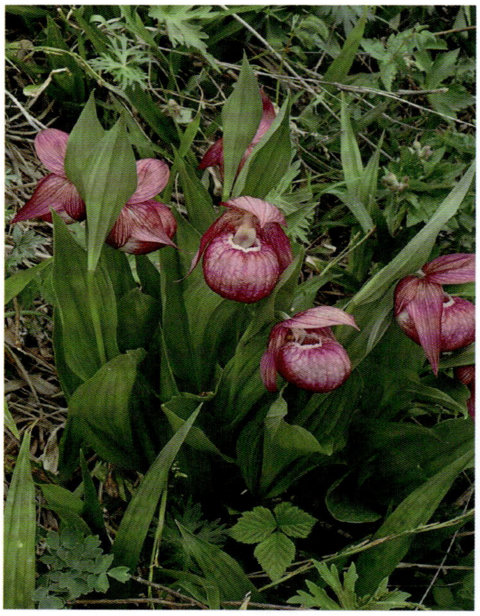

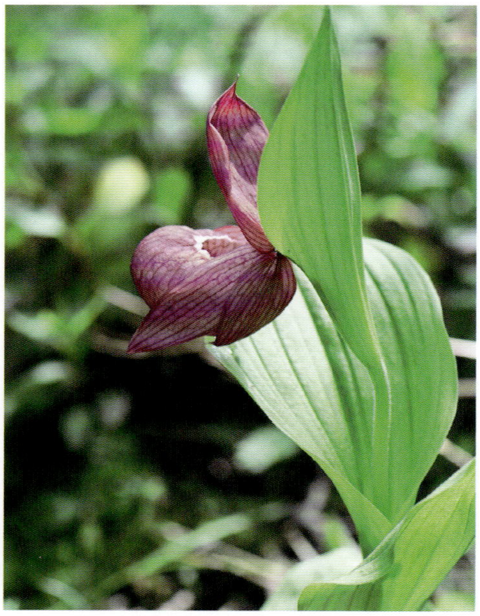

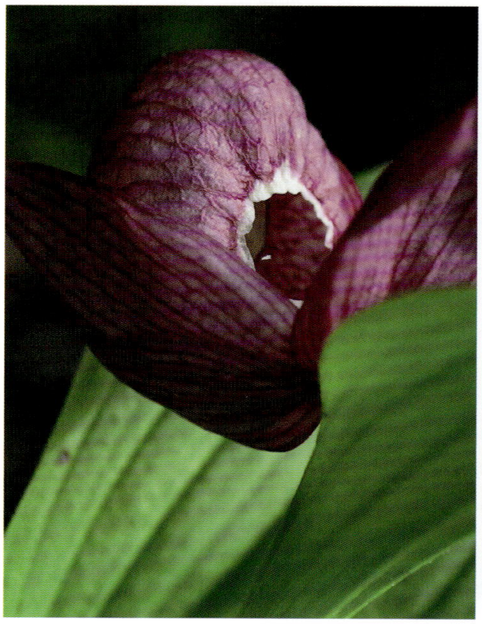

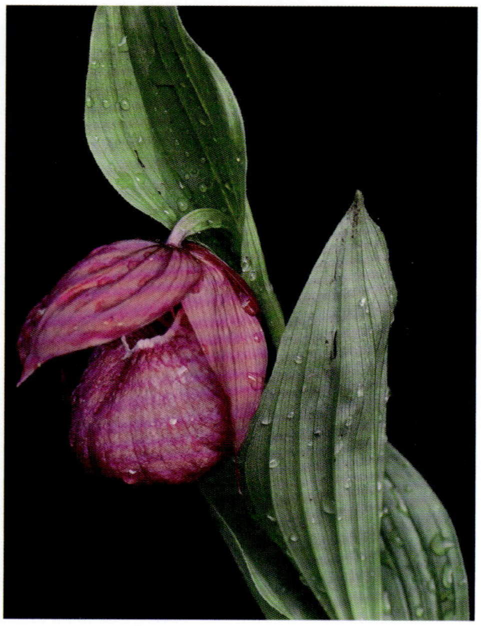

【基　　原】兰科手参属手参 *Gymnadenia conopsea*（L.）R. Brown

【别　　名】阴阳草。

【形态特征】多年生草本。茎：块茎 4～6 裂，形似手掌，肥厚；茎：茎直立，圆柱形，基部具 2～3 枚筒状鞘，其上具 4～5 枚叶，上部具 1 至数枚苞片状小叶。叶：叶线状披针形、狭长圆形或带形，先端渐尖或稍钝，基部收狭成抱茎的鞘。花：穗状花序顶生；花多数，粉红色或淡红紫色，苞片椭圆状披针形，外花被片长圆状卵形，中央花被片内凹，侧花被片下弯，内花被片 2，广卵形，偏斜；唇瓣长宽相等，菱形，三浅裂，裂片近于卵形而钝，中央裂片较长；距通常呈镰状弯曲，细长；子房扭曲。果：蒴果长圆形。种子：种子小。花果期 6—8 月。

【生境分布】生于林间草地、河谷、灌丛。分布于我国东北、华北、西北及四川等地。

【药用部位（药材名称）及采收加工】块茎（手参、手掌参）。春秋季采挖，洗净，用沸水烫后晒干。

【临床应用】甘，平；归肺、脾、胃经。止咳平喘，益肾健脾，理气和血，止痛；用于肺虚咳喘，虚劳消瘦，神经衰弱，肾虚腰腿酸软，阳痿，滑精，尿频，慢性肝炎，久泻，失血，带下，乳少，跌打损伤。

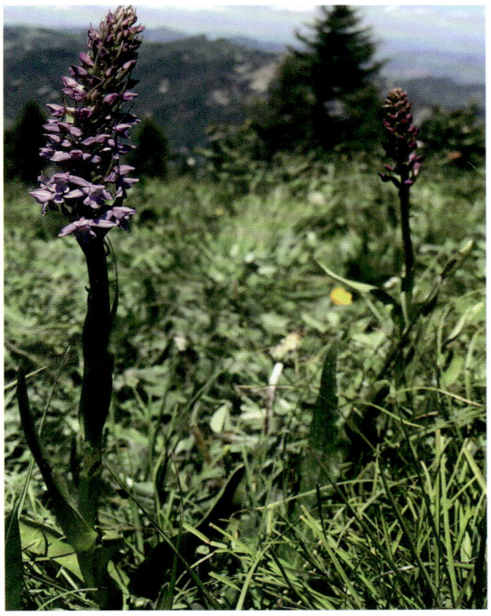

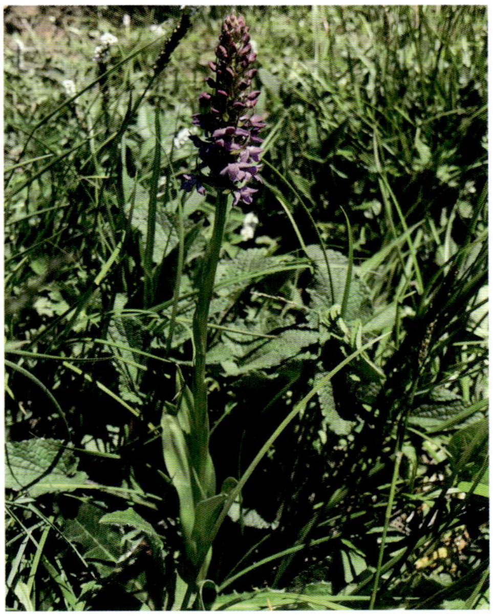

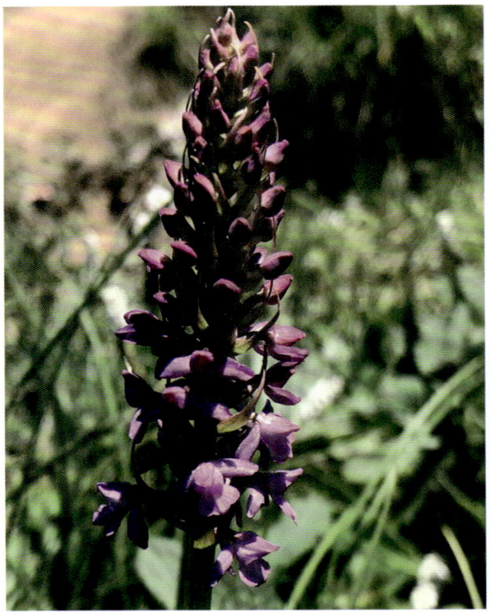

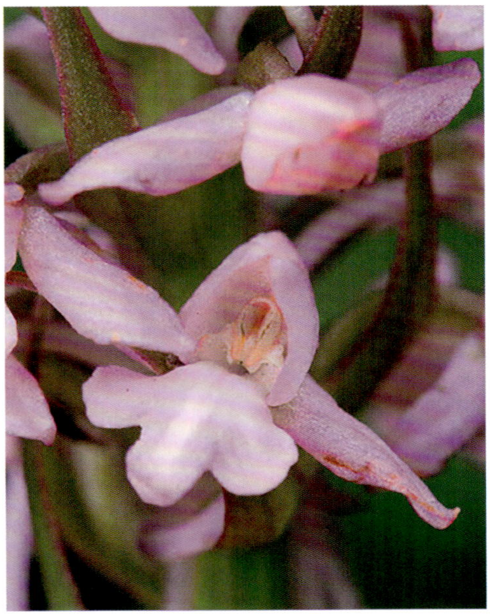

绶草

【基　　原】兰科绶草属绶草 *Spiranthes sinensis*（Pers.）Ames

【别　　名】龙抱柱、盘龙草、双瑚草。

【形态特征】多年生草本。**根：**根数条，指状，肉质，簇生。**茎：**根茎短；茎直立。**叶：**叶数枚生于茎基部，线形至线状披针形，先端钝尖，全缘，基部微抱茎，上部的叶退化而为鞘状苞片。**花：**穗状花序旋扭状，总轴秃净，花序密生腺毛；苞片卵状矩圆形，比子房略长，渐尖；花白而带粉红，生于总轴的一侧；花被线状披针形，唇瓣矩圆形，有皱纹；花柱短，下部拱形，斜着于子房之顶，有一卵形的柱头在前面和一直立的花药在背面；花粉粉状；子房下位，1室。**果：**蒴果椭圆形，有细毛。花果期7—9月。

【生境分布】生于山坡林下、灌丛、草地、河滩、沼泽、草甸。分布于全国各地。

【药用部位（药材名称）及采收加工】根或全草（盘龙参）。夏秋季采收，鲜用或晒干。

【临床应用】甘、苦，平；归心、肺经。益气养阴，清热解毒；用于病后虚弱，阴虚内热，咳嗽吐血，头晕，腰痛酸软，糖尿病，遗精，淋浊带下，咽喉肿痛，毒蛇咬伤，烫火伤，疮疡痈肿。

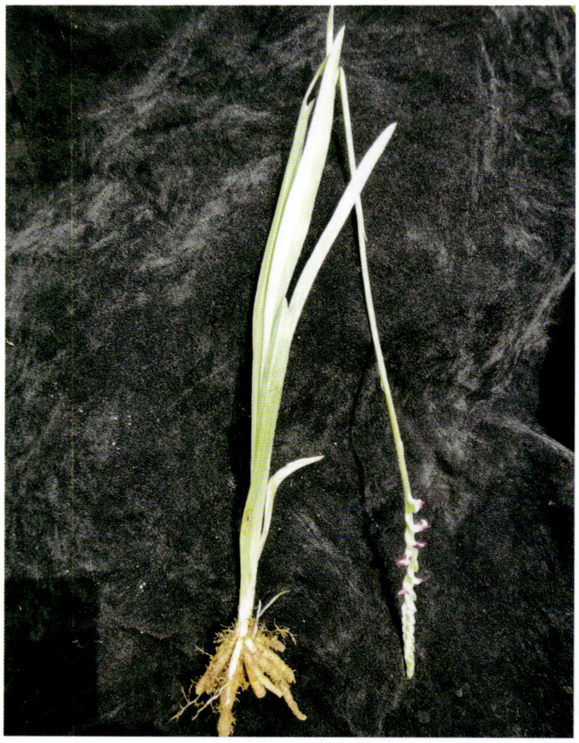

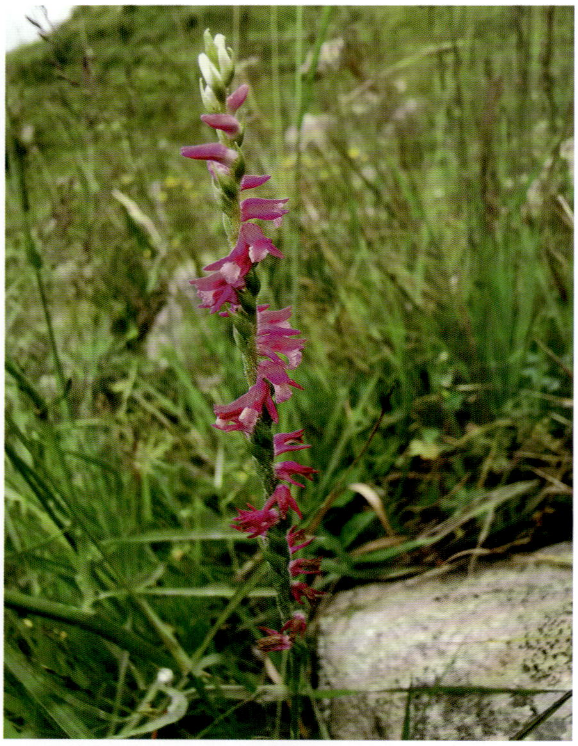

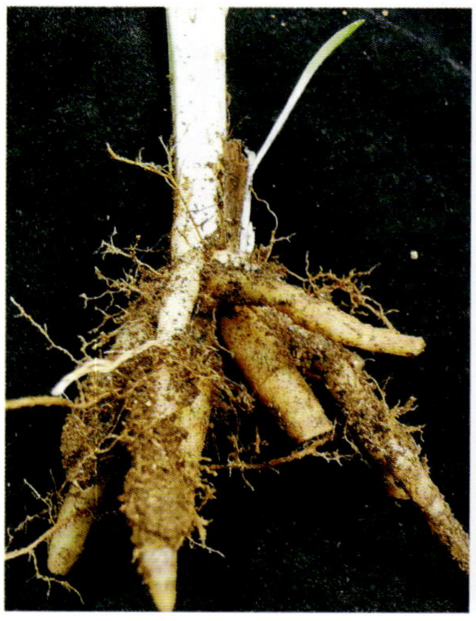

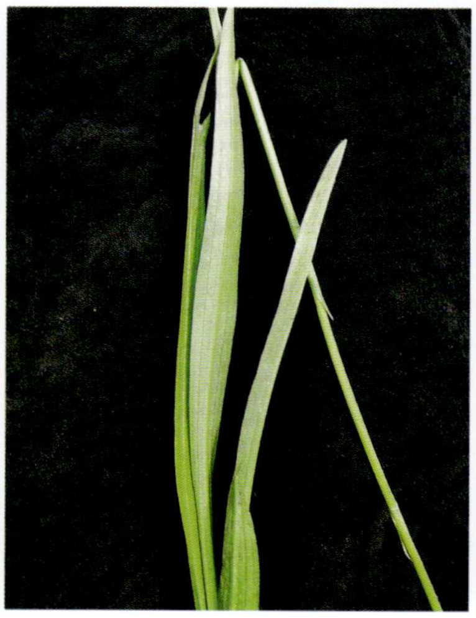

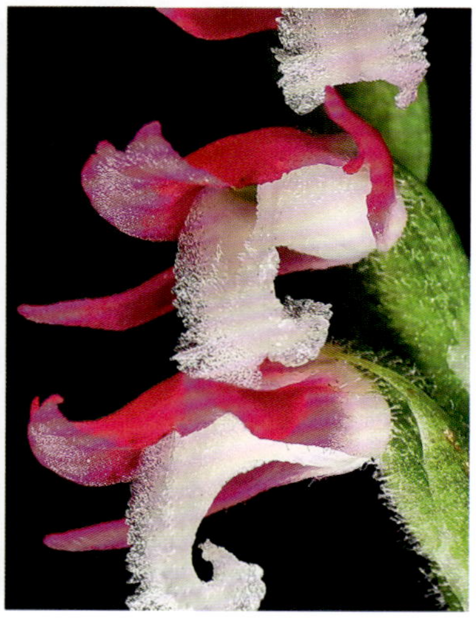

【基　　原】兰科兜被兰属二叶兜被兰 *Neottianthe cucullata*（L.）Schltr.

【别　　名】（一叶、二狭叶）兜被兰。

【形态特征】多年生草本。茎：块茎圆球形或卵形；茎直立或近直立，基部具 1～2 枚圆筒状鞘，其上具 2 枚近对生的叶，在叶之上常具 1～4 枚小的、披针形、渐尖的不育苞片。叶：叶卵形、卵状披针形或椭圆形，先端急尖或渐尖，基部骤狭成抱茎的短鞘，叶上面或具紫红色斑点。花：总状花序具数朵至 10 余朵花，常偏向一侧；花苞片披针形，先端渐尖；子房圆柱状纺锤形，扭转，稍弧曲；萼片彼此紧密靠合成兜，中萼片先端急尖，具 1 脉，侧萼片斜镰状披针形，先端急尖，具 1 脉；花紫红色或粉红色，花瓣披针状线形，先端急尖，具 1 脉，与萼片贴生，唇瓣向前伸展，上面和边缘具细乳突，基部楔形，中部 3 裂，侧裂片线形，先端急尖，具 1 脉，中裂片较侧裂片长而稍宽，向先端渐狭，端钝，具 3 脉；距细圆筒状圆锥形，中部向前弯曲，近呈 U 字形。花期 6—9 月。

【生境分布】生于山坡林下、草地。分布于我国东北、华北、西北、华东及河南、四川、云南、西藏等地。

【药用部位（药材名称）及采收加工】全草（百步还阳丹）。夏秋季采收，鲜用或晒干。

【临床应用】甘，平；归心、肝经。强心兴奋，活血散瘀；用于外伤性昏迷，跌打损伤，骨折。

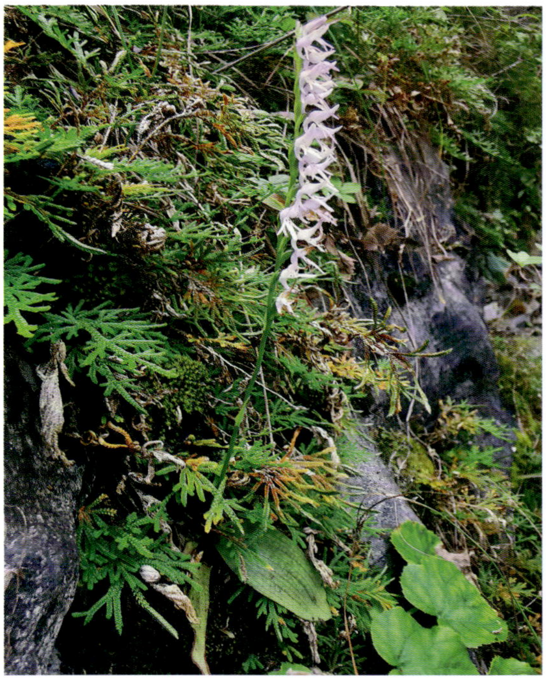
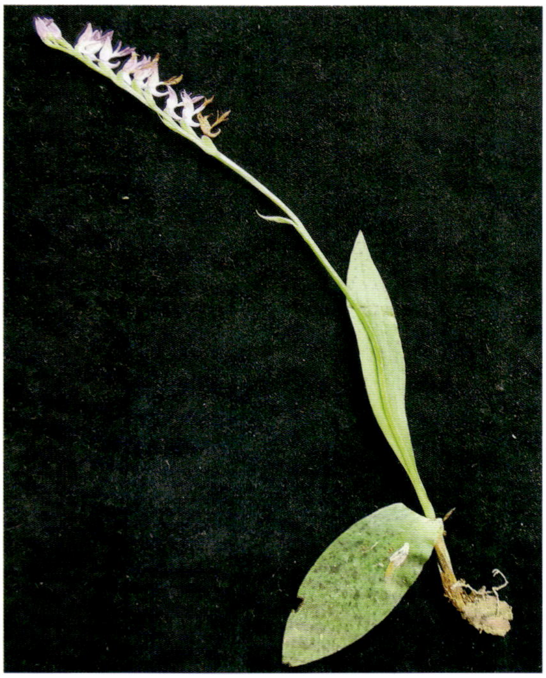
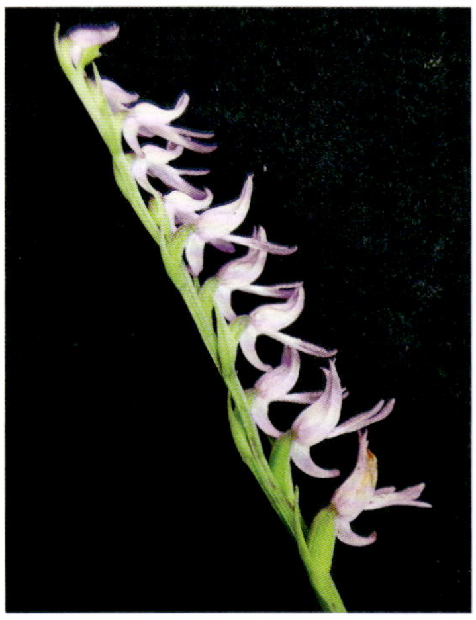
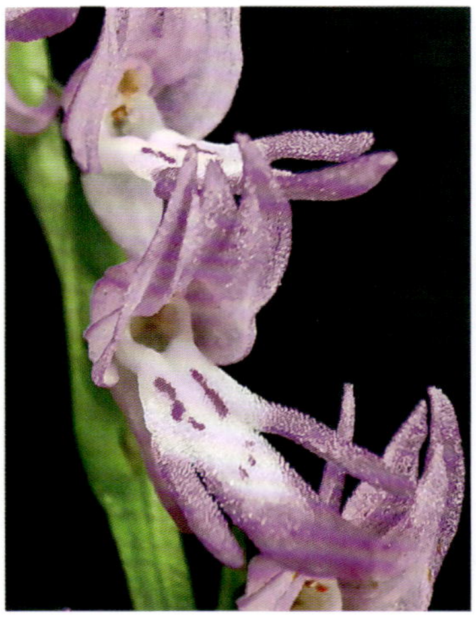
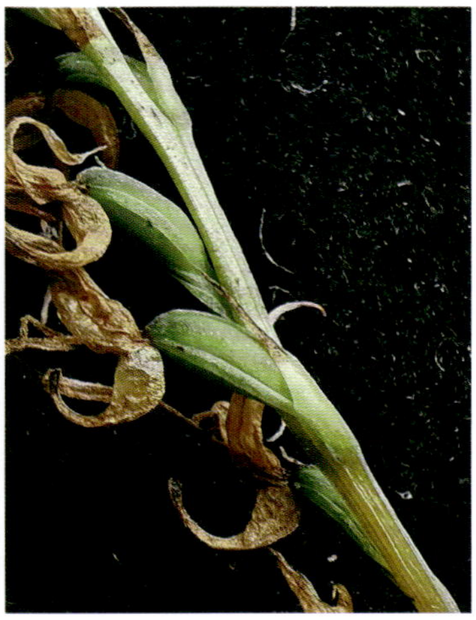

笔画索引

一画

一年蓬 826

二画

二叶兜被兰 1041
二色补血草 610
七叶一枝花 1023
七姊妹 336
八角枫 561

三画

三叶木通 247
三叶委陵菜 363
三花莸 675
三脉紫菀 824
三棱水葱 976
三裂绣线菊 317
土贝母 792
土庄绣线菊 318
大丁草 906
大山黧豆 412
大马勃 5
大车前 766
大火草 243
大叶铁线莲 227
大叶碎米荠 292
大叶糙苏 694
大麦 942
大花杓兰 1038
大花金挖耳 838
大豆 399
大画眉草 949
大刺儿菜 899
大齿山芹 592
大果琉璃草 667
大果榆 105
大果榉 109
大狗尾草 962
大油芒 970
大籽蒿 867
大狼杷草 848
大麻 115
小马勃 9
小叶女贞 625
小叶杨 87
小叶梣 618
小叶鼠李 505
小灯心草 999
小羽贯众 68
小赤麻 134
小花草玉梅 244
小花鬼针草 854
小花扁担杆 525
小花琉璃草 668
小花黄堇 268
小花糖芥 300
小画眉草 950
小果博落回 257
小药八旦子 269
小窃衣 576
小秦艽 630
小根蒜 1014
小蛇苔 32
小蓬草 827
小酸浆 722
小藜 175
山牛蒡 895

山东贯众……67
山尖子……882
山芹……593
山杏……375
山杨……86
山里红……323
山皂荚……382
山冷水花……129
山刺玫……339
山罗花……749
山荆子……331
山茱萸……600
山柳菊……925
山韭……1013
山蚂蚱草……205
山桃……368
山桑……124
山野豌豆……409
山葡萄……514
山蒿……878
山楂……322
山槐……377
山黧豆……413
千屈菜……558
川贝母……1005
川牛膝……187
广布野豌豆……407
卫矛……484
女贞……624
女娄菜……204
叉歧繁缕……198
马兰……822
马齿苋……193
马泡瓜……803
马瓟儿……794
马唐……960
马兜铃……141
马蔺……1035

四画

天冬……1026
天名精……839
天南星……987
天蓝苜蓿……393
无毛牛尾蒿……875
无心菜……195
无芒稗……957
无花果……118
无刺菠菜……170
无银粉背蕨……50
元宝槭……492
云芝栓孔菌……20
云南蓍……856
木香薷……712
木槿……531
木蹄层孔菌……22
五味子……254
支柱蓼……163
太行菊……858
车前……765
瓦松……311
少毛变叶葡萄……515
少花米口袋……426
日本安蕨……54
日本续断……789
中华苦荬菜……922
中华金腰……313
中华卷柏……40
中华秋海棠……552
中华绣线菊……319
中华蹄盖蕨……55
中国沙棘……557
中国繁缕……199
贝加尔唐松草……238
水芹……587
水苦荬……763
水金凤……497
水烛香蒲……927
水棘针……679
水蔓菁……764
水蓼……162
牛奶子……555
牛皮消……644
牛尾蒿……874

牛扁……218
牛筋草……951
牛蒡……894
牛叠肚……349
牛膝……188
手参……1039
毛山荆子……332
毛木耳……14
毛叶地瓜苗……707
毛白杨……84
毛头鬼伞……25
毛连菜……912
毛连翘……620
毛果蓬子菜……773
毛泡桐……737
毛建草……689
毛茛……235
毛栓孔菌……21
毛黄栌……479
毛梾……603
毛曼陀罗……735
毛葡萄……511
毛榛……97
毛蕊老鹳草……443
长叶地榆……343
长芒稗……956
长刺酸模……144
长药八宝……304
长柄唐松草……239
长柄梨形马勃……7
长萼鸡眼草……430
长蕊石头花……209
长鬃蓼……155
反枝苋……183
月见草……565
月季花……340
风毛菊……902
风花菜……274
丹参……700
乌头叶蛇葡萄……519
乌苏里风毛菊……903
乌桕……466
乌蔹莓……522
凤仙花……495
凤眼蓝……997
勾儿茶……510
六道木……777
文冠果……494
火绒草……830
巴天酸模……143
双花堇菜……549
双穗雀稗……959

五画

玉竹……1021
玉蜀黍……974
打碗花……651
巧玲花……622
甘肃山楂……321
甘菊……859
甘野菊……860
甘蓝……285
甘露子……699
艾……863
艾麻……127
节毛飞廉……897
节节草……42
石龙芮……236
石地钱……30
石竹……208
石防风……597
石沙参……816
石榴……560
龙芽草……341
龙须菜……1024
龙桑……122
龙葵……727
平车前……767
平盖灵芝……26
东方泽泻……933
东方草莓……353
东北天南星……986
东北蛇葡萄……516
东亚唐松草……240

北马兜铃……140
北水苦荬……762
北乌头……216
北方荚蒾……782
北方獐牙菜……633
北苍术……892
北鱼黄草……654
北京铁角蕨……56
北重楼……1022
北美独行菜……278
北柴胡……578
叶下珠……461
田旋花……652
田葛缕子……582
田紫草……658
凹头苋……180
四川木蓝……415
四叶葎……774
禾叶山麦冬……1028
白八宝……303
白车轴草……391
白术……891
白头翁……245
白皮松……75
白芷……594
白花地丁……541
白花草木樨……395
白花鬼针草……850
白花碎米荠……291
白杜……481
白英……726
白苞筋骨草……676
白茅……969
白刺花……385
白屈菜……260
白背铁线蕨……51
白首乌……638
白莲蒿……865
白桦……96
白透骨消……687
白菜……283
白梨……325
白颖薹草……983
白蜡树……616
白鲜……454
白薇……639
冬瓜……799
冬青卫矛……482
冬菇……16
玄参……739
兰考泡桐……738
半枝莲……680
半夏……988
头状穗莎草……981
尼泊尔蓼……159
辽东栎……101
辽藁本……591
加杨……83
对马耳蕨……64
丝毛飞廉……896
丝瓜……798

六画

老鸦瓣……1004
老鹳草……442
扫帚菜……178
地丁草……264
地构叶……463
地肤……177
地钱……29
地笋……706
地黄……742
地梢瓜……641
地椒……703
地榆……342
地锦……521
地锦草……468
地蔷薇……354
耳叶金毛裸蕨……45
耳羽岩蕨……63
芨芨草……948
芍药……215
芒……968
芝麻……746

朴树……112
过山蕨……60
西瓜……800
西来稗……958
西伯利亚远志……459
西伯利亚杏……372
西府海棠……333
西葫芦……808
百里香……702
百蕊草……137
有柄石韦……71
灰毛蛇葡萄……517
灰栒子……320
灰绿藜……173
灰楸……743
达香蒲……926
列当……748
尖叶白蜡树……617
尖叶铁扫帚……434
尖顶地星……3
尖裂假还阳参……921
光果宽叶独行菜……280
光滑柳叶菜……566
曲毛露珠草……563
曲枝天门冬……1025
团羽铁线蕨……53
回回苏……709
网纹马勃……8
网硬皮马勃……10
竹叶子……992
竹叶花椒……452
竹叶眼子菜……931
竹灵消……646
华中五味子……255
华东菝葜……1030
华北石韦……70
华北耳蕨……65
华北鸦葱……909
华北前胡……596
华北粉背蕨……47
华北蓝盆花……790
华北鳞毛蕨……69
华蟹甲……883
向日葵……846
全叶马兰……823
合欢……376
杂配藜……176
多花勾儿茶……509
多花胡枝子……432
多苞斑种草……665
多茎委陵菜……357
多枝梅花草……487
多歧沙参……813
多裂叶荆芥……685
多裂委陵菜……356
色木槭……491
决明……380
问荆……43
羊红膻……583
羊齿天门冬……1027
羊乳……810
并头黄芩……681
灯心草……998
灯台树……599
兴安升麻……222
兴安胡枝子……438
异叶败酱……785
阳芋……732
阴行草……756
防风……585
红毛七……251
红花龙胆……627
红花锦鸡儿……418
红豆杉……81
红足蒿……869
红纹马先蒿……753
红直獐牙菜……634
红鬼笔……4
红瑞木……601
红蓼……157

七画

麦瓶草……203
麦蓝菜……200

远志…… 460
赤飑…… 793
赤麻…… 132
芜菁…… 288
芫荽…… 577
芸苔…… 289
花叶滇苦菜…… 914
花苜蓿…… 392
花椰菜…… 286
花椒…… 449
花楸树…… 324
花锚…… 631
苍耳…… 842
苎麻…… 136
芦苇…… 935
杜仲…… 316
杜梨…… 327
杠板归…… 156
杠柳…… 637
杏…… 374
豆茶决明…… 379
豆瓣菜…… 295
两型豆…… 398
连翘…… 619
坚硬女娄菜…… 202
旱生卷柏…… 35
旱芹…… 581
旱柳…… 90
串铃草…… 692
秃疮花…… 259
何首乌…… 166
皂荚…… 383
佛甲草…… 309
返顾马先蒿…… 752
角蒿…… 745
条叶岩风…… 586
条叶旋覆花…… 836
卵果青杞…… 731
迎红杜鹃…… 604
迎春花…… 626
饭包草…… 993
冻绿…… 504
疗齿草…… 750
沙枣…… 556
沙梨…… 328
沙棘嗜蓝孢孔菌…… 24
沙蓬…… 171
君迁子…… 612
陆地棉…… 534
阿尔泰狗娃花…… 820
阿尔泰银莲花…… 242
阿拉伯婆婆纳…… 760
附地菜…… 662
忍冬…… 780
鸡矢藤…… 769
鸡树条…… 783
鸡冠花…… 185
鸡桑…… 121
鸡眼草…… 431
鸡腿堇菜…… 544
驴欺口…… 888

八画

青杞…… 729
青杨…… 85
青菜…… 287
青葙…… 186
青椒…… 451
青蒿…… 877
青榨槭…… 490
玫瑰…… 338
披针叶野决明…… 384
苦马豆…… 416
苦瓜…… 795
苦皮藤…… 485
苦苣菜…… 915
苦参…… 389
苦荞麦…… 151
苦蘵…… 719
苹果…… 330
苘麻…… 530
直酢浆草…… 441
茄…… 728
茅苍术…… 893

茅莓…………………………………………… 346
林生茜草………………………………………… 771
林泽兰…………………………………………… 818
林荫千里光……………………………………… 885
松蒿……………………………………………… 751
枫杨……………………………………………… 91
构树……………………………………………… 117
杭子梢…………………………………………… 439
刺儿菜…………………………………………… 898
刺五加…………………………………………… 570
刺苋……………………………………………… 181
刺果甘草………………………………………… 423
刺柏……………………………………………… 79
刺槐……………………………………………… 390
刺蓼……………………………………………… 154
刺藜……………………………………………… 172
枣………………………………………………… 500
雨久花…………………………………………… 995
欧亚旋覆花……………………………………… 835
欧李……………………………………………… 367
轮叶沙参………………………………………… 815
轮叶黄精………………………………………… 1019
软枣猕猴桃……………………………………… 536
歧茎蒿…………………………………………… 876
齿果酸模………………………………………… 145
齿翅蓼…………………………………………… 165
虎杖……………………………………………… 168
虎尾草…………………………………………… 952
虎尾铁角蕨……………………………………… 58
虎掌……………………………………………… 989
具芒碎米莎草…………………………………… 979
岩败酱…………………………………………… 786
罗布麻…………………………………………… 635
罗勒……………………………………………… 717
败酱……………………………………………… 784
知母……………………………………………… 1001
垂序商陆………………………………………… 191
垂果大蒜芥……………………………………… 290
垂果南芥………………………………………… 296
垂柳……………………………………………… 89
垂盆草…………………………………………… 307
和尚菜…………………………………………… 841
委陵菜…………………………………………… 364
侧柏……………………………………………… 78
佩兰……………………………………………… 819
金毛裸蕨………………………………………… 46
金色狗尾草……………………………………… 963
金灯藤…………………………………………… 648
金花忍冬………………………………………… 778
金鱼藻…………………………………………… 213
金线草…………………………………………… 149
金荞麦…………………………………………… 150
金疮小草………………………………………… 678
金盏银盘………………………………………… 851
金莲花…………………………………………… 223
金银忍冬………………………………………… 779
金露梅…………………………………………… 359
乳苣……………………………………………… 917
乳浆大戟………………………………………… 470
肿足蕨…………………………………………… 61
狗牙根…………………………………………… 953
狗舌草…………………………………………… 886
狗尾草…………………………………………… 961
狗娃花…………………………………………… 821
变异铁角蕨……………………………………… 57
变豆菜…………………………………………… 573
刻叶紫堇………………………………………… 266
卷丹……………………………………………… 1006
卷柏……………………………………………… 37
单叶青杞………………………………………… 730
单花莸…………………………………………… 674
河北木蓝………………………………………… 414
河朔荛花………………………………………… 553
油松……………………………………………… 76
泥胡菜…………………………………………… 901
沼生蔊菜………………………………………… 276
波叶大黄………………………………………… 142
波齿糖芥………………………………………… 298
泽芹……………………………………………… 584
泽漆……………………………………………… 471
陕西小檗………………………………………… 249
陕西粉背蕨……………………………………… 48
细叶小檗………………………………………… 250
细叶百合………………………………………… 1007

细叶沙参…… 817
细叶鸢尾…… 1037
细叶益母草…… 697
细果角茴香…… 263
细野麻…… 133

九画

珊瑚苣苔…… 757
挂金灯…… 721
垫状卷柏…… 36
荆三棱…… 978
荆条…… 671
革耳…… 18
茜草…… 770
荚果蕨…… 62
草木樨…… 396
草木樨状黄耆…… 420
草地早熟禾…… 937
草芍药…… 214
草问荆…… 41
草莓…… 352
茼蒿…… 857
茵陈蒿…… 880
茴茴蒜…… 234
茴香…… 588
荞麦…… 152
茶色银耳…… 12
茶条槭…… 489
茖葱…… 1009
荠…… 282
荠苨…… 814
荩草…… 971
胡枝子…… 433
胡桃…… 92
胡桃楸…… 94
胡萝卜…… 598
荔枝草…… 701
南山堇菜…… 547
南方菟丝子…… 649
南艾蒿…… 872
南瓜…… 806
南牡蒿…… 873
南蛇藤…… 486
柯孟披碱草…… 940
柘…… 116
枸杞…… 723
枸骨…… 480
柳叶菜…… 567
柳兰…… 568
柳穿鱼…… 768
柿…… 613
柽柳…… 539
树锦鸡儿…… 417
歪头菜…… 410
砂蓝刺头…… 890
鸦葱…… 911
韭…… 1011
点地梅…… 607
炭球菌…… 1
钝齿铁线莲…… 228
钝萼附地菜…… 663
钝萼铁线莲…… 229
看麦娘…… 946
香丝草…… 828
香青…… 831
香青兰…… 690
香椿…… 458
香薷…… 713
秋海棠…… 551
重瓣棣棠花…… 345
鬼针草…… 849
盾果草…… 669
狭叶米口袋…… 427
狭叶红景天…… 302
狭叶珍珠菜…… 609
狭叶荨麻…… 126
狭叶柴胡…… 580
狭苞斑种草…… 666
狭苞橐吾…… 887
独行菜…… 279
独角莲…… 985
独根草…… 314
急折百蕊草…… 138

美丽胡枝子…… 436
美蔷薇…… 337
类叶升麻…… 221
活血丹…… 688
穿龙薯蓣…… 1032
穿叶眼子菜…… 929
窃衣…… 575
扁杆荆三棱…… 977
扁豆…… 405
扁担杆…… 524
扁茎黄芪…… 419
扁蕾…… 632
费菜…… 305
孩儿参…… 197
绒毛胡枝子…… 437
络石…… 636

十画

秦艽…… 629
珠光香青…… 832
珠芽景天…… 310
珠芽蓼…… 164
珠果黄堇…… 270
赶山鞭…… 538
盐肤木…… 474
热河黄精…… 1020
莲…… 210
莴笋…… 918
莓叶委陵菜…… 362
荷青花…… 258
莜麦…… 944
荻…… 967
莎草…… 980
莨菪…… 724
真藓…… 34
桔梗…… 811
栝楼…… 805
栓皮栎…… 104
栓翅卫矛…… 483
桃…… 370
桃叶鸦葱…… 910
栗…… 99
翅果菊…… 916
夏至草…… 683
夏枯草…… 691
党参…… 809
鸭舌草…… 996
鸭跖草…… 994
峨参…… 574
圆叶牵牛…… 657
圆叶锦葵…… 528
圆叶鼠李…… 506
圆枝卷柏…… 39
圆柏…… 80
钻天杨…… 88
钻叶紫菀…… 923
铁苋菜…… 465
铁角蕨…… 59
铁线蕨…… 52
铁棒锤…… 219
铃兰…… 1015
透茎冷水花…… 130
透骨草…… 759
臭牡丹…… 672
臭草…… 936
臭椿…… 456
臭檀吴萸…… 453
射干…… 1034
徐长卿…… 645
胭脂花…… 606
狼尾花…… 608
狼尾草…… 966
狼杷草…… 852
狼毒…… 554
狼紫草…… 661
皱叶留兰香…… 705
皱叶酸模…… 146
皱果苋…… 184
栾树…… 493
高山蓍…… 855
高乌头…… 217
高原毛茛…… 233
高粱…… 972
唐松草…… 241

拳参……160
粉团蔷薇……334
粉瘤菌……15
益母草……696
烟草……736
烟管头草……840
烟管蓟……900
海州常山……673
海洲香薷……710
浮萍……990
涩芥……301
宽叶薹草……984
宽羽贯众……66
宽苞水柏枝……540
通泉草……741
桑……119
桑叶葡萄……512
绢毛匍匐委陵菜……361

十一画

球果堇菜……548
接骨木……776
菥蓂……277
堇菜……543
黄毛楤木……572
黄瓜……801
黄瓜假还阳参……920
黄花列当……747
黄花铁线莲……231
黄花菜……1002
黄花蒿……868
黄芩……682
黄芦木……248
黄杨……472
黄连木……473
黄果朴……111
黄荆……670
黄栌……478
黄背草……973
黄香草木樨……397
黄海棠……537
黄堇……265
黄鹌菜……919
黄精……1018
黄檗……455
萝卜……272
萝藦……647
菵草……947
菟丝子……650
菊三七……881
菊芋……845
菊苣……907
菊花……861
菠菜……169
梧桐……535
梾木……602
梓……744
救荒野豌豆……408
瓠子……804
雀儿舌头……462
雀麦……939
雀梅藤……507
雀瓢……642
眼子菜……930
悬铃叶苎麻……135
野大豆……401
野艾蒿……879
野老鹳草……445
野亚麻……447
野芝麻……695
野西瓜苗……533
野茉莉……615
野香草……714
野核桃……95
野菊……862
野葛……402
野葵……527
野慈姑……932
野罂粟……261
野燕麦……943
曼陀罗……734
晚红瓦松……312
蛇床……589
蛇苔……31

蛇果黄堇…………………………………… 267
蛇莓…………………………………………… 351
铜钱树………………………………………… 503
银灰旋花……………………………………… 653
银杏…………………………………………… 74
银粉背蕨……………………………………… 49
牻牛儿苗……………………………………… 446
梨形马勃……………………………………… 6
袋形地星……………………………………… 2
假酸浆………………………………………… 718
斜茎黄芪……………………………………… 422
盒子草………………………………………… 791
猪毛菜………………………………………… 179
猪殃殃………………………………………… 775
猫儿菊………………………………………… 908
猫乳…………………………………………… 508
猫眼草………………………………………… 469
麻叶荨麻……………………………………… 125
麻花头………………………………………… 904
麻栎…………………………………………… 102
鹿药…………………………………………… 1016
商陆…………………………………………… 192
旋蒴苣苔……………………………………… 758
旋覆花………………………………………… 837
旋鳞莎草……………………………………… 982
望江南………………………………………… 381
粗毛牛膝菊…………………………………… 924
粗齿铁线莲…………………………………… 226
淫羊藿………………………………………… 252
淡竹叶………………………………………… 934
深山露珠草…………………………………… 564
婆婆针………………………………………… 853
婆婆纳………………………………………… 761
密花香薷……………………………………… 711
弹刀子菜……………………………………… 740
隆纹黑蛋巢菌………………………………… 11
绶草…………………………………………… 1040
绿豆…………………………………………… 403

十二画

斑叶堇菜……………………………………… 542
斑地锦………………………………………… 467
斑种草………………………………………… 664
堪察加费菜…………………………………… 306
博落回………………………………………… 256
喜旱莲子草…………………………………… 189
葫芦藓………………………………………… 33
葎叶蛇葡萄…………………………………… 518
葎草…………………………………………… 114
葡萄…………………………………………… 513
葱……………………………………………… 1008
葶苈…………………………………………… 281
蒌蒿…………………………………………… 871
落花生………………………………………… 428
落葵…………………………………………… 194
落新妇………………………………………… 315
萱草…………………………………………… 1003
萹蓄…………………………………………… 153
戟叶堇菜……………………………………… 545
朝天委陵菜…………………………………… 355
棱角丝瓜……………………………………… 796
棉团铁线莲…………………………………… 232
榔榆…………………………………………… 106
棣棠花………………………………………… 344
酢浆草………………………………………… 440
硬毛棘豆……………………………………… 425
硬阿魏………………………………………… 595
硬质早熟禾…………………………………… 938
裂叶荆芥……………………………………… 686
裂叶牵牛……………………………………… 656
裂叶堇菜……………………………………… 546
裂褶菌………………………………………… 27
紫丁香………………………………………… 623
紫丁香蘑……………………………………… 17
紫花地丁……………………………………… 550
紫花耧斗菜…………………………………… 225
紫苏…………………………………………… 708
紫茉莉………………………………………… 190
紫苜蓿………………………………………… 394
紫荆…………………………………………… 378
紫草…………………………………………… 659
紫堇…………………………………………… 271
紫萍…………………………………………… 991
紫菀…………………………………………… 825

紫弹树…… 113
紫斑风铃草…… 812
紫筒草…… 660
紫薇…… 559
掌裂草葡萄…… 520
黑三棱…… 928
黑木耳…… 13
黑柴胡…… 579
黑弹树…… 110
短尾铁线莲…… 230
短柄铜钱树…… 502
短柱侧金盏花…… 246
短梗菝葜…… 1029
鹅肠菜…… 196
鹅绒藤…… 643
筋骨草…… 677
番茄…… 733
番薯…… 655
普通小麦…… 941
普通念珠藻…… 28
湖北海棠…… 329

十三画

蒜…… 1012
蓝花棘豆…… 424
蓝雪花…… 611
蓝萼香茶菜…… 715
蓖麻…… 464
蓬子菜…… 772
蒺藜…… 448
蒲公英…… 913
蒙古栎…… 103
蒙桑…… 123
蒙椴…… 523
楝…… 457
槐…… 387
榆树…… 107
楤木…… 571
楼子葱…… 1010
碎米荠…… 294
碎米桠…… 716
虞美人…… 262
睡莲…… 212
照山白…… 605
路边青…… 350
蜀葵…… 529
锦葵…… 526
矮蒿…… 864
稗…… 955
鼠曲草…… 833
鼠掌老鹳草…… 444
魁蒿…… 870
腺花茅莓…… 348
鲍姆桑黄…… 19
满江红…… 73
滨蒿…… 866
粱…… 964
裸茎碎米荠…… 293

十四画

墙草…… 131
截叶铁扫帚…… 435
蔓生白薇…… 640
蔓出卷柏…… 38
蔓茎蝇子草…… 206
蔓首乌…… 167
蔊菜…… 275
蓼子朴…… 834
榛…… 98
酸枣…… 498
酸浆…… 720
酸模叶蓼…… 161
豨莶…… 843
舞鹤草…… 1017
膜荚黄芪…… 421
鲜红密孔菌…… 23
辣椒…… 725
漆…… 476
漏芦…… 905
翠雀…… 220

十五画

耧斗菜…… 224
播娘蒿…… 297

蕨…………………………………………………44
蕨麻……………………………………………360
樱桃……………………………………………365
槲寄生…………………………………………139
豌豆……………………………………………411
暴马丁香………………………………………621
蝎子草…………………………………………128
蝙蝠葛…………………………………………253
稷………………………………………………954
箭叶蓼…………………………………………158
箭杆杨……………………………………………82
额河千里光……………………………………884
鹤草……………………………………………201
缬草……………………………………………788

十六画

鞘柄菝葜………………………………………1031
薯蓣……………………………………………1033
薄荷……………………………………………704
薄雪火绒草……………………………………829
螯菜……………………………………………698
糙叶败酱………………………………………787
糙苏……………………………………………693
糖芥……………………………………………299

十七画

藓生马先蒿……………………………………755
藁本……………………………………………590
穗花马先蒿……………………………………754
穗状狐尾藻……………………………………569
繁缕景天………………………………………308
繁穗苋…………………………………………182
擘蓝……………………………………………284
翼蓼……………………………………………148

十八画

藜………………………………………………174
藜芦……………………………………………1000
瞿麦……………………………………………207
蟠桃……………………………………………371
翻白草…………………………………………358

十九画

藿香……………………………………………684
蘋…………………………………………………72
瓣蕊唐松草……………………………………237

二十画

鳞叶龙胆………………………………………628

二十一画

露珠草…………………………………………562
鳢肠……………………………………………844

二十四画

虉草……………………………………………945